Duale Reihe

Innere Medizin

unter Mitarbeit von:

Keikawus Arastéh
Hanns-Wolf Baenkler
Christiane Bieber
Roland Brandt
Tushar Chatterjee
Thorsten Dill
Tilmann Ditting
Wolfgang Eich
Sabine Ernst
Stefan Fischli
Ralf Fleck
Dieter Fritze*
Hermann S. Füeßl
Johannes-Martin Hahn
Christian W. Hamm

Job Harenberg
Jürgen H. Hengstmann*
Wolfgang Herzog
Thomas Hofmann*
Axel Holstege
Kurt Huck
Jan Kähler
Monika Keller
Dietrich Klingmüller
Ralf Köster
Susann Kowol
Karl-Heinz Kuck
Bernd Löwe
Nicole Loßnitzer
Axel Matzdorff

Thomas Müller-Tasch
Christoph A. Nienaber
Christoph Nikendei
Jürgen Pausch
Michael Petzsch
Wolfgang Rösch*
Nina Sauer
Johannes Schäfer
Helmut Scherbaum
Brigitte Schlehofer
Michael Schmidt
Henrik Schneider
Andreas Schuchert
Michael Schwab

Hans-Udo Schweikert*
Heiko Stern*
Hartmut Stocker
Adrienne Teschner
Christian Träder
Klaus-Henning Usadel
Roland Veelken
Reinhard Voll
Peter Wahl*
Erik Wißner
Arne Zastrow
Stefan Zeuzem
Reinhard Ziegler*
Stephan Zipfel

* Mitarbeiter früherer Auflagen

3., überarbeitete Auflage

1060 Abbildungen

Bibliografische Information der Deutschen Nationalbibliothek

Die Deutsche Nationalbibliothek verzeichnet diese Publikation in der Deutschen Nationalbibliografie; detaillierte bibliografische Daten sind im Internet über http://dnb.d-nb.de abrufbar.

Ihre Meinung ist uns wichtig! Bitte schreiben Sie uns unter

www.thieme.de/service/feedback.html

Begründer der Dualen Reihe und Gründungsherausgeber:

Dr. med. Alexander Bob und
Dr. med. Konstantin Bob

Zeichnungen: Barbara Gay, Bremen; Malgorzata & Piotr Gusta, Paris; Christine Lackner, Ittlingen
Layout: Arne Holzwarth, Stuttgart
Umschlaggestaltung: Thieme Verlagsgruppe
Umschlagfoto: PhotoDisc, Inc.

Wichtiger Hinweis:

Wie jede Wissenschaft ist die Medizin ständigen Entwicklungen unterworfen. Forschung und klinische Erfahrung erweitern unsere Erkenntnisse, insbesondere was Behandlung und medikamentöse Therapie anbelangt. Soweit in diesem Werk eine Dosierung oder eine Applikation erwähnt wird, darf der Leser zwar darauf vertrauen, dass Autoren, Herausgeber und Verlag große Sorgfalt darauf verwandt haben, dass diese Angabe **dem Wissensstand bei Fertigstellung des Werkes** entspricht.
Für Angaben über Dosierungsanweisungen und Applikationsformen kann vom Verlag jedoch keine Gewähr übernommen werden. **Jeder Benutzer ist angehalten**, durch sorgfältige Prüfung der Beipackzettel der verwendeten Präparate und gegebenenfalls nach Konsultation eines Spezialisten festzustellen, ob die dort gegebene Empfehlung für Dosierungen oder die Beachtung von Kontraindikationen gegenüber der Angabe in diesem Buch abweicht. Eine solche Prüfung ist besonders wichtig bei selten verwendeten Präparaten oder solchen, die neu auf den Markt gebracht worden sind. Jede Dosierung oder Applikation erfolgt auf eigene Gefahr des Benutzers. Autoren und Verlag appellieren an jeden Benutzer, ihm etwa auffallende Ungenauigkeiten dem Verlag mitzuteilen.
Geschützte Warennamen (Warenzeichen) werden **nicht** besonders kenntlich gemacht. Aus dem Fehlen eines solchen Hinweises kann also nicht geschlossen werden, dass es sich um einen freien Warennamen handelt.

Das Werk, einschließlich aller seiner Teile, ist urheberrechtlich geschützt. Jede Verwertung außerhalb der engen Grenzen des Urheberrechtsgesetzes ist ohne Zustimmung des Verlages unzulässig und strafbar. Das gilt insbesondere für Vervielfältigungen, Übersetzungen, Mikroverfilmungen und die Einspeicherung und Verarbeitung in elektronischen Systemen.

© 2001, 2013 Georg Thieme Verlag KG
Rüdigerstraße 14, D-70469 Stuttgart
Unsere Homepage: www.thieme.de

Printed in Germany

Satz: medionet Publishing Services Ltd, Berlin, gesetzt mit 3B2
Druck: Stürtz GmbH, Würzburg

ISBN 978-3-13-118163-3   1 2 3 4 5 6

Auch erhältlich als E-Book:
eISBN (PDF) 978-3-13-172323-9

Vorwort

Wieviel sich zwischen 2009 und 2012 in der Inneren Medizin geändert hat, konnte jeder Autor bei der gründlichen Aktualisierung seiner Inhalte feststellen. Für die nun vorliegende 3. Auflage der Dualen Reihe Innere Medizin wurden Studienergebnisse und Leitlinien eingearbeitet, Diagnostik und Therapie auf den aktuellen Stand gebracht. Viele Abbildungen wurden noch klarer gestaltet und wo es erforderlich war, neue und aussagekräftige integriert.

Konzeptionelle Änderungen waren jedoch bei den durchweg positiven Rückmeldungen und dem Erfolg des Lehrbuches für die nun vorliegende Neuauflage nicht erforderlich. Unser Ziel blieb unverändert, praxisrelevantes medizinisches Wissen auf solidem wissenschaftlichen Fundament zu vermitteln, zum Nutzen unserer Patienten. Selbstverständlich bleibt die Berücksichtigung des erforderlichen Prüfungswissens ein vorrangiges Ziel dieses Lehrbuchs. Die Kombination von ausführlichem Lehrbuch und integriertem Kurzlehrbuch als Repititorium hat sich bewährt, Prüfungsvorbereitung wird so effektiver. Es hat sich gezeigt, dass unser Buch auch nach der Approbation wegen seiner übersichtlichen Darstellungen und Praxisnähe hilfreich bleibt.

Teilweise konnten neue Autoren oder Co-Autoren gewonnen werden, die aktiv in Krankenversorgung, Forschung und Lehre ihrer Universitäten eingebunden sind. Dieser Generationenwechsel ermöglicht uns, nahe an den sich wandelnden Bedürfnissen unserer studentischen Leser zu bleiben.

Komplexe Sachverhalte in der Inneren Medizin sind nicht immer einfach darstellbar. Unsere Leser haben einige Fehler und missverständliche Formulierungen gefunden, die im Rahmen der Neuauflage natürlich korrigiert bzw. klar gestellt wurden. An dieser Stelle: Herzlichen Dank für das aufmerksame Lesen, das Mitdenken und die konstruktive Kritik! Wir haben an Sie wieder die Bitte: Arbeiten Sie mit an diesem Lehrbuchprojekt und übermitteln Sie Ihre Fragen, Anregungen und Kritik direkt an den Verlag (kundenservice@thieme.de). Wir diskutieren jede Einsendung und danken Ihnen schon jetzt dafür.

Nicht zuletzt geht der ausdrückliche Dank der Autoren wieder an den Thieme Verlag, besonders an Frau Dr. Bettina Horn-Zölch und Frau Dr. Kathrin Feyl. Nur durch ihre Kompetenz und Konsequenz ist diese dritte Auflage möglich geworden.

Die Autoren
September 2012

Anschriften

PD Dr. med. Keikawus Arastéh
Vivantes Auguste-Viktoria-Klinikum
Klinik für Innere Medizin
Infektiologie/Gastroenterologie
Rubensstr. 125
12157 Berlin

Prof. Dr. med. Hanns-Wolf Baenkler
Medizinische Klinik 3 der Universität Erlangen-Nürnberg
Ulmenweg 18
91054 Erlangen

Dr. med. Christiane Bieber
Universitätsklinikum Heidelberg
Klinik für Allgemeine Innere Medizin und Psychosomatik
Im Neuenheimer Feld 410
69120 Heidelberg

Dr. med. Roland Brandt
Kerckhoff Klinik GmbH
Abteilung für Kardiologie
Benekestr. 2-8
61231 Bad-Nauheim

Prof. Dr. med. Tushar Chatterjee
Herzzentrum Hirslanden Zentralschweiz
Hirslanden Klinik St. Anna
6006 Luzern
Schweiz

Prof. Dr. med. Thorsten Dill
Sana Krankenhaus Benrath
Abteilung Innere Medizin
Urdenbacher Allee 83
40593 Düsseldorf

Dr. med. Tilmann Ditting
4. Medizinische Klinik der Universität Erlangen-Nürnberg
(Nephrologie und Hypertensiologie)
Ulmenweg 18
91054 Erlangen /
Klinikum Nürnberg
Breslauer Str. 201
90471 Nürnberg

Prof. Dr. med. Wolfgang Eich
Universitätsklinikum Heidelberg
Klinik für Allgemeine Innere Medizin und Psychosomatik
Im Neuenheimer Feld 410
69120 Heidelberg

PD Dr. med. Sabine Ernst
Consultant Cardiologist
Reader in Cardiology
Research Lead Electrophysiology
Royal Brompton Hospital
Sydney Street
London
SW3 6NP

Dr. med. Stefan Fischli
Abteilung Endokrinologie/Diabetologie
Departement Medizin
Luzerner Kantonsspital
6000 Luzern 16

Dr. med. Ralf Fleck
Tropenklinik Paul-Lechler-Krankenhaus
Paul-Lechler-Str. 24
72076 Tübingen

Prof. Dr. med. Dieter Fritze*
ehem. Klinikum Darmstadt
Onkologische Ambulanz
Bleichstr. 19/21
64283 Darmstadt

Prof. Dr. med. Hermann Füeßl
Isar-Amper-Klinikum
Klinikum München Ost
Ringstr. 33a
85540 Haar

Dr. med. Johannes-Martin Hahn
Tropenklinik Paul-Lechler-Krankenhaus
Paul-Lechler-Str. 24
72076 Tübingen

Prof. Dr. med. Christian W. Hamm
Medizinische Klinik 1
Universitätsklinikum Gießen und
Kerckhoff Herz- und Thoraxzentrum
Benekestr. 2-8
61231 Bad Nauheim

Prof. Dr. med Job Harenberg
Klinische Pharmakologie Mannheim
Ruprecht-Karls-Universität Heidelberg
Maybachstraße 14
68169 Mannheim

Prof. Dr. med. Jürgen H. Hengstmann*
Gabbainstr. 4
12247 Berlin

* Mitarbeiter früherer Auflagen

Anschriften

Prof. Dr. med. Wolfgang Herzog
Universitätsklinikum Heidelberg
Klinik für Allgemeine Innere Medizin und Psychosomatik
Im Neuenheimer Feld 410
69120 Heidelberg

PD Dr. med. Thomas Hofmann*
Regio Kliniken GmbH
Klinikum Pinneberg
Fahltskamp 74
25421 Pinneberg

Prof. Dr. med. Axel Holstege
Medizinische Klinik 1
Klinikum Landshut gGmbH
Robert-Koch-Str. 1
84034 Landshut

Dr. med. Kurt Huck
Universitätsmedizin Mannheim
I. Medizinische Klinik
Kardiologie, Angiologie, Pneumologie
Theodor-Kutzer-Ufer 1-3
68167 Mannheim

Prof. Dr. med. Jan Kähler
Klinikum Herford
Medizinische Klinik III/Kardiologie
Schwarzenmoorstr. 70
32049 Herford

PD Dr. med. Monika Keller
Zentrum für Psychosoziale Medizin
Sektion Psychoonkologie
Klinik für Allgemeine Klinische und Psychosomatische Medizin INF
Ernst-Moro-Haus –INF 155
69120 Heidelberg

Prof. Dr. med. Dietrich Klingmüller
Medizinische Klinik und Poliklinik I
Endokrinologie/Diabetologie
Universitätsklinikum Bonn
Sigmund-Freud-Str. 25
53127 Bonn

Prof. Dr. med. Ralf Köster
Johanniter-Krankenhaus Geesthacht
Abteilung für Innere Medizin
Am Runden Berge 3
21502 Geesthacht

Susann Kowol
AVK Sozialprojekte gemeinnützige GmbH
c/o Vivantes Auguste-Viktoria-Klinikum
Klinik für Innere Medizin
Infektiologie / Gastroenterologie
Rubensstraße 125
12157 Berlin

Prof. Dr. med. Karl-Heinz Kuck
Asklepios Klinik St. Georg
II. Medizinische Abteilung, Kardiologie
Lohmühlenstr. 5
20099 Hamburg

Prof. Dr. med. Dipl.-Psych. Bernd Löwe
Universitätsklinikum Hamburg-Eppendorf
Institut und Poliklinik für Psychosomatische Medizin und Psychotherapie / Schön Klinik Hamburg-Eilbek
Martinistraße 52
20246 Hamburg

Dr. sc. Hum. Dipl.-Psych. Nicole Loßnitzer
Universitätsklinikum Heidelberg
Klinik für Allgemeine Innere Medizin und PsychosomatikIm Neuenheimer Feld 410
69120 Heidelberg

Prof. Dr. med. Axel Matzdorff
Onkologisches Zentrum Saarbrücken
Klinik f. Hämatologie und Onkologie
CaritasKlinikum Saarbrücken St. Theresia
Rheinstrasse 2
66113 Saarbrücken

Dr. med. Thomas Müller-Tasch
Klinik für Psychosomatische Medizin und Psychotherapie
Klinikum am Weissenhof
74189 Weinsberg

Prof. Dr. med. Christoph A. Nienaber
Universitätsmedizin Rostock
Herzzentrum
Schillingallee 35
18057 Rostock

Dr. med. Christoph Nikendei, MME
Universitätsklinikum Heidelberg
Klinik für Allgemeine Innere Medizin und Psychosomatik
Im Neuenheimer Feld 410
69120 Heidelberg

Prof. Dr. med. Jürgen Pausch
Institut für Medizinische Begutachtung
Landgraf-Karl-Str. 19a
34131 Kassel

PD Dr. med. Michael Petzsch
Kreiskrankenhaus Waldbröl
Medizinische Klinik I
Dr.-Goldenbogen-Str. 10
51545 Waldbröl

Prof. Dr. med. Wolfgang Rösch*
ehem. Medizinische Klinik am Krankenhaus Nordwest
Steinbacher Hohl 32
60488 Frankfurt

* Mitarbeiter früherer Auflagen

Dr. med. Nina Sauer
Universitätsklinikum Hamburg-Eppendorf
Institut und Poliklinik für Psychosomatische Medizin
und Psychotherapie
Martinistraße 52
20246 Hamburg

Dr. med. Johannes Schäfer
Tropenklinik Paul-Lechler-Krankenhaus
Paul-Lechler-Str. 24
72076 Tübingen

Dr. med. Helmut Scherbaum
Tropenklinik Paul-Lechler-Krankenhaus
Paul-Lechler-Str. 24
72076 Tübingen

Dr. med. Dipl.-Psych. Brigitte Schlehofer
Universitätsklinikum Heidelberg
Klinik für Allgemeine Innere Medizin und Psychosomatik
Im Neuenheimer Feld 410
69120 Heidelberg

Prof. Dr. med. Michael Schmidt
Universitätsklinikum Würzburg
Schwerpunkt Pneumologie
Medizinische Klinik & Poliklinik I
Oberdürrbacher Straße 6
97080 Würzburg

PD Dr. med. Henrik Schneider
Universität Rostock
1. Medizinische Klinik des
Zentrums für Innere Medizin
Abteilung Kardiologie
E. Heydemannstrasse 6
18057 Rostock

Prof. Dr. med. Andreas Schuchert
Friedrich-Ebert-Krankenhaus
Medizinische Klinik
Friesenstraße 11
24534 Neumünster

Dr. med. Dipl.-Psych. Michael Schwab
Universitätsklinikum Heidelberg
Klinik für Allgemeine Innere Medizin und Psychosomatik
Im Neuenheimer Feld 410
69120 Heidelberg

Prof. Dr. med. Hans-Udo Schweikert*
ehem. Universitätsklinikum Bonn
Medizinische Klinik und Poliklinik III
Siegmund-Freud-Str. 25
53127 Bonn

Prof. Dr. med. Heiko Stern*
Praxis für Kinderkardiologie und angeborene Herzfehler
Pippinplatz 4
82131 Gauting

Dr. med. Hartmut Stocker
Vivantes Auguste-Viktoria-Klinikum
Klinik für Innere Medizin
Infektiologie/Gastroenterologie
Rubensstr. 125
12157 Berlin

Dr. med. Adrienne Teschner
Gemeinschaftspraxis
Albert-Roßhaupter-Str. 65
81369 München

Dr. med. Christian Träder
Vivantes Auguste-Viktoria-Klinikum
Klinik für Innere Medizin
Infektiologie/Gastroenterologie
Rubensstr. 125
12157 Berlin

Prof. Dr. med. Klaus-Henning Usadel
Endokrinologikum-Frankfurt
Stresemannallee 1
60596 Frankfurt am Main

Prof. Dr. med. Roland Veelken
4. Medizinische Klinik der Universität Erlangen-Nürnberg
(Nephrologie und Hypertensiologie)
Ulmenweg 18
91054 Erlangen /
Klinikum Nürnberg
Breslauer Str. 201
90471 Nürnberg

Prof. Dr. med. Reinhard Voll
Abteilung Rheumatologie und Klinische Immunologie
Medizinische Klinik
Universitätsklinikum Freiburg
Hugstetter Straße 55
79106 Freiburg

Prof. Dr. med. Peter Wahl*
Berghalde 38
69126 Heidelberg

Dr. med. Erik Wißner
Asklepios Klinik St. Georg
II. Medizinische Abteilung, Kardiologie
Lohmühlenstr. 5
20099 Hamburg

* Mitarbeiter früherer Auflagen

Dr. med. Arne Zastrow
Universitätsklinikum Heidelberg
Klinik für Allgemeine Innere Medizin und Psychosomatik
Im Neuenheimer Feld 410
69120 Heidelberg

Prof. Dr. med. Stefan Zeuzem
Direktor der Medizinischen Klinik I
Klinikum der Johann Wolfgang Goethe-Universität
Theodor-Stern-Kai 7
60590 Frankfurt a.M.

Prof. Dr. med. Dr. h.c. Reinhard Ziegler[*]
Mozartstraße 20
69121 Heidelberg

Prof. Dr. med. Stephan Zipfel
Universitätsklinikum Tübingen
Abteilung Innere Medizin VI
Psychosomatische Medizin und Psychotherapie
Osianderstraße 5
72076 Tübingen

[*] Mitarbeiter früherer Auflagen

Inhaltsverzeichnis

Teil A
Kardiologie 23
*Brandt R., Chatterjee T., Dill T., Ernst S., Hamm Ch. W.,
Kähler J., Köster R., Kuck K.-H., Nienaber Ch. A.,
Petzsch T., Schuchert A., Schneider H., Wißner E.,
Hofmann T.*, Stern H.**

1 Anatomie und Physiologie 25
Köster R., Hamm Ch. W.*

1.1	**Anatomie**	25
1.1.1	Entwicklung	25
1.1.2	Blutkreislauf prä- und postpartal	25
1.1.3	Herzbinnenräume	25
1.1.4	Aufbau der Herzwand und des Erregungsleitungssystems	25
1.1.5	Blutversorgung	27
1.1.6	Innervation	28
1.2	**Physiologie**	28
1.2.1	Grundlagen	28
1.2.2	Analyse der Pumpfunktion	29
1.2.3	Der kontraktile Apparat	29
1.2.4	Aktionspotenziale im Herzen	30
1.2.5	Elektrische Leitung im Herzen	31
1.2.6	Grundlagen der Muskelkontraktion	31
1.2.7	Systolische Herzaktion	32
1.2.8	Diastolische Herzaktion	34
1.2.9	Beeinflussung der Pumpfunktion	34

2 Leitsymptome 36
Kähler J.

2.1	**Zyanose**	36
2.1.1	Hämoglobinzyanose	36
2.1.2	Hämiglobinzyanose	38
2.2	**Dyspnoe**	38
2.3	**Thoraxschmerz**	40
2.4	**Synkope**	42
2.5	**Ödeme**	43

3 Kardiologische Untersuchungsmethoden .. 45
Köster R., Kähler J.*, Hamm Ch. W.*

3.1	**Anamnese und körperliche Untersuchung**	45
3.1.1	Anamnese/Symptome	45
3.1.2	Körperliche Untersuchung	45
3.2	**Nicht invasive technische Untersuchungsmethoden**	48
3.2.1	Blutdruckmessung	48
3.2.2	Elektrokardiogramm (EKG)	48
3.2.3	Echokardiografie	50
3.2.4	Röntgen-Thorax-Übersicht	52
3.2.5	Computertomografie (CT)	52
3.2.6	Magnetresonanztomografie (MRT)	53
3.2.7	Nuklearmedizinische Untersuchungsverfahren	53
3.2.8	Weitere Untersuchungen	54
3.3	**Invasive Untersuchungsmethoden**	54
3.3.1	Herzkatheteruntersuchung	54
3.3.2	Perikardpunktion	56

4 Koronare Herzkrankheit 57
Dill T., Hamm Ch. W.

4.1	**Definition**	57
4.2	**Epidemiologie**	57
4.3	**Pathophysiologie**	57
4.4	**Kardiovaskuläre Risikofaktoren**	58
4.4.1	Arterielle Hypertonie	58
4.4.2	Rauchen	59
4.4.3	Hyperlipoproteinämie	59
4.4.4	Diabetes mellitus	62
4.4.5	Weitere kardiovaskuläre Risikofaktoren	62
4.5	**Klinik**	63
4.5.1	Formen der Angina pectoris	63
4.5.2	Auslöser der Angina pectoris	63
4.5.3	Schmerzdauer und Häufigkeit	63
4.6	**Diagnostik**	64
4.6.1	Anamnese und körperliche Untersuchung	64
4.6.2	Differenzialdiagnose des Thoraxschmerzes	64
4.6.3	Apparative Verfahren und Myokardinfarkt	65
4.7	**Therapie**	72
4.7.1	Modifikation von Risikofaktoren	72
4.7.2	Medikamentöse antianginöse Therapie	72
4.7.3	Thrombozytenaggregationshemmung und Antikoagulation	75
4.7.4	Perkutane Koronarintervention (PCI)	76
4.7.5	Weitere Interventionsmöglichkeiten zur Beseitigung von Koronarstenosen	77
4.7.6	Aortokoronare Bypass-Operation	77

5 Akutes Koronarsyndrom: instabile Angina pectoris und Myokardinfarkt 79
Dill T., Hamm Ch. W., Brandt R.*

5.1	**Definition**	79
5.2	**Epidemiologie**	79
5.3	**Pathogenese**	79
5.4	**Klinik**	80
5.5	**Diagnostik**	80
5.5.1	Anamnese	80
5.5.2	Körperliche Untersuchung	80
5.5.3	EKG	81
5.5.4	Laboruntersuchungen	83
5.5.5	Ergänzende bildgebende Diagnostik	85

* Mitarbeiter früherer Auflagen

5.6	**Therapie**	86		7.4.4	Karotissinus-Syndrom	122
5.6.1	Präklinische Therapie	86		7.4.5	Bradyarrhythmie bei Vorhofflimmern	122
5.6.2	Stationäre Therapie	87		**7.5**	**Therapie bradykarder Herzrhythmusstörungen** (Schuchert A.)	**123**
5.6.3	Dauertherapie	91		7.5.1	Herzschrittmacher	123
5.7	**Komplikationen nach Myokardinfarkt und deren Therapie**	**91**		7.5.2	Passagere Stimulation	126
5.7.1	Tachykarde Herzrhythmusstörungen	91		7.5.3	Medikamentöse Therapie	126
5.7.2	Bradykarde Herzrhythmusstörungen	92		**7.6**	**Supraventrikuläre Arrhythmien** (Ernst S., Kuck K.-H.*)	**128**
5.7.3	Herzinsuffizienz und kardiogener Schock	92		7.6.1	Supraventrikuläre Extrasystolen (SVES)	128
5.7.4	Mitralinsuffizienz und Ventrikelseptumdefekt	92		7.6.2	Vorhoftachykardien	128
5.7.5	Dressler-Syndrom (Postmyokardinfarkt-Syndrom)	93		7.6.3	Vorhofflattern	129
				7.6.4	Vorhofflimmern	131
				7.6.5	AV-Knoten-Reentry-Tachykardien (AVNRT)	133
6	**Herzinsuffizienz** Schneider H., Nienaber Ch. A.	**94**		7.6.6	Atrioventrikuläre Tachykardien und Präexzitationssyndrome	135
6.1	**Allgemeines**	**94**		**7.7**	**Ventrikuläre Arrhythmien** (Ernst S., Kuck K.-H.*)	**138**
6.2	**Epidemiologie**	**94**		7.7.1	Ventrikuläre Extrasystolen	138
6.3	**Ätiopathogenese**	**94**		7.7.2	Ventrikuläre Tachykardien	139
6.3.1	Störung der systolischen myokardialen Funktion	95		7.7.3	Torsade-de-pointes-Tachykardien	141
6.3.2	Störung der diastolischen myokardialen Funktion	95		7.7.4	Long-QT-Syndrom (LQT-Syndrom)	142
6.3.3	Funktionsstörung der Herzklappen	96		7.7.5	Short-QT-Syndrom	142
6.3.4	Herzrhythmusstörungen	96		7.7.6	Brugada-Syndrom	143
6.4	**Pathophysiologie**	**96**		7.7.7	Kammerflattern und Kammerflimmern	144
6.4.1	Primäre Kompensationsmechanismen	96		**7.8**	**Therapie tachykarder Herzrhythmusstörungen** (Ernst S., Kuck K.-H.*)	**145**
6.4.2	Sekundäre Kompensationsmechanismen	98		7.8.1	Allgemeines	145
6.4.3	Versagen der primären und sekundären Kompensationsmechanismen	98		7.8.2	Pharmakologische Therapie mit Antiarrhythmika	145
6.5	**Klinik**	**99**		7.8.3	Katheterablation	149
6.6	**Diagnostik**	**100**		**7.9**	**Plötzlicher Herztod** (Wißner E., Kuck K.-H., Ernst S.*)	**150**
6.6.1	Körperliche Untersuchung	100		**7.10**	**Kardiopulmonale Reanimation** (Wißner E., Kuck K.-H., Ernst S.*)	**151**
6.6.2	Apparative Diagnostik	101		7.10.1	Voraussetzungen	151
6.7	**Therapie**	**103**		7.10.2	Praktisches Vorgehen	151
6.7.1	Therapie der akuten Herzinsuffizienz	103				
6.7.2	Therapie der chronischen Herzinsuffizienz	104				
6.7.3	Interventionelle kardiologische und kardiochirurgische Therapie	106		**8**	**Erkrankungen von Perikard und Endokard** Köster R., Hamm Ch. W.*, Hofmann T.*	**154**
6.7.4	Herztransplantation	107		**8.1**	**Erkrankungen des Perikards**	**154**
6.7.5	Kunstherz	108		8.1.1	Perikarditis	154
				8.1.2	Sonstige Perikarderkrankungen	159
				8.2	**Erkrankungen des Endokards**	**159**
7	**Herzrhythmusstörungen** Ernst S., Kuck K.-H., Schuchert A., Wißner E.	**109**		8.2.1	Rheumatisches Fieber	159
7.1	**Allgemeines** (Schuchert A., Kuck K.-H., Ernst S.*)	**109**		8.2.2	Infektiöse Endokarditis	162
7.1.1	Ätiologie	110		8.2.3	Endokarditisprophylaxe	166
7.1.2	Pathogenese	110		8.2.4	Sonstige Endokarderkrankungen	168
7.2	**Klinik** (Schuchert A., Kuck K.-H., Ernst S.*)	**111**				
7.3	**Diagnostik** (Schuchert A., Kuck K.-H., Ernst S.*)	**112**		**9**	**Kardiomyopathien und Myokarditis** Chatterjee T., Nienaber Ch. A.	**170**
7.3.1	Anamnese und körperliche Untersuchung	112		**9.1**	**Übersicht**	**170**
7.3.2	Apparative Diagnostik	112		**9.2**	**Dilatative Kardiomyopathie (DCM)**	**171**
7.4	**Bradykardien** (Schuchert A.)	**117**		**9.3**	**Hypertrophe Kardiomyopathie (HCM)**	**175**
7.4.1	Sinusknoten-Syndrom	117		**9.4**	**Restriktive Kardiomyopathie (RCM)**	**178**
7.4.2	Atrioventrikuläre (AV-)Blockierungen	118		9.4.1	Sekundäre RCM	179
7.4.3	Intraventrikuläre Blockierungen	120				

* Mitarbeiter früherer Auflagen

9.5	Arrhythmogene rechtsventrikuläre Kardiomyopathie (ARVC)	180
9.6	Unklassifizierte Kardiomyopathien	181
9.7	Myokarditis	181

10 Angeborene Herz- und Gefäßfehlbildungen — 184
Köster R., Hamm Ch. W., Dill T.*, Stern H.*

10.1	Übersicht	184
10.2	Kurzschlüsse zwischen linkem und rechtem Herzen	186
10.2.1	Vorhofseptumdefekt	186
10.2.2	Ventrikelseptumdefekt	189
10.3	Kurzschlüsse zwischen den großen Gefäßen	191
10.3.1	Persistierender Ductus arteriosus Botalli (PDA)	191
10.4	Klappen- und Gefäßfehlbildungen mit und ohne Kurzschluss: rechtes Herz und Truncus pulmonalis	193
10.4.1	Pulmonalstenose	193
10.4.2	Fallot-Tetralogie	194
10.4.3	Ebstein-Anomalie	195
10.5	Klappen- und Gefäßfehlbildungen mit und ohne Kurzschluss: linkes Herz und Aorta	196
10.5.1	Aortenisthmusstenose	196
10.5.2	Angeborene Aortenklappenstenose	197
10.5.3	Angeborene Mitralklappenfehler	199
10.6	Fehlbildungen des Ursprungs und der Einmündung der großen Gefäße	199
10.6.1	Transposition der großen Gefäße	199
10.7	Lageanomalien des Herzens	199

11 Erworbene Herzklappenfehler — 200
Brandt R., Hamm Ch. W., Dill T.*

11.1	Einleitung	200
11.1.1	Allgemeines	200
11.1.2	Diagnostik	200
11.1.3	Therapie	201
11.2	Aortenstenose	202
11.3	Aorteninsuffizienz	206
11.4	Mitralinsuffizienz	209
11.5	Mitralstenose	214
11.6	Trikuspidalinsuffizienz	217
11.7	Trikuspidalstenose	218
11.8	Pulmonalinsuffizienz	219
11.9	Pulmonalstenose	220

12 Herztumoren — 221
Petzsch M., Nienaber Ch. A.

12.1	Allgemeines	221
12.2	Benigne primäre Herztumoren	222
12.2.1	Myxom	222
12.2.2	Papilläres Fibroelastom	223
12.2.3	Rhabdomyom	224
12.2.4	Lipom	224
12.3	Maligne primäre Herztumoren	225

* Mitarbeiter früherer Auflagen

13 Hypotonie, Synkope und Schock — 226
Schuchert A.

13.1	Hypotonie	226
13.1.1	Ätiopathogenese	226
13.1.2	Diagnostik	226
13.1.3	Therapie	227
13.2	Synkope	227
13.2.1	Ätiologie und Klassifikation	228
13.2.2	Diagnostik	229
13.2.3	Therapie	233
13.3	Schock	234
13.3.1	Ätiologie	234
13.3.2	Klinik und Verlauf	235
13.3.3	Diagnostik	236
13.3.4	Therapie	237

Teil B
Angiologie — 241
Huck K.

1 Grundlagen — 243

1.1	Definition	243
1.2	Anatomische und physiologische Grundlagen zum Gefäßsystem	243
1.2.1	Aufgabe und Aufbau	243
1.2.2	Stoffaustausch im Kapillarbett	244
1.3	Angiologische Basisdiagnostik	246
1.3.1	Anamnese	246
1.3.2	Klinische Untersuchung	246
1.3.3	Apparative Diagnostik	248
1.4	Spezielle Diagnostik bei arteriellen Gefäßerkrankungen	250
1.4.1	Anamnese	250
1.4.2	Klinische Untersuchung	251
1.4.3	Apparative Diagnostik	252
1.5	Spezielle Diagnostik bei venösen Gefäßerkrankungen	257
1.5.1	Anamnese	257
1.5.2	Klinische Untersuchung	257
1.5.3	Labordiagnostik	258
1.5.4	Apparative Diagnostik	258

2 Leitsymptome — 260

2.1	Schmerzen im Bein	260
2.2	Trophische Störungen	262
2.3	Beinödem	263

3 Erkrankungen der Arterien – allgemeiner Teil — 264

3.1	Einleitung	264
3.2	Anatomische und physiologische Besonderheiten arterieller Gefäße	264
3.2.1	Aufbau und Funktion	264
3.2.2	Arterieller Blutfluss	265

3.3	**Formale Pathogenese und Ursachen arterieller Gefäßerkrankungen**	**266**
3.3.1	Übersicht	266
3.3.2	Stenosierende Gefäßerkrankungen	267
3.3.3	Dilatierende und dissezierende Gefäßerkrankungen	274
3.3.4	Folgen stenosierender, dilatierender und dissezierender Gefäßerkrankungen	277

4	**Erkrankungen der Arterien – spezieller Teil**	**279**
4.1	**Periphere arterielle Verschlusskrankheit der unteren Extremitäten**	**279**
4.1.1	Chronische PAVK	279
4.1.2	Akuter arterieller Verschluss	286
4.2	**Arterielle Durchblutungsstörungen der oberen Extremitäten**	**288**
4.3	**Zerebrovaskuläre Erkrankungen**	**289**
4.3.1	Ischämischer Schlaganfall	289
4.3.2	Hämorrhagischer Schlaganfall	293
4.4	**Durchblutungsstörungen der Nieren**	**293**
4.4.1	Akuter Verschluss der Nierenarterien	293
4.4.2	Chronische renale Durchblutungsstörungen – Nierenarterienstenosen (NAST)	294
4.5	**Erkrankungen der Viszeralarterien**	**295**
4.6	**Entzündliche Gefäßerkrankungen**	**295**
4.6.1	Thrombangiitis obliterans	295
4.6.2	Vaskulitiden großer Gefäße	296
4.7	**Akrale Durchblutungsstörungen**	**296**
4.7.1	Raynaud-Syndrom	296
4.7.2	Akrozyanose	298
4.7.3	Erythromelalgie	298
4.8	**Spezielle Aneurysmaformen**	**299**
4.8.1	Abdominelles Aortenaneurysma (AAA)	299
4.8.2	Thorakales Aortenaneurysma	301
4.8.3	Poplitea-Aneurysma	301
4.8.4	Aneurysmen anderer Lokalisation	302
4.9	**Spezielle Dissektionsformen**	**303**
4.9.1	Thorakale Aortendissektion	303

5	**Erkrankungen der Venen – allgemeiner Teil**	**306**
5.1	**Einleitung**	**306**
5.2	**Anatomische und physiologische Besonderheiten venöser Gefäße**	**306**
5.2.1	Anatomie der Venenwand	306
5.2.2	Der besondere Aufbau des Venensystems der Extremitäten	307
5.2.3	Aufgaben des venösen Systems	308
5.2.4	Formale Pathogenese venöser Erkrankungen	311

6	**Erkrankungen der Venen – spezieller Teil**	**312**
6.1	**Primäre Varikose**	**312**
6.2	**Phlebothrombose**	**316**
6.3	**Thrombophlebitis**	**325**

6.4	**Postthrombotisches Syndrom**	**326**
6.5	**Chronisch venöse Insuffizienz**	**327**

7	**Arteriovenöse Erkrankungen und Erkrankungen der Lymphgefäße**	**330**
7.1	**Arteriovenöse Fisteln**	**330**
7.2	**Erkrankungen des Lymphsystems**	**331**
7.2.1	Lymphödem	331
7.2.2	Lipödem	333

Teil C
Pneumologie **335**
Schmidt M.

1	**Anatomie und Physiologie**	**337**
1.1	**Anatomie**	**337**
1.1.1	Bronchialbaum und Lunge	337
1.1.2	Alveolen	317
1.1.3	Pleuraraum	338
1.2	**Physiologie**	**338**
1.2.1	Gasaustausch	339
1.2.2	Schutzmechanismen der Lunge	342

2	**Pneumologische Untersuchungsmethoden**	**343**
2.1	**Übersicht**	**343**
2.2	**Anamnese**	**343**
2.3	**Körperliche Untersuchung**	**344**
2.4	**Labordiagnostik**	**344**
2.5	**Lungenfunktionsanalyse**	**346**
2.5.1	Spirometrie und Fluss-Volumen-Diagramm	346
2.5.2	Ganzkörperplethysmografie	347
2.5.3	Inhalative Provokationstests	348
2.5.4	Diffusionskapazität	348
2.5.5	Compliance-Messung	349
2.5.6	Inspirationskraft	349
2.6	**Blutgasanalyse**	**349**
2.7	**Spiroergometrie**	**349**
2.8	**Bildgebende Verfahren**	**350**
2.8.1	Röntgen-Thorax-Übersicht	350
2.8.2	Weitere bildgebende Verfahren	350
2.9	**Invasive Methoden**	**352**
2.9.1	Bronchoskopie	352
2.9.2	Transthorakale Lungenbiopsie	353
2.9.3	Pleurapunktion	353
2.9.4	Thorakoskopie	354
2.10	**Allergiediagnostik**	**355**
2.11	**Kardiologische Techniken in der Pneumologie**	**355**

3	**Leitsymptome**	**356**
3.1	**Allgemeines**	**356**
3.2	**Husten**	**356**
3.3	**Auswurf**	**358**
3.4	**Atemnot**	**359**

* Mitarbeiter früherer Auflagen

3.5	Störungen des Atemrhythmus	361
3.6	Zyanose	362

4 Störungen der Atmungsregulation ... 363
4.1	Respiratorische Insuffizienz	363
4.1.1	Lungen-(parenchym-)versagen	363
4.1.2	Atempumpenversagen	364
4.2	Schlafapnoe-Syndrom	365
4.3	Hyperventilation	368

5 Krankheiten der unteren Atemwege ... 369
5.1	Akute Tracheobronchitis	369
5.2	Chronische Bronchitis und COPD	370
5.3	Lungenemphysem	374
5.4	Bronchiektasie	376
5.5	Mukoviszidose	378
5.6	Asthma bronchiale	379
5.6.1	Asthmaformen und deren Ätiologie	379
5.6.2	Pathogenese	380
5.6.3	Klinik und Komplikationen	381
5.6.4	Diagnostik	381
5.6.5	Differenzialdiagnose	383
5.6.6	Therapie	383
5.6.7	Prognose	385

6 Erkrankungen des Lungenparenchyms ... 386
6.1	Allgemeines	386
6.2	Infektiöse Erkrankungen des Lungenparenchyms	386
6.2.1	Pneumonien	386
6.2.2	Lungenabszess	394
6.2.3	Lungentuberkulose	395
6.2.4	Atypische Mykobakteriosen	400
6.3	Nicht infektiöse Erkrankungen des Lungenparenchyms (= interstitielle Lungenerkrankungen, ILD)	401
6.3.1	ILD durch inhalative Noxen	401
6.3.2	ILD durch nicht inhalative Noxen	405
6.3.3	ILD in Verbindung mit Systemerkrankungen	405
6.3.4	Idiopathische interstitielle Lungenkrankheiten	409

7 Erkrankungen der Lungenblutgefäße ... 411
7.1	Pulmonale Hypertonie und Cor pulmonale	411
7.1.1	Lungenembolie (akute pulmonale Hypertonie)	411
7.1.2	Chronische pulmonale Hypertonie	415
7.2	Lungenödem	417
7.2.1	Nicht kardiales Lungenödem	418

8 Tumoren der Bronchien und der Lunge ... 421
8.1	Gutartige Tumoren	421
8.2	Bronchialkarzinom	421
8.3	Karzinoidtumoren der Lunge	428
8.4	Lungenmetastasen	428

9 Erkrankungen von Pleura und Mediastinum ... 431
9.1	Pneumothorax	431
9.2	Pleuraerguss	433
9.3	Pleuramesotheliom	435
9.4	Mediastinitis	437
9.5	Mediastinalemphysem	438
9.6	Mediastinaltumoren	439
9.6.1	Thymome	439

10 Erkrankungen von Zwerchfell und Thoraxwand ... 441
10.1	Zwerchfellhernien	441
10.2	Zwerchfelllähmungen	441
10.3	Neuromuskuläre Erkrankungen	441
10.4	Singultus	442
10.5	Kyphoskoliose	442
10.6	Trichterbrust	442

Teil D
Säure-Basen-Haushalt ... 443
Schmidt M.

1 Diagnostik der Störungen des Säure-Basen-Haushalts ... 445
1.1	Definition	445
1.2	Kenngrößen des Säure-Basen-Haushalts	445
1.3	Untersuchungsmethoden	445
1.4	Kompensationsmechanismen	446
1.5	Bewertungen der Befundkonstellationen	447

2 Metabolische und respiratorische Störungen ... 448
2.1	Metabolische Azidose	448
2.2	Metabolische Alkalose	450
2.3	Respiratorische Azidose	451
2.4	Respiratorische Alkalose	453
2.5	Typische Befunde bei Störungen des Säure-Basen-Haushalts	453

Teil E
Gastroenterologie ... 455
Zeuzem S., Rösch W.*

1 Gastroenterologische Leitsymptome ... 457
1.1	Leitsymptome bei Erkrankungen von Mund, Mundhöhle und Rachen	457
1.2	Leitsymptome bei Erkrankungen des Ösophagus	458
1.2.1	Dysphagie	458
1.2.2	Weitere Leitsymptome bei Ösophaguserkrankungen	459

* Mitarbeiter früherer Auflagen

1.3	**Leitsymptome bei Erkrankungen des Magen-Darm-Traktes**	**460**
1.3.1	Dyspepsie	460
1.3.2	Erbrechen	461
1.3.3	Bauchschmerz	462
1.3.4	Obstipation	467
1.3.5	Diarrhö	469
1.3.6	Blut im Stuhl	473
1.4	**Leitsymptome bei Erkrankungen des Anorektums**	**474**
1.4.1	Pruritus ani	474
1.4.2	Analinkontinenz (Stuhlinkontinenz)	474

2	**Ösophagus**	**476**
2.1	**Anatomie und Physiologie**	**476**
2.2	**Diagnostische Methoden**	**477**
2.2.1	Anamnese	477
2.2.2	Apparative Diagnostik	477
2.2.3	Sphinkterfunktionsdiagnostik	478
2.3	**Funktionelle Motilitätsstörungen** ...	**478**
2.3.1	Achalasie	478
2.3.2	Diffuser idiopathischer Ösophagusspasmus und hyperkontraktiler Ösophagus	480
2.4	**Refluxkrankheit des Ösophagus (GERD)**	**482**
2.5	**Hiatushernie**	**486**
2.6	**Mallory-Weiss- und Boerhaave-Syndrom**	**487**
2.7	**Ösophagusdivertikel**	**488**
2.8	**Ösophaguskarzinom**	**489**

3	**Magen und Duodenum**	**493**
3.1	**Anatomie und Physiologie**	**493**
3.2	**Diagnostische Methoden**	**494**
3.2.1	Anamnese und körperliche Untersuchung	494
3.2.2	Apparative Diagnostik	495
3.2.3	Funktionsdiagnostik	495
3.3	**Gastritis**	**496**
3.3.1	Akute Gastritis	496
3.3.2	Chronische Gastritis	498
3.3.3	Spezielle Form der Gastritis – Morbus Ménétrier	501
3.4	**Gastroduodenale Ulkuskrankheit**	**501**
3.4.1	Chronische Ulzera	501
3.4.2	Akute Stressläsionen (Stressulkus) ..	509
3.5	**Maligne Magentumoren**	**510**
3.5.1	Magenkarzinom	510
3.5.2	Andere maligne Magentumoren	514
3.6	**Benigne Magentumoren (Polypen)** ...	**514**
3.7	**Der operierte Magen**	**516**
3.7.1	Anastomosenulkus, Rezidivulkus	516
3.7.2	Dumping-Syndrome	517
3.7.3	Postvagotomiesyndrome	518
3.7.4	Magenstumpfkarzinom	519
3.7.5	Syndrom der zuführenden Schlinge (Afferent-Loop-Syndrom), Syndrom der blinden Schlinge (Blind-Loop-Syndrom)	519
3.7.6	Metabolische Folgezustände nach Magenresektion	520
3.7.7	Weitere Folgezustände nach operativen Mageneingriffen	520

4	**Dünndarm**	**522**
4.1	**Anatomie und Physiologie**	**522**
4.2	**Diagnostische Methoden**	**524**
4.2.1	Anamnese und körperliche Untersuchung	524
4.2.2	Apparative Diagnostik	524
4.2.3	Funktionsdiagnostik	525
4.3	**Malassimilationssyndrom**	**526**
4.4	**Glutensensitive Enteropathie**	**527**
4.5	**Morbus Whipple (Lipodystrophia intestinalis)** ...	**530**
4.6	**Enterales Eiweißverlust-Syndrom** ...	**531**
4.7	**Gallensäurenverlust-Syndrom**	**532**
4.8	**Kurzdarmsyndrom**	**533**
4.9	**Nahrungsmittelintoleranzen und -allergien**	**534**
4.10	**Laktoseintoleranz**	**534**
4.11	**(Dünndarm-)Karzinoid**	**535**
4.12	**Angiodysplasien des (Dünn-)Darms** .	**537**
4.13	**Vaskulär und ischämisch bedingte Darmerkrankungen**	**538**
4.13.1	Akuter Mesenterialarterieninfarkt	538
4.13.2	Mesenterialvenenthrombose	539
4.13.3	Ischämische Kolitis	540

5	**Dickdarm**	**541**
5.1	**Anatomie und Physiologie**	**541**
5.2	**Diagnostische Methoden**	**541**
5.2.1	Anamnese und körperliche Untersuchung	541
5.2.2	Apparative Diagnostik	542
5.2.3	Laboruntersuchungen	542
5.3	**Reizdarmsyndrom (RDS)**	**543**
5.4	**Enterokolitiden**	**544**
5.4.1	Pseudomembranöse (Entero-)Kolitis ..	545
5.4.2	Strahlen-(entero-)kolitis	545
5.5	**Chronisch-entzündliche Darmerkrankungen (CED)**	**545**
5.6	**Divertikelkrankheit**	**554**
5.6.1	Divertikulose	554
5.6.2	Divertikulitis	555
5.7	**Polypen und Polyposis coli**	**557**
5.8	**Kolorektales Karzinom**	**560**

6	**Anorektum**	**565**
6.1	**Allgemeines**	**565**
6.2	**Anatomie und Physiologie**	**565**
6.3	**Diagnostische Methoden**	**566**
6.3.1	Körperliche Untersuchung	566
6.3.2	Apparative Diagnostik	566
6.4	**Hämorrhoiden**	**566**
6.5	**Analkarzinom**	**567**
6.6	**Weitere Erkrankungen des Anorektums**	**568**

* Mitarbeiter früherer Auflagen

7	**Gastroenterologische Notfälle**	570	**2**	**Gallenwege und Gallenblase**	636
7.1	Akutes Abdomen	570	2.1	Anatomie	636
7.2	Akute Appendizitis	570	2.2	Physiologie	636
7.3	Ileus	572	2.3	Diagnostische Methoden	637
7.4	Gastrointestinale Blutung	574	2.3.1	Sonografie/Endosonografie	637

Teil F
Leber, Galle, Pankreas ... 577
Holstege A., Pausch J., Rösch W.*

1	**Leber**	579
1.1	Anatomie	579
1.1.1	Lage und makroskopischer Aufbau	579
1.1.2	Blutversorgung	579
1.1.3	Mikroskopischer Aufbau	579
1.2	Physiologie	581
1.2.1	Stoffwechselfunktionen	581
1.2.2	Weitere Funktionen	582
1.3	Leitsymptome	582
1.3.1	Ikterus	583
1.4	Diagnostische Methoden	584
1.4.1	Anamnese und Inspektion	584
1.4.2	Palpation und Perkussion	585
1.4.3	Labor	585
1.4.4	Bildgebende Verfahren	586
1.5	Virale Hepatitiden	587
1.5.1	Übersicht	587
1.5.2	Akute virale Hepatitiden	588
1.5.3	Chronische virale Hepatitiden	596
1.6	Autoimmune Hepatitiden (AIH)	601
1.7	Genetisch bedingte Lebererkrankungen	602
1.7.1	Hämochromatose (Bronzediabetes)	602
1.7.2	Morbus Wilson (hepatolentikuläre Degeneration)	604
1.7.3	α_1-Antitrypsinmangel	607
1.7.4	Porphyrien	607
1.8	Toxische und alimentäre Leberschäden	611
1.8.1	Alkoholische Leberschäden	611
1.8.2	Nicht alkoholische Fettleber	614
1.8.3	Arzneimittelbedingte Leberschädigungen	616
1.8.4	Leberschäden durch Nahrungsmittel	617
1.8.5	Leberschäden durch gewerbliche Gifte	618
1.9	Cholestatische Leberkrankheiten	618
1.9.1	Primär biliäre Zirrhose (PBC)	618
1.9.2	Primär sklerosierende Cholangitis (PSC)	620
1.10	Lebererkrankungen in Verbindung mit einer Schwangerschaft	620
1.11	Leberzirrhose	621
1.11.1	Krankheitsbild der Leberzirrhose	621
1.11.2	Komplikationen der Leberzirrhose	625
1.12	Lebertumoren	633
1.12.1	Benigne Lebertumoren	633
1.12.2	Maligne Lebertumoren	634

2.3.2	Endoskopisch-retrograde Cholangiopankreatikografie (ERCP)	637
2.3.3	Perkutane transhepatische Cholangiografie (PTC)	639
2.3.4	Magnetresonanz-Cholangiopankreatikografie (MRCP)	639
2.4	Cholestase	640
2.5	Erkrankungen der Gallenblase und der Gallenwege	640
2.5.1	Cholezystitis	642
2.5.2	Cholelithiasis	642
2.5.3	Cholangitis	646
2.5.4	Gallenblasenkarzinome	647
2.5.5	Gallengangskarzinome	648
2.5.6	Gutartige Gallenblasen- oder Gallengangstumoren	649
3	**Pankreas**	650
3.1	Anatomie	650
3.1.1	Pankreasanomalien	650
3.2	Physiologie	651
3.3	Diagnostische Methoden	651
3.3.1	Apparative Diagnostik	651
3.3.2	Funktionsdiagnostik	652
3.4	Erkrankungen des Pankreas	653
3.4.1	Pankreatitis	653
3.4.2	Pankreastumoren	664

Teil G
Diabetologie und Stoffwechsel ... 671
Usadel K.-H., Wahl P.*

1	**Diabetologie**	673
1.1	Diabetes mellitus	673
1.1.1	Physiologie	673
1.1.2	Epidemiologie	674
1.1.3	Klassifikation	674
1.1.4	Ätiopathogenese	674
1.1.5	Klinik	676
1.1.6	Diagnostik	677
1.1.7	Differenzialdiagnose	679
1.1.8	Komplikationen	679
1.1.9	Therapie	687
1.1.10	Langzeitprognosen	696
1.2	Hypoglykämien	697
2	**Stoffwechsel**	700
2.1	Störungen des Lipidstoffwechsels	700
2.1.1	Hyperlipoproteinämien	700
2.1.2	Seltene Formen von Hypolipoproteinämien	708

* Mitarbeiter früherer Auflagen

2.2	**Störungen durch Über- und Untergewicht**	**709**
2.2.1	Adipositas	709
2.2.2	Unterernährung	712
2.3	**Störungen des Harnsäurestoffwechsels**	**713**
2.3.1	Hyperurikämie und Gicht	713

Teil H
Endokrinologie ... 719
Fischli S., Klingmüller D., Teschner A., Schweikert H.-U., Ziegler R.**

1	**Hypothalamus und Hypophyse**	**721**
	*Fischli S., Schweikert H.-U.**	
1.1	**Anatomische und physiologische Grundlagen**	**721**
1.2	**Diagnostische Methoden**	**722**
1.2.1	Basalwerte	722
1.2.2	Funktionstests	722
1.2.3	Bildgebende Diagnostik	723
1.3	**Erkrankungen des Hypothalamus**	**724**
1.4	**Erkrankungen der Hypophyse**	**724**
1.4.1	Erkrankungen des Hypophysenvorderlappens (HVL)	724
1.4.2	Endokrin inaktive Hypophysentumoren	737
1.4.3	Erkrankungen des Hypophysenhinterlappens (HHL)	739
2	**Schilddrüse**	**743**
	*Fischli S., Ziegler R.**	
2.1	**Anatomische und physiologische Grundlagen**	**743**
2.2	**Diagnostische Methoden**	**744**
2.2.1	Anamnese	745
2.2.2	Körperliche Untersuchung	745
2.2.3	Bildgebende Diagnostik	745
2.2.4	Feinnadelpunktion	747
2.2.5	Schilddrüsenfunktionsparameter	747
2.3	**Struma**	**749**
2.4	**Hyperthyreose**	**751**
2.4.1	Immunhyperthyreose	755
2.4.2	Endokrine Orbitopathie	758
2.4.3	Schilddrüsenautonomie	759
2.5	**Hypothyreose**	**762**
2.5.1	Primäre Hypothyreose	762
2.5.2	Sekundäre und tertiäre Hypothyreose	765
2.6	**Thyreoiditis**	**766**
2.6.1	Akute Thyreoiditis	766
2.6.2	Subakute Thyreoiditis (de Quervain)	767
2.6.3	Chronische Thyreoiditis (Hashimoto)	768
2.7	**Schilddrüsenmalignom**	**769**
2.7.1	Differenziertes Karzinom der Thyreozyten	770
2.7.2	Anaplastisches Schilddrüsenkarzinom	772
2.7.3	Medulläres Schilddrüsenkarzinom (C-Zell-Karzinom, MTC)	772

3	**Störungen der Kalzium-Phosphathomöostase und des Knochenstoffwechsels**	**774**
	*Fischli S., Ziegler R.**	
3.1	**Physiologische Grundlagen**	**774**
3.2	**Diagnostische Methoden**	**776**
3.3	**Erkrankungen der Nebenschilddrüsen**	**777**
3.3.1	Primärer Hyperparathyreoidismus (pHPT)	777
3.3.2	Sekundärer Hyperparathyreoidismus (sHPT)	782
3.3.3	Tertiärer Hyperparathyreoidismus	785
3.3.4	Hypoparathyreoidismus	785
3.4	**Störungen des Vitamin-D-Stoffwechsels**	**789**
3.4.1	Rachitis, Osteomalazie	789
3.4.2	Vitamin-D-Intoxikation	792
3.5	**Weitere metabolische Knochenerkrankungen**	**792**
3.5.1	Osteoporose	792
3.5.2	Morbus Paget	797
4	**Nebennierenrinde (NNR)**	**800**
	*Klingmüller D., Schweickert H.-U.**	
4.1	**Anatomische und physiologische Grundlagen**	**800**
4.2	**Diagnostische Methoden**	**801**
4.2.1	Hormonbestimmung	801
4.2.2	Funktionstests	802
4.3	**Leitsymptom**	**802**
4.3.1	Hirsutismus	802
4.4	**Hyperkortisolismus (Cushing-Syndrom)**	**803**
4.4.1	Morbus Cushing	805
4.4.2	Peripheres Cushing-Syndrom	806
4.4.3	Ektopes Cushing-Syndrom	807
4.4.4	Iatrogenes Cushing-Syndrom	807
4.5	**Hyperaldosteronismus**	**808**
4.5.1	Primärer Hyperaldosteronismus	808
4.5.2	Sekundärer Hyperaldosteronismus	809
4.6	**Nebennierenrindeninsuffizienz**	**809**
4.6.1	Akute Nebennierenrindeninsuffizienz (Addison-Krise)	811
4.7	**Inzidentalome der Nebennieren**	**812**
4.8	**Adrenogenitales Syndrom (AGS)**	**813**
5	**Nebennierenmark und pluriglanduläre Syndrome**	**815**
	*Fischli S., Ziegler R.**	
5.1	**Nebennierenmark**	**815**
5.1.1	Physiologische Grundlagen	815
5.1.2	Phäochromozytom/Paragangliom	815
5.1.3	Dysautonomie	819
5.2	**Pluriglanduläre Syndrome**	**820**
5.2.1	Multiple endokrine Neoplasie (MEN)	820
5.2.2	Polyglanduläre Autoimmun-Syndrome (PAS)	823

* Mitarbeiter früherer Auflagen

6	**Männliche und weibliche Gonaden**	**825**		**4**	**Wichtige nephrologische Syndrome und deren klinische Einordnung**	**875**

Fischli S., Teschner A., Schweickert H.-U.*

6.1	**Männliche Gonaden** (Fischli S., Schweickert H.-U.*)	**825**
6.1.1	Physiologische Grundlagen	825
6.1.2	Diagnostik	827
6.1.3	Leitsymptome und -befunde	829
6.1.4	Männlicher Hypogonadismus	832
6.2	**Weibliche Gonaden** (Teschner A.)	**839**
6.2.1	Physiologische Grundlagen	839
6.2.2	Pathophysiologie der weiblichen Gonaden	839
6.2.3	Diagnostische Methoden	840
6.2.4	Therapie	841

Teil I
Nephrologie 843
Veelken R., Ditting T.

1	**Anatomie und Physiologie**	**845**
1.1	Vorbemerkung	845
1.2	Makroskopischer Aufbau	845
1.3	Blutversorgung	845
1.4	Aufgaben der Niere	846
1.5	Mikroskopischer Aufbau	846
1.5.1	Nephron	846
1.6	**Hormone und Enzyme – Rolle für die Nierenfunktion**	**854**
1.6.1	Das Renin-Angiotensin-Aldosteron-System (RAAS)	854
1.6.2	Erythropoetin	855
1.6.3	Antidiuretisches Hormon (ADH)	855
1.6.4	Parathormon (PTH), Vitamin D	855
2	**Leitsymptome und orientierende Einschätzung der Nierenfunktion**	**857**
2.1	**Leitsymptome**	**857**
2.1.1	Schmerzen im Nierenlager	857
2.1.2	Beinödeme	857
2.1.3	Schäumender Urin – Proteinurie	857
2.1.4	Rötlicher Urin – Hämaturie	858
2.2	**Einschätzung der Nierenfunktion**	**859**
3	**Nephrologische Diagnostik**	**861**
3.1	**Allgemeines**	**861**
3.2	**Urinuntersuchung**	**861**
3.2.1	Urinstatus	861
3.2.2	Urinsediment	862
3.3	**Blutuntersuchungen bei Nierenerkrankungen**	**869**
3.3.1	Bestimmung der Retentionswerte	869
3.3.2	Weitere Laborparameter	871
3.4	**Bildgebende Verfahren**	**871**
3.4.1	Sonografie	871
3.4.2	Radiologie und Nuklearmedizin	873
3.4.3	Indikationen bildgebender Verfahren	873
3.5	**Die feingewebliche Untersuchung (Nierenbiopsie)**	**874**

4.1	**Klassifizierung der Ursachen von Nierenerkrankungen**	**875**
4.2	**Klinisches Vorgehen zur Abklärung einer Nierenerkrankung**	**875**
4.3	**Klinisch bedeutsame nephrologische Syndrome**	**877**
4.3.1	Das Syndrom „Akutes Nierenversagen"	877
4.3.2	Das „Nephrotische Syndrom"	878
4.3.3	Das „Nephritische Syndrom"	880
4.3.4	Das Syndrom „Interstitielle Nephritis"	882
4.3.5	Das Syndrom „Postrenale Obstruktion"	883
4.3.6	Das Syndrom „Terminale Niereninsuffizienz"	883
4.3.7	Das Syndrom „Harnwegsinfekt bei chronischer Niereninsuffizienz"	885
5	**Akutes Nierenversagen**	**886**
5.1	**Grundlagen**	**886**
5.2	**Ätiopathogenese**	**886**
5.2.1	Prärenales akutes Nierenversagen	887
5.2.2	Renales akutes Nierenversagen	889
5.2.3	Postrenales akutes Nierenversagen	891
5.3	**Klinik und Komplikationen**	**893**
5.4	**Diagnostisches Vorgehen**	**894**
5.4.1	Abgrenzung zwischen prärenalem und renalem ANV	894
5.4.2	Diagnostik bei postrenalem ANV	896
5.5	**Therapie**	**898**
5.5.1	Symptomatische Therapiemaßnahmen	898
5.5.2	Spezielle Therapie (nach Auslöser)	898
5.5.3	Prophylaxe	900
5.6	**Prognose**	**900**
6	**Glomerulopathien**	**901**
6.1	**Grundlagen**	**901**
6.2	**Glomerulopathien mit überwiegend nephrotischem Syndrom**	**901**
6.2.1	Diabetische Nephropathie	902
6.2.2	Membranöse Glomerulonephritis	904
6.2.3	Minimal-Change-Glomerulopathie	906
6.2.4	Fokal-segmentale Glomerulosklerose (FSGS)	907
6.2.5	Amyloidose und Leichtkettenablagerung	909
6.3	**Glomerulopathien mit überwiegend nephritischem Syndrom**	**912**
6.3.1	IgA-Glomerulonephritis	912
6.3.2	Benigne Hämaturie	914
6.3.3	Alport-Syndrom	914
6.4	**Glomerulopathien mit überwiegend nephritischem und nephrotischem Syndrom**	**916**
6.4.1	Postinfektiöse Glomerulonephritis	916
6.4.2	Membranoproliferative Glomerulonephritis	918
6.4.3	Lupusnephritis	920
6.4.4	Rapid progressive Glomerulonephritis (RPGN)	922
6.5	**Chronische Glomerulonephritis**	**923**

* Mitarbeiter früherer Auflagen

7 Tubulointerstitielle Erkrankungen ... 925

- 7.1 Grundlagen ... 925
- 7.2 Akute interstitielle Nephritis (AIN) ... 926
- 7.3 Akute Pyelonephritis ... 928
- 7.4 Chronische Pyelonephritis und Refluxnephropathie ... 928
- 7.5 Chronisch-interstitielle Nephritis durch Medikamente ... 929
  - 7.5.1 Analgetikanephropathie ... 929
  - 7.5.2 Chronisch-interstitielle Nephritis durch andere Medikamente ... 931
- 7.6 Zystische Erkrankungen der Niere ... 932
  - 7.6.1 Polyzystische Nierenerkrankung (ADPKD) ... 932
  - 7.6.2 Markschwammnieren ... 934
  - 7.6.3 Nephronophthise – „Medullary Cystic Kidney Disease" (NPH/MCKD) ... 935
  - 7.6.4 Solitäre und multiple Zysten ... 935
- 7.7 Myelomniere ... 935
- 7.8 Nierenerkrankungen durch Harnsäure ... 937
  - 7.8.1 Akute Nephropathie durch Harnsäure ... 938
  - 7.8.2 Renale Harnsäuresteine ... 939
  - 7.8.3 Chronische Uratnephropathie ... 939
- 7.9 Hyperkalzämische Nephropathie ... 939
- 7.10 Sarkoidose ... 940
  - 7.10.1 Hyperkalzämische Nephropathie ... 940
  - 7.10.2 Granulomatöse interstitielle Nephritis ... 940
- 7.11 Seltene Gründe einer tubulointerstitiellen Erkrankung ... 941

8 Gefäßerkrankungen mit Nierenbeteiligung ... 942

- 8.1 Allgemeines ... 942
- 8.2 Systemische Vaskulitiden ... 942
- 8.3 Kollagenosen ... 943
  - 8.3.1 Nierenbeteiligung bei systemischem Lupus erythematodes ... 943
  - 8.3.2 Nierenbeteiligung bei Sklerodermie ... 943
- 8.4 Thrombotisch-thrombozytopenische Purpura (TTP) und hämolytisch-urämisches Syndrom (HUS) ... 945
- 8.5 Niere in der Schwangerschaft und Präeklampsie ... 946
  - 8.5.1 Physiologische Veränderungen der Nieren- und Kreislauffunktion ... 946
  - 8.5.2 Präklampsie ... 946
- 8.6 Thromboembolische Erkrankungen ... 949
- 8.7 Nierenrindennekrosen ... 951

9 Chronische/terminale Niereninsuffizienz ... 954

- 9.1 Definition ... 954
- 9.2 Epidemiologie ... 954
- 9.3 Ätiologie ... 954
- 9.4 Pathogenese ... 955
  - 9.4.1 Glomeruläre Funktionsstörung ... 955
  - 9.4.2 Tubuläre Funktionsstörung ... 955
- 9.5 Klinik ... 956
  - 9.5.1 Urämische Intoxikation ... 957
  - 9.5.2 Renale Anämie ... 958
  - 9.5.3 Renale Osteopathie ... 958
- 9.6 Diagnostik ... 959
- 9.7 Therapie ... 960
- 9.8 Verlauf und Prognose ... 961

10 Wasser- und Elektrolythaushalt ... 962

- 10.1 Wasserhaushalt ... 962
  - 10.1.1 Verteilung des Körperwassers ... 962
  - 10.1.2 Flüssigkeitsbilanz ... 965
  - 10.1.3 Diagnostisches Vorgehen und Hydratationszustände ... 965
- 10.2 Elektrolythaushalt ... 967
  - 10.2.1 Allgemeines ... 967
  - 10.2.2 Natrium ... 967
  - 10.2.3 Kalium ... 972
  - 10.2.4 Kalzium ... 975
  - 10.2.5 Phosphat ... 979
  - 10.2.6 Magnesium ... 981

11 Nierenersatzverfahren und Nierentransplantation ... 983

- 11.1 Nierenersatzverfahren ... 983
  - 11.1.1 Indikationen ... 983
  - 11.1.2 Physikalische Prinzipien ... 983
  - 11.1.3 Dialyseformen ... 984
- 11.2 Nierentransplantation (NTX) ... 990
  - 11.2.1 Vorbereitung auf die Transplantation ... 990
  - 11.2.2 Vermittlung einer Spenderniere ... 991
  - 11.2.3 Implantation der Spenderniere ... 991
  - 11.2.4 Immunsuppression ... 992
  - 11.2.5 Komplikationen ... 993
  - 11.2.6 Prognose ... 995

12 Nierentumoren ... 996

- 12.1 Allgemeines ... 996
- 12.2 Nierenzellkarzinom ... 996

13 Arterielle Hypertonie ... 1000

- 13.1 Grundlagen ... 1000
- 13.2 Primäre Hypertonie ... 1002
  - 13.2.1 Genetische Prädisposition ... 1002
  - 13.2.2 Manifestationsfaktoren ... 1002
  - 13.2.3 Isolierte systolische Hypertonie (ISH) ... 1003
- 13.3 Sekundäre Hypertonie ... 1003
  - 13.3.1 Renale Hypertonie ... 1004
  - 13.3.2 Endokrine Hypertonie ... 1005
  - 13.3.3 Bluthochdruck in der Schwangerschaft ... 1006
  - 13.3.4 Sekundäre Hypertonie durch Medikamente und Genussmittel ... 1006
  - 13.3.5 Sekundäre Hypertonie bei Schlafapnoe-Syndrom ... 1006
  - 13.3.6 Sehr seltene Ursachen der sekundären Hypertonie ... 1006

* Mitarbeiter früherer Auflagen

13.4	**Klinik**	1007
13.4.1	Allgemeines	1007
13.4.2	Notfälle	1007
13.4.3	Folgeerkrankungen	1009
13.5	**Diagnostik**	1010
13.5.1	Anamnese	1010
13.5.2	Blutdruckmessung	1010
13.5.3	Körperliche Untersuchung	1012
13.5.4	Labor	1013
13.5.5	Apparative Diagnostik	1013
13.5.6	Risikoabschätzung	1014
13.6	**Therapie**	1015
13.6.1	Indikation	1015
13.6.2	Allgemeinmaßnahmen zur Blutdrucksenkung	1016
13.6.3	Medikamentöse Blutdruckeinstellung	1016
13.6.4	Besonderheiten in der Hochdrucktherapie	1020
13.6.5	Spezielle Therapieaspekte sekundärer Hypertonieformen	1021
13.7	**Prognose und sozialmedizinische Bedeutung der Hypertonie**	1022

Teil J
Infektionskrankheiten 1025
Arastéh K., Fleck R., Kowol S., Schäfer J., Scherbaum H., Stocker H., Träder Ch., Hengstmann J. H.*

1	**Grundlagen**	1027
	Schäfer J., Scherbaum H., Fleck R., Hengstmann J. H.*	
1.1	**Epidemiologie**	1027
1.2	**Begriffsbestimmungen**	1027
1.3	**Einteilungsmöglichkeiten**	1027
1.4	**Erregerarten und krankmachende Eigenschaften**	1028
1.5	**Krankheitsverlauf**	1029
1.6	**Prävention, Prophylaxe**	1029
1.6.1	Expositionsprophylaxe	1029
1.6.2	Impfungen	1030
1.7	**Antimikrobielle Therapie**	1031
1.7.1	Antibiotische Therapie	1032
1.7.2	Antivirale Therapie	1034
1.7.3	Antimykotische Therapie	1034
1.7.4	Antiparasitäre Therapie	1035

2	**Diagnostische Methoden**	1036
	Schäfer J., Scherbaum H., Fleck R., Hengstmann J. H.*	
2.1	**Übersicht**	1036
2.2	**Anamnese**	1036
2.3	**Körperliche Untersuchung und klinisches Bild**	1036
2.4	**Basis-Labordiagnostik**	1036
2.5	**Weiterführende Untersuchungen**	1037
2.6	**Infektionsschutzgesetz (IfSG) und meldepflichtige Erkrankungen**	1038

3	**Leitsymptome**	1040
	Schäfer J., Scherbaum H., Fleck R., Hengstmann J. H.*	
3.1	**Fieber**	1040
3.2	**Enanthem, Exanthem**	1042
3.3	**Lymphadenopathie**	1043

4	**Bakterielle Infektionen**	1045
	Schäfer J., Scherbaum H., Fleck R., Hengstmann J. H.*	
4.1	**Grundlagen**	1045
4.1.1	Sepsis	1046
4.2	**Aktinomykose**	1046
4.3	**Anthrax**	1047
4.4	**Bartonellose**	1049
4.4.1	Katzenkratzkrankheit	1049
4.5	**Borrelieninfektion**	1049
4.5.1	Lyme-Borreliose	1049
4.6	**Brucellosen**	1051
4.7	**Campylobacter-Infektionen**	1052
4.8	**Chlamydien-Infektionen**	1053
4.8.1	Chlamydophila-psittaci-Infektion	1053
4.8.2	Chlamydia-pneumoniae-Infektionen	1054
4.8.3	Chlamydia-trachomatis-Infektionen	1054
4.9	**Cholera**	1056
4.10	**Clostridien-Infektionen**	1057
4.10.1	Botulismus	1057
4.10.2	Tetanus	1058
4.11	**Diphtherie**	1059
4.12	**Escherichia-coli-Infektionen**	1060
4.13	**Gonorrhö**	1062
4.14	**Legionellose**	1063
4.15	**Leptospirosen**	1064
4.16	**Listeriose**	1065
4.17	**Meningokokken- und Pneumokokkenmeningitis**	1066
4.18	**Mykoplasmen-Infektionen**	1069
4.18.1	Mycoplasma pneumoniae	1069
4.18.2	Urogenitale Mykoplasmen	1070
4.19	**Q-Fieber**	1071
4.20	**Rickettsiosen und Ehrlichiosen**	1072
4.21	**Salmonellen-Enteritis**	1072
4.22	**Shigellen-Ruhr**	1075
4.23	**Staphylococcus-aureus-Infektion**	1076
4.24	**Streptokokken-Infektionen**	1078
4.25	**Syphilis**	1081
4.26	**Typhus und Paratyphus**	1082
4.27	**Yersiniosen**	1084

5	**Virusinfektionen**	1087
	5.1–5.10 Schäfer J., Scherbaum H., Fleck R., Hengstmann J. H.*	
5.1	**Grundlagen**	1087
5.2	**Enterovirus-Infektionen**	1087
5.2.1	Coxsackie-Viren	1087
5.2.2	ECHO-Viren	1089
5.2.3	Poliomyelitis-Viren	1089

* Mitarbeiter früherer Auflagen

5.3	**Flavivirus-Infektionen**	1090		1.1.3	Leukozyten	1148
5.3.1	Dengue-Fieber	1090		1.1.4	Thrombozyten	1150
5.3.2	Gelbfieber	1091		1.2	**Der Eisenstoffwechsel**	1150
5.3.3	Frühsommer-Meningoenzephalitis (FSME)	1092		1.3	**Der Stoffwechsel von Folsäure und Cobalamin (Vitamin B$_{12}$)**	1153
5.4	**„Grippaler Infekt"**	1093				
5.5	**Hantaviren-Infektionen**	1094				
5.6	**Herpesviren-Infektionen**	1095				
5.6.1	Herpes-simplex-Infektionen	1095		**2**	**Hämatologische Untersuchungsmethoden**	**1154**
5.6.2	Varizellen und Herpes zoster	1096		2.1	**Blutbild**	1154
5.6.3	Mononucleosis infectiosa	1098		2.2	**Blutausstrich**	1155
5.6.4	Zytomegalie	1099		2.2.1	Indikation, Methodik und Bewertung	1156
5.7	**Influenza**	1099		2.2.2	Morphologische Veränderungen der Erythrozyten und Leukozyten	1156
5.8	**Masern**	1100				
5.9	**Noro- und Rotaviren-Infektion**	1102		2.2.3	Quantitative Veränderungen der granulozytären Reifungsstufen	1158
5.10	**Tollwut**	1102				
5.11	**HIV-Infektion und AIDS** (Arastéh K., Stocker H., Träder Ch., Kowol S.)	1103		2.3	**Retikulozytenzählung**	1159
				2.4	**Knochenmarkuntersuchung**	1160
				2.4.1	Knochenmarkaspiration	1160
				2.4.2	Knochenmarkbiopsie	1160
6	**Pilzinfektionen**	**1117**				
	Schäfer J., Scherbaum H., Fleck R., Hengstmann J. H.*			**3**	**Erkrankungen der Erythrozyten**	**1162**
6.1	**Grundlagen**	1117		3.1	**Leitbefunde**	1162
6.2	**Aspergillose**	1117		3.1.1	Anämie	1162
6.3	**Kandidose**	1118		3.1.2	Polyglobulie (Polyzythämie)	1164
				3.2	**Häufige Anämieformen**	1166
7	**Parasitäre Infektionen**	**1120**		3.2.1	Blutungsanämie	1166
	Schäfer J., Scherbaum H., Fleck R., Hengstmann J. H.*			3.2.2	Eisenmangelanämie	1168
7.1	**Grundlagen**	1120		3.2.3	Vitamin-B$_{12}$- bzw. Folsäuremangelanämie	1171
7.2	**Protozoen-Infektionen**	1120		3.2.4	Sideroblastische Anämie	1175
7.2.1	Amöbiasis	1120		3.2.5	Renale Anämie	1175
7.2.2	Giardiasis	1122		3.2.6	Hepatogene Anämie	1176
7.2.3	Leishmaniosen	1123		3.2.7	Entzündungs- oder Tumoranämie	1177
7.2.4	Malaria	1125		3.2.8	Aplastische Anämie	1178
7.2.5	Toxoplasmose	1130		3.2.9	Pure Red Cell Aplasia und amegakaryozytäre Thrombozytopenie	1180
7.2.6	Trypanosomiasis	1131				
7.3	**Helminthen-Infektionen**	1132		3.2.10	Hämolytische Anämien	1181
7.3.1	Zestoden-Infektionen	1132				
7.3.2	Nematoden-Infektionen	1134		**4**	**Erkrankungen der Leukozyten**	**1199**
7.3.3	Trematoden-Infektionen	1137		4.1	**Übersicht**	1199
				4.2	**Leitbefunde**	1199
8	**Creutzfeld-Jakob-Krankheit und Prionenerkrankungen**	**1140**		4.2.1	Leukozytose	1199
				4.2.2	Leukozytopenie	1201
	Schäfer J., Scherbaum H., Fleck R., Hengstmann J. H.*			4.3	**Myeloproliferative Neoplasien (MPN)**	1203
				4.3.1	Chronische myeloische Leukämie (CML)	1204
	Teil K			4.3.2	Polycythaemia vera (PV)	1208
	Hämatologie	**1143**		4.3.3	Essenzielle (oder primäre) Thrombozythämie (ET)	1211
	Matzdorff A., Fritze D.*			4.3.4	Primäre Myelofibrose (PM)	1213
				4.4	**Myelodysplastische Syndrome (MDS)**	1214
1	**Hämatologisch relevantes Grundlagenwissen**	**1145**		4.5	**Leukämien**	1218
				4.5.1	Akute Leukämien	1218
1.1	**Die Blutzellen**	1145		4.5.2	Chronische Leukämien	1232
1.1.1	Überblick	1145		4.6	**Maligne Lymphome**	1232
1.1.2	Erythrozyten	1145		4.6.1	Morbus Hodgkin (Lymphgranulomatose)	1232
				4.6.2	Non-Hodgkin-Lymphome (NHL)	1239

* Mitarbeiter früherer Auflagen

4.7	**Monoklonale Gammopathien**	**1251**
4.7.1	Multiples Myelom (MM)	1251
4.8	**Seltene leukozytäre Erkrankungen**	**1258**
4.8.1	Proliferative Erkrankungen der Mastzellen (Mastozytose)	1258
4.8.2	Langerhans-Zell-Histiozytose (LZH)	1258
4.8.3	Castleman-Erkrankung	1259

5	**Erkrankungen der Milz**	**1260**
5.1	**Grundlagen**	**1260**
5.2	**Leitsymptom: Splenomegalie**	**1260**
5.3	**Milzverlust (Asplenie)**	**1261**

6	**Spezielle hämatologische Therapie**	**1263**
6.1	**Stammzelltransplantation**	**1263**
6.1.1	Grundlagen	1263
6.1.2	Durchführung	1264
6.1.3	Komplikationen	1264
6.1.4	Prognose	1265
6.2	**Transfusionstherapie**	**1265**
6.2.1	Gewinnung der Blutkomponenten	1266
6.2.2	Konservierung und Lagerung	1266
6.2.3	Die wichtigsten Blutkomponenten und ihre Indikationen	1266
6.2.4	Serologische Untersuchung der Blutkomponenten	1266
6.2.5	Durchführung der Transfusion	1267
6.2.6	Komplikationen	1268

Teil L
Hämostaseologie ... 1271
Harenberg J.

1	**Physiologie der Hämostase**	**1273**
1.1	**Allgemeines**	**1273**
1.2	**Blutstillung (primäre Hämostase)**	**1273**
1.2.1	Thrombozytenadhäsion	1273
1.2.2	Thrombozytenaggregation	1273
1.3	**Blutgerinnung (sekundäre Hämostase)**	**1274**
1.3.1	Komponenten und Ablauf	1274
1.3.2	Physiologische Gerinnungsinhibitoren	1275
1.4	**Fibrinolyse**	**1275**
1.4.1	Aktivierung der Fibrinolyse	1275
1.4.2	Physiologische Inhibitoren	1276

2	**Diagnostik bei hämorrhagischer Diathese**	**1277**
2.1	**Basisdiagnostik**	**1277**
2.2	**Weiterführende Diagnostik**	**1279**
2.2.1	Untersuchungsmethoden im Überblick	1279
2.2.2	Diagnostisches Vorgehen bei isoliert vermindertem Quick-Wert	1280
2.2.3	Diagnostisches Vorgehen bei isoliert verlängerter aPTT	1280
2.2.4	Weiterführende Diagnostik bei Thromboseneigung (Thrombophilie)	1282

3	**Hämostaseologische Erkrankungen**	**1283**
3.1	**Erkrankungen bei Endotheldysfunktionen**	**1283**
3.1.1	Hereditäre Vasopathien	1283
3.1.2	Erworbene Vasopathien	1284
3.2	**Immunologische Erkrankungen mit thrombohämorrhagischem Syndrom**	**1285**
3.2.1	Behçet-Syndrom	1285
3.2.2	Medikamentös induzierte Vaskulitis	1285
3.2.3	Thrombohämorrhagisches Syndrom nach kardiopulmonalen Operationen	1286
3.3	**Thrombozytär bedingte Hämostasestörungen**	**1286**
3.3.1	Thrombozytopenien	1286
3.3.2	Thrombozytose	1293
3.4	**Plasmatisch bedingte Hämostasestörungen (Koagulopathien)**	**1293**
3.4.1	Kongenitale Defektkoagulopathien durch Faktorenmangel	1294
3.4.2	Hemmkörperhämophilie	1297
3.4.3	Disseminierte intravasale Gerinnung (DIC) und Verbrauchskoagulopathie	1298
3.4.4	Hämostasestörungen bei Lebererkrankungen	1301
3.4.5	Nephrogene Koagulopathie	1302
3.4.6	Hämostasestörungen bei Tumorerkrankungen	1302

4	**Antithrombotische und thrombolytische Therapie**	**1305**
4.1	**Antithrombotische Therapie**	**1305**
4.1.1	Parenterale Antikoagulation	1305
4.1.2	Orale Antikoagulanzien	1308
4.2	**Thrombolytische Therapie (Fibrinolytika)**	**1310**
4.2.1	Thrombolytische Substanzen	1311

Teil M
Immunologie ... 1315
Voll R., Baenkler H.-W.

1	**Das Immunsystem – Aufbau und Funktion**	**1317**
1.1	**Aufgaben und Entwicklung**	**1317**
1.2	**Immunreaktion**	**1318**
1.2.1	Effektormechanismen	1319
1.2.2	Kooperative Mechanismen	1321
1.2.3	Pathogene und permissive Immunreaktionen	1323
1.3	**Genetik**	**1323**
1.4	**Einflüsse auf das Immunsystem**	**1324**

2	**Immunkrankheiten**	**1325**
2.1	**Grundlagen**	**1325**
2.2	**Regeln**	**1326**

* Mitarbeiter früherer Auflagen

2.3	**Diagnostik**	**1327**
2.3.1	Allgemeine Regeln zur Diagnostik	1327
2.3.2	Diagnostische Stufenpläne	1328
2.4	**Prophylaxe und Therapie**	**1328**
2.4.1	Prinzipien	1328
2.4.2	Therapeutische Möglichkeiten	1329
2.5	**Hypersensitivitätssyndrome**	**1331**
2.5.1	Allergien	1331
2.5.2	Autoimmunkrankheiten	1333
2.6	**Immunmangelzustände und Immundefekte**	**1334**
3	**Transplantation und Transfusionsmedizin**	**1337**
3.1	**Transplantation**	**1337**
3.2	**Transfusionsmedizin**	**1339**

Teil N
Rheumatologie ... 1341
Voll R., Baenkler H.-W.

1	**Allgemeines**	**1343**
1.1	Definition und Einteilung	1343
1.2	Diagnostik, Differenzialdiagnosen und Therapie	1343
1.3	Leitsymptom Gelenkschmerz	1346
2	**Erkrankungen mit vorwiegend arthritischem Charakter**	**1347**
2.1	**Rheumatoide Arthritis (RA)**	**1347**
2.1.1	Sonderformen der rheumatoiden Arthritis	1354
2.2	**Spondyloarthritiden (SpA)**	**1355**
2.2.1	Reaktive Arthritis (ReA)	1357
2.2.2	Ankylosierende Spondylitis (AS)	1359
2.2.3	Psoriasis-Arthritis (PsoA)	1361
2.2.4	Sonderformen der Spondyloarthritiden	1362
3	**Systemische Autoimmunopathien des Bindegewebes (Kollagenosen)**	**1364**
3.1	**Grundlagen**	**1364**
3.2	**Systemischer Lupus erythematodes (SLE)**	**1365**
3.3	**Progressiv-systemische Sklerose (PSS)**	**1370**
3.4	**Sjögren-Syndrom**	**1374**
3.5	**Polymyositis (PM) und Dermatomyositis (DM)**	**1375**
3.6	**Mischkollagenose, Überlappungssyndrom und undifferenzierte Kollagenose**	**1378**
4	**Primäre Vaskulitiden**	**1380**
4.1	**Grundlagen**	**1380**
4.2	**ANCA-assoziierte Vaskulitiden der kleinen Gefäße**	**1381**
4.2.1	Wegener-Granulomatose	1381
4.2.2	Mikroskopische Polyangiitis (MPA)	1384
4.2.3	Churg-Strauss-Syndrom (CSS)	1384
4.3	**Nicht-ANCA-assoziierte Vaskulitiden der kleinen Gefäße**	**1386**
4.3.1	Purpura Schoenlein-Henoch	1386
4.3.2	Kryoglobulinämische Vaskulitis	1388
4.3.3	Hypersensitive Vaskulitis, leukozytoklastische Vaskulitis bzw. Vasculitis allergica	1388
4.4	**Vaskulitiden mittelgroßer Gefäße**	**1389**
4.4.1	Klassische Panarteriitis nodosa (cPAN)	1389
4.4.2	Kawasaki-Syndrom	1390
4.5	**Vaskulitiden großer Gefäße**	**1391**
4.5.1	Takayasu-Arteriitis	1391
4.5.2	Riesenzellarteriitis/Polymyalgia rheumatica (PMR)	1392
4.6	**Weitere Vaskulitisformen**	**1394**
4.6.1	Antiphospholipid-Syndrom (APS)	1394
4.6.2	Morbus Behçet	1395
4.7	**Weitere Immunerkrankungen**	**1397**
4.7.1	Eosinophile Fasziitis	1397
4.7.2	Pannikulitis	1397
4.7.3	Rezidivierende Polychondritis	1398
4.7.4	Sarkoidose	1399

Teil O
Psychosomatische Medizin ... 1401
Herzog W., Nikendei Ch., Löwe B.

1	**Allgemeine Psychosomatik**	**1403**
1.1	**Entwicklungslinien der Psychosomatik** *(Herzog W.)*	**1403**
1.1.1	Integrierte internistische Psychosomatik	1403
1.1.2	Psychosomatische Medizin und Psychotherapie	1404
1.2	**Diagnostik**	**1405**
1.2.1	Allgemeines *(Herzog W., Löwe B.)*	1405
1.2.2	Patient-Arzt-Interaktion *(Herzog W.)*	1405
1.2.3	Anamneseformen *(Nikendei Ch.)*	1405
1.2.4	Diagnostische Kriterien *(Löwe B.)*	1407
1.3	**Therapie**	**1407**
1.3.1	Auswahl der geeigneten Therapie *(Löwe B.)*	1407
1.3.2	Psychotherapie *(Herzog W.)*	1408
1.3.3	Körperorientierte Therapieverfahren *(Zastrow A.)*	1411
1.3.4	Psychopharmakotherapie *(Schwab M.)*	1413
2	**Spezielle Psychosomatik**	**1416**
2.1	**Depressive Störungen in der Inneren Medizin** *(Löwe B.)*	**1416**
2.2	**Angststörungen in der Inneren Medizin** *(Loßnitzer N., Müller-Tasch Th.)*	**1418**
2.3	**Funktionelle und somatoforme Störungen** *(Sauer N.)*	**1419**
2.4	**Essstörungen** *(Löwe B.)*	**1423**
2.4.1	Anorexia nervosa	1423
2.4.2	Bulimia nervosa	1424
2.4.3	Binge-Eating-Störung	1425
2.5	**Chronische Schmerzstörungen** *(Bieber Ch., Eich W.)*	**1426**
2.5.1	Fibromyalgie-Syndrom	1429

* Mitarbeiter früherer Auflagen

2.6	Der suizidale Patient *(Nikendei Ch., Herzog W.)*	1430
2.7	Der Patient in der Onkologie *(Keller M.)*	1433
2.8	Der Patient in der Kardiologie *(Müller-Tasch Th.)*	1435
2.9	Der transplantierte Patient *(Schlehofer B., Zickel S.)*	1435

Teil P
Geriatrie 1439
Hahn J.-M.

1	**Grundlagen**	**1441**
1.1	**Demografische Entwicklung**	**1441**
1.2	**Grundbegriffe**	**1441**
1.2.1	Geriatrie – Gerontologie	1441
1.2.2	Der geriatrische Patient	1442
1.3	**Physiologische Altersveränderungen**	**1442**
1.3.1	Allgemeine Kennzeichen des Alterns	1442
1.3.2	Veränderungen der Organsysteme im Alter	1442
1.4	**Grundlagen der geriatrischen Diagnostik und Therapie**	**1443**
1.4.1	Geriatrische Versorgungsstrukturen	1443
1.4.2	Geriatrisches Assessment	1444
1.4.3	Interdisziplinäre Diagnostik und Therapie	1445
1.4.4	Grundlagen der Pharmakotherapie bei geriatrischen Patienten	1445
1.5	**Geriatrische Rehabilitation**	**1446**
1.5.1	Interdisziplinäre rehabilitative Therapie	1447
1.6	**Ethische und rechtliche Aspekte in der Behandlung geriatrischer Patienten**	**1447**
1.6.1	Gesetzliche Betreuung	1447
1.6.2	Vorsorgevollmacht	1447
1.6.3	Freiheitsentziehende Maßnahmen	1447
1.6.4	Pflegeversicherungsrecht	1448
1.6.5	Beurteilung der Pflegebedürftigkeit und Pflegestufen	1448
1.6.6	Patientenverfügung	1448

2	**Häufige geriatrische Symptome**	**1449**
2.1	Stürze	1449
2.2	Demenz	1450
2.3	Akuter Verwirrtheitszustand	1452
2.4	Depressionen	1454
2.5	Harninkontinenz	1455
2.6	Stuhlinkontinenz	1456
2.7	Obstipation	1456
2.8	Mangelernährung	1456
2.9	Dekubitus	1457

Teil Q
Laboratoriumsdiagnostik und Referenzbereiche 1461
Füeßl H. S.

1	**Laboratoriumsdiagnostik**	**1463**
1.1	**Grundlagen**	**1463**
1.1.1	Rationale Verwendung und Beurteilung von Labordaten	1463
1.2	**Weg zum Laborbefund**	**1463**
1.2.1	Allgemeines	1463
1.2.2	Präanalytische Phase	1463
1.2.3	Analytik und analytische Beurteilung	1465
1.2.4	Medizinische Beurteilung	1465
2	**Referenztabellen**	**1466**

Sachverzeichnis 1489

* Mitarbeiter früherer Auflagen

Kardiologie

1	Anatomie und Physiologie	25
2	Leitsymptome	36
3	Kardiologische Untersuchungsmethoden	45
4	Koronare Herzkrankheit	57
5	Akutes Koronarsyndrom: instabile Angina pectoris und Myokardinfarkt	79
6	Herzinsuffizienz	94
7	Herzrhythmusstörungen	109
8	Erkrankungen von Perikard und Endokard	154
9	Kardiomyopathien und Myokarditis	170
10	Angeborene Herz- und Gefäßfehlbildungen	184
11	Erworbene Herzklappenfehler	200
12	Herztumoren	221
13	Hypotonie, Synkope und Schock	226

1 Anatomie und Physiologie

1.1 Anatomie 25
1.2 Physiologie 28

© Markus Voll / Prometheus. Thieme

1.1 Anatomie

1.1.1 Entwicklung

Das Gewebe der **Herzanlage** entstammt, wie alle Bestandteile des Herz-Kreislauf-Systems, dem **Mesoderm**. Das Herz entwickelt sich aus dem **Herzschlauch**, der sich bis zum Ende des 1. Lebensmonats verlängert und zur Herzschleife faltet. Aus der Herzschleife entsteht durch **Septierungsvorgänge** bis zur 7. Woche die Herzstruktur mit vier Höhlen. Der Schlunddarm (die Anlage des Pharynx) wird von sechs paarigen **Kiemenbogenarterien** eingefasst, die sich zurückbilden oder an ihre entsprechende Position wandern und sich in Teile der großen Arterien umwandeln. In der Embryonalzeit werden drei **Venensysteme** angelegt. Aus einem, den **Kardinalvenen**, gehen die Vv. cavae hervor.

1.1.2 Blutkreislauf prä- und postpartal

Präpartal strömt das Blut aus der Plazenta zum rechten Vorhof.
Von dort fließt es entweder zum rechten Ventrikel, über Pulmonalarterie und offenen Ductus arteriosus in die deszendierende Aorta, oder es passiert das Foramen ovale und fließt direkt zum linken Vorhof und über den linken Ventrikel in den systemischen Kreislauf. Der pulmonale Widerstand ist in utero hoch, sodass das Blut zum größten Teil durch den offenen Ductus arteriosus und **nicht** durch die **Lunge** fließt. Zum Zeitpunkt der **Geburt** fällt der pulmonale Gefäßwiderstand, die Lunge wird stärker durchblutet und der Ductus arteriosus schließt sich (Abb. **A-1.1**). Durch den höheren Druck im linken Vorhof wird das Foramen ovale nach der Geburt zunächst funktionell, dann anatomisch verschlossen.

1.1.3 Herzbinnenräume

Das Herz ist ein muskuläres Hohlorgan, das den Blutkreislauf durch Pumpaktionen unterhält. Es besteht aus **vier** funktionell gekoppelten **Höhlen**, die in **zwei Vorhöfe** und **zwei Kammern** unterteilt sind. Ein Septum trennt die rechte und die linke Herzhälfte, die jeweils aus einem Vorhof und einer Kammer bestehen (Abb. **A-1.2a**). Die rechte Herzhälfte unterhält den Lungenkreislauf („kleiner Kreislauf", Niederdrucksystem, s. S. 243) während die linke Herzhälfte den Körperkreislauf („großer Kreislauf", Hochdrucksystem, s. S. 243) aufrechterhält. Dementsprechend weist der linke Ventrikel im Vergleich zum rechten eine stärkere Muskulatur auf.
Die obere und untere V. cava münden in den rechten Vorhof, die Pulmonalvenen münden in den linken Vorhof. Aus dem rechten Ventrikel entspringt der Truncus pulmonalis, aus dem linken Ventrikel die Aorta.

1.1.4 Aufbau der Herzwand und des Erregungsleitungssystems

Die Herzwand besteht aus Endokard, Myokard und Epikard.
Das **Endokard** kleidet die Hohlräume des Herzens vollständig aus und besteht aus einer Endothelzellschicht und der Basalmembran. Durch subendokardiales Bindegewebe ist das Endokard mit dem Myokard verbunden.
Die vier **Herzklappen** sind Differenzierungen des Endokards. Funktionell handelt es sich bei ihnen um Ventile, welche die Strömungsrichtung des Blutes während der Herzaktion bestimmen. Die Atrioventrikularklappen (AV-Klappen) liegen zwischen

A-1.1 Schematische Darstellung des prä- und postpartalen Kreislaufs

nach: Gortner L., Meyer S., Sitzmann F. C.: Duale Reihe Pädiatrie. Thieme; 2012

A-1.2 Das Herz

a Blick auf die vier Herzkammern, die Richtung des Blutstroms ist mit Pfeilen gekennzeichnet.
b Erregungsbildungs- und -leitungssystem.
nach: van den Berg, F. (Hrsg.): Angewandte Physiologie Band 2. Thieme; 2005

Mitralklappe (Atrioventrikular-/Segelklappen), deren Ränder über Sehnenfäden (Chordae tendineae) mit Papillarmuskeln verbunden sind. Die **Pulmonalklappe** liegt am Ansatz der A. pulmonalis und die **Aortenklappe** am Aortenansatz (Semilunar-/Taschenklappen). Die Herzklappen liegen in der Ventilebene.

Vorhof und Ventrikel. Im rechten Herzen befindet sich an dieser Stelle die 3-segelige **Trikuspidalklappe** und im linken Herzen die 2-segelige **Mitralklappe**. Die Ränder der Segelklappen sind über Sehnenfäden (Chordae tendineae) mit **Papillarmuskeln** verbunden. Zwischen dem rechten Ventrikel und der A. pulmonalis liegt am Ansatz der A. pulmonalis die **Pulmonalklappe**, zwischen linkem Ventrikel und Aortenansatz die **Aortenklappe**. Diese beiden Klappen werden auch als Taschen- oder Semilunarklappen bezeichnet. Sie werden jeweils aus drei Klappenanteilen gebildet. Alle vier Herzklappen liegen in der sogenannten **Ventilebene**. Zur Öffnung und Schließung der Klappen während des Herzzyklus s. Abb. **A-1.6**.

Das **Myokard** besteht aus Herzmuskelgewebe. Die Herzmuskelzellen sind zu Bündeln geordnet, die einen schraubenförmigen Verlauf aufweisen. Diese Anordnung ermöglicht eine effiziente und gleichmäßige Kontraktion der gesamten Kammer während der Systole.

Die Herzmuskulatur weist eine Querstreifung auf, die durch die Anordnung von **Aktin- und Myosinfilamenten** (s. Abb. **A-1.4**) in den Muskelzellen entsteht. Die Herzmuskelzellen sind im Bereich der **Glanzstreifen** (Disci intercalares) mechanisch und elektrisch miteinander verbunden. Der Zellhaftung dienen Fasciae adhaerentes und Desmosomen, die elektrische Kopplung entsteht durch adhäsive Kontakte („gap junctions"). Sie erlauben eine schnelle Fortleitung von Aktionspotenzialen (S. 30) im gesamten Myokard.

Die Erregung des Herzmuskels erfolgt durch spezialisierte Herzmuskelfasern, die morphologisch und funktionell von der Arbeitsmuskulatur unterscheidbar sind und das **Erregungsbildungs- und -leitungssystem** bilden (Abb. **A-1.2b**). Dieses System hat autonome Aktivität und besteht aus verschiedenen Anteilen, die normalerweise nacheinander erregt werden:

- Der **Sinusknoten** (S. 31), von dem der Impuls für eine Herzaktion ausgeht, liegt in der Wand des rechten Vorhofs im Winkel zwischen Vena cava superior und rechtem Herzohr.
- Der **Atrioventrikularknoten** (AV-Knoten) liegt im mittleren Septum interatriale basisnah oberhalb der Trikuspidalklappe.
- Sinus- und AV-Knoten sind außer über die Arbeitsmuskulatur durch **drei internodale Leitungsbahnen** verbunden.
- Die weitere Erregungsleitung erfolgt im **His-Bündel**, das auf dem Septum interventriculare „reitet" und sich in den rechten und den linken **Kammerschenkel** (Tawara-Schenkel) aufteilt.
- Funktionell kann das linke Leitungsbündel in einen anterioren und einen posterioren Schenkel unterteilt werden.
- Die Kammerschenkel ziehen subendokardial zur Herzspitze und verzweigen sich in die **Purkinje-Fasern**, von deren Enden aus sich die Erregung über die Kammermuskulatur ausbreitet.

Das **Epikard** entspricht der dem Myokard anliegenden **Lamina visceralis des Perikards** (Herzbeutel). Der **Herzbeutel** besteht zum Teil aus bindegewebigen Fasern und ist deshalb praktisch nicht dehnbar. Er verhindert so auch die passive Überdehnung des Herzens in der Diastole.

Das **Perikard** umfasst das Herz samt der herznahen Gefäßabschnitte. Es besteht aus einer **viszeralen** und einer **parietalen** Lamina, zwischen denen sich ein mit seröser Flüssigkeit gefüllter Spaltraum befindet. Die Serosaüberzüge des Perikards ermöglichen ein reibungsarmes Gleiten des Herzens während der Systole und Diastole.

Das **Herzskelett** besteht aus straffen Bindegeweberingen zwischen den Vorhöfen und Kammern und entspricht topografisch der Ventilebene. Die Muskulatur der Vorhöfe und Kammern setzt am Herzskelett an und steht **nicht** in kontinuierlicher Verbindung. Lediglich das Erregungsleitungssystem, das His-Bündel, und bei einigen Menschen **akzessorische Leitungsbahnen**, durchlaufen das unerregbare Bindegewebe.

1.1.5 Blutversorgung

Die arterielle Versorgung des Herzens erfolgt über zwei große **Herzkranzgefäße**, die **rechte und die linke Koronararterie**, die unmittelbar oberhalb der Aortenklappe aus der Aorta entspringen (Abb. **A-1.3**). Je nach Dominanz der Gefäße bei der Versorgung des Myokards unterscheidet man zwischen drei **Versorgungstypen**.

Beim **ausgeglichenen Versorgungstyp** (ca. 70 %) versorgt:
- die **rechte Koronararterie** (RCA) den rechten Vorhof, den rechten Ventrikel sowie das hintere Drittel des interventrikulären Septums und die Hinterwand, zudem versorgen ihre Äste den Sinus- und AV-Knoten;
- die **linke Koronararterie** (LCA) teilt sich in den R. interventricularis anterior (RIVA) und den R. circumflexus (RCX).
  - Der R. interventricularis anterior verläuft an der Vorderwand des Herzens im Sulcus interventricularis und versorgt die Herzvorderwand, die vorderen Septumanteile und die Spitze des Ventrikels.

Im **Myokard** sind die Herzmuskelzellen in schraubenförmig verlaufenden Bündeln angeordnet.

Die Querstreifung der Herzmuskulatur entsteht durch intrazelluläre **Aktin-** und **Myosinfilamente**. Diese schieben sich bei einer Kontraktion übereinander.
Im Bereich der **Glanzstreifen** sind die Herzmuskelzellen mechanisch und elektrisch verbunden.

Die Erregung des Herzmuskels erfolgt durch spezialisierte Herzmuskelfasern, die morphologisch und funktionell von der Arbeitsmuskulatur unterschieden werden können. Sie bilden das **Erregungsbildungs-** und **-leitungssystem**, das autonome Aktivität aufweist (Abb. **A-1.2b**).
Es besteht aus dem **Sinusknoten**, von dem normalerweise die Erregung für die Herzaktion ausgeht, dem **Atrioventrikularknoten** (AV-Knoten), den **internodalen Bahnen** und dem **His-Bündel**, das sich in die **Kammerschenkel** (Tawara-Schenkel) aufteilt. Die Kammerschenkel zweigen sich in die **Purkinje-Fasern** auf, von denen aus sich die Erregung über die Kammermuskulatur ausbreitet.

Das **Epikard** entspricht der **Lamina visceralis des Perikards**.

Das **Perikard** besteht aus einer **viszeralen** und einer **parietalen** Lamina, zwischen denen sich ein flüssigkeitsgefüllter Spalt befindet.

Das **Herzskelett** besteht aus Bindegeweberingen, die zwischen Vorhöfen und Kammern liegen. Vorhof- und Ventrikelmuskulatur setzen daran an und stehen nicht in kontinuierlicher Verbindung.

1.1.5 Blutversorgung

Die Blutversorgung des Herzens erfolgt über die **rechte** und die **linke Koronararterie** (Abb. **A-1.3**). Je nach Dominanz der Gefäße unterscheidet man ausgeglichenen Versorgungstyp, Rechts- und Linksversorgungstyp.
Beim **ausgeglichenen Typ** versorgt die **rechte Koronararterie:**
- den rechten Vorhof
- den rechten Ventrikel
- das hintere Drittel des Septums
- die Hinterwand
- Sinus-/AV-Knoten.

Der R. interventricularis der **linken Koronararterie** versorgt:
- die Vorderwand/Spitze
- die beiden vorderen Septumdrittel.

A-1.3 Herzkranzgefäße

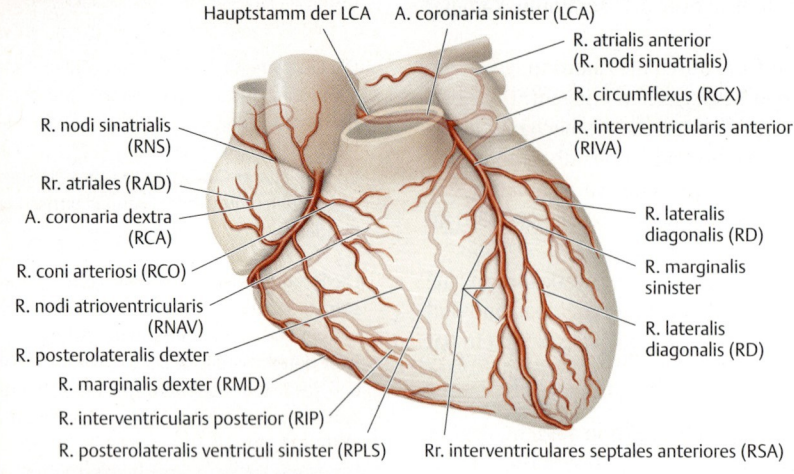

Der R. circumflexus der linken Koronararterie versorgt:
- die Posterolateralwand.

▶ Merke.

Zwischen den Gefäßen bestehen Anastomosen, die meist keinen ausreichenden Kollateralkreislauf ermöglichen.

Ein Hauptstammverschluss der linken Koronararterie ist meist tödlich.

Der **venöse Abfluss** aus den Koronarien erfolgt direkt und indirekt in den rechten Vorhof.

1.1.6 Innervation

Über den **Plexus cardiacus** erreichen sympathische und parasympathische Fasern das Herz.

1.2 Physiologie

1.2.1 Grundlagen

In der **rechten** Herzhälfte wird Blut aus dem Körperkreislauf in die Lunge gepumpt, in der **linken** Hälfte wird oxygeniertes Blut aus den Lungen in den systemischen Kreislauf gefördert (s. Abb. **A-1.2**). Die Pumpfunktion basiert auf dem koordinierten Ablauf von **Systole** und **Diastole**.

– Der R. circumflexus verläuft in der atrioventrikulären Grube zur Hinterwand und versorgt die Posterolateralwand.
Beim **Rechtsversorgungstyp** (ca. 15 %) dominiert die rechte Koronararterie, beim **Linksversorgungstyp** (ca. 15 %) die linke.

▶ Merke. In der Koronarangiografie (S. 69) werden – zum Großteil die englischen – Abkürzungen der Koronargefäßnamen verwendet:
- Right coronary Artery: RCA
  - Right posterior Descending: RPD = Ramus interventricularis posterior: RIVP
  - Ramus posterolateralis: RPL
- Left coronary Artery: LCA
  - Left anterior Descending: LAD = Ramus interventricularis anterior: RIVA
  - Ramus circumflexus: RCX

Zwischen den beiden großen Herzkranzgefäßen bestehen Anastomosen, die beim Verschluss eines Gefäßes jedoch meist nicht für einen ausreichenden Kollateralkreislauf ausreichen. Funktionell sind die Koronargefäße deshalb Endarterien.
Der Hauptstamm der linken Koronararterie ist ein lebenswichtiges Gefäßsegment. Sein Verschluss hat eine erhebliche und deshalb häufig zum Tode führende myokardiale Durchblutungsstörung zur Folge.
Der **venöse Abfluss** aus dem Koronarsystem erfolgt zu 75–85 % indirekt über den Koronarvenensinus und zu 15 % direkt über kleinste Venen in den rechten Vorhof.

1.1.6 Innervation

Die Innervation des Herzens erfolgt über das vegetative Nervensystem. Der **Plexus cardiacus** zwischen Aorta und Truncus pulmonalis enthält Fasern des **Sympathikus** und des **Parasympathikus**. Die Endverzweigungen des Plexus erreichen den Sinus- und AV-Knoten, die Arbeitsmuskulatur sowie das Epikard.

1.2 Physiologie

1.2.1 Grundlagen

Das Herz entspricht zwei Pumpen, die seriell durch die pulmonale Strombahn und den Körperkreislauf miteinander verbunden sind (Abb. **A-1.2**). In der **rechten** Herzhälfte wird das venöse Blut aus dem Körperkreislauf aufgenommen und in die Lunge gepumpt, in der **linken** Herzhälfte wird oxygeniertes Blut aus der Lunge aufgenommen, mit dem der Körperkreislauf versorgt wird. Die Pumpfunktion resultiert aus einer rhythmischen, koordinierten Kontraktion (**Systole** (S. 32)) und einer Relaxation (**Diastole**) des Myokards. Die Herzklappen sichern den unidirektionalen Blutfluss während der Herzaktion.

1.2.2 Analyse der Pumpfunktion

Ein Anhalt für die Pumpfunktion des Herzens ergibt sich aus dem **Herzzeitvolumen (HZV)**:
- HZV (l/min) = Herzfrequenz × Schlagvolumen

bzw. dem **Herzminutenvolumen (HMV)**, das mithilfe des Fick'schen Prinzips aus der O_2-Aufnahme durch die Lunge und der Differenz zwischen arterieller und zentralvenöser Sauerstoffkonzentration bestimmt werden kann:

$$\text{HMV (l/min)} = \frac{O_2\text{-Aufnahme (ml/min)}}{\text{arteriovenöse Sauerstoffdifferenz (ml } O_2/100 \text{ ml)}} \times 10$$

Das HZV bzw. HMV beträgt normalerweise in Ruhe ca. 5 l/min.
Unter Ruhebedingungen wird in der Austreibungsphase etwa die Hälfte des Ventrikelinhaltes als **Schlagvolumen** (normal: 57–92 ml) in die Aorta ausgeworfen, sodass ein Restvolumen im Ventrikel zurückbleibt. Der Anteil des Schlagvolumens am enddiastolischen Volumen wird als **Auswurffraktion (Ejektionsfraktion, normal: ca. 55 %)** bezeichnet. Die Auswurffraktion ist ein guter, auch nicht invasiv durch Echokardiografie bestimmbarer Indikator für die linksventrikuläre Pumpfunktion.

1.2.3 Der kontraktile Apparat

Die kleinste Einheit des kontraktilen Apparates ist das **Sarkomer**. Es besteht zum größten Teil aus Aktin- und Myosinfilamenten (Abb. **A-1.4**). Viele Sarkomere liegen in einer Myofibrille hintereinander, die gebündelt wiederum eine Muskelfaser bilden.
Bei einer Depolarisation schieben sich die Aktin- und Myosinfilamente übereinander und führen zu einer Kontraktion der Zelle. Die Kontraktion verbraucht Energie, sie ist abhängig von ATP und Kalzium. An der Kopplung ist Troponin beteiligt, das bei Schädigung des Systems erhöht im Blut nachweisbar werden kann. Dies wird bei der Myokardinfarktdiagnostik beim sog. Troponintest genutzt.

A-1.4 Kontraktiler Apparat

a Aufbau der Herzmuskelzellen.
b Anordnung der Myosinfilamente im Sarkomer: elektronenmikroskopisches Bild (oben), Schema während Diastole (Mitte) und Systole (unten). A = Bereich der Myosinfilamente, in dem sie sich mit Aktinfilamenten überschneiden, H = Bereich mit ausschließlich Myosinfilamenten, I = Bereich mit ausschließlich Aktinfilamenten, M = Quervernetzungen der Myosinfilamente, Z = Zellgrenze.

a nach: van den Berg F. (Hrsg.): Angewandte Physiologie Band 2. Thieme; 2005; b nach: Siegenthaler, W., Blum, H.: Klinische Pathophysiologie. Thieme; 2006

1.2.4 Aktionspotenziale im Herzen

Die Aktionspotenziale (AP) der Schrittmacherzellen und des Arbeitsmyokards weisen unterschiedliche Charakteristika auf.

Typisch für die **Schrittmacherzellen** (= spezialisierte Herzmuskelzellen des **Erregungsbildungs- und -leitungssystems**) ist die Fähigkeit zur **Auslösung von spontanen diastolischen Depolarisationen** durch einen unselektiven Einstrom von Kationen in die Zelle. Erreicht die Depolarisation einen kritischen Wert, das Schwellenpotenzial, resultiert ein Aktionspotenzial.

Die Geschwindigkeit der Depolarisation ist variabel und erfolgt am schnellsten im Gewebe des **Sinusknotens**, sodass dieser der primäre Herzschrittmacher ist. Bei Ausfall des Sinusknotens können andere Muskelfasern mit langsamerer Spontandepolarisation die Schrittmacherfunktion übernehmen (s. u.).

Ein elektrischer Impuls wird normalerweise über das gesamte Myokard fortgeleitet, da die Zellen nicht gegeneinander isoliert sind und das Myokard somit ein funktionelles **Synzytium** darstellt. Zudem wird ein Reiz entweder von allen Fasern beantwortet oder von keiner (**Alles-oder-nichts-Gesetz**).

Die extrazelluläre **Kaliumkonzentration** hat erhebliche praktische Bedeutung:

- K$^+$ **erhöht:** erhöhte Erregbarkeit und Leitungsgeschwindigkeit sowie Unterdrückung heterotoper Automatiezentren (an atypischer Stelle entstehende Erregung).
- K$^+$ **stark erhöht** (> 7,5 mmol/l, z. B. bei Niereninsuffizienz): Erregungsleitungsgeschwindigkeit und Aktionspotenzialdauer sinken, die Schrittmacherfunktion des Sinusknotens wird gelähmt.
- K$^+$ **erniedrigt** (z. B. unter Diuretikatherapie): erhöhte Automatie im ventrikulären Erregungsleitungssystem, das Auftreten von Herzrhythmusstörungen wird begünstigt.

▶ **Merke.** Die Spontandepolarisationen können durch autonome Nerven, Katecholamine, Medikamente und Elektrolytstörungen beeinflusst werden.

Abb. A-1.5 stellt die komplexen Elektrolytveränderungen dar, die das Aktionspotenzial des **Arbeitsmyokards** begleiten.

Das Aktionspotenzial einer Herzmuskelzelle unterscheidet sich wesentlich von demjenigen einer Skelettmuskelzelle. Ein langes **Plateau** führt zu einer Aktionspotenzialdauer von 300 ms (Abb. A-1.5a). Dadurch ist die Kontraktionsfrequenz limitiert und es ist nicht möglich, am Myokard eine Tetanie durch repetitive Stimuli auszulösen.

A-1.5 Aktionspotenzial der Herzmuskelzelle

a Phasen des Aktionspotenzials mit absoluter und relativer Refraktärzeit.
b Elektrolytveränderungen: Ionenkanäle und Membranpermeabilitäten.
nach: van den Berg, F. (Hrsg.): Angewandte Physiologie Band 2. Thieme; 2005

Während der **absoluten** Refraktärzeit ist der Herzmuskel nicht erregbar, während der **relativen** Refraktärzeit kann mit erhöhter Reizintensität jedoch ein Aktionspotenzial ausgelöst werden. Da die Zelle in diesem Stadium elektrisch relativ instabil ist, können durch Stimuli in dieser Periode Arrhythmien ausgelöst werden.
Durch Medikamente, die die Na^+-, K^+- und Ca^{2+}-Ströme verändern, wird die elektrische Stabilität der Zelle erhöht und eine antiarrhythmische Wirkung erzielt.

Die elektromechanische Kopplung

▶ **Definition.** Im Herzen werden Aktionspotenziale (elektrische Information) in Kontraktionen (mechanische Aktion) umgesetzt.

Kalzium bewirkt eine Verlängerung der Aktionspotenzialdauer und der Refraktärperiode. Außerdem steigert es die myokardiale Kontraktilität direkt durch die Aktivierung des kontraktilen Apparates sowie indirekt über die kalziumgetriggerte Freisetzung intrazellulär gespeicherten Kalziums.

▶ **Merke.** Der Kalziumeinstrom wird durch eine Azidose oder nach Gabe von Kalziumantagonisten gehemmt und durch Katecholamine erhöht.

1.2.5 Elektrische Leitung im Herzen

Der Sinusknoten (s. S. 27) ist der **primäre** Schrittmacher des Herzens, er hat in Ruhe eine Frequenz um **70/min** (s. Abb. **A-1.2b**). Die von ihm ausgehenden elektrischen Impulse werden an den AV-Knoten weitergeleitet, in dem physiologischerweise eine Leitungsverzögerung um etwa 100 ms erfolgt. Fällt der Sinusknoten aus (z. B. nach Ischämie), kann die Region um den Koronarvenensinus posterior des AV-Knotens als **sekundäres** Schrittmacherzentrum (mit einer Impulsfrequenz um **40–60/min**) die Schrittmacherfunktion übernehmen.
Bei einer kompletten Unterbrechung der Erregungsleitung zwischen Vorhöfen und Kammern (z. B. als Folge eines Hinterwandinfarktes) kann ein **tertiäres** Schrittmacherzentrum im Erregungsleitungssystem der Kammer als Schrittmacher einspringen. Die Impulsfrequenz liegt dann meist bei ca. **20–40/min** und wird hämodynamisch in der Regel nur kurzfristig toleriert, sodass die Anlage eines künstlichen Schrittmachers notwendig wird. Unterbrechungen in einem Kammerschenkel sind hämodynamisch meist unbedeutend, da sich die Erregung mit verminderter Geschwindigkeit über den noch intakten Schenkel auf das Myokard ausbreitet.

1.2.6 Grundlagen der Muskelkontraktion

Die Skelettmuskulatur ist in der Lage, sich auf unterschiedliche Arten zu kontrahieren. Bei der **isometrischen** Kontraktion findet nach der Erregung **keine** Muskelverkürzung statt. Durch die Reizung entwickelt der Muskel eine Spannung (Kraft). Bei der **isotonischen** Kontraktion verkürzt sich der Muskel gegen die Kraft, wobei das Ausmaß der Längenänderung und die dafür benötigte Zeit berücksichtigt werden müssen. Der Realität kommt die Vorstellung einer **auxotonischen Kontraktion** am nächsten, bei der sich Spannung und Länge des Muskels gleichzeitig ändern und deren Maximum zwischen dem der isometrischen und dem der isotonischen Kontraktion liegt.
Das durch die Kontraktion zu erreichende Kraftmaximum wird von der **Vordehnung**, also der Länge zu Kontraktionsbeginn, beeinflusst. Charakteristischerweise ist eine maximale Kraftentwicklung bei **mittlerer** und **nicht** bei höchster Vordehnung möglich.
Die **Vorlast (Preload)** eines Muskels entspricht im Wesentlichen der Kraft, die vor der Kontraktion enddiastolisch auf den Muskel einwirkt und das Ausmaß der Vordehnung bestimmt. Sie beeinflusst somit das zu erreichende Kraftmaximum. Die **Nachlast (Afterload)** wird überwiegend durch den Widerstand bestimmt, gegen den der Herzmuskel das Blut systolisch pumpen muss.

▶ **Merke.** Am Herzen können vier Faktoren beeinflusst werden:
Bathmotropie: Erregbarkeit
Chronotropie: Frequenz
Dromotropie: Überleitungsgeschwindigkeit im AV-Knoten und
Inotropie: Kontraktionskraft des Herzens.

1.2.7 Systolische Herzaktion

Die Systole beginnt mit einer **isovolumetrischen Anspannungsphase** (Abb. **A-1.6**). Während der Kontraktion steigt der intraventrikuläre Druck und die AV-Klappen schließen sich. Bei Übersteigen des diastolischen Aorten- und Pulmonalklappendrucks öffnen sich die Semilunarklappen und die **Austreibungsphase** beginnt. Während der Austreibungsphase liegt eine **auxotonische** Kontraktion vor. Die myokardiale Pumpfunktion wird wesentlich durch die im Folgenden behandelten Faktoren Vorlast, Nachlast, Kontraktilität und Herzfrequenz beeinflusst.

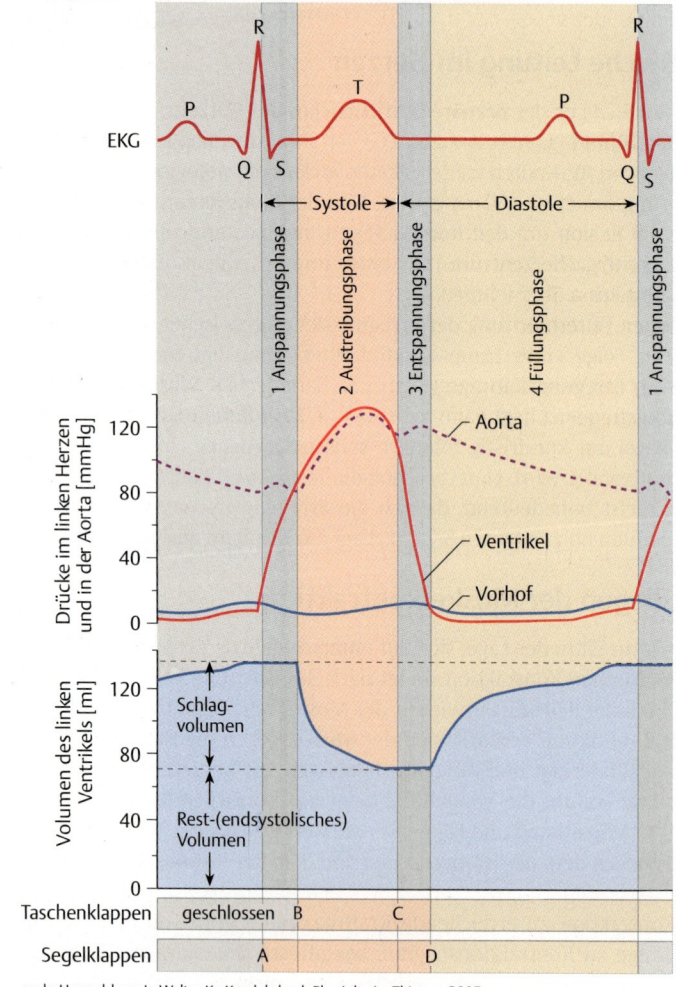

A-1.6 Zeitlicher Ablauf des Herzzyklus

nach: Huppelsberg J., Walter K.: Kurzlehrbuch Physiologie. Thieme; 2005

Vorlast

Am Herzen wird die Vorlast (Preload) durch den enddiastolischen, ventrikulären Füllungsdruck bestimmt. Er liegt linksventrikulär normal bei 6–12 mmHg. Mit zunehmendem enddiastolischem Füllungsdruck wird die Vordehnung größer, es resultiert bei gleichem peripherem Widerstand ein höheres Schlagvolumen (**Frank-Starling-Mechanismus** (S. 96)):
- Ein vergrößerter venöser Zustrom wird über diese intrakardiale Regulation durch eine erhöhte Auswurfleistung bewältigt, oder
- bei unterschiedlicher Vorlast im rechten und linken Ventrikel erfolgt eine Volumenanpassung.

Entsprechend der Frank-Starling-Beziehung nimmt das Schlagvolumen bei sehr hoher Vordehnung wieder ab.

▶ **Merke.** Die ventrikuläre Vergrößerung und Funktionsstörung bei Herzinsuffizienz ist häufig primär durch eine Gefügedilatation mit Auseinandergleiten benachbarter Fasern bedingt. So ist ein im Vergleich zum normalen Herzen höheres enddiastolisches Volumen notwendig, um das gleiche Ausmaß der Vordehnung zu erreichen.

Die Vorlast des Herzens wird entscheidend vom venösen Rückfluss zum Herzen bestimmt. Bei Dilatation der venösen Gefäße oder durch Reduktion des Blutvolumens wird die Vorlast gesenkt und so kann die vom Herzen zu leistende Arbeit reduziert werden. Dieser Effekt wird therapeutisch genutzt bei der medikamentösen Behandlung der Herzinsuffizienz mit Vorlastsenkern (s. S. 73 und S. 105).

Zwei weitere Begriffe sind von Bedeutung, um den kardialen Dehnungszustand zu verstehen, der das Strömungsvolumen beeinflusst:

Die **Dehnbarkeit (Compliance)** des Herzmuskels beeinflusst den intraventrikulären Druck in Abhängigkeit von der Füllung. Sie ändert sich während der Kontraktion des Herzmuskels ständig. Die Dehnbarkeit wird durch die Geometrie und Dicke der Ventrikelwand beeinflusst. Sie ist bei Erkrankungen wie z. B. Kardiomyopathien verändert und dann meist vermindert. Dies führt dann häufig zu einer sog. diastolischen Dysfunktion.

Die **Wandspannung** des Ventrikels steigt mit zunehmendem Druck, zunehmendem Innendurchmesser und abnehmender Wanddicke – deshalb ist sie bei einer Dilatation erhöht.

Nachlast

Die Wandspannung, die vom Herz aufgebracht werden muss, um den enddiastolischen Aorten- und Pulmonalisdruck zu überwinden, entspricht der Nachlast (Afterload). Der Druck wird wesentlich vom Widerstand der arteriellen Gefäße und insbesondere der kleinen muskulären Widerstandsgefäße bestimmt. Eine Erhöhung der Nachlast führt zu einer Herabsetzung des Schlagvolumens. Umgekehrt führt eine Herabsetzung der Nachlast zu einer Vergrößerung des Schlag- und Herzzeitvolumens. Dieser Effekt wird therapeutisch bei der Herzinsuffizienz genutzt, indem durch medikamentöse Vasodilatation der periphere Widerstand gesenkt wird (s. S. 74 und Tab. **A-6.6**).

Kontraktilität

Unter Kontraktilität wird die **Kraft** und **Geschwindigkeit der Herzmuskelverkürzung** zusammengefasst, die vom Muskel selbst – **ohne** den Einfluss von Vor- oder Nachlast – zustande kommt. In vivo wird die Kontraktilität durch zahlreiche positiv inotrope Faktoren erhöht (z. B. Katecholamine, Medikamente) oder durch negativ inotrope Faktoren (Hypoxie, Azidose, Medikamente) erniedrigt.

Herzfrequenz

Die Steigerung der Herzfrequenz ist ein wesentlicher Mechanismus zur Erhöhung des Herzminutenvolumens und tritt normalerweise bei Belastung und kompensatorisch bei Herzinsuffizienz auf.

Bei einer Herzfrequenz von 70/min liegt das Verhältnis der Systolendauer zur Diastolendauer bei 1 : 2. Mit der Steigerung der Herzfrequenz geht in der Regel auch eine Zunahme der Kontraktilität einher. Wenn die Herzfrequenz steigt, wird die Diastole kürzer und die diastolische Füllungszeit reduziert. Bei sehr hoher Herzfrequenz wird die Diastole so kurz, dass die Füllung ineffektiv wird und die Auswurffraktion abfällt. Diese Situation besteht bei Patienten mit Tachykardien ab einer Herzfrequenz um 160/min. Klinisch treten bei einer Herabsetzung der Auswurfleistung und des Herzzeitvolumens Schwindel und Synkopen (s. S. 226) auf.

Beim **Kammerflattern** (S. 144) mit einer Frequenz zwischen 200 und 300/min ist das Schlagvolumen kritisch vermindert: Beim **Kammerflimmern** (S. 144) mit einer unkoordinierten Erregung liegt funktionell ein Herzstillstand vor.

1.2.8 Diastolische Herzaktion

Die Diastole ist in eine **Entspannungs-** und **Füllungsphase** unterteilt. Während der **isovolumetrischen Relaxation** fällt der Ventrikeldruck unter den Vorhofdruck, sodass sich die AV-Klappen öffnen und die **Ventrikelfüllung** beginnt (Abb. **A-1.6**). Die Füllung wird durch die Verlagerung der Ventilebene während der Systole und der Diastole verbessert und durch die **Vorhofkontraktion** in der späten Diastole unterstützt. Etwa 80 % des venösen Rückflusses gelangen diastolisch vor der Vorhofkontraktion in den Ventrikel, 20 % werden durch die spätdiastolische Vorhofkontraktion in den Ventrikel gepumpt. Bei Ausfall der Vorhofpumpfunktion, wie beim Vorhofflimmern, fällt die kardiale Auswurfleistung anfangs um etwa 15–20 % ab. Bei Erkrankungen des Ventrikels mit erschwerter passiver Ventrikelfüllung aufgrund eines erhöhten enddiastolischen Drucks kann die Vorhofkontraktion eine größere Bedeutung haben. Beispielsweise kann bei Patienten mit einem Myokardinfarkt die Vorhofkontraktion bis zu 50 % zur Auswurfleistung des Herzens beitragen.

Bei Dehnung der Kardiomyozyten sezernieren diese das Brain natriuetic Peptide (BNP). Dessen aktive Form entsteht aus der inaktiven Vorstufe proBNP durch Abspaltung des N-terminalen Abschnitts (NT-proBNP). BNP wirkt über Relaxation glatter Myozyten vasodilatierend und ist darüber vor- und nachlastsenkend. An der Niere wirkt es natriuetisch und diuretisch. Die BNP-Konzentration im Blut nimmt bei Herzinsuffizienz zu und dient als diagnostischer Marker.

1.2.9 Beeinflussung der Pumpfunktion

Bei der Beurteilung der Pumpfunktion sollten der **enddiastolische linksventrikuläre Druck** und das **enddiastolische Volumen** berücksichtigt werden: Ist die linksventrikuläre Pumpfunktion eingeschränkt, steigt unter Belastung oder in Ruhe das HZV nur unzureichend an, wobei der enddiastolische Pulmonalarteriendruck und der linksventrikuläre Füllungsdruck deutlich zunehmen.

Ein eingeschränktes Herzzeitvolumen führt zu einer verstärkten Sauerstoffausschöpfung in der Peripherie. Deshalb weist ein inadäquat hoher Abfall der zentralvenösen Sauerstoffsättigung auf ein herabgesetztes Herzzeitvolumen hin.

Extrakardiale Faktoren

Neben der Autoregulation des Herzens steuern auch extrakardiale Faktoren die myokardiale Pumpfunktion. Ausgehend von Zentren in der Medulla oblongata und der Pons erfolgt eine extrinsische **parasympathische** und **sympathische** Regulation des Herzens, die insbesondere im Bereich des Sinus- und AV-Knotens ansetzt.

Die parasympathische (vagale) Stimulation vermindert:
- die Herzfrequenz **(negativ chronotrope Wirkung)**,
- die atrioventrikuläre Überleitung **(negativ dromotrope Wirkung)** bis zu variablen Graden des Herzblocks und
- die Kontraktionskraft, vor allem am Vorhofmyokard **(negativ inotrope Wirkung)**.

Sympathische Einflüsse bewirken eine Zunahme:
- der Herzfrequenz **(positiv chronotrope Wirkung)**,
- der AV-Überleitungsgeschwindigkeit **(positiv dromotrope Wirkung)** und
- der Kontraktionskraft von Vorhof- und Kammermyokard **(positiv inotrope Wirkung)**.

Bei körperlicher Ruhe dominiert normalerweise der Parasympathikotonus, dessen Wirkungen prä- und postganglionär durch Acetylcholin übertragen werden. Die Sympathikuswirkung wird postganglionär durch Katecholamine (Noradrenalin und Adrenalin) vermittelt. Am Herz wirkt hauptsächlich Noradrenalin, weitere sympathische Wirkungen hat das im Blut zirkulierende Adrenalin aus dem Nebennierenmark.

Die Effekte von Noradrenalin und Adrenalin werden über Adrenorezeptoren vermittelt. Am Herzen werden hauptsächlich **β₁-Rezeptoren** aktiviert, **β₂-Rezeptoren** tragen nur unwesentlich zur Wirkung bei (s. Tab. **A-6.3**). Katecholamine erhöhen die myokardiale Kontraktilität durch Erhöhung der Ca^{2+}-Permeabilität und wirken positiv chronotrop und inotrop.

Die parasympathische und sympathische Innervation betrifft gleichzeitig auch die peripheren Gefäße, sodass das Resultat der Stimulation aus der Wechselwirkung zwischen myokardialer Pumpleistung und verändertem Gefäßwandwiderstand besteht.

In Ruhe dominiert normalerweise der Parasympathikus, dessen Wirkungen über Acetylcholin vermittelt werden. Sympathische Einflüsse werden durch Katecholamine übertragen.

Die Effekte von Noradrenalin und Adrenalin am Herzen werden über **β-Rezeptoren** vermittelt.

Die parasympathische und sympathische Wirkung betrifft auch den peripheren Gefäßwiderstand, der seinerseits die Nachlast beeinflusst und in Wechselwirkung mit der myokardialen Pumpleistung steht.

▶ **Merke.** Die parasympathischen Wirkungen von Acetylcholin können durch Atropin antagonisiert werden. Die Katecholaminwirkung kann therapeutisch durch β-Rezeptoren-Blocker vermindert werden.

▶ **Merke.**

In den **Vorhöfen** finden sich weitere Rezeptoren – zwei Typen von **Mechanorezeptoren**:
- **A-Rezeptoren** reagieren auf die atriale Wandspannung während der Vorhofkontraktion.
- **B-Rezeptoren** reagieren auf die passive Dehnung der Vorhöfe.

Die Aktivierung von Vorhofrezeptoren kann eine Tachykardie auslösen und zur Erhöhung der Diurese führen, möglicherweise durch afferente Impulse zum Hypothalamus, wodurch die Sekretion des antidiuretischen Hormons (ADH) gehemmt wird.

In den **Ventrikeln** liegen Rezeptoren:
- die der Schmerzleitung dienen (z. B. bei Angina pectoris) oder
- auf enddiastolische Druckänderungen reagieren.

Diese Rezeptoren vermitteln negativ inotrope und negativ chronotrope Effekte. Wirkungen auf die Herzfunktion resultieren auch aus einer großen Anzahl von Reflexen, die von extrakardialen Rezeptoren, z. B. von peripheren arteriellen Barorezeptoren, Chemorezeptoren und pulmonalen Rezeptoren ausgehen.

In den **Vorhöfen** sind **Typ-A- und -B-Mechanorezeptoren** lokalisiert, die auf Wandspannung bzw. passive Dehnung reagieren. Aktivierung von Vorhofrezeptoren kann zu Herzfrequenzänderungen und zur Erhöhung der Diurese führen.

In den **Ventrikeln** liegen Rezeptoren:
- die der Schmerzleitung dienen (z. B. bei Angina pectoris) oder
- auf enddiastolische Druckänderungen reagieren.

Eine große Anzahl von Reflexen mit Wirkung auf die Herzfunktion wird über extrakardiale Rezeptoren vermittelt.

2 Leitsymptome

2.1	Zyanose	36
2.2	Dyspnoe	38
2.3	Thoraxschmerz	40
2.4	Synkope	42
2.5	Ödeme	43

2.1 Zyanose

2.1 Zyanose

▶ Definition.

▶ Definition. Die Zyanose ist eine Blauverfärbung der Haut und/oder der Schleimhäute. Sie tritt entweder als Hämoglobinzyanose oder Hämiglobinzyanose auf.

Einteilung: Zentrale (Haut und Schleimhäute zyanotisch) versus **periphere** (Schleimhäute rosig) **Zyanose** (Abb. **A-2.1**). Periphere Zyanosen treten **generalisiert** oder **lokalisiert** auf.

Einteilung: Es werden die zentrale und die periphere Zyanose unterschieden. Bei der **zentralen** Zyanose sind Haut und Schleimhäute zyanotisch verfärbt, bei der **peripheren Zyanose** sind die Akren zyanotisch, die zentralen Schleimhäute dagegen rosig rot (Abb. **A-2.1**).
Periphere Zyanosen können **generalisiert**, z. B. bei Herzinsuffizienz oder **lokalisiert**, etwa bei einer Phlebothrombose auftreten.

⊙ A-2.1 Zyanose

a Zentral: Zunge und Lippen sind zyanotisch.
b Peripher: Zunge rosig, Lippen zyanotisch.

a aus: Siegenthaler, W.: Siegenthalers Differenzialdiagnose. Thieme; 2000

2.1.1 Hämoglobinzyanose

2.1.1 Hämoglobinzyanose

Ätiologie: > 5 g/dl nicht oxygeniertes Hämoglobin im Kapillarblut.

Ätiologie: Die Hämoglobinzyanose entsteht, wenn das nicht oxygenierte Hämoglobin (Hb) auf mehr als 5 g/dl im Kapillarblut ansteigt, unabhängig vom Gesamt-Hb-Wert.

Pathogenese: Meistens ist die Zyanose kardial oder pulmonal bedingt.
Pathomechanismen der Zyanose:
- **zentral:** verminderte Oxygenierung des Blutes
  - **kardial:** Herzfehler mit Rechts-links-Shunt
  - **pulmonal:** gestörter Gasaustausch zwischen Alveolen und Kapillaren
- **peripher:** vermehrte Sauerstoffausschöpfung in der Peripherie (Tab. **A-2.1**).

Pathogenese: In den meisten Fällen ist eine Zyanose kardial oder pulmonal bedingt. Auch Kälte und Veränderungen des Blutflusses können eine Zyanose hervorrufen. Unterschiedliche **Pathomechanismen** sind für die einzelnen Zyanoseformen verantwortlich:
- **Zentrale** Zyanosen entstehen durch eine verminderte Oxygenierung des Blutes:
  - Bei den **kardialen** Zyanosen ist der Grund hierfür die Beimischung von venösem zu arteriellem Blut bei Herzfehlern mit Rechts-links-Shunt (z. B. bei Fallot-Tetralogie).
  - Die **pulmonalen** Zyanosen gehen auf eine gestörte Ventilation, Diffusion oder Perfusion zurück, die zu einem verminderten Gasaustausch zwischen Alveolen und Kapillaren führen.
- Bei den **peripheren** Zyanosen ist die zentrale O_2-Sättigung normwertig, es findet eine vermehrte Sauerstoffausschöpfung in der Peripherie statt; diese Konstellation tritt bei Strömungsverlangsamungen oder Durchblutungsminderungen, z. B. bei Herzinsuffizienz mit vermindertem Herzzeitvolumen, im Schock, bei Kälteexposition oder arterieller bzw. venöser Obstruktion auf (Tab. **A-2.1**).

A 2.1 Zyanose

Klinik: Häufig fällt die Zyanose zuerst an den Lippen auf. Bei Patienten, deren Zyanose auf eine akut gefährdende Erkrankung zurückgeht, bestehen zusätzlich **Dyspnoe**, **Thoraxschmerz** und **Bewusstseinstrübung** oder **-verlust**. Diese Patienten müssen erkannt werden, um sie möglichst schnell therapieren zu können.

Patienten mit einem niedrigen Gesamt-Hb-Wert (Anämie) sind nur bei ausgeprägter Hypoxie zyanotisch. Patienten mit hohem Hb-Wert (Polyglobulie), z. B. bei Vitien, können trotz normalem Gasaustauschs der Lunge zyanotisch sein. Da das Hämoglobin von der Lunge nicht vollständig oxygeniert werden kann, wird die Schwelle von 5 mg/dl nicht oxygeniertem Hämoglobin schnell überschritten.

Klinik: Verfärbung der Haut und der Schleimhäute. Bei akuter Gefährdung des Patienten zusätzlich **Dyspnoe**, **Thoraxschmerz** und **Bewusstseinstrübung** oder **-verlust**. Eine Zyanose kann durch Anämie maskiert werden, bei Polyglobulie tritt sie dagegen relativ schnell auf.

A-2.1 Ursachen und wegweisende Befunde bei: Zyanose

Verdachtsdiagnose	wegweisende Diagnostik
zentrale Zyanose	
kardial	

Vitien mit Rechts-links-Shunt (S. 194):
  Fallot'sche Tri- und Tetralogie
  Double Outlet Ventricle
  Truncus arteriosus communis
  Single Ventricle
  Transposition der großen Gefäße
	Anamnese (Auftreten der Beschwerden in Ruhe/bei Belastung, kongenital?), Farbdopplerechokardiografie (Vitiennachweis, aktuelle Hämodynamik)

Vitien mit Links-rechts-Shunt (S. 186) nach Shunt-Umkehr:
  Vorhofseptumdefekt
  Ventrikelseptumdefekt
  Ductus Botalli	

pulmonal	
chronische Bronchitis (S. 370)	Anamnese (Husten, Auswurf, rezidivierende Infekte), Auskultation (Rasselgeräusche), Lungenfunktion (Einsekundenkapazität ↓)
Asthma bronchiale (S. 379)	Anamnese (Auslöser), Auskultation (leises Atemgeräusch, verlängertes Exspirium), Lungenfunktion (Einsekundenkapazität ↓)
Lungenemphysem (S. 374)	Anamnese (Raucher), Auskultation (leises Atemgeräusch), Lungenfunktion (Einsekundenkapazität ↓, Residualvolumen und Totalkapazität ↑), Röntgen-Thorax (Fassthorax, Strahlentransparenz, Zwerchfellabflachung)
Bronchiektasien (S. 376)	Klinik (Auswurf), Röntgen-Thorax (Verdichtungen und Infiltrationen in den Unterfeldern)
Wabenlunge (S. 410)	Klinik (rezidivierende Bronchitiden), Röntgen-Thorax (wabenförmige Veränderungen der Lunge)
Pneumothorax (S. 431)	Klinik (plötzliche Zyanose, Dyspnoe, Thoraxschmerz), Auskultation (einseitig aufgehobenes Atemgeräusch), Röntgen-Thorax (kollabierte Lunge)
Pneumonie (S. 386)	Klinik (Fieber, Schüttelfrost, Husten, Auswurf), Auskultation (Rasselgeräusche), Labor (Entzündungszeichen), Röntgen-Thorax (Infiltratnachweis)
interstitielle Lungenerkrankungen (S. 401)	Klinik (Husten, Dyspnoe), Labor (Leukozytose, CRP-Erhöhung), Lungenfunktion (Restriktion)
arteriovenöse Fisteln (S. 330)	Anamnese (Hämoptysen), Pulmonalisangiografie (Nachweis der AV-Shunts)
zentrale/periphere Atemlähmung (Tab. C-3.2, S. 360)	Anamnese (Intoxikation, neurologische Grunderkrankung), Klinik (verminderte Atemexkursionen)
periphere, generalisierte Zyanose	
kardial	
Herzinsuffizienz:	
Klappenvitien (S. 96)	Auskultation (vitientypischer Befund), Echokardiografie
Arrhythmien (S. 96)	Klinik (Pulsarrhythmie)
Perikardtamponade (S. 157)	Klinik (Einflussstauung), Echokardiografie
ischämische oder dilatative Kardiomyopathie (S. 171)	Klinik (Hypotonie, Dyspnoe, Ödeme, 3./4. Herzton), Echokardiografie
periphere, lokalisierte Zyanose	
Kälteexposition	Anamnese (Kälteexposition), Klinik (kalte Peripherie)
Raynaud-Syndrom (S. 296)	Klinik (Weiß-blau-rot-Verfärbung der Finger)
arterielle Obstruktion (S. 286)	Klinik (Unterkühlung, Pulslosigkeit)
Phlebothrombose (S. 316) oder postthrombotisches Syndrom	Klinik (Normothermie, Stauung, Pulse erhalten), Sonografie (Gefäßverschluss)

Diagnostik: Nachdem durch die Inspektion die Verdachtsdiagnose gestellt wurde, wird die **Diagnose** durch eine arterielle Blutgasanalyse **gesichert**. Beim Verdacht auf eine Zentralisation des Kreislaufs wird das dafür benötigte Blut nicht aus dem Ohrläppchen, sondern arteriell entnommen! Auch die **Anamnese** ergibt wichtige Hinweise auf die zugrunde liegende Störung. So deutet eine lebenslange Zyanose auf ein angeborenes kardiales Vitium hin, neu aufgetretene Zyanosen sind meist Folge von erworbenen Klappenvitien oder pulmonalen Erkrankungen. In der **körperlichen Untersuchung** lassen sich z. B. vitientypische Auskultationsbefunde, hypersonorer Klopfschall bei Pneumothorax sowie abgeschwächter Klopfschall bei Pneumonie und fehlende Pulse bei arterieller Embolie erheben.

Die Basisdiagnostik besteht weiterhin aus Pulsoxymetrie, Labor (Hb, Hkt), Blutdruckmessung und EKG.

Die **weiterführende Diagnostik** hat die Aufgabe, die **Ursache** der Zyanose zu **ermitteln**. Je nach Verdachtsdiagnose beinhaltet sie: Röntgen-Thorax, Echokardiografie, Thorax-CT, Lungenfunktionsdiagnostik, Lungenszintigrafie, D-Dimere und Gerinnung (s. auch Tab. **A-2.1**).

Therapie: entsprechend der Grunderkrankung.

2.1.2 Hämiglobinzyanose

Ätiopathogenese: Bei einer Hämiglobinzyanose entstehen **pathologische Hämoglobine**, die eine verminderte Bindungsfähigkeit des Hämoglobins für Sauerstoff aufweisen. In ihnen ist Eisen in 3-wertiger Form gebunden – aber nur 2-wertiges Eisen ist zur Sauerstoffbindung in der Lage. Hämiglobinzyanosen sind **meistens erworben**, sie entstehen durch die Einwirkung von Toxinen und Medikamenten (Tab. **A-2.2**). Eine angeborene Methämoglobinämie ist selten.

Klinik: Der Patient bemerkt Schwindelgefühle, Kopfschmerzen, Tachykardie und Belastungsdyspnoe. Im weiteren Verlauf sind Unruhe oder Somnolenz die typischen Symptome.

Diagnostik: Es besteht eine **zentrale Zyanose** mit unauffälligen pulmonalen und kardialen Befunden und einem normalen arteriellen Sauerstoffpartialdruck (PaO_2). Die mit dem Pulsoximeter gemessene **arterielle Sauerstoffsättigung** (SaO_2) ist unerwartet **niedrig**, sie liegt unter dem in der Blutgasanalyse errechneten Wert. Das Blut ist auffallend bräunlich gefärbt. Die Diagnose erfolgt durch den **Nachweis** des pathologischen Hämoglobins im Heparin- oder EDTA-Blut.

Therapie: siehe Tab. **A-2.2**.

≡ A-2.2	Ursachen und wegweisende Befunde bei Hämiglobinzyanose	
Verdacht auf	**wegweisende Diagnostik**	**Therapie**
Methämoglobinämie	Anamnese (methämoglobinstimulierende Medikamente, Cyanvergiftungen), Labor (Met-Hb erhöht)	Ascorbinsäure, Methylenblau
Sulfhämoglobin	Anamnese (Vergiftung mit Schwefelwasserstoff, Einnahme von Phenacetin und Sulfonamiden), Labor (Blut ist grünlich verfärbt = spektroskopischer Nachweis)	Absetzen der Medikation
Carboxyhämoglobin	Anamnese (CO-Intoxikation), Klinik (selten kirschrote Zyanose), Labor (CO-Hb erhöht)	O_2-Gabe

2.2 Dyspnoe

▶ **Definition.** Dyspnoe (Atemnot) ist die subjektive Empfindung **erschwerter Atmung**. Eine tatsächliche Hypoventilation ist dabei für das Symptom „Dyspnoe" nicht erforderlich. Unter **Orthopnoe** (Abb. **A-2.2**) versteht man eine ausgeprägte Dyspnoe in sitzender Position, die den Einsatz der Atemhilfsmuskulatur nötig macht.

A-2.2 Orthopnoe

Der Patient sitzt und benötigt zum Atmen die Atemhilfsmuskulatur.

Einteilung: Je nach der Symptomdauer werden die **akute**, innerhalb von Minuten bis Stunden auftretende und die **chronische**, seit Tagen bis Monaten bestehende Dyspnoe unterschieden.

Ätiopathogenese: Dyspnoe ist das führende Symptom vieler pulmonaler und kardialer Erkrankungen. Der **akuten** Dyspnoe liegen im Wesentlichen Störungen der Ventilation, Diffusion oder Perfusion in der Lunge zugrunde (pulmonale Dyspnoe (S. 359)). Ursachen sind z. B. Asthma bronchiale, Lungenödem, Lungenembolie, Pneumothorax, Aspiration, Hyperventilation, Larynxödem. Eine **kardial** bedingte Dyspnoe resultiert meist aus einer gestörten Funktion des linken Ventrikels („Linksherzinsuffizienz"). Der Rückstau von Blut vor dem linken Ventrikel führt zu einer Druckerhöhung im linken Vorhof und den Pulmonalvenen und damit u. U. auch zum Lungenödem (Tab. **A-2.3**).

Einteilung: Es werden die **akute** und die **chronische** Dyspnoe unterschieden.

Ätiopathogenese: Am häufigsten liegt einer Dyspnoe, gerade wenn es sich um die **akute** Form handelt, eine **pulmonale** Erkrankung zugrunde. Die **kardial** bedingte Dyspnoe geht oft auf eine Linksherzinsuffizienz zurück (Tab. **A-2.3**).

A-2.3 Kardiale Ursachen und wegweisende Befunde bei Dyspnoe

Verdachtsdiagnose	wegweisende Befunde
myokardial	
Myokardischämie-/-infarkt	EKG (ST-Senkung/-Hebung), Troponin (Troponinerhöhung)
dilatative Kardiomyopathie	Auskultation (feuchte Rasselgeräusche), Röntgen-Thorax (Lungenödem)
hypertrophische Kardiomyopathie	Auskultation (Systolikum), Echokardiografie (Gradient im Ausflusstrakt)
restriktive Kardiomyopathie	Inspektion (Einflussstauung), Echokardiografie (diastolische Funktionsstörung), Kardio-CT
Myokarditis	Labor (Leukozytose, CRP-Erhöhung), Echokardiografie (verminderte Kontraktilität)
valvulär	
Mitralinsuffizienz/-stenose oder Aorteninsuffizienz/-stenose	Auskultation (Systolikum bzw. Diastolikum), Echokardiografie (Insuffizienzjet bzw. erhöhter Druckgradient)
Kunstklappenfehlfunktion	Auskultation (gedämpfter Klappenschlusston), Echokardiografie (Insuffizienzjet bzw. erhöhter Druckgradient)
andere	
persistierender Ductus arteriosus Botalli	Auskultation (holozyklisches Maschinengeräusch), Echokardiografie (Shunt-Nachweis)
Ventrikelseptumdefekt	Auskultation (Holosystolikum), Echokardiografie (Shunt-Nachweis)
Vorhofseptumdefekt	Auskultation (Systolikum über Pulmonalklappe), Echokardiografie (Shunt-Nachweis)
komplexe Vitien	Echokardiografie (Vitiennachweis)
Pericarditis constrictiva	Inspektion (Einflussstauung), Echokardiografie (Perikardverdickung), Kardio-CT
Zu den pulmonalen und weiteren Ursachen der Dyspnoe s. S. 359	

Klinik: Die **Intensität** der Dyspnoe kann mit der Klassifikation der New York Heart Association in 4 Stadien unterteilt werden (NYHA I–IV, Tab. **C-3.3**). Eine weitere Klassifikationsmöglichkeit ist die der American Thoracic Society mit 5 Schweregraden Tab. **A-6.5**).

Klinik: Die Dyspnoe kann mit der NYHA-Klassifikation (Tab. **C-3.3**) quantifiziert werden.

Diagnostik: Dyspnoe in Ruhe oder bei Belastung kann auf eine kardiale oder pulmonale Erkrankung hinweisen; differenzialdiagnostisch sind weitere Erkrankungen (z. B. eine Anämie) oder ein mangelnder Trainingszustand in Erwägung zu ziehen. Bei allen Patienten wird die **Basisdiagnostik** durchgeführt:

- Anamnese:
  - Zeitpunkt des Auftretens: z. B. nachts bei Herzinsuffizienz, bewegungsabhängige Schmerzen bei vertebragener Ursache
  - Belastungsfähigkeit, frühere Episoden von Dyspnoe, Allergien, Medikation
- Inspektion: Zyanose, Pfötchenstellung bei Hyperventilation, Ödeme, Fassthorax, Tachypnoe
- Perkussion: hypersonor bei Pneumothorax, gedämpft bei Pneumonie oder Erguss (S. 433)
- Auskultation: inspiratorischer Stridor bei Stenose von Kehlkopf oder Trachea, in- und exspiratorisches feinblasiges Rasselgeräusch bei Linksherzinsuffizienz, einseitige Abschwächung bei Pneumothorax oder Pneumonie, Pleurareiben bei Pneumonie oder Pleuritis
- technische Diagnostik:
  - Blutdruckmessung: Hypotonie bei Infarkt oder Lungenembolie, Hypertonie bei hypertensiver Entgleisung
  - Sauerstoffsättigung mittels Pulsoxymetrie
  - Röntgen-Thorax
  - EKG.

▶ **Merke.** Anamnese und klinische Untersuchung bei Dyspnoe müssen so angelegt sein, dass der Untersucher danach einschätzen kann, wie ausgeprägt und bedrohlich das Symptom ist und welche weiteren Maßnahmen angebracht sind.

In der **weiterführenden Diagnostik** kommen zum Einsatz: Blutgasanalyse, Echokardiografie, Thorax-CT, Lungenszintigrafie, Labor inklusive Kreatinin, Elektrolyte, CRP, Troponin, D-Dimere, Gerinnung und Blutgasanalyse. Weitere Untersuchungen evtl. Bodyplethysmografie, Koronarangiografie, Spiral-CT (Tab. **A-2.3**).

Um Zeit zu sparen, besteht die **Notfalldiagnostik** abhängig von der Schwere der Dyspnoe ggf. lediglich aus Anamnese und körperlicher Untersuchung, Pulsoxymetrie, Peak-Flow-Messung und EKG.

Therapie: Die ursächliche Behandlung der akuten Dyspnoe hängt von der Grunderkrankung ab. In den meisten Fällen lässt sich durch die **Gabe von Sauerstoff** eine Besserung erzielen. Bei respiratorischer Globalinsuffizienz kann die Sauerstoffgabe allerdings zu einem Atemstillstand führen, da bei diesen Patienten der erniedrigte PaO_2 der einzige Atemantrieb ist.

2.3 Thoraxschmerz

▶ **Definition.** Schmerz im Bereich des Brustkorbs.

Ätiopathogenese: Der typische Thoraxschmerz ist der **ischämisch bedingte, pektanginöse Schmerz**, der bei einer Koronarstenose oder einem Koronarverschluss im Rahmen einer koronaren Herzerkrankung (KHK (S. 57)) auftritt. Neben kardialen sind weitere häufige Ursachen für Thoraxschmerzen pulmonale, vertebragene und gastrointestinale Erkrankungen (Tab. **A-2.4**).

Diagnostik: Die **Basisdiagnostik** besteht aus Anamnese, körperlicher Untersuchung und einigen wenigen technischen Untersuchungen.

▶ Merke.

Die **weiterführende Diagnostik** fällt je nach vermuteter Ursache unterschiedlich aus (Tab. **A-2.3**).

Um Zeit zu sparen, wird bei schwerer Dyspnoe oft nur eine **Notfalldiagnostik** durchgeführt.

Therapie: Abhängig von der Grunderkrankung. In den meisten Fällen lässt sich durch **Sauerstoffgabe** eine Besserung erzielen.

2.3 Thoraxschmerz

▶ Definition.

Ätiopathogenese: Der typische Thoraxschmerz ist der **Ischämieschmerz**, der bei Koronarstenose oder -verschluss im Rahmen einer KHK auftritt (s. S. 57 und Tab. **A-2.4**).

A-2.4 Ursachen und wegweisende Befunde bei Thoraxschmerzen

Verdachtsdiagnose	wegweisende Befunde
kardial	
akutes Koronarsyndrom	EKG (Endstreckenveränderungen), Troponin (erhöht), Echokardiografie (Wandbewegungsstörungen)
Perimyokarditis	EKG (Endstreckenveränderungen), Troponin (erhöht), Echokardiografie (keine Wandbewegungsstörungen)
Aortenklappenstenose	Auskultation (Systolikum), Echokardiografie (erhöhter Druckgradient über der Klappe)
hypertrophe Kardiomyopathie	Auskultation (Systolikum), Echokardiografie (Hypertrophie mit erhöhtem Druckgradienten im Ausflusstrakt)
Tachykardien	EKG (Tachykardien mit schmalem oder breitem QRS-Komplex)
pulmonal	
Pneumothorax	Auskultation (einseitig aufgehobenes Atemgeräusch), Röntgen-Thorax (kollabierte Lunge)
Pneumonie	Auskultation (Rasselgeräusche), Labor (Entzündung), Röntgen-Thorax (Infiltrat)
Pleuritis	Auskultation (Pleurareiben), Labor (Entzündungszeichen), Röntgen-Thorax (Ausschluss Pneumonie)
Lungenembolie	EKG (S 1/Q 3-Typ, Rechtstyp), D-Dimere (erhöht), Echokardiografie und Spiral-CT (Rechtsherzdilatation)
orthopädisch	
Rippenfraktur	Anamnese (Trauma), Palpation (Druckschmerz), Röntgen-Thorax (Frakturlinie)
vertebragene Throaxschmerzen	Palpation (lokaler, bewegungsabhängiger Druckschmerz)
Interkostalneuralgie	Palpation (Dauerschmerzen, bewegungs- und atemabhängig)
Tietze-Syndrom	Palpation (Druckschmerz), Röntgen (Lokalbefund an der Knorpel-Knochen-Grenze), Ausschlussdiagnose
gastrointestinal	
Ösophagitis	endoskopischer Lokalbefund (im distalen Ösophagus: Rötung, Erosion, Fibrinbeläge, Ulzerationen)
Gastritis	endoskopischer Lokalbefund (akut: Ödem, Exsudat, Erythem, Erosion, Blutung)
Ulcus ventriculi	endoskopischer Lokalbefund (aktives Stadium: Defekt rundlich, oval, streifig, wie ausgestanzt, entzündlich geschwollener Randwall, Fibrinbelag, Hämatin; später Heilungs- und Narbenstadium)
Pankreatitis	Anamnese (Alkohol-Abusus), Labor (Lipaseerhöhung), Sonografie (Pankreas unscharf begrenzt)
Cholezystolithiasis	Klinik (Gallenkolik), Labor (y-GT und Transaminasen erhöht), Sonografie (Nachweis von Gallenwegskonkrementen)
weitere	
Aortendissektion	Spiral-CT (Dissektionslamelle)
Tumoren	Palpation (große Tumoren), Röntgen, CT
Mediastinitis	Klinik (Sepsiszeichen), Röntgen-Thorax (Ösophagus-/Trachealerkrankungen, Mediastinalverbreiterung)
Herpes zoster	Klinik (segmentales Exanthem)
funktionell	Ausschlussdiagnose, sämtliche Befunde unauffällig (s. Exkurs (S. 42))

Klinik: Patienten mit Thoraxschmerzen gehen relativ schnell zum Arzt, da sie ihre Beschwerden meist auf das Herz zurückführen und die Situation als bedrohlich einordnen. Der **Ischämieschmerz** ist in der Herzgegend lokalisiert und **strahlt** häufig in den linken Arm sowie zum Unterkiefer **aus**. Da ischämiebedingte Schmerzen insgesamt häufig auftreten, ist eine Manifestation in atypischer Lokalisation keine Seltenheit (Abb. **A-2.3**). Auch ein **retrosternales Engegefühl** und **Brennen** sind typisch für **Koronarischämien**. Diese treten meist belastungsabhängig oder durch Kälte provoziert auf und bessern sich in der Regel innerhalb weniger Minuten nach Einnahme von Nitropräparaten. In **Ruhe** auftretende pektanginöse Beschwerden und Belastungsbeschwerden mit einer Dauer von mehr als 20 Minuten werden als **akutes Koronar-Syndrom** (S. 79) bezeichnet. Mittels EKG und Troponin-Test lassen sich **instabile Angina pectoris** (normales EKG, Troponin auch nach 6 Stunden negativ bzw. HS-Troponin nach 3 Stunden noch negativ, s. S. 63) vom akuten Myokardinfarkt (ST-Hebung und/oder erhöhtes Troponin, s. S. 79) abgrenzen. Zur **atypischen Angina** zählen die „early morning angina", die beim Aufstehen auftritt und danach verschwindet sowie die „walk-through angina", die am Anfang einer Belastung auftritt und danach rückläufig ist. Bei der **Prinzmetal-Angina** treten pektanginöse Beschwerden in Ruhe auf, beim **Roemheld-Syndrom** reflektorisch nach dem Essen.
Bruststiche treten häufig auch bei nicht kardialen Erkrankungen (z. B. von den großen Gefäßen, der Lunge, der Pleura, dem Ösophagus oder der Wirbelsäule ausgehend) und funktionell auf.

Klinik: Patienten mit Thoraxschmerzen gehen schnell zum Arzt. Der **Ischämieschmerz** strahlt häufig in den linken Arm sowie zum Unterkiefer **aus** (Abb. **A-2.3**).
In Ruhe auftretende **pektanginöse Beschwerden** oder Belastungsbeschwerden von > 20 Minuten werden als **akutes Koronar-Syndrom** bezeichnet.
Pektanginöse Beschwerden treten auch **atypisch** oder als „Prinzmetal-Angina" auf.

Bruststiche treten häufig auch bei nicht kardialen Erkrankungen und funktionell auf.

A-2.3 Thoraxschmerz

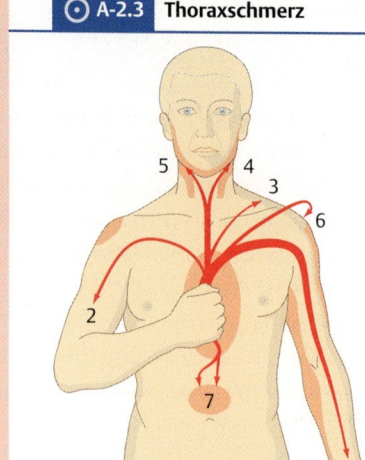

Typische Ausstrahlung der Schmerzen bei Angina pectoris:
1 linker oder
2 rechter Arm,
3 linke Schulter,
4 und 5 Hals bzw. Unterkiefer,
6 Rücken oder
7 Oberbauch.

nach: Neurath M., Lohse A.: Checkliste Anamnese und klinische Untersuchung. Thieme; 2010

Diagnostik: Die potenziell lebensbedrohlichen Konsequenzen erfordern eine schnellstmögliche Abklärung.

Die **Basisdiagnostik** umfasst in der **Anamnese** Fragen nach **Schmerzbeginn, -lokalisation, -charakter, -auslöser** und **kardiovaskulären Risikofaktoren**.

Diagnostik: Wegen der potenziell lebensbedrohlichen Konsequenzen müssen Thoraxschmerzen, auch aus forensischen Gründen, schnellstmöglich abgeklärt werden. Das „akute Koronar-Syndrom" (S. 79) ist eine Arbeitsdiagnose, die gewählt wird, wenn der Verdacht auf einen ischämiebedingten Thoraxschmerz besteht.
Die **Basisdiagnostik** umfasst in der **Anamnese** Fragen nach **Schmerzbeginn** (plötzlicher Beginn bei Myokardischämie, Lungenembolie und Aortendissektion, Dauerschmerz bei Perikarditis, Hiatushernien, Ösophaguserkrankungen, Interkostalneuralgie), **Schmerzlokalisation** (oft linksthorakal bei Myokardischämie, bei den anderen Erkrankungen ist eine eindeutige Zuordnung schwierig), **Schmerzcharakter** (bei Myokardischämie drückend, beklemmend, dumpf; bei Lungenembolie evtl. atemabhängig; bei Aortendissektion Vernichtungsschmerz), **Schmerzauslöser** (bewegungsabhängiger Schmerz bei vertebragener Ursache) und **kardiovaskuläre Risikofaktoren** (S. 58).

▶ **Merke.**

▶ **Merke.** Ergibt die Anamnese, dass bei dem Patienten kardiovaskuläre Risikofaktoren und eine KHK bestehen, kann die Wahrscheinlichkeit für eine kardiale Ursache der Thoraxschmerzen als hoch bis sehr hoch angesehen werden (s. S. 57).

Weitere Informationen ergeben **Inspektion, Auskultation** und **technische Diagnostik**.

Des Weiteren kann eine während der **Inspektion** auffallende Zyanose Hinweis auf eine Lungenembolie sein. In der **Auskultation** sind z. B. eine Mitralinsuffizienz bei Hinterwandinfarkt, Pleurareiben bei Pleuritis/Pneumonie oder ein abgeschwächtes Atemgeräusch bei Pneumothorax zu hören. Die **technische Diagnostik** setzt sich zusammen aus Blutdruckmessung (Hypotonie bei Infarkt oder Lungenembolie, Hypertonie bei hypertensiver Entgleisung), EKG, Röntgen-Thorax und Labor (Kreatinin, Elektrolyte, CRP, Troponin, D-Dimere, Gerinnung und Blutgasanalyse).

Die **weiterführende Diagnostik** orientiert sich an der Verdachtsdiagnose (Tab. **A-2.4**).

Weiterführende Diagnostik: Echokardiografie, Thorax-CT, Lungenszintigrafie, evtl. Ergometrie, Koronarangiografie, Spiral-CT, Gastroskopie, Breischluck, pH-Metrie, orthopädische Abklärung.

Therapie: Bis zum Beweis des Gegenteils werden bei Verdacht auf ein ischämisches Geschehen Nitrospray und O₂ gegeben.

Therapie: Bei Verdacht auf ein ischämisches Geschehen wird bis zum Beweis des Gegenteils mit Nitrospray und Sauerstoff behandelt. Ansonsten richtet sich die Therapie nach der Grunderkrankung.

▶ **Exkurs.**

▶ **Exkurs. Funktionelle Herzbeschwerden**, auch als „Herzneurose" bezeichnet, betreffen meist Männer vor dem 40. Lebensjahr. Die Beschwerden treten oft als herzphobische Anfälle auf. Charakteristisch ist eine auf das Herz zentrierte Selbstbeobachtung und Aktivitätseinschränkung. Körperlich belastende Situationen werden vermieden. Die Patienten weisen eine angstneurotische oder depressive Persönlichkeitsstruktur auf.
Funktionelle Herzbeschwerden sind immer eine Ausschlussdiagnose (s. Tab. **A-2.4**)

2.4 Synkope

Siehe S. 227.

2.5 Ödeme

▶ Definition. Ödeme sind pathologische Flüssigkeitseinlagerungen im Interstitium.

Einteilung: Abhängig von der Ursache können Ödeme **lokalisiert** oder **generalisiert** auftreten (Tab. **A-2.5**). Spezielle Formen sind Aszites (Peritoneum), Hydrothorax (Pleuraergüsse) und Anasarka (generalisiertes Ödem).

Ätiopathogenese: Die Ursache für Ödeme ist ein **Missverhältnis** zwischen hydrostatischem und kolloidosmotischem **Druck** in Gefäßen, Zellen und Extrazellulärraum. Ödeme entstehen daher häufig in den Unterschenkeln, entweder bei erhöhtem hydrostatischem Druck, z. B. bei venösen Abflussstörungen oder bei vermindertem kolloidosmotischem Druck.

A-2.5 Ursachen und wegweisende Befunde bei Ödemen

Verdachtsdiagnose	wegweisende Befunde
lokalisiert	
Thrombose	Anamnese (akut einsetzende Symptomatik, zuvor oft Immobilisierung des Beins), Inspektion (livide Hautfarbe, verstärkte Venenzeichnung), Labor (D-Dimere erhöht), Duplexsonografie (Thrombosenachweis)
chronisch venöse Insuffizienz	Anamnese (langsam zunehmende Unterschenkelschwellung, vorausgegangene Thrombophlebitiden), Inspektion (Varikosis), Duplexsonografie (Zustand nach Thrombose)
Tumor	Anamnese (B-Symptomatik: Fieber, Nachtschweiß, Gewichtsabnahme), Bildgebung (Tumornachweis mittels Sonografie, CT, MRT)
entzündliches Ödem	Anamnese, Labor (Entzündungsnachweis: CRP und Leukozyten erhöht)
allergisches Ödem	Anamnese (Besserung bei Allergenkarenz), Allergentest
ischämisches Ödem	Klinik (Pulslosigkeit, zyanotische Verfärbung)
primäres Lymphödem	Anamnese (Verlauf distal → proximal), Ausschlussdiagnose
sekundäres Lymphödem	Anamnese (Verlauf proximal → distal), Suche nach Infektion, Parasiten, Tumor
Angioödem	Labor (C 1-Esterase-Inhibitor-Mangel)
generalisiert	
Herzinsuffizienz	Auskultation (3./4. Herzton, pulmonale Stauung, Vitium), Echokardiografie (Kontraktilitätsstörung)
Niereninsuffizienz	Labor (Serum-Kreatinin ↑, pathologische Kreatinin-Clearance)
nephrotisches Syndrom	Urin-Schnelltest (Proteinurie)
Lebererkrankungen	Labor (Transaminasen und INR erhöht), Sonografie (Leberzirrhose)
Enteropathien	Labor (Antitrypsin und Albumin im Stuhl belegen erhöhte Eiweißverluste)
medikamentöses Ödem	Anamnese (Antihypertensiva, NSAR, Sexual- und Steroidhormone, Phenylbutazon, Kalziumantagonisten)
Cushing-Syndrom	Inspektion (Büffelnacken, Stammfettsucht), Labor (Dexamethason-Test pathologisch)
idiopathisch	Ausschlussdiagnose, sämtliche Befunde unauffällig

▶ **Merke.** Die häufigste Ursache eines **einseitigen** Ödems der Extremitäten ist die **Phlebothrombose** (Abb. **A-2.4**), bei der die Ödeme typischerweise akut auftreten. Die häufigste Ursache **beidseitiger** Ödeme ist die **Rechtsherzinsuffizienz**.

A-2.4 Ödeme

a Phlebothrombose mit Ödem und Zyanose des linken Beines.
b Ödem am Unterschenkel, das nach dem Eindrücken persistiert.

Klinik: Ödeme können in allen Körperregionen auftreten, am häufigsten sind Ödeme der Beine und des Stammes. Wenn Ödeme klinisch auffällig werden, haben die Patienten bereits mehrere Kilogramm an Gewicht zugenommen (s. Abb. **I-10.2**, S. 966). Typisch für Ödeme ist, dass sie durch geringen Druck über einige Sekunden **„weggedrückt"** werden können.

Diagnostik: Tab. **A-2.6** fasst die diagnostischen Maßnahmen bei lokalisierten und generalisierten Ödemen zusammen. Abb. **A-2.5** zeigt die Differenzialdiagnose von Beinödemen anhand der zusätzlich auftretenden Symptome.

Differenzialdiagnose: Das **Myxödem** ist kein Ödem im Sinne einer pathologischen Flüssigkeitsansammlung, sondern eine vermehrte Einlagerung von hydrophilen Mukopolysacchariden im Interstitium. Es kommt bei Hypothyreosen, seltener Hyperthyreosen, vor. Diagnostisch werden die Schilddrüsenhormone bestimmt.

Therapie: Die Behandlung richtet sich nach der auslösenden Ursache. Vordringlich ist der Ausschluss einer tiefen Beinvenenthrombose. Beidseitige Ödeme der unteren Extremitäten sprechen für eine kardiale Genese und werden mit Diuretika behandelt.

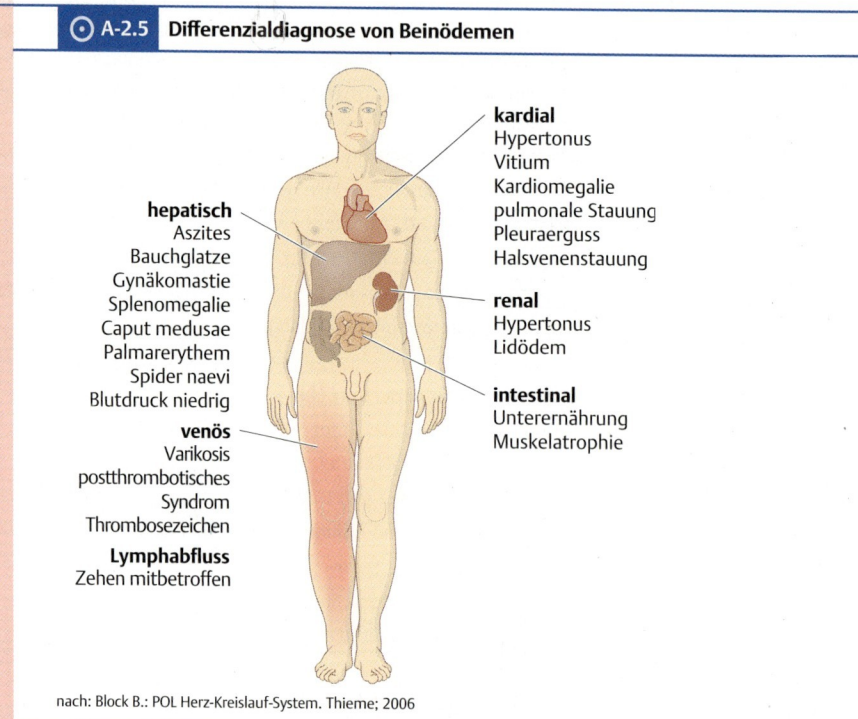

A-2.5 Differenzialdiagnose von Beinödemen

nach: Block B.: POL Herz-Kreislauf-System. Thieme; 2006

A-2.6 Diagnostik bei lokalisierten und generalisierten Ödemen

	lokalisiert, meist einseitig	beidseitig und generalisiert
Basisdiagnostik		
Anamnese	Traumen, Operationen, Tumorerkrankungen, frühere Thrombosen oder Gerinnungsstörungen	B-Symptome (bei Tumorerkrankungen), Diarrhö, Nieren- oder Lebererkrankungen, Alkohol, Medikamente
Inspektion	Farbe und Temperatur der Extremitäten, Hautveränderungen, Unterschenkelumfang	Lidödeme
Palpation	Pulsstatus, proximale Lymphknoten	Untersuchung auf Raumforderungen, Aszites
Perkussion		Pleuraergüsse, Aszites
Labor	Elektrolyte, CRP, Blutbild, Transaminasen, Gerinnung, Urin-Stix	Kreatinin, Elektrolyte, Eiweiß, CRP, Blutbild, Transaminasen, Gerinnung, Urin-Stix
erweiterte Diagnostik	Röntgen-Thorax Duplexsonografie ggf. Tumorsuche	EKG transthorakale Echokardiografie Röntgen-Thorax Duplexsonografie ggf. Tumorsuche

3 Kardiologische Untersuchungsmethoden

3.1 Anamnese und körperliche Untersuchung 45
3.2 Nicht invasive technische Untersuchungsmethoden 48
3.3 Invasive Untersuchungsmethoden 54

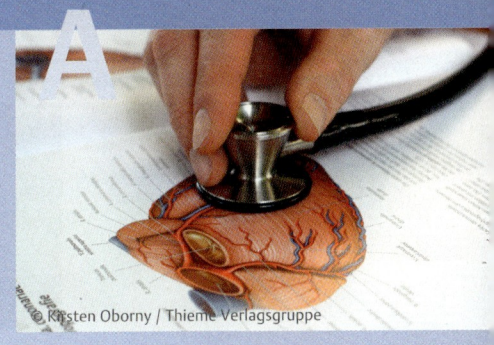

3.1 Anamnese und körperliche Untersuchung

3.1.1 Anamnese/Symptome

Im Hinblick auf das Vorliegen einer kardialen Erkrankung sollte nach Risikofaktoren (S. 58) wie **arterielle Hypertonie, Hyperlipidämie, Diabetes mellitus, Nikotin- und Alkoholkonsum, Hyperurikämie** sowie nach den **Lebensgewohnheiten** gefragt werden. Zudem sollten Vorerkrankungen wie Tonsillitiden, Scharlach und fieberhafte Gelenkbeschwerden erfasst werden. In der Familienanamnese sind Herzinfarkte, Schlaganfälle und plötzliche Herztode aufzunehmen. Zur Abklärung einer Herzinsuffizienz sollte nach **Ödemen**, gehäuftem nächtlichem Wasserlassen **(Nykturie)** und nach der Schlafposition (Patienten mit pulmonaler Stauung infolge Linksherzinsuffizienz schlafen meist mit erhöhtem Oberkörper) gefragt werden.

Die **körperliche Leistungsfähigkeit** ist bei den meisten kardialen Erkrankungen eingeschränkt. Sie kann entsprechend der Klassifikation der New York Heart Association eingeteilt werden (s. Tab. **A-6.5.**).

Herzklopfen (Palpitation) mit verstärkt spürbarem Herzschlag ist ein Symptom bei Herzfehlern (wie z. B. der Aortenklappeninsuffizienz), Hochdruckkrisen, Hyperthyreose, psychischer Erregung oder Trainingsmangel. **Herzrasen** ist entweder Folge psychischer Belastung oder supraventrikulärer bzw. ventrikulärer Tachykardien. Arrhythmische Herzaktionen, die meist als **Herzstolpern** empfunden werden, treten bei supraventrikulären oder ventrikulären Extrasystolen sowie bei Vorhofflimmern mit absoluter Arrhythmie auf.

In der Anamnese lassen sich wichtige Aspekte der Symptome **Dyspnoe** (S. 38), **Thoraxschmerz** (S. 40) und **Synkope** (Tab. **A-13.2**) erfragen.

3.1.2 Körperliche Untersuchung

Inspektion

Blässe kann die Folge einer Anämie sein (z. B. bei Endokarditis). Eine **zentrale Zyanose** entsteht häufig bei Herzfehlern mit Rechts-links-Shunt, eine **periphere Zyanose** z. B. bei Herzinsuffizienz (S. 36). **Trommelschlägelfinger** (Abb. **A-3.1a**) und **Uhrglasnägel** sind häufig assoziiert mit chronischen höhergradigen arteriellen Hypoxien kardialer Genese (z. B. bei angeborenen zyanotischen Herzfehlern) oder pulmonaler Ursache. Verstärkte Pulsationen der Karotiden treten charakteristischerweise bei der Aorteninsuffizienz auf. Der **Herzspitzenstoß** (s. u.) kann bei Linksherzhypertrophie unterschiedlicher Genese sichtbar sein. Ein **Herzbuckel (Voussure)** tritt bei Kindern mit noch weichem Skelett und bei meist angeborenen Herzfehlern mit Rechtsherzhypertrohie auf.

Der Jugularvenendruck lässt Rückschlüsse auf den zentralen Venendruck zu. Er ist jedoch selbst bei schlanken Patienten oft schwierig einzuschätzen. Die Beurteilung erfolgt am liegenden Patienten, bei dem der Oberkörper etwa 45° hochgelagert ist. Bei einer **Steigerung** des **zentralen Venendrucks** sind die **Jugularvenen gefüllt** (Abb. **A-3.1b**). Häufig ist bei einer Einflussstauung ein **hepatojugulärer Reflux** nachweisbar. Mögliche Ursachen einer Einflussstauung sind Rechtsherzinsuffizienz, Trikuspidalstenose, Pericarditis constrictiva sowie mediastinale Prozesse und V.-cava-Thrombosen. Eine Überhöhung der a-Welle der V. jugularis tritt auf bei pulmonaler Hypertonie, Pulmonalstenose und Herzfehlern mit Links-rechts-Shunt. **Belastungsdyspnoe** (S. 39) ist ein wichtiges Symptom der Herzinsuffizienz und bei Herzfehlern. **Orthopnoe** (S. 39) findet sich bei Lungenstauung unterschiedlicher Genese oder bei

A-3.1 Inspektion und Palpation

Während der **Inspektion** fallen auf: **a** Trommelschlägelfinger, **b** gestaute Jugularvenen, **c** Untersuchung eines Pulsdefizits.

a aus: Gerlach U., Wagner H., Wirth W.: Innere Medizin für Pflegeberufe. Thieme; 2006; b aus: Neurath M., Lohse A.: Checkliste Anamnese und klinische Untersuchung. Thieme; 2010; c nach: Dahmer J.: Anamnese und Befund. Thieme; 2006

obstruktiven Atemwegserkrankungen. **Nächtliches Husten, Husten bei körperlicher Belastung** oder verstärkt im Liegen können durch eine Lungenstauung bedingt sein (s. S. 356).

Palpation

Palpation

Hebender und nach lateral verlagerter **Herzspitzenstoß** bei Linksherzhypertrophie.

Der **Herzspitzenstoß**, normalerweise im 5. ICR in der Medioklavikularlinie links zu spüren, kann bei Linksherzhypertrophie nach lateral verlagert und hebend sein.

Ein **Schwirren** kann bei lautem Herzgeräusch tastbar sein.

Ein **Schwirren** kann aufgrund der Vibrationen, die durch ein lautes Geräusch verursacht werden, tastbar sein. Zur Palpation des Schwirrens sind die Handflächen besser als die Fingerspitzen geeignet.

Der **Pulsstatus** wird an mehreren Stellen erhoben und erfasst drei **Pulsqualitäten**.

Der **Pulsstatus** wird mindestens an folgenden Gefäßen erhoben: A. carotis, A. radialis, A. femoralis, A. poplitea, A. tibialis posterior und A. dorsalis pedis. Bewertet werden die **Pulsqualitäten** Charakter, Regelmäßigkeit und Frequenz.

Ein **Pulsus celer et altus** tritt bei der **Aorteninsuffizienz** auf, ein **Pulsus parvus et tardus** bei der **Aortenstenose**. Als **Pulsus paradoxus** bezeichnet man einen Abfall der Pulsstärke während der Inspiration (z. B. bei Pericarditis constricitva).

Der **Pulscharakter** kann Hinweise auf Herzfehler ergeben. Bei **Aortenklappeninsuffizienz** tritt ein **Pulsus celer et altus** (schnell und hoch) und bei der **Aortenklappenstenose** ein **Pulsus parvus et tardus** (klein und langsam) auf. Als **Pulsus paradoxus** bezeichnet man einen deutlichen Abfall der Pulsstärke während der Inspiration (z. B. bei Pericarditis constrictiva oder Perikardtamponade).

Ein **unregelmäßiger** Puls weist auf **Rhythmusstörungen** hin.

Die **Regelmäßigkeit** der Herzfrequenz ist leicht zu beurteilen. **Physiologisch** ist eine Beschleunigung der Herzfrequenz während der Inspiration und Verlangsamung während der Exspiration. Davon abgesehen weist ein unregelmäßiger Puls auf **Herzrhythmusstörungen** hin.

Bei einem **Pulsdefizit** sind Pulswellen in der Peripherie nicht tastbar (Abb. **A-3.1c**).

Die **Pulsfrequenz** erlaubt nur bedingt den Rückschluss auf die Herzfrequenz, da bei früh einfallenden Extrasystolen oder Tachyarrhythmie ein **Pulsdefizit** bestehen kann (Abb. **A-3.1c**). Der Radialispuls kann bei Aortenisthmusstenose oder Subklaviastenosen palpatorisch fehlen oder vermindert tastbar sein.

Ödeme können durch Fingerdruck auf das Gewebe festgestellt werden (s. Abb. **A-2.4**).

Ödeme an den unteren Extremitäten können durch Fingerdruck auf die Tibia, den Knöchel oder den Fußrücken festgestellt werden (s. Abb. **A-2.4**.). Die Leber sollte palpiert werden, um eine **Lebervergrößerung**, die durch eine Rechtsherzinsuffizienz bedingt sein kann, zu erkennen.

Perkussion

Perkussion

Perkutorisch können die **Herzgrenzen** sowie das Ausmaß von Pleuraergüssen, Lebervergrößerung und Aszites erfasst werden.

Die perkutorische Unterscheidung von **relativer und absoluter Herzdämpfung** hat keinen wesentlichen praktischen Stellenwert. Die Perkussion der maximalen äußeren **Herzgrenzen** bietet einen Anhalt über die Herzgröße, auch das Ausmaß größerer Pleuraergüsse kann erfasst werden (abgeschwächter Klopfschall). Perkutorisch wird auch die Lebergrenze bestimmt. Bei Aszites (z. B. als Folge einer Rechtsherzinsuffizienz) besteht eine Flankendämpfung.

Auskultation

Auskultation

Es wird auf Herztöne, -geräusche, -frequenz und -rhythmus geachtet.

Während der Auskultation der Herzaktion wird auf Herztöne und -geräusche sowie -frequenz und -rhythmus geachtet.

▶ Merke.

▶ Merke. Bei akuter und chronischer Stauung, wie sie etwa bei einer Linksherzinsuffizienz oder Mitralstenose auftritt, können über der Lunge fein-, mittel- oder grobblasige Rasselgeräusche entstehen. Entwickelt sich ein Pleuraerguss, ist das Atemgeräusch abgeschwächt bis aufgehoben.

Herztöne

Durch den Schluss der Herzklappen und die Ventrikelkontraktion entstehen die Herztöne. Der 1. und 2. Herzton sind physiologisch. Der **1. Herzton** tritt zu Beginn der Systole durch die isovolumetrische Kontraktion und den AV-Klappenschluss auf. Bei Veränderungen an den AV-Klappen kann der 1. Herzton verstärkt oder abgeschwächt sein. Der **2. Herzton** entsteht durch den Schluss der Aorten- und Pulmonalklappe. Die Aortenklappe schließt sich vor der Pulmonalklappe. Daraus resultiert die **physiologische Spaltung** des 2. Herztones. Bei Inspiration ist diese Spaltung verstärkt, da mehr Blut in das rechte Herz einfließt und den Schluss der Pulmonalklappe verzögert. Eine umgekehrte, **paradoxe Spaltung** des 2. Herztones entsteht bei höhergradigen Strömungshindernissen im linksventrikulären Ausflusstrakt, die zur Verlängerung der Austreibungszeit führen. Die **weite Spaltung** des 2. Herztones findet sich bei Verlängerung der rechtsventrikulären Austreibungszeit. Eine **fixierte, atemunabhängige Spaltung** des 2. Herztones tritt bei einem größeren Shunt auf Vorhofebene auf. Die Lautstärke des 2. Herztones ist vom Aorten- und Pulmonalarteriendruck abhängig und nimmt bei hohen Druckwerten zu.

Der **3. Herzton** ist ein protodiastolischer **Extraton**, der durch schnelle Kammerfüllung oder bei verminderter Ventrikeldehnbarkeit (z. B. bei höhergradiger Herzinsuffizienz) auftritt.

Ein **4. Herzton** tritt bei Sinusrhythmus als Ausdruck einer gesteigerten Vorhofkontraktion auf, wenn der enddiastolische Kammerdruck erhöht ist, z. B. bei Herzinsuffizienz. Sind ein 3. oder 4. Herzton bei einer Herzinsuffizienz auskultierbar, spricht man von einem **Galopprhythmus**. **Klappenöffnungstöne** treten bei Stenosen der AV-Klappen auf. **Dehnungstöne („ejection clicks")** entstehen beim plötzlichen Stopp der Öffnungsbewegung verwachsener Semilunarklappensegel. Sogenannte **Klicks** werden durch den Prolaps von Klappensegeln verursacht.

Herzgeräusche

Herzgeräusche entstehen durch Wirbelbildungen, die meistens durch pathologische Veränderungen verursacht werden. Sie dauern länger an als Herztöne. Bei der Auskultation orientiert man sich am **Punctum maximum** (P. m.) des Geräusches. Die Charakterisierung der Geräusche erfolgt nach **Lautstärke** (Tab. **A-3.1**), **Frequenz**, **Geräuschart** und **Fortleitung**.

Hinsichtlich der Frequenz werden niedrig-, mittel- und hochfrequente Geräusche unterschieden. Ferner unterscheidet man proto-, meso-, spät- und holosystolische sowie diastolische Geräusche und kontinuierliche Geräusche. Ein Geräusch kann eine Band-, Spindel-, Decrescendo- oder Crescendoform haben. Die Fortleitung ist unterschiedlich (z. B. Axilla, Karotiden, Rücken).

≡ A-3.1	Lautstärkegrade der Herzgeräusche (nach Levine)
Lautstärkegrad	Geräuschcharakteristik
1/6	Sehr leises Geräusch, das bei gezielter Auskultation gerade noch gehört werden kann.
2/6	Leises Geräusch, das sofort ohne Schwierigkeiten auskultiert werden kann.
3/6	Deutlich hörbares Geräusch (ohne Schwirren), das über dem Punctum maximum durch den Handrücken auskultiert werden kann.
4/6	Lautes Geräusch, das oft von einem palpablen Schwirren begleitet ist.
5/6	Sehr lautes Geräusch mit begleitendem Schwirren, das jedoch nur mit aufgelegtem Stethoskop zu hören ist.
6/6	Sehr lautes Geräusch mit begleitendem Schwirren, das mit abgehobenem Stethoskop oder mit bloßem Ohr hörbar ist.

Systolische und **diastolische** Geräusche entstehen bei einer Vielzahl von Klappenvitien (S. 200) und Herzfehlern (S. 184). Kontinuierliche **systolisch-diastolische „Maschinengeräusche"** entstehen bei Shunt-Verbindungen zwischen Hoch- und Niederdrucksystem. Ein **akzidentelles Geräusch** ist systolisch, leise und niederfrequent und häufig bei gesunden Jugendlichen auskultierbar. Das Geräusch ändert sich bei Lagewechsel und bei Belastung. **Funktionelle Geräusche** sind in der Regel leise und hochfrequent und werden nicht fortgeleitet. Sie entstehen infolge einer Hyperzirkulation oder eines erhöhten Herzzeitvolumens. Herzsynchrone systolisch-diastolische **Reibegeräusche** werden durch Veränderungen des Perikards verursacht (z. B. bei akuter Perikarditis (S. 154)).

Zur Herzfrequenz s. S. 109, zum Herzrhythmus s. S. 128 und S. 138.

3.2 Nicht invasive technische Untersuchungsmethoden

3.2.1 Blutdruckmessung

Die Blutdruckmessung sollte stets an **beiden Armen** erfolgen. Bei Aortenisthmusstenose (S. 196) vor dem Abgang der linken A. subclavia kommt es zu einer Blutdruckdifferenz zwischen rechtem und linkem Arm sowie zu Hypertonie der oberen und Hypotonie der unteren Körperhälfte.

Langzeit-Blutdruckmessung

Mit der Langzeit-Blutdruckmessung wird das **zirkadiane Blutdruckprofil** erfasst. Dadurch können sich Hinweise auf endokrinologisch bedingte Hochdruckformen (z. B. beim Phäochromozytom) ergeben, bei denen häufig das Tag-Nacht-Blutdruckprofil verändert ist. Die Langzeit-Blutdruckmessung dient ferner zur Kontrolle der medikamentösen antihypertensiven Einstellung.

3.2.2 Elektrokardiogramm (EKG)

EKG-Ableitungen

Beim EKG werden die **elektrischen Potenziale** während des Ablaufes einer Herzaktion aufgezeichnet. Die EKG-Ausschläge entsprechen dabei der Erregungsausbreitung in den einzelnen Herzstrukturen (Tab. **A-3.2**):

Die Passage des elektrischen Impulses durch die Vorhöfe korrespondiert zur P-Welle. Die isoelektrische PQ-Strecke zwischen der P-Welle und dem QRS-Komplex ist Ausdruck der Leitungsverzögerung im AV-Knoten. Der QRS-Komplex resultiert aus der Depolarisation aller ventrikulären Muskelfasern, während die T-Welle die Repolarisation des Ventrikelmyokards repräsentiert. Die Repolarisation des Vorhofmuskels fällt in den QRS-Komplex. Bei einigen Individuen ist eine U-Welle nach der T-Welle nachweisbar. Die genaue Ursache der U-Welle ist nicht bekannt. Abb. **A-3.2** stellt die Benennung der Wellen und Strecken im EKG dar.

≡ A-3.2	Normwerte des EKGs	
Bezeichnung	**elektrischer Vorgang**	**Dauer [s]**
P-Welle	intraatriale Erregungsausbreitung	bis 0,11
PQ-Zeit	atrioventrikuläre Erregungsüberleitung	0,12–0,20
QRS-Komplex	intraventrikuläre Erregungsausbreitung	bis 0,11
ST-Strecke	Beginn der intraventrikulären Erregungsrückbildung	
T-Welle	Ende der intraventrikulären Erregungsrückbildung	
QT-Zeit	gesamte intraventrikuläre Erregungsdauer	frequenzabhängig

Das EKG eignet sich zur Erfassung von Erregungsbildungs- und Erregungsleitungsstörungen (s. S. 30). Besonders aussagekräftig ist es zur Diagnostik des Herzinfarktverlaufs sowie von Herzrhythmusstörungen. Es ergibt Hinweise auf Kammer- und Vorhofhypertrophie sowie auf Koronarinsuffizienz, Myokarditis, Perikarditis und Elektrolytstörungen.

Neben den Standardableitungen sind **Ösophagusableitungen** und **intrakardiale Ableitungen** (s. S. 55) zur genaueren Analyse der Vorhoferregung möglich. Zu den Einzelheiten der EKG-Auswertung sei auf die speziellen Lehrbücher verwiesen.

A-3.2 Normales EKG

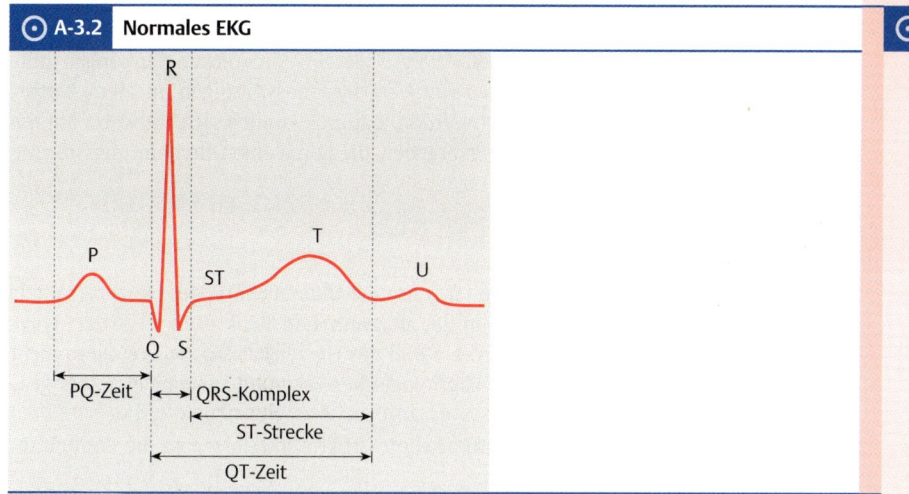

EKG-Analyse

Bei der Auswertung des EKGs werden folgende Aspekte systematisch berücksichtigt:
- Lagetyp (ergibt sich aus der Ausrichtung des elektrischen Summationsvektors)
- Rhythmus
- Frequenz
- Zeitintervalle (Tab. **A-3.2**)
- Amplituden
- Morphologie der einzelnen Wellen.

Nähere Details finden sich in EKG-Lehrbüchern.

Belastungs-EKG (Ergometrie)

Das Belastungs-EKG wird routinemäßig zur Ischämiediagnostik bei **koronarer Herzkrankheit** oder bei Verdacht auf koronare Herzkrankheit, zur Kontrolle des Blutdruckverhaltens unter Belastung sowie zur Diagnostik von **Herzrhythmusstörungen** unter Belastung eingesetzt. Bei der Untersuchung, die auf einem Laufband oder einem Ergometer erfolgt, wird die Belastung üblicherweise in 25-Watt-Stufen gesteigert, bis die individuelle Ausbelastungsgrenze des Patienten erreicht ist. Diese richtet sich nach Alter, Geschlecht, Größe und maximaler Herzfrequenz in der jeweiligen Gruppe. Wichtig ist die Berücksichtigung der Kriterien zum Abbruch der Belastung (Tab. **A-3.3**) und der Kontraindikationen zur Ergometrie.

EKG-Analyse

Zu berücksichtigen sind:
- Lagetyp
- Rhythmus
- Frequenz
- Zeitintervalle (Tab. **A-3.2**)
- Amplituden
- Morphologie der einzelnen Wellen.

Belastungs-EKG (Ergometrie)

Das Belastungs-EKG ist eine Standardmethode zur Diagnostik von **myokardialen Durchblutungsstörungen**, des Blutdruckverhaltens und von **Herzrhythmusstörungen**. Die Untersuchung erfolgt meist auf einem Laufband oder Ergometer. Die Abbruchkriterien und Kontraindikationen sind zu berücksichtigen (Tab. **A-3.3**).

A-3.3 Absolute Indikationen zum Abbruch und Kontraindikationen der Ergometrie (nach den Empfehlungen der Deutschen Gesellschaft für Kardiologie – Herz- und Kreislaufforschung)

absolute Indikationen zum Abbruch	absolute Kontraindikationen
- ST-Strecken-Senkung ≥ 0,2 mV in den Brustwandableitungen, ≥ 0,10 mV in den Extremitätenableitungen - ST-Strecken-Hebung ≥ 0,1 mV - Blutdruckabfall > 10 mmHg (Vergleich zum Ausgangsblutdruck) mit Zeichen einer myokardialen Ischämie (Angina pectoris, ST-Senkung) - mäßig-schwere Angina-pectoris-Symptomatik - schwere Dyspnoe - klinische Zeichen einer Minderperfusion (Zyanose) - anhaltende (Dauer > 30 s) ventrikuläre Tachykardie - Erschöpfung des Patienten - technische Probleme (defekte EKG-Registrierung, Monitor-Ausfall)	- akuter Myokardinfarkt - instabile Angina pectoris - Herzrhythmusstörungen mit Symptomatik und/oder eingeschränkter Hämodynamik - symptomatische höhergradige Aortenklappenstenose - dekompensierte Herzinsuffizienz - akute Lungenembolie - akute Myokarditis/Perikarditis - akute Aortendissektion

Langzeit-EKG (Holter Monitoring)

Das Langzeit-EKG dient hauptsächlich der Abklärung von **Herzrhythmusstörungen** (S. 109). Dieses EKG, das über mindestens 24 Stunden mit einem kleinen tragbaren Registriergerät aufgezeichnet wird, ermöglicht die Analyse nur vereinzelt auftretender Rhythmusstörungen.

Langzeit-EKG (Holter Monitoring)

Das Langzeit-EKG dient zur Diagnostik von **Rhythmusstörungen**.

Langzeit-EKG mit ST-Strecken-Analyse

Diese Untersuchung ermöglicht Aussagen über Myokardischämie als potenzielle Ursache der Rhythmusstörungen.

Beim Langzeit-EKG mit ST-Strecken-Analyse werden ST-Strecken-Senkungen miterfasst. Dadurch kann das Auftreten von Herzrhythmusstörungen mit dem Auftreten von Ischämiezeichen korreliert werden. Dadurch können sich Hinweise auf die Genese von Herzrhythmusstörungen ergeben, die durch eine Durchblutungsstörung bedingt sind.

3.2.3 Echokardiografie

Bei der Echokardiografie wird das Herz mit **Ultraschall** untersucht. Die Methode hat in der Kardiologie eine sehr große Bedeutung.

Bei der Echokardiografie handelt es sich um die Untersuchung des Herzens mittels **Ultraschall**, der an den Grenzflächen der anatomischen Strukturen reflektiert wird. Aus den reflektierten Signalen wird ein Bild des Herzens rekonstruiert. Diese nicht invasive Methode hat heute in der kardiologischen Routinediagnostik eine sehr große Bedeutung.

In zwei **Sonomodi** können die anatomischen Strukturen erfasst und die Pumpfunktion des Herzens analysiert werden:
- **1-dimensionaler M-Mode** (Abb. **A-3.3a**)
- **2-dimensionaler B-Mode** (Abb. **A-3.3b**).

Mit dem **1-dimensionalen M-Mode**-Verfahren (Abb. **A-3.3a**) und der **2-dimensionalen Sektorechokardiografie** (Abb. **A-3.3b**) können anatomische Strukturen, die Klappen- und die Pumpfunktion des Herzens beurteilt werden.

Die Echokardiografie erlaubt eine zuverlässige Bestimmung der Durchmesser der Herzhöhlen sowie der Dicke der Wände und des Septums. Zudem ist sie die Methode der Wahl zur Diagnose eines Perikardergusses. Das Verfahren ermöglicht Aussagen über Morphologie und Beweglichkeit der Herzklappen. Außerdem ist es geeignet, um Bewegungsstörungen des Myokards nachzuweisen.

Durch die **Dopplerechokardiografie** werden u. a. Blutflussrichtung, Druckgradienten über Klappen und Klappenöffnungsflächen bestimmt.

Die **Dopplerechokardiografie** basiert auf der Tatsache, dass sich die Schallfrequenz ändert, sobald sich Schallquelle oder Reflexionsort bewegen. Der sich bewegende Reflexionsort entspricht den Erythrozyten. Strömen sie auf die Schallquelle zu, ist die reflektierte Frequenz höher als die gesendete, bewegen sie sich von der Schallquelle fort, ist die reflektierte Frequenz niedriger als die gesendete. So lässt sich die Blutflussrichtung bestimmen.

⊙ A-3.3 Echokardiografie des Herzens

a 1-dimensionaler M-Mode: Die Ultraschalldarstellung von Bewegungsabläufen erfolgt in Ort-Zeit-Diagrammen (time motion).
b 2-dimensionaler B-Mode: Je nach Intensität der reflektierten Signale werden sie als Punkte unterschiedlicher Helligkeit (brightness) dargestellt und Zeile für Zeile zu einem Bild zusammengebaut (Sektorechokardiografie, Schnittbilddarstellung). Zu sehen ist der apikale Vierkammerblick aufs Herz, die AV-Klappen sind geschlossen. LA = linker Vorhof, RA = rechter Vorhof, LV = linker Ventrikel, RV = rechter Ventrikel.

a nach: G.-A. Harnack; b aus: Klose P., Thelen M., Erbel R.: Bildgebende Verfahren in der Diagnostik von Herzerkrankungen. Thieme; 1991

A 3.2 Nicht invasive technische Untersuchungsmethoden

Es gibt zwei Dopplerverfahren:
- **CW-Doppler** (continous wave, Abb. **A-3.4a**): Es wird kontinuierlich gesendet und empfangen, ohne Tiefenselektivität tragen alle getroffenen Reflektoren zum Signal bei, die Methode eignet sich zur Messung hoher Blutflussgeschwindigkeiten und
- **PW-Doppler** (pulsed wave, Abb. **A-3.4b**): Es wird abwechselnd gesendet und empfangen, über die Laufzeit bis zum Empfang erfolgt die Tiefenzuordnung und somit die Lokalisation.

Die Untersuchung liefert zusätzliche Informationen über die Blutflussgeschwindigkeit und Druckgradienten über Klappenstenosen, die Klappenöffnungsfläche sowie über die Druckverhältnisse in der A. pulmonalis.

Mittels **Farbdopplerechokardiografie** können Flussgeschwindigkeiten und -richtungen dargestellt werden. Dabei ist der Blutfluss im 2-dimensionalen Bild auf die Schallquelle zu rot codiert, der Fluss von der Quelle weg blau. Die Methode ist wertvoll zur Diagnostik von Klappeninsuffizienzen (Abb. **A-3.4c**) und Shunt-Vitien.

Es gibt zwei Verfahren:
- **CW-** (continous wave, Abb. **A-3.4a**) und
- **PW-** (pulsed wave, Abb. **A-3.4b**) **Doppler**.

Mit der **Farbdopplerechokardiografie** können Flussgeschwindigkeiten und -richtungen dargestellt werden (Abb. **A-3.4c**).

A-3.4 Modalitäten der Dopplerechokardiografie, veranschaulicht am Herzen

a CW-Doppler: zu sehen sind Ausflusstrakt und Aortenklappe von apikal (Normalbefund). Die systolische Maximalgeschwindigkeit beträgt 130 cm/s.
b PW-Doppler: Ausflusstrakt des linken Ventrikels, Aortenklappe von apikal (Normalbefund). Die systolische Maximalgeschwindigkeit beträgt 80 cm/s. Im oberen Bildteil Nulllinienverschiebung nach oben, um das gesamte systolische Signal abbilden zu können. Im unteren Bildteil liegt die Nulllinie zentral, die Maximalgeschwindigkeiten werden in der oberen Bildhälfte dargestellt.
c Farbdoppler im Vierkammerblick. Links: diastolische laminare Strömung aus den Pulmonalvenen durch den linken Vorhof in den linken Ventrikel (Normalbefund). Rechts: systolisches Bild einer Mitralinsuffizienz (Insuffizienzjet). Die Pfeile markieren die Ventrikelseite der Mitralklappe.
aus: Flachskampf F. A.: Praxis der Echokardiografie. Thieme; 2011

Mit der **Gewebe-Dopplerechokardiografie** kann die Myokardbeweglichkeit bestimmt werden. Dies kann bei der Analyse z. B. einer diastolischen Dysfunktion oder der ventrikulären Asynchronie hilfreich sein.

Bei der **Kontrastechokardiografie** können nach i. v. Injektion von Kontrastmittel das rechte Herz und verschiedene Herzfehler (z. B. ASD/VSD) mit Shunts besser dargestellt werden.

Für die **transösophageale Echokardiografie** (TEE) wird der Schallkopf im Ösophagus dorsal des Herzens platziert. Die TEE ist besonders geeignet zur Diagnostik von Vorhofthromben und Klappenvegetationen. Zudem können mit dem Verfahren Mitralvitien, Veränderungen im linksventrikulären Ausflusstrakt und in der Aorta oft besser dargestellt werden als mit der konventionellen Echokardiografie.

Bei der **Stress-Echokardiografie** wird der Patient mittels Ergometer belastet oder er erhält ansteigende Dosen eines medikamentösen Stressors (Dobutamin, Adenosin). Darunter werden die kardialen Wandbewegungen beurteilt. Die Untersuchung ermöglicht Aussagen über die myokardiale Pumpfunktion bei Belastung und dient insbesondere der Ischämiediagnostik.

Die **3-D-Echokardiografie** ermöglicht durch eine spezielle Software die 3-dimensionale Rekonstruktion des Befundes aus 2-D-Bildern verschiedener Schnittebenen in Echtzeit. Dies ist besonders vor und bei Herzklappenoperationen und perkutanen Klappeninterventionen sinnvoll.

3.2.4 Röntgen-Thorax-Übersicht

Anhand der Röntgenaufnahme des Thorax (Abb. **A-3.5**) können Veränderungen des Herzens und der großen Gefäße erfasst werden. Im **p.–a.-Bild** sind von kranial nach kaudal **randbildend:**

- links: Aorta, A. pulmonalis, linker Vorhof (linkes Herzohr), linker Ventrikel (Abb. **A-3.5a**)
- rechts: V. cava und rechter Vorhof.

Im **linken Seitenbild** sind von kranial nach kaudal **randbildend:**

- ventral: Aorta ascendens, Truncus pulmonalis und rechter Ventrikel
- dorsal: Aorta descendens, linke A. pulmonalis aus dem Truncus pulmonalis, linker Vorhof, linker Ventrikel und V. cava inferior (Abb. **A-3.5b**).

▶ **Merke.** Herzfehler führen im Thorax-Röntgenbild zu jeweils typischen Herzkonfigurationen (Abb. **A-10.1**, Abb. **A-11.1**). Bei Herzinsuffizienz können neben einer Herzvergrößerung pulmonale **Stauungszeichen** mit Erweiterung der Pulmonalgefäße und Pleuraergüsse sichtbar sein.

A-3.5 Röntgen-Thorax-Übersicht in zwei Ebenen

a p. a.-Bild; **b** seitliche Aufnahme, jeweils Normalbefund; in den Schemazeichnungen sind die randbildenden Strukturen markiert.
nach: Gerlach U., Wagner H., Wirth W.: Innere Medizin für Gesundheits- und Krankenpflege. Thieme; 2011

3.2.5 Computertomografie (CT)

Mittels CT kann eine ergänzende morphologische Diagnostik des kardiovaskulären Systems erfolgen (Abb. **A-3.6**). Die Technik wird insbesondere bei schlechter Schallbarkeit, zur Diagnostik infiltrativer Prozesse, komplexer Herzfehler und von Aortenprozessen (wie z. B. der Aortendissektion) durchgeführt. Die Darstellung der Koronararterien wird zunehmend verbessert und hat heute einen sehr hohen negativ

A-3.6 Typische Schnittebenen im kardialen CT

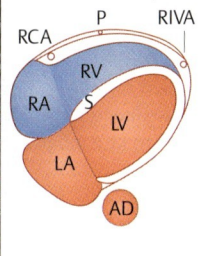

a In Höhe des Truncus pulmonalis. **b** Darstellung aller vier Herzkammern.

aus: Reiser M., Kuhn F.-P., Debus J.: Duale Reihe Radiologie. Thieme; 2011

prädiktiven Wert. Das Verfahren wird daher zunehmend als Alternative zur Koronarangiografie eingesetzt.

3.2.6 Magnetresonanztomografie (MRT)

Das in der MRT dargestellte anatomische Bild entspricht im Wesentlichen demjenigen des CTs nach Kontrastmittelgabe. Das Verfahren hat ein **hohes Auflösungsvermögen**, sodass auch feine Strukturen wie die Papillarmuskeln, die Herzklappen, die Aortenwand, die Koronararterien und das rechtsventrikuläre Myokard darstellbar sind. Dies erklärt den Einsatz des Verfahrens in der Myokarditisdiagnostik. Die **Cine-MRT** bildet den gesamten Herzzyklus in einer Schicht ab. Die Einzelbilder der verschiedenen Funktionszustände werden anschließend zu einem Film zusammengesetzt. So lassen sich regionale Wandbewegungsstörungen des Herzens darstellen. Der Einsatz von Kontrastmitteln erlaubt eine Ischämie- und Vitalitätsdiagnostik mit sehr hoher Sensitivität.

3.2.6 Magnetresonanztomografie (MRT)

Die MRT hat ein **hohes Auflösungsvermögen** und erlaubt die Darstellung feiner Strukturen wie z. B. des rechtsventrikulären Myokards.

3.2.7 Nuklearmedizinische Untersuchungsverfahren

Myokardszintigrafie

Bei der Myokardszintigrafie wird dem Patienten nach Belastung ein Isotop wie ^{201}Thallium gespritzt. Die Untersuchung dient der **Ischämiediagnostik** beim Verdacht auf das Vorliegen einer myokardialen Durchblutungsstörung (Abb. **A-3.7**). Sie kann auch Hinweise auf eine Myokarditis ergeben. Thallium reichert sich physiologisch im ausreichend durchbluteten Myokard an. Im entzündeten Gewebe ist die Anreicherung erhöht. In vernarbten oder ischämischen Bereichen erfolgt keine Anreicherung. In Arealen mit Belastungsischämie kommt es deshalb meist **unmittelbar nach Belastung zu keiner Anreicherung**. Bei der Kontrollaufnahme nach ca. 2–4 h körperlicher Ruhe, nach denen die ischämischen Areale wieder vermehrt perfundiert werden, ist eine Auffüllung des vorher ischämischen Areals mit ^{201}Thallium nachweisbar.

3.2.7 Nuklearmedizinische Untersuchungsverfahren
Myokardszintigrafie

Mit der Myokardszintigrafie erfolgt anhand der Verteilung von Thalliumisotopen im Myokard ein **Myokarditis-** oder **Ischämienachweis** bei Verdacht auf koronare Herzkrankheit (Abb. **A-3.7**). Thallium reichert sich physiologisch im gut perfundierten Myokard an.

A-3.7 Myokardszintigrafie (Auszüge)

a Patientin mit KHK, aber guter Anreicherung im Myokard; **b** Patientin mit KHK und ischämischen Bezirken an Vorderwand und Herzspitze.

aus: Gerlach U., Wagner H., Wirth W.: Innere Medizin für Gesundheits- und Krankenpflege. Thieme; 2011

Positronenemissionstomografie (PET)

Bei der PET handelt es sich um ein modernes Verfahren zur Erfassung des **Myokardstoffwechsels**. Nach i. v. Gabe markierter Tracer-Substanzen wie Glukose oder Fettsäuren wird die bei deren β^+-Zerfall entstehende Photonenstrahlung gemessen. Mit der Methode kann zwischen normalem, ischämischem und vernarbtem Myokardgewebe unterschieden werden.

Wird die PET mit der hohen Ortsauflösung moderner **CT-Geräte** kombiniert (PET-CT), kann der Ort des pathologischen Stoffwechsels sehr genau einer anatomischen Struktur zugeordnet werden.

Radionuklid-Ventrikulografie (Herzbinnenraumszintigrafie)

Mit der Radionuklid-Ventrikulografie wird die kardiale **Pumpfunktion** beurteilt. Dem Patienten werden technetiummarkierte Erythrozyten oder entsprechend markiertes Humanalbumin im Bolus gespritzt. Danach werden die ventrikuläre Ejektionsfraktion sowie die globale und regionale linksventrikuläre Pumpfunktion in Ruhe und bei Belastung registriert. Die Methode kam insbesondere bei Diagnostik der Aortenklappeninsuffizienz zum Einsatz, um festzustellen, ob die Ejektionsfraktion bei Belastung abnimmt und somit Zeichen der Herzinsuffizienz bei Belastung vorliegen. Heute ist sie weitestgehend von der Echokardiografie verdrängt worden.

3.2.8 Weitere Untersuchungen

Heute nur noch sehr selten durchgeführte Untersuchungen sind in Tab. **A-3.4** zusammengefasst.

A-3.4 Weitere Untersuchungsmethoden

Untersuchung	Methode	Befund
Phonokardiografie	grafische Aufzeichnung von Schallwellen zur zeitlichen Einordnung und Dokumentation von Herztönen	
Karotispulskurve	Druckaufnehmer über der A. carotis zeichnet die Karotispulskurve auf	Aortenstenose: verzögerter, hahnenkammförmiger Anstieg der Druckkurve hypertrophe obstruktive Kardiomyopathie: Kurve doppelgipfelig Aorteninsuffizienz: klappenschlussbedingte Inzisur verstrichen

3.3 Invasive Untersuchungsmethoden

3.3.1 Herzkatheteruntersuchung

Bei der Herzkatheteruntersuchung wird ein flüssigkeitsgefüllter Katheter von den großen peripheren Gefäßen aus zum Herzen geschoben. Mit der Methode können Herzfehler diagnostiziert, die Myokard- und Klappenfunktion untersucht und die Herzkranzgefäße dargestellt werden (Abb. **A-3.8**).

Rechtsherzkatheter

Die **Rechtsherzkatheteruntersuchung** wird zur Abklärung des Ausmaßes einer Herzinsuffizienz, zur Diagnostik von Klappenvitien und Shunts sowie zur Abklärung der Genese einer pulmonalen Hypertonie eingesetzt. Meist wird ein Swan-Ganz-Katheter über die V. femoralis oder V. jugularis eingeschwemmt. Über diese Zugänge können die Druckverhältnisse im rechten Herzen und im Lungenkreislauf in Ruhe und bei Belastung bestimmt werden. Die Messung des pulmonalen kapillaren Verschlussdrucks lässt Rückschlüsse auf den linksventrikulären enddiastolischen Druck zu und gibt indirekt Hinweise auf die linksventrikuläre Funktion. Die Form der Kurve in dieser Messposition kann Hinweise auf das Vorliegen einer höhergradigen Mitralklappeninsuffizienz geben. In diesem Fall ist eine erhöhte sogenannte v-Welle nachweisbar, die durch den Blutrückfluss durch die Mitralklappe während der Systole zustande kommt.

A-3.8 Herzkatheteruntersuchung: Verfahren und Indikationen

venöser Herzkatheter (Rechtsherzkatheter)
über V. femoralis communis oder V. brachialis

arterieller Herzkatheter (Linksherzkatheter)
über A. femoralis communis oder A. brachialis

Indikationen

Pulmonalangiografie
– Lungenembolie
– arteriovenöse Lungenfisteln
– Pulmonalisklappeninsuffizienz
– Fragestellungen bei Patienten mit Mitral- oder Aortenklappenersatz
– Patientenüberwachung auf Intensivstationen (Monitoring: HMV, Druck)

Dextrokardiografie
– Pulmonal- und Trikuspidalklappenfehler
– Rechts-Links-Shuntvitien
– Vorhofseptumdefekt
– Lungenvenenfehleinmündung

angeborene Herzfehler
– Transposition der großen Gefäße
– Pseudotruncus arteriosus communis
– Truncus arteriosus communis

Levokardiografie
– Aorten- und Mitralklappenfehler
– Rechts-Links-Shuntvitien
– Canalis atrioventricularis communis
– Kardiomyopathien
– Aneurysmabildungen der linken Kammer
– linksventrikuläre Dys- oder Akinesien

Koronarangiografie
– bei koronarer Herzerkrankung
– vor Herzoperationen bei Erwachsenen
– zum Ausschluss anatomischer Verlaufsanomalien (vor Herzoperationen)

nach: Reiser M., Kuhn F.-P., Debus J.: Duale Reihe Radiologie. Thieme; 2011

Zudem werden die Sauerstoffsättigungen gemessen, um daraus Shunt-Volumina zu bestimmen. Das Herzzeitvolumen wird häufig mit der Thermodilutionsmethode nach Fick bestimmt.

Linksherzkatheter

Bei der **Linksherzkatheteruntersuchung** werden über einen arteriellen Zugang (z. B. A. femoralis) die Druckwerte und Sauerstoffsättigungen im linken Ventrikel gemessen.
Die **Ventrikulografie** (S. 69) liefert Informationen über die Ventrikelgröße, die linksventrikuläre Pumpfunktion und die Funktion der Mitral- und Aortenklappe.
Die **Aortografie** zeigt die Morphologie des Aortenbogens sowie einen Reflux über eine insuffiziente Aortenklappe.
Mit der **Koronarangiografie** (S. 69) können nach Injektion von Kontrastmittel über einen Linksherzkatheter Stenosen der Herzkranzgefäße dargestellt und morphologisch beurteilt werden.
Die **intrakoronare Ultraschalluntersuchung** erlaubt eine differenziertere Beurteilung der Morphologie arteriosklerotischer Plaques.
Durch die Messung der **fraktionellen Koronarflussreserve (FFR)** mit einem intrakoronar platzierten Draht, der Drucksensoren trägt, kann die funktionelle Relevanz einer Stenose bestimmt werden, deren hämodynamische Bedeutung angiografisch nicht eindeutig ist. Die Methode wird bei angiografisch grenzwertigen Stenosen eingesetzt, um die Indikation zur interventionellen Behandlung zu prüfen.

Myokardbiopsie

Die rechts- oder linksventrikuläre **Myokardbiopsie**, die mit einem speziellen Katheter mit Zange durchgeführt wird, erfolgt zur Abklärung der Genese einer Myokarditis oder Kardiomyopathie, wenn diese anhand der übrigen Befunde unklar ist.

Elektrophysiologische Untersuchung (EPU)

Bei der elektrophysiologischen Untersuchung werden **Erregungsbildungsstörungen** und atrioventrikuläre, paranodale sowie intraventrikuläre **Leitungsstörungen** erfasst. Dazu wird über einen Rechtsherzkatheter ein intrakardiales EKG abgeleitet: Mehrere Ableitungs- und/oder Schrittmacherelektroden werden an verschiedenen Positionen im Herzen platziert, um den Ursprung und die Fortleitung natürlicher oder schrittmacherinduzierter Potenziale zu verfolgen (z. B. His-Bündel-EKG).

Linksherzkatheter

In der **Linksherzkatheteruntersuchung** werden Drücke und Sauerstoffsättigungen im linken Ventrikel gemessen.

Die **Ventrikulografie** (S. 69) zeigt: ventrikuläre Pumpfunktion, Mitral- und Aortenklappenfunktion.
In der **Aortografie** werden Aortenbogen und Aortenklappenfunktion beurteilt.
Die **Koronarangiografie** (S. 69) stellt Herzkranzgefäße und deren Stenosen dar.

Mit der **intrakoronaren Ultraschalluntersuchung** werden arteriosklerotische Plaques beurteilt.
Die Messung der **fraktionellen Koronarflussreserve** wird bei angiografisch grenzwertigen Stenosen eingesetzt, um die Indikation zur interventionellen Behandlung zu prüfen.

Myokardbiopsie

Die Myokardbiopsie wird zur Diagnostik von Myokarditiden und Myopathien eingesetzt.

Elektrophysiologische Untersuchung (EPU)

Bei der elektrophysiologischen Untersuchung werden **Erregungsbildungsstörungen** und **Leitungsstörungen** erfasst. Dabei werden der Ursprung und die Fortleitung natürlicher oder durch Stimulation induzierter Potenziale verfolgt.

Die Vorhofstimulation ermöglicht die Beurteilung der Sinusknotenerholungszeit und der sinuatrialen Leitungszeit sowie die Untersuchung von Reentry-Mechanismen, die Tachykardien auslösen können. Die Ventrikelstimulation dient der Reentry-Diagnostik, der Detektion arrhythmogener ventrikulärer Foci und der Kontrolle einer medikamentösen antiarrhythmischen Therapie. Während der Untersuchung kann eine **Katheterablation** im Ventrikel, im Vorhof oder den Pulmonalvenen erfolgen (s. u.).

3.3.2 Perikardpunktion

Die Perikardpunktion erfolgt heute meist unter sonografischer Kontrolle. In der Regel wird mit einer langen Nadel zwischen dem Processus xiphoideus und dem linkssternalen Rippenansatz punktiert und **Perikardergussflüssigkeit** zu diagnostischen Zwecken und zur Entlastung entnommen.

4 Koronare Herzkrankheit

4.1	Definition	57
4.2	Epidemiologie	57
4.3	Pathophysiologie	57
4.4	Kardiovaskuläre Risikofaktoren	58
4.5	Klinik	63
4.6	Diagnostik	64
4.7	Therapie	72

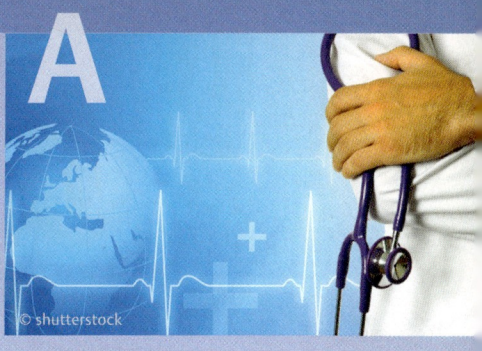

4.1 Definition

▶ **Definition.** Die koronare Herzkrankheit (KHK) ist die Manifestation der Arteriosklerose an den Koronararterien, durch die ein Missverhältnis zwischen Sauerstoffangebot und Sauerstoffverbrauch des Herzmuskels entstehen kann (Myokardischämie). Neben einem stummen Verlauf sind die wichtigsten klinischen Manifestationsformen die Angina pectoris, der akute Myokardinfarkt, Herzinsuffizienz sowie durch den Sauerstoffmangel der Herzmuskulatur hervorgerufene Herzrhythmusstörungen bis hin zum plötzlichen arrhythmiebedingten Herztod.

4.1 Definition

▶ **Definition.**

4.2 Epidemiologie

Die KHK ist die **häufigste Todesursache** in den Ländern **westlicher Zivilisation**. Lebensstilbedingt hat sich daran trotz der Fortschritte in der Diagnostik und Therapie der durch Arteriosklerose verursachten Erkrankungen nichts geändert. Männer erkranken früher und häufiger als Frauen. Bei Männern nimmt die Erkrankungshäufigkeit ab dem 45. Lebensjahr (LJ) zu, bei Frauen ab dem 50. LJ. Das Vorliegen von Risikofaktoren führt zu einer Progression der Arteriosklerose, die in den Koronararterien häufig wesentlich stärker ausgeprägt ist als in anderen Organarterien. Bei etwa einem Drittel der Patienten ist die Erstmanifestation einer KHK ein akuter Myokardinfarkt, der in bis zu 30 % der Fälle nicht überlebt wird. Hauptursache hierfür ist das Auftreten tödlicher Arrhythmien, insbesondere Kammerflimmern.

4.2 Epidemiologie

Die KHK ist die **häufigste Todesursache** in den Ländern **westlicher Zivilisation**. Männer erkranken früher und häufiger als Frauen.

4.3 Pathophysiologie

Der KHK liegt eine Arteriosklerose der großen Koronargefäße zugrunde, die ein herdförmiger Prozess ist, der sich überwiegend in der Intima abspielt. Auslöser der Arteriosklerose ist wahrscheinlich eine **Endothelzellläsion**. Eine solche Schädigung kann zum Beispiel mechanisch bei arteriellem Hypertonus entstehen. Es erfolgt eine Thrombozytenanlagerung an die Mikroläsion. Von den Thrombozyten werden Mediatorsubstanzen abgegeben, die zu einer Einwanderung und Proliferation von glatten Muskelzellen und Makrophagen in die Gefäßintima führen. Durch Aufnahme von oxidiertem „low density lipoprotein" (LDL) werden Makrophagen zu sogenannten **Schaumzellen**. Diese sammeln sich in der arteriosklerotischen Intimaläsion in großer Zahl an. Im weiteren Verlauf kommt es zur fibrotischen Umwandlung des Gewebes mit fettigen Degenerationen und Nekrosen. Es bildet sich die sog. **Plaque**, die kalzifizieren und exulzerieren kann. Da die Elastizität der Gefäßwand im Bereich der Plaque gering ist, kommt es hier sehr häufig zu Einrissen und bei Ruptur der Plaque-„Deckplatte" zum Freiwerden thrombogener Substanzen mit der Folge eines **akuten Koronarsyndroms** (s. Abb. **A-5.1**).

Das Herz deckt seinen Energiebedarf überwiegend durch den **oxidativen Abbau** von freien Fettsäuren, Laktat und Glukose. Dafür sind **10 %** des **gesamten Ruhe-O_2-Verbrauchs** bei einer Sauerstoff-Ausschöpfung von 70 % nötig. Steigt der O_2-Bedarf bei Belastung bis um das 4-Fache an, kann der Mehrbedarf nur durch eine gesteigerte Koronarperfusion mit Erweiterung der Koronargefäße gedeckt werden. Dieser Mechanismus unterliegt einer **metabolischen Autoregulation**, die sich am Sauerstoffgehalt der Zellen orientiert. Auch medikamentös kann z. B. durch Nitrate und Kalziumantagonisten eine Vasodilatation erreicht werden. Bei herabgesetzter Koronardurchblutung ist der Sauerstoffmangel der limitierende Faktor.

4.3 Pathophysiologie

Zu Beginn kommt es zu einer **Endothelzellläsion** mit nachfolgender Thrombozytenanlagerung. Von den Thrombozyten freigesetzte Mediatorsubstanzen führen zur Einwanderung und Proliferation von glatten Muskelzellen und Makrophagen in die Gefäßintima. Durch Aufnahme von LDL werden Makrophagen zu **Schaumzellen**. Im Verlauf kommt es zur fibrotischen Umwandlung des Gewebes mit **Plaquebildung** (s. Abb. **A-5.1**).

Die Energie für die Herzarbeit wird primär aus dem **oxidativen Abbau** von Nährstoffen gewonnen. Bei Belastung kann der O_2-Bedarf um das 4-Fache steigen.

▶ Merke. Der Anteil der Koronarperfusion am HMV beträgt etwa 5 %. Die Differenz zwischen Ruhe- und Maximaldurchblutung wird als **Koronarreserve** bezeichnet. Beim Herzgesunden kann die Koronarperfusion durch Vasodilatation um das 4-Fache ansteigen, beim Patienten mit KHK kann der Blutfluss häufig nicht einmal verdoppelt werden.
Der Bluteinstrom in die Koronararterien erfolgt hauptsächlich in der Diastole, weil die Gefäße in der Systole durch die Ventrikelkontraktion komprimiert werden.

Liegt wie bei der KHK eine Einengung des Koronargefäßlumens **(Stenose)** von ca. 50 % der Gefäßquerschnittsfläche und mehr vor, kann es zu einer Minderdurchblutung des Herzmuskels unter Belastung kommen. Bei Stenosen ab ca. 70 % kann das Myokard auch in Ruhe chronisch-ischämisch werden. Als Folge kann es zur partiellen oder vollständigen Einschränkung der Kontraktion des betroffenen Herzmuskelgewebes kommen, was als „Myokard im Winterschlaf" (hybernating myocardium) bezeichnet wird. Nach Wiederherstellung der Durchblutung ist diese Funktionsstörung in der Regel reversibel.

In seltenen Fällen kommt es auch in Abwesenheit einer KHK zum Auftreten einer Myokardischämie. Als Ursache kommen dabei Spasmen der Koronargefäße, eine Koronarembolie (ein Gerinnsel aus dem Herzen, das in eine Koronarie gespült wird) oder die koronaren Manifestationen von Arteriitiden (Entzündungen der Gefäßwand) in Betracht. Auch bei einer ausgeprägten Myokardhypertrophie, z. B. infolge einer arteriellen Hypertonie (S. 1000) oder bei Herzklappenfehlern (S. 200), entsteht eine Sauerstoffunterversorgung des Myokards. Vor allem im innenschichtnahen Endstromgebiet wirkt sich die verlängerte Diffusionsstrecke aus; es entstehen Ischämie und Infarzierung (**„letzte Wiese"**).

4.4 Kardiovaskuläre Risikofaktoren

Kardiovaskuläre Risikofaktoren (RF) induzieren atherosklerotische Veränderungen in unterschiedlich starkem Ausmaß. Sie existieren nicht unabhängig voneinander, sondern verstärken sich gegenseitig. Dabei erhöhen sie das kardiovaskuläre Risiko kontinuierlich. Die Risikofaktoren sind in beeinflussbare und nicht beeinflussbare Faktoren aufzuteilen. Die wichtigsten modifizierbaren RF, deren **Beeinflussung prognostisch relevant** ist, sind:
- arterielle Hypertonie
- Rauchen
- Hyperlipoproteinämie
- Diabetes mellitus
- Übergewicht
- Bewegungsmangel.

Zu den **nicht beeinflussbaren Risikofaktoren** zählen:
- familiäre Disposition
- männliches Geschlecht
- Alter.

Weitere „neue" Risikofaktoren wurden in den letzten Jahren identifiziert (s. u.), ihre Bedeutung ist derzeit Gegenstand der Forschung.

Zur Abschätzung des kardiovaskulären Risikos eines Patienten haben sich verschiedene **Score-Systeme** (Procam, Framingham, CARRISMA) etabliert, in die neben Alter, Geschlecht, Körpergewicht und -größe auch die einzelnen Risikofaktoren eingehen und so eine Gesamteinschätzung ermöglichen.

Mithilfe der Scores kann das 10-Jahres-Risiko für einen Herzinfarkt oder eine tödlich verlaufende KHK berechnet werden (www.chd-taskforce.de/, www.carrisma-pocket-ll.de/).

4.4.1 Arterielle Hypertonie

Eine arterielle Hypertonie ist definiert als eine **Blutdruckerhöhung in Ruhe ≥ 140/90 mmHg**, Blutdruckwerte von 120/80 mmHg sind als normal anzusehen. Das Vorhandensein einer arteriellen Hypertonie erhöht das Risiko für das Auftreten einer KHK und für weitere Erkrankungen (Schlaganfall, Herz- und Niereninsuffizienz, Vorhofflimmern). Dies gilt insbesondere bei gleichzeitigem Vorhandensein weiterer Risikofaktoren. Ein geschlechtsspezifischer Unterschied besteht nicht. Wird der Blutdruck auf normale Werte gesenkt, nimmt das Risiko für kardiovaskuläre Ereignisse und Schlaganfälle ab (Tab. **A-4.1**, s. auch Pathophysiologie (S. 1001) und Therapie (S. 1015)).

A-4.1 Zielwerte der Hypertonietherapie je nach Begleiterkrankung

Begleiterkrankung	Zielwert systolischer/diastolischer Blutdruck (mmHg)
Proteinurie > 1 g/d	< 125/75
Nierenerkrankungen oder Diabetes mellitus	< 130/80
Blutdruckmessung zu Hause (keine Proteinurie, keine Nierenerkrankungen, kein Diabetes mellitus)	< 140/90 tagsüber (< 120/80 nachts)
isolierte, systolische Hypertonie	< 140 systolisch
systolische und diastolische Hypertonie	< 140/90

4.4.2 Rauchen

Rauchen erhöht das Risiko für den kardial bedingten Tod um das 2–4-Fache und vermindert die mittlere Lebenserwartung um ca. 6 Jahre. Das Risiko eines Mannes, vor Vollendung des 50. Lebensjahres einen Herzinfarkt zu erleiden, erhöht sich durch das Rauchen einer Packung Zigaretten täglich um das 2–4-Fache. Grundsätzlich nimmt die Mortalität mit der Anzahl der gerauchten Zigaretten und der Dauer des Rauchens zu – sowohl für kardiale Erkrankungen als auch für Krebs- und Lungenerkrankungen.

Bei dem Mechanismus, über den das Rauchen zu einer KHK führt, spielen verschiedene Faktoren eine Rolle: Rauchen aktiviert Blutplättchen, der Plasmafibrinogenspiegel wird erhöht; der Triglyzeridspiegel und das LDL-Cholesterin steigen an, das HDL-Cholesterin sinkt.

▶ **Merke.** Jede einzelne Zigarette verkürzt das Leben um etwa 25–30 Minuten!

Es besteht eine klare Dosis-Wirkungs-Beziehung zwischen dem Rauchen von Zigaretten und dem Auftreten von atherosklerotischen Erkrankungen. Wird das Rauchen beendet, halbiert sich das Risiko kardiovaskulärer Ereignisse innerhalb der ersten 2–4 Jahre. Daraus folgt entsprechend verschiedener Leitlinien, dass der Verzicht auf das Zigarettenrauchen angestrebt werden sollte.

4.4.3 Hyperlipoproteinämie

Erhöhte Cholesterin-Werte werden als **Gesamtcholesterin-Werte > 220 mg/dl** und **LDL-Cholesterin > 160 mg/dl** definiert. Sind die Cholesterin-Werte erhöht, steigt das Risiko für die Entwicklung einer Arteriosklerose erheblich. So ist z. B. für Männer unter 50 Jahren mit Cholesterin-Werten über 260 mg/dl das Herzinfarktrisiko 3–5-mal höher als bei Werten unter 200 mg/dl (Abb. **A-4.1**). Die angestrebten Cholesterin-Werte sind vom Gesamtrisiko des Patienten abhängig. Eine intensive, lipidsenkende Therapie kann das Fortschreiten der Erkrankung verlangsamen: Eine Cholesterinsenkung um je 10 % senkt das kardiovaskuläre Sterblichkeitsrisiko um je 15 % und das Gesamtsterblichkeitsrisiko um je 10 %.

A-4.1 Relatives Herzinfarktrisiko

Abgebildet ist das relative Herzinfarktrisiko bei Männern unter 50 Jahren in Abhängigkeit von der Serumcholesterinkonzentration. Die Linie bezeichnet das durchschnittliche Herzinfarktrisiko: relatives Risiko = 1,0.

Die Fette liegen im Blut an Proteine (Apolipoproteine) gebunden vor. Die Lipidkomponenten setzen sich aus Triglyzeriden, Cholesterin, Cholesterinestern und Phospholipiden zusammen. Die Lipoproteine lassen sich in verschiedene Dichteklassen (VLDL = very low density lipoprotein, LDL = low density lipoprotein, HDL = high density lipoprotein) unterteilen.

Der für das **KHK-Risiko entscheidende Anteil am Gesamtcholesterin** ist das **LDL-Cholesterin**. Es macht in der Regel etwa 70 % des Gesamtcholesterins aus. Mithilfe der Friedewald-Formel kann LDL-Cholesterin aus dem Gesamtcholesterin, dem HDL-Cholesterin und den Gesamttriglyzeriden berechnet werden:

Friedewald-Formel:

LDL-Cholesterin = Gesamtcholesterin – HDL-Cholesterin – Triglyzeride/5

Diese Formel ist bei Triglyzeridkonzentrationen bis 400 mg/dl anwendbar. Als Zielwert bei Patienten mit manifester KHK sollte das LDL-Cholesterin zur Vermeidung einer Progression der Krankheit unter 100 mg/dl liegen, nach Herzinfarkt < 70 mg/dl.

Das **HDL-Cholesterin** ist ein **protektiver Faktor** gegen die Entwicklung einer **KHK**. Das in der HDL-Fraktion gebundene Cholesterin ist der Anteil, der von der peripheren Zelle zur Leber transportiert wird. Bei manifester KHK sollte ein HDL-Wert über 40 mg/dl (Männer) bzw. über 50 mg/dl (Frauen) angestrebt werden.

Bei erhöhtem Cholesterin führen **hohe Triglyzeridwerte** zu einer weiteren Zunahme des Risikos für eine KHK. Hypertriglyzeridämien sind häufig sekundär und treten unter anderem bei Diabetes mellitus, Alkoholabusus, Leber- und Nierenerkrankungen auf.

▶ **Merke.** Bei den isolierten Hypertriglyzeridämien mit normalem LDL-Cholesterin ist kein wesentlich erhöhtes Risiko für die Entwicklung einer KHK nachgewiesen.

Bei Serumtriglyzeridkonzentrationen ≥ 250 mg/dl sollte eine genaue Untersuchung mit der Frage einer möglichen sekundären Hypertriglyzeridämie erfolgen und gegebenenfalls eine entsprechende Therapie durchgeführt werden. Bei Triglyzeridwerten ≥ 1 000 mg/dl besteht das Risiko einer akuten Pankreatitis.

Bei der **Primärprävention** der **KHK** muss eine **Cholesterinsenkung in differenzierter Form** erwogen werden. So bedarf der Herzgesunde ohne weitere Risikofaktoren und ohne familiäre Belastung keiner medikamentösen Behandlung zur Senkung des Cholesterins. Hier würden die möglichen unerwünschten Wirkungen der Therapie nach heutigem Kenntnisstand den möglichen Vorteil der Abnahme des KHK-Risikos überwiegen. Liegen weitere Risikofaktoren vor, wird eine Reduktion des Gesamtcholesterins empfohlen (s. S. 706). Gegebenenfalls sind hierzu auch Cholesterinsynthesehemmer einzusetzen.

Lipidsenkende Therapie

Die ersten therapeutischen Maßnahmen bei der Hypercholesterinämie sind **fettarme Diät** und **körperliche Bewegung**. Flankierende Maßnahmen wie Alkoholkarenz (moderater Alkoholkonsum von 30 g Alkohol [~¼ l Wein oder 0,5 l Bier] pro Tag wahrscheinlich harmlos/sogar protektiv; bei Frauen Grenzwert eher niedriger, etwa 20 g Alkohol/Tag), Nahrungsmittel mit mehrfach ungesättigten Omega-3-Fettsäuren (Fischöle) und Beendigung eines Nikotinkonsums sind wichtig.

Wird hierdurch keine ausreichende Reduktion der Cholesterinwerte erreicht, so ist zusätzlich eine medikamentöse Therapie erforderlich (Tab. **A-4.2**).

Cholesterinsynthese-Hemmer (CSE-Hemmer) = Statine

Die wichtigste Medikamentengruppe sind heute die CSE-Hemmer oder Statine (z. B. Lovastatin, Simvastatin, Pravastatin, Atorvastatin, Rosuvastatin, Fluvastatin. Sie **hemmen** selektiv die **HMG-CoA-Reduktase**, welche die Umwandlung von Hydroxy-methyl-glutaryl-CoA zu Mevalonat, einer Vorstufe des Cholesterins, katalysiert. Dadurch kommt es zu einer Erhöhung der Anzahl hepatischer LDL-Rezeptoren mit einer Beschleunigung der Aufnahme und des Abbaus von LDL.

Die Senkung des Gesamtcholesterins um im Mittel 20–50 % ist dosisabhängig. Mit den CSE-Hemmern konnte in großen Multicenter-Studien eine deutliche Senkung der Sterblichkeit bei Patienten mit KHK nachgewiesen werden.

Wichtige Nebenwirkungen der CSE-Hemmer-Therapie s. Tab. **A-4.2**.
Bei schweren Formen der Hypercholesterinämien oder bei Nebenwirkungen der CSE-Hemmer-Therapie kommen auch andere Präparate in Betracht.

Cholesterinabsorptionshemmer

Ezetimibe **hemmt** selektiv die **Resorption von Cholesterin** im Darm mit der Folge einer isolierten Reduktion des LDL-Cholesterins im Serum ohne relevante Veränderung von HDL-Cholesterin und Triglyzeriden. In Kombination mit CSE-Hemmern zusätzliche LDL-Senkung um bis zu 20 %. Zu den Nebenwirkungen s. Tab. **A-4.2**. Die Verbesserung der Prognose ist bisher nicht nachgewiesen.

Weitere Medikamente

Ionenaustauscherharze (z. B. Cholestyramin, Colestipol) zur Bindung von Gallensäuren im Darm mit Senkung der Cholesterinresorption. Sie werden häufig schlecht toleriert wegen der Nebenwirkungen (Tab. **A-4.2**).
Nikotinsäurepräparate (Nikotinsäure, Xantinolnicotinat) hemmen die Freisetzung der Fettsäuren aus dem Fettgewebe. Dadurch sinken der LDL-Spiegel und die Triglyzeride. Der HDL-Spiegel wird erhöht. Mittlere Cholesterinsenkung 15–30 %. Nebenwirkungen sind relativ häufig (Tab. **A-4.2**). Die Verbesserung der Prognose ist bisher nicht nachgewiesen.

Nebenwirkungen s. Tab. **A-4.2**.

Cholesterinabsorptionshemmer

Ezetimibe **hemmt** selektiv die **Resorption von Cholesterin** im Darm. Nebenwirkungen s. Tab. **A-4.2**.

Weitere Medikamente

Ionenaustauscherharze reduzieren die Cholesterinresorption im Darm durch Bindung von Gallensäuren.

Nikotinsäurepräparate hemmen die Freisetzung der Fettsäuren aus dem Fettgewebe.

A-4.2 Therapie der LDL-Cholesterin-Erhöhung

Substanzgruppe	Präparate	Dosierung	Wirkung	unerwünschte Wirkung
Cholesterinsynthese-Hemmer = Statine	Lovastatin Simvastatin Pravastatin Atorvastatin Fluvastatin Rosuvastatin	1 × 10–80 mg abends 1 × 10–80 mg abends 1 × 5–40 mg abends 1 × 5–80 mg abends 1 × 10–80 mg abends 1 × 5–40 mg abends	Hemmung der HMG-CoA-Reduktase Anzahl hepatischer LDL-Rezeptoren ↑	abdominale Beschwerden, Kopfschmerzen, Hautausschlag, Hepatotoxizität und Myopathien bis hin zu Rhabdomyolysen
Cholesterinabsorptionshemmer	Ezetimibe	1 × 10 mg beliebig	hemmt die Cholesterin-Resorption = isolierte LDL-Cholesterin-Reduktion	Kopfschmerz, abdominale Schmerzen und Diarrhö
Ionenaustauscherharze	Cholestyramin Colestipol	15–30 g/d auf 2 Dosen verteilt	Bindung von Gallensäuren im Darm Senkung der Cholesterinresorption	Obstipation, Völlegefühl, abdominale Krämpfe, bei Langzeitanwendung Hypovitaminose
Nikotinsäurepräparate	Nikotinsäure Xantinolnicotinat	1–3 g/d auf 3 Dosen verteilt	LDL- und VLDL-Synthesehemmung HDL-Erhöhung	Diarrhö, Flatulenz, abdominale Schmerzen, Flush. Selten sind Parästhesien, Schwindel, Impotenz
Fibrate	Bezafibrat Etofibrat Fenofibrat	3 × 200 mg/d 900–1800 mg/d 3 × 100 mg/d	Verminderung des VLDL im Plasma und Cholesterinsynthesehemmung	gastrointestinale Beschwerden, Gallenlithogenität steigt, Wirkungsverstärkung von Kumarinderivaten

Fibrate (z. B. Bezafibrat, Etofibrat, Fenofibrat) zur Verminderung des VLDL im Plasma und Cholesterinsynthesehemmung mit einer mittleren VLDL- und Gesamttriglyzeridsenkung um 30–40 % sowie Cholesterinsenkung um 15 %. Nebenwirkungen s. Tab. **A-4.2**.
Gleichzeitig erhöhte Triglyzeridwerte sprechen gut auf eine **kohlehydratreduzierte Diät** und Alkoholkarenz an. Eine medikamentöse Therapie zur Senkung der Triglyzeride sollte mit **Fibraten** oder **Nikotinsäurepräparaten** durchgeführt werden.

Fibrate vermindern die VLDL-Synthese. Die Triglyzeride werden um 30–40 % gesenkt.

Zur Senkung der Triglyzeride sind **Fibrate** oder **Nikotinsäurepräparate** indiziert.

▶ **Merke.** Die lipidsenkende Therapie mit CSE-Hemmern führt nachweislich zur Senkung der Häufigkeit von Infarkten und Todesfällen sowohl in der Primär- als auch in der Sekundärprophylaxe (nach Herzinfarkt). Bei bekannter KHK ist ein LDL-Cholesterin von < 100 mg/dl anzustreben, nach Infarkt von 60–70 mg/dl.

▶ **Merke.**

4.4.4 Diabetes mellitus

Diabetiker haben ein 3–6-fach erhöhtes Risiko für die Entwicklung eines kardiovaskulären Ereignisses. Damit stellt der Diabetes mellitus den **schwerwiegendsten Risikofaktor** für eine **KHK** dar. Etwa 75 % aller Todesfälle bei Diabetikern resultieren aus Folgen einer koronaren Herzerkrankung. Dabei spielt es nur eine untergeordnete Rolle, ob es sich um einen insulinabhängigen oder um einen nicht insulinabhängigen Diabetes mellitus handelt. Gerade bei jungen Patienten, die eine KHK entwickeln, ist der Diabetes mellitus häufig die Ursache. Diabetiker entwickeln außerdem 2-mal häufiger einen arteriellen Hypertonus, was das Risiko für eine KHK zusätzlich erhöht. Frauen sind bei Vorliegen eines Diabetes mellitus sowohl vom arteriellen Hypertonus als auch von der KHK etwas häufiger betroffen als Männer.

Das hohe kardiovaskuläre Risiko von Diabetikern wird als KHK-Äquivalent angesehen und macht somit eine intensive, risikomodifizierende Therapie erforderlich (strenge Blutzuckereinstellung, konsequente Behandlung aller weiteren kardiovaskulären Risikofaktoren).

4.4.5 Weitere kardiovaskuläre Risikofaktoren

Übergewicht (BMI > 25 kg/m^2) stellt einen von körperlicher Aktivität unabhängigen atherogenen Risikofaktor dar und zeigt eine direkte lineare Beziehung zur Entwicklung einer KHK. Darüber hinaus ist mit einer Adipositas das Auftreten diverser weiterer Erkrankungen assoziiert, so u. a. Hyperlipoproteinämie, Diabetes mellitus und arterieller Hypertonus. **Fettverteilung:** Bei Europäern besteht eine Bauchfettleibigkeit oder abdominale Adipositas bei einem Taillenumfang ≥ 88 cm bei Frauen und ≥ 102 cm bei Männern. Steigen diese Werte an, nehmen auch das Herz-Kreislauf-System betreffende und stoffwechselbedingte Risikofaktoren zu.

Körperliche Inaktivität stellt einen Risikofaktor für die Entwicklung einer KHK und diverse weitere Erkrankungen dar. Die Abnahme des HDL-Cholesterins und eine endotheliale Dysfunktion sind der Pathomechanismus. Als protektiv hat sich eine regelmäßige körperliche Aktivität für Patienten mit und ohne weitere kardiovaskuläre Risikofaktoren erwiesen (an den meisten Tagen der Woche für ca. 30 min) – Senkung der kardiovaskulären Ereignisrate um bis zu 40 %.

Die **familiäre Belastung** ist ein bedeutsamer Faktor für die Entwicklung einer KHK. Oft tritt eine familiäre Häufung eines Risikofaktors, z. B. Diabetes mellitus oder Hyperlipoproteinämie, auf. Aber auch in Abwesenheit der bekannten Risikofaktoren wird das familiär gehäufte Auftreten einer KHK beobachtet. Im Vergleich zu einer unauffälligen Familienanamnese ist eine KHK oder ein Herzinfarkt der Mutter vor dem 65. LJ, des Vaters vor dem 55. LJ oder beider Elternteile mit einer Risikoerhöhung um 40–85 % bei Männern und um 10–15 % bei Frauen assoziiert. Damit stellt eine familiäre Disposition einen wesentlichen Risikofaktor dar und rechtfertigt eine sorgfältige Abklärung weiterer Risikofaktoren und ggf. deren Behandlung.

Der Stress stellt keinen eigentlichen Risikofaktor dar. Häufig liegen als begleitende Faktoren jedoch die typischen Risikofaktoren vor.

„Neue" atherogene Risikofaktoren: Unter den inflammatorischen Markern weist das **hs-CRP** (high sensitive CRP) den größten Zusammenhang mit dem zukünftigen Auftreten eines kardiovaskulären Ereignisses auf (ca. 3-fach erhöhtes Risiko für das Auftreten eines Infarktes bei erhöhten hs-CRP-Serumwerten).

Ein erhöhtes Risiko für KHK wurde auch bei erhöhten Plasma-Konzentrationen von **Lipoprotein (a)** (> 30 mg/dl) nachgewiesen, insbesondere bei gleichzeitiger LDL-Cholesterinerhöhung.

Auch für erhöhte **Fibrinogenspiegel** und **fibrinolytische Marker** (t-PA, D-Dimere), die assoziiert sind mit einer erhöhten Thrombozytenaggregation und Abnahme der Blutviskosität, gibt es bisher keine Daten, die eine allgemeine Behandlung indizieren.

Koronarkalk-Nachweis im Herz-CT: Die Bestimmung des koronaren Kalk-Scores ist mit entsprechend ausgerüsteten CT-Geräten einfach möglich. Der ermittelte Wert für das Ausmaß der koronaren Kalzifizierung wird in Relation gesetzt zu einem entsprechenden alters- und geschlechtsgemittelten Normalkollektiv. Diese Information besitzt eine zu den o. g. Score-Systemen zusätzliche prognostische Aussage hinsichtlich des Auftretens eines kardiovaskulären Ereignisses und kann präventive/medikamentöse Maßnahmen begründen. Ein erhöhter Kalk-Score stellt nur bei gleichzeitigem Ischämienachweis eine Indikation für eine Herzkatheteruntersuchung dar.

4.5 Klinik

Das Leitsymptom von Patienten mit KHK ist die **Angina pectoris** (AP). Sie kann sehr unterschiedliche Charakteristika und Lokalisationen aufweisen, imponiert aber am häufigsten als retrosternaler Schmerz oder Druckgefühl („Gefühl wie ein Ring um die Brust"), Brennen und Engegefühl. Die Beschwerden strahlen oft in den linken Arm aus. Aber auch Ausstrahlungen in den Hals, Unterkiefer, rechten Arm, Bauchraum oder Rücken werden angegeben (s. Abb. **A-2.3**). Bei heftiger Angina berichten die Patienten häufig von Todesängsten. Die Angabe von „Herzstichen" dagegen ist unspezifisch und weist nur sehr selten auf eine KHK hin.

Ursache der AP ist eine Minderversorgung von Anteilen der Herzmuskulatur mit Blut; dadurch entsteht ein Missverhältnis von Sauerstoffangebot und Sauerstoffbedarf.

4.5.1 Formen der Angina pectoris

- **Belastungsabhängige (syn. stabile) Angina pectoris:** Auslösung der Angina durch körperliche oder seelische Belastung. Sistieren der Beschwerden maximal nach 15–20 min in Ruhe oder ca. 5 min nach Gabe von Nitroglycerin.
- **Instabile Angina pectoris:** Diese kann sich aus einer stabilen AP entwickeln mit Zunahme der Häufigkeit, der Dauer und der Intensität der Beschwerden, jedoch vorhandener Besserung auf die Gabe von Nitroglycerin. Fließender Übergang zum „akuten Koronarsyndrom (S. 79)".
- **Ruheangina:** Bereits in Ruhe oder im Schlaf auftretende Angina pectoris (auch als Angina decubitus/nocturna bezeichnet). Eine eher seltene Sonderform ist die **Prinzmetal-Angina:** durch koronare Vasospasmen hervorgerufene Angina pectoris (selten).
- **Kälteangina:** Auslösung der Angina pectoris durch Kälteexposition.
- **Postinfarktangina:** Auftreten innerhalb von 2 Wochen nach einem durchgemachten Infarkt.
- **Stumme Koronarischämie:** Für den Patienten asymptomatische Koronarischämie, vor allem bei Diabetikern und älteren Patienten.
- **Atypische Angina:** Auftreten linksthorakaler Schmerzen unabhängig von Belastung, spontanes Sistieren.

4.5.2 Auslöser der Angina pectoris

Die belastungsabhängige Angina pectoris tritt bei Mehrarbeit des Herzens (Steigerung des Herzzeitvolumens) auf, wenn der myokardiale Sauerstoffverbrauch um das 3–4-Fache ansteigt. In der Regel wird sie durch körperliche Arbeit, Aufregung, Stress oder aber eine üppige Mahlzeit verursacht. Eine plötzliche Kälteexposition kann durch eine spastische Konstriktion der Koronarien ebenfalls zu einer Angina pectoris führen.

4.5.3 Schmerzdauer und Häufigkeit

Die belastungsabhängige Angina pectoris dauert in der Regel nur so lange an, wie das Herz Mehrarbeit verrichten muss. Nach Ende der Mehrarbeit wird der Schmerz nach wenigen Sekunden bis Minuten geringer und hört dann in der Regel ganz auf. Bei der **Ruheangina** muss der Schmerz nicht ständig vorhanden sein (s. Thoraxschmerz (S. 40)); er tritt häufig in Schüben mit mehr oder weniger langen schmerzfreien Intervallen auf.

Ein deutlicher Hinweis für das Vorliegen einer Angina pectoris ist das **Ansprechen der Beschwerden auf Nitroglycerin** (Spray oder sublinguale Kapseln). Typischerweise wird die Anginasymptomatik ca. 30 Sekunden bis 2 Minuten nach Gabe von 2 Hüben Nitrospray sublingual geringer oder verschwindet vollständig. Ein Ausbleiben dieser Reaktion schließt eine Angina pectoris jedoch nicht aus, lässt sie aber deutlich unwahrscheinlicher erscheinen.

Tab. **A-4.3** gibt einen Überblick über typische oder eher untypische Charakteristika der Angina pectoris. Sie dienen der Diagnosesicherung.

A-4.3 Charakteristika der Angina pectoris

typisch	untypisch
retrosternaler Druck	Herzstiche
Ausstrahlung des Schmerzes	negativer Nitrospraytest
Schmerzbeginn bei Belastung	Lageabhängigkeit
Schmerzende nach Belastung	Auslösbarkeit durch Druck
Ansprechen auf Nitrospray	
wiederholt induzierbare Schmerzsymptomatik	

4.6 Diagnostik

4.6.1 Anamnese und körperliche Untersuchung

Die **Anamnese** ist von großer Bedeutung für die Stellung der Diagnose und für die Verlaufsbeobachtung der KHK. Die stabile Angina pectoris wird nach der Canadian Cardiovascular Society in 4 Stadien eingeteilt. Die Befragung zu Vorhandensein und Ausmaß der Angina pectoris soll die in Tab. **A-4.4** und Tab. **A-4.5** dargestellten Punkte umfassen.

Die **körperliche Untersuchung** liefert ergänzende Informationen zur KHK. So können z. B. Hinweise auf das Vorhandensein von Risikofaktoren gewonnen werden: Arcus lipoides, Xanthelasmen (bei erhöhten Blutfettwerten), Nikotinfinger (Rauchen), Übergewicht.

A-4.4 Einteilung der stabilen Angina pectoris nach der Canadian Cardiovascular Society (CCS)

CCS-Grad	Definition	Beispiele
I	keine Angina bei normaler Belastung. Angina bei sehr großer oder andauernder Belastung	Gartenarbeit, Joggen, intensives Radfahren, Ballsportarten
II	geringe Einschränkung bei normalen Tätigkeiten	Angina bei schnellem Treppensteigen, bei Steigungen, bei Belastung kurz nach dem Aufwachen
III	deutliche Einschränkung der Leistungsfähigkeit	Angina beim An- und Ausziehen, langsamen Gehen, leichter Hausarbeit
IV	Angina bei jeder Belastung oder in Ruhe	

A-4.5 Inhalt der Befragung zur Angina pectoris

- zeitlicher Ablauf der Beschwerden: seit wann?
- Qualität der Beschwerden: wie?
- Auslöser der Beschwerden: wobei?
- Ansprechen der Beschwerden auf Nitrospray
- kardiale Ereignisse
- Risikofaktoren
- Begleiterkrankungen

Durch **Palpation und Perkussion des Thorax** können Hinweise auf die Herzgröße, durch Auskultation des Herzens u. a. begleitende Herzvitien erfasst werden. Eine auskultatorisch erfassbare Lungenstauung ist ein Hinweis auf eine Linksherzinsuffizienz. Halsvenenstauung, Lebervergrößerung und Ödeme weisen auf eine Rechtsherzinsuffizienz hin. Auch zum Ausschluss der KHK kann die körperliche Untersuchung einen wichtigen Beitrag liefern, z. B. bei manuell auslösbaren oder bewegungsabhängigen Thorax-Beschwerden (degenerative Wirbelsäulenerkrankung, muskuläre Verspannung, Rippenprellung) oder bei atemabhängigen Beschwerden (Pleuritis, Pneumonie).

4.6.2 Differenzialdiagnose des Thoraxschmerzes

Hierbei gilt es andere Erkrankungen mit ähnlicher Symptomatik von der KHK abzugrenzen wie z. B. Peri-/Myokarditis, Pleuritis, Lungenembolie, Pneumothorax, Aortendissektion, Oberbauchbeschwerden (z. B. Ulkus, Pankreatitis etc.), Reflux-Ösophagitis oder orthopädische Erkrankungen (s. Tab. **A-2.4.**).

4.6.3 Apparative Verfahren

Laborparameter

Die Bestimmung der **Marker** für eine **myokardiale Zellschädigung** (CK, CK-MB, Troponin I oder Troponin T) ermöglichen eine Differenzierung zwischen kardialen und nicht kardialen Ursachen. Eine CK/CK-MB- oder Troponinerhöhung kann jedoch außer beim akuten Koronarsyndrom auch bei einer Myokarditis oder auch einer Lungenembolie auftreten.

Ruhe-EKG

Das Ruhe-EKG ist in der Regel nicht dazu geeignet, die Diagnose einer KHK zu stellen. Ca. 50 % der Patienten mit Koronarischämien haben ein normales Ruhe-EKG, die anderen 50 % unspezifische EKG-Veränderungen: Schenkelblockbilder, ST-Strecken-Veränderungen, z. B. tief negative T-Welle sowie Q-Zacken oder präkordialer R-Verlust. Die Diagnose der KHK ist nur dann mit ausreichend hoher Sicherheit aus dem Ruhe-EKG zu stellen, wenn es gelingt, das EKG während oder kurz nach einem Angina-pectoris-Anfall aufzuzeichnen und vorübergehende „ischämiebedingte" ST-Strecken-Veränderungen (s. u.) nachzuweisen.

▶ **Merke.** Ein normales Ruhe-EKG schließt eine KHK nicht aus!

Belastungs-EKG

▶ **Definition.** Ableitung des Elektrokardiogramms während körperlicher Belastung zum Nachweis belastungsinduzierter Ischämien (Abb. **A-4.2**).

A-4.2 Belastungs-EKG

Positives Belastungs-EKG mit ischämischen ST-Strecken-Senkungen bei 1 min 75 Watt mit nur teilweiser Rückbildung 2 min nach Belastungsende.

Indikationen: Verdacht auf eine KHK, zur Verlaufsbeobachtung und Therapiekontrolle, bei uncharakteristischen Thoraxbeschwerden, Abklärung belastungsinduzierter Herzrhythmusstörungen, bestimmte Berufsgruppen im Rahmen der gesundheitlichen Überwachung (Piloten, Zugführer etc.).

Kontraindikationen: s. Tab. **A-3.3**.

Durchführung: Schreiben eines Ausgangs-Ruhe-EKGs (12-Kanal-EKG). Belastung mittels Fahrradergometer (im Liegen oder Sitzen) oder Laufband (mit oder ohne Steigungswinkel); dabei regelmäßige Steigerung der Belastung um 25 bis 50 Watt zu festgelegten Zeiten (2 oder 3 Minuten) bis zur Ausbelastung (Herzfrequenz = 220 Schläge/min minus Lebensalter) oder bis zum Eintreten eines Abbruchkriteriums. Die anfängliche Wattzahl sowie deren Steigerung hängen von der zu erwartenden

⊙ A-4.3 Interpretation von ST-Strecken-Senkungen im EKG

Abbruchkriterien: s. Tab. A-3.3.

Befund: Eine horizontale oder deszendierende **ST-Strecken-Senkung** ≥ 0,1 mV oder eine **ST-Hebung** von ≥ 0,1 mV weisen auf eine Koronarischämie hin.

▶ Merke.

Tab. **A-4.6** fasst Sensitivität und Spezifität des Belastungs-EKGs zusammen.

≡ A-4.6

Leistung des Patienten ab. Junge, leistungsfähige Patienten können bei 50–100 Watt beginnen (Steigerung um 50 W); ältere, weniger leistungsfähige Patienten bei 25–50 W (Steigerung um 25 W). Die Gesamtbelastungsdauer sollte 12 min nicht überschreiten.

Abbruchkriterien: s. Tab. **A-3.3**.

Befund: Der typische Befund einer Koronarischämie im Belastungs-EKG ist eine horizontale oder deszendierende **ST-Strecken-Senkung**, ≥ 0,1 mV, gemessen 80 ms nach dem J-Punkt (Übergang QRS-Komplex – ST-Bereich), oder eine **ST-Hebung** von ≥ 0,1 mV. Eine träge aszendierende ST-Strecken-Senkung, d. h. eine ST-Strecken-Senkung ≥ 0,1 mV über 80 ms nach J trotz Aszension, kann Ausdruck einer koronaren Minderdurchblutung sein. Eine steil aszendierende ST-Strecken-Senkung dagegen ist ein Normalbefund (Abb. **A-4.3**).

▶ **Merke.** Positiver Ischämienachweis im Belastungs-EKG:
- horizontale oder deszendierende ST-Strecken-Senkung ≥ 0,1 mV
- ST-Strecken-Hebung ≥ 0,1 mV.

Je nach Schwere und Lokalisation der Ischämiezeichen im Belastungs-EKG, je nach Alter und Geschlecht der Patienten ergeben sich bei Metaanalysen vieler Studien folgende maximale Sensitivitäten und Spezifitäten für das Erkennen einer KHK (Tab. **A-4.6**).

≡ A-4.6 Sensitivität und Spezifität des Belastungs-EKGs		
Belastungs-EKG	Sensitivität	Spezifität
gesamt	60–70 %	70–80 %
2- oder 3-Gefäß-KHK	75–95 %	55–80 %

Aus unbekannter Ursache sind Sensitivität und Spezifität bei Frauen niedriger als bei Männern.

Echokardiografie

Mit der **Echokardiografie** lassen sich Herzgröße, linksventrikuläre Funktion und Wandbewegung sowie Folgen der KHK darstellen (Abb. **A-4.4**).

Mit der **Belastungsechokardiografie** können belastungsinduzierte Myokardischämien als Wandbewegungsstörungen dargestellt werden.

Echokardiografie

Mithilfe der 1- und 2-dimensionalen **Ruhe-Echokardiografie** lässt sich das Herz direkt in Echtzeit abbilden. Damit ist eine Quantifizierung der Herzgröße sowie der globalen und regionalen linksventrikulären Funktion und Wandbewegung möglich. Folgen der KHK wie eine Papillarmuskeldysfunktion oder Mitralklappeninsuffizienz können (farb-)dopplerechokardiografisch dargestellt werden (Abb. **A-4.4**).

Mit der **Belastungsechokardiografie** können belastungsinduzierte Myokardischämien als Wandbewegungsstörungen echokardiografisch diagnostiziert werden. Während maximaler Belastung und bis zu 60 Sekunden danach (bessere Untersuchungsbedingungen, weniger atmungsbedingte Störartefakte) werden die einzelnen Wandabschnitte des linken Ventrikels in herkömmlicher Weise dargestellt und aufgezeichnet, um sie danach mit den Ruhe-Aufnahmen zu vergleichen. Bis zu 90 % der Patienten sind gut zu untersuchen, d. h. es kann ein geeignetes Schallfenster gefunden werden. Sensitivität und Spezifität liegen zwischen 80–95 % – dabei hängen die Werte von der Erfahrung des Untersuchers und dem Vorliegen einer Ein- oder Mehrgefäßerkrankung ab.

A-4.4 Zweidimensionale Darstellung der Herzhöhlen durch die Echokardiografie

a **Echokardiografischer apikaler Vierkammerblick** bei einem 25-jährigen Herzgesunden.
b **Echokardiografischer apikaler Vierkammerblick** bei einem 52-jährigen männlichen Patienten mit dilatativer Kardiomyopathie. Der linke Ventrikel ist deutlich, der linke Vorhof mittelgradig dilatiert.
LA = linker Vorhof, LV = linker Ventrikel, RA = rechter Vorhof, RV = rechter Ventrikel.
c **Echokardiografischer apikaler Zweikammerblick** bei einem 68-jährigen männlichen Patienten nach 12 Wochen zurückliegendem Hinterwandinfarkt.
Akinesie der basalen bis mittleren inferioren Wand mit deutlicher aneurysmatischer Ausweitung (Pfeil).

Bei Patienten, die nicht fahrradergometrisch belastet werden können, kann die Belastungsechokardiografie auch durch Injektion von Pharmaka durchgeführt werden. Am häufigsten eingesetzt wird Dobutamin, ein selektiver Agonist der β_1-Rezeptoren mit positiv inotroper und positiv chronotroper Wirkung. Neben Dobutamin kann für die Belastungen auch der Vasodilatator Dipyridamol verwendet werden.

Können Patienten fahrradergometrisch nicht belastet werden, kann eine Belastungsschokardiografie mit Dobutamin durchgeführt werden.

Kardiale Magnetresonanztomografie

Als relativ neues Verfahren steht in der Kardiologie die Magnetresonanztomografie (MRT) für die Diagnostik beim Verdacht auf eine KHK zur Verfügung. Die Aufnahme EKG-getriggerter Bilder erlaubt die kombinierte Erfassung der Herzfunktion, der Wandbewegung (in Ruhe/unter Belastung) der myokardialen Perfusion (in Ruhe/unter Belastung) und der myokardialen Vitalität (Detektion von z. B. Infarktnarben und Beurteilung der Größe, Abb. **A-4.5**). Mit Einschränkungen ermöglicht die MRT derzeit auch schon die Darstellung der Koronargefäße.
Die **Stress-MRT** mit Dobutamin (Beurteilung der Wandbewegung unter Belastung) oder Adenosin (Beurteilung der myokardialen Perfusion unter Belastung) erreicht eine Sensitivität und Spezifität, die oberhalb derer anderer nicht invasiver Verfahren für die Detektion einer hämodynamisch relevanten KHK liegt.

Kardiale Magnetresonanztomografie

Mit der kardialen MRT können EKG-getriggert Herzfunktion, Wandbewegungen, myokardiale Perfusion und myokardiale Vitalität beurteilt werden (Abb. **A-4.5**).

Die **Stress-MRT** mit Dobutamin oder Adenosin erreicht als nicht invasives Verfahren eine hohe Sensitivität und Spezifität.

A-4.5 Kardiale Magnetresonanztomografie

a Beurteilung der LV-Funktion im Vierkammerblick. LV = linker Ventrikel, LA = linkes Atrium, RV = rechter Ventrikel, RA = rechtes Atrium.
b Darstellung eines myokardialen Perfusionsdefektes (Pfeile) in der inferioren Wand des LV (MR-first pass-Perfusion). Darstellung in der Kurzachse.
c Darstellung einer subendokardialen Infarktnarbe (Pfeile) in der inferioren Wand des LV. Darstellung in der Kurzachse.

Myokardszintigrafie

Bei der Myokardszintigrafie liefert die **durchblutungsabhängige Verteilung** radioaktiver Marker (z. B. **Thallium-201-Chlorid**) in den Herzmuskelzellen Hinweise auf eine Myokardischämie. Bei einer belastungsinduzierten Ischämie zeigt sich unter Belastung eine umschriebene Minderbelegung, die in Ruhe nicht mehr nachweisbar ist. Eine Myokardnarbe ist sowohl unter Belastung als auch in Ruhe als Minderbelegung nachweisbar (Abb. **A-4.6**).

Die Thalliumszintigrafie kann auch unter Belastung mittels gefäßerweiternder Medikamente (**Dipyridamol** oder **Adenosin i. v.**) erfolgen.

Myokardszintigrafie

Für die Detektion einer hämodynamisch relevanten Koronarstenose bei Verdacht auf eine KHK oder als Verlaufskontrolle bei bekannter KHK steht die Myokardszintigrafie seit vielen Jahren zur Verfügung. Das Prinzip der Myokardszintigrafie ist es, einen schwach radioaktiven Marker intravenös zu injizieren und die **durchblutungsabhängige Verteilung** in den Herzmuskelzellen in Ruhe und unter Belastung szintigrafisch in mehreren Ebenen zu erfassen.

Als Radiotracer stehen **Thallium-201-Chlorid** und ^{99m}**Tc-markierte Radiopharmaka** (z. B. Sestamibi und Tetrofosmin) zur Verfügung. Zur Darstellung einer belastungsinduzierten Myokardischämie wird das Isotop während maximaler fahrradergometrischer Belastung injiziert und die Verteilung im Herzmuskel 5–10 Minuten später szintigrafisch dokumentiert. Diese Aufnahmen werden mit einer 3–4 Stunden später angefertigten Ruheaufnahme verglichen:

Die Muskelareale, die aufgrund stenosierter Herzkranzgefäße geringer oder überhaupt nicht durchblutet werden, nehmen das Isotop vermindert oder gar nicht auf (Abb. **A-4.6**). Bei einer belastungsinduzierten Ischämie zeigt sich in den Belastungsaufnahmen eine umschriebene Minderbelegung, die in den Ruheaufnahmen nicht mehr nachweisbar ist. Eine Myokardnarbe ist sowohl unter Belastung als auch in Ruhe als Minderbelegung nachweisbar.

Die Sensitivität der Thalliumszintigrafie mit Belastung beträgt 70–80 %, die Spezifität 80–85 %.

Die Thalliumszintigrafie kann auch unter Belastung mittels gefäßerweiternder Medikamente (**Dipyridamol** oder **Adenosin i. v.**) mit etwa der gleichen Aussagekraft wie die der fahrradergometrischen Belastung erfolgen. Die Strahlenbelastung der Szintigrafie liegt verhältnismäßig hoch, und die räumliche Auflösung ist der der MRT unterlegen.

A-4.6 Myokardszintigrafie mit Koronarstenose

Die linke Abbildung stellt beispielhaft 4 Kurzachsenschnitte des linken Ventrikels dar. Die beiden oberen Schnitte sind unter Belastung aufgenommen und zeigen einen Perfusionsdefekt inferolateral (Pfeile), der in den Ruheaufnahmen in der unteren Reihe nicht mehr nachweisbar ist. Die Erklärung für den Perfusionsdefekt ist in der rechten Abbildung zu sehen. In der Koronarangiografie mit Darstellung der linken Kranzarterie sind zwei durch Pfeile markierte Stenosen zu erkennen.

Positronen-Emissionstomografie (PET)

Die PET erlaubt als ein weiteres Verfahren der Nuklearkardiologie die absolute Quantifizierung von Stoffwechselprozessen auf myokardialer Ebene. Der Vitalitätsnachweis erfolgt durch die Gabe von ^{18}F-markierter Fluorodesoxyglukose (FDG), die wie Glukose in die Zelle aufgenommen wird, und deren nachfolgenden szintigrafischen Nachweis.

Da es sich um ein sehr aufwendiges Verfahren mit sehr eingeschränkter Verfügbarkeit handelt, hat es in der Praxis nur eine untergeordnete Bedeutung.

Positronen-Emissionstomografie (PET)

Die PET quantifiziert nach Gabe von ^{18}F-markierter Fluorodesoxyglukose (FDG) Stoffwechselprozesse auf myokardialer Ebene.

Kardiale Mehrschicht-CT

Mit der raschen technischen Verbesserung der **Mehrschicht-Computertomografie** (= Multislice-CT oder MSCT) steht ein Verfahren zur Verfügung, das in erfahrenen Zentren mit entsprechend leistungsfähigen Geräten mit sehr hoher diagnostischer Genauigkeit die Darstellung der Koronarien erlaubt (Abb. **A-4.7**). Der Ausschluss einer KHK gelingt mit nahezu 100%iger Genauigkeit im Vergleich zur Koronarangiografie. Damit eignet sich dieses Verfahren sehr gut für Patienten, die eher atypische thorakale Beschwerden haben oder bei denen die anderen nicht invasiven Verfahren widersprüchliche Ergebnisse liefern. Methode der Wahl ist es bei abnormalem Verlauf der Koronarien, da es über eine 3-D-Rekonstruktion eine sehr gute räumliche Darstellung ermöglicht.

Neben der Darstellung des Koronargefäßlumens wird auch die Gefäßwand dargestellt. Zusätzlich zur Darstellung und Quantifizierung von Koronarkalk, erlaubt die hohe räumliche Auflösung der neuesten Geräte (64- bis 320-Zeiler) die Detektion von atherosklerotischer Plaque. Über den prognostischen Wert dieser Information liegen noch keine Erkenntnisse vor. Es ist nicht bekannt, ob eine auf dieser Information basierende Therapie die Mortalität senkt.

Gegenwärtig ist die kardiale CT noch mit einer relativ hohen Strahlenbelastung verbunden; neueste Geräte erreichen jedoch eine deutliche Reduktion auf ca. 1 mSv. Die Untersuchung bedarf einer sorgfältigen Indikationsstellung. Nicht geeignet sind Patienten mit kardialen Arrhythmien, einer hohen Wahrscheinlichkeit für eine relevante KHK oder vermutlich starker Gefäßverkalkung (hohes Alter, Dialyse).

Kardiale Mehrschicht-CT

Die kardiale **Mehrschicht-CT** erlaubt die Darstellung der Koronarien mit sehr hoher diagnostischer Genauigkeit (Abb. **A-4.7**). Sie eignet sich insbesondere für Patienten mit atypischen thorakalen Beschwerden, bei widersprüchlichen Ergebnissen der anderen nicht invasiven Verfahren oder bei abnormalem Verlauf der Koronarien.

Neben dem Koronargefäßlumen wird auch die Gefäßwand dargestellt.

A-4.7 CT der Koronargefäße

a Rekonstruktion der rechten Koronararterie mit der Maximum Intensity Projection aus dem CT-Datensatz. Die Plaquebestandteile sind zu unterscheiden. Im Bereich der langstreckigen Stenose stellt sich Kalk hell dar (Pfeil a), weiche Plaquebestandteile grau (Pfeil b).
b Rekonstruktion der rechten Koronararterie aus der CT (Volume Rendering Technique) und Darstellung der Stenose (Pfeil).
c Bestätigung des CT-Befundes in der invasiven Koronarangiografie. Gefäßdarstellung vor interventioneller Therapie.

Koronarangiografie und linksventrikuläre Angiografie

Die Koronarangiografie dient der direkten Darstellung des Lumens der Herzkranzgefäße durch die Gabe von Röntgen-Kontrastmittel (KM). Sie gibt Aufschluss über das Vorhandensein und Ausmaß einer KHK. Neben der Darstellung der Herzkranzgefäße kann ergänzend eine Kontrastmittelinjektion in den linken Ventrikel durchgeführt werden, welche eine Beurteilung von Größe, Funktion und Wandbewegung der linken Herzkammer erlaubt (Abb. **A-4.8**).

Koronarangiografie und linksventrikuläre Angiografie

Mittels KM wird das Herzkranzgefäßlumen dargestellt. Durch KM-Injektion in den linken Ventrikel können Größe, Funktion und Wandbewegung des linken Ventrikels beurteilt werden (Abb. **A-4.8**).

A-4.8 Koronarangiografie

a Normales Koronarangiogramm und normale linksventrikuläre Funktion bei einem 40-jährigen Mann mit atypischen linksthorakalen Schmerzen.
b Schwere koronare 3-Gefäß-Erkrankung mit Verschluss des R. interventricularis anterior (Pfeil) und des **R. circumflexus** (Pfeil) der linken Herzkranzarterie und ein Vorderwandaneurysma.
HST = Hauptstamm der linken Herzkranzarterie, CFX = R. circumflexus, RIVA = R. interventricularis anterior, RCA = rechte Herzkranzarterie, LV dia = linker Ventrikel in der Diastole, LV sys = linker Ventrikel in der Systole, An = Vorderwandaneurysma.

Indikationen: Die Indikation zur Koronarangiografie ergibt sich, wenn eine KHK bestätigt oder ausgeschlossen werden soll. Darüber hinaus sollte eine Koronarangiografie bei Patienten mit Ruheangina oder bei belastungsabhängiger Angina pectoris und Ischämienachweis (positives Belastungs-EKG, Stress-Echo oder Stress-MRT, Thalliumszintigrafie) durchgeführt werden. Nur in einzelnen Fällen, z. B. chronischen Verläufen bekannter Patienten, kann auf einen Ischämienachweis verzichtet werden (Abb. **A-3.8**). Grundsätzlich ist die Indikation für diese invasive, mit Röntgenstrahlung verbundene Untersuchung streng zu stellen.

Durchführung: Nach Punktion der A. femoralis (alternativ der A. radialis oder in Ausnahmefällen der A. brachialis) werden Katheter unter Röntgen-Durchleuchtung in den Abgang der linken und rechten Herzkranzarterie vorgeführt. Die Darstellung der Herzkranzgefäße erfolgt durch Injektion von Röntgen-Kontrastmittel durch diese Katheter und das gleichzeitige Filmen. Die Injektion von Kontrastmittel in den linken Ventrikel (= LV-Angiografie) erfolgt über eine Injektionspumpe durch Katheter, die durch mehrere Seitenlöcher eine gleichmäßige Kontrastmittelverteilung im Ventrikel erlauben.

Komplikationen: Typische Risiken der Koronarangiografie sind: Herzinfarkt (<0,1 %), Herzrhythmusstörungen (u. a. Kammerflimmern; ca. 0,3 %), Gefäßeinriss (Dissektion), Perikardtamponade, arterielle Embolie (z. B. durch Lösen von atherosklerotischem Material bei der Passage des Katheters in der Aorta; <0,1 %), Kontrastmittelallergie. Die Letalität der Koronarangiografie liegt unter 0,1 %.

Intravaskulärer Ultraschall

Mithilfe des intravaskulären Ultraschalls (IVUS) ist es möglich, neben der **Darstellung des Gefäßinnenlumens** Aufschlüsse über die **Morphologie der Gefäßwand** zu erhalten. Dabei wird ein miniaturisierter Ultraschallkatheter über einen Führungsdraht in das Gefäß eingeführt. In einer 360°-Abbildung können der Schweregrad von Stenosen und die Zusammensetzung arteriosklerotischer Plaques dargestellt werden. Insbesondere ist es mit IVUS möglich, die 3 Schichten der Arterienwand (Intima, Media und Adventitia) voneinander abzugrenzen und härtere Materialien (z. B. Kalk) von weicheren zu unterscheiden.

Klinische Bedeutung hat der IVUS erlangt bei der Darstellung der optimalen Entfaltung intrakoronar implantierter Gefäßstützen („Stents"), der Beurteilung von schwierigen Stenosen vor einer geplanten Intervention und bei der Lokalisation und Charakterisierung von Plaque. (Abb. **A-4.9**).

Indikationen: Bestätigung oder Ausschluss einer KHK bei neu aufgetretener Angina pectoris, Vorliegen einer Ruheangina, belastungsabhängige Angina pectoris, Ischämienachweis bei nicht invasiven Verfahren.

Durchführung: In der Regel wird die A. femoralis punktiert. Danach unter Durchleuchtung Vorschieben des Katheters in den Abgang der linken und rechten Herzkranzarterie und Injektion von Kontrastmittel. Die Injektion von Kontrastmittel in den linken Ventrikel erfolgt über spezielle Katheter.

Komplikationen: Herzinfarkt, Herzrhythmusstörungen, Gefäßeinriss, Perikardtamponade, arterielle Embolie, Kontrastmittelallergie. Die Letalität liegt unter 0,1 %.

Intravaskulärer Ultraschall

Der intravaskuläre Ultraschall erlaubt eine **Darstellung des Gefäßinnenlumens** und liefert Hinweise zur **Morphologie der Gefäßwand.** Klinisch bedeutsam ist der intravaskuläre Ultraschall bei der Darstellung der Entfaltung intrakoronar implantierter Stents, bei der Beurteilung schwieriger Stenosen vor geplanter Intervention und bei der Lokalisation und Charakterisierung von Plaque (Abb. **A-4.9**).

⊙ **A-4.9** Stent im R. circumflexus der linken Herzkranzarterie

a Koronarangiografie: Der Stent ist mit einem Pfeil markiert.
b Im intravaskulären Ultraschall stellt sich im Stent-Bereich ein intravasaler Thrombus dar (Pfeil).

4.7 Therapie

Die **Therapie** der **KHK** verfolgt **zwei** grundsätzliche **Ziele**:
1. Verhinderung von Komplikationen wie Myokardinfarkt oder Tod
2. Verbesserung der Lebensqualität der Patienten über eine Reduktion der Symptome durch Verhinderung einer myokardialen Ischämie.

4.7.1 Modifikation von Risikofaktoren

An erster Stelle steht die Beseitigung bzw. Modifikation bestehender Risikofaktoren (vgl. S. 58).
Regelmäßige körperliche Aktivitäten sind bei Patienten mit KHK sinnvoll, weil
- Blutzucker- und Fettstoffwechsel positiv beeinflusst werden,
- die Endotheldysfunktion korrigiert wird und
- eine günstige Wirkung auf den Blutdruck (RR ↓) erzielt wird.

Der Prävention von Herz-Kreislauf-Erkrankungen dienen tägliche **Ausdauerübungen** auf mittlerer Belastungsstufe für ca. 30 Minuten. Zur Stärkung der Muskulatur ist ein Krafttraining sinnvoll, das bis zu 20 % der vorgesehenen Zeit einnehmen kann. Ein isometrisches Muskeltraining ist nicht sinnvoll, da hierdurch kurzfristige Pulsfrequenz- und Blutdruckanstiege begünstigt werden.

4.7.2 Medikamentöse antianginöse Therapie

β-Rezeptoren-Blocker

Vgl. Tab. **A-4.7**.

Wirkungsmechanismus: reversible Hemmung des Katecholamineffekts durch Blockierung der β-Rezeptoren am Herzen ($β_1$) sowie an der glatten Gefäß- und Bronchialmuskulatur ($β_2$).

A-4.7 β-Rezeptoren-Blocker

Substanz	Selektivität	ISA*	Halbwertszeit	tägliche orale Dosierung
Atenolol	$β_1$	–	6–9 h	1 × 25–100 mg
Bisoprolol	$β_1$	–	10–12 h	1 × 5–10 mg
Metoprolol	$β_1$	–	3–4 h	2 × 50–100 mg
Propranolol	–	–	3–4 h	2-3 × 20–80 mg
Carvedilol	$β_1, α_1$	–	2–8 h	2 × 25 mg
Nebivolol	$β_1$	–	10–20 h	1 × 5–10 mg

*ISA = intrinsische sympathomimetische Aktivität

Wirkung: $β_1$-Blocker mindern den myokardialen Sauerstoffverbrauch durch Senkung von Herzfrequenz, Blutdruck und Herzauswurfleistung. Die Senkung der Herzfrequenz bewirkt eine Verlängerung des Anteils der Diastole am Herzzyklus und verbessert damit die Perfusionszeit der Koronarien. Darüber hinaus bewirken sie eine Senkung der Reizleitungsgeschwindigkeit am Herzen. Einige der Substanzen haben zusätzlich peripher vasodilatierende Eigenschaften, die über Alphablockade oder Stickstoffmonoxid-Freisetzung vermittelt werden.

▶ **Merke.** β-Rezeptoren-Blocker senken die Mortalität bei KHK-Patienten nach Infarkt und mit eingeschränkter LV-Funktion.

Sorgfältige Dosierung mit langsamer Dosissteigerung erforderlich. Einfacher Anhaltspunkt für die wirksame Dosis ist eine Ruhe-Herzfrequenz von 50–60 Schlägen/min, die unter leichter Belastung um nicht mehr als 20 Schläge/min zunimmt. Die antianginöse Wirkung kann durch die Kombination mit Nitraten noch verbessert werden. β-Rezeptoren-Blocker sollten nicht abrupt abgesetzt, sondern langsam ausgeschlichen werden, um eine überschießende adrenerge Gegenregulation zu vermeiden.

Unerwünschte Wirkungen:
- Besonders zu Beginn einer Therapie: Müdigkeit, Schwindel
- AV-Blockierungen, Bradykardie, Hypotonie (β_1)
- Claudicatio, Verschlechterung einer obstruktiven Lungenerkrankung (β_2), (Kontraindikation für β-Rezeptoren-Blocker bei schwerer COPD!)
- erektile Dysfunktion
- depressive Verstimmung

Wegen den aus der Hemmung der β_2-vermittelten Katecholaminwirkung resultierenden unerwünschten Wirkungen werden in der Kardiologie überwiegend β_1-selektive β-Rezeptoren-Blocker verwendet.

▶ **Merke.** Vorsicht bei der Gabe von β-Rezeptoren-Blockern bei obstruktiven Lungenerkrankungen und peripherer arterieller Verschlusskrankheit!

Nitrate

Vgl. Tab. **A-4.8**.

Wirkungsmechanismus: endothelunabhängige Dilatation großer Koronararterien und -arteriolen. Die Nitrate ersetzen die endogene Produktion von Stickstoffmonoxid (NO), das in atherosklerotisch veränderten Gefäßen häufig nicht mehr ausreichend gebildet wird.

Wirkung:
- Senkung der Vorlast des Herzens durch Zurückhalten von Blut in den großen Körpervenen („venöses Pooling")
- vermehrte Koronardurchblutung durch Erweiterung der Herzkranzgefäße
- in geringem Maß Verringerung der Nachlast des Herzens durch Senkung des peripheren Gefäßwiderstandes.

Metabolismus: Resorption im Gastrointestinaltrakt oder über die Haut (Nitro-Pflaster); Ausscheidung über die Niere; Halbwertszeit: 5 min (Nitroglycerin) bis 5 Stunden.

≡ A-4.8 Nitrate

Substanz	Applikation	Halbwertszeit	Dosierung
Glyceroltrinitrat	sublingual: Spray, Zerbeißkapseln	2–5 min	0,8–1,2 mg s. l. oder 0,2–1,2 mg p. o.
Isosorbidmononitrat (ISMN)	oral	4–5 h	2 × 20–40 mg, 1 × 40–100 mg retardiert
Isosorbiddinitrat (ISDN)	oral	0,5–5 h	2 × 10–60 mg (morgens und mittags), 1 × 80–120 mg retadiert
Pentarerithrityltetranitrat	oral	0,1	2-3 × 50–80 mg
Molsidomin	oral	1-2 h	2–3 × 2–4 mg; 1–3 × 8 mg retardiert

Unerwünschte Wirkungen: Kopfschmerz, Flush, Hypotension, zerebrale Ischämie.

Besonderheit: Tachyphylaxie bei Langzeitanwendung („Nitrattoleranz"). Deshalb Einhaltung eines nächtlichen **nitratfreien Intervalls**. Behandlung des akuten Angina-pectoris-Anfalls mit Nitroglycerinspray.
Keine gleichzeitige Anwendung mit Sildenafil, Vardenafil, Tadalafil, da Gefahr sehr starker Blutdruckabfälle!

▶ **Merke.** Jeder Patient mit Angina pectoris sollte ständig Nitroglycerin-Spray oder -Kapseln bei sich führen! Bei Bedarf: 2 Hübe oder 1 Kapsel sublingual zur Anfallskupierung.

Unerwünschte Wirkungen:
- Müdigkeit, Schwindel
- AV-Blockierungen, Bradykardie, Hypotonie
- Claudicatio, Verschlechterung einer COPD
- erektile Dysfunktion
- depressive Verstimmung

In der Kardiologie werden überwiegend β_1-selektive β-Rezeptoren-Blocker verwendet.

▶ Merke.

Nitrate

Vgl. Tab. **A-4.8**.

Wirkungsmechanismus: Dilatation großer Koronararterien und -arteriolen durch Substitution eines endogenen NO-Mangels.

Wirkung:
- Vorlastsenkung
- vermehrte Koronardurchblutung
- Nachlastsenkung.

Metabolismus: Resorption im GIT oder über die Haut; renale Ausscheidung.

≡ A-4.8

Unerwünschte Wirkungen: Kopfschmerz, Flush, Hypotension, zerebrale Ischämie.
Besonderheit: Toleranz bei Langzeitanwendung. Gabe von Nitroglycerinspray im akuten Anfall.
Keine gleichzeitige Anwendung mit z. B. Sildenafil!

▶ Merke.

Kalziumantagonisten

Vgl. Tab. **A-4.9**.

Wirkungsmechanismus: Hemmung des Ca^{2+}-Einstromes in die Herzmuskel- und Gefäßwandzellen; dadurch negativ inotrope Wirkung und Vasodilatation.

Wirkung:
- Verringerung der Nachlast des Herzens durch Senkung des peripheren Gefäßwiderstandes; direkte Vasodilatation der Herzkranzgefäße. Besondere Indikation zum Einsatz von Kalziumantagonisten ist die vasospastische Angina („Prinzmetal-Angina")
- Verapamil und Diltiazem haben eine negativ inotrope und chronotope Wirkung (Verlängerung der Refraktärzeit am AV-Knoten); gilt nicht für die Dihydropiridine, wie z. B. Nifedipin, Felodipin oder Amlodipin.

Unerwünschte Wirkungen: Hypotonie, Flush, Schwindel, Knöchelödeme, Obstipation, Kopfschmerzen, Herzfrequenzerhöhung (Nifedipin), Herzfrequenzverlangsamung (Diltiazem, Verapamil). Verschlechterung einer bestehenden Herzinsuffizienz (Felodipin und Amlodipin werden bei reduzierter linksventrikulärer Funktion vertragen).

Besonderheit: Verapamil und Diltiazem sollten bei Bradykardie oder höhergradigen AV-Blockierungen nicht angewendet werden.
Das Dihydropyridin Nifedipin sollte wegen der Reflextachykardie mit einem β-Rezeptoren-Blocker kombiniert werden.

 Merke. Randomisierte Studien belegen, dass Kalziumantagonisten ebenso effektiv wie β-Rezeptoren-Blocker antianginös wirken, jedoch ohne Nachweis einer Prognoseverbesserung.

A-4.9 Kalziumantagonisten

Substanz	Halbwertszeit	orale Dosierung
Verapamil	4–12 h	3 × 80–120 mg
Diltiazem	3–7 h	3 × 60–90 mg
Nifedipin	2,5–5 h	3 × 10–20 mg
Amlodipin, Felodipin	25–40 h	1 × 5–10 mg
Lercanidipin	8–10 h	1 × 10–20 mg

ACE-Hemmer und Angiotensin-Rezeptor-Blocker

Das Renin-Angiotensin-Aldosteron-System (RAAS) hat eine zentrale Bedeutung bei der Entstehung der KHK. Die Hemmung des Angiotensin-converting-Enzyms oder die Hemmung des Angiotensin-Rezeptors haben sich als prognostisch günstig in der Behandlung von Risikopatienten (arterielle Hypertonie, Diabetes, arterielle Verschlusskrankheit) erwiesen. Neben einer Senkung des Blutdrucks gehören eine Verbesserung der LV-Funktion und eine Verbesserung der Endothelfunktion mit stabilisierender Wirkung auf Plaque zu den Effekten dieser Substanzklasse. Bei Patienten mit chronischer Herzinsuffizienz wird die Gesamtmortalität um ca. 25 % gesenkt.

 Exkurs. Weitere **antianginös** wirkende Substanzen sind das Ranolazin (Ranexa) und das Ivabradin (Procoralan):
- **Ranolazin** hemmt den späten Natriumeinstrom in den Kardiomyozyten, dadurch verminderte Kalziumüberladung mit konsekutiver Senkung des O_2-Verbrauchs und Verbesserung des O_2-Angebots, Verbesserung der myokardialen Relaxation und Mikrozirkulation (Dosierung: 2 × 375 mg/d; Steigerung auf 2 × 500–750 mg nach 2–4 Wochen).
- **Ivabradin** hemmt selektiv den If-Kanal (kontrolliert spontane Depolarisation am Sinusknoten) und wirkt dadurch negativ chronotrop mit konsekutiver Senkung des myokardialen O_2-Verbrauchs (Dosierung: 2 × 5 mg/d; Steigerung auf 2 × 7,5 mg nach 3–4 Wochen).

4.7.3 Thrombozytenaggregationshemmung und Antikoagulation

Thrombozytenaggregationshemmung

Azetylsalizylsäure (ASS)

Die Anwendung von ASS zur Dauertherapie bei Patienten mit KHK ist unstrittig und durch zahlreiche Studien belegt. ASS bewirkt durch die Hemmung der thrombozytären Zyklooxygenase eine Hemmung der Synthese von Thromboxan A2. Eine **Thrombozytenaggregationshemmung** ist insbesondere bei gesicherter KHK, nach Infarkt, nach Bypass-Operation und zur Verhinderung von Komplikationen bei perkutaner Koronarintervention (PCI) indiziert. Eine Dosierung von 75–100 mg/d ist ausreichend.

▶ Merke. Azetylsalizylsäure senkt die Mortalität bei KHK, insbesondere auch nach Infarkt (Sekundärprophylaxe). Die Behandlung mit ASS erfolgt bei Patienten mit KHK lebenslang.

Thienopyridine

Es stehen die ADP-Antagonisten Clopidogrel und Prasugrel als weitere **thrombozytenaggregationshemmende** Substanzgruppe zur Verfügung. Sie sind in der Dauertherapie der KHK mit dem ASS vergleichbar und können ggf. auch bei ASS-Unverträglichkeit als Alternative gegeben werden. Die kombinierte Gabe von ASS und Clopidogrel hat einen synergistischen Effekt und wird z. B. vor Koronarintervention, bei akutem Koronarsyndrom oder nach einer Stent-Implantation durchgeführt. Ein neuer Thrombozytenaggregationshemmer ist der reversible P2Y12-Antagonist Ticagrelor.

Antikoagulation

Eine Indikation zur permanenten bzw. langfristigen **Antikoagulation** besteht bei KHK eher selten. Ist die globale linksventrikuläre Funktion nach einem Myokardinfarkt deutlich eingeschränkt (Ejektionsfraktion ≤ 30 %), ist es als Infarktfolge zur Ausbildung eines linksventrikulären Aneurysmas mit einem Thrombus gekommen (Abb. A-4.10) oder liegt begleitend permanentes Vorhofflimmern vor, so besteht die Indikation zur Antikoagulation.
Als Therapeutika haben sich **Kumarinderivate** (z. B. Phenprocoumon) am besten bewährt. Die gerinnungshemmende Wirkung der Kumarinderivate beruht auf einer Verdrängung von Vitamin K bei der Synthese einiger Gerinnungsfaktoren. Dies erklärt auch ihren verzögerten Wirkungseintritt nach ca. 3 Tagen, weshalb **überlappend mit niedermolekularem Heparin**, adaptiert an Körpergewicht und Nierenfunktion, therapiert werden muss. Die Erhaltungsdosis richtet sich nach der **Prothrombinzeit**, die z. T. noch als Quick-Wert angegeben wird, bevorzugt sollte jedoch der auf einen internationalen Standard bezogene INR-Wert (international normalized

⊙ A-4.10 **LV-Aneurysma mit Thrombus**

Die Abbildung zeigt eine Magnetresonanztomografie des Herzens nach Gabe von Kontrastmittel (KM). Der Thrombus (Pfeil) ist als KM-Aussparung im Aneurysma (Pfeil) des LV nachweisbar.
LV = linker Ventrikel, LA = linkes Atrium, Ao = Aorta ascendens.

Wegen der Gefahr schwerer Blutungen sollte eine engmaschige Kontrolle der Gerinnungsparameter erfolgen (anfangs alle 2 Tage, danach alle 2–3 Wochen).

ratio) verwendet werden. Neue Antikoagulanzien mit schnellem Wirkungseintritt und ohne Notwendigkeit der engmaschigen Dosisüberwachung/-anpassung sind Dabigatran und Rivaroxaban (Zulassung bisher nur zur Thrombembolie-Prophylaxe bei Vorhofflimmern).

Die wichtigsten **unerwünschten Wirkungen** der Antikoagulation sind schwerwiegende Blutungen, die insbesondere bei unzureichender Kontrolle der Gerinnungsparameter auftreten. Die Kontrolle sollte zu Beginn engmaschig (ca. alle 2 Tage) erfolgen. Nach guter Einstellung und bei guter Compliance des Patienten kann die Kontrolle dann alle 2–3 Wochen erfolgen oder der Patient wird in der Selbstmessung geschult.

4.7.4 Perkutane Koronarintervention (PCI)

▶ **Definition.**

4.7.4 Perkutane Koronarintervention (PCI)

▶ **Definition.** PCI steht für **P**ercutaneous **c**oronary **I**ntervention. Sie bezeichnet die Aufweitung einer Koronarstenose mit einem Ballonkatheter, meist gefolgt von einer Stentimplantation.

Indikation: Hämodynamisch bedeutsame Koronarstenose, die für die Beschwerden des Patienten verantwortlich gemacht wird.

Indikation: Hämodynamisch bedeutsame Koronarstenose (in der Regel über 70 % Flächenstenose), die für die Beschwerden des Patienten verantwortlich gemacht wird. In der Regel wird neben der Beschwerdesymptomatik des Patienten der Nachweis einer myokardialen Ischämie durch ein Belastungs-EKG, eine Myokardszintigrafie, eine Stress-Echokardiografie oder ein Stress-MRT angestrebt.

Durchführung: Transfemorales oder radiales Vorgehen. Über einen Führungskatheter wird ein dünner Draht in das betroffene Gefäß bis distal der Stenose vorgeschoben. Über diesen Draht Einführung eines Ballonkatheters bis zur Stenose, anschließend Expansion des Ballons (Abb. **A-4.11**).

Durchführung: Transfemorales oder radiales Vorgehen wie bei der Koronarangiografie. Über einen Führungskatheter, der im Ostium des Herzkranzgefäßes liegt, wird ein dünner Draht in das Gefäß eingeführt und durch die Stenose hindurch im distalen Ende des Gefäßes platziert. Über diesen Draht wird ein Katheter, an dessen Spitze sich ein Ballon befindet, bis in die verengte Stelle des Herzkranzgefäßes geführt. Der flüssigkeitsgefüllte Ballon wird über ein Manometer mit ca. 10–20 Atmosphären durch den Untersucher für 10–20 Sekunden expandiert (Abb. **A-4.11**). Gelingt die Passage des Drahtes über einen Verschluss in einem Herzkranzgefäß, so ist es mit dieser Methode auch möglich, verschlossene Herzkranzgefäße wiederzueröffnen (Rekanalisation). Das gilt sowohl für „frische" Verschlüsse im Rahmen eines akuten Herzinfarktes als auch für ältere Verschlüsse, die u. U. asymptomatisch stattgefunden haben.

Erfolgsquote: Die **primäre Erfolgsrate** liegt bei über 95 %, für **Rekanalisationen** bei 60–70 %.

Erfolgsquote: Die **primäre Erfolgsrate** beträgt in Abhängigkeit von der Lokalisation der Stenose über 95 %, für **Rekanalisationen** ist die Erfolgsrate gerade bei „alten" Verschlüssen geringer (60–70 %).

Eine Verbesserung der Prognose des Patienten nach PCI ist nur für Patienten mit großer Ischämie oder Infarkt nachgewiesen.

⊙ **A-4.11** Erfolgreiche PCI einer hochgradigen Stenose im R. circumflexus der linken Herzkranzarterie

a **Hochgradige Stenose** am Übergang vom proximalen zum mittleren Drittel des R. circumflexus (Pfeil).
b **Ballonentfaltung** in der Stenose.
c **Vollständige Aufweitung** der Stenose nach Dilatation und Stent-Implantation.

Da es nach alleiniger Ballonaufweitung zu einer hohen Zahl von Wiederverengungen (**Restenosen**) gekommen ist, werden seit über 10 Jahren fast regelhaft nach einer Ballonaufweitung oder direkt Stents (Gefäßstützen aus Metall) im Bereich der Stenose implantiert (primäres Stenting). Die Restenoserate nach Stent-Implantation konnte damit auf ca. 10–30 % reduziert werden. Eine weitere Reduktion der Restenoserate auf weniger als 10 % konnte in den vergangenen Jahren mit dem Einsatz **medikamentenbeschichteter Stents** erreicht werden (sog. Drug-eluting-Stents). Diese Stents haben eine Beschichtung aus antiproliferativen Substanzen (Zytostatika), die dosiert über mehrere Wochen abgegeben werden.

Komplikationen: Wie bei der Koronarangiografie. Zusätzlich: akuter Gefäßverschluss durch einen Intimaeinriss (Dissektion): 2 %, notfallmäßige Bypass-Operation: 0,5–1 %, Herzinfarkt: 1–2 %, Mortalität: ca. 0,5 %. Komplikationen sind häufiger bei komplexen oder verkalkten Stenosen, Diabetikern und Frauen.

4.7.5 Weitere Interventionsmöglichkeiten zur Beseitigung von Koronarstenosen

Die folgenden Methoden kommen nur in ausgewählten Einzelfällen zum Einsatz.
Hochfrequenzrot-Ablation: Abfräsen der Plaques mit einem mit Diamantsplittern besetzten Bohrkopf bei 160 000–200 000 Umdrehungen/Minute. Selten angewendet, Indikation bei mit dem Ballon nicht dilatierbaren oder passierbaren Stenosen (z. B. verkalkte und langstreckige Stenosen). Im Anschluss ist eine PCI und Stent-Implantation erforderlich.
Cutting-Balloon: Ein mit kleinen Klingen besetzter Ballon, der bei Entfaltung nicht nur die Stenose aufweitet, sondern auch besonders hartes Stenosematerial (z. B. ausgedehnte Kalzifizierung) „schneidet".
Drug-eluting-Balloon: Ein mit einer antiproliferativen Substanz beschichteter Ballon gibt bei Entfaltung und Aufweitung einer Stenose das Medikament an die Gefäßwand ab und verhindert mit gutem Erfolg eine Restenose. Einsetzbar in In-Stent-Stenosen und in Gefäßen, in denen kein Stent platzierbar ist.

4.7.6 Aortokoronare Bypass-Operation

Überbrückung einer Herzkranzgefäßstenose durch eine Verbindung zwischen Aorta und dem betroffenen Gefäß distal der Stenose. Dazu wird entweder eine Arterie oder eine Vene (meist Vena saphena aus dem Bein) genutzt. Am häufigsten wird die A. thoracica interna („A. mammaria sinistra"), die von der A. subclavia abgeht, verwendet. Der Vorteil der A. mammaria und weiterer Arterien (so z. B. der „A. mammaria dextra" oder einer A. radialis als freies Transplantat) besteht darin, dass ein arterielles Gefäß eine kräftigere Wand hat und an den entsprechend höheren Blutdruck im arteriellen System wesentlich besser angepasst ist (keine Arterioskleroseblidung). Daraus resultiert eine im Durchschnitt höhere Lebensdauer, als die eines venösen Bypass-Gefäßes.

Indikationen:
- Zur **Verbesserung der Prognose** bei Patienten mit Hauptstammstenose sowie bei Patienten mit schwerer koronarer 3-Gefäß-Erkrankung
- Zur **Linderung von Beschwerden** bei Patienten mit Angina pectoris, wenn eine PCI nicht möglich oder erfolglos war
- Als **Notfallmaßnahme** bei akutem Gefäßverschluss während einer PCI.

Risiken: Das Risiko der aortokoronaren Bypass-Operation ist umso höher, je älter der Patient und je schlechter die linksventrikuläre Funktion ist. Die Letalität der Operation bei unter 70-jährigen Patienten beträgt 1–2 %. Zu einem Verschluss der venösen Bypass-Gefäße kommt es im ersten Jahr in weniger als 10 %; nach 10 Jahren sind ca. 50 % aller venösen Bypass-Gefäße verschlossen. Die Verschlussrate arterieller Gefäße liegt deutlich niedriger – aus diesem Grund wird in der modernen Herzchirurgie eine überwiegend arterielle Revaskularisation angestrebt.

▶ **Klinischer Fall.**

▶ **Klinischer Fall.** Ein 48-jähriger Mann sucht seinen Hausarzt wegen seit 6 Monaten bestehender, anfangs nur bei stärksten körperlichen Belastungen auftretender Schmerzen auf, die hinter dem Brustbein lokalisiert sind. Anfangs habe er die Beschwerden für Symptome einer Erkältung gehalten. Inzwischen träten sie aber schon bei mittlerer körperlicher Belastung und beim Heraustreten in die Kälte auf. Bei Unterbrechung der Belastung bildeten sich die Schmerzen innerhalb weniger Minuten zurück.

An Risikofaktoren gibt der Mann an, seit 20 Jahren täglich 20 Zigaretten zu rauchen. Der Blutdruck sei stets normal gewesen, eine Zuckerkrankheit sei nicht bekannt. Der Vater habe mit 60 Jahren einen Herzinfarkt erlitten und sei mit 72 Jahren plötzlich verstorben. Das Serum-Cholesterin liegt bei 257 mg/dl, bei einem LDL-Cholesterin von 167 mg/dl, einem HDL-Cholesterin von 40 mg/dl und Triglyzeriden von 250 mg/dl.

Das Ruhe-EKG ist unauffällig. Bei stufenweiser ergometrischer Belastung im Liegen gibt der Patient ab 1 Minute 100 Watt ein leichtes retrosternales Ziehen an. Wegen zunehmender Beschwerden bricht der Patient die Belastung bei 1 Minute 125 Watt ab. Im EKG finden sich bei Belastungsende horizontale ST-Strecken-Senkungen von 0,2 mV in den Ableitungen V_4 und V_5.

Die daraufhin veranlasste Koronarangiografie ergibt eine koronare 1-Gefäß-Erkrankung mit 90 % Stenosierung des R. interventricularis anterior der linken Herzkranzarterie. Daraufhin wird die Stenose erfolgreich dilatiert. Der Patient gibt das Rauchen auf. Eine cholesterinarme Diät führt zu einer Abnahme des Gesamt-Cholesterins auf 239 mg/dl, bei einem LDL-Cholesterin von 157 mg/dl, einem HDL-Cholesterin von 40 mg/dl und Triglyzeriden von 210 mg/dl. Nach Therapie mit 20 mg Simvastatin kommt es zu einem weiteren Rückgang des Gesamt-Cholesterins auf 179 mg/dl, des LDL-Cholesterins auf 100 mg/dl und einer Zunahme des HDL-Cholesterins auf 44 mg/dl. Die Triglyzeride lagen jetzt bei 175 mg/dl.

Bei der Kontroll-Herzkatheteruntersuchung 6 Monate nach PCI findet sich ein weiterhin gutes Ergebnis. Auch 5 Jahre nach PCI ist der Patient beschwerdefrei und gut belastbar.

5 Akutes Koronarsyndrom: instabile Angina pectoris und Myokardinfarkt

5.1 Definition 79
5.2 Epidemiologie 79
5.3 Pathogenese 79
5.4 Klinik 80
5.5 Diagnostik 80
5.6 Therapie 86
5.7 Komplikationen nach Myokardinfarkt und deren Therapie 91

5.1 Definition

▶ **Definition.** Unter dem Begriff des akuten Koronarsyndroms (ACS, Abb. **A-5.4b**) werden die instabile Angina pectoris (IAP), der Myokardinfarkt ohne ST-Strecken-Hebung (Non-ST-Elevation myocardial Infarction = NSTEMI) und der klassische Myokardinfarkt mit ST-Strecken-Hebung (ST-Elevation myocardial Infarction = STEMI) zusammengefasst. Hintergrund dieser Einteilung ist die gemeinsame Pathophysiologie mit der Ruptur oder Erosion einer vulnerablen Plaque mit konsekutiver Thrombusbildung im Koronargefäß.
Instabile Angina pectoris: Angina pectoris in Ruhe innerhalb der letzten 48 h oder neu aufgetretene Angina pectoris bzw. deutliche Verschlechterung einer stabilen Angina pectoris mit Beschwerden bereits bei leichtester Belastung.
NSTEMI: Myokardinfarkt mit Erhöhung kardialer Nekrosemarker (Troponin, CK-MB) im Zusammenhang mit typischer klinischer Symptomatik, ST-Strecken-Senkungen und entsprechendem angiografischem Befund, aber ohne ST-Strecken-Hebungen im Ruhe-EKG (12-Kanal).
STEMI (syn. **Myokardinfarkt**): Infarktzeichen wie beim NSTEMI und zusätzlich ST-Strecken-Hebung im Ruhe-EKG.
Akutes Koronarsyndrom ohne ST-Hebungen (NSTE-ACS): Subsummiert den Myokardinfarkt ohne ST-Strecken-Hebungen (NSTEMI) und die instabile Angina pectoris (IAP).

5.1 Definition

▶ **Definition.**

5.2 Epidemiologie

Die koronare Herzkrankheit (KHK) und der Myokardinfarkt stehen an **erster Stelle** der **Todesursachenstatistik** in den **Industrienationen** weltweit. In Deutschland verstirbt jeder Zweite an einer Erkrankung des Herz-Kreislauf-Systems (356 000 von 854 000), es erleiden etwa 250 000 Menschen pro Jahr einen Myokardinfarkt und ca. 56 000 Menschen sind an den Folgen des Infarktes verstorben (Angaben für das Jahr 2009). Aufgrund der demografischen Entwicklung wird die Häufigkeit trotz besserer medizinischer Versorgung in Zukunft eher nicht abnehmen.

5.2 Epidemiologie

KHK und Myokardinfarkt sind die **häufigsten Todesursachen** in den **Industrienationen**.

5.3 Pathogenese

Ausgangspunkt der koronaren Herzkrankheit ist die **atherosklerotische Plaque** (S. 57). Je nach Aufbau und Zusammensetzung werden eine stabile und eine vulnerable – u. a. mit einer dünneren Deckplatte ausgestattete – koronare Plaque unterschieden. Beim akuten Koronarsyndrom kommt es zur Ruptur oder Erosion einer vulnerablen Plaque mit Thrombusbildung. Durch wiederholte Embolisation thrombotischen Materials in die peripheren Koronaranteile kann es zur instabilen Angina pectoris oder zu einem Myokardinfarkt ohne ST-Strecken-Hebungen kommen. Führt der Thrombus zum kompletten Gefäßverschluss, resultiert daraus ein akuter ST-Hebungsinfarkt.

5.3 Pathogenese

Ausgangspunkt des akuten Koronarsyndroms ist eine vulnerable Plaque mit nachfolgender Thrombusbildung (Abb. **A-5.1**). Infolge Embolisation thrombotischen Materials einer **rupturierten Plaque** kann es zur instabilen Angina pectoris oder zu einem Myokardinfarkt kommen.

A-5.1 Pathogenese der KHK

stabile KHK | normale Koronararterie | akutes Koronarsyndrom

Bei der chronischen koronaren Herzkrankheit führt die Lumeneinengung durch eine stabile Plaque zur Behinderung des Blutflusses und einer stabilen Angina-pectoris-Symptomatik bei Belastung. Dagegen kommt es beim akuten Koronarsyndrom zur Ruptur oder Erosion einer vulnerablen Plaque mit Thrombusbildung und konsekutivem intermittierendem oder inkomplettem (IAP, NSTEMI) oder vollständigem (STEMI) Gefäßverschluss.

Eine **Plaqueruptur** erfolgt in der Regel im Bereich einer vorbestehenden Stenose, es werden Plaquebestandteile freigesetzt, die die Thrombozytenaggregation aktivieren.

▶ Merke.

Eine **Plaqueruptur** erfolgt in der Regel im Bereich einer vorbestehenden Stenose, die jedoch nicht hochgradig sein muss. Durch die Ruptur der dünnen fibrösen Kappe werden massiv Plaquebestandteile freigesetzt. Sie aktivieren die Thrombozytenaggregation im vorbeiströmenden Blut und führen schließlich zu einer lokalen Thrombusbildung (Abb. **A-5.1**).

▶ Merke. Da die Ischämietoleranz des Herzmuskelgewebes etwa 2–4 Stunden beträgt, kommt es nach dieser Zeit zum sukzessiven Untergang der vom betreffenden Herzkranzgefäß versorgten Herzmuskelzellen. Dieser Untergang von Herzmuskelzellen kann durch Wiederherstellung des Blutflusses im Herzkranzgefäß **(= Reperfusion)** verhindert werden: „time is muscle". Bei einer späteren Reperfusion kommt es in Abhängigkeit von der Verschlusslokalisation zu einer Myokardnekrose mit konsekutivem Umbau von Herzmuskelgewebe („negatives Remodeling") und Abnahme der kontraktilen Funktion. Diesen Prozess gilt es zu verhindern.

5.4 Klinik

Leitsymptom des akuten Myokardinfarktes ist der **plötzlich auftretende, heftige Thoraxschmerz,** oft verbunden mit Angstgefühl („Todesangst"), Übelkeit, Schweißausbruch und Hypotonie. Bei Diabetikern und älteren Patienten kann häufig der Thoraxschmerz fehlen.

Das Leitsymptom des akuten Myokardinfarktes ist der **plötzliche**, meist aus der Ruhe heraus einsetzende **heftige Thoraxschmerz** (S. 40). Oft ist er mit Todesangst verbunden und von einer vegetativen Symptomatik begleitet (Übelkeit, Erbrechen, Schweißausbrüche, Hypotonie). Für den STEMI ist eine länger anhaltende (>20 min), nitrorefraktäre Schmerzsymptomatik typisch. Der Thoraxschmerz kann allerdings auch gänzlich fehlen. An diese stumme Myokardischämie muss insbesondere bei Diabetikern oder älteren Patienten gedacht werden. Außerdem kann die vegetative Symptomatik im Vordergrund stehen. In beiden Fällen ist die klinische Diagnostik erschwert.

5.5 Diagnostik

5.5.1 Anamnese

Die **klinische Symptomatik** (s. o. und Tab. **A-2.4**) gibt erste Hinweise.

Die Beschreibung der Symptomatik (s. o. und Tab. **A-2.4**) gibt erste wichtige Hinweise auf ein Infarktgeschehen.

5.5.2 Körperliche Untersuchung

Meist sind die Patienten infolge **Sympathikusstimulation** tachykard und blass mit feuchten, kalten Extremitäten. Pulsunregelmäßigkeiten sind Folge der beim Infarkt häufig auftretenden Extrasystolen. Der Blutdruck kann normal oder auch erhöht sein. Eine Hypotonie kann auf einen beginnenden Schock infolge linksventrikulärer Dysfunktion hindeuten.

Zum Teil schmerzbedingt, zum Teil als Ausdruck der gestörten linksventrikulären Pumpfunktion kommt es bei Patienten mit akutem Myokardinfarkt in der Regel zu einer **maximalen sympathischen Stimulation**. Diese findet ihren Ausdruck in Tachykardie, Hautblässe und feuchter Kälte der Extremitäten. Durch Extrasystolen kann der Puls unregelmäßig sein. Der Blutdruck hängt in dieser Situation von der Größe des geschädigten Infarktareals der linken Herzkammer ab. Bei noch ausreichender Pumpleistung findet man beim Großteil der Patienten normale bis leicht erhöhte Blutdruckwerte. Eine Hypotonie trotz der sympathischen Stimulation muss als Hinweis auf eine deutlich gestörte linksventrikuläre Funktion gewertet werden und kann ein beginnender Schock sein.

Bei der **Herzauskultation** kann ein 3. oder 4. Herzton sowie ein neu aufgetretenes Herzgeräusch infolge Mitralinsuffizienz zu hören sein.

Bei der **Auskultation des Herzens** findet sich nicht selten ein 3. oder 4. Herzton. Ein leises, bandförmiges Systolikum über der Herzspitze mit Fortleitung in die Axilla kann als Ausdruck einer leichteren Mitralinsuffizienz bei Papillarmuskeldysfunktion ebenfalls gelegentlich gehört werden.

A 5.5 Diagnostik

▶ **Merke.** Findet sich über der Herzspitze ein lautes, bandförmiges, systolisches Geräusch als Ausdruck einer schweren Mitralinsuffizienz, muss an die Möglichkeit des Abrisses eines Papillarmuskels bei Hinterwandinfarkt gedacht werden.

▶ **Merke.**

Differenzialdiagnostisch kann die Abgrenzung gegen das ebenfalls sehr laute Systolikum beim seltenen **akuten Ventrikelseptumdefekt** (VSD) nach Septumruptur schwierig sein. Obwohl dieses Geräusch typischerweise sein Punctum maximum eher linksparasternal hat, kann es vom Charakter her wie das Geräusch der akuten Mitralinsuffizienz imponieren – sowohl bandförmig als auch rau und musikalisch. Mittels **Echokardiografie** kann die Mitralklappeninsuffizienz oder der VSD diagnostiziert werden.

Bei **Auskultation der Lunge** hört man bei bis zu 50 % aller Infarktpatienten zumindest vorübergehend feinblasige Rasselgeräusche als Zeichen einer pulmonalen Stauung. Bei ausgeprägter linksventrikulärer Funktionseinschränkung und konsekutivem Lungenödem ist über der Lunge ein deutlich hörbares „Brodeln" und „Kochen" zu auskultieren, und der Patient hat nicht selten blutig-schaumigen Auswurf.

Mittels **Echokardiografie** kann ein **akuter Ventrikelseptumdefekt** infolge Septumruptur nachgewiesen bzw. als Differenzialdiagnose zur akuten Mitralinsuffizienz bei neu aufgetretenem Herzgeräusch ausgeschlossen werden.

Rasselgeräusche über der Lunge weisen auf eine Linksherzinsuffizienz hin.

5.5.3 EKG

Beim Verdacht auf einen akuten Myokardinfarkt, der sich aus Anamnese und klinischem Befund ergibt, stellt das Ruhe-EKG (s. Abb. **A-5.2**) die wichtigste, erste technische Untersuchung zur Sicherung der Diagnose dar. Bei Vorliegen von **ST-Strecken-Hebungen** von mindestens 0,2 mV in den Ableitungen V_1–V_6 oder von mehr als 0,1 mV in den übrigen Ableitungen kann der STEMI vom akuten Koronarsyndrom ohne ST-Strecken-Hebung (NSTEMI) abgegrenzt werden (Abb. **A-5.4b**).

5.5.3 EKG

Das wichtigste Untersuchungsverfahren bei Infarktverdacht ist das EKG (s. Abb. **A-5.2**). Anhand des Vorhandenseins der infarkttypischen **ST-Hebung** kann ein STEMI von einem NSTEMI abgegrenzt werden (Abb. **A-5.4b**).

EKG-Veränderungen beim STEMI

Die für den **akuten STEMI** charakteristische EKG-Veränderung ist die sogenannte „**monophasische Deformierung**" von QRS-Komplex, ST-Strecke und T-Welle. Dieser Begriff bedeutet, dass QRS-Komplex, ST-Strecke und T-Welle miteinander verschmolzen und in der Regel nicht mehr sicher gegeneinander abgrenzbar sind. Dabei kommt es typischerweise zu einer Anhebung der ST-Strecke (Abb. **A-5.2** und oben). Die monophasische Deformierung wird als **Stadium I** des akuten Infarktes bezeichnet. Die Zeitdauer vom Verschluss eines Herzkranzgefäßes bis zur Entwicklung einer monophasischen Deformierung ist sehr variabel und kann von wenigen Sekunden bis zu einer halben Stunde betragen.

EKG-Veränderungen beim STEMI

Im EKG lassen sich vier Stadien unterscheiden:
Stadium 0 oder Initialstadium: „Erstickungs-T" (T-Welle deutlich erhöht und spitz).
Stadium I: „monophasische Deformierung" von QRS-Komplex, ST-Strecke und T-Welle; ST-Hebung.

⊙ **A-5.2** Stadien des akuten ST-Strecken-Hebungsinfarktes

Stadium 0:
verschiedene EKG-Veränderungen möglich:
- T-Negativierung
- ST-Strecken-Senkung
- „Erstickungs-T"-Spitze
- Erhöhung der T-Welle.

| Extremitäten-ableitungen | Brustwand-ableitungen | Extremitäten-ableitungen | Brustwand-ableitungen |

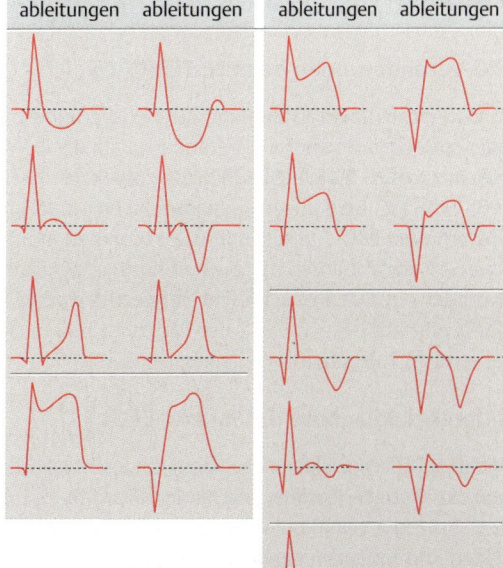

Stadium I:
monophasische Deformierung.

Zwischenstadium:
zusätzlich zur ST-Hebung zeigt sich eine terminale Negativierung.

Stadium II:
Pardée-Q: mindestens 0,03 s Dauer, Tiefe: mindestens ein Viertel der nachfolgenden R-Zacke.

Stadium III:
wieder aufgerichtete T-Welle, weiterhin pathologisches Q als Hinweis auf den abgelaufenen Infarkt.

5 Akutes Koronarsyndrom: instabile Angina pectoris und Myokardinfarkt

Der monophasischen Deformierung können nach Herzkranzgefäßverschluss verschiedene Veränderungen des EKGs vorangehen (**Stadium 0 oder Initialstadium des Infarktes**). Typisch für solch eine Veränderung ist das sogenannte „Erstickungs-T", eine deutliche, spitze Erhöhung der T-Welle, die allerdings nur sehr selten im EKG erfasst wird. Darüber hinaus werden vor Entwicklung einer monophasischen Deformierung auch T-Wellen-Negativierungen und ST-Strecken-Senkungen beobachtet.

Bei Fortbestehen des Koronarverschlusses kommt es in der Regel zu einem typischen stadienhaften weiteren Verlauf der EKG-Veränderungen. Das **Stadium II** des Infarktes entsteht in der Regel innerhalb von Stunden bis Tagen über **Zwischenstadien** aus der monophasischen Deformierung. Es ist gekennzeichnet durch das Auftreten einer pathologischen Q-Zacke („Pardée-Q") und eine T-Negativierung. Das pathologische Q ist dabei definiert als ein Q von mindestens 0,03 Sekunden Dauer, das mindestens ein Viertel von R tief ist.

Im **Stadium III** schließlich findet sich nach Aufrichten der T-Welle nur noch das pathologische Q als Hinweis auf den abgelaufenen Infarkt. Es entwickelt sich in der Regel Wochen bis Monate nach dem Infarktereignis. Nicht selten jedoch unterbleibt das Aufrichten der T-Wellen, sodass formal in der chronischen Phase nach Infarkt ein Stadium II persistiert.

Lokalisation von infarkttypischen EKG-Veränderungen

Da der Myokardinfarkt in der Regel durch den partiellen oder kompletten Verschluss eines Herzkranzgefäßes hervorgerufen wird, ist er ein lokalisierter Prozess. Dementsprechend sind die infarkttypischen EKG-Veränderungen normalerweise nicht in allen EKG-Ableitungen nachweisbar. Zahlreiche Untersuchungen haben bestimmten Infarktlokalisationen bestimmte EKG-Ableitungen zugeordnet (Tab. **A-5.1**).

A-5.1 Zuordnung anatomischer Myokardinfarkt-Lokalisationen zu bestimmten EKG-Ableitungen

Lokalisation	ST-Hebung in Ableitung
Vorderwand	V_2, V_3, V_4
Septum	V_1, V_2
Seitenwand	I, aVL, V_5, V_6
Hinterwand = posteroinferior	II, III, aVF
anteroseptal	V_1–V_4
anterolateral	I, aVL, V_3–V_6
ausgedehnter VW-Infarkt	I, aVL, V_1–V_6
posteroseptal	II, III, aVF, V_1, V_2
posterolateral	I, II, III, aVL, aVF, V_5, V_6
rechtsventrikulär	V_{4R}

EKG-Veränderungen beim NSTEMI/ACS

Im Unterschied zum STEMI sind die EKG-Veränderungen bei NSTEMI oder ACS weniger spezifisch. So sind z. B. Veränderungen der T-Wellen-Morphologie als unspezifisch anzusehen. Auf eine bedeutsame Myokardischämie weisen dagegen horizontale ST-Strecken-Senkungen, dynamische Veränderungen der ST-T-Morphologie in wiederholten EKGs, insbesondere in Kombination mit Angina pectoris, hin.

Etwa 55 % der Patienten mit akutem Koronarsyndrom haben entweder ein normales EKG oder ein diagnostisch nicht verwertbares EKG (Schrittmacher-EKG, Schenkelblock) und nur bei etwa 20 % der Patienten finden sich ST-Strecken-Senkungen und bei etwa 25 % negative T-Wellen.

Differenzialdiagnose des Infarkt-EKGs

Wichtige Differenzialdiagnosen zum akuten Myokardinfarkt mit ST-Strecken-Hebung sind die **akute Perikarditis** oder **Perimyokarditis** (S.154). Auch hier kommt es sowohl zum Auftreten von akuten Thoraxschmerzen als auch zu ST-Strecken-Hebungen. Bei beiden Erkrankungen handelt es sich jedoch im Gegensatz zum akuten Infarkt in der Regel nicht um lokalisierte Prozesse, weshalb auch die ST-Strecken-Hebungen im EKG meist nicht lokalisiert und weniger deutlich ausgeprägt sind; die ST-Strecken-

A-5.3 Differenzialdiagnose der Streckenhebung im EKG

Diagnose	EKG	Ableitungen	Merkmale
Perikarditis, akute Form		über allen Ableitungen	– R normal – ST-Hebung leicht – T positiv – ST beginnt vom aufsteigenden Schenkel von S
Herzinfarkt, Stadium I		über Infarktareal	– R eher klein – monophasische ST-Hebung – ST beginnt vom absteigenden Schenkel von R
Aneurysma nach Herzinfarkt		über Aneurysma	– R klein – Q groß – unverändertes Bild über Wochen und Monate
Vagotonie Sportherz Bradykardie		$V_2 - V_3 (V_4)$	ST-Hebung gering
Linkshypertrophie		III, V_1, V_2	– R klein – ST-Hebung deutlich – T positiv – ST-Hebung ohne monophasische Deformierung – je tiefer die S-Zacke, desto höher ist die ST-Hebung

Hebung erreicht selten mehr als 0,2 mV. Morphologisch typisch für die Perikarditis/Perimyokarditis sind der Abgang der ST-Strecken-Elevation aus der aufsteigenden S-Zacke sowie eine weitgehend erhaltene R-Zacke. Neben dem EKG erlauben die Angaben einer Atem- und Lageabhängigkeit des Schmerzes, ein vorangegangener Infekt in der Anamnese sowie der Auskultationsbefund von Perikardreiben eine differenzialdiagnostische Abgrenzung der Perikarditis/Myokarditis vom akuten Infarkt.

ST-Strecken-Hebungen ohne den infarkttypischen Thoraxschmerz finden sich bei Patienten mit linksventrikulärem **Aneurysma nach Infarkt**, bei **Vagotonie, asthenischem Körperbau** und auch bei **Linksherzhypertrophie** (Abb. **A-5.3**).

Der **rechtsventrikuläre Infarkt**, meist verursacht durch einen Verschluss der rechten Koronararterie, geht typischerweise mit einem posteroinferioren Infarkt einher. Evtl. ist im EKG ein akuter Rechtsschenkelblock zu diagnostizieren. Die rechtsventrikulären Ableitungen (V_R) sind hier in der Regel diagnostisch wegweisend. Klinisch fallen arterielle Hypotonie und eine Halsvenenstauung zusammen mit einem unauffälligen Lungenauskultationsbefund auf.

5.5.4 Laboruntersuchungen

Vgl. Abb. **A-5.4**.
Je nach EKG-Befund kommt dem Anstieg biochemischer Marker (Abb. **A-5.4a**) unterschiedliche Bedeutung zu:
- Beim **STEMI** mit typischer Klinik darf ein Anstieg nicht abgewartet werden, weil das Zeitfenster für eine Reperfusionsmaßnahme (s. u.) zu klein ist; hilfreich ist die Messung hier, um eine Infarktgrößenabschätzung, ein Rezidiv oder einen Zweitinfarkt zu erkennen.
- Bei Patienten mit klinischen Zeichen eines **ACS/NSTEMI** ist die Messung für Diagnose und Risikostratifizierung dagegen unverzichtbar.

Die Marker der myokardialen Zellschädigung oder Nekrose, **kardiales Troponin T und I (cTNT, cTNI), Kreatinkinase (CK)** und **herzmuskelspezifische Kreatinkinase (CK-MB)** gehören deshalb heute zur Routinediagnostik (Abb. **A-5.4b**). Zunehmend wird die Bestimmung der hochsensitiven Troponine mit präziseren und sensitiveren Labortests vorgenommen. Diese weisen eine höhere Sensitivität auf (hochsensitive Troponine).

A-5.4 Diagnostik beim akuten Koronarsyndrom

a Zeitlicher Ablauf der Enzymanstiege beim akuten Myokardinfarkt.
b Schema.

▶ **Merke.** Die Diagnose eines Myokardinfarktes gilt als gesichert, wenn es im Zusammenhang mit den typischen klinischen Beschwerden zu anhaltenden ST-Strecken-Hebungen kommt (bei einem STEMI) oder zu einem Anstieg der Troponinwerte oberhalb eines definierten Grenzwertes (beim NSTEMI). Die Höhe des Grenzwertes hängt von dem jeweils verwendeten Labor-Assay ab.

Die Troponine sowie die CK-MB sind jedoch erst 4–6 Stunden nach Beginn des akuten STEMI/NSTEMI nachweisbar. Hochsensitives Troponin nach 2–3 Stunden.

Da es zu einer klinisch relevanten Freisetzung der Troponine sowie der Kreatinkinase bzw. CK-MB erst nach 4–6 Stunden (hochsensitive Troponine nach 2–3 Stunden) nach Beginn einer myokardialen Ischämie (= Schmerzbeginn) kommt, können diese Marker in der Akutphase eines NSTEMI/STEMI noch normal sein.

Der Nachweis eines **erhöhten Troponinspiegels** im Blut zeigt einen Herzmuskelschaden an. Die Troponinbestimmung gilt als **„Goldstandard"**. Der Troponinanstieg beginnt etwa 3–4 Stunden nach dem Herzinfarkt. Bei einem Mikroinfarkt finden sich erhöhte Troponinwerte bei u. U. normaler CK-MB.

Troponine sind im Blut von Gesunden nicht nachweisbar, sodass jede Erhöhung als pathologisch zu werten ist. Die Troponinbestimmung hat sich als **„Goldstandard"** zur Erkennung von Herzmuskelschädigungen etabliert. Die Zellschädigung beruht auf einer Embolisation thrombotischen Materials nach Plaqueerosion oder -ruptur in einem größeren epikardialen Gefäß. Frühestens 2 Stunden danach ist die Troponinerhöhung zu beobachten. Erhöhte Troponinwerte treten bereits nach Mikrozellschädigungen auf, bei denen es nicht zum Anstieg der CK und der CK-MB kommt. Bei etwa einem Drittel der Patienten mit akutem Thoraxschmerz sind Troponin T oder I erhöht und die CK-MB liegt im Normbereich. Erhöhte Troponinwerte können bis 2 Wochen nach einem Infarkt nachweisbar sein.

▶ **Merke.** Troponin T und I weisen im Vergleich zu CK, LDH und GOT die höchste Myokardspezifität auf.

Anhand der Troponinspiegel kann auch eine Risikostratifizierung vorgenommen werden.

Der Nachweis von erhöht zirkulierenden Troponinen ist mit einem erhöhten Risiko, innerhalb des folgenden Jahres einen Re-Infarkt zu erleiden oder zu versterben, verbunden. Zur Risikostratifizierung, d. h. zur Abschätzung des individuellen Risikos des Patienten, eignen sich eine Troponinbestimmung bei Aufnahme und eine zweite Bestimmung 6 Stunden (hochsensitives Troponin 3 Std.) später. Eine Einzelbestimmung ist in der Regel nicht ausreichend, da etwa 20 % der Patienten mit positivem Troponin erst bei der Zweitbestimmung erkannt werden.

Erhöhte Troponinwerte finden sich auch bei Myokarditis, akutem Linksherzversagen, akuter Lungenembolie, hypertensiver Krise, tachykarder Herzrhythmusstörung sowie bei Patienten mit präterminaler oder dialysepflichtiger Niereninsuffizienz.

Erhöhte Troponinwerte können auch bei anderen Erkrankungen vorkommen, die die Herzmuskelzellen schädigen, wie Myokarditis, akutem Linksherzversagen, akuter Lungenembolie und hypertensiver Krise oder tachykarder Herzrhythmusstörung. Bei Patienten mit präterminaler oder dialysepflichtiger Niereninsuffizienz können die Troponinspiegel ebenfalls (chronisch) erhöht sein. Bei Patienten mit erhöhtem Troponin und einer Niereninsuffizienz besteht ein hohes Risiko für (weitere) ischämische Ereignisse. Bei Verwendung von hochsensitiven Assays zur Messung von Troponin finden sich auch bei „Herzgesunden" messbare Spiegel; hier ist ein Anstieg/Abfall von Troponin (z. B. um das Doppelte) maßgebend für die Diagnose NSTEMI.

Durch Freisetzung aus untergegangenen Herzmuskelzellen nach einem abgelaufenen Myokardinfarkt, kommt es unter anderem auch zum Anstieg von **Glutamat-Oxalacetat-Transferase** (GOT = Aspartat-Aminotransferase [AST], nach 8–12 Stunden, Maximum nach 18–36 Stunden) und **Laktat-Dehydrogenase** (LDH, nach 24–48 Stunden, Maximum nach 3–6 Tagen). Die LDH erreicht also ihr Aktivitätsmaximum relativ spät und ist geeignet, 7–14 Tage nach einem Myokardinfarkt die Diagnose des Infarktes sichern zu helfen.

5.5.5 Ergänzende bildgebende Diagnostik

Die **Echokardiografie** (S. 50) erlaubt die **Beurteilung der globalen links- und rechtsventrikulären Funktion** (Links- und Rechtsherzinsuffizienz) sowie von **regionalen Wandbewegungsstörungen**. Sie sollte bei allen Patienten mit Verdacht auf akutes Koronarsyndrom durchgeführt werden.

In der akuten Phase können die Komplikationen eines Myokardinfarktes wie ischämisch bedingte Mitralklappeninsuffizienz, Perikarderguss bzw. -tamponade und Ventrikelseptumdefekt frühzeitig diagnostiziert werden (Abb. **A-5.5**).

Als Folge eines Myokardinfarktes mit Herzmuskelschädigung und verbleibender Wandbewegungsstörung kann es zur Ausbildung von **Thromben** in akinetischen Arealen oder dyskinetischen Arealen (Aneurysma) des linken Ventrikels kommen. Diese können ebenfalls mittels Echokardiografie diagnostiziert werden, besser geeignet ist die kardiale MRT mit Kontrastmittel.

Das Ausmaß eines **Ventrikelseptumdefektes** (Abb. **A-5.5c**) oder einer **akuten Mitralklappeninsuffizienz** (Abb. **A-5.6**) neben der direkten echokardiografischen Darstellung auch indirekt durch die **Farbdopplerechokardiografie** beurteilt werden. Diese Methode erlaubt die farbliche Darstellung des Blutflusses über den Ventrikelseptumdefekt bzw. die Mitralklappe.

5.5.5 Ergänzende bildgebende Diagnostik

Die **Echokardiografie** (S. 50) zeigt **ventrikuläre Dysfunktionen** sowie **regionale Wandbewegungsstörungen**.

Ebenso lassen sich frühzeitig Akutkomplikationen eines Myokardinfarktes, z. B. eine ischämisch bedingte Mitralklappeninsuffizienz oder ein Ventrikelseptumdefekt, nachweisen (Abb. **A-5.5**).

Auch **intrakardiale Thromben** können echokardiografisch diagnostiziert werden.

Mittels **Dopplerechokardiografie** kann das Ausmaß eines **Ventrikelseptumdefektes** (Abb. **A-5.5c**) oder einer **akuten Mitralklappeninsuffizienz** (Abb. **A-5.6**) beurteilt werden.

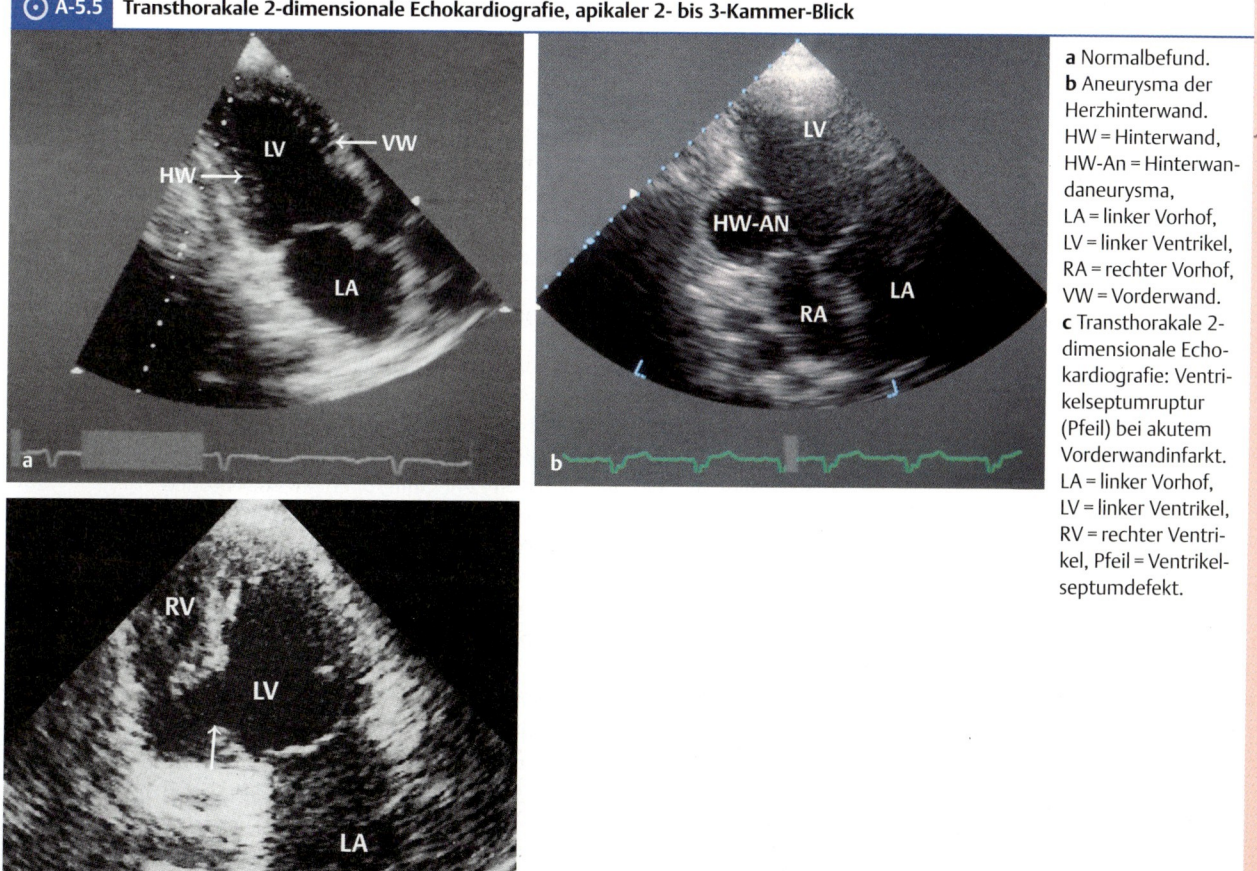

A-5.5 Transthorakale 2-dimensionale Echokardiografie, apikaler 2- bis 3-Kammer-Blick

a Normalbefund.
b Aneurysma der Herzhinterwand.
HW = Hinterwand, HW-An = Hinterwandaneurysma, LA = linker Vorhof, LV = linker Ventrikel, RA = rechter Vorhof, VW = Vorderwand.
c Transthorakale 2-dimensionale Echokardiografie: Ventrikelseptumruptur (Pfeil) bei akutem Vorderwandinfarkt. LA = linker Vorhof, LV = linker Ventrikel, RV = rechter Ventrikel, Pfeil = Ventrikelseptumdefekt.

A-5.6 Farbdopplerechokardiografie

Farbdopplerechokardiografie bei einem Patienten mit akutem Hinterwandinfarkt mit Mitralinsuffizienz wegen Papillarmuskeldysfunktion. Darstellung in der Systole. Im linken Vorhof erkennt man einen blau-gelb dargestellten Rückflussjet vom linken Ventrikel zum linken Vorhof. LA = linker Vorhof, LV = linker Ventrikel, RA = rechter Vorhof, RV = rechter Ventrikel.

Als weiteres bildgebendes Verfahren hat sich in den letzten Jahren die kardiale **Magnetresonanztomografie (MRT)** etabliert. Neben der Analyse der kardialen Funktion und der Darstellung von **Wandbewegungsstörungen** ermöglicht dieses Verfahren die Darstellung von **Myokardinfarktnarben** mit sehr hoher Auflösung. So kann zwischen einer Narbe, die die gesamte Wanddicke betrifft (transmural) und einer Narbe, die nur einen Teil betrifft (nicht transmural) unterschieden werden (siehe Kapitel KHK (S. 57)). Diese Untersuchung findet in aller Regel jedoch nicht in der frühen Phase des akuten Koronarsyndroms statt, sondern nach erfolgter Notfalltherapie zur Planung des weiteren Vorgehens.

5.6 Therapie

Bei der Therapie des akuten Koronarsyndroms muss zwischen der **präklinischen Therapie** unmittelbar nach Diagnosestellung außerhalb des Krankenhauses und der **stationären Therapie** im Krankenhaus unterschieden werden. Die wichtigste Maßnahme nach der Diagnose eines ACS bzw. eines akuten Myokardinfarktes ist die sofortige Krankenhauseinweisung des Patienten. Der Transport sollte wegen des Risikos auftretender Komplikationen, am häufigsten sind Herzrhythmusstörungen, unter ärztlicher Überwachung erfolgen. Wenn möglich, sollte der Patient in ein Krankenhaus mit 24-h-Bereitschaft im Herzkatheterlabor gebracht und zur weiteren Beurteilung und Therapie auf eine Intensivstation aufgenommen werden.

5.6.1 Präklinische Therapie

Nachdem Herz-Lungen-Auskultation, Blutdruckmessung und EKG durchgeführt wurden, werden bei allen Patienten mit ACS folgende **Erstmaßnahmen** eingeleitet:
- **Überwachung** des Herzrhythmus und Schreiben eines **12-Kanal-EKG**
- Legen eines **intravenösen Zuganges** für die Applikation von Medikamenten
- zusätzliche Gabe von **Sauerstoff** (2–4 l/min) über eine **Nasensonde**
- Lagerung mit **30° angehobenem Oberkörper**.

Die präklinische **medikamentöse Therapie** richtet sich nach den klinischen Symptomen und umfasst:
- **Nitrate** sublingual (Zerbeißkapsel, Spray) zur Behandlung der Angina-pectoris-Symptomatik unter Beachtung des Blutdrucks (*keine* Gabe, wenn systolisch < 90 mmHg).
- Ausreichende Analgosedierung/Sedierung durch potente **Opioidanalgetika** (z. B. Morphiumsulfat), um die stressbedingte Sympathikusaktivität mit konsekutiv erhöhtem Sauerstoffverbrauch zu durchbrechen.
- Antikoagulation mit 5 000 I.E. unfraktioniertem **Heparin** (UFH) i. v. oder niedermolekularem Heparin.
- **Azetylsalizylsäure** als Bolus 250–500 mg i. v. (Erzielung eines raschen Wirkungseintrittes, Tab. **A-5.2**).

A-5.2 Medikamente und Dosierungen beim akuten Koronarsyndrom

Medikament	Akuttherapie		Dauertherapie (pro Tag)
	präklinisch	stationär	
Analgetika			
Morphiumsulfat	5–20 mg 1 : 10 mit NaCl verdünnt		
antianginöse Substanzen			
Nitrate	Nitrospray 0,8 mg (2 Hübe), wenn $RR_{sys} > 90$ mmHg	Dauerinfusion 1–5 mg/h i. v., wenn $RR_{sys} > 90$ mmHg	
β-Rezeptoren-Blocker		nur bei Tachykardie und hohem Blutdruck, nach Ausschluss von Herzinsuffizienz	Metoprolol 2 × 50–100 mg Bisoprolol 1 × 2,5–10 mg
Antikoagulation			
unfraktioniertes Heparin (UFH)	5 000 I.E. (70 I.E./kg) Bolus i. v.	Dauerinfusion 1 000 I.E./h i. v. Ziel-aPTT 1,5–2,5-fach (50–80 s)	
niedermolekulares Heparin		Enoxaparin 1 mg/kg KG s. c. 2 × tgl.	
Antithrombine:			
Bivalirudin		Akutintervention	körpergewichtsadaptiert als Bolus, ggf. Infusion
Fondaparinux		bei Patienten ohne Akutintervention	
antithrombozytäre Substanzen			
Azetylsalizylsäure (ASS)	250-500 mg i. v. Bolus oder p. o.		ASS 1 × 100 mg, lebenslang
Clopidogrel (nur wenn Ticagrelor oder Prasugrel nicht verfügbar)	„loading dose" 300 mg (4 Tabletten) oder 600 mg (8 Tabletten)		1 × 75 mg, für 12 Monate
Prasugrel	„loading dose" 60 mg		1 × 10 mg, für 12 Monate
Ticagrelor	„loading dose" 180 mg		2 × 90 mg, für 12 Monate
Glycoprotein-II-b/III-a-Antagonisten: Abciximab Tirofiban Eptifibatide		im Herzkatheterlabor zuerst körpergewichtsadaptierter Bolus i. v., dann körpergewichtsadaptierte Dauerinfusion (Dosisreduktion bei Niereninsuffizienz)	

Obwohl theoretische Überlegungen nahelegen, zumindest bei Patienten mit einem STEMI bereits prästationär mit einer **Thrombolysetherapie** zu beginnen und bis zur Herzkatheteruntersuchung fortzuführen, kann dieses Vorgehen auf der Basis von Studiendaten **nicht empfohlen** werden. Eine präklinische Lysetherapie ist nur dann sinnvoll, wenn absehbar ist, dass ein Patient mit einem STEMI nicht innerhalb eines Zeitraumes von 90 min ab Diagnosestellung eine Herzkatheteruntersuchung erhalten kann.

Eine prästationäre **Thrombolysetherapie** sollte nur durchgeführt werden, wenn innerhalb von 90 Minuten nach Diagnosestellung eines STEMI kein Herzkatheterlabor zur Verfügung steht.

5.6.2 Stationäre Therapie

Bei der Therapie in der Klinik muss zwischen dem akuten Koronarsyndrom mit ST-Hebung **(STEMI)** und dem akuten Koronarsyndrom ohne ST-Hebung **(NSTEMI)** unterschieden werden.

5.6.2 Stationäre Therapie

Die Therapie in der Klinik ist bei **STEMI** und **NSTEMI** unterschiedlich.

STEMI

Beim STEMI liegt in der Regel ein **Verschluss** eines Koronargefäßes vor. Das wesentliche Therapieziel ist deshalb die rasche und vollständige **Wiedereröffnung** des Gefäßes mit Wiederherstellung des Blutflusses bzw. der myokardialen Perfusion. Die Aussicht auf eine erfolgreiche Therapie hängt davon ab, wie groß das Zeitintervall zwischen dem Infarktereignis und der Reperfusionstherapie ist. Je schneller eine erfolgreiche Therapie stattfindet, desto kleiner der Schaden am Herzmuskel.
Thrombolyse versus interventionelle Therapie: An therapeutischen Maßnahmen stehen als medikamentöses Verfahren die **Thrombolyse** und als mechanisches Verfahren die **primäre perkutane Koronarintervention (PCI)** mit Aspiration des Thrombus im Gefäß zur Verfügung (Abb. **A-5.7**). Die PCI hat sich in zahlreichen Studien im Vergleich zur Thrombolyse bei der Akuttherapie des STEMI als überlegen erwiesen und ist die Therapie der ersten Wahl.

STEMI

Vordringliches Therapieziel beim STEMI ist die möglichst rasche **Wiedereröffnung** des verschlossenen Herzkranzgefäßes. Je früher diese erfolgt, umso geringer ist die Infarktausdehnung.

Die **primäre perkutane Koronarintervention** (Abb. **A-5.7**) hat sich in zahlreichen Studien im Vergleich zur Thrombolyse als überlegen erwiesen. Sie gilt daher als Therapie der ersten Wahl.

A-5.7 Mechanische Rekanalisation eines akuten Verschlusses der rechten Herzkranzarterie durch Ballondilatation und Stent-Implantation (PCI)

a **Proximaler Verschluss der rechten Herzkranzarterie** (Pfeil).
b **Zur Rekanalisation wird ein Führungsdraht** (Pfeil) über die Verschlussstelle in das thrombosierte Gefäß eingeführt, über den der Dilatationsballon vorgeschoben wird.
c **Entfaltung eines Ballons** (Pfeil) in der ehemaligen Verschlussstelle mit Stent-Implantation, temporäre Herzschrittmachersonde (Pfeilspitze).
d **Offene rechte Kranzarterie nach Rekanalisation** (Pfeilspitze = temporäre Herzschrittmachersonde).

Nur wenn innerhalb von 120 Minuten nach Diagnosestellung kein Herzkatheterlabor zur Verfügung steht, sollte eine **Thrombolysetherapie** mit **fibrinspezifischen Substanzen** erfolgen. Ein Rückgang der Angina-pectoris-Beschwerden und der ST-Strecken-Hebungen sowie das Auftreten von Reperfusionsarrhythmien zeigen eine erfolgreiche Lysetherapie an.
Häufigste Komplikation der Lysetherapie ist die Blutung.

Nur wenn absehbar ist, dass innerhalb von 120 min kein Herzkatheterlabor zu erreichen ist, wird die **Thrombolysetherapie** eingesetzt. Die Thrombolyse soll innerhalb von 6 Stunden nach dem akuten Infarkt erfolgen. Danach wird der Patient so bald wie möglich in ein Katheterzentrum verlegt. Die Thrombolytika werden intravenös appliziert. Es handelt sich bei den verwendeten Substanzen heutzutage überwiegend um **fibrinspezifische Substanzen** (z. B. Alteplase, Reteplase), Streptokinase oder Urokinase sollten nicht mehr verwendet werden. Der Erfolg einer Thrombolyse lässt sich aus einer Verminderung der Angina, dem Rückgang der ST-Strecken-Hebungen sowie dem Auftreten von Reperfusionsarrhythmien, die in der Regel nicht behandlungsbedürftig sind, ableiten. Nach einer Lysetherapie kann es als „Auswaschphänomen" zu einem kurzfristigen Peak von Troponin/CK bzw. CKMB kommen. Beweisen lässt sich eine Rekanalisation des Infarktgefäßes jedoch nur durch eine Koronarangiografie. Die Erfolgsrate der Lyse (60–70 %) liegt erheblich unter der der PCI (ca. 95 %). Die häufigste Komplikation der pharmakologischen Thrombolyse ist die Blutung. Meist handelt es sich um kleinere Blutungen, die sich konservativ durch z. B. Kompression beherrschen lassen. Mit einer Häufigkeit von 0,5–1 % kommt es zu intrazerebralen Blutungen.

▶ **Merke.**

▶ **Merke.** In der Therapie des STEMI ist die Therapie mittels Akut-Intervention der Thrombolysetherapie immer dann vorzuziehen, wenn ein entsprechendes Herzkatheterlabor innerhalb von 90 min erreichbar ist.

Tab. **A-5.3** zeigt absolute und relative Kontraindikationen für eine Lysetherapie.

Bei einer Lysetherapie müssen die absoluten und relativen Kontraindikationen beachtet werden (Tab. **A-5.3**).

A-5.3 Kontraindikationen für die Lysetherapie*

absolute	relative
▪ Schlaganfall in den letzten 6 Monaten (hämorrhagisch zeitunabhängig)	▪ TIA in den letzten 6 Monaten
▪ Trauma, Operation, Kopfverletzungen innerhalb der letzten 3 Wochen	▪ orale Antikoagulanzientherapie
▪ Neoplasma oder neurologische ZNS-Erkrankung	▪ Schwangerschaft
▪ Magen-Darm-Blutung innerhalb des letzten Monats	▪ nicht komprimierbare Gefäßpunktion
▪ bekannte Blutungsdiathese	▪ therapierefraktäre maligne Hypertonie (>220/120 mmHg)
▪ dissezierendes Aortenaneurysma	▪ aktives Ulkusleiden
	▪ floride Endokarditis
	▪ fortgeschrittene Lebererkrankung
	▪ traumatische Reanimationsmaßnahmen
	▪ diabetische hämorrhagische Retinopathie
	▪ vorausgegangene intramuskuläre Injektion

TIA = transitorisch-ischämische Attacke;
* nach: Silber S.: Pocket Leitlinie: Akutes Koronarsyndrom mit persistierender ST-Streckenhebung. © Deutsche Gesellschaft für Kardiologie – Herz- und Kreislaufforschung e.V.

NSTEMI

Beim akuten Koronarsyndrom ohne ST-Hebung findet sich eher eine hochgradige, thrombusbelegte **Stenose** mit noch vorhandenem oder **vermindertem Blutfluss** in die Peripherie. Auch hierbei handelt es sich um eine lebensbedrohliche Situation, die eine rasche Therapie innerhalb der folgenden 72 Stunden erfordert, jedoch im Unterschied zum STEMI nicht zwingend eine sofortige Intervention.

Bei der Therapie des NSTEMI wird zwischen Patienten mit hohem oder niedrigem Risiko für die Entwicklung eines STEMI oder Tod unterschieden:

Patienten mit **hohem Risiko** haben erhöhte Troponin-Werte, instabile Hämodynamik oder Herzrhythmus, dynamische ST-Strecken-Änderungen, rezidivierende oder anhaltende Angina pectoris in Ruhe und sollten innerhalb von 24 Stunden invasiv abgeklärt werden. Patienten mit einem Diabetes mellitus, Niereninsuffizienz, früherer CABG (aortokoronare Bypass-Operation) oder PCI werden ebenfalls als Hochrisikopatienten eingestuft. Die therapeutische Strategie bei diesen Patienten ist eine medikamentöse **Thrombozytenaggregationshemmung** mit ASS und zusätzlich Prasugrel oder Ticagrelor. Clopidogrel ist unterlegen und sollte nur gegeben werden, wenn Ticagrelor oder Prasugrel nicht verfügbar sind. Eine Herzkatheterdiagnostik und ggf. Therapie (z. B. PCI) wird innerhalb der folgenden 72 Stunden angestrebt.

Patienten, die mit einem **niedrigen Risiko** eingestuft werden, sind nach der initialen antianginösen und antithrombozytären medikamentösen Behandlung beschwerdefrei, haben in wiederholten Laborbestimmungen keine Troponinerhöhung und zeigen im EKG keine Auffälligkeiten oder eine T-Wellen-Verformung ohne dynamische Veränderung. Bei diesen Patienten wird im weiteren Verlauf eine **Ischämiediagnostik**, z. B. mittels Ergometrie, Stress-Echokardiographie, Stress-MRT, durchgeführt.

Antianginöse Therapie

Nitrate gehören als antianginös wirksame Substanzen zur Standardtherapie bei Patienten mit akutem Koronarsyndrom. Stationär werden sie als Dauerinfusion verabreicht. Die Gabe ist jedoch eine rein symptomatische Maßnahme, für die keine Prognoseverbesserung belegt ist. Als Kontraindikation für eine Nitrattherapie ist die Hypotonie zu beachten. Die Dosis der intravenösen Dauerinfusion muss abhängig von Blutdruck und Symptomatik angepasst werden.

β-Rezeptoren-Blocker (S. 72) sind wirksame antiischämische Medikamente, besonders bei Patienten mit erhöhten Blutdruckwerten und Tachykardie. Die gesicherten Erfahrungen bei der stabilen Angina und beim akuten ST-Hebungsinfarkt werden allgemein auf die instabile Angina pectoris übertragen. Sofern keine Kontraindikationen (Hypotonie, Bradykardie, AV-Block, Lungenödem) vorliegen, sollte beim akuten Koronar-Syndrom eine orale β-Rezeptoren-Blocker-Therapie eingeleitet werden. Eine intravenöse β-Rezeptoren-Blocker-Therapie ist in der unmittelbaren Akutphase wegen der Gefahr einer Bradykardie, Hypotonie und Verschlechterung der linksventrikulären Funktion nicht zu empfehlen.

NSTEMI

Auch ein NSTEMI ist eine lebensbedrohliche Situation und erfordert eine rasche Therapie.

Dabei wird zwischen Patienten mit hohem oder niedrigem Risiko für die Entwicklung eines STEMI oder Tod unterschieden: Patienten mit **hohem Risiko** (erhöhte Troponin-Werte, instabile Hämodynamik, Herzrhythmusstörungen, dynamische ST-Strecken-Änderungen, rezidivierende/anhaltende Angina pectoris in Ruhe) sollten innerhalb von 24 Stunden invasiv abgeklärt werden. Bei anderen Hochrisikopatienten (Patienten mit Diabetes mellitus, Niereninsuffizienz, früherer CABG oder PCI etc.) steht die **Thrombozytenaggregationshemmung** im Vordergrund. Innerhalb von 72 Stunden sollte sich eine Herzkatheteruntersuchung anschließen.

Bei Patienten mit **niedrigem Risiko** (keine Troponinerhöhung, unauffälliges EKG oder lediglich T-Wellen-Deformität ohne dynamische Veränderung) wird primär eine **Ischämiediagnostik** (z. B. mittels Ergometrie) durchgeführt.

Antianginöse Therapie

Nitrate gehören zur Standardtherapie bei akutem Koronar-Syndrom. Ihre Wirkung ist jedoch rein symptomatisch. Bei stationärer Behandlung werden sie intravenös verabreicht. Die Hypotonie stellt eine Kontraindikation für die Nitratgabe dar.

Sofern keine Kontraindikationen vorliegen, sollte jeder Patient mit akutem Koronar-Syndrom mit einem oralen **β-Rezeptoren-Blocker** (S. 72) behandelt werden.

Antithrombozytäre Therapie

Zur Thrombozytenaggregation stehen derzeit 3 Substanzgruppen zur Verfügung.

> ▶ **Merke.** Die **Basis** der antithrombozytären Therapie beim akuten Koronar-Syndrom stellt **Azetylsalizylsäure** dar in Kombination mit **Prasugrel oder Ticagrelor** (2. Wahl: Clopidogrel) (= duale Plättchenhemmung). Bei instabilen Patienten oder Hochrisikopatienten erfolgt im Herzkatheterlabor ggf. die zusätzliche Gabe eines GP-II-b/III-a-Antagonisten oder von Bivalirudin.

Azetylsalizylsäure (ASS): Die thrombozytenaggregationshemmende Wirkung von ASS beruht auf der **irreversiblen Cyclooxygenasehemmung**. ASS führt in der Akut- und Dauertherapie von Patienten mit koronarer Herzkrankheit zu einer deutlichen Reduktion der Letalität. In der Akutbehandlung wird ASS intravenös gegeben (s. o.) und die Behandlung dann mit 100 mg/d oral fortgesetzt.

Adenosindiphosphat-(ADP)Rezeptor-Antagonisten: Seit einigen Jahren sind ADP-Rezeptor-Antagonisten verfügbar, sie **hemmen** die durch **ADP induzierte Thrombozytenaktivierung**. Im akuten Koronar-Syndrom kann durch die zusätzliche Gabe von **Prasugrel**, das nur für die orale Anwendung zur Verfügung steht, die Komplikationsrate einer Koronarintervention reduziert werden. Prasugrel sollte daher in der Klinik unmittelbar mit der Diagnosestellung „akutes Koronarsyndrom" verabreicht werden, sofern keine Kontraindikation vorliegt (z. B. früherer Schlaganfall). Dabei wird eine sog. „loading dose" gegeben, gefolgt von einer täglichen Dosis über 12 Monate (Tab. **A-5.2**). Ein weiterer Thrombozytenaggregationshemmer ist der reversible P2Y12-Antagonist **Ticagrelor**, der ebenfalls in Kombination mit ASS in der Akutphase als „loading dose" gegeben wird und in der Folge über 12 Monate. Ticagrelor kann auch bei konservativ behandelten Patienten verabreicht werden. Dem Vorteil der dualen Thrombozytenaggregationshemmung steht eine leicht erhöhte Rate an Blutungskomplikationen gegenüber. Bei Patienten, die eine dringende Bypass-Operation benötigen, sollten Ticagrelor oder Prasugrel möglichst 3–5 Tage vorher abgesetzt werden, um die Blutungsgefahr zu verringern.

Glycoprotein-II-b/III-a-Rezeptor-Antagonisten (GP-II-b/III-a-Antagonisten): Die GP-II-b/III-a-Antagonisten (Abciximab, Tirofiban, Eptifibatide) **hemmen** die **fibrinogenvermittelte Aggregation aktivierter Thrombozyten** und wirken so effektiv der Entstehung von Thromben im Koronargefäß entgegen oder unterstützen deren Auflösung. Die derzeit zur Verfügung stehenden Substanzen unterscheiden sich hinsichtlich ihrer chemischen, pharmakologischen und pharmakodynamischen Eigenschaften und werden intravenös appliziert.

Der Einsatz der GP-II-b/III-a-Antagonisten Abciximab, Eptifibatide und Tirofiban beschränkt sich beim akuten Koronarsyndrom auf die Anwendung im Herzkatheterlabor bei Nachweis einer hohen Thrombuslast im Infarktgefäß mit nachfolgender mehrstündiger Infusion (angepasst an Körpergewicht und Nierenfunktion). Auch für diese Substanzklasse gilt ein erhöhtes Risiko für das Auftreten von Blutungskomplikationen.

Antithrombine

Zusätzlich zur dualen Plättchenhemmung muss eine Antikoagulation erfolgen. **Fondaparinux** (Faktor-Xa-Inhibitor) ist hier wegen geringerer Blutungskomplikationen vorzuziehen. Unfraktioniertes Heparin und niedermolekulare Heparine haben sich unterlegen gezeigt. **Bivalirudin** (synthetisches Hirudin-Analogon, das reversibel direkt Thrombin inhibiert) ist im Rahmen der Koronarintervention bei erhöhtem Blutungsrisiko vorzuziehen.

Bypass-Operation

Die Bypass-Operation ist nur in Ausnahmefällen als **Notfalltherapie** zur Behandlung eines akuten Myokardinfarktes geeignet, da die interventionelle Therapie meist schneller verfügbar und mit geringerem Risiko durchzuführen ist. Eine notfallmäßige operative Therapie kommt nur bei einer interventionell nicht therapierbaren Hauptstammstenose oder einem infarktbedingten, hämodynamisch nicht tolerierten Mitralsehnenabriss oder Ventrikelseptumdefekt in Betracht. Die Komplikationsrate ist in diesen Fällen hoch.

Antithrombozytäre Therapie

▶ Merke.

Azetylsalizylsäure (ASS): Wirkung über eine **irreversible Hemmung der Cyclooxygenase.** ASS-Gabe senkt die Letalität bei Patienten mit KHK.

ADP-Rezeptor-Antagonisten: Wirkung über eine **Hemmung der ADP-induzierten Thrombozytenaktivierung**. Dem Vorteil der antithrombozytären Kombinationstherapie von ASS zusammen mit **Ticagrelor** oder **Prasugrel** steht eine leicht erhöhte Rate an Blutungskomplikationen gegenüber.

GP-II-b/III-a-Antagonisten: Wirkung über eine **Hemmung der fibrinogenvermittelten Aggregation aktivierter Thrombozyten**. Auch bei dieser Substanzklasse besteht ein erhöhtes Risiko für das Auftreten von Blutungskomplikationen.

Antithrombine

Zusätzlich zur dualen Plättchenhemmung muss eine Antikoagulation erfolgen. **Fondaparinux** ist hier vorzuziehen. Das direkte Antithrombin **Bivalirudin** ist i. R. der Koronarintervention bei erhöhtem Blutungsrisiko zu bevorzugen (s. Tab. **A-5.2**).

Bypass-Operation

Die Bypass-Operation kommt in der **Notfalltherapie** nur selten in Betracht (bei interventionell nicht therapierbarer Hauptstammstenose oder wenn zusätzlich ein hämodynamisch nicht tolerierter Mitralsehnenabriss oder Ventrikelseptumdefekt besteht).

5.6.3 Dauertherapie

An die Akuttherapie des akuten Koronarsyndroms muss sich eine **Sekundärprophylaxe** mit einer Lebensstiländerung zur Verminderung bzw. Optimierung der kardiovaskulären Risikofaktoren (S. 58) und einer medikamentösen Dauertherapie anschließen. Dabei macht es keinen Unterschied, ob es sich bei dem akuten Ereignis um einen NSTEMI oder STEMI gehandelt hat. Grundsätzlich besteht die direkt nach der Akuttherapie einzuleitende **Dauertherapie** unter Beachtung der jeweiligen Kontraindikationen in einer lebenslangen antiaggregatorischen Therapie mit **ASS** (Dosierung 75–100 mg/d, bei ASS-Unverträglichkeit ist auch Clopidogrel 75 mg/d möglich), einem **ACE-Hemmer/Angiotensin-Rezeptor-Blocker** (S. 74) und einem **β-Rezeptoren-Blocker** (S. 72). Unabhängig von einer Dyslipidämie sollte ergänzend bereits in den ersten 1–4 Tagen nach der Akuttherapie mit einer **CSE-Hemmer-Therapie** (S. 60) begonnen werden.

Aldosteron-Rezeptor-Antagonisten sollten bei Patienten nach einem NSTEMI/STEMI eingesetzt werden, die bereits β-Rezeptoren-Blocker und ACE-Hemmer bekommen und eine eingeschränkte linksventrikuläre Funktion (EF < 40 %), einen Diabetes mellitus oder eine Herzinsuffizienz haben. Kontraindikation ist eine Nierenfunktionsstörung oder eine Hyperkaliämie.

Im Anschluss an die stationäre Behandlung werden die Patienten nach einem NSTEMI oder STEMI in der Regel im Rahmen einer Rehabilitationsbehandlung (ambulant oder stationär) in der notwendigen Lebensstiländerung unterwiesen. Die in der Akutklinik begonnene medikamentöse Einstellung wird fortgesetzt und durch Dosisanpassung optimiert. In der Folge sollten vom Hausarzt oder einem Kardiologen Kontrolluntersuchungen, zunächst in 6-, später in 12-monatlichen Intervallen, durchgeführt werden. Hierbei sollte nach Symptomen einer Restenose oder einer Progression der Koronarsklerose wie Angina pectoris oder Dyspnoe gefragt und regelmäßig eine Ergometrie durchgeführt werden.

5.7 Komplikationen nach Myokardinfarkt und deren Therapie

5.7.1 Tachykarde Herzrhythmusstörungen

Hämodynamisch nicht relevante Extrasystolen und ventrikuläre Salven (S. 138) sind unter Monitorüberwachung nicht therapiebedürftig. Nach erfolgreicher Wiedereröffnung des Infarktgefäßes kommt es zum Teil zum Auftreten sogenannter Reperfusionsarrhythmien (idioventrikuläre Tachykardie zwischen 90–120/min), die nicht behandlungsbedürftig sind und wenige Minuten anhalten.

▶ **Merke.** Die beste Behandlung der Herzrhythmusstörung ist die schnelle Wiederherstellung der myokardialen Perfusion.

Treten im Rahmen des akuten Koronarsyndroms anhaltende **ventrikuläre Tachykardien** auf, die zu einer Zunahme des myokardialen Sauerstoffverbrauches mit Verkürzung der Diastolendauer sowie konsekutiver Reduktion der Koronarperfusion und einer hämodynamischen Beeinträchtigung führen, werden sie primär mit **Amiodaron** (Bolus 150–300 mg, dann Infusion 1–2 g/d) behandelt. Wenn die medikamentöse Therapie nicht erfolgreich ist oder eine Verschlechterung der Hämodynamik eintritt, sollte eine **elektrische Kardioversion** durchgeführt werden.

Beim Auftreten von **Kammerflimmern** (gehäuft bei proximalem Verschluss der Vorderwandarterie), erfolgt die sofortige elektrische **Defibrillation**.

Seltener kommt es zum Auftreten von **Vorhofflattern** und **Vorhofflimmern** im Rahmen des akuten Koronarsyndroms. Sie führen bei schneller Impulsüberleitung auf die Ventrikel ebenfalls zu einem erhöhten myokardialen Sauerstoffverbrauch. Eine Frequenznormalisierung kann zunächst medikamentös mit einem **β-Blocker** oder **Amiodaron** (unter Beachtung der Hämodynamik!) versucht werden. Stellt sich kein Erfolg ein, ist die **elektrische Kardioversion** erforderlich.

5.7.2 Bradykarde Herzrhythmusstörungen

AV-Blockierungen I. Grades und II. Grades Typ Mobitz 1 („Wenckebach-Block") sind selten progredient und deshalb nicht behandlungsbedürftig (ggf. Pausieren des β-Blockers). Der **AV-Block II. Grades Typ Mobitz 2** ist oft progredient und wie der **AV-Block III. Grades** in der Regel behandlungsbedürftig (treten gehäuft bei Infarkten im Bereich der RCA auf). Die Therapie besteht zunächst in der Gabe von Atropin (0,5–1 mg i. v., ggf. wiederholte Gabe). Wenn keine Frequenzsteigerung zu erzielen ist oder bei konsekutiver Hypotonie erfolgt die ventrikuläre Stimulation über eine transvenös eingeführte **temporäre Schrittmacherelektrode**. Die **Koronarperfusion** ist möglichst rasch **wiederherzustellen**. Bradykarde Herzrhythmusstörungen sind häufig in den ersten Tagen nach dem Akutereignis reversibel.

5.7.3 Herzinsuffizienz und kardiogener Schock

Beim Auftreten einer **akuten Linksherzinsuffizienz** mit Lungenödem im Rahmen eines akuten Koronarsyndroms muss so schnell wie möglich eine Herzkatheteruntersuchung mit der Möglichkeit zur Intervention durchgeführt werden. In der Zwischenzeit wird der Oberkörper des Patienten hochgelagert und Sauerstoff per Nasensonde sowie intravenöse Nitrate verabreicht. Zusätzlich ggf. Gabe eines Schleifendiuretikums (Bolus von 20–40 mg Furosemid i. v.). Diese Gabe kann bei Bedarf wiederholt werden.

Bei **niedrigem systemarteriellem Druck** wird zur Senkung der Nachlast und/oder Steigerung der Kontraktilität mit der Gabe von **Katecholaminen** (Dobutamin in Kombination mit Adrenalin/Noradrenalin) unter invasiver Drucküberwachung begonnen. Falls so kein ausreichender arterieller Druck zu erzielen ist (arterieller Mitteldruck > 65 mmHg), kann bereits vor oder direkt im Anschluss an die PCI eine passagere **intraaortale Ballonpumpe (IABP)** (S. 238) implantiert werden.

Als Besonderheit kommt es bei **großen Hinterwandinfarkten** mit **rechtsventrikulärer Beteiligung** erst unter der Gabe von **Flüssigkeit** zu einer hämodynamischen Stabilisierung. Da die rechtsventrikuläre Pumpleistung sehr stark vom Frank-Starling-Mechanismus abhängt, wird durch eine verbesserte diastolische Füllung die Funktion des rechten Ventrikels besser. Ein sorgfältiges invasives **hämodynamisches Monitoring** ist erforderlich (zentralen Venendruck auf übernormal hohe Werte von 15–20 mmHg anheben).

Das Auftreten von malignen **Herzrhythmusstörungen** (Kammerflattern/-flimmern oder ventrikuläre Bardykardien) sowie eine **linksventrikuläre Funktionsstörung** bis hin zum kardiogenen Schock (verursacht z. B. durch eine ausgedehnte Nekrose) sind nach einem Infarkt als **prognostisch ungünstige** Zeichen zu werten.

5.7.4 Mitralinsuffizienz und Ventrikelseptumdefekt

Kommt es durch die Infarzierung eines Papillarmuskels mit nachfolgendem Papillarmuskelabriss oder als Infarktfolge zu einer linksventrikulären Dilatation, entsteht eine akute, **hochgradige Mitralinsuffizienz (MI)**. Im Anschluss daran verschlechtert sich die hämodynamische Situation des Patienten mit ggf. Hypotonie, Tachykardie und Entwicklung eines Lungenödems. Typisch für den Papillarmuskelabriss sind die plötzlich einsetzende starke Dyspnoe und ein über der Herzspitze auskultierbares, lautes Holosystolikum mit Fortleitung in die Axilla. Therapeutisch wird zunächst eine **medikamentöse hämodynamische Stabilisierung** des Patienten angestrebt, da durch die frische Nekrose eine operative Mitralklappenrekonstruktion oder Refixierung des Papillarmuskels schlecht möglich ist. Ist der Patient nicht konservativ therapierbar, muss eine operative Therapie durchgeführt werden.

Beim akuten **Ventrikelseptumdefekt (VSD)** infolge Infarzierung im Bereich des interventrikulären Septums kommt es zu Blutdruckabfall, Anstieg der Herzfrequenz, peripherer Vasokonstriktion, Kaltschweißigkeit und einem neu aufgetretenen Systolikum. Auch hier wird zunächst eine **medikamentöse hämodynamische Stabilisierung** angestrebt. Ein operativer Verschluss des VSD erfolgt im Abstand von einigen Wochen nach Vernarbung der Nekrose. Ist der Patient medikamentös nicht zu stabilisieren, muss die OP mit schlechter Prognose vorzeitig erfolgen oder es kann der VSD mit einem interventionell zu platzierenden Occluder verschlossen werden.

5.7.5 Dressler-Syndrom (Postmyokardinfarkt-Syndrom)

Das **Dressler-Syndrom** äußert sich 2–3 Wochen nach einem Myokardinfarkt mit Fieber, retrosternalen Schmerzen, Perikardreiben, evtl. Perikarderguss, und erhöhten Entzündungsparametern im Blut. Die Behandlung erfolgt mit Glukokortikoiden und nichtsteroidalen Antirheumatika.

5.7.5 Dressler-Syndrom (Postmyokardinfarkt-Syndrom)

Das **Dressler-Syndrom** tritt 2–3 Wochen nach einem Infarkt mit Fieber und (Spät-)Perikarditis auf. Behandelt wird mit Glukokortikoiden und nichtsteroidalen Antirheumatika.

6 Herzinsuffizienz

6.1	Allgemeines	94
6.2	Epidemiologie	94
6.3	Ätiopathogenese	94
6.4	Pathophysiologie	96
6.5	Klinik	99
6.6	Diagnostik	100
6.7	Therapie	103

6.1 Allgemeines

▶ Definition.

6.1 Allgemeines

▶ **Definition.** Unter dem Begriff Herzinsuffizienz versteht man **pathophysiologisch** eine Funktionsstörung des Herzens mit herabgesetztem Herzzeitvolumen, in deren Folge nicht genügend Blut durch die Körperperipherie gepumpt wird, um die Durchblutung aller Organe in Ruhe sowie unter Belastung zu gewährleisten und ihren metabolischen Bedarf zu decken. **Klinisch** liegt eine Herzinsuffizienz dann vor, wenn typische Symptome (Dyspnoe, Müdigkeit, Leistungsinsuffizienz, Flüssigkeitsretention) infolge einer kardialen Funktionsstörung auftreten.

Je nach überwiegend betroffener Herzkammer werden **Linksherz-**, **Rechtsherz-** und **Globalinsuffizienz** unterschieden. Die **kompensierte Herzinsuffizienz** geht bei gestörter Pumpfunktion nicht mit Symptomen einher, bei **dekompensierter Herzinsuffizienz** (S. 99) treten Symptome auf. Beim **High Output Failure** kann der pathologisch gesteigerte Sauerstoffbedarf der Organe trotz normaler Pumpleistung und gesteigertem HZV nicht gedeckt werden. Eine **systolische Herzinsuffizienz** liegt bei gestörter Kontraktion des Herzens vor, eine **diastolische** ist Folge einer gestörten kardialen Füllung. Nach Beginn und Verlaufsform werden **akute** und **chronische Herzinsuffizienz** unterschieden.

Je nach überwiegend betroffener Herzkammer wird zwischen **Linksherz-**, **Rechtsherz-** und **Globalinsuffizienz** unterschieden. Prinzipiell kann jede Linksherzinsuffizienz bei Versagen der Kompensationsmechanismen zu einer sekundären Rechtsherzinsuffizienz führen.

Eine **kompensierte Herzinsuffizienz** liegt vor, wenn eine nachweisbare Störung der kardialen Pumpfunktion nicht zu einer Symptomatik führt (z. B. durch eine entsprechende medikamentöse Therapie). Eine **dekompensierte Herzinsuffizienz** (S. 99) geht mit entsprechenden Symptomen einher.

Ein **High Output Failure** („Versagen bei hoher Auswurfleistung") kennzeichnet einen Zustand, bei dem bei normaler Pumpleistung des Herzens und trotz gesteigerten Herzminutenvolumens der pathologisch gesteigerte Sauerstoffbedarf der Organe nicht gedeckt werden kann (z. B. bei Anämie, Fieber, arteriovenösen Fisteln oder Hyperthyreose).

Eine **systolische Herzinsuffizienz** liegt bei gestörter Kontraktion des Herzens vor, eine **diastolische Herzinsuffizienz** ist Folge einer gestörten kardialen Füllung. Nach Beginn und Verlaufsform wird eine **akute** von einer **chronischen Herzinsuffizienz** unterschieden.

6.2 Epidemiologie

Die Herzinsuffizienz ist **eine der häufigsten internistischen Erkrankungen** in Europa und nimmt mit steigendem Alter zu.

6.2 Epidemiologie

Die Herzinsuffizienz stellt mit ca. 10 Millionen symptomatisch und einer etwa gleichen Anzahl asymptomatisch Erkrankter **eine der häufigsten internistischen Erkrankungen** in Europa dar. Dabei sind weniger als 1 % der 45–55-Jährigen, aber 2,5–5,5 % der 65–75- und > 10 % der 80-Jährigen sowie Männer 1,5-fach häufiger als Frauen betroffen. Die Prognose der Patienten mit Herzinsuffizienz ist schlecht. Trotz intensivierter Therapie beträgt die mittlere Überlebenszeit nur 5 Jahre, bei Patienten mit schwerer Herzinsuffizienz nur 1 Jahr.

6.3 Ätiopathogenese

Ursachen für die **Linksherzinsuffizienz:** linksventrikuläre Myokarderkrankung, Klappenveränderungen des linken Herzens, Aortenisthmusstenose oder Druck im großen Kreislauf ↑.
Rechtsherzinsuffizienz: Lungengefäßwiderstand ↑, Klappenerkrankungen des rechten Herzens, Volumenbelastung bei Shunt-Vitien, Versagen der Kompensationsmechanismen bei Linksherzinsuffizienz.

6.3 Ätiopathogenese

Eine **Linksherzinsuffizienz** entwickelt sich durch eine direkte linksventrikuläre Myokarderkrankung (z. B. bei Kardiomyopathie oder nach Myokardinfarkt) oder sekundär bei Klappenveränderungen des linken Herzens, Aortenisthmusstenose oder Druckerhöhung im großen Kreislauf. Eine **Rechtsherzinsuffizienz** entsteht infolge eines erhöhten Lungengefäßwiderstandes (Lungenerkrankungen mit Cor pulmonale (S. 411), primäre pulmonale Hypertonie), durch Klappenerkrankungen des rechten Herzens, Volumenbelastung bei Shunt-Vitien oder sekundär nach Versagen der Kompensationsmechanismen bei Linksherzinsuffizienz.

6.3.1 Störung der systolischen myokardialen Funktion

Sie ist gekennzeichnet durch eine **regional oder global verminderte Kontraktilität** einer oder beider Herzkammern mit entsprechend **herabgesetztem Schlagvolumen** (**systolische** Herzinsuffizienz, Abb. **A-6.1**).

⊙ **A-6.1** Beziehung zwischen Schlagvolumen und peripherem Gefäßwiderstand (Nachlast) für den Normalfall und bei Herzinsuffizienz

Bei einer normalen linksventrikulären Funktion führt die Zunahme des peripheren Gefäßwiderstandes nur zu einer geringfügigen Abnahme des Schlagvolumens. Bei Herzinsuffizienz führt bereits eine leichte Zunahme der Nachlast zu einer deutlichen Abnahme des Schlagvolumens.

Ursache regionaler Kontraktilitätsstörungen ist in aller Regel eine KHK mit Verlust an kontraktilem Muskelgewebe infolge eines oder mehrerer Herzinfarkte. Ursache globaler Kontraktilitätsstörungen können entzündliche Myokarderkrankungen (Myokarditis) oder eine toxische Myokardschädigung (z. B. durch Alkohol oder Zytostatika) sowie die idiopathische dilatative Kardiomyopathie (S. 171) sein.

Sekundär kann eine systolische myokardiale Funktionsstörung bei **lang andauernder Druck- oder Volumenüberlastung der Ventrikel** auftreten, so z. B. bei Aorten- oder Pulmonalstenose, bei chronisch erhöhtem Widerstand im großen und kleinen Kreislauf (arterielle oder pulmonale Hypertonie) oder bei schwerer Insuffizienz einer der Herzklappen (z. B. Aorten- oder Mitralinsuffizienz) (Tab. **A-6.1**).

≡ **A-6.1** Ursachen der Herzinsuffizienz

direkte Myokardschädigung	Volumenbelastung
▪ koronare Herzerkrankung [LHI, GHI]	▪ Aorteninsuffizienz [LHI]
▪ Myokarditis [LHI, GHI]	▪ Mitralinsuffizienz [LHI]
▪ dilatative Kardiomyopathie (DCM) [LHI]	▪ Trikuspidalinsuffizienz [RHI]
▪ toxisch (z. B. Chemotherapie) [LHI]	▪ Vorhofseptumdefekt (ASD) [RHI]
	▪ Ventrikelseptumdefekt (VSD) [RHI]
	▪ persistierender Ductus arteriosus Botalli [LHI oder RHI]
Druckbelastung	**linksventrikuläre Füllungsbehinderung**
▪ arterieller Hypertonus [LHI]	▪ Mitralstenose [LHI]
▪ Aortenstenose [LHI]	▪ Pericarditis constrictiva [LHI]
▪ Aortenisthmusstenose [LHI]	▪ restriktive Kardiomyopathie [LHI]
▪ pulmonalarterielle Hypertonie (z. B. bei Lungenembolie) [RHI]	▪ hypertrophe Kardiomyopathie (HCM) [LHI]
▪ Pulmonalklappenstenose [RHI]	
Herzrhythmusstörungen	
▪ extreme Bradykardie [LHI]	
▪ anhaltende Tachykardien [LHI]	

LHI: primär Linksherzinsuffizienz; RHI: primär Rechtsherzinsuffizienz; GHI: primär globale Herzinsuffizienz

6.3.2 Störung der diastolischen myokardialen Funktion

Als diastolische Funktionsstörung (**diastolische** Herzinsuffizienz) bezeichnet man eine **Einschränkung des Schlagvolumens** durch eine **verschlechterte diastolische Füllung** eines Ventrikels.

Ursache (Tab. **A-6.2**) kann eine Erkrankung des Myokards mit zu geringer Dehnbarkeit (Compliance) durch eine eigenständige Myokarderkrankung wie die restriktiven Kardiomyopathien (z. B. Endomyokardfibrose), aber auch durch eine sekundäre linksventrikuläre Hypertrophie (z. B. bei arteriellem Hypertonus) oder eine hypertrophe Kardiomyopathie sein. Eine diastolische Funktionsstörung bei normalem Myokard findet sich bei Pericarditis constrictiva oder einer Perikardtamponade, wenn die Füllung des Herzens durch das verdickte und verhärtete Perikard bzw. durch den Perikarderguss behindert wird (Kompression von außen).

A-6.2 Ursachen der diastolischen Dysfunktion des linken Ventrikels

▪ Herzmuskelfibrose		
▪ Hypertrophie	Zunahme der passiven Wandsteifigkeit	Erhöhung des diastolischen Füllungsdrucks im linken Ventrikel
▪ Fehlanordnung der Muskelfasern (HCM)		
▪ Hypertrophie		
▪ Asynchronie	gestörte Relaxation (Compliance)	
▪ Volumenbelastung		
▪ Ischämie		

6.3.3 Funktionsstörung der Herzklappen

Eine Herzklappenfunktionsstörung kann prinzipiell in einer **Insuffizienz** (Schließunfähigkeit) oder einer **Stenose** (Verengung) bestehen, die ohne aktive Anpassungsmechanismen des Körpers zu einer Abnahme des Schlagvolumens führen. Allerdings kann die resultierende Volumen- oder Druckbelastung des betroffenen Ventrikels in weiten Bereichen ohne nennenswerte Abnahme des Schlagvolumens kompensiert werden. Erst in **Spätstadien** kommt es zu einer sekundären globalen linksventrikulären Kontraktionsstörung mit **irreversibler Linksherzinsuffizienz**.

6.3.4 Herzrhythmusstörungen

Herzrhythmusstörungen stellen bei ansonsten funktionstüchtigem Herzen nur sehr selten die primäre Ursache einer Herzinsuffizienz dar. Sie können jedoch den Schweregrad einer Herzinsuffizienz anderer Ursache verstärken und eine akute Dekompensation herbeiführen. **Tachykardien** und **Tachyarrhythmien reduzieren** die **Diastolendauer** und damit die **ventrikuläre Füllungsperiode**. Bei vorbestehender Füllungsbehinderung, z. B. durch eine Mitralstenose oder eine diastolische Funktionsstörung, resultiert eine weitere Abnahme des Schlagvolumens. Den gleichen Effekt hat das Fehlen einer zeitgerechten Vorhofkontraktion, wie sie sich z. B. beim kompletten atrioventrikulären Block, Vorhofflimmern oder reiner ventrikulärer Schrittmacherstimulation findet. Weiterhin kann eine bradykarde Rhythmusstörung bei Patienten mit eingeschränktem Schlagvolumen nicht ausreichend kompensiert werden und führt so zu einer weiteren Abnahme des Herzzeitvolumens.

6.4 Pathophysiologie

6.4.1 Primäre Kompensationsmechanismen

Die Pathogenese der Herzinsuffizienz ist insbesondere in den **Frühstadien** durch „primäre Kompensationsmechanismen" geprägt, mit denen der Organismus das Herzzeitvolumen trotz der oben beschriebenen Beeinträchtigungen zu stabilisieren versucht. Erst in späteren Stadien tritt die Anpassung des Körpers an das verminderte Herzzeitvolumen durch „sekundäre Kompensationsmechanismen" in den Vordergrund. Folgende **primäre Kompensationsmechanismen** sind von Bedeutung:

Intravasale Volumenexpansion unter Ausnutzung des Frank-Starling-Mechanismus

Wie jeder Muskel benötigt das Myokard eine bestimmte Vordehnung bzw. Vorfüllung zur optimalen Kraftentwicklung. Beim gesunden Herzen kann das Schlagvolumen durch eine stärkere diastolische Füllung (Vorlast) gesteigert werden (Frank-

Starling-Mechanismus (S. 33)). Das insuffiziente Herz ist dazu nicht in der Lage und braucht für sein optimales Schlagvolumen einen erhöhten Füllungsdruck.

Mobilisierung der myokardialen Kontraktionsreserve

Die **Kontraktilität** des Myokards wird durch **Katecholamine** (S. 33) sowohl auf neuronalem als auch auf humoralem Wege gesteigert. Dies führt zu einer Verschiebung der Frank-Starling-Kurve zu höheren Schlagvolumina. Der neuronale Schenkel besteht aus postganglionären sympathischen Neuronen, die von den Halsganglien mit peripheren sympathischen Nerven zum Herzen ziehen und dort positiv inotrop wirkendes Noradrenalin an die Myozyten abgeben. Über eine Sekretion von Adrenalin und Noradrenalin durch das Nebennierenmark wird die Kontraktilität auch auf humoralem Wege beeinflusst, wobei die durch α-Rezeptoren vermittelte vasokonstriktorische Wirkung des Noradrenalins dominiert, während das Adrenalin α- und β-Rezeptoren gleichsam stimuliert und auf diese Weise sowohl zu einer **Kontraktilitätssteigerung** als auch zu einer **peripheren Vasokonstriktion** und somit **Nachlaststeigerung** führt (Tab. **A-6.3**, Abb. **A-6.2**).

last nicht steigern, sondern braucht für ein optimales Schlagvolumen einen höheren Füllungsdruck.

Mobilisierung der myokardialen Kontraktionsreserve

Durch **Katecholamine** wird die **Kontraktilität** des Myokards gesteigert. Dies führt zur Verschiebung der Frank-Starling-Kurve zu höheren Schlagvolumina. Weiterhin kommt es durch Katecholamine zur **peripheren Vasokonstriktion** (**Nachlaststeigerung**, Tab. **A-6.3**, Abb. **A-6.2**).

A-6.3 Neurohumorale Regulation

Transmitter	Rezeptor		Wirkung
Noradrenalin	α (++)		periphere Vasokonstriktion
	β₁ (+)		positiv inotrope Wirkung
Adrenalin	β₁ (++)		positiv inotrope Wirkung
	β₂ (+)	in niedriger Dosierung	periphere Vasodilatation
	α (+)	in hoher Dosierung	periphere Vasokonstriktion

++ = Hauptwirkung, + = untergeordneter Effekt

A-6.2 Pathophysiologische Zusammenhänge bei chronischer Herzinsuffizienz mit Aktivierung des sympathischen Nervensystems

Die Reduktion des Herzzeitvolumens führt zu einer **lokalen und systemischen neuroendokrinen Aktivierung** mit vermehrter Freisetzung von **Katecholaminen** sowie Aktivierung des **Renin-Angiotensin-Aldosteron-Systems** (RAAS). Folge sind eine Steigerung der Myokardkontraktilität und des peripheren Gefäßwiderstands sowie eine vermehrte Flüssigkeitsretention.

Myokardiale Hypertrophie

Hypertrophie bedeutet eine Zunahme der Anzahl an Myofibrillen und Mitochondrien in den Myozyten und somit eine Steigerung der myokardialen Masse. Bezüglich der ventrikulären Geometrie lässt sich die **exzentrische** Hypertrophie bei **Volumenbelastung** mit **Dilatation des Ventrikels** und nur mäßiger Wanddickenzunahme von der **konzentrischen** Hypertrophie bei **Druckbelastung** mit **deutlicher Wanddickenzunahme** und relativer Verkleinerung des Ventrikelkavums abgrenzen. Ergebnis ist eine trotz erhöhter Belastung konstant gehaltene ventrikuläre Wandspannung (S. 32), die Voraussetzung für eine regelrechte Überlappung der Myofilamente und somit eine optimale Kraftentwicklung ist. Allerdings nimmt gleichzeitig die Kapillardichte nicht adäquat zu, sodass die intramyokardialen Diffusionsstrecken länger und die Versorgung der Myozyten schlechter werden, was einen limitierenden Faktor für die Hypertrophie darstellt.

6.4.2 Sekundäre Kompensationsmechanismen

Der entscheidende sekundäre Kompensationsmechanismus bei akut reduziertem Herzzeitvolumen besteht in einer kurzfristig verminderten Perfusion nicht lebenswichtiger Organsysteme wie Magen-Darm-Trakt, Niere, Haut und Skelettmuskulatur durch Vasokonstriktion der zugehörigen Arteriolen. Dieser Vorgang wird als **Zentralisation** bezeichnet und hat den Sinn, in lebenswichtigen Organen wie Gehirn, Herz und Lunge ein zwar reduziertes, aber ausreichendes Perfusionsvolumen aufrechtzuerhalten. Vermittelt wird die periphere Vasokonstriktion durch Aktivierung des autonomen Nervensystems mit Ausschüttung von Adrenalin und Noradrenalin (Kontraktilität des Myokards ↑, peripherer arterieller Gefäßwiderstand ↑, s. o.).

Zusätzlich erfolgt die Aktivierung des **Renin-Angiotensin-Aldosteron-Systems** (RAAS), welches einerseits über die Retention von Natrium und Wasser das intravasale Volumen steigert und andererseits das sympathische Nervensystem weiter aktiviert.

Bei der milden Form der Herzinsuffizienz, in der sogenannten **ersten Phase** mit nur geringfügiger Abnahme des Herzzeitvolumens in Ruhe, werden diese Veränderungen durch die Barorezeptoren registriert und eine weitere Ausschüttung von Noradrenalin verhindert. Gleichzeitig kommt es zu einer Ausschüttung von atrialem natriuretischem Faktor (**ANF**) aus der Muskulatur der Herzvorhöfe, das durch seinen diuretischen und gefäßdilatierenden Effekt antagonistisch zum Noradrenalin wirkt und somit im Sinne eines negativen Feedbacks eine überschießende Steigerung des peripheren Widerstandes verhindert.

6.4.3 Versagen der primären und sekundären Kompensationsmechanismen

In fortgeschrittenem Stadium kommt es zu einer **zunehmenden Störung** der **Kreislaufreflexe:** Die Empfindlichkeit der atrialen Dehnungsrezeptoren nimmt aufgrund der chronischen Überstimulation ab; es resultieren eine verminderte Hemmung der über sympathische Neurone vermittelten peripheren Vasokonstriktion sowie eine unangemessen hohe ADH-Sekretion. Letztere bewirkt eine Retention von freiem Wasser mit konsekutiver Hyponatriämie und steigert ihrerseits ebenfalls den peripheren Widerstand. Auch die Freisetzung von ANF nimmt ab und kann die vasokonstriktorischen Einflüsse von sympathischem Nervensystem und Renin-Angiotensin-System nicht mehr kompensieren. Mit zunehmender Herzinsuffizienz stellt sich schließlich eine Störung der Nierenperfusion ein, wodurch das renale Renin-Angiotensin-System weiter stimuliert wird. Der periphere Gefäßwiderstand ist maximal erhöht, zumal die intrarenale Freisetzung von Prostaglandinen das sympathische Nervensystem und das Renin-Angiotensin-System weiter stimuliert. Das Ergebnis ist ein inadäquat gesteigerter peripherer Widerstand, der die Nachlast des Herzens unnötig erhöht und dadurch zu einer weiteren Abnahme des Schlagvolumens führt. Dies wird auch als „Circulus vitiosus der Herzinsuffizienz" bezeichnet.

In der **Endphase der Herzinsuffizienz** findet sich somit als Ausdruck der maximalen Aktivierung des sympathischen Nervensystems ein **massiv erhöhter Noradrenalinspiegel** im Plasma. Dieser hat auch prognostische Bedeutung: Die 2-Jahres-Überlebensrate bei herzinsuffizienten Patienten mit normalem Noradrenalin-Plasmaspiegel (200 pg/ml) liegt bei 50 %, bei deutlich erhöhten Noradrenalinkonzentrationen (1 200 pg/ml) dagegen nur bei 20 %. Bei länger dauernder hoher Plasmakonzentration von Noradrenalin wird eine Verminderung der β_1-Rezeptor-Dichte im Herzmuskelgewebe beobachtet (**Down-Regulation**), die als Schutzmechanismus für das gesunde Myokard zu verstehen ist, aber beim insuffizienten Myokard zu einer weiteren Abnahme der Herzleistung führt. Auch die Funktion der G-Proteine, die kardiale β-Rezeptoren mit der cAMP-produzierenden Adenylatzyklase koppeln, ist in dieser Situation gestört.

Als Ausdruck der Aktivierung des Renin-Angiotensin-Aldosteron-Systems findet man **erhöhte ADH-Spiegel** und eine entsprechend erniedrigte Serum-Natriumkonzentration, der ebenfalls prognostische Bedeutung zukommt.

In der **Endphase der Herzinsuffizienz** findet sich ein **massiv erhöhter Noradrenalinspiegel**, welcher mit einer drastisch erhöhten Mortalität assoziiert ist. Bei länger dauernder hoher Noradrenalin-Plasmakonzentration kommt es zu einer Verminderung der β_1-Rezeptor-Dichte im Herzmuskel (**Down-Regulation**). Sie dient beim gesunden Myokard als Schutzmechanismus. Beim insuffizienten Myokard führt sie zur weiteren Abnahme der Herzleistung.

Erniedrigte Serum-Na^+-Spiegel gehen auf das aktivierte RAAS (**ADH** ↑) zurück und mit einer schlechteren Prognose einher.

6.5 Klinik

Die Klinik der Herzinsuffizienz (Tab. **A-6.4**) wird insbesondere in der **Frühphase** und beim unbehandelten Patienten durch die vom **erhöhten ventrikulären Füllungsdruck** bedingten pulmonalen **Rückstauerscheinungen** bestimmt, die auch mit dem Begriff **Rückwärtsversagen** beschrieben werden.

Erst in **Spätstadien** wird das klinische Bild durch die Zeichen des eingeschränkten Herzzeitvolumens – das **Low-Output-Syndrom** oder **Vorwärtsversagen** – bestimmt: Die Patienten zeigen eine **periphere Zyanose** und **Kälte der Haut** und leiden unter **progredienter Schwäche**. Dieser Symptomenkomplex findet sich vorwiegend bei ausbehandelten Patienten, da sich durch entwässernde Medikation die Stauungserscheinungen oft weitgehend beheben lassen, während eine Steigerung des Herzzeitvolumens nur in sehr engen Grenzen möglich ist.

6.5 Klinik

In der **Frühphase** und beim unbehandelten Patienten ist der ventrikuläre Füllungsdruck erhöht, es entstehen pulmonale **Rückstauerscheinungen**.

Im **Spätstadium** kommt es zum **Low-Output-Syndrom** oder **Vorwärtsversagen** durch das eingeschränkte HZV: **periphere Zyanose, kalte Haut** und **zunehmende Schwäche** sind dann die Symptome (Tab. **A-6.4**).

A-6.4	Klinik und Diagnostik der Linksherzinsuffizienz		
	Anamnese	klinische Befunde	Untersuchungen
Allgemeinbefinden	▪ Müdigkeit ▪ eingeschränkte Belastbarkeit	▪ Leistungsknick (NYHA-Stadien, Tab. **A-6.5**)	▪ detailliertes Anamnesegespräch
Herz	▪ Herzrasen ▪ Palpitationen	▪ Tachykardie ▪ arterielle Hypotonie ▪ Herzvergrößerung ▪ Herzgeräusche ▪ 3. + 4. Herzton	▪ Auskultation ▪ Blutdruckmessung ▪ EKG ▪ Röntgen-Thorax ▪ Echokardiografie
Lunge	▪ Dyspnoe, v. a. im Liegen ▪ (nächtlicher) Husten ▪ ggf. schaumiger Auswurf	▪ Tachypnoe ▪ pulmonale Stauung mit basalen RGs ▪ Lungenödem ▪ Pleuraergüsse	▪ Perkussion ▪ Auskultation ▪ Röntgen-Thorax
Hals		▪ Jugularvenenstauung	▪ Inspektion der Halsvenen im Sitzen
Abdomen	▪ abdominale Beschwerden ▪ Dyspepsie	▪ Leber- und Milzvergrößerung ▪ Stauungsgastritis ▪ Aszites ▪ Anasarka	▪ Inspektion ▪ Palpation ▪ Perkussion ▪ hepatojugulärer Reflux ▪ Sonografie ▪ Labor (Leberfunktion)
Urogenitaltrakt	▪ Nykturie		
Haut		▪ Blässe ▪ Zyanose	▪ Inspektion
Extremitäten	▪ Gewichtszunahme ▪ Beinschwellung	▪ periphere Ödeme	▪ Inspektion ▪ Palpation ▪ Umfangsmessung ▪ Körpergewicht

6.6 Diagnostik

Ziel aller diagnostischen Maßnahmen ist es, zum einen das **Ausmaß** der Herzinsuffizienz zu erfassen und zum anderen deren **Ursache** abzuklären, um eine effiziente und zielgerechte Behandlung zu ermöglichen (Tab. **A-6.4**).

6.6.1 Körperliche Untersuchung

Die körperliche Untersuchung erfasst zunächst die Rückstauphänomene.

Linksherzinsuffizienz

Das Kardinalsymptom der Linksherzinsuffizienz ist die **Luftnot**, bedingt durch einen Rückstau des Blutes in die Lungengefäße (pulmonalvenöse Hypertonie). Die Luftnot tritt zunächst bei körperlicher Belastung auf, im fortgeschrittenen Stadium bereits in Ruhe. Da der Pulmonalisdruck im Sitzen niedriger ist als im Liegen, können die Patienten oft nur mit mehreren Kissen unter dem Kopf oder im Sitzen schlafen und leiden dennoch nicht selten unter nächtlichen Attacken von Luftnot (Abb. **A-6.3a**). Tritt Blutplasma in die Alveolen über, sind in der Auskultation **feinblasige Rasselgeräusche** (RG) über beiden Lungenunterfeldern zu hören. Das Frequenzspektrum dieser Geräusche weist weniger hochfrequente Anteile auf als beim pneumonischen Infiltrat, was durch die Bezeichnung „ohrfern" zum Ausdruck gebracht werden soll.

Überschreitet der Pulmonalkapillardruck eine kritische Grenze von ca. 20–25 mmHg, entsteht das sogenannte **Lungenödem**. Es ist verbunden mit **extremer Luftnot, grobblasigen Rasselgeräuschen** über allen Lungenfeldern und **Abhusten** von **blutig tingiertem, schaumigem Sekret**. Bei einem Teil der Patienten kann es aufgrund eines Ödems der Bronchialschleimhaut zu einer Bronchialobstruktion mit dem typischen Geräuschbefund des Giemens kommen. Man bezeichnet dieses Phänomen daher auch als **„Asthma cardiale"**.

Als Folge der im Verlauf zunehmenden Linksherzvergrößerung kommt es durch ein Auseinanderweichen der Klappensegel (Klappenringdilatation) zu einer **relativen Mitralinsuffizienz** mit entsprechendem Auskultationsbefund.

Bei der Herzauskultation lässt sich gelegentlich ein dritter und vierter Herzton nachweisen.

Die klinische **Klassifizierung der Linksherzinsuffizienz** erfolgt nach den Richtlinien der New York Heart Association in vier Stadien (**NYHA I–IV**, Tab. **A-6.5**).

A-6.3 Symptome der Herzinsuffizienz

a Luftnot in Ruhe als Zeichen der Linksherzinsuffizienz (oben): Röntgenbild (unten) in anteroposteriorer Projektion bei akutem Lungenödem. In den unteren und mittleren Abschnitten der Lunge liegt beidseits eine akute Lungenstauung mit Austritt von Flüssigkeit in die Alveolen vor.

b Patient mit klinischen Symptomen der Rechtsherzinsuffizienz: Im Vordergrund stehen die gestauten Halsvenen, die peripheren Ödeme und die Lippenzyanose. Schematisch erkennbar ist auch eine vergrößerte Leber infolge eines Blutrückstaus vor dem rechten Herzen.

A-6.5	Stadieneinteilung der Herzinsuffizienz nach NYHA und Roskamm	
NYHA-Stadium	Belastbarkeit nach NYHA	Funktionsbeeinträchtigung nach Roskamm
I	trotz objektiver kardialer Dysfunktion uneingeschränkte Belastbarkeit, keine Symptome	PAP** und PCP*** bei Belastung erhöht HMV*, PAP und PCP in Ruhe normal
II	Dyspnoe und vorzeitige Erschöpfung bei normaler Belastung	PAP und PCP in Ruhe erhöht HMV in Ruhe und bei Belastung normal
III	Dyspnoe und vorzeitige Erschöpfung bei leichter Belastung	HMV bei Belastung inadäquat niedrig, PAP und PCP ständig erhöht
IV	Symptome der Herzinsuffizienz in Ruhe, Verschlechterung bei geringster Belastung	HMV schon in Ruhe eingeschränkt, PAP und PCP ständig erhöht

* HMV = Herzminutenvolumen, ** PAP = Pulmonalarteriendruck, *** PCP = Pulmonalkapillardruck

Rechtsherzinsuffizienz

Die Symptome der Rechtsherzinsuffizienz (Abb. **A-6.3b**) erklären sich aus den **Stauungserscheinungen im venösen System**. Aufgrund der hydrostatischen Druckverhältnisse finden sie sich überwiegend in den unteren Extremitäten sowie im Abdomen. Für die klinische Diagnose der Rechtsherzinsuffizienz sind **Knöchel- und Unterschenkelödeme** obligat, die im Verlauf des Tages entstehen und über Nacht resorbiert werden. Im Extremfall kann sich das Ödem bis in die Sakralregion, den Unterbauch und in den Rücken ausdehnen; dieser Befund wird als „**Anasarka**" bezeichnet. Von venösen und lymphatischen Abflussstörungen lassen sich diese Ödeme meist aufgrund der Seitengleichheit sowie der Anamnese abgrenzen; im Einzelfall kann die Unterscheidung jedoch schwierig sein. Zusätzlich lassen sich oft eine **Halsvenenstauung** sowie ein hepatojugulärer Reflux nachweisen. Ein häufiger Zusatzbefund ist ein **Pleuraerguss**.

In fortgeschrittenen Stadien kommt es zu **Hepatosplenomegalie**, **Aszites**, Inappetenz (infolge Stauungsgastritis) und Kachexie (aufgrund ungenügender Resorption der Nährstoffe durch die ödematöse Darmschleimhaut).

Eine **prärenale Proteinurie** (~0,8 g/d) ist Ausdruck der sog. Stauungsniere.

Die kardial bedingte Leberzirrhose („cirrhose cardiaque") stellt ein seltenes Endstadium dar. Die reversible oder irreversible **Leberfunktionsstörung** kann laborchemisch nachgewiesen werden (Tab. **A-6.4**).

6.6.2 Apparative Diagnostik

Hauptmethode der nicht invasiven apparativen Diagnostik ist heute die **Echokardiografie**. Im 2-dimensionalen Bild lassen sich Durchmesser (Abb. **A-6.4a**), Wanddicke und Kontraktionsverhalten der Ventrikel untersuchen. Auch Herzklappenfehler lassen sich auf diesem Wege qualitativ erfassen. Die **Dopplerechokardiografie** ermöglicht die Untersuchung der Blutflussgeschwindigkeit in allen Regionen des Herzens und somit eine quantitative oder semiquantitative Vermessung von Stenosen, Insuffizienzen und Shunt-Volumina. Die Schätzung des Pulmonalisdruckes ist routinemäßig über den Rückstrom einer Trikuspidalklappeninsuffizienz möglich (Abb. **A-6.4b**).

Rechtsherzinsuffizienz

Stauungserscheinungen im venösen System, überwiegend in den unteren Extremitäten und im Abdomen. Obligat sind Schwellungen an Knöcheln und Unterschenkeln. Im Extremfall können **Anasarka** und **Halsvenenstauung** auftreten (Abb. **A-6.3b**). Ein häufiger Zusatzbefund ist ein **Pleuraerguss**.

In späteren Stadien entwickeln sich **Hepatosplenomegalie**, **Aszites**, Inappetenz, Kachexie und selten eine Leberzirrhose (cirrhose cardiaque). Laborchemisch ist eine **Leberfunktionsstörung** nachweisbar (Tab. **A-6.4**). Ein Blutrückstau in die Niere kann zu einer **prärenalen Proteinurie** führen.

6.6.2 Apparative Diagnostik

Die nicht invasive Diagnostik fußt überwiegend auf der **Echokardiografie** und **Dopplerechokardiografie** (Abb. **A-6.4**).

A-6.4 Rechtsherzinsuffizienz

a 2-dimensionales echokardiografisches Bild bei **Rechtsherzinsuffizienz mit vergrößerten rechtsventrikulären Durchmessern**.
b Dopplersonografischer Nachweis des **erhöhten pulmonalarteriellen Druckes**.

A-6.5 Typische Druckkurve in den verschiedenen Kompartimenten des rechten Herzens

Rechter Vorhof (RA), rechter Ventrikel (RV), Pulmonalarterie (PA) und pulmonaler Kapillardruck (PCW). Der mittlere pulmonalarterielle Druck ist mit 30 mmHg erhöht. Der PC-Mitteldruck ist mit 22 mmHg ebenfalls mäßig erhöht. Diese Druckverhältnisse sind typisch für eine Linksherzinsuffizienz.

A-6.6 Angiografie bei Linksherzinsuffizienz

a Linke Koronararterie: Verschluss der LAD und des RIM (Pfeile).
b + c Linker Ventrikel: b Diastole, **c** Systole mit großem Vorderwandspitzenaneurysma (Pfeile).

Mittels **Herzkatheter** können Drücke und Herzzeitvolumina direkt, mit hoher Genauigkeit und wenn nötig unter Belastung bestimmt werden (Abb. **A-6.5**).
Für die **Ursachenklärung** einer Herzinsuffizienz ist die **Koronarangiografie** unverzichtbar (Abb. **A-6.6**).

Die **Thorax-Röntgenaufnahme** (vgl. Abb. **A-6.3**) gehört zur **Basisdiagnostik**; es werden **pulmonale Stauung** und **Herzgröße** beurteilt.

Die **laborchemische** Bestimmung des **BNP** bzw. NTproBNP sichert differenzialdiagnostisch eine Herzinsuffizienz und besitzt prognostische Bedeutung.

Die **direkte Messung** von Drücken in Herz, System- und Lungenkreislauf sowie die Bestimmung der Herzzeitvolumina über den **Herzkatheter** hat seit dem Einzug der Echokardiografie an Bedeutung verloren, ist wegen ihrer Genauigkeit jedoch weiterhin Teil der Stufendiagnostik und auch unter Belastung durchführbar (Abb. **A-6.5**). Auch die linksventrikuläre Angiografie wird heute überwiegend durch die Echokardiografie ersetzt.

Für die Ursachenklärung einer Herzinsuffizienz ist eine **Koronarangiografie** jedoch weiterhin unverzichtbar, insbesondere, weil die koronare Herzerkrankung in den Industrieländern die häufigste Ursache einer Linksherzinsuffizienz darstellt (Abb. **A-6.6**).
Die **Röntgenaufnahme des Thorax** (vgl. Abb. **A-6.3**) erlaubt zusätzlich zur Auskultation der Lunge eine schnelle Beurteilung und **Dokumentation der pulmonalen Stauung** bei Linksherzinsuffizienz und eine **grobe Beurteilung der Herzgröße**. Sie gehört daher zur **obligatorischen Basisdiagnostik**.
Laborchemische Untersuchungen sind notwendig, um Ursachen und Komplikationen der Herzinsuffizienz wie Diabetes mellitus, Niereninsuffizienz oder eine Elektrolytstörung sowie mögliche Therapienebenwirkungen zu erkennen. Mit der Bestimmung der Plasmakonzentration des **Brain natriuretic Peptide** (**BNP** bzw. NTproBNP) kann auch in der Alltagsroutine zuverlässig eine Herzinsuffizienz differenzialdiagnostisch gesichert werden. Beide Parameter besitzen darüber hinaus prognostische Bedeutung. Je nach Ausmaß der Herzinsuffizienz sind die Werte mä-

ßig bis stark erhöht, während niedrig normale BNP- oder NTproBNP-Spiegel bei einem unbehandelten Patienten eine Herzinsuffizienz weitgehend ausschließen. Der Normbereich ist von Alter und Geschlecht abhängig.

Ein weiteres diagnostisches Verfahren zur Ursachenabklärung stellt die histologische Untersuchung des Myokardgewebes zum Nachweis einer Myokarditis oder einer Speichererkrankung dar. Die Probenentnahme **(Myokardbiopsie)** sollte jedoch nur nach strenger Indikationsstellung und bei zu erwartenden therapeutischen Konsequenzen Anwendung finden.

Eine **Myokardbiopsie** zum histologischen Nachweis einer Myokarditis oder Speichererkrankung sollte nur nach strenger Indikationsstellung erfolgen.

▶ **Merke.** Bei jedem Patienten mit Herzinsuffizienz sollte die Ursache, soweit möglich, abgeklärt werden. Nur die Kenntnis der Ursache ermöglicht eine kausale Therapie, die in der Regel effizienter ist als eine alleinige supportive oder symptomatische Behandlung.

▶ **Merke.**

6.7 Therapie

Eine **Behandlungsindikation** liegt bei jeder **symptomatischen Herzinsuffizienz** und jeder kardialen Pumpfunktionsstörung mit einer reduzierten **Auswurffraktion (EF)**, auch ohne Symptomatik, vor.

Die Therapie der Herzinsuffizienz verfügt über zwei Ansatzpunkte:
- Die **kausale Therapie** vorhandener **Grunderkrankungen** (arterielle Hypertonie, koronare Herzerkrankung, Vitien usw.) wird angestrebt; dies beinhaltet auch eine Reduktion der Risikofaktoren.
- Die **symptomatische Behandlung** mit dem Ziel der Reduktion des erhöhten **intravasalen Volumens (Vorlast)** und des gesteigerten **peripheren Widerstandes (Nachlast)**.

Insgesamt ist hierzu eine Kombination von **Allgemeinmaßnahmen** mit **pharmakologischen** und im Einzelfall auch **kardiologisch-interventionellen** und **kardiochirurgischen Maßnahmen** erforderlich.

6.7 Therapie

Die **Behandlungsindikationen** sind **symptomatische Herzinsuffizienz** und kardiale Pumpfunktionsstörung mit einer reduzierten **Auswurffraktion**.

Die Therapie der Herzinsuffizienz erfolgt sowohl **symptomatisch** sowie **kausal** mittels Kombination von **Allgemeinmaßnahmen** mit **pharmakologischen** und im Einzelfall **interventionell-kardiologischen** bzw. **kardiochirurgischen Maßnahmen**.

6.7.1 Therapie der akuten Herzinsuffizienz

Allgemeinmaßnahmen

Bei **akuter Herzinsuffizienz** wird durch **körperliche Schonung** der Sauerstoffbedarf des Gesamtorganismus und damit die Herzarbeit gesenkt. Eine **Hochlagerung** des **Oberkörpers (unblutiger Aderlass)** senkt sofort den Pulmonalkapillardruck und schafft subjektiv und objektiv Erleichterung. Eine laufende Infusionstherapie ist im Regelfall zu unterbrechen (Vermeidung einer zusätzlichen Volumenbelastung).

6.7.1 Therapie der akuten Herzinsuffizienz
Allgemeinmaßnahmen

Körperliche Schonung senkt den kardialen Sauerstoffbedarf, die **Hochlagerung** des **Oberkörpers (unblutiger Aderlass)** senkt den Pulmonalkapillardruck und schafft Erleichterung.

Medikamentöse Therapie

Die intravenöse Gabe von Diuretika (s. u.), Vasodilatatoren sowie positiv inotropen Substanzen erfolgt überwiegend bei **akuter Herzinsuffizienz** (Tab. **A-6.6**). In der Praxis wird man zunächst ein Diuretikum (bevorzugt das Schleifendiuretikum Furosemid) als Bolusgabe und bei einem systolischen Blutdruck von über 100 mmHg zusätzlich Nitrat sublingual oder als intravenöse Dauerinfusion verabreichen. Bei ausgeprägter Hypotonie kann der Einsatz von Katecholaminen erforderlich werden. Diese erhöhen jedoch den myokardialen Sauerstoffverbrauch, daher ist ihr Einsatz auf das nötige Minimum zu begrenzen. Als Alternative zu den Katecholaminen können Phosphodiesterasehemmer oder der Kalziumsensitizer Levosimendan verabreicht werden. Zur symptomatischen Therapie kommen zusätzlich starke Analgetika (z. B. Morphin) bei starken Schmerzen und Unruhe oder Sedativa (z. B. Diazepam, Midazolam) bei alleinigem Unruhezustand zum Einsatz.

Bei respiratorischer Insuffizienz im Rahmen einer kardialen Dekompensation können Beatmungstechniken (druckunterstützte Spontanatmung/nicht invasive Maskenbeatmung oder eine invasive Überdruckbeatmung nach endotrachealer Intubation) notwendig werden. Zur Unterstützung der Pumpleistung des Herzens dienen die intraaortale Ballongegenpulsation (IABP) und kardiale Assistsysteme.

Medikamentöse Therapie

Intravenöse Gabe von Diuretika (s. u.), Vasodilatatoren sowie positiv inotropen Substanzen (Tab. **A-6.6**).

6.7.2 Therapie der chronischen Herzinsuffizienz

Allgemeinmaßnahmen

Nach Stabilisierung einer akuten Herzinsuffizienz können mit einem angepassten **körperlichen Training** eine Leistungssteigerung um 15–25 % und eine Verbesserung der Prognose erreicht werden. Zur Kontrolle des Wasserhaushaltes erfolgt eine **Salzrestriktion**, die **Flüssigkeitszufuhr** sollte bei schweren Fällen auf < 2,0 l beschränkt werden. Weiterhin sind eine Gewichtsreduktion bei BMI > 30, Nikotinkarenz sowie Alkoholkarenz bei ethyltoxischer Kardiomyopathie indiziert.

Medikamentöse Therapie

Die medikamentöse Standardtherapie der chronischen Linksherzinsuffizienz beinhaltet eine **Kombinationstherapie** aus ACE-Hemmer, Diuretikum und β-Rezeptoren-Blocker. AT_1-Rezeptor-Blocker kommen überwiegend bei ACE-Hemmer-Unverträglichkeit, Digitalispräparate überwiegend bei Tachyarrhythmie sowie als symptomatische Reservemedikation in den NYHA-Stadien III und IV zum Einsatz. Die wichtigsten Substanzgruppen und ihr Einsatz in den einzelnen NYHA-Stadien sind in den Tab. **A-6.6** und Tab. **A-6.7** zusammengestellt.

A-6.6 Medikamentöse Behandlung der Herzinsuffizienz

Gruppe	Anwendung akute/chronische HI	Beispiel	Hauptwirkung	Nebenwirkungen	Kontraindikationen
ACE-Hemmer	akut, chronisch	Captopril, Ramipril, Enalapril	Vasodilatation (Nachlastsenkung)	Hypotonie, Reizhusten bei ACE-Hemmer-Intoleranz	beidseitige Nierenarterienstenose, HOCM (S. 175), Schwangerschaft, Angioödem in der Anamnese
AT_1-Blocker	akut, chronisch	Valsartan, Candesartan, Losartan	Vasodilatation (Nachlastsenkung)	Hypotonie	Serum-$Ka^+ \geq 5{,}5$ mmol/l
β-Blocker	chronisch, akut bei tachykarden Herzrhythmusstörungen	Carvedilol, Metoprolol, Bisoprolol	Vasodilatation, Protektion vor β-Überstimulation	Hypotonie, Bradykardie, Potenzstörungen	Asthma bronchiale, AV-Block II. und III. Grades, symptomatische Hypotonie, Sinusknoten-Syndrom
Diuretika		Schleifendiuretika (Furosemid)	Diurese, Volumenreduktion (Vorlastsenkung)	Hypotonie, Hypokaliämie	schwere Nieren- und Leberfunktionsstörungen, Schwangerschaft und Stillzeit, schwere Elektrolytstörungen (Hyponatriämie, Hypokaliämie, Hyperkalzämie [nicht bei Schleifendiuretika])
i. v.	akut	Thiazide (Hydrochlorothiazid)			
oral	chronisch	Aldosteronantagonisten (Spironolacton, Eplerenon)		Hyperkaliämie	
Glykoside	akut, chronisch	Digoxin, Digitoxin	negativ chronotrop: HF-Reduktion bei Tachyarrhythmie	Intoxikation (Übelkeit, Farbsehen, Rhythmusstörungen AV-Block I.–III. Grades)	▪ Digitoxin: Leberinsuffizienz ▪ Digoxin: Niereninsuffizienz ▪ beide: AV-Block, Hypokaliämie, Cor pulmonale
Katecholamine	akut	Adrenalin, Dopamin, Dobutamin	positiv inotrop: Erhöhung des intrazellulären cAMP	Tachykardie, Rhythmusstörungen	tachykarde HRS
Nitrate	akut	Isosorbidmono- und -dinitrat, Nitroprussid-Natrium	venöses Pooling, (Vorlastsenkung)	Hypotonie, Kopfschmerzen, Cyanidintoxikation	schwere Hypotonie
Phosphodiesterasehemmer	akut	Amrinon, Enoximon, Milrinon	positiv inotrop: Hemmung des intrazellulären cAMP-Abbaus	Leberschädigung, Thrombozytopenie, Cholestase	Aortenklappenstenose, HOCM, chron. Anwendung
Kalziumsensitizer	akut	Levosimendan	positiv inotrop und vasodilatatorisch: Erhöhung der Empfindlichkeit der Myofilamente für Kalzium	Kopfschmerz, Hypotonie	schwere Hypotonie, Leber- u. Nierenschäden, Aortenklappenstenose, HOCM

A-6.7 Medikamentöse Stufentherapie bei systolischer linksventrikulärer Dysfunktion (modifiziert nach: Nationale VersorgungsLeitlinie Herzinsuffizienz; 2012)

Medikament	NYHA I	NYHA II	NYHA III	NYHA IV
ACE-Hemmer	indiziert	indiziert	indiziert	indiziert
β-Blocker	nach Herzinfarkt, bei Hypertonie	indiziert	indiziert	indiziert
Diuretika				
■ Thiazide	bei Hypertonie	bei Flüssigkeitsretention	in Addition zu Schleifendiuretika	in Addition zu Schleifendiuretika
■ Schleifendiuretika	–	bei Flüssigkeitsretention	indiziert	indiziert
■ Aldosteron-Antagonisten	–	nach Herzinfarkt	indiziert	indiziert
AT$_1$-Blocker	bei ACE-Hemmer-Intoleranz	bei ACE-Hemmer-Intoleranz	bei ACE-Hemmer-Intoleranz	bei ACE-Hemmer-Intoleranz
Glykoside	bei chronischem, tacharrythmischem Vorhofflimmern; bei Sinusrhythmus nur als Reservemittel			

© ÄZQ (BÄK, KBV, AWMF) Nationale VersorgungsLeitlinie Chronische Herzinsuffizienz – Langfassung. Version 1.5, März 2012.

Vasodilatatoren

Die Vasodilatatorentherapie verfolgt zwei Ziele: Zum Ersten soll durch Umverteilung des intravasalen Blutvolumens in die **Kapazitätsgefäße** eine **Senkung** der **Vorlast** erreicht werden. Dies vermindert in erster Linie Stauungssymptome. Zum Zweiten soll der **periphere Widerstand gesenkt** werden, was im Gegensatz zum gesunden beim insuffizienten Herzen in der Regel eine **Steigerung** des **Herzzeitvolumens** bewirkt:
- **Nitrate** haben überwiegend venodilatierende Eigenschaften und wirken daher vorlastsenkend.
- **Nitroprussid-Natrium** und die ACE-Hemmer/AT 1-Blocker sind typische Substanzen mit kombinierter Wirkung auf Kapazitäts- und Widerstandsgefäße.

Während Nitrate überwiegend in der Akutphase der Herzinsuffizienz und zur symptomatischen Therapie bei koronarer Herzerkrankung verabreicht werden, sind ACE-Hemmer und AT 1-Blocker in der Akutphase erst nach Stabilisierung des Blutdrucks und der renalen Funktion einzusetzen. Ihre Domäne liegt in der Therapie der chronischen Herzinsuffizienz. Die Dosierung erfolgt einschleichend bis zur maximal verträglichen bzw. empfohlenen Dosis. Es ist sowohl eine Senkung der Morbidität als auch der Mortalität durch eine breite Datenbasis belegt. Die positive Wirkung von ACE-Hemmern ist bereits bei asymptomatischer Herzinsuffizienz nachweisbar. Ebenso wie AT 1-Blocker wirken sie zusätzlich nephroprotektiv, antidiabetisch und herzrhythmusstabilisierend.

β-Rezeptoren-Blocker

Die β-Rezeptoren-Blocker Carvedilol, Metoprolol und Bisoprolol konnten in großen Studien (> 15 000 Patienten) sowohl eine **Reduktion** der **Morbidität** als auch der **Mortalität** bei Patienten mit Herzinsuffizienz nachweisen. Die prognostisch günstige Wirkung beruht wahrscheinlich auf einer Zunahme der β-Rezeptoren-Dichte am Myokard, die unter der bestehenden maximalen Noradrenalinstimulation herabreguliert war, sowie auf einer Reduktion der Reflextachykardie. Die Behandlung muss allerdings einschleichend mit sehr niedrigen Dosen beginnen, da bei zu hoher Anfangsdosierung eine akute Linksherzdekompensation droht. β-Rezeptoren-Blocker mit sogenannter intrinsischer (partiell agonistischer) Aktivität sollten nicht eingesetzt werden.

Diuretika

Die Diuretikatherapie hat zum Ziel, Stauungssymptome durch **Reduktion des intravasalen Volumens (Vorlastsenkung)** zu beseitigen. Sie bewirken jedoch keine Steigerung des Herzzeitvolumens. Am **wirksamsten** sind die sogenannten **Schleifendiuretika** wie Furosemid, Torasemid, Xipamid und Ethacrynsäure. Für die Dauertherapie werden zur Vermeidung von Kaliumverlusten bevorzugt Diuretika vom **Thiazid-Typ** oder **kaliumsparende Substanzen** wie Triamteren oder Amilorid eingesetzt, deren Wirkung allerdings wesentlich schwächer ist. Auch die **Aldosteron-Antagonisten** Spironolacton und Eplenoron haben einen kaliumretenierenden Effekt und eignen

Vasodilatatoren

Sie haben 2 Ansatzpunkte:
- Das intravasale Blutvolumen wird in die **Kapazitätsgefäße** umverteilt = **Senkung** der **Vorlast (z. B. Nitrate).**
- Der **periphere Widerstand** wird gesenkt = bei Herzinsuffizienz steigt das **HZV**!

Nitroprussid-Natrium, ACE-Hemmer und AT$_1$-Blocker haben eine kombinierte Wirkung.

Nitrate werden überwiegend in der Akutphase der Herzinsuffizienz und zur symptomatischen Therapie bei koronarer Herzerkrankung verabreicht. Die Domäne der ACE-Hemmer und AT 1-Blocker liegt in der Therapie der chronischen Herzinsuffizienz.

β-Rezeptoren-Blocker

β-Rezeptoren-Blocker **reduzieren** die **Morbidität** und **Mortalität** bei Herzinsuffizienz, wenn sie einschleichend in sehr niedrigen Dosen gegeben werden. Bei zu hoher Anfangsdosis droht eine Linksherzdekompensation.

Diuretika

Die Diuretikatherapie beseitigt die Stauungssymptome durch **Reduktion des intravasalen Volumens**. Am **wirksamsten** sind **Schleifendiuretika**. Für die Dauertherapie werden zur Vermeidung einer Hypokaliämie **kaliumsparende Diuretika** eingesetzt. Therapieresistente Ödeme bedürfen einer Kombination mehrerer Diuretika (selektive Nephronblockade).

Positiv inotrope Pharmaka

Glykoside (= Digitalispräparate) haben heute ihre Rolle als positiv inotrope Medikation weitestgehend verloren. Sie werden traditionell noch im deutschsprachigen Raum verwendet, sind jedoch sowohl bei der akuten Herzinsuffizienz (wegen der Steigerung des Sauerstoffbedarfs) als auch bei der chronischen Herzinsuffizienz (wegen fehlender prognostischen Verbesserung) verzichtbar. Sie haben aber einen symptomatischen Effekt in den NYHA-Stadien III und IV. Indiziert sind Digitalisglykoside infolge ihrer negativen chronotropen Wirkung bei **therapierefraktärer Tachyarrhythmie**.

Die i. v. Gabe von positiv inotropen Substanzen kann zur Überbrückung von Episoden mit schwerer Herzinsuffizienz oder zur Transplantation eingesetzt werden:
- Die **Katecholamine** Adrenalin, Noradrenalin, Dopamin und Dobutamin gehören zu den direkt β-adrenerg-agonistisch wirkenden Substanzen. Zu ihren differenten Wirkungen auf α-, $β_1$- und $β_2$-Rezeptoren siehe Tab. **A-6.3**.
- Die **Phosphodiesterasehemmer** (Amrinon, Enoximon, Milrinon) erzielen mittels Hemmung der Phosphodiesterase eine Steigerung des intrazellulären cAMP- und Kalziumspiegels und der Kontraktilität. Jedoch führt die wiederholte oder dauerhafte Gabe von Substanzen, die über einen cAMP-Anstieg wirken, zu einer Übersterblichkeit und ist zur Behandlung der chronischen Herzinsuffizienz nicht zu empfehlen.

6.7.3 Interventionelle kardiologische und kardiochirurgische Therapie

Herzchirurgie und perkutane transluminale Koronarangioplastie (PTCA)

Beruht die Herzinsuffizienz auf einer **koronaren Herzerkrankung,** ist eine interventionelle (S. 76) oder operative Myokardrevaskularisation als kausale Therapie anzustreben. Bei chirurgischer Myokardrevaskularisation besteht zusätzlich die Möglichkeit, ggf. eine Aneurysmaplastik des linken Ventrikels vorzunehmen und Herzklappenfehler zu korrigieren. Bei inoperablen Patienten ist eine interventionelle Korrektur von Klappenfehlern möglich (z. B. MitraClip™ bei Mitralinsuffizienz).

Resynchronisationstherapie (RCT)

Bei Patienten mit Herzinsuffizienz (Ejektionsfraktion ≤ 35 %) und Linksschenkelblock (QRS ≥ 120 ms) zeigt der linke Ventrikel zusätzlich zur vorbestehenden systolischen Schädigung eine durch den geänderten Erregungs- und Kontraktionsablauf bedingte zeitlich versetzte (desynchrone) Kontraktion der einzelnen Myokardabschnitte. Hieraus resultiert eine zusätzliche Reduktion des Herzminutenvolumens. Durch die Implantation eines **biventrikulären Schrittmachers** mit Sonden im linken Vorhof, rechten und linken Ventrikel (posterolateraler Koronarvenensinus) ist bei diesen Patienten (ca. 15 % der Patienten mit Linksherzinsuffizienz) eine Resynchronisation mit wiederhergestellter einheitlicher Kontraktion aller Myokardabschnitte möglich. Nach neuesten Studien profitieren hiervon bereits Patienten im NYHA-Stadium I/II mit einem QRS-Komplex ≥ 130 ms.

Implantierbarer Kardioverter/Defibrillator (ICD)

Eine Indikation zur ICD-Implantation bei Herzinsuffizienz ist gegeben:
- primärprophylaktisch, wenn bei Kardiomyopathie unter optimaler Therapie die Ejektionsfraktion unter 35 % liegt
- sekundärprophylaktisch, wenn anhaltende Kammertachykardien nachweisbar sind oder ein Zustand nach überlebtem plötzlichem Herztod (Kammerflattern oder -flimmern) vorliegt und eine Lebenserwartung von > 1 Jahr existiert.

Stammzelltherapie

Die Stammzelltherapie der Herzinsuffizienz beruht auf der Annahme, ausgefallenes Herzmuskelgewebe durch neues Gewebe aus **autologen Stammzellen** ersetzen zu können. Obwohl es sich derzeit noch um ein überwiegend experimentelles Verfahren handelt, sind erste Ergebnisse mit Verbesserung der linksventrikulären Ejektionsfraktion und der Herzinsuffizienzsymptomatik hoffnungsvoll.

6.7.4 Herztransplantation

Unter der heute üblichen modernen immunsupressiven Begleittherapie haben Patienten mit Herztransplantation eine gute **Prognose**. Die Überlebensrate beträgt nach 1 Jahr 90 %, nach 5 Jahren 70–80 %. Ca. 90 % der lebenden Patienten sind in der Lage, wieder ein aktives Leben zu führen. Infolge eines Mangels an Spenderorganen sind die Transplantationszahlen allerdings weltweit rückläufig.

Die **Indikation** zur Herztransplantation (Tab. **A-6.8**) ist allgemein gegeben, wenn trotz maximaler medikamentöser Therapie die Symptome der Herzinsuffizienz oder das Risiko des Todes aus kardialer Ursache unakzeptabel sind. Zudem darf keine andere operative bzw. interventionelle Alternative mehr bestehen.

Als **Kontraindikation** für eine Herztransplantation (Tab. **A-6.8**) müssen Erkrankungen ausgeschlossen werden, die entweder die Lebensdauer des Transplantates oder die des Empfängers nach erfolgreicher Transplantation unverhältnismäßig einschränken. Bei deutlich erhöhtem und fixiertem Pulmonalgefäßwiderstand muss eine kombinierte Herz-Lungen-Transplantation erwogen werden.

Als **Spender** werden allgemein hirntote Patienten akzeptiert. Eine früher übliche Altersbegrenzung bis zum 55. Lebensjahr wird nicht mehr so streng gehandhabt. Metabolische Systemerkrankungen müssen ausgeschlossen sein, es muss eine AB0-Kompatibilität bestehen und eine zum Empfänger passende Herzgröße vorliegen. Eine spezielle Prüfung der Histokompatibilitätsantigene ist nicht erforderlich.

A-6.8 Indikationen und Kontraindikationen zur Herztransplantation

Indikationen:
- schwere Herzinsuffizienzsymptome NYHA III/IV oder
- hohes kardiales Sterberisiko trotz maximaler medikamentöser Therapie in Abwesenheit chirurgischer oder interventioneller Alternativen

Kontraindikationen:
- Alter > 65 Jahre (umstritten)
- schwere irreversible Leber- und Nierenfunktionsstörungen
- schwere generalisierte Gefäßerkrankungen
- insulinpflichtiger Diabetes mellitus
- aktive Infektionen
- Tumorleiden ohne Nachweis der Heilung
- mangelnde Compliance des Patienten, z. B. bei Alkoholismus
- fixierte schwergradige pulmonale Hypertonie

Der Empfänger bedarf der lebenslangen immunsuppressiven Therapie. Das derzeit am häufigsten angewandte **immunsuppressive Therapieschema** beinhaltet eine Dreifachkombination aus **Ciclosporin A, Azathioprin** und **Methylprednisolon bzw. Prednisolon**.

Wesentlich für die weitere Betreuung von transplantierten Patienten ist die rechtzeitige Erkennung einer **Abstoßungsreaktion**. Diese erfolgt mittels Echokardiografie, Herzrythmusanalyse und Myokardbiopsie.

Die **Therapie einer akuten Abstoßungsreaktion** besteht im Wesentlichen in einer **Erhöhung der Steroidmedikation auf bis zu 1000 mg Methylprednisolon i. v.** über 3 Tage als Stoßtherapie. Zusätzlich kommen **Anti-T-Lymphozytenantikörper** wie z. B. OKT 3 oder Tacrolimus zum Einsatz.

6.7.5 Kunstherz

Ein Kunstherz oder Assist Device dient der **vorübergehenden Übernahme** der **Funktion** eines oder beider **Ventrikel**, überwiegend als „Bridging" zur Transplantation.

Unter dem Kunstherz werden **verschiedene Systeme** mit teilweise unterschiedlicher Arbeitsweise subsummiert, deren Aufgabe übereinstimmend darin besteht, **vorübergehend** die **Pumpfunktion** des **rechten, linken oder beider Ventrikel** zu **übernehmen**.

Sowohl ein „Left ventricular Assist Device", das über externe Pumpen den linken Ventrikel entlastet, sowie das implantierbare sogenannte Kunstherz können zur Überbrückung bis zur Herztransplantation (bridge to transplant), zur Entlastung bei Myokarditis mit schwerer Pumpfunktionsstörung sowie im Einzelfall auch zur dauerhaften hämodynamischen Unterstützung eingesetzt werden (destination therapy). Bei 88–96 % der Patienten kann die Zeit bis zur Transplantation erfolgreich überbrückt werden. Bei einzelnen Patienten mit therapierbarer Grunderkrankung (z. B. akute Myokarditis) können „Assist Devices" nach hämodynamischer Stabilisierung wieder explantiert werden.

Mögliche Komplikationen bestehen in Blutungen, Infektionen und Thromboembolien.

> ▶ **Klinischer Fall.** Ein 66-jähriger Mann klagt seit 3 Monaten über zunehmende Luftnot beim Treppensteigen und schnelleren Gehen. Zusätzlich beobachtet er geschwollene Unterschenkel und 2-maliges nächtliches Wasserlassen. Die stationäre Einweisung erfolgt, nachdem er in der letzten Nacht nur noch im Sitzen schlafen konnte. In der klinischen Untersuchung finden sich Sprechdyspnoe, Rasselgeräusche über den unteren und mittleren Lungenfeldern, Hepatomegalie und Unterschenkelödeme. Röntgenologisch zeigten sich ein links verbreitertes Herz sowie gestaute Lungengefäße (s. Abb. **A-6.3**), echokardiografisch ein massiv dilatierter und global geschädigter linker Ventrikel.
> Die Akuttherapie erfolgt mittels i. v. Diurese (Furosemid) und Vorlastsenkung (Nitrate). Anschließend erfolgt die Einstellung auf eine orale Therapie mit: Diuretikum, ACE-Hemmer und β-Rezeptoren-Blocker. Eine KHK wird angiografisch ausgeschlossen.

▶ Klinischer Fall.

7 Herzrhythmusstörungen

7.1	Allgemeines	109
7.2	Klinik	111
7.3	Diagnostik	112
7.4	Bradykardien	117
7.5	Therapie bradykarder Herzrhythmusstörungen	123
7.6	Supraventrikuläre Arrhythmien	128
7.7	Ventrikuläre Arrhythmien	138
7.8	Therapie tachykarder Herzrhythmusstörungen	145
7.9	Plötzlicher Herztod	150
7.10	Kardiopulmonale Reanimation	151

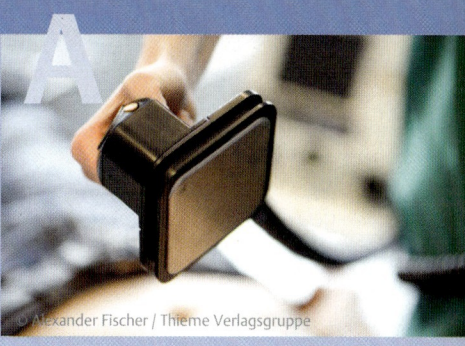

© Alexander Fischer / Thieme Verlagsgruppe

7.1 Allgemeines

Bei der Evaluation von Patienten mit Herzrhythmusstörungen (HRST) ist die Diagnostik auf den Einzelfall abzustimmen. Wann immer möglich, sollte eine EKG-Dokumentation zum Zeitpunkt der geschilderten Beschwerden (Symptom-EKG-Korrelation) angestrebt werden, um das Vorliegen einer Herzrhythmusstörung zu bestätigen und um die unterschiedlichen Herzrhythmusstörungen voneinander abzugrenzen. Das nachfolgende Kapitel soll die grundsätzlichen, insbesondere die apparativen Möglichkeiten der Rhythmusevaluation aufzeigen.

7.1 Allgemeines

Bei der Evaluation von Herzrhythmusstörungen (HRST) ist die Diagnostik auf den Einzelfall abzustimmen. Zunächst sollte zur Bestätigung und weiteren Differenzierung einer HRST ein EKG zum Zeitpunkt der geschilderten Beschwerden (Symptom-EKG-Korrelation) angestrebt werden.

▶ **Definition.** Der Begriff Herzrhythmusstörungen fasst alle kardialen „Erregungsabläufe" zusammen, die vom normalen Sinusrhythmus abweichen. Sie können zu einer zu langsamen (**bradykarden; < 60 Schläge/min**) oder zu schnellen (**tachykarden; 100 Schläge/min**) Herzschlagfolge führen. Treten Pausen von mehr als 3 s auf, werden sie als **Asystolie** bezeichnet. Außerdem wird der **Rhythmus** der Herzaktionen beschrieben, er kann regelmäßig, regelmäßig mit eingestreuten Unregelmäßigkeiten oder völlig unregelmäßig sein.

▶ **Definition.**

In Tab. **A-7.1** sind die Herzrhythmusstörungen abhängig von ihrer **Lokalisation** dargestellt.

≡ A-7.1	Einteilung der Herzrhythmusstörungen nach der Lokalisation
bradykarde Störungen	**tachykarde Störungen**
A: auf das Vorhofmyokard beschränkt	
Sinusknoten-Syndrom: • Sinusbradykardie (S. 117) • Sinusarrest (S. 117) • sinuatrialer Block (SA-Block) (S. 117) • Brady-Tachykardie-Syndrom, Abb. **A-7.7**	• Sinustachykardie (S. 111) • Vorhofextrasystolie (SVES) oder ektope Vorhoftachykardie (S. 128) • Vorhof-Reentry-Tachykardie (Tab. **A-7.5**, stabile Kreiserregungen, die auf das Vorhofmyokard beschränkt sind) • gewöhnliches (Typ I) und ungewöhnliches (Typ II) Vorhofflattern (S. 129) • Vorhofflimmern (S. 131) (multiple, unregelmäßige Kreiserregungen): im EKG mehr P-Wellen als QRS-Komplexe • (uni-/multi-)fokale atriale Tachykardie (FAT, Tab. **A-7.5**)
B: vorhofassoziiert	
• atrioventrikulärer Block (AV-Block (S. 118)) • Bradyarrhythmie bei Vorhofflimmern (S. 122)	• Herzrhythmusstörungen auf dem Boden akzessorischer Leitungsbahnen (AV-Reentry-Tachykardien, AVRT) am Beispiel einer orthodromen AVRT: antegrade Aktivierung der Kammern über das Reizleitungssystem, retrograde Aktivierung der Vorhöfe über die akzessorische Leitungsbahn • AV-Knoten-Reentry-Tachykardie (AVNRT): Kreiserregung im Bereich des AV-Knoten-Areals
C: auf das Kammermyokard beschränkt	
• intraventrikuläre Blockierung (S. 120)	Eine retrograde Aktivierung der Vorhöfe über das Reizleitungssystem ist möglich, aber keine zwingende Bedingung für die Aufrechterhaltung der Herzrhythmusstörung: • ventrikuläre Extrasystolie (VES) • ventrikuläre Tachykardien (VT) • Torsade de pointes, Long-QT-Syndrom, Short-QT-Syndrom, Brugada-Syndrom (s. S. 141) • Kammerflattern/Kammerflimmern (S. 144) im EKG Nachweis von breiten QRS-Komplexen (> 120 ms QRS-Dauer)

7.1.1 Ätiologie

Es können kardiale und nicht kardiale Ursachen von Herzrhythmusstörungen unterschieden werden.

Kardiale Ursachen

Von entscheidender Bedeutung für die Klärung und Beurteilung einer akuten Herzrhythmusstörung ist, ob der Patient eine zugrunde liegende Herzerkrankung aufweist oder herzgesund ist. Bei Nachweis einer zugrunde liegenden Herzerkrankung ist ferner wichtig, ob die linksventrikuläre Auswurffraktion reduziert (d. h. < 40 %) ist. Beim akuten **Myokardinfarkt** ist der Patient durch Kammerflimmern und schnelle ventrikuläre Tachykardien vital gefährdet. Nach abgelaufenem Infarkt mit reduzierter Auswurffraktion können sich stabile, kreisende Kammertachykardien (s. u.) um die Infarktnarbe zeigen. Ebenso können bei **Kardiomypopathien** (HOCM (S. 175), DCM (S. 171), arrhythmogene RV-Dysplasie) um myokardiale Narben herum oder innerhalb verbliebener „Myokardinseln" Herzrhythmusstörungen entstehen. Durch akute sowie chronische Druck- oder Volumenbelastung kann es bei **Vitien** zur Dilatation der vorgeschalteten Herzabschnitte kommen. Dies kann ebenfalls Herzrhythmusstörungen (z. B. Vorhofflimmern bei Mitralvitien) verursachen. Des Weiteren gibt es angeborene (z. B. akzessorische Leitungsbahnen), funktionelle (Längsdissoziation des AV-Knotens) oder genetisch bedingte **Veränderungen myokardialer Strukturen** (z. B. Membrionenkanäle bei den QT-Syndromen), die unter bestimmten Bedingungen Herzrhythmusstörungen induzieren.

Nicht kardiale Ursachen

Typische Beispiele nicht kardialer Ursachen von Herzrhythmusstörungen sind **endokrine Störungen** (z. B. Hypo- und Hyperthyreose) oder **Toxinwirkungen** (z. B. Diphtherie), die eine ursächliche Behandlung erlauben. Weitere Erkrankungen, die mit **Herzrhythmusstörungen** einhergehen können, sind: Infektionskrankheiten wie Typhus und Chagas-Krankheit, rheumatische Erkrankungen, Sarkoidose, Amyloidose. Ebenso können Elektrolytstörungen (v. a. Hyper- und Hypokaliämie) Herzrhythmusstörungen auslösen. Schließlich können Antiarrhythmika (S. 145) oder andere Medikamente proarrhythmogene Wirkungen (z. B. über eine QT-Zeit-Verlängerung) entfalten und selbst Herzrhythmusstörungen verursachen.

7.1.2 Pathogenese

Grundsätzlich lassen sich zwei verschiedene Pathomechanismen als Grundlage von Herzrhythmusstörungen beschreiben: die **Störungen** der **Erregungsbildung** und die **Störungen** der **Erregungsleitung**. (Zu den physiologischen Grundlagen s. S. 27, S. 30 und Abb. **A-1.2**.)

Störungen der Erregungsbildung

Als **Automatie** bezeichnet man die Eigenschaft von Myokardzellen, spontan zu depolarisieren. Beschleunigt wird sie von einem erhöhten Sympathikotonus (S. 35), dies kann nachfolgend zur Sinustachykardie führen („beschleunigte normale Automatie"). Die **„abnorme Automatie"** tritt unter pathologischen Bedingungen (z. B. bei Ischämie) auf und führt zur raschen Depolarisation von normalerweise „langsam"-depolarisierendem Myokard.
Bei der ektopen oder **„getriggerten Aktivität (S. 30)"** geht dem Impuls ein elektrischer Reiz im Sinne einer Nachdepolarisation innerhalb oder nach der Repolarisationsphase voraus (z. B. Torsade-de-pointes-Tachykardie (S. 141)).

Störungen der Erregungsleitung

Ein **Leitungsblock** entsteht, wenn ein Impuls das nachfolgende Myokard nicht erregen kann (z. B. SA- oder AV-Block). Das Ausmaß einer Leitungsblockierung wird folgendermaßen eingeteilt:
- **Grad I:** Leitungsverzögerung
- **Grad II:** intermittierende Blockierung; Typ I nach zunehmender Leitungsverzögerung, Typ II ohne Leitungsverzögerung mit plötzlichem Leitungsausfall

- Grad **III**: komplette Blockierung (keine Leitung).

Kreiserregung („**Reentry**", Abb. **A-7.1**): Durch einen funktionellen oder persistierenden Leitungsblock kommt es in einem Abschnitt des Myokards zu einer **unidirektionalen Leitungsrichtung**. Am Ende dieses Abschnitts („Exit") ist das Myokard bereits wieder erregbar und der elektrische Impuls kann sich erneut bis zum Anfang des Gebietes mit unidirektionaler Leitung („Entry") ausbreiten. Für die Stabilität der Kreiserregung ist es vorteilhaft, wenn die Leitungseigenschaften innerhalb der Kreiserregung möglichst unterschiedlich sind, damit die kreisende Impulsfront immer auf nicht refraktäres Myokard treffen kann. **Narben**, etwa als Folge von Myokardinfarkten oder durch Operationen, oder akzessorische Leitungsbahnen stellen optimale Bedingungen für Kreiserregungen dar.

Kreiserregung: Ein Leitungsblock bewirkt im betroffenen Gebiet eine **unidirektionale Leitung**. Es kommt zum „**Reentry**" (Abb. **A-7.1**) des Impulses mit Kreiserregung. Diese ist umso stabiler, je unterschiedlicher die Leitungseigenschaften sind.
Häufige Ursachen sind **Myokardnarben** und akzessorische Leitungsbahnen.

A-7.1 Pathomechanismus von Herzrhythmusstörungen: Kreiserregung („Reentry")

Eine wiederholt denselben Pfad benutzende elektrische Erregungsfront, die ihren eigenen Ausgangspunkt erreicht, beschreibt eine Kreiserregung (Reentry). Typisches Beispiel einer Kreiserregungstachykardie um ein Narbenareal. Der kritische Isthmus der Tachykardie liegt zwischen der Narbe als zentrales Hindernis und einer weiteren nicht leitenden Barriere (z. B. AV-Klappe oder 2. Narbenareal), in welchem vorwiegend die Erregungsausbreitung in nur einer Richtung unterstützt wird (unidirektionale Leitung). Im kritischen Isthmus einer Reentry-Tachykardie ist die Erregungsausbreitung meist verlangsamt (geschlängelter Pfeil).

▶ **Merke.** **Bradykarde** Herzrhythmusstörungen beruhen auf der verzögerten oder fehlenden Erregungsbildung bzw. -leitung. **Tachykarde** Herzrhythmusstörungen gehen entweder auf eine gesteigerte Automatie bzw. zusätzliche Automatiezentren oder Reentry-Mechanismen zurück.

▶ **Merke.**

7.2 Klinik

Die individuelle Wahrnehmung einer Herzrhythmusstörung variiert von Patient zu Patient ganz erheblich. Die akuten Beschwerden wie Palpitationen, Schwindel oder eingeschränkte Belastbarkeit führen den Patienten dazu, ärztlichen Rat zu suchen, verbunden mit der Angst vor erneuten Beschwerden.
Typische Beschwerden bei Herzrhythmusstörungen sind **Palpitationen**, d. h. die unangenehme Wahrnehmung eines kräftigeren, unregelmäßigen oder schnellen Herzschlages sowie gelegentlich eines aussetzenden Herzschlages und von Herzrasen, ferner **Schwindel, (Prä-)Synkope** („Schwarzwerden" vor den Augen), **Dyspnoe** und **verminderte Leistungsfähigkeit**. Häufig sind die Beschwerden durch zugrunde liegende strukturelle Herzerkrankungen zu erklären. Ohne Beschwerden (**asymptomatisch**) gehen vor allem intermittierende Bradykardien, Vorhofflimmern und nicht anhaltende Tachykardien einher. Andere Patienten bemerken bereits einzelne Extrasystolen. Eine junge Patientin mit supraventrikulären Tachykardien wird diese als schnelles **Herzrasen** bemerken. Der Patient mit kritischer Koronarstenose wird hingegen bei gleicher Herzfrequenz **Anginasymptome** äußern, und bei schlechter linksventrikulärer Funktion vielleicht schnell bis zur Synkope dekompensieren.
Bei Tachykardien kann eine begleitende Polyurie auftreten.
Ein **akuter Herz-Kreislauf-Stillstand** kann sowohl Folge von tachykarden HRST (z. B. Kammertachykardie, -flimmern) als auch bradykarden HRST (z. B. Asystolie bei akut einsetzendem AV-Block III. Grades ohne ausreichenden ventrikulären Ersatzrhythmus) sein.

7.2 Klinik

Herzrhythmusstörungen werden von den Patienten ganz unterschiedlich wahrgenommen.

Typische Symptome bei HRST sind **Palpitationen, Schwindel, Thoraxschmerz, (Prä-)Synkope, Dyspnoe und Schwäche**, v. a. wenn eine strukturelle Herzerkrankung zugrunde liegt. Manche Patienten bleiben **asymptomatisch** (v. a. bei intermittierenden Bradykardien). Junge, gesunde Patienten tolerieren akute Herzrhythmusstörungen (z. B. supraventrikuläre Tachykardie) besser als Patienten mit kardialer Grunderkrankung, die u. U. akut dekompensieren und **Anginasymptome** äußern.

Sowohl tachykarde als auch bradykarde HRST können zum **akuten Herzstillstand** führen.

▶ Merke.
- **paroxysmal** = anfallsartig im Gegensatz zu permanent!
- **idiopathisch** = ohne erkennbare Ursache (gr. idio „eigen, privat, persönlich", gr. path „Leiden, Schmerz, Krankheit")!

7.3 Diagnostik

7.3.1 Anamnese und körperliche Untersuchung

Die **anamnestischen** Fragen zur Herzrhythmusstörung beziehen sich auf die **Häufigkeit**, die **Dauer** und die **Umstände** des Auftretens. Dauern **Bradykardien** längere Zeit an, gehen sie häufig auf eine strukturelle Herzerkrankung zurück. Treten sie dagegen kurzfristig auf, handelt es sich oftmals um eine Medikamentennebenwirkung. Beginnt bzw. endet eine **Tachykardie** mit schmalem QRS-Komplex schlagartig, wie beim Einschalten eines elektrischen Gerätes („On-off-Phänomen") ist dies diagnostisch wegweisend und macht eine AV-Knoten- oder AV-Reentry-Tachykardie sehr wahrscheinlich. Das aktuelle **Alter** und das Alter bei erstmaligen Beschwerden geben ebenfalls Hinweise (bei akzessorischen Leitungsbahnen meist Tachykardien bereits im Kindesalter). Bei **kardiochirurgischen Eingriffen** in der Anamnese ist die Kenntnis des Zugangsweges bzw. der Einsatz einer Herz-Lungen-Maschine von Bedeutung (OP-Bericht).

Der **Untersuchungsbefund** ist bis auf die Pulsveränderung (Bradykardie, Tachykardie, absolute Arrhythmie) häufig unauffällig. Bei paroxysmalen **Herzrhythmusstörungen** ist der Herzrhythmus zwischen zwei Attacken unauffällig. Gelegentlich kann bei permanenter Bradykardie der Blutdruck infolge des höheren Schlagvolumens erhöht sein. Wichtig ist, nach einer kardialen **Grunderkrankung** (KHK, akuter Myokardinfarkt, Aortenvitium, Kardiomyopathie) zu fahnden.

▶ Merke. Bei der körperlichen Untersuchung sollte nach einer kardialen Grunderkrankung gesucht werden!

7.3.2 Apparative Diagnostik

Die apparative Diagnostik von Herzrhythmusstörung umfasst **nicht invasive** und **invasive Maßnahmen**, die individuell für den jeweiligen Patienten ausgewählt werden und sich an den klinischen Beschwerden und dem körperlichen Untersuchungsbefund orientieren. Neben der Rhythmusdiagnostik sollten weitergehende Untersuchungen erwogen werden, insbesondere, wenn eine relevante kardiale Grunderkrankung vermutet wird (inkl. transthorakaler und transösophagealer Echokardiografie, [TEE] (S. 52), 3-D-Bildgebung (S. 69), invasiver Koronardiagnostik (S. 54)).

12-Kanal-Elektrokardiografie (EKG)

Das 12-Kanal-EKG (S. 48) während einer akuten HRST ist das **wichtigste diagnostische Werkzeug** zur Beurteilung einer Herzrhythmusstörung. Zuerst wird ein 12-Kanal-EKG in Ruhe durchgeführt. Der Vergleich mit einem EKG, das die Herzrhythmusstörung dokumentiert, führt unter Berücksichtigung der sorgfältig erhobenen Anamnese häufig bereits zur richtigen Diagnose.

Der Ablauf der Erregungsausbreitung im 12-Kanal-EKG lässt sich auf das Herz übertragen und ermöglicht so eine Lokalisationsdiagnostik des Ursprungsortes bzw. der Fortleitung einer Kreiserregung (Abb. **A-7.2**).

Bei permanenten Bradykardien lässt sich deren Art im Ruhe-EKG bestimmen. Bei Patienten mit intermittierenden Bradykardien, vor allem, wenn sie bei der Untersuchung beschwerdefrei sind, kann die Erregungsausbreitung und -rückbildung im Ruhe-EKG unauffällig sein.

⊙ A-7.2 Lokalisationsdiagnostik einer Herzrhythmusstörung im Oberflächen-EKG

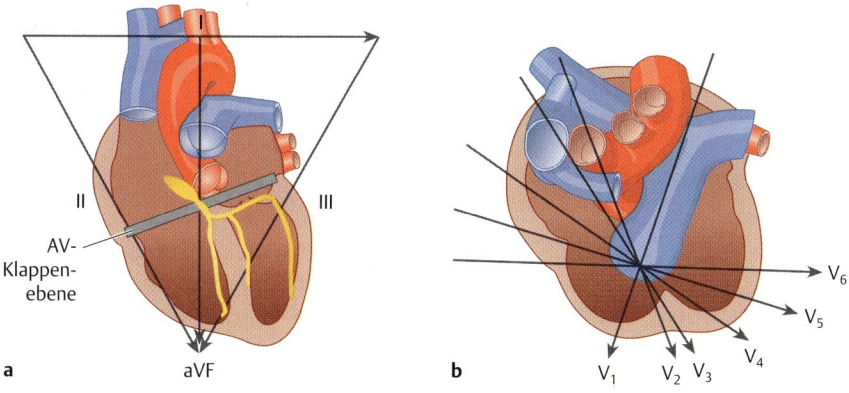

a+b A.-p.-Projektion des Herzens mit darauf projiziertem Einthoven-Dreieck (**a**). Für die Horizontalebene kann analog der Vektor der Brustwandableitungen (V_1–V_6) herangezogen werden (**b**). Bei positiver Amplitude im EKG wird der Vektor parallel zur Ableitung in Richtung auf die jeweilige Pfeilspitze aufgetragen. Bei negativer Amplitude ebenfalls parallel, aber entgegen der Vektorenrichtung. Ist in einer Ableitung kein Signal zu sehen (die Amplitude also gleich null), steht der resultierende Vektor senkrecht auf dieser Ableitung.

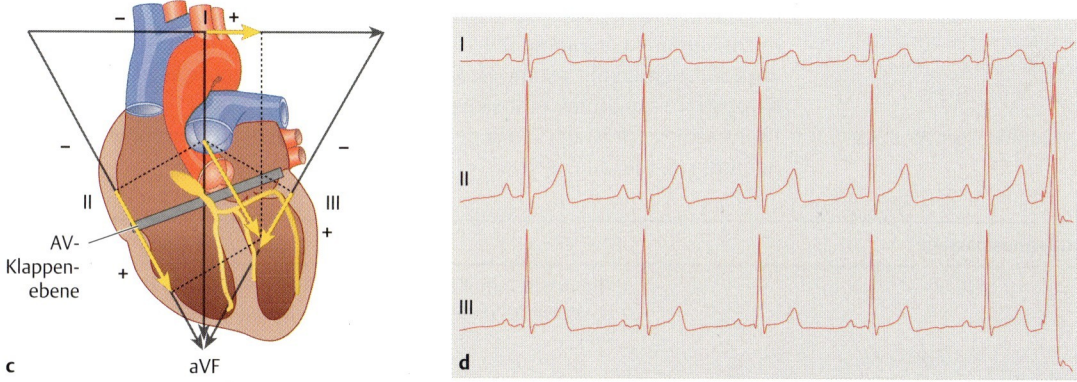

c+d Beispiel der Sinusknotenaktivierung: Früheste atriale Aktivierung im Sinusknotenareal (am Übergang von oberer Hohlvene und rechtem Vorhof) führt zu einer Vorhofaktivierung von oben nach unten und von rechts nach links (gelber Pfeil). Die Übertragung auf die Einthoven-Ableitung ergeben die Vektoren (**c**) bzw. die Polarität der P-Welle der korrespondierenden EKG-Ableitung: Beispiel SR-EKG mit positivem P in Ableitung I, II und III (**d**).

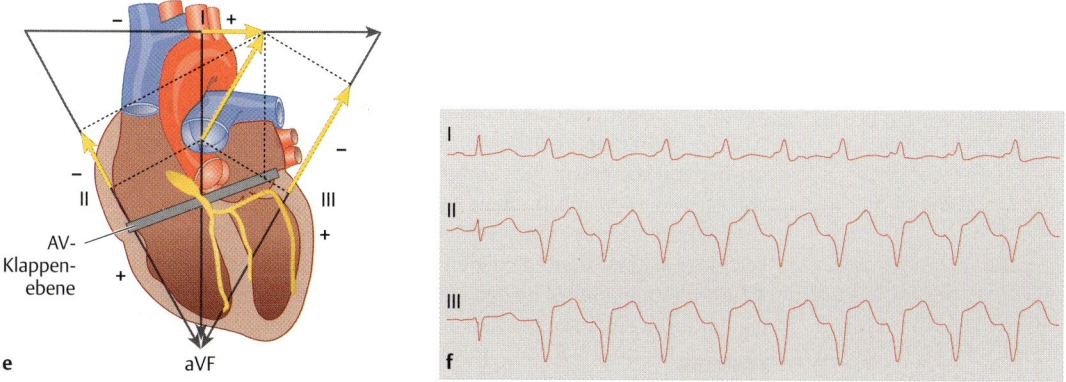

e + f Beispiel einer ventrikulären Extrasystole aus der Spitze des rechten Ventrikels (z. B. Stimulation durch Ventrikelsonde nach Herzschrittmacher-Implantation):
Elektrische Erregung der Herzkammern von unten nach oben und von rechts nach links (gelber Pfeil in **e**). Resultierende Polarität des QRS-Komplexes in den Ableitungen I, II und III (äußere gelbe Pfeile) (**f**).
Im Umkehrschluss dieser Übertragung der Polarität der einzelnen EKG-Ableitungen, kann so der Ursprungsort einer fokalen Herzrhythmusstörung oder der Austrittspunkt einer Kreiserregung lokalisiert werden.

Diagnostische Tricks

Bei HRST ist umgehend ein EKG zu schreiben („EKG im Anfall"). Bei einer Schreibgeschwindigkeit von 25 mm/s anstelle von 50 mm/s lassen sich die P-Wellen bei Vorliegen einer Tachykardie besser detektieren.
Die Karotissinusmassage (Abb. **A-7.3** und S. 231) eignet sich als **vagales Manöver** zur Beendigung von supraventrikulären **Tachykardien**, zur Demaskierung von P-Wellen bei Vorhoftachykardie und zur Diagnostik eines hypersensitiven Karotissinus bei Patienten mit rezidivierenden Synkopen.

Die **Karotissinusmassage** (Abb. **A-7.3**) sollte unter EKG-Überwachung durchgeführt werden. Zuvor sind Stenosegeräusche über den Karotiden auskultatorisch auszuschließen.

Adenosin (S. 148) i. v. bewirkt einen AV-Block.

Diagnostische Tricks

Bei Vorliegen einer HRST ist sogleich ein 12-Kanal-EKG zu schreiben („EKG im Anfall"), da sich nur anhand der EKG-Dokumentation die Art bestimmen und damit die Therapie sicher festlegen lässt. Bei einer Schreibgeschwindigkeit von 25 mm/s anstelle von 50 mm/s lassen sich die P-Wellen bei Vorliegen einer Tachykardie besser detektieren.
Verschiedene diagnostische Tricks haben sich in der Praxis bei Patienten mit laufenden **Tachykardien** und kontinuierlicher EKG-Überwachung bewährt: Durch **vagale Manöver** (Valsalva-Manöver, Karotissinusdruck etc.) können Sinusknoten-, Vorhof- und AV-Knoten-Erregung beeinflusst werden. Dies führt entweder zur Terminierung der Tachykardie (vor allem bei Sinusknoten-, AV-Knoten- oder AV-Reentry-Tachykardien) oder erlaubt die transiente Verlängerung der AV-Überleitung und damit die Demaskierung von P-Wellen bei Vorhoftachykardie.
Bei der **Karotissinusmassage** (Abb. **A-7.3** und S. 231) sind die Auskultation zum Ausschluss etwaiger Stenosegeräusche und die einseitige, ca. 5-sekündige Massage (nicht Kompression) unter EKG-Überwachung angeraten. Der Test ist auch geeignet, um bei Patienten mit rezidivierenden Synkopen die Diagnose eines hypersensitiven Karotissinus-Syndroms zu stellen.
Pharmakologisch ist der Effekt der AV-Blockierung durch intravenöse Injektion von Adenosin (S. 148) zu erzielen.

⊙ A-7.3 **Karotissinusmassage**

Typisches Vorhofflattern mit 2 : 1-AV-Überleitung und Demaskierung der P-Wellen bei höhergradiger AV-Überleitung (↓ = Zeitpunkt der Massage).

Differenzialdiagnosen

Bei **bradykarden** HRST sind die PP-, RR-Intervalle und das P-R-Verhältnis zu beachten.
Supraventrikuläre versus ventrikuläre Tachykardie: Bei QRS-Dauer > 120 ms muss eine ventrikuläre von einer AV-assoziierten oder supraventrikulären Tachykardie abgegrenzt werden (Tab. **A-7.2**).

Differenzialdiagnosen

Bradykardie: Zur Auswertung bradykarder Herzrhythmusstörungen sind besonders die PP-, RR-Intervalle sowie das Verhältnis zwischen P- und R-Welle zu beachten.
Supraventrikuläre versus ventrikuläre Tachykardie: Als einfachster Leitsatz lässt sich die **QRS-Komplex-Dauer**, gemessen in mehreren Ableitungen, anführen. Tachykardien mit **schmalem** QRS-Komplex sind supraventrikuläre Tachykardien, während bei Tachykardien mit **breitem** QRS-Komplex (QRS-Dauer mehr als 120 ms; Breitkomplextachykardie) differenzialdiagnostisch eine Kammertachykardie (Tab. **A-7.2**) von einer AV-assoziierten oder einer supraventrikulären Tachykardie mit aberranter AV-Überleitung unterschieden werden muss. Bei einem Lebensalter > 65 Jahre bzw. bei Vorliegen einer Herzerkrankung ist von einer Kammertachykardie auszugehen.

▶ **Merke.** Lässt sich keine sichere Diagnose stellen, ist im Zweifel von einer **ventrikulären Herzrhythmusstörung** auszugehen, um so das Gefährdungspotenzial des Patienten eher zu über- denn zu unterschätzen.

Vorhoftachykardien: Abb. **A-7.4**.

Vorhoftachykardien: s. Abb. **A-7.4**.

A-7.2 Differenzialdiagnose tachykarder Herzrhythmusstörungen

Typische Zeichen im 12-Kanal-EKG während einer Tachykardie, die für einen ventrikulären Ursprung sprechen, sind:

- QRS-Komplex-Dauer von mehr als 140 ms (ohne antiarrhythmische Therapie)
- AV-Dissoziation (PP-Intervall unabhängig vom RR-Intervall) oder wechselnde retrograde Überleitung auf die Vorhöfe
- stark überdrehter Lagetyp
- Konkordanz der QRS-Ausschläge in den Brustwandableitungen (entweder alle QRS-Komplexe negativ oder alle positiv)
- R zu S-Nadir (Tiefpunkt der R-Zacke zum Beginn von S) in V_1–V_2 > 70 ms
- verbreiterte QRS-Komplexe, die jedoch nicht dem typischen Bild eines Links- oder Rechtsschenkelblockes entsprechen (z. B. monophasischer QRS-Komplex in V_1, QS in V_6, QR in V_4–V_6).

Beweisend für das Vorliegen einer ventrikulären Tachykardie ist das vereinzelte Auftreten von QRS-Komplexen, die um einige Millisekunden vorzeitig mit schmalem QRS-Komplex („**capture beats**") auftreten. Diese Schläge werden erklärt durch Fusion bzw. komplette Erregung der Kammern durch Vorhofaktionen mit AV-Knoten-Überleitung, die zu einem Zeitpunkt das Kammermyokard erregen, zu dem die Kammern nicht refraktär sind.

A-7.4 Differenzialdiagnose supraventrikuläre Herzrhythmusstörungen

AVNRT = AV-Knoten-Reentry-Tachykardien
AVRT = AV-Reentry-Tachykardie
PJRT = permanent junctional reciprocating tachycardia

Belastungs-EKG

Bei dem seltenen Verdacht auf belastungsabhängige Brady- oder Tachykardien ist ein symptomlimitiertes Belastungs-EKG durchzuführen.

Langzeit-EKG

Die Langzeit-EKG-Registrierung erlaubt eine Schlag-für-Schlag-Dokumentation des Herzrhythmus und eignet sich vor allem bei häufigen Herzrhythmusstörungen, insbesondere **Bradykardien**. Der Vorteil der Methode ist, dass alle, auch asymptomatische Herzrhythmusstörungen, erfasst werden. Die Aufzeichnung wird typischerweise über 24 h durchgeführt. Eine 12-Kanal-Ableitung ist technisch möglich, für die meisten rhythmologischen Fragestellungen ist eine 3-Kanal-Registrierung ausreichend.

Belastungs-EKG

Bei V. a. belastungsabhängige Brady- oder Tachykardien.

Langzeit-EKG

Das 24-h-LZ-EKG zeichnet kontinuierlich den Herzrhythmus auf und erfasst auch asymptomatische Herzrhythmusstörungen. Bei der Interpretation helfen Tagebuchnotizen des Patienten bzgl. körperlicher Aktivität, Symptomen, Medikamenten etc.

Frequenzspektrum und **Tag-Nacht-Variabilität** können automatisch berechnet werden, der Befund sollte jedoch überprüft werden.

Wichtig ist die simultane Tagebuchaufzeichnung des Patienten bezüglich körperlicher Betätigung, Symptomatik und Medikation, um retrospektiv dokumentierte Herzrhythmusstörungen den Beschwerden zuordnen zu können. Die automatisierte Analyse erlaubt u. a. die Erfassung des **Frequenzspektrums** und der **Tag-Nacht-Variabilität**. Insbesondere bei artefaktreichen Aufzeichnungen und einer Autodetektion von Bradykardie- oder Tachykardie-Episoden ist die nachträgliche Befundüberprüfung unverzichtbar.

Deutlich schlechter geeignet ist das Langzeit-EKG zur Detektion vereinzelter paroxysmaler Ereignisse.

Ereignisrekorder (event recorder)

Der **externe** Ereignisrekorder dient der Erfassung selten auftretender HRST.
Bei Symptomen legt der Patient den Rekorder auf seine Brust. Das EKG wird telefonisch an ein Auswertungszentrum geleitet, das ggf. das Notarztsystem aktiviert. Dieses Vorgehen ist nur bei **hämodynamisch zu tolerierenden HRST** sinnvoll.
Bei Patienten mit rezidivierenden Synkopen kann ein Ereignisrekorder **implantiert** werden, der Ereignisse über mehrere Jahre aufzeichnet und wie ein Herzschrittmacher abgefragt wird.

Ereignisrekorder (event recorder)

Zur Dokumentation seltener Herzrhythmusstörungen haben sich Ereignisrekorder bewährt. Ein **externer** Ereignisrekorder kann kontinuierlich das EKG Schlag für Schlag aufzeichnen oder den Patienten nur permanent überwachen und nur diskontinuierlich, meist symptomgesteuert, ein EKG während einer Attacke von Herzrhythmusstörungen aufzeichnen. Bei paroxysmalen Herzrhythmusstörungen legt sich der Patient den meist scheckkartengroßen Rekorder auf die Brust und überträgt das EKG telefonisch an ein Auswertungszentrum. Dieses Vorgehen ist nur bei **hämodynamisch zu tolerierenden Herzrhythmusstörungen** sinnvoll, da der Patient die telefonische Übertragung aktivieren muss. Bei Patienten mit rezidivierenden Synkopen kann die rhythmogene Genese mithilfe eines **implantierbaren** Ereignisrekorders geklärt werden. Dieses Gerät wird subkutan durch einen Hautschnitt linkspektoral implantiert. Es erfasst kontinuierlich die Herzerregung (Endlosschleife, sog. Loop-Rekoder) und speichert Episoden anhand vorher programmierter Kriterien ab. Der Vorteil der Ereignisrekorder liegt in der bis zu mehreren Jahren betragenden Aufnahmezeit. Der implantierbare Ereignisrekorder wird wie ein Herzschrittmacher abgefragt.

Kipptisch

Siehe S. 232.

Kipptisch

Siehe S. 232.

Elektrophysiologische Untersuchung (EPU)

Die invasive EPU wird v. a. in der **Tachykardiediagnostik** eingesetzt. Mittels steuerbaren Elektrodenkathetern und programmierter Stimulation werden **Ursprungsort und Ab-**

Elektrophysiologische Untersuchung (EPU)

Im Rahmen einer invasiven elektrophysiologischen Untersuchung (EPU) ist es möglich, den **Mechanismus** einer Arrhythmie und deren **Ursprungsort** festzustellen. Bei **Bradykardien** ist eine EPU in seltenen Fällen indiziert. Es werden insbesondere die Sinusknotenerholungszeit und die AV-Leitungszeiten bestimmt (Abb. **A-7.5**). Bei

A-7.5 Invasive elektrophysiologische Untersuchung (EPU)

a Bei einer EPU werden solide Elektrodenkatheter zu strategisch wichtigen Positionen innerhalb des Herzens über venöse Punktionen (meist von femoral) vorgebracht. Typische Positionen sind das Areal des His-Bündels (HBE), innerhalb des Koronarvenensinus (CS, in unmittelbarer Nähe zum linken Vorhof), der Spitze des rechten Ventrikels (RVA) und nahe dem Sinusknoten (HRA). Von den Elektrodenringen der Katheter können intrakardiale Elektrogramme abgeleitet werden, die eine genaue Analyse des Erregungsablaufes gestatten.
b Ableitung von intrakardialen Elektrogrammen während Sinusrhythmus: Beachte das früheste atriale Signal (a) im Vergleich zur P-Welle im Oberflächen-EKG im HRA-Katheter. Der elektrische Impuls aktiviert den rechten Vorhof mit dem interatrialen Septum (a in HBE) und etwas später den linken Vorhof (a in CS). Zusätzlich können durch Elektrostimulation von den verschiedenen Kathetern die individuellen Leitungseigenschaften untersucht werden.

dokumentierten oder vermuteten **Tachykardien** werden mithilfe von steuerbaren Elektrodenkathetern der Ablauf der Herzerregung während Sinusrhythmus und Arrhythmie untersucht und durch programmierte Stimulation die Leitungseigenschaften zwischen Vorhöfen und Ventrikeln (z. B. akzessorische Leitungsbahnen) identifiziert.

Bei besonders komplexen Tachykardien, deren Mechanismus und Lokalisation mithilfe der konventionellen Technik nur schwer oder gar nicht geklärt werden kann, werden mittlerweile **3-dimensionale Mapping-Systeme** (u. U. in Kombination mit 3-D-MRT- oder -CT-Bildgebung) eingesetzt. Sie ermöglichen eine farbcodierte Rekonstruktion des Ablaufes der Herzerregung während der Tachykardie.

lauf der Herzerregung im Sinusrhythmus sowie in der Arrhythmie untersucht (Abb. **A-7.5**). So können z. B. akzessorische Leitungsbahnen dargestellt werden.

Bei komplizierten Tachykardien werden **3-dimensionale Mapping-Systeme** eingesetzt.

7.4 Bradykardien

Eine Übersicht gibt Abb. **A-7.6**.

A-7.6 Einteilung der Reizbildungs- und Reizleitungsstörungen

Sinusknotendysfunktion — AV-Block — intraventrikulärer Block
0 — 80 — 140 — 180 — 290 ms

Bradykardien, deren Ursache im Sinusknoten und Vorhof liegen, werden als Sinusknoten-Syndrom zusammengefasst. AV-Blockierungen sind Leitungsstörungen des AV-Knotens. Leitungsstörungen der Tawara-Schenkel führen zu Schenkelblöcken.

7.4.1 Sinusknoten-Syndrom

▶ **Synonym.** Syndrom des kranken Sinusknotens (SKS), Sick Sinus Syndrome (SSS)

▶ **Definition.** Unter dem Begriff Sinusknoten-Syndrom werden alle Störungen der Erregungsbildung und -leitung im Sinusknoten zusammengefasst: **Sinusbradykardie, sinuatrialer Block, Sinusarrest** und **Bradykardie-Tachykardie-Syndrom**. Eine enger gefasste Definition besagt, dass klinische Beschwerden wie Schwindel, Synkope o. Ä. auftreten.

Ätiologie: Das Sinusknoten-Syndrom ist überwiegend eine Erkrankung älterer Patienten. Sinuatriale Störungen können Folge einer vasovagalen Reaktion oder einer Digitalis- oder Antiarrhythmikaüberdosierung (insbesondere β-Rezeptoren-Blocker) sein sowie ischämiebedingt beim akuten (Hinterwand-)Infarkt auftreten. Asymptomatische Sinusbradykardien und SA-Blockierungen finden sich auch bei Herzgesunden, insbesondere Jugendlichen und Sportlern.

Ätiologie: Meist sind ältere Patienten betroffen. Sinuatriale Störungen können bei vasovagaler Reaktion, Antiarrhythmikaüberdosierung oder akutem Infarkt auftreten, asymptomatische Sinusbradykardien oder SA-Blöcke auch bei Herzgesunden.

Klinik: s. S. 111.

Diagnostik: Im (Langzeit-)**EKG** werden bei den einzelnen Erscheinungsformen diagnostiziert:
Bei **Sinusbradykardie** ist die Sinusfrequenz auf weniger als 60 Schläge/min erniedrigt. Eine enger gefasste Definition besagt, dass unabhängig von der Frequenz klinische Beschwerden wie Schwindel, Synkope o. Ä. auftreten.
Sinuatriale (SA) **Blockierungen** sind Reizleitungsstörungen des Sinusknotens und Vorhofs (Abb. **A-7.7 a**, Abb. **A-7.7b**). Entsprechend den höhergradigen AV-Blockierungen können sie in 3 Grade unterteilt werden. Entscheidend für die Therapie ist, ob die Pausen länger als 3 Sekunden betragen bzw. langsamer als 40 Schläge/min und mit Beschwerden verbunden sind, da dies die Indikation zu einer Schrittmacherversorgung wäre.
Bradykardie-Tachykardie-Syndrom: Wechsel zwischen tachykarden und bradykarden Vorhofrhythmen; insbesondere folgt der spontanen Terminierung paroxysmal auftretender tachykarder Vorhofarrhythmien (meistens Vorhofflimmern) eine Sinuspause über 3 Sekunden oder eine Sinusbradykardie (Abb. **A-7.7c**).

Diagnostik: Im EKG werden diagnostiziert:
Sinusbradykardie = HF < 60 Schläge/min.

Sinuatriale (SA) **Blockierungen** sind Reizleitungsstörungen des Sinusknotens und Vorhofs (Abb. **A-7.7 a**, Abb. **A-7.7b**), die entsprechend den höhergradigen AV-Blockierungen in 3 Grade unterteilt werden können.

Beim **Bradykardie-Tachykardie-Syndrom** folgt der spontanen Terminierung paroxysmal auftretender tachykarder Vorhofarrhythmien (meistens Vorhofflimmern) eine Sinuspause oder eine Sinusbradykardie (Abb. **A-7.7c**).

A-7.7 Sinusknoten-Syndrom

a Sinuatrialer Block: EKG eines 80-jährigen Patienten mit rezidivierendem Schwindel. Nach dem 2. Sinusschlag fehlt die weitere Sinusknotenerregung. Es setzt ein AV-Knoten-Ersatzrhythmus ein. Wegen des schmalen QRS-Komplexes ist es in der Nähe des AV-Knotens lokalisiert.
b Vorhofstillstand: Langzeit-EKG-Registrierung eines 50-jährigen Patienten mit Synkopen. Nach dem 2. Komplex fallen P-Wellen und QRS-Komplexe aus. Die nach 4,9 Sekunden wieder einsetzende Vorhoferregung hat keine Beziehung zu den vorausgegangenen PP-Intervallen.
c Bradykardie-Tachykardie-Syndrom: Langzeit-EKG-Registrierung eines 79-jährigen Patienten, der gestürzt ist. Die linke Seite des EKGs zeigt eine schnelle unregelmäßige Kammerfrequenz bei Vorhofflimmern. Das Vorhofflimmern endet spontan. Es folgt eine Pause von 5,8 Sekunden, bis die erste Sinusaktion einsetzt.

Beim SKS kann der Frequenzanstieg im **Belastungs-EKG** vermindert sein (**chronotrope Inkompetenz**).

Bei Patienten mit Sinusknoten-Syndrom kann im **Belastungs-EKG** die maximale Herzfrequenz unzureichend ansteigen (< 80 % der altersentsprechenden Herzfrequenz oder < 90 Schläge/min) **(= chronotrope Inkompetenz)**. Ebenso lässt sich die Herzfrequenz nach i. v. Gabe von Atropin ungenügend anheben (Normwerte: Herzfrequenzanstieg > 25 % bzw. 25 Schläge/min).

Therapie: Bei **klinisch symptomatischem** SKS oder symptomatischer Bradykardie ist die **Herzschrittmacher-Implantation** (S. 123) notwendig.
Der Schrittmacher verbessert bei SKS nicht die Lebenserwartung und ist daher bei Beschwerdefreiheit nicht indiziert.

Therapie: Intermittierende oder anhaltende Sinusbradykardien, Sinusknotenstillstände und/oder sinuatriale Leitungsstörungen, die zu **klinischen Beschwerden** wie Schwindel und Synkope führen, machen eine **Schrittmacherversorgung** (S. 123) unbedingt notwendig. Eine klare Indikation besteht ebenfalls bei einer symptomatischen Bradykardie, die durch eine nicht absetzbare Medikation verursacht wird. Eine **relative Indikation** liegt bei den oben aufgeführten Rhythmusstörungen vor, wenn sie in fraglicher Beziehung zu den klinischen Beschwerden stehen. Keine Indikation ist eine Bradykardie (auch < 40/min) ohne Beschwerden. Die Implantation eines Schrittmachers verbessert bei Patienten mit Sinusknoten-Syndrom die Beschwerden, nicht aber die Lebenserwartung.

▶ **Klinischer Fall.**

▶ **Klinischer Fall.** Ein 69-jähriger Patient klagt seit 6 Monaten über rezidivierenden Schwindel. Die beim Hausarzt mehrfach durchgeführten Ruhe-EKGs sind unauffällig. Weder die internistische noch die neurologische Untersuchung ergeben einen hinweisenden Befund. Ebenso zeigt das erste Langzeit-EKG nur einen normofrequenten Sinusrhythmus. Während der zweiten Langzeit-EKG-Registrierung verspürt der Patient erneut kurzfristig Schwindel. Der Ausschrieb zu diesem Zeitpunkt belegt einen intermittierenden Sinusknotenstillstand für 9 Sekunden. Nach Versorgung mit einem Schrittmacher (S. 123) ist der Patient beschwerdefrei.

7.4.2 Atrioventrikuläre (AV-)Blockierungen

▶ **Definition.**

▶ **Definition.** Atrioventrikuläre Blockierungen sind Leitungsstörungen des AV-Knotens. Nach dem EKG-Befund werden sie in 3 Grade eingeteilt.

Ätiologie: Häufige Ursachen sind eine **Fibrose** des Reizleitungssystems oder ein akuter Herzinfarkt. Seltenere Ursachen sind Antiarrhythmika, Herzglykoside, Elektrolytverschiebungen, strukturelle Herzerkrankungen wie Aortenklappenstenose, Herzoperationen, u. a.

Ätiologie: Meist liegt der AV-Blockierung eine **Fibrose** des AV-Knotens bzw. Reizleitungssystems zugrunde. Ischämisch bedingte AV-Blockierungen finden sich vor allem beim akuten Hinterwandinfarkt. Seltenere Ursachen sind Behandlung mit Antiarrhythmika und Herzglykosiden, Elektrolytverschiebungen (z. B. Hyperkaliämie), Aortenklappenstenose, Kardiomyopathie, rheumatische oder virale Myokarditis, der angeborene AV-Block und AV-Blockierungen nach herzchirurgischen Eingriffen sowie nach Katheterablation des His-Bündels.

▶ **Merke.**

▶ **Merke.** AV-Blockierungen I. Grades und II. Grades Typ I (s. u.) werden auch bei Jugendlichen und Sportlern beobachtet. Höhergradige AV-Blockierungen sind Erkrankungen des älteren Menschen.

A 7.4 Bradykardien

Klinik: s. S. 111.

Diagnostik: Nach den **EKG-Befunden** werden unterschieden:
AV-Block I. Grades: Jeder P-Welle folgt ein QRS-Komplex; die **PQ-Zeit** ist **länger als 0,2 Sekunden**.
AV-Block II. Grades Typ I (Wenckebach oder Mobitz I): Die **PQ-Zeit verlängert sich mit jeder Herzaktion** bis zu einem Maximalwert, nach dem die AV-Überleitung ausfällt (**Wenckebach-Periodik**). Der folgende, wieder übergeleitete erste Schlag hat die kürzeste PQ-Zeit (Abb. **A-7.8**).
AV-Block II. Grades Typ II (Mobitz II): Die Blockierung einer oder selten auch mehrerer P-Wellen folgt **ohne Verlängerung der PQ-Zeit**. Eine Verhältniszahl gibt den Blockierungsgrad an (Zahl der P-Wellen: Zahl der übergeleiteten QRS-Komplexe; z. B. 3 : 2-Blockierung heißt, von 3 P-Wellen werden 2 Aktionen auf die Kammer übergeleitet, Abb. **A-7.9**).
AV-Block III. Grades (totaler AV-Block): Die Überleitung vom Vorhof auf die Kammer ist **komplett unterbrochen**. Es besteht eine Asystolie, bis ein ventrikuläres Ersatzzentrum das Herz depolarisiert (Frequenz etwa 40 Schläge/min). Vorhof und Kammer schlagen nun unabhängig voneinander (**AV-Dissoziation**, Abb. **A-7.10a**). Liegt das Ersatzzentrum (S. 31) im Bereich des His-Bündels, beträgt die Herzfrequenz 50–60 Schläge/min (Abb. **A-7.10b**).

Klinik: s. S. 111.

Diagnostik: Beim **AV-Block I. Grades** ist die PQ-Zeit **über 0,2 Sekunden** verlängert. Beim **AV-Block II. Grades Typ I** verlängert sich die **PQ-Zeit mit jeder Herzaktion**, bis eine AV-Überleitung ausfällt (Abb. **A-7.8**).

Beim **AV-Block II. Grades Typ II** liegt eine intermittierende Blockierung der AV-Überleitung vor, die **PQ-Zeit verlängert sich** dabei **nicht** (Abb. **A-7.9**).

Ein **AV-Block III. Grades** bedeutet die **komplette** Blockierung der AV-Knoten-Leitung. Es besteht eine Asystolie, bis ein ventrikuläres Ersatzzentrum das Herz erregt (Abb. **A-7.10b**). Vorhof und Kammer schlagen unabhängig voneinander (**AV-Dissoziation**, Abb. **A-7.10a**).

⊙ A-7.8 AV-Block II. Grades Typ I

Regelmäßige PP-Intervalle (I). Nach der 1. P-Welle ist die PQ-Zeit am kürzesten. Sie nimmt bei den folgenden Aktionen kontinuierlich zu, bis die Überleitung nach der 3. P-Welle ausfällt. Die folgende Aktion hat wieder die gleiche kurze PQ-Zeit wie die erste. Die 3. P-Welle wird von der T-Welle überdeckt und ist schwer zu erkennen. Die Periodik wiederholt sich von der 4. bis zur 6. und von der 7. bis 9. P-Welle.

⊙ A-7.9 AV-Block II. Grades Typ II mit 3 : 2-Überleitung

Ruhe-EKG einer 76-jährigen Patientin mit Synkope. Regelmäßige PP-Intervalle. Der 1. und 2. P-Welle folgt ein QRS-Komplex mit einer PQ-Zeit von 0,2 ms. Ohne Verlängerung der PQ-Zeit fehlt der QRS-Komplex nach der 3. P-Welle. Es werden von 3 P-Wellen 2 übergeleitet, somit liegt eine 3 : 2-Überleitung vor.

⊙ A-7.10 AV-Block III. Grades

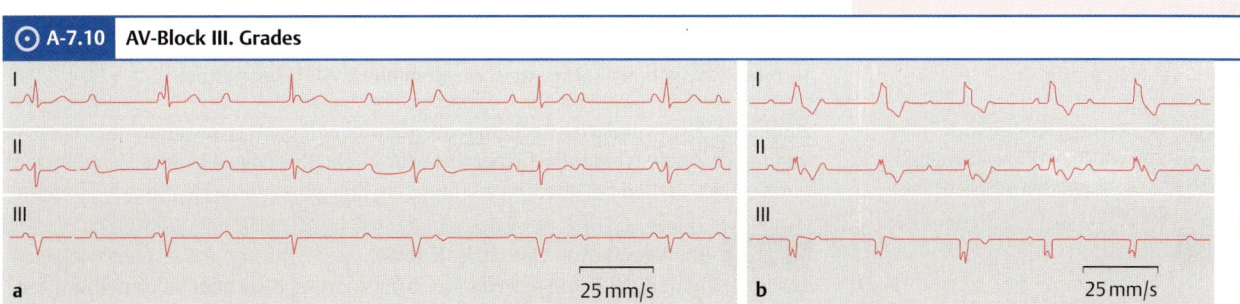

a Ruhe-EKG eines 55-jährigen Patienten, der seit 2 Monaten über Leistungsschwäche vor allem bei Belastung klagt. Regelmäßige PP-Intervalle. Regelmäßige RR-Intervalle mit einem schmalen QRS-Komplex. Vorhof und Kammer schlagen unabhängig voneinander (= **AV-Dissoziation**). Dies ist typisch für den AV-Block III. Grades, bei dem die Leitung über den AV-Knoten völlig unterbrochen ist.
b Ruhe-EKG einer 87-jährigen Patientin mit bekannter Aortenstenose. Das EKG wurde zur Abklärung neu aufgetretenen Schwindels geschrieben und zeigt einen AV-Block III. Grades. Der ventrikuläre Ersatzrhythmus hat eine Frequenz von 49/min und einen breiten QRS-Komplex.

⊙ A-7.11 **AV-Block II. Grades Typ II mit 2 : 1-Überleitung bei akutem Hinterwandinfarkt**

Regelmäßige PP-Intervalle. Ein QRS-Komplex folgt nur jeder 2. P-Welle. ST-Hebungen in den Ableitungen II und III entsprechend einem akuten Hinterwandinfarkt.

▶ **Klinischer Fall.** Ein 62-jähriger Patient ruft 30 Minuten nach Beginn heftigster thorakaler Schmerzen den Notarzt. Bei dessen Ankunft ist der Patient kaltschweißig mit einer Herzfrequenz von 40 Schlägen/min und einem Blutdruck von 100/70 mmHg. Atropin i. v. (1 mg) hebt die Herzfrequenz nicht an. Erst nach Orciprenalin-Gabe (0,5 mg i. v.) steigt die Herzfrequenz auf 50 Schläge/min. Das Aufnahme-EKG in der Klinik zeigt einen akuten Hinterwandinfarkt und einen AV-Block II. Grades Typ II mit 2 : 1-Überleitung (Abb. **A-7.11**). Eine Stunde nach Schmerzbeginn wird eine Herzkatheter-Intervention durchgeführt. Daraufhin bilden sich die ST-Hebungen und der AV-Block in den nächsten 45 Minuten zurück. Es treten im Verlauf keine weiteren AV-Blockierungen mehr auf. Ursache der AV-Blockierung war die unzureichende arterielle Blutversorgung des AV-Knotens aus der rechten Koronararterie.

Therapie: Bei Patienten mit erworbenem AV-Block III. Grades ist zu prüfen, ob der Block auf Medikamente (β-Blocker) oder eine Hyperkaliämie zurückgeht. Bei anhaltendem AV-Block haben die Patienten ohne Schrittmacherversorgung eine schlechte Prognose. Die **Schrittmacherversorgung** verbessert bei diesen Patienten nicht nur die Beschwerden, sondern auch die Prognose, die dann der der altersentsprechenden Normalbevölkerung gleicht. Deshalb erhalten **alle**, **auch asymptomatische Patienten, mit erworbenem AV-Block III. Grades** einen Schrittmacher (S. 123).

Die Schrittmacherindikation bei Patienten mit AV-Blockierungen **II. Grades** richtet sich nach der Gefahr eines möglichen Übergangs in einen totalen AV-Block. Aus diesem Grunde erhalten **alle** Patienten mit AV-Block II. Grades **Typ II** einen Schrittmacher. Hingegen wird bei Patienten mit AV-Block II. Grades **Typ I** eine Schrittmacherversorgung erst notwendig, wenn **Symptome** auftreten.

Keine Indikation für einen Schrittmacher besteht bei **asymptomatischen** Patienten mit angeborenem AV-Block III. Grades, AV-Block II. Grades Typ I oder AV-Block I. Grades.

7.4.3 Intraventrikuläre Blockierungen

▶ **Definition.** Unterbrechung oder Verlangsamung der Erregungsleitung in den Tawara-Schenkeln. Liegt die Störung im rechten bzw. linken Tawara-Schenkel, spricht man von **Rechts- bzw. Linksschenkelblock** (RSB, LSB). Leitungsstörungen des linksanterioren Faszikels werden als **linksanteriorer Hemiblock** (LAH) und des linksposterioren Faszikels als **linksposteriorer Hemiblock** (LPH) bezeichnet.

Ätiologie: Ein **kompletter Rechtsschenkelblock** kann bei Herzgesunden bestehen, er kann auch Zeichen einer Rechtsherzbelastung sein. Der **linksanteriore** Hemiblock ist ein häufiger Befund bei älteren Patienten; ein **linksposteriorer** Hemiblock ist selten.

▶ **Merke.** Ein **kompletter Linksschenkelblock** weist häufig auf schwerwiegende kardiovaskuläre Erkrankungen wie Kardiomyopathie, KHK oder Aortenvitium hin. Der **linksanteriore Hemiblock** führt zu einem überdrehten Linkstyp.

Diagnostik: Aufgrund der Blockierung im Tawara-Schenkel muss das Myokard anstelle des speziellen Reizleitungssystems über die Myokardzellen erregt werden. Da die Myokardzellen im Vergleich zum spezifischen Reizleitungssystem langsamer leiten, verzögert sich die Erregungsausbreitung. Im **EKG** ist deshalb der QRS-Komplex verbreitert, bei **>0,12 s** liegt ein **kompletter Schenkelblock** vor.

A 7.4 Bradykardien

A-7.12 Intraventrikuläre Blockierungen

a Rechtsschenkelblock: Ruhe-EKG eines 46-jährigen Patienten mit chronischer Bronchitis. Wegen der Blockierung des rechten Tawara-Schenkels ist die Erregung der rechten Kammer verzögert. Im EKG ist der QRS-Komplex in V_1 M-förmig verbreitert (> 0,12 s) und die größte Negativitätsbewegung in V_1 mit > 0,05 s verspätet. Ein tiefes S zeigen die Ableitungen I und V_6. ST-Strecken-Senkung und T-Negativierungen in den Ableitungen V_1 bis V_3.

b Linksschenkelblock: Beim Linksschenkelblock ist die Erregung des linken Ventrikels verzögert. Der QRS-Komplex ist vor allem in den Ableitungen I, aVL und V_{5-6} über 0,12 s plump verbreitert. In den Ableitungen V_{1-3} ist meistens R klein sowie S ungewöhnlich tief und verbreitert. Der Beginn der größten Negativitätsbewegung ist mit > 0,06 s in den Ableitungen V_{5-6} verspätet. ST-Strecke und T-Welle sind den Hauptschwankungen entgegengesetzt.

Rechtsschenkelblock: bedeutet eine verspätete Depolarisation der rechten Herzkammer. Das EKG hat in V_1 einen breiten, gesplitteten QRS-Komplex in M-Form und eine verspätete größte Negativitätsbewegung (> 0,05 s, Abb. **A-7.12a**).

Beim **Linksschenkelblock** sind die QRS-Komplexe der zur linken Kammer gerichteten Ableitungen I, aVL, V_{5-6} positiv und entsprechend in den Ableitungen III, aVF, V_{1-3} negativ. Die QRS-Komplexe in V_{5-6} zeigen meist eine Verplumpung und deszendierende ST-Strecken-Senkungen (Abb. **A-7.12b**).

Beim **RSB** ist der breite QRS-Komplex in V_1 M-förmig gesplittet und die größte Negativitätsbewegung verspätet (Abb. **A-7.12a**).

Beim **LSB** sind die Ableitungen I, aVL, V_{5-6} positiv und III, aVF, V_{1-3} negativ. In V_{5-6} zeigen sich plumpe QRS-Komplexe und deszendierende ST-Senkungen (Abb. **A-7.12b**).

A-7.13 Bifaszikulärer Block plus AV-Block I. Grades

Verlängerte AV-Zeit mit 0,24 s (= AV-Block I. Grades). Die elektrische Herzachse ist ein überdrehter Linkstyp.

Therapie: Eine **Schrittmachertherapie** ist indiziert bei **symptomatischen** Patienten mit **bifaszikulären** Blöcken und verlängerter HV-Zeit oder zusätzlichem AV-Block I. Grades.

Therapie: Für eine **Schrittmachertherapie** sind **monofaszikuläre** Blöcke **keine** Indikation. **Bifaszikuläre** Blöcke (z. B. RSB + LAH) sind bei **asymptomatischen Patienten keine** Indikation, bei symptomatischen Patienten mit elektrophysiologisch nachgewiesener Verlängerung der HV-Zeit eine klare Indikation. Ein bifaszikulärer Block mit AV-Block I. Grades ist **nur** bei **symptomatischen** Patienten ein Grund zur Schrittmacherversorgung.

▶ Klinischer Fall.

▶ Klinischer Fall. Ein 83-jähriger Patient stürzt aufgrund rezidivierenden Schwindels. Mit dem Krankenwagen wird er in die Notaufnahme gebracht. Der initiale internistische und neurologische Befund ist unauffällig, ebenso die laborchemische Untersuchung. Das Ruhe-EKG zeigt einen AV-Block I. Grades und einen kompletten Rechtsschenkelblock plus linksanterioren Hemiblock (Abb. A-7.13). Der Patient erhält einen Schrittmacher.

7.4.4 Karotissinus-Syndrom

▶ Synonym.

7.4.4 Karotissinus-Syndrom

▶ Synonym. Syndrom des hypersensitiven Karotissinus

▶ Definition.

▶ Definition. Das Karotissinus-Syndrom bedeutet eine **zerebrale Minderdurchblutung** mit Schwindel oder Synkope infolge eines hyperreagiblen Karotissinusreflexes mit Bradykardie (kardioinhibitorischer Typ), Blutdruckabfall (vasodepressorischer Typ) oder beidem (gemischter Typ).

Ätiologie: Arteriosklerotische Veränderungen des Karotissinus führen zu einer Sensibilitätszunahme der Barorezeptoren.

Ätiologie: Kausalfaktoren des Karotissinus-Syndroms sind in erster Linie **arteriosklerotische Veränderungen** der Gefäßwand des Karotissinus, die zu einer Sensibilitätszunahme der Barorezeptoren führen. Betroffen sind vor allem ältere Patienten.

Diagnostik: Das **EKG** zeigt nach Karotissinusmassage oder Kopfwendemanöver einen Sinusarrest, SA-Blöcke oder AV-Blockierungen mit Pausen > 3 s (s. Abb. **A-7.3**).

Diagnostik: Im **EKG** treten nach einseitiger Karotissinusmassage über 10 Sekunden oder Kopfwendemanöver ein Sinusknotenstillstand, sinuatriale Blockierungen oder höhergradige AV-Blockierungen mit Pausen von über 3 Sekunden auf (s. Abb. A-7.3).

Therapie: **Indiziert** ist eine **Schrittmachertherapie** bei durch ein **Karotissinus-Syndrom** ausgelösten rezidivierenden Synkopen. Eine **relative Indikation** besteht bei unklaren Synkopen mit asymptomatischer Asystolie bei Karotissinusmassage.
Nicht indiziert ist ein Schrittmacher bei asymptomatischen Patienten.

Therapie: Eine **gesicherte Indikation** für die **Schrittmachertherapie** sind **rezidivierende Synkopen**, die eindeutig durch **Irritation** des **Karotissinus** – sowohl spontan als auch durch Karotisdruckmassage und Kopfwendemanöver – ausgelöst werden. Eine **relative** Indikation haben Patienten mit unklaren Synkopen oder Schwindelzuständen, bei denen die Massage des Karotissinus eine Asystolie von mehr als 3 Sekunden ohne Auftreten der Beschwerden verursacht. Der **pathologische Karotissinusreflex asymptomatischer Patienten** sowie der rein **vasodepressorische Typ** des Karotissinus-Syndroms mit fehlender Bradykardie sind **keine** Schrittmacherindikationen.

7.4.5 Bradyarrhythmie bei Vorhofflimmern

▶ Synonym.

7.4.5 Bradyarrhythmie bei Vorhofflimmern

▶ Synonym. absolute Bradyarrhythmie

▶ Definition.

▶ Definition. Permanentes Vorhofflimmern mit Kammerfrequenzen < 60 Schläge/min. Bei vielen Patienten bleibt die Herzfrequenz auch bei maximaler Belastung < 90 Schläge/min.

Ätiologie: Bradykardes Vorhofflimmern ist besonders häufig mit **Kardiomyopathien, Vitien** oder **KHK** assoziiert.

Ätiologie: Mehr noch als andere Erkrankungen ist die Bradyarrhythmie mit fortgeschrittener **Kardiomyopathie, Vitien** oder **KHK**-assoziiert, welche die Prognose der Patienten bestimmen.

Diagnostik: Vorhofflimmern mit **absolut arrhythmischen RR-Intervallen** (Abb. A-7.14).

Diagnostik: Im EKG zeigt sich Vorhofflimmern mit **absolut arrhythmischen RR-Intervallen** und einer mittleren Herzfrequenz < 60 Schläge/min (Abb. A-7.14).

Therapie: Eine HF < 40/min oder lange Pausen sollten nur bei **symptomatischen** Patienten mit einem **Schrittmacher** therapiert werden.

Therapie: Patienten mit langsamer Kammerfrequenz (z. B. < 40/min) oder langen Pausen (z. B. > 3 s tagsüber und > 4 s nachts) und mit **Symptomen** (zerebrale Minderperfusion, Herzinsuffizienz) sollten einen **Schrittmacher** erhalten. Demgegenüber sind asymptomatische Bradyarrhythmien, im Einzelfall auch mit einer Herzfrequenz < 40 Schläge/min, keine Schrittmacherindikation.

A-7.14 Bradyarrhythmia absoluta bei Vorhofflimmern

Ruhe-EKG eines 73-jährigen Patienten mit schwerer Herzinsuffizienz. Das EKG zeigt Vorhofflimmerwellen und eine irreguläre Überleitung auf die Kammern. Die Kammerfrequenz ist langsamer als 60 Schläge/min.

25 mm/s

7.5 Therapie bradykarder Herzrhythmusstörungen

Die Behandlung akuter symptomatischer Bradykardien erfolgt entweder **medikamentös** (z. B. mit Atropin bei Sinusbradykardien, mit Orciprenalin (S. 127) bei AV-Blockierungen) oder durch Versorgung mit einer passageren transvenösen Schrittmachersonde bzw. transdermalen Plattenelektroden, die an einen externen **Schrittmacher** angeschlossen werden. Bei Indikation zur Langzeitbehandlung erfolgt die Implantation eines Schrittmachers. Ziele der permanenten Schrittmachertherapie sind, Asystolien zu verhindern und die bradykarde Herzfrequenz anzuheben, um die damit verbundenen Beschwerden wie Schwindel, Synkope, Leistungseinschränkung zu beseitigen und die Prognose des Patienten zu verbessern.

7.5.1 Herzschrittmacher

Die Implantation eines Herzschrittmachers ist die effektivste permanente Behandlung bradykarder Herzrhythmusstörungen. Ein Herzschrittmacher besteht aus elektrischen Schaltkreisen und einer Batterie, beide Komponenten sind von einem Metallgehäuse umgeben. Ferner besitzt der Schrittmacher einen Konnektor, in dem der oder die Stecker der Schrittmachersonden fixiert werden. Schrittmacherelektroden bestehen aus Stecker, Kabel und Elektrodenkopf und verbinden das Herz mit dem Schrittmacheraggregat (Abb. **A-7.15a**).

Heutige Herzschrittmacher sind **Demand-Systeme**, d. h. sie detektieren die intrakardialen Signale und geben nur elektrische Impulse an das Herz ab, wenn die Herzaktionen langsamer als die eingestellte Schrittmacherfrequenz sind.

Die Auflage eines **Magneten** auf den Schrittmacher hebt die Demandfunktion auf; der Schrittmacher stimuliert in dieser Zeit mit starrer Frequenz (Abb. **A-7.15b**). Mit einem **Programmiergerät** lässt sich die aktuelle Einstellung abfragen und die Funk

7.5 Therapie bradykarder Herzrhythmusstörungen

Akute symptomatische Bradykardien werden **medikamentös** oder passager mit einem **externen Schrittmacher** therapiert.
Der permanente Schrittmacher soll Asystolien und Bradykardien verhindern, um die Symptome und die Prognose des Patienten zu verbessern.

7.5.1 Herzschrittmacher

Der Herzschrittmacher ist die effektivste Therapie bradykarder HRST. Er besteht aus Schaltkreisen und einer Batterie, die in einem Metallgehäuse untergebracht sind, und besitzt einen Konnektor zum Anschluss der Schrittmachersonden. Die Schrittmachersonden stellen die Verbindung von Herz und Schrittmacheraggregat her (Abb. **A-7.15a**).
Demand-Schrittmacher geben nur bei Bradykardie Impulse ab (Abb. **A-7.15b**).

Ein **Magnet** hebt die Demand-Funktion auf; der Schrittmacher stimuliert in dieser Zeit starrfrequent.

A-7.15 Herzschrittmacher

a Bezeichnung der einzelnen Schrittmacherkomponenten.
b VVI-Demand-Schrittmacher: Die Schrittmacherfrequenz ist auf 60 Schläge/min eingestellt. Die Herzfrequenz ist schneller als die Schrittmacherfrequenz, sodass der Schrittmacher keine Impulse abgibt. Die Auflage eines Magneten schaltet die Demand-Funktion aus; der Schrittmacher stimuliert unabhängig von der intrinsischen Herzfrequenz mit seiner Stimulationsfrequenz.

Die Funktionen des Schrittmachers lassen sich mit einem **Programmiergerät** abfragen und neu einstellen.

Der Schrittmacher liegt rechts- oder linkspektoral, die Sonde läuft in der V. cephalica oder V. subclavia zum rechten Herzen.

Die Patienten sind im Mittel 73–77 Jahre alt. Sie haben eine weitgehend normale Lebenserwartung.

Die häufigsten SM-Indikationen sind AV-Blockierungen, SKS, Bradykardie-Tachykardie-Syndrom und Bradykardie bei Vorhofflimmern.

tionen heutiger Schrittmacher verändern. Dies erleichtert Überprüfung und Umprogrammierung der Schrittmacher bei den Nachuntersuchungen. Ein implantierter Schrittmacher ist nur so gut wie die individuell vorgenommene Programmierung; die alleinige Überprüfung der Schrittmacherbatterie auf Batterieerschöpfung ist eine unangemessene Nachsorge.

Herzschrittmacher werden üblicherweise rechts- oder linkspektoral in eine Tasche zwischen Muskelfaszie und M. pectoralis (= subfaszial) implantiert; die Schrittmachersonde verläuft über die V. cephalica bzw. V. subclavia zum rechten Herzen.

Die Patienten haben zum Zeitpunkt der Implantation ein mittleres Alter von 73–77 Jahren, bei weitgehend gleicher Geschlechtsverteilung. Nur 6 % sind bei Erstimplantation jünger als 60 Jahre. Im Durchschnitt überleben die Patienten noch 7–10 Jahre und erreichen eine weitgehend normale Lebenserwartung. Die zur Implantation führenden Rhythmusstörungen sind in 37 % höhergradige AV-Blockierungen, in 34 % ein Sinusknoten-Syndrom bzw. ein Bradykardie-Tachykardie-Syndrom und in 21 % Bradyarrhythmie bei Vorhofflimmern.

Schrittmachercode

Ein **Buchstabencode** beschreibt die Arbeitsweise eines Schrittmachers (Tab. **A-7.3**) mit **5 Positionen:**
1 Ort der Stimulation
2 Ort der Detektion
3 Schrittmacherantwort auf ein detektiertes Signal
4 Frequenzadaptation
5 multifokale Stimulation.

Man unterscheidet ventrikuläre (**VVI**), atriale (**AAI**) und Zweikammerschrittmacher (DDD). Frequenzadaptive Schrittmacher haben ein „R" in der 4. Position.

Schrittmachercode

Ein **Buchstabencode**, der **5 Positionen** umfasst, beschreibt die möglichen Arbeitsweisen (= Modus) eines Schrittmachers (Tab. **A-7.3**).

Die **1.** Position gibt den Ort der **Stimulation** an, die **2.** Position den Ort der **Detektion**, die **3.** Position die **Schrittmacherantwort** auf ein detektiertes Signal, die **4.** Position das Vorliegen von **Frequenzadaptation** und die **5.** Position, ob der Schrittmacher in Vorhof bzw. Kammer **multifokal stimuliert** (d. h. meistens biventrikulärer Schrittmacher = CRT = kardiale Resynchronisationstherapie). Die Angabe der 4. und 5. Position ist fakultativ. Heute wird der 5. Buchstabe recht selten verwendet und stattdessen von einem CRT-P (Pacemaker) bzw. CRT-D (Defibrillator) gesprochen.

Nach diesem Buchstabencode werden ventrikuläre und atriale Einkammerschrittmacher als **VVI-** bzw. **AAI-Schrittmacher** bezeichnet. Ein **DDD-Schrittmacher** ist ein Zweikammerschrittmacher. Frequenzadaptive Schrittmacher haben ein „R" in der 4. Position.

A-7.3 Schrittmachercode

1. Position	2. Position	3. Position	4. Position	5. Position
Stimulation	**Detektion**	**Betriebsart**	**Frequenzadaptation**	**multifokale Stimulation**
A = Atrium	A = Atrium	I = Inhibition	R = Rate Modulation	A = Atrium
V = Ventrikel	V = Ventrikel	T = Triggerung	0 = keine Funktion	V = Ventrikel
D = A + V	D = A + V	D = I + T		D = A + V
0 = keine Funktion	0 = keine Funktion	0 = keine Funktion		0 = keine Funktion

Einkammerschrittmacher

Beim **VVI-System** sind Signaldetektion und Stimulation im **rechten Ventrikel** lokalisiert (Abb. **A-7.16**, Abb. **A-7.17**).

Einkammerschrittmacher

VVI-Systeme sind nur an **eine** Elektrode angeschlossen. Bei VVI-Schrittmachern ist die Sonde am Boden des rechten Ventrikels verankert (Abb. **A-7.16**). Der VVI-Schrittmacher detektiert intrakardiale Ventrikelsignale und stimuliert die **rechte Herzkammer** (Abb. **A-7.17**).

Zweikammerschrittmacher

DDD-Systeme detektieren und stimulieren mit **zwei** Elektroden sowohl im rechten **Vorhof** als auch in der rechten **Kammer**. So kann die Kammerstimulation auf die Sinusknotenfrequenz abgestimmt werden. Belastbarkeit und Wohlbefinden werden verbessert (Abb. **A-7.18**).

Zweikammerschrittmacher

DDD-Schrittmacher sind an **zwei** Elektroden angeschlossen, von denen sich eine in der rechten Herzkammer und die andere im rechten Vorhof befindet (Abb. **A-7.18a**). DDD-Schrittmacher detektieren und stimulieren sowohl im **Vorhof** als auch in der **Kammer**. Dadurch können die Schrittmacher die Kammer AV-sequenziell mit der detektierten Sinusknotenfrequenz stimulieren (Abb. **A-7.18b**). Die Kammerfrequenz von DDD-Schrittmachern ist somit variabel und liegt zwischen einer festgelegten unteren und oberen Frequenzgrenze. Höhere Kammerfrequenzen bei körperlichen und psychischen Anstrengungen erhöhen die Belastbarkeit und das Wohlbefinden der Patienten, da der Frequenzanstieg der wesentliche Parameter der belastungsinduzierten HZV-Steigerung ist.

A-7.16 Röntgen-Thorax VVI-Schrittmacher

Das Schrittmacheraggregat projiziert sich auf das rechte Lungenoberfeld. Der Schrittmacher besteht aus einer Batterie und elektrischen Schaltkreisen. Mittels eines Kontaktes ist er mit der Elektrode verbunden. Die Elektrode wurde über die Vena subclavia zum rechten Ventrikel vorgeführt. Die Spitze der Elektrode ist am Boden bzw. in der Spitze des rechten Ventrikels verankert.

A-7.17 EKG VVI-Schrittmacher

Durchgehende Kammerstimulation eines VVI-Schrittmachers. Die Schrittmacherausschläge treten regelmäßig auf. Den Spikes folgt ein linksschenkelblockartig verbreiterter Kammerkomplex mit überdrehtem Linkstyp.

A-7.18 Röntgen-Thorax bei DDD-Schrittmacher

a Röntgen-Thorax (seitliche Aufnahme, p.–a. s. Abb. **A-7.15**): Im Unterschied zum Einkammerschrittmacher ist der Zweikammerschrittmacher an zwei Elektroden angeschlossen. Eine Elektrode ist am Boden bzw. in der Spitze des rechten Ventrikels, die andere Elektrode im rechten Vorhof platziert.
b EKG: Sinusrhythmus mit regelmäßigen PP-Intervallen. Der Schrittmacher detektiert die Sinusknotenaktion im Vorhof und stimuliert nach einer AV-Zeit-Verzögerung mit dieser Frequenz die Kammer.

Frequenzadaptive Schrittmacher

Frequenzadaptive Schrittmacher (VVIR, DDDR) haben die gleichen Grundfunktionen wie VVI- und DDD-Schrittmacher. Zusätzlich enthalten sie einen Sensor, der **biologische Signale**, wie Körperaktivitäten, aufnimmt und in elektrische Signale umwandelt. Körperliche Anstrengungen erhöhen die biologischen und dadurch die elektrischen Signale. Damit heben frequenzadaptive Schrittmacher unabhängig von der Sinusknotenfrequenz die Vorhof- oder Kammerstimulationsfrequenz an.

Frequenzadaptive Schrittmacher

Frequenzadaptive Schrittmacher (VVIR, DDDR) wandeln **biologische Signale** in elektrische Signale um und heben bei körperlicher Aktivität die Stimulationsfrequenz unabhängig vom Sinusknoten.

Schrittmacherfehlfunktionen

Anhaltspunkte für eine Fehlfunktion ergeben sich aus der Anamnese (Palpitationen, Schwindel, Synkope, Dyspnoe), dem Ruhe-EKG oder bei intermittierenden Störungen aus dem Langzeit- oder Belastungs-EKG. Schwerwiegende Fehlfunktionen z. B. aufgrund von Sondendislokation/-bruch sind die fehlende oder ineffektive Schrittmacherstimulation, inadäquate Detektion, das Schrittmacher-Syndrom (retrograde Erregung der Vorhofs von der stimulierten Herzkammer aus; Patienten berichten über Schwindel bis zur Synkope) und lokale Beschwerden.

 Merke. Das beim VVI-Schrittmacher häufig auftretende Schrittmacher-Syndrom kommt beim DDD-Schrittmacher, den heute über 85 % der Patienten erhalten, nur noch selten vor.

7.5.2 Passagere Stimulation

Die passagere Stimulation soll bei **akut bedrohlichen Bradykardien** rasch die Herzfrequenz wieder anheben (z. B. akuter Herzinfarkt). Im Weiteren ist abzuklären, ob nach Behandlung einer Grunderkrankung oder durch Absetzen von Medikamenten die passagere Stimulation weiterhin notwendig ist bzw. die Indikation zur permanenten Schrittmacherversorgung besteht.

Transvenöse Stimulation

Die transvenöse endokardiale Stimulation erfolgt über einen **Elektrodenkatheter**, der über die V. basilica, V. jugularis, V. subclavia oder V. femoralis eingeführt und in der rechten Herzkammer platziert wird. Ein extern angeschlossener Schrittmacher stimuliert darüber das Myokard. Da die Elektroden im Vergleich zu permanent implantierbaren Elektroden keine Ankerhilfen besitzen und steifer sind, können sie leichter dislozieren und in seltenen Fällen auch das Myokard perforieren. Zur Vermeidung von Infektionen sollten passagere Elektroden so kurz wie möglich im Patienten verbleiben.

Transkutane Stimulation

Für **Notfallsituationen** eignet sich die transkutane Stimulation wegen ihrer einfachen, raschen Handhabung. Auf Herzspitze und Thoraxhinterwand werden zwei großflächige Elektrodenplatten geklebt, über die ein Stimulationsgerät den Stimulationsstrom zum Herzen leitet. Wegen der häufig gleichzeitigen schmerzhaften Mitstimulation der Thoraxmuskulatur ist eine längere transkutane Stimulation oft nicht möglich. Die transkutane Schrittmachertherapie ist einzusetzen, wenn die Bradykardie durch Atropin nicht therapiert werden kann oder die Wirkung von Atropin wahrscheinlich ineffektiv ist.

 Klinischer Fall. Ein 65-jähriger Patient mit bekannter Aortenstenose wird wegen rezidivierender Synkopen in der Notaufnahme aufgenommen. Diagnose: AV-Block III. Grades. Der Patient krampft infolge der Bradykardie, noch bevor er auf der Intensivstation mit einem transvenösen Schrittmacher versorgt wird. Notfallmäßiges Anlegen externer Elektrodenplatten für die transdermale Stimulation. Sobald die transdermale Stimulation einsetzt, kommt der Patient wieder zu Bewusstsein. Die Therapie erzeugt jedoch starke Thoraxschmerzen. Wird die Stimulation beendet, zeigt sich im EKG eine Asystolie, einhergehend mit einem Bewusstseinsverlust des Patienten. Nach Platzierung eines transvenösen Schrittmachers wird die transdermale Stimulation beendet. Am folgenden Tag Implantation eines permanenten Zweikammerschrittmachers.

7.5.3 Medikamentöse Therapie

Akut aufgetretene Bradykardien sollten medikamentös behandeln werden. Hierfür eignen sich vor allem **Parasympatholytika** und auch **Sympathomimetika**. Durch eine i. v. Gabe lassen sich Bradykardien in Notfällen rasch beheben. Eine medikamentöse Langzeittherapie ist grundsätzlich nicht angezeigt, bei gegebener Indikation ist ein permanenter Schrittmacher zu implantieren.

Parasympatholytika (Atropin, Ipratropiumbromid)

Die Frequenzsteigerung der Parasympatholytika beruht auf der Hemmung des Parasympathikotonus. In der **Akuttherapie** sind 0,5–1,0 mg **Atropin** i. v. zu geben. Atropindosen unter 0,5 mg können zu einer paradoxen Reaktion mit weiterer Verlangsamung der Herzfrequenz führen. Die Wirkung tritt nach ca. 30 Sekunden ein und hält ca. 1 Stunde an. Wenn bei einer Reanimation bedrohliche Symptome vorliegen, erhält der Patient 0,5 mg Atropin i. v. und, wenn nötig, alle 3–5 min wiederholt bis zu einer Gesamtdosis von 3 mg.

Ipratropiumbromid führt bei gleicher Dosis zu einer größeren und deutlich länger anhaltenden Frequenzsteigerung (ca. 6 Stunden). Bei einer Asystolie oder pulslosen elektrischen Aktivität (PEA) ist der Routineeinsatz von Atropin nicht sinnvoll.

> ▶ **Merke.** Da nur Sinusknoten, Vorhof und AV-Knoten parasympathisch innerviert sind, wirken die Parasympatholytika bei sinuatrialen Reizbildungs- und Reizleitungsstörungen (z. B. vasovagale Reaktionen, akuter Myokardinfarkt), aber nicht bei höhergradigen AV-Blockierungen.

Sympathomimetika (Adrenalin, Isoprenalin, Orciprenalin)

Sympathomimetika beschleunigen die Automatie des Sinusknotens und – im Unterschied zu den Parasympatholytika – auch die ventrikuläre heterotope Automatie. Nebenwirkungen ergeben sich aus der allgemeinen Sympathikusaktivierung (arrhythmogene Effekte, Blutdruckanstieg). In der **Notfalltherapie** sind Isoprenalin (5 µg/min als Startdosis), Adrenalin (2–10 µg/min) oder Dopamin (2–10 µg/kg KG/min) als Medikamente der 2. Wahl einzusetzen, wenn die Gabe von Atropin erfolglos war.

Cave:
- Bei unspezifischen Symptomen auch an bradykarde Herzrhythmusstörungen denken.
- Im Notfall Palpation des Pulses nicht vergessen.
- Bei Sinusbradykardie bzw. „Pausen" im EKG ist eine Schrittmacherindikation häufig nur bei klinischen Beschwerden gegeben.

A-7.4 Notfall bei Bradykardien

Symptome
Schwindel, Müdigkeit, Leistungsschwäche, Dyspnoe, Synkope, Herz-Kreislauf-Stillstand

Pathophysiologie
unzureichende bis fehlende zerebrale Durchblutung infolge verringertem/fehlendem Herzzeitvolumen

Ursachen
- kardiale Grunderkrankungen (z. B. akuter Herzinfarkt, Aortenstenose)
- medikamenteninduziert (z. B. β-Blocker, Ca^{2+}-Antagonisten vom Verapamiltyp)
- nach (herz-)chirurgischen Eingriffen
- Erstereignis bei „herzgesunden" Patienten

Diagnostik
Puls palpieren, Monitor-EKG (z. B. portabler Defibrillator), Oberflächen-EKG, Langzeit-EKG

Therapie
Ziel: Wiederherstellung einer ausreichenden Herzfrequenz für die zerebrale Durchblutung
- bei Herz-Kreislauf-Stillstand: Herzdruckmassage, Suprareningabe
- **medikamentös**: bei atrialen Bradykardien Atropin 0,5–1,0 mg indiziert bei passageren Bradykardien bzw. Überbrückung bis zur elektrischen Therapie; bei AV-Blockierungen Orciprenalin (Alupent) in 0,1-mg-Fraktionen bis zur elektrischen Therapie
- **elektrisch**: Elektrostimulation mittels transvenöser Katheterstimulation indiziert bei anhaltenden Bradykardien; zur Überbrückung transdermale Elektrostimulation
- Jede behandlungsbedürftige Bradykardie ist im Krankenhaus weiter abzuklären.
- **permanente Schrittmacherstimulation**: grundsätzlich indiziert bei allen höhergradigen AV-Blockierungen und bei symptomatischen atrialen Bradykardien

7.6 Supraventrikuläre Arrhythmien

7.6.1 Supraventrikuläre Extrasystolen (SVES)

▶ Synonym. atriale Extrasystole = AES

▶ Definition. Vorzeitig einfallende Erregung der Vorhöfe. Extrasystolen von verschiedenen Zentren werden als **polytop**, von einem Zentrum ausgehend als **monotop** bezeichnet.

Häufigkeit und Ätiologie: Obwohl SVES auch bei Herzgesunden vorkommen, sind sie meist mit strukturellen Herzerkrankungen (koronare Herzkrankheit, Mitralklappenstenose, hypertensive Herzerkrankung) assoziiert und nehmen an Häufigkeit mit dem Alter zu. Häufige Ursachen sind Infektionen, Entzündungen, Myokardischämien, Bluthochdruck sowie akut der Genuss von Nikotin, Alkohol, Koffein oder anderen Stimulanzien.

Pathogenese: Die Ursache der Extrasystolie ist eine **heterotope Störung** der **Reizbildung** oder der **Erregungsausbreitung**. Zu unterscheiden sind die **Extrasystolie**, die in einem konstanten zeitlichen Abstand zur vorangehenden Erregung des Herzens auftritt, und die **Parasystolie**, die einen unabhängig vom Sinusrhythmus einfallenden, **ektopen** Rhythmus darstellt.

Klinik: Patienten mit SVES können entweder frei von Symptomen sein oder ein Gefühl des aussetzenden Herzschlages verspüren (**Palpitationen**).

Diagnostik: Die Diagnose einer supraventrikulären Extrasystolie lässt sich in der Regel zuverlässig aus dem Standard-12-Kanal-EKG stellen. Eine **Unterscheidung** der Extrasystolie ist anhand der zeitlichen **Beziehung** zum **Grundrhythmus** und der **P-Wellen-Morphologie** möglich:
- Fällt die SVES früh nach der Sinuserregung ein, kann sie innerhalb der vorhergehenden T-Welle auftreten, deren Morphologie verändert wird (**P- auf T-Phänomen**).
- Sind Anteile des Reizleitungssystems noch refraktär, kann die atriale Extrasystole auch schenkelblockartig übergeleitet werden (z. B. Rechtsschenkelblock).
- Ist der AV-Knoten noch total refraktär, wird die SVES gar nicht übergeleitet und es sind nur singuläre P-Wellen nachzuweisen.

Je nach Ursprungsort der SVES ändert sich der Vektor der P-Welle, wodurch die Lokalisationsdiagnostik im Oberflächen-EKG gelingt.
Supraventrikuläre Extrasystolen können anhaltende supraventrikuläre Tachykardien und in seltenen Fällen auch ventrikuläre Tachyarrhythmien auslösen.

Therapie: Meist bedürfen supraventrikuläre Extrasystolen keiner Therapie. Bei ausgeprägter klinischer Symptomatik (Herzstolpern, -rasen) kann die medikamentöse Therapie mit einem **β-Rezeptoren-Blocker** oder bei Herzgesunden mit einem **Klasse-Ic-Antiarrhythmikum** (S. 145) versucht werden. Primär gilt es, eine eventuell vorherrschende kardiale Grunderkrankung zu therapieren bzw. eventuell die Extrasystolie auslösende Faktoren (Alkohol, Nikotin etc.) auszuschalten.

7.6.2 Vorhoftachykardien

▶ Definition. Die Vorhoftachykardie entsteht ausschließlich im Vorhofmyokard und wird unabhängig von Reizleitungssystem oder Ventrikelmyokard aufrechterhalten. Zu unterscheiden sind die gewöhnliche **unifokale** Vorhoftachykardie (syn. ektope atriale Tachykardie = EAT) mit einem **singulären** atrialen Entstehungsort, sogenannte **multifokale** oder **chaotische** Vorhoftachykardie mit **multiplen** Entstehungsorten und Kreiserregungstachykardien (z. B. Vorhofflattern, Tab. **A-7.5**).

▶ Merke. Werden die physiologischen antegraden Leitungsverhältnisse im **AV-Knoten** mittels **Karotissinusdruck-Manöver** oder i. v. Bolusgabe von **Adenosin** passager **verlangsamt** und/oder vollständig **blockiert**, kann die Vorhoftachykardie von Leitungsbahn- oder AV-Knoten-Reentry-Tachykardie (S. 148) unterschieden werden.

A-7.5 Vorhoftachykardien

	fokale Tachykardien	Reentry-Tachykardien
Ätiologie	- bei ⅓ der Patienten keine strukturelle Herzerkrankung - häufigste Ursachen: Myokardinfarkt, chronische Lungenerkrankung, akuter Alkoholkonsum, metabolische Veränderungen, Digitalisintoxikation bei Patienten mit fortgeschrittener organischer Herzerkrankung	häufig bei struktureller Herzerkrankung, bei Patienten mit vorangegangener Herzoperation und resultierenden Narbenarealen (z. B. Atriotomienarbe etc.), Hybridtherapie von Vorhofflimmer-Patienten mit Klasse Ic oder III Antiarrhythmika
Pathogenese	meist verstärkte Automatie, selten kreisende Erregungen oder getriggerter Aktivität	Kreiserregungstachykardie (S. 128) um zentrale Hindernisse
Klinik	- relativ langsame Frequenz von Herzgesunden meist gut toleriert - selten Embolien und plötzlicher Herztod - unaufhörliche Form: (Kinder und Jugendliche) Kardiomyopathie	in Abhängigkeit zur AV-Knoten-Überleitungseigenschaft: - bei 1 : 1-Überleitung ist kardiale Dekompensation möglich - unaufhörliche Tachykardien können zur Tachymyopathie führen
Diagnostik	**EKG:** veränderte P-Wellen-Morphologie **EPU:** klärt Mechanismus und Ursprungsort vor Katheterablation	**EKG:** veränderte, aber monomorphe P-Wellen-Morphologie, ggf. vagale Manöver zur Verlängerung der AV-Knoten-Überleitung **EPU:** klärt die Kreiserregungsaktivierung und identifiziert das zugrunde liegende Tachykardiesubstrat
Differenzialdiagnose	Sinustachykardie, atrioventrikuläre Tachykardie bei akzessorischer Leitungsbahn mit langsamen Leitungseigenschaften, atypische AV-Knoten-Reentry-Tachykardie	Vorhofflimmern (mit nicht monomorpher P-Wellen-Morphologie!), fokale Tachykardien
Therapie		
▪ Indikation	schwere Symptomatik	symptomatische Tachykardien und bei Entwicklung von Herzinsuffizienzzeichen (Tachymyopathie)
– akut	bei intolerabel **erhöhter Kammerfrequenz Digitalis** (Digoxin 0,5–1,0 mg i. v. über 5–10 min) oder **Verapamil** (5–10 mg i. v.) **Beendigung** der Tachykardie mit **Klasse-Ia-** (Ajmalin 1–1,5 mg/kg) oder **Klasse-Ic-Antiarrhythmikum** (z. B. Flecainid 1,0–1,5 mg/kg, Propafenon 1,0–1,5 mg/kg) oder Sotalol (1,5 mg/kg, s. S. 145)	Frequenzkontrolle mit Digitalis (wie fokal) oder Verapamil. Beendigung der Tachykardie mit Klasse-Ic- (z. B. Flecainid 1,0–1,5 mg/kg, Propafenon 1,0–1,5 mg/kg) oder Klasse-III-Antiarrhythmikum
– Langzeittherapie	nur dann **medikamentös**, wenn Anfallshäufigkeit und -dauer sowie Symptomatik intolerabel sind **unaufhörliche** Vorhoftachykardie Mittel der ersten Wahl die **Hochfrequenzstromablation** (S. 149)	bei rezidivierenden Tachykardien, frühzeitig Katheterablation erwägen

7.6.3 Vorhofflattern

▶ **Definition.** Das Vorhofflattern ist durch eine Vorhoffrequenz von 250–350/min gekennzeichnet. Unterschieden werden das **„typische"** (isthmusabhängige) und **„atypische"** (nicht isthmusabhängige) Vorhofflattern. Typ I (Kreiserregung gegen den Uhrzeigersinn, Abb. **A-7.19a**) und Typ II (im Uhrzeigersinn, Abb. **A-7.19b**) betreffen beide das typische Vorhofflattern im rechten Vorhof.

7.6.3 Vorhofflattern

▶ **Definition.**

Häufigkeit und Ätiologie: Paroxysmales Vorhofflattern kann bei Herzgesunden auftreten, begünstigt durch emotionalen Stress und exzessiven Alkohol- oder Kaffeekonsum. Häufig liegt bei chronischem paroxysmalem Vorhofflattern eine **organische Herzerkrankung** vor (z. B. rheumatische Klappenerkrankung [Mitralstenose], KHK, arterielle Hypertonie, Kardiomyopathie). Seltenere Ursachen sind Thyreotoxikose, pulmonale Embolie, Thoraxtrauma, Perikarditis, Myokarditis, kongenitale Herzerkrankung und Diphtherie. In seltenen Fällen liegt dem Vorhofflattern eine Digitalisintoxikation zugrunde.
Bei Vorhofflimmern unter antiarrhythmischer Therapie mit Klasse-Ic- oder -III-Antiarrhythmika wird häufig ein Übergang in typisches Vorhofflattern beobachtet.

Häufigkeit und Ätiologie: Ursachen des paroxysmalen Vorhofflatterns sind Stress, Alkohol- und Kaffeekonsum, **organische Herzerkrankungen**, seltener Thyreotoxikose, Lungenembolie, Thoraxtrauma, Peri-/Myokarditis, kongenitale Herzerkrankungen, Diphtherie oder Digitalisintoxikation.

Vorhofflimmern kann unter Antiarrhythmika (Klasse Ic oder III) in Vorhofflattern übergehen.

A-7.19 Vorhofflattern

a Vorhofflattern Typ I: Das kritische Areal liegt zwischen der Mündung der unteren Hohlvene, dem Trikuspidalklappenanulus und dem Koronarvenensinus (posteriorer Isthmus). Üblicherweise nimmt die kreisende Erregung ihren Lauf gegen den Uhrzeigersinn durch den posterioren Isthmus, dann kaudokranial entlang des interatrialen Septums, kraniokaudal entlang der freien rechtsatrialen Wand, Wiedereintritt in den posterioren Isthmus. Im EKG kann das typische Sägezahnmuster bei höhergradiger AV-Überleitung nachgewiesen werden.
b Vorhofflattern Typ II: In eher seltenen Fällen kann jedoch die Erregungsausbreitung in exakt umgekehrter Richtung mit entsprechend dem Uhrzeigersinn folgender Aktivierung entlang des posterioren Isthmus verlaufen. Beachte die P-Wellen-Polarität im Vergleich zum Vorhofflattern im Gegenuhrzeigersinn!

Pathogenese: Die kritische Zone liegt im posterioren Isthmus zwischen Trikuspidalklappe und V. cava inferior (rechtsatriales „typisches" Vorhofflattern) oder im linksatrialen Isthmus (linksatriales „atypisches" Vorhofflattern) zwischen Mitralklappe und linker unterer Pulmonalvene. Beim typischen Vorhofflattern unterscheidet man Typ I (im Gegenuhrzeigersinn, Abb. **A-7.19a**) und Typ II (im Uhrzeigersinn, Abb. **A-7.19b**).

Klinik: 2 : 1- oder 3 : 1-AV-Überleitungen sind meist gut tolerabel. Atriale Zykluslängen > 300 ms (z. B. unter Klasse-I-Antiarrhythmika) können zur 1 : 1-Überleitung und Dekompensation führen.

Diagnostik: Im **EKG** zeigt **Typ I** sägezahnartige P-Wellen. Der QRS-Komplex kann schmal oder schenkelblockartig verändert sein.

Typ II zeigt kein Sägezahnmuster.

In der **EPU** wird die kritische Zone lokalisiert.

Pathogenese: Dem Vorhofflattern liegt eine ausschließlich im Vorhofmyokard kreisende Erregung zugrunde. Die kritische, d. h. zur Aufrechterhaltung der Tachykardie notwendige Zone ist im Bereich des Isthmus zwischen dem inferioren Aspekt der Trikuspidalklappe und der Öffnung der unteren Hohlvene (rechtsatriales **„typisches"** Vorhofflattern) oder im linksatrialen Isthmus zwischen Mitralklappe und linker unterer Pulmonalvene (linksatriales **„atypisches"** Vorhofflattern) lokalisiert.
Beim typischen Vorhofflattern unterscheidet man zwei Erscheinungsformen:
- Typ I: Aktivierung im Gegenuhrzeigersinn (Abb. **A-7.19a**)
- Typ II: Aktivierung im Uhrzeigersinn (Abb. **A-7.19b**).

Klinik: Je nach AV-Überleitung (z. B. 2 : 1 oder 3 : 1) ist die Kammerfrequenz vom Patienten meist gut zu tolerieren und beeinträchtigt die Hämodynamik nicht. Bei atrialen Zykluslängen > 300 ms kann es jedoch (häufig als Effekt einer antiarrhythmischen Therapie z. B. mit Klasse-I-Antiarrhythmika) zu einer 1 : 1-AV-Überleitung mit anschließender Dekompensation kommen. Ebenso können Patienten mit eingeschränkter linksventrikulärer Funktion schon bei niedrigeren Kammerfrequenzen dekompensieren.

Diagnostik: Charakteristika im **12-Kanal-EKG** bei **Typ I:** „Sägezahnartige" P-Wellen mit negativer Polarität in den inferioren Ableitungen (II, III, aVF) und positive P-Wellen in V₁ (s. Abb. **A-7.19**). Der QRS-Komplex ist typischerweise schmal (wie im Sinusrhythmus), kann aber auch schenkelblockartig verändert sein (aufgrund der schnellen AV-Knoten-Überleitung).
Beim **Typ II** fehlt das Sägezahnmuster, eine typische P-Wellen-Polarität kann nicht angegeben werden.
Durch eine invasive **EPU** kann bei beiden Typen die kritische Zone nachgewiesen werden.

Therapie:

▶ Merke. Grundsätzlich muss bei allen Vorhoftachykardien berücksichtigt werden, ob zusätzlich eine **akzessorische atrioventrikuläre Leitungsbahn** vorliegt, die eine schnelle (quasi ungebremste) Impulsausbreitung auf die Kammern erlaubt. In diesem Fall könnte die bevorzugt auf den AV-Knoten gerichtete negativ chronotrope Wirkung eines Antiarrhythmikums die schnelle Überleitung der Vorhoftachykardie über die akzessorische Leitungsbahn auf die Ventrikel begünstigen.

Akuttherapie bei stark symptomatischen Patienten: In Kurznarkose erfolgt mittels externer **Kardioversion** (2–4 J/kg) die Überführung in Sinusrhythmus. Bei resultierendem Vorhofflimmern kann dies, in Abhängigkeit von der Symptomatik, zunächst belassen (häufig spontaner Übergang in Sinusrhythmus) oder mit einem zweiten Schock höherer Energie beendet werden. Die **Überstimulation** (wiederholte Vorhofstimulation mit ca. 70–90 % der Zykluslänge des Vorhofflatterns) mittels invasivem Stimulationskatheter ist ebenfalls geeignet, das Vorhofflattern zu beenden. Bei 30 % der Patienten kommt es sofort zum Sinusrhythmus, bei ca. 60 % zum Vorhofflimmern, das innerhalb von Stunden in den Sinusrhythmus konvertiert.

Akuttherapie bei wenig symptomatischen Patienten: Zur Absenkung der Kammerfrequenz wird zunächst ein i. v. Bolus Verapamil (5–10 mg) verabreicht, dann permanente Infusion (5 mg/kg/min). Alternativ kann Digitalis gegeben werden. Zusätzlich können β-Rezeptoren-Blocker verabreicht werden; diese verändern jedoch die Flatterzykluslänge in der Regel nicht. Bei fortbestehendem Vorhofflattern kann zur Konversion in den Sinusrhythmus bei langsamer Überleitung (sonst Gefahr des paradoxen Herzfrequenzanstiegs bei 1:1 AV-Knoten-Überleitung) Flecainid gegeben werden.

Nach der Konversion sollte abhängig von Häufigkeit und Symptomatik des Vorhofflatterns eine Erhaltungsdosis Sotalol, Klasse-Ic-Antiarrhythmika (nur bei Herzgesunden) oder Amiodaron (low dose) gegeben werden. Klasse-Ic-Antiarrhythmika sollten nicht ohne ausreichende Kontrolle der Kammerfrequenz durch Digitalis, Verapamil oder β-Rezeptoren-Blocker eingesetzt werden.

Langzeittherapie: Hierzu werden dieselben **Medikamente** wie zur Aufrechterhaltung des Sinusrhythmus nach erfolgreicher Konversion eingesetzt. Bei nicht ausreichend zu stabilisierendem Sinusrhythmus wird die Kammerfrequenz mit einer Kombination von Digitalis mit β-Rezeptoren-Blockern oder Verapamil kontrolliert. Außerdem wird die kardiale Grunderkrankung behandelt.

Aufgrund der hohen Erfolgsrate (> 95 %) bei der bidirektionalen Blockierung des inferioren Isthmus ist die **Katheterablation** inzwischen die Langzeittherapie der Wahl.

7.6.4 Vorhofflimmern

▶ Definition. Unorganisierte Vorhofdepolarisationen ohne effektive Vorhofkontraktion mit unregelmäßiger AV-Überleitung.

Häufigkeit und Ätiologie: Vorhofflimmern ist mit einer Inzidenz von mehr als 5 % die häufigste Herzrhythmusstörung. Ca. 6 % des Vorhofflimmerns tritt bei Herzgesunden auf (idiopathisches Vorhofflimmern) und wird durch verstärkten Nikotin-, Alkohol-, Kaffee- oder Teegenuss oder bei plötzlicher emotionaler Erregung ausgelöst (Holiday Heart Syndrome/Lone atrial Fibrillation). In den meisten Fällen jedoch liegt eine **organische Herzerkrankung** zugrunde. Besonders häufig ist Vorhofflimmern bei Patienten mit Herzinsuffizienz. Es kommt aber auch oft vor bei rheumatischen Herzerkrankungen, KHK, Kardiomyopathien, hypertensiver Herzerkrankung, Hyperthyreoidismus, Perikarditis, Lungenembolie, WPW-Syndrom, Sick-Sinus-Syndrom oder nach Herzoperationen.

Bei Kindern ist Vorhofflimmern sehr selten und dann häufig mit strukturellen Veränderungen (z. B. Vorhofseptumdefekt, Ebstein-Anomalie, Transposition der großen Arterien oder andere angeborene Herzfehler) verbunden.

Pathogenese: Als Mechanismen des Vorhofflimmerns wurden sowohl unifokale als auch multifokale **ektope atriale Impulsbildungen** innerhalb der Lungenvenen („atriale Trigger") zur Induktion sowie **multiple kreisende Erregungen** („multiple Reentrys") zur Aufrechterhaltung des Vorhofflimmerns nachgewiesen. Vermutlich liegt häufig eine Kombination dieser Mechanismen vor.

Therapie:

▶ Merke.

Stark symptomatische Patienten werden elektrisch kardiovertiert. Resultierendes Vorhofflimmern wird belassen oder mit einem zweiten Schock beendet. Durch **Überstimulation** wird das Vorhofflattern beendet. 90 % der Patienten wechseln sofort oder innerhalb von Stunden zum Sinusrhythmus.

Bei **wenig symptomatischen Patienten** erfolgt eine medikamentöse Frequenzkontrolle z. B. mit Verapamil. Alternativ können Digitalis oder β-Rezeptoren-Blocker appliziert werden.

Konvertierte Patienten erhalten Sotalol, Klasse-Ic-Antiarrhythmika (bei Herzgesunden) oder Amiodaron (low dose).

Diese Medikamente eignen sich auch zur **Langzeittherapie**. Zusätzlich kann Digitalis mit β-Rezeptoren-Blockern oder mit Verapamil eingesetzt werden.

Beim Vorhofflattern ist die **Katheterablation** die Langzeittherapie der Wahl.

7.6.4 Vorhofflimmern

▶ Definition.

Häufigkeit und Ätiologie: Vorhofflimmern ist die häufigste HRST (Inzidenz 5 %). Es kann bei Herzgesunden vorkommen, meistens liegt jedoch eine **organische Herzerkrankung** zugrunde.

Das seltene kindliche Vorhofflimmern ist i. d. R. mit angeborenen Herzfehlern verbunden.

Pathogenese: Es wurden **ektope atriale Impulsbildungen** in den Lungenvenen und **multiple kreisende Erregungen** nachgewiesen.

Klinik: Das klinische Bild reicht von Beschwerdefreiheit bis zur Präsynkope.

Klinik: Vorhofflimmern tritt paroxysmal oder permanent auf. Die Symptome (Herzstolpern, Schwindel, Luftnot) hängen vom Vorhandensein struktureller Herzerkrankungen sowie von der Art der Überleitung und der resultierenden Kammerfrequenz ab. Die Symptomatik reicht von Beschwerdefreiheit bis zur Präsynkope.

▶ **Merke.**

▶ **Merke.** Das Risiko einer aus dem linken Vorhof generierten **arteriellen Embolie** (Gehirn) ist besonders am Ende des Vorhofflimmerns deutlich erhöht.

Vorhofflimmern erhöht die Schlaganfallwahrscheinlichkeit abhängig von der Grunderkrankung.

Diagnostik: Das Oberflächen-EKG sollte durch ein **Langzeit-EKG** ergänzt werden. Charakteristisch sind fehlende P-Wellen und irreguläre atriale Oszillationen (Abb. **A-7.20**). Meist besteht eine **absolute Arrhythmie** mit Pulsdefizit.

Die Wahrscheinlichkeit, einen Schlaganfall zu erleiden, steigt bei idiopathischem Vorhofflimmern gering und bei Vorhofflimmern infolge rheumatischer Erkrankungen auf einen 17-fach höheren Wert an.

Diagnostik: Die Diagnose des Vorhofflimmerns wird fast immer im **Oberflächen-EKG** gestellt. Um die maximale Kammerfrequenz zu bestimmen sowie intermittierendes Vorhofflimmern zu entdecken, sollte das **Langzeit-EKG** eingesetzt werden. Charakteristisch sind fehlende P-Wellen und irreguläre atriale Oszillationswellen (Abb. **A-7.20**). Die Vorhoffrequenz ist nicht bestimmbar. Der Kammerrhythmus ist typischerweise irregulär **(absolute Arrhythmie)**, das R-R-Intervall ist komplett unregelmäßig, zu palpieren ist ein Pulsdefizit (S. 46). Ursächlich hierfür ist die irreguläre und schnelle Leitung über das spezifische Leitungssystem, bei der aberrierende ventrikuläre Leitungen unterschiedlichen Grades auftreten können.

Differenzialdiagnose: Supraventrikuläre Tachykardien zeigen monomorphe P-Wellen. Regelmäßige RR-Intervalle mit Bezug zur Vorhofaktivierung schließen Vorhofflimmern aus.

Bei V. a. Kammertachykardie ist eine intrakardiale Ableitung indiziert.

Differenzialdiagnose: Differenzialdiagnostisch können regelmäßige supraventrikuläre Tachykardien mit wechselnder AV-Überleitung durch das **Fehlen einer monomorphen P-Welle** (v. a. in Ableitung V_1) ausgeschlossen werden. Regelmäßige (z. B. 2 : 1- oder höhergradige AV-Überleitung) RR-Intervalle als ein Vielfaches der Vorhofaktivierung schließen Vorhofflimmern ebenfalls sicher aus.

Häufig ist bei aufeinanderfolgend aberrierend geleiteten Schlägen die Unterscheidung gegenüber einer Kammertachykardie schwierig. In diesem Fall ist eine intrakardiale EKG-Ableitung zur Klärung der Diagnose indiziert.

▶ **Merke.**

▶ **Merke.** DD Vorhofflimmern versus Vorhofflattern:
Vorhofflimmern (Abb. **A-7.20**):
- keine monomorphe P-Welle erkennbar
- komplette irreguläre RR-Intervalle

Vorhofflattern (Abb. **A-7.19**):
- immer gleiche P-Welle (evtl. „Sägezahn")
- RR-Intervalle sind Vielfaches des PP-Intervalls

Therapie: Die Therapie ist abhängig von Symptomatik und zugrunde liegender Herzerkrankung.

Therapie: Beim erstmaligen Auftreten von Vorhofflimmern steht die Suche nach der Ursache im Vordergrund, die Indikation zur Therapie ergibt sich aus der Symptomatik und der zugrunde liegenden Herzerkrankung.

▶ **Merke.**

▶ **Merke.** Bei allen Patienten mit Vorhofflimmern erfolgt eine Antikoagulation. Je nach Grunderkrankung werden dabei unterschiedliche INR-Werte angestrebt.

⊙ **A-7.20** Vorhofflimmern

Typisches Vorhofflimmer-EKG ohne identifizierbare P-Welle (als Ausdruck der unregelmäßigen und quasi chaotischen Vorhofaktivierung) mit unregelmäßigem RR-Intervall (als Ausdruck der unregelmäßigen Aktivierung des AV-Knotens).

Akuttherapie: Die elektrische **Kardioversion** ist die Behandlung der ersten Wahl bei kardiovaskulärer Dekompensation infolge hoher Kammerfrequenz. Vor diesem Eingriff ist eine transösophageale Echokardiografie zum Ausschluss intrakardialer Thromben zu fordern, da bei positivem Befund ein hohes Embolierisiko besteht. Bei einer akuten Erfolgsrate von 90 % bleibt der Sinusrhythmus jedoch nur bei 30–50 % der Patienten während der nächsten 12 Monate bestehen.

Durch die intravenöse Gabe von Digitalis kann die Kammerfrequenz verlangsamt werden. Diese Wirkung kann durch die Kombination mit β-Rezeptoren-Blockern oder Verapamil verstärkt werden. Kurz dauerndes Vorhofflimmern konvertiert meist durch oral verabreichtes Chinidin in Kombination mit Digitalis oder durch die intravenöse Gabe von Flecainid.

▶ Merke. Bei verbreitertem QRS-Komplex sollten weder Digitalis noch Verapamil gegeben werden, wenn das Vorliegen eines WPW-Syndroms nicht sicher ausgeschlossen ist.

Langzeittherapie: Die medikamentöse Therapie ist ähnlich der des Vorhofflatterns. Man unterscheidet eine **frequenzkontrollierende** Medikation (z. B. Verapamil, Herzglykoside, β-Rezeptoren-Blocker), mit dem Ziel der verlangsamten AV-Überleitung bei fortbestehendem Vorhofflimmern (was eine permanente Antikoagulation notwendig macht) von der **Rezidivprophylaxe** mit Klasse-Ic- oder -III-Antiarrhythmika. Bei nicht beherrschbarem Vorhofflimmern kann bei älteren Patienten palliativ die **katheterinduzierte Ablation** des AV-Knoten-His-Bündel-Systems mit nachfolgender **Schrittmacherimplantation** erfolgen.

Eine kurative Option bei medikamentös-therapierefraktärem Vorhofflimmern ist die **primäre Katheterablation**. Verschiedene Ablationsstrategien sind im klinischen Einsatz. Sie alle haben zum Ziel, die schnellen zusätzlichen Impulsgeber („Trigger"), die in der Regel in den Lungenvenen lokalisiert sind, zu eliminieren. Dies wird durch meist linksatriale Katheterablation erreicht. Die Erfolgsrate liegt bei ca. 60–95 %, abhängig von der Dauer des Vorhofflimmerns und den Dimensionen des linken Vorhofes.

7.6.5 AV-Knoten-Reentry-Tachykardien (AVNRT)

▶ Definition. Ort des Ursprungs und des Fortbestehens dieser Tachykardie ist der AV-Knoten. Vorhof- und Ventrikelmyokard sind nicht notwendige Bestandteile des Tachykardiekreislaufs. Beginn und Ende der **paroxysmalen** AV-Knoten-Reentry-Tachykardie sind plötzlich (On-off-Phänomen), die Frequenz liegt typischerweise zwischen 160 und 250/min. Bei **permanenter** AV-Knoten-Reentry-Tachykardie liegt die Frequenz meist zwischen 70 und 130/min. Eine Sonderform stellt die unaufhörliche **junktionale ektope Tachykardie (JET)** dar, die fast ausschließlich im Kindesalter vorkommt.

Häufigkeit und Ätiologie: Die **paroxysmale** Form der AV-Knoten-Reentry-Tachykardie tritt in der Regel bei Patienten ohne organische Herzerkrankung auf, häufig bereits im jugendlichen Alter. Typischerweise sind Frauen zwischen 30 und 50 Jahren betroffen. Die **nicht paroxysmale** AV-Knoten-Reentry-Tachykardie wird nur sehr selten bei herzgesunden Patienten gefunden. Bei ca. 16 % der Patienten wird eine tachykardieauslösende Extrasystole durch **Digitalisintoxikation, koronare oder rheumatische Herzerkrankung** und **Kardiomyopathie** induziert. Eine tachykardieinduzierte Herzinsuffizienz (Tachymyopathie) entsteht bei dieser Form häufig. Die unaufhörliche **JET** kann ebenfalls zu schwerer Tachymyopathie führen.

Pathogenese: Der AV-Knoten-Reentry-Tachykardie liegt eine **kreisende Erregung** im AV-Knoten zugrunde. Dabei ist der AV-Knoten funktionell zweigeteilt in:
- einen **schnell leitenden** Anteil (fast pathway) im Bereich des kompakten AV-Knotens und
- einen oder mehrere **langsam leitende Anteile** (slow pathway) oberhalb des Koronarvenensinus-Ostiums.

Akuttherapie: Bei akuter Dekompensation ist die elektrische **Kardioversion** Behandlung der Wahl. Zuvor sind kardiale Thromben mittels TEE auszuschließen.

Medikamentös kann mit Digitalis therapiert werden, evtl. in Kombination mit β-Rezeptoren-Blockern, Verapamil oder Chinidin. Auch Flecainid i. v. kommt zum Einsatz.

▶ Merke.

Langzeittherapie: Man unterscheidet die **Frequenzkontrolle** (z. B. Verapamil, Herzglykoside, β-Rezeptoren-Blocker) unter Antikoagulation von der **Rezidivprophylaxe** (Klasse-Ic- oder -III-Antiarrhythmika).

Palliativ kann die **Katheterablation** des AV-Knoten-His-Bündel-Systems mit **Schrittmacherimplantation** erfolgen.

Kurativ wird bei therapierefraktärem Vorhofflimmern die **primäre Katheterablation** mit Elimination der Trigger eingesetzt. Diese liegen meist in den Lungenvenen.

7.6.5 AV-Knoten-Reentry-Tachykardien (AVNRT)

▶ Definition.

Häufigkeit und Ätiologie: Die **paroxysmale** AVNRT tritt meist bei herzgesunden Patienten auf, während die **nicht paroxysmale** Form mit organischen Herzerkrankungen assoziiert ist. Häufige Ursachen von tachykardieinduzierenden Extrasystolen sind **Digitalisintoxikation, koronare oder rheumatische Herzerkrankungen** und **Kardiomyopathien**. AVNRT und **JET** können zur Tachymyopathie führen.

Pathogenese: Zugrunde liegt eine **kreisende Erregung** im AV-Knoten. Der AV-Knoten ist geteilt in einen **schnell leitenden** (fast pathway) und einen oder mehrere **langsam leitende Anteile** (slow pathway).

A-7.21 AV-Knoten-Reentry-Tachykardien

a Schematische Darstellung des Erregungsablaufes bei AV-Knoten-Reentry-Tachykardie vom **gewöhnlichen Typ**: praktisch gleichzeitige Aktivierung der Vorhöfe und Ventrikel (deshalb P-Welle nur „versteckt" innerhalb des QRS-Komplexes zu finden als „Pseudo-R" in Ableitung V_1. Da die antegrade Aktivierung über den langsamen AV-Knoten-Anteil läuft zeigt sich ein langes PR-Intervall, die retrograde Aktivierung ist schnell mit kurzem RP-Intervall (PR > RP).
b Im Falle einer **ungewöhnlichen paroxysmalen AV-Knoten-Tachykardie** zeigt sich die P-Welle mit gleicher Polarität (negativ in II, III, aVF) wie bei der gewöhnlichen Form, jedoch aufgrund der retrograden Aktivierung über die langsame Leitungsbahn weit hinter dem QRS-Komplex (PR < RP).

Die paroxysmale AVNRT wird als **gewöhnliche** Form mit langsamer antegrader und schneller retrograder Leitung (Abb. **A-7.21a**) oder als **ungewöhnliche** Form (in 1 %) mit umgekehrten Leitungsverhältnissen (Abb. **A-7.21b**) bezeichnet.
Der **JET** liegt eine **verstärkte AV-Knoten-Automatie** zugrunde.

Klinik: Abhängig von Dauer und Frequenz kommt es zu Herzrasen, Palpitationen, Nervosität, Angst, selten (Prä-)Synkope oder Schock. Bei organischer Herzerkrankung kann eine akute Herzinsuffizienz auftreten.

Diagnostik: Im EKG zeigen sich bei der **gewöhnlichen** Form die P-Wellen vor, im oder unmittelbar hinter dem QRS-Komplex. In den Ableitungen II, III, aVF sieht man terminale S-Zacken und in V_1 terminale r'- oder R'-Zacken („Pseudo-R").

Die **ungewöhnliche** AVNRT zeigt P-Wellen weit hinter dem QRS-Komplex (PR < RP-Intervall).

Bei der **permanenten** AVNRT und **JET** findet sich eine AV-Dissoziation. Der Vorhof wird durch den Sinusknoten, die Kammer durch den ektopen Fokus aktiviert.

▶ **Merke.**

Differenzialdiagnose: Vorhoftachykardien mit langem PQ-Intervall und AV-Tachykardien mit akzessorischer Leitungsbahn.

Es werden zwei Formen der **paroxysmalen** AVNRT unterschieden:
- **gewöhnliche** Form: langsame antegrade und schnelle retrograde Leitung („slow fast", Abb. **A-7.21a**) und
- **ungewöhnliche** Form (bei ca. 1 %): mit umgekehrten Leitungsverhältnissen („fast slow" oder „slow slow", Abb. **A-7.21b**).

Der **JET** liegt eine **verstärkte Automatie** im Bereich des AV-Knotens zugrunde, welche auch postoperativ auftreten kann.

Klinik: In Abhängigkeit von Dauer und Frequenz der Tachykardie werden als Symptome Herzrasen, Palpitationen, Nervosität, Angstgefühl, selten (Prä-)Synkope oder Schock gefunden. Bei zusätzlicher organischer Herzerkrankung kann die AV-Knoten-Tachykardie zur akuten Herzinsuffizienz führen. Synkopen können nach spontanen Terminierungen der Tachykardie infolge verzögerter Sinusknotenautomatie auftreten.

Diagnostik: Die Diagnose der AVNRT kann meistens im 12-Kanal-EKG gestellt werden. Bei der **gewöhnlichen** Form der paroxysmalen AVNRT können Vorhof und Kammer praktisch gleichzeitig aktiviert werden. Die P-Welle liegt hierbei unmittelbar vor, im oder unmittelbar nach dem QRS-Komplex. Dies führt in den Ableitungen II, III, aVF zu einer terminalen S-Zacke und in Ableitung V_1 zu einer terminalen r'- oder R'-Zacke („Pseudo-R").

Im Falle einer **ungewöhnlichen** AV-Knoten-Reentry-Tachykardie zeigt sich die P-Welle mit gleicher Morphologie (negativ in II, III, aVF) aufgrund der retrograden Aktivierung über die langsame Leitungsbahn weit hinter dem QRS-Komplex (PR < RP-Intervall).

Bei der **permanenten** Form der AVNRT sowie der **junktionalen ektopen Tachykardie** ist die retrograde Aktivierung der Vorhöfe sehr selten. In diesen Fällen findet sich eine AV-Dissoziation, d. h. die Vorhofaktivierung erfolgt durch den Sinusknoten mit meist langsamerer Frequenz als die gleichzeitige Kammeraktivierung durch den ektopen junktionalen Fokus.

▶ **Merke.** Der QRS-Komplex ist während der AV-Knoten-Reentry-Tachykardie meist schmal, kann jedoch bei aberrierender ventrikulärer Leitung infolge hoher Kammerfrequenz verbreitert sein (frequenzabhängiger Schenkelblock).

Differenzialdiagnose: Die paroxysmale AVNRT muss gegenüber Vorhoftachykardien mit langem PQ-Intervall sowie atrioventrikulären Tachykardien auf dem Boden einer akzessorischen Leitungsbahn abgegrenzt werden.

Therapie: Die Indikation zur Therapie ergibt sich aus der Symptomatik (Dauer und Häufigkeit der Tachykardie).
Akuttherapie: Als sehr wirksam hat sich die i. v. Gabe von **Adenosin** (S. 148) erwiesen, das einen passageren AV-Block induziert. Es ist das ideale Medikament bei atrioventrikulärer Reentry-Tachykardie und AV-Knoten-Tachykardie. Eine weitere Option ist die i. v. Gabe von **Verapamil** (5–10 mg) über 2–5 min unter Berücksichtigung der Kontraindikationen.
Langzeittherapie: Eine palliative medikamentöse Therapie ist nur noch mit großer Zurückhaltung indiziert, weil mit der **Katheterablation** eine kurative Therapie verfügbar ist. Aufgrund der guten Erfolgsaussichten und des niedrigen Risikos sollte die Ablation bereits frühzeitig in Erwägung gezogen werden.
Im Rahmen einer invasiven EPU wird über einen steuerbaren Katheter von endokardial Hochfrequenzstrom appliziert und die langsame AV-Knoten-Leitung so verändert, dass der anhaltende Erregungskreislauf unterbrochen ist. Die Erfolgsrate beträgt ~98 %, das Risiko einer Schrittmacherpflicht infolge kompletter Unterbrechung des AV-Knotens liegt unter 2 %.

Prognose: Die Prognose bei Patienten ohne organische Herzerkrankung ist gut.

7.6.6 Atrioventrikuläre Tachykardien und Präexzitationssyndrome

▶ **Definition.** Ein Präexzitationssyndrom liegt vor, wenn neben dem spezifischen Reizleitungssystem eine elektrische Kopplung von Vorhöfen und Herzkammern durch **akzessorische** (zusätzliche) **Leitungsbahnen (AL)** besteht. Im Vergleich zum AV-Knoten weisen die AL schnellere Leitungseigenschaften und eine längere Refraktärzeit auf.

Trifft eine Vorhofextrasystole auf eine refraktäre AL, wird der Impuls ausschließlich über das spezifische Reizleitungssystem übergeleitet. Erreicht der elektrische Impuls etwas später die nicht mehr refraktäre AL vom Ventrikel aus, ist eine retrograde Impulsüberleitung möglich, wodurch eine **orthodrome AV-Reentry-Tachykardie (AVRT)** induziert wird. Bei der **antidromen AVRT** erfolgt die ventrikuläre Aktivierung ausschließlich antegrad (in atrioventrikuläre Richtung) über die akzessorische Leitungsbahn.

Einteilung:
Beim **Wolff-Parkinson-White-(WPW-)Syndrom**, 1930 erstmals durch Wolff, Parkinson und White beschrieben, verbinden eine oder mehrere Muskelfasern Vorhof und Ventrikel entlang der AV-Klappen-Ringe. Sie verursachen eine zusätzliche antegrade Impulsüberleitung und Ventrikelaktivierung – im 12-Kanal-EKG als **Deltawelle** erkennbar. Typisch ist außerdem die **paroxysmale Tachykardie**.
Bei den **verborgenen Leitungsbahnen**, die nur retrograd (vom Ventrikel zum Vorhof) leiten, entsteht keine Deltawelle. Diese Form des WPW-Syndroms ist nur in der EPU diagnostizierbar und verursacht nur orthodrome AVRTs.
Das **Lown-Ganong-Levine-Syndrom** ist durch ein kurzes PR-Intervall bei normaler QRS-Konfiguration und **paroxysmale supraventrikuläre Tachykardien** gekennzeichnet.
Selten sind die **Mahaim-Fasern**. Darunter werden nodoventrikuläre, faszikuloventrikuläre und atriofaszikuläre Fasern mit langsamen, dekrementalen (AV-Knoten-ähnlichen) und ausschließlich antegraden Leitungseigenschaften zusammengefasst. Aufgrund dieser Leitungseigenschaften treten bei Mahaim-Fasern ausschließlich **AV-Reentry-Tachykardien** mit **linksschenkelblockartiger** Konfiguration des **QRS-Komplexes** auf. Das His-Purkinje-System mit einem Teil des AV-Knotens wird dabei in retrograder Richtung erregt.
Eine Sonderform der atrioventrikulären Reentry-Tachykardie stellt die **permanente junktionale Reentry-Tachykardie (PJRT)** dar, der eine akzessorische Leitung mit vorwiegend retrograden, langsamen und dekrementalen Leitungseigenschaften zugrunde liegt.

Häufigkeit: Das WPW-Syndrom ist die häufigste Ursache **kindlicher Tachykardien**. Eine Häufung in Verbindung mit angeborenen Herzfehlern ist vor allem für Anoma-

A-7.22 Akzessorische Leitungsbahnen mit und ohne Präexzitation (Deltawelle)

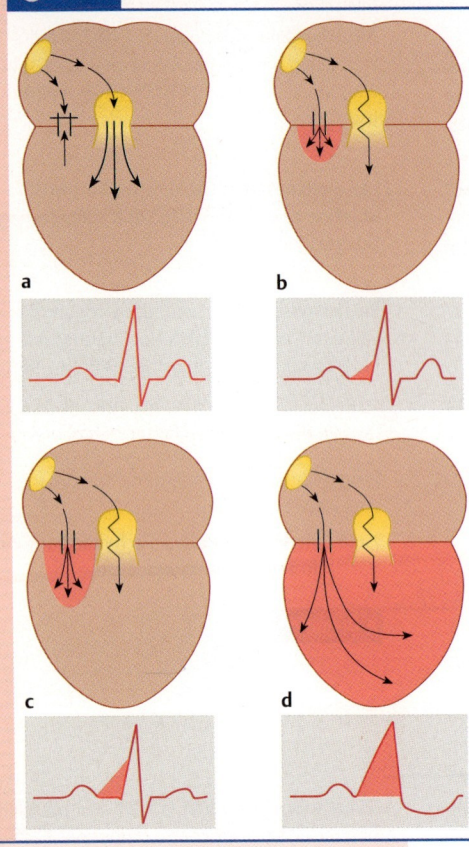

a Akzessorische Leitungsbahn (AL) mit nur retrograden Leitungseigenschaften.
Der elektrische Impuls vom Sinusknoten wird antegrad nur über den AV-Knoten übertragen. Im EKG ist nur ein schmaler QRS-Komplex ohne Deltawelle nachweisbar.
b AL mit antegraden Leitungseigenschaften.
Der elektrische Impuls wird sowohl über die AL als auch über den AV-Knoten auf das Ventrikelmyokard übertragen. Die im EKG erkennbare Deltawelle ist Ausdruck des über die AL aktivierten Ventrikelmyokards.
c AL mit antegraden Leitungseigenschaften und im Vergleich langsamere AV-Knoten-Leitung.
In Abhängigkeit der Leitungseigenschaften der beiden Leitungsträger (AL und AV-Knoten) verändert sich die Ausprägung der Deltawelle.
d Alleinige antegrade Leitung über die AL.
Die P-Welle fusioniert mit dem QRS-Komplex, der maximale Präexzitation zeigt. Da die Ventrikelaktivierung nicht über das Reizleitungssystem, sondern über die langsamere transmyokardialen Aktivierung stattfindet, ist der QRS-Komplex verbreitert. Abnormale ST-Segmente sind häufig nachweisbar. Akzessorische Leitungsbahnen mit und ohne Präexzitation (Deltawelle).

lien im Bereich des Trikuspidalklappenapparates bekannt (besonders Ebstein-Anomalie mit u. U. multiplen akzessorischen Leitungsbahnen).
Die Häufigkeit paroxysmaler Tachykardien nimmt von ca. 10 % im Alter zwischen 20–40 Jahren auf 36 % bei den mehr als 60-Jährigen zu.

Ätiologie: Die AL sind Rudimente des embryologischen **Atrioventrikularschlauches**.

Ätiologie: Aus embryologischer Sicht stellt die akzessorische Leitungsbahn einen rudimentären Anteil des **Atrioventrikularschlauches** im Bereich der später elektrisch isolierten Atrioventrikularklappenringe dar. Als muskuläre Struktur weist sie elektrische Leitungsfähigkeiten auf.

Pathogenese: AL leiten elektrische Impulse i. d. R. **retrograd** und sind im EKG während des Sinusrhythmus meistens unauffällig (Abb. **A-7.22a**). Kann eine akzessorische Leitungsbahn retrograd und antegrad leiten, zeigt das EKG häufig eine Deltawelle (Abb. **A-7.22 b–d**).

Pathogenese: Leitungseigenschaften der AL: Bis auf den Spezialfall der Mahaim-Faser können praktisch alle akzessorischen Leitungsbahnen elektrische Impulse **retrograd**, d. h. vom Ventrikel zum Vorhof, leiten. Kann eine akzessorische Leitungsbahn retrograd und antegrad leiten, kann im Oberflächen-EKG (abhängig von der Lage der AL) häufig eine Deltawelle nachgewiesen werden (Abb. **A-7.22 b–d**). Bei Leitungsbahnen mit **alleine retrograden** Leitungseigenschaften ist das Oberflächen-EKG während Sinusrhythmus unauffällig (Abb. **A-7.22a**), es kann jedoch zu Tachykardien mit schmalem QRS-Komplex kommen.

▶ **Merke.**

▶ **Merke.** Vorhofflimmern stellt häufig ein lebensbedrohliches Risiko für Patienten mit WPW-Syndrom und kurzer antegrader Refraktärzeit der akzessorischen Leitungsbahn dar, da es zu extrem schneller Ventrikelaktivierung über die AL kommen kann, was in Kammerflimmern degenerieren kann.

Klinik: Patienten klagen über plötzliches Herzrasen. Bei schneller Überleitung können Synkopen auftreten.

Klinik: Während einer Tachykardie auf dem Boden einer AL klagen die Patienten über plötzlich einsetzendes Herzrasen. Bei schneller Überleitung, insbesondere bei Vorhofflimmern, können Synkopen auftreten.

A-7.23 Vorhofflimmern mit antegrader Überleitung über eine akzessorische Leitungsbahn

a Da eine AL mit antegraden Leitungseigenschaften jeden elektrischen Impuls überträgt, besteht bei Induktion von Vorhofflimmern die Möglichkeit der schnellen Kammeraktivierung mit der Gefahr der Degeneration in Kammerflimmern. Der AV-Knoten leitet im Vergleich viel langsamer, sodass im EKG QRS-Komplexe mit maximaler Präexzitation bei irregulären RR-Intervallen nachweisbar sind (**b**).

Diagnostik: Das **WPW-Syndrom** ist an der **Deltawelle** zu Beginn des QRS-Komplexes bei kurzem PQ-Intervall im EKG zu erkennen. Die Deltawelle repräsentiert den Anteil der **Ventrikelaktivierung**, der vorzeitig über die schnellere AL erregt wird. Der QRS-Komplex ist typischerweise verbreitert und stellt einen Fusionsschlag zwischen der Aktivierung des Ventrikels über die akzessorische Leitungsbahn sowie über das physiologische Reizleitungssystem dar. Das Ausmaß der ventrikulären Präexzitation hängt von der Relation der beiden Leitungseigenschaften (AL vs. AV-Knoten) ab. Bei zunehmender Verzögerung im AV-Knoten (hohe Vorhoffrequenz, Extrasystolen) wird ein größerer Anteil der Kammer vorzeitig über die akzessorische Leitungsbahn erregt (Abb. **A-7.23**).

Liegt die AL relativ weit vom Sinusknoten entfernt oder ist die Verzögerung im AV-Knoten sehr gering, können beim WPW-Syndrom auch ein normales PQ-Intervall und ein normal breiter QRS-Komplex vorliegen.

Bei ausschließlich retrograden Leitungseigenschaften der akzessorischen Faser („verborgene Leitungsbahn") ist das Oberflächen-EKG während Sinusrhythmus völlig unauffällig.

Die **Lokalisation** der akzessorischen Leitungsbahn erfolgt bei Präexzitation anhand einer Analyse der **Deltawellenmorphologie** im 12-Kanal-EKG.

Oberflächen-EKG bei **AVRT**:
- **Orthodrom (schmaler QRS-Komplex):** Bei atrioventrikulärer Tachykardie liegt die P-Welle hinter dem QRS-Komplex.
- **Antidrom (breiter QRS-Komplex):** Der QRS-Komplex ist maximal präexzitiert (Zeichen der antegraden ventrikulären Aktivierung über die AL).

Typisch für die **Sonderformen** ist:
- **Mahaim-Faser:** linksschenkelblockartig deformierter QRS-Komplex während Tachykardie
- **permanente junktionale Reentry-Tachykardie:** durch die langsame, alleinig retrograd leitende AL ist RP > PR.

Therapie: Bei Patienten mit Präexzitationssyndrom und häufigen Tachykardien verbunden mit ausgeprägter Symptomatik sowie Patienten mit Vorhofflimmern und Präexzitationssyndrom ist die kurative **Katheterablation** der **AL** das Mittel der Wahl. Die Hochfrequenzstromapplikation hat eine Erfolgsquote von 98 % und eine niedrige Komplikationsrate.

Bei Patienten ohne oder mit nur gelegentlichen Tachykardien sowie fehlender klinischer Symptomatik sollte das Risiko eines plötzlichen Herztodes infolge schnell überleitenden Vorhofflimmerns gegenüber dem Risiko der medikamentösen Therapie diskutiert werden. Bei jungen Patienten (sonst lebenslange medikamentöse Therapie), Risikoberufen (Pilot, Berufskraftfahrer, Leistungssportler etc.), weiblichem Geschlecht (Kinderwunsch) und bei Nebenwirkungen einer medikamentösen Langzeittherapie ist die Indikation zur Ablation gegeben.

In der **medikamentösen Therapie** werden bevorzugt Substanzen eingesetzt, die die Refraktärzeit der akzessorischen Leitungsbahn verlängern (Klasse-Ia- und -Ic-Antiarrhythmika). Klasse-III-Medikamente (Sotalol, Amiodaron) wirken sowohl am AV-Knoten als auch an der akzessorischen Leitungsbahn.

Diagnostik: Beim **WPW-Syndrom** zeigt sich zu Beginn des QRS-Komplexes im EKG eine **Deltawelle** als Zeichen der vorzeitigen **Ventrikelaktivierung**. Das PQ-Intervall ist typischerweise kurz, der QRS-Komplex verbreitert. Das Ausmaß der ventrikulären Präexzitation hängt von der Relation der beiden Leitungseigenschaften (AL vs. AV-Knoten) ab (Abb. **A-7.23**).

Bei ausschließlich retrograder AL ist das EKG im Sinusrhythmus unauffällig.

Die **Lokalisation** der AL erfolgt mittels Analyse der **Deltawellenmorphologie** im EKG.

Bei orthodromer AVRT liegt die P-Welle hinter dem QRS-Komplex, bei **antidromer AVRT** ist der QRS-Komplex maximal präexzitiert.

Sonderformen: Bei **Mahaim-Faser** entsteht ein linksschenkelblockartiger QRS-Komplex während der Tachykardie. Die **permanente junktionale Reentry-Tachykardie** zeigt RP > PR.

Therapie: Ist das Präexzitationssyndrom mit starken Symptomen oder Vorhofflimmern verbunden, ist die **Katheterablation** der **AL** indiziert.

Bei fehlender klinischer Symptomatik und nur gelegentlichen Tachykardien kann medikamentös therapiert werden. Die Ablation ist auch indiziert bei jungen Patienten, Risikoberufen, Frauen mit Kinderwunsch und bei Auftreten von Nebenwirkungen der Medikamente.

Zur **medikamentösen Therapie** werden Antiarrhythmika der Klassen Ia und Ic (Refraktärzeitverlängerung der AL) und Klasse III (am AV-Knoten und AL) eingesetzt.

▶ **Merke.** Dagegen verlängern **Verapamil** (Klasse IV), **β-Rezeptoren-Blocker** (Klasse II) und **Digitalis** lediglich die Leitungs- und Refraktärzeit des AV-Knotens und „stärken" somit die relative Überleitungsfähigkeit der akzessorischen Leitungsbahn. Sie können auch die Refraktärzeit der AL verkürzen und dadurch die Kammerfrequenz beim Auftreten von Vorhofflimmern erhöhen.
Die Gabe von Verapamil, β-Rezeptoren-Blockern und/oder Digitalis ist bei **Tachykardien** mit **breitem QRS-Komplex kontraindiziert**, wenn eine **AL nicht sicher ausgeschlossen** ist.

Akuttherapie: Die elektrische **Kardioversion** wird bei instabiler Hämodynamik durchgeführt.

Medikamente mit Wirkung auf die antegrade AL-Refraktärzeit sind bei AV-Tachykardien mit schmalem QRS-Komplex indiziert. Diese können auch durch einen Adenosin-Bolus terminiert werden (in Defibrillationsbereitschaft).

Langzeittherapie: Es werden Medikamente gegeben, die sowohl auf die AL als auch auf den AV-Knoten wirken (Klassen Ia, Ic und III).

Prognose: Sehr gute Prognose beim WPW-Syndrom, geringes Risiko des plötzlichen Herztodes.

Akuttherapie bei AVRT: Eine elektrische **Kardioversion** sollte bei Patienten mit instabiler Hämodynamik aufgrund hoher Kammerfrequenz durchgeführt werden.
Medikamente mit Wirkung auf die antegrade Refraktärzeit der Leitungsbahn (Ajmalin, Flecainid, Propafenon, Sotalol) stellen die Therapie der ersten Wahl bei atrioventrikulären Tachykardien mit schmalem QRS-Komplex dar. Ebenso kann die Tachykardie durch Bolusgabe von Adenosin terminiert werden. Dabei ist die Gefahr der Induktion von Vorhofflimmern gegeben, weswegen Defibrillationsbereitschaft bestehen sollte.
Langzeittherapie: Zur **medikamentösen** Langzeitprophylaxe empfehlen sich die Medikamente, die sowohl auf den AV-Knoten als auch auf die akzessorische Leitungsbahn wirken (Klassen Ia, Ic und III). Auf eine Dauergabe von Amiodaron sollte wegen möglicher Nebenwirkungen verzichtet werden.

Prognose: Die Prognose beim WPW-Syndrom ist sehr gut. Es besteht jedoch ein geringes Risiko des plötzlichen Herztodes infolge schneller Überleitung von Vorhofflimmern über die AL.

7.7 Ventrikuläre Arrhythmien

7.7 Ventrikuläre Arrhythmien

Jede Herzrhythmusstörung mit einer **QRS-Komplexbreite > 120 ms** ist bis zum Beweis des Gegenteiles wie eine ventrikuläre Tachykardie (VT) oder Extrasystolie (VES) und damit als **potenziell lebensbedrohlich** einzuschätzen und zu behandeln (Abb. **A-7.24**). Differenzialdiagnostische Hinweise gibt das Oberflächen-EKG unter Zuhilfenahme der Anamnese des Patienten (s. S. 140).

7.7.1 Ventrikuläre Extrasystolen

7.7.1 Ventrikuläre Extrasystolen

▶ **Definition.**

Bei einer **QRS-Komplexbreite > 120 ms** ist von **potenziell lebensbedrohlichen** VT oder VES auszugehen (Abb. **A-7.24**). Diagnostische Hinweise geben EKG und Anamnese (S. 140).

▶ **Definition.** Ventrikuläre Extrasystolen (VES) nehmen ihren Ursprung im Arbeitsmyokard sowie selten im spezifischen Reizleitungssystem (Tawara-Schenkel, Purkinje-Fasern). VES führen im EKG zu verbreiterten und aufgesplitterten QRS-Komplexen. VES können **einzeln** oder als **Bigeminus** auftreten. In diesem Fall folgt jedem Sinusschlag eine VES. Beim **Trigeminus** werden zwei Sinusschläge von einer VES gefolgt, beim **Quadrigeminus** drei Sinusschläge usw. Zwei in Folge auftretende VES werden als Paar (**Couplet**) bezeichnet, drei VES als Dreiersalve (**Triplet**) bzw. mehr als zwei aufeinanderfolgende VES als **Salven** oder **ventrikuläre Tachykardie** (VT). VES können die gleiche (**monotope VES**) oder verschiedene QRS-Konfigurationen (**polymorphe oder heterotope VES**) aufweisen.

Zur Risikostratifizierung eignet sich die exakte Beschreibung der Arrhythmien besser als die Lown-Klassifizierung.

Zur Risikostratifizierung wird mittlerweile der exakten Beschreibung der Arrhythmien (Häufigkeit von VES, Dauer und Frequenz von Salven) Vorrang gegenüber der früher häufig angewendeten Einteilung der Lown-Klassifizierung gegeben.

Häufigkeit und Ätiologie: VES finden sich bei den meisten **Herzgesunden** und sind nicht mit erhöhter Mortalität oder Morbidität verbunden. Bei Z. n. **Herzinfarkt** treten in 80 % VES auf. Häufige VES, Salven und VES bei Linksherzinsuffizienz gehen mit **erhöhter Mortalität** einher.

Häufigkeit und Ätiologie: VES sind per se nicht Ausdruck einer Herzerkrankung. Sie finden sich bei den meisten **Herzgesunden** und sind nicht mit erhöhter Mortalität oder Morbidität verbunden. Ausnahmen sind VES bei Patienten mit Brugada- oder Long-QT-Syndrom (s. u.), die mit einer erhöhten Inzidenz von Kammerflimmern einhergehen. Bei **80 %** der Patienten mit **durchgemachtem Herzinfarkt sind VES** zu beobachten. VES gehen, wenn sie **gehäuft (> 10/h)**, in **Salven** und bei **reduzierter linksventrikulärer Funktion** (EF < 40 %) auftreten, mit einer **erhöhten Mortalität** einher.

Pathogenese: VES entstehen durch **Erregungsbildungs-** und **Erregungsleitungsstörungen**.

Pathogenese: Als Entstehungsmechanismus für VES kommen **Störungen der Erregungsbildung** (gesteigerte Automatie, abnorme Automatie, „getriggerte Aktivität") und unaufhörliche Kreiserregungen („Reentry") bei **Störungen der Erregungsleitung** in Betracht.

A-7.24 DD Tachykardien mit breitem QRS-Komplex

Beispiele von ventrikulären Tachykardien im 12-Kanal-EKG:
a VT mit 490 ms Zykluslänge mit positiver Konkordanz in den Brustwandableitungen oder
b VT mit 270 ms mit negativer Konkordanz, AV-Dissoziation (Pfeil).

Klinik: VES bleiben häufig asymptomatisch und stellen einen **Zufallsbefund** dar. Sie können jedoch subjektiv als Herzklopfen, -stolpern oder Pulsationen im Hals wahrgenommen werden. Häufige, v. a. salvenförmige Extrasystolen bei fortgeschrittener struktureller Herzerkrankung mit Herzinsuffizienz können zu einer deutlichen hämodynamischen Verschlechterung führen.

Diagnostik und Differenzialdiagnose: Differenzialdiagnostisch sind ektope ventrikuläre Ersatzrhythmen (Herzfrequenz < 100/min), supraventrikuläre Extrasystolen und/oder Vorhofflimmern mit funktionellem Schenkelblock (Aberration) abzugrenzen.

Therapie: Bei der Therapie der VES muss zwischen Herzgesunden und Patienten mit organischer Herzerkrankung oder nach Myokardinfarkt unterschieden werden.

▶ **Merke.** VES oder nicht anhaltende ventrikuläre Tachykardien sind bei **Herzgesunden** als harmlos einzustufen und sollten nicht therapiert werden.

Bei **starker symptomatischer Beeinträchtigung,** aber ansonsten herzgesunden Patienten sollte eine Therapie mit β-Rezeptoren-Blockern (z. B. Metoprolol 50–200 mg/d), Klasse-Ic- oder -III-Antiarrhythmika durchgeführt werden. Sind die VES im Einzelfall therapierefraktär, ist auch die Katheterablation zu erwägen.

▶ **Merke.** Bei Patienten mit **organischer Herzerkrankung** oder **nach Myokardinfarkt** führt eine Behandlung mit **Klasse-Ic-Antiarrhythmika** zu einer erhöhten Inzidenz des **plötzlichen Herztodes**, weswegen diese Substanzgruppe kontraindiziert ist.

Treten bei diesen Patienten Symptome auf, sollte daher **Amiodaron** eingesetzt werden. Nur die prophylaktische Behandlung mit **β-Rezeptoren-Blockern** (Metoprolol, Timolol, Propranolol) hat bei Patienten in den ersten 2 Jahren nach Myokardinfarkt die Gesamtmortalität nachweisbar senken können.

Nicht anhaltende ventrikuläre Tachykardien sind per Definition kürzer als 30 Sekunden. Bei reduzierter linksventrikulärer Ejektionsfraktion < 35 % im chronischen Infarktstadium wird aus prognostischen Gründen eine **ICD-Implantation** empfohlen.

7.7.2 Ventrikuläre Tachykardien

▶ **Definition.** Von einer anhaltenden ventrikulären Tachykardie wird gesprochen, wenn sie länger als 30 Sekunden andauert oder aus hämodynamischen Gründen eine Unterbrechung erfordert.

Häufigkeit und Ätiologie: VT treten wesentlich häufiger bei Patienten mit Herzerkrankungen auf als bei Herzgesunden. Meist sind sie Folge einer **chronisch-ischämischen Herzerkrankung** (z. B. als Folgezustand eines Myokardinfarktes). Seltener werden sie bei nicht ischämischen Kardiomyopathien, metabolischen Störungen, Medikamentenintoxikationen, angeborenen oder erworbenen Herzfehlern oder bei angeborenen genetisch bedingten Erkrankungen, wie Long-QT- oder Brugada-Syndrom, beobachtet. In seltenen Fällen tritt eine ventrikuläre Tachykardie ohne nachweisbare Herzerkrankung auf. Sie wird als **idiopathische ventrikuläre Tachykardie** bezeichnet und in mehrere Formen unterteilt: rechts- oder linksventrikuläre Ausflusstrakttachykardie (RVOT, LVOT), Aortensinustachykardie (AST) oder idiopathisch-linksventrikuläre Tachykardie (ILVT).

Pathogenese: Anhaltende und nicht anhaltende ventrikuläre Tachykardien beruhen überwiegend auf einem **Reentry-Mechanismus**. Dabei stellen Myokardbezirke mit fehlender elektrischer Erregbarkeit (z. B. Infarktnarben) als anatomische Leitungshindernisse sowie umschriebene Myokardareale im Randgebiet dieser Narbenbezirke mit noch erhaltenen, jedoch elektrophysiologisch abnormen Leitungseigenschaften (meist erheblich verlangsamter Leitung) das arrhythmogene Substrat (S. 110) dar. In seltenen Fällen kommen für VT auch eine **abnorme Automatie** (idiopathische ventrikuläre Tachykardie) sowie eine **getriggerte Aktivität** (Digitalisintoxikation, Torsade de pointes) in Betracht.

Klinik: In Abhängigkeit von der Herzfrequenz und dem Ausmaß der strukturellen Herzerkrankung kann eine VT asymptomatisch bleiben, **meist** treten jedoch **erhebliche Symptome** wie Herzrasen, Angina pectoris, kardiale Dekompensation bis zum kardiogenen Schock, Dyspnoe, Schwindel bis hin zu Synkopen oder dem plötzlichen Herztod auf.

Diagnostik und Differenzialdiagnose: Ist ein Patient während einer Tachykardie hämodynamisch stabil, sollte vor jeder Behandlung ein **12-Kanal-EKG** registriert werden, um den Mechanismus und den Ursprung der Tachykardie zu bestimmen. Anhand von Morphologie, zeitlicher Beziehung der P-Wellen zur Tachykardie und Vergleich der Morphologie des QRS-Komplexes zum QRS-Komplex während Sinusrhythmus ist es meist möglich, zwischen einer supraventrikulären Tachykardie mit frequenzabhängigem Schenkelblock (Aberration), einer Erregung der Kammern über eine AL (WPW-Syndrom, s. Abb. A-7.20) und einer ventrikulären Tachykardie zu unterscheiden (Abb. A-7.24). Für eine schnelle Überleitung über eine AL auf die Kammern bei Vorhofflimmern spricht eine sehr unregelmäßige Tachykardie mit bizarr verbreitertem QRS-Komplex, dessen Breite stark wechselt.

▶ **Merke.** EKG-Kriterien, die für eine VT sprechen:
- Nachweis einer ventrikulär-atrialen (VA) Dissoziation (mehr QRS-Komplexe als P-Wellen)
- QRS-Komplex > 140 ms (bei Rechtsschenkelblock-Tachykardie) oder > 160 ms (bei Linksschenkelblock-Tachykardie)
- positive oder negative Konkordanz in den Brustwandableitungen
- überdrehter Lagetyp
- RS-Nadir > 100 ms in Brustwandableitungen

Therapie:
Akuttherapie: Nach Aufzeichnung der Tachykardie sollte **unter fortlaufender EKG-Kontrolle** vorzugsweise **Ajmalin** (S. 146) oder **Amiodaron** (5 mg/kg KG) intravenös appliziert werden. Bei frühzeitigem Rezidiv nach der Bolus-Injektion von Amiodaron sollte eine kontinuierliche Infusion mit 1 g/24 h begonnen werden. Begleitend sollten kausale Faktoren wie Elektrolytstörungen ausgeglichen werden. Alternativ können andere Klasse-I-Antiarrhythmika intravenös eingesetzt werden.
Kontraindiziert ist bei unklarem Mechanismus einer Tachykardie mit breitem QRS-Komplex die Applikation von **Verapamil**, da diese Substanz bei ventrikulären Tachykardien aufgrund der negativ inotropen Wirkung eine Verschlechterung der hämodynamischen Situation bewirkt oder sogar Kammerflimmern induziert (Ausnahme: idiopathische linksventrikuläre Tachykardie).

▶ **Merke.** Bei Kreislaufkollaps oder ineffektiver intravenöser Therapie sollte eine sofortige Kardioversion (ggf. in Kurznarkose) erfolgen.

Dauertherapie: Der Wert der pharmakologischen Langzeitbehandlung ist von der Grunderkrankung, vom Arrhythmietyp und der linksventrikulären Funktion abhängig.

Nach Myokardinfarkt ist für Patienten mit gehäuften ventrikulären Extrasystolen und/oder Salven nur durch eine Behandlung mit **lipophilen β-Rezeptoren-Blockern** (Propranolol, Metoprolol, Timolol) eine Verbesserung der Prognose hinsichtlich des plötzlichen Herztodes nachgewiesen. **Amiodaron** verbessert die Prognose nicht, kann jedoch Rezidive von VT verhindern. Bei Patienten mit schlechter EF (< 35 %) oder instabiler VT sollte ein **ICD** implantiert werden. Rezidivierende VT trotz antiarrhythmischer Therapie sollten mittels **Katheterablation** behandelt werden.

Prognose: Die Prognose der Patienten mit ventrikulären Tachykardien ist abhängig von der Grunderkrankung. Am schlechtesten ist sie, wenn in den ersten 3 Monaten nach Myokardinfarkt **anhaltende ventrikuläre Tachykardien** auftreten, die Mortalität im ersten Jahr beträgt dann bis zu 85 %. Patienten mit **nicht anhaltenden** ventrikulären Tachykardien nach Myokardinfarkt weisen ein 3-fach erhöhtes Mortalitätsrisiko gegenüber vergleichbaren Patienten ohne diese Rhythmusstörungen auf. Patienten ohne nachweisbare organische Herzerkrankung haben kein relevant erhöhtes Mortalitätsrisiko, können jedoch durch die Symptomatik (bis hin zu Synkopen) in ihrer Lebensqualität und Arbeitsfähigkeit erheblich eingeschränkt sein.

7.7.3 Torsade-de-pointes-Tachykardien

▶ **Definition.** Die Bezeichnung Torsade de pointes (TdP) beschreibt eine **Sonderform** der ventrikulären Tachykardie, die durch ein **periodisches An- und Abschwellen der QRS-Komplexe** um die isoelektrische Linie charakterisiert ist. Bei dieser Rhythmusstörung ist die QT-Zeit verlängert. Die Frequenz der Tachykardie liegt in der Regel zwischen 200 und 250/min.

Häufigkeit und Ätiologie: Das Auftreten der insgesamt seltenen Form der Torsade-de-pointes-Tachykardie ist eng verknüpft mit einer passageren oder permanenten **Verlängerung der QT-Zeit**. Diese kann idiopathisch oder häufiger erworben sein, durch Elektrolytstörungen (Hypokaliämie, Hypokalzämie, Hypomagnesiämie), Antiarrhythmika (vor allem Chinidin, Sotalol, Amiodaron), Phenothiazine und trizyklische Antidepressiva, Diäten mit flüssigen Proteinen oder intrakraniale Ereignisse. Genetisch bedingte Verlängerungen des QT-Intervalls, die Long-QT-Syndrome, werden weiter unten gesondert beschrieben. Begünstigend für das Auftreten einer Torsade de pointes ist eine Bradykardie.

Pathogenese: Die pathophysiologischen Mechanismen der Torsade de pointes sind nicht endgültig geklärt. Bei grenzwertig bzw. pathologisch verlängerter Repolarisationszeit werden **frühe Nachpotenziale** als einleitende und unterhaltende Mechanismen diskutiert.

Klinik: Es kommt zu häufigen Episoden von kurz dauernden polymorphen VT, die zu rezidivierenden **Präsynkopen** und/oder **Synkopen** führen.

Diagnostik und Differenzialdiagnose: Charakteristische **EKG-Veränderungen:**
- verlängerte QT-Zeit (frequenzkorrigiert)
- abnorme T- und U-Wellen (inhomogene Repolarisation, Abb. **A-7.25**).

A-7.25 Torsade-de-pointes-Tachykardie

Typisch sind die auf- und abschwellenden QRS-Komplexe, insbesondere erkennbar in den Ableitungen II, III, V₄ und V₆. Die Tachykardie terminiert nach einigen Sekunden Dauer unter Verlangsamung der Tachykardiefrequenz.

Therapie: Die TdP wird kausal therapiert (z. B. Korrektur der metabolischen Entgleisung, Absetzen auslösender Medikamente).

Bei **medikamentös verursachter** TdP wird die **HF erhöht** und **Mg^{2+}-Sulfat** appliziert.

7.7.4 Long-QT-Syndrom (LQT-Syndrom)

▶ Definition.

Man unterscheidet 6 Syndrome, darunter das **Jervell-Lange-Nielsen-Syndrom** (autosomal-rezessiv, angeborene Taubheit) und das häufigere **Romano-Ward-Syndrom** (autosomal-dominant, normales Hörvermögen).

Ätiologie: Die Mutationen liegen im Bereich der Na$^+$- und K$^+$-Kanäle.

Pathogenese: Die Ionenkanalmutationen bewirken ein **verlängertes Aktionspotenzial**.

Klinik: Typisch sind **Schwindel** und **Synkopen**. Oft tritt schon in der Kindheit ein rhythmogenes Ereignis ein.

Diagnostik: Klassisch ist die **positive Familienanamnese** mit plötzlichen Todesfällen. Im **Ruhe-EKG** ist das **frequenzkorrigierte QT-Intervall** auf > 440 ms (Männer) bzw. > 470 ms (Frauen) verlängert.

Die **genetische Diagnostik** ist aufwendig. Bei typischer Klinik sollte auch ohne Kenntnis des exakten LQT-Typs eine Therapie begonnen werden.

Bei LQT-Syndrom sollte ein Screening der gesamten Familie (EKG, Anamnese etc.) durchgeführt werden.

Therapie: Die charakteristischen **Triggersituationen** sind zu **vermeiden** und Elektrolytveränderungen auszugleichen.

Eine **antiadrenerge Therapie** senkt die Mortalität. Die **ICD-Implantation** wird empfohlen bei rezidivierenden Synkopen, anhaltenden TdP oder überlebtem plötzlichem Herztod. Im Einzelfall ist ein Ablationsversuch zu erwägen.

7.7.5 Short-QT-Syndrom

Das SQT ist eine genetisch bedingte **Veränderung myokardialer K$^+$-Kanäle** mit Verkürzung des QTc und erhöhtem Risiko für plötzlichen Herztod.

Therapie: Die Behandlung der Torsade de pointes besteht in der Behebung der zugrunde liegenden Ursache wie z. B. in der Korrektur der metabolischen Entgleisung oder in dem Absetzen der Medikamente, die zur Verlängerung der QT-Zeit geführt haben.

Bei **medikamentös verursachten** TdP haben sich eine **Erhöhung der Herzfrequenz** durch Vorhof- bzw. Kammerstimulation oder Katecholamine und die intravenöse **Mg^{2+}-Sulfat-Applikation** zur Unterbrechung bzw. Prophylaxe als nützlich erwiesen.

7.7.4 Long-QT-Syndrom (LQT-Syndrom)

▶ Definition. Unter dem LQT-Syndrom wird eine Gruppe **vererbbarer** Erkrankungen mit **Ionenkanalmutationen** der Herzmuskelzellen zusammengefasst. Allen gemeinsam sind die resultierende QT-Verlängerung und eine erhöhte Neigung zu Torsade-de-pointes-Tachykardien mit Synkopen und plötzlichen Todesfällen.

Bisher wurden 6 genetisch unterschiedliche LQT-Syndrome identifiziert. Das **Jervell-Lange-Nielsen-Syndrom** (Typ 1 und 5) wird autosomal-rezessiv vererbt und ist neben der QT-Verlängerung durch angeborene Taubheit charakterisiert. Bei dem häufigeren, autosomal-dominant vererbten **Romano-Ward-Syndrom** ist das Hörvermögen normal.

Ätiologie: Die Mutationen umfassen Veränderungen im Bereich der Natrium- und Kaliumkanäle. Asymptomatische Genträger sind u. U. für ein erworbenes LQT-Syndrom prädisponiert.

Pathogenese: Die Ionenkanalmutationen verändern die Depolarisations- und Repolarisationsphase, sodass das **Aktionspotenzial verlängert** ist.

Klinik: Typische Beschwerden sind **Schwindel** und **Synkopen** bei selbstlimitierender TdP. Bei ca. 50 % der symptomatischen Patienten hat sich bis zum 12. Lebensjahr ein rhythmogenes Ereignis (Synkope, überlebter plötzlicher Herztod etc.) manifestiert.

Diagnostik: Die **positive Familienanamnese** mit plötzlichen Todesfällen ist klassisch und von entscheidender Bedeutung bei jungen Patienten mit rezidivierenden Symptomen. Das **Ruhe-EKG** erlaubt die Diagnose durch Bestimmung des **frequenzkorrigierten QT-Intervalls** in allen Ableitungen nach der Formel $QTc = \frac{QT[ms]}{\sqrt{RR}}$

Ein QTc-Intervall von > 440 ms bei Männern und von > 470 ms bei Frauen gilt als verlängert.

Genetische Diagnostik: Die Bestimmung der genetischen Mutation ist aufwendig und langwierig. Bei typischer Klinik sollte deshalb auch ohne Kenntnis des exakten LQT-Typs eine Therapie begonnen werden. Die genetische Klassifizierung kann jedoch Hinweise zur Prognose geben und führt ggf. zu Therapiemodifikationen.

Bei gesichertem oder hochwahrscheinlichem LQT-Syndrom sollte ein Screening der gesamten Familie (EKG, Anamnese etc.) durchgeführt werden, um symptomatische sowie asymptomatische Genträger zu identifizieren.

Therapie: Bei angeborenen LQT-Syndromen sind die charakteristischen **Triggersituationen** (starke körperliche Beanspruchung, Kälte) möglichst zu **vermeiden** und Elektrolytveränderungen adäquat auszugleichen.

Eine **antiadrenerge Therapie** (z. B. durch medikamentöse β-Blockade, zervikothorakale Sympathektomie oder Stellatum-Blockade) reduziert die Mortalität. Die **Implantation eines ICD** wird empfohlen bei rezidivierenden Synkopen, anhaltenden Torsade de pointes oder überlebtem plötzlichem Herztod. Im Einzelfall ist der Ablationsversuch der auslösenden ventrikulären Extrasystolie zu erwägen.

7.7.5 Short-QT-Syndrom

Beim Short-QT-Syndrom (SQT) handelt es sich um genetisch bedingte **Veränderungen myokardialer K$^+$-Kanäle**, die zu einer Verkürzung des QT-Intervalls (QTc) auf < 300 ms führen und mit einem erhöhten Risiko für einen plötzlichen Herztod einhergehen.

7.7.6 Brugada-Syndrom

▶ **Definition.** Die Brüder Brugada beschrieben 1992 erstmalig dieses Syndrom der **polymorphen ventrikulären Tachykardien** bei normaler QT-Zeit aber abnormaler Repolarisation bei Patienten ohne strukturelle Herzerkrankung.

Ätiologie: Es besteht ein **autosomal-dominanter Vererbungsmodus** mit inkompletter Penetranz, betroffen sind vor allem männliche Patienten im mittleren Lebensalter. Bei ¼ der Patienten ist durch eine Mutation des Natriumkanal-Gens der Natriumeinwärtsstrom reduziert.

Klinik: Die typische Manifestation des Brugada-Syndroms sind **Synkopen**. Polymorphe ventrikuläre Tachykardien gehen bei ca. 80 % der Patienten dem **plötzlichen Herztod** voraus. Da die Ereignisse charakteristischerweise im Schlaf oder den frühen Morgenstunden auftreten, wird auch vom „Sudden unexpected nocturnal Death Syndrome" gesprochen.

Diagnose: Neben dem Ausschluss struktureller Herzerkrankungen durch eine umfassende kardiologische Diagnostik ist vor allem die **12-Kanal-EKG-Registrierung** von entscheidender Bedeutung.
Kennzeichnend sind in den präkordialen Ableitungen Veränderungen der Depolarisation und Repolarisation des rechten Ventrikels im Bereich der ST-Strecke in V_1–V_3. Es werden je nach Morphologie der ST-Strecken 3 verschiedene Typen des Brugada-Syndroms unterschieden (Abb. **A-7.26**). Die Veränderung können permanent oder transient nachweisbar sein. Die QT-Zeit ist normalerweise unverändert.

Ajmalin-Test: Die intravenöse Applikation eines Natriumkanal-Blockers kann eine fraglich signifikante **ST-Strecken-Erhöhung verstärken** oder aus einem normalen EKG „demaskieren". Dabei sollte in Reanimationsbereitschaft fraktioniert bis zu 1 mg/kg KG Ajmalin langsam i. v. appliziert werden unter kontinuierlicher Dokumentation und Analyse der präkordialen Ableitungen. Das Monitoring sollte bis zur kompletten Normalisierung der EKG-Veränderungen nach Abschluss des Tests fortgeführt werden.

Differenzialdiagnose: Erkrankungen mit pathologischer ST-Strecke müssen differenzialdiagnostisch abgegrenzt werden (Anteroseptal-Infarkt, rechtsventrikuläre Dysplasie etc.).

Therapie: Patienten mit Brugada-Syndrom, nachgewiesener VT, Synkopen und/oder überlebtem plötzlichem Herztod weisen ein hohes Rezidivrisiko auf, sodass ein **ICD** indiziert ist. Bei Auslösbarkeit ventrikulärer Tachykardien ist die prophylaktische ICD-Implantation indiziert, ansonsten wird die Beobachtung des Patienten empfohlen. Bei asymptomatischen Patienten sollte eine rechtsventrikuläre Stimulation erfolgen.

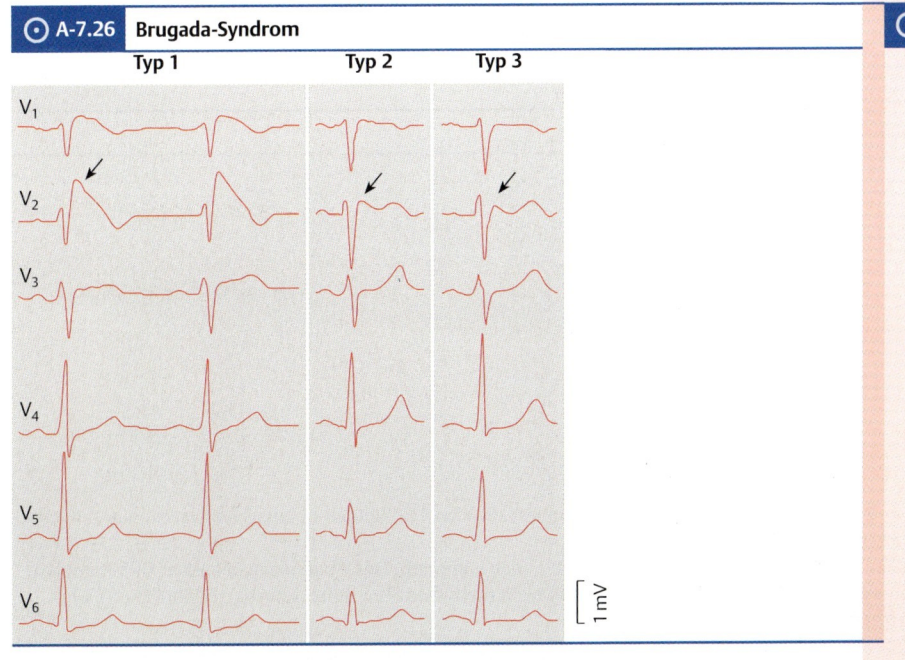

A-7.26 Brugada-Syndrom

7.7.7 Kammerflattern und Kammerflimmern

▶ **Definition.** Hochfrequente Kammertachykardien, bei denen **keine** scharfe **Trennung** zwischen **QRS-Komplex und ST-T-Strecke** möglich ist, werden als Kammerflattern (Frequenz 250–350/min) bezeichnet. Ist **keinerlei koordinierte De- und Repolarisation** der Kammern identifizierbar, wird dieses als Kammerflimmern (Frequenz > 350/min) bezeichnet.

Häufigkeit und Ätiologie: Kammerflattern und -flimmern treten überwiegend bei Patienten mit **chronisch-ischämischer Herzerkrankung** oder mit **akutem Myokardinfarkt** auf. Gefährdet sind außerdem alle Patienten mit **eingeschränkter linksventrikulärer Funktion** jeglicher Ursache (z. B. Kardiomyopathien) oder Patienten mit **linksventrikulärer Hypertrophie** (hypertrophe Kardiomyopathie). Bei 5–10 % der Patienten mit überlebtem Kammerflimmern findet sich keine nachweisbare kardiale Erkrankung. In ca. 70 % geht dem Kammerflimmern eine **monomorphe ventrikuläre Tachykardie voraus**, die mehr oder weniger schnell in Kammerflimmern degeneriert.

Pathogenese: Das Auftreten von Kammerflimmern setzt eine **elektrische Instabilität** des Herzens mit inhomogenem Leitungs- und Refraktärverhalten voraus. Kammerflimmern wird bei Patienten mit **chronisch-ischämischer Herzerkrankung** meist durch **spät** einfallende VES oder Kurz-lang-kurz-Sequenzen direkt oder indirekt über eine Degeneration aus einer **VT** eingeleitet. Im **akuten Infarktstadium** überwiegt dagegen die Induktion von Kammerflimmern durch früh einfallende ventrikuläre Extrasystolen **(R-auf-T-Phänomen)**. Inhomogenes Leitungs- und Refraktärverhalten bilden die Grundlage zur Ausbildung multipler Erregungsfronten, die rasch zu einem chaotischen Erregungsmuster führen und keine reguläre Kontraktion des Myokards zulassen.

Klinik: Die Klinik des Kammerflatterns bzw. -flimmerns ist durch das Auftreten eines **funktionellen Kreislaufstillstandes** mit Bewusstseinsverlust innerhalb von 10–15 Sekunden gekennzeichnet. Als Prodromalsymptome können unter Umständen schwere Angina pectoris, Schwindel und Präsynkopen auftreten.
Erfolgt keine **sofortige Reanimation** mit Defibrillation, führt die Arrhythmie innerhalb von ca. 5 Minuten zu irreversiblen zerebralen Schäden und nach 10–15 Minuten zum Tod.

Diagnostik und Differenzialdiagnose: Kammerflattern (Abb. A-7.27a) ist gekennzeichnet durch eine sehr hochfrequente, aber noch regelmäßige Folge von elektrischen Erregungen, bei denen eine Abgrenzung von QRS-Komplexen von der Repolarisation nicht möglich ist.
Kammerflimmern zeigt im Oberflächen-EKG ungeordnete, um die isoelektrische Linie undulierende niedrigamplitudige Potenziale (Abb. **A-7.27b**).

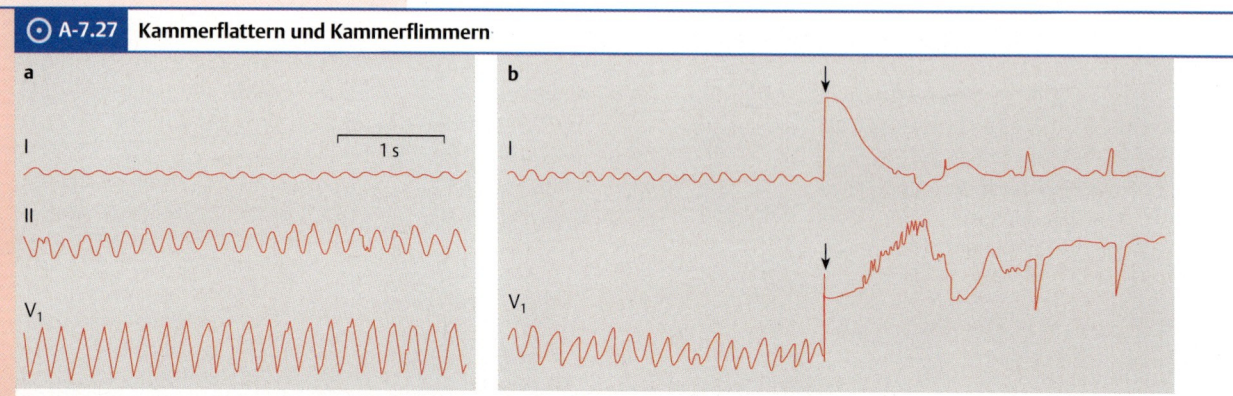

⊙ A-7.27 **Kammerflattern und Kammerflimmern**

a Kammerflattern mit einer Frequenz von 280/min ohne abgrenzbare QRS-Komplexe. In allen Ableitungen ist ausschließlich ein sägezahnartiges Muster als Zeichen der extrem schnellen ventrikulären Erregung erkennbar.
b Kammerflimmern mit absolut irregulärer hochfrequenter elektrischer Aktivität in den Kammern. Eine Abgrenzung einzelner QRS-Komplexe ist nicht möglich. Eine ventrikuläre Kontraktion und somit ein Blutauswurf findet nicht mehr statt. Nur durch sofortige Defibrillation (↓) ist eine Wiederherstellung eines normalen Rhythmus möglich.

> **Merke.** Eine **Linksherzkatheteruntersuchung** und eine **elektrophysiologische Untersuchung** sind bei den meisten Patienten, die außerhalb eines Myokardinfarktes bei Kammerflimmern wiederbelebt worden sind, notwendig.

Therapie: Ohne sofortiges Einsetzen von Reanimationsmaßnahmen (S. 151), inklusive elektrischer Defibrillation, führt Kammerflimmern innerhalb weniger Minuten zum Tode. Bei der Reanimation von Patienten mit Kammerflimmern ist die **Frühdefibrillation** in Hinsicht auf die **Überlebenschance entscheidend**.
In der **Langzeittherapie** nach einer überlebten Episode von Kammerflimmern reduziert der **ICD** die Rate des plötzlichen Herztodes auf 1–2 % pro Jahr.

Prognose: Die Prognose der Patienten nach Kammerflimmern hängt wesentlich von der zugrunde liegenden Herzerkrankung und der linksventrikulären Funktion ab.

7.8 Therapie tachykarder Herzrhythmusstörungen

7.8.1 Allgemeines

Die Behandlung tachykarder Herzrhythmusstörungen wird unterteilt in:
- Akuttherapie mit dem Ziel der Terminierung,
- Rezidivprophylaxe und
- (falls möglich) kurative Behandlung.

Bei der Akuttherapie sollten alle Tachykardien mit breitem QRS-Komplex und unklarer Ursache bis zum Beweis des Gegenteils als ventrikuläre Tachykardien angesehen und ggf. entsprechend behandelt werden (s. S. 139).

> **Merke.** Bei **hämodynamisch instabilen** Patienten sollte jede antiarrhythmische medikamentöse Therapie unterbleiben und primär eine elektrische **Kardioversion** in i. v. Kurznarkose erfolgen.

7.8.2 Pharmakologische Therapie mit Antiarrhythmika

Klassifikation der antiarrhythmischen Medikation

Rhythmusstörungen können prinzipiell auf folgenden drei Wegen unterbrochen werden:
- Unterdrückung der Depolarisation und Hemmung der Erregungsfortleitung im ektopen Herd
- Förderung der Repolarisation, Hyperpolarisation und damit Verbesserung der Erregungsfortleitung im ektopen Herd
- Verlängerung der Refraktärzeit.

Die Hemmung der Depolarisation wird durch Pharmaka bewirkt, die den Einstrom von Na^+ bzw. Ca^{2+} vermindern. Durch verzögerte Reaktivierung dieser Systeme wird die Refraktärzeit in allen Herzabschnitten mehr oder weniger verlängert, unabhängig von der Dauer des Aktionspotenzials. Durch Pharmaka, die den Ausstrom von K^+ vermindern, wird die Refraktärzeit über die Verlängerung des Aktionspotenzials verlängert.

In die **Klassifizierung nach Vaughan-Williams**, die **vier Gruppen** unterscheidet (Tab. A-7.6), lässt sich Adenosin, ein natürliches Nukleosid mit fast ausschließlicher Wirkung auf den AV-Knoten und in geringem Maße auf den Sinusknoten, nicht eingliedern.

Klasse-I-Antiarrhythmika

Antiarrhythmika der Klasse I **hemmen durch Blockade der Na^+-Kanäle** die **Erregungsausbreitung** am **Vorhof- und Kammermyokard** mit Verbreiterung des QRS-Komplexes im EKG. Bei Klasse-I-Antiarrhythmika unterscheidet man weiterhin Substanzen, die das Aktionspotenzial verlängern (Klasse Ia), von solchen, die das Aktionspotenzial verkürzen (Klasse Ib) oder nicht in der Dauer verändern (Klasse Ic).

▶ Merke. ▶ Merke. Alle Klasse-I-Antiarrhythmika haben eine mehr oder weniger ausgeprägte **negativ inotrope Wirkung**, die bei Patienten mit eingeschränkter linksventrikulärer Funktion eine relevante Verschlechterung herbeiführen kann.

A-7.6 Antiarrhythmikaklassen nach Vaughan-Williams

I „Membranstabilisierer", direkter Membraneffekt mit Hemmung des raschen Na⁺-Einstroms
Ia Verlängerung des Aktionspotenzials
Ib Verkürzung des Aktionspotenzials
Ic keine signifikante Wirkung auf die Aktionspotenzialdauer

II β-Rezeptoren-Blocker – Blockierung der Katecholaminwirkung auf Reizbildung und Erregungsleitung, daneben z. T. unspezifische Membranwirkung
III Aktionspotenzial- und Refraktärphasenverlängerer, Ruhepotenzial und Phase 0 des AP bleiben unbeeinflusst
IV Kalziumantagonisten – spezifische Hemmwirkung auf langsamen (Na⁺-)Ca²⁺-Einstrom in die Myokardzelle

	Wirksubstanz	hauptsächlicher Wirkungsort				EKG-Veränderungen			extrakardiale Nebenwirkungen
		Sinus-knoten	Vorhof	AV-Knoten	His-Purkinje-Kammern	PQ-Zeit	QRS-Dauer	QT-Zeit	
Ia	Chinidin	↓/↑	↓	=↑	↓↓	=	↑	↑↑	● gastrointestinale Beschwerden, Ohrensausen, Synkopen
	Procainamid	↓	=↓	↓	↓/↓↓	=	↑	↑	● Durchfälle, Erbrechen, Psychosen, Leukopenie, hämolytische Anämie
	Disopyramid	↓/↑	↓	=/↑↓	(=)/↓(↓)	=	↑	↑↑	● Mundtrockenheit, gastrointestinale Beschwerden, Sedierung, Cholestase, Miktionsstörungen
	Ajmalin	↓/=	↓	↓/=	↓/↓↓	=/↑	↑	↑	● Übelkeit, Kopfschmerzen, Appetitlosigkeit, Cholestase, Leberschädigung
Ib	Lidocain	=	=	=	=/↓	=	=	=/↓	● Benommenheit, Schwindel, zentralnervöse Symptome
	Mexiletin	=		=	=/↓	=	=	=	● zentralnervöse Beschwerden, Hypotension, gastrointestinale Beschwerden, Tremor, Doppeltsehen
	Diphenyl-hydantoin	=↓	=	=↑	=↓(↑)	=	=	↓↓	● Gingivahyperplasie, Nystagmus, Ataxie, Lymphadenopathie
	Tocainid	=		=	(↓)	=	=	=/↓	● ZNS-Störungen, Tremor, Benommenheit, Halluzinationen, Übelkeit, Agranulozytose, Lupus erythematodes
Ic	Flecainid	=/↑	↓	↓	↓	↑	↑↑	↑	● Doppeltsehen, Schwindel, Kopfschmerz, erniedrigte Alkoholtoleranz
	Propafenon	↓	↓	=/↓↓	↓/↓↓	↑	↑	↑	● Mundtrockenheit, salziger Geschmack, Kopfschmerzen, gastrointestinale Beschwerden, Orthostase
	Aprindin	=↓	↓	↓(↓)	↓/↓↓	↑	↑↑	↑	● Tremor, Doppeltsehen, Psychosen, Leberschädigung, Agranulozytose
II	Propranolol	↓	=/↓	↓↓	=	=/↑	=	↓	● Schwindel, Nausea, Diarrhö, Potenzstörungen, Bronchokonstriktion
	Metoprolol	↓	=/↓	↓↓	=	=/↑	=	↓	
III	Amiodaron	↓	(↓)	↓↓	↓	↑	↑	↑↑	● Hyper-, Hypothyreose, Korneaablagerungen, Fotosensibilität, Lungenfibrose
	Sotalol (β-Blocker)	↓	(↓)	↓↓	(↓)	=/↑	=	↑	● Nausea, Diarrhö, Schwindel, Durchblutungsstörungen, Albträume, Hypotonie
IV	Verapamil	↓/↑	↓/=	↓↓	=	=/↑	=	=	● Hypotonie, gastrointestinale Beschwerden
	Diltiazem	=/↓	=	↓↓	=	↑	=	=	● Übelkeit, Müdigkeit, Schwindel
	Gallopamil	↓/↑	=	↓↓	=	↑	=	=	● Schwindel, gastrointestinale Beschwerden
Nukleosid mit kurzfristiger blockierender Wirkung auf den AV-Knoten (AV-Block °III für 2–5 Sekunden)									
	Adenosin	↓ → ↑	=	↓↓↓	=	AV-Bl. °III	=		● Flush, Hypotonie → Hypertonie (kurz), Bronchospasmus, Kopfschmerzen

↓ Verlangsamung = unverändert ↑ Frequenzanstieg/Leitungsverlängerung

A 7.8 Therapie tachykarder Herzrhythmusstörungen

Zur **Akuttherapie** ventrikulärer Tachykardie wird **Ajmalin** (bis zu 1,5 mg/kg Körpergewicht) intravenös appliziert. Diese Substanz besitzt die **kürzeste Halbwertszeit** der Klasse-I-Antiarrhythmika und weist gegenüber Lidocain eine deutlich höhere Konversionsrate auf. Die ausgeprägte Leitungsverzögerung im AV-Knoten, in akzessorischen Leitungsbahnen sowie im Arbeitsmyokard und die Frequenzverlangsamung einer Tachykardie lassen Ajmalin als Mittel der ersten Wahl bei diesen Tachykardien erscheinen. In seltenen Fällen ist jedoch unter Applikation eines Klasse-I-Antiarrhythmikums eine Akzeleration einer ventrikulären Tachykardie in Kammerflimmern zu verzeichnen, sodass diese Therapie **nur unter Defibrillationsbereitschaft** erfolgen sollte.

Als **Dauertherapie** ventrikulärer Arrhythmien sollten Klasse-I-Antiarrhythmika nur noch unter strengster Berücksichtigung der **Indikationseinschränkung** bei strukturell herzkranken Patienten erfolgen. Vorsicht ist insbesondere bei Patienten in den ersten Monaten nach Myokardinfarkt, bei eingeschränkter linksventrikulärer Funktion und bei asymptomatischen ventrikulären Rhythmusstörungen geboten. Im Hinblick auf Prognose und Rezidivhäufigkeit dürfen nur noch **lebensbedrohliche** ventrikuläre Rhythmusstörungen unter engmaschiger Kontrolle mit Antiarrhythmika der Klasse I behandelt werden.

Patienten mit idiopathischer ventrikulärer Tachykardie aus dem rechtsventrikulären Ausflusstrakt, ektoper atrialer Tachykardie oder intermittierendem idiopathischem Vorhofflimmern sprechen häufig gut auf die Therapie mit Klasse-Ic-Substanzen, insbesondere Flecainid, an.

Klasse-II-Antiarrhythmika

Die verschiedenen β-Rezeptoren-Blocker werden als Klasse-II-Antiarrhythmika zusammengefasst. Ihre Wirkung auf ventrikuläre Tachyarrhythmien beruht im Wesentlichen auf dem **sympatholytischen Effekt** mit Senkung der Kammervulnerabilität, der antiischämischen Wirkung bei Patienten mit koronarer Herzerkrankung und der Erhöhung der Kammerflimmerschwelle.

Neuere Untersuchungen zeigen, dass sie in der Therapie von Patienten mit anhaltenden ventrikulären Tachykardien oder Kammerflimmern bezüglich der Prognose und Rezidivhäufigkeit eine bessere Wirksamkeit zeigen als Klasse-I-Substanzen.

Für Patienten mit **belastungs-** oder **isoprenalininduzierten ventrikulären Arrhythmien** stellen β-Rezeptoren-Blocker die Therapie der Wahl dar.

▶ **Merke.** Speziell in der **Postinfarktprophylaxe** reduzieren β-Rezeptoren-Blocker nachweislich den plötzlichen Herztod.

Klasse-III-Antiarrhythmika

Die antiarrhythmische Wirkung der Klasse-III-Substanzen beruht auf der **K$^+$-Kanal-Hemmung** mit **Verlängerung** der **Repolarisation** und der **Refraktärzeit** im Vorhof- und Ventrikelmyokard. Zurzeit sind nur zwei Substanzen mit Klasse-III-antiarrhythmischer Wirksamkeit in Deutschland verfügbar, weitere sind in den USA bereits zugelassen und werden ebenfalls erwähnt.

Sotalol zeigt bei adäquater Dosierung (160–320 mg/d) einen β-blockierenden Effekt, der den Einsatz bei Patienten mit Kontraindikationen zur β-Rezeptoren-Blocker-Therapie einschränkt. Der negativ inotrope Effekt ist gegenüber anderen β-Rezeptoren-Blockern geringer ausgeprägt. Insbesondere in der Behandlung **anhaltender ventrikulärer Tachykardien** scheint Sotalol sowohl in der Effektivität als auch in der Nebenwirkungsrate den Klasse-I-Antiarrhythmika überlegen zu sein. Besonders zu achten ist auf eine Verlängerung der QT-Zeit, die zur Induktion von **Torsades-de-pointes-Tachykardien** und **plötzlichen Todesfällen** zu Beginn einer hoch dosierten Sotaloltherapie führen kann.

Amiodaron, das neben der Klasse-III-Wirkung in sehr geringem Ausmaß β-blockierende, Klasse-I- und Klasse-IV-Eigenschaften aufweist, unterscheidet sich von allen anderen Antiarrhythmika im Wesentlichen durch seine **extrem lange Halbwertszeit** (20–120 Tage), seinen langsamen Wirkungseintritt und das vergleichsweise hohe Risiko z. T. **schwerwiegender Nebenwirkungen**.

Der langsame Wirkungseintritt macht eine **Aufsättigung** mit üblicherweise 1000 mg/d über 7–10 Tage notwendig, damit die Wirkung rasch eintritt. Die **Erhaltungsdosis** liegt je nach Indikation zwischen 200–400 mg/d. An schwerwiegenden Nebenwirkungen sind insbesondere die Hyper- bzw. Hypothyreose (durch die hohe Jodkonzentration), z.T. irreversible Lungenfibrose, neurologische Störungen, Leberveränderungen und Fotosensibilität zu nennen. Dagegen führt die häufig zu verzeichnende Einlagerung des Amiodarons in die Hornhäute selten zu Sehstörungen und damit notwendigem Therapieabbruch. Diese Nebenwirkungen lassen Amiodaron trotz hoher Effektivität zur Unterdrückung sowohl **supraventrikulärer** als auch **ventrikulärer Arrhythmien** speziell bei jüngeren Patienten mit langer Lebenserwartung als Reservemittel erscheinen.

Ibutilide, ein in Deutschland noch nicht zugelassenes Methansulfonamid, wirkt während der Plateauphase des Aktionspotenzials auf einwärtsgerichtete K^+-Kanäle. In den USA ist es zur pharmakologischen Terminierung von Vorhofflimmern und -flattern zugelassen, wobei die Effektivität bei Vorhofflattern deutlich besser ist.
Unter kontinuierlichem EKG-Monitoring wird initial 1 mg Ibutilide über 10 Minuten intravenös gegeben. Bei Ausbleiben der Konversion in den Sinusrhythmus kann nach weiteren 10 Minuten erneut 1 mg appliziert werden.

Weitere Klasse-III-Antiarrhythmika werden im Rahmen von multizentrischen Studien zurzeit hinsichtlich ihrer Sicherheit und Effektivität überprüft. Dazu gehört neben **Dofetilide** und **Azimilide** auch **Dronedarone**, eine jodfreie Variante des Amiodarons, das jodinduzierte Nebenwirkungen vermeiden soll.

▶ **Merke.** Zu beachten ist bei jeder **Neueinstellung** auf Klasse-III-Antiarrhythmika das mögliche Auftreten von **Torsades de pointes** als Ausdruck eines proarrhythmischen Effektes bei ca. 2–3 % der behandelten Patienten.

Klasse-IV-Antiarrhythmika

Kalziumantagonisten wie **Verapamil**, **Diltiazem** und **Gallopamil** werden als Klasse-IV-Antiarrhythmika zusammengefasst. Sie haben eine **negativ chronotrope Wirkung** im AV-Knoten sowie antiischämische und antihypertensive Effekte und werden zur Akutbehandlung **supraventrikulärer Arrhythmien** mit vorzugsweise schmalem QRS-Komplex eingesetzt. Durch raschen Wirkungseintritt bei intravenöser Applikation stellt **Verapamil** (5–10 mg) ein Mittel der Wahl zur Akutbehandlung bei Patienten mit **Makro-Reentry-Tachykardien** mit schneller AV-Überleitung sowie zur Frequenzkontrolle bei **Vorhofflattern** bzw. **-flimmern** dar.
Kontraindiziert sind Kalziumantagonisten bei unklaren Tachykardien mit breitem QRS-Komplex, da die negativ inotrope Wirkung bei ventrikulären Tachykardien zum Blutdruckabfall und zur Induktion von Kammerflimmern führen kann.

▶ **Merke.** Bei schneller Überleitung von **Vorhofflimmern** über eine offene akzessorische Leitungsbahn beim **WPW-Syndrom** sind **Kalziumantagonisten kontraindiziert**.

Adenosin

Adenosin ist ein endogenes Nukleosid, das **kurzfristig** einen **AV-Block** induzieren kann. Dieser passagere AV-Block und die extrem kurze Halbwertszeit (wenige Sekunden) machen Adenosin zum fast idealen Medikament, um Tachykardien, die den AV-Knoten als notwendigen Bestandteil einer „Reentry"-Tachykardie einbeziehen (**AV-Reentry-Tachykardie, AV-Knoten-Reentry-Tachykardie**), zu beenden. In adäquater Dosierung (6–18 mg), rasch als i.v. Bolus gegeben, terminiert es über 95 % dieser Tachykardien.
Adenosin beeinflusst den Blutdruck nur gering und kurzzeitig. Es wird darum bei unklaren Tachykardien, egal ob mit schmalem oder breitem QRS-Komplex, **differenzialdiagnostisch** eingesetzt, da der AV-Block:
- **atriale Tachykardien** oder **Vorhofflattern** demaskiert: die P-P-Abstände (atriale Frequenz) bleiben unabhängig vom Ausmaß der AV-Blockierung unverändert und dissoziieren gleichzeitig von der Kammeraktivierung;
- **ventrikuläre Tachykardien** unbeeinflusst lässt und
- **AV-Reentry-** und **AV-Knoten-Reentry-Tachykardien** über die A-V-synchrone Verlangsamung terminiert.

Wichtig ist die maximal schnelle Bolusgabe, ohne die kein Effekt zu erzielen ist. Der Patient ist vor der Applikation auf ein über Sekunden anhaltendes unangenehmes Gefühl, ggf. mit Übelkeit und Flush-Symptomatik hinzuweisen.

Einzig bei Patienten mit „offener" akzessorischer Leitungsbahn kann es durch Induktion von Vorhofflimmern und antegrader Fortleitung über die Bahn theoretisch zu Kammerflimmern kommen.

Aufgrund der möglichen Nebenwirkung eines Bronchospasmus ist Adenosin bei Patienten mit **obstruktiven Lungenerkrankungen kontraindiziert**. Sollte bei einem Patienten ein Bronchospasmus induziert werden, ist **Theophyllin** ein sofort wirkender **Antagonist**.

Herzglykoside

Der Wirkmechanismus der Herzglykoside besteht in der **Hemmung** der **Na^+/K^+-ATPase** mit resultierender Erhöhung der intrazellulären Ca^{2+}-Konzentration. Herzglykoside wirken **positiv inotrop** und **bathmotrop** sowie **negativ chronotrop** und **dromotrop**. Die letzte Wirkung ist entscheidend für den vorwiegenden Einsatz zur Frequenzkontrolle von **Vorhofflimmern** und **-flattern**. Intraventrikuläre Leitungsstörungen mit der Folge von VES oder VT sowie Blockierung des Reizleitungssystems stellen den Großteil der unerwünschten Nebenwirkungen. **Kontraindikationen** sind ein bekanntes Sick-Sinus-Syndrom, höhergradige AV-Blockierungen (ausgenommen nach Schrittmacherimplantation) und Elektrolytentgleisung (Hypokaliämie, Hyperkalzämie). Insbesondere Digoxin muss bei bekannter Niereninsuffizienz in der Dosis angepasst werden, dies ist bei Digitoxin nicht notwendig. Ein spezifisches **Antidot** steht mit Antikörperfragmenten aus Schafserum zur intravenösen Gabe bei Digitalisintoxikation zur Verfügung.

7.8.3 Katheterablation

Die meisten supraventrikulären und einige ventrikuläre tachykarde Herzrhythmusstörungen sind kurativ durch die Katheterablation behandelbar. Dabei hat die **perkutane Katheterablation** mittlerweile die operative Ablation vollständig verdrängt (Abb. **A-7.28**). Sie schließt sich an die Diagnosesicherung mittels EPU in gleicher Sitzung an. Durch das vorangegangene Mapping und die Stimulationsmanöver kann der kritische Anteil des für die Herzrhythmusstörung verantwortlichen Herzabschnittes genau ermittelt werden. Ein steuerbarer Ablationskatheter wird an den verantwortlichen Bereich angelegt. Die punktförmige Hochfrequenzstromablation verödet das Myokard, sodass eine erneute Arrhythmie nicht mehr möglich ist (Katheterspitzen-Temperatur ca. 50–70 °C).

A-7.28 Katheterablation einer antegrad leitenden akzessorischen Leitungsbahn

Beispiel: Technik der Katheterablation einer akzessorische Leitungsbahn (AL)
Invasive elektrophysiologische Untersuchung (EPU) und genaue Lokalisation der Insertion der akzessorischen Leitungsbahn mithilfe intrakardialer Elektrogramme (**a**).
Am Ort der Insertion der akzessorischen Leitungsbahn (**b**) lässt sich sowohl ein Vorhofpotenzial (A) als auch Kammerpotenzial (V) nachweisen. Die Kammer wird über die Leitungsbahn frühzeitig erregt (vor Beginn der Deltawelle im Oberflächen-EKG, siehe gelbe Linie), weswegen hier Vorhof- und Kammerpotenzial fusionieren. Genau an der Insertionsstelle der AL ist ein spezifisches Aktivierungspotenzial (AP) der AL nachweisbar. Fokale Hochfrequenzstromablation an dieser Lokalisation unterbricht die Impulsfortleitung über die AL. Nach Ablation kann neben dem Wegfall der Deltawelle im Oberflächen-EKG die Aufsplittung des lokalen Signales (**c**) nachgewiesen werden.

7 Herzrhythmusstörungen

Viele Herzrhythmusstörungen sind mit einer Erfolgsrate von > 95 % heilbar (Tab. A-7.7). Das mit der Ablation assoziierte Risiko umfasst lokale Komplikationen im Punktionsbereich (Hämatom, AV-Fistel, Aneurysma spurium, Pneumothorax) und Verletzungen im Bereich des Herzens bzw. der zuführenden Gefäße (Perforation, AV-Block, Tamponade etc.). Je nach Komplexität des Eingriffes und Erfahrung des Untersuchers ist das Risiko mit ca. 2 % anzugeben.

A-7.7 Übersicht über Herzrhythmusstörungen, die mit einer Wahrscheinlichkeit von > 95 % durch die Katheterablation behandelbar sind

- AV-Knoten-Reentry-Tachykardien (ANRT)
- akzessorische Leitungsbahnen bzw. AV-Reentry-Tachykardien (AVRT)
- Vorhofflattern vom gewöhnlichen Typ
- fokale atriale Tachykardien
- atriale Makroreentry-Tachykardien
- idiopathische ventrikuläre Tachykardien aus dem Ausflusstrakt des rechten Ventrikels
- idiopathische linksventrikuläre Tachykardien

7.9 Plötzlicher Herztod

▶ **Definition.** Der plötzliche Herztod ist definiert als ein **unerwarteter natürlicher Tod**, der **innerhalb 1 Stunde** nach Beginn einer klinischen Symptomatik oder unbeobachtet auftritt. Eine zugrunde liegende Herzerkrankung kann zuvor bekannt sein, aber sowohl Zeit als auch Art des Todes sind unerwartet.

Häufigkeit und Ätiologie: Der plötzliche Herztod ist die Ursache von jährlich ca. **100 000** Todesfällen in Deutschland. Bei Patienten mit Herz-Kreislauf-Stillstand liegt am häufigsten eine **KHK** vor, umgekehrt gehen bei KHK **50 % der Todesfälle** auf den plötzlichen Herztod zurück. Seltener findet sich beim Herz-Kreislauf-Stillstand eine andere strukturelle Herzerkrankung.

Mehr als ¾ aller Kreislaufstillstände werden durch **Rhythmusstörungen** verursacht, am häufigsten ist das Kammerflimmern, seltener sind ventrikuläre Tachykardien, Asystolie bzw. Bradykardie. Zum Zeitpunkt der Wiederbelebung findet sich Kammerflimmern bei 75 %, eine ventrikuläre Tachykardie bei 10 % und eine Bradykardie/Asystolie bei 15 % der Patienten.

Pathogenese: Bei der **KHK** spielt neben einer kreisenden Erregung um eine alte Infarktnarbe die Ischämie eine entscheidende Rolle. Bei 25–75 % aller plötzlichen Todesfälle zeigen sich autoptisch Koronarthromben und Plaque-Fissuren. In der chronischen Phase nach **Myokardinfarkt** steigt das Risiko eines plötzlichen Herztodes mit Abnahme der linksventrikulären Pumpfunktion (LV-EF < 35 %) und dem Auftreten komplexer ventrikulärer Extrasystolen. Bei 25 % aller Patienten mit KHK ist der plötzliche Herztod die Erstmanifestation der Erkrankung. Patienten mit linksventrikulärer Funktionsstörung anderer Genese (z. B. Kardiomyopathie, Herzfehler) sind ebenfalls vom plötzlichen Herztod bedroht.

Klinik: Je nach Ätiologie können die Beschwerden in der Prodromalphase zwischen dem klinischen Bild des akuten Herzinfarkts (Infarktschmerz, Dyspnoe, Verschlechterung des Allgemeinzustandes etc.), tachykarder Palpitationen und Herzrasen bis zur Präsynkope variieren. Schnell entwickelt sich eine akute Schocksymptomatik mit Zentralisation des Kreislaufs (Zyanose, Kaltschweißigkeit, Unruhe, Desorientiertheit → Bewusstseinsverlust).

Diagnostik und Differenzialdiagnose: Um die hohe Zahl von plötzlichen Todesfällen zu verringern, wäre eine Prävention mit Erkennung der Risikopatienten notwendig. Das **größte Risiko** haben Patienten mit:
- bereits einmal **überlebtem Kammerflimmern** ohne akuten Myokardinfarkt
- **ischämischer Herzerkrankung** mit kurzen Episoden ventrikulärer Tachykardien und reduzierter LV-Funktion (EF < 40 %)
- deutlich **reduzierter LV-Funktion** (EF < 30 %)
- **verlängertem QT-Intervall**, besonders wenn bereits Synkopen aufgetreten sind
- einem **Brugada-Syndrom**, das bereits symptomatisch geworden ist.

> **Merke.** Bei Patienten nach erfolgreicher Wiederbelebung ist die Erfassung und ggf. Eingrenzung der Schwere einer organischen Herzerkrankung, besonders der koronaren Herzkrankheit, von entscheidender Bedeutung.

Hierzu ist eine komplette kardiale Diagnostik (LZ-EKG, Ergometrie, Echokardiografie, Koronar- und Ventrikulografie und ggf. Myokardbiopsie) notwendig.

Therapie: Die unmittelbare Therapie eines Herz-Kreislauf-Stillstandes liegt in der **kardiopulmonalen Reanimation** (s. u.). Nach erfolgreicher Reanimation und Stabilisierung wird primär die zugrunde liegende Herzerkrankung mit allen zur Verfügung stehenden Mitteln optimal behandelt.

Bei Patienten mit ventrikulären Arrhythmien stehen prinzipiell pharmakologische und nicht pharmakologische Therapien zur Verfügung (s. o.).

Über die erfolgreichen Katheterablationen von VES, die Phasen von VT oder Kammerflimmern triggern, ist mittlerweile in der Postinfarktphase, bei Brugada-Syndrom und beim Long-QT-Syndrom berichtet worden.

> **Merke.** Die Wirksamkeit einer prophylaktischen antiarrhythmischen Therapie ist für Patienten nach Myokardinfarkt einzig für β-Rezeptoren-Blocker nachgewiesen.

7.10 Kardiopulmonale Reanimation

7.10.1 Voraussetzungen

Die **erfolgreiche Wiederbelebung** bei plötzlichem Herz-Kreislauf-Stillstand außerhalb eines Krankenhauses hängt wesentlich von folgenden **Faktoren** ab:
- einheitliche Notfallnummer
- gut funktionierendes Notfallsystem mit schnellem Erreichen jedes Unfallortes durch Notarztsysteme
- gut ausgebildetes paramedizinisches Personal, z. B. Rettungssanitäter, Feuerwehrleute
- große Zahl von Laien, die die Technik der Wiederbelebung beherrschen
- Vorhandensein von halbautomatischen Defibrillatoren an Orten mit großem Personenaufkommen (Kino, Flughäfen, Bahnhöfe etc.).

Bei einem optimalen Notfallsystem innerhalb von Ballungsräumen liegen die **Erfolgsaussicht** einer kardiopulmonalen Reanimation bei **maximal 40 %** und die Entlassungsrate der Patienten aus dem Krankenhaus bei 15–35 %.

7.10.2 Praktisches Vorgehen

Die erste Maßnahme nach Erfassung der Notfallsituation ist die **Aktivierung** des jeweils zur Verfügung stehenden **Notfallsystems**.

Symptome des Herz-Kreislauf-Stillstandes sind:
- Bewusstseinsverlust mit oder ohne Krampfanfall
- fehlende zentrale Pulse und fehlende Herztöne
- fehlende Atmung.

Da mit der externen Herzmassage maximal 30 % des unteren Normbereiches vom Herzzeitvolumen aufrechterhalten werden können, sollte sofort versucht werden, einen **effektiven Herzrhythmus wiederherzustellen**. Kammerflimmern ist bis zum Beweis des Gegenteils als primäre Ursache des Herz-Kreislauf-Stillstandes anzunehmen. Der **Früh-Defibrillation** ggf. durch paramedizinisches Personal kommt hinsichtlich der Überlebenschance die entscheidende Bedeutung zu. Wenn ein externer Defibrillator zur Verfügung steht, sollte bei unbekannter Ursache des Kreislaufstillstandes keine Zeit mit einer adäquaten Oxygenierung verloren werden, sondern eine **sofortige** Defibrillation mit der **maximal zur Verfügung stehenden Energie** erfolgen. Erst wenn diese nicht zum Erfolg führt oder primär kein Defibrillator zur Verfügung steht, ist mit einer externen Herzdruckmassage und externer Beatmung zu beginnen.

Die **Leitlinien des European Resuscitation Council** (Abb. **A-7.29**) fordern hierbei das **Freilegen** der Atemwege, die **externe Herzdruckmassage** und die **künstliche Beatmung**.

Der Patient wird nach manueller **Freilegung der Atemwege** zur **Herzdruckmassage** auf eine harte Unterlage gelegt. Eine Hand wird mittig auf dem Sternum und die zweite darüber platziert. Der Thorax wird ≥ 100-mal pro min mit einer Kompressionstiefe von ≥ 5 cm komprimiert.

Nach **30 Kompressionen** wird **2 × beatmet:** Der Kopf wird rekliniert und eine Mund-zu-Nase- oder Mund-zu-Mund-Beatmung durchgeführt. Auf die korrekte Platzierung des Ambu-Beutels ist zu achten („C-Griff").

Die Herzdruckmassage wird beendet, sobald sich ein palpabler Puls oder messbarer Blutdruck einstellt.
Bei primärer Asystolie sind die **Adrenalingabe** über einen **venösen Zugang** und die rasche **externe Schrittmacherstimulation** lebensrettend.
Ist kein venöser Zugang möglich, sollte Adrenalin intraossär appliziert werden.

Verwendung von halbautomatischen Defibrillatoren

Halbautomatische Defibrillatoren zeigen dem **Ersthelfer** die durchzuführenden Maßnahmen an. Nach Aufkleben der Elektroden führt das Gerät die Rhythmusanalyse durch und gibt ggf. die Empfehlung zur Defibrillation. Diese muss vom Helfer bestätigt und nach Information der weiteren Helfer ausgelöst werden.
Nach 3-maliger ineffektiver Defibrillation wird Adrenalin (1 mg) und **Amiodaron** (300 mg) gegeben.

Hierbei hat sich nach den **Leitlinien des European Resuscitation Council** (ERC 2010, Abb. **A-7.29**) folgende Regel etabliert:
- **Freilegen** der Atemwege
- **externe Herzdruckmassage**
- **künstliche Beatmung** durch Mund-zu-Nase- bzw. Mund-zu-Mund-Beatmung oder Intubation mit maschineller Beatmung.

Zuerst erfolgt die manuelle **Freilegung der Atemwege** von Aspirationsgut oder Zahnprothesen.
Anschließend müssen zur effektiven **externen Herzdruckmassage** folgende Details beachtet werden:
- Der Patient sollte auf eine harte Unterlage gelegt werden.
- Bei Erwachsenen wird eine Hand mit dem Handballen auf die Mitte des Sternums und die zweite Hand darüber gelegt.
- Durch gleichmäßige Herzdruckmassage mit einer Kompressionstiefe von ≥ 5 cm wird eine optimale Auswurfleistung bei ≥ 100 Kompressionen pro Minute erreicht.

Nach **30 Kompressionen** wird **2 × beatmet:** Das Kinn des Patienten wird angehoben und der Kopf nach hinten geneigt, indem man mit der einen Hand fest auf die Stirn drückt und mit der anderen Hand unter dem Kinn oder Kieferwinkel den Unterkiefer nach vorne bringt. Danach wird eine Mund-zu-Nase- oder Mund-zu-Mund-Beatmung durchgeführt. Bei Verwendung eines Ambu-Beutels ist auf die korrekte Platzierung der Maske und Dichtigkeit zu achten, dabei hält eine Hand sowohl das Kinn hoch als auch die Maske fest auf dem Gesicht des Patienten („C-Griff").
Die Herzdruckmassage sollte beendet werden, sobald sich effektive Herzkontraktionen einstellen, welche zu einem palpablen Puls oder messbaren Blutdruck führen.
Zu den erweiterten Maßnahmen zählt das Legen eines **venösen Zugangs**. Bei primärer Asystolie als Ursache des Herz-Kreislauf-Stillstandes sind eine **Adrenalingabe** und möglichst rasche **externe Schrittmacherstimulation** lebensrettend.
Bei fehlendem venösem Zugang ist Adrenalin auch intraossär applizierbar, um so eine periphere Dilatation der Widerstandsgefäße zu verhindern bzw. zu bekämpfen, die zu einer ineffektiven Herzdruckmassage führen könnte.

Verwendung von halbautomatischen Defibrillatoren

Halbautomatische Defibrillatoren sind so konzipiert, dass sie dem **Ersthelfer** Schritt für Schritt die durchzuführenden Maßnahmen anzeigen:
- zunächst klebt der Ersthelfer die Elektroden auf den Brustkorb des Patienten,
- dann wird über diese Elektroden eine Rhythmusanalyse durchgeführt,
- ggf. gibt das Gerät eine Empfehlung zur Defibrillation,
- sie muss vom Helfer bestätigt werden,
- der Helfer löst dann nach Information der weiteren Helfer die Defibrillation aus.

Bei Ineffektivität 3-maliger externer Defibrillation trotz maximaler Energie oder wiederholtem Kammerflimmern wird Adrenalin (1 mg) alle 3–5 min appliziert sowie 1-malig 300 mg **Amiodaron** verabreicht, um die Effektivität zu steigern bzw. die Rezidivneigung zu senken.

A-7.29 Kardiopulmonale Reanimation (CRP) bei Erwachsenen

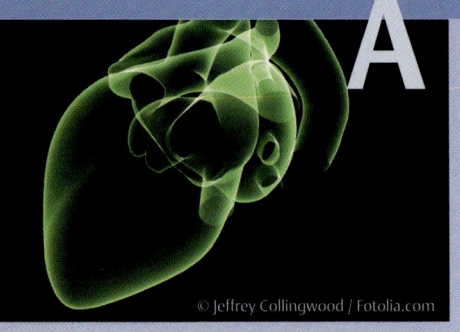

8 Erkrankungen von Perikard und Endokard

8.1 Erkrankungen des Perikards 154
8.2 Erkrankungen des Endokards 159

8.1 Erkrankungen des Perikards

8.1.1 Perikarditis

▶ Definition. Bei der Perikarditis liegt eine Entzündung des parietalen und des viszeralen Blattes des Herzbeutels vor. Häufig ist gleichzeitig der angrenzende Herzmuskel von der Entzündung befallen (Perimyokarditis). Man unterscheidet eine **akute**, eine **chronische** (> 3 Monate anhaltend) und eine **chronisch-konstriktive** (S. 158) Form.

Epidemiologie: Entzündliche Perikardveränderungen liegen bei 2–6 % aller obduzierten Patienten vor. Klinisch wird eine Perikarditis seltener diagnostiziert, da sie von der Grunderkrankung häufig überlagert wird (z. B. beim Myokardinfarkt).

Ätiologie: Die Ursachen einer Perikarditis sind sehr unterschiedlich (Tab. **A-8.1**). Bei der **akuten** Perikarditis ist der Anteil der viral bedingten Perikarditiden mit 30–50 % relativ hoch. Zu einem **chronischen** Verlauf kommt es insbesondere bei Tuberkulose, Kollagenosen, Autoimmunprozessen, Urämie, Neoplasien, Bestrahlungen und Chyloperikard. Eine chronische Perikarditis kann sich auch ohne eine vorausgegangene akute Perikarditis entwickeln.

A-8.1 Ursachen der Perikarditis

idiopathisch bei infektiösen Erkrankungen
- viral (bevorzugt Echo-, Adeno-, Coxsackie-A- und -B-, Influenza-Viren)
- bakteriell (z. B. Pneumokokken, Staphylococcus aureus, Mykobakterien [Tbc])
- mykotisch (meist Candida)
- sonstige Erreger (z. B. Amöben, Toxoplasmen)

bei entzündlichen, nicht infektiösen Erkrankungen
- Sarkoidose
- Amyloidose

bei Autoimmunprozessen und Überempfindlichkeitsreaktionen
- rheumatisches Fieber
- systemischer Lupus erythematodes
- rheumatoide Arthritis (seltener)
- Myokardinfarkt (Dressler-Syndrom)
- Postkardiotomie-Syndrom
- medikamentös induziert (z. B. Hydralazin, Procainamid)

als Begleiterkrankung benachbarter Organe
- Myokardinfarkt (Dressler-Syndrom)
- Myokarditis
- Aortenaneurysma

bei Stoffwechselerkrankungen
- Urämie (bei terminaler Niereninsuffizienz)
- Myxödem (bei ausgeprägter Hypothyreose)

bei Neoplasien
- z. B. Lymphome, Leukämien, Bronchialkarzinom
- sekundär durch Metastasen
- nach Chemotherapie (z. B. Doxorubicin)
- nach Radiatio

nach Traumen
- penetrierende Thoraxtraumen
- nicht penetrierende Traumen

Pathogenese: Bei der **akuten** Perikarditis wird eine **trockene fibrinöse** und eine **feuchte exsudative Form** unterschieden. Neben der Fibrinabsonderung kann sich ein Erguss mit seröser, hämorrhagischer, purulenter oder chylöser Flüssigkeit bilden. Bei Übergang in eine **chronische** Form entstehen Granulationsgewebe und eine fibrotische Umwandlung der Perikardblätter.
Beim Vorliegen eines Perikardergusses resultiert aus der Kompression des Herzens ein Anstieg der Drücke im Ventrikel und im Vorhof. Bei rascher Entwicklung eines Ergusses können bereits kleine Ergussmengen (ab ca. 150 ml) hämodynamisch relevant sein. Bei großem Erguss droht eine **Perikardtamponade** (s. u. und S. 157). Die Pathophysiologie der chronischen Perikarditis gleicht der der akuten. Bei langsamer Ergussentwicklung können jedoch größere Flüssigkeitsvolumina toleriert werden.

Chronische Ergüsse führen in der Regel erst bei einem Volumen von ca. 300 ml zu Symptomen.

Klinik und Komplikationen: Insbesondere bei infektiöser Genese kommt es oft zu Prodromi mit Fieber und Myalgien. Beim **akuten** Verlauf treten häufig **retrosternale Schmerzen** mit Ausstrahlung in den Hals und in den linken Arm auf. Die Schmerzen nehmen meist bei Inspiration zu und beim Aufsitzen und Vornüberbeugen leicht ab. Entwickelt sich ein Perikarderguss, kommt es zu körperlicher Schwäche, Dyspnoe und Tachypnoe sowie zu Oberbauchbeschwerden infolge einer Einflussstauung. Eine **Perikardtamponade** (S. 157) bietet das Bild eines kardiogenen Schocks mit erniedrigtem Blutdruck und Tachykardie. Die **chronische** Perikarditis verläuft häufig oligo- oder asymptomatisch.

Diagnostik: Das Leitsymptom der Perikarditis ist ein systolisches oder systolisch-diastolisches ohrnahes **Reibegeräusch** von schabendem Charakter. Fibrinbeläge der Pleura, die mit dem Perikard in Kontakt kommen, lösen zusätzlich ein Reibegeräusch aus. Rein pleurale Geräusche verschwinden beim Atemanhalten. Beim Übergang von der trockenen zur exsudativen Form werden die Herztöne leiser und das Geräusch verschwindet häufig.

> ▶ **Merke.** Ein Perikardreiben schließt einen Perikarderguss nicht aus.

Bei einem hämodynamisch wirksamen Perikarderguss kommt es zur Tachykardie und zum Rückstau des Blutes vor dem rechten Herzen sowie zu prall gefüllten Zungengrund- und Jugularvenen. Der Druck in den Jugularvenen steigt systolisch paradox an **(Kußmaul-Zeichen)**. Ein tamponierender Erguss geht meist mit einem **Pulsus paradoxus** einher, bei dem der Blutdruck inspiratorisch um mehr als 10 mmHg abfällt. Er ist an der A. femoralis meist leichter diagnostizierbar als an der A. radialis. Durch Blutdruckmessung mit Manschette und Stethoskop ist die Paradoxie am besten festzustellen.

Die **Laborwerte** sind der Ätiologie der Perikarditis entsprechend verändert. In der Regel bestehen Entzündungszeichen mit Leukozytose und BSG-Erhöhung. CK-MB und Troponin können infolge Mitbeteiligung epikardialer Myokardanteile leicht erhöht sein. Serologische Standardtests zum Nachweis einer viralen Genese der Entzündung werden häufig erst nach 2 Wochen positiv. Beim Postmyokardinfarktsyndrom sind gelegentlich antimyokardiale Antikörper nachweisbar.

Im **akuten Stadium** der Perikarditis tritt im **EKG** häufig in allen Ableitungen eine **konkav nach oben gerichtete ST-Strecken-Hebung** auf (Abb. **A-8.1a**) (beim **Myokardinfarkt** ist die Hebung in der Regel in mehreren benachbarten Ableitungen lokalisiert monophasisch und **konvexbogig** nach oben gerichtet). Im Verlauf wird die ST-Strecke wieder isoelektrisch, danach können terminal negative T-Wellen auftreten, die gelegentlich chronisch persistieren. Bei **großem Perikarderguss** liegen meist eine **Niedervoltage** und gelegentlich ein elektrischer Alternans (Schwankungen von Höhe und Richtung des QRS-Komplexes) vor.

> ▶ **Merke.** Die **Echokardiografie** ist die Methode der Wahl zur Erfassung eines Perikardergusses und der Ergussmenge (Abb. **A-8.1b**).

Zudem kann damit eine ergussbedingte Kompression des rechten Ventrikels und Vorhofs erfasst werden. Bei chronischer Perikarditis unklarer Genese sollte der Erguss diagnostisch punktiert werden (bei V. a. Tuberkulose möglichst erst nach tuberkulostatischer Anbehandlung, um eine hämatogene Bakterienaussaat zu verhindern).

In der **Röntgen-Thorax-Übersicht** vergrößert sich bei einer Ergussmenge von 500 ml in der Regel der Herzschatten. Typischerweise tritt dann eine **Zelt- oder Bocksbeutelform** des Herzens auf. Zeichen einer pulmonalen Stauung sind nicht zu sehen.

CT und **MRT** werden eingesetzt bei schlechter Schallbarkeit des Patienten, zur Erfassung von Blutungen oder bei V. a. Vorliegen einer malignen Erkrankung mit Perikardbeteiligung.

A-8.1 EKG- und Echokardiografie-Befund bei akuter Perikarditis

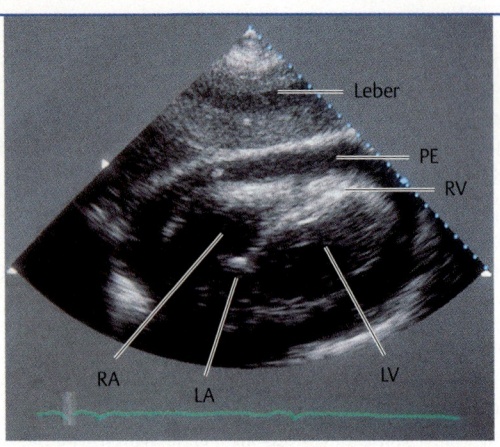

a Charakteristisch sind ST-Strecken-Elevationen in allen Ableitungen (mit Ausnahme von aVR) und der konkave ST-Strecken-Verlauf.
b Zirkulärer Perikarderguss (= PE) bei einem Patienten mit Bronchialkarzinom: Der rechte Ventrikel (RV) wird durch den Erguss komprimiert (Perikardtamponade). RA = rechter Vorhof, RV = rechter Ventrikel, LA = linker Vorhof, LV = linker Ventrikel.

Differenzialdiagnose: Myokardinfarkt, instabile Angina pectoris, Herzinsuffizienz, Lungenembolie, Pneumothorax, Aortenaneurysma; Pleuritis, Ösophagusprozesse.

Therapie: Die Therapie richtet sich nach der **Grunderkrankung** (Tab. **A-8.2**). Die symptomatische Behandlung eines begleitenden Perikardergusses besteht in der Gabe von nichtsteroidalen Antiphlogistika und Diuretika.

Differenzialdiagnose: Für die akute Form insbesondere frischer **Myokardinfarkt** (CK- und Troponin-Werte sind in der Regel höher). Daneben muss auch an instabile Angina pectoris, Herzinsuffizienz, Lungenembolie, Pneumothorax und dissezierendes Aortenaneurysma gedacht werden. Bei der chronischen Form sind die Pleuritis und Ösophaguserkrankungen in Betracht zu ziehen.

Therapie: Allgemein sollen sich die Patienten schonen. Die Therapie richtet sich nach der **Grunderkrankung** (Tab. **A-8.2**). Die symptomatische Behandlung eines begleitenden Perikardergusses besteht in der Gabe von nichtsteroidalen Antiphlogistika und Diuretika. Alternativ und additiv wird gelegentlich Colchizin eingesetzt. Bei drohender Herzbeuteltamponade muss eine Entlastungspunktion durchgeführt (s. Exkurs Perikardpunktion) und ggf. eine Perikarddränage angelegt werden.

A-8.2 Therapie der Perikarditis

Ursache	Therapie
▪ bei bakterieller Genese	Antibiotika
▪ bei V. a. tuberkulöse Genese	Tuberkulostatika
▪ nach rheumatischem Fieber	Behandlung der Grunderkrankung
▪ bei allergischer Perikarditis und bei Kollagenosen	Steroide
▪ bei idiopathischer oder viraler Genese	nichtsteroidale Antiphlogistika (ggf. plus Colchizin)
▪ bei Postmyokardinfarkt- und Postkardiotomie-Syndrom	ASS, ggf. plus Colchizin (Zurückhaltung mit anderen nichtsteroidalen Antiphlogistika wegen möglicher negativer Effekte auf Heilung und Narbenbildung)
▪ bei urämischer Perikarditis	Dialyse

▶ **Exkurs.** **Perikardpunktion:** Die Punktion ist indiziert zur Erregerdiagnostik bei V. a. bakterielle Genese der Perikarditis und bei drohender Herzbeuteltamponade (bei Ergüssen mit diastolisch > 20 mm Ausmaß meist indiziert). Sie wird mit einer langen Nadel im Winkel zwischen Processus xiphoideus und dem linkssternalen Rippenansatz oder echokardiografisch gesteuert zwischen den Rippen durchgeführt. Gegebenenfalls muss eine Perikarddränage angelegt werden. Die Analytik des Punktats umfasst Kulturen (Bakterien, Pilze), Gram- und Ziehl-Neelsen-Färbung, evtl. Viruskulturen und PCR (z. B. für Coxsackie-, EBV-Viren) sowie eine Zytologie (maligne Zellen?). Messgrößen wie Proteingehalt, LDH, Glukose, rotes oder weißes Blutbild sind nur selten diagnostisch wegweisend.

Verlauf und Prognose: Diese sind von der Ätiologie und Form der Perikarditis abhängig. Die meisten Perikarditiden heilen aus, andere gehen in einen chronischen Verlauf über. Bei den viral bedingten Formen besteht eine Rezidivneigung. Selten geht die akute Perikarditis in eine chronisch-konstriktive Form (S. 158) über.

▶ **Klinischer Fall.** Bei einem 36-jährigen Patienten traten 5 Tage nach einem grippalen Infekt retrosternale Druckschmerzen mit Ausstrahlung in den linken Arm und in die Halsregion sowie intermittierende Herzstiche auf. Der hinzugerufene Hausarzt überwies den Patienten zum Ausschluss eines Myokardinfarktes in die Klinik. Bis auf einen Nikotinkonsum mit 15 Zigaretten/d lagen keine kardialen Risikofaktoren vor. Bei der körperlichen Untersuchung fiel ein systolisch-diastolisches ohrnahes und schabendes Reibegeräusch auf. Laborchemisch waren die CK und CK-MB (220/14 U/l) sowie Troponin T mit 0,12 ng/l minimal erhöht. (Die Werte blieben bei Kontrollen in den folgenden 8 h konstant.) Ferner fanden sich eine erhöhte BSG und eine Leukozytose (12 700/μl) mit Lymphozytose. Im EKG zeigten sich in allen Ableitungen (mit Ausnahme von aVR) konkav nach oben gerichtete ST-Strecken-Hebungen bis maximal 0,20 mV. Das Thorax-Röntgenbild war unauffällig. Echokardiografisch war kein relevanter Perikarderguss sichtbar. Die myokardiale Pumpfunktion war normal. Unter dem Verdacht auf eine akute Perikarditis wurde der Patient zur stationären Überwachung aufgenommen. Das EKG und die CK-Werte wurden zur Erfassung einer myokardialen Mitbeteiligung engmaschig kontrolliert. Es erfolgten echokardiografische Kontrolluntersuchungen, um die Entwicklung eines Perikardergusses nicht zu übersehen. Der Patient erhielt Ibuprofen gegen die Schmerzen und konnte nach 3 Tagen beschwerdefrei in die ambulante Behandlung entlassen werden.

Herzbeuteltamponade

▶ **Definition.** Bei der Herzbeuteltamponade handelt es sich um einen kardialen Notfall, mit Einschränkung der diastolischen Füllung der Ventrikel infolge einer Flüssigkeitsansammlung (z. B. Blut, Exsudat) im Perikard.

Ätiologie: Die häufigste Ursache ist eine **Perikarditis**, v. a. unter Antikoagulanzienbehandlung. Weitere Ursachen sind Myokardruptur bei Infarkt, Traumen (Stichverletzungen, stumpfes Trauma, nach medizinischen Eingriffen wie diagnostischer Punktion, Katheterablation oder Koronarintervention), nach herzchirurgischen Eingriffen, dissezierende Aortenaneurysmen und Neoplasien.

Pathophysiologie: Der Erguss behindert die diastolische Ventrikelfüllung, wodurch es zu einem **Rückstau des Blutes vor dem rechten Herzen** kommt. **Die Reduktion des Schlag- und Minutenvolumens** wird anfangs durch Schlagfrequenzerhöhung kompensiert, später fällt der Blutdruck ab. Die hämodynamische Wirkung der Tamponade wird durch die **Flüssigkeitsmenge**, deren Akkumulationsgeschwindigkeit und durch die Perikardelastizität bestimmt.

Klinik und Komplikationen: Es kommt zu **akuter Atemnot, Tachykardie**, Beklemmungsgefühlen, Schwindel und bei Anstrengung zu Synkopen. Der Patient hat dumpfe retrosternale Schmerzen. Die abnehmende Auswurfleistung des linken Herzens kann zum **kardiogenen Schock** führen.

Diagnostik:
Auffällig ist die Trias:
- Paradoxie des arteriellen und venösen Drucks
- venöse Stauung
- arterielle Hypotension.

Ein **Pulsus paradoxus** ist gekennzeichnet durch einen abnormen Abfall des systolischen Drucks bei Inspiration um > 10 mmHg (an der A. femoralis meist leichter diagnostizierbar als an der A. radialis).

Kußmaul-Zeichen (paradoxer inspiratorischer Druckanstieg in der Jugularvene) zu achten. Die Herztöne sind meist leise.

Die **Echokardiografie** ist die sensitivste Methode zur Darstellung auch kleiner Ergüsse ab 40 ml (s. S. 155).

Differenzialdiagnose: Volumenmangelschock und myokardial bedingte Herzinsuffizienz, Panzerherz, Spannungspneumothorax und schwerer Asthmaanfall.

Therapie: Der Erguss wird **punktiert** (s. S. 157) und eine **Perikarddränage** angelegt. In bestimmten Fällen besteht die Indikation zur **Perikardfensterung oder Perikardektomie**.

Chronisch-konstriktive Perikarditis

▶ Definition.

Ätiopathogenese: Eine Constrictio tritt gehäuft nach bakteriellen und parasitären Infekten und nach Strahleneinwirkung auf. Durch fibrotische Verdickung und Verkalkung kann ein „Panzerherz" entstehen. Die **diastolische Füllung ist behindert**. Dadurch entsteht eine Einflussstauung.

Klinik: Es treten Leistungsminderung, Atemnot und eine venöse Stauung auf. Bei Inspiration tritt das **Kußmaul-Zeichen** auf. Mögliche Komplikationen sind **Stauungsleberzirrhose** und nephrotisches Syndrom.

Diagnostik: Oft bestehen Galopprhythmus und **Pulsus paradoxus**.
EKG: häufig sind Niedervoltage, T-Negativierungen und Vorhofflimmern.
Röntgen-Thorax-Übersicht: Oft fallen eine V.-cava-Dilatation und **Perikardverkalkungen** auf (Abb. A-8.2).

▶ Merke.

A 8 Erkrankungen von Perikard und Endokard

Die Beurteilung des **Venendrucks** erfolgt am besten an den prall gefüllten Halsvenen. Bei Paradoxie des venösen Pulses steigt der Venendruck inspiratorisch anstatt abzufallen **(Kußmaul-Zeichen)**. Bei einem großen Erguss kann die Herzdämpfung verbreitert sein, ein Perikardreiben kann vorkommen. Die Herztöne sind meist leise, insbesondere bei großem Erguss, im EKG zeigt sich dann eine Niedervoltage. Bei unklarer Ergussursache ist eine diagnostische Probepunktion indiziert. Bei hämorrhagischem Erguss müssen ein Blutbild erstellt und die Gerinnungsparameter bestimmt werden.

Die **Echokardiografie** ist die Methode der Wahl zur Darstellung auch kleiner Ergüsse ab 40 ml (zur weiteren Diagnostik s. bei Perikarditis, S. 155). Bei Unklarheiten in der Echokardiografie wird eine CT durchgeführt.

Differenzialdiagnose: Volumenmangelschock (hier kollabieren die Halsvenen). Ein Pulsus paradoxus tritt auch bei Panzerherz, Spannungspneumothorax und schwerem Asthmaanfall auf. Zu denken ist auch an eine fortgeschrittene myokardial bedingte Herzinsuffizienz (dabei Lungenstauung).

Therapie: Bei akut lebensbedrohlicher Tamponade ist die **Perikardpunktion** (S. 157) und die Anlage einer **Perikarddränage** Maßnahme der Wahl.
Eine chirurgische Intervention mit **Perikardfensterung oder Perikardektomie** ist indiziert bei erfolglosem Aspirationsversuch, rezidivierender und rascher Ergussbildung sowie bei traumatisch verursachter und bei postoperativ aufgetretener Tamponade.

Chronisch-konstriktive Perikarditis

▶ **Definition.** Bei der chronisch-konstriktiven Perikarditis verursacht eine Fibrose des Herzbeutels mit oder ohne Verkalkung oder Verdickung eine Behinderung der diastolischen Ventrikelfüllung.

Ätiopathogenese: In die konstriktive Form gehen gehäuft Perikarditiden über, die bakteriell, parasitär, durch Strahleneinwirkung oder durch Hämoperikard verursacht wurden. Auch nach herzchirurgischen Operationen kann es zu einer Constrictio kommen.
Das Perikard ist **fibrotisch verdickt** und oft **verkalkt**. Eine Verklebung beider Perikardblätter wird **Concretio** genannt, bei einer **Accretio** besteht eine bindegewebige Verbindung des Perikards mit den Nachbarorganen. Bei hochgradigen Verkalkungen liegt ein sogenanntes **Panzerherz** vor. Das Myokard ist häufig atrophisch. Hämodynamisch steht die **Behinderung der diastolischen Füllung**, insbesondere des rechten Ventrikels, im Vordergrund. Daraus resultiert eine Drucksteigerung im rechten Vorhof und im venösen System.

Klinik und Komplikationen: Die Patienten klagen über Müdigkeit, Leistungsminderung, Atemnot und Oberbauchbeschwerden. Die **venöse Stauung** ist sehr ausgeprägt an den Halsvenen sichtbar und verursacht eine Lebervergrößerung, Aszitesbildung, periphere Ödeme und Stauungsproteinurie. Bei tiefer Inspiration tritt das **Kußmaul-Zeichen** (S. 155) auf. Bei länger bestehender Stauung kann es zu einer **Stauungsleberzirrhose** und zu einem nephrotischen Syndrom kommen.

Diagnostik: Auskultatorisch findet sich häufig ein **Galopprhythmus** mit zusätzlichem protodiastolischem Ton infolge der plötzlichen Füllungsbegrenzung durch das Perikard. Die Herzfrequenz ist oft erhöht, in 30 % der Fälle liegt ein **Pulsus paradoxus** vor. Im **EKG** sind häufig eine Niedervoltage sowie unspezifische T-Wellen-Negativierungen nachweisbar. Bei etwa 40 % der Patienten findet sich Vorhofflimmern. In den meisten Fällen ist das Herz in der **Röntgen-Thorax-Übersicht** normal groß, die obere Hohlvene jedoch erweitert. Häufig können **Verkalkungen** nachgewiesen werden (Abb. **A-8.2**).

▶ **Merke.** Klinische Zeichen der chronischen Rechtsherzinsuffizienz bei echokardiografisch normaler Herzgröße und restriktivem Füllungsmuster weisen auf eine chronisch-konstriktive Perikarditis hin.

A-8.2 Röntgen-Thorax-Bild einer Patientin mit operativ versorgter chronisch-konstriktiver Perikarditis

Die 42-jährige Patientin hat früher eine Tuberkulose durchgemacht; eine Aspergillose ist neu aufgetreten.
a Die p.–a. Aufnahme zeigt neben **entzündlichen Infiltraten** im linken Oberfeld und kräftigen Verschwartungen beidseits ausgedehnte **Perikardverkalkungen** (→), welche auch in der Seitenaufnahme (**b**) sichtbar sind.
b Ein Teil der perikardialen Verkalkungen wurde bereits operativ entfernt.

Mittels **Echokardiografie** können die Perikardfibrose und -verkalkung nachgewiesen werden. Zudem zeigt sich die Behinderung der Ventrikelrelaxation. **CT** und **MRT** sind zum Nachweis diffuser Perikardveränderungen am besten geeignet.

Differenzialdiagnose: Die Differenzialdiagnose umfasst die restriktive Kardiomyopathie, die Hämochromatose, Speichererkrankungen, die Amyloidose und das V.-cava-Syndrom mit Tumorbefall des oberen Mediastinums.

Therapie: Die Therapie der Wahl ist eine Entlastung mittels Dekortikation (operative Entschwielung des Herzens) oder Perikardektomie.

▶ **Merke.** Die Operation sollte durchgeführt werden, bevor es zu einer Myokardatrophie kommt, die postoperativ zu einer akuten Herzdilatation führen kann.

8.1.2 Sonstige Perikarderkrankungen

Nicht entzündliche Perikarderkrankungen sind selten. Ein **Chyloperikard** kann nach Obstruktion des Ductus thoracicus (z. B. infolge von Neoplasmen) oder Trauma sowie operativer Intervention entstehen. **Perikardzysten** sind selten, meist angeboren und in der Regel asymptomatisch. Sie werden meist als Zufallsbefund diagnostiziert. **Intraperikardiale Teratome** sind ebenfalls selten.

8.2 Erkrankungen des Endokards

Die Erkrankungen des Endokards manifestieren sich im Rahmen einer Mitbeteiligung bei anderen Erkrankungen, wie beim rheumatischen Fieber oder Kollagenosen. Auch die bakterielle Endokarditis ist häufig Folge anderer Entzündungsherde im Körper oder einer Bakteriämie, die an anderer Stelle entsteht.

8.2.1 Rheumatisches Fieber

▶ **Definition.** Das rheumatische Fieber entsteht aufgrund einer Autoimmunreaktion nach einer Infektion mit **β-hämolysierenden Streptokokken**. Es handelt sich um eine entzündliche Systemerkrankung, die sich hauptsächlich an Herz, Gelenken, ZNS und Haut manifestiert.

Epidemiologie: Das rheumatische Fieber tritt am häufigsten **zwischen** dem **5. und 15. Lebensjahr** auf. In den Industrienationen hat die Erkrankung in den letzten Jahrzehnten aufgrund verbesserter Hygienebedingungen und früher Antibiotikatherapie der Streptokokkenangina deutlich abgenommen. In den Entwicklungsländern ist sie noch häufig.

Ätiopathogenese: β-hämolysierende Streptokokken der **Lancefield-Gruppe A (Streptococcus pyogenes)** lösen mehr als 95 % der streptokokkenbedingten Erkrankungen aus. Dazu zählen u. a. die Angina tonsillaris, Scharlach und die Pharyngitis. Das spezifische M-Protein der A-Streptokokken induziert bei einer Infektion eine Immun-

A-8.3 Mitralklappe mit Deformierungen (→) nach rheumatischem Fieber

mit freundlicher Genehmigung von PD Dr. Bräsen, Pathologie Hamburg-West

von Antikörpern, die mit Myokardantigenen kreuzreagieren. Ferner werden kreuzreagierende Antikörper gegen Antigene des Nucleus caudatus und subthalamicus gebildet, die bei Patienten mit Chorea nachweisbar sein können. Am Herzen entsteht eine **Pankarditis**. Im Myokard sind **Aschoff-Knötchen** nachweisbar. Im Rahmen einer verrukösen Endokarditis entstehen fibrotische Klappenverdickungen, Adhäsionen und Schrumpfungen der Segel und eine Verkürzung der Chordae tendineae. Daher entstehen **Klappenstenosen und -insuffizienzen**, insbesondere an der Mitral- und Aortenklappe (Abb. **A-8.3**, s. S. 202 und S. 209). Am Perikard tritt eine serofibrinöse und an den Gelenken eine exsudative Entzündung auf. In der Subkutis entstehen **Rheumaknötchen**.

antwort mit Bildung von Antikörpern, welche mit sarkolemmalem Myosin und Tropomyosin kreuzreagieren. Daher kommt es zu einer Ankopplung von Antikörpern an das Myo- und Endokard. Zudem siedeln sich Immunkomplexe (Typ-III-Reaktion) an den Kapillaren und am Myokard sowie auf den Herzklappen ab. Bei einigen Patienten sind kreuzreagierende Antikörper gegen Antigene des Nucleus caudatus und subthalamicus nachweisbar. In diesen Fällen tritt gehäuft eine Chorea minor auf. Am Herzen kommt es zu einer rheumatischen **Pankarditis** mit Beteiligung von Endo-, Myo- und Perikard. Im Myokard können charakteristischerweise Rundzellenansammlungen und Riesenzellen um nekrotisches Material **(Aschoff-Knötchen)** und nekrotische Myokardfibrillen nachgewiesen werden. Im Rahmen der rheumatischen Endokarditis entsteht eine verruköse Klappenentzündung, die zur fibrotischen Verdickung, Adhäsion und Schrumpfung der Segel sowie zur Verkürzung der Chordae tendineae führt. Aufgrund der postentzündlichen Deformierungen kommt es zu **Klappenstenosen und -insuffizienzen** (Abb. **A-8.3**). Am häufigsten sind die Mitral- und Aortenklappe betroffen (s. S. 202 und S. 209). Die rheumatoide Perikarditis ist serofibrinös und geht nur selten in eine Pericarditis constrictiva über. An den Gelenken treten exsudative und weniger proliferative oder deformierende Veränderungen auf. In der Subkutis finden sich sogenannte **Rheumaknötchen**, die hauptsächlich aus Fibrinoid bestehen.

Klinik: 2–3 Wochen nach einer Streptokokkeninfektion treten Fieber, Abgeschlagenheit und **wandernde Gelenkbeschwerden** auf. Die Karditis ist häufig asymptomatisch, andernfalls treten Dyspnoe, Tachykardie, Ödeme oder retrosternale Schmerzen auf. An der Haut fallen **subkutane Knötchen** und ein **Erythema anulare** auf.

Als Spätmanifestation kann um Monate verzögert die **Chorea minor (Sydenham)**, mit unkontrollierten Bewegungen der Hände, auftreten.

Diagnostik: Auskultatorisch fällt häufig über der Herzspitze ein Systolikum (relative Mitralinsuffizienz) und basal ein Diastolikum (relative Aorteninsuffizienz) auf.

Laborbefunde: In der Regel ist die **BSG stark beschleunigt** und der Titer der gegen Streptokokkenantigene gerichteten Antikörper (Antistreptolysin O/L) erhöht oder steigend. Der Anti-Desoxyribonukleotidase-Titer steigt bei Streptokokkeninfekten der Haut an.

Klinik: 2–3 Wochen nach einer Infektion mit A-Streptokokken, meist im oberen Respirationstrakt, treten Fieber, Abgeschlagenheit und **wandernde Gelenkbeschwerden** auf. Betroffen sind meist die großen Gelenke, die stark geschwollen, überwärmt und schmerzhaft sind. Das klinische Bild der Karditis ist sehr unterschiedlich und reicht von asymptomatischen Formen, die sehr häufig sind, bis zum Auftreten einer Herzinsuffizienz mit Orthopnoe, Tachykardie, Ödemen und retrosternalen Schmerzen. An der Haut fallen **subkutane Knötchen** und ein **Erythema anulare** (marginatum) auf. Das Erythem tritt meist am Stamm mit flüchtigen, scharf begrenzten, ringförmigen, rosarot gefärbten, nicht juckenden Effloreszenzen auf.

Die **Chorea minor (Sydenham)** ist eine Spätmanifestation, die sich auch noch mehrere Monate nach der Streptokokkeninfektion manifestieren kann. Charakteristisch sind dabei plötzliche unkontrollierte Bewegungen der Hände mit begleitender Muskelschwäche und emotionale Labilität.

Diagnostik: Auskultatorisch ist über der Herzspitze häufig ein mittelfrequentes Systolikum als Ausdruck einer relativen Mitralinsuffizienz und basal ein Diastolikum infolge einer relativen Aorteninsuffizienz zu hören. Gelegentlich treten Perikardreiben als Zeichen einer Perikarditis oder Reibegeräusche bei Pleuritis auf.

Laborbefunde: In nahezu allen Fällen ist eine **starke BSG-Erhöhung** nachweisbar. Der Titer der gegen Streptokokkenantigene wie Streptolysin O oder L gerichteten Antikörper ist pathologisch (über 200 I.E.) erhöht oder ansteigend. Nach der Streptokokkeninfektion fällt der Titer nicht ab. Der **Antistreptolysin-O-Test** ist der am weitesten verbreitete diagnostische Test. Der Anti-Desoxyribonukleotidase-B-(antiDNAse-B- oder ADB-)Titer steigt besonders nach Streptokokkeninfekten der Haut an. Bei einigen Patienten sind kreuzreagierende antisarkolemmale Antikörper nachweisbar.

Im **EKG** finden sich häufig ein verlängertes PQ-Intervall sowie Zeichen einer Perikarditis mit ST-Strecken-Elevationen.

Echokardiografie: Bei der rheumatischen Karditis kann es zu einer Dilatation der Herzhöhlen, zu morphologischen Veränderungen (wie z. B. Verdickungen) der Klappen sowie zur Ausbildung eines Perikardergusses kommen.

Im **EKG** treten PQ-Verlängerungen und ST-Strecken-Elevationen auf.

Echokardiografie: Bei Karditis können Klappenveränderungen, Ventrikeldilatation und Perikarderguss sichtbar sein.

▶ **Merke.** Die Echokardiografie ist eine wesentliche Untersuchungsmethode in der Diagnostik der Endokarditis.

▶ **Merke.**

Diagnostische Kriterien: Nach den **Jones-Kriterien** ist ein rheumatisches Fieber anzunehmen, wenn 2 Hauptkriterien oder ein Hauptkriterium und 2 Nebenkriterien erfüllt sind, neben dem Anhalt für eine vor Kurzem abgelaufene Streptokokkeninfektion (Tab. **A-8.3**). Laborchemisch bestehen in der Regel ein persistierend erhöhter ASO-Titer sowie eine erhöhte BSG.

Diagnostische Kriterien: Nach den **Jones-Kriterien** (Tab. **A-8.3**) ist ein rheumatisches Fieber wahrscheinlich, wenn 2 Haupt- oder ein Haupt- und 2 Nebenkriterien erfüllt sind.

≡ A-8.3	Jones-Kriterien der American Heart Association
Hauptkriterien	**Nebenkriterien**
• Karditis	• Fieber
• Polyarthritis	• Arthralgie
• Chorea	• BSG- und/oder CRP-Erhöhung
• subkutane Knötchen	• verlängerte PQ-Zeit
• Erythema anulare (marginatum)	• rheumatisches Fieber oder rheumatische Karditis in der Anamnese

≡ A-8.3

Differenzialdiagnose: Die Differenzialdiagnose umfasst postinfektiöse reaktive Polyarthritiden, Polyarthritis bei bakterieller Endokarditis, rheumatische Arthritis, juvenile chronische Arthritis (s. S. 1347), ankylosierende Spondylitis und Kollagenosen (S. 1364).

Differenzialdiagnose: Die Differenzialdiagnose umfasst Arthritiden (S. 1347) unterschiedlicher Genese sowie Kollagenosen (S. 1364).

Therapie: Bei vorliegender Streptokokkeninfektion ist **Penicillin** das Mittel der Wahl und wird mit 3,5 Mio I.E./d i. v. dosiert. Bei Penicillinallergie sollten Cephalosporine oder Erythromycin verabreicht werden. Zur antiinflammatorischen Behandlung werden **nichtsteroidale Antirheumatika** (ASS, Indometacin, Diclofenac) eingesetzt. Kortikoide werden nur bei schweren, fieberhaften Verläufen mit Vorliegen einer Karditis benötigt. Die antiinflammatorische Behandlung erfolgt bis zu einigen Wochen nach Normalisierung der BSG. Kortikoide und Salicylate haben wenig Wirkung bei Chorea: zur symptomatischen Therapie werden Sedativa und Tranquilizer empfohlen.

Therapie: Penicillin ist das Mittel der Wahl. Zur antiinflammatorischen Behandlung werden **nichtsteroidale Antirheumatika** und bei schweren Verläufen mit Karditis auch Steroide eingesetzt. Bei Chorea werden Sedativa und Tranquilizer empfohlen.

Rezidivprophylaxe: Nach völligem Verschwinden der Entzündungszeichen sollte bei Notwendigkeit eine Sanierung potenzieller Entzündungsfoci (z. B. Tonsillektomie, Zahnsanierung) erfolgen. Die langfristige medikamentöse Rezidivprophylaxe erfolgt durch intramuskuläre Gabe von 1,2 Mio I.E. Benzathin-Penicillin G pro Monat über mehrere Jahre; in der Regel bis mindestens zum 25. Lebensjahr. Alternativ kann Penicillin auch oral (2 × 400 000 I.E./d oder Erythromycin bei Penicillinallergie) eingenommen werden. Bei der i. m. Gabe ist die Compliance der Patienten jedoch besser.

Rezidivprophylaxe: Eine Sanierung potenzieller Entzündungsfoci sollte nach Verschwinden der Entzündungszeichen durchgeführt werden. Zudem sollten pro Monat 1,2 Mio I.E. Benzathin-Penicillin G über mehrere Jahre gegeben werden (bei Penicillinallergie Erythromycin).

Verlauf und Prognose: Der klinische Verlauf ist variabel. Meistens geht die Symptomatik nach spätestens 3 Monaten deutlich zurück. Bei den meisten Patienten mit Karditis treten entsprechende Zeichen innerhalb der ersten 3 Monate auf. Zu narbigen Veränderungen am Klappenapparat kommt es oft erst nach 1–3 Jahren. Die Prognose wird im Wesentlichen durch die Endokarditis und die resultierenden Klappenfehler bestimmt („das rheumatische Fieber beleckt die Gelenke und beißt das Herz"). Sie wird durch eine rechtzeitige Penicillintherapie verbessert. Bei Herzbeteiligung besteht eine erhöhte Rezidivneigung.

Verlauf und Prognose: Oft geht die Symptomatik nach 3 Monaten zurück. Zeichen der Karditis treten in den ersten Monaten auf. Nach 1–3 Jahren kommt es zu Klappenveränderungen, die meist die Prognose bestimmen. Bei Herzbeteiligung besteht eine erhöhte Rezidivneigung.

▶ **Klinischer Fall.** Bei einer 16-jährigen Patientin treten etwa 3 Wochen nach einer akuten Tonsillitis Fieber und äußerst schmerzhafte Kniegelenkschwellungen auf. Wenige Tage vorher hatte die Patientin eine girlandenförmige flüchtige Hautrötung und kleine Knötchen unter der Haut im Ellenbogenbereich bemerkt. Mit dem Fieber gehen retrosternales Druckgefühl, Herzstiche und wiederholtes Herzrasen einher. Bei der körperlichen Untersuchung fällt eine weiterbestehende Tonsillitis auf. Die Beweglichkeit der überwärmten und geschwollenen Kniegelenke ist eingeschränkt. Auskultatorisch ist über der Herzspitze ein leises Systolikum zu hören. Unter

▶ **Klinischer Fall.**

den Laborwerten sind die BSG, die Leukozytenzahl und der Antistreptolysintiter erhöht. Im EKG zeigt sich eine verlängerte PQ-Zeit (210 ms), ferner treten gehäuft supraventrikuläre und ventrikuläre Extrasystolen auf. Echokardiografisch bestehen eine leichte Verdickung der Mitralklappe und eine geringgradige Mitralklappeninsuffizienz.

Nach der Diagnose des rheumatischen Fiebers wird der Patientin Bettruhe empfohlen. Umgehend wird eine Therapie mit Penicillin und Azetylsalizylsäure eingeleitet.

8.2.2 Infektiöse Endokarditis

▶ **Definition.** Bei der infektiösen Endokarditis liegt eine **meist bakterielle** Entzündung des Endokards vor. In der Regel sind die Herzklappen beteiligt. Man unterscheidet nach dem Verlauf eine **akute** von einer **subakuten** Form **(Endocarditis lenta)**.

Ätiologie: Die Häufigkeit der infektiösen Endokarditis variiert je nach dem zugrunde liegenden Erreger. Etwa 50 % der Fälle werden durch **α-hämolysierende Streptokokken** (davon > 50 % S. viridans), 40 % durch **Staphylokokken**, ca. 10 % durch Enterokokken, gramnegative Bakterien und seltene Erreger sowie Pilze verursacht. Die Häufigkeit der durch Streptokokken bedingten Endokarditiden ist rückläufig, während die Endokarditis durch Staphylokokken und andere Erreger deutlich zunimmt. 10–20 % der Endokarditisfälle kommen bei Patienten mit Klappenprothesen vor. Auch an Schrittmacherkabeln und Teflonprothesen treten vermehrt Infektionen auf. Eine gehäufte Inzidenz von Endokarditiden wird bei i.-v. Drogenabhängigen nach Benutzung verunreinigter Spritzen beobachtet (> 50 % durch Staphylococcus aureus bedingt).

Pathogenese: Zwischen 60 und 80 % der Patienten haben eine **prädisponierende kardiale Vorschädigung**. 30 % der Fälle stehen im Zusammenhang mit einer rheumatischen Klappenerkrankung. Am häufigsten ist die Mitralklappe betroffen, am zweithäufigsten die Aortenklappe. Die Trikuspidalklappe ist bei Drogenabhängigen häufig befallen. Bei 10–20 % der Patienten liegt ein kongenitaler Herzfehler vor (z. B. ein persistierender Ductus arteriosus, VSD, ASD oder eine Aortenisthmusstenose). Bei Patienten mit gestörter Immunabwehr ist das Risiko einer Endokarditis erhöht. Charakteristisch sind **Destruktionen** und **Vegetationen an den Klappen** (Abb. **A-8.5**). Primär entstehen an einem Endotheldefekt unterschiedlicher Genese sterile Vegetationen aus Thrombozyten und Fibrin, welche während einer Bakteriämie mit Erregern besiedelt werden. Auf den Bakterien kommt es erneut zu Thrombozyten- und Fibrinablagerungen, durch die immunkompetente Zellen schlecht einwandern können. Transiente Bakteriämien werden regelhaft z. B. durch Infektionen oder kleine Eingriffe im Rachenraum verursacht. Sehr pathogene Keime befallen die Klappen auch ohne Prädispositionsstelle.

Von den Klappenvegetationen ausgehende **embolische Ereignisse** betreffen das Gehirn, die Milz, die Niere, die Lunge (Abb. **A-8.4a**) und die Gefäßperipherie (Abb. **A-8.4b**). Seltener sind Embolien in die Koronararterien oder die Retinazentralarterie. Fast regelmäßig ist bei der Endokarditis eine glomeruläre Herdnephritis **(Löhlein-Herdnephritis)** und seltener eine diffuse Glomerulonephritis nachweisbar.

Klinik: Bei akuter Endokarditis tritt häufig **Fieber** mit Temperaturen zwischen 39 und 40 °C auf. Bei der subakuten Form liegt die Temperatur gewöhnlich unter 39 °C. Meist kommt es zu **allgemeinem Krankheitsgefühl, Abgeschlagenheit, nächtlichen Schweißausbrüchen, Tachykardie, Schüttelfrost, Arthralgien** und **Gewichtsverlust**. Häufig besteht bereits ein Herzgeräusch, welches seinen Charakter ändern kann. In vielen Fällen treten während der Endokarditis Herzinsuffizienzzeichen sowie ein **neues Herzgeräusch** auf. Letzteres weist oft auf eine Veränderung der Herzklappen unter der Infektion hin. In ca. 30 % der subakuten Fälle ist eine Splenomegalie nachweisbar. Bei 25 % der Patienten kommt es zu **Petechien**. Insbesondere bei der subakuten Endokarditis entstehen schmerzhafte stecknadelkopfgroße rötliche Knötchen **(Osler-Knötchen)** als Ausdruck einer infektallergischen Kapillarentzündung sowie subunguale **Splinterhämorrhagien**. Nicht schmerzhaft sind die sog. **Janeway-Läsionen**, die an den Palmarflächen und Fußsohlen auftreten können und fleckförmig-erythematös sind. Bei Auftreten von zerebralen **Mikroembolien** kann es zu neurologischen Ausfällen kommen. Bei Nierenbeteiligung treten häufig eine **Hämaturie** und **Proteinurie** auf.

A-8.4 Embolische Ereignisse bei Endokarditis

a A.-p.-Röntgen-Thoraxaufnahme einer 31-jährigen i.-v.-drogenabhängigen Patientin mit akuter staphylokokkeninduzierter Trikuspidalklappenprothesenendokarditis. Als Folge embolischer Ereignisse entstand eine abszedierende Pneumonie mit einer Abszesshöhle (→). **b** Periphere Mikroembolien bei Staphylokokkenendokarditis.

b aus: Siegenthaler W. (Hrsg.): Siegenthalers Differenzialdiagnose. Thieme; 2005

▶ **Merke.** Bei multiplen zerebralen Embolien oder unklarem Fieber stets an Endokarditis denken!

Diagnostik: Aufgrund der Variabilität des klinischen Erscheinungsbildes mit zum Teil schwieriger Diagnosefindung wurden die **Duke-Kriterien** entwickelt, anhand derer in großen Patientenkollektiven die Diagnose leichter gestellt werden konnte und die heute oft verwendet werden (Tab. **A-8.4** und Tab. **A-8.5**).

Laborbefunde: In der Regel liegen eine deutliche **BSG- und CRP-Erhöhung** sowie meist eine Leukozytose mit Linksverschiebung vor. Bei etwa 80 % der Patienten findet sich eine normozytäre normochrome **Anämie**. Häufig bestehen Proteinurie und Hämaturie sowie ein erhöhtes Serumkreatinin. In ca. 90 % der Fälle sind zirkulierende Immunkomplexe und in etwa 50 % Rheumafaktoren nachweisbar. Entscheidend für die Diagnosesicherung ist der **Erregernachweis mittels Blutkultur** (s. Tab. **A-8.5**). Die Bakteriämiequelle sollte gesucht und saniert werden.

Diagnostik: Zur Diagnosestellung werden die **Duke-Kriterien** verwendet (Tab. **A-8.4**, Tab. **A-8.5**).

Laborbefunde: Charakteristisch sind: **BSG-/CRP-Erhöhung**, Leukozytose, normochrome **Anämie**, Proteinurie, Hämaturie sowie zirkulierende Immunkomplexe. Der **Erregernachweis** in der **Blutkultur** muss frühzeitig versucht werden (s. Tab. **A-8.5**).

▶ **Merke.** Keine Entnahme von Blutkulturen aus liegenden Kathetern, da eine Verunreinigung falsch positive Befunde verursachen kann.

A-8.4 Definition der infektiösen Endokarditis (IE) nach den modifizierten Duke-Kriterien*

definitive IE	**pathologische Kriterien:** ■ Mikroorganismen in der Blutkultur, in der histologischen Analyse des Materials einer Vegetation oder eines intrakardialen Abszesses ■ pathologische Läsion, Vegetation oder intrakardialer Abszess vereinbar mit IE **klinische Kriterien:** ■ 2 Hauptkriterien** oder ■ 1 Hauptkriterium und 3 Nebenkriterien oder ■ 5 Nebenkriterien
mögliche IE	■ 1 Hauptkriterium und 1 Nebenkriterium oder ■ 3 Nebenkriterien
IE sehr unwahrscheinlich	■ sichere Alternativdiagnose für die „IE"-Symptomatik oder ■ Verschwinden des „IE"-Syndroms unter antibiotischer Therapie in < 4 Tagen oder ■ keine pathologischen Zeichen der IE bei chirurgischer Versorgung oder Autopsie ■ weniger Kriterien als bei möglicher IE

* nach den Empfehlungen der European Society of Cardiology 2009 und der Deutschen Gesellschaft für Kardiologie 2010
** s. Tab. **A-8.5**

Echokardiografie: Häufig werden Klappenveränderungen mit Vegetationen nachgewiesen (s. Tab. **A-8.5**, Abb. **A-8.5**).

Keine spezifischen **EKG-Zeichen**.
Radiologische Befunde: Bei Herzinsuffizienz kann die Herzgröße zunehmen.

▶ Merke.

Echokardiografie: Vegetationen können ab einer Größe von etwa 2 mm nachgewiesen werden; besonders geeignet ist dazu die transösophageale Echokardiografie. Bei den meisten Patienten mit Endokarditis sind morphologische Klappenveränderungen nachweisbar (s. Tab. **A-8.5**, Abb. **A-8.5**).
Die **EKG-Veränderungen** fehlen oder sind unspezifisch.
Radiologische Befunde: Entwickelt sich eine Herzinsuffizienz, kann die Herzgröße zunehmen. Bei Rechtsherzendokarditis können infolge septischer Embolien multiple Lungenherde sichtbar sein.
Sonografie des Abdomens: Bei ca. 30 % der Patienten liegt eine Splenomegalie vor.

▶ **Merke.** Wichtig ist es an die Diagnose zu denken, vor allem bei der Kombination **Fieber, BSG-Erhöhung, Anämie, Herzgeräusch und Klappenvegetation**!

≡ **A-8.5** Definitionen für die modifizierten Duke-Kriterien* zur Diagnose der infektiösen Endokarditis (IE)

Hauptkriterien	**Blutkulturen positiv für IE** • typische Mikroorganismen/Erreger der IE aus 2 separaten Blutkulturen: Streptococcus viridans, Streptococcus bovis, Streptococcus aureus, Enterokokken, HACEK-Gruppe oder • Mikroorganismen/Erreger der IE aus persistierend positiven Blutkulturen: ≥ 2 positive Blutkulturen entnommen in > 12 h Abstand oder alle von 3 oder die Mehrzahl von ≥ 4 separaten Blutkulturen entnommen in ≥ 1 h Abstand
	Evidenz für endokardiale Beteiligung = Echokardiogramm positiv für IE • oszillierende intrakardiale Massen auf Klappen oder Klappenapparat, im Verlauf von Insuffizienzjets oder auf implantiertem Material in Abwesenheit alternativer anatomischer Erklärungsmöglichkeiten, Abszess, neue Dehiszenz einer prothetischen Klappe, neue Klappeninsuffizienz
Nebenkriterien	• Prädisposition: z. B. Herzfehler, i. v. Drogenkonsum • Fieber, Temperatur > 38 °C • vaskuläre Zeichen: z. B. Embolien, septische Lungeninfarkte, intrakraniale und konjunktivale Hämorrhagien • immunologische Phänomene: z. B. Glomerulonephritis, Osler-Knötchen • mikrobiologische Evidenz: positive Blutkultur, die nicht o. g. Kriterien erfüllt

* empfohlen von der American Heart Association

⊙ **A-8.5** Bakterielle Endokarditis der Aorten- und Mitralklappe

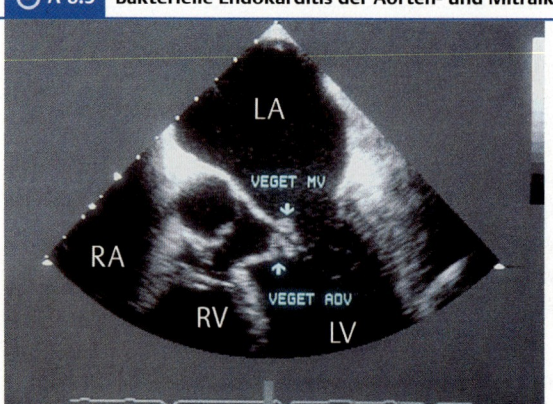

Nachweis von Vegetationen auf der Aorten- (AOV) und Mitralklappe (MV).
RA = rechter Vorhof,
RV = rechter Ventrikel,
LA = linker Vorhof, LV = linker Ventrikel.

Differenzialdiagnose: Differenzialdiagnostisch muss ein weites Spektrum infektiöser sowie immunologisch bedingter Erkrankungen wie rheumatisches Fieber, systemischer Lupus erythematodes, andere Bindegewebeerkrankungen und Neoplasien berücksichtigt werden.

Therapie: Bei gesichertem Erreger erfolgt eine **antibiotische** Therapie nach Resistenzbestimmung im Antibiogramm. Bei klinischem Verdacht erfolgt auch ohne positive Blutkultur eine Antibiotikatherapie, die bei subakuter Endokarditis primär gegen Streptokokken und bei der akuten Form gegen Staphylokokken gerichtet ist. Abhängig vom **nachgewiesenen Erreger** werden gegeben:

- **Streptokokken:** Therapie der Wahl ist Penicillin (12–40 Mio I.E./d), bei höherem Resistenzniveau plus Gentamicin
- **Enterokokken:** Amoxicillin, Ampicillin oder Vancomycin plus Gentamicin
- **Staphylokokken:** Isoxazolyl-Penicillin (Oxacillin, Flucloxacillin) oder Vancomycin kombiniert mit einem Aminoglykosid; bei Kunstklappenprothesen-Infektionen wird zusätzlich Rifampicin eingesetzt.
- **Seltenere Erreger:** Die meisten werden durch Penicilline, Cephalosporine, Aminoglykoside oder Ciprofloxacin erfasst.

Die antibiotische Therapie sollte in der Regel mindestens 4–6 Wochen durchgeführt werden.

Bei **Candidabefall** besteht die Therapie der Wahl in der Gabe von **Amphotericin B** und **5-Fluorocytosin**.

Eine operative Sanierung mit **Klappenersatz** ist durchzuführen bei persistierender Infektion unter antibiotischer Therapie, bei wiederholten Thromboembolien und bei progredienter Herzinsuffizienz infolge einer Klappeninsuffizienz oder eines relevanten paravalvulären Lecks sowie bei Fistelbildung. Pilzinfektionen sind unter konservativer Therapie in der Regel nicht zu sanieren.

▶ **Merke.** Die antibiotische Therapie muss ausreichend lange durchgeführt werden. Nicht zu zögerliche Entscheidung zur Operation bei nicht beherrschbarer Infektion mit Klappenzerstörung.

Verlauf und Prognose: Bei **akuter** Endokarditis kann sich rasch eine akute Sepsis mit Multiorganversagen entwickeln, bei dem ohne adäquate Therapie eine infauste Prognose besteht. Bei der subakuten **Endocarditis lenta**, meist durch Streptococcus viridans verursacht, ist der Verlauf langsam und die Entwicklung einer Herzinsuffizienz steht im Vordergrund. Auch hier treten septische Embolien in verschiedene Organe mit entsprechenden Folgesymptomen (z. B. septische Herdenzephalitis, selten Verbrauchskoagulopathie) und eine Niereninsuffizienz auf.

Die Gesamtüberlebensrate beträgt unter Therapie mehr als 70 %. Eine **schlechte** Prognose haben Patienten mit Infektionen durch Staphylokokken, gramnegative Keime oder Pilze. Bei bis zu 10 % aller Patienten rezidiviert die Endokarditis.

▶ **Klinischer Fall.** Bei einer 40-jährigen Patientin mit bekannter leichter Mitralstenose bestehen nach einer Zahnwurzelentzündung über mehrere Wochen allgemeines Krankheitsgefühl, Abgeschlagenheit, Inappetenz und Gewichtsverlust. Zudem treten rezidivierend subfebrile Temperaturen und Schweißausbrüche auf. Wegen eines sich plötzlich entwickelnden und ca. 30 Minuten anhaltenden Gesichtsfeldausfalles sucht die Patientin die Klinik auf. Bei der allgemeinen Untersuchung sieht die Patientin blass aus und befindet sich in leicht reduziertem Allgemeinzustand. Neurologische Defizite sind nicht nachweisbar. An der Haut fallen vereinzelte stecknadelkopfgroße rötliche Knötchen auf. Palpatorisch zeigt sich ein Pulsus celer et altus.
Der Blutdruck beträgt 160/60 mmHg. Auskultatorisch fällt ein bislang nicht bekanntes hochfrequentes hauchendes Sofortdiastolikum mit P. m. im 3.–4. ICR am linken Sternalrand auf.
Die Blutsenkungsgeschwindigkeit der Patientin ist mit 30/60 mm n. W. erhöht. Es bestehen eine Leukozytose (14 000 Leukozyten/µl) und eine Anämie (Hb 9,6 g/dl). Bei der Patientin wird eine Farbdopplerechokardiografie durchgeführt, bei der eine bislang nicht bekannte Aortenklappeninsuffizienz mit flotierenden Vegetationen an den Klappenrändern festgestellt wird. Unter dem hochgradigen Verdacht auf eine Endokarditis werden mehrfach Blutkulturen abgenommen und eine stationäre Antibiotikatherapie eingeleitet.

A-8.6 Kardialer Notfall: akute Endokarditis mit Herzinsuffizienz

Leitsymptome
- Fieber unklarer Genese
- neu aufgetretenes Herzgeräusch
- körperliche Abgeschlagenheit
- Dyspnoe

Anamnese
- Fieberverlauf
- Herzklappenfehler, angeborene Herzfehler
- Zustand nach Herzklappenoperation
- Schrittmacher, entzündete venöse Zugänge
- entzündliche Vorerkrankungen, ggf. mit Antibiotikatherapie
- zahnmedizinische und medizinische Interventionen
- Embolien
- i. v. Drogen

Untersuchungen
- Blässe
- Vitalfunktionen (Veränderung der Blutdruckhöhe und -amplitude infolge Klappeninsuffizienz, Tachykardie?)
- Auskultation des Herzens (Insuffizienzgeräusch?)
- Herzinsuffizienzzeichen (Rasselgeräusche über der Lunge?)
- Zeichen septischer Embolien (Hemiparese, Nierenklopfschmerz, subunguale Läsionen?)
- Körpertemperatur
- BSG, Blutbild (Leukozytose, Anämie?)
- Gerinnungswerte, Serumelektrolyte, Kreatinin, Transaminasen, Urinstatus
- Blutkulturen, mindestens 3–6/d, beginnend vor der antibiotischen Therapie, auch außerhalb der Fieberschübe
- EKG (oft unauffällig)
- Röntgen-Thorax (Lungenstauung, septische Embolien?)
- Echokardiografie/transösophageale Echokardiografie (Klappeninsuffizienz, Vegetationen?)
- Abdomen-Sonografie (Milz vergrößert?)

Therapie
Nach der Blutentnahme (Blutkultur s. Exkurs (S. 1038)) erfolgt die i. v. Therapie je nach Verlauf und Erreger:
- primär schleichender Verlauf bei unbekanntem Erreger (meist durch Streptokokken verursacht): Penicillin G 12–40 Mio I.E. in 3–4 Einzeldosen plus Gentamicin 3 mg/kg KG/d in 3 Einzeldosen
- primär akuter Verlauf mit unbekanntem Erreger (oft durch Staphylokokken bedingt): Oxacillin 4 × 3 g plus Gentamicin 3 mg/kg KG in 3 Einzeldosen
- Enterokokken: Ampicillin 3 × 4 g plus Gentamicin 3 mg/kg KG in 3 Einzeldosen
- gramnegative Erreger: Cefotaxim bis 4 g plus Gentamicin 3–5 mg/kg KG/d in 3 Einzeldosen
- Pilze: Amphotericin B 0,6–1,0 mg/kg KG als Einzeldosis plus 5-Flucytosin 150 mg/kg KG/d in 3 Einzeldosen

Bei **Komplikationen** (hämodynamische Verschlechterung, rezidivierende Embolien, Pilzendokarditis) besteht in der Regel die Indikation zur operativen Therapie.
- bei Herzinsuffizienzzeichen durch Klappeninsuffizienz Gabe eines ACE-Hemmers
- bei Lungenstauung Furosemid 20–40 mg i. v.
- bei Tachyarrhythmie rasche Aufdigitalisierung mit Anfangsdosis Acetyldigoxin 0,4 mg i. v.
- Antikoagulation nur bei Patienten, bei denen bereits eine Indikation zur Antikoagulation bestand bzw. durchgeführt wurde

Cave:
Übersehen der Diagnose Endokarditis bei der Abklärung des Fiebers unklarer Genese!
Überhören von Herzgeräuschen auf Aufnahmestationen!
Anlage von zu wenigen Blutkulturen zur Identifikation des Erregers!
Zu späte operative Intervention!

8.2.3 Endokarditisprophylaxe

Bei **Patientengruppen** (Tab. A-8.7) mit einem **hohen Risiko** für den schweren oder letalen Verlauf einer infektiösen **Endokarditis**, höchstem Lebenszeitrisiko oder höchstem Risiko für das Auftreten einer Endokarditis nach Zahnbehandlungen wird eine antibiotische Endokarditisprophylaxe durchgeführt. Die derzeit gültigen Richtlinien der Fachgesellschaften stellen im Vergleich zu früheren Empfehlungen einen Paradigmenwechsel dar, weil nur noch solche Patienten antibiotisch behandelt werden, die mit hoher Wahrscheinlichkeit von der Prophylaxe profitieren.

Bei **Hochrisikopatienten** (Tab. A-8.7) wird eine antibiotische **Endokarditisprophylaxe** durchgeführt.

A-8.7 Hochrisikopatienten für den schweren oder letalen Verlauf einer Endokarditis*

- Herzklappenersatz (mechanisch oder biologisch)
- rekonstruierte Herzklappen unter Verwendung von alloprothetischem Material in den ersten 6 Monaten nach Operation
- überstandene Endokarditis
- angeborene Herzfehler
  - zyanotische Herzfehler, die nicht oder palliativ mit systemisch-pulmonalem Shunt operiert sind
  - operierte Herzfehler mit Implantation von Conduits (mit oder ohne Klappe) oder residuellen Defekten (turbulente Blutströmung im Bereich des prothetischen Materials)
- alle operativ oder interventionell unter Verwendung von prothetischem Material behandelten Herzfehler innerhalb der ersten 6 Monate nach Operation**
- nach Herztransplantation, wenn eine kardiale Valvulopathie auftritt

* nach: Naber C. K. et al.: Kardiologie 2007; 1:243–250. Springer; 2007 © Deutsche Gesellschaft für Kardiologie – Herz- und Kreislaufforschung e.V. und nach Leitlinien der Europäischen Gesellschaft für Kardiologie 2009
** Nach 6 Monaten wird eine suffiziente Endothelialisierung der Prothese angenommen.

A 8.2 Erkrankungen des Endokards

Die Empfehlung zur Endokarditisprophylaxe besteht, wenn bei Hochrisikopatienten bestimmte **Eingriffe** durchgeführt werden (Tab. **A-8.8**).

Die Indikation besteht vor bestimmten **Eingriffen** (Tab. **A-8.8**).

A-8.8 Indikationen für Endokarditisprophylaxe vor Eingriffen bei Risikopatienten

Oropharynx
- zahnärztliche, oral- und kieferchirurgische Eingriffe mit Bakteriämierisiko
- HNO-ärztliche invasive Eingriffe mit Bakteriämierisiko

Respirationstrakt
- Eingriffe mit Inzision der Mukosa oder Biopsieentnahme

Gastrointestinaltrakt
- Bei Patienten mit den in Tab. **A-8.7** genannten Risikokonstellationen und mit Enterokokkeninfektionen des Gastrointestinaltrakts oder bei Patienten, die Antibiotika zur Vermeidung einer Wundinfektion oder Sepsis im Rahmen eines Eingriffs am Gastrointestinaltrakt erhalten, sollte das Antibiotikaregime eine Substanz enthalten, die gegen Enterokokken wirksam ist.

Urogenitaltrakt
- Bei Patienten mit den in Tab. **A-8.7** genannten Risikokonstellationen und mit Enterokokkeninfektionen des Urogenitaltrakts oder bei Patienten, die Antibiotika zur Vermeidung einer Wundinfektion oder Sepsis im Rahmen eines Eingriffs am Urogenitaltrakt erhalten, sollte das Antibiotikaregime eine Substanz enthalten, die gegen Enterokokken wirksam ist.
- Bei Patienten mit den in Tab. **A-8.7** genannten Risikokonstellationen und mit Harnwegsinfektion oder Bakteriurie durch Enterokokken, bei denen eine Zystoskopie oder andere Manipulationen am Urogenitaltrakt erforderlich ist, sollte das Antibiotikaregime eine Substanz enthalten, die gegen Enterokokken wirksam ist.

Haut
- operative Eingriffe bei Infektionen der Haut und ihrer Anhangsgebilde

Herz
- Herzklappenprothesenoperation
- herzchirurgischer Eingriff mit Implantation von Fremdmaterial

Je nach Lokalisation des Eingriffs ist ein bestimmtes **Erregerspektrum** zu erwarten, nach dem sich die Prophylaxe richtet (Tab. **A-8.9** und Tab. **A-8.10**). Bei hohem Risiko und fortdauernder Bakteriämie sollte sie bis zu 2 Tagen fortgesetzt werden.

Die Prophylaxe richtet sich nach dem zu erwartenden **Erregerspektrum** (Tab. **A-8.9**, Tab. **A-8.10**).

A-8.9 Prophylaxe bei zahnärztlichen Eingriffen[*]

Situation	Antibiotikum	Einzeldosis 30–60 min vor dem Eingriff für Erwachsene
orale Einnahme	Amoxicillin[1]	2,0 g p. o.
orale Einnahme nicht möglich	Ampicillin[1,2]	2,0 g i. v.
Penicillin- oder Ampicillinallergie – orale Einnahme	Clindamycin[3,4]	600 mg p. o.
Penicillin- oder Ampicillinallergie – orale Einnahme nicht möglich	Clindamycin[2,4]	600 mg i. v.

[1] Penicillin G oder V kann weiterhin als Alternative verwendet werden.
[2] Alternativ Cefazolin, Ceftriaxon 1 g i. v. für Erwachsene.
[3] Alternativ Cefalexin: 2 g p. o. für Erwachsene oder Clarithromycin 500 mg p. o. für Erwachsene.
[4] Cave: Cephalosporine sollten generell nicht appliziert werden bei Patienten mit vorangegangener Anaphylaxie, Angioödem oder Urtikaria bei Penicillin- oder Ampicillingabe.
[*] nach: Naber C. K. et al.: Kardiologie 2007; 1:243–250. Springer; 2007 © Deutsche Gesellschaft für Kardiologie – Herz- und Kreislaufforschung e.V. und nach Leitlinien der Europäischen Gesellschaft für Kardiologie 2009

A-8.10 Empfehlungen zur Prophylaxe bei Patienten mit manifesten Infektionen am Respirations-, Gastrointestinal- und Urogenitaltrakt[*]

Lokalisation	Erreger	Medikament
Respirationstrakt	Streptococcus angiosus, Staphylococcus aureus	Aminopenicillin mit β-Laktamaseinhibitor, Cefazolin, Clindamycin
	methicillinresistente S.-aureus-Stämme (MRSA)	Vancomycin oder ein anderes MRSA-wirksames Antibiotikum
Gastrointestinal- oder Urogenitaltrakt	Enterokokken	Ampicillin, Piperacillin, bei Unverträglichkeit von β-Laktam-Antibiotika Vancomycin
Haut, Hautanhangsgebilde, muskuloskelettales Gewebe	Staphylokokken, β-hämolysierende Streptokokken	staphylokokkenwirksames Penicillin oder Cephalosporin, bei β-Laktam-Allergie Clindamycin, bei MRSA Vancomycin und andere MRSA-wirksame Antibiotika

[*] nach: Naber C. K. et al.: Kardiologie 2007; 1:243–250. Springer; 2007 © Deutsche Gesellschaft für Kardiologie – Herz- und Kreislaufforschung e.V. und nach Leitlinien der Europäischen Gesellschaft für Kardiologie 2009

▶ Merke. Patienten über die Notwendigkeit der Endokarditisprophylaxe informieren und Endokarditis-Pass ausstellen.

8.2.4 Sonstige Endokarderkrankungen

Nicht durch rheumatisches Fieber bedingte und nicht infektiöse Endokarditiden und Endokarderkrankungen sind selten und werden im Folgenden kurz zusammengefasst.

Abakterielle thrombotische Endokarditis

Abakterielle thrombotische Vegetationen finden sich außer bei Endokardschädigungen auch bei Hyperkoagulabilität bei malignen Tumoren sowie bei Sepsis mit disseminierter intravasaler Koagulation und bei immunologischen Erkrankungen.

Endokardfibroelastose

Bei der Endokardfibroelastose liegen **fibröse Verdickungen** hauptsächlich des linksventrikulären Endokards vor. Die **primäre dilatative Form** betrifft auch die Mitral- und Aortenklappe, auf denen es meist zu kleinen abakteriellen Vegetationen kommt. Die **sekundäre Endokardfibroelastose** tritt insbesondere bei Patienten mit druckbelastetem linkem Ventrikel und Myokardhypertrophie auf.

Endomyokardfibrose

Die Endomyokardfibrose kommt hauptsächlich in tropischen Gebieten vor. Charakteristisch sind eine **Fibrosierung** des **Einflusstraktes** des rechten oder linken **Ventrikels** sowie die Anlagerung von Thromben an die betroffenen Bereiche. Klinisch entsteht bei linksventrikulärer Beteiligung eine pulmonale Stauung und bei rechtsventrikulärer Fibrose das Bild einer restriktiven Kardiomyopathie. Ohne operative Therapie ist die Prognose schlecht.

Löffler-Endokarditis

Die auch als **Endocarditis parietalis fibroplastica** bezeichnete Erkrankung kommt im Rahmen des **hypereosinophilen Syndroms** (S. 178) vor. Die Ursachen der Eosinophilie sind bei ca. 25 % der Patienten eine Eosinophilenleukämie und bei weiteren 25 % Asthma bronchiale, Panarteriitis nodosa, Parasitosen, Morbus Hodgkin, sonstige Neoplasien oder Medikamente. Bei etwa der Hälfte der Fälle ist die Genese der Eosinophilie unklar. Zu Diagnostik und Therapie s. S. 179.

Endokardbeteiligung bei systemischem Lupus erythematodes

In etwa 50 % der obduzierten Fälle geht der systemische Lupus erythematodes (SLE) mit einer abakteriellen verrukösen Endokarditis einher **(Libman-Sacks-Endokarditis)**. Durch Ablagerung zirkulierender Immunkomplexe kommt es zur Endothelzellalteration mit nachfolgender Schädigung der tieferen Endokardschichten sowie zur Entwicklung einer Valvulitis mit Vegetationen, sodass das Bild einer verrukösen Endokarditis entsteht. Die Klappenfunktion ist nur selten hämodynamisch bedeutsam eingeschränkt. Für die Prognose des SLE ist die Endokardbeteiligung in der Regel unbedeutend.

Endokarditis beim Karzinoid-Syndrom

Eine kardiale Beteiligung ist bei etwa der Hälfte der Patienten mit Karzinoid-Syndrom nachweisbar. Durch die freigesetzten endokrin aktiven Substanzen kommt es wahrscheinlich zur Schädigung des Endothels und zu einer Proliferation von Myozyten, Myofibroblasten und zu überschießender Kollagensynthese. Häufig bestehen eine **flächige Verdickung des Endokards** und eine **Trikuspidalklappeninsuffizienz**. Therapeutisch steht die Beseitigung der Grunderkrankung im Vordergrund.

Endokardbeteiligung bei verschiedenen Grunderkrankungen

Bei malignen Erkrankungen (Abb. **A-8.6**), rheumatoider Arthritis, ankylosierender Spondylitis, Sklerodermie, Takayasu-Aortitis sowie nach Radiatio kann es in seltenen Fällen zu einer Endokardbeteiligung kommen, die jedoch in der Regel die Prognose der Erkrankung nicht entscheidend beeinflusst.

A-8.6 **Abakterielle Endokarditis bei einer Patientin mit Endokarditis bei metastasiertem Mammakarzinom**

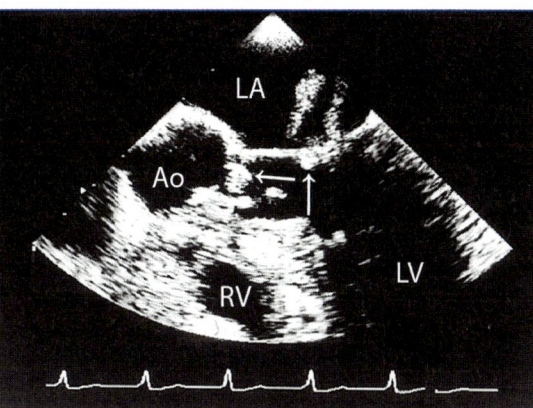

Man erkennt multiple flottierende Auflagerungen auf der Aorten- und Mitralklappe (→). RV = rechter Ventrikel, LA = linker Vorhof, LV = linker Ventrikel, Ao = Aorta.

9 Kardiomyopathien und Myokarditis

9.1	Übersicht.	170
9.2	Dilatative Kardiomyopathie (DCM)	171
9.3	Hypertrophe Kardiomyopathie (HCM)	175
9.4	Restriktive Kardiomyopathie (RCM)	178
9.5	Arrhythmogene rechtsventrikuläre Kardiomyopathie (ARVC)	180
9.6	Unklassifizierte Kardiomyopathien	181
9.7	Myokarditis	181

9.1 Übersicht

▶ Definition.

▶ **Definition.** Unter Kardiomyopathien versteht man eigenständige Erkrankungen des Herzmuskels, die nicht auf Ischämie, Klappenfehler, arteriellen Hypertonus, angeborene Vitien oder Perikarderkrankungen zurückgeführt werden können.

Einteilung: Die **WHO** unterscheidet zwischen **dilatativen, hypertrophen, restriktiven, rechtsventrikulären** und **nicht klassifizierbaren** Kardiomyopathien (Abb. A-9.1).

Einteilung: Die **WHO** unterscheidet **5 Hauptformen** der Kardiomyopathien: Nach funktionellen und pathophysiologischen Gesichtspunkten werden die **dilatative, hypertrophe** und **restriktive Kardiomyopathie** unterteilt, dies hat sich vor allem in der Klinik etabliert. Die **arrhythmogene rechtsventrikuläre** Kardiomyopathie und die **nicht klassifizierbaren** Kardiomyopathien wurden zusätzlich aufgenommen (Abb. **A-9.1**).

Die Unterteilung nach der **Ätiologie** erfolgt in **primäre** oder **idiopathische** Kardiomyopathien unbekannter Ätiologie, bei der ausschließlich das Myokard betroffen ist, oder in **sekundäre** oder **spezifische** Kardiomyopathien mit myokardialer Manifestation einer Grunderkrankung (Tab. **A-9.1**).

Eine anders geartete Unterteilung erfolgt gemäß der **Ätiologie** in primäre und sekundäre Formen. Danach sind **primäre** oder **idiopathische** Kardiomyopathien Erkrankungen unbekannter Ätiologie, bei denen der pathologische Prozess ausschließlich das Myokard und nicht die Herzklappen, die Herzkranzgefäße oder andere kardiale Strukturen betrifft. **Sekundäre** oder **spezifische** Kardiomyopathien stellen die myokardiale Manifestation einer Grunderkrankung dar, z. B. einer KHK, einer arteriellen Hypertonie, einer chronischen Herzklappenerkrankung, chronisch-metabolischer oder -toxischer Störungen (Cb) oder Systemerkrankungen (Tab. **A-9.1**).

▶ Merke.

▶ **Merke.** Die einzelnen Formen der Kardiomyopathien können sich überlappen, sodass eine Einordnung in Einzelfällen schwierig ist.

⊙ A-9.1

⊙ A-9.1 **Die verschiedenen Typen der Kardiomyopathien in Systole und Diastole**

Systole

Diastole

normal — dilatativ — hypertroph — restriktiv — arrhythmogen rechtsventrikulär

9.2 Dilatative Kardiomyopathie (DCM)

▶ **Definition.** Die dilatative Kardiomyopathie (DCM) ist durch eine Vergrößerung und systolische Funktionsstörung der linken oder beider Herzkammern charakterisiert.

Epidemiologie: Mit einer Prävalenz von 40 Fällen pro 100 000 Einwohner stellt sie die häufigste Form der Kardiomyopathien dar. Männer sind 2-mal häufiger betroffen. Die Erkrankung kann in jedem Alter auftreten, der Krankheitsgipfel liegt zwischen dem 20. und 50. Lebensjahr.

Ätiologie: 10 % der Erkrankungen entfallen auf die **primäre** dilatative Kardiomyopathie. Bei den **sekundären** Formen sind jeweils 30 % familiär, abakteriell entzündlich (einschließlich der exogen induzierten inflammatorischen bzw. autoimmunologischen Formen) oder toxisch bedingt.

Epidemiologie: Die Prävalenz liegt bei 40 : 100 000 und ist somit die häufigste Kardiomyopathie.

Ätiologie: Die **primäre** Form tritt in 10 % der Fälle auf. Zu jeweils 30 % werden bei den **sekundären** Formen familiäre, entzündliche oder toxische Ursachen angegeben.

⊙ **A-9.2** Dilatative Kardiomyopathie

a Global vergrößertes Herz bei dilatativer Kardiomyopathie. Im Röntgenbild in anterio-posteriorer Projektion.
b Verhältnis zwischen der kumulativen Überlebensrate und der Zeit nach Diagnose der dilatativen Kardiomyopathie. Der Spontanverlauf der Erkrankung ist dadurch gekennzeichnet, dass nach etwa 4 Jahren 50 % der Patienten ohne Therapie verstorben sind.

Bei der **familiären** Form handelt es sich überwiegend um Gendefekte, die kardiale Strukturproteine oder Bestandteile des kontraktilen Apparates verändern. Exogen induzierte inflammatorische Ursachen (Viren, Bakterien) und autoimmunologische Mechanismen werden diskutiert. Immer mehr Beweise sprechen dafür, dass die DCM bei einigen Patienten die – wahrscheinlich immunologisch vermittelte – **Spätfolge** einer **akuten viralen Myokarditis** ist. In den Industrieländern wird Alkohol als **toxischer** Auslöser diskutiert.
Mögliche Ursachen der spezifischen dilatativen Kardiomyopathien sind in Tab. **A-9.1** zusammengefasst.

Zu den möglichen Ursachen der spezifischen DCM s. Tab. **A-9.1**.

≡ **A-9.1** Einteilung der spezifischen Kardiomyopathien

Myokarditis und inflammatorisch:	toxisch:
▪ Viren: Coxsackie-, Influenza- oder Adenoviren	▪ Alkohol
▪ Bakterien: septische Prozesse, Typhus, Scharlach, Streptokokkenkarditis	▪ Chemotherapeutika (Doxorubicin)
▪ Bakterientoxin: Diphtherie	▪ Kobalt, Blei
▪ Protozoen: Toxoplasmose, Chagas-Krankheit (südamerikanische Raubwanze, Trypanosoma cruzi)	▪ Chloroquin, Ergotamin
	▪ Kokain
▪ Parasiten: Trichinen, Echinokokken u. a.	▪ Bestrahlung

A-9.1 Einteilung der spezifischen Kardiomyopathien (Fortsetzung)

Systemerkrankungen:
- Kollagenosen
- Morbus Boeck
- Kawasaki-Syndrom
- Leukämie

metabolisch:
- Mangel an Vitaminen oder Spurenelementen (Vit. B_{12}, Selen)
- endokrinologisch: Thyreotoxikose, Myxödem, Phäochromozytom, Urämie
- Diabetes mellitus

infiltrativ:
- Amyloidose, Hämochromatose
- Glykogen- und Lipidspeichererkrankungen
- Endomyokardfibrose
- Löffler-Endokarditis
- Karzinoid-Syndrom
- Herztumoren

genetisch:
- dilatative Kardiomyopathie
- hypertrophe Kardiomyopathie
- neuromuskuläre Erkrankungen (Morbus Duchenne)

sonstige:
- peripartale Kardiomyopathie
- ischämische Kardiomyopathie
- valvuläre Kardiomyopathie
- hypertensive Kardiomyopathie

Klinik: Klinische Symptome entwickeln sich langsam oder sehr schnell – bis hin zum plötzlichen Herztod. Bei asymptomatischen Patienten ist der linke Ventrikel dilatiert.

Das **Initialsymptom** ist meistens **Dyspnoe**, sie wird nach der **NYHA** in 4 Stadien eingeteilt (s. Tab. **A-6.5.**).

In fortgeschrittenen Stadien finden sich Zeichen der **Rechtsherzinsuffizienz** und **Thoraxschmerzen**. **Allgemeine Ermüdung**, Schwindel und Präsynkope sind Zeichen mangelhafter Organperfusion.

Kardiale Arrhythmien führen zu Palpitationen, Bewusstseinsstörungen und Synkopen.
Angina pectoris kann durch die hohen enddiastolischen Drücke zu einer subendokardialen Ischämie führen.

Ein **Spätsymptom** sind **Embolien** aufgrund kardiogener Thromben.

Diagnostik:
Körperliche Untersuchung: Neben Herzinsuffizienz und **Ruhetachykardie** fällt die **Herzvergrößerung** auf (**Brustwandpulsationen**). Der systolische RR ist eher niedrig bei verringertem Schlagvolumen. Eine **Halsvenenstauung** als Zeichen einer Trikuspidalinsuffizienz ist häufig, ein 3. und 4. Herzton zumeist hörbar. Eine **Klappenringdilatation** bedingt eine **Mitral- und Trikuspidalinsuffizienz** (systolische Geräusche).

Klinik: Klinische Symptome entwickeln sich entweder langsam und graduell mit Zeichen der Herzinsuffizienz oder können zum plötzlichen Herztod durch Rhythmusstörungen führen. Bei asymptomatischen Patienten zeigen Röntgen-Thorax-Untersuchung oder Ultraschalluntersuchung des Herzens einen deutlich vergrößerten linken Ventrikel.

Das **Initialsymptom** ist bei den meisten Patienten **Luftnot** (75–95 %) als Ausdruck einer führenden **Linksherzinsuffizienz**, die bis zum **akuten Lungenödem** fortschreiten kann. Eine semiquantitative Einteilung der Herzinsuffizienz in 4 Grade aufgrund der Schwere der Dyspnoe erlaubt die **Klassifikation** der **New York Heart Association** (**NYHA**, s. Tab. **A-6.5**, S. 101).

In fortgeschrittenen Stadien mit biventrikulärer Beteiligung kommt es zu Zeichen der **Rechtsherzinsuffizienz** wie Beinödeme bis hin zu Anasarka, Hepatosplenomegalie und Aszites. Weiterhin sind **Thoraxschmerzen** aufgrund von Lungenembolien und abdominelle Schmerzen bei Leberstauung häufig. **Allgemeine Ermüdung** bzw. reduzierte Leistungsfähigkeit ist ein weiteres wichtiges Symptom, das sich durch die mangelhafte Perfusion der Skelettmuskulatur erklärt. Schwindel, Präsynkope, Bewusstseinsstörungen lassen auf eine mangelhafte zerebrale Durchblutung schließen.

In bis zu 50 % der Fälle treten **kardiale Arrhythmien** auf, die ihrerseits zu Palpitationen, Bewusstseinsstörungen oder Synkopen führen können.

Manche Patienten geben **Angina pectoris** an; nuklearmedizinisch kann in solchen Fällen zum Teil eine diffuse Reduktion der myokardialen Perfusion nachgewiesen werden, deren Korrelat vermutlich eine durch hohe enddiastolische Drücke bedingte subendokardiale Ischämie ist.

Ein häufiges **Spätsymptom** sind systemische und pulmonale **Embolien** aufgrund von **Thrombenbildung** in den erweiterten Herzhöhlen.

Diagnostik:
Körperliche Untersuchung: Zusätzlich zu den Zeichen der Links- und Rechtsherzinsuffizienz (S. 99) sowie zur **Ruhetachykardie** bestehen Zeichen der **Herzvergrößerung**: Der Herzspitzenstoß ist nach lateral verlagert, oft bestehen präkordiale **Brustwandpulsationen**. Der systolische Blutdruck ist normal oder eher niedrig, die Amplitude kann entsprechend dem verringerten Schlagvolumen erniedrigt sein. Eine **Halsvenenstauung** mit prominenter a- und v-Welle als Zeichen einer Trikuspidalinsuffizienz ist häufig. Ein 4. Herzton geht oft der Dekompensation voraus; ist diese ausgeprägt, so ist zumeist ein 3. Herzton hörbar. Systolische Geräusche aufgrund einer durch Klappenringdilatation bedingten relativen **Mitral- und Trikuspidalinsuffizienz** sind ebenfalls häufig.

A 9.2 Dilatative Kardiomyopathie (DCM)

EKG: Es gibt keine für die DCM spezifischen EKG-Veränderungen, allerdings liegt in etwa 90 % ein pathologisches EKG vor. Häufig finden sich Leitungsstörungen im Sinne eines **Linksschenkelblocks**, der als prognostisch ungünstig bewertet wird. In vielen Fällen liegt eine **Sinustachykardie** vor. Es kann zu Rhythmusstörungen in Form supraventrikulärer und ventrikulärer Extrasystolen sowie zum gesamten Spektrum von supraventrikulären und ventrikulären Tachykardien kommen. In etwa 20–30 % der Fälle tritt **Vorhofflimmern** auf. Im Endstadium einer ischämischen Herzerkrankung lassen sich im EKG häufig alte Infarktzeichen nachweisen. Die Sensitivität des EKGs ist gering für den Nachweis einer linksventrikulären Hypertrophie. Häufig finden sich pathologische P-Wellen; dennoch korreliert deren Morphologie nicht mit der Größe des linken Vorhofes.

EKG: Der häufig anzutreffende **Linksschenkelblock** ist als prognostisch ungünstig zu bewerten. In vielen Fällen liegt eine **Sinustachykardie** vor. Es treten supraventrikuläre und ventrikuläre Tachykardien und Vorhofflimmern in bis zu bis 30 % der Fälle auf.

Röntgen-Thorax: Die Röntgenbefunde sind unspezifisch, sie können nur im Zusammenhang mit den übrigen Befunden gesehen werden (Abb. **A-9.2a**). Überschreitet der Herzdurchmesser 50 % des Thoraxquerdurchmessers, spricht man von einer **Kardiomegalie**; diese Beobachtung wird bei Patienten mit DCM häufig gemacht. Bei rechtsventrikulärer Beteiligung fällt eine **Verkleinerung** des **Retrosternalraumes** im seitlichen Bild auf. Häufig bestehen sekundäre Zeichen der Herzinsuffizienz mit **pulmonaler Stauung** und **interstitiellem Lungenödem**. Bei chronischem Verlauf lassen sich häufig dichte, horizontale Streifen im rechten Unterfeld (**Kerley-B-Linien**) oder Interlobärlinien in den oberen Lungenfeldern (**Kerley-A-Linien**) nachweisen. Zu einem **alveolären Lungenödem** kann es kommen, wenn der Pulmonalkapillardruck 25 mmHg für längere Zeit überschreitet.

Zeichen im **Röntgen-Thorax** sind:
- Kardiomegalie (Abb. **A-9.2a**)
- Verkleinerung des Retrosternalraumes bei rechtsventrikulärer Beteiligung
- pulmonale Stauung und interstitielles Lungenödem
- Kerley-A- und -B-Linien
- alveoläres Lungenödem.

Echokardiografie: Die Echokardiografie stellt die wesentliche Säule in der Diagnostik und vor allem der Verlaufsbeurteilung der DCM dar. Im Zusammenhang mit der Verabreichung kardiotoxischer Chemotherapeutika dient die Echokardiografie der Überwachung der linksventrikulären Funktion und damit der Kardiotoxizität. Eine Differenzierung der Ätiologie der dilatativen Kardiomyopathie ist auch mit der Echokardiografie nicht immer zuverlässig möglich. **Charakteristische Befunde** sind:
- die Dilatation des linken Ventrikels, aber auch der übrigen Herzkammern
- global eingeschränkte systolische Funktion.

In der **Dopplerechokardiografie** fallen eine durch Dilatation bedingte Klappeninsuffizienz sowie die gestörte diastolische Ventrikelfunktion auf (Abb. **A-9.3a**).

Die **Echokardiografie** ist die wesentliche Säule der Diagnostik der DCM. **Charakteristisch** sind:
- linksventrikulär betonte Dilatation
- global eingeschränkte systolische Funktion.

Dopplerechokardiografisch fallen eine Insuffizienz sowie die diastolische Ventrikelfunktionsstörung auf (Abb. **A-9.3a**).

Herzkatheteruntersuchung: Die Koronararterien sind bei DCM typischerweise unverändert. Die linksventrikuläre Angiografie zeigt das Ausmaß der **systolischen** bzw. **diastolischen Funktionsstörung** ähnlich wie bei der Echokardiografie. Bei DCM sind gewöhnlich der **enddiastolische linksventrikuläre Druck** und der **pulmonalarterielle Druck erhöht**. Die medikamentöse Senkung des pulmonalarteriellen Drucks gilt als Gradmesser des Therapieerfolges.

Herzkatheteruntersuchung: Die Ventrikulografie zeigt das **Ausmaß der systolischen und diastolischen Funktionsstörung**. Erhöht sind **enddiastolisch-linksventrikulärer** und **pulmonalarterieller Druck**.

A-9.3 Befunde bei dilatativer Kardiomyopathie

a Typischer dopplersonografischer Befund bei Linksherzinsuffizienz mit gesteigerter später Füllungsgeschwindigkeit (pathologisch hohe a-Welle). Die e-Welle kennzeichnet die frühdiastolische Füllung, während die a-Welle im Wesentlichen den Anteil der Vorhofkontraktion an der Füllung des linken Ventrikels reflektiert.
b Echokardiogramm bei dilatativer Kardiomyopathie. Thrombenbildung im linken Ventrikel, in diesem Fall ist eine Langzeittherapie mit oralen Antikoagulanzien angezeigt.

Myokardbiopsie: Im Rahmen einer Herzkatheteruntersuchung kann auch eine Biopsie des rechtsventrikulären Myokards zum Nachweis oder Ausschluss einer Myokarditis durchgeführt werden. Typischerweise werden **unspezifische Veränderungen** nachgewiesen. Da es nur in wenigen Fällen gelingt, mit der endomyokardialen Biopsie eine ätiologische Klärung der DCM zu erreichen, ist ihre Bedeutung für die Diagnostik umstritten.

Therapie: Die Therapie der dilatativen Kardiomyopathie stützt sich auf die Richtlinien der Herzinsuffizienztherapie, die auf S. 103 dargestellt sind. Neben **allgemeinen Maßnahmen** wie tägliche Gewichtskontrolle, kontrolliertes, aerobes, körperliches Training (Herzsportgruppen) sowie jährliche Influenzaimpfungen stellt die medikamentöse Therapie einen wichtigen Pfeiler in der Therapie der DCM dar.

Die **Basistherapie** der DCM besteht in Abhängigkeit von der klinischen Symptomatik aus **ACE-Hemmern**, **β-Rezeptoren-Blockern**, **Diuretika**, **Aldosteronantagonisten** und **Digitalisglykosiden**. Bei ACE-Hemmer-Unverträglichkeit bieten sich in erster Linie **Angiotensin-1-Rezeptor-Antagonisten** an. Es ist nachgewiesen, dass eine adäquate medikamentöse Basistherapie das Risiko eines plötzlichen Herztodes des Patienten mit DCM senkt.

Zur umfassenden Therapie der DCM gehört auch die **orale Antikoagulation**, um das Risiko von systemischen und pulmonalen Embolien zu reduzieren. Ohne Antikoagulation kommt es bei ca. 18 % der Patienten mit DCM zu peripheren Embolien. Als Antikoagulanzien kommen **Kumarinderivate** infrage; ihr therapeutischer Einsatz muss jedoch angesichts der erhöhten Blutungsinzidenz abgewogen werden (Abb. **A-9.3b**). Eine Indikation liegt vor, wenn sich bei dem Patienten ein Vorhofflimmern oder ein Sinusrhythmus mit eingeschränkter linksventrikulärer Funktion (EF < 30 %) findet.

Bei vielen Patienten mit fortgeschrittener Herzinsuffizienz besteht eine bedeutsame intraventrikuläre Leitungsverzögerung, die durch die asynchrone ventrikuläre Kontraktion zu einer weiteren Verschlechterung der Herzinsuffizienz führt. Die Implantation eines **biventrikulären Schrittmachers (BVS)** kann die Synchronisierung der Kontraktion verbessern sowie die Morbidität und Mortalität signifikant senken. Die **Indikationen** sind: medikamentös refraktäre, symptomatische Herzinsuffizienz in den Stadien NYHA III und IV; Linksschenkelblock (QRS > 130 ms), linksventrikulärer enddiastolischer Durchmesser > 55 mm und Auswurffraktion < 35 % sowie echokardiografisch nachgewiesene asynchrone Ventrikelkontraktion.

▶ **Merke.** Wegen der hohen Inzidenz ventrikulärer Arrhythmien und Fällen von plötzlichem Herztod spielen die Therapie und Prävention dieser Herzrhythmusstörungen bei Patienten mit DCM eine wichtige Rolle.

Die dilatative Kardiomyopathie ist die häufigste Indikation zur **Herztransplantation** bei Erwachsenen und Kindern. Die 1-Jahres-Überlebensrate beträgt ca. 80 %; die 5-Jahres-Überlebensrate ca. 70 %.

Patienten mit anhaltenden ventrikulären Tachykardien oder nach einem überlebten plötzlichen Herztod sollten durch einen **implantierbaren Kardioverter-Defibrillator (ICD)** geschützt werden. Eine ICD-Implantation zur Primärprophylaxe bei Patienten mit DCM und einer EF < 30 % hat nach derzeitiger Studienlage keinen Einfluss auf die Mortalität. Die biventrikuläre Stimulation (kardiale Resynchronisationstherapie, CRT) mit CRT-ICD senkt die Mortalität signifikant im Vergleich zur alleinigen medikamentösen Therapie.

Prognose: Bei der **primären DCM** sind ein chronischer, mehr oder weniger stabiler Verlauf oder eine rasch progrediente Verschlechterung bekannt (Abb. **A-9.2b**). Der Verlauf ist im Einzelfall unvorhersehbar. Die 5-Jahres-Mortalität liegt unter einer adäquaten medikamentösen Therapie bei etwa 20 %. Ventrikuläre Tachyarrhythmien und der damit verbundene **plötzliche Herztod** sind bei 20–50 % der Patienten die Todesursache. Für die Prognose hat die Schwere der Dilatation und der linksventrikulären Funktionseinschränkung den höchsten Voraussagewert.

▶ **Merke.** Der **plötzliche Herztod** (S. 150) ist definiert als ein unerwarteter, natürlicher Tod infolge kardialer Ursachen bei einer Person mit bekannter oder unbekannter Herzerkrankung, der durch einen plötzlichen Bewusstseinsverlust eingeleitet wird und nach Definition der WHO innerhalb eines Zeitraums von 24 Stunden nach Krankheitsbeginn eintritt.

Tab. **A-9.2** fasst die prognostisch relevanten Faktoren bei DCM zusammen.

A-9.2 Prognostisch relevante Faktoren bei DCM

Klinik
- NYHA III u. IV
- Tachykardie, 3. Herzton

Röntgen-Thorax
- Herz-Thorax-Quotient > 0,5

EKG
- Linksschenkelblock, Vorhofflimmern

Langzeit-EKG
- ventrikuläre Arrhythmien, ventrikuläre Tachykardien

Echokardiogramm
- linksventrikulärer enddiastolischer Durchmesser > 70 mm
- enddiastolisches Volumen > 130 ml
- Herzindex < 2,5 l/min/m^2
- mittlerer rechtsatrialer Druck > 10 mmHg
- linksventrikulärer enddiastolischer Druck > 20 mmHg

Linksherzkatheter
- linksventrikuläre Ejektionsfraktion < 35 %

Labor
- BNP stark erhöht
- Serum-Natrium erniedrigt
- Serum-Noradrenalin erhöht

9.3 Hypertrophe Kardiomyopathie (HCM)

▶ Definition. Die hypertrophe Kardiomyopathie (HCM) ist als ventrikuläre Hypertrophie ohne adäquate hämodynamische Belastung definiert, die vorwiegend den linken Ventrikel betrifft und histologisch durch eine irreguläre Anordnung der Myozyten gekennzeichnet ist. Während der Systole kann es zu einer dynamischen intraventrikulären Obstruktion mit Ausbildung eines Druckgradienten kommen. Hinsichtlich der Hämodynamik werden deshalb zwei Formen der HCM unterschieden: die **hypertroph-obstruktive Kardiomyopathie (HOCM)** und die **hypertrophisch nicht obstruktive Kardiomyopathie (HNCM)**.

Epidemiologie: Die Prävalenz der HCM liegt bei 0,02–0,2 % der Bevölkerung.

Ätiologie: Die hypertrophe Kardiomyopathie (HCM) ist eine **autosomal-dominant vererbte** Erkrankung, die in ca. 50 % der Fälle familiär gehäuft auftritt. Ohne positive Familienanamnese wird eine Neumutation vermutet. Inzwischen sind 11 verschiedene Gene mit mehr als 100 (Punkt-)Mutationen bekannt, die Proteine des kontraktilen Apparates bzw. den Energiestoffwechsel der Herzmuskelzellen betreffen.

Pathogenese: Die HCM entwickelt sich in der Fötalzeit oder kurz nach der Geburt. Die Hypertrophie des Myokards ist nicht immer unmittelbar nach der Geburt voll ausgebildet, sondern zeigt eine unterschiedliche Progression. Die Wanddicke kann spontan während der Kindheit oder im Jugendalter zunehmen, gehäuft findet sich das Phänomen während bzw. kurz nach der Pubertät. Die HCM wird deshalb gewöhnlich bei Kindern und jungen Erwachsenen diagnostiziert, die durch die typischen Symptome (s. u.) auffallen.

Trotz unterschiedlicher klinischer Ausprägung sind die **histologischen Charakteristika** der segmentalen Herzmuskelhypertrophie relativ einheitlich und bestehen in **fokalen Narben** im Herzmuskelgewebe, **Veränderungen** und Verengungen der **kleinen intramuralen Koronargefäße** sowie **Desorganisation der Muskelzellanordnung**, die bei 95 % der Fälle mit HCM auftritt und z. T. für die gestörte diastolische und systolische Funktion verantwortlich gemacht wird.

Neben diesen histologischen Charakteristika haben sich **makroskopisch** unterscheidbare Formen der Hypertrophie herauskristallisiert. Nach **Maron** unterscheidet man je nach Ausprägung und Lokalisation der Hypertrophie **4 Typen** (Abb. **A-9.4**):

- **Typ I:** isolierte Hypertrophie des ventrikulären Septums
- **Typ II:** gesamtes Septum und Teile der angrenzenden Vorder- bzw. Hinterwand
- **Typ III:** gesamtes linksventrikuläres Myokard unter Einbeziehung sämtlicher Wandanteile
- **Typ IV:** Hypertrophie der anterioren bzw. posterioren Wandsegmente unter Ausschluss des Septums.

A-9.4 Hypertrophietypen

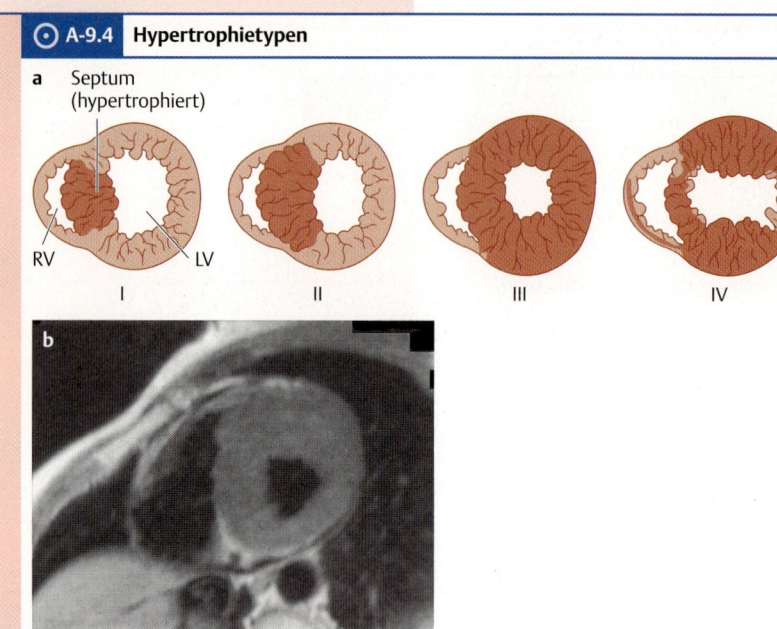

a Die 4 tpyischen Hypertrophiemuster bei hypertropher Kardiomyopathie (Maron-Typ I–IV). Die verschiedenen Typen unterscheiden sich nach der Verteilung der Hypertrophie im linksventrikulären Myokard.
b Kernspintomogramm eines Patienten mit hypertropher Kardiomyopathie, bei dem ein Typ-III-Muster nach Maron vorliegt, d. h., insbesondere das Septum und die Vorderwandanteile pathologisch verdickt sind.

Von den verschiedenen Hypertrophieformen der HCM ist die **homogene Hypertrophie** des **Sportlerherzens** abzugrenzen. Sie entsteht durch extensives Training und zeichnet sich durch erhöhte enddiastolische und endsystolische Volumina aus.

Zusätzlich existiert ein sogenannter **apikaler Hypertrophietyp**, der vor allem in Japan häufig vorkommt (Giant T-Wave-Syndrome, Yamaguchi-Typ).
Von den verschiedenen Hypertrophieformen der HCM ist die **homogene Hypertrophie** des **Sportlerherzens** abzugrenzen. Beim Sportlerherz kann es unter Dauerbelastung, vor allem durch ergometrisches Training, im Laufe der Jahre zu einer Gewichtszunahme kommen. Bei dieser Hypertrophie sind in der Regel das enddiastolische und endsystolische Volumen erhöht. Bei der inhomogenen Hypertrophie der HCM mit teilweiser Obliteration des linksventrikulären Cavums sind sie dagegen vermindert.

Klinik: Symptomatik der HCM:
- belastungsabhängige Angina
- Dyspnoe
- Ermüdungserscheinungen
- Schwindel, (Prä-)Synkope.

Klinik: Typische Symptome der hypertrophen Kardiomyopathie sind **belastungsabhängige Angina**, **Dyspnoe** und **Ermüdungserscheinungen** sowie **Schwindel**, **Präsynkope** oder **Synkope**. Der Schweregrad der Symptomatik scheint mit dem Hypertrophiegrad zu korrelieren, obwohl es auch Fälle von schwerer Symptomatik bei nur isolierter, geringgradiger Hypertrophie gibt. Die Höhe des intraventrikulären Gradienten, d. h. des Druckunterschiedes im linksventrikulären Cavum, scheint das Ausmaß der Symptome nicht widerzuspiegeln.
Die beschriebenen Symptome lassen sich aus den oben genannten pathogenetischen Vorgängen ableiten: Neben der **dynamischen Obstruktion** des **linksventrikulären Ausflusstraktes** mit systolischer Funktionseinschränkung spielt die **gestörte diastolische Relaxation** und damit **gestörte Füllung** des linken Ventrikels eine wichtige Rolle für das **begrenzte Auswurfvolumen** und die fehlende Steigerbarkeit unter Belastung. Das Auftreten von **regionaler Ischämie**, bedingt durch Verengung der kleinen, intramuralen Koronargefäße, und das **Missverhältnis** zwischen **Gefäßdichte** und **Herzmuskelgewebe** erklärt die Symptome der Angina pectoris.

Ursachen für die **Symptome:**
- obstruierter linksventrikulärer Ausflusstrakt → systolische Funktion ↓
- gestörte Relaxation und Füllung → Auswurfvolumen ↓
- Missverhältnis zwischen Gefäßdichte und Gewebe → regionale Ischämie.

▶ **Merke.**

▶ **Merke.** Klinisch ist die HCM durch eine Störung der systolischen und diastolischen Funktion sowie durch atriale und ventrikuläre Rhythmusstörungen mit erhöhtem Risiko für den plötzlichen Herztod gekennzeichnet.

Diagnostik:

Diagnostik: Die oben genannten Symptome geben in der Regel erste Hinweise auf die Diagnose.

▶ **Merke.**

▶ **Merke.** Besonders bei jungen Menschen sollte Luftnot oder Angina pectoris Anlass zur Abklärung einer HCM sein.

Typisch ist ein systolisches **Pressstrahlgeräusch** über dem Aortenareal.

Typisch ist bei der körperlichen Untersuchung ein **systolisches Pressstrahlgeräusch** über dem Erb-Punkt während des Valsalva-Manövers. Durch diesen Versuch kann das Systolikum bei HCM von anderen Ursachen systolischer Geräusche abgegrenzt werden (VSD (S. 189), Pulmonalstenose (S. 193)).

A 9.3 Hypertrophe Kardiomyopathie (HCM)

A-9.5 Hypertrophe Kardiomyopathie in der Echokardiografie

Echokardiografische Standbilder in der parasternalen kurzen Achse (a) und im apikalen Vierkammerblick (b) bei hypertropher Kardiomyopathie mit ausgeprägter konzentrischer Hypertrophie aller linksventrikulären Segmente.

Die **definitive Diagnose** wird in der Regel **echokardiografisch** durch Nachweis der regionalen Hypertrophie des linksventrikulären Myokards unter Betonung des Septums gestellt (Abb. **A-9.5**).

Das **EKG** der Patienten mit HCM ist in etwa 75 % der Fälle pathologisch. Die Veränderungen sind jedoch unspezifisch und können allenfalls die Diagnose erhärten. Es zeigen sich häufig eine **globale** oder **septal betonte Hypertrophie** mit erhöhtem Sokolow-Lyon-Index sowie ST-Strecken-Senkungen oder T-Negativierungen. Häufig liegen auch asymptomatische supraventrikuläre oder ventrikuläre Rhythmusstörungen vor, die überwiegend passager auftreten. Die Rhythmusstörungen lassen sich auch im **Langzeit-EKG** nachweisen.

Der intraventrikuläre Druckgradient kann bei der HOCM zunehmen unter:
- körperlicher Belastung
- Digitalisierung
- Therapie mit Sympathomimetika
- arterieller Hypertonie
- Valsalva-Manöver
- Amylnitrit-Inhalation (wird oft als Provokationstest während einer Echokardiografie angewandt).

Therapie: Generell sollten die Patienten schwere körperliche Belastungen meiden, da diese den intraventrikulären Druckgradienten erhöhen.
Medikamentöse Therapie: Die medikamentöse Therapie der hypertrophen Kardiomyopathie beruht auf dem Einsatz von negativ inotropen bzw. bradykardisierenden Medikamenten, die eine verbesserte Füllung und verlängerte Füllungsphase des linken Ventrikels erlauben. **β-Rezeptoren-Blocker** (Metoprolol, Propranolol) können die Hauptsymptome Angina, Dyspnoe, Schwindel und Synkope in vielen Fällen bessern. Die Dosierung muss im Einzelnen angepasst werden, um eine Hypotonie zu vermeiden. Die Standarddosen liegen zwischen 160 und 320 mg/d. Ähnlich gute, wenn nicht bessere Erfahrung wurde mit der oralen Gabe des Kalziumantagonisten **Verapamil** gemacht. Durch den negativ inotropen Effekt und die verbesserte diastolische linksventrikuläre Funktion kommt es zu einem höheren Auswurfvolumen. Die orale, individuell angepasste Gabe von Verapamil wirkt bei mehr als 50 % der Patienten positiv auf die kardialen Symptome und steigert auch die Belastungskapazität. Es werden Dosen bis zu 720 mg/d verwendet.

▶ **Merke.** Patienten mit gleichzeitig bestehender, linksventrikulärer Dysfunktion im Spätstadium der HCM, mit Sinusknotendysfunktion oder AV-Block sollten nicht mit β-Rezeptoren-Blockern oder Verapamil behandelt werden. Diese Gruppe umfasste etwa 5 % aller Patienten. Durch die prophylaktische **Implantation** eines **Schrittmachers** lässt sich bei einigen Patienten diese Kontraindikation aufheben.

Kalziumantagonisten vom **Nifedipin-Typ** haben sich bisher in der Therapie der HCM als **ungünstig** erwiesen, da sie den peripheren Widerstand senken und den Blutstrom im linksventrikulären Ausflusstrakt beschleunigen. Dies provoziert oder steigert den Ausflusstraktgradienten. **Kontraindiziert** sind außerdem Medikamente, die den systolischen Gradienten am Ausflusstrakt des LV verstärken: positiv inotrope Substanzen (Digitalis, Sympathomimetika) sowie starke Nachlastsenker und Nitrate.

Interventionelle Therapie: Mittlerweile stellt die **transkoronare Ablation der Septumhypertrophie (TASH)** die Therapie der Wahl bei HCM dar. Durch die Injektion von 1–5 ml reinen Alkohols über einen Ballonkatheter in einen Septalast der linken Koronararterie wird eine Infarzierung im Bereich des Septums erreicht. So nehmen die Septummasse und dadurch die Obstruktion des linksventrikulären Ausflusstraktes ab. Die wesentliche Komplikation des TASH ist das Auftreten eines AV-Blocks mit der Notwendigkeit einer Schrittmacherversorgung in 20–30 % der Fälle.

Bei erfolgloser oder nicht durchführbarer TASH kann die **endokardiale Radiofrequenzablation der Septumhypertrophie (ERASH)** angewendet werden. Hier gibt der Ablationskatheter im Obstruktionsareal des rechtsventrikulären Septums Hochfrequenzstrom ab. Durch die Narbenbildung kommt es wie bei der TASH zu einer Abnahme des Gradienten im linksventrikulären Ausflusstrakt. Diese neue Methode wird erst in wenigen Zentren durchgeführt und stellt heute noch kein Routineverfahren im klinischen Alltag dar.

Auch die Implantation eines **Zweikammer-Schrittmachersystems** zur Therapie der HCM wurde diskutiert. Da weder die Hypertrophie noch das Risiko für einen plötzlichen Herztod beeinflusst werden, besteht keine generelle Therapieempfehlung.

Operative Therapie: Bei Versagen der vorgenannten Therapien wird die klassische **Myotomie** bzw. **Myotomie-Myektomie** eingesetzt, bei der ein Teil des hypertrophierten linksventrikulären Septums entfernt und der Ausflusstrakt vergrößert wird. Andere operative Formen sind die **Entfernung** der **Papillarmuskeln** und der **Mitralklappenersatz** mit dem Ziel, das linksventrikuläre Füllungsvolumen zu steigern.

Prognose: Neben den oben genannten Symptomen stellt die erhöhte Rate des **plötzlichen Herztodes** das größte Problem bei Patienten mit HCM dar. Betroffen sind vor allem jüngere Patienten zwischen 10 und 30 Jahren. Der Mechanismus ist offenbar komplex und unterschiedlich bei verschiedenen Patientengruppen. Faktoren, die die Wahrscheinlichkeit eines plötzlichen Herztodes erhöhen, sind in Tab. **A-9.3** aufgeführt. Je mehr dieser Faktoren vorliegen, desto höher ist das Risiko. Die Implantation eines ICD ist die effektivste Maßnahme, einen plötzlichen Herztod zu verhindern.

A-9.3 Faktoren, die die Wahrscheinlichkeit erhöhen, einen plötzlichen Herztod zu erleiden

- Ausmaß der linksventrikulären Hypertrophie (Wandstärke > 30 mm)
- plötzlicher Herztod in der Familienanamnese bei 2 oder mehr Angehörigen im Alter unter 45 Jahren
- registrierte nicht anhaltende ventrikuläre Tachykardien
- überlebter plötzlicher Herztod
- Synkope unklarer Genese im letzten Jahr
- Obstruktion des linksventrikulären Ausflusstraktes mit einem Gradienten > 30 mmHg
- spezielle Genotypen

9.4 Restriktive Kardiomyopathie (RCM)

▶ **Definition.** Die restriktiven Kardiomyopathien sind funktionell durch eine verminderte Compliance beider Ventrikel bei normaler systolischer Funktion charakterisiert. Insofern sind sie mit der Pericarditis constrictiva vergleichbar, die jedoch als Perikarderkrankung und wegen der anderen Therapie (Perikardektomie) abgegrenzt werden muss.

Epidemiologie: In den westlichen Industrieländern ist die restriktive Form die seltenste Kardiomyopathie. In tropischen Ländern sind Endomyokardfibrosen dagegen häufig und in bestimmten Regionen für bis zu 25 % aller kardiovaskulären Todesfälle verantwortlich.

Ätiologie und Klassifikation: Die Einteilung erfolgt in die **primäre** RCM mit idiopathischer RCM und Endomyokardfibrosen und die **sekundäre** RCM, die infiltrative, endokardiale Erkrankungen und Speichererkrankungen beinhaltet (s. u.). Bei den **Endomyokardfibrosen** werden zwei Erkrankungen unterschieden: die tropische

Endomyokardfibrose und das **Hypereosinophilie-Syndrom**, auch **Löffler-Endokarditis** (S. 168) genannt, das in gemäßigten Zonen auftritt. Da die histologischen Befunde in fortgeschrittenen Fällen identisch sind, besteht weitgehend Einigkeit darüber, dass es sich um verschiedene Manifestationen derselben Erkrankung handelt. Die initiale Hypereosinophilie der Löffler-Endokarditis ruft scheinbar die typischen Veränderungen hervor. Es treten **3 Phasen** auf:

- In der ersten Phase findet sich eine ausgeprägte **eosinophile Myokarditis**.
- Nach ca. 1 Jahr (zweite Phase) kommt es zu einer zunehmenden **unspezifischen Myokardverdickung** und mehr oder weniger ausgeprägter **endokardialer Thrombenbildung** mit partieller Obliteration des linksventrikulären Cavums.
- Das letzte Stadium zeigt dann die ausgeprägte **endomyokardiale Fibrose**, wie sie auch bei der tropischen Form der Endomyokardfibrose bekannt ist, und die für die typische Pathophysiologie der restriktiven Kardiomyopathie verantwortlich ist.

Pathogenese: Die hämodynamischen Auswirkungen der endokardialen Vernarbung bestehen in einer **erhöhten Steifigkeit** und **verschlechterten diastolischen Füllung** beider Ventrikel mit entsprechender Zunahme der rechts- und linksventrikulären Füllungsdrücke sowie der atrialen Drücke.

Klinik: Die Klinik der restriktiven Kardiomyopathie ist davon abhängig, welcher Ventrikel überwiegend betroffen ist. Entsprechend können die Symptome der Links- oder Rechtsherzinsuffizienz einzeln oder in Kombination vorliegen.

Diagnostik:
Bei der **körperlichen Untersuchung** können eine Halsvenenstauung sowie ein 3. und 4. Herzton auffallen. Ein paradoxer Anstieg des Venendruckes bei Inspiration wird Kußmaul-Zeichen genannt.
In der 2-dimensionalen **Echokardiografie** erkennt man kleine, möglicherweise verdickt erscheinende Herzkammern bei stark dilatierten Vorhöfen. Bei Fällen von Endomyokardfibrose lässt sich die bindegewebige Verdickung des Endokards direkt darstellen, die aber differenzialdiagnostisch von wandständigen Thromben abgegrenzt werden muss.
Dopplerechokardiografisch lässt sich das pathologische Füllungsverhalten mit deutlich reduziertem Füllungsvolumen der Ventrikel anhand der Mitralflusskurve erfassen.
In der **Herzkatheteruntersuchung** finden sich häufiger erhöhte diastolische Drücke im rechten und linken Ventrikel. Dieses **„Dip-Plateau-Phänomen"** im rechten und/oder linken Ventrikel ist typisch, aber nicht spezifisch für eine restriktive Kardiomyopathie.

Therapie: Die medikamentöse Therapie ist symptomatisch und beinhaltet eine Herzinsuffizienztherapie mit **Diuretika, β-Rezeptoren-Blockern** und **nachlastsenkenden Substanzen**. Bei Löffler-Endokarditis wird zusätzlich mit **Cortison** therapiert. Letztlich kann aber die fibrotisch bedingte Einengung des Ventrikelcavums auf diese Weise nicht beseitigt werden. Die **operative Exzision** des **verdickten Endokards** bewirkt oft eine deutliche Verbesserung der Symptomatik und ist daher die Therapie der Wahl.

Verlauf: Es liegen wenig Daten über den Spontanverlauf der unterschiedlichen Formen der RCM vor. Als Faustregel gilt, dass das Ausmaß der systolischen und diastolischen Funktionsstörung mit der Einschränkung der Lebenserwartung korreliert.

9.4.1 Sekundäre RCM

Amyloidose

Eine Herzbeteiligung bei systemischer Amyloidose ist nicht selten und zählt neben der Niereninsuffizienz zu den typischen Todesursachen. Histologisch findet man ausgedehnte extrazelluläre Amyloidablagerungen zwischen den Myozyten der Ventrikel und der Vorhöfe unter Beteiligung des spezifischen Reizleitungssystems. Auch die intramuralen Koronararterien können beteiligt sein und durch Lumeneinengung Anlass zu fokalen Nekrosen geben. Makropathologisch erscheint das **Ventrikelmyokard** abnorm **steif** und **verdickt**; die inneren Ventrikeldurchmesser sind normal, die Vorhöfe dilatiert.

Echokardiografisch lässt sich neben den dilatierten Vorhöfen eine **erhöhte Echogenität** des **Myokards** nachweisen, was als schollige Myokardtextur oder „granular sparkling" bezeichnet wird.

Sarkoidose

Obwohl bei der Sarkoidose eine Herzbeteiligung histologisch in 20–30 % der Fälle nachgewiesen werden kann, führt sie nur bei ca. 5 % der Patienten zu klinisch fassbaren Symptomen. Neben Rhythmusstörungen kann die kardiale Sarkoidose eine systolische sowie eine diastolische Funktionsstörung beider Ventrikel verursachen. Ursache ist die Infiltration mit den typischen **nicht verkäsenden Granulomen** und die folgende Vernarbung, welche alle Abschnitte des Herzens betreffen kann.

Hämosiderose

Auch die **Eisenablagerung** bei Hämosiderose kann neben einer systolischen eine diastolische Funktionsstörung der Ventrikel verursachen. In schweren Fällen ist die Eisenüberladung makroskopisch als braune Verfärbung des Myokards erkennbar.

Lipid- und Polysaccharid-Speicherkrankheiten

Eine Herzbeteiligung durch Infiltration mit dem pathologischen Substrat findet sich besonders beim α-1,4-Glukosidasemangel (Typ II, Morbus Pompe), beim α-L-Iduronidasemangel (Morbus Hurler), beim Ceramid-Trihexosidasemangel (Morbus Fabry) und beim β-Glukosidasemangel (Morbus Gaucher).

Therapie: Für die sekundären restriktiven Kardiomyopathien existieren keine spezifischen Therapien. Bei der Hämosiderose kann eine weitere Eiseneinlagerung durch das Meiden der Noxe verhindert werden. Die Sarkoidose wird durch eine Behandlung mit Cortison günstig beeinflusst. Im Übrigen werden Zeichen der Herzinsuffizienz klassischerweise mit Diuretika und vorsichtig mit ACE-Hemmern behandelt.

▶ **Merke.** Die Gabe von Digitalis (Digoxin, Digitoxin) bei Amyloidose ist äußerst umstritten, da die konventionelle Dosierung zu schweren Arrhythmien führen kann, die ihrerseits möglicherweise durch Bindung des Digoxins an Amyloidfibrillen im Myokard hervorgerufen werden.

In Einzelfällen kann ein permanenter Schrittmacher bei Patienten mit symptomatischen Erregungsleitungsstörungen indiziert sein.

9.5 Arrhythmogene rechtsventrikuläre Kardiomyopathie (ARVC)

▶ **Definition.** Die arrhythmogene rechtsventrikuläre Kardiomyopathie (ARVC) ist durch eine progressive, lokalisierte oder generalisierte Degeneration und den Abbau von Herzmuskelzellen des rechten Ventrikels mit nachfolgendem Ersatz durch Fett- und/oder Bindegewebe charakterisiert.

Epidemiologie: Die Prävalenz beträgt in der Gesamtbevölkerung 1 : 10 000. Die ARVC betrifft meist **junge Männer**, bei ihnen ist sie für 10–20 % der Fälle von plötzlichem Herztod verantwortlich. Geografisch gehäuft tritt die ARVC in Italien auf.

Ätiologie: Die Ätiologie der ARVC ist nicht vollständig geklärt. Sie wird meist autosomal-dominant, seltener autosomal-rezessiv vererbt. Die Familienanamnese ist in 40 % der Fälle positiv.

Pathogenese: Es wird postuliert, dass ein Gendefekt zu einem Ersatz des Myokards durch Fettgewebe mit eingestreuten Myozyten und fibrotischem Gewebe führt. Der rechte Ventrikel ist dabei fast immer dilatiert, z. T. sind aber auch der linke Ventrikel und das Septum beteiligt.

Klinik: Synkopen, Kammertachykardien, plötzlicher Herztod sind typische Befunde. Das Vorliegen einer ARVC sollte bei diesen Symptomen vor allem bei jungen Männern in Betracht gezogen werden.

Diagnostik: Das **EKG** zeigt häufig eine Inversion der T-Wellen in den rechtspräkordialen Ableitungen (V_1–V_3), ohne dass ein Rechtsschenkelblock vorliegt. Es findet sich oft eine **Epsilon-Welle**, ein kleines elektrisches Potenzial am Ende des QRS-Komplexes bzw. zu Anfang des ST-Segmentes. Dies ist ein hochspezifisches Zeichen, das in ca. 30 % der Fälle vorliegt.
Echokardiografisch stellt sich der rechte Ventrikel häufig dilatiert und hypokinetisch dar. In der **Kernspintomografie** lassen sich Morphologie und Funktion des rechten Ventrikels gut darstellen. Außerdem erlaubt das Verfahren die Unterscheidung von muskulären und lipomatösen Wandanteilen des Myokards.
Um die Diagnosestellung zu erleichtern, hat die europäische Arbeitsgruppe für Kardiomyopathien in den letzten Jahren entsprechende Kriterien erarbeitet.

Differenzialdiagnose: Beim **Morbus Uhl** handelt es sich um eine Aplasie des rechten Ventrikels, die zu einer Dilatation und Hypokinesie führt. Die Erkrankung manifestiert sich meist schon im Kindesalter und mündet in eine Herzinsuffizienz. Im Gegensatz zur AVRC sind beide Geschlechter gleich häufig betroffen.

Therapie und Prognose: Eine kausale Therapie der ARVC ist nicht möglich. Die effektivste medikamentöse antiarrhythmische Therapie wird mit Sotalol erreicht. Die Implantation eines ICD stellt den besten Schutz vor der häufigsten Todesursache, dem plötzlichen Herztod dar. Die jährliche Mortalität der ARVC wird mit 2–3 % angegeben.

Diagnostik: In bis zu 30 % der Fälle findet sich im **EKG** eine **Epsilon-Welle**. **Echokardiografisch** stellt sich der rechte Ventrikel oft dilatiert und hypokinetisch dar. Morphologie und Funktion lassen sich auch in der **Kernspintomografie** gut darstellen.

Die Diagnosestellung erfolgt nach speziellen Kriterien.

Differenzialdiagnose: Es muss an den **Morbus Uhl** gedacht werden.

Therapie und Prognose: Ein ICD schützt die Patienten am effektivsten vor der häufigsten Todesursache, dem plötzlichen Herztod. Die jährliche **Mortalität** der ARVC liegt bei 2–3 %.

9.6 Unklassifizierte Kardiomyopathien

Die **unklassifizierten Kardiomyopathien** umfassen wenige, seltene Kardiomyopathien, die keiner anderen Gruppe zuzuordnen sind. Dazu gehören die Fibroelastose, die systolische Dysfunktion mit minimaler Dilatation, mitochondriale Erkrankungen, die Tako-Tsubo-Kardiomyopathie und die linksventrikuläre Non-Compaction-Kardiomyopathie.

9.6 Unklassifizierte Kardiomyopathien

Die **unklassifizierbaren Kardiomyopathien** umfassen wenige, sehr seltene Kardiomyopathien, die keiner anderen Gruppe zuzuordnen sind.

▶ **Exkurs.** Die seltene **Tako-Tsubo-Kardiomyopathie** (apical ballooning syndrome) ist ein als akuter Myokardinfarkt imponierendes Syndrom, das häufig **stressbedingt** nach starken, plötzlich einsetzenden emotionalen Geschehen auftritt und meist Frauen befällt. Es kommt zu **heftigen Thoraxschmerzen**, ST-Hebungen oder T-Inversionen im EKG und einer Freisetzung von kardialen Nekrosemarkern (Troponin), bei Vorliegen **stenosefreier Herzkranzgefäße**. Charakteristisch ist eine vollständig reversible mitventrikuläre und apikale Akinesie des linken Ventrikels. Der Pathomechanismus ist noch weitgehend unklar. Es werden überschießende sympathische Stimulationen mit lokalem Katecholaminexzess, Vasospasmen der epikardialen Koronararterien und Störungen der Mikrozirkulation diskutiert. Da die Tako-Tsubo-Kardiomyopathie wiederholt auftreten kann (Rezidivrate bis zu 11 % in 4 Jahren), wird eine dauerhafte Therapie mit Thrombozytenaggregationshemmern und β-Blockern empfohlen.
Die **Non-Compaction-Kardiomyopathie** des linken Ventrikels ist eine seltene **kongenitale** Kardiomyopathie. Typisch ist eine stark vermehrte ventrikuläre Trabekulierung mit Endothelialisierung und tiefen intramyokardialen Recessus. Die Erkrankung kann sich in jeder Altersstufe mit Symptomen der Herzinsuffizienz, arteriellen Thromboembolien und Arrhythmien darstellen. Für die Diagnostik ist die Echokardiografie (schwammartige Myokardmorphologie) Methode der Wahl. Im Vordergrund der Behandlung stehen die Therapie der Herzinsuffizienz und der Arrhythmien sowie die Prävention thromboembolischer Ereignisse.

▶ **Exkurs.**

9.7 Myokarditis

▶ **Definition.** Die Myokarditis ist eine durch infektiöse, immunologische, chemisch-toxische oder physikalische Ursachen hervorgerufene Entzündung des Myokards. Der inflammatorische Prozess kann die Myozyten, das Interstitium und die vaskulären Anteile erfassen. Ist auch das Perikard betroffen, spricht man von einer Perimyokarditis.

9.7 Myokarditis

▶ **Definition.**

Ätiologie: In den westlichen Industrieländern sind Viren die häufigsten Auslöser der Myokarditis, vor allem **Coxsackie-Viren** vom **Typ B**. Darüber hinaus kann eine Myokardbeteiligung bei vielen anderen Erkrankungen nachgewiesen werden. Tab. **A-9.1** gibt einige Ursachen wieder.

Ätiologie: Coxsackie-Viren Typ B sind häufige Auslöser der Myokarditis. Tab. **A-9.1** fasst die Ursachen der Myokarditis zusammen.

Epidemiologie: Die Häufigkeit der aktiven Myokarditis kann nicht genau angegeben werden, da es viele asymptomatische Verläufe gibt. In Autopsiestudien wurde eine Häufigkeit von 1,2 % nachgewiesen.

Klinik: Um die diagnostischen Kriterien einer Myokarditis zu standardisieren, wurde die „Dallas-Klassifikation" entwickelt (Tab. **A-9.4**).

A-9.4 Dallas-Klassifikation

I Biopsie
- Myokarditis mit/ohne Fibrose
- grenzwertige Myokarditis (erneute Biopsie indiziert)
- keine Myokarditis

II Folgebiopsien
- persistierende Myokarditis mit/ohne Fibrose
- ausheilende Myokarditis mit/ohne Fibrose
- abgeheilte Myokarditis mit/ohne Fibrose

III Histopathologie
- inflammatorisches Infiltrat, klassifiziert als: lymphozytär, eosinophil, neutrophil, Riesenzellinfiltrat, granulomatöses gemischtes Infiltrat

▶ **Merke.** Ein lymphozytäres Infiltrat und geschädigte Myozyten sind Voraussetzung für den zweifelsfreien Nachweis einer Myokarditis.

Das klinische Bild der Myokarditis ist von **Herzinsuffizienzsymptomen**, **perikarditischen Reizerscheinungen** und **Herzrhythmusstörungen** geprägt. Entsprechend klagen die Patienten über Luftnot, thorakale Schmerzen oder Druckgefühl und Palpitationen. Die Ausprägung kann sehr variabel sein: Manche Patienten bleiben vollständig asymptomatisch, andere bemerken einen Leistungsknick, wieder andere entwickeln Symptome einer schweren progredienten Herzinsuffizienz. Ventrikuläre Rhythmusstörungen oder höhergradige AV-Blockierungen können zu Synkopen oder auch zum plötzlichen Herztod führen.

Diagnostik: Körperliche Untersuchung: Erster objektiver Hinweis kann eine Sinustachykardie sein. Stauungszeichen in den basalen Lungenabschnitten und Beinödeme sprechen für eine **Herzinsuffizienz**. Bei stärkerer Ventrikeldilatation kann ein systolisches Geräusch als Zeichen der **Mitral-** oder **Trikuspidalinsuffizienz**, bei Perikardbeteiligung ein Perikardreiben auskultierbar sein.

Im **EKG** finden sich passagere Veränderungen des ST-Segmentes und der T-Welle, vorübergehend auftretende Q-Zacken, atriale und ventrikuläre Arrhythmien sowie Leitungsstörungen. Keine dieser Veränderungen ist jedoch spezifisch für eine Myokarditis.

Echokardiografisch findet sich häufiger alleine eine linksventrikuläre Dysfunktion als zusätzlich eine rechtsventrikuläre segmentale Wandbewegungsstörung. Die echokardiografischen Zeichen der Myokarditis sind ebenfalls unspezifisch und polymorph; sie erinnern an das Bild einer dilatativen, restriktiven oder ischämischen Kardiomyopathie. Die **Kernspintomografie** kann die ventrikuläre Dysfunktion und regionale Wandbewegungsstörungen ebenfalls darstellen. Durch Kontrastmittelgabe ist in der Frühphase der Myokarditis zunächst fokal, später auch global die Mehraufnahme von Kontrastmittel in der T1-Aufnahme bzw. ein Gewebeödem in T2-Aufnahmen zu beobachten.

Die **Diagnose** einer viralen Myokarditis wird durch den Nachweis von **Virusantikörpern** im Blut, Stuhl, Rachenabstrich, aus der **Myokardbiopsie** oder im Perikardpunktat gestellt. Die Routineparameter sind häufig normal oder nur unspezifisch verändert. Bei ca. 30 % der Patienten findet sich in der Frühphase der Erkrankung eine Troponin-T- oder CK-MB-Erhöhung. Virale Nukleinsäuren lassen sich in 20–30 % der Fälle mittels Polymerase-Kettenreaktion (PCR) und In-situ-Hybridisierung nachweisen.

Eine weitere, nicht invasive diagnostische Methode zum Nachweis einer aktiven Myokarditis ist die **Szintigrafie** nach Injektion von ^{67}Galliumcitrat, das von den entzündeten Myokardzellen etwa 72 Stunden nach der Injektion aufgenommen wird. Auf einem ähnlichen Ansatz beruht die Szintigrafie nach Injektion von ^{111}Indium-markierten monoklonalen Myosinantikörpern, die von nekrotischen Zellen im Rah-

A-9.6 Typischer nuklearmedizinischer Befund bei Myokarditis

Nach Injektion von ^{111}Indium-markierten monoklonalen Myosinantikörpern zeigt sich bei Myokarditis eine Anreicherung dieser markierten Antikörper im entzündlich veränderten Myokard (s. Markierung durch Pfeile).

men einer aktiven Myokarditis selektiv aufgenommen werden. Die Szintigrafie ist sehr sensitiv und kann daher Patienten für eine diagnostische Biopsie vorselektieren (Abb. **A-9.6**).

Mit der **Biopsie** kann der direkte Nachweis einer Myokarditis geführt werden. Nach der Dallas-Klassifikation (s.o.) erfordert der histopathologische Nachweis einer Myokarditis ein entzündliches Infiltrat und Myozytennekrosen. Bei der Myokardbiopsie muss bedacht werden, dass die Diagnose nur bei positivem Befund gestellt werden kann, der Ausschluss einer Myokarditis ist jedoch nicht sicher möglich.

Mit der **Biopsie** können entzündliches Infiltrat und Myozytennekrosen nachgewiesen werden.

Therapie: Die Therapie bei Myokarditis ist symptomatisch und supportiv. In der **akuten Phase** sind Bettruhe, die Überwachung des Herzrhythmus, ausreichende Sauerstoffzufuhr und Analgetika-Gabe indiziert. Symptome der Herzinsuffizienz werden mit Digoxin, Betablockern, Diuretika sowie ACE-Hemmern behandelt.

Therapie: Sie ist supportiv. **Akute Phase:** Bettruhe, Überwachung, Sauerstoffzufuhr, Analgetika, medikamentöse Therapie der Herzinsuffizienz.

▶ **Merke.** Patienten mit Myokarditis haben eine höhere Sensitivität gegenüber Digitalis, was bei der Dosierung beachtet werden muss.

▶ **Merke.**

Neue Therapien basieren auf folgenden Ansätzen:
- Pleconaril, ein für Picornaviren wie Coxsackie- und Echoviren spezifisches **Virusstatikum**
- **Interferon**
- **Immunsuppressiva:** Prednison und Azathioprin (Cave: kontraindiziert bei nachgewiesener Viruspersistenz)
- **Immunadsorption** mit Entfernung von IgG-3-Immunglobulinen.

Neue Therapieansätze bieten:
- Virusstatikum
- Interferon
- Immunsuppressiva
- Immunadsorption von IgG-Immunglobulinen.

Verlauf: ⅓ der Erkrankungen zeigt einen günstigen Spontanverlauf mit Verbesserung der linksventrikulären Funktion, ⅓ geht in ein chronisches Stadium ohne wesentliche Verbesserung über und ⅓ zeigt einen rasch progredienten Verlauf bis zur schweren Herzinsuffizienz.

Verlauf: Je ⅓ der Erkrankungen zeigt einen günstigen Spontanverlauf, geht in ein chronisches Stadium ohne Besserung über oder zeigt einen rasch progredienten Verlauf.

10 Angeborene Herz- und Gefäßfehlbildungen

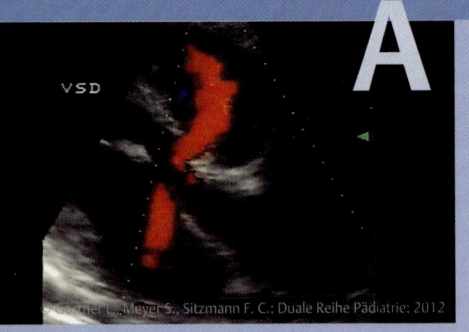

10.1	Übersicht	184
10.2	Kurzschlüsse zwischen linkem und rechtem Herzen	186
10.3	Kurzschlüsse zwischen den großen Gefäßen	191
10.4	Klappen- und Gefäßfehlbildungen mit und ohne Kurzschluss: rechtes Herz und Truncus pulmonalis	193
10.5	Klappen- und Gefäßfehlbildungen mit und ohne Kurzschluss: linkes Herz und Aorta	196
10.6	Fehlbildungen des Ursprungs und der Einmündung der großen Gefäße	199
10.7	Lageanomalien des Herzens	199

10.1 Übersicht

10.1 Übersicht

Epidemiologie: Etwa 0,8–1,0 % aller **Kinder** haben eine Herz- oder Gefäßfehlbildung. Ursache ist meist eine embryonale Entwicklungsstörung. Die Vielfalt der Fehlbildungen ist groß, ihre Häufigkeit unterschiedlich (Tab. A-10.1).

≡ A-10.1

Epidemiologie: Etwa 0,8–1,0 % aller lebend geborenen **Kinder** weisen eine Herz- oder Gefäßfehlbildung auf, die meist auf eine embryonale Entwicklungsstörung zurückgeht. Die Vielfalt der Fehlbildungen ist groß, sodass an dieser Stelle nur auf die Formen eingegangen werden kann, die im Erwachsenenalter von Bedeutung sind. Die Häufigkeit der wichtigsten Fehlbildungen im Kindesalter ist unterschiedlich (Tab. **A-10.1**). Patienten mit komplexen Herzfehlern erreichen häufig nicht das Erwachsenenalter.

≡ A-10.1 Häufigkeit wichtiger angeborener Herz- und Gefäßfehlbildungen im Kindesalter	
Herzfehler	**Häufigkeit**
▪ Ventrikelseptumdefekt	25–30 %
▪ Vorhofseptumdefekt	7–10 %
▪ persistierender Ductus arteriosus	9–11 %
▪ Aortenisthmusstenose	7 %
▪ Aortenklappenstenose	4–7 %
▪ Pulmonalstenose	7 %
▪ Fallot-Tetralogie	4–10 %

Im **Erwachsenenalter** fallen oft die symptomarmen kongenitalen Fehlbildungen auf. Dabei überwiegen Vorhof- und Ventrikelseptumdefekte.

Einteilung: Tab. **A-10.2**.

Im **Erwachsenenalter** werden meist die symptomarmen kongenitalen Vitien und Gefäßfehler festgestellt. Dabei überwiegt der Vorhofseptumdefekt (ASD, 30–50 %) vor dem Ventrikelseptumdefekt (VSD, ca. 25 %), der Pulmonalstenose (15 %), dem persistierenden Ductus arteriosus (6 %) und der Fallot-Tetralogie (2–3 %).

Einteilung: Hierzu siehe Tab. **A-10.2**.

≡ A-10.2 Einteilung der angeborenen Herz- und Gefäßfehlbildungen		
Herz-/Gefäßfehler ohne Shunt (20–30 %)	**Herz-/Gefäßfehler mit Links-rechts-Shunt (azyanotisch, ca. 50 %)**	**Herz-/Gefäßfehler mit Rechts-links-Shunt (oft zyanotisch, 20–30 %)**
▪ Pulmonalklappenvitien	▪ Ventrikelseptumdefekt	**mit verminderter Lungendurchblutung:**
▪ Aortenklappenvitien	▪ Vorhofseptumdefekt	▪ Fallot-Tetralogie
▪ Mitralklappenvitien	▪ persistierender Ductus arteriosus Botalli	▪ Pulmonalstenose/-atresie
▪ Aortenisthmusstenose		**mit vermehrter Lungendurchblutung:**
▪ Ebstein-Anomalie		▪ weitere komplexe Fehlbildungen mit ASD oder VSD

Ätiopathogenese: Kardiovaskuläre Entwicklungsstörungen sind oft mit **chromosomalen Defekten oder Gendefekten** assoziiert (z. B. bei Trisomien oder Turner-Syndrom).

Exogene Faktoren, die die kardiovaskuläre Entwicklung beeinflussen können, sind: ionisierende Strahlen, teratogene Medikamente, Alkohol, Viren.

Ätiopathogenese: Kardiovaskuläre Entwicklungsstörungen sind gehäuft mit **chromosomalen Veränderungen an einzelnen oder multiplen Genen** assoziiert. So gehen Trisomien gehäuft mit einem AV-Septumdefekt einher, das Turner-Syndrom mit einer Aortenisthmusstenose und Bindegewebeveränderungen. Die häufigste Mikrodeletion des Menschen 22q11 ist in 80 % mit Herzfehlern assoziiert.

Exogene Faktoren wie ionisierende Strahlen, teratogene Medikamente wie Zytostatika und Immunsuppressiva, Alkohol und Virusinfekte können die Entwicklung des kardiovaskulären Systems, insbesondere im ersten Drittel der Schwangerschaft, beeinflussen. Bei einer Rötelnembryopathie im ersten Trimenon kommt es in etwa 50 % der Fälle zu angeborenen Herzfehlern.

Pathophysiologie bei vermehrter Durchblutung des Lungenkreislaufs: Bei angeborenen Herzfehlern wie dem Vorhofseptumdefekt und Ventrikelseptumdefekt liegt ein Links-rechts-Shunt vor, durch den der Lungenkreislauf vermehrt durchblutet wird. Oft entsteht eine irreversible pulmonale Hypertonie und der pulmonale Gefäßwiderstand steigt an. Übersteigt der pulmonale Gefäßwiderstand denjenigen des Systemkreislaufs, kommt es bei ASD oder VSD zu einer Shunt-Umkehr **(Eisenmenger-Reaktion)**. Dann fließt venöses, nicht arterialisiertes Blut in den großen Kreislauf. Durch die Sauerstoffuntersättigung entstehen eine **zentrale Zyanose**, eine **Polyglobulie** sowie **Trommelschlägelfinger und -zehen**.

Klinik: Bei **Säuglingen** sind Trinkschwäche, Gedeihstörung und Tachy-/Dyspnoe typisch. **Ältere Patienten** klagen häufig über eine zunehmende Leistungsminderung. Patienten mit Rechts-links-Shunt haben meist eine zentrale Zyanose (S. 36). Bei Links-rechts-Shunt liegt nie eine Zyanose vor. Bei starker Rechtsherzbelastung kann es zu rechtsparasternal tastbaren Pulsationen und, bei noch nicht verkalktem Thoraxskelett, zu einem Herzbuckel (Voussure) kommen. Die Linksherzbelastung verschiebt den Herzspitzenstoß nach links. Ein systolisches Schwirren kann bei Aortenstenose, Pulmonalstenose und kleinem VSD tastbar sein.

Diagnostik: Hinweise auf angeborene Herzfehler ergeben sich neben der **klinischen Untersuchung** aus dem **EKG** (Nachweis z. B. einer Rechtsherzbelastung). Mithilfe der **Röntgenaufnahme** des **Thorax** kann die Blutfülle im Lungenkreislauf abgeschätzt, und anhand charakteristischer Herzkonfigurationen können sich Hinweise auf einen angeborenen Herzfehler ergeben (Abb. **A-10.1**).
Einen sehr großen Stellenwert haben die **Echokardiografie** und die **Nuklearmagnetresonanztomografie (MRT)**, die Morphologie und Shunt darstellen können. Mittels **Herzkatheter** können Shunt-Volumina und Kreislaufwiderstände sowie anatomische Besonderheiten genau analysiert werden.

Differenzialdiagnose: Hierzu siehe Tab. **A-10.3**.

Pathophysiologie bei vermehrt durchblutetem Lungenkreislauf: Ein Links-rechts-Shunt führt zur pulmonalen Hypertonie mit erhöhtem Gefäßwiderstand. Übersteigt dieser den systemischen Gefäßwiderstand, tritt eine Shunt-Umkehr auf **(Eisenmenger-Reaktion)**. Es entstehen **zentrale Zyanose, Polyglobulie, Trommelschlägelfinger und -zehen**.

Klinik: Bei **Säuglingen** treten Trinkschwäche, Gedeihstörung, Tachy-/Dyspnoe auf, bei **älteren Patienten** eine Leistungsminderung. Bei Links-rechts-Shunt besteht eine zentrale Zyanose (S. 36), bei starker Rechtsherzbelastung evtl. ein Herzbuckel (Voussure). Schwirren ist bei verschiedenen Vitien palpabel.

Diagnostik: Zur Diagnostik dienen die **klinische Untersuchung**, das **EKG**, die **Röntgenaufnahme** des **Thorax** (Abb. **A-10.1**), die **Echokardiografie**, die **Nuklearmagnetresonanztomografie** und die **Herzkatheteruntersuchung** (Bestimmung hämodynamischer Messgrößen, Analyse anatomischer Besonderheiten).

Differenzialdiagnose: Tab. **A-10.3**.

⊙ **A-10.1** Schematische Darstellung der Herzkonfiguration bei verschiedenen angeborenen Vitien

a Ventrikelseptumdefekt
b Vorhofseptumdefekt
c Persistierender Ductus arteriosus
d Fallot-Tetralogie
e Ebstein-Anomalie
f Transposition der großen Gefäße

A-10.3 Differenzialdiagnose angeborener Herz- und Gefäßfehlbildungen

Fehlbildungen ohne Zyanose	Auskultations-/Palpationsbefund
▪ Vorhofseptumdefekt	▪ Systolikum 2./3. ICR linksparasternal, fixiert gespaltener 2. Herzton
▪ Ventrikelseptumdefekt	▪ Systolisches Pressstrahlgeräusch P. m. 4. ICR linksparasternal, häufig präkordiales Schwirren bei kleinem VSD („viel Lärm um nichts"); bei großem VSD kann ein Geräusch fehlen; bei pulmonaler Hypertonie ist der 2. Herzton betont.
▪ Pulmonalstenose	▪ Systolikum 2./3. ICR linksparasternal, gespaltener 2. Herzton
▪ persistierender Ductus arteriosus	▪ systolisch-diastolisches „Maschinengeräusch", P. m. im 2. ICR linksparasternal
▪ Aortenstenose	▪ Systolikum im 2. ICR rechtsparasternal, Schwirren im Jugularbereich
▪ Aortenisthmusstenose	▪ Blutdruck an der oberen Körperhälfte erhöht, an den unteren Extremitäten erniedrigt
Fehlbildungen mit Zyanose in den ersten Lebenstagen	
▪ Transposition der großen Arterien	
▪ Trikuspidalatresie mit Reduktion der Lungenperfusion	
▪ Pulmonalatresie	
Fehlbildungen mit Entwicklung einer Zyanose im ersten Lebensjahr	
▪ Fallot-Tetralogie	
▪ beginnende Shunt-Umkehr (Eisenmenger-Reaktion)	
▪ Ebstein-Anomalie bei ASD	

Therapie: Bei den meisten Vitien ist eine **konservative** Behandlung der entstehenden Herzinsuffizienz nötig. Wichtig ist die Endokarditisprophylaxe (Tab. **A-8.7** bis Tab. **A-8.10**). Bei einigen Herzfehlern kann eine **Katheterintervention** die Hämodynamik verbessern (z. B. durch Ballon-Valvuloplastie).

Viele kongenitale Vitien müssen **operativ korrigiert** werden. Bei hohem Operationsrisiko erfolgen ein Palliativeingriff und eine spätere definitive Korrektur. Bei **Links-rechts-Shunt** mit **> 40 %** des **Kleinkreislaufvolumens** sollte eine **operative Korrektur** durchgeführt werden. Bei einer fixierten pulmonalen Hypertonie mit hohem pulmonalem Widerstand ist eine Korrektur nicht möglich. Eine Herz-Lungen-Transplantation ist die einzige Therapiemöglichkeit.

Verlauf und Prognose: Bei erhöhtem Entleerungswiderstand in der ventrikulären Ausflussbahn entsteht eine Druckbelastung, die ebenso wie eine Volumenbelastung (z. B. bei Shunts) zu einer Herzinsuffizienz führt. Die operative Korrektur verbessert die Hämodynamik oft deutlich, häufig ist die Lebenserwartung dann normal.

10.2 Kurzschlüsse zwischen linkem und rechtem Herzen

10.2.1 Vorhofseptumdefekt

▶ **Synonym.**

▶ **Definition.**

Epidemiologie: Der ASD ist der häufigste im Erwachsenenalter diagnostizierte Herzfehler.

Einteilung:
1. **Sinus-venosus-Defekt:** hoher Vorhofseptumdefekt an der Grenze zur V. cava superior.
2. **Ostium-secundum-Defekt (ASD II):** häufigster ASD, liegt im mittleren Teil des Septums.
3. **Ostium-primum-Defekt (ASD I):** Der ASD I reicht bis zur AV-Klappen-Ebene. Zu den Endokardkissendefekten (atrioventrikulären Septdefekten) zählen:
   - **partieller AV-Kanal:** ASD I + AV-Klappenanomalie
   - **totaler AV-Kanal:** ASD I + VSD + AV-Klappenanomalie.

Therapie: Die **konservative** Therapie ist abhängig vom jeweils vorliegenden Herzfehler. Bei den meisten Vitien ist eine Behandlung der entstehenden Herzinsuffizienz erforderlich. Wichtig ist eine adäquate Endokarditisprophylaxe. Diese ist nach den Empfehlungen der Deutschen Gesellschaft für Kardiologie – Herz- und Kreislaufforschung von 2007 generell erforderlich bei Patienten mit der höchsten Wahrscheinlichkeit eines schweren oder letalen Verlaufs einer infektiösen Endokarditis (Tab. **A-8.7** bis Tab. **A-8.10**). Die deutsche Arbeitsgruppe eröffnet die Möglichkeit der individuellen Endokarditisprophylaxe bei Patienten, die nicht in Tab. **A-8.7** aufgelistet sind.

Außerdem besteht bei einigen Herzfehlern die Möglichkeit, die Hämodynamik über **Katheterinterventionen** zu verbessern (z. B. Ballon-Valvuloplastie einer valvulären Pulmonal- oder Aortenklappenstenose oder Ballon-Atrioseptostomie bei der Transposition der großen Gefäße, durch die ein Shunt auf Vorhofebene hergestellt werden kann). Die meisten angeborenen Vitien bedürfen einer **chirurgischen Korrektur**. Sofern aufgrund eines erhöhten Operationsrisikos keine völlständige Korrektur möglich ist, erfolgt ein Palliativeingriff (z. B. mit Anlegen eines Bändchens um die A. pulmonalis = Banding, das durch Drosselung des Lungendurchflusses die pulmonale Hypertonie reduziert und deren Fixierung entgegenwirkt). Die definitive Korrektur wird dann zwei- oder mehrzeitig durchgeführt. Besteht bei einem hämodynamisch relevanten Vitium die Gefahr, dass sich eine Herzinsuffizienz oder eine pulmonale Hypertonie entwickeln, sollte die operative Korrektur so früh wie möglich erfolgen. Bei **Links-rechts-Shunt** mit **mehr als 40 %** des Kleinkreislaufvolumens ist eine **operative Korrektur indiziert**. Bei einer fixierten pulmonalen Hypertonie mit $R_{pulmonalis}/R_{systemisch} > 0{,}8$ ist eine operative Korrektur mit **Herz- und Lungentransplantation** die einzige verbleibende Möglichkeit.

Verlauf und Prognose: Bei vielen angeborenen Herzfehlern ist der Entleerungswiderstand im linken oder rechten Herzen erhöht (z. B. Aortenstenose, Pulmonalstenose), was zur Druckbelastung und zur Entwicklung einer Herzinsuffizienz führt. Auch eine längerfristige Volumenbelastung (wie z. B. bei Vorhof- oder Ventrikelseptumdefekten) verursacht eine Herzinsuffizienz.

Etwa die Hälfte der angeborenen Herzfehler sind ohne adäquate Therapie bereits im Säuglingsalter letal. Nach operativer Korrektur kann bei den meisten Patienten eine deutliche Verbesserung der Hämodynamik erreicht werden. In vielen Fällen ist die Lebenserwartung dann annähernd normal.

10.2 Kurzschlüsse zwischen linkem und rechtem Herzen

10.2.1 Vorhofseptumdefekt

▶ **Synonym.** Atrioseptaldefekt (ASD)

▶ **Definition.** Angeborene offene Verbindung zwischen linkem und rechtem Vorhof (Links-rechts-Shunt).

Epidemiologie: 10 % aller angeborenen Herzfehler sind Vorhofseptumdefekte. Der ASD ist der häufigste erst bei Erwachsenen diagnostizierte Herzfehler.

Einteilung:

1. **Sinus-venosus-Defekt:** Seltener „hoher" Vorhofseptumdefekt an der Grenze zur V. cava superior, welcher fast immer mit partieller Fehleinmündung der rechten oberen Lungenvene einhergeht.

2. **Ostium-secundum-Defekt (ASD II):** Mit 80 % häufigste Form des Vorhofseptumdefektes, der durch eine Entwicklungsstörung des Septum secundum bedingt ist und gelegentlich mit fehleinmündenden Lungenvenen kombiniert sein kann. Der ASD II liegt im mittleren Teil des Vorhofseptums.

3. **Ostium-primum-Defekt (ASD I):** zweithäufigste Form des Vorhofseptumdefekts (15 %). Tiefsitzender, bis zur AV-Klappen-Ebene reichender Vorhofseptumdefekt, der durch eine Hemmungsmissbildung der Endokardkissen bedingt ist. Der ASD I ist in der Regel mit einer Spaltung des vorderen Mitralsegels und einer Mitralklappeninsuffizienz verbunden **(partieller AV-Kanal)**. Beim **totalen AV-Kanal** bestehen ein ASD I,

ein VSD und eine AV-Klappen-Anomalie. Die Endokardkissendefekte werden auch als **atrioventrikuläre Septumdefekte** bezeichnet.

4. Offenes Foramen ovale: offene Verbindung im Bereich der Fossa ovalis.

5. Lutembacher-Syndrom: Kombination eines Vorhofseptumdefekts mit angeborener oder erworbener Mitralstenose. Extrem seltene Fehlbildung.

Pathogenese: Durch die Volumenbelastung der Lungengefäße entstehen selten eine pulmonale Hypertonie und nachfolgend eine rechtsventrikuläre Hypertrophie. Bei Shunt-Umkehr **(Eisenmenger-Reaktion)** tritt eine **zentrale Zyanose** auf.

Klinik: Die Symptome hängen von der Shunt-Größe ab, meist entwickeln sie sich nach dem 2.–20. Lebensjahr. Bei **kleinem ASD II** mit einem Shunt unter 30 % des Kleinkörperkreislaufvolumens bestehen meist **bis ins Erwachsenenalter keine Beschwerden**. Bei 50 % der Patienten fallen Herzrhythmusstörungen in der 4.–5. Lebensdekade auf. Herzinsuffizienzzeichen treten ebenfalls meist erst im höheren Erwachsenenalter auf. Die Patienten haben häufig ein blasses Hautkolorit und eine leichte periphere Zyanose. Bei **größerem ASD II** kommt es im **Kleinkindalter** oder später zu Palpitationen, Belastungsdyspnoe und Leistungsminderung.

Diagnostik: Der volumenbelastete rechte Ventrikel wird häufig im 3. und 4. ICR linksparasternal durch Pulsationen sicht- und tastbar und führt gelegentlich zu einer präkordialen Vorwölbung.

Auskultatorisch fallen auf:
- atmungsunabhängige, **fixierte Spaltung des 2. Herztons**, bedingt durch die ständige atemunabhängig verlängerte Systole des volumenbelasteten rechten Ventrikels (Abb. **A-10.2a**)
- **raues, spindelförmiges Systolikum mit P. m. im 2. ICR linksparasternal** (relative Pulmonalstenose)
- bei großem Links-rechts-Shunt: **mesodiastolisches Geräusch im 4. ICR linksparasternal** (relative Trikuspidalstenose).

EKG: Beim **ASD II** liegt in der Regel ein **Steil- bis Rechtstyp** bis ins Erwachsenenalter vor (Abb. **A-10.2b**). Für den **ASD I** ist ein **Links- bis überdrehter Linkstyp** typisch, häufig ist ein (in-)kompletter Rechtsschenkelblock (rSR-Konfiguration des QRS in V_1). Gelegentlich sind auch ein P-Pulmonale und Rechtsherzhypertrophiezeichen nachweisbar. Bei der **Thoraxaufnahme** kann der vergrößerte rechte Ventrikel links rand-

4. Offenes Foramen ovale: Verbindung in der Fossa ovalis.

5. Lutembacher-Syndrom: Vorhofseptumdefekt + Mitralstenose.

Pathogenese: Es entstehen pulmonale Hypertonie, Rechtsherzbelastung und **zentrale Zyanose** bei **Eisenmenger-Reaktion**.

Klinik: Symptome treten meist nach dem 2.–20. Lebensjahr auf. **Kleine ASD II** sind meist **bis ins Erwachsenenalter asymptomatisch**. Bei **größeren ASD II** treten ab dem **Kleinkindalter** Belastungsdyspnoe, Palpitationen und Leistungsminderung auf.

Diagnostik: Der volumenbelastete rechte Ventrikel wird häufig linksparasternal durch Pulsationen sicht- und tastbar.
Der 2. Herzton ist **fixiert gespalten**. Häufig ist ein **raues Systolikum mit P. m. im 2. ICR linksparasternal** auskultierbar (relative Pulmonalstenose, Abb. **A-10.2a**). Bei großem Links-rechts-Shunt tritt ein **mesodiastolisches Geräusch im 4. ICR linksparasternal** auf (relative Trikuspidalstenose).

EKG: Typisch sind bei **ASD II** ein **Steil- bis Rechtstyp** und bei **ASD I** ein **Links- bis überdrehter Linkstyp** (Abb. **A-10.2b**) sowie ein (in-)kompletter Rechtsschenkelblock. **Röntgen-Thorax** (Abb. **A-10.3**): Das Pulmonalis-

A-10.2 Befunde beim Vorhofseptumdefekt

a Auskultation: 1. HT = 1. Herzton, S = spindelförmiges Systolikum (P. m. 2. ICR linksparasternal, Folge relativer Pulmonalstenose), 2. HT = 2. Herzton, fixiert gespalten in aortales (A) und pulmonales (P) Segment.
b EKG eines 17-jährigen Patienten mit ASD II: charakteristisch sind Steiltyp und inkompletter Rechtsschenkelblock.

segment ist betont, die **Hilusgefäße** sind **erweitert** und pulsieren bei Durchleuchtung (**„tanzende Hili"**), die **Lungengefäßzeichnung** ist **vermehrt**.

Mithilfe von **Echokardiografie**, **MRT** und **Herzkatheter** können die ASD-Morphologie und der Shunt dargestellt werden (Abb. **A-10.4**).

bildend werden (Abb. **A-10.3**), im Seitenbild ist der Retrosternalraum eingeengt. Das Pulmonalissegment ist betont, die **Hilusgefäße** sind **erweitert** und die **Lungengefäßzeichnung** bis in die Peripherie **vermehrt**. Bei Durchleuchtung zeigen sich Weitenveränderungen der Pulmonalarterien infolge des großen Schlagvolumens (**„tanzende Hili"**).

Ziel der Diagnostik mittels transthorakaler bzw. transösophagealer **Echokardiografie** (Abb. **A-10.4**), **MRT** und **Herzkatheteruntersuchung** ist die Lokalisation und Größenbestimmung des Defektes. Auch seine hämodynamischen Auswirkungen, wie die Vergrößerung von rechtem Vorhof und Ventrikel, können nachgewiesen sowie weitere Fehlbildungen diagnostiziert werden.

⊙ A-10.3 Röntgen-Thorax-Übersicht einer Patientin mit ASD

a Posterioanteriorer Strahlengang: Das Herz ist nach links durch den vergrößerten rechten Ventrikel verbreitert. Der dilatierte rechte Vorhof führt zu einer Verbreiterung nach rechts. Der Truncus pulmonalis und die zentralen Lungenarterien sind aufgrund des zusätzlichen Shunt-Volumens erweitert.
b Auffällig ist die **Vorwölbung des rechtsventrikulären Ausflusstraktes und des Truncus pulmonalis** nach vorn oben. Die linken Pulmonalarterien (in Projektion auf den Hilus) sind deutlich dilatiert.

⊙ A-10.4

⊙ A-10.4 Subkostale echokardiografische Darstellung eines Vorhofseptumdefektes vom Sekundum-Typ (Pfeil)

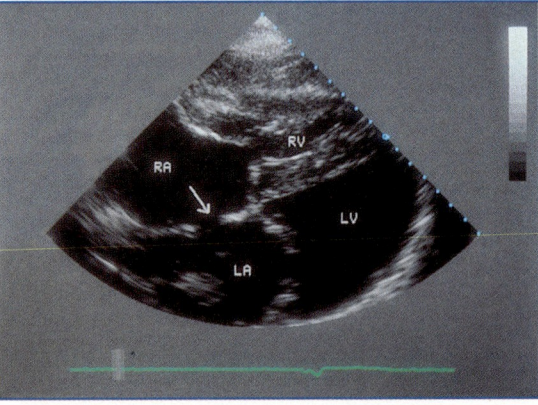

RA = rechter Vorhof,
RV = rechter Ventrikel,
LA = linker Vorhof,
LV = linker Ventrikel.

Differenzialdiagnose: Pulmonalstenose (2. Herzton **nicht fixiert** gespalten).

Therapie: Asymptomatische Patienten mit einem Shunt-Volumen < 40 % des Kleinkreislaufvolumens bedürfen keiner Therapie. Eine Endokarditisprophylaxe (S. 166) ist nur bei zyanotischer Situation notwendig. Bei einem **Links-rechts-Shunt > 40 %** oder bei **Symptomen** sollte der ASD **verschlossen** werden. Bei einer Eisenmenger-Reaktion sollte ein Verschluss vermieden werden.

Differenzialdiagnose: Bei der Pulmonalstenose kommt es zu einem vergleichsweise lauteren systolischen Austreibungsgeräusch über der Pulmonalklappe mit **nicht fixiert** gespaltenem 2. Herzton.

Therapie: Asymptomatische Patienten mit einem Shunt-Volumen unter 40 % bedürfen keiner Therapie. Eine Endokarditisprophylaxe ist nur bei zyanotischer Situation notwendig (s. S. 166). Bei Herzinsuffizienzzeichen erfolgt eine entsprechende Therapie.
Die **Indikation** zum **Verschluss** ist bei einem **Links-rechts-Shunt > 40 %** des **Minutenvolumens** im kleinen Kreislauf oder beim **Auftreten** von **Symptomen** gegeben. Bei der interventionellen Katheterbehandlung wird ein **ASD II** mit einem eingebrachten Schirm verschlossen (Abb. **A-10.5**). Ein chirurgischer Verschluss erfolgt bei **großen Defekten** oder zusätzlichen **Fehlbildungen**. Bei Verschluss im Erwachsenenalter

A-10.5 Schematische Darstellung eines ASD-Verschlusses mittels perkutan eingeführtem Occluder

a Ein Katheter, auf dessen Spitze das Schirmchen aufmontiert ist, wird über den Defekt vorgeschoben.
b Durch Zurückziehen der auf dem zusammengefalteten Schirmchen liegenden Schutzhülle entfaltet sich zunächst das distale – im linken Vorhof liegende – Schirmchenteil.
c Durch weiteres Zurückziehen der Schutzhülle entfaltet sich der im rechten Vorhof liegende Schirmchenteil, sodass der Defekt verschlossen wird.

wird die späte Rhythmusstörung nicht mehr verhindert. Bei einer Eisenmenger-Reaktion sollte ein Verschluss vermieden werden.

▶ **Merke.** Bei eingetretener Eisenmenger-Reaktion kann nur noch mit einer kombinierten Herz- und Lungentransplantation operativ behandelt werden.

Verlauf und Prognose: Es besteht eine **Neigung** zu **bronchopulmonalen Infekten**. Bei Patienten mit geringem Shunt-Volumen bestehen eine normale Leistungsfähigkeit und Lebenserwartung. Bei operationsbedürftigem Befund entwickelt sich ohne Operation in seltenen Fällen eine Eisenmenger-Reaktion nach dem 40. Lebensjahr.

▶ **Klinischer Fall.** Während des Auskultationskurses fallen bei einem 22-jährigen Medizinstudenten ein Systolikum über der Pulmonalregion sowie eine atmungsunabhängige, fixierte Spaltung des 2. Herztones auf. Der Student, der gelegentliche Palpitationen und geringgradige Dyspnoe bei starken Belastungen auf Bewegungsmangel und Nikotinkonsum zurückgeführt hatte, fühlte sich körperlich bislang normal belastbar. Aufgrund der Befunde wird ein EKG geschrieben, das einen Steiltyp sowie einen inkompletten Rechtsschenkelblock zeigt. In der Echokardiografie ist der rechte Vorhof vergrößert. Farbdopplerechokardiografisch und nach Kontrastmittelinjektion wird ein Shunt zwischen linkem und rechtem Vorhof nachgewiesen. Bei der Rechtsherzkatheteruntersuchung wird ein Sauerstoffsättigungssprung auf Vorhofebene festgestellt und ein zentral liegender Defekt durch Sondierung dargestellt. Das Shunt-Volumen beträgt 40 % des Kleinkreislaufminutenvolumens. Dem Patienten wird daher ein Verschluss des ASD II empfohlen.

10.2.2 Ventrikelseptumdefekt

▶ **Definition.** Offene Verbindung zwischen linker und rechter Herzkammer mit überwiegender Lokalisation im Septum membranaceum (Links-rechts-Shunt).

Epidemiologie: Der Ventrikelseptumdefekt (VSD) ist mit 25–30 % der häufigste angeborene Herzfehler. Bei der Hälfte der Patienten kommt er in Kombination mit anderen Herzfehlern vor.

Einteilung: Nach der Lage in den vier Anteilen des interventrikulären Septums unterscheidet man 4 Formen:
- (peri-)membranöser VSD
- infundibulärer VSD
- muskulärer VSD
- VSD vom AV-Kanal-Typ mit Fehlbildung der linken AV-Klappe oder kleinem Inlet-VSD.

Außerdem bestehen in 10 % der Fälle Kombinationen verschiedener Defekte. Die genaue Kenntnis der Lage ist wichtig für die Wahl des Zugangs bei einer Verschlussoperation.

Ätiopathogenese: Die überwiegende Zahl der VSD ist angeboren. Zum erworbenen VSD kommt es am häufigsten nach Myokardinfarkten mit Beteiligung des interventrikulären Septums, selten nach Trauma. Anhand der Defektgröße und der Druckverhältnisse werden die VSD unterteilt in:
Kleiner drucktrennender VSD: Das Shunt-Volumen liegt < 30 % des Lungendurchflusses, die Druckdifferenz zwischen rechtem und linkem Ventrikel ist weitgehend erhalten, der Druck im Lungenkreislauf ist normal.

Mittelgroßer druckreduzierender VSD: Der Links-rechts-Shunt liegt > 30 % des Lungendurchflusses und hat somit hämodynamische Relevanz. Der Druck im Lungenkreislauf ist gering erhöht. Der Patient wird klinisch symptomatisch.
Großer druckangleichender VSD: Der Links-rechts-Shunt beträgt > 50 %. Es besteht eine pulmonale Hypertonie. Schon im 2. Lebensjahr können Pulmonalsklerose und Eisenmenger-Reaktion auftreten.

Klinik: Bei großem VSD treten Herzinsuffizienzzeichen und Zyanose auf.

Klinik: Bei kleinem VSD treten keine Symptome auf, bei mittelgroßem VSD kommt es zu Belastungsdyspnoe und Neigung zu bronchopulmonalen Infekten. Bei großem VSD treten bereits im Säuglingsalter Herzinsuffizienzzeichen und Zyanose auf.

Diagnostik:
Kleiner VSD: Es besteht ein lautes Pressstrahlgeräusch mit P. m. im 3./4. ICR rechtsparasternal („viel Lärm um nichts") (Abb. **A-10.6a**).
Mittelgroßer VSD: Zusätzlich tritt ein diastolisches Mitralströmungsgeräusch (relative Mitralstenose) auf.
Großer VSD: Das Systolikum wird leiser oder fehlt ganz. Bei Rechts-links-Shunt kommt es zu einer Zyanose. Es entwickeln sich Trommelschlägelfinger und Uhrglasnägel.

Diagnostik: Bei **kleinem VSD** fühlt man ein systolisches **Schwirren** am linken unteren Sternalrand. Auskultierbar ist ein **lautes**, bandförmiges, **holosystolisches Pressstrahlgeräusch** mit P. m. im 3./4. ICR linksparasternal („viel Lärm um nichts") und Fortleitung über das gesamte Präkordium bis zum Rücken (Abb. **A-10.6a**).
Bei **mittelgroßem VSD** ist zusätzlich ein tieffrequentes diastolisches Mitralströmungsgeräusch (relative Mitralstenose) zu hören. Bei pulmonaler Hypertonie ist der 2. Herzton eng gespalten bis singulär, der Pulmonalisanteil ist betont.
Bei **großem VSD** ist der Herzspitzenstoß nach links verlagert, präkordiale Pulsationen sind häufig. Gelegentlich bildet sich eine Voussure. Besteht eine pulmonale Hypertonie, wird das Systolikum leiser oder kann ganz fehlen. Mit zunehmendem Rechtslinks-Shunt tritt eine Zyanose auf, es entwickeln sich Trommelschlägelfinger und Uhrglasnägel. Das Mitralströmungsgeräusch wird wieder leiser und verschwindet.
Das **EKG** ist bei kleinem VSD normal. Es bestehen Zeichen der **Linksherzhypertrophie** bei **mittelgroßem** Defekt, der **Rechtsherzhypertrophie** bei **pulmonaler Hypertonie** und der **biventrikulären Hypertrophie** bei **großem** Defekt.

Im **EKG** treten je nach Defekt Zeichen der **Links-/Rechts-/biventrikulären Hypertrophie** auf.

Röntgen-Thorax bei **mittelgroßem VSD:** Der linke Vorhof und Ventrikel sind vergrößert, das Pulmonalissegment prominent, die Lungengefäße verbreitert und erst bei ausgeprägter Hypertonie verkleinert (Abb. **A-10.6b**). Bei Durchleuchtung sind „tanzende Hili" sichtbar.

Bei kleinem VSD ist der **Röntgenbefund** unauffällig. Bei **mittelgroßem VSD** sind der linke Vorhof und Ventrikel vergrößert (Abb. **A-10.6b**). Das Pulmonalarteriensegment ist prominent, die Lungengefäße sind bis in die Peripherie deutlich verbreitert und bei Durchleuchtung sind „tanzende Hili" sichtbar. In der seitlichen Aufnahme ist der Retrokardialraum eingeengt. Bei pulmonaler Hypertonie ist das Pulmonalissegment unverändert weit, das Kaliber der Gefäße verringert sich jedoch zur Peripherie hin deutlich („Kalibersprung").

A-10.6 Befunde beim Ventrikelseptumdefekt

 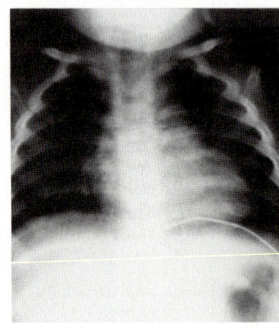

a Auskultation: 1. HT = 1. Herzton, S = Systolikum (bei kleinem Defekt besteht ein lautes bandförmiges Pressstrahlgeräusch mit P. m. im 3./4. ICR linksparasternal, bei großem Defekt wird das Geräusch leiser und spindelförmig). 2. HT = 2. Herzton (bei pulmonaler Hypertonie ist der Pulmonalisanteil betont).
b Röntgen-Thorax-Übersicht: Das Herz ist bei vergrößertem rechten und linken Ventrikel im Transversaldurchmesser verbreitert. Der Lungendurchfluss ist erhöht und der Truncus pulmonalis ist erweitert.

b aus: Gortner L., Meyer S., Sitzmann F. C.: Duale Reihe Pädiatrie. Thieme; 2012

Die bildgebenden Verfahren erfassen Größe und Lage des Defekts (Abb. **A-10.7**) sowie die hämodynamischen Auswirkungen und weitere Fehlbildungen.

Die bildgebenden Verfahren **Echokardiografie**, **Farbdopplerechokardiografie** (Abb. **A-10.7**), **MRT, Herzkatheter** und **Angiokardiografie** zeigen Größe und Lage des Defekts. Auch die hämodynamischen Auswirkungen auf die Herzhöhlen und den Pulmonalarteriendruck sowie weitere Fehlbildungen lassen sich erfassen.

Differenzialdiagnose: Die Differenzialdiagnose umfasst Aortenstenose, Mitralinsuffizienz, Trikuspidalinsuffizienz, HOCM, Pulmonalstenose, Fallot-Tetralogie und den persistierenden Ductus Botalli.

Differenzialdiagnose: Die Aortenstenose und die Mitralinsuffizienz können aufgrund der typischen Geräuschmaxima leicht differenziert werden. Das Trikuspidalinsuffizienzgeräusch nimmt bei Inspiration zu, das Geräusch bei hypertrophischer obstruktiver Kardiomyopathie (HOCM) ändert sich typischerweise bei Lagewechsel oder Valsalva-Manöver. Die Abgrenzung der infundibulären Pulmonalstenose ist auskultatorisch schwierig und erfolgt daher primär durch Echokardiografie. Bei mittelgroßem Links-rechts-Shunt sind die azyanotische Form der Fallot-Tetralogie sowie ein persistierender Ductus Botalli auszuschließen.

A-10.7 Großer VSD im membranösen Teil des interventrikulären Septums

Links: Der Pfeil deutet auf den Defekt. Rechts: Im Farbdoppler erkennt man eine turbulente Blutströmung zwischen den beiden Ventrikeln. RA = rechter Vorhof, LA = linker Vorhof, RV = rechter Ventrikel, LV = linker Ventrikel.

Therapie: Bei Herzinsuffizienz wird eine entsprechende medikamentöse Therapie durchgeführt.
Der chirurgische Verschluss des Defektes ist bei einer Volumenbelastung des linken Ventrikels ein Standardverfahren. Bei perimembranösem oder muskulärem VSD kann auch der Verschluss mit einem Occluder erwogen werden. Bei sehr großen VSD mit pulmonaler Hypertonie muss eine Korrekturoperation oder eine palliative Verengung des Pulmonalarterienstammes (Banding-Operation) bereits im Säuglingsalter erfolgen, um irreversiblen pulmonalen Schäden zu begegnen. Bei Shunt-Umkehr und hohem Pulmonalwiderstand ist die einzige operative Therapiemöglichkeit eine kombinierte Herz-Lungen-Transplantation.

Verlauf und Prognose: Mehr als 50 % der kleinen VSD verschließen sich spontan bis zum Adoleszenzalter, ein großer Anteil der VSD verkleinert sich deutlich. Es verbleiben ca. 10 % operationsbedürftige Defekte. Bei ca. 5 % der Patienten entwickelt sich eine Aorteninsuffizienz, bei ca. 10 % eine subvalvuläre Ausflussbahnstenose des rechten Ventrikels. Nach operativem Verschluss tritt häufig ein Rechtsschenkelblock auf. Die Prognose bei kleinem VSD ist gut. Bei großem VSD liegt die natürliche Lebenserwartung bei 30–40 Jahren. 25 % aller Patienten ohne Operation entwickeln eine fixierte pulmonale Hypertonie nach dem 1. Lebensjahr; die Lebenserwartung liegt dann im Mittel bei 24 Jahren. Die Neigung zur bakteriellen Endokarditis beeinflusst die Prognose ungünstig. Bei rechtzeitiger Operation oder interventioneller Versorgung ist die Korrektur meist kurativ und die Lebenserwartung normal.

10.3 Kurzschlüsse zwischen den großen Gefäßen

10.3.1 Persistierender Ductus arteriosus Botalli (PDA)

▶ **Synonym.** offener Ductus Botalli

▶ **Definition.** Beim persistierenden Ductus arteriosus (PDA) hat sich die fötale Gefäßverbindung zwischen dem linken Pulmonalarterienstamm und der Aorta nach der Geburt nicht verschlossen.

Einteilung:
- isolierter PDA
- PDA in **Kombination** mit **anderen Vitien** (15 %), wobei er in Form des **kompensierenden** PDA lebenswichtig sein kann, etwa bei Herzfehlern mit verminderter Lungendurchblutung (z. B. bei Pulmonalatresie oder Pulmonalstenose) oder mit vermindertem Aortendurchfluss (z. B. Aortenisthmusstenose).

Epidemiologie: Aufgrund der hohen spontanen Verschlussrate macht der PDA ca. 2 % der angeborenen Herzfehler beim Erwachsenen aus.

Pathogenese: Fetal wird der Lungenkreislauf weitgehend über der Ductus arteriosus umgangen. Postnatal kommt es normal zu einem Verschluss des Ductus. Beim PDA verursacht der Shunt eine **Volumenbelastung** des Lungenkreislaufs und des **linken** Herzens. Es entstehen pulmonale Hypertonie und später Eisenmenger-Reaktion.

Klinik: Ein kleiner PDA verursacht keine Beschwerden. Bei größerem PDA treten **Belastungsdyspnoe, herabgesetzte Leistungsfähigkeit** und **Palpitationen** auf.

Diagnostik:
Körperliche Untersuchung: Bei **großem Shunt** bestehen ein **Pulsus celer et altus** mit hoher Blutdruckamplitude und ein systolisches Schwirren im 2. ICR links. Charakteristisch sind ein **mittel- bis hochfrequentes kontinuierliches systolisch-diastolisches Crescendo-Decrescendo-Geräusch („Maschinengeräusch")** mit P. m. im 2. ICR links medioklavikulär (Abb. **A-10.8**) sowie ein Mitralströmungsgeräusch bei großem Shunt. Bei pulmonaler Hypertonie verschwindet das Maschinengeräusch.

Im **EKG** können Zeichen der Linksherzhypertrophie und der Rechtsherzbelastung sichtbar sein.

Röntgen-Thorax: Bei **großem Shunt** vergrößern sich linker Vorhof und Ventrikel, die Pulmonalgefäße sind zentral und peripher weit.

Mittels **Echokardiografie** und bei zu geringer Bildqualität mit **MRT** wird der PDA dargestellt und die Hämodynamik beurteilt.

Pathogenese: Etwa 60 % des rechtsventrikulären Auswurfvolumens werden im fötalen Kreislauf über den Ductus arteriosus unter Umgehung des Lungenkreislaufs in die Aorta befördert. Durch den pO_2-Anstieg im Blut kontrahiert sich der Ductus postnatal und wird funktionell verschlossen, später obliteriert er. Beim PDA kommt es durch den gesunkenen pulmonalen Lungengefäßwiderstand zu einer Umkehr der fötalen Shunt-Richtung in einen Links-rechts-Shunt. Dieser verursacht eine **Volumenbelastung** des Lungenkreislaufs und des **linken** Herzens. Die pulmonale Hypertonie führt zu einer Rechtsherzbelastung. Nach Entwicklung einer fixierten pulmonalen Hypertonie mit Pulmonalsklerose kommt es zu einer Eisenmenger-Reaktion.

Klinik: Bei kleinem PDA sind die Patienten beschwerdefrei und körperlich voll leistungsfähig. Bei größerem Ductus kommt es zu **Belastungsdyspnoe, herabgesetzter körperlicher Leistungsfähigkeit** und zu **Palpitationen**. Nur bei sehr großem Ductus treten im Säuglingsalter manifeste Herzinsuffizienzzeichen mit Dyspnoe, Trinkschwäche und Gedeihstörung auf.

Diagnostik:
Körperliche Untersuchung: Bei **großem Shunt** kommt es zu:
- **Pulsus celer et altus** (schnelle und hohe Blutdruckamplitude)
- häufig systolisches Schwirren im 2. ICR linksinfraklavikulär
- hebender, nach links verlagerter Herzspitzenstoß
- **mittel- bis hochfrequentes kontinuierliches systolisch-diastolisches Crescendo-Decrescendo-Geräusch („Maschinengeräusch")** mit P. m. im 2. ICR links medioklavikulär und Fortleitung zur linken Schulter und in den Rücken (Abb. **A-10.8**)
- Es kann ein **mesodiastolisches Mitralströmungsgeräusch** hörbar sein.

Bei pulmonaler Hypertonie ist der Pulmonalklappenschlusston betont, das Maschinengeräusch wird mit zunehmendem Druck im Lungenkreislauf schwächer oder fehlt ganz und bei fixierter pulmonaler Hypertonie ist ein hochfrequentes frühdiastolisches Decrescendogeräusch (**Graham-Steel-Geräusch**, Pulmonalinsuffizienz) auskultierbar. Eine zentrale Zyanose tritt nur bei Eisenmenger-Reaktion auf.

Bei großem Shunt zeigen sich im **EKG** Zeichen der linksventrikulären Hypertrophie mit Volumenbelastung (große R-Zacken und Q-Zacken in V_5, V_6). Bei pulmonaler Hypertonie kommen Zeichen der Rechtsherzbelastung hinzu.

Röntgen-Thorax: Bei **großem Shunt-Volumen** vergrößert sich der Herzschatten nach links, die A. pulmonalis wird prominent und die Lungengefäßzeichnung stellt sich vermehrt dar. Im Seitenbild zeigt sich eine Einengung des Retrokardialraumes. Für die pulmonale Hypertonie ist ein Kalibersprung der Lungengefäße typisch.

Die weitere bildgebende Diagnostik dient der Darstellung des PDA und der Einschätzung der hämodynamischen Situation. Angewendet werden die **Echokardiografie**, bei ungenügender Bildqualität auch die **MRT**. Ein **Herzkatheter** wird bei Verdacht auf eine pulmonale Hypertonie durchgeführt oder um einen interventionellen Verschluss vorzunehmen.

A-10.8 Auskultationsbefund bei persistierendem Ductus arteriosus

1. HT = 1. Herzton, 2. HT = 2. Herzton mit aortalem (A) und pulmonalem (P) Segment, SD = systolisch-diastolisches Crescendo-Decrescendo-Geräusch („Maschinengeräusch", P. m. 2. ICR links medioklavikulär, Fortleitung zur linken Schulter und in den Rücken).

Differenzialdiagnose: Ein maschinengeräuschartiger Auskultationsbefund tritt auf bei aortopulmonalem Fenster, Koronarfistel, perforierendem Sinus-Valsalvae-Aneurysma und Nonnensausen (kontinuierliches zervikales Venengeräusch, verschwindet nach Kompression der Halsvene). Beim kombinierten Aortenvitium sind die Geräusche voneinander abgesetzt.

Therapie: Aufgrund der hohen Endokarditisgefahr sollte jeder PDA schon bei geringer hämodynamischer Beeinträchtigung verschlossen werden. Die Therapie der Wahl ist die interventionelle Occluder-Einlage. Nur in Ausnahmefällen erfolgt ein chirurgischer Verschluss. Bei Eisenmenger-Reaktion sollte jedoch ein Verschluss vermieden werden.

Verlauf und Prognose: Kinder mit kleinem PDA und geringem Shunt-Volumen können asymptomatisch sein und sich normal entwickeln. Kinder mit großem PDA werden bald nach der Geburt symptomatisch und sterben ohne Behandlung früh. Patienten mit PDA haben ein erhöhtes Risiko einer **bakteriellen Endokarditis**, die die Prognose verschlechtert. Bei Linksherzinsuffizienz infolge der Volumenbelastung kann es zum Pumpversagen kommen.
Die mittlere Lebenserwartung bei mittelgroßem PDA beträgt ohne operative Therapie 3 Jahrzehnte. Vor dem Eintritt von Komplikationen ist die Operationssterblichkeit gering und die Lebenserwartung normal.

10.4 Klappen- und Gefäßfehlbildungen mit und ohne Kurzschluss: rechtes Herz und Truncus pulmonalis

10.4.1 Pulmonalstenose

▶ **Definition.** Bei einer Pulmonalstenose liegt eine Verengung der pulmonalen Strombahn vor. Die Stenose kann **valvulär**, **subvalvulär (infundibulär)** oder **supravalvulär** lokalisiert sein.

Epidemiologie: Die Pulmonalstenose macht etwa 7 % aller angeborenen Herzklappenfehler aus; am häufigsten ist der valvuläre Typ.

Ätiopathogenese: Die angeborene Pulmonalstenose ist gelegentlich mit anderen Herzfehlern (z. B. bei Fallot-Tetralogie) oder genetischen Defekten kombiniert.
Durch die Druckbelastung des rechten Ventrikels entstehen eine konzentrische Hypertrophie und nachfolgend eine Rechtsherzinsuffizienz mit herabgesetztem Herzzeitvolumen. Bei kritischer Stenose zusammen mit einem offenen Foramen ovale kommt es zum Rechts-links-Shunt und einer zentralen Zyanose.

Klinik: Patienten mit leichter Pulmonalstenose sind häufig asymptomatisch. Bei schweren Fällen treten eine Einschränkung der körperlichen Belastbarkeit, Brustschmerz, Präsynkopen sowie eine periphere Zyanose auf.

Diagnostik: Palpatorisch ist im **2./3. ICR linksparasternal** ein systolisches Schwirren tastbar. Auskultatorisch sind mit P. m. an dieser Stelle ein **raues, spindelförmiges Systolikum** und ein systolischer „Klick" hörbar (Abb. **A-10.9a**). Der 2. Herzton ist gespalten, wobei der Pulmonalanteil verspätet und abgeschwächt ist. Bei Inspiration und hochgradiger Stenose wird das Intervall zwischen dem Aorten- und Pulmonalissegment des 2. Herztons größer.
Bei hochgradiger Stenose sind im **EKG** häufig Rechtstyp, inkompletter Rechtsschenkelblock, p-dextrokardiale und Rechtsherzhypertrophiezeichen nachweisbar.
Im **p.–a. Röntgenbild** des Thorax ist als Zeichen der **rechtsventrikulären Hypertrophie** eine abgerundete, angehobene Herzspitze sichtbar. Im Seitenbild ist der Retrokardialraum eingeengt. Das Pulmonalissegment stellt sich durch eine **poststenotische Dilatation der A. pulmonalis** prominent dar. Bei kritischer Pulmonalstenose ist die Lungengefäßzeichnung vermindert.

A-10.9 Befunde bei Pulmonalstenose

a Auskultation: 1. HT = 1. Herzton, S = raues, spindelförmiges Systolikum (P. m. 2./3. ICR linksparasternal), A, P = aortale und pulmonale Komponente des gespaltenen 2. Herztones (2. HT).
b + c Echokardiografie einer supravalvulären, membranösen Pulmonalstenose:
b Der obere Pfeil zeigt auf die Pulmonalklappe, der untere Pfeil auf die Membran im Pulmonalarterienhauptstamm. RVOT = rechtsventrikulärer Ausflusstrakt, Ao = Aorta, PA = Pulmonalarterie.
c In der Farbdopplerdarstellung erkennt man eine turbulente Flussbeschleunigung (Mosaikmuster) im Bereich der Stenose.

Echokardiografie (Abb. **A-10.9b + c**) und **Rechtsherzkatheter** zeigen Morphologie und Hämodynamik der Pulmonalstenose.

Die Methode der Wahl, um Morphologie und Hämodynamik der Pulmonalstenose zu beschreiben, ist die **(Doppler-)Echokardiografie** (Abb. **A-10.9 b + c**). Ein **Rechtsherzkatheter** wird meist nur bei gleichzeitig geplanter interventioneller Therapie durchgeführt.

Differenzialdiagnose:
- hyperzirkulatorische Kreislaufregulation
- Vorhofseptumdefekt
- Ventrikelseptumdefekt
- Aortenstenose
- Mitralinsuffizienz.

Differenzialdiagnose: Ein systolisches Geräusch in der Pulmonalisregion kann bei Jugendlichen auch bei hyperzirkulatorischer Kreislaufregulation entstehen. Beim Vorhofseptumdefekt ist die Spaltung des zweiten Herztons fixiert. Das Geräuschmaximum beim Ventrikelseptumdefekt liegt im 3.–5. ICR, während das der Pulmonalstenose im 2. ICR liegt. Die Aortenstenose und die Mitralinsuffizienz unterscheiden sich ebenfalls durch ihre Geräuschmaxima.

Therapie: Medikamentöse Behandlung der Herzinsuffizienz. Ab einem transvalvulären Druckgradienten > 50 mmHg oder dem Auftreten von Symptomen ist die Indikation zur Ballonvalvuloplastie gegeben.

Therapie: Die konservative Therapie umfasst die medikamentöse Behandlung der Rechtsherzinsuffizienz. Ab einem maximalen Druckgradienten über der Stenose > 50 mmHg oder beim Auftreten von Symptomen ist die Indikation zur interventionellen Behandlung gegeben. Bei valvulärer Stenose kann mittels Ballonkatheter eine Valvuloplastie mit Kommissureneröffnung erfolgen. Bei supravalvulärer Stenose werden Dilatation und Stenteinlage durchgeführt. Nur bei erfolgloser Ballonvalvuloplastie wird eine chirurgische Valvulotomie oder ein Klappenersatz vorgenommen.

10.4.2 Fallot-Tetralogie

▶ Definition.

▶ Definition. Als Fallot-Tetralogie bezeichnet man die Kombination aus einem großen **Ventrikelseptumdefekt**, einer meist **infundibulären Pulmonalstenose**, einer sekundären **rechtsventrikulären Hypertrophie** und einer das Ventrikelseptum **überreitenden Aorta** (s. Abb. **A-10.1**). Bei zusätzlichem **Vorhofseptumdefekt** besteht eine Fallot-Pentalogie.

Epidemiologie: Bei ca. 10 % der angeborenen Herzfehler liegt eine Fallot-Fehlbildung vor.
Ätiologie: 15 % = 22q11-Deletion.

Epidemiologie: Bei 10 % aller angeborenen Herzfehler liegt eine Fallot-Fehlbildung vor, davon sind 17 % Pentalogien. Das weibliche Geschlecht ist häufiger betroffen.

Ätiologie: Bei 15 % der Patienten liegt eine Deletion 22q11 vor.

Pathogenese: Es entstehen verminderte Lungendurchblutung und Rechts-links-Shunt.

Pathogenese: Durch die Pulmonalstenose kommt es zu verminderter Lungenperfusion, rechtsventrikulärer Hypertrophie und einem Rechts-links-Shunt über den meist großen und hochsitzenden VSD.

Klinik: Im Erwachsenenalter wird sehr selten eine unoperierte Fallot-Tetralogie diagnostiziert. Palliativ operierte Patienten zeigen eine leichte Zyanose, korrektiv therapierte Patienten evtl. Belastungsdyspnoe und verminderte körperliche Leistungsfähigkeit.

Klinik: Im Erwachsenenalter wird heute nur noch bei sehr wenigen unoperierten Patienten eine Fallot-Tetralogie diagnostiziert. Bei palliativ operierten Patienten zeigt sich eine leichte Zyanose, Zeichen einer Rechtsherzinsuffizienz sowie einer pulmonalen Drucksteigerung. Bei korrektiv therapierten Patienten können als Restsymptome eine Belastungsdyspnoe und eine Einschränkung der körperlichen Leistungsfähigkeit bestehen.

A-10.10 Befunde bei Fallot-Tetralogie

a Auskultation bei nicht operierten Patienten: 1. HT = 1. Herzton, S = raues Systolikum (entsteht an der Pulmonalklappe), A, P = aortale und pulmonale Komponenten des gespaltenen 2. Herztons (2. HT).
b Röntgen-Thorax: Das Herz ist durch den vergrößerten rechten Ventrikel nach links verbreitert und weist eine typische „Holzschuh"-Form auf. Die Lungengefäßzeichnung ist vermindert.

b aus: Staatz G et al.: Pareto-Reihe Radiologie. Kinderradiologie. Thieme; 2006

Diagnostik: Auskultatorisch hört man bei unoperierten Patienten ein **raues, spindelförmiges Systolikum** mit P. m. über dem 3.–4. ICR links parasternal als Ausdruck der Pulmonalstenose (Abb. **A-10.10a**). Der Pulmonalklappenschlusston ist abgeschwächt.

Charakteristisch für das **EKG** sind ein Rechtstyp, P-pulmonale sowie **Rechtsherzhypertrophiezeichen** (hohe R-Zacken in V_1, tiefe S-Zacken in V_5). Herzrhythmusstörungen kommen häufiger vor als in der Normalbevölkerung.

Radiologische Befunde: Im Kindesalter entwickelt sich bei normal großem Herz eine typische **„Holzschuh"-Form** des **Herzens** („cœur en sabot") mit ausgeprägter Herztaille infolge der Pulmonalishypoplasie und angehobener Herzspitze infolge der rechtsventrikulären Hypertrophie (Abb. **A-10.10b**). Die **Lungengefäßzeichnung** ist **vermindert**.

Bei nicht operierten Patienten können im **Echokardiogramm** die meist infundibuläre Pulmonalstenose, der VSD, die „reitende Aorta" und das Ausmaß der rechtsventrikulären Hypertrophie dargestellt werden. Nach einer operativen Korrektur ist vor allem die Beurteilung einer weiter bestehenden Pulmonalinsuffizienz von Bedeutung. Zunehmend wird auch die **MRT** eingesetzt. Die Widerstands- und morphologischen Verhältnisse werden mittels **Herzkatheteruntersuchung** und **Angiokardiografie** bestimmt.

Differenzialdiagnose: Alle zyanotischen Herzfehler mit verminderter Lungenperfusion sind zu berücksichtigen.

Therapie: Bei der primären Korrekturoperation im Alter von 1 Jahr wird der VSD durch einen Kunststoff-Patch verschlossen und die rechtsventrikuläre Obstruktion möglichst beseitigt. Ist eine **frühzeitige primäre Korrektur** z. B. wegen hypoplastischer Lungengefäße nicht möglich, wird palliativ der rechtsventrikuläre Ausflusstrakt erweitert oder ein Shunt zwischen Aorta oder A. subclavia und der A. pulmonalis angelegt (klassische Blalock-Taussig-Anastomose oder entsprechende Modifikationen).

Verlauf und Prognose: Bei Rechtsherzbelastung kann sich eine Rechtsherzinsuffizienz entwickeln. Die mittlere Lebenserwartung ohne Operation beträgt ca. 12 Jahre. Bei rechtzeitiger Operation ist die Lebenserwartung normal.

10.4.3 Ebstein-Anomalie

Bei der Ebstein-Anomalie ist der Ansatz des septalen und posterioren Trikuspidalklappensegels in den rechten Ventrikel verlagert (s. Abb. **A-10.1**). Meist bestehen eine Trikuspidalinsuffizienz und ein ASD, sodass ein Rechts-links-Shunt resultieren kann. Der rechte Vorhof ist dilatiert. Die Diagnose wird in der Regel echokardiografisch gestellt. Oft findet sich gleichzeitig ein WPW-Syndrom (S. 135). Häufig werden die Patienten erst durch Auftreten von Herzrhythmusstörungen symptomatisch. Therapeutisch ist bei schweren Formen der Anomalie, insbesondere bei höhergradiger Trikuspidalklappeninsuffizienz mit Rechtsherzbelastung, eine operative Korrektur indiziert.

Diagnostik: Auskultatorisch besteht ein **raues Systolikum** mit P. m. im 3./4. ICR links parasternal (Abb. **A-10.10a**).

Im **EKG** bestehen oft Zeichen der **Rechtsherzbelastung**.

Radiologische Befunde: Das **Herz** weist eine **„Holzschuh"-Form** auf („cœur en sabot", Abb. **A-10.10b**). Die **Lungengefäßzeichnung** ist **vermindert**.

In **Echokardiogramm** und **MRT** wird die Morphologie der Herzfehler vor und nach Operation beurteilt. **Herzkatheter** und **Angiokardiografie** stellen die Widerstands- und morphologischen Verhältnisse dar.

Differenzialdiagnose: Alle zyanotischen Herzfehler mit Lungenperfusion ↓.

Therapie: Ziel ist eine **frühe operative Korrektur**. Ist dies nicht möglich, erfolgt eine palliative Erweiterung des rechtsventrikulären Ausflusstraktes oder eine Shunt-Anlage zwischen Aorta oder A. subclavia und A. pulmonalis.

Verlauf und Prognose: Es kann sich eine Rechtsherzinsuffizienz entwickeln. Ohne Operation ist die Prognose schlecht, mit Operation sehr gut.

10.4.3 Ebstein-Anomalie

Der Trikuspidalklappenansatz ist in den rechten Ventrikel verlagert (s. Abb. **A-10.1**), der rechte Vorhof vergrößert. Meist bestehen Trikuspidalinsuffizienz und ASD. Symptome treten oft erst durch Herzrhythmusstörungen auf. Bei schweren Formen ist die Operation indiziert.

10.5 Klappen- und Gefäßfehlbildungen mit und ohne Kurzschluss: linkes Herz und Aorta

10.5.1 Aortenisthmusstenose

▶ **Synonym.** Coarctatio aortae = CA

▶ **Definition.** Bei der Aortenisthmusstenose besteht eine Verengung der thorakalen Aorta am Übergang vom Aortenbogen zur Aorta descendens. Man unterscheidet nach dem Zeitpunkt der Manifestation zwischen der **infantilen** (früher präduktalen, s. Lehrbücher der Pädiatrie) und der **Erwachsenen-** (früher postduktalen) **Form**, auf die sich die folgenden Informationen beziehen.

Epidemiologie: Die Aortenisthmusstenose macht ca. 7 % aller angeborenen Herzfehler aus. Das männliche Geschlecht ist doppelt so häufig betroffen wie das weibliche. Die Aortenisthmusstenose ist häufig mit anderen Fehlbildungen, wie der bikuspidalen Aortenklappe assoziiert.

Pathogenese: Der Ductus arteriosus ist meist verschlossen. Es entsteht eine Druckdifferenz zwischen prä- und poststenotischem Gefäßabschnitt. Häufig wird sie von einem deutlich ausgeprägten **Kollateralsystem** über die Aa. intercostales und mammariae herabgesetzt.

Klinik: Bei wenig ausgeprägter Stenose besteht oft Beschwerdefreiheit bis zum Schulalter. Dann kommt es zu Kopfschmerzen, Schwindel, Nasenbluten, Tinnitus, Kältegefühl an den Füßen und Claudicatio intermittens. Es entwickelt sich eine Herzinsuffizienz.

Diagnostik: Palpatorisch fallen häufig ein Schwirren und verstärkte Pulsationen im Jugulum sowie über den Halsgefäßen auf. Die interkostalen Kollateralgefäße sind gelegentlich tastbar. Die Pulse an den Armen sind kräftig und an den unteren Extremitäten schwach. Bei prästenotischem Abgang der A. subclavia besteht eine **Hypertonie** der gesamten **oberen Körperhälfte**, bei **Hypotonie** der **unteren**. Geht die linke A. subclavia jenseits der Stenose ab, ist der Blutdruck am linken Arm ebenfalls niedrig; es besteht also eine **Blutdruckdifferenz zwischen rechtem und linkem Arm**.

▶ **Merke.** Der Blutdruck sollte **beidseits** gemessen werden, um eine Aortenisthmusstenose nicht zu übersehen.

Auskultatorisch hört man einen frühsystolischen Klick infolge der Aortendehnung und ein Mesosystolikum mit P. m. über dem 3.–4. ICR linksparasternal mit Fortleitung in den Rücken (Abb. **A-10.11a**).
Das **EKG** zeigt im Kindesalter häufig Zeichen der rechtsventrikulären Hypertrophie, später Zeichen der linksventrikulären Hypertrophie. Ab dem 6.–8. Lebensjahr lassen sich im **Röntgenbild Rippenusuren** infolge des Kollateralkreislaufs nachweisen. Die **Aorta ascendens** ist **prominent**.
Echokardiografisch ist meist eine linksventrikuläre Hypertrophie nachweisbar. Mithilfe der 2-dimensionalen Technik kann die Stenose bei einem Teil der Patienten dargestellt werden. Durch Doppleruntersuchung kann der Druckgradient bestimmt werden.
Mithilfe der **MRT** bzw. **digitalen Subtraktionsangiografie** ist die Stenose in der Regel gut darstellbar.
Durch **Herzkatheteruntersuchung** und **Aortografie** können die Stenose und gegebenenfalls begleitende Fehlbildungen dargestellt (Abb. **A-10.11b**) und der Druckgradient über der Stenose gemessen werden. Die Untersuchung erfolgt gleichzeitig mit Ballonangioplastie und Stent-Implantation.

Differenzialdiagnose: arterielle Hypertonie anderer Genese. Dabei fehlt jedoch in der Regel die Druckdifferenz zwischen oberer und unterer Extremität.

A-10.11 Befund bei Aortenisthmusstenose

a Auskultation: 1. HT = 1. Herzton, frühsystolischer „Klick", S = mittel- bis spätsystolisches Geräusch (P. m. 3./4. ICR links parasternal mit Fortleitung in den Rücken, das gelegentlich bis in die Diastole hineinreicht).
b Herzkatheteruntersuchung: typische Einengung des Aortenrohres im Isthmusbereich.

b aus: Gortner L., Meyer S., Sitzmann F. C.: Duale Reihe Pädiatrie. Thieme; 2012

Therapie: Ein systolischer Druckgradient zwischen oberer und unterer Körperhälfte > 20 mmHg oder eine arterielle Hypertonie mit linksventrikulärer Hypertrophie sind Operations- bzw. Interventionsindikationen. In den meisten Zentren wird heute bei geeigneten anatomischen Verhältnissen die Stent-Implantation der operativen Versorgung vorgezogen. Spätfolgen können Aneurysmen und Restenosen (bis zu 50 %) sein.
Die Behandlung mit End-zu-End-Anastomose oder Erweiterungsplastik sollte spätestens bis zum 6. Lebensjahr erfolgen.

Verlauf und Prognose: Komplikationen sind Apoplex, Ruptur zerebraler und aortaler Aneurysmen, frühe Arteriosklerose, Herzinfarkt und Linksherzinsuffizienz. Das Endokarditisrisiko ist erhöht. Die mittlere Lebenserwartung liegt bei mittelgradiger Aortenisthmusstenose **ohne** Operation bei 30–35 Jahren. Bei rechtzeitiger Operation oder Stent-Implantation besteht eine normale Lebenserwartung. Erfolgt die operative Therapie nach dem Kleinkindesalter, bleibt die Hypertonie bei einigen Patienten lebenslang bestehen.

Therapie: Ein Druckgradient zwischen oberer und unterer Körperhälfte oder eine arterielle Hypertonie mit linksventrikulärer Hypertrophie sind Indikationen zur Operation.

Verlauf und Prognose: Komplikationen sind Apoplex, Aneurysmaruptur, Arteriosklerose, Herzinsuffizienz. Die mittlere Lebenserwartung bei mittelgradiger Stenose beträgt 30–35 Jahre, mit Operation oder Stent-Implantation kann sie normal sein.

▶ **Klinischer Fall.** Bei der Musterungsuntersuchung berichtet ein 18-Jähriger über gelegentliches Nasenbluten sowie häufige Kopfschmerzen und Schwindel. Der Blutdruck beträgt 160/90 mmHg beidseits. Die Pulse der Aa. femorales sind deutlich abgeschwächt. Der Blutdruckgradient zwischen oberer und unterer Körperhälfte beträgt etwa 40 mmHg und vergrößert sich deutlich bei körperlicher Belastung. Auskultatorisch fallen ein frühsystolischer Klick und ein Systolikum (P. m. 3.–4. ICR linksparasternal) mit Fortleitung in den Rücken auf. Die weitere Diagnostik wird stationär durchgeführt. Im Ruhe-EKG sind Zeichen der beginnenden linksventrikulären Hypertrophie sichtbar. Echokardiografisch wird der aufgrund der vorliegenden Befunde erhobene Verdacht auf eine Aortenisthmusstenose bestätigt. Der dopplerechokardiografisch ermittelte Druckgradient über der Stenose liegt bei 35 mmHg. Im MRT bestätigt sich der Befund. Dem Patienten wird eine Beseitigung der Stenose mittels Stent-Implantation empfohlen.

▶ **Klinischer Fall.**

10.5.2 Angeborene Aortenklappenstenose

▶ **Definition.** Bei der angeborenen **valvulären** Aortenklappenstenose besteht eine Einengung der Aortenklappe. Davon abzugrenzen ist die **supravalvuläre** Stenose, die oberhalb der Klappe zu einer Einengung führt. Die **subvalvuläre** Stenose ist entweder durch eine hypertrophische obstruktive Kardiomyopathie (S. 175) oder durch eine membranöse Verdickung der Ausflussbahn des linken Ventrikels bedingt.

▶ **Definition.**

Epidemiologie: Die valvuläre Aortenstenose kommt bei 3–6 % der Patienten mit kongenitalen Herzfehlern vor.

Pathogenese und Klinik: Die Aortenklappe kann uni-, bi- oder trikuspidal angelegt sein. Durch Stenosierung des Ausflusstraktes entstehen linksventrikuläre Hypertrophie und **Herzinsuffizienz**. Die Symptome sind Ermüdbarkeit, Schwindel, Belastungsdyspnoe, pektanginöse Beschwerden und Synkopen.

Diagnostik: Im Jugulum ist häufig ein systolisches Schwirren tastbar. Auskultatorisch entwickelt sich ein **raues, systolisches Austreibungsgeräusch**.

EKG: Oft gibt es Zeichen linksventrikulärer Hypertrophie und linkspräkordiale Erregungsbildungsstörungen.

Röntgen-Thorax: Das Herz ist oft aortal konfiguriert.

Echokardiografie: Methode der Wahl zur Beurteilung der Klappenmorphologie, des Ausmaßes und der Form der ventrikulären Hypertrophie sowie der Pumpfunktion. Mit der Echokardiografie werden die Klappenöffnungsfläche und der **Druckgradient** über der Stenose bestimmt.

Herzkatheter: Bei Patienten ab 40 Jahren mit entsprechender Risikokonstellation wird meist eine präoperative Koronarangiografie durchgeführt.

Differenzialdiagnose: Aortenisthmusstenose, Ventrikelseptumdefekt.

Therapie: Konservative Therapie bei niedriggradigen Stenosen. Bei höher- und hochgradigen symptomatischen Stenosen werden Aortenklappenvalvuloplastie und operative Verfahren durchgeführt.

Verlauf und Prognose: Unikuspidale Klappen verursachen häufig früh Symptome. Bei bikuspidalen und trikuspidalen Klappen treten Symptome meist erst im Erwachsenenalter auf.

Komplikationen: plötzlicher Herztod.

▶ Merke.

Epidemiologie: Eine kongenitale valvuläre Aortenstenose kommt bei 3–6 % der Patienten mit kongenitalen Herzfehlern vor und ist beim männlichen Geschlecht häufiger.

Pathogenese und Klinik: Die Aortenklappe kann unikuspidal, bikuspidal oder trikuspidal (physiologisch) angelegt sein. Durch die Einengung des Ausflusstraktes entsteht infolge der Druckbelastung des linken Ventrikels eine linksventrikuläre Hypertrophie und später eine linksventrikuläre Dilatation mit Zeichen der **Herzinsuffizienz**. Die valvuläre Aortenstenose bleibt lange asymptomatisch. Erste Symptome sind leichte Ermüdbarkeit, Schwindel und Belastungsdyspnoe sowie pektanginöse Beschwerden. Bei höhergradiger Stenose treten Synkopen unter Belastung auf.

Diagnostik: Oft ist der Herzspitzenstoß verbreitert und im Jugulum ein systolisches Schwirren tastbar. Auskultatorisch entwickelt sich meist erst im Laufe der Jahre ein **raues, systolisches Austreibungsgeräusch** mit P. m. im 2. ICR rechtsparasternal, welches in die Karotiden fortgeleitet wird.

EKG: Die häufig im EKG vorhandenen Zeichen linksventrikulärer Hypertrophie korrelieren nicht immer mit dem Schweregrad der Stenose. Linkspräkordiale Erregungsbildungsstörungen sprechen für eine höhergradige Stenose.

Röntgen-Thorax: Das Herz ist oft normal groß oder nur geringfügig vergrößert und aortal konfiguriert. Meist ist eine poststenotische Erweiterung der Aorta ascendens nachweisbar.

Echokardiografie: Methode der Wahl zur Beurteilung von Klappenmorphologie, Ausmaß und Form der ventrikulären Hypertrophie sowie Pumpfunktion. Es werden die Klappenöffnungsfläche und der Druckgradient über der Stenose bestimmt, die Aufschluss über den Schweregrad der Stenose geben. Bei normaler Auswurfleistung gilt:
Bei mittlerem Gradienten < 30 mmHg besteht eine leichte Stenose, bei 30–49 mmHg eine mittelgradige Stenose und bei ≥ 50 mmHg eine hochgradige Stenose.
Eine kritische Einengung der Aortenklappenöffnungsfläche besteht unter 0,5 cm^2/m^2 Körperoberfläche.

Herzkatheter: Mit der Herzkatheteruntersuchung kann grundsätzlich eine hämodynamische Untersuchung mit Bestimmung des Druckgradienten über der Herzklappe erfolgen. Diese Technik wurde jedoch weitgehend von der Echokardiografie verdrängt.
Bei Patienten ab 40 Jahren wird bei entsprechender Risikokonstellation meist präoperativ eine Koronarangiografie durchgeführt, um eine evtl. bestehende KHK und Koronaranomalien zu erfassen.

Differenzialdiagnose: Die Aortenisthmusstenose ist zu berücksichtigen. Bei kleinen subvalvulären Stenosen ist differenzialdiagnostisch an einen kleinen Ventrikelseptumdefekt zu denken.

Therapie: Niedriggradige asymptomatische Stenosen werden konservativ behandelt. Bei höher- und hochgradigen valvulären Stenosen wird gelegentlich eine Aortenklappenvalvuloplastie durchgeführt, bei der die Klappe durch einen Ballonkatheter gedehnt wird. Eine Indikation zur Operation (Kommissurotomie, Klappenersatz, Resektion des stenosierenden Gewebes) ist bei symptomatischen Patienten bei einem mittleren Druckgradienten > 50 mmHg gegeben.

Verlauf und Prognose: Unikuspidale Klappen verursachen häufig schon im ersten Lebensjahr Zeichen der Ausflusstraktobstruktion. Biskuspidale und trikuspidale Klappen werden nicht immer symptomatisch. Bei Kindern und Jugendlichen kompensiert ein hypertrophierter Ventrikel häufig die Stenose. Symptome treten meist erst nach Kalzifikation der Klappe im Erwachsenenalter auf.

Komplikationen: Ein plötzlicher Herztod tritt fast ausschließlich bei vorher symptomatischen Patienten auf.

▶ Merke. Bei einer höhergradigen Aortenklappenstenose sollten starke körperliche Anstrengungen wegen der Gefahr der **Synkope** vermieden werden.

10.5.3 Angeborene Mitralklappenfehler

Die angeborenen Mitralklappenfehler sind im Gegensatz zu den erworbenen Mitralvitien fast immer subvalvulär. Isolierte angeborene Mitralklappenfehler sind selten. Die Symptomatik gleicht der der erworbenen Vitien (S. 209). Die Therapie ist operativ.

10.6 Fehlbildungen des Ursprungs und der Einmündung der großen Gefäße

10.6.1 Transposition der großen Gefäße

Bei der Transposition der großen Gefäße (TGA) **entspringt** die **Aorta** aus dem **rechten Ventrikel** und die **A. pulmonalis** aus dem **linken Ventrikel**. Somit sind System- und Lungenkreislauf getrennt. Diese Entwicklungsstörung ist nur dann mit dem Leben vereinbar, wenn gleichzeitig ein ASD (S. 186), VSD (S. 189) oder persistierender Ductus arteriosus (S. 191) besteht. Die Transposition der großen Gefäße ist der zweithäufigste zyanotische Herzfehler und liegt bei ca. 4 % aller angeborenen Herzfehler vor. Bei den Patienten tritt innerhalb der ersten Lebenstage eine **zentrale Zyanose** auf. Zudem zeigen sich rasch Zeichen der **Herzinsuffizienz**. Wesentliche diagnostische Hinweise ergeben sich aus dem echokardiografischen Befund und aus der Herzkatheteruntersuchung. Therapeutisch wird Prostaglandin E appliziert, um den Ductus arteriosus offen zu halten. Mittels Herzkatheter kann eine Ballonatrioseptostomie nach Rashkind erfolgen. Dabei wird durch den Ballonkatheter ein Shunt auf Vorhofebene hergestellt. Die Therapie der Wahl ist die Korrektur durch eine arterielle Switch-Operation, bei der die großen Gefäße auf die dazugehörigen Ventrikel gesetzt werden. Die Koronararterien müssen hierbei transferiert werden. Bei der korrigierten Transposition (sog. Levo-TGA oder L-TGA) sind zusätzlich der rechte und der linke Ventrikel vertauscht.

10.7 Lageanomalien des Herzens

Lageanomalien wie der **Situs inversus partialis (thoracalis)** oder der **Situs inversus totalis** (mit Inversion der Bauchorgane) haben keine hämodynamische Bedeutung. Die klinische Symptomatik erworbener Erkrankungen kann jedoch unterschiedlich sein (z. B. strahlt der Angina-pectoris-Schmerz bei Situs inversus meist in die rechte Schulter und in den rechten Arm aus). Der Situs inversus ist gehäuft mit komplexen Herzfehlern assoziiert.

11 Erworbene Herzklappenfehler

11.1	Einleitung	200
11.2	Aortenstenose	202
11.3	Aorteninsuffizienz	206
11.4	Mitralinsuffizienz	209
11.5	Mitralstenose	214
11.6	Trikuspidalinsuffizienz	217
11.7	Trikuspidalstenose	218
11.8	Pulmonalinsuffizienz	219
11.9	Pulmonalstenose	220

11.1 Einleitung

11.1.1 Allgemeines

11.1 Einleitung

11.1.1 Allgemeines

Erworbene Klappenfehler entstehen meist **chronisch** aufgrund von **degenerativen Prozessen**. Häufig liegt eine Kombination von Stenose und Insuffizienz vor. **Akut** entstandene Vitien sind meist durch Klappenperforation oder Papillarmuskelabriss bedingt. Die Beurteilung der subjektiven Leistungseinschränkung erfolgt nach der Klassifikation der New York Heart Association (NYHA) (s. Tab. **A-6.5**.).

Während bis zum Ende des 20. Jahrhunderts die rheumatische Karditis die häufigste Ursache von erworbenen Klappenfehlern war, stehen heute **degenerative Prozesse** im Vordergrund. Erworbene Klappenfehler entstehen meist **chronisch**, selten akut. Häufig liegt eine Kombination von Stenose und Insuffizienz vor. Eine aus einem Klappenfehler resultierende Volumenbelastung wird längerfristig oft besser toleriert als eine Druckbelastung. Bei den **akut** entstandenen Vitien handelt es sich meist um Klappeninsuffizienzen, die durch Klappenperforation (z. B. Endokarditis) oder Papillarmuskelabriss (mechanische Frühkomplikation eines Myokardinfarkts) bedingt sind. Die Beurteilung der subjektiven Leistungseinschränkung erfolgt nach der Klassifikation der New York Heart Association (NYHA) durch Einstufung von Symptomen und Belastbarkeit in 4 Schweregrade (s. Tab. **A-6.5**.). Nach den neuen Leitlinien besteht bei Patienten mit degenerativen oder rheumatischen Klappenfehlern keine Indikation mehr für eine Endokarditisprophylaxe.

11.1.2 Diagnostik

11.1.2 Diagnostik

Nach gründlicher **Anamnese** erfolgt die **körperliche Untersuchung** mit Inspektion (Jugularvenenpuls), Palpation (arterielle Pulse, Präkordium) und Auskultation des Herzens. Der Quantifizierung dienen **apparative Untersuchungen**.

Im **EKG** können sich HRST und Vorhof- oder Ventrikelvergrößerungen zeigen. Ein **Belastungs-EKG** kann eine Belastungsinsuffizienz oder begleitende KHK aufdecken. Das **Thorax-Röntgenbild** gibt Aufschluss über Veränderungen der Herzhöhlen und großen Gefäße (Abb. **A-11.1**). Die **Echokardiografie** erlaubt eine Beurteilung der Herzklappen und eine Quantifizierung des Schweregrads von Vitien mittels **Dopplerechokardiografie**. **MRT** und **CT** müssen nicht routinemäßig eingesetzt werden. Die **Herzkatheteruntersuchung** ist vor allem präoperativ indiziert.

Neben einer gründlichen **Anamnese** erfolgt die Diagnose von Herzklappenfehlern durch die **körperliche Untersuchung** mit Inspektion des Jugularvenenpulses, Palpation der arteriellen Pulse sowie des Präkordiums zur Beurteilung des Herzspitzenstoßes und Erkennen eines präkordialen Schwirrens sowie durch Auskultation von Herztönen und Herzgeräuschen. Zur genauen Quantifizierung von Vitien gehören zusätzlich **apparative Untersuchungen**.

Ein routinemäßiges **EKG** ermöglicht die Diagnose von begleitenden Rhythmusstörungen und gibt Hinweise zur Größe der Vorhöfe und Hypertrophie der Ventrikel. Ein **Belastungs-EKG** kann bei vermeintlich asymptomatischen Patienten eine latente Belastungsinsuffizienz aufdecken und Anhaltspunkte für eine begleitende KHK liefern. Das **Thorax-Röntgenbild** gibt Aufschluss über Veränderungen der Herzhöhlen und großen Gefäße (Aorta, Pulmonalarterien) sowie eine Beteiligung der Lungenstrombahn (Abb. **A-11.1**). Die **Echokardiografie** gilt heutzutage als Goldstandard in der Vitiendiagnostik und erlaubt neben einer morphologisch-pathologischen Beurteilung der Herzklappen eine genaue Quantifizierung des Schweregrads von Vitien mittels **Dopplerechokardiografie**. Zusätzlich werden wichtige Daten zur Größe und Funktion der Herzhöhlen gewonnen. Außerdem können das Herzzeitvolumen und der pulmonalarterielle Druck errechnet werden. Mit **MRT** und **CT** stehen weitere

⊙ **A-11.1** Charakteristische Veränderungen der Herzkonfiguration bei erworbenen Herzfehlern

| Mitralstenose | Mitralinsuffizienz | Aortenfehler | Trikuspidalstenose | Trikuspidalinsuffizienz | Pulmonalfehler |

bildgebende Verfahren zur Verfügung, die allerdings nicht routinemäßig eingesetzt werden müssen. Im Allgemeinen ist eine **Herzkatheteruntersuchung** nur noch zur präoperativen Koronardiagnostik bei bestehender Indikation zur operativen Therapie indiziert. Allerdings kann eine Rechts-/Linksherzkatheteruntersuchung bei eingeschränkter echokardiografischer Bildqualität oder einer Diskrepanz zwischen der Symptomatik und dem nicht invasiv ermittelten Schweregrad nützlich sein.

11.1.3 Therapie

Zur **medikamentösen Therapie** stehen verschiedene Substanzklassen zur Verfügung, deren Indikation vom zugrunde liegenden Vitium abhängt. Es gibt keine allgemeinen Empfehlungen, da ein und dasselbe Medikament bei einem Vitium nützlich und bei einem anderen schädlich sein kann. Zum Beispiel verbessert ein Betablocker durch seine negativ chronotrope Wirkung die Füllung des linken Ventrikels bei einer Mitralstenose, während unter bradykardisierenden Medikamenten bei der Aorteninsuffizienz das Regurgitationsvolumen und der linksventrikuläre enddiastolische Druck zunehmen. Eine medikamentöse Therapie kann als flankierende Maßnahme die Symptomatik verbessern; eine kurative Therapie erfordert ein operatives oder interventionelles Vorgehen.

Die Empfehlung zum **operativen Vorgehen** ist abhängig vom Klappenvitium, im Allgemeinen wird sie beim Auftreten von Symptomen gegeben. Allerdings profitieren – insbesondere bei schwerer Mitralinsuffizienz – auch beschwerdefreie Patienten, wenn bestimmte echokardiografische Kriterien vorliegen. Schließlich sollte auch der Patientenwunsch berücksichtigt werden. Bei der **Klappenrekonstruktion** wird meist eine bessere Hämodynamik erreicht. Deshalb ist sie, wenn anatomisch möglich, dem Klappenersatz vorzuziehen.

Beim Klappenersatz werden mechanische oder biologische **Klappenprothesen** verwendet (Abb. **A-11.2**). Bisher kommen bei den **mechanischen** Prothesen am häufigsten Kippscheibenprothesen (z. B. Björk-Shiley, Medtronic-Hall) oder Doppelflügelklappenprothesen (z. B. St.-Jude-Medical, Carbomedics) zum Einsatz. Letztere besitzen etwas verbesserte hämodynamische Eigenschaften. Der Vorteil mechanischer Prothesen ist eine nahezu unbegrenzte Lebensdauer. Nachteilig ist die lebenslang notwendige Antikoagulation, um **thromboembolische Komplikationen** zu vermeiden. Bei künstlichen Mitralklappen beträgt der INR-Zielbereich (INR = International Normalized Ratio) 2,5–3,5, bei Aortenkunstklappen 2,0–3,0. Generell ist das Thromboserisiko bei Aortenkunstklappen geringer als bei Mitralkunstklappen und am höchsten bei Trikuspidalkunstklappen. Bei adäquater und besonders bei zu intensiver Dauerantikoagulation besteht ein **Blutungsrisiko**. Obwohl ein höheres Lebensalter kein unabhängiger Risikofaktor für ein erhöhtes Blutungsrisiko ist, treten zerebrovaskuläre, renale und hepatische Begleiterkrankungen häufiger auf, die für ein erhöhtes Blutungsrisiko verantwortlich sind. An mechanischen Klappen kann es zur **intravasalen Hämolyse** mit LDH-Anstieg, Haptoglobinabfall und Retikulozytenanstieg kommen. Bei ausgeprägter Hämolyse fällt der Hämoglobinwert ab.

Patienten im fortgeschrittenen Lebensalter (ab ca. 65 Jahren) werden bevorzugt mit **biologischen** Klappenprothesen ohne Notwendigkeit zur Antikoagulation versorgt, die aus Klappen oder Perikard vom Schwein oder Rind (Heterograft) oder aus Klappen von humanen Spendern (Homograft) hergestellt werden (s. Abb. **A-11.2**). Allerdings kommt es besonders bei jüngeren Patienten und bei Dialysepatienten zu einer beschleunigten Degeneration mit der Notwendigkeit eines erneuten Klappenersat-

11.1.3 Therapie

Die **medikamentöse Therapie** wird abhängig vom Vitium gewählt. Sie kann als flankierende Maßnahme die Symptomatik verbessern; eine kurative Therapie erfordert operatives oder interventionelles Vorgehen.

Die Empfehlung zum **operativen Vorgehen** ist im Allgemeinen bei Symptomen gegeben. Die **Klappenrekonstruktion** ist dem Klappenersatz vorzuziehen, da sie meist eine bessere Hämodynamik bewirkt.

Beim Klappenersatz werden mechanische oder biologische **Klappenprothesen** verwendet (Abb. **A-11.2**). Der Vorteil **mechanischer** Prothesen liegt in der nahezu unbegrenzten Lebensdauer, der Nachteil in der lebenslangen Antikoagulation mit **Blutungsrisiko** zur Vermeidung **thromboembolischer Komplikationen**. An mechanischen Klappen kann es zur **intravasalen Hämolyse** kommen.

Bei älteren Patienten werden **biologische** Klappenprothesen ohne Antikoagulation vom Schwein/Rind oder humanen Spendern bevorzugt (s. Abb. **A-11.2**). Bei jüngeren Patienten und Dialysepatienten degenerieren die Klappen schneller, sodass ein erneuter Klappenersatz nötig ist.

⊙ A-11.2 Häufig verwendete Herzklappenprothesen

a Mechanisch (Doppelflügel).
b, c Biologisch (Heterograft): konventionell mit einem Stentgerüst (b) bzw. gerüstfrei, vorgesehen für Aortenposition (c).

aus: Hirner A., Weise K.: Chirurgie. Thieme; 2008

Beide Prothesenarten können zu **paravalvulären Lecks** mit Klappeninsuffizienz führen, die evtl. eine Reoperation und postoperative Kontrolle erfordern. Bei Bioprothesen jährliche echokardiografische Untersuchung ab dem 5. Jahr nach Implantation empfohlen. Patienten mit Klappenprothesen sollten bei entsprechenden Eingriffen eine **Endokarditisprophylaxe** (S. 166) erhalten.

▶ Merke.

11.2 Aortenstenose

▶ Definition.

Epidemiologie und Ätiologie: Die Aortenstenose ist die dritthäufigste kardiovaskuläre Erkrankung in der westlichen Welt.

Valvuläre Stenose: Die **kongenitale bikuspidale Klappe** (S. 197) ist die häufigste Ursache für eine Aortenstenose bei Patienten < 55 Jahren. Bei Geburt ist die Klappe nicht stenotisch, erst später kommt es zu Klappenfibrose und -verkalkung.

Die **degenerative** Aortenklappenstenose ist im Alter > 55 Jahre häufiger.

Beim selteneren **postrheumatischen** Typ fusionieren und verkalken die Klappensegel. Begleitend liegen Aorten- und Mitralklappenfehler vor.

Siehe Abb. **A-11.3**.

Eine **subvalvuläre Stenose** resultiert aus einer Obstruktion durch ein membranöses **Diaphragma** bzw. einen **fibrösen Ring** oder durch **Septumverdickung** bei HOCM.

Die **supravalvuläre Stenose** ist mit dem **Williams-Syndrom** assoziiert und geht mit Dilatation, Verdickung und vorzeitiger Arteriosklerose der Koronararterien einher.

---

zes. Trotzdem kann es z. B. bei jüngeren Frauen mit Kinderwunsch sinnvoll sein, eine biologische Kunstklappe zu verwenden, da es unter Kumarin-Therapie zu einer erhöhten Rate kindlicher Missbildungen kommt.

Bei beiden Klappenprothesenarten treten gelegentlich **paravalvuläre Lecks** auf, die zu einer Insuffizienz der jeweiligen Klappe führen und manchmal eine Reoperation erforderlich machen. Nach einer postoperativen Kontrolluntersuchung brauchen mechanische Prothesen nach neueren Leitlinien nicht routinemäßig echokardiografisch kontrolliert werden. Bei Bioprothesen mit einem etwas höheren Risiko für degenerative Veränderungen werden jährliche echokardiografische Untersuchungen ab dem 5. Jahr nach Implantation empfohlen. Patienten mit Klappenprothesen haben ein **erhöhtes Endokarditisrisiko** und sollten daher bei entsprechenden Eingriffen (z. B. Zahnbehandlung) eine **Endokarditisprophylaxe** (S. 166) erhalten.

▶ **Merke.** Mechanische Kunstklappen haben eine lange Lebensdauer, erfordern aber eine dauerhafte Antikoagulation. Biologische Klappen erfordern keine Antikoagulation, führen aber besonders bei jüngeren Patienten zu einer vorzeitigen Degeneration.

11.2 Aortenstenose

▶ **Definition.** Eine Blockade der linksventrikulären Ausstrombahn kann bedingt sein durch eine subvalvuläre, valvuläre oder supravalvuläre Obstruktion.

Epidemiologie und Ätiologie: Die Aortenstenose ist nach der arteriellen Hypertonie und der koronaren Herzkrankheit die dritthäufigste kardiovaskuläre Erkrankung in der westlichen Welt.

- **Valvuläre Stenose:** Die **kongenitale bikuspidale Klappe** (S. 197) ist die häufigste Ursache für eine Aortenstenose im Alter bis zu 55 Jahren. Zum Zeitpunkt der Geburt ist die Klappe nicht stenotisch, erst mit der Zeit kommt es durch die hämodynamische Belastung zu einer progressiven Fibrosierung und Verkalkung der Klappensegel. Im fortgeschrittenen Stadium ist es oft schwierig, dieses angeborene Vitium von den beiden folgenden Aortenklappenstenosen zu unterscheiden.
- Die **degenerative** Aortenklappenstenose ist die häufigste Form im Alter über 55 Jahre. Die anatomisch normale trikuspidale Klappe ist deutlich verkalkt. Meist liegt gleichzeitig eine Aorteninsuffizienz vor.
- Der **postrheumatische** Typ tritt in der westlichen Welt deutlich seltener auf, er manifestiert sich im Alter von 40–60 Jahren. Dabei kommt es bei einer ursprünglich unauffälligen Klappe zu einer Fusion der Klappensegel und sekundären Verkalkung. Begleitend liegen immer eine Aorteninsuffizienz und ein Mitralklappenfehler vor.

Die unterschiedlichen pathologischen Veränderungen sind in Abb. **A-11.3** dargestellt.

Die sub- und supravalvuläre Stenose sind seltene Sonderformen.

- **Subvalvuläre Stenose:** Eine Subaortenstenose resultiert aus einer Obstruktion unterhalb der Aortenklappe entweder durch ein membranöses **Diaphragma** bzw. einen **fibrösen Ring**, die den linksventrikulären Ausflusstrakt einschnüren (fixierte Stenose) oder durch eine **Septumverdickung** bei hypertroph-obstruktiver Kardiomyopathie (dynamische Stenose).
- **Supravalvuläre Stenose:** Diese Anomalie ist assoziiert mit dem **Williams-Syndrom** (Hyperkalzämie, Elfengesicht, geistige Retardierung) und resultiert aus einer sanduhrförmigen Einengung der Aorta ascendens direkt oberhalb der Sinus Valsalvae.

⊙ A-11.3 Schematische Darstellung von pathogenetischen Veränderungen einer stenosierten Aortenklappe

a kongenital bikuspid   **b** degenerativ   **c** postrheumatisch

a Eine kongenitale bikuspidale Aortenklappe entsteht durch eine embryonale Fehlbildung mit Fusion zweier Segel. Der degenerative Prozess mit Fibrosierung und Verkalkung beginnt oft an der Fusionsnaht (Raphe).
b Bei der degenerativen Aortenstenose beginnt der Prozess an den Segelbasen.
c Beim postrheumatischen Typ sind vornehmlich die Segelränder und Kommissuren betroffen.

Da die Koronararterien dem erhöhten linksventrikulären Druck ausgesetzt werden, sind sie dilatiert, verdickt und von vorzeitiger Arteriosklerose betroffen.

Pathogenese: Eine hämodynamisch bedeutsame Obstruktion mit **Zunahme** der **Wandspannung** im **linken Ventrikel** führt zu einer **konzentrischen Hypertrophie**. So kann die systolische Funktion bis ins Endstadium der Erkrankung aufrechterhalten werden. Gleichzeitig besteht häufig eine diastolische Funktionsstörung mit erhöhtem linksventrikulärem enddiastolischem Druck. Im Ruhezustand ist das Herzzeitvolumen regelrecht, steigt aber bei Belastung unzureichend an. Mit fortschreitender Erkrankung erschöpfen sich die Kompensationsmechanismen und es kommt zu einer Herzinsuffizienz mit linksventrikulärer Dilatation.

Klinik: **Belastungsdyspnoe**, **Angina pectoris** und **Synkopen** gehören zur klassischen Symptomentrias, obwohl viele Patienten auch mit einer hochgradigen Stenose bei alltäglicher körperlicher Aktivität asymptomatisch sind. Belastungsdyspnoe ist das häufigste Initialsymptom. Angina pectoris deutet nicht zwangsläufig auf eine begleitende KHK hin, sondern ist Zeichen einer relativen Myokardischämie im hypertrophierten linken Ventrikel.

Synkopen oder Präsynkopen treten bei Patienten mit hochgradiger Aortenstenose auf. Ein erhöhter intrakavitärer Druckgradient führt zu übermäßiger Aktivierung der myokardialen Barorezeptoren mit reflektorischer peripherer Vasodilatation. Aufgrund der Obstruktion im linksventrikulären Ausflusstrakt kann das Herzzeitvolumen nicht entsprechend gesteigert werden, sodass es zu einer zerebralen Minderperfusion mit Schwindelgefühl oder Synkope kommen kann. Seltener sind ein kompletter AV-Block oder andere Rhythmusstörungen für Synkopen verantwortlich.

▶ **Merke.** Die Kardinalsymptome der Aortenstenose sind Belastungsdyspnoe, Angina pectoris und Synkopen. Die Aortenstenose kann lange Zeit asymptomatisch bleiben.

Diagnostik: **Körperliche Untersuchung:** Die periphere arterielle Pulswelle hat eine kleine Amplitude und steigt langsam an **(Pulsus parvus et tardus)**. Allerdings kann ein langsamer Anstieg der Pulswelle durch ein altersbedingt starres Gefäßsystem maskiert werden. Der **Herzspitzenstoß** ist hebend und gelegentlich nach lateral verlagert (linksventrikuläre Hypertrophie). Es sind zu **auskultieren**:
- systolisches Austreibungsgeräusch mit **Crescendo-Decrescendo-Form** (Spindelgeräusch) im 2. ICR rechts, Fortleitung in beide Karotiden (Abb. A-11.4)
- paradoxe Spaltung des 2. Herztons (HT), wenn die aortale Komponente des 2. HT (A_2) verspätet ist
- ein leiser 2. HT, wenn A_2 abgeschwächt ist oder fehlt
- oft ein 4. HT.

Bei leichter Aortenstenose mit noch elastischer Klappe kann es zu einem oder mehreren frühsystolischen Ejektionsklicks kommen. Mit zunehmendem Schweregrad verlagert sich das Geräuschmaximum in die späte Systole. Bei hochgradiger Aortenstenose kann man auch ein präkordiales systolisches Schwirren palpieren.

▶ **Merke.** Eine schwere Aortenstenose zeichnet sich durch ein Crescendo-Eecrescendo-Geräusch mit spätsystolischem Maximum und einen leisen 2. HT aus.

Pathogenese: Eine Obstruktion mit **Zunahme der Wandspannung** im **linken Ventrikel** führt zur **konzentrischen Hypertrophie**. Bei Belastung steigt das HZV unzureichend an. Mit fortschreitender Erkrankung kommt es zur Herzinsuffizienz mit linksventrikulärer Dilatation.

Klinik: **Belastungsdyspnoe**, **Angina pectoris** und **Synkopen** sind klassische Symptome, die Patienten können aber auch asymptomatisch sein.

(Prä-)Synkopen treten bei hochgradiger Aortenstenose auf. Sie entstehen durch reflektorische periphere Vasodilatation bei erhöhtem intrakavitärem Druckgradienten oder durch eine zerebrale Minderperfusion bei unzureichendem HZV. Seltener sind HRST für Synkopen verantwortlich.

▶ **Merke.**

Diagnostik: In der körperlichen Untersuchung zeigt sich ein **Pulsus parvus et tardus**. Der **Herzspitzenstoß** ist hebend und nicht verbreitert. Man **auskultiert** ein **systolisches Austreibungsgeräusch mit Crescendo-Decrescendo-Form** im 2. ICR rechts (Abb. **A-11.4**). Der 2. HT ist paradox gespalten oder leise, oft hört man einen 4. HT.

Eine leichte Stenose kann zu frühsystolischen Ejektionsklicks führen. Bei hochgradiger Aortenstenose ist ein präkordiales systolisches Schwirren palpabel.

▶ **Merke.**

⊙ A-11.4 Auskultationsbefund bei Aortenstenose ⊙ A-11.4

EKG: Das Elektrokardiogramm zeigt häufig eine linksventrikuläre Hypertrophie, die aber **weder spezifisch noch sensitiv** für das Vorliegen einer Aortenklappenstenose ist. Im fortgeschrittenen Stadium kann es zu einem Linksschenkelblock oder kompletten AV-Block kommen, wenn die degenerative Verkalkung der Aortenklappe das benachbarte Erregungsleitungssystem beeinträchtigt.

Belastungs-EKG: In der Vergangenheit wurde von einem Belastungstest bei Patienten mit Aortenstenose abgeraten, auch weiterhin sollte er bei Patienten mit symptomatischer Aortenstenose nicht durchgeführt werden. Bei vermeintlich **asymptomatischen Patienten** ist er aber ungefährlich und kann eine eingeschränkte Belastbarkeit oder sogar **belastungsabhängige Symptome aufdecken**. Aufgrund vorbestehender EKG-Veränderungen (s. o.) und eingeschränkter koronarer Flussreserve ist die Aussagekraft bezüglich des Vorhandenseins einer KHK allerdings beschränkt. Ein belastungsinduzierter Blutdruckabfall deutet auf einen ungünstigen Verlauf hin und stellt eine hinreichende Indikation für einen baldigen Aortenklappenersatz dar. Obwohl ein kontrollierter Belastungstest unter ärztlicher Aufsicht unbedenklich ist, sollten sich Patienten mit mittelschwerer oder schwerer Aortenstenose im täglichen Leben keiner übermäßigen körperlichen Belastung aussetzen.

Röntgen-Thorax: Die Herzgröße auf der Röntgenaufnahme ist in der Regel normal, da die Myokardhypertrophie mit Wandverdickung auf Kosten des Kavums geht. Der **Aortenbogen** stellt sich durch eine poststenotische Dilatation **prominent** dar. Auf den Seitaufnahmen kann man häufig die verkalkten Aortenklappensegel bei einer degenerativen Aortenklappenstenose erkennen.

Echokardiografie: Die Echokardiografie ist heute der **Goldstandard**, um eine Aortenstenose zu diagnostizieren. Zusätzlich liefert sie Informationen über die linksventrikuläre Funktion und assoziierte Klappenvitien. Eine Stenose kann im Allgemeinen bereits in der 2-dimensionalen Echokardiografie erkannt werden. Zur **Schweregradbestimmung** (Tab. A-11.1) werden in der Dopplerechokardiografie bestimmte Druckgradienten herangezogen (s. Abb. A-11.6b). Hohe Flussgeschwindigkeiten weisen auf eine bedeutsame Stenose hin (Abb. A-11.5b). Allerdings schließt ein niedriger Druckgradient bei eingeschränkter linksventrikulärer Pumpfunktion eine signifikante Stenose nicht aus. In diesem Fall helfen eine direkte Messung der Aortenöffnungsfläche in der transösophagealen Echokardiografie (Abb. A-11.5c) oder eine Berechnung mit der Kontinuitätsgleichung.

A-11.1 Schweregradeinteilung der Aortenstenose

	mittlerer Druckgradient [mm Hg]	Aortenöffnungsfläche [cm²]
Normalzustand	–	2,0–3,0
leichte Stenose	<20[a] (<30[b])	1,5–2,0
mittelschwere Stenose	20–40[a] (30–50[b])	1,0–1,5
schwere Stenose	>40[a] (>50[b])	<1,0

[a] AHA/ACC-Leitlinien, [b] ESC-Leitlinien

A-11.5 Echokardiografie bei Aortenstenose

a Längsschnitt des linken Ventrikels bei einem Patienten mit schwerer Aortenklappenstenose: Die Aortenklappensegel (↓) sind verdickt und echogen als Zeichen einer starken Verkalkung. Der linke Ventrikel ist konzentrisch hypertrophiert mit verdickten Wandsegmenten. LV = linker Ventrikel, RV = rechter Ventrikel, LA = linker Vorhof.

b Kontinuierliche (cw) Doppleruntersuchung bei einem Patienten mit Aortenstenose: Die eingebaute Software hat einen maximalen Druckgradienten von 97 mmHg nach einer vereinfachten Bernoulli-Gleichung ($P = 4V^2$) aus der maximalen Flussgeschwindigkeit von 493 cm/s berechnet. Der über die Systole gemittelte Druckgradient beträgt 62 mmHg, somit liegt eine schwere Aortenstenose vor.

c TEE: Dargestellt ist die geöffnete Aortenklappe in der Systole im Querschnitt. Die planimetrisch bestimmte Aortenklappenöffnungsfläche beträgt 0,74 cm². Dies entspricht einer schweren Aortenstenose.

▶ Merke. Die Echokardiografie ist die Methode der Wahl in der Diagnostik und Schweregradbestimmung einer Aortenstenose. Bei eingeschränkter linksventrikulärer Pumpfunktion schließt ein niedriger Druckgradient eine signifikante Aortenstenose allerdings **nicht** aus.

▶ Merke.

Herzkatheteruntersuchung: Traditionell wurde die Diagnostik der Aortenstenose mit einer Linksherzkatheteruntersuchung und simultaner Messung des Drucks im linken Ventrikel und der Aorta durchgeführt. Wegen zerebraler Embolien nach der retrograden Passage der stenosierten und verkalkten Klappe mit dem Katheter (Abb. **A-11.6a**) wurde diese Methode weitgehend verlassen (s. S. 200). Durchgeführt wird sie noch, um **präoperativ** das Bestehen einer **KHK** abzuklären.

Die **Linksherzkatheteruntersuchung** (Abb. **A-11.6a**) wird wegen der Gefahr zerebraler Embolien nur noch durchgeführt, um **präoperativ** das Bestehen einer **KHK** abzuklären.

⊙ A-11.6 Linksherzkatheter bei Aortenklappenstenose

a Der Katheter wurde retrograd von der Aorta kommend über die verkalkte Aortenklappe in den linken Ventrikel eingeführt.
b Schematische Darstellung von Druckkurven in der Aorta und im linken Ventrikel bei einer Aortenstenose mit dem korrespondierenden Dopplersignal. Der maximale Druck wird in der Aorta nach dem Druckmaximum im linken Ventrikel erreicht, daher ist der invasiv bestimmte Spitzendruckgradient (Peak-to-Peak-Gradient) kein wirklich existierender Druckgradient. Der maximale momentane Druckgradient ist größer als der Spitzendruckgradient. Der mittlere Druckgradient (schraffierte Fläche) zwischen dem linken Ventrikel und der Aorta – invasiv und dopplerechokardiografisch bestimmt – ist vergleichbar.

Therapie:
Medikamentöse Therapie: Es gibt bisher **keine effektive** medikamentöse Behandlung der Aortenstenose. Wenn Patienten Symptome entwickeln, ist eine interventionelle oder **operative** Therapie erforderlich. Eine begleitende arterielle Hypertonie wird überbrückend medikamentös behandelt. Es empfehlen sich β-Rezeptoren-Blocker mit negativ inotroper Wirkung oder Diuretika. Nachlastsenkende Medikamente (z. B. ACE-Hemmer, Vasodilatatoren) sind dagegen bei stenosierenden Vitien kontraindiziert, da aufgrund der Obstruktion im linksventrikulären Ausflusstrakt das Herzzeitvolumen zur Aufrechterhaltung des Blutdrucks nicht entsprechend gesteigert werden kann.
Operativer Klappenersatz: Die Aortenstenose beruht auf einem mechanischen Problem mit Obstruktion des Blutflusses und bedarf daher einer mechanischen Therapie (Klappenersatz). Der richtige Operationszeitpunkt hängt nicht ausschließlich vom Schweregrad der Stenose, sondern vielmehr vom Auftreten der klassischen **Symptome** ab (Tab. **A-11.2**).

Therapie:
Es gibt bisher **keine effektive medikamentöse** Therapie der Aortenstenose. Bei Symptomen ist eine interventionelle oder **operative** Therapie erforderlich. Eine begleitende Hypertonie wird mit Betablockern oder Diuretika behandelt. Nachlastsenkende Medikamente (z. B. ACE-Hemmer, Vasodilatatoren) sind bei stenosierenden Vitien kontraindiziert.

Operativer Klappenersatz: Der richtige Operationszeitpunkt hängt mehr von den **Symptomen** als vom Schweregrad der Stenose ab (Tab. **A-11.2**).

≡ A-11.2 Empfehlungen zum Klappenersatz bei Aortenstenose

- symptomatische Patienten mit mittelschwerer oder schwerer Aortenstenose
- asymptomatische Patienten mit mittelschwerer oder schwerer Aortenstenose, die sich einem anderen herzchirurgischen Eingriff (z. B. aortokoronare Bypassoperation) unterziehen
- asymptomatische Patienten mit schwerer Aortenstenose und
  – eingeschränkter linksventrikulärer Pumpfunktion (Ejektionsfraktion < 50 %) oder
  – abnormalem Belastungstest mit Blutdruckabfall

Obwohl die meisten Patienten mit Aortenklappenstenose ein fortgeschrittenes Alter haben, kann ein Klappenersatz auch bei über 80-Jährigen ohne nennenswerte Begleiterkrankungen mit geringem Risiko durchgeführt werden. Es werden mechanische und biologische Klappen verwendet. Eine weniger häufig genutzte Alternative ist die Verwendung der eigenen Pulmonalklappe als Autograft bei gleichzeitigem Ersatz der Pulmonalklappe durch einen Homograft (sog. Ross-Prozedur).

▶ Merke. Bei allen symptomatischen Patienten mit Aortenstenose besteht eine Indikation zum Klappenersatz.

Alternative Behandlungen: Bei der perkutanen **Ballonvalvuloplastie** wird die Klappe durch einen von der Leiste eingeführten aufblasbaren Ballon gesprengt. Die verkalkten Aortensegel brechen und die Aortenwurzel dilatiert leicht, es kommt zur sofortigen Besserung von Hämodynamik und Symptomatik. Allerdings tritt nach 6–12 Monaten häufig eine Restenosierung auf. Daher besitzt dieses Verfahren nur palliativen Charakter oder kann in Einzelfällen bei instabilen Patienten als Überbrückungseingriff bis zum Klappenersatz durchgeführt werden.

Ein **perkutaner Aortenklappenersatz** mit einer Bioklappe mittels Katheter von der Leiste aus (**TAVI**) kommt seit mehreren Jahren zum Einsatz. Dadurch wird dem Patienten eine Operation am offenen Herzen erspart. Nach neuen Daten kommt diese Methode nicht nur bei inoperablen Patienten, sondern nun auch als Alternative zum herzchirurgischen Klappenersatz bei operablen Hochrisikopatienten in Betracht. Allerdings fehlen noch Langzeitdaten zur TAVI, sodass der chirurgische Aortenklappenersatz weiterhin als Goldstandard anzusehen ist.

Zukünftige Entwicklungen: Es gibt histopathologische Hinweise, dass es sich bei der Aortenklappenstenose nicht ausschließlich um einen degenerativen, sondern auch um einen aktiven entzündlichen Prozess handelt, vergleichbar mit der Arteriosklerose. Die daraus abgeleitete Hypothese, dass cholesterinsenkende Medikamente möglicherweise die Progression der Aortenstenose verzögern, konnte in der kürzlich veröffentlichten SEAS-Studie allerdings nicht bestätigt werden. Demnach gibt es zurzeit keine medikamentöse Therapie für die Aortenstenose.

Verlauf: Die Aortenstenose ist eine progressive Erkrankung, die durch eine **lange Latenzzeit ohne Symptomatik** mit ausgezeichneter Prognose gekennzeichnet ist. Sobald **Symptome** auftreten, **verschlechtert** sich die Prognose allerdings **rapide:** Bei Angina pectoris beträgt die mittlere Überlebenszeit 5 Jahre, bei Synkopen oder Präsynkopen 3 Jahre und bei symptomatischer linksventrikulärer Dysfunktion nur 2 Jahre. Neuere Untersuchungen haben zeigen können, dass das N-terminale pro-**BNP** (brain natriuretic peptide) eine unabhängige prognostische Bedeutung besitzt. Das operative Risiko eines Klappenersatzes und die assoziierten kunstklappenspezifischen Komplikationen müssen gegen das Risiko eines Aufschubs der Operation abgewogen werden. Da der **plötzliche Herztod** fast nur bei symptomatischen Patienten vorkommt, können beschwerdefreie Patienten prinzipiell bis zum Auftreten von Symptomen beobachtet werden.

Die Aortenstenose ist für Patienten, die sich einer nicht kardialen Operation unterziehen, unabhängig von den etablierten kardiovaskulären Risikofaktoren (s. S. 58) ein Prädiktor für eine erhöhte Inzidenz eines **perioperativen Myokardinfarkts** und einer **perioperativen Mortalität**. Dabei ist das Risiko bei einer schweren Aortenstenose höher als bei einer mittelschweren Aortenstenose. In diesen Fällen sollte sorgfältig zwischen der Dringlichkeit der nicht kardialen Operation und einem vorangehenden Aortenklappenersatz oder ggf. alternativen Methoden (TAVI) abgewogen werden.

11.3 Aorteninsuffizienz

▶ Definition. Schlussunfähigkeit der Aortenklappe mit Blutrückfluss von der Aorta in den linken Ventrikel in der Diastole.

Epidemiologie: Die Prävalenz der Aorteninsuffizienz steigt mit zunehmendem Alter. Eine hämodynamisch signifikante Aorteninsuffizienz findet sich häufiger bei Männern als bei Frauen.

Ätiologie: Grundsätzlich kann eine **chronische** Aorteninsuffizienz entweder durch eine **primäre Klappenerkrankung** oder durch eine **Erweiterung der Aorta ascendens** hervorgerufen werden (Tab. **A-11.3**). Bei Letzterer resultiert aus der erweiterten Aortenwurzel (Anulus) ein inkompletter Segelschluss in der Diastole. Ist die Ursache der Aorteninsuffizienz eine primäre Klappenerkrankung, kann der Anulus sekundär dilatieren und dadurch die Aorteninsuffizienz verstärken. Bei einer membranösen Subaortenstenose ist die Aortenklappe ständig einem turbulenten Jet ausgesetzt, was im Laufe der Jahre zu einer Endothelläsion und degenerativen Veränderungen führt.

Das gleichzeitige Vorliegen einer hämodynamisch bedeutsamen Aortenstenose und Aorteninsuffizienz deutet im Allgemeinen auf ein postrheumatisches oder kongenitales Vitium (S. 197) hin.

Ätiologie: Eine **chronische** Aorteninsuffizienz kann durch eine **primäre Klappenerkrankung** oder eine **Erweiterung der Aorta ascendens** hervorgerufen werden (Tab. **A-11.3**). Die erweiterte Aortenwurzel bewirkt einen inkompletten Segelschluss. Bei primärer Klappenerkrankung kann der Anulus dilatieren und die Insuffizienz verstärken.

≡ A-11.3	Ursachen einer chronischen Aorteninsuffizienz
valvulär (primär/organisch)	**Erweiterung des Aortenbogens (sekundär/funktionell)**
▪ kongenitale bikuspidale Aortenklappe (S. 197) ▪ rheumatisches Fieber (S. 159) ▪ bakterielle Endokarditis (S. 162) ▪ degenerative Veränderungen	▪ arterielle Hypertonie (S. 1000) ▪ thorakales Aortenaneursyma (S. 301) ▪ Spondylitis ankylosans (S. 1359) (Morbus Bechterew) ▪ zystische Medianekrose (S. 1283) (Marfan-Syndrom) ▪ idiopathische Dilatation (aortoannuläre Ektasie) ▪ Syphilis (S. 1081)

Eine **akute** Aorteninsuffizienz wird am häufigsten durch eine **bakterielle Endokarditis** oder **retrograde Aortendissektion** mit Klappenbeteiligung verursacht.

Pathogenese: Eine **chronische** Aorteninsuffizienz führt durch das **Regurgitationsvolumen** zu einer vermehrten diastolischen Füllung des linken Ventrikels und somit zu einer erhöhten Vorlast. Gleichzeitig steigt aufgrund der Impedanz (Wellenwiderstand) der Aorta mit dem vermehrten Schlagvolumen auch die Nachlast, allerdings in geringerem Maße. Insgesamt resultiert daraus eine Zunahme des Schlagvolumens und der Ejektionsfraktion. Die **Druck- und Volumenbelastung** des linken Ventrikels führt neben einer Dilatation zu einer erheblichen Zunahme der Wanddicke **(exzentrische Hypertrophie)**.

Bei der **akuten** Aorteninsuffizienz kommt es zu einer dramatischen Zunahme des linksventrikulären Füllungsdrucks und einer **pulmonalen Stauung**, während das effektive **Schlagvolumen** (Vorwärtsschlagvolumen) **abnimmt**. Deshalb stellt sie eine Indikation zum notfallmäßigen Klappenersatz dar, da der linke Ventrikel nicht an das beträchtliche Regurgitationsvolumen adaptiert ist.

Klinik: Das deutlich vermehrte aortale Schlagvolumen führt bei der **chronischen** Aorteninsuffizienz zu einer Zunahme des systolischen Blutdrucks und der Blutdruckamplitude, die initial zum Empfinden von **Palpitationen** führen kann. Im weiteren Krankheitsverlauf kommt es durch eine linksventrikuläre Funktionseinschränkung zum Auftreten von **Belastungsdyspnoe** und **Orthopnoe** und im Spätstadium durch eine gestörte rechtsventrikuläre Funktion auch zu peripheren Ödemen, Leberstauung und Aszites. Da die Koronarperfusion überwiegend in der Diastole stattfindet, führt der erniedrigte diastolische Druck bei der Aorteninsuffizienz zu einer verminderten Myokarddurchblutung. Gleichzeitig steigt der myokardiale Sauerstoffverbrauch durch die vermehrte Muskelmasse an. Die Kombination beider Faktoren kann auch bei angiografisch unauffälligen Koronararterien zu einer relativen Myokardischämie mit **Angina-pectoris-Symptomatik** sowohl in Ruhe wie auch unter Belastung führen.

Die **akute** Aorteninsuffizienz ist durch eine schnell auftretende Linksherzinsuffizienz bis hin zur **Linksherzdekompensation** gekennzeichnet.

Die **akute** Aorteninsuffizienz wird meist durch eine **bakterielle Endokarditis** oder **retrograde Aortendissektion** verursacht.

Pathogenese: Eine **chronische** Aorteninsuffizienz führt durch das **Regurgitationsvolumen** zur erhöhten Vorlast. Gleichzeitig steigt die Nachlast mit dem Resultat einer Zunahme von Schlagvolumen und EF. Die **Druck- und Volumenbelastung** des linken Ventrikels führt zur Dilatation (**exzentrische Hypertrophie**).

Bei der **akuten** Aorteninsuffizienz führt ein erhöhter linksventrikulärer Füllungsdruck zur **pulmonalen Stauung**, das **Schlagvolumen nimmt ab**. Ein notfallmäßiger Klappenersatz ist indiziert.

Klinik: Bei **chronischer** Aorteninsuffizienz kommt es initial zu **Palpitationen**, später zu **Belastungsdyspnoe**, **Orthopnoe**, peripheren Ödemen und Aszites. Der niedrige diastolische Druck führt in Kombination mit erhöhtem myokardialem Sauerstoffverbrauch zu **Angina-pectoris-Symptomatik**.

Die **akute** Aorteninsuffizienz führt schnell bis zur **Linksherzdekompensation**.

▶ **Merke.** Angina pectoris kann auch bei unauffälligen Koronarien ein Symptom der Aorteninsuffizienz sein. Im dekompensierten Stadium treten Symptome einer Herzinsuffizienz auf.

▶ **Merke.**

A-11.7 Aorteninsuffizienz

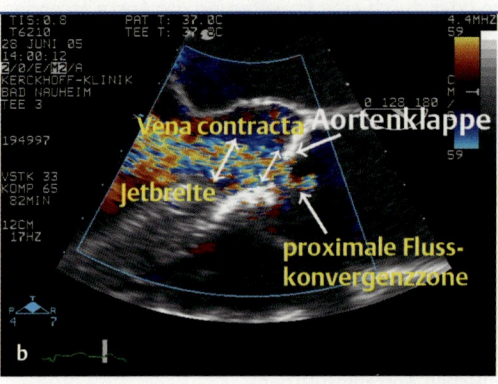

a Auskultationsbefund.
b Farbdopplerechokardiografie bei einer schweren Aorteninsuffizienz: diastolisches Standbild mit der Darstellung von drei Komponenten des Aorteninsuffizienzjets: Die proximale Flusskonvergenzzone oberhalb der Aortenklappe, die Vena contracta als engste Stelle des Jets auf Klappenhöhe und der Insuffizienzjet im linksventrikulären Ausflusstrakt eignen sich zur Graduierung einer Aorteninsuffizienz.

Diagnostik:
In der körperlichen Untersuchung findet sich ein **Pulsus celer et altus** mit sichtbarem Quincke-Kapillarpuls im Nagelbett. Der kräftige **Herzspitzenstoß** ist verbreitert und nach lateral-kaudal verlagert. Auskultatorisch finden sich ein **abgeschwächter 2. HT**, häufig ein **3. HT**, ein **decrescendoartiges Diastolikum** (Abb. **A-11.7a**), ein **systolisches Austreibungsgeräusch** und gelegentlich ein **Austin-Flint-Geräusch**.

Das **EKG** zeigt oft eine linksventrikuläre Hypertrophie. Ein **Belastungs-EKG** kann die OP-Indikation stützen. Die **Radionuklidventrikulografie** erlaubt die Beurteilung der Ejektionsfraktion.

Röntgen-Thorax: Bei fortgeschrittener Aorteninsuffizienz besteht eine **Linksherzvergrößerung** mit prominentem Aortenbogen.

Die Farbdoppler-**Echokardiografie** ist die **Methode der Wahl** zum Nachweis und zur Schweregradbestimmung einer Aorteninsuffizienz (Abb. **A-11.7b**).

Die **Linksherzkatheteruntersuchung** ist nur noch präoperativ vor einem Klappenersatz indiziert. Durch Aortografie kann die Aorteninsuffizienz in 4 Schweregrade eingeteilt werden.

Therapie:
In der **medikamentösen Therapie** werden **Vasodilatatoren** bzw. **Nachlastsenker** (z. B. ACE-Hemmer) eingesetzt. Allerdings haben sie **keinen Einfluss** auf die Notwendigkeit bzw. den Zeitpunkt eines **operativen Klappenersatzes** bei schwerer Aorteninsuffizienz.

Diagnostik:
Körperliche Untersuchung: Bei einer schweren Aorteninsuffizienz mit einer großen Blutdruckamplitude findet sich klassischerweise der sogenannte Wasserhammerpuls mit einem schnellen Anstieg und ebenso raschem Abfall **(Pulsus celer et altus)** sowie eine sichtbare Kapillarpulsation im Nagelbett (Quincke-Kapillarpuls). Ein kräftig zu palpierender **Herzspitzenstoß** ist verbreitert und nach lateral und kaudal verlagert. **Auskultatorisch** finden sich:
- ein **abgeschwächter 2. HT**
- häufig ein **3. HT**
- Ein **decrescendoartiges Diastolikum** im Anschluss an den 2. HT (diastolisches Sofortgeräusch), es ist am deutlichsten endexspiratorisch in nach vorn übergebeugter Haltung entlang des linken Sternalrandes während der gesamten Diastole oder einem Teil der Diastole (Abb. **A-11.7a**) zu hören; das Geräusch ist bei schwerer Aorteninsuffizienz kürzer:
  - Bei einer Dekompensation ist der Druck zwischen Aorta und linkem Ventrikel in der späten Diastole ausgeglichen und der Reflux sistiert.
  - Bei der akuten Aorteninsuffizienz kann ein normal großer linker Ventrikel akut nur ein relativ kleines Regurgitationsvolumen aufnehmen.
- ein **systolisches Austreibungsgeräusch** (gesteigertes aortales Schlagvolumen)
- gelegentlich ein niederfrequentes rumpelndes Diastolikum in Linksseitenlage an der Herzspitze **(Austin-Flint-Geräusch)**, das durch eine aorteninsuffizienzbedingte Verlagerung des anterioren Mitralsegels hervorgerufen wird.

Das **EKG** zeigt häufig eine unspezifische linksventrikuläre Hypertrophie. Ein **Belastungs-EKG** kann bei eingeschränkter Leistungsfähigkeit die Indikationsstellung zur Operation unterstützen. Ein Belastungstest in Verbindung mit einer **Radionuklidventrikulografie** erlaubt die Beurteilung der linksventrikulären Auswurffraktion (Ejektionsfraktion) bei Belastung.

Röntgen-Thorax: Eine fortgeschrittene Aorteninsuffizienz ist durch eine **Linksherzvergrößerung** mit betonter Herztaille gekennzeichnet. Der Aortenbogen ist prominent und die Aorta kann aneurysmatisch erweitert sein.

Echokardiografie: Die Farbdopplerechokardiografie ist die **Methode der Wahl** zum Nachweis und zur Schweregradbestimmung einer Aorteninsuffizienz (Abb. **A-11.7b**). In der 2-dimensionalen Echokardiografie kann darüber hinaus häufig die Ursache einer Aorteninsuffizienz festgestellt werden.

Herzkatheteruntersuchung: Im Allgemeinen ist eine Linksherzkatheteruntersuchung nur noch zur präoperativen Koronardiagnostik vor einem Klappenersatz indiziert. Zur Anwendung in Einzelfällen s. S. 200. Die Aortografie ermöglicht die semiquantitative Einteilung der Aorteninsuffizienz in 4 Schweregrade.

Therapie:
Medikamentöse Therapie: Die Diastolendauer und der diastolische Druckgradient bestimmen im Wesentlichen das Regurgitationsvolumen bei der Aorteninsuffizienz. Dies bildet die theoretische Grundlage für den Einsatz von **Vasodilatatoren** bzw. **Nachlastsenkern** (z. B. ACE-Hemmer). Bei der chronischen Aorteninsuffizienz haben sie eine günstige hämodynamische Wirkung, allerdings haben sie **keinen Einfluss** auf die Notwendigkeit bzw. den Zeitpunkt eines **operativen Klappenersatzes** bei

schwerer Aorteninsuffizienz. Die Dauer der Diastole wird maßgeblich durch die Herzfrequenz bestimmt; mit steigender Herzfrequenz wird die Diastole relativ verkürzt. Regurgitationsvolumen, enddiastolischer Druck und Volumen nehmen bei der Aorteninsuffizienz ab. Daher sind **bradykardisierende Medikamente** bei höhergradiger Aorteninsuffizienz (z. B. β-Rezeptoren-Blocker, Kalziumantagonisten) **ungünstig.**

Operative Therapie: Die Wahl des **optimalen Zeitpunktes** für den Aortenklappenersatz mit einer mechanischen oder biologischen Prothese wird kontrovers diskutiert. Grundsätzlich ist der Aortenklappenersatz bei **allen symptomatischen Patienten** indiziert. Idealerweise sollten Patienten mit Aorteninsuffizienz vor dem Auftreten einer linksventrikulären Dysfunktion operativ behandelt werden. In Tab. **A-11.4** sind die einzelnen Indikationen zusammenfassend aufgeführt.

≡ **A-11.4** Empfehlungen zum Aortenklappenersatz bei schwerer Aortenklappeninsuffizienz

- symptomatische Patienten
- asymptomatische Patienten und
  - eingeschränkte linksventrikuläre Pumpfunktion (Ejektionsfraktion < 50 %)[a, b] oder
  - linksventrikulärer endsystolischer Durchmesser > 55[a] (50[b]) mm oder
  - linksventrikulärer enddiastolischer Durchmesser > 75[a] (70[b]) mm

[a] AHA/ACC-Leitlinien, [b] ESC-Leitlinien

Da es bei einer chronischen, hämodynamisch bedeutsamen Aorteninsuffizienz zu einer sekundären Dilatation der **Aortenwurzel** (Anulus) bzw. der **Aorta ascendens** kommt, ist häufig auch eine **Raffung** bzw. **teilweise Resektion** dieser Strukturen erforderlich. Alternativ zum Klappenersatz ist eine chirurgische Rekonstruktion der Aortenklappe nur selten möglich und kommt nur bei einem Segelprolaps oder einer Segelperforation (z. B. durch eine bakterielle Endokarditis) in Betracht.

Verlauf: Der natürliche Krankheitsverlauf der Aorteninsuffizienz ist wie bei der Aortenstenose durch eine **langjährige asymptomatische Phase** gekennzeichnet. Gewöhnlich entwickeln Patienten erst Symptome nach dem Auftreten einer deutlichen linksventrikulären Funktionsstörung. Ähnlich wie bei der Aortenstenose besitzt das natriuretische Peptid **BNP** (brain natriuretic peptide) prognostische Bedeutung. Bei Patienten mit schwerer Aorteninsuffizienz und normaler linksventrikulärer Pumpfunktion weist ein BNP-Spiegel > 130 pg/ml auf ein erhöhtes kardiovaskuläres Risiko hin.

11.4 Mitralinsuffizienz

▶ **Definition.** Schlussunfähigkeit der Mitralklappe mit Blutrückfluss vom linken Ventrikel in den linken Vorhof in der Systole.

Ätiologie: Die Mitralklappe ist eine komplexe Struktur, die aus dem Klappenring (Anulus), 2 Segeln, 2 Kommissuren, ca. 60–80 Sehnenfäden und 2 Papillarmuskeln besteht. Eine pathologische Veränderung an jeder einzelnen Komponente kann zu einer Schlussunfähigkeit führen; in diesem Fall spricht man von einer **primären** oder **organischen** Mitralinsuffizienz. Ist die Klappe anatomisch unauffällig, kann jede Vergrößerung des linken Ventrikels mit Änderung der Geometrie der Mitralklappe ursächlich für eine Mitralinsuffizienz sein, die dann als **sekundär** oder **funktionell** bezeichnet wird (Tab. **A-11.5**, s. Abb. **A-11.9b**). Tritt eine Mitralinsuffizienz **akut** auf, wird sie meist durch eine Sehnenfaden- oder Papillarmuskelruptur oder eine infektiöse Endokarditis verursacht.

A-11.5 Ursachen einer Mitralinsuffizienz

primär = organisch	
myxomatöse Degeneration mit Mitralklappenprolaps	häufigste Ursache in der westlichen Welt (Abb. **A-11.8a**)
Sehnenfadenruptur („flail leaflet") mit Durchschlagen von Segelanteilen	oft degenerativ bedingt (Abb. **A-11.8b**)
postinflammatorisch	Rheumatisches Fieber: die Mitralinsuffizienz wird häufig von einer Mitralstenose begleitet; häufigste Ursache in Entwicklungsländern. Lupus erythematodes
infektiöse Endokarditis	Bakteriell: vorwiegend liegt eine Segelarrosion oder -perforation vor (Abb. **A-11.8c**), große Vegetationen behindern den Klappenschluss mechanisch, bei einer Beteiligung der Chordae tendineae ist eine Sehnenfadenruptur möglich.
Papillarmuskelruptur (akuter Myokardinfarkt)	In der ersten Woche nach einem Myokardinfarkt, betrifft in der Regel den ausschließlich von der rechten Kranzarterie versorgten posteromedialen Papillarmuskel nach Hinterwandinfarkt.
Mitralringverkalkung	Kommt besonders bei älteren Frauen mit Hypertonus vor, führt selten zu einer schweren Mitralinsuffizienz.
kongenitale Anomalie	z. B. Mitralklappenspalt des anterioren Segels bei Endokardkissendefekt, selten
sekundär = funktionell	
hypertroph-obstruktive Kardiomyopathie	systolische Vorwärtsbewegung der Mitralsegel (SAM = **s**ystolic **a**nterior **m**ovement) führt zu einer spätsystolischen Mitralinsuffizienz
Remodeling nach Myokardinfarkt	Eine Dilatation des Mitralklappenrings und Außenverlagerung eines oder beider Papillarmuskeln beeinträchtigt die Schlussfähigkeit (Koaptation) der Mitralsegel.
dilatative Kardiomypathie	

A-11.8 Ursachen der Mitralinsuffizienz dargestellt in der Echokardiografie

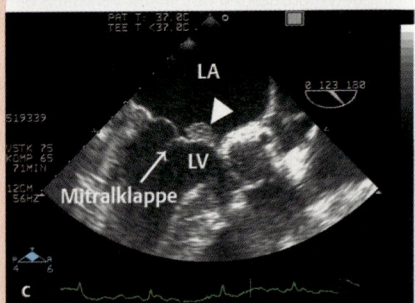

a Mitralklappenprolaps bei myxödematös veränderten Mitralsegeln: Längsschnitt des linken Ventrikels. **Links:** Beide Mitralsegel sind verdickt und wölben sich in der Diastole in den linken Vorhof vor (Überschreiten der rot durchgezogenen Linie). **Rechts:** Korrespondierende Farbdopplerechokardiografie; Darstellung eines divergierenden Mitralinsuffizienzjets (Pfeile) mit einem größeren, anterior, und kleineren, posterior, durchgezogenen Anteil.
b Schwere Mitralinsuffizienz durch Sehnenfadenruptur: Längsschnitt des linken Ventrikels. **Links:** Teile des posterioren Mitralsegels (Pfeilspitze) prolabieren in der Systole in den linken Vorhof. **Rechts:** korrespondierende Farbdopplerechokardiografie; Darstellung eines exzentrischen, anterior gerichteten Mitralinsuffizienzjets (Pfeilspitzen).
c Mitralklappenendokarditis (TEE): Am anterioren Mitralsegel findet sich auf der Seite des Vorhofs eine rundliche Vegetation (Pfeilspitze) mit inhomogener Binnenstruktur. Die bakterielle Vegetation führt zu einer signifikanten Mitralinsuffizienz durch Arrosion der Segelränder und Perforation des anterioren Segels.
LV = linker Ventrikel, RV = rechter Ventrikel, LA = linker Vorhof.

11.4 Mitralinsuffizienz

Pathogenese: Eine **chronische** Mitralinsuffizienz führt zu einer Volumenbelastung des linken Ventrikels, die über längere Zeit toleriert wird. Letztendlich bedingt eine schwere Insuffizienz jedoch eine **linksventrikuläre Dysfunktion**, die eine erhebliche Morbidität und Mortalität aufweist und deren Beginn durch die Regurgitation in den linken Vorhof verschleiert wird. Hierdurch wird die Nachlast reduziert, während die Volumenbelastung gleichzeitig die Vorlast des linken Ventrikels erhöht. Beides führt anfänglich zu einer Zunahme der Ejektionsfraktion. Im weiteren Krankheitsverlauf nimmt das linksventrikuläre Volumen zu und das effektiv in den systemischen Kreislauf ausgeworfene Herzzeitvolumen ab. Dies markiert den Übergang vom kompensierten zum dekompensierten Stadium und führt letztendlich zu Symptomen.

Klinik: Initial klagen Patienten über **Müdigkeit** und **Belastungsdyspnoe**. Mit fortschreitender Erkrankung kann es zu Orthopnoe und paroxysmaler nächtlicher Dyspnoe kommen. Einige Patienten entwickeln eine pulmonale Hypertonie, was zu einer **Rechtsherzinsuffizienz** führen kann mit Jugularvenenstauung, peripheren Ödemen sowie Hepatomegalie und Aszites. Gelegentlich berichten Patienten mit Mitralklappenprolaps über atypische Angina pectoris, ohne dass eine KHK vorliegt. Das Auftreten von **Vorhofflimmern** geht oft mit einer klinischen Verschlechterung einher. Außerdem besteht die Gefahr von **arteriellen Embolien** in die zerebrale Zirkulation (neurologische Ausfälle), Koronararterien (Myokardinfarkt) oder die Mesenterial- bzw. Nierengefäße (Abdomen- bzw. Flankenschmerz). Eine **akute** Mitralinsuffizienz führt klinisch zu plötzlicher Ruhedyspnoe, Ortho- und Tachypnoe.

Pathogenese: Eine **chronische** Mitralinsuffizienz führt zur **linksventrikulären Dysfunktion**, deren Beginn oft durch die Regurgitation verschleiert wird. Durch die Nachlastreduktion und Vorlasterhöhung kommt es zunächst zu einer Zunahme der Ejektionsfraktion. Später nimmt jedoch das HZV ab und es treten Symptome auf.

Klinik: Initial bestehen **Müdigkeit** und **Belastungsdyspnoe**, später Orthopnoe und paroxysmale nächtliche Dyspnoe. Eine pulmonale Hypertonie kann zur **Rechtsherzinsuffizienz** mit Jugularvenenstauung und Ödemen führen. **Vorhofflimmern** geht oft mit klinischer Verschlechterung einher. Es besteht die Gefahr **arterieller Embolien**. Die **akute** Mitralinsuffizienz führt zu plötzlicher Dys-, Ortho- und Tachypnoe.

▶ **Merke.** Die Mitralinsuffizienz ist eine progressive Erkrankung, die nach einer mehrjährigen asymptomatischen Latenzphase zu einer linksventrikulären Dysfunktion und Symptomatik führt.

▶ **Merke.**

Diagnostik:
Körperliche Untersuchung: Der **Herzspitzenstoß** ist **verbreitert** sowie nach kaudal und lateral **verlagert**. Auskultatorisch (Abb. **A-11.9a**) ist:
- der 1. HT häufig leise und der 2. HT weit gespalten (früher A$_2$); bei pulmonaler Hypertonie kann der pulmonale Teil des 2. HT (P$_2$) besonders laut sein
- ein 3. HT ist häufig, ein 4. HT selten
- ein **bandförmiges, holosystolisches Geräusch** mit P. m. am **Apex** mit Ausstrahlung in die Axilla zu hören.

Bei großem Regurgitationsvolumen findet sich ein kurzes, niederfrequentes Diastolikum. Eine Sehnenfadenruptur mit Prolaps des posterioren Segels führt zu einem exzentrischen, anterior gerichteten Insuffizienzjet mit Ausstrahlung des Geräusches zur Herzbasis. Dies kann mit einem Geräusch im linksventrikulären Ausflusstrakt (z. B. Aortenstenose) verwechselt werden. Bei einer **akuten** Mitralinsuffizienz findet sich ein Systolikum am Apex, das entweder holosystolisch ist oder nur in der frühen Systole auskultierbar ist. Gleichzeitig finden sich pulmonal feuchte Rasselgeräusche.

Diagnostik:
In der **körperlichen Untersuchung** ist der **Herzspitzenstoß verbreitert** und nach kaudal-lateral **verlagert**. Auskultatorisch ist der 1. HT häufig leise und der 2. HT gespalten. Ein 3. HT ist häufig, ein 4. HT selten. Ein **bandförmiges, holosystolisches Geräusch** mit P. m. am **Apex** ist zu hören.

Bei starker Regurgitation findet sich ein kurzes, niederfrequentes Diastolikum (Abb. **A-11.9a**). Ein Prolaps des posterioren Segels führt zu einem Insuffizienzjet mit Ausstrahlung zur Herzbasis. Bei der **akuten** Mitralinsuffizienz sind ein apikales Systolikum und pulmonale Rasselgeräusche auskultierbar.

⊙ **A-11.9** Mitralinsuffizienz

a Auskultationsbefund bei mittelschwerer Mitralinsuffizienz.
b TEE bei einem Patienten mit dilatativer Kardiomyopathie und schwerer, funktioneller Mitralinsuffizienz: Vierkammerblick mit Darstellung des Insuffizienzjets im linken Vorhof (Pfeilspitzen). Die Vena contracta (Pfeile) ist die engste Stelle des Jets senkrecht zur Jetrichtung und eignet sich zur semiquantitativen Schweregradbestimmung. LV = linker Ventrikel, RV = rechter Ventrikel, LA = linker Vorhof.

Das **EKG** ist **unspezifisch verändert**. Ein Belastungs-EKG kann latente Leistungseinschränkung zeigen.

Im **Röntgen-Thorax** sind bei fortgeschrittener Insuffizienz der linke Ventrikel und Vorhof vergrößert, die Gefäßzeichnung vermehrt.

Die **Farbdopplerechokardiografie** ist die Methode der Wahl zum **Nachweis** und zur **Schweregradbestimmung** einer Mitralinsuffizienz (Abb. **A-11.9b**). Sie liefert außerdem Informationen zur **zugrunde liegenden Pathologie** sowie Größe und Funktion des linken Ventrikels, assoziierten Vitien und zur Hämodynamik.

Eine **Linksherzkatheteruntersuchung** ist im Allgemeinen nur zur präoperativen Koronardiagnostik indiziert.

In der **Rechtsherzkatheteruntersuchung** können der **pulmonalarterielle Druck** und **pulmonalkapillare Verschlussdruck** (PCWP) gemessen werden.

EKG: Es zeigen sich allenfalls **unspezifische Veränderungen** (evtl. P-mitrale oder Vorhofflimmern). Ein Belastungs-EKG kann bei scheinbarer Beschwerdefreiheit eine latente Einschränkung der Leistungsfähigkeit nachweisen.

Röntgen-Thorax: Eine fortgeschrittene Mitralinsuffizienz ist durch eine Vergrößerung des linken Ventrikels und Vorhofs gekennzeichnet. Außerdem findet sich oft eine vermehrte pulmonalvenöse Gefäßzeichnung.

Echokardiografie: Die Farbdopplerechokardiografie ist die Methode der Wahl zum **Nachweis** und zur **Schweregradbestimmung** einer Mitralinsuffizienz, die u. a. anhand der Vena contracta (engste Stelle des Insuffizienzjets direkt unterhalb der Klappe) semiquantitativ beurteilt werden kann (Abb. **A-11.9b**). Außerdem ermöglicht die Echokardiografie eine morphologische Beurteilung der Mitralklappe und der **zugrunde liegenden Pathologie**. Dies ist für die weitere Therapieplanung von Bedeutung. Die Methode liefert außerdem Informationen zu Größe und Funktion des linken Ventrikels sowie assoziierten Vitien. Zusätzliche hämodynamische Daten können aus der Bestimmung des Herzzeitvolumens und des rechtsventrikulären bzw. pulmonalarteriellen Drucks gewonnen werden.

Herzkatheteruntersuchung: Im Allgemeinen ist eine **Linksherzkatheteruntersuchung** nur noch zur präoperativen Koronardiagnostik vor einer operativen Therapie indiziert. Zum Einsatz darüber hinaus s. S. 200.

Zusätzlich besteht die Möglichkeit einer **Rechtsherzkatheteruntersuchung** in Ruhe oder unter Belastung mit Messung des **pulmonalarteriellen Drucks** und **Verschlussdrucks** (PCWP). Dazu wird ein transvenös eingeführter Ballonkatheter durch das rechte Herz in die A. pulmonalis vorgeschoben. Nach Aufblasen des Ballons an der Spitze des Katheters kann der pulmonalarterielle Verschlussdruck gemessen werden, der die phasischen Druckveränderungen des linken Vorhofs widerspiegelt. Zu erkennen sind:
- 2 positive Wellen:
  - **a-Welle:** Vorhofkontraktionswelle
  - **v-Welle:** Spätsystolisch, entsteht durch das erhöhte Füllungsvolumen des linken Vorhofs und der Pulmonalvenen in der Systole, wenn die Mitralklappe geschlossen ist. Sie ist bei einer schweren **Mitralinsuffizienz besonders prominent** Abb. **A-11.10**); fehlt sie, ist eine signifikante Mitralinsuffizienz ausgeschlossen.
- 2 negative Täler (**x-, y-Abfall**).
  - **x-Abfall:** systolischer Druckabfall bedingt durch die Abwärtsbewegung der Herzbasis
  - **y-Abfall:** diastolischer Druckabfall, der durch die Öffnung der Mitralklappe entsteht.

⊙ **A-11.10** Druckregistrierung des pulmonalkapillaren Verschlussdrucks (PCWP) mittels Rechtsherzkatheter bei schwerer Mitralinsuffizienz

Zu erkennen sind 2 positive Wellen (**a-, v-Welle**; Letztere ist bei **Mitralinsuffizienz besonders prominent**) und 2 negative Täler (**x-, y-Abfall**).

Therapie:
Medikamentöse Therapie: Diuretika verbessern die Symptomatik im Falle einer **pulmonalvenösen Stauung**. Eine medikamentöse Behandlung mit Vasodilatatoren bzw. Nachlastsenkern (z. B. ACE-Hemmer) kann abhängig von der Ursache einer chronischen Mitralinsuffizienz nützlich, aber auch schädlich sein. **Vasodilatatoren** reduzieren das Regurgitationsvolumen und erhöhen das effektiv ausgeworfene aortale Schlagvolumen, während sich die Ejektionsfraktion nicht wesentlich ändert. Begleitend werden das linksventrikuläre Volumen und der enddiastolische Druck reduziert, was die Symptomatik bessert. Den **größten Vorteil** von einer Therapie mit Vasodilatatoren haben Patienten mit **schwerer linksventrikulärer Dysfunktion** und **Dilatation**. Im Gegensatz dazu führt der Einsatz von **Nachlastsenkern** bei Patienten mit Mitralklappenprolaps oder hypertroph-obstruktiver Kardiomyopathie zu einer Zunahme der Mitralinsuffizienz. In anderen Fällen von primär organischer Mitralinsuffizienz können Nachlastsenker die Entwicklung einer linksventrikulären Dysfunktion verschleiern und so zu einer Verzögerung der operativen Behandlung führen.
Operative Therapie: Die **Indikationen** zur operativen Therapie sind in Tab. **A-11.6** dargestellt.
Die postoperative Überlebensrate wird vom Lebensalter, der Symptomatik (NYHA-Klasse), der linksventrikulären Funktion (EF) und dem Schweregrad der Mitralinsuffizienz bestimmt. Bei einer primären Mitralinsuffizienz ist die präoperative linksventrikuläre Ejektionsfraktion der wichtigste prognostische Faktor.
Eine **Mitralklappenrekonstruktion** (z. B. Implantation eines Kunstrings) ist im Vergleich zum Klappenersatz mit einer **niedrigeren perioperativen Mortalität** und einer **verbesserten Langzeitprognose** verbunden. Dies beruht auf einer besseren postoperativen linksventrikulären Funktion durch Erhaltung des subvalvulären Apparats, einem niedrigeren thromboembolischen Risiko, fehlenden Blutungskomplikationen (keine Notwendigkeit zur Antikoagulation) sowie einem niedrigeren Endokarditisrisiko. Bei einem Klappenersatz kann sowohl eine mechanische wie auch eine biologische Prothese verwendet werden. Letztere kommen wegen ihrer begrenzten Lebensdauer erst bei Patienten ab 65 Jahren zum Einsatz.
Alternative Behandlungen: Für Patienten mit stark erhöhtem Risiko für konventionelle Mitralklappenchirurgie kommen auch perkutane, interventionelle Verfahren (über einen Katheter von der Leiste) in Betracht:
- perkutane Rekonstruktion der Mitralklappe durch Adaptation der mittleren Segelabschnitte („edge-to-edge repair") mit einem Metallclip (Mitraclip) bei organischer und funktioneller Mitralinsuffizienz
- perkutaner Einsatz eines Rings im Koronarsinus mit dem Ziel einer Raffung bei funktioneller Mitralinsuffizienz
- gezieltes Abtrennen von Sehnenfäden mit dem Ziel eines verbesserten Segelschlusses (im Erprobungsstadium bei funktioneller Mitralinsuffizienz).

≡ A-11.6 **Empfehlungen zur operativen Therapie bei schwerer, organischer Mitralinsuffizienz**

- symptomatische Patienten
- asymptomatische Patienten und
  – eingeschränkte linksventrikuläre Pumpfunktion (Ejektionsfraktion < 60 %) oder
  – linksventrikulärer endsystolischer Durchmesser > 40[a] (45[b]) mm oder
  – Vorhofflimmern oder
  – pulmonale Hypertonie
- asymptomatische Patienten, falls eine Rekonstruktion mit hoher Wahrscheinlichkeit möglich ist

[a] AHA/ACC-Leitlinien, [b] ESC-Leitlinien

Verlauf: Patienten in der **NYHA-Klasse III und IV** haben auch bei nur vorübergehenden Symptomen und unter medikamentöser Therapie eine 10-Jahres-Mortalität von ca. 50 %. Bei Patienten mit einer **linksventrikulären Dysfunktion** ist das Vorhandensein jeglicher Mitralinsuffizienz mit einer erhöhten Mortalität verbunden; je schwerer die Mitralinsuffizienz, desto schlechter die Prognose.

Erhöhte BNP-Werte weisen bei asymptomatischen Patienten auf eine baldige Operationsindikation hin.

▶ Klinischer Fall.

Neuere Untersuchungen haben zeigen können, dass erhöhte **BNP**-Werte bei asymptomatischen oder wenig symptomatischen Patienten mit Mitralklappenprolaps und Mitralinsuffizienz auf eine baldige Operationsindikation hinweisen. Allerdings besitzen BNP-Werte für sich alleine keine Aussagekraft.

▶ Klinischer Fall. Eine 35-jährige Patientin stellt sich beim niedergelassenen Kardiologen wegen Herzrhythmusstörungen und belastungsabhängigen Schmerzen in der Herzgegend vor. Sie ist 1,80 m groß, ein asthenischer Typ und es bestehen keine Grunderkrankungen. In der Auskultation sind ein **mesosystolischer Klick** über der Herzspitze sowie ein **spätsystolisches Crescendogeräusch** zu hören. Die weitere körperliche Untersuchung ist unauffällig. Die Echokardiografie zeigt ein verdicktes Mitralklappensegel mit Mitralklappeninsuffizienz. Der Kardiologe stellt die Diagnose eines **Mitralklappenprolapses** und erklärt seiner Patientin, dass zwar keine Therapie, dafür aber eine Befundkontrolle in 5 Jahren nötig ist.

11.5 Mitralstenose

▶ Definition. Die Mitralstenose führt zu einer Behinderung des Blutflusses vom linken Vorhof in den linken Ventrikel.

Epidemiologie: Zwei Drittel aller Patienten mit Mitralstenose sind Frauen.

Ätiologie: Eine Mitralstenose ist in 90 % aller Fälle Folge eines **rheumatischen Fiebers** (S. 159). Sehr selten liegt eine kongenitale Fehlbildung vor. Im Erwachsenenalter kann auch gelegentlich eine ausgeprägte Mitralringverkalkung auf die Mitralsegel übergreifen und zu einer Stenosierung führen.

Pathogenese: Zur Pathogenese des rheumatischen Fiebers s. S. 159. Die normale Mitralöffnungsfläche beträgt 4,0–6,0 cm^2; bei einer Abnahme unter 2,0 cm^2 besteht ein diastolischer Druckgradient zwischen dem linken Vorhof und Ventrikel. Die mechanische Obstruktion führt zu einer Druckerhöhung im linken Vorhof, der Lungenstrombahn und im rechten Herzen (s. Abb. **A-11.11**).

Klinik: Ist die Mitralöffnungsfläche < 2,0 cm^2, klagen Patienten über eine **Belastungsdyspnoe**. Vom Auftreten der ersten Symptome bis zu einer schweren Beeinträchtigung können 10 Jahre vergehen. Unter Progression können supraventrikuläre Arrhythmien auftreten. **Vorhofflimmern** kann bei einer schnellen ventrikulären Überleitung (Tachyarrhythmia absoluta) zu einem Abfall des Herzzeitvolumens mit Symptomen der pulmonalen Stauung (Ruhedyspnoe, Orthopnoe) führen. Außerdem ist das Risiko für eine linksatriale Thrombenbildung bei permanentem oder intermittierendem Vorhofflimmern besonders hoch. Zu den Symptomen arterieller Embolien s. S. 287.

Durch den im Krankheitsverlauf stetig steigenden linksatrialen Druck steigt auch der pulmonalarterielle Druck und der rechte Ventrikel wird zunehmend belastet. Zu den Symptomen einer Rechtsherzinsuffizienz s. S. 101. **Hämoptysen** (Herzfehlerzellen im Sputum) sind Ergebnis einer Gefäßruptur bei pulmonalvenöser Hypertonie.

▶ Merke. Patienten mit Mitralstenose werden erst viele Jahre nach einem rheumatischen Fieber mit zunehmender Belastungsdyspnoe, Orthopnoe und Vorhofflimmern symptomatisch.

Diagnostik:
Körperliche Untersuchung: Ein typischer Auskultationsbefund ist oft schon 5 bis 10 Jahre vor dem Auftreten von Symptomen zu erheben. **Auskultatorisch** finden sich (Abb. **A-11.11a**):
- betonter 1. HT
- Mitralöffnungston (MÖT)
- niederfrequentes, decrescendoartiges Diastolikum am Apex
- präsystolisches Crescendogeräusch (nur im Sinusrhythmus).

Ein Pulmonalinsuffizienzgeräusch ist bei einer pulmonalen Hypertonie im 2. ICR links zu auskultieren (Graham-Steell-Geräusch). Im Falle einer rechtsventrikulären Dysfunktion findet sich u. U. ein holosystolisches Trikuspidalinsuffizienzgeräusch am linken Sternalrand.

A 11.5 Mitralstenose

A-11.11 Diagnostik bei Mitralklappenstenose

a Auskultationsbefund.
b **Echokardiografie:** Parasternaler Längsschnitt des linken Ventrikels bei einem Patienten mit Mitralstenose. Die Mitralsegel (↓) sind verdickt und vermehrt echogen. Die Beweglichkeit beider Segel ist an den Rändern deutlich eingeschränkt, sodass es besonders beim anterioren Segel zu einer pathognomischen **Domstellung** in der Diastole kommt. LV = linker Ventrikel, RV = rechter Ventrikel, LA = linker Vorhof.
c **Echokardiografie:** Parasternaler Kurzachsenschnitt mit Darstellung der maximal geöffneten Mitralklappe in der Diastole im Querschnitt. Die planimetrisch bestimmte Mitralöffnungsfläche beträgt 0,9 cm², was einer schweren Mitralstenose entspricht.
d **Korrespondierende Dopplerechokardiografie** (gleicher Patient wie in Abb. A-11.11c): Dargestellt ist das kontinuierliche diastolische Mitralisdopplerprofil von zwei aufeinanderfolgenden Herzzyklen. Der über beide Zyklen gemittelte Druckgradient beträgt 17 mmHg, entsprechend einer schweren Mitralstenose.
e **Druckregistrierung mittels Links-/Rechtsherzkatheter bei einer schweren Mitralklappenstenose:** simultane Darstellung des linksatrialen (LA) und linksventrikulären (LV) Drucks im Sinusrhythmus. In der LA-Druckkurve sind die beiden positiven v- und a-Wellen zu erkennen. Die a-Welle übersteigt aufgrund der Mitralstenose den linksventrikulären Druck und führt zu einem diastolischen Druckgradienten zwischen LA und LV (schwarze Fläche).
f **Mitralklappenvalvuloplastie bei einer Patientin mit hochgradiger Mitralklappenstenose:** Die Mitralsegel befinden sich an der Taille des entfalteten Ballonkatheters. Eine mehrfache Insufflation des Ballons führt zu einer Aufweitung der Mitralklappe.

▶ **Merke.** Je kürzer das Zeitintervall vom 2. HT zum MÖT und je länger das diastolische Geräusch ist, desto schwerer ist die Stenose.

▶ **Merke.**

EKG: Die Belastung des linken Vorhofs ist am **P-mitrale** (gekerbte P-Welle in den Ableitungen II, III oder aVF mit einer Dauer ≥ 120 ms oder Amplitude des negativen Anteils der P-Welle in Ableitung V₁ > 1 mm und länger als 40 ms) zu erkennen, im fortgeschrittenen Stadium zeigt sich eine **rechtsventrikuläre Hypertrophie** sowie evtl. **Vorhofflimmern**. Ein **Belastungs-EKG** kann bei vermeintlich asymptomatischen Patienten eine latente Belastungsinsuffizienz aufdecken.

EKG: Die Belastung des linken Vorhofs bewirkt ein **P-mitrale**, **rechtsventrikuläre Hypertrophie** und evtl. **Vorhofflimmern**. Ein **Belastungs-EKG** kann eine Belastungsinsuffizienz aufdecken.

Röntgen-Thorax: Das Herz hat eine rechtsventrikuläre Kontur mit **abgerundeter Herzspitze** und **verstrichener Herztaille**. Die Pulmonalarterien sind prominent.

Die **Echokardiografie** stellt den **Goldstandard** in der Diagnostik der Mitralstenose dar (Abb. **A-11.11b**). Zur Schweregradbestimmung werden Mitralöffnungsfläche (Tab. **A-11.7**, Abb. **A-11.11c**) und diastolischer Druckgradient (Abb. **A-11.11d**) gemessen.

≡ A-11.7

Röntgen-Thorax: Das Herz hat eine rechtsventrikuläre Kontur mit **abgerundeter Herzspitze**, die **Herztaille** ist **verstrichen** bei einem deutlich vergrößerten linken Vorhof. Außerdem finden sich prominente Pulmonalarterien und eine vermehrte pulmonalvenöse Gefäßzeichnung.

Echokardiografie: Die Echokardiografie stellt den **Goldstandard** in der Diagnostik der Mitralstenose dar (Abb. **A-11.11b**). Die Schweregradbestimmung (Tab. **A-11.7**) erfolgt durch Bestimmung der Mitralöffnungsfläche (Abb. **A-11.11c**) und des mittleren diastolischen Druckgradienten (Abb. **A-11.11d**). Außerdem kann der pulmonalarterielle Druck in Ruhe und bei Belastung anhand einer häufig begleitenden Trikuspidalinsuffizienz errechnet werden.

≡ A-11.7	Schweregradeinteilung der Mitralstenose	
	mittlerer Druckgradient [mm Hg]	Mitralöffnungsfläche [cm^2]
Normalzustand	–	4,0–6,0
leichte Stenose	<5	1,5–2,0
mittelschwere Stenose	5–10	1,0–1,5
schwere Stenose	>10	<1,0

Herzkatheteruntersuchung: Die **Linksherzkatheteruntersuchung** ist nur noch präoperativ vor einem Klappenersatz indiziert. Der Schweregrad der Stenose wird durch simultane Druckregistrierung des linksventrikulären und pulmonalarteriellen Verschlussdrucks bestimmt (Abb. **A-11.11e**).

Herzkatheteruntersuchung: Im Allgemeinen ist die Linksherzkatheteruntersuchung nur noch zur **Koronardiagnostik** vor operativem Klappenersatz indiziert. Allerdings kann die kombinierte Rechts-/Linksherzkatheteruntersuchung bei eingeschränkter echokardiografischer Bildqualität oder einer Diskrepanz zwischen der Symptomatik und dem nicht invasiv ermittelten Schweregrad nützlich sein. Dazu wird der linke Ventrikel retrograd über die Aortenklappe sondiert, gleichzeitig wird ein transvenös eingeführter Ballonkatheter durch das rechte Herz in die Arteria pulmonalis vorgeschoben. Die Schweregradbestimmung der Stenose erfolgt durch die simultane Druckregistrierung des linksventrikulären und pulmonalkapillaren Verschlussdrucks (PCWP), der in etwa dem linksatrialen Druck entspricht (Abb. **A-11.11 e**).

Therapie:
Medikamentöse Therapie: Diuretika verbessern die Symptomatik bei **pulmonalvenöser Stauung** (S. 100). Bei **Vorhofflimmern** sind **frequenzregulierende Medikamente** erforderlich. Zur Thromboembolieprophylaxe werden Cumarin-Derivate gegeben.

Therapie:
Medikamentöse Therapie: Diuretika verbessern die Symptomatik im Falle einer **pulmonalvenösen Stauung** (S. 100). Beim Auftreten von **Vorhofflimmern** sind **frequenzregulierende Medikamente** (z. B. Digitalis, β-Rezeptoren-Blocker, Kalziumantagonisten) erforderlich. Sie wirken häufig so effektiv, dass das Auftreten dieser Rhythmusstörung allein noch keine Operationsindikation darstellt. Um thromboembolische Komplikationen zu verhindern, ist eine Antikoagulation mit Kumarinderivaten (INR-Zielbereich 2,5–3,5) erforderlich.

Operative Therapie: Ab NYHA-Stadium III (s. Tab. **A-6.5.**) ist ein **Mitralklappenersatz** oder eine **offene Kommissurotomie** (Spaltung der verklebten Mitralklappenkommissuren) angezeigt. Für Letztere eignen sich besonders Klappen ohne ausgedehnte Verkalkungen und Deformitäten.

Operative Therapie: Ein operatives Vorgehen kommt bei allen Patienten ab dem NYHA-Stadium III (s. Tab. **A-6.5.**) trotz medikamentöser Therapie in Betracht. Neben dem **Mitralklappenersatz**, der bei über 65-Jährigen mit einer biologischen Klappenprothese erfolgen kann, besteht die Möglichkeit einer **offenen Kommissurotomie**. Hierbei werden vom Chirurgen nach Anschluss an die Herz-Lungen-Maschine die verklebten Mitralklappenkommissuren unter Sicht gespalten. Gleichzeitig kann ein Thrombus aus dem linken Vorhof entfernt werden. Für dieses Verfahren eignen sich besonders Mitralklappen ohne ausgedehnte Verkalkungen der Segel oder Kommissuren und ohne Deformitäten des subvalvulären Klappenapparates.

Die **perkutane Ballonmitralvalvuloplastie** (**PBMV**, Abb. **A-11.11f**) ist besonders bei jüngeren Patienten eine Alternative. Ausschlusskriterien sind ein linksatrialer Thrombus und eine höhergradige Mitralinsuffizienz. Offene Kommissurotomie und PBMV erzielen ähnliche Ergebnisse und können wiederholt angewendet werden.

Die **perkutane Ballonmitralvalvuloplastie** (**PBMV**, Abb. **A-11.11f**) stellt besonders bei jüngeren Patienten eine Alternative dar. Die Voraussetzungen entsprechen denen der offenen Kommissurotomie (s. o.). Ausschlusskriterien für die PBMV sind ein linksatrialer Thrombus sowie eine begleitende, höhergradige Mitralinsuffizienz. Die Kurz- und Langzeitergebnisse von offener Kommissurotomie und PBMV sind vergleichbar. Bei beiden Verfahren wird die Mitralöffnungsfläche auf durchschnittlich 2,0 cm^2 erhöht, was zu einer deutlichen Abnahme des linksatrialen Drucks führt. Beide Verfahren können bei einer Mitralklappenrestenosierung wiederholt angewendet werden. Möglicherweise können auch asymptomatische Patienten mit einer mindestens mittelschweren Mitralstenose nach einer PBMV von einem verbesserten ereignisfreien Langzeitüberleben profitieren.

> **Merke.** Bei allen Patienten mit Symptomen bei alltäglichen Belastungen trotz medikamentöser Therapie besteht eine Indikation zur operativen Therapie. Mitralklappenersatz, offene Kommissurotomie und perkutane Ballonmitralvalvuloplastie sind mögliche Verfahren.

Verlauf: Eine rheumatische Mitralstenose ist eine **langsam progressive Erkrankung**, die Symptomatik stellt sich erst 15–20 Jahre nach dem rheumatischen Fieber ein. Unbehandelt führt eine Mitralstenose durch das Auftreten einer Rechtsherzinsuffizienz oder eines Lungenödems zum Tode. Außerdem ist das Risiko erhöht, durch die vorgeschädigte Klappe eine bakterielle Endokarditis zu entwickeln.

11.6 Trikuspidalinsuffizienz

> **Definition.** Schlussunfähigkeit der Trikuspidalklappe mit Blutrückfluss vom rechten Ventrikel in den rechten Vorhof in der Systole.

Ätiologie: In den meisten Fällen liegt eine **sekundäre** (funktionelle) Trikuspidalklappeninsuffizienz vor, die auf eine Vergrößerung des rechten Ventrikels zurückgeht und diese wiederum verkompliziert. Sehr viel seltener ist eine **primäre** (organische) Trikuspidalinsuffizienz, die durch eine Klappenerkrankung hervorgerufen wird (Tab. **A-11.8**). In einem Teil der Fälle findet sich keine Ursache. Diese idiopathische Trikuspidalklappeninsuffizienz stellt ein eigenständiges Krankheitsbild dar.

A-11.8 Ursachen einer Trikuspidalklappeninsuffizienz

sekundär = funktionell	primär = organisch
• pulmonale Hypertonie (primär oder sekundär) • Pulmonalstenose • rechtsventrikulärer Myokardinfarkt • rechtsventrikuläre Kardiomyopathie (z. B. arrhythmogene rechtsventrikuläre Dysplasie) • Linksherzinsuffizienz	• infektiöse Endokarditis bei i. v. Drogenabhängigen, nach Injektionen mit Verweilkathetern oder Legen von Schrittmachersonden • postinflammatorisch (rheumatisches Fieber: immer in Verbindung mit einem rheumatischen Mitralvitium und häufig von einer Trikuspidalstenose begleitet) • myxomatöse Degeneration mit Prolaps: häufig ist die Mitralklappe mitbetroffen • Karzinoid-Syndrom: Vom Tumor produzierte vasoaktive Substanzen führen zu einer Fibrosierung der Trikuspidalklappe mit in geöffneter Position fixierten Segeln. • Trauma • kongenitale Anomalie (S. 196)

Pathogenese: Für eine **sekundäre** Trikuspidalinsuffizienz spricht eine pulmonale Hypertonie, die vielfach eine **Rechtsherzinsuffizienz** verursacht. Symptome und Prognose werden hierbei von der ursächlichen Erkrankung bestimmt. Eine **primäre** Trikuspidalinsuffizienz mit **normalen Druckverhältnissen** im **kleinen Kreislauf** führt zu einer reinen Volumenbelastung des rechten Ventrikels und wird oft auch langfristig gut toleriert.

Klinik: Eine Rechtsherzinsuffizienz kann durch eine venöse Stauung im Gastrointestinaltrakt zu **Appetitlosigkeit, Übelkeit, Erbrechen** und **Aufstoßen** führen.

Diagnostik:
Körperliche Untersuchung: Durch das beträchtliche Regurgitationsvolumen sind die **Halsvenen** meist **gestaut** mit einer prominenten v-Welle und die Palpation der **Leber** zeigt eine **systolische Pulsation**. Eine Pulsation des rechten Ventrikels findet sich häufig subkostal und am linken Sternalrand. Bei einer Rechtsherzinsuffizienz entstehen periphere Ödeme, Pleuraergüsse, Hepatomegalie und Aszites.
Auskultiert werden:
- häufig **leiser 1. HT**
- besonders laute pulmonale Komponente des 2. HT (P_2) bei pulmonaler Hypertonie
- **bandförmiges, holosystolisches Geräusch** mit **P. m.** am **linken unteren Sternalrand**, das in der Intensität inspiratorisch zunimmt
- gelegentlich ein rechtsventrikulärer 3. HT (Abb. **A-11.12a**).

A-11.12 Trikuspidalinsuffizienz

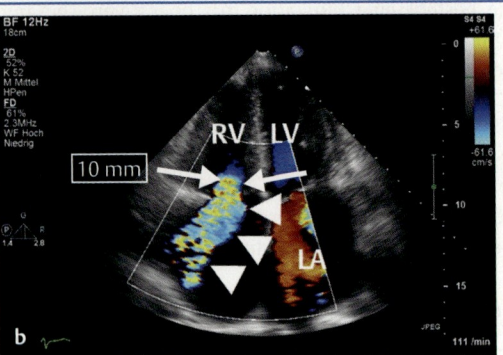

a **Auskultationsbefund.**
b **Echokardiografie:** Vierkammerblick bei einem Patienten mit pulmonaler Hypertonie und schwerer, funktioneller Trikuspidalinsuffizienz. Farbdopplerechokardiografische Darstellung des Insuffizienzjets im rechten Vorhof (Pfeilspitzen). Die V. contracta (Pfeile) ist die engste Stelle des Jets senkrecht zur Jetrichtung und erlaubt eine semiquantitative Graduierung. LV = linker Ventrikel, RV = rechter Ventrikel, LA = linker Vorhof.

Das **EKG** zeigt einen Rechtstyp, eine rechtsventrikuläre Hypertrophie sowie ein P-pulmonale.

Der **Röntgen-Thorax** zeigt eine Vergrößerung des rechten Herzens.

Die **Farbdopplerechokardiografie** ist die Methode der Wahl in der Diagnostik der Trikuspidalinsuffizienz (Abb. **A-11.12b**). Es können der Schweregrad und in der **Dopplerechokardiografie** der rechtsventrikuläre systolische Druck bestimmt werden.

In der **Rechtsherzkatheteruntersuchung** ist der enddiastolische Druck oft erhöht. Ein rechtsventrikuläres **Angiogramm** ist selten erforderlich.

Therapie: Eine **medikamentöse Herzinsuffizienztherapie**, die Behandlung der Grunderkrankung und die chirurgische **Trikuspidalklappenanuloplastie (Raffung)** vermindern die funktionelle Trikuspidalinsuffizienz. Gelegentlich ist ein Klappenersatz indiziert.

▶ Merke.

Das **EKG** zeichnet sich durch einen Rechtstyp, eine rechtsventrikuläre Hypertrophie sowie ein P-pulmonale (P-Wellen-Amplitude > 2,5 mm in den Ableitungen II, III oder aVF oder Amplitude des positiven Anteils der P-Welle in Ableitung V_1 > 1,5 mm) aus.
Die **Röntgen-Thorax-Untersuchung** zeigt eine Vergrößerung der rechten Herzhöhlen.
Die **Farbdopplerechokardiografie** ist die Methode der Wahl zum Nachweis und zur Schweregradbestimmung einer Trikuspidalinsuffizienz und der zugrunde liegenden Pathologie (Abb. **A-11.12b**). Ähnlich wie bei der Mitralinsuffizienz erlaubt die V. contracta (engste Stelle des Insuffizienzjets direkt unterhalb der Klappe) eine semiquantitative Graduierung. Außerdem kann in der **Dopplerechokardiografie** anhand des Trikuspidalinsuffizienzsignals der rechtsventrikuläre systolische Druck bestimmt werden. Er entspricht beim Fehlen einer Pulmonalstenose dem pulmonalarteriellen systolischen Druck.
In der **Rechtsherzkatheteruntersuchung** sind der mittlere rechtsatriale und rechtsventrikuläre enddiastolische Druck oft erhöht. Ein rechtsventrikulärer systolischer Druck < 40 mmHg deutet in der Regel auf eine primäre, ein Druck > 60 mmHg auf eine funktionelle Trikuspidalinsuffizienz bei rechtsventrikulärer Dekompensation hin. Ein rechtsventrikuläres **Angiogramm** ist selten erforderlich.

Therapie: Eine **medikamentöse Herzinsuffizienztherapie** vermindert in der Regel die funktionelle Trikuspidalinsuffizienz. Sie bessert sich außerdem nachhaltig, wenn die Grunderkrankung auskuriert wird. Im Falle einer Mitralklappenchirurgie wird das Ergebnis weiter verbessert, wenn gleichzeitig eine **Trikuspidalklappenanuloplastie (Raffung)** durchgeführt wird. Eine isolierte Trikuspidalklappenrekonstruktion oder ein -ersatz ist bei einem primären Klappenvitium gelegentlich indiziert, falls keine pulmonale Hypertonie vorliegt.

▶ Merke. Biologische Prothesen degenerieren in Trikuspidalposition seltener als im linken Herzen.

11.7 Trikuspidalstenose

▶ Definition.

▶ Definition. Eine Trikuspidalstenose führt zu einer Behinderung des Blutflusses vom rechten Vorhof in den rechten Ventrikel.

Epidemiologie: selten.

Epidemiologie: seltenes Vitium.

Ätiologie: Die Trikuspidalstenose ist Folge eines **rheumatischen Fiebers** (S. 159) und wird immer von einer rheumatischen Mitralklappenerkrankung (S. 214) begleitet. Häufig besteht auch eine Trikuspidalinsuffizienz.

Ätiologie: Die Trikuspidalstenose ist fast immer Folge eines **rheumatischen Fiebers** (S. 159) und tritt nicht als isoliertes Vitium auf, sondern wird immer von einer rheumatischen Mitralklappenerkrankung (S. 214) begleitet. Aufgrund der narbigen Verkürzung der Trikuspidalsegel besteht häufig gleichzeitig eine Trikuspidalinsuffizienz.

A-11.13 Trikuspidalstenose: modifizierter echokardiografischer Vierkammerblick

Die Trikuspidalsegel (Pfeil) sind verdickt und vermehrt echogen als Zeichen einer Verkalkung. Die Beweglichkeit beider Segel ist deutlich eingeschränkt, sodass es zu einer pathognomonischen Domstellung in der Diastole kommt. LV = linker Ventrikel, RV = rechter Ventrikel, RA = rechter Vorhof.

Eine **funktionelle** Trikuspidalstenose kann von Tumoren, Thromben oder Vegetationen verursacht werden, die durch die Trikuspidalklappe prolabieren.

Pathogenese: Der zentralvenöse Druck wird durch die Stenose erhöht.

Klinik: Zu den typischen Symptomen gehören **Appetitlosigkeit, Übelkeit, Erbrechen** und **Aufstoßen**, bedingt durch eine passive venöse Stauung im Gastrointestinaltrakt.

Diagnostik: In der **körperlichen Untersuchung** fallen gestaute Jugularvenen mit einer sehr prominenten a-Welle (Vorhofkontraktionswelle) auf und es finden sich Hepatomegalie, Aszites und periphere Ödeme. Der **1. HT** ist **laut**. Das nach einem **Trikuspidalöffnungston** zu auskultierende **Diastolikum** am linken unteren Sternalrand hat ähnliche Qualitäten wie das Diastolikum einer Mitralstenose. Da eine rheumatische Trikuspidalstenose nicht isoliert auftritt, kann dieses seltene Vitium bei einer Kombination von Klappenfehlern leicht übersehen werden. Das **EKG** zeichnet sich durch ein P-pulmonale (S. 218) ohne Zeichen einer rechtsventrikulären Hypertrophie aus. Die PQ-Zeit ist häufig verlängert. Die Trikuspidalklappenstenose kann in der 2-dimensionalen **Echokardiografie** direkt dargestellt werden (Abb. **A-11.13**) und die Dopplerechokardiografie ermöglicht eine Berechnung des Druckgradienten. Im **Röntgen-Thorax** ist der rechte Vorhof vergrößert bei normalkalibrigem Pulmonalissegment.

▶ **Merke.** Eine Trikuspidalstenose ist fast ausnahmslos Folge eines rheumatischen Fiebers und tritt immer zusammen mit einem rheumatischen Mitralvitium auf. Auskultatorisch finden sich ein lauter 1. HT und ein Diastolikum im Anschluss an einen Trikuspidalöffnungston.

Therapie: Diuretika verbessern durch Vorlastsenkung die Symptome einer venösen Stauung. Beim Auftreten von Vorhofflimmern sind frequenzregulierende Medikamente (S. 133) erforderlich. Eine **perkutane Valvuloplastie** sollte bei einer Klappenöffnungsfläche < 3,0 cm² in Erwägung gezogen werden. Alternativ erfolgt ein **Trikuspidalklappenersatz** z. B. bei stark verkalkten Klappen. Aufgrund des hohen Thromboembolierisikos von mechanischen Klappen werden Bioklappen bevorzugt.

11.8 Pulmonalinsuffizienz

Epidemiologie und Ätiologie: Eine **primäre** (organische) Pulmonalinsuffizienz ist selten und findet sich nach einer bakteriellen Endokarditis, einem Thoraxtrauma oder einer Pulmonalklappenvalvuloplastie. Sowohl eine Pulmonalinsuffizienz wie auch -stenose können im Rahmen eines Karzinoidsyndroms (S. 168) auftreten. Dagegen tritt eine **sekundäre** (funktionelle) Pulmonalinsuffizienz als Folge einer pulmonalen Hypertonie häufiger auf.

Pathogenese: Während eine **primäre** Pulmonalinsuffizienz ohne Druckerhöhung im kleinen Kreislauf auch langfristig asymptomatisch bleiben kann, klagen Patienten mit einer **sekundären** Pulmonalinsuffizienz über Symptome der Grunderkrankung (z. B. Dyspnoe bei pulmonaler Hypertonie).

Klinik: Ähnlich wie bei der Trikuspidalinsuffizienz kann es erst nach einer **jahrelangen Latenzzeit** zur Entwicklung einer **Rechtsherzinsuffizienz** mit Symptomen durch eine passive venöse Stauung im Gastrointestinaltrakt kommen (s. S. 101).

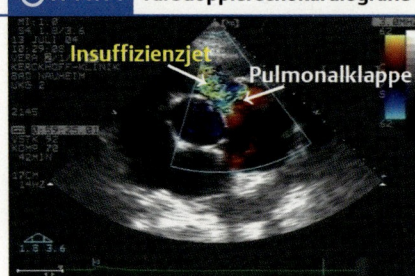

A-11.14 Farbdopplerechokardiografie bei schwerer Pulmonalinsuffizienz

Diastolisches Standbild mit der Darstellung eines breiten Insuffizienzjets, der den gesamten rechtsventrikulären Ausflusstrakt ausfüllt.

Diagnostik: In der körperlichen Untersuchung finden sich eine Jugularvenenstauung, periphere Ödeme, Hepatomegalie und sogar Aszites. Der **2. HT** ist **weit gespalten** und die pulmonale Komponente (P_2) v. a. bei pulmonaler Hypertonie betont. Ein **descrescendoartiges Diastolikum** ist verstärkt in Inspiration im 2. ICR links zu auskultieren. Bei einer schweren Insuffizienz findet sich auch ohne begleitende Pulmonalstenose ein kurzes Systolikum, bedingt durch den vermehrten antegraden Fluss. Bei einer ausgeprägten Rechtsherzinsuffizienz finden sich außerdem ein rechtsseitiger 3. HT (S_3) sowie das bandförmige holosystolische Geräusch einer Trikuspidalinsuffizienz am linken unteren Sternalrand.

▶ **Merke.** Eine primär-organische Pulmonalinsuffizienz ist selten und wird bei normalen Druckverhältnissen im kleinen Kreislauf gut toleriert. Eine pulmonale Hypertonie mit funktioneller Pulmonalinsuffizienz führt häufig zu einer Rechtsherzinsuffizienz.

Im **Röntgen-Thorax** ist der rechte Ventrikel vergrößert bei gleichzeitig dilatierten Pulmonalarterien. Das **EKG** zeigt einen Rechtstyp, eine rechtsventrikuläre Hypertrophie und gelegentlich einen Rechtsschenkelblock. Im 2-dimensionalen **Echokardiogramm** findet sich ein volumenbelasteter rechter Ventrikel, die **Farbdopplerechokardiografie** ermöglicht eine semiquantitative Beurteilung der Pulmonalinsuffizienz (Abb. **A-11.14**).

Therapie: Asymptomatische Patienten bedürfen keiner medikamentösen Therapie. Da die schwere **primäre** Pulmonalinsuffizienz letztendlich zur Rechtsherzinsuffizienz führt, sollte zu diesem Zeitpunkt ein operativer **Klappenersatz** erwogen werden. Bei einer **sekundären** Pulmonalinsuffizienz hängt die Prognose wesentlich von der Grunderkrankung ab.

11.9 Pulmonalstenose

Siehe S. 193.

12 Herztumoren

12.1 Allgemeines 221
12.2 Benigne primäre Herztumoren 222
12.3 Maligne primäre Herztumoren 225

12.1 Allgemeines

Epidemiologie: Herztumoren sind selten. Die Inzidenz wird im Sektionsgut mit 2/1000–2/100 000 angegeben. Weil viele Herztumoren asymptomatisch sind oder ihre Symptomatik unspezifisch ist, wurde die Diagnose eines Herztumors in der Ära vor Einsatz der Echokardiografie überwiegend postmortal gestellt. Mit der breiten Nutzung der **Echokardiografie** wird die Diagnose eines Herztumors zunehmend intravital gestellt. Mit den **verbesserten Behandlungsmöglichkeiten** können zumindest die gutartigen Herztumoren **operativ** angegangen werden.

Klassifikation: Herztumoren werden als **primär**, **sekundär**, **benigne** und **maligne** klassifiziert.

Primäre Herztumoren sind sehr selten, in großen Sektionsstatistiken wird ihre Häufigkeit mit 0,0017 %–0,08 % angegeben. Die häufigsten primären Herztumoren sind in Tab. **A-12.1** aufgeführt. Unter den primären Herztumoren treten die benignen mit 75 % weitaus häufiger auf als die malignen (25 %).

Die **sekundären**, metastatisch bedingten Herztumoren treten ca. 30–40-mal häufiger auf als die primären Herztumoren. **Sekundäre** Herztumoren entstehen entweder durch eine Metastasierung (Abb. **A-12.1**) **per continuitatem** oder werden als Metastasen des Primärtumors durch das venöse Blut in das Herz **eingeschwemmt**; sie kommen häufiger im rechten als im linken Herzen vor. In absteigender Reihenfolge gehen sie von folgenden Primärtumoren aus: Bronchial-, Mammakarzinom (Infiltration per continuitatem) und Nieren-, Hodenkarzinom (venöse Einschwemmung).

12.1 Allgemeines

Epidemiologie: Die Inzidenz wird mit 2/1000–2/100 000 angegeben. Seit Nutzung der **Echokardiografie** wird die Diagnose intravital gestellt. Durch die **verbesserten Operationsmöglichkeiten** können die gutartigen Tumoren erfolgreich therapeutisch angegangen werden.

Klassifikation:
- **Primäre Tumoren:** Sie sind sehr selten (Tab. A-12.1).
- **Sekundäre Tumoren:** metastatisch bedingte Herztumoren (Abb. A-12.1). Sie metastasieren **per continuitatem** (Bronchial-, Mammakarzinom) oder werden durch das venöse Blut **eingeschwemmt** (Nieren-, Hodenkarzinom). Sie kommen häufiger im rechten Herzen vor.

A-12.1 Häufigkeit der benignen und malignen primären Herztumoren bei Erwachsenen

Herztumor	Häufigkeit	Herztumor	Häufigkeit
benigne	**75 %**	**maligne**	**25 %**
▪ Myxom	46 %	▪ Angiosarkom	33 %
▪ papilläres Fibroelastom	16 %	▪ Rhabdomyosarkom	21 %
▪ Lipom	21 %	▪ Mesotheliom	16 %
▪ Rhabdomyom	2 %	▪ Fibrosarkom	11 %
▪ Fibrom	3 %	▪ malignes Lymphom	6 %
▪ Hämangiom	5 %	▪ Thymom	3 %
▪ Mesotheliom des AV-Knotens	3 %	▪ malignes Synvialom, Leiomyosarkom, Liposarkom	3 %
▪ Granulosazelltumor, Neurofibrom, Lymphangiom	3 %		

Klinik: Herztumoren zeichnen sich durch unspezifische Symptome aus, die durch Lokalisation, Größe und Mobilität des Tumors zu erklären sind. Sie können durch Füllungsbehinderung zu einer **Rechts-** oder **Linksherzinsuffizienz** führen oder aufgrund der engen nachbarschaftlichen Beziehung die Funktion der **Herzklappen** als **Stenose-** oder **Insuffizienzkomponente** einschränken. Ein gestielter Herztumor kann die Öffnungsfläche einer Herzklappe oder das Ostium eines Koronargefäßes komplett verschließen und durch akute Blockade der Zirkulation zu Synkope, Myokardinfarkt oder plötzlichem Herztod führen. Fragmente des Tumormaterials oder aufgelagerte Thromben verursachen bei bis zu 60 % der intrakavitären Tumoren system- oder pulmonalarterielle **Embolien**. Herztumoren können durch supra- oder ventrikuläre Herzrhythmusstörungen auffallen; die Art der Herzrhythmusstörung

Klinik: Große intrakavitäre Tumoren behindern die Füllung der betroffenen Kammer und führen zu einer **Rechts-** oder **Linksherzinsuffizienz**. Klappennahe Herztumoren können eine **Insuffizienz** oder **Stenose** verursachen. Periphere **Embolien** entstehen durch Fragmente von Tumormaterial oder von aufgelagerten Thromben. Unspezifische Symptome können den diagnostischen Weg frühzeitig fehlleiten.

A-12.1 Kardiale Metastasierung

a TEE-Befund bei Mammakarzinom mit kardialer Metastasierung. Der konzentrisch verteilte Perikarderguss (Pfeile) hat in diesem Fall keine hämodynamische Relevanz (LA = linker Vorhof, LV = linker Ventrikel, MK = Mitralklappe).
b Anatomisches Präparat bei gleicher Patientin wie in **a**. Es zeigen sich blasse noduläre metastatische Tumorabsiedlungen des Karzinoms.

aus: Lambertz H., Lethen H.: Transösophageale Echokardiographie. Thieme; 2007

kann auf die Tumorlokalisation hinweisen. Klinisch irreführende Symptome wie Fieber, Gewichtsverlust, Anämie oder Arthralgien können den diagnostischen Weg frühzeitig fehlleiten.

Diagnostik: Durch die **Echokardiografie** können Lokalisation und Ausdehnung des Tumors erfasst werden. Im echokardiografischen Bild kann die Mobilität des Herztumors analysiert werden und es gelingt, die Insertion des Tumors zu lokalisieren. CT und MRT liefern zusätzlich wertvolle Informationen.

Diagnostik: Die **Echokardiografie** (inklusive der transösophagealen Form) ist die wichtigste Untersuchungsmethode zum Nachweis eines intrakardialen Tumors, vielfach wird der Tumor als Zufallsbefund diagnostiziert. Lokalisation und Ausdehnung eines Herztumors können valide nicht invasiv bestimmt und die Mobilität analysiert werden. Vielmals gelingt es, die Insertion des Tumors zu lokalisieren. Für die Diagnostik intramuraler Herztumoren liefern CT und MRT zusätzlich wertvolle Informationen.

Herzkatheteruntersuchung und selektive Angiografie wurden durch Echokardiografie, MRT und CT obsolet.

▶ Merke.

▶ Merke. Die angiografische Darstellung eines Herztumors gelingt nur selten und ist wegen des hohen Risikos der Embolisation von Tumormaterial oder von aufgelagerten Thromben nicht indiziert.

Therapie: Alle **primären malignen** Herztumoren haben eine extrem schlechte Prognose. Alle **benignen intrakavitären** Herztumoren müssen wegen der potenziellen Komplikationen operativ entfernt werden. Die Therapie der **sekundären Herztumoren** richtet sich nach der Prognose des Primärtumors.

Therapie: Alle **primären malignen** Herztumoren haben durch infiltratives Wachstum und Metastasierung eine extrem schlechte Prognose, was die therapeutischen Möglichkeiten limitiert. Alle **benignen intrakavitären** Herztumoren müssen wegen der potenziellen Komplikationen (s. o.) operativ entfernt werden. Die Therapie der **sekundären Herztumoren** richtet sich nach der Prognose des Primärtumors. In vielen Fällen ist bei metastatischem Befall des Herzens eine operative Entfernung des Tumors nicht mehr möglich.

12.2 Benigne primäre Herztumoren

12.2.1 Myxom

Epidemiologie: Das Myxom ist mit 46 % der **häufigste kardiale Tumor**. Es kann in jedem Alter auftreten (Abb. **A-12.2**).

Epidemiologie: Das Myxom ist mit 46 % der **häufigste kardiale Tumor**. Es kann in jedem Alter auftreten (Neugeborene bis 95. Lebensjahr); der Altersgipfel liegt zwischen der 3. und 6. Dekade. In vielen Untersuchungsserien sind Frauen häufiger betroffen. Das Myxom kommt mit > 90 % in den Vorhöfen vor (75 % linker und ca. 20 % rechter Vorhof) und hat seine typische Lokalisation am Vorhofseptum. Die meisten Vorhofmyxome inserieren gestielt in der Gegend der Fossa ovalis des Vorhofseptums (Abb. **A-12.2**). Selten treten Myxome in den Ventrikeln auf.

Pathogenese: Myxome sind nach ihrer Metastasierungstendenz als benigne einzustufende Abkömmlinge **mesenchymaler** Zellen mit polypoider oder villöser Erscheinungsform. Beide Formen treten meist gestielt auf.

Pathogenese: Myxome sind Neoplasien, die von embryonalen, pluripotenten **Mesenchymzellen** abstammen. Ihre Dignität ist durch fehlende Metastasierung gekennzeichnet; es gibt aber Einzelberichte von malignen, metastasierenden Myxomen. Makroskopisch kann man einen polypoiden und einen villösen Typ unterscheiden. Beide Formen treten überwiegend gestielt auf und variieren in ihrer Größe von 1–15 cm, wobei die meisten um 5 cm messen.

A-12.2 Vorhofmyxom

a TEE-Befund einer 37-jährigen Patientin mit einem dem Vorhofseptum breitbasig aufsitzendem, polypösem Myxom (AO = Aorta, IAS = Vorhofseptum, LA = linker Vorhof, RA = rechter Vorhof).
b Eine Obstruktion des Mitralklappenostiums kann lageabhängig auftreten.

a aus: Lambertz H., Lethen H.: Transösophageale Echokardiographie. Thieme; 2007; b nach: Böhmeke, T., Doliva, R.: Der Echo-Guide. Thieme; 2004

Klinik: Die Patienten weisen häufig die **Symptomentrias** Embolisation (30–40 %), intrakardiale Obstruktion und uncharakteristische Allgemeinsymptome (Fieber, tumorassoziierte Symptome) auf.

Myxome können bei entsprechender Größe Symptome einer links- oder rechtsseitigen Einflussstauung mit Dyspnoe und kardialer Dekompensation verursachen.

Die **Obstruktion** des **Mitralklappenostiums** kann **lageabhängig** auftreten: Eine Änderung der Körperhaltung, wie die Neigung des Oberkörpers nach vorne, verschließt das Ostium der Mitralklappe (Abb. **A-12.2b**). Der Blutstrom aus dem linken Ventrikel wird unterbrochen, der abrupte Abfall des Herzzeitvolumens führt zur **Synkope**.

Therapie: Wegen der möglichen Komplikationen muss die operative **Resektion** des Tumors angestrebt werden. Eine großzügige Entfernung der Tumorbasis – meist des gesamten Vorhofseptums – ist zu empfehlen, da das Myxom rezidivieren kann. Der Defekt wird durch direkte Naht oder einen perikardialen Patch verschlossen. Die Prognose ist nach operativer Entfernung des Myxoms gut.

Klinik: Die Patienten weisen (häufig) die **Symptomentrias** auf:
- Embolisation,
- intrakardiale Obstruktion und
- uncharakteristische Allgemeinsymptome.

Die **lageabhängige Obstruktion** des **Mitralklappenostiums** (Abb. **A-12.2b**) kann zur **Synkope** führen.

Therapie: Wegen möglicher Komplikationen muss die **Resektion** des Tumors angestrebt werden. Die Prognose ist nach operativer Entfernung des Myxoms gut.

12.2.2 Papilläres Fibroelastom

Epidemiologie: Das papilläre Fibroelastom macht nur 10 % aller primären Herztumoren aus, ist aber der häufigste Tumor der **Herzklappen** und des **Klappenapparats** (Abb. **A-12.3**). Am Endokard der Ventrikel oder der Vorhöfe stellt es eine Rarität dar. Der Altersgipfel dieses Tumors liegt jenseits des 60. Lebensjahres, es besteht keine Geschlechtspräferenz.

Pathogenese: Der Tumor wird als benigne Neoplasie eingestuft. Der makroskopische Aspekt der papillären Fibroelastome ist auffallend: sie sind gestielt und erinnern mit ihren multiplen, fingerartigen Auswüchsen an eine **Seeanemone** (Abb. **A-12.3c**). Im Zentrum der Papillen findet sich mikroskopisch ein kollagenreiches Fasergerüst und lockeres Bindegewebe, das von einem einreihigen Endothel umgeben ist.

Klinik: Meistens sind die Patienten **asymptomatisch** und die Tumoren werden als Zufallsbefund bei der Autopsie entdeckt. Manche Patienten fallen klinisch durch zentrale oder periphere Embolien auf, die sich auf den fingerartigen Fortsätzen bilden können. Kasuistisch wurde beschrieben, dass papilläre Fibroelastome der Aortenklappe durch Verlegung der Koronarostien zum Myokardinfarkt und plötzlichen Herztod geführt haben.

Therapie: Eine **operative Entfernung** des Tumors muss wegen der möglichen Komplikationen angestrebt werden. Die Exzision des Tumors ist meist unter Erhalt der Klappe oder des Klappenapparats möglich. Nur in seltenen Fällen ist bei ausgedehntem Tumorbefall ein prothetischer Ersatz der Herzklappe notwendig.

12.2.2 Papilläres Fibroelastom

Epidemiologie: Es ist der häufigste Tumor der **Herzklappen** und des **Klappenapparats** (Abb. **A-12.3**).

Pathogenese: Die gestielten Tumoren erinnern mit ihren multiplen, fingerartigen Auswüchsen an eine **Seeanemone** (Abb. **A-12.3c**).

Klinik: Meistens sind die Patienten **asymptomatisch** und die Tumoren werden als Zufallsbefund bei der Autopsie entdeckt. Manche Patienten fallen klinisch durch zentrale oder periphere Embolien auf.

Therapie: Eine **operative Entfernung** muss wegen der möglichen Komplikationen angestrebt werden.

A-12.3 Papilläres Fibroelastom

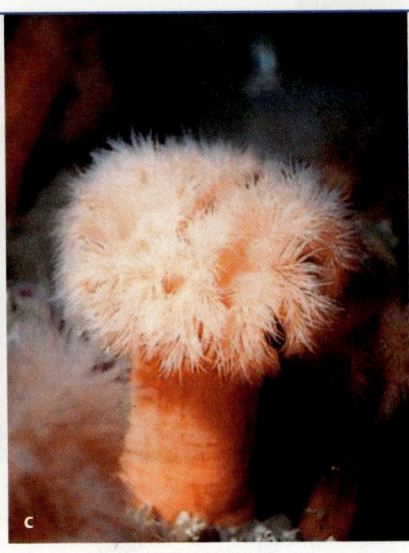

a TEE-Befund eines papillären Fibroelastoms der Mitralklappe. Der Gewebedopplermodus veranschaulicht eindrucksvoll die Mobilität des gestielten Herzklappentumors (LA: linker Vorhof, LV: linker Ventrikel, MV: Mitralklappe).
b Autoptischer Befund.
c Makroskopisch wird das papilläre Fibroadenom häufig mit einer **Seeanemone** verglichen. Diese weist jedoch in Bezug auf ihren Kopf einen wesentlich dickeren Stiel als der Herztumor auf.

aus: Lambertz H., Lethen H.: Transösophageale Echokardiographie. Thieme; 2007

12.2.3 Rhabdomyom

Epidemiologie: Das Rhabdomyom ist der **häufigste kardiale** Tumor bei **Kindern**, meistens in den Ventrikeln lokalisiert und multipel.

Ätiopathogenese: Bis zu 50 % der Patienten haben eine tuberöse Sklerose.
Ein Rhabdomyom stellt keine Neoplasie dar, sondern ist ein **Hamartom**.

Klinik: Rhabdomyome wachsen intramural und können sich in die Herzkammer vorwölben. Die mechanische Behinderung der Ventrikelfüllung und/oder die Verlegung der Ausflussbahn sind für das häufigste Symptom, die **Herzinsuffizienz**, verantwortlich. Es finden sich **Rhythmus-** und **Reizleitungsstörungen**. Die Prognose ist gut.

Therapie: Konservativ unter Befundkontrolle, in 80 % spontane Rückbildung.

12.2.4 Lipom

Epidemiologie: In 70 % der Fälle findet sich eine **lipomatöse Hypertrophie** des **Vorhofseptums** (Abb. **A-12.4**), in 30 % sind die übrigen Herzräume befallen.

Pathogenese: Sie ist unklar.

12.2.3 Rhabdomyom

Epidemiologie: Das Rhabdomyom ist selten, aber mit 50 % der **häufigste kardiale** Tumor im **Kindesalter**. Rhabdomyome sind zu 90 % in den Ventrikeln lokalisiert und multipel auftretend.

Ätiopathogenese: Bis zu 50 % der Patienten mit Rhabdomyom haben eine tuberöse Sklerose (die Hälfte davon geht auf die autosomal-dominante neurokutane Dysgenesie mit Hirnrindenknoten, Naevi albi und Verkalkungsneigung zurück).
Ein Rhabdomyom stellt keine Neoplasie dar, sondern ist ein **Hamartom**, das von den Myozyten ausgeht.

Klinik: Rhabdomyome wachsen intramural und können sich in das Cavum der jeweiligen Herzkammer vorwölben. Weniger die Verdrängung von Herzmuskelgewebe durch den Tumor als die mechanische Behinderung der Ventrikelfüllung und/oder die Verlegung der Ausflussbahn sind für das häufigste Symptom, die **Herzinsuffizienz**, verantwortlich. Weiterhin finden sich supraventrikuläre und ventrikuläre tachykarde **Rhythmus-** sowie **Reizleitungsstörungen** bis zum kompletten AV-Block. Die Prognose des kardialen Rhabdomyoms ist als gut zu bezeichnen, Rezidive werden nicht berichtet.

Therapie: Weil sich 80 % der Rhabdomyome bis zum 6. Lebensjahr zurückbilden, ist ein konservatives Vorgehen unter Befundkontrolle angezeigt.
Ein operativer Eingriff mit Entfernung des Tumors ist lediglich im Fall einer relevanten Ausflusstraktobstruktion oder der Entwicklung schwerwiegender kardialer Arrhythmien indiziert.

12.2.4 Lipom

Epidemiologie: Lipome treten in jedem Alter ohne Geschlechtspräferenz auf. In 70 % der Fälle findet sich eine **lipomatöse Hypertrophie** des **Vorhofseptums** (Abb. **A-12.4**). In 30 % sind die übrigen Herzhöhlen betroffen, wobei der linke Ventrikel als Prädilektionsort angegeben wird. Die meisten Lipome finden sich im subendo- und subepikardialen Raum.

Pathogenese: Die Pathogenese ist unklar: Hamartom, Neoplasie.

A-12.4 Lipomatöse Hypertrophie des Vorhofseptums

a TEE-Befund mit massiver Auftreibung des Septum secundum (Pfeil). V. cava inferior und der Koronarvenensinus (CVS) werden durch das Lipom leicht eingeengt, die Fossa ovalis bleibt von der Lipomatose ausgespart (LA = linker Vorhof, RA = rechter Vorhof, RV = rechter Ventrikel, TV = Trikuspidalklappe, VCS = obere Hohlvene).
b Anatomisches Präparat eines Patienten mit Lipomatose des Vorhofseptums. Die Lipome wölben sich prominent in den rechten Vorhof (RA) vor (LA = linker Vorhof).

aus: Lambertz H., Lethen H.: Transösophageale Echokardiographie. Thieme; 2007

Klinik: Die Veränderung am interatrialen Septum kann mit supraventrikulären Rhythmus- und Reizleitungsstörungen assoziiert sein. Es kann zur Einflussstauung kommen.

Therapie: Meist symptomatische Therapie der Rhythmusstörungen. Nur bei sehr großen Tumoren mit Kompression ist eine operative Entfernung indiziert.

Klinik: Supraventrikuläre Rhythmus- und Reizleitungsstörungen.

Therapie: Meist symptomatische Therapie der Rhythmusstörungen.

12.3 Maligne primäre Herztumoren

Epidemiologie: Maligne primäre Herztumoren können in jedem Alter auftreten, meist zwischen dem 30.–50. Lebensjahr. Das rechte Herz ist der Prädilektionsort, Vorhof und Ventrikel sind gleich häufig betroffen.

Pathogenese: Alle malignen primären Herztumoren sind **Sarkome**, sie stammen von mesenchymalen Zellen ab. Sie können sich in Angiosarkome, Rhabdomyosarkome, Fibrosarkome und Lymphosarkome differenzieren.

Klinik: Aufgrund des schnellen Wachstums der Tumoren stehen **Kompression** und **Einengung** des **Cavums** der entsprechenden **Herzhöhlen** mit Herzinsuffizienz, Obstruktion der Vena cava oder der Trikuspidal- oder Pulmonalklappe im Zentrum der Symptomatik. Die Erkrankung verläuft rasch, die Patienten versterben wenige Wochen bis 2 Jahre nach Beginn der Symptomatik. In 75 % der Erkrankungsfälle entwickeln sich Fernmetastasen.

Therapie: Der Verlauf beeinträchtigt die therapeutischen Möglichkeiten. Die operative Entfernung des Tumors entspricht meistens nur einem palliativen Eingriff. Beim Lymphosarkom liegen Einzelberichte über Chemo- und Strahlentherapie vor.

12.3 Maligne primäre Herztumoren

Epidemiologie: Maligne primäre Herztumoren können in jedem Alter auftreten, ihr Prädilektionsort ist das rechte Herz.

Pathogenese: Maligne primäre Herztumoren sind **Sarkome**.

Klinik: Aufgrund des schnellen Wachstums der Herztumoren entwickeln sich **Kompression** und **Einengung** des **Cavums** der entsprechenden **Herzhöhle**. Typisch ist der rasche Verlauf.

Therapie: Wegen des Verlaufs gibt es weitgehend keine kurative Therapie.

13 Hypotonie, Synkope und Schock

13.1 Hypotonie 226
13.2 Synkope 227
13.3 Schock 234

13.1 Hypotonie

▶ Definition. Chronisch rezidivierende Blutdruckwerte unter 110/60 mmHg bei Männern und 100/60 mmHg bei Frauen. Krankheitswert nur bei Symptomatik. Wenn die Symptomatik nur beim Lagewechsel zum Stehen auftritt, spricht man von orthostatischer Hypotonie.

13.1.1 Ätiopathogenese

Die Einteilung der Hypotonie erfolgt in:

Akute und chronische Hypotonie: Die Hypotonie kann sich **akut** als Synkope bzw. Schock oder als **chronisch** rezidivierende Form präsentieren. Im Folgenden wird nur auf Letztere eingegangen.

Primäre und sekundäre Hypotonie: Die **primäre** essenzielle Hypotonie findet sich vor allem bei Jugendlichen und Frauen.
Die **sekundäre** Hypotonie ist Folge einer organischen Grunderkrankung:
- kardiovaskulär: Herzinsuffizienz, Kardiomyopathie, Aortenstenose, anhaltende schwere Arrhythmien
- endokrin: Morbus Addison, adrenogenitales Syndrom, Hypothyreose, Hypophysenvorderlappeninsuffizienz, Bartter-Syndrom
- neurogen: Vagotonie, neurozirkulatorische Asthenie, Sympathektomie, Syringomyelie, Tabes dorsalis, Multisystematrophie (MSA; Shy-Drager-Syndrom), isolierte autonome Insuffizienz
- medikamentös: Antihypertensiva wie Kalziumantagonisten, Nitrate, Diuretika, Trizyklika, Antiparkinsonmittel, Phenothiazine u. a.

Orthostatische und chronische Hypotonie: Bei der **orthostatischen Hypotonie** fällt der Blutdruck nach raschem körperlichem Lagewechsel ab, bedingt durch das Absacken des Blutes in die Beine beim Übergang vom Liegen zum Stehen (Orthostase). Ursachen sind ein Versagen des Spannungszustands der Venen und eine ungenügende Blutförderung entgegen der Schwerkraft. **Chronisch** erniedrigter Blutdruck tritt nicht nur bei Lagewechsel auf (siehe oben).

13.1.2 Diagnostik

Klinische Beschwerden

Alle Hypotonieformen können eine Minderdurchblutung der peripheren Organe bewirken. Die Beschwerden aufgrund der mangelnden Organdurchblutung sind vielfältig und meist unspezifisch wie Müdigkeit, Abgeschlagenheit, Leistungsschwäche, Schwarzwerden vor den Augen, Schwindel, Leeregefühl im Kopf, Kältegefühl in den Gliedmaßen, Ohrensausen, herzbezogene Missempfindungen, Schlafstörungen, Reizbarkeit. Zu erfragen ist das Auftreten im Liegen oder bei Lagewechsel bzw. im Stehen.

Apparative Untersuchungsmethoden

Blutdruck in Ruhe: Wiederholte Blutdruckmessungen sind durchzuführen, um eine Hypotonie sicher zu diagnostizieren.

Schellong-Test: Bei Verdacht auf orthostatische Hypotonie sind Puls und Blutdruck nach 5–10 Minuten Liegen, 1 Minute nach dem Aufstehen sowie nach 3 Minuten im freien Stand zu registrieren. Als normal gilt ein Absinken des systolischen Blutdruckwertes um 15 mmHg während der Stehzeit, die Frequenz sollte dabei maximal um 20 Schläge/min steigen. Einteilung der orthostatischen Regulationsstörung nach **Thulesius:**

- Typ I (hypertone Reaktion): systolischer und diastolischer Blutdruck und Herzfrequenz steigen an
- Typ II (sympathikotone Reaktion): Herzfrequenz steigt stark, diastolischer Blutdruck wenig an, systolischer Blutdruck fällt ab
- Typ IIa (asympathikotone Störung): Herzfrequenz bleibt gleich, systolischer und diastolischer Blutdruck fallen ab
- Typ III (vagovasale Reaktion): Herzfrequenz, systolischer und diastolischer Blutdruck fallen ab.

Die asympathikotone Störung ist typisch für neurologische Schädigungen, bei denen der Sympathikus inaktiviert wird (z. B. Sympathikusblockade, traumatische Schädigungen, schwere Polyneuropathie).

13.1.3 Therapie

Bei einer Hypotonie sind zunächst organische Ursachen auszuschließen bzw. deren Behandlung zu veranlassen (sekundäre Hypotonie). Die asympathikotone Störung ist je nach zugrunde liegender neurologischer Ursache zu behandeln. Die Behandlung einer primären Hypotonie sollte erfolgen, wenn wesentliche hypotoniebedingte Beschwerden vorliegen. Bei den meisten Patienten ist eine medikamentöse Therapie nicht notwendig (keine Blutdruckkosmetik!).

Nicht medikamentöse Behandlung

- Vermeiden von Auslösefaktoren (Hitze, längeres Stehen)
- nicht aus dem Liegen sofort in den Stand übergehen
- Reduzierung antihypertensiver Medikamente
- Vermeiden von übermäßigem Alkoholgenuss
- bei venöser Insuffizienz: Gummistrümpfe bzw. Wickeln der Beine mit elastischen Binden
- bei eingetretenem oder drohendem Kollaps: Lagerung mit Beine hoch.

Medikamentöse Behandlung

Eine medikamentöse Behandlung sollte erfolgen, wenn die aufgezählten Maßnahmen ohne Wirkung sind. Die Therapieprinzipien sind eine venöse und arterielle Vasokonstriktion sowie eine Volumenretention (Tab. **A-13.1**).

≡ A-13.1	Medikamentöse Therapie der Hypotonie		
Indikationen	**Substanzgruppe**	**Wirkmechanismus**	**Nebenwirkungen**
Typ IIa u. III n. Thulesius	Sympathomimetika (Etilefrin; 1–2 × 25 mg), (Midodrin; 3 × 7,5–30 mg)	periphere Vasokonstriktion	Herzrhythmusstörungen, Angina, Glaukom
Typ I n. Thulesius	Betablocker	Dämpfung des erhöhten Sympathikotonus	Asthma bronchiale
alle Hypotonieformen	Dihydroergotamin (1–3 × 2/20 g)	Optimierung des venösen Rückstroms	sekundäres Raynaud-Syndrom
alle Hypotonieformen	Fludrokortison (1–3 × 0,1 mg)	Volumenretention	Gewichtszunahme, Gewebeödeme, Kaliummangel

13.2 Synkope

▶ **Definition.** Synkope ist ein **transienter** (vorübergehender) Bewusstseinsverlust infolge einer transienten globalen zerebralen Hypoperfusion und charakterisiert durch rasches Einsetzen, kurze Dauer und spontane, komplette Erholung.

Schellong-Test:
Blutdruckmessungen im Liegen und dann im Stehen über 3 Minuten. Normal: systolischer Wert sinkt um 15 mmHg im Stehen, die Frequenz steigt um max. 20 Schläge/min. Einteilung der orthostatischen Regulationsstörung nach **Thulesius:**
- Typ I = hypertone Reaktion
- Typ II = sympathikotone Reaktion
- Typ IIa = asympathikotone Störung
- Typ III = vagovasale Reaktion.

Die asympathikotone Störung ist typisch für neurologische Schädigungen, bei denen der Sympathikus inaktiviert wird.

13.1.3 Therapie

Zunächst Therapie der Grunderkrankung bei sekundärer Hypotonie. Eine primäre Hypotonie wird bei wesentlichen hypotoniebedingten Beschwerden behandelt.

Nicht medikamentöse Behandlung

- Auslöser meiden
- langsames Aufrichten
- antihypertensive Medikamente ↓
- Alkoholgenuss ↓
- bei venöser Insuffizienz: Gummistrümpfe bzw. elastische Binden
- bei Kollaps: Beine hoch.

Medikamentöse Behandlung

Ist die konservative Behandlung wirkungslos, wird medikamentös therapiert (Tab. **A-13.1**).

13.2 Synkope

▶ **Definition.**

13.2.1 Ätiologie und Klassifikation

Bei einem **transienten Bewusstseinsverlust** (TLOC = transient loss of consciousness) ist die **Synkope** von anderen nicht synkopalen Ursachen abzutrennen (Abb. **A-13.1**). **Nicht synkopale** Ursachen sind u. a. Epilepsie, metabolische Störungen (Hypoglykämie, Hypoxie, Hypokapnie), Intoxikationen und vertebrobasiläre Insuffizienz. **Ohne Bewusstseinsverlust** verlaufen Kataplexie, „drop attacks", Stürze, psychogene Pseudosynkope und TIA der Karotisstrombahn.

Zu den Ursachen und zur Klassifikation der **Synkopen** s. Tab. **A-13.2**.

▶ **Merke.** Ca. 30 % der Patienten verletzen sich durch Stürze usw. während einer Synkope.

⊙ **A-13.1** Differenzialdiagnostische Überlegungen bei Bewusstseinsverlust

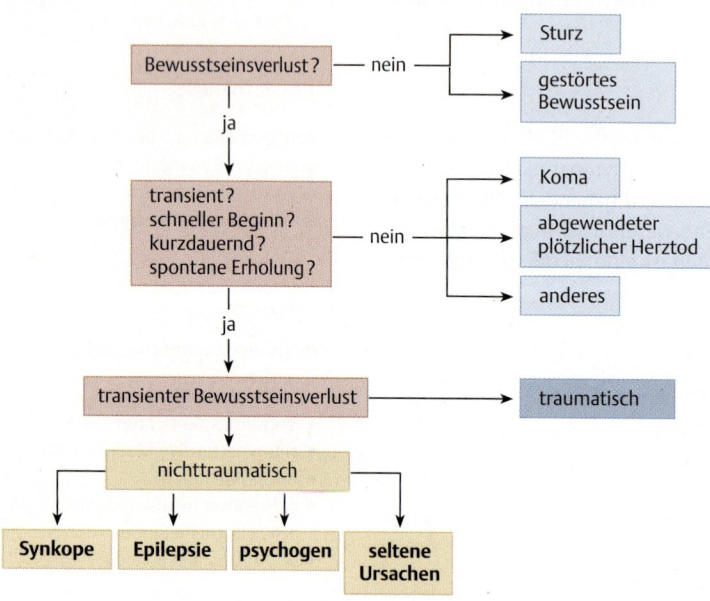

nach: v. Scheidt W. et al.: Pocket Leitlinie: Diagnostik und Therapie von Synkopen (2009). © Deutsche Gesellschaft für Kardiologie – Herz- und Kreislaufforschung e.V.

≡ **A-13.2** Ursachen und Klassifikation von Synkopen*

Reflex-Synkope (nervalvermittelt)	▪ vasovagal (emotionaler oder orthostatischer Stress) ▪ situativ (Husten, Miktion, nach Belastung, postprandial u. a.) ▪ Karotissinus-Synkope ▪ atypische Formen (keine ersichtlichen Trigger oder atypische Präsentation)
Synkope infolge orthostatischer Hypotonie	▪ primäre autonome Dysfunktion ▪ sekundäre autonome Dysfunktion ▪ medikamentös induziert ▪ Volumenmangel
kardiogene Synkope (kardiovaskulär)	▪ Arrhythmie als primäre Ursache 　– Bradykardie: Sinusknoten-Syndrom, AV-Überleitungserkrankung, Schrittmacher-Dysfunktion 　– Tachykardie: supraventrikulär, ventrikulär (idiopathisch, bei struktureller Erkrankung oder Ionenkanalerkrankung) 　– medikamentös induzierte Bradykardie oder Tachyarrhythmie ▪ strukturelle Erkrankung 　– kardial: akuter Infarkt, Ischämie, Kardiomyopathie, Vitien, hypertrophe Kardiomyopathie, intrakardiale Massen, Tamponade, Koronaranomalien, Klappenprothesendysfunktion 　– andere: Lungenembolie, Aortendissektion, pulmonale Hypertonie

* nach: v. Scheidt W. et al.: Pocket Leitlinie: Diagnostik und Therapie von Synkopen (2009). © Deutsche Gesellschaft für Kardiologie – Herz- und Kreislaufforschung e.V.

13.2.2 Diagnostik

Beim diagnostischen Vorgehen werden zunächst die Patienten identifiziert, bei denen die **Synkopenursache** sogleich geklärt werden kann. Die jeweilige Therapie kann ohne weitere Diagnostik erfolgen. Ist keine sofortige Diagnosestellung möglich, wird anhand von anamnestischen und klinischen Hinweisen eine **Verdachtsdiagnose** gestellt. Diese gibt die weiteren diagnostischen Untersuchungen vor. In einem dritten Schritt wird abgeklärt, ob eine **Hochrisikosituation** für den plötzlichen Herztod vorliegt. Wesentlich sind hier die sorgfältige Bewertung des EKG und die Kenntnis einer ausgeprägten strukturellen Herzerkrankung oder KHK. Bei Hochrisikopatienten ist eine sofortige Überwachung und unverzügliche Abklärung angezeigt (Abb. **A-13.2**).

A-13.2 Synkopenabklärung

*Risiko kurzfristiger ernsthafter Ereignisse   **evtl. Laboruntersuchungen erforderlich

nach: v. Scheidt W. et al.: Pocket Leitlinie: Diagnostik und Therapie von Synkopen (2009). © Deutsche Gesellschaft für Kardiologie – Herz- und Kreislaufforschung e.V.

Basisdiagnostik

Die Basisdiagnostik besteht im Wesentlichen aus der Anamnese, der körperlichen Untersuchung, Schellong-Test und dem Ruhe-EKG. Sie hat die Aufgabe, die **Überlebensprognose** und die **Rezidivwahrscheinlichkeit** abzuschätzen. Die diagnostische Wertigkeit von Anamnese und körperlicher Untersuchung ist hoch, sie machen in ca. 20–40 % eine Synkopenursache wahrscheinlich. Bei etwa der Hälfte kardial bedingter Synkopen liegt ein pathologischer EKG-Befund vor.

Wichtig ist bei der Synkopenabklärung der Nachweis oder Ausschluss einer kardialen Grunderkrankung, da Patienten mit **Synkope und kardialer Grunderkrankung** im Vergleich zu Patienten mit nicht kardialer Synkope bzw. mit Synkope unklarer Genese eine deutlich schlechtere Prognose haben.

Anamnestisch können typische Auslöser, Symptome und vegetative Begleiterscheinungen vor und nach der Synkope, der Zeitpunkt des Bewusstseinsverlusts, die Dauer der Synkopenvorgeschichte und die Häufigkeit erhoben werden. Außerdem sind kardiale Vorerkrankungen, frühere Diagnostik oder kardiochirurgische Eingriffe zu erfragen (Tab. **A-13.3**). Eine komplette Medikamentenanamnese ist obligatorisch. Folgende Fragen sollten beantwortet werden:

- War der Bewusstseinsverlust vollständig?
- War der Bewusstseinsverlust transient mit raschem Einsetzen und kurzer Dauer?
- Erholte sich der Patient spontan, komplett und ohne Folgen?

Die **körperliche Untersuchung** konzentriert sich auf: Hydratationszustand, Zeichen für Schock und kardiale Dekompensation, Herzfrequenz, -rhythmus, -geräusche, Gefäßgeräusche und neurologische Befunde.

- Verlor der Patient seinen Haltetonus?

Wenn alle Fragen positiv beantwortet werden, ist eine Synkope hochwahrscheinlich. Wenn mindestens eine Frage verneint wird, sollten vor einer weiteren Synkopenabklärung erst andere Ursachen eines transienten Bewusstseinsverlustes abgeklärt werden.

Die **körperliche Untersuchung** konzentriert sich auf: Hydratationszustand, Schockmerkmale, Herzfrequenz und -rhythmus, kardiale Dekompensationszeichen, pathologische Geräusche über Herz (Aortenstenose und andere Vitien, hypertroph-obstruktive Kardiomyopathie) und Gefäßen (Karotiden) sowie neurologische Befunde.

A-13.3 Klinische Zeichen, die eine Synkopenursache bei der Erstdiagnostik nahelegen*

Reflex-Synkope	- keine strukturelle Herzerkrankung - lange Anamnese rezidivierender Synkopen - nach einem plötzlichen, unerwarteten unerfreulichen Ereignis, Geräusche, Geruch oder Schmerzen - langes Stehen oder überfüllter warmer Raum - Übelkeit, Erbrechen im Zusammenhang mit der Synkope - während oder nach der Mahlzeit - bei Kopfdrehung oder Druck auf den Karotissinus (z. B. Tumor, rasieren, enger Kragen) - nach Belastung
Synkope infolge orthostatischer Hypotonie	- nach dem Aufstehen - zeitlicher Zusammenhang mit Beginn oder Wechsel der Dosierung vasodepressiver Medikamente, die zu einer Hypotension führen - verlängertes Stehen, insbesondere in überfüllten warmen Räumen - Vorliegen einer autonomen Neuropathie oder eines Parkinson - Stehen nach Belastung
kardiogene Synkope	- Vorhandensein einer strukturellen Herzerkrankung - Familienanamnese bzgl. plötzlichem Herztod oder Kanalopathie - während der Belastung oder im Liegen - pathologische EKG-Befunde (Tab. **A-13.4**) - plötzliches Auftreten von Palpitationen gefolgt von einer Synkope

* nach: v. Scheidt W. et al.: Pocket Leitlinie: Diagnostik und Therapie von Synkopen (2009). © Deutsche Gesellschaft für Kardiologie – Herz- und Kreislaufforschung e.V.

A-13.4 EKG-Veränderungen, die eine kardiogene Synkope als Synkopenursache bei Erstdiagnostik nahelegen*

- bifaszikulärer Block (definiert als Links- oder Rechtsschenkelblock kombiniert mit einem linksanterioren oder linksposterioren Hemiblock)
  - andere intraventrikuläre Leitungsstörungen (QRS > 120 ms)
  - AV-Block °II, Typ Wenckebach
- asymptomatische, inadäquate Sinusbradykardie (< 50/min); sinuatrialer Block oder Sinusarrest ≥ 3 s ohne negativ chronotrope Medikamente
  - nicht anhaltende VTs
  - Präexzitation
  - langes oder kurzes QT-Intervall
  - frühe Repolarisation
- rechtsschenkelblockartiger QRS-Komplex mit ST-Strecken-Hebung in den Ableitungen V_1–V_3 (Brugada-Syndrom)
- negative T-Welle in den rechtspräkordialen Ableitungen, Epsilon-Welle und ventrikuläre Spätpotenziale, die eine arrhythmogene rechtsventrikuläre Kardiomyopathie wahrscheinlich machen
- Q-Zacke, die einen Herzinfarkt wahrscheinlich macht

* nach: v. Scheidt W. et al.: Pocket Leitlinie: Diagnostik und Therapie von Synkopen (2009). © Deutsche Gesellschaft für Kardiologie – Herz- und Kreislaufforschung e.V.

Der **Schellong-Test** (Stehtest) ist eine Screening-Untersuchung, um die orthostatische Hypotension nachzuweisen oder das POTS (postural orthostatic tachycardia syndrome) zu demaskieren.

Durchführung: Am mindestens 5 Minuten lang ruhig liegenden Patienten werden der Ausgangsblutdruck und -puls bestimmt. Dann steht der Patient auf und die Messungen erfolgen nach 1 und 3 Minuten. Sie werden fortgeführt, wenn der Blutdruck nach 3 Minuten weiter fällt. Toleriert der Patient das Stehen über diese Zeit nicht, ist der niedrigste systolische Blutdruckwert aufzuzeichnen. Nach spätestens 10 Minuten legt sich der Patient wieder hin und Blutdruck sowie Puls werden über 10 Minuten weiter gemessen.

Ein Abfall des systolischen Blutdrucks um > 20 mmHg oder ein Abfall des systolischen Blutdrucks auf < 90 mmHg wird auch ohne klinische Beschwerden als **orthostatische Hypotension** bezeichnet. Beim gemeinsamen Auftreten einer orthostatischen Hypotension und einer (Prä-)Synkope wird von einer **orthostatischen Synkope** gesprochen.

Typisch für das **POTS** ist die überschießende orthostatische Tachykardie beim Schellong-Test: Innerhalb der ersten 10 Minuten steigt die Frequenz um mindestens 30 Schläge/min über den Ausgangswert. Demgegenüber fällt der systolische Blutdruck nur geringfügig ab. Trotz der relativ stabilen Blutdruckwerte treten oft schon nach kurzer Standzeit orthostatische Symptome auf (diffuser Schwindel, Schwächegefühl in den Beinen, Gefühl des drohenden Kollapses).

Das **Ruhe-EKG** ist mit 12 Ableitungen aufzuzeichnen. Sofern sich ein pathologischer Befund zeigt, stellt es einen unabhängigen Prädiktor für eine **kardiale Synkope** dar. Auch bei der **arrhythmieinduzierten Synkope** finden sich im EKG spezifische Veränderungen (Tab. **A-13.3**).

Weiterführende Diagnostik

Ist nach der Basisdiagnostik keine Zuordnung möglich, schließt sich die weiterführende Diagnostik an.

Selten sind **laborchemische Untersuchungen** indiziert. Ausnahmen sind Diabetiker, Patienten mit Verdacht auf Hypovolämie oder Patienten, die nicht innerhalb weniger Minuten komplett bewusstseinsklar sind. Eine **neurologische Abklärung** ist nur indiziert, wenn der Patient eigen- oder fremdanamnestisch über neurologische Symptome berichtet, wobei eine wichtige Differenzialdiagnose die Epilepsie ist. Die **psychiatrische Evaluation** findet bei Verdacht auf psychogene Anfälle (z. B. junge herzgesunde Patienten, häufige Synkopen, keine Verletzung) oder eine psychiatrische Erkrankung statt.

▶ **Merke.** Weiterführende Untersuchungen wie Doppler- bzw. Duplexsonografie der Halsgefäße, CT oder MRT des Gehirns sind bei Patienten mit Synkope nur in begründeten Ausnahmefällen gerechtfertigt.

Standarduntersuchungen

Karotissinusmassage: Vor der Karotissinusmassage sind beide Karotiden zu auskultieren. Der Karotissinus befindet sich am anterioren Rand des M. sternocleidomastoideus in Höhe des Zungenbeins. Wichtig ist, für 5–10 sec zu massieren und nicht durch Druck zu komprimieren. Bei negativem Ergebnis wird nach 1–2 Minuten Pause der kontralaterale Karotissinus massiert. Die Karotissinusmassage ist sowohl im Liegen als auch im Stehen durchzuführen. Die Untersuchung erfolgt bei kontinuierlicher EKG-Aufzeichnung. **Pathologisch** sind eine **Asystolie ≥ 3 Sekunden** und/oder ein **systolischer Blutdruckabfall ≥ 50 mmHg**. Letzteres lässt sich nur mit kontinuierlicher arterieller Blutdruckmessung nachweisen. Ein positives Testergebnis ermöglicht bei Fehlen anderer Befunde die Diagnosestellung.

Die Karotissinusmassage wird bei Patienten über 40 Jahre empfohlen, wenn die Basisdiagnostik ohne wegweisenden Befund war. Bei einer Karotisarterienerkrankung sollte wegen des Risikos eines Schlaganfalls keine Massage erfolgen.

Echokardiografie: Die Untersuchung verfolgt zwei **Ziele:**
- **Bestimmung** der **linksventrikulären Funktion** als wichtigsten Parameter bei der Risikostratifikation; bei einer Einschränkung ist eine arrhythmogene Genese zu erwägen und ggf. mit einer elektrophysiologischen Untersuchung abzuklären.
- **Nachweis** einer möglichen **Ursache:** Sehr selten gelingt die Darstellung einer Obstruktion des linksventrikulären Ein- und Ausflusstrakts (Aortenstenose und andere Vitien, hypertroph-obstruktive Kardiomyopathie, Myxom) oder des rechtsventrikulären Ausflusstrakts (z. B. Lungenembolie).

Die Echokardiografie wird bei Patienten mit bekannter **kardialer Grunderkrankung**, mit **pathologischem kardialem Auskultationsbefund** oder sich in kurzer Zeit **wiederholenden Synkopen**, die verdächtig auf kardiale/arrhythmogene Ursache sind, durchgeführt.

EKG-Monitoring: Ziel ist es, mit Langzeit-EKG, externem und implantierbarem Ereignisrekorder eine **zeitliche Korrelation** zwischen erfassten **EKG-Abnormalitäten** (Brady- oder Tachyarrhythmien) und **Symptomen** nachzuweisen. Ein normofrequenter Sinusrhythmus während einer Synkope schließt eine arrhythmogene Ursache aus. Wird eine Arrhythmie während einer Synkope nachgewiesen, ist sie wahrscheinlich ursächlich. Eine Ausnahme sind vasovagale Synkopen, die ebenfalls mit Bradykardien einhergehen können.

- **Intrahospitales EKG-Monitoring:** Bei Patienten indiziert, die eine strukturelle Herzerkrankung haben und einem hohen Risiko für das Auftreten lebensgefährlicher Arrhythmien ausgesetzt sind.
- **Langzeit-EKG:** Trägt relativ selten zur Diagnostik der Synkopen bei; es findet sich in wenigen Fällen eine Symptom-Rhythmus-Korrelation.
- **Externe Ereignis-Rekorder:** speichern diskontinuierlich 1- bis 2-kanalige EKG-Aufzeichnungen mehrere Minuten vor dem Ereignis sowie eine Minute nach der Aktivierung; sie werden häufig über einen Zeitraum von etwa 4 Wochen eingesetzt; sie sind bei häufigen Synkopen bzw. häufiger Symptomatik indiziert.
- **Implantierbare Ereignis-Rekorder (Endless-Loop-Event-Recorder):** Subkutan implantiert werden sie über 18–24 Monate eingesetzt; das EKG wird über einen festgelegten Zeitraum vor und nach der Aktivierung gespeichert und ist zu einem späteren Zeitpunkt telemetrisch abfragbar; sie sind bei selten rezidivierenden Synkopen unklarer Genese indiziert, bei denen externe Systeme nicht infrage kommen.

Liegt keine Symptom-Rhythmus-Korrelation vor, sind weitere Untersuchungen auch bei fehlender Symptomatik durchzuführen.

Eine Präsynkope während der Diagnostik ist kein ausreichender Hinweis auf eine Synkope. Deshalb sollte keine Therapie auf einer Untersuchung beruhen, in der nur eine Präsynkope auftrat.

Spezielle Untersuchungen

Kipptischtest: Der Kipptischtest hilft, vermutete **Reflexsynkopen** zu erkennen, bei denen anamnestisch noch keine vollständige Klarheit erzielt wurde. Bei älteren Patienten erlaubt er, die verschiedenen Formen der orthostatischen Hypotonie voneinander abzugrenzen.

Aus der liegenden Position wird der Patient passiv bis auf 60° „gekippt" (passive Provokation über 20 min oder bis zum Synkopeneintritt). Bei negativer passiver Provokation kann zusätzlich 400 µg Nitroglycerin sublingual gegeben werden, um bei gleichbleibendem Kippwinkel von 60° bis zum Synkopeneintritt oder über weitere 20 min den Patienten zu beobachten.

Elektrophysiologische Untersuchung: Der Stellenwert der elektrophysiologischen Untersuchung bei der Synkopendiagnostik hat weiter deutlich abgenommen. Die einzige sichere Indikation haben Patienten nach Myokardinfarkt mit erhaltener linksventrikulärer Pumpfunktion und Synkope (EF > 35–40 %). Bei Patienten mit einer arrhythmogenen rechtsventrikulären Kardiomyopathie, mit einer hypertrophen Kardiomyopathie und mit einem Brugada-Syndrom ist im Einzelfall eine Indikation zur Diagnostik tachykarder Ursachen gegeben.

Belastungs-EKG: Es wird bei Patienten mit unklaren Synkopen durchgeführt (Ausnahme mechanische Obstruktion wie Aortenstenose). Ein dabei nachgewiesener AV-Block II. oder III. Grades ist auch ohne begleitende Synkope diagnostisch beweisend.

Invasive Koronardiagnostik: Empfohlen, sofern eine Synkope unmittelbar im zeitlichen Zusammenhang mit einer myokardialen Ischämie auftrat.

Um ein Brugada-Syndrom auszuschließen oder zu bestätigen, ist bei Patienten mit unklaren Synkopen der **Ajmalintest** mit 1 mg/kg Körpergewicht Ajmalin i. v. oder der **Flecainidtest** mit 2 mg/kg Körpergewicht Flecainid i. v. über 10 Minuten zu erwägen. So können die typischen EKG-Veränderungen wie ST-Strecken-Hebungen in den Ableitungen V_1 bis V_3 demaskiert werden.

13.2.3 Therapie

Das wichtigste **Ziel** in der Behandlung von Patienten mit Synkopen ist das **Verhindern von Rezidiven**. So wird die Lebensqualität gesteigert und die Überlebensprognose verbessert.

Reflex-Synkope: Wichtig ist eine Aufklärung der Patienten über Prodromalzeichen, das Vermeiden von Triggersituationen und pharmakologischen Auslösern sowie über die benigne Natur der Reflexsynkope. Die Überlebensprognose bei neural-vermittelten Synkopen ist ohne und mit Therapie gut. Die Patienten sollten regelmäßig ausreichend Flüssigkeit trinken und Triggersituationen (längeres Stehen, „überwärmte", enge Räume) meiden. Blutdrucksenkende Medikamente sind bei älteren Patienten zunächst so weit wie möglich zu reduzieren oder ganz abzusetzen. Als entscheidende Behandlungsmaßnahme haben sich die isometrischen Manöver („physical counterpressure manoeuvres", PCM) herausgestellt, wie Beine überkreuzen und aneinanderpressen oder Finger beider Hände verschränken mit gegensinnigem Unterarmzug (Jendrassik-Handgriff).

Bei pathologischer Karotissinusmassage ist die Dokumentation spontaner Asystolien schwer möglich. Daher sollten die Patienten nach ihrer spontanen Auslösesituation befragt werden, um bei einer eindeutigen Reizung des Karotissinus durch Kopfdrehungen o. Ä. eine Schrittmachertherapie einzuleiten.

Patienten < 40 Jahre kann bei positivem Kipptischtest ein Kipptischtraining angeboten werden. Als medikamentöse Therapie ist die Gabe des peripheren Vasokonstriktors Midodrin vorzuschlagen. Nachteilig sind die 3-mal tägliche Einnahme und ein möglicher Blutdruckanstieg. Eine Alternative sind Serotonin-Wiederaufnahme-Hemmer wie Paroxetin; Langzeitergebnisse sind jedoch abzuwarten.

Orthostatische Hypotonie und orthostatische Intoleranz-Syndrome: Empfohlen werden Volumenexpansion mit einer Trinkmenge von 2–3 l/d und 10 g NaCl/d, Schlafen mit um mindestens 10° erhöhtem Oberkörper, Stützstrümpfe oder -strumpfhosen, mechanische Manöver bei beginnenden Vorwarnzeichen, rasches Trinken kalten Wassers bei postprandialer Hypotonie. Midodrin in einer Dosis von 3-mal 5–20 mg/d hat sich als hilfreich erwiesen.

Kardiale Arrhythmien: Alle Patienten mit arrhythmogener Synkope und lebensbedrohlichen Rhythmusstörungen sowie mit erhöhtem Verletzungs- bzw. Gefährdungspotenzial müssen eine ursachenorientierte Behandlung erhalten. Die Therapie kann erwogen werden, sofern die Rhythmusstörung nicht dokumentiert wurde, jedoch wahrscheinlich bedrohlich ist und sofern die Rhythmusstörung eindeutig erkannt, aber als nicht bedrohlich einzustufen ist.

Bradykarde Herzrhythmusstörungen: Zur Behandlung bradykarder Rhythmusstörungen einschließlich des hypersensitiven Karotissinus-Syndroms s. Therapie (S. 123).

Tachykarde Herzrhythmusstörungen:

Bei Patienten mit **Synkopen und einer Kardiomyopathie** und einer Auswurffraktion < 35–40 % ist die Indikation zu einer ICD-Implantation gegeben. Bei Patienten mit ischämischer Kardiomyopathie und einer Auswurffraktion > 40 % sollte zunächst eine elektrophysiologische Untersuchung erfolgen. Lassen sich anhaltende monomorphe ventrikuläre Tachykardien induzieren, ist ebenfalls ein ICD zu implantieren. Bei Patienten mit einer **Ionenkanalerkrankung** ist klinisch die Unterscheidung zwischen einer prognostisch benignen und malignen Form schwierig. Deshalb ist nach einer Synkope und bei Verdacht auf eine arrhythmogene Ursache die Indikation zu einer ICD-Implantation großzügig zu stellen.

Entsteht durch die Synkope eine anhaltende, hämodynamisch instabile **ventrikuläre** Tachyarrhythmie bei struktureller Herzerkrankung und reduzierter linksventrikulärer Funktion, ist eine ICD-Implantation (S. 106) indiziert. Bei Patienten mit hämodynamisch stabilen Kammertachykardien ohne strukturelle Herzerkrankung oder mit nur leicht eingeschränkter Pumpfunktion ist die ICD-Indikation nicht eindeutig. Die medikamentöse Rezidivprophylaxe mittels Klasse-III-Antiarrhythmika (insbesondere Amiodaron, s. S. 91) erscheint dann als mögliche Alternative.

Wird bei einer paroxysmalen **supraventrikulären** Tachykardie ein Zusammenhang mit der Synkope vermutet oder ist dieser wahrscheinlich, ist die Katheterablation (S. 149) bei AV-Knoten-Reentry-Tachykardie, WPW-Syndrom und typischem Vorhofflattern die Therapie der Wahl. Über die Langzeitwirksamkeit einer pharmakologischen Therapie gibt es für diese Arrhythmien nur wenige Daten.

13.3 Schock

▶ Definition. Der Schock ist ein klinisches Syndrom mit unzureichendem Blutfluss und unzureichender Durchblutung des peripheren Gewebes, die durch ein zu geringes Herzzeitvolumen oder die Umverteilung des peripheren Blutflusses entstehen. Infolgedessen findet sich häufig eine Hypotension und Oligurie. Die verminderte Gewebeperfusion bedingt – insbesondere in den lebenswichtigen Organen – eine Gewebehypoxie und eine Verschiebung zum anaeroben Stoffwechsel; Letzteres verbunden mit einem Anstieg des Laktats. Entscheidend für die Entwicklung des Schocks sind das rasche Auftreten des Kreislaufversagens (z. B. im Unterschied zur chronischen Blutung) und die ohne Therapie durch Multiorganversagen entstehenden irreversiblen Organschäden (z. B. im Unterschied zur Synkope).

Einteilung: Jede Klassifikation der verschiedenen Schockformen hat ihre Limitationen. Vereinfacht lassen sich die Ursachen auf das Versagen einer oder mehrerer Funktionen zurückführen:
- Verminderung des intravasalen Flüssigkeitsvolumens (z. B. hypovolämischer Schock)
- akute Beeinträchtigung der kardialen Pumpfunktion (z. B. kardiogener Schock)
- Veränderungen des Gefäßvolumens (z. B. vasodilatativer oder septischer Schock).

13.3.1 Ätiologie

Reduziertes intravasales Flüssigkeitsvolumen

Ein akut einsetzender größerer (20–25 %) intravasaler Volumenverlust führt zum **hypovolämischen Schock** mit verminderter kardialer Füllung und verringertem Schlagvolumen. Die häufigsten Ursachen sind Blutungen und Flüssigkeitsverlust. **Blutungen** sind am häufigsten durch Traumen, vor allem in Verbindung mit Frakturen (z. B. Autounfall) oder eine obere und untere gastrointestinale Blutung (z. B. Ulkusblutung, Ösophagusvarizenblutung), bedingt. Größere **Flüssigkeitsverluste** können die Folge von Diarrhö, Erbrechen, Verbrennungen oder vom Verlust in den „dritten Raum" wie bei Pankreatitiden sein.

Beeinträchtigung der kardialen Pumpfunktion

Die verminderte kardiale Pumpfunktion beim **kardiogenen Schock** geht meist mit einer herabgesetzten systolischen Funktion und einem stark reduzierten Herzzeitvolumen einher. Die Ursachen lassen sich in 5 Kategorien einteilen:

Akuter Myokardinfarkt: Die häufigste Ursache für einen kardiogenen Schock ist der akute **ST-Strecken-Hebungs-**, selten aber auch **Nicht-ST-Strecken-Hebungs-Myokardinfarkt**. Der kardiogene Schock tritt bei 5–10 % aller Myokardinfarkte auf. Bei ¾ der Patienten entwickelt sich der Schock innerhalb des ersten Tages nach Infarktbeginn, meist erst nach der stationären Aufnahme. Die Sterblichkeit schwankt zwischen 50–80 %. Zusätzliche Ereignisse wie tachy- oder bradykarde Rhythmusstörungen können den Beginn des Schocks triggern. Komplikationen des Myokardinfarktes wie akute Mitralinsuffizienz, Ventrikelseptumdefekt oder Perikardtamponade können ebenfalls zum kardiogenen Schock führen.

Kardiomyopathien als Ursache für einen kardiogenen Schock sind eine fortgeschrittene dilatative Kardiomyopathie und selten eine akute Myokarditis.
Arrhythmien: Sowohl atriale als auch ventrikuläre meist tachykarde Rhythmusstörungen können einen kardiogenen Schock verursachen.
Mechanische Veränderungen: Mechanische Ursachen sind Klappenerkrankungen wie eine akute Mitralinsuffizienz (z. B. infolge einer Papillarmuskelruptur bei akutem Myokardinfarkt) oder akute Aorteninsuffizienz (z. B. bei einer Aortendissektion der Aorta ascendens) oder eine kritische Aortenstenose.
Obstruktive Veränderungen: Obstruktive (extrakardiale) Faktoren sind eine massive Lungenembolie, ein Spannungspneumothorax oder eine Perikardtamponade.

▶ **Klinischer Fall.** Der Notarzt übergibt einen 42-jährigen Patienten in der Notaufnahme an den diensthabenden Kollegen. Der Patient gibt an, sich von einem fieberhaften Infekt vor 3 Wochen nicht richtig erholt zu haben. Bei der körperlichen Untersuchung fällt auf, dass der Patient kaltschweißig, blass und kurzatmig ist. RR 140/40 mmHg, Puls 120/min. Auskultatorisch besteht ein 2/6-Systolikum mit P. m. über dem 2. ICR rechts. Ein Diastolikum lässt sich bei Tachykardie nicht sicher nachweisen. In der Echokardiografie stellen sich eine Aortenklappeninsuffizienz III–IV sowie Vegetationen auf der Aortenklappe dar. Somit liegt eine akute Aortenklappeninsuffizienz bei Endokarditis vor. Im Unterschied zur chronischen Aortenklappeninsuffizienz ist das Herz-Kreislauf-System nicht an die Regurgitationen des Schlagvolumens in den linken Ventrikel adaptiert. Zum notfallmäßigen Ersatz der Aortenklappe wird der Patient in ein herzchirurgisches Zentrum verlegt.

Veränderungen des Gefäßvolumens

Beim **vasodilatativen Schock** ist das intravasale Volumen infolge ausgeprägter Vasodilatation relativ zu gering. Das zirkulierende Blutvolumen ist normal, aber unzureichend für die adäquate Füllung des Herzens. Verschiedene Erkrankungen gehen mit einer venösen oder arteriellen Vasodilatation einher. Die wichtigste Ursache ist das **systemische inflammatorische Response-Syndrom (SIRS)**. Der Begriff septischer Schock ist auf Patienten beschränkt, die trotz entsprechender Maßnahmen weiterhin ein Kreislaufversagen aufweisen. Hochgerechnet kommt auf 75 000 Einwohner ein Patient mit schwerer Sepsis bzw. septischem Schock.
Ein **SIRS** liegt vor, wenn der Patient mindestens 2 der folgenden Merkmale aufweist:
- Körpertemperatur > 38 °C oder < 36 °C
- Herzfrequenz > 90/min
- Hyperventilation mit Atemfrequenz > 20/min oder PCO_2 < 32 mmHg
- Leukozytose > 12 000 Zellen/µl bzw. Leukozytopenie < 4 000 Zellen/µl.

Das SIRS kann unabhängig von einer Infektion auch bei Verbrennungen oder Pankreatitis vorliegen. Bei einer Sepsis hat der Patient ein SIRS als Antwort auf die Infektion.
Der **septische Schock** ist charakterisiert durch eine systolische Hypotonie < 90 mmHg bzw. einen mittleren arteriellen Blutdruck (MAD) < 60 mmHg oder eine Verringerung des systolischen Blutdrucks um > 40 mmHg bei Abwesenheit anderer Ursachen für eine Hypotension. Die 90-Tage-Mortalität beim septischen Schock beträgt 54 %.
Seltenere vasodilatative Schockformen sind der **neurogene** Schock (nach Hirntrauma, zerebralen Blutungen), der **endokrine** Schock (Addison-Krise, thyreotoxische Krise, akute Hypophysenvorderlappeninsuffizienz), der **Intoxikationsschock** bei Vergiftungen (z. B. Medikamente, Gifte) und der **anaphylaktische** Schock entweder als Anaphylaxie (immunologisch) oder seltener eine Pseudoallergie (nicht immunologisch).

13.3.2 Klinik und Verlauf

Typisch für den Schock sind folgende **Symptome:**
Die **Hypotension** mit systolischem Blutdruck < 90 mmHg ist ein Zeichen für die Hypovolämie. Vor allem zu Beginn des Schocks sind die Blutdruckveränderungen in Relation zu den Ausgangswerten zu beurteilen; ein Blutdruckabfall > 40 mmHg spricht für einen beginnenden oder manifesten Schock. Weitere Zeichen der Hypovolämie sind die **Tachykardie** und der **herabgesetzte Hauttugor**.
Die **blasse, kalte und schweißige Haut** ist der Ausdruck der herabgesetzten effektiven Gewebeperfusion. Die Vasokonstriktion verteilt das Blut von den peripheren Or-

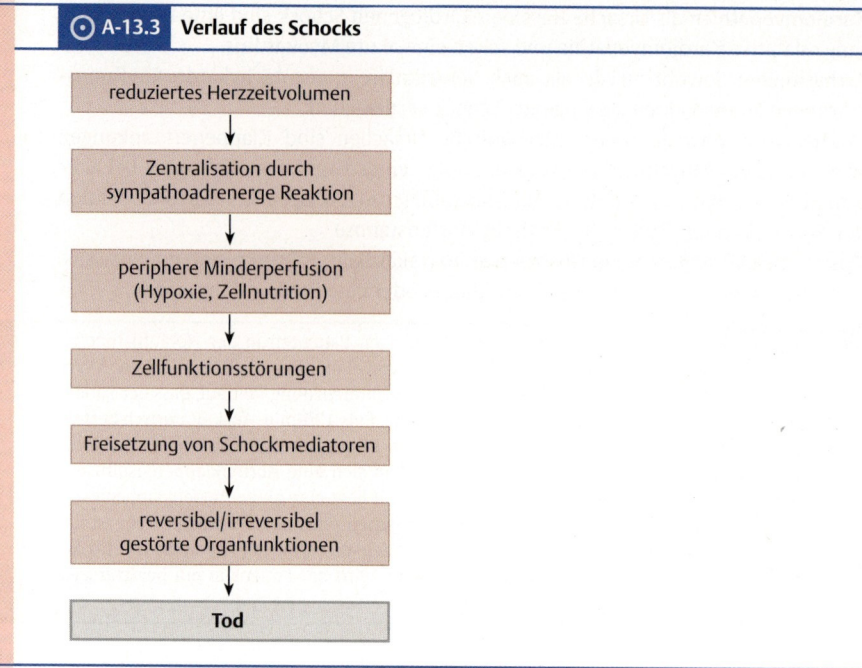

A-13.3 Verlauf des Schocks

- zuerst **agitiertes Bewusstsein**, dann Übergang ins Koma

- **Oligurie**.

Unbehandelt führt jeder Schock in ein **Multiorganversagen**. Die Organe werden zunächst reversibel und im protrahierten Schock irreversibel geschädigt (Abb. **A-13.3**)

13.3.3 Diagnostik

Die Diagnose stützt sich auf Anamnese, körperliche Untersuchung, Labor und hämodynamische Parameter.

Laboruntersuchungen

Blutgase: Anfangs besteht eine respiratorische Alkalose, später eine **metabolische Azidose**.

Laborchemie: Das in der anaeroben Glykolyse gebildete **Laktat** quantifiziert die Sauerstoffschuld des Körpers.

Der Anstieg der **Nierenretentionswerte** zeigt ein beginnendes akutes Nierenversagen an (Schockniere). Zahlreiche **Schockmediatoren** induzieren die Organfunktionsstörungen. Das Ungleichgewicht zwischen Gerinnung und Lyse kann eine **disseminierte intravasale Gerinnung (DIC)** auslösen. Marker, insbesondere für den septischen Schock, ist v. a. das **Pro-Kalzitonin**.

ganen zu den vital wichtigen Organen (Herz, Hirn) um. Eine Ausnahme ist die Frühphase des septischen Schocks mit warmer und trockener Haut infolge des verminderten Gefäßwiderstandes.

Der **Bewusstseinszustand** kann sich im Schock verändern. In der Initialphase kann der Patient agitiert reagieren, im weiteren Verlauf wirkt er immer konfuser und geht in ein Koma über.

Die **Oligurie** spiegelt ebenfalls die Umverteilung des Blutes und den intravasalen Flüssigkeitsbedarf wider.

Unbehandelt führt jeder Schock in ein **Multiorganversagen**, das vor allem Lunge, Niere, Leber, Magen-Darm-Trakt und das Immunsystem betrifft. Die Organe werden zunächst nur reversibel in ihrer Funktionsleistung beeinträchtigt. Bei protrahiertem Schock kommt es zu nur schwer reversiblen oder irreversiblen morphologischen Veränderungen (Abb. **A-13.3**). Bei zu später oder unzureichender Behandlung ist der protrahierte Schock mit einer hohen Mortalität verbunden.

13.3.3 Diagnostik

Die Diagnose „Schock" stützt sich auf (Fremd-)Anamnese, körperliche Untersuchung (s. o.) sowie Laboruntersuchungen und hämodynamische Parameter.

Laboruntersuchungen

Blutgase: Im Schock findet sich anfangs eine respiratorische Alkalose und später eine respiratorische Partial- oder Globalinsuffizienz. Bei Fortschreiten der Gewebehypoxie kommt es zum Anstieg des Laktats mit **metabolischer Azidose**.

Laborchemie: Die im Schock eingeschränkte Sauerstoffabgabe an das Gewebe beeinträchtigt die aerobe Synthese energiereicher Phosphate. Daher wird ATP auch über die anaerobe Glykolyse gewonnen. Das dabei gebildete **Laktat**, welches an das Blut abgegeben wird, quantifiziert die Sauerstoffschuld des Körpers.

Der Anstieg der **Nierenretentionswerte** zeigt ein beginnendes akutes Nierenversagen an (Schockniere). Die verminderte Gewebeperfusion setzt zahlreiche Substanzen (z. B. Gerinnungsfaktoren, Komplementfaktoren, Kinine, Zytokine, plättchenaktivierenden Faktor [PAF]) frei. Diese werden zusammenfassend als **Schockmediatoren** bezeichnet und sind an der Induktion der Organfunktionsstörungen (z. B. Schocklunge, Schockniere) beteiligt. Darüber hinaus stört das aktivierte Gerinnungssystem das physiologische Gleichgewicht zwischen Gerinnung und Lyse; dies kann im weiteren Verlauf eine **disseminierte intravasale Gerinnung (DIC)** auslösen.

Beim septischen Schock ist insbesondere das erhöhte **Pro-Kalzitonin** (eher noch als ein CRP-Anstieg) zur Diagnosestellung zu verwenden. Die Infektion bei septischem

Schock muss frühzeitig (vor antimikrobieller Therapie) durch eine korrekte Blutkulturdiagnostik nachgewiesen werden.

Invasive Verfahren

Ein frühes invasives **Monitoring** ist obligat, um den Verlauf der hämodynamischen Stabilisierung zu überwachen. Neben einem großlumigen periphervenösen Zugang sollte der Patient einen **zentralen Venenkatheter** in einer großen herznahen Vene erhalten, um den **zentralvenösen Venendruck (ZVD)** zu bestimmen. Der ZVD (Normalwert: 4–8 mmHg) spiegelt den Füllungszustand des venösen Systems wider. Insbesondere beim hypovolämischen Schock objektiviert ein ZVD von 1 mmHg die Hypovolämie und ist eine **Steuergröße** für die **Infusionstherapie**.
Bei Hypotension < 80 mmHg ist der arterielle Blutdruck nur mit **intraarteriellem Druckmonitoring** zuverlässig und kontinuierlich zu bestimmen. Dies gilt vor allem für Patienten im kardiogenen Schock. Außerdem lassen sich so vasopressive Medikamente wie Dopamin oder Noradrenalin (z. B. Arterenol) oder positiv inotrope Substanzen besser steuern.
Bei allen Patienten im Schock, die sich nach Flüssigkeitsgabe nicht rasch verbessern und vor allem bei Patienten im kardiogenen Schock, insbesondere bei pulmonaler Stauung, sollte baldmöglichst und zur Therapiesteuerung im weiteren Verlauf ein kleiner **Ballonkatheter** (5–7 French) mit dem Blutstrom in die Pulmonalarterie eingeschwemmt werden (Swan-Ganz-Einschwemmkatheter). Damit lassen sich die systolischen und diastolischen **Pulmonalarteriendrücke** bestimmen (Normalwerte: systolisch < 25 mmHg, diastolisch < 10 mmHg, Mitteldruck < 15 mmHg). Der linksventrikuläre Füllungsdruck ist am besten mit dem Pulmonalkapillardruck (Synonym: Wedge-Druck, PCWP, Normalwert: < 10 mmHg) zu erfassen (s. Abb. **A-11.10**). Zur Messung wird der Ballon kurzzeitig mit Luft gefüllt, worauf sich eine kleine Pulmonalarterie verschließt. Darüber hinaus ermöglicht der Pulmonaliskatheter, das Herzzeitvolumen (HZV) zu messen (z. B. mit der Thermodilutionsmethode). Dies ist ein wichtiger Verlaufsparameter bei der Überwachung von Patienten im kardiogenen Schock.

▶ **Merke.** Im Schock sind multiple Organfunktionen eingeschränkt; es ist ein konsequentes intensivmedizinisches Monitoring der verschiedenen Organfunktionen vor allem von Herz, Lunge, Niere, Leber notwendig.

13.3.4 Therapie

Patienten mit **manifestem Schock** haben eine **schlechte Prognose**. Diagnostik und Therapie zielen darauf hin, einen Schock frühzeitig zu erkennen oder zu verhindern und Organfunktionsstörungen zu vermeiden. Im Rahmen der „Schockprophylaxe" werden disponierende Grunderkrankungen (z. B. Sepsis, akute Blutung, Myokardinfarkt) diagnostiziert und behandelt.
Um die Gewebeperfusion wiederherzustellen, wird zuerst **intravenös Flüssigkeit** gegeben. Eine Zielgröße ist ein Pulmonalkapillardruck < 18 mmHg. Als Zweites werden zur Behandlung der Hypotonie **Vasopressoren** wie Dopamin und Noradrenalin verabreicht. Bei fortschreitender Gewebehypoxie und unzureichender Sauerstoffsättigung wird frühzeitig nasal **Sauerstoff** appliziert. **Intubation** und **maschinelle Beatmung** sind bei einer Sauerstoffsättigung < 90 % indiziert.

▶ **Merke.** Im Frühstadium eines Schocks ist „watch and see" nicht angebracht; nur die rechtzeitig eingeleitete, adäquate Therapie bewahrt den Patienten vor der Ausbildung eines manifesten Schocks; konsequente Behandlung der zum Schock führenden Grundkrankheit.

Kardiogener Schock

Bei einem kardiogenen Schock infolge eines akuten **Myokardinfarktes** sind die auf S. 92 aufgeführten Maßnahmen zügig anzuwenden. Der Patient erhält Azetylsalizylsäure und Heparin sowie GP-IIb/IIIa-Inhibitoren. Die kausale Therapie ist die rasche

Reperfusion mit perkutaner koronarer Intervention (PCI) und Stent-Implantation. Eine alleinige Thrombolyse ist nicht ausreichend.

Beim kardiogenen Schock kann es infolge der linksventrikulären Funktionsstörung zu einem Anstieg des pulmonalen Druckes mit pulmonaler Stauung kommen. Bleibt trotz Optimierung des intravasalen Flüssigkeitsvolumens das HZV niedrig, sind **positiv inotrope Substanzen** (z. B. Dobutamin) einzusetzen, um die Kontraktilität des verbleibenden Myokards zu steigern.

Wenn sich der Patient weder durch medikamentöse Maßnahmen noch durch die maschinelle Beatmung stabilisiert, ist der Einsatz einer **intraaortalen Ballonpumpe (IABP)** oder anderer minimalinvasiv einsetzbarer Systeme zur mechanischen Unterstützung im kardiogenen Schock (wie axiale Schraubenpumpen, Impella) angezeigt (s. Abb. **A-13.4** sowie S. 92). Bei der IABP wird ein Ballonkatheter über die A. femoralis in die Aorta eingeführt und direkt unterhalb des Abgangs der A. subclavia links platziert. Der Ballon inflatiert EKG-getriggert unmittelbar nach Aortenklappenschluss. Dadurch wird der diastolische Aortenfluss in die unteren Körperpartien vermindert und der diastolische Aortendruck in der oberen Körperhälfte erhöht. Der mittlere Aortendruck bleibt dabei stabil. Der Ballon deflatiert unmittelbar vor Beginn der Systole. Bei unverändertem mittlerem Aortendruck sinkt der linksventrikuläre Füllungsdruck um 20 % ab und das HZV steigt von einem deutlich erniedrigten Wert um bis zu 40 % an. Über den erhöhten diastolischen aortalen Druck verbessert sich die Myokardperfusion. Da der Ballonkatheter den Blutfluss in die untere Körperhälfte vermindert, können als Komplikationen kritische Ischämien der unteren Extremitäten entstehen. Weitere Komplikationen sind Aortenperforation, Aortendissektion und Infektion. Kontraindikationen gegen den Einsatz der IABP sind Aorteninsuffizienz, Aortenaneurysma sowie anhaltende Rhythmusstörungen, sodass eine zeitgerechte Triggerung des Gerätes nicht möglich ist.

▶ **Merke.** Invasive Diagnostik und interventionelle Therapien (Koronarangioplastie) sind beim kardiogenen Schock rechtzeitig einzusetzen und der Patient ggf. in ein Schwerpunktkrankenhaus zu verlegen.

⊙ **A-13.4** Intraaortale Ballonpumpe

Über den erhöhten diastolischen Druck kommt es zu einer Verbesserung der Myokardperfusion. Durch den erhöhten aortalen Druck kommt es weiterhin zu einem schnelleren Abfließen des Blutes, sodass der enddiastolische intraaortale Druck niedriger liegt als ohne Ballonpumpe. Über den damit verminderten Druck während der frühen Systole (Senkung der Nachlastdrücke) wird die Belastung des Herzmuskels reduziert.

▶ **Klinischer Fall.** Eine 47-jährige Patientin mit bekanntem metastasierendem Mammakarzinom klagt seit mehreren Tagen über zunehmende Dyspnoe. Bei der Aufnahmeuntersuchung in der Notaufnahme sind die Halsvenen prall gefüllt, die Herztöne leise und beide Lungenfelder auskultatorisch unauffällig. Die Herzfrequenz beträgt > 120/min, der Blutdruck < 100/70 mmHg. Radiologisch ist der Herzschatten gering vergrößert, echokardiografisch findet sich ein großer Perikarderguss (enddiastolischer Durchmesser 3,0 cm) mit Kompression des rechten Ventrikels. Bei der daraufhin durchgeführten Perikardpunktion werden 750 ml serös-blutige Flüssigkeit abpunktiert. Die Patientin gibt sofort an, dass die Luftnot nachlassen würde; Atem- und Herzfrequenz normalisieren sich, und der Blutdruck steigt auf < 130/80 mmHg.

Septischer Schock

Der wichtigste kausale Ansatz ist die **Behandlung** der zugrunde liegenden **systemischen Infektion** mit Fokussanierung und frühestmöglicher intravenöser Antibiotikagabe. Nach Abnahme von Blutkulturen und Abstrichen dürfen diese Befunde nicht abgewartet werden, sondern es ist gleich initial mit einer empirischen **antibiotischen Breitspektrumtherapie** zu beginnen. Diese kann aus einem Aminoglykosid (Gentamicin oder Tobramycin) und einem Cephalosporin der 3. Generation (Cefotaxim, Ceftriaxon, oder bei vermutetem Pseudomonasbefall Ceftazidim) bestehen. Bei Verdacht auf methicillinresistenten Staphylococcus aureus (MRSA) sind frühzeitig Glykopeptide wie Vancomycin oder – bei pulmonaler und Haut-/Weichteilinfektion mit MRSA – Linezolide einzusetzen. Bei nachgewiesenen Foci als Ausgangsherd der Infektion, z. B. Abzesse, sind diese umgehend zu sanieren und zu drainieren.

Im Hinblick auf die hämodynamischen Veränderungen des Schocks ist als Erstes die **unzureichende intravasale Flüssigkeit** z. B. durch die Gabe von 0,9 % NaCl zu **ersetzen**, wobei einige Patienten bis zu 10 Liter innerhalb der ersten 24 Stunden benötigen. Häufig ist der Blutdruck mit **Vasopressoren**, z. B. Dopamin, Noradrenalin und Vasopressin, anzuheben, die Gewebeperfusion wiederherzustellen. Um die Gewebehypoxie zu beseitigen, ist eine ausreichende (> 90 %) arterielle Sauerstoffsättigung nötig. Dies erfordert auf jeden Fall die nasale **O_2-Gabe** und ggf. die frühzeitige Maskenbeatmung bzw. Intubation mit maschineller lungenprotektiver Beatmung mit PEEP. Die adäquate Sedierung und Analgesie sind alle 8 Stunden mit einem Scoring-System zu überprüfen, um eine tiefe Sedierung zu vermeiden.

Bei der Ernährung ist, wenn möglich, immer die enterale Zufuhr anzustreben und nur bei Versagen einer enteralen Ernährung der parenterale Zugang zu verwenden. Die Höhe der Energiezufuhr ist nach der Substrattoleranz zu steuern. Blutprodukte (d. h. Erythrozytenkonzentrate) sollten außerhalb akuter Blutung nur bei Hb-Werten < 7,0 g/dl verwendet werden.

▶ **Merke.** Auch bei unspezifischen Symptomen rechtzeitig an die Entwicklung eines Schocks denken und den Patienten auf der Intensivstation überwachen.

Angiologie

B

1 **Grundlagen** 243

2 **Leitsymptome** 260

3 **Erkrankungen der Arterien – allgemeiner Teil** 264

4 **Erkrankungen der Arterien – spezieller Teil** 279

5 **Erkrankungen der Venen – allgemeiner Teil** 306

6 **Erkrankungen der Venen – spezieller Teil** 312

7 **Arteriovenöse Erkrankungen und Erkrankungen der Lymphgefäße** 330

1 Grundlagen

1.1	Definition	243
1.2	Anatomische und physiologische Grundlagen zum Gefäßsystem	243
1.3	Angiologische Basisdiagnostik	246
1.4	Spezielle Diagnostik bei arteriellen Gefäßerkrankungen	250
1.5	Spezielle Diagnostik bei venösen Gefäßerkrankungen	257

1.1 Definition

▶ **Definition.** Die **Angiologie** befasst sich mit Erkrankungen der Arterien, Venen und Lymphgefäße aller Gefäßprovinzen mit Ausnahme der Koronargefäße.

Eine wichtige Rolle bei Gefäßerkrankungen spielen Mikrozirkulationsstörungen (Arteriolen, Venolen und Kapillaren), die nicht nur durch Erkrankungen der großen und kleinen Gefäße selbst (Makro- und Mikroangiopathie), sondern auch bei Veränderungen der zellulären und plasmatischen Zusammensetzung des Blutes, die mit einer Verschlechterung der Fließeigenschaften oder einer erhöhten Thrombosebereitschaft einhergehen, auftreten können. Durch dieses weitgesteckte Themenspektrum sowie die ubiquitäre Verbreitung des Gefäßsystems im Organismus ergeben sich zahlreiche Berührungspunkte mit anderen Schwerpunkten der Inneren Medizin (z. B. Hämatologie, Hämostaseologie) sowie anderen Fachgebieten (z. B. Neurologie).

1.1 Definition

▶ **Definition.**

Die Angiologie hat durch die ubiquitäre Verbreitung des Gefäßsystems im Organismus viele Berührungspunkte mit anderen Teilgebieten der Inneren Medizin wie der Hämatologie und Hämostaseologie sowie mit anderen Fachbereichen, wie z. B. der Neurologie.

1.2 Anatomische und physiologische Grundlagen zum Gefäßsystem

1.2.1 Aufgabe und Aufbau

Aufgabe des Herz-Kreislauf-Systems: Die Blutgefäße sind ein wesentlicher Teil des Herz-Kreislauf-Systems, das ein komplexes **Transportorgan** darstellt. Aufgabe des Herz-Kreislauf-Systems ist es, jedes Organ situationsgerecht mit O_2 und Nährstoffen zu versorgen sowie CO_2 und Abfallprodukte des Stoffwechsels zu entsorgen. Neben den genannten Stoffen werden Metaboliten des Stoffwechsels, Botenstoffe (z. B. Hormone), Antikörper sowie Zellen der körpereigenen Abwehr transportiert. Außer der Transportfunktion erfüllt das Herz-Kreislauf-System eine wichtige Aufgabe bei der **Regulation der Körpertemperatur**.

Bestandteile des Herz-Kreislauf-Systems: Technisch gesehen besteht das Herz-Kreislauf-System aus folgenden Bestandteilen:
- zwei in Serie geschalteten **Pumpen**: „linkes Herz" (linker Vorhof und Ventrikel) und „rechtes Herz" (rechter Vorhof und Ventrikel)
- einem **Rohrleitungssystem** aus **Gefäßen**, die sich hinsichtlich ihres Wandaufbaus und ihrer Funktion unterscheiden. Während Arterien, Kapillaren und Venen in Serie geschaltet sind, verlaufen die Lymphgefäße parallel zu den Venen.

Funktionelle Aufteilung des Herz-Kreislauf-Systems: Man unterscheidet
- den **Lungen- oder kleinen Kreislauf**, über den der O_2- und CO_2-Austausch gewährleistet werden, vom **Körper- oder großen Kreislauf**, der für die Blutversorgung der Organe verantwortlich ist.
- das **Hochdrucksystem**, das den linken Ventrikel zusammen mit den arteriellen Gefäßen des Körperkreislaufs umfasst, vom **Niederdrucksystem**, zu dem die venösen Gefäße des Körperkreislaufs sowie die Strombahn bis zum linken Vorhof zählen.

Anordnung der Blut- und Lymphgefäße: Der linke Ventrikel fördert mit jedem Herzschlag eine bestimmte Menge Blut mit einem bestimmten Druck in das **arterielle Gefäßsystem**. Das geförderte Schlagvolumen wird über die **Arterien** an die einzelnen Organe weitertransportiert. Dabei bilden sich unter steter Verzweigung eine Anzahl parallel geschalteter Kreisläufe aus. Das Prinzip der Verzweigung setzt sich über

1.2 Anatomische und physiologische Grundlagen zum Gefäßsystem

1.2.1 Aufgabe und Aufbau

Aufgabe des Herz-Kreislauf-Systems:
- bedarfsgerechte Versorgung der Organe mit O_2 und Nährstoffen
- Entsorgung von CO_2 und Abfallprodukten des Stoffwechsels
- Regulation der Körpertemperatur.

Bestandteile des Herz-Kreislauf-Systems unter technischen Gesichtspunkten:
- zwei in Serie geschaltete **Pumpen**: „linkes und rechtes Herz"
- ein **Rohrleitungssystem** aus verschieden gestalteten **Gefäßen mit differenzierten Aufgaben.**

Funktionelle Aufteilung des Herz-Kreislauf-Systems:
- Lungen- oder kleiner Kreislauf
- Körper- oder großer Kreislauf
- Hochdrucksystem
- Niederdrucksystem.

Anordnung der Blut- und Lymphgefäße: Vom linken Ventrikel gelangt das sauerstoffreiche Blut über Arterien, Arteriolen und Metarteriolen in das Kapillargefäßsystem (s. Abb. **B-1.1**).

Im **Kapillargefäßsystem** findet der **Stoffaustausch** mit dem Interstitium und den Geweben statt.

Über das **venöse System** gelangt das sauerstoffarme Blut zurück zum rechten Herzen. Nach der Oxigenierung im Lungenkreislauf erreicht das Blut wieder das linke Herz.

Parallel zur Dränage des Kapillarbettes über die Venen erfolgt eine Dränage über das **Lymphgefäßsystem**.

Aufbau der Gefäßwand:
- **Intima** (Tunica intima)
- **Media** (Tunica media)
- **Externa** (Tunica externa) oder **Adventitia**.

▶ Merke.

1.2.2 Stoffaustausch im Kapillarbett

Voraussetzungen für den Stoffaustausch

Querschnitt, Oberfläche und Strömungsgeschwindigkeit: Die große Oberfläche und die Abnahme der Strömungsgeschwindigkeit im Kapillarbett sind wichtige Bedingungen für den Stoffaustausch mit dem Interstitium und den Zellen der Organe.

---

kleinste Arterien zu den **Arteriolen** (Durchmesser 20 µm) und **Metarteriolen** (Durchmesser zwischen 9 µm und 20 µm) bis zum Kapillargefäßsystem fort (s. Abb. **B-1.1**). Beim **Kapillargefäßsystem** handelt es sich um ein fein verzweigtes Netz von Gefäßen mit Durchmessern zwischen 5 und 9 µm. Die einschichtige Gefäßwand besteht aus flachem, teilweise unterbrochenem Endothel und einer Basalmembran. Die Wandstärke ist mit 0,5 µm sehr gering. In den Kapillaren findet der **Stoffaustausch** mit dem Interstitium und den Geweben statt (s. u.).

Kleinste **Venen** (Durchmesser zwischen 8 und 100 µm) sammeln dann das Blut aus dem Kapillarbett, vereinigen sich zu immer größeren Venen und führen es schließlich über die untere und obere Hohlvene (Vv. cavae superior und inferior) dem rechten Herzen zu. Dieses transportiert das sauerstoffarme Blut durch den Lungenkreislauf. Oxigeniert erreicht es wieder das linke Herz.

Parallel zur Dränage des Kapillarbettes über die Venen erfolgt eine Dränage der Organe und Extremitäten über das **Lymphgefäßsystem**. Die Lymphgefäße entspringen als Lymphkapillaren direkt im Interstitium und können auch große Moleküle, die die Kapillarwand nicht passieren können, transportieren. Die Lymphgefäße vereinigen sich zu immer größeren Gefäßen und münden beidseits am Zusammenfluss der V. jugularis und der V. subclavia in das Venensystem.

Aufbau der Gefäßwand: Die Gefäßwand von Arterien und Venen besteht aus 3 Schichten. Die Schichten umfassen von innen nach außen:
- **Intima** (Tunica intima), bestehend aus
  - **Endothel**, einer dem Gefäßlumen zugewendeten Lage ovaler Zellen, die eine Reihe von antithrombotisch und fibrinolytisch wirkenden Faktoren sowie vasodilatierende (z. B. NO) und vasokonstringierende Substanzen (z. B. Endothelin) produzieren,
  - **subendotheliale Schicht** aus Grundsubstanz mit eingelagerten kollagenen Fasern und glatten Muskelzellen und
  - **Membrana elastica interna** als Grenze zur Media.
- **Media** (Tunica media) mit unterschiedlichem Anteil elastischer Fasern (v. a. herznahe Gefäße) und glatten Muskelzellen (v. a. herzferne Gefäße)
- **Externa** (Tunica externa) oder **Adventitia**, die die Verbindung zum umliegenden Gewebe herstellt und die Krafteinwirkungen von außen, wie sie z. B. im Bereich der Gelenke entstehen, auffängt. Sie ist überwiegend aus kollagenen Faserelementen aufgebaut. In der Adventitia liegen Nervenfasern, über die eine Regulation der Gefäßweite stattfinden kann. In größeren Gefäßen finden sich dort auch Blutgefäße (Vasa vasorum) zur Versorgung des äußeren Drittels der Gefäßwand. Die innen liegenden Schichten größerer Gefäße werden wie kleine Gefäße über das Endothel versorgt.

▶ **Merke.** Bei den arteriellen Gefäßen zeigen sich v. a. in der Tunica media histologische Unterschiede zwischen den herznahen Gefäßen, die für die Windkesselfunktion (S. 264) verantwortlich sind, und den herzfernen Gefäßen, die die Transportfunktion (S. 264) übernehmen.

1.2.2 Stoffaustausch im Kapillarbett

Voraussetzungen für den Stoffaustausch

Für den Stoffaustausch im Kapillarbett sind verschiedene Voraussetzungen von Bedeutung.

Querschnitt, Oberfläche und Strömungsgeschwindigkeit: Durch die stetige Verzweigung der Gefäße auf dem Weg zur Kreislaufperipherie nimmt ihr Gesamtquerschnitt stark zu. Im Kapillarbett (ca. 10 Milliarden parallel geschaltete Kapillaren) sind dadurch zwei für den Stoffaustausch mit dem Interstitium und den Zellen der Organe wichtige Bedingungen erfüllt:
- Es steht eine maximal **große Oberfläche** (500–700 m^2) zur Verfügung.
- Durch die **Abnahme der Strömungsgeschwindigkeit** besteht genügend Zeit für den Stoffaustausch.

B 1.2 Anatomische und physiologische Grundlagen zum Gefäßsystem

B-1.1 Hämodynamische Verhältnisse im Gefäßkreislauf (a) und schematische Darstellung des Kapillarbetts (b)

1 Aorta
2 große und mittlere Arterien
3 kleine Arterien
4 Arteriolen
5 Kapillaren
6 Venolen
7 kleine Venen

a Schematische Übersicht über das Verhalten des mittleren Blutdrucks (p_m), des systolischen Blutdrucks (p_s), des diastolischen Blutdrucks (p_d) sowie des Gesamtquerschnitts (Q_{ges}) und der mittleren Strömungsgeschwindigkeit (v_m) entlang des Arteriensystems und des Anfangsabschnitts des Niederdrucksystems (nach Busse). b Gefäßverlauf Endstrombahn.

Druckverhältnisse: Der mittlere arterielle Blutdruck liegt in Ruhe bei 90 mmHg (**Hochdrucksystem**). Dieser hohe Druck wird zum Transport des Blutes durch die engen Kapillaren und zur Filtration benötigt. Bei der Kapillarpassage geht ein großer Teil der kinetischen Energie des Blutes durch Reibung (Wärme) verloren. Dieser Energieverlust dokumentiert sich im niedrigen Druckniveau des venösen Systems von durchschnittlich 15 mmHg (**Niederdrucksystem**). Abb. **B-1.1** zeigt die Veränderungen von Druck, Gefäßquerschnitt und Strömungsgeschwindigkeit im Gesamtkreislauf.

Mechanismen des Stoffaustauschs

Der Stoffaustausch zwischen intra- und extravasalem Raum zeigt 3 unterschiedliche Mechanismen:
1. **Filtration und Rückfiltration** von Wasser und wasserlöslichen Substanzen bis zu einem relativen Molekulargewicht von 5 000 über feine Spalten oder Poren in der Kapillarwand (Interzellularfugen von 6–8 nm Durchmesser). Der Mechanismus beruht auf einem fein abgestimmten Gleichgewicht zwischen Druckkomponenten, die einen Flüssigkeitsstrom aus den Kapillaren ins Interstitium (Filtration) oder umgekehrt (Rückfiltration) fördern.
2. **Diffusion** von fettlöslichen Substanzen durch die Kapillarwand selbst
3. **vesikulärer Transport** von Makromolekülen (z. B. Proteinen).

Filtration und Rückfiltration: Die **Filtration** findet auf der arteriellen Seite der Kapillaren statt. Die wesentliche filtrierende Kraft ist der vom linken Ventrikel erzeugte Blutdruck (= hydrostatischer Filtrationsdruck).
Für die **Rückfiltration** auf der venösen Seite der Kapillaren ist der kolloidosmotische Druck entscheidend, d. h. die Fähigkeit der großen Eiweißkörper (v. a. Albumin), Wasser im Gefäßsystem zu halten.
Am Anfang des Kapillarbettes übersteigt der hydrostatische den kolloidosmotischen Druck, sodass ein Flüssigkeitsstrom Richtung Interstitium erfolgen kann. Am Ende des Kapillarbettes übersteigt der kolloidosmotische den hydrostatischen Druck, sodass ein Flüssigkeitstransport aus dem Interstitium in die Kapillaren erfolgt. Dieser Wechsel in der Richtung des Druckgradienten wird durch den Abfall des hydrostatischen (s. o.) und den Anstieg des kolloidosmotischen Drucks, die im Verlauf des Kapillarbettes auftreten, verursacht. Letzterer kommt zustande, weil beim Abpressen des Serums die Konzentration der Eiweißkörper, die die Kapillarwand nicht passieren können, steigt (Abb. **B-1.2**).
Grundsätzlich überwiegt die Filtration die Rückfiltration in geringem Umfang (um 10 %). Die im Gewebe verbleibende Flüssigkeit wird parallel zu den Venen über die Lymphgefäße abtransportiert, sodass es im Normalfall nicht zu einem Nettoverbleib von Flüssigkeit im Gewebe kommt.

Druckverhältnisse: Im **Hochdrucksystem** liegt der mittlere Blutdruck bei 90 mmHg, der während der Kapillarpassage abnimmt. Im venösen System liegt das mittlere Druckniveau nur noch bei 15 mmHg (**Niederdrucksystem**).

Mechanismen des Stoffaustauschs

Der Stoffaustausch zwischen intra- und extravasalem Raum zeigt 3 unterschiedliche Mechanismen:
- Filtration und Rückfiltration
- Diffusion
- vesikulärer Transport.

Filtration und Rückfiltration:
- die **Filtration** im arteriellen Abschnitt der Kapillaren (v. a. durch arteriellen Blutdruck)
- die **Rückfiltration** im venösen Schenkel der Kapillaren (v. a. durch kolloidosmotischen Druck).

Am Anfang des Kapillarbettes übersteigt der hydrostatische den kolloidosmotischen Druck. Die Folge ist ein Flüssigkeitsstrom in Richtung Interstitium. Am Ende des Kapillarbettes übersteigt der kolloidosmotische den hydrostatischen Druck. Flüssigkeit wird aus dem Interstitium in die Kapillare transportiert (Abb. **B-1.2**).

Grundsätzlich überwiegt die Filtration die Rückfiltration.

B-1.2 Schematische Darstellung der Filtration und Rückfiltration

Hydrostatischer und kolloidosmotischer Druck bewirken an der Kapillarmembran entweder einen Flüssigkeitsein- oder -ausstrom durch die Membranporen.

Bei Störung des Gleichgewichts zwischen Filtration und Rückfiltration entstehen **Ödeme**.

Ist das fein abgestimmte Gleichgewicht zwischen Filtration und Rückfiltration gestört oder entsteht durch eine Schädigung der Gefäßwand eine erhöhte Durchlässigkeit, sammelt sich Flüssigkeit im Interstitium und es entsteht ein **Ödem**, sobald die Dränagekapazität des Lymphgefäßsystems überschritten ist.

1.3 Angiologische Basisdiagnostik

Ziele:
- Liegt überhaupt eine Gefäßerkrankung vor?
- **Lokalisation** der Gefäßerkrankung (betroffener Abschnitt des Gefäßsystems und betroffene Körperregion)
- **hämodynamische Auswirkungen** und **Schweregrad**
- **Ursache** bzw. **Entstehungsmechanismus**.

1.3 Angiologische Basisdiagnostik

Ziel der angiologischen Diagnostik ist die Klärung folgender Fragen:
- grundsätzliche Klärung, ob den vom Patienten geäußerten Beschwerden überhaupt eine Gefäßerkrankung zugrunde liegt
- **Lokalisation** der Gefäßerkrankung mit Differenzierung nach dem primär betroffenen **Abschnitt des Gefäßsystems** (Arterien, Venen oder Lymphgefäße) und der betroffenen **Körperregion**
- **hämodynamische Auswirkungen** und **Schweregrad** des Gefäßprozesses
- **Ursache** bzw. **Entstehungsmechanismus** der Gefäßerkrankung.

1.3.1 Anamnese

Das Spektrum der Symptome bei Erkrankungen der Gefäße ist groß.

1.3.1 Anamnese

In Abhängigkeit von der Art und der Lokalisation des erkrankten Gefäßes ist das mögliche Spektrum an Symptomen, mit denen sich Patienten beim Angiologen vorstellen, sehr breit: Es reicht von Beschwerdefreiheit über kosmetische Beeinträchtigungen bis hin zu starken Schmerzen, neurologischen Ausfallserscheinungen oder einem Kreislaufschock.

Eine **sorgfältige Anamneseerhebung** gibt häufig richtungsweisende Anhaltspunkte. Wesentliche Bestandteile sind die **Schmerzanamnese**, die Abklärung von **Risikofaktoren** und die **Familienanamnese**.

Die **sorgfältige Anamneseerhebung** kann bereits richtungsweisende Anhaltspunkte geben, die das weitere diagnostische Vorgehen bestimmen. Klagt der Patient über Schmerzen, muss eine genaue **Schmerzanamnese** erhoben werden, um zwischen arterieller und venöser Ursache zu differenzieren sowie ein akutes Geschehen von einem chronischen Prozess zu unterscheiden. Die Angaben des Patienten zu Schmerzentwicklung (plötzlich einsetzend, sich allmählich entwickelnd), -muster (Schmerzen in Ruhe, unter Belastung, in Abhängigkeit von der Körperlage), -charakter, -intensität, -dauer und -lokalisation erlauben zusammen mit den klinischen Befunden oft schon Rückschlüsse auf die zugrunde liegende Art der Gefäßerkrankung. Auch mögliche **Risikofaktoren**, die sich für arterielle und venöse Erkrankungen unterscheiden, sind zu erfragen. Bei einer Reihe von Erkrankungen spielt die **Familienanamnese** eine wichtige Rolle. Bei arteriellen Gefäßerkrankungen müssen anamnestisch Erkrankungen in anderen Gefäßregionen, insbesondere das Vorliegen einer KHK, bei venösen Erkrankungen wie einer tiefen Thrombose auch die möglichen Folgeerkrankungen wie eine Lungenarterienembolie oder ein Schlaganfall bei paradoxer Embolie berücksichtigt werden.

1.3.2 Klinische Untersuchung

Es sollte vor allem auf farbliche und trophische Veränderungen der Haut, Ödeme, Pulsstatus, Strömungsgeräusche sowie die Gesamtkreislaufsituation geachtet werden.

1.3.2 Klinische Untersuchung

Die klinische Untersuchung der Gefäße umfasst Inspektion, Palpation und Auskultation. Sie sollte stets in einem gut temperierten Raum zur Vermeidung von Kältereaktionen der Haut und am ausreichend entkleideten Patienten erfolgen. Bei der **Inspektion** sind Veränderungen der Hautfarbe, Gefäßzeichnungen, Umfangsvermehrungen sowie trophische Störungen zu berücksichtigen. Die **Palpation** beurteilt die Hauttemperatur, den Zustand der Haut sowie die Art des Ödems. Zur **Palpation** gehört auch die exakte Erhebung des Pulsstatus (S. 247). Die **Auskultation** erfasst vornehmlich arterielle, seltener venöse Strömungsphänomene. Für viele angiologische

Erkrankungen ist die Beurteilung der Gesamtkreislaufsituation mit Erfassung der Herzfrequenz und des Herzrhythmus, der Atemfrequenz, der Blutdruckmessung im Seitenvergleich und des Auskultationsbefunds des Herzens (z. B. Vitium) von großer Bedeutung.

Inspektion

Sie ist sowohl bei arteriellen als auch bei venösen Gefäßerkrankungen von besonderer Bedeutung und kann häufig erste Hinweise auf die Grunderkrankung oder bereits entstandene Komplikationen bringen. Sie sollte immer im Seitenvergleich erfolgen (Tab. **B-1.1**).

Inspektion

Sie gibt erste Hinweise auf die Grunderkrankung oder bereits entstandene Komplikationen (Tab. **B-1.1**).

B-1.1 Wichtige Befunde bei der Inspektion und Palpation

Inspektion	Befund	Hinweis auf
Hautfarbe	Blässe/marmorierte Haut	verminderte Blutversorgung, z. B. • schwere PAVK • akuter arterieller Verschluss • Raynaud-Syndrom
	Zyanose	erhöhte Sauerstoff-Ausschöpfung des Blutes in den Kapillaren bei • vermindertem Blutangebot, z. B. – arterielle Durchblutungsstörung – Raynaud-Syndrom – Herzinsuffizienz • verlängerter Blutpassage in den Kapillaren, z. B. – venöse Abflussbehinderung – Herzinsuffizienz
	Rötung	entzündlicher Gefäßprozess (Thrombophlebitis) Hyperämie durch Stauung bei akuter Thrombose reaktive Hyperämie bei Raynaud-Syndrom
auffällige Hautzeichnung	vermehrte Venenfüllung	venöse Abflussbehinderung Herzinsuffizienz
	Besenreiser, Teleangiektasien, Braun- und Weißfärbung der Haut	chronisch venöse Insuffizienz (venöse Hypertonie)
	Livedo reticularis und racemosa	Gefäßentzündungen Cholesterinembolie
Umfangsvermehrung		venöse Abflussbehinderung Herzinsuffizienz Lymphabflussstörung Lipohypertrophie, Lipödem
trophische Störungen	z. B. Gangrän, Ulkus, Muskelatrophien, vermindertes Haar-, gestörtes Nagelwachstum	dauerhaft eingeschränkte Versorgung des Endorgans mit Sauerstoff und Nährstoffen, z. B. • arterielle Durchblutungsstörung • venöse Hypertonie • diabetische Neuropathie
Hauttemperatur	kalte Haut	arterielle Durchblutungsstörungen ausgeprägtes subfasziales Ödem bei venöser Abflussbehinderung mit Anstieg des interstitiellen Drucks und konsekutiver Drosselung des arteriellen Einstroms
	warme Haut	venöse Abflussbehinderung entzündliche Prozesse

Palpation und Pulsstatus

Palpation: Insbesondere bei venösen Gefäßerkrankungen, bei entzündlichen Gefäßveränderungen (Thrombophlebitis, Arteriitis) und bei akuten arteriellen Verschlüssen mit fortgeschrittenem Gewebeuntergang zeigt die betroffene Region bzw. das erkrankte Gefäß eine erhöhte Druckschmerzhaftigkeit.

Pulsstatus: Die Erhebung des Pulsstatus ist sowohl bei arteriellen als auch bei venösen Gefäßerkrankungen unerlässlich. Bei Letzteren ist der Pulsstatus im Hinblick auf eine eventuell notwendige Kompressionstherapie (S. 324) erforderlich. Dabei wird

Palpation und Pulsstatus

Palpation: Vor allem bei venösen oder entzündlichen Gefäßveränderungen und bei akuten arteriellen Verschlüssen können die betroffene Region oder das erkrankte Gefäß druckschmerzhaft sein.

Pulsstatus: Bei Erhebung des Pulsstatus wird die Pulsstärke beurteilt.

Praktisches Vorgehen:
- Pulsstatus immer gleichzeitig auf beiden Seiten erheben
- nach einer Ruhephase und in einem gut temperierten Raum
- Fehlende oder abgeschwächte Pulse weisen auf eine periphere arterielle Verschlusskrankheit hin.

Fehlerquellen:
- Arterielle Durchblutungsstörungen, die nur bei Belastung auftreten, werden nicht erfasst.
- Eine Hypotension kann zu symmetrisch abgeschwächten und fehlenden Pulsen führen.

Neurologische Untersuchung (DMS)

Neben der Überprüfung der **Durchblutung (D)** gehören die Untersuchung von **Motorik (M)** und **Sensibilität (S)** zur angiologischen Diagnostik.

Blutdruckmessung

Der Blutdruck sollte immer an beiden Oberarmen gemessen werden.

Auskultation

Herz: dient der Erfassung kardialer Emboliequellen (z. B. Rhythmusstörungen, v. a. absolute Arryhthmie, Herzklappenfehler).

Gefäße: s. S. 251.

1.3.3 Apparative Diagnostik

Zur Verfügung stehen:
- Sonografie
- radiologische Verfahren (CTA, MRA, DSA).

Sonografie

Prinzip: Von einer Schallquelle werden Pulse mit einer bestimmten Frequenz ins Gewebe gesendet und dort gestreut oder reflektiert. Die zurückkehrenden Echos werden anhand ihrer Energie, Frequenz und Phase ausgewertet.

---

die Pulsstärke (kräftig, abgeschwächt, fehlend) beurteilt. Bei hochgradig arteriellen und venösen Stenosen sowie bei arteriovenösen Fisteln kann häufig ein Schwirren „getastet" werden.

Praktisches Vorgehen: Der **Pulsstatus** sollte, soweit möglich, rechts und links gleichzeitig tastend und vergleichend erhoben werden. Dies ist an den Extremitäten mit Ausnahme der A. poplitea und an den extrakraniellen hirnversorgenden Gefäßen immer möglich. Bei schlanken Patienten lässt sich auch die abdominelle Aorta gut durch die Bauchdecke palpieren. Die Untersuchung sollte nach einer Ruhephase in einem ausreichend temperierten Raum erfolgen, um Auswirkungen einer vorausgehenden Gehbelastung bzw. einer Kältereaktion auf den Pulsstatus zu vermeiden. Im Seitenvergleich fehlende oder abgeschwächte Pulse weisen auf eine periphere arterielle Verschlusskrankheit hin. Dabei sind folgende **Fehlerquellen** zu beachten:
- Ein tastbarer Puls schließt eine arterielle Durchblutungsstörung, die sich ausschließlich bei Belastung bemerkbar macht, nicht aus.
- Eine allgemeine Hypotension kann zu symmetrisch abgeschwächten und fehlenden Pulsen führen.

Neurologische Untersuchung (DMS)

Akute und schwere chronische Ischämien sowie Druck von Gefäßstrukturen auf benachbarte Nerven können zu sekundären Nervenschäden führen. Darüber hinaus wird die diabetische Gefäßerkrankung häufig von einer Neuropathie begleitet. Sowohl bei arteriellen als auch venösen Gefäßerkrankungen ist es daher wichtig, eine Erkrankung peripherer Nerven differenzialdiagnostisch zu belegen oder auszuschließen. Bei diesen Patienten ist es erforderlich, neben der **Durchblutung (D)** auch **Motorik (M)** und **Sensibilität (S)** zu prüfen. Die gilt insbesondere für den akuten arteriellen Verschluss.

Blutdruckmessung

Der Blutdruck sollte immer an beiden Oberarmen gemessen werden, um zum einen eine Subklaviastenose bzw. einen -verschluss zu erfassen und zum anderen den korrekten Referenzdruck zur Messung des Blutdrucks an den unteren Extremitäten zu identifizieren.

Auskultation

Auskultation des Herzens: Sie dient in erster Linie der Erfassung kardialer Emboliequellen (Rhythmusstörungen, insbesondere absolute Arrhythmie, Herzklappenfehler).

Auskultation der Gefäße: s. S. 251.

1.3.3 Apparative Diagnostik

Die primäre apparative Diagnostik bei Gefäßerkrankungen erfolgt heute mit dem **Ultraschall**. Dabei lässt sich grundsätzlich die morphologisch orientierte B-Bild-Sonografie von den funktionell ausgerichteten Dopplerverfahren unterscheiden. Die weiterführende Diagnostik wird mit den **radiologischen Schnittbildverfahren**, der CT- und der MR-Angiografie sowie der **klassischen Angiografie** als DSA (digitale Subtraktionsangiografie) durchgeführt. Die Grundprinzipien der einzelnen Verfahren werden im Folgenden kurz zusammenhängend dargestellt. Da ihr Anwendungsbereich in Abhängigkeit vom betroffenen Gefäßgebiet variiert, wird hierauf im Rahmen der Kapitel zu arteriellen (S. 252) und venösen Erkrankungen (S. 257) getrennt eingegangen.

Sonografie

Prinzip: Alle Ultraschallverfahren beruhen darauf, dass ein oder mehrere zeitlich versetzte Pulse von einer Schallquelle mit einer bestimmten (Sende-)Frequenz ins Gewebe gesendet und die durch Reflexion oder Streuung entstehenden Echos zurück zur Schallquelle gelangen. Diese Echos können hinsichtlich ihrer Energie (Amplitude), Frequenz und Phase ausgewertet werden.

▶ **Merke.** Die Eindringtiefe der Schallwellen im Gewebe ist umso tiefer, je niedriger die Sendefrequenz bzw. je größer die Wellenlänge ist.

Bei oberflächlich lokalisierten Gefäßen (z. B. Karotiden, Leistengefäßen) werden Sendefrequenzen zwischen 5 MHz und 10 MHz, bei tiefer lokalisierten Gefäßen (z. B. retroperitoneal) Frequenzen um 3,5 MHz verwendet.

B-Bild-Sonografie

▶ **Merke.** Die B-Bild-Sonografie dient der morphologischen Darstellung von Gefäßprozessen. Sie zeigt aber auch funktionelle Momente wie Pulsatilität und Gefäßfüllung.

Prinzip: Die B-Bild-Sonografie arbeitet mit kurzen Sendepulsen. In der einem Sendepuls folgenden langen Empfangspause werden Laufzeit und Amplitude der empfangenen reflektierten bzw. gestreuten Echos analysiert: Je größer die Amplitude, desto heller ist die Darstellung der Echos im Bild (**B-Mode** = Brightness-Mode). Die Lage einzelner Strukturen, an denen eine Schallreflexion oder -streuung stattfindet, kann dabei bei bekannter Schallgeschwindigkeit (im Durchschnitt 1 540 m/s) über Messungen der Laufzeit von Sende- und Rücklaufpuls ermittelt werden. Reflektierende Strukturen (z. B. Gefäßwände, Organgrenzen) liefern anatomisch getreue Bilder, während streuende Strukturen (z. B. rote Blutkörperchen, feine Gewebestrukturen) virtuelle Gewebemuster ergeben.

Einsatz: Die B-Bild-Sonografie stellt Gefäße in Längs- und Querschnitten dar. So können neben dem Gefäßverlauf auch Wand-, Lumen- und perivaskuläre Veränderungen sowohl erkannt als auch qualitativ und quantitativ beurteilt werden.

Für die Darstellung morphologischer Einzelheiten (z. B. der Gefäßwand) ist eine gute Ortsauflösung erforderlich. Unter der **Ortsauflösung** versteht man die Fähigkeit, zwei benachbarte Strukturen, an denen eine Reflexion oder Streuung stattfindet, getrennt darstellen zu können. Dabei ist die Ortsauflösung des Ultraschalls ebenso wie die Eindringtiefe abhängig von der **Sendefrequenz**. Sie ist umso schlechter, je niedriger die verwendete Sendefrequenz ist. Da für tiefer gelegene Strukturen wegen der benötigten Eindringtiefe eine niedrigere Sendefrequenz verwendet wird, ist dort die Ortsauflösung entsprechend schlechter als für oberflächlich gelegene Strukturen.

▶ **Merke.** Die Fähigkeit der B-Bild-Sonografie, Wandprozesse zu diagnostizieren und zu analysieren, nimmt mit zunehmender Eindringtiefe ab.

Wandprozesse oberflächennaher Gefäße (extrakraniale hirnversorgende Arterien, Extremitätengefäße) können mit der B-Bild-Sonografie sehr gut dargestellt werden. Dies gilt aufgrund ihrer Größe auch für die Aorta, jedoch z. B. nicht mehr für Viszeralgefäße.

Dopplersonografie

▶ **Merke.** Die Dopplersonografie dient der funktionellen Beurteilung von Gefäßprozessen.

Prinzip: Bei der Dopplersonografie wird die Frequenz des empfangenen Echos mit der des Sendesignals verglichen. Aufgrund des Dopplereffektes zeigen von bewegten Strukturen gestreute bzw. reflektierte Signale (Blutkörperchen, Gefäßwände) eine Frequenzverschiebung im Vergleich zu der Frequenz des Sendesignals. Anhand der Frequenzdifferenz kann entsprechend der Dopplergleichung bei bekanntem Untersuchungswinkel die **Strömungsgeschwindigkeit** errechnet werden (Duplexsonografie, s. u.).

Der Sendebetrieb der Dopplersonografie kann gepulst (wie bei der B-Bild-Sonografie) oder kontinuierlich erfolgen. Beide Techniken unterscheiden sich in der Ortszuordnung und der Messung hoher Strömungsgeschwindigkeiten.

- Der **pw-Doppler** (pw = pulsed wave) befindet sich abwechselnd im Sende- und Empfangsbetrieb. Mit diesem **gepulsten Verfahren** ist eine Ortszuordnung möglich. Aus physikalischen Gründen (Abtasttheorem) können sehr große Strömungsgeschwindigkeiten in großer Untersuchungstiefe nicht immer korrekt gemessen werden.

- **cw-Doppler** (cw = continuous wave): kontinuierlich sendendes und empfangendes Verfahren ohne Ortszuordnung und ohne Begrenzung bei der Messung von Strömungsgeschwindigkeiten.
Einsatz: Erfassung der **Strömungsverhältnisse** im Blut.

Mithilfe von **Stiftsonden** in cw-Dopplertechnik können oberflächlich liegende Gefäße untersucht werden, da bei ihnen die Ortszuordnung aufgrund anatomischer Kenntnisse erfolgen kann.
Duplexsonografie: Kombination des B-Bildes mit einer Dopplereinheit (Abb. **B-1.3**).

- Mit dem **cw-Doppler** (cw = continuous wave) wird kontinuierlich gesendet und gleichzeitig empfangen. Dieses **kontinuierliche Verfahren** erlaubt keine Ortszuordnung der empfangenen Echos. Für die Messung schneller Strömungsgeschwindigkeiten existiert bei dieser Methode (praktisch) keine obere Grenze.

Einsatz: Mithilfe der Dopplersonografie können die **Strömungsverhältnisse** des Blutes innerhalb der untersuchten Gefäße erfasst werden. Abweichungen vom physiologischen Strömungsverhalten treten z. B. bei Gefäßverengungen auf (Zunahme der Strömungsgeschwindigkeit) (s. S. 254).

Dopplermessungen können mit **Stiftsonden** (ohne B-Bild-Kontrolle) durchgeführt werden. Stiftsonden verwenden überwiegend die cw-Dopplertechnik. Dabei werden ausschließlich oberflächlich liegende arterielle und venöse Gefäße untersucht, bei denen die Ortszuordnung aufgrund anatomischer Kenntnisse erfolgt.

Als **Duplexsonografie** bezeichnet man die Kombination des B-Bildes mit einer Dopplereinheit. So ist es möglich, gezielt Dopplersuntersuchungen in Gefäßbereichen, die im B-Bild auffällig sind, vorzunehmen und Strömungsanalysen des Gefäßquerschnittes (Strömungsgeschwindigkeit, -verhalten und -richtung) durchzuführen. Eine Messprobe entspricht dabei einem Gefäßquerschnitt (Abb. **B-1.3**).

B-1.3 Duplexsonografische Darstellung der A. carotis interna

Amann-Vesti B., Thalhammer C., Huck K.: Kursbuch Doppler- und Duplexsonografie. Thieme; 2012

Farbcodierte Duplexsonografie: Mithilfe verschiedener Farben und Farbwerte können **Strömungsrichtung und -geschwindigkeit** wiedergegeben werden (s. Abb. **B-3.2**, S. 267).

Die **farbcodierte Duplexsonografie** ermöglicht es, unter Sicht mehrere Messungen in axialer und lateraler Ausbreitungsrichtung eines Gefäßes zeitgleich vorzunehmen. Die Strömungsgeschwindigkeiten an den einzelnen Messpunkten wird farbcodiert in Echtzeit im Gefäß wiedergegeben, sodass eine flächenhafte Information über die Blutströmung erfolgt. Die verschiedenen Farben geben dabei die **Strömungsrichtung** gegen oder in Schallkopfrichtung wieder. Die verschiedenen Farbwerte innerhalb einer Farbe zeigen verschiedene **Strömungsgeschwindigkeiten** an (s. Abb. **B-3.2**, S. 267).

Radiologische Verfahren

Hierzu zählen: MRA, CTA, DSA, Phlebografie und Lymphografie.

Radiologische Verfahren

Zu den radiologischen Verfahren zur Gefäßdarstellung zählen: MRA, CTA, DSA (s. S. 255), Phlebografie (S. 258) und Lymphografie.

1.4 Spezielle Diagnostik bei arteriellen Gefäßerkrankungen

1.4.1 Anamnese

Ein besonderes Augenmerk ist auf die **ischämisch bedingten Symptome**, Begleiterkrankungen und Risikofaktoren der Gefäßerkrankung (s. Tab. **B-3.1**) zu legen.

Die Symptomatik arterieller Durchblutungsstörungen hängt wesentlich vom zugrunde liegenden Prozess ab. Im Vordergrund stehen dabei die **ischämischen Auswirkungen** der Gefäßerkrankung (s. S. 277). Lokale Symptome an der Gefäßwand und ihrer Umgebung dürfen dabei nicht übersehen werden. Zudem sollten Hinweise auf mögliche Begleiterkrankungen in anderen Gefäßregionen eruiert werden. Die Ermittlung möglicher Risikofaktoren (Tab. **B-3.1**) spielt v. a. bei atherosklerotisch bedingten Erkrankungen eine Rolle. Hier ist häufig auch die Familienanamnese von Bedeutung.

1.4.2 Klinische Untersuchung

Inspektion (S. 247), Palpation (S. 247), Pulsstatus (S. 247) und Herzauskultation (S. 46) wurden bereits besprochen. In diesem Abschnitt soll auf die wichtigsten, speziell bei arteriellen Gefäßerkrankungen angewandten klinischen Untersuchungsmethoden eingegangen werden.

Gefäßauskultation

Die Gefäßauskultation sollte in einem ruhigen Raum erfolgen, um auch leise, insbesondere hochfrequente Strömungsgeräusche zu erfassen. Strömungsgeräusche entstehen durch die erhöhte Strömungsgeschwindigkeit des Blutes in der Stenose sowie die Störung der Strömung (Turbulenzen) unmittelbar poststenotisch. Bei Gefäßgeräuschen werden vor allen Dingen die Frequenz, die Lautstärke sowie die zeitliche Zuordnung des Gefäßgeräusches zum Herzzyklus beurteilt. Charakteristisch für das Vorliegen einer höhergradigen arteriellen Stenose ist ein systolisches gemischtfrequentes Geräusch mit leisen hochfrequenten (Zischen) und lauten niederfrequenten (Fauchen) Anteilen. Strömungsgeräusche bei falschen Aneurysmen (S. 278) und AV-Fisteln (S. 330) zeigen einen besonderen Charakter.

▶ Merke. Bei Vorliegen eines Gefäßverschlusses ist kein Strömungsgeräusch mehr zu hören!

Funktionstests

Die Minderversorgung der Extremitäten kann im Bereich der Hand, des Fußes und der Akren durch funktionelle Tests geprüft werden.

Allen-Test: Mithilfe des Allen-Tests kann eine arterielle Minderversorgung der **Hand** nachgewiesen werden (Details s. Abb. **B-1.4**).

⊙ B-1.4 Allen-Test

a Durch manuelle Kompression der Aa. radialis und ulnaris und wiederholte schnelle Faustschlüsse wird eine Ischämie der Hand provoziert.
b Nach selektiver Freigabe eines der beiden Gefäße tritt physiologischerweise eine reaktive Hyperämie ein, ansonsten muss von einem hämodynamisch relevanten Gefäßprozess der jeweiligen Unterarmarterie ausgegangen werden.
Anmerkung: Zeigt sich nach Freigabe beider Gefäße ein fleckiges Ischämiemuster, ist dies ein Hinweis auf Gefäßprozesse in der Hand bzw. an den Fingern.

Lagerungsprobe nach Ratschow: Sie dient dem Nachweis einer Minderversorgung der **unteren Extremitäten**, wird heute allerdings nur noch zur Erfassung von Strombahnhindernissen distal des Sprunggelenkes durchgeführt. Vom liegenden Patienten werden bei angehobenen Beinen kreisende Bewegungen des Fußes durchgeführt. Wie im Allen-Test weist ein fleckiges Abblassen der Fußsohle und der Zehen auf Strombahnhindernisse im Fuß- bzw. Zehenbereich hin. Alternativ zur Ratschow-Lagerungsprobe können wiederholte Zehenstände durchgeführt werden.

Gehtest: Bei Verdacht auf eine PAVK oder zur Objektivierung der **Gehstrecke** bei nachgewiesener PAVK im Stadium II können Belastungs- bzw. Gehtests durchgeführt werden. Am geeignetsten ist hierfür eine standardisierte Belastung auf einem Laufbandergometer, bei der eine bestimmte Laufgeschwindigkeit und Steigung vorgegeben sind (z. B. 3,5 km/h, 12 % Steigung). Erfasst werden das erste Auftreten der Beschwerden (**initiale Klaudikationsdistanz**), ihre **Lokalisation** sowie schließlich die maximale Gehstrecke (**absolute Klaudikationsdistanz**). Der Grad der Ischämie kann durch die Bestimmung der Knöchelperfusionsdrücke (ABI) (S. 254) 1 Minute nach Beendigung der Belastung eingeschätzt werden. Steht kein Laufbandergometer zur Verfügung, können standardisierte Gehtests mit einer vorgegebenen Schrittgeschwindigkeit auf bekannter Strecke vorgenommen werden. Zur Provokation einer Beinischämie sind auch Zehenstandsübungen und Kniebeugen geeignet.

Tab. **B-1.2** fasst die wichtigsten Aspekte der **klinischen Untersuchung im arteriellen Gefäßgebiet** zusammen.

B-1.2 Klinische Untersuchungen bei Verdacht auf arterielle Gefäßerkrankungen

Untersuchung bei Verdacht auf Erkrankung der extrakranialen zerebrovaskulären Gefäße
- Erhebung des Pulsstatus (A. carotis, A. subclavia, A. temporalis superficialis und A. facialis) im Seitenvergleich
- Inspektion und Palpation der A. temporalis superficialis und ihrer Endäste
- Inspektion der Mundhöhle und der Kopfhaut hinsichtlich trophischer Störungen (Ulzerationen)
- Auskultation der Aa. carotis und subclavia beidseits
- Blutdruckmessung beidseits

Untersuchungen bei Verdacht auf Erkrankungen der Extremitäten
- Inspektion insbesondere der Hände, Finger, Füße und Zehen (auch interdigital) hinsichtlich trophischer Störungen (S. 262)
- Vergleich der Hautfarbe (Blässe, Zyanose, Rötung) und der Hauttemperatur im Seitenvergleich
- Erhebung des Pulsstatus (Aa. subclavia, axillaris, brachialis, radialis und ulnaris, A. femoralis communis, A. poplitea, A. tibialis posterior und A. dorsalis pedis) im Seitenvergleich
- Auskultation der Gefäße von der A. subclavia bis zur A. brachialis/Aorta bis Kniekehle beidseits
- Blutdruckmessung beidseits an den oberen Extremitäten
- Allen-Test (Abb. **B-1.4**) bzw. Ratschow-Lagerungsprobe (s. o.)
- Überprüfung des Pulses der A. radialis bei verschiedenen Armhaltungen
- Untersuchung von Motorik und Sensibilität bei kritischer Ischämie/Diabetes mellitus

Untersuchung bei Verdacht auf Erkrankung der abdominellen und retroperitonealen Gefäße
- Palpation der Aorta (z. B. pulsierender Tumor)
- Auskultation der Bauch- und Beckengefäße (auch von dorsal im Wirbelsäulen-Rippen-Winkel)

Untersuchung des Herzens
- Auskultation (Rhythmusstörung, Vitium)

1.4.3 Apparative Diagnostik

B-Bild-Sonografie

Die B-Bild-Sonografie ermöglicht die qualitative und quantitative Erfassung und Beurteilung morphologischer Veränderungen der Gefäße und der perivaskulären Umgebung. Dies gelingt besonders gut an oberflächennah lokalisierten Gefäßen (extrakraniale hirnversorgende und Extremitätengefäße). Bei tief liegenden Gefäßen (z. B. Viszeralgefäße) und stark sklerosierten oder verkalkten Gefäßen (Atherosklerose oder Mediasklerose) kann die morphologische Untersuchung limitiert sein.

Unter Einbeziehung klinischer Daten ist es bei vielen Patienten möglich, die Ursache einer Wandverdickung zu erkennen. Bei den quantitativen Aspekten der Untersuchung hat die Messung der **Intima-Media-Einheit (IME)** als prognostischer Parameter der Atherosklerose eine besondere Bedeutung.

Messung der Gefäßwanddicke (Intima-Media-Einheit): Wie im histologischen Schnitt können arterielle Gefäße bei einer Untersuchung mit dem hochauflösenden B-Bild (10 MHz) im Längsschnitt eine Dreischichtigkeit der Gefäßwand zeigen, die aber nicht den drei bekannten anatomischen Schichten (Intima, Media, Adventitia) gleichzusetzen ist. Das Ultraschallbild zeigt die Reflexion des Schalls an Grenzflächen, die Gewebe verschiedener akustischer Impedanz trennen, und stellt auf diese Weise ein virtuelles Bild der Gefäßwand her. Von innen nach außen zeigen sich:

- Eine schmale, echodichte innere Schicht: Sie entspricht dem Übergang des strömenden Blutes zur Intima (= **innere Reflexion**).
- Eine breitere, nahezu echofreie mittlere Schicht.
- Eine breite, echodichte, äußere Schicht: Sie zeigt den Übergang der Adventitia zum perivaskulären Gewebe (= **äußere Reflexion**).

Pathologische Prozesse der Gefäßwand betreffen überwiegend die Intima und Media. Im Ultraschallbild repräsentieren die innere Reflexion und die nahezu echofreie mittlere Schicht zwischen innerer und äußerer Reflexion die Tunica intima und media und werden als **Intima-Media-Einheit** (IME) bezeichnet. Ihre Dicke kann mittels Ultraschall gemessen werden (Abb. **B-1.5**).

Intima-Media-Einheit: Im Ultraschall zeigt sich eine virtuelle Dreischichtigkeit der Gefäßwand:
- schmale, echodichte innere Schicht (= **innere Reflexion**): Übergang des strömenden Blutes zur Intima
- breitere, nahezu echofreie mittlere Schicht
- breite, echodichte, äußere Schicht (= **äußere Reflexion**): Übergang der Adventitia zum perivaskulären Gewebe.

Innere Reflexion und die nahezu echofreie mittlere Schicht zwischen innerer und äußerer Reflexion werden als **Intima-Media-Einheit** bezeichnet (Abb. B-1.5).

▶ **Merke.** Die Dicke der **Intima-Media-Einheit** sollte 0,8 mm (gemessen an der A. carotis communis 1 cm proximal der Karotisbifurkation) nicht überschreiten.

▶ **Merke.**

Bei atherosklerotischen Entwicklungen zeigt sich hier bereits frühzeitig eine Dickenzunahme. Dies ermöglicht eine Vorhersage über das Vorliegen einer koronaren Gefäßerkrankung oder einer diabetischen Angiopathie.

Bei atherosklerotischen Entwicklungen ist die Intima-Media-Einheit schon frühzeitig verdickt.

⊙ **B-1.5** Intima-Media-Einheit

Dreischichtiger Aufbau der Gefäßwand im Ultraschallbild. Darstellung der A. carotis communis im Längsschnitt.

Huck K.: Kursbuch Doppler- und Duplexsonographie. Thieme; 2004

⊙ B-1.5

Dopplersonografie

Die wichtigsten pathophysiologischen Folgen stenosierender Gefäßerkrankungen lassen sich dopplersonografisch gut erfassen:
- Änderungen der Strömungsgeschwindigkeiten (intrastenotische Zunahme/poststenotische Abnahme)
- poststenotisch gestörte Strömung (Umverteilung des Geschwindigkeits- bzw. Frequenzspektrums)
- Änderungen der Pulsatilität (prästenotische Zunahme, poststenotische Abnahme, Abb. **B-1.7**)
- poststenotischer Blutdruckabfall.

Für die Diagnostik der PAVK der unteren Extremitäten hat die Messung der **Verschlussdrücke** (**Perfusionsdrücke**) am Knöchel im Vergleich zu denen des Oberarms (ABI) große Bedeutung. Ebenso wichtig ist die Aufzeichnung der **Strömungsgeschwindigkeitspulskurven** über den verschiedenen Etagen der Extremität (A. femoralis communis, A. poplitea, A. tibialis posterior und A. dorsalis pedis bzw. A. subclavia, A. brachialis, A. radialis und A. ulnaris).

Dopplersonografie

Mit der Dopplersonografie können die wichtigsten pathophysiologischen Folgen stenosierender Gefäßerkrankungen erfasst werden.

B-1.6 Bestimmung des Knöchel-Arm-Indexes

a Korrekte Lage der Blutdruckmanschette bei der Messung der Knöchelperfusionsdrücke.
b Dopplersonografische Messung der A. tibialis posterior hinter dem Innenknöchel.

a,b aus: Amann-Vesti B., Thalhammer C., Huck K.: Kursbuch Doppler- und Duplexsonografie. Thieme; 2012

Messung der Perfusionsdrücke und Bestimmung des Knöchel-Arm-Indexes (ABI): Dokumentiert werden die absoluten Drücke sowie der Quotient aus **Knöchel- und Oberarmdruck** (Abb. **B-1.6**). Bei hämodynamisch relevanter Stenose sinken Knöchelperfusionsdruck und ABI.

Messung der Perfusionsdrücke und Bestimmung des Knöchel-Arm-Indexes (Anklebrachial-Index, ABI): Am Beginn der apparativen Diagnostik einer PAVK steht die vergleichende dopplersonografische Messung der **Oberarm- und Knöchelverschlussdrücke** in Ruhe und nach einem Belastungstest (z. B. Laufbandergometrie). Die Messung erfolgt mit einer cw-Dopplerstiftsonde und normalen Blutdruckmanschetten, die in typischer Weise an den Oberarmen bzw. am Unterschenkel direkt oberhalb der Knöchel angebracht werden (Abb. **B-1.6**). Die Arterien werden mit der Stiftsonde georted, die Blutdruckmanschette suprasystolisch aufgeblasen und der systolische Perfusions- bzw. Verschlussdruck durch langsames Ablassen des Manschettendrucks bestimmt. Beim Gefäßgesunden steigt der systolische Blutdruck mit zunehmender Entfernung von der Aortenklappe an und liegt im Knöchelbereich über dem Druckwert am Oberarm. Liegt in der Gefäßachse der unteren Extremität eine hämodynamisch relevante Stenose (70–80 % Durchmessereinengung) oder ein Verschluss vor, sinkt der Knöchelperfusionsdruck und liegt unter dem Oberarmdruck. Dokumentiert werden die absoluten Drücke sowie der Quotient aus Knöchel- und Oberarmdruck (ABI).

▶ **Merke.**

▶ **Merke.** Bei Gefäßgesunden liegt der Verschlussdruck der Knöchelarterien deutlich über dem Druck in den Oberarmarterien. Der ABI beträgt > 1. Ein **ABI < 0,9** in Ruhe oder nach einem Belastungstest gilt als Beweis für das Vorliegen einer arteriellen Verschlusskrankheit. Bei einem **Perfusionsdruck < 50 mmHg** und einem **ABI < 0,5** liegt eine kritische Ischämie (S. 277) vor.

Bei einer **Mediasklerose** können falsch hohe oder falsch normale Drücke am Knöchel gemessen werden. Hier sollte daher der Verschlussdruck im Zehenbereich bestimmt werden.

Messung der Strömungsgeschwindigkeitspulse: Das Strömungsmuster des Blutes ändert sich distal eines relevanten Hindernisses. Es zeigen sich poststenotische Strömungspulse (Abb. **B-1.7**).

Beim Vorliegen einer **Mediasklerose** (S. 270) können falsch hohe oder falsch normale Drücke am Knöchel gemessen werden. In diesen Fällen wird der Verschlussdruck im Zehenbereich bestimmt, da die akralen Gefäße in aller Regel nicht von einer Mediasklerose betroffen sind.

Messung der Strömungsgeschwindigkeitspulse: Das Strömungsmuster des Blutes ändert sich distal eines relevanten Hindernisses in charakteristischer Weise (s. S. 265). Es treten **poststenotische Strömungspulse** auf (Abb. **B-1.7**). Durch die etagenweise Messung dieser Pulse mit einer Dopplerstiftsonde ist eine **orientierende Lokalisationsdiagnostik** mit Einteilung in PAVK vom Becken-, Oberschenkel- oder Unterschenkeltyp möglich. Vergleicht man die Flussmuster über der A. femoralis communis, der A. poplitea und den Fußarterien, weisen z. B. ein triphasischer Strömungspuls (s. Abb. **B-3.1**.) über der A. femoralis communis und poststenotische Muster ab der A. poplitea darauf hin, dass das erste relevante Strombahnhindernis zwischen den beiden Ableitungsorten im Verlauf des Oberschenkels zu finden ist.

B 1.4 Spezielle Diagnostik bei arteriellen Gefäßerkrankungen

B-1.7 Poststenotische Strömungsgeschwindigkeitspulse

a Schematische Darstellung des prä- und poststenotischen Widerstandsverhaltens mit korrespondierenden Änderungen triphasischer und monophasischer Strömungsgeschwindigkeitsimpulse bei Auftreten einer Gefäßstenose.
b Grafische Darstellung des Stenose- und Gesamtwiderstands, Verhalten des Gesamtwiderstands, des peripheren Widerstands sowie des Stenosewiderstands bei zunehmender Stenosierung eines arteriellen Gefäßes. Der periphere Widerstand setzt sich aus einem disponiblen und einem fixierten Anteil (minimaler peripherer Widerstand) zusammen, die in Summe den Gesamtwiderstand (rote Linie) ergeben. Beim Auftreten einer Stenose wird die Zunahme des Stenosewiderstands (blaue Linie) durch eine Abnahme des disponiblen Anteils des peripheren Widerstands kompensiert, sodass der Gesamtwiderstand zunächst gleich bleibt. Wird die Kapazität des disponiblen Anteils des peripheren Widerstands überschritten, kommt es mit zunehmender Stenosierung zu einem Anstieg des Gesamtwiderstands.

nach: Amann-Vesti B., Thalhammer C., Huck K.: Kursbuch Doppler- und Duplexsonografie. Thieme; 2012

Weitere Verfahren zur funktionellen Diagnostik

Die Auswirkungen einer arteriellen Durchblutungsstörung an einem zugänglichen Endorgan kann durch die **transkutane Messung des Sauerstoffpartialdrucks tcPO$_2$ bzw. der Sauerstoffsättigung SO$_2$** dokumentiert werden. Bei kritischer Ischämie mit Indikation zur Amputation kann mithilfe der Festlegung von Sauerstoffisobaren die Amputationsgrenze bestimmt werden.

Untersuchung der Mikrozirkulation: Hierzu stehen die **Laser-Doppler-Fluxmetrie** und **Kapillarmikroskopie** zur Verfügung. Bei der Laser-Doppler-Fluxmetrie kann die Strömungsgeschwindigkeit bzw. der Blutfluss in der Haut bestimmt werden. Bei der Kapillarmikroskopie wird die Kapillardichte (normal: 9–13/mm) und Morphologie (normal: palisadenförmig) gemessen. Pathologische Befunde finden sich z. B. bei Kollagenosen (avaskuläre Felder, Riesenkapillaren, Büschelkapillaren und mikroskopische Einblutungen) und primärem Raynaud-Syndrom (dilatierte Kapillaren).

Radiologische Schnittbildverfahren und Angiografie

Als bildgebende Verfahren stehen heute neben der Farbdopplersonografie die MR-Angiografie, die CT-Angiografie sowie die Angiografie als digitale Subtraktionsangiografie (DSA) zur Verfügung. Über Limitationen und mögliche Nebenwirkungen der einzelnen Untersuchungsmethoden informiert Tab. **B-1.3**.
Die **MR-Angiografie (MRA)** ist wegen der fehlenden Strahlenbelastung, der besseren Verträglichkeit der verwendeten Kontrastmittel und ihrer ausgezeichneten Ergebnisse die Methode der Wahl bei elektiver Diagnostik (Abb. **B-1.8**). Einschränkungen entstehen in erster Linie durch den Patienten selbst (Klaustrophobie, in den Körper eingebrachte Implantate).

Weitere Verfahren zur funktionellen Diagnostik

Mithilfe der **transkutanen Messung des Sauerstoffpartialdrucks tcPO$_2$ bzw. der Sauerstoffsättigung SO$_2$** können die Auswirkungen arterieller Durchblutungsstörungen an einem zugänglichen Endorgan dokumentiert werden.

Untersuchung der Mikrozirkulation:
- **Laser-Doppler-Fluxmetrie:** Bestimmung von Strömungsgeschwindigkeit bzw. Blutfluss in der Haut.
- **Kapillarmikroskopie:** Beurteilung der Kapillardichte und -morphologie.

Radiologische Schnittbildverfahren und Angiografie
Siehe Tab. **B-1.3**.

MR-Angiografie (MRA): Methode der Wahl bei der elektiven Diagnostik (fehlende Strahlenbelastung, geringere Toxizität der verwendeten Kontrastmittel, ausgezeichnete Ergebnisse, Abb. **B-1.8**).

B-1.8 MR-Angiografie eines Patienten mit Z. n. aortobifemoralem Bypass

a Abdomen-Becken-Leistenbereich (proximale Anastomose [Pfeil] und distale Anastomosen [Doppelpfeile] des aortobifemoralen Bypasses).
b Oberschenkel-Knie-Bereich.
c Unterschenkel-Fuß-Bereich.

B-1.3 Limitationen und Nebenwirkungen sowie Zeitaufwand wichtiger technischer Untersuchungen bei Gefäßerkrankungen

Duplexsonografie/farbcodierte Duplexsonografie
- Grenzen bei der Untersuchung des Abdomens durch Adipositas und Meteorismus
- schlechte Wandauflösung bei Untersuchung in größerer Tiefe mit niedriger Sendefrequenz
- Untersucherabhängigkeit
- Zeitaufwand: 30 Minuten

MR-Angiografie (MRA)
- Klaustrophobie
- Signalauslöschung oder schlechte Beurteilbarkeit von Stents
- Untersuchung nicht möglich bei Implantation von Schrittmachern, Defibrillatoren, intrazerebralen Shunts, Kochlea-Implantaten und großen Metallstützen nach Operation der Wirbelsäule
- Gefahr der nephrogenen systemischen Fibrose (NSF) bei bestimmten Kontrastmitteln bei Vorliegen einer Niereninsuffizienz
- Zeitaufwand: 30 Minuten

CT-Angiografie (CTA)
- Strahlenexposition
- Signalartefakte bei ausgeprägten Verkalkungen und Stents
- Einschränkungen, die sich durch die Gabe von jodhaltigem Kontrastmittel ergeben: Kontrastmittelallergie, Niereninsuffizienz, Überfunktion der Schilddrüse
- Zeitaufwand: wenige Minuten

digitale Subtraktionsangiografie (DSA)
- Punktionskomplikationen (Hämatom, Pseudoaneurysma)
- Gefäßkomplikationen, z. B. Dissektion, Perforation
- Strahlenexposition
- Einschränkungen, die sich durch die Gabe von jodhaltigem Kontrastmittel ergeben: Kontrastmittelallergie, Niereninsuffizienz, Überfunktion der Schilddrüse
- Zeitaufwand: abhängig von der Fragestellung

CT-Angiografie (CTA): Methode der Wahl in der Notfalldiagnostik (kürzere Untersuchungsdauer).
3-D-Rekonstruktionen bieten faszinierende diagnostische Möglichkeiten (s. Abb. **B-4.11**, S. 300 und Abb. **B-4.12**, S. 303).

Für diese Patienten bietet die **CT-Angiografie (CTA)** eine Alternative. Auch in Notfallsituationen (z. B. bei Verdacht auf rupturiertes Aortenaneurysma) wird der CTA aufgrund ihrer deutlich kürzeren Untersuchungsdauer der Vorzug gegeben. Einschränkungen entstehen v. a. durch die notwendige Gabe von Kontrastmittel (Niereninsuffizienz, Kontrastmittelallergie, latente oder manifeste Hyperthyreose). **3-D-Rekonstruktionen**, die sowohl mit der MRA als auch mit der CTA möglich sind, bieten faszinierende diagnostische Möglichkeiten (s. Abb. **B-4.11**, S. 300 und Abb. **B-4.12**, S. 303).

Eine **digitale Subtraktionsangiografie (DSA)** zur Diagnostik von Gefäßerkrankungen ist heute nur noch selten erforderlich und wird in der Regel durchgeführt, wenn gleichzeitig eine interventionelle Therapie geplant ist (s. Abb. **B-4.8a**).

Digitale Subtraktionsangiografie (DSA): Einsatz bei geplanter interventioneller Therapie (s. Abb. **B-4.8a**).

1.5 Spezielle Diagnostik bei venösen Gefäßerkrankungen

1.5.1 Anamnese

Die Anamnese bei Venenerkrankungen zielt neben der Diagnose der Grunderkrankung vor allen Dingen auf die Erkennung einer **thrombophilen Disposition**. Daneben muss bei Verdacht auf Phlebothrombose nach den Symptomen einer Lungenarterienembolie gefragt werden. Tab. **B-1.4** zeigt die Anamneseschwerpunkte.

1.5 Spezielle Diagnostik bei venösen Gefäßerkrankungen

1.5.1 Anamnese

Siehe Tab. **B-1.4**.

≡ B-1.4 Anamnese bei Venenerkrankungen

allgemeine Anamnese:
- Art und Dauer der Beschwerden
- Tagesrhythmik der Beschwerden
- bei akuten Beschwerden: Begleitumstände (s. Komponenten der Virchow-Trias, s. Tab. **B-6.2**, S. 317)
- bei chronischen Beschwerden: Auftreten in Schüben (z. B. während Schwangerschaft)
- bei Frauen: Fehlgeburten und Schwangerschaftskomplikationen (Thrombophilie)
- bei Thromboseverdacht: Symptome der Lungenarterienembolie

Berufsanamnese: stehende Tätigkeit, sitzende Tätigkeit ohne Bewegungsmöglichkeit, schweres Heben

Familienanamnese: Varikose, venöse Thrombose, Lungenarterienembolie, Thrombophilie

Medikamentenanamnese: Ovulationshemmer, Hormonsubstitution in der Menopause, antihormonelle Therapie bei Tumorerkrankungen (z. B. Östrogenrezeptor-Modulatoren)

1.5.2 Klinische Untersuchung

Bei der klinischen Untersuchung venöser Gefäßerkrankungen stehen die **Inspektion** und **Palpation** im Vordergrund (Tab. **B-1.5**). Wann immer möglich, sollte die Untersuchung sowohl im Liegen als auch im Stehen erfolgen. Bei einer Phlegmasia coerulea dolens müssen wie beim akuten arteriellen Verschluss Motorik und Sensibilität geprüft werden.

1.5.2 Klinische Untersuchung

Sie sollte im Liegen und Stehen erfolgen. **Inspektion** und **Palpation** stehen bei der klinischen Untersuchung venöser Gefäßerkrankungen im Vordergrund (Tab. **B-1.5**).

≡ B-1.5 Befunde der Inspektion und Palpation bei venösen Gefäßerkrankungen

Inspektion	Palpation	Diagnose
- varikös veränderte Venenabschnitte (Stamm- oder Seitenastvarikose) - bei Perforansinsuffizienz: erbsengroße Vorstülpungen der Haut („Blow-out"-Phänomen)	- sichtbare Venen ausstreichbar - weiches, gut eindrückbares (epifasziales) Ödem - bei Perforansinsuffizienz: Vorstülpungen wegdrückbar, tastbare Faszienlücken	primäre Varikose (S. 312)
- strangförmig prominente Venen bzw. Varizenknoten, gerötete Haut	- verhärteter Venenstrang/Varizenknoten - überwärmte Haut	Thrombo-/Varikophlebitis (S. 325)
- Warnvenen (nicht varikös verändert) - Beinumfangsvermehrung - periphere Zyanose	- sichtbare Venen ausstreichbar - Überwärmung der Haut - sub- und/oder epifasziales Ödem	Phlebothrombose (S. 316)
- Varizen - Beinumfangsvermehrung - Venenzeichnung (Corona phlebectatica, perimalleoläre Kölbchenvenen) - Braunfärbung der Haut - dünne pergamentartige Haut (Atrophie blanche) - zyanotische Hautfarbe - Ulcus cruris (v. a. medialer Knöchel)	- epi- und/oder subfasziales Ödem - konsistenzvermehrte, kaum verschiebliche Haut (Dermatosklerose) - im Bereich der Weißfärbung stark druckschmerzhafte Haut	chronisch venöse Insuffizienz bei postthrombotischem Syndrom oder primärer Varikose
- maximale Beinschwellung - zyanotische bis blasse Hautfarbe	- stark schmerzhafte Palpation - fehlende Pulse - kühle Haut	Phlegmasia coerulea dolens (S. 325)

1.5.3 Labordiagnostik

Bestimmung der D-Dimere: Bei Prozessen, die mit einer Thrombenbildung einhergehen (venöse Thrombosen, Lungenarterienembolien, Aneurysmata, Dissektionen), können Fibrin- und Fibrinogen-Spaltprodukte als **D-Dimere** im Plasma nachgewiesen werden. Da D-Dimere auch nach Traumen, bei DIC und Tumorerkrankungen nachweisbar sind, ist der D-Dimere-Test wegen seiner geringen Spezifität allerdings nur zur **Ausschlussdiagnostik** eines thrombotischen Geschehens geeignet.

▶ **Merke.** Dies bedeutet, dass bei einem normalen D-Dimere-Test und einer geringen Wahrscheinlichkeit für das Vorliegen einer tiefen Beinvenenthrombose diese als ausgeschlossen gelten kann. Umgekehrt sollte bei hoher klinischer Wahrscheinlichkeit und normalem D-Dimere-Test eine weitere Abklärung auf eine tiefe Beinvenenthrombose erfolgen, s. Bildgebung (S. 319). Der D-Dimere-Test sollte deshalb sparsam und konsequenterweise nur bei Patienten eingesetzt werden, bei denen die klinische Wahrscheinlichkeit einer Thrombose und/oder Lungenarterienembolie gering ist.

Thrombophiliediagnostik: Die Thrombophiliediagnostik sollte gezielt und grundsätzlich nur dann erfolgen, wenn sich daraus eine therapeutische Konsequenz ergibt. Vergleiche hierzu S. 320.

1.5.4 Apparative Diagnostik

An erster Stelle der diagnostischen Verfahren steht heute der Ultraschall, der sowohl die morphologischen als auch die funktionellen Aspekte venöser Erkrankungen mit großer Treffsicherheit erfasst. Bei erschwerter Zugänglichkeit im abdominellen und retroperitonealen Bereich (Adipositas, Meteorismus) kann eine CT- oder MR-Phlebografie erfolgen. Für gutachterliche Fragestellungen kann die Aufnahmekapazität der Venen mit der Venenverschlussplethysmografie, die Dränagefähigkeit mit der Venendruckmessung (Phlebodynamometrie) oder der Lichtreflexionsrheografie bestimmt werden. Eine Phlebografie mit Einspritzen jodhaltigen Kontrastmittels in eine Fußrückenvene bleibt Ausnahmeindikationen vorbehalten.

Sonografie

Kompressionssonografie: Sie ist bei der Fragestellung einer **Phlebothrombose** im Bereich der Beinvenen die Methode der Wahl. Hierbei werden die Venen im Querschnitt kontinuierlich dargestellt und regelmäßig komprimiert. Kann das Gefäß vollständig komprimiert werden, ist es frei von Thromben. Lässt es sich nicht komprimieren, liegt eine Thrombose vor (s. Abb. **B-6.6**, S. 320). Bei partieller Komprimierbarkeit handelt es sich um einen parietalen Thrombus oder eine postthrombotische Wandverdickung. Im Bereich der Beckengefäße sowie der abdominellen und retroperitonealen Gefäße ist die Kompressionssonografie nicht anwendbar.

Farbcodierte Dopplersonografie: Mit ihr lässt sich die Durchgängigkeit der Gefäße im Bereich der Beckengefäße sowie der abdominellen und retroperitonealen Gefäße belegen. Weiterhin kann die Beziehung des Thrombus zur Gefäßwand dargestellt werden. Beim **postthrombotischen Syndrom** gelingt der Nachweis einer verdickten Gefäßwand. Klappeninsuffizienzen lassen sich an einem Farbwechsel an der insuffizienten Klappe erkennen (s. Abb. **B-6.4 b, c**, S. 315). Bei der primären Varikose lassen sich die Klappeninsuffizienzen im Bereich der oberflächlichen und transfaszialen Venen, bei dekompensierter Rezirkulation auch im tiefen Venensystem nachweisen.

Duplexsonografie: Die funktionellen Aspekte von Venenerkrankungen können dopplersonografisch erfasst werden. Mithilfe der Duplexsonografie wird dabei der auffällige Gefäßbezirk mit dem B-Bild lokalisiert und dann die dopplersonografische Untersuchung gezielt durchgeführt. Beim Gefäßgesunden erfolgt der Abstrom atemvariabel. Liegt ein Abflusshindernis vor, kommt es infolge der akuten venösen Hypertonie distal zu einem Verlust der Atemvariabilität (kontinuierlicher Abstrom). Klappeninsuffizienzen zeigen sich am Wechsel der Strömungsrichtung.

Venenverschlussplethysmografie (VVP)

Mit plethysmografischen Verfahren werden Volumenänderungen an Extremitäten, Organen und Körperabschnitten (z. B. Thorax) relativ genau erfasst. An den Extremitäten kann die venöse Kapazität, d. h. die Aufnahmefähigkeit der Venen für Blut und damit indirekt ihre Dehnbarkeit gemessen werden. Das heute am häufigsten verwendete technische Prinzip ist der Dehnungsmessstreifen (Strain-Gauge-Plethysmografie).

Prinzip: Ein Dehnungsmessstreifen besteht aus einer Gliederkette, deren elektrischer Widerstand gemessen werden kann. Sie wird mit einer leichten Vorspannung um Unterschenkel oder Thorax angelegt. Wird die Kette gedehnt (z. B. durch Einatmen), ändert sich ihr elektrischer Widerstand. Die gemessene Änderung ist proportional der Umfangs- bzw. Volumenänderung des untersuchten Körperteils.

Durchführung: Der Patient liegt bei der Messung auf einer speziellen Liege, die eine bequeme Hochlagerung der Beine unter einem Winkel von 45° erlaubt. Bei dieser Lagerung sind die Venen des Unterschenkels entleert. Die Dehnungsmessstreifen werden mit einer leichten Vordehnung am größten Umfang der Waden angelegt. Mit einer Oberschenkelblutdruckmanschette wird ein Staudruck von 60–80 mmHg erzeugt. Bei diesem Druck kommt es zur Blockade des venösen Abstroms, der arterielle Einstrom ist unbehindert, sodass die für den gegebenen Staudruck maximale Venenfüllung erreicht ist. Das hierbei ermittelte aufstaubare Venenvolumen wird als **venöse Kapazität** in ml pro 100 ml Gewebe angegeben.

Auswertung: Der Normwert beim Venengesunden liegt zwischen 2 und 4 ml/100 ml Gewebe. Eine **erhöhte venöse Kapazität** weist auf eine erhöhte Dehnbarkeit der Venen hin (z. B. bei primärer Varikose). Eine **verminderte venöse Kapazität** kann mehrere Gründe haben:
- Ein Teil der Venen der untersuchten Extremität ist thrombotisch verschlossen.
- Die Venen können sich aufgrund einer postthrombotischen Verdickung der Gefäßwand nur vermindert füllen.
- Bei durchlässigen, wandgesunden Venen können diese durch einen perivaskulären Prozess (z. B. Ödem) nicht ausreichend gefüllt werden.

Lichtreflexionsrheografie

Bei der Lichtreflexionsrheografie (Fotoplethysmografie) werden ähnlich wie bei der VVP Schwankungen des Extremitätenvolumens bzw. der venösen Füllung gemessen. Dabei wird Infrarotlicht einer bestimmten Wellenlänge in die Haut emittiert und der reflektierte Anteil, der vom Füllungszustand der subkutanen Venen abhängig ist, erfasst. Wie bei der Venendruckmessung (s. u.) wird die Dränagefähigkeit der Extremitäten mithilfe von Zehenständen überprüft. Messparameter ist dabei die Wiederauffüllzeit nach Entleerung der Venen durch Zehenstände. Eine verkürzte Wiederauffüllzeit weist auf eine Störung der Klappenfunktion hin.

Venendruckmessung – Phlebodynamometrie

Die Venendruckmessung ist ein invasives Verfahren zur Messung der Dränagekapazität der Extremitätenpumpe.

Durchführung: Eine Fußrückenvene wird punktiert und die Kanüle mit einem elektromechanischen Wandler verbunden. Der Nullpunkt wird auf Höhe der Punktionsstelle abgeglichen und der Druck im Stehen bestimmt (Normalwert bei mittlerer Körpergröße: 90–100 mmHg). Anschließend wird die Muskelpumpe durch wiederholte Zehenstände und Kniebeugen so lange aktiviert, bis der Druckabfall ein Plateau erreicht. Danach wird die Wiederauffüllung im Stehen beobachtet.

Auswertung: Als verlässlichster Parameter zur Beurteilung der Dränagekapazität hat sich der **maximale Druckabfall** erwiesen (beim Gesunden > 50 mmHg). Bei Insuffizienz des Klappenapparates der Leitvenen bzw. persistierendem Abflusshindernis kann der venöse Druck durch Einsatz der Muskelpumpe nur ungenügend oder gar nicht gesenkt werden. Anhand der verminderten Druckreduktion kann eine Schweregradeinteilung der Dränagestörung vorgenommen werden.

Internet-Link: www.dga-gefaessmedizin.de/ (Deutsche Gesellschaft für Angiologie [DGA]).

2 Leitsymptome

2.1 Schmerzen im Bein 260
2.2 Trophische Störungen 262
2.3 Beinödem 263

2.1 Schmerzen im Bein

Ätiologie: s. Tab. B-2.1.

Diagnostik: Die Klärung von 3 Fragen ist wesentlich:
- Schmerzen nur bei **Belastung** oder auch in Ruhe?
- Gleichzeitige **Beinschwellung** (Hinweis auf venöse Erkrankung)?
- Gleichzeitige **Parese** (Hinweis auf akuten arteriellen Verschluss)?

2.1 Schmerzen im Bein

Ätiologie: Beinschmerz ist ein uncharakteristisches Symptom, das auf sehr unterschiedliche Erkrankungen zurückgeführt werden kann. Siehe hierzu Tab. **B-2.1**.

Diagnostik: Stellt sich ein Patient wegen Beinschmerzen vor, sind für die weitere differenzialdiagnostische Weichenstellung 3 Fragen wesentlich:
- Bestehen die Beinschmerzen nur bei **Belastung** oder auch in **Ruhe**?
- Liegt zusätzlich eine **Beinschwellung** vor?
- Besteht zusätzlich eine **Parese**?

Eine Schwellung der Beine weist auf eine venöse Erkrankung hin. Bei Paresen muss dringlich ein akuter arterieller Verschluss belegt oder ausgeschlossen werden.

B-2.1 Schmerzen im Bein

mögliche Ursache	Klinik	wegweisende Diagnostik
Gefäßerkrankungen		
Claudicatio intermittens bei PAVK	• charakteristisches Schmerzmuster (S. 280) • Typisches Kennzeichen: Die Schmerzen verschwinden nach Abbruch der Belastung innerhalb von wenigen Minuten vollständig.	Anamnese, Pulsdefizit, dopplersonografische Messung des Knöchel-Arm-Indexes in Ruhe und nach Belastung (ABI < 0,9, Abfall nach Belastung, S. 282)
ischämischer Ruheschmerz (CLI = „chronic critical limb ischemia") bei PAVK	charakteristisches Schmerzmuster und -lokalisation (S. 281)	Anamnese, Pulsdefizit, dopplersonografische Messung des Knöchel-Arm-Indexes (S. 282)
akuter arterieller Verschluss	Begleitsymptome „6 Ps" (S. 287)	klassischer klinischer Befund, arterieller und venöser Dopplerbefund des Fußes, farbcodierte Duplexsonografie, wenn ausreichend Zeit CTA oder DSA
Wandumbauprozesse bei Gefäßalterung (Athero-, Phlebosklerose), Aneurysmen, Dissektionen, Wandhämatomen und Gefäßentzündungen (Arteriitiden, Phlebitiden)	spontan, ohne Belastungsprovokation auftretender, umschrieben lokalisierter Schmerz	Ultraschall, CTA, MRA
Claudicatio venosa bei schlecht kollateralisiertem postthrombotischem Syndrom (ausgeprägtes subfasziales Ödem der Wadenmuskulatur)	• heftiger Bewegungsschmerz der Wade bei hohem interstitiellem Druck • Stehenbleiben mildert die Symptome, lässt sie allerdings nicht verschwinden	farbcodierte Duplexsonografie
Phlebothrombose	• dumpfe Schmerzen in Oberschenkel, Wade, Fuß (selten auch Unterbauch), die sich beim Auftreten verstärken können und durch Hochlagerung der Extremität bessern • Schwere- und Spannungsgefühl, überwärmte Haut • klinisch auffälligstes Zeichen: prall gefüllte Warnvenen (z. B. V. saphena magna oder an der Tibiakante)	Kompressionssonografie, farbcodierte Duplexsonografie
Phlegmasia coerulea dolens	• heftige Schmerzen • starke Schwellung • Zyanose • kühle Haut • selten venöse Gangrän und Paresen	Kompressionssonografie, farbcodierte Duplexsonografie, arterielle Dopplersonografie

B-2.1 Schmerzen im Bein (Fortsetzung)

mögliche Ursache	Klinik	wegweisende Diagnostik
neurologische Erkrankungen		
Spinalstenose (Claudicatio spinalis intermittens)	<ul><li>Schmerzen beim Gehen</li><li>Parästhesien, selten Paresen</li><li>die Symptome bessern sich im Sitzen</li><li>gute Gehleistung morgens, Verschlechterung der Gehstrecke im Tagesverlauf</li></ul>	MRT
Nervenwurzelkompressionssyndrom	<ul><li>Schmerzen im Bereich der LWS, die in das Bein ausstrahlen (Lumboischialgie)</li><li>positives Lasègue-Zeichen</li><li>evtl. zusätzlich Sensibilitätsstörungen, Paresen, Reflexabschwächung</li></ul>	MRT
Polyneuropathie	<ul><li>distal betonte, symmetrische, häufig strumpfförmige brennende Schmerzen (burning feet), die v. a. nachts auftreten</li><li>häufig verbunden mit einer deutlichen Berührungsempfindlichkeit der Haut und neurologischen Auffälligkeiten (verminderte Tiefensensibilität, abgeschwächter oder aufgehobener Achillessehnenreflex)</li></ul>	klinische Untersuchung, motorische und sensible Nervenleitgeschwindigkeit (NLG), EMG
weitere		
Arthrose	<ul><li>gelenknahe Schmerzen, v. a. bei Belastung („Anlaufschmerz")</li><li>typische radiologische Befunde</li></ul>	konventionelles Röntgen, MRT
Arthritiden der Hüfte, des Knies sowie der Fußgelenke	<ul><li>schmerzhaftes, gerötetes geschwollenes und überwärmtes Gelenk</li><li>Entzündungsparameter ↑ (CRP, BSG) (zur DD der Arthritiden: Tab. N-1.4, S. 1345)</li></ul>	individuelle Labordiagnostik sowie Diagnostik mit konventionellem Röntgen, CT und MRT; bei Gelenkergüssen Punktion und laborchemische, zytologische und bakteriologische Untersuchung des Materials
posttraumatisch	Trauma in der Anamnese	individuelle Diagnostik mit konventionellem Röntgen, CT und MRT

Bewegungsabhängige Schmerzen:
- **Claudicatio intermittens (CI) bei PAVK:** Es muss gezielt nach dem typischen Beschwerdemuster (schmerzfreies Anlaufen, Limit, kurze Erholungsphase) gefragt werden.
- **Erkrankungen der Venen und des Bewegungsapparates:** häufig Anlaufschmerz, keine komplette Schmerzfreiheit nach Einlegen einer Ruhepause, Zunahme der Beschwerden im Laufe des Tages, Abklingen bei längerer Schonung (z. B. Nachtruhe oder Schonhaltung [z. B. Hochlagern bei Venenerkrankungen, Beugehaltung bei Lumboischialgie]). Die **Claudicatio venosa** zeigt ausnahmslos zusätzlich eine Umfangsvermehrung (im Wesentlichen subfasziales Ödem). In aller Regel liegt eine positive Thromboseanamnese vor. Bei Erkrankungen des **Bewegungsapparates** sind die betroffenen Bereiche lokal druckempfindlich, überwärmt und häufig umschrieben geschwollen. Die passive Bewegung ist schmerzhaft, die Beweglichkeit oft eingeschränkt.

Nicht belastungsabhängige Schmerzen: In Ruhe oder spontan auftretende Extremitätenschmerzen bei Gefäßerkrankungen sind Ausdruck einer Ischämie, einer Stauung oder eines lokalen Gefäßprozesses. Der **ischämische Ruheschmerz** zeigt wie die CI ein charakteristisches Muster (Auftreten oder Zunahme im Liegen, Besserung im Stehen) und ist typischerweise akral und pedal lokalisiert.
- **Gefäßwandprozesse** sind häufig segmental lokalisiert und verursachen dort Beschwerden, wo sie ablaufen. Hierzu gehört auch die tiefe Venenthrombose (TVT), die meist mit einer Schwellung einhergeht. Stauungsbeschwerden im Rahmen akuter (TVT) oder chronischer (primäre Varikose, PTS) venöser Erkrankungen betreffen größere Körperareale (z. B. Unterschenkel) und sind mit einer Schwellung kombiniert. Im Gegensatz zum „arteriellen" Ruheschmerz bessern sich venöse Spontanschmerzen durch Hochlagern. Zu in Ruhe auftretenden Beschwerden des Bewegungsapparates vgl. S. 261.

Bewegungsabhängige Schmerzen:
- **Claudicatio intermittens (CI) bei PAVK:** Typisch sind das schmerzfreie Anlaufen sowie die kurze Erholungsphase nach Erreichen des Limits.
- **Erkrankungen der Venen und des Bewegungsapparates:** häufig Anlaufschmerz, keine komplette Schmerzfreiheit nach Einlegen einer Ruhepause, Zunahme der Beschwerden im Laufe des Tages, Abklingen bei längerer Schonung; bei **Claudicatio venosa** zusätzlich Umfangsvermehrung.

Nicht belastungsabhängige Schmerzen: Ruheschmerzen sind Ausdruck einer Ischämie, einer Stauung oder eines lokalen Gefäßprozesses.

- **Gefäßwandprozesse:** lokalisiert; bei venösen Prozessen häufig Schwellung und Besserung durch Hochlagerung

- **diabetische Polyneuropathie:** besonders nachts auftretende Schmerzen, brennend mit symmetrisch strumpfförmiger Ausbreitung
- **akuter arterieller Verschluss:** typische Befundkonstellation (6 Ps).

- **Diabetische Polyneuropathie:** Die besonders nachts auftretenden, teilweise schmerzhaften Symptome lassen sich in aller Regel durch ihre Schmerzqualität (brennend) und das symmetrisch strumpfförmige Ausbreitungsmuster differenzialdiagnostisch abgrenzen.
- Beim **akuten arteriellen Verschluss** stehen (Ruhe-)Schmerzen, wenngleich vorhanden, nicht im Vordergrund der Symptomatik. Es ist vielmehr die Kombination der Symptome und Befunde, die in den 6 Ps (S. 287) zusammengefasst werden. Dabei ist der neurologische Status mit wechselnd ausgeprägten Paresen und Sensibilitätsstörung bei blasser kalter Extremität und fehlenden Pulsen von großer klinischer und prognostischer Bedeutung.

▶ Merke.

▶ **Merke.** Belastungsabhängige Schmerzen bei Claudicatio intermittens verschwinden nach Beendigung der Belastung, belastungsabhängige Schmerzen bei Erkrankungen des Bewegungsapparates oder der Venen werden lediglich gemildert, klingen aber nur selten vollständig ab. Um sich Linderung zu verschaffen, nehmen die Patienten häufig Schonhaltungen ein. Viele dieser Erkrankungen zeigen eine Zunahme der Beschwerden im Laufe des Tages und ein Abklingen während der Nachtruhe.

2.2 Trophische Störungen

▶ Definition.

▶ **Definition.** Trophische Störungen sind Ernährungsstörungen der Gewebe. Sie zeigen sich an den Extremitäten vor allem in Form von **Ulzera** und **Gangränen** an der Haut, können aber auch die Muskulatur und die Gewebe des Bewegungsapparates beteiligen.

Ätiologie: Gefäßerkrankungen, neurologische Störungen (Tab. **B-2.2**).

Ätiologie: Trophische Störungen entstehen v. a. im Rahmen von Gefäßerkrankungen und neurologischen Störungen (Tab. **B-2.2**) oder einer Kombination von beiden (arterielle und venöse Makro- und Mikrozirkulationsstörungen).

Diagnostik: Wesentlich sind die Erfassung der Art der trophischen Läsion, ihre Lokalisation, die Schmerzcharakteristika sowie die Beurteilung des Wundgrundes.
- **Anamnese:** Begleitsymptome helfen bei der Differenzierung (Schmerzen?, Symptome einer arteriellen oder venösen Gefäßerkrankung?, bei V. a. Cholesterinembolie-Syndrom Frage nach stattgehabten angiografischen Untersuchungen).

Diagnostik: Bei trophischen Störungen müssen zunächst die **Art der Störung** (Ulkus, Gangrän) sowie die **Lokalisation** festgehalten werden. Wichtig sind die Frage nach dem Auftreten von **Schmerzen** und die **Inspektion des Wundgrundes**.
- **Anamnese:** Wichtig ist die Frage nach begleitenden **Schmerzen**. Bei ischämisch verursachten Ulzerationen treten ausgeprägte Schmerzen auf, die bei venösen weniger ausgeprägt sind und bei neuropathischen fehlen. Weiterhin muss nach den typischen Symptomen einer arteriellen Verschlusskrankheit (vorausgehende CI, begleitender typischer ischämischer Ruheschmerz etc.) und nach den Symptomen einer venösen Gefäßerkrankung gefragt werden. Außerdem sollte nach dem Vorliegen eines Diabetes mellitus und den Symptomen einer diabetischen Neuropathie gefahndet werden. Bei Verdacht auf ein Cholesterinembolie-Syndrom ist nach vorausgegangenen angiografischen Untersuchungen (Koronarangiografie, Angiografie mit anderem Zielgebiet) zu fragen, die durchaus sehr lange zurückliegen können.

- **Inspektion:** Lokalisation, makroskopischer Aspekt und Inspektion des Wundgrunds helfen bei der Differenzierung der Ursache.

- **Inspektion:** Wichtig für die Differenzialdiagnose ist die **Lokalisation** des Ulkus. Das venöse Ulkus ist typischerweise medial oberhalb des Knöchels lokalisiert, das ischämische bzw. neuropathische Ulkus sitzt meist distal im Fußbereich. Multiple kleine Ulzera kommen im Rahmen arterioarterieller Embolien vor. **Makroskopisch** kann die „schwarze" Gangrän der Zehen von blauen und purpurfarbenen Zehen bei arterioarteriellen Embolien und Cholesterinembolie-Syndrom abgegrenzt werden. Auch die Inspektion des Wundgrundes liefert erste Hinweise. Ischämische Ulzera zeigen einen blassen, venöse und neuropathische Ulzera einen rosigen Wundgrund.

▶ Merke.

▶ **Merke.** Ulzera oberhalb des Knöchels sind überwiegend venös, distal des Knöchels arteriell bzw. durch eine diabetische Neuropathie verursacht. Gangränöse Zehen entstehen vorwiegend im Rahmen einer arteriellen Verschlusskrankheit oder im Rahmen einer arterioarteriellen Embolie, seltener neuropathisch und extrem selten venös.

☰ **B-2.2** Trophische Störungen

Ursache	Grunderkrankung	Klinik	wegführende Diagnostik
trophische Störungen bei Gefäßerkrankungen			
venöses Ulkus	chronisch venöse Insuffizienz bei primärer Varikose oder postthrombotischem Syndrom	- Lokalisation: bevorzugt medialer Knöchel - wenig schmerzhaft - unregelmäßige Form, rosa Grund, feucht	Duplexsonografie
arterielles Ulkus	PAVK IV, Morbus Buerger	- Lokalisation: Zehen, Fuß und Knöchel - stark schmerzhaft - verschiedene Formen, blasser Grund, trocken	dopplersonografische Messung des Knöchel-Arm-Indexes, bei Diabetikern Strömungsgeschwindigkeitspulse, Zehendruckmessung, $tcPO_2$, SO_2, farbcodierte Duplexsonografie, MRA
Hautinfarkte	kardiale Embolie, arterioarterielle Embolie	- Lokalisation: untere Drittel des Beines am Knöchel, Zehen, Blue-Toe-Syndrom - stark schmerzhaft - multiple kleine Ulzerationen	Ausschluss kardiale Emboliequelle: TEE, LZ-EKG; Ausschluss arterielle Emboliequelle: farbcodierte Duplexsonografie der Aorta und des gesamten Becken-, Beinarteriensystems, MRA
Cholesterinembolie-Syndrom	arterioarterielle Embolie	- vorausgegangene Katheteruntersuchung - Lokalisation: gesamtes Bein - wenig schmerzhaft - „purple toes", Livedo racemosa	Anamnese, Eosinophilie, Augenhintergrund, Niereninsuffizienz, ggf. Biopsie
gemischt venösarterielles Ulkus	chronisch venöse Insuffizienz + PAVK	- Lokalisation: meistens Knöchel - wenig schmerzhaft - unregelmäßige Form, rosa Basis	
neuropathische trophische Störungen			
neuropathisches Ulkus	periphere Polyneuropathie bei Diabetes mellitus oder anderen Ursachen	- Lokalisation: Fußsohle, verbunden mit Fußdeformität - nicht schmerzhaft! - tief, wie ausgestanzt, rosig mit umgebendem hyperkeratotischem Randwall	dopplersonografische Messung des Knöchel-Arm-Indexes, Strömungsgeschwindigkeitspulse, Zehendruckmessung, $tcPO_2$, SO_2, farbcodierte Duplexsonografie, MRA, neurologische Untersuchung, ggf. NLG, EMG
neuroischämisch bedingte trophische Störungen			
neuroischämisches Ulkus	diabetische Neuropathie und Ischämie	- Lokalisation: Fußsohle, verbunden mit Fußdeformität - wenig schmerzhaft - verschiedene Formen, blasser Grund, trocken	s. o.

2.3 Beinödem

Siehe S. 43.

2.3 Beinödem

Siehe S. 43.

© Aumüller G. et al.: Duale Reihe Anatomie. Thieme; 2010

3 Erkrankungen der Arterien – allgemeiner Teil

3.1 Einleitung 264
3.2 Anatomische und physiologische Besonderheiten arterieller Gefäße . 264
3.3 Formale Pathogenese und Ursachen arterieller Gefäßerkrankungen . 266

3.1 Einleitung

Erkrankungen der arteriellen Gefäße stehen an der Spitze der Morbiditäts- und Mortalitätsstatistiken der Industrienationen. Besondere Bedeutung haben dabei, was Lebenserwartung und auch Lebensqualität anbelangen, die koronaren (vgl. Kap. KHK, S. 57) und die zerebrovaskulären Erkrankungen. Das folgende Kapitel legt den Schwerpunkt auf Erkrankungen der sog. peripheren Gefäße der unteren und oberen Extremitäten, die der zerebrovaskulären Erkrankungen, was die internistische Grundversorgung anbelangt, sowie die Erkrankungen der Hauptschlagader und der von ihr abgehenden Gefäße. Dabei wird besonderer Wert auf das Gemeinsame hinsichtlich pathophysiologischer Entwicklungen sowie Symptombildung gelegt und das Spezielle nur so weit besprochen, wie es für den klinischen Alltag von Bedeutung ist. Auf das häufig gemeinsame Vorkommen arterieller Erkrankungen in verschiedenen Gefäßprovinzen ist besonders zu verweisen.

3.2 Anatomische und physiologische Besonderheiten arterieller Gefäße

3.2.1 Aufbau und Funktion

Der prinzipiell dreischichtige Aufbau der arteriellen Gefäßwand (S. 244) aus Intima, Media und Externa (= Adventitia), zeigt in Abhängigkeit von der Hauptfunktion und Lokalisation der jeweiligen Arterie **histologische Besonderheiten:** Von der Aorta zu den kleinen Gefäßen nehmen innerhalb der in Arterien stark ausgebildeten Media die elastischen Faserelemente ab und muskuläre Anteile zu, sodass man zwei Typen arterieller Gefäße unterscheidet:

- Arterien vom **elastischen Typ:** Diese großen, herznahen Gefäße (Aorta und Beckenarterien) enthalten in der Media einen hohen Anteil elastischer Fasern. Sie übernehmen die **Windkesselfunktion**: Ein Teil des systolisch vom linken Ventrikel ausgeworfenen Schlagvolumens verbleibt unter Dehnung der Gefäßwand zunächst in den großen Arterien und wird diastolisch mithilfe der elastischen Rückstellkräfte der Gefäßwände weitertransportiert. Hierdurch wird die rhythmisch vom linken Ventrikel erzeugte hohe Blutdruckamplitude (systolischer Druck 120 mmHg, endsystolischer Druck 0 mmHg, enddiastolischer Druck 8 mmHg) deutlich gedämpft (systolischer Druck 120 mmHg, enddiastolischer Druck 70 mmHg) und ein kontinuierlicher, systolisch-diastolischer Blutfluss erzeugt.
- Arterien vom **muskulären Typ:** In der Media dieser eher herzfern gelegenen Arterien, die Organe und Extremitäten versorgen, überwiegt der Anteil ringförmig angeordneter glatter Muskelzellen. Ihre Hauptaufgabe ist die bedarfsgerechte Versorgung der Organe und Extremitäten mit sauerstoff- und nährstoffreichem Blut (**Transportfunktion**).

Die situationsgerechte Anpassung des Herzzeitvolumens erfolgt über die **venöse Füllung** und die **Kontraktilität des linken Ventrikels**, seine bedarfsgerechte Verteilung auf Extremitäten und Organe über eine entsprechende Anpassung des **lokalen peripheren Widerstand R_{lok}** , der im Wesentlichen durch die Arteriolen und präkapillären Sphinkteren des zu versorgenden Organs bestimmt wird. Bei hohem Bedarf sind diese kleinen muskelstarken Gefäße weit gestellt und ermöglichen einen hohen Einstrom aus der Versorgungsarterie in das zugehörige Kapillarbett. Ist der Bedarf niedrig, wird durch eine entsprechende Engstellung der Zufluss aus den Arterien gedrosselt.

3.2.2 Arterieller Blutfluss

Der arterielle Blutfluss wird dabei durch verschiedene Parameter beeinflusst.

Parameter zur Beschreibung des arteriellen Blutflusses

Quantitativ lässt sich die Beziehung zwischen Blutfluss (**Volumenstromstärke**), **arteriellem Blutdruck** und **peripherem Widerstand** durch das **Ohm-Gesetz** $I = \Delta p/R$ beschreiben. Wendet man diese Beziehung auf den Gesamtkreislauf an, entspricht I dem Herzzeitvolumen und R dem peripheren Gesamtwiderstand. Bezogen auf die Durchblutung einer Extremität oder eines Organs ist I die lokale Volumenstromstärke I_{lok} und R der lokale periphere Widerstand R_{lok}. Der Druckgradient Δp entspricht der Differenz zwischen aortalem Mitteldruck und Druck im rechten Vorhof. Aus Herzzeitvolumen I und peripherem Gesamtwiderstand R lässt sich nach dem ohmschen Gesetz der momentan erforderliche Blutdruck Δp als $I \times R$ errechnen. Im gesunden arteriellen Gefäßsystem bleibt der **mittlere Blutdruck** auf dem Weg von der Aortenklappe zur Kreislaufperipherie nahezu konstant, während die Blutdruckamplitude durch eine Zunahme des systolischen Blutdrucks stetig wächst.

Ein weiterer für arterielle Gefäße relevanter Parameter ist die **Strömungsgeschwindigkeit (v)** des Blutes, die ohne Aufwand dopplersonografisch gemessen werden kann (s. S. 253). Sie ändert sich in Abhängigkeit von der Volumenstromstärke (I), dem Gefäßquerschnitt (A) und dem peripheren Widerstand. Diese Größen stehen über die **Kontinuitätsbedingung** miteinander in Beziehung: $I = A \times v = $ konstant. Bei gegebener Volumenstromstärke ändert sich die Strömungsgeschwindigkeit also umgekehrt zum Gefäßquerschnitt: Bei Verkleinerung des Gefäßdurchmessers nimmt sie zu bzw. umgekehrt. Eine Änderung der Volumenstromstärke führt bei konstantem Gefäßquerschnitt zu einer gleichsinnigen Änderung der mittleren Strömungsgeschwindigkeit.

Misst man die Strömungsgeschwindigkeit über die Zeit, erhält man einen **Strömungsgeschwindigkeitspuls**. Dabei lassen sich in Abhängigkeit vom peripheren Widerstand zwei Grundformen des Strömungsgeschwindigkeitspulses unterscheiden (Abb. B-3.1):

- **triphasischer** Strömungsgeschwindigkeitspuls bei niedriger Durchblutung und hohem peripherem Widerstand (z. B. Mesenterialgefäße vor Nahrungsaufnahme, Extremitätenarterien in Ruhe)
- **monophasischer** Strömungsgeschwindigkeitspuls bei hoher Durchblutung und niedrigem peripherem Widerstand (z. B. Niere, Gehirn, Schilddrüse, Leber bzw. Mesenterialgefäße in der Verdauungsphase, Extremitätenarterien bei Aktivität).

▶ **Merke.** Der distal von arteriellen Stenosen und Verschlüssen auftretende poststenotische Strömungsgeschwindigkeitspuls ist ein monophasischer Puls (s. Abb. B-1.7, S. 255).

⊙ **B-3.1** Triphasischer (a) und monophasischer (b) Strömungsgeschwindigkeitspuls in der Analogkurvendarstellung

 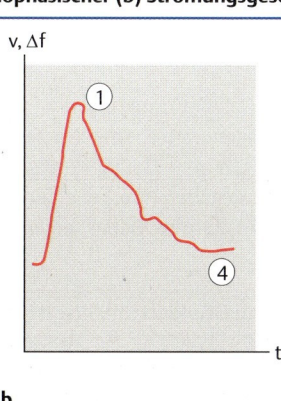

1 systolische Spitzengeschwindigkeit (systolic peak)
2 frühdiastolischer Rückfluss
3 mesodiastolischer Vorwärtsfluss
4 enddiastolische Strömungsgeschwindigkeit

v Strömungsgeschwindigkeit
Δf Dopplerfrequenz
t Zeit

aus: Amann-Vesti B., Thalhammer C., Huck K.: Kursbuch Doppler- und Duplexsonografie. Thieme; 2012

Strömungsprofile

Als semiquantitatives Maß für den peripheren Widerstand wird die **Pulsatilität** verwendet, die die Differenz der maximalen systolischen und minimalen diastolischen Strömungsgeschwindigkeit ins Verhältnis zur mittleren Strömungsgeschwindigkeit setzt. Beim triphasischen Strömungsgeschwindigkeitspuls ist die Pulsatilität hoch, beim monophasischen klein.

Strömungsprofile

In gesunden Gefäßen fließt das Blut meist in parallel zur Gefäßachse ausgerichteten, konzentrisch angeordneten Schichten (Laminae) unterschiedlicher Strömungsgeschwindigkeiten, die sich kaum miteinander vermischen (**laminares Strömungsprofil**). Die Strömungsgeschwindigkeit nimmt kontinuierlich vom Zentralstrom zum Randstrom ab. Ihre Änderung lässt sich mit einer Parabelfunktion beschreiben. Die Strömungsrichtung der einzelnen Schichten ist in einer bestimmten Phase des Herzzyklus immer gleich. Die Differenz der Strömungsgeschwindigkeiten von Zentral- und Randstrom ist relativ klein und wächst mit Zunahme der Strömungsgeschwindigkeit.

Auch beim Gefäßgesunden gibt es eine Reihe von Abweichungen vom laminaren Strömungsprofil. Bei Gefäßverzweigungen, Gefäßkrümmungen und bei Änderungen des Gefäßquerschnittes kommt es im Bereich von Ablösezonen zu Verwirbelungen, die meist nur einen Teil des Strömungsprofils erfassen (= **gestörte Strömungen**).

In sehr weiten Gefäßen kann es bei hoher (mittlerer) Geschwindigkeit zu einer kompletten Auflösung des laminaren Strömungsprofils kommen. Die Strömungskomponenten fließen mit unterschiedlichsten Geschwindigkeiten in alle denkbaren Richtungen (= **turbulente Strömung**). Beim Gefäßgesunden findet sich dieses Verhalten regelhaft in der Aorta ascendens.

3.3 Formale Pathogenese und Ursachen arterieller Gefäßerkrankungen

3.3.1 Übersicht

Gefäßwand und Gefäßlumen: Arterielle Gefäßerkrankungen sind überwiegend Erkrankungen der **Gefäßwand** mit sekundären Veränderungen des **Gefäßlumens**. Läuft der Krankheitsprozess primär intraluminal ab, kann er die Gefäßwand sekundär miteinbeziehen. Seltener greift eine in der Nachbarschaft eines Gefäßes ablaufende Erkrankung auf Gefäßwand und -lumen über. Wichtige quantitative Parameter sind die **Wanddicke** sowie der **Durchmesser des freien Lumens und des gesamten Gefäßes**. Nahezu in allen Gefäßgebieten können die qualitativen und quantitativen Aspekte von Gefäßerkrankungen sonografisch beurteilt und gemessen werden.

Unabhängig vom Ausgangspunkt des Krankheitsprozesses lassen sich unterscheiden:
- Gefäßerkrankungen, die durch eine Einengung (**Stenose**) oder einen Verschluss (**Obturation**) des Gefäßlumens charakterisiert sind.
- Gefäßerkrankungen, die als pathognomonisches Merkmal eine Erweiterung des Gefäßdurchmessers (**Dilatation**) und/oder eine Aufspaltung der Gefäßwandschichten (**Dissektion**) aufweisen (Abb. **B-3.2**).

Ursachen: Arterielle Gefäßerkrankungen weisen ein vielfältiges Ursachenspektrum auf. So finden sich degenerative, embolische, entzündliche, traumatische, toxische, neoplastische und angeborene Gefäßerkrankungen. Viele Grunderkrankungen können sowohl zu stenosierenden (s. u.) wie auch zu dilatierenden und dissezierenden Gefäßprozessen (S. 274) führen. Dabei zeigen sie zum Teil charakteristische Lokalisationsmuster.

▶ **Merke.** Die häufigste Grunderkrankung ist die Atherosklerose.

Risikofaktoren der Atherosklerose: Zur atherosklerotischen Entwicklung tragen eine ganze Reihe von Risikofaktoren bei, von denen Dyslipidämie, Diabetes mellitus, arterielle Hypertonie sowie Nikotinkonsum eine entscheidende Rolle spielen. Neben diesen klassischen Risikofaktoren gibt es eine Reihe weiterer Gefäßrisikofaktoren, die epidemiologisch belegt sind (Tab. **B-3.1**).

B-3.2 Stenosierung (a), Dilatation (b) und Dissektion (c) im Ultraschallbild

a 67-jähriger Patient mit ca. 80%iger echoarmer Stenose ca. 9 cm distal der Femoralisgabel.
b 68-jähriger Patient mit teilthrombosiertem Aneurysma der A. poplitea.
c Infrarenales Aortenaneurysma mit alter Dissektionsmembran (Pfeil).
aus: Huck K.: Kursbuch Doppler- und Duplexsonographie. Thieme; 2004

B-3.1 Risikofaktoren der Atherosklerose

- Nikotin
- Diabetes mellitus
- Dyslipidämie
- arterielle Hypertonie
- Hyperhomozysteinämie
- Erhöhung des Lipoproteins (a)
- chronisch entzündliche Erkrankung (CRP-Erhöhung)
- Alter
- Niereninsuffizienz

▶ Merke. Die Bedeutung der diversen Risikofaktoren für die einzelnen Gefäßprovinzen ist verschieden. Während z. B. der Nikotinabusus der wichtigste Risikofaktor (S. 279) für die Entstehung einer PAVK ist, stellt der arterielle Hypertonus den wichtigsten Risikofaktor für die Entwicklung zerebrovaskulärer Erkrankungen (S. 289) dar.

3.3.2 Stenosierende Gefäßerkrankungen

Grundlagen

Die **Zunahme der Gefäßwanddicke** ist das häufigste Phänomen bei arteriellen Gefäßerkrankungen. Folge ist eine Einengung (**Stenose**) des Gefäßlumens. Ausgangspunkt der Wandverdickung ist vornehmlich die **Intima („intimal thickening")**. Selten liegt ihr Ursprung in der Adventitia oder allen Gefäßschichten. Die stenosierende Gefäßerkrankung betrifft bevorzugt die im Dienste der Transportfunktion stehenden **Arterien vom muskulären Typ** (Extremitäten-, Organgefäße). Die Verdickung der Gefäßwand kann kurz- oder langstreckig sein. Im Bereich segmentaler Wandverdickungen kann der Gesamtdurchmesser des Gefäßes im Rahmen eines Remodelings zunächst vergrößert sein (abnehmender Innen-, zunehmender Außendurchmesser). Langstreckig verengte Gefäße weisen dagegen eher einen verringerten Gefäßdurchmesser auf.

Einteilung nach Pathogenese: Es muss prinzipiell zwischen 3 Formen der Stenosierungen unterschieden werden:
- Stenosen durch **primäre strukturelle** (= organisch fixierte) **Wandveränderungen:** degenerative (Atherosklerose) bzw. entzündliche, durch Traumen oder Toxine ausgelöste sowie angeborene Gefäßerkrankungen (Tab. **B-3.2**)
- **funktionelle Stenosierungen**, S. 271 (Vasospasmus)
- Stenosen durch **Veränderungen des Gefäßlumens** (Embolie) bzw. der **perivaskulären Umgebung** (S. 272).

B-3.2 Ursachen arterieller stenosierender primärer Gefäßwandprozesse mit strukturellen Veränderungen

Pathogenese	Ursachen bzw. Krankheitsbild		
degenerative Gefäßwandveränderung (= Atherosklerose)	Atherosklerose (**am häufigsten!**)		
Gefäßentzündungen (Arteriitiden)	Autoimmunerkrankungen		▪ Morbus Buerger ▪ Großgefäßvaskulitiden: Riesenzellarteriitis, Takayasu-Arteriitis, Aortitis, Periaortitis ▪ Panarteriitis nodosa ▪ Lupus erythematodes
	bakterielle, mykotische, virale Entzündungen		
traumatisch verursachte (entzündliche) Reaktionen der Gefäßwand	mechanische Schädigungen		▪ externe Traumen ▪ „interne Traumen": – Popliteal-Entrapment-Syndrom – Ligamentum-arcuatum-Syndrom (Dunbar-Syndrom) – Schultergürtelkompressionssyndrome (Thoracic-Outlet-Syndrom) bei Halsrippe, Skalenus-, Hyperadduktions- oder kostoklavikulärem Syndrom – „Endofibrose" der Beckengefäße bei Leistungssportlern
	thermische Schäden		▪ Starkstromunfälle ▪ Blitzunfälle
	toxische Schädigungen z. B. Medikamente (Zytostatika u. a.)		
	Schädigung durch ionisierende Strahlung (Strahlenangiopathie)		
angeborene Störungen des Gefäßwandaufbaus (Angiodysplasien)	zystische Adventitiadegeneration		
	fibromuskuläre Dysplasie (FMD)		

▶ **Merke.** Die häufigste Ursache der stenosierenden Gefäßerkrankung ist die Atherosklerose als eine Form der degenerativen Gefäßerkrankung. Im deutschen Sprachgebrauch wird für Atherosklerose sehr häufig auch der Terminus Arteriosklerose verwendet. Atherosklerose weist sprachlich auf das Atherom in der Intima des erkrankten Gefäßes hin, während die Arteriosklerose die Sklerosierung (Versteifung) des gesamten arteriellen Gefäßes anzeigt, das durch die Atherosklerose entsteht. Eine weitere Ursache der Arteriosklerose neben der Atherosklerose ist die Mediasklerose (s. S. 270).

Einteilung nach Lokalisation:
- **Makroangiopathie** (große, mittelgroße Arterien; v. a. Atherosklerose)
- **Mikroangiopathie** (Arteriolen, Kapillaren, Venolen, heterogenes Ursachenspektrum).

Einteilung nach Lokalisation:
- **Makroangiopathie:** Betroffen sind die großen und mittelgroßen Arterien; die häufigste Ursache ist die Atherosklerose (90 %), gefolgt von entzündlichen Erkrankungen.
- **Mikroangiopathie:** Betroffen sind die Gefäße der Endstrombahn (Arteriolen, Kapillaren, Venolen). Das Ursachenspektrum ist heterogen (degenerative, funktionelle, entzündliche Gefäßerkrankungen). Besonders häufig lässt sich eine generalisierte Mikroangiopathie im Rahmen eines Diabetes mellitus beobachten (diabetische Glomerulosklerose, diabetische Retinopathie).

Degenerative Gefäßstenosen (Atherosklerose)

▶ **Merke.** Die Atherosklerose ist mit Abstand die häufigste Form der degenerativen Gefäßerkrankung.

Atherosklerotische Gefäßstenose

▶ **Merke.** Die wichtigsten Manifestationsformen der Atherosklerose sind die koronare Herzerkrankung, die zerebrovaskulären Gefäßerkrankungen, die periphere arterielle Verschlusskrankheit (PAVK, s. S. 279) sowie das infrarenale Aortenaneurysma.

B 3.3 Formale Pathogenese und Ursachen arterieller Gefäßerkrankungen

Ätiologie: Der Atherosklerose liegt eine entzündliche Reaktion der Gefäßwand auf oxidiertes LDL-Cholesterin zugrunde. Morphologisch zeigen sich in der Intima Ablagerungen von Lipiden, Zelldetritus und Kalzium sowie eine Proliferation des Bindegewebes. Funktionell ist eine endotheliale Dysfunktion (s. u.) nachzuweisen. Das Ergebnis ist eine meist umschriebene Wandverdickung (= **Plaque**). Sie führt zur Einengung des Gefäßlumens und Remodeling des Gefäßes mit Zunahme des Gefäßdurchmessers. Die Atherosklerose ist vornehmlich eine Erkrankung der großen und mittleren arteriellen Gefäße vom muskulären Typ.

Entwicklung: Sie beginnt mit der **atherosklerotischen Frühläsion (= fatty streaks)**. Es kommt zu einer Anreicherung von LDL-Cholesterin in der Intima; in der Regel liegt bei den Patienten eine Hypercholesterinämie (S. 703) vor. Das abgelagerte LDL-Cholesterin wird oxidiert und verursacht eine lokale inflammatorische Antwort. Einwandernde Monozyten phagozytieren das LDL-Cholesterin. Dabei entstehen Schaumzellen, die in ihrem Zytoplasma fein verteilte Fetttröpfchen enthalten. Makroskopisch zeigen sich streifige subendotheliale Fettablagerungen, die als „**fatty streaks**" bezeichnet werden. **Prädilektionsorte** sind Gefäßbezirke, die einer erhöhten mechanischen Beanspruchung (erhöhten Scherkräften) ausgesetzt sind. Hierzu zählen Gefäßverzweigungen, Gefäßkrümmungen und Gefäßabschnitte, an denen sich der Querschnitt ändert. Solche Gefäßabschnitte sind z. B. der proximale Ramus interventricularis anterior der linken Herzkranzarterie, die proximalen ostiumnahen Abschnitte der Aa. renales sowie die Karotisbifurkation.

Im weiteren Verlauf kommt es zu einer stetigen Akkumulation von LDL-Cholesterin sowie einer bindegewebigen Reaktion. Untergehende Makrophagen setzen Fett frei. Aus diesem extrazellulär liegenden Fett und dem Zelldetritus bildet sich ein Fett- bzw. Nekrosekern (lipid core, necrotic core) in der Intima. Aus Schaumzellen und anderen Zellen der Gefäßwand werden Mediatoren freigesetzt, die eine Migration von glatten Muskelzellen aus der Tunica media in die Tunica intima verursachen. Diese produzieren vermehrt extrazelluläre Matrix, die insbesondere zwischen Endothel und Fettkern eingebaut wird (fibrous cap). Die Ausbildung des Fettkerns sowie die bindegewebige Reaktion führen zur klassischen **atherosklerotischen Plaque.** Je nach Zusammensetzung der Plaque spricht man von einem Atherom (mehr Fett), einer fibrösen Plaque (mehr Bindegewebe) oder einem (ausgeglichen zusammengesetzten) Fibroatherom.

In eine Plaque können vonseiten der Vasa vasorum feine Gefäße einsprossen (**Mikrovaskularisierung**), über die es zu Einblutungen in die Plaque kommen kann. Schließlich lagern größer werdende atherosklerotische Plaques Kalzium ein.

Durch feine Einrisse des Endothels (Endothelarrosion) kommt es zur Aktivierung der Gerinnung mit **Mikrothrombosierung**. Das dem Endothel anhaftende thrombotische Material wird durch verschiedene Reparaturmechanismen wieder in die Gefäßwand integriert.

Da sich die Plaques in ihren Anfangsstadien „extraluminal" entwickeln, wird das Gefäßlumen durch den atherosklerotischen Prozess zunächst nicht eingeengt. Bei diesem als Remodeling bezeichneten Vorgang nimmt der Außendurchmesser des Gefäßes zu.

▶ **Merke.** Erst wenn ca. 40 % der Intima des erkrankten Gefäßsegmentes von der Plaque eingenommen werden, kommt es zu einer Stenosierung des Gefäßlumens.

Atherosklerotische Läsionen entstehen an ihren Prädilektionsorten über Jahre, ohne dass sie Symptome verursachen müssen. Dabei wechseln sich Phasen relativer Stagnation mit Aktivitätsschüben ab. Bei stetiger Progression der Grunderkrankung kann schließlich ein **chronischer arterieller Verschluss** entstehen.

Neben strukturellen Veränderungen führt die Vermehrung des intimalen LDL-Cholesterins auch zu Störungen der Funktion des Endothels. Es kommt zu einer verminderten Synthese und Inaktivierung von NO. Folgen sind eine **endotheliale Dysfunktion** mit verminderter endothelabhängiger Gefäßdilatation und paradoxer Vasokonstriktion.

Kommt es zu größeren Läsionen des Endothels, entsteht aus einer unkomplizierten eine **komplizierte Plaque**. Reißt das geschädigte Endothel der Plaque ein oder bricht der Fettkern durch das Endothel zum Gefäßlumen durch (**Plaqueruptur**, Abb. B-3.3), kann die Aktivierung des Gerinnungssystems zu einem **akuten thrombotischem**

⊙ B-3.3 Stadien der Ruptur einer atherosklerotischen Plaque

a Oberflächlicher Einriss (Pfeil) des geschädigten Endothels der Plaque.
b Durchbrechen des atheromatösen Materials (Pfeil) in das Gefäßlumen.
aus: Riede U. N., Werner M., Schäfer H. E.: Allgemeine und spezielle Pathologie. Thieme; 2004

Verschluss des Gefäßlumens führen. 90 % der Gefäßverschlüsse, die bei einem akuten Myokardinfarkt nachgewiesen werden, sowie 50 % der akuten arteriellen Verschlüsse an den unteren Extremitäten zeigen diesen Pathomechanismus. Besonders rupturgefährdet sind Plaques mit einem großen Fettkern und einer nur dünnen fibrösen Kappe.

Untergräbt der Blutstrom die Plaque, entsteht eine umschriebene **Dissektion**.

Im Rahmen eines Plaqueeinrisses (Fissur) bzw. einer Plaqueruptur kann der Blutstrom allmählich die Plaque untergraben, in die Media eindringen und die Gefäßwand aushöhlen. Die entstandene umschriebene **Dissektion** gleicht phänomenologisch Ulzera im Gastrointestinaltrakt, weshalb von einem penetrierenden arteriellen Ulkus gesprochen wird (s. Abb. **B-3.6**, S. 277). Sie finden sich bevorzugt in der thorakalen Aorta (PAU = penetrating aortic ulcer). Erreicht das Ulkus die Adventitia, kann eine **Ruptur** eintreten.

Internet-Link: www.dgaf.de/ (Deutsche Gesellschaft für Arterioskleroseforschung).

▶ Exkurs.

▶ Exkurs. **Mediasklerose (Mönckeberg-Sklerose):** Bei der Mediasklerose kommt es zu einer spangenförmigen Verkalkung der Tunica media. Sie findet sich meist an den Extremitätenarterien und tritt bei Diabetes mellitus, Niereninsuffizienz sowie Störungen des Kalziumstoffwechsels auf. Hautnahe Arterien lassen sich „kalkhart" tasten („Gänsegurgel").

Die Mediasklerose führt nicht zu einer Gefäßstenosierung und wird häufig durch Messung überhöhter Blutdruckwerte an den unteren Extremitäten diagnostiziert.

Die Mediasklerose führt nicht zu einer Stenosierung der Gefäße. Die Mediasklerose wird häufig bei der Bestimmung der Knöchelperfusionsdrücke entdeckt (Messung überhöhter Blutdruckwerte), wenn die Arterie nicht komprimiert werden kann. Sie lässt sich radiologisch und sonografisch belegen.

Nicht degenerative Gefäßstenosen

Nicht degenerative Gefäßstenosen

Entzündliche Gefäßerkrankungen (Arteriitis, Vaskulitis)

Entzündliche Gefäßerkrankungen (Arteriitis, Vaskulitis)

Entzündungen der Gefäßwand sind für ca. 5 % der stenosierenden Gefäßerkrankungen verantwortlich. Autoimmunologische Entzündungen sind dabei häufiger als solche infektiöser Genese.
Wird im Rahmen der Entzündung die Tunica media zerstört, kann es zu einer Dilatation oder Dissektion der Gefäßwand kommen.

Entzündungen der Gefäßwand sind für ca. 5 % der stenosierenden Gefäßerkrankungen verantwortlich. Dabei übertrifft die autoimmune deutlich die infektiöse Genese. Bei Autoimmunerkrankungen kann der entzündliche Prozess die Gefäßwand selbst oder die Vasa vasorum betreffen. Bei infektiösen Erkrankungen dringen die Krankheitserreger entweder auf dem Blutweg durch das geschädigte Endothel oder die Vasa vasorum oder per continuitatem aus der Gefäßnachbarschaft in die Gefäßwand ein. Häufig sind alle Gefäßwandschichten am Entzündungsprozess beteiligt. Entzündliche Infiltrate und ein sekundäres Gefäßwandödem führen zur Wandverdickung und Stenosierung, die häufig langstreckig ist. Am primär oder sekundär geschädigten Endothel bilden sich parietale Thromben. Wird im Rahmen der Entzündung die Tunica media zerstört, kann es zu einer Dilatation oder Dissektion der Gefäßwand kommen.

B 3.3 Formale Pathogenese und Ursachen arterieller Gefäßerkrankungen

Wichtige inflammatorische Gefäßerkrankungen sind die **Thrombangiitis obliterans (Morbus Buerger)** und die **Riesenzellarteriitis**, die **Takayasu-Arteriitis** sowie die Periaortitis, die als Großgefäßvaskulitiden zusammengefasst werden (s. S. 1381). Häufige Krankheitserreger, die zu einer Gefäßentzündung führen, sind **Staphylococcus aureus** oder **E. coli** sowie Viren der **Herpesgruppe**.

Traumatische Gefäßerkrankungen

Mechanische Schädigung: Neben offenen und stumpfen Gefäßverletzungen bei äußerer Gewalteinwirkung können mechanische Schäden an arteriellen Gefäßen durch Kompression oder Zug benachbarter Strukturen auftreten.

- Beim **Popliteal-Entrapment-Syndrom** handelt es sich um eine Lageanomalie der A. poplitea mit Kompression der A. poplitea durch die Sehne des medialen Gastroknemiuskopfes. Die zu weit lateral inserierende Sehne umschlingt dabei die „medialisierte" Arterie. Zug und Kompression im Rahmen der Kniebewegung führen zunächst zu einer funktionellen reversiblen Stenose, können aber auf Dauer die Gefäßwand so schädigen, dass eine organisch fixierte Stenose auftritt.
- Bei den **neurovaskulären Schultergürtelsyndromen** kann die A. subclavia im Bereich anatomischer Engstellen des Schultergürtels traumatisiert werden. Nach einer Phase der funktionellen Stenosierung treten organisch fixierte Stenosen auf (**Thoracic-Outlet-Syndrome**). Der Begriff neurovaskuläre Kompressionssyndrome weist darauf hin, dass auch nervöse Strukturen durch die Kompression geschädigt werden können. Der Begriff **Thoracic-Inlet-Syndrome** zeigt die mögliche Beteiligung der V. subclavia an (vgl. Paget-von-Schroetter-Syndrom (S. 1303)).
- Narbige Stenosen der Beckengefäße (**Endofibrose**) finden sich bei Leistungssportlern, insbesondere Radrennfahrern, wenn bei elongierten Beckengefäßen diese durch das Auf und Ab des Fahrens geknickt werden und gleichzeitig das Endothel hohen Scherkräften unter Hyperämiebedingungen ausgesetzt ist.

Weitere Ursachen: Eine Schädigung der Gefäßwand kann auch **thermisch**, durch **Toxine** und durch **ionisierende Strahlung** (Strahlenangiopathie) verursacht werden. Nicht selten werden Arterien und begleitende Venen gleichermaßen geschädigt. Unabhängig von der Art der Traumatisierung entsteht akut ein entzündlich-stenosierendes Infiltrat der Gefäßwand. Die Entzündung kann dabei alle Schichten der Gefäßwand beteiligen. Im Rahmen der Abheilung kann eine narbige Stenose verbleiben.

Angeborene Gefäßerkrankungen

- **Zystische Adventitiadegeneration:** Betroffen sind arterielle (führend), aber auch venöse Gefäße der Kniekehle (10 : 1). Pathogenetisch werden eine Versprengung von synovialem Keimgewebe (15.–22. SSW) sowie eine Herniation der Synovia des benachbarten Gelenks in die Adventitia, z. B. der A. poplitea diskutiert. Mechanische Reize (z. B. langes Bergaufgehen oder Treppensteigen) regen die Schleimproduktion in der Adventitia an. Es entsteht eine Zyste, die sowohl das Gefäßlumen stenosiert als auch zu einer Zunahme des Gefäßdurchmessers führt. Beschwerden treten je nach Reizzustand der Zyste fluktuierend auf.
- **Fibromuskuläre Dysplasie (FMD):** Bei der FMD wechseln sich Gefäßsegmente mit einer vermehrten Proliferation von Muskelzellen und Produktion von Grundsubstanz mit Abschnitten, die eine Rarefizierung der Gefäßwandstruktur vorweisen, ab. So zeigen sich wandstarke, stenosierte Gefäßabschnitte neben wanddünnen, dilatierten. Morphologisch zeigt sich ein perlschnurartiges Bild. Prädilektionsort der FMD sind die Nierenarterien, gefolgt von den zerebrovaskulären und den iliakalen Gefäßen. Komplizierend treten Dissektionen auf.

Funktionell verursachte Gefäßstenose (Vasospasmus)

Pathogenese: Funktionell bedingte Gefäßstenosen entstehen durch eine unphysiologische Kontraktion der Muskelelemente der Tunica media (**Vasospasmus**). Die Stenose ist meist längerstreckig, der Gefäßdurchmesser verkleinert. Sekundär kann ein **thrombotischer Verschluss** entstehen. Naturgemäß sind von der vasospastischen Gefäßerkrankung ausschließlich Gefäße vom muskulären Typ, insbesondere akrale Gefäße (vgl. primäres Raynaud-Syndrom, S. 296), betroffen.

Ätiologie: Vasospasmen können medikamentös (z. B. β-Rezeptoren-Blocker, Katecholamine, Ergotamin), mechanisch (katheterinduziert bei angiografischen Untersuchungen), nervös (erhöhter Sympathikotonus) oder über endotheliale Mediatoren (endotheliale Dysfunktion (S. 269)) ausgelöst werden.

Embolische Gefäßerkrankung

Pathogenese: Bei der embolischen Gefäßerkrankung geht der lokale vaskuläre Prozess vom Gefäßlumen aus. Es kommt in der Regel zu einem Verschluss (**Obturation**), seltener zu einer Stenosierung des Lumens. Nahezu regelhaft entsteht proximal wie distal des Embolus eine appositionelle Thrombose (Gerinnungsthrombus), sodass die Ausdehnung des „thromboembolischen" Verschlusses bei Diagnosestellung meist größer als die des zugrunde liegenden Embolus ist. Die distale Thrombosierung reicht häufig bis zur Einmündung des ersten Kollateralgefäßes. Der Gefäßdurchmesser ist am Ort, an dem der Embolus stecken geblieben ist, meist erweitert und verjüngt sich im Bereich der appositionellen Thrombosierung.

Emboliequelle: Der **Embolus** stammt aus vorgeschalteten Abschnitten des Herz-Kreislauf-Systems. Die häufigste Emboliequelle ist das **Herz** (90 %).

▶ **Merke.** Häufigste kardiale Emboliequelle ist der linken Vorhof bei Vorhofflimmern.

Seltener (10 %) stammt der Embolus aus dem **arteriellen Gefäßsystem**. Die häufigste Quelle arterioarterieller Embolien ist die atherosklerotische Plaque (Atheroembolie). Der Embolus besteht aus abgelösten Teilen andernorts ablaufender Wandprozesse und/oder (parietal-) thrombotischem Material (Abscheidungsthrombus). Bei einem offenen Foramen ovale (Foramen ovale apertus [FOA] bzw. persistierendem Foramen ovale [PFO]) können venöse Thromben in das arterielle Gefäßsystem übertreten und eine **paradoxe Embolie** verursachen. Aus Präventionsgründen ist die Frage nach der Emboliequelle von großer Wichtigkeit (Tab. **B-3.3**).

B-3.3 Emboliequellen

Herz
- linker Vorhof bei Vorhofflimmern
- linker Ventrikel bei Herzinfarkt
- linker Ventrikel bei Z. n. Infarkt mit Aneurysmabildung
- linker Ventrikel bei hochgradig eingeschränkter LV-Funktion
- Herzklappen bei Vitium und bei Endokarditis

arterioarteriell
- komplizierte atherosklerotische Plaque (Atheroembolie)
- parietaler Thrombus bei Aneurysma

paradoxe Embolie

Besondere Embolieformen:
- Bei arterioarteriellen Embolien kann es zu einer Embolisation von **cholesterinhaltigen Plaquebestandteilen** (Atheroembolie) kommen, die zu einer entzündlichen Reaktion in den betroffenen Geweben führen können. Die vielfältig entstehende Symptomatik wird unter dem Begriff des **Cholesterinembolie-Syndroms** zusammengefasst (s. S. 950).
- Ist der Embolus **infiziert**, wie z. B. bei bakterieller Endokarditis, greift der entzündliche Prozess auf die Gefäßwand über und kann die Gefäßstruktur zerstören (**mykotisches Aneurysma**).
- Werden Emboli aus dem **Tumorgewebe**, das ein Gefäß infiltriert, abgeschwemmt, findet eine **Metastasierung** statt.

Je nach Quelle und Größe des Embolus können verschiedene Ebenen des arteriellen Gefäßsystems betroffen sein. **Größere Emboli** bleiben häufig an Gefäßverzweigungen (z. B. Femoralisbifurkation) oder an anatomischen Engstellen des Gefäßsystems (z. B. Adduktorenkanal) hängen. **Kleinere Emboli** verschließen die peripheren Gefäße (z. B. kleine zerebrale Gefäße, akrale Gefäße, kleine Muskel- und Nierenarterien, kleine hautversorgende Gefäße).

> **Merke.** Abhängig von der Emboliequelle (linker Vorhof, Aorta ascendens) können mehrere Organe oder Extremitäten gleichzeitig betroffen sein. Folge ist häufig eine akute kritische Ischämie (S. 278).

Gefäßerkrankungen bei perivaskulären Prozessen

Perivaskuläre Entzündungen und Tumoren können von außen auf die Gefäße übergreifen. **Entzündliche Prozesse** können die Gefäßwand infiltrieren, zerstören und zur lokalen Aktivierung der Gerinnung mit parietaler Thrombose führen. Mögliche Folgen sind eine Stenosierung, eine arterioarterielle (septische) Embolie sowie eine Ruptur des Gefäßes.

Bei **benignen** perivaskulär auftretenden **Tumoren** kann das Gefäßlumen durch Kompression des Tumors stenosiert werden. Bei **malignen Tumoren** ist neben der Kompression auch eine Infiltration der Gefäßwand möglich, die die gleichen Folgen wie eine entzündliche Infiltration zeigt. **Primäre Gefäßtumoren** (z. B. Angiosarkom) sind sehr selten.

> **Merke.** Arterioarterielle Embolien bei malignen Tumoren führen zu einer Metastasierung des Tumorleidens.

Pathophysiologie stenosierender Gefäßerkrankungen

Unabhängig vom Entstehungsmechanismus und der Lokalisation einer Gefäßerkrankung sind die pathophysiologischen Folgen bzw. hämodynamischen Symptome einer Stenosierung bzw. eines Verschlusses überall gleich. Dabei sind die Veränderungen abhängig vom Grad der Einengung. **Ischämiebedingte Symptome** treten in der Regel ab einem **Stenosegrad von 70–80 %** Durchmessereinengung auf. Parallel dazu bilden sich über vorhandene oder neu gebildete Gefäße **Umgehungskreisläufe** (s. auch S. 330).

> **Merke.** Alle hämodynamischen Symptome der stenosierenden Gefäßerkrankung können zuverlässig dopplersonografisch (S. 253) erfasst werden.

Durch die Stenosierung des Gefäßes verändert sich der arterielle Blutfluss. Dabei können folgende Veränderungen beobachtet werden:

Abnahme der lokalen Volumenstromstärke: Stenosen und Verschlüsse setzen dem strömenden Blut den sog. **Stenosewiderstand** entgegen, der sich mit dem peripheren Widerstand zum Gesamtwiderstand addiert. Bis zu einem Stenosegrad von 70–80 % bleiben Gesamtwiderstand und lokaler Bluteinstrom durch eine kompensatorische Erniedrigung des lokalen peripheren Widerstands unter Ruhebedingungen normal (s. Abb. B-1.7, S. 255). Bei einem Stenosegrad von > 80 % steigt der Gesamtwiderstand unter Zunahme der prästenotischen Pulsatilität, die lokale Volumenstromstärke nimmt ab (Ohm, S. 265) und das betroffene Gefäßgebiet wird ungenügend mit Sauerstoff versorgt: Es tritt eine **Ischämie** auf.

Poststenotischer Blutdruckabfall: Nach der Kontinuitätsbedingung (S. 265) muss das Blut in einer Stenose oder in den meist schmalkalibrigen Kollateralgefäßen beschleunigt werden. Hierzu wird ein Teil der statischen Energie (statischer Druck) des Blutes in kinetische Energie (Staudruck) umgewandelt. Folge ist ein intrastenotischer Blutdruckabfall. Da in der Stenose Energie durch Reibung (Umwandlung in Wärme) verloren geht, wird bei der poststenotischen Verlangsamung der Strömungsgeschwindigkeit nur ein Teil der kinetischen Energie zurückgewonnen und somit das prästenotische Blutdruckniveau nicht mehr vollständig erreicht. Dieser **poststenotische Blutdruckabfall** ist ebenfalls ab einem Stenosegrad von 70–80 % Durchmessereinengung nachweisbar. Das Ausmaß des poststenotischen Blutdruckabfalls korreliert mit dem Schweregrad der Ischämie.

3.3.3 Dilatierende und dissezierende Gefäßerkrankungen

Grundlagen

Gefäßerkrankungen, die als pathognomonisches Merkmal eine Erweiterung des Gefäßdurchmessers (**Dilatation**) und/oder eine Aufspaltung der Gefäßwandschichten (**Dissektion**) aufweisen, gehen von der Tunica media aus. Gemeinsames pathoanatomisches Merkmal dieser Krankheitsentwicklungen ist die segmentale oder generalisierte **Destabilisierung und Zerstörung der elastischen Fasernetze der Tunica media**. Diese führt in Abhängigkeit von ihrer zeitlichen Dynamik und lokalen Ausdehnung zu unterschiedlichen Krankheitsentwicklungen, die vor allen Dingen die Gefäße vom elastischen Typ und hier insbesondere die **Aorta** betreffen.

Ätiologie: Wie auch bei den stenosierenden Gefäßerkrankungen ist die **Atherosklerose** die häufigste Grunderkrankung. Pathogenetisch wird angenommen, dass die Ernährung der Media durch den atherosklerotischen Umbau der Intima des erkrankten Gefäßes sowie durch die Atherosklerose seiner Vasa vasorum nicht mehr gewährleistet ist.

Als zweithäufigste Ursache bei der Entstehung dilatierender und dissezierender Angiopathien sind **mediadegenerative Entwicklungen nicht atherosklerotischer Natur** zu nennen, wie sie z. B. bei der zystischen Mediadegeneration oder -nekrose **Erdheim-Gsell** und einigen selteneren generalisierten Erkrankungen des Bindegewebes, wie z. B. beim **Marfan- und Ehlers-Danlos-Syndrom** auftreten. Bei der zystischen Mediadegeneration kommt es zu einer umschriebenen Zerstörung der extrazellulären Matrix der Media mit Bildung zystischer, mukoidgefüllter Hohlräume. An diesen Stellen verminderter Widerstandsfähigkeit können Media und/oder Intima leicht einreißen, die Gefäßwand kann sich spalten. Weitere mögliche Ursachen dilatierender bzw. dissezierender Gefäßprozesse zeigt Tab. **B-3.4**.

Eine wichtige Rolle bei der Entwicklung der dilatierenden und dissezierenden Gefäßerkrankungen, unabhängig von ihrer Ursache, spielt die **arterielle Hypertonie**. So weisen Hypertoniker eine erhöhte Inzidenz dilatierender und dissezierender Gefäßerkrankungen auf. Nach dem Laplace-Modell ist die Wandspannung eines Gefäßes direkt proportional zum transmuralen Druck und zum Gefäßdurchmesser und umgekehrt proportional zur Wanddicke. Die Gefäßwand mit destabilisierter Media gibt dem normalen oder erhöhten Blutdruck nach. Der im Rahmen der Dilatation zunehmende Durchmesser lässt – selbst bei gleichbleibendem transmuralem Druck – die Wandspannung weiter wachsen. So entsteht ein Circulus vitiosus.

B-3.4	Ursachen dilatierender und dissezierender Gefäßprozesse		
Ätiologie bzw. Pathogenese		bevorzugtes Auftreten	bevorzugter Gefäßbefall
degenerative Mediaprozesse	atherosklerotisch	■ Risikofaktoren und Begleiterkrankungen der atherosklerotischen Angiopathie	■ abdominelle Aorta (insbesondere infrarenale Aorta) ■ Aorta descendens ■ A. poplitea
	nicht atherosklerotisch („idiopathische Mediadegeneration")	■ Erdheim-Gsell ■ Marfan-Syndrom ■ Ehlers-Danlos-Syndrom	■ Aorta thoracalis
entzündliche Gefäßprozesse (Arteriitis, Aortitis)	entzündlich bakteriell	■ septische Streuung in die Gefäßwand bei Endokarditis	■ verschieden
	chronisch entzündlich	■ luetisches Spätsyndrom	■ Aorta ascendens
	autoimmun	■ Riesenzellarteriitis ■ Takayasu-Arteriitis ■ Periaortitis	■ verschieden
weitere Ursachen	chronische Volumenüberlastung (hyperzirkulatorische dilatative Gefäßerkrankungen)	■ z. B. Dialyse-Shunt	■ verschieden
	Traumen	■ z. B. Entschleunigungstrauma	■ Aorta descendens direkt distal des Abgangs der linken A. subclavia (Aortenisthmus)
	kongenital		■ verschieden

Dilatierende Gefäßerkrankungen

▶ **Definition.** Von einer dilatierenden Gefäßerkrankung spricht man, wenn die Destabilisierung und Zerstörung der Tunica media zu einer **allmählichen Zunahme des Gefäßdurchmessers** führt. Die Gefäßwand wird dabei in der Regel dünner. Sie kann allerdings auch normal stark oder in seltenen Fällen (bei zugrunde liegendem entzündlichem Prozess) verdickt sein. Die Gefäßerweiterung ist in der Regel segmental. Betrifft die Dilatation das ganze Gefäßsystem, spricht man von einer generalisierten dilatierenden **Arteriopathie** oder auch **Arteriomegalie**.

Von einem **Aneurysma** spricht man, wenn die Gefäßerweiterung segmental umschrieben ist und der Gefäßdurchmesser des betroffenen Gefäßabschnittes das 1,5-Fache des normalen Durchmessers erreicht bzw. überschreitet. Bei erhaltener Dreischichtigkeit der Gefäßwand liegt ein **Aneurysma verum** vor. Morphologisch können spindelförmige Aneurysmen (**Aneurysma fusiforme**) von sackförmigen (**Aneurysma sacculare**) unterschieden werden (Abb. **B-3.4**).

Dilatierende Gefäßerkrankungen

▶ **Definition.**

⊙ B-3.4 **Aneurysma verum fusiforme (a) und sacculare (b)**

a b

Eine Gefäßerweiterung ist ein 3-dimensionaler Prozess. Die Zunahme des Gefäßdurchmessers (**Dilatation, Ektasie**) geht mit einer Zunahme der Gefäßlänge (**Elongation**) einher. Da dem Längenwachstum der Gefäße anatomisch Grenzen gesetzt sind, führt eine Elongation auch immer zu einem Abweichen des Gefäßverlaufes aus seiner Längsrichtung (Schleifenbildung, **Kinking**). Die Zunahme von Gefäßdurchmesser und Gefäßlänge bei zunehmender Wandspannung kann, solange die Integrität (Dreischichtigkeit) der Gefäßwand erhalten bleibt, als erfolgreiches **Remodeling** verstanden werden.

In den erweiterten wandgeschädigten Gefäßabschnitten kommt es durch die verlangsamte und gestörte Strömung zur Aktivierung der Gerinnung, sodass es häufig zur Ablagerung von Thromben an der Gefäßwand (**parietale Thromben,** Abscheidungsthromben s. Abb. **B-3.5**) kommt, die zu arterioarteriellen Embolien führen können. Gehen aus dem aneurysmatisch erweiterten Gefäßsegment Seitenäste ab,

Die Zunahme des Gefäßdurchmessers (**Dilatation, Ektasie**) geht mit einer Zunahme der Gefäßlänge (**Elongation**) und einem Abweichen des Gefäßverlaufes aus seiner Längsrichtung (Schleifenbildung, **Kinking**) einher. Die Zunahme von Gefäßdurchmesser und -länge bei zunehmender Wandspannung kann bei intakter Dreischichtigkeit der Gefäßwand als erfolgreiches **Remodeling** verstanden werden. Im Bereich der Gefäßschädigung kommt es durch die verlangsamte Strömung zur Aktivierung der Gerinnung und somit häufig zur Ablagerung von **parietalen Thromben** (Abscheidungsthromben, s. Abb. **B-3.5**).

⊙ B-3.5 **Parietaler Abscheidungsthrombus bei abdominalem Aortenaneurysma**

Über 50 mm messendes, überwiegend thrombosiertes Aneurysma der infrarenalen Aorta abdominalis.

aus: Huck K.: Kursbuch Doppler- und Duplexsonographie. Thieme; 2004

⊙ B-3.5

Mit zunehmendem Gefäßdurchmesser und damit zunehmender Wandspannung wächst die Gefahr einer **Ruptur** oder **Dissektion**.

können diese durch den Prozess selbst wie auch embolisch verschlossen werden (z. B. die A. mesenterica inferior bei infrarenalem Aortenaneurysma). Bei schlechten Abstromverhältnissen aus dem Aneurysma kann es zu einem Verschluss des Hauptgefäßes kommen (z. B. Poplitea-Aneurysma). Mit zunehmendem Gefäßdurchmesser und damit zunehmender Wandspannung wächst die Gefahr einer **Ruptur** oder **Dissektion**.

Dissezierende Gefäßerkrankungen

Dissezierende Gefäßerkrankungen

▶ Definition.

▶ **Definition.** Bei einer Dissektion zerreißen und trennen sich die destabilisierten Faserschichten der Tunica media. Findet die Dissektion in einem aneurysmatisch erweiterten Gefäß statt oder tritt in einem dissezierten Gefäß eine Dilatation auf, spricht man von einem **Aneurysma dissecans**.
Bei einer Dissektion lassen sich zwei Wandschichten abgrenzen:
- **Innere Wandschicht:** Sie besteht aus der Intima und inneren Anteilen der Media und ist dem Lumen zugewandt bzw. kommt im Lumen zu liegen.
- **Äußere (freie) Wandschicht:** Sie besteht aus den äußeren Teilen der Media und der Adventitia und begrenzt das Lumen nach außen hin.

Beide Wandschichten sind durch fließendes oder stehendes Blut oder ein Hämatom voneinander getrennt.

Entstehung:
- primärer Einriss der **Intima**
- primärer Einriss der **Media** mit sekundärem Intimaeinriss
- primärer Einriss der **Media** ohne sekundären Intimaeinriss.

Entstehung:
- Primärer Einriss der **Intima** mit Einblutung in die Media. Das Blut stammt in diesem Fall aus dem Gefäßlumen.
- Primärer Einriss der **Media** mit Einblutung aus den Vasa vasorum und sekundärem Einriss der Intima.
- Primärer Einriss der **Media** ohne sekundären Intimaeinriss.

In den ersten beiden Fällen wühlt sich Blut in die Media und spaltet diese meist in Strömungsrichtung (**anterograde Dissektion**), seltener gegen sie (**retrograde Dissektion**). Das in der Media neu entstandene Lumen wird als **falsches Lumen**, das eigentliche Gefäßlumen als **wahres Lumen** bezeichnet.
Als **Entry** wird der primäre Intima-/Mediaeinriss bezeichnet, über den das Blut aus dem wahren Lumen in die Gefäßwand eindringt, sodass sich ein falsches Lumen ausbilden kann. Distal des Entrys können weitere Verbindungen zwischen dem falschen und dem wahren Lumen entstehen, über die das Blut wieder in das wahre Lumen gelangt (**Reentries**).

- **Entry:** primärer Einriss der Intima/Media, über die Blut in die Gefäßwand eindringt.
- **Reentry:** Wiederanschluss des falschen Lumens an das wahre Lumen.

Pathophysiologische Folgen der Dissektion (Abb. B-3.6):
- ungenügende Dränage über das Reentry mit Ausbildung einer **dynamischen Stenose** (Gefahr des systolischen Verschlusses des wahren Lumens)
- Ausbildung von 2 frei durchbluteten Lumina, die durch den Intima-Flap (**Dissektions-Flap**) voneinander getrennt sind
- Bildung eines stenosierenden Gefäßwandhämatoms (**statische Stenose**).

Pathophysiologische Folgen der Dissektion: Sie hängen davon ab, ob überhaupt ein Entry besteht, ob Reentries vorhanden sind und wie in letzterem Fall das Verhältnis von Zustrom in das falsche Lumen (über das Entry) und Abstrom aus dem falschen Lumen (über die Reentries) ist. Drei Situationen lassen sich unterscheiden (Abb. B-3.6):
- Findet der Blutstrom im falschen Lumen kein Reentry oder ist der Zustrom über das Entry größer als der Abstrom über die Reentries (= ungenügend dränierendes Reentry), bläht sich das falsche Lumen sackartig auf und stenosiert das wahre Lumen. Dabei nimmt die Stenosierung systolisch zu und diastolisch ab. Systolisch kann es zu einem kompletten Verschluss des wahren Lumens kommen (systolischer Kollaps des wahren Lumens = **dynamische Stenose**).
- Sind Entry und Reentries in den Zu- und Abstrommöglichkeiten ausgeglichen, entstehen 2 frei durchblutete Lumina, die durch den Intima-Flap (**Dissektions-Flap**) voneinander getrennt sind.
- Bleibt die Dissektion auf die Media begrenzt – fehlen also Entry und Reentries – entsteht ein stenosierendes (selten verschließendes) Gefäßwandhämatom (= **statische Stenose**). Der Gesamtdurchmesser des Gefäßes ist meist vergrößert.

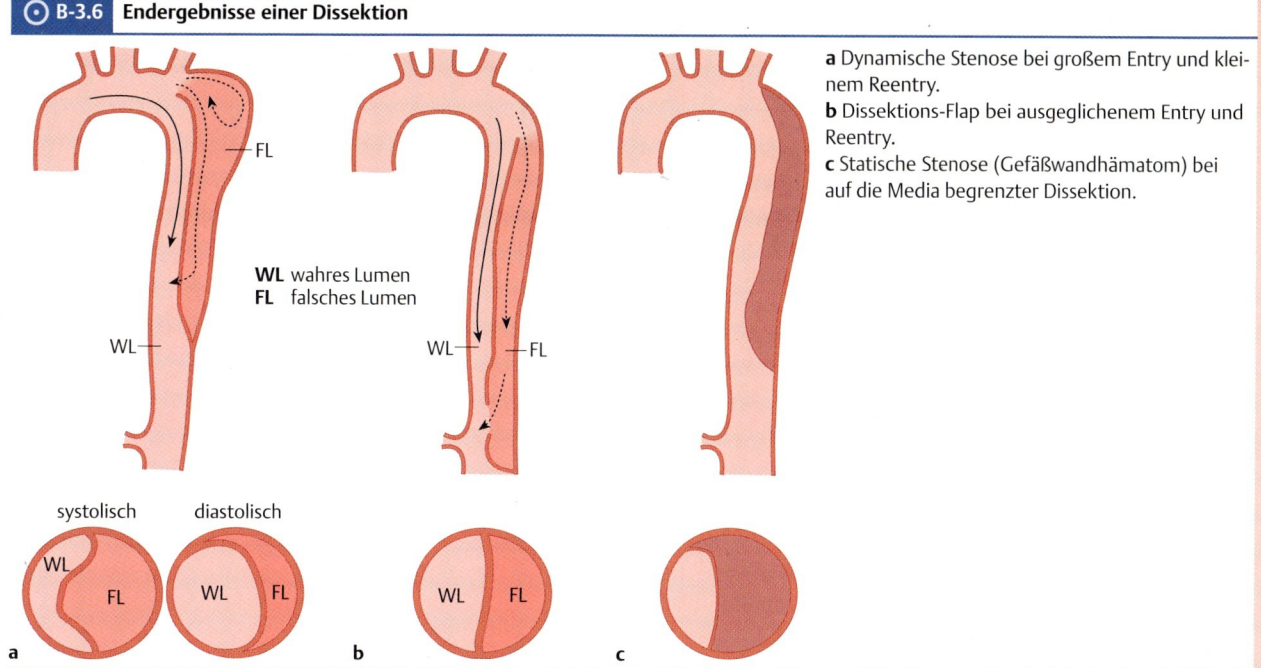

B-3.6 Endergebnisse einer Dissektion

WL wahres Lumen
FL falsches Lumen

a Dynamische Stenose bei großem Entry und kleinem Reentry.
b Dissektions-Flap bei ausgeglichenem Entry und Reentry.
c Statische Stenose (Gefäßwandhämatom) bei auf die Media begrenzter Dissektion.

3.3.4 Folgen stenosierender, dilatierender und dissezierender Gefäßerkrankungen

Arterielle Gefäßerkrankungen zeigen ein vielfältiges Spektrum von Symptomen:
- Organ- und Extremitätenischämie, insbesondere bei der stenosierenden Gefäßerkrankung
- Ischämie peripherer Abschnitte von Organen und Extremitäten bei arterioarteriellen Embolien (Atheroembolie)
- Kompression benachbarter Organe (bei Gefäßdilatation)
- lokale nicht ischämisch bedingte Symptome bei Umbauprozessen der Gefäßwand (Entzündung, Dehnung, Zerstörung).

Ischämie

Organ- und Extremitätenischämie: Die Ischämie ist die führende Folge der stenosierenden Gefäßerkrankung; sie kann allerdings auch bei der dilatierenden bzw. dissezierenden Gefäßerkrankung auftreten. Dabei betreffen Stenosen bzw. Verschlüsse das erkrankte Gefäß und/oder die aus diesem abgehenden Gefäße, die Blutversorgung des dazugehörigen Organs/der Extremität ist nicht mehr gewährleistet. Bei einer Dissektion werden statische von dynamischen Stenosen bzw. Verschlüssen unterschieden. **Statische** Stenosen entstehen bei Wandhämatomen oder bei einem Einbezug der Gefäßabgänge in den Dissektionsprozess. **Dynamische** (systolisch akzentuierte) Stenosierungen entstehen im erkrankten Gefäß und daraus abgehenden Gefäßen, wenn der Zustrom über das Entry größer ist als der Abstrom über das Reentry (systolischer True-Lumen-Kollaps, s. o.).

Periphere Ischämie: Die strukturellen Veränderungen (atherosklerotische Plaque) und die veränderte Strömung im Bereich von Stenosen und Dilatationen führen zur Aktivierung der Gerinnung. Es kommt zur Bildung von Thromben, die sich an der geschädigten Gefäßwand ablagern (parietale Thrombose, Abscheidungsthrombus). Sowohl vom eigentlichen Wandprozess als auch von parietalen Thromben können sich Teile lösen und kleinere Gefäße in der Gefäßperipherie verschließen (arterioarterielle Embolie). Diese Prozesse können bereits eintreten, bevor die zugrunde liegende Gefäßerkrankung hämodynamische Auswirkungen zeigt.

3.3.4 Folgen stenosierender, dilatierender und dissezierender Gefäßerkrankungen

Symptome arterieller Gefäßerkrankungen:
- Organ- und Extremitätenischämie
- Ischämie peripherer Abschnitte
- Kompression benachbarter Organe
- lokale, nicht ischämische Symptome bei Umbauprozessen der Gefäßwand.

Ischämie

Organ- und Extremitätenischämie: Führendes Symptom der stenosierenden Gefäßerkrankung. Es kommt zur Minderversorgung von Organen und Extremitäten mit Blut.

Periphere Ischämie: Durch die Aktivierung der Gerinnungskaskade kommt es zur Thrombenbildung an atherosklerotischen Plaques mit Gefahr der arterioarteriellen Embolie (instabile Plaque).

Klinische Manifestationsformen der Ischämie: Sie sind von der zeitlichen Entwicklung des Gefäßprozesses abhängig. Wichtigstes Symptom ist der ischämische Schmerz. Dabei werden eine akute und eine chronische (kompensierte/kritische) Ischämie unterschieden:

- **Chronische (kompensierte) Ischämie:** Funktionseinschränkungen von Extremitäten und Organen treten nur bei Belastung auf (z. B. Claudicatio intermittens, Angina abdominalis).
- **Chronische (kritische) Ischämie:** Wird auch die Ruhedurchblutung dauerhaft eingeschränkt, droht der Organuntergang (z. B. Gangrän, arterielles Ulkus, ischämische Kolitis, vaskuläre Schrumpfniere).
- **Akute (kritische) Ischämie:** Kommt es zu einem akuten Gefäßverschluss ohne Vorhandensein einer Kollateralisierung (Embolie, Plaqueruptur mit thrombotischem Verschluss), ist das betroffene Organ akut vom Untergang bedroht.

Kompression benachbarter Organstrukturen

Die Dilatation eines Gefäßes kann zu einer Kompression benachbarter Organstrukturen führen. Die dabei entstehende Symptomatik ist lokalisationsspezifisch und vielfältig. Betroffen sind v. a. die begleitenden Venen, Nerven und benachbarten Hohlorgane: die Folge sind venöse Abflussstörungen mit Gefahr der sekundären Thrombose, periphere Nervenschäden und Hohlorganstenosierungen.

Veränderungen der Gefäßstruktur

Gefäßwandprozesse können sich ebenfalls durch **Schmerzen** bemerkbar machen, dies insbesondere, wenn ein Gefäßwandprozess rasch an Größe gewinnt (Gefäßwandödem bei Arteriitiden und Trauma, Wandhämatom), eine starke Dehnung der Gefäßwand auftritt (Embolus, Thrombus, Stent-Implantation) oder die Gefäßwand zerstört wird (Endotheleinrisse, Dissektionen, Ruptur).

Gefäßruptur/Aneurysma spurium: Die am meisten gefürchtete Komplikation einer Aneurysmaerkrankung bzw. einer Dissektion ist die Gefäßruptur, die offen oder gedeckt erfolgen kann. Bei einer **offenen Ruptur** strömt Blut ungehindert in das benachbarte Gewebe. Klassisches Beispiel ist die Ruptur eines infrarenalen Aortenaneurysmas in die freie Bauchhöhle. Eine Ruptur kann auch in benachbarte Hohlraumorgane (Darm, Bronchialsystem), Gefäße (Vena cava) oder in das Perikard erfolgen. Bleibt der Blutaustritt durch eine anatomische Struktur begrenzt, spricht man von einer **gedeckten Ruptur** (z. B. Ruptur in das Mediastinum oder Retroperitoneum). Bei gedeckten Rupturen können perivaskuläre, mit dem Gefäßlumen kommunizierende durchblutete Hohlräume entstehen, die als **Aneurysma spurium** (Aneurysma falsum, Pseudoaneurysma, falsches Aneurysma) bezeichnet werden (vgl. S. 302). Gerinnt das Blut in den entstandenen Höhlen, entsteht ein perivaskuläres Hämatom. Falsche Aneurysmen findet man auch bei Insuffizienz der Gefäßnaht nach chirurgischen Eingriffen (**Anastomosenaneurysmen**) sowie relativ häufig nach Gefäßpunktionen. Gefäßrupturen werden begünstigt, wenn ein bakteriell entzündlicher Prozess der Erkrankung zugrunde liegt (**mykotisches Aneurysma**).

4 Erkrankungen der Arterien – spezieller Teil

4.1	Periphere arterielle Verschlusskrankheit der unteren Extremitäten	279
4.2	Arterielle Durchblutungsstörungen der oberen Extremitäten	288
4.3	Zerebrovaskuläre Erkrankungen	289
4.4	Durchblutungsstörungen der Nieren	293
4.5	Erkrankungen der Viszeralarterien	295
4.6	Entzündliche Gefäßerkrankungen	295
4.7	Akrale Durchblutungsstörungen	296
4.8	Spezielle Aneurysmaformen	299
4.9	Spezielle Dissektionsformen	303

© Alexandr Mitiuc / Fotolia.com

4.1 Periphere arterielle Verschlusskrankheit der unteren Extremitäten

4.1.1 Chronische PAVK

▶ Definition. Unter einer peripheren arteriellen Verschlusskrankheit (**PAVK**) versteht man im deutschen Sprachgebrauch die **stenosierende Gefäßerkrankung der Extremitäten**. In den angelsächsischen Ländern wird peripher häufig als Gegensatz zu koronariell verstanden. Unter dem Begriff „peripheral arterial occlusive disease" werden alle stenosierenden arteriellen Gefäßerkrankungen, mit Ausnahme der koronaren Herzkrankheit, zusammengefasst.

Epidemiologie: Die Prävalenz der PAVK ist vom Lebensalter abhängig. Sie beträgt im Durchschnitt 3–10 %, steigt bei über 70-Jährigen auf Werte zwischen 15–20 % an und erreicht in Risikogruppen Werte von 30 %. Männer erkranken etwas häufiger als Frauen. Nur ein kleinerer Teil der Patienten, bei denen sich objektiv eine PAVK nachweisen lässt, zeigt Symptome. Auf einen symptomatischen Patienten entfallen drei bis vier asymptomatische.

Ätiologie: Die Hauptursache der PAVK ist die Atherosklerose (ca. 95 %). Seltenere Ursachen sind Embolien und Gefäßentzündungen.

Risikofaktoren: Die Risikofaktoren der Atherosklerose zeigt Tab. **B-3.1**, S. 267.

▶ Merke. Die größte Bedeutung für die PAVK haben Nikotinkonsum und Diabetes mellitus.

Nikotin ist der aggressivste Risikofaktor für die Entwicklung einer PAVK. Aktive Raucher haben ein 4-fach erhöhtes Risiko, eine PAVK zu entwickeln. Sie erkranken ein Jahrzehnt früher als Nichtraucher. Dabei korreliert der Grad der PAVK direkt mit dem Ausmaß des Zigarettenkonsums.
Diabetiker haben ein 2–4-fach erhöhtes Risiko, an einer PAVK zu erkranken. Dabei korreliert die Wahrscheinlichkeit, eine PAVK zu entwickeln, direkt mit dem HbA_{1c}-Wert. Ein Anstieg des HbA_{1c}-Wertes um 1 %-Punkt erhöht das PAVK-Risiko um 26 %. Außerdem sind Diabetiker prädisponiert für schwere Verläufe der PAVK: Sie erleiden deutlich häufiger kritische Ischämien (CLI = „chronic critical limb ischemia", s. u.) und haben ein 5–10-fach erhöhtes Amputationsrisiko im Vergleich zu Nichtdiabetikern. Gründe hierfür sind eine frühe Erkrankung meist mehrerer großer Gefäße, die häufig die Gefäßerkrankung begleitende distale symmetrische Polyneuropathie und die erhöhte Infektanfälligkeit.

Komorbidität: Aufgrund des generalisierten Charakters der Atherosklerose leiden Patienten mit einer PAVK häufig an Erkrankungen in anderen Gefäßgebieten. Sie weisen in 40–60 % der Fälle eine begleitende koronare Herzkrankheit auf, 50 % zeigen bei Routine-Ultraschalluntersuchungen eine Erkrankung der extrakranialen hirnversorgenden Gefäße und in 5 % findet sich eine positive Anamnese mit zerebrovaskulären Ereignissen. Bei ⅓ der Patienten mit PAVK findet sich eine über 50%ige Stenose der Nierenarterien.

4.1 Periphere arterielle Verschlusskrankheit der unteren Extremitäten

4.1.1 Chronische PAVK

▶ Definition.

Epidemiologie: Zunehmende Prävalenz mit dem Lebensalter. Männer erkranken häufiger als Frauen. Nur etwa ¼ der Patienten wird im Laufe seines Lebens symptomatisch.

Ätiologie: In ca. 95 % d. F. beruht die PAVK auf einer Atherosklerose.

Risikofaktoren: s. Tab. **B-3.1**, S. 267.

▶ Merke.

Nikotin ist der aggressivste Risikofaktor für die Entwicklung einer PAVK (4-fach erhöhtes Risiko).

Diabetiker haben ein etwa 2–4-fach erhöhtes Risiko, an einer PAVK zu erkranken. Die Wahrscheinlichkeit, eine PAVK zu entwickeln, korreliert dabei direkt mit dem HbA_{1c}-Wert. Der Verlauf der PAVK bei Diabetikern ist aggressiver.

Komorbidität: Der generalisierte Charakter der Atherosklerose prädisponiert für Erkrankungen in anderen Gefäßabschnitten (KHK, Hirngefäße, Nierengefäße).

▶ Merke. Aufgrund der hohen Komorbidität, die die PAVK aufweist, ist sie insbesondere in den frühen Stadien als „Markererkrankung" für das Vorliegen bislang asymptomatischer und nicht diagnostizierter kardiovaskulärer Erkrankungen zu verstehen.

Stadieneinteilung: s. Tab. **B-4.1**.

Stadieneinteilung der PAVK: Die Stadieneinteilung der PAVK richtet sich nach der klinischen Symptomatik. Tab. **B-4.1** zeigt zwei weit verbreitete Stadieneinteilungen (Fontaine und Rutherford). Dabei sind der chronischen kompensierten Ischämie die Fontaine-Stadien I und II sowie die Rutherford-Kategorien 0–3, der chronisch kritischen Ischämie die Fontaine-Stadien III und IV sowie die Rutherford-Kategorien 4–6 zuzuordnen.

≡ **B-4.1** Stadieneinteilung der chronischen PAVK nach Fontaine und Rutherford

Fontaine		Rutherford		
Stadium	Klinik	Grad	Kategorie	Klinik
I	asymptomatisch	0	0	asymptomatisch
IIa	Gehstrecke > 200 m	I	1	milde Claudicatio intermittens
IIb	Gehstrecke < 200 m	I	2	mäßige Claudicatio intermittens
			3	schwere Claudicatio intermittens
III	ischämischer Ruheschmerz	II	4	ischämischer Ruheschmerz
IV	Ulzeration oder Gangrän	III	5	geringer Gewebedefekt
			6	großer Gewebedefekt

Klinik: Die häufigste Manifestationsform der PAVK der unteren Extremität ist die funktionelle Störung der **Claudicatio intermittens** (CI). Die **chronisch kritische Extremitätenischämie** (CLI = chronic critical limb ischemia) ist deutlich seltener.

Claudicatio intermittens: Leitsymptom des Stadiums II nach Fontaine bzw. der Kategorien 1–3 nach Rutherford. Die CI manifestiert sich als ischämisch bedingte, streng (geh-)belastungsabhängige Beschwerden in der Muskulatur. Bei Beendigung der Belastung sistieren die Beschwerden.
- **Initiale Klaudikationsdistanz:** diejenige Gehstrecke, die bis zum Beginn der Beschwerden zurückgelegt werden kann.
- **Absolute Klaudikationsdistanz:** diejenige Gehstrecke, bei der der Patient stehen bleiben muss.

Klinik: Die häufigste Manifestationsform der PAVK der unteren Extremität ist die funktionelle Störung der **Claudicatio intermittens** (CI). Jeder 10. Patient mit PAVK zeigt eine **chronisch kritische Extremitätenischämie** (CLI = chronic critical limb ischemia). **Leitsymptome** sind der belastungsabhängige wie belastungsunabhängige Beinschmerz sowie das Ulkus und die Gangrän.

Die **Claudicatio intermittens** ist das Leitsymptom des Stadiums II nach Fontaine bzw. der Kategorien 1–3 nach Rutherford. Unter einer CI versteht man ischämisch bedingte, streng (geh-)**belastungsabhängige Beschwerden** in der Muskulatur, die sich als krampfartige Muskelschmerzen oder (seltener) Müdigkeitsgefühl äußern. Der Ablauf ist charakteristisch: Vor der Belastung ist der Patient beschwerdefrei, während der Belastung kommt es zum Auftreten der Schmerzen, die nach Beendigung der Belastung innerhalb weniger Minuten **spontan** verschwinden. Die häufigste Lokalisation der CI ist die Wade, wo sich krampfartige Wadenschmerzen bereits beim Gehen zu ebener Erde zeigen. Beim Treppensteigen und Bergaufgehen schmerzen der M. quadriceps des Oberschenkels, beim schweren Heben Gesäß- und Rückenmuskulatur. Beschwerden beim Bergabgehen sind niemals ischämisch bedingt. Die Lokalisation der Beschwerden lässt einen Rückschluss auf die Lokalisation des Gefäßprozesses zu (s. Tab. **B-4.2**), wird aber auch von der jeweils eingesetzten Muskulatur bestimmt. Als **initiale Klaudikationsdistanz** wird die Gehstrecke bezeichnet, die bis zum Beginn der Beschwerden zurückgelegt werden kann. Die **absolute Klaudikationsdistanz** beschreibt die Gehstrecke, die der Patient, ohne Stehenbleiben zu müssen, maximal zurücklegen kann.

▶ Merke.

▶ Merke. Bei manchen Patienten tritt keine limitierende Klaudikation auf. Die Beschwerden lassen – ohne Abbruch der Tätigkeit – allmählich nach und verschwinden bei weiterem Gehen vollständig. In diesen Fällen wird von einem „Walking-through-Phänomen" gesprochen.

Chronisch kritische Extremitätenischämie: Die Durchblutung der unteren Extremitäten ist so vermindert, dass der Erhaltungsstoffwechsel der Gewebe nicht mehr gewährleistet ist.

Eine **chronisch kritische Extremitätenischämie** liegt vor, wenn die Durchblutung der unteren Extremitäten durch die stenosierende Gefäßerkrankung so vermindert ist, dass der Erhaltungsstoffwechsel der Gewebe nicht mehr gewährleistet ist. Eine Herzinsuffizienz mit Verminderung des Herzzeitvolumens kann zu einer CLI beitragen.

Die CLI zeigt sich klinisch als (typischer) **ischämischer Ruheschmerz** und/oder **ischämische Hautläsionen** in Form eines Ulkus oder einer Gangrän (Stadien III und IV nach Fontaine bzw. Kategorien 4–6 nach Rutherford). Von einer chronisch kritischen Ischämie spricht man, wenn Ruheschmerz, Ulkus und/oder Gangrän mehr als 2 Wochen bestehen. Nur eine kleinere Gruppe von Patienten mit einer CLI gibt anamnestisch eine Claudicatio intermittens an. Dies gilt insbesondere für Patienten mit einem Diabetes mellitus.

▶ **Merke.** Ruheschmerzen treten auf, wenn der Knöchelperfusionsdruck < 50 mmHg, der Zehenperfusionsdruck < 30 mmHg und der transkutane Sauerstoffpartialdruck (tcpO$_2$) < 30 mmHg liegen. Das Druckniveau für intakte Haut liegt höher. Es beträgt für den Knöchelperfusionsdruck 70 mmHg, für den Zehenperfusionsdruck 50 mmHg.

Neben symptomatischen Patienten gibt es eine kleinere Patientengruppe, die den hämodynamischen Kriterien einer chronisch kritischen Ischämie entsprechen, aber weder über Klaudikations- noch Ruheschmerzen klagen oder Hautläsionen aufweisen. Hierbei handelt es sich meistens um Patienten, die nicht gehfähig sind und den Tag überwiegend sitzend verbringen oder um Patienten mit gestörter Schmerzempfindung (z. B. im Rahmen einer diabetischen Polyneuropathie). In diesen Fällen spricht man von einer **chronischen subklinischen kritischen Ischämie**.

Der **ischämische Ruheschmerz** ist in der Regel distal am Fuß, meist in den Zehen lokalisiert. In den Anfangsstadien kann der Schmerz durch Aufstehen und Gehen gebessert oder sogar zum Verschwinden gebracht werden (Verbesserung des Perfusionsdrucks im Stehen). Die mögliche Gehstrecke ist dabei allerdings stark limitiert. Der Schmerz wird durch Liegen provoziert und tritt deshalb besonders nachts auf. Daher schlafen die Patienten häufig mit aus dem Bett hängendem Bein oder im Sessel. Hochlagern und Kälte verschlimmern bzw. provozieren die Symptomatik ebenfalls. Durch die Tieflagerung der Extremität sowie die Einschränkung des Gehens kann es zu einem Begleitödem kommen, das durch einen Infekt bei gleichzeitigem Vorliegen einer trophischen Störung noch verschlimmert werden kann.

Die Schmerzen, die durch eine begleitende **periphere ischämische Neuropathie** entstehen, sind plötzlich einschießende, bohrende Schmerzen („Messerstiche").

Trophische Störungen der CLI äußern sich als (arterielles) Ulkus oder Gangrän. Wie der ischämische Ruheschmerz sind auch trophische Störungen v. a. peripher lokalisiert. Prädilektionsort sind die Akren und die Ferse.

Lokalisation der PAVK (s. Tab. B-4.2): Bei der Lokalisation arterieller Gefäßerkrankungen an den unteren Extremitäten lassen sich Becken-, Oberschenkel- und Unterschenkeltyp unterscheiden. Die Lokalisation hängt von der Grunderkrankung und der Konstellation der Risikofaktoren ab. Während beim Nichtdiabetiker die häufigste Lokalisation das Oberschenkel-, Kniesegment (insbesondere der Adduktorenkanal) ist, gefolgt von der aortoiliakalen Achse und den Unterschenkelgefäßen, spielen sich zwei Drittel der im Rahmen einer diabetischen Makroangiopathie entstandenen Läsionen an Unterschenkelgefäßen ab.

≡ B-4.2	Lokalisation der PAVK entsprechend der Symptomatik
Beschwerdelokalisation	**Lokalisation der Gefäßerkrankung**
Claudicatio abdominalis	aortoiliakal mit Steal (A. mesenterica inferior)
ischialgiforme Klaudikation	aortoiliakal
isolierte Gesäßklaudikation	(beide) Aa. iliacae internae
Oberschenkelklaudikation/Wadenklaudikation	A. iliaca externa, A. femoralis communis, A. femoralis superficialis/A. profunda femoris
isolierte Oberschenkelklaudikation	A. profunda femoris
Wadenklaudikation	A. femoralis superficialis, A. poplitea, Truncus tibiofibularis, prox. Unterschenkelarterien
Fußklaudikation	mittlere/distale Unterschenkelarterien

Das Kniesegment stellt bezüglich der Ätiologie der Gefäßerkrankung eine Herausforderung dar. Neben häufigen Ursachen, wie Atherosklerose und kardialer Embolie, finden sich hier seltenere Erkrankungen wie der Morbus Buerger, die zystische Adventitiadegeneration sowie das Popliteal-Entrapment-Syndrome (S. 271). Nach den infrarenalen Abschnitten der Aorta ist die A. poplitea die häufigste Lokalisation von Aneurysmen, die dort nicht selten zu akuten Verschlüssen führen.

Diagnostik: Abgrenzung der CI von der CLI mithilfe der Schmerzanamnese, Eruierung des Risikoprofils.

- **Inspektion:** blasse Haut, ggf. trophische Störungen
- **Palpation:** abgeschwächte/fehlende Pulse
- **Auskultation:** Strömungsgeräusche.

Apparative Diagnostik: Knöchelperfusionsdruck/ABI s. S. 253 bzw. S. 254.
Bei diabetischer Mediasklerose können diese Werte aufgrund der eingeschränkten Komprimierbarkeit der Gefäße nicht verwendet werden. Hier ist zur Einschätzung der Situation eine Bestimmung des Zehenperfusionsdrucks oder die transkutane Bestimmung des Sauerstoffpartialdrucks bzw. der Sauerstoffsättigung erforderlich.

Lokalisationsdiagnostik: etagenweise Messung der Strömungsgeschwindigkeitspulse (**cw-Doppler**, Abb. **B-4.1**) und **farbcodierte Duplexsonografie**.

Bei **trophischen Störungen** muss nach einer knöchernen Beteiligung (z. B. Osteomyelitis) gefahndet werden (Röntgennativaufnahmen, Knochenszintigrafie); MRT zur Beurteilung der Weichteilbeteiligung.

Diagnostik: Die **Anamnese** zielt im Wesentlichen auf die Charakterisierung des Schmerzes (typische Muster der CI und des ischämischen Ruheschmerzes, CLI) und die Eruierung des individuellen Risikoprofils ab.

Die wichtigsten Befunde bei der **Inspektion** sind blasse Haut und trophische Störungen. Fehlende und abgeschwächte Pulse werden durch **Palpation** erfasst. Bei der **Auskultation** lassen sich Strömungsgeräusche über den stenosierten Gefäßen nachweisen. Mithilfe der **apparativen Diagnostik** lassen sich Aussagen zu Schweregrad und Lokalisation der PAVK erzielen. An erster Stelle steht die Bestimmung der **Knöchelperfusionsdrücke** (S. 253) bzw. des **Knöchel-Arm-Indexes** (S. 254) (ABI). Bei diabetischer Mediasklerose können diese Werte aufgrund der eingeschränkten Komprimierbarkeit der Gefäße nicht verwendet werden. Hier ist zur Einschätzung der Situation eine Bestimmung des Zehenperfusionsdrucks oder die transkutane Bestimmung des Sauerstoffpartialdrucks bzw. der Sauerstoffsättigung erforderlich. Im Stadium der CI ist die Einschränkung der Gehstrecke laufbandergometrisch zu evaluieren. Bei der CLI ist die Bestimmung des transkutanen Sauerstoffpartialdrucks bzw. der Sauerstoffsättigung auch bei Patienten ohne Mediasklerose zur Beurteilung der Prognose der Extremität empfehlenswert. Die **Lokalisationsdiagnostik** erfolgt orientierend über die etagenweise Messung der Strömungsgeschwindigkeitspulse (**cw-Doppler**, Abb. **B-4.1**) und wird dann mit der **farbcodierten Duplexsonografie** präzisiert. In Zusammenschau mit der Klinik kann hiermit in den meisten Fällen auch die Ursache der arteriellen Gefäßerkrankung geklärt werden. Ist eine interventionelle oder operative Therapie geplant, ist der nächste diagnostische Schritt eine **MR-Angiografie** oder eine **DSA in Interventionsbereitschaft**.

Liegen **trophische Störungen** vor (v. a. entzündlich komplizierte), muss geklärt werden, ob bereits eine knöcherne Beteiligung (z. B. Osteomyelitis) vorliegt. Neben Röntgennativaufnahmen der Region in 2 Ebenen kann eine Knochenszintigrafie zur Klärung durchgeführt werden. Zur Beurteilung von Weichteil- und Knochenbeteiligung bei der CLI gewinnt die MRT zunehmend Bedeutung.

B-4.1 Lokalisationsdiagnostik der PAVK mit einem cw-Doppler

Ergebnisse der etagenweisen Messung der Strömungsgeschwindigkeitspulse bei PAVK vom Unterschenkel-, Oberschenkel-, Becken- und Mehretagentyp Becken/Oberschenkel.

aus: Amann-Vesti B., Thalhammer C., Huck K.: Kursbuch Doppler- und Duplexsonografie. Thieme; 2012

Kausale Therapie: Ziel der kausalen Therapie ist die **Behandlung der Grunderkrankung** zur sekundären Prävention (Rezidivfreiheit) sowie zur Verbesserung der Prognose quoad vitam (Freiheit von kardiovaskulären Komplikationen). Das Gesamtziel ist das amputationsfreie Überleben des Patienten.

- Beseitigung der Risikofaktoren der Atherosklerose:
  – **Raucherentwöhnung** verbessert die Prognose.
  – **Blutzuckereinstellung** bei Diabetes mellitus: Der HbA_{1c} sollte möglichst nah an 6 % liegen.
  – Behandlung einer **Hypercholesterinämie:** Ziel ist ein LDL von < 100 mg/dl; bei Vorliegen eines Diabetes mellitus und bei Erkrankungen in mehreren Gefäßgebieten gilt als Zielwert < 70 mg/dl. Bei asymptomatischen Patienten werden in erster Linie diätetische Maßnahmen, bei symptomatischen Patienten Statine eingesetzt.
  – Behandlung einer **Hypertriglyzeridämie** mit Fibraten oder Niacin.
  – **Blutdruckeinstellung:** Ziel sind Blutdruckwerte < 140/90 mmHg, bei begleitendem Diabetes mellitus oder Niereninsuffizienz < 130/80 mmHg. Für die initiale Blutdrucktherapie sollte in erster Linie ein ACE-Hemmer, gegebenenfalls mit einem Thiaziddiuretikum kombiniert, eingesetzt werden. Die Gabe von β-Rezeptoren-Blockern bei Patienten mit PAVK ist – im Gegensatz zu früheren Meinungen – ohne Einschränkung möglich.
- **Thrombozytenaggregationshemmung:** Alle Patienten mit einer PAVK erhalten ASS in niedriger Dosierung (z. B. 100 mg/d); Ersatzweise kann Clopidogrel (z. B. Plavix, Iscover) in einer Dosis von 75 mg/d verordnet werden. Ziel der Behandlung ist dabei vor allen Dingen die Senkung der kardiovaskulären Komorbidität und Mortalität.

Symptomatische Therapie: Das Ziel der symptomatischen Therapie der PAVK ist es, die **Blutversorgung** der Extremität zu **normalisieren** oder zumindest so zu **verbessern**, dass sich die Gehleistung steigert, trophische Läsionen heilen oder erst gar nicht entstehen. Hierfür stehen zwei grundsätzliche Wege zur Verfügung: Die konservative Therapie und die revaskularisierende Therapie, die sowohl interventionell wie operativ erfolgen kann.

- **Konservative Therapie:** Für die konservative symptomatische Therapie der Claudicatio intermittens (Stadium II) stehen das **Gehtraining** sowie eine Behandlung mit **vasoaktiven Substanzen** zur Verfügung. Gehtraining unter fachkundiger Anleitung verlängert die schmerzfreie Gehstrecke. Vasoaktive Substanzen haben u. a. thrombozytenaggregationshemmende und vasodilatierende Eigenschaften und verbessern den Muskelstoffwechsel (Cilostazol, Naftidrofuryl). Ist im Stadium der chronisch kritischen Ischämie eine interventionelle und operative Therapie nicht möglich, kann eine medikamentöse Therapie mit **Prostaglandinen** (z. B. Prostavasin, Iloprost) durchgeführt werden, die eine leichte Verbesserung der Amputationsrate erbringt. Im Stadium IV mit Auftreten trophischer Läsionen ist eine **engagierte aktive Wundbehandlung** erforderlich. Sekundäre Infektionen müssen gezielt antibiotisch behandelt werden.
- **Interventionelle Therapie:** Ob eine interventionelle Therapie durchgeführt werden kann, hängt vom Alter, der Lokalisation und der Länge des Gefäßprozesses ab. Die interventionellen Therapieverfahren sind besonders geeignet für kurzstreckige bis mittellange Stenosen oder Verschlüsse (bis max. 15 cm). Wichtigste Methode ist die **perkutane transluminale Angioplastie** (PTA, Ballondilatation), die im geeigneten Fall zur Sicherung des Therapieerfolges mit dem Einbringen einer Gefäßstütze (**Stent**) kombiniert wird. Bei der **lokalen Fibrinolyse** wird der Thrombus medikamentös aufgelöst. Mithilfe der **perkutanen Aspirationsthrombektomie** (PAT) bzw. **perkutanen mechanischen Thrombektomie** (PMT) wird das thrombotische Material mechanisch entfernt bzw. zerstört. Nach einer Angioplastie erhalten die Patienten eine **lebenslange Thrombozytenaggregationshemmung** mit niedrig dosierter Azetylsalizylsäure (100 mg/d). Nach Stent-Implantation wird für 4 Wochen eine **duale Thrombozytenaggregationshemmung** (Azetylsalizylsäure plus Clopidogrel) durchgeführt (s. Therapie der KHK, s. S. 72).
- **Operative Therapie:** Können interventionelle Verfahren nicht angewendet werden oder bleiben sie erfolglos, kann eine **chirurgische Rekanalisation** durch eine Embolektomie, Thrombektomie (TE) oder eine Thrombendarteriektomie (TEA), bei

---

Kausale Therapie: Ziel ist die **Behandlung der Grunderkrankung** zur sekundären Prävention.
- Behandlung der Atherosklerose-Risikofaktoren
- Thrombozytenaggregationshemmung.

Symptomatische Therapie: Ziel ist eine **Optimierung der Blutversorgung**, sodass sich die Gehleistung steigert und trophische Läsionen abheilen oder erst gar nicht entstehen.

- **Konservative Therapie:**
  – Im Stadium der CI: Gehtraining, Gabe vasoaktiver Substanzen.
  – Im Stadium der CLI: Wenn eine interventionelle und operative Therapie nicht möglich ist, können Prostaglandine versucht werden. Wichtig ist eine gezielte Infektionsprophylaxe.

- **Interventionelle Therapie:** Indiziert bei kurzstreckigen bis mittellangen Stenosen oder Verschlüssen (bis max. 15 cm). **Verfahren:**
  – perkutane transluminale Angioplastie (PTA, Ballondilatation) ggf. mit Stent-Implantation
  – lokale Fibrinolyse
  – perkutane Aspirationsthrombektomie (PAT)
  – perkutane mechanische Thrombektomie (PMT)

  Nach einer Angioplastie erhalten die Patienten eine **lebenslange Thrombozytenaggregationshemmung**.

- **Operative Therapie:** Bei fehlenden Möglichkeiten oder Erfolgslosigkeit interventioneller Verfahren kann eine **chirurgische Rekanalisation** durchgeführt werden.

Verfahren:
- **Thrombendarteriektomie** (TEA)
- **Embolektomie**
- **Thrombektomie** (TE)
- **Bypass-Operation:** Die Nachbehandlung erfolgt meist mit Thrombozytenaggregationshemmern, bei kruralen und pedalen Bypass-Systemen auch mit Vitamin-K-Antagonisten.

▶ Merke.

Prophylaxe: konsequente Fußpflege.

Prognose:
- **Extremität:** abhängig von der klinischen Symptomatik. Sie ist bei CLI deutlich schlechter als bei CI. Die Amputationsrate des Gesamtkollektivs liegt bei 2 % in 5 Jahren.

- **Patient:** Die **Lebenserwartung** der Patienten wird nicht durch die PAVK selbst, sondern wesentlich von seinen kardiovaskulären Begleiterkrankungen bestimmt. Bei Patienten mit CI beträgt die Mortalität 10–15 % auf 5 Jahre gesehen. Hiervon gehen 75 % auf kardiovaskulär verursachte Todesfälle zurück.

▶ Merke.

▶ Klinischer Fall.

der neben thrombotischem Material auch das Plaquematerial entfernt wird, durchgeführt werden. Ist eine Rekanalisation nicht möglich, können die verschlossenen Gefäßsegmente durch eine **Bypass-Operation** umgangen werden. Als Bypassmaterial finden körpereigene Venen (z. B. V. saphena magna) oder Kunststoffmaterial (z. B. PTFE = Polytetrafluoroethylen) Verwendung. Die Bypass-Systeme werden jeweils nach der Lage der proximalen und distalen Anastomose benannt (z. B. aortobiiliakale, aortobifemorale (s. Abb. **B-1.8**, S. 256), femoropopliteale, femorokrurale und femoropedale Bypass-Systeme). Auch Bypass-Systeme bedürfen einer medikamentösen Nachbehandlung, die meist mit Thrombozytenaggregationshemmern durchgeführt wird. Bypass-Systeme, die am Unterschenkel bzw. am Fuß inserieren, werden häufig mit Vitamin-K-Antagonisten (z. B. Marcumar) nachbehandelt.

▶ **Merke.** Die Prognose der Venen-Bypass-Systeme ist deutlich günstiger als die eines Kunststoffgrafts. Sie wird weiter bestimmt durch die Lage der distalen Anastomose und nimmt vom Becken zum Fuß deutlich ab.

Prophylaxe: Insbesondere Diabetiker sind in hohem Maße amputationsgefährdet, wenn trophische Läsionen auftreten. Durch eine **konsequente Fußpflege** kann die Amputationsrate deutlich gesenkt werden. Hierzu gehören die tägliche Inspektion der Füße, die Einhaltung der Regeln der Fußhygiene, die sorgfältige, sachkompetente Nagelpflege sowie das Tragen geeigneten Schuhwerks.

Prognose der Extremität: Der überwiegende Teil der symptomatischen Patienten mit PAVK weisen eine CI auf. Nur jeder Zehnte der symptomatischen Patienten zeigt primär eine CLI. Von den Patienten, die sich mit einer CI vorstellen, bleiben 75 % über einen Zeitraum von 5 Jahren stabil, 10–20 % erfahren eine Abnahme der Gehstrecke und 5–10 % gehen in die CLI über. Die Amputationsrate beträgt, auf das Gesamtkollektiv gesehen, in 5 Jahren 2 %. Die Prognose ist im Stadium der CLI deutlich schlechter: Nur bei 45 % der Patienten kann über einen Zeitraum von mehr als 1 Jahr das erkrankte Bein erhalten werden.

Die **Lebenserwartung der Patienten** wird nicht durch die PAVK selbst, sondern wesentlich von seinen kardiovaskulären Begleiterkrankungen bestimmt. Bei Patienten mit CI beträgt die Mortalität 10–15 % auf 5 Jahre gesehen. Hiervon gehen 75 % auf kardiovaskulär verursachte Todesfälle zurück. Interessanterweise ist die Prognose der Patienten mit asymptomatischer PAVK und Patienten mit einer CI nicht verschieden. Im Vergleich zu diesen Patienten weisen Patienten mit einer CLI eine deutlich schlechtere Prognose auf. So versterben 25 % dieser Patienten innerhalb des ersten Jahres nach Auftreten der CLI an kardiovaskulären Komplikationen.

▶ **Merke.** Sowohl was die Prognose der Extremität als auch die Lebenserwartung des Patienten anbelangt, ergibt sich eine strenge Korrelation zum Schweregrad der PAVK. Dieser kann über die Bestimmung des ABI (S. 254) objektiv bestimmt werden.

▶ **Klinischer Fall.** Ein 45 Jahre alter Patient stellt sich wegen Schmerzen beim Gehen bei seinem Hausarzt vor. Er berichtet, dass er als Briefträger seine Arbeit in den letzten Wochen kaum noch bewältigen könne. Er leide unter starken rechtsseitigen Wadenschmerzen, die ihn bereits nach 30–40 Schritten zum Stehenbleiben zwängen. Darüber hinaus beschreibt er ausschließlich beim Bergaufgehen auftretende Beschwerden im Oberschenkelbereich, die nach Einlegen einer Pause vollständig abklingen, um sich bei erneuter Belastung jedoch sofort wieder einzustellen. Begonnen hätten die Beschwerden vor 1 Jahr. Dabei habe die Strecke, die er schmerzfrei gehen könne, immer weiter abgenommen. Der Patient war ansonsten bis auf eine chronische Bronchitis immer gesund gewesen. Er rauchte seit dem 14. Lebensjahr 2 Schachteln Zigaretten/Tag (62 packyears).

Bei der klinischen Untersuchung stellt der Hausarzt eine Abschwächung des rechtsseitigen Leistenpulses im Seitenvergleich sowie ein Fehlen der Pulse beidseits ab der A. poplitea fest. Oberhalb des Leistenbandes lässt sich ein lautes gemischtfrequentes Geräusch auskultieren. Die Haut am Fuß ist intakt, die Kapillarisierung regelrecht. Nach 20 Kniebeugen ist der Fuß vollständig abgeblasst, die Kapillarisierung deutlich verzögert. Im Rahmen einer dopplersonografischen Messung der Knöchelperfusionsdrücke zeigt sich eine Minderung des rechtsseitigen Drucks auf 60 mmHg systolisch. Linksseitig liegt der Druck bei 90 mmHg, der systolische Druck an den Oberarmen beträgt seitengleich 130 mmHg (ABI rechts 0,46, links 0,69). Es erfolgt eine Überweisung zum Angiologen.

Bei der dort durchgeführten Laufbandergometrie stellen sich nach 60 m Beschwerden in der rechten Wade ein, nach 90 m muss der Patient beschwerdebedingt stehen bleiben. Der Fuß ist nach der Belastung leichenblass, ein Knöchelperfusionsdruck nur noch rudimentär nachweisbar. Eine im Anschluss durchgeführte MR-Angiografie ergibt folgende Befunde: einen langstreckigen proximalen Verschluss der A. femoralis superficialis, eine hochgradige Stenosierung der A. iliaca externa im mittleren Verlauf bei unauffälliger A. profunda femoris rechtsseitig sowie kontralateral eine mittelgradige Stenose auf Höhe des Adduktorenkanals.

Im nahegelegenen Klinikum wird daraufhin im Rahmen einer angiografischen Übersichtsaufnahme (Katheterzugang über die linke A. femoralis communis) der MR-angiografische Befund bestätigt. Eine Dilatation und Stent-Implantation der hochgradigen Iliaca-externa-Stenose wird in Cross-over-Technik durchgeführt. Der Patient wird medikamentös mit Aspirin (100 mg/d) sowie Clopidogrel (75 mg/d) versorgt. Darüber hinaus erhält er ein Statin mit einem Ziel-LDL-Cholesterin unter 100 mg/dl. Die laufbandergometrische Kontrolle 1 Woche nach Durchführung der Dilatation zeigt eine Verbesserung der schmerzfreien Gehstrecke auf gute 250 m. Der ABI hat sich auf 0,8 gesteigert, nach Beendigung der Belastung lässt sich ein Druckabfall nachweisen.

Nach 2 Wochen nimmt der Patient seine Arbeit wieder auf. Aufgrund der Möglichkeit, bei Bedarf kurze Pausen einzulegen, kommt er mit dem Austragen jetzt zügig voran. Bei längeren Spaziergängen am Wochenende muss er jedoch nach 300 m halt machen. Der dringend angeratene Nikotinverzicht fällt ihm schwer. Der Klinikarzt hat ihm gesagt, dass der noch bestehende Verschluss des Oberschenkelgefäßes aktiv nur durch eine Bypass-Operation therapiert werden kann.

▶ **Klinischer Fall.** Einem 59-jährigen Patienten, von Beruf technischer Kaufmann, war es in den letzten Jahren gesundheitlich nicht gut gegangen. Seit 20 Jahren ist bei ihm ein Diabetes mellitus bekannt. Seit 5 Jahren spritzt er Insulin. Wegen einer schweren diabetischen Retinopathie wurde er mehrfach operativ behandelt. Vor 3 Monaten hatte ihn seine Firma in den vorzeitigen Ruhestand geschickt. Umso mehr freut er sich auf die bevorstehende Hochzeit seiner Tochter, vor allem auf das Tanzen. Auf dem Fest tanzt er dann auch ausgiebig in seinen neuen Schuhen. Allerdings muss er wegen linksbetonter Wadenkrämpfe, die er in letzter Zeit auch bei längerem Gehen bemerkt hatte, immer wieder Pausen einlegen. Er führt dies auf seine geringe körperliche Aktivität in den letzten Jahren zurück. Gegen Mitternacht verspürt er einen unangenehmen Druck an der linken Großzehe, den er aber nicht weiter beachtet. Am Morgen nach der Hochzeit wird er früh wegen Schmerzen an dieser Großzehe wach. Eine große Blutblase hat sich gebildet, die Zehe ist stark gerötet und geschwollen. Den ganzen Tag und die Nacht über plagen ihn Schmerzen. Da es Sonntag ist, beschließt er, erst am nächsten Tag zum Arzt zu gehen, in der Nacht kann er jedoch wegen der Schmerzen im Fuß kaum schlafen. Am nächsten Morgen ist die Zehe bläulich verfärbt, die Blutblase hat sich geöffnet, der Wundgrund ist gelblich belegt, der gesamte Vorfuß stark gerötet und angeschwollen. Ohne Frühstück begibt er sich zum Hausarzt.

Bei der Untersuchung findet der Hausarzt eine blau-livide, stark geschwollene große Zehe links mit mazerierter Haut und schmierig eitrig belegtem Zehenrücken. Der Fußrücken ist rötlich verfärbt, die Leistenlymphknoten sind deutlich vergrößert, der Patient hat 38,2 °C Temperatur. Bei kräftigen Leistenpulsen sind die Fußpulse beidseits nicht tastbar, die Kniepulse nicht sicher beurteilbar. In der Kniekehle links lässt sich ein gemischtfrequentes Strömungsgeräusch auskultieren. Der Hausarzt weist den Patienten mit der Diagnose „Phlegmone nach Zehenverletzung durch neues Schuhwerk bei diabetischer Makroangiopathie" in das nahe gelegene Universitätsklinikum ein.

Die dort durchgeführte angiologische Untersuchung zeigt poststenotische Strömungsgeschwindigkeitspulse ab der A. poplitea links. Die dopplersonografische Messung der Knöchelperfusionsdrücke muss bei Werten über 200 mmHg wegen starker Schmerzen des Patienten abgebrochen werden. Der Zehenperfusionsdruck beträgt 60 mmHg. Bei der farbdopplersonografischen Untersuchung findet sich eine hochgradige Stenose der A. poplitea linksseitig, die Unterschenkelgefäße zeigen eine ausgeprägte Mediasklerose, Blutfluss ist nur über die A. tibialis anterior nachzuweisen.

Die notfallmäßig durchgeführte MR-Angiografie bestätigt linksseitig eine hochgradige Stenose der A. poplitea sowie ein Verschluss der A. tibialis posterior und der A. fibularis, Leitgefäß am Unterschenkel ist die A. tibialis anterior. Rechts ist das Kniegefäß unauffällig, die Unterschenkelsituation jedoch identisch. Der Patient wird stationär aufgenommen, eine lokale Wundreinigung durchgeführt sowie ein gewebegängiges Breitbandantibiotikum angesetzt. Am nächsten Tag erfolgt die Dilatation der A. poplitea. Der Patient wird mit Azetylsalizylsäure (100 mg/d) versorgt und erhält Prostaglandininfusionen. Unter der systemischen und lokalen Behandlung geht die Phlegmone am Fußrücken rasch zurück, die große Zehe wird allerdings nekrotisch und muss schließlich amputiert werden. Der weitere Verlauf ist unkompliziert, die Wunde verheilt primär. Es erfolgte eine Versorgung mit einem orthopädischen Schuh. Ein neurologisches Konsil zeigt eine ausgeprägte distale symmetrische (diabetische) Polyneuropathie.

4.1.2 Akuter arterieller Verschluss

▶ **Definition.** Ein akuter arterieller Verschluss liegt vor, wenn die arterielle Strombahn durch ein embolisches oder lokal thrombotisches Ereignis abrupt verschlossen wird. Eine akute kritische Ischämie (ALI) tritt auf, wenn dabei der Ruhebedarf der betroffenen Extremität/des Organs unterschritten wird. Zeitlich wird von einer akuten kritischen Ischämie gesprochen, wenn der Beginn der Erkrankung bei Vorstellung des Patienten innerhalb der letzten 14 Tage liegt. Danach liegt eine chronisch kritische Ischämie vor.

Epidemiologie: Die Inzidenz der ALI beläuft sich auf 140 Patienten pro 1 Million Einwohner pro Jahr (1,4 : 10 000).

Ätiologie: Führende Ursache sind **embolische Ereignisse** (ca. 70 %), insbesondere kardiale Embolien (90 %, z. B. bei Vorhofflimmern, akutem Herzinfarkt, hochgradig eingeschränkter LV-Funktion), aber auch arterioarterielle Embolien (10 %) und selten die paradoxe Embolie (Tab. B-3.3). An zweiter Stelle der Ursachen stehen **thrombotische Verschlüsse** (20 %). Dabei kann es sich um Plaqueaufbrüche mit akutem thrombotischem Verschluss, um einen thrombotischen Verschluss eines Aneurysmas (z. B. Popliteaaneurysma) oder auch um lokale Thrombosen bei toxischer Gefäßwandschädigung (Zytostatika), Thrombozythämie und Hyperkoagulabilitätssyndromen handeln. Wichtig sind auch die thrombotischen Verschlüsse nach revaskulisierenden Eingriffen (Dilatation, Stent, Bypass). Seltene Ursachen eines akuten Arterienverschlusses sind **traumatisch bedingte** oder **entzündliche Gefäßläsionen**.

▶ **Merke.** Häufigste Ursache für einen akuten arteriellen Verschluss ist die **Embolie**, zweithäufigste Ursache eine arterielle **Thrombose** bei vorgeschädigtem Gefäß!

Lokalisation: **Embolien** betreffen meist Verzweigungen oder physiologische Engstellen des Gefäßsystems. Führend an den unteren Extremitäten ist die Femoralisbifurkation, gefolgt von der Iliakalbifurkation, der Aortenbifurkation, der A. poplitea (Abb. **B-4.2**) sowie der tibiofibularen Achse. Von **lokalthrombotischen Verschlüssen** im Rahmen einer Plaqueruptur ist in erster Linie die femoropopliteale Achse betroffen.

Besondere differenzialätiologische Überlegungen sind bei einem **Verschluss der A. poplitea** anzustellen. Neben einer rupturierten Plaque kann es sich hier auch um einen thrombotischen Verschluss eines vorbestehenden Popliteaaneurysmas, um einen thrombotischen Verschluss im Rahmen einer zystischen Adventitiadegeneration oder eines Popliteal-Entrapment-Syndroms (S. 271) handeln. Nur noch sehr selten kommt es im Rahmen eines Ergotismus (Vasospasmus) zu thrombotischen Verschlüssen.

⊙ **B-4.2** Embolischer Verschluss der A. poplitea rechts bei 43-jährigem Patienten

a B-Bild-Längsschnitt mit torpedoartigem Embolus, der sich pulssynchron bewegt. Direkt vor der A. poplitea ist – wie auch in b – die durch den Schallkopf teilkomprimierte Vene zu erkennen.
b Farbdopplerlängsschnitt, der den Embolus umspült zeigt. Vor der genannten teilkomprimierten Vene ist hier noch ein farbcodiertes (arterielles) Kollateralgefäß dokumentiert.
aus: Huck K.: Kursbuch Doppler- und Duplexsonographie. Thieme; 2004

Klinik: Die klinische Symptomatik setzt sich aus den Zeichen der Minderdurchblutung, der Muskelischämie und der ischämischen Nervenschädigung (ischämische Neuropathie) zusammen. 6 klassische Symptome charakterisieren eine ALI, diese werden im englischen Sprachgebrauch als die „6 Ps" bezeichnet:

- **Pain:** Plötzlich einsetzender Schmerz, der wie bei der chronischen kritischen Ischämie peripher lokalisiert ist.
- **Pulslessness:** fehlende Pulse. Die Kapillarisierung ist verzögert bis aufgehoben, die venöse Füllung vermindert oder fehlend.
- **Paleness:** blasse, kühle, marmorierte Haut.
- **Paresthesia:** Missempfindungen (Parästhesien, Hypästhesien) und sensible Ausfallserscheinungen (Taubheitsgefühl).
- **Paralysis:** motorische Schwäche/Lähmung. Bei Verschlüssen der femoropoplitealen Achse zeigt sich eine Schwäche/Parese der Fußheber, bei Verschlüssen der Beckenachse eine Schwäche/Parese des M. quadriceps. Liegt der Verschluss in der aortoiliakalen Achse (Leriche-Syndrom), kommt es zu einer querschnittsartigen Symptomatik, die häufig als Bandscheibenproblematik verkannt wird (Tab. **B-4.3**).
- **Prostration:** Schocksymptomatik.

Das **Ausmaß** der Ischämie ist abhängig von der Ischämiedauer, der Ischämietoleranz und der Kollateralisierung des betroffenen Gewebes.

Klinik: „6 Ps"
- Pain
- Pulslessness
- Paleness
- Paresthesia
- Paralysis
- Prostration.

Ausmaß der Ischämie ist abhängig von: Ischämiedauer, Ischämietoleranz, Kollateralisierung.

Komplikationen:
- Schock
- Kompartmentsyndrom
- Reperfusionstrauma.

Komplikation der ALI: Patienten mit akuter kritischer Ischämie sind – v. a. bei spätem Behandlungsbeginn (> 12 h) – von der Ausbildung eines **Schocks** bedroht. Ursache ist die Erhöhung der Nachlast (insbesondere bei zentraler gelegenen Verschlüssen [Leriche-Syndrom]) und die Einschwemmung toxischer Substanzen, die durch den Gewebeuntergang freigesetzt werden. Weitere Komplikationen, die nach Therapie einer ALI auftreten können, sind das **Kompartmentsyndrom** und das **Reperfusionstrauma** mit Rhabdomyolyse (erhöhte CK), metabolischer Azidose, Hyperkaliämie, Myoglobulinurie und Gefahr der Entwicklung eines akuten Nierenversagens.

Stadieneinteilung der ALI: Nach Rutherford wird die ALI in 3 Schweregrade bzw. Kategorien eingeteilt (Tab. **B-4.3**). Rutherford unterscheidet die nicht gefährdete (Kat. I) von der gefährdeten (Kat. II) und der irreversibel ischämisch geschädigten Extremität (Kat. III). Innerhalb der Kategorie II wird die grenzkompensierte von der akut gefährdeten Situation unterschieden. Entscheidend für die Einteilung sind der Doppler- sowie der neurologische Befund im Fußbereich.

Stadieneinteilung der ALI: s. Tab. **B-4.3**.

B-4.3 Einteilung der akuten kritischen Extremitätenischämie nach Rutherford

Kategorie	kapillare Füllung	Ruheschmerz	neurologische Symptome		Dopplersignal der Fußarterien		Therapie/Prognose
			Sensibilitätsstörung	Muskelschwäche	arteriell	venös	
I (nicht akut gefährdet)	ausreichend	intermittierend	keine	keine	pulsatiles Signal ableitbar	ableitbar	zügige Diagnostik möglich; Lysetherapie; ohne Therapie auf Dauer gefährdet
II (gefährdet)							
II a (grenzkompensiert)	verzögert	intermittierend	intermittierend oder minimal an den Zehen, Taubheitsgefühl	keine	nicht sicher ableitbar	ableitbar	zügige Diagnostik möglich; Lysetherapie; bei zügiger Therapie Ischämie reversibel; keine große Amputation
II b (akut gefährdet)	verzögert bis fehlend	persistierend	Minderung der Sensibilität proximal der Zehen oder vollständiger Verlust im Zehenbereich	gering- bis mäßiggradig	nicht ableitbar	ableitbar	sofortige Therapie, ggf. auch ohne vorherige Diagnostik einleiten; operative Therapie aufgrund geringerem Zeitaufwand; bei sofortiger Therapie Ischämie reversibel; keine große Amputation
III (irreversibel ischämisch geschädigt)	fehlend (marmorierte Haut)	persistierend	ausgeprägter bis vollständiger Verlust	ausgeprägt über den Fuß hinausgehend, Paralyse, Rigor	nicht ableitbar	nicht ableitbar	große Amputation und permanenter Nervenschaden unvermeidbar

Diagnostik:

▶ Merke. Bei der akuten kritischen Extremitätenischämie darf die dringend erforderliche Therapie nicht durch langwierige Diagnostik verzögert werden. Insbesondere im Stadium II muss der Zeitaufwand der Diagnostik kritisch abgewogen werden.

Anamnestisch sollten v. a. der Beginn der Symptomatik (plötzlich/schleichend?), Beschwerden in der Vorgeschichte (bekannte Klaudikation spricht für zugrunde liegende PAVK) und vorbestehende Herzerkrankungen (spricht für ein embolisches Geschehen) eruiert werden. **Klinisch** werden die „6 Ps" (S.287) untersucht.

Nach der klinischer Untersuchung folgt sofort eine **cw-dopplersonografische Untersuchung** der Extremität, die durch das Fehlen arterieller und venöser Strömungssignale und einem nicht messbaren Perfusionsdruck die klinischen Befunde objektiviert. Danach kann ebenso zügig eine **farbdopplersonografische Untersuchung** Niveau, Ausmaß und Ätiologie des akuten arteriellen Verschlusses klären (Abb. **B-4.2**). In unklaren Fällen können eine **CTA, MRA** (Abb. **B-4.3**) oder **DSA** angeschlossen werden.

Therapie: Zu den **Sofortmaßnahmen** gehören die Tieflagerung der Extremität (ggf. im Watteverband), eine suffiziente Analgesie (z. B. 50–100 mg Pethidin i. v.), eine Heparinisierung (initial 10 000 I.E. i. v.) und eine Schockprophylaxe/ -bekämpfung durch Volumengabe. Eine ALI im Stadium I und IIa (= inkomplettes Ischämiesyndrom) kann durch **lokale Fibrinolyse** behandelt und ggf. mit einer Katheterthrombektomie kombiniert werden. Bei einer ALI im Stadium IIb ist der **operativen Rekanalisation** (Thrombektomie, Embolektomie) aufgrund des geringeren Zeitaufwands der Vorzug zu geben. Bei einer ALI im Stadium III oder sehr spätem Behandlungsbeginn mit entsprechendem Gewebeuntergang kann eine **primäre Amputation** indiziert sein.

Postoperativ erhalten die Patienten eine **Antikoagulation** mit Heparin. Bei Patienten mit thrombotischem Verschluss auf dem Boden einer rupturierten Plaque wird diese langfristig auf die Gabe von ASS umgestellt, Patienten mit embolischem Gefäßverschluss erhalten Phenprocoumon (z. B. Marcumar), wenn die Emboliequelle nicht ausgeschaltet werden kann.

Prognose: Sie ist abhängig von der Gesamtsituation, insbesondere von der atherosklerotischen Grunderkrankung. Die **Amputationsrate**, gesehen auf 1 Monat, liegt zwischen 10–30 %. Die **Mortalität** des akuten Ereignisses wird mit bis zu 25 % angegeben.

4.2 Arterielle Durchblutungsstörungen der oberen Extremitäten

Erkrankungen der Gefäße der oberen Extremitäten einschließlich der Schlüsselbeingefäße sind im arteriellen – wie auch im venösen Bereich – eher selten.

Subclavian-Steal-Syndrom: Ein klassisches Krankheitsbild ist die meist atherosklerotisch verursachte Stenose bzw. der Verschluss der A. subclavia proximal des Abgangs der A. vertebralis. Die Folge ist eine intermittierend („Pendelblut") oder kontinuierlich retrograde, d. h. armwärts gerichtete Strömung in der ipsilateralen A. vertebralis. Die Patienten verspüren bei körperlicher Arbeit mit den Armen Schwindelgefühl (Subclavian-Steal-Syndrom) und/oder ein Müdigkeitsgefühl bzw. Schmerzen in der Armmuskulatur (Armklaudikation). Von einem **Subclavian-Steal-Phänomen** spricht man, wenn bei einer proximalen Subklaviastenose zwar eine retrograde Durchblutung der A. vertebralis vorliegt, eine Schwindelsymptomatik durch körperliche Belastung der Arme jedoch nicht provoziert werden kann. Klinisch wegweisend sind das Pulsdefizit sowie die Blutdruckdifferenz (< 20 mmHg) zwischen beiden Armen. Die Strömungsverhältnisse über der A. vertebralis lassen sich leicht dopplersonografisch darstellen (Abb. **B-4.3**). Beim Subclavian-Steal-Syndrom sowie einschränkender Armklaudikation ist eine interventionelle (PTA, Stent) oder operative Therapie angezeigt (extraanatomischer Bypass zwischen A. carotis communis und A. subclavia distal der Stenose).

Atherosklerotisch verursachte stenosierende Gefäßerkrankungen distal der A. subclavia finden sich bei Patienten mit Diabetes mellitus und/oder Dialysepflichtigkeit. Diese oft im Unterarm lokalisierten Gefäßprozesse sind therapeutisch häufig eine Herausforderung.

B-4.3 Subclavian-Steal-Syndrom

a Dopplersonografische Darstellung des Übergangs von Pendelblutbewegung zu kontinuierlicher retrograder Strömung über der A. vertebralis links bei körperlicher Arbeit mit dem Arm.
b MR-Angiografie bei Verschluss der A. subclavia links (Pfeil).

aus: Huck K.: Kursbuch Doppler- und Duplexsonographie. Thieme; 2004

Akute Arterienverschlüsse: Emboli bleiben häufig in der Brachialisbifurkation hängen, können aber auch die Unterarmarterien und die Arterien der Hohlhandbögen und der Akren betreffen. Akute thrombotische Verschlüsse der A. brachialis sowie der Unterarmarterien finden sich immer häufiger bei akzidenteller intraarterieller Injektion z. B. bei Drogenabhängigen. Akute Verschlüsse der Brachialisbifurkation sowie der Aa. brachialis, axillaris und subclavia werden operativ, die der Unterarm-, Hand- und Fingergefäße durch lokale Lyse behandelt.
Zu akralen vasospastischen Durchblutungsstörungen vergleiche Abschnitt akrale Durchblutungsstörungen (S. 296).

4.3 Zerebrovaskuläre Erkrankungen

Zerebrovaskuläre Erkrankungen stehen nach den kardiovaskulären und Krebserkrankungen an dritter Stelle der Morbiditäts- und Mortalitätsstatistiken der Industrieländer (Prävalenz: 700–800 pro 100 000 Einwohner). Ihre Symptomatik ist vielfältig. Der Bogen spannt sich von Störungen der Sprache, Motorik, Sinneswahrnehmungen und vegetativer Funktionen bis hin zu Bewusstseinsstörungen und Beeinträchtigungen komplexer psychischer Funktionen, die zu Abhängigkeit und Hilfsbedürftigkeit führen. Zu den zerebrovaskulären Erkrankungen zählen der ischämische (s. u.) und hämorrhagische (S. 293) Schlaganfall sowie zerebrovaskuläre Gefäßanomalien (intrakraniale Aneurysmen und arteriovenöse Fehlbildungen).

4.3.1 Ischämischer Schlaganfall

▶ **Definition.** Unter einem ischämischen Schlaganfall versteht man ein akutes fokales neurologisches Defizit infolge einer umschriebenen Durchblutungsstörung des Gehirns mit Unterbrechung der Sauerstoffversorgung. Morphologisches Korrelat der Ischämie ist der Hirninfarkt (Hirnparenchymnekrose).

Epidemiologie: Die Inzidenz flüchtiger ischämischer Defizite beträgt 50/100 000 Einwohner/Jahr, für ischämische Schlaganfälle 160–240/100 000 Einwohner/Jahr. Sie nimmt mit dem Lebensalter zu. Männer sind zu 30 % häufiger betroffen als Frauen. Bei den Ausgaben im Gesundheitswesen stehen der Schlaganfall und seine Folgeerkrankungen mit an der Spitze.

Ätiologie: 85 % der akuten Schlaganfälle sind **ischämisch** bedingt. Der ischämische Schlaganfall kann **thromboembolisch**, **hämodynamisch** oder **mikroangiopathisch** verursacht sein.
Etwa 60 % der Schlaganfälle entstehen auf dem Boden einer **atherosklerotischen Grunderkrankung**. Arterioarterielle Embolien (ca. 55 %) stammen aus instabilen Plaques im Bereich der Karotisbifurkation, der Aorta ascendens und dem Aortenbogen. Seltener (ca. 5 %) führen höhergradige Stenosierungen oder Gefäßverschlüsse hämodynamisch zu einem ischämischen Schlaganfall.
Kardiale Embolien sind für ca. 20 % aller ischämischen Schlaganfälle verantwortlich. Die häufigste Ursache ist das Vorhofflimmern. Selten treten paradoxe Embolien (S. 272) auf.

B-4.4 Bildgebung bei Karotisstenose

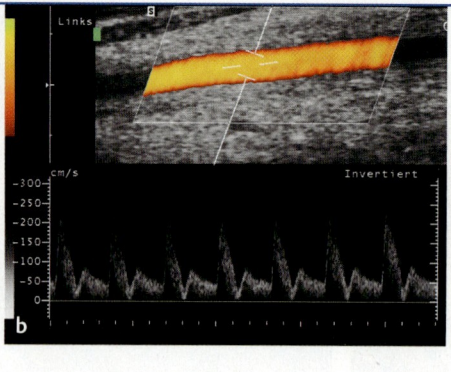

a B-Bild-Querschnitt der A. carotis communis links bei asymptomatischer langstreckiger Stenosierung (28-jähriger Patient mit Takayasu-Erkrankung, Infiltrat der Gefäßwand glatt begrenzt und homogen mit relativ hoher Echodichte).
b Längsschnitt im Angio-Mode zur Abgrenzung des stenosierten durchströmten Lumens mit Ableitung eines hochfrequenten, leicht verbreiterten Spektrums (gleicher Patient wie in **a**).
c DSA der linken extrakranialen Karotisstrombahn bei ulzerierter Stenosierung der A. carotis interna.

a,b aus: Amann-Vesti B., Thalhammer C., Huck K.: Kursbuch Doppler- und Duplexsonografie. Thieme; 2012

B-4.5 Radiologische Bildgebung bei verschiedenen Infarkttypen

a MRT-Befund bei **Grenzzoneninfarkten** (Pfeile) im rechten Mediaterritorium.
b CT-Befund bei **Territorialinfarkt** des Mediastromgebiets links (Pfeile: Grenze der Ischämiezone).
c MRT (Flair-Sequenz) mit **mikroangiopathischen Marklagerveränderungen** mit zwei lakunären Defekten (Pfeile) und gliösem Randsaum beidseits paraventrikulär (Doppelpfeile).

Bei **mikroangiopathischen Prozessen** (z. B. subkortikale arteriosklerotische Enzephalopathie, SAE) kommt es zu thrombotischen Verschlüssen kleinster Gefäße (häufig bei arterieller Hypertonie und Diabetes mellitus).

Die Ursache des Schlaganfalls lässt sich im CT bzw. MRT an der Art des Hirninfarktes (Abb. **B-4.5**) erkennen:
- **Grenzzoneninfarkte** (durch hämodynamische Durchblutungsstörungen)
- **Territorialinfarkte** (durch Embolien)
- **Lakunen** (durch Mikroangiopathie).

Risikofaktoren: s. Tab. **B-3.1**, S. 267.

Bei **mikroangiopathischen Prozessen** (weitere 20 %) kommt es zu thrombotischen Verschlüssen kleinster Gefäße. Führende Ursachen sind die arterielle Hypertonie und der Diabetes mellitus. Hierzu gehört auch das Krankheitsbild der **subkortikalen arteriosklerotischen Enzephalopathie** (SAE).
Weitere seltene Ursachen eines ischämischen Schlaganfalls sind Gefäßentzündungen, die fibromuskuläre Dysplasie oder Dissektionen.
Die Ursache des Schlaganfalls lässt sich im CT bzw. MRT an der Art des Hirninfarktes erkennen. Hämodynamisch ausgelöste Durchblutungsstörungen verursachen **Grenzzoneninfarkte** (im Versorgungsgebiet zwischen zwei Gefäßterritorien). Embolien führen zu **Territorialinfarkten** (Versorgungsgebiet einer großen Hirnarterie oder ihrer Äste) oder multiplen Ischämien. Mikroangiopathische Entwicklungen zeigen kleinste umschriebene Infarkte, sogenannte **Lakunen** (z. B. penetrierende Marklagerarterien). Abb. **B-4.5** zeigt Beispiele der radiologischen Bildgebung bei verschiedenen Infarkttypen.

Risikofaktoren: Bei Patienten mit einer atherosklerotischen Grunderkrankung finden sich die klassischen Risikofaktoren der Atherosklerose (s. Tab. **B-3.1**, S. 267). Führend ist dabei die arterielle Hypertonie. Atherosklerotische Gefäßläsionen finden sich mit gut 50 % am häufigsten im Bereich der Karotisbifurkation bzw. der proximalen A. carotis interna. 25% sind intrakranial und hier führend im Bereich der A. cerebri media, weitere 15% in der A. vertebralis lokalisiert.

Stadieneinteilung: Die Ischämietoleranz des Gehirns ist kurz (4–10 Minuten). Die klinische Symptomatik ist abhängig vom Ausmaß der Hirnschädigung, der Lokalisation und der Kollateralisierung. Die Kollateralisierung ist über den Circulus arteriosus Willisi in der Regel gut ausgebildet. Daher können einseitige, sich langsam entwickelnde Verschlüsse häufig asymptomatisch bleiben, während ein akuter embolischer Verschluss in aller Regel einen schwersten Schlaganfall auslöst.
Bei den zerebrovaskulären Durchblutungsstörungen können klinisch die transitorisch-ischämische Attacke (**TIA**), deren Symptome sich innerhalb von 24 Stunden zurückbilden, oder die reversiblen oder partiell reversiblen ischämisch-neurologischen Defizite (**RIND** oder **PRIND**), deren Symptomatik mehr als 24 Stunden bis wenige Tage andauert, von den Situationen, bei denen das neurologische Defizit permanent vorhanden ist (**vollendeter Schlaganfall**), unterschieden werden. Wenngleich diese Einteilung deskriptiv nützlich sein mag, zeigt sich, dass Prognose und Rezidivereignisse unabhängig davon sind, ob es sich um eine transitorisch-ischämische Attacke oder um einen vollendeten Schlaganfall in der Akutphase handelt. Häufig sind bei einer TIA auch nach Rückbildung der klinischen Befunde im CT oder MRT Ischämiezonen, wie sie sich bei einem vollendeten Schlaganfall zeigen, nachweisbar.

Klinik: Das Ausmaß der klinischen Symptome hängt vom Umfang des Gewebeuntergangs ab. Die klassischen Symptome des Schlaganfalls sind abhängig von der Lokalisation.
- **vorderer Kreislauf** (A. carotis communis/interna): Amaurosis fugax, Aphasie, halbseitige motorische und sensible Ausfälle.
- **hinterer Kreislauf** (Aa. vertebrales und A. basilaris): Schwindel, „drop attacks", Doppeltsehen, Ataxie, Schluckstörung, Dysarthrie, transiente globale Amnesie.

▶ **Merke.** Unter einer Amaurosis fugax versteht man eine plötzlich auftretende, wenige Minuten anhaltende Erblindung. Sie ist meistens durch eine Embolie in das Stromgebiet der A. ophthalmica verursacht.

Komplikationen: Insbesondere nach schweren Schlaganfällen können eine Aspirationspneumonie, Harnwegsinfekte oder eine tiefe Beinvenenthrombose mit Lungenembolie auftreten. V. a. bei ausgedehnten Mediainfarkten tritt gelegentlich 24–78 Stunden nach dem akuten Ereignis ein **Hirnödem** auf. Klinisch zeigen sich Kopfschmerzen, Bewusstseinstrübung und eine Verschlechterung der fokalen neurologischen Defizite. Der erhöhte Hirndruck wird durch Oberkörperhochlagerung, Gabe von Analgetika, Normalisierung der Körpertemperatur und Gabe intravenöser Osmotherapeutika (Glycerol, Mannitol) behandelt. Bei schwerem klinischem Bild kann eine dekompressive Kraniektomie, bei der ein Teil der Schädeldecke entfernt wird, durchgeführt werden.

Diagnostik und Therapie:
Akutversorgung: Der Schlaganfall stellt einen medizinischen Notfall dar. Durch eine primäre Versorgung der betroffenen Patienten auf Schlaganfallstationen kann die Mortalität der Erkrankung um 30%, die Pflegebedürftigkeit um 25% verringert werden. Wesentlich ist eine kurze diagnostische Phase, der unverzüglich die Therapie folgt.
Patienten, die mit einem Schlaganfall in ein Zentrum eingeliefert werden, sollten **innerhalb von 10 Minuten** klinisch untersucht werden. Neben einer neurologischen Untersuchung sollte der Pulsstatus (ggf. Arrhythmie bei Vorhofflimmern), der Blutdruck an beiden Oberarmen und die Halsgefäße auskultiert werden. **Innerhalb 1 Stunde** nach Eintreffen des Patienten sollte die CT-, gegebenenfalls die MRT-Diagnostik vorliegen. Neben der Ausdehnung und Lokalisation des Infarktes kann im CT zwischen ischämischem (zu Beginn ggf. unauffällig, im Verlauf hypodens) und hämorrhagischem (hyperdens) Schlaganfall unterschieden werden. In der MRT kann zwischen irreversibel infarziertem, vitalem und grenzwertig versorgtem („Penumbra") Gewebe unterschieden werden. Dies hat therapeutische Konsequenzen, da das Hirngewebe im Bereich der „Penumbra" durch eine konsequente Lysetherapie gerettet werden kann.

Weitere Untersuchungen: Dopplersonografie der Halsgefäße, kardiale Diagnostik mit EKG und Echokardiografie (kardiale Emboliequelle?).

Ziele: Überwachung und Optimierung der Vitalparameter. Rekanalisierung verschlossener Gefäßareale.

Vitalparameter: Normalisierung der Atmung, der Herzfrequenz und des Blutdrucks.

▶ Merke.

Rekanalisierung:
- **Lysetherapie:** innerhalb von 3 h (bis 4,5 h) nach Beginn der Symptomatik

- **operative Therapie** (EEA, TEA): bei symptomatischer Karotisstenose mit einem Stenosegrad von > 70 %
- **interventionelle Therapie** (PTA, ACI-Stent): mögliche Alternative (Abb. **B-4.6**).

Zusätzliche physiotherapeutische, logopädische und sozialmedizinische Betreuung.

Prophylaxe: Ausschaltung der Risikofaktoren, langfristige Therapie mit Thrombozytenaggregationshemmern; bei Vorhofflimmern Vitamin-K-Antagonisten, Dabigatran oder Rivaroxaban.

Prognose: Die Mortalität beträgt durchschnittlich 25 %.

Weitere diagnostische Maßnahmen sind die duplexsonografische Untersuchung der Halsgefäße und eine kardiale Diagnostik mit EKG und Echokardiografie (kardiale Emboliequelle?).

Ziele der **Akutbehandlung** des Schlaganfalls sind die Rekanalisierung verschlossener Gefäßareale sowie die Überwachung und Optimierung der Vitalparameter.

Bei der **Sicherung der Vitalparameter** stehen die Normalisierung der Atmung, der Herzfrequenz und des Blutdrucks im Vordergrund.

▶ **Merke.** Bei Hypertonikern liegt der Zielwert bei 180/100–105 mmHg, bei Normotonikern bei 160–180/90–100 mmHg. Eine drastische Blutdrucksenkung muss während des akuten Schlaganfallereignisses unbedingt vermieden werden, um das Ischämieareal nicht zu vergrößern.

Die **rekanalisierende Therapie** wird durch eine intravenöse (systemische) **Lysetherapie** mit rtPA (recombinant tissue plasminogen activator) durchgeführt. Diese Therapie muss innerhalb von 3, nach neueren Studien bis 4,5 Stunden nach Beginn der Symptomatik initiiert werden. Bei akuten Verschlüssen der A. basilaris kann auch eine lokale Lyse erfolgen (Angiografie). Neben den allgemein geltenden Kontraindikationen für eine fibrinolytische Therapie (s. Tab. **B-6.7**), sollte kein Lyse erfolgen, wenn der Blutdruck nicht auf ≤ 180/110 mmHg gesenkt werden kann oder ein ausgeprägter Infarkt vorliegt (Gefahr der sekundären Einblutung).

Bei symptomatischer Karotisstenose mit einem Stenosegrad von > 70 % ist eine **operative** Therapie (Eversionsendarteriektomie [EEA] oder TEA) indiziert. Der Stellenwert einer **interventionellen** Behandlung (PTA, Stent der ACI) ist noch nicht definitiv geklärt. Die interventionelle Therapie wird sich aber vermutlich als Alternative zur Operation etablieren können. Bei strahleninduzierter oder Rezidivstenose ist der interventionellen Therapie bereits heute der Vorzug zu geben (Abb. **B-4.6**).

Neben den medikamentösen Maßnahmen sind entsprechende physiotherapeutische, logopädische und sozialmedizinische Betreuung wesentliche Bestandteile der Therapie.

B-4.6 **Stent-Implantation in der A. carotis interna**

Stent-Eingang im Farbdopplerlängsschnitt bei 57-jähriger Patientin mit Z. n. Stent-Implantation in der rechten A. carotis interna; langstreckige Stenosierung, vermutlich auf dem Boden einer fibromuskulären Dysplasie.

Huck K.: Kursbuch Doppler- und Duplexsonographie. Thieme; 2004

Prophylaxe: Neben der konsequenten Ausschaltung der Risikofaktoren ist bei Patienten mit asymptomatischer Karotisstenose (**Primärprophylaxe**) oder zerebrovaskulären Ereignissen (**Sekundärprophylaxe**) eine Thrombozytenaggregationshemmung mit Aspirin (100–300 mg/d), Clopidogrel (75 mg/d) oder im Falle der sekundären Prävention auch mit dem Kombinationspräparat Aspirin/Dipyridamol (25 mg/200 mg 2-mal täglich) indiziert. Bei Vorhofflimmern ist bei fehlenden Kontraindikationen eine Therapie mit Vitamin-K-Antagonisten (z. B. Marcumar) oder den direkten Thrombin- (Dabigatran) oder Faktor-X-Hemmern (Rivaroxaban) durchzuführen.

Prognose: Die Mortalität des ischämischen Schlaganfalls wird mit durchschnittlich 25 % angegeben.

Internet-Links: www.dsg-info.de (Deutsche Schlaganfall Gesellschaft), www.kompetenznetz-schlaganfall.de (Kompetenznetz – Schlaganfall).

4.3.2 Hämorrhagischer Schlaganfall

Ätiologie: 15 % der Schlaganfälle sind hämorrhagisch bedingt. Etwa 50 % der hämorrhagischen Schlaganfälle entstehen durch eine **intrazerebrale Blutung** (ICB) bei arterieller Hypertonie (Abb. **B-4.7**). 25 % treten im Rahmen einer **Subarachnoidalblutung** (SAB) auf, der meist eine Ruptur intrakranialer Aneurysmen zugrunde liegt. Seltenere Ursachen hämorrhagischer Schlaganfälle sind AV-Malformationen und **Sinusvenenthrombosen** (s. Tab. **B-6.4**, S. 319).

B-4.7 CT-Befund bei Stammganglienblutung links in loco typico

Klinik: Neben fokal-neurologischen Defiziten zeigen die Patienten häufig starke Kopfschmerzen sowie raschen Bewusstseinsverlust und Koma, bei SAB in vielen Fällen einen Meningismus.

Diagnostik: Diagnostisch steht die Durchführung einer CT zur Differenzialdiagnose Ischämie/Hämorrhagie im Vordergrund. Eine MRT-Diagnostik mit MR-Angiografie schließt sich an. Insbesondere zur Prüfung interventioneller und operativer Therapiemöglichkeiten wird die Diagnostik mit einer Angiografie abgerundet. Bei V. a. eine SAB und unauffälliger Bildgebung sollte eine Lumbalpunktion durchgeführt werden.

Therapie: Die wichtigsten therapeutischen Maßnahmen neben der Aufrechterhaltung der Vitalfunktionen sind die Senkung des Hirndrucks (s. S. 291) und die Kontrolle der arteriellen Hypertonie. Auch hier gilt: Zur Vermeidung sekundärer ischämischer Komplikationen darf der Blutdruck nicht zu radikal gesenkt werden. Bei Aneurysmaruptur kann im geeigneten Fall eine interventionelle oder operative Ausschaltung des Aneurysmas erfolgen. Bei Blutungen aufgrund von Gerinnungsstörungen (z. B. Marcumarblutung) muss die Gerinnung normalisiert werden.

4.4 Durchblutungsstörungen der Nieren

Epidemiologie: Zwischen 15–20 % der Urämien entstehen auf dem Boden einer arteriellen Verschlusskrankheit der Nierengefäße. Eine renovaskuläre Hochdruckform liegt in 2–5 % der Fälle vor.
Patienten mit einer renalen Gefäßerkrankung haben ein hohes Risiko für kardiovaskuläre Ereignisse bzw. Tod.
Formal können akute und chronische Durchblutungsstörungen mit Funktionsstörungen und kritischer Ischämie unterschieden werden.

4.4.1 Akuter Verschluss der Nierenarterien

Ätiologie: Akute Verschlüsse der Nierenarterien entstehen meist (kardio-)embolisch. In 15–30 % der Fälle sind beide Nierenarterien betroffen.

Klinik: Zunächst kommt es zu heftigen Flankenschmerzen, die mit vegetativen Symptomen wie Übelkeit und Erbrechen einhergehen. Zeitlich abgesetzt zum akuten Ereignis können sich ein paralytischer Ileus, eine Hämaturie und ein arterieller Hypertonus entwickeln.

Diagnostik: Die Bestätigung bzw. der Ausschluss erfolgt mithilfe der CTA.

Therapie: interventionelle oder operative Rekanalisation (kommt häufig zu spät); Heparinisierung.

Prognose: In der Regel bleibt eine Funktionseinschränkung der Niere zurück.

4.4.2 Chronische renale Durchblutungsstörungen – Nierenarterienstenosen (NAST)

Ätiologie:
- Atherosklerose (90 %)
- fibromuskuläre Dysplasie (seltener).

Klinik: keine charakteristischen Symptome.

Pathomechanismus:
- **chronische** (kompensierte) **Ischämie:** renovaskuläre Hypertonie (Goldblatt-Mechanismus)
- **kritische Ischämie:** progrediente Niereninsuffizienz mit vaskulärer Schrumpfniere.

Diagnostik: Bei bestehendem **Risikoprofil** sollte eine entsprechende Diagnostik eingeleitet werden.

- **farbcodierte Duplexsonografie** (Methode der Wahl)
- **MRA** oder **CTA**
- **digitale Subtraktionsangiografie (DSA):** bei begründetem klinischem Verdacht und geplanter Intervention (Abb. **B-4.8**).

Therapie: 2 Therapieziele: Besserung der Hypertonie, Nephroprotektion.
Individuelle Therapie hämodynamisch relevanter Stenosen:
- **PTA mit Stent** (bei ostialer bzw. atherosklerotischer Stenose)
- **PTA** ohne Stent (bei FMD)
- **Bypass** (wenn Intervention nicht möglich).

Diagnostik: Wichtig ist: daran denken! Bei Vorliegen einer entsprechenden abdominellen Symptomatik muss bei Rhythmusstörungen (insbesondere Vorhofflimmern) oder anderen Herzerkrankungen auch immer an eine Nierenarterienembolie gedacht werden! Die Bestätigung bzw. der Ausschluss erfolgt mithilfe der CTA.

Therapie: Ein interventioneller oder operativer Rekanalisationsversuch kann unternommen werden, kommt aber wegen der uncharakteristischen Symptomatik und der kurzen Ischämietoleranz der Niere häufig zu spät. Die Patienten werden mit Heparin antikoaguliert und mit Vitamin-K-Anatagonisten weiterbehandelt.

Prognose: Häufig bleibt eine Funktionseinschränkung der Niere zurück.

4.4.2 Chronische renale Durchblutungsstörungen – Nierenarterienstenosen (NAST)

Ätiologie: Chronische Ischämien der Niere beruhen in 90 % d. F. auf einer **Atherosklerose**. Die Stenose ist dabei in der Regel ostial (aortennah am Abgang der Nierenarterien) lokalisiert. Seltener liegt der NAST eine **fibromuskuläre Dysplasie (FMD)** zugrunde. Hiervon sind überwiegend junge Frauen betroffen, die Stenosen befinden sich dann meist in den mittleren und distalen Abschnitten und in Seitenästen der Nierenarterien.

Klinik: Wie die arterielle Hypertonie verläuft auch die renovaskuläre Hypertonie ohne charakteristische Symptome ab. Es gibt allerdings wichtige Konstellationen, bei denen an eine NAST gedacht werden muss (s. bei Diagnostik).

Pathomechanismus: Die renale Hypoperfusion führt zu einer Steigerung der Reninausschüttung mit konsekutiver Aktivierung des Renin-Angiotensin-Systems (**Goldblatt-Mechanismus**). Folge ist eine periphere Vasokonstriktion und eine renale Wasser- und Natriumretention. Kommt es zur **kritischen Ischämie**, kann sich eine vaskuläre Schrumpfniere mit progredienter Niereninsuffizienz entwickeln.

Diagnostik: Wichtig ist, dass Patienten mit einem entsprechenden **Risikoprofil** für das Vorliegen einer NAST erkannt werden und eine entsprechende Diagnostik (s. u.) eingeleitet wird.
Bei folgenden Konstellationen muss an eine NAST gedacht werden:
- arterielle Hypertonie bei Patienten jünger als 30 Jahre
- neu diagnostizierte schwere arterielle Hypertonie bei Patienten älter als 55 Jahre
- progrediente (plötzliche oder permanente) Verschlechterung einer bis dato gut eingestellten arteriellen Hypertonie
- therapierefraktäre arterielle Hypertonie (volle Dosis dreier antihypertensiver Medikamente einschließlich eines Diuretikums)
- maligne arterielle Hypertonie
- Verschlechterung der Nierenfunktion nach Gabe von ACE- und ATR-Hemmern
- ungeklärte Schrumpfniere bzw. Seitendifferenz der Nierengröße von mehr als 1,5 cm.

Diagnostisch an erster Stelle steht die **farbcodierte Duplexsonografie**, die eine hohe Sensitivität zum Nachweis einer Nierenarterienstenose aufweist. Aufgrund der aortennahen Lage der atherosklerotischen Stenose ist diese im Gegensatz zur Stenose bei FMD der Ultraschalldiagnostik leichter zugänglich. Alternativ und ergänzend stehen **MRA** oder **CTA** zur Verfügung (Abb. **B-4.8b**). Eine **digitale Subtraktionsangiografie (DSA)** zur Diagnostik ist heute nur noch selten erforderlich und wird nur bei gleichzeitig geplantem therapeutischem Eingriff durchgeführt (Abb. **B-4.8a**).

Therapie: Ziele der Therapie der Nierenarterienstenose sind die bessere Einstellung der Hypertonie sowie die Verhinderung einer Urämie (Nephroprotektion). Eine interventionelle oder operative Therapie ist angezeigt bei hämodynamisch relevanten Stenosen (Durchmessereinengung > 70 %) und therapierefraktärer Hypertonie, maligner Hypertonie und Hypertonie mit einseitiger Schrumpfniere, bei Patienten mit progredienter Verschlechterung der Nierenfunktion und beidseitigen höhergradigen Nierenarterienstenosen oder einseitiger Nierenarterienstenose und funktioneller Einzelniere. Schließlich besteht eine Indikation zur Intervention oder Operation bei relevanter Nierenarterienstenose und ätiologisch unklarer Herzinsuffizienz, bzw. Lungenödem und bei instabiler Angina pectoris. **Therapie der Wahl** ist heute die

B-4.8 Chronische Nierenarterienstenose

a DSA-Befund bei hochgradiger Nierenarterienstenose links (Pfeil).
b MRA-Befund bei hochgradiger Nierenarterienstenose rechts (Pfeil).

PTA mit Stent-Implantation bei ostialen und atherosklerotischen Stenosen sowie die PTA bei FMD. Ist eine Intervention nicht möglich, kann eine operative Therapie (z. B. aortorenaler Bypass) erfolgen.

4.5 Erkrankungen der Viszeralarterien

Erkrankungen der Viszeralarterien betreffen bevorzugt die **A. mesenterica superior**. Das Ursachenspektrum der mesenterialen Durchblutungsstörung ist mit dem der peripheren arteriellen Verschlusskrankheit vergleichbar. Details s. S. 538.

4.6 Entzündliche Gefäßerkrankungen

4.6.1 Thrombangiitis obliterans

▶ Synonym. Morbus Buerger, früher: Winiwarter-Buerger-Syndrom

▶ Definition. Die Thrombangiitis obliterans ist eine multilokuläre, segmentale Entzündung kleiner und mittelgroßer Arterien und Venen. Die Entzündung befällt alle Wandschichten (Panangiitis). Betroffen sind bevorzugt die Extremitäten, in der Regel distal der A. poplitea bzw. A. brachialis. Selten wird eine Beteiligung viszeraler, renaler, koronarieller und zerebraler Gefäße beobachtet.

Epidemiologie: Die Thrombangiitis obliterans ist eine Erkrankung des jungen Mannes. Sie macht insgesamt 2 % der Patienten mit PAVK aus.

Ätiologie: Die Ursache der Erkrankung ist unbekannt. Es findet sich jedoch ein strenger Bezug zum Nikotinabusus.

Klinik: Die Erkrankung verläuft in Schüben und führt zu einem thrombotischen Verschluss des Gefäßes. Klinisch stellen sich die Patienten überwiegend mit **ischämischen Ruheschmerzen** und **trophischen Läsionen**, meist an den Akren, vor. Seltener zeigen sie primär eine **Claudicatio intermittens** oder ein **Raynaud-Phänomen** (S. 296). Häufig ist eine Entzündung der oberflächlichen Venen, die als **Thrombophlebitis migrans et saltans** (S. 325) verlaufen kann, nachweisbar.

Diagnostik: Sie wird klinisch anhand der **typischen Trias** peripher lokalisierter arterieller Verschlüsse, Nikotinabusus und Thrombophlebitis gestellt. Spezielle Laborparameter existieren nicht. Bei entsprechender Klinik ist der in Abb. **B-4.9** gezeigte Ultraschallbefund weitgehend beweisend. Die Angiografie, falls sie zur Therapieplanung notwendig wird, zeigt peripher lokalisierte, segmentale Verschlüsse mit korkenzieherartigen Kollateralen.

Therapie: Die Therapie besteht in einer strikten Nikotinabstinenz sowie in der Behandlung mit Prostaglandinen (bevorzugt Iloprost).

B-4.9 Ultraschallbefund bei Thrombangiitis obliterans (Morbus Buerger)

42-jähriger Patient mit klassischem Morbus Buerger. Farbdopplersonografische Darstellung der korkenzieherartigen Kollateralen im ursprünglichen Gefäßbett der A. tibialis posterior links.

aus: Huck K.: Kursbuch Doppler- und Duplexsonographie. Thieme; 2004

Prognose: Während die Lebenserwartung der Patienten nur wenig beeinträchtigt ist, ist die Prognose der Extremität schlecht. In 20–30 % d. F. wird innerhalb von 5 Jahren eine Amputation notwendig.

4.6.2 Vaskulitiden großer Gefäße

Siehe S. 1381.

4.7 Akrale Durchblutungsstörungen

Formen: s. Tab. **B-4.4**.

B-4.4 Übersicht akraler Durchblutungsstörungen

- primäres (idiopathisches) Raynaud-Syndrom
- sekundäres Raynaud-Syndrom
- Akrozyanose (S. 298)
- Erythromelalgie (S. 298)

4.7.1 Raynaud-Syndrom

▶ **Definition.** Das Raynaud-Syndrom ist durch eine episodenhaft auftretende reversible, teils kritische Ischämie der Akren, insbesondere der oberen Extremitäten, gekennzeichnet.

Ätiologie: Es werden ein primäres und ein sekundäres Raynaud-Syndrom unterschieden (Tab. **B-4.5**).
- **primäres Raynaud-Syndrom:** Rein vasospastisches Phänomen ohne erkennbare auslösende Grunderkrankung (idiopathisches Raynaud-Syndrom), das bevorzugt junge Frauen betrifft und mehr als 50 % der Fälle mit Raynaud-Phänomen ausmacht.
- **sekundäres Raynaud-Syndrom:** Eine Grunderkrankung führt zu Vasospasmen, Gefäßverschlüssen und Verschlechterung der Fließeigenschaften des Blutes (Tab. **B-4.5**).

Pathogenese: Beim **primären** Raynaud-Syndrom wird angenommen, dass ein erhöhter Sympathikotonus oder eine erhöhte Empfindlichkeit der akralen Gefäße auf sympathische Reize zum Vasospasmus mit Einschränkung der akralen Durchblutung führen. Beim **sekundären** Raynaud-Syndrom wird der Vasospasmus durch eine neurologische Grunderkrankung oder medikamentös verursacht oder es liegen Gefäßverschlüsse verschiedenster Ätiologie vor.

B-4.5 Ursachen des sekundären Raynaud-Syndroms

organische Gefäßveränderungen	• Kollagenosen: z. B. Lupus erythematodes (S. 1365), CREST-Syndrom (Tab. N-3.5, S. 1371), Sklerodermie (Abb. B-4.10, s. auch S. 1370) • akrale Gefäßverschlüsse • Embolien: kardial, arterioarteriell (stenosierende oder dilatierende Veränderung der A. subclavia bei Schultergürtelkompressionsmechanismus) • Morbus Buerger (S. 295) • Traumen: stumpf, offen, berufsbedingt: z. B. Hypothenar-Hammer-Syndrom, Vibrationstraumen durch Pressluftbohrer und Kettensägen
neurologische Störungen	• Störung der autonomen Innervation bei neurologischen Erkrankungen (z. B. Z. n. Schlaganfall) • periphere neurologische Erkrankungen: radikuläre Syndrome, Plexusirritationen, periphere Nervenschäden
veränderte Fließeigenschaften des Blutes	• Hyperviskositätssyndrome (Polycythaemia vera, essenzielle Thrombozythämie, Morbus Waldenström) • Kälteagglutininämie • Kryofibrinogenämie • Kryoglobulinämie
medikamenteninduziert	• z. B. β-Rezeptoren-Blocker • Ergotamin • Zytostatika (z. B. Cisplatin)

B-4.10 Raynaud-Phänomen

a Typische Abblassung der Fingerglieder (hier v. a. 3–5) durch Vasospasmus der Digitalarterien.
b Kuppennekrose des linken Zeigefingers bei Sklerodermie.

Klinik: Das Raynaud-Phänomen tritt **anfallsweise** auf und wird durch Kältereiz (niedrige Außentemperatur, Anfassen kalter Gegenstände) und psychischen Stress ausgelöst. Der Anfall läuft häufig in **3 Phasen** ab: Zunächst kommt es zu einem Vasospasmus der Digitalarterien mit **Abblassung** der Haut, die von Sensibilitätsstörung, Taubheitsgefühl und Parästhesien begleitet wird. Anschließend dilatieren Kapillaren und Venolen, klinisch erscheinen die Finger durch die erhöhte Sauerstoffausschöpfung des Blutes **zyanotisch blau**. Nach Lösen des Spasmus folgt die Phase der reaktiven Hyperämie mit kräftiger, schmerzhafter **Rotfärbung**. Typischerweise sind ausschließlich die Fingerglieder 2–5 betroffen, der Daumen ist in der Regel ausgespart (Abb. **B-4.10**). Die Veränderungen finden sich häufig symmetrisch an beiden Händen. Das beschriebene Anfallsmuster kann abortiv ablaufen, die Phasen der reaktiven Hyperämie und/oder Zynose können fehlen.

Klinik: anfallsweises Auftreten nach Kälte- oder Stressprovokation. Ablauf in **3 Phasen**:
- **Abblassung** (Vasospasmus)
- **zyanotische Blaufärbung** (Dilatation von Kapillaren und Venolen)
- **Rotfärbung** (reaktive Hyperämie mit starken Schmerzen).

▶ **Merke.** Läuft das anfallsweise Geschehen in der beschriebenen Reihenfolge ab, spricht man von einem Tricolore-Phänomen, sind nur einzelne Finger betroffen, von einem Digitus mortuus.

▶ **Merke.**

Beim sekundären Raynaud-Syndrom finden sich häufig trophische Störungen (v. a. Fingerkuppennekrosen), die beim primären fehlen.

Trophische Störungen nur beim sekundären Raynaud-Syndrom.

Diagnostik: Die klinische Symptomatik lässt sich durch Kälteprovokation auslösen. Der rein vasospastische Charakter des primären Raynaud-Syndroms zeigt sich in der **akralen Oszillografie** (Sägezahnkurven, die sich durch Erwärmen der Finger oder Gabe von Nitro wieder normalisieren). Mithilfe der **Kapillarmikroskopie** können beim primären Raynaud-Syndrom im Anfall eine verminderte Fließgeschwindigkeit des Blutes und beim sekundären Raynaud-Syndrom morphologische Veränderungen der Kapillaren nachgewiesen werden.

Klinisch muss sorgfältig nach Ursachen für ein sekundäres Raynaud-Syndrom gesucht werden, da das vasospastische Raynaud-Syndrom bei einigen Erkrankungen (z. B. Kollagenosen) der Manifestation der Grunderkrankung um Jahre vorausgehen kann.

Therapie: Wichtigste therapeutische Maßnahme ist ein **konsequenter Kälteschutz** der Akren. Medikamentös können Kalziumantagonisten (Nifedepin, Diltiazem), Nitropräparate (auch lokal) oder ACE-Hemmer eingesetzt werden. Beim sekundären Raynaud-Syndrom muss eine Behandlung der Grunderkrankung erfolgen.

Prognose: Die Prognose des primären Raynaud-Syndroms ist gut. Beim sekundären Raynaud-Syndrom ist die Prognose abhängig von der Grunderkrankung.

4.7.2 Akrozyanose

▶ **Definition.** Phänomenologisch handelt es sich bei der Akrozyanose um eine ausgeprägte Blauverfärbung (Zyanose) der Akren, die auf die angrenzende Extremität (Hand/Fuß und Teile des Unterarms/Unterschenkels) übergreifen kann.

Pathogenese: Pathogenetisch liegt der Akrozyanose eine Verminderung des arteriellen Einstroms durch Vasokonstriktion und konsekutive Dilatation der Kapillaren und Venolen mit vermehrter Sauerstoffausschöpfung zugrunde. Frauen sind bevorzugt betroffen. Die Ursache der Erkrankung ist unklar.

Klinik: Anders als beim Raynaud-Phänomen persistiert die Blauverfärbung an Akren, Händen, Füßen und evtl. Unterarmen und Unterschenkeln über längere Zeit, der anfallsartige Charakter fehlt. Schmerzsensationen und trophische Störungen fehlen ebenfalls. Die Hautverfärbung kann durch Kälte akzentuiert werden, wird jedoch nicht durch sie ausgelöst.

Therapie: Eine spezifische Therapie gibt es nicht. Die Prognose ist gut.

4.7.3 Erythromelalgie

▶ **Definition.** Anfallsweise auftretende, durch Wärme provozierte ausgeprägte Rotfärbung von Akren, Füßen und Händen, die oft mit starken Schmerzen verbunden ist.

▶ **Merke.** Die Erythromelalgie ist in vielen Punkten das Gegenteil des Raynaud-Syndroms.

Pathogenese: Wärme führt zu einer Vasodilatation mit Hyperämie. Die Erythromelalgie wird sekundär bei der Polycythaemia vera, der Kryoglobulinämie und einigen Formen der Polyneuropathie beobachtet. Die Ursache der Erkrankung ist unklar.

Klinik: Anfallsweise durch Wärme provoziert (erhöhte Außentemperatur, Bettwärme) tritt eine ausgeprägte Rötung von Akren, Händen und Füßen auf, die oft mit quälenden brennenden Schmerzen verbunden ist. Ein Anschwellen der betroffenen Körperteile kann auftreten.

Therapie: Kühlung und Gabe von Azetylsalizylsäure in höherer Dosierung werden empfohlen.

4.8 Spezielle Aneurysmaformen

4.8.1 Abdominelles Aortenaneurysma (AAA)

▶ **Definition.** Ein infrarenales Aortenaneurysma liegt vor, wenn der sagittale Durchmesser der infrarenalen Aorta ≥ 3 cm misst. AAA sind zu 95 % **infrarenal** lokalisiert.

Epidemiologie: Die infrarenale Aorta zeigt mit mehr als der Hälfte aller Aneurysmaerkrankungen die häufigste Aneurysmalokalisation überhaupt. Die Prävalenz ist alters- und geschlechtsabhängig. Bevorzugt erkranken Männer (> 55 Jahre), deutlich seltener Frauen (> 70 Jahre). Insbesondere bei Männern zeigt sich nicht selten eine positive Familienanamnese, mit einer im Vergleich zu Kontrollpersonen 2–4-fach erhöhten Wahrscheinlichkeit, ein Aneurysma zu entwickeln. Häufig sind Aneurysma-Mehrfacherkrankungen: In bis zu 13 % der Fälle finden sich bei Patienten mit einem AAA auch Aneurysmen in anderer Lokalisation, insbesondere im Bereich der thorakalen Aorta und der A. poplitea.

Ätiologie: Bei der Entstehung eines AAA stehen atherosklerotische und mediadegenerative Prozesse im Vordergrund (s. auch Tab. **B-3.4**).

Klinik und Komplikationen: Die meisten AAA sind **asymptomatisch** und werden zufällig z. B. im Rahmen einer Ultraschalluntersuchung des Abdomens entdeckt (Abb. **B-4.11**). Bei **symptomatischen** AAA ist Schmerz das häufigste Symptom. Er ist überwiegend im Unterbauch und in den unteren Partien des Rückens lokalisiert und strahlt in das Gesäß, die Leiste und Beine aus. Es handelt sich um einen **„nagenden" Dauerschmerz**, der Stunden und Tage anhält, und sich durch eine Änderung der Körperlage nur wenig beeinflussen lässt.

Die **Ruptur**, gedeckt retroperitoneal (80 %) oder in die freie Bauchhöhle (20 %), akzentuiert die Symptomatik dramatisch. Es können schwere abdominelle und Rückenschmerzen, Druckempfindlichkeit des Abdomens (insbesondere der Aorta selbst) bis hin zur Abwehrspannung, Hypotension und Schock auftreten. Die Ruptur kann, was das klinische Bild anbelangt, mit einer Nierenkolik, einer Divertikulitis oder einer akuten gastrointestinalen Blutung verwechselt werden.

Das Aneurysma kann aus dem Aneurysmabereich abgehende Gefäße wie die A. mesenterica inferior verschließen, wobei bei meist guter Kollateralisation nur selten Symptome entstehen. Zudem kann es aus dem Aneurysma nach peripher embolisieren und je nach Ausmaß der **Embolie** zu chronisch kompensierten oder akut kritischen **Ischämien** (akuter arterieller Verschluss, Blue-Toe-Syndrom, s. S. 286) kommen.

▶ **Merke.** In einem Drittel der Fälle der Ruptur eines AAA zeigen die Patienten die **Trias**: Bauch- und/oder Rückenschmerzen, pulsierender abdomineller Tumor, arterielle Hypotension. Diese Trias bedarf einer unverzüglichen Diagnostik und Therapie.

Diagnostik: Große Aneurysmen (Durchmesser > 5 cm) können in der Regel getastet werden. Das diagnostische Instrument der Wahl ist die **Sonografie**, sowohl was Screening-Untersuchungen, Akutdiagnostik als auch Verlaufskontrollen anbelangt. Sie wird ergänzt durch die CT (CTA) und ggf. die MRT (MRA) (Abb. **B-4.11**). Diese Untersuchungen sind notwendig zur Therapieplanung. Eine Angiografie (DSA) ist hierfür nur noch selten erforderlich.

▶ **Merke.** Ziel der Diagnostik muss sein, Aneurysmaerkrankung frühzeitig zu erkennen und so rechtzeitig präventiv zu behandeln, dass eine Ruptur und/oder ischämische Komplikationen verhindert werden.

Therapie:
- **Konservativ:** Das noch **nicht interventionswürdige AAA** bedarf einer konsequenten sekundären Prävention (ebenso wie die KHK und PAVK). Wichtig ist dabei die Einstellung der arteriellen Hypertonie (β-Rezeptoren-Blocker und ACE-Hemmer gelten als günstig), um das Wachstum des Aneurysmas zu verlangsamen. Auch die anderen Risikofaktoren der Atherosklerose (z. B. Nikotinkonsum) müssen konsequent behandelt, auf eine begleitende KHK muss geachtet werden (für Patienten

B-4.11 Abdominelles Aortenaneurysma

a Sonografiebefund eines Aortenaneurysmas mit Abscheidungsthrombus dorsal.
b CT-Befund (3-D-Rekonstruktion) eines aorto-(uni-)iliakalen Aneurysmas mit starkem Kinking der linken A. iliaca communis.

a aus: Huck K.: Kursbuch Doppler- und Duplexsonographie. Thieme; 2004

- **Operativ** (Rohr- oder Bifurkationsprothese)/**interventionell** (Stent-Prothese): Aneurysmaausschaltung, wenn Durchmesser > 4,5 (Frauen) bzw. > 5,0 cm (Männer) oder wenn symptomatisch.
Hauptkomplikation nach Stent-Implantation ist die Endoleckage.

mit Aortenaneurysma ist die KHK die die Lebenserwartung bestimmende Erkrankung). Asymptomatische AAA < 4 cm sollten jährlich, > 4 cm halbjährlich sonografisch kontrolliert werden.

- **Operativ/interventionell:** Prinzipiell stehen die operative und interventionelle Therapie (Stentgraft), mit dem Ziel der Aneurysmaausschaltung, zur Verfügung. Eine Indikation zur operativen oder interventionellen Therapie beim asymptomatischen Aneurysma liegt vor, wenn der sagittale Durchmesser bei Frauen > 4,5 cm und bei Männern > 5,0 cm misst. Eine Indikation zum Handeln ist unabhängig vom Durchmesser immer gegeben, wenn das Aneurysma symptomatisch wird. Bei der **operativen Therapie** wird das Aneurysma ausgeschaltet und durch eine Rohr- oder Bifurkationsprothese überbrückt. Bei der **interventionellen Therapie** wird über beide Leistengefäße ein y-förmiger Stentgraft in die Aorta abdominalis vorgebracht und nach Entfaltung das Aneurysma von innen abgedichtet. Um eine Stent-Prothese platzieren zu können, muss das Aneurysma eine geeignete Anatomie aufweisen. So darf z. B. der Aneurysmahals (Abstand zwischen Abgang der Nierenarterien und Aneurysma) nicht zu kurz sein. 70 % der Aneurysmen sind stentfähig. War diese Methode zunächst nur für nicht operationsfähige Patienten gedacht gewesen, wird sie zunehmend, wann immer es technisch möglich ist, auch bei Patienten verwendet, bei denen keine Bedenken gegen eine Operation bestehen. Der Aorten-Stent bedarf im Gegensatz zur operativ eingebrachten Prothese einer steten Überwachung und Pflege. **Hauptkomplikation** nach Stent-Implantation ist mit ca. 90 % die Endoleckage (= der überbrückte Aneurysmasack wird weiter durchblutet und kann erneut wachsen). Weitere Komplikationen sind Gefäßverschlüsse (ca. 10 %) sowie Spätrupturen (ca. 1 %).

Prognose: Die AAA ist eine progrediente Erkrankung, die Durchmesserzunahme ist abhängig von Ausgangsgröße (im Mittel 4 mm/Jahr); das **Rupturrisiko** korreliert mit dem Durchmesser (0,3 – > 20 % pro Jahr); die **Mortalität** der elektiven Operation des AAA liegt bei 4 % und steigt mit dem Alter, bei drohender Ruptur (19 %) bzw. stattgehabter Ruptur (> 50 %).

Prognose: Das AAA ist eine progrediente Erkrankung, wobei die Durchmesserzunahme abhängig von der Ausgangsgröße ist (im Mittel 4 mm/Jahr). Das **Rupturrisiko** korreliert streng mit dem Durchmesser des Aneurysmas. Bei einem Durchmesser < 4,0 cm beträgt es 0,3 %, bei ≥ 6 cm steigt das Risiko dramatisch auf Werte > 20 % pro Jahr an. Frauen und Patienten mit einer positiven Familienanamnese haben ein erhöhtes Rupturrisiko. Daher ist es sehr wichtig, den richtigen Zeitpunkt zur präventiven Therapie zu wählen. Die **Mortalität** der elektiven Operation des AAA liegt bei 4 % und steigt im Alter deutlich an. Bei drohender Ruptur liegt sie bei 19 %, bei rupturiertem Aneurysma bei über 50 %.

▶ Exkurs.

▶ **Exkurs. Inflammatorisches Aortenaneurysma, Aortitis bzw. Periaortitis chronica:** Das inflammatorische Aortenaneurysma ist eine eigenständige Aortitis unklarer Ätiologie und zählt zu den Großgefäßvaskulitiden. Es zeigt Übergänge zur retroperitonealen Fibrose (Morbus Ormond). Die Erkrankung ist durch einen perivaskulären entzündlichen Pannus gekennzeichnet (Periaortitis). Die Entzündung betrifft insbesondere Media, Adventitia und perivaskuläre Gewebe und befällt bevorzugt die Aorta abdominalis. Eine Erweiterung des Gefäßlumens ist nicht immer anzutreffen. Die Zunahme des Gefäßdurchmessers beruht so zu einem nicht unwesentlichen Teil auf der Zunahme der Wanddicke. Klinisch ist das Krankheitsbild durch die **Trias** abdominelle Schmerzen, Gewichtsverlust und eine CRP- oder BSG-Erhöhung gekennzeichnet. Die Therapie erfolgt mit Immunsuppressiva. Bei Größenwachstum gelten dieselben Indikationen zur aktiven Versorgung wie bei nicht inflammatorischen Aneurysmen.

4.8.2 Thorakales Aortenaneurysma

Epidemiologie: 26 % der Aneurysmaerkrankungen betreffen die **Aorta thoracalis** (s. Tab. **B-3.4**). Jeder 4. Patient weist ein begleitendes abdominelles Aortenaneurysma auf.

Ätiologie: Häufigste Ursache des Aneurysmas im Bereich der **aszendierenden Aorta** ist die **zystische Mediadegeneration**, während im Bereich der **deszendierenden Aorta** die **Atherosklerose** die führende Rolle spielt. Die Erweiterung der Aorta ascendens kann zu einer Aorteninsuffizienz führen (**annuloaortale Ektasie**). Umgekehrt begünstigt eine Aorteninsuffizienz die Entstehung bzw. Progression eines Aszendensaneurysmas.

Klinik und Komplikationen: Mehr als 50 % der Patienten weisen keine Symptome auf und werden zufällig diagnostiziert. Symptome entstehen bei Aorteninsuffizienz oder durch Kompressionen (Schluckbeschwerden, Stridor, Dyspnoe und Husten, obere Einflussstauung sowie Heiserkeit). Stenosierungen der Atemwege führen zu rezidivierenden Pneumonien. Bei schnellem Wachstum, Dissektion und Ruptur treten starke Brust- und Rückenschmerzen auf. Rupturen erfolgen ins Mediastinum, in die linke Pleurahöhle (hämorrhagischer Pleuraerguss), in die Perikardhöhle (Perikardtamponade), in die Speiseröhre oder in die Atemwege. Thromboembolische Komplikationen können alle nachgeschalteten Stromgebiete betreffen.

Diagnostik: Die Diagnose wird mittels CTA und MRA gestellt. Patienten > 40 Jahren müssen sich vor einer Operation wegen der hohen Koinzidenz der KHK einer Koronarangiografie unterziehen.

Therapie: Eine Indikation zum **präventiven, operativen Vorgehen** besteht bei einem Aneurysma der Aorta ascendens mit einem Durchmesser > 5,5 cm bei Patienten mit positiver Familienanamnese bei einem Durchmesser > 5,0 cm, bei Marfan-Syndrom bei 4,5–5,0 cm, bei bikuspider Aortenklappe mit relevanter Aorteninsuffizienz bereits ab 4,0 cm. Aneurysmen der Aorta descendens (Indikation ab einem Durchmesser > 6,0 cm) können in geeigneten Fällen auch mit **Stentgrafts** versorgt werden (s. Therapie der Aortendissektion (S. 305)).

Prognose: Das **mittlere Wachstum** liegt bei 1 mm pro Jahr. Die **Rupturgefahr** liegt bei < 5 cm Durchmesser bei 2 %, bei solchen > 6 cm bei 7 % pro Jahr, die **operative Letalität** bei 5 %. Die **Mortalität** bei Ruptur beträgt bis zu 75 %.

4.8.3 Poplitea-Aneurysma

▶ **Definition.** Ein Aneurysma der A. poplitea liegt vor, wenn der maximale sagittale Durchmesser des Gefäßes 12 mm überschreitet.

Epidemiologie: Die A. poplitea ist mit bis zu 12 % der Aneurysmaerkrankungen das dritthäufigste betroffene Gefäß (s. Tab. **B-3.4**). Überwiegend erkranken ältere Männer. Fast die Hälfte der Patienten mit einem Poplitea-Aneurysma zeigen entweder ein Aneurysma der kontralateralen A. poplitea und/oder ein begleitendes abdominelles Aortenaneurysma.

Ätiologie: s. auch Tab. **B-3.4**. Meist handelt es sich um atherosklerotisch bedingte Aneurysmen. Falsche Aneurysmen sind selten und kommen posttraumatisch oder als Komplikation operativer Eingriffe vor.

Klinik und Komplikationen: Mehr als ein Drittel der Patienten mit Poplitea-Aneurysma sind asymptomatisch. Symptome treten gehäuft bei Durchmessern > 3 cm auf, meist unter dem Bild eines akuten thrombotischen Verschlusses (ca. 30 %), einer peripheren Embolie (20 %), eines Kompressionssyndroms der V. poplitea (funktionelle oder thrombotische venöse Abflussstörung) oder des N. tibialis, oder einer Ruptur (dann häufig verbunden mit dem Bild eines akuten Verschlusses).

▶ **Merke.** Das grundlegende klinische Problem des Poplitea-Aneurysmas ist der thrombotische Verschluss des Aneurysmas mit konsekutivem Verschluss der Unterschenkelgefäße und akuter kritischer Extremitätenischämie.

Diagnostik: Die Diagnostik erfolgt mittels Sonografie; ggf. Angiografie.

Therapie: Eine Operationsindikation besteht bei symptomatischem Aneurysma und > 2 cm Durchmesser. Die **operative Therapie** besteht in der Ausschaltung des Aneurysmas und in der Anlage eines Bypass-Systems (Venengraft), ggf. Lysetherapie.
Asymptomatische Aneurysmen < 2 cm werden **sonografisch verlaufskontrolliert**.
Die **Komplikationsrate** elektiver Eingriffe ist gering, bei thrombotischem Verschluss mit durchzuführender Notfalltherapie jedoch hoch.

4.8.4 Aneurysmen anderer Lokalisation

Aneurysmen der viszeralen, renalen und zerebrovaskulären Gefäße sind eher selten.

Aneurysma spurium der Leistenregion

▶ Definition.

Ätiologie: meist Komplikation eines diagnostischen oder interventionellen Eingriffs.

Klinik: schlagartige druckschmerzhafte Schwellung der Leistenregion.

Diagnostik: Die klinische Diagnose wird mit der **farbcodierten Duplexsonografie** gesichert.

Therapie: Aneurysmen < 2 cm Durchmesser bedürfen keiner aktiven Therapie, sie thrombosieren spontan. Größere Aneurysmen werden sonografisch geführt manuell komprimiert oder durch Injektion von Thrombin verschlossen.

Diagnostik: Die Diagnostik erfolgt mittels Sonografie. Eine Angiografie (MR-Angiografie, ggf. DSA) kann für die präzise Beurteilung der Abstromsituation an den Unterschenkelgefäßen („run-off") notwendig sein.

Therapie und Prognose: Eine Indikation zur **präventiven Operation** besteht bei symptomatischen (größenunabhängig), „kinkenden" Aneurysmen sowie bei einem Durchmesser > 2 cm. Die operative Therapie besteht in der Ausschaltung des Aneurysmas und in der Anlage eines Bypass-Systems (Venengraft). Der Abstrom („run-off") kann durch eine Lyse-Therapie der Unterschenkelarterien insbesondere in der akuten Situation verbessert werden. Asymptomatische Poplitea-Aneurysmen < 2 cm werden halbjährlich mit **Ultraschall kontrolliert**.
Tritt ein thrombotischer Verschluss auf, ist die **Komplikationsrate** der Notfalltherapie hoch. Die Amputationsrate liegt bei bis zu 30 %, die Sterblichkeit bei bis zu 5 %. Komplikationen entstehen vor allen Dingen durch die hohe Komorbidität, die Patienten mit Aneurysmen aufweisen. Dagegen ist die **Komplikationsrate** elektiver Eingriffe gering.

4.8.4 Aneurysmen anderer Lokalisation

Aneurysmen der viszeralen, renalen und zerebrovaskulären Gefäße sind eher selten.
Viszerale Aneurysmen (z. B. der Aa. lienales) treten bevorzugt bei Frauen auf und finden sich nicht selten bei komplexen hereditären Krankheitsbildern. Bei chronischen Pankreatitiden kann es zu Pseudoaneurysmen der A. lienalis kommen. Die Aneurysmen rupturieren meist gedeckt ins Retroperitoneum. Die Ruptur ist von Gefäßverschlüssen begleitet.
Aneurysmen der zerebrovaskulären Gefäße finden sich meist intrakranial. Ihre Ruptur kann zu Subarachnoidalblutungen (SAB) und intrazerebralen Blutungen führen. Neben den entsprechenden Symptomen einer SAB und dem hämorrhagischen Insult bei intrazerebraler Blutung sind die Patienten insbesondere durch die Steigerung des Hirndrucks (S. 291) bedroht.

Aneurysma spurium der Leistenregion

▶ Definition. Unter einem Aneurysma spurium versteht man einen perivaskulären, mit dem Gefäßlumen über einen Gefäßwanddefekt kommunizierenden, durchbluteten Hohlraum (vgl. auch S. 278). Ein Aneurysma im strengen Sinn liegt somit nicht vor. Häufigste Lokalisation sind Leistenarterien.

Ätiologie: Beim Aneurysma spurium der A. femoralis handelt es sich meist um eine Komplikation eines diagnostischen oder interventionellen Eingriffs (z. B. nach Gefäßpunktion) oder eines nicht iatrogenen Gefäßtraumas.

Klinik: Meist entwickelt sich das Krankheitsbild in den ersten 24 h nach nach dem Eingriff oder dem Trauma, selten später (bis zu 1 Woche). Die Patienten klagen über eine **schlagartig** entstandene **druckschmerzhafte Schwellung der Leistenregion**.

Diagnostik: Auskultatorisch zeigt sich über der Leistenregion der Befund eines unreinen Aortenvitiums (lautes spindelförmiges gemischtfrequentes Systolikum, leises hochfrequentes Sofortdiastolikum), der pathognomonisch ist. Die Diagnose wird mit der **farbcodierten Duplexsonografie** gesichert, die eine oder auch mehrere durchblutete perivaskuläre Höhlen („Fuchsbau") zeigt, die über einen Aneurysmastiel mit einem normalkalibrigen Gefäß in Verbindung stehen. Häufig sind bei der Erstdiagnose Teile des Aneurysmas bereits thrombosiert.

Therapie: Aneurysmen < 2 cm Durchmesser bedürfen keiner aktiven Therapie, sondern thrombosieren in den nächsten 2 Monaten spontan (ggf. Antikoagulation zurückfahren). Größere Aneurysmen werden sonografisch geführt manuell komprimiert. Gelingt dies nicht, kann das Aneurysma durch eine ebenfalls sonografisch geführte Injektion von Thrombin verschlossen werden. Äußerst selten ist eine operative Versorgung notwendig.

B-4.12 CTA-3-D-Rekonstruktion eines Aneurysma spurium in der Leistenregion (Pfeil)

4.9 Spezielle Dissektionsformen

4.9.1 Thorakale Aortendissektion

Epidemiologie: Die Dissektion der thorakalen Aorta ist das klassische Krankheitsbild aus dem Formenkreis der Dissektionen. Sie kann in einem dilatierten (Aneurysma dissecans (S. 276)) wie auch in einem nicht dilatierten Gefäßabschnitt auftreten. Ihre **Inzidenz** beträgt 2,9/100 000 Einwohner und Jahr. Sie ist vor allen Dingen eine Erkrankung des 6. und 7. Lebensjahrzehnts mit einer Bevorzugung des männlichen Geschlechts (2 : 1). 75 % der Patienten weisen anamnestisch eine arterielle Hypertonie auf. 65 % der Aortendissektionen beginnen in der Aorta ascendens, 20 % in der Aorta descendens, 10 % im Bogen und 5 % abdominell.

Klassifikation: Zur Einteilung der thorakalen Aortendissektion werden die Klassifikation nach Stanford (Stanford A und B) sowie die ältere Klassifikation nach deBakey (deBakey I, II und III) verwendet. Entscheidend für die Prognose der thorakalen Aortendissektion ist die Beteiligung der Aorta ascendens. Dieser Tatsache tragen die beiden Klassifikationen Rechnung (Abb. **B-4.13**).

Klinik: Leitsymptom ist der **plötzlich mit voller Intensität einsetzende, vernichtende Schmerz**, der je nach Lokalisation der Dissektion hinter dem Brustbein, zwischen den Schulterblättern sowie im Rücken lokalisiert sein kann. Der Schmerz kann entsprechend dem anatomischen Fortschreiten der Dissektion wandern (z. B. von retrosternal zum Rücken). Neben dem Schmerz können sich eine Reihe von Sympto-

4.9 Spezielle Dissektionsformen

4.9.1 Thorakale Aortendissektion

Epidemiologie: Dies ist das klassische Krankheitsbild aus dem Formenkreis der Dissektionen. Die **Inzidenz** beträgt 2,9/100 000 Einwohner pro Jahr. Es handelt sich um eine Erkrankung des 6. und 7. Lebensjahrzehnts mit Bevorzugung des männlichen Geschlechts. 65 % der Aortendissektionen beginnen in der Aorta ascendens.

Klassifikation: zur Einteilung der thorakalen Aortendissektion nach Stanford und deBakey s. Abb. **B-4.13**.

Klinik: Leitsymptom ist der **plötzlich mit voller Intensität einsetzende, vernichtende Schmerz**, der je nach Lokalisation der Dissektion hinter dem Brustbein, zwischen den Schulterblättern sowie im Rücken lokalisiert sein kann. Weitere mögliche Symptome zeigt Tab. **B-4.6**.

B-4.13 Klassifikation der thorakalen Aortendissektion nach Stanford und deBakey

Stanford-Klassifikation

| Typ A | Typ B |

Typ I   Typ II

Typ III

DeBakey-Klassifikation

Stanford A und **deBakey I und II** zeigen die Beteiligung der Aorta ascendens an. Stanford A zeigt die Erkrankung der Aorta ascendens ohne Angabe über das Ausmaß der Beteiligung der distalen Aortenabschnitte an. Die ältere Einteilung nach deBakey differenziert bei einem Ausgangspunkt der Dissektion in der Aorta ascendens je nach Ausdehnung den Typ I, wenn die Dissektion die gesamte Aorta – u. U. bis in die Beckengefäße – erfasst, vom Typ II, wenn ausschließlich die Aorta ascendens betroffen ist.
Als **Stanford Typ B** und **deBakey Typ III** werden alle Dissektionen der thorakalen Aorta klassifiziert, die nicht die Aorta ascendens beteiligen. In aller Regel handelt es sich dabei um Dissektionen der Aorta descendens. Eine isolierte Dissektion des Arcus ist wie eine Beteiligung des Arcus an einer Dissektion der Aorta descendens ebenfalls eine Dissektion Typ B bzw. Typ III.

▶ Merke. Tritt bei der Aortendissektion eine Hypotension bzw. ein Schock auf, kann dies durch einen Volumenmangel (Sequestration von Blut in der Gefäßwand, gedeckte oder freie Ruptur), ein Herzversagen bei akuter Aorteninsuffizienz, eine Perikardtamponade oder vasovagal bedingt sein.

men zeigen, die durch Gefäßverschlüsse, Kompression umgebender Strukturen oder Einbruch in verschiedenen Strukturen entstehen (Tab. **B-4.6**).

Diagnostik: Wesentlich bei der Diagnostik der Aortendissektion ist es, an das Krankheitsbild zu denken! Die Diagnose wird mittels CTA, transösophagealer Echokardiografie (TEE) oder auch MRA gestellt.

Diagnostik: Wesentlich bei der Diagnostik der Aortendissektion ist es, an das Krankheitsbild zu denken! Die Diagnose mittels CTA und/oder transösophagealer Echokardiografie (TEE) oder auch MRA gestellt. Ein transthorakales Echo (TTE) beweist eine klinisch diagnostizierte Aorteninsuffizienz bzw. Perikardtamponade und kann erste Hinweise auf die vermutete Dissektion bringen. CTA und MRA zeigen neben der Lokalisation und Ausdehnung auch mögliche Kompressionen benachbarter Strukturen bei gedeckter und offener Ruptur. Die Beteiligung der extrakranialen hirnversorgenden wie auch der viszeralen Gefäße kann farbdopplersonografisch diagnostiziert werden.

Wichtig ist es, elektrokardiografisch eine Beteiligung der Koronarien zu erkennen. (Liegt ein akutes Koronarsyndrom durch Verlegung der Koronararterien vor?)

Der Pulsstatus zeigt eine mögliche Beteiligung der Extremitäten und weist weiterhin über den Nachweis eines Pulsus paradoxus auf eine hämodynamisch relevante Perikardtamponade hin. Ein Sofortdiastolikum sowie eine große Blutdruckamplitude sind charakteristisch für eine Aorteninsuffizienz.

≡ B-4.6 Weitere Symptome bei thorakalem Aortenaneurysma und -dissektion (neben dem Leitsymptom Schmerz)

Ursachen	klinische Symptome
Stenosen oder Verschlüsse von Gefäßen (durch Wandhämatome oder eine Dissektionsmembran)	**kritische Ischämie im betroffenen Versorgungsgebiet**
▪ Verlegung der aus dem Aortenbogen abgehenden hirnversorgenden Gefäße (6 %)	▪ Sprachstörungen, Halbseitenlähmung, Bewusstlosigkeit
▪ Versorgung des Rückenmarks durch die jeweiligen Aa. intercostales unterbrochen	▪ Querschnittslähmung (Paraplegie)
▪ Verschluss des Truncus coeliacus	▪ Leberuntergang (zunächst nur laborchemisch erkennbar)
▪ Verlegung des A. mesenterica superior (3–5 %)	▪ akute Darmischämie mit zunächst uncharakteristischen abdominellen Symptomen bis hin zum Bild eines akuten Abdomens
▪ Verschluss einer Nierenarterie (5–8 %)	▪ heftige abdominelle Symptomatik, der zeitversetzt Oligurie und Anurie folgen
▪ akute Verschluss-Syndrome an den Extremitäten (12 %)	▪ Blutdruckdifferenz, Leriche-Syndrom
Kompressionen oder Klappeninsuffizienz bei zusätzlicher Gefäßdilatation	
▪ V. cava superior	▪ obere Einflussstauung
▪ obere Atemwege	▪ Bronchialobstruktion
▪ N. recurrens	▪ Stimmbandlähmung
▪ sympathisches oberes zervikales Ganglion	▪ Horner-Syndrom
▪ Dilatation des Aortenklappenringes	▪ akut schwere Aorteninsuffizienz möglich, die ein Herzversagen nach sich ziehen kann
Ruptur in angrenzende Organe	
▪ Perikard	▪ Perikardtamponade mit Hypotension, Dyspnoe, Tachykardie, oberer Einflussstauung, Pulsus paradoxus
▪ Pleura	▪ hämorrhagischer Erguss, Hämoptoe
▪ Ösophagus	▪ Hämatemesis
▪ Mediastinum	▪ Kompression des linken Vorhofs mit Symptomen wie bei Perikardtamponade

Therapie: Akutversorgung: Die Aortendissektion ist ein Notfall (Mortalität bei Stanford Typ A beträgt 1 % pro Stunde!). Die Akutversorgung hat die Stabilisierung der Kreislaufverhältnisse (Normotension bei Hypertension, Schockbehandlung) sowie die Schmerzbekämpfung (Morphin) während der Notfalldiagnostik bis zur definitiven Therapie zum Ziel.

Therapieziele sind die Verhinderung von Ruptur und Tamponade, die Behebung lokaler Ischämien sowie bei erfolgter Ruptur die Wiederherstellung der Integrität des Gefäßes. Bei Aortendissektionen **Stanford Typ A, bzw. deBakey I und II** besteht **immer** eine **Operationsindikation**. Dabei wird die Aorta ascendens durch eine Prothese ersetzt (bei beeinträchtigter Aortenklappe zusätzlich klappentragende Prothese bzw. Reinsertion der Nativklappen in die Prothese). Dissektionsmembranen im Arcus und der Aorta descendens werden belassen, sofern keine Verlegung von Gefäßabgängen vorliegt. Ist dies der Fall, kann in der Aorta descendens die Membran interventionell gefenstert und der freie Zufluss zum abgehenden Gefäß durch einen Stent gesichert werden. Im Arcus aortae muss in diesen Fällen eine operative Versorgung erfolgen.

Die **Dissektion der Aorta descendens** wird primär **konservativ** behandelt (Blutdruckkontrolle). Eine Indikation zum aktiven Vorgehen ist bei persistierenden Schmerzen, Ruptur und ischämischen Komplikation gegeben. Die Versorgung der Aorta descendens kann auch über einen Stentgraft erfolgen.

▶ **Klinischer Fall.** Ein 55-jähriger Mechaniker fühlt sich beim morgendlichen Arbeitsantritt um 6:00 Uhr nicht wohl. Er empfindet einen dumpfen Brustschmerz. Vor 1 Jahr erfolgte bei ihm, nachdem er rezidivierend belastungsabhängige Angina-pectoris-Beschwerden verspürt hatte, eine Stent-Implantation bei hochgradiger RIVA-Stenose. Auf dem Weg zur Werkbank wird der Patient kaltschweißig und kollabiert. Der herbeigerufene Notarzt bringt den Patienten unter der Verdachtsdiagnose Myokardinfarkt direkt in das Katheterlabor des nahe gelegenen Universitätsklinikums. Hier zeigt das Ruhe-EKG keine Besonderheiten, das Troponin I ist negativ, die Brustschmerzen haben allerdings zugenommen und sind von der Qualität ähnlich wie die Belastungsangina vor 1 Jahr. Daraufhin wird unter der Verdachtsdiagnose eines akuten Koronar-Syndroms eine **Herzkatheteruntersuchung** durchgeführt, die ein gutes Ergebnis nach Stent-Implantation des RIVA sowie lediglich Wandunregelmäßigkeiten in den übrigen Gefäßen zeigt. Der Patient wird auf Normalstation verlegt, eine echokardiografische Untersuchung angemeldet. Nachdem der Patient nach 6 Stunden wieder aufstehen kann, kollabiert er auf dem Weg zum Kaffeeautomaten erneut und wird auf die Intensivstation gebracht. Die dort sofort durchgeführte **echokardiografische Untersuchung** zeigt einen systolisch 2 cm messenden Perikarderguss. Unter der Verdachtsdiagnose Aortendissektion wird notfallmäßig ein **CT** durchgeführt. Es bestätigt die Verdachtsdiagnose: eine Aortendissektion Typ Stanford A wird dokumentiert. Der Patient wird in die Kardiochirurgie verlegt und sofort notfallmäßig operiert. Es erfolgte ein Ersatz der Aorta ascendens, die Aortenklappen werden reinseriert (resuspendiert, Operation nach David). Der postoperative Verlauf gestaltet sich komplikationslos.

© Aumüller G. et al.: Duale Reihe Anatomie. Thieme; 2010.

5 Erkrankungen der Venen – allgemeiner Teil

| 5.1 | Einleitung | 306 |
| 5.2 | Anatomische und physiologische Besonderheiten venöser Gefäße | 306 |

5.1 Einleitung

5.1 Einleitung

Bei bis zu 80 % der Bevölkerung der Industrienationen zeigen sich leichtere Formen von Venenerkrankungen.
Im Zentrum der Pathophysiologie stehen die **gestörte Klappenfunktion** und die daraus resultierende **venöse Hypertonie**.
Wichtige Erkrankungen sind:
- primäre Varikose
- Phlebothrombose
- postthrombotisches Syndrom
- Thrombophlebitis
- chronisch venöse Insuffizienz.

Erkrankungen der Venen sind ausgesprochen häufig und zählen zu den Volkskrankheiten. Sie betreffen vornehmlich die unteren Extremitäten. Im Zentrum der Pathophysiologie stehen die **gestörte Klappenfunktion** und die daraus resultierende **venöse Hypertonie**. Bei Reihenuntersuchungen zeigt ein Drittel der erwachsenen Bevölkerung der Industrienationen eine Klappeninsuffizienz in wenigstens einem Venensegment. Bei mehr als 80 % finden sich kleinere Krampfadern (Besenreiservarizen, retikuläre Varizen) und bei bis zu einem Drittel größere Krampfadern (Stammvarizen). 3–10 % der Untersuchten weisen Hautveränderungen, 1 % eine Ulkusanamnese und 0,3 % ein florides Ulcus cruris infolge einer Venenerkrankung auf. Neben der **primären Varikose** zählen die **Phlebothrombose** (S. 316) (tiefe Venenthrombose) mit der Frühkomplikation der Lungenarterienembolie und der Spätkomplikation des **postthrombotischen Syndroms** (S. 326) (PTS), die **Thrombophlebitis** (S. 325) und die **chronisch venöse Insuffizienz** (S. 327) (CVI) zu den klassischen „venösen" Krankheitsbildern.

5.2 Anatomische und physiologische Besonderheiten venöser Gefäße

5.2.1 Anatomie der Venenwand

Die venöse Gefäßwand besitzt wie die arterielle einen **dreischichtigen Aufbau** (s. S. 244), ist aber deutlich dünner. Ihre Dicke ist an den lokalen Druck angepasst.

Durch Duplikatur der **Intima** entstehen die paarigen **Venenklappen**, die einen venösen Transport lediglich zum Herzen hin zulassen.

Der prinzipiell **dreischichtige Aufbau** der Venenwand aus Tunica intima, media und externa (adventitia) wurde bereits besprochen (s. S. 244). Da die Venenwand dünner ist als die arterieller Gefäße, ist eine Abgrenzung der verschiedenen Schichten weniger deutlich.
Die Dicke der Venenwand ist an den lokal herrschenden Blutdruck angepasst. So zeigen die Venen der unteren Extremitäten, die im Stehen die höchsten Drücke im Venensystem aufweisen, die größten Wanddicken. Von den 3 Schichten der Gefäßwand ist die Adventitia in der Regel am stärksten ausgebildet.
Die **Tunica intima** der Venen ist vom Grundaufbau der der Arterien vergleichbar. Eine Besonderheit venöser Gefäße sind die **Venenklappen**, die eine durch kollagene Fasergeflechte verstärkte Duplikatur der Intima darstellen. Die Form der jeweils 2 gegenüberliegenden Venenklappen ist taschenförmig und so ausgerichtet, dass ein **venöser Transport** nur zum Herzen hin erfolgen kann. Voraussetzung für einen suffizienten Transport ist eine an die Größe der Klappen angepasste Gefäßweite.

▶ Merke.

▶ **Merke.** Venenklappen finden sich regelhaft in Extremitäten- und Halsvenen. Sie fehlen in aller Regel in den Vv. cavae superior und inferior, den Becken-, Organ- und Muskelvenen.

Die **Media** regelt über spiralförmig angeordnete Muskelfasern und elastische Netzstrukturen den **Gefäßtonus**.
Die **Adventitia** dient der **mechanischen Stabilisierung**.

Die **Tunica media** weist in den mittelgroßen und kleinen Venen spiralförmig angeordnete Bündel aus glatter Muskulatur auf, die mit elastischen Netzen und kollagenen Fasern verwoben sind, über die der **Tonus** des venösen Gefäßes reguliert wird. Aufgabe der **Tunica adventitia** ist es, die auf die Venen von außen einwirkenden Kräfte aufzufangen und zu garantieren, dass z. B. herznahe Venen und die Venen im Gelenkbereich (Gelenkpumpe) nicht kollabieren.

5.2.2 Der besondere Aufbau des Venensystems der Extremitäten

▶ **Merke.** An den Extremitäten werden ein **oberflächliches** und ein **tiefes Venensystem** unterschieden, die durch die Fascia superficialis voneinander getrennt sind. Das oberflächliche Venensystem wird auch als epi-, supra- und extrafasziales, das tiefe Venensystem als subfasziales oder Leitvenensystem bezeichnet. Oberflächliches und tiefes Venensystem stehen durch Venen, die die Faszie durchbohren, miteinander in Verbindung (Vv. perforantes, Perforatoren, transfasziales Venensystem) (Abb. **B-5.1**).

Die **oberflächlichen Venen** sammeln das Blut aus Haut und subkutanem Gewebe und dränieren es über die transfaszialen Venen in das Leitvenensystem. Das **tiefe Venensystem** der Extremitäten verläuft in den Faszien zwischen benachbarten Muskelgruppen (intermuskulär und intrafaszial) streng parallel zum arteriellen System. Viele tiefe Venenabschnitte sind paarig angelegt, regelhaft die Venen des Unterschenkels und des Unterarms. Aber auch Knie-, Oberschenkel- und Oberarmvenen können Doppelungen aufweisen. Zu den tiefen Venen werden auch die Muskelvenen, die das Blut aus der Muskulatur in die Leitvenen dränieren, gerechnet.
Die Strömungsrichtung in den Venen der Extremitäten wird durch Ventile, die **Venenklappen**, gesichert.

Spezielle Anatomie der oberflächlichen Venen der unteren Extremitäten

▶ **Merke.** Im oberflächlichen Venensystem der unteren Extremitäten lassen sich medial (V. saphena magna) und dorsal (V. saphena parva) gelegen 2 große Sammelvenen unterscheiden, die als Stammvenen bezeichnet werden (Abb. **B-5.1**). Stammvenen haben keine arteriellen Begleitgefäße.

Die **V. saphena magna** verläuft vor dem medialen Knöchel und zieht über die Innenseite von Unter- und Oberschenkel bis auf Höhe der Leistenfalte, um dort die Faszie zu durchbohren und in die V. femoralis communis einzumünden.
Die **V. saphena parva** entspringt aus den lateralen Anteilen des venösen Fußrückenbogens, zieht hinter dem lateralen Knöchel zur Mitte der Wade, um meist in der Kniekehle in die V. poplitea einzumünden.

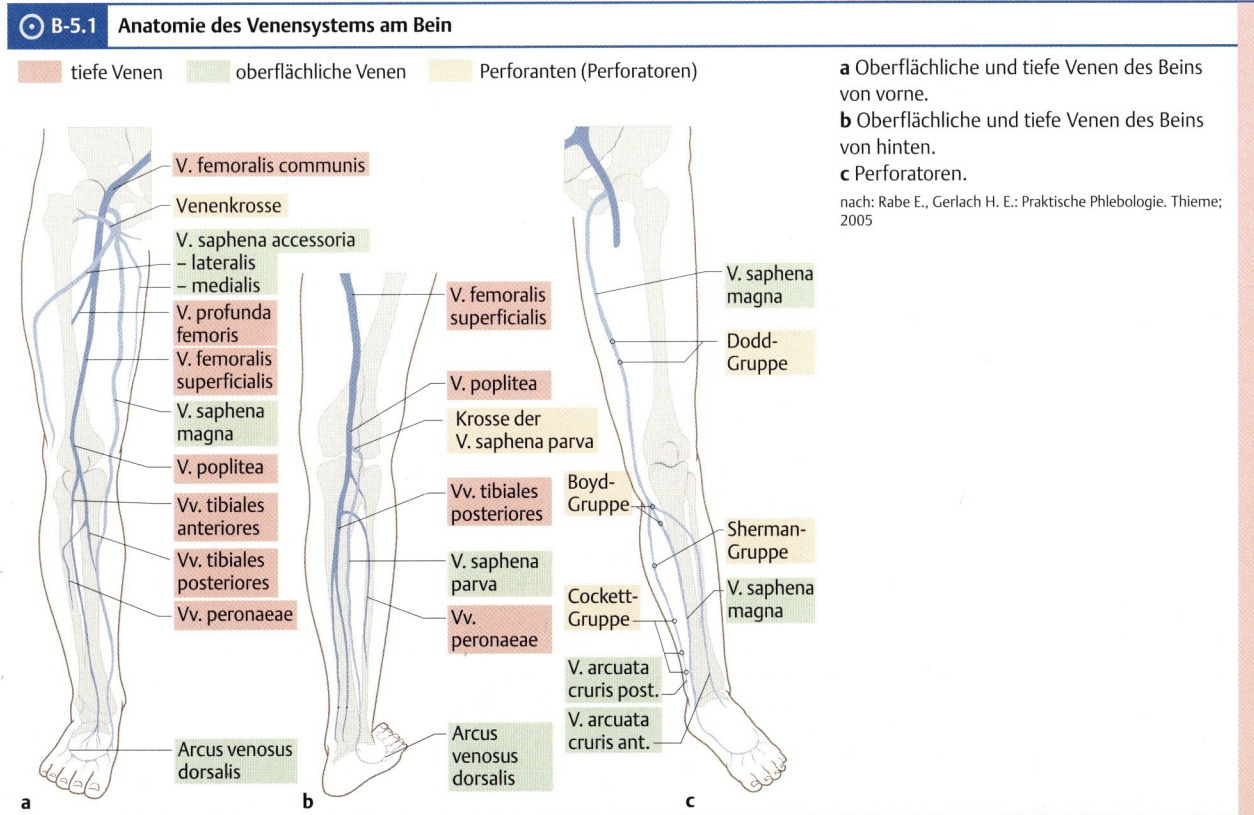

B-5.1 Anatomie des Venensystems am Bein

tiefe Venen — oberflächliche Venen — Perforanten (Perforatoren)

a Oberflächliche und tiefe Venen des Beins von vorne.
b Oberflächliche und tiefe Venen des Beins von hinten.
c Perforatoren.

nach: Rabe E., Gerlach H. E.: Praktische Phlebologie. Thieme; 2005

Die Stammvenen, insbesondere die V. saphena magna, nehmen eine Reihe von **Seitenästen** auf. Wichtige Seitenäste der V. saphena magna sind die **Vv. saphenae accessoriae lateralis** und **medialis** am Oberschenkel sowie die **hinteren** und **vorderen Bogenvenen** (Vv. arcuatae crures posterior et anterior) am Unterschenkel. Die Stammvenen und ihre Seitenäste sind untereinander (epifaszial) durch **Vv. communicantes** verbunden.

Beim transfaszialen Venensystem werden **direkte** und **indirekte Perforatoren** unterschieden. Wichtige direkte Perforatoren am Unterschenkel sind die **Cockett-Venen**, die die hintere Bogenvene mit den Vv. tibiales posteriores auf Höhe und oberhalb des Innenknöchels „direkt" verbinden. Indirekte Perforatoren dränieren das Blut aus den epifaszialen Abschnitten über Muskelvenen in die tiefen Venen. Wichtige Muskelvenen sind die **unteren Soleusvenen** und die **Vv. gastrocnemiae**. An jedem Bein finden sich bis zu 150 Perforatoren.

▶ Merke. 85–90 % des Blutes verlassen die unteren Extremitäten über das Leitvenensystem, 10–15 % über die Stammvenen.

5.2.3 Aufgaben des venösen Systems

Aufgaben der Venen des **großen Kreislaufs** sind:
- Sammeln des Blutes
- Speichern des Blutes
- bedarfsgerechter Rücktransport des Blutes zum rechten Herzen.

▶ Merke. Die bedarfsadaptierte Füllung des rechten Ventrikels ist neben der erhaltenen Kontraktilität des linken Ventrikels und einer freien Durchgängigkeit der Lungengefäße die elementare Voraussetzung zur Aufrechterhaltung eines adäquaten Herzzeitvolumens und arteriellen Blutdrucks.

Sammelfunktion

Das sauerstoffarme Blut fließt aus den Kapillaren über Venolen und kleinste Venen in Venen immer größeren Durchmessers, die sich schließlich zur oberen und unteren Hohlvene vereinigen. Die **V. cava superior** sammelt das Blut aus Kopf-, Hals- und Brustorganen und den oberen Extremitäten, die **V. cava inferior** aus den Organen des Abdomens und Retroperitoneums (Leber, Nieren, Genitalien) und den unteren Extremitäten.

Das Blut aus dem Gastrointestinaltrakt, der Milz und dem Pankreas nimmt einen besonderen Weg zur unteren Hohlvene: Es wird zunächst im **Pfortadersystem** gesammelt und gelangt anschließend in ein zweites venöses Kapillarbett, die Lebersinusoide. Von dort fließt es über die Zentralvenen in die Lebervenen und die untere Hohlvene.

Speicherfunktion

In Ruhe befinden sich ca. 85 % des zirkulierenden Blutvolumens im kleinen Kreislauf und in den Venen des großen Kreislaufs. Hiervon entfallen 70 % auf die extrathorakal gelegenen Venenabschnitte. Der mittlere venöse (Füllungs-)Druck (statischer Druck) beträgt im Liegen 15 mmHg. Mit diesem Druck können ca. 3 Liter Blut in den Venen gespeichert werden. Voraussetzung für die Aufnahme dieses großen Blutvolumens unter einem geringen Druck ist die im Vergleich zu den arteriellen Gefäßen sehr **hohe Dehnbarkeit** der venösen Gefäßwand. Die **Volumendehnbarkeit** ist ein Maß für die **Speicherkapazität** eines Gefäßes. Sie ist definiert als die Menge Blut, die pro Druckeinheit in einem Gefäßsegment aufgenommen werden kann. Sie lässt sich mithilfe der Methode der **Venenverschlussplethysmografie** (**VVP**) messen (Abb. **B-5.2**, siehe auch S. 259).

B-5.2 Venenverschlussplethysmografie

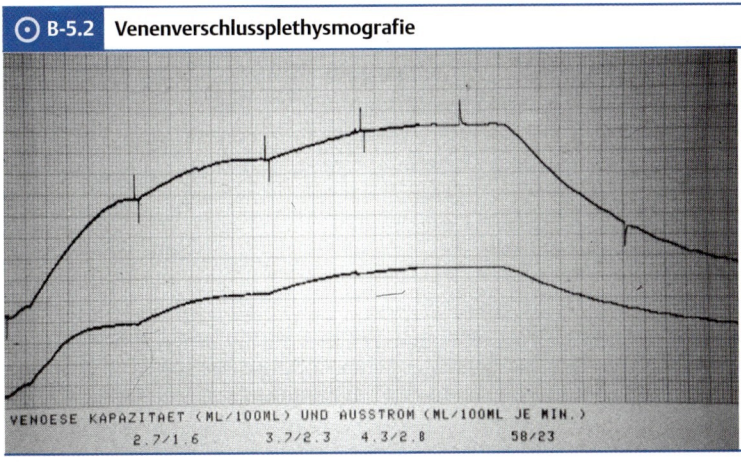

Mithilfe der Venenverschlussplethysmografie wird die Volumendehnbarkeit eines Gefäßes dokumentiert. Die obere der beiden Kurven zeigt einen physiologischen Kurvenverlauf mit relativ größerem Volumenanstieg als in der unteren Kurve bei thromboseverdächtigem Befund: Die venöse Kapazität und der venöse Ausstrom sind hier deutlich erniedrigt.

nach: Rabe E., Gerlach H. E.: Praktische Phlebologie. Thieme; 2005

Bedarfsgerechter Rücktransport

Für einen bedarfsgerechten Rücktransport sind folgende Komponenten entscheidend:
- dynamischer Druck (vis a tergo, Staudruck)
- Ventilebenenmechanismus
- Atempumpe
- Extremitätenpumpe.

Druck im venösen System: Der Druck im venösen Gefäßsystem setzt sich aus 3 Komponenten zusammen:
- **Dynamischer Druck:** Von dem vom linken Ventrikel erzeugten Druckgradienten stehen nach der Passage der Kapillaren und Venolen dem Venensystem nur noch ca. 15 mmHg zur Verfügung. Dieser Druck wird als **vis a tergo** bezeichnet.
- **Statischer Druck:** Er entsteht durch Füllung eines elastischen Gefäßes mit Blut (Füllungsdruck).
- **Hydrostatischer Druck:** Der venöse Druck variiert erheblich mit der Körperlage. Im Stehen stellt sich in der V. femoralis communis wegen des Fehlens von Venenklappen zwischen rechtem Vorhof und Leistenvenen ein Druck ein, der dem Gewicht der Blutsäule über dem Messpunkt entspricht. Bei dicht schließenden Klappen der Oberschenkelvenen wird der hydrostatische Druck zunächst nicht an die Extremität weitergegeben. Bei längerem Stehen kommt es allerdings durch den ständigen Zufluss von Blut aus dem Kapillarbett über die Venolen in das tiefe Beinvenensystem zu einer Dehnung der Venen mit Dehiszenz des Klappenapparates. So stellt sich schließlich bis zum Fuß eine kommunizierende Flüssigkeitssäule ein. Im Fußbereich wird dann ein hydrostatischer Druck gemessen, der dem vollen Gewicht dieser Blutsäule entspricht und je nach Körpergröße 90–100 mmHg erreichen kann.

▶ **Merke.** Für die Gesundheit der unteren Extremität ist es von entscheidender Bedeutung, dass dieser hohe Druck durch Gehen reduziert werden kann.

Ventilebenenmechanismus: Während der Ventrikelkontraktion wird die Ventilebene zur Herzspitze verlagert. Hierdurch wird das venöse Blut in den zentralen Gefäßen bereits mit diesen Gefäßen in jene Bereiche des Thorax verlagert, in denen sich der rechte Ventrikel nach seiner Relaxation wieder befinden wird. Bei der Entspannung des Herzens in der Diastole bewegt sich der Ventrikel diesem Blut entgegen und füllt sich schlagartig.

Atempumpe: Einen wesentlichen Anteil am venösen Rückfluss hat die Atmung. Sie arbeitet im rhythmischen Wechsel zwischen Exspiration und Inspiration als eine Zweiphasenpumpe. Durch sie werden wechselnde Druckgradienten zwischen den unteren Extremitäten und der V. cava inferior einerseits und zwischen der V. cava inferior und dem rechten Vorhof andererseits erzeugt.
Beim **Ausatmen** entsteht durch das Höhertreten des Zwerchfells abdominell eine Druckerniedrigung. Hierdurch ist der Druck in der V. cava inferior niedriger als der Druck in den Venen der unteren Extremitäten. Die Folge ist ein Einstrom von Blut aus den Extremitätenvenen in die Beckenvenen und die V. cava inferior.

Beim **Einatmen** kehren sich die Druckverhältnisse um. Durch das Tiefertreten des Zwerchfells entsteht ein abdomineller Überdruck. Der Einstrom aus den Extremitätenvenen in die Beckenvenen und in die V. cava inferior nimmt ab, der Ausstrom aus der V. cava inferior zum rechten Vorhof zu. Ein Rückstrom aus den in aller Regel klappenlosen Beckenvenen in die Beinvenen wird durch deren Klappen verhindert. Die Modulation, die der venöse Rückstrom durch die Atmung erfährt, lässt sich dopplersonografisch darstellen.

Extremitätenpumpe: An den unteren Extremitäten ist die Extremitätenpumpe zur vis a tergo des linken Ventrikels in Serie geschaltet. Vereinfachend wird sie oft als **Muskelpumpe** bezeichnet. Die Wirkung dieser Pumpe entsteht durch ein komplexes Zusammenspiel von Muskulatur, Faszien- und Gelenkapparat beim Gehen. Beim Stehen, Sitzen und Liegen ist die Extremitätenpumpe nicht wirksam.

Bei der Muskelpumpe im strengen Sinn werden die Venen durch die Muskelkontraktion mit den Faszien als Widerlager komprimiert und Blut zum Herzen transportiert (Abb. **B-5.3**). Im Gelenkbereich werden in bestimmten Phasen der Gehbewegung insbesondere oberflächliche Venen durch ihre Fixierung an den Faszien aufgespannt, wodurch ein relativer Unterdruck und damit eine Saugwirkung erzeugt werden. Die Extremitätenpumpe der unteren Extremitäten setzt sich aus einer Reihe von Komponenten zusammen, die das Blut beim Gehen in einem Wechselspiel von relativen Unter- und Überdrücken paternosterartig vom Fuß in den Beckenbereich heben. Voraussetzung für ein einwandfreies Funktionieren der Extremitätenpumpe sind ein ungestörter Bewegungsablauf beim Gehen und dicht schließende Venenklappen. Durch das rhythmische Entleeren und Füllen von Venenabschnitten sowie die Kompartimentierung durch die Klappen stellt sich beim Gehen in den unteren Extremitäten ein deutlich niedrigerer venöser Blutdruck ein, als nach der Berechnung des Gewichts der Blutsäule zu erwarten wäre. So ist es möglich, den im Stehen im Fußbereich auf 90–100 mmHg ansteigenden venösen Druck auf 35 mmHg zu reduzieren und eine persistierende venöse Hypertonie zu vermeiden.

Die venöse Dränage und die damit verbundene Drucksenkung lassen sich an den Extremitäten mithilfe der Methode der **Venendruckmessung** (**Phlebodynamometrie**) prüfen (vgl. S. 259).

Extremitätenpumpe: Die **Extremitätenpumpe** an den unteren Extremitäten besitzt eine muskuläre (Abb. **B-5.3**) und eine artikuläre Komponente, die beim Gehen einen Wechsel zwischen relativem Unter- und Überdruck erzeugt und das Blut paternosterartig vom Fuß- in den Beckenbereich hebt. Dadurch kann der Druck von 90–100 mmHg, der im Stehen im Fußbereich entsteht, auf 35 mmHg gesenkt werden.

Die venöse Dränage kann mithilfe der **Venendruckmessung** untersucht werden.

B-5.3 Muskelpumpe

Bei der Muskelpumpe werden die Venen durch Muskelkontraktionen komprimiert. Das venöse Blut wird paternosterartig zum Herzen transportiert, ein Rückfluss ist bei suffizient schließenden Venenklappen nicht möglich.

aus: Aumüller et al. Duale Reihe Anatomie. Thieme; 2010

5.2.4 Formale Pathogenese venöser Erkrankungen

▶ **Merke.** Wie im arteriellen Gefäßsystem liegen auch den venösen Erkrankungen Pathomechanismen zugrunde, die entweder zu einem Verschluss bzw. seltener zu einer Stenose (Phlebothrombose) führen, oder die mit einer Gefäßerweiterung (Varikose) einhergehen.

Vier pathophysiologische Entwicklungen gefährden den venösen Rückfluss aus Organen und Extremitäten zum rechten Herzen und führen zu einer **venösen Hypertonie**. Hierzu gehören:
- Verschluss oder hochgradige Stenose der tiefen Venen
- gestörte Klappenfunktion
- venöse Hypervolämie
- Ausfall der Extremitätenpumpe.

Verschluss/Stenosierung der tiefen Venen: Ein **Verschluss** tiefer Venenabschnitte ist meist thrombotisch bedingt (**Phlebothrombose**). Er kann grundsätzlich überall im Venensystem auftreten, betrifft aber bevorzugt die Leitvenen der unteren Extremitäten.
Eine der Thrombose vergleichbare Abflussstörung entsteht, wenn ein venöses Gefäß durch einen perivaskulären Prozess (z. B. ein Hämatom oder einen bösartigen Tumor) komprimiert oder gar infiltriert wird.

Gestörte Klappenfunktion: Sie ist meist erworben und ist der zentrale funktionelle Befund der **primären Varikose** und des **postthrombotischen Syndroms**. Seltener ist die Klappenfunktionsstörung angeboren (**Klappendysgenesie, -agenesie**).

Venöse Hypervolämie: Sie entsteht bei **Rechtsherzinsuffizienz** (S. 101) und **arteriovenösen Kurzschlussverbindungen**. Letztere verursachen durch veränderte Druckgradienten eine Flussumkehr in den distal der Fistel gelegen Abschnitten der betroffenen Venen. Ihre hämodynamischen Auswirkungen können denen einer Thrombose vergleichbar sein. Zur AV-Fistel siehe S. 330.

Ausfall der Extremitätenpumpe: Sie ist in der Regel Folge einer Parese oder Immobilisierung (z. B. Gipsverband). Es liegt eine rein funktionell bedingte venöse Abflussstörung vor.

▶ **Merke.** Symptomatisch stehen bei einer Behinderung des venösen Abstroms die klinischen Folgen der akuten oder chronischen venösen Hypertonie an der betroffenen Extremität oder dem betroffenen Organ im Vordergrund. Seltener führt eine ausgeprägte Verminderung des venösen Rückstroms, wie sie z. B. bei einer Thrombose der V. cava superior und/oder V. cava inferior entstehen kann, über eine ungenügende Füllung des rechten Ventrikels zu einer Verminderung des HZV mit arterieller Hypotonie.

Internet-Link: www.phlebology.de/ (Deutsche Gesellschaft für Phlebologie)

6 Erkrankungen der Venen – spezieller Teil

6.1	Primäre Varikose	312
6.2	Phlebothrombose	316
6.3	Thrombophlebitis	325
6.4	Postthrombotisches Syndrom	326
6.5	Chronisch venöse Insuffizienz	327

6.1 Primäre Varikose

6.1 Primäre Varikose

▶ Definition.

▶ **Definition.** Die primäre Varikose ist eine Erkrankung des epi- und transfaszialen Venensystems der unteren Extremitäten. Sie kann sekundär das Leitvenensystem beteiligen. Die tiefen Venen sind dabei frei durchgängig und nicht postthrombotisch verändert.

Epidemiologie: Ca. ⅓ der erwachsenen Bevölkerung zeigt eine Klappeninsuffizienz. Kleinere Varizen sind mit > 80 % häufiger als die Stammvarikose (ca. 30 %). Die Prävalenz nimmt mit dem Alter zu.

Epidemiologie: Etwa ein Drittel der erwachsenen Bevölkerung zeigt eine Klappeninsuffizienz in wenigstens einem Venensegment. Bei über 80 % finden sich kleinere Varizen (Besenreiser und/oder retikuläre Varizen), bis zu 30 % haben eine Stammvarikose (Stammvenen (s. S. 307). Frauen sind häufiger betroffen als Männer. Die Prävalenz der Krampfadern nimmt mit dem Alter zu.

Ätiologie:

Ätiologie:

▶ Merke.

▶ **Merke.** Der primären Varikose liegen eine Störung der Klappenfunktion und eine erhöhte Dehnbarkeit der Gefäßwand zugrunde. Klappenfunktionsstörung und erhöhte Volumendehnbarkeit können angeboren oder erworben sein.

Zu den **angeborenen** Ursachen zählen die Klappenagenesie oder -dysgenesie und eine erhöhte Volumendehnbarkeit („Bindegewebeschwäche").
Bei **erworbenen** Störungen der Klappen- und Wandfunktion liegen – ähnlich wie bei der Atherosklerose – degenerative Prozesse der Gefäßwand (Phlebosklerose) vor, die durch Faktoren wie erhöhten venösen Druck und Stase mit Hypoxie begünstigt werden. Die Erweiterung des Gefäßquerschnittes ist als Remodeling zu verstehen.

Angeborene Klappenfunktionsstörungen sind die Klappenagenesie oder -dysgenesie. Eine vermehrte Volumendehnbarkeit kann im Sinne einer prädisponierten Bindegewebeschwäche vorliegen. Die **erworbene Störung der Klappen- und Wandfunktion** ist ein degenerativer Prozess, der in vielen Aspekten der Atherosklerose der arteriellen Gefäße ähnelt. Auch hier kommt es zu einer entzündlichen Infiltration der Intima und einer Einwanderung von glatten Muskelzellen aus der Media in die Intima mit Vermehrung der extrazellulären Matrix. Der Prozess ist gekennzeichnet durch einen Abbau der elastischen Fasergerüste und eine zunehmende Fibrosierung (Phlebosklerose). Im Rahmen des chronischen Wandumbaus werden zum einen Klappen zerstört, zum anderen nimmt der Gefäßdurchmesser zu. Dieser Vorgang kann wie bei der dilatierenden Angiopathie der Arterien als Remodeling verstanden werden. Begünstigende Faktoren sind ein permanent erhöhter venöser Druck (z. B. stehende Tätigkeit, Schwangerschaft) und die im Rahmen der Stase auftretende Hypoxie. Der Bezug zum erhöhten venösen Druck erklärt die ausschließliche Manifestation der primären Varikose an den unteren Extremitäten. Daneben tragen rezidivierende Traumen an den oberflächlichen Venen mit den entsprechenden Reparaturprozessen zur Venenalterung bei. Es mehren sich die Hinweise, dass die klassischen Risikofaktoren der Atherosklerose ebenfalls eine Phlebosklerose begünstigen.

▶ Merke.

▶ **Merke.** Die primäre Varikose muss differenzialdiagnostisch von der sekundären Varikose abgegrenzt werden. Letztere entsteht entweder im Rahmen eines postthrombotischen Syndroms (S. 326) oder selten durch die Volumenbelastung bei arteriovenösen Kurzschlussverbindungen (S. 330).

Formen: Die primäre Varikose ist eine Erkrankung des epi- und transfaszialen Venensystems der unteren Extremitäten, die durch einer Erweiterung und Schlängelung der betroffenen Gefäße gekennzeichnet ist (**Krampfadern**).

Formen: Phänomenologisch ist die primäre Varikose durch eine Erweiterung (vermehrte Füllung) und Schlängelung der oberflächlichen Venen gekennzeichnet. Sichtbar erweiterte und geschlängelte Venen werden als **Krampfadern** bezeichnet. Der Name Krampfader leitet sich aus dem mittelhochdeutschen Krumb- oder Krummader ab und verweist nicht auf das unspezifische Symptom Wadenkrampf.

B 6.1 Primäre Varikose

B-6.1 Besenreiservarizen am rechten Oberschenkel

▶ **Merke.** Je nachdem, auf welchem Niveau sich im Bereich der oberflächlichen Venen Krampfadern entwickeln, können Stamm- und Seitenastvarizen von retikulären und Besenreiservarizen unterschieden werden.

- **Retikuläre Varizen:** Es handelt sich um erweiterte intrakutane Venen mit einem Durchmesser von 1–3 mm, die mit dem subkutanen Venenplexus in Verbindung stehen. Klinisch zeigt sich ein feines Netz bläulich erweiterter Gefäße im Hautniveau.
- **Besenreiservarizen** (Synonym: Teleangiektasien): Sie liegen ebenfalls intrakutan und haben einen Durchmesser unter 1 mm. Sie weisen Verzweigungsmuster auf, die Birkenreisern ähneln, wovon sich der Name ableitet (Abb. B-6.1).
- **Stamm- und Seitenastvarizen:** Eine Stamm- bzw. Seitenastvarikose zeigt subkutan erweiterte und geschlängelte Venen („Venenkonvolute", Venenknoten) im Stromgebiet der Stammvenen und/oder ihrer Seitenäste. Sie entwickelt sich, wenn eine Insuffizienz der Mündungsklappe der V. saphena magna oder parva oder eine Perforansinsuffizienz vorliegen. Im ersten Fall entsteht eine **komplette**, im zweiten Fall eine **inkomplette Stammvarikose**.

Formen: Je nach Lage und Größe können unterschieden werden:
- retikuläre Varizen
- Besenreiservarizen (Abb. **B-6.1**)
- Seitenastvarizen
- Stammvarizen.

Eine Stammvarikose entsteht durch eine Insuffizienz der Mündungsklappe der V. saphena magna oder parva (**komplette Stammvarikose**) oder durch eine Perforansinsuffizienz (**inkomplette Stammvarikose**).

▶ **Merke.** Retikuläre und Besenreiservarizen sind Symptome einer venösen Hypertonie, Stamm- und Seitenastvarizen eine ihrer Ursachen.

Pathophysiologische Folgen der Stamm-/Seitenastvarikose: Über die insuffizienten Klappen gelangt Blut entgegen seiner normalen Strömungsrichtung aus dem tiefen Venensystem in einen meist varikös veränderten, ebenfalls klappeninsuffizienten Abschnitt der Stammvenen (Reflux). Dort fließt es bis zu einem Punkt fußwärts, an dem die Venenklappen wieder dicht schließen. Von hier gelangt es über einen klappensuffizienten Perforator wieder ins tiefe Venensystem.

Dabei sind 2 Wege zu unterscheiden:
- Beim **Perforatortyp** erfolgt der Rückfluss in das tiefe Venensystem direkt über eine suffiziente Perforansvene.
- Beim **Seitenasttyp** ist zwischen erkrankte Stammvene und Perforansvene ein meist varikös veränderter Seitenast geschaltet.

Im nächsten Schritt wird das rezirkulierte Blut mithilfe der Extremitätenpumpe (S. 310) wieder auf das Niveau der insuffizienten Mündungsklappe oder des insuffizienten Perforators gehoben und gelangt erneut in das epifasziale Venensystem. So entsteht ein Kreislauf zwischen tiefem und oberflächlichem Venensystem, dessen „rezirkulierendes" Volumen dem Gesamtkreislauf nicht zur Verfügung steht (**Rezirkulations-** oder **Privatkreislauf**, s. Abb. B-6.2).

Pathophysiologie: Durch die insuffizienten Klappen ermöglicht, bildet sich ein **Rezirkulationskreislauf** entgegen der normalen Strömungsrichtung des Blutes (aus dem tiefen ins oberflächliche und wieder zurück ins tiefe Venensystem).

Der Rückfluss in das tiefe Venensystem kann direkt (**Perforatortyp**) oder indirekt über einen Seitenast (**Seitenasttyp**) erfolgen.

Auf Höhe der insuffizienten Mündungsklappe oder des insuffizienten Perforators gelangt das Blut erneut in das epifasziale Venensystem (**Rezirkulations-** oder **Privatkreislauf**, s. Abb. **B-6.2**).

▶ **Merke.** Rezirkulationskreisläufe können das tiefe Venensystem so überlasten und überdehnen, dass eine sekundäre Klappeninsuffizienz des tiefen Venensystems entsteht (dekompensierte Rezirkulation).

Als Folge der geschilderten Entwicklung kann die Extremitätenpumpe den venösen Druck beim Gehen nicht mehr reduzieren und es entsteht eine persistierende **venöse Hypertonie** mit konsekutiver Störung der Mikrozirkulation.

In der Folge entsteht eine persistierende **venöse Hypertonie**.

B-6.2 Rezirkulationskreislauf bei Stammvarikose (a) und klinisches Bild (b)

a Schema des undichten Klappenapparats bei primärer Varikose. Über eine suffiziente V. perforans (distaler Insuffizienzpunkt) gelangt das Blut vom oberflächlichen in das tiefe Venensystem und wird eine Etage nach proximal transportiert. Dort fließt es über eine insuffiziente V. perforans (proximaler Insuffizienzpunkt) wieder in das oberflächliche System und sackt über die insuffiziente Stammvene auf das ursprüngliche Niveau zurück (Privatkreislauf).
b Stamm- und Seitenastvarikose der V. saphena magna (links).

a aus: Amann-Vesti B., Thalhammer C., Huck K.: Kursbuch Doppler- und Duplexsonografie. Thieme; 2012; b aus: Huck K.: Kursbuch Doppler- und Duplexsonografie. Thieme; 2004

B-6.3 Die 4 Stadien der kompletten Stammvarikose der V. saphena magna (nach Hach)

a Distaler Insuffizienzpunkt am vergrößerten Mündungstrichter in der Leiste.
b Distaler Insuffizienzpunkt im Bereich des Oberschenkels.
c Distaler Insuffizienzpunkt am Unterschenkel.
d Distaler Insuffizienzpunkt am Fuß.

nach: Rabe E., Gerlach H. E.: Praktische Phlebologie. Thieme; 2005

Stadieneinteilung: Sie erfolgt in Abhängigkeit der Lage des sog. distalen Insuffizienzpunkts.
- **Proximaler Insuffizienzpunkt:** Hier gelangt das venöse Blut aus dem tiefen Venensystem retrograd in die betroffene Stammvene.
- **Distaler Insuffizienzpunkt:** Hier schließen die Klappen der erkrankten Stammvenen wieder, eine Dränage in das tiefe Venensystem kann erfolgen.

Die **Stadieneinteilung** erfolgt nach Hach (Abb. **B-6.3**).

Klinik: Diffus lokalisierter Extremitätenschmerz und Schweregefühl in Abhängigkeit von der Körperlage.

Stadieneinteilung der Stammvarikose: Der Ort, an dem das venöse Blut aus dem tiefen Venensystem retrograd in die betroffene Stammvene gelangt, nennt man den **proximalen Insuffizienzpunkt**. Er liegt im Falle der kompletten Stammvarikose im Niveau der Mündungsklappen (z. B. Krosse). Bei der inkompletten Stammvarikose ist dies ein Perforator, z. B. die Dodd-Perforansvene am distalen Oberschenkel. Als **distaler Insuffizienzpunkt** wird der Ort bezeichnet, ab dem die Klappen der erkrankten Stammvene wieder kompetent schließen und eine Dränage in das tiefe Venensystem erfolgen kann. Unabhängig von der Art der Stammvarikose und der Lage des proximalen Insuffizienzpunktes wird die Schwere der venösen Hypertonie durch den distalen Insuffizienzpunkt bestimmt. Sie ist umso ausgeprägter, je weiter distal an der Extremität die Rezirkulation in das tiefe Venensystem erfolgt. Konsequenterweise erfolgt die **Stadieneinteilung** der Stammvarikose in Abhängigkeit von der Lage des distalen Insuffizienzpunkts. Abb. **B-6.3** zeigt die Einteilung der kompletten Stammvarikose der V. saphena magna nach Hach.

Klinik: Druck- und Volumenbelastung machen sich als diffus lokalisierter Extremitätenschmerz sowie Spannungs- und Schweregefühl bemerkbar. Die Beschwerden zeigen eine deutliche Abhängigkeit von der Körperlage und somit eine Tagesrhythmik. Sie nehmen im Laufe des Tages und insbesondere im Stehen zu. Sie bessern sich

B-6.4 Blow-out-Phänomen (a) und Venenklappeninsuffizienz (b, c)

Blow-out-Phänomen Boyd-Perforans, rechter Unterschenkel (**a**). Farbdopplersonografische Darstellung einer postthrombotischen Klappenfixation der V. poplitea rechts: Vorwärts- (**b**) und Rückfluss (**c**).
aus: Huck K.: Kursbuch Doppler- und Duplexsonographie. Thieme; 2004

oder verschwinden im Liegen und somit im Laufe der Nachtruhe. Dasselbe gilt für Ödeme, die sich im Rahmen der Varikose ausbilden.

Komplikationen: Die häufigste Komplikation einer primären Varikose ist die Entwicklung einer **chronisch venösen Insuffizienz** (CVI, s. S. 327). Besonders gefürchtet ist dabei die Entwicklung eines Ulcus cruris. Weitere Komplikationen sind die **Varikophlebitis** (s. S. 325) oder die **Ruptur eines Varizenknotens**, die zu einer erheblichen Blutung führen kann.

Die häufigsten **Komplikationen** einer primären Varikose sind:
- CVI
- Varikophlebitis
- Ruptur eines Varizenknotens.

Diagnostik: Klinisch lassen sich die erweiterten und geschlängelten Venen erkennen, die sich, falls keine postphlebitischen Veränderungen bestehen, ausstreichen lassen. Insuffiziente Perforatoren verursachen über ihrem Abgang aus der Stammvene eine wegdrückbare Vorstülpung der Haut, **Blow-out-Phänomen** genannt (Abb. **B-6.4a**), unter der sich am Durchtritt des Perforators durch die Faszie eine **Faszienlücke** tasten lässt.
Bei der **Ultraschalluntersuchung** lässt sich die Klappeninsuffizienz der oberflächlichen und transfaszialen Venen (Festlegung oberer und unterer Insuffizienzpunkt), bei dekompensierter Rezirkulation auch der tiefen Venen nachweisen. Dies gelingt am besten farbdopplersonografisch mit Darstellung eines Farbwechsels (Abb. **B-6.4b, c**) in den klappeninsuffizienten Venenabschnitten z. B. bei Valsalva-Manöver. Im Vergleich zum postthrombotischen Syndrom ist die Venenwand der tiefen Venen unauffällig. Für eine freie Durchgängigkeit der Leitvenen sprechen eine Komprimierbarkeit des Gefäßes im Rahmen der Kompressionssonografie (S. 258) und ein atemvariabler Abstrom (S. 309) des Blutes.

Diagnostik: Klinik (u. a. Blow-out-Phänomen, Dopplersonografie, farbcodierte Duplexsonografie (Abb. **B-6.4**).

Therapie:

Therapie:

▶ **Merke.** Therapieziel der primären Varikose ist die Beseitigung oder Minimierung der beim Gehen persistierenden („ambulatorischen") venösen Hypertonie, um die Folgeschäden der chronisch venösen Insuffizienz zu verhindern.

▶ **Merke.**

Zur Beseitigung der persistierenden venösen Hypertonie ist die Ausschaltung der Rezirkulationskreisläufe erforderlich. Hierzu werden die insuffizienten epi- und transfaszialen Venenabschnitte durch eine **Operation** und Verödung (**Sklerosierung**) beseitigt. Während die Stamm- und Perforansvarikose bevorzugt operativ behandelt werden, kann die Seitenastvarikose in geeigneten Fällen alternativ durch eine Sklerosierung (Verödung) therapiert werden. Retikuläre und Besenreiservarizen, deren Sanierung nicht unter hämodynamischen, sondern ästhetischen Aspekten erfolgt, können durch Sklerosierung oder **transkutane Lasertherapie** behandelt werden.
Die operative Therapie der Stammvarikose umfasst die Abtragung der insuffizienten Mündungssegmente (**Krossektomie**), die Resektion der erkrankten Abschnitte der Stammvene sowie die Beseitigung der insuffizienten Perforatoren (Dissektion). Die Resektion der Stammvene sollte heute stadiengerecht erfolgen. Gesunde distale Abschnitte sollten als mögliche Spendergefäße (z. B. für aortokoronare Bypassoperationen) erhalten bleiben. Die Dissektion insuffizienter Perforatoren kann insbesondere

Durch **Operation** und Verödung (**Sklerosierung**) werden die insuffizienten epi- und transfaszialen Venenabschnitte beseitigt und dadurch eine Besserung der venösen Hypertonie erzielt.
Retikuläre und Besenreiservarizen können durch Sklerosierung oder **transkutane Lasertherapie** behandelt werden.

Die **operative Therapie** der Stammvarikose umfasst die Abtragung der insuffizienten Mündungssegmente (**Krossektomie**), stadiengerechte Resektion der erkrankten Abschnitte der Stammvene und Beseitigung der insuffizienten Perforatoren (Dissektion).

im Bereich trophischer Störungen auch endoskopisch erfolgen. Als junges Verfahren zur Behandlung der Stammvarikose stehen die endovenöse Lasertherapie und Hochfrequenzablation zur Verfügung.

Die Ödembehandlung bei primärer Varikose erfolgt durch **Kompression**. **Physiotherapeutische Maßnahmen** zum Training der Extremitätenpumpe (sportliche Aktivität, Kneipp-Güsse) sind sinnvoll. Überzeugende medikamentöse Ansätze fehlen.

▶ Merke. Bei Vorliegen einer begleitenden höhergradigen PAVK sowie entzündlichen Hautveränderungen muss die Kompressionstherapie individuell erfolgen und ggf. unterbleiben.

6.2 Phlebothrombose

▶ Definition. Gerinnselbildung im tiefen Venensystem mit unvollständigem oder komplettem Verschluss des Gefäßlumens. Die Folge ist ein gestörter Abfluss des Blutes mit akuter venöser Hypertonie.

▶ Merke. Eine **venöse Thrombose** entsteht ebenso wie eine arterielle Thrombose durch eine lokal begrenzte, intravaskuläre Aktivierung des Gerinnungssystems mit Ausbildung fibrinhaltiger Thrombozytenaggregate. Venöse Thromben sind meist gemischte Thromben: Sie bestehen aus einem **Abscheidungsthrombus**, an den sich ein **Gerinnungsthrombus** anlagert. Thrombenbildung im venösen Gefäßsystem führt meist zu einem Gefäßverschluss, selten zu einer Stenosierung. Gerinnungsphysiologisch ist der Vorgang der Thromboseentstehung (Gerinnung am falschen Ort) identisch mit den Gerinnungsvorgängen, die an der Gefäßwand bei Verletzungen zur Blutstillung führen. Thromben können im venösen Gefäßsystem sowohl in den tiefen als auch oberflächlichen Venen entstehen. Überwiegend ist die Venenthrombose eine Erkrankung der tiefen Venenabschnitte und befällt bevorzugt die Venen der unteren Extremitäten.

Epidemiologie: Die **Prävalenz** der Phlebothrombose lässt sich in den Industrienationen anhand epidemiologischer Untersuchungen auf 7 % hochrechnen. Ihre **mittlere Inzidenz** liegt in einem unselektionierten Patientengut bei 1–2 Erkrankungen pro 1000 Einwohner und Jahr. Bei Sektionen finden sich in bis zu 30 % Phlebothrombosen.

Vorkommen und Lokalisation: Tab. B-6.1 gibt einen Überblick über verschiedene Thromboselokalisationen. Am häufigsten tritt eine tiefe Venenthrombose am Unterschenkel auf. Da sie oft a- oder oligosymptomatisch verläuft, wird sie häufig nicht diagnostiziert. Diese Thrombosen haben ihren Ursprung meist in den Muskelvenen des Unterschenkels, aus denen sie in die Leitvenen hineinwachsen. Interessanterweise sind hiervon ausschließlich die Vv. tibiales posteriores und die Vv. fibulares, praktisch aber nie die Vv. tibiales anteriores betroffen. Diese Thrombosen können bis in die Beckenetage oder in die V. cava inferior aszendierend wachsen. **Klassische Thromboseausbreitungsmuster** bei Diagnosestellung sind die femoropopliteale Thrombose und die iliofemorale Thrombose. Umschriebene Thrombosen der Beckenvenen oder Organvenenthrombosen sind selten.

B-6.1 Thromboselokalisationen

Becken-, Beinvenenthrombose
- isolierte Thrombose der Leit- und/oder Muskelvenen des Unterschenkels
- popliteocrurale Thrombose: Unterschenkelvenenthrombose bis zum Knie
- femoropopliteo (-crurale): Oberschenkel-Knie-Venenthrombose
- iliofemorale Thrombose: Becken-Oberschenkel-Venenthrombose
- isolierte iliakale Thrombose: Beckenvenenthrombose
- Thrombose der V. cava superior und/oder V. cava inferior

Hals-, Schulter-, Armvenenthrombose
- Thrombose der Schultergürtelvenen (Paget-von-Schroetter-Syndrom, s. S. 1303)
- Armvenenthrombose
- Jugularvenenthrombose: Halsvenenthrombose

B-6.1 Thromboselokalisationen (Fortsetzung)

Organvenenthrombosen
- Sinusvenenthrombose
- Lebervenenthrombose (Budd-Chiari-Syndrom, s. S. 319)
- Pfortaderthrombose
- Milzvenenthrombose
- Mesenterialvenenthrombose
- Nierenvenenthrombose

Ätiologie: Die Ursachen einer venösen Thrombose fasst die **Virchow-Trias** zusammen (Tab. **B-6.2**). Hierzu gehören:
- Schädigung der Gefäßwand
- Verlangsamung des Blutstroms (Stase)
- erhöhte Gerinnungsbereitschaft (Hyperkoagulabilität).

Dabei können mehrere Faktoren zusammenwirken.

Ätiologie: Virchow-Trias (Tab. **B-6.2**):
- Gefäßwandschädigungen
- Verlangsamung des Blutstroms (Stase)
- erhöhte Gerinnungsbereitschaft (Hyperkoagulabilität).

B-6.2 Faktoren der Virchow-Trias

Gefäßwandverletzung
- mechanische Traumen
  - direktes stumpfes oder offenes Trauma
  - operative Eingriffe, z. B. Gelenksersatz, neurochirurgische Eingriffe
  - Kathetersysteme: zentralvenöse Katheter, Portsysteme, Systeme zur Dialyse (Shaldon-, Demers-Katheter), Schrittmacher- und Defibrillatorsysteme
  - Injektionen
  - wiederholte subklinische Traumen durch einseitige körperliche Arbeit oder sportliche Aktivität („thrombose par effort"): z. B. Schädigung der V. subclavia bei Überkopfarbeiten, Rudern, Gewichtheben, Fechten (Paget-von-Schroetter-Syndrom)
  - Druck durch enge Kleidung (Thrombophlebitis durch enge Jeans oder Gürtel)
  - durch Kompression von außen (veneninfiltrierendes Tumorwachstum) (z. B. Nierenvenen- oder Kavathrombose bei Nierenzellkarzinom)
- ionisierende Strahlung (Strahlentherapie)
- thermische Traumen (Verbrennung)

Stase (Verlangsamung des Blutstroms) mit sekundärer Hypoxie der Venenwand
- Reiseimmobilisation (z. B. Flugthrombose, lange Busreise)
- Immobilisation aus gesundheitlichen Gründen (Bettruhe)
- „lokale" Immobilisation (Paresen, Gipsverbände)
- Rechtsherzinsuffizienz
- Varikose
- PAVK

erhöhte Gerinnungsbereitschaft (Hyperkoagulabilität)
- Verminderung des gerinnungshemmenden Potenzials
  - Faktor-V-Leiden-Mutation
  - G20 210A-Prothrombin-Gen-Mutation
  - erworbener oder angeborener Antithrombinmangel
  - erworbener oder angeborener Protein-C-Mangel
  - erworbener oder angeborener Protein-S-Mangel
- Vermehrung des gerinnungsfördernden Potenzials
  - erhöhter Faktor-VIII-, -IX- oder -XI-Spiegel
  - Dysfibrinogenämien
  - Polycythaemia vera
  - essenzielle Thrombozythämie
  - Hyperviskositätssyndrome wie bei Morbus Waldenström
  - paraneoplastische Produktion gerinnungsfördernder Proteine

Thrombophilie: Entstehen Thrombosen in Zusammenhang mit einer erhöhten Gerinnungsbereitschaft, wird von einer Thrombophilie gesprochen. Die Prävalenz und das relative Thromboserisiko zeigt Tab. **B-6.3**.

Thrombophilie: Thrombosen in Zusammenhang mit einer erhöhten Gerinnungsbereitschaft; Syndrome: s. Tab. **B-6.3**.

B-6.3 Prävalenz und relatives Thromboserisiko bei wichtigen Thrombophilie-Syndromen

Defekt	Prävalenz	relatives Risiko
heterozygote Faktor-V-Leiden-Mutation	4–7 %	5–7
homozygote Faktor-V-Leiden-Mutation		25
heterozygoter Antithrombinmangel	0,02 %	25
heterozygoter Protein-C-Mangel	0,2–0,4 %	6–10
heterozygoter Protein-S-Mangel		gering
heterozygote Prothrombinmutation	2–3 %	2,5

Das häufigste Thrombophiliesyndrom ist die heterozygote **Faktor-V-Leiden-Mutation**, die in 4–7 % der Normalbevölkerung zu finden ist und mit einem 5–7-fach erhöhten Thromboserisiko einhergeht. Ein Antithrombinmangel ist selten, geht allerdings mit dem höchsten Thromboserisiko einher.

▶ **Merke.** Bei Frauen mit Faktor-V-Leiden-Mutation entstehen Thrombosen insbesondere bei Einnahme von Ovulationshemmern. Bei Frauen besteht generell in Situationen hormoneller Umstellung oder im Rahmen einer Hormonbehandlung ein deutlich erhöhtes Risiko für die Entwicklung einer venösen Thrombose (z. B. Schwangerschaft und Wochenbett, Einnahme von Östrogenen zur Antikonzeption, Substitution im Klimakterium oder Therapie mit Östrogen-Rezeptor-Modulatoren [z. B. beim Mammakarzinom]).

Allgemeine Risikofaktoren: Unabhängig von den Aspekten der Virchow-Trias gibt es eine Reihe weiterer Faktoren, die ein erhöhtes Thromboserisiko aufweisen. Hierzu gehören **höheres Alter** und eine **positive Thromboseanamnese**.

Pathophysiologie der akuten Thrombose: Der sistierende oder zumindest verminderte Ausstrom durch einen Verschluss oder eine hämodynamisch relevante Stenosierung im Rahmen einer akuten thrombotischen Entwicklung eines tiefen Venenabschnittes führt bei zunächst unverändertem postkapillärem Einstrom distal der Thrombose zu einem akuten Aufstau mit venöser Hypertonie: Folge ist die Ausbildung eines Ödems. Die venöse Hypertonie besteht im Gegensatz zu der primären Varikose auch im Liegen. Die Volumenüberlastung und Überdehnung der tiefen Venenabschnitte verursacht eine Klappendehiszenz und -insuffizienz, die, wenn sie die Perforanten beteiligt, einen Dränageweg für die gestauten tiefen Venenabschnitte über das oberflächliche Venensystem bei retrograder Flussrichtung in den Perforanten eröffnet.

Inwieweit über diese **Kollateralisierung** eine Entlastung der gestauten Extremität erreicht wird, hängt vom Ausmaß und der Lokalisation der Thrombose sowie der Qualität der zur Verfügung stehenden Kollateralen ab. Gute funktionelle Ergebnisse zeigen sich, wenn präformierte Kollateralen (z. B. V. saphena magna oder Vv. pudendae externae) zur Verfügung stehen. Eine akute thrombotische Entwicklung endet funktionell zunächst in einem Gleichgewicht zwischen kapillarem Ein- und venösem Ausstrom. Dieses Gleichgewicht ist entscheidend von der Transportkapazität des sich entwickelnden Kollateralkreislaufs abhängig. Im Rahmen des erhöhten Volumentransports in den Kollateralen können auch diese überdehnt und klappeninsuffizient werden. Abb. **B-6.5** zeigt die pathophysiologische Situation der akuten venösen Thrombose, Abb. **B-6.6** ein klinisches Beispiel.

Klinik: Eine akute Phlebothrombose der Extremität kann sich durch umschriebene Schmerzen, Schwere- und Spannungsgefühl, Umfangs- und Konsistenzvermehrung (subfasziales Ödem), Überwärmung und eine periphere Zyanose bemerkbar machen. Ein wichtiger Befund sind die sog. „Warnvenen" (z. B. sichtbare Kollateralvenen an der Tibiakante). Ursachen und Befunde wichtiger Organvenenthrombosen zeigt Tab. **B-6.4**.

B-6.5 Pathophysiologie der akuten venösen Thrombose

Die pathophysiologische Situation einer akuten Thrombose ist durch den distalen Aufstau mit Druckerhöhung sowie durch Kollateralisierung charakterisiert.

aus: Amann-Vesti B., Thalhammer C., Huck K.: Kursbuch Doppler- und Duplexsonografie. Thieme; 2012

B-6.4 Ursachen (U) und wichtige klinische Befunde (K) bei Organvenenthrombosen

Sinusvenenthrombose	U: Wochenbett, fortgeleitete Entzündung im Kopfbereich (z. B. Mastoiditis, Otitis, Nasenfurunkel), Meningitis, Thrombophilie, hämatologische Grunderkrankungen, Malignome K: Kopfschmerzen, Hirndruckzeichen, Herdsymptome, Sepsis, zerebrale Blutung
Lebervenenthrombose (Budd-Chiari-Syndrom)	U: Gefäßanomalien, Thrombophilie, Polycythaemia vera K: bei schneller Entwicklung Leberversagen bei langsamer Entwicklung Folgeerkrankungen der portalen Hypertension (Abb. **L-3.7**, S. 1303)
Pfortaderthrombose	Inzidenz (Autopsie) 0,05–0,5 % U: Leberzirrhose, entzündliche und maligne Erkrankungen der Leber und der in die Pfortader dränierenden Organe, Thrombophilie K: akut: uncharakteristische abdominelle Symptome chronisch: portale Hypertension
Milzvenenthrombose	U: entzündliche und maligne Pankreaserkrankungen K: uncharakteristische abdominelle Symptome, gastrointestinale Blutungen, Splenomegalie
Mesenterialvenenthrombose	Inzidenz von 0,01–1,5 % U: Leberzirrhose, portale Hypertension, Entzündungen und Tumoren der dränierten Organe K: uncharakteristische abdominelle Symptome, blutige Diarrhöen, Hämatemesis, peranaler Blutabgang bei Darminfarkt
Nierenvenenthrombose	U: Tumor im dränierten Stromgebiet (z. B. Hypernephrom), nephrotisches Syndrom, Thrombophilie K: Verschlechterung der Nierenfunktion, Proteinurie, Hämaturie

▶ **Merke.** Symptome und klinische Befunde bei Thrombosen der Extremitäten sind uncharakteristisch und zeigen sich auch bei anderen Erkrankungen. Deshalb ist bis zum Beweis des Gegenteils bei den genannten Symptomen immer eine Thrombose in die differenzialdiagnostischen Überlegungen mit einzubeziehen.

Komplikationen: Die gefürchtete Frühkomplikation ist die **Lungenarterienembolie** (S. 411), sie entwickelt sich bei ca. 30 % der Patienten. Etwa ein Drittel der Patienten entwickeln im Verlauf die Spätkomplikation **postthrombotisches Syndrom** (S. 326).

Diagnostik: Die Befunde der Inspektion und Palpation zeigt Tab. **B-1.5**. Bei der apparativen Diagnostik steht die **Kompressionssonografie** (S. 258) an erster Stelle (durch den Thrombus aufgehobene oder verminderte Komprimierbarkeit des erkrankten Gefäßes). **Farbdopplersonografisch** lässt sich in dem thrombosierten Gefäßabschnitt sowie distal der Thrombose kein Fluss nachweisen. Es besteht ein Ver-

Komplikationen: Frühkomplikation: **Lungenarterienembolie** (bei ca. 30 %); Spätkomplikation: **postthrombotisches Syndrom** (ca. ⅓).

Diagnostik: Inspektion, Palpation, **Kompressionssonografie** (aufgehobene Komprimierbarkeit des Gefäßes durch Thrombus), **Farbdopplersonografie** (am Thrombus kein Fluss, distal des Thrombus Verlust der Atemmodulation der Strömung [Abb. **B-6.6**]).

B-6.6 Phlebothrombose

37-jährige Patientin mit ausgedehnter iliofemoraler Thrombose links mit Beteiligung der V. saphena magna. B-Bild- und Farbdopplerquerschnitt auf Höhe der Krosse.
a Die venösen Gefäße sind nicht komprimierbar (Dualdarstellung links ohne, rechts mit Kompression).
b Es ist weder spontan, noch nach Valsalva-Manöver, noch nach distaler manueller Kompression Strömung in den Venen nachweisbar.
aus: Huck K.: Kursbuch Doppler- und Duplexsonographie. Thieme; 2004

---

lust der Atemmodulation der Strömung (Abb. **B-6.6**). Eine **Phlebografie** ist heute nur noch sehr selten in sonografisch unklaren Fällen indiziert. Thrombosen der iliakalen, abdominellen und retroperitonealen Venen können ggf. mit **CT** und **MRT** diagnostiziert werden.

Thrombophilie-Screening: Ein Thrombophilie-Screening sollte zurückhaltend erfolgen, da das Vorliegen einer Thrombophilie die Therapie der Thrombose nur selten beeinflusst. Es sollte jedoch durchgeführt werden bei Thrombosen im Kindes- oder Jugendalter, bei Thrombosen mit ungewöhnlicher Lokalisation (z. B. mesenterial) sowie bei Thrombosen in der Schwangerschaft, v. a. bei Frauen mit Z. n. Tot- oder Fehlgeburten (z. B. bei Antiphospholipid-Syndrom, s. S. 1394).

Wenn ein Thrombophilie-Screening indiziert ist, sollten folgende Faktoren überprüft werden:
- Faktor-V-Leiden-Mutation
- Prothrombinmutation
- Homozystein
- Antiphospholipid-Antikörper, Lupusantikoagulans, Antikardiolipin-Antikörper
- Antithrombin
- Protein-C und -S
- Faktor VIII.

Zur Abgrenzung eines **paraneoplastischen Syndroms** gehören eine sorgfältige Anamnese und allgemeine klinische Untersuchung. An technischen Untersuchungen empfiehlt sich eine Aufnahme des Thorax in 2 Ebenen, eine valide abdominelle Sonografie, eine gynäkologische Untersuchung bei Frauen und eine urologische Untersuchung bei Männern einschließlich PSA-Bestimmung sowie gegebenenfalls eine Koloskopie, insbesondere bei positiver Familienanamnese. Die konsequente Durchführung von Vorsorgeuntersuchungen ist für Patienten nach einer venösen Thromboembolie von großer Bedeutung.

Therapieziele: Die Behandlung der akuten Phlebothrombose verfolgt 4 grundlegende Ziele:
- Linderung der akuten Stauungssymptome
- Verhinderung der Frühkomplikation Lungenembolie
- Verhinderung der Spätkomplikation postthrombotisches Syndrom
- Rezidivprophylaxe (sekundäre Prävention).

Pathophysiologisch verlangt die Behandlung eine schnelle Senkung und dauerhafte **Normalisierung des akut erhöhten venösen Drucks**. Hierzu wäre eine rasche Wiedereröffnung (**Rekanalisierung**) der thrombotisch verschlossenen Gefäßabschnitte unter Erhalt der Klappenfunktion erforderlich. Eine Rekanalisation mit Entfernung des Gerinnsels lindert die akuten Stauungssymptome und beseitigt die Emboliequelle. Bleiben dabei die Venenklappen intakt, wird eine postthrombotische Entwicklung mit persistierender venöser Hypertonie vermieden.

Thrombophilie-Screening bei:
- Thrombosen im Kindes- oder jugendlichen Alter
- Thrombosen mit ungewöhnlicher Lokalisation
- Thrombosen in der Schwangerschaft, v. a. bei Frauen mit Z. n. Tot- oder Fehlgeburten.

Überprüfung folgender Faktoren:
- Faktor-V-Leiden-Mutation
- Prothrombinmutation
- Homozystein
- Antiphospholipid-Antikörper, Lupusantikoagulans, Antikardiolipin-Antikörper
- Antithrombin
- Protein-C und -S
- Faktor-VIII.

Abgrenzung eines **paraneoplastischen Syndroms**:
- Anamnese
- allgemeine klinische Untersuchung
- Röntgen-Thorax, abdominelle Sonografie
- gynäkologische bzw. urologische Untersuchung (inkl. PSA-Bestimmung)
- ggf. Koloskopie (v. a. bei positiver Familienanamnese).

Therapieziele:
- Linderung der akuten Stauungssymptome
- Verhinderung der Frühkomplikation Lungenembolie und der Spätkomplikation postthrombotisches Syndrom
- Rezidivprophylaxe.

Wesentlich zur **Normalisierung des akut erhöhten venösen Drucks** ist eine **rasche Rekanalisierung** der thrombotisch verschlossenen Gefäßabschnitte unter Erhalt der Klappenfunktion.

B 6.2 Phlebothrombose

Folgende Maßnahmen haben sich als **Standardtherapie** etabliert:
- gerinnungshemmende Therapie (Antikoagulation)
- Rekanalisationstherapie in ausgesuchten Fällen
- Kompressionstherapie.

▶ **Merke.** 80–90 % der thrombosierten venösen Gefäßabschnitte rekanalisieren durch den postthrombotisch einsetzenden Organisationsprozess spontan.

Antikoagulation (s. Tab. **B-6.5**): Da Operation und Fibrinolyse unter Anstieg der Nebenwirkungsrate keine überzeugenden Vorteile gegenüber einer ausschließlichen Antikoagulation aufweisen, ist die Therapie mit Thrombin-, Faktor-Xa- bzw. Vitamin-K-Antagonisten gegenwärtig als **Therapie der Wahl** der akuten Becken-/Beinvenenthrombose anzusehen.
Ebenso werden Schulter-, Armvenenthrombosen wegen ihrer guten Prognose ausschließlich antikoaguliert. Auch bei venösen Thrombosen in anderen Organgebieten (Sinus-, Nieren-, Mesenterial-, Lebervenen- sowie Pfortaderthrombose) wird überwiegend eine Antikoagulation durchgeführt.
Die **initiale Antikoagulation** erfolgt mit niedermolekularem Heparin (NMH) oder Fondaparinux (Heparinanalogon).
Eine (intravenöse) Behandlung mit unfraktioniertem Heparin (UFH) wird wegen der kurzen Halbwertszeit dieser Substanzgruppe durchgeführt, wenn die Begleitumstände der Thrombose eine rasche Unterbrechung der Antikoagulation (z. B. bei einer Blutungskomplikation) erfordern (z. B. perioperativ aufgetretene Thrombose, Z. n. Reanimation aufgrund einer Lungenembolie). Bei der operativen und fibrinolytischen Behandlung (s. u.) der Thrombose erfolgt die Antikoagulation ebenfalls mit UFH.
Bei intakter Nierenfunktion sind bei NMH und Fondaparinux keine Laboruntersuchungen zur Überwachung der Wirkspiegel erforderlich. Bei eingeschränkter Nierenfunktion muss eine **Dosisanpassung** mithilfe der Anti-Xa-Aktivität im Plasma (**Heptest**) durchgeführt werden. Ab einer Kreatinin-Clearance von unter 20 ml/min sollte der Einsatz von NMH und Fondaparinux kritisch überdacht werden. Alternativ kann UFH dosisangepasst verwendet werden. Die **Therapiekontrolle** bei Anwendung von UFH wird mit der **aPTT** (aktivierte partielle Thromboplastinzeit) durchgeführt. Angestrebt wird das 1,5- bis 2,5-Fache des Ausgangswerts.
Die **heparininduzierte Thrombozytopenie** (HIT, s. S. 1307) ist neben Blutungskomplikationen die wichtigste Nebenwirkung einer Heparintherapie (v. a. UFH). Zur frühen Erfassung einer HIT sollte eine regelmäßige Kontrolle der Thrombozytenzahl durchgeführt werden: Nach Bestimmung eines Ausgangswertes sollte diese bei vorausgegangenen Heparinanwendungen am 2., bei erstmaliger Anwendung am 5. Tag der Therapie und danach wöchentlich erfolgen. Grundsätzlich sollte der Einsatz von Heparinen so kurz wie möglich gehalten werden.
Parallel zur Behandlung mit niedermolekularen Heparinen erfolgt ab dem 1. Tag die **orale Antikoagulation** mit dem Ziel der Sekundärprävention. In Deutschland wird in der Regel Phenprocoumon (z. B. Marcumar) verabreicht. Alternativ kann Warfarin-Natrium (z. B. Coumadin) Verwendung finden. Eine erste Kontrolle der INR (international normalized ratio) bzw. des Quick-Wertes ist am 3. oder 4. Behandlungstag sinnvoll. Die angestrebte Ziel-INR beträgt in aller Regel bei der Indikation tiefe Beinvenenthrombose 2,0–3,0. Die Marcumarisierung wird heute wegen der Gefahr einer Kumarinnekrose (s. S. 1309) bei Protein-C-Mangel „sanft", d. h. niedrig dosiert eingeleitet. Die überlappende Therapie mit NMH kann beendet werden, wenn der INR an zwei aufeinander folgenden Tagen gleich oder größer als 2,0 ist. Für die neuen direkten Thrombin- bzw. Faktor-Xa-Hemmer liegt für Rivaroxaban seit Ende 2011 eine Zulassung zur initialen Behandlung der TVT sowie zur sekundären Prävention der venösen Thromboembolie ab der 4. Woche vor. Für Dabigatran wird die Zulassung erwartet (Stand März 2012).
Die **Dauer der Antikoagulation** muss differenziert erfolgen. Entscheidend ist dabei die Ursache der Thrombose (vgl. Tab. **B-6.6**).

▶ **Merke.** Die Therapie der Phlebothrombose in der Schwangerschaft erfolgt mit NMH, Fondaparinux oder UFH, da diese Substanzen die Plazentaschranke im Gegensatz zu den Kumarinderivaten nicht passieren. In der Stillzeit kann Warfarin-Natrium verwendet werden.

Standardtherapie:
- gerinnungshemmende Therapie
- ggf. Rekanalisationstherapie
- Kompressionstherapie.

▶ **Merke.**

Antikoagulation: Therapie der Wahl bei akuter Becken-/Beinvenenthrombose.

Die **Antikoagulation** ist alleinige Therapie bei Schulter-, Armvenenthrombosen und Organthrombosen.
Die **initiale Antikoagulation** erfolgt mit niedermolekularem Heparin (NMH) oder Fondaparinux (Heparinanalogon).

Unfraktioniertes Heparin (UFH, kurze HWZ) wird eingesetzt, wenn die Antikoagulation ggf. schnell unterbrochen werden muss. Auch die antikoagulatorische Begleittherapie bei operativer oder fibrinolytischer Therapie erfolgt mit UFH.

Bei intakter Nierenfunktion ist bei NMH und Fondaparinux keine Überwachung der Wirkspiegel erforderlich. Bei eingeschränkter Nierenfunktion muss eine **Dosisanpassung** mithilfe der Anti-Xa-Aktivität im Plasma (**Heptest**) durchgeführt werden. Die **Therapiekontrolle** bei Anwendung von UFH wird mit der **aPTT** (aktivierte partielle Thromboplastinzeit) durchgeführt.
Zur Prävention einer **heparininduzierten Thrombozytopenie** (HIT) sollte eine regelmäßige Kontrolle der Thrombozytenzahl erfolgen.

Parallel zur Behandlung mit niedermolekularen Heparinen erfolgt ab dem 1. Tag die **orale Antikoagulation** (i. d. R. Phenprocouomon, z. B. Marcumar) mit dem Ziel der Sekundärprävention. Die angestrebte Ziel-INR beträgt in aller Regel bei der Indikation tiefe Beinvenenthrombose 2,0–3,0.

Dauer der Antikoagulation: s. Tab. **B-6.6**.

▶ **Merke.**

B-6.5 Behandlungsschema der Antikoagulation bei Phlebothrombose

Antikoagulation mit niedermolekularen Heparinen (NMH)

Präparate:
- Enoxaparin (z. B. Clexane), Nadroparin (z. B. Fraxiparin)

Dosierung:
- Nadroparin 0,1 ml/10 kg KG 2 × tgl. s. c.
  - z. B. 62 kg schwerer Patient: 2 × 0,6 ml Nadroparin
- Enoxaparin 1 mg/kg KG 2 × tgl. s. c.
  - z. B. 78 kg schwerer Patient: 2 × 80 mg Enoxaparin

max. Dosierung:
- 2 × 1,0 ml Nadroparin oder 2 × 100 mg Enoxaparin

Laborkontrollen:
- Therapiekontrolle bei normaler Nierenfunktion nicht erforderlich
- Anpassung der Dosis bei Niereninsuffizienz über die Bestimmung der Anti-Xa-Aktivität im Plasma (Heptest), Bestimmung der Thrombozyten am 2. oder 5. Tag (HIT-Syndrom)

Antikoagulation mit Fondaparinux (z. B. Arixtra)

Dosierung:
- < 50 kg KG: 5 mg 1 × tgl. s. c.
- 50–100 kg KG: 7,5 mg 1 × tgl. s. c.
- > 100 kg KG: 10 mg 1 × tgl. s. c.
- Therapiekontrolle bei normaler Nierenfunktion nicht erforderlich

Antikoagulation mit unfraktioniertem Heparin (UFH)

Präparate:
- z. B. Calciparin, Liquemin

Dosierung:
- Einleitung der Therapie mit 5 000 I.E. Heparin i. v.
- Fortführung der Therapie mit 20 000–30 000 I.E. Heparin in 24 Stunden, entsprechend einer Dosis von 400–500 I.E./kg KG in 24 Stunden

Laborkontrollen:
- regelmäßige Therapiekontrollen (aPTT) erforderlich, Einstellung des Wertes auf das 2-Fache des Wertes vor Therapiebeginn
- Bestimmung der Thrombozyten am 2. und 5. Tag (HIT-Syndrom)
- Anpassung der Dosis bei Niereninsuffizienz erforderlich

Antikoagulation mit Phenprocoumon (z. B. Marcumar)

Dosierung:
- einschleichende Dosierung, z. B. 2-2-2 Tabletten Marcumar an 3 aufeinanderfolgenden Tagen, individuelle Erhaltungsdosis

Laborkontrollen:
- erste Quick- bzw. INR-Kontrolle am 4. Tag, weitere Kontrollen individuell, Ziel-INR bei venöser Thrombose 2,0–3,0
- beachte Medikamenteninterferenzen!

Rekanalisationstherapie: Sie erfolgt **medikamentös** oder **interventionell/operativ**.

Indikationen: Patienten < 60 Jahre, ausgeprägte Thrombose mit vitaler Bedrohung der Extremität, junge Patienten mit Becken-, Beinvenenthrombose (geringeres Blutungsrisiko bei langer Lebenserwartung mit postthrombotischem Syndrom).

Rekanalisationstherapie: Sie kann entweder **medikamentös** oder **interventionell/operativ** erreicht werden.

Aktiv wiedereröffnende Maßnahmen bleiben Patienten vorbehalten, die jünger als 60 Jahre sind oder eine die Extremität bedrohende Thrombose, z. B. eine Phlegmasia coerulea dolens (S. 325) aufweisen.

Bei jungen Patienten mit Becken-, Beinvenenthrombose (geringeres Blutungsrisiko bei langer Lebenserwartung mit postthrombotischem Syndrom) kann unter sorgfältigem Abwägen des individuelle Risikos und Nutzens eine **Lyse** zur Verringerung des postthrombotischen Schadens erwogen werden. Bei Phlegmasia coerulea dolens ist die **operative Therapie**, ersatzweise die **Fibrinolyse**, indiziert.

Eine **aktive Rekanalisierung** thrombotisch verschlossener venöser Gefäße macht nur Sinn, solange das Gerinnselmaterial noch frei mobilisierbar, d. h. nicht wandadhärent ist und ohne Wand- und Klappenschaden entfernt werden kann. Das **Zeitfenster** für eine erfolgversprechende aktive Rekanalisation liegt für Beckenvenenthrombosen erfahrungsgemäß bei max. 14, für Oberschenkelvenenthrombosen bei 7 Tagen. Dabei ist das Thrombosealter oft schwierig anamnestisch zu bestimmen. So kann zwar häufig eine Rekanalisation erzielt, die Funktionstüchtigkeit des Klappenapparates aber nicht erhalten werden.

▶ **Merke.** Maßnahmen der aktiven Rekanalisation zeigen eine erhöhte Rate von Lungenembolien sowie Blutungskomplikationen (Kombination von fibrinolytischer und gerinnungshemmender Therapie).

Sowohl die operative wie die fibrinolytische Therapie bedürfen einer begleitenden therapeutischen Antikoagulation mit UFH.

- **Fibrinolyse:** Bei der fibrinolytischen oder thrombolytischen Therapie wird das Fibrinolytikum systemisch oder lokal gegeben. Bei der **systemischen Therapie** erfolgt die Gabe des Medikamentes intravenös über eine Armvene. Das Medikament ist so im gesamten Gefäßsystem fibrinolytisch wirksam. Bei einer **lokalen Lyse** wird es distal des Thrombus über eine Fußrückenvene in das erkrankte Gefäßsystem infundiert (lokoregionäre Lyse). Der Katheter kann auch in die thrombosierten Gefäßabschnitte vorgeschoben und der Thrombus mit dem Medikament infiltriert werden (lokale Lyse im strengen Sinn). Durch Anlegen eines venösen Staus proximal des thrombosierten Gefäßabschnitts wird die lokale Verweildauer des Medikamentes verlängert. Hinter den lokalen Lyseformen steht die Vorstellung, dass das Medikament nur im Thrombus wirkt und so eine systemische Lyse weitgehend vermieden wird. Man verspricht sich so eine Reduzierung der Dosis und damit auch der Nebenwirkungen.

≡ B-6.6 **Dauer der Therapie mit Antikoagulanzien bei Phlebothrombose**

Ausgangssituation	Dauer der Antikoagulation
Thrombose bei transientem Risikofaktor (z. B. lange Flugreise, postoperativ, Bettlägrigkeit)	3 Monate
idiopathische Thrombose (Thrombose ohne erkennbare Ursache)	
• Unterschenkelvenenthrombose (distale Thrombose)	3 Monate
• Oberschenkel- u./o. Beckenvenenthrombose (bei geringem Blutungsrisiko und gutem Monitoring)	> 3 Monate (zeitlich unbegrenzt)
• Thromboserezidiv	zeitlich unbegrenzt (regelmäßige Risiko-Nutzen-Analyse bei Langzeitantikoagulation!)
aktive maligne Tumorerkrankung	3–6 Monate (ggf. zeitlich unbegrenzt)

Die **Kontraindikationen** gegen eine fibrinolytische Therapie (Tab. B-6.7) müssen streng beachtet werden.

- **Interventionelle Verfahren:** Interventionelle Therapieformen (Venoplastie, Stent-Implantation, mechanische Thrombusentfernung), wie sie für arterielle Gefäßverschlüsse etabliert sind, bleiben im venösen Gefäßgebiet Ausnahmen vorbehalten (Kompressionssyndrom der V. cava superior oder narbige Stenosen der Beckenvenen).
- **Operative Verfahren:** Bei der operativen Therapie wird die Leistenvene eröffnet (Venotomie) und Thromben in klappenfreien Gefäßabschnitten (z. B. den Beckenvenen) mithilfe eines Ballonkatheters (Fogarthy-Katheter) entfernt (Thrombektomie). Thromben in klappentragenden Gefäßabschnitten (z. B. V. femoralis superficialis) können durch manuelles „Ausmelken" oder Auswickeln des Gefäßes mit einer elastischen Binde über die geöffnete Leistenvene geborgen werden.

≡ B-6.7 Kontraindikationen der fibrinolytischen Therapie

Blutungsrisiko
- floride Magen-Darm-Ulzera
- Z. n. Operation < 4 Wochen
- Z. n. Schädel-Hirn-Operationen < 8 Wochen
- Z. n. i. m. Injektionen < 10 Tage
- Z. n. arteriellen Punktionen
- hämorrhagische Diathese
- Retinablutungen (z. B. diabetische Retinopathie)
- schwere arterielle Hypertonie
- maligne Tumoren
- Gravidität in der 1. Hälfte der Schwangerschaft

Embolierisiko
- absolute Arrhythmie
- arterielle Aneurysmen

allgemeine Risiken
- Leberinsuffizienz
- Niereninsuffizienz

Begleittherapie:
- **Kompressionstherapie:** Durchführung mit Kompressionsstrümpfen meist der Klasse 2. Folgen sind eine Wiederherstellung der Klappendichtigkeit, eine erhöhte Strömungsgeschwindigkeit und eine verbesserte Dränage zur Ödembeseitigung.

- **Immobilisation:** Bettruhe ist nicht indiziert! Die Häufigkeit der LE bei Bettruhe und Mobilisation ist gleich groß. Sie sollte daher nur in Ausnahmefällen oder beim Vorliegen einer Kreislaufinstabilität bei komplizierender LE verordnet werden.

Schirmfilter: Embolieprophylaxe bei Z. n. rezidivierenden Lungenarterienembolien unter suffizienter Antikoagulation.

Für die **Rezidivprophylaxe** ist die Erkennung der Ursache einer Thrombose wichtig (Tab. **B-6.6**)
- Thrombose bei transientem Risikofaktor
- idiopathische Thrombose
- Thrombose bei aktiver maligner Tumorerkrankung.

Prognose:
- ca. 30 % erleiden eine LE
- bei ca. 30 % entsteht ein postthrombotisches Syndrom.

Begleittherapie bei tiefer Beinvenenthrombose:
- **Kompressionstherapie:** Sie wird zunächst mit Kurzzugbinden, dann mit Kompressionsstrümpfen meist der Klasse 2 (Kompressionsklasse 1–4 = Kompressionsdruck 18–60 mmHg) durchgeführt. Sie verkleinert den venösen Querschnitt einer Extremität, stellt die Klappendichtigkeit wieder her und erhöht die Strömungsgeschwindigkeit in den Venen. Die venöse Dränage wird verbessert, ein vorhandenes Ödem kann ausgeschwemmt, eine sekundäre Varikose verhindert werden. Einzige Kontraindikation ist die schwere PAVK, bei der es bei niedrigen Perfusionsdrücken durch die Kompressionstherapie zu einer kritischen Reduzierung der Ruhedurchblutung kommen kann. Wenngleich der Wert einer Kompressionstherapie für die akute Phase nicht belegt ist, so beeinflusst eine konsequente „situationsadaptierte" Kompressionstherapie in vielen kleinen Studien sowie Fallbeobachtungen den Verlauf des postthrombotischen Syndroms (S. 326) günstig.

- **Immobilisation versus Mobilisation:** Der Wert der Bettruhe zur Prävention der Lungenarterienembolie (LE), die jahrzehntelang zur Standardtherapie der TVT gehörte, lässt sich nicht belegen. Die Häufigkeit der LE bei Bettruhe und Mobilisation ist gleich groß. Grundsätzlich ist die Häufigkeit einer komplizierenden LE nach Einleitung einer wirksamen Antikoagulation gering und liegt unter 1 %. Bettruhe sollte deshalb heute nur noch ausnahmsweise, z. B. beim Vorliegen einer Kreislaufinstabilität bei komplizierender LE, verordnet werden.

Embolieprophylaxe mit dem Schirmfilter: Kommt es unter einer wirksamen Antikoagulation zu rezidivierenden Lungenarterienembolien, kann die Implantation eines Schirmfilters in die V. cava inferior erwogen werden. Der prophylaktische, passagere Einsatz von Schirmfiltern beim Vorliegen von Kontraindikationen für eine Antikoagulation ist umstritten.

Für die **Rezidivprophylaxe**, insbesondere für die Dauer der Antikoagulation, ist es wichtig, die Ursache einer Thrombose zu eruieren. Dabei sind Thrombosen, die im Rahmen eines transienten Risikofaktors auftreten, zu unterscheiden von Thrombosen ohne erkennbare Ursache (idiopathische Thrombose). Eine 3. Gruppe stellen Thrombosen dar, die im Rahmen einer malignen Tumorerkrankung (paraneoplastisches Syndrom) entstehen (s. auch Tab. **B-6.6**).

Prognose: Etwa 30 % der Patienten erleiden eine Lungenarterienembolie, 30 % entwickeln ein postthrombotisches Syndrom, 30 % erleiden innerhalb von 8 Jahren ein Rezidiv. Jeder 7. Patient erkrankt innerhalb eines Jahrzehntes an einer malignen Grunderkrankung. Die tiefe Beinvenenthrombose mit Lungenembolie ist die häufigste Todesursache in der Schwangerschaft.

▶ **Exkurs.** **Phlegmasia coerulea dolens:** Bei ausgedehnter Thrombosierung einer Extremität kann der venöse Druck so extrem ansteigen, dass die Mirkozirkulation durch den erhöhten Gewebedruck aufgrund des epi- und subfaszialen Ödems zum Erliegen kommt und eine „venöse" Gangrän droht. Klinische Folgen sind eine extreme Beinschwellung und eine livide bis blasse Extremität. Die Phlegmasia coerulea dolens ist eine angiologische Notfallsituation. Der arterielle Einstrom ist aufgrund des hohen peripheren Widerstandes vermindert und die Fußpulse in dem ausgedehnten Ödem nicht tastbar. Die Durchgängigkeit des arteriellen Systems lässt sich jedoch leicht dopplersonografisch belegen. Ein Hochwiderstandspuls zeigt den durch den erhöhten Gewebedruck verminderten arteriellen Einstrom an. Therapie der Wahl ist die Operation, alternativ eine Fibrinolyse.

6.3 Thrombophlebitis

▶ **Definition.** Unter einer Thrombophlebitis versteht man eine Thrombosierung oberflächlicher Venenabschnitte, die häufig eine entzündliche Komponente zeigt (Abb. **B-6.7**). Entsteht eine oberflächliche Thrombophlebitis in einem varikös veränderten Venenabschnitt, wird sie als **Varikophlebitis** bezeichnet.

B-6.7 Thrombophlebitis

Oberflächliche Thrombophlebitis der V. spahena magna.
aus: Ludwig M.: Gefäßmedizin in Klinik und Praxis. Thieme; 2010

Ätiologie: Auch der Thrombophlebitis liegen die Faktoren der Virchow-Trias zugrunde (s. Tab. **B-6.2**). Im Vergleich zur Phlebothrombose finden sich jedoch häufiger mechanische Ursachen. So kann Druck durch zu enge Kleidung (Jeans, Schienbeinschützer) oder ein heftiger Stoß gegen eine Vene zu einer Thrombophlebitis führen. Iatrogen entstehen Thrombophlebitiden durch Venenkatheter, Verweilkanülen sowie Injektionen und Blutentnahmen.

Klinik: Lokalisierte Schmerzen im Bereich des strangförmig verdickten und meist geröteten Venenstrangs. Da das Blut über die distal des thrombophlebitisch erkrankten Gefäßsegmentes liegenden Venenabschnitte via Perforansvenen in das tiefe Venensystem dräniert werden kann, entsteht keine Schwellung der Extremität.

Komplikationen: Thrombophlebitiden können über Perforatoren oder die Mündungsklappen in das tiefe Venensystem vordringen und zu Lungenembolien führen. In seltenen Fällen entwickelt sich über eine Infizierung des Thrombus mit Abszedierung ein septisches Krankheitsbild.

Sonderform: Entstehen Thrombophlebitiden ohne erkennbare äußere Ursache in nicht varikös veränderten Venenabschnitten, wandern und wechseln die Extremität oder Lokalisation (untere und obere Extremitäten, Bauchdecken, Hautvenen des Thorax, Penisvenen), liegt eine **Thrombophlebitis saltans et migrans** vor. Sie ist klinisch verdächtig auf das Vorliegen einer malignen oder entzündlichen Grunderkrankung (z. B. Morbus Buerger, s. S. 295), kann aber auch idiopathisch vorkommen.

Ätiologie: Faktoren der Virchow-Trias; häufiger als bei der Phlebothrombose mechanische Ursachen; iatrogen durch Venenkatheter, Verweilkanülen sowie Injektionen und Blutentnahmen.

Klinik: lokalisierte Schmerzen im Bereich des strangförmig verdickten und geröteten Venenstrangs, jedoch keine Schwellung der Extremität.

Komplikationen: Lungenembolien (über Vordringen in das tiefe Venensystem) und in seltenen Fällen septisches Krankheitsbild über Infizierung des Thrombus mit Abszedierung.

Sonderform: Thrombophlebitiden ohne erkennbare äußere Ursache in nicht varikös veränderten Venenabschnitten und häufigem Wechsel der Lokalisation bezeichnet man als **Thrombophlebitis saltans et migrans**. Vorkommen bei maligner oder entzündlicher Grunderkrankung oder idiopathisch.

Diagnostik: klinische Blickdiagnose. Mit dem Ultraschall kann die Ausdehnung der Thrombophlebitis auch in Abschnitten, die der klinischen Untersuchung schwieriger zugänglich sind, untersucht und eine Beteiligung des transfaszialen und tiefen Venensystems erkannt werden.

Therapie: Es gibt keine einheitlichen Richtlinien. Die **symptomatische Therapie** der Schmerzen erfolgt mit Antiphlogistika (z. B. Diclofenac). Eine **Kompressionstherapie** sollte nur dann durchgeführt werden, wenn sie toleriert wird; Bettruhe ist nicht erforderlich. Greift die Thrombophlebitis über Stammklappen oder Perforatoren auf das tiefe Venensystem über, ist eine **therapeutische Heparinisierung** indiziert. Bei einer frischen Varikophlebitis kann der Thrombus aus den häufig prall gefüllten, stark schmerzenden Varizenknoten durch eine **Stichinzision** entfernt werden. Bei der Thrombophlebitis einer Stammvene kann eine akute **operative Versorgung** (S. 315) erwogen werden.

6.4 Postthrombotisches Syndrom

▶ Definition. Spätkomplikation einer tiefen Becken- und Beinvenenthrombose.

Epidemiologie: Etwa 30 % der Patienten mit tiefer Becken- und Beinvenenthrombose entwickeln ein postthrombotisches Syndrom (PTS).

Pathogenese: Unmittelbar mit Manifestation einer venösen Thrombose setzten Reparationsprozesse mit dem Ziel der Rekanalisation des verschlossenen Venensegments ein. In seltenen Fällen gelingt es der körpereigenen Fibrinolyse, das Gerinsel vollständig ohne Gefäßwandschaden zu beseitigen (Restitutio ad integrum). Gelingt dies nicht, kommt es zu einer **Organisation des Thrombus:** Bereits am 1. Tag wird der Thrombus von der Tunica intima ausgehend endothelialisiert. Ab dem 4. Tag wandern aktivierte Myozyten aus der Tunica media in das Gerinnsel ein. Gleichzeitig bildet die Intima Kapillarsprossen aus. Im Gerinnsel wandeln sich mononukleäre Zellen in Makrophagen, Fibroblasten, Myozyten und Endothelzellen um. Zwischen dem 8. und 12. Tag ist das Gerinnsel mithilfe kollagener Fasern fest mit der Gefäßwand verwoben. In ca. 80–90 % der Fälle schließt sich ein proteolytischer Abbau des Gerinnsels mit bindegewebiger Organisation an. Die entstehenden Hohlräume werden endothelialisiert und kapillarisiert. Überwiegt der Gewebeabbau, entsteht schließlich wieder ein durchgängiges Venensegment mit verdickter, wenig dehnbarer Venenwand. Die Klappen werden allerdings im Rahmen des Organisationsprozesses zerstört bzw. funktionsuntüchtig. Ein kleinerer Teil der betroffenen Venensegmente bleibt als bindegewebiger Strang verschlossen.

Pathophysiologie: Durch den Ausfall der Klappenfunktion und/oder eine persistierende Obliteration kann der venöse Druck im Stehen in den betroffenen venösen Abschnitten nur ungenügend gesenkt werden. Die Folge ist eine beim Gehen **persistierende venöse Hypertonie**.
Verschlossene Venenabschnitte müssen ebenso wie die rekanalisierten wandstarren Gefäße mit aufgehobener Klappenfunktion und verminderter Dränagefähigkeit **kollateralisiert** werden. Die Kollateralisation erfolgt über die bei akuten Thrombosen vorbeschriebenen Wege. Die oberflächlichen Venenabschnitte wie auch die noch dränierenden tiefen Venenabschnitte sind volumenüberlastet und dilatieren zunehmend, was zu einer Klappenfunktionsstörung auch im Bereich der Kollateralgefäße führt. Oberflächliche Kollateralgefäße verändern sich aufgrund der Volumenlast varikös (**sekundären Varikose**). Die kollateralisierenden Venen sind wie die Venen bei primärer Varikose durch Volumenlast und Druckerhöhung einer vorzeitigen Degeneration ausgesetzt. Abb. **B-6.8** stellt die beiden postthrombotischen Entwicklungen grafisch dar.

▶ Merke. Bei der primären Varikose kann sekundär eine Insuffizienz der Klappen des tiefen Venensystems entstehen. Beim postthrombotischen Syndrom liegt eine primäre Klappeninsuffizienz des tiefen Venensystems vor. Im Rahmen der Kollateralisierung entwickelt sich eine sekundäre Varikose der oberflächlichen Venen. Beide Entwicklungen zeigen eine venöse Hypertonie und führen zur chronisch venösen Insuffizienz.

B-6.8 Pathophysiologie des postthrombotischen Syndroms

a Die pathophysiologische Situation des postthrombotischen Syndroms bei persistierendem Verschluss ist wie die der akuten venösen Thrombose durch einen distalen Aufstau mit Druckerhöhung sowie Kollateralisierung gekennzeichnet.
b Beim postthrombotischen Syndrom vom rekanalisierenden Typ steht die Klappeninsuffizienz im rekanalisierten Gefäßabschnitt bei der pathophysiologischen Entwicklung im Vordergrund.
c Schema der Klappeninsuffizienz bei postthrombotischem Syndrom.

aus: Amann-Vesti B., Thalhammer C., Huck K.: Kursbuch Doppler- und Duplexsonografie. Thieme; 2012

Klinik: Die klinische Folge des PTS ist die **chronisch venöse Insuffizienz** (CVI) (s. u.).

Diagnostik: Anamnese (Thrombose in der Vorgeschichte?) und klinische Untersuchung (Kollateralvenen, CVI?) geben erste Hinweise. Die morphologischen und hämodynamischen Veränderungen können gut mit dem **Ultraschall** erfasst werden (verdickte Gefäßwand, Klappeninsuffizienz, s. Abb. **B-6.4**). Mithilfe der **Phlebodynamometrie** kann der Kompensationsgrad beurteilt werden.

Therapie: Die Basistherapie des PTS besteht in der konsequenten Durchführung einer situationsgerechten Kompressionstherapie. In vielen kleinen Studien sowie Fallbeobachtungen scheint diese den Verlauf des PTS günstig zu beeinflussen. Die Kompressionstherapie kann mit Kurzzugbinden und/oder gut sitzenden Kompressionsstrümpfen (in der Regel der Klasse 2) durchgeführt werden. In seltenen Fällen kann beim Auftreten trophischer Störungen, insbesondere eines Ulkus, die Ausschaltung insuffizienter Perforansvenen und epifaszialer Venenabschnitte erwogen werden. Hierbei muss vorher abgeklärt werden, dass diese nicht als Kollateralwege für verschlossene Leitvenen benötigt werden.

Klinik: Folge des PTS ist die CVI (s. u.).

Diagnostik: Anamnese und klinische Untersuchung; **Sonografie** (Gefäßwandverdickung und Klappeninsuffizienz?, s. Abb. **B-6.4**); ergänzend **Phlebodynamometrie** (Kompensationsgrad?).

Therapie: Im Vordergrund steht die situationsgerechte Kompressionstherapie. In seltenen Fällen kann beim Auftreten trophischer Störungen die Ausschaltung insuffizienter Perforansvenen und epifaszialer Venenabschnitte erwogen werden, wenn diese nicht als Kollateralwege für verschlossene Leitvenen benötigt werden.

6.5 Chronisch venöse Insuffizienz

▶ **Definition.** Unter dem Begriff der chronisch venösen Insuffizienz (CVI) werden die klinischen Folgen der venösen Hypertonie unabhängig von ihrer Ursache zusammengefasst.

▶ **Definition.**

Ätiologie: venöse Hypertonie bei primärer Varikose, postthrombotischem Syndrom und arteriovenösen Kurzschlussverbindungen.

Ätiologie: venöse Hypertonie.

Klassifikation: Weit verbreitet ist die **Klassifikation nach Widmer**, die die CVI in 3 klinische Stadien einteilt. Daneben hat sich die **CEAP-Klassifikation** etabliert, die neben einer klinischen (C) Einteilung in 6 Stadien noch ätiologische (E = etiology), anatomische (A) und pathophysiologische (P) Aspekte berücksichtigt. Zu den Symptomen und den Klassifikationen der CVI vergleiche Tab. **B-6.8**.

Klassifikation: 3 klinische Stadien nach **Widmer** und 6 Stadien der **CEAP-Klassifikation** mit klinischen, ätiologischen, anatomischen und pathophysiologischen Aspekten (Tab. **B-6.8**).

Pathophysiologie und klinische Folgen: Die persistierende venöse Hypertonie verändert die Bedingungen am Kapillarfilter entscheidend und führt zunächst rein hämodynamisch zu einer gestörten Rückfiltration mit Zunahme der Gewebeflüssigkeit (vgl. S. 245). Die sich entwickelnde Störung der Mikrozirkulation geht mit einer Gewebehypoxie (S. 312) einher. Solange die Lymphgefäße die vermehrte Flüssigkeitslast bewältigen können, entsteht kein merkliches Ödem. Wird die Kapazität der Lymphdränage überschritten, entwickelt sich ein sichtbares Ödem. Der weitere Verlauf ist ein Circulus vitiosus:

- Ödembildung: zunächst v. a. tagsüber, später auch nachts
- Verdickung und Fibrosierung der Haut und des Unterhautfettgewebes (Dermatoliposklerose)

Pathophysiologie und klinische Folgen: Folge der persistierenden venösen Hypertonie ist eine Mikrozirkulationsstörung mit gestörter Rückfiltration (vgl. S. 245) und Gewebehypoxie (S. 312). Solange die Lymphgefäße den vermehrten Flüssigkeitstransport bewältigen können, entsteht kein merkliches Ödem. Wird die Kapazität der Lymphdränage überschritten, entsteht ein sichtbares Ödem mit Entwicklung eines Circulus vitiosus, der letztendlich zu Atrophie und Ulzeration der Haut führt (Abb. **B-6.9**).

- chronische Inflammation (Ekzem)
- Thrombosierung der Kapillarstrombahn
- Extravasation von korpuskulären Blutbestandteilen mit Ablagerung von Eisenpigment (Hyperpigmentierung)
- sekundär entstehende Lymphabflussstörung durch hohe Lymphlast
- Atrophie und Ulzeration der Haut (Abb. **B-6.9**).

Die beschriebenen Veränderungen zeigen sich bevorzugt im Bereich des höchsten venösen Drucks und hier am medialen Knöchel.

Die Veränderungen zeigen sich bevorzugt im Bereich des höchsten venösen Drucks am (medialen) Knöchel.

B-6.8 Klinische Einteilung der chronisch venösen Insuffizienz (CVI) nach Widmer und der CEAP-Klassifikation im Vergleich

Stadieneinteilung der CVI nach Widmer		Einteilung der CVI nach den klinischen Kriterien der CEAP-Klassifikation	
		C 0	keine klinisch erkennbare Venenerkrankung
1	• perimalleoläre Kölbchenvenen	C 1	Besenreiser- (Teleangiektasien) oder retikuläre Varikose
	• Corona phlebectatica	C 2	Stamm- oder Seitenastvarikose
	• (Phlebödem perimalleolär über Nacht reversibel)	C 3	Phlebödem mit oder ohne Varikose
2	• Hyperpigmentation (Dermite ocre)	C 4	Hautveränderungen ohne Ulzerationen
	• Stauungsekzem		
	• Lipodermatosklerose		
	• Hypodermitis		
	• Atrophie blanche		
	• (Phlebödem bis zum Unterschenkel)		
3	• abgeheiltes oder florides Ulcus cruris	C 5	Hautveränderungen mit abgeheiltem Ulcus cruris
	• (Gelenkversteifung)	C 6	Hautveränderungen mit floridem Ulcus cruris

B-6.9 Ulcus cruris bei chronisch venöser Insuffizienz

Schmierig belegtes, gemischt arteriellvenöses Ulkus mit entzündlichem Randwall am medialen Knöchel rechts. Nebenbefundlich ausgeprägte Teleangiektasien.

Komplikationen: arthrogenes Stauungssyndrom.

Diagnostik: Entscheidend ist die Klärung der Ursache. **Anamnestische Hinweise** werden durch die **duplexsonografische** Untersuchung mit Nachweis einer Klappeninsuffizienz (Abb. **B-6.4**, S. 315) und verdickter Gefäßwand im tiefen Beinvenensystem ergänzt.

Komplikationen: Die Dermatoliposklerose im Knöchelbereich und die mit ihr verbunden Umbauprozesse können zu einer Beeinträchtigung der Beweglichkeit des oberen Sprunggelenkes mit Störung der Muskel- und Gelenkkomponente der Extremitätenpumpe führen (**arthrogenes Stauungssyndrom**).

Diagnostik: Entscheidend ist die Klärung der Ursache, da die jeweiligen Therapieregime unterschiedlich sind. **Anamnestisch** muss nach einer tiefen Becken- und/oder Beinvenenthrombose oder primären Varikose gefragt werden.

Die wichtigste apparative Untersuchungsmethode ist der **Ultraschall**, der im **B-Bild** die postthrombotischen Wandveränderungen, mit den **Dopplerverfahren** Vorliegen und Ausmaß der Klappeninsuffizienz zeigt (s. Abb. **B-6.4**, S. 315). Dabei können in aller Regel primäre Varikose und postthrombotisches Syndrom gut differenziert werden.

Therapie: Im Vordergrund steht die Behandlung der Grunderkrankung. Eine **hämodynamische Sanierung** ist – soweit möglich – dringlich erforderlich. Zur Ödembehandlung eignet sich die **Kompressionstherapie**. Bei der Behandlung des Ulcus cruris müssen die Aspekte des modernen **Wundmanagements** einschließlich plastischer Deckung der Gewebedefekte berücksichtigt werden. Bei Vorliegen eines arthrogenen Stauungssyndroms ist eine Faszienspaltung (**Fasziotomie**) oder eine Entfernung der Faszie (**Fasziektomie**) zu überlegen.

Therapie: im Vordergrund steht die Behandlung der Grunderkrankung; soweit möglich **hämodynamische Sanierung**; neben der **Kompressionstherapie** müssen Aspekte des modernen **Wundmanagements** berücksichtigt werden; bei arthrogenem Stauungssyndrom ggf. **Fasziotomie** oder **Fasziektomie**.

▶ Klinischer Fall. Eine 62-jährige Patientin sucht wegen einer sich seit geraumer Zeit entwickelnden, nässenden offenen Stelle an der Innenseite ihres rechten Knöchels ihren Hausarzt auf. Seit diesem Jahr hat die hauptsächlich am Käsestand arbeitende Verkäuferin abends zunehmend eine Schwellung beider Unterschenkel und Knöchelbereiche bemerkt, die zuletzt über Nacht nicht mehr vollständig zurückgegangen ist. Zeitweise trug sie auf Anraten des Hausarztes Kompressionsstrümpfe, die ihr aber jetzt in der heißen Jahreszeit lästig sind.
Der Hausarzt, der die Patientin seit vielen Jahren kennt, hat bei ihr im Laufe dieser Zeit eine zunehmende Krampfaderbildung an den Innenseiten des Ober- und Unterschenkels linksbetont bemerkt. Während ihrer ersten Schwangerschaft hatte die Krampfaderbildung begonnen und sich in den weiteren zwei Schwangerschaften verstärkt. Bei der klinischen Untersuchung findet der Hausarzt ein typisches, im Durchmesser 5 cm messendes Ulcus cruris oberhalb des medialen Knöchels. Die Patientin zeigt beidseits ein ausgeprägtes Unterschenkel- und Knöchelödem. Der Pulsstatus ist unauffällig.
Der Hausarzt überweist sie zum Phlebologen, der farbdopplersonografisch eine Stammvarikose der V. saphena magna Hach IV mit multiplen Perforansinsuffizienzen, insbesondere der Cockett-Gruppe, feststellt. Das tiefe Venensystem ist frei durchgängig, ohne postthrombotische Veränderungen und weist dicht schließende Klappen auf. Der Phlebologe schreibt die Patientin krank. In den nächsten 6 Wochen heilt das Ulcus cruris unter lokaler Wundbehandlung sowie Kompressionstherapie und körperliche Schonung komplett ab. Im Intervall wird eine Babcock-Operation mit Unterbindung der insuffizienten Perforatoren durchgeführt.

▶ Klinischer Fall.

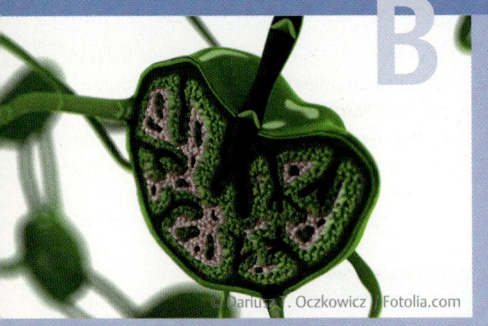

7 Arteriovenöse Erkrankungen und Erkrankungen der Lymphgefäße

7.1 Arteriovenöse Fisteln 330
7.2 Erkrankungen des Lymphsystems 331

7.1 Arteriovenöse Fisteln

7.1 Arteriovenöse Fisteln

▶ Definition.

▶ Definition. Arteriovenöse Fisteln (AV-Fisteln) sind pathologische Kurzschlussverbindungen zwischen Arterien und begleitenden oder benachbarten Venen.

Ätiologie: Es gibt angeborene und erworbene Fistelbildungen. Die häufigste Ursache **erworbener** arteriovenöser Fisteln sind Traumen (am häufigsten iatrogen).
Zu den **angeborenen arteriovenösen Fisteln** gehören die sehr komplexen arteriovenösen Kurzschlussverbindungen im Rahmen von Angiodysplasien (arteriovenöse Malformationen).

Ätiologie: Grundsätzlich können erworbene von angeborenen Fistelbildungen unterschieden werden. Die häufigste Ursache **erworbener** arteriovenöser Fisteln sind Traumen. Weiterhin können arteriovenöse Fisteln iatrogen nach Punktionen arterieller und venöser Gefäße, z. B. bei Herzkatheteruntersuchungen oder Angiografien, nach Organpunktionen (z. B. Nierenbiopsie) oder nach operativen Eingriffen entstehen. Spontan können arteriovenöse Fisteln bei Rupturen von arteriellen Aneurysmen in die begleitenden venösen Gefäße (z. B. aortokavale Fistel bei Aortenaneurysma) und durch Infiltrationen benachbarter arterieller und venöser Gefäße bei entzündlichen oder malignen Erkrankungen auftreten. Auch die zu therapeutischen Zwecken angelegten arteriovenösen Verbindungen wie z. B. Dialyse-Shunts werden zu den erworbenen arteriovenösen Fisteln gerechnet. Zu den **angeborenen arteriovenösen Fisteln** gehören die sehr komplexen arteriovenösen Kurzschlussverbindungen im Rahmen von Angiodysplasien (arteriovenöse Malformationen).

Klinik: abhängig von der Größe des Shunt-Volumens:
- **Steigerung des Herzzeitvolumens:** Folge sind Hypertrophie und Dilatation der Ventrikel und schließlich eine Abnahme der links- und rechtsventrikulären Funktion.
- **Strömungsumkehr:** entspricht in der Wirkung einer arteriellen Stenose bzw. eines venösen Abflusshindernisses (Abb. **B-7.1**). Die Folgen sind eine periphere arterielle Ischämie („steal effect") und eine venöse Hypertonie (Gefahr der Entwicklung einer chronisch venösen Insuffizienz [S. 327]).
- **Gefäßerweiterung:** arteriell Dilatation und Aneurysmen, venös Krampfaderbildung.

Klinik: Sie wird durch die **hämodynamischen Folgen** arteriovenöser Fisteln bestimmt. Ihr Ausmaß ist abhängig von der Größe der Fistel bzw. des Shunt-Volumens.
- **Steigerung des Herzzeitvolumens:** Die über die Fistel in das venöse Gefäßsystem abfließende Menge Blut muss vom Herzen zusätzlich gefördert werden. Bei großen Fisteln kann die stete Steigerung des HZV über die Volumenbelastung der Ventrikel – ähnlich wie bei einem Insuffizienzvitium – zu einer Hypertrophie und Dilatation der Ventrikel mit konsekutiver Abnahme der links- und rechtsventrikulären Funktion führen.
- **Strömungsumkehr:** Die hohe Strömungsgeschwindigkeit in der Fistel reduziert den lokalen arteriellen Druck (Bernoulli-Effekt). In der Fistel ist der Druck somit im Vergleich zur zuführenden Arterie sowie zur distal der Fistel liegenden Arterie geringer, zur distal der Fistel gelegenen Vene aber höher. Aufgrund der entstehenden Druckdifferenzen kehrt sich die Strömung in den proximalen Anteilen der distal gelegenen Arterie und Vene um: Blut fließt entgegen der erwarteten Strömungsrichtung arteriell von der Peripherie zur Fistel und venös von der Fistel zur Peripherie (Abb. **B-7.1**). Diese inversen Druckgradienten wirken hämodynamisch wie eine arterielle Stenose bzw. ein venöses Abflusshindernis und führen zur Ausbildung arterieller und venöser Umgehungskreisläufe. Die Folgen sind eine periphere arterielle Ischämie („steal effect") und eine venöse Hyperämie und Hypertonie (Gefahr der Entwicklung einer chronisch venösen Insuffizienz, s. S. 327).
- **Dilatierende Gefäßerkrankung:** Druck- und/oder Volumenüberlastung der betroffenen Gefäße können arteriell zur Dilatation und Aneurysmenbildung, venös zur Krampfaderbildung führen.

Diagnostik: Nachweis eines Maschinengeräusches und pulssynchronen Schwirrens. Direkte Fisteldarstellung mit der **farbcodierten Duplexsonografie** oder **Angiografie**.

Diagnostik: Arteriovenöse Fisteln können sich durch lokale Beschwerden, Symptome der arteriellen Minderversorgung sowie der venösen Hypertonie bemerkbar machen. Über der Fistel lässt sich ein systolisch-diastolisches Geräusch („Maschinengeräusch") auskultieren und häufig ein Schwirren palpieren. Der Fistelnachweis kann meist mit der **farbcodierten Duplexsonografie** geführt werden, gegebenfalls muss er **angiografisch** erfolgen. Die hämodynamischen Auswirkungen auf das Herz werden echokardiografisch evaluiert.

B-7.1 Arteriovenöse Fistel

Schematische Darstellung der hämodynamischen Situation einer arteriovenösen Fistel (Strömungsumkehr).

aus: Amann-Vesti B., Thalhammer C., Huck K.: Kursbuch Doppler- und Duplexsonografie. Thieme; 2012

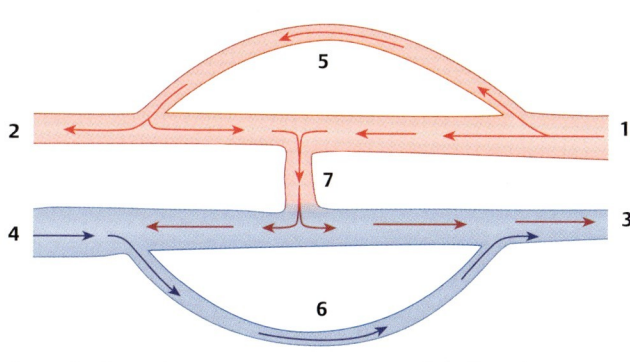

1 proximale Fistelarterie
2 distale Fistelarterie
3 proximale Fistelvene
4 distale Fistelvene
5 arterioarterielle Kollaterale
6 venovenöse Kollaterale
7 arteriovenöse Fistel

Therapie: Kleinere AV-Fisteln bedürfen zunächst keiner Therapie. AV Fisteln sind jedoch grundsätzlich progrediente Erkrankungen. Fisteln müssen verschlossen werden, wenn eine kardiale Dekompensation entsteht, die Versorgung des der Fistel nachgeschalteten Organs gefährdet ist, sich arterielle Aneurysmen entwickeln oder venös Blutungen aus Krampfadern auftreten. Zur Therapie stehen **operative** (Ligatur und Fisteldurchtrennung) und **interventionelle** (Embolisation) **Verfahren** zur Verfügung.

Therapie: bei gegebener Indikation **interventioneller** (Embolisation) oder **operativer** (Ligatur und Fisteldurchtrennung) **Verschluss**.

7.2 Erkrankungen des Lymphsystems

7.2.1 Lymphödem

▶ **Merke.** Abflussstörungen der Lymphgefäße können als eigenständige Erkrankung auftreten oder im Rahmen verschiedener Grunderkrankungen erworben werden. Im ersten Fall werden sie als primäres, im zweiten Fall als sekundäres Lymphödem bezeichnet.

▶ **Merke.**

▶ **Definition.** Durch eine eingeschränkte Transportkapazität der Lymphgefäße kommt es zu einer Stauung der Lymphflüssigkeit mit Ausbildung eines Ödems.

▶ **Definition.**

Epidemiologie: Erkrankungen der Lymphgefäße sind nicht selten. Weltweit leiden 140 Millionen Menschen an einem Lymphödem. In den europäischen Kulturen ist bei bis zu 12 % der Frauen und 1,8 % der Männer mit Ausbildung eines Lymphödems zu rechnen.

Epidemiologie: Weltweit leiden 140 Millionen Menschen an einem Lymphödem.

Primäres Lymphödem

Ätiologie: Das primäre Lymphödem beruht auf angeborenen Fehlanlagen der Lymphwege (Aplasie oder Ektasie der initialen Lymphgefäße, Hypo- oder Hyperplasie der Lymphkollektoren, Atresie des Brustmilchganges oder Agenesie der Lymphknoten). Das primäre Lymphödem ist familiär erblich, kann aber auch sporadisch auftreten.

Primäres Lymphödem

Ätiologie: angeborene Fehlanlagen der Lymphwege; familiär erblich, aber auch sporadisch auftretend.

Formen: Der Beginn ist meist schleichend nach der Pubertät. Abhängig vom Zeitpunkt des Auftretens werden das vor dem 35. Lebensjahr auftretende **Lymphoedema praecox** und das nach dem 35. Lebensjahr auftretende **Lymphoedema tardum** unterschieden.

Formen:
- **Lymphoedema praecox:** vor dem 35. LJ
- **Lymphoedema tardum:** nach dem 35. LJ.

Klinik: Das primäre Lymphödem ist durch eine primär einseitige, bei Beidseitigkeit asymmetrische, schmerzlose Schwellung, meist der unteren Extremitäten, gekennzeichnet. Es breitet sich meist aszendierend, ausgehend von einem polsterkissenartigen Ödem des Fußrückens aus. Seltener ist ein deszendierendes Ausbreitungsmuster. Der Aufstau eiweißreicher Lymphe führt zu einer bindegewebigen Proliferation mit zunehmender Induration der Haut. Das primäre Lymphödem wird nach klinischen Kriterien in **3 Stadien** eingeteilt (Tab. **B-7.1**).

Klinik: Primär einseitige, schmerzlose Schwellung meist der unteren Extremitäten mit zunehmender Induration der Haut. Meistens aszendierender Ausbreitungsweg. **Stadieneinteilung:** s. Tab. **B-7.1**.

B-7.1 Stadien des primären Lymphödems

Stadium I	Schwellung reversibel Rückbildung über Nacht	Ödem eindrückbar
Stadium II	Schwellung irreversibel	Ödem nicht eindrückbar
Stadium III	Schwellung irreversibel	induriertes, lobuliertes Ödem, verdickte vergröberte Haut („Elephantiasis")

Diagnostik: klinisch (Stemmer-Zeichen).

Diagnostik: Die Diagnose eines Lymphödems erfolgt klinisch. Das wichtigste klinische Zeichen des primären Lymphödems ist das **Stemmer-Zeichen:** Über den Zehen lässt sich keine Hautfalte abheben. Eine weiterführende invasive apparative Diagnostik ist nur selten erforderlich (Abb. **B-7.2**).

▶ Merke.

▶ Merke. Im Vergleich zum venösen Ödem sind beim Lymphödem die Zehen mitbetroffen!

B-7.2 Primäres Lymphödem

a Typisches „polsterkissenartiges" Fußrückenödem und verdickte und vergröberte Haut über den Zehen.
b Positives Stemmer-Zeichen.

Therapie: komplexe physikalische Entstauungstherapie (KPE).

Therapie: Die Therapie des Lymphödems besteht in der **komplexen physikalischen Entstauungstherapie** (KPE). Hierzu zählen Hautpflege, manuelle Lymphdränage, Kompressionstherapie und Bewegung. In ausgewählten Fällen kommen rekonstruktive und resektive Verfahren in Betracht.

Prognose: unbehandelt progredient.

Prognose: Unbehandelt ist die Erkrankung meist progredient.

Sekundäres Lymphödem

Ätiologie: erworbene Erkrankung der Lymphwege; Grunderkrankungen s. Tab. **B-7.2**.

Sekundäres Lymphödem

Ätiologie: Das sekundäre Lymphödem ist eine erworbene Erkrankung der Lymphwege und/oder der Lymphknoten. Es zeigt morphologisch ähnliche Aspekte wie das primäre Lymphödem, ist aber immer deszendierend und in seiner lokalen Manifestation stark durch die Grunderkrankung geprägt. Die wichtigsten Grunderkrankungen zeigt Tab. **B-7.2**.

B-7.2 Ursachen des sekundären Lymphödems

- metastatischer Befall der Lymphgefäße und/oder der Lymphknoten
  - z. B. „Lymphangiosis carcinomatosa"
- operative und strahlentherapeutische Maßnahmen an Lymphknoten
  - z. B. bei 25–42 % der Patienten mit Mammakarzinom
  - bei 80 % der Patienten mit Melanom
  - bei 70 % der Patienten mit Prostatakarzinom
- nach rekonstruktiver Gefäßchirurgie
  - (postrekonstruktives/postischämisches Lymphödem)
- nach Operationen am Kniegelenk
- nach Operationen an den oberflächlichen Venen
- Traumen der Weichteile und des Knochens
- Entzündungen der Lymphgefäße und/oder der Lymphknoten
  - Erysipel
  - Parasitenbefall (Filariose)
- artifizielle Manipulationen
- bei Phlebödem
- bei Lipödem (s. u.)

Diagnostik und Therapie: s. primäres Lymphödem.

7.2.2 Lipödem

▶ Definition. Beim Lipödem handelt es sich um eine druckschmerzhafte symmetrische Vermehrung des Unterhautfettgewebes der unteren oder seltener oberen Extremitäten.

Die Vermehrung des Fettgewebes der Extremitäten steht dabei in einem deutlichen Missverhältnis zum schlanken Rumpf. Selbst bei allgemeiner Adipositas bleibt die Dysproportion zwischen Extremitäten und Rumpf erhalten. An den unteren Extremitäten kann das Gesäß von der Fettgewebevermehrung mit betroffen sein (Bild einer Reithose), die Füße sind allerdings stets frei.

Epidemiologie: Zur Epidemiologie der Erkrankung gibt es keine verlässlichen Daten. Das Lipödem ist eine Erkrankung der jungen Frau, die nach der Pubertät beginnt. Selten tritt ein Lipödem erst in den mittleren Lebensjahren auf, findet sich dann, wenngleich auch selten, auch bei Männern und ist in der Regel mit einer äthyltoxischen Lebererkrankung verknüpft.

Ätiologie und Pathophysiologie: Die Ursachen des Lipödems sind unklar. Die wesentlichen pathophysiologischen Momente sind die Vermehrung des Unterhautfettgewebes sowie eine Mikroangiopathie mit erhöhter Kapillarpermeabilität und vermehrter Filtration ins wasseraufnahmebereite Fettgewebe. Es bildet sich ein diffuses epifasziales Ödem aus. Das prall gespannte Gewebe ist ausgesprochen druckschmerzhaft. Daneben besteht eine Kapillarfragilität, die sich in einer Hämatomneigung manifestiert. Im Laufe der Erkrankung kommt es über viele Jahre zu einer Überlastung der Lymphgefäße mit einer sekundären Lymphabflussstörung (kombiniertes Lip-, Lymphödem).

Klinik und Stadien: Das Lipödem (Abb. **B-7.3**) ist eine progrediente Erkrankung. Es lassen sich 3 Stadien abgrenzen:
- **Stadium I:** gleichmäßige Fettverteilung mit glatter Haut
- **Stadium II:** Auftreten von Unebenheiten der Hautoberfläche
- **Stadium III:** Fibrosierung des subkutanen Gewebes. Es finden sich ausgeprägte Fettwülste im Knie- und Oberschenkelbereich.

⊙ B-7.3 | Lipödem

Fettwülste im Knie- und Oberschenkelbereich bei Lipödem Stadium II–III.

Diagnostik: Die Diagnose wird anhand des **typischen klinischen Bildes** gestellt (druckschmerzhafte symmetrische Vermehrung des Unterhautfettgewebes an den Extremitäten mit Hämatomneigung). **Sonografisch** lässt sich die Verbreiterung des subkutanen Fettgewebes und die diffuse Wassereinlagerung (vermehrte Echogenität, „Schneegestöber") gut nachweisen. Echofreie Flüssigkeitsspalten, wie sie sich z. B. bei venösen und lymphatischen Abflussstörungen finden, fehlen. Sie zeigen sich erst im Spätstadium bei zunehmender sekundärer Lymphabflussstörung.

Differenzialdiagnose: Lipohypertrophie, primäres Lymphödem.

Therapie: komplexe physikalische Entstauungstherapie (KPE) und Kompressionstherapie, ggf. Liposuktion.

Differenzialdiagnose: Differenzialdiagnostisch muss vom Lipödem die reine **Lipohypertrophie**, die dasselbe Verteilungsmuster wie das Lipödem zeigt, jedoch keine relevante Wassereinlagerung und somit auch keine Druckschmerzhaftigkeit aufweist, unterschieden werden. Das **primäre Lymphödem** grenzt sich ebenfalls durch die fehlende Druckschmerzhaftigkeit sowie den Befall des Fußrückens ab.

Therapie: Therapeutisch wird die Ödemkomponente des Lipödems – wie das Lymphödem – mit der **komplexen physikalischen Entstauungstherapie** (KPE) sowie **Kompressionsverbänden** behandelt. Dadurch soll der Ödemanteil beseitigt oder zumindest vermindert werden. Eine diuretische Therapie ist nicht erforderlich und als ungünstig zu bewerten. Günstige Erfolge werden nach Kompensation des Ödems durch die Beseitigung des Fettgewebes durch Fettabsaugung (**Liposuktion**) berichtet. Das Lipödem ist wie die Lipohypertrophie im Gegensatz zur allgemeinen Adipositas diätetisch nicht beeinflussbar.

Pneumologie

1 **Anatomie und Physiologie** 337

2 **Pneumologische Untersuchungsmethoden** 343

3 **Leitsymptome** 356

4 **Störungen der Atmungsregulation** 363

5 **Krankheiten der unteren Atemwege** 369

6 **Erkrankungen des Lungenparenchyms** 386

7 **Erkrankungen der Lungenblutgefäße** 411

8 **Tumoren der Bronchien und der Lunge** 421

9 **Erkrankungen von Pleura und Mediastinum** 431

10 **Erkrankungen von Zwerchfell und Thoraxwand** 441

1 Anatomie und Physiologie

1.1 Anatomie 337
1.2 Physiologie 338

© Sebastian Kaulitzki / Fotolia.com

1.1 Anatomie

1.1.1 Bronchialbaum und Lunge

Die Atmungsorgane gliedern sich topografisch in obere und untere Atemwege:
- **obere Atemwege:** Nasenhöhle, Pharynx, Larynx
- **untere Atemwege:** Trachea, Bronchialbaum mit Bronchioli terminales.

Die wichtigste Funktion der Atemwege besteht in der **Führung der Atemluft** zur Gasaustauschfläche der Alveolen.

Die **Trachea** teilt sich in Höhe des 4./5. Brustwirbels in die beiden Hauptbronchien (Bifurcatio tracheae). Im weiteren Verlauf verzweigen sich die **Bronchien** ca. 23-mal und verkleinern dabei ihren Durchmesser von 16 mm (Trachea) bis auf 0,6 mm (Bronchiolus terminalis). Ab etwa der 10. Teilung verlieren die Bronchien ihre Knorpelspangen und ihr Gesamtquerschnitt nimmt mit jeder weiteren Teilungsgeneration erheblich zu (Abb. **C-1.1**).

Jeder Lungenflügel gliedert sich in **Lungenlappen**. Während die rechte Lunge aus 3 Lappen besteht, besitzt die linke Lunge nur 2 Lappen. Die Lungenlappen teilen sich wiederum in **Lungensegmente**, rechts in 10, links in 9 Segmente (Abb. **C-1.2**).

▶ **Merke.** Die **anatomischen Grenzen** der Lungen wirken sich auf einige Krankheitsbilder aus. Eine segment- und lappenbegrenzte Ausbreitung findet man zum Beispiel häufig bei einer **bakteriellen Pneumonie** (insbesondere Pneumokokken), bei der die Erreger aufgrund des ausgedehnten und raschen Befalls erst vor anatomischen Grenzen Halt machen.

Bis zum Beginn der Bronchioli respiratorii sind die Atemwege mit einem **respiratorischen Epithel** ausgekleidet. Es besteht vorwiegend aus **zilientragenden** Zellen mit rachenwärts gerichtetem Zilienschlag und schleimproduzierenden **Becherzellen**. Sie spielen eine große Rolle bei den Reinigungsmechanismen der Atemwege (**mukoziliäre Clearance**) (s. S. 342).

1.1 Anatomie

1.1.1 Bronchialbaum und Lunge

Die Atmungsorgane gliedern sich in **obere** und **untere Atemwege.** Sie sind für die **Luftleitung** zu den Gasaustauschflächen in den Alveolen zuständig.

Die **Trachea** teilt sich in die beiden Hauptbronchien (Bifurcatio tracheae). Die **Bronchien** verzweigen sich im weiteren Verlauf ca. 23-mal (Abb. **C-1.1**).

Die rechte Lunge besteht aus 3, die linke Lunge aus 2 **Lappen.** Diese teilen sich wiederum in 10 bzw. 9 **Lungensegmente** (Abb. **C-1.2**).

▶ **Merke.**

Das **respiratorische Epithel** besteht vorwiegend aus **zilientragenden Zellen** und schleimproduzierenden **Becherzellen**.

⊙ **C-1.1** Gliederung des Bronchialbaums

Luftleitung						Gasaustausch						
0	1	2	3	4	5 →	17	18	19	20	21	22	23

Trachea | Hauptbronchien | Lappen- und Segmentbronchien | Bronchioli terminales | Bronchioli respiratorii | Ductuli alveolares | Sacculi alveolares

⊙ **C-1.1**

1.1.2 Alveolen

Die Alveolarräume werden von zwei verschiedenen Zelltypen ausgekleidet: **Typ-I-Pneumozyten:** Sie bedecken 95 % der Alveolen. Über sie läuft der Gasaustausch ab. **Typ-II-Pneumozyten:** Sie sezernieren Surfactant, ein Phospholipid-Protein-Gemisch,

1.1.2 Alveolen

Typ-I-Pneumozyten kleiden den Alveolarraum aus, **Typ-II-Pneumozyten** produzieren Surfactant. **Alveolarmakrophagen** haben eine Schlüsselrolle in der lokalen Abwehr.

C-1.2 Lungenlappen und Lungensegmente

a Lungen von ventral.   b Lappen- und Segmentbronchien.   c Lungen von dorsal.

Der **rechte Lungenflügel** enthält 10 Lungensegmente:
- apikaler, anteriorer und posteriorer **Oberlappen** (S I–S III)
- lateraler und medialer **Mittellappen** (S IV, S V)
- superiorer, mediobasaler, anterobasaler, laterobasaler und posterobasaler **Unterlappen** (S VI–S X).

Der **linke Lungenflügel** enthält in der Regel 9 Lungensegmente (Segment VII fehlt meist):
- apikal-posteriorer und anteriorer **Oberlappen** (S I–S III) sowie die superiore und inferiore Lingula (S IV, S V)
- superiorer, (mediobasaler), latero- und posterobasaler **Unterlappen** (S VI, S VIII, S IX, S X).

Das **alveoläre Interstitium** besteht aus einer Proteoglykanmatrix mit elastischen und kollagenen Fasern, einem dichten Kapillarnetz und verschiedenen Zelltypen.

das nach der Sekretion den Alveolarraum bedeckt und die Oberflächenspannung herabsetzt (s. S. 342).

Im Lumen und an den Wänden der Alveolen befinden sich **Alveolarmakrophagen.** Sie spielen durch die Phagozytose von Fremdkörpern und die Antigenerkennung eine Schlüsselrolle im Abwehrsystem (s. S. 342).

Das **alveoläre Interstitium** besteht an den Stellen des Gasaustausches aus einer sehr dünnen Schicht, die nur von Typ-I-Pneumozyten und dem Endothel der Pulmonalarterien gebildet wird. Außerhalb dieser Areale liegt das eigentliche Bindegewebe: In eine Proteoglykanmatrix sind **Elastinfasern** und **Kollagenbündel** sowie ein dichtes **Kapillarnetz** eingebettet. Außerdem findet man Myofibroblasten, Bindegewebemastzellen, Lymphozyten und Makrophagen. Bei Patienten mit interstitiellen Lungenkrankheiten (z. B. bei der idiopathischen Lungenfibrose) vermehrt sich die Bindegewebematrix und breitet sich in die Gasaustauschareale hinein aus. Dadurch nimmt einerseits die Dehnbarkeit des Lungengewebes ab, andererseits kommt es zu Störungen des Gasaustausches, s. Blutgasanalyse (S. 349).

1.1.3 Pleuraraum

Die Pleuraflüssigkeit wird durch einen **Pumpmechanismus** bewegt. Pleuraergüsse entstehen bei Überforderung der Pleurapumpe (z. B. bei Linksherzinsuffizienz).

1.1.3 Pleuraraum

Der Pleuraraum wird von der **Pleura parietalis** und der **Pleura visceralis** gebildet. Er ist von Mesothelzellen ausgekleidet und beim Gesunden mit sehr wenig Pleuraflüssigkeit (ca. 10 ml) gefüllt. Diese wird von den apikalen Anteilen der Pleura parietalis abgegeben und von den Lymphspalten der basalen Pleura parietalis wieder resorbiert. Der Abfluss erfolgt über die Lymphbahnen der Thoraxwand ins Mediastinum. Der atemsynchron wechselnde Druck im Pleuraraum wirkt als Pumpmechanismus. Diese **Pleurapumpe** ist bei größerer Flüssigkeitssekretion schnell überfordert und es bilden sich Pleuraergüsse (z. B. bei Linksherzinsuffizienz).

1.2 Physiologie

Die Hauptaufgabe der unteren Atemwege besteht in der **Führung der Atemluft** und dem **Gasaustausch**. Darüber hinaus verfügen sie noch über verschiedene lokale **Schutzmechanismen.**

1.2.1 Gasaustausch

Für den Gasaustausch in den Alveolen müssen die drei Teilfunktionen der Lunge optimal aufeinander abgestimmt sein:
- **Ventilation:** Zu- und Abführung der Atemgase über die Atemwege
- **Perfusion:** An- und Abtransport der Atem- bzw. Blutgase mithilfe des Blutes
- **Diffusion:** Austausch der Blut- und Atemgase über das Lungenparenchym.

Ventilation

An der Ventilation sind folgende Kräfte beteiligt:
- **Atempumpe:** Das Zusammenspiel von Atemzentrum, Nerven, Atemmuskulatur und Skelettsystem nennt man Atempumpe. Beispiele für Störungen der Atempumpe sind die zentrale Schlafapnoe (Atemzentrum), die Phrenikusparese (Nerven), neuromuskuläre Krankheiten (Atemmuskulatur) oder die Kyphoskoliose (Skelettsystem).
- **Dehnbarkeit der Lunge:** Lungengewebe setzt jeder Verformung einen Widerstand entgegen, der als **Compliance** messbar ist ($C_L = V/p$; L = Lunge, V = Atemzugvolumen, p = Füllungsdruck). Die C_L wird durch die Bindegewebematrix, die Blutgefäße mit ihrem Kapillarnetz, den Alveolarraum einschließlich Surfactant und die Pleura visceralis beeinflusst. In der Praxis ist neben der Dehnbarkeit der Lunge auch die der Thoraxwand zu berücksichtigen. Eine erhöhte C_L findet man beim Lungenemphysem, eine niedrige C_L bei interstitiellen Lungenkrankheiten.
- **Atemwegswiderstand [R_{aw}]:** Der Atemwegswiderstand hängt von der Länge und dem Radius des Bronchus sowie der Gasviskosität ab. Durch Zunahme des Gesamtquerschnitts nimmt der R_{aw} zur Bronchienperipherie hin stark ab. Der R_{aw} wird entscheidend vom Gleichgewicht zwischen Tonus der Bronchialmuskulatur und der Rückstellkraft der Knorpelspangen sowie des umgebenden Lungengewebes bestimmt. Der Tonus der Bronchien wird cholinerg und adrenerg sowie durch Neuropeptide kontrolliert. Daneben erhöht sich der R_{aw} auch durch entzündliche Schleimhautschwellung oder Hypersekretion. Ein erhöhter R_{aw} findet sich bei allen obstruktiven Atemwegserkrankungen (Asthma bronchiale, COPD).
- **Druckverhältnisse:** Bei Inspiration in Ruhe senkt sich die Zwerchfellkuppel. Über die Kapillarkräfte des Pleuraraums wird die Lunge entfaltet. Der Atemwegsdruck sinkt, der Gasstrom bewegt sich in Richtung Alveolarraum. Dehnungsrezeptoren in Lungenparenchym und Thoraxwand signalisieren das Ende der Inspiration. Die elastischen Rückstellkräfte von Thoraxwand und Lunge sorgen für die passive Exspiration: Der Atemwegsdruck wird positiv, die Luft wird ausgeatmet. Die Hyperventilation bei körperlicher Arbeit wird von der Atemhilfsmuskulatur in- und exspiratorisch unterstützt. Bei einem Pneumothorax z. B. folgt die Lunge nicht mehr den Atembewegungen, sie bleibt kollabiert und ist von der Ventilation ausgeschaltet.

Als **Totraumvolumen** bezeichnet man den nicht am Gasaustausch teilnehmenden Volumenanteil des Respirationstraktes. Der **anatomische Totraum** entspricht dem Gasvolumen von der Nase bis zu den Bronchioli terminales (ca. 120–150 ml). Der **alveoläre Totraum** umfasst den Teil des alveolären Gasvolumens, der aus Krankheitsgründen am Gasaustausch gehindert ist. Die Summe aus anatomischem und alveolärem Totraum wird als **funktioneller Totraum** bezeichnet. Bei einer **Totraumventilation** wird vorwiegend das nicht am Gasaustausch teilnehmende Volumen bewegt. Eine respiratorische Insuffizienz ist die Folge.

Man unterscheidet zwei Gruppen von Ventilationsstörungen (Tab. **C-1.1**). Die **restriktive Ventilationsstörung** ist durch Verminderung der statischen Volumina (Vitalkapazität [VC], Residualvolumen [RV], totale Lungenkapazität [TLC]) gekennzeichnet. Eine **obstruktive Ventilationsstörung** entsteht durch Flussbehinderung in den Bronchien. Entsprechend sind das forcierte Exspirationsvolumen der ersten Sekunde (Einsekundenkapazität [FEV_1]), der exspiratorische Spitzenfluss (PEF), die maximalen Flüsse bei 50 und 25 % der VC (MEF_{50}, MEF_{25}) reduziert und der Atemwegswiderstand (R_{aw}) ist erhöht (s. S. 347).

1.2.1 Gasaustausch

Der Gasaustausch ist abhängig von:
- Ventilation
- Perfusion
- Diffusion.

Ventilation

Beteiligte Kräfte:
- **Atempumpe:** bestehend aus Atemzentrum, Nerven, Atemmuskulatur und Skelettsystem.

- **Dehnbarkeit** von Lunge und Thoraxwand (**Compliance**).

- **Atemwegswiderstand [R_{aw}]:** nimmt zur Bronchienperipherie hin ab. Der Tonus der Bronchialmuskulatur ist insbesondere von der cholinergen bzw. adrenergen Innervation abhängig.

- **Druckverhältnisse:** Bei Inspiration nimmt der Atemwegsdruck ab, bei Exspiration zu. Entsprechend bewegt sich die Luft in Richtung Alveolarraum bzw. in die entgegengesetzte Richtung.

Totraumvolumen = der nicht am Gasaustausch teilnehmende Volumenanteil des Respirationstraktes.
Anatomischer Totraum = Gasvolumen bis zu den Bronchioli terminales.
Alveolärer Totraum = Teil des alveolären Gasvolumens, der am Gasaustausch gehindert ist.
Die Summe aus beiden = **funktioneller Totraum**.
Man unterscheidet zwei Gruppen von Ventilationsstörungen (Tab. **C-1.1**).

	Restriktive und obstruktive Ventilationsstörungen
restriktive Ventilationsstörungen	▪ Lungenparenchymerkrankungen, z. B. interstitielle Lungenkrankheiten, Pneumonie ▪ Erkrankungen der Pleura, z. B. Pleuraerguss, Pleuraschwiele ▪ Thoraxdeformitäten, z. B. Kyphoskoliose
obstruktive Ventilationsstörungen	▪ COPD ▪ Asthma bronchiale ▪ Bronchusstenosen

Perfusion

Die Lungendurchblutung folgt der **Druckdifferenz** zwischen Pulmonalarterie und Lungenkapillaren. Schlecht ventilierte Areale werden von der Perfusion ausgeschlossen (**Euler-Liljestrand-Mechanismus**).

Perfusion

Die Lungendurchblutung folgt der **Druckdifferenz** zwischen Pulmonalarterie (systolischer Druck 15–28 mmHg) und Lungenkapillaren (4–12 mmHg). Durch die Eröffnung zusätzlicher Gefäßabschnitte (**Recruitment**) kann die Lunge eine Vermehrung des Blutvolumens ohne nennenswerte Steigerung des Pulmonalarteriendrucks verkraften. Andererseits werden schlecht ventilierte Areale von der Perfusion ausgeschlossen (**Euler-Liljestrand-Mechanismus**). Die Abschwemmung eines Thrombus aus einer tiefen Beinvene in die pulmonale Strombahn führt im Versorgungsgebiet der embolisierten Pulmonalarterie zu einer erheblichen Minderperfusion.

Diffusion

CO_2 kann schneller diffundieren als O_2. Das Diffusionsgefälle hält den Austausch von CO_2 und O_2 aufrecht.

Diffusion

CO_2 diffundiert sehr schnell aus den Lungenkapillaren in den Alveolarraum, solange die Lungenperfusion genügend CO_2 in das alveoläre Kapillarnetz liefert und dort das Diffusionsgefälle durch Ventilation aufrechterhalten wird. Hingegen diffundiert Sauerstoff (O_2) relativ langsam durch seine Diffusionshindernisse (Alveolarwand, Lungenbindegewebe, Kapillarwand, Plasma, Erythrozytenwand und Hämoglobinbindung). Sein Diffusionsgefälle wird durch die Lungenperfusion aufrechterhalten. Beispiele für eine Störung der O_2-Diffusion sind Pneumonie, interstitielle Lungenkrankheiten, Anämien.

Verhältnis von Ventilation (V') zur Perfusion (Q)

V'/Q-Homogenität

In aufrechter Haltung nimmt der Quotient V'/Q von den apikalen Lungenabschnitten zu den basalen hin ab.

Verhältnis von Ventilation (V') zur Perfusion (Q)

V'/Q-Homogenität

Ventilation (V') und Perfusion (Q) der Lunge sind von der Körperlage und dem Atemzyklus abhängig. In aufrechter Haltung sind die apikalen Lungenabschnitte besser ventiliert, die basalen besser durchblutet: Der Quotient V'/Q als Maß für das Matching wird von apikal nach basal kleiner. Bei Inspiration nimmt V'/Q zu, bei Exspiration ab. Bei körperlicher Belastung nähern sich V' und Q deutlich an, über die ganze Lunge gemittelt erreicht V'/Q aber auch beim Gesunden nie den Wert 1,0, d. h. ein kleiner V'/Q-Mismatch ist physiologisch. Das Optimum von V'/Q (gerechnet über die gesamte Lunge) liegt bei etwa 0,8.

V'/Q-Mismatch

Das V'/Q-Verhältnis kann bei einer Störung von Ventilation oder Perfusion über den Euler-Liljestrand-Mechanismus stabilisiert werden.
Reduktion der Ventilation: V'/Q geht gegen 0, PaO_2 fällt ab, $PaCO_2$ steigt an.
Reduktion der Perfusion: V'/Q geht gegen ∞, PaO_2 fällt ab. Die CO_2-Abgabe kann durch gesunde Lungenareale kompensiert werden.

V'/Q-Mismatch

Alle Änderungen von Ventilation oder Perfusion, die das Verhältnis von V'/Q beeinflussen, führen zu einer Störung des Gasaustausches. Zwar bewirkt eine Vasokonstriktion im Bereich niedriger alveolärer Sauerstoffpartialdrücke über den Euler-Liljestrand-Mechanismus eine Stabilisierung des optimalen V'/Q-Verhältnisses, schwerwiegendere Störungen können auf diese Art jedoch nicht kompensiert werden.
Eine Reduktion der Ventilation (V'/Q geht gegen 0) bedeutet, dass der alveoläre O_2-Partialdruck (P_AO_2) sinkt und somit weniger Blut oxigeniert werden kann: Der PaO_2 fällt ab. Außerdem nimmt bei reduzierter V' das alveoläre Diffusionsgefälle für CO_2 ab, d. h. $PaCO_2$ wird ansteigen. Beispiel: Bei einer Atelektase (kollabiertes, luftleeres Lungensegment) wird gemischt-venöses Blut den Lungenvenen und damit dem arteriellen System zugeführt, der PaO_2 sinkt.
Eine Reduktion der Perfusion (V'/Q geht gegen ∞) vermindert das kapilläre Diffusionsgefälle für O_2, und es wird nur noch unzureichend oxigeniertes Blut der Zirkulation zugeführt: Der PaO_2 wird abfallen. Nur bei erheblichen Perfusionsausfällen gro-

ßer Lungenareale wird PaCO$_2$ ansteigen: Die erhaltene Ventilation gesunder Areale gleicht die CO$_2$-Abgabe aus. Beispiel: Bei einer Lungenembolie kann aus dem stark minderperfundierten Abschnitt kein oxigeniertes Blut mehr abtransportiert werden. Die Folge ist ein PaO$_2$-Abfall.

▶ **Merke.** Der Gasaustausch von **Kohlendioxid** ist durch die Ventilation limitiert. Störungen führen zu einer **Hyperkapnie** (Anstieg des PaCO$_2$).
Der Gasaustausch des **Sauerstoffs** ist durch Diffusion und Ventilations-Perfusions-Homogenität (V'/Q-Match) limitiert. Störungen führen zu einer **Hypoxämie** (Senkung des PaO$_2$).

▶ **Merke.**

Sauerstofftransport im Blut

Nach Diffusion ins Blut und Passage der Erythrozytenmembran bindet O$_2$ am zweiwertigen Eisen des Hämoglobinmoleküls (Hb). Nachdem ein O$_2$-Molekül an der Hb-α-Kette gebunden hat, erhöht sich die Affinität der Hb-β-Kette für O$_2$ und es werden weitere drei O$_2$-Moleküle aufgenommen. Aus diesem Grund verläuft die Dissoziationskurve nicht linear (Abb. **C-1.3**). Nur ein sehr kleiner Anteil des Sauerstoffs wird physikalisch im Serum gelöst (1,5%).

Die Sauerstoffbindung an Hb unterliegt einigen Umgebungsbedingungen. Eine Alkalose, ein niedriger PaCO$_2$ und eine niedrige Körpertemperatur, verschieben die Dissoziationskurve nach links, d. h. die O$_2$-Beladung des Hb wird erleichtert. Bei Azidose, hohem PaCO$_2$ und erhöhter Körpertemperatur, verschiebt sich die Kurve nach rechts. Die Affinität des Hb zu O$_2$ nimmt ab, was andererseits die Sauerstoffabgabe ans Gewebe erleichtert (Abb. **C-1.3**).

Sauerstofftransport im Blut

Nur ein sehr kleiner Anteil des Sauerstoffs wird physikalisch im Serum gelöst (1,5%). Der Rest wird an Hämoglobin gebunden transportiert.

Die Sauerstoffbindung an Hb unterliegt Umgebungsbedingungen (Abb. **C-1.3**).
Linksverschiebung der O$_2$-Bindungskurve: erleichterte O$_2$-Beladung des Hb.
Rechtsverschiebung: Affinität des Hb zu O$_2$ nimmt ab.

C-1.3 Beziehung zwischen Sauerstoffpartialdruck und Sauerstoffsättigung und Verschiebung der Sauerstoffdissoziation durch Umgebungseinflüsse

C-1.3

Atmungsregulation

Der basale Atemrhythmus wird vom **Atemzentrum** im Hirnstamm eingestellt. Höhere Strukturen in der Pons und im Großhirn greifen modifizierend ein: unwillkürlich z. B. bei Schmerz, Stress, willkürlich z. B. beim Sprechen, Husten. Eine zusätzliche Atemregulation erfolgt über zentrale und periphere **Chemorezeptoren**. Sie melden die O$_2$- und CO$_2$-Konzentration sowie die H$^+$-Ionenkonzentration im Blut an das Atemzentrum. **Dehnungsrezeptoren** in Trachea und Bronchien begrenzen die Inspirationstiefe (**Hering-Breuer-Reflex**). Rezeptoren in den großen Atemwegen lösen bei mechanischer Reizung einen **Hustenreflex** aus.
Ziel ist eine Sicherung des Atemantriebs und Gasaustausches unter allen Bedingungen, auch bei körperlicher Belastung oder im Schlaf.

Atmungsregulation

Der basale Atemrhythmus wird vom **Atemzentrum** im Hirnstamm generiert. Eine zusätzliche Atemregulation erfolgt durch höhere Hirnzentren, **Chemo- und Mechanorezeptoren**.

1.2.2 Schutzmechanismen der Lunge

Reinigungsmechanismen

Im inspiratorischen Luftstrom befinden sich stets Partikel und Aerosole. Je nach **Partikelgröße** setzen sie sich auf der Oberfläche der Atemwege ab (**Partikeldeposition**). Teilchen über 10 μm Durchmesser (z. B. Pollen) erreichen größtenteils das Bronchialsystem erst gar nicht, da sie in den oberen Atemwegen hängen bleiben. Bei einer Teilchengröße bis etwa 2,5 μm (z. B. Bakterien, Ruß) sedimentieren sie auf der Bronchienoberfläche. Nur kleinere Teilchen (< 2,5 μm, z. B. Feinstaub) erreichen die Alveolen. Dieser Zusammenhang ist wichtig für die Entwicklung verschiedener Lungenerkrankungen und die gezielte Applikation von pharmakologischen Aerosolen. Die Schleimhaut der Atemwege stellt mit ihrer **Schleimschicht** einen besonderen Schutz gegen eingedrungene Partikel dar. Zum einen vermeidet die Schleimschicht einen direkten Kontakt zwischen Partikel und Epithelzellen, zum anderen sorgen die Zilien des respiratorischen Epithels (S. 337) durch einen ständigen oralwärts gerichteten Transport für die Reinigung der Atemwege (**mukoziliäre Clearance**). Der Bronchialschleim wird dann durch Räuspern oder Husten expektoriert und normalerweise verschluckt. Durch Schadstoffe (z. B. inhalatives Zigarettenrauchen) und/oder rezidivierende Entzündungsreaktionen kann es zu einer Einschränkung (S. 370) der mukoziliären Clearance kommen.

Größere Partikel oder Fremdkörper werden zusammen mit den Sekretflocken durch den **Hustenreflex** entfernt. Auch **Alveolarmakrophagen** spielen eine wichtige Rolle bei der Reinigung der Atemwege. Durch Phagozytose sorgen sie vor allem in den Alveolen, wo keine zilientragenden Zellen im Epithel enthalten sind, für den Abtransport der Partikel.

Bei inspiratorischer Dehnung des Lungengewebes sezernieren die Typ-II-Pneumozyten Surfactant. Dieser nimmt sofort seine Tertiärstruktur ein und kann sich danach bei der Exspiration nicht mehr mit der Alveoloroberfläche zusammenziehen. Infolgedessen wird er in das Bronchialsystem weitertransportiert (**Surfactant-Pumpe**) und alveolär deponierte Partikel werden so in den Bereich der mukoziliären Clearance abgegeben.

> Bei den Reinigungsmechanismen spielen **mukoziliäre Clearance, Hustenreflex, Phagozytose** durch Alveolarmakrophagen sowie die **Surfactant-Pumpe** eine wichtige Rolle.

Humorale und zelluläre Abwehrmechanismen

Humorale Abwehrmechanismen: Im Sekret der Bronchien findet man lokal von Plasmazellen sezernierte und aus der Blutbahn importierte IgA und (etwas geringer) IgG. Diese **Immunglobuline** dienen u. a. der Opsonisierung, der Komplementaktivierung und der Agglutination von Mikroorganismen.

Zelluläre Abwehrmechanismen: Lymphozyten durchlaufen in den Atemwegen ein Homing und bilden das bronchusassoziierte lymphatische Gewebe (BALT). („Homing" allgemein bezeichnet eine spezifische Interaktion von Lymphozyten über Rezeptoren mit anderen Oberflächenmolekülen des jeweiligen Epithels oder auch des Endothels). Lymphozyten aus der Zirkulation, **Alveolarmakrophagen** und **dentritische Zellen** steuern die spezifische Immunantwort der Atemwege und der Lunge. In den Gefäßwänden der Alveolarkapillaren finden sich zahlreiche **neutrophile Granulozyten**, die etwa 50 % des gefäßwandständigen Leukozytenpools ausmachen. **Mastzellen** mit verschiedener Funktion findet man im Bindegewebe und in der Bronchienschleimhaut. Beim Gesunden sind wenige Eosinophile vorhanden.

> **Humorale Abwehrmechanismen:** Immunglobuline IgA und IgG, die von lokalen Plasmazellen sezerniert werden.
>
> **Zelluläre Abwehrmechanismen:** Lymphozyten, Alveolarmakrophagen, dendritische Zellen, neutrophile Granulozyten und Mastzellen.

> ▶ **Merke.** **Alveolarmakrophagen** sorgen im Alveolarraum, in dem die mukoziliäre Clearance noch nicht greift, für den enzymatischen Abbau der meisten inhalierten Fremdstoffe. Sie sind ein **essenzielles Bindeglied zur spezifischen zellulären Immunität**.

2 Pneumologische Untersuchungsmethoden

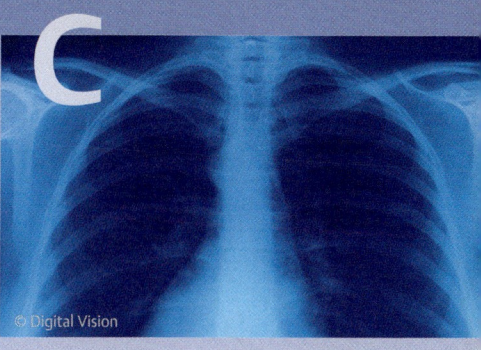

2.1	Übersicht	343
2.2	Anamnese	343
2.3	Körperliche Untersuchung	344
2.4	Labordiagnostik	344
2.5	Lungenfunktionsanalyse	346
2.6	Blutgasanalyse	349
2.7	Spiroergometrie	349
2.8	Bildgebende Verfahren	350
2.9	Invasive Methoden	352
2.10	Allergiediagnostik	355
2.11	Kardiologische Techniken in der Pneumologie	355

2.1 Übersicht

Tab. C-2.1 zeigt die zur Verfügung stehenden diagnostischen Verfahren, die bei Verdacht auf eine Atemwegs- oder Lungenerkrankung in Abhängigkeit von der Fragestellung eingesetzt werden können.

2.1 Übersicht

Siehe Tab. C-2.1.

C-2.1	Pneumologische Untersuchungsmethoden
Anamnese	typische Leitsymptome, Nikotinkonsum, Familienanamnese, Berufs- und Umgebungsanamnese, Allergieanamnese
körperliche Untersuchung	Inspektion, Palpation, Perkussion, Auskultation
Labordiagnostik	Entzündungsparameter, immunologische Parameter, Allergieparameter, Tumormarker, α_1-Proteinaseinhibitor, ACE
Lungenfunktionsanalyse	Spirometrie, Ganzkörperplethysmografie, inhalative Provokationstests, Diffusionskapazität, Lungen-Compliance
Blutgasanalyse	invasiv (arterielle Punktion) oder nicht invasiv (Pulsoxymetrie)
Spiroergometrie	Beurteilung der körperlichen Belastbarkeit
bildgebende Verfahren	Röntgen-Thorax-Übersicht, CT, MRT, thorakale Sonografie, Perfusions-Ventilations-Szintigrafie, Bronchografie, FDG-PET
invasive Methoden	Bronchoskopie, transthorakale Lungenbiopsie, Pleurapunktion, Thorakoskopie
Allergiediagnostik	Hauttests (Prick-, Reibtest), Gesamt-IgE, allergenspezifisches IgE
kardiologische Techniken	Echokardiografie, Rechtsherzkatheter

2.2 Anamnese

Atemwegs- oder Lungenerkrankungen haben meist nur wenige wegweisende Symptome (S. 356). Nach folgenden **Leitsymptomen** sollte stets gefragt werden:
- **Husten** (trocken, produktiv)
- **Auswurf** inkl. Hämoptyse (Farbe, Geruch)
- **Atemnot** bei Belastung oder in Ruhe
- **Thoraxschmerzen** (atemabhängig, nicht atemabhängig), thorakales Engegefühl
- **Störungen des Atemrhythmus** (Fremdanamnese!).

Ein wichtiger Bestandteil der Anamnese ist die Frage nach dem **Nikotinkonsum**. Er wird in Packungsjahren angegeben (Packyear = Anzahl der gerauchten Zigarettenpäckchen pro Tag mal Anzahl der Jahre). Typische Raucherkrankheiten sind Bronchialkarzinom, COPD und einige interstitielle Lungenkrankheiten. Weiterhin sollte – wie bei jeder Anamnese – nach der aktuellen **Medikamenteneinnahme, früheren Erkrankungen** und **Therapien** sowie nach **Drogen-** und **Alkoholabusus** gefragt werden. Die **Familienanamnese** ist bei Lungenerkrankungen aufschlussreich, weil einige Erkrankungen familiär gehäuft vorkommen oder vererblich sind. Bei α-Proteaseinhibitor-Mangel findet man bei den Familienmitgliedern oft ein Lungenemphysem mit und ohne chronisch obstruktive Bronchitis. Das allergische Asthma kommt beispielsweise familiär gehäuft vor.

2.2 Anamnese

Folgende **Leitsymptome** sollten anamnestisch erfragt werden:
- Husten
- Auswurf
- Atemnot
- Thoraxschmerzen
- gestörter Atemrhythmus.

Weitere Fragen:
- Nikotinkonsum (Packyear)
- Medikamenteneinnahme
- frühere Erkrankungen und Therapien
- Drogen- und Alkoholabusus.

Die **Familienanamnese** kann erste Hinweise auf familiär gehäufte oder vererbliche Lungenerkrankungen geben.

C 2 Pneumologische Untersuchungsmethoden

Die **Berufs- und Umgebungsanamnese** ist ein wichtiger Bestandteil bei jedem Erstkontakt. Bei vielen Berufen werden potenziell toxische Stoffe inhaliert (z. B. Quarzstäube im Bergbau), die akute oder chronische Lungenerkrankungen verursachen können (z. B. Asthma, interstitielle Lungenerkrankungen oder Karzinome).

Im Rahmen der **Allergieanamnese** wird nach möglichen Allergenen gefragt. Durchaus hilfreich sind dabei Symptomenkalender und Fragebögen. Meist handelt es sich um natürlich vorkommende Stoffe, die inhaliert werden, z. B. Pollen, Tierepithelien, Schimmelpilzsporen, Hausstaubmilbenkot (s. auch S. 355).

2.3 Körperliche Untersuchung

2.3.1 Inspektion

Bei der **Inspektion** sollte auf Folgendes geachtet werden:
- **Thoraxform:** z. B. Fassthorax (bei Lungenemphysem), Gibbus (anguläre Kyphose)
- **Atemexkursion:** Symmetrie des Thorax, Einsatz der Atemhilfsmuskulatur, paradoxe Atmung, ggf. Schonhaltung
- **Atemfrequenz** (normal ca. 8–20/min): Tachypnoe (> 20/min), Bradypnoe (< 8/min)
- **Atemtyp:** z. B. maximale Hyperventilation bei Kußmaul-Atmung (S. 361)
- **Stridor:** inspiratorisch (bei extrathorakaler Stenose, z. B. Struma) oder exspiratorisch (bei intrathorakaler Stenose, z. B. Asthma)
- **morphologische Auffälligkeiten:** z. B. Hautkolorit (Zyanose, Blässe), Trommelschlägelfinger, Uhrglasnägel, Halsvenenstauung, periphere Ödeme.

2.3.2 Perkussion und Palpation

Die Lunge ist der direkten **Palpation** nicht zugänglich (Ausnahme: Emphysemkissen in der Supraklavikulärgrube bei COPD [S. 370]).
Der **Lymphknotenstatus** kann z. B. bei Verdacht auf ein Bronchialkarzinom hilfreich sein. Bei der Untersuchung des **Stimmfremitus** wird die Leitfähigkeit des Thoraxgewebes für tiefe Frequenzen geprüft. Der Patient muss mit tiefer Stimme „99" sagen, während der Untersucher mit der Ulnarseite der Handflächen die Vibration der Thoraxwand fühlt. Die Fortleitung der tiefen Stimmfrequenzen wird durch Flüssigkeit (z. B. Pleuraerguss) oder große Luftansammlungen (z. B. Pneumothorax, Lungenemphysem) behindert, entsprechend ist der Stimmfremitus dort einseitig **abgeschwächt**.
Die **Perkussion** ermöglicht eine Abgrenzung von lufthaltigen und nicht lufthaltigen Räumen. Durch vergleichende Perkussion (z. B. mit der Finger-Finger-Perkussion) können somit die **Lungengrenzen** und deren Atemverschieblichkeit erfasst werden. Man unterscheidet verschiedene Klopfschallqualitäten:
- **sonor:** gesunde Lunge
- **hypersonor:** bei vermehrtem Luftgehalt im Thorax (z. B. bei Lungenemphysem, Pneumothorax)
- **gedämpft** (Schenkelschall): über Gewebe mit vermindertem/fehlendem Luftgehalt (z. B. bei Pleuraerguss, Pneumonie).

2.3.3 Auskultation

Die Auskultation der Lunge ist eine wichtige diagnostische Methode, die unmittelbar Informationen über den Luftstrom in den Atemwegen liefert. Mit dem Stethoskop können verschiede Lungengeräusche in vielfältigen Qualitäten erfasst werden (Tab. **C-2.2**). In Tab. **C-2.3** sind die Untersuchungsbefunde verschiedener Lungenerkrankungen im Vergleich dargestellt.

2.4 Labordiagnostik

Laborparameter liefern selten spezifische Ergebnisse für bestimmte Lungenerkrankungen. Dennoch können sie zur Diagnostik der Lungenerkrankung beitragen.
- **Entzündungsparameter:** Eine **Erhöhung der BSG** (> 5/10 mm) und des **CRP** (> 0,5 mg/dl) sowie ggf. eine **Leukozytose** (> 11 000/µl) können Hinweise auf entzündliche Prozesse geben. Das CRP (sensitiver ist Procalcitonin) eignet sich besonders zur Verlaufsbeobachtung akuter bakterieller Infektionen. Eine **Eosinophilie** (> 6 % der Leukozyten) kann auf eine Infektion mit ungewöhnlichen Erregern (z. B.

Die **Berufsanamnese** ist bezüglich der inhalierten Schadstoffe wichtig.

Mit der **Allergieanamnese** versucht man, die auslösenden Allergene einzugrenzen.

2.3 Körperliche Untersuchung

2.3.1 Inspektion

Bei der **Inspektion** ist zu achten auf:
- Thoraxform
- Atemexkursion
- Atemfrequenz
- Atemtyp
- Stridor
- morphologische Auffälligkeiten.

2.3.2 Perkussion und Palpation

Der **Stimmfremitus** ist z. B. bei Pleuraerguss, Pneumothorax oder Lungenemphysem **abgeschwächt**.

Die **Perkussion** gibt Hinweise auf die **Lungengrenzen** und deren Atemverschieblichkeit. Der **Klopfschall** kann **sonor, hypersonor** oder **gedämpft** sein.

2.3.3 Auskultation

Bei der Auskultation werden Atemgeräusch und Nebengeräusche erfasst (Tab. **C-2.2**).

Tab. **C-2.3** zeigt Untersuchungsbefunde bei verschiedenen Lungenerkrankungen.

2.4 Labordiagnostik

Die wichtigsten Parameter der Labordiagnostik bei Lungenerkrankungen sind:
- Entzündungsparameter
- immunologische Parameter
- Allergieparameter
- Tumormarker
- α1-Proteinaseinhibitor
- ACE.

C-2.2 Atemgeräusch und Nebengeräusche

Atemgeräusch		Nebengeräusche	
Vesikuläratmen	leises inspiratorisches „Rauschen", normales Atemgeräusch	**trockene (klingende) Rasselgeräusche** (RG)	Giemen, Pfeifen, Brummen, v. a. bei obstruktiven Atemwegserkrankungen (z. B. bei Asthma bronchiale)
Bronchialatmen	in- und exspiratorisch verschärftes Atemgeräusch – normal über Trachea/große Bronchien zu hören (zentrales Atemgeräusch) – pathologisch in der Lungenperipherie (z. B. bei Pneumonie oder kranial von Pleuraergüssen)	**feuchte Rasselgeräusche**	– Knisterrasseln (Sklerosiphonie): z. B. bei Alveolitis oder Lungenfibrose – feinblasige (hochfrequente) RG: z. B. bei Pneumonie – mittelblasige RG, z. B. bei Bronchitis, Pneumonie, Lungenstauung – grobblasige (tieffrequente) RG: z. B. bei Lungenödem, Bronchiektasie
abgeschwächtes Atemgeräusch	z. B. bei Lungenemphysem (silent chest) oder einseitig bei Pneumothorax	**Reiben**	z. B. bei Pleuritis
aufgehobenes Atemgeräusch	z. B. bei Pleuraerguss	**Knarren**	z. B. bei Lungenfibrose

C-2.3 Untersuchungsbefunde bei verschiedenen Lungenerkrankungen

Erkrankung	Klopfschall	Atemgeräusch/Nebengeräusche
Asthma bronchiale	im Anfall hypersonor	Vesikuläratmen mit starkem exspiratorischem Giemen, trockene RG
Lungenemphysem	hypersonor	abgeschwächtes Atemgeräusch
Pneumonie	gedämpft	Bronchialatmen, feinblasige, klingende RG
Pleuraerguss	gedämpft, lageveränderlich	aufgehobenes Atemgeräusch
Lungenödem	gedämpft	Atemgeräusch durch grobblasige RG überdeckt
Pneumothorax	hypersonor	abgeschwächtes Atemgeräusch

Aspergillus, Parasiten), auf eine überstandene Infektionskrankheit oder auf eine Allergie hindeuten.

- **Immunologische Parameter:** Immundefekte sind an niedrigen Serumspiegeln von **IgA** (< 70 mg/dl), **IgG** (< 700 mg/dl) und **IgM** (< 40 mg/dl) erkennbar. Bei exogen-allergischen Alveolitiden findet man **präzipitierende IgG** und **IgM** im Serum. Ein selektiver **IgA-Mangel** kann bei rezidivierenden Infekten vorliegen. Bei Kollagenosen sind oft **Autoantikörper** (ANA, ENA) nachweisbar. Bei einer Lungenblutung sollte man ANCA (Vaskulitis) und Basalmembran-Antikörper (Goodpasture-Syndrom) bestimmen.
- **Serologische und molekularbiologische Erregertests:** Einige Pneumonieerreger sind serologisch oder durch die DNA im Bronchialsekret nachweisbar, z. B. Zytomegalievirus, Mycoplasma pneumoniae, Legionella spp., Chlamydia pneumoniae. Bei zweifelhaften Tuberkulinhauttests kann die Messung der Interferonfreisetzung aus Patientenlymphozyten im Reagenzglas nach Zugabe von Mykobakterienproteinen weiterhelfen.
- **Allergieparameter** (S. 355): Gesamt-IgE, spezifisches IgE.
- **Tumormarker:** Tumormarker werden nicht zur Diagnostik, sondern primär zur Verlaufsbeobachtung maligner Erkrankungen eingesetzt, z. B. CEA bei Adenokarzinomen, NSE bei kleinzelligen Karzinomen, CYFRA 19-9 bei Plattenepithelkarzinomen der Lunge.
- **α1-Proteinaseinhibitor:** α1-Proteinaseinhibitor (α1-Pi; früher α1-Antitrypsin) ist ein **Akute-Phase-Protein**, das in den Leberzellen produziert wird. Beim **hereditären α1-Pi-Mangel** wird es nicht in ausreichender Menge sezerniert, die Serumkonzentration liegt unter 90 mg/dl. Die Folge kann ein rasch progredientes Lungenemphysem sein.
- **ACE (Angiotensin-converting-Enzym):** Bei Sarkoidosen findet man häufig ein erhöhtes ACE im Serum.

2.5 Lungenfunktionsanalyse

Mit der Lungenfunktionsanalyse stellt man selten konkrete Diagnosen, die Befunde sind aber meist wegweisend.

2.5.1 Spirometrie und Fluss-Volumen-Diagramm

Prinzip: Mit der Spirometrie werden statische und dynamische **Lungenvolumina** auf einer Zeitachse dargestellt (Abb. **C-2.1**). Zu den wichtigsten Messgrößen zählen:
- Vitalkapazität (VC)
- FEV_1 (Einsekundenkapazität, Tiffeneau-Volumen)
- forcierte Vitalkapazität (FVC).

▶ **Merke.** Mit der Spirometrie lassen sich nur die **Teilvolumina der Vitalkapazität** bestimmen: IRV, AZV, ERV, FEV_1 und FVC (Abb. **C-2.1**).

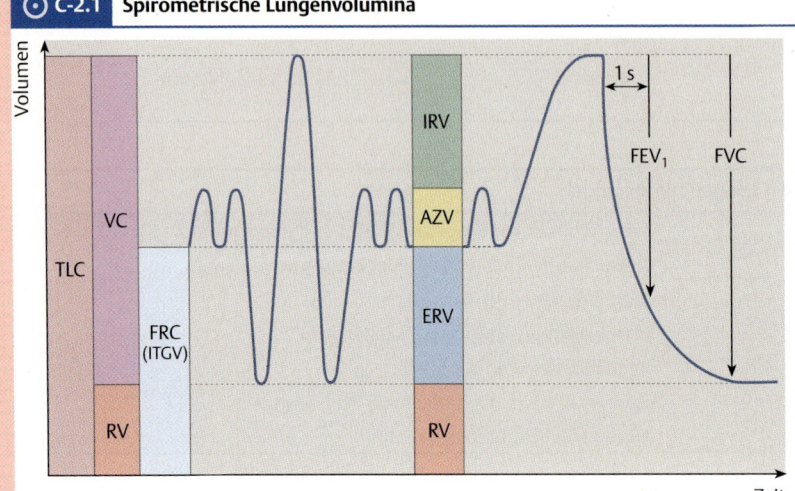

C-2.1 Spirometrische Lungenvolumina

Vitalkapazität (**VC**): Volumen, das nach kompletter Exspiration maximal eingeatmet werden kann. Es umfasst ERV, AZV und IRV.
Inspiratorisches Reservevolumen (**IRV**): Volumen, das nach normaler Ruheinspiration zusätzlich maximal eingeatmet werden kann.
(Ruhe-)Atemzugvolumen (**AZV**): Volumen der normalen Ruheatmung.
Exspiratorisches Reservevolumen (**ERV**): Volumen, das nach normaler Ruheexspiration (d. h. aus Atemruhelage heraus) ausgeatmet werden kann.
Einsekundenkapazität (**FEV_1**); forciertes Exspirationsvolumen in 1 Sekunde): Volumen, das nach kompletter Inspiration in 1 Sekunde maximal ausgeatmet werden kann.
Forcierte Vitalkapazität (**FVC**): Volumen, das nach kompletter Inspiration maximal wieder ausgeatmet werden kann.
Residualvolumen (**RV**): Nicht mobilisierbares Lungenvolumen unterhalb der VC (kann spirometrisch nicht gemessen werden).
Totale Lungenkapazitäz (**TLC**): VC + RV (kann spirometrisch nicht bestimmt werden).

Im **Fluss-Volumen-Diagramm** (Abb. **C-2.2**) werden die in- und exspiratorischen Flüsse auf einer Volumenachse dargestellt, d. h. zu jedem ausgeatmeten Volumen kann ein bestimmter Gasfluss registriert werden. Zu den wichtigsten Messgrößen zählen:
- **Peak Flow** (peak exspiratory flow, **PEF**): maximaler Atemfluss bei forcierter Ausatmung (Messung auch durch Patienten möglich → Heimkontrolle der Asthmatherapie)
- MEF_{50} und MEF_{25}: maximaler exspiratorischer Fluss bei 50 bzw. 25 % der Vitalkapazität.

Indikation: Mit der Spirometrie und der Fluss-Volumen-Kurve lassen sich obstruktive Ventilationsstörungen sichern und Hinweise auf restriktive Ventilationsstörungen gewinnen.

Auswertung: Der **Tiffeneau-Index** (FEV_1/FVC, relative Einsekundenkapazität) wird bei der Spirometrie häufig zur Erkennung einer **obstruktiven Ventilationsstörung** herangezogen (FEV_1/FVC < 0,7).
Ergibt die Spirometrie eine obstruktive Lungenfunktionsstörung, muss in einem anschließenden **Bronchospasmolysetest** die Reversibilität der Obstruktion geprüft werden: Nach Inhalation eines Bronchospasmolytikums (z. B. 100–200 µg Salbutamol) werden die Messungen wiederholt und der Akuteffekt dokumentiert. Eine obstruktive Ventilationsstörung gilt als reversibel, wenn FEV_1 nach 15–30 Minuten um wenigstens 15 % des Ausgangswertes (und mehr als 200 ml) zugenommen hat.

C-2.2 Fluss-Volumen-Diagramm

PEF = exspiratorischer Spitzenfluss (Peak flow)
MEF$_{75;\ 50;\ 25}$ = maximale exspiratorische Atemstromstärke bei 75, 50 und 25 % der VC
PIF = inspiratorischer Spitzenfluss

a Normalbefund: Nach steilem Anstieg zum PEF folgt ein linearer Abfall über MEF$_{75}$, MEF$_{50}$ und MEF$_{25}$ bis zur FVC. Es folgt eine tiefe Inspiration mit PIF bis zum Erreichen der VC.
b Asthma bronchiale: Die Inspiration ist kaum verändert. Exspiratorisch sind PEF und MEFs vermindert. Auch FVC ist reduziert, weil (wahrscheinlich) eine Vergrößerung des RV vorliegt.
c COPD: Die Inspiration ist kaum behindert. Exspiratorisch ist PEF reduziert; der anschließende Knick in der Kurve zeigt den Kollaps der kleinen Atemwege bei verminderter elastischer Rückstellkraft des Lungenparenchyms an. Die FVC ist bei großem RV ebenfalls vermindert.
d Lungenfibrose: Die Inspirationsflüsse sind fast normal. VC und FVC sind klein, der Anstieg zu PEF ist flacher, die weitere Exspirationskurve ist leicht konvex verformt.

Spirometrie und Fluss-Volumen-Kurve können Hinweise auf eine **restriktive Ventilationsstörung** geben: 1) Bei kleiner VC ist FEV$_1$ annähernd genauso groß; 2) die Fluss-Volumen-Kurve zeigt einen flacheren und abgerundeten Anstieg zum PEF; 3) die exspiratorische Fluss-Volumen-Kurve ist leicht konvex verformt (Abb. **C-2.2**). In vielen Fällen sind weitere Messgrößen diagnostisch nützlich, z. B. Atemwegswiderstand oder Residualvolumen, die mittels **Ganzkörperplethysmografie** bestimmt werden können (s. unten).

Restriktion:
- Spirometrie: FEV$_1$ entspricht annähernd VC
- Fluss-Volumen-Kurve: flacher Anstieg zum PEF, exspiratorische Kurve mit konvexer Form (Abb. **C-2.2**).

▶ **Merke.** Mit der „kleinen Lungenfunktion" (VC, FEV$_1$, PEF, MEF$_{50}$) können obstruktive Ventilationsstörungen relativ sicher erkannt werden. Für restriktive Ventilationsstörungen benötigt man die „große Lungenfunktion" (mit RV und TLC).

▶ **Merke.**

2.5.2 Ganzkörperplethysmografie

Prinzip: Die Ganzkörperplethysmografie dient der Berechnung des **Residualvolumens** (RV) und der Messung des **Atemwegswiderstandes** (R$_{aw}$). Der Patient sitzt dazu in einer druckdichten Kabine und atmet Raumluft, dabei erzeugt er Druckschwankungen. Durch kurzen Verschluss seines Mundstücks erhält man Druckänderung in den Atemwegen und der Lunge. Aus der synchronen Änderung des Kammer- und des Alveolardrucks lässt sich das **intrathorakale Gasvolumen** (ITGV) bestimmen. Es entspricht etwa der funktionellen Residualkapazität (FRC). Nach Abzug des exspiratorischen Reservevolumens erhält man das Residualvolumen. Die Summe von Residualvolumen und Vitalkapazität ist die **totale Lungenkapazität** (TLC). Bei Ruheatmung kann man den Atemwegswiderstand aus der Druckschwankung in der Kabine und dem Fluss am Mundstück bestimmen.

2.5.2 Ganzkörperplethysmografie

Prinzip: Die Ganzkörperplethysmografie erfasst folgende Parameter:
- **Atemwegswiderstand** (R$_{aw}$) **intrathorakales Gasvolumen** (ITGV) = FRC

Daraus lassen sich das **Residualvolumen** (**RV** = FRC − ERV) und die **totale Lungenkapazität** (**TLC** = RV + VC) berechnen.

Auswertung: Bei einer typischen **obstruktiven Ventilationsstörung** findet man einen erhöhten Atemwegswiderstand. Das oft vergrößerte Residualvolumen zeigt die Lungenüberblähung bei Obstruktion an. Eine **restriktive Ventilationsstörung** ist definiert als Verminderung der Vitalkapazität unter 80 % des Sollwerts und Verminderung der totalen Lungenkapazität unter 90 % des Sollwerts. Eine restriktive Ventilationsstörung ist deshalb ohne Messung des Residualvolumens nie sicher diagnostizierbar (Tab. **C-2.4**).

Auswertung:
- **Obstruktion:** Atemwegswiderstand ↑, Residualvolumen oft ↑
- **Restriktion:** Vitalkapazität ↓, totale Lungenkapazität ↓.

C-2.4 Typische Lungenbefunde bei obstruktiven und restriktiven Ventilationsstörungen

	obstruktive Störung	restriktive Störung
VC	normal (↓)	↓
FVC	↓	↓
FEV_1	↓	↓
PEF	↓	normal
MEF_{50}	↓	nicht verwertbar (↓)
R_{aw}	↑	normal
RV	↑	↓
TLC	normal (↑)	↓
klinische Beispiele	Asthma bronchiale, COPD	interstitielle Lungenkrankheiten, Pneumonie, Pleuraerguss, Z. n. Lungen-(teil-)resektion

2.5.3 Inhalative Provokationstests

Mit diesen Untersuchungen kann eine Überempfindlichkeit der Atemwege gegenüber **unspezifischen Reizen** (Test auf unspezifische bronchiale Hyperreaktivität) oder **spezifischen Allergenen** (inhalative Allergenprovokation) ermittelt werden.

Der **Test auf unspezifische bronchiale Hyperreaktivität** (S. 379) ist eine wichtige Zusatzuntersuchung bei obstruktiven Atemwegserkrankungen. Die Hyperreaktivität äußert sich durch eine zu starke Verengung der Bronchialwege bei Inhalation von Reizsubstanzen. Eine schwere bronchiale Hyperreaktivität ist typisch für das (unbehandelte) Asthma bronchiale. Bei COPD ist sie nur gering ausgeprägt.

Man lässt den Patienten ein **Parasympathomimetikum** (z. B. Methacholin) in steigender Konzentration inhalieren (alternativ Inhalation kalter [−20 °C], trockener Luft) und registriert auf jeder Dosisstufe FEV_1 und den Atemwegswiderstand.

▶ Merke. Eine bronchiale Hyperreaktivität (Obstruktion) gilt als bewiesen, wenn die **FEV_1 um 20 % des Ausgangswertes fällt** oder der Atemwegswiderstand um 100 % ansteigt.

Die „spezifische" Variante ist die **inhalative Allergenprovokation** im Rahmen einer Allergiediagnostik. Durch die inhalative Allergengabe lässt sich eine IgE-vermittelte allergische Reaktion an den Bronchien nachweisen, wie z. B. beim berufsbedingten allergischen Asthma.

Man lässt steigende Konzentrationen einer wässrigen Allergenlösung inhalieren. Es gelten dieselben Erfolgskriterien wie bei der unspezifischen Hyperreaktivität. Da die inhalative Allergenprovokation immer die Gefahr eines anaphylaktischen Schocks birgt, sollte die Indikation streng gestellt werden und die Patientensicherheit an erster Stelle stehen (trainiertes Personal, Reanimationsbereitschaft).

2.5.4 Diffusionskapazität

Prinzip: Die Messung der Diffusionskapazität gibt Auskunft über den Gasaustausch in der Lunge und beschreibt die Gasmenge, die pro Zeiteinheit und Partialdruckdifferenz (Alveolarluft–Kapillarblut) ins Blut diffundiert. Sie wird über den **Kohlenmonoxid-Transferfaktor** (**T-CO**) bestimmt, der Rückschlüsse auf die O_2-Aufnahme zulässt: Es wird ein tiefer Atemzug aus einem Testgasgemisch (0,2 % CO, 8–10 % He, Rest: Luft) eingeatmet und 8–10 s die Luft angehalten. In dieser Zeit verteilt sich das eingeatmete Gasgemisch in der Lunge und nur CO diffundiert zum Teil ins Blut. Bei der folgenden tiefen Exspiration werden in der alveolären Fraktion die Gase analysiert. Dabei wird vergleichsweise weniger CO als He wiedergefunden.

Auswertung: Eine **verminderte Diffusionskapazität** findet man bei Verbreiterung der Diffusionsstrecke (z. B. bei interstitiellen Lungenkrankheiten wie Lungenfibrose) und Abnahme der Diffusionsfläche (z. B. beim Lungenemphysem).

2.5.5 Compliance-Messung

Prinzip: Bei der Compliance-Messung wird die **Dehnbarkeit** der Lunge erfasst. Ein Ballonkatheter im Ösophagus misst die atemsynchronen **Druckschwankungen,** die den Pleuradruckschwankungen entsprechen. Gleichzeitig wird über ein Mundstück das **Atemzugvolumen** gemessen. Die Compliance ist der Quotient aus Volumenzunahme und korrespondierendem Druckanstieg ($V_T/P_{Ösophagus}$ [ml/kPa]).

Indikation: Diese früher weit verbreitete Technik findet heute noch Anwendung bei der maschinellen Beatmung. Die Compliance-Messung bei der künstlichen Beatmung gibt Auskunft über die Änderung der Atemzugvolumina durch den Beatmungsdruck. Hierdurch sollen gefährlich hohe Beatmungsdrücke vermieden werden.

2.5.6 Inspirationskraft

Eine gut funktionierende **Atempumpe** ist essenziell für die effektive Ventilation. Man kann den Mundverschlussdruck kurz (0,1 s) nach Inspirationsbeginn als Maß für den **zentralen Atemantrieb** ($P_{0,1}$) verwenden und die maximalen Inspirationsdrücke als Maß für die **Atemmuskelkraft** (P_{imax}). Der Quotient $P_{0,1}/P_{imax}$ ist ein Maß für die Erschöpfung der Atempumpe.

2.6 Blutgasanalyse

Prinzip: Die Blutgasanalyse gibt Auskunft über den pulmonalen **Gasaustausch** und den **Säure-Basen-Haushalt** (s. S. 445). Das für die Untersuchung notwendige Blut kann entweder durch arterielle Punktion oder aus einem hyperämisierten Ohrläppchen gewonnen werden. Wichtige Parameter der Blutgasanalyse sind der Sauerstoff- (**PaO₂**) und der Kohlendioxidpartialdruck (**PaCO₂**), die Sauerstoffsättigung (O₂-Sättigung, **SaO₂**) sowie der **pH-Wert** des Blutes.

Auswertung: Bei der **respiratorischen Partialinsuffizienz** ist nur der PaO₂ erniedrigt (Hypoxämie). Bei der **respiratorischen Globalinsuffizienz** ist der PaO₂ erniedrigt und der PaCO₂ erhöht (Hypoxämie mit Hyperkapnie). Isolierte **Hypoxämien** sprechen immer für ein Problem des Lungenparenchyms, also Diffusionsstörungen oder Ventilation-Perfusions-Inhomogenitäten (V/Q-Mismatches). **Hyperkapnien** sind meist durch eine ineffektive Ventilation (s. S. 364) verursacht.

Die O₂-Sättigung kann auch nicht invasiv mittels eines **Pulsoxymeters** gemessen werden. Diese Methode ist vor allem bei körperlicher Belastung (z. B. bei der Ergometrie), aber auch zum Monitoring während eines Eingriffs (z. B. bei der Bronchoskopie) hilfreich. Über einen Fingerclip wird die pulssynchrone Lichtreflektion des oxygenierten Blutes registriert.

2.7 Spiroergometrie

▶ Synonym. Ergospirometrie.

Prinzip: Bei der Spiroergometrie wird unter ergometrischer Belastung (Fahrradergometer, Laufband) durch die Messung verschiedener Parameter die **körperliche Belastbarkeit** erfasst. Bei körperlicher Belastung nimmt der Sauerstoffbedarf der Organe (v. a. der Muskulatur) zu. Diese geben vermehrt Kohlendioxid ab und die Ventilation wird entsprechend gesteigert. Dabei kommt es zu typischen Veränderungen im Säure-Basen-Haushalt. Die wichtigsten **Messparameter** der Spiroergometrie sind:
- **kontinuierliche Messung:** Atemzugvolumen, Atemfrequenz, Sauerstoffaufnahme (V'O₂), Kohlendioxidabgabe (V'CO₂)
- **punktuelle Messung:** Blutgase (PaO₂, PaCO₂), pH-Wert, Standardbikarbonat, ggf. auch Laktat im arteriellen Blut.

Mithilfe dieser Messdaten und weiterer Berechnungen können Rückschlüsse auf die körperliche Belastbarkeit gezogen werden.

Indikation: Die Spiroergometrie wird hauptsächlich eingesetzt, um bei bestehender **Belastungsdyspnoe** zu klären, ob die Ursache eher kardialen oder pulmonalen Ursprungs ist. Bei bekannter Lungenerkrankung kann sie diese quantifizieren, was z. B.

Auswertung:
- **V'O₂:** Auskunft über die maximale Belastbarkeit
- **V'CO₂:** Auskunft über die anaerobe Schwelle
- **RQ > 1:** Anaerobie.

2.8 Bildgebende Verfahren

2.8.1 Röntgen-Thorax-Übersicht

Eine Röntgen-Thorax-Übersicht in zwei Ebenen (**posterior–anteriorer** und **seitlicher Strahlengang**) ist für die Diagnostik fast aller pneumologischen Krankheitsbilder erforderlich.

Einen **Normalbefund** zeigt Abb. **C-2.3**.

2.8.2 Weitere bildgebende Verfahren

Siehe Tab. **C-2.5**

bei Fragen zur körperlichen Belastbarkeit am Arbeitsplatz hilfreich sein kann. Pulmonale oder kardiale Leistungsminderungen können so objektiviert und der Erfolg einer Therapie nachgewiesen werden.

Auswertung: Eine Vielzahl von Rechengrößen kann spezielle Fragestellungen beantworten. Die maximale **V'O₂** gibt Auskunft über die maximale Belastbarkeit, eine vermehrte **V'CO₂** zeigt den Eintritt in die anaerobe Energiebereitstellung (anaerobe Schwelle). Wenn der Quotient V'CO₂/V'O₂ (**RQ = respiratorischer Quotient**) den Wert 1 überschreitet, befindet man sich endgültig in der Anaerobie und die Grenze für die Dauerbelastbarkeit ist überschritten. Ein Abfall des PaO₂ zeigt die Grenzen des Gasaustausches, ein Anstieg des PaCO₂ die Grenzen der Atempumpe an.

Bei **interstitiellen Lungenkrankheiten** kann schon bei geringer Belastung V'O₂ nicht weiter gesteigert werden. Entsprechend fallen SaO₂ oder PaO₂ ab (Limitierung durch Gasaustausch). Bei einer **Linksherzinsuffizienz** wird die Herzfrequenz (HF) schon bei kleiner Leistungsstufe den Grenzwert erreichen (Abbruchkriterium), V'O₂/HF bleibt zu klein (kardiale Limitierung). Bei einer **COPD** wird keine hohe Belastungsstufe erreicht, weil PaCO₂ bei ineffektiver Ventilation ansteigt und der pH rasch in den sauren Bereich abfällt (Limitierung durch Ventilation).

2.8 Bildgebende Verfahren

2.8.1 Röntgen-Thorax-Übersicht

Die Röntgen-Thorax-Übersicht in zwei Ebenen – **posterior–anteriorer** (p.–a.) und **seitlicher Strahlengang** – ist die Basis der pneumologischen Diagnostik. Die seitliche Aufnahme gibt Einblick in den Retrokardialraum und erlaubt die genauere segmentale Zuordnung von Herdbefunden. Frühere Indikationen zur **Durchleuchtung** sind heute nur noch selten gegeben (z. B. Zwerchfellbeweglichkeit heute sonografisch überprüfbar, Herdlokalisation gelingt über CT weitaus besser). Nicht verzichtet werden kann auf die Durchleuchtung als Lokalisationstechnik für bronchoskopische Biopsien.

Der **Normalbefund** der Röntgen-Thorax-Übersicht ist in Abb. **C-2.3** dargestellt. Bei der Befundung der einzelnen Strukturen empfiehlt sich ein systematisches Vorgehen (Abb. **C-2.3**).

2.8.2 Weitere bildgebende Verfahren

Weitere Bildgebende Verfahren sind in Tab. **C-2.5** dargestellt.

C-2.5	Bildgebende Verfahren in der Pneumologie
Verfahren	**Indikationen**
Computertomografie (CT)	Beurteilung des Lungenparenchyms, der Bronchien, Lungengefäße, mediastinalen Lymphknoten. Unerlässlich z. B. zur Stadienfestlegung eines Bronchialkarzinoms Nachweis von Lungenembolien in den großen und mittleren Pulmonalarterien
Magnetresonanztomografie (MRT)	spezielle Fragestellungen, z. B. Tumorinfiltration von Herz und großen thorakalen Gefäßen, der Thoraxwand, des Ösophagus oder der extrathorakalen Strukturen (z. B. Plexus brachialis, Spinalkanal)
endobronchialer Ultraschall (EBUS)	Darstellung mediastinaler und peribronchialer Lymphknoten, ultraschallgesteuerte transbronchiale Punktion
thorakale Sonografie	Pleuraergüsse, v. a. vor Pleurapunktionen thoraxwandnahe Herdbefunde in der Lunge Beurteilung der Zwerchfellbeweglichkeit (z. B. bei Verdacht auf Phrenikusparese)
Fluordesoxyglukose-Positronenemissionstomografie (FDG-PET)	Darstellung von malignen und entzündlichen Prozessen (Tumoren, Lymphknoten- und Lungenmetastasen)
Perfusions-Ventilations-Szintigrafie	Lungenembolie
Bronchografie	ggf. Darstellung von Bronchusstenosen während der Bronchoskopie vor einem rekanalisierenden Eingriff

C-2.3 Befundungsschema einer Röntgen-Thorax-Übersicht (Normalbefund)

a Dorsoventraler Strahlengang p.–a. **b** Seitlicher Strahlengang.

Eine **Röntgen-Thorax-übersicht** (s. auch Abb. **A-3.5.**) **kann folgende pathologische Muster aufweisen**: Aufhellungen, Verschattungen (Trübung, Verdichtung, Schatten), Lungenstrukturveränderungen (streifige, retikuläre, fleckige [miliar, fein- oder grobfleckig] Zeichnung), Formveränderungen (Verbreiterung, Verschmälerung, Konturveränderung, Deformierung, Destruktion) und Verlagerungen [nach Kulke].

Man beschreibt die sichtbaren Strukturen in folgender Reihenfolge:

1. Zwerchfell und Pleura: In der dorsoventralen Aufnahme befindet sich die rechte Zwechfellkuppel auf Höhe der 10. oder 11. dorsalen Rippe rechts, die linke etwa einen ICR tiefer. Die Zwerchfellkontur ist glatt und mündet in den lateral gelegenen, spitzwinkligen Sinus phrenicocostalis. Medial kann man den flacheren Herzzwerchfellwinkel erkennen.

In der seitlichen Aufnahme liegt die obere Begrenzung der Zwerchfellkuppel rechts entsprechend höher als links. Die spitzwinkligen, dorsalen Sinus phrenicocostales stehen links und rechts etwa auf gleicher Höhe. Die ventralen Sinus sind von Herzschatten überlagert. Die Pleura eines Gesunden kommt nur ausnahmsweise zur Darstellung, etwa in der Lungenspitze oder als Begrenzug eines Lobus venae azygos.

Pathologika: Flüssigkeitsansammlungen in der Pleurahöhle sind beim stehenden Patienten zunächst in den dorsalen Sinus als lateral ansteigende Linie mit darunter liegender kompletter Verschattung sichtbar.

2. Lunge: Man teilt in der dorsoventralen Aufnahme die rechte und linke Lunge in das Spitzenfeld (bis zum Sternoklavikulargelenk), das Oberfeld (bis zum ventralen Anteil der zweiten Rippe), das Mittelfeld (bis zum ventralen Anteil der 4. Rippe) und das Unterfeld ein. Die Lunge weist eine streifige Lungengrundstruktur auf, die vorwiegend durch Blutgefäße verursacht wird, ein gesundes Interstitium ist nicht sichtbar. Am Lungenhilus sind auch quer getroffene Bronchusschatten (glattrandige Ringfiguren) und Blutgefäße (glattrandige Rundschatten) anzutreffen. Der Lungenhilus ist ein Bündel aus zentralen Bronchien, Pulmonalarterien und -venen und steht rechts auf Höhe des 8. bis 9. Brustwirbelkörpers, links einen Wirbelkörper höher. Glattrandige große und hilifugale Streifenschatten sind Pulmonalarterien. Die rechte Unterlappenarterie soll 1,5 cm Durchmesser nicht überschreiten (Kreuzungsstelle mit dem Bronchus intermedius rechts). Die **pathologischen Veränderungen des Lungenparenchyms** sind vielfältig. Man findet z. B. unscharfe konfluierende größere Fleckschatten bei einer Pneumonie, konkav-bogig begrenzte und dichte Verschattungen bei einer Atelektase, kleinfleckig und retikuläre Verdichtungen bei interstitiellen Lungenkrankheiten. Verbreiterungen der zentralen Pulmonalarterien sprechen für eine pulmonale Hypertonie. Durch langdauernde Druckerhöhungen im postkapillären Lungenkreislauf (z. B. bei Mitralvitien) werden Lymphspalten sichtbar, die man in den Unterfeldern lateral als waagrecht laufende, maximal 1 cm lange, zarte Streifenschatten (Kerley-B-Linien) erkennen kann. Seltener sieht man die bis zu 4 cm langen, oft gewellten Kerley-A-Linien, die im Mitteloberfeld radiär zum Hilus laufen. Lungenrundherde sind verschieden große, glatt begrenzte, mehr oder weniger homogene und annähernd runde Strukturen. Dabei besteht immer der Verdacht auf einen Lungentumor oder eine Metastase.

3. Mediastinum, Herz, zentrale Blutgefäße: Der zentrale Schatten auf der dorsoventralen Aufnahme entspricht dem Mediastinum und seinen Strukturen. Die Messung der Mediastinalbreite wird immer durch die Höhenangabe (dorsale Rippen) präzisiert. Vergrößerte Lymphknoten oder eine Struma verbreitern den Mediastinalschatten. Am linken Mediastinalrand erkennt man vier bogige Strukturen („Herzbögen"): Aorta descendens, linke Pulmonalarterie, linkes Herzohr, linker Ventrikel. Rechts wird das untere Mediastinum durch den rechten Vorhof begrenzt. Diese Bögen sind erweitert bei z. B. pulmonaler Hypertonie oder Linksherzhypertrophie. Die Herzgröße kann auf der dorsoventralen Aufnahme als transversaler Durchmesser (auf Höhe der weitesten Ausladung nach rechts) angegeben werden. Sie wird zum Transversaldurchmesser (auf Höhe der rechten Zwerchfellkuppel) in Beziehung gesetzt und soll das Verhältnis 1:2 nicht überschreiten. **Herzverbreiterungen** sind z. B. bei einer Herzinsuffizienz zu erwarten. Durch den Mediastinalschatten hindurch kann man meist die Trachea und deren Bifurkation gut erkennen. Der Winkel der beiden Stammbronchien soll 65° nicht überschreiten. **Eine Vergrößerung des linken Vorhofs** führt zur Aufspreizung dieses Winkels. Die seitliche Aufnahme lässt den Herzschatten und den Aortenbogen gut erkennen.

4. Thoraxskelett: Auf einer dorsoventralen Aufnahme sind Teile der Brustwirbelsäule durch den Mediastinalschatten verdeckt. Gut erkennen kann man die dorsalen Rippenanteile, die ventralen schwerer. Die Schulterblätter sollten seitlich der Lungen zur Abbildung kommen. Kranial sind die Schlüsselbeine und das Manubrium sterni zu erkennen. Auf der seitlichen Aufnahme sind Brustwirbelsäule, laterale Rippen und Sternum gut sichtbar. Der Sternovertebralabstand beschreibt den dorsoventralen Throaxdurchmesser (auf Höhe der Sternumspitze). Bei einer Trichterbrust liegt er unter 10 cm beim Mann und 9 cm bei der Frau.

2.9 Invasive Methoden

2.9.1 Bronchoskopie

Diagnostische Bronchoskopie

Prinzip: Die diagnostische Bronchoskopie führt man heute meist mit einem **flexiblen Bronchoskop** durch (Abb. **C-2.4**). Als Zugang dienen die Nase oder der Mund. Nach Lokalanästhesie der oberen Atemwege, des Kehlkopfes, der Trachea und der zentralen Bronchien werden die Bronchien bis zur Subsegmentebene – mit schlanken Geräten auch darüber hinaus – inspiziert. Mit Spülkathetern, Bürsten, Zangen und Nadeln können dabei Proben entnommen werden. Darüber hinaus kann Lungengewebe auch über eine **transbronchiale Biopsie** (z. B. bei disseminierten Lungenprozessen oder bei lokalisierten Lungeninfiltraten) unter Durchleuchtungssicht entnommen werden. Mit der Bildgebung durch endobronchialen Ultraschall wird mittels **perbronchialer Nadelbiopsie** (z. B. bei bronchiennahen Tumoren oder Lymphknoten) Gewebe gewonnen.

Die **starre Bronchoskopie** wird für diagnostische Zwecke kaum noch eingesetzt. Bei der starren Bronchoskopie wird unter Allgemeinanästhesie ein beleuchtetes, etwa 40 cm langes und 9–13 mm breites Tubusrohr in die Trachea und die Hauptbronchien eingeführt. Über diesen Tubus wird auch beatmet. Die starren Optiken verfügen über verschiedene Ausblickwinkel und kräftige Zangen zur Entnahme von Biopsien.

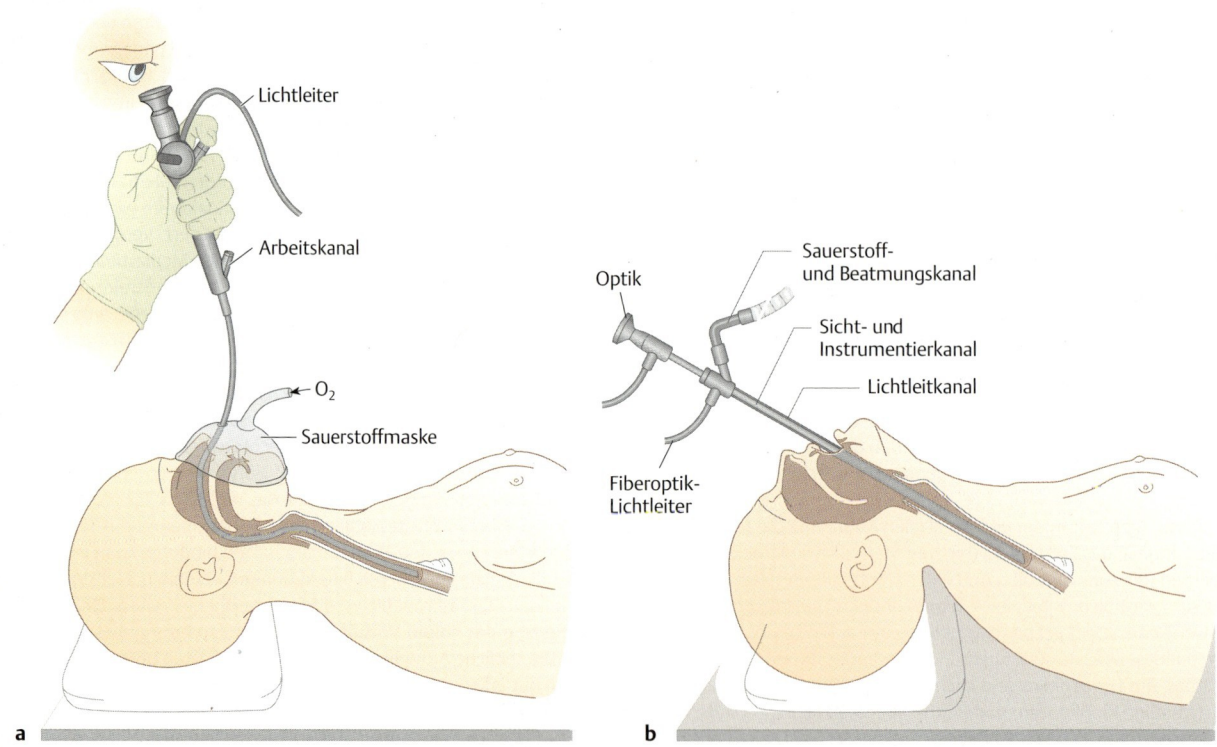

C-2.4 Flexible und starre Bronchoskopie

a Flexible Bronchoskopie (transnasale Fiberbronchoskopie).
b Starre Bronchoskopie.

Indikationen: Die diagnostische Bronchoskopie ist z. B. bei Tumorverdacht, Hustenabklärung oder Hämoptyse indiziert.

Im Rahmen der Bronchoskopie kann je nach Befund bzw. Krankheitsverdacht eine **bronchoalveoläre Lavage** (BAL) durchgeführt werden, um eine zytologische Diagnostik der Zellen aus peripheren Bronchien und Alveolarraum zu ermöglichen. Dabei werden nach Okklusion eines Bronchus durch das Bronchoskop etwa 120–180 ml physiologische Kochsalzlösung in mehreren Portionen in die Peripherie gespült und anschließend wieder schonend abgesaugt. Das Differenzialzellbild aus der BAL-Flüssigkeit ist meist recht unspezifisch, kann allerdings gute Hinweise auf die entzündliche Aktivität einer Erkrankung geben.

Therapeutische Bronchoskopie

Prinzip: Die therapeutische Bronchoskopie wird je nach Indikation mit einem **starren** oder **flexiblen Bronchoskop** durchgeführt.

Indikationen:
- **flexible Bronchoskopie:** z. B. Absaugen von Sekreten auf Intensivstationen, Platzierung einer Afterloading-Sonde für die endobronchiale Strahlentherapie
- **starre Bronchoskopie:** Entfernung eines Fremdkörpers (in Narkose), bronchiale Blutungen, endobronchiale Laser- und Kryotherapie.

Endobronchiale Stents sind mit starren oder flexiblen Geräten implantierbar.

2.9.2 Transthorakale Lungenbiopsie

Mit der **transthorakalen Lungenbiopsie** können Gewebeproben peripher sitzender Lungenherde, die der Bronchoskopie meist nicht zugänglich sind, gewonnen werden. Die Biopsie verläuft heute **CT-gesteuert,** weil so eine größere Treffsicherheit erreicht werden kann. In etwa 20 % der Punktionen tritt ein Pneumothorax auf (der nur in etwa 2 % d. F. therapiebedürftig ist), deshalb ist eine 24-stündige Nachbeobachtung erforderlich.

2.9.3 Pleurapunktion

Prinzip: Bei allen Pleuraergüssen, die nicht offensichtlich ätiologisch erklärbar sind, wird eine **diagnostische Pleurapunktion** notwendig (Abb. **C-2.5**). Nach thoraxsonografischer Lokalisation setzt man eine Lokalanästhesie und punktiert am Oberrand einer Rippe. **Geschlossene Punktionssysteme** sind wegen der geringeren Pneumothoraxgefahr zu bevorzugen. Für die diagnostische Punktion genügen 10–20 ml. Das Material wird untersucht auf Gesamtprotein, LDH, Glukose, pH-Wert, Mikroorganismen und auf zytologische Auffälligkeiten. Entscheidend für die weitere Diagnostik ist, ob es sich um eine eiweißreiche (**Exsudat**) oder eiweißarme Pleuraflüssigkeit (**Transsudat**) handelt (s. Tab. **C-2.6.**). Aus der Pleuraflüssigkeit kann man viele diagnostische Erkenntnisse gewinnen (Tab. **C-2.6**).

Oft schließt sich eine **therapeutische Pleurapunktion** an, um dem Patienten die Atemnot zu nehmen.

C-2.5 Pleurapunktion

Zunächst Lokalisation des Pleuraergusses und der optimalen Punktionsstelle mittels Sonografie. Anschließend Lokalanästhesie über dem nächstgelegenen Oberrand einer Rippe (Subkutis bis Pleura parietalis); über diese Punktion kann bereits eine diagnostische Ergussprobe gezogen werden (20 ml). Danach ggf. Punktion mit einer größeren Kanüle und 3-Wege-Hahn zur therapeutischen Entlastung.

C-2.6 Diagnostik des Pleurapunktats

Untersuchung	Befund	Diagnose
Eiweißgehalt	Gesamtprotein im Erguss > 50 % des Serumgesamtproteins	Exsudat
LDH	LDH im Erguss > 60 % der Serum-LDH	Exsudat
Glukose	Glukose im Erguss < 60 mg/dl	Infektion (Empyem, Tbc) parapneumonischer Erguss Kollagenose
pH-Wert	pH > 7,2 pH 7,0–7,2 pH < 7,0	Empyem unwahrscheinlich Empyem möglich Empyem, selten Ösophagusruptur
Hämatokrit	HK im Erguss > 50 % des Blut-HK HK im Erguss < 50 % des Blut-HK	Hämatothorax hämorrhagischer Erguss (z. B. Tumor, Lungenembolie, Tbc)
Zytologie	Neutrophilie Monozytose Lymphozytose Eosinophilie	akute Entzündung chronische Entzündung Tumoren, Tbc selten (Asbestose, Churg-Strauss-Vaskulitis, Z. n. thorakalem Eingriff, Pneumothorax, Medikamente)
Mikrobiologie	Nachweis von Bakterien	Empyem tuberkulöse Pleuritis
bei milchigem Aspekt	Triglyzeride > 110 mg/dl Cholesterin > 200 mg/dl	Chylothorax Pseudochylothorax

▶ Merke.

▶ Merke. Nie mehr als **1000 ml** Flüssgkeit in einer Sitzung ablassen, da Gefahr eines Reexpansionsödems der Lunge! Bei großen Ergussmengen ist eine kontinuierliche Thoraxdränage sicherer.

2.9.4 Thorakoskopie

Prinzip: Die **diagnostische Thorakoskopie** ermöglicht über ein starres Endoskop den Einblick in die Pleurahöhle. Mit der videoassistierten Thorakoskopie in Vollnarkose können auch kleine Operationen durchgeführt werden (Abb. **C-2.6**).

2.9.4 Thorakoskopie

Prinzip: Die **diagnostische Thorakoskopie** ermöglicht über ein starres Endoskop den Einblick in die Pleurahöhle. Über einen Zugang in Lokalanästhesie (mit Sedation) kann thorakoskopiert und mit Zangen eine Biopsie entnommen werden. Oft wird im Sinne einer minimalinvasiven Chirurgie die videoassistierte Thorakoskopie über drei Zugänge in Allgemeinnarkose durchgeführt (Abb. **C-2.6**). Diese chirurgische Methode wird man wählen, wenn z. B. im Rahmen des Eingriffs Verwachsungen zu lö-

C-2.6 Thorakoskopie

Über einen ersten Zugang erfolgt die Beleuchtung und Videodarstellung, über einen zweiten Zugang wird die Biopsiezange eingeführt. Meist wird über einen dritten Zugang die Lunge fixiert, ein Koagulationsgerät zur Blutstillung oder das Gerät zur Lungennaht bereitgehalten.

aus: Henne-Bruns D., Dürig M., Kremer B.: Duale Reihe Chirurgie. Thieme; 2003 sen oder größere Blutungen zu erwarten sind, die Lunge nach Biopsie vermutlich zu nähen ist oder wenn eine kleine Operation durchgeführt werden soll, z. B. Abtragung von Emphysemblasen.

Indikationen: Sie ist bei pleuralen Prozessen indiziert, die sich nicht sicher ätiologisch zuordnen lassen.

2.10 Allergiediagnostik

Pneumologen führen im Rahmen der Asthmadiagnostik selbst die erforderlichen allergologischen Untersuchungen durch. Mit der Allergieanamnese (S. 344) können die zu untersuchenden Allergene eingeengt werden. Mit Hauttests untersucht man die Reaktivität auf die vermuteten Allergene. Meist kommen modifizierte **Prick-Tests** mit kommerziellen Allergenlösungen zur Anwendung, bei hohem Sensibilisierungsgrad auch **Reibtests** mit Nativmaterial (Abb. C-2.7). Ergänzend untersucht man das **Gesamt-IgE** und allergenspezifische IgE im Serum. Diese Untersuchung liefert Hinweise über das Ausmaß einer Sensibilisierung. Ein fehlendes IgE ist allerdings kein Beweis gegen eine Sensibilisierung. Eine inhalative Provokationstestung ist nur selten notwendig (s. S. 348).

Indikationen: ätiologisch unklare Pleuraprozesse.

2.10 Allergiediagnostik

Wichtige Bestandteile der Allergiediagnostik sind **Hauttests,** z. B. Prick-Test, Reibtest (Abb. **C-2.7**) und ergänzende **Laborparameter** (Gesamt-IgE und allergenspezifische IgE).

> **C-2.7** Verschiedene Hauttests der Allergiediagnostik

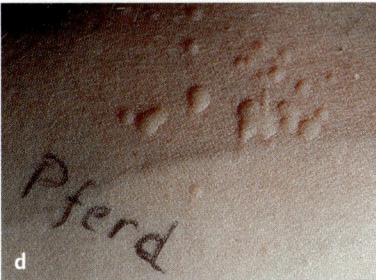

a, b Prick-Test: Testlösungen, positive Kontrolle (Histamin 1:10 000) und Lösungsmittel (0,9 %ige NaCl-Lösung) werden an der Palmarseite des Unterarms in Tropfen aufgebracht und die Haut mit einer sterilen Lanzette flach durchstochen. Dabei wird die Haut leicht angehoben, sodass die Allergenlösung in den Stichkanal eindringen kann. Positive Reaktionen: bewertet wird die urtikarielle Sofortreaktion mit + bis + + + + im Vergleich mit negativer Kontrolle (empty element) und Histaminreaktion (+ + +). Hier bestehen positive Reaktionen auf Gräserpollen (mit pseudopodienartigen Ausläufern der Quaddel) und Roggenpollen.
c, d Reibtest: Mit dem nativen Allergen (hier: Pferdehaare) wird die Haut der Unterarmpalmarseite etwa 10-mal kräftig gerieben. Als Kontrolle dient das Reiben mit einem Mulltupfer. Positive Reaktion: deutliche urtikarielle Sofortreaktion.

2.11 Kardiologische Techniken in der Pneumologie

Die **Echokardiografie** (s. S. 50) dient hier hauptsächlich zum Nachweis eines Cor pulmonale (Rechtsherzhypertrophie) und zur Abschätzung des pulmonalarteriellen Drucks (Flussdopplerechokardiografie). Weiterhin ist sie sehr nützlich zum Ausschluss von Erkrankungen des linken Ventrikels, etwa bei der Abklärung einer Belastungsdyspnoe.
Durch eine **Rechtsherzkatheter-Untersuchung** (s. Abb. **A-3.8**.) können der pulmonalarterielle Druck, der pulmonalvenöse Druck (wedge pressure) und der pulmonale Gefäßwiderstand in Ruhe und bei Belastung gemessen werden. Damit lässt sich die postkapilläre von der präkapillären pulmonalen Druckerhöhung abgrenzen.

2.11 Kardiologische Techniken in der Pneumologie

Die **Echokardiografie** dient in der Pneumologie der Beurteilung des rechten Ventrikels und des pulmonalarteriellen Drucks.

Durch **Rechtsherzkatheter** kann man prä- und postkapilläre pulmonale Druckanteile genau differenzieren.

3 Leitsymptome

3.1	Allgemeines	356
3.2	Husten	356
3.3	Auswurf	358
3.4	Atemnot	359
3.5	Störungen des Atemrhythmus	361
3.6	Zyanose	362

3.1 Allgemeines

3.1 Allgemeines

Zu den Leitsymptomen der Pneumologie zählen Husten, Auswurf, Atemnot, Thoraxschmerzen (S. 40), Störungen des Atemrhythmus und Zyanose.

3.2 Husten

3.2 Husten

▶ Definition.

▶ **Definition.** Husten ist nicht nur ein wichtiger Teil der bronchialen Reinigungsmechanismen, sondern auch gemeinsames Symptom fast aller Erkrankungen der Atemwege wie auch einiger extrapulmonaler Erkrankungen. Nach Dauer des Hustenleidens unterscheidet man **akuten** (< 3 Wochen) und **chronischen** (> 3 Wochen) **Husten.**

Ätiologie: Häufigste Ursache des **akuten** Hustens ist der **virale Infekt**. Chronischer Husten findet sich am häufigsten bei Rauchern (Tab. **C-3.1**).

Ätiologie: Häufigste Ursache des **akuten** Hustens ist der **virale Infekt**. **Chronischer** Husten findet sich am häufigsten bei Rauchern im Rahmen einer **chronischen Bronchitis** und bei **Asthma bronchiale**. Eine Übersicht weiterer möglicher Differenzialdiagnosen gibt Tab. **C-3.1**.

Diagnostik: Bei **akutem Husten** ist zunächst eine **Reizstoffinhalation** auszuschließen. Anschließend wird nach möglichen Symptomen eines **akuten tiefen Atemwegsinfekts** oder einer **Pneumonie** gesucht. Mit dem Röntgen-Thorax kann ein **Pneumothorax** ausgeschlossen werden.
Selten findet sich eine **Pleuritis** als Ursache.

Diagnostik: Bei **akutem Husten** ist zunächst eine akute **Reizstoffinhalation** (Gase, Rauche, Aerosole) auszuschließen. Anschließend werden mögliche Symptome und Befunde eines **akuten tiefen Atemwegsinfekts** oder einer **Pneumonie** erhoben. Beide Krankheiten gehen mit Allgemeinsymptomen wie Fieber, Schwitzen, Abgeschlagenheit und Appetitlosigkeit einher. Oft sind auch die oberen Atemwege mit Schnupfen, Halsschmerzen oder Heiserkeit betroffen. Das typische thorakale Symptom eines tiefen Atemwegsinfektes bzw. einer Pneumonie ist ein anfangs trockener Husten, der nach einigen Tagen produktiv werden kann, sowie Atemnot und thorakales Engegefühl. Bei der Auskultation kann man feuchte Rasselgeräusche hören, oft auch Giemen und Brummen. Um zwischen einem akuten tiefen Atemwegsinfekt und einer Pneumonie differenzieren zu können, wird das CRP bestimmt (bei Pneumonie > 5 mg/dl) und ein Röntgen-Thorax angefertigt (bei Pneumonie frisches pneumonisches Infiltrat). Mit dem Röntgen-Thorax kann auch ein **Pneumothorax** erkannt bzw. ausgeschlossen werden.
Eine seltenere Ursache für einen akuten Husten ist die **Pleuritis**; hier überwiegt der atemabhängige Thoraxschmerz.

▶ Merke.

▶ **Merke.** Jeder Husten, der länger als 3 Wochen andauert, muss abgeklärt werden.

Einem **chronischen, produktiven Husten** liegt häufig eine **chronische Bronchitis** oder **COPD** zugrunde. Besonders große Sputumvolumina sind typisch für eine **Bronchiektasie**.

Ein **chronischer, produktiver** Husten hat mit hoher Wahrscheinlichkeit eine bronchiale Ursache. Bei **chronischer Bronchitis** und **COPD** finden sich oft eine langjährige inhalative Noxe (z. B. Zigarettenrauch) sowie häufige Erkältungen in der Anamnese. Die Exazerbation einer chronischen Bronchitis bzw. COPD geht mit der Produktion noch größerer Sputummengen, Verfärbung des Sputums, verstärkter Atemnot und noch häufigerem Husten einher. Auskultatorisch finden sich feuchte Rasselgeräusche mit exspiratorischem Giemen. Die Lungenfunktionsanalyse zeigt eine obstruktive Ventilationsstörung. Besonders große Sputumvolumina sind typisch für eine **Bronchiektasie**. Bei Exazerbation treten hier eine gelb-grüne Verfärbung des Auswurfs, permanenter Husten, Müdigkeit, Schweißausbrüche und Atemnot auf.

C 3.2 Husten

C-3.1 Häufige Ursachen des Hustens und wegweisende Untersuchungen

	mögliche Ursachen*	Klinik/Hustenqualität	wegweisende Diagnostik
akuter Husten	akute Bronchitis	Schnupfen, Halsschmerzen, Auswurf, zunächst trockener, später produktiver **Husten**	klinische Diagnose
	Pneumonie	Fieber, schweres Krankheitsgefühl, **trockener** oder **produktiver Husten**	Leukozyten und CRP erhöht, Röntgen-Thorax (frisches Infiltrat)
	Lungenembolie	plötzliche schwere Luftnot mit atemabhängigem Thoraxschmerz, **plötzlicher Reizhusten**	Blutgasanalyse ($PaO_2 \downarrow$, $PaCO_2 \downarrow$), EKG (akute Rechtsherzbelastung), Echokardiografie, thorakale CT
	Pleuritis	**Reizhusten**, atemabhängige Schmerzen bei Pleuraerguss: Verschwinden der Symptomatik und Dyspnoe	Auskultation (Pleurareiben), Röntgen-Thorax/Sonografie (Pleuraverdickung, Pleuraerguss)
	Aspiration/Inhalation von Reizgasen, Stäuben	**trockener Reizhusten**	Anamnese
chronischer Husten	Asthma bronchiale	vorwiegend **trockener Husten** (auch **nachts**), anfallsweise Luftnot, exspiratorisches Giemen	Anamnese, Auskultation (Giemen, Pfeifen, Brummen), Lungenfunktionsanalyse (obstruktive Ventilationsstörung), Allergiediagnostik
	chronische Bronchitis	**produktiver Husten**, häufige Exazerbationen	langjährige Hustenanamnese, Auskultation (feuchte Rasselgeräusche)
	COPD	**produktiver Husten**, Belastungsdyspnoe, häufige Exazerbationen	Auskultation (mittelblasige RG, Pfeifen und Brummen) leises Atemgeräusch bei Emphysem, Lungenfunktionsanalyse (obstruktive Ventilationsstörung)
	interstitielle Lungenkrankheiten	Belastungsdyspnoe, **trockener Husten** (Attacken)	Auskultation (Knisterrasseln), Lungenfunktionsprüfung (restriktive Ventilationsstörung), Diffusionsstörung, Belastungsuntersuchungen (verminderte Sauerstoffaufnahme), thorakale CT (Milchglastrübung, streifige und noduläre Strukturvermehrung, Honey Combs), serologische Methoden, Lungenbiopsie
	Bronchialkarzinom	**hartnäckiger Husten** (auch Hämoptysen)	Röntgen-Thorax, thorakale CT, Biopsie mit Histologie (Bronchoskopie, transthorakale Punktion, Mediastinoskopie)
	Lungentuberkulose	subfebrile Temperatur, Müdigkeit, Schwitzen, **hartnäckiger Husten (trocken oder produktiv)**, auch Hämoptysen	positive Umgebungsanamnese, positiver Tuberkulinhauttest, Röntgen-Thorax, ggf. thorakale CT, Nachweis von Mycobacterium tuberculosis (Sputum, Magennüchternsekret)
	rezidivierende Lungenembolien	Belastungsdyspnoe, Schwindelgefühl, selten **trockener Husten**	thorakale CT (Ausschluss durch Perfusions-Ventilations-Szintigrafie)
	Linksherzinsuffizienz	**trockener**, insbesondere **nächtlicher Husten** (im Liegen ↑)	Auskultation (feinblasige RG, evtl. Giemen, Brummen), Röntgen-Thorax (Lungenstauung), Echokardiografie
	Bronchiektasen	**produktiver Husten mit großen Auswurfvolumina**, Sputum oft gelb-grünlich verfärbt	„maulvoller" Auswurf (eitrig, fötider Geruch), Hämoptysen, CT
	gastroösophagealer Reflux (30 %)	**trockener Husten**, mit und ohne Sodbrennen, oft beim Hinlegen zunehmend	Ösophagogastroskopie, 24-h-pH-Metrie alternativ: unter Protonenpumpenblockade verschwindet der Husten
	chronische Rhinitis/Sinusitis	meist **trockener Husten**, oft im Liegen zunehmend	HNO-ärztliche Untersuchung (postnasal Drip), Nasennebenhöhlen-CT
	medikamentös bedingt: ACE-Hemmer-Husten	**trockener Husten**, oft in Attacken	Absetzen der Medikamente oder Umsetzen auf andere Antihypertensiva

* Reihenfolge in abnehmender Häufigkeit

Die Diagnostik bei **chronischem, trockenem Husten** ist umfangreicher. Es gibt drei Hauptursachen:

1. **Chronische Rhinitis/Sinusitis:** Das an der Rachenhinterwand abwärts laufende Nasensekret wird von vielen Patienten als kitzelndes Gefühl angegeben. Im Liegen kann dies verstärkt sein (postnasal drip, etwa 20 % aller Fälle). Die Reizung sensibler Nervenendigungen in der Rachenwand führt reflektorisch zu heftigen, trockenen Hustenattacken. Trinken stoppt den Hustenreiz. Bei der HNO-ärztlichen Untersuchung zeigt sich eine entzündlich veränderte Rachenhinterwand. Oft ist eine CT der Nasennebenhöhlen zur Sicherung der Diagnose einer Sinusitis erforderlich.
2. **Gastroösophageale Refluxkrankheit (GERD):** Der Säurereiz im Ösophagus kann in etwa 30 % der Fälle ursächlich für den chronischen, trockenen Husten sein. Bei

Hauptursachen für einen **chronischen, trockenen Husten** sind:
1. **chronische Rhinitis/Sinusitis** (20 % der Fälle)
2. **gastroösophageale Refluxkrankheit** (30 % der Fälle)
3. **pulmonale Ursachen** (30–40 % der Fälle):
   – Asthma bronchiale
   – interstitielle Lungenkrankheiten
   – Bronchialkarzinom
   – Lungentuberkulose.

einem Teil der Patienten fließt die Magensäure sogar bis zum Kehlkopf hinauf (Laryngitis gastrica, HNO-Diagnose). Anamnestisch muss kein Sodbrennen vorliegen. Bei Vorliegen typischer Symptome und Befunde kann die Diagnose ex juvantibus gestellt werden: Bei 4-wöchiger Gabe eines Protonenpumpenhemmers sollte der trockene Husten verschwinden. Sicherer ist der direkte Nachweis der Refluxkrankheit durch Gastroösophagoskopie und/oder 24-Stunden-ph-Metrie.

3. In etwa 30–40 % liegt eine **pulmonale Ursache** zugrunde.
   - **Asthma bronchiale:** Anamnestisch wird von trockenen Hustenanfällen berichtet. Fast immer lassen sich konkrete Auslöser festmachen. Im Intervall können sämtliche Befunde unauffällig sein. Bei sorgfältiger Untersuchung finden sich Peak-Flow-Schwankungen von > 20 %, eine obstruktive Ventilationsstörung, zumindest der kleinen Atemwege, und ein positiver Test auf bronchiale Hyperreaktivität.
   - **Interstitielle Lungenkrankheiten:** Sie entstehen schleichend. Die Dyspnoe entwickelt sich innerhalb von Wochen bis Monaten und geht mit trockenem Husten einher. In vielen Fällen lässt sich das typische Knisterrasseln auskultieren. Wegweisend sind die Lungenfunktionsuntersuchung (restriktive Ventilationsstörung mit Diffusionsstörung), körperliche Belastungstests (Abfall des PaO_2) und eine thorakale CT (Milchglastrübung, streifige oder noduläre interstitielle Strukturvermehrung, Honigwaben).
   - **Bronchialkarzinom:** Auch an ein Bronchialkarzinom ist zu denken, insbesondere, wenn der Patient raucht bzw. geraucht hat. Ein hartnäckiger Husten, der die übliche Raucherbronchitis überlagert, kann erstes Symptom sein.
   - **Lungentuberkulose:** Sie ist heute selten geworden, leider wird sie zu oft verzögert diagnostiziert. Anamnestisch lassen sich Hämoptysen (Bluthusten) finden, sie sind jedoch seltener als der hartnäckige, vorwiegend trockene Husten. Weitere Symptome wie Müdigkeit, subfebrile Temperatur und Schwitzen können wegweisend sein. Entscheidend sind der Tuberkulin-Hauttest und die Röntgen-Thorax-Übersicht.

Seltenere Ursachen sind z. B. eine Linksherzinsuffizienz, rezidivierende Lungenembolien oder der durch ACE-Hemmer induzierte Husten.

3.3 Auswurf

▶ **Synonym.** Sputum

▶ **Definition.** Auswurf bezeichnet das beim Husten ausgeworfene, krankhaft vermehrte Sekret der Atemwege (Bronchialsekret). Das normale Bronchialsekret ist farblos-glasig und von sehr geringer Menge (150 ml/d). Es wird nicht ausgehustet, sondern durch Räuspern transportiert und normalerweise verschluckt.

Ätiologie: Das Sekretvolumen wird von den muköse, serösen und seromukösen Drüsen der Bronchialschleimhaut bestimmt. Akute und chronische Reize der Schleimhaut (z. B. Fremdkörper, Luftverunreinigungen, Infekte, chronische bronchiale Entzündungen) führen zu einer Hypersekretion. Die Sekretomotorik des Flimmerepithels transportiert die Schadstoffe mit dem Bronchialsekret nach außen. Eine **Gelbfärbung** des Sekrets ist durch einen Übertritt von neutrophilen bzw. eosinophilen Granulozyten ins Sekret bedingt. Behinderungen des Sekretabflusses (z. B. bei Bronchiektasen, Narben, Epithelmetaplasien) führen zum Sekretstau und begünstigen eine Besiedelung des Sekrets mit Bakterien (**grüne Verfärbung** des Sekrets).
Hämoptysen bezeichnen einen **blutigen Auswurf** (Bluthusten). Häufige Ursachen sind Bronchitis, Bronchiektasie, Pneumonie, Lungenembolie, Bronchialkarzinom, Lungentuberkulose und Fremdkörperaspiration. Seltenere Ursachen sind z. B. Linksherzinsuffizienz, Gerinnungsstörung oder Antikoagulation, Aspergillom, Lungenabszess, arteriovenöse Fistel, Lungentrauma, Vaskulitiden.

Diagnostik: Auswurf ist immer krankhaft und bedarf einer Abklärung. Zunächst sollten **Menge**, **Farbe** und eventuelle **Blutbeimengungen** beurteilt werden. Bei unklaren Fällen schließen sich **weiterführende Untersuchungen** an: Röntgen-Thorax-Übersicht, ggf. thorakale CT, Bronchoskopie mit mikrobiologischer und zytologischer Begutachtung des Bronchialsekrets.

3.3 Auswurf

▶ Synonym.

▶ Definition.

Ätiologie: Reizstoffe und Entzündungen steigern das Sekretvolumen. Gelbes Bronchialsekret entsteht durch Entzündungszellen. Grünverfärbung spricht für bakterielle Infektionen.

Blutiges Bronchialsekret (**Hämoptysen**) ist ein Alarmsymptom für Bronchialkarzinom, Tuberkulose, Lungenembolie, Pneumonie.

Diagnostik: Zunächst sollten **Menge**, **Farbe** und eventuelle **Blutbeimengungen** beurteilt werden. Bei unklaren Fällen schließen sich **weiterführende Untersuchungen** an (Röntgen, CT, Bronchoskopie mit Zytologie).

3.4 Atemnot

▶ Synonym. Dyspnoe, Luftnot.

▶ Definition. Atemnot ist ein häufiges, aber eher unspezifisches Symptom. Während die akute Atemnot innerhalb weniger Minuten bis Stunden auftritt, entwickelt sich die chronische Atemnot über Tage bis Monate hinweg.

Formen: Belastungsdyspnoe ist abhängig vom Grad der körperlichen Belastung (z. B. gemessen in Watt) und der Art der Belastung (z. B. Intervall- oder Dauerbelastung). **Ruhedyspnoe** ist ein Zeichen für fortgeschrittene und schwere Krankheitsbilder.

Ätiologie: Die **akute** Atemnot ist ein typisches Leitsymptom für z. B. Lungenödem, Asthma bronchiale, Lungenembolie, Pneumothorax, Hyperventilationssyndrom, Fremdkörperaspiration. Die **chronische** Atemnot findet man vorwiegend bei Linksherzinsuffizienz, COPD, interstitieller Lungenkrankheit. Je nach Lokalisation lassen sich pulmonale und extrathorakale Ursachen unterscheiden (Tab. **C-3.2**, kardiale Ursachen von Dyspnoe, s. S. 38).

C-3.2 Häufige Ursachen von Dyspnoe

	Erkrankung	Klinik	wegweisende Diagnostik
pulmonal	Asthma bronchiale	anfallsweise exspiratorische Luftnot	Anamnese, Auskultation (Giemen, Pfeifen, Brummen), Lungenfunktionsanalyse (obstruktive Ventilationsstörung), Allergiediagnostik
	COPD	exspiratorische Belastungsdyspnoe	Auskultation (mittelblasige RG, Pfeifen und Brummen) leises Atemgeräusch bei Emphysem, Lungenfunktionsanalyse (obstruktive Ventilationsstörung)
	Pneumonie	Ruhedyspnoe, Husten	Leukozyten und CRP erhöht, Röntgen-Thorax (frisches Infiltrat)
	große Atelektasen	Belastungsdyspnoe	Dämpfung bei fehlendem Atemgeräusch, thorakale CT, Bronchoskopie
	interstitielle Lungenkrankheit	Belastungsdyspnoe	Auskultation (Knisterrasseln), Lungenfunktionsprüfung (restriktive Ventilationsstörung), Diffusionsstörung, Belastungsuntersuchungen (verminderte Sauerstoffaufnahme), thorakale CT (Milchglastrübung, streifige und noduläre Strukturvermehrung, Honey Combs), serologische Methoden, Lungenbiopsie
	Lungenembolie	akute Ruhedyspnoe	Blutgasanalyse (PaO$_2$ ↓, PaCO$_2$ ↓), EKG (akute Rechtsherzbelastung), Echokardiografie, thorakale CT
	chronische pulmonale Hypertonie	Belastungsdyspnoe	Echokardiografie
	Pleuritis	Schmerzen, die Schmerzhemmung reduziert die Atemexkursion und führt zur Dyspnoe	Auskultation (Pleurareiben), Röntgen-Thorax/Sonografie (Pleuraverdickung)
	Pleuraerguss	Belastungsdyspnoe	Röntgen-Thorax/Sonografie
	Pneumothorax	Belastungsdyspnoe	Röntgen-Thorax
	Spannungspneumothorax	Ruhedyspnoe, obere Einflussstauung, Schock	körperliche Untersuchung (fehlendes Atemgeräusch, hypersonorer Klopfschall), Röntgen-Thorax
	Zwerchfellhochstand, -lähmung	einseitig: Belastungsdyspnoe (durch Phrenikusparese, Hepatomegalie), oft ohne wesentliche Symptome, beidseitig: schwere Ruhedyspnoe	Thoraxsonografie (Zwerchfellbewegung)
	zentraler endobronchialer Tumor oder Fremdkörper	in- und exspiratorische Belastungsdyspnoe, meist Husten	thorakale CT, Bronchoskopie
obere Atemwege	Trachealstenose, Laryngospasmus, Larynxödem	inspiratorischer Stridor, oft schon bei geringer Belastung	thorakale CT, Endoskopie
kardial	s. Tab. **A-2.3**, S. 39		

C-3.2 Häufige Ursachen von Dyspnoe (Fortsetzung)

	Erkrankung	Klinik	wegweisende Diagnostik
andere	Adipositas	Belastungsdyspnoe	Ergospirometrie (bezogen auf das Körpergewicht [V'O$_2$/kg] normale Leistung)
	metabolische Azidose (z. B. ketoazidotisches diabetisches Koma)	schwere Ruhedyspnoe mit maximaler Hyperventilation	Azidose (pH ↓) trotz Hyperventilation (PaCO$_2$ ↓; PaO$_2$ ↑), Hyperglykämie
	akutes und chronisches Hyperventilationssyndrom	Ruhedyspnoe mit neurologischen, kardialen und gastroenteralen Symptomen	PaCO$_2$ ↓
	Aufenthalt in großer Höhe	Belastungsdyspnoe, auch bei gut trainierten Bergsteigern, nächtliche Hypoxämien, Lungenödem, Hirnödem	Zunahme der Belastungsdyspnoe, Abnahme der Leistungsfähigkeit
	Atemnot in der Schwangerschaft (physiologisch)	1. Trimenon: Hyperventilation durch hormonelle Veränderungen 3. Trimenon: Behinderung der Zwerchfellbeweglichkeit	1. Trimenon: PaCO$_2$ ↓ 3. Trimenon: Abnahme der Vitalkapazität
	Kohlenmonoxid-Vergiftung	Kopfschmerzen, Müdigkeit, Ruhedyspnoe, Angina pectoris, Herzrhythmusstörungen, Halluzinationen, Apathie	Hb-CO ↑, Cave: SaO$_2$ ist pulsoxymetrisch normal. Selten: kirschrote Hautfarbe
	Blausäurevergiftung (Blockade der Atmungskette)	bei schwerer Vergiftung Atemlähmung: Atemfrequenz ↓, Atempausen	Kopfschmerzen, Schwindel, Ohrgeräusche, Bittermandelgeruch (Marzipan) der Atemluft, Krampfanfälle, Bewusstlosigkeit
	Opioidvergiftung	Atemlähmung: Atemfrequenz ↓, Atempausen, Atemstillstand	PaCO$_2$ ↑

Klinik: Häufig finden sich eine Atemfrequenz > 20/min, sichtbare Anstrengung bei In- oder Exspiration, Einsatz der Atemhilfsmuskulatur oder Sprechdyspnoe.

Diagnostik: Bei Dyspnoe aus pulmonaler Ursache unterscheidet man 5 **Schweregrade** (Tab. **C-3.3**).

- **Anamnese:** Wichtig ist eine sorgfältige Anamneseerhebung (Beruf, Hobby, Rauchgewohnheiten, Medikamente, Allergien). Die **Dyspnoeform** kann Hinweise auf die Ätiologie geben.

- **Körperliche Untersuchung:** Hier ist auf Atem- und Pulsfrequenz, Einsatz der Atemhilfsmuskulatur und Zyanose zu achten. Auskultation und Perkussion geben weitere Hinweise.

Klinik: Atemnot ist ein sehr subjektives Gefühl und nicht immer vollständig objektivierbar. Hinweise sind eine hohe Atemfrequenz (> 20/min), sichtbare Anstrengung bei In- oder Exspiration, Einsatz der Atemhilfsmuskulatur, interkostale Einziehungen, Zyanose oder Sprechdyspnoe.

Diagnostik: Atemnot sollte immer quantifiziert werden. Bei Dyspnoe aus pulmonaler Ursache unterscheidet man 5 **Schweregrade** nach der Dyspnoe-Skala der American Thoracic Society (Tab. **C-3.3**).

- **Anamnese:** Die Anamnese umfasst Beruf, Hobby, Rauchgewohnheiten, Medikamente, Allergien. Die **Dyspnoeform** kann Hinweise auf die Ätiologie geben. Bei Herzinsuffizienz besteht meist eine Belastungsdyspnoe, im Stadium NYHA IV eine Ruhedyspnoe. Die Atemnot kann beim Liegen zunehmen, sodass eine aufrechte Körperhaltung bevorzugt wird (Orthopnoe). Bei COPD findet man eine exspiratorische Belastungsdyspnoe, die im Krankheitsverlauf zunimmt. Bei interstitiellen Lungenkrankheiten geht die in- und exspiratorische Belastungsdyspnoe mit trockenem Husten einher. Atemnotsanfälle mit lautem exspiratorischem Pfeifen, auch nachts, sind typisch für das Asthma bronchiale. Extrapulmonale Atemwegsstenosen (Laryngospasmus, Tracheastenose) sind bei inspiratorischer Dyspnoe mit lautem Stridor zu vermuten.

- **Körperliche Untersuchung:** Sie konzentriert sich auf Atem- und Pulsfrequenz, Einsatz der Atemhilfsmuskulatur, Zyanose. Bei der Auskultation erfasst man das Punctum maximum der Nebengeräusche (feuchte und trockene Rasselgeräusche). Die Perkussion zeigt eine Dämpfung (z. B. bei Pleuraerguss oder Lungeninfiltraten) oder einen hypersonoren Klopfschall (z. B. bei Lungenemphysem oder Pneumothorax).

C-3.3 Dyspnoe-Skala der American Thoracic Society (ATS)

Grad 0	**keine Dyspnoe**, Atemnot nur bei deutlicher körperlicher Anstrengung
Grad 1	**leichte Belastungsdyspnoe**, Kurzatmigkeit bei raschem Gehen oder leichtem Anstieg
Grad 2	**mäßige Belastungsdyspnoe**, Kurzatmigkeit bei normalem Gehen auf der Ebene, Gehpausen zum Luftholen auch bei eigenem Tempo
Grad 3	**schwere Belastungsdyspnoe**, Pausen beim Gehen nach einigen Minuten oder nach etwa 100 Metern im Schritttempo
Grad 4	**sehr schwere Dyspnoe (Ruhedyspnoe)**; zu kurzatmig, um das Haus zu verlassen; Luftnot beim Reden und/oder Anziehen

- Folgende **technische Untersuchungen** gehören zur Basisdiagnostik bei Atemnot:
  - **EKG:** Myokardischämie, Rechtsherzbelastung, Rhythmusstörungen?
  - **Röntgen-Thorax-Übersicht:** frische Infiltrate, Lungenstauung, Pleuraerguss, Änderung der Herzkontur, Raumforderungen, Pneumothorax? Gegebenenfalls wird eine thorakale CT-Untersuchung notwendig (z. B. Lungenembolie?)
  - **Echokardiografie:** Störungen der Pumpfunktion, Kontraktionsstörungen, Perikarderguss?
  - **Blutgasanalyse:** Bestimmung von PaO_2 und $PaCO_2$ bei Dyspnoe mit pulmonaler Ursache (die pulsoxymetrische O_2-Sättigung erfasst eine eventuelle Hypo- oder Hyperkapnie nicht!)
  - **Lungenfunktionsanalyse** (S. 346): zur Erfassung obstruktiver oder restriktiver Ventilationsstörungen
  - **Labor: akute Dyspnoe:** Troponin (erhöht bei Herzinfarkt), D-Dimere (erhöht bei Lungenembolie), BNP (erhöht bei Herzinsuffizienz) – **chronische Dyspnoe:** rotes Blutbild (Anämie, Polyglobulie), weißes Blutbild (Leukozytose), CRP, arterieller pH, evtl. α_1-Antitrypsin.

▶ **Merke.** Um Zeit zu sparen, besteht die **Notfalldiagnostik** bei schwerer Dyspnoe lediglich aus Anamnese, körperlicher Untersuchung, Pulsoxymetrie, Peak-Flow-Messung und EKG.

- Folgende **technische Untersuchungen** gehören zur Basisdiagnostik bei Atemnot:
  - EKG
  - Röntgen-Thorax-Übersicht (ggf. thorakale Spiral-CT)
  - thorakale Spiral-CT
  - Echokardiografie
  - Blutgasanalyse
  - Lungenfunktionsanalyse
  - Labor.

▶ **Merke.**

Weiterführende Untersuchungen sind z. B. bei V. a. Myokardischämie indiziert (Koronarangiografie). Zeichen einer Rechtsherzbelastung werden durch einen Rechtsherzkatheter verifiziert, bei Folgeuntersuchungen genügt die Schätzung des pulmonalarteriellen Drucks durch echokardiografische Methoden. Der Ausschluss einer Lungenembolie gelingt am sichersten über die Perfusions-Ventilations-Szintigrafie. Alle Formen der Belastungsdyspnoe, die durch Lungenfunktions- und Blutgasanalyse nicht ausreichend erklärbar sind, werden mittels Ergospirometrie weiter differenziert.

Abhängig von der Verdachtsdiagnose schließen sich ggf. **weiterführende Untersuchungen** an (Koronarangiografie, Echokardiografie, Perfusions-Ventilations-Szintigrafie, Ergospirometrie).

Therapie: Die Therapie richtet sich nach der Ursache (s. einzelne Kranheitsbilder). Im **respiratorischen Notfall** sollte der Patient sitzen oder mit erhöhtem Oberkörper liegen (45°). Wenn er unter Beobachtung bleibt, ist Sauerstoffzufuhr über Nasensonde oder Maske (2–4 l/min) ungefährlich. Bei Atemstillstand muss beatmet werden.

Therapie: je nach Grunderkrankung.

3.5 Störungen des Atemrhythmus

Störungen des Atemrhythmus äußern sich in einer unregelmäßigen oder pausierenden Atmung (Abb. **C-3.1**). Selten werden sie von Patienten bemerkt und angegeben, oft jedoch in der Fremdanamnese gefunden.
- **Cheyne-Stokes-Atmung:** sinusförmige Abwechslung von Hyper- und Hypoventilation (an- und abschwellend) mit Pausen (wahrscheinlich bei Hirndurchblutungsstörungen, z. B. im Rahmen einer Linksherzinsuffizienz oder bei einer intrazerebralen Einblutung)
- **Biot-Atmung:** gleichmäßig tiefe Atemzüge im Wechsel mit Apnoephasen (z. B. bei Enzephalitis)
- **Kußmaul-Atmung:** abnorm vertiefte, aber regelmäßige Atmung (maximale Hyperventilation, um über die CO_2-Abatmung den pH-Wert zu normalisieren, z. B. ketoazidotisches diabetisches Koma)
- **Obesitas-Hypoventilation** (früher Pickwick-Syndrom): Hyperventilationen, Hypoventilationen und Apnoephasen im Wechsel, Einschlafneigung tagsüber (Schwäche des Rhythmusgenerators und adipositasbedingte Störung der Atemmechanik).
- **Schnappatmung:** kurze, kräftige Atemzüge zwischen sehr langen Atempausen, häufig während des Sterbeprozesses als Zeichen eines sterbenden Gehirns.
- **Schlafapnoe:** Die normale Atmung wird durch Hypoventilationen und Apnoephasen unterbrochen, was über den $PaCO_2$-Anstieg zu einer Weckreaktion führt. Ursachen: Obstruktion der oberen Atemwege (obstruktive Form), Störung des zentralen Atemantriebs (zentrale Form), (s. S. 365).

3.5 Störungen des Atemrhythmus

Störungen des Atemrhythmus äußern sich in einer unregelmäßigen oder pausierenden Atmung (Abb. **C-3.1**):
- Cheyne-Stokes-Atmung
- Biot-Atmung
- Kußmaul-Atmung
- Obesitas-Hypoventilation
- Schnappatmung
- Schlafapnoe.

C-3.1 Atemtypen

- normale Atmung (Atemruhelage)
- Cheyne-Stokes-Atmung
- Biot-Atmung
- Kußmaul-Atmung
- Schnappatmung

3.6 Zyanose

Siehe hierzu Klinik (S. 364).

3.6 Zyanose

Eine Zyanose stellt ein wichtiges Symptom der respiratorischen Insuffizienz dar, Näheres hierzu s. Klinik (S. 364).

4 Störungen der Atmungsregulation

4.1 Respiratorische Insuffizienz 363
4.2 Schlafapnoe-Syndrom 365
4.3 Hyperventilation 368

4.1 Respiratorische Insuffizienz

Das Versagen des respiratorischen Systems nennt man **respiratorische Insuffizienz**. Das respiratorische System besteht aus zwei tragenden Säulen:
1. **Lungenparenchym** (Gasaustausch): Funktionell besteht es aus Alveolarraum und Kapillarnetz. Die wesentlichen Störungen betreffen Behinderungen der Diffusion, ein V'/Q-Mismatch oder (seltene) anatomische Shunts.
2. **Atempumpe** (Ventilation): bestehend aus ZNS (Atemzentrum), peripheren Nerven, Atemmuskulatur und Thoraxskelett. Die häufigsten Störungen sind eine Dämpfung des Atemzentrums oder Ermüdung der Atemmuskulatur.

Beide Säulen können bei Erkrankungen voneinander unabhängig oder zusammen gestört sein.
Je nach Lokalisation der Störung unterscheidet man eine Vielzahl von Ursachen (Tab. **C-4.1**).

4.1 Respiratorische Insuffizienz

Das Versagen des respiratorischen Systems (Lungenparenchym und Atempumpe) nennt man **respiratorische Insuffizienz**. Je nach Lokalisation der Störung unterscheidet man eine Vielzahl von Ursachen (Tab. **C-4.1**).

C-4.1	Ursachen einer respiratorischen Insuffizienz
Krankheiten des Lungenparenchyms (Gasaustauschstörungen)	▪ Pneumonie ▪ Atelektase ▪ interstitielle Lungenkrankheit ▪ Lungenödem (kardial oder toxisch) ▪ Lungenembolie ▪ akutes Lungenversagen (ARDS)
Störungen der Atempumpe (Ventilationsstörungen)	▪ ZNS: Intoxikationen (Alkohol, Heroin, Sedativa), schlafassoziierte Atmungsstörungen ▪ Nerven: Phrenikusparese, neuromuskuläre Erkrankungen, Relaxation während einer Narkose ▪ Muskulatur: zu große Atemarbeit (bei bronchialer Obstruktion, Stenosen der Trachea) ▪ Thoraxskelett: Rippenserienfrakturen, schwere Kyphoskoliose

C-4.1

4.1.1 Lungen-(parenchym-)versagen

Ätiopathogenese: Es gibt drei unterschiedliche Ätiologien für ein Lungenversagen. Die häufigste Störung ist das **V'/Q-Mismatch** (s. S. 340). Entzündliche Lungeninfiltrate (z. B. bei Pneumonie) verhindern eine effektive Ventilation bei erhaltener Perfusion. Eine Verlegung der Gefäßbahn (z. B. bei Lungenembolie) verhindert eine homogene Perfusion bei erhaltener Ventilation. In beiden Fällen wird der PaO_2 im arteriellen System in Richtung des gemischtvenösen PvO_2 abfallen, d. h. es resultiert eine **Hypoxämie**. **Diffusionsstörungen** durch Verlängerung der Diffusionsstrecke sind etwas seltener (z. B. bei interstitiellen Lungenkrankheiten). Davon ist immer nur der schlecht diffundierende Sauerstoff betroffen, sodass auch in diesem Fall eine **Hypoxämie** resultiert. Sehr selten sind **arteriovenöse Shunts** in der Lunge (z. B. bei einer angeborenen arteriovenösen Fistel), bei denen ein Teil des Herzzeitvolumens nicht oxygeniert wird. Das Ausmaß der daraus folgenden **Hypoxämie** ist vom Shunt-Volumen abhängig.

4.1.1 Lungen-(parenchym-)versagen

Ätiopathogenese: Durch V'/Q-Mismatches, Diffusionsstörung oder arteriovenöse Shunts entwickelt sich eine **Hypoxämie**.

Klinik: Die wichtigsten klinischen Zeichen sind **Zyanose** und **Dyspnoe**. Durch die Hypoxie kommt es zu **Ausfällen des ZNS** und **Herzrhythmusstörungen**.

Diagnostik: Bei der Blutgasanalyse zeigt sich eine **Hypoxämie**, der $PaCO_2$ bleibt zunächst unverändert (= **respiratorische Partialinsuffizienz**).

▶ **Merke.**

Die Blutgasanalyse (BGA) unter **O_2-Gabe** und unter **leichter körperlicher Belastung** lässt weitere Differenzierungen zu:
- **BGA unter O_2-Gabe:** Besserung der Hypoxämie bei V'/Q-Mismatch und Diffusionsstörungen, keine Besserung bei Shunt.
- **BGA unter Belastung:** Besserung der Hypoxämie bei V'/Q-Mismatch, Verschlechterung bei Diffusionsstörungen.

Therapie: Die symptomatische Therapie der respiratorischen Partialinsuffizienz besteht in **Sauerstoffgabe** über Nasenbrillen, Nasenmasken oder ggf. über CPAP-Masken.

Akutes Lungenversagen (ARDS)

Siehe S. 418

4.1.2 Atempumpenversagen

Pathogenese: Störungen der Atempumpe haben eine **ineffektive alveoläre Ventilation** zur Folge: **$PaCO_2$ steigt** an, **PaO_2 fällt** ab.

Klinik: Ein wichtiges Symptom ist der **Einsatz der Atemhilfsmuskulatur** bei Ruheatmung. Weiterhin zeigen sich eine starke **Ruhedyspnoe** und ggf. eine Zyanose.

Diagnostik: Bei der Blutgasanalyse findet man eine Hypoxämie und Hyperkapnie (= respiratorische Globalinsuffizienz).

▶ **Merke.**

Klinik: Das Hauptsymptom ist die **zentrale Zyanose**, d.h. eine blaue Verfärbung von Akren, Lippen, Zunge und Mundschleimhaut ist sichtbar. Es besteht eine **Dyspnoe** bei leichter Belastung, später oft schon in Ruhe (WHO/NYHA III-IV, Tab. A-6.5, S. 101). Auch Todesangst kann auftreten. Als Folge der Hypoxämie kommt es zu **Ausfällen des ZNS** (Verwirrtheit, Krampfanfälle, Koma), zu **Herzrhythmusstörungen**, Asystolie und Schock.

Diagnostik: Die Diagnose wird durch die arterielle **Blutgasanalyse** gestellt, ggf. auch aus dem arterialisierten Ohrläppchenblut (Cave: Zentralisierung bei Schock!). Das Lungenversagen ist gekennzeichnet durch eine **Hypoxämie**, der $PaCO_2$ bleibt zunächst unverändert. Man spricht von **respiratorischer Partialinsuffizienz**.

▶ **Merke.** **Lungenparenchymversagen:** PaO_2 erniedrigt, $PaCO_2$ normal, erhaltene alveoläre Ventilation.

Die Blutgasanalyse (BGA) unter **O_2-Gabe** und unter **leichter körperlicher Belastung** lässt weitere Differenzierungen der Gasaustauschstörung zu:
- **BGA unter O_2-Gabe** (Nasensonde, 4 l/min): Bei V'/Q-Mismatch und bei Diffusionsstörungen lassen sich der PaO_2 und die O_2-Sättigung anheben. Bei arteriovenösen Shunts ist durch O_2-Zufuhr keine Verbesserung der Oxygenierung zu erzielen.
- **BGA unter Belastung** (Gehen in der Ebene, Fahrradergometer 40 Watt): Bei V'/Q-Mismatch steigen PaO_2 und O_2-Sättigung bei Raumluft an. Hingegen werden die Werte bei Diffusionsstörungen abfallen.

Im Anschluss muss die Diagnostik der zugrunde liegenden Lungenerkrankung erfolgen.

Therapie: Wenn sich die Ursache des Lungenversagens nicht beseitigen lässt, besteht die Therapie (bei intakter Ventilation) in der **O_2-Gabe** über Nasenbrillen, Nasenmasken oder ggf. über CPAP-Masken. Dabei ist vor allem zu Beginn dieser Therapie eine engmaschige Blutgasanalyse unabdingbar: Sauerstoff ist in einer Konzentration von über 40 % (FiO_2 0,4) toxisch für das Atemwegsepithel, in höherer Konzentration auch für das Alveolarepithel. Man versucht deshalb, die pulsoxymetrische SaO_2 zwischen 88 und 90 % zu halten (PaO_2 etwa 55–63 mmHg). Bei Patienten mit geschwächter Atempumpe kann die akute Sauerstoffgabe zu einer Reduktion des Atemantriebs führen. Es resultiert eine Hypoventilation mit Hyperkapnie, die bei $PaCO_2$-Werten über 60–70 mmHg zur Somnolenz (bis hin zum Koma) führen kann.

Akutes Lungenversagen (ARDS)

Siehe S. 418

4.1.2 Atempumpenversagen

Pathogenese: Alle Behinderungen der Atempumpe führen zu einer **ineffektiven alveolären Ventilation**. Dabei geht das Diffusionsgefälle für CO_2 verloren, CO_2 akkumuliert und der **$PaCO_2$ steigt** entsprechend an. Da zu wenig O_2 in die Alveolen geliefert wird, **sinkt** auch der **PaO_2** ab.

Klinik: Ein wichtiges Symptom für die Ermüdung der Atempumpe ist der **Einsatz der Atemhilfsmuskulatur** bei Ruheatmung. Der Patient zieht dabei den Schultergürtel nach kranial und stabilisiert ihn durch Abstützen der Ellenbogen oder der Arme. Typisch ist eine starke **Ruhedyspnoe** (WHO/NYHA IV) mit Angst. Eine Zyanose kann sichtbar sein. Zentralnervöse Atmungsregulationsstörungen sind durch einen **gestörten Atemrhythmus** (s. S. 361) oder durch **Atemstillstände** erkennbar.

Diagnostik: Die Diagnose wird durch die **Blutgasanalyse** gestellt. Man findet eine **Hypoxämie** und **Hyperkapnie**, d.h. eine **respiratorische Globalinsuffizienz**. Die weitere Diagnostik muss die Ursachen des Atempumpenversagens auf den verschiedenen ätiologischen Ebenen klären.

▶ **Merke.** **Versagen der Atempumpe:** PaO_2 erniedrigt, $PaCO_2$ erhöht, eingeschränkte alveoläre Ventilation.

Therapie: Die Therapie eines Atempumpenversagens kann nie allein durch **O$_2$-Gabe** erfolgen. Oft führt sie gerade bei diesen Patienten zu einer weiteren gefährlichen Störung der Atmungsregulation. Wenn ein Patient unter einer chronischen Hyperkapnie leidet, toleriert er PaCO$_2$-Werte um 60–75 mmHg ohne zu hyperventilieren (seine Erkrankung erlaubt keine Hyperventilation). In diesem Fall tritt die CO$_2$-Regulation der Atmung zurück und die O$_2$-Regulation in den Vordergrund. Eine unkontrollierte O$_2$-Gabe schaltet die O$_2$-Regulation herunter und es resultiert ein erheblicher Anstieg des CO$_2$ bis zum Koma. Wenn eine ineffektive Ventilation zur Hyperkapnie führt und die Ursache dafür nicht akut behoben werden kann, muss die Ventilation durch **Beatmung** übernommen oder durch **Atemhilfen** zumindest erleichtert werden. Nicht invasive Techniken sind dabei zu bevorzugen, also z. B. zeitgesteuerte **Bilevel-PAP-Beatmung** (**BiPAP** = **Bi**level **P**ositive **A**irway **P**ressure) über **Nasenmasken**. Eine Beatmung sollte frühzeitig zum Einsatz kommen, bevor die Atemmuskulatur völlig erschöpft ist.

Notfalltherapie bei schwerer respiratorischer Insuffizienz:
Die ersten drei Schritte der Notfalltherapie sind
1. Freihalten der Atemwege,
2. **O$_2$-Zufuhr** und
3. ggf. **Beatmung**

innerhalb der Ischämiezeit des Gehirns.
Wenn der Patient nicht ansprechbar ist oder Aspirationsgefahr besteht, soll unverzüglich intubiert werden. Erst dann kann sich vor Ort eine einfache Diagnostik anschließen (Auskultation, Blutdruckmessung, pulsoxymetrische SaO$_2$, Notfall-EKG), die in der Klinik mit adäquaten Techniken fortgeführt wird. Ziel ist die Therapie der Ursachen, sodass man in möglichst kurzer Zeit die Beatmung als überbrückende Maßnahme wieder beenden kann.

4.2 Schlafapnoe-Syndrom

▶ **Definition.** Das Schlafapnoe-Syndrom ist eine schlafbezogene Atemstörung (SBAS, Tab. **C-4.2**). Eine Schlafapnoe liegt vor, wenn im Schlaf eine Atempause > 10 s auftritt und/oder ein Abfall der O$_2$-Sättigung ≥ 4 % folgt. Der Apnoeindex (AI) beschreibt die Häufigkeit der Apnoen pro Stunde. Ein AI ≥ 8/h ist pathologisch.

C-4.2	Schlafbezogene Atemstörungen (SBAS)
SBAS mit Obstruktion der oberen Atemwege	• obstruktive Schlafapnoe • obstruktives Schnarchen
SBAS ohne Obstruktion der oberen Atemwege	• zentrale Schlafapnoe • primäre oder sekundäre alveoläre Hypoventilation

Epidemiologie: 1–2 % der Deutschen in erwerbsfähigem Alter leiden an einer Schlafapnoe. Besonders betroffen sind Männer ab dem 40. Lebensjahr, Frauen meist erst nach der Menopause.

Ätiologie: Die eigentliche Ursache des Schlafapnoe-Syndroms ist meist nicht bekannt. Zu den **Risikofaktoren** zählen Adipositas, Alkoholgenuss, Medikamente (Schlafmittel, Sedativa, β-Rezeptoren-Blocker), mangelnde Schlafhygiene.
Die **obstruktive Schlafapnoe** umfasst **90 %** der Fälle. Begünstigend wirken anatomische Hindernisse der oberen Atemwege, wie z. B. Tonsillenhyperplasie, Nasenpolypen, Makroglossie. Im Schlaf **vermindert** sich der **Tonus der Pharynxmuskulatur** und der Zungengrund sinkt zusätzlich in Rückenlage nach dorsal. Der Atemfluss wird nahezu komplett verhindert und die O$_2$-Sättigung sinkt. Mit zunehmender **Hyperkapnie** steigt der Atemantrieb und die Atemmuskulatur versucht, mit heftigen (zunächst frustranen) Exkursionen wieder eine Ventilation zu erreichen. Dabei erwacht der Patient (**Arousal**) und der Muskeltonus normalisiert sich vorübergehend. Die Ventilation wird kurzfristig effektiv bis die nächste Okklusion der oberen Atemwege eintritt.

Bei der **zentralen Schlafapnoe** liegt eine **Störung des zentralen Atemantriebs** vor. Die Ursachen sind oft nicht bekannt.

Die **zentrale Schlafapnoe** ist auf eine **Störung des zentralen Atemantriebs** zurückzuführen. Sowohl der Atemfluss als auch die Bewegung der Atemmuskulatur sind reduziert oder kommen zum Stillstand. Die Hyperkapnie führt zum Arousal und die Ventilation normalisiert sich daraufhin vorübergehend. Die Ursachen der zentralen Schlafapnoe sind oft nicht bekannt.

Häufig sind auch **gemischtförmige Schlafapnoen**.

Häufig sind auch **gemischtförmige Schlafapnoen**, bei welchen die Apnoe zentral beginnt und als obstruktive Apnoe mit dem Arousal endet.

Alle Formen der Schlafapnoe stören die Schlafarchitektur erheblich und verhindern einen erholsamen Schlaf.

Alle Formen der Schlafapnoe stören die Schlafarchitektur erheblich und verhindern einen erholsamen Schlaf. Tagesmüdigkeit, Einschlafneigung und verminderte Leistungsfähigkeit sind die Folge. Durch die nächtlichen Hypoxien entwickelt sich eine Polyglobulie. Weitere Folgen sind pulmonale Hypertonie mit Cor pulmonale, Herzrhythmusstörungen, arterielle Hypertonie sowie Libido- und Potenzstörungen.

Klinik: Leitsymptom ist die **Tagesmüdigkeit** mit **Einschlafneigung**. Die **Atempausen** im Schlaf werden meist fremdanamnestisch beobachtet.

Klinik: 80 % der Patienten sind adipös und die Angehörigen berichten über Schnarchen in der Nacht. Leitsymptom ist die **Tagesmüdigkeit** mit **Einschlafneigung**, die zu Unfällen am Arbeitsplatz und im Straßenverkehr führen kann. Häufig finden sich morgendliche Kopfschmerzen und eine nachlassende intellektuelle Leistungsfähigkeit. Die **Atempausen** im Schlaf werden meist fremdanamnestisch beobachtet und als langes Aussetzen des Schnarchens beschrieben. Eine morgendliche arterielle Hypertonie kann schlafapnoeassoziiert sein.

Diagnostik: Mit dem **Apnoe-Screening** werden SaO_2, Herzfrequenz, Mund-/Nasenatmung und evtl. noch Schnarchgeräusche und Körperlage registriert.

Diagnostik: Bei Verdacht auf Schlafapnoe führt man zunächst ein einfaches **Apnoe-Screening** durch. Über eine oder mehrere Nächte werden O_2-Sättigung, Herzfrequenz und Mund-/Nasenatmung sowie evtl. noch Schnarchgeräusche und Körperlage registriert. Ergibt die Auswertung den Hinweis auf einen höhergradigen Apnoeindex, schließt sich die genauere polysomnografische Messung im Schlaflabor an.

Die **Polysomnografie** erfasst folgende Parameter (Abb. **C-4.1**):
- Schlafstadien (EEG, EOG, EMG)
- Atemfluss (Nase und Mund)
- Schnarchgeräusche
- Herzrhythmus
- Atemexkursionen
- Körperlage
- O_2-Sättigung
- Extremitätenbewegungen.

Im Rahmen der **Polysomnografie** werden verschiedene Körperfunktionen während des Schlafes analysiert (Abb. **C-4.1**):
- **Schlafstadien** (2 EEG-Ableitungen, Muskelpotenzialableitungen an Augenmuskeln [EOG] und an peripheren Muskeln [EMG] zur Erfassung der Schlafstadien I–IV und des REM-Schlafs)
- **Atemfluss** an Nase und Mund (Fluss-Sensor)
- **Schnarchgeräusche** (Mikrophon)
- **Herzrhythmus** (EKG)
- **Atemexkursionen** von Thorax und Abdomen (Dehnungsgürtel mit Sensor)
- **Körperlage** (Lagesensor)
- **O_2-Sättigung** (Pulsoxymetrie)
- **Extremitätenbewegungen** (Bein-Elektroden).

C-4.1 Polysomnografische Registrierbeispiele bei obstruktiver und zentraler Schlafapnoe

Registrierung von Elektroenzephalogramm (EEG), Elektrookulogramm (EOG), Elektromyogramm (EMG) des Kinns und beider Beine, EKG, Atembewegungen des Thorax und Abdomens (Effort Upper Belt, Lower Belt und Summe), Atemstrom an Mund und Nase (Flow-Thermistor) und pulsoxymetrisch am Finger gemessener Sauerstoffsättigung (SaO_2).
a Obstruktive Schlafapnoe: Der Atemstrom an Mund und Nase sistiert über 20 s, während die Atembewegungen des Thorax und Abdomens mit leicht reduzierter Amplitude weiter zu registrieren sind. Der resultierende Abfall der Sauerstoffsättigung folgt entsprechend der Kreislaufzeit erst nach der Apnoe. Das EOG zeigt schnelle Augenbewegungen als Zeichen des REM-Schlafs.
b Zentrale Schlafapnoe: Der Atemstrom sistiert zusammen mit den thorakalen und abdominellen Atembewegungen über 12 s. Am Ende der Apnoe vermehrte EMG-Aktivität am Kinn als Zeichen einer Aufwachreaktion (Arousal).

Mithilfe dieser Daten können Schlafstörungen differenzialdiagnostisch abgegrenzt und zwischen obstruktiver und zentraler Apnoe unterschieden werden.

Zum Ausschluss einer sekundären Schlafapnoe im Rahmen anderer Erkrankungen wird stets eine **HNO-ärztliche Untersuchung**, ggf. auch eine neurologische und kieferchirurgische Untersuchung erforderlich. Bei V. a. Hypothyreose ist ein TSH-Test indiziert.

Ein Schlafapnoe-Syndrom besteht, wenn neben der nachgewiesenen Schlafapnoe weitere **Kriterien** erfüllt werden: ausgeprägte Tagesmüdigkeit, lautes und unregelmäßiges Schnarchen, beobachtete Atemstillstände, Nachweis der gestörten Schlafarchitektur (EEG), bestehende Insomnie (Ein- und Durchschlafstörungen).

Differenzialdiagnose: Häufige schlafstörende Erkrankungen sind das **Restless-Legs-Syndrom** (5–10 % der Bevölkerung) und das **Periodic-Leg-Movement-Syndrom** (über 30 % der über 60-Jährigen). Wichtig ist auch die Abgrenzung zur **Narkolepsie** (Prävalenz unter 0,005 %). Bei schwerer **Linksherzinsuffizienz** kommt es zur Cheyne-Stokes-Atmung (Wechsel zwischen Hypo- und Hyperventilationen), auch mit Abfall der O_2-Sättigung. Das seltene **Obesitas-Hypoventilation-Syndrom** (früher Pickwick-Syndrom) ist eine Form der Hypoventilation, bei der es auch tagsüber zu einem zwanghaften Einschlafen kommt und die mit einer erheblichen chronischen Hyperkapnie einhergeht.

Therapie: Bei einer **geringgradigen Schlafapnoe** (AI < 20/h) sind oft **allgemeine Therapiemaßnahmen** wirksam, z. B. Gewichtsreduktion, Vermeiden von Alkohol oder sedierenden Stoffen, ausreichende Schlafhygiene (bedeutet u. a. regelmäßiger Tag-Nacht-Rhythmus, möglichst kurze Bettzeiten, kein Mittagsschlaf; keine großen Mahlzeiten am Abend, keine anstrengenden Tätigkeiten, kein Alkohol, Nikotin oder Koffein vor dem Schlafen). Aufbiss-Schienen können bei der obstruktiven Schlafapnoe den Unterkiefer nach ventral verlagern und so den Rachenraum vergrößern.

Die **mittelgradige Schlafapnoe** (AI > 20/h) ist mit einer deutlich schlechteren Prognose verbunden (Myokardinfarkt, Schlaganfall) und erfordert daher spezifische Maßnahmen:

- Bei der **obstruktiven Form** wird eine **kontinuierliche** nächtliche **Überdruckbeatmung** (**CPAP** = **C**ontinuous **P**ositive **A**irway **P**ressure) über eine Nasenmaske durchgeführt. Sie bewirkt eine Aufdehnung des Pharynx, wodurch eine Verlegung der Atemwege verhindert wird. Im Rahmen dessen verschwindet auch meist das Schnarchen. Bei der Anpassung auf die CPAP-Atmung im Schlaflabor wird das erforderliche Druckniveau festgelegt (ca. 6–15 mbar).
- Bei der **zentralen Form** kann zunächst eine nächtliche O_2-Gabe versucht werden. Dadurch wird die mittlere SaO_2 angehoben und die apnoebedingten Sauerstoffabfälle werden besser toleriert. Dabei muss allerdings gesichert sein, dass der $PaCO_2$ nicht zu weit ansteigt. Wenn dies nicht genügt, kommen zeitgesteuerte **Bilevel-PAP-Geräte** (**BiPAP** = **Bi**level **P**ositive **A**irway **P**ressure) zum Einsatz. Durch den niedrigen Exspirationsdruck (ca. 5 mbar) und den höheren Inspirationsdruck (ca. 12 mbar) ist eine geregelte In- und Exspiration möglich. Auch die gewünschte Atemfrequenz (als Sicherung bei Apnoe) kann gesteuert werden.

Bei der **schweren Schlafapnoe** (AI > 50/h) sind die Patienten vital bedroht. Man umgeht die üblichen langen Wartezeiten und untersucht sofort im Schlaflabor. Die erste Nachthälfte dient der Diagnostik, die zweite der Therapieeinstellung (Split-Night). Es sollte eine schnelle Einstellung auf die nasale **CPAP-** oder **BiPAP-Therapie** erfolgen. Leider gibt es bis heute keine ausreichend erfolgreiche **medikamentöse Therapie**. Versuche mit Theophyllin sind erfolglos geblieben. In Ausnahmefällen greift man auf die **chirurgische Therapie** zurück (z. B. laserchirurgische Korrektur von Obstruktionen im Bereich der Nase oder des weichen Gaumens).

Zum Ausschluss einer sekundären Schlafapnoe wird stets eine **HNO-ärztliche Untersuchung** durchgeführt.

Kriterien eines Schlafapnoe-Syndroms: Schlafapnoe, Tagesmüdigkeit, Schnarchen, Atemstillstände, gestörte Schlafarchitektur (EEG), Insomnie.

Differenzialdiagnose: Wichtig ist die Abgrenzung zu Restless-Legs-Syndrom, Periodic-Leg-Movement-Syndrom und Narkolepsie.

Therapie: Bei **geringgradiger Schlafapnoe** (AI < 20/h) reichen allgemeine Therapiemaßnahmen aus:
- Gewichtsreduktion
- Alkoholkarenz
- Schlafhygiene.

Die **mittelgradige Schlafapnoe** (AI > 20/h) erfordert spezifische Maßnahmen:
- **obstruktive Form:** kontinuierliche nächtliche Überdruckbeatmung (CPAP) über eine Nasenmaske
- **zentrale Form:** nächtliche O_2-Gabe, ggf. über zeitgesteuerte Bilevel-PAP-Geräte (BiPAP).

Therapie der **schweren** Schlafapnoe:
- sofortige Untersuchung
- schnelle Einstellung auf eine nasale CPAP- oder BiPAP-Therapie.

Die **medikamentöse Therapie** mit Theophyllin ist ineffektiv. In Ausnahmefällen kann eine **chirurgische Therapie** indiziert sein.

4.3 Hyperventilation

▶ Definition. Hyperventilation ist eine unphysiologisch vertiefte oder beschleunigte Atmung, die dem Patienten selbst nicht bewusst ist. Es gibt eine akute und eine chronische Form.

Ätiologie: Neben den meist ursächlichen **psychosomatischen** Faktoren, wie z. B. Angst, Panik (S. 1418), kommen auch **organische Ursachen** in Betracht (z. B. Schwangerschaft, Ketoazidose, Herzinsuffizienz, Lungenembolie, pulmonale Hypertonie, interstitielle Lungenkrankheiten, Asthma bronchiale oder Erkrankungen des ZNS).

Pathogenese: Bei vertieften Atemzügen und hoher Atemfrequenz wird vermehrt CO_2 abgeatmet. Es kommt zur **Entleerung der CO_2-Speicher** mit Entwicklung einer **respiratorischen Alkalose** und Absinken des freien Ca^{++} im Blut. Durch die Alkalose wird die O_2-Abgabe im Gewebe erschwert (Bohr-Effekt) und wahrscheinlich entsteht ein Ionen-Ungleichgewicht an allen Zellmembranen.
Das Resultat sind funktionelle Störungen an fast allen Organen.

Klinik: Die **akute Hyperventilation** führt zu Parästhesien, Zittern, Krämpfen (Tetanie), Angina-pectoris-ähnlichen Thoraxschmerzen, Durchblutungsstörungen der Extremitäten (Raynaud-Syndrom), Atemnot, Seufzeratmung, Gähnen, Druck am Hals (Kloßgefühl), trockenem Mund, Aerophagie, Meteorismus, Müdigkeit und Wetterfühligkeit.
Die **chronische Hyperventilation** führt zu chronischen Symptomen an ZNS (Zittern, Lähmungen, Krämpfe), Herz (Angina-pectoris-ähnliche Beschwerden), Atmung (Atemnotanfälle, Belastungsdyspnoe). Die geringgradigen objektiven Befunde stehen in starkem Missverhältnis zur subjektiven Schwere des Krankheitsbildes.

Diagnostik: Die Diagnose wird durch das typische **klinische Bild** und durch die **Blutgasanalyse** gestellt. Bei der akuten Hyperventilation findet man eine **Hyperoxämie**, eine **Hypokapnie** und eine (metabolisch unkompensierte) **Alkalose**. Bei der chronischen Hyperventilation sind der PaO_2 und der $PaCO_2$ diskret verändert, die Alkalose kann metabolisch kompensiert sein.

Therapie: Die akute Hyperventilation kann meist durch **beruhigenden Zuspruch** behoben werden, ggf. können Benzodiazepine helfen. Die Patienten sollten über die Harmlosigkeit der Beschwerden aufgeklärt werden. Die chronische Hyperventilation sollte sowohl einer **Psychotherapie** als auch einer **krankengymnastischen Atemtherapie** (inklusive der „Tütenrückatmung") zugeführt werden, da es sich um ein schweres psychosomatisches Krankheitsbild handelt.

5 Krankheiten der unteren Atemwege

5.1	Akute Tracheobronchitis	369
5.2	Chronische Bronchitis und COPD	370
5.3	Lungenemphysem	374
5.4	Bronchiektasie	376
5.5	Mukoviszidose	378
5.6	Asthma bronchiale	379

5.1 Akute Tracheobronchitis

▶ **Definition.** Die akute Tracheobronchitis ist eine **akute Entzündung der Trachea und der Bronchien**. Sie tritt meist im Rahmen einer viralen Infektion der oberen Atemwege („grippaler Infekt") auf.

Ätiopathogenese: In über 90 % der Fälle führen **Viren** zu einer Entzündung der Trachea und der Bronchien. Bei Erwachsenen sind dies überwiegend Rhino-, Adeno-, Entero-, ECHO-, Coxsackie-, Parainfluenza- und Influenzaviren. Vor allem bei Vorschädigung der Bronchien (z. B. durch COPD) kann dem Virusinfekt eine **bakterielle Superinfektion** mit Pneumokokken, Haemophilus influenzae oder Moraxella catarrhalis folgen. Primär **bakterielle** Tracheobronchitiden sind selten (< 10 %) und können durch Chlamydia pneumoniae, Mykoplasma oder Bordetella pertussis ausgelöst werden. Die Keime werden durch Tröpfcheninfektion aufgenommen. Seltene Ursachen sind chemische **Inhalationsnoxen** wie Reizgase (inhalative Unfälle mit z. B. Ammoniak, Chlorgas, Stickoxiden).

Klinik und Komplikationen: In vielen Fällen geht dieser Infektionskrankheit eine Rhinitis voraus. Die akute Tracheobronchitis beginnt dann mit trockenem, bellendem **Husten**. Die Trachea kann dabei brennende, krampfartige Schmerzen verursachen. Eine begleitende **Heiserkeit** deutet auf eine Laryngitis hin. Erst nach einigen Tagen setzt die Hypersekretion ein und es kommt zu weißem bis hellgelblichem **Auswurf**, gelegentlich auch zu Hämoptysen. Daneben findet man **Allgemeinsymptome** einer Infektion wie Fieber, Muskel- und Gliederschmerzen, Kopfschmerzen, Krankheitsgefühl. Bei einer bakteriellen Superinfektion erhöht sich die Sputummenge und die Sputumfarbe wechselt ins Grünliche. Meist steigt auch das Fieber an. Komplikationen können vor allem durch den Übergang in eine Pneumonie oder eine chronische Bronchitis entstehen. Bei vorbestehender COPD wird die Erkrankung zu einer Exazerbation (S. 371) führen.

Diagnostik: Die Diagnose der akuten Bronchitis ergibt sich meist aus dem **typischen Beschwerdebild**. Auskultatorisch kann sich ein etwas verschärftes („raues") Atemgeräusch finden. Trockene Rasselgeräusche wie Giemen, Pfeifen und Brummen deuten auf eine Atemwegsobstruktion durch Bronchospasmus, Schleimhautödem oder Hypersekretion hin, die eine Lungenfunktionsprüfung erforderlich macht. Bei der **Laboruntersuchung** sind die Leukozyten bei einer bakteriellen Genese meist leicht erhöht (10–15 000/µl), können bei einer viralen Infektion aber auch erniedrigt sein (< 5 000/µl). Das CRP liegt weit unter 5 mg/dl. Im **Röntgen-Thorax** finden sich im Unterschied zur Pneumonie keine frischen Lungeninfiltrate.

Differenzialdiagnose: Obstruktive Atemwegserkrankungen wie **Asthma bronchiale** oder **COPD** manifestieren sich häufig erstmals im Rahmen einer akuten Bronchitis. Alle weiteren Ursachen des Hustens sollten ebenfalls in Betracht gezogen werden (s. Tab. **C-3.1**).

▶ **Merke.** Die Unterscheidung zwischen akutem Infekt und beginnender **Pneumonie** ist nicht immer einfach. Fein- bis mittelblasige Rasselgeräusche sind erste Zeichen für eine beginnende Pneumonie. In diesem Fall sind weitere Laboruntersuchungen (Leukozyten > 15 000/µl, CRP > 5 mg/dl, BSG) und eine Röntgen-Thorax-Übersicht (S. 350) indiziert.

5.1 Akute Tracheobronchitis

▶ **Definition.**

Ätiopathogenese: In > 90 % handelt es sich um eine **Virusinfektion**, die bei Vorschädigung der Bronchien bakteriell superinfizieren kann. Primär **bakterielle** Erkrankungen und chemische **Inhalationsnoxen** sind seltene Ursachen.

Klinik und Komplikationen: Leitsymptom ist ein trockener, später produktiver **Husten**. Begleitend finden sich **Heiserkeit**, **Auswurf** und **Allgemeinsymptome** einer Infektion. Komplikationen entstehen durch die Entwicklung einer Pneumonie oder einer chronischen Bronchitis.

Diagnostik: Meist führt das typische **klinische Bild** zur Diagnose. Trockene RGs deuten auf eine Obstruktion hin.

Differenzialdiagnose: Obstruktive Atemwegserkrankungen (z. B. **Asthma bronchiale**, **COPD**) und alle weiteren Ursachen des Hustens sollten bedacht werden.

▶ **Merke.**

Therapie: Meist reicht eine **symptomatische** Therapie aus:
- ausreichende Flüssigkeitszufuhr, inhalative Maßnahmen
- Sekretolytika
- Antitussiva.

Bakterielle Infektionen werden anitbiotisch behandelt.

Prognose: Die einfache virale Tracheobronchitis heilt meist von selbst aus.

5.2 Chronische Bronchitis und COPD

▶ Definition.

Therapie: Bei unkompliziertem Verlauf erfolgt die Therapie rein **symptomatisch**. Orale Sekretolytika können bei beginnender Hypersekretion hilfreich sein, meist genügt aber die reichliche Zufuhr warmer Flüssigkeiten. Unterstützend wirken auch inhalative Maßnahmen (z. B. mit Salzlösungen). Bei schmerzhaftem, trockenem Husten können Antitussiva (z. B. Codeinpräparate) vorübergehend, vorzugsweise nachts, eingesetzt werden, um einen ruhigeren Schlaf zu ermöglichen. Bei Vorliegen einer bakteriellen Infektion wird eine **antibiotische Therapie** durchgeführt. Gemäß der Leitlinien wird die Exazerbation einer nicht obstruktiven Bronchitis mit Amoxicillin oral behandelt.

Prognose: Die einfache virale Tracheobronchitis heilt meist von selbst innerhalb von 8–10 Tagen aus und hat eine gute Prognose. Zurückbleiben kann eine unspezifische bronchiale Hyperreaktivität (S. 348) mit Reizhusten für mehrere Monate.

5.2 Chronische Bronchitis und COPD

▶ Definition. Eine **chronische Bronchitis** liegt laut WHO dann vor, wenn bei einem Patienten in 2 aufeinanderfolgenden Jahren in mindestens 3 Folgemonaten Husten und Auswurf bestehen.
Eine **einfache chronische Bronchitis** liegt vor, wenn lediglich eine chronisch bronchiale Hypersekretion mit Husten und Auswurf (ohne Luftnot) besteht (Tab. C-5.1).
Die **COPD** (chronic obstructive pulmonary disease) ist die Kombination aus einer chronisch-obstruktiven Bronchitis mit einem Lungenemphysem. Weil diese Kombination häufig zusammen vorkommt, ist der Begriff COPD klinisch sinnvoll.

Epidemiologie: Die chronische Bronchitis betrifft etwa 15 % der Männer und 8 % der Frauen, ca. 10 % der Erwachsenen erkranken an einer COPD.

Ätiopathogenese: Hauptursache der chronisch-obstruktiven Bronchitis ist das **Zigarettenrauchen**. Rezidivierende **virale Infekte** können eine bakterielle Exazerbation bewirken.

Durch die **Hypersekretion** der Bronchialschleimhaut und **Verminderung der mukoziliären Clearance** kommt es zu einer zunehmenden Obstruktion der Bronchien.

Das **Lungenemphysem** (s. S. 374) entsteht ebenfalls durch die Einwirkung inhalativer Noxen. **Proteolytische Faktoren** der Granulozyten und Makrophagen zerstören zunehmend die Alveolarwände. Es bildet sich meist ein **zentroazinäres Lungenemphysem** mit abnehmender Gasaustauschfläche (Abb. C-5.1).

Pathophysiologie:
- **Zunahme des Residualvolumens** mit Verschiebung der Atemruhelage zur Inspiration
- Überstrapazierung der Atemmuskulatur mit **Hyperkapnie**
- **Hypoxämie** mit **pulmonaler Hypertonie** und **Cor pulmonale**.

Epidemiologie: Die chronische Bronchitis betrifft etwa 15 % der Männer und 8 % der Frauen. Etwa 10 % der Erwachsenen in Deutschland erkranken an einer COPD. Weltweit ist die COPD gegenwärtig die vierthäufigste Todesursache, ein weiterer Anstieg ist zu erwarten.

Ätiopathogenese: Die **chronisch-obstruktive Bronchitis** wird in den meisten Fällen durch inhalatives **Zigarettenrauchen** verursacht. 90 % aller Patienten mit COPD sind aktive oder ehemalige Raucher. Bis zu 50 % aller Raucher entwickeln im Laufe ihres Lebens eine COPD. Auch andere inhalative Noxen wie berufliche Stäube, Schwefeldioxid, Stickoxide, saure Aerosole oder Feinstaub können die Erkrankung auslösen. Rezidivierende **virale Infekte** mit nachfolgender bakterieller Exazerbation können eine vorbestehende chronische Bronchitis zusätzlich verschlimmern.
Zwei eigenständige Pathogeneseprozesse bestimmen den Krankheitsverlauf, die obstruktive Bronchitis und das Lungenemphysem. Durch die kontinuierliche Noxeneinwirkung kommt es zunächst zu einer Hypertrophie der Bronchialschleimhaut mit gestörter Schleimsekretion (Hypersekretion). Die zilientragenden Zellen verlieren allmählich ihre Reinigungs- und Transportfunktion (**mukoziliäre Clearance ↓**) und werden schließlich durch ein robusteres Plattenepithel ersetzt (**Metaplasie**). Diese Prozesse führen zusammen mit einer Vagusaktivierung zu einer zunehmenden Obstruktion der Bronchien.
Das sich im Rahmen einer COPD entwickelnde **Lungenemphysem** (s. auch S. 374) entsteht ebenfalls durch die Einwirkung inhalativer Noxen (v. a. Zigarettenrauch). Im Lungeninterstitium und Alveolarbereich werden vermehrt polymorphkernige Neutrophile und Makrophagen aktiviert, die u. a. **proteolytische Faktoren** (Proteasen) freisetzen. Die physiologisch reichlich vorhandenen Proteaseinhibitoren werden als Schutz insuffizient, weil sie durch die inhalativen Noxen inaktiviert werden. Infolgedessen kommt es zu einer Reduktion der extrazellulären Bindegewebematrix der Lunge und einer Rarefizierung der Alveolarsepten. Es bildet sich meist ein **zentroazinäres Lungenemphysem** mit abnehmender Gasaustauschfläche (Abb. C-5.1).

Pathophysiologie: Die Folgen der COPD sind:
- Abnahme der elastischen Retraktionskraft der Lunge → **Zunahme des Residualvolumens** mit Verschiebung der Atemruhelage zur Inspiration
- zunehmende Obstruktion der kleinen Atemwege → Überstrapazierung der Atemmuskulatur mit **Hyperkapnie**
- Rarefizierung der Alveolarsepten mit Verlust der Lungenkapillaren und **hypoxämie**bedingte Vasokonstriktion (Euler-Liljestrand-Reflex) → Zunahme des Pulmo-

C 5.2 Chronische Bronchitis und COPD

nalarterienwiderstandes und damit des pulmonalarteriellen Drucks → **pulmonale Hypertonie** und Hypertrophie des rechten Ventrikels (**Cor pulmonale**).

Klinik: Typische Beschwerden sind **Husten** und **Auswurf**, vor allem am Morgen und bei Witterungswechsel. Wenn das Sekret abgehustet ist, sind viele Patienten für den Rest des Tages relativ beschwerdearm (morgendliche Bronchialtoilette). Der Auswurf des Nichtrauchers ist am Morgen gelb, wird tagsüber weiß und nimmt an Menge ab. Bei Rauchern dagegen behält der Auswurf eine graue Farbe. Anfangs kommt es nur bei Exazerbationen zur **Belastungsdyspnoe**, eine Ruhedyspnoe ist den schweren Stadien vorbehalten. Die **Zyanose** ist ein Zeichen der Gasaustauschstörung, der **Einsatz der Atemhilfsmuskulatur** in Ruhe spricht für eine überforderte Atemmuskulatur.

Klinik: Leitsymptome sind Husten mit Auswurf und Belastungsdyspnoe.

▶ **Merke.** Eine anfallsartig auftretende Atemnot ist nicht typisch für die COPD, sondern für ein Asthma bronchiale.

▶ **Merke.**

Durch Virusinfekte oder inhalative Noxen kommt es immer wieder zu einer Verschlechterung der Symptomatik (**Exazerbation**): Husten und Auswurf nehmen zu, die Sputumfarbe wechselt nach gelb-grün, die Atemnot wird zur Ruhedyspnoe und es besteht ein deutliches Krankheitsgefühl. Viele Patienten leiden gleichzeitig unter koronarer Herzerkrankung, Herzinsuffizienz, Ernährungsstörungen, Osteoporose, Anämie oder Depression.

Häufige Virusinfekte oder inhalative Noxen verschlechtern die Symptomatik (**Exazerbation**).

Diagnostik: Ziele der Diagnostik sind, die Atembeschwerden richtig einzuordnen und von anderen möglichen Erkrankungen (v. a. Asthma bronchiale) abzugrenzen sowie den Schweregrad der Erkrankung zu ermitteln.

- **Anamnese:** Zuerst sollte eine sorgfältige Anamnese (S. 343) erhoben werden. Hier sollte gezielt gefragt werden nach: **Art der Beschwerden** (Husten, Auswurf, Belastungs-/Ruhedyspnoe), **Rauchgewohnheiten** (Pack Years), inhalativen Noxen am Arbeitsplatz, Anzahl der akuten Verschlimmerungen pro Jahr (Exazerbationen), Vorerkrankungen, Gewichtsverlust.
- **Körperliche Untersuchung:** Bei der Inspektion fallen bei fortgeschrittener Erkrankung ein **Fassthorax** und eine **Zyanose** auf. Die obstruktive Bronchitis ist als **Giemen**, **Pfeifen** und **Brummen** auskultierbar. Extrem leise bzw. **abgeschwächte Atemgeräusche** deuten auf ein Lungenemphysem (silent chest) hin. Das Exspirium ist deutlich verlängert und die Zwerchfelle stehen tief und bewegen sich wenig. Oft tastet man in den Supraklavikulärgruben vorgewölbte Lungenanteile (Emphysemkisschen). Halsvenenstauung, vergrößerte Leber und Beinödeme sind Zeichen eines dekompensierten Cor pulmonale (s. S. 411).
- **Labor:** Die Bestimmung der arteriellen **Blutgase** in Ruhe und unter leichter Belastung (Gehen in der Ebene) ermöglicht die Quantifizierung einer Hypoxämie und/oder Hyperkapnie. Bei Exazerbation ist die Bestimmung des **Blutbildes** (Leukozytose) und des **CRP** sinnvoll. Eher selten finden sich im Blutbild eine Erhöhung von Hb und Hkt als Zeichen einer sekundären/reaktiven Polyglobulie, die bei schwerer Hypoxämie auftreten kann. Häufiger ist eine normochrome Anämie.

Diagnostik: Ziele sind die Abgrenzung von anderen Erkrankungen (v. a. Asthma bronchiale) und die Bestimmung des Schweregrades.

- **Anamnese:** Es sollte gefragt werden nach: **Art der Beschwerden, Rauchgewohnheiten,** inhalativen Noxen am Arbeitsplatz, Exazerbationen pro Jahr, Vorerkrankungen, Gewichtsverlust.
- **Körperliche Untersuchung:** bei fortgeschrittener Erkrankung **Fassthorax** und **Zyanose**. Bei obstruktiver Bronchitis sind Giemen, Pfeifen und Brummen auskultierbar. Bei Emphysem findet sich ein abgeschwächtes Atemgeräusch (silent chest).
- **Labor:** Die **Blutgasanalyse** erfasst eine Hypoxämie und/oder Hyperkapnie. **Blutbild** und **CRP** sind bei Exazerbation sinnvoll. Der **α1-Proteinaseinhibitor-Spiegel** ist bei Verdacht auf einen α1-Proteinaseinhibitor-Mangel indiziert.

▶ **Merke.** Bei jüngeren Patienten (< 35 Jahre) oder Nichtrauchern mit Zeichen eines Lungenemphysems sollte der **α1-Proteinaseinhibitor-Spiegel** bestimmt werden. Werte unter 90 mg/dl weisen auf einen hereditären α1-Proteinaseinhibitor-Mangel hin, s. Exkurs (S. 375).

▶ **Merke.**

- **Lungenfunktionsanalyse:** Sie dient in erster Linie der Quantifizierung der Dyspnoe und der Schweregradeinteilung (Tab. C-5.1). Bei Obstruktion sind **FVC** und **FEV_1 vermindert**, die **Resistance** ist dagegen **erhöht**. Typisch für die COPD ist ein schneller Lungenfunktionsverlust.

- **Lungenfunktionsanalyse:** Bei Obstruktion sind **FVC** und **FEV_1 vermindert,** die **Resistance** ist **erhöht.** Typisch ist ein schneller Lungenfunktionsverlust.

▶ **Merke.** Auch bei Gesunden reduziert sich die FEV_1 nach dem 25. Lebensjahr um 20 ml (max. 30 ml) pro Jahr. Bei aktiven Rauchern mit COPD-Entwicklung fällt die FEV_1 jedoch um 50–100 ml (max. 200 ml) pro Jahr. Bei einem Ausgangswert von 3 000 ml FEV_1 dauert es also beim Gesunden etwa 100 Jahre, beim rauchenden COPD-Patienten nur 20 Jahre, bis es zu einer schweren Lungenfunktionseinschränkung (FEV_1 < 1 000 ml) kommt.

▶ **Merke.**

Beim **Akut-Bronchospasmolysetest** spricht eine Änderung der FEV$_1$ < 15 % für eine COPD.

Mit dem **Akut-Bronchospasmolysetest** (s. S. 346) wird die Reversibilität der Atemwegsobstruktion geprüft: Wenn sich das FEV$_1$ dabei kaum ändert (< 15 %), handelt es sich mit hoher Wahrscheinlichkeit um eine COPD und nicht um ein Asthma bronchiale.

Beim Lungenemphysem sind **ITGV** und **RV** erhöht.

Beim Lungenemphysem sind das **ITGV** und das daraus berechnete **RV erhöht**. Im Fluss-Volumen-Diagramm wird oft nach dem PEF ein starker Flussabfall sichtbar, der den Kollaps der kleinen Atemwege bei fehlender Retraktionskraft des Parenchyms zeigt („Emphysemknick", Abb. **C-2.2**). Bei einem Teil der Patienten findet sich ein positiver Test auf bronchiale Hyperreaktivität.

- **Bildgebende Verfahren:**
  - Röntgen-Thorax-Übersicht
  - CT
  - EKG und Echokardiografie (Ausmaß der Rechtsherzbelastung?).
- **Belastungstests:** Sie geben Aufschluss über die körperliche Leistungsfähigkeit. Einfach durchzuführen ist der **6-Minuten-Gehtest**.

- **Bildgebende Verfahren:** Die Röntgen-Thorax-Übersicht ist weniger gut geeignet, das Lungenemphysem zu erkennen. Sicherer ist die **thorakale CT**. **EKG** und **Echokardiografie** sind ab Schweregrad III (Tab. **C-5.1**) indiziert, um das Ausmaß der Rechtsherzbelastung abzuschätzen.
- **Belastungstests:** Sie geben Aufschluss darüber, wie stark die COPD die körperliche Leistungsfähigkeit beeinträchtigt. Außerdem sind sie in der klinischen Praxis ein brauchbarer Erfolgsparameter für die Therapie. Ein einfacher Test ist der **6-Minuten-Gehtest**. Bei diesem Test wird dem Patienten zur Sicherheit ein Pulsoxymeter angelegt. Dann soll er innerhalb von 6 Minuten so weit wie möglich laufen. Fällt die SaO$_2$ dabei auf unter 88 % ab oder steigt der Puls auf über 130/min, wird der Test abgebrochen. Ein Gesunder erreicht eine Gehstrecke von > 500 m. Ab einem Schweregrad III ist die Gehstrecke deutlich reduziert (um 150–200 m).

Die COPD wird nach der **GOLD-Klassifikation** in **Schweregrade** eingeteilt (Tab. **C-5.1**).

Die **GOLD-Klassifikation** (GOLD = global initiative for obstructive lung disease) teilt die COPD in Schweregrade ein. Sie wird heute weltweit angewendet und erleichtert das therapeutische Vorgehen (Tab. **C-5.1**). Die historische Einteilung in „Pink Puffer" und „Blue Bloater" hatte keine therapeutische Konsequenz mehr und ist heute verlassen.

C-5.1 Schweregradeinteilung der COPD (modifiziert nach: Nationale VersorgungsLeitlinie COPD; 2012)

Schweregrad	Kriterien	Klinik
I (leichtgradig)	FEV$_1$ > 80 % des Sollwerts FEV$_1$/VC < 70 %	mit oder ohne chronische Symptome (Husten, Auswurf, Dyspnoe – evtl. bei starker körperlicher Belastung)
II (mittelgradig)	FEV$_1$ 50– < 80 % des Sollwerts FEV$_1$/VC < 70 %	mit oder ohne chronische Symptome (Husten, Auswurf, Dyspnoe)
III (schwer)	FEV$_1$ 30– < 50 % des Sollwerts FEV$_1$/VC < 70 %	mit oder ohne chronische Symptome (Husten, Auswurf, Dyspnoe)
IV (sehr schwer)	FEV$_1$ < 30 % des Sollwerts oder FEV$_1$ < 50 % des Sollwerts mit chronischer respiratorischer Insuffizienz FEV$_1$/VC < 70 %	Patient kaum belastbar, Zeichen eines Cor pulmonale, einer Hypoxämie mit Polyglobulie und meist einer Hyperkapnie

FEV$_1$: forciertes exspiratorisches Volumen in einer Sekunde (Einsekundenkapazität), VC: inspiratorische Vitalkapazität
© ÄZQ (BÄK, KBV, AWMF) Nationale VersorgungsLeitlinie COPD – Langfassung Version 1.9, Januar 2012

Differenzialdiagnose: Die wichtigste Differenzialdiagnose ist das **Asthma bronchiale** (Tab. **C-5.2**), weiterhin Linksherzinsuffizienz, Bronchiektasen und Bronchialkarzinom.

Differenzialdiagnose: Die Entscheidung zwischen **Asthma bronchiale** und COPD ist aus therapeutischen und prognostischen Gründen wichtig und nicht immer ganz einfach (Tab. **C-5.2**). Weitere wichtige Differenzialdignosen sind die **Linksherzinsuffizienz** (Orthopnoe, gestaute Halsvenen), **Bronchiektasen** („maulvolles" Sputum, Röntgen-Thorax!) und das **Bronchialkarzinom** (Röntgen-Thorax!).

C-5.2 Unterscheidungsmerkmal von COPD und Asthma bronchiale (nach Deutscher Atemwegsliga 2006)

	COPD	Asthma bronchiale
Alter bei Erstdiagnose	meist zwischen 50. und 60. Lj.	meist in Kindheit oder Jugend
Tabakrauchen	direkter Zusammenhang	keine Kausalität
Atemnot	bei Belastung	anfallsartig
Verlauf	progredient	variabel, episodisch
Allergie	selten	häufig
akute Reversibilität der Obstruktion	nicht oder eingeschränkt reversibel (FEV$_1$ < 10 %), progredient	gut reversibel
pathologisch-anatomische Unterschiede	strukturelle Veränderung periphere Atemwege betroffen	funktionelle Veränderung zentrale Atemwege betroffen

Therapie: Die COPD ist nicht heilbar. Durch die verschiedenen Behandlungssäulen können aber eine deutliche Linderung der Symptomatik und eine Verbesserung der Lebensqualität erreicht sowie die Progredienz der Erkrankung gebremst werden. Je nach **Schweregrad** wird die Therapie der COPD intensiviert (Tab. **C-5.3**).

Prävention: Die effektivste Maßnahme ist der **Verzicht auf Tabakrauchen** (Raucherentwöhnungsprogramme). Vor allem bei älteren Patienten sollte eine Influenza- und Pneumokokken-**Schutzimpfung** durchgeführt werden.

- **Medikamentöse Behandlung:** Bei der chronisch-obstruktiven Bronchitis kommen je nach Schweregrad verschiedene Medikamente zum Einsatz:
  - **Bronchodilatatoren**: schnell wirksame oder lang wirksame inhalative **Anticholinergika** (schnell wirksam z. B. Ipratropium; lang wirksam z. B. Tiotropium) und inhalative **β₂-Sympathomimetika** (schnell wirksam z. B. Salbutamol, lang wirksam z. B. Sameterol, Formoterol, Indacaterol), auch Kombinationspräparate
  - **Theophyllin** (Retardpräparat): schwächerer Bronchodilatator, evtl. Minderung der Belastungsdyspnoe
  - **Glukokortikoide**: Inhalative Glukokortikosteroide reduzieren die Exazerbationsrate deutlich, ab Schwergrad III ist ihr Einsatz sinnvoll. Orale Glukokortikosteroide sollen nur zur Behandlung einer Exazerbation und nicht als Dauertherapie verwendet werden.
  - **Roflumilast** ist ein antientzündlicher Phosphodiesterase-4-Hemmer, der zur Reduktion der Exzerbationshäufigkeit beiträgt.

Therapie: Ziele sind eine Linderung der Symptomatik, eine Verbesserung der Lebensqualität und eine Verzögerung der Progredienz. Sie erfolgt schweregradabhängig (Tab. **C-5.3**).

Prävention: Hier stehen der Verzicht auf Tabakrauchen und Schutzimpfungen im Vordergrund.

- **Medikamentöse Behandlung:**
  - **Bronchodilatatoren:** schnell wirksame oder lang wirksame inhalative Anticholinergika und β₂-Sympathomimetika
  - **Theophyllin**
  - **Glukokortikoide**
  - **Roflumilast**.

C-5.3 Stufenplan für die Dauertherapie der COPD

Grad	medikamentöse Therapie	nicht medikamentöse Therapie
I	schnell wirksame inhalative Bronchodilatatoren bei Bedarf (einzeln oder in Kombination)	Inhalative Noxen strikt meiden (Raucherentwöhnung) + Schutzimpfungen (Hämophilus influenzae und Pneumokokken)
II	+ lang wirksame inhalative Bronchodilatatoren als Dauertherapie (einzeln oder in Kombination)	+ Rehabilitationsmaßnahmen
III	+ evtl. inhalative Kortikosteroide + evtl. Theophyllin oder Roflumilast	s. Grad II
IV	+ O₂-Langzeittherapie	+ evtl. Emphysemchirurgie, Lungentransplantation

Rehabilitationsmaßnahmen: Die zunehmende Atemnot bei Belastung führt zur körperlichen Inaktivität. Dabei kommt es zur Muskelatrophie, die Belastbarkeit wird geringer und die Inaktivität nimmt bis zur Immobilität zu. Durch geeignetes Training kann diese Spirale durchbrochen werden. Es werden **stationäre** und **ambulante** Rehabilitationsprogramme angeboten, die u. a. körperliches Training (Lungensportgruppe), Atem- und Physiotherapie (z. B. Erlernen der „Lippenbremse" bei Emphysem) beinhalten.

Rehabilitationsmaßnahmen: Sie dienen dem Erhalt der körperlichen Mobilität und beinhalten u. a. körperliches Training (Lungensportgruppe), Atem- und Physiotherapie.

- **Apparative/operative Behandlung:**
  - **O₂-Langzeittherapie:** Bei Schweregrad IV ist die Überlebenszeit von der Dauer der täglichen O₂-Gabe abhängig. Die Patienten sollen mindestens 18 Stunden am Tag über Nasensonden versorgt werden. Die Indikation zu einer stationären O₂-Behandlung ist gegeben, wenn **in Ruhe ein PaO₂ < 55 mmHg** vorliegt. Bei Zeichen des Cor pulmonale liegt der Grenzwert bei 60 mmHg. Ist der Patient noch mobil und fällt der PaO₂ nur bei körperlicher Belastung unter 55 mmHg, kann er mit einem mobilen O₂-System versorgt werden.

- **Apparative/operative Behandlung:**
  - **O₂-Langzeittherapie:** zu den Indikationen zählen:
  - PaO₂ in Ruhe < 55 mmHg
  - PaO₂ in Ruhe **< 60 mmHg** bei Cor pulmonale
  - PaO₂ unter Belastung **< 55 mmHg**.

▶ **Merke.** Vor der Verordnung einer O₂-Langzeittherapie muss darauf geachtet werden, dass 1. unter O₂-Gabe der PaO₂ tatsächlich ansteigt (auf über 60 mmHg) und dass 2. der Patient den evtl. ebenfalls ansteigenden PaCO₂ ohne Symptome toleriert.

▶ **Merke.**

- Kommt es zu einer Ermüdung der Atempumpe, steigt der PaCO₂ an und die körperliche Belastbarkeit nimmt erheblich ab. Kopfschmerzen und Somnolenz sind Hinweise auf eine beginnende CO₂-Intoxikation.
- **Heimbeatmung:** Falls die lebensnotwendige O₂-Langzeittherapie wegen symptomatischer Hyperkapnie nicht toleriert wird, kann man bei dafür geeigneten Patienten eine ambulante Heimbeatmung mit O₂-Gabe durchführen (meist über Nasenmasken). Oft genügt eine intermittierende, meist nächtliche Beatmung, damit sich die Atemmuskulatur regenerieren kann. Durch die höhere Sauerstoff-

- **Heimbeatmung:** Sie ist bei symptomatischer Hyperkapnie zu erwägen.

- **Operative Behandlung** des Lungenemphysems:
  - Lungenvolumenreduktionsplastik
  - Bullaresektion
  - Lungentransplantation.
- **Therapie der Exazerbation:** Die COPD-Exazerbation ist eine ernste Erkrankung, die eine konsequente Behandlung erfordert. Diese beinhaltet eine intensivierte antiobstruktive Therapie, Antibiotika, Kortikosteroide, ggf. Sekretolytika und evtl. eine O_2-Therapie.

- **Therapie der Begleiterkrankungen.**

Prognose: Sie hängt davon ab, ob die inhalativen Noxen (v. a. Tabakrauchen) vermieden werden können.

▶ Klinischer Fall.

und niedrigere Kohlendioxidkonzentration im Blut nimmt die geistige und körperliche Leistungsfähigkeit wieder zu.
- **Operative Verfahren:** Es gibt verschiedene chirurgische Möglichkeiten der Emphysembehandlung, die in Stadium IV der Erkrankung in Erwägung gezogen werden sollten: Bullaresektion, Lungenvolumenreduktionsplastik, Lungentransplantation (letzte Möglichkeit).
- **Therapie der Exazerbation:** Da Exazerbationen bei COPD häufig sind und bei höheren Schweregraden eine schwere Krankheit bedeuten, sollte man diese konsequent behandeln. Neben der intensivierten **antiobstruktiven Therapie** mit inhalativen, lang wirksamen Bronchodilatatoren und Theophyllin verabreicht man 7–10 Tage lang orale **Antibiotika**, die auch gramnegative Bakterien abdecken (z. B. Cephalosporine oder Fluorchinolone). Ab Schweregrad III verkürzen orale **Kortikosteroide** (z. B. 30 mg Prednis(ol)on) die Exazerbationsdauer. Eine Kortikosteroid-Dauertherapie sollte vermieden werden, da nach kurzer Zeit die Nebenwirkungen den Nutzen überwiegen. Ob orale **Sekretolytika** wirksam sind, bleibt umstritten. Patienten, die eine Wirkung berichten, scheinen davon zu profitieren. Treten im Rahmen der Exazerbation Hypoxämien auf, ist eine vorübergehende **O_2-Therapie** indiziert. In schweren Fällen wird intermittierend mit nasalem Bilevel-PAP beatmet.
- **Therapie der Begleiterkrankungen:** Nicht vergessen werden darf die Behandlung der Begleiterkrankungen, die oft prognosebestimmend verlaufen.

Prognose: Die langfristige Prognose ist davon abhängig, ob die auslösenden Noxen vermieden werden können. Dies betrifft in erster Linie das Tabakrauchen, aber auch alle anderen inhalativen Noxen (z. B. am Arbeitsplatz). Andernfalls sind Lebensqualität und Lebenserwartung deutlich eingeschränkt.

▶ **Klinischer Fall.** Ein 62-jähriger Mann sucht die Sprechstunde auf. Er sei vor 6 Wochen erkältet gewesen. Fieber und Grippegefühl wären inzwischen verschwunden. Geblieben sei die Belastungsdyspnoe: Beim Treppensteigen zu seiner Wohnung im 3. Stockwerk müsse er mindestens einmal stehen bleiben, um Luft zu holen. In den letzten Jahren habe er dies im Rahmen eines Atemwegsinfekts zwar auch hin und wieder gehabt, diesmal werde es aber mit der Luftnot gar nicht mehr besser. Er habe sich jetzt auch ernsthaft überlegt, das Rauchen aufzugeben. Derzeit rauche er 5 Zigaretten pro Tag (früher bis zu 40 Zigaretten täglich). Den Husten habe er früher nur zeitweise als störend empfunden. In den letzten Wochen habe er aber vor allem morgens heftige Hustenattacken mit Auswurf von Schleim. Bei der körperlichen Untersuchung zeigen sich: athletischer Körperbau, 182 cm groß und 79 kg schwer, keine Zyanose, keine Halsvenenstauung, keine Ödeme, keine tastbaren Lymphknoten. Rachenring reizlos, Schilddrüse unauffällig. Tiefstehendes Zwerchfell mit geringer Beweglichkeit beidseits, hypersonorer Klopfschall über allen Abschnitten bei sehr leisem Atemgeräusch. Bei Hyperventilation deutliches endexspiratorisches Giemen in beiden Mittelunterfeldern mit verlängertem Exspirium. Herzaktion rhythmisch, Herztöne leise, rein, Puls 86/min, Blutdruck 135/75 mmHg. Abdominalorgane o. B., neurologisch keine Auffälligkeiten.
Im EKG finden sich: ein Steiltyp, Sinusrhythmus 82/min, normaler Erregungsablauf. Die Röntgen-Thorax-Übersicht zeigt ein tiefstehendes Zwerchfell, erhöhte Strahlentransparenz der Lunge, schlankes, mittelständiges Herz, keine frischen pneumonischen Infiltrate: Hinweise auf ein Lungenemphysem.
Bei der Lungenfunktionsanalyse ergeben sich folgende Werte: VC 86 % d. S., FEV_1 65 % d. S., PEF 81 % d. S., MEF_{50} 44 % d. S.: mittelgradige obstruktive Ventilationsstörung. Beim Bronchospasmolysetest liegt 15 Minuten nach Inhalation von Salbutamol 200 µg die FEV_1 bei 67 % d. S., die MEF_{50} bei 45 %, d. h. kein Nachweis einer Akutbronchospasmolyse.
Die Laborwerte (Leukozyten, Eosinophile, Gesamt-IgE, IgG, CRP und α1Pi) sind unauffällig.
Die Diagnose lautet: COPD Grad II. Die Therapie besteht in Nikotinkarenz und der Gabe eines lang wirkenden Anticholinergikums inhalativ.

5.3 Lungenemphysem

▶ **Definition.** Das Lungenemphysem wird nach morphologischen Gesichtspunkten definiert. Es handelt sich um eine irreversible Erweiterung der Lufträume distal der terminalen Bronchiolen, die durch Destruktion des Lungenparenchyms (Alveolarsepten) hervorgerufen wird.

Epidemiologie: Das Lungenemphysem kommt meist im Rahmen einer COPD vor. Deshalb ist von einer Inzidenz von etwa 10 % in der Bevölkerung auszugehen.

5.3 Lungenemphysem

▶ Definition.

Epidemiologie: Das Lungenemphysem ist meist mit einer COPD assoziiert.

Ätiopathogenese: Die Destruktion der Alveolarsepten ist auf ein Ungleichgewicht der **Proteasen** (v. a. Elastase) und **Proteaseinhibitoren** (v. a. α1-Antitrypsin) im Lungengewebe zurückzuführen. Die Proteasen werden von Neutrophilen zur Erregerabwehr eingesetzt und bei Überschuss von Proteaseinhibitoren (Pi), die in der Leber gebildet werden, neutralisiert. So wird eine Proteolyse des Lungengewebes verhindert. Dieses Gleichgewicht kann durch unterschiedliche Ursachen gestört werden:
- Mangel an Proteinaseinhibitoren aufgrund eines genetischen Defekts: **α1-Proteaseinhibitorenmangel** (= α1-Pi-Mangel, α1-Antitrypsinmangel) (s. Exkurs)
- Inaktivierung der Proteinaseinhibitoren durch Einwirkung von Noxen: meist durch **Tabakrauch** im Rahmen einer **COPD** (häufigste Ursache), auch durch Stäubeexposition (s. S. 370)
- verstärkte Proteinasenfreisetzung: im Rahmen **chronischer Entzündungsprozesse** der Lunge, z. B. chronische Bronchitis (S. 370)
- Sonderformen: Narbenemphysem, Altersemphysem, Überdehnungsemphysem.

Morphologisch unterscheidet man zwei verschiedene Emphysemformen: **zentrilobuläres** (zentroazinäres) und **panlobuläres** (panazinäres) Lungenemphysem (Abb. **C-5.1**).

Ätiopathogenese: Sie beruht auf einem Ungleichgewicht zwischen Proteasen und Proteaseinhibitoren im Lungengewebe und kann folgende Ursachen haben:
- α1-Proteaseinhibitorenmangel (α1-Antitrypsinmangel)
- Tabakrauch (im Rahmen einer COPD)
- chronische Entzündungsprozesse der Lunge.

- Morphologisch unterscheidet man **zentrilobuläres** und **panlobuläres** Emphysem (Abb. **C-5.1**).

C-5.1 Zentrilobuläres und panlobuläres Lungenemphysem

Bronchiolus terminalis
Bronchioli respiratorii
Ductuli alveolares
Sacculi alveolares

a   b   c

a Azinus der gesunden Lunge.
b Zentrilobuläres (zentroazinäres) Emphysem: Dilatation und Destruktion der proximalen Azinusanteile (respiratorische Bronchiolen), häufig bei Tabakrauchen, Staubexposition oder im Rahmen chronischer Entzündungen der unteren Atemwege (z. B. chronisch-obstruktive Bronchitis); oberlappenbetont.
c Panlobuläres (panazinäres) Emphysem: Dilatation und Destruktion aller Azinusanteile, häufig bei α1-Proteaseinhibitorenmangel; unterlappenbetont.

▶ **Exkurs.** **α1-Proteaseinhibitorenmangel (α1-Pi-Mangel, α1-Antitrypsinmangel):** Es handelt sich um einen **autosomal-rezessiven** Erbgang mit eingeschränkter Proteaseinhibitoren-Synthese in der Leber. Der α1-Pi-Mangel führt bei jungen Erwachsenen (Altersgipfel 25–40 Jahre) zum Lungenemphysem. Die Wahrscheinlichkeit der Emphysementstehung hängt von den **Phänotypen** und den daraus resultierenden α1-Pi-Serumkonzentrationen ab: Beim Phänotyp **PiSZ** (30–50 % des α1-Pi-Normwertes) wird sich nur bei vorliegenden Noxen (vorwiegend Tabakrauchen) ein Lungenemphysem entwickeln. Die Phänotypen **PiZZ** (10–15 % des Normwertes) und **PiNull** (kein α1-Pi im Serum, extrem selten) führen auch bei Nichtrauchern obligat zum Lungenemphysem. Ein kleiner Teil der Patienten mit dem homozygoten Typ PiZZ entwickeln bereits im Kindesalter eine Lebererkrankung, die zur Zirrhose führen kann. Die Phänotypen **PiMM** (100 % des Normwertes), **PiMZ** (60 % des Normwertes) und **PiSS** (40–60 % des Normwertes) entwickeln kein Lungenemphysem.

▶ **Exkurs.**

Klinik: Ein Lungenemphysem beginnt schleichend mit **Belastungsdyspnoe**. Die maximale körperliche Leistungsfähigkeit nimmt sehr langsam und oft unmerklich ab. Meist wird die Atemnot erstmals im Rahmen eines Atemwegsinfektes und einer dadurch bedingten Zunahme der Beschwerden bemerkt. Spätsymptome sind Ruhedyspnoe, eingeschränkte körperliche Mobilität, Gewichtsverlust (pulmonale Kachexie durch hohe Atemarbeit) und Zyanose. Es folgen Zeichen der Rechtsherzdekompensation infolge der sekundären pulmonalarteriellen Hypertonie: Halsvenenstauung, periphere Ödeme, Ruhetachykardie.

Klinik: Das Lungenemphysem wird häufig erst im Rahmen eines Atemwegsinfektes symptomatisch. Es kommt zu **Belastungsdyspnoe**, im fortgeschrittenen Stadium zu Ruhedyspnoe, eingeschränkter körperlicher Mobilität und Zeichen einer Rechtsherzbelastung.

Diagnostik: Die körperliche Untersuchung zeigt ein sehr leises Atemgeräusch mit Giemen und Brummen als Nebengeräusche. Mit Fortschreiten der Erkrankung entwickelt sich ein Fassthorax mit tiefstehenden, immobilen Zwerchfellen. Lungenfunktionsanalytisch findet sich eine kleine VC bei hohem RV, die Flüsse MEF_{50} und MEF_{25} sind stark reduziert, die Diffusion ist eingeschränkt. Liegt gleichzeitig eine COPD vor, finden sich zusätzlich Zeichen einer obstruktiven Ventilationsstörung (Reduktion der FEV_1). Bereits bei geringer körperlicher Belastung (etwa 80 Watt auf dem Fahrrad oder Laufband) fällt der PaO_2 ab. Bei der Bildgebung eignet sich insbesondere die thorakale CT (bei einer Übersichtsaufnahme des Röntgen-Thorax

Diagnostik: Auskultatorisch findet sich ein leises Atemgeräusch mit Giemen und Brummen. Es entwickelt sich ein Fassthorax. Die Spirometrie und das thorakale CT liefern weitere Hinweise auf ein Lungenemphysem. Laborchemisch ist an einen α1-Pi-Mangel zu denken.

werden die morphologischen Veränderungen meist unterschätzt). Laborchemisch ist vor allem an einen α1-Pi-Mangel zu denken, wenn das Lungenemphysem bei einem Patienten vor dem 50. Lebensjahr auftritt. Einen Hinweis kann hier die Serumelektrophorese liefern: Es fehlt die α1-Globulin-Zacke. α1-Pi-Konzentrationen unter 90 mg/dl sind suspekt für einen hereditären α1-Pi-Mangel. In diesem Fall sollte eine Phänotypisierung erfolgen. Eine Untersuchung aller Familienmitglieder sollte sich anschließen, gefolgt von einer genetischen Beratung.

Therapie und Prognose: Entscheidend ist der **Rauchverzicht**, auch alle anderen inhalativen Noxen (z. B. am Arbeitsplatz) sind strikt zu meiden. Die Therapie richtet sich bei vorliegender COPD nach den jeweiligen Schweregraden. Bei schwerem α1-Pi-Mangel (d. h. bei PiSZ, PiZZ und PiNull) erfolgt eine Substitution mit α1-Pi i. v. Wegen der kurzen Halbwertszeit sind wöchentliche Gaben erforderlich. Wird die Diagnose des angeborenen α1-Pi-Mangels bereits im Kindesalter gestellt und eine Substitutionstherapie eingeleitet, ist die Prognose heute gut.

5.4 Bronchiektasie

▶ Definition. Bronchiektasien gehören zu den chronisch-entzündlichen Erkrankungen der Atemwege. Es handelt sich um irreversible zylindrische oder sackförmige Erweiterungen der Bronchialwände.

Epidemiologie: Durch Impfungen und frühzeitige gezielte Antibiotikatherapien ist die Bronchiektasie heute eher eine seltene, durch häufige thorakale CT-Untersuchungen aber öfter erkannte Erkrankung.

Ätiopathogenese: Bronchiektasien gehen auf eine Vielzahl angeborener und erworbener Ursachen zurück (Tab. C-5.4). Angeborene Bronchiektasien können infolge einer **alveolären Fehlbildung** bereits bei Geburt vorhanden sein. Meist entstehen Bronchiektasien aber aufgrund einer **Störung der muköziliären Clearance**. Infolge der gestörten Bronchialreinigung staut sich das Bronchialsekret, was häufige Infektionen, eine bakterielle Besiedlung (häufig spezielles Keimgemisch aus Bakterien und Pilzen: Pseudomonaden + Aspergillen) und chronische bronchiale Entzündungen zur Folge hat. Dies führt zu einer Zerstörung der Schleimhaut und im weiteren Verlauf zu Ausbuchtungen der Bronchialwände. Die Erweiterung der Bronchien erschwert zusätzlich die Entleerung des Bronchialsekretes, wodurch wiederum Infektionen begünstigt werden und ein chronisch fortschreitender Krankheitsverlauf entsteht (Circulus vitiosus).

≡ C-5.4	Ursachen von Bronchiektasien
angeborene Ursachen	▪ Mukoviszidose
	▪ Immundefekte (Antikörpermangelsyndrom)
	▪ primäre Ziliendyskinesie
	▪ alveoläre Fehlbildung
erworbene Ursachen	▪ rezidivierende Infekte der unteren Atemwege (häufigste Ursache)
	▪ Bronchusstenosen durch Fremdkörper oder Tumoren
	▪ Narbenbildungen nach Abheilung von Pneumonien oder Tbc

Klinik und Komplikationen: Typisch ist ein massiver **Husten** mit reichlichem **Auswurf** („maulvolle Expektorationen") am Morgen nach dem Aufstehen. Das Sputum ist **eitrig** und hat einen unangenehm **fötiden Geruch**. **Hämoptysen** (blutiger Auswurf) sind keine Seltenheit.
Sekretpfröpfe können zu **Atelektasen** führen. **Lungenabszesse** und **Pleuraempyeme** kommen vor. **Septische Embolien** z. B. ins Gehirn sind eine Seltenheit.

Diagnostik: Das typische klinische Bild (Sputumdiagnostik) und die **körperliche Untersuchung** sind wegweisend. Bei der Auskultation sind grobblasige Rasselgeräusche und Brummen zu hören. Im späteren Krankheitsverlauf sind Zyanose, Einsatz der Atemhilfsmuskeln, Uhrglasnägel und Trommelschlägelfinger als Zeichen einer respiratorischen Insuffizienz erkennbar (**Blutgasanalyse!**). Ein Röntgen-Thorax unterschätzt das Ausmaß einer Bronchiektasie. Die endgültige Diagnosesicherung erfolgt

C-5.2 Bronchiektasien

a Thorakale CT (koronare Rekonstruktion, dorsale Lungenabschnitte): Vorwiegend zentral liegende zystische Bronchiektasien, die teilweise sekretgefüllt sind.
b Bronchografie: Kranial ist das flexible Bronchoskop zu erkennen, über welches das Kontrastmittel selektiv in den Bronchus appliziert wurde. Rechts basal sind normale Bronchien dargestellt, links basal sind vorwiegend zylindrische Bronchiektasien sichtbar.

über die **thorakale CT** (Abb. C-5.2). Im Längsschnitt sind die verdickten Bronchialwände als parallele Strukturen („Schienenphänomen") erkennbar, im Querschnitt stellen sie sich als Ringstruktur dar, welcher die zugehörige Pulmonalarterie mit kleinerem Durchmesser anliegt („Siegelringphänomen"). Eine **Bronchografie** ist nur in Ausnahmefällen erforderlich. **EKG** und **Echokardiografie** dienen der Diagnostik eines Cor pulmonale.

Im Rahmen der **Labordiagnostik** sollten eine Sputumdiagnostik mit Antibiogramm und eine Abklärung der Ursachen erfolgen. Ausgeschlossen werden sollten Immundefekte (Immunglobulinbestimmung, Lymphozytenpopulationen im Blut), eine Mukoviszidose (s. S. 378) und eine primäre Ziliendyskinesie (Nasenschleimhautprobe).

Bei der **Labordiagnostik** sollte eine Sputumdiagnostik erfolgen und Ursachen wie Immundefekte, Mukoviszidose und primäre Ziliendyskinesie ausgeschlossen werden.

Therapie: Die therapeutischen Maßnahmen bestehen in der regelmäßigen **Sekretelimination** und der **Infektvorsorge** bzw. -behandlung, um einer Progredienz der Erkrankung entgegenzuwirken. Von Bedeutung ist darüber hinaus die möglichst frühzeitige Diagnose und Therapie verschiedener Grundkrankheiten, z. B. eines Immunglobulinmangels.

Als primäre Maßnahme muss eine tägliche „**Bronchialtoilette**" (Bronchialpflege) erlernt und durchgeführt werden, um den Sekretabfluss zu erleichtern (kann bis zu 1 h in Anspruch nehmen). Diese beinhaltet die Verflüssigung des Bronchialsekrets durch **Inhalation** (z. B. von mukolytischen Lösungen oder Solelösungen), anschließend die Mobilisierung des Sekrets durch **externe Klopfmassage** oder interne Perkussion (z. B. Flutter-Ventil) und schließlich das Abhusten in einer Körperhaltung, die den Sekretabfluss erleichtert (**Dränagelagerung** entsprechend der Schwerkraft je nach Lokalisation der Bronchiektasie). Bestimmte **physiotherapeutische Atemtechniken** können das Abhusten effektiver gestalten und die Thoraxmobilität erhalten.

Therapie: Wichtige Maßnahmen sind die **Sekretelimination** und die **Infektvorsorge** bzw. **-behandlung.** Mögliche Grundkrankheiten sollten frühzeitig therapiert werden.

Die tägliche „**Bronchialtoilette**" mit Inhalationen, Klopfmassage und Abhusten in Dränagelagerung ist die Basis der Sekreteliminierung.

Die häufigen bakteriellen Exazerbationen machen eine gezielte **Antibiotikatherapie** nach Antibiogramm notwendig. Als kalkulierte Anfangstherapie empfiehlt sich ein Fluorchinolon über 3 Wochen: Bei bekanntem Pseudomonasbefall Azlocillin + Tobramycin oder Piperacillin + Tobramycin oder Ceftazidim + Tobramycin je nach Resistenzlage. In schweren Fällen führt man prophylaktisch eine intermittierende i. v. Antibiose durch, um die Zahl der Exazerbationen zu reduzieren. Eine andere Möglichkeit ist die tägliche Inhalation mit 800 mg Tobramycin zur Prophylaxe.

Die häufigen bakteriellen Exazerbationen erfordern eine gezielte **Antibiotikatherapie** nach Antibiogramm.

Bei Antikörpermangelsyndrom sollte man durch eine **IgG-Substitution** (i. v.) die Serum-IgG-Konzentration in den Bereich der unteren Sollwertgrenze anheben.

Eine **operative Behandlung** (Segmentresektion oder Lobektomie) kommt nur bei komplizierten Fällen infrage und ist beispielsweise bei unstillbarer Hämoptyse oder bei Entwicklung eines Aspergilloms indiziert.

Bei Antikörpermangelsyndrom sollte eine **IgG-Substitution** durchgeführt werden.

Eine **operative Behandlung** (Segmentresektion oder Lobektomie) kommt nur bei komplizierten Fällen infrage.

5.5 Mukoviszidose

▶ Synonym. zystische Fibrose (CF).

▶ Definition. Die Mukoviszidose ist eine erbliche Funktionsstörung exokriner Drüsen, bei der vor allem die Lunge und die Bauchspeicheldrüse betroffen sind.

Epidemiologie: Mukoviszidose ist die häufigste angeborene Stoffwechselkrankheit in West- und Mitteleuropa. In Deutschland leben etwa 6 000–8 000 CF-Kranke.

Ätiopathogenese: Die Mukoviszidose wird autosomal-rezessiv vererbt. Aufgrund eines **Defekts des CFTR-Gens** (CFTR = cystic fibrosis transmembran conductance regulator) auf Chromosom 7 kommt es zu einer **Störung der Chlorid-Sekretion** in den exokrinen Drüsen. Es wird ein hoch viskoses Sekret produziert, das kaum abtransportiert werden kann und die Sekretgänge der Organe verstopft. Im weiteren Verlauf werden die Organe teils **zystisch**, teils **fibrotisch** umgebaut und verlieren langfristig ihre Funktion. Es können alle Organe betroffen sein, die Schleimhäute aufweisen, z. B. Atmungsorgane, Darm, Pankreas (Tab. **C-5.5**).

Klinik: Im Vordergrund stehen die Beschwerden durch krankheitsbedingte Veränderungen an Lunge und Pankreas, da diese den Verlauf der Erkrankung bestimmen. In Tab. **C-5.5** sind die typischen klinischen Zeichen der einzelnen Organbereiche dargestellt.

≡ C-5.5 Häufige Organmanifestationen bei Mukoviszidose

Organ	Klinik
Atmungsorgane	▪ chronischer Husten, Auswurf, Dyspnoe, evtl. Zyanose ▪ rezidivierende Bronchitiden und Pneumonien, Bronchiektasen, Lungenemphysem (Endstadium: Wabenlunge), Atelektasen ▪ Komplikationen: respiratorische Insuffizienz, Cor pulmonale, Pneumothorax (durch die Traktionskräfte)
Pankreas (endokrin, exokrin)	▪ chronische Pankreatitis mit Steatorrhö, Maldigestion, Wachstumsretardierung und Gewichtsverlust ▪ evtl. Diabetes mellitus (durch reduzierte Insulinproduktion)
Haut	▪ auffallender Salzgeschmack der Haut (durch erhöhten NaCl-Gehalt im Schweiß)
Darm	▪ Mekoniumileus bei Neugeborenen
Gallenwege	▪ Gallenkoliken (Cholelithiasis)
Samenleiter, Nebenhoden, Tubenepithel	▪ Infertilität (Männer), verminderte Fertilität (Frauen)

Diagnostik: Wichtig ist die frühe Diagnose, möglichst im ersten Lebenshalbjahr. Hinweise auf eine Mukoviszidose geben Mekoniumileus, Gedeihstörungen, Fettstühle, Meteorismus, Obstipation, rezidivierende Bronchitiden, Pneumonien, ggf. auch ein auffallender Salzgeschmack der Haut. Die Diagnose wird gesichert durch den **Pilokarpin-Iontophorese-Schweißtest** (Cl^--Konzentration > 70 mmol/l), in Zweifelsfällen auch über eine **transepitheliale Potenzialdifferenz** an der Nasenschleimhaut (Werte bis –80 mV) und über eine **Genanalyse**. Bei jedem neu aufgedeckten Fall muss die Familie untersucht und eine genetische Beratung durchgeführt werden.

Therapie: Eine Heilung der Mukoviszidose ist derzeit nicht möglich. Dennoch können die Beschwerden stark gemildert werden. Bei pulmonaler Manifestation stehen die regelmäßige **Bronchialpflege** (s. S. 377) und die **antibiotische Behandlung** der Infekte im Vordergrund. Bei Hypoxämie besteht die Indikation zur **O_2-Langzeittherapie**. Als letzte Therapiemöglichkeit bleibt die doppelseitige **Lungentransplantation**. Je nach Organmanifestation folgen weitere therapeutische Schritte (z. B. Substitution von Pankreasenzymen bei Pankreasinsuffizienz).

Prognose: Die Prognose der Mukoviszidosepatienten hat sich in den letzten 20 Jahren erheblich verbessert, vor allem hinsichtlich der metabolischen Probleme im Kindesalter. Die Lebenserwartung liegt heute bei über 40 Jahren. Die respiratorische Insuffizienz begrenzt aber nach wie vor die Lebenserwartung.

Prognose: Die Lebenserwartung liegt heute bei über 40 Jahren.

5.6 Asthma bronchiale

▶ Definition. Asthma ist eine chronisch-entzündliche Erkrankung der Atemwege. Eine Vielzahl von Zellen und Mediatoren spielen dabei eine Rolle. Diese chronische Entzündung ist mit einer bronchialen Hyperreaktivität verbunden, die zu rezidivierenden Episoden mit pfeifendem Atemgeräusch, Atemnot, thorakalem Engegefühl und Husten führt, vor allem nachts oder am frühen Morgen. Diese Episoden gehen mit einer ausgeprägten, aber dennoch variablen Atemwegsobstruktion einher, die oft spontan oder nach Behandlung abklingt (GINA 2010).

▶ Definition.

Epidemiologie: In Deutschland beträgt die Prävalenz bei Kindern und Erwachsenen etwa 5% der Bevölkerung. Asthma bronchiale ist die häufigste chronische Erkrankung im Kindesalter.

Epidemiologie: Etwa 5% der Kinder und Erwachsenen sind in Deutschland erkrankt.

5.6.1 Asthmaformen und deren Ätiologie

Zu jedem Asthmaanfall gibt es einen **Trigger**, der allergischer oder nicht allergischer Genese sein kann. In Abhängigkeit davon unterscheidet man folgende **Asthmaformen:**

Allergische und nicht allergische Trigger können einen Asthmaanfall auslösen.

Allergisches Asthma

Das allergische Asthma (extrinsisches, exogenes Asthma) kann bereits ab dem 2.–3. Lebensjahr auftreten und ist oft mit Konjunktivitis, Rhinitis, Asthma, Enteritis und Dermatitis (**Atopiker**) kombiniert. Die häufigsten Auslöser sind **Inhalationsallergene** wie Pollen frühblühender Bäume (Hasel, Erle, Birke), Gräser- (inkl. Getreide) und Kräuterpollen (z. B. Spitzwegerich), Tierepithelien (v. a. von Katzen), Hausstaubmilbenkot und sehr selten Schimmelpilzsporen. Ferner kann ein Asthmaanfall auch durch **Nahrungsmittelallergene** (z. B. Nüsse) und berufsbedingte Allergene (**Berufsasthma**) wie z. B. Mehle (Bäcker), Holzstaub (Schreiner), Latex (medizinisches Personal), Isozyanate (Industriearbeiter, Maler) auslöst werden.

Das allergische Asthma beruht auf einer **IgE-vermittelten Reaktion**. Die Allergene binden an mastzellständige IgE-Moleküle, wodurch es zur Freisetzung verschiedener Mastzellmediatoren kommt (z. B. Histamin, Leukotriene). Die Folge ist eine sofortige Bronchokonstriktion, die sich klinisch mit den Symptomen eines Asthmaanfalls äußert (IgE-vermittelte **Sofortreaktion**). Bei häufigem Allergenkontakt entwickelt sich eine chronische Entzündung mit T-Lymphozyten und Eosinophilen, die auf den Allergenkontakt erst nach 6–8 Stunden reagieren (IgE-vermittelte **verzögerte Reaktion**). Die Folge ist eine chronische, sich selbst unterhaltende Entzündung (S. 380).

Das allergische Asthma wird meist durch **Inhalationsallergene** ausgelöst. Auch **Nahrungsmittelallergene** und **berufsbedingte Allergene** sind seltenere Ursachen.

Es beruht auf einer IgE-vermittelten Sofortreaktion und einer IgE-vermittelten verzögerten Reaktion.

Nicht allergisches Asthma

Das nicht allergische Asthma (intrinsisches, endogenes Asthma) beginnt meist nicht vor dem Erwachsenenalter und wird durch unspezifische Reize ausgelöst, die auch beim allergischen Asthma zu einem Asthmaanfall führen können. Es wird bei entsprechender Disposition eine abnorme Reaktion auf Virusinfekte vermutet. Bei diesem Krankheitsbild kann zusätzlich eine chronische Sinusitis mit Polyposis nasi vorliegen.

Unspezifische Asthmaauslöser sind:
- respiratorische Virusinfektionen
- physikalische Reize wie kalte Luft, Dämpfe, Rauch, Nebel
- körperliche Anstrengung (Anstrengungsasthma)
- Stress, psychische Traumen, akute Hyperventilation
- inhalierte Noxen
- gastroösophagealer Reflux.

Das nicht allergische Asthma wird durch unspezifische Reize ausgelöst. Es wird bei entsprechender Disposition eine abnorme Reaktion auf Virusinfekte vermutet.

Zu den **unspezifischen Asthmaauslösern** zählen z. B. respiratorische Virusinfektionen, physikalische Reize, körperliche Anstrengung, Stress, gastroösophagealer Reflux.

Das nicht allergische, endogene Asthma ist durch eine **fehlende IgE-vermittelte** Reaktion gekennzeichnet. Auffällig sind eine Eosinophilie und eine Erhöhung des Gesamt-IgE ohne Allergennachweis.

Mischformen

Häufig liegen auch Mischformen aus beiden Asthmaformen vor. Oft geht ein jugendliches allergisches in ein nicht allergisches Asthma des Erwachsenen über.

Asthmasonderformen

Je nach Auslöser, zeitlichem Auftreten oder im Vordergrund stehender Symptomatik unterscheidet man weitere Asthmasonderformen, die im Rahmen eines allergischen oder nicht allergischen Asthmas auftreten können.

Anstrengungsasthma (exercise-induced asthma, EIA): Es wird durch maximale körperliche Belastung in trockener, kühler Umgebungsluft ausgelöst und tritt immer erst **nach** der Belastung (im cooling down) auf. Dazu müssen länger als 5 Minuten wenigstens 80 % der V'O$_2$max geleistet werden, d. h. Patienten mit dauerhafter Atemwegsobstruktion sind dazu gar nicht in der Lage. EIA kann durch Intervallbelastung umgangen werden. Unter EIA leiden viele Kinder und junge Erwachsene mit intermittierendem oder leichtem Asthma. Nicht verwechselt werden darf es mit einem Asthma **unter** Belastung, bei dem der Atemwegsfluss schon vorher limitiert war.

Medikamenteninduziertes Asthma: Es gibt zwei wichtige Formen.
- Das **Analgetikaasthma** ist eine Form der Analgetikaintoleranz und tritt fast immer bei Patienten mit endogenem Asthma auf. An der Auslösung sind alle NSAR, aber nicht die zentral wirkenden Analgetika beteiligt. Häufig haben diese Patienten andere nicht allergische Unverträglichkeiten von z. B. Alkoholika, Käse, Schokolade oder Farbstoffen.
- Das **β-Rezeptoren-Blocker-induzierte Asthma** wird nicht nur durch i. v. Applikation oder Tabletten ausgelöst, sondern auch durch β-Rezeptoren-Blocker-Augentropfen. β-Rezeptoren-Blocker haben als übliche Wirkung eine leichte Bronchienverengung, die beim Gesunden gering ausgeprägt ist und keine Symptome verursacht. Bei Patienten mit Asthma führen auch „selektive" β-Rezeptoren-Blocker unter Umständen zu einem schweren Anfall.

Saisonales Asthma und **Cough-Variant-Asthma** s. u.

▶ **Merke.** Patienten mit COPD vertragen β-Rezeptoren-Blocker meist gut, für Asthmapatienten sind sie strikt kontraindiziert.

5.6.2 Pathogenese

Von zentraler Bedeutung ist die **chronische Entzündungsreaktion** der Bronchialwand, bei der Mastzellen, Eosinophile und T-Lymphozyten sowie verschiedene Entzündungsmediatoren (z. B. Leukotriene, Histamin, Zytokine) eine wichtige Rolle spielen.

Typisch für ein Asthma ist die **bronchiale Hyperreaktivität** (BHR), die mit einer Überempfindlichkeit gegen zahlreiche unspezifische, nicht allergene Reizstoffe einhergeht. Sie löst über **Mediatoren** der Entzündungszellen oder auf **nervalem Weg** (N. vagus) nicht allergiebedingte Asthmaanfälle aus. Die bronchiale Hyperreaktivität ist wahrscheinlich genetisch bedingt und wird bei entsprechender Disposition durch Entzündung zum Vorschein gebracht und unterhalten.

Die **bronchiale Obstruktion** bzw. die Limitierung des Atemflusses wird durch folgende Mechanismen ausgelöst (klassische Asthmatrias nach Virchow):
- **Bronchospasmus** (akute Bronchokonstriktion)
- **Hypersekretion** (erhöhte Viskosität)
- **Ödem** und **Schwellung** der Schleimhaut.

Nach heutiger Auffassung stehen der **Bronchospasmus** durch Entzündungsmediatoren und die **bronchiale Hyperreaktivität** zusammen mit der entzündlichen **Schleimhautschwellung** ganz im Vordergrund. Eine nennenswerte Hypersekretion tritt nur im Asthmaanfall (nie im Intervall) auf. Typisch ist hier die Produktion eines sehr zähen, glasigen Sekrets, das kaum abgehustet werden kann.

5.6.3 Klinik und Komplikationen

Typisch ist die **anfallsartige Atemnot**, meist mit Husten, exspiratorischem Stridor (Giemen und Pfeifen) und Engegefühl im Thorax. Bei Vorliegen einer Sensibilisierung gegenüber saisonalen Allergenen (z. B. gegen Pollen) können die asthmatischen Beschwerden auf eine bestimmte Jahreszeit begrenzt sein (**saisonales Asthma**). Eine Gruppe von Patienten klagt ausschließlich über Husten und gibt keine Atemnot an (sog. **Cough-Variant-Asthma**). Aufgrund dessen wird die Diagnose häufig erst spät oder gar nicht gestellt. Im Intervall sind Asthmapatienten meist beschwerdefrei. Bei fortgeschrittenem Asthma kann sich eine persistierende Belastungs- oder Ruhedyspnoe einstellen. Im Rahmen eines Asthmaanfalls kann es zu einer funktionellen Überblähung der Lunge kommen, zu einem **Volumen pulmonum auctum**.

Der **Status asthmaticus** bezeichnet einen schweren β2-Adrenergika-resistenten Asthmaanfall. Trotz Inhalation bronchodilatatorischer Dosieraerosole nimmt die Bronchokonstriktion innerhalb von Minuten oder Stunden zu. Es kommt zu einer zunehmenden respiratorischen Insuffizienz. Eine schwere respiratorische Insuffizienz kann u. U. lebensbedrohlich sein.

Nach langjährigem schwerem Asthma mit chronischer respiratorischer Insuffizienz entwickelt sich eine sekundäre pulmonalarterielle Hypertonie, die zu einer Rechtsherzhypertrophie (**Cor pulmonale**) führen kann. Die Entwicklung eines Cor pulmonale ist sehr selten.

▶ **Merke.** Viele Patienten haben **nächtliche Asthmaanfälle** nach 3 Uhr morgens. Zu diesem Zeitpunkt ist der Adrenalinspiegel am niedrigsten und der Vagotonus am höchsten, was zur Bronchokonstriktion führen kann.

5.6.3 Klinik und Komplikationen

Typisch sind:
- anfallsartige Luftnot
- Husten
- giemende Atmung
- Engegefühl im Thorax.

Das **Volumen pulmonum auctum** bezeichnet eine funktionelle Überblähung der Lunge im Rahmen eines Asthmaanfalls.

Beim **Status asthmaticus** entwickelt sich in kurzer Zeit eine zunehmende Bronchokonstriktion, die zu einer respiratorischen Insuffizienz führt.

Ein langjähriges schweres Asthma mit chronischer respiratorischer Insuffizienz kann über eine sekundäre pulmonale Hypertonie zur Entwicklung eines **Cor pulmonale** führen.

▶ **Merke.**

5.6.4 Diagnostik

Allgemeine Diagnostik

Folgende Symptome und auslösende Faktoren sollten bei der **Anamnese** erfragt werden:
- **typische Symptomatik** mit wiederholter anfallsartiger Atemnot (Häufigkeit, Symptome nachts/tagsüber)
- Zusammenhang mit **allergenen** oder **nicht allergenen Auslösern**, jahreszeitliche Variabilität, berufs-, tätigkeits- oder umgebungsbezogene Auslöser
- **positive Familienanamnese** (Allergie, Asthma).

Die **körperliche Untersuchung** zeigt **im Intervall** meist normale Atemgeräusche und oft nur ein leises endexspiratorisches Giemen beidseits. Im **Asthmaanfall** sind ein exspiratorisches Giemen sowie ein Brummen und Pfeifen zu hören. Der Klopfschall ist bei tief stehendem Zwerchfell hypersonor. Das Exspirium ist deutlich verlängert und es bestehen Tachypnoe und Tachykardie. Oft kommt es zum Einsatz der Atemhilfsmuskulatur. Je nach Schwere des Anfalls können auch Zeichen einer Zyanose erkennbar sein.

▶ **Merke.** Im **schweren** und **lang dauernden Asthmaanfall** können die trockenen Rasselgeräusche aufgrund maximaler Lungenüberblähung und entsprechender Tachypnoe sehr leise sein oder fehlen (silent chest). Typische Zeichen, auf die geachtet werden muss, sind weiterhin: Sprechdyspnoe, paradoxe thorakale und abdominelle Atembewegungen, Senkung des systolischen Blutdrucks (Bradykardie), paradoxer Puls, Atemfrequenz > 25/min, Herzfrequenz > 120/min (akute Lebensgefahr!).

5.6.4 Diagnostik

Allgemeine Diagnostik

In der **Anamnese** sollte erfragt werden:
- typische Symptomatik
- allergene oder nicht allergene Auslöser
- positive Familienanamnese (Allergie, Asthma).

Die **körperliche Untersuchung** kann **im Intervall** völlig normal sein. **Im Asthmaanfall** zeigen sich ein exspiratorisches Giemen, ein verlängertes Exspirium, Tachypnoe und Tachykardie.

▶ **Merke.**

Diagnostik im Asthmaanfall

Die Diagnose wird mithilfe der **Anamnese** und der **körperlichen Untersuchung** gestellt (s. o.). Falls vorhanden ist eine **Peak-Flow-Messung** zur Einschätzung des Schweregrades hilfreich. Ein PEF unter 100 l/min weist dabei auf einen schweren Verlauf hin. In der **Blutgasanalyse** findet man häufig eine Hypoxämie und eine Hyperkapnie; vor allem die Hyperkapnie ist ein lebensbedrohliches Zeichen, da es für eine Erschöpfung der Atemmuskulatur spricht. Röntgen-Thorax-Übersicht, EKG und Echokardiografie dienen dem Ausschluss von Differenzialdiagnosen.

Diagnostik im Asthmaanfall

Die Diagnose wird mithilfe der **Anamnese** und der **körperlichen Untersuchung** gestellt. Hilfreich sind weiterhin die **Peak-Flow-Messung** und die **Blutgasanalyse**.

Diagnostik im Intervall

Lungenfunktionsanalyse:
- **Spirometrie, Ganzkörperplethysmografie:** FVC, FEV_1, PEF, MEF_{50} sind erniedrigt, RV und Resistance erhöht
- **Bronchospasmolysetest:** akute Reversibilität mit Anstieg der $FEV_1 > 15\%$
- **Methacholintest:** Abfall der $FEV_1 > 20\%$, Anstieg der Resistance $> 100\%$
- **Peak-Flow-Protokoll:** zirkadiane Schwankungen $> 20\%$ (Abb. **C-5.3**).

Labor: Blutgasanalyse, Eosinophilie.

Allergiediagnostik: spezielle Anamnese, Hauttestung, Serum-IgE, ggf. inhalative Provokationstestung.

Röntgen-Thorax-Übersicht (Abb. **C-5.3b**) und **EKG:** Ausschluss von Differenzialdiagnosen.

Das Asthma bronchiale wird in kontrolliertes, teilweise kontrolliertes und unkontrolliertes Asthma eingeteilt (Tab. **C-5.6**).

≡ C-5.6

Diagnostik im Intervall

Lungenfunktionsanalyse:
- **Spirometrie, Ganzkörperplethysmografie** (s. S. 347): Bei einer obstruktiven Ventilationsstörung sind FVC, FEV_1, PEF und MEF_{50} erniedrigt, Residualvolumen (RV) und Resistance dagegen erhöht.
- **Bronchospasmolysetest** (s. S. 346): Er wird bei nachgewiesener Obstruktion durchgeführt und zeigt typischerweise eine gute Akut-Bronchospasmolyse (akute Reversibilität), d. h. einen Anstieg der FEV_1 um mehr als 15%.
- **Test auf unspezifische bronchiale Hyperreaktivität (Methacholintest):** Dieser Test ist indiziert, wenn die vorherigen Untersuchungen keine obstruktive Ventilationsstörung erkennen lassen. Typisch für Asthma ist ein Abfall von FEV_1 um wenigstens 20% und ein Anstieg der Resistance um wenigsten 100%.
- **Peak-Flow-Protokoll:** Die Messungen sollten am Morgen (meist niedrigste Werte) und am Abend (meist höchste Werte) erfolgen. Zirkadiane Schwankungen im Peak-Flow über 20% sind typisch für ein (nicht behandeltes) Asthma (Abb. **C-5.3**).

Labor: Eine arterielle **Blutgasanalyse** wird zum Ausschluss einer respiratorischen Insuffizienz durchgeführt. Im Blutbild findet man eine **Eosinophilie** (> 400 Eosinophile/µl).

Allergiediagnostik: spezielle Anamnese (bekannte Allergien/Auslöser), Hauttestung (z. B. Prick-Test), Serum-IgE-Bestimmung (Gesamt-IgE und spezifische IgE erhöht). Eher selten wird eine inhalative Provokationstestung benötigt.

Röntgen-Thorax-Übersicht (Abb. **C-5.3b**) und **EKG** dienen dem Ausschluss von Differenzialdiagnosen.

Die Ergebnisse der Diagnostik und der Therapie lassen eine **Einteilung** des Asthma bronchiale in kontrolliertes, teilweise kontrolliertes und unkontrolliertes Asthma zu (Tab. **C-5.6**), die zur Orientierung genutzt wird.

≡ C-5.6 **Festlegung der aktuellen Asthmakontrolle (der letzten 4 Wochen) (nach GINA 2010)**

Charakteristik	kontrolliert	teilweise kontrolliert	unkontrolliert
Symptome am Tag	keine	< 2 x wöchentlich	3 oder mehr Zeichen eines teilweise kontrollierten Asthmas
Einschränkung der Aktivität	keine	jegliche	
nächtliche Symptome	keine	jegliche	
Bedarf an Akutsprays	2 x oder seltener in der Woche	häufiger als 2 x wöchentlich	
PEF oder FEV_1	normal	< 80 % des Sollwertes oder des persönlichen Bestwertes	

C-5.3 **Typisches Peak-Flow-Protokoll (a) und Röntgen-Thorax-Befund (b) bei Asthma bronchiale**

a Peak-Flow-Protokoll eines Gesunden (blaue Kurve) und eines Patienten mit Asthma bronchiale (rote Kurve): Erhebliche PEF-Schwankungen innerhalb eines Tages sind typisch für ein unkontrolliertes Asthma.

b Röntgen-Thorax-Übersicht im Asthmaanfall: tief stehende Zwerchfelle, erhöhte Strahlentransparenz, schlankes mittelständiges Herz. Zeichen für ein Volumen pulmonum auctum.

a aus: Baenkler H. et al.: Kurzlehrbuch Innere Medizin. Thieme; 2007; b aus: Krahe Th. (Hrsg.): Bildgebende Diagnostik von Lunge und Pleura. Thieme; 1998

5.6.5 Differenzialdiagnose

- Die häufigste Differenzialdiagnose ist die **COPD** (s. Tab. **C-5.2.**). Bei und nach Belastung kommt es zur Atemnot, erst im Schweregrad 4 besteht eine Ruhedyspnoe.
- Akute Atemnotanfälle können auch durch das **Hyperventilationssyndrom** oder **Panikattacken** verursacht sein. Die Blutgasanalyse weist eine Hyperventilation nach (Hypokapnie).
- Eine Flussbehinderung in den oberen Atemwegen (z. B. bei **Fremdkörperaspiration**) führt ebenfalls zu anfallsartiger Atemnot: Wegweisender Befund ist der inspiratorische Stridor.
- Das Krankheitsbild der **Vocal Cord Dysfunction** führt zu einer in- oder exspiratorischen, anfallsartigen Atemnot, die ganz plötzlich von einem Atemzug auf den nächsten auftritt. Diese Kehlkopfmotilitätsstörungen dauern selten länger als 2–5 Minuten an. Die Patienten verspüren dabei Todesangst. Das Maximum des exspiratorischen Giemens bzw. des inspiratorischen Stridors ist ventral am Hals zu auskultieren, über der Lunge sind diese Nebengeräusche nur leise auskultierbar.
- **Interstitielle Lungenkrankheiten** verursachen eine schwere inspiratorische Belastungsdyspnoe. Atemnotanfälle in Ruhe oder nachts kommen nicht vor.
- Im Rahmen einer **Linksherzinsuffizienz** kommt es zur Belastungsdyspnoe, später Ruhedyspnoe. Mit der Entwicklung eines Lungenödems kann es auch zu Atemnotanfällen in Ruhe kommen, insbesondere im Liegen (siehe Kap. Herzinsuffizienz (S. 94)).

5.6.6 Therapie

Allgemeine Maßnahmen

Ziel der Therapie ist es, eine Kontrolle des Asthmas zu erreichen und möglichst andauernd zu erhalten. Bei einem gut kontrollierten Asthma sind die Patienten am Tag und in der Nacht beschwerdefrei. Eine adäquate Therapie erlaubt auch eine normale körperliche Belastung und erfordert nicht den Einsatz von Notfallsprays (schnell wirkende β_2-Adrenergika). Die Lungenfunktionsanalyse ist normal, es kommt nicht zu Exazerbationen.

▶ **Merke.** Die Therapie des endogenen Asthmas unterscheidet sich nur dadurch von der des allergischen Asthmas, dass man keine Allergenkarenz oder Hyposensibilisierung durchführt.

- **Reizabschirmung** (z. B. Allergenkarenz, Meiden sämtlicher Trigger)
- **Hyposensibilisierung:** Bei jeder Allergieerkrankung der Atemwege, die nicht durch Karenz behoben werden kann, kommt diese spezifische Immuntherapie in Betracht. Ihr Einsatz bei Asthma bronchiale ist jedoch umstritten. Junge Patienten mit kurzer Dauer der Asthmaerkrankung, wenigen Allergenen (v. a. Pollenallergene) und wenigen unspezifischen Triggern weisen die größten Erfolge auf.
- **Patientenschulung:** Der Patient lernt, mit seinen individuellen Triggern umzugehen, die korrekte Peak-Flow-Messung (Deutung der Peak-Flow-Kurve) und die Medikamente richtig einzusetzen.
- **Krankengymnastische Atemtherapie:** Der Patient lernt die besten Atem- und Hustentechniken.
- **Lungensportgruppen:** Durch regelmäßigen Ausdauersport stabilisiert sich das Asthma.
- Der **Aufenthalt** in einem **allergen- und schadstoffarmen Klima** hat bei instabilem Asthma seine Berechtigung, wenn die multiplen Trigger anders nicht beherrschbar sind.

Medikamentöse Therapie

Zum Einsatz kommen Medikamente, deren Wirkung schnell eintritt (sog. **Reliever** → Bedarfstherapie) und Medikamente, die länger und vorbeugend wirken (sog. **Controller** → Dauertherapie).

Reliever-Medikamente

Schnell wirkende β₂-Adrenergika als Dosieraerosol sind die typische Bedarfstherapie (Salbutamol 100 µg, Fenoterol 100 µg, Terbutalin 250 µg).

Controller-Medikamente

Reliever-Medikamente

Controller-Medikamente
- inhalative Kortikosteroide
- lang wirksame inhalative β₂-Sympathomimetika
- Kombinationspräparate
- Theophyllin (Retardpräparat)
- Antileukotriene.

Inhalative Kortikosteroide (z. B. 100–200 µg/Hub Beclomethason, 125–500 µg/Hub Fluticason, 200–400 µg/Hub Budesonid): Sie wirken antientzündlich und erzielen hohe Stoffkonzentrationen in den Bronchien bei niedriger systemischer Belastung. Allerdings wird der klinische Wirkeintritt erst nach einigen Tagen, das Optimum nach einigen Wochen erreicht. Daher eignen sie sich nicht für Anfallsbehandlung.

Lang wirksame inhalative β₂-Sympathomimetika (z. B. 25–50 µg/Hub Salmeterol, 6–12 µg/Hub Formoterol): Sie dürfen wegen der Gefahr einer Tachyphylaxie nur zusammen mit inhalativen Kortikosteroiden gegeben werden.

Kombinationspräparate: inhalative Kortikosteroide + lang wirksame inhalative β₂-Sympathomimetika (z. B. Formoterol + Budesonid; Salmeterol + Fluticason).

Theophyllin (Retardpräparat, 300–500 mg): Es wirkt als schwacher Bronchodilatator (additiv zu β₂-Sympathomimetika) und verbessert die mukoziliare Clearance. Eine Serumkonzentration (Talspiegel vor der nächsten Einnahme) von etwa 10 mg/l (± 5) ist anzustreben. Wegen individuell unterschiedlicher Clearance und häufigen Nebenwirkungen, muss der Theophyllinspiegel überwacht werden.

Antileukotriene = Leukotrienantagonisten (z. B. Montelukast oral 10 mg): Sie sind schwach antientzündlich und bronchodilatatorisch wirksam. Sie können eine Asthmaerkrankung zusätzlich zur inhalativen Kortikosteroidtherapie stabilisieren.

Anti-IgE-Therapie: Der rekombinante humane IgE-Antikörper Omalizumab kommt als Zusatzbehandlung bei schwerem allergischem Asthma zum Einsatz. Er kann die Erkrankung stabilisieren und eine Reduktion der oralen Kortikosteroidtherapie ermöglichen.

Medikamentöse Asthmakontrolle

Medikamentöse Asthmakontrolle

Die Asthmatherapie wird fortlaufend angepasst, um eine gute Asthmakontrolle zu erreichen (Abb. **C-5.4**).

Um die medikamentöse Therapie an das sehr variable Krankheitsbild anzupassen, beginnt man mit einer mittleren Therapiestufe (im Kontrollplan z. B. Stufe 2), d. h. mit einem niedrig dosierten inhalativen Kortikosteroid und einem schnell wirksamen β₂-Sympathomimetikum. Im Verlauf einer Woche sollte eine deutliche Besserung eintreten. Bei jedem Patientenkontakt wird die Behandlung so angepasst, dass eine optimale Asthmakontrolle erreicht wird. Man orientiert sich an den folgenden 5 Stufen (Abb. **C-5.4**).

Falls man mit Therapiestufe 4 keine Asthmakontrolle erreicht, spricht man von schwer behandelbarem Asthma (difficult to treat asthma = Therapiestufe 5).

▶ **Merke.**

▶ **Merke.** Ziel der Therapie ist es, eine optimale Asthmakontrolle zu erhalten.

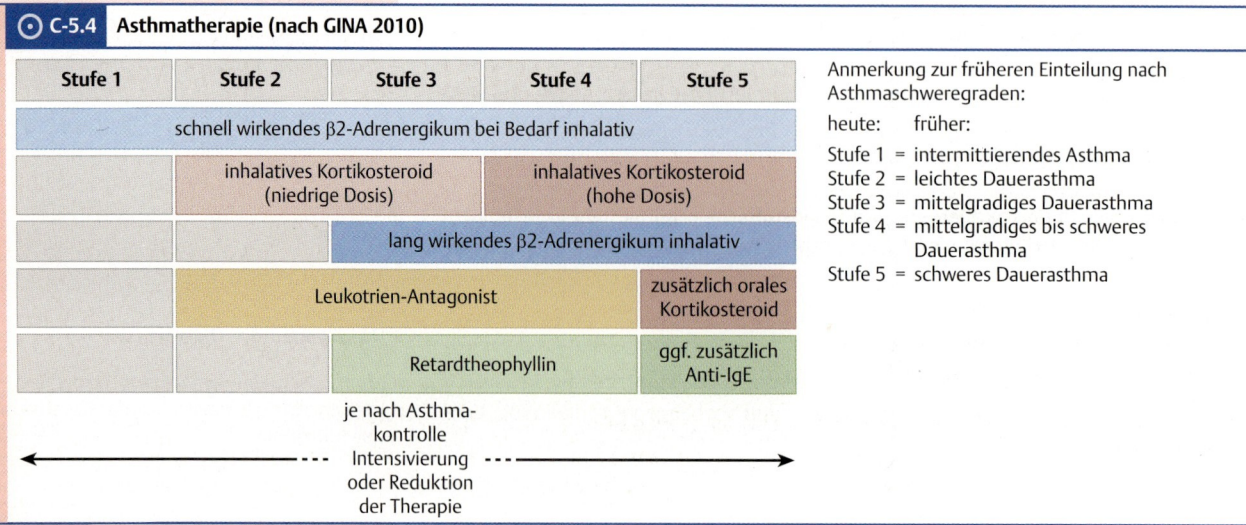

C-5.4 Asthmatherapie (nach GINA 2010)

Therapie des schweren Asthmaanfalls (Status asthmaticus)

Der **Patient** kann folgende Maßnahmen ergreifen:
- mehrfache **Inhalation schnellwirksamer β₂-Sympathomimetika** (100–200 µg), am besten über eine Inhalierhilfe (Spacer), ggf. auch über einen Pressluftvernebler
- oral **Theophyllintropfen** (ca. 200 mg)
- orale **Kortikosteroide** (ca. 50 mg Prednisolonäquivalent)
- atemerleichternde Körperhaltung (sitzend).

Wenn sich der Zustand im Laufe 1 Stunde nicht bessert, sollte ein **Notarzt** gerufen oder eine Notfallambulanz aufgesucht werden:
- 2–4 l/min **Sauerstoff** über eine Nasensonde
- **Kortikosteroide i. v.** (ca. 250 mg)
- **β₂-Sympathomimetika** (250–500 µg) **s. c.** oder verdünnt langsam **i. v.** (auch über Pressluftvernebler)
- **Theophyllin i. v.** (ca. 200 mg) mit Zurückhaltung: Bei Vorbehandlung mit Theophyllin sind toxische Serumspiegel zu erwarten!
- Ausreichend parenterale **Flüssigkeitszufuhr**, falls wegen der Atemnot nicht ausreichend getrunken werden kann (etwa 3 l warme Flüssigkeit am Tag).

Die Aufnahme auf einer **Intensivstation** ist nur erforderlich, wenn die Atemmuskulatur überstrapaziert wurde und die Hyperkapnie eine Beatmung erforderlich macht.

Therapiekontrolle

Bei jeder Neueinstellung und auch bei jeder Verschlimmerung sollte über ein Vierteljahr hinweg ein **Peak-Flow-Protokoll** erstellt werden. Arzt und Patient können so den Therapieerfolg oder -misserfolg gut erkennen. Anfangs sollte der Patient einmal monatlich den Arzt aufsuchen, später reichen größere Abstände. Anamnese, körperliche Untersuchung und Lungenfunktionsanalyse werden erhoben und die jeweils notwendige Therapiemodifikation (Fünf-Stufen-Anpassung) festgelegt.

5.6.7 Prognose

Durch die Einführung der inhalativen Kortikosteroide und lang wirksamen β₂-Sympathomimetika ist das Asthma bronchiale heute eine sehr gut beherrschbare Erkrankung. Die Lebensqualität ist beim kooperativen Patienten kaum eingeschränkt. Die Lebenserwartung ist normal, Todesfälle sind sehr selten.

> ▶ **Klinischer Fall.** Eine 22-jährige Patientin kommt gegen 4 Uhr morgens in die Notaufnahme. Sie leide schon seit 2 Tagen an zunehmender Luftnot beim Treppensteigen und auch vor allem nachts. Sie müsse so stark husten, dass sie keine Luft mehr bekomme. Seit 1 Woche sei sie erkältet und nehme ein Antibiotikum. Als Kind habe sie zwischen dem 5. und 13. Lebensjahr ein allergisches Asthma bronchiale gehabt, seither sei sie diesbezüglich beschwerdefrei gewesen.
>
> Die Patientin fixiert den Schultergürtel und verwendet bei Ruheatmung die Atemhilfsmuskulatur. Es besteht eine Lippen- und Akrenzyanose. Das Exspirium ist verlängert. Die Auskultation ergibt ein bronchiales Atemgeräusch mit Giemen und Pfeifen als Nebengeräusche über allen Lungenabschnitten. Die Zwerchfelle stehen tief und sind wenig atemverschieblich. Atemfrequenz 22/min, Pulsfrequenz 112/min, Blutdruck normal.
>
> Die Blutgasanalyse ergibt: PaO₂ 58 mmHg, PaCO₂ 32 mmHg, pH 7,47. Pulsoxymetrie: SaO₂ 89 %. Die Röntgen-Thorax-Übersicht zeigt ein Volumen pulmonum auctum, keine frischen pneumonischen Infiltrate. Im EKG findet sich eine Sinustachykardie 120/min, normaler Lagetyp, unauffällige Erregungsausbreitung und -rückbildung. Das Notfalllabor ist unauffällig, Peak Flow: 251 l/min (normal über 450).
>
> **Diagnose und Notfalltherapie:** Exazerbation eines Asthma bronchiale durch einen Atemwegsinfekt. Wahrscheinlich Übergang von einem allergischen in ein endogenes Asthma. Monitoring auf der Überwachungsstation. Dort 100 mg Prednison i. v. alle 3 Stunden, Inhalation von 500 µg Salbutamol in 0,9 % NaCl alle 3 Stunden, Infusion von 3 000 ml 0,9 % NaCl/24 h, Sauerstoff (3 l/min) über eine Nasensonde.
>
> **Verlauf:** Nach 3 Stunden deutliche Besserung der Atemnot, Einsatz der Atemhilfsmuskulatur nicht mehr erforderlich, pulsoxymetrisch SaO₂ (unter O₂-Zufuhr) 95 %. Am Mittag Verlegung auf Normalstation. Einleitung einer Dauertherapie mit einem schnell wirksamen β₂-Adrenergikum bei Bedarf sowie einem lang wirksamen β₂-Adrenergikum und inhalativen Kortikosteroid 2-mal täglich. Am 3. Tag Entlassung in beschwerdefreiem Zustand mit normaler Lungenfunktion und normalen Blutgasen.

S. Lange: Radiologische Diagnostik der Thoraxerkrankungen, Thieme, 1996

6 Erkrankungen des Lungenparenchyms

6.1 Allgemeines 386
6.2 Infektiöse Erkrankungen des Lungenparenchyms 386
6.3 Nicht infektiöse Erkrankungen des Lungenparenchyms (= interstitielle Lungenerkrankungen, ILD) 401

6.1 Allgemeines

Das **Lungenparenchym** ist eine komplexe Struktur aus Gefäßendothelien, verschiedenen Arten von Bindegewebe und Alveolarepithel. Seine Aufgabe ist der Gasaustausch. Noxen können dort akute oder chronische Entzündungen verursachen, die nicht immer folgenlos abheilen, sondern durch Fehlreparatur zur Narbenbildung führen. Beides führt zur Gasaustauschstörung. Die Lungenparenchymerkrankungen lassen sich in **infektiöse** (z. B. Pneumonie) und **nicht infektiöse** Erkrankungen (interstitielle Lungenkrankheiten) einteilen.

6.2 Infektiöse Erkrankungen des Lungenparenchyms

6.2.1 Pneumonien

▶ Definition. Pneumonien sind akute oder chronische Infektionskrankheiten der Lunge, die durch Bakterien, Viren, Pilze, Protozoen oder Parasiten verursacht werden.

Einteilung: Frühere Einteilungen nach Erregern, radiologischem Befund oder Vorerkrankungen (Tab. **C-6.1**) bieten nicht genügend Sicherheit für die Therapieentscheidung in der Akutsituation. Deshalb hat sich die klinische Einteilung in **ambulant erworbene** Pneumonien (**CAP** = community-acquired pneumonia) und **nosokomiale** Pneumonien (**HAP** = hospital-acquired pneumonia) zusammen mit einer **Risikobeurteilung** zur Einteilung der Pneumonien durchgesetzt.

▶ Merke. CAP sind Pneumonien, die **außerhalb des Krankenhauses** erworben werden. Als **HAP** dagegen werden Pneumonien bezeichnet, die **48 Stunden nach Krankenhausaufnahme** auftreten.

Eine Sonderform der HAP ist die Pneumonie des beatmeten Patienten (**VAP** = ventilator-associated pneumonia).

≡ C-6.1 Einteilungen der Pneumonien

Prinzip	Einteilung	klinische Bedeutung
Erreger	▪ bakterielle Pneumonie ▪ virale Pneumonie ▪ andere Erreger	für die akute Therapieentscheidung kommt der Erregernachweis meist zu spät
Röntgenbefund	▪ Lobärpneumonie ▪ Bronchopneumonie ▪ interstitielle Pneumonie ▪ Pleuropneumonie ▪ beidseitige Infiltrate ▪ Lungenabszess, Kaverne	wichtig für die Primärdiagnose und für Hinweise auf zusätzliche Risiken
Vorerkrankungen	▪ ohne Vorerkrankung: primäre Pneumonie ▪ mit Vorerkrankung: sekundäre Pneumonie	durch Risikoabschätzung ersetzt
Aufenthaltsort während der Infektion	▪ im Alltagsleben: ambulant erworbene Pneumonie (CAP) ▪ im Krankenhaus: nosokomiale Pneumonie (HAP)	heute die sinnvollste klinische Einteilung

C 6.2 Infektiöse Erkrankungen des Lungenparenchyms

Epidemiologie: Die CAP ist die weltweit häufigste Infektionskrankheit. In Deutschland wird ihre Inzidenz auf über 300 000/Jahr geschätzt, etwa 180 000 Patienten pro Jahr werden in Krankenhäusern behandelt. Bis zu 1 % aller Patienten im Krankenhaus entwickeln eine HAP. Mit der Dauer des Aufenthaltes nimmt die Inzidenz zu.

Ätiologie: Etwa 70 % der **CAP** werden durch **Streptococcus pneumoniae** (Pneumokokken) verursacht. Weitere Erreger sind Haemophilus influenzae, Mycoplasma pneumoniae, Legionellen, seltener Chlamydia pneumoniae und respiratorische Viren (Influenza-, Parainfluenza-, Adenoviren). Bei schweren Begleiterkrankungen oder in höherem Alter findet man auch Staphylokokken, Escherichia coli, Klebsiellen und Pseudomonas aeruginosa. Nur bei Immuninkompetenten trifft man auf ungewöhnliche Erreger wie Pilze (Aspergillen, Pneumocystis jiroveci), atypische Mykobakterien oder seltene Viren (z. B. Zytomegalievirus).

Patienten sind der besonderen Keimselektion des Krankenhauses ausgesetzt. Die häufigsten Erreger der **HAP** sind Staphylokokken, Pseudomonaden, Klebsiellen, Acinetobacter, Enterobacter, Legionellen, Mykoplasmen und Chlamydien. Darunter sind auch therapieresistente Krankenhauskeime, z. B. MRSA.

Interstitielle Pneumonien werden durch Infektion mit Mykoplasmen, Chlamydien, Legionellen oder Viren verursacht. Nicht selten sind Influenza-Virus-Pneumonien. Als **SARS** (severe acute respiratory syndrome) wird eine erstmals 2002 in China beobachtete Lungenkrankheit bezeichnet, die als interstitielle Pneumonie verläuft, hervorgerufen durch das SARS-assoziierte Coronavirus.

Allgemein **prädisponierende Faktoren** für eine CAP sind Zigarettenrauchen, Z. n. Splenektomie, ein viraler Infekt der Atemwege sowie ein Alter > 60 Jahre. Hauptrisikofaktor sind chronisch-obstruktive Atemwegserkrankungen. Bei der HAP gelten ein Alter > 60 Jahre, Antazidagabe, eine nasogastrale Sonde sowie Bewusstseinstrübung als prädisponierende Faktoren. Hauptrisikofaktor ist die maschinelle Beatmung.

Risikofaktoren für einen schweren Pneumonieverlauf sind in Tab. **C-6.2** dargestellt.

Epidemiologie: In Deutschland liegt die Inzidenz der CAP bei ca. 300 000/Jahr. Die HAP entwickelt sich bei bis zu 1 % aller Patienten im Krankenhaus.

Ätiologie: Die wichtigsten Erreger der **CAP** sind: **Streptococcus pneumoniae**, Hämophilus influenzae, Mycoplasma pneumoniae, Legionellen, Chlamydia pneumoniae und respiratorische Viren.

Die häufigsten Erreger der **HAP** sind Staphylokokken, Pseudomonaden, Klebsiellen, Acinetobacter, Enterobacter, Legionellen.

Erreger **interstitieller Pneumonien** sind Mykoplasmen, Chlamydien, Legionellen, Viren. Erreger von **SARS** ist das SARS-assoziierte Coronavirus.

Hauptrisikofaktor für eine CAP sind chronisch-obstruktive Atemwegserkrankungen, für eine HAP die maschinelle Beatmung. Tab. **C-6.2** zeigt Risikofaktoren für schwere Pneumonieverläufe.

C-6.2 Risikofaktoren für schwere Pneumonieverläufe

ambulant erworbene Pneumonie (CAP)	nosokomiale Pneumonie (HAP)
▪ Alter > 65 Jahre	▪ Alter > 60 Jahre
▪ schwere Begleiterkrankung: Tumoren, Herzinsuffizienz, ZNS-Erkrankungen, Leber- und Nierenerkrankungen (mit Harnstofferhöhung)	▪ schwere Grundkrankheit
▪ ZNS-Symptome: Verwirrtheit, Stupor, Koma	▪ chronisch-obstruktive Atemwegserkrankungen (S. 370)
▪ Zeichen der respiratorischen Insuffizienz: Tachypnoe ≥ 30/min	▪ Beatmung
▪ Zeichen des Kreislaufversagens: systolischer Blutdruck < 90 mmHg oder Puls ≥ 125/min	▪ Z. n. neuro-, Herz-Thorax- oder abdominalchirurgischem Eingriff
▪ Körpertemperatur < 35 °C oder > 40 °C	▪ immunsuppressive Therapie

Pathogenese: Die Pneumokokkenpneumonie zeigt einen phasenhaften Verlauf. Wenn die Körperabwehr durch die Masse der Erreger überwunden wurde, entsteht zunächst eine Hyperämie mit alveolärem Exsudat (**Anschoppung**), in welches innerhalb von Stunden Fibrin und Erythrozyten, später Leukozyten einwandern (**rote Hepatisation**). Nach 3–4 Tagen bereinigt eine massive Infiltration aus polymorphkernigen Neutrophilen und Makrophagen die Situation (**graue Hepatisation**). Abschließend kommt es ab dem 8. Tag zum Abbau des Fibrins und zur Wiederherstellung der ursprünglichen Alveolarstruktur (**Lyse**).

Bei **interstitiellen Pneumonien** entstehen großflächige Infiltrationen der Alveolarsepten und des peribronchiolären Bindegewebes, die häufig narbig abheilen.

Die **CAP** wird fast immer durch eine **Tröpfcheninfektion** verursacht. Wichtige Infektionswege der **HAP** sind die **Mikroaspiration** aus dem Mund-Rachen-Raum in die Atemwege. Oro- und nasotracheale Tuben wirken dabei als Infektionsschiene. Bei nasaler Intubation oder nasogastraler Sonde besteht durch den erschwerten Abfluss des Nasensekrets zusätzlich das Risiko von Sinusitiden als Keimquelle. Im Rahmen einer Antazidatherapie können Darmkeime durch den Verlust der Säurebarriere des Magens in Pharynx und Mundhöhle aufsteigen und so ebenfalls aspiriert werden. **Hämatogene Infektionen** kommen selten vor.

Pathogenese: Die Pneumokokkenpneumonie verläuft in Phasen:
▪ Anschoppung
▪ rote Hepatisation
▪ graue Hepatisation
▪ Lyse.

Bei **interstitiellen Pneumonien** entstehen großflächige Infiltrationen der Alveolarsepten und des peribronchiolären Bindegewebes. Die CAP wird meist durch eine **Tröpfcheninfektion**, die HAP häufig durch **Mikroaspiration** verursacht. **Hämatogene Infektionen** sind selten.

Klinik: Bei **bakteriellen Pneumonien** (z. B. Pneumokokkenpneumonie) ist ein **plötzlicher** Beginn der Erkrankung typisch. Innerhalb weniger Stunden steigt das Fieber auf 40 °C, verbunden mit Schüttelfrost und schwerem Krankheitsgefühl. Ein zunächst trockener Husten setzt ein, der am 2.–3. Tag mit gelbem bis rostbraunem Sputum produktiv wird. Der Patient leidet an Ruhedyspnoe, Tachypnoe und Tachykardie. Darüber hinaus kann er verwirrt sein oder eintrüben. Bei einer Begleitpleuritis können atemabhängige Schmerzen auftreten.

Bei **interstitiellen Pneumonien** ist der Beginn oft **schleichend** mit leichtem Fieber, geringem Husten und langsam zunehmender Atemnot, die klinisch im Vordergrund steht. Erregerbedingt treten Allgemeinsymptome wie Gliederschmerzen, Kopfschmerzen, Halsschmerzen und ein schweres Krankheitsgefühl auf.

Der Beginn einer **HAP** ist oft **schwer erkennbar**, da bei den Patienten meist eine schwere Grunderkrankung vorbesteht; dies ist insbesondere bei beatmeten Patienten, die sich nicht äußern können, der Fall. Frühe Zeichen können ein neu aufgetretenes Fieber, ansteigende Entzündungsparameter (Akute-Phase-Proteine, CRP, Leukozyten) und zunehmende Atemnot bei fallender arterieller Sauerstoffsättigung (SaO_2) sein.

Verlauf und Komplikationen: Bei einer **unkomplizierten CAP** normalisieren sich unter Therapie nach etwa 3 Tagen die klinischen Infektionszeichen, bis zum 7. Tag ist meist klinische Stabilität erreicht. Bei **persistierender Herpes-simplex-Infektion** (HSV-1) kann mit Beginn der Pneumonie ein Herpes labialis als Zeichen für die vorübergehende Immunschwäche auftreten. Ein **schwerer Pneumonieverlauf** (Risikofaktoren s. Tab. **C-6.2**) ist insbesondere bei einer Verschlimmerung der Grunderkrankung zu befürchten. Bei schwerer Herzinsuffizienz ist z. B. die Kreislaufbelastung durch Fieber und Toxine eine häufige Todesursache. Bei COPD Grad IV (s. Tab. **C-5.1.**) oder bei interstitieller Lungenkrankheit kann sich eine **respiratorische Insuffizienz** entwickeln oder verschlimmern. Bei geschwächter Immunität kann eine **Sepsis** mit Kreislaufversagen entstehen.

Abhängig von Erreger und Immunstatus heilt eine Pneumonie nicht immer komplett ab: **Lungenabszesse** können sich nach größeren Gewebezerstörungen bilden. Chronische Verläufe enden oft in einer **karnifizierenden Pneumonie**. Bei chronischen Verläufen muss man an ungewöhnliche Erreger (z. B. an Mykobakterien), eine Infarktpneumonie oder eine poststenotische Pneumonie denken. Etwa 40 % aller Pneumonien haben eine Pleurabeteiligung, die sich als **parapneumonischer Erguss** darstellt. Dieser Pleuraerguss kann persistieren und in etwa 5 % aller Pneumonien in ein **Pleuraempyem** übergehen, das durch Thoraxdränage behandelt werden muss (s. S. 435).

Diagnostik: Die Diagnose CAP ist mit ausreichender Sicherheit gestellt, wenn das **Hauptkriterium** (apparativer Befund) und **2 Nebenkriterien** (klinischer Befund) nachgewiesen werden können:

- **apparativer Befund:** (neues) Infiltrat in der Röntgen-Thorax-Übersicht (Abb. **C-6.1**)
- **klinischer Befund:** Fieber, Husten (trocken oder produktiv), blutig tingierter Auswurf, typischer Auskultationsbefund (fein- bis mittelblasige Rasselgeräusche, Knackgeräusche, Bronchophonie)
- **Erregernachweis:** Bei einer ambulant erworbenen „typischen" Pneumonie ohne Risiken muss vor Therapiebeginn kein Erregernachweis durchgeführt werden, da die üblichen Erreger bekannt sind und die im ambulanten Bereich einsetzbaren Antibiotika diese gut erreichen. Nur bei schweren Verläufen und bei Therapieversagen sollte eine Erregerisolierung angestrebt werden. Sie kann aus **Sputum**, **bronchoalveolärer Lavageflüssigkeit**, **Pleurapunktat** oder **Blutkulturen** versucht werden. Bei interstitiellen Pneumonien ist es sinnvoll, durch **Antigennachweise** (inkl. DNA-Analytik) in Bronchialsekret, Urin oder Serum den Erreger zu suchen. Antigennachweis und DNA-Analytik erlauben eine wesentlich schnellere Identifizierung des Erregers mit nachfolgend gezieltem Einsatz von Antibiotika bzw. Virostatika.

Die üblichen serologischen Tests (Antikörpernachweise) können im Nachhinein die Diagnose sichern, sie sind aber für die akute Therapieentscheidung nicht relevant.

C-6.1 Röntgen-Thorax-Befunde bei Pneumonien

a Streifig-fleckiges Infiltrat im Mittel-Unterfeld rechts lateral.
b Die seitliche Aufnahme zeigt das Infiltrat dorsal (Pfeile). Pneumonie im Unterlappensegment 8.
c Schwere **interstitielle Pneumonie** mit respiratorischer Partialinsuffizienz. Röntgen-Thorax-Übersicht im Liegen. Flächenhafte Trübung mit feinfleckigen Einlagerungen disseminiert in allen Abschnitten. Dichteres, konfluierendes Infiltrat im linken Unterfeld (Pfeil). Fremdmaterial: zwei EKG-Elektroden, Venenkatheter in V. jugularis und V. cava rechts, Sauerstoffschlauch zur nasalen Sonde von links.

- **Risikostratifikation:** Die schnelle Abschätzung der **Erkrankungsschwere** (und damit der Prognose) ist bei der Erstuntersuchung eine wichtige Entscheidungshilfe hinsichtlich einer ambulanten oder stationären Behandlung. Eine einfache Risikoabschätzung erlaubt der sog. **CRB-65- oder CURB-Score** (Tab. **C-6.3**): Für jede erfüllte klinische Variable kann 1 Punkt vergeben werden. Bei einem Score > 0 ist eine stationäre Behandlung indiziert, da eine erhöhte Mortalität zu erwarten ist.

- **Risikostratifikation:** Eine einfache Risikoabschätzung zur Erfassung der **Erkrankungsschwere** erlaubt der **CRB-65- oder CURB-Score** (Tab. **C-6.3**).

C-6.3 Risikokriterien des CRB-65- bzw. CURB-Scores

	CRB-65	CURB
C (Confusion, Bewusstseinstrübung)	1	1
U (Urea, Serumharnstoff ≥ 7 mmol/l)	–	1
R (respiratory rate, Atemfrequenz ≥ 30/min)	1	1
B (blood pressure, systolischer Blutdruck ≤ 90 mmHg; diastolischer Blutdruck ≤ 60 mmHg)	1	1
65 (Alter ≥ 65 Jahre)*	1	–

*Ein Alter über 65 Jahre ergibt nur dann einen Score-Punkt, wenn wenigstens ein weiterer Punkt vergeben wurde.

Risikopatienten einer HAP (Tab. **C-6.2**) sollten regelmäßig **auskultiert** werden. Wichtig ist außerdem eine Verlaufsbeobachtung des **CRP** und der **Leukozyten** im Blut. Bei beatmeten Patienten (**VAP**) können serielle Trachealsekrete eine auffällige Kolonisierung entdecken. Auch alle Katheterspitzen sollten routinemäßig **mikrobiologisch** untersucht werden.

Für **Risikopatienten** einer **HAP** (Tab. **C-6.2**) gilt: regelmäßige Auskultation, Beobachtung von CRP und Leukozyten, mikrobiologische Untersuchung von Trachealsekreten und Katheterspitzen.

Bei Verdacht auf eine HAP sollten eine **Röntgen-Thorax-Übersicht** angefertigt und stets ein **Erregernachweis** (s.o.) versucht werden, da dieser für eine erfolgreiche Therapie essenziell ist.

Für die **Verlaufskontrolle** einer Pneumonie sind Bestimmungen des **CRP** und der **Leukozyten** im Blut sehr hilfreich. Bei hoher Atemfrequenz und schweren Verläufen sind **Blutgasanalysen** sinnvoll, um eine respiratorische Insuffizienz rechtzeitig zu erkennen.

▶ **Merke.** Es ist nicht ganz einfach, einen **schweren Infekt der Atemwege** anhand klinischer Kriterien von einer Pneumonie zu unterscheiden. Deshalb sollte man sich nie allein auf Anamnese, körperliche Befunde und Labor beschränken, sondern **immer** eine **Röntgen-Thorax-Übersicht** anfertigen.

Differenzialdiagnose: Die wichtigste Differenzialdiagnosen sind **akute Infektionen der tiefen Atemwege**, z. B. akute Bronchitis oder akute Exazerbation einer chronischen Bronchitis (ähnliche Symptomatik, aber **kein** pneumonisches Infiltrat in der Röntgen-Thorax-Übersicht, s. Klinik (S. 371)). Bei Persistenz des Infiltrats trotz Antibiotikatherapie sollten auch immer ein Bronchialkarzinom und eine Tuberkulose ausgeschlossen werden.

Therapie: Eine Therapie mit **Antibiotika** ist bei Diagnosestellung einer Pneumonie immer erforderlich. Der Therapiebeginn sollte möglichst rasch erfolgen und nicht durch diagnostische Maßnahmen verzögert werden.

- **Antibiotikatherapie der CAP:** Das Risikoprofil des Patienten und der Behandlungsort (ambulant/stationär) sind entscheidend für die Primärtherapie.

Ambulante CAP-Patienten werden in der Regel mit **oralen** Antibiotika behandelt. Mittel der Wahl bei V. a. eine Pneumokokkenpneumonie ist **Amoxillin** (ein Aminopenicillin) als hoch dosierte Monotherapie. Aktuelle Therapieempfehlungen der Fachgesellschaften sind in Tab. **C-6.4** dargestellt. Bei Mykoplasmenpneumonie sind Tetrazykline wirksam, bei Chlamydienpneumonie zusätzlich Makrolide oder das Fluorchinolon Moxifloxacin.

≡ C-6.4	Antibiotikatherapie bei ambulanten CAP-Patienten (Therapieempfehlung der Fachgesellschaften 2010)	
Risiko	**Kriterien**	**Therapie**
ohne Risiko	<65 Jahre keine Vorerkrankung keine Risikosymptome, keine Risikolaborwerte **(CRB-65 oder CURB<0)**	**Therapie der Wahl:** • **Aminopenicillin:** Amoxicillin **alternativ:** • **neueres Makrolid:** Azithromycin, Clarithromycin, Roxithromycin • **Tetrazyklin:** Doxycyclin
mit Risiko	≥65 Jahre bekannte Vorerkrankung Nachweis von Risikosymptomen und Risikolaborwerten **(CRB-65 oder CURB<0)**	**Therapie der Wahl:** • **Aminopenicillin + Betalaktamaseinhibitor:** Amoxicillin + Clavulansäure, Sultamicillin **alternativ:** • **Fluorchinolon:** Levofloxacin, Moxifloxacin

▶ **Merke.** Das Aminopenicillin **Amoxicillin** ist das am besten geeignete Oralpenicillin gegen **Pneumokokken**.

Hospitalisierte CAP-Patienten erhalten eine **intravenöse** Antibiose. Die Therapie richtet sich nach dem Risiko einer Pseudomonasinfektion (Tab. **C-6.5**). Risikofaktoren für das Auftreten von Pneumonien durch Pseudomonas aeruginosa sind zusätzliche pulmonale Erkrankungen (COPD, Bronchiektasie), kürzlicher Krankenhausaufenthalt, kürzliche Breitspektrumantibiotika-Therapie, orale Kortisontherapie, Aspiration.

- **Antibiotikatherapie der HAP:** Noch bevor die mikrobiologischen Ergebnisse inkl. Resistenzbestimmung vorliegen, wird eine kalkulierte Anfangstherapie gestartet. Sie hängt vom Risikoprofil des Patienten und vom Aufenthaltsort im Krankenhaus ab. Dabei gibt es allerdings erhebliche Unterschiede zwischen verschiedenen Krankenhäusern und Stationen (z. B. Intensivstationen). Die folgende Empfehlung ist deshalb nur ein Anhaltspunkt (Tab. **C-6.6**).

C-6.5 Antibiotikatherapie bei hospitalisierten CAP-Patienten (Therapieempfehlung der Fachgesellschaften 2010)

Pseudomonasrisiko	Therapie
kein Pseudomonasrisiko	**Therapie der Wahl:** - **Aminopenicillin + Betalaktamaseinhibitor:** Amoxicillin + Clavulansäure; Ampicillin + Sulbactam - **Cephalosporin:** Cefuroxim, Ceftriaxon, Cefotaxim jeweils +/– Makrolid **alternativ:** - **Fluorchinolon:** Levofloxacin, Moxifloxacin
Pseudomonasrisiko	**Therapie der Wahl:** - **Acylaminopenicillin + Betalaktamaseinhibitor:** Piperacillin + Tazobactam - **Cephalosporin:** Cefepim - **Carbapenem:** Imipenem, Meropenem jeweils +/– Makrolid **alternativ:** - **Fluorchinolon:** Levofloxacin, Ciprofloxacin (+ Pneumokokken-/S.-aureus-wirksames Antibiotikum)

C-6.6 Antibiotikatherapie bei HAP-Patienten (Empfehlungen der Paul-Ehrlich-Gesellschaft)

Risiken und Kriterien	Therapie
ohne besondere Risiken	- Acylaminopenicillin + Betalactamaseinhibitor (BLI) - Cephalosporin - Fluorchinolon + Clindamycin
Schluckstörung, Eingriffe im Oropharynx, Bewusstseinsstörung	- Acylaminopenicillin + BLI - Carbapenem - Cephalosporin + Clindamycin - Fluorchinolon + Clindamycin
Kopftrauma, nach neurochirurgischem Eingriff, Nierenversagen, Diabetes mellitus	- Acylaminopenicillin + BLI - Cephalosporin - Fluorchinolon + Clindamycin jeweils + Glykopeptid bei MRSA
lange antibiotische Vorbehandlung, bekannte Atemwegs- und Lungenkrankheit, langer Aufenthalt auf der Intensivstation	- Cephalosporin - Acylaminopenicillin + BLI - Carbapenem jeweils + Aminoglykosid oder Fluorchinolon
hämatologische Systemerkrankung, Kortikosteroidtherapie	- Cephalosporin - Acylaminopenicillin + BLI - Carbapenem - Fluorchinolon + Clindamycin jeweils + Makrolid +/– Rifampicin
schwerster Verlauf, auch bei Beatmung	- Cephalosporin - Acylaminopenicillin + BLI - Carbapenem jeweils + Fluorchinolon oder Aminoglykosid

Sequenztherapie: Bei gutem Ansprechen auf die Behandlung (Herzfrequenz ≤ 100/min, Atemfrequenz ≤ 24/min, systolischer Blutdruck ≥ 90 mmHg, Körpertemperatur ≤ 37,8 °C, Fähigkeit zur oralen Nahrungsaufnahme, normaler Bewusstseinszustand, keine Hypoxämie, sichere orale Medikamenteneinnahme) kann man i. v. Antibiotika auf entsprechende **orale** Präparate umstellen. Der Patient ist so besser mobilisierbar und eine orale Antibiose ist zudem kostengünstiger.

Supportive Maßnahmen: Neben der Antibiose sind supportive Maßnahmen zur Unterstützung der Genesung durchzuführen:

- Antipyretika (z. B. Paracetamol) zur Fiebersenkung bis 38,5 °C
- Antitussiva bei trockenem Husten, Sekretolytika bei produktivem Husten
- ausreichende Flüssigkeitszufuhr (1 500 ml + 500 ml pro Grad Fieber)
- ggf. Sauerstoffzufuhr
- Physiotherapie (Erleichterung des Abhustens, Erhalt der Muskulatur).

Sequenztherapie: Die i. v. Antibiose sollte möglichst früh auf eine **orale** Gabe umgestellt werden.

Supportive Maßnahmen:
- Antipyretika
- Antitussiva, Sekretolytika
- ausreichende Flüssigkeitszufuhr
- Physiotherapie.

Therapiekontrolle: Eine erfolgreiche Therapie erkennt man an Fieberabfall, klinischer Besserung, Abnahme von CRP und Leukozytenzahl.

Prognose: Die **unkomplizierte CAP** ohne Risiken heilt meist komplett aus. Bei **schwerer CAP** oder **HAP** sterben bis zu 20 % der Patienten.

Prävention: Eine **Pneumokokkenschutzimpfung** sowie **Grippeschutzimpfung** wird nach STIKO (2011) bei folgenden Personen **1-malig** empfohlen: Lebensalter > 60 Jahre, Immundefekte, chronische Krankheiten wie z. B. Herz-Kreislauf-Erkrankungen, Krankheiten der Atmungsorgane, Diabetes mellitus und andere Stoffwechselkrankheiten sowie bei chronischen Nierenkrankheiten/nephrotischem Syndrom und neurologischen Krankheiten.

▶ Klinischer Fall.

Therapiekontrolle: Eine erfolgreiche Antibiotikatherapie bei bakterieller Pneumonie erkennt man am Fieberabfall, an der klinischen Besserung, an der Abnahme des CRP (sensitiver: Procalcitonin) und an der Normalisierung der Leukozytenzahl bis zum 3. Tag. Der Röntgenbefund bessert sich erst verzögert im Laufe weiterer Tage (s. o. Verlaufskontrolle).

Prognose: Die **unkomplizierte CAP** eines Patienten mit geringen Risiken hat unter adäquater Antibiose eine sehr geringe Letalität. Sie heilt in der Regel komplett aus. **Schwere CAP**, die auf Intensivstationen behandelt werden müssen, und **HAP** weisen eine Letalität bis zu 20 % auf. Meist werden die beginnende respiratorische Insuffizienz oder die beginnende Sepsis nicht rechtzeitig erkannt.

Prävention: Nach den Empfehlungen der Ständigen Impfkommission (STIKO) von 2011 soll **1-malig** eine **Pneumokokkenschutzimpfung** bei folgenden Personen durchgeführt werden:
Lebensalter > 60 Jahre, angeborene oder erworbene Immundefekte mit T- und/oder B-zellulärer Restfunktion, chronische Krankheiten wie z. B. Herz-Kreislauf-Erkrankungen, Krankheiten der Atmungsorgane, Diabetes mellitus und andere Stoffwechselkrankheiten, chronische Nierenkrankheiten/nephrotischem Syndrom oder neurologischen Krankheiten.
Wiederholungsimpfungen im Abstand von 5 Jahren werden empfohlen bei angeborenen oder erworbenen Immundefekten mit T- und/oder B-zellulärer Restfunktion sowie bei chronischen Nierenkrankheiten/nephrotischem Syndrom.
Die STIKO empfiehlt zudem eine jährliche **Grippeschutzimpfung** bei o. g. Risikopatienten und darüber hinaus bei Personen, die einer erhöhten Ansteckungsgefahr ausgesetzt sind (z. B. medizinisches Personal, Publikumsverkehr, Lehrer).

▶ **Klinischer Fall.** Ein 23-jähriger Mann leidet seit 2 Tagen an Schnupfen und starkem Husten. Als nun auch Nachtschweiß hinzukommt und er am Morgen ein schweres Krankheitsgefühl empfindet, sucht er gegen 6:30 Uhr die Notaufnahme der Klinik auf.
Der diensthabende Arzt erhebt bei der körperlichen Untersuchung folgende Befunde: feuchte Haut bei erhöhter Körpertemperatur (38,9 °C), einen leicht geröteten Rachenring, feinblasige Rasselgeräusche links dorsobasal mit leisen Knackgeräuschen. Blutdruck 95/65 mmHg, Puls 110/min, Atemfrequenz 22/min. Die Röntgen-Thorax-Übersicht zeigt ein flächiges Infiltrat eines Oberlappensubsegmentes rechts (Abb. C-6.2). Laborwerte: Leukozyten 18 500/µl (Normwert: 4 400–11 300/µl), CRP 6,7 mg/dl (< 0,5 mg/dl), Natrium mit 133 mmol/l (135–145 mmol/l) leicht erniedrigt, Serum-Harnstoff normal.
Der diensthabende Arzt stellt die Diagnose „Lobärpneumonie". Er nimmt den Patienten wegen eines CRB-65- und CURB-Scores von 0 nicht stationär auf, sondern leitet eine ambulante Antibiotikatherapie mit 1 000 mg Amoxicillin 3-mal tägl. für 7 Tage ein. Der Patient erhält eine Arbeitsunfähigkeitsbescheinigung und wird weiter an den Hausarzt verwiesen. 10 Tage später berichtet der Hausarzt bei telefonischer Rücksprache über eine gute Rekonvaleszenz des Patienten. Bis auf einen leichten Husten ist der Patient symptomfrei und körperlich bereits wieder belastbar. Die Laborwerte haben sich normalisiert. In 1 Woche wird er wieder arbeiten können.

⊙ **C-6.2 Röntgen-Thorax-Übersicht bei Lobärpneumonie**

Flächiges Infiltrat in einem Oberlappensegment rechts (Pfeil).

Besonderheiten spezieller Pneumoniearten

Pneumonien bei Immunschwäche

Bei Patienten mit **herabgesetztem Immunstatus** (z. B. Therapie mit Immunsuppressiva oder Zytostatika, maligne Lymphome, Leukämien, HIV-Infektion, Alkoholkrankheit mit schlechtem Ernährungszustand) kann eine Pneumonie zusätzlich durch sog. **opportunistische Erreger** ausgelöst werden. Darunter versteht man Erreger, die bei normalem Immunstatus keine Erkrankung verursachen, aber bei Abwehrschwäche die „Gelegenheit" (lat. opportunitas) nutzen, sich zu verbreiten.
- **Viren:** Zytomegalievirus, Herpes-simplex-Virus, Varizella-zoster-Virus
- **Bakterien:** atypische Mykobakterien
- **Pilze:** Aspergillen, Candida, Pneumocystis jiroveci (früher P. carinii).

Für eine erfolgreiche Therapie ist bei diesen Patienten eine korrekte **Diagnose** mit sicherem **Keimnachweis** sehr wichtig. Diese gelingt nur durch eine invasive Diagnostik (bronchoalveoläre Lavage, Lungenbiopsie).

Pneumocystis-jiroveci-Pneumonie (PCP): Sie ist die häufigste opportunistische Infektion bei **AIDS-Patienten** (und oft die Erstmanifestation). Typisch ist eine **interstitielle Pneumonie** mit plasmazellulären Infiltraten. Der Beginn ist schleichend, der Verlauf meist sehr langsam. Die Patienten leiden unter zunehmender Dyspnoe, Tachypnoe, trockenem Husten und Fieber. Die Auskultation ist meist unauffällig. Die Röntgen-Thorax-Übersicht (besser thorakale CT) zeigt beidseits interstitielle Infiltrate. Die Diagnose wird durch den Erregernachweis in der bronchoalveolären Lavage oder transbronchialen Lungenbiopsie gestellt. Die Therapie besteht in der Gabe von hoch dosiertem **Cotrimoxazol** i. v. Da der Erreger bei den meisten Patienten in der Lunge persistiert, benötigt man eine Rezidivprophylaxe, z. B. Cotrimoxazol (s. Tab. J-1.5, S. 1033 und S. 1108) oral in niedriger Dosierung.

Infarktpneumonie

In etwa 10 % aller **Lungenembolien** kommt es zum hämorrhagischen Lungeninfarkt. Die anfangs sterilen Lungeninfarkte können innerhalb weniger Tage bakteriell besiedelt werden. Es entwickelt sich eine **chronisch** verlaufende Pneumonie mit narbiger Abheilung, gelegentlich auch mit Nekrosen. Typische Lungeninfarkte liegen pleuranah und stellen sich in der Röntgen-Thorax-Übersicht als keilförmige Infiltrate dar. Diagnoseführend ist der Nachweis von Lungenembolien (thorakale CT).

Poststenotische Pneumonie

Wenn **Fremdkörper** oder **bronchiale Tumoren** den Sekretfluss behindern, kann das verhaltene Sekret durch Bakterien besiedelt werden und sich eine poststenotische Pneumonie entwickeln (obstruktive Pneumonie, Retentionspneumonie). Die Therapie besteht nicht nur in einer **Antibiotikagabe**, sondern vor allem in der Beseitigung des endobronchialen Hindernisses. Zur **Rekanalisierung** kommen Laser, Stents sowie transkutane und endobronchiale Bestrahlungen in Betracht (s. S. 353).

Aspirationspneumonie

Aspiration ist definiert als das Einatmen bzw. Eindringen von körpereigenen (z. B. Magensaft) oder körperfremden Substanzen (z. B. Nahrung) in die Atemwege. **Risikofaktoren** für eine Aspiration sind:
- **Bewusstseinsstörungen:** Alkoholkrankheit, Bewusstlosigkeit, Schädel-Hirn-Trauma, Schlaganfall, Narkose, Medikamente
- **neurologische Erkrankungen:** Morbus Parkinson, Myasthenie, neuromuskuläre Erkrankungen
- **Dysphagie:** Ösophaguskarzinom, Ösophagusdivertikel, Achalasie, gastroösophagealer Reflux, ösophagotracheale Fistel
- **medizinische Eingriffe:** z. B. Bronchoskopie, Gastroskopie, Intubation, nasogastrale Sonde.

In Abhängigkeit vom aspirierten Material können verschiedene Krankheitsbilder entstehen, die unterschiedlich behandelt werden müssen:
- **festes Material** (z. B. Nahrung, Tabletten): Es entsteht eine poststenotische Pneumonie. Die Therapie besteht aus der bronchoskopischen Fremdkörperentfernung und einer Antibiose

- **Wässrige Flüssigkeit** (z. B. Getränke): Es kann sich eine Bronchitis, eine Pneumonie, bei großen Mengen auch ein Lungenödem entwickeln (Beatmung erforderlich).
- **Oropharyngeales Sekret oder Mageninhalt (inkl. Bakterien):** Es entsteht eine Pneumonie mit gramnegativen und anaeroben Bakterien. Der Krankheitsverlauf ist langwierig; es entwickeln sich häufig Lungenabszesse und Pleuraempyeme.
- **Vorwiegend Magensäure** (z. B. bei Notfallintubation): Innerhalb eines Tages entsteht ein sehr schweres Krankheitsbild (**Mendelson-Syndrom**), das sich bis zum akuten Lungenversagen (ARDS) entwickeln kann. Es sollte bei jedem Verdacht ein Absaugen über ein flexibles Bronchoskop erfolgen und eine Antibiose (z. B. Carbapenem oder Cephalosporin + Clindamycin) eingeleitet werden.

Pilzpneumonie

Pilzpneumonien sind selten und betreffen vorwiegend immungeschwächte Patienten. In Europa kommen als Erreger **Candida**, **Aspergillen** und **Kryptokokken** in Betracht, außerhalb Europas auch Histoplasma, Kokzidien und Blastomyces (Reiseanamnese!). Candida und Aspergillus sind opportunistische Erreger, d. h. sie infizieren nur Menschen mit einem Immundefizit.

Candida-Pneumonie: Sie ist extrem selten und kommt bei **systemischer Candidiasis** (Candida-Sepsis) vor. Sie wird durch eine transbronchiale Lungenbiopsie gesichert. Mittel der Wahl ist eine Therapie mit **Amphotericin B**, evtl. zusammen mit Fluconazol (alternativ: Monotherapie mit Itraconazol, Voriconazol oder Caspofungin). Die Candida-Pneumonie ist ein lebensgefährliches Krankheitsbild mit sehr **schlechter Prognose**. Weitere Informationen zur Candidiasis (S. 1118).

Aspergillus-Pneumonie (invasive pulmonale Aspergillose): Aspergillen verursachen sehr verschiedene Erkrankungen an Atemwegen und Lunge, die unter dem Sammelbegriff Aspergillose (S. 1117) zusammengefasst werden. Eine Aspergillus-Pneumonie tritt nur bei **lang dauerndem Immundefekt** auf, z. B. bei Leukämien unter Chemotherapie, bei Immunsuppression nach Organtransplantation, bei HIV-Infektion im Stadium AIDS. Die Diagnose muss über eine Lungenbiopsie gestellt werden, ein Antigennachweis in Sekret oder Blut erhärtet den Verdacht, Antikörpertests sind bei immunsupprimierten Patienten unzuverlässig. Als Therapie kommen **Amphotericin B** (Mittel der Wahl), Fluconazol, Itraconazol, Voriconazol, Posaconazol oder Caspofungin zur Anwendung.

6.2.2 Lungenabszess

▶ **Definition.** Ein Lungenabszess ist eine nekrotische Gewebedestruktion mit Anhäufung von neutrophilen Granulozyten.

Ätiologie: Häufig entwickelt er sich im Rahmen einer **Aspirationspneumonie**, die durch anaerobe Bakterien ausgelöst wurde. Multiple Lungenabszesse sprechen für eine **hämatogene Infektion** (z. B. bei i. v. Dogenabusus).

Klinik: Klinische Hinweise sind, dass die Pneumonie nicht wie erwartet abklingt, die Entzündungsparameter nicht sinken sowie Husten und eitriger Auswurf persistieren. Der Auswurf kann fötide riechen, auch Hämoptysen kommen vor.

Diagnostik: Die **Röntgen-Thorax-Übersicht** zeigt eine Höhlenbildung mit Flüssigkeitsspiegel. Wegen der Differenzialdiagnose „poststenotische Pneumonie" und zum Erregernachweis ist eine diagnostische **Bronchoskopie** sinnvoll. Sputum enthält ein verunreinigtes Keimgemisch und trifft selten den relevanten Erreger. Bei Fieber sind **Blutkulturen** abzunehmen.

Therapie: Es ist eine sofortige **Antibiotikatherapie** indiziert (Cephalosporin + Clindamycin oder Fluorchinolon + Clindamycin oder Carbapenem + Metronidazol). Nach Eintreffen der bakteriologischen Ergebnisse muss die Antibiose ggf. gezielt umgestellt werden. Die Ausheilung kann mehrere Wochen dauern und erfolgt meist unter Narbenbildung. Falls der Lungenabszess nicht abklingt, ist eine **transthorakale Abszessdränage** indiziert. Eine persistierende Abszesshöhle sollte **thoraxchirurgisch entfernt** werden.

Komplikationen: Häufige Komplikationen sind Pleuraempyeme oder Rupturen mit resultierender bronchopleuraler Fistel und Seropneumothorax, die dräniert werden müssen.

6.2.3 Lungentuberkulose

▶ **Synonym.** Morbus Koch, Tbc, früher „Schwindsucht".

▶ **Definition.** Die Tuberkulose ist eine chronische Infektionskrankheit eines oder mehrerer Organe, die durch Mykobakterien verursacht wird.

Epidemiologie: In Deutschland beträgt die Inzidenz durchschnittlich 5,4/100 000 Einwohner/Jahr (2009). Bei den in Deutschland lebenden Ausländern dagegen liegt ist sie höher (etwa 21/100 000/Jahr). Weltweit gibt die Tuberkulose-Epidemie Anlass zur Sorge; die WHO berichtet von 8 Mio. Neuerkrankungen und 3 Mio. Todesfällen pro Jahr. Näheres s. auch www.rki.de.

▶ **Merke.** Die Lungentuberkulose ist in Deutschland eine seltene Krankheit geworden. Dies beinhaltet das Risiko, dass sie verzögert diagnostiziert wird.

Ätiologie: Die **Mykobakterien** M. tuberculosis und selten M. bovis oder M. africanum (Mycobacterium-tuberculosis-Komplex) infizieren über eine **Tröpfcheninfektion** von Mensch zu Mensch die Lunge. In Mitteleuropa ist die enterale Infektion (Milchprodukte) eliminiert und die Hautinfektion extrem selten.

Pathogenese: Beim Verlauf der Lungentuberkulose können drei Stadien unterschieden werden: Primärinfektion, primäre Tuberkulose und postprimäre Tuberkulose.
- **Primärinfektion:** Alveolarmakrophagen nehmen die Erreger auf und lösen im Laufe von 2–3 Wochen eine zelluläre **verzögerte Immunreaktion** aus. 6 Wochen nach Infektion bildet sich der sog. **Primäraffekt:** Ein epitheloidzelliges Granulom aus Makrophagen, Langerhans-Riesenzellen und Lymphozyten, das die Mykobakterien abkapselt und zunächst für den Körper unschädlich macht. Greift die Infektion zusätzlich auf die erste hiläre Lymphknotenstation über, spricht man von **Primärkomplex**. Zum gleichen Zeitpunkt wird der **Tuberkulin-Test positiv**. Das Granulom wird dann durch Fibroblasten, Bindegewebe und später Kalkeinlagerung stabilisiert. Das Zentrum des Granuloms kann einschmelzen (Verkäsung), wo die Mykobakterien viele Jahre virulent überleben können. Bei einer ausreichenden Immunitätslage ist die Infektion damit beendet, es entsteht keine Tuberkulose-Erkrankung.

▶ **Merke.** Bei Erwachsenen mit intaktem Immunsystem entsteht aus dem Primäraffekt keine Tuberkulosekrankheit. Als Zeichen der erworbenen Immunität bleibt der Tuberkulin-Test positiv (**latente Tuberkulose**).

- **Primäre Tuberkulose:** Sie ist bei Erwachsenen selten. Primär gefährdet sind Säuglinge und Kleinkinder sowie Patienten mit schwerer **Immunschwäche** (z. B. Alkoholismus, Niereninsuffizienz, Diabetes mellitus, Tumorkrankheit, Mangelernährung und Kachexie, immunsuppressive Therapie, HIV-Infektion). Folgende Verläufe sind möglich:
Das Lungeninfiltrat kann sich **lokal** ausbreiten (**tuberkulöse Pneumonie**). Bei **lymphogener** Ausbreitung entwickelt sich eine **Lymphknotentuberkulose** (Hilus, Mediastinum, Hals) oder eine **Pleuritis tuberculosa**. Durch eine **hämatogene** Streuung kann es schließlich zur Erkrankung extrapulmonaler Organe (**Organtuberkulose**) kommen. Bei massiver hämatogener Streuung finden sich in vielen Organen Tuberkel, man spricht von **Miliartuberkulose**.
- **Postprimäre Tuberkulose:** Sie tritt typischerweise bei Erwachsenen auf. Ein abgeheilter Primärinfekt wird bei gestörter Immunität reaktiviert und die ruhenden Mykobakterien beginnen sich wieder zu teilen (**Reaktivierung**). Wenn Lymphknoten in Bronchien einbrechen, können durch Abhusten der Verkäsung neue tuberkulöse Herde in der Lunge gesetzt werden (**bronchogene Streuung**). In großen Granulomen entstehen ausgedehnte Verkäsungen, aus denen sich **Kavernen** entwickeln, wenn sie Anschluss an einen Bronchus gewinnen. Durch **lymphogene**

und **hämatogene** Streuungen kann sich auch hier eine Organtuberkulose bilden (z. B. Pleuritis, Skelett-, Nieren-, Genitaltuberkulose).

Nach Erstinfektion besteht eine spezifische Immunität und ein erneuter Kontakt mit M. tuberculosis führt bei ausreichender Körperabwehr in der Regel zu keinem erneuten Primäraffekt. Nur bei schlechter Abwehrlage können sich neue Mykobakterienstämme ausbreiten (**Superinfektion**). Wenn allerdings durch Therapie alle Mykobakterien eliminiert wurden, kann nach Verlust der spezifischen Immunität wieder eine neue Infektion erfolgen (**Reinfektion**).

Klinik: Die **Primärinfektion** verläuft meist **asymptomatisch**, ggf. unter dem Bild eines Atemwegsinfekts mit trockenem Husten und leichtem Fieber. Es kann sich ein Erythema nodosum ausbilden.

Die **primäre Tuberkulose** äußert sich meist als therapierefraktäre **Pneumonie** mit Fieber, Husten und Auswurf oder als **Pleuritis** mit Atemnot und Thoraxschmerzen. Die Lymphknotentuberkulose entsteht erst nach Wochen, ebenso die Organmanifestationen durch frühe Generalisierung.

Bei der **postprimären Tuberkulose** entwickeln sich die Symptome schleichend.
- **Allgemeinsymptome:** subfebrile Temperatur, Nachtschweiß, Müdigkeit, Schwäche, Antriebslosigkeit, Appetitlosigkeit und Gewichtsverlust („Schwindsucht")
- **Lungentuberkulose:** anfangs trockener, später produktiver Husten mit gelblichem Auswurf, Hämoptysen (bei Kavernenbildung). Ausgedehnte Befunde führen zu Atemnot und respiratorischer Insuffizienz.
- **Pleuritis tuberculosa:** atemabhängige Thoraxschmerzen, später zunehmende Atemnot und Thoraxenge
- **Lymphknotentuberkulose:** Nicht schmerzhafte Lymphknotenschwellungen am Hals mit Rötung, Erwärmung, Fistelbildung. Bei Mediastinal- und Hiluslymphknoten-Befall kann durch Komprimierung der Bronchien („Mittellappensyndrom") eine poststenotische Pneumonie entstehen.
- **Skelettuberkulose:** Leitsymptom sind Rückenschmerzen bei **Spondylodiscitis tuberculosa**. Entlang der Faszien können sich paravertebrale Senkungsabszesse entwickeln.
- **Urogenitaltuberkulose:** Krankheitsbild einer chronischen Pyelonephritis mit „steriler" Leukozyturie. Die Nebenhodentuberkulose und die Tubentuberkulose führen zu Sterilität.
- **Meningitis tuberculosa:** Schleichend entwickeln sich die Symptome einer Meningitis (Kopfschmerzen, Nackensteifigkeit, Hirnnervenausfälle).
- **Miliartuberkulose:** schleichender Beginn mit Schwäche, Appetitlosigkeit, Gewichtsverlust, schwerem Krankheitsgefühl, Fieber bis zu 40 °C. Man findet eine Hepatosplenomegalie, oft Zeichen einer Meningitis (s. o.) und einer Peritonitis. In der Retina kann man die Tuberkuloseherde durch Augenspiegelung erkennen. Die Extremform ist die **Tuberkulosepsis** (**Landouzy**) mit einer Letalität von 25 %.

Diagnostik: Die **Anamnese** kann Hinweise auf eine Tuberkuloseerkrankung in der Umgebung des Patienten geben. Außerdem sollte man gezielt nach einer geschwächten Immunität (S. 1334) fragen.

Im nächsten Schritt sollte eine **Tuberkulin-Testung** durchgeführt werden. Üblich ist der **Intrakutan-Test** nach Mendel-Mantoux, bei dem 2 Tuberkulin-Units einer standardisierten Antigenmischung (purified protein derivate, PPD) an der Beugeseite des Unterarms intrakutan injiziert werden. Nach 48–72 Stunden wird der Befund (die tastbare derbe Schwellung = Induration, nicht die Rötung!) abgelesen: Er ist **positiv**, wenn die Induration **größer als 5 mm** ausfällt (Abb. **C-6.3**). Falsch negative Tuberkulin-Hauttests kommen vor bei medikamentöser Immunsuppression, schwerer Immunschwäche (HIV-Infektion) oder konsumierender Erkrankung (schwere Tbc, Tumorkrankheiten, auch Sarkoidose).

▶ **Merke.** Ein **positiver** Tuberkulin-Test spricht für eine zelluläre Immunität (entweder durch Infektion oder durch BCG-Impfung), beweist aber noch keine Tuberkuloseerkrankung. Ein **negatives** Testergebnis spricht i. d. R. gegen eine Tuberkuloseerkrankung, schließt diese aber auch nicht sicher aus.

Bei schlechter Abwehrlage können sich zusätzliche Mykobakterienstämme ausbreiten (**Superinfektion**). Wenn durch Therapie alle Mykobakterien eliminiert wurden, kann wieder eine neue Infektion erfolgen (**Reinfektion**).

Klinik: Die Primärinfektion verläuft meist asymptomatisch.

Die **primäre Tuberkulose** äußert sich meist als therapierefraktäre **Pneumonie** oder als **Pleuritis**.

Bei der **postprimären Tuberkulose** entwickeln sich die Symptome schleichend.
- **Allgemeinsymptome:** subfebrile Temperatur, Nachtschweiß, Gewichtsverlust
- **Lungentuberkulose:** trockener Husten
- **Pleuritis tuberculosa:** atemabhängiger Thoraxschmerz
- **Lymphknotentuberkulose:** Lymphknotenschwellungen am Hals
- **Skelettuberkulose:** Rückenschmerzen
- **Urogenitaltuberkulose:** chronische Pyelonephritis
- **Meningitis tuberculosa:** schleichend entstehender Meningismus
- **Miliartuberkulose:** schweres, lebensbedrohliches Krankheitsbild.

Diagnostik: Die **Anamnese** kann Hinweise auf Infektionsquellen oder Immunschwäche geben.

Der **Tuberkulin-Test** nach Mendel-Mantoux ist positiv, wenn die Induration **größer als 5 mm** ausfällt (Abb. **C-6.3**). Falsch negative Tuberkulin-Hauttests kommen vor bei medikamentöser Immunsuppression, schwerer Immunschwäche (z. B. HIV-Infektion) oder konsumierender Erkrankung.

▶ Merke.

C-6.3 Tuberkulin-Testung

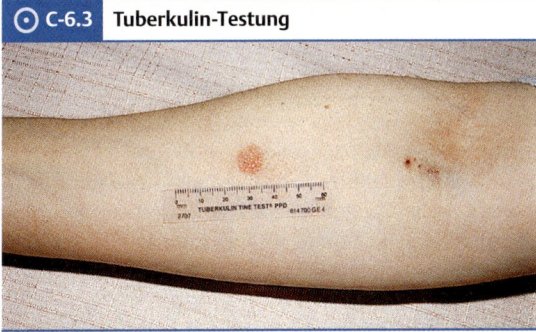

Positiver Ausfall eines **Intrakutan-Tests** nach Mendel-Mantoux mit 2 Tuberkulin-Units: tastbare Induration mit einem Durchmesser > 5 mm.

In Zweifelsfällen kann ein **Ex-vivo-Tuberkulosetest** hilfreich sein. Dabei wird im Patientenblut die Lymphozytenreaktion auf spezifische Mykobakterienantigene untersucht (Interferon-Gamma-Release-Assay, IGRA).
Unbedingt erforderlich ist eine **Röntgen-Thorax-Übersicht** in zwei Ebenen zur Darstellung der Ausdehnung der Tuberkulose.
Die **Röntgenmorphologie** der Lungentuberkulose ist sehr **vielgestaltig**. Es finden sich u. a. fleckig-konfluierende Infiltrate, Aufhellungen mit Ringschatten (Kavernen) (Abb. **C-6.4**), peribronchiale Infiltrate sowie Hilus- und Mediastinal-Lymphknotenvergrößerungen. Pleuraergüsse und Pleuraschwielen können hinzukommen. Im weiteren Verlauf entwickeln sich narbige Verziehungen, Kalkeinlagerungen sowie Schrumpfungen größerer Lungenabschnitte. Bei Miliartuberkulose findet man die typischen, disseminierten feinstfleckigen (miliare) Lungenherde. In Zweifelsfällen wird eine **thorakale CT** angefertigt.

In Zweifelsfällen kann ein **Ex-vivo-Tuberkulosetest** hilfreich sein.

Die **Röntgen-Thorax-Übersicht** ist für die Darstellung der Tuberkuloseausdehnung wichtig (Abb. **C-6.4**). Bei Miliartuberkulose findet man die typischen, disseminierten feinstfleckigen Lungenherde. In Zweifelsfällen wird eine **thorakale CT** angefertigt.

C-6.4 Schwere Lungentuberkulose mit großer Kaverne links

Röntgen-Thorax-Übersicht p.–a.: Es kommt ein großflächiges, **fleckig-konfluierendes Infiltrat** des linken Lungenoberfeldes zur Darstellung (Pfeile). Zudem findet sich in diesem Bereich eine rundliche Aufhellung **(Kaverne)**.

Der endgültige Beweis einer Tuberkuloseerkrankung gelingt nur durch den **Nachweis von M. tuberculosis** in ausreichendem Probenmaterial:
- **Lungentuberkulose:** Sputum an drei aufeinander folgenden Tagen, Magennüchternsekret (säurefeste Bakterien!); höhere Treffsicherheit bei bronchoalveolärer Lavage, Bürstenbiopsie oder transbronchialer Lungenbiopsie; Pleuraflüssigkeit oder besser Pleurabiopsie
- **bei bestehendem Verdacht:** Lymphknotenbiopsie (Lymphknoten-Tbc), Punktionspräparate (Skelett-Tbc), Urin (Nieren-Tbc), Menstrualblut und Sperma (Genital-Tbc), Liquorpunktat (Meningitis tuberculosa), Biopsie eines befallenen Organs (Miliartuberkulose).

Bei der **mikrobiologischen Diagnostik** sucht man zunächst im Ausstrichpräparat **mikroskopisch** nach Mykobakterien, z. B. mittels Auraminfärbung im Polarisationsmikroskop (positiv ab 1 000 Mykobakterien/ml). Sehr sensitiv ist der Nachweis von **Mykobakterien-DNA** mittels PCR (positiv ab 6 Erregern pro Probe). Dieser Test unterscheidet jedoch nicht zwischen lebenden und abgestorbenen Mykobakterien. Der

Nachweis von M. tuberculosis in ausreichendem Probenmaterial:
- **Lungentuberkulose:** Sputum, Magennüchternsekret, bronchoalveoläre Lavage, Lungenbiopsie, Pleuraflüssigkeit/-biopsie
- **bei bestehendem Verdacht:** Lymphknotenbiopsie, Punktionspräparat, Urin, Menstrualblut, Liquorpunktat, Biopsie eines befallenen Organs.

Die wichtigsten **mikrobiologischen Nachweismethoden** sind Mikroskopie (Ausstrichpräparat), DNA-Analysen und Kulturverfahren.

Nachweis lebensfähiger Erreger und damit einer aperten Lungentuberkulose gelingt nur über **kulturelle Verfahren**. Die angezüchteten Mykobakterien werden für eine **Resistenztestung** aller gebräuchlichen Antituberkulotika weiterverwendet.

> ▶ **Merke.** Sind Mykobakterien in Sputum, Urin oder anderen Körpermaterialen, die auf „natürlichem" Weg nach außen gelangen, nachweisbar, spricht man von einer **offenen** (**aperten**) Tuberkulose, die potenziell infektiös ist! Bei einer **geschlossenen Tuberkulose** dagegen besteht keine Ansteckungsgefahr. Als **aktive** Tuberkulose bezeichnet man eine offene oder geschlossene Tuberkulose, die mit klinischen und radiologischen Zeichen einer floriden Erkrankung einhergeht.

Tab. **C-6.7** zeigt zusammenfassend ein Schema zur Diagnostik der Tuberkulose.

Differenzialdiagnose: Die Allgemeinsymptome sind nicht für Tuberkulose spezifisch und können auch bei malignen Lymphomen, anderen Tumoren, Vaskulitiden und anderen Infektionskrankheiten vorkommen. Die Differenzialdiagnosen einer Kaverne im Röntgenbefund sind sehr umfangreich (Tab. **C-6.8**).

Therapie: Jede aktive Tuberkulose muss behandelt werden (offene Tuberkulosen unter Isolierung), auch wenn der Erregernachweis noch aussteht. Ziel der Behandlung ist die vollständige Eliminierung der Mykobakterien und die Sanierung der entstandenen Defekte. Aufgrund der drohenden Resistenzbildung müssen immer mehrere **Antituberkulotika** (Tab. **C-6.9**) miteinander kombiniert werden. Die Standardtherapie der Tuberkulose gliedert sich in eine Initial- und Erhaltungstherapie:

- **Initialtherapie:** Zunächst gibt man über wenigstens 2 Monate (oder bis zur deutlichen radiologischen und klinischen Besserung) eine **Vierfachtherapie** aus Isoniazid (INH), Rifampizin (RMP), Pyrazinamid (PZA) und Ethambutol (EMB). Bei klinischem Ansprechen auf die Therapie sind nach 3–4 Wochen die Mykobakterien nicht mehr infektiös und der Patient kann ambulant weiterbehandelt werden.
- **Erhaltungstherapie:** Mit einer **Zweifachtherapie** aus Isoniazid und Rifampizin wird wenigstens 4 Monate (oder bis zum bestmöglichen Ergebnis) weiterbehandelt.

Differenzialdiagnose: malignes Lymphom, Tumoren, Vaskulitiden, andere Infektionskrankheiten. DD Kaverne im Röntgenbefund s. Tab. **C-6.8**.

Therapie: Jede aktive Tuberkulose muss mit **Antituberkulotika** (Tab. **C-6.9**) behandelt werden (offene Tuberkulosen unter Isolierung).

- **Initialtherapie:** Isoniazid + Rifampizin + Pyrazinamid + Ethambutol für ≥ 2 Monate.

- **Erhaltungstherapie:** Isoniazid + Rifampizin für ≥ 4 Monate.

C-6.7 Diagnostik der Tuberkulose

- Anamnese
- klinische Untersuchung
- klinisches Labor: Blutsenkung, Blutbild, Urinstatus
- Rö-Thorax, evtl. thorakale CT
- Tuberkulin-Test (ggf. IGRA)
- Sputum-Untersuchung auf Mykobakterien (an 3 aufeinanderfolgenden Tagen mikroskopisch und kulturell), evtl. Magensaftuntersuchung
- evtl. Bronchoskopie mit Untersuchung des Bronchialsekrets und transbronchialer Biopsie
- evtl. perkutane Lungenbiopsie

bei Verdacht auf Pleuraerguss:
- Thoraxsonografie
- Pleurapunktion mit Untersuchung des Pleurapunktats auf:
  - Gesamteiweiß
  - LDH
  - Glukose
  - Zytologie
  - Mykobakterien (mikroskopisch und kulturell, evtl. PCR)
- Pleurabiopsie thorakoskopisch

bei Verdacht auf Hals- oder Mediastinal-Lymphknotentuberkulose:
- CT
- Lymphknotenbiopsie oder -punktion mit histologischer und bakteriologischer Untersuchung

bei Verdacht auf Urogenitaltuberkulose:
- Computertomografie
- kulturelle Untersuchung des Urins auf Mykobakterien
- evtl. kulturelle Untersuchung des Menstrualblutes
- evtl. operative Diagnostik mit histologischer und bakteriologischer Untersuchung des gewonnenen Materials

C-6.7 Diagnostik der Tuberkulose (Fortsetzung)

bei Verdacht auf Meningitis tuberculosa:
- Untersuchung des Liquors
  - Zellzahl, Zelldifferenzierung
  - Gesamtprotein, Albuminquotient
  - Glukose
  - mikroskopische und kulturelle Untersuchung auf Mykobakterien
  - PCR auf Mykobakterien-DNA

bei Verdacht auf eine Knochen- oder Gelenktuberkulose:
- Röntgendiagnostik
- CT, evtl. MRT
- evtl. Punktion oder Biopsie der Läsion, chirurgische Ausräumung von Nekrosen oder kaltem Abszess, histologische und mikrobiologische Untersuchung des Materials

C-6.8 Differenzialdiagnosen kavitärer und zystischer Lungenveränderungen

- kavernöse Lungentuberkulose
- einschmelzendes Bronchialkarzinom
- abszedierende Pneumonie, Lungenabszess
- einschmelzender Lungeninfarkt
- nicht tuberkulöse Mykobakteriose
- invasive Aspergillose, Aspergilluspneumonie
- Aspergillom
- Wegener-Granulomatose
- einschmelzende silikotische Schwielen
- zystische Bronchiektasie
- Emphysembullae
- Mukoviszidose
- Echinokokkuszyste
- Bronchuszyste
- intralobuläre bronchopulmonale Sequestration

C-6.9 Dosierungen und Nebenwirkungen der Antituberkulotika

Wirkstoffe	Dosierungen	Nebenwirkungen
Isoniazid (INH)	5 mg/kg KG/d max. 400 mg/d	Hepatopathien, Polyneuropathien, allergische Hautreaktionen, Blutbildveränderungen (megakaryozytäre Anämie), Senkung der Krampfschwelle
Rifampizin (RMP)	10 mg/kg KG/d max. 600 mg/d	Hepatopathien, allergische Hautreaktionen, Thrombozytopenie, Enzyminduktion mit schnellerem Abbau von Medikamenten (z. B. orale Kontrazeptiva)
Pyrazinamid (PZA)	30 mg/kg KG/d max. 2 g/d	Hepatopathien, Hyperurikämie, Gichtanfälle
Ethambutol (EMB)	25 mg/kg KG/d max. 2,5 g/d	Schädigung des N. opticus (Störung von Gesichtsfeld und Farbsehen)

▶ **Merke.** Induktionstherapie über **2 Monate** mit **INH + RMP + PZA + EMB**, anschließend weitere **4 Monate** mit **INH + RMP**.

Therapieüberwachung: Bei offener Tuberkulose soll wenigstens 1-mal monatlich der Mykobakteriennachweis wiederholt werden, um dessen mikroskopische Negativierung zu dokumentieren. Eine Mykobakterienkultur ist zu Beginn der Therapie, mit Abschluss der Vierfachtherapie sowie mit Therapieende erforderlich.

Bei **Resistenzen** wird auf die getesteten Antibiotika umgestellt. Eine Multiresistenz (MDR = Multi-Drug-Resistance) gegen Isoniazid und Rifampizin ist schwer therapierbar, kommt aber zumindest in Deutschland (noch) selten vor (2,7 %). Risikozonen sind z. B. Estland (14,1 %), Lettland (9 %), die Russische Föderation (9 %), das südliche Afrika oder einige Großstädte der USA. Die extreme Multiresistenz (XDR) wird bisher nur in Einzelfällen berichtet: Hier lässt sich bisher kaum eine wirksame Antibiotikakombination finden.

Die tuberkuloziden Antibiotika sind **nebenwirkungsträchtig** (Tab. **C-6.9**) und können auch bei einer Reihe von **Kontraindikationen** nicht gegeben werden. Bei vorbestehenden **Lebererkrankungen** ist die Gabe von **INH**, **RMP** oder **PZA** durch engmaschige Kontrollen von Bilirubin, GOT und GPT zu überwachen. **PZA** soll bei **Niereninsuffizienz** oder **Gicht** nicht verabreicht werden. Der **Augenarzt** entscheidet über den Einsatz von **EMB**.

In solchen Fällen weicht man von o. g. Therapieempfehlungen ab. Mögliche Ausweichpräparate sind Moxifloxacin, Clarithromycin oder Rifabutin, deren Anwen-

Begleitende Maßnahmen: Behandlung der immunitätsschwächenden Faktoren.

Prävention und Prophylaxe:
BCG-Impfung: nur in Ländern mit hoher Inzidenz empfohlen.

Chemoprophylaxe: zum Schutz tuberkulinnegativer Personen bei Kontakt mit einer infektiösen Tuberkulose empfohlen.

Chemoprävention: zum Schutz von Tuberkulinkonvertern vor der Erkrankung empfohlen.

Infektionsschutz: Tuberkulose ist eine **meldepflichtige** Erkrankung.

Bei V. a. eine offene Tuberkulose sind **persönliche** und **institutionelle Schutzmaßnahmen** (z. B. Isolierung, Besuchsregeln) zu ergreifen.

Prognose: Bei konsequenter Therapie können etwa **80 %** der Patienten **geheilt** werden.

6.2.4 Atypische Mykobakteriosen

▶ Definition.

Ätiopathogenese: Atypische Mykobakterien führen in der Regel nur bei erheblichen **Immundefekten** zur Erkrankung.

Klinik: An der Lunge verläuft die Erkrankung als therapieresistente Pneumonie.

Diagnostik: Organbiopsien sind für eine sichere Diagnose unerlässlich.

Therapie: Die **medikamentöse** Therapie atypischer Mykobakteriosen ist problematisch. Es gibt verschiedene Ausweichsubstanzen.

Prognose: Chronische Verlaufsformen sind häufig.

---

dung als Dauertherapie spezialisierten Ärzten überlassen werden sollte. Die Therapiedauer verlängert sich dadurch auf 9–12 Monate.
Begleitende Maßnahmen: Neben der medikamentösen Therapie versucht man die immunitätsschwächenden Faktoren in den Griff zu bekommen, z. B. eine Alkoholkrankheit.

Prävention und Prophylaxe:
BCG-Impfung: Die Impfung mit dem abgeschwächten Mykobakterienstamm Bacille Calmette-Guérin ruft eine schwach verlaufende Hauttuberkulose hervor, die zu einer schwachen Immunität gegen M. tuberculosis führt. Sie ist nur in Ländern mit **hoher Inzidenz** (nicht in Deutschland) empfohlen, da sich dadurch bei Kindern die Häufigkeit von Miliartuberkulosen und Meningitis tuberculosa deutlich absenken lässt.
Chemoprophylaxe: Wenn eine tuberkulinnegative Person Kontakt zu einer Person mit infektiöser Tuberkulose hat, kann **Isoniazid** für die Dauer der Exposition gegeben werden. In Deutschland findet dies bei Kindern Anwendung, die in einem Haushalt mit Tuberkulosekranken leben.
Chemoprävention: Bei Patienten mit frischer Tuberkulinkonversion wird **Isoniazid** über 6 Monate empfohlen. Dazu muss ein früher sicher negativer Tuberkulintest vorliegen, da man sonst nicht von einer frischen Infektion ausgehen kann. Alle Menschen mit positivem Tuberkulin-Test ohne Tuberkuloseerkrankung (**latente Tuberkulose**) stellen eine potenzielle Gefahr für noch nicht Infizierte dar, wenn es zu einer Reaktivierung ihrer Tuberkulose kommt. Auch hier wird eine Monotherapie mit INH über 6 Monate empfohlen.
Infektionsschutz: Meldepflichtig nach Infektionsschutzgesetz sind alle mikrobiologischen Mykobakteriennachweise, alle offenen und alle therapiebedürftigen Tuberkulosekrankheiten sowie der Tod an Tuberkulose. Das Gesundheitsamt führt in der privaten und beruflichen Umgebung des Kranken eine Suche nach Erkrankten durch.
Bei V. a. eine offene Tuberkulose sind die vorgeschriebenen **persönlichen** (z. B. Schutzkleidung, mykobakteriendichter Mundschutz) und **institutionellen Schutzmaßnahmen** zu ergreifen (z. B. Isolierung, Besuchsregeln). Bei multiresistenten Keimen gelten besondere Infektionsschutzmaßnahmen.

Prognose: Mit konsequenter Therapie über wenigstens 6 Monate kommt es in Deutschland bei etwa **80 %** der Tuberkulosekrankheiten zur **Ausheilung.** Bei Patienten mit Resistenzen oder fehlender Compliance können chronische Verläufe mit erheblichen Organschäden auftreten. Der Tod an Tuberkulose ist heute in Deutschland sehr selten.

6.2.4 Atypische Mykobakteriosen

▶ Definition. Infektionen durch atypische Mykobakterien (**MOTT** = mycobacteria other than tuberculosis), die üblicherweise keine typische Tuberkulose hervorrufen.

Ätiopathogenese: MOTT kommen ubiquitär in Wasser und Erdboden vor. Vorwiegend handelt es sich um M. avium intracellulare, M. kansasii und M. chelonae. Sie sind für ein gesundes Immunsystem nicht pathogen. Bei erheblichen **Immundefekten**, wie HIV-Infektion, Tumorleiden oder Mangelernährung, können sie Lungenerkrankungen, Lymphadenopathien sowie Haut- und Weichteilkrankheiten verursachen.

Klinik: Die Lungenerkrankungen verlaufen als therapieresistente Pneumonie, als kavernöser Prozess oder selten als miliare Tuberkulose.

Diagnostik: Organbiopsien mit mikrobiologischem Nachweis sind für eine sichere Diagnose unerlässlich.

Therapie: Die **medikamentöse** Therapie atypischer Mykobakteriosen ist problematisch, da MOTT weitgehend resistent gegen tuberkulozide Antibiotika sind. Ausweichsubstanzen sind Clarithromycin, Azithromycin, Rifabutin, Ciprofloxacin, Amikazin, Linezolid.

Prognose: Der Verlauf der atypischen Mykobakteriose hängt vom Immunstatus des Patienten ab, chronische Verlaufsformen sind deshalb häufig.

6.3 Nicht infektiöse Erkrankungen des Lungenparenchyms (= interstitielle Lungenerkrankungen, ILD)

▶ **Definition.** Disseminierte Erkrankungen des Lungenbindegewebes mit Tendenz zur Fibrosierung ohne infektiöse Ursache nennt man interstitielle Lungenkrankheiten (ILD).

Tab. **C-6.10** gibt einen Überblick über die nicht infektiösen Erkrankungen des Lungenparenchyms.

C-6.10 Nicht infektiöse Erkrankungen des Lungenparenchyms (= interstitielle Lungenerkrankungen, ILD)

ILD durch inhalative Noxen	• exogen-allergische Alveolitis • Pneumokoniosen (z. B. Silikose) • toxische Lungenerkrankungen
ILD durch nicht inhalative Noxen	• Lungenerkrankungen durch Medikamente • Strahlenpneumonitis
ILD bei Systemerkrankungen	• Kollagenosen (rheumatoide Arthritis, Lupus erythematodes, progressive systemische Sklerose, Dermatomyositis/Polymyositis) • Vaskulitiden (Morbus Wegener, mikroskopische Polyangiitis, Churg-Strauss-Syndrom) • Sarkoidose • Histiozytosis X (Langerhans-Zell-Histiozytose) • eosinophile Lungenerkrankungen
idiopathische interstitielle Lungenkrankheiten	• idiopathische Lungenfibrose (IPF/UIP) • desquamative interstitielle Pneumonie (DIP) • respiratorische Bronchiolitis mit ILD (RBILD) • akute interstitielle Pneumonie (AIP) • cryptogen organisierende Pneumonie (COP) • nicht spezifische interstitielle Pneumonie (NSIP) • lymphoide interstitielle Pneumonie (LIP)

6.3.1 ILD durch inhalative Noxen

Exogen-allergische Alveolitis

▶ **Synonym.** Hypersensitivitätspneumonitis

▶ **Definition.** Als exogen-allergische Alveolitis (EAA) wird die hyperergische Reaktion des Lungenparenchyms auf inhalative organische Stäube (und selten Chemikalien) bezeichnet.

Epidemiologie: Die Prävalenz in der Gesamtbevölkerung liegt bei etwa 4/100 000 Einwohner. Unter Landwirten steigt die Prävalenz auf 85/100 000, unter Vogelzüchtern auf 150/100 000. Die meisten Fälle der EAA sind Berufserkrankungen (BeKV-Nr. 4201).

Ätiologie: Die EAA wird durch die Inhalation sehr kleiner **organischer Staubpartikel** (1–3 µm Durchmesser) ausgelöst, die sich im Alveolarraum ablagern. Häufigste Formen sind die Farmerlunge und die Vogelhalterlunge (Tab. **C-6.11**).

C-6.11 Antigenquellen und Antigene der exogen-allergischen Alveolitis

Erkrankung	Beschäftigung	Antigenquelle	Antigen
Vogelhalterlunge	Kontakt zu Vögeln (Wellensittiche, Tauben, Papageien)	Vogelkot, Vogelfederstaub	Vogelkot- und Vogelserumproteine
Farmerlunge	Landwirtschaft mit Tierhaltung	verschimmeltes Heu	thermophile Aktinomyzeten, Schimmelpilze
Befeuchterlunge	Aufenthalt in Räumen mit Luftbefeuchtern oder Klimaanlagen	kontaminierte Aerosole	thermophile Aktinomyzeten, Schimmelpilze, Amöben
Chemiearbeiterlunge	Lackierer	Klebstoffe, Lacke	Isozyanate

Pathogenese: Typisch sind antigenspezifische Immunkomplexe und die Vermehrung der CD 8-Lymphozyten.

Klinik: Die **akute** EAA beginnt nach 6–8 Stunden mit Fieber, Frösteln, Kopfschmerzen, Thoraxdruck, Atemnot. Die **chronische** Form beginnt schleichend.

Diagnostik: Anamnese (Berufsanamnese!), **Auskultation:** velcro rales, **Serologie:** präzipitierende Antikörper.

Lungenfunktion: restriktive Ventilationsstörung mit Diffusionsstörung. Das **HR-CT** kann disseminierte Milchglastrübungen aufzeigen. **Röntgen-Thorax-Übersicht:** disseminierte, feinfleckige, manchmal feinretikuläre Zeichnungsvermehrung.

Pathogenese: Es kommt zur Immunreaktion Typ Arthus (Immunkomplexkrankheit) im Alveolarbereich mit Bildung von **antigenspezifischen IgG-Immunkomplexen**. Eine wiederholte Antigenexposition führt zur chronischen interstitiellen Entzündung mit Aktivierung von Neutrophilen, später von **CD 8-Lymphozyten**. Es können sich entzündliche Granulome bilden. Gestörte Reparaturmechanismen führen schließlich zu einer disseminerten Narbenbildung, d. h. zur Lungenfibrose.

Klinik: Die Symptome der **akuten Form** der EAA beginnen etwa 6–8 Stunden nach Exposition mit Fieber, Frösteln, Kopfschmerzen, Krankheitsgefühl, Thoraxdruck und Belastungsdyspnoe. Sie verschwinden spontan innerhalb von 2 Tagen. Die **chronische Form** der EAA beginnt schleichend mit trockenem Husten, Belastungsdyspnoe, Müdigkeit und Gewichtsverlust (pulmonale Kachexie).

Diagnostik: Die genaue Erhebung der **Anamnese** liefert wichtige Hinweise auf die Antigenexposition (Berufsanamnese!). Bei der **Auskultation** hört man ein feines endinspiratorisches Knisterrasseln (velcro rales). Der **serologische** Nachweis von präzipitierenden Antikörpern gegen das verdächtige Antigen beweist eine stattgefundene Exposition.

In der **Lungenfunktionsanalyse** zeigt sich eine restriktive Ventilationsstörung mit kleiner TLC (totale Lungenkapazität) und Behinderung des CO-Transfers (Diffusionsstörung). In Ruhe kann die Blutgasanalyse normal ausfallen, unter leichter Belastung (40 Watt) jedoch entwickelt sich eine Hypoxämie. Das **HR-CT** kann bereits frühe Stadien der EAA nachweisen (disseminierte Milchglastrübungen), die in der Röntgen-Thorax-Übersicht oft schwer zu erkennen sind. In der **Röntgen-Thorax-Übersicht** in 2 Ebenen findet sich eine disseminierte, feinfleckige, manchmal feinretikuläre Zeichnungsvermehrung über allen Lungenabschnitten.

C-6.5 Röntgen-Thorax-Übersicht bei exogen-allergischer Alveolitis

Disseminierte kleinfleckig-retikuläre Lungenzeichnung.
a Übersichtsaufnahme.
b Detailaufnahme linkes Unter- und Mittelfeld.

BAL-Befund: hohe Gesamtzellzahl; anfangs Neutrophilen-, später Lymphozytenvermehrung.

Lungenbiopsie: Ausschluss von Differenzialdiagnosen.

Inhalative Provokation: Beobachtung eines alveolitischen Schubes innerhalb von 48 Stunden.

Differenzialdiagnose: Die wichtigsten Differenzialdiagnosen sind das **OTDS** und die **idiopathische Lungenfibrose**.

Bei der **bronchoalveolären Lavage (BAL)** ist die Gesamtzellzahl stark erhöht. Direkt nach Exposition sind die Neutrophilen vermehrt, später findet man eine erhebliche Lymphozytose (30–50 %) mit einem Anstieg der CD 8-Zellen.

Eine **Lungenbiopsie** ist nur zur differenzialdiagnostischen Abklärung notwendig, vor allem bei der chronischen Verlaufsform.

Um die Auslösung der akuten EAA durch bestimmte (z. B. berufliche) Stoffe endgültig nachzuweisen, kann man das native Antigen inhalieren lassen (**inhalative Provokation**). Unter Klinikbedingungen beobachtet man in den nächsten 48 Stunden die Entwicklung eines alveolitischen Schubes mit Fieber, trockenem Husten, Atemnot, Leukozytose, Lungenfunktionsverschlechterung, Hypoxämie.

Differenzialdiagnose: Die massive Exposition von Getreidestaub kann ein grippeähnliches Syndrom verursachen, das oft mit der EAA verwechselt wird: das **OTDS** (organic toxic dust syndrome, Drescherfieber). Einige Stunden nach Exposition kommt es zu Fieber, thorakaler Enge, Belastungsdyspnoe und trockenem Husten. Innerhalb von 24 Stunden klingen alle Symptome wieder ab. Es entwickeln sich nie Antikörperkomplexe und kein bleibender Lungenschaden. Die chronische Form der

EAA ist schwer von einer **idiopathischen Lungenfibrose** zu unterscheiden, wenn keine Präzipitine nachweisbar sind.

Therapie: Wie bei jeder hyperergischen Reaktion ist die **Expositionsprophylaxe** mit Antigenkarenz (u. U. Berufswechsel) essenziell. Ihre Effizienz kann am Abfall der Präzipitin-Titer, aber auch am Abklingen der Beschwerden beobachtet werden. Zumindest die akute EAA spricht gut auf orale **Kortikosteroide** an (0,5 mg Prednison /kg KG/Tag für 4–6 Wochen, anschließend ausschleichen).

Prognose: Die Prognose der akuten EAA ist bei konsequenter Antigenkarenz generell gut. Die chronische EAA kann trotz Therapie progredient verlaufen und infolge einer respiratorischen Insuffizienz oder eines Rechtsherzversagens auch tödlich enden.

Therapie: Besonders wichtig ist eine **Expositionsprophylaxe**. Das akute Stadium spricht gut auf orale **Kortikosteroide** an.

Prognose: Bei Antigenkarenz ist die Prognose gut.

Pneumokoniosen

▶ **Definition.** Pneumokoniosen sind Lungenparenchmyerkrankungen durch anorganische Stäube, vor allem Quarzstäube (Staublunge, Bergmannslunge). Es handelt sich um Berufserkrankungen, die bei der Bearbeitung von Gestein auftreten. Die wichtigste Form ist die Silikose (BKV-Nummer 4 101), die in Deutschland selten geworden ist (im Jahr 2005 nur noch 1 011 Silikosen bei insgesamt 5 168 Pneumokoniosen).

▶ **Definition.**

Asbestose

Asbest verursacht vier Krankheiten: Die Pleuraasbestose ist die häufigste Manifestationsform einer durch Asbest verursachten Erkrankung (s. S. 434). Die Lungenasbestose (d. h. die interstitielle Lungenkrankheit) ist extrem selten, ebenso selten ist das durch Asbest verursachte Bronchialkarzinom, selten das Mesotheliom.

Silikose

Ätiologie: Eine Silikose entsteht durch die Inhalation von alveolengängigen **Quarzstäuben** (Kieselsäure; SiO_2) z. B. im Bergbau, bei Mineuren, in Gießereien, in der keramischen Industrie, bei Sandstrahlarbeitern, bei Steinmetzen.

Pathogenese: Die Quarzstäube werden im Alveolarraum von Makrophagen aufgenommen, können aber von diesen nicht abgebaut werden. Es bildet sich eine interstitielle Entzündung mit lokaler Fibrogenese aus. Im Lungeninterstitium entstehen **Silikoseknötchen** mit hyaliner Degeneration. Diese Knötchen können zu großflächigen **Schwielen** konfluieren und aufgrund ihrer Schrumpfungstendenz ein perifokales **Emphysem** ausbilden. Die Hilus- und Mediastinallymphknoten können „abgeschwemmtes" silikotisches Material aufnehmen und Verkalkungen der Randsinus bilden (sog. **Eierschalen-Lymphknoten**).

Klinik: Eine beginnende Silikose verursacht keine Symptome. Sie ist nur durch arbeitsmedizinische Vorsorgeuntersuchung zu erkennen. Später dominieren die Symptome der COPD (S. 370), d. h. Husten, Auswurf, Belastungsdyspnoe. Eine ausgeprägte Lungenparenchymbeteiligung führt zur Belastungsdyspnoe und letztlich zur Ruhedyspnoe. In der Folge steigt der pulmonalarterielle Druck, es entwickelt sich ein Cor pulmonale.

Komplikationen: Es kann sich eine schwere Verlaufsform der Lungentuberkulose entwickeln, die heute aber selten ist (**Silikotuberkulose**; BKV-Nr. 4 102). Das **Caplan-Syndrom** ist das gemeinsame Auftreten von Lungensilikose und rheumatoider Arthritis. Dabei entstehen Lungenrundherde (bis 2 cm Durchmesser). Silikosepatienten (v. a. Raucher) haben außerdem eine höhere Inzidenz für **Bronchialkarzinome** (BKV-Nr. 4 112).

Diagnostik: Die zentrale Rolle in der Diagnostik haben **Berufsanamnese** und die **Röntgen-Thorax-Übersicht** (Abb. **C-6.6**), die nach standardisierten Kriterien beurteilt wird (ILO-Klassifikation der International Labor Organization). Das HR-CT ist deutlich sensitiver. **Funktionsanalytisch** besteht meist eine obstruktive Ventilationsstörung und individuell sehr unterschiedlich entweder eine Lungenüberblähung (Vergrößerung des Residualvolumens im Sinne der COPD) oder eine restriktive Ventilationsstörung (im Sinne der ILD). Unter leichter körperlicher Belastung (40 Watt) wird

Asbestose

Silikose

Ätiologie: Eine Silikose entsteht durch die Inhalation von alveolengängigen **Quarzstäuben** (Kieselsäure, SiO_2).

Pathogenese: Quarzstäube können von den Alveolarmakrophagen nicht abgebaut werden. Es bilden sich **Silikoseknötchen**. Auch die Hilus- und Mediastinallymphknoten können beteiligt sein (sog. **Eierschalen-Lymphknoten**).

Klinik: Beginnende Silikosen sind asymptomatisch. Die späteren Symptome ähneln einer COPD (S. 370).

Komplikation: Tuberkuloseinfektionen führen bei Silikose zu schweren Krankheitsbildern (**Silikotuberkulose**). Außerdem besteht ein höheres Risiko für **Bronchialkarzinome**.

Diagnostik: Die Diagnose kann mittels **Berufsanamnese** und **Röntgen-Thorax-Übersicht** (Abb. **C-6.6**) gesichert werden. **Funktionsanalytisch** zeigt sich eine eingeschränkte Lungenfunktion (obstruktive Ventilationsstörung, Lungenüberblähung oder restriktive Ventilationsstörung). In Zweifelsfällen empfiehlt sich eine **chirurgische Lungenbiopsie**.

C-6.6 Silikose in der Röntgen-Thorax-Übersicht

Röntgen-Thorax-Übersicht p.–a.: Es kommen disseminierte, unterschiedlich große, relativ scharf begrenzte Fleckschatten in beiden Lungen zur Darstellung. Die Pleura ist abschnittsweise verbreitert.

aus: Burgener F. A., Kormano M.: Röntgenologische Differenzialdiagnostik. Thieme; 1993

die Gasaustauschstörung deutlich sichtbar. In Zweifelsfällen empfiehlt sich eine **chirurgische Lungenbiopsie**.

Therapie: Entscheidend ist die konsequente **Expositionsprophylaxe** schon bei begründeten Verdachtsfällen. Man kann die begleitende COPD behandeln (s. S. 373), nicht jedoch die Restriktion (Fibrosierung) durch die Lungenparenchymerkrankung. Eine Sauerstoff-Langzeittherapie (mehr als 18 Stunden tägl.) hemmt die Progression des Cor pulmonale.

Prognose: Durch die arbeitsmedizinische Vorsorge werden in Deutschland Silikosen sehr früh erkannt und sind meist ohne Einfluss auf Lebensqualität oder Lebenserwartung.

Toxische Lungenerkrankungen

▶ **Definition.** Verschiedene inhalative und nicht inhalative Schadstoffe führen auf toxischem Wege zum Lungenschaden und zu einer ILD.

Ätiologie: Inhalative Noxen sind z. B. Nitrosegase, Chlorgas, Schwefeldioxid, Metalldämpfe, Haarsprays, Ledersprays. **Enteral** oder **parenteral** aufgenommene Noxen sind meist Medikamente, z. B. Amiodarone, Bleomycin, Nitrofurantoin, Methotrexat, Goldsalze.

Pathogenese: Die verschiedenen Noxen führen zu den unterschiedlichsten Reaktionsformen des Lungenparenchyms. Man findet akute Alveolarschäden, Alveolitiden (lymphozytär, neutrophil oder eosinophil) mit mehr oder weniger Fibrogenese sowie obliterierende Bronchiolitiden.

Klinik: Inhalative Noxen führen meist innerhalb weniger Stunden, nicht inhalative in Tagen bis Wochen zu **Belastungs-** bis **Ruhedyspnoe** mit akuter **respiratorischer Insuffizienz**.

Diagnostik: Entscheidend sind die **Anamnese** und die **Identifizierung der Noxe**. Eine bronchoalveoläre Lavage mit entzündlichen Zellbildern und eine HR-CT mit interstitieller Zeichnungsvermehrung können bereits zu Sicherung der Diagnose ausreichen. In Zweifelsfällen wird eine transbronchiale Lungenbiopsie erforderlich. Lungenfunktionsanalyse und Blutgasanalyse dienen der Erfassung der Funktionsstörung.

Therapie: Die Noxe muss eliminiert werden, das genügt in vielen Fällen zur kompletten Sanierung. Andernfalls sollte eine orale Kortikosteroidtherapie begonnen werden (s. S. 800).

Internet-Link: www.pneumotox.com/.

Therapie: Entscheidend ist die **Expositionsprophylaxe**. Ggf. Behandlung der COPD und des Cor pulmonale.

Prognose: Früh erkannte Silikosen haben eine gute Prognose.

Toxische Lungenerkrankungen

▶ Definition.

Ätiologie: Verschiedene **inhalative**, **enterale** und **parenterale** Noxen können zur toxischen Lungenschädigung führen.

Pathogenese: Die Noxen führen zu unterschiedlichen Reaktionsformen (Alveolitiden, Bronchiolitiden).

Klinik: Leitsymptome sind Dyspnoe und respiratorische Insuffizienz.

Diagnostik: Entscheidend sind **Anamnese** und **Identifizierung der Noxe**. Zusätzlich können bronchoalveoläre Lavage, HR-CT und Lungenbiopsie weiterhelfen.

Therapie: Die Noxe muss eliminiert werden. Häufig ist eine orale Kortikosteroidtherapie notwendig.

6.3.2 ILD durch nicht inhalative Noxen

Lungenerkrankungen durch Medikamente

ILD können unter der Einnahme einer Vielzahl von Medikamenten auftreten, z. B. häufig Zytostatika (z. B. Bleomycin, Nitrosoharnstoffe, Cyclophosphamid; meist dosisabhängig), seltener andere Substanzgruppen wie z. B. Analgetika, Antibiotika, Antiarrhythmika (aktuelle Liste unter www.pneumotox.com/). Daher spielt die **Medikamentenanamnese** bei der Diagnostik einer neu aufgetretenen ILD eine entscheidende Rolle.

Strahlenpneumonitis

Ionisierende Strahlen wirken lungenschädigend; ab einer Strahlendosis von **30 Gy** kann damit gerechnet werden. Deshalb versucht der Strahlentherapeut, durch eine 3-D-konforme Bestrahlung und geringe Sicherheitssäume (involved field radiatio) möglichst wenig Lungengewebe zu schädigen. Der akute Alveolar- und Endothelschaden heilt mit Narbenbildung ab.

6.3.3 ILD in Verbindung mit Systemerkrankungen

Kollagenosen

Ätiologie: Alle Kollagenosen (S. 1364) können mit einer Lungenbeteiligung einhergehen (ca. 30–50% aller Fälle). Dabei treten ILD und andere Erkrankungen auf (Tab. **C-6.12**).

Diagnostik: Wenn die Diagnose der Kollagenose schon feststeht, müssen lediglich Differenzialdiagnosen (s. Tab. **C-6.12**) ausgeschlossen werden. Dazu genügen meist eine **thorakale CT** und eine **bronchoalveoläre Lavage**.

Therapie: Meist reicht die Therapie der Grundkrankheit (Kollagenose) aus.

C-6.12	Lungenbeteiligung bei Kollagenosen
Kollagenose	**Lungenbeteiligung**
rheumatoide Arthritis	▪ ILD („Rheumalunge") ▪ Lungenrundherde (Rheumaknoten)
systemischer Lupus erythematodes (SLE)	▪ Pleuritis (Perikarditis) ▪ ILD ▪ profuse Lungenblutung
progressive systemische Sklerose	▪ ILD ▪ Aspirationspneumonie ▪ pulmonalarterielle Hypertonie
Dermatomyositis/Polymyositis	▪ Zwerchfellschwäche ▪ ILD
Mischkollagenose	▪ ILD

Vaskulitiden

Prinzipiell findet man Lungenbeteiligungen bei allen Vaskulitiden, jedoch in stark unterschiedlicher Häufigkeit. Bei den **ANCA-assoziierten Kleingefäßvaskulitiden** (s. S. 1381) sind Lungenerkrankungen die Regel. Die nachfolgenden Krankheitsbilder beinhalten nur die pneumologischen Manifestationen. Weitere Informationen finden sich in den entsprechenden Kapiteln.

Wegener-Granulomatose: Man findet eine granulomatös-nekrotisierende Rhinitis und Sinusitis, eine ulzerierende Tracheobronchitis, einschmelzende Lungenrundherde. Die Lungenherde verursachen Hämoptysen. Interstitielle Lungenveränderungen kommen selten vor (s. S. 1381).

Mikroskopische Polyangiitis: Sie ist durch eine lebensbedrohlich verlaufende profuse Lungenblutung kompliziert, die eine rasche Diagnostik und Therapie erforderlich macht. Eine langsam verlaufende interstitielle Lungenerkrankung kommt vor (s. S. 1384).

Churg-Strauss-Syndrom: Diese Erkrankung kann sich äußern durch Rhinitis mit Polyposis, schwer einstellbarem Asthma bronchiale, wechselhafte „pneumonische" Lungeninfiltrate (eosinophile interstitielle Infiltrate), (s. Tab. **C-6.13** und S. 1384).

Sarkoidose

▶ **Synonym.** Morbus Boeck (sprich: „Boog")

▶ **Definition.** Die Sarkoidose ist eine granulomatöse Multisystemerkrankung mit häufiger Lungenbeteiligung.

Epidemiologie: Die Prävalenz beträgt in Mitteleuropa ca. 40/100 000 Einwohner und nimmt von Nord nach Süd ab. Der Altersgipfel der Erstmanifestation liegt zwischen dem 20. und 40. Lebensjahr.

Ätiologie: Die jahrzehntelange Suche nach einem pathogenen Agens war bisher erfolglos. Eine neuere Hypothese geht von einer speziellen individuellen Körperabwehrreaktion auf ubiquitäre Antigene aus. Dabei gibt es familiäre Häufungen.

Pathogenese: Es entwickeln sich disseminierte, **nicht verkäsende epitheloidzellige Granulome** mit Riesenzellen vom Langhans-Typ, die in allen Organen auftreten können (Abb. **C-6.7**). Diese können hyalin degenerieren und mit oder ohne Narbenbildung abheilen. Als immunologische Begleitreaktion kommen bei akuten Formen eine Arthritis und ein Erythema nodosum vor.

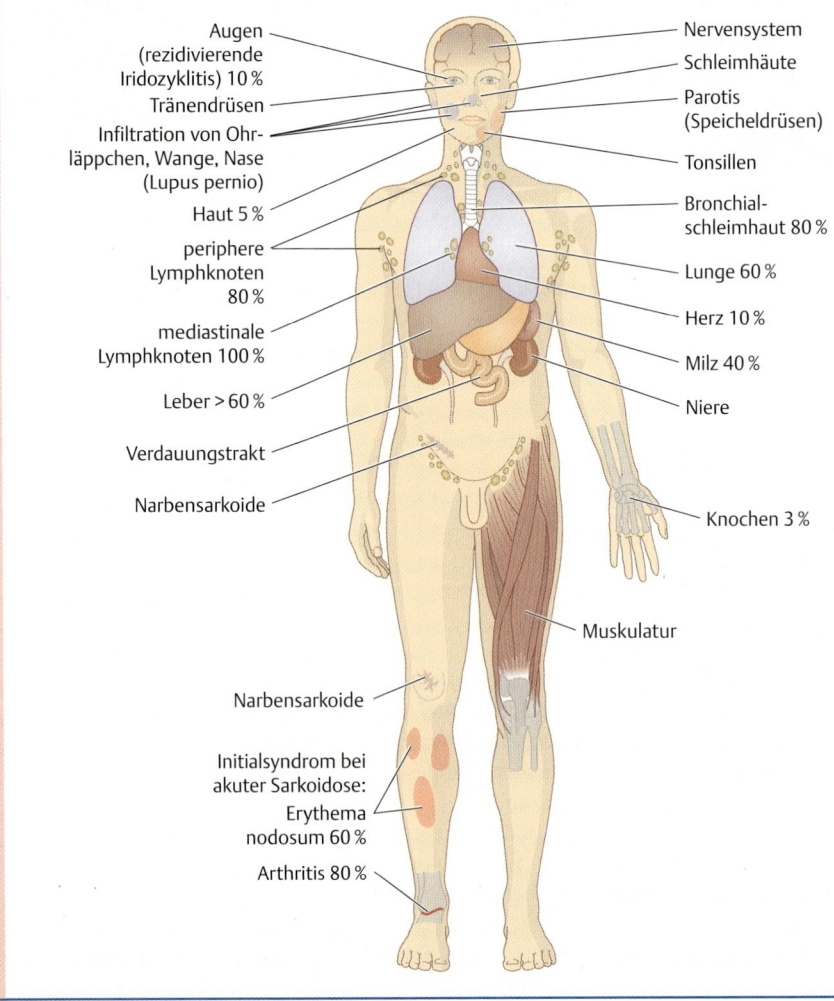

C-6.7 Manifestationsorte der Sarkoidose

Klinik: Bei der **Lungensarkoidose** unterscheidet man zwei Verlaufsformen:
- **Akute Sarkoidose (5 %):** Sie beginnt meist als **Löfgren-Syndrom** mit Fieber, schwerem Krankheitsgefühl, Erythema nodosum (meist an den Beinen) und Arthritis (meist der Sprunggelenke). Dazu gehört der Röntgen-Thorax-Befund einer Hiluslymphknotenschwellung (Adenopathie) beidseits.
- **Chronische Sarkoidose (95 %):** Sie macht sich schleichend mit Belastungsdyspnoe und trockenem Reizhusten bemerkbar und wird oft zufällig bei einer Röntgenuntersuchung entdeckt.

Diagnostik: Besteht der Verdacht einer Sarkoidose, sollte eine **Röntgen-Thorax-Übersicht** durchgeführt werden. Die Lungensarkoidose kann nach dem Röntgen-Thorax-Befund in vier **Röntgentypen** eingeteilt werden (Abb. **C-6.8**):
- **Typ I:** beidseitige Hilusadenopathie ohne Lungeninfiltrate
- **Typ II:** beidseitige Hilusadenopathie mit Lungeninfiltraten
- **Typ III:** Lungeninfiltrate ohne Hilusadenopathie
- **Typ IV:** Zeichen der Lungenfibrose.

Klinik:
- akute Sarkoidose: **Löfgren-Syndrom** mit Fieber, Krankheitsgefühl, Erythema nodosum, Arthritis, Hilusadenopathie beidseits
- chronische Sarkoidose: schleichender Beginn mit Belastungsdyspnoe und trockenem Reizhusten.

Diagnostik: Die Lungensarkoidose kann nach dem Röntgen-Thorax-Befund einteilt werden:
- **Typ I:** beidseitige Hilusadenopathie ohne Lungeninfiltrate
- **Typ II:** beidseitige Hilusadenopathie mit Lungeninfiltraten
- **Typ III:** Lungeninfiltrate ohne Hilusadenopathie
- **Typ IV:** Zeichen der Lungenfibrose.

C-6.8 Sarkoidose

a Akute Sarkoidose Röntgentyp I. 38-jähriger Mann mit Reizhusten und beidseitiger Sprunggelenksarthritis. Röntgenologisch **beidseitige Hiluslymphome**, mäßige Verbreiterung des Mediastinums im rechten Tracheobronchialwinkel nach rechts durch Mediastinallymphome (→). Rückbildung der Gelenkbeschwerden nach 2-wöchiger Diclofenac-Therapie.
b Chronische Sarkoidose Röntgentyp II. 47-jährige Frau. Disseminierte kleinfleckig-streifige, z. T. konfluierende Infiltrate beider Lungen, geringe Hiluslymphome beidseits. Die Patientin ist symptomfrei.
c Chronische Sarkoidose Röntgentyp IV. 37-jährige Frau. Dichte beidseitige grobfleckig-streifige z. T. konfluierende Lungenverschattungen mit unscharfer Abgrenzung der Zwerchfelle, geringe Verdichtung und Kranialverziehung der Hili beiderseits. Die Patientin wurde durch Belastungsdyspnoe auffällig.

Bei Erkrankungen vom Typ I können bei 70–90 % der Fälle innerhalb eines Jahres spontane Remissionen erwartet werden, vor allem, wenn ein Löfgren-Syndrom vorliegt (akute Sarkoidose). Beim Typ II findet man immerhin noch 50 % Spontanremissionen.
In der **Lungenfunktionsanalyse** kann beim chronischen Verlauf vom Normalbefund bis zur schweren restriktiven Ventilationsstörung mit Diffusionshindernis alles gefunden werden. In fortgeschrittenen Fällen sieht man oft eine begleitende obstruktive Ventilationsstörung.
Zur Sicherung der Diagnose sollte ein **histologischer Nachweis** der nicht verkäsenden epitheloidzelligen Granulome erfolgen (DD zur Tuberkulose!). Dazu eignet sich die transbronchiale Lungenbiopsie besonders gut.
Die **bronchoalveoläre Lavage** zeigt das Bild einer lymphozytären Alveolitis: Erhöhung der Gesamtzellzahl vor allem durch Lymphozyten (vorwiegend CD 4-Zellen) mit entsprechend erhöhtem CD 4/CD 8-Quotienten. Bei einem Quotienten > 3,5 ist eine Sarkoidose wahrscheinlich.
Im **Labor** zeigen sich u. a. eine Erhöhung der BSG (insbesondere bei akutem Verlauf), der Gammaglobuline (v. a. IgG) und des Kalziums in Blut und Urin. Als **Aktivitätsmarker** eignen sich: Serum-ACE (Angiotensin-converting enzyme), Serum-Kalzium und Serum-LDH. Der Tuberkulin-Hauttest ist überlicherweise negativ (aufgrund Störung der T-Zell-Funktion).

In der **Lungenfunktionsanalyse** kann vom Normalbefund bis zur schweren restriktiven Ventilationsstörung alles gefunden werden.

Zur Sicherung der Diagnose sollte ein **histologischer Nachweis** mithilfe der transbronchialen Lungenbiopsie erfolgen.

In der **BAL** findet man eine erhöhte Gesamtzellzahl v. a. der **CD 4-Lymphozyten** (CD 4/CD 8-Quotient > 3,5).

Im **Labor** zeigt sich eine Erhöhung von BSG, IgG und Kalzium. Als **Aktivitätsmarker** eignen sich Serum-ACE, -Kalzium und -LDH.

Andere Organe sind mit zu untersuchen, vor allem ZNS, Herz, Auge und Gehirn.

Differenzialdiagnosen: malignes Lymphom, Lungentuberkulose.

Therapie: Die akute Sarkoidose wird symptomatisch behandelt.

Die **chronische Sarkoidose** wird mit **Kortikosteroiden** behandelt, sofern die Erkrankung fortschreitet oder lebenswichtige extrapulmonale Organe betroffen sind. Bei den seltenen Therapieversagern kommen Methotrexat, Azathioprin oder experimentelle Therapieansätze zum Einsatz.

Prognose: Die Prognose der akuten Sarkoidose ist sehr gut. Bei der chronischen Sarkoidose bestimmen die Organschäden den Ausgang. Eine progressive Lungenfibrose entwickelt sich selten. Die Gesamtletalität liegt bei 5–10 %.

Pulmonale Langerhans-Zell-Histiozytose

▶ Definition.

Ätiopathogenese: Unbekannte Ätiologie. Granulomatöse Entzündung entlang der Bronchiolen und zystische Veränderungen.

Klinik: Belastungsdyspnoe mit trockenem Husten.

Diagnostik: Lungenfunktionsanalyse (obstruktive und restriktive Ventilationsstörung), **HR-CT** (feinnoduläre/retikuläre Verdichtungen mit zystischen Veränderungen), **BAL** (Langerhans-Zellen).

Therapie: Spontanremissionen können bei **Raucherentwöhnung** auftreten. Bei schweren Verläufen werden Kortikoide oral verabreicht.

Immer sollte auch an andere Organmanifestationen (Abb. **C-6.7**) gedacht werden, vor allem an ZNS, Herz, Niere, Auge und Gehirn wegen der schwerwiegenden Folgen für diese Organe.

Differenzialdiagnosen: Bei Hilusadenopathie sind immer alle Formen des **malignen Lymphoms** abzugrenzen. Die interstitiellen Lungeninfiltrate können mit einer **Lungentuberkulose** verwechselt werden.

Therapie: Da sich die **akute Sarkoidose** mit Löfgren-Syndrom meist spontan zurückbildet, beobachtet man den Verlauf und behandelt nur **symptomatisch**. Bei Schmerzen (Arthritis, Erythema nodosum) können nichtsteroidale Antiphlogistika sowie lokale Umschläge verabreicht werden.

Die **chronische Sarkoidose** wird nur behandelt, wenn Hinweise für eine Krankheitsprogression bestehen oder lebenswichtige extrapulmonale Organe betroffen sind. Indikationen für eine **Kortikosteroidtherapie** sind:
- Röntgentyp II–IV oder Progression des Röntgentyps und/oder
- Zunahme der Symptome und/oder
- Lungenfunktionseinschränkung oder -verschlimmerung
(ggf. zusammen mit auffälligen Aktivitätsmarkern im Blut)
- sowie eine bedrohliche extrapulmonale Manifestation.

Die Kortikosteroidtherapie beginnt mit einer **Prednison**-Dosis von 40 mg (oder 0,5 mg/kg KG/d) über 4–6 Wochen, die bei Ansprechen der Therapie alle 4–6 Wochen um 5–10 mg reduziert wird. Bei Rezidiven geht man auf die letzte erfolgreiche Dosisstufe zurück. Die Dauer dieser Standardtherapie beträgt meist 6 Monate. Eine Lungensarkoidose spricht meist gut auf diese Therapie an. Rezidive entstehen häufig durch eine voreilige Dosisreduktion. Bei den seltenen Therapieversagern kommen Methotrexat, Azathioprin oder experimentelle Therapieansätze zum Einsatz (z. B. TNF-α-Blocker).

Prognose: Die Prognose der akuten Sarkoidose ist sehr gut. Bei der chronischen Sarkoidose bestimmen die Organschäden den Ausgang. Eine progressive Lungenfibrose entwickelt sich selten. Die Gesamtletalität der Lungensarkoidose liegt zwischen 5–10 %. Gleichzeitige Manifestationen an anderen Organen können die Prognose deutlich verschlechtern. Neurosarkoidose und Herzsarkoidose sind mit einer Letalität von 50–70 % verbunden.

Pulmonale Langerhans-Zell-Histiozytose

▶ Definition. Die **Langerhans-Zell-Histiozytose (früher Histiozytosis X)** gehört in die Erkrankungsgruppe der benignen Histiozytosen. Diese Proliferation des Monozyten-Makrophagen-Systems kann sich an allen Organen entwickeln, auch in Form einer interstitiellen Lungenkrankheit.

Ätiopathogenese: Die Ätiologie ist unbekannt. 90 % der Patienten sind Raucher. Durch Proliferation von Langerhans-Zellen entsteht eine **Granulomatose** entlang der kleinsten Bronchiolen. Fehlreparaturen führen zu den typischen **zystischen Veränderungen** in der Lunge.

Klinik: Die Patienten entwickeln langsam eine **Belastungsdyspnoe** mit **trockenem Husten**, Spontanpneumothoraces kommen häufiger vor.

Diagnostik: Die **Lungenfunktionsanalyse** zeigt eine Mischung aus obstruktiver und restriktiver Ventilationsstörung. Bei typischem **HR-CT** (feinnoduläre und retikuläre Verdichtungen mit disseminiert zystischen Veränderungen) genügt die **bronchoalveoläre Lavage** zur endgültigen Diagnose (zytologischer Nachweis der Langerhans-Zellen).

Therapie: Offensichtlich kann sich die Lungenhistiozytose nach **Raucherentwöhnung** spontan zurückbilden. Bei schweren Verläufen gibt man eine **orale Kortisontherapie** (entsprechend einer Sarkoidosebehandlung).

Eosinophile Lungenerkrankungen

▶ Synonym. eosinophile Pneumonien

▶ Definition. Eosinophile Lungenerkrankungen sind durch eine Infiltration des Lungengewebes mit eosinophilen Leukozyten gekennzeichnet. Es lassen sich acht verschiedene Formen unterscheiden (Tab. **C-6.13**).

≡ C-6.13 **Eosinophile Lungenerkrankungen**

Erkrankung	Merkmale	Therapie
akute eosinophile Pneumonie	• eosinophile Lungeninfiltrate beidseits (thorakale CT; chirurgische Biopsie) • akuter Beginn, respiratorische Insuffizienz • akute Todesfälle beschrieben	Beatmung hoch dosierte Kortisontherapie
chronische eosinophile Pneumonie	• akuter Beginn mit Husten, Fieber, zunehmender Luftnot, Giemen, Nachtschweiß und schwerem Krankheitsgefühl • auch zusammen mit Asthma bronchiale • Blut- und Gewebeeosinophile nachweisbar • ohne Therapie: Abheilung mit Lungenfibrose	lang dauernde Kortisontherapie
Löffler-Syndrom	• Ascaridiasis: Askariden-Nachweis im Stuhl • akute asthmaähnliche Symptome mit beidseitigen, wechselnden Lungeninfiltraten • Blut- und Gewebeeosinophilie	Mebendazol, Albendazol orale Kortikosteroide nur bei persistierenden Lungeninfiltraten
tropische eosinophile Pneumonie	• Parasiteninfektion: Parasitennachweis im Stuhl • chronische Symptomatik: Husten, Hämoptysen • Hepatosplenomegalie, generalisierte Lymphadenopathie	Mebendazol, Albendazol; orale Kortikosteroide nur bei persistierenden Lungeninfiltraten
medikamentös induzierte eosinophile Lungeninfiltrate	• trockener Husten, oft Fieber, Belastungsdyspnoe • Ursachen: www.pneumotox.com/	Absetzen des Medikamentes orale Kortikosteroide
eosinophile Pneumonie bei Asthma bronchiale	• sehr schweres, therapierefraktäres Asthma • oft bronchialer Sekretverhalt • Bluteosinophilie um 30 %	bronchoskopisches Absaugen der Sekretpfröpfe orale Kortikosteroidtherapie Optimierung der Asthmatherapie, s. Stufenplan (S. 384)
Churg-Strauss-Syndrom (s. S. 1384)	• Rhinitis mit Polyposis, schwer einstellbares Asthma bronchiale, wechselhafte Lungeninfiltrate • ANCA-Nachweis im Serum	orale Kortikosteroide Optimierung der Asthmatherapie, s. Stufenplan (S. 384) ggf. Cyclophosphamid
allergische bronchopulmonale Aspergillose	• Kolonisation von Bronchiektasen durch Aspergillus spp. mit Sensibilisierung • Atemnot, Fieber, schweres Krankheitsgefühl • IgE- und IgG-Antikörper gegen Aspergillen • Bluteosinophilie > 500/µl	orale Kortikosteroide

6.3.4 Idiopathische interstitielle Lungenkrankheiten

▶ Definition. Als idiopathische interstitielle Lungenkrankheiten (IIP = idiopathische interstitielle Pneumonitis) bezeichnet man folgende Erkrankungen:

- **idiopathische Lungenfibrose** (IPF = idiopathic pulmonary fibrosis; UIP = usual interstitial pneumonia)
- **desquamative interstitielle Pneumonie** (DIP)
- **respiratorische Bronchiolitis mit interstitieller Lungenkrankheit** (RBILD: respiratory bronchiolitis interstitial lung disease)
- **akute interstitielle Pneumonie** (AIP)
- **kryptogen organisierende Pneumonie** (COP; früher BOOP = Bronchiolitis obliterans mit organisierender Pneumonie)
- **nicht spezifische interstitielle Pneumonie** (NSIP)
- **lymphoide interstitielle Pneumonie** (LIP).

Idiopathische Lungenfibrose

▶ **Synonym.** IPF = idiopathic pulmonary fibrosis; UIP = usual interstitial pneumonia.

Epidemiologie: Die IPF ist die häufigste Erkrankungsform der IIP, tritt aber insgesamt selten auf. Die Inzidenz liegt bei etwa 0,5/100 000 Einwohner/Jahr.

Ätiopathogenese: Die Ätiologie ist unbekannt. Man vermutet, dass wiederholte Einwirkungen von **Noxen** einen sequenziellen Gewebeschaden hervorrufen. Dadurch entsteht eine interstitielle Entzündung, die allerdings zu keiner regelrechten Reparatur führt, sondern in eine gestörte Wundheilung mündet. Durch disseminierte Narbenbildung entsteht als Endstadium eine **Lungenfibrose**.

Klinik: Die Erkrankung beginnt meist schleichend und nimmt oft einen schubweisen Verlauf. Trockener **Husten** und **Belastungsdyspnoe** sind erste Symptome. Im Verlauf von einigen Jahren kommt es zu schwerer Dyspnoe und erheblich eingeschränkter Belastbarkeit, ggf. mit Cor pulmonale.

Diagnostik: Die **Lungenfunktionsanalyse** zeigt eine restriktive Ventilationsstörung mit gestörtem CO-Transfer. Bei leichter Belastung (40 Watt) wird die Hypoxämie sichtbar. Die **Röntgen-Thorax-Übersicht** zeigt relativ spät kleinfleckige bis streifige Einlagerungen mit hohem Zwerchfellstand beidseits und unscharfen Herz- und Zwerchfellkonturen. Es kommen zystische Umbauzonen des Lungengewebes zur Darstellung (Honigwaben) (Abb. **C-6.9**). In der **thorakalen CT** sind auch frühe interstitielle Veränderungen zu erkennen. Zur Sicherung der Diagnose ist der **histologische Nachweis** erforderlich, entweder über eine **transbronchiale Lungenbiopsie** oder in allen Zweifelsfällen über eine chirurgische Lungenbiopsie (z. B. mittels videoassistierter Thorakoskopie). **Histologisch** sieht man ein fleckförmiges, subpleural betontes, oft nur geringfügig ausgeprägtes Infiltrat (Plasmazellen, Lymphozyten), eine erhebliche Fibroblasten- und Myofibroblastenproliferation mit kollagenreicher, interstitieller Fibrosierung sowie eine Hyperplasie der Typ-II-Pneumozyten.

Die zutreffende Diagnose ist in vielen Fällen nur durch eine interdisziplinäre Konferenz mit Klinikern, Radiologen und Pathologen möglich.

C-6.9 Idiopathische Lungenfibrose

a Übersichtsaufnahme. Zwerchfellhochstand beidseits, unscharfe Abgrenzung der Herz- und Zwerchfellkonturen.
b Detailaufnahme rechtes Unter- und Mittelfeld. Kleinfleckige Zeichnungsvermehrung mit kleinzystischem Umbau („Honigwabenlunge").

Differenzialdiagnosen: Alle interstitiellen Lungenkrankheiten bekannter Ursache sind auszuschließen (Tab. **C-6.10**).

Therapie: Die übliche Therapie besteht in einer Kombination aus **Prednison** (0,5 mg/kg KG/d), **Azathioprin** (2–3 mg/kg KG/d) oder Cyclophosphamid (2–3 mg/kg KG/d) und N-Acetylcystein (3 x 600 mg/d) als Antioxidans. Nach 6 Wochen wird Prednison langsam auf die Erhaltungsdosis von 0,125 mg/kg KG/d reduziert. Diese Behandlung wird etwa 1 Jahr durchgehalten und soll die Progression der Erkrankungen aufhalten. Neu ist das Medikament Pirfenidon, das Signalwege im Myofibroblasten beeinflusst und so progressionshemmend wirken kann. Leider sprechen die Behandlungen nicht immer an und so bleibt eine Lungentransplantation die Ultima Ratio.

Prognose: Die Lebenserwartung einer IPF ist kurz. Ab Diagnosestellung liegt sie bei etwa 3–5 Jahren.

7 Erkrankungen der Lungenblutgefäße

7.1 Pulmonale Hypertonie und Cor pulmonale 411
7.2 Lungenödem 417

7.1 Pulmonale Hypertonie und Cor pulmonale

▶ **Definition.** Eine **pulmonale Hypertonie** (PH) liegt vor bei einem mittleren Lungenarteriendruck (PAP) von > 25 mmHg in Ruhe.
Das **akute Cor pulmonale** ist definiert als rechtsventrikuläre Dilatation bei akutem Anstieg des PAP. Das **chronische Cor pulmonale** bezeichnet eine rechtsventrikuläre Hypertrophie bei chronisch erhöhtem PAP. Dem Cor pulmonale liegt immer ein Anstieg des pulmonalarteriellen Druckes zugrunde.

Ätiopathogenese: Die weitaus häufigste Ursache einer akuten pulmonalen Hypertonie ist die Lungenembolie (s. u.). Die chronische pulmonale Hypertonie (S. 415) ist seltener.

7.1.1 Lungenembolie (akute pulmonale Hypertonie)

▶ **Definition.** Die Verlegung von Pulmonalarterien(-ästen) durch eine venöse Embolie bezeichnet man als Lungenembolie. Bei einem Teil der Patienten kommt es zum hämorrhagischen Infarkt im Emboliegebiet (Infarktpneumonie).

Epidemiologie: Wenigstens 10 % aller Patienten mit tiefen Beinvenenthrombosen erleiden symptomatische Lungenembolien. Die Mortalität der unbehandelten Lungenembolie wird mit 30 % angegeben. Nach Sektionsstatistiken finden sich bei 20 % aller Toten Lungenembolien, die zu Lebzeiten nur bei einem Bruchteil Symptome verursacht hatten.

Ätiologie: Die venösen Embolien stammen fast immer aus **Thromben der Bein- und Beckenvenen** bei Thrombophlebitis oder Phlebothrombose, seltener aus Thromben des rechten Vorhofs, der Armvenen oder Uterusvenen. Verschiedene Risikofaktoren können das Auftreten einer Lungenembolie begünstigen (Tab. **C-7.1**). Auch andere, nicht thrombotisch bedingte Embolien wie Fettembolien aus großen Röhrenknochen, Fruchtwasserembolien oder Luftembolien können eine Lungenembolie auslösen.

≡ C-7.1 Risikofaktoren der Lungenembolie

- Immobilisierung (Bettruhe, längere Flugreisen)
- Herzinsuffizienz
- Traumen (besonders an Beinen oder am Becken)
- Operationen der unteren Extremitäten
- länger dauernde Operationen in Allgemeinnarkose
- frühere Lungenembolien oder tiefe Beinvenenthrombose
- maligne Tumoren
- Schlaganfall
- bei Frauen: Adipositas; Schwangerschaft, Wochenbett; Behandlung mit oralen Kontrazeptiva, Östrogene; Zigarettenrauchen (> 25/d)
- höheres Lebensalter
- Polyzythämie, Polyglobulie, Exsikkose
- Verminderung von AT III, Protein C, Protein S, APC-Resistenz (Faktor-V-Leiden-Mutation)

Pathogenese: Von den Thrombosen lösen sich Embolien ab, die mit dem venösen Blutstrom in die Pulmonalarterien befördert werden. Kleinere Emboli löst das Fibrinolysesystem der Lunge schnell wieder auf, sie machen sich daher klinisch nicht bemerkbar. Größere Embolien führen zu einer **Verlegung der Lungenstrombahn**. Der embolisch verminderte Gesamtgefäßquerschnitt wirkt als akute Widerstandserhöhung (**akute pulmonale Hypertonie**) für den rechten Ventrikel und führt zu einer akuten Rechtsherzbelastung (**akutes Cor pulmonale**). Zusätzlich kommt es zu einer **Freisetzung vasoaktiver Mediatoren** (z. B. Thromboxan, Serotonin) aus dem Embolus und dem Gefäßendothel, die auch in nicht embolisierten Arealen zum Anstieg des Gefäßwiderstandes führen.

Es kommt zu einer plötzlichen Erhöhung des pulmonalarteriellen Mitteldrucks von etwa 10 mmHg auf 30–40 mmHg, wodurch die Nachlast des rechten Ventrikels erheblich ansteigt. Auf diese akute Widerstandserhöhung kann das rechte Herz nur begrenzt mit Kontraktilitätssteigerung reagieren. Die Folgen sind eine **Dilatation** und **Insuffizienz** des rechten Ventrikels sowie eine Abnahme des Herzminutenvolumens. Versagen diese Kompensationsmechanismen, resultiert ein **kardiogener Schock**.

Die akute Rechtsherzbelastung führt zu einer **Rechtsherzdilatation** und **-insuffizienz**. Bei Versagen der Kompensationsmechanismen resultiert ein **kardiogener Schock**.

▶ **Merke.** Neben der Größe der Embolie ist die Konstitution und die Anpassungsfähigkeit des rechten Ventrikels für die Prognose der Lungenembolie von entscheidender Bedeutung.

▶ Merke.

Die pathophysiologische Folge ist eine erhebliche **Störung der Ventilations-Perfusions-Homogenität** (PaO$_2$ ↓, PaCO$_2$ ↓).

Die pathophysiologische Folge einer Lungenembolie ist eine erhebliche **Störung der Ventilations-Perfusions-Homogenität**. Daraus resultiert eine Hypoxämie (PaO$_2$ ↓), die durch die häufig vorhandene Hyperventilation (PaCO$_2$ ↓) nicht kompensiert werden kann.

Folgende Komplikationen können auftreten:
- Lungeninfarkt
- gekreuzte Embolie
- chronische pulmonale Hypertonie.

Im weiteren Verlauf können verschiedene Komplikationen auftreten:
- **Hämorrhagischer Lungeninfarkt:** Stehen die Kollateralen der pulmonalen Stombahn unter erhöhtem Druck, blutet es in den embolisierten Lungenabschnitt ein und es kommt zur Ausbildung eines hämorrhagischen Lungeninfarktes. Dieser tritt bei vorbestehender Linksherzinsuffizienz, multiplen Lungenembolien oder Kreislaufversagen in etwa 10 % der Fälle auf.
- Durch mangelhafte Perfusion des Areals kann eine **Infarktkaverne** entstehen, die sich meist sekundär bakteriell besiedelt (s. S. 393).
- **Gekreuzte Embolie:** Durch den Anstieg des pulmonalarteriellen Drucks und die Dilatation des rechten Ventrikels steigt auch der Druck im rechten Vorhof an. Infolgedessen kann sich das Foramen ovale wieder eröffnen und embolisches Material aufgrund der Druckdifferenz (Rechts-links-Shunt) in den linken Vorhof und somit in den großen Kreislauf gelangen.
- **Chronische pulmonale Hypertonie:** Sie entsteht durch rezidivierende kleinere Lungenembolien oder Narbenbildung in den Pulmonalarterien.

Klinik: Leitsymptome sind:
- Atemnot
- Thoraxschmerzen
- Husten
- Hämoptysen.

Klinik: Kleine Lungenembolien werden klinisch nicht bemerkt. Größere führen zu Atemnot (in > 70 % der Fälle), atemabhängigen Thoraxschmerzen (> 65 %), Husten (> 35 %), Hämoptysen (etwa 13 %). Die Symptome treten oft nach vorangegangener Mobilisation auf. Weitere wichtige Befunde sind Tachypnoe (70 %), Rasselgeräusche (> 50 %), Tachykardie (30 %), ein 4. Herzton oder ein betontes Pulmonalsegment des 2. Herztons (etwa 23 %). Bei etwa 8 % der Patienten kommt es zu einem Kreislaufkollaps.

Zur Einteilung des Schweregrads s. Tab. **C-7.2**.

Die Einteilung des Schweregrades einer Lungenembolie richtet sich nach der hämodynamischen Stabilität des Patienten (Tab. **C-7.2**).

C-7.2	Schweregrade der Lungenembolie
Schweregrad	**hämodynamische Stabilität**
I	hämodynamisch stabil *ohne* rechtsventrikuläre Dysfunktion
II	hämodynamisch stabil *mit* rechtsventrikulärer Dysfunktion
III	Schock (RR systolisch < 100 mmHg, Puls > 100/min)
IV	Reanimationspflicht

Diagnostik: Bei der **körperlichen Untersuchung** findet man gestaute Halsvenen.
Die **Blutgasanalyse** zeigt eine Hypokapnie mit Hypoxämie.
EKG mit Zeichen der akuten Rechtsherzbelastung. **Echokardiografie** mit Dilatation des rechten Ventrikels und paradoxen Septumbewegungen. **Thorakale Angio-CT** zur Darstellung der Emboli (Abb. **C-7.1**).

Diagnostik: Bei der **körperlichen Untersuchung** findet man gestaute Halsvenen und ggf. die unter „Klinik" aufgeführten Symptome. Die Lungenauskultation ist unauffällig. Die **Blutgasanalyse** zeigt eine Hypokapnie mit Hypoxämie (PaO$_2$ ↓, PaCO$_2$ ↓).
Im **EKG** sind die Zeichen der akuten Rechtsherzbelastung zu erkennen: Rechtslage mit S$_I$Q$_{III}$-Typ, Rechtsschenkelblock, T-Negativierung in II, V$_1$, V$_2$, V$_3$. Deutlich sensitiver ist die **Echokardiografie**. Hier sind zu erkennen: Dilatation des rechten Ventrikels, paradoxe Septumbewegung, Trikuspidalinsuffizienz (Abschätzung des systolischen pulmonalarteriellen Druckes mit Flussdopplersignal), fehlender Kollaps der V. cava inferior oder direkter Nachweis von Emboli. Während die Röntgen-Thorax-

C-7.1 Thorakale Angio-CT bei Lungenembolie

a, b Thorakale Angio-CT, **c** koronare und **d** sagittale Rekonstruktion: große Kontrastmittelaussparung im Pulmonalarterien-Hauptstamm links (Pfeil) und am Abgang der Unterlappenarterie links (Doppelpfeil).

Übersicht nicht sehr sensitiv ist, stellt die **thorakale Angio-CT** eine wertvolle Hilfe bei der Sichtbarmachung der Emboli dar (Abb. **C-7.1**). Pulmonalisangiografien sind kaum noch erforderlich. Die Ventilations-Perfusions-Szintigrafie hat ihre Bedeutung eher beim Ausschluss von Lungenembolien.

▶ **Merke.** Essenziell ist die Suche nach der Emboliequelle. Oft ist die Phlebothrombose bei der körperlichen Untersuchung offensichtlich. Beinvenen sind (doppler-) **sonografisch** gut zugänglich, ggf. wird man eine **Phlebografie** durchführen. Im Becken- und V.-cava-Bereich ist die **CT** diagnostisch führend.

Die Rolle von **Laborwerten** ist umstritten: Erhöhte Werte von Serum-Troponin I und T sowie Serum-BNP (brain natriuretic peptide) scheinen mit einer schlechteren Prognose einherzugehen. Erhöhte D-Dimere sind diagnostisch nicht beweisend für eine Lungenembolie, Werte unter 500 ng/ml sprechen aber mit großer Treffsicherheit gegen die Diagnose. Um die diagnostischen Methoden bei Verdacht auf Lungenembolie rational einsetzen zu können, hat man sich auf eine Diagnostik in drei Schritten geeinigt.
Der **erste Schritt** vor Beginn einer aufwendigen apparativen Diagnostik dient dem Abschätzen des klinischen Risikos für eine Lungenembolie, z. B. nach dem **Wells-Score** (Tab. **C-7.3**).
Eine hohe Wahrscheinlichkeit für eine Lungenembolie besteht bei ≥ 7 Punkten, ein mittleres Risiko bei 2–6 Punkten, ein geringes Risiko bei 0–1 Punkt.
Aus dieser Risikoabschätzung ergibt sich der **zweite** diagnostische **Schritt**, die Bestimmung der **D-Dimere im Serum** (Abb. **C-7.2**). Wenn bei einem niedrigen oder mittleren Risiko der D-Dimere-Test negativ ausfällt (D-Dimere im Serum < 500 ng/ml), ist eine Lungenembolie sehr unwahrscheinlich. Bei hohem Risiko kann auf einen D-Dimere-Test verzichtet werden.

▶ **Merke.**

Die Rolle von **Laborwerten** ist umstritten (Serum-Troponin I und T, Serum-BNP, D-Dimere).
Um die diagnostischen Methoden bei Verdacht auf Lungenembolie rational einsetzen zu können, erfolgt die Diagnostik in **drei Schritten**, jeweils abhängig vom klinischen Risiko einer Lungenembolie. Zur Abschätzung des Risikos dient z. B. der **Wells-Score** (Tab. **C-7.3**). Aus dieser Risikoabschätzung ergibt sich der zweite diagnostische Schritt, die Bestimmung der **D-Dimere im Serum** (Abb. **C-7.2**).

C-7.2 Bestimmung der D-Dimere im Serum und diagnostische Konsequenzen

C-7.3 Klinische Risikoabschätzung einer Lungenembolie (Wells-Score)

Anamnese und Befund	Punkte
frühere tiefe Beinvenenthrombose oder Lungenembolie	1,5
Herzfrequenz > 100/min	1,5
kürzliche Operation oder Immobilisation	1,5
klinische Zeichen einer tiefen Beinvenenthrombose	3
wahrscheinlicher Ausschluss anderer Diagnosen	3
Hämoptysen	1
Tumorerkrankung	1

Mittels **thorakaler Angio-CT** wird die Diagnose einer Lungenembolie gesichert.
- Ist bei **niedrigem** Risiko mit positivem D-Dimere-Test die Angio-CT unauffällig, kann eine klinisch relevante Lungenembolie ausgeschlossen werden.
- Bei **mittlerem** Risiko, positivem D-Dimere-Test und negativer thorakaler Angio-CT ist eine Lungenembolie unwahrscheinlich (weitere bildgebende Diagnostik!).
- Bei **hohem** Risiko für eine Lungenembolie wird sofort eine thorakale Angio-CT veranlasst.

Differenzialdiagnosen: Asthma bronchiale, Angina pectoris, Pleuritis, Schock.

Therapie: Sie beinhaltet folgende Maßnahmen:
- Behandlung der Hypotonie
- Behandlung der respiratorischen Insuffizienz
- Heparinisierung
- Fibrinolyse
- Antikoagulation.

Im **dritten Schritt** wird anhand der Bildgebung mittels **thorakaler Angio-CT** die Diagnose einer Lungenembolie gesichert.
- Ist bei **niedrigem** Risiko (Wells-Score 0–1) mit positivem D-Dimere-Test die Angio-CT unauffällig, kann eine klinisch relevante Lungenembolie als ausgeschlossen betrachtet werden. Sind in der Angio-CT Verlegungen der Pulmonalarterien-Hauptstämme oder der Lappenarterien zu sehen, gilt die Lungenembolie als gesichert. Bei Verlegung kleinerer Pulmonalarterien schwankt die Treffsicherheit und es sind weitere bildgebende Methoden angezeigt: Echokardiografie, Lungenperfusions-Szintigrafie, Pulmonalarterien-Angiografie, Kernspin-Angiografie.
- Bei **mittlerem** Risiko (Wells-Score 2–6) und positivem D-Dimere-Test wird ebenfalls eine thorakale Angio-CT durchgeführt. Fällt sie negativ aus, ist eine Lungenembolie unwahrscheinlich. Eine weitere bildgebende Diagnostik (s. o.) ist erforderlich. Ist die Angio-CT positiv, liegt mit großer Wahrscheinlichkeit eine Lungenembolie vor.
- Bei **hohem** Risiko für eine Lungenembolie (Wells-Score ≥ 7) ist ein D-Dimere-Test nicht erforderlich. Es wird sofort eine thorakale Angio-CT veranlasst. Bei negativem CT-Befund ist eine weitere bildgebende Diagnostik (s. o.) unbedingt erforderlich. Sind in der Angio-CT Emboli zu sehen, ist die Lungenembolie gesichert.

Differenzialdiagnosen: Eine plötzliche Atemnot kann auf ein **Asthma bronchiale** hinweisen. Thoraxschmerzen sind verdächtig auf eine **Angina pectoris** oder eine Pleuritis. Bei Kreislaufversagen ist an alle Ursachen des **Schocks** (S. 234) zu denken.

Therapie: In der Akutphase stehen lebenserhaltende Maßnahmen im Vordergrund. Die Therapie der Hypotonie besteht in einer intravenösen Volumenzufuhr und der Gabe vasoaktiver Substanzen (z. B. Adrenalin). Bei respiratorischer Insuffizienz wird mit Sauerstoff behandelt. Bereits bei Verdacht auf eine Lungenembolie sollte mit der **Heparinisierung** begonnen werden, da der Therapieerfolg vom frühen Therapiebeginn abhängt. Nach einer intravenösen Heparin-Bolusgabe (5 000 I.E.) wird Heparin entweder kontinuierlich intravenös (ca. 25 000 I.E./24 h; PTT_{soll} = 1,5–2,5-fache Verlängerung) oder als therapeutisch dosiertes niedermolekulares Heparin (z. B. Tinzaparin 175 I. E./kg KG/d) subkutan verabreicht.

Bei stabilen Kreislaufverhältnissen kann nach 1 Woche überlappend mit der **Gabe oraler Antikoagulanzien** begonnen werden, z. B. Phenprocoumon (Marcumar, Ziel-INR = 2,0– 3,0).

Bei instabilem Kreislauf (Lungenembolie Schweregrad III und IV) ist eine **Fibrinolysetherapie** indiziert, z. B. mit Streptokinase, Urokinase oder Gewebeplasminogenaktivator (rtPA). Die chirurgische Pulmonalarterien-Embolektomie oder herzkatheterbasierte Embolektomie spielen in der Praxis kaum noch eine Rolle.

Die **orale Antikoagulation** wird bei erstmaliger Lungenembolie über 6 Monate, bei rezidivierenden Lungenembolien länger als 12 Monate fortgesetzt. Falls trotz optimaler Antikoagulation immer wieder Lungenembolien auftreten und die Emboliequelle im Einzugsbereich der V. cava inferior liegt, kann dort ein **Vena-cava-Filter** implantiert werden.

Prophylaxe: Sie beinhaltet die niedrig dosierte prophylaktische Gabe von niedermolekularem **Heparin** (s. c.). Dadurch kann die Häufigkeit der Lungenembolien bei Bettlägerigen erheblich reduziert werden. Darüber hinaus sollten alle Risikopatienten **frühzeitig mobilisiert** werden.

Prophylaxe: Sie beinhaltet die Gabe von niedermolekularem **Heparin** (s. c.) und eine **frühzeitige Mobilisierung**.

Prognose: Die Prognose hängt von der Größe der Embolie und von der Konstitution des rechten Ventrikels ab. Insgesamt liegt die Letalität aller Lungenembolien bei etwa 3–8 %. Bei 4–17 % der Patienten mit Lungenembolie treten Rezidive auf. Etwa 4 % aller Patienten entwickeln eine chronische pulmonale Hypertonie.

Prognose: Die Prognose hängt von der Größe der Embolie und der Konstitution des rechten Ventrikels ab.

7.1.2 Chronische pulmonale Hypertonie

Die chronische pulmonale Hypertonie ist eine seltene Krankheit sehr heterogener Ätiologie. Die Erhöhung des pulmonalarteriellen Druckes führt langfristig zum Rechtsherzversagen und begründet die schlechte Prognose.

Ätiologie: Die Ursachen der chronischen pulmonalen Hypertonie (PH) sind sehr vielfältig (Tab. **C-7.4**). Am häufigsten sind die (postkapilläre) PH bei Linksherzinsuffizienz und die (präkapilläre) PH bei COPD und anderen Lungenkrankheiten.

Ätiologie: Die Ursachen der chronischen pulmonalen Hypertonie sind vielfältig (Tab. **C-7.4**).

Pathogenese: Entsprechend der Ätiologie sind die Pathomechanismen der chronischen PH sehr vielfältig. Gemeinsam ist allen eine endotheliale Dysfunktion mit Remodeling, also einem Umbau mit dauerhafter Funktionsänderung oder -störung der pulmonalen Gefäßbahn. Dabei kommt es zu **struktureller Verengung** durch Intima- und Adventitiaproliferationen (Myofibroblasten) sowie zu einem erhöhten Muskeltonus. Folgen sind eine zunehmende Widerstandserhöhung im kleinen Kreislauf und ein **Anstieg des pulmonalarteriellen Drucks**. Infolgedessen steigt die Nachlast des rechten Ventrikels, der sich an die vermehrte Druckbelastung nur begrenzt durch Hypertrophie anpassen kann und bei zunehmender Funktionseinschränkung dilatiert. Schließlich kommt es zur Ausbildung eines chronischen **Cor pulmonale** mit Zeichen einer **Rechtsherzinsuffizienz** (relative Trikuspidalinsuffizienz).

Pathogenese: Durch Remodeling der Pulmonalarterien wird der **Gefäßquerschnitt verengt**. Es folgt ein **Anstieg des pulmonalarteriellen Drucks** und eine Hypertrophie und Dilatation des rechten Ventrikels (→ chronisches **Cor pulmonale** mit **Rechtsherzinsuffizienz**).

Klinik: Im Vordergrund steht die **abnehmende körperliche Belastbarkeit** bei **Belastungsdyspnoe**. Sie wird eingeteilt in WHO-Funktionsklassen (Tab. **C-7.4**). Oft findet man einen Angina-pectoris-ähnlichen **Thoraxschmerz** und **Synkopen**. Periphere Ödeme (Beinödeme oder eine Hepatomegalie) signalisieren das Rechtsherzversagen.

Klinik: Typische Symptome sind verminderte Belastbarkeit, Belastungsdyspnoe, Thoraxschmerzen, Synkopen, periphere Ödeme.

Diagnostik: Bei der Verdachtsdiagnose chronische PH ist folgende Basisdiagnostik einzuleiten:
- **körperliche Untersuchung:** gestaute Halsvenen, lauter 2. Herzton über der Pulmonalklappe
- **EKG:** Zeichen (S. 194) einer Rechtsherzhypertrophie
- **Echokardiografie:** Hypertrophie und Dilatation des rechten Ventrikels mit relativer Trikuspidalinsuffizienz
- **Röntgen-Thorax-Übersicht:** Dilatation der zentralen Pulmonalarterie, Prominenz des Pulmonalsegments, „Kalibersprung".

Diagnostik: Zur Basisdiagnostik gehören:
- körperliche Untersuchung
- EKG
- Echokardiografie
- Röntgen-Thorax-Übersicht.

Falls sich der Verdacht auf eine chronische PH erhärtet, folgen in der zweiten Stufe eine **Spiroergometrie** zur Objektivierung der körperlichen Leistungsfähigkeit (Abnahme der maximalen Sauerstoffaufnahme, Zunahme der alveoloarteriellen Sauerstoffdifferenz)

Erhärtet sich der V. a. eine chronische PH, folgen eine **Spiroergometrie** und eine **Dopplerechokardiografie**.

C-7.4 Klassifikation der chronischen pulmonalen Hypertonie (nach Dana Point 2008)

1. Pulmonalarterielle Hypertonie (PAH)
1.1 Idiopathische pulmonalarterielle Hypertonie (IPAH)
1.2 Familiäre pulmonalarterielle Hypertonie (FPAH)
1.3 Arzneimittel- und toxininduziert
1.4 Assoziierte Pulmonalarterielle Hypertonie (APAH); bei: Kollagenosen, HIV-Infektion, portaler Hypertonie, angeborenen systemisch-pulmonalen Shunts (u. a. Herzfehler), Bilharziose, chronisch hämolytischer Anämie
1.5 Persistierende pulmonalarterielle Hypertonie des Neugeborenen (PPHN)

1' Pulmonale venookklusive Erkrankung (PVOD für engl. pulmonary veno-occlusive disease) und/oder pulmonalkapilläre Hämangiomatose (PCH)

2. Pulmonale Hypertonie bei Erkrankungen des linken Herzens
2.1 Systolische Dysfunktion
2.2 Diastolische Dysfunktion
2.3 Herzklappenerkrankungen (Mitral- oder Aortenklappenfehler)

3. Pulmonale Hypertonie bei Lungenerkrankung und/oder Hypoxie
3.1 Chronisch obstruktive Lungenerkrankung
3.2 Interstitielle Lungenerkrankung
3.3 Andere restriktiv und obstruktiv gemischte pulmonale Erkrankungen
3.4 Schlafapnoe-Syndrom
3.5 Alveoläre Hypoventilation
3.6 Chronische Höhenkrankheit
3.7 Anlagebedingte Fehlbildungen

4. Pulmonale Hypertonie aufgrund chronischer Thrombembolien (CTEPH)

5. Pulmonale Hypertonie mit unklaren multifaktoriellen Mechanismen
5.1 Hämatologische Erkrankungen: Myeloproliferative Erkrankungen, Splenektomie
5.2 Systemische Erkrankungen: Sarkoidose, pulmonare Langerhans-Zellen-Histiozytose, Lymphangioleiomyomatose, Neurofibromatose, Vaskulitis
5.3 Metabolische Erkrankungen: Glykogenspeicherkrankheit, Morbus Gaucher, Schilddrüsenerkrankungen
5.4 Andere: Obstruktion durch Tumoren, fibrosierende Mediastinitis, chronischer Nierenausfall mit Dialyse

---

Bei Diagnose einer chronischen PH muss nach ursächlichen **Grunderkrankungen** gesucht werden. Vor einer differenzierten Therapie ist eine **Rechtsherzkatheter-Untersuchung** mit Test auf pulmonale Drucksenkung sinnvoll.

oder zumindest ein 6-Minuten-Gehtest mit **Blutgasanalyse** (PaO_2 ↓) und eine **Dopplerechokardiografie** zur Abschätzung des systolischen pulmonalarteriellen Drucks. Ergeben diese Untersuchungen die Diagnose einer chronischen PH, muss nach der verantwortlichen **Grunderkrankung** gesucht werden. Falls diese nicht behandelbar ist oder eine idiopathische Form einer chronischen PH vorliegt, wird in der dritten Stufe eine **Rechtsherzkatheter-Untersuchung** durchgeführt, um präkapilläre von postkapillären Drucksteigerungen zu unterscheiden. Mithilfe einer pharmakologischen Testung (inhaliertes Stickstoffmonoxid; i. v. Epoprostenol; i. v. Adenosin) wird die mögliche pulmonale Drucksenkung geprüft (Vasoreaktivität).

Therapie: Primär werden die Grunderkrankungen behandelt. Die weitere Therapie beinhaltet:
- Antikoagulation
- Diuretika
- Kalziumantagonisten
- Prostanoide
- Endothelin-Rezeptor-Antagonisten
- Phosphodiesterase-5-Inhibitoren.

Therapie: Die Behandlung einer vorliegenden Grunderkrankung steht immer an erster Stelle. Werden damit keine zufriedenstellenden Ergebnisse erzielt, sollte eine **Antikoagulation** durchgeführt werden (Phenprocoumon; Ziel-INR = 2,3–3), um Mikrothromben der Lungenblutgefäße zu verhindern. Bei Rechtsherzinsuffizienz und -dekompensation werden **Diuretika** gegeben. Eine pulmonale Drucksenkung erreicht man bei vasoreaktiven Patienten mit hoch dosierten **Kalziumantagonisten** (z. B. Diltiazem). **Sauerstoff** kann symptomorientiert bei Atemnot und $SaO_2 < 90\%$ gegeben werden.

Sollten diese Maßnahmen zu keiner Besserung führen, stehen bei WHO-Funktionsklasse II und III neue Therapieformen zur Verfügung; sie bewirken eine pulmonale Vasodilatation:

Prostanoide werden inhaliert (Iloprost 6–8 ×/tgl.) oder bei sehr schweren Formen als Dauerinfusion gegeben (Treprostinil). Eine orale Therapie ist mit den **Endothelin-Rezeptor-Antagonisten** Bosentan oder Ambrisentan möglich. **Phosphodiesterase-5-Inhibitoren** (Sildenafil, Tadalafil) haben eine günstige Wirkung, vor allem in Kombination mit den Prostanoiden oder Endothelinrezeptorantagonisten.

Da diese neuen Therapieformen erhebliche Kosten verursachen, sollte man diese Therapieentscheidungen in spezialisierten Zentren treffen.

Bei Versagen der medikamentösen Therapiemöglichkeiten ist eine **atriale Ballonseptostomie** möglich: Durch die Eröffnung des Vorhofseptums wird ein Rechts-links-Shunt erzeugt und dadurch die Auswurfleistung des linken Herzens gesteigert, allerdings auf Kosten einer abnehmenden O_2-Sättigung. Das Rechtsherzversagen bessert sich und die Synkopen nehmen ab. Langfristig wird man bei diesen Patienten jedoch eine bilaterale **Lungentransplantation** planen müssen.

Therapiekontrollen: Viele Patienten, die früher nicht behandelt werden konnten, verfügen heute aufgrund der neuen Therapiemöglichkeiten über eine verbesserte körperliche Belastbarkeit. Zur Therapiekontrolle mit ggf. nachfolgender Dosisanpassung sind eine regelmäßige **Durchführung des 6-Minuten-Gehtests** und eine Überprüfung des echokardiografisch geschätzten systolischen **Pulmonalarteriendrucks** erforderlich.

Prognose: Die Prognose ist abhängig von der Funktionsklasse nach WHO. Kann die Therapie eine Funktionsklasse IV nicht überwinden, liegt die 3-Jahres-Überlebensrate etwa bei 40%; bei Therapieerfolg kann man von etwa 65–75% ausgehen. Mit der neuen vasodilatatorischen Therapie scheint sich die Prognose zu verbessern.

Bei Versagen der medikamentösen Therapie sind eine **atriale Ballonseptostomie** und als letzte Option eine bilaterale **Lungentransplantation** möglich.

Zur **Therapiekontrolle** werden regelmäßig der **6-Minuten-Gehtest** sowie eine Überprüfung des **Pulmonalarteriendrucks** (Echokardiografie) durchgeführt.

Prognose: Sie ist abhängig vom Schweregrad. Mit der neuen vasodilatatorischen Therapie scheint sich die Prognose zu verbessern.

7.2 Lungenödem

▶ **Definition.** Austritt von Flüssigkeit in das Lungeninterstitium und/oder den Alveolarraum mit nachfolgender Behinderung des Gasaustausches.

Ätiologie: Bei Weitem die häufigste Ursache für ein Lungenödem ist das Linksherzversagen (s. Kap. Herzinsuffizienz (S. 94)). Wenn sich eine Herzinsuffizienz ausschließen lässt, bleiben einige seltenere Differenzialdiagnosen (nicht kardiales Lungenödem [s. u.]).

Pathogenese: Durch inhalative Noxen, Mediatorfreisetzung bei schwerer körperlicher Belastung in großer Höhe, Überwässerung bei Urämie oder Reexpansion einer kollabierten Lunge kann es zu einem Flüssigkeitsaustritt ins Lungeninterstitium oder in den Alveolarraum kommen.

Klinik: Luftnot mit Ruhedyspnoe und Orthopnoe steht im Vordergrund der Symptomatik. Objektive Befunde sind eine Zyanose, Tachypnoe und Tachykardie.

Diagnostik: Beim alveolären Lungenödem sind grobblasige Rasselgeräusche zu auskultieren. Trotz Hyperventilation ist die pulsoxymetrische SaO_2 vermindert. Bei der Blutgasanalyse findet man eine Hypoxämie (PaO_2 ↓) bei normalem oder leicht erniedrigtem $PaCO_2$. Mit dem Röntgen-Thorax wird das alveoläre oder interstitielle Lungenödem sichtbar (Abb. **C-7.3**).

7.2 Lungenödem

▶ **Definition.**

Ätiologie: Die häufigste Ursache ist das Linksherzversagen. Nicht kardiale Ursachen: s. u.

Pathogenese: Ein Lungenödem kann auf inhalative Noxen, Mediatorfreisetzung bei körperlicher Belastung, Überwässerung bei Urämie oder Reexpansion einer kollabierten Lunge zurückgeführt werden.

Klinik: Luftnot mit Ruhedyspnoe und Orthopnoe, Zyanose, Tachypnoe und Tachykardie.

Diagnostik: grobblasige RGs beim alveolären Lungenödem, pulsoxymetrisch SaO_2 vermindert, Blutgasanalyse mit Hypoxämie (PaO_2 ↓) bei normalem oder leicht erniedrigtem $PaCO_2$, Röntgen-Thorax-Übersicht (Abb. **C-7.3**).

⊙ **C-7.3** Kardiales Lungenödem vor (a) und nach (b) diuretischer Therapie

a Fleckig-konfluierende, weiche Schatten peripher (→) und zentral (▶).
b Geringe Residuen in beiden Mittel- und Unterfeldern.

7.2.1 Nicht kardiales Lungenödem

Die wichtigsten Formen des nicht kardialen Lungenödems sind
- toxisches Lungenödem
- Höhenlungenödem
- Fluid Lung
- Reexpansionslungenödem
- neurogenes Ödem.

Ein **toxisches Lungenödem** kann nach Inhalation von Stickoxiden und Chlorgas (oder Phosgen) auftreten. Ursache ist ein toxischer Alveolarschaden mit Erhöhung der Gefäßpermeabilität. Die Therapie entspricht der des ARDS (s. u.).

Das **Höhenlungenödem** tritt bei schwerer körperlicher Arbeit in Höhen über 2 500 m auf. Die Pathogenese ist noch unklar. Womöglich sind Mediatorfreisetzungen und pulmonaler Druckanstieg unter den Ursachen. Die Therapie besteht im Abstieg auf Höhen unter 2 500 m und in Sauerstoffgabe.

Die **Fluid Lung** bei Urämie und Überwässerung entsteht durch toxische Wirkung des Harnstoffs auf das Endothel und einen hohen hydrostatischen Druck. Die Therapie besteht in Dialyse und Hämofiltration.

Das **Reexpansions-Lungenödem** tritt auf, wenn eine über längere Zeit kollabierte Lunge (oder ein Lungensegment) wieder belüftet wird. Der Pathomechanismus ist unklar. Es kann bei thoraxchirurgischen Operationen auftreten, aber auch schon bei einer Pleurapunktion (S. 434).

Ein **neurogenes Lungenödem** kann bei plötzlicher intrakranialer Druckerhöhung entstehen (Gehirnverletzung, Hirnblutung, Hirninfarkt, Hirntumor, Krampfanfälle). Um die Perfusion des Gehirns aufrechtzuerhalten, wird der Sympathikotonus gesteigert, was einen Blutdruckanstieg zur Folge hat. Die Nachlast des linken Ventrikels übersteigt die Auswurfleistung des Herzens; es dekompensiert und daraus resultiert das Lungenödem.

Akutes Lungenversagen (ARDS)

▶ **Synonym.** ARDS = (früher) Adult Respiratory Distress Syndrome, (heute) Acute Respiratory Distress Syndrome.

▶ **Definition.** Akute respiratorische Insuffizienz durch akuten Lungenschaden oder im Rahmen eines Multiorganversagens mit Permeabilitätsstörungen, die zu einem nicht kardialen Lungenödem und im weiteren Verlauf zu einer Lungenfibrose führen. Die milde Form des ARDS wird als Acute Lung Injury (ALI) bezeichnet.

Epidemiologie: Das ARDS tritt vorwiegend bei **beatmeten Patienten** auf: etwa 10 % aller auf Intensivstationen beatmeten und etwa 20 % aller langzeitbeatmeten Patienten entwickeln ein ARDS.

Ätiologie: Ein ARDS kann durch viele verschiedene **Noxen** oder durch ein **Multiorganversagen** ausgelöst werden (Tab. C-7.5). Zu den häufigsten Ursachen zählen Pneumonie, Magensaftaspiration, Sepsis und Schock.

C-7.5 Auslösende Ereignisse eines akuten Lungenversagens

indirekte Lungenschädigung	direkte Lungenschädigung
Sepsis	schwere Pneumonie
schwere Allgemeininfektion	Magensaftaspiration
Polytrauma	Inhalation toxischer Gase (z. B. Rauchgase)
Verbrennungen	Beinahe-Ertrinken
Pankreatitis	Lungenkontusion
Schock	
Vergiftungen (z. B. Paraquat)	
Verbrauchskoagulopathie	
Fruchtwasserembolie	
Eklampsie	

Pathogenese: Schäden des Alveolarepithels und/oder des Gefäßendothels führen zur Exsudation von Serumflüssigkeit und Infiltration mit Entzündungszellen ins Lungeninterstitium (interstitielles Ödem). Die O_2-Diffusionsstrecke verlängert sich innerhalb weniger Stunden, der PaO_2 fällt entsprechend ab. Im Verlauf von Tagen wird die Surfactant-Produktion aus Typ-II-Alveolarzellen reduziert, es kommt zu Atelektasen mit hyalinen Membranen. Durch endotheliale Dysfunktion entsteht eine disseminierte Mikrothrombenbildung. Dieses Stadium ist unter Therapie oft noch reversibel, andernfalls bildet sich im Verlauf von Wochen eine Lungenfibrose aus.

Diagnostik: Die Diagnose kann durch folgende Kriterien gesichert werden:
- **Klinik:** akuter Beginn
- **Blutgasanalyse:** eingeschränkte Oxygenierung durch Zunahme der alveoloarteriellen O_2-Differenz mit $PaO_2/FiO_2 \leq 200$ mmHg, d. h. niedriger PaO_2 des Patienten und hohe inspiratorische O_2-Konzentration (FiO_2)
- **Röntgen-Thorax-Übersicht:** beidseitige diffuse Infiltrate (Lungenödem). Bei beatmeten Patienten ist die thorakale CT aussagekräftiger (Abb. **C-7.4**).
- **Rechtsherzkatheter-Untersuchung:** normaler pulmonalarterieller und postkapillärer Druck (pulmonalkapillärer Verschlussdruck [= linker Vorhofdruck] < 12 mmHg).
- **Lungenfunktion:** Abnahme der Lungen-Compliance (Messung am Respirator).

Diagnostik: Diagnosesicherung durch folgende Kriterien:
- **Klinik:** akuter Beginn
- **Blutgasanalyse:** $PaO_2/FiO_2 \leq 200$ mmHg
- **Röntgen-Thorax-Übersicht:** beidseitige Infiltrate, bei beatmeten Patienten thorakale CT (Abb. **C-7.4**)
- **Rechtsherzkatheter:** normaler pulmonalkapillärer Verschlussdruck
- **Lungenfunktion:** Abnahme der Lungen-Compliance.

⊙ **C-7.4** Röntgen-Thorax-Übersicht und thorakale CT bei einer Patientin mit ARDS

a Röntgen-Thorax-Übersicht: pneumonisches Infiltrat perihilär rechts. In beiden Mittelunterfeldern zusätzlich großfleckig-konfluierende Infiltrate. Bei septischem Verlauf einer Pneumonie entwickelt sich ein ARDS.
b, c Thorakale CT transversal (**b**) und koronar (**c**) rekonstruiert: Vorwiegend interstitielle Flüssigkeitsansammlung in allen Lungenabschnitten.
a aus: Oestmann Jörg W.: Radiologie. Thieme; 2005

Da das ARDS Ausdruck eines Multiorganversagens sein kann, sind alle Organe des Patienten auf Ausfälle zu untersuchen.

Differenzialdiagnose: Die wichtigste Differenzialdiagnose ist das **kardiale Lungenödem** durch Linksherzversagen. Es kann durch Messung des pulmonalkapillären Verschlussdrucks und eine Echokardiografie ausgeschlossen werden.

Differenzialdiagnose: Die wichtigste Differenzialdiagnose ist das **kardiale Lungenödem**.

Therapie: Entscheidend ist die Erhaltung der vitalen Funktionen des Patienten. Anzustreben ist eine **negative Flüssigkeitsbilanz**. Eine **Beatmungstherapie** ist stets erforderlich, aber schwierig durchzuführen. Auch **extrakorporale Methoden** sind möglich. Die **Therapie der Grunderkrankung** ist entscheidend.

Prophylaxe: kontinuierliche Überwachung der Risikopatienten und frühzeitige Therapie.

Prognose: Entscheidend ist das Ausmaß des Lungenschadens und des Multiorganversagens. Die Letalität reicht bis zu 50 %.

▶ Klinischer Fall.

Therapie: Die vitalen Funktionen des Patienten (Kreislauf und Atmung) müssen aufrechterhalten werden. Es sollte eine sorgfältige Flüssigkeitsbilanzierung unter Kontrolle des Pulmonalisdrucks erfolgen. Wegen der gestörten Permeabilität ist eine **negative Flüssigkeitsbilanz** anzustreben. Die stets erforderliche **Beatmung** ist komplex und Aufgabe von Spezialisten, da es einerseits schwierig ist, eine effektive Ventilation zu erreichen und andererseits der Gasaustausch erheblich gestört ist. Man versucht dabei, durch **kleine Atemzugvolumina** den inspiratorischen Beatmungsdruck niedrig zu halten. Ein Anstieg des $PaCO_2$ wird in Kauf genommen (**permissive Hyperkapnie**). Durch einen erhöhten endexspiratorischen Beatmungsdruck (**PEEP**) soll der Atelektasenbildung entgegengewirkt werden.

Als Ultima Ratio können **extrakorporale Methoden** der Oxygenierung und CO_2-Eliminierung einsetzt werden (extracorporeal lung assist).

Eine effektive medikamentöse Therapie des ARDS existiert bis heute nicht. Langfristig entscheidend bleibt daher die effektive **Therapie der Grunderkrankung**.

Prophylaxe: Nur durch kontinuierliche Überwachung der Risikopatienten (Tab. C-7.5) kann ein ALI oder ARDS im Frühstadium erkannt und erfolgreich behandelt werden.

Prognose: Die Prognose hängt einerseits vom Ausmaß des Lungenschadens, andererseits von den Schädigungen der übrigen Organe ab (Multiorganversagen). Die Letalität reicht bis zu 50 %.

▶ Klinischer Fall. Eine 27-jährige Frau entwickelt am 3. Tag nach der Entbindung Fieber, Durchfall, Atemnot und eine Kreislaufschwäche. Sie wird auf die Intensivstation des Krankenhauses verlegt, nachdem die pulsoxymetrische SaO_2 auf unter 86 % gefallen ist. Die Patientin ist zyanotisch und hat eine Atemfrequenz um 40/min. Über allen Lungenabschnitten sind feinblasige, ohrnahe Rasselgeräusche zu auskultieren. Das Abdomen ist gespannt und druckschmerzhaft. Puls 135/min, Blutdruck 85/55 mmHg. Die Röntgen-Thorax-Übersicht zeigt fleckig-konfluierende, zentrale und periphere Einlagerungen. Blutgasanalyse: PaO_2 53 mmHg, $PaCO_2$ 28 mmHg, pH 7,55. Die Patientin entwickelt eine akute Niereninsuffizienz mit einem Serumkreatinin von 5,5 mg/dl. Im Verlauf wird die Patientin orotracheal intubiert und mit kleinen Atemzugvolumina kontrolliert beatmet. Die inspiratorische Sauerstoffkonzentration wird auf 50 % angehoben, der positive endexspiratorische Druck auf 10 mmHg eingestellt. Blutgase unter Beatmung: PaO_2 63 mmHg, $PaCO_2$ 58 mmHg, pH 7,31. Der Blutdruck kann durch Volumenzufuhr stabilisiert werden: Blutdruck 110/72 mmHg. Die anschließende gynäkologische Untersuchung ergibt den Verdacht auf eine Puerperalsepsis mit Hinweisen auf eine Peritonitis (sonografisch zeigt sich ein Aszites). Noch am selben Abend wird die Patientin hysterektomiert. Histologisch findet sich eine phlegmonöse Uteruswand sowie ein Plazentapolyp. Der Verdacht einer eitrigen Peritonitis wird bestätigt. Die **Diagnose** lautet Puerperalsepsis und eitrige Peritonitis mit Multiorganversagen (ALI/ARDS, Nierenversagen, Kreislaufversagen). Die weitere Therapie besteht in einer Fortführung der Beatmung, intravenösen Antibiotika-Kombinationstherapie, bilanzierten Volumengabe (Ziel-ZVD 0) sowie vorübergehenden Hämodialyse. 4 Tage später ist die Patientin nicht mehr beatmungspflichtig, ihr Kreislauf ist stabil. Aufgrund des Nierenversagens wird sie weiterhin vorübergehend hämodialysiert. Nach 8 Tagen kann die Patientin auf die Normalstation zurückverlegt werden.

8 Tumoren der Bronchien und der Lunge

8.1	Gutartige Tumoren	421
8.2	Bronchialkarzinom	421
8.3	Karzinoidtumoren der Lunge	428
8.4	Lungenmetastasen	428

© Sebastian Kaulitzki / Fotolia.com

8.1 Gutartige Tumoren

Gutartige Tumoren sind selten (etwa 4 % aller Lungentumoren) und bereiten vor allem differenzialdiagnostische Schwierigkeiten bei der Abklärung eines Lungenrundherdes. Der häufigste benigne Tumor ist das Hamartom, es folgen Fibrome und Adenome (Tab. C-8.1).
Allen Lungentumoren ist gemeinsam, dass man die Diagnose nur anhand einer ausreichend großen Gewebeprobe stellen kann.

8.1 Gutartige Tumoren

Die gutartigen Tumoren der Lunge sind (Tab. C-8.1):
- epitheliale Tumoren
- mesenchymale Tumoren
- Mischformen.

C-8.1 Gutartige Tumoren der Bronchien und der Lunge

epitheliale Tumoren	
▪ Papillome	plattenepitheliale oder Transitionalzell-Papillome, solitäres oder multilokuläres Wachstum in den zentralen Bronchien und der Trachea (selten)
▪ Adenome	pleomorphe und monomorphe Adenome (z. B. Klarzell-Adenom, muzinöses Adenom), vorwiegend in den Bronchien (sehr selten)
mesenchymale Tumoren	
▪ Lipome	gestielte Tumoren in den zentralen Bronchien
▪ Osteome und Chondrome	Tumoren im Lungenparenchym, in der CT Kalkeinlagerungen nachweisbar Abgrenzung zum Hamartom ggf. schwierig
▪ Fibrome	gestielte endobronchiale und parenchymatöse Tumoren
▪ Leimomyo(-fibro-)me	Tumoren im Lungenparenchym, v. a. bei jungen Frauen
▪ Myoblastome	kugelige Tumoren in den großen Bronchien
▪ Chemodektome	entstammen den paraganglionären Zellen der Lunge, solitäre oder multiple Lungenrundherde
▪ Pleurafibrome	solitäre kugelige oder gelappte Tumoren des subpleuralen Parenchyms, oft mit expansivem Wachstum
▪ Neurofibrome	solitär oder im Rahmen der Neurofibromatose von Recklinghausen multipel
▪ Hämangioperizytome	Tumoren der Perizyten kleiner Lungenblutgefäße, häufig Hämoptysen, maligne Entartung in ca. 20 % der Fälle
Mischformen	
▪ Hamartome	unterschiedliche Anteile an knorpeligem und drüsigem Gewebe, meist solitäre Lungenrundherde, CT mit Kalk- und Fettanteilen, operative Entfernung (maligne Entartungen möglich!)
▪ Teratome	aus Gewebe mehrerer, meist aller drei Keimblätter; meist im Mediastinum lokalisiert, selten intrabronchial oder im Lungenparenchym CT mit Kalk- und Fettanteilen, maligne Varianten möglich

8.2 Bronchialkarzinom

▶ **Definition.** Bronchialkarzinome sind bösartige epitheliale Tumoren der Bronchien oder der Lunge.

Epidemiologie: In Deutschland erkranken über 47 000 Menschen/Jahr (2006) an einem Bronchialkarzinom, etwa 44 000/Jahr sterben daran. Das Bronchialkarzinom ist beim Mann die häufigste Krebstodesursache, gefolgt vom Prostata- und Kolonkarzinom. Bei Frauen nimmt es nach dem Mamma- und Kolonkarzinom den 3. Rang ein. Die Tendenz ist bei Männern leicht rückläufig, bei Frauen weiterhin steigend.

Ätiologie: Die Hauptursache des Bronchialkarzinoms sind **inhalative Noxen:**
- Tabakrauchen (85 %)

8.2 Bronchialkarzinom

▶ **Definition.**

Epidemiologie: Das Bronchialkarzinom ist beim Mann die häufigste, bei Frauen die dritthäufigste Krebstodesursache.

Ätiologie: Die Hauptursache des Bronchialkarzinoms sind inhalative Noxen:
- Tabakrauchen (85 %)

- berufliche Karzinogene (8 %), z. B. Asbest, Chromverbindungen, Arsen, Dichlordiäthylsulfid, Nickel, Haloäther, polyzyklische aromatische Kohlenwasserstoffe, Radon
- Luftverschmutzung inkl. Passivrauchen (5 %), unbekannte Ursache (2 %).

Inwieweit genetische Faktoren eine Rolle spielen, ist noch unklar.

Raucher haben gegenüber Nichtrauchern ein 12- bis 22-fach erhöhtes Risiko, an einem Bronchialkarzinom zu erkranken. Dabei spielt natürlich die Menge der gerauchten Zigaretten und die Dauer des Rauchens eine Rolle. Die Verdopplung der Packyears (s. S. 343) bedeutet ein 2- bis 4-fach erhöhtes Risiko, an einem Bronchialkarzinom zu sterben. Auch für das Passivrauchen (am Arbeitsplatz) gibt es eine Dosis-Karzinomrisiko-Beziehung: Bei mehr als 20 Jahren Rauchexposition über 8 Stunden täglich erhöht sich das Erkrankungsrisiko um das 2,6-Fache des Nichtpassivrauchers.

Pathogenese und Histologie: Man unterscheidet verschiedene histologische Typen. Für die Therapieplanung ist die Unterscheidung in **kleinzellige** (**SCLC** = small cell lung cancer) und **nicht kleinzellige** Tumoren (**NSCLC** = non small cell lung cancer) wichtig (Tab. **C-8.2**).

Die Pathogenese des Bronchialkarzinoms ist nicht in allen Einzelheiten bekannt. Zumindest für das Plattenepithelkarzinom nimmt man an, dass die ständige Konfrontation mit der inhalativen karzinogenen Noxe zu einer Basalzellhyperplasie der Bronchialschleimhaut führt. Später findet man einen Verlust des zilientragenden Epithels zugunsten fleckförmiger **Plattenepithelmetaplasien**. Durch Zellatypien entstehen dort **Dysplasien** als Vorstufe zum **Carcinoma in situ**. Nach Durchbrechen der Basalmembran beginnt das invasive Karzinom.

C-8.2 Histologische Klassifikation des Bronchialkarzinoms (WHO 2004)

kleinzellige Bronchialkarzinome (SCLC, etwa 20 %)
- kleinzelliges Bronchialkarzinom
- kombiniertes kleinzelliges Karzinom

nicht kleinzellige Bronchialkarzinome (NSCLC)
- Plattenepithelkarzinome (etwa 30 %): papilläre, klarzellige, kleinzellige, basaloide Karzinome
- Adenokarzinome (etwa 30 %): azinäre, papilläre, bronchioalveoläre, solide und schleimbildende Karzinome
- adenosquamöses Karzinom
- großzellige Karzinome (unter 20 %): großzellig neuroendokrine, basaloide, lymphoepithelomähnliche, klarzellige u. a. Karzinome
- sarkomatoides Karzinom (selten)
- Karzinoidtumor (selten)
- Speicheldrüsentumoren (selten)
- unklassifizierbare Karzinome

Klinik: Häufig werden Bronchialkarzinome zufällig entdeckt, da sie asymptomatisch sind. Die **Symptome im Frühstadium** sind völlig unspezifisch mit Husten und Auswurf, wie sie auch bei der häufig begleitenden COPD zu finden sind. Allerdings ändert sich oft die Hustenfrequenz und der Hustenreiz nimmt zu. Zu den **Symptomen im Spätstadium** zählen Atemnot, Fieber, Thoraxschmerzen, Heiserkeit und Gewichtsverlust.

 Merke. Bei Änderungen der Hustenfrequenz, Hämoptysen, rezidivierenden Pneumonien oder therapieresistenten Erkältungskrankheiten muss an ein Bronchialkarzinom gedacht werden.

Im **fortgeschrittenen Stadium** können je nach Ausdehnung des Tumors verschiedene **spezifische Symptome** hinweisend sein:
- **obere Einflussstauung** bei Stenosierungen der V. cava superior (Vena-cava-superior-Syndrom)
- **Heiserkeit** bei Kompression oder Infiltration des N. laryngeus recurrens
- **Schluckstörungen** bei Affektionen des Ösophagus
- **Belastungsdyspnoe** bei Pleuraerguss, Kreislaufschwäche bei Perikarderguss
- **Schmerzen** bei Knochenmetastasen und Infiltration von Pleura, Perikard, Ösophagus oder Zwerchfell
- **neurologische Störungen** oder **Krampfanfälle** bei Hirnmetastasen.

C 8.2 Bronchialkarzinom

Paraneoplastische Syndrome treten häufig beim kleinzelligen Bronchialkarzinom auf. Es handelt sich um Begleitreaktionen der Tumorerkrankung, die weder primär durch den Tumor noch durch mögliche Metastasen ausgelöst werden. Ursachen sind die Produktion hormonähnlicher Substanzen, Tumortoxine oder immunologische Mechanismen.

Paraneoplastische Syndrome sind Begleitreaktionen, die weder primär durch den Tumor noch durch mögliche Metastasen ausgelöst werden.

▶ **Exkurs.** Paraneoplastische Syndrome bei Bronchialkarzinom
- **ektopisches Cushing-Syndrom:** durch ACTH-Sekretion des Tumors (SCLC)
- **Syndrom der inadäquaten ADH-Sekretion (SIADH):** durch Sekretion von Adiuretin-Vasopressin (SCLC) → massive Hyponatriämie bei niedriger Serum- und hoher Urinosmolarität
- **zerebelläre Degeneration:** durch Degeneration von Purkinje-Zellen (Kleinhirnrinde) → fortschreitende Ataxie (SCLC)
- **limbische Enzephalopathie:** Kurzzeitgedächtnis-Störung mit Persönlichkeitsstörungen und Krampfanfällen oder Halluzinationen (SCLC)
- **Lambert-Eaton-Syndrom:** durch tumorassoziierte Antikörper, die präsynaptisch die Acetylcholin-Freisetzung hemmen → myastenieähnliches Krankheitsbild (SCLC)
- **Hyperkalzämie:** durch Sekretion parathormonähnlicher Peptide (SCLC, NSCLC); auch bei Skelettmetastasen
- **Dermatomyositis** (NSCLC, SCLC): entzündliche Erkrankung der Skelettmuskulatur, einhergehend mit vernarbenden Hautinfiltraten
- **hypertrophische Osteoarthropathie** (Pierre-Marie-Bamberger [Abb. C-8.1]): Uhrglasnägel und Trommelschlägelfinger sowie Arthritiden der mittelgroßen Gelenke (NSCLC, SCLC)
- **Venenthrombosen:** durch Thrombozytose und Fibrinogenerhöhung (NSCLC, SCLC), auch nichtparaneoplastisch.

▶ **Exkurs.**

 C-8.1 Paraneoplastische hypertrophische Osteoarthropathie bei großzelligem Bronchialkarzinom

Trommelschlägelfinger und Uhrglasnägel sind innerhalb weniger Wochen vor Feststellung des Bronchialkarzinoms aufgetreten.

 C-8.1

Als **Pancoast-Tumor** bezeichnet man ein peripheres Bronchialkarzinom, das von der Lungenspitze ausgehend in die Rippen, die Wirbelsäule und den Plexus brachialis einwächst. Es ist gekennzeichnet durch heftige Schmerzen, Lähmungen und evtl. ein Horner-Syndrom (Störung der sympathischen Innervation, z. B. des Ganglion stellatum, mit Miosis, Ptosis und Enophthalmus). Der Pancoast-Tumor unterscheidet sich nicht histologisch von den anderen Bronchialkarzinomen sondern durch seine Lokalisation.

Der **Pancoast-Tumor** geht von der Lungenspitze aus und führt durch Infiltration von benachbarten Strukturen (Rippen, Wirbelsäule, Plexus brachialis) zu heftigen Schmerzen und neurologischen Ausfällen (u. a. Horner-Syndrom).

Komplikationen: Bronchialverschlüsse gehören zum Krankheitsbild des Bronchialkarzinoms. Hinter dem verschlossenen Bronchus kann sich das Sekret anstauen und infizieren; es entwickelt sich eine **Retentionspneumonie**. Diese Pneumonieform verläuft schwer und spricht auf die übliche Therapie schlecht an. Falls es zu keiner Infektion kommt, wird die Luft langsam aus dem unbelüfteten Lungenabschnitt resorbiert und es entsteht eine **Atelektase**. Je nach deren Größe kann schwere Luftnot die Folge sein.

Komplikationen: Bronchialverschlüsse können eine **Retentionspneumonie** oder **Atelektase** mit schwerer Luftnot zur Folge haben.

Diagnostik: Die Röntgenaufnahme des Thorax in 2 Ebenen liefert erste Hinweise auf einen Tumor. Die thorakale CT ermöglicht aufgrund einer deutlich besseren Auflösung eine exakte Größenbestimmung des Tumors und eine Beurteilung der hilären und mediastinalen Lymphknoten (Siehe Abb. C-8.2 und Abb. C-8.3).
Entscheidend ist die **histologische Diagnose**, in Ausnahmefällen ist auch ein zytologischer Nachweis ausreichend (z. B. wenn die Biopsie mit einem zu großen Risiko verbunden ist). Die Histologiegewinnung erfolgt im Rahmen einer **diagnostischen Bronchoskopie** in Lokalanästhesie (Abb. C-8.5). In etwa 15 % der Fälle ist man hierbei nicht erfolgreich, weil der Tumor zu weit peripher liegt, dann kommen transthorakale (z. B. CT-gesteuerte) **Nadelbiopsien** zum Einsatz.

Diagnostik: Basis der bildgebenden Diagnostik ist der Röntgen-Thorax. Mit der thorakalen CT können Tumorgröße und Lymphknotenstatus genau bestimmt werden (Siehe Abb. C-8.2 und Abb. C-8.3).
Die **histologische Diagnose** ist die Basis der Therapie. Die Histologiegewinnung erfolgt **bronchoskopisch** (Abb. C-8.5).

C-8.2 Peripheres Bronchialkarzinom

72-jährige Frau mit **nicht kleinzelligem** Bronchialkarzinom (Adenokarzinom).
a Röntgen-Thorax p.–a.: Tumor im rechten Oberlappen.
b Röntgen-Thorax seitlich: Tumorschatten im Oberfeld dorsal.
c Thorakale CT: peripherer Tumor im rechten Oberlappen.

C-8.3 Zentrales Bronchialkarzinom

64-jähriger Mann mit zentralem **kleinzelligem** Bronchialkarzinom.
a Röntgen-Thorax p.–a.: Verbreiterung des mittleren und oberen Mediastinums im Oberlappen rechts.
b Röntgen-Thorax seitlich: Tumorschatten in Projektion auf den Aortenbogen.
c Thorakale CT: zentraler Tumor um den rechten Stammbronchus.

▶ **Merke.**

Tumormarker sind für die **Verlauf**sbeobachtung hilfreich (z. B. NSE, CEA, CYFRA 21-1).

▶ **Merke.** Nur beim solitären Lungenrundherd ohne Lymphknotenmetastasen wird ohne Kenntnis des histologischen Typs primär diagnostisch-kurativ operiert.

Tumormarker im Serum sind für die Primärdiagnostik nicht sehr hilfreich. Allerdings liefern sie wertvolle Informationen zum **Verlauf** der Krankheit. Die neuronenspezifische Enolase (NSE) kann beim SCLC erhöht sein, das karzinoembryonale Antigen (CEA) bei Adenokarzinomen oder das Zytokeratinfragment 21-1 (CYFRA 21-1) bei Plattenepithelkarzinomen.

Screening-Untersuchungen von Risikogruppen (z. B. Raucher, beruflich mit Karzinogenen Exponierte) durch CT-Techniken, Sputumanalysen oder Fluoreszenzbronchoskopie sind immer noch umstritten, da damit nur wenige zusätzliche Bronchialkarzinome zu sichern sind. Die sichersten Daten gibt es zum Screening mittels thorakaler CT. Für die **Staging-Untersuchungen** stehen verschiedene Verfahren zur Verfügung. Mit der **thorakalen CT** werden die Tumorgröße und lokale Ausbreitung (Abb. **C-8.4** und Abb. **C-8.3**), hiläre und mediastinale sowie supraklavikuläre Lymphknotenmetastasen erfasst. Hämatogene Fernmetastasen in Gehirn, Leber, Nebenniere und Skelett werden durch **zerebrale** und **abdominelle CT**, **Sonografie** und **Skelettszintigrafie** untersucht. Vor einer Therapie mit kurativem Ziel ist eine Positronen-Emissions-Tomografie (**FDG-PET**, ggf. mit PET-CT-Fusion) hilfreich.

Mit **Screening-Untersuchungen** von Risikopatienten können nur wenige zusätzliche Karzinome gesichert werden.

Zu den **Staging-Untersuchungen** gehören (Abb. **C-8.4** und Abb. **C-8.3**):
- thorakale CT
- abdominelle CT
- zerebrale CT
- Skelettszintigrafie
- evtl. FDG-PET.

C-8.4 Plattenepithelkarzinom des rechten Lungenunterlappens mit Übergreifen auf das hintere Mediastinum

C-8.4

Anhand der genannten Untersuchungen kann die Tumorerkrankung nach **TNM** klassifiziert werden (Tab. **C-8.3**) und die therapierelevante Einteilung in klinische Stadien des NSCLC (Tab. **C-8.4**) oder des SCLC (Tab. **C-8.5**) durchgeführt werden.

Mit dem **Karnofsky-Index** wird der **Allgemeinzustand** des Patienten festgestellt. Ein guter Allgemeinzustand ist mit guten Therapieerfolgen und guter Prognose verknüpft. Für eine eingreifende kurative oder lebensverlängernde Therapie ist ein Karnofsky-Status von mindestens 70 % (Selbstversorgung möglich, keine normale Aktivität) nötig.

Anhand der Untersuchungen kann die Tumorerkrankung nach **TNM** klassifiziert (Tab. **C-8.3**) und die Stadieneinteilung vorgenommen werden (Tab. **C-8.4** und Tab. **C-8.5**).

Der **Karnofsky-Index** erfasst den **Allgemeinzustand** des Patienten. Für eine kurative oder lebensverlängernde Therapie muss er mindestens 70 % betragen.

Therapie und Prognose: Die Behandlung der kleinzelligen (SCLC) und nicht kleinzelligen Bronchialkarzinome (NSCLC) ist wegen ihrer Tumorzellbiologie sehr unterschiedlich.

SCLC metastasieren sehr früh lymphogen und hämatogen, sodass man auch in niedrigen Tumorstadien immer von Mikrometastasen ausgehen muss. Das Therapiekonzept sieht deshalb nur bei einem **solitären Lungenrundherd** (T1N0M0) die **diagnostisch-kurative Operation** vor. Falls sich ein SCLC herausstellt (**very limited disease**) folgt darauf eine adjuvante **Chemotherapie** (mit z. B. Cisplatin + Etoposid). Man erreicht so ein 5-Jahres-Überleben um 75 %. Im **Stadium limited Disease** erfolgt eine **simultane Radiochemotherapie** mit anschließender konsolidierender Chemotherapie. Man kann nach Operation ein 2-Jahres-Überleben über 70 %, nach Chemostrahlentherapie zwischen 25 und 50 % erwarten. Patienten im Stadium **extensive Disease ohne Fernmetastasen** erhalten eine Induktionschemotherapie mit anschließender Strahlentherapie. Das 2-Jahres-Überleben liegt unter 20 %. Im **Stadium extensive Disease mit Fernmetastasen** sind symptomorientierte **palliative** Maßnahmen, ggf. auch eine Chemotherapie angezeigt (s. u.). Falls man durch die Behandlung eine komplette Remission erreichen konnte, schließt sich die **prophylaktische Schädelbestrahlung** an. So reduziert man die Häufigkeit der Hirnmetastasierung von etwa 47 auf 20 % und die Überlebensrate steigt entsprechend.

Therapie und Prognose: je nach Tumor und Stadium (SCLC, NSCLC) sehr unterschiedlich.

SCLC werden bei **solitärem Lungenrundherd** diagnostisch-**kurativ operiert**. Bei Bestätigung einer Very limited Disease, folgt darauf eine adjuvante **Chemotherapie**. Im Stadium Limited Disease eine simultane **Radiochemotherapie**.

≡ C-8.3 **TNM-Klassifikation des Bronchialkarzinoms (2009)**

T (Tumor)

T 0	–	kein Primarius zu sichern
TX	–	keine Aussage über den Primarius möglich
Tis	–	Carcinoma in situ
T 1	T 1a: ≤ 2 cm T 1b: 2–3 cm	Tumor infiltriert nicht die Pleura visceralis bronchoskopisch keine Infiltration in den Stammbronchus
T 2	T 2a: 3–5 cm T 2b: 5–7 cm	Invasion des Stammbronchus (aber 2 cm bis zur Hauptkarina frei) Invasion der Pleura visceralis Atelektase/obstruktive Pneumonie eines Segments
T 3	> 7 cm	Invasion von Thoraxwand (inkl. Sulcus superior), Zwerchfell, N. phrenicus, Pleura mediastinalis, Perikard Invasion des Stammbronchus bis zur Hauptkarina Atelektase/obstruktive Pneumonie eines Segments
T 4	jede Größe	Invasion von Mediastinum, Herz, großen Gefäßen, Trachea, Hauptkarina, N. laryngeus reccurens, Ösophagus, Wirbelkörper Metastase in einem anderen ipsilateralen Segment

M (Fernmetastase)

MX	keine Aussage zu Fernmetastasen
M0	keine Fernmetastasen nachweisbar
M1a	Lungenmetastasen in einem kontralateralen Lappen Tumor mit Pleura- oder Perikarderguss Pleuraknoten
M1b	Fernmetastasen

N (Lymphknoten)

NX	keine Aussage zu regionalen Lymphknoten
N0	keine regionalen Lymphknoten nachweisbar
N1	Metastasen in ipsilateralen peribronchialen und/oder ipsilateralen hilären Lymphknoten
N2	Metastasen in ipsilateralen mediastinalen und/oder subkarinalen Lymphknoten
N3	Metastasen in kontralateralen mediastinalen und hilären Lymphknoten oder ipsi- oder kontralaterale Skalenus-Lymphknoten oder supraklavikuläre Lymphknoten

≡ C-8.4

≡ C-8.4 **Klinische Stadiengruppierung (NSCLC, 2010)**

UICC	TNM	5-Jahres-Überleben
Stadium IA	T 1a–T 1b N0 M0	61 %
Stadium IB	T 2a N0 M0	38 %
Stadium IIA	T 1a–T 2a N1 M0 T 2b N0 M0	36 %
Stadium IIB	T 2b N1 M0 T 3 N0 M0	22–24 %
Stadium IIIA	T 3 N1 M0 T 4 N0 M0 T 1a–T 3 N2 M0	13 %
Stadium IIIB	T 4 N2 M0 T 1a–T 4 N3 M0	5 %
Stadium IV	jedes T, jedes N, M1a–M1b	–

≡ C-8.5 **Stadieneinteilung des kleinzelligen Bronchialkarzinoms**

„limited Disease"	„extensive Disease"
Primärtumor auf einen Hemithorax begrenzt, einschließlich: • Befall ipsilateraler supraklavikulärer Lymphknoten • Befall mediastinaler Lymphknoten • Atelektase • Rekurrens- und/oder Phrenikusparese • kleiner Pleuraerguss ohne Nachweis maligner Zellen	Befall beider Thoraxhälften und/oder • Pleuraerguss mit Nachweis maligner Zellen und/oder • Pleuraerguss mit Nachweis maligner Zellen und/oder • Vena-cava-superior-Syndrom und/oder • extrathorakale Metastasierung

NSCLC wachsen meist lange lokal, bevor sie Fernmetastasen setzen. Daher steht hier die **operative Therapie** im Vordergrund. Sie richtet sich nach dem jeweils vorliegenden Stadium (Tab. **C-8.4**):
- **Stadium IA–IIB:** Segment- oder Lappenresektion mit systematischer mediastinaler Lymphadenektomie (Methode der Wahl), adjuvante Chemotherapie in den Stadien IIA bis IIB. 5-JÜR zwischen 50 und 70 %
- **Stadium IIIA:** Operation mit adjuvanter Chemo- oder Strahlentherapie. 5-JÜR zwischen 30 und 40 %
- **Stadium IIIB** (ohne maligne Ergüsse): simultane Radiochemotherapie. 3-JÜR zwischen 25 und 30 %
- **Stadium IV** (und **IIIB** mit malignem Pleura- oder Perikarderguss): palliative Therapieformen (s. u.). Mittlere Lebenserwartung ca. 10–12 Monate.

Seit Kurzem werden **molekular gezielte Therapien** beim fortgeschrittenen NSCLC eingesetzt. Erlotinib und Gefitinib hemmen die Tyrosinkinase des Epidermal Growth Factor Receptor und führen die Zellen der Apoptose zu. Man kann in 40 % der Fälle eine Stabilisierung der Erkrankung, in > 10 % eine inkomplette Remission erzielen. Bevacizumab ist ein monoklonaler rekombinanter IgG$_1$-Antikörper, der am Vascular endothelial Growth Factor bindet und die Angioneogenese hemmt. In Kombination mit einer platinhaltigen Chemotherapie erreicht man in über 30 % inkomplette Remissionen.

Palliative Therapiemaßnahmen: Das Ziel einer palliativen Therapie ist die optimale Symptomenkontrolle, um die Lebensqualität zu verbessern oder zu erhalten.
- **Schmerztherapie** nach dem WHO-Stufenschema (Abb. **O-2.3**) bei Schmerzen durch Knochenmetastasen oder Tumorinfiltration in benachbarte Organe
- **Therapie der Atemnot:** je nach Ursache gibt es verschiedene Möglichkeiten, z. B. Punktion von Pleuraergüssen, endobronchiale Rekanalisierung von Bronchialstenosen (endobronchiale Laserchirurgie, endobronchiale Strahlentherapie über eine Afterloading-Sonde, Stent-Implantation)
- **Antiemetika** bei Übelkeit und Brechreiz
- **Erythrozytentransfusion** oder **Erythropoetin** bei einer Anämie
- **flüssige Zusatznahrung** bei Mangelernährung
- **psychosoziale Zuwendung**, Seelsorge, anxiolytische und antidepressive Therapie.

Tumornachsorge: Nach kurativer oder lebensverlängernder Therapie sind regelmäßige Nachsorgeuntersuchungen indiziert, in den ersten beiden Jahren vierteljährlich, später halbjährlich. Neben **körperlicher Untersuchung** und **Labortests** (Blutbild, Tumormarker) sind eine **Oberbauchsonografie** (Leber, Nebennieren) und eine **thorakale CT** (Tumor, Lymphknoten) erforderlich.

▶ **Klinischer Fall.** Ein 57-jähriger Mann wird vom Hausarzt wegen therapieresistenten Hustens vorgestellt. Der Husten bestehe seit etwa 4 Monaten. Einmal seien Blutspuren im Sputum aufgetreten. Daraufhin habe der Patient das Rauchen eingestellt (insgesamt 42 Packyears, entspricht ca. 20 Zigaretten pro Tag über 42 Jahre). Der Röntgen-Thorax zeigt eine leichte Hilusvergrößerung links. Bronchoskopisch findet sich ein höckeriger Tumor im Oberlappenabgang links und ein kleinerer Tumor im Unterlappenbronchus (Abb. **C-8.5**). Histologisch handelt es sich um ein Plattenepithelkarzinom.
Die Staging-Untersuchungen ergeben ein Tumorstadium T 4N2M0 (entsprechend Stadium IIIB). Im Rahmen einer klinischen Studie wird eine Radiochemotherapie durchgeführt, die zu einer inkompletten Remission führt. Erst nach 14 Monaten, in denen der Patient weitgehend symptomfrei war, kommt es zu einem lokalen Fortschreiten des Tumors ohne Fernmetastasierung. Derzeit ist die Tumorerkrankung des Patienten unter ambulanter Chemotherapie wieder stabil.

NSCLC werden primär **operativ** behandelt (sofern möglich), evtl. simultane Radiochemotherapie.
- **Stadium IA–IIB:** Segment- oder Lappenresektion, adjuvante Chemotherapie (IIA, IIB)
- **Stadium IIIA:** Operation mit adjuvanter Chemo- oder Strahlentherapie
- **Stadium IIIB:** simultane Radiochemotherapie
- **Stadium IV:** palliative Therapiemaßnahmen.

Seit Kurzem werden **molekular gezielte Therapien** beim fortgeschrittenen NSCLC eingesetzt (z. B. Erlotinib, Gefitinib, Bevacizumab).

Palliative Therapiemaßnahmen dienen dem Erhalt der Lebensqualität.
- Schmerztherapie nach WHO-Stufenschema (S. 1428)
- Therapie der Atemnot
- Antiemetika
- Erythrozytentransfusion, Erythropoetin
- flüssige Zusatznahrung
- psychosoziale Zuwendung.

Tumornachsorge: körperliche Untersuchung, Labortests (Blutbild, Tumormarker), Oberbauchsonografie (Leber, Nebennieren) und thorakale CT (Tumor, Lymphknoten).

▶ **Klinischer Fall.**

C-8.5 Bronchoskopischer Aspekt bei Bronchialkarzinom

Blick auf die Hauptkarina und den rechten Stammbronchus (Bildmitte). Von lateral her verschließt ein Tumor das Lumen sichelförmig. An den blutig unterlegten Stellen wurde biopsiert, die weißen Flecken entsprechen Tumornekrosen. Links im Bild (bei 8 Uhr) kommt ein polypoider Tumoranteil (mit Nekrose) zur Darstellung, der auf die Hauptkarina übergreift.

8.3 Karzinoidtumoren der Lunge

▶ Definition. Karzinoidtumoren der Lunge sind neuroendokrine Tumoren. Ihre Ätiologie ist unbekannt.

Epidemiologie: 1–2 % aller Lungentumoren sind Karzinoidtumoren. Der Altersgipfel liegt im 4. Jahrzehnt. Männer und Frauen sind gleich häufig betroffen.

Pathologie: Die Karzinoidtumoren gehören in die Gruppe der neuroendokrinen Tumoren. Man unterscheidet in der Lunge zwei Formen:
- **Typische Karzinoide:** Tumoren mit geringer Mitoserate und wenigen Zellatypien. Sie sind vorwiegend in den zentralen Bronchien lokalisiert, wo sie Verschlüsse verursachen können. Nur 10 % der Patienten haben Lymphknotenmetastasen, hämatogene Fernmetastasen sind sehr selten.
- **Atypische Karzinoide:** Tumoren mit hoher Mitoserate. Sie finden sich vorwiegend im Lungenparenchym. Bei den meisten Patienten liegen bei Diagnosestellung schon Lymphknoten- oder Fernmetastasen vor.

Klinik: Die in den zentralen Bronchien wachsenden Karzinoide verursachen **Husten**, **Hämoptysen** und **Retentionspneumonien**. Eine hormonelle Aktivität im Sinne eines Karzinoidsyndroms ist im Gegensatz zu den gastrointestinalen Karzinoidtumoren (S. 535) selten (2 % der Fälle).

Diagnostik: Bei den o. g. Symptomen sind eine **thorakale CT** und eine **Bronchoskopie** indiziert. In 75 % der Fälle kann die Diagnose bronchoskopisch gestellt werden. Andernfalls wird eine **transthorakale Biopsie** (CT-gesteuert), beim solitären Lungenrundherd ohne Lymphknotenmetastasen auch die primäre chirurgische Entfernung erforderlich.
Zu den **Staging**-Untersuchungen zählen die abdominelle und zerebrale CT sowie die Skelettszintigrafie.

Therapie: Die Standardtherapie ist die kurative **chirurgische Resektion** mit systematischer mediastinaler Lymphadenektomie. Bei symptomatischer Retentionspneumonie kann die vorherige bronchiale Rekanalisierung durch Lasertherapie erforderlich werden. Bei einer inkompletten Resektion schließt sich eine adjuvante Strahlentherapie an.

Prognose: Bei typischen Karzinoiden ist nach kurativer operativer Therapie eine Heilung zu erwarten. Bei atypischen Karzinoiden liegt die 5-Jahres-Überlebensrate bei 60 %.

8.4 Lungenmetastasen

Ätiopathogenese: Die Lunge ist als venöser Filter für Tumorembolisationen prädestiniert. Hämatogene Mikrometastasen wachsen zu **Lungenrundherden** heran, die meist beidseits **multipel** im Lungenmantel liegen. Häufig treten sie auf bei malignem Melanom, Sarkomen, Keimzelltumoren, Chorionkarzinom, Schilddrüsen-, Mamma-, Prostata-, Nierenzell- und kolorektalem Karzinom. Bei einem Befall der pulmonalen Lymphbahnen entsteht eine disseminierte Infiltration großer Lungenabschnitte, die **Lymphangiosis carcinomatosa**. Sie tritt vor allem beim Mamma-, Magen- und Pankreaskarzinom auf. Einige Tumoren, wie Mammakarzinom, Bronchialkarzinom und maligne Lymphome, verursachen lymphogen eine **Pleurakarzinose** mit malignem Pleuraerguss. Sehr selten ist die **tumorthrombotische Mikroangiopathie** mit pulmonaler Hypertonie, Hämolyse und Verbrauchskoagulopathie.

Klinik: Die Mehrzahl der Lungenmetastasen ist klinisch über lange Zeit asymptomatisch, auch bei multiplem Vorkommen. Metastasen des Schilddrüsenkarzinoms können z. B. zu **Hämoptysen** führen. Metastasen des Nierenzellkarzinoms wachsen auch intrabronchial und verursachen **Stenose-Symptome** (z. B. Luftnot). Die Lymphangiosis carcinomatosa und die Pleurakarzinose können mit **Belastungsdyspnoe** einhergehen.

Diagnostik: Lungenmetastasen werden fast immer zufällig entdeckt. Leider ist die **Röntgen-** oder **CT-Morphologie** der Lungenrundherde nicht sehr spezifisch, sie liefert keine Aussage zum Primärtumor. Ein solitärer Lungenrundherd spricht eher für ein primäres Lungenkarzinom und wird daher primär diagnostisch-kurativ operiert. Zwei oder mehr Herde sprechen eher für Metastasen. Bei unbekanntem Tumorleiden und möglichen therapeutischen Konsequenzen sollte nach dem Primärtumor gesucht werden. Das Untersuchungsprogramm der **Tumorsuche** umfasst Schilddrüsensonografie, HNO-ärztliche Untersuchung, Bronchoskopie, Ösophagogastroduodenoskopie, Koloskopie, Rektoskopie, Untersuchung der Haut, bei Männern Untersuchung der Prostata, bei Frauen Untersuchung der Mammae und des inneren und äußeren Genitales. Dabei kann die **PET** eine Entscheidungshilfe sein.

plen Lungenrundherden führt man eine **Tumorsuche** durch.

Differenzialdiagnose: Lungenrundherde sind aufgrund der vielfältigen Ätiologie schwierig zu differenzieren (Tab. **C-8.6**).

Differenzialdiagnose: wegen vielfältiger Ätiologie schwierig (Tab. **C-8.6**).

▶ Exkurs. **Dignitätskriterien bei Lungenrundherden**

Anhand der anamnestischen Daten des Patienten, der CT-Morphologie und des Wachstumsverhaltens des Tumors kann man mit einiger Wahrscheinlichkeit auf die Dignität eines Lungenrundherdes schließen.

Bei einem Patientenalter von unter 40 Jahren ist ein solitärer Lungenrundherd eher benigne, bei einem Patientenalter von über 50 Jahren ist das Risiko für Malignität hoch. Hat der Patient nie geraucht oder ist er bereits seit mehr als 7 Jahren Nichtraucher, ist das Malignitätsrisiko geringer. Das Malignitätsrisiko ist hoch, wenn der Patient mehr als 20 Zigaretten/d raucht und wenn Hämoptysen auftreten. Tab. **C-8.7** zeigt die morphologischen CT-Kriterien für solitäre Lungenrundherde.

Bei geringem Malignitätsrisiko dürfen Lungenrundherde mit einer Größe von unter 10 mm zunächst weiterbeobachtet werden. Wenn sich das Volumen des Tumors innerhalb von 21–450 Tagen verdoppelt, spricht dies für Malignität (< 21 Tage: eher infektiöse Ursache; > 450 Tage: eher langsam wachsender gutartiger Tumor).

▶ Exkurs.

≡ C-8.6 **Differenzialdiagnosen solitärer und multipler Lungenrundherde**

solitärer Lungenrundherd	multiple Lungenrundherde
häufig	**häufig**
• Bronchialkarzinom, bronchioalveoläres Karzinom, Karzinoid	• Lungenmetastasen
• tuberkulöser Rundherd (Tuberkulom)	• Lungeninfarkte
• Lungenmetastase	• multiple Abszesse
• Lungenabszess	• silikotische Schwielen
• Lungeninfarkt	
seltener	**seltener**
• silikotische Schwiele	• Sarkoidose
• Hamartom	• Wegener-Granulomatose
• pulmonales Hämatom	• malignes Lymphom, Plasmozytom
• Interlobärerguss	• Rheumaknoten, Caplan-Syndrom (multiple Lungenrundherde bei Koinzidenz von rheumatoider Arthritis und Staubbelastung)
• pleurale Plaque (Pleuraasbestose)	
• Rundatelektase (Asbestose)	• multiple pulmonale arteriovenöse Fisteln
• pulmonale arteriovenöse Fistel	• pulmonale Amyloidose
• malignes Lymphom, Plasmozytom	
• Wegener-Granulomatose	
• Echinokokkuszyste	

≡ C-8.6

≡ C-8.7 **Kriterien für solitäre Lungenrundherde (LRH)**

CT-Morphologie des solitären LRH	eher benigne	eher maligne
Rand	glatt	gelappt, Spiculae
Dichte	< 164 HE	> 164 HE
Kontrastmittelaufnahme	< 20 HE	> 20 HE
Kalk	homogen, randbetont	exzentrisch
Fett, Knorpel	ja	nein
Luftsaum	ja	nein
Einschmelzung	dünner Randsaum	dicker Randsaum
Gefäßverbindung	Ja	nein
HE = Houncefield-Einheiten		

≡ C-8.7

Therapie: Die Therapie der Lungenmetastasen ist vom Primärtumor abhängig.

Therapie: Eine kurative **Metastasenchirurgie** ist gerechtfertigt, wenn einerseits der Primärtumor saniert und rezidivfrei ist und andererseits die Lungenmetastasen die einzige aktuelle Tumorlokalisation darstellen. Andernfalls können einzelne symptomatische Lungenmetastasen auch einer **Kleinraumbestrahlung** zugeführt werden. Ob eine **Chemotherapie** erfolgversprechend ist, entscheidet sich nach der Histologie des Primärtumors oder der Metastase, am Allgemeinzustand des Patienten und am Therapiekonzept der Erkrankung. Bei positivem Rezeptorstatus kann eine **antihormonelle Therapie** sinnvoll sein. Schilddrüsenkarzinom-Metastasen, die Jod speichern, sprechen auf eine Behandlung mit ^{131}**Jod** gut an.

9 Erkrankungen von Pleura und Mediastinum

9.1	Pneumothorax	431
9.2	Pleuraerguss	433
9.3	Pleuramesotheliom	435
9.4	Mediastinitis	437
9.5	Mediastinalemphysem	438
9.6	Mediastinaltumoren	439

9.1 Pneumothorax

▶ **Definition.** Ein Pneumothorax ist eine Luftansammlung im Pleuraraum, also zwischen Pleura visceralis und Pleura parietalis.

Ätiologie: Die Luft kann entweder spontan oder traumabedingt in den Pleuraspalt eindringen.
- **Spontanpneumothorax:** Dieser tritt spontan und ohne Fremdeinwirkung auf. Ein primärer Spontanpneumothorax entsteht meist durch den Einriss einer kleinen subpleuralen Emphysemblase bei Druckanstieg (Husten, Pressen), oft sind Raucher betroffen. Ein sekundärer Spontanpneumothorax tritt im Rahmen einer Grundkrankheit auf (z. B. bei COPD, Asthmaanfall, Tuberkulose oder interstitiellen Lungenkrankheiten).
- **Traumatischer Pneumothorax:** Dieser ist durch Einwirkung von außen bedingt, entweder durch einen Unfall (z. B. perforierende Stichverletzung, stumpfes Thoraxtrauma) oder iatrogen im Rahmen medizinischer Eingriffe (z. B. Pleurapunktion, Thoraxoperation) mit der Sonderform des diagnostischen Pneumothorax (z. B. Thorakoskopie).

▶ **Merke.** Beim **offenen Pneumothorax** (Abb. **C-9.1**) besteht eine Verbindung der Pleurahöhle zur Außenluft, entweder über eine Öffnung in der Thoraxwand (= **äußerer** Pneumothorax, z. B. Stichverletzung) oder über das Tracheobronchialsystem (= **innerer** Pneumothorax, z. B. bei Rippenfraktur). Beim **geschlossenen Pneumothorax** besteht keine Verbindung zur Außenluft.

Pathogenese: Der Lufteintritt hebt den Unterdruck im Pleuraspalt auf und führt allmählich zu einem Lungenkollaps. Falls es sich um ein kleines Leck der Pleura visceralis handelt, kann sich diese Öffnung durch die Verkleinerung der Lunge spontan schließen und die Lunge kollabiert nur partiell (**Mantelpneumothorax**).
Größere Pleuralecks führen zu einem kompletten Pneumothorax. Durch die atemabhängigen thorakalen Druckschwankungen kann ein Ventilmechanismus entstehen: inspiratorisch gelangt Luft in den Pleuraraum, die exspiratorisch nicht entweichen kann, da sich das Leck verschließt. Dadurch nimmt der Druck im Pneumothorax zu und das Mediastinum wird zur gesunden Seite hin verlagert (**Spannungspneumothorax**, Abb. **C-9.1**).
Die Kompression der gesunden Lunge führt zur **respiratorischen Insuffizienz**, die Verlagerung des Mediastinums behindert den venösen Blutfluss in den rechten Vorhof mit der Folge einer oberen Einflussstauung oder eines **Kreislaufversagens**.
Ein offener traumatischer Pneumothorax ist meist mit einer Lungenverletzung verbunden, d. h. man findet Blut in der Pleurahöhle (**Hämatopneumothorax**) und der Patient hustet Blut (**Hämoptyse**). Wenn das Leck der Pleura visceralis an der Mediastinalseite liegt, kann es zu einem Lufteintritt ins Mediastinum kommen (**Mediastinalemphysem**). Die Luft bahnt sich ihren Weg entlang mediastinaler Strukturen nach kranial, wo sie als **Hautemphysem** an der oberen Thoraxapertur, am Hals und im Gesicht tastbar wird (s. S. 438).

Klinik: Oft geben die Patienten einen kurzen stechenden Schmerz an, danach beginnt eine **Belastungsdyspnoe**, später entwickelt sich eine **Ruhedyspnoe** mit Tachypnoe und Zyanose. Es kann Husten auftreten. Eine Hypotonie mit Tachykardie spricht für einen Spannungspneumothorax (Notfall!).

9.1 Pneumothorax

▶ **Definition.**

Ätiologie:
- **Spontanpneumothorax:** Er entsteht ohne Fremdeinwirkung. **Primär** durch Einriss kleiner subpleuraler Emphysemblasen, **sekundär** bei Grundkrankheiten (z. B. COPD).
- **Traumatischer Pneumothorax:** Er entsteht durch Fremdeinwirkung, unfallbedingt oder iatrogen.

▶ **Merke.**

Pathogenese: Bei kleinen Luftmengen im Pleuraspalt kommt es zum partiellen Lungenkollaps (**Mantelpneumothorax**).

Große Luftansammlungen führen zum kompletten Pneumothorax. Ventilmechanismen können einen **Spannungspneumothorax** hervorrufen (Abb. **C-9.1**).

Bei einem offenen traumatischen Pneumothorax kann sich ein **Hämatopneumothorax** mit **Hämoptysen** bilden. Ein Luftaustritt an der Pleura mediastinalis kann zu **Mediastinal-** und nachfolgendem **Hautemphysem** führen.

Klinik: Leitsymptom ist die **Dyspnoe**. Vorübergehend können Thoraxschmerzen auftreten.

C-9.1 Formen des Pneumothorax

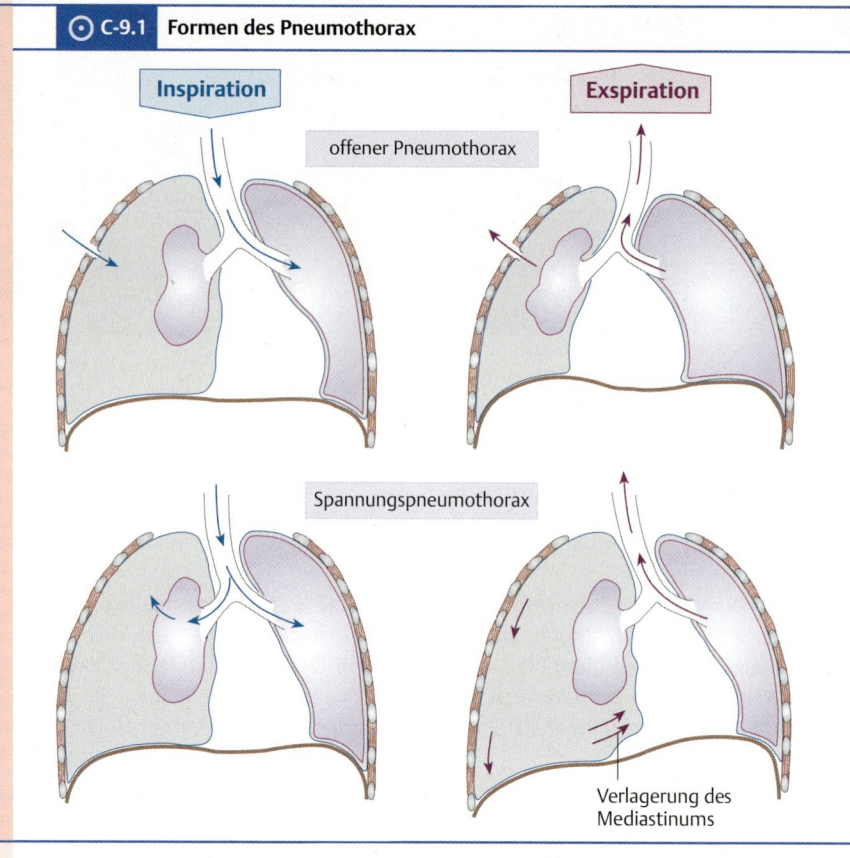

Diagnostik: Die endgültige Diagnose wird anhand einer **Röntgen-Thorax-Übersicht** in Exspiration (Abb. **C-9.2**) gestellt. In Zweifelsfällen hilft eine thorakale CT.

Diagnostik: Bei der körperlichen Untersuchung ist ein größerer Pneumothorax durch ein abgeschwächtes Atemgeräusch mit hypersonorem Klopfschall und einseitig tiefstehendem, wenig beweglichem Zwerchfell zu erkennen. Die endgültige Diagnose erhält man durch eine **Röntgen-Thorax-Übersicht**, ggf. in Exspiration, da hier der Pneumothoraxspalt erst richtig sichtbar wird (Abb. **C-9.2**). In Zweifelsfällen hilft eine thorakale CT. Eine Blutgasanalyse gibt Auskunft über die Beeinträchtigung des Gasaustausches.

C-9.2 Spontanpneumothorax

37-jähriger Mann mit plötzlich aufgetretenen rechtsseitigen Thoraxschmerzen und Belastungsdyspnoe. Klinisch hypersonorer Klopfschall und abgeschwächtes Atemgeräusch über der rechten Lunge.
a Ausgeprägter Pneumothorax rechts mit sichtbaren Pneulinien (→) und fehlender Lungengefäßzeichnung jenseits der Lungengrenzen (*).
b Nach Anlage einer Pleuradränage (▸) ist die Lunge bis auf einen schmalen Kuppelpneumothorax (→) ausgedehnt.

Therapie: Der Spannungspneumothorax ist ein lebensbedrohlicher Notfall, der nur durch eine unverzügliche Druckentlastung zu beheben ist. Vorher können weder eine effektive Beatmung noch eine effektive Herzdruckmassage durchgeführt werden. Die Druckentlastung erfolgt durch **Punktion im 2. Interkostalraum** in der Medioklavikularlinie mit einer großlumigen Kanüle; ein Ventil ist nicht unbedingt erforderlich. Bei Rezidiven (ca. ⅓ der Fälle) sollte nicht nur dräniert, sondern auch auf chirurgischem Wege die Ursache beseitigt werden; ggf. kann sich eine Pleurodese (S. 435) anschließen.

Alle anderen Pneumothoraxformen lassen einen ausreichenden Gasaustausch in Ruhe zu. Unter O_2-Zufuhr wird die Hypoxämie zunächst besser. Bei einem sehr kleinen Pneumothoraxspalt (Mantelpneumothorax ≤ 2 cm in der Röntgen-Thorax-Übersicht) kann unter **Beobachtung** abgewartet werden. Bei Husten gibt man **Antitussiva**, um größere Druckschwankungen zu vermeiden. Kontinuierliche O_2-Zufuhr (5–10 l/min über Nasensonde) führt zum Auswaschen des schwer resorbierbaren Stickstoffes und verbessert so die Gasresorption aus dem Pleuraspalt erheblich.

Größere Pneumothoraxformen erfordern eine **Pleuradränage** (Abb. **C-9.3**). Der Thoraxkatheter wird je nach Situation meist **im 5.** oder **6. Interkostalraum** in der mittleren bis vorderen Axillarlinie in Lokalanästhesie eingebracht. Die Dränage dauert einige Tage, der Effekt wird durch Röntgen-Thorax-Übersicht kontrolliert. Falls sich die Lunge nicht mehr entfaltet, muss ein **thorakoskopischer Verschluss** des Pleurlecks erfolgen.

Therapie: Ein Spannungspneumothorax muss durch **Punktion im 2. Interkostalraum** (Medioklavikularlinie) sofort druckentlastet werden.

Bei einem Mantelpneumothorax kann man unter **Beobachtung** abwarten, ggf. Gabe von **Antitussiva** und kontinuierliche O_2-Zufuhr.

Größere Pneumothoraxformen erfordern eine **Pleuradränage** über einen Thoraxkatheter **im 5.** oder **6. Interkostalraum** (Abb. **C-9.3**). Ggf. erfolgt ein **thorakoskopischer Verschluss**.

C-9.3 Technik der Pleuradränage (Bülau-Dränage)

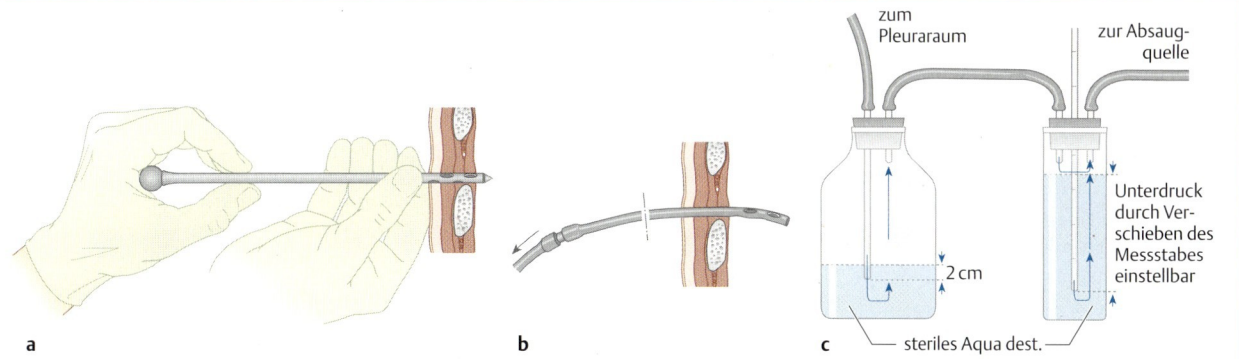

a Nach Lokalanästhesie und Stichinzision wird der Thoraxkatheter am Oberrand der Rippe eingeführt. Absicherung mit der zweiten Hand gegen zu tiefes Einführen.
b Anschluss eines Katheters an ein Absaugsystem mit Wasserschloss, ein Heimlich-Ventil oder ein Mehrkammerabsaugsystem.
c Absaugsystem mit Wasserschloss (Bülau-Dränage).

9.2 Pleuraerguss

▶ **Definition.** Der Pleuraerguss ist eine Ansammlung von Flüssigkeit in der Pleurahöhle.

9.2 Pleuraerguss

▶ **Definition.**

Ätiopathogenese: Bei Überforderung der lymphatischen Dränage des Pleuraspaltes (≥ 500 ml/d/Hemithorax) entsteht ein Pleuraerguss. Je nach Zusammensetzung unterscheidet man:
- **Transsudate** (eiweißarme Pleuraergüsse): Sie entwickeln sich infolge eines erhöhten hydrostatischen Drucks in den Gefäßen (z. B. Linksherzinsuffizienz) oder eines verminderten onkotischen Drucks des Blutes bei Hypalbuminämie (z. B. Leberzirrhose, nephrotisches Syndrom), (Tab. **C-9.1**).
- **Exsudate** (eiweißreiche Pleuraergüsse: Sie entstehen meist durch entzündliche oder tumoröse Veränderungen (Tab. **C-9.1**). Exsudate sind auch der **Hämatothorax** (Einblutung, vorwiegend traumtischer Genese), der **Chylothorax** (traumatischer oder tumorbedingter Einriss des Ductus thoracicus) oder der **Pseudochylothorax** (chronische Pleuraentzündungen).

Ätiopathogenese: Die Überforderung der lymphatischen Dränage des Pleuraspaltes führt zum Pleuraerguss.
- **Transsudate** (eiweißarme Pleuraergüsse): meist infolge eines erhöhten hydrostatischen oder eines verminderten onkotischen Drucks (Tab. **C-9.1**)
- **Exsudate** (eiweißreiche Pleuraergüsse): meist durch entzündliche oder tumoröse Veränderungen (Tab. **C-9.1**).

Klinik: Ein Pleuraerguss verursacht **Belastungsdyspnoe**, später Ruhedyspnoe. Es können **Thoraxschmerzen** (evtl. atemabhängig) und bei Reizung der Pleura visceralis **Husten** auftreten.

Klinik: Leitsymptome sind Dyspnoe, Thoraxschmerzen und Husten.

C-9.1 Ursachen von Pleuraergüssen

Transudat	- Herzinsuffizienz (v. a. Linksherzinsuffizienz) - Lungenembolie - Leberzirrhose - nephrotisches Syndrom - Perikarderkrankungen, z. B. Perikarderguss
Exsudat	- Malignome, z. B. Bronchial-, Ovarial- und Mammakarzinom, Pleuramesotheliom, Lymphome (Morbus Hodgkin) - Infektionen, z. B. Pneumonie, Tbc - seltenere Ursachen: z. B. Kollagenosen, Sarkoidose

Diagnostik:

Körperliche Untersuchung: gedämpfter Klopfschall, aufgehobener Stimmfremitus, verminderte Thoraxexkursion.

Bildgebende Verfahren: Sonografie (ab 100 ml Erguss), Röntgen-Thorax-Übersicht (ab 500 ml Erguss), thorakale CT (ab 70 ml Erguss).

Diagnostische Pleurapunktion: Sie ist bei unklarer Ätiologie indiziert. Die Punktion erfolgt unter sonografischer Kontrolle.

- **Inspektion:**
  - **hell,** bersteinfarben, **klar** (normal)
  - **blutig:** Hämatothorax, hämorrhagischer Erguss
  - **trüb:** zellreich (Entzündungen, Tumoren)
  - **milchig:** Chylothorax, Pseudochylothorax
  - **eitrig:** Pleuraempyem.

- **Biochemie:**
  - Pleura-TP, Pleura-LDH (Tab. **C-9.2**)
  - Pleura-Glukose
  - Pleura-pH-Wert.

Diagnostik:

Körperliche Untersuchung: Typisch sind ein gedämpfter Klopfschall mit schwachem bis fehlendem Atemgeräusch, ein aufgehobener Stimmfremitus und eine verminderte Thoraxexkursion.

Bildgebende Verfahren: Mit der **Sonografie** lässt sich die liquide Separation am schnellsten nachweisen (erforderliche Ergussmenge etwa 100 ml). Die **Röntgen-Thorax-Übersicht** zeigt eine lateral ansteigende Linie als Projektionsphänomen (Ellis-Damoiseau-Linie; erforderliche Ergussmenge etwa 500 ml). Die sensitivste Nachweismethode ist die **thorakale CT** (Erguss ab etwa 70 ml Ergussmenge nachweisbar).

Diagnostische Pleurapunktion: Sie ist immer dann erforderlich, wenn es keine treffende klinische Erklärung für den Erguss gibt. Man punktiert unter sonografischer Kontrolle über dem nächstgelegenen Oberrand einer Rippe (s. Abb. **C-9.3**). Wenn man nicht zugleich symptomatisch entlasten will, genügen 10–20 ml Pleuraflüssigkeit. Folgende Untersuchungen sind erforderlich:

- **Inspektion:** Die Farbe und die Konsistenz des Ergusses erlauben erste diagnostische Aussagen:
  - **hell**, **bersteinfarben**, **klar:** normal
  - **Blutig:** Ein **Hämatothorax** liegt vor, wenn der Hämatokrit größer als 50 % des Bluthämatokrits ist. Bei geringerem Hämatokrit spricht man von einem **hämorrhagischem Erguss** (bei z. B. Tumoren, Lungenembolie, Tuberkulose).
  - **trüb:** zellreicher Erguss, der nach Zentrifugieren klar wird (bei Entzündungen und Tumoren)
  - **milchig:** enthält Fette. **Chylothorax** bei Triglyzeriden > 110 mg/dl. **Pseudochylothorax** bei Triglyzeriden < 110 mg/dl, aber hohem Cholesterin (> 200 mg/dl)
  - **eitrig:** typisch für ein **Pleuraempyem** (zusätzlich faulig fötider Geruch).
- **Biochemie:**
  - **Pleura-Totalprotein** (Pleura-TP) und die **Pleura-Laktatdehydrogenase** (Pleura-LDH) sind die wichtigsten Kriterien der Ergussdiagnostik (Tab. **C-9.2**).
  - Die **Pleura-Glukose** liegt im selben Konzentrationsbereich wie die Serumglukose. Bei Infektionen sinkt sie unter 60 mg/dl.
  - Der **Pleura-pH-Wert** kann für die Therapie des Pleuraempyems entscheidend werden: Werte > 7,2 sprechen für einen unkomplizierten Verlauf, Werte < 7,0 erfordern eine schnelle Dränage.

C-9.2 Differenzialdiagnose bei Pleuraerguss

Parameter	Transsudat	Exsudat
Pleura-TP/Serum-TP	< 0,5	> 0,5
Pleura-LDH/Serum-TP	< 0,6	> 0,6

- **Zytologie:** Neutrophilie, Monozytose, Lymphozytose, Eosinophilie, Tumorzellen.

- **Mikrobiologie:** Bakteriennachweis durch natives Material.

- **Zytologie:** Eine Neutrophilie spricht für eine akute, eine Monozytose für eine chronische Entzündung. Lymphozytosen findet man bei Tuberkulose und Tumoren. Eine Eosinophilie ist selten und differenzialdiagnostisch schwierig abzugrenzen (z. B. Pleuraasbestose, Churg-Strauss-Syndrom, Dressler-Syndrom, Pneumothorax, Medikamente). Außerdem sucht man im Pleurapunktat immer nach Tumorzellen.
- **Mikrobiologie:** Der Bakteriennachweis erfordert natives Material, das ohne Verzögerung im Labor eintreffen sollte.

In etwa 40 % der Fälle kann die Diagnose mit diesen Untersuchungen nicht gesichert werden. Zur weiteren Abklärung sollte eine **Thorakoskopie** mit **Pleurabiopsie** (Histologie) durchgeführt werden (s. auch S. 354).

Therapie: Transsudate haben extrapulmonale Ursachen, die kausal behandelt werden müssen. **Exsudate** bedürfen einer differenzierten pneumologischen Behandlung.

- **parapneumonischer Erguss und Pleuraempyem:** Etwa ein Drittel aller Pneumonien gehen mit einem parapneumonischen Erguss einher. Die Therapie richtet sich nach dem Pleura-pH-Wert:
  - **pH > 7,2:** antibiotische Behandlung
  - **pH 7,0–7,2:** Thoraxdränage mit Fibrinolyse. Man gibt täglich 250 000 IU Streptokinase (oder 100 000 IU Urokinase), klemmt den Katheter für einige Stunden ab und dräniert anschließend weiter. Nach wenigen Tagen ist die Pleurahöhle gereinigt und heilt ohne große Schwielenbildung ab.
  - **pH ≤ 7,0:** Saug-Spül-Dränage (evtl. nach chirurgischer Lösung von Verwachsungen) über mehrere Wochen
- **Maligner Pleuraerguss:** Wenn die Prognose der Tumorkrankheit kürzer als 3 Monate geschätzt wird oder der Patient durch die Tumorerkrankung sehr geschwächt ist, kann **regelmäßig** zur **Entlastung** eine Pleurapunktion durchgeführt werden. Die regelmäßige Punktion führt jedoch zu einem Eiweißverlust. Wenn die Prognose länger als 3 Monate beträgt und es keine andere Therapieoption gibt, kann bei rezidivierendem Erguss eine **Pleurodese** durchgeführt werden.
  Bei einer Pleurodese wird über eine Thoraxdränage eine sklerosierende Substanz (z. B. Talkum, Bleomycin, Doxycyclin) in den Pleuraspalt eingebracht. Nach einer Einwirkdauer von etwa 4 Stunden erfolgt eine kontinuierliche Absaugung des Ergusses, sodass die beiden Pleurablätter über einige Tage direkten Kontakt haben. Die durch die eingebrachte Substanz chemisch induzierte Entzündung führt zu einer Fibrinausschwitzung und zur Verklebung der Pleurablätter.
- **Chylothorax:** Wenn ein Verschluss des Ductus thoracicus unmöglich ist, kann durch eine **Thoraxdränage** und durch **diätetische** Maßnahmen (spezielle fettmodifizierte Kost) versucht werden, den Druck auf den Ductus thoracicus zu vermindern. Häufig wird eine **Pleurodese** durchgeführt.

In etwa 40 % der Fälle ist eine **Thorakoskopie** mit **Pleurabiopsie** zur Diagnosesicherung erforderlich.

Therapie: Transsudate werden kausal (Grundkrankheit), Exsudate symptomatisch behandelt.

- **parapneumonischer Erguss und Pleuraempyem:**
  - pH > 7,2: antibiotisch
  - pH 7,0–7,2: Thoraxdränage mit Fibrinolyse
  - pH ≤ 7,0: chirurgische Saug-Spül-Dränage

- **maligner Erguss:**
  - regelmäßige Entlastung durch Punktion
  - Pleurodese

- **Chylothorax:**
  - chirurgischer Verschluss des Ductus thoracicus
  - Thoraxdränage + Diät
  - Pleurodese.

9.3 Pleuramesotheliom

9.3 Pleuramesotheliom

▶ **Definition.** Der genuine maligne Tumor der Pleura heißt Pleuramesotheliom. Die Bezeichnung malignes Pleuramesotheliom ist verlassen, da das früher sogenannte „benigne Pleuramesotheliom" ein Pleurafibrom ist (s. Tab. **C-8.1.**).

▶ **Definition.**

Epidemiologie: Das Pleuramesotheliom tritt bei etwa 1,0–1,5/100 000 Einwohnern/Jahr auf mit leicht steigender Tendenz. Die Latenzzeit nach Asbestexposition bis zur Tumormanifestation beträgt bis zu 30 Jahre. Nach partiellen Anwendungseinschränkungen ab 1979 besteht seit 1993 ein absolutes Asbestverbot in Produktion, Handel und Montage in Deutschland. Man erwartet deshalb noch einen Anstieg der Tumorinzidenz bis zum Jahr 2020 und erst danach eine Abnahme.

Ätiopathogenese: Bei etwa 90 % der Erkrankungen lässt sich eine frühere **Asbestexposition** nachweisen (s. S. 403). In diesen Fällen ist das Pleuramesotheliom eine meldepflichtige Berufskrankheit.
Histologisch unterscheidet man den bösartigeren **epithelialen** vom **mesenchymalen** (fibrosarkomatösen) **Typ**. Das Tumorwachstum findet anfangs lokal entlang der thorakalen Strukturen statt (Pleura, Thoraxwand, Zwerchfell). Später kann es per continuitatem in Leber, Niere oder Mediastinum einwachsen. Ein Befall von Peritoneum und Perikard ist ebenfalls möglich. Lymphknotenmetastasen sind selten, beim epithelialen Typ können sehr selten Fernmetastasen auftreten. Eine Besonderheit ist das Tumorwachstum entlang von Dränagekanälen und Operationsnähten.

Klinik: Im Vordergrund der Symptome stehen **Thoraxschmerzen** und **Atemnot**. Fast immer besteht ein **Pleuraerguss**. In Spätstadien sind die perforierenden Tumormassen auch tastbar. Es entwickelt sich eine ausgeprägte Tumorkachexie mit erhöhter Temperatur und Schweißausbrüchen.

Epidemiologie: Aufgrund des seit 1993 bestehenden Asbestverbotes im industriellen Bereich erwartet man noch einen Anstieg der Tumorinzidenz bis zum Jahr 2020 und erst danach eine Abnahme (Latenzzeit bis zu 30 Jahre).

Ätiopathogenese: In fast allen Fällen ist eine **Asbestexposition** nachweisbar.

Histologisch unterscheidet man den bösartigeren **epithelialen** vom **mesenchymalen** (fibrosarkomatösen) **Typ**.

Klinik: Leitsymptome sind **Thoraxschmerz** und **Atemnot**. Fast immer besteht ein **Pleuraerguss**.

Diagnostik: Die körperliche Untersuchung mit abgeschwächtem Atemgeräusch, perkutorischer Dämpfung und vermindertem Stimmfremitus weist auf einen Pleuraerguss oder eine Pleuraschwiele hin. Bei Verdacht auf Pleuraerguss wird ein **Röntgen-Thorax** angefertigt. Die empfindlichsten bildgebenden Methoden zum Nachweis eines Pleuramesothelioms sind die **thorakale Sonografie** und die **thorakale CT** (Abb. **C-9.4**). Endgültig kann die Diagnose nur über die **Histologie** gestellt werden. Die Gewebeproben werden im Frühstadium thorakoskopisch gewonnen, im Spätstadium evtl. auch durch eine CT-gesteuerte transthorakale Nadelbiopsie. Zum **Staging** sind eine thorakale CT und eine abdominelle CT notwendig. Die TNM-Stadien und die klinische Stadieneinteilung sind in Tab. **C-9.3** und Tab. **C-9.4** dargestellt.

C-9.3 TNM-Schema des Pleuramesothelioms (2009)

T 1a	Tumor limitiert auf die ipsilaterale parietale Pleura
T 1b	Tumor der ipsilateralen parietalen Pleura mit Streuherden auf der viszeralen Pleura
T 2	Tumorausbreitung ipsilateral auf der viszeralen und parietalen Pleura mit ▪ Infiltration der Zwerchfellmuskulatur ▪ und/oder konfluierender Ausbreitung auf der viszeralen Pleura mit Einbezug der Lappenspalten ▪ und/oder kontinuierlicher Tumorinfiltration ins angrenzende Lungenparenchym
T 3	Tumorausbreitung auf sämtliche ipsilateralen Pleuraanteile mit Infiltration ▪ der Fascia endothoracica ▪ und/oder des mediastinalen Fettgewebes ▪ und/oder der Thoraxwand (solitär) ▪ und/oder des Perikards (nicht transmural)
T 4	Tumorausbreitung auf sämtliche ipsilateralen Pleuraanteile mit Infiltration ▪ disseminierte Infiltration der Thoraxwand ▪ und/oder Durchbruch in das Peritoneum, die Mediastinalorgane, die Wirbelsäule
N0	keine regionalen Lymphknotenmetastasen
N1	ipsilaterale bronchiale oder hiläre Lymphknotenmetastasen
N2	subkarinale oder ipsilaterale mediastinale Lymphknotenmetastasen
N3	kontralaterale mediastinale oder supraklavikuläre Lymphknotenmetastasen
M0	keine Fernmetastasen
M1	Fernmetastasen

C-9.4 Klinische Stadien des Pleuramesothelioms (2009)

Stadium IA	T 1a N0 M0
Stadium IB	T 1b N0 M0
Stadium II	T 2 N0 M0
Stadium III	alle T 1–3, alle N1 und N2
Stadium IV	alle T 1–4, alle N3, alle M1

Therapie: Die einzig mögliche kurative Behandlung ist eine **radikale Pleuropneumonektomie** mit Entfernung des ipsilateralen Perikards und des Zwerchfells in den Tumorstadien Ia und Ib. Eine adjuvante Strahlentherapie schließt sich an. Ob in höheren Stadien eine palliative chirurgische Tumorverkleinerung die Prognose verbessert, bleibt umstritten. **Palliative Chemotherapien** (z. B. Platinsalz + Pemetrexed) erreichen eine Symptomkontrolle in etwa 50 %. Alle Zugangswege ins Mesotheliom sollten bestrahlt werden, um einen Durchbruch per continuitatem zu verhindern. Besonders wichtig beim Mesotheliom ist eine solide Schmerztherapie.

Prognose: Die meisten Pleuramesotheliome werden erst in den Stadien III und IV diagnostiziert. Die mittlere Überlebenszeit liegt dann bei 12–18 Monaten. Nach kurativer Operation in den Stadien Ia und Ib mit adjuvanter Strahlentherapie liegt die mittlere Überlebenszeit bei etwa 2 Jahren; allerdings gab es in Einzelfällen auch ein langjähriges Überleben.

C-9.4 Thorakaler CT-Befund und PET-Befund bei Mesotheliom

a, b Thorakale CT transversal (**a**) und koronar rekonstruiert (**b**): Der rechte Hemithorax zeigt ein breit an der Thoraxwand, am Mediastinum, auf dem Zwerchfell und im Interlobärspalt wachsendes Pleuramesotheliom.
c FDG-PET: Das Mesotheliom kleidet den rechten Pleuraraum wie eine Tapete aus.

9.4 Mediastinitis

▶ **Definition.** Bei den entzündlichen Erkrankungen des Mediastinums werden akute und chronische Mediastinitis unterschieden.

Ätiopathogenese: Die **akute Mediastinitis** wird durch akute **bakterielle Infektionen** ausgelöst. Meist besteht eine Perforation des Ösophagus durch Tumoren, Fremdkörper oder Eingriffe; auch schweres Erbrechen kann zu einer epiphrenischen Ruptur führen (Boerhaave-Syndrom). Infektionen benachbarter Organe können übergreifen, z. B. bei Tonsillitis.
Die **chronische Mediastinitis** wird durch chronische Infektionskrankheiten verursacht, z. B. durch Mykobakterien, Aktinomyzeten, Kryptokokken oder (in Amerika) durch Histoplasma. Daraus kann sich eine progressive **Mediastinalfibrose** entwickeln, bei der eine Narbenbildung das ganze Mediastinum erfasst. Es gibt auch idiopathische Mediastinalfibrosen.

Klinik: Die **akute Mediastinitis** ist ein hoch fieberhaftes Krankheitsbild mit Tachykardie und Hypotonie. Es kann zu Perikarditis, Rekurrensparese und Phrenikusparese kommen. Die **chronische Mediastinitis** kann mit subfebrilen Temperaturen, Müdigkeit und Schwäche verbunden sein. Bei der **Mediastinalfibrose** werden Vena cava, Perikard, Ösophagus und Bronchien eingeengt. Es kommt zur oberen Einflussstauung, zu Schluckstörungen und Atemnot.

Diagnostik: Alle Formen der Mediastinitis werden mittels **thorakaler CT** erkannt. Es findet sich eine Verbreiterung des Bindegewebes, das oft von Gasbläschen durchsetzt ist. Zeichen der Entzündung sind eine Leukozytose im Blut, eine BSG-Erhöhung und ein Anstieg des CRP. Ein mikrobiologischer Erregernachweis ist anzustreben.

9.4 Mediastinitis

▶ **Definition.**

Ätiopathogenese: Die akute Mediastinitis ist eine akute **bakterielle Infektion**.

Die chronische Mediastinitis wird durch **chronische Infektionskrankheiten** verursacht. Eine **Mediastinalfibrose** kann nach chronischer Mediastinitis oder idiopathisch entstehen.

Klinik:
- **akute Mediastinitis:** hohes Fieber, Tachykardie, Hypotonie
- **chronische Mediastinitis:** subfebrile Temperatur, Müdigkeit, Schwäche
- **Mediastinalfibrose:** Stenosierungen.

Diagnostik: Die Diagnose erfolgt mittels **thorakaler CT**.

Therapie:
- **akute Mediastinitis:** Antibiotika, ggf. chirurgischer Verschluss mit Dränage
- **chronische Mediastinitis:** Antibiotika, Antimykotika
- **Mediastinalfibrose:** Beseitigung der Stenosen.

Prognose: Die akute Mediastinitis hat eine **hohe Letalität**.

9.5 Mediastinalemphysem

▶ Definition.

Ätiopathogenese:
- **primär:** bei körperlicher Anstrengung, Hustenattacken, heftigem Erbrechen
- **sekundär:** durch Verletzungen an Pleura, Bronchien, Ösophagus, Darm oder durch Eingriffe.

Klinik und Komplikationen: Leitsymptom ist meist das **Hautemphysem**, oft mit Dysphonie und Atemnot. Es kann sich eine **Mediastinitis** entwickeln.

Diagnostik: Die Diagnose wird mit der **thorakalen CT** gestellt (Abb. **C-9.5**).

Therapie:
1. Antitussiva.
2. Verschluss vorhandener Lecks.
3. O₂-Zufuhr über eine Nasensonde.
4. Antibiotika i. v.

Prognose: Bei unkompliziertem Verlauf ist die Prognose gut.

Therapie: Bei der akuten Mediastinitis kommen **Antibiotika** (i. v.) zum Einsatz; ein **chirurgischer Verschluss** der Bakterieneintrittspforte mit Dränage des Mediastinums kann indiziert sein. Die chronische Mediastinitis wird je nach Erreger **antibiotisch** oder **antimykotisch** behandelt. Bei der Mediastinalfibrose kann ein Versuch zur Behebung der Stenosierungen unternommen werden, z. B. durch Stent-Implantationen in Blutgefäße und Bronchien.

Prognose: Die akute Mediastinitis hat eine **hohe Letalität**, bei der chronischen Mediastinitis hängt die Prognose von der Entwicklung der Mediastinalfibrose ab.

9.5 Mediastinalemphysem

▶ Definition. Es handelt sich um eine Luftansammlung im Mediastinum.

Ätiopathogenese: Das Mediastinalemphysem kann primär (spontan) oder sekundär auftreten:
- **primäres Emphysem:** bei körperlicher Anstrengung, Hustenattacken, heftigem Erbrechen, Gebärenden oder Tauchern
- **sekundäres Emphysem:** durch Verletzungen an Pleura, Bronchien, Ösophagus, Darm oder durch Eingriffe (z. B. Operationen am Hals, Fremdkörperentfernungen), bei schweren Asthmaanfällen oder im Rahmen einer Beatmungstherapie.

Die Luft gelangt entweder direkt (Eingriffe) oder über einen Einriss der Pleura visceralis auf der mediastinalen Seite ins Mediastinum. Oft findet sich gleichzeitig ein Pneumothorax.

Klinik und Komplikationen: Wenn sich die mediastinale Luft nach apikal ausbreitet, zeigt sich ein **Hautemphysem**. Es ist als subkutane Schwellungen an Hals, oberer Thoraxapertur und im Gesicht erkennbar. Typisch ist ein luftkissenartiger Befund mit deutlichem Knistern. Oft kommt es zu Dysphonie und Atemnot. Es kann sich eine **Mediastinitis** entwickeln.

Diagnostik: Eine **thorakale CT** zeigt das Ausmaß der Veränderung und oft auch die Ursache (Abb. **C-9.5**). Bei Verdacht auf innere Verletzungen ist eine Ösophagoskopie oder eine Bronchoskopie erforderlich.

⊙ **C-9.5** Thorakale CT bei Mediastinalemphysem

Gut sichtbare Lufteinschlüsse im Mediastinum (→).

Therapie: Folgende Maßnahmen sollten durchgeführt werden:
1. **Antitussiva:** Der Patient sollte möglichst wenig husten.
2. **Verschluss vorhandener Lecks:** z. B. chirurgischer Verschluss bei gastrointestinalen Lecks, Dränage eines bestehenden Pneumothorax (wenn beide Pleurablätter dicht anliegen, kann sich das mediastinale Leck verschließen).
3. **Kontinuierliche O₂-Zufuhr** über eine Nasensonde (4–8 l/min) fördert die Gasresorption.
4. Aufgrund der Gefahr einer Mediastinitis intravenöse Gabe von **Antibiotika**.

Prognose: Bei unkompliziertem Verlauf ist die Prognose gut und das Mediastinalemphysem klingt innerhalb weniger Tage ab. Wenn sich die Ursache nicht beseitigen lässt, besteht erhebliche Infektionsgefahr. Dann bestimmt die akute Mediastinitis die Prognose.

9.6 Mediastinaltumoren

Ätiologie: Mediastinaltumoren sind selten. Am häufigsten kommen Thymome, Lymphome und neurogene Tumoren vor (ca. 60 %). Je nach anatomischer Lokalisation sind verschiedene Tumoren (oder tumorähnliche Strukturen) zu erwarten (Tab. C-9.5).

C-9.5	Lokalisation von Mediastinaltumoren
oberes Kompartiment	Epithelkörperchenadenome, Thymome, Schilddrüsentumoren, Lymphome, Keimzelltumoren
vorderes Kompartiment	Thymome, Schilddrüsentumoren, Lymphome und Lymphknotenmetastasen, Keimzelltumoren, Paragangliome, Perikardzysten
mittleres Kompartiment	Lymphome und Lymphknotenmetastasen, Paragangliome, bronchogene Zysten, Ösophagusdivertikel
hinteres Kompartiment	neurogene Tumoren (Schwannome, Neurofibrome, Ganglioneurome, Neuroblastome), Paragangliome, gastroenterale Zysten

Klinik: Kleinere Mediastinaltumoren verursachen keine Symptome und werden zufällig entdeckt. Bei großen Tumoren kommt es zur **Verdrängung von Nachbarorganen** und somit zu Schluckstörungen, Husten, Heiserkeit (N. laryngeus recurrens), Atemnot mit Stridor, Zwerchfellhochstand (N. phrenicus), Herzbeschwerden oder oberer Einflussstauung. Nur das Thymom kann spezifischere Symptome verursachen (Bild einer Myasthenia gravis mit Muskelschwäche).

Diagnostik: Das entscheidende Untersuchungsverfahren ist die **thorakale CT**, ggf. ergänzt durch die MRT, die transösophageale Sonografie, die Ösophagoskopie und die Bronchoskopie. Bei Verdacht auf eine intrathorakale Struma kann die Szintigrafie weiterhelfen. Problematisch ist in vielen Fällen die **histologische Sicherung**. Wenn der Tumor einer Thorakoskopie oder transthorakalen Nadelbiopsie nicht zugänglich ist, bleiben die diagnostisch-chirurgischen Methoden Mediastinoskopie oder parasternale Mediastinotomie mit kurativer Zielsetzung.

Therapie: Je nach Ätiologie unterscheidet sich die Therapie grundlegend. Eine operative Sanierung wird bei allen bösartigen Tumoren angestrebt. Eine Ausnahme ist das Lymphom, das durch Chemo- und Strahlentherapie therapiert werden kann. Gutartige Tumoren, die verdrängend wachsen, werden ebenfalls operativ behandelt.

9.6.1 Thymome

▶ **Definition.** Ein Thymom beschreibt einen gutartigen oder bösartigen Tumor der Thymusdrüse.

Epidemiologie: Etwa 20 % aller Mediastinaltumoren sind Thymome. Das mittlere Alter der Patienten liegt bei 40 Jahren.

Ätiologie und Pathologie: Die WHO-Klassifikation unterscheidet drei Typen:
- **A-Thymome:** Meist sind sie abgekapselt, zeigen kein infiltratives Wachstum und verursachen keine Metastasen. Die Prognose ist gut.
- **B-Thymome:** Sie können lokal infiltrierend wachsen und intrathorakal metastasieren.
- **C-Thymome:** Es handelt sich um hochmaligne Karzinome mit infiltrativem Wachstum, die auch Fernmetastasen verursachen.

Klinik: In bis zu 40 % der Fälle besteht eine Assoziation zur **Myasthenia gravis** (Sehstörungen, Ptosis, Dysphagie, Muskelschwäche und Müdigkeit). Weitere Symptome sind **Dyspnoe** und **Vena-cava-superior-Syndrom**. Selten bestehen erhöhte Temperatur, Schwitzen und Gewichtsverlust. Als Paraneoplasie können Hypogammaglobulinämie, Anämie und Leukopenie auftreten.

Diagnostik: Anhand der Bildgebung (**CT**) kann ein Thymom vermutet werden. Wenn möglich, sollte eine **Biopsie** erfolgen, um mithilfe der histologischen Klassifikation die Therapie zu planen. Das Staging beruht auf der thorakalen und abdominellen CT.

Therapie: Die Therapie ist **operativ**, ggf. kann eine neoadjuvante **Chemotherapie** durchgeführt werden.

Prognose: A- und B-Thymome haben eine gute Prognose.

Therapie: Wenn möglich, sollte jedes Thymom **operativ** entfernt werden. In geeigneten Fällen kann eine neoadjuvante **Chemotherapie** die Operabilität verbessern. Falls Tumorreste verbleiben, wird eine adjuvante Strahlentherapie durchgeführt.

Prognose: Die Prognose hängt hauptsächlich vom histologischen Typ und damit von der Tumorausbreitung ab. Bei A-Thymomen liegt die 5-Jahres-Überlebensrate bei 100 %, bei B-Thymomen zwischen 70 und 90 % und bei C-Thymomen (Thymuskarzinome) unter 25 %.

10 Erkrankungen von Zwerchfell und Thoraxwand

10.1	Zwerchfellhernien	441
10.2	Zwerchfelllähmungen	441
10.3	Neuromuskuläre Erkrankungen	441
10.4	Singultus	442
10.5	Kyphoskoliose	442
10.6	Trichterbrust	442

© hannamonika / Fotolia.com

10.1 Zwerchfellhernien

Eine **Hiatushernie** (häufigste Hernie) kann selten zu restriktiven Ventilationsstörungen führen. Häufig geht sie mit einem gastroösophagealen Reflux einher, der zu Hustenattacken führt. Die **Morgagni-Hernie** (im Trigonum sternocostale) oder die **Bochdalek-Hernie** (im Trigonum lumbocostale) sind sehr selten. Sie verursachen ein thorakales Druckgefühl und selten Tachykardie oder Atemnot.
Man differenziert die Zwerchfellhernien in der **thorakalen CT**. Symptomatische Hernien können **operativ** saniert werden.

10.1 Zwerchfellhernien

Hiatushernien gehen häufig mit Reflux und Hustenattacken einher. Die **Morgagni-Hernie** oder die **Bochdalek-Hernie** sind sehr selten.

10.2 Zwerchfelllähmungen

Die **einseitige Phrenikusparese** entsteht durch Verletzungen (medizinische Eingriffe, Unfälle, Tumoren, mediastinale Lymphknoten, Aortenaneurysma) des Nervs auf seiner langen Strecke zwischen Halswirbelsäule (C 4–C 6) und Zwerchfell. Die Patienten sind oft symptomlos, ggf. klagen sie über **Belastungsdyspnoe**. Die Diagnose kann über eine thorakale Sonografie gestellt werden (**Zwerchfellhochstand** und fehlende Beweglichkeit oder asynchrone Bewegung). Bei unklaren Fällen kann unter Durchleuchtung die **paradoxe Zwerchfellbeweglichkeit** nachgewiesen werden. Die gesunde Zwerchfellkuppel senkt sich bei Inspiration ab, die kranke steigt nach kranial an. Besonders deutlich ist dies bei ruckartiger Inspiration erkennbar (Hitzenberger-Schnupfversuch).
Die seltene **beidseitige** Phrenikusparese entsteht fast immer infolge medizinischer Eingriffe oder ist traumatisch bedingt. Es besteht immer eine **respiratorische Insuffizienz** mit Tachypnoe und Einsatz der Hilfsmuskulatur. Die Patienten sind körperlich nicht belastbar. Funktionsanalytisch findet man eine **restriktive Ventilationsstörung**, der maximale Inspirationsdruck ist stark reduziert. Der $PaCO_2$ ist erhöht, der PaO_2 erniedrigt. Es handelt sich um ein bedrohliches Krankheitsbild, eine Beatmung kann erforderlich werden. Alternativ gibt es implantierbare Zwerchfellschrittmacher.

10.2 Zwerchfelllähmungen

Einseitige Phrenikusparese: Leitsymptom der einseitigen Phrenikusparese ist die **Belastungsdyspnoe**. Diagnostisch findet man einen **Zwerchfellhochstand** und eine **paradoxe Zwerchfellbeweglichkeit**.

Beidseitige Phrenikusparese: Es besteht immer eine **respiratorische Insuffizienz** mit Tachypnoe und Einsatz der Hilfsmuskulatur. Funktionsanalytisch findet man eine **restriktive Ventilationsstörung**. Der $PaCO_2$ ist erhöht, der PaO_2 erniedrigt. Bedrohliches Krankheitsbild!

10.3 Neuromuskuläre Erkrankungen

Neuromuskuläre Erkrankungen können das Zwerchfell und die übrige Atemmuskulatur betreffen. Dazu zählen **Myopathien** (z. B. Muskeldystrophien, Speicherkrankheiten, Dermatomyositis/Polymyositis), **Myasthenie-Erkrankungen**, **spinale Muskelatrophien** und **Motoneuronerkrankungen** (z. B. Poliomyelitis, Muskelatrophie Aran-Duchenne, amyotrophe Lateralsklerose, Guillain-Barré-Syndrom). Funktionsanalytisch entwickelt sich eine **restriktive Ventilationsstörung**, der maximale Inspirationsdruck ist deutlich reduziert und der $PaCO_2$ erhöht. Die Therapie besteht in der Behandlung der Grunderkrankung. Vorübergehend kann auch (nicht invasiv) beatmet werden.

10.3 Neuromuskuläre Erkrankungen

Bei neuromuskulären Erkrankungen findet man eine **restriktive Ventilationsstörung** mit Abnahme der Inspirationskraft und einen erhöhten $PaCO_2$.

10.4 Singultus

Eine spastische Kontraktion des Zwerchfells löst den Singultus (Schluckauf) aus. Ihm liegen eine **Vielzahl von Erkrankungen** zugrunde, die von zentralnervös über infektiös-toxisch bis zur lokalen Alteration des N. phrenicus reichen. Plötzlicher Temperaturwechsel, kalte Füße, rasches Trinken heißer oder eiskalter Getränke, psychische Belastung, komatöse oder toxische Zustände (z. B. diabetisches Koma, Alkoholintoxikation) sowie organische Erkrankungen im Hals-, Thorax- und Abdominalbereich (z. B. gastroösophagealer Reflux, Pankreatitis, Lymphome, Peritonitis, Metastasen) können einen Singultus auslösen. Der **meist linksseitige**, über den N. phrenicus vermittelte **Zwerchfellspasmus** sistiert häufig spontan, kann jedoch bei längerem Anhalten zu Störungen des Allgemeinbefindens (z. B. Beeinträchtigung der Nahrungsaufnahme und des Schlafes) führen. Da immer nur ein Zwerchfell (meist das linke) betroffen ist, gibt es **keine relevante Störung der Atmung**.

Therapie: Die Therapie hat sich nach der Ursache zu richten. In der Regel sind sogenannte **Hausmittel** (z. B. Atem anhalten, Trinken von Eiswasser, psychische Ablenkungsmanöver [wie Erschrecken]) ausreichend. **Medikamentöse Maßnahmen** (z. B. Metoclopramid, Chlorpromazin, Amitryptilin, Carbamazepin, Protonenpumpenhemmer) spielen eine untergeordnete, in seltenen Fällen jedoch wichtige Rolle. Bei **Therapieresistenz** bleibt als Ultima Ratio nur die Ausschaltung des N. phrenicus (vorherige Bestimmung der Lungenfunktion!).

10.5 Kyphoskoliose

Die Kyphoskoliose ist eine s-förmige Deformation der BWS mit gleichzeitiger Vorwärtsbeugung. Sie führt zu einer komplexen **Störung der Atemmechanik:** Der eine Hemithorax wird verkleinert und die Atemmuskulatur steht in Exspirationshaltung. Der andere Hemithorax wird vergrößert und die Atemmuskulatur steht in Inspirationshaltung. Langfristig wird die Inspirationsmuskulatur ermüden. Eine effektive Ventilation ist so kaum möglich, was sich zuerst als **Belastungsdyspnoe**, später auch als **Ruhedyspnoe** äußert. Funktionsanalytisch sieht man eine **restriktive Ventilationsstörung**. Anfangs findet man eine Hypoxämie unter leichter Belastung, später eine Hyperkapnie schon bei Ruheatmung (**respiratorische Globalinsuffizienz**). Durch nicht invasive **Heimbeatmung** kann die Lebensqualität erheblich gesteigert und die Prognose verbessert werden.

10.6 Trichterbrust

▶ Synonym. Pectus excavatum.

Der Trichterbrust liegt wahrscheinlich eine **Störung im Bindegewebehaushalt** zugrunde. Es gibt eine familiäre Häufung, Männer sind häufiger betroffen als Frauen. Je nach Ausprägung der Veränderung findet man funktionsanalytisch eine eher **leichte restriktive Ventilationsstörung** ohne Diffusionshindernis und ohne Verschlechterung der Blutgase. Trotz Verlagerung arbeitet das Herz ohne Einschränkung. Die körperliche Belastbarkeit ist meist normal, allenfalls leicht eingeschränkt. Aus internistischer Sicht besteht fast nie eine Operationsindikation. Da die Trichterbrust jedoch bei vielen Patienten zu psychischen Störungen (mangelndes Selbstbewusstsein, psychosoziale Störungen) führt, kann eine medizinisch-kosmetische Operationsindikation bestehen.

Säure-Basen-Haushalt

D

1 Diagnostik der Störungen des Säure-Basen-Haushalts 445

2 Metabolische und respiratorische Störungen 448

1 Diagnostik der Störungen des Säure-Basen-Haushalts

1.1	Definition	445
1.2	Kenngrößen des Säure-Basen-Haushalts	445
1.3	Untersuchungsmethoden	445
1.4	Kompensationsmechanismen	446
1.5	Bewertungen der Befundkonstellationen	447

1.1 Definition

Ziel der Diagnostik von Störungen des Säure-Basen-Haushalts ist die Feststellung einer Azidose oder Alkalose mit Differenzierung in metabolische, respiratorische und gemischte Formen sowie die Klärung der Ursache.

1.2 Kenngrößen des Säure-Basen-Haushalts

Die wichtigsten Kenngrößen des Säure-Basen-Haushalts sind
- **pH:** negativer dekadischer Logarithmus der Wasserstoffionenkonzentration
- **PCO_2:** Kohlendioxid-Partialdruck (mmHg oder kPa)
- **$[HCO_3^-]$: Aktuelle Bikarbonat-Konzentration** im Blut (mmol/l)
- **Standard-Bikarbonat:** Bikarbonat-Konzentration im Vollblut (mmol/l) bei einem PCO_2 von 40 mmHg, einer O_2-Sättigung von 100 % und 37 °C
- **BE:** Base Excess, Basenüberschuss oder Basenabweichung = titrierbare Base (mmol/l) bei Titration bis pH 7,40 bei PCO_2 von 40 mmHg und 37 °C
- **Anionenlücke:** Differenz zwischen den Konzentrationen der wichtigsten Serum-Kationen $[Na^+]$ und Serum-Anionen $[Cl^-]$ und $[HCO_3^-]$: $[Na^+] - ([Cl^-] + [HCO_3^-])$

Die **Anionenlücke** enthält normalerweise Phosphate, Sulfate, Proteine und andere organische Anionen. Eine Zunahme der Anionenlücke ist Ausdruck einer erhöhten Konzentration organischer Anionen (Laktat, Azetessigsäure usw.) und somit Zeichen einer metabolischen Azidose.
Anmerkung: Eine Anionenlücke existiert im Körper natürlich nicht. Sie ist eine Rechengröße, die auf eine Störung des normalen Ionengleichgewichts hinweist und Hinweise auf die Ursache einer metabolischen Azidose geben kann.

1.3 Untersuchungsmethoden

pH und PCO_2 werden im Allgemeinen zusammen mit PO_2 im Rahmen der Blutgasanalyse im arteriellen Blut oder im arterialisierten Kapillarblut (nach Hyperämisierung des Ohrläppchens, z. B. mit Finalgon) (= P_aO_2 bzw. P_aCO_2) gemessen. Mithilfe der **Henderson-Hasselbalch-Gleichung** lassen sich aus pH und P_aCO_2 die aktuelle Bikarbonat-Konzentration $[HCO_3^-]$, die Standard-Bikarbonat-Konzentration und die Basen-Abweichung errechnen:

$$pH = pK + \log [HCO_3^-]//[H_2CO_3] = 6,1 + \log [HCO_3^-]//0,03 \times P_aCO_2$$

$$[HCO_3^-] = 10^{(pH-6,1)} \times 0,03\, P_aCO_2$$

Das Verhältnis $[HCO_3^-]/[H_2CO_3]$ bzw. $[HCO_3^-]/(0,03 \times P_aCO_2)$ beträgt normalerweise 20 : 1, das Zahlenverhältnis von aktuellem Bikarbonat (in mmol/l) zum P_aCO_2 (in mmHg) dementsprechend etwa 0,6 : 1.
Standard-Bikarbonat und Basenabweichung haben im Vergleich zum aktuellen Bikarbonat (HCO_3^-) den Vorteil, dass ausschließlich metabolische Veränderungen und nicht die durch Hypo- oder Hyperkapnie verursachten Bikarbonat-Veränderungen angezeigt werden. Die Beurteilung gemischter metabolischer und respiratorischer Veränderungen wird hierdurch erleichtert.

▶ **Merke.** Standardbikarbonat und Basenabweichung sind die beiden wichtigsten Parameter zur Feststellung metabolischer Störungen!

Zur genaueren Beurteilung des Säure-Basen-Status ist die Kenntnis der Serum-Elektrolyte, insbesondere von Natrium, Kalium und Chlorid, erforderlich (s. S. 967), aus denen sich die Anionenlücke errechnen lässt. Eine weitere Klärung der metabolischen Azidose ist durch die Bestimmung der Serum-Laktat-Konzentration, den Nachweis von Ketonkörpern im Urin, den Urin-pH und die Elektrolyt-Ausscheidung im 24-h-Urin möglich.

1.4 Kompensationsmechanismen

Die Homöostase des Säure-Basen-Haushalts wird durch **Kompensationsmechanismen** aufrechterhalten, die den Veränderungen der Wasserstoffionenkonzentration entgegenwirken. Hierfür stehen unterschiedliche Puffersysteme zur Verfügung:
- **extrazelluläre Puffer:** im Wesentlichen der Bikarbonat/Kohlensäure-Puffer, daneben Proteine, Phosphate
- **intrazelluläre und Gewebspuffer:** Hämoglobin, Bikarbonat, Proteine, Phosphate.

▶ Merke. Das wichtigste Puffersystem ist der **Bikarbonat/Kohlensäurepuffer**; Bikarbonat (HCO_3^-) und Kohlensäure (H_2CO_3) befinden sich in einem chemischen Gleichgewicht, wie die Gleichgewichtsreaktion $CO_2 + H_2O \leftrightarrow H_2CO_3 \leftrightarrow H^+ + HCO_3^-$ zeigt. Bikarbonat fungiert hier als Base (Protonenakzeptor), Kohlensäure als Säure (Protonendonator). Dieses Puffersystem ist in der Lage, den pH-Wert sowohl respiratorisch über die Abatmung von CO_2 als auch metabolisch über die renale Bikarbonat-Ausscheidung bzw. -Resorption zu regulieren. Pro Tag werden etwa 40–60 mmol mit der Nahrung zugeführte oder im Stoffwechsel gebildete Säureäquivalente renal ausgeschieden und etwa 20 000–24 000 mmol CO_2 pulmonal eliminiert. Dabei kann die pulmonale CO_2-Ausscheidung auf etwa das 20-fache, die renale H^+-Elimination auf etwa das 10-fache gesteigert werden.

Die **respiratorische** Kompensation erfolgt durch eine Veränderung der alveolären Ventilation mit daraus resultierender Änderung der CO_2-Ausscheidung. Der Einfluss der Atmung auf die Wasserstoffionenkonzentration lässt sich aus der oben genannten Gleichgewichtsreaktion ableiten. Im Falle einer metabolischen Azidose werden die überschüssigen H^+-Ionen durch die Pufferbase HCO_3^- gebunden; es entsteht Kohlensäure (H_2CO_3), die als CO_2 abgeatmet werden kann. Bei einer metabolischen Alkalose dissoziiert die Säure H_2CO_3 zu Bikarbonat (HCO_3^-) und H^+, die Wasserstoffionenkonzentration steigt und die Abatmung von CO_2 sinkt.

Die **metabolische Kompensation** erfolgt v. a. renal, hierbei spielen im Wesentlichen 3 Mechanismen eine Rolle:
- **Rückresorption von HCO_3^-:** Im Tubuluslumen bildet sich aus dem filtrierten Bikarbonat und sezerniertem H^+ Kohlensäure. Diese zerfällt anschließend in CO_2 und Wasser. Das CO_2 diffundiert in die Tubuluszelle, hydratisiert unter Beteiligung der Carboanhydratase zu H_2CO_3 und dissoziiert zu H^+ (wird mit dem Urin ausgeschieden) und Bikarbonat (wird an das Blut abgegeben).
- **Steigerung der H^+-Ionen-Ausscheidung** (im Austausch mit Na^+), überwiegend im proximalen Tubulus; dabei konkurrieren H^+ und K^+, sodass bei Hyperkaliämie eine Neigung zur metabolischen Azidose und bei Hypokaliämie eine Neigung zur metabolischen Alkalose besteht
- Bildung und Sekretion von **Ammoniumionen** (NH_4^+) und **Dihydrogenphosphat** in das Tubuluslumen.

▶ Merke. Metabolische Störungen werden respiratorisch, respiratorische Störungen werden metabolisch kompensiert!

Während die respiratorische Anpassung sehr rasch (innerhalb von Minuten) wirksam wird, benötigen die renalen Anpassungsmechanismen 1–3 Tage.

1.5 Bewertungen der Befundkonstellationen

Normwerte und Bewertung von Normabweichungen der Kenngrößen des Säure-Basen-Haushalts sind Tab. **D-1.1** zu entnehmen. Zumeist liegt eine Teilkompensation vor, d. h. Azidose oder Alkalose sind nicht vollständig ausgeglichen. Bei vollständiger Kompensation befindet sich der pH-Wert wieder im Normbereich.

Normwerte und Bewertung von Normabweichungen der Kenngrößen des Säure-Basen-Haushalts zeigt Tab. **D-1.1**.

D-1.1 Kenngrößen des Säure-Basen-Haushalts – Normwerte und Bewertung von Normabweichungen*

Kenngröße	Normbereich	Azidose		Alkalose	
		metabolisch	respiratorisch	metabolisch	respiratorisch
pH	7,38–7,45	↓ (bis n)	↓ (bis n)	↑ (bis n)	↑ (bis n)
P_aCO_2	35–46 mmHg	n (↓)	↑	n (↑)	↓
Standard-Bikarbonat	21–26 mmol/l				
Basen-Überschuss	−2 bis +3 mmol/l	↓	n (↑)	↑	n (↓)
Anionenlücke	7–16 mmol/l	↑ **	–	–	–

* in Klammern: durch Kompensation eintretende Veränderungen
** metabolische Azidose durch Vermehrung organischer Anionen (Laktat, Azetat, andere Säureradikale, s. S. 445)

Eine vollständig kompensierte metabolische Azidose ist von einer vollständig kompensierten respiratorischen Alkalose mitunter nur durch Berücksichtigung der Vorgeschichte, des klinischen Befundes und weiterer Laborparameter (Elektrolyte, Anionenlücke, evtl. Laktat) abzugrenzen. Dasselbe gilt für die Differenzierung zwischen einer vollkompensierten metabolischen Alkalose von einer vollkompensierten respiratorischen Azidose.

Nicht selten sind metabolische und respiratorische Störungen miteinander kombiniert, z. B. metabolische und respiratorische Azidose im Schock mit akuter respiratorischer Insuffizienz.

Zur genaueren Differenzierung der Störung des Säure-Basen-Haushalts ist daher die Kenntnis der Anamnese, der Klinik und weiterer Laborwerte (Elektrolyte, Anionenlücke, Ketonkörper in Urin oder Serum) notwendig.

Vollkompensierte Azidosen und Alkalosen sind mitunter schwer voneinander abzugrenzen. Nicht selten sind metabolische und respiratorische Störungen miteinander kombiniert.

Zur Beurteilung der Störung des Säure-Basen-Haushalts sind daher auch Anamnese, Klinik und weiterer Laborwerte (z. B. Elektrolyte, Anionenlücke, Ketonkörper) erforderlich.

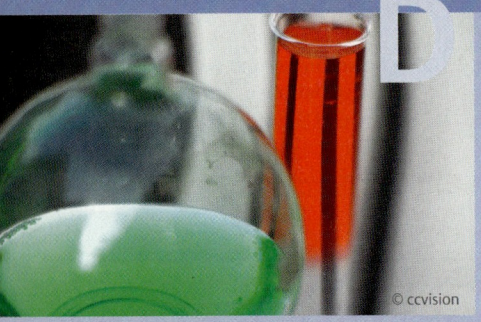

2 Metabolische und respiratorische Störungen

2.1	Metabolische Azidose	448
2.2	Metabolische Alkalose	450
2.3	Respiratorische Azidose	451
2.4	Respiratorische Alkalose	453
2.5	Typische Befunde bei Störungen des Säure-Basen-Haushalts	453

2.1 Metabolische Azidose

2.1 Metabolische Azidose

▶ Definition.

▶ Definition. Die metabolische Azidose ist primär mit einer Abnahme des Standard-Bikarbonats (oder einer negativen Basenabweichung) verbunden. Der pH-Wert ist im Allgemeinen vermindert, kann aber infolge einer respiratorischen Kompensation im Normbereich liegen. Abzugrenzen ist eine sekundäre kompensatorische Verminderung der Plasma-Bikarbonat-Konzentration bei einer respiratorischen Alkalose.

Ätiopathogenese: 3 Mechanismen:
- **Säureaddition** (vermehrte Bildung oder Zufuhr von Säuren)
- **Säureretention** (verminderte renale Ausscheidung von H⁺ Ionen oder verminderte Bikarbonat-Reabsorption in der Niere)
- **Basenverlust** (enteraler oder renaler Bikarbonatverlust).

Ätiopathogenese: Eine metabolische Azidose kann durch drei Mechanismen verursacht werden:
- **Säureaddition:** vermehrte Bildung oder Zufuhr von Säuren, z. B. Milchsäure, Ketosäuren, Chloride, Intoxikationen
- **Säureretention:** verminderte renale Ausscheidung von H⁺-Ionen oder verminderte Bikarbonatreabsorption in der Niere infolge Niereninsuffizienz, tubulärer Funktionsstörung oder hormoneller Störung
- **Basenverlust:** enteraler oder renaler Bikarbonatverlust.

▶ Merke.

▶ Merke. Die metabolischen Azidosen lassen sich unterteilen in Azidosen mit **vergrößerter Anionenlücke** (Tab. D-2.1) und **hyperchlorämischen Azidosen,** bei denen die Anionenlücke nicht vergrößert ist (Tab. **D-2.2**).

≡ D-2.1	Formen und Ursachen der metabolischen Azidose mit vergrößerter Anionenlücke
Formen	**Ursachen**
Ketoazidose	▪ Diabetes mellitus, chronischer Alkoholismus, Hunger
Laktatazidose (< 5 mmol/l)	▪ Gewebshypoxie (Schock, schwere Anämie, Kohlenmonoxidintoxikation, Methämoglobinämie)
	▪ mitochondriale Stoffwechselstörungen (Zyanidintoxikation, Salicylatintoxikation, schwerer Eisenmangel, mitochondriale Enzymdefekte)
	▪ primäre Laktatüberproduktion (zerebrale Krampfanfälle, Hitzschlag bei körperlicher Anstrengung, Enzymdefekte der Glukoneogenese)
	▪ verminderte Laktat-Extraktion (Leber-/Nierenversagen)
	▪ Intoxikationen (Salizylate, Ethylenglykol, Methanol, Paraldehyd)
Urämie	▪ Niereninsuffizienz (akut, chronisch)

▶ Merke.

▶ Merke. Die Azidose selbst führt zu einem erhöhten Anfall von Laktat im Organismus, da der Laktatmetabolismus in der Leber und Niere beeinträchtigt ist!

Pathophysiologische Folgen:
- kompensatorische alveoläre Hyperventilation mit vertiefter regelmäßiger Atmung (Kußmaul-Atmung)
- Abnahme der Reaktivität der Gefäß- und Herzmuskulatur auf Katecholamine
- Vasokonstriktion im kleinen Kreislauf (Gefahr: pulmonale Hypertonie)
- Hyperkaliämie
- Abnahme der O₂-Affinität des Hb mit erleichterter O₂-Abgabe im Gewebe
- zentralnervöse Störungen.

Pathophysiologische Folgen:
- kompensatorische alveoläre Hyperventilation mit **vertiefter regelmäßiger Atmung (Kußmaul-Atmung)**
- Abnahme der Reaktivität der Gefäß- und Herzmuskulatur auf Katecholamine
- **Vasokonstriktion** im kleinen Kreislauf mit Gefahr der Entstehung einer pulmonalen Hypertonie
- **Hyperkaliämie** durch Kaliumverschiebung aus dem Intra- in den Extrazellulärraum
- **Abnahme der O₂-Affinität des Hämoglobins** durch Rechtsverschiebung der O₂-Dissoziationskurve (Bohr-Effekt) mit **erleichterter O₂-Abgabe im Gewebe**
- **zentralnervöse Störungen** infolge zerebraler Vasodilatation.

D-2.2 Pathomechanismen und Ursachen der hyperchlorämischen metabolischen Azidose mit normaler Anionenlücke

Pathomechanismus	Serumkalium	Ursache
verminderte Säureelimination	↓	distal renal-tubuläre Azidose
	↑	renal-tubuläre Azidose Typ IV (interstitielle Nephritis, Hypoaldosteronismus, Hydronephrose)
erhöhte Säurezufuhr	↓	Ureterosigmoidostomie, Ileumconduit (mit Stase des Urins) Korrekturphase der diabetischen Ketoazidose
	↑ bis n	HCl-Zufuhr
Bikarbonatverlust	↓	Kompensation nach Hypokapnie
	↑	medikamenteninduzierte proximal renal-tubuläre Azidose (z. B. Azetazolamid) Diarrhö Pankreasfistel und biliäre Dränage
Verdünnungsazidose	↑ bis n	rasche Zufuhr nichtbikarbonathaltiger Infusionslösungen

Klinik: Das klinische Bild der metabolischen Azidose wird durch die zugrunde liegende **Ursache** der verschiedenen Formen und durch den **Schweregrad** der Azidose bestimmt. **Gemeinsame Symptome** aller Formen einer ausgeprägten metabolischen Azidose sind die **Hyperventilation mit vertiefter regelmäßiger Atmung** (**Kußmaul-Atmung**, s. Abb. C-3.1.), zerebrale Störungen (**Apathie** bis **Bewusstseinstrübung**) sowie **hämodynamische** und **kardiale Veränderungen.** Bei mäßiger Azidose kommt es infolge vermehrter Katecholaminfreisetzung zu einem Blutdruckanstieg; bei schwerer Azidose (pH < 7,1) führt das verminderte Ansprechen der Gefäß- und Herzmuskulatur auf Katecholamine zu einem Blutdruckabfall. Daneben können Herzrhythmusstörungen (ventrikuläre Arrhythmien und Bradykardien) auftreten. Die Darmmotilität ist herabgesetzt, es kann das Bild der „**Pseudoperitonitis**" entstehen.

Klinik: Die Symptomatik wird durch das **Grundleiden** und den **Schweregrad der Azidose** bestimmt. Eine ausgeprägte metabolische Azidose geht mit **Hyperventilation** (**Kußmaul-Atmung**, Abb. C-3.1, S. 362), **Apathie** bis **Bewusstseinstrübung**, **Blutdruckanstieg** bei mäßiger bzw. **Blutdruckabfall** bei schwerer Azidose, **Herzrhythmusstörungen** und einer „**Pseudoperitonitis**" einher.

▶ **Merke.** Während akute metabolische Azidosen immer symptomatisch sind, kann das klinische Bild bei sich langsam entwickelnden, chronischen Azidosen unauffällig sein.

▶ **Merke.**

Diagnostik: Bei blutgasanalytischem Nachweis einer metabolischen Azidose sollten eine **gezielte Anamnese** erhoben und entsprechende **klinische Untersuchungen** durchgeführt werden. Daneben sind **Blutzucker, harnpflichtige Substanzen (Harnstoff, Kreatinin), Na$^+$, K$^+$ und Cl$^-$ im Serum** zu bestimmen. Ist die **Anionenlücke** vergrößert, sollten Untersuchungen auf **Ketone in Urin oder Serum,** in unklaren Fällen auch Bestimmungen des **Serum-Laktats** und **toxikologische Serum-Untersuchungen** auf **Salizylate, Ethylenglykol** und **Methanol** erfolgen.

Diagnostik: Die metabolische Azidose wird durch die Bestimmung der Blutgase nachgewiesen. Die Klärung der Ursache erfolgt durch **Anamnese, klinische Untersuchungen,** die Bestimmung von **Blutzucker, harnpflichtigen Substanzen** und **Elektrolyten i. S., Ketonen** im Urin oder Serum und durch **toxikologische Untersuchungen.**

Therapie: Bei **metabolischen Azidosen mit großer Anionenlücke** steht die **Therapie des Grundleidens** im Vordergrund (z. B. Insulingabe, Schockbehandlung mit Flüssigkeitszufuhr, Dialyse). Eine **Bikarbonat-Zufuhr** ist bei Azidosen mit großer Anionenlücke nur dann indiziert, wenn die Azidose selbst bedrohlich wird (pH ≤ 7,1, P$_a$CO$_2$ ≤ 12 mmHg). Allerdings sollte die Azidose durch Bikarbonat nur teilweise ausgeglichen werden. Als Komplikationen einer zu hoch dosierten Bikarbonat-Zufuhr drohen Hyperosmolarität, Hypokaliämie und metabolische Alkalose.
Da der Effekt der Bikarbonat-Zufuhr nicht exakt errechnet werden kann, sollte **die Dosis fraktioniert in Mengen von 100 mmol unter Kontrolle der Blutgase und des Säure-Basen-Status verabreicht werden,** wobei eine Anhebung des pH-Wertes auf 7,2–7,3 ausreichend ist.

Therapie: Bei **metabolischen Azidosen mit großer Anionenlücke** steht die Behandlung des **Grundleidens** im Vordergrund. Eine **Bikarbonat-Zufuhr** ist hier nur bei bedrohlicher Azidose (pH ≤ 7,1) indiziert; dann fraktionierte Infusion in Teildosen von 100 mmol i. v. unter Kontrolle der Blutgase und des Säure-Basen-Status (Anhebung des pH-Wertes auf 7,2–7,3 ausreichend). Komplikationen einer zu hoch dosierten Bikarbonat-Zufuhr: Hyperosmolarität, Hypokaliämie, metabolische Alkalose.

▶ **Merke.** Als **Faustregel** für den **Bikarbonatbedarf** bei metabolischer Azidose gilt die Formel: Bikarbonatbedarf (mmol/l) = |BE| × 0,3 × kg KG.

▶ **Merke.**

Bei Kontraindikationen gegen die Gabe von Bikarbonat (z. B. Hypernatriämie) kann **Tris-Puffer** verabreicht werden. Beachte hierbei: Tris-Puffer wirkt atemdepressiv, sodass er auf keinen Fall bei noch spontan atmenden Patienten mit respiratorischer Insuffizienz eingesetzt werden darf!
Die **hyperchlorämischen metabolischen Azidosen,** die auf eine verminderte Säure-Ausscheidung oder einen HCO$_3^-$-Verlust zurückzuführen sind, sprechen zumeist gut auf eine orale Natriumbikarbonat-Zufuhr an.

Bei Kontraindikationen gegen die Gabe von Bikarbonat kann **Tris-Puffer** verabreicht werden (Cave: atemdepressive Wirkung!).

Die **hyperchlorämischen metabolischen Azidosen** sprechen zumeist gut auf eine orale Zufuhr von Natriumbikarbonat an.

> **Merke.** Die unter der Behandlung mit Bikarbonat eintretende Abnahme der H⁺-Ionen-Konzentration führt zu einer Verschiebung von K⁺-Ionen in den Intrazellularraum mit Abnahme des Serum-Kaliums, sodass **Kontrollen der Kalium-Werte** erforderlich sind und häufig auch Kalium substituiert werden muss.

2.2 Metabolische Alkalose

> **Definition.** Die metabolische Alkalose ist definiert durch eine **Erhöhung des Standard-Bikarbonats bzw. eine positive Basen-Abweichung.** Der pH-Wert ist im Allgemeinen erhöht, kann sich aber durch respiratorische Kompensation normalisieren. Abzugrenzen ist die metabolische Kompensation einer respiratorischen Azidose.

Ätiopathogenese: Die metabolische Alkalose wird hervorgerufen durch:
- **Säureverlust** (z. B. Magensaftverlust durch häufiges Erbrechen oder Magendränage)
- **exzessive Alkalizufuhr** (z. B. Zufuhr von Bikarbonat, Laktat, Zitrat; Milch-Alkali-Syndrom).

Da die Bikarbonat-Ausscheidung bei ungestörter Nierenfunktion kompensatorisch stark gesteigert werden kann (s. S. 446), entwickelt sich eine anhaltende metabolische Alkalose nur, wenn zugleich eine **Störung der Bikarbonat-Exkretion** vorliegt. Ursächliche Mechanismen sind:
- **verminderte glomeruläre Filtrationsrate** mit daraus resultierender verminderter HCO_3^--Filtration (z. B. bei Volumenkontraktion oder Niereninsuffizienz)
- **gesteigerte HCO_3^--Rückresorption** im proximalen Tubulus
- **gesteigerte K⁺-Sekretion** im distalen Tubulus mit konsekutiv verminderter H⁺-Ionen-Sekretion (z. B. bei Hyperaldosteronismus). (Erinnerung: Kalium und Wasserstoff konkurrieren bei der renalen Ausscheidung. Durch die Verschiebung von H⁺-Ionen aus dem Extra- in den Intrazellularraum kann die Alkalose verstärkt werden).

Tab. D-2.3 zeigt Ursachen und Formen der metabolischen Alkalose mit differenzialdiagnostischen Hinweisen.

Bedeutsame **pathophysiologische Folgen** der metabolischen Alkalose sind:
- **zentralnervöse Veränderungen** (Bewusstseinstrübung, neurologische Symptome) durch zerebrale Vasokonstriktion und Abnahme der Hirndurchblutung
- Zunahme der O_2-Affinität des Hämoglobins durch **Linksverschiebung der O_2-Dissoziationskurve** (Bohr-Effekt) mit erschwerter O_2-Abgabe im Gewebe
- kompensatorische **alveoläre Hypoventilation mit Hypoxämie**
- **Hypokaliämie:** sie ist in der Regel Folge einer erhöhten Mineralokortikoid-Aktivität mit erhöhtem Plasmaaldosteronspiegel.

Klinik: Die Symptomatik der metabolischen Alkalose ist unspezifisch und zumeist **diskret**. Im Vordergrund stehen die **Symptome des Grundleidens**. Bei schwerer Alkalose können **Schwäche, Apathie, Verwirrtheitszustände** und **Bewusstseinstrübung** eintreten. Die begleitende **Hypokaliämie** kann mit **Polyurie, Polydipsie, Muskelschwäche** und **EKG-Veränderungen** (QT-Verlängerung, U-Wellen, **Herzrhythmusstörungen**) einhergehen.

Diagnostik: Die Ursache einer blutgasanalytisch verifizierten metabolischen Alkalose kann zumeist durch die **gezielte Anamnese** und **klinische Untersuchung** geklärt werden. Zusätzlich ist die Bestimmung des **Serum-Kaliums** differenzialdiagnostisch wertvoll (Tab. D-2.3).

Für die Therapieentscheidung (s. u.) sind der Volumenstatus und die **Chloridkonzentration im Urin** zu beachten. Unterschieden werden eine Volumenkontraktion (Hypovolämie oder vermindertes effektives arterielles Blutvolumen) und eine Volumenexpansion. Diese können **klinisch** (Hautturgor, Ödeme, Kreislaufsituation) und durch die Bestimmung der Chloridkonzentration im Urin abgeschätzt werden. Eine **Chloridkonzentration des Urins < 20 mmol/l** spricht für eine **Volumenkontraktion**, eine **Konzentration > 30 mmol/l** im Allgemeinen für eine **Volumenexpansion**. Eine Aldosteron-Bestimmung ist nur bei speziellen Fragestellungen (primärer Hyperaldosteronismus?) erforderlich.

Therapie: In leichteren Fällen ist außer der **Behandlung des Grundleidens** keine Therapie erforderlich. Metabolische Alkalosen mit Volumenmangel bzw. verminderter

D-2.3 Ursachen der metabolischen Alkalose und differenzialdiagnostisch bedeutsame Befunde

Ursachen	differenzialdiagnostisch bedeutsame Befunde				
		Volumenstatus ↑ expandiert ↓ kontrahiert	arterieller Blutdruck	Serum-Kalium	Plasma-Aldosteron
gastrointestinaler Säureverlust	▪ häufiges Erbrechen ▪ Ableitung von Magensaft ▪ kongenitale Chloriddiarrhö	↓	n–↓	↓	↑
renaler Säureverlust	▪ posthyperkapnisch ▪ Z. n. Diuretika-Therapie (Thiazide, Ethacrynsäure, Furosemid)	↓	n–↓	↓	↑
Volumenkontraktion		↓	n–↓	↓	↑
Kaliummangel	▪ einseitige Ernährung ▪ Alkoholismus ▪ Laxanzienabusus ▪ Diuretikatherapie			↓	
vermehrte Alkalizufuhr	▪ Milch-Alkali-Syndrom	↓–↑	n–↑	n	n–↓
primärer Hyperaldosteronismus	▪ Conn-Syndrom	↑	↑	↓	↑
sekundärer Hyperaldosteronismus	▪ maligne Hypertonie ▪ reninproduzierende Tumoren	↑	↑	↓	↑
	▪ dekompensierte Herzinsuffizienz ▪ Leberzirrhose	↑	n–↓	↓	↑
erhöhte Mineralkortikoidwirkung	▪ Cushing-Syndrom (mineralkortikoide Wirkung von Kortison) ▪ exogene Mineralokortikoid-Zufuhr ▪ adrenogenitales Syndrom	↑	n–↑	↓	↓
Bartter-Syndrom		↓	↓	↓	↑

n = normal, ↓ = vermindert, ↑ = erhöht

Chloridkonzentration des Urins sprechen gut auf die **Infusion isotoner NaCl-Lösung** an. Bei Hypervolämie, Ödemen und hoher Chloridkonzentration im Urin ist diese nicht wirksam oder kontraindiziert. Hier empfehlen sich **kaliumsparende Diuretika** (z. B. Spironolacton, Amilorid, Triamteren). Zusätzlich ist oft eine **Kalium-Substitution mit KCl** erforderlich. Die posthyperkapnische metabolische Alkalose kann in ausgeprägten Fällen mit dem Carboanhydratasehemmer **Azetazolamid** (z. B. Diamox, 1 × 250–500 mg i. v. oder p. o.) behandelt werden, der die renale Bikarbonat-Ausscheidung steigert.

2.3 Respiratorische Azidose

▶ **Definition.** Die respiratorische Azidose ist definiert durch eine Hyperkapnie ($P_aCO_2 > 45$ mmHg). Sie muss gegen die respiratorische Kompensation einer metabolischen Alkalose abgegrenzt werden.

Ätiopathogenese: Ursächlich liegt der Hyperkapnie eine **alveoläre Hypoventilation** (= respiratorische Globalinsuffizienz) zugrunde. Diese kann durch zahlreiche Erkrankungen von Atemwegen, Lunge, Herz-Kreislauf-System, Pleura, Thoraxwand, Atemmuskulatur sowie peripherem und zentralem Nervensystem bedingt sein (s. S. 363). Zu unterscheiden sind eine akute und eine chronische respiratorische Azidose.
Die **akute respiratorische Azidose** wird zumeist durch eine akute Exazerbation chronisch obstruktiver Atemwegserkrankungen oder durch eine akute respiratorische Insuffizienz bei schweren akuten Erkrankungen hervorgerufen und ist durch eine fehlende oder nur geringe metabolische Kompensation (Basenabweichung oder Standard-Bikarbonat nicht oder nur gering erhöht) gekennzeichnet. Dagegen findet sich bei der **chronischen respiratorischen Azidose** eine weitgehende metabolische Kompensation der Azidose. Ursächlich sind am häufigsten obstruktive Atemwegserkrankungen (chronische obstruktive Bronchitis und Lungenemphysem).

kontraktion ist die **Infusion isotoner NaCl-Lösung** wirksam, bei Hypervolämie, Ödemen und hoher Chloridkonzentration im Urin sind **kaliumsparende Diuretika** indiziert. Die posthyperkapnische metabolische Alkalose kann mit **Azetazolamid** behandelt werden.

2.3 Respiratorische Azidose

▶ **Definition.**

Ätiopathogenese: Ursächlich liegt immer eine **alveoläre Hypoventilation** vor, die bei Luftatmung regelmäßig mit einer **arteriellen Hypoxämie** einhergeht (**respiratorische Globalinsuffizienz**).

Die **akute respiratorische Azidose** ist meist durch eine akute Exazerbation chronischer obstruktiver Atemwegserkrankungen oder ein akute respiratorische Insuffizienz bedingt. Die **chronische respiratorische Azidose** ist metabolisch weitgehend kompensiert und zumeist auf chronische obstruktive Atemwegserkrankungen zurückzuführen.

▶ **Merke.** Die respiratorische Azidose geht bei Luftatmung immer mit einer **arteriellen Hypoxämie** einher (= respiratorische Globalinsuffizienz).

Pathophysiologische Folgen sind:
- zentralnervöse Störungen
- Abnahme der Reaktivität der Gefäß- und Herzmuskulatur auf Katecholamine
- Vasokonstriktion im Lungenkreislauf
- **Hyperkaliämie** durch Kaliumverschiebung aus dem Intra- in den Extrazellulärraum
- Rechtsverschiebung der O_2-Dissoziationskurve mit **erleichterter O_2-Abgabe im Gewebe.**

Pathophysiologische Folgen der respiratorischen Azidose sind:
- **zentralnervöse Störungen**, z. T. als Folge der zerebralen Vasodilatation; da die Permeabilität der Blut-Hirn-Schranke für CO_2 deutlich stärker ist als die für andere Stoffwechselsäuren, kommt es bei respiratorischer Azidose deutlich früher zu zentralnervösen Störungen als bei metabolischer Azidose
- Abnahme der Reaktivität der Gefäß- und Herzmuskulatur auf Katecholamine
- Vasokonstriktion im kleinen Kreislauf mit Gefahr der Entwicklung einer pulmonalen Hypertonie
- Hyperkaliämie durch Kaliumverschiebung aus dem Intra- in den Extrazellulärraum
- Abnahme der O_2-Affinität des Hämoglobins durch Rechtsverschiebung der O_2-Dissoziationskurve (Bohr-Effekt) mit **erleichterter O_2-Abgabe im Gewebe.**

Klinik: Bei **raschem P_aCO_2-Anstieg** (akute respiratorische Azidose) entwickeln sich **Dyspnoe, Zyanose, Angstgefühl, Tachykardie, Verwirrtheitszustände** und zunehmende **Bewusstseinstrübung (hyperkapnisches Koma).** Bei **chronischer Hyperkapnie** ist die Symptomatik diskreter **(Gedächtnisstörungen, Schläfrigkeit, Kopfschmerzen, Koordinationsstörungen, Tremor).**

Klinik: Die Symptomatik hängt von der Grunderkrankung, dem Schweregrad, der Dauer und der begleitenden Hypoxämie ab.
Bei **raschem P_aCO_2-Anstieg** (akute respiratorische Azidose) sind die Symptome am deutlichsten ausgeprägt. Im Vordergrund stehen **Dyspnoe, Zyanose, Angstgefühl, Tachykardie, Verwirrtheitszustände** und zunehmende **Bewusstseinstrübung (hyperkapnisches Koma).**
Bei **langsamem P_aCO_2-Anstieg** und **chronischer Hyperkapnie** ist die Symptomatik diskreter (**Gedächtnis-** und **Persönlichkeitsstörungen, Schläfrigkeit, Kopfschmerzen, Koordinationsstörungen, Tremor,** Reflexabnormitäten, Muskelschwäche).

▶ **Merke.**

▶ **Merke.** Während die akute respiratorische Azidose bei einem P_aCO_2 von etwa 60 mmHg zur Bewusstseinstrübung führt, kann eine chronische respiratorische Azidose mit P_aCO_2-Werten von 80–90 mmHg ohne Bewusstseinstrübung toleriert werden.

Diagnostik: Die Klärung der Ursache einer nachgewiesenen respiratorischen Azidose ergibt sich zumeist aus **Anamnese** und **klinischer Untersuchung.** Eine weitere Klärung ist durch **Röntgen-Thorax, Lungenfunktionsprüfung** und evtl. **nächtliche Registrierung der O_2-Sättigung** sowie **Polysomnografie** möglich.

Diagnostik: Die Ursache einer blutgasanalytisch nachgewiesenen respiratorischen Azidose ergibt sich im Allgemeinen aus der **Anamnese** und der **klinischen Untersuchung.** Weitere diagnostische Maßnahmen zur ursächlichen Klärung sind **Röntgen-Thorax, Spirometrie, Bodyplethysmografie** und Bestimmung des **Hämatokrits** (Polyglobulie durch chronische Hyperkapnie und Hypoxämie). Da die respiratorische Insuffizienz zum einen im Schlaf häufig zunimmt, zum anderen häufig in Kombination mit einem Schlaf-Apnoe-Syndrom auftritt, sind eine **nächtliche Registrierung der Sauerstoffsättigung** und evtl. auch eine **Polysomnografie** indiziert. Die Messung von $P_{0,1}$ und Pi_{max} kann Schwächen der Atempumpe differenzieren (s. S. 349).

Therapie: Die **akute respiratorische Insuffizienz** ist im Allgemeinen eine **Beatmungsindikation.** Die **chronische respiratorische Azidose** wird in den meisten Fällen **medikamentös antiobstruktiv** sowie mit **O_2-Insufflation** und **Physiotherapie** behandelt.

Therapie: Die **akute respiratorische Azidose** stellt im Allgemeinen eine **Indikation zur Beatmung** dar. Eine **chronische respiratorische Azidose** kann in den meisten Fällen durch eine **medikamentöse antiobstruktive Behandlung** (Kortikoide, β-Sympathomimetika, Anticholinergica, Theophyllin) in Kombination mit einer **O_2-Insufflation** und **physiotherapeutischen Maßnahmen** behoben oder gebessert werden.

▶ **Merke.**

▶ **Merke.** Da unter einer höher dosierten O_2-Therapie eine Verschlechterung der Hyperkapnie mit hyperkapnischem Koma auftreten kann (s. S. 364), sollte die O_2-Insufflation immer niedrig dosiert (0,5–1 l/min) und unter engmaschiger klinischer Beobachtung mit Blutgaskontrolle begonnen werden.

Bei **chronischer respiratorischer Azidose** sollte die Indikation zur trachealen Intubation und Beatmung sehr zurückhaltend gestellt werden. Nicht invasive Beatmungsmethoden sind zu bevorzugen.

Bei **chronischer respiratorischer Azidose** sollte die Indikation zur trachealen Intubation und Beatmung zurückhaltend und erst bei Auftreten von **Bewusstseinstrübung** oder **Kreislaufinsuffizienz** gestellt werden. Alternativ kommt auch eine nicht invasive Beatmung über eine Nasen- oder Gesichtsmaske in Betracht (nächtliche Heimbeatmung), insbesondere, wenn sie durch neuromuskuläre Störungen oder eine schwere Kyphoskoliose verursacht wird.

▶ **Merke.**

▶ **Merke.** Die Hyperkapnie sollte durch die Respiratorbeatmung nicht sofort beseitigt, sondern allmählich reduziert werden, um Komplikationen durch den plötzlichen P_aCO_2-Abfall und das Auftreten einer metabolischen Alkalose (Hypotonie, Herzrhythmusstörungen, zerebrale Anfälle) zu vermeiden.

2.4 Respiratorische Alkalose

▶ **Definition.** Die respiratorische Alkalose ist definiert durch eine Hypokapnie ($P_aCO_2 < 35$ mmHg). Abzugrenzen ist eine sekundäre Verminderung des P_aCO_2 als Folge einer Kompensation einer metabolischen Azidose.

Ätiopathogenese: Die respiratorische Alkalose bzw. Hypokapnie ist immer Folge einer **alveolären Hyperventilation,** die durch zahlreiche Ursachen bedingt sein kann (s. S. 368). Häufig liegt ein **gesteigerter Atemantrieb** (Hypoxie, Anämie, Schock, Sepsis, Fieber, Asthma bronchiale, Lungenkrankheiten, zentralnervöse Erkrankungen oder Hirntrauma, Leberversagen, hormonelle Einflüsse [Progesteron], Schwangerschaft, Medikamentenwirkung [Salizylate, Theophyllin], Zustand nach metabolischer Azidose) vor. Daneben können **psychische Faktoren** (Angst, emotionelle Erregung) und **Gewohnheitsbildungen** zugrunde liegen. Bei **Respiratorbeatmung** ist häufig eine alveoläre Hyperventilation als Folge eines zu hoch eingestellten Atemminutenvolumens zu beobachten.

Während bei der **akuten respiratorischen Alkalose** keine oder nur eine geringe metabolische Kompensation erfolgt, wird die **chronische respiratorische Alkalose** weitgehend metabolisch kompensiert (Abnahme des Bikarbonats bzw. negative Basenabweichung).

Die wichtigsten **pathophysiologischen Folgen** der respiratorischen Alkalose sind:
- **Abnahme der Hirndurchblutung** durch zerebrale Vasokonstriktion (wahrscheinlich direkte Folge der Hypokapnie)
- **Zunahme der O_2-Affinität des Hämoglobins** durch Linksverschiebung der O_2-Dissoziationskurve (Bohr-Effekt) mit erschwerter O_2-Abgabe im Gewebe
- **Zunahme der neuromuskulären Erregbarkeit**: Durch die Abnahme der proteingebundenen Wasserstoffionenkonzentration steht mehr Protein für die Bindung von Kalzium zur Verfügung; der Anteil des freien Kalziums im Plasma sinkt.

Klinik: Eine akute starke Senkung des P_aCO_2 führt zu **Schwindel, Verwirrtheitszuständen,** selten zu **zerebralen Anfällen**. Eine leichtergradige oder chronische respiratorische Alkalose verursacht **im Allgemeinen** keine oder nur eine diskrete Symptomatik (z. B. thorakales Kompressionsgefühl, Kloßgefühl im Hals).

Den Symptomenkomplex aus perioralem Kribbeln mit Taubheitsgefühl, Kloßgefühl, Schwindel, Pfötchenstellung der Hände, Zittern (machmal auch Krämpfen) und Panik bezeichnet man als **Hyperventilationstetanie**.

Diagnostik: Die Klärung der Ursache einer blutgasanalytisch festgestellten respiratorischen Alkalose ergibt sich aus der **gezielten Anamnese** im Hinblick auf die möglichen Ursachen und der **klinischen Untersuchung.** In unklaren Fällen oder bei gemischten Störungen sind weitere Untersuchungen (Serum-Elektrolyte, Anionenlücke, Salizylat-Spiegel, Röntgen-Thorax, Lungenfunktionsprüfung) erforderlich.

Therapie: Die respiratorische Alkalose lässt sich fast immer durch die **Behandlung des Grundleidens** beheben. Der **akute Hyperventilationsanfall** kann durch **verbale Beruhigung** mit Aufklärung über den Zusammenhang zwischen forcierter Atmung und Auftreten der beängstigenden Symptome sowie Anleitung zu langsamer flacher Atmung, ggf. auch durch Sedierung, unterbrochen werden. Eine durch Respiratorbeatmung induzierte respiratorische Alkalose ist durch **Verminderung des Atemminutenvolumens** zu korrigieren.

2.5 Typische Befunde bei Störungen des Säure-Basen-Haushalts

Tab. **D-2.4** zeigt typische und häufige blutgasanalytische Befunde bei Störungen des Säure-Basen-Haushalts; die Abb. **D-2.1** Störungen des Säure-Basen-Haushalts und mögliche Kompensationen.

D-2.4 Störungen des Säure-Basen-Haushalts – klinische Beispiele

Blutgasanalyse				Klinik zusätzliche Laborwerte	Beurteilung des Säure-Basen-Status	weitere Maßnahmen, Therapie
pH	P_aCO_2 (mmHg)	Basenabweichung (mmol/l)	P_aO_2 (mmHg)			
7,55	23	–0,5	105	23-jährige Frau, Gefühl, „nicht richtig durchatmen" zu können; Kloßgefühl im Hals	akute respiratorische Alkalose (alveoläre Hyperventilation)	Klärung akuter psychischer Belastung, verbale Beruhigung, Aufklärung über Zusammenhang zwischen Hyperventilation und Beschwerden
7,46	24	–5,2	102	28-jährige Frau mit unklarem thorakalen Engegefühl	kompensierte respiratorische Alkalose (chronische alveoläre Hyperventilation)	Ausschluss organischer Ursachen, chronische Konfliktsituation? – evtl. Psychotherapie
7,42	80,4	20,8	56,8 (unter 1,5 l O_2/min)	69-jährige Frau, schwere COPD, Cor pulmonale	schwere chronische kompensierte respiratorische Azidose (chronische respiratorische Globalinsuffizienz)	antiobstruktive Behandlung (orale Kortikoide, β-Sympathomimetika, Anticholinergika), O_2-Langzeit-Therapie, evtl. nicht invasive Beatmung
7,29	26	–12	58	42-jähriger Mann, insulinbedürftiger Diabetes mellitus, Pneumonie. Anionenlücke 24 mmol/l Blutglukose 485 mg/dl Ketonkörper i. Urin ++	teilweise kompensierte metabolische Azidose (diabetische Ketoazidose), arterielle Hypoxämie	Insulin nach Blutglukose, isotone Kochsalzlösung, Kaliumsubstitution nach Serum-Kalium, O_2-Insufflation, Antibiotikum
7,28	29	–13	74	45-jähriger Mann, terminale Niereninsuffizienz. Anionenlücke 20 mmol/l Kreatinin i. S. 5,8 mg/dl	teilweise kompensierte metabolische Azidose (urämische Azidose)	Dialyse
7,52	46	+12	64	48-jähriger Mann, anhaltendes Erbrechen Natrium i. S. 130 mmol/l Kalium i. S. 2,8 mmol/l Chlorid i. S. 84 mmol/l	teilweise kompensierte metabolische Alkalose (hypochlorämische Alkalose durch Magensaftverlust) mit Hypokaliämie	Volumensubstitution mit isotoner Kochsalzlösung und Kalium-Substitution mit KCl-Lösung

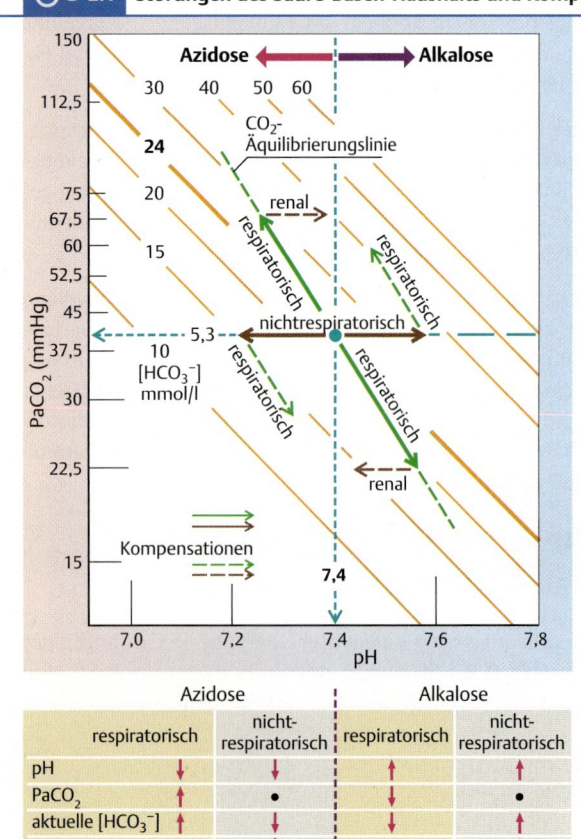

D-2.1 Störungen des Säure-Basen-Haushalts und Kompensationen

Gastroenterologie

E

1	**Gastroenterologische Leitsymptome**	457
2	**Ösophagus**	476
3	**Magen und Duodenum**	493
4	**Dünndarm**	522
5	**Dickdarm**	541
6	**Anorektum**	565
7	**Gastroenterologische Notfälle**	570

1 Gastroenterologische Leitsymptome

1.1 Leitsymptome bei Erkrankungen von Mund, Mundhöhle und Rachen . 457
1.2 Leitsymptome bei Erkrankungen des Ösophagus 458
1.3 Leitsymptome bei Erkrankungen des Magen-Darm-Traktes 460
1.4 Leitsymptome bei Erkrankungen des Anorektums 474

© Digital Vision

1.1 Leitsymptome bei Erkrankungen von Mund, Mundhöhle und Rachen

Die Inspektion von Mund, Mundhöhle und Rachen gehört zu jeder klinischen Routineuntersuchung. Daher werden im Folgenden einige Leitsymptome dieser Region kursorisch dargestellt (Tab. **E-1.1**).

1.1 Leitsymptome bei Erkrankungen von Mund, Mundhöhle und Rachen

Die Inspektion von Mund, Mundhöhle und Rachen gehört zur klinischen Routineuntersuchung (Tab. **E-1.1**).

E-1.1 Leitsymptome bei Erkrankungen des Mundes, der Mundhöhle und des Rachens

Symptom	Ursachen	Bemerkungen
Cheilitis (entzündliche Veränderung im Lippenbereich)	**primär infektiöse Entzündung** ▪ virale Infektionen (z. B. Herpes simplex) ▪ mykotische Infektionen (z. B. Candida albicans) ▪ bakterielle Infektionen (z. B. Impetigo contagiosa)	Bei den Infektionen dominieren Virusinfekte und Mykosen.
	nicht infektiöse Entzündung ▪ allergisch (z. B. Kontaktekzem) ▪ dermatologisch (z. B. Psoriasis, Lichen planus) ▪ metabolisch (z. B. Eisen-, Vitamin-B-Mangel) ▪ autoimmunologisch (z. B. Lupus erythematodes) ▪ radiogen (z. B. durch UV-Licht)	Bei den nicht infektiösen Entzündungen am häufigsten als Begleiterscheinung einer allergischen Reaktion, dermatologischer Erkrankungen oder allgemeiner Stoffwechselstörungen (Eisenmangel, Vitamin-B-Mangel).
Makrocheilie (abnorme Verdickung der Lippen)	**akute** ▪ Quincke-Ödem (z. B. als angioneurotische Reaktion auf Arzneimittel oder Nahrungsmittelallergene), häufig mit Zungen- und Glottisbeteiligung (s. Abbildung) **chronische** ▪ Lymphangiektasien, Hämangiome ▪ Melkersson-Rosenthal-Syndrom (idiopathische familiäre periphere Fazialisparese mit Lippen- und Gesichtsschwellung und Lingua plicata)	
Stomatitis aphthosa (Aphthen = linsenförmige fibrinbedeckte, schmerzhafte Epitheldefekte)	▪ habituelle Aphthen ▪ Herpes-simplex-Infektion ▪ Malabsorptionssyndrome ▪ Morbus Behçet ▪ Morbus Crohn	Jeder 10. Erwachsene leidet an „habituellen Aphthen", die zu Rezidiven neigen und therapeutisch nicht zugänglich sind (Myrrhentinktur wirkt schmerzlindernd). Bei einer Herpes-simplex-Infektion ist eine antivirale Therapie möglich (z. B. Aciclovir). Bei Morbus Crohn zeigen sich typische Granulome in der Biopsie.

Mundtrockenheit	**chronische**
	▪ mangelnder Speichelfluss (Xerostomie) durch:
	  – Langzeitmedikation mit Antidepressiva
	  – Sjögren-Syndrom (Sicca-Syndrom)
	  – Amyloidose
		Eine Xerostomie kann Ursache eines Foetor ex ore sein (s. u.).
		Therapie: Wird mit Kauen von Kaugummi keine ausreichende Speichelproduktion erreicht, kann symptomatisch künstlicher Speichel (z. B. Glandosane als Spray) eingesetzt werden.

E-1.1 Leitsymptome bei Erkrankungen des Mundes, der Mundhöhle und des Rachens (Fortsetzung)

Symptom	Ursachen	Bemerkungen
Foetor ex ore (übler Mundgeruch)	▪ Knoblauch, Zwiebel ▪ mangelhafte Mundhygiene und Zahnpflege, Karies, Parodontose bzw. schlecht sitzende und zur Belagsbildung neigende Zahnprothesen ▪ starker Nikotinkonsum ▪ Xerostomie ▪ (bakterielle) Entzündungen ▪ zerfallende Tumoren	Ist der Foetor ex ore für die Umgebung nicht reproduzierbar, muss eine endogene Depression ausgeschlossen werden.
Halitosis (übler Geruch der Atemluft – auch bei geschlossenem Mund)	▪ Gastrointestinaltrakt: Zenker-Divertikel, Achalasie, Ösophagus-, Kardia- oder Magenkarzinom oder benigne Magenausgangsstenose, flüchtige Fettsäuren aus dem Dünndarm (durch Reflux in den Magen) ▪ Respirationstrakt: eitrige Bronchitis, Bronchiektasen, Pneumonie, Lungenabszess, evtl. werden auch entsprechende Gase (H₂S, Methan) resorbiert und über die Lunge abgeatmet. ▪ Stoffwechselerkrankungen: Urämie, Coma diabeticum oder Coma hepaticum	**Therapie:** primär wird kausal behandelt (z. B. bei Zenker-Divertikel) bzw. symptomatisch (z. B. Zahnreinigung, Mund- und Rachenspray, Gurgellösungen). Weiterhin können Prokinetika (z. B. Metoclopramid), hilfreich sein.
Melaninflecken an Lippen und Mundschleimhaut	▪ hamartomatöses Polyposis-Syndrom: Peutz-Jeghers-Syndrom	Polyposis des Dünn-, gelegentlich auch Dickdarms mit erhöhtem Risiko für: ▪ kolorektale Karzinome ▪ Pankreaskarzinom (100-fach)
Hämangiome auf den Lippen	▪ Morbus Osler	punktförmige Teleangiektasien am Übergang der Arteriolen und Venolen

integrierte Abbildung aus: Füeßl H.S., Middeke M.: Duale Reihe Anamnese und klinische Untersuchung. Thieme; 2010

1.2 Leitsymptome bei Erkrankungen des Ösophagus

1.2.1 Dysphagie

▶ **Definition.** Unter einer Dysphagie versteht man Schwierigkeiten beim Schlucken und beim Transport der Nahrung durch die Speiseröhre.

Formen: Je nach Lokalisation der Missempfindung während des Schluckens wird die **oropharyngeale** von der **ösophagealen Dysphagie** unterschieden. Die oropharyngeale Dysphagie entsteht durch einen gestörten Eintritt der Nahrung in den Ösophagus und geht in der Regel auf Koordinationsstörungen im Bereich des Ösophagusmundes zurück. Die ösophageale Dysphagie ist meist auf organische oder funktionelle Stenosen im Ösophagus zurückzuführen und durch einen unzureichenden Nahrungstransport in der Speiseröhre selbst bedingt (Abb. **E-2.1**, und Tab. **E-1.2**).

▶ **Merke.** Allein die Tatsache, dass sich die Speiseröhre bei einem Patienten bemerkbar macht, d. h. der Patient seinen Ösophagus spürt, rechtfertigt eine gezielte Untersuchung.

E-1.2 Ursachen der oropharyngealen bzw. ösophagealen Dysphagie

oropharyngeale (= oroösophageale) Ursachen

zentralnervöse Systemerkrankungen	myogene Erkrankungen	postoperative Dysphagie	weitere
▪ Bulbärparalyse ▪ zerebrale Ischämie ▪ amyotrophe Lateralsklerose ▪ Multiple Sklerose ▪ Morbus Parkinson ▪ Polyneuritis und Pseudobulbärparalyse	▪ Muskeldystrophie ▪ Myasthenia gravis ▪ thyreotoxische Myopathie	▪ nach ausgedehnten Eingriffen am Oropharynx	▪ idiopathische Dysfunktion ▪ Zenker-Divertikel ▪ Tumoren des Pharynx oder Zungengrundes

seltene Ursachen: Dysphagia lusoria bei Aortenbogenanomalie (mit röntgenologisch nachweisbarer Ösophagusimpression), retrosternale Struma, Aortenaneurysma, Mediastinaltumoren, Plummer-Vinson-Syndrom (postkrikoidale Membranen bei Eisenmangel)

E 1.2 Leitsymptome bei Erkrankungen des Ösophagus

E-1.2 Ursachen der oropharyngealen bzw. ösophagealen Dysphagie (Fortsetzung)

ösophageale Ursachen

mechanische Läsionen (65 %)	neuromuskuläre Motilitätsstörungen (15 %)	Schleimhautläsionen (15 %)	ohne organischen Befund (5 %)
▪ Ösophaguskarzinom (40 %) ▪ mediastinale Prozesse (z. B. Lymphom) ▪ peptische Stenosen (Folge von Reflux) ▪ Narben, Membranen und „webs" (z. B. Plummer-Vinson-Syndrom) ▪ Osteophyten (bei degenerativen HWS-Veränderungen)	▪ neurogene oder myogene Funktionsstörungen ▪ Achalasie ▪ diffuser oder hyperkontraktiler Ösophagusspasmus ▪ Kollagenosen	▪ Ösophagusulkus (z. B. bei Morbus Crohn, medikamentös induziert, Barrett-Ulkus) ▪ Refluxösophagitis ▪ virale Ösophagitis (meist CMV) ▪ eosinophile Ösophagitis ▪ Candidamykose	▪ Pseudodysphagie (Globusgefühl)

▶ **Merke.** Das Leitsymptom Dysphagie sollte immer ernst genommen werden, da bei Patienten > 40 Jahre das Ösophaguskarzinom die häufigste Ursache darstellt. Bei jüngeren Patienten sind Refluxösophagitis und Motilitätsstörungen die häufigsten Ursachen einer Dysphagie.

▶ **Merke.**

Diagnostisches Vorgehen: Tab. **E-1.3**.

Diagnostisches Vorgehen: Tab. **E-1.3**.

E-1.3 Diagnostisches Vorgehen bei Dysphagie

Basisdiagnostik	Anamnese	▪ Wann tritt das Symptom auf? 　– ausschließlich bei fester Nahrung: V. a. mechanische Obstruktion 　– bei fester und flüssiger Nahrung: V. a. motorische Störung des Ösophagus (z. B. Achalasie) 　– Zunahme der Dysphagie während der Nahrungsaufnahme: V. a. Divertikel ▪ Wie ist der zeitliche Verlauf? 　– über Tage/Wochen zunehmend: z. B. Karzinom 　– über Jahre zunehmend: z. B. Achalasie ▪ Begleitsymptome? 　– z. B. Gewichtsabnahme (Karzinom), Anämie (Refluxkrankheit, Karzinom) ▪ Weitere Symptome, die bei Ösophaguserkrankungen auftreten können, s. Tab. **E-1.4**.
	Inspektion	▪ Oropharynx
	Endoskopie (evtl. mit Biopsie)	
weiterführende Diagnostik	Funktionsdiagnostik	▪ Röntgen-Barium-Breischluck oder Röntgen mit wasserlöslichem Kontrastmittel (bei V. a. Divertikel) ▪ Ösophagusmanometrie (bei V. a. Motilitätsstörung) ▪ Ösophagus-pH-Metrie (bei V. a. Reflux)

Bei der **Pseudodysphagie** (Globus hystericus) ist im Gegensatz zur „echten" Dysphagie die Nahrungsaufnahme unproblematisch; das Enge- bzw. Fremdkörpergefühl im Hals besteht zwischen den Mahlzeiten und tritt intermittierend auf. Ein Globusgefühl kann auch durch einen **gastroösophagealen Reflux** bedingt sein (s. S. 482).

Bei der **Pseudodysphagie** (Globus hystericus) ist eine normale Nahrungsaufnahme möglich. Die Betroffenen klagen über ein intermittierend auftretendes Engegefühl im Hals, unabhängig von der Nahrungsaufnahme.

1.2.2 Weitere Leitsymptome bei Ösophaguserkrankungen

1.2.2 Weitere Leitsymptome bei Ösophaguserkrankungen

E-1.4 Weitere Leitsymptome und deren mögliche Ursachen bei Ösophaguserkrankungen

Odynophagie (Schmerzen beim Schlucken)	Sodbrennen (retrosternales und pharyngeales Brennen)	Regurgitation (Zurücklaufen von Nahrungsbrei)	retrosternales Druckgefühl	epigastrischer Schmerz	Aphagie (Bolusobstruktion)
▪ medikamenteninduzierte Ulzera ▪ Ösophagusverätzung ▪ Soorösophagitis ▪ CMV-Ösophagitis ▪ eosinophile Ösophagitis	▪ Refluxkrankheit	▪ Zenker-Divertikel ▪ Achalasie ▪ peptische Stenosen ▪ Karzinom ▪ neuromuskuläre Motilitätsstörungen	▪ Achalasie ▪ idiopathischer diffuser Ösophagusspasmus ▪ Refluxösophagitis	▪ Refluxkrankheit ▪ Paraösophagealhernie	▪ idiopathischer diffuser Ösophagusspasmus ▪ Ösophagustumor

1.3 Leitsymptome bei Erkrankungen des Magen-Darm-Traktes

1.3.1 Dyspepsie

▶ **Synonym.** nicht ulzeröse Dyspepsie (NUD), funktionelle Dyspepsie, Reizmagen.

▶ **Definition.** Unter dyspeptischen Beschwerden fasst man unspezifische Oberbauchbeschwerden ohne organischen Befund zusammen.

Epidemiologie: Etwa ein Drittel der mitteleuropäischen Bevölkerung ist betroffen, Frauen etwa doppelt so häufig wie Männer.

Einteilung: Je nach Leitsymptom werden eine Dyspepsie vom **Ulkustyp** (Leitsymptom epigastrischer Nüchternschmerz), vom **Dysmotilitätstyp** (Leitsymptom frühes Sättigungsgefühl, postprandiales Völlegefühl, Aufstoßen), vom **Refluxtyp** (Leitsymptom Sodbrennen) und eine **idiopathische Dyspepsie** (wechselnde Symptome) unterschieden.

Ätiopathogenese: Bei bis zu 60 % der Patienten lässt sich eine **verzögerte Magenentleerung** nachweisen. Eine Übersäuerung scheint beim Reizmagen eher die Ausnahme zu sein. Inwieweit eine Besiedlung der Magenschleimhaut mit H. pylori oder der Einfluss zentralnervöser Störungen („nervöser Magen") zu einer Dyspepsie führen können, ist umstritten.

Klinik: Epigastrischer (Nüchtern-)Schmerz, postprandiales Völlegefühl, Aufstoßen, Übelkeit, Erbrechen und Meteorismus kennzeichnen den Patienten mit einer Reizmagensymptomatik, wobei die Beschwerden konstant oder intermittierend auftreten können (Tab. **E-1.5**).

≡ E-1.5 Symptome, die auf eine funktionelle Dyspepsie hinweisen können	
allgemein	**Motilitätsstörung**
▪ abgesehen von dyspeptischen Beschwerden fühlt sich der Patient wohl	▪ Auftreibung des Leibes
▪ konstantes Körpergewicht	▪ postprandiales Völlegefühl im Oberbauch
▪ „besorgter Typ"	▪ variable, multiple Nahrungsmittelunverträglichkeiten
refluxähnliche Symptome	▪ diffuser Schmerz, der nur tagsüber auftritt (oft mehrere Schmerzformen)
▪ retrosternale Beschwerden: besonders beim Bücken, nach üppigen Mahlzeiten, bei flachem Liegen	▪ vor allem Übelkeit
▪ brennender Retrosternalschmerz (temporäre Besserung durch Antazida)	▪ ähnliche Erscheinungen wie beim Reizdarm
	▪ nicht episodisch, eher kontinuierlich

Diagnostik und Differenzialdiagnose: Die Diagnose „Reizmagen" ist nach wie vor eine klassische **Ausschlussdiagnose**. Überwiegen Oberbauchsymptome und fehlen Stuhlunregelmäßigkeiten, kann nach Ausschluss einer organischen Erkrankung mittels bildgebender Verfahren (wie z. B. Endoskopie, Ultraschall) von funktionellen Oberbauchbeschwerden ausgegangen werden. Differenzialdiagnostisch kommen z. B. Refluxösophagitis, peptisches Geschwür, Neoplasma, Cholelithiasis und chronische Pankreatitis infrage.

▶ **Merke.** Auch bei makroskopisch unauffälliger Magenschleimhaut wird neben der Histologie der Urease-Schnelltest (S. 495) empfohlen, um eine Helicobacter-pylori-Besiedlung der Magenschleimhaut auszuschließen.

Therapie: Dyspeptische Beschwerden zeichnen sich wie alle funktionellen Erkrankungen durch eine hohe Plazeboansprechrate aus. Der Patient muss über die Harmlosigkeit seiner Krankheit aufgeklärt werden.

Ferner empfiehlt sich eine leitsymptomorientierte **symptomatische Therapie**. Beim dominierenden Symptom Nüchternschmerz („Ulcus sine ulcere") kommen z. B. H$_2$-Blocker oder PPI, bei postprandialem Völlegefühl Gastroprokinetika oder Phytotherapeutika infrage. Bei diffusen abdominalen Beschwerden und positivem H.-pylori-Nachweis ist eine Eradikationstherapie zu diskutieren.

Prognose: Die Langzeitprognose ist gut, ein Übergang einer funktionellen Oberbaucherkrankung in eine organische Erkrankung ist nicht zu erwarten.

1.3.2 Erbrechen

▶ **Definition.** Retrograde Entleerung des Magen-Darm-Inhaltes durch den Mund nach außen infolge unwillkürlicher Kontraktion der Magen- und Zwerchfellmuskulatur und der Bauchpresse.

Ätiopathogenese: Das Brechzentrum (Area postrema) kann entweder direkt über vagale Reize (z. B. Dehnung eines viszeralen Hohlorgans, peritoneale Reizung), indirekt über die sog. dopaminerge „Triggerzone", die das Brechzentrum umgibt (metabolische und hormonelle Reize, z. B. durch Medikamente) oder über zentralnervöse Einflüsse (z. B. erhöhter Hirndruck, optische/olfaktorische Reize) gereizt bzw. stimuliert werden.
Mögliche Ursachen zeigt Tab. **E-1.6**.

Prognose: gut. Ein Übergang in eine organische Erkrankung ist nicht zu erwarten.

1.3.2 Erbrechen

▶ **Definition.**

Ätiopathogenese: Das Brechzentrum kann entweder direkt über vagale Reize, indirekt über die sog. dopaminerge „Triggerzone" oder über zentralnervöse Einflüsse stimuliert werden.

Mögliche Ursachen s. Tab. **E-1.6**.

≡ E-1.6	Mögliche Ursachen von Erbrechen
gastrointestinale Ursachen	
▪ entzündlich/infektiös	Gastroenteritis, Gastritis, chronisch-entzündliche Darmerkrankungen, Appendizitis, Pankreatitis, Hepatitis, Cholezystitis, Peritonitis, Pneumonie
▪ Passagehindernisse/-störungen	Magenausgangsstenose, Ileus, Afferent-Loop-Syndrom (S. 519)
▪ obere gastrointestinale Blutung (Bluterbrechen)	blutendes Ulkus, Mallory-Weiss-Syndrom
metabolische Ursachen	Urämie, diabetische Ketoazidose
vestibuläre Ursachen	Morbus Menière, Neuritis vestibularis
medikamentöse und toxische Ursachen	zahlreiche Medikamente und Toxine können Erbrechen auslösen, häufig z. B. nach Zytostatikagabe, nach übermäßigem Alkoholkonsum, nach Lebensmittelintoxikation
zentralnervöse Ursachen	Raumforderung, Meningitis, Migräne, „Sonnenstich"
weitere Ursachen	Schwangerschaft (Hyperemesis gravidarum), Essstörungen (Bulimie), starke bis stärkste Schmerzen (Myokardinfarkt, Nierenkolik, Glaukomanfall), Herzinsuffizienz (Stauungsgastritis)

Diagnostik: Zur Diagnosefindung ist eine genaue **Anamnese**erhebung häufig wegweisend. Sie muss Fragen nach dem Aussehen des Erbrochenen, dem zeitlichen Auftreten, nach Begleitsymptomen, nach Vorerkrankungen bzw. -operationen und eine Medikamentenanamnese umfassen (Tab. **E-1.7**).
Die **körperliche Untersuchung** beinhaltet den abdominalen Befund (z. B. Abdomenauskultation mit Hyperperistaltik bei mechanischem Ileus), die Herz- und Lungenauskultation sowie die neurologische Untersuchung einschließlich Augenhintergrund.
Weiterführende Untersuchungen werden in Abhängigkeit von der Verdachtsdiagnose durchgeführt:
- Labor-Screening, z. B. Hb (Blutung?), Kreatinin (Urämie?), Amylase, Lipase (Pankreatitis?), CK-MB, Troponin (Myokardinfarkt?), Säure-Basen-Haushalt (Blut-pH, pCO_2), Elektrolyte (K, Na)
- Sonografie des Abdomens (z. B. Gallensteine?)
- Röntgenleeraufnahme des Abdomens, z. B. Ileus (Spiegelbildung)
- Gastroskopie, z. B. Gastritis, Ulkus
- evtl. EKG (Myokardinfarkt?), evtl. HNO-Konsil, CT Schädel (Hirntumor?).

Therapie: Neben der Behandlung der Grunderkrankung, symptomatische Therapie mit Antiemetika (Tab. **E-1.8**). Gegebenenfalls ist ein Ausgleich des Wasser- und Elektrolythaushaltes notwendig.

Diagnostik: Eine genaue Anamnese ist häufig wegweisend (Tab. **E-1.7**).

Die **körperliche Untersuchung** beinhaltet den abdominalen Befund, die Herz- und Lungenauskultation und die neurologische Untersuchung.

Weiterführende Untersuchungen erfolgen je nach Verdachtsdiagnose: z. B. Labor-Screening, Abdomensonografie bei V.a Gallensteine, Gastroskopie bei V. a. Ulkus.

Therapie: kausale Therapie entsprechend der Grunderkrankung, ggf. symptomatische Therapie (Tab. **E-1.8**).

E-1.7 Wegweisende anamnestische Fragen

Fragen	mögliche Befunde und Umstände	Verdachtsdiagnosen
Wie sieht das Erbrochene aus?	unverdaut	z. B. Zenker-Divertikel, Achalasie
	gallig	z. B. Afferent-Loop-Syndrom
	blutig	
	▪ hellrotes Blut (= Zeichen einer „frischen" Blutung)	z. B. Ösophagusvarizenblutung
	▪ dunkles Blut (kaffeesatzartig) (= Blut und Magensäure hatten Kontakt)	z. B. blutendes Ulcus ventriculi, hämorrhagische Gastritis
	fäkulent	z. B. Ileus
Wann und wie wird erbrochen?	morgens	z. B. Schwangerschaft, erhöhter intrakranialer Druck, Alkoholabusus
	ohne vorausgehende Übelkeit	z. B. zentralnervös
	postprandial	z. B. Magenausgangsstenose, Bulimie, Gastritis
Welche Begleitsymptome bestehen?	Schwindel	z. B. vestibuläre Ursache
	Fieber	z. B. entzündliches Geschehen
	Diarrhö	z. B. Gastroenteritis
	Kopfschmerzen	z. B. Migräne
	abdominale/thorakale Schmerzen	
	▪ kolikartig	z. B. Gallen- oder Nierenkolik
	▪ ausstrahlend	z. B. Myokardinfarkt
	▪ gürtelförmig	z. B. Pankreatitis
	Gewichtsabnahme	z. B. Karzinom
	Augenschmerzen	z. B. Glaukomanfall
Welche Medikamente werden eingenommen?	z. B. Digoxin, Theophyllin, Antibiotika, orale Antidiabetika, Kontrazeptiva, Glukokortikoide, Opiate, Zytostatika	Medikamenteninduzierte unerwünschte Nebenwirkung?
Bestehen Vorerkrankungen/ Voroperationen?	Gewichtsabnahme, galliges Erbrechen	z. B. Magenbypass, Magenband, Magenteilresektion, Gastrektomie

E-1.8 Antiemetika

Wirkungsweise	Wirkstoff (Handelsname)	Hauptindikation
Anticholinergika	Scopolamin (z. B. Scopoderm TTS)	Kinetosen
Antihistaminika	Meclozin (z. B. Peremesin) Dimenhydrinat (z. B. Vomex A)	Kinetosen
Dopaminantagonisten	Metoclopramid (z. B. Paspertin) Domperidon (z. B. Motilium)	Übelkeit, Erbrechen
Neuroleptika	Phenothiazine (z. B. Atosil) Droperidol (z. B. Dehydrobenzperidol)	Übelkeit, Erbrechen
Glukokortikoide	Dexamethason (z. B. Dexa)	postoperatives Erbrechen, zytostatikainduziertes Erbrechen
Serotoninantagonisten	Dolasetron (z. B. Anemet), Granisetron (z. B. Kevatril), Ondansetron (z. B. Zofran), Tropisetron (z. B. Navoban)	zytostatikainduziertes Erbrechen

1.3.3 Bauchschmerz

Das Spektrum der dem Bauchschmerz zugrunde liegenden Erkrankungen ist groß.

Häufig handelt es sich um funktionelle Beschwerden.

Wichtig ist die Unterscheidung zwischen **akuten** und **chronischen Bauchschmerzen**. Insbesondere bei chronischen Bauchschmerzen muss zwischen organisch bedingten und funktionellen Beschwerden differenziert werden.

1.3.3 Bauchschmerz

Das Spektrum der dem Bauchschmerz zugrunde liegenden Erkrankungen ist sehr groß und reicht von funktionellen Beschwerden, akuten gastroenterologischen Infektionen, über chronische Krankheitsbilder bis hin zum akuten Abdomen (s. u.), das einer umgehenden, ggf. chirurgischen Behandlung bedarf.

Häufig handelt es sich bei Bauchschmerzen um funktionelle Beschwerden im Sinne einer somatoformen Symptomatik. Abdominale (und thorakale) Schmerzen sind aber nicht selten auch vertebragener Natur.

Wichtig ist zunächst die Unterscheidung, ob es sich um **akute** oder **chronische** (oder chronisch-rezidivierende) **Bauchschmerzen** handelt. Insbesondere bei chronischen Bauchschmerzen muss zwischen organisch bedingten und funktionellen Beschwerden unterschieden werden. Hier helfen anamnestische Angaben (z. B. der Einfluss von Stress als Hinweis auf ein funktionelles Geschehen) bzw. eine weiterführende apparative Diagnostik weiter. Chronische Krankheitsbilder werden in der Regel konservativ behandelt.

E 1.3 Leitsymptome bei Erkrankungen des Magen-Darm-Traktes

Die folgende Tab. **E-1.9** fasst wegweisende Untersuchungen zur Diagnostik der häufigsten Ursachen von Bauchschmerzen zusammen.
Wichtige anamnestische Hinweise auf die Ursache abdominaler Schmerzen geben in der Regel Fragen nach Schmerzlokalisation (Abb. **E-1.1**), Schmerzqualität und Schmerzausstrahlung (s. u.).

Die Tab. **E-1.9** führt die häufigsten Ursachen und wegweisenden Untersuchungen auf.
Wichtig sind Fragen nach Schmerzlokalisation (Abb. **E-1.1**), Schmerzqualität und Schmerzausstrahlung.

E-1.9 Häufige Ursachen von Bauchschmerzen und wegweisende Untersuchungen

	mögliche Ursachen	Schmerzlokalisation	Schmerzcharakter	wegweisende Diagnostik
akute Bauchschmerzen	Gastroenteritis	diffus	kolikartig	Anamnese
	Cholezystitis	Oberbauch	dumpf	Sonografie
	Pankreatitis	Oberbauch mit Ausstrahlung in den Rücken (gürtelförmig)	Dauerschmerz (zunehmend)	Labor, Palpation (Gummibauch), Sonografie
	Appendizitis	typischerweise zunächst periumbilikal, im Verlauf in den rechten Unterbauch absteigend	Dauerschmerz (zunehmend)	Palpation (Abwehrspannung), Sonografie
	Ileus	diffus	kolikartig	Auskultation, Sonografie, Röntgen-Abdomenübersicht
	Nierenstein	in die Leiste ausstrahlend	kolikartig	Sonografie
	Aortenaneurysma	Rücken	kolikartig	Blutdruck- und Pulsdifferenz zwischen oberer und unterer Extremität, Sonografie, CT
	Divertikulitis	umschriebener Schmerz im linken Unterbauch	Dauerschmerz	Sonografie, CT
	Ulkusperforation	diffus	akuter Schmerzbeginn	Palpation, bretthart er Bauch, Sonografie, Röntgen-Abdomenübersicht
chronische Bauchschmerzen	Reizdarm	diffus	wechselnd	Ausschlussdiagnostik
	Angina abdominalis	diffus	brennend	Auskultation, Gefäß-Doppler, Angiografie
	Morbus Crohn	oft rechter Unterbauch	kolikartig oder Dauerschmerz	Sonografie, Endoskopie
	chronische Pankreatitis	linker Oberbauch	nahrungsabhängige Schmerzen	Sonografie, CT, MRCP
	Ulcus duodeni/ventriculi	Oberbauch	nahrungsabhängige Schmerzen	Endoskopie

E-1.1 Typische intraabdominale Schmerzangaben beim akuten Abdomen nach dem Quadrantenschema

1 rechter Oberbauch
- **Cholezystitis**
- **Cholelithiasis**
- **Ulcus duodeni**
- Choledocholithiasis
- Papillenstenose
- Courvoisier-Zeichen
- Stauungsleber
- Pfortaderthrombose
- Nephrolithiasis
- Niereninfarkt
- akute Pyelitis
- Pyelonephritis
- Pankreaskopftumor
- Kolontumor
- subphrenischer Abszess
- basale Pleuritis
- Pneumonie
- atypische Appendizitis
- Divertikulitis

2 linker Oberbauch
- **Ulcus ventriculi**
- **Myokardinfarkt**
- **Pneumonie**
- Pankreatitis
- Pankreasnekrose
- Milzinfarkt
- Milzruptur
- Kolontumor
- rupturiertes Aortenaneurysma
- Nephrolithiasis
- Niereninfarkt
- akute Pyelitis
- Pyelonephritis
- subphrenischer Abszess
- basale Pleuritis

4 rechter Unterbauch
- **Appendizitis**
- **Adnexitis**
- perityphlitischer Abszess
- Ileitis
- Kolontumor
- Divertikulitis
- Ovarialzysten
- Torsionsovar
- Extrauteringravidität
- Ureterstein
- inkarzerierte Leistenhernie
- Hodentorsion

5 linker Unterbauch
- **Divertikulitis**
- Kolontumor
- Kolitiskomplikationen
- Adnexitis
- Ovarialzysten
- Torsionsovar
- Extrauteringravidität
- Ureterstein
- inkarzerierte Leistenhernie
- Hodentorsion

3 periumbilikal
- **Pankreatitis**
- Appendizitis
- Mesenterialinfarkt
- Ulcus ventriculi/duodeni
- Nabelhernie
- Porphyrie
- Pankreasnekrose
- rupturiertes Aortenaneurysma
- Meckel-Divertikel-Komplikationen

nach: Henne-Bruns D., Dürig M., Kremer B: Duale Reihe Chirurgie. Thieme; 2008

Schmerzqualität: Der **viszerale Schmerz** ist schlecht lokalisierbar und von dumpfem, krampf- oder kolikartigem Charakter. Die Patienten sind motorisch unruhig und versuchen, durch Lageänderungen den Schmerz zu lindern.

Der viszerale Schmerz entsteht durch Affektion sympathischer Nerven des viszeralen Peritoneums. Afferente, viszerale Schmerzfasern treten in das Rückenmark ein, von dort wird die **Schmerzsensation** zum ZNS, aber auch als somatische Schmerzleitung in bestimmte Zonen der Haut weitergeleitet (**Head-Zonen** = spezifische Dermatome, in die der Schmerz projiziert wird). Daher können z. B. Irritationen der Gallenblase in der rechten Schulter, Milzaffektionen als linksseitige Schulterschmerzen empfunden werden oder eine Pankreatitis als Rückenschmerz imponieren. Erkrankungen der harnableitenden Wege strahlen häufig in die Leisten- oder Genitalregion aus. Greift der Prozess auf das parietale Peritoneum über, tritt der somatische Schmerz auf (z. B. im Rahmen einer Appendizitis, S. 570).

Der **somatische Schmerz** ist meist gut lokalisierbar, kontinuierlich zunehmend vorhanden und von scharfem oder brennendem Charakter. Dieser Schmerz geht vom parietalen Peritoneum aus (z. B. nach Hohlorganperforation). Die Patienten nehmen eine Schonhaltung, ggf. auch Schonatmung ein, um Schmerzintensivierung durch Bewegung zu vermeiden.

Akutes Abdomen

▶ Definition. Das akute Abdomen ist ein plötzlich einsetzendes, bedrohliches Krankheitsbild mit rasch fortschreitender Abdominalsymptomatik, welches sofortiges Handeln erfordert.

Pathophysiologie und Ätiologie: Für akute abdominale Schmerzen kommen folgende pathophysiologische Mechanismen infrage:
- Hohlorganverschluss (z. B. mechanischer Ileus durch Tumor)
- Hohlorganperforation (z. B. Ulkusperforation, Divertikelperforation)
- intraabdominale Entzündung (z. B. Appendizitis, Pankreatitis)
- viszerale Ischämie (z. B. Mesenterialinfarkt, ischämische Kolitis)
- intraabdominale/retroperitoneale Blutung (z. B. Extrauteringravidität, Aneurysmaruptur)
- extraabdominale Ursachen (Tab. **E-1.11**).

Zu den häufigsten **intraabdominalen Ursachen** eines akuten Abdomens zählen die akute Appendizitis (insbesondere beim jüngeren Patienten), die akute Cholezystitis, der mechanische Ileus (z. B. durch Briden), die akute Pankreatitis und das perforierte Magen- oder Duodenalulkus (Tab. **E-1.10**). **Extraabdominale** Ursachen sind insgesamt eher selten (Tab. **E-1.11**). In ca. 30 % der Fälle kann keine Ursache für den akuten Bauchschmerz gefunden werden (**NSAP = non-specific abdominal pain**). In diesen Fällen klingen die Symptome typischerweise innerhalb von 48 h wieder ab.

≡ E-1.10	Wichtige intraabdominale Ursachen des akuten Abdomens
gastrointestinal	akute Appendizitis, Divertikulitis, akute Pankreatitis, perforiertes Ulcus duodeni oder ventriculi, Cholezystolithiasis, (Sub-)Ileus z. B. infolge inkarzerierter Hernie, bei Briden, Darmtumoren, Peritonitis, mesenteriale Ischämie
gynäkologisch	Adnexitis, Extrauteringravidität, Ovarialzystenruptur
urogenital	Nephrolithiasis mit Nierenkolik

≡ E-1.11	Wichtige extraabdominale Ursachen des akuten Abdomens
Herz- und Kreislauferkrankungen	Hinterwandinfarkt
Lungenerkrankungen	basale (Pleuro-)Pneumonie, Lungenembolie
hämatologische Erkrankungen	hämolytische Krisen
Infektionen	Herpes-zoster-Infektion, Malaria
Intoxikationen	Blei, Arsen
Stoffwechselstörungen	diabetische Ketoazidose (Pseudoperitonitis), akute intermittierende Porphyrie
weitere	fam. Mittelmeerfieber, Hodentorsion

E 1.3 Leitsymptome bei Erkrankungen des Magen-Darm-Traktes

Klinik: **Leitsymptome** des akuten Abdomens sind:
- starke, akute Bauchschmerzen
- abdominale Abwehrspannung (reflektorische Anspannung der Bauchdecke durch Peritonealreizung, die lokalisiert oder diffus vorliegen kann)
- Kreislaufreaktionen bis hin zum Schock
- schlechter Allgemeinzustand
- vegetative Begleitreaktionen wie Fieber, Übelkeit und Erbrechen.

▶ **Merke.** Bei älteren und auch bei immunsupprimierten Patienten können die klassischen Symptome des akuten Abdomens fehlen oder weniger stark ausgeprägt sein.

Diagnostik: Wesentlich ist es, ein akutes Abdomen frühzeitig zu erkennen.

▶ **Merke.** Das akute Abdomen bedarf der sofortigen diagnostischen Abklärung und spezifischen Therapie.

Die Anamnese ist häufig bereits diagnostisch wegweisend. Anamnestische **Schlüsselfragen** zum abdominalen Schmerz lauten:
- Wo und wann begann der Schmerz?
- Welche Schmerzqualität liegt vor (viszeral/somatisch (S. 464))?
- Wie ist der Schmerzverlauf (Tab. **E-1.12**)?
- Wo ist der Schmerz lokalisiert (Abb. **E-1.1**) und wohin strahlt er aus?
- Was ging dem Schmerz voraus (z. B. Alkoholkonsum – Pankreatitis, Trauma)?

▶ **Merke.** Bei Bauchschmerzen, die mit Dyspnoe einhergehen, auch immer an Myokardinfarkt, Pneumonie, Lungenembolie, Pneumothorax oder subphrenischen Abszess denken.

≡ E-1.12 **Schmerzverläufe und mögliche Differenzialdiagnosen**

Schmerzverlauf		mögliche Ursachen
	akuter Schmerzbeginn, vorübergehend abklingend = Perforationsschmerz	• Ulkusperforation • Gallenblasenperforation • Mesenterialinfarkt
	an- und abschwellender Schmerz = Kolikschmerz	• Gallenkolik • Uretersteinkolik • mechanischer Ileus
	Schmerz langsam zunehmend = Entzündungsschmerz	• Appendizitis • Pankreatitis • Cholezystitis

nach: Hahn E.G. et al.: Klinische Gastroenterologie. Thieme; 1996

Bei der **körperlichen Untersuchung** ist, neben der **Inspektion** und **Perkussion** des Abdomens (Narben? Meteorismus?), die **Palpation** wesentlich. **Lokale Abwehrspannung** und Loslassschmerz spielen eine wichtige Rolle als Hinweis auf eine peritoneale Reizung oder umschriebene Peritonitis. Eine **diffuse Abwehrspannung** findet sich bei einer generalisierten Peritonitis. Bei der akuten Appendizitis, als häufigster Ursache des akuten Abdomens, dienen spezifische Provokationsmanöver (z. B. Psoas-Schmerz) der weiteren Abklärung (S. 571).
Eine gynäkologische bzw. andrologische Untersuchung muss diesbezügliche mögliche Ursachen ausschließen (z. B. Extrauteringravidität, Hodentorsion).
Daneben ist auf **Bruchpforten** (z. B. Leisten-, Nabel-, Narbenhernie) zu achten. Im Rahmen der **rektalen Untersuchung** (in Linksseitenlage) werden Analkanal und Ampulla recti ausgetastet und geachtet auf: palpable Resistenz (z. B. Karzinom), druckschmerzhaften Douglas-Raum (z. B. Adnexitis), Blut am Fingerling (z. B. Rektumkarzinom, Mesenterialinfarkt).

E 1 Gastroenterologische Leitsymptome

Bei der **Auskultation** des Abdomens ist auf klingende „hochgestellte" Darmgeräusche zu achten; diese sind hinweisend auf einen mechanischen Ileus. Spärliche oder fehlende Geräusche („Totenstille") finden sich hingegen beim paralytischen Ileus.
Zur weiteren Abklärung werden **Laboruntersuchungen, EKG, Röntgen-Thorax-** und **Röntgen-Abdomenübersicht, Ultraschalldiagnostik, Endoskopie** und **Computertomografie** eingesetzt (Tab. **E-1.13**).

≡ E-1.13	Weitere diagnostische Maßnahmen (Labor und apparative Diagnostik) bei akutem Abdomen
Labor	**Basisdiagnostik:** Blutbild, CRP, Kreatinin, Amylase, Lipase, Elektrolyte, Gerinnungsparameter, Blutzucker, Säure-Basen-Haushalt
	organspezifische Diagnostik: ■ Leber- oder Gallenerkrankung (Hepatitis, Cholestase): LDH, GOT, GPT, γGT, Bilirubin, alkalische Phosphatase ■ Pankreaserkrankung (Pankreatitis): Alpha-Amylase, Lipase ■ Herzerkrankung (Myokardinfarkt): CKMB, LDH, Troponin ■ Lungenerkrankung (Lungenembolie): D-Dimere ■ Nierenerkrankung (Pyelonephritis, Nephrolithiasis): Urinstatus, Kreatinin, Harnstoff ■ Darmerkrankung (z. B. Mesenterialinfarkt): Laktat, LDH, Stuhluntersuchung auf Bakterien, Parasiten, okkultes Blut ■ Stoffwechselerkrankung (z. B. Diabetes mellitus, akute intermittierende Porphyrie): Urinstatus, Kreatinin, Harnstoff, Glukose, TSH, fT_3, fT_4, Porphyrine und deren Vorstufen (Delta-Aminolävulinsäure und Porphobilinogen im Urin) ■ β-HCG-Bestimmung (Schwangerschaftstest)
EKG	Myokardinfarkt?
Röntgen-Thorax-übersicht	Beurteilung von Herz (Größe und Konfiguration) und Lunge/Pleura (Infiltrate, Erguss?)
Röntgen-Abdomen-übersicht	Abdomenübersicht im Stehen bzw. Linksseitenlage: Flüssigkeitsspiegel (z. B. Ileus), subphrenische bzw. freie Luft (Hohlorganperforation), Aerobilie (Gallensteinileus), Verkalkungen (z. B. Pankreatitis), Konkremente (z. B. Nephrolithiasis)?
Ultraschall	freie Flüssigkeit, freie Luft, Affektionen von Leber, Galle, Pankreas, Niere?
Endoskopie	z. B. bei Verdacht auf Ulkus
Weiteres	CT und MRT dienen häufig der Bestätigung einer bereits im Ultraschall erhobenen Verdachtsdiagnose.

▶ **Merke.** Wichtig ist eine frühzeitige, interdisziplinäre Zusammenarbeit mit dem Chirurgen, da schnell ein operativer Eingriff erforderlich werden kann.

Therapie: Durchzuführende allgemeine Maßnahmen bei Patienten mit akutem Abdomen sind **ausreichende Volumensubstitution (Infusionstherapie), suffiziente Analgesie** (Analgetika mit spasmolytischer Komponente) und evtl. das Legen einer Magensonde. Die weitere Therapie richtet sich nach der auslösenden Ursache (s. einzelne Krankheitsbilder). Wesentlich ist es zu klären, ob eine Operationsindikation vorliegt oder zunächst konservativ therapiert werden kann.

Peritonitis

▶ **Definition.** Umschriebene oder diffuse Entzündung des Bauchfells, meist im Rahmen eines „akuten Abdomens". Davon zu unterscheiden ist eine peritoneale Reizung, z. B. durch einen umschriebenen Entzündungsprozess, der das Peritoneum (noch) nicht erreicht hat.

Generalisierte Peritonitis

Ätiopathogenese: Meist Folge eines akuten Abdomens, z. B. nach Perforation eines Hohlorgans oder durch die Entwicklung einer Gangrän. Eine hämatogene Streuung kann bei einer Pneumokokkenerkrankung (z. B. nach Milzexstirpation) Ursache einer eitrigen Peritonitis sein. Bei einer dekompensierten Leberzirrhose mit Aszites stellt eine spontane bakterielle Peritonitis (SBP) (S. 628) eine relevante Komplikation des Grundleidens dar. Von einer Pseudoperitonitis spricht man bei Stoffwechselentgleisungen (akute intermittierende Porphyrie, diabetisches Koma), wenn keine granulozytäre Reaktion nachweisbar ist.

Klinik: Abwehrspannung bis hin zum bretthartem Bauch, diffuse Bauchschmerzen, Kreislaufdekompensation bis hin zum Schock und Symptome eines paralytischen Ileus sind die wesentlichen Symptome dieses lebensbedrohlichen Krankheitsbildes, mit Gefahr der Entwicklung einer Sepsis. Eine peritoneale Abwehrspannung kann

z. B. fehlen bei entzündlichen Prozessen im kleinen Becken, nach hoch dosierter Kortisongabe, nach vorheriger Gabe von Spasmolytika bzw. Analgetika, bei Polyneuropathie und bei Beatmungspatienten (Sedativa, Muskelrelaxanzien).

Diagnostik und Differenzialdiagnose: Zu Diagnostik s. S. 465 (akutes Abdomen). Von der akuten Peritonitis abzugrenzen sind chronische Entzündungsvorgänge wie z. B. eine Peritonealtuberkulose oder Erkrankungen aus dem rheumatischen Formenkreis (Polyserositis) oder eine Peritonealkarzinose.

Diagnostik: s. S. 465 (akutes Abdomen).

Therapie: Therapeutisch muss eine chirurgische Sanierung der Grundkrankheit – nach Flüssigkeitssubstitution und Breitbandantibiose – erfolgen. Zur Therapie der SBP (S. 630).

Therapie: Eine chirurgische Sanierung der Grundkrankheit muss erfolgen.

Lokalisierte Peritonitis

Ätiologie: Lokale Mitreaktion des Bauchfells bei umschriebenem Entzündungsprozess, der durch Fibrinverklebungen oder Omentum abgedeckt wird, sodass sich ein Abszess bilden kann (perityphlitischer, subphrenischer oder Douglas-Abszess).

Ätiologie: lokale Mitreaktion des Bauchfells bei umschriebenem Entzündungsprozess.

Klinik: Im Initialstadium findet sich bei der Auskultation des Abdomens gelegentlich ein Reibegeräusch (z. B. bei Milzabszess), später ein umschriebener Druckschmerz mit Abwehrspannung, meist keine Kreislaufsymptome. Gefahr der Bridenbildung mit Ileus, Schlingenabszess im Dünndarmbereich oder des Übergangs in eine diffuse Peritonitis.

Klinik: Es findet sich ein umschriebender Druckschmerz mit Abwehrspannung, meist keine Kreislaufsymptome.

Therapie: Zunächst Versuch einer antibiotischen Therapie. Bei Abszessbildung Sonografie- oder CT-gesteuerte Dränage oder chirurgische Exploration. Anschließend Sanierung des Grundleidens (z. B. bei rezidivierender Divertikulitis).

Therapie: zunächst Versuch einer antibiotischen Therapie, ggf. chirurgische Exploration.

1.3.4 Obstipation

▶ **Definition.** Stuhlentleerung < 3 × wöchentlich bei in der Regel zu festem Stuhlgang.

▶ **Definition.**

Einteilung: Klinisch wird die Obstipation nach ihrer Dauer in eine **akute** (maximal 3 Monate) und eine **chronisch-funktionelle** (> 3 Monate) Obstipation unterteilt.

Klinische Einteilung: akute Obstipation (max. 3 Monate), **chronische** Obstipation (> 3 Monate).

▶ **Merke.** Setzt die Obstipation relativ unvermittelt ein und bleibt länger bestehen, muss an einen lumenobstruierenden Prozess im Kolon gedacht werden.

▶ **Merke.**

Epidemiologie: Obstipation ist eine Zivilisationskrankheit. Mit zunehmendem Lebensalter klagen immer mehr Patienten über zu harten Stuhl, Schmerzen bei der Defäkation oder Völlegefühl nach dem Stuhlgang. Ein unkontrollierter Laxanzienabusus unterhält zusätzlich diese Situation.

Epidemiologie: Mit zunehmendem Lebensalter klagen immer mehr Patienten über Obstipation.

Ätiopathogenese: Obstipation ist ein häufig vorkommendes Symptom und kann sehr vielfältige Ursachen haben (Tab. **E-1.14**).

Ätiopathogenese: Tab. **E-1.14**.

≡ E-1.14	Pathomechanismen der Obstipation und deren mögliche Ursachen
Störung	**mögliche Ursachen**
funktionell	verzögerte Kolonpassage und verminderte Rektumsensibilität auf physiologischen Dehnungsreiz bedingt durch: ballaststoffarme Kost, mangelnde Bewegung und Flüssigkeitsaufnahme, Unterdrückung des Defäkationsreizes, Reizdarm
mechanisch	z. B. Rektumkarzinom, Analkarzinom z. B. Uterus- oder Ovarialtumoren z. B. Fremdkörper z. B. entzündliche oder narbige Stenose (Morbus Crohn, stenosierende Divertikulitis)
endokrinologisch/ metabolisch	z. B. Hypothyreose, Hypokaliämie (Laxanzien!), Hyperkalzämie, Hyperparathyreoidismus, Gravidität
reflektorisch/ schmerzbedingt	z. B. Analfissur, Analabszess, Perianalthrombose
medikamentös	z. B. Opiate, Antidepressiva, Anticholinergika, aluminiumhaltige Antazida, Kalziumantagonisten, Nitrate, β-Blocker, Benzodiazepine
neurogen	z. B. Morbus Parkinson, diabetische autonome Polyneuropathie, Multiple Sklerose, Morbus Hirschsprung
psychogen	z. B. Anorexia nervosa, Depression, Bulimie
situativ	z. B. Reiseobstipation

Klinik: Die Stuhlfrequenz beträgt < 3/Woche. Der Stuhl ist oft hart und die Stuhlentleerung kann schmerzhaft sein.

Diagnostik: Bei der **Anamneseerhebung** sind auch Fragen nach begleitenden Symptomen (Blut im Stuhl, Gewichtsverlust) sowie die Medikamentenanamnese zu berücksichtigen. Neben einer **körperlichen Untersuchung** einschließlich Austastung des Rektums und einer **Laboruntersuchung** wird eine **Prokto-** und **Rektosigmoidoskopie** durchgeführt.

▶ Merke.

Therapie: Die symptomatische Behandlung der chronisch-habituellen Obstipation beinhaltet eine ausreichende Hydratation, Bewegung und Ballaststoffgabe. Eine Übersicht der Laxanzien gibt Tab. **E-1.15**.

Klinik: Neben seltenem Stuhlgang (per definitionem < 3/Woche) ist der Stuhl oft hart, wodurch meist ein starkes Pressen bei der Stuhlentlehrung notwendig wird. Die Stuhlentleerung kann schmerzhaft sein und ist ggf. von einem Gefühl der unvollständigen Entleerung begleitet.

Diagnostik: Die **Anamnese** umfasst Fragen zur Dauer der Obstipation, der Stuhlfrequenz und -konsistenz, begleitenden Symptomen (Blut im Stuhl, Gewichtsverlust) sowie die Medikamentenanamnese (Einnahme obstipierender Medikamente, Laxanziengebrauch). Die **körperliche Untersuchung** schließt die digitale Austastung des Rektums mit ein. Die **Laboruntersuchung** beinhaltet die Bestimmung von Elektrolyten, Glukose, Kreatinin und Schilddrüsenhormonen. Die endoskopische Diagnostik umfasst **Prokto-, Rekto-, Sigmoidoskopie** und ggf. ergänzend eine totale Koloskopie (v. a. bei älteren Patienten zur Karzinomfrüherkennung). Zur Spezialdiagnostik bei Verdacht auf neurogene Störungen gehören die anorektale Manometrie (Obstipierte zeigen eine verminderte Rektumsensibilität) und die Defäkografie. Die **Kolontransitzeit** (S. 525) gibt Auskunft darüber, wo die Transitstörung liegt.

▶ Merke. Bei über 90 % aller obstipierten Patienten lässt sich keine behandelbare ursächliche Grunderkrankung finden.

Therapie: Findet sich eine ursächliche Grunderkrankung, sollte diese kausal therapiert werden. Zu den möglichen, die Symptomatik bessernden Allgemeinmaßnahmen bei chronisch-habitueller Obstipation zählen: ausreichende Flüssigkeitszufuhr, Bewegung und die Behandlung mit Ballaststoffen (z. B. Weizenkleie) über 4–6 Wochen. Einen Überblick über mögliche Laxanzien gibt Tab. **E-1.15**.

E-1.15 Symptomatische Behandlung bei Obstipation

Wirkungsweise	Wirkstoffe	Bemerkungen
hydragoge („wassertreibende") Laxanzien* (führen zu einem erhöhten Wassereinstrom ins Darmlumen)	• Bisacodyl (z. B. Dulcolax) • Natriumpicosulfat (z. B. Laxoberal) • Antrachinone • Rhizinusöl	Anthrachinone führen zu einer Pseudomelanosis coli (braun-schwärzliche Verfärbung der Kolonschleimhaut).
osmotisch wirkende Laxanzien*: • salinische Laxanzien: Durch osmotische Wasserbindung wird der Stuhl weniger eingedickt. • Zucker: Synthetische Disaccharide aus Galaktose und Fruktose können im Darm kaum resorbiert werden und wirken laxierend.	• salinische Laxanzien: – Natriumsulfat (= Glaubersalz) – Magnesiumsulfat (= Bittersalz) • Zucker: – Laktulose – Sorbit	Synthetischer Zucker hat ein hohes Blähpotenzial.
Füll- und Quellmittel (führen über eine Volumenzunahme zu einer reflektorischen Peristaltikzunahme)	• z. B. Leinsamen, Weizenkleie, indischer Flohsamen	Gefahr der Bolusobstruktion bei ungenügender Flüssigkeitszufuhr Meteorismus, Flatulenz
stuhlaufweichende Mittel (vermengen sich mit dem Stuhl und wirken als Gleitmittel, gasfreisetzend, dadurch vermehrter Dehnungsreiz im Rektum)	• z. B. Paraffinöl • z. B. Lecicarbon	
Prokinetika (Serotoninrezeptor-Agonisten haben eine motilitätsfördernde und prokinetische Wirkung).	• Prucaloprid	

* Hydragoge und osmotisch wirkende Laxanzien eignen sich nicht für eine Dauertherapie.
Anmerkung: Polyethylenglycol + Elektrolyte werden primär zur Koloskopievorbereitung, aber auch bei bestimmten Formen der Obstipation (z. B. Morbus Parkinson) eingesetzt.

▶ Merke.

▶ Merke. Mit Ausnahme der Füll- und Quellmittel führen alle Laxanzien bei langfristiger Einnahme zu folgenden Nebenwirkungen: Störungen im Wasser- und Elektrolythaushalt (Hypokaliämie, Hyponatriämie, Hypokalzämie), Pigmentierung der Darmschleimhaut und Darmträgheit/Darmatonie.

1.3.5 Diarrhö

▶ **Definition.** Die **Diarrhö** ist durch eine häufige Stuhlentleerung (> 3 × tgl.) mit einem Stuhlgewicht > 200 g/d bei verminderter Stuhlkonsistenz (ungeformt bis wässrig) gekennzeichnet. Von **Steatorrhö** spricht man bei einer vermehrten Fettausscheidung mit dem Stuhl (> 7 g/d). Bei der **Pseudodiarrhö** ist die Stuhlfrequenz erhöht, Konsistenz und Stuhlgewicht sind jedoch normal.

Einteilung: Klinisch wird die Diarrhö nach ihrer Dauer unterteilt in eine **akute Diarrhö** (max. 3 Wochen) und eine **chronische Diarrhö** (> 3 Wochen).

Pathogenese: s. Tab. **E-1.16**.

▶ **Merke.** Die osmotische Diarrhö sistiert unter Nahrungskarenz (Fastentest), während die sekretorische Diarrhö persistiert.

E-1.16 Pathomechanismen der Diarrhö und mögliche Ursachen

Formen*	Pathogenese	mögliche Ursache
osmotische Diarrhö	Störung des osmotischen Gradienten zwischen Darmlumen und Darmwand durch Ansammlung größerer Mengen nicht resorbierbarer, osmotisch aktiver Substanzen im Darmlumen → erhöhte osmotische Lücke s. Exkurs (S. 471)	• Einnahme magnesiumhaltiger Magenschutz- oder Abführmittel (z. B. Magnesiumsulfat) • Einnahme größerer Mengen nicht resorbierbarer Zuckeraustauschstoffe (z. B. Xylit, Sorbit, Laktulose) • intestinaler Disaccharidasemangel (z. B. Laktoseintoleranz (S. 534), Fruktoseintoleranz) • Sprue (S. 527), Morbus Whipple (S. 530) • Pankreasinsuffizienz (S. 659)
sekretorische Diarrhö	gesteigerte Wasser- und Elektrolytsekretion fehlende osmotische Lücke im Stuhlwasser	• Laxanzien (z. B. Anthrachinone, Bisacodyl, Rhizinusöl) • Enterotoxine (z. B. Infektion mit ETEC (s. S. 1061), Rotaviren, Noroviren, s. S. 1102) • Gallensäuren (z. B. Gallensäurenverlust-Syndrom (S. 532)) • Hormone (z. B. Serotonin bei Karzinoidsyndrom, s. S. 535; Gastrin bei Zollinger-Ellison-Syndrom, VIPom)
entzündliche/ exsudative Diarrhö	Mukosaschäden durch Entzündungen und Ulzerationen führen zu einer vermehrten Exsudation von Schleim, Eiweiß und Blut	• chronisch-entzündliche Darmerkrankungen (z. B. Morbus Crohn, Colitis ulcerosa, s. S. 545) • Kolonkarzinom (S. 560) • bakteriell-parasitär (z. B. Salmonellen, Shigellen, Lamblien, Amöben)
Diarrhö durch Motilitätsstörung	gesteigerte Darmmotilität (mit zu schneller Nahrungspassage und verkürzter Resorptionszeit) oder verlangsamte Darmmotilität (mit bakterieller Überbesiedlung des Darms)	• Hyperthyreose (S. 751) • Karzinoid (S. 535) • Reizdarmsyndrom (S. 543) • postoperativ (z. B. Postvagotomie-Syndrom, nach Magenresektion) • diabetische Enteropathie (autonome Neuropathie)

* Die einzelnen Formen treten auch in Kombination auf.

Ätiologie: Bei den Ursachen ist die akute von der chronischen Diarrhö zu unterscheiden (Tab. **E-1.17**).

E-1.17 Ursachen der akuten und chronischen Diarrhö (Auswahl)

Ursachen	wesentliche diagnostische Hinweise/Maßnahmen
akute Diarrhö	
infektiöse Ursachen:	
bakteriell: z. B. Enteritis-Salmonellen, Campylobacter jejuni, Shigellen, EHEC	Erregernachweis im Stuhl
viral: z. B. Rotaviren, Noroviren	Erregernachweis im Stuhl
toxische Ursachen:	
Lebensmittelvergiftungen (Enterotoxine, insbesondere Staph. aureus)	Anamnese, klinisches Bild, ggf. Toxinnachweis
Pilzvergiftung	Anamnese (ggf. Diagnose an erhaltenen „Restpilzen")
Urämie	Kreatinin, Harnstoff

E-1.17 Ursachen der akuten und chronischen Diarrhö (Auswahl) (Fortsetzung)

Ursachen		wesentliche diagnostische Hinweise/Maßnahmen
Medikamente:		
pseudomembranöse Kolitis (antibiotikaassoziierte Kolitis)		Anamnese, Stuhlkultur auf Clostridium difficile inklusive Toxinnachweis (Antibiotikum absetzen) – Rektosigmoidoskopie
Einnahme von z. B. Laxanzien, Zytostatika		Anamnese (Diarrhö sistiert nach Absetzen des jeweiligen Medikaments)
allergische Ursachen:		
Nahrungsmittelallergien (z. B. Erdbeeren, Kiwi, Fisch oder Meeresfrüchte)		Anamnese (Durchfälle nach bestimmten Nahrungsmitteln), häufig begleitende Hauterscheinungen (z. B. Urtikaria), ggf. Auslass- oder Expositionsversuch
psychische Ursachen:		
Angstzustände (z. B. Examensangst)		Anamnese
chronische Diarrhö		
funktionelle Ursache:		
Reizdarmsyndrom		Anamnese (oft über Jahre, meist jüngere Menschen in gutem AZ und EZ – Ausschlussdiagnose!)
infektiöse Ursachen:		Erregernachweis in Stuhl und Gewebeproben (Biopsie)
Yersiniose, Campylobacter-Enteritis, Amöbiasis		Kultur, Serologie, mikroskopische Stuhluntersuchung
entzündliche Ursachen:		
Colitis ulcerosa		Koloskopie
Morbus Crohn		Ileokoloskopie
Divertikulose		Koloskopie (Röntgen-Doppelkontrast/KE)
Divertikulitis		Sonografie, CT (evtl. Koloskopie)
Parasitosen		Stuhluntersuchung auf Parasiten und Wurmeier
Tumoren:		
familiäre adenomatöse Polypose (FAP)		Koloskopie
Karzinom (v. a. Kolonkarzinom)		Koloskopie
Malassimilationssyndrome:		
■ **Maldigestion:**	– chronische Pankreatitis	Chymotrypsin, Elastase im Stuhl
	– Gallensäurenverlust-Syndrom	^{15}SeHCAT-Test
	– Mukoviszidose	Schweißtest
	– biliäre Zirrhose	AMA
	– Verschlussikterus	Bilirubin, alkalische Phosphatase, Sonografie
■ **Malabsorption:**	– Sprue	ÖGD mit Dünndarmbiopsie (Zottenatrophie), Transglutaminase-Antikörper
	– Morbus Whipple	ÖGD mit Dünndarmbiopsie (PAS-positive Makrophageneinschlüsse)
	– Amyloidose	tiefe Rektumbiopsie (Nachweis in der Submukosa)
	– Durchblutungsstörungen	Dopplersonografie, Angio-CT, MRT, (Angiografie)
Nahrungsmittelintoleranz:		
Laktoseintoleranz		Laktose-Toleranztest
endokrine Ursachen:		
Hyperthyreose		Labor (TSH-basal)
Karzinoid		Bestimmung des Serotonins und der 5-Hydroxyindolessigsäure (5-HIES) im 24-h-Urin
Gastrinom		Bestimmung von Gastrin
diabetische Enteropathie		Anamnese, Bestimmung des HbA$_{1c}$, Manometrie
Medikamente:		
Antibiotika, magnesiumhaltige Antazida, Digitalis, Laxanzien		Anamnese (Sistieren der Diarrhö nach Absetzen des Medikaments?)
weitere Ursachen:		
AIDS		Nachweis von HIV-Antikörpern
Kurzdarmsyndrom		Anamnese (OP-Protokolle)
Postvagotomiesyndrom		Anamnese

E 1.3 Leitsymptome bei Erkrankungen des Magen-Darm-Traktes

Diagnostik: Da die **akute Diarrhö** in der Regel leicht und selbstlimitierend verläuft, sind meistens keine weitergehenden diagnostischen Maßnahmen erforderlich. Schwerere und länger dauernde Verläufe (z. B. Gefahr der Dehydratation) stellen jedoch, insbesondere auch in Verbindung mit Begleiterscheinungen (z. B. fieberhaft, blutig), eine Indikation zur weiteren diagnostischen Abklärung dar (Tab. **E-1.18** und Tab. **E-1.19**).

Diagnostik: Die **akute Diarrhö** verläuft in der Regel selbstlimitierend und bedarf nur der Basisdiagnostik (Tab. **E-1.18**). Indikationen für weiterführende diagnostische Maßnahmen zeigt Tab. **E-1.19**.

E-1.18 Diagnostisches Vorgehen bei akuter Diarrhö

Basisdiagnostik		Bemerkungen
Anamnese	- Krankheitsbeginn (z. B. Dauer der Symptome, nach Nahrungsaufnahme, Auslandsaufenthalt, Umgebungserkrankungen)? - Begleiterscheinungen (z. B. Bauchschmerzen, Erbrechen, Fieber, Gewichtsverlust)? - Stuhlbeschaffenheit (wässrig, schleimig, blutig)? - Stuhlfrequenz? Stuhlmenge? - Zeitpunkt der Defäkation (z. B. nachts)? - Medikamenteneinnahme (z. B. Antibiotika)?	Fieber und Erbrechen treten typischerweise bei akut-entzündlichen Diarrhöen auf (z. B. Enteritis-Salmonellen oder Campylobacter jejuni). Diarrhöen aus dem Schlaf heraus mit Blutbeimengungen oder begleitendem Gewichtsverlust sind zügig abzuklären.
körperliche Untersuchung	- abdominaler Tastbefund (z. B. Resistenzen, Abwehrspannung?) - Hydratationszustand (Exsikkose?)	
weiterführende Diagnostik		
mikrobiologische Stuhluntersuchung	z. B. bei Fieber > 38,5 °C, blutigen Diarrhöen, Diarrhö unter Antibiotikaeinnahme (V. a. pseudomembranöse Kolitis)	zunächst „Fahndung" nach den häufigsten Erregern (Campylobacter, Clostridium difficile und Enteritis-Salmonellen)
Blutkulturen	bei Fieber > 38,5 °C	
Abdomensonografie	bei starken abdominalen Schmerzen, blutigen und fieberhaften Diarrhöen	
Koloskopie	sofern blutige Diarrhöen durch o. g. diagnostische Maßnahmen nicht abgeklärt werden konnten, bzw. bei V. a. mikroskopische Kolitis (z. B. Kollagenkolitis)	

E-1.19 Indikationen für eine weiterführende Diagnostik bei akuter Diarrhö

klinische Kriterien:	weitere Kriterien:
- Persistenz der Diarrhö > 2 Tage - Fieber > 38,5 °C - Dehydratationserscheinungen - Blut- oder Eiterbeimengungen im Stuhl - starke abdominale Schmerzen	- Patienten > 70 Jahre bzw. Kleinkinder - immungeschwächte Personen - Umgebungserkrankungen - Z. n. Auslandsaufenthalt - Beschäftigte in lebensmittelrelevanten Bereichen/Gesundheitswesen

Für das diagnostische Vorgehen bei **chronischer Diarrhö** lässt sich aufgrund der Vielzahl an Differenzialdiagnosen kein festes Schema aufstellen, vielmehr kommt es auf das diagnostische Geschick des Arztes an. Eine ausführliche und gezielte Anamnese kann erste Hinweise auf eine mögliche Verdachtsdiagnose geben (Tab. **E-1.20**). Eine der wichtigsten orientierenden Maßnahmen ist die Stuhlinspektion. Die wesentlichen Informationen, die daraus gewonnen werden können, sind in Tab. **E-1.21** zusammengefasst. Für die **weiterführende Diagnostik** stehen zahlreiche Untersuchungen zur Verfügung, die je nach Verdachtsdiagnose zum Einsatz kommen können. Dazu zählen u. a. Blutuntersuchungen (z. B. Blutbild, Eiweiß, Elektrolyte, alkalische Phosphatase, Serumeisen, fT_3, fT_4), Laktose- und Fruktosetoleranztest, Abdomenleeraufnahme (Pankreasverkalkungen?), Abdomensonografie, Magen-Darm-Passage, Endoskopie mit Biopsie, Stuhltests (z. B. Chymotrypsin/Elastase im Stuhl).

Für die Diagnostik der **chronischen Diarrhö** gibt es aufgrund der Vielzahl an Differenzialdiagnosen kein festes Schema. Wichtig im Rahmen der **Basisdiagnostik** sind eine gezielte Anamnese (Tab. **E-1.20**) und die Stuhlinspektion (Tab. **E-1.21**). Für die **weiterführende Diagnostik** stehen zahlreiche Untersuchungen zur Verfügung, u. a. Blutuntersuchungen, Atemtests, Röntgen, Endoskopie.

▶ **Exkurs.** **Stuhlosmolalität:** Unter normalen Bedingungen ist der Stuhl im Dickdarm **isoton** (Stuhlosmolalität 290 mosmol/l). Dies ist durch die Elektrolyte Na^+, K^+, Cl^- und HCO_3^- bedingt und lässt sich durch das Produkt Na^+ und $K^+ \times 2$ grob abschätzen. Als **osmotische Lücke** wird der Unterschied zwischen der auf diese Weise geschätzten und der im Labor direkt gemessenen Osmolalität des Stuhls bezeichnet (osmotische Lücke = 300 mosmol/l − [(cNa^+) + (cK^+)] × 2). Diese liegt normalerweise unter 50 mosmol/kg. Ist die osmotische Lücke erhöht, deutet dies auf eine osmotische Diarrhö hin, z. B. bei Malabsorption, oder auf die Einnahme osmotischer Laxanzien.

▶ **Exkurs.**

E-1.20 Anamnestische Hinweise bei chronischer Diarrhö

Dauer seit Kindheit	Mukoviszidose (mit Bronchitis), Zöliakie (seit „Breialter")
Körpergewicht	konstant bei funktioneller Diarrhö
Wechsel Obstipation/Diarrhö	Reizdarmsyndrom, diabetische Neuropathie, Divertikulitis, Karzinom, Darmstenosen
nächtliche Diarrhö	fast immer organisch
Fieber	Morbus Crohn, Colitis ulcerosa, Tuberkulose, Amöbiasis, malignes Lymphom
Flush und Asthma	Karzinoid
Arthritis	Morbus Crohn, Colitis ulcerosa, Morbus Whipple
Neuropathie	Diabetes mellitus, chronischer Alkoholabusus, Amyloidose
peptische Ulzera	Zollinger-Ellison-Syndrom
Auslandsaufenthalte	Protozoen, tropische Sprue, Salmonellosen
Medikamente	Laxanzien, Cholestyramin, Biguanide
Unverträglichkeiten	Laktose- und Fruktoseintoleranz
Zustand nach Bestrahlung	Strahlenenteritis, Strahlenkolitis
Operationen	Resektion von Magen und Dünndarm, Vagotomie

E-1.21 Stuhlbeschaffenheit bei nicht infektiös bedingter chronischer Diarrhö

Fettstühle (Steatorrhö)	▪ **mit abdominalen Beschwerden:** chronische Pankreatitis, Pankreaskarzinom, Morbus Crohn ▪ **ohne Schmerzsymptomatik:** Lymphangiektasien, malignes Lymphom, Sprue, Morbus Whipple, Diabetes mellitus, Mukoviszidose ▪ **acholische Diarrhö:** Verschlussikterus, intrahepatische Cholestase, biliäre Zirrhose
wässrige Diarrhö	▪ funktionelle Diarrhö, Verner-Morrison-Syndrom (WDAH-Syndrom, VIPom), villöses Adenom
schleimige Diarrhö	▪ **mit Tenesmen:** Colon irritabile, Enteritis regionalis Crohn
blutig-schleimige Diarrhö	▪ **mit Fieber, Leukozytose, Tenesmen:** Colitis ulcerosa, Divertikulitis ▪ **gelegentlich Blutbeimengungen:** kolorektales Karzinom, familiäre adenomatöse Polyposis (FAP)
uncharakteristische Stühle	▪ **mit Koliken und Meteorismus:** Laktoseintoleranz ▪ **unter medikamentöser Therapie:** Abführmittel, Antibiotika, Cholestyramin, Zytostatika

Therapie: symptomatische Therapie in Form von Nahrungskarenz bzw. leichter Kost, Elektrolytsubstitution, ausreichende Flüssigkeitszufuhr, ggf. Loperamid. Eine Übersicht der Antidiarrhoika gibt Tab. **E-1.22**.

Therapie: Die **symptomatische** Therapie besteht in Nahrungskarenz bzw. leichter Kost bei ausreichender Flüssigkeitszufuhr (bei Exsikkose intravenös inklusive Elektrolytsubstitution); in Verbindung mit Loperamid führt dies in der Regel rasch zum Sistieren der Durchfälle. Die WHO empfiehlt eine Lösung bestehend aus 2 Esslöffeln Rohrzucker und 1 Teelöffel Kochsalz auf 1 l Wasser (z. B. Elotrans, Oralpädon), da Glukose den Natriumeinstrom in die Enterozyten fördert. Eine Übersicht der Antidiarrhoika gibt Tab. **E-1.22**.

▶ Merke.

▶ Merke. Während die akute Diarrhö meist selbstlimitierend verläuft, erfordert die chronische Diarrhö je nach Grunderkrankung oft eine spezifische Therapie.

E-1.22 Übersicht der Antidiarrhoika zur symptomatischen Therapie bei Diarrhö

Wirkstoffgruppen/Wirkstoffe	Wirkung	Kommentar
adsorbierende Mittel z. B. Kohle-Kompretten, Kaolin, Siliziumdioxid, Pectin, Tannin	Adsorption von Toxin und Bakterien und Ausscheidung mit dem Stuhl	bei infektiöser Diarrhö Wirkung fraglich
Opioide z. B. Loperamid (z. B. Imodium), Codein, Tinctura opii (Morphingehalt 1 %)	Hemmung der propulsiven Peristaltik und Reduktion der Flüssigkeitssekretion	Loperamid: Standardmedikament für alle Diarrhöformen, keine zentrale Wirkung Codein spielt aufgrund der Suchtgefahr für die chronische Diarrhö nur eine untergeordnete Rolle.
Gallensäurebinder z. B. Cholestyramin (z. B. Quantalan)	Bindung von Gallensäuren durch Ionenaustauscherharz und Ausscheidung mit dem Stuhl	Mittel der Wahl bei chologener Diarrhö bei Diarrhö durch Vagotomie, bei diabetischer Polyneuropathie
Somatostatin-Analogon z. B. Octreotid	Absorptionsförderung, Hemmung der Hormonwirkung und der Darmmotilität	Diarrhö bei endokrinen Tumoren
Pankreasfermentpräparate z. B. Kreon, Panzytrat	Fermentsubstitution	bei pankreatogener Diarrhö
Antibiotika z. B. Tetrazyklin	Reduktion der „Darmflora"	indiziert bei bakterieller Fehlbesiedlung (Syndrom der blinden Schlinge), evtl. bei diabetischer Diarrhö kontraindiziert bei EHEC (Gefahr des akuten Nierenversagens)

1.3.6 Blut im Stuhl

Formen:
- **Teerstuhl (Meläna):** schwarz verfärbter, klebriger, glänzender Stuhl (die Schwarzfärbung ist durch den bakteriellen Abbau des Blutes bedingt)
- **frische rote Darmblutung (Hämatochezie):** peranaler Abgang frischen Blutes (Blutauflagerung)
- **okkulte Blutung:** makroskopisch unsichtbare Blutung, die mithilfe von Teststreifen nachgewiesen werden kann.

Ätiologie: Die Ursachen für Blut im Stuhl sind äußerst vielfältig. Im Rahmen **okkulter Blutungen,** die in der Regel auf geringe Blutverluste von < 10 ml/Tag hinweisen, kommen Blutungsquellen ausgehend vom Oropharynx bis zur Analregion infrage (Abb. **E-1.2**).
Frisches Blut im bzw. auf dem Stuhl findet sich typischerweise bei unteren GI-Blutungen (z. B. Hämorrhoiden), in 10 % aber auch bei massiver oberer GI-Blutung (S. 574).
Teerstuhl entsteht bei Blutungen > 100 ml/Tag und Fermentierung des Blutes im Darm von > 5 Stunden, daher ist Teerstuhl meist Zeichen einer oberen GI-Blutung (S. 574). Bei träger Darmpassage kann er aber auch bei Blutungen aus tieferen Darmabschnitten auftreten.

▶ **Merke.** Die Blutungsform (Meläna, Hämatochezie oder okkulte Blutung) erlaubt keinen sicheren Rückschluss auf die Blutungslokalisation; bei allen Formen kann es sich sowohl um eine obere als auch um eine untere gastrointestinale Blutung handeln.

⊙ **E-1.2** Mögliche Ursachen bei okkultem Blut im Stuhl

- Nasenbluten, Zahnfleischbluten
- Ösophagitis, Paraösophagealhernie
- erosive Gastritis, blutendes Ulkus, Magenkarzinom
- Divertikulitis, Darmpolypen, kolorektales Karzinom, Colitis ulcerosa
- Sprue, infektiöse Enteritis, Morbus Crohn, Dünndarmtumoren
- **weiteres:** Angiodysplasien, Medikamente (z. B. NSAR)

Diagnostik: Die **Basisdiagnostik** umfasst Anamnese (z. B. Fragen nach Begleitsymptomen, Vorerkrankungen, Medikamenteneinnahme), klinische Untersuchung (wie Inspektion Oropharynx, rektale Untersuchung: Blut am Fingerling?) und Labor-Screening (Hb, Serumeisen, Ferritin, Gerinnungsparameter). Bei V. a. eine obere und/oder untere GI-Blutung wird eine **Ösophagogastroduodenoskopie bzw. eine Rektosigmoidoskopie** oder **Ileokoloskopie** durchgeführt. Ist die Diagnose anhand dieser Maßnahmen nicht zu stellen, werden weiterführende diagnostische Maßnahmen (z. B. Kapselendoskopie, Mesenterikografie, Doppelballon-Enteroskopie) notwendig.

▶ Merke. Nach Einnahme bestimmter Medikamente (z. B. Eisen, Kohle, Wismut) bzw. Lebensmittel (z. B. Spinat, Heidelbeeren) kann es zu einer harmlosen Schwarzfärbung des Stuhls kommen.

Therapie: Die Therapie hat sich nach der Ursache zu richten.

1.4 Leitsymptome bei Erkrankungen des Anorektums

1.4.1 Pruritus ani

▶ Definition. Nur ein **persistierender** perianaler Juckreiz ist pathologisch. Er führt infolge Schlaflosigkeit und Übermüdung häufig zu Nervosität und Reizbarkeit.

Ätiologie und Klinik: Ekzembedingter Juckreiz führt häufig zu sichtbaren Kratzeffekten. Juckreizfördernd wirken eine erhöhte Hautdurchblutung und Fieber. Ferner können ein Trichteranus, Adipositas, eine Ektoparasitose oder mangelnde Analhygiene eine juckreizverursachende Perianitis bedingen (Tab. **E-1.23**).

Diagnostik: Eine perianale Mykose (Candida albicans) sollte durch eine Pilzkultur ausgeschlossen werden. Sie ist nicht selten durch eine externe oder interne Kortikosteroidapplikation bedingt. Probeexzision, Bakteriologie, Abklatschpräparate auf Oxyuren, Lues-Serologie und Blutbild (Eosinophilie) ergänzen die endoskopische Diagnostik.

Therapie: Pruritus ani ist häufig Ausdruck einer mangelhaften Analhygiene. Eine gründliche **Reinigung** nach Defäkation sowie **Sitzbäder** (z. B. in Eichenrindenextrakt) schaffen daher Erleichterung. Ansonsten sind auslösende Ursachen zu beseitigen.

E-1.23 Ursachen des Pruritus ani

systemische Erkrankungen	Parasitosen (z. B. Oxyuren), Tuberkulose, Lues, Diabetes mellitus, Gicht, Leukämie, Diarrhö (z. B. Morbus Crohn, Colitis ulcerosa), Ikterus
lokalisierte anorektale Erkrankungen	Hämorrhoiden, Analfisteln, Analfissuren, Mariksen, Condylomata acuminata, Condylomata lata, Analkarzinome, Morbus Paget, Morbus Bowen, Anal- oder Rektumprolaps, radiogene Proktitis/Anitis
Dermatosen	Hyperhidrosis, Mykosen, Erythrasma, Psoriasis (isomorpher Reizeffekt), toxisches Exanthem (z. B. Seife), lang dauernde lokale Kortikoidtherapie
Allergien	Arzneimittel (z. B. Laxanzien, Salben), Nahrungsmittel (z. B. Gewürze), Parfümstoffe (z. B. Intimspray, Toilettenpapier)
psychogene Erkrankungen	Depressionen, Anorektalphobie, Analneurose
Besonderheiten	wollene Unterwäsche, Trichteranus

▶ Merke. Kortisonhaltige Salben erleichtern die Entwicklung einer Mykose und sollten daher nicht zur Anwendung kommen.

1.4.2 Analinkontinenz (Stuhlinkontinenz)

▶ Definition. Eine Analinkontinenz führt zu einer Stuhlinkontinenz verschiedener Schweregrade. Stuhlinkontinenz bezeichnet die Unfähigkeit, den Stuhl bis zur willentlichen Defäkation zurückzuhalten. Bis zu 3 % der Bevölkerung klagen über einen unfreiwilligen Stuhlabgang.

Ätiologie: Eine Störung des Kontinenzorgans kann auf verschiedenen Ebenen erfolgen. Ursächlich kann z. B. eine Überlaufinkontinenz sein, z. B. bei Einnahme von Ballaststoffen ohne ausreichende Flüssigkeitszufuhr, wodurch es zu einer vermehrten Flüssigkeitsabsonderung auf den Dehnungsreiz hin kommt. Weiterhin können eine muskuläre Schädigung, eine Zerebralsklerose, eine chronische Durchfallerkrankung oder ein Verlust sensibler Rezeptoren (Whitehead-Anus nach Operation) zugrunde liegen (Weiteres s. Tab. **E-1.24**).

E-1.24 Ursachen der Analinkontinenz

funktionell	idiopathische Inkontinenz, Rektumprolaps, Diarrhö, Colon irritabile, Laxanzienabusus, Überlaufinkontinenz
neurologisch	vaskuläre und degenerative Erkrankungen des ZNS, Multiple Sklerose, Querschnittlähmung, Diabetes mellitus, Tabes dorsalis, Kompression der Cauda equina
entzündlich	Morbus Crohn, Colitis ulcerosa, venerische Infektionen, Fisteln, Strahlenproktitis
traumatisch	Dammriss, Operationen (Karzinom, Hämorrhoiden 3. Grades, Fisteln, Abszesse, Fissuren, Colitis ulcerosa), Korrektur kongenitaler Defekte (Morbus Hirschsprung, Atresien), Pfählungsverletzungen, Beckenringfrakturen
neoplastisch	Analkarzinom, Rektumkarzinom
ischämisch	ischämische Proktitis
kongenital	Atresien, Meningomyelozele
myopathisch	Dystrophia myotonica, Dermatomyositis, hyperthyreote Myopathie

Klinik: Man unterscheidet folgende **Schweregrade** der Stuhlinkontinenz:
- **Grad I:** unkontrollierter Abgang von Winden
- **Grad II:** unkontrollierter Abgang von flüssigem Stuhl
- **Grad III:** unkontrollierter Abgang von festem Stuhl.

Eine Sonderform ist das isolierte Stuhlschmieren (Abgang geringster Stuhlmengen). Das Urge-Symptom beschreibt die Notwendigkeit zum sofortigen Toilettengang bei Stuhldrang.

Diagnostik: Zur Basisdiagnostik zählen Anamnese, körperliche Untersuchung (einschließlich rektal-digitaler Untersuchung und Beurteilung des Sphinktertonus), Prokto-/Rekto-/Sigmoidoskopie und Analmanometrie. Defäkografie und MRT des Sphinkterapparates kommen je nach Verdacht ergänzend hinzu.

Therapie: Die Allgemeinmaßnahmen umfassen Stuhlregulierung und pflegerische Maßnahmen. Antidiarrhoika wie Loperamid erhöhen den Tonus des M. sphincter ani internus. Beckenbodengymnastik und Elektrostimulation sind weniger überzeugend als das Biofeedback-Training, das der Kräftigung der Willkürkontraktion des M. sphincter ani externus dient. Alternativ sind chirurgische Verfahren zur Wiederherstellung der Sphinkterfunktion in Erwägung zu ziehen.

Klinik: Schweregrade der Stuhlinkontinenz:
- **Grad I:** Winde
- **Grad II:** flüssiger Stuhl
- **Grad III:** fester Stuhl.

Diagnostik: Anamnese, körperliche Untersuchung, ggf. Prokto-/Rekto-/Sigmoidoskopie, Analmanometrie.

Therapie: Allgemeinmaßnahmen: Stuhlregulierung und pflegerische Maßnahmen. Loperamid und Biofeedback-Training dienen der Kräftigung des M. sphincter ani externus.

2 Ösophagus

2.1	Anatomie und Physiologie	476
2.2	Diagnostische Methoden	477
2.3	Funktionelle Motilitätsstörungen	478
2.4	Refluxkrankheit des Ösophagus (GERD)	482
2.5	Hiatushernie	486
2.6	Mallory-Weiss- und Boerhaave-Syndrom	487
2.7	Ösophagusdivertikel	488
2.8	Ösophaguskarzinom	489

2.1 Anatomie und Physiologie

2.1 Anatomie und Physiologie

Anatomie: Der ca. 25 cm lange Ösophagus reicht vom Ringknorpel bis zur Kardia. Die Auskleidung der Speiseröhre mit **Plattenepithel** reicht bis zur **Ora serrata** (Z-Linie), der Grenze zum Zylinderepithel des Magens.

Die 3 **physiologischen Engen** des Ösophagus zeigt Abb. **E-2.1**.

Anatomie: Der ca. 25 cm lange Ösophagus beginnt in Höhe des Ringknorpels und endet an der Kardia. Der Ösophagus ist bis zur sog. **Ora serrata** (Z-Linie) mit **Plattenepithel** ausgekleidet; die Ora serrata stellt den Übergang zum Zylinderepithel der Kardia dar, sie verläuft 2–3 cm oberhalb der anatomischen Kardia und ist, insbesondere bei einer axialen Hernie, als ringförmige Struktur (Schatzki-Ring) ausgebildet. Die Wand des Ösophagus besteht aus der Mukosa, Submukosa, Muskularis und Adventitia, im Gegensatz zu den anderen Abschnitten des Gastrointestinaltraktes fehlt dem Ösophagus der Serosaüberzug.

Als **physiologische Engen** werden der Ösophagusmund (oberer Ösophagussphinkter), die **leichte Einengung in Höhe des Aortenbogens** und der **untere Ösophagussphinkter** bezeichnet (Abb. **E-2.1**).

⊙ E-2.1 Physiologische Engen des Ösophagus und mögliche Ursachen einer ösophagealen Dysphagie

a Physiologische Engen.
b Mögliche Ursachen einer ösophagealen Dysphagie.

Physiologie: Peristaltik und Antirefluxmechanismen: Primäre Aufgabe der Speiseröhre ist der aktive Transport der Nahrung, auch gegen die Schwerkraft, in den Magen (**gerichtete = primäre Peristaltik**). Bei einer Reihe von funktionellen Erkrankungen ist die gerichtete Peristaltik gestört, wobei der Übergang zu organischen Läsionen fließend ist, wenn das Prinzip der „Einbahnstraße" verlassen wird. Sekundäre und tertiäre Peristaltik sind nicht durchlaufend und tragen nicht zur **ösophagealen Clearance** (Transport von Säurereflux wieder zurück in den Magen) bei. Die Kardiamuskulatur verhindert als funktioneller Sphinkter physiologischerweise einen Reflux von Mageninhalt in die Speiseröhre.

2.2 Diagnostische Methoden

2.2.1 Anamnese

Wichtige anamnestische Fragen bei V. a. eine Ösophaguserkrankung sind: Einschluckstörung? Dysphagie? Schmerzen?
Normalerweise spürt der Patient die Nahrungspassage in der Speiseröhre nicht. Kommt es zum „Verschlucken", liegt meist eine **„Einschluckstörung"** in Höhe des Ösophagusmundes vor. Hat der Patient das Gefühl, dass die Nahrungspassage nach dem Schluckakt nicht glatt erfolgt (**Dysphagie**), ist das Speiseröhrenlumen eingeengt. **Schmerzen** bei der Nahrungspassage oder zwischen den Mahlzeiten sind ein wichtiger Hinweis auf Motilitätsstörungen. Von der Umwelt wahrgenommener Mundgeruch kann ebenso wie eine verlängerte Nahrungsaufnahme bei den Mahlzeiten oder eine Nahrungsumstellung von fester über breiige zu flüssiger Kost Hinweis auf eine Stase der Nahrung in der Speiseröhre sein. Jede anhaltende Störung der Ösophaguspassage geht mit einem Gewichtsverlust einher.

2.2.2 Apparative Diagnostik

Ösophagoskopie

Prinzip und Indikationen: Endoskopische Inspektion des Ösophagus im Rahmen der Ösophagogastro-Duodenoskopie (ÖGD) und ggf. Entnahme von Gewebeproben mittels Zange bei V. a. Refluxkrankheit, Ösophagus- bzw. Kardiakarzinom, Odynophagie. Röntgenuntersuchungen (s. u.) sind indiziert, wenn eine ÖGD unmöglich ist (z. B. Stenose) oder zusätzliche Informationen erwartet werden (z. B. Fistel).

Barium-Breischluck (Ösophagusbreipassage)

Prinzip: Darstellung des Schluckaktes der tubulären Speiseröhre und des gastroösophagealen Übergangs mit Bariumsulfat (röntgenpositives Kontrastmittel) im Liegen, Stehen und in Kopftieflage (= Einfachkontrast), eventuell ergänzt durch eine Buscopan-Hypotonie (durch die i. v. Gabe von Buscopan wird die Peristaltik gehemmt und die glatte Muskulatur weit gestellt). Beim Doppelkontrast werden Luft und CO_2 (röntgennegative Kontrastmittel) zugesetzt, um das Schleimhautrelief besser darstellen zu können.

Indikationen: Schluckstörungen, V. a. Ösophagus- oder Kardiakarzinom, Kardiomegalie, Achalasie (s. Abb. **E-2.2**, S. 479).

▶ **Merke.** Bei Verdacht auf Perforation oder Fistel ist die Anwendung von Barium oder nicht resorbierbarem Kontrastmittel kontraindiziert!

Gastrografinschluck

Prinzip und Indikationen: Darstellung des Ösophagus mit wasserlöslichem Kontrastmittel. Bei Schluckstörungen, insbesondere bei V. a. ösophagotracheale Fistel bzw. bei Z. n. Bougierung oder Dilatation zum Ausschluss einer Perforation.

2.2.3 Sphinkterfunktionsdiagnostik

2.2.3 Sphinkterfunktionsdiagnostik

E-2.1 Sphinkterfunktionsuntersuchungen

Untersuchung	Prinzip	Indikationen	typische Befunde
Ösophagusmanometrie (inkl. Mehrpunktmanometrie [mehrere Sondenöffnungen], Durchzugsmanometrie)	Messung der ösophagealen Druckabläufe mittels mehrerer, zu einer Sonde zusammengefasster Katheter von etwa 5 mm Durchmesser. Der Katheter mit mehreren Öffnungen wird in Abständen von etwa 0,5–1 cm aus dem Magen durch die Sphinkterregion in die Speiseröhre zurückgezogen (Durchzugsmanometrie). Die registrierten Drücke werden durch einen Druckwandler in elektrische Signale umgewandelt.	Dysphagie nach Ausschluss einer organischen Stenose Brustschmerz nach Ausschluss einer kardialen Ursache Achalasie vor und nach pneumatischer Kardiadehnung vor Antireflux-Operationen	z. B. erhöhter Sphinkterdruck bei Achalasie erniedrigter Sphinkterdruck bei Sklerodermie fehlende Peristaltik im oberen Ösophagusdrittel bei Dermatomyositis
Ösophagus-pH-Metrie	Messung der intraösophagealen pH-Werte kontinuierlich über 24 h (24-h-pH-Metrie), über eine pH-Elektrode, die 5 cm oberhalb der Kardia platziert wird. Die Daten werden mithilfe eines batteriebetriebenen tragbaren Aufzeichnungsgerätes gespeichert	Nachweis einer Refluxkrankheit bei negativer Endoskopie V. a. nächtliche Aspiration fehlendes Ansprechen auf eine PPI-Therapie	Pathologisch ist ein pH-Wert < 4 während > 5 % der Messzeit.

2.3 Funktionelle Motilitätsstörungen

2.3.1 Achalasie

2.3 Funktionelle Motilitätsstörungen

2.3.1 Achalasie

▶ **Definition.**

▶ **Definition.** Fehlen der schluckreflektorischen Erschlaffung des unteren Ösophagussphinkters bei erhöhtem Ruhedruck und Fehlen einer gerichteten Peristaltik.

Epidemiologie: Die Achalasie ist selten.

Epidemiologie: Der Häufigkeitsgipfel liegt zwischen dem 40.–50. Lebensjahr.

Ätiopathogenese: Neuromuskuläre Erkrankung der gesamten Speiseröhre, die auf eine partielle parasympathische Denervierung des Plexus myentericus (Auerbach) zurückzuführen ist. Die Ätiologie der **primären Achalasie** ist unklar, eine **sekundäre Achalasie** findet sich z. B. bei der Chagas-Krankheit und gelegentlich beim Kardiakarzinom (Tab. **E-2.2**).

Ätiopathogenese: Der Achalasie liegt eine neuromuskuläre Erkrankung der gesamten Speiseröhre zugrunde, die auf eine partielle parasympathische Denervierung des Plexus myentericus (Auerbach) zurückzuführen ist. Die Ätiologie der häufigeren **primären Achalasie** ist unklar; meist, aber nicht immer, lässt sich eine Reduktion der Ganglienzellzahl nachweisen. Die seltenere **sekundäre Achalasie** findet sich bei den „Achalasia-like-Syndroms", der Chagas-Krankheit und paraneoplastisch, wenn durch das Tumorwachstum die intramuralen Plexus zerstört wurden (Pseudoachalasie) (Tab. **E-2.2**). Pathogenetisch fehlt die gerichtete (propulsive) Peristaltik, jegliche peristaltische Aktivität läuft simultan ab **(tertiäre Kontraktionen)**. Auf einen Schluckakt hin erschlafft der untere Ösophagussphinkter (UÖS) unzureichend (Kardiospasmus), bei gleichzeitig erhöhtem Ruhedruck. Es resultiert eine Nahrungsretention mit Ausbildung eines Megaösophagus.

E-2.2 Ätiologie der Achalasie

primäre Achalasie	sekundäre Achalasie

▪ familiäre oder angeborene Form
▪ idiopathische Form (häufig)
  – Autoimmunprozess?
  – virale Infektion?
	▪ Achalasia-like-Syndroms
	  – Sarkoidose, Amyloidose, Postvagotomiesyndrom, chronisch-idiopathische Pseudoobstruktion
	▪ Chagas-Krankheit (Befall des unteren Ösophagus mit Trypanosoma cruzi; v. a. in Südamerika)
	▪ Pseudoachalasie (paraneoplastisch)
	  – Ösophaguskarzinom, Magenkarzinom, Bronchuskarzinom, Lymphom

Klinik und Komplikationen: Leitsymptom ist die **Dysphagie für flüssige und feste Speisen**. Retrosternalschmerz und Regurgitation unverdauter Nahrung sind häufig (nächtliche Aspiration mit rezidivierenden Bronchopneumonien möglich). Durch fortschreitende Einengung kommt es zum **Megaösophagus** mit Gewichtsverlust, bei kaum noch passierbarer Kardia. Mögliche Spätkomplikation ist die Entwicklung eines **Plattenepithelkarzinoms** der Speiseröhre (Krebsrisiko um den Faktor 10 erhöht, s. S. 490).

Klinik und Komplikationen: Leitsymptom ist die **Dysphagie für flüssige und feste Speisen**, die sich über Jahre hin entwickelt. Häufig treten **retrosternale Schmerzen** (spontan) und **Regurgitation** unverdauter Nahrung hinzu, nächtlicher Husten kann auf eine Aspiration im Liegen hinweisen (Gefahr der Aspirationspneumonie). Mit zunehmender Ausbildung eines **Megaösophagus** kommt es zu **Gewichtsverlust** (im Spätstadium liegt oft eine ausgeprägte Kachexie vor), da es dem Patienten nicht mehr gelingt, durch Nachtrinken von Flüssigkeit oder Pressmanöver die Nahrung durch die Engstellung der Kardia in den Magen zu befördern. Eine weitere Spätkomplikation ist die Ausbildung eines **Plattenepithelkarzinoms** (S. 490) im mittleren Ösophagusdrittel, das wegen der schon jahrelang bestehenden Dysphagie fast immer zu spät erkannt wird. Das Karzinomrisiko ist um den Faktor 10 höher als bei einem Kontrollkollektiv.

E 2.3 Funktionelle Motilitätsstörungen

Diagnostik (Tab. E-2.3): Die **Anamnese** ist wegweisend, die Diagnose wird röntgenologisch („**Barium-Breischluck**") (Tab. E-2.3, Abb. E-2.2), endoskopisch und manometrisch gesichert. Eine endoskopisch sichtbare Flüssigkeitsretention kann erster Hinweis auf eine Achalasie sein. Die **Endoskopie** (ggf. auch eine Endosonografie) dient primär dem **Ausschluss eines Kardiakarzinoms**.
Die **Ösophagusmanometrie** dient v. a. der Differenzierung zwischen **Achalasie** und **diffusem Ösophagospasmus** (s. u.). **Beweisend** für eine Achalasie sind eine fehlende Erschlaffung des UÖS, eine Erhöhung des Ruhedrucks sowie eine Überempfindlichkeit gegenüber Parasympathomimetika.

Diagnostik (Tab. E-2.3): Die Diagnose wird mittels **Barium-Breischluck** gesichert (Abb. E-2.2). **Endoskopie** und ggf. Endosonografie dienen dem **Ausschluss eines Kardiakarzinoms**.

Manometrisch beweisend sind:
- eine fehlende Erschlaffung des UÖS
- eine Erhöhung des Ruhedrucks
- eine Überempfindlichkeit gegenüber Parasympathomimetika.

E-2.3 Diagnostisches Vorgehen und typische Befunde

1. Anamnese und Klinik
- Dysphagie (Beschwerden seit Jahren), Regurgitation, Aspiration, retrosternales Brennen/Druckgefühl
- nächtlicher Husten
- Gewichtsabnahme

2. Radiologie (Barium-Breischluck)
- verzögerte Entleerung
- Stenose im terminalen Ösophagus
- prästenotische Ösophagusdistension (sog. „Sektglasform")

3. Endoskopie
- dilatierter atonischer Ösophagus
- leicht passierbare „Stenose" des UÖS
- Flüssigkeits- und Nahrungsretention, „Retentionsösophagitis" (gelegentlich Soorösophagitis)
- Probeexzisionen zum Ausschluss einer sekundären Achalasie bei Kardiakarzinom!

4. Manometrie
- inkomplette oder fehlende Erschlaffung des UÖS
- fakultativ hyper-/normotoner UÖS-Ruhedruck
- verminderte und verlängerte Kontraktionsamplituden
- simultane und repetitive Kontraktionen (vigorous Achalasie = zu Beginn der Erkrankung)
- amotiler Ösophaguskörper (amotile Form = im Endstadium der Erkrankung)

E-2.2 Megaösophagus bei Achalasie

Differenzialdiagnose: Achalasie – Kardiakarzinom

fast immer Achalasie

Achalasie? Kardiakarzinom?

immer Karzinom

Je nach Ausbildung eines Megaösophagus werden bei der Bariumdarstellung drei Schweregrade unterschieden. Im **Stadium I** ist eine unkoordinierte Motorik (tertiäre Kontraktionen) bei Flüssigkeitsretention, im **Stadium II** eine Dilatation und im **Stadium III** (dekompensierte Achalasie) eine massive Nahrungsretention nachweisbar. Kennzeichnend für alle Stadien ist eine trichterförmige Engstellung des ösophagokardialen Übergangs (Sektglasform) bei Megaösophagus (→) mit fehlendem oder stark verzögertem Übertritt des Kontrastmittels in den Magen.

Differenzialdiagnose: In erster Linie ist ein Ösophagus- oder Kardiakarzinom auszuschließen, das bei Zerstörung der intramuralen Plexus eine sekundäre Achalasie induzieren kann. Dann bereitet aber die endoskopische Passage in den Magen Probleme und es besteht die Gefahr einer iatrogenen Perforation (z. B. bei Dilatationsbehandlung, Tab. E-2.4). Auch seltene Motilitätsstörungen wie der Nussknacker-Ösophagus oder ein hypertensiver UÖS kommen infrage, diese werden manometrisch differenziert.

Differenzialdiagnose: In erster Linie ist an ein Ösophagus- oder Kardiakarzinom zu denken.

E-2.4 Differenzierung Achalasie – Ösophagusneoplasie

	Achalasie	Ösophagusneoplasma
spontaner Retrosternalschmerz	ja	nein
rasche Zunahme der Dysphagie	nein	ja
Dysphagie nur für feste Speisen	nein	ja
Besserung bei langsamem Essen	ja	nein
Schmerzen bei Beginn des Essens	nein	ja

Therapie: Nifedipin oder Isosorbiddinitrat sind nur im Anfangsstadium hilfreich (senken den Druck im UÖS). Bei Patienten mit **geringem Operationsrisiko** ist die Methode der Wahl die mechanische Aufweitung des eng gestellten Kardiasegments als **pneumatische Dilatation** mit einer Ballonsonde. Diese Therapie führt in bis zu 90 % der Fälle zum Erfolg und kann in Intervallen wiederholt werden. Das Perforationsrisiko liegt bei ca. 1 %, daher ist immer eine nachfolgende radiologische Kontrolle mit wasserlöslichem Kontrastmittel notwendig (Abb. **E-2.3**). Ist die pneumatische Dilatation nicht erfolgreich, kann eine **Heller-Myotomie** (operative Längsspaltung der Sphinktermuskulatur), häufig in Kombination mit einer Antirefluxoperation, durchgeführt werden (heute in der Regel laparoskopisch).

Bei **hohem Operationsrisiko** oder Ablehnung einer Operation werden neuerdings endoskopisch 4-Quadranteninjektionen mit insgesamt 100 I.E. **Botulinumtoxin** vorgenommen (das Toxin hemmt die Azetylcholinfreisetzung aus den peripheren Nervenendigungen und führt damit zur Senkung des Sphinktertonus). Der Effekt hält etwa 6–12 Monate an und muss bei Bedarf wiederholt werden, die Wirkung lässt jedoch bei wiederholter Anwendung nach.

▶ **Merke.** Wegen der Gefahr eines sich entwickelnden Plattenepithelkarzinoms sollten endoskopische Kontrolluntersuchungen des Ösophagus in Abständen von 3–5 Jahren durchgeführt werden.

⊙ **E-2.3** Mechanische Aufweitung der Kardiamuskulatur mit einem pneumatischen Dilatator

In der Regel wird mit dem Dilatator bei einem Druck von 300 mmHg mehrfach (im Abstand von einigen Tagen) eine „Kardiasprengung" vorgenommen.

dilatierter Ösophagus vor Aufdehnung | Sonde nach Aufdehnen | Ösophagus nach Beendigung der Behandlung

▶ **Klinischer Fall.** Der 74-jährige Patient klagte seit seinem 38. Lebensjahr über Schluckbeschwerden sowohl für flüssige wie für feste Speisen. Gelegentlich traten krampfartige retrosternale Schmerzen auf. Mit 45 Jahren wurde röntgenologisch eine Achalasie diagnostiziert und eine pneumatische Dehnung vorgenommen. Diese Therapie wurde mehrfach im Abstand von einigen Jahren wiederholt, letztmals vor 8 Jahren.
Bei einer Röntgenaufnahme vor einigen Wochen wegen anhaltendem Gewichtsverlust fand sich ein mit Speisen gefüllter Megaösophagus. Endoskopisch konnte ein ausgedehntes, zentral nekrotisch zerfallendes Plattenepithelkarzinom in Ösophagusmitte bei unverändert bestehender Achalasie mit Flüssigkeits- und Nahrungsretention nachgewiesen werden. Im CT fanden sich vergrößerte Hiluslymphknoten und sonografisch Lebermetastasen.

2.3.2 Diffuser idiopathischer Ösophagusspasmus und hyperkontraktiler Ösophagus

▶ **Definition.** Spastische Kontraktionen des Ösophagus (**diffuser Ösophagusspasmus**) bzw. verstärkte und verlängerte Ösophaguskontraktionen (**hyperkontraktiler Ösophagus, sog. Nussknacker-Ösophagus**) lösen plötzlich einsetzende, heftige retrosternale Schmerzen in Verbindung mit einer Dysphagie aus.

Epidemiologie: Beide Erkrankungen betreffen meist ältere Menschen.

E 2.3 Funktionelle Motilitätsstörungen

Ätiopathogenese: Die Ursache der spastischen Kontraktionen, die zur Ausbildung von epiphrenischen Divertikeln (S. 488) führen können, ist unklar. Der UÖS erschlafft im Gegensatz zur Achalasie regelrecht. Im Korpusteil der Speiseröhre finden sich abnorm kräftige und lang anhaltende, simultan ablaufende Kontraktionen, die zu einer Boluseinklemmung führen können. Im unteren und mittleren Ösophagusdrittel lässt sich eine Hypertrophie der glatten Muskulatur nachweisen, die Nahrungspassage in den Magen wird letztlich jedoch nicht behindert. Offensichtlich bestehen fließende Übergänge zum hyperkontraktilen Ösophagus.

Klinik: Die Patienten klagen über **Schluckbeschwerden** und anfallsartige **retrosternale Schmerzen**, die in der Hälfte der Fälle während der Nahrungsaufnahme (häufig nach kalten Getränken) auftreten. Gelegentlich kommt es beim diffusen Ösophagusspasmus zu einer Boluseinklemmung mit konsekutiver Aphagie, selten zu Gewichtsverlust (bedingt durch die Angst vor Schmerzen bei Nahrungsaufnahme).

▶ **Merke.** Bei allen Patienten mit unklaren retrosternalen Schmerzen und unauffälligem Belastungs-EKG bzw. Koronarangiogramm muss an einen idiopathischen diffusen Ösophagusspasmus und einen Nussknacker-Ösophagus gedacht werden.

Diagnostik: Da die Beschwerden nur intermittierend auftreten, kann die **Ösophagusbreipassage** unauffällig sein. Im Anfall findet sich beim **diffusen Ösophagusspasmus** das Bild der **Pseudodivertikulose** oder des **Korkenzieher-Ösophagus** (Abb. **E-2.4**), wobei die spastischen Kontraktionen durch Parasympathomimetika provoziert werden können. Endoskopisch muss ein tumoröser Prozess ausgeschlossen werden. Die endgültige Diagnose wird **manometrisch** gestellt: bei der Druckmessung findet man abnorm hohe, lang anhaltende Werte simultan ablaufender Kontraktionen bei normaler Sphinktererschlaffung. Beim **Nussknacker-Ösophagus** finden sich abnorm hohe Amplituden bei erhaltener Peristaltik.

Ätiopathogenese: Die Ursache der spastischen Kontraktionen ist unklar. Simultan ablaufende Kontraktionen mit hoher Amplitude bei unauffälligem UÖS (DD Achalasie) können zu einer Boluseinklemmung führen. Es bestehen fließende Übergänge zum hyperkontraktilen Ösophagus.

Klinik: Anfallsartig auftretende **retrosternale Schmerzen**, in 50 % während der Nahrungsaufnahme sowie **Dysphagie** (häufig nach kalten Getränken) sind kennzeichnend.

▶ **Merke.**

Diagnostik: Im Anfall findet sich beim **diffusen Ösophagusspasmus** röntgenologisch das Bild der **Pseudodivertikulose** oder des **Korkenzieher-Ösophagus** (Abb. **E-2.4**). Beweisend ist die **Ösophagusmanometrie** (abnorm hohe Drücke bei normaler Sphinktererschlaffung). Der **Nussknacker-Ösophagus** zeigt abnorm hohe Amplituden bei erhaltener Peristaltik.

⊙ **E-2.4** Korkenzieher-Ösophagus (Pseudodivertikulose) bei diffusem idiopathischem Ösophagusspasmus (Barium-Breischluck)

Korkenzieher-Ösophagus

Pseudodivertikel

Differenzialdiagnose: In erster Linie ist differenzialdiagnostisch an eine hypermotile Form der Achalasie zu denken. Die Unterscheidung ist manometrisch möglich (Funktion des UÖS bei Achalasie gestört). Ein akutes Koronarsyndrom sowie ein Kardiakarzinom sind auszuschließen.

Therapie: Die anfallsartig auftretenden Schmerzen lassen sich durch Spasmolytika (z. B. Buscopan) kupieren, Nitropräparate (z. B. Isoket) oder Kalziumantagonisten (z. B. Dilzem) werden prophylaktisch 30 Minuten vor Nahrungsaufnahme empfohlen. Bei einer Boluseinklemmung wirken meist Butylscopolaminiumbromid (z. B. Buscopan) oder Glukagon i. v.; ansonsten ist eine endoskopische Extraktion indiziert.

Differenzialdiagnose: Sie umfasst die hypermotile Form der Achalasie, eine Angina pectoris und das Kardiakarzinom.

Therapie: Zur Prophylaxe wird die regelmäßige Einnahme von Nitrolangzeitpräparaten oder Kalziumantagonisten 30 Minuten vor Nahrungsaufnahme empfohlen. Bei einer Bolusobstruktion: Butylscopolaminiumbromid (z. B. Buscopan) oder Glukagon i. v.

2.4 Refluxkrankheit des Ösophagus (GERD)

▶ **Definition.** Ein pathologischer Reflux (zu häufig, zu lange) von Mageninhalt in die Speiseröhre führt zur **gastroösophagealen Refluxkrankheit** (GERD = **g**astroesophageal **r**eflux **d**isease).

Epidemiologie: Die Prävalenz dieser in Schüben verlaufenden Krankheit nimmt mit dem Alter zu. Ca. ¼ der „gesunden" Bevölkerung leidet an einer Refluxkrankheit, davon entwickeln wiederum 10 % eine Refluxösophagitis.

Ätiopathogenese (Tab. **E-2.5**):
Bis zu einem gewissen Grad ist Reflux von Mageninhalt physiologisch (z. B. nach Hefegebäck oder stark fruchtsäurehaltigem Weißwein). Ursache eines gesteigerten Refluxes ist eine Insuffizienz des UÖS (Kardia). Dieser resultiert aus einem **Verlust der Druckbarriere** zwischen dem Hochdrucksystem Abdomen und dem Niederdrucksystem Thorax. Die Refluxkrankheit geht immer mit **Motilitätsstörungen** einher, das heißt, das Refluat wird nur verzögert durch die peristaltische Aktivität wieder in den Magen befördert (**gestörte ösophageale Clearance**). Diese sekundären Motilitätsstörungen führen zum Leitsymptom Sodbrennen. Der in erster Linie **nachts** auftretende Reflux bei **erhöhter Schleimhautempfindlichkeit** gegenüber aggressiven Noxen führt zu Epithelschädigungen des Ösophagus bis hin zu Ulzera.
Bei 95 % aller Patienten mit einer Refluxkrankheit findet sich eine Hiatushernie. Auch bei Patienten mit Asthma oder chronisch-obstruktiver Lungenerkrankung findet sich oft ein pathologischer Reflux (kann eine reflektorische Bronchokonstriktion auslösen).

E-2.5 Ursachen und Auslöser von Reflux

Faktoren, welche die primäre (idiopathische) Refluxkrankheit verstärken oder auslösen
- Presbyösophagus (Motilitätsstörung des Ösophagus im Alter)
- Schwächung des Sphinkters durch Medikamente (z. B. Azetylsalizylsäure, Anticholinergika, Koronardilatanzien), Nahrungs- und Genussmittel (z. B. Fett, Nikotin, Gewürze, Pfefferminztee, Fruchtsäfte, konzentrierter Alkohol)
- Schwächung des Sphinkters durch endogene Hormone (z. B. Schwangerschaft)
- Überforderung des Sphinkters durch einen hohen Abdominaldruck (z. B. Adipositas [70 % der Refluxkranken], Obstipation, Aszites, Schwangerschaft)
- psychische Faktoren („Stress")

Ursachen einer sekundären Refluxkrankheit
- Zerstörung des Sphinkters durch operative Eingriffe (z. B. Heller-Myotomie oder Resektion der Kardia)
- Schwächung bzw. Zerstörung des Sphinkters bei internistischen Erkrankungen (z. B. Sklerodermie)
- Magenstase nach Operationen oder bei Pylorusstenose oder Duodenalstenose
- Erkrankungen mit lang dauerndem massivem Erbrechen (z. B. Hyperemesis gravidarum)
- Unreife des Sphinkterapparates bei Frühgeborenen

Grenzfälle primäre/sekundäre Refluxkrankheit
- ungünstige Körperhaltung (z. B. Immobilisation in Rückenlage)
- Intubation des Magens mit Ernährungssonde

Klinik: Leitsymptome sind **Sodbrennen, vermehrtes Aufstoßen** bzw. **Aerophagie** (Verschlucken großer Mengen Luft, die durch Rülpsen wieder entweichen) und **epigastrischer Schmerz**, die z. B. durch Liegen, Nahrungsaufnahme, Alkohol- und Nikotinkonsum sowie Stress verstärkt werden können (s. Tab. **E-2.5**). Anfallsartige **retrosternale Schmerzen** (nicht kardialer Thoraxschmerz) können durch einen refluxbedingten **Spasmus** der Speiseröhrenmuskulatur bedingt sein. Eine chronische Laryngitis, chronischer Husten und rezidivierende Pneumonien (refluxassoziierte Atemwegserkrankungen) können Ausdruck eines nächtlichen Refluxes sein.

▶ **Merke.** Ein Symptomwandel mit **zunehmenden dysphagischen Beschwerden** weist auf **Komplikationen der Refluxkrankheit** hin (z. B. Ausbildung einer Striktur).

Komplikationen: Hierzu zählen die **peptische Striktur**, das **marginale Ulkus** an der Grenze zwischen Platten- und Zylinderepithel (Übergangsulkus) und der **Endobrachyösophagus** (Zylinderzellmetaplasie, auch Barrett-Syndrom oder Barrett-Ösophagus genannt, s. S. 489), auf dessen Boden sich zum einen ein Ulkusleiden (Barrett-Ulkus), zum anderen nach Jahren ein **Adenokarzinom** entwickeln kann.

E 2.4 Refluxkrankheit des Ösophagus (GERD)

▶ **Merke.** Man kann davon ausgehen, dass von 1000 Patienten mit Refluxsymptomen 100 eine Refluxösophagitis, 10 ein Barrett-Syndrom und einer ein Adenokarzinom entwickeln (Zehner-Regel).

▶ **Merke.**

90 % aller Patienten mit Endobrachyösophagus werden zufällig anlässlich einer endoskopischen Untersuchung entdeckt, weisen jedoch anamnestisch eine lange zurückliegende Refluxsymptomatik auf.

▶ **Merke.** In einem Endobrachyösophagus kann sich ein Ulkus, aber viele Jahre später auch ein Adenokarzinom entwickeln.

▶ **Merke.**

Blutungen aus einer Refluxösophagitis sind selten und machen sich durch Kaffeesatzerbrechen bemerkbar; beim marginalen Ulkus und beim Barrett-Ulkus sind massive Blutungen oder eine Perforation des Geschwürs in ein Nachbarorgan möglich.

Als schwerste Komplikation kann es beim **marginalen oder Barrett-Ulkus** zu massiven Blutungen und zur Perforation kommen.

Diagnostik: Viele Patienten haben eine jahrelange Anamnese; die typischen klinischen Symptome sind in der Regel wegweisend, körperliche Untersuchung und Labordiagnostik meist unauffällig.

Diagnostik: Häufig wird eine jahrelange Anamnese angegeben, die typische Klinik führt oft schon zur Diagnose.

▶ **Merke.** Grundsätzlich sind zwei Fragen zu beantworten:
1. Besteht ein pathologischer Reflux?
2. Hat der Reflux die Ösophaguswand geschädigt?

▶ **Merke.**

Die Auswirkungen des pathologischen Refluxes auf die Ösophagusschleimhaut sind nur **endoskopisch** verifizierbar.

- **Einteilungen:** Gemäß dem endoskopischen Befund werden bei der **GERD** eine nicht erosive, endoskopisch negative Form (**NERD**) und eine erosive Form (**ERD**), dem alten Begriff der Refluxösophagitis entsprechend, unterschieden. Die **ERD** wird nach **Savary und Miller** in **4 Schweregrade** eingeteilt (Abb. **E-2.5**). Eine neuere Einteilung der Refluxkrankheit, die **Los-Angeles-Klassifikation** (Abb. **E-2.6**), orientiert sich an der Größe der Erosionen und dem zirkumferenziellen Befall. In Deutschland findet zunehmend die **MUSE-Klassifikation** (M = Metaplasie, U = Ulkus, S = Striktur, E = Erosion) Verwendung, die im Gegensatz zur Los-Angeles-Klassifikation auch die Komplikationen der Refluxkrankheit berücksichtigt.

Veränderungen der Ösophagusmukosa sind nur **endoskopisch** fassbar.

- **Einteilungen:** Gemäß dem endoskopischen Befund wird die Refluxösophagitis nach **Savary und Miller** in **4 Schweregrade** eingeteilt (Abb. **E-2.5**). Zur **Los-Angeles-Klassifikation** s. Abb. **E-2.6**.

▶ **Merke.** Es besteht keine Korrelation zwischen endoskopischem Befund und Ausmaß der Beschwerden.

▶ **Merke.**

Spezialuntersuchungen wie Manometrie, 24-Stunden-pH-Metrie und Szintigrafie (Tab. **E-2.1**) dienen zumeist präoperativen Fragestellungen (v. a. vor Fundoplicatio) und tragen wenig zur Diagnosefindung bei.

Spezialuntersuchungen (z. B. Manometrie, pH-Metrie) dienen zumeist präoperativen Fragestellungen.

Differenzialdiagnose: Differenzialdiagnostisch kommen **nicht refluxbedingte Ösophagitiden** in Betracht. Sie treten eher selten auf und sind häufig infektiöser Genese oder werden durch mechanisch-irritative oder chemische Ursachen ausgelöst (Tab. **E-2.6**). Stehen nur retrosternale Schmerzen im Vordergrund, ist an einen diffu-

Differenzialdiagnose: s. Tab. **E-2.6**. Bei primär retrosternalen Schmerzen: diffuser Ösophagospasmus, KHK.

E-2.5 Einteilung der Refluxkrankheit in 4 Schweregrade (nach Savary und Miller)

Stadium I: Erosionen auf Faltenkämmen

Stadium II: Erosionen auf Faltenkämmen und -tälern

Stadium III: die ganze Zirkumferenz betreffend

Stadium IV: (Komplikationsstadium) peptische Strikturen, Ulzerationen, Endobrachyösophagus

E-2.6 LA-Klassifikationssystem der Refluxkrankheit ERD und korrelierende klinisch-endoskopische Befunde

I

Stadium A	Stadium B	Stadium C	Stadium D
Erosionen ≤ 5 mm Ausdehnung	Erosionen > 5 mm Ausdehnung	Schleimhautdefekte ≤ 75 % der Zirkumferenz	Schleimhautdefekte > 75 % der Zirkumferenz

II

a   b   c

I. LA-Klassifikationssystem der endoskopischen Einteilung der Refluxösophagitis.
II. Klinisch endoskopische Befunde entsprechend der LA-Klassifikation.
a Refluxösophagitis 1. Grades (Los Angeles A) mit fleckförmiger Rötung (hier durch alkalischen Reflux bedingt).
b Refluxösophagitis 2. Grades (Los Angeles B) mit fibrinbedeckten Ulzerationen.
c Refluxösophagitis 3. Grades (Los Angeles D) mit ausgedehnten Nekrosestraßen und beginnender peptischer Striktur.

E-2.6 Differenzialdiagnosen der Refluxösophagitis

Ursachen	Bemerkungen
Virusösophagitis (Herpes simplex, Zytomegalie)	Veränderungen im proximalen und mittleren Ösophagusdrittel
bakterielle Ösophagitis (z. B. Streptokokken)	diffuse Veränderungen der Ösophagusschleimhaut
Soorösophagitis (Candida albicans)	weißliche Membranen (im proximalen Ösophagusdrittel stärker ausgeprägt als im distalen)
Systemerkrankungen (Lymphom, Sarkoidose, Morbus Crohn)	makroskopisches Erscheinungsbild identisch dem „klassischen" Organbefall
medikamenteninduzierte Ulzera (z. B. durch Tetrazykline, Bisphosphonate oder Clomethiazol)	Leitsymptom ist dabei die Odynophagie einige Stunden nach Einnahme des Medikaments durch eine umschriebene Verätzung der Mukosa. Vorbeugend sollten die Tabletten mit viel Wasser (> 120 ml) geschluckt werden.
Verätzungen	versehentlich oder in suizidaler Absicht verschluckte Säuren oder Laugen führen zu Akutsymptomen (pharyngeale und retrosternale Schmerzen) und zu ausgedehnten Nekrosen der Mukosa des oberen Verdauungstraktes. Eine frühzeitige, vorsichtig durchgeführte Endoskopie (Perforationsgefahr!) dient der Erfassung der Gewebeschädigung (Mukosaschädigung vs. transmurale Nekrose).

sen Ösophagospasmus, einen Nussknacker-Ösophagus (hyperkontraktiler Ösophagus) und eine KHK zu denken.

Therapie: Neben Allgemeinmaßnahmen (Tab. **E-2.7**) muss das Refluat medikamentös neutralisiert werden.

Therapie: In erste Linie geht es darum, den Reflux zu reduzieren (Tab. **E-2.7**) und das aggressive Potenzial des Refluats medikamentös zu neutralisieren. Weiterhin sollen die Verschlusskraft des Sphinkters gestärkt (medikamentös und/oder operativ) sowie sphinkterschädigende Maßnahmen (Tab. **E-2.7**) vermieden werden.

E-2.7 Allgemeine Maßnahmen zur Behandlung der Refluxkrankheit

- Gewichtsreduktion
- Schlafen mit erhöhtem Oberkörper
- Nikotinabstinenz
- Verzicht auf hochprozentige alkoholische Getränke
- fett- und kohlenhydratarme, eiweißreiche Kost
- keine einengende Kleidung (Gürtel, Korsett) tragen
- Verzicht auf Abendmahlzeit
- Vermeidung von Stress
- Obstipationstherapie bzw. -prophylaxe
- Verzicht auf sphinkterdrucksenkende Medikamente (z. B. Anticholinergika, Spasmolytika, Karminativa, Nitropräparate, Kalziumantagonisten, orale Kontrazeptiva)

■ **medikamentöse Therapie:**
Mittel der Wahl sind **Protonenpumpeninhibitoren (PPI)**, die sowohl bei der NERD als auch bei der ERD zum Einsatz kommen. Antazida und niedrig dosierte H$_2$-Blocker stehen den Patienten als OTC-Medikamente („over the counter") zur Verfügung. Reichen diese zur symptomatischen Therapie nicht mehr aus, müssen PPI verordnet werden.

Bei V. a. eine **NERD** wird zunächst ein sog. PPI-Test durchgeführt. Wird der Patient auf eine 1-wöchige Therapie mit PPI in der Standarddosierung beschwerdefrei, liegt mit großer Sicherheit eine Refluxkrankheit vor. Tritt keine Beschwerdefreiheit, aber eine Besserung der Symptomatik ein, wird eine 2–3-wöchige Behandlung in halber Standarddosierung angeschlossen, gefolgt von einer Bedarfstherapie, die der Patient je nach Beschwerden steuert. Wird der Patient nach Absetzen der Therapie wieder symptomatisch (bei 75 % der Patienten), wird eine Erhaltungstherapie in halber Standarddosis angeschlossen. Zeigt der Patient nach 1-wöchiger PPI-Therapie keine Symptombesserung, wird endoskopiert (Abb. **E-2.7**).

Bei schweren Formen der **ERD** ist zunächst meist eine 6–8-wöchige PPI-Behandlung in Standarddosierung erforderlich, um die Epithelläsionen zur Ausheilung zu bringen. Je schwerer die Ösophagitis, desto länger muss die Akuttherapie praktiziert werden (Abb. **E-2.8**).

■ **medikamentöse Therapie:**
Mittel der Wahl sind **Protonenpumpeninhibitoren (PPI)**.

Bei V. a. eine **NERD** wird zunächst ein 1-wöchiger sog. PPI-Test durchgeführt, tritt hierunter keine Beschwerdefreiheit ein, wird eine PPI-Therapie über 2–3 Wochen in halber Standarddosis angeschlossen (Abb. **E-2.7**).

Bei schweren Formen der **ERD** ist zunächst meist eine 6–8-wöchige Behandlung mit PPI erforderlich (Abb. **E-2.8**).

E-2.7 Therapie bei Verdacht auf NERD (nicht erosive Refluxkrankheit)

E-2.8 Therapie der ERD (erosive Refluxkrankheit)

▶ **Merke.** In den meisten Fällen ist eine Langzeittherapie der Refluxkrankheit erforderlich: bei der NERD meist in Form einer Bedarfstherapie, bei der ERD in halber Standarddosierung.

▪ **operative Therapie:**

Bei Versagen der konservativen Therapie oder Komplikationen (z. B. Aspirationspneumonie): **Operation.** Verfahren der Wahl ist die **Fundoplicatio** nach Nissen (zu Komplikationen nach Fundoplicatio s. S. 521). **Endoskopische Antirefluxverfahren** (z. B. Radiofrequenzablation, endoskopische Nahtverfahren) haben sich überwiegend nicht bewährt.

Verlauf und Prognose:

▶ **Merke.**

Ein Ersatz des Plattenepithels durch Zylinderepithel (**Barrett-Syndrom**) gilt als präkanzeröse Kondition für ein Adenokarzinom der Speiseröhre. Endoskopische **Verlaufskontrollen** bei Patienten mit Barrett-Ösophagus sollten in Abhängigkeit von intraepithelialen Neoplasien (IEN) und der Länge des Barrett-Ösophagus erfolgen (Näheres s. www.dgvs.de).

2.5 Hiatushernie

▶ **Definition.**

Formen: Von der axialen **Gleithernie** abzugrenzen ist die **paraösophageale Hernie**. **Mischhernien** stellen eine Kombination aus axialer und paraösophagealer Hernie dar. Beim **„Upside-down"-Magen** liegt eine Totalverlagerung des Magens in den Thoraxraum vor (Abb. **E-2.9**).

▶ **Merke.**

Klinik: Gleithernie: 25 % entwickeln Refluxsymptome, 5 % eine Refluxösophagitis. **Paraösophageale Hernie**: epigastrischer Schmerz und Eisenmangelanämie.

Diagnostik: Endoskopie (Abb. **E-2.10**) oder Breischluck.

Therapie: Die axiale Hernie wird nur bei schwerer therapierefraktärer Ösophagitis operiert. Paraösophageale Hernien, Mischhernien und der Upside-down-Magen werden immer operativ korrigiert (Gastropexie).

▪ **operative Therapie:**

Spricht der Refluxkranke auf eine konservative Therapie nicht an oder treten Komplikationen auf (z. B. Volumenreflux mit Aspirationspneumonie), sollte **operativ** vorgegangen werden, wobei die **Fundoplikatio** nach Nissen bzw. Toupet als Verfahren der Wahl gilt (zu möglichen Komplikationen nach Fundoplicatio s. S. 521). Insgesamt ist eine operative Intervention jedoch nur selten erforderlich. **Endoskopische Antirefluxverfahren** lieferten enttäuschende Langzeitergebnisse und haben sich bislang nicht durchgesetzt.

Verlauf und Prognose: Die Prognose der Refluxkrankheit (GERD) ist günstig.

▶ **Merke.** Die Refluxkrankheit der Speiseröhre verläuft nicht progressiv, das heißt NERD bleibt NERD und ein Fortschreiten einer Refluxösophagitis über mehrere Schweregrade ist die große Ausnahme.

Die Refluxösophagitis kann ohne Narbenbildung durch Regeneration des Plattenepithels ausheilen. Nicht selten findet sich jedoch, v. a. in fortgeschrittenen Stadien, ein Ersatz des zerstörten Plattenepithels, ausgehend von der Basalzellschicht, durch ein spezialisiertes Zylinderepithel (**Barrett-Syndrom**), das als Präkanzerose für ein Adenokarzinom der Speiseröhre gilt. Endoskopische **Verlaufskontrollen** zur Früherkennung einer intraepithelialen Neoplasie sind für alle Patienten sinnvoll, bei denen eine operative oder endoskopische Therapie im Falle der Entdeckung eines Tumors möglich scheint. Die **Überwachungsintervalle bzw. Therapiestrategien** bei Patienten mit **Barrett-Ösophagus** sollten in Abhängigkeit von intraepithelialen Neoplasien (IEN) und der Länge des Barrett-Ösophagus erfolgen (Long-Segment-Barrett-Ösophagus [LSB]: ≥ 3 cm; Short-Segment-Barrett-Ösophagus [SSB]: < 3 cm) (z. B. keine IEN und LSB: Kontrolle alle 3 Jahre, keine IEN und SSB: Kontrolle alle 4 Jahre; Näheres s. www.dgvs.de/).

2.5 Hiatushernie

▶ **Definition.** Verlagerung von Magenanteilen durch den Hiatus oesophageus des Zwerchfells in den Thoraxraum.

Epidemiologie: Mit zunehmendem Lebensalter wird eine Hiatushernie immer häufiger angetroffen.

Formen: Bei der häufigen **axialen Hernie (= Gleithernie)** ist die Kardia in den Thorax hochgezogen. Hiervon abzugrenzen ist die **paraösophageale Hernie**, bei der die Kardia in normaler Position anzutreffen ist und sich parakardial eine Verlagerung eines Magenabschnitts in den Thoraxraum findet. **Mischhernien** stellen eine Kombination aus axialer und paraösophagealer Hernie dar. Der **„Upside-down"-Magen** beinhaltet eine Totalverlagerung des Magens in den Thoraxraum: Kardia und Pylorus liegen praktisch nebeneinander. Es handelt sich somit um eine Extremvariante der Paraösophagealhernie (Abb. **E-2.9**).

▶ **Merke.** Bei der Refluxösophagitis findet sich praktisch immer eine axiale Hernie.

Klinik: Patienten mit einer **Gleithernie** sind häufig asymptomatisch, 25 % leiden an **Refluxsymptomen**, 5 % entwickeln eine **Refluxösophagitis.** Leitsymptom der **Paraösophagealhernie** ist der **epigastrische Schmerz**; blutende Schleimhauterosionen im Bereich der Hernie können zudem zu einer Eisenmangelanämie führen.

Diagnostik: Die Diagnose wird endoskopisch (Abb. **E-2.10**) oder radiologisch (Breischluck in Kopftieflage) gestellt.

Therapie: Die axiale Hernie wird nur operiert, wenn eine schwere therapierefraktäre Refluxösophagitis vorliegt (zur Therapie der Refluxösophagitis (S.484)). Die paraösophageale Hernie gilt bei Vorliegen einer Blutungsanämie als operationsbedürftig. Mischhernien und der „Upside-down"-Magen stellen aufgrund der Gefahr von

E-2.9 Formen der Hiatushernien

E-2.10 Physiologische Schleimhautgrenze (a), axiale (b) und paraösophageale (c) Hernie

a Physiologische Schleimhautgrenze zwischen Plattenepithel (rosa) und Zylinderepithel (rot) im terminalen Ösophagus. Die Magenschleimhaut reicht dabei 2–3 cm in den Ösophagus (sog. Z-Linie/Ora serrata).
b Axiale Hernie (Gleithernie). Magenschleimhautfalten ziehen über den Hiatus oesophageus nach oben. Deutlich ausgeprägter Schatzki-Ring (Grenze zwischen Platten- und Zylinderepithel).
c Paraösophageale Hernie bei 12 Uhr (Pfeil). Kardia an normaler Stelle (Pfeilspitze), Hernie parakardial (endoskopische Sicht „von unten nach oben" [Inversion]).
c aus: Block B., Schachschal G., Schmidt H.: Der Gastroskopie-Trainer. Thieme; 2005

Komplikationen immer eine Indikation zur Operation dar. Operationsverfahren der Wahl ist die transabdominale Gastropexie. Hierbei wird der hernierte Magenanteil reponiert und am Zwerchfell fixiert.

2.6 Mallory-Weiss- und Boerhaave-Syndrom

Ätiopathogenese: Gemeinsames pathogenetisches Prinzip ist ein ausgeprägter gastroösophagealer Prolaps, ausgelöst durch Würgen oder Erbrechen (häufig bei Alkoholikern), wobei die große Kurvatur des Magens pilzförmig in den Ösophagus hochgleitet und es dabei zu Einrissen im Bereich der fixierten kleinen Kurvatur kommt.

▶ **Merke.** Das Mallory-Weiss-Syndrom und das Boerhaave-Syndrom sind fast immer mit einer axialen Hiatushernie assoziiert.

2.6 Mallory-Weiss- und Boerhaave-Syndrom

Ätiopathogenese: Gemeinsames pathogenetisches Prinzip ist ein gastroösophagealer Prolaps beim Würgen.

▶ **Merke.**

Klinik: Beim **Mallory-Weiss-Syndrom** kommt es zu blutenden Einrissen der Schleimhaut des gastroösophagealen Überganges, beim **Boerhaave-Syndrom** zu einer kompletten Ruptur der Speiseröhre mit Pleuraerguss und Mediastinalemphysem.

Therapie: Die Blutung beim Mallory-Weiss-Syndrom sistiert meist von alleine, die Ösophagusruptur muss operativ versorgt werden.

Klinik: Beim **Mallory-Weiss-Syndrom** kommt es zu einer akuten Blutung aus Längsrissen der Mukosa des gastroösophagealen Übergangs, meist innerhalb der Hernie, die zu Hämatemesis und epigastrischen Schmerzen führt. Das seltene **Boerhaave-Syndrom** geht mit einer kompletten Ösophagusruptur mit retrosternalem Vernichtungsschmerz einher. Es kommt zur Ausbildung eines linksseitigen Pleuraergusses und eines Mediastinalemphysems.

Therapie: Die Blutung bei Mallory-Weiss-Syndrom kommt in 90 % spontan zum Stillstand (sonst endoskopische Blutstillung). Die Ösophagusruptur beim Boerhaave-Syndrom bedarf einer umgehenden chirurgischen Versorgung und antibiotischen Therapie.

2.7 Ösophagusdivertikel

▶ **Definition.**

▶ **Definition.** In der Speiseröhre werden Traktions- von Pulsionsdivertikeln unterschieden (Abb. E-2.11). **Traktionsdivertikel** sitzen in Höhe der Trachealbifurkation, entstehen durch Zug von außen und umfassen alle Wandschichten **(echte Divertikel)**. **Pulsionsdivertikel** sind im oberen und/oder unteren Drittel der Speiseröhre lokalisiert (= zervikales und/oder epiphrenales Pulsionsdivertikel). Bei diesen stülpen sich nur Schleimhaut und Submukosa durch eine Wandlücke aus **(falsche bzw. Pseudodivertikel)**.

Epidemiologie: Am häufigsten findet sich das **Zenker-Divertikel**, gefolgt von **Bifurkations- und epiphrenischen Divertikeln**, die selten sind (Abb. **E-2.11**).

Epidemiologie und Ätiologie: 70 % aller Divertikel sind im Hypopharynx als **Zenker-Divertikel (= zervikales Pulsionsdivertikel)** im Bereich des Killian-Dreiecks, meist linksseitig, lokalisiert. Bevorzugt betroffen sind Männer im höheren Lebensalter (>60 Jahre). **Bifurkationsdivertikel (parabronchiale Traktionsdivertikel)** machen 20 % der Ösophagusdivertikel aus, möglicherweise handelt es sich hierbei um Abortivformen einer angeborenen Ösophagotrachealfistel bzw. einer Ösophagusatresie. **Epiphrenische Pulsionsdivertikel** finden sich bei 10 % und sind häufig Ausdruck einer Motilitätsstörung (Achalasie, idiopathischer Ösophagusspasmus) (Abb. **E-2.11**).

⊙ E-2.11 Ösophagusdivertikel

a Unterscheidung echte vs. falsche Ösophagusdivertikel.
b Lokalisation und Häufigkeit der Ösophagusdivertikel.
c Zenker-Divertikel (Röntgenbefund nach Kontrastmittel-Breischluck).
Beachte: Wasserlösliche Kontrastmittel verwenden, da Aspirationsgefahr besteht.

Klinik: Dysphagie, Regurgitation unverdauter Nahrung und rezidivierende Aspiration sind die Leitsymptome des **Zenker-Divertikels**. Bei **Traktionsdivertikeln** handelt es sich häufig um Zufallsbefunde ohne klinische Symptomatik.

Klinik und Komplikationen: Symptome ruft in erster Linie das **Zenker-Divertikel** hervor. Je nach Größe reicht die Symptomatik von der Dysphagie bis zur Aphagie (wenn das nahrungsgefüllte Divertikel die normale Nahrungspassage zudrückt). Rapider Gewichtsverlust bei gleichzeitiger Regurgitation unverdauter Nahrung ist die Folge, zudem kann es zu rezidivierenden Aspirationen kommen. Nicht selten findet der Patient beim morgendlichen Erwachen Nahrungsreste auf dem Kopfkissen, daneben besteht häufig ein ausgeprägter Foetor ex ore. Mitunter kann der Patient das Divertikel auf der linken Halsseite tasten und den Inhalt exprimieren. Bei **Traktionsdivertikeln** handelt es sich häufig um Zufallsbefunde ohne klinische Symptomatik.

Eine Divertikulitis, eine Pilzbesiedlung eines Divertikels oder die Entwicklung eines Divertikelkarzinoms sind Raritäten.

Diagnostik: Ösophagusdivertikel werden radiologisch **(Gastrografinkontrastmittel-Breischluck)** nachgewiesen (Abb. E-2.11), da die Gefahr einer Aspiration besteht. Endoskopisch können Divertikel durchaus übersehen werden. Bei V. a. ein Zenker-Divertikel ist wegen erhöhter Perforationsgefahr vorsichtig vorzugehen.
Bei den parabronchialen Divertikeln können Röntgen-Thoraxaufnahme mit Durchleuchtung und CT Hinweise auf mediastinale und hiläre Prozesse geben.

Therapie: Das **Zenker-Divertikel** sollte, sofern es symptomatisch wird, operativ abgetragen werden. Da häufig auch eine Funktionsstörung im Bereich des oberen Ösophagussphinkters vorliegt, wird die Abtragung gerne mit einer Längsmyotomie des M. cricopharyngeus kombiniert (auch endoskopisch möglich). **Bifurkationsdivertikel** stellen nur bei Fistelbildung zum Tracheobronchialsystem eine Operationsindikation dar. Große **epiphrenische Divertikel** müssen bei Beschwerden ggf. reseziert werden; therapeutisch muss jedoch primär die häufig nachweisbare Grundkrankheit (z. B. Achalasie, peptische Striktur) angegangen werden. Kleine epiphrenische Divertikel sind rückbildungsfähig.

Diagnostik: Die Divertikeldokumentation erfolgt durch einen **Gastrografinschluck**, (Abb. **E-2.11**).

Therapie: Divertikelabtragung und Längsmyotomie des M. cricopharyngeus sind die Therapie der Wahl beim **Zenker-Divertikel**. **Bifurkationsdivertikel** bedürfen in der Regel keiner Therapie. Liegt ein **epiphrenisches Divertikel** vor, ist vorrangig die Therapie der häufig nachweisbaren Grundkrankheit (z. B. Achalasie) erforderlich.

2.8 Ösophaguskarzinom

▶ **Definition.** Maligner Tumor epithelialen Ursprungs, der von der Speiseröhrenschleimhaut ausgeht.

2.8 Ösophaguskarzinom

▶ **Definition.**

Epidemiologie: Beim Ösophaguskarzinom lassen sich große geografische Unterschiede feststellen: Als Endemiegebiete gelten Südafrika, die Gegend um das Kaspische Meer und China. In der westlichen Welt erkranken Männer wesentlich häufiger als Frauen, Prädilektionsalter ist das 6. – 7. Lebensjahrzehnt.

Lokalisation: Das Ösophaguskarzinom findet sich bevorzugt an den „physiologischen Engen" (s. Abb. E-2.1, S. 476), wobei 20 % der Karzinome im oberen Drittel, 35 % im mittleren Drittel und 45 % im unteren Drittel lokalisiert sind.
Karzinome des **gastroösophagealen Übergangs** (AEG-Tumoren) werden nach Siewert unterteilt (Abb. **E-2.12**).

Epidemiologie: selten in den westlichen Industrieländern, häufig in Südafrika, am Kaspischen Meer und in China. Prädilektionsalter ist das 6.–7. Lebensjahrzehnt.

Lokalisation: Das Ösophaguskarzinom findet sich bevorzugt an den „physiologischen Engen" (s. Abb. E-2.1, S. 476). Zur Einteilung von Karzinomen des gastroösophagealen Übergangs s. Abb. E-2.12.

⊙ **E-2.12** Karzinome des gastroösophagealen Übergangs

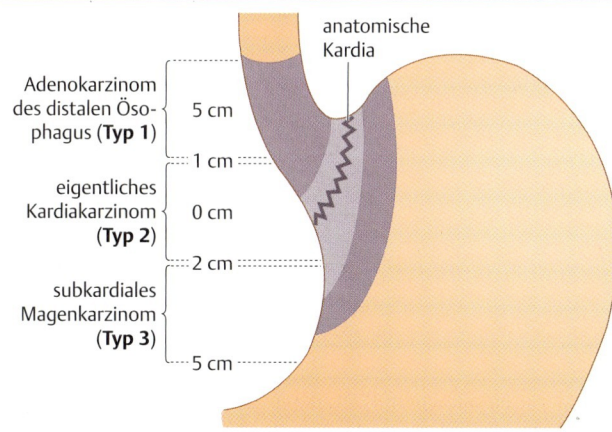

Typ 1: Adenokarzinome des distalen Ösophagus, entstanden aus intestinalen Metaplasien des Ösophagus (Barrett-Ösophagus) ohne/mit Infiltration des Mageneingangs.
Typ 2: Adenokarzinome der Kardia, aus dem Kardiaepithel oder Metaplasien des ösophagogastralen Übergangs entstanden.
Typ 3: Adenokarzinome distal der Kardia mit Infiltration des ösophagogastralen Übergangs.
Der **Lymphabfluss** erfolgt von Typ 1 in das Mediastinum, von Typ 2 und 3 Richtung Milz und Paraaortalregion.
Tumoren des Typs 1 werden wie Ösophagustumoren behandelt, Tumoren des Typs 2 und 3 wie Magenkarzinome.

Mit freundlicher Genehmigung von Springer Science+Business Media: nach: Siewert J.R., Hölscher A. H., Becker K., Gössner W.: Kardiakarzinom. Versuch einer therapeutisch relevanten Klassifikation. Der Chirurg 1987, 58:25–34

Ätiopathogenese: Umweltfaktoren (heiße Getränke, konzentrierter Alkohol, Nikotin) führen zunächst zu einer **atrophischen Ösophagitis.** Diese fördert die Entwicklung von **Epitheldysplasien**, welche sich ihrerseits über das Carcinoma in situ zum häufig multizentrischen **Ösophaguskarzinom** entwickeln können. Das **Adenokarzinom** entwickelt sich auf dem Boden der **Zylinderzellmetaplasie** (Barrett-Ösophagus) (Abb. **E-2.13a**) über das Adenom bzw. die Dysplasie (intraepitheliale Neoplasie). Die Inzidenz des Plattenepithelkarzinoms ist in den westlichen Ländern rückläufig, die des Adenokarzinoms der Speiseröhre und des gastroösophagealen Übergangs hat hingegen im letzten Jahrzehnt deutlich zugenommen.

Ätiopathogenese: Umweltfaktoren führen zu einer **atrophischen Ösophagitis** und dann über eine **Epitheldysplasie** zum **Ösophaguskarzinom**. Das **Adenokarzinom** entwickelt sich auf dem Boden der **Zylinderzellmetaplasie** (Abb. E-2.13a). Das **Plattenepithelkarzinom** entsteht aus **Epitheldysplasien** über das Carcinoma in situ.

E-2.13 Ösophaguskarzinom

a Endobrachyösophagus (= Barrett-Ösophagus, Zylinderzellmetaplasie).
b Röntgenbefund bei Ösophaguskarzinom
c Endoskopischer Befund bei Plattenepithelkarzinom.

Weitere präkanzeröse Faktoren s. Tab. **E-2.8**.

Patienten mit einem Karzinom der sog. „Tabakstraße" (Mundhöhle, Larynx, Bronchus) haben ein um den Faktor 10 erhöhtes Risiko eines metachronen Zweitkarzinoms der Speiseröhre. Weitere **präkanzeröse Faktoren** zeigt Tab. **E-2.8**.

E-2.8 Risikoerkrankungen für die Entwicklung eines Ösophaguskarzinoms

Tumortyp	präkanzeröse Faktoren	Lebensrisiko
Plattenepithelkarzinom	▪ Z. n. Laugenverätzung	▪ 0,2–5 %
	▪ nicht erkannte oder unbehandelte Achalasie	▪ 0,5–29 %
	▪ Karzinom in anderen Abschnitten des Aerodigestiv-Trakts	▪ 2–3 %
	▪ Plummer-Vinson-Syndrom (Patterson-Kelly-Syndrom)	▪ 4–16 %
	▪ postkrikoidale webs (s. auch Abb. **E-2.1**)	▪ ?
	▪ Sklerodermie, Dermatomyositis	▪ ?
	▪ Z. n. Röntgenbestrahlung	▪ ?
	▪ benigne Striktur	▪ 1,2 %
Adenokarzinom	▪ Barrett-Ösophagus	▪ 10–15 %

Bei vielen dieser Risikofaktoren besteht eine langjährige Passagestörung, sodass eine mechanische Komponente im Sinne einer chronischen Irritation ausschlaggebend sein dürfte.
Früherkennungsuntersuchungen (Kontrollendoskopien) alle 3 Jahre empfohlen, bei Laugenverätzung und Achalasie frühestens nach 15 Jahren.

▶ **Merke.**

▶ **Merke.** 60–70 % aller Patienten mit einem Plattenepithelkarzinom der Speiseröhre weisen anamnestisch einen Alkohol- und/oder Nikotinabusus auf.

▶ **Merke.**

▶ **Merke.** Der fehlende Serosaüberzug bedingt eine frühe Infiltration der Nachbarstrukturen. Je nach Infiltrationstiefe wird ein Frühkarzinom (Mukosa- oder Submukosainvasion) von einem fortgeschrittenen Karzinom (Muskularisinvasion und/oder Lymphknotenbefall) unterschieden.

Klinik: Leitsymptom ist die Dysphagie, die sich erst bemerkbar macht, wenn ⅔ der Zirkumferenz durch den Tumor verlegt sind. Gewichtsverlust, retrosternale Schmerzen,

Klinik: Leitsymptom des Ösophaguskarzinoms ist die Dysphagie. Diese macht sich erst bemerkbar, wenn zwei Drittel der Zirkumferenz durch den Tumor verlegt sind. Im Frühstadium bestehen allenfalls vage retrosternale Schmerzen, mitunter gepaart mit einer Hypersalivation. Gewichtsverlust, Erbrechen, Appetitlosigkeit und Aufstoßen sind weitere häufige Symptome. Heiserkeit weist auf eine tumorbedingte Rekurrensparese hin.

Diagnostik: Zur Sicherung der Diagnose dient die **Endoskopie mit Biopsien** (Cave: ein submuköses Vorwachsen des Tumors führt zu negativen Biopsien) (Abb. **E-2.13c**). Fortgeschrittene Ösophaguskarzinome lassen sich problemlos durch einen **Röntgenbreischluck** (Abb. **E-2.13b**) und in der **CT** darstellen. Mit beiden Untersuchungen können Abweichung der Längsachse, die Länge der Tumorstenose und eventuelle Fisteln zu Nachbarorganen gut beurteilt werden.

Stadien- und TNM-Klassifikation: Das Staging ist für die Therapieplanung von wesentlicher prognostischer Bedeutung (s. u.). Dem lokalen Staging dienen die **Endosonografie** und CT, mit der sich die Tiefenausdehnung (T-Stadium) und ein Lymphknotenbefall (N-Stadium) erfassen lassen.

Im Rahmen der weiteren Therapieplanung (M-Stadium) müssen Leber- und Lungenmetastasen durch Sonografie, CT oder MRT ausgeschlossen werden.

Früherkennung: Durch Intravitalfärbung mit Lugol-Lösung oder O-Toluidinblau lassen sich präkanzeröse Schleimhautveränderungen des Plattenepithels sichtbar machen. Diese und Frühstadien des Karzinoms können auch endoskopisch erfasst und behandelt werden. Zur Früherkennung neoplastischer Veränderungen im Zylinderepithel dient die **Chromoendoskopie** mit Indigocarmin oder Methylenblau. Solche Untersuchungen sind jedoch relativ zeitaufwendig und werden deshalb nicht routinemäßig durchgeführt.

Differenzialdiagnose: Benigne Ösophagustumoren wie Papillome und mesenchymale Tumoren (Myom, Fibrom, Neurofibrom, Hämangiom) einschließlich deren sarkomatöse Entartung sind einfach von einem malignen Tumor histologisch abzugrenzen. Gleiches gilt für Zysten und Polypen, die jedoch seltener auftreten. Schwierigkeiten kann die Differenzierung zwischen einer benignen und einer malignen Striktur bereiten. Die Differenzialdiagnose erfolgt durch die histologische Untersuchung von Biopsiematerial, wobei die Zangenbiopsie bei unterminierend wachsendem Tumor auch negativ sein kann.

Therapie: Zum Zeitpunkt der Diagnosestellung ist eine operative Therapie häufig nicht mehr möglich. Das therapeutische Prozedere orientiert sich stark an der Karzinomlokalisation.

▶ **Merke.** In der Regel sind Karzinome im oberen Ösophagusdrittel inoperabel, da ein Abstand von 5 cm zum oberen Ösophagussphinkter und damit zum Larynx eingehalten werden sollte (Tab. **E-2.9**). Eine kurative Therapie ist daher meist nur möglich, sofern der Tumor begrenzt ist, keine Fern- und Lymphknotenmetastasen vorliegen und der Tumor nicht im oberen Drittel lokalisiert ist.

Da das Ösophaguskarzinom in der Regel im höheren Lebensalter auftritt, wird die Operabilität häufig zusätzlich durch Faktoren wie schlechter Allgemeinzustand und Komorbiditäten eingeschränkt.

Besteht Operabilität, wird derzeit eine zervikale Anastomose zwischen Ösophagus und hochgezogenem Magen nach stumpfer Ösophagusdissektion bzw. Ausräumung der regionären Lymphknoten bevorzugt (Tab. **E-2.9**).

≡ E-2.9 Ösophaguskarzinom – lokal differenzierte Therapie des Plattenepithelkarzinoms

Lokalisation	primäre Therapie	sekundäre Therapie
supraaortale Karzinome (oberer Ösophagusanteil)	▪ Strahlentherapie	▪ Chemotherapie ▪ fotodynamische Therapie (bei Frühformen)
infraaortale Karzinome (mittlerer und unterer Ösophagusanteil)	▪ Ösophagektomie (transthorakal, bei Risikopatienten, z. B. schlechter Allgemeinzustand, hohes Alter, auch sog. stumpfe Dissektion möglich) ▪ partielle (bei kardianahem Karzinom auch totale) Gastrektomie mit Ersatzplastik (primärer Magenhochzug oder sekundäre Koloninterposition)	▪ Strahlentherapie ▪ Chemotherapie ▪ endoskopische Mukosektomie ▪ fotodynamische Therapie (bei Frühformen)

Frühformen des Ösophaguskarzinoms wie hochgradige Dysplasien (intraepitheliale Neoplasien) und auf die Schleimhaut begrenzte Frühkarzinome lassen sich mittels endoskopischer Mukosaresektion erfolgreich therapieren; bei einer Infiltration der

- Eine **Strahlentherapie** kann beim strahlensensiblen **Plattenepithelkarzinom** unter kurativen oder palliativen Aspekten durchgeführt werden.
- Die **Chemotherapie** kommt beim metastasierten Ösophaguskarzinom zum Einsatz.

Als Palliativmaßnahmen kommen die Tumorablation und die endoskopische **Implantation von Stents** in Betracht (Abb. **E-2.14**). Insbesondere bei Tumorfisteln zum Bronchialsystem hin stellt die Stentüberbrückung eine wichtige Option dar.

Bei Bedarf kann auch über eine PEG Nahrung zugeführt werden (Abb. **E-2.15**).

Prognose: Die 5-Jahres-Heilung beträgt bei kurativen Eingriffen 10–30 %, bei der palliativen Resektion 4 %.

Submukosa sollte operiert werden, da die Gefahr einer regionären Lymphknotenmetastasierung bei 20 % liegt.

- **Strahlentherapie:** Die Strahlentherapie wird beim strahlensensiblen **Plattenepithelkarzinom**, insbesondere im oberen Drittel, unter kurativen Gesichtspunkten mit 50–60 Gy durchgeführt oder palliativ, um dem Patienten eine normale Nahrungsaufnahme zu ermöglichen. Eine neoadjuvante Radiochemotherapie erhöht die Chance auf Heilung im lokal fortgeschrittenen Stadium.
- **Chemotherapie:** Beim metastasierten Ösophaguskarzinom kommen 5FU/cisplatinbasierte Chemotherapien zum Einsatz. Die Ansprechraten liegen bei 20–30 %.
- Durch eine **präoperative Radiochemotherapie** kann u. U. bei primär als inoperabel eingestuften Tumoren doch noch eine Operabilität erreicht werden.

Weitere Palliativmaßnahmen: Hier kommen die Tumorablation und die endoskopische **Implantation von selbstexpandierenden Metallgitter- (oder Kunststoff-)Stents** in Betracht (Abb. **E-2.14**). Insbesondere bei Tumorfisteln zum Bronchialsystem stellt die Stentüberbrückung eine wichtige Option dar. Dadurch ist der Patient mit inoperablem Tumor bis zu seinem Tod zu einer weitgehend normalen Nahrungsaufnahme fähig.

Bei klinischer Notwendigkeit (z. B. im Rahmen einer neoadjuvanten Radiochemotherapie bei (teil-)stenosierendem Ösophaguskarzinom) ist die Anlage einer perkutanen endoskopischen Gastrostomie (PEG) (Abb. **E-2.15**) indiziert.

Prognose: 40 % aller Patienten mit einem Ösophaguskarzinom werden als kurativ operabel angesehen. Die 5-Jahres-Überlebensrate bei kurativen Eingriffen beträgt 10–30 %, die Operationsletalität liegt unter 10 %. Bei der palliativen Resektion mit Bestrahlung liegt die 5-Jahres-Überlebensrate bei ca. 4 %.

E-2.14 Mögliche Palliativmaßnahmen bei Ösophaguskarzinom

Bougierung über Führungsdraht | Tumorablation durch Lasertherapie oder APC (Argon-Plasma-Koagulation) | selbstexpandierender Metallstent

E-2.15 Perkutane endoskopische Gastrostomie (PEG)

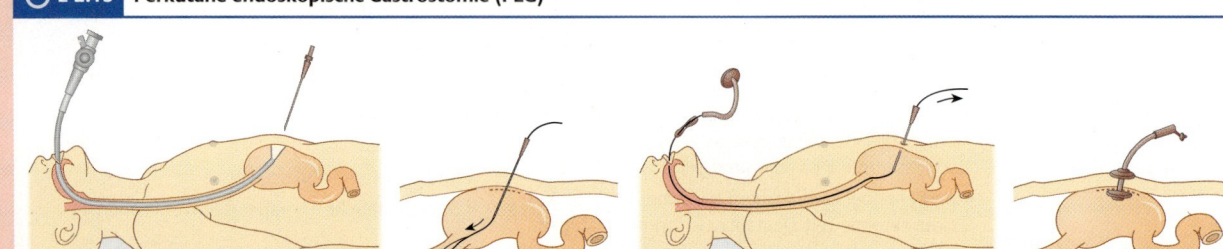

a Punktion unter Sicht.   b Fassen des Fadens.   c Einbringen der PEG-Sonde.   d Verankerung der PEG-Sonde.

3 Magen und Duodenum

3.1 Anatomie und Physiologie 493
3.2 Diagnostische Methoden 494
3.3 Gastritis 496
3.4 Gastroduodenale Ulkuskrankheit 501
3.5 Maligne Magentumoren 510
3.6 Benigne Magentumoren (Polypen) 514
3.7 Der operierte Magen 516

3.1 Anatomie und Physiologie

Anatomisch wird der Magen in 5 (Kardia, Fundus, Korpus, Antrum und Pylorus), das Duodenum in 4 Abschnitte (Bulbus duodeni, Pars descendens, horizontalis und ascendens) unterteilt (Abb. E-3.1a, c).

Funktionell werden je nach Bau und Sekret der Magendrüsen 3 unterschiedliche Regionen differenziert (Abb. E-3.1a, b):
- die mit schleimbildenden Drüsen ausgekleidete und meist nur wenige Millimeter lange **Kardiaregion**,
- die primär Haupt- und Belegzellen tragende **Fundus- und Korpusregion** und
- die **Antrumregion**, die Gastrin (G-Zellen) und schleimproduzierende Zellen enthält.

3.1 Anatomie und Physiologie

Anatomisch wird der Magen in 5, das Duodenum in 4 Abschnitte unterteilt (Abb. E-3.1a, c).

Funktionell werden 3 Zonen differenziert Abb. E-3.1a, b):
- **Kardiaregion** (schleimbildende Drüsen)
- **Korpusregion** (Haupt- und Belegzellen)
- **Antrumregion** (gastrinproduzierende Zellen).

E-3.1 Anatomie des Magens und Duodenums

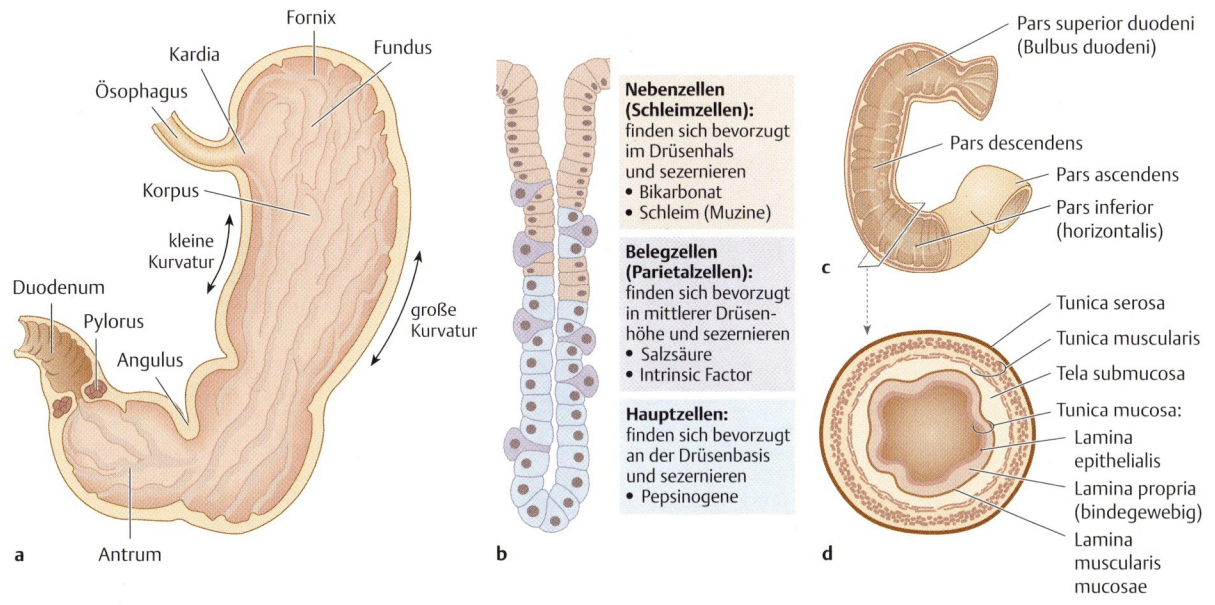

a Anatomische Einteilung des Magens.
b Zellen der Magenschleimhaut und ihre Funktionen.
c Anatomische Einteilung des Duodenums.
d Wandaufbau des „Rumpfdarms".

Magensaftsekretion: Pro Tag werden 1–3 Liter Magensaftsekret produziert. Magensaft besteht vorrangig aus alkalischem Schleim, verschlucktem Speichel, Intrinsic Factor, Pepsinogen (aus **Hauptzellen**) und Salzsäure. Für die Salzsäureproduktion sind etwa 1 Milliarde **Belegzellen** verantwortlich, die auch den Intrinsic Factor produzieren, der für die Vitamin-B$_{12}$-Resorption im terminalen Ileum notwendig ist. Die Belegzellen tragen an ihrer Oberfläche Rezeptoren für Histamin, Acetylcholin und Gastrin (Abb. **E-3.2**). Gemeinsame Endstrecke intrazellulär ist eine Protonenpumpe (K$^+$-H$^+$-ATPase), die Wasserstoffionen im Austausch gegen K-Ionen in den sekretorischen Kanal abgibt.

Magensaftsekretion: In den **Hauptzellen** wird Pepsin, in den **Belegzellen** Salzsäure und Intrinsic Factor produziert.

Die Belegzellen besitzen Rezeptoren für Histamin, Acetylcholin und Gastrin (Abb. **E-3.2**).

E-3.2 Salzsäureproduktion und deren Hemmung durch verschiedene Pharmaka

Histamin, Acetylcholin und Gastrin stimulieren die Säureproduktion, H_2-Blocker, Anticholinergika und Gastrin-Antagonisten hemmen diese. Gemeinsame Endstrecke ist die ATPase als Protonenpumpe, die durch Benzimidazole gehemmt wird.
AC = Adenylatcyclase

Bei der Magensaftsekretion dominiert unter Basalbedingungen (BAO = basal acid output) der Vaguseinfluss. Die Säuresekretion beträgt in Abhängigkeit von Alter und Geschlecht 0–5 mmol/h. Unter Stimulationsbedingungen (z. B. nach Nahrungsaufnahme) werden durchschnittlich 25 mmol Säure/h gebildet.

Die **postprandiale Säuresekretion** wird unterteilt in:
- die **kephale Phase** (vagale Stimulation auf optische Signale, Riechen und Schmecken der Speisen führt zur Magensaftsekretion),
- die **gastrale Phase** (die Antrumdehnung führt zur Gastrinfreisetzung) und
- die **intestinale Phase** (die Gastrinfreisetzung wird durch Hormone der Duodenal- und Jejunumschleimhaut gehemmt).

▶ **Merke.** Die Magendehnung ist der stärkste Reiz zur Ausschüttung von Gastrin.

Magenschleimhautintegrität: Ein kompliziertes, durch Prostaglandine gesteuertes System aus Schleim und Bikarbonat hält die Schleimhautintegrität aufrecht und verhindert eine Selbstandauung der Magenmukosa.

Magenmotorik: Die Magenmotorik wird über Dehnungsrezeptoren im oberen Magendrittel von einem Schrittmacherzentrum aus gesteuert. Sie sorgt in Form einer in Richtung Antrum laufenden Peristaltik für eine Verkleinerung der Nahrungspartikel in der sogenannten **Antrummühle**. Nur 1–2 mm große Partikel können den Pylorus passieren, größere unverdauliche Partikel bleiben zunächst im Magenfornix liegen. Sie werden im nüchternen Zustand (also zwischen den Mahlzeiten) in Form eines **migrierenden Motorkomplexes** (s. Exkurs) weitertransportiert.

▶ **Exkurs. Migrierender Motorkomplex:** Dieser Motorkomplex sorgt durch peristaltische Aktivitäten vom Magen ausgehend bis ins Kolon für den Weitertransport des Darminhaltes. Gleichzeitig kommt es zu einer Ausschüttung von Magen-, Gallen- und Bauchspeicheldrüsensekret, einer „inneren Spülung" entsprechend (Selbstreinigung des Magens). Die Selbstreinigung des Magens ist dabei nur ein Teilaspekt, entscheidend ist die Spülung des terminalen Ileums, um Bakterien, die aus dem Dickdarm durch die Ileozökalklappe in den Dünndarm gelangt sind, wieder zurückzubefördern.

Duodenalsaftsekretion: Wie der gesamte Dünndarm produziert auch die Duodenalschleimhaut kontinuierlich ein flüssiges Sekret, welches durch den Bauchspeichel und die zu den Mahlzeiten aus der Gallenblase sezernierte Galle ergänzt wird (Gesamtmenge 2–3 l/d). Wesentlicher Bestandteil des Duodenalsekretes ist Bikarbonat zur Neutralisierung der aus dem Magen weitertransportierten Salzsäure.

3.2 Diagnostische Methoden

3.2.1 Anamnese und körperliche Untersuchung

Inappetenz und Gewichtsverlust in Verbindung mit Nüchternschmerz bzw. postprandialen Oberbauchbeschwerden sprechen für eine Erkrankung von Magen und/oder Duodenum. Erbrechen verdauter Nahrung weist auf eine Magenausgangsstenose hin, Hämatin oder Hämatemesis auf eine Blutungsquelle proximal des Treitz-

Bandes. Ausgedehnte Magenkarzinome lassen sich bei kachektischen Individuen durch die Bauchdecke tasten, selten findet sich auch ein vergrößerter Lymphknoten in der linken Supraklavikulargrube (Virchow-Drüse). Weiteres s. auch unter „Gastroenterologische Leitsymptome" S. 457.

3.2.2 Apparative Diagnostik

Gastroduodenoskopie

Prinzip: Endoskopische Spiegelung von Magen und Duodenum im Rahmen der Ösophagogastroduodenoskopie (ÖGD) mit der Möglichkeit, Gewebeproben zu entnehmen. Die Untersuchung wird je nach Durchmesser des Endoskops transperoral oder nasal, mit oder ohne Rachenanästhesie bzw. Sedierung durchgeführt.

Indikationen: Funktionelle Dyspepsie zum Ausschluss einer organischen Erkrankung, Nachweis und histologische Verifizierung einer Gastritis, benigne und maligne Magengeschwüre und Karzinome, Lymphome bzw. Sarkome, Sprue, Morbus Whipple (S. 530), obere gastrointestinale Blutung.

Komplikationen: 50 % aller Komplikationen gehen auf die Prämedikation zurück, instrumentelle Perforationen oder iatrogene Blutungen sind sehr selten. Kontraindikationen sind hochgradige Ösophagusstenosen und Ulkusperforation.

Sonografie

Prinzip und Indikationen: Untersuchung von Magen und Duodenum im B-Mode-Verfahren, häufig im Rahmen einer Routineuntersuchung des Abdomens. Tumoren und eine Magenentleerungsstörung lassen sich sonografisch gut erfassen. Zum Tumorstaging wird die **Endosonografie** eingesetzt, bei der ein Endoskop mit eingebautem Ultraschallkopf oder spezielle Ultraschallsonden durch den Biopsiekanal des Endoskops vorgeschoben werden.

Typische Befunde: Bei der Endosonografie lassen sich die 5 Wandschichten des Magens meist gut darstellen. Beim frühen Magenkarzinom ist diese Schichtung bereits aufgehoben bzw. durch invasives Wachstum durchbrochen. Bei fortgeschrittenem Tumorleiden mit Infiltration aller Wandschichten kann auf eine Endosonografie verzichtet werden.

Röntgen

Indikationen: Insbesondere Abdomenleeraufnahme bei V. a. Ulkusperforation (subphrenische Luftsichel) bzw. bei akutem Abdomen (S. 464).

Computertomografie (CT), Magnetresonanztomografie (MRT)

CT und MRT werden zunehmend in der Abdominaldiagnostik eingesetzt, da sich (v. a. parenchymatöse) Organe und Strukturen gut darstellen lassen. Die zusätzliche Gabe von Kontrastmittel ermöglicht die Beurteilung von Gefäßen (Angio-CT, Angio-MRT).

3.2.3 Funktionsdiagnostik

Urease-Schnelltest

Prinzip: Magenschleimhautbiopsien werden in ein 10 %iges Harnstoffmedium gegeben. Die Ureaseaktivität von H. pylori setzt Ammoniak frei, der durch 2 Tropfen Kongorot an einem Farbumschlag innerhalb von 3 Stunden nachgewiesen werden kann.

Indikationen: Verdacht auf Helicobacter-pylori-Gastritis (Typ-B-Gastritis), Magen- und Duodenalulkus, MALTom.

^{13}C-Harnstoff-Atemtest

Prinzip: Orale Gabe von ^{13}C-Harnstoff, der nur durch Helicobacter-pylori-eigene Urease gespalten werden kann. Gemessen wird die über die Ausatemluft ausgeschiedene Menge an $^{13}CO_2$.

Indikationen: Verdacht auf Helicobacter-pylori-Befall, Magenlymphom (MALTom), rezidivierendes Ulkusleiden, Eradikationskontrolle.

H$_2$-Atemtest

Siehe S. 525.

Magensaftsekretionsanalyse

Prinzip und Indikationen: Nach einer 1-stündigen Basalperiode, in der in 15-minütligem Abstand Magensaft über eine Sonde gewonnen wird, erfolgt eine Stimulation mit Pentagastrin. Für 1 Stunde wird dann der maximale Säureausstoß (MAO = maximal acid output) bestimmt, der zwischen 10 und 25 mmol/l liegt. Diese Untersuchung wird heute nur noch sehr selten durchgeführt.

Schilling-Test (Vit.-B$_{12}$-Resorptionstest)

Prinzip: Messung der Funktionsfähigkeit des terminalen Ileums durch orale Gabe von radioaktiv markiertem Vit. B$_{12}$ und Messung der im terminalen Ileum resorbierten Menge an Vit. B$_{12}$ anhand der ausgeschiedenen Menge im 24-Stunden-Sammelurin.

Indikationen und typische Befunde: Verdacht auf Resorptionsstörung des terminalen Ileums (z. B. Sprue), Perniziosa, Typ-A-Gastritis. Eine verminderte Ausscheidung von Vit. B$_{12}$ im Urin (trotz Zugabe von Intrinsic Factor) spricht für eine Malabsorption im terminalen Ileum.

▶ **Merke.** Vit. B$_{12}$ kann nur in Verbindung mit Intrinsic Factor resorbiert werden. Daher kommt es bei fehlendem Intrinsic Factor (z. B. im Rahmen einer chronisch-atrophischen Gastritis) zu einem (falsch) negativen Testergebnis, auch wenn das terminale Ileum eine ausreichende Resorptionsleistung erbringt. Um diese Fehlerquelle auszuschließen, sollte der Test mit und ohne Gabe von Intrinsic Factor durchgeführt werden (Differenzierung zwischen Typ-A-Gastritis und Vit.-B$_{12}$-Resorptionsstörung).

Langzeit-pH-Metrie

Prinzip und Indikationen: Messung der Säureverhältnisse im Magen über 24 h mittels pH-Elektrode, bei V. a. atrophische Gastritis (alkalisches Milieu/Achlorhydrie).

Magenmotilitätsmessung

Prinzip: Messung der Magenentleerung für feste und/oder flüssige Nahrung, szintigrafisch nach Gabe eines Tracers oder sonografisch nach Gabe von 750 ml Orangensaft.

Indikationen: Verdacht auf Magenentleerungsstörungen, z. B. diabetisch viszeraler Neuropathie.

Typische Befunde: Retentionsmagen, gestörte antroduodenale Koordination bei Reizmagen.

3.3 Gastritis

3.3.1 Akute Gastritis

▶ **Definition.** Der Begriff der **akuten Gastritis (Magenschleimhautentzündung)** ist nicht präzise definiert. Zum Teil wird die Klinik, zum Teil werden auslösende Noxen oder die histologisch nachweisbaren granulozytären Infiltrationen der Lamina propria in den Vordergrund gestellt.

Epidemiologie: Wegen der unpräzisen Definition lassen sich keine epidemiologischen Daten angeben.

Ätiopathogenese: Der akuten Gastritis liegt eine Schädigung der Magenschleimhaut durch exogene oder endogene Noxen zugrunde (Tab. **E-3.1**). Diese Noxen führen zu einer **Zerstörung der Schleimhautbarriere** mit Rückdiffusion von H^+-Ionen und Schleimhautblutungen bis hin zur erosiven Gastritis.

Ätiopathogenese: Exogene und **endogene Noxen** führen zu einer Zerstörung der **Schleimhautbarriere** mit Mukosablutungen (Tab. **E-3.1**).

≡ E-3.1	Mögliche Ursachen einer akuten Gastritis
▪ **häufige exogene Noxen:** – Alkohol – Pharmaka (insbesondere: Azetylsalizylsäure, nichtsteroidale Antirheumatika, Zytostatika) – Bakterien (H. pylori, Salmonellen) und Bakterientoxine (Staphylokokken-, Streptokokkentoxine) ▪ **häufige endogene Noxen:** – Urämie – portale Hypertension	▪ **seltenere (exogene) Ursachen:** – abdominale Radiatio, Virusinfekte (z. B. Noroviren), Verätzungen (akute Ätzgastritis nach akzidenteller Aufnahme von Säuren oder Laugen), stressinduzierte Ischämie (akutes Stressulkus (S. 509)), Nahrungsmittelallergie (eosinophile Gastroenteritis)

Klinik und Komplikationen: Die akute Gastritis zeigt die gleichen Symptome wie eine akute Magenverstimmung: Schmerzen im Epigastrium, Übelkeit, Inappetenz, Erbrechen und Durchfall, gelegentlich auch schlechter Mundgeruch.
Eine gastrointestinale Blutung aus akuten Schleimhauterosionen (**hämorrhagisch erosive Gastritis**) mit den Symptomen Hämatemesis oder Teerstuhl wird unter Einnahme von NSAR beobachtet.

Klinik und Komplikationen: epigastrische Schmerzen, Inappetenz, Übelkeit, Erbrechen und Durchfall.

Eine gastrointestinale Blutung aus akuten Erosionen (**hämorrhagisch erosive Gastritis**) wird unter Einnahme von NSAR beobachtet.

Diagnostik: Zunächst ist eine Verlaufsbeobachtung ausreichend, bei Persistenz der Beschwerden sollte eine Endoskopie durchgeführt werden, dies gilt v. a. bei Zeichen einer akuten gastrointestinalen Blutung.
Bei Patienten, die unter Medikamenteneinnahme über Magenverstimmungen klagen, findet man in über 50 % endoskopisch keine Mukosaläsionen, sodass eine Motilitätsstörung anzunehmen ist.

Diagnostik: zunächst Verlaufsbeobachtung. Spezielle Diagnostik nur bei Hämatemesis und Teerstuhl.

Differenzialdiagnose: In Betracht zu ziehen sind alle Erkrankungen, die sich auf den Oberbauch projizieren, wie das peptische Ulkus, die Refluxkrankheit der Speiseröhre, Pankreas- und Gallenblasenaffektionen sowie auch eine akute Magenverstimmung.

Differenzialdiagnose: alle Erkrankungen, die sich auf den Oberbauch projizieren (z. B. peptisches Ulkus, Refluxkrankheit Gallenblasenaffektionen).

▶ **Merke.** Magenverstimmungen dürfen nicht mit einer akuten, histologisch definierten Gastritis gleichgesetzt werden.

▶ **Merke.**

Therapie: Unter Alkohol-, Nikotin- und passagerer Nahrungskarenz sowie der (symptomatischen) Gabe von Antazida, H_2-Blocker, PPI, Spasmolytika oder Gastroprokinetika klingen die Symptome meist innerhalb weniger Tage ab.
Bei der **H.-pylori-induzierten** akuten Gastritis sind Mittel der Wahl Antibiotika in Kombination mit PPI (Abb. **E-3.2**). Zur Prophylaxe von Schleimhautschädigungen durch NSAR werden, neben PPI, fixe Kombinationspräparate mit oralen Prostaglandinen, z. B. Diclofenac mit Misoprostol (Arthotec), zur Therapie der Schleimhautschädigungen die in Tab. **E-3.2** aufgeführten Medikamente eingesetzt.
Bei der **Ätzgastritis** muss die endoskopische Untersuchung schnell das Ausmaß der Schleimhautschädigung erfassen und frühzeitig Kortison verabreicht werden (verhindert eine narbige Schrumpfung tiefer greifender Läsionen). Führt eine Verätzung der Antrummukosa zu einer narbigen Magenausgangsstenose, kann ein operativer Eingriff notwendig werden.

Therapie: Nahrungskarenz, Antazida, Spasmolytika und Motilitätsregulatoren führen innerhalb weniger Tage zu Beschwerdefreiheit.

Mittel der Wahl bei der **H.-pylori-Gastritis** sind Antibiotika plus PPI, zur Prophylaxe medikamentöser Schleimhautschädigung durch **NSAR:** PPI.

Bei der **Ätzgastritis** sollte frühzeitig Kortison gegeben werden (Verhinderung einer narbigen Schrumpfung).

Prognose: In der Regel klingen die Gastritissymptome innerhalb weniger Tage ab. Eine Ausnahme stellt die Infektion mit H. pylori dar; die akute Gastritis geht hier meist in eine chronische über. Erosionen heilen ohne Narbenbildung innerhalb von 1–2 Tagen ab. Bei einer längerfristigen Einnahme von NSAR finden sich neben Erosionen auch zunehmend Ulzera (Abb. **E-3.7**).

Prognose: In der Mehrzahl der Fälle heilt die akute Gastritis aus, nur bei der H.-pylori-Infektion ist ein Übergang in ein chronisches Stadium die Regel. Bei längerer Einnahme von NSAR können sich Geschwüre ausbilden.

3.3.2 Chronische Gastritis

▶ **Definition.** Die **chronische Gastritis** ist eine histologisch zu sichernde Diagnose, die durch eine Infiltration der Lamina propria mit Lymphozyten und Plasmazellen gekennzeichnet ist (Abb. E-3.1). Findet sich zusätzlich eine Infiltration mit Granulozyten, spricht man von einer **aktiven chronischen Gastritis**. Diese ist meist Ausdruck einer persistierenden H.-pylori-Infektion der Magenschleimhaut.

Epidemiologie: Die chronische Gastritis mit oder ohne Symptome wird mit zunehmendem Lebensalter immer häufiger gefunden (über 50 % der über 65-jährigen Patienten weisen eine chronische Gastritis auf).
In Ländern mit einer hohen Prävalenz für das Magenkarzinom ist auch die chronisch-atrophische Gastritis (s. u.) entsprechend häufiger zu finden.

Einteilung, Ätiologie und Pathogenese: Folgende Gastritisformen werden **ätiopathogenetisch** nach dem sog. ABC-Schema differenziert:
- Typ A: **A**utoimmungastritis (selten)
- Typ B: **b**akterielle, H.-pylori-induzierte Gastritis (häufig)
- Typ C: **c**hemisch-toxische Refluxgastritis (selten)
- Sonderformen: lymphozytäre, granulomatöse, spezifische Gastritis, z. B. bei Morbus Crohn, Sarkoidose, Tuberkulose, Lues, Candidiasis und Kombinationen aus Typ B und C, Ex-H.-p.-Gastritis (Gastritis nach Eradikation). Es dauert bis zu einem Jahr, bis die Entzündungszellen verschwinden.
  - **Typ-A-Gastritis:** Bei dieser auf die Korpusschleimhaut beschränkten **Autoimmungastritis** finden sich in 90 % Antikörper gegen die Protonenpumpe der Belegzellen und in 50 % Intrinsic-Factor-Antikörper. Es resultiert das Bild einer **histaminrefraktären Achlorhydrie**. Da der Regelkreis zwischen den G-Zellen des Antrums und den Parietalzellen des Korpus unterbrochen ist, kommt es zu einer exzessiven **Hypergastrinämie**. Diese kann sekundär zu einer Hyperplasie der enterochromaffinen (ECL-)Zellen und zu einer Mikrokarzinoidose oder zu Karzinoidtumoren der Korpusschleimhaut führen (bei ca. 5 %). Das Fehlen von Intrinsic Factor bedingt eine **Vitamin-B$_{12}$-Mangelanämie** mit entsprechenden neurologischen Ausfallserscheinungen (funikuläre Spinalerkrankung). Gelegentlich ist die Typ-A-Gastritis mit anderen Autoimmunerkrankungen wie z. B. dem Morbus Addison oder einer Hashimoto-Thyreoiditis (mit entsprechenden Antikörpern) vergesellschaftet.
  - **Typ-B-Gastritis:** Diese bevorzugt im Antrum lokalisierte Gastritisform ist auf eine Besiedlung des Magens mit H. pylori zurückzuführen. Sie ist praktisch immer beim Ulcus duodeni und in über 70 % beim Ulcus ventriculi und der funktionellen Dyspepsie nachweisbar. Unter PPI-Langzeittherapie kommt es zu einer Verlagerung der Gastritis aus dem Antrum in die Korpusregion (korpusdominante Gastritis).
  - **Typ-C-Gastritis:** Bei dieser chemisch-toxisch verursachten Entzündung, die meist durch einen Gallereflux (**Refluxgastritis**, vor allem beim operierten Magen, z. B. nach Billroth-Operation), Alkohol oder NSAR bedingt ist, findet sich weniger eine zelluläre Infiltration der Magenschleimhaut als vielmehr ein Ödem und eine Fibrose der Lamina propria.
  - Bei den selteneren **Sonderformen** ist eine pathogenetische Zuordnung entweder noch nicht möglich, oder es handelt sich um eine Mitbeteiligung des Magens im Rahmen von Systemerkrankungen.

Histologisch wird eine **Oberflächengastritis** (entzündliches Infiltrat auf die oberflächennahe interfoveoläre Lamina propria beschränkt) von einer **chronisch-atrophischen Gastritis** (zunehmende Reduktion des spezifischen Drüsenkörpers bis zu dessen völligem Schwund) unterschieden. Mit zunehmendem Umbau des spezifischen Drüsenkörpers kommt es zu einer **intestinalen Metaplasie** (Auftreten von Enterozyten, Becherzellen und Paneth-Zellen).

Klinik und Komplikationen:

▶ **Merke.** Die meisten Patienten mit einer histologisch verifizierten chronischen Gastritis sind beschwerdefrei.

Uncharakteristische Oberbauchbeschwerden („Dyspepsie-Symptome" (S. 460)) wie Sodbrennen, postprandiales Völlegefühl, Aufstoßen, Inappetenz, Nüchternschmerz, Meteorismus und ulkusähnlicher Schmerz werden nur von jedem 2. Patienten geklagt.

- **Typ-A-Gastritis:** Auch der zunehmende Verlust der sekretorischen Leistung macht keine Symptome. Selbst bei Vorliegen einer histaminrefraktären Achlorhydrie ist die Verdauungsleistung nicht beeinträchtigt, es resultiert allenfalls eine vermehrte Anfälligkeit für gastrointestinale Infekte (agastrische Diarrhö).

Komplikationen: perniziöse Anämie sowie eine Neigung zu Dysplasien und ein erhöhtes Risiko zur Entwicklung eines Magenkarzinoms.

- **Typ-B-Gastritis:** Von 7 Patienten mit einer H.-pylori-Besiedlung der Magenschleimhaut entwickeln 4 uncharakteristische Oberbauchbeschwerden, aber nur bei einem Patienten sind diese Beschwerden auf H. pylori zurückzuführen. Jeder 9. Patient mit positivem H.-pylori-Nachweis kann im Laufe seines Lebens an einem Ulcus duodeni erkranken.

Komplikationen: Entwicklung eines Ulcus duodeni oder ventriculi möglich. Neigung zur Entwicklung eines Magenkarzinoms (geringer als bei Typ A) und eines MALT-Lymphoms. Folge einer eingeschränkten Säureproduktion kann eine Eisenmangelanämie sein.

- **Typ-C-Gastritis:** Die Patienten entwickeln nach Einnahme von ASS oder NSAR Oberbauchbeschwerden. Der histologische Nachweis einer Typ-C-Gastritis dient auch der Beweisführung bei negiertem ASS-Abusus.

Diagnostik:

▶ **Merke.** Die Diagnose einer chronischen Gastritis kann (definitionsgemäß) nur histologisch gestellt werden (Abb. **E-3.3c**).

- **Typ-A-Gastritis:** Da dieser Typ in der Regel nur die Korpusmukosa betrifft, müssen für die histologische Untersuchung mindestens zwei Gewebeproben aus Antrum **und** Korpus genommen werden, um eine Gastritis klassifizieren zu können.

Laborchemisch finden sich Antikörper gegen Belegzellen (Parietalzell-Antikörper = PCA), H^+/K^+-ATPase und Intrinsic Factor sowie eine ausgeprägte Hypergastrinämie. Liegt eine Vitamin-B_{12}-Mangelanämie vor, sollte immer der **Serumgastrinspiegel** bestimmt werden. Dem Nachweis einer gestörten Vitamin-B_{12}-Resorption dient der **Schilling-Test** (S. 496). Beim Vollbild der Perniziosa kommt es zu einer hyperchromen (megaloblastären) Anämie mit übersegmentierten Leukozyten und entsprechenden Knochenmarkveränderungen. Neurologische Ausfälle sind Ausdruck einer funikulären Spinalerkrankung (funikuläre Myelose).

Der Nachweis von H.-pylori-Antikörpern bei Patienten mit einer Typ-A-Gastritis macht es wahrscheinlich, dass es bei einem Teil der Perniziosapatienten zu einer H.-pylori-getriggerten Autoimmungastritis kommt. Intraepitheliale Lymphozyten weisen dabei auf eine Frühform im Sinne einer präA-Gastritis hin. Hier führt eine frühzeitige Eradikation von H. pylori zu einer Normalisierung der Mukosa und einer Prävention der A-Gastritis.

Wegen der bei Typ-A-Gastritis möglichen Assoziation mit Autoimmunerkrankungen (S. 498) sollte eine erweiterte Diagnostik durchgeführt werden.

- **Typ-B-Gastritis:** Bei dieser H.-pylori-induzierten Gastritis erfolgt eine Beurteilung in drei Schwere- (abhängig von der Dichte des lymphozytären und plasmazellulären Infiltrates) und drei Aktivitätsgrade (entsprechend der Dichte des granulozytären Infiltrates). Zusatzbefunde wie Atrophie, intestinale Metaplasie (Magentyp, Kolontyp) und Lymphfollikelnachweis bedürfen der besonderen Erwähnung. Bei massivem Mukosabefall mit H. pylori kann ein Morbus Ménétrier (s. S. 501) vorgetäuscht werden.

Nachweis von H. pylori: H. pylori kann direkt histologisch (H.-E.-Färbung [s. Abb. **E-3.3a**], Silberimprägnierung, Giemsa), kulturell und indirekt serologisch (IgA-, IgG-Antikörper) oder mittels ^{13}C-Harnstoff-Atemtest (s. S. 495) nachgewiesen werden. Am billigsten ist der H.-pylori-Antigennachweis im Stuhl (HpSAg). In der Praxis durchgesetzt hat sich der Urease-Schnelltest (S. 495).

- **Typ-C-Gastritis:** Die Diagnose wird histologisch gestellt (Mukosaödem, beginnende Fibrose der Lamina propria).

Dyspepsie-Symptome (S. 460) finden sich nur bei jedem 2. Patienten mit histologisch nachweisbarer Gastritis.

- **Typ-A-Gastritis:** Eine eingeschränkte oder fehlende Säure- bzw. Pepsinsekretion führt nicht zu Verdauungsstörungen.

Komplikationen: perniziöse Anämie und die Neigung zu Dysplasien und Magenkarzinomen.

- **Typ-B-Gastritis:** Die Patienten haben uncharakteristische Oberbauchbeschwerden. Erhöhtes Risiko für ein Ulcus duodeni bei positivem H.-pylori-Nachweis.

Komplikationen: Ulcus duodeni oder ventriculi, Neigung zu Magenkarzinom und MALT-Lymphom.

- **Typ-C-Gastritis:** Die Patienten entwickeln nach Einnahme von ASS oder NSAR Oberbauchbeschwerden.

Diagnostik:

▶ **Merke.**

- **Typ-A-Gastritis:** Zur Diagnosesicherung sind Gewebeproben aus Antrum **und** Korpus erforderlich.

Laborchemisch finden sich Antikörper gegen Belegzellen, H^+/K^+-ATPase und Intrinsic Factor sowie infolge des Intrinsic-Factor-Mangels eine Vitamin-B_{12}-Resorptionsstörung (**Schilling-Test** (S. 496)). Die **Serumgastrinspiegel** sind exzessiv erhöht.

- **Typ-B-Gastritis:** Es erfolgt eine Beurteilung in drei Schwere- (abhängig von der Dichte des lymphozytären und plasmazellulären Infiltrates) und drei Aktivitätsgrade (entsprechend der Dichte des granulozytären Infiltrates).

H. pylori kann histologisch (Abb. **E-3.3a**), kulturell, serologisch (IgA-, IgG-Antikörper), mittels Urease-Schnelltest (S. 495) und durch einen ^{13}C-Atemtest (S. 495) nachgewiesen werden.

- **Typ-C-Gastritis:** histologisch: Mukosaödem und Fibrose der Lamina propria.

E-3.3 Histologischer und endoskopischer Befund bei chronischer Gastritis

a H. pylori auf dem Oberflächenepithel der Magenschleimhaut (H.-E.-Färbung).
b Fleckförmige Rötung bei chronischer Gastritis (Differenzialdiagnose: Wassermelonenmagen [Gefäßektasien/Angiodysplasien bei Leberzirrhose mit portaler Hypertension]).
c Histologischer Befund: von der gesunden Schleimhaut über die Oberflächengastritis zur chronisch-atrophischen Gastritis.

c aus: Hafter E.: Praktische Gastroenterologie. Thieme; 1988

Therapie:

▶ Merke.

Symptomatische Therapie je nach Leitsymptom: **Sodbrennen:** Antazida, H₂-Blocker, PPI, **postprandiales Völlegefühl:** Gastroprokinetika, **Aerophagie:** Entschäumer. Hilfreich sind auch autogenes Training und psychotherapeutische Maßnahmen.

Besteht bei der **Typ-A-Gastritis** ein Vit.-B₁₂-Mangel, muss parenteral substituiert werden.

Typ-B-Gastritis: Eine erfolgreiche **Eradikationstherapie** lässt sich durch den Atemtest sichern.

Typ-C-Gastritis: bei symptomatischem Gallereflux Prokinetika oder Colestyramin. NSAR möglichst absetzen.

Prognose: Der Übergang von der Oberflächengastritis zur chronisch-atrophischen Gastritis dauert etwa 20 Jahre.

▶ Merke.

Therapie:

▶ Merke. Die chronische Gastritis ist primär nicht behandlungsbedürftig.

Die rein **symptomatische Therapie** orientiert sich am Leitsymptom: bei **Sodbrennen** Antazida, H₂-Blocker oder PPI, bei **postprandialem Völlegefühl** Gastroprokinetika, bei **Aufstoßen und Aerophagie** Entschäumer und Prokinetika. Auch feuchtwarme Kataplasmen (Breiumschläge) können sich positiv auf die Beschwerden auswirken. Hilfreich sind auch autogenes Training, Sport oder psychotherapeutische Maßnahmen.

Ist bei der **Typ-A-Gastritis** ein Vitamin-B₁₂-Mangel nachgewiesen, muss Vitamin B₁₂ in einer Dosierung von 500–1000 µg/Monat parenteral lebenslang substituiert werden.

Bei der **Typ-B-Gastritis** lässt sich eine erfolgreiche **Eradikationstherapie** (S. 507) mittels Atemtest sichern. Bei der **aktiven chronischen Typ-B-Gastritis** ist gegenwärtig (insbesondere bei Beschwerdefreiheit) der Einsatz von Antibiotika in Verbindung mit PPI primär nicht indiziert, wohl aber bei positiver Ulkusanamnese und vor einer NSAR- oder PPI-Langzeittherapie.

Bei der **Typ-C-Gastritis** können bei symptomatischem Gallereflux Prokinetika oder Colestyramin verabreicht werden. NSAR sollten möglichst abgesetzt werden. Ist dies nicht möglich, ist eine begleitende Gabe von PPI oder oralen Prostaglandinen (Kombinationspräparat Diclofenac + Misoprostol) indiziert.

Prognose und Prophylaxe: Die chronische Gastritis verläuft in Schüben; der Übergang von der Oberflächengastritis zur chronisch-atrophischen Gastritis nimmt etwa 20 Jahre in Anspruch.

▶ Merke. Bei Vorliegen einer Typ-A-Gastritis besteht ein deutlich erhöhtes **Magenkarzinomrisiko.** Dies gilt auch – wenngleich in geringerem Maße – für die chronisch-atrophische Typ-B-Gastritis. Daher sind endoskopische Kontrolluntersuchungen in 3–5-jährlichen Abständen zu empfehlen.

3.3.3 Spezielle Form der Gastritis – Morbus Ménétrier

▶ **Definition.** Beim früher Riesenfaltengastritis genannten Morbus Ménétrier findet sich eine foveoläre Hyperplasie der Magenschleimhaut mit oder ohne chronische Gastritis.

Ätiologie: Überwiegend durch eine Infektion mit H. pylori (bei Kindern evtl. durch CMV-Infektion).

Klinik: Zum klinischen Bild gehören eine Anämie und ein gastraler Eiweißverlust (Nachweis mit radioaktiv markiertem Albumin), der im Rahmen der exsudativen Gastropathie zu ausgeprägten Ödemen führen kann.

Diagnostik: Die histologische Sicherung der Diagnose erfolgt durch eine Dickenmessung der Schleimhaut, bei der der foveoläre Anteil auf über 1 mm verbreitert ist. Der H.-pylori-Nachweis ist häufig positiv.

▶ **Merke.** Der Morbus Ménétrier neigt zur malignen Entartung und bedarf der endoskopischen Überwachung (alle 2 Jahre).

Differenzialdiagnose: Abgegrenzt werden muss eine glanduläre Hyperplasie, bei der der belegzellentragende Anteil der Korpusmukosa verbreitert ist (klassischerweise beim Gastrinom). Mischformen zwischen foveolärer und glandulärer Hyperplasie werden gelegentlich beobachtet (hypersekretorische Gastropathie). Riesenfalten finden sich auch bei einer lymphatischen Hyperplasie (z. B. bei Non-Hodgkin-Lymphom) und einer Amyloidose der Magenmukosa. Ein diffus infiltrierend wachsendes Karzinom (Magenzirrhus) kann eine Riesenfaltengastritis vortäuschen.

▶ **Merke.** Foveoläre Hyperplasie = Morbus Ménétrier. Glanduläre Hyperplasie = Gastrinom (Zollinger-Ellison-Syndrom (S. 667)).

Therapie: Der Eiweißverlust kann nur gelegentlich durch Anticholinergika reduziert werden. Ggf. wird bei nicht beherrschbarem Eiweißverlust oder Anzeichen einer malignen Entartung eine Magenresektion notwendig. Bei positivem H.-pylori-Nachweis sollte in jedem Fall eine Eradikation (S. 507) angestrebt werden.

3.4 Gastroduodenale Ulkuskrankheit

▶ **Definition.** Im Gegensatz zur **Erosion**, bei der der Gewebedefekt die Muscularis mucosae nicht überschreitet und die ohne Vernarbung abheilt, handelt es sich beim **Ulkus** um eine umschriebene, bis tief in die Muscularis propria reichende Läsion (s. auch Abb. **E-3.1**).

3.4.1 Chronische Ulzera

Epidemiologie

Jeder 10. erkrankt im Laufe seines Lebens an einem Ulkus. Beide Geschlechter sind gleichermaßen betroffen. Insgesamt ist festzustellen, dass in den westlichen Industrienationen die Ulcus-duodeni-Inzidenz abnimmt. Bei einem Drittel der Patienten finden sich zwei und mehr Ulzera.

Lokalisation

Das Ulcus duodeni ist zu 95 % im Bulbus lokalisiert, bevorzugt an der Vorderwand. Das Ulcus ventriculi findet sich bevorzugt im Bereich der kleinen Kurvatur. Je nach Lokalisation werden beim Magengeschwür verschiedene Ulkustypen nach Johnson unterschieden (Abb. **E-3.4**).

▶ **Merke.** Atypisch, z. B. im Bereich der großen Kurvatur lokalisierte Magenulzera sind malignomverdächtig (Karzinom, Lymphom) oder sprechen für eine medikamentös-toxische Genese (ASS, NSAR).

E-3.4 Ulkustypen nach Johnson

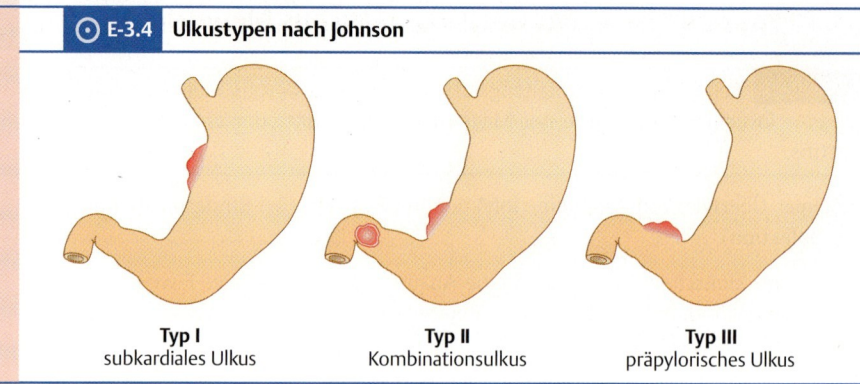

Typ I — subkardiales Ulkus
Typ II — Kombinationsulkus
Typ III — präpylorisches Ulkus

Ätiologie und Pathogenese

▶ Merke.

Ulcus duodeni: Bei über 90 % der Ulcus-duodeni-Patienten lässt sich eine H.-pylori-Besiedlung der Antrummukosa nachweisen. Bei der Ulkuspathogenese dominieren aggressive über defensive Faktoren (Abb. **E-3.5**). 80 % der Ulkuspatienten sind Raucher.

Begleiterkrankungen wie COPD, Leberzirrhose, rheumatoide Arthritis sowie Niereninsuffizienz gehen mit einer erhöhten Ulkusinzidenz einher.

Ätiologie und Pathogenese

▶ **Merke.** Es gilt heute als gesichert, dass die **H.-pylori-Infektion** Hauptursache der Entstehung von Duodenal- und Magenulzera ist.

Ulcus duodeni: Bei über 90 % der Patienten mit Duodenalulkus lässt sich eine H.-pylori-Besiedlung der Antrummukosa und bei 50 % auch der Duodenalschleimhaut nachweisen. Für die Entstehung wird ein Ungleichgewicht zwischen protektiven und aggressiven Faktoren verantwortlich gemacht (Abb. **E-3.5**). Neben einer genetischen Disposition (Blutgruppe 0, Non-Secretor-Status) spielt der Säurefaktor eine ausschlaggebende Rolle: Ob Stresssituationen oder ein spezifisches Persönlichkeitsprofil ein Ulcus duodeni auslösen können, ist umstritten. 80 % der Ulkuspatienten sind Raucher. Gehäuft finden sich Duodenalulzera bei COPD, rheumatoider Arthritis, chronischer Niereninsuffizienz, nach Ileumresektion, bei Leberzirrhose, bei systemischer Mastozytose, bei der multiplen endokrinen Adenomatose, beim Hyperparathyreoidismus (Kalzium setzt Gastrin frei) und der Amyloidose Typ IV. Zum Gastrinom als Ursache eines therapieresistenten Ulkusleidens s. S. 667.

E-3.5 Entstehung eines Ulcus duodeni durch Ungleichgewicht zwischen protektiven und aggressiven Faktoren

Ulcus ventriculi: Hier spielt das Ungleichgewicht zwischen aggressiven und protektiven Faktoren, insbesondere ein **Mangel protektiver Faktoren**, eine entscheidende Rolle (Abb. **E-3.6**).

Ulcus ventriculi: Auch hier gilt: ohne Säure kein Ulkus. Allerdings steht beim Ungleichgewicht zwischen aggressiven und protektiven Faktoren ein **Mangel an protektiven Faktoren** im Vordergrund (Abb. **E-3.6**). Die Säuresekretion ist umso niedriger, je kardianaher das Geschwür lokalisiert ist. Dies hängt mit der zunehmenden

E-3.6 Entstehung eines Ulcus ventriculi durch Ungleichgewicht zwischen protektiven und aggressiven Faktoren

Ausbreitung der Gastritis zusammen. Im Rahmen der Umbaugastritis wird nämlich der für die Säuresekretion verantwortliche spezifische Drüsenkörper immer mehr im Sinne einer **intestinalen Metaplasie** umgebaut, jedoch ohne dass die Säuresekretion ganz zum Erliegen kommt.

Die Einnahme von NSAR scheint eine große Rolle bei der Ulkusentstehung zu spielen (Abb. **E-3.7**). NSAR hemmen die Prostaglandinsynthese in der Magenschleimhaut und beeinflussen damit die Schleim- und Bikarbonatsekretion sowie die Mukosadurchblutung und die Epithelregeneration negativ. Auch Rauchen führt zu einer Hemmung der Prostaglandinsynthese in der Magenmukosa.

NSAR hemmen die Prostaglandinsynthese in der Magenschleimhaut und scheinen bei der Ulkusentstehung eine große Rolle zu spielen (Abb. **E-3.7**).

E-3.7 NSAR-induzierte Ulcera ventriculi

Atypische Lokalisation (große Kurvatur), Multiplizität.

Klinik

Die Symptome einer Ulkuskrankheit sind unspezifisch, d. h. alleine aufgrund der klinischen Beschwerden ist eine Diagnose nicht möglich. Folgende Symptome werden jedoch häufig beobachtet:

Ulcus duodeni: Nüchternschmerzen im Epigastrium, die sich nach Nahrungsaufnahme oder Einnahme eines Antazidums bessern, sind relativ typisch. Viele Patienten wachen infolge der Schmerzen in den frühen Morgenstunden auf (gesteigerte Nüchternsekretion während der Nacht). Typisch ist auch die **Periodizität der Beschwerden** mit einem in letzter Zeit umstrittenen Frühjahrs- und Herbstgipfel.

Klinik

Die Symptome einer Ulkuskrankheit sind unspezifisch.

Ulcus duodeni: Nüchternschmerzen im Epigastrium mit deutlicher Besserung nach Nahrungsaufnahme sind typisch.

Ulcus ventriculi: Die Schmerzlokalisation ist zumeist links paraumbilikal, häufig verstärkt Nahrungsaufnahme die Beschwerden. In 30 % werden nächtliche Schmerzen angegeben. Viele Patienten klagen über eine Gewichtsabnahme. Asymptomatische Verlaufsformen sind häufig, insbesondere beim NSAR-Ulkus.

Komplikationen

Allgemein liegt das Komplikationsrisiko bei 2,7 % pro Jahr, nach einer einmal durchgemachten Komplikation bei 5 % pro Jahr.

> ▶ Merke. Bis zu 40 % aller Ulzera sind klinisch stumm und machen sich erst durch Komplikationen (Abb. E-3.8) bemerkbar.

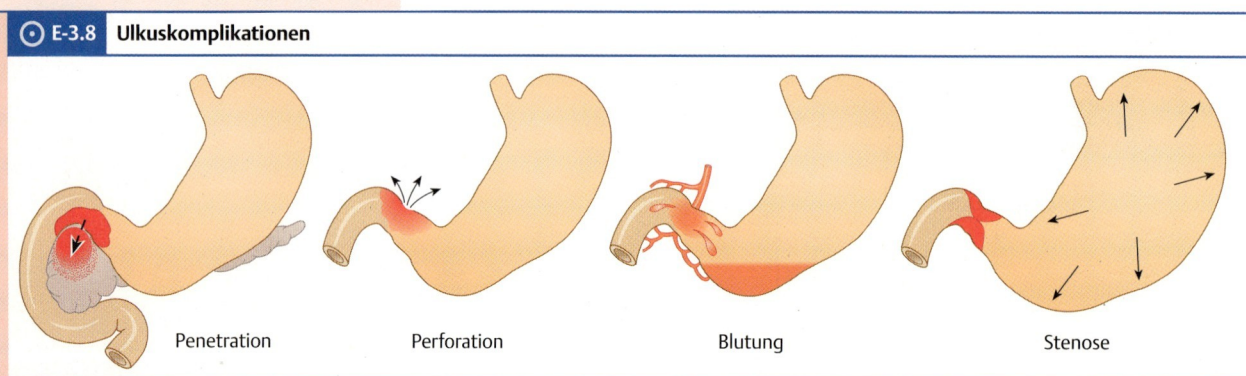

E-3.8 Ulkuskomplikationen

Penetration — Perforation — Blutung — Stenose

Ulkusblutung: Dies ist die häufigste Ursache einer oberen gastrointestinalen (GI) Blutung und tritt bei jedem 10. Ulkuspatienten im Laufe der Jahre in Form einer Hämatemesis oder Meläna auf. Unter stationären Bedingungen sollte die Blutungsquelle lokalisiert und das individuelle Risiko anhand des endoskopischen Befundes mittels der Forrest-Kriterien abgeschätzt werden (Abb. E-3.9).

Therapeutisch steht bei Ulkusblutungen (wie auch bei Blutungen aus Erosionen) heute die **endoskopische Blutstillung** durch Unterspritzung mit Suprarenin 1 : 10 000 oder Fibrinkleber oder mechanisch durch „Clipping" ganz im Vordergrund (Abb. E-3.9).

Perforation: Eine Perforation wird fast ausschließlich bei Männern beobachtet, bevorzugte Lokalisation ist die Vorderwand von Antrum und Bulbus. Eine **freie Perforation** ist wahrscheinlich, wenn sich bei einem Patienten mit Ulkusanamnese plötzlich (der Patient kann die Uhrzeit angeben) heftigste Schmerzen im Epigastrium, gefolgt von bretthartet Abwehrspannung, Tachykardie, Blässe, Tachypnoe und Schweißausbruch einstellen. Ein Verschwinden der Leberdämpfung weist auf freie Luft im Abdomen hin, eine subphrenische Luftsichel im Röntgenbild beweist die freie Perforation.

Eine Änderung des Schmerzcharakters, insbesondere ein in den Rücken ausstrahlender Dauerschmerz, kennzeichnet eine **gedeckte Perforation** (= Ulkuspenetration). Beim Ulcus duodeni erfolgt die Perforation meist in den Pankreaskopf (ggf. erhöhte Amylase). Therapiemaßnahmen, die bislang Beschwerdefreiheit brachten, greifen dann nicht mehr.

Magenausgangsstenose: Ein florides Ulcus ad pylorum oder rezidivierende Ulzera in einem Narbenbulbus können zu einer akuten Magenausgangsstenose mit anhaltendem Erbrechen (von z. T. unverdauten Nahrungsresten) und der Gefahr einer metabolischen Alkalose führen. Völlegefühl, Übelkeit, Erbrechen im Schwall und anhaltender Gewichtsverlust weisen auf diese Komplikation hin. Die Diagnose wird endoskopisch oder durch einen Röntgenbreischluck gestellt. Zunächst wird ein konservativer Therapieversuch (z. B. Magenverweilsonde, endoskopische Ballondilatation) unternommen, bei Erfolglosigkeit wird ein operativer Eingriff notwendig.

E-3.9 Stadieneinteilung der Ulkusblutung (Forrest-Klassifikation) und entsprechende Therapieoptionen

Forrest Ia: spritzende Blutung
Therapie: endoskopische Blutstillung, ggf. Operation

Forrest Ib: Sickerblutung
Therapie: Lokalmaßnahmen (endoskopischer Gefäßclip, Unterspritzung mit Suprarenin 1:10 000, Fibrinkleber) oder die systemische Gabe von Somatostatinanaloga oder Sekretin i.v.

zusätzlich medikamentöse Blutungsrezidivprophylaxe mit PPI

Forrest IIa: Gefäßstumpf im Ulkusgrund
Therapie: endoskopischer Gefäßclip, wenn nicht zu applizieren (Bulbus, Magenhinterwand): Operation

Forrest IIb bzw. IIc: Koagel bzw. Hämatinbelag
Therapie: konservativ (PPI, evtl. H.-p.-Therapie)

Forrest III: Ulkus ohne Zeichen der vorausgegangenen Blutung
Therapie: konservativ (Standardtherapie)

Unterspritzung zur Kompression eines blutenden Gefäßes

endoskopische dopplersonografische Untersuchung zur Detektion eines Gefäßstumpfes

Diagnostik

Körperliche Untersuchung und Labor: Häufig wenig hilfreich; beim Ulcus ventriculi besteht gelegentlich ein Palpationsschmerz im Epigastrium.

Endoskopie: Diagnostisches **Verfahren der Wahl** ist die Endoskopie (Abb. **E-3.10**). Nicht selten deckt diese Untersuchung multiple Geschwüre (Kombinationsulkus in Magen und Duodenum) oder zusätzliche Veränderungen, z. B. eine sekundäre Refluxösophagitis, auf. Findet sich ein Ulcus ventriculi, muss anhand von 6–8 Gewebeproben eine Differenzierung zwischen benignem und malignem Ulkus erfolgen. Biopsieentnahmen aus Antrum und Korpus sind ferner zur H.-pylori-Diagnostik wichtig.

▶ **Merke.** 5 % aller **Magengeschwüre** sind maligne. Daher gilt eine konservative Therapie ohne endoskopisch-bioptische Abklärung als Kunstfehler. Da bei großen Geschwüren repräsentative Gewebeentnahmen problematisch sein können, muss die Gastroskopie mit Biopsie am Ende der Therapie wiederholt werden. Auf eine Biopsie des **Ulcus duodeni** kann fast immer verzichtet werden, da Malignome in diesem Bereich mit 0,35 % sehr selten sind (malignes Lymphom, Metastasen, Duodenalkarzinom).

Röntgenuntersuchung: Eine Röntgenuntersuchung ist nur bei V. a. Perforation sinnvoll.

E-3.10 Endoskopischer Aspekt eines Ulcus duodeni der Bulbusvorderwand

E-3.11 Endoskopische Befunde bei Ulcus ventriculi

a Ulcus ventriculi am Angulus mit Zeichen der vorausgegangenen Blutung.
b Ulcus ventriculi im präpylorischen Antrum mit Gefäßstumpf im Zentrum.
c Mit Clip versorgter Gefäßstumpf im Zentrum eines Ulkus.

Spezielle Diagnostik bei Ulcus duodeni: Beim **Ulkus** dient der bioptische H.-pylori-Nachweis der Differenzierung zwischen idiopathischem rezidivierendem und medikamenteninduziertem Ulkus.
Bei **Therapieresistenz:** Überprüfung der Säuresuppression durch **Langzeit-pH-Metrie**. Magensaftsekretionsanalyse und Serumgastrinbestimmung sind nur in Ausnahmefällen (z. B. bei V. a. Gastrinom) indiziert.

Differenzialdiagnose

Ulcus duodeni: alle organischen und funktionellen Oberbaucherkrankungen (z. B. Refluxkrankheit, Magenulkus). Auch an einen Morbus Crohn bzw. Boeck, Tbc und Lues muss gedacht werden.

Ulcus ventriculi: Die DD umfasst das **exulzerierte Karzinom**, das **maligne Lymphom** und die **Exulceratio simplex Dieulafoy**, bei der eine Gefäßanomalie zu lebensbedrohlichen Blutungen Anlass geben kann.

Therapie

Ziele:
- Linderung der Beschwerden
- Beschleunigung der Ulkusheilung
- Vermeiden von Komplikationen
- Verhinderung von Rezidiven.

Allgemeine Therapie: Nikotinverbot, Berücksichtigung von Nahrungsmittelunverträglichkeiten. Stationäre Behandlung oder Bettruhe sind nur bei komplikativem Verlauf erforderlich. Ulzerogene Medikamente sind zu meiden.

Spezielle diagnostische Maßnahmen bei Ulcus duodeni: Beim **Ulkus** dient der bioptische H.-pylori-Nachweis (Urease-Schnelltest (S. 495)) der Differenzierung zwischen einem idiopathischen rezidivierenden Ulkusleiden (H.-pylori-positiv) und dem medikamenteninduzierten Ulkus (H.-pylori-negativ).
Bei **Therapieresistenz** ist eine Überprüfung der erzielten Säuresuppression durch eine **Langzeit-pH-Metrie** (S. 496) sinnvoll.
Eine Magensaftsekretionsanalyse und Serumgastrinbestimmung sind nur in Ausnahmefällen indiziert (z. B. bei V. a. ein Gastrinom (S. 667)), wobei jedoch nach wie vor gilt: Ein Ulkus bei Achlorhydrie ist mit großer Wahrscheinlichkeit ein Magenkarzinom.

Differenzialdiagnose

Ulcus duodeni: Die Differenzialdiagnose erfasst alle organischen und funktionellen Oberbaucherkrankungen wie Refluxkrankheit, Magenulkus und -karzinom, Dyspepsie, Cholelithiasis, chronische Pankreatitis und Pankreaskarzinom. Weiterhin ist beim Nachweis eines Ulcus duodeni auch an einen Morbus Crohn, eine Tuberkulose, einen Morbus Boeck und eine Lues zu denken.

Ulcus ventriculi: Im Rahmen der Differenzialdiagnose ist neben dem **exulzerierten Karzinom** in erster Linie an das **maligne Lymphom** zu denken, bei dem sich häufig multiple Exulzerationen der Schleimhaut neben einer Infiltration mit Riesenfalten finden. Eine Sonderform stellt die **Exulceratio simplex Dieulafoy** dar, bei der ein großlumiges Gefäß ohne Aufzweigung bis an die Mukosa heranreicht und peptisch angedaut wird, sodass es zu einer lebensbedrohlichen Blutung kommt. Endoskopisch imponiert ein aus einem flachen Ulkus im oberen Korpusdrittel ins Magenlumen ragender Gefäßstumpf, aus dem es arteriell blutet.

Therapie

Ziele der Ulkustherapie sind:
- Linderung der Beschwerden
- Beschleunigung der Ulkusheilung
- Vermeiden von Komplikationen
- Verhinderung eines Rezidivs.

Allgemeine Therapie: Durch Verzicht auf Nikotin lassen sich die Ziele der Ulkustherapie nachhaltig unterstützen. Von individuellen Nahrungsmittelunverträglichkeiten abgesehen, sind diätetische Restriktionen nicht erforderlich. Eine stationäre Behandlung oder Bettruhe werden nur noch bei gravierenden Ulkuskomplikationen empfohlen. Oft kann das Befinden durch häufige kleine Mahlzeiten und leichte Kost gebessert werden; sog. „Säurelocker" (z. B. hoch konzentrierter Alkohol, Zitrussäfte, Koffein) können hingegen zu einer Verstärkung der Beschwerden führen. Ulzerogene Medikamente (v. a. ASS, NSAR) sind zu meiden.

Medikamentöse Therapie: Durch moderne Ulkustherapeutika werden die Heilungsrate erhöht und die Therapiedauer verkürzt. Die meisten heute in der Ulkustherapie eingesetzten Pharmaka **reduzieren die Säurebildung** bzw. **neutralisieren die Säure**. Von allen in Tab. E-3.2 genannten Ulkustherapeutika spielen heute **nur noch die PPI eine bedeutende Rolle**.

Medikamentöse Therapie: Von allen Ulkustherapeutika spielen heute nur noch die PPI eine bedeutende Rolle (Tab. **E-3.2**).

E-3.2	Ulkustherapeutika
Protonenpumpeninhibitoren (PPI)	Sie gelten heute als stärkste Säurehemmer (Hemmung der H^+/K^+-ATPase). Esomeprazol z. B. hebt in einer Dosierung von 40 mg/d den Magen-pH-Wert für etwa 18 h auf über 3 an und blockiert damit 90 % der Säureproduktion. Unter PPI-Therapie kommt es zu einem Anstieg des Serumgastrins auf das Doppelte des Normbereichs. **Nebenwirkungen:** Sie entsprechen denen der H_2-Blocker. Im Tierversuch (nicht beim Menschen) wurden bei lebenslanger Therapie in Höchstdosen gelegentlich ECL-Zellkarzinoide beobachtet (diese treten in 3–5 % auch beim Perniziosakranken auf).
H_2-Blocker	H_2-Rezeptorantagonisten (z. B. Ranitidin, Famotidin) werden in einer **Einmaldosierung** nach dem Abendessen gegeben und hemmen insbesondere die nächtliche Nüchternsekretion. Die Symptome klingen meist schon in den ersten Tagen ab. **Nebenwirkungen:** Kopfschmerzen, Allergien, Obstipation, Diarrhö, Transaminasenanstieg und Blutbildveränderungen. Wegen Arzneimittelinteraktionen im Lebermetabolismus (Hemmung des Arzneimittelabbaus über Cytochrom P450) sind H_2-Blocker der 1. Generation (z. B. Cimetidin) in den Hintergrund getreten.
Anticholinergika	Selektive, an Muskarinrezeptoren angreifende Substanzen wie z. B. das Pirenzepin werden unter dem Aspekt einer medikamentösen Vagolyse in einer **Dosierung** von 2 × 50 mg gegeben. **Nebenwirkungen:** Akkommodationsstörungen, Mundtrockenheit und Blasenauslassstörungen.
ulkusprotektive Substanzen	Zu diesen zählt das **Sucralfat** (z. B. Ulcogant), das ähnlich wie die Antazida zum Teil als Filmbildner wirkt, zum Teil die Prostaglandinsynthese anregt. Sucralfat bindet als basisches Aluminiumsucrosesulfat an den Nekroseschorf des Geschwürgrunds. **Nebenwirkung:** Obstipation. **Dosierung:** 4 × 1 g/d.
Antazida	Sie wirken zum Teil als Filmbildner, zum Teil regen sie die Prostaglandinsynthese an. Postprandial eingenommen, neutralisieren sie die Magensäure für einige Stunden. Aluminiumhydroxidhaltige Antazida adsorbieren andere Medikamente, wie z. B. Eisen oder Tetrazykline (z. T. unter Komplexbildung), und sollten deshalb 1 Stunde zeitversetzt gegeben werden. Starke pH-Verschiebungen ins alkalische Milieu können die Resorption von Pharmaka (z. B. Nizoral) erschweren. **Nebenwirkungen:** Aluminiumhydroxid und Kalziumkarbonat führen zu Obstipation, Magnesiumhydroxid eher zu Durchfall. **Dosierung:** 4 × tgl. ein Antazidum (als Richtzahl gilt eine Neutralisationskapazität von 50 mmol/Einzeldosis).
orale Prostaglandine	Orale Prostaglandine wie das **Misoprostol** spielen in erster Linie zum Schutz der Schleimhaut unter Einnahme von NSAR eine Rolle. Sie sind derzeit nur noch in fixer Wirkstoffkonzentration mit NSAR zur Therapie von Rheuma- und Gelenkerkrankungen auf dem Markt (z. B. Arthotec). **Nebenwirkungen:** Bauchschmerzen und Diarrhöen (bei 10 %), Schmerzen im Bereich der Gebärmutter und Menorrhagien. **Dosierung:** Arthotec 1–3 × 1 Tbl. (50 mg Diclofenac + 0,2 mg Misorprostol) bzw. Arthotec forte 2 × 1 Tbl. (75 mg Diclofenac + 0,2 mg Misoprostol) tgl.

* Von allen genannten Ulkustherapeutika spielen heute nur noch PPI eine bedeutende Rolle.

■ **Therapie des H.-pylori-positiven Ulkus:**
Bei positivem H.-pylori-Nachweis ist die kombiniert antibiotisch-antisekretorische Therapie (= **H.-pylori-Eradikationstherapie**, Tab. **E-3.3**) des Ulcus duodeni und ventriculi mittlerweile Standard. Therapie der 1. Wahl ist die „italienische oder französische Tripel-Therapie". Greifen diese Therapien nicht, muss auf Reservetherapien ausgewichen werden. Eine Reinfektion kommt nach erfolgreicher Eradikationstherapie praktisch nicht vor, das Ulkusleiden heilt aus.

■ **Therapie des H.-pylori-positiven Ulkus:**
Bei positivem H.-pylori-Nachweis ist die **H.-pylori-Eradikationstherapie** (Tab. **E-3.3**) sowohl beim Ulcus duodeni als auch ventriculi Standard.

▶ **Merke.** Bei einem Erstulkus unter ASS und/oder NSAR-Einnahme ist immer nach H. pylori zu suchen. Findet sich der Erreger, sollte immer eine Eradikationsbehandlung veranlasst werden.

▶ **Merke.**

■ **Therapie des H.-pylori-negativen Ulkus:**
Die Therapie besteht neben der 4-wöchigen Gabe eines PPI insbesondere in der Meidung ulzerogener Noxen (NSAR, Nikotin). Rezidiviert ein H.-pylori-negatives Ulkus, sollte eine medikamentöse Langzeittherapie, z. B. mit PPI in halber Standarddosierung (Tab. **E-3.3**) vorgenommen werden.

■ **intermittierende Therapie:**
Viele Ulkuspatienten praktizieren eine intermittierende Therapie, d. h. bei erneut auftretenden Magenbeschwerden werden über einige Tage H_2-Blocker oder PPI eingenommen, die zu einem raschen Beschwerderückgang führen. Endoskopische Kontrollen in 2–3-jährlichem Intervall werden bei diesem Vorgehen empfohlen, um z. B. ein sich entwickelndes Karzinom nicht zu übersehen (Rarität).

■ **Therapie des H.-pylori-negativen Ulkus:**
Meidung von Noxen wie NSAR, Nikotin.

■ **intermittierende Therapie:**
H_2-Blocker oder PPI bei Bedarf für einige Tage zur Kupierung eines Ulkusschubs (ohne endoskopischen Nachweis). Um ein sich evtl. entwickelndes Karzinom nicht zu übersehen, werden 2–3-jährliche endoskopische Kontrollen empfohlen.

E-3.3 Therapieschema beim unkomplizierten Helicobacter-pylori-positiven Ulkus

- **modifizierte Tripel-Therapie („italienische" Tripel-Therapie)**

– Protonenpumpenhemmer (2 × 1 Standarddosis*/d)	7 Tage
– Clarithromycin (2 × 250 mg/d)	7 Tage
– Metronidazol (2 × 400 mg/d)	7 Tage

Nebenwirkungen: etwa 15 %, Therapieabbrüche: < 5 %

- **alternativ: modifizierte Tripel-Therapie („französische" Tripel-Therapie)**

– Protonenpumpenhemmer (2 × 1 Standarddosis*/d)	7 Tage
– Clarithromycin (2 × 500 mg/d)	7 Tage
– Amoxicillin (2 × 1 g/d)	7 Tage

Nebenwirkungen: etwa 30 %, Therapieabbrüche: < 5 %

- **Reserveschema: Quadrupel-Therapie**

– Protonenpumpenhemmer (2 × 1 Standarddosis*/d)	Tag 1–10
– Wismutsalz (4 × tgl.)	Tag 4–10
– Tetrazyklin (4 × 500 mg/d)	Tag 4–10
– Metronidazol (3 × 400 mg/d)	Tag 4–10

Nebenwirkungen: etwa 80 %, Therapieabbrüche: 5–10 %

- **weiteres Reserveschema:**
  - 1-wöchige Behandlung mit 2 × PPI in Standarddosierung und 2 × 500 mg Clarithromycin und 300 mg Rifabutin** (2 Tbl. morgens)

In der Regel ist nach erfolgreicher H.-pylori-Sanierungstherapie nur dann eine antisekretorische Nachbehandlung erforderlich, wenn der Patient persistierende Beschwerden hat oder ASS bzw. NSAR einnimmt.

*Standarddosen der Protonenpumpenhemmer (PPI): Omeprazol/Rabeprazol 20 mg, Lansoprazol 30 mg, Pantoprazol/Esomeprazol 40 mg
Beim stärksten PPI, dem **Esomeprazol** (Nexium mups) reicht die **halbe Standarddosis** zur Eradikationsbehandlung aus.
**Substanz färbt alle Körperflüssigkeiten rot!

- **Therapie von durch NSAR induzierten Ulzerationen:**
Hier können alle Ulkustherapeutika, bevorzugt PPI, eingesetzt werden (s. o.). Noxe absetzen!

Operative Therapie: Indikationen hierzu sind Ulkuskomplikationen wie Perforation, Blutung (s. auch Abb. **E-3.9**) und Magenausgangsstenose.

▶ Merke.

- **Ulcus ventriculi:**
Verfahren der Wahl ist eine **Billroth-I-Resektion** (s. Abb. **E-3.15**).

▶ Merke.

- **Therapie von durch NSAR induzierten Ulzerationen:**
Diese vorwiegend im Antrum lokalisierten, häufig multipel auftretenden Geschwüre können mit allen Ulkustherapeutika (s. o.) behandelt werden, sofern die Noxe abgesetzt wird. Bevorzugt werden PPI eingesetzt, die bis zur Abheilung (meist nach 4–8 Wochen) gegeben werden. Kann die Noxe nicht abgesetzt werden, PPI-Gabe bis zur Abheilung, dann Dauertherapie mit halber PPI-Standarddosierung.

Operative Therapie: Ein operatives Vorgehen ist zwingend erforderlich bei der freien Ulkusperforation. Auch eine Magenausgangsstenose, nicht beherrschbare arterielle Ulkusblutungen (Abb. **E-3.9**) und ein therapieresistentes penetrierendes Ulkus können zu einem operativen Eingriff zwingen. Im Zeitalter von H.-pylori-Eradikation und PPI-Therapie sind Magenoperationen wegen Ulkustherapieresistenz extrem selten geworden.

▶ Merke. Bei arterieller endoskopisch nicht beherrschbarer Blutung muss umgehend operiert werden, ebenso bei einer Rezidivblutung nach zunächst erfolgreicher endoskopischer Blutstillung.

- **Ulcus ventriculi:**
Verfahren der Wahl ist eine **Billroth-I-Resektion** mit Gastroduodenostomie (Abb. **E-3.15**). Alternativ kann eine Ulkusexzision in Verbindung mit einer proximal selektiven Vagotomie vorgenommen werden.

▶ Merke. Wenn ein Magengeschwür nicht innerhalb von 4 Wochen zu 50 %, innerhalb von 8 Wochen zu 90 % und innerhalb von 12 Wochen vollständig abgeheilt ist, sollte operativ interveniert werden, um nicht ein Malignom zu übersehen.

- **Ulcus duodeni:**
Operation der Wahl ist heute die **selektive proximale Vagotomie (SPV)**, bei der nur die sekretorischen (die motorischen Äste werden geschont) Vagusfasern des proximalen Magens (belegzelltragende Fundus- und Korpusregion) durchtrennt werden. Dadurch wird die Säuresekretionskapazität um etwa 50 % gesenkt. Die Antruminnervation und damit die Entleerungsfunktion bleibt erhalten.

Therapie bei Ulkuskomplikationen: s. oben und S. 504.

Prophylaxe

Langzeitrezidivprophylaxe: Indikation für diese Therapie ist das aggressive Ulkusleiden (mehr als 2–3 Rezidive pro Jahr) und der ältere Patient, der das Risiko einer Ulkuskomplikation nicht eingehen kann. Besonders geeignet sind **PPI** in halber therapeutischer Dosis. Komplikationen sind unter einer Rezidivprophylaxe praktisch nicht zu erwarten.

Magenschutztherapie: Bei Patienten > 65 Jahre, Patienten mit positiver Ulkus- oder Blutungsanamnese, anhaltender Komedikation mit Antikoagulanzien, ASS (auch in kardioprotektiver Dosis von 100 mg) oder NSAR wird heute eine Magenschutztherapie mit einem PPI empfohlen, um die Entwicklung von Magen- (80 %) und Duodenalulzera (20 %) zu vermeiden.

▶ **Exkurs.** **COX-2-selektive Antirheumatika:** Die Problematik der NSAR-Gastropathie bzw. des NSAR-Ulkus hat durch die Entwicklung COX-2-selektiver Antirheumatika (z. B. Celecoxib) eine gewisse Entschärfung erfahren.
Es gibt im Organismus 2 Zyklooxygenasen, die die Umwandlung von Arachidonsäure in Prostaglandine steuern. Dabei ist die für den Magenschutz verantwortliche Zyklooxygenase 1 (COX-1) als konstitutiv anzusehen, während COX-2 durch Entzündungsvorgänge aus Monozyten zur Verfügung gestellt wird, also induziert ist.
COX-2-selektive Antirheumatika wirken weniger „gastrotoxisch" als die bislang eingesetzten NSAR, die in unterschiedlichen Verhältnissen auf COX-1 und COX-2 wirken. Allerdings erhöhen alle COX-2-Hemmer das Risiko für kardiovaskuläre Erkrankungen (Herzinfarkt, Schlaganfall). Die Rate an Läsionen in Dünn- und Dickdarm wird um 50 % gesenkt.

Prognose

Mit Einführung der Eradikationstherapie hat sich die Prognose des Ulkusleidens dramatisch gebessert. Mit Verschwinden des Keims erlischt praktisch die Rezidivneigung. Die Zahl der Operationen wegen Komplikationen wie Blutung und Perforation hat nicht abgenommen, die Zahl der Elektivoperationen hingegen tendiert heute gegen Null. Eine maligne Entartung eines Ulcus ventriculi kommt höchstens in 1–2 % der Fälle vor.

3.4.2 Akute Stressläsionen (Stressulkus)

▶ **Definition.** Man spricht von Stressläsionen, wenn es unter definierten Stressbedingungen zu Erosionen und/oder Ulzera der Magen- und Duodenalschleimhaut mit dem Leitsymptom Blutung (selten Perforation) kommt.

▶ **Merke.** Das Stressulkus geht nie in ein chronisches Ulkusleiden über und ist in der Regel ein einmaliges Ereignis.

Epidemiologie: Vor Einführung einer Stressulkusprophylaxe hatten nahezu alle Patienten auf Intensivstationen Stressläsionen, heute finden sich diese nur noch selten.

Ätiopathogenese: Gefährdet sind Patienten mit ausgedehnten Verbrennungen, nach neurochirurgischen Eingriffen, mit Sepsis oder renaler, hepatischer und pulmonaler Insuffizienz sowie polytraumatisierte Patienten. Innerhalb weniger Tage kommt es zu multiplen, vorwiegend im Korpus lokalisierten blutenden Erosionen (hämorrhagisch-erosive Gastritis), nach 1 Woche zu mehr umschriebenen Ulzera in Magen und Duodenum (oberflächige Stressulzera). Am Anfang der Stressläsionen steht eine Ischämie der Mukosa, die zu einem Zusammenbruch der protektiven Faktoren führt.

Klinik: Die Blutung aus Stressläsionen erfolgt fast immer „aus heiterem Himmel" und ohne gleichzeitige Magensymptome. Zeichen eines hypovolämischen Schocks (Blutdruckabfall, Tachykardie, Kaltschweißigkeit, Oligurie und Anurie) können der Manifestation durch Hämatemesis und/oder Meläna um Stunden vorausgehen.

Diagnostik: Eine **Magenverweilsonde** erlaubt nur bedingt Rückschlüsse auf die Blutungsgefährdung.
Bei indirekten oder direkten Zeichen einer klinisch relevanten Blutung sollte eine **Notfallendoskopie** durchgeführt werden. Der Haemoccult-Test (im Stuhl oder im Magenaspirat) ist für die Überwachung des Patienten ungeeignet.

Therapie: Im Vordergrund der therapeutischen Maßnahmen stehen die Volumensubstitution (falls notwendig mit Erythrozytenkonzentraten) und eine Korrektur möglicher Gerinnungsstörungen mit Fresh-frozen-Plasma oder Gerinnungsfaktoren. Bei einer diffusen Blutung greifen endoskopische Blutstillungsmaßnahmen häufig nicht. Die Gabe von Sekretin (0,2–0,5 KE [kg KG/h]), Somatostatin (250 µg/h) oder PPI i. v. kann versucht werden. Eine operative Intervention (Gastrektomie) ist nur selten erforderlich. Die oft praktizierte Magenspülung mit Eiswasser hat **keinen** vasokonstriktiven Effekt.

Prophylaxe: Die beste Stressulkusprophylaxe ist sicherlich eine frühe enterale Ernährung. Ist diese nicht möglich, sollte der Magen-pH-Wert medikamentös auf über 3,5 angehoben werden (z. B. PPI i. v. 2 × 40 mg).

3.5 Maligne Magentumoren

3.5.1 Magenkarzinom

Klassifikation: Die WHO unterscheidet folgende **histologische Typen**:
- Adenokarzinom: papillär, tubulär, muzinös
- Siegelringzellkarzinom
- adenosquamöses Karzinom
- Plattenepithelkarzinom
- undifferenziertes Karzinom und
- nicht klassifizierbares Karzinom.

Unter pathobiologischen Gesichtspunkten werden entsprechend dem **Wachstumsmuster** nach Laurèn ein mehr umschrieben wachsendes Karzinom vom **Intestinalzelltyp** (Adenokarzinom) und ein **diffuses Karzinom** (entdifferenziertes Karzinom, Siegelringzellkarzinom) mit Neigung zur frühen Metastasierung unterschieden. Die häufigen Mischformen sollten dem diffusen Typ zugeordnet werden.

Unter prognostischen Gesichtspunkten wird das **Magenfrühkarzinom**, bei dem das karzinomatöse Wachstum auf die Mukosa bzw. die Mukosa und Submukosa beschränkt ist, vom **fortgeschrittenen Magenkarzinom** (Überschreiten der Submukosa) unterschieden. Aus prognostischer Sicht ist die Infiltration in die Tiefe wichtiger als der histologische Zelltyp.

Die **Klassifikation nach Borrmann** unterscheidet aufgrund des **makroskopischen Aspektes** 4 Wachstumstypen des (fortgeschrittenen) Magenkarzinoms (Abb. **E-3.12**). Nach dem TNM-Stadium wird das Magenkarzinom wie in Tab. **E-3.4** gezeigt eingeteilt.

E-3.12 Klassifikation des Magenkarzinoms nach Borrmann

Typ I: polypös-exophytisch (35%) | **Typ II:** polypös-exulzerierend (35–40%) | **Typ III:** exulzerierend (20%) | **Typ IV:** diffus infiltrierend (20%)

nach: Henne-Bruns D., Dürig M., Kremer B.: Duale Reihe Chirurgie. Thieme; 2008

E-3.4　TNM-Klassifikation des Magenkarzinoms (nach WHO)

T-Klassifikation

T_0	kein Primärtumor nachweisbar
T_{is}	Carcinoma in situ, auf die Lamina epithelialis mucosae beschränkt
T_1	beschränkt auf Mukosa oder Mukosa und Submukosa (Frühkarzinom)
T_2	Tumorinvasion der Tunica muscularis und subserosa
T_3	Tumorinvasion der Serosa ohne benachbarte Strukturen
T_4	Tumorinvasion angrenzender Strukturen

N-Klassifikation (Metastasierung in regionalen Lymphknoten)

NX	regionale Lymphknoten können nicht beurteilt werden
N_0	keine regionären Lymphknotenmetastasen
N_1	Metastasen in 1–6 regionären Lymphknoten
N_2	Metastasen in 7–15 regionären Lymphknoten
N_3	Metastasen in mehr als 15 regionären Lymphknoten

M-Klassifikation (Fernmetastasen)

M_0	keine Fernmetastasen
M_1	Fernmetastasen
M_x	Fernmetastasen unbekannt

R-Klassifikation (Bestimmung des Residualtumors)

R_0	kein Residualtumor
R_1	mikroskopischer Resttumor
R_2	makroskopischer Resttumor

5-Jahres-Überlebensraten (nach OP mit kurativer Zielsetzung): T_1 : 90–95 %, T_2 : 50 %, T_3 : 20 %, N_1, N_2, M : 5 %

Stadiengruppierung (UICC)

Stadium				Stadium			
Stadium 0:	T_{is}	N_0	M_0	Stadium III A:	T_2	N_2	M_0
Stadium I A:	T_1	N_0	M_0		T_3	N_1	M_0
Stadium I B:	T_1	N_1	M_0		T_4	N_0	M_0
	T_2	N_0	M_0	Stadium III B:	T_3	N_2	M_0
Stadium II:	T_1	N_2	M_0	Stadium IV:	T_1, T_2, T_3	N_3	M_0
	T_2	N_1	M_0		T_4	N_1, N_2, N_3	M_0
	T_3	N_0	M_0		jedes T	jedes N	M_1

Epidemiologie: Während das diffuse Karzinom weltweit in etwa gleicher Häufigkeit angetroffen wird (**endemisch**), ist das Auftreten der intestinalen Form mit der Prävalenz der chronisch-atrophischen Gastritis in der Bevölkerung assoziiert (**epidemisch**). Zu den Ländern mit hoher Prävalenz für das Magenkarzinom gehören Japan und südostasiatische Länder. Obwohl die Inzidenz des Magenkarzinoms in den letzten Jahrzehnten weltweit rückläufig ist, steht das Magenkarzinom bei Männern in der Todesursachenstatistik an 3. Stelle. Die Inzidenz des distalen Magenkarzinoms hat im Vergleich zum Kardiakarzinom deutlich abgenommen. Zugenommen hat die Inzidenz des Adenokarzinoms des gastroösophagealen Übergangs.

Ätiopathogenese: Die Entstehung des Magenkarzinoms ist multifaktoriell. Neben **genetischen Faktoren** spielen offensichtlich auch Umweltfaktoren, vor allem **Ernährungsgewohnheiten** eine Rolle, was die geografischen Unterschiede der Prävalenz erklärt. Gesalzene und geräucherte Speisen sowie Alkohol- und Nikotinabusus wirken sich ungünstig aus, während Obst und frisches Gemüse einen positiven Effekt zeigen. Eine entscheidende Rolle bei der Entstehung des Magenkarzinoms spielt die **H.-pylori-Besiedlung** des Magens, die das Magenkarzinomrisiko um das 3-6-Fache erhöht (die Senkung der H.-pylori-Durchseuchung hat in den „Industrienationen" zum Rückgang der Magenkarzinominzidenz geführt).

Epidemiologie: Das diffuse Karzinom tritt weltweit gleich häufig auf (**endemisch**). In Ländern mit hoher Magenkarzinomprävalenz dominiert das Intestinalzellkarzinom (**epidemisch**). Trotz weltweit rückläufiger Inzidenz steht das Magenkarzinom bei Männern an 3. Stelle in der Todesursachenstatistik. Die Inzidenz des distalen Magenkarzinoms hat im Vergleich zum Kardiakarzinom deutlich abgenommen.

Ätiopathogenese: Genetische Faktoren scheinen eine Rolle zu spielen. Für die geografischen Unterschiede werden **Ernährungsfaktoren** verantwortlich gemacht (gesalzene und geräucherte Speisen, Alkohol- und Nikotinabusus ungünstig, frisches Obst und Gemüse protektiver Effekt).

H. pylori-positive Patienten weisen ein 3–6-fach erhöhtes Risiko auf, an einem Magenkarzinom zu erkranken.

▶ **Merke.** Es gibt einen signifikanten Zusammenhang zwischen der Inzidenz der H.-pylori-Infektion und der Inzidenz des Magenkarzinoms.

▶ **Merke.**

Risikoerkrankungen, bei denen gehäuft mit dem Auftreten eines Magenkarzinoms gerechnet werden muss bzw. obligate Präkanzerosen zeigt folgende Tab. **E-3.5**.

Als **Risikoerkrankungen** gelten die in Tab. **E-3.5** aufgeführten Erkrankungen.

E-3.5 Krankheiten, die mit einem erhöhten Magenkarzinomrisiko einhergehen		
Krankheitsbild	Risiko	Zeitabstände der endoskopischen Kontrolluntersuchungen
▪ Morbus Ménétrier	10–40 %	alle 1–2 Jahre
▪ Perniziosa (chronische Typ-A-Gastritis)	0,5–14,8 %	alle 3 Jahre
▪ chronisch-atrophische Gastritis (Typ-B-Gastritis) mit intestinaler Metaplasie vom Kolontyp	0–13,8 %	alle 5 Jahre
▪ operierter Magen (ab 15. postoperativem Jahr)	1–16 %	alle 3–5 Jahre
▪ Z. n. Ektomie eines Adenoms	2–4 %	zunächst halbjährlich, dann alle 1–2 Jahre
▪ allgemein erhöhtes Tumorrisiko bei Acanthosis nigricans, Dermatomyositis und Sklerodermie	?	alle 1–2 Jahre

Klinik: Bei kardianaher Lokalisation stehen eine Dysphagie, bei pylorusnaher Lokalisation Erbrechen im Vordergrund. Häufiger finden sich uncharakteristische Oberbauchbeschwerden wie Völlegefühl, Nüchternschmerz, Inappetenz, Übelkeit und Erbrechen gefolgt von Gewichtsverlust. 25 % der Patienten klagen über Ulkussymptome („malignes" Ulkus).

Diagnostik: Die **körperliche Untersuchung** ist meist wenig ergiebig. Bei fortgeschrittenen Karzinomen findet sich in 50 % ein palpabler Tumor, in 20 % eine Druckdolenz, in 5 % Lymphknotenmetastasen links supraklavikulär (Virchow-Drüse).

Laborbefunde sind uncharakteristisch.

Die Diagnose wird **endoskopisch-bioptisch** gestellt (Abb. **E-3.13**). Nur bei einer diffusen Magenwandinfiltration (Szirrhus) empfiehlt sich eine zusätzliche Röntgenuntersuchung in Doppelkontrasttechnik. Die histologische Sicherung eines solchen Wachstumstyps kann schwierig sein.

Tumorstaging: Sonografisch, evtl. durch CT, müssen Leber- und Lungenmetastasen ausgeschlossen werden. Zur sicheren Differenzierung zwischen Magenfrühkarzinom und fortgeschrittenem Karzinom wird die **Endosonografie** eingesetzt.

Differenzialdiagnose: zu denken ist an: Reizmagen, Refluxösophagitis, Ulkus, Gallenwegs- und Pankreaserkrankungen, aber auch an benigne Magentumoren und an das Magenlymphom.

Therapie: Das Standardverfahren besteht beim Magenkarzinom vom intestinalen Typ des Antrums in der **subtotalen Gastrektomie**, beim **diffusen Karzinom** muss in jedem Tumorstadium (auch beim Frühkarzinom) eine totale Gastrektomie durchgeführt werden.

Klinik: Die Symptomatik des Magenkarzinoms wird weitgehend von der Lokalisation des Tumors bestimmt. Kardianahe Tumoren machen sich früh durch dysphagische Beschwerden bemerkbar, pylorusnahe Tumoren durch Magenentleerungsstörungen (maligne Magenausgangsstenose). Auch beim Frühkarzinom können unspezifische Symptome wie Gewichtsverlust, postprandiales Völlegefühl, Inappetenz, Übelkeit und Erbrechen auftreten. Widerwillen gegen Fleisch wird nur gelegentlich angegeben und ist keineswegs Hinweis auf ein tumoröses Geschehen. Jeder 4. Patient klagt über Ulkussymptome („malignes" Ulkus). Ein weiteres Leitsymptom ist die gastrointestinale Blutung.

Diagnostik: Die **körperliche Untersuchung** ist meist wenig ergiebig. Beim fortgeschrittenen Karzinom findet sich jedoch in rund 50 % ein palpabler Tumor im Epigastrium, in 20 % eine Druckdolenz, in 5 % ein palpabler Lymphknoten links supraklavikulär (Virchow-Drüse). In 3 % weist eine Hepatomegalie auf Lebermetastasen hin. In 2 % findet sich ein tumoröser Aszites, nicht selten in Verbindung mit einem Krukenberg-Tumor der Ovarien (Abtropfmetastasen eines Siegelringzellkarzinoms) bei weiblichen Patienten.

Auch die **Labordiagnostik** ist beim Magenkarzinom wenig ergiebig, die Befunde sind uncharakteristisch. Bei länger anhaltendem Erbrechen besteht die Gefahr einer hypochlorämischen Alkalose. Als Tumormarker kommen CEA und CA72-4 zum Einsatz.

Methode der Wahl ist heute die **Gastroskopie mit multiplen Biopsien** aller suspekten Veränderungen (**Trefferquote 98 %**) (Abb. **E-3.13**). Die Röntgendiagnostik in Doppelkontrasttechnik spielt heute nur noch eine untergeordnete Rolle, insbesondere das Magenfrühkarzinom entgeht dem röntgenologischen Nachweis häufig. Bei V. a. eine diffuse Magenwandinfiltration sollte jedoch darauf zurückgegriffen werden, da sich eine starre Magenwand („schwimmendes Brett") mit dieser Methode leichter darstellen lässt. Die histologische Sicherung eines solchen Wachstumstyps kann schwierig sein.

Im Rahmen des **Tumorstagings** müssen mittels Sonografie und CT Leber- und Lungenmetastasen ausgeschlossen bzw. nachgewiesen werden. Die **Endosonografie** dient der Einschätzung der Tiefenausdehnung des Tumors und zur Festlegung bzw. zum Ausschluss regionärer Lymphknotenmetastasen. Zur sicheren Differenzierung zwischen Magenfrühkarzinom und fortgeschrittenem Karzinom, insbesondere unter dem Aspekt möglicher lokaler Maßnahmen (Polypektomie, Mukosektomie), ist sie das wichtigste diagnostische Verfahren.

Differenzialdiagnose: Differenzialdiagnostisch ist an häufige Erkrankungen wie Reizmagen, Refluxösophagitis, Ulkuskrankheit, Gallenwegs- und Pankreaserkrankungen zu denken. Weiterhin kommen benigne Magentumoren (S. 514) und auch das Magenlymphom (MALT-Lymphom, s. u.) infrage.

Therapie: Eine **kurative** Therapie ist nur durch die vollständige Entfernung des Tumors möglich. Das Standardverfahren besteht beim Magenkarzinom vom intestinalen Typ des Antrums in der **subtotalen Gastrektomie**, beim **diffusen Typ** ist in jedem Fall (auch beim Frühkarzinom und beim kardianahen Karzinom) **eine komplette Gastrektomie** erforderlich. Begleitend müssen großes und kleines Netz entfernt, eine Lymphadenektomie und evtl. eine Splenektomie durchgeführt werden. Bei kar-

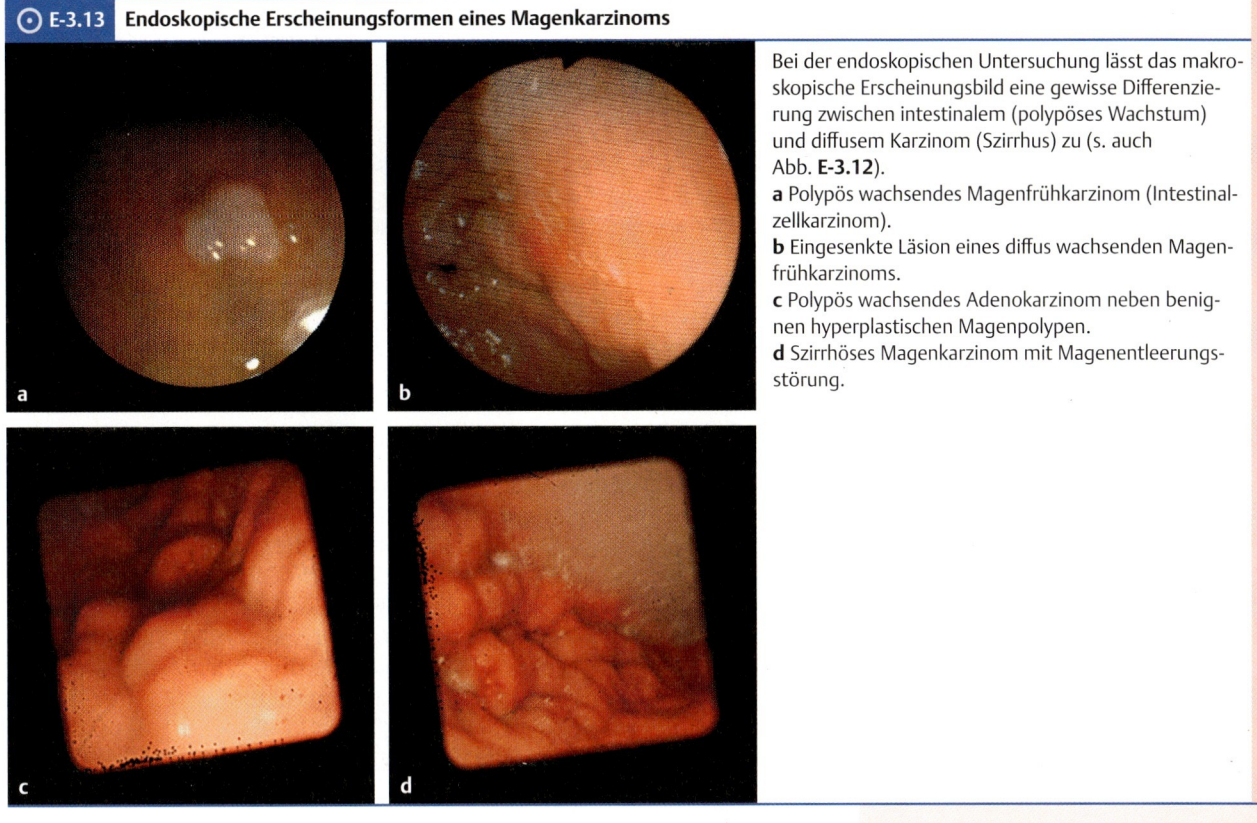

E-3.13 Endoskopische Erscheinungsformen eines Magenkarzinoms

Bei der endoskopischen Untersuchung lässt das makroskopische Erscheinungsbild eine gewisse Differenzierung zwischen intestinalem (polypöses Wachstum) und diffusem Karzinom (Szirrhus) zu (s. auch Abb. **E-3.12**).
a Polypös wachsendes Magenfrühkarzinom (Intestinalzellkarzinom).
b Eingesenkte Läsion eines diffus wachsenden Magenfrühkarzinoms.
c Polypös wachsendes Adenokarzinom neben benignen hyperplastischen Magenpolypen.
d Szirrhöses Magenkarzinom mit Magenentleerungsstörung.

dianaher Lokalisation ist zusätzlich eine distale Ösophagusresektion (Sicherheitsabstand zum Tumor > 3 cm) erforderlich. Beim lokal-fortgeschrittenen Magenkarzinom (Lymphknotenbefall) erfolgt eine 5FU/platinbasierte perioperative Chemotherapie.

Palliativmaßnahmen: Sie verbessern bei Inoperabilität die Lebensqualität. Eine palliative Resektion wird auch beim Vorliegen von Lebermetastasen diskutiert, sofern man nicht eine Gastroenterostomie beim Vorliegen einer Magenausgangsstenose vorzieht. Blutende Tumoren können durch Laservaporisation angegangen werden, beim stenosierenden Kardiakarzinom kann ein tumorüberbrückender Stent implantiert werden. Die Strahlentherapie hat sich beim Magenkarzinom als weitgehend ineffektiv erwiesen. Mit einer Chemotherapie (5FU/platinbasiert) kann bei 20–40 % eine zeitweise Tumorkontrolle erzielt werden.

Palliativmaßnahmen: Sie verbessern die Lebensqualität. Der Einsatz der Polychemotherapie wird zurückhaltend beurteilt. Das Magenkarzinom spricht in der Regel nicht auf eine Strahlentherapie an.

Nachsorge: Der Stellenwert der Nachsorge ist nicht gesichert. Zum Einsatz kommen endoskopische und sonografische Kontrollen.
Tumormarker wie CEA und CA 72-4 fallen nur relativ selten positiv aus, es sei denn, es liegt bereits eine ausgedehnte Lebermetastasierung vor.

Nachsorge: Zum Einsatz kommen endoskopische und sonografische Kontrollen. Tumormarker (CEA, CA 72-4) sind häufig nur bei ausgedehnter Metastasierung positiv.

Prognose: Die Prognose hängt entscheidend von der TNM-Klassifikation (Tab. **E-3.4**) ab, ergänzt durch die R-Klassifikation des postoperativen Stagings. Die beste Prognose haben Patienten mit einem Frühkarzinom (T_1, N_0, M_0, 5-Jahres-Überlebensrate 90–95 %). Ist der Tumor bis in die Muscularis propria vorgedrungen, verschlechtert sich die Prognose signifikant. Die schlechteste Prognose haben Patienten mit Fernmetastasen (M_1), ausgedehntem Tumorbefall (T_3 oder N_3) oder makroskopisch erkennbarem Tumorgewebe im Operationsgebiet (R_2). Die 5-Jahres-Überlebensrate liegt beim fortgeschrittenen Karzinom bei nur 30 %.

Prognose: Für die Prognose ist die TNM-Klassifikation von Bedeutung (Tab. **E-3.4**). Ist der Tumor bis in die Muscularis propria vorgedrungen, verschlechtert sich die Prognose signifikant. Die 5-Jahres-Überlebensrate beträgt beim Frühkarzinom 95 %, beim fortgeschrittenen Karzinom 30 %.

▶ **Merke.** Bei Magenbeschwerden sollte immer nur ein zeitlich begrenzter Therapieversuch unternommen werden. Persistieren die Beschwerden unter Therapie, muss spätestens nach 2–3 Wochen eine gezielte endoskopische Diagnostik veranlasst werden. Bei Risikopatienten empfehlen sich regelmäßige endoskopische Kontrollen in 1–5-jährlichem Intervall (Tab. **E-3.5**).

▶ **Merke.**

3.5.2 Andere maligne Magentumoren

Maligne Lymphome des Magens

Das **Magenlymphom** umfasst 5 % aller malignen Magentumoren. Unterschieden werden das primäre, gastrointestinale MALT-Lymphom (= **M**ucosa-**a**ssociated-**l**ymphoid **T**issue) und die Mitbeteiligung des Magens im Rahmen eines generalisierten Non-Hodgkin-Lymphoms (NHL (S. 1239)).
Standardtherapie des MALT-Lymphoms (gastrales Marginalzonen-B-Zell-Lymphom [MZBZL] vom MALT-Typ) ist die alleinige **Helicobacter-pylori-(H.p.)Eradikation**. Sie wird in kurativer Intention durchgeführt, bei höhergradigen Tumoren additiv als Rezidivprophylaxe. Bei H.p.-negativem MALT-Lymphom oder Therapieversagen einer Eradikationstherapie eines gastralen MZBZL vom MALT-Typ im Stadium I und II sollte eine Strahlentherapie, bei höhergradigen Stadien eine Chemotherapie erfolgen.

Mesenchymale maligne Magentumoren

Mesenchymale maligne Tumoren, auch **gastrointestinale Stromatumoren (GIST)** genannt, machen < 1 % aller Magenmalignome aus. Leitsymptom dieser großen Tumoren ist die gastrointestinale Blutung durch Exulzeration des Tumors. Therapie der Wahl ist die operative Tumorentfernung. Die klassische Chemotherapie und Radiatio sind ineffektiv, während der Einsatz des Tyrosinkinase-Inhibitors Imatinib selbst im fortgeschrittenen Stadium hohe Überlebensraten verspricht. GIST-Tumoren müssen abgegrenzt werden von Tumoren der glatten Muskulatur (Leiomyome), Schwannomen, entzündlichen Polypen und malignen Melanomen.

3.6 Benigne Magentumoren (Polypen)

▶ **Definition.** Der Begriff Polyp beschreibt **rein deskriptiv** eine kugelig ins Magenlumen vorspringende Vorwölbung. Pathologisch-anatomisch werden **epitheliale** und **mesenchymale** Polypen unterschieden.

▶ **Merke.** Im engeren Sinne handelt es sich bei Polypen immer um gutartige Tumoren, der Begriff „maligner Polyp" sollte zugunsten des Begriffs „polypös wachsendes Karzinom" verlassen werden.

Epidemiologie: Epitheliale und mesenchymale Magentumoren sind selten, sie werden im Rahmen von Gastroskopien bei etwa 0,5–1 % aller Erwachsenen nachgewiesen. Am häufigsten handelt es sich um umschriebene fokale Magenschleimhauthyperplasien bzw. um hyperplastische (hyperplasiogene) Magenpolypen (Tab. **E-3.6**), neoplastische Polypen sind selten.

Lokalisation: Bevorzugte Lokalisation der **epithelialen Magentumoren** ist der Antrum- und Kardiabereich. Drüsenkörperzysten sind auf die Korpusregion beschränkt. **Mesenchymale Magentumoren** sind selten, sie finden sich, je nach morphologischem Substrat, in unterschiedlicher Lokalisation im Magen (Abb. **E-3.14b**).

Klinik: Polypen machen selten Symptome (z. B. Passagestörung mit Dysphagie, Pylorusstenose). Ab einer bestimmten Größe ist bei oberflächlicher Exulzeration allenfalls eine Eisenmangelanämie möglich. Mesenchymale Polypen tendieren ab einer Größe über 3 cm jedoch zur Ulzeration und können zu massiven Blutungen führen.

Diagnostik: Magenpolypen werden in der Regel zufällig radiologisch oder endoskopisch entdeckt. **Endoskopisch** imponieren sie meist als breitbasig oder tailliert aufsitzende Gebilde. Epitheliale Polypen weisen eine dunklere Farbe auf, mesenchymale Tumoren hingegen liegen in der Regel submukös und sind von normaler Mukosa bedeckt (Abb. **E-3.14a, c**). Die **Zangenbiopsie** klärt die Dignität (nicht bei submukösen Prozessen).
Findet sich eine **Drüsenkörperzystenpolypose**, sollte in jedem Fall eine Kolondiagnostik erfolgen, da sich bei diesen Patienten gehäuft Kolonadenome finden. 50 % aller Patienten mit einer familiären Adenomatosis coli weisen eine Drüsenkörperzystenpolypose auf.

E 3.6 Benigne Magentumoren (Polypen)

E-3.6 Benigne epitheliale und mesenchymale Magentumoren

Formen	Bemerkungen
epitheliale Magentumoren	
fokale Hyperplasien der Magenschleimhaut: Restzustand chronischer Erosionen	
hyperplastisch (hyperplasiogene) Magenpolypen (Abb. E-3.14 a): Sie finden sich gehäuft bei chronisch-atrophischer Gastritis und in einiger Entfernung von einem Magenkarzinom.	Hyperplasiogene Magenpolypen entarten praktisch nicht, zeigen jedoch möglicherweise die Neigung der Magenmukosa an, ein Karzinom zu entwickeln (Indikatorfunktion).
echtes Magenadenom (dem tubulären Adenom des Kolons entspricht): Echte Neoplasie, sie macht 5 % aller Magenpolypen aus.	Gefahr der malignen Entartung (abhängig von der Tumorgröße)
flaches Adenom: Eine Variante des echten Magenadenoms stellt das flache Adenom, früher „borderline lesion" genannt, dar.	Kann in ein Frühkarzinom des Magens übergehen.
Drüsenkörperzystenpolypen: Harmlose Funktionsstörung der Magenschleimhaut, die Polypen, die auf die Korpusregion beschränkt sind, können sich spontan zurückbilden.	Bei familiärer Adenomatosis coli findet sich in 50 % eine Drüsenkörperzystenpolypose der Korpusschleimhaut, sodass dieser eine gewisse Indikatorfunktion zukommt.
Magenpolypen im Rahmen von Polyposissyndromen: selten, z. B. bei Peutz-Jehgers-Syndrom, familiärer Adenomatosis coli, Cronkhite-Canada-Syndrom, s. S. 559	
mesenchymale Magentumoren/GIST-Tumoren (= gastrointestinale Stromatumoren)	
Pankreasheterotopie: Pathognomonisch ist der Aspekt der Pankreasheterotopie (versprengtes Pankreasgewebe von Erbsen- bis Kirschgröße) im Bereich der großen Kurvatur des präpylorischen Antrums. **GIST-Tumoren:** c-kit-Protein (Antigen CD 117) positiv	
weitere: Neurofibrome, Myofibrome, Neurolemmone, Leiomyome, Glomustumoren, Lipome	Bei größeren Tumoren (ab ca. 2 cm) Gefahr der sarkomatösen Entartung.

E-3.14 Ependymale und mesenchymale Magentumoren

a   b   c

a Hyperplastischer Magenpolyp.
b Schematische Darstellung bevorzugter Lokalisationen mesenchymaler Magentumoren, in Abhängigkeit von ihrem morphologischen Substrat.
c Endoskopischer Aspekt eines präpylorisch gelegenen mesenchymalen Magenpolypen.

Endosonografisch lässt sich die Ausdehnung eines mesenchymalen Magentumors exakt festlegen, da vom Lumen her mitunter nur die „Spitze eines Eisberges" sichtbar ist.

Differenzialdiagnose: Differenzialdiagnostisch sind **chronische Erosionen**, die bevorzugt im Antrum auf den Faltenkämmen lokalisiert sind, abzugrenzen. Sie zeichnen sich durch eine zentrale Delle (Dellengastritis, Gastritis varioliformis) aus und können zu einer exsudativen Gastropathie führen. Auch der **Morbus Ménétrier** (s. S. 501) kann eine Polypenbildung vortäuschen.

Therapie:

▶ **Merke.** Adenome müssen in toto endoskopisch mit der Diathermieschlinge oder durch chirurgische Exzision entfernt werden. Mesenchymale Tumoren sollten ab einer Größe von 2–3 cm chirurgisch enukleiert werden, da die Gefahr einer sarkomatösen Entartung besteht.

Endosonografisch lässt sich die Ausdehnung eines mesenchymalen Tumors festlegen.

Differenzialdiagnose: Chronische Erosionen und ein Morbus Ménétrier sind abzugrenzen.

Therapie:

▶ **Merke.**

Eine Therapie von hyperplasiogenen Polypen ist nur bei mechanischen Problemen im Kardia- und Pylorusbereich indiziert.

3.7 Der operierte Magen

Die Probleme des operierten Magens sind zunehmend „historischer Natur", da die Anzahl von Magenoperationen wegen benigner Erkrankungen seit der Einführung der medikamentösen H.-pylori-Therapie und aufgrund vermehrter endoskopischer Therapiemöglichkeiten stark rückläufig ist.

Bei den Folgekrankheiten nach Magenoperationen („**Postgastrektomiesyndrome**", Abb. **E-3.15**) spielen operationstaktische Fehler ebenso eine Rolle wie Funktionsstörungen, die entweder auf eine gestörte Physiologie der Verdauung oder auf metabolische Spätfolgen zurückzuführen sind.

Unter dem Begriff der **Postgastrektomiesyndrome** werden die in Abb. **E-3.15** aufgeführten Krankheitsbilder zusammengefasst.

3.7.1 Anastomosenulkus, Rezidivulkus

Ätiopathogenese: Ursachen des Ulkusrezidivs im operierten Magen sind: inkomplette Vagotomie, ungenügende Resektion, belassener Antrumrest, Gastrinom und ulzerogene Medikamente.

Ätiopathogenese: Häufigste Ursachen eines Ulkusrezidivs sind eine ungenügende Säurereduktion durch eine inkomplette Vagotomie, eine ungenügende, zu kleine Resektion oder operationstaktische Fehler (belassener Antrumrest, Gastroileostomie). Selten stellt ein Gastrinom (S. 667) die Ursache für therapieresistente Rezidivulzera dar. Auch an die Einnahme ulzerogener Medikamente muss ursächlich gedacht werden.

Lokalisation: Nach inkompletter Vagotomie tritt das Rezidivulkus meist im Bulbus duodeni, seltener als Staseulkus im Magen auf. Nach Billroth-I-Resektion findet sich ein Rezidivulkus im Restmagen, nach Billroth-II-Resektion im Jejunum (Ulcus pepticum jejuni). Anastomosenulzera nach B-II-Resektion finden sich bevorzugt auf dem Steg zwischen zu- und abführender Schlinge (Abb. **E-3.15**).

Klinik: Typische Ulkusschmerzen weisen auf ein Ulkusrezidiv im operierten Magen hin. Mitunter ist eine akute Magenblutung erstes Symptom. Nach SPV bleiben ⅓ der Rezidivulzera asymptomatisch.

Klinik: Ulzera im operierten Magen treten bevorzugt in den ersten Jahren nach dem Eingriff in Erscheinung. Die Patienten klagen wieder über die ihnen schon bekannten Schmerzen im Epigastrium. Nicht selten ist eine gastrointestinale Blutung erstes Symptom eines Ulkusrezidivs. Nach SPV verläuft ein Drittel der Ulkusrezidive asymptomatisch.

Diagnostik: Am sichersten ist die endoskopische Diagnose. Beim Ulcus jejuni pepticum sollte eine Biopsie aus dem Duodenalstumpf erfolgen, bei V. a. eine gastrokolische Fistel diese radiologisch dargestellt werden.

Diagnostik: Die Diagnose des Anastomosenulkus wird endoskopisch gestellt. Zum Ausschluss eines belassenen Antrumrestes (physiologisch einziger Ort der Gastrinproduktion) und eines Gastrinoms sollte eine Serumgastrinbestimmung, bei V. a. eine gastrokolische Fistel (infolge Penetration eines Anastomosengeschwüres ins Kolon) eine Röntgenuntersuchung (MDP, KE) erfolgen, sofern die endoskopische Diagnostik zweifelhaft ist.

Therapie: Rezidivulzera nach SPV sprechen auf eine PPI-Therapie gut an. Beim Ulcus jejuni pepticum: Dauermedikation mit PPI.

Operationstaktische Fehler bedürfen einer erneuten Operation (z. B. Nachresektion). Zu Gastrinom (S. 667).

Therapie: Patienten mit einem Rezidivulkus nach SPV sprechen im Allgemeinen auf eine PPI-Therapie hervorragend an. Beim Ulcus jejuni pepticum sollte, nach Ausschluss seltener Ursachen, eine PPI-Dauertherapie durchgeführt werden.

Operationstaktische Fehler, insbesondere ein belassener Antrumrest, machen einen erneuten operativen Eingriff mit einer Revision des Duodenalstumpfes erforderlich. Zu Gastrinom (S. 667).

▶ Klinischer Fall.

▶ **Klinischer Fall.** Bei dem jetzt 50-jährigen Patienten war vor 18 Jahren eine Magenperforation übernäht, 3 Jahre später wegen eines Ulkusrezidivs eine B-II-Resektion durchgeführt worden. Wiederum 3 Jahre später Entwicklung einer gastrokolischen Fistel mit Kolonteilresektion. Im Jahr darauf Fistel zwischen Magen und Bauchhaut, die exzidiert wurde. Zwischenzeitlich 3-mal ausgedehnte Anastomosenulzera. Ein Gastrinom und ein Adenom der Nebenschilddrüse waren ausgeschlossen worden. Das Serumgastrin lag im oberen Normbereich.

Wegen erneuter anhaltender Beschwerden mit gelegentlichem Erbrechen erfolgte eine stationäre Aufnahme. In der durchgeführten Endoskopie zeigten sich multiple Anastomosenulzera bei Zustand nach B-II-Resektion. Schlingenbiopsie: kein Anhalt für Belegzellhyperplasie.

Im Duodenalstumpf konnte ein großer Antrumrest als Ursache der rezidivierenden peptischen Geschwüre nachgewiesen werden. Offensichtlich war bei der B-II-Resektion die Übernähung für den Pylorus gehalten und die Resektionslinie nicht in den Pyloruskanal, sondern 3 cm proximal davon gelegt worden. Nach Revision des Duodenalstumpfs und Nachresektion der Anastomose ist der Patient beschwerdefrei.

E-3.15 Magenresektionsverfahren und Postgastrektomiesyndrome

Billroth-I-Resektion: Resektion der distalen ²/₃ des Magens mit Gastroduodenostomie.

Billroth-II-Resektion: Resektion der distalen ²/₃ des Magens und Rekonstruktion der Magen-Darm-Passage mittels Gastrojejunostomie. Die erste Jejunalschlinge, die zur Anastomisierung verwendet wird, kann retrokolisch oder antekolisch verlagert werden. Das Duodenum wird blind verschlossen.

Billroth-II-Resektion mit antekolischer Anastomose

Billroth-II-Resektion mit Braun-Fußpunktanastomose (→). Diese wird vorgenommen, um einen ständigen Kontakt der Gallen- und Duodenalsekrete mit Magenschleimhaut zu vermeiden.

Komplikationen

Frühdumping-Syndrom | ohne Stenose / mit Stenose — Syndrom der zuführenden Schlinge

Zu den Postgastrektomie-Syndromen zählen:
- Anastomosenulkus (z. B. Ulcus jejuni pepticum)
- Dumping-Syndrome
- Postvagotomie-Syndrome
- Syndrom der zuführenden Schlinge/ Syndrom der blinden Schlinge
- Syndrom der abführenden Schlinge
- Syndrom des kleinen Magens

3.7.2 Dumping-Syndrome

Bei diesen, insbesondere nach Billroth-II- (seltener nach Billroth-I-) Resektion auftretenden, postalimentären Beschwerden werden entsprechend ihres unterschiedlichen zeitlichen Auftretens ein **Früh-Dumping** durch Sturzentleerung des Magens und ein **Spät-Dumping** im Rahmen einer reaktiven Hypoglykämie unterschieden. Frauen sind häufiger betroffen als Männer. Nur selten treten Früh- und Spät-Dumping beim selben Patienten auf.

▶ Merke. Im Verlauf von 1–2 Jahren nach dem operativen Eingriff verschwinden Dumping-Symptome bei den meisten Patienten spontan.

Früh-Dumping

Ätiopathogenese: Durch operative Eingriffe am Pylorus bzw. durch eine Antrektomie geht die **Reservoirfunktion des Magens** weitgehend verloren. Aufgrund einer **Sturzentleerung** wird dem Dünndarm zu viel hyperosmolare Lösung pro Zeiteinheit angeboten. Ein rascher osmotischer Ausgleich zwischen intra- und extraluminaler Flüssigkeit führt zu einem deutlichen Abfall des zirkulierenden Plasmavolumens, freigesetzte vasoaktive Substanzen wie Bradykinin verstärken die **Hypovolämie**.

Klinik: Das Früh-Dumping macht sich etwa 30 Minuten nach Nahrungsaufnahme durch Symptome wie Schweißausbruch, Tachykardie, Blutdruckabfall, Schwindel, Übelkeit, Borborygmi (hörbare Darmgeräusche), Flush-Symptome und gelegentlich explosionsartige Durchfälle bemerkbar. Häufig müssen sich die Patienten hinlegen, in Einzelfällen beeinträchtigen die Symptome den Patienten so sehr, dass er sich vor der Nahrungsaufnahme fürchtet und deshalb drastisch an Gewicht verliert.

Diagnostik und Therapie: Anamnese und Klinik sind wegweisend. Die Magen-Darm-Passage kann eine Sturzentleerung zeigen, doch braucht diese nicht mit Symptomen einherzugehen. Diätetische Maßnahmen wie das Meiden monomerer Kohlenhydrate (Einfachzucker), die Einnahme kleiner, „trockener" Mahlzeiten und eine schlackenreiche Kost wirken günstig. Auch flaches Liegen für 30 Minuten nach Nahrungsaufnahme schwächt die Symptome ab und wird daher als angenehm empfunden. Anticholinergika, Serotoninantagonisten und Betablocker wirken symptomatisch, sind jedoch nur ausnahmsweise indiziert. Bei einem Großteil der Patienten verschwinden die Symptome nach wenigen Monaten spontan.

Spät-Dumping

Ätiopathogenese: Nach Magenteilresektion (insbesondere nach B-II-Resektion) tritt in 1–3 % der Fälle 2–4 Stunden nach Nahrungsaufnahme eine **reaktive Hypoglykämie** auf, bedingt durch eine vermehrte Insulinfreisetzung, die auf eine Resorption großer Mengen an Kohlenhydraten zurückzuführen ist.

Klinik und Diagnostik: Als Folge einer hypoglykämisch induzierten Adrenalinfreisetzung kommt es zu ähnlichen Symptomen wie beim Früh-Dumping (s. o.), des Weiteren treten Symptome einer Hypoglykämie mit Heißhunger, Schwäche, Zittern, Schwitzen bis hin zum Schock (selten) auf. Neben der Anamnese ist die orale Glukosebelastung, bei der sich bei zunächst deutlich hyperglykämischen Werten nach 2–3 Stunden eine ausgeprägte Hypoglykämie findet, wegweisend.

Therapie: Zur Vermeidung des postalimentären Spätsyndroms werden häufige kleine Mahlzeiten, eine Kohlenhydratzufuhr ca. 3 Stunden nach einer Mahlzeit, orale Antidiabetika sowie Substanzen wie Guar empfohlen, welche die Glukoseresorption verzögern. Nur in seltenen Fällen ist eine Umwandlungsoperation (B II in B I, Roux-Y-Anastomose, antiperistaltische Jejunumschlinge) gerechtfertigt.

3.7.3 Postvagotomiesyndrome

Ätiopathogenese: Wird der zum Antrum ziehende Latarjet-Ast des Vagus durchtrennt (entsprechend einer zu ausgedehnten SPV) und keine Pyloroplastik durchgeführt, kann eine **verzögerte Magenentleerung**, häufig in Verbindung mit einer Phytobezoarbildung (Knäuel aus Pflanzenfasern), auftreten. Nach trunkulärer Vagotomie mit Pyloroplastik klagen bis zu 20 % der Patienten über meist episodisch auftretende Diarrhöen (**Postvagotomiedurchfälle**). Hierfür werden eine rasche Magenentleerung, eine gesteigerte intestinale Motilität und ein Überangebot an unkonjugierten Gallensäuren verantwortlich gemacht.

Klinik: Bei vagotomiebedingter Magenentleerungsstörung klagen die Patienten über frühes Sättigungsgefühl, Aufstoßen, Inappetenz und Refluxbeschwerden. Postvagotomiedurchfälle halten in der Regel wenige Tage an und kehren periodisch wieder, meist bilden sie sich innerhalb eines Jahres spontan zurück. In 50 % finden sich zusätzliche klassische Dumping-Symptome (s. o.).

Diagnostik und Differenzialdiagnose: Eine verzögerte oder beschleunigte Magenentleerung sowie eine rasche Dünndarmpassage lassen sich radiologisch dokumentieren. Durch Laktosebelastung, Dünndarmbiopsie und entsprechende Stuhluntersuchungen müssen andere Ursachen einer Diarrhö ausgeschlossen werden.

Therapie: Bezoare aus Zellulose lassen sich durch zellulasehaltige Enzympräparate auflösen oder endoskopisch zerstückeln.
Zur Behandlung der Postvagotomiediarrhö werden Quellmittel (z. B. Metamucil) neben klassischen Antidiarrhoika (z. B. Imodium) empfohlen. Bei chologenen Diarrhöen wird Colestyramin eingesetzt.

Klinik: Ca. 30 Minuten nach Nahrungsaufnahme kommt es zu Schweißausbrüchen, Tachykardie, Blutdruckabfall, Schwindel, Übelkeit, hörbaren Darmgeräuschen, Flush und mitunter explosionsartigen Durchfällen.

Diagnostik und Therapie: Die Anamnese ist wegweisend. Kleine „trockene" Mahlzeiten, Meiden monomerer Kohlenhydrate, schlackenreiche Kost und Hinlegen nach dem Essen schwächen die Symptome ab, eine medikamentöse Therapie z. B. mit Betablockern ist nur ausnahmsweise erforderlich. Bei einem Großteil der Patienten verschwinden die Symptome nach wenigen Monaten spontan.

Spät-Dumping

Ätiopathogenese: 2–4 h postprandial tritt eine reaktive **Hypoglykämie** durch eine vermehrte Insulinfreisetzung auf.

Klinik und Diagnostik: Symptome einer Hypoglykämie mit Heißhunger, Zittern bis hin zum Schock. Hinweise ergibt die orale Glukosebelastung: zunächst massive Hyperglykämie, nach 2 h reaktive Hypoglykämie.

Therapie: häufige kleine Mahlzeiten. Die Gabe oraler Antidiabetika verhindert die Symptome. Guarpräparate verzögern die Glukoseresorption. Eine Operation ist nur selten gerechtfertigt.

3.7.3 Postvagotomiesyndrome

Ätiopathogenese: Eine zu ausgedehnte SPV ohne Pyloroplastik kann zu einer **verzögerten Magenentleerung** mit der Folge einer Phytobezoarbildung führen. Nach trunkulärer Vagotomie mit Pyloroplastik klagen 20 % über episodisch auftretende **Diarrhöen**.

Klinik: Frühes Sättigungsgefühl, Aufstoßen und Inappetenz weisen auf eine vagotomiebedingte Magenentleerungsstörung hin. Postvagotomiedurchfälle treten episodisch auf. In 50 % bestehen zusätzlich Dumping-Symptome (s. o.).

Diagnostik und Differenzialdiagnose: Radiologisch lassen sich eine verzögerte oder eine beschleunigte Magenentleerung objektivieren; andere Ursachen einer Diarrhö müssen ausgeschlossen werden.

Therapie: Phytobezoare können endoskopisch oder durch zellulasehaltige Enzympräparate entfernt werden. Zur symptomatischen Therapie von Postvagotomiediarrhöen: Quellmittel oder Antidiarrhoika.

3.7.4 Magenstumpfkarzinom

Ätiologie: Eine ⅔-Resektion des Magens verringert zunächst das Karzinomrisiko. Ab dem **15. postoperativen Jahr** steigt das Karzinomrisiko im Magenstumpf jedoch deutlich an und scheint im B-II-Magen höher zu liegen als im B-I-Magen. Diskutiert werden ein gesteigerter duodenogastraler Reflux, eine An- bzw. Hypazidität und eine bakterielle Fehlbesiedlung mit Produktion kanzerogener Nitrosamine, daneben eine primäre, durch Umweltfaktoren (Nikotin) erhöhte Disposition. Nach einer ⅔-Resektion des Magens besteht generell ein **erhöhtes Karzinomrisiko,** insbesondere für das Bronchialkarzinom.

▶ **Merke.** Das Karzinomrisiko im operierten Magen ist doppelt so hoch wie im nicht operierten Magen und steigt ab dem 15. postoperativen Jahr deutlich an.

Klinik: Das beschwerdefreie Intervall ist umso länger, je jünger der Patient zum Zeitpunkt der Operation war. An die Möglichkeit eines Magenstumpfkarzinoms sollte immer dann gedacht werden, wenn es bei einem Magenoperierten zu einem Leistungsknick kommt. Neu auftretende Oberbauchbeschwerden, Gewichtsverlust und eine Eisenmangelanämie weisen auf das Tumorgeschehen hin.

Diagnostik: Verfahren der Wahl ist die **Gastroskopie mit Biopsie.** Etwa die Hälfte der Stumpfkarzinome ist anastomosennah lokalisiert.

▶ **Merke.** Ab dem 10. postoperativen Jahr werden Routinebiopsien aus der anastomosennahen Magenschleimhaut zur Früherkennung empfohlen.

Therapie und Prognose: Nur in 20 % besteht beim Magenstumpfkarzinom Operabilität (Restgastrektomie).

3.7.5 Syndrom der zuführenden Schlinge (Afferent-Loop-Syndrom), Syndrom der blinden Schlinge (Blind-Loop-Syndrom)

Ätiologie: Diese typischen, jedoch seltenen Syndrome können **nach einer B-II-Resektion** ohne Braun-Fußpunktanastomose auftreten.
- **Afferent-Loop-Syndrom** (Abb. **E-3.15**): Aufgrund einer fehlerhaften Anastomosentechnik fließt die **zugeführte Nahrung vorwiegend in die zuführende Schlinge** statt in die abführende (Typ I) oder bedingt durch eine Stenose oder Abknickung der zuführenden Schlinge **staut sich dort Galle- und Pankreassekret** (Typ II).
- **Blind-Loop-Syndrom:** Nicht selten findet sich gleichzeitig, meist bei zu langer zuführender Schlinge, eine **bakterielle Fehlbesiedlung** (bakterielles Kontaminationssyndrom).

Klinik: Das **Afferent-Loop-Syndrom** ist durch morgendliches bzw. postprandiales Erbrechen gekennzeichnet, das Erleichterung bei bestehendem Völlegefühl bringt. Beim Typ II werden bevorzugt morgens große Mengen Galle und Pankreassekret ohne Nahrungsbeimengung erbrochen (der Druck im zuführenden Schenkel ist dann so groß geworden, dass die Stenose überwunden wird).
Kennzeichnend für das **Syndrom der blinden Schlinge** sind Gewichtsverlust, Diarrhö und Steatorrhö (gestörte Fettabsorption durch bakterielle Dekonjugierung konjugierter Gallensalze), Vitaminmangelerscheinungen und megaloblastäre Anämie (vermehrter Vit.-B_{12}-Verbrauch durch die Bakterien), und Neigung zur Nierensteinbildung (Oxalatsteine).

Diagnostik: Die Diagnose des Afferent-Loop-Syndroms wird **radiologisch** gestellt. Bei der Magen-Darm-Passage fließt das Röntgenkontrastmittel bevorzugt in die zuführende Schlinge. Endoskopisch kann ein sog. Doppelflintenstoma (Abgang der zu- und abführenden Schlinge liegen wie bei einer Doppelflinte nebeneinander) auf das Krankheitsbild hinweisen. Der Nachweis einer bakteriellen Fehlbesiedlung ist direkt nicht möglich. Der Glukose-H_2-Atemtest (s. Tab. **E-4.1.**) macht bei pathologischem Ausfall ein Blind-Loop-Syndrom wahrscheinlich. Einfacher ist eine probatorisch antibiotische Therapie, die bei Ansprechen als indirekter Hinweis auf ein bakterielles Kontaminationssyndrom dient.

3.7.4 Magenstumpfkarzinom

Ätiologie: Der B-II-Magen weist ein höheres Risiko auf als der B-I-Magen. Gesteigerter duodenogastraler Reflux, An- bzw. Hypazidität, bakterielle Fehlbesiedlung und Umweltfaktoren (Nikotin) tragen zur Karzinogenese im operierten Magen bei. Generell besteht ein **erhöhtes Karzinomrisiko** (v. a. für ein Bronchialkarzinom).

▶ **Merke.**

Klinik: Leistungsknick, Magenbeschwerden, Gewichtsverlust und eine Anämie müssen an ein Magenstumpfkarzinom denken lassen.

Diagnostik: Methode der Wahl ist die **Gastroskopie mit Biopsie.**

▶ **Merke.**

Therapie: Nur in 20 % besteht die Chance eines kurativen Eingriffes.

3.7.5 Syndrom der zuführenden Schlinge (Afferent-Loop-Syndrom), Syndrom der blinden Schlinge (Blind-Loop-Syndrom)

Ätiologie: Beide Syndrome können nach **B-II-Resektion** auftreten (Abb. **E-3.15**).
- **Afferent-Loop-Syndrom:** Unterschieden wird ein Typ I ohne Stenose (Speisebrei fließt in die zuführende Schlinge) und ein Typ II mit Stenose (Stau von Galle- und Pankreassekret in der zuführenden Schlinge).
- **Blind-Loop-Syndrom:** Die zuführende Schlinge ist meist zu lang, es kommt zur **bakteriellen Fehlbesiedlung.**

Klinik: Das **Afferent-Loop-Syndrom** ist durch Völlegefühl und postprandiales Erbrechen gekennzeichnet. Beim Typ II wird reine Galle im Schwall erbrochen.

Die bakterielle Fehlbesiedlung beim **Syndrom der blinden Schlinge** führt zu Gewichtsverlust, Diarrhö, Steatorrhö, Vitaminmangel, Anämie und Nierensteinbildung (Oxalat).

Diagnostik: Die Diagnose des Afferent-Loop-Syndroms wird **radiologisch** gestellt. Der Glukose-H_2-Atemtest dient dem Nachweis einer bakteriellen Fehlbesiedlung. Im Zweifelsfall scheint eine probatorische antibiotische Therapie sinnvoll, die bei Ansprechen als indirekter Hinweis dient.

Therapie: Beim Syndrom der zuführenden Schlinge ist eine **operative Korrektur** unumgänglich.

Die Durchfälle des Syndroms der blinden Schlinge werden **symptomatisch** mit Antidiarrhoika oder besser durch intermittierende Gabe eines Antibiotikums behandelt. Ein gegen Anaerobier gerichteter Versuch mit Metronidazol scheint erfolgversprechend.

3.7.6 Metabolische Folgezustände nach Magenresektion

Postoperative Mangelzustände können bereits unmittelbar nach der Operation oder aber, was häufiger der Fall ist, erst viele Jahre nach einem resezierenden Eingriff auftreten. Sie können durch eine frühzeitige Substitutionstherapie vermieden werden.

Ätiologie: Ursächlich für die Mangel- bzw. metabolischen Folgezustände sind eine Maldigestion und/oder Malabsorption, z. B. bedingt durch eine beschleunigte Magen-Darm-Passage, eine verminderte Kontaktzeit zwischen Nahrungsbrei und Dünndarm sowie eine postalimentäre Asynchronie (Entkoppelung von Nahrungspassage und Pankreassekretion). Daneben kommt es z. B. nach totaler Gastrektomie zu einem Vitamin-B_{12}-Mangel, da die Produktion von Intrinsic Factor in den Belegzellen des Magens entfällt.

Klinik und Diagnostik: Bei ca. der Hälfte aller Magenoperierten kommt es postoperativ zu einer Gewichtsabnahme, die sich jedoch in der Regel auf niedrigem Niveau stabilisiert.

Beim **Syndrom des zu kleinen Magens** entsteht bereits wenige Minuten nach Beginn der Nahrungsaufnahme infolge des geringen Fassungsvermögens des Magens ein Völlegefühl.

Diarrhö und Steatorrhö: Fettstühle weisen auf eine ungenügende Aufschlüsselung der Nahrung hin (relative Pankreasinsuffizienz). Ein Anstieg des Körpergewichts unter probatorischer Enzymsubstitution beweist eine relative Pankreasinsuffizienz.

Bei ausgeschalteter Duodenalpassage kommt es im Laufe der Jahre zu einer **Eisenmangelanämie,** nach totaler Gastrektomie macht sich ein Vitamin-B_{12}-Mangel (fehlende Intrinsic-Factor-Produktion) in Form einer **makrozytären Anämie** bemerkbar. Die Diagnose wird laborchemisch (Blutbildveränderungen bzw. Serumuntersuchungen) gestellt.

Knochenschmerzen bedingt, durch eine **Osteoporose bzw. Osteomalazie** (Malabsorption von Kalzium und Vitamin-D-Mangel), Hautblutungen (Vitamin-K-Mangel), Nachtblindheit (Vitamin-A-Mangel) und trophische Hautstörungen (Mangel an essenziellen Fettsäuren), finden sich nur selten als Ausdruck einer schweren Malassimilation. Osteoporose bzw. Osteomalazie werden mittels Knochendichtemessung verifiziert.

Therapie: Beim Gastrektomierten ist die parenterale Vitamin-B_{12}-Substitution obligat. Zur Vermeidung metabolischer Spätschäden empfiehlt sich eine Eisensubstitution für 3 Monate im Jahr. Pankreasfermente sollten in Granulatform unter die Nahrung gemischt werden. Bei Zeichen der Malabsorption empfehlen sich Cholecalciferol, fettlösliche Vitamine und Kalzium.

Zur Behandlung der häufig hartnäckigen alkalischen Refluxösophagitis werden schleimhautschützende Medikamente (z. B. Sucralfat), Antazida oder der Ionenaustauscher Colestyramin empfohlen.

Nur selten ist eine Umwandlungsoperation (Roux-Y-Anastomose) oder eine Jejunoplicatio nach Gastrektomie erforderlich.

3.7.7 Weitere Folgezustände nach operativen Mageneingriffen

Probleme der Adipositas-Chirurgie

Bei morbider Adipositas galt eine Zeit lang der jejunoileale Bypass als Verfahren der Wahl. Abgelöst wurde dieses Verfahren, bei dem gehäuft Leberschäden beobachtet wurden, durch den **Magenbypass** und das „**gastric banding**" (Abb. **E-3.16**). Beim „gastric-banding" wird durch ein laparoskopisch eingebrachtes Magenband ein kleines Reservoir im oberen Magendrittel geschaffen, das eine frühe Sättigung gewährleistet. Das Magenband kann in den Magen penetrieren und zu erheblichen Beschwerden führen, sodass es operativ wieder entfernt werden muss. Wird der Magen durch Stapler-Nähte eingeengt, kann es zur Ausbildung von Ulzera kommen.

⊙ E-3.16 Gastric Banding

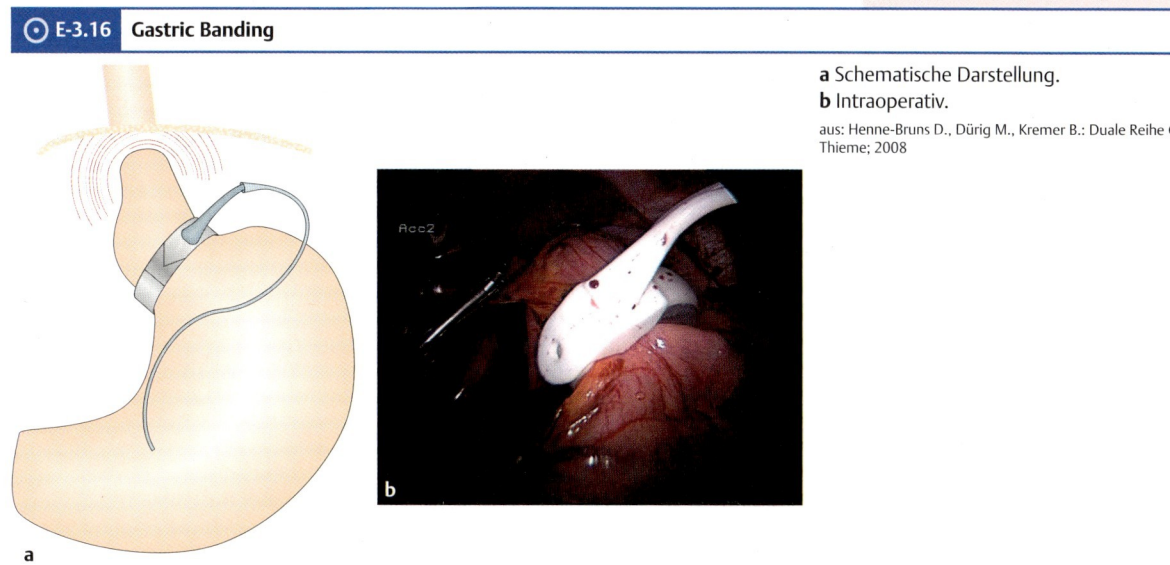

a Schematische Darstellung.
b Intraoperativ.
aus: Henne-Bruns D., Dürig M., Kremer B.: Duale Reihe Chirurgie. Thieme; 2008

Postfundoplicatio-Syndrome

Bei der Fundoplicatio nach Nissen/Rosetti (360°) oder Toupet (270°) kann es infolge eines Ödems im Operationsgebiet zu dysphagischen Beschwerden kommen, die aber meist spontan abklingen. Eine Bougierungsbehandlung ist nur ausnahmsweise **bei zu enger Manschette** erforderlich. Mit einer zu engen Manschette verbunden ist meist ein „Gas-bloat-Syndrom", bei dem der Patient aufgrund der „Überkorrektur" Probleme hat, Luft aufzustoßen. Dies wiederum führt in vielen Fällen zu einer gesteigerten Flatulenz, sodass die Lebensqualität nachhaltig beeinträchtigt wird.
Ist die **Manschette zu weit** angelegt, kommt es nicht selten zu einem Teleskop-Phänomen, das heißt, ein Magenabschnitt rutscht durch die Manschette nach oben (entsprechend einem Hiatushernienrezidiv). Dann ist auch mit einem Rezidiv der Refluxkrankheit, die die Indikation für die Fundoplicatio dargestellt hat, zu rechnen. Mitunter wird auch der Vagusnerv durch die Manipulationen beim Anlegen der Fundusmanschette lädiert, sodass ein denervierter Magen resultiert (Abb. **E-3.17**).

Postfundoplicatio-Syndrome

Dysphagie weist auf eine zu enge Manschette hin, meist bedingt durch ein vorübergehendes Ödem. Außerdem kann es zu einem „Gas-bloat-Syndrom" kommen, bei dem der Patient nicht mehr Luft aufstoßen kann.

Eine zu weite Manschette induziert ein Hiatushernien- und Refluxrezidiv (Abb. **E-3.17**).

⊙ E-3.17 Typische mechanische Komplikationen nach Fundoplicatio

4 Dünndarm

4.1	Anatomie und Physiologie	522
4.2	Diagnostische Methoden	524
4.3	Malassimilationssyndrom	526
4.4	Glutensensitive Enteropathie	527
4.5	Morbus Whipple (Lipodystrophia intestinalis)	530
4.6	Enterales Eiweißverlust-Syndrom	531
4.7	Gallensäurenverlust-Syndrom	532
4.8	Kurzdarmsyndrom	533
4.9	Nahrungsmittelintoleranzen und -allergien	534
4.10	Laktoseintoleranz	534
4.11	(Dünndarm-)Karzinoid	535
4.12	Angiodysplasien des (Dünn-)Darms	537
4.13	Vaskulär und ischämisch bedingte Darmerkrankungen	538

4.1 Anatomie und Physiologie

Anatomie: Der Dünndarm, bestehend aus Duodenum, Jejunum und Ileum, hat eine Gesamtlänge von 4–7 m, die Resorptionsfläche beträgt 200 m² (Abb. E-4.1).

4.1 Anatomie und Physiologie

Anatomie: Duodenum (S. 493), Jejunum und Ileum bilden mit einer Gesamtlänge von 4–7 m den Dünndarm; die Resorptionsfläche beträgt 200 m². Während im Duodenum noch blatt- oder leistenförmige Zotten nachweisbar sind, nehmen die Dünndarmzotten im Jejunum und Ileum Fingerform an und tragen damit zu einer wesentlichen Oberflächenvergrößerung bei (Abb. E-4.1).

E-4.1 Oberflächenvergrößerung und mikroskopischer Aufbau des Dünndarms

Struktur		Zunahme der Oberfläche (Zylinder = 1)	Oberfläche (m²)
Darm als Zylinder	280 cm / 4 cm	1	0,33
Kerckring-Falten		3	1
Zotten (Villi)		30	10
Mikrovilli		600	200

a

aus: Ulfig N.: Kurzlehrbuch Histologie. Thieme; 2005

a Oberflächenvergrößerung des Dünndarms.
b Mikroskopischer Aufbau der drei Dünndarmabschnitte.
I Duodenum
II Jejunum
III Ileum

b

Dünndarmmotilität: Segmentations- und Pendelbewegungen dienen dem Transport der Nahrung (s. auch Exkurs (S. 494)).

Resorption: Im Duodenum werden v. a. Kalzium und Eisen, im Jejunum Kohlenhydrate, Fette und Eiweißspaltprodukte, im Ileum Vitamin B_{12} und Gallensäuren resorbiert (Abb. E-4.2). Die Vorgänge der Resorption

Dünndarmmotilität: Segmentations- und Pendelbewegungen dienen dem Transport der Nahrung durch den Dünndarm und der Resorption der Nahrungsbestandteile nach der enzymatischen Aufschlüsselung (zu „migrierendem Motorkomplex" s. Exkurs (S. 494)).

Resorption: Im Duodenum werden bevorzugt Kalzium und Eisen, im Jejunum Kohlenhydrate, Fette und Eiweißspaltprodukte resorbiert. Gallensäuren und Vitamin B_{12} werden ausschließlich im terminalen Ileum resorbiert (Abb. E-4.2), ansonsten dient das Ileum als Reserve-Resorptionsfläche. Die Vorgänge der Resorption und Digestion (Zerlegung der Nahrung in resorbierbare Moleküle durch chemische und

E-4.2 Lokalisation der Absorption einzelner Substanzen im Dünndarm

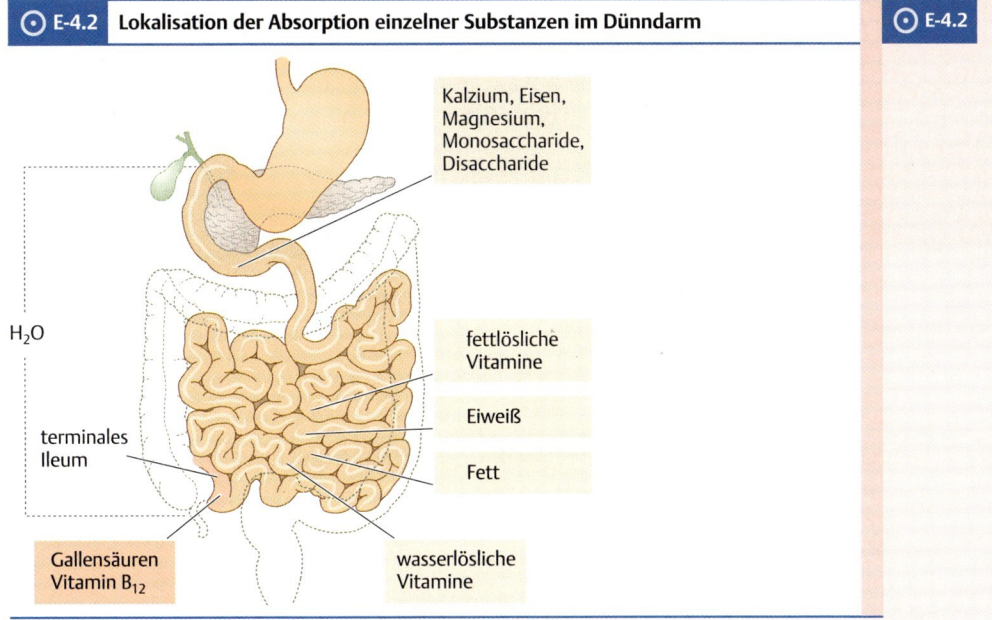

E-4.3 Flüssigkeitsbilanz des Magen-Darm-Traktes

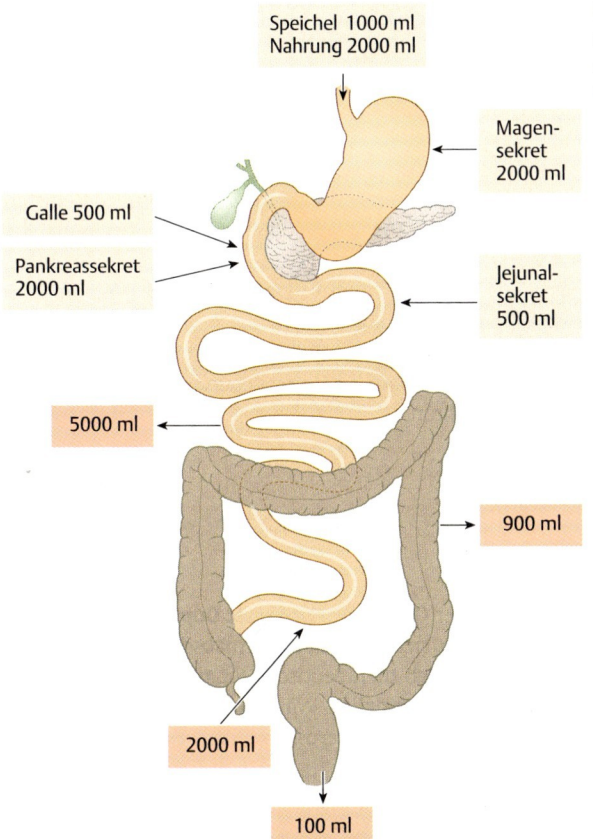

Der tägliche Flüssigkeitsumsatz im Magen-Darm-Trakt liegt bei ca. 8 l, die sich wie folgt zusammensetzen: ca. 1 l Speichel, ca. 2 l Nahrung, ca. 2 l Magensaftsekret, ca. 2,5 l Pankreas- und Gallensekret, ca. 0,5 l Dünndarmsekret.

mechanische Aufbereitung) werden unter dem Begriff **Assimilation** zusammengefasst (zu Malassimilationssyndrom (S. 526)).

Die **digestiv-resorptive Funktion** des Darms besteht aus 4 Teilen:
- einer intraluminalen Phase mit Verdauung durch Pankreasfermente;
- einer Bürstensaumphase, in der Nahrungsbestandteile durch Zellenzyme weiter aufgespalten und zur Absorption vorbereitet werden;
- einer intrazellulären Phase, in der es zur Verdauung von Di-, Oligo- und Polymeren kommt und bei der intrazelluläre Transportsysteme, z. B. für Glukose, Galaktose, Xylose (natriumabhängig) und Fruktose greifen;

und Digestion werden unter dem Begriff **Assimilation** zusammengefasst.

Die **digestiv-resorptive Funktion** besteht aus 4 Phasen:
- intraluminale Phase
- Bürstensaumphase
- intrazelluläre Phase
- basale Membranphase.

- einer basalen Membranphase, die teils dem Abtransport zum Portalblut und zur Lymphe, teils der Energiebereitstellung für den Transport dient.

Sekretion: Der menschliche Darm enthält im Nüchternzustand normalerweise nur wenig Wasser. Innerhalb von 3–5 Stunden nach Nahrungsaufnahme gelangen durch die Nahrung selbst und durch die Verdauungssäfte bis zu 3 l Flüssigkeit in den Darm. Der tägliche Flüssigkeitseinstrom beträgt ca. 8 l, wovon etwa 6 l endogenen Ursprungs sind.

Dem Duodenum kommt die Aufgabe zu, durch Absorption oder Sekretion osmotische Differenzen auszugleichen. Der Inhalt des Jejunums ist isoton oder hypoton, der des unteren Ileums praktisch immer isoton. 85 % der Flüssigkeitsabsorption erfolgen im Dünndarm (Abb. **E-4.3**).

4.2 Diagnostische Methoden

4.2.1 Anamnese und körperliche Untersuchung

Die **Anamneseerhebung** bei Verdacht auf Erkrankungen des Darmtraktes (zu Magen/Duodenum (S. 494)) umfasst insbesondere Fragen zur Ernährung und zur Dauer von Malabsorptionssymptomen. Weiterhin sind Stuhlfrequenz und -konsistenz, Schmerzen bei der Defäkation, Juckreiz, Gefühl der unvollständigen Darmentleerung, Blut- oder Schleimbeimengungen, sowie die Kontinenz für Gase, flüssigen und festen Stuhl zu erfragen.

Näheres zur Diagnostik bei den klassischen Symptomen wie „Erbrechen", „Bauchschmerzen", „Obstipation" im Rahmen gastrointestinaler Erkrankungen s. unter Leitsymptome (S. 457).

Die **körperliche Untersuchung** beurteilt z. B. den Hautturgor sowie Hautveränderungen, die z. B. auf eine Malabsorption fettlöslicher Vitamine hinweisen (z. B. Blutungsneigung, Effloreszenzen, Kratzeffekte bei Juckreiz), weiterhin ist z. B. auf Operationsnarben zu schauen. Bei der **Palpation** ist auf umschriebene Resistenzen (Tumor?), einen diffusen oder umschriebenen Druckschmerz und eine walzenförmige Kontraktion des Dickdarms zu achten. Die **Perkussion** dient der Beurteilung der Luftverteilung im Darm (Meteorismus) und dem Nachweis von freier Flüssigkeit. Ein Verschwinden der Leberdämpfung weist auf freie Luft im Abdomen hin. Im Rahmen der **Auskultation** des Abdomens können Darmgeräusche (Stenoseperistaltik, spärliche Darmgeräusche) sowie Strömungsgeräusche bei arterieller Stenose beurteilt werden. Abschließend ist eine **rektal-digitale Untersuchung** des Analkanals, der Prostata und des Rektums durchzuführen.

4.2.2 Apparative Diagnostik

Endoskopie

Endoskopie mit Dünndarmbiopsie

Prinzip: Untersuchung im Rahmen der ÖGD (S. 477). Mit der **Doppelballonendoskopie** und der **Push-Enteroskopie** lassen sich auch Dünndarmabschnitte jenseits des Treitz-Bandes erreichen. Damit sind auch therapeutische Eingriffe wie Blutstillung bei Angiodysplasien oder Polypektomien möglich. Während die Push-Enteroskopie nur das Jejunum erreicht, ist mit der Ballon-Enteroskopie der gesamte Dünndarm zu inspizieren.

Bei entsprechender Indikation kann über das Kolon das terminale Ileum untersucht werden.

Indikationen: Verdacht auf Sprue, Morbus Whipple, Lymphangiektasie, Blutungsquelle im Dünndarm, Dünndarmtumoren.

Kapselendoskopie

Prinzip: Die ca. 1–2 cm kleine Kapsel mit Miniaturkamera sendet über 6–8 Stunden Bilder aus dem Darm. Die Bilder werden über ein am Abdomen des Patienten angelegtes Registriergerät gespeichert und mithilfe eines Computers ausgewertet.

Indikationen: Verdacht auf Angiodysplasien, Untersuchung bei okkulter GI-Blutung, Morbus Crohn, Sprue, Dünndarmtumoren.

Angiografie/Mesenterikografie

Prinzip und Indikationen: Angiografische Darstellung von Blutungsquellen, Angiodysplasien und Gefäßverschlüssen durch Emboli oder Thrombosen, z. B. bei V. a. okkulte Blutungen aus dem Dünndarm oder Angina abdominalis.

Komplikationen: Kontrastmittelallergie, Leistenhämatom, AV-Fistel.

Abdomenleeraufnahme, CT/MRT

Siehe S. 495 und S. 542.

4.2.3 Funktionsdiagnostik

Methoden bei Erkrankungen des Dünndarms zeigt Tab. **E-4.1**.

E-4.1	Funktionsdiagnostik bei Erkrankungen des Dünndarms
Methode	**Prinzip, Indikationen und typische Befunde**
D-Xylose-Test	**Prinzip und Indikationen:** 25 g D-Xylose werden in Tee verabreicht mit nachfolgender Messung der 5-h-Urinausscheidung (zusätzlich wird auch die D-Xylose-Konzentration im Serum bestimmt). Bei V. a.: Malabsorptionssyndrom, z. B. Sprue. **Typische Befunde:** Bei Malabsorption werden in 5 Stunden weniger als 4 g Xylose im Urin ausgeschieden.
Schilling-Test	s. S. 496
Laktose-Toleranztest (Abb. **E-4.4**)	**Prinzip und Indikationen:** Es werden 50 g Laktose aufgelöst in 400 ml Tee verabreicht. Der Blutzuckerspiegel wird vor und 1–2 Stunden nach der Laktosegabe gemessen. Normalerweise kommt es zu einem Blutzuckeranstieg > 20 mg/dl. Bei V. a. Laktasemangel (S. 534). **Typische Befunde:** Bei Laktasemangel steigt die Serumglukose nicht oder nur gering (max. 20 mg/dl) im Vergleich zum Ausgangswert an.
H_2-Atemtest (Abb. **E-4.5**).	**Prinzip und Indikationen:** Durch wasserstoffproduzierende Bakterien entsteht bei der Verstoffwechslung verschiedener Zucker H_2, der durch Diffusion über das Darmkapillarblut in die Lunge gelangt und abgeatmet wird. Bei V. a. Laktoseintoleranz bzw. Laktasemangel, Blind-Loop-Syndrom. **Typische Befunde:** Als pathologisch gilt ein H_2-Anstieg innerhalb von 120 min nach Gabe des Zuckers Laktose bei Laktasemangel (der Zucker gelangt aufgrund der Malabsorption im Dünndarm ins Kolon und führt dort zu einer vermehrten H_2-Produktion) oder ein H_2-Anstieg unmittelbar nach Gabe des Zuckers Glukose (sog. „Frühpeak") bei bakterieller Fehlbesiedlung des Dünndarms (der Zucker wird von den Bakterien bereits im Dünndarm verstoffwechselt).
^{15}SeHCAT-Test	**Prinzip und Indikationen:** Orale Gabe einer Kapsel mit radioaktiv markierter synthetischer Gallensäure (^{15}Selenohomocholsäure-Taurin). Nach ca. 1 Stunde Messung der aufgenommenen Gallensäure im Ganzkörperzähler. Die Absorption ist spezifisch von einem intakten Ileum abhängig. Abklärung der Ileumfunktion, z. B. bei V. a. Gallensäurenverlust-Syndrom. **Typische Befunde:** Bei Resorptionsstörungen im Ileum zeigt sich eine verminderte Aktivität.
endogene α1-Antitrypsin-Clearance	**Prinzip:** Bestimmung von α1-Antitrypsin im Stuhl; die im Stuhl ausgeschiedene Menge spiegelt den intestinalen Eiweißverlust wider. Zusätzlich zur fäkalen Ausscheidung muss die α1-Antitrypsin-Konzentration im Blut bestimmt werden, da die Serumkonzentration dieses Akute-Phase-Proteins bei akuten Entzündungen erhöht ist und damit auch die Stuhlkonzentration. **Indikationen:** V. a. enterales Eiweißverlust-Syndrom (z. B. bei Sprue, Morbus Whipple (S. 530)).
Kolontransitzeit	**Prinzip und typische Befunde:** Der Patient erhält hierbei eine Kapsel mit 24 nicht resorbierbaren, röntgendichten Markern. Nach 5 Tagen wird eine Abdomenübersichtsaufnahme angefertigt. Gesunde scheiden in den 5 Tagen mind. 80 % der Marker aus. Befinden sich noch > 20 % der Marker im Rektosigmoid, liegt eine Ausgangsobstruktion (outlet obstruction) vor. Sind die Pellets diffus verteilt, spricht man von einer Slow Transit Obstipaton (30 %). **Indikation:** chronische Obstipation.

E-4.4 Laktose-Toleranztest zur Diagnostik der Laktoseintoleranz

E-4.5 H₂-Atemtest

Konzentration von H_2 (Wasserstoff) in der Atemluft von Patienten mit und ohne Laktoseintoleranz.

4.3 Malassimilationssyndrom

▶ **Definition.** Symptomenkomplex bestehend aus chronischer Diarrhö, Gewichtsabnahme und Mangelerscheinungen bedingt durch eine Maldigestion und/oder Malabsorption unterschiedlichster Ätiologie.

Ätiopathogenese: Bei einer **Maldigestion** handelt es sich um eine Störung der Vorverdauung im Magen-Darm-Lumen, bedingt durch eine fehlende oder verminderte Nahrungsaufspaltung durch Pankreasenzyme oder durch eine unzureichende Emulgierung von Fetten durch Gallensäuren. Besteht eine **Malabsorption**, wird die Nahrung zwar aufgeschlüsselt, kann aber wegen einer Dünndarmerkrankung nicht ausreichend aus dem Darmlumen resorbiert und/oder nicht ausreichend über Blut- und Lymphbahnen abtransportiert werden. Zu den einzelnen Ursachen s. Tab. **E-4.2**.

▶ **Merke.** Eine Maldigestion bei exokriner Pankreasinsuffizienz zeichnet sich primär durch eine Steatorrhö aus, da insbesondere die Fettaufnahme, weniger die Protein- und Kohlenhydratverdauung, beeinträchtigt ist.

E-4.2	Ursachen einer Maldigestion bzw. Malabsorption
Maldigestion	**Malabsorption**
Z. n. Magenresektion	**Z. n. Dünndarmresektion** (Kurzdarm-Syndrom (S. 533))
exokrine Pankreasinsuffizienz: chronische Pankreatitis (S. 659), Pankreaskarzinom (S. 664), Z. n. Pankreasresektion, Mukoviszidose	**Erkrankungen des Dünndarms:** Sprue (S. 527), Morbus Whipple (S. 530) Morbus Crohn (S. 545), Laktoseintoleranz (S. 534) chronische Darminfektionen mit Dünndarmbefall (z. B. Yersiniose), Parasitosen Amyloidose des Dünndarms, intestinale maligne Lymphome Strahlenenteritis
	Durchblutungsstörungen des Dünndarms (s. S. 538)
Mangel an konjugierten Gallensäuren: Cholestase (z. B. Verschlussikterus, intrahepatische Cholestase), Gallensäureverlust-Syndrom (S. 532)	**Störung der enteralen Lymphdränage:** idiopathische Lymphangiektasie, Morbus Hodgkin, Morbus Whipple, Non-Hodgkin-Lymphome
	endokrinologische Erkrankungen: Gastrinom, VIPom, Karzinoid (s. S. 667)

Klinik: Neben den Symptomen der Grunderkrankung finden sich folgende **Leitsymptome:**
- chronische Diarrhö (voluminös, ggf. Fettstühle)
- Gewichtsverlust
- Mangelerscheinungen durch Malabsorption (Tab. **E-4.3**, zur physiologischen Resorption einzelner Nahrungsbestandteile s. Abb. **E-4.2**).

≡ E-4.3	Mögliche Mangelerscheinungen bei Vorliegen eines Malassimilationssyndroms
Mangel an:	Symptomatik
Eiweiß (Hypoproteinämie)	ggf. hypoproteinämische Ödeme, Gewichtsabnahme
Folsäure und Vitamin B_{12}	makrozytäre Anämie (Tab. **K-3.4**, S. 1164)
fettlöslichen Vitaminen (EDKA)	
Vitamin E	Anämie, neurologische Störungen
Vitamin D	Osteomalazie (bei Kindern: Rachitis), Osteopenie
Vitamin K	ggf. Blutungsneigung, Quick-Wert erniedrigt
Vitamin A	Nachtblindheit, trockene Haut bzw. Schleimhaut
Eisen	makrozytäre Anämie (Tab. **K-3.4**, S. 1164)
Gallensäuren	Ausbildung von Oxalat- und Cholesteringallensteinen (S. 532)
Kalzium	evtl. Tetanie, Parästhesien, sek. Hyperparathyreoidismus

Diagnostik: Die Stuhlfettbestimmung (normal < 7 g/d) ist neben der Stuhlgewichtsbestimmung (normal < 200 g/d) eine wichtige Maßnahme zur Erfassung einer Maldigestion, auch wenn im Labor nicht sehr geschätzt. Die Serumkarotin- und Vitamin-A-Spiegel sind bei der Steatorrhö erniedrigt. Zur Diagnostik der Malabsorption gehören der D-Xylose-Test, der Schilling-Test sowie die Endoskopie mit Biopsie, wobei die entnommenen Gewebeproben im Auflichtmikroskop und feingeweblich untersucht werden sollten. Mittels Bestimmung der Elastase im Stuhl lässt sich eine exokrine Pankreasinsuffizienz erfassen, der H_2-Atemtest sichert eine Laktoseintoleranz.

Therapie: Die kausale Therapie richtet sich nach der Ursache, bei der exokrinen Pankreasinsuffizienz besteht sie in einer Enzymsubstitution, bei der glutensensitiven Enteropathie in einer entsprechenden Diät. Die symptomatische Therapie ersetzt Störungen des Wasser-, Elektrolyt- und Vitaminhaushalts.

Diagnostik: Zur Erfassung einer Maldigestion können Stuhlfett und Stuhlgewicht bestimmt werden. Zur Diagnostik der Malabsorption gehören der D-Xylose-Test, der Schilling-Test sowie die Endoskopie mit Biopsie.

Therapie: Sie muss sich nach der Ursache richten. Störungen des Wasser-, Elektrolyt- und Vitamingehalts sind auszugleichen.

4.4 Glutensensitive Enteropathie

▶ **Synonym.** Sprue, einheimische Sprue des Erwachsenen, Zöliakie des Kindes

▶ **Definition.** Autoimmunenteropathie gegenüber Gluten (Klebereiweiß), die zu einer Schädigung der Dünndarmmukosa mit Zottenatrophie und konsekutivem Malabsorptionssyndrom führt.

Epidemiologie: Die Prävalenz der Erkrankung liegt bei 1 : 300–1 : 3 000 mit deutlichen geografischen Unterschieden (betroffen sind vor allem Nordeuropäer). Eine familiäre Häufung wird beobachtet. Der Manifestationsgipfel beim Erwachsenen liegt zwischen 30 und 40 Jahren. Frauen sind häufiger betroffen als Männer.

Ätiopathogenese: Die Ätiologie beruht auf dem Zusammenwirken genetischer Faktoren mit Umweltfaktoren (glutenhaltige Nahrungsmittel). Die Erkrankung ist auf dem HLA-DQ 2-Lokus mit den Antigenen HLA-DR3 oder HLA-DR5/7 assoziiert.
Das für die Dünndarmmukosa der betroffenen Personen schädliche Gluten besteht etwa zu gleichen Teilen aus Glutelinen und Prolaminen. Prolamine haben einen hohen Gehalt an Prolin (>15 %) und Glutamin (>30 %) und lösen sich im Gegensatz zu vielen anderen Proteinen in 50–70%igem Ethanol. Die Erkrankung wird bei genetisch disponierten Personen durch Prolamine der Getreideeiweiße von Weizen (Gliadin), Roggen (Secalin), Gerste (Hordein), Grünkern, Dinkel und in geringerem Umfang auch von Hafer (Avenin) hervorgerufen (Prolamine fehlen z. B. in Reis und Hirse, weshalb diese Getreidesorten von den Patienten gut vertragen werden). A-Gliadin weist eine gewisse Sequenzhomologie zum Adenovirus 12 auf, sodass zu diskutieren ist, ob eine Infektion mit Adenovirus 12 auslösend wirkt.
Bei der Sprue ist die Regulation der Tight Junctions gestört, sodass vermehrt Prolamine in die Mukosa eintreten. Diese werden durch das Enzym Gewebetransglutaminase (tTG) mit Bindegewebeproteinen zu neuen antigenen Strukturen vernetzt. Diese leiten einen Autoimmunprozess ein, welcher eine gewebezerstörende, chronische Entzündung nach sich zieht.

4.4 Glutensensitive Enteropathie

▶ **Synonym.**

▶ **Definition.**

Epidemiologie: Die Prävalenz der Sprue beträgt 1 : 300–1 : 3 000.

Ätiopathogenese: Die HLA-Antigene DR3 und DR5/7 finden sich in 60–90 %, aber nur 2 % der Träger erkranken.

Bei Kontakt mit Gluten kommt es zu einer Zottenatrophie bis hin zum Zottenkahlschlag (Kolonisation der Dünndarmschleimhaut).

Letztlich kommt es bei Kontakt mit Gluten zu einer Zottenreduktion bis hin zum Zottenkahlschlag (Kolonisation der Dünndarmschleimhaut) und zur Ansammlung IgM- und IgA-haltiger Rundzellen. Die Schleimhautdicke ist trotz des Zottenkahlschlags nicht reduziert, da die Regenerationszone verbreitert ist (hyperregeneratorische Enteropathie).

▶ Merke.

▶ **Merke.** Die Zottenreduktion bzw. Atrophie führt zu einer Malabsorption und Reduktion der Bürstensaumenzyme und damit zu einer verminderten Disaccharidspaltung; Folge sind Mangelerscheinungen (Ca, Mg, Fe, Zn) und eine Laktoseintoleranz.

Klinik: primär **gastrointestinale Symptome**, asymptomatische Verläufe sind möglich (Abb. **E-4.6**, Tab. **E-4.4**).

Klinik: Bei der **klassischen Sprue** stehen **gastrointestinale Symptome** im Vordergrund. Die Erkrankung kann in 50 % der Fälle aber auch mono- oder oligosymptomatisch ohne gastrointestinale Symptome verlaufen (Abb. **E-4.6**, Tab. **E-4.4**).

Folgende Krankheiten sind gehäuft mit einer **glutensensitiven Enteropathie assoziiert:** Autoimmunerkrankungen (z. B. Autoimmunthyreoiditis), Diabetes mellitus Typ I, Typ-A-Gastritis, Sjögren-Syndrom und Morbus Addison.

Komplikationen:

Komplikationen: Neben den Spätzeichen der Malassimilation (s. o.) können sich als Spätkomplikation maligne Erkrankungen entwickeln.

▶ Merke.

▶ **Merke.** Bei langjährigem Verlauf werden Lymphome und Karzinome des Gastrointestinaltraktes sowie selten Ulzera und Strikturen in Dünn- und Dickdarm beobachtet. Die Ulzera können zu Blutungen und zur Perforation führen.

⊙ E-4.6 Klinischer Aspekt bei Sprue

Patient mit Sprue und assoziierter **Dermatitis herpetiformis Duhring:** akute, stark entzündliche, „brennende" Herde, die randständig eine urtikarielle Schwellung zeigen, beginnende Blasenbildung.

aus: Moll I.: Duale Reihe Dermatologie. Thieme; 2005

E-4.4 Klinik der klassischen und der atypischen Form der Sprue

klassische Form	atypische (mono- oder oligosymptomatische) Form
▪ chronische Diarrhö (voluminöse, ranzig riechende Stühle) und Steatorrhö	▪ Dermatitis herpetiformis Duhring (Erytheme, Plaques, juckende herpetiforme Bläschen)
▪ Meteorismus („Blähbauch") und Flatulenz	▪ Eisenmangelanämie
▪ Übelkeit, Erbrechen, Inappetenz	▪ chronische Hepatitis und Transaminasenerhöhung
▪ Gewichtsverlust, Anorexie, Blässe (Anämie)	▪ neurologische Symptome (z. B. zerebelläre Ataxie)
▪ Aphthen, Mundwinkelrhagaden	▪ Kleinwuchs, verspätete Pubertät, reduzierte Fertilität, erhöhte Abortrate
▪ infolge der Malassimilation: Muskelschwäche, Adynamie, Zungenbrennen, Tetanie (Kalziummangel), Parästhesien, hämorrhagische Diathese, Knochenschmerzen (sek. HPT), Osteomalazie, Spontanfrakturen mit Looser-Umbauzonen, Eiweißmangelödeme, Polyneuropathie, trophische Hautstörungen („Zigarettenpapierhaut") bis hin zur Pellagra.	▪ Zahnschmelzhypoplasie
	▪ Arthritis und Arthralgien
	▪ Osteomalazie

Diagnostik: In < 50 % der Fälle finden sich in der Anamnese Hinweise auf eine Gedeihstörung im Kindesalter.

Nur die **Dünndarmbiopsie** beweist die Zottenatrophie (Abb. **E-4.7**). Ein Verlust der Kerckring-Falten gilt als endoskopischer Hinweis.

Diagnostik: In weniger als der Hälfte der Fälle finden sich in der Anamnese Hinweise auf eine Gedeihstörung im Kindesalter. Der Sprue-Patient ist klein, untergewichtig, der Bauch ist aufgetrieben.

Beweisend ist nur die **Dünndarmbiopsie** mit Histologie (Kryptenhyperplasie und Vermehrung intraepithelialer Lymphozyten, Abb. **E-4.7**), die unter endoskopischer Sicht aus dem tiefen Duodenum entnommen wird. Ein Verlust der Kerckring-Falten

E-4.7 Dünndarmbiopsie

a Normale fingerförmige Zotten unter dem Lupenmikroskop.
b Zottenatrophie unter dem Lupenmikroskop bei Sprue.
c Totale Zottenatrophie (Sprue, histologisch).
b aus: Riede U. N., Werner M., Schäfer, H. E.: Allgemeine und spezielle Pathologie. Thieme; 2004

weist auf eine Glutenenteropathie hin. Bereits lupenmikroskopisch ist der Verlust der Zottenstruktur erkennbar. In Speziallabors können die deutlich reduzierten Bürstensaumenzyme analysiert werden.

Wegweisend ist die Bestimmung der **IgA-anti-Transglutaminase (anti-tTG-AK)**. Dieser hoch sensitive Marker hat eine Sensitivität von 100 % und eine Spezifität von 96 % und eignet sich gut zur Verlaufskontrolle (Abfall unter glutenfreier Diät). Zur Diagnosefindung stehen weiterhin der Nachweis von **Gliadin- und Endomysium-Antikörpern** (IgA-Endomysium-AK) zur Verfügung (weniger spezifisch).

Labor: Die BSG ist in der Regel deutlich beschleunigt, es besteht eine Eisenmangel-, seltener eine Vitamin-B_{12}-Mangelanämie. Eine erhöhte alkalische Phosphatase weist auf eine Osteomalazie hin. Der Quick-Wert ist bei Malabsorptionserscheinungen erniedrigt, desgleichen Gesamteiweiß und Albumin.

Zum Nachweis funktioneller Störungen stehen eine Reihe von **Resorptionstests** zur Verfügung: quantitative Stuhlfettbestimmung (Fettgehalt bei Sprue > 7 g), D-Xylose-Test, Laktose-H_2-Atemtest, endogene α1-Antitrypsin-Clearance (s. auch Tab. **E-4.1**).
Bei Knochenschmerzen sollten ein Skelettszintigramm und eine gezielte Röntgenuntersuchung hinsichtlich Anreicherungszonen (Frakturlinien, „hot spots") veranlasst werden.

Differenzialdiagnose: s. Tab. **E-4.5**.

Therapie: Wichtigste Therapiemaßnahme ist eine **glutenfreie Diät** (Weizen, Roggen, Gerste, Hafer, Grünkern und Dinkel sind zu meiden). Dabei ist zu berücksichtigen, dass diese Getreide auch in zahlreichen Fertigprodukten (z. B. Soßen, Konserven, Wurstwaren, Pudding, Bier) enthalten sind. **Erlaubt** sind Mais, Reis, Hirse, Kartoffeln, reine Stärke, Buchweizen, Sojamehl, Tapioka, Zucker, Obst und Gemüse. Eiweiß aus Fleisch sowie Fett kann in jeder Form gegessen werden.

▶ **Merke.** Wegen der Reduktion der Bürstensaumenzyme sollte zunächst eine milchfreie Kost eingesetzt werden. Später wird Milch vertragen, wenn eine ausreichende Laktaseaktivität im Bürstensaumepithel gebildet wird.

Fettlösliche Vitamine (A, D, E und K) müssen in regelmäßigen Abständen parenteral substituiert, Mineralsalzdefizite oder eine metabolische Azidose entsprechend ausgeglichen werden.
Nur in schweren Fällen wird initial Kortison (z. B. 20 mg Prednison) eingesetzt.

Bleibt eine histologisch nachweisbare Befundverbesserung aus, sind in der Regel **Diätfehler** Ursache dieser „refraktären" Sprue.

Prognose: Unter einer glutenfreien Kost bilden sich die Malabsorptionserscheinungen langsam zurück, allerdings kommt es nicht immer zu einer vollständigen Normalisierung der Zottenarchitektur.

Wegweisend ist der Nachweis von **Gewebetransglutaminase-Antikörpern (anti-tTG-AK)**.

Labor: meist BSG-Erhöhung. Eisenmangel- oder Vitamin-B_{12}-Mangelanämie, Erhöhung der alkalischen Phosphatase und erniedrigter Quick-Wert.

Resorptionstests zum Nachweis funktioneller Störungen sind z. B.: quantitative Stuhlfettbestimmung, D-Xylose-Test, Laktose-H_2-Atemtest.
Bei Knochenschmerzen: Skelettszintigramm und gezielte Röntgenuntersuchung von Anreicherungen.

Differenzialdiagnose: s. Tab. **E-4.5**.

Therapie: Wichtigste Therapiemaßnahme ist die **glutenfreie Diät**. Erlaubt sind Mais, Reis, Hirse, Kartoffeln, Buchweizen, Sojamehl, Zucker, Obst, Gemüse und Tapioka. Keine Einschränkung besteht hinsichtlich Eiweiß und Fett.

▶ **Merke.**

Die fettlöslichen Vitamine sollten parenteral verabreicht, Mineralsalzdefizite oder eine metabolische Azidose ausgeglichen werden.

Ursache einer „refraktären" Sprue sind meist **Diätfehler**.

Prognose: unter glutenfreier Kost Rückbildung der Malabsorptionserscheinungen.

E-4.5 Differenzialdiagnosen der Sprue

Differenzialdiagnose	wegweisende diagnostische Maßnahmen
▪ Immunmangelzustände (selektiver IgA-Mangel [Cave: in 5 % ist die Sprue mit einem IgA-Mangel assoziiert, in diesen Fällen falsch negative IgA-Ak-Tests], Hypogamma- und Agammaglobulinämie)	Immunelektrophorese, quantitative Bestimmung der Immunglobuline
▪ exokrine Pankreasinsuffizienz	Pankreasfunktionsdiagnostik, Elastase im Stuhl
▪ simultan bestehende chronisch-entzündliche Darmerkrankung	Endoskopie mit Biopsie
▪ Allergie/Intoleranz gegenüber anderen Nahrungsbestandteilen (z. B. Soja, Milch, Ei)	Eliminationsdiät
▪ bakterielles Überwucherungssyndrom (z. B. bei Dünndarmdivertikulose)	Ansprechen auf Antibiotika
▪ akute und chronische Enteritis (z. B. Morbus Crohn)	Dünndarmbiopsie
▪ Autoimmunenteropathie	Nachweis von Anti-Enterozyten-AK
▪ tropische Sprue (nach Auslandsaufenthalten)	Anamnese, Dünndarmbiopsie
▪ kollagene Sprue	Endoskopie mit Biopsie, Histologie mit Kollagenfärbung
▪ Kollagenkolitis	Endoskopie mit Biopsie (rein histologische Diagnose), Histologie mit Kollagenfärbung (charakteristisch ist ein breites subepitheliales Kollagenband)
▪ lymphozytäre Kolitis	Endoskopie mit Biopsie (rein histologische Diagnose; intraepitheliale Lymphozyten)
▪ eosinophile Gastroenteritis	Endoskopie mit Biopsie (Gewebeeosinophilie)
▪ Morbus Whipple	PAS-positives Material in PE, PCR
▪ Neomycin-Enteropathie	Anamnese
▪ Kwashiorkor	Labor (Eiweißmangel)
▪ chronische Giardiasis	Lambliennachweis in Duodenalsaft, -biopsie
▪ Strahlenenteritis	Anamnese

Internet-Link: www.dzg-online.de (Deutsche Zöliakie-Gesellschaft, die u. a. Informationen über glutenfreie Nahrungsmittel, Einkaufs- und Ferienmöglichkeiten bietet).

4.5 Morbus Whipple (Lipodystrophia intestinalis)

▶ **Definition.** Infektionskrankheit durch das Bacterium Tropheryma whipplei.

Epidemiologie: sehr seltenes Krankheitsbild, das bevorzugt bei Männern im 3. und 4. Lebensjahrzehnt angetroffen wird.

Ätiopathogenese: Infolge eines Defektes der zellulären Immunabwehr kommt es zu einer bakteriellen Invasion (Tropheryma whipplei) der Darmmukosa. Von dort breiten sich die Bakterien lymphogen über den gesamten Organismus aus und werden von Makrophagen phagozytiert. Diese Makrophagen sind charakteristischerweise **PAS-(period-acid Schiff)positiv** und enthalten sichelförmige Plasmaeinschlüsse (sickle form particle containing cells = **SPC-Zellen**). Durch Verstopfung der Lymphbahnen mit PAS-positivem Material kommt es zu einer zystischen Erweiterung der Mukosalymphgefäße. PAS-positive Makrophagen lassen sich in fast allen Organen nachweisen.

Klinik: Eine abnorme braune **Hautpigmentierung, enteraler Eiweißverlust** und **Lymphknotenschwellungen** weisen in Verbindung mit der zunehmenden **Steatorrhö** auf das Krankheitsbild hin. Hinzu kommen leichtes Fieber, Appetitlosigkeit, Übelkeit, postprandiale Bauchschmerzen und Gewichtsverlust. Nicht selten geht der intestinalen Symptomatik (**Malabsorptionssyndrom**) eine chronische nicht destruierende **Oligo- oder Polyarthritis** um Jahre voraus. Seltene extraintestinale Begleiterscheinungen sind: Polyserositis, Endo- oder Perikarditis sowie als Hinweis auf eine ZNS-Beteiligung eine Blicklähmung, tonisch-klonische Anfälle, Nystagmus, Ataxie u. a.

4.5 Morbus Whipple (Lipodystrophia intestinalis)

▶ **Definition.**

Epidemiologie: seltenes Krankheitsbild, bevorzugt bei Männern mittleren Alters.

Ätiopathogenese: Infolge eines immunologischen Defektes des Mukosablocks durchdringen Bakterien die Mukosa und werden von Makrophagen phagozytiert (**SPC-Zellen**). Es kommt zu zystischen Erweiterungen der Mukosalymphgefäße. PAS-positive Makrophagen lassen sich in fast allen Organen nachweisen.

Klinik: Abnorme **Hautpigmentierung, enteraler Eiweißverlust, Lymphknotenschwellungen** und eine **Steatorrhö** sind hinweisend. Die Patienten berichten über postprandiale Bauchschmerzen und Gewichtsverlust. Eine chronische nicht destruierende **Oligo- oder Polyarthritis** kann dem **Malabsorptionssyndrom** vorausgehen. Seltene extraintestinale Symptome sind: Polyserositis, Endo- oder Perikarditis und ZNS-Befall.

Diagnostik: Beweisend ist die **Dünndarmbiopsie**, die mehrfach in verschiedenen Anteilen des Dünndarms erfolgen muss. Endoskopisch können bereits eine vermehrte Verletzlichkeit der Mukosa und weiße Stippchen, den geschwollenen Zotten entsprechend, auffallen. In der PAS-Färbung lassen sich die charakteristischen Makrophagen mit SPC-Zellen in verplumpten Zotten nachweisen, die Lymphgefäße sind ektatisch erweitert. Heute wird häufig die PCR zum Nachweis von Tropheryma-whipplei-DNA aus der Biopsie eingesetzt. Im CT und sonografisch sind vergrößerte abdominale Lymphknoten nachweisbar. Laborchemisch finden sich eine beschleunigte BSG, eine hypochrome Anämie, eine Leukozytose, ein erniedrigtes Serumeisen und -albumin und ein positiver Haemoccult-Test.

Diagnostik: Beweisend ist die **Dünndarmbiopsie** mit verplumpten Zotten und PAS-positivem Material in Makrophagen. Die Schleimhaut ist durch aufgetriebene Lymphspalten geschwollen.

▶ **Merke.** Eine Dünndarmbiopsie sollte bei allen Patienten mit unklarer seronegativer Polyarthritis, ungeklärter Steatorrhö, enteralem Eiweißverlust-Syndrom oder mit unklarer Blicklähmung und Merkverlust veranlasst werden, da die Durchfallsymptomatik mitunter nur dezent ausgeprägt ist.

▶ **Merke.**

Differenzialdiagnose: An alle Formen eines Malassimilationssyndroms, insbesondere auch an ein malignes Lymphom des Bauchraums, und an Krankheiten, die mit einem enteralen Eiweißverlust einhergehen (s. u. und Tab. **E-4.6**), ist zu denken.

Therapie: Initial werden Penicilline, bei ZNS-Beteiligung Ceftriaxon oder Minocyclin empfohlen (i. v. Gabe), für die sich anschließende etwa 1-jährige Dauertherapie eignet sich Cotrimoxazol oder Doxycyclin.

Differenzialdiagnose: andere Formen des Malassimilationssyndroms und Krankheiten mit enteralem Eiweißverlust (s. u. und Tab. **E-4.6**).
Therapie: zunächst liquorgängiges Antibiotikum i. v., dann über 1 Jahr Cotrimoxazol.

Prognose: Während der Morbus Whipple früher zum Tode durch Kachexie führte – daher der Name Lipodystrophia intestinalis – ist die Prognose heute günstig. Unter Therapie kommt es rasch zu einer Normalisierung der Beschwerden, ein frühzeitiges Absetzen der antibiotischen Therapie führt allerdings zu einem Rezidiv.

Prognose: Die Prognose ist günstig, vorzeitiges Absetzen des Antibiotikums führt allerdings zum Rezidiv.

▶ **Klinischer Fall.** Der 40-jährige Patient klagte über seit 2 Jahren bestehende Inappetenz sowie über seit 18 Monaten bestehende wechselnde wässrige Durchfälle mit 3–5 Stuhlentleerungen pro Tag ohne Blut und Schleimbeimengungen. Daneben bestanden eine wechselnde Arthritis aller großen Gelenke sowie rezidivierend Knoten an der Streckseite des rechten Ellenbogens. Insgesamt war eine Gewichtsabnahme von 13 kg innerhalb des letzten Jahres zu verzeichnen gewesen.
Bei den Laboruntersuchungen fiel eine mit 15/45 leicht beschleunigte BSG sowie ein erniedrigter Serumeisenspiegel mit 34 µg/dl auf. Alle übrigen Laborparameter lagen im Normbereich. Die endoskopische Untersuchung des oberen und unteren Verdauungstrakts, einschließlich terminalem Ileum, verlief negativ. Eine Duodenalbiopsie war unauffällig, in einer aus dem Jejunum entnommenen Dünndarmbiopsie fanden sich jedoch deutlich verplumpte Zotten mit massenhaft Makrophagen, sodass die Diagnose eines Morbus Whipple gestellt werden konnte. Unter einer Minocyclin/Doxycyclin-Therapie kam es zu einer raschen Besserung der Symptomatik. Im weiteren Verlauf entwickelte der Patient eine Aortenklappenendokarditis mit arterieller Embolie, sodass eine Klappenprothese implantiert werden musste.

▶ **Klinischer Fall.**

4.6 Enterales Eiweißverlust-Syndrom

4.6 Enterales Eiweißverlust-Syndrom

▶ **Definition.** Das enterale Eiweißverlust-Syndrom (Syn.: exsudative Enteropathie) fasst Krankheiten zusammen, die zu einem erhöhten Eiweißverlust aller Eiweißfraktionen über den Magen-Darm-Trakt führen.

▶ **Definition.**

Pathogenese: Folgende pathogenetische Mechanismen kommen infrage: Austritt von Lymphflüssigkeit durch Stauung von Lymphgefäßen im Bereich des Darms, bedingt durch eine mechanische Obstruktion (z. B. bei Morbus Whipple) oder durch einen erhöhten Lymphgefäßdruck (z. B. bei Pericarditis constrictiva). Weiterhin kann eine verstärkte Eiweißsekretion bei Schädigung der Darmmukosa (z. B. bei chronisch-entzündlichen Darmerkrankungen, Riesenfaltengastritis) ursächlich sein.

Pathogenese: erhöhter enteraler Eiweißverlust durch Stauung von Lymphgefäßen (z. B. Morbus Whipple) oder Mukosaschädigung des Darms (z. B. Morbus Crohn).

Ätiologie: s. Tab. **E-4.6**.

Ätiologie: s. Tab. **E-4.6**.

Klinik: Neben den Symptomen der jeweiligen Grundkrankheit kommt es bei einem Serumalbumin < 2,5 g/dl zur Ausbildung generalisierter, hypoproteinämischer Ödeme mit Bevorzugung der unteren Extremität.

Klinik: hypoproteinämische Ödeme plus Symptome der Grundkrankheit.

E-4.6 Krankheiten, die mit einem enteralen Eiweißverlust einhergehen können

Erkrankungen des intestinalen Lymphgefäßsystems	▪ idiopathische Form ▪ sekundäre Formen.	– intestinale Lymphangiektasie – entzündliche und neoplastische Infiltration des Lymphsystems und/oder des Mesenteriums; Tuberkulose; Sarkoidose, Filariasis, Lymphom, Lymphogranulom, Lymphknotenmetastasen, Obstruktion und Kompression der Cisterna chyli und des Ductus thoracicus – Chylusfistel in den Darm.
Erkrankungen des Verdauungstrakts	▪ Ösophagus ▪ Magen ▪ Darm.	– Karzinom – atrophische Gastritis, Gastropathia hypertrophica gigantea (Morbus Ménétrier), Magenpolypen, Magenkarzinom, esosinophile Granulome, erosive Gastritis, Resektionsmagen, gastrokolische Fistel, Zollinger-Ellison-Syndrom – akute und chronische spezifische und unspezifische Enterokolitis, einheimische und tropische Sprue, Morbus Crohn, Morbus Whipple, Colitis ulcerosa, Dünndarmdivertikulose, Darmtumoren, allergische Enteropathie, Strahlenenteritis, Mesenterialgefäßverschluss, Amyloidose, Parasitosen, chronische Enteritis bei Antikörpermangelsyndrom, Blind-Loop-Syndrom.
Erkrankungen extraintestinaler Systeme	▪ Kardiopathien ▪ Nephropathien ▪ Verschiedenes.	– Pericarditis constrictiva, Rechtsherzinsuffizienz – nephrotisches Syndrom – Kwashiorkor, Mukoviszidose, Mastozytose, Thyreotoxikose, hereditäres angioneurotisches Ödem.

Diagnostik: vermindertes Serumalbumin und erhöhtes α_1-Antitrypsin im Stuhl (s. Tab. **E-4.1**).

Therapie: Therapie der Grunderkrankung, unterstützend Fettrestriktion und MCT-Produkte.

Diagnostik: Ein vermindertes Serumalbumin, ein Gesamteiweiß < 6 g/dl und erhöhtes α_1-Antitrypsin im Stuhl (s. Tab. **E-4.1**.) sind diagnostisch wegweisend. Weiterführende diagnostische Maßnahmen (z. B. Endoskopie mit Biopsie, CT) müssen die Ursache des enteralen Eiweißverlustes klären.

Therapie: Im Vordergrund steht die Therapie der Grunderkrankung. Zur symptomatischen Behandlung des Eiweißverlustes können diätetische Maßnahmen hilfreich sein: eiweißreiche Kost, Fettrestriktion und Ersatz langkettiger durch mittelkettige Triglyzeride (MCT-Produkte).

4.7 Gallensäurenverlust-Syndrom

▶ **Definition.**

▶ **Definition.** Störung des enterohepatischen Kreislaufs der Gallensäuren durch Verlust bzw. Funktionsausfall des terminalen Ileums mit der Folge chologener Diarrhöen.

Ätiopathogenese: Bei fehlender Resorption der Gallensäuren durch **Funktionsausfall des terminalen Ileums** oder nach **Ileumresektion** gelangen diese ins Kolon und werden bakteriell dekonjugiert. Dabei entstehen endogene Laxanzien.

Auch ein **Blind-Loop-Syndrom** (S. 519) kann zum Gallensäureverlust-Syndrom führen.

Der Gallensäurenverlust induziert wiederum eine lithogene Galle, 10 % der Patienten entwickeln **Cholesteringallensteine** (Abb. **E-4.8**). Im Rahmen der Steatorrhö kommt es zu einer gesteigerten Oxalatresorption mit Ausbildung von **Oxalatsteinen** (10 %).

Klinik: Krampfartige Schmerzen und eine **chologene Diarrhö** sind kennzeichnend.

Ätiopathogenese: Gallensäuren (und Vitamin B_{12}) werden zu > 90 % selektiv im terminalen Ileum resorbiert (enterohepatischer Kreislauf der Gallensäuren). Bei **Funktionsausfall des terminalen Ileums** (z. B. bei Morbus Crohn) oder nach **Ileumresektion** auf weniger als 100 cm kommt es zu einer ungenügenden Resorption von Gallensäuren. Die Gallensäuren gelangen ins Kolon, werden konsekutiv bakteriell dekonjugiert und wirken als endogene Laxanzien, die zu einer Motilitätssteigerung sowie zur Hemmung der Flüssigkeits- und Elektrolytresorption führen.

Daneben kann sich auch bei einer bakteriellen Fehlbesiedlung im Rahmen eines **Blind-Loop-Syndroms** (S. 519) ein Gallensäurenverlust-Syndrom einstellen.

Infolge des Gallensäurenverlustes nimmt die Lithogenität der Galle zu und es können sich **Cholesteringallensteine** bilden (10 %). Ferner gehen im Rahmen der Steatorrhö durch Verseifung der Fette Kalziumionen verloren, die zur Bindung von Oxalsäure im Darmlumen benötigt würden. Daraus resultiert eine gesteigerte Oxalatresorption mit Hyperoxalurie und Ausbildung von **Oxalatsteinen** im Bereich der ableitenden Harnwege (10 %) (Abb. **E-4.8**).

Klinik: Krampfartige Schmerzen und Durchfälle (**chologene Diarrhö**), die unter Nahrungskarenz sistieren, sind kennzeichnend. Werden mehr als 100 cm Ileum reseziert, reicht die Gallensäurensyntheseleistung der Leber nicht mehr aus, es kommt zur **Steatorrhö**, da nicht genug Gallensäuren für die Mizellenbildung zur Verfügung stehen (dekompensiertes Gallensäurenverlust-Syndrom).

Diagnostik: Bei Z. n. Darmoperation und therapieresistenten Diarrhöen ist an die Erkrankung zu denken.

Diagnostik: An ein Gallensäurenverlust-Syndrom ist immer dann zu denken, wenn es nach einem resezierenden Dünndarmeingriff zu weitgehend **therapieresistenten Diarrhöen** kommt. Chologene Diarrhöen sprechen auf die üblichen Antidiarrhoika kaum an.

E-4.8 Folgen der Malabsorption von Gallensäuren

Der direkte Nachweis der gesteigerten Gallensäurendekonjugation geschieht durch den ^{15}SeHCAT-Test (s. Tab. **E-4.1**, S. 525).

Differenzialdiagnose: Ein Gallensäurenverlust-Syndrom findet sich auch nach Vagotomie und beim Blind-Loop-Syndrom (S. 519).

Therapie: Mittel der Wahl bei der chologenen Diarrhö sind Austauscherharze (z. B. Colestyramin 4–12 g/d), die die Gallensäuren adsorbieren. Liegt bereits eine Steatorrhö vor, sollten keine Austauscherharze verabreicht werden, da diese die Symptomatik verstärken können. In diesen Fällen ist eine Fettrestriktion sinnvoll, langkettige Nahrungsfette sollten durch mittelkettige Fettsäuren (MCT-Fette) ersetzt und die fettlöslichen Vitamine parenteral substituiert werden. Beim Blind-Loop-Syndrom erfolgt eine orale antibiotische Therapie, z. B. mit Tetrazyklin.

Prognose: Die Prognose ist im Allgemeinen gut, eine Normalisierung der Stuhlfrequenz gelingt allerdings nur selten.

Nachweis der bakteriellen Dekonjugation von Gallensäuren durch den **SeHCAT-Test** (s. Tab. **E-4.1**, S. 525).

Differenzialdiagnose: Postvagotomiedurchfälle, Blind-Loop-Syndrom.

Therapie: Mittel der Wahl bei der chologenen Diarrhö ist Colestyramin. Bei Steatorrhö müssen MCT-Fette und fettlösliche Vitamine gegeben werden.

Prognose: im Allgemeinen gut.

4.8 Kurzdarmsyndrom

▶ **Definition.** Unter Kurzdarmsyndrom versteht man die metabolischen und nutritiven Folgen einer ausgedehnten Dünndarmresektion.

Ätiopathogenese: Häufigste Ursachen für ein Kurzdarmsyndrom sind der Morbus Crohn und Dünndarmresektionen infolge von Mesenterialgefäßverschlüssen.
Eine operative Entfernung von etwa 50 % des mittleren Jejunums wird problemlos kompensiert, da der Restdarm häufig in der Lage ist, durch eine Mukosahyperplasie den Verlust an Resorptionsfläche zu kompensieren. Darüber hinausgehende Resektionen können nicht mehr kompensiert werden und führen zu einem Malassimilationssyndrom (S. 526). Werden Duodenum und oberes Jejunum reseziert, resultiert eine gestörte Resorption von Kalzium, Eisen, NaCl und Wasser. Bei ausgedehnten Resektionen von Jejunum und Ileum steht die mangelnde Resorption von Wasser, später auch von Eiweiß und Fetten im Vordergrund. Die Resektion des Ileums bedingt einen Vitamin-B$_{12}$-Mangel und ein Gallensäurenverlust-Syndrom (S. 532). Die ope-

▶ **Definition.**

Ätiopathogenese: Häufigste Ursachen sind ein Morbus Crohn und Z. n. Dünndarmresektion.
Eine Resektion des Duodenums führt zur Malabsorption von Kalzium, Eisen und Wasser. Ausgedehnte Resektionen von Jejunum und Ileum beeinträchtigen die Resorption von Wasser, Eiweiß und Fetten. Die Resektion des Ileums führt zu einem Vitamin-B$_{12}$-Mangel und zu einem Gallensäureverlust-Syndrom (S. 532).
Eine Resektion der Ileozökalklappe kann ein Blind-Loop-Syndrom (S. 519) zur Folge haben.

Klinik: profuse Durchfälle mit Exsikkose und perianalen Hautreizungen, später stellen sich Zeichen der Malassimilation (S. 526) ein.

Diagnostik: Die Diagnose wird klinisch gestellt. Differenzialdiagnostisch ist ein Gallensäurenverlust-Syndrom zu erwägen.

Therapie: Mittelkettige Fette, Elektrolyte, fettlösliche Vitamine, Folsäure und Vitamin B_{12} müssen substituiert werden. Bewährt haben sich auch Pumpensysteme für die enterale Sondenkost, doch sollte eine Formuladiät (Astronautenkost) angestrebt werden. Gegen die Diarrhö kann Loperamid gegeben werden.

Prognose: abhängig von Resektionslänge und Grundkrankheit.

4.9 Nahrungsmittelintoleranzen und -allergien

▶ **Definition.**

Ätiologie: s. Tab. E-4.7.

rative Entfernung der Ileozökalklappe kann schließlich zu einer Keimaszension ins Ileum führen, sodass ein bakterielles Kontaminationssyndrom (Blind-Loop-Syndrom (S. 519)) resultiert.

Ohne parenterale Ernährung ist ein Überleben mit einem Darm, der nur noch das Duodenum und weniger als 20–30 cm Jejunum umfasst, kaum möglich.

Klinik: Nach ausgedehnten Resektionen kommt es zu persistierenden profusen Durchfällen, die zu einer Exsikkose und zu perianalen Hautreizungen führen, später stellen sich Zeichen der Malassimilation (S. 526) ein.

Diagnostik: Die Diagnose wird klinisch gestellt. Die Länge des verbliebenen Dünndarms sollte radiologisch dokumentiert werden. Mangelerscheinungen lassen sich am besten durch die serologische Bestimmung der entsprechenden Parameter nachweisen. Ein Gallensäurenverlust-Syndrom ist entsprechend zu berücksichtigen.

Therapie: Mittelkettige Fette, Elektrolyte, fettlösliche Vitamine, Folsäure und Vitamin B_{12} müssen substituiert werden. Über einen zentralen Zugang ist eine erfolgreiche Bilanzierung häufig problemlos möglich. In Extremfällen kann eine heimparenterale oder pumpengesteuerte enterale Ernährung das Überleben gewährleisten. Ziel der Behandlung ist jedoch eine enterale Ernährung durch Formuladiäten (Astronautenkost). Hoch konzentrierte Nährlösungen führen häufig zu einer osmotischen Diarrhö. Die Diarrhö kann durch Loperamid (z. B. Imodium) symptomatisch angegangen werden. Häufig entwickelt sich eine sekundäre Laktoseintoleranz (s. u.); dies ist bei der Ernährung zu beachten. In ausgewählten Fällen ist eine Dünndarmtransplantation zu erwägen.

Prognose: Die Prognose ist von der Länge des resezierten Dünndarmabschnitts sowie der Grundkrankheit abhängig.

4.9 Nahrungsmittelintoleranzen und -allergien

▶ **Definition.** Auftreten gastrointestinaler und/oder systemischer Beschwerden im zeitlichen Zusammenhang mit der Aufnahme bestimmter Nahrungsmittel, meist in Kombination mit weiteren allergischen Phänomenen.

Ätiologie: Eine Nahrungsmittelallergie ist sehr selten, weitaus häufiger finden sich Nahrungsmittelintoleranzen (Tab. E-4.7).

E-4.7 Auslöser für Nahrungsmittelintoleranzen bzw. -allergien

Auslöser bzw. Ursachen	Bemerkungen
funktionelle Nahrungsmittelintoleranz z. B. im Rahmen des Reizdarmsyndroms (häufigste Form der Nahrungsmittelunverträglichkeit)	Näheres s. unter Reizdarmsyndrom (S. 543)
spezifische Nahrungsmittelintoleranz durch Enzymdefekte (z. B. Laktoseintoleranz)	Näheres s. unter Laktoseintoleranz.
unspezifische Nahrungsmittelintoleranz z. B. im Rahmen des Malassimilationssyndroms	Näheres s. unter Malassimilationssyndrom (S. 526)
spezifische allergische Reaktion gegen Nahrungsmittelallergene (z. B. Kuhmilch, Hühnereiweiß, Fisch, Schalentiere, Nüsse)	häufig Typ-I-Allergie (S. 1331), die mit Übelkeit, Erbrechen, Diarrhö, Hautreaktionen (Juckreiz, Urtikaria, Quincke-Ödem), Atembeschwerden bis hin zum Asthmaanfall und Kreislaufreaktionen bis hin zum anapylaktischen Schock einhergehen kann. (Achtung: häufig Kreuzallergien zwischen Nahrungsmitteln und Pollen.)
Nahrungsmittelpseudoallergie, ausgelöst durch in den Lebensmitteln enthaltene vasoaktive Substanzen (z. B. Histamin in Wein oder Käse) oder durch Stimulation der Histaminausschüttung aus Mastzellen (z. B. nach Genuss von Erdbeeren, Tomaten, Krustentieren).	Symptomatik entspricht der bei Nahrungsmittelallergie (s. o.)

4.10 Laktoseintoleranz

Epidemiologie: In den Tropen leiden 40–100 % der Bevölkerung an Laktoseintoleranz, in unseren Breiten 10–15 %. Sie manifestiert sich in den ersten beiden Lebensjahrzehnten.

4.10 Laktoseintoleranz

Epidemiologie: Eine Laktoseintoleranz findet sich in den Tropen bei 40–100 % der Bevölkerung, in Mitteleuropa bei 10–15 % und manifestiert sich bei entsprechender Exposition (Milchkonsum) in den ersten beiden Lebensjahrzehnten. Der sekundär erworbene Laktasemangel ist Folge einer anderen Dünndarmerkrankung (z. B. Sprue).

Ätiopathogenese: Laktose wird physiologischerweise durch das Enzym Laktase in Glukose und Galaktose gespalten. Infolge fehlender oder erniedrigter Laktaseaktivität im Bürstensaum des Dünndarms gelangt unhydrolisierte Laktose ins Kolon und wird dort bakteriell zu Milchsäure (saurer Stuhl-pH), CO_2 und H_2 gespalten. Die erhöhte Osmolarität im Darmlumen bedingt einen vermehrten Wassereinstrom. Folge sind Durchfälle.

Klinik: Die Patienten klagen nach Zufuhr von Milchprodukten über heftige wässrige Durchfälle, Leibschmerzen, Borborygmi (Bauchknurren) und Flatulenz. Häufig besteht nur ein relativer Laktasemangel, der sich erst nach Zufuhr größerer Laktosemengen manifestiert. Viele Patienten schränken die Zufuhr von Milch und Milchprodukten daher automatisch ein. Bei Kindern kommt es mitunter zu schweren Gedeihstörungen mit Azidose und Steatorrhö.

Diagnostik: In der Praxis genügt die Angabe des Patienten, dass er auf Milchgenuss mit Durchfällen reagiert; die Laktosebelastung beweist die Intoleranz (**Laktose-Toleranztest** s. Tab. **E-4.1**). Gibt man 25 g Glukose und 25 g Galaktose, treten keine Symptome auf und die Blutglukose steigt an. Der Stuhl-pH liegt bei < 6,0.
In einer **Dünndarmbiopsie** kann die erniedrigte Laktaseaktivität direkt bestimmt werden. Der Laktose-H_2-Atemtest ist pathologisch (s. Tab. **E-4.1**).

Differenzialdiagnose: Differenzialdiagnostisch ist an eine Milcheiweißallergie zu denken.

Therapie: Die Therapie besteht in **einer Einschränkung der Laktosezufuhr**, also in einem Vermeiden von Milch und Milchprodukten. Laktose ist auch in Trockenmilch sowie in vielen Fertignahrungsmitteln, Tabletten und Elementardiäten enthalten. Die Empfindlichkeit der Patienten gegenüber Milchzucker ist recht variabel, manche tolerieren über 20 g, andere nur 5 g. Laktase kann als Nahrungsergänzungsmittel substituiert werden (z. B. Lact-Aid). Eine **strenge diätetische Restriktion** ist nur **selten erforderlich**, bei laktoseintoleranten Patienten mit Reizdarm-Syndrom oder chronisch-entzündlichen Darmerkrankungen aber ratsam. Aufgrund einer verminderten Kalziumversorgung bei diätetischer Restriktion von Milch und Milchprodukten sollten Kalzium und Vitamin D substituiert werden.

Prognose: Bei der Laktoseintoleranz handelt es sich um eine lästige, aber harmlose Erscheinung; bei Kindern können die Diarrhöen allerdings lebensbedrohlich werden.

Ätiopathogenese: Ein Überangebot an Milchzucker führt bei einem relativen Laktasemangel zu einer bakteriellen Vergärung der Laktose. Milchsäure bedingt einen sauren Stuhl-pH, CO_2 und H_2 führen zu Flatulenz. Die erhöhte Osmolarität im Darm induziert einen Wassereinstrom.

Klinik: Heftige wässrige Durchfälle, Leibschmerzen, Borborygmi und Flatulenz sind kennzeichnend.

Diagnostik: Der **Laktose-Toleranztest** (Tab. **E-4.1**) dient der Verifizierung des Krankheitsbildes. Der **Stuhl-pH-Wert** ist < 6,0.

In einer **Dünndarmbiopsie** kann die Laktaseaktivität direkt gemessen werden.

Differenzialdiagnose: Milcheiweißallergie.

Therapie: Das Vermeiden von Milch und Milchprodukten steht an erster Stelle. Die individuell tolerierte Milchzuckermenge schwankt stark, da nur ein relativer Laktasemangel besteht.

Prognose: Die Laktoseintoleranz ist eine lästige, aber harmlose Erscheinung.

4.11 (Dünndarm-)Karzinoid

▶ **Definition.** Von den enterochromaffinen Zellen des APUD-Systems (**a**mine **p**recursor **u**ptake and **d**ecarboxylation) ausgehender epithelialer Tumor, der vasoaktive Substanzen wie Serotonin, Kallikrein und Prostaglandine produziert und zu 90 % im Magen-Darm-Trakt und nur zu 10 % extraintestinal (meist im Bronchialsystem) lokalisiert ist.

▶ **Definition.**

Lokalisation: Karzinoide des Magen-Darm-Traktes (MDT) finden sich bevorzugt in der Appendix (45 %, meist solitär, gutartig, Zufallsbefund), im Ileum (30 %, in einem Drittel multipel, metastasierend) und im Rektum (10 %).

Epidemiologie: Die Inzidenz liegt bei 1 pro 100 000 pro Jahr, der Häufigkeitsgipfel zwischen dem 40. und 70. Lebensjahr.

Ätiopathogenese: Karzinoide entstehen aus einer APUD-Hyperplasie. Die zwischen 3 und 30 mm großen Dünndarmkarzinoide bilden im Gegensatz zum Appendixkarzinoid Metastasen in Lymphknoten und Leber. In den neuroendokrinen Tumorzellen werden neben Serotonin, Substanz P, Enteroglukagon und Bradykinin gelegentlich auch Kallikrein, Prostaglandin, Dopamin und Noradrenalin produziert.

Lokalisation: Karzinoide des MDT finden sich bevorzugt in der Appendix (45 %, gutartig, Zufallsbefund), im Ileum (30 %) und im Rektum (10 %).

Epidemiologie: Die Inzidenz beträgt 1:100 000 pro Jahr.

Ätiopathogenese: Dünndarmkarzinoide treten in ⅓ der Fälle multipel auf und führen zu Lebermetastasen. Neben Serotonin werden in den neuroendokrinen Tumorzellen Substanz P, Enteroglukagon und Bradykinin produziert.

▶ **Merke.** Serotonin wird durch Monoaminooxidasen der Leber abgebaut; Karzinoide machen deshalb, mit Ausnahme der Bronchuskarzinoide, erst bei ausgedehnter Lebermetastasierung Symptome.

▶ **Merke.**

Klinik: Kolikartige oder diffuse Leibschmerzen bis zum Subileus weisen auf ein Dünndarmkarzinoid hin. Beim **Karzinoid-Syndrom** (bei nur 5–7 %) finden sich
- Hauterscheinungen
- Magen-Darm-Störungen
- asthmoide Anfälle
- paroxysmale Tachykardien (Abb. **E-4.9**).

Klinik: Uncharakteristische abdominale Schmerzattacken (sowohl kolikartig als auch diffus) und Subileuszustände kennzeichnen das nicht metastasierte Dünndarmkarzinoid. Gelegentlich findet sich eine akute gastrointestinale Blutung bei Exulzeration des Tumors. Das **Karzinoid-Syndrom** (Cassidy-Scholte-Syndrom), das sich nur in 5–7 % der Fälle entwickelt und zu 95 % Ausdruck einer bereits ausgedehnten Lebermetastasierung ist, setzt sich aus 4 Hauptsymptomen zusammen (Abb. **E-4.9**):
- Hauterscheinungen (Flush)
- Magen-Darm-Störungen (explosionsartige Durchfälle)
- asthmoide Anfälle
- kardiovaskuläre Reaktionen (insbesondere paroxysmale Tachykardien).

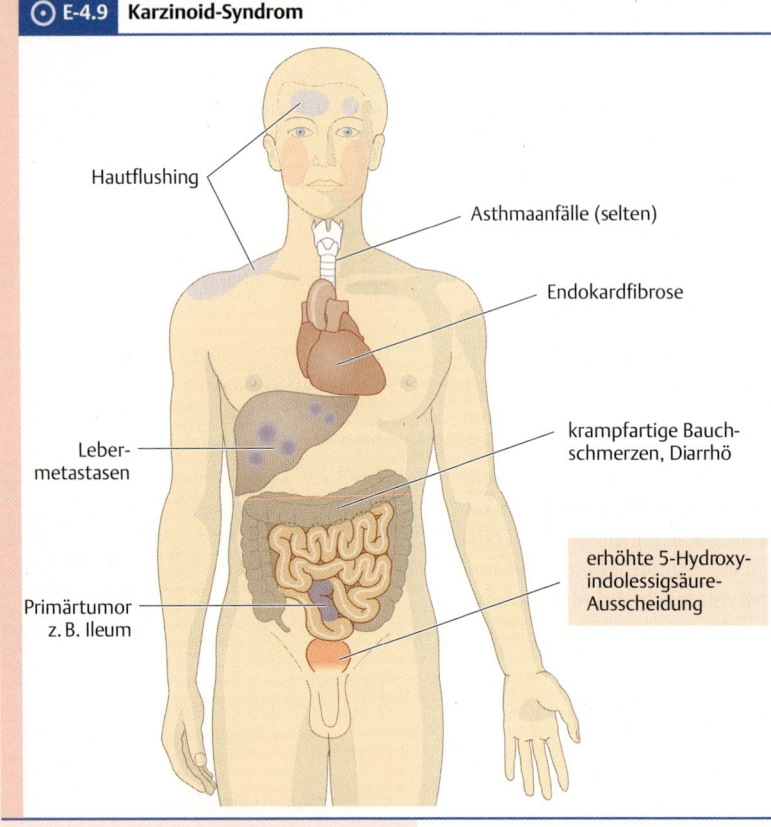

E-4.9 Karzinoid-Syndrom

Eine anfallsartig auftretende, bläulich livide Verfärbung der oberen Körperhälfte kennzeichnet den bradykinininduzierten Flush. Teleangiektasien, eine permanente Zyanose und Gesichtsrötung weisen auf eine Dauerintoxikation mit vasoaktiven Substanzen hin. Krampfartige Bauchschmerzen, hörbare Darmgeräusche und explosionsartige Durchfälle sind Folge der Serotonin- und Prostaglandinfreisetzung. Asthmaattacken zusammen mit Tachypnoe und Flush sind seltener. Dauerfolge der persistierenden Serotoninproduktion ist eine Endokardfibrose der Trikuspidalklappe (evtl. auch der Pulmonalklappe) mit nachfolgender Insuffizienz oder Stenose (Hedinger-Syndrom). Der Tumor kann auch in seiner unmittelbaren Umgebung zur Fibrosierung von Peritoneum und Mesenterium führen.

Diagnostik: Durch die **Bestimmung von Chromogranin A, 5-Hydroxyindolessigsäure** (Abbauprodukt des Serotonins) und von Serotonin lässt sich ein Karzinoid nachweisen.

Der Tumor selbst lässt sich schwer darstellen. Lebermetastasen werden sonografisch oder im CT erfasst. Die Feinnadelbiopsie sichert die Diagnose. Zum Tumorstaging kommt oft eine Dotatoc-PET-CT zum Einsatz.

Differenzialdiagnose: peptidhormonproduzierende Tumoren des Duodenums, benigne und maligne epitheliale Tumoren, Non-Hodgkin-Lymphom. Zu DD Flush s. **E-4.8**.

Diagnostik: Durch die **Bestimmung der 5-Hydroxyindolessigsäure** als Abbauprodukt des Serotonins im 24-Stunden-Urin und von Serotonin lässt sich ein Karzinoid nachweisen. Da zahlreiche Medikamente (z. B. Antihistaminika) und serotoninreiche Nahrungsmittel (z. B. Käse, Bananen) das Ergebnis verfälschen können, sind diese im Vorfeld abzusetzen bzw. zu meiden. Der sensitivste **Tumormarker** ist jedoch **Chromogranin A**.

Ist der Urinbefund positiv, erfolgt die Tumorsuche, wobei sich der Tumor sowohl endoskopisch als auch radiologisch nur schwer darstellen lässt, angiografisch imponiert er gefäßreich. Lebermetastasen werden sono- oder computertomografisch erfasst (mitunter führen erst Lebermetastasen zur Diagnosestellung). Die Feinnadelbiopsie sichert die Diagnose. Mittels Dotatoc-PET-CT lassen sich sowohl Primärtumor wie Tumorrezidive als auch Metastasen hervorragend darstellen.

Differenzialdiagnose: Differenzialdiagnostisch kommen peptidhormonproduzierende Tumoren des Duodenums (Gastrinom), benigne und maligne epitheliale Tumoren, die Urticaria pigmentosa und Non-Hodgkin-Lymphome infrage. Zur Differenzialdiagnose bei Flush s. Tab. **E-4.8**.

E-4.8 Mögliche Differenzialdiagnosen bei Flush

Hypertonie	Phäochromozytom	Affekterythem
Hyperthyreose	systemische Mastozytose	Fieberzustände
Karzinoid-Syndrom	Analgetika-Intoleranz-Syndrom (ASS)	klimakterisches Syndrom
medulläres Schilddrüsenkarzinom		

Therapie: Primär sollte die (ausgedehnte) chirurgische Resektion des Primärtumors angestrebt werden. Bei Lebermetastasen ist die Entfernung des Primärtumors nur bei lokalen Komplikationen indiziert oder wenn die Lebermetastasen resektabel erscheinen.

Therapie der Wahl ist heute die Gabe von **Somatostatin-Analoga** („Octreotid"): subkutan (z. B. Sandostatin, 3-mal tgl.) oder i. m. (z. B. Sandostatin LAR, als Monatsdepot), das die Hormonsekretion über lange Zeit hemmt und dadurch ein weitgehendes Verschwinden der Symptomatik und einen gewissen Tumorstillstand garantiert. Die Flush-Anfälle lassen sich mit Dibenzyran (10–30 mg/d) oder Presinol (1–2 g/d) kupieren.

Die Ergebnisse der Chemotherapie sind wenig überzeugend, Ähnliches gilt für den Einsatz von Interferon. Vor Kurzem wurden der Tyrosinkinase-Inhibitor Sunitinib und der mTor-Hemmer Everolimus für die Therapie des therapierefraktären, metastasierten Karzinoids zugelassen.

Prognose: Die Prognose des nicht resezierbaren Karzinoids ist ungünstig, auch wenn die Tumorprogression langsamer verläuft als beim Karzinom. Die 5-Jahres-Überlebensrate inoperabler Tumoren liegt zwischen 30 und 40 %.

4.12 Angiodysplasien des (Dünn-)Darms

▶ **Definition.** Unter dem Oberbegriff Angiodysplasie werden Gefäßveränderungen zusammengefasst, die als multiple Phlebektasien, kavernöse Hämangiome, Haemangioma simplex oder als Angiomatose im Rahmen des Rendu-Osler-Weber-Syndroms in Erscheinung treten und im Bereich des Magen-Darm-Traktes zu einer akuten gastrointestinalen Blutung führen können.

Ätiopathogenese: 1–5 % aller gastrointestinalen Blutungen stammen aus dem Dünndarm, häufigste Ursache sind Tumorblutungen und **Blutungen aus einer Angiodysplasie**. Kennzeichnend für Angiodysplasien sind Gefäßkonvolute in Mukosa und Submukosa aus mittelgroßen Arterien und Venen, die von einem dünnen Endothel ausgekleidet sind. Angiodysplasien sind häufig mit dem **Morbus von Willebrand-Jürgens** assoziiert, bei Kombination mit einem **Aortenvitium** spricht man von einem **Heide-Syndrom**.

Klinik: Leitsymptome sind zum einen eine (manchmal) lebensbedrohliche gastrointestinale Blutung, eine unklare Eisenmangelanämie oder ein konstant positiver Haemoccult-Test. Je nach klinischem Syndrom finden sich eine Reihe von zum Teil wegweisenden Begleitkrankheiten.

Diagnostik: Verfahren der Wahl ist die **Angiografie**, die nicht nur im akuten Blutungsstadium (**Kontrastmittelextravasat**), sondern auch im blutungsfreien Intervall die **Gefäßmissbildung** (Konvolut, frühdränierende Vene, AV-Shunt) erkennen lässt. Endoskopisch lassen sich Angiodysplasien als **kirschroter Fleck** in der Schleimhaut leicht identifizieren (Abb. **E-4.10a**). Zunehmend wird heute zur Diagnosefindung die Kapselendoskopie eingesetzt (Abb. **E-4.10b**).

Differenzialdiagnose: Differenzialdiagnostisch sind Varizen im Rahmen einer portalen Hypertension bzw. einer kavernösen Transformation der Pfortader abzugrenzen.

⊙ **E-4.10** Angiodysplasien

 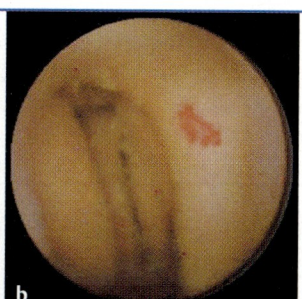

a Angiodysplasien imponieren endoskopisch als kirschrote Flecken.
b Kapselendoskopisches Bild: Angiodysplasie im Dünndarm.

b aus: Block B., Schachschal G., Schmidt, H.: Der Gastroskopie-Trainer. Thieme; 2005

Therapie: Die Behandlung der Angiodysplasie erfolgt chirurgisch, endoskopisch oder bei Inoperabilität konservativ mit Kortikosteroiden und Östrogen-Progesteron-Kombinationspräparaten.

Therapie: Im Dünndarm ist meist eine chirurgische Blutstillung (Segmentresektion) erforderlich, in anderen Darmabschnitten lassen sich Angiodysplasien endoskopisch therapieren (Elektrokoagulation, Fibrinunterspritzung, Argon Plasma-Beamer). Der Darm sollte intraoperativ immer nach weiteren Angiodysplasien abgesucht werden (intraoperative Endoskopie). Bei Inoperabilität kommen Östrogen-Progesteron-Kombinationspräparate und niedrig dosiertes Kortison (10 mg) infrage.

4.13 Vaskulär und ischämisch bedingte Darmerkrankungen

Vaskulär bzw. ischämisch bedingte Darmerkrankungen können durch arterielle Verschlüsse (akuter Mesenterialarterieninfarkt), venöse Abflussstörungen (Mesenterialvenenthrombose) oder durch eine ischämische Kolitis bedingt sein.

▶ **Merke.** Die A. mesenterica superior versorgt den Darm von der Flexura duodenojejunalis (Dünndarm) bis zur linken Kolonflexur (Dickdarm), wo das Versorgungsgebiet der A. mesenterica inferior beginnt, die über die A. rectalis superior auch noch Teile des Rektums versorgt.

4.13.1 Akuter Mesenterialarterieninfarkt

▶ **Definition.** Akuter embolischer oder thrombotischer Verschluss einer Mesenterialarterie mit konsekutiver Gangrän des infarzierten Darmsegmentes.

Epidemiologie: bevorzugt bei Männern über 50 Jahre.

Epidemiologie: Der akute Mesenterialinfarkt ist eine Erkrankung des älteren Menschen (75 % > 50 Jahre); Männer überwiegen im Verhältnis 3 : 1.

Ätiopathogenese: Am häufigsten ist die akute Mesenterialarterienthrombose. Quelle des embolischen Verschlusses ist fast immer das Herz (z. B. Parietalthromben nach Infarkt). Bevorzugt betroffen ist die A. mesenterica superior.

Ätiopathogenese: Am häufigsten (⅔ d. F.) ist die akute Mesenterialarterienthrombose, die sich meist auf dem Boden einer ausgeprägten Arteriosklerose entwickelt. Akute arterielle Embolien sind seltener (⅓ d. F.), sie gehen fast immer vom Herz aus (z. B. Ventrikelthromben nach Infarkt, Herzohrthromben bei Rhythmusstörungen wie Vorhofflimmern, Herzklappenfehler). Bevorzugt betroffen ist die A. mesenterica superior proximal oder distal des Abgangs der A. colica media.

Klinik: Initialstadium (1–2 Stunden): heftigste periumbilikale Schmerzen und Kreislaufdepression, im **Intervallstadium** (2–12 Stunden) Rückgang der Beschwerden. Das **Endstadium** geht mit den Zeichen einer schweren Peritonitis (mit paralytischem Ileus, Dehydratation, blutigen Durchfällen) einher.

Klinik: Im **Initialstadium** finden sich abrupt einsetzende, heftige abdominale Schmerzen (zunächst lebhafte Darmgeräusche), Unruhe, Schweißausbruch, Blutdruckabfall, Pulsanstieg, Durchfall, Erbrechen und Fieber. Die Schmerzen sind auch durch stärkste Analgetika kaum zu beherrschen. Nach 1–2 Stunden schließt sich das Stadium des „faulen Friedens" von 2–12 Stunden Dauer an (**Intervallstadium**), in dem die Beschwerden deutlich weniger werden. Im **Endstadium** bildet sich eine schwere Durchwanderungsperitonitis mit paralytischem Ileus, fortschreitender Dehydrierung und blutigen Durchfällen aus.

Diagnostik: Anamnestisch findet sich fast immer eine Angina abdominalis (postprandialer Bauchschmerz, Malabsorptionssyndrom, s. Tab. **E-4.9**) als Hinweis auf eine **chronische Durchblutungsstörung**.

Diagnostik: Anamnestisch findet sich fast immer eine **Angina abdominalis** (postprandialer Bauchschmerz, Malabsorptionssyndrom, intraabdominales Gefäßgeräusch) als Hinweis auf eine **chronische Durchblutungsstörung** (macht sich erst bemerkbar, wenn 2 der 3 Mesenterialgefäße signifikant stenosiert sind) des Darmes (Stadien s. Tab. **E-4.9**).

≡ **E-4.9** **Stadien der arteriellen Verschlusskrankheit viszeraler Gefäße**

Stadium 1	Zufallsbefund im Rahmen einer Angiografie (keine Symptome)
Stadium 2	Angina abdominalis (ischämiebedingte postprandiale abdominale Schmerzen)
Stadium 3	abdominaler Dauerschmerz wechselnder Intensität, Malabsorptionssymptome (ggf. in Verbindung mit einer ischämischen Kolitis)
Stadium 4	akuter Mesenterialarterienverschluss (mit Mesenterialinfarkt)

Pathologische **Laborbefunde** sind: Leukozytose, metabolische Azidose, LDH-Anstieg (Tab. **E-4.10**). Abdomenübersicht und **Sonografie** (Abb. **E-4.11a**) zeigen alterierte Darmschlingen.

Laborparameter können wichtige Hinweise geben: Eine Leukozytose, ein erhöhter Serumkreatinin- und -phosphatspiegel, ein erhöhter LDH-Gehalt der Peritonealflüssigkeit und eine metabolische Azidose sind frühe Hinweiszeichen auf eine „abdominale Katastrophe" (Tab. **E-4.10**).

E-4.11 Sonografischer (a) und MR-angiografischer (b) Befund bei akuter arterieller mesenterialer Ischämie

a Verdickte (echoarme) Dünndarmwände.
b Thrombotischer Verschluss des Truncus coeliacus (Pfeil) und der A. mesenterica superior (Pfeilspitze).

a aus: Seitz, K., Schuler A., Rettenmaier G., Klinische Sonographie und sonographische Differenzialdiagnose Band II. Thieme; 2008; b aus: aus: Hamm, B., Krestin G. et al: MRT von Abdomen und Becken. Thieme; 1999

Sonografisch imponieren verdickte Darmschlingen bei Meteorismus (Abb. E-4.11), die Abdomenübersichtsaufnahme zeigt initial einen auffallend gasleeren Darm, später das Bild eines paralytischen Ileus mit unbeweglichen verdickten Darmschlingen. **Verfahren der Wahl** ist die **CT-Angiografie** (Cave: möglichst schnelle Diagnostik wegen geringer Ischämietoleranz des Darms!) bzw. MR-Angiografie (Abb. E-4.11b).

Differenzialdiagnose: Differenzialdiagnostisch ist an eine Mesenterialvenenthrombose (Tab. E-4.10) und an eine Perfusionsischämie ohne nachweisbaren Gefäßverschluss im Rahmen eines Schockgeschehens zu denken (nonokklusiver Mesenterialinfarkt = NOMI, in 20–50 % aller Darminfarkte). Fokale Ischämien finden sich bei Strangulation, Vaskulitis, Strahlenenteritis und nach Einnahme kaliumhaltiger Dragees.

Therapie: Einzige Therapiemöglichkeit ist die frühzeitige chirurgische Intervention zur **Embolektomie,** die nur **in den ersten 6–12 Stunden** Erfolg hat. Später müssen die infarzierten Darmsegmente großzügig reseziert werden, was nicht selten zu einem Kurzdarmsyndrom (S. 533) führt.

Prognose: Die Letalität des Mesenterialinfarktes beträgt über 80 %, da die meisten Patienten zu spät einer operativen Intervention zugeführt werden.

Diagnostisch **beweisend** ist die **CT-Angiografie** bzw. **MR-Angiografie** (Abb. E-4.11b).

Differenzialdiagnose: Mesenterialvenenthrombose (Tab. E-4.10), Perfusionsischämie im Rahmen eines Schocks. Fokale Ischämien bei Strangulation, Vaskulitis, Strahlenenteritis, Einnahme kaliumhaltiger Dragees.

Therapie: frühzeitige **Embolektomie,** die nur **in den ersten 12 h** Erfolg hat. Danach ist nur eine ausgedehnte Resektion des infarzierten Darms möglich.

Prognose: Die Letalität des Mesenterialinfarktes beträgt > 80 %.

▶ **Merke.** Die Prognose hängt ganz wesentlich davon ab, wie viel Zeit vom Zeitpunkt des Verschlusses bis zur Operation vergeht. Deshalb möglichst früh CT-Angio oder MR-Angio durchführen und nicht auf LDH-Erhöhung warten.

▶ **Merke.**

4.13.2 Mesenterialvenenthrombose

4.13.2 Mesenterialvenenthrombose

▶ **Definition.** Thrombotischer Verschluss der Mesenterialvenen.

▶ **Definition.**

Epidemiologie: 15–20 % aller abdominalen Gefäßverschlüsse betreffen das venöse System. Eine Alters- und Geschlechtsdisposition besteht nicht, abgesehen von jungen Frauen, bei denen die Thrombose unter der Einnahme oraler Kontrazeptiva auftreten kann.

Ätiopathogenese: Idiopathische Thrombose, häufig bei Patienten mit Thrombose der unteren Extremitäten oder Pfortaderthrombose, bei Thrombophlebitis migrans, sekundär nach Trauma, umschriebener Infektion (Pylephlebitis nach Appendizitis), Tumorkompression oder als paraneoplastisches Syndrom.
Eine Thrombose der V. mesenterica superior führt zu einer lividen Verfärbung des Darms, der mit blutigem Exsudat gefüllt ist. Der infarzierte Darm lässt sich makroskopisch gut vom gesunden Darm abgrenzen.

Klinik: Meistens setzen die Symptome langsam ein mit Oberbauch- oder Periumbilikalschmerz, Inappetenz, Erbrechen und Durchfall. Hämatemesis und Teerstuhl treten früher auf als beim arteriellen Verschluss.

Epidemiologie: 15–20 % aller abdominalen Gefäßverschlüsse betreffen das venöse System.

Ätiopathogenese: idiopathische Thrombose häufig bei Thrombophlebitis der unteren Extremität, Thrombophlebitis migrans und nach Trauma.

Die Thrombose führt zu einer lividen Verfärbung der Darmwand, gut vom gesunden Darm abgrenzbar.

Klinik: Meist langsam einsetzende Symptomatik mit Inappetenz, Erbrechen, Durchfall, Hämatemesis und Teerstuhl.

Diagnostik: In 80 % findet sich früh ein **sonografisch** zu verifizierender **Aszites,** der wegweisend ist und punktiert werden sollte (hämorrhagischer Aszites). Eine Bauchdeckenspannung fehlt in der Regel, die Leukozyten sind nur mäßig erhöht. **CT-angiografisch** zeigt sich eine verlängerte arterielle Phase bei fehlender Anfärbung des venösen Systems (pathognomonisch!).

Differenzialdiagnose: Zur Abgrenzung von arteriellen Verschlüssen s. Tab. E-4.10.

Therapie und Prognose: Wenn es der Allgemeinzustand des Patienten erlaubt, muss der infarzierte Darmabschnitt reseziert werden. Postoperativ empfiehlt sich eine Antikoagulanzientherapie. Die Letalität liegt abhängig vom Ausmaß der Infarzierung bei ca. 20 %.

E-4.10 Klinische Differenzierung von arteriellen und venösen Verschlüssen der Mesenterialgefäße

arterieller Verschluss	venöse Thrombose
▪ schlagartiger Beginn, heftiger Dauerschmerz	▪ schleichender Verlauf, kolikartig, langsam an Intensität zunehmend
▪ Leukozytose bis 50 000/μl	▪ mäßige Leukozytose
▪ metabolische Azidose mit Basendefizit	▪ Blut-pH-Wert häufig normal
▪ erhöhter LDH-Gehalt im Aszites	▪ serosanguinöser Aszites
▪ Hämatemesis/Meläna (Spätsymptom)	▪ frühzeitig blutige Durchfälle
▪ häufig Schocksymptomatik mit Blutdruckabfall	▪ normaler oder erniedrigter Blutdruck

4.13.3 Ischämische Kolitis

▶ **Definition.** Durchblutungsstörung der Dickdarmschleimhaut nach längerfristigem Blutdruckabfall (z. B. nach Herzinfarkt, schweren Herzrhythmusstörungen).

Ätiopathogenese: Bevorzugt im **Grenzbereich des Versorgungsgebietes zweier Arterien** (v. a. Aa. mesentericae superior und inferior = Riolan-Anastomose) kommt es zur Nekrose der Schleimhaut, gelegentlich auch tieferer Wandschichten.

Klinik: Nach abdominalem Schmerzereignis kommt es infolge Abstoßung der nekrotischen Schleimhaut zu **blutigen Durchfällen.** Bei ausgedehnter Nekrose finden sich anhaltende, weitgehend therapieresistente Durchfälle. Es kommt zu einer Restitutio ad integrum oder zur **Ausbildung einer ischämischen Striktur.**

Diagnostik: Bei der vorsichtig durchzuführenden **Koloskopie** findet sich eine ödematöse, hämorrhagisch infarzierte Darmschleimhaut. Beim **Kolonkontrasteinlauf** zeigen sich polypöse Kontrastmittelaussparungen der Darmkontur („thumb printings") als Hinweis auf submuköse Hämatome. Die **Angiografie** ist meist unauffällig, da die großen Gefäße nicht betroffen sind. Der **Ultraschall** zeigt eine massive Verbreiterung der Darmwand. Durch tägliche **Palpationen des Abdomens** wird eine mögliche Durchwanderungsperitonitis frühzeitig erfasst.

Therapie: Die Therapie erfolgt symptomatisch. Eine parenterale Ernährung dient der Ruhigstellung des Darmes. Bei Anhalten der Durchfälle kann ein Therapieversuch mit Somatostatin erfolgen.

5 Dickdarm

5.1	Anatomie und Physiologie	541
5.2	Diagnostische Methoden	541
5.3	Reizdarmsyndrom (RDS)	543
5.4	Enterokolitiden	544
5.5	Chronisch-entzündliche Darmerkrankungen (CED)	545
5.6	Divertikelkrankheit	554
5.7	Polypen und Polyposis coli	557
5.8	Kolorektales Karzinom	560

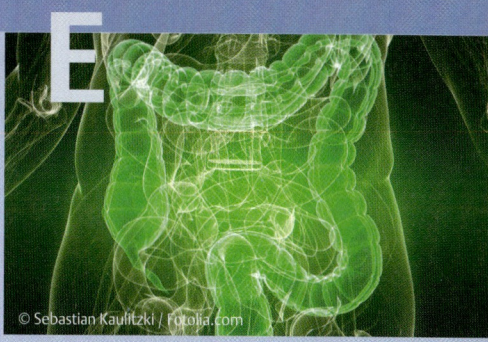

© Sebastian Kaulitzki / Fotolia.com

5.1 Anatomie und Physiologie

Anatomie: Der Dickdarm hat eine Länge von ca. 1,5 m und besteht aus dem Zäkum (mit der Appendix vermiformis) und dem Kolon mit seinen vier Abschnitten (Abb. **E-5.1**, zu Anorektum (S. 565)). Kennzeichnend für den Dickdarm sind die **Haustren**, hervorgerufen durch **Plicae semilunares**. Die Längsmuskulatur des Dickdarms ist, im Gegensatz zum Dünndarm, nur in Form der **Tänien** ausgebildet, die im Bereich des Zäkumbodens sternförmig zusammenlaufen. Die Schleimhaut enthält keine Zotten mehr, sie ist durch tiefe **Krypten** gekennzeichnet, deren Epithel vorwiegend aus schleimproduzierenden Becherzellen besteht. Der Wurmfortsatz ist Teil des Immunsystems (MALT) und weist eine Vielzahl von Follikeln auf.

5.1 Anatomie und Physiologie

Anatomie: Der Dickdarm hat eine Länge von ca. 1,5 m und besteht aus dem Zäkum und dem Kolon mit seinen vier Abschnitten (Abb. **E-5.1**, zu Anorektum (S. 565)). Der Dickdarm besitzt im Gegensatz zum Dünndarm **Haustren** und **Tänien**. Die Schleimhaut besitzt keine Zotten mehr, dafür aber tiefe **Krypten**. Außerdem findet sich eine Vielzahl von Lymphfollikeln.

⊙ E-5.1 Aufbau des Dickdarms

Colon transversum — Flexura coli sinistra — Mesocolon transversum — Colon descendens — Mesocolon sigmoideum — Colon sigmoideum — Rektum — Appendix vermiformis — Caecum — Ileum, Pars terminalis — Colon ascendens — Omentum majus (abgetrennt) — Flexura coli dextra — Haustren — Mesenterium

Physiologie: Aufgabe des Dickdarms ist zum einen die Eindickung der Fäzes auf 80–120 g/d durch Resorption von Wasser und Elektrolyten, zum anderen deren Transport durch nicht propulsive Segmentation und propulsive Massenbewegungen. Die **physiologische Darmflora** besteht aus ca. 600 verschiedenen Bakterienstämmen (zu 99 % Anaerobier), die für den Menschen unverdauliche Nahrungsbestandteile (Zellulose, Hemizellulose, Pektin und Lignin) enzymatisch in kurzkettige Fettsäuren abbauen, welche energetisch genutzt werden. Dabei entstehen Darmgase (CO_2, Wasserstoff, Methan), die zum Teil resorbiert werden, zum Teil als Flatus abgehen.

Physiologie: Eindickung der Fäzes sowie deren Transport durch nicht propulsive Segmentation und propulsive Massenbewegungen. Die **physiologische Darmflora** besteht aus verschiedenen Bakterienstämmen, die unverdauliche Nahrungsbestandteile (z. B. Zellulose) enzymatisch in kurzkettige Fettsäuren abbauen. Dabei entstehen Darmgase.

5.2 Diagnostische Methoden

5.2.1 Anamnese und körperliche Untersuchung

Siehe S. 524.

5.2 Diagnostische Methoden

5.2.1 Anamnese und körperliche Untersuchung

Siehe S. 524.

5.2.2 Apparative Diagnostik

Koloskopie

Prinzip: Eine effiziente, bereits am Vortag der Untersuchung einzuleitende Darmreinigung ist Voraussetzung für die Beurteilung der Kolonschleimhaut. Diese wird heute fast ausschließlich als Kolonlavage (3–5 l isotone Salzlösung mit PEG) oral durchgeführt. Bei der Ileo-Koloskopie wird der gesamte Dickdarm, einschließlich terminalem Ileum, mit einem flexiblen Instrument (Videoendoskop) meist unter Sedierung (Midazolam, Propofol) untersucht (Abb. **E-5.2**). Dabei können aus pathologischen Schleimhautarealen Gewebeproben entnommen sowie Polypen mittels Diathermieschlinge abgetragen werden. Auch eine Blutstillung durch Elektrokoagulation, Argon-Plasma-Beamer oder Hämoclip ist möglich.

E-5.2 Schematische Darstellung der Rekto-, Sigmoido- und Koloskopie

Indikationen: Die **Ileokoloskopie**, ggf. ergänzt durch eine gezielte **Proktoskopie** (S. 566), ist die wichtigste Untersuchung zur Dickdarmdiagnostik und wird insbesondere eingesetzt bei: chronisch-entzündlichen Darmerkrankungen, V. a. Dickdarmpolypen, Karzinom, untere gastrointestinale Blutung. Derzeit ist auch eine speziell für das Kolon entwickelte Kapsel in klinischer Erprobung. Eine **Rektosigmoidoskopie** wird nur bei gezielter Fragestellung, z. B. postoperativ, durchgeführt.
Seit 2002 ist die **Vorsorgekoloskopie** zur Krebsfrüherkennung ab dem 55. Lebensjahr gesetzlich verankert (die nach 10 Jahren wiederholt werden kann).

Komplikationen: Die Perforationsgefahr liegt im Promillebereich und ist am häufigsten bei der therapeutischen Endoskopie (Polypektomie) zu beobachten.

Röntgenverfahren

Die **Kolondoppelkontrastuntersuchung** (Kontrastmittelgabe plus Luft) wird nur noch selten eingesetzt, da sie durch die **Endoskopie** weitgehend verdrängt wurde. Mit ihr können Schleimhautläsionen (z. B. bei V. a. Karzinom) dargestellt werden. Der **Dünndarmdoppelkontrast** nach Sellink gehört zur ergänzenden Diagnostik bei Morbus Crohn, wird jedoch zunehmend durch die **MRT** ersetzt. Bei V. a. Divertikulitis stellt die **CT** (s. auch S. 556) neben der **Sonografie** das wichtigste Untersuchungsverfahren dar. Zur **Röntgen-Abdomenübersicht** s. Tab. **E-1.13**.

5.2.3 Laboruntersuchungen

Haemoccult-Test

Die Untersuchung des Stuhls auf verstecktes (okkultes) Blut zählt, neben der Vorsorgekoloskopie, zu den **wichtigsten Früherkennungsuntersuchungen** (v. a. des kolorek-

talen Karzinoms). Der Test auf okkultes Blut sollte an 3 aufeinanderfolgenden Tagen auf je 2 Testfeldern durchgeführt und jährlich wiederholt werden. Die Empfindlichkeit des Haemoccult-Tests liegt bei einem Blutverlust von 2 ml/d.
Bei den **chemischen** Verfahren reagiert die Pseudoperoxidase des Hämoglobins durch Zusatz von H_2O_2 mit farblosen Chromogenen (z. B. Guajakol oder o-Toluidin) und oxidiert diese zu Farbstoffen. Leider sind falsch positive Reaktionen relativ häufig (Ablesefehler, Diätfehler). Der Reduktion falsch positiver Screening-Tests dient der Einsatz **immunologischer** Verfahren (Latex-Agglutinationstest).

untersuchungen. Die Empfindlichkeit des Tests liegt bei einem Blutverlust von 2 ml/d.

5.3 Reizdarmsyndrom (RDS)

▶ Synonym. Colon irritabile, Reizkolon.

▶ Definition. Beim RDS treffen abdominale Symptome mit Störungen der Defäkation und vegetativen Symptomen zusammen (Ausschlussdiagnose).

Epidemiologie: 20–30 % der „gesunden" Bevölkerung leiden unter den verschiedenen Varianten des RDS. Zwei Drittel der Betroffenen sind Frauen, der Beginn der Symptomatik fällt ins frühe Erwachsenenalter.

Ätiopathogenese: Patienten mit einem Reizkolon zeigen eine **herabgesetzte Schmerzschwelle** auf Dehnungsreiz, eine gesteigerte **motorische Aktivität** im Sigma, einen vermehrten **Gasreflux** aus dem Dünndarm in den Magen, eine pathologische **Transitzeit** sowie eine gesteigerte Motorik nach Nahrungsaufnahme. Allerdings lässt die Quantifizierung dieser Parameter keine sichere Differenzierung zwischen Gesunden und Reizdarmpatienten zu.

Klinik: 90 % der Patienten klagen über wechselnde **Bauchschmerzen,** bevorzugt im linken Unterbauch in Verbindung mit einer **Obstipation** (Schafkot- oder Bleistiftstuhl, häufig mit Schleimbeimengungen), gelegentlich im Wechsel mit Diarrhöen. Nahrungsaufnahme bedingt eine Zunahme der Symptome mit Völlegefühl, Flatulenz, hörbaren Darmgeräuschen, Meteorismus, Aufstoßen und Sodbrennen. Viele Patienten schuldigen bestimmte **Nahrungsmittel** als schmerz- oder symptomauslösend an. Nicht selten besteht eine Verbindung mit kardialen Symptomen (Roemheld-Komplex). 10 % der Patienten klagen über morgendliche **Durchfälle ohne Schmerzen**, wobei der erste Stuhl fest, der zweite breiig und der dritte wässrig ist. Bauchmassage und die Defäkation bringen Erleichterung, doch verbleibt häufig ein **Gefühl der unvollständigen Entleerung**.
Zusätzlich finden sich bei den betroffenen Patienten oft vegetative Symptome wie Schlaflosigkeit und Kopfschmerzen, depressive Verstimmungen, eine Überängstlichkeit (z. B. Karzinophobie) sowie urologische (z. B. Dysurie) und gynäkologische (z. B. Dysmenorrhö) Beschwerden.

Diagnostik: Zur Basisdiagnostik bei Verdacht auf ein RDS gehören eine ausführliche **Anamnese** (größte Bedeutung) und **körperliche Untersuchung** mit rektaler Austastung. Als typisch, aber keineswegs beweisend, gilt ein Ileozäkalgurren, eine Walze im rechten oder linken Unterbauch oder ein druckschmerzhafter Kolonrahmen. Die **Laboruntersuchung** beinhaltet: BSG, kleines Blutbild, GOT, GPT, γ-GT und Kreatinin. Daneben **Urinstatus und Stuhlanalyse** auf okkultes Blut und Parasiten, Endoskopie und Sonografie.

▶ Merke. Je länger die Anamnese, desto eher sind die Beschwerden funktioneller Natur.

Da das Reizkolon seine Ursache häufig in einer psychischen Störung mit vegetativer Dysregulation bei entsprechender Persönlichkeitsstruktur hat, sollte immer der Versuch einer **Exploration des psychischen Hintergrunds** erfolgen.

▶ Merke. Die Schmerzangaben bei Patienten mit RDS sind häufig **diffus**, **wechselnd lokalisiert** und **wechselnd intensiv**, während sie bei organischen Erkrankungen oft präziser sind.

5.3 Reizdarmsyndrom (RDS)

▶ Synonym.

▶ Definition.

Epidemiologie: 20–30 % der Bevölkerung (v. a. Frauen) leiden unter dem RDS.

Ätiopathogenese: Folgende Parameter spielen eine Rolle:
- herabgesetzte Schmerzschwelle auf Dehnungsreize
- gesteigerte Motorik im Sigma
- gesteigerter Gasreflux in den Magen
- pathologische Transitzeit.

Klinik: 90 % der Reizkolonpatienten klagen über wechselnde, meist linksseitige **Bauchschmerzen** bei Obstipation (Schafkot- oder Bleistiftstuhl), 10 % über morgendliche **Durchfälle**, wobei der erste Stuhl fest, der zweite breiig und der dritte wässrig ist. Meist finden sich Zeichen der **vegetativen Dysregulation**.

Defäkation bringt Erleichterung, oft aber **Gefühl der unvollständigen Entleerung**.
Zusätzlich finden sich bei den Patienten oft vegetative Symptome (z. B. Schlaflosigkeit und Kopfschmerzen).

Diagnostik: **Anamnese** (größte Bedeutung) und **körperlicher Untersuchung** (typisch sind: Walze im Unterbauch, druckschmerzhafter Kolonrahmen). **Labor:** BSG, kleines BB, Leberenzyme, Kreatinin; Urinstatus und Stuhlanalyse auf okkultes Blut und Parasiten; Endoskopie und Sonografie.

▶ Merke.

Eine Exploration des **psychischen Backgrounds** ist anzustreben.

▶ Merke.

Viele Patienten nehmen chronisch Laxanzien ein.

▶ Merke.

Therapie: Im Vordergrund der therapeutischen Bemühungen steht die „**kleine Psychotherapie**", evtl. ergänzt durch autogenes Training und sportliche Aktivität.

Diätempfehlungen sind subjektiv und nicht übertragbar. Bei spastischer Obstipation empfehlen sich eine **faserreiche Kost** und reichliche Flüssigkeitsaufnahme. Auf Quellstoffe sprechen auch funktionelle Durchfälle gut an.

Anticholinergika, evtl. in Kombination mit Tranquilizern, Mebeverinhydrochlorid, **Phytotherapeutika**, Sulpirid, Trimipramin, **Entschäumer** und diverse Kombinationspräparate werden beim Reizkolon erfolgreich eingesetzt. Funktionelle Durchfälle sollten mit Loperamid normalisiert werden. 30–50 % der Patienten sprechen auch auf eine **Plazebomedikation** gut an.

Prognose: Die Erkrankung verläuft überwiegend chronisch. Ein Übergang in eine organische Darmerkrankung ist nicht zu erwarten, vielleicht mit Ausnahme der Divertikulose.

5.4 Enterokolitiden

▶ Definition.

Einteilung: s. Tab. **E-5.1**.

Da viele der Patienten chronisch Laxanzien einnehmen, sind Übergänge zum **Laxanzienkolon** (Pseudomelanosis coli) keine Seltenheit.

▶ **Merke.** Im Laufe der Jahre kann sich bei einem Patienten mit einem RDS eine organische Erkrankung als unabhängiges Phänomen entwickeln. Hierfür sprechen zum Beispiel Leistungsknick, Gewichtsverlust, Wechsel oder Verstärkung der Beschwerden, nächtliche Beschwerden, Blut im Stuhl, Durchfälle unabhängig von der Nahrungsaufnahme, BSG-Beschleunigung, Eisenmangelanämie.

Therapie: Eine wirksame, kausale Therapie ist nicht bekannt. Die Therapie des RDS ist deshalb **vielschichtig** und beginnt mit der „**kleinen Psychotherapie**" durch den Hausarzt, der den Patienten von der Häufigkeit und der Harmlosigkeit seiner Symptome zu überzeugen hat. Psychotherapie und autogenes Training wirken unterstützend, sportliche Aktivität ist ratsam.

Erfahrungsgemäß verträgt der Patient mit funktionellen Beschwerden fette und blähende Speisen schlecht, desgleichen zu heiße und zu kalte Getränke, kohlensäurehaltige Mineralwässer und rohes Obst. Eine **faserreiche Kost**, eventuell ergänzt durch Weizenkleie, Leinsamen oder Muzilaginosa (indischer Flohsamen) mit **reichlich Flüssigkeit**, führt zu einer beschleunigten Darmpassage und einer Erhöhung des Stuhlvolumens. Durch die große Wasserbindungskapazität von Weizenkleie, Leinsamen u. Ä. lassen sich auch funktionelle Durchfälle erfolgreich therapieren.

Die Wirkung von **Anticholinergika/Spasmolytika** wird unterschiedlich beurteilt, in Verbindung mit Tranquilizern sieht man jedoch häufig einen positiven Effekt. Mebeverinhydrochlorid (Duspatal) wirkt glattmuskulär relaxierend, **Entschäumer** (Dimethicon) und **Phytotherapeutika** (z. B. Iberogast) sind in ihrer Wirkung umstritten. Günstige Ergebnisse liegen auch für Sulpirid (Dogmatil) und Trimipramin (Stangyl) vor. Dominieren Durchfälle, sollten moderne Opiatabkömmlinge wie Loperamid (z. B. Imodium) zum Einsatz kommen. Eventuell können auch lokale rektale Entleerungshilfen (z. B. Microklyst, Lecicarbon Supp.) bei hartem Stuhl im Rektum eingesetzt werden. 30–50 % der Patienten sprechen auch auf eine **Plazebomedikation** gut an.

Prognose: Die schmerzlose Diarrhö hat eine bessere Prognose als die spastische Obstipation. Die Prognose ist, was Heilung oder wesentliche Besserung anbelangt, eher ungünstig. Eine Verkürzung der Lebenserwartung besteht beim Reizkolon jedoch nicht. Ein Übergang in eine organische Erkrankung ist nicht zu erwarten, abgesehen vielleicht von einer Divertikulose.

5.4 Enterokolitiden

▶ **Definition.** Eine **Enteritis** ist eine entzündliche Erkrankung des Dünndarms, bei Mitbeteiligung des Dickdarms spricht man von einer **Enterokolitis**, bei einer Begrenzung auf den Dickdarm von einer **Kolitis**.

Einteilung: Die Enterokolitiden werden grob in **infektiöse** und **nicht infektiöse** Erkrankungen eingeteilt (Tab. **E-5.1**).

≡ E-5.1	Einteilung der Enterokolitiden
infektiös	▪ **bakteriell:** z. B. durch Salmonellen, Shigellen, E. coli, Yersinien, Campylobacter, Tuberkulosebakterien, Clostridium perfringens, C. difficile, Staphylokokken
	▪ **viral:** z. B. durch Rotaviren, Noro-Virus (früher Norwalk-Virus), Adenoviren, Zytomegalieviren
	▪ **parasitär:** z. B. durch Kryptosporidien, Lamblien, Amöben, Würmer, Pilze
nicht infektiös	▪ **idiopathisch:** Morbus Crohn, Colitis ulcerosa (s. S. 545)
	▪ **radiogen:** Strahlenenteritis bzw. -kolitis (s. u.)
	▪ **ischämisch:** ischämische Kolitis (S. 540)
	▪ **medikamentös:** z. B. durch Antibiotika (pseudomembranöse Enterokolitis, s. u.), NSAR, Ciclosporin, Zytostatika, goldhaltige Präparate
	▪ **toxisch:** Gold
	▪ **allergisch, alimentär:** durch Nahrungsmittelallergie
	▪ **post operationem:** z. B. Pouchitis, Diversionskolitis

5.4.1 Pseudomembranöse (Entero-)Kolitis

Die pseudomembranöse (Entero-)Kolitis tritt nach **Antibiotikatherapie** auf (v. a. Clindamycin, Lincomycin sowie Ureido-Penicilline, Aminoglykoside und Cephalosporine). Eine lange Therapiedauer kann die normale Darmflora unterdrücken und zu einem Wachstum von antibiotikaresistenten Bakterien, v. a. von **Clostridium difficile**, führen. Das Toxin dieser Bakterien bringt schließlich eine Entzündungsreaktion hervor und führt zur Ablagerung von Fibrinbelägen auf der Darmwand (Abb. **E-5.3**). Die Symptome reichen von einigen wässrigen, selbst limitierenden Durchfallstühlen bis zu profusen, schleimig-blutigen Durchfällen mit hohem Fieber und Abdominalkoliken (während oder bis zu 2–3 Wochen nach Antibiotikaeinnahme). Die Diagnose kann durch die Stuhlkultur inklusive Toxinnachweis (A und B) gesichert werden. Therapie der Wahl ist, neben dem Absetzen des auslösenden Antibiotikums, die orale Gabe von **Metronidazol** (3-mal 400 mg) bzw. **Vancomycin** (3-mal 125–250 mg). Zur **Rezidivprophylaxe** eignet sich z. B. die Gabe von Perenterol über einige Wochen.

E-5.3 Endoskopisches Bild bei pseudomembranöser Kolitis

Kleieartige Membranen auf der Mukosa.

5.4.2 Strahlen-(entero-)kolitis

Das Darmepithel ist aufgrund seiner hohen Zellteilungsrate besonders strahlensensibel (Toleranzdosis Dünndarm 45–60 Gy, Kolon 45–65 Gy, Rektum 55–80 Gy). 50–75 % der Patienten entwickeln nach einer Abdomen- bzw. Beckenbestrahlung eine akute, 5–20 % eine chronische Strahlenenteritis.

Klinik: Die **akute Strahlenenteritis** geht mit Übelkeit, Erbrechen, Diarrhö und abdominslen Schmerzen einher. Die Symptomatik sistiert meist spontan nach 2 Monaten. Die **chronische Strahlenenteritis** beginnt frühestens 3 Monate, nicht selten aber erst Jahre nach Ende der Bestrahlung und kann über Jahre persistieren. Kennzeichnend sind wässrige, häufig auch blutige Durchfälle in Verbindung mit Bauchschmerzen. Bei Beteiligung des Ileums kann sich ein Malabsorptionssyndrom einstellen. Die **Strahlenproktitis** kann sich durch perianale Blutungen und eine Analstenose äußern.

Therapie: Therapieversuche mit Sucralfat, 5-ASA, Sulfasalazin und Prednisolon werden unternommen. Symptomatisch kann z. B. Loperamid und Tinctura opii eingesetzt werden. Der Therapieerfolg ist wechselhaft.

5.5 Chronisch-entzündliche Darmerkrankungen (CED)

▶ **Definition.** Zu den CED gehören der Morbus Crohn und die Colitis ulcerosa. Beide Erkrankungen verlaufen meistens schubweise.
- **Morbus Crohn** (Syn.: Enterocolitis regionalis, Ileitis terminalis): chronische, alle Wandschichten des Darmes umfassende (transmurale), granulomatöse Entzündung, die grundsätzlich den gesamten Gastrointestinaltrakt betreffen kann, aber bevorzugt im terminalen Ileum und Kolon lokalisiert ist und segmental auftritt.
- **Colitis ulcerosa** (Syn.: ulzerative Kolitis): chronische diffuse Entzündung nur der Kolonschleimhaut, die mit flachen Ulzerationen einhergeht.

Epidemiologie: Beide Erkrankungen beginnen meist im jüngeren Erwachsenenalter (20.–40. Lebensjahr), ein zweiter Manifestationsgipfel findet sich um das 60. Lebensjahr. Männer und Frauen sind etwa gleich häufig betroffen (Inzidenz 5–15/100 000/Jahr). Beide Krankheitsbilder werden in Nordamerika sowie Nord- und Mitteleuropa häufiger beobachtet als in südlichen Ländern. Es besteht ein deutliches Nord-Süd-Gefälle mit besonderer Häufung in den skandinavischen Ländern. Weiße erkranken 4-mal häufiger an Colitis ulcerosa als Farbige.

Ätiopathogenese: Die Ätiologie beider Erkrankungen ist unbekannt. Pathogenetisch wird von einem **multifaktoriellen** Geschehen ausgegegangen. Eine besondere Rolle spielen dabei **genetische** Faktoren (z. B. Mutation des NOD 2-Gens bei Morbus Crohn), virale/bakterielle **Infektionen** (z. B. Paratuberkulosebakterien bei Morbus Crohn), **psychosomatische** Faktoren, **Umwelteinflüsse** (z. B. Rauchen, NSAR, Nord-Süd-Gefälle). Auch **immunologische** Faktoren sind ein wichtiger Bestandteil der Pathogenese. Es wird eine Fehlfunktion im Zusammenspiel zwischen intestinalem Immunsystem und mikrobieller Darmflora vermutet.

Pathologie: Bei beiden Erkrankungen bestehen Unterschiede hinsichtlich des Befallsmusters sowie der makroskopischen und mikroskopischen (histologischen) Veränderungen.

Befallsmuster: s. Abb. **E-5.4**.
- **Morbus Crohn:** Er kann sich im **gesamten Gastrointestinaltrakt** (**GIT**) von der Mundhöhle bis zum Anus manifestieren. Am häufigsten sind terminales Ileum und Kolon betroffen, von wo aus sich die Erkrankung **diskontinuierlich** und meist nach distal (analwärts) ausbreitet. Daraus ergibt sich ein **segmentaler** Befall mit dazwischenliegenden unauffälligen Darmsegmenten („skip lesions").
- **Colitis ulcerosa:** Die Erkrankung beginnt im **Rektum** und breitet sich im Kolon **kontinuierlich** nach proximal (oralwärts) aus, sodass eine Proktitis, eine Rektosigmoiditis, eine Linksseitenkolitis, eine subtotale Kolitis (bis zur rechten Flexur) und eine Colitis ulcerosa totalis unterschieden werden. Selten greift der Entzündungsprozess auf die letzten 10–20 cm des terminalen Ileums über, sog. „**Backwash-Ileitis**".

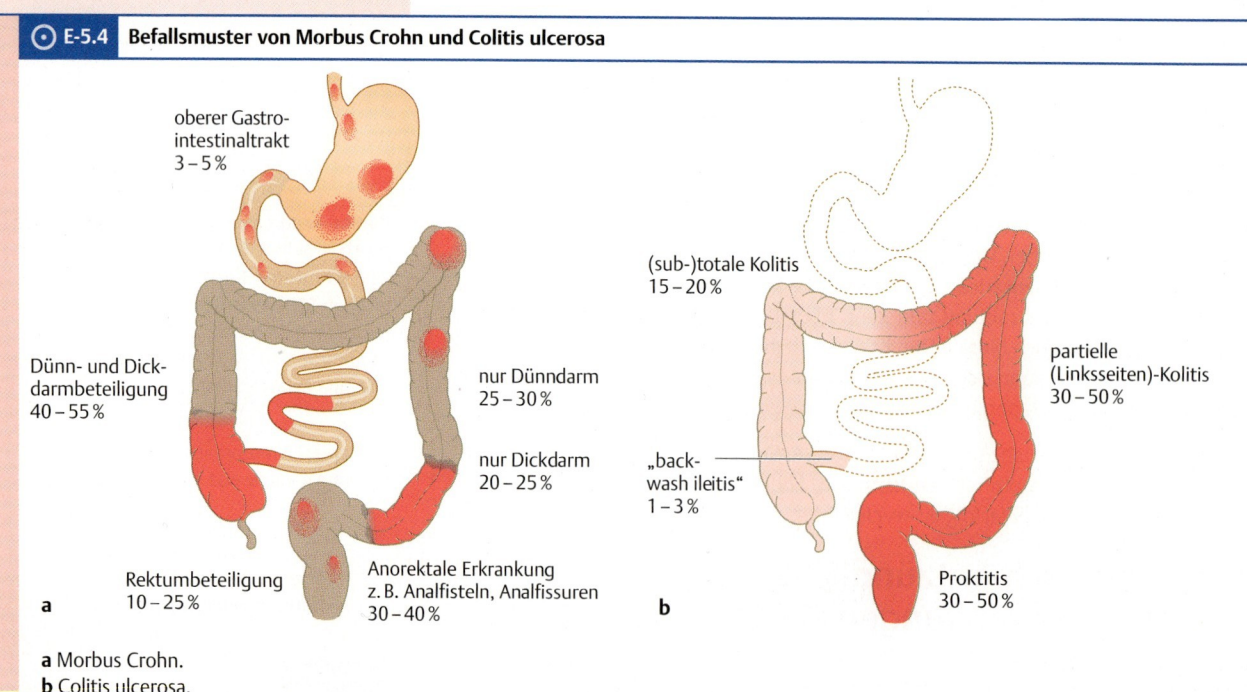

E-5.4 Befallsmuster von Morbus Crohn und Colitis ulcerosa

a Morbus Crohn.
b Colitis ulcerosa.

Makroskopisches Bild:
- **Morbus Crohn:** Im Initialstadium imponieren **aphthöse Schleimhautläsionen**, später tiefgreifende, bizarr konfigurierte **Ulzera** (Schneckenfraßulzera). Das Nebeneinander von Ulzerationen und vorgewölbter ödematöser Schleimhaut ergibt das typische **Pflastersteinrelief**.

E 5.5 Chronisch-entzündliche Darmerkrankungen (CED)

- **Colitis ulcerosa:** Die Mukosa ist diffus **gerötet** und vermehrt **verletzlich**, Spontan- oder Kontaktblutungen sind daher häufig. Im Verlauf kommt es zu einer Abflachung des Schleimhautreliefs (**Haustrenverlust**) und oberflächlichen **Ulzerationen**.

Mikroskopisches Bild:
- **Morbus Crohn:** Der Entzündungsprozess umfasst meist die gesamte Darmwand (**transmural**) und ist durch eine disproportionierte Infiltration (ausgeprägter in der Submukosa) gekennzeichnet. Typisch sind **Epitheloidzellgranulome** (20–40 %) und eine Hyperplasie der zugehörigen Lymphknoten (70 %). Aufgrund der Beteiligung aller Wandschichten und des umgebenden Gewebes kann es durch Vernarbungs- und Schrumpfungsprozesse zu Fisteln, Stenosen und Abszessen kommen.
- **Colitis ulcerosa:** Kennzeichnend ist eine entzündliche Infiltration nur von **Mukosa** und **Submukosa**. Typisch sind **Kryptenabszesse**, Becherzellschwund und Epitheldysplasien. Tiefere Wandschichten sind in der Regel nicht betroffen. Stehengebliebene Schleimhautinseln und Regenerate imponieren als entzündliche **Pseudopolypen**. Bei langjährigem Verlauf kann es zu einer **malignen Entartung** (Adenokarzinom) kommen.

Klinik: Bei beiden Erkrankungen stehen unterschiedliche Leitsymptome im Vordergrund.
Die Symptome bei **Morbus Crohn** wechseln je nach Akuität des Entzündungsprozesses und sind stark abhängig von der Lokalisation. Häufig beginnt das Krankheitsbild schleichend mit uncharakteristischen **Abdominalschmerzen**, Borborygmi (gurrende Geräusche im Darm), meist **unblutiger Diarrhö** (Blutbeimengungen nur bei Rektumbefall), Flatulenz, Gewichtsverlust und Fieber.

▶ **Merke.** Aufgrund des ähnlichen klinischen Bildes wird die Ileitis terminalis nicht selten als akute Appendizitis verkannt.

Leitsymptom der **Colitis ulcerosa** sind **blutig-schleimige Durchfälle**, deren Intensität vom Ausmaß des Kolonbefalls abhängt. Begleitend können Abdominalschmerzen, **Tenesmen** (mittlerer Unterbauch, Kreuzbeingegend, Kolonrahmen), Gewichtsverlust und Fieber (selten) auftreten.

Verlauf: Bei den betroffenen Patienten wird die Lebensqualität durch den chronischen und **in Schüben** verlaufenden Krankheitsprozess enorm belastet. Erschwerend kommen extraintestinale Symptome (häufiger bei Morbus Crohn) und lokale Komplikationen hinzu.
Beim **Morbus Crohn** ist der spontane klinische Verlauf nicht im Voraus zu bestimmen. Es finden sich Perioden des Aufflackerns und der relativen Inaktivität. Die Aktivität des Krankheitsbildes wird anhand eines **Aktivitätsindex** (**CDAI** = Crohn's Disease Activity Index) ermittelt, der sich an klinischen und laborchemischen Faktoren orientiert, u. a. Stuhlfrequenz, Grad der Bauchschmerzen, Allgemeinbefinden, Körpergewicht, Hämatokrit. Bei CDAI-Werten über 150 handelt es sich um einen akuten, behandlungsbedüftigen Schub. Werte unter 150 sprechen für eine Remission.
Bei der **Colitis ulcerosa** unterscheidet man folgende Verlaufsformen: **chronisch-rezidivierend** (80 %), **chronisch-persistierend** ohne komplette Remission (10–15 %), **akut fulminant** (5 %) mit einer Letalität von 30 %. Die Krankheitsaktivität bzw. die Schwere des Schubes wird hier mithilfe einer **Schweregradeinteilung** erfasst, die sich ähnlich wie der CDAI an klinischen und laborchemischen Parametern orientiert, u. a. Allgemeinbefinden, Stuhlfrequenz (Blut/Schleim?), Temperatur, Pulsfrequenz, Hämoglobin, BSG. Etwa 60 % der Patienten leiden an einer leichten Verlaufsform ohne wesentliche Beeinträchtigung des Allgemeinbefindens und mit nur kleinen Stuhlmengen; nur in etwa 10 % entwickelt sich ein schweres Krankheitsbild mit > 8 blutigen Entleerungen pro Tag, Fieber und Pulsfrequenz > 100/min.

Komplikationen: Beide Erkrankungen weisen relativ spezifische **intestinale Komplikationen** auf, die sich aus den entzündlichen Veränderungen der Darmwand ergeben. Die häufigsten intestinalen Komplikationen des **Morbus Crohn** sind Fisteln (40 %), Abszesse, Stenosen und Strikturen. Selten kommt es zu freier Perforation, toxischem Megakolon oder Karzinomentwicklung (höheres Risiko bei Dickdarmbefall).
- **Fisteln und Abszesse:** Fisteln können sich zwischen zwei Darmabschnitten oder zwischen Darm und anderen Organen (Harnblase, Vagina, Haut) ausbilden. Häufig sind sie Ausgangspunkt von Abszedierungen (intra- und extraperitoneale Abszes-

---

- **Colitis ulcerosa:** gerötete und verletzliche Mukosa, Haustrenverlust, Ulzerationen.

Mikroskopisches Bild:
- **Morbus Crohn:** Typisch sind Epitheloidzellgranulome, Hyperplasie der Lymphknoten.

- **Colitis ulcerosa:** Typisch sind Kryptenabszesse, Becherzellschwund, Epitheldysplasien (maligne Entartung möglich), Pseudopolypen.

Klinik: Der **Morbus Crohn** beginnt häufig mit **Abdominalschmerzen**, meist **unblutiger Diarrhö**, Flatulenz, Gewichtsverlust und Fieber.

▶ **Merke.**

Leitsymptom der **Colitis ulcerosa** sind **blutig-schleimige Durchfälle**. Begleitend können Abdominalschmerzen, **Tenesmen**, Gewichtsverlust und Fieber auftreten.

Verlauf: Es handelt sich um chronische, **in Schüben** verlaufende Krankheitsbilder.

Zur Beurteilung der Aktivität des **Morbus Crohn** dient ein **Aktivitätsindex** (**CDAI** = Crohn's Disease Activity Index). Bei CDAI-Werten über 150 handelt es sich um einen akuten, behandlungsbedüftigen Schub.

Bei der **Colitis ulcerosa** unterscheidet man einen **chronisch-rezidivierenden** (80 %), **chronisch-persistierenden** und **akut fulminanten** Verlauf. Die Krankheitsaktivität wird mithilfe einer **Schweregradeinteilung** erfasst. In etwa 60 % der Fälle liegt eine leichte Verlaufsform vor.

Komplikationen: Beide Erkrankungen weisen relativ spezifische **intestinale Komplikationen** auf.
Typisch für **Morbus Crohn** sind:
- **Fisteln und Abszesse:** Fisteln können sich zwischen zwei Darmabschnitten oder zwischen Darm und anderen Organen (z. B. Harnblase, v. a. **perianal**, Abb. E-5.5) ausbilden. Häufig entstehen daraus Abszesse.

- **Stenosen und Strikturen:** Stenosen und Strikturen sind am häufigsten im terminalen Ileum lokalisiert und äußern sich durch eine Subileus- bzw. Ileussymptomatik.

se). Nicht selten gehen auch **perianale** Fistelbildungen (Abb. **E-5.5**) dem klassischen Krankheitsbild voraus oder weisen auf einen Morbus Crohn hin.
- **Stenosen und Strikturen:** Stenosen sind am häufigsten im terminalen Ileum lokalisiert und äußern sich klinisch durch Schmerzen und Subileus- bzw. Ileussymptomatik (S. 572). Aus den zunächst entzündlichen (reversiblen) Stenosen können im Verlauf narbige Strikturen entstehen.

E-5.5 Perianales Crohn-Infiltrat (a) und perianale Fistelbildungen (b) bei Morbus Crohn

aus: Voigtländer V., Maaßen D.: Dermatologie und Innere Medizin. Hippokrates; 1995

Die wichtigsten Komplikationen der **Colitis ulcerosa** sind:
- **Blutungen:** Zum Teil können massive Blutungen auftreten.
- **Toxisches Megakolon:** Eine Darmparalyse führt zur **Dilatation** des Kolons. Gefahr einer Peritonitis und Perforation.
- **Perforation, Peritonitis:** Sie treten spontan oder im Rahmen eines toxischen Megakolons auf.
- **Kolonkarzinom:** Das Risiko hängt von der Erkrankungdauer und dem Befallsmuster ab (in Europa ca. 6 %).

Die wichtigsten intestinalen Komplikationen der **Colitis ulcerosa** sind Blutungen, toxisches Megakolon (1–2,5 %), Perforation und Kolonkarzinom. Stenosen sind eher selten und bei Vorliegen verdächtig auf ein Neoplasma (bioptische Abklärung!).
- **Blutungen:** Blutverluste führen zu Eisenmangel und Anämie; die zum Teil massiven Blutungen können lebensbedrohlich sein.
- **Toxisches Megakolon** (s. auch Exkurs): Hier kommt es durch ein Übergreifen des Entzündungsprozesses auf die gesamte Darmwand mit Darmparalyse zu einer **Dilatation** des Kolons auf über 10 cm. Es besteht die Gefahr einer lebensbedrohlichen Durchwanderungsperitonitis bzw. Perforation (wiederholte Abdomenübersichtsaufnahmen durchführen; gemeinsame Betreuung mit Chirurgen!).
- **Perforation mit nachfolgender Peritonitis:** Sie kann spontan oder im Rahmen eines toxischen Megakolons entstehen.
- **Kolonkarzinom:** Das Risiko hängt von der Erkrankungsdauer (> 10 Jahre) und dem Befallsmuster (Pankolitis > linksseitige Kolitis) ab; in Europa beträgt das Lebensrisiko etwa 6 % ab dem 10. Erkrankungsjahr.

▶ **Exkurs.**

▶ **Exkurs.** **Toxisches Megakolon:** Die Diagnose des toxischen Megakolons ergibt sich aus dem klinischen Bild und der Röntgenaufnahme. Die Indikation zur Koloskopie sollte wegen der hohen Perforationsgefahr streng gestellt werden. Ein **toxisches Bild** liegt vor bei Fieber > 38 °C, Tachykardie > 120/min, Leukozytose > 11 000/µl, Anämie. Hinweisend sind außerdem Flüssigkeitsmangel, Verwirrtheit, Elektrolytstörungen und Hypotension. Der Nachweis einer **Kolondilatation** in der Abdomenübersichtsaufnahme (Abb. **E-5.6**) bestätigt schließlich die Diagnose. Wenn das toxische Megakolon nicht innerhalb von 1–2 Tagen auf eine konservative Intensivtherapie (parenterale Ernährung) anspricht, muss operativ vorgegangen werden. In einem Teil der Fälle kann die endoskopische Einlage einer Dekompressionssonde durch einen erfahrenen Untersucher zum Abklingen des Krankheitsbildes beitragen. (Ein toxisches Megakolon kann auch im Rahmen einer pseudomembranösen Kolitis auftreten.)

Extraintestinale Komplikationen (häufiger bei Morbus Crohn) betreffen vorwiegend Haut, Augen, Gelenke, Leber und Gallenwege (Tab. **E-5.2**). Eine besondere Bedeutung haben auch Folgeerkrankungen bei Morbus Crohn, die durch **Malabsorption** bedingt sind (Gewichtsverlust, Wachstumsstörungen, Vitamin-, Mineral-, Eiweißmangel).

Extraintestinale Komplikationen und Manifestationen kommen bei beiden Erkrankungen in bis zu 80 % der Fälle vor (häufiger bei Morbus Crohn) und können auch der entzündlichen Darmerkrankung vorausgehen. Betroffen sind vorwiegend Haut, Augen, Gelenke, Leber und Gallenwege (Tab. **E-5.2**). Eine besondere Bedeutung haben auch Folgeerkrankungen bei Morbus Crohn, die durch **Malabsorption** bedingt sind. Neben Gewichtsverlust und Wachstumsstörungen (im Kindesalter) kommt es zu verschiedenen Mangelerscheinungen wie z. B. Vitamin-, Mineral-, Eiweißmangel. Insbesondere bei ausgedehntem Ileumbefall treten Vitamin-B_{12}-Mangel (→ Vitamin-B_{12}-Mangelanämie, siehe S. 1171) und Gallensäurenverlust-Syndrom (S. 532) (→ Gallen- und Nierensteine) auf. Als seltene Spätkomplikation kann sich bei beiden Erkrankungen eine Amyloidose entwickeln.

E-5.6 Toxisches Megakolon in der Abdomenübersichtsaufnahme

Die Abdomenleeraufnahme in Linksseitenlage zeigt eine massive Dilatation der Darmschlingen (Dilatation bis über 10 cm).

aus: Bücheler, E., Lackner, K. J., Thelen, M.: Einführung in die Radiologie. Thieme; 2006

E-5.2 Extraintestinale Manifestationen bei Morbus Crohn (MC) und Colitis ulcerosa (CU)

Organ	Klinik
Haut, Mundschleimhaut	Erythema nodosum (2–4%), Pyoderma gangraenosum (1–2%), Aphthen (10%), akute febrile neutrophile Dermatose (Sweet-Syndrom)
Augen	Konjunktivitis, Chorioiditis, Episkleritis, Iridozyklitis (5–8%), Retrobulbärneuritis
Gelenke	Arthritis (10–15%), Polyarthritis, ankylosierende Spondylitis (1–2%, meist HLA-B27-positiv), Sakroileitis (12–15%)
Leber und Gallenwege	primär sklerosierende Cholangitis (PSC, 5%, v. a. bei CU), Fettleber
Lunge	chronische Bronchitis, Bronchiolitis, interstitielle Lungenerkrankungen
sonstige	Vaskulitis, Perikarditis, Glomerulonephritis, Myositis

Differenzialdiagnose: Hier ist am ehesten an **infektiöse Kolitiden** zu denken, die durchaus auch einen protrahierten Verlauf nehmen können. Bei etwa einem Drittel aller Patienten, die mit der Verdachtsdiagnose einer CED untersucht werden, finden sich erregerbedingte Kolitiden. Yersiniose und Darmtuberkulose zeigen zum Beispiel crohnähnliche Krankheitsbilder; Infektionen durch Salmonellen, Shigellen, Campylobacter jejuni und Amöben dagegen können eine Colitis ulcerosa imitieren. Auch an andere Parasiten (z. B. Lamblien, Schistosomiasis) und Viren, v. a. CMV, HIV (opportunistische Infektionen, s. Exkurs (S. 1107)), sollte gedacht werden.
Andere wichtige **nicht infektiöse** Differenzialdiagnosen sind: medikamenteninduzierte Kolitis (v. a. pseudomembranöse Kolitis), ischämische Kolitis, Strahlenkolitis, Divertikulitis, Appendizitis (v. a. bei Morbus Crohn), Kollagenkolitis, Reizdarm-Syndrom, Nahrungsmittelallergien, Karzinome. Die Differenzierung zwischen Colitis ulcerosa und Morbus Crohn ist nicht immer leicht. In 10–20% der Fälle zeigt sich, dass die ursprüngliche Diagnose durch die Verlaufsbeobachtung revidiert werden muss. Beide Krankheitsbilder kommen aber nicht nebeneinander vor und gehen auch nicht ineinander über.

Differenzialdiagnose: Am ehesten ist an **infektiöse Kolitiden** zu denken: CMV-Colitis, Yersiniose und Darmtuberkulose mit Morbus-Crohn-ähnlichem Bild, Salmonellen, Shigellen, Campylobacter jejuni und Amöben mit Colitis-ulcerosa-ähnlichem Bild.

Andere wichtige **nicht infektiöse** Differenzialdiagnosen sind: CED (Tab. **E-5.3**), medikamenteninduzierte Kolitis, ischämische Kolitis, Strahlenkolitis, Divertikulitis, Appendizitis, Kollagenkolitis, Reizdarm-Syndrom, Nahrungsmittelallergien, Karzinome.

E-5.3 Differenzialdiagnose von Morbus Crohn und Colitis ulcerosa

	Morbus Crohn	Colitis ulcerosa
Befallsmuster	gesamter GI-Trakt	auf Kolon begrenzt, selten Ileumbefall („Backwash-Ileitis")
bevorzugte Lokalisationen	Ileum, Ileokolon, Kolon	Rektum
Ausbreitung	diskontinuierlich analwärts	kontinuierlich oralwärts
Pathologie		
▪ Mikroskopie:	transmural, Epitheloidzellgranulome	Mukosa, Submukosa, Kryptenabszesse, Becherzellverlust, Schleimhautatrophie, Epitheldysplasie
▪ Makroskopie:	Aphthen, Stenosen, Fisteln, „Pflastersteinrelief"	Rötung, Ulzerationen, Pseudopolypen, Kontaktblutung (gesteigerte Vulnerabilität)
typische Symptomatik	Bauchschmerzen, Durchfälle (selten blutig)	blutige Durchfälle
Komplikationen	Fisteln (häufig), Abszesse, Stenosen	Blutung, toxisches Megakolon (selten), Perforation, Kolonkarzinom
extraintestinale Symptome	häufig	seltener

Diagnostik: Klinische Symptomatik, Labor und Endoskopie sind diagnoseführend.

Körperliche Untersuchung:
- **Palpation des Abdomens:** Druckschmerz im Unterbauch
- **digital-rektale Untersuchung:** ggf. Infiltration des Analkanals, Fissuren, Fistel, Blut.

Labordiagnostik:
- **Stuhluntersuchung:** Ausschluss einer infektiösen Darmerkrankung.
- **Blutuntersuchung:** Erhöhung von CRP und BSG sowie Leukozytose, Thrombozytose und niedriges Albumin kennzeichnen den akuten Schub. Eine **Eisenmangelanämie** ist häufig.
- **Serologie:** **pANCA** bei Colitis ulcerosa (bei V. a. PSC), **ASCA** bei Morbus Crohn.

Apparative Untersuchungen (Abb. **E-5.7**):
- **Endoskopie:** Ileokoloskopie mit **Biopsien**, bei Morbus Crohn auch **ÖGD** (makroskopische und histologische Befunde s. Tab. **E-5.3**).
- **Sonografie:** zur Erfassung von Darmwandverdickungen, Abszessen, Fisteln sowie Manifestationen an anderen Organen (z. B. PSC).
- **Röntgenuntersuchung:** Kaum Bedeutung bei Colitis ulcerosa (Pseudopolyposis, „Fahrradschlauch" bei Haustrenschwund). Kontrastdarstellung (**MRT-Sellink**) bei Morbus Crohn sinnvoll zur Beurteilung tiefer Dünndarmabschnitte oder des Dickdarms („Pflastersteinrelief", Stenosen).

Diagnostik: Die Diagnose beruht im Wesentlichen auf der klinischen Symptomatik, den auffälligen Laborparametern und der Endoskopie (mit Histologie).

Körperliche Untersuchung:
- **Palpation des Abdomens:** Während sich bei Morbus Crohn bevorzugt im rechten Unterbauch eine schmerzhafte Resistenz findet, deutet ein Druckschmerz auf der linken Seite eher auf eine Colitis ulcerosa hin.
- **digital-rektale Untersuchung:** Sie gibt Hinweise auf Infiltration des Analkanals sowie Fissur- oder Fistelbildungen (v. a. bei Morbus Crohn). Bei Colitis ulcerosa ist häufig Blut erkennbar.

Labordiagnostik:
- **Stuhluntersuchung:** Um eine infektiöse Darmerkrankung auszuschließen, sind im Rahmen der Erstdiagnostik und auch bei Veränderung der Krankheitsaktivität Untersuchungen des Stuhls auf pathogene Keime notwendig.
- **Blutuntersuchung:** Erhöhung von **BSG** und **CRP** sowie **Leukozytose** und **Thrombozytose** sprechen für einen akuten Schub. Auch der Eiweißstoffwechsel ist in dieser Phase deutlich gestört und hat ein erniedrigtes **Albumin** zur Folge. Eine **Eisenmangelanämie** liegt häufig vor, während ein Vitamin-B_{12}-Mangel nur selten nachweisbar ist.
- **Serologie:** Während bei der Colitis ulcerosa **pANCA** häufig positiv sind (V. a. PSC), finden sich beim Morbus Crohn in vielen Fällen **ASCA** (= Anti-Saccharomyces-cerevisiae-Antikörper).

Apparative Untersuchungen (Abb. **E-5.7**):
- **Endoskopie:** Die **Ileokoloskopie** mit **Biopsien** ist für die Diagnosestellung unabdingbar und zeigt die typischen Veränderungen der Darmschleimhaut (makroskopische und histologische Befunde s. Tab. **E-5.3**). Da bei Morbus Crohn auch der obere Gastrointestinaltrakt betroffen sein kann, muss hier zusätzlich eine **ÖGD** (inkl. Biopsien) erfolgen. Die Erfahrung mit der Kapselendoskopie zeigt, dass „skip lesions" im Dünndarm bei Morbus Crohn außerordentlich häufig sind, auch wenn die übrige Diagnostik nur einen Kolonbefall ergeben hat.
- **Sonografie:** Sie kann zur Erfassung der Ausdehnung der Entzündungsprozesse und von Komplikationen eingesetzt werden; u. a. können damit Darmwandverdickungen, Abszese, Fisteln sowie Manifestationen an anderen Organen (z. B. PSC) dargestellt werden. Die Sonografie wird bevorzugt zur Verlaufsbeobachtung des Morbus Crohn eingesetzt, um unnötige Strahlenbenlastung zu vermeiden.
- **Röntgenuntersuchung:** Für die Colitis ulcerosa spielt sie heute nur noch eine untergeordnete Rolle (Pseudopolyposis, „Fahrradschlauch" bei Haustrenschwund). Eine Röntgenuntersuchung des Dünndarms im Doppelkontrast (Sellink) kann bei Morbus Crohn zur Beurteilung tiefer Dünndarmabschnitte oder auch des Dickdarms (z. B. bei erschwerter Endoskopie) hilfreich sein („Pflastersteinrelief", Stenosierungen). Sie wird heute jedoch zunehmend durch das **MRT** ersetzt. Bei Verdacht auf eine PSC ist eine ERCP oder MRCP hilfreich.

E-5.7 Diagnostik bei Morbus Crohn und Colitis ulcerosa

a Morbus Crohn:
I Koloskopie: Crohn-Ulzera in sonst unauffälliger Schleimhaut
II Röntgen: Pflastersteinstruktur und Stenosierung.
III Sonografie: Aufhebung der Wandschichtung im befallenen Abschnitt.
b Colitis ulcerosa:
I Koloskopie: kleine, diffuse Ulzerationen in hyperämischer Mukosa.
II Röntgen: sägezahnartige Ausziehung des Schleimhautreliefs (Pfeile).

aIII aus: Delorme S., Debus J., Jenderka K.-V.: Duale Reihe Sonografie. Thieme, 2012; bII aus: aus: Reiser M., Kuhn F.-P., Debus J.: Duale Reihe Radiologie. Thieme; 2011

▶ **Merke.** Nach Diagnosestellung des Morbus Crohn muss der **gesamte Verdauungstrakt** nach weiteren Manifestationen abgesucht werden.

▶ **Merke.**

Therapie: Zielsetzungen der Therapie sind die Beschwerden und die Entzündungsaktivität zu verringern, das Risiko eines erneuten Schubs zu reduzieren und dadurch die Lebensqualität zu erhalten.

Therapie: Zielsetzungen sind Beschwerden und Entzündungsaktivität zu verringern und erneute Schübe zu reduzieren.

▶ Merke.

▪ **Ernährung und supportive Therapie:** unverträgliche Speisen meiden und auf eine ausgewogene Ernährung achten, ggf. Laktoseintoleranz berücksichtigen. Bei Malabsorption Mangelzustände ausgleichen. Bei schweren Schüben ballaststofffreie Flüssignahrung oder parenterale Ernährung.

▪ **Medikamentöse Therapie:** Sie richtet sich nach der **Schwere**, dem **Verlauf** und dem **Befallsmuster** der Erkrankung (s. Tab. E-5.5 und Tab. E-5.6).

▶ **Merke.** Während die **Colitis ulcerosa** letztendlich **durch Kolektomie geheilt** werden kann, ist eine operative Heilung bei Morbus Crohn aufgrund seiner möglichen Manifestation im gesamten Magen-Darm-Trakt in der Regel nicht möglich.

▪ **Ernährung und supportive Therapie:** Eine spezifische Crohn- oder Colitisdiät gibt es nicht. Grundsätzlich sollten unverträgliche Speisen vermieden und auf eine normal ausgewogene Ernährung geachtet werden. Eine eventuelle Laktoseintoleranz (ca. 30 % der Crohn-Patienten, s. S. 534) sollte berücksichtigt werden. Mangelzustände bei Malabsorption (Blut, Eiweiß, Flüssigkeit, Elektrolyte, Mineralien, Vitamine etc.) sind auszugleichen. Bei schweren Schüben kann eine ballaststofffreie Flüssignahrung oder parenterale Ernährung notwendig werden.

▪ **Medikamentöse Therapie:** Bei CED richtet sich die Wahl des Medikamentes (Tab. E-5.4) und die Applikationsform (lokal: Suppositorien, Schaum, Klysmen; systemisch) nach der **Schwere**, dem **Verlauf** und dem **Befallsmuster** der Erkrankung (Morbus Crohn Tab. E-5.5, Colitis ulcerosa Tab. E-5.6). Suppositorien erreichen etwa 15 cm des Rektums; Schäume und Klysmen werden bei Sigma- und Colon-descendens-Befall eingesetzt.

E-5.4 Medikamentöse Therapie CED

Wirkstoffgruppen	Eigenschaften
Salizylate (z. B. Mesalazin [5-ASA], Sulfasalazin, Osalazin)	**Wirkung:** leichte Entzündungshemmung **Nebenwirkungen:** interstitielle Nephritis, Pankreatitis; Sulfasalazin: Stevens-Johnson-Syndrom, megaloblastäre oder hämolytische Anämie, Leukozytopenie
Kortikosteroide (z. B. Budesonid, Prednison)	**Wirkung:** starke Entzündungshemmung **Nebenwirkungen:** z. B. Osteoporose, Hautatrophie, Akne (weniger Nebenwirkungen bei Budesonid)
Immunsuppressiva (z. B. Azathioprin, 6-Mercaptopurin, Methotrexat)	**Wirkung:** Unterdrückung des Immunsystems **Nebenwirkungen:** Blutbildveränderungen, allergische Reaktionen, Pankreatitis, medikamenteninduzierte Hepatitis. Cave: Kombination von AZA/6-Mercaptopurin mit Allopurinol
TNF-Antikörper (z. B. Infliximab)	Reservemittel bei Morbus Crohn (insbesondere bei Fisteln) **Wirkung:** gezielte Blockade spezieller Entzündungsbotenstoffe (TNF-α) **Nebenwirkungen:** Allergie, Reaktivierung einer Tuberkulose, lymphoproliferative Erkrankungen (fraglich)
Antibiotika (z. B. Metronidazol, Ciprofloxacin)	**Wirkung:** Bekämpfung von Infektionserregern **Nebenwirkungen:** periphere Neuropathie
Antidiarrhoika (z. B. Loperamid)	**Wirkung:** symptomatische Durchfallbehandlung **Nebenwirkung:** Obstipation

E-5.5 Medikamentöse Therapie des Morbus Crohn

▪ **akuter Schub**
= typische Klinik (Abdominalschmerzen, unblutige Diarrhö) in Verbindung mit typischen Laborbefunden (BSG, CRP, Thrombozyten)

▪ **chronisch-aktiver Morbus Crohn**
= persistierende oder rezidivierende Symptomatik über 6 Monate nach vorhergehender Therapie

▪ **Remissionserhaltung**
Remission = fehlende klinische Zeichen und Symptome eines Morbus Crohn (Bauchschmerzen, Diarrhö, andere intestinale/extraintestinale Symptome)

▪ **leichter bis mäßiger Schub: 5-ASA** oral, bei vorwiegend ileozäkalem Befall **Budesonid** oral; alternativ, bei Versagen oder bei proximalem Befall **Prednison**
▪ **schwerer Schub: Prednison** systemisch, bei häufigen Schüben zusätzlich **Azathioprin** oder **6-Mercaptopurin**.

▪ **Azathioprin** oder **6-Mercaptopurin** langfristig (2. Wahl: Methotrexat)
▪ **TNF-Antikörper** als Reservemedikament (Kortikosteroide nur im Schub, keine Antibiotika).

▪ **Indikation:** keine generelle Indikation gegeben wie bei Colitis ulcerosa, insbesondere aber indiziert bei steroidabhängigem oder chronisch-aktivem Verlauf oder bei Fistelleiden und bei mehrfachen Crohn-Operationen im Vorfeld
▪ **Azathioprin** oder **6-Mercaptopurin** (!) über 4–5 Jahre.

▪ **chirurgische Therapie:**
Bei Morbus Crohn ist aufgrund **postoperativer Rezidive** (30–50 %) auf eine zurückhaltende Indikation und eine „**minimal surgery**" zu achten. Dringliche Indikationen sind Komplikationen wie Perforation, toxisches Megakolon, schwere Blutungen oder Ileus.

▪ **chirurgische Therapie:**
Beim Morbus Crohn muss wegen starker Tendenz zu **postoperativen Rezidiven** (30–50 %) die Indikation zur chirurgischen Behandlung zurückhaltend gestellt und dabei so organerhaltend wie möglich vorgegangen werden („**minimal surgery**"). Etwa 25 % aller Patienten müssen sich im Verlauf ihrer Erkrankung einer Operation unterziehen. Dringliche Indikationen sind Komplikationen wie Perforation, toxisches Megakolon, schwere Blutungen oder akuter Ileus, zu den relativen Indikationen zählen Fisteln, Abszesse oder Stenosen.

E 5.5 Chronisch-entzündliche Darmerkrankungen (CED)

▶ Merke. Bei längerstreckiger Ileumresektion kann sich ein **Kurzdarm-Syndrom** entwickeln (chologene Diarrhö/Steatorrhö durch Verlust von Gallensäuren, Anämie durch Vitamin-B_{12}-Mangel, s. S. 1171).

▶ Merke.

Bei der **Colitis ulcerosa** stellt die **Kolektomie** eine kurative Therapiemöglichkeit dar. Sie ist bei schweren Blutungen, toxischem Megakolon und schwerer Erkrankung indiziert, die innerhalb von 5 Tagen durch konservative Maßnahmen nicht deutlich gebessert werden kann. Eine prophylaktische Kolektomie ist nur dann gerechtfertigt, wenn hochgradige Epitheldysplasien nachweisbar sind. Da das Rektum praktisch immer betroffen ist, muss eine totale **Proktokolektomie** mit **ileoanaler Anastomose** und kontinentem **Pouch** (Ersatzampulle) angestrebt werden.

Die **Psychotherapie** kann insbesondere bei der nicht seltenen Neigung zur Anorexia nervosa hilfreich sein. Auch **Selbsthilfegruppen** können wertvolle Hilfe leisten.

Bei **Colitis ulcerosa** kann durch **Kolektomie** kurativ operiert werden. Dringliche Indikationen sind schwere Blutungen, toxisches Megakolon oder therapeutisch nicht beeinflussbarer Verlauf. Es sollte eine totale **Proktokolektomie** mit **ileoanaler Anastomose** und kontinentem **Pouch** angestrebt werden.

Psychotherapie und **Selbsthilfegruppen** können zusätzlich wertvolle Hilfe leisten.

Prognose: Die Lebenserwartung von Patienten mit **Morbus Crohn** ist nahezu normal.

Bei der **Colitis ulcerosa** hängt die Lebenserwartung von der Ausdehnung des chronischen Entzündungsprozesses ab. Bei ausschließlichem Rektumbefall ist die Prognose nicht eingeschränkt. Bei schweren Verlaufsformen versterben 4–6 % der Patienten im 1. Erkrankungsjahr, innerhalb von 5 Jahren 14–20 %. Eine frühzeitige Operation bei therapieresistentem Verlauf vermag die Letalität von 15–30 % auf annähernd 0 zu senken. Das toxische Megakolon ist durch eine Mortalität von 23–30 % gekennzeichnet. Insgesamt ist das Sterblichkeitsrisiko von Kolitispatienten 1,7-fach erhöht. Zur Früherfassung des Kolonkarzinoms werden ab dem 10. Erkrankungsjahr jährliche **Kontrollkoloskopien** mit der Entnahme von Stufenbiopsien aus dem Kolon gefordert.

Prognose: Beim **Morbus Crohn** in etwa normale Lebenserwartung.

Bei der **Colitis ulcerosa** liegt das Sterblichkeitsrisiko um den Faktor 1,7 höher als bei der Normalbevölkerung. Es ist abhängig von der Ausdehnung und Krankheitsdauer sowie vom Schweregrad der Erkrankung. Zur Früherfassung des Kolonkarzinoms werden ab dem 10. Erkrankungsjahr gefordert.

Internet-Links: www.kompetenznetz-ced.de oder www.dccv.de

▶ Klinischer Fall. Bei einer heute 21-jährigen Patientin bestanden seit dem 14. Lebensjahr rezidivierende Schmerzen im rechten Unterbauch, die zunächst auf den Schulstress zurückgeführt wurden, später dann als „chronische Appendizitis" interpretiert wurden.
Anlässlich einer Appendektomie bei geringgradiger Leukozytose und leichter CRP-Erhöhung wurde die Diagnose einer Ileitis terminalis gestellt. Die Patientin ist unter Therapie mit zunächst 5-ASA, dann Budesonid (initial 9 mg, dann für 2 Monate 6 mg) weitgehend beschwerdefrei.

▶ Klinischer Fall.

E-5.6 Medikamentöse Therapie der Colitis ulcerosa

akuter Schub = typische Klinik (blutige Diarrhö, Tenesmen) in Verbindung mit typischen Laborbefunden (BSG, CRP, Thrombozyten)	**distale Kolitis:** • **leichter bis mittlerer Schub:** topisch **Aminosalizylate** (Zäpfchen bei Proktitis, Klysmen oder Schäume bei Proktosigmoiditis, Kombination mit oralen Aminosalizylaten bei Ausdehnung bis zur linken Flexur), evtl. zusätzlich **Steroide** (Budesonid, da weniger NW) zunächst topisch und bei Versagen oral • **schwerer Schub:** orale **Steroide** + lokal **Mesalazin**, bei Versagen Dosissteigerung der Steroide **ausgedehnte Kolitis:** • **leichter bis mittlerer Schub:** orale **Aminosalizylate**, evtl. zusätzlich orale **Steroide** • **schwerer Schub:** parenterale Ernährung, systemische **Steroide** + orale **Aminosalizylate** (Cave: Kortikosteroide können eine Perforation maskieren).
fulminanter Schub = klinische Symptomatik mit systemischer Beteiligung: häufige blutige Diarrhö, Fieber > 38,5 °C, reduzierter Allgemeinzustand, Gewichtsabnahme, Hb < 10 g/dl, Leukozytose, CRP > 45 mg/l, niedriges Albumin (< 30 g/l)	OP-Indikation? ansonsten systemische **Steroide** (i. v.), bei Kontraindikation **Ciclosporin A** (i. v.), Flüssigkeits- und Elektrolytsubstitution, parenterale Ernährung
chronisch-aktiver Verlauf = persistierende Symptomatik trotz medikamentöser Therapie, die zwar eine Besserung bringt, jedoch ohne vollständige und dauerhafte (< 2 Rezidive pro Jahr) Remission bleibt.	**Azathioprin**, bei Nebenwirkungen **6-Mercaptopurin** (Blutbild + Leberwerte regelmäßig kontrollieren!)
Remissionserhaltung Remission = keine Diarrhö (nicht > 3 Stühle/d), kein sichtbares Blut im Stuhl, keine anderen intestinalen oder extraintestinalen Symptome	**Aminosalizylate** oral/rektal (je nach Befallsmuster) für mind. 2 Jahre in reduzierter Dosis (im Gegensatz zum Morbus Crohn verhindert eine Dauermedikation Rezidive weitgehend) bei Versagen: oral/rektale Kombinationstherapie mit **Aminosalizylaten**, Erhöhung der oralen Dosis oder **Azathioprin/6-Mercaptopurin**

5.6 Divertikelkrankheit

▶ **Definition.** Divertikel sind Ausstülpungen der Darmwand. Dabei unterscheidet man:
- **Pseudodivertikel:** Ausstülpungen nur der Schleimhaut (Mukosa und Submukosa) durch die Muscularis propria mit bevorzugter Lokalisation in Sigma und Colon descendens; meist multipel (Synonyme: Graser-Divertikel, falsche Divertikel, Pulsionsdivertikel)
- **echte Divertikel:** Ausstülpungen aller Wandschichten des Darmes mit bevorzugter Lokalisation in Zäkum und Colon ascendens; meist solitär.

Divertikulose beschreibt das Auftreten multipler Divertikel, bei Entzündung der Divertikel spricht man von **Divertikulitis**. Da die Differenzierung zwischen symptomatischer Divertikulose und einer protrahiert verlaufenden Divertikulitis mitunter schwierig ist, wird zunehmend nur noch von einer **Divertikelkrankheit** gesprochen.

Epidemiologie: Die Divertikulose ist eine häufige Zivilisationskrankheit, die im höheren Lebensalter zunehmend angetroffen wird. So weisen über 60-Jährige in bis zu 50 % multiple Divertikel auf, mitunter sogar im gesamten Kolon. Jeder vierte Divertikelträger erkrankt im Laufe seines Lebens an einer Divertikulitis. Für Deutschland rechnet man mit 14 Mio. Divertikelträgern, von denen 450 000 Symptome aufweisen und 100 000 operiert werden müssen.

5.6.1 Divertikulose

Ätiopathogenese: Kolondivertikel sind in der Regel Pseudodivertikel (Pulsionsdivertikel) und vorwiegend im **Sigma** lokalisiert. Sie entstehen bevorzugt an Schwachstellen der muskulären Darmwand, die sich an den Gefäßdurchtrittsstellen finden. Eine **Erhöhung des intraluminalen Drucks** durch ballaststoffarme Kost oder chronische Obstipation sowie eine (altersbedingte) **Muskel-** und **Bindegewebeschwäche** der Darmwand provozieren die Mukosaausstülpungen durch die Schwachstellen.

Klinik: Häufig wird eine Divertikulose als Zufallsbefund erhoben. Bei etwa 50 % der Patienten finden sich Symptome eines Colon irritabile: intermittierende oder konstante **Schmerzen im linken Unterbauch**, Stuhlunregelmäßigkeiten mit Obstipation und/oder Dirarrhö sowie eine druckschmerzhafte Walze im linken Unterbauch. Ob ein langjährig bestehendes Reizkolon (S. 543) zu einer Divertikulose prädisponiert, ist umstritten. Träger von Divertikeln sollen häufiger an Gallensteinen leiden, doch muss betont werden, dass es sich bei der Saint-Trias (axiale Hiatushernie, Cholelithiasis, Kolondivertikulose) sicher um ein zufälliges Zusammentreffen häufiger gastroenterologischer Erkrankungen handelt.

Komplikationen: Divertikulitis (S. 555), profuse Blutungen (bei der Divertikelblutung rupturiert ein arteriosklerotisch verändertes Gefäß im Divertikel) und spontane Perforationen (besonders beim Zäkumdivertikel).

Diagnostik: Divertikel lassen sich **endoskopisch** und **radiologisch** darstellen. Aufgrund der besseren Aussagekraft ist allerdings die **Röntgenuntersuchung** mit Kontrastmittel (s. auch S. 542) das Verfahren der Wahl (Abb. E-5.8).

⊙ **E-5.8** Sigmadivertikel (a) und Kolondivertikel (b)

a Blandes Sigmadivertikel mit Schleimhautgefäßen (Pfeil). Bei der Divertikelblutung rupturiert ein arteriosklerotisch verändertes Gefäß im Divertikel.
b Mit Kontrastmittel gefüllte Kolondivertikel im Bereich von Colon descendens und Sigma.

Bei einer massiven Divertikelblutung kann eine **Angiografie** erforderlich sein.

Differenzialdiagnose: Differenzialdiagnostisch ist an einen Morbus Crohn (S. 545), ein Kolonkarzinom (S. 560), aber auch an ein Reizdarmsyndrom (S. 543) oder gynäkologische Erkrankungen zu denken.

Therapie: Im Allgemeinen werden eine **ballaststoffreiche Kost** bzw. **kolloidale Laxanzien** empfohlen, um durch einen weicheren Stuhlgang Komplikationen durch Stuhlretention in den Divertikeln zu vermeiden. Bei bestehenden Schmerzen können **Anticholinergika** oder **Spasmolytika** (z. B. Mebeverinhydrochlorid) gegeben werden. Eine operative Intervention ist primär nicht erforderlich, solange es nicht zu divertikulitischen Komplikationen gekommen ist (s. u.). Massive Blutungen (3–5 %) können nach Versagen der konservativen Therapie (z. B. Vasokonstriktiva, endoskopische Gefäßkoagulation) eine Hemikolektomie erforderlich machen.

Prognose: Die unkomplizierte Divertikulose hat eine gute Prognose. Bei etwa 25 % der Patienten mit Blutung muss mit Rezidivblutungen gerechnet werden. 10–25 % der Divertikelträger entwickeln eine Divertikulitis.

5.6.2 Divertikulitis

Ätiopathogenese: Die Divertikulitis ist die häufigste Komplikation der Divertikulose. Sie entsteht nach Retention und Eindickung von Kot (Kotsteine) in den Divertikeln, die zu Drucknekrosen mit nachfolgender Entzündung der Divertikel und im peridivertikulären Gewebe (**Peridivertikulitis**) führen. Der Entzündungsprozess kann auf die Umgebung übergreifen und je nach Ausdehnung zu Stenosen, Abszessen, Fisteln oder Perforation führen.

Klinik: Kennzeichnend für eine akute Divertikulitis ist die sog. „**Linksseitenappendizitis**": linksseitige Unterbauchschmerzen mit umschriebener Peritonitis, Fieber, erhöhte Entzündungsparameter (CRP, Leukozyten, BSG). Nicht selten ist ein walzenförmiger Tumor tastbar.

Komplikationen: Die Divertikulitis ist ein hoch akutes Krankheitsbild mit zum Teil lebensgefährlichen Komplikationen (Abb. **E-5.9**):

- **Abszess:** druckschmerzhafte Resistenz im linken Unterbauch mit ausgeprägter Leukozytose und septischen Temperaturen, evtl. Vorliegen weiterer Sepsiszeichen.
- **Perforation, Peritonitis:** Meist handelt es sich um eine gedeckte Perforation. Freie Luft im Abdomen oder eine diffuse Peritonitis weisen auf eine offene Perforation hin.
- **Stenose:** Je nach Ausprägung der Stenose finden sich Subileus- bis Ileuszeichen.
- **Fistelbildung:** z. B. in Blase (Pneumaturie, therapieresistente Harnwegsinfekte, Dysurie), Vagina oder Dünndarm.
- **Blutung:** Eine Blutung bei Divertikulitis ist sehr selten.

 E-5.9 Komplikationen der Divertikulitis

aus: Henne-Bruns D., Dürig M., Kremer B.: Duale Reihe Chirurgie. Thieme; 2008

Diagnostik: Diagnostische Methoden der Wahl sind die **Sonografie** und die **Röntgen-Abdomenleeraufnahme** (Hinweis auf Perforation oder Ileus?). Nach Abklingen der akuten Symptomatik kann ein **Kontrasteinlauf mit Gastrografin** durchgeführt werden (Stenosen? Fisteln?).

Die **CT** des Abdomens hat in den letzten Jahren bei der Diagnostik zunehmend an Bedeutung gewonnen (Abb. **E-5.10b**).

Diagnostik: Neben der laborchemischen Untersuchung (klassische Entzündungsparameter) sind heute diagnostische Methoden der Wahl die **Sonografie** (Abb. **E-5.10a**), mit der sich das Wandödem, ggf. eine Abszessbildung und freie Flüssigkeit (bei Perforation) darstellen lassen sowie die **Röntgen-Abdomenleeraufnahme** zur Suche nach Hinweisen auf eine Perforation (freie Luft subphrenisch?) oder auf einen Ileus. Die Diagnostik kann nach Abklingen der akuten Symptomatik mittels **Kontrasteinlauf mit Gastrografin** erweitert werden, insbesondere, um eventuelle Stenosen und Fisteln darzustellen.

Die **CT** des Abdomens hat in den letzten Jahren bei der Diagnostik der Sigmadivertikulitis zunehmend an Bedeutung gewonnen. Hiermit lassen sich Wandverdickung, Abszesse und ggf. weitere parakolische und extraluminale Veränderungen nachweisen (Abb. **E-5.10b**).

E-5.10 Divertikulitis in Sonogramm und CT

a: Divertikel mit Luft gefüllt (Messung 2: x--x) — Kolon mit verdickter Kolonwand (Messung 1: +--+) — Iliakalgefäße — entzündliche Umgebungsreaktion

Die **Rektosigmoidoskopie** zeigt eine Passagestörung oder ödematös gequollene Falten. Sie dient in erster Linie dem Ausschluss eines Kolonkarzinoms.

▶ **Merke.**

Differenzialdiagnose: Kolonkarzinom (Tab. **E-5.7**), Morbus Crohn, ischämische und aktinische Kolitis.

≡ E-5.7

Die **Endoskopie** (Rektosigmoidoskopie) dient in erster Linie dem Ausschluss eines Kolonkarzinoms; die Divertikulitis lässt sich nur indirekt anhand einer Passagestörung oder ödematös gequollener Falten vermuten.

▶ **Merke.** Aufgrund der Perforationsgefahr sollte die Endoskopie erst nach Abklingen des akuten entzündlichen Schubes durchgeführt werden.

Differenzialdiagnose: In erster Linie ist an ein Kolon- bzw. Sigmakarzinom (Tab. **E-5.7**), den Morbus Crohn sowie eine ischämische oder aktinische Kolitis zu denken.

≡ E-5.7 Differenzialdiagnose Divertikulitis – Kolonkarzinom anhand der Kontrastmitteldarstellung

Divertikulitis	Kolonkarzinom
▪ lange Stenose, konisch verlaufend	▪ kurze Stenose mit überhängendem Rand
▪ erhaltenes Schleimhautrelief	▪ zerstörtes Schleimhautrelief
▪ veränderliches Bild.	▪ konstantes Bild.

Therapie: Bei leichter Divertikulitis können ambulant **Antibiotika** eingesetzt werden.

Nulldiät und **parenterale Ernährung** dienen der Ruhigstellung des Darms. Bei schwereren Fällen werden Antibiotikakombinationen eingesetzt.

Therapie: Die Divertikulitis wird in der Regel stationär behandelt, nur in leichten Fällen empfiehlt sich eine frühzeitige ambulante Antibiose mit Gyrasehemmern, Ampicillin oder Trimethoprim-Sulfamethoxazol.

Ziel der Therapie ist zunächst die Ruhigstellung des Darmes durch **Nulldiät** und **parenterale Ernährung**. Eine Eisblase lindert den Entzündungsschmerz und verhindert eine Ausbreitung des Prozesses. Bei schwereren Fällen werden zudem Antibiotikakombinationen eingesetzt, z. B. Mezlocillin (3-mal 4 g) + Gentamicin (2-mal 80 mg) + Metronidazol (2-mal 500 mg) oder Gyrasehemmer + Metronidazol.

Nur in 15–30 % ist wegen Therapieresistenz oder Komplikationen wie Abszess, Ileus oder Fistelbildung ein **operativer Eingriff** erforderlich (Indikationen s. Tab. **E-5.8**). Notfalleingriffe wegen Perforation oder Blutung sind mit einer Letalität von über 50 % belastet. Im Allgemeinen wird eine elektive chirurgische Behandlung 2–3 Monate nach dem 2. Schub einer Divertikulitis empfohlen (Letalität bei 1–2 %).

E-5.8	Operationsindikationen bei Divertikulitis	
absolute Indikation (dreizeitige Operation)	• Peritonitis • Perforation.	
dringliche Indikation (2-zeitige Operation)	• Fisteln • Divertikulitistumor.	
relative Indikation (1-zeitige Operation)	• rezidivierende Divertikulitis	

Prognose: Die unkomplizierte Divertikulitis hat eine gute Prognose. Die komplizierte Divertikulitis hat eine Letalität von 2 %. Bei 25 % aller Divertikelblutungen muss mit Blutungsrezidiven gerechnet werden.

5.7 Polypen und Polyposis coli

▶ **Definition.** Der Begriff **Polyp** beschreibt im Allgemeinen eine kugelig ins Darmlumen vorspringende Vorwölbung der Schleimhaut, die solitär oder multipel auftreten kann. Von einer **Polyposis** spricht man bei einem Auftreten von in der Regel über 100 Polypen, die meist auf hereditärer, seltener auf erworbener Basis entstehen.

Einteilung und Pathologie: Histologisch unterscheidet man **neoplastische** (95 %) von **nicht neoplastischen** (5 %) Polypen (Tab. **E-5.9**). Größte Bedeutung kommt dabei den Adenomen zu. Etwa 90 % aller Kolonpolypen sind **Adenome**, die als Neoplasie ein Entartungsrisiko in sich tragen. Die **Adenom-Karzinom-Sequenz** (Dysplasie-Karzinom-Sequenz) spielt dabei eine wesentliche Rolle, da sich ca. 95 % aller Kolonkarzinome auf dem Boden eines bestehenden Adenoms entwickeln. Erst wenn die Tumorzellen die Muscularis mucosae durchbrochen haben und in die Submukosa (mit Lymphgefäßen) eingedrungen sind, spricht man von einem Karzinom. Man kann davon ausgehen, dass ca. 5 % aller Adenome maligne entarten. Das **Entartungsrisiko** hängt dabei vom histologischen Aufbau, (tubulös, villös, tubulovillös) der Wuchsform, (gestielt, breitbasig) und der Größe des Adenoms ab.

▶ **Merke.** **Villöse** Adenome entarten häufiger als tubuläre, **breitbasig** aufsitzende Polypen sind eher maligne als gestielte. Bei einem Durchmesser **> 1 cm** beginnt die Gefahr einer malignen Entartung und bei > 2 cm lässt sich in 12–40 % ein invasives Karzinom nachweisen.

▶ **Exkurs.** **Adenom-Karzinom-Sequenz:** Sie besagt, dass sich das Adenom über die Dysplasie zum Karzinom entwickelt.
Die Adenom-Karzinom-Sequenz beruht nach dem Stufenmodell von Vogelstein auf 3 Schritten:
1. Mutationen im APC-(adenomatous polyposis coli)Tumorsuppressor-Gen führen zur Entstehung von adenomatösen Polypen.
2. Während des Adenomstadiums Auftreten von onkogenen K-ras-Mutationen.
3. Mutationen der Gene p53 und Deletionen auf dem Chromosom 18q führen zur malignen Entartung.

Zu den wichtigsten intestinalen **Polyposis-Syndromen** (Tab. **E-5.10**) zählt die **familiäre adenomatöse Polyposis** (**FAP**), die autosomal-dominant vererbt wird. Varianten sind das Gardner-Syndrom (zusätzlich Osteome, Fibrome, Lipome, Epidermoidzysten) und das Turcot-Syndrom (zusätzlich Glioblastome, Medulloblastome).

▶ **Merke.** Die FAP gilt als **obligate Präkanzerose** mit einem Entartungsrisiko von 80–100 % bis zum 40. Lebensjahr.

Das **Peutz-Jeghers-Syndrom**, ebenfalls autosomal-dominant vererbt, ist durch hamartomatöse Polypen gekennzeichnet, die zu rezidivierenden Invaginationen neigen, aber nicht maligne entarten (Pigmentfleckenpolypose, s. Tab. **E-5.10**). Die **juvenile Polypose** macht sich bereits im Kindesalter durch Blutungen bemerkbar.

E-5.9 Einteilung der Kolonpolypen

Typ	Formen, Histologie	Entartungsrisiko
neoplastische Polypen (95 %)	**epithelial:** Adenome ▪ tubulär (am häufigsten) ▪ tubulovillös ▪ villös	 5 % 10 % 20–40 %
nicht neoplastische Polypen (5 %)	**entzündliche** Polypen (z. B. bei Colitis ulcerosa)	0 %
	juvenile Polypen	0 %
	Hamartome (z. B. bei Peutz-Jeghers-Syndrom)	0 %
	hyperplastische Polypen (8 % werden nach neuen Erkenntnissen als sessile serratierte Adenome [SSA] bezeichnet mit Progressionspotenzial zum Karzinom bei > 1 cm und rechtsseitiger Lokalisation)	?

E-5.11 Adenom-Karzinom-Sequenz (a) und endoskopische Befunde von Kolonpolypen (b)

a Schematische Darstellung der **Adenom-Karzinom-Sequenz**.
b **Tubulovillöses Adenom** des Sigmas (I) und Z. n. Abtragung des Adenoms (II) mittels Diathermieschlinge (die weiße Nekrose markiert den Abtragungsrand der Polypektomie).

Epidemiologie: Mit zunehmendem Lebensalter findet man tubuläre Adenome (bei > 60-Jährigen in etwa 15 %). In 90 % handelt es sich um Solitärpolypen, in 10 % finden sich zwei oder mehr Polypen. Die FAP hat eine Häufigkeit von 1: 8 000. Männer und Frauen sind gleich häufig betroffen.

Ätiopathogenese: Die Neigung zur Entwicklung von Adenomen scheint **genetisch** fixiert zu sein, wobei **Umweltfaktoren** (Ernährung) von wesentlicher Bedeutung sind. Alkohol, Rauchen, Mangel an körperlicher Aktivität, Übergewicht, Verzehr von rotem Fleisch und Vitaminmangel kommen hier infrage.

Klinik: Polypen (Adenome) sind meist **symptomlos** und werden oft durch Zufall im Rahmen einer Koloskopie endeckt. Bevorzugte Lokalisation sind Rektum und Sigma. Größere Polypen können sich durch okkulte oder sichtbare **Blutungen** bemerkbar machen. Villöse Adenome von über 5 cm Durchmesser (v. a. in Rektum und Sigma) können aktiv Natrium, Kalium, Eiweiß und Wasser sezernieren und somit zu einer massiven Diarrhö mit Exsikkose und Hypokaliämie führen.
Bei der **FAP** beginnen die Durchfälle mit Blutbeimengungen um das 20. Lebensjahr. Extraintestinale Veränderungen (Gardner-, Turcot-Syndrom, Tab. **E-5.10**) können zunächst im Vordergrund stehen. In 85 % liegt eine kongenitale Hypertrophie des retinalen Pigmentepithels (CHRPE) vor, die zwar ein harmloser Befund des Augenhintergrundes ist, aber auch zur Identifizierung von betroffenen Familienangehörigen herangezogen werden kann.

Diagnostik: Polypen des Dickdarms werden häufig im Rahmen von Früherkennungsuntersuchungen (positiver Haemoccult-Test, Koloskopie) gefunden. Bei entsprechender Symptomatik können sie **koloskopisch** diagnostiziert werden. Das letztgenannte Verfahren erlaubt im gleichen Arbeitsgang die therapeutische Polypektomie. Grundsätzlich sollte bei Diagnose eines Adenoms das **gesamte Kolon** auf weitere Adenome untersucht werden.

E-5.10 Intestinale Polyposis-Syndrome

Krankheitsbild	gastrointestinale Manifestation	extraintestinale Manifestation
familiäre adenomatöse Polyposis (FAP) autosomal-dominant (Mutation des APC-Tumorsuppressorgens)	▪ Polypose des Kolons, selten Adenome in Magen, Duodenum (Karzinomrisiko fast 100 %) ▪ in 50 % Drüsenkörperzystenpolypose des Magens (harmlos).	▪ Epidermoidzysten und Osteome (**Gardner-Syndrom**) ▪ Glio- und Medulloblastome (**Turcot-Syndrom**) ▪ CHRPE = **c**ongenitale **H**ypertrophie des **r**etinalen **P**igment**e**pithels (85 %).
Cronkhite-Canada-Syndrom erworben („sporadisch")	▪ generalisierte gastrointestinale Polypose ▪ therapierefraktäre Diarrhöen mit Elektrolytverlusten.	▪ Hyperpigmentierungen (v. a. Arme) ▪ Alopezie ▪ Nageldystrophien.
familiäre juvenile Polyposis*	▪ Blutung, Invagination, Obstruktion, Kolonkarzinom	
Peutz-Jeghers-Syndrom* autosomal-dominant	▪ Dünndarmpolypen, seltener Magen und Kolon (Karzinomrisiko 2–3 %) ▪ häufig Invaginationen (kolikartige Abdominalschmerzen), evtl. Ileus.	▪ Pigmentflecken (perioral, Lippen-/Wangenschleimhaut) ▪ Mamma-, Ovarial-, Hoden-, Pankreas-, Gallenblasen-, Gallengangskarzinom.
Cowden-Syndrom* autosomal-dominant	▪ intestinale Polypose (besonders Kolon)	▪ Papeln im Gesicht (Tricholemmome), an Händen und Füßen ▪ Mundschleimhautpapillome ▪ hamartöse Tumoren (v. a. Mamma, Schilddrüse; Karzinomrisiko bei Frauen bis 50 %).

*zählen zu den hamartomatösen Polyposis-Syndromen

▶ **Merke.** Eine **Probebiopsie** ist wenig aussagekräftig, da sie nicht alle Anteile des Polypen erfassen kann. Gefordert wird die Biopsie in toto (**Polypektomie**), weil eine prognostische Aussage (schwere Dysplasie oder Karzinom) nur bei subtiler Aufarbeitung des ganzen Polypen in Stufenschnitten möglich ist.

▶ **Merke.**

Charakteristisch für die FAP ist das Auftreten von hunderten von Polypen des Kolons und Rektums. Die Diagnose **FAP** wird bei endoskopischem Nachweis > 100 Polypen und histologischem Adenomnachweis gestellt. Zur primären **Diagnosesicherung** einer **FAP** werden neben der Endoskopie auch Untersuchungen wie molekulargenetische Untersuchung (APC-Gen), ophthalmologische Fundoskopie, Kieferpanorama-Aufnahme (Osteome) durchgeführt.
Nach Sicherung der Diagnose **FAP** muss auch der **obere Verdauungstrakt** endoskopisch untersucht werden, da sich dort vereinzelt ebenfalls Adenome nachweisen lassen.

Eine **FAP** wird bei endoskopischem Nachweis von > 100 Polypen und histologischem Adenomnachweis gestellt. Nach Diagnosesicherung muss auch im **oberen Verdauungstrakt** nach Adenomen gesucht werden.

Differenzialdiagnose: Im Rahmen der Differenzialdiagnose der verschiedenen Polyposeformen ist auf assoziierte Erkrankungen (Tab. **E-5.10**) zu achten.

Differenzialdiagnose: Auf assoziierte Erkrankungen muss geachtet werden (Tab. **E-5.10**).

Therapie: Ziel der Therapie ist die Entfernung des Polypen. Tubuläre Adenome mit einem Durchmesser < 5 mm werden mit der Zange, mit einem Durchmesser > 5 mm mit der Diathermieschlinge **endoskopisch** abgetragen (Abb. **E-5.12**). Bei breitbasig aufsitzenden villösen Adenomen oder bei einem Durchmesser von > 3 cm wird eine **endoskopische Mukosaresektion** durchgeführt, falls diese nicht möglich ist, wird eine **chirurgische Vollwandresektion** erforderlich.

Therapie: Tubuläre Adenome werden **endoskopisch** abgetragen (Abb. **E-5.12**). Bei breitbasig aufsitzendem villösem Adenom oder einem Durchmesser > 3 cm **endoskopische Mukosaresektion** bzw. **chirurgische Exzision** (falls keine endoskopische Abtragung möglich ist).

E-5.12 Endoskopische Polypektomie mit Diathermieschlinge

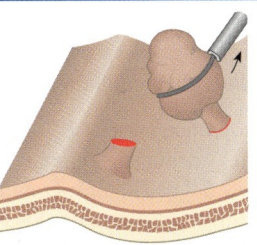

Findet sich bei der pathologisch-anatomischen Untersuchung des abgetragenen Polypen eine intraepitheliale Neoplasie oder ein Adenokarzinom, sind keine weiteren therapeutischen Maßnahmen erforderlich, wenn die Abtragung im Gesunden erfolg-

Ein im Gesunden abgetragener Polyp bedarf keiner weiteren Therapie.

te und/oder es sich um ein „Low-Risk-Adenokarzinom" ohne Gefäßeinbruch handelt. Bei einem „High-Risk-Adenokarzinom" muss in jedem Fall operiert werden.

Bei der **FAP** ist eine **totale Proktokolektomie** mit Anlage eines ileoanalen Pouches im jungen Erwachsenenalter indiziert, auch wenn noch keine Malignitätskriterien vorliegen. Bei den übrigen Polyposeformen werden vereinzelt stehende Polypen endoskopisch entfernt.

Prognose und Prophylaxe: Die Tumorverdopplungszeit des tubulären Adenoms beträgt 10–15 Jahre. Lokalrezidive treten nach unvollständiger Polypektomie auf.
Nach kompletter endoskopischer Abtragung von 1–2 neoplastischen Adenomen < 1 cm sollten **endoskopische Kontrolluntersuchungen** nach 5 Jahren, bei Abtragung von mehr als 2 Adenomen bzw. Adenomen ≥ 1 cm oder villösen Adenomen nach 3 Jahren durchgeführt werden.
Bei der **FAP** weisen 60 % aller Patienten bei Diagnosestellung bereits ein Karzinom auf, das die weitere Prognose bestimmt. Durch regelmäßige **Früherkennungsuntersuchungen** ab dem 10. Lebensjahr bei Familienangehörigen lässt sich diese Rate auf 12,5 % senken. Dazu gehören molekulargenetische (APC-Gen) und ophthalmologische Untersuchung, Kieferpanorama-Aufnahme (Osteome) und Koloskopien. Eine besondere Bedeutung kommt heute auch der Gastroskopie zu, da mehr FAP-Patienten an einem Magenkarzinom oder periampullären Karzinom sterben als an den Folgen der Kolonerkrankung.

5.8 Kolorektales Karzinom

▶ **Definition.** Es handelt sich um einen malignen Tumor, der von der Dickdarmschleimhaut ausgeht. In den überwiegenden Fällen liegt ein Adenokarzinom vor.

Epidemiologie: Das kolorektale Karzinom ist eines der häufigsten Malignome der westlichen Welt. Bei Frauen ist es nach dem Mammakarzinom das zweithäufigste Karzinom, bei Männern steht es nach Bronchial- und Prostatakarzinom an dritter Stelle. Männer sind etwas häufiger betroffen als Frauen. Das mittlere Erkrankungsalter liegt bei ca. 70 Jahren.

Lokalisation: 60 % der Karzinome sind im Rektum, 20 % im Sigma, 10 % im Zäkum bzw. Colon ascendens und 10 % im übrigen Kolon lokalisiert. In den letzten Jahren ist eine Verlagerung aus dem Rektosigmoid in höhergelegene Abschnitte zu beobachten.

▶ **Merke.** Die Unterscheidung zwischen Rektum- und Kolonkarzinom kann endoskopisch (starres Rektoskop) ermittelt werden: Als **Rektumkarzinome** gelten Tumoren, deren unterer (aboraler) Rand bis **16 cm** von der Anokutanlinie entfernt ist.

Klassifikationen: Das kolorektale Karzinom wird anhand der UICC/TNM-Klassifikation in verschiedene Stadien eingeteilt (TNM = Einteilung anhand der anatomischen Ausbreitung des Tumors, UICC = Einteilung anhand der prognostischer Kriterien). Tab. **E-5.11** stellt die verschiedenen Klassifikationen einander gegenüber.
Ein **Adenom mit schwerer Zellatypie** liegt vor, wenn die karzinomatösen Strukturen die Muscularis mucosae noch nicht durchbrochen haben. Da im Kolon die Lymphgefäße nur bis zur Submukosa reichen, ist somit eine Metastasierung bei Beschränkung auf die Mukosa nicht möglich.

Histologie: Das **Adenokarzinom** ist mit ca. 95 % der häufigste Typ. Seltenere Formen sind: muzinöses Karzinom, Siegelringzellkarzinom, adenosquamöses Karzinom, medulläres und undifferenziertes Karzinom.

Ätiopathogenese: Fast alle Dickdarmkarzinome (95 %) entstehen auf dem Boden eines **Adenoms** (Adenom/Dysplasie-Karzinom-Sequenz, s. Exkurs (S. 557)).
Etwa 5 % der Kolonkarzinome sind auf **genetische Faktoren** zurückzuführen: Dickdarmkarzinome in der Familienanamnese, hereditäres kolorektales Karzinom ohne Polyposis (HNPCC), familiäre adenomatöse Polyposis (FAP; s. S. 557) und andere seltenere intestinalen Polyposis-Syndrome (z. B. Peutz-Jeghers-Syndrom, familiäre juvenile Polyposis, s. S. 559).

E-5.11 Stadieneinteilungen und stadiengerechte Therapie des kolorektalen Karzinoms

TNM-System	UICC	Definition	Therapie
$T_{is}N_0M_0$	0	Carcinoma in situ	Operation unter kurativer Zielsetzung, ggf. kann bei Carcinoma in situ bei abgetragenen Polypen die Polypektomie ausreichend sein.
$T_{1-2}N_0M_0$	I	Ia Beschränkung auf Mukosa und Submukosa Ib Infiltration der Muscularis propria (nicht weiter)	Operation unter kurativer Zielsetzung: Kolonkarzinom: En-bloc-Resektion des tumortragenden Darmabschnitts mit regionaler Lymphadenektomie. Rektumkarzinom: abhängig von Lokalisation anteriore Rektumresektion mit Mesorektumexstirpation, transanale Lokalexzision, abdominoperineale Rektumexstirpation
$T_{3-4}N_0M_0$	II	Infiltration aller Wandschichten, Überschreitung der Darmwand	Kolonkarzinom: Operation unter kurativer Zielsetzung (s. o.) Rektumkarzinom: neoadjuvante Radio-/Chemotherapie (→ Downstaging), Versuch einer kurativen Operation und adjuvante Chemotherapie (Fluoropyrimidin)
jedes T, jedes N_{1-2}, M_0	III	regionale Lymphknoten oder Infiltration der Umgebung	Kolonkarzinom: Versuch einer kurativen Operation und adjuvante Chemotherapie (Oxaliplatin + Fluoropyrimidin) Rektumkarzinom: neoadjuvante Radio-/Chemotherapie (→ Downstaging), kurative Operation und adjuvante Chemotherapie (Fluoropyrimidin)
jedes T, jedes N, M_1	IV	Fernmetastasen	isolierte Lungen- und Lebermetastasen: Resektion Polychemotherapie (Fluoropyrimidin, Folsäure und Oxaliplatin) und monoklonale Antikörper gegen VEGF und EGF (Cetuximab oder Bevazizumab)

nach: Hellmich S.: Mündliche Prüfung Innere Medizin. Thieme; 2011

▶ **Exkurs.** **Hereditäres kolorektales Karzinom ohne Polyposis (HNPCC):** Dem HNPCC (Lynch-Syndrom) liegt eine Mutation verschiedener **DNA-Reparatur-Gene** (sog. Mismatch-Repair-Gene, v. a. MSH2 und MLH1) zugrunde. Neben den **Kolonkarzinomen** besteht außerdem ein erhöhtes Risiko für **extrakolische Neoplasien** (z. B. Endometrium-, Ovarial-, Magen-, Dünndarmkarzinom). Die Amsterdam- bzw. Bethesda-Kriterien weisen auf eine entsprechende Disposition hin (Tab. **E-5.12**). Die Diagnose kann letztendlich nur durch eine molekulargenetische Untersuchung bestätigt werden.

E-5.12 Klinische HNPCC-Kriterien (KRK = kolorektales Karzinom)

Amsterdam-Kriterien (alle Kriterien müssen erfüllt sein)	Bethesda-Kriterien (ein Kriterium muss erfüllt sein)
■ mind. 3 Familienangehörige mit KRK oder Karzinom des Endometriums, Dünndarms oder Urothels (Ureter/Nierenbecken), wobei ein Angehöriger mit den beiden anderen erstgradig verwandt sein muss ■ mind. 2 aufeinanderfolgende Generationen betroffen ■ mind. ein Patient mit Diagnose vor dem 50. Lebensjahr ■ Ausschluss einer FAP.	■ Patienten mit positiver Familienanamnese entsprechend den Amsterdam-Kriterien ■ Patienten mit synchronen oder metachronen Tumoren des HNPCC-Spektrums ■ Patienten mit KRK und einem erstgradig Verwandten mit KRK und/oder HNPCC-assoziierter Tumorerkrankung (einer vor dem 45. Lebensjahr) und/oder kolorektalem Adenom vor dem 40. Lebensjahr ■ Patienten mit Kolon- oder Endometriumkarzinom vor dem 45. Lebensjahr ■ Patienten mit Adenom vor dem 40. Lebensjahr.

Auch **Ernährungsfaktoren** wie Alkohol, Nikotin, hoher Fett- und Eiweißkonsum, Übergewicht oder niedriger Ballaststoffgehalt der Nahrung spielen eine Rolle. Gallensäuren können als Ko-Karzinogene wirken, während Vitamin C und Azetylsalizylsäure als Radikalenfänger protektive Eigenschaften zugeschrieben werden.
Die wichtigsten **Risikogruppen** eines kolorektalen Karzinoms sind zusammen mit dem jeweiligen Karzinomrisiko in folgender Tab. **E-5.13** zusammengefasst.

Auch **Ernährungsfaktoren** spielen eine Rolle, z. B. Alkohol, Nikotin, hoher Fett- und Eiweißkonsum, ballaststoffarme Ernährung.

Die wichtigsten **Risikogruppen** sind in Tab. **E-5.13** zusammengefasst.

E-5.13 Risikogruppen für kolorektale Karzinome

Risikoerkrankung/-gruppe	Karzinomrisiko
familiäre adenomatöse Polyposis (FAP)	100 %
hereditäres kolorektales Karzinom ohne Polyposis (HNPCC)	60 %
Colitis ulcerosa totalis	20 %
Morbus Crohn	3 %
Zustand nach Ureterosigmoidostomie	10 %
Mamma-, Ovarial- und Uteruskarzinom	10 %
kolorektale Adenome > 1 cm > 2 cm in der Familie	 5–10 % 50 % 10 %
Normalbevölkerung	2–5 %

Tumorausbreitung: Primär wächst der Tumor in Richtung Darmlumen, kann aber gleichzeitig über die Muscularis propria auch die Serosa infiltrieren.
Die **lymphogene** Ausbreitung des Rektumkarzinoms erfolgt über 3 Metastasenstraßen:
- **hoch sitzend:** paraaortale Lymphknoten
- **mittlere Etage:** zusätzlich Beckenwand
- **tief sitzend:** zusätzlich inguinale Lymphknoten.

Die **hämatogene** Ausbreitung erfolgt zunächst in die **Leber**, von dort in die **Lunge**.

Klinik: **Blut im Stuhl**, Änderungen der **Stuhlgewohnheiten**, Gewichtsverlust, Leistungsschwäche, Anämie sind hinweisend.

▶ Merke.

Ein Karzinom im **Colon ascendens** verläuft lange klinisch stumm. Bei Lokalisation im **Colon descendens** können Obstruktionserscheinungen (Ileus), bei Lokalisation im **Rektum** häufig Blutungen auftreten.

▶ Merke.

Diagnostik: Mit der **rektal-digitalen Austastung** lassen sich 25 % aller Rektumkarzinome erfassen. Verfahren der Wahl ist die **komplette Koloskopie**. Ist diese nicht möglich, kommen CT- oder MR-Kolonografie zum Einsatz (Abb. **E-5.13**).

Tumorausbreitung: Primär erfolgt das Tumorwachstum polypoid in Richtung Darmlumen. Gleichzeitig kann es zu einer Infiltration über die Muscularis propria in die Serosa kommen.
Die **lymphogene** Ausbreitung des **Rektumkarzinoms** erfolgt je nach Tumorsitz über 3 Metastasenstraßen. Die Prognose ist umso ungünstiger, je tiefer das Karzinom, von der Anokutanlinie aus betrachtet, sitzt:
- **hoch sitzend** (8–16 cm): paraaortale Lymphknoten (1 Metastasenstraße)
- **mittlere Etage** (4–8 cm): zusätzlich Beckenwand (2 Metastasenstraßen)
- **tief sitzend** (0–4 cm): zusätzlich inguinale Lymphknoten (3 Metastasenstraßen).

Die **hämatogene** Ausbreitung erfolgt zunächst in die **Leber**, von dort in die **Lunge**, erst dann ist eine generalisierte Ausbreitung möglich.

Klinik: **Blut im Stuhl** (sichtbar oder okkult), **Änderungen der Stuhlgewohnheiten**, Leibschmerzen, Gewichtsverlust, Leistungsschwäche, Anämie, gelegentlich unklares Fieber (bei Lokalisation im rechten Kolon) weisen auf ein kolorektales Karzinom hin.

▶ Merke. Jede **Änderung der Stuhlgewohnheiten** mit einer Dauer von **über 3 Wochen** sowie jede peranale **Blutung** sind, besonders bei älteren Menschen, karzinomverdächtig und sollten Anlass für eine endoskopische Untersuchung des gesamten Dickdarms sein.

Ein Karzinom im **Colon ascendens** verläuft lange Zeit wegen der noch flüssigen Stuhlkonsistenz klinisch stumm (selten sichtbare Blutungen), während sich ein Karzinom im **Colon descendens** durch Obstruktionserscheinungen bis hin zum mechanischen Ileus bemerkbar macht. Bei Lokalisation im **Rektum** ist häufig Blut im Stuhl sichtbar.

▶ Merke. Bei Blut im Stuhl sollte man sich nie mit der Diagnose Hämorrhoiden zufriedengeben, da 50 % aller Karzinompatienten auch aus Hämorrhoiden bluten. Durch eine digital-rektale Untersuchung und Koloskopie muss ein Karzinom ausgeschlossen werden.

Diagnostik: Bei der **körperlichen Untersuchung** ist bei jedem zweiten Patienten eine Resistenz im Abdomen tastbar, eventuell auch Lebermetastasen (evtl. Ikterus). Mit der **rektal-digitalen Austastung** lassen sich 25 % aller Rektumkarzinome erfassen. Diagnostisches Standardverfahren der Wahl ist die **komplette Koloskopie** mit Biopsie (die Rektosigmoidoskopie deckt nur 60 % aller Neoplasien auf). Ist eine komplette Koloskopie technisch nicht möglich (z. B. Stenose), kommen CT- oder MR-Kolonografie (virtuelle Endoskopie) zum Einsatz (Abb. **E-5.13**).

E-5.13 Kolorektales Karzinom

a Koloskopischer Befund: großer blumenkohlartiger Tumor.
b Virtuelle CT-Kolonografie mit Nachweis eines Polypen (Karzinoid).

b mit freundlicher Genehmigung von Prof. T. Vogl, Universitätsklinikum Frankfurt

Tumor-Staging: Im Rahmen des Tumor-Stagings muss insbesondere nach Lebermetastasen, beim Rektumkarzinom auch nach Lungenmetastasen gesucht werden. Sonografie und CT kommen zum Einsatz.

Tumor-Staging: Im Rahmen des Tumorstagings geht es primär um die Erfassung von Lebermetastasen durch Sonografie und CT. Bei etwa 15–20 % finden sich zum Zeitpunkt der Diagnosestellung bereits Lebermetastasen. Beim Rektumkarzinom muss auch nach Lungenmetastasen (Röntgen-Thorax) gesucht werden (anderer Metastasierungsweg!), die in 5 % zu erwarten sind.

Die Tumormarker **CEA** und **CA 19-9** sind zur Diagnosestellung wegen mangelnder Spezifität nicht geeignet, korrelieren aber gut mit der Tumormasse und dienen in erster Linie der postoperativen **Verlaufskontrolle**. Nach kompletter Tumorentfernung normalisieren sich die erhöhten präoperativen Werte und steigen bei Rezidiven erneut an.

Differenzialdiagnose: Je nach Symptomatik ist im Rahmen der Differenzialdiagnose an gutartige Polypen, chronisch-entzündliche Darmerkrankungen, Ileozäkaltuberkulose oder proktologische Erkrankungen wie Hämorrhoiden, Analfissur, Proktitis, Kryptitis zu denken.

Therapie: Primär ist eine **radikale Tumorresektion** mit Entfernung des regionalen Lymphabflussgebietes anzustreben. Die Resektion erfolgt in der **No-Touch-Technik** (Ligatur der zu- und abführenden Gefäße), um eine intraoperative Tumorzellverschleppung möglichst zu vermeiden. Die Verfahren unterscheiden sich je nach Lage des Karzinoms:

- **chirurgische Therapie:**
  - **Rektumkarzinom:** En-bloc-Resektion, entweder sphinktererhaltende **anteriore Rektumresektion** (Tumor im oberen und mittleren Drittel) oder **abdominoperineale Rektumexstirpation** mit Anlage eines Kolostomas, sog. Hartmann-Operation (Tumor im unteren Drittel, wenn Sicherheitsabstand kleiner als 3 cm)
  - **Kolonkarzinom:** En-bloc-Resektion; je nach Lokalisation erfolgt eine rechts- oder linksseitige Hemikolektomie bzw. eine Transversumresektion.

Eine Resektion umschriebener Lebermetastasen führt eindeutig zu einer Verlängerung der Überlebenszeit.

Als **Palliativmaßnahmen** kommen beim Kolonkarzinom Umgehungsanastomosen, endoskopische Metallstenteinlagen oder die Anlage eines Anus praeter infrage. Beim inoperablen Rektumkarzinom kann eine Tumorverkleinerung mit Wiederherstellung eines ausreichend weiten Darmlumens durch Lasertherapie, Argon-Plasma-Koagulation (APC) oder Elektrotherapie erfolgen.

- **medikamentöse Therapie:** Zur Therapie metastasierender kolorektaler Karzinome werden Kombinationen aus 5-Fluoruracil mit Folinsäure und Irinocetan oder Oxaliplatin eingesetzt. Basierend auf den Ergebnissen der Signaltransduktionsforschung werden Antikörper, die den epidermalen Wachstumsfaktor (EGFR) blockieren (Cetuximab und Panitumumab) oder Antikörper, die direkt den vaskulären endothelialen Wachstumsfaktor (VEGF) hemmen (Bevacizumab), eingesetzt. Daneben wird die sequenzielle Therapie als Standard in der Therapie des kolorektalen Karzinoms angewandt.
- **Strahlentherapie:** Eine Strahlentherapie in Kombination mit 5FU wird beim Rektumkarzinom zur Tumoverkleinerung präoperativ eingesetzt, ansonsten als Schmerzbestrahlung bei Tumorinfiltration im kleinen Becken.

Nachsorgeuntersuchungen: Im Stadium I wird zwar gemäß der aktuellen Leitlinie keine strukturelle Tumornachsorge gefordert, eine endoskopische Nachsorge sollte jedoch in allen Stadien immer nach 3 Jahren erfolgen. Bei kurativer endoskopischer Abtragung eines sog. Polypenkarzinoms sollte die endoskopische Kontrolle bereits nach 6 Monaten sowie 2 Jahren erfolgen. Bei fortgeschrittenem Tumor sind regelmäßige Untersuchungen indiziert: rektal-digitale Austastung, Labor (Blutbild, Tumormarker), Koloskopie, Abdomensonografie. Sie dienen der Erfassung eines Lokalrezidivs (häufig operabel), von Zweitkarzinomen (5–10%) und von Metastasen (v. a. Lebermetastasen, häufig operabel).

Prognose und Prophylaxe: Die Prognose des kolorektalen Karzinoms ist abhängig vom TNM-Stadium (Tab. **E-5.11**). Mit einem Lokalrezidiv ist in rund 20% der Fälle zu rechnen, doch selbst bei Leber- oder Lungenmetastasen ist mitunter noch eine kurative Behandlung möglich, wenn es gelingt, die Metastasen zu resezieren.

Früherkennungsuntersuchungen bei Nichtrisikogruppen: Zur Früherkennung des kolorektalen Karzinoms wird der **fäkale Okkult-Bluttest** (bei Frauen ab dem 35., bei Männern ab dem 45. Lebensjahr) durchgeführt (s. S. 542). Zur Früherkennungskoloskopie (S. 542).

Früherkennungsuntersuchungen bei Risikogruppen: s. Überblick in Tab. **E-5.14**.

Früherkennungsuntersuchungen bei Risikogruppen: Tab. **E-5.14** gibt einen Überblick über empfohlene Früherkennungsuntersuchungen bei verschiedenen Risikoerkrankungen.

E-5.14	Früherkennung des kolorektalen Karzinoms
familiäre adenomatöse Polyposis (FAP)	ab dem **10. Lebensjahr** jährliche Rektosigmoidoskopie (ggf. Koloskopie) für erstgradige Familienangehörige
hereditäres kolorektales Karzinom ohne Polyposis (HNPCC)	ab dem **25. Lebensjahr** Koloskopie alle 5 Jahre für erstgradige Familienangehörige
Adenom/Karzinom ohne hereditäre Basis	**Adenom:** 1. Kontrollkoloskopie nach kompletter Abtragung > 2 neoplastischer Adenome ≥ 1 cm oder villösen Adenomen nach 3 Jahren, bei 1–2 Adenomen < 1 cm nach 5 Jahren **kolorektales Karzinom:** zunächst jährliche Koloskopiekontrolle, dann alle 4 Jahre
Colitis ulcerosa	ab dem **8. Jahr nach Erkrankungsbeginn** jährliche Koloskopie

Internet-Links: www.dgvs.de (Deutsche Gesellschaft für Stoffwechselkrankheiten), www.gastro-liga.de (Deutsche Gesellschaft zur Bekämpfung der Krankheiten von Magen, Darm und Leber sowie von Störungen des Stoffwechsels und der Ernährung e. v.), www.gastromed-bng.de (Bundesverband der niedergelassenen Gastroenterologen in Deutschland)

6 Anorektum

6.1	Allgemeines	565
6.2	Anatomie und Physiologie	565
6.3	Diagnostische Methoden	566
6.4	Hämorrhoiden	566
6.5	Analkarzinom	567
6.6	Weitere Erkrankungen des Anorektums	568

6.1 Allgemeines

Die Proktologie beschäftigt sich mit Erkrankungen des Anorektums und ist ein Teilbereich der Gastroenterologie. Zu den proktologischen Erkrankungen zählen Veränderungen in der Perianalregion, im Analkanal und im Rektum.
Proktologische Erkrankungen sind weit verbreitet. Fast jeder erkrankt im Laufe seines Lebens mehrfach an Beschwerden, die im Bereich des Anorektums liegen. Im Vordergrund stehen dabei Hämorrhoidalleiden, mit zunehmendem Lebensalter Kontinenzprobleme.

6.1 Allgemeines

Die Proktologie beschäftigt sich mit Erkrankungen des Anorektums.

Proktologische Erkrankungen sind weit verbreitet. Im Vordergrund stehen Hämorrhoidalleiden und im Alter Kontinenzprobleme.

6.2 Anatomie und Physiologie

Zur Anatomie des Anorektums s. Abb. **E-6.1**.
Tritt Stuhl in das Rektum ein, werden die lokalen Dehnungsrezeptoren in der Ampullenwand erregt. Der **M. sphincter ani internus** (glatte Muskulatur) erschlafft reflektorisch. Gleichzeitig wird der Tonus des **M. sphincter ani externus** (quergestreifte Muskulatur) erhöht. Es entsteht Stuhldrang. Die Kontinenz wird durch die willentliche Kontraktion des M. sphincter ani externus aufrechterhalten. Er wird erst entspannt, wenn willentlich die **Defäkation** erfolgen soll. Diese tritt bei Erschlaffung beider Sphinkteren (einhergehend mit einem Abschwellen des Corpus cavernosum recti) sowie des Beckenbodens bei gleichzeitiger reflektorischer Kontraktion des Rektosigmoids ein. Unterstützt wird die Defäkation durch die Bauchpresse sowie die Hockstellung (Begradigung des anorektalen Winkels).

6.2 Anatomie und Physiologie

Zur Anatomie s. Abb. **E-6.1**.
Tritt Stuhl in das Rektum ein, erschlafft der **M. sphincter ani internus** reflektorisch. Die Kontinenz wird durch die willentliche Kontraktion des **M. sphincter ani externus** bis zur Defäkation aufrechterhalten.

E-6.1 Aufbau des Anorektums

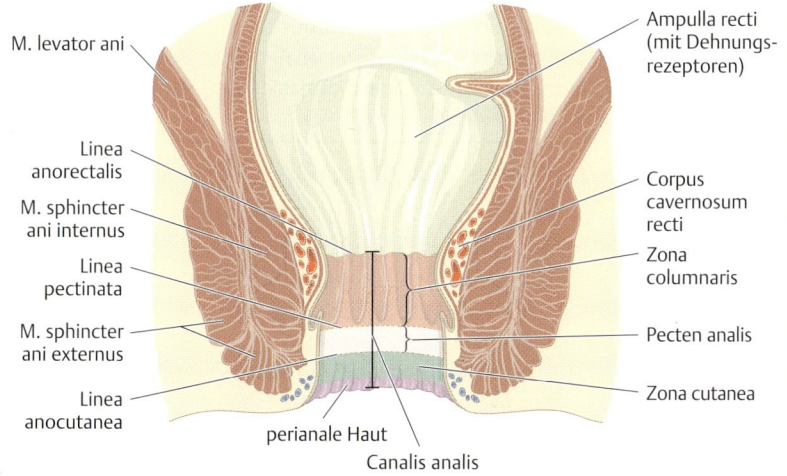

Das **Anorektum** besteht aus dem 12–15 cm langen Rektum und dem Analkanal. Entsprechend seiner Gefäßversorgung wird es in drei Stockwerke unterteilt. Das **erste Stockwerk** reicht von der äußeren Analöffnung bis zur Linea anorectalis. Die Blutversorgung erfolgt aus Ästen der **A. rectalis inferior**. Das **mittlere Stockwerk** ist eine schmale Zone, die dem Levatortrichter entspricht und noch nicht vom Peritoneum bedeckt ist. Die arterielle Versorgung erfolgt über die **A. rectalis media**. Das **obere Stockwerk** reicht bis zum Übergang in das Sigmoid, die Blutversorgung erfolgt über die **A. rectalis superior**.
Der **Analkanal** setzt sich aus drei Zonen zusammen. Die **erste Zone** (Zona cutanea) reicht von der äußeren Analöffnung bis zur Linea anocutanea. Die **zweite Zone** (Pecten analis) ist eine schmale Zone, die zahlreiche Dehnungs- und Schmerzrezeptoren enthält. Die obere **dritte Zone** (Zona columnaris) reicht bis zur Linea anorectalis, die den Übergang in die Ampulla recti darstellt.

6.3 Diagnostische Methoden

Zu einer vollständigen proktologischen Untersuchung gehören eine Inspektion des Afters mit und ohne Pressen, eine digitale Austastung, eine Proktoskopie und eine Rektosigmoidoskopie, eventuell ergänzt durch eine Röntgenuntersuchung (Defäkogramm, Kontrasteinlauf), Manometrie oder eine Koloskopie. Erweitert werden sollte sie ggf. durch eine parasitologische Stuhluntersuchung.

6.3.1 Körperliche Untersuchung

Die äußere **Inspektion** des analen und perianalen Bereichs lässt perianale Veränderungen wie Mariskus, Perianalthrombose, Condylomata etc. erkennen. Daran schließt sich die **rektal-digitale Untersuchung** des Analkanals (Prüfung des Sphinktertonus), der Prostata und des Rektums an.

6.3.2 Apparative Diagnostik

Mittels **Anoskop** (Länge: 5–10 cm) und **Proktoskop** (Länge: 10–15 cm) kann der Hämorrhoidalplexus erfasst und beurteilt werden. Lassen sich hiermit die Beschwerden nicht eindeutig klären, schließt sich eine **Rektosigmoidoskopie** mit einem starren oder flexiblen Endoskop an.
Fistelgänge werden mit einer Knopfsonde kanüliert. Um den Verlauf und die innere Fistelöffnung besser dokumentieren zu können, wird **Methylenblau** oder ggf. **Kontrastmittel** appliziert. Die verschiedenen Fistelformen lassen sich mit der **MRT** gut darstellen.
Die anale **Endosonografie** und **Defäkografie** dienen zum einen der Darstellung von Analsphinkter und M. puborectalis, zum anderen der Darstellung einer Puborektalisdysfunktion bzw. einer Rekto-, Sigmoido- oder Enterozele. Die anorektale **Manometrie** als Durchzugsverfahren gibt Auskunft über Ruhedruck (M. sphincter ani internus), Kneifdruck (M. sphincter ani externus), Perzeptionsschwelle und Compliance (Wandelastizität des Rektums).
Elektrophysiologische Untersuchungen wie die Messung der Pudenduslatenzzeit und EMG sind speziellen Fragestellungen vorbehalten. Kontinenztests für Flüssigkeiten (800 ml kann der Gesunde zurückhalten) oder der Metallkugeltest (der Gesunde kann ein Gewicht von 600 g halten) dienen der Beurteilung des Schweregrades der Inkontinenz.

6.4 Hämorrhoiden

▶ **Definition.** Der hämorrhoidale Schwellkörper (Corpus cavernosum) dient als arteriovenöses Gefäßkonvolut und ist ein zusätzlicher analer Verschlussmechanismus. Vergrößerte und beim Pressen in den Analkanal prolabierende Hämorrhoiden gelten als krankhaft (Hämorrhoidalleiden).

Epidemiologie: Bei etwa 70 % der über 30-Jährigen lassen sich proktoskopisch Hämorrhoiden nachweisen.

Ätiopathogenese: Hämorrhoiden sind als physiologischer Schwellkörper aufzufassen. Anhaltendes Pressen bei chronischer Obstipation führt zur Knotenbildung des Hämorrhoidalplexus, meist bei 3, 7 und 11 Uhr in Steinschnittlage.
Man unterscheidet äußere und innere Hämorrhoiden:
- **Äußere Hämorrhoiden** (heute besser: **Perianalthrombose**) sind schmerzhafte, intravasale Gerinnsel im Plexus haemorrhoidalis inferior (venös).
- **Innere Hämorrhoiden** (arteriell) sind, sofern sie nicht prolabieren, nur endoskopisch sichtbar.

Sekundäre Auslöser von Hämorrhoiden sind Übergewicht, häufige Schwangerschaften, mangelnde Bewegung und Laxanzienabusus.

Klinik: Beim Hämorrhoidalleiden steht entweder eine akute hellrote **Blutung** oder ein reponibler **Prolaps** des Hämorrhoidalplexus im Vordergrund.
Es werden drei **Schweregrade** des Hämorrhoidalleidens unterschieden (Abb. **E-6.2**).

Diagnostik: Zunächst wird die Analregion während des Pressens inspiziert, anschließend erfolgt die Ano- bzw. Proktoskopie (Abb. **E-6.3**).

E-6.2 Gradeinteilung der Hämorrhoiden

Grad I   Grad II   Grad III
(bei Grad IV nicht reponierbar)

Grad I: Nur proktoskopisch sichtbare submuköse Polster.
Grad II: Auf Bauchpresse in den unteren Analkanal oder vor den Anus prolabierende Knoten mit spontaner Retraktion.
Grad III: Prolabierende Knoten; nur manuell reponibel.
Grad IV: permanenter Prolaps (nicht reponierbar).

E-6.3 Endoskopische Befunde bei Hämorrhoiden

a Hämorrhoidalplexus in Inversion mit dem Sigmoidoskop aufgenommen, mit sog. Drachenzähnen (Analfibrome).
b Hämorrhoiden I. Grades (proktoskopisches Bild): Hämorrhoiden bei 3 und 7 Uhr und düsterrote Vorwölbung der Schleimhaut.
c Hämorrhoiden III. Grades mit Vorfall der Analschleimhaut.
b,c aus: Moll I.: Duale Reihe Dermatologie. Thieme; 2010

Differenzialdiagnose:

▶ **Merke.** Hämorrhoiden und Rektumkarzinom kommen nicht selten nebeneinander vor, deshalb erfolgt die Behandlung der Hämorrhoiden erst nach Ausschluss eines Rektumkarzinoms!

Therapie: Hämorrhoiden **I. und II. Grades** werden nach Abklingen der akuten Entzündungszeichen mittels Salben und Zäpfchen **konservativ** behandelt: Sklerosierung, Gummibandligatur, Verödung mit dem Infrarotkoagulator. Hämorrhoiden **III. Grades** mit Analprolaps bedürfen einer **operativen** Therapie.

Prognose: Rezidive des Hämorrhoidalleidens sind häufig. Die Behandlung entspricht der bei Erstdiagnostik. Zur Rezidivprophylaxe kann die Sklerotherapie in regelmäßigen Abständen wiederholt werden.

6.5 Analkarzinom

▶ **Definition.** In 90 % der Fälle handelt es sich um ein Plattenepithelkarzinom des Analkanals bzw. Analrandes.

Epidemiologie: Analkarzinome machen 1,5 % aller gastrointestinalen Malignome aus.

Ätiopathogenese: Ursächlich kommen Virusinfektionen (Herpesvirus, humanes Papillomavirus), bakterielle Infektionen (Chlamydia trachomatis, Gonorrhö) und Immunsuppression infrage.

Differenzialdiagnose:

▶ **Merke.**

Therapie: Hämorrhoiden **I. und II. Grades** werden **konservativ** (Sklerotherapie, Gummibandligatur, Infrarotkoagulator), Hämorrhoiden **III. Grades operativ** behandelt.

Prognose: Rezidive sind häufig.

6.5 Analkarzinom

▶ **Definition.**

Epidemiologie: 1,5 % aller gastrointestinalen Malignome.

Ätiopathogenese: Risikofaktoren sind virale (Herpesvirus, HPV) und bakterielle Infektionen (Chlamydia trachomatis, Gonorrhö), Immunsuppression.

Klinik: Klinische Zeichen sind Blutungen, Sekretabsonderungen, Schmerzen.

Diagnostik: Die diagnostischen Maßnahmen umfassen die Inspektion, Palpation sowie Proktoskopie mit Biopsie. An Staging-Untersuchungen werden eine Abdomensonografie inklusive Untersuchung der Leistenregion, ein Abdomen-CT, eine Endosonografie der Analregion sowie ein Röntgen-Thorax durchgeführt. Ferner werden die Tumormarker CEA und SCC bestimmt.

Differenzialdiagnose: Differenzialdiagnostisch kommen Condylomata lata oder accumulata, eine Herpesinfektion und ein Rektumkarzinom infrage.

Therapie und Prognose: Das Analkarzinom wird mit kombinierter Radiochemotherapie (Mitomycin und 5-FU plus Bestrahlung) behandelt. Die 5-Jahres-Überlebensrate liegt bei 60–85 %.

6.6 Weitere Erkrankungen des Anorektums

E-6.1 Weitere Erkrankungen des Anorektums

Erkrankung	Bemerkungen
Mariske	Bei der Mariske (Abb. **E-6.4a**) handelt es sich um einen perianal lokalisierten, schlaffen **Hautlappen**, häufig nach konservativer Therapie einer Perianalthrombose. Eine Mariske kann die Analhygiene beeinträchtigen. Eine Exzision in Lokalanästhesie ist dann sinnvoll.
Perianalthrombose	Es liegt eine **Thrombose** der subkutan gelegenen **Vv. rectales inferiores** vor, früher auch äußere Hämorrhoiden genannt. Heftiges Pressen bei Obstipation begünstigt eine Perianalthrombose (Abb. **E-6.4b**). Die akute Perianalthrombose führt zu plötzlich einsetzenden heftigen Schmerzen und macht ein Sitzen unmöglich. Sie muss in Lokalanästhesie inzidiert und der Thrombus exprimiert werden.
Analfissur	Der Analfissur (Abb. **E-6.4c**) liegt ein kleines Ulkus nach Thrombose im sensiblen Anokutanbereich zugrunde, das zu einer Kontraktion des Musculus sphincter internus führt (meist bei obstipierten Patienten mit erschwerter Defäkation). Der hoch rote, schmerzhafte **Einriss der Analschleimhaut** reicht dabei bis zur Linea dentata. Die Defäkation ist außerordenlich schmerzhaft, sodass sich eine Dyschezie (chronische Obstipation wegen Angst vor schmerzhafter Defäkation) entwickelt. Die akute schmerzhafte Analfissur wird in Lokalanästhesie gedehnt (Dilatation des Analsphinkters) oder exzidiert. Alternativ kann eine Nitroglyzerinsalbe (0,1 %ig) oder eine Injektion von Botulinum-Toxin versucht werden. Die chronische Analfissur wird exzidiert.
Analabszess, Analfistel	Analfistel und Analabszess gehen auf eine **Infektion der Proktodäaldrüsen** zurück. Seltener entwickeln sie sich auf dem Boden chronisch-entzündlicher Darmerkrankungen (v. a. Morbus Crohn (S. 545)). Man unterscheidet komplette (Darmlumen – äußere Haut), inkomplette innere (Öffnung ins Darmlumen) und inkomplette äußere Fisteln (keine Darmverbindung). Jede Analfistel muss operativ behandelt werden, wobei ein Morbus Crohn als Grundkrankheit ausgeschlossen werden sollte.
Rektum- und Analprolaps	Beim Analprolaps liegt ein meist reponibler **Vorfall des Anoderms** vor die Linea anocutanea mit radiärem Faltenmuster vor. Beim Rektumprolaps kommt es zu einem Vorfall aller Wandschichten bei häufig gleichzeitigem Vorliegen einer Sphinkter- oder Beckenbodenschwäche (Abb. **E-6.4d**).
Proctalgia fugax	Charakteristischerweise starke, plötzlich auftretende, bis zu 30 min andauernde Schmerzen im Rektum unbekannter Ursache. Die rektal-digitale Untersuchung wie die Proktoskopie sind unauffällig.

E-6.4 Häufige proktologische Befunde

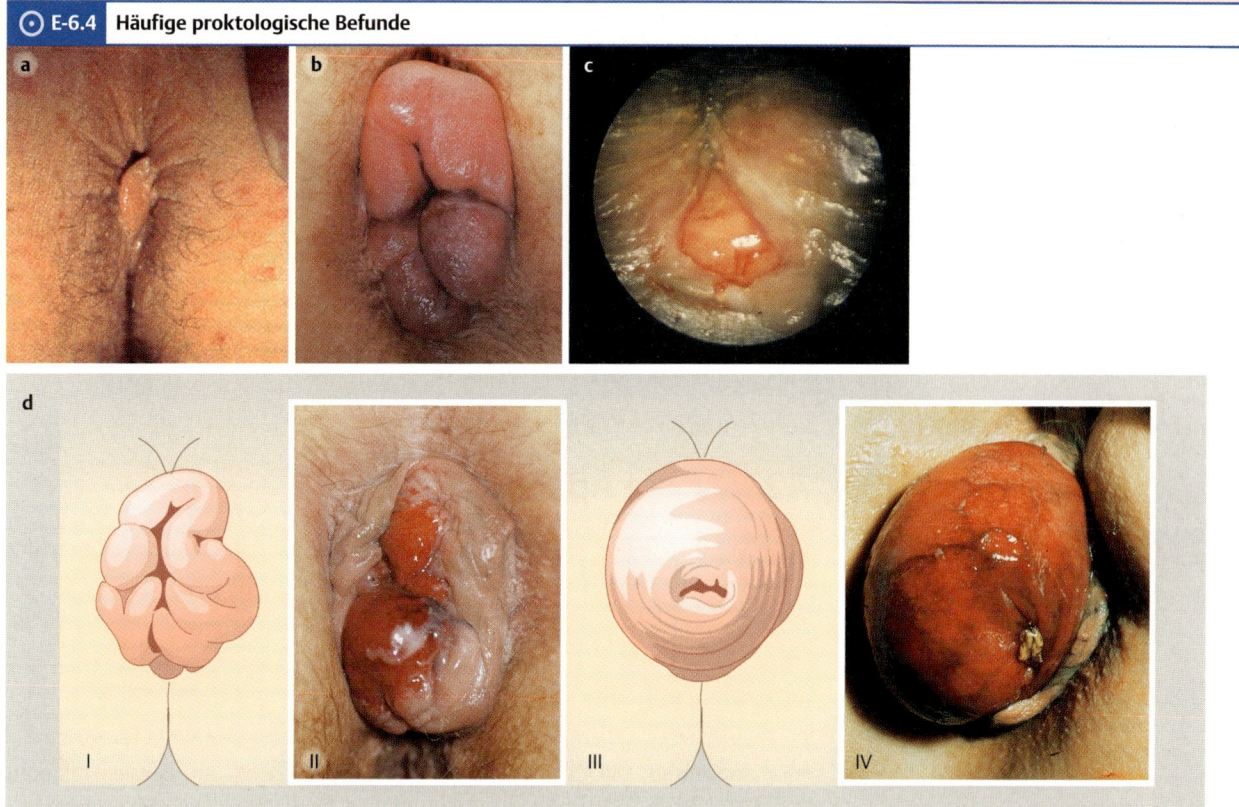

a **Mariske** (Analfalte) bei 9 Uhr.
b **Perianalthrombose:** bei 4–6 Uhr umfänglicher mehrkammeriger Thrombosebezirk (ca. 3–4 Tage alt), ausgeprägtes Kollateralödem.
c Akute **Analfissur** bei 6 Uhr.
d Anal- (I, II) und Rektumprolaps (III, IV).

a aus: Moll I.: Duale Reihe Dermatologie. Thieme; 2010; b,c, dII aus: Winkler R., Otto P., Schiedeck T.: Proktokologie. Thieme; 2011

7 Gastroenterologische Notfälle

7.1 Akutes Abdomen ... 570
7.2 Akute Appendizitis ... 570
7.3 Ileus ... 572
7.4 Gastrointestinale Blutung ... 574

7.1 Akutes Abdomen

7.1 Akutes Abdomen

Siehe S. 462

Siehe Leitsymptom Bauchschmerz (S. 462).

7.2 Akute Appendizitis

7.2 Akute Appendizitis

▶ Definition.

▶ **Definition.** Akute seröse bis phlegmonöse Entzündung des Wurmfortsatzes mit Zeichen des akuten Abdomens unklarer Ätiologie. Die „chronische" Appendizitis ist häufig eine Verlegenheitsdiagnose bei unklaren rechtsseitigen Unterbauchschmerzen.

Epidemiologie: Männer erkranken häufiger als Frauen, der Altersgipfel liegt zwischen dem 20. und 30. Lebensjahr.

Ätiopathogenese: Die Ursache der Appendizitis ist unbekannt. Neben lokalen Faktoren werden auch systemische Infektionen diskutiert.

Der Entzündungsprozess beginnt in den Krypten und breitet sich bis zur Serosa hin aus. Er kann lokal begrenzt bleiben (**perityphlitisches Infiltrat**) oder eine diffuse **Peritonitis** zur Folge haben.

Epidemiologie: Männer erkranken häufiger an einer akuten Appendizitis als Frauen, der Altersgipfel liegt zwischen dem 20. und 30. Lebensjahr.

Ätiopathogenese: Die Ursache der Appendizitis ist unbekannt. Lokalen Faktoren (z. B. Kotsteine, Strangulation, Durchblutungsstörung, Schleimhautschwellung durch Retention von Darminhalt) kommt ebenso Bedeutung zu wie systemischen Infektionen (z. B. Yersiniose, Maserninfektion).

Die akute Appendizitis beginnt in der Tiefe der Schleimhautkrypten, wobei sich die Entzündungsherde submukös bis zur Serosa hin ausbreiten und konfluieren, sodass nach 24–48 Stunden das Bild einer phlegmonösen oder ulzerösen Appendizitis vorliegt. Der Entzündungsprozess kann entweder lokal begrenzt bleiben (**perityphlitisches Infiltrat**) oder durch Perforation in die Bauchhöhle zu einer diffusen **Peritonitis** führen.

Klinik: Zunächst treten **Schmerzen im Epigastrium** auf, die in den **rechten Unterbauch** wandern. Typisch ist eine rektal-axilläre **Temperaturdifferenz** von über 0,5 °C bei Temperaturen um 38 °C.

Klinik: Die akute Appendizitis beginnt plötzlich mit **Schmerzen im Epigastrium**, die innerhalb weniger Stunden in den **rechten Unterbauch** wandern und von Übelkeit, Brechreiz, Obstipation oder Durchfall begleitet sein können. Die Schmerzen selbst sind zunächst vorwiegend kolikartig, später kontinuierlich zunehmend bohrend. Charakteristisch ist eine rektal-axilläre **Temperaturdifferenz** von über 0,5 °C bei Temperaturen um 38 °C.

▶ Merke.

▶ **Merke.** Mit einer **atypischen Verlaufsform** ist bei retrozäkaler Lage (20 %) und bei Umschlagen der Appendix nach medial mesozäkal, ferner im Säuglings- und Greisenalter sowie während der Schwangerschaft zu rechnen.

Komplikationen: Komplikationen einer akuten Appendizitis sind **Gangrän, Perforation** mit **diffuser Peritonitis** (bei Perforation eines Abszesses vorübergehende Schmerzerleichterung möglich!) sowie ein **perityphlitischer Abszess**. Selten kommt es zu einer **Pylephlebitis**.

Komplikationen: Je nach Aktivität des entzündlichen Geschehens kann es innerhalb weniger Stunden nach Auftreten der ersten Symptome zu einer **Gangrän** und **Perforation** mit diffuser Peritonitis kommen. Bei Perforation eines Abszesses in die Bauchhöhle ist eine vorübergehende Schmerzerleichterung möglich, bis sich die Zeichen einer **diffusen Peritonitis** (diffuser Druckschmerz, Loslassschmerz, Abwehrspannung, fehlende Darmgeräusche) einstellen. Bei Ausbildung eines **perityphlitischen Abszesses** kann dieser nach 3–5 Tagen palpiert und sonografisch erfasst werden. Perforation und Ausbildung eines perityphlitischen Abszesses hängen von der Lokalisation der Appendix und der Abdeckung durch Umgebungsstrukturen ab. Selten tritt eine Entzündung der Pfortaderäste **(Pylephlebitis)** auf, die multiple Leberabszesse zur Folge haben kann.

Diagnostik: Diagnoseweisend sind körperliche Untersuchung, Sonografie und Labor.

Diagnostik: Im Mittelpunkt der Diagnostik stehen die körperliche Untersuchung (Palpation, Perkussion, Auskultation), die Sonografie und die Laboruntersuchungen.

E 7.2 Akute Appendizitis

Körperliche Untersuchung: Bei **Palpation** des Abdomens können durch unterschiedliche Provokationsmanöver (Abb. **E-7.1a**) charakteristische Befunde auftreten, insbesondere bei Lokalisation des Wurmfortsatzes in der Fossa iliaca (70 %):
- Druckschmerz am **McBurney-** oder **Lanz-Punkt**
- **Blumberg-Zeichen:** Loslassschmerz im rechten Unterbauch bei Eindrücken im linken Unterbauch
- **Rovsing-Zeichen:** Schmerz im rechten Unterbauch durch Ausstreichen des Darms in Richtung Zäkum
- **Psoasschmerz:** Schmerzen im rechten Unterbauch bei Anheben des rechten Beines.

Auch die **rektale** und **vaginale** Untersuchung muss stets durchgeführt werden. Dabei findet sich häufig neben der Ampulle ein Druckschmerz. Bei Auskultation des Abdomens ist auf Darmgeräusche zu achten.

Sonografie: Bei akuter Appendizitis finden sich entzündliche Infiltrate im rechten Unterbauch. Bei idealen Schallbedingungen kann die Appendix vergrößert und wandverdickt dargestellt werden, ebenso die mediale Zäkumwand (Abb. **E-7.1b**). Eine CT ist nur ausnahmsweise (Zweifelsfälle) erforderlich.

Labor: Häufig findet sich eine **Leukozytose** (11 000–15 000/µl). Erythrozyten können im Harn vorkommen und sprechen nicht gegen eine Appendizitis (Mitbeteiligung des Ureters bei der lokalen Entzündung).

Differenzialdiagnose: Im Rahmen der Differenzialdiagnose ist an alle Krankheitsbilder zu denken, die mit einem **akuten Abdomen** (S. 464) einhergehen können. Besonders zu achten ist auf die akute Ileitis im Rahmen einer Yersiniose („Pseudoappendizitis") oder eines Morbus Crohn, ein entzündetes Meckel-Divertikel (Rest des Ductus omphaloentericus), eine akute Salpingitis, eine Extrauteringravidität bzw. Ruptur eines Graaf-Follikels oder einer Corpus-luteum-Zyste.

Therapie: Die akute Appendizitis bedarf der **frühen Operation** (Abb. **E-7.1c**), da die Komplikationen der Appendizitis gefährlicher sind als die Operation. Bei unklarem Krankheitsbild muss der Patient engmaschig überwacht werden (außerdem frühe Kooperation mit Chirurgen). Nur beim umschriebenen perityphlitischen Infiltrat oder bei einem schlecht abgrenzbaren Konglomerattumor ist ein vorsichtiges Abwarten, eventuell bei gleichzeitiger Gabe eines Antibiotikums, erlaubt.

Prognose: Bei einer frühen Operation beträgt die Letalität der akuten Appendizitis 0,01 %, bei perforierter Appendizitis mit diffuser Peritonitis 5 %. In 0,7 % der Fälle ist eine Relaparotomie wegen lokaler Komplikationen erforderlich.

E-7.1 Druck- und Schmerzpunkte bei akuter Appendizitis (a), sonografischer Befund (b) und intraoperativer Befund (c)

a
1 McBurney-Punkt
2 Blumberg-Zeichen
3 Lanz-Punkt
4 Rovsing-Zeichen
5 Douglas-Schmerz

b Wandödem der Appendix.
c Intraoperativer Befund mit aufgetriebener Spitze des Wurmfortsatzes und fibrös-eitrig belegter Serosa (phlegmonöses Stadium).

a nach: Henne-Bruns D., Dürig M., Kremer B.: Duale Reihe Chirurgie. Thieme; 2008; c aus: Riede U. N., Werner M., Schäfer H. E.: Allgemeine und spezielle Pathologie. Thieme; 2004

7.3 Ileus

▶ Definition. Unter Ileus (Darmverschluss) versteht man eine **Störung der Darmpassage**, die sowohl Dünndarm als auch Dickdarm betreffen kann. Sie beruht auf einer dynamischen Störung (= funktioneller Ileus) oder auf einem mechanischen Hindernis (= mechanischer Ileus). Je nach Lage des Ileus unterscheidet man einen **hohen** (Dünndarm) von einem **tiefen** (Dickdarm) Ileus. Der Darmverschluss kann komplett (Ileus) oder inkomplett (**Subileus**) sein.

Ätiopathogenese: Je nach Ursache werden zwei Hauptformen unterschieden: der **mechanische** (häufiger) und der **funktionelle** Ileus (Tab. E-7.1). Beide Formen können auch in Kombination vorliegen. Während der Dünndarmileus meist durch Briden und Adhäsionen ausgelöst wird, ist der Dickdarmileus meist auf Karzinome zurückzuführen.

E-7.1 Ursachen für Ileus

Form	Ursachen

mechanischer Ileus	▪ **Obstruktion** (v. a. im Dickdarm)
	  – intraluminal: z. B. Tumoren, Fremdkörper, Divertikulitis, Gallenstein
	  – extraluminal: z. B. Briden (Bridenileus), Adhäsionen, Hernien, Tumoren, Peritonealkarzinose
	▪ **Strangulation** (v. a. im Dünndarm): Durchblutungsstörung der Darmsegmente durch z. B. Inkarzeration (Hernien), Volvulus, Invagination.

funktioneller Ileus	**paralytischer Ileus** (Paralyse der Peristaltik) ▪ **reflektorisch:** postoperativ nach Baucheingriffen, Gallenblasen- oder Ureterkolik ▪ **entzündlich:** z. B. Appendizitis, akute Pankreatitis, Divertikulitis, Pneumonie ▪ **metabolisch:** z. B. Hypokaliämie, Hyperkalzämie, diabetisches Koma ▪ **vaskulär:** z. B. akuter Mesenterialinfarkt ▪ **medikamentös:** z. B. Opiate, Neuroleptika, Anticholinergika ▪ **Spätstadium** eines mechanischen Ileus. **spastischer Ileus** (spastische Darmwandkontraktion) ▪ **infektiös:** z. B. Wurmbefall ▪ **toxisch:** z. B. Bleivergiftung.

Die Behinderung der Darmpassage führt zu einer **Stase** des Darminhaltes und einem **intraluminalen Druckanstieg**. Die Stase fördert das Wachstum pathogener Bakterien, die Darmwanddehnung führt zu einem Flüssigkeitseinstrom in die Darmwand und in das Darmlumen sowie zu einer Minderperfusion der Darmwand. Schließlich kommt es zu Schleimhauterosionen und später Darmwandnekrosen, die eine **Peritonitis** mit Gefahr einer **Perforation** und ein **septisches Schockgeschehen** mit irreversiblen Organschäden zur Folge haben können.

Klinik: Beim **mechanischen Ileus** kommt es zu Übelkeit, Erbrechen, Meteorismus mit Auftreibung des Abdomens, Stuhl- und Windverhalt sowie kolikartigen Abdominalschmerzen. Je nach Lokalisation des Ileus können die Symptome variieren:
- **hoher Ileus (Dünndarm):** frühes, heftiges Erbrechen (Mageninhalt, Galle, fäkulentes Material), wenig Meteorismus, fehlender Stuhlgang
- **tiefer Ileus (Dickdarm):** selten spätes Erbrechen (Kot), starker Meteorismus, Stuhlgang (evtl. Obstipation oder Diarrhö).

▶ Merke. Je höher der Ileus, desto früher und stärker das Erbrechen.

Der **paralytische Ileus** zeigt ähnlich Symptome, die aber weniger dramatisch einsetzen. Häufig findet sich ein begleitender Singultus (Schluckauf).
Der zunehmende Flüssigkeits- und Elektrolytverlust in das Darmlumen und das Erbrechen können eine Exsikkose bewirken und schließlich zu einem Schockzustand führen.

Diagnostik: Anamnestisch müssen v. a. Beginn der Beschwerden, Schmerzlokalisation, letzter Stuhl- oder Windabgang, Erbrechen und Voroperationen erfragt werden. Dann müssen das Abdomen inspiziert (Laparotomienarben) und nach Bruchpforten oder Resistenzen (Abwehrspannung?) abgetastet und eine rektale Palpation durchgeführt werden. Bei der Auskultation des Abdomens weisen klingende Darmgeräusche (**Durchspritzperistaltik**) auf einen länger bestehenden mechanischen Ileus hin, während beim paralytischen Ileus Darmgeräusche fehlen (**Totenstille im Bauchraum**). Tachykardie, Blutdruckabfall (hypovolämischer Schock), Exsikkose, Hämatokritanstieg, Leukozytose (< 15 000/µl: einfacher Ileus, 15 000–25 000/µl: Strangulationsileus, > 40 000/µl: primär vaskulär bedingter Ileus) sowie eine metabolische Azidose sind wichtige klinische Hinweise auf einen Ileus.

Die **Röntgen-Übersichtsaufnahme** des Abdomens im Stehen oder Linksseitenlage zeigt etwa 4–5 Stunden nach Beginn der Erkrankung geblähte Darmschlingen mit Flüssigkeitsspiegeln proximal des Hindernisses. Die abnorm lufthaltigen Dünndarmschlingen haben dabei die Tendenz, sich steigleiterartig aufzurichten (Abb. **E-7.2**). Die Zäkumblähung spricht für einen Dickdarmileus und ist das wichtigste Unterscheidungsmerkmal zwischen Dünndarm- und Dickdarmileus. Findet sich Luft im Zäkum, können zur Lokalisationsdiagnostik des Hindernisses ein **Kolonkontrasteinlauf** mit Gastrografin oder ggf. eine Abdomen-CT durchgeführt werden.

Sonografisch zeigen sich stehende Darmschlingen mit Pendelperistaltik, ggf. freie Flüssigkeit oder Luft im Abdomen (Abb. **E-7.2c**). Bei einem Gallensteinileus sind die Gallenwege luftgefüllt (Aerobilie), bei fortgeschrittener intestinaler Ischämie findet sich Luft in den Pfortaderästen.

Bei V. a. Obstruktionsileus, z. B. durch ein Rektosigmoidkarzinom, ist eine **Endoskopie** (behutsames Vorgehen mit wenig Luftinsufflation) indiziert.

Die **Röntgen-Übersichtsaufnahme** des Abdomens zeigt geblähte Darmschlingen mit Flüssigkeitsspiegeln proximal des Hindernisses, die sich steigleiterartig aufrichten (Abb. **E-7.2**). Bei V. a. Dickdarmileus (Zäkumblähung) ist ein **Kolonkontrasteinlauf** mit Gastrografin indiziert.

Sonografisch zeigen sich stehende Darmschlingen sowie ggf. freie Flüssigkeit oder Luft im Abdomen (Abb. **E-7.2c**).

Die **Endoskopie** ist bei V. a. Obstruktionsileus indiziert.

⊙ **E-7.2** Radiologische (a, b) und sonografische (c) Befunde bei mechanischem Ileus

Duodenalileus „double bubble"
hochsitzender Dünndarmileus
tiefsitzender Dünndarmileus
Dickdarmileus

a Schematische Darstellung.
b Abdomenaufnahme in Linksseitenlage: Ausgedehnte Spiegel im Verlauf des Dünndarms.
c Dünndarmabschnitte dilatiert und flüssigkeitsgefüllt mit Pendelperistaltik, Kerckring-Falten sichtbar (Pfeilspitzen).

a aus: Reiser M., Kuhn F.-P., Debus J.: Duale Reihe Radiologie. Thieme; 2011; b aus: Thurn P., Bücheler E., Lackner K. J., Thelen M.: Einführung in die radiologische Diagnostik. Thieme; 1998; c aus: Rettenmaier G., Seitz K.: Sonographische Differentialdiagnostik. Band 2, Thieme; 2000

▶ **Merke.** Entscheidend ist, den Ileus möglichst schnell und früh zu erkennen. Eine verspätete Diagnose kann zu irreversiblen Darmischämien führen mit Perforation und Peritonitis.

▶ **Merke.**

Differenzialdiagnose: In den letzten Jahren hat die intestinale **Pseudoobstruktion** (s. Exkurs) zunehmende differenzialdiagnostische Bedeutung erlangt, da die Grenzen zum funktionellen Ileus fließend sind.

Differenzialdiagnose: Die **intestinale Pseudoobstruktion** hat zunehmende differenzialdiagnostische Bedeutung erlangt.

▶ **Exkurs.** **Intestinale Pseudoobstruktion:** Unterschieden werden die akute und chronische intestinale Pseudoobstruktion. Bei der **akuten** Form (Ogilvie-Syndrom, nicht toxisches Megakolon) kommt es zu einer massiven Aufweitung von Zäkum und Colon ascendens als Folge einer vorübergehenden Störung der autonomen Innervation. Bei der **chronischen** Form treten rezidivierend Symptome eines mechanischen Dünn- bzw. Dickdarmileus auf, ohne dass sich bei einer Operation eine mechanische Obstruktion nachweisen lässt.
Kennzeichnend für beide Formen ist eine massive Gasdilatation des rechten Hemikolons ohne distale organische Läsion und ohne intraabdominale Ursache der Darmparalyse. Die **Diagnose** lässt sich heute manometrisch stellen (Störungen des interdigestiven Motorkomplexes oder unkoordinierte Kontraktionen), wobei eine Ösophagusmanometrie bereits wichtige Hinweise liefern kann. Im Rahmen der symptomatischen Therapie kommt der endoskopischen Darmdekompression evtl. mit Legen einer Dekompressionssonde eine wichtige Rolle zu.

▶ **Exkurs.**

7.4 Gastrointestinale Blutung

▶ Definition. Die gastrointestinale (GI) Blutung ist durch einen Blutverlust in Ösophagus-, Magen- oder Darmlumen gekennzeichnet. Je nach Lokalisation der Blutung unterscheidet man:
- **obere gastrointestinale Blutung:** Blutung proximal der Flexura duodenojejunalis (= Treitz-Band). 80–90 % aller GI-Blutungen entstehen hier
- **mittlere gastrointestinale Blutung:** Blutung zwischen Treitz-Band und Ileozökalklappe
- **untere gastrointestinale Blutung:** Blutung distal der Ileozökalklappe (kolorektal).

E-7.2 Häufige Ursachen bei oberer, mittlerer und unterer Gastrointestinalblutung

obere GI-Blutung	mittlere GI-Blutung	untere GI-Blutung
▪ **Magen- und Duodenalulzera** (S. 501)	▪ Dünndarmtumoren (S. 535)	▪ **Hämorrhoiden** (S. 566)
▪ akute erosive Gastritis (S. 496)	▪ Morbus Crohn (S. 545)	▪ Kolonkarzinom (S. 560)
▪ erosive Ösophagitis (S. 482)	▪ Z. n. Mesenterialinfarkt (S. 538)	▪ Polypen (S. 557)
▪ Ösophagus- (S. 626) und Magenfundusvarizen (S. 626)	▪ Angiodysplasien. (S. 537)	▪ Divertikel (S. 554), Meckel-Divertikel (S. 571)
▪ Mallory-Weiss-Syndrom (S. 487)		▪ entzündliche Darmerkrankungen: Morbus Crohn, Colitis ulcerosa (s. S. 545), infektiöse Kolitis, pseudomembranöse Kolitis (s. S. 545)
▪ Magenkarzinom (S. 510)		▪ ischämische Kolitis (S. 540)
▪ selten: Vaskulopathien, Angiodysplasien, Hämobilie.		▪ Dünndarmtumoren
		▪ Angiodysplasien (S. 537)
		▪ Z. n. Mesenterialinfarkt (S. 538)
		▪ Analfissuren (Tab. E-6.1).

Ätiologie: Obere GI-Blutungen resultieren am häufigsten aus **Magen-** oder **Duodenalulzera**. Die Aktivität einer akuten Ulkusblutung wird nach Forrest in 3 Blutungstypen eingeteilt (Abb. E-3.9, S. 505). Mittlere GI-Blutungen (Blutungsquelle Jejunum oder Ileum) resultieren meist aus Dünndarmtumoren. Untere GI-Blutungen sind häufig auf Läsionen im kolorektalen Bereich und hier meist auf blutende **Hämorrhoiden** (S. 566) zurückzuführen. Die häufigsten Ursachen zeigt folgende Tab. E-7.2.

Klinik: Prinzipiell muss zwischen **akuter** (Kreislaufdysregulation bis hin zum Volumenmangelschock, S. 234) und **chronischer Blutung** (evtl. nur Blutbildveränderungen im Sinne einer Anämie) unterschieden werden. Je nach Blutungslokalisation kann es zu folgenden sichtbaren Zeichen einer Blutung kommen:

Bluterbrechen (= **Hämatemesis**): Hinweis auf eine obere GI-Blutung. Das erbrochene Blut kann **kaffeesatzartig** (Kontakt mit Salzsäure führt zur Hämatinbildung, s. Abb. E-7.3a) oder **hell- bis dunkelrot** (z. B. bei Ösophagusvarizenblutung) gefärbt sein.

Teerstuhl (Meläna, Abb. E-7.3b): meist Zeichen einer oberen GI-Blutung (s. S. 473).

Hämatochezie (Blutstuhl): typischerweise bei unterer GI-Blutung (s. S. 473).

E-7.3 Kaffeesatzerbrechen (a), Teerstuhl (b), Blutstuhl (c)

aus: Füeßl H. S., Middecke M.: Duale Reihe Anamnese und Klinische Untersuchung. Thieme; 2010

▶ Merke. Hellrotes Blut findet sich auch beim Bluthusten (**Hämoptoe**), das Blut ist jedoch schaumig und es bestehen meist feuchte Rasselgeräusche über der Lunge (zur DD bei Teerstuhl und Hämatochezie s. S. 473).

▶ Merke.

In Abhängigkeit von der Ursache sind weiterhin vielfältige **Begleitsymptome** möglich (z. B. epigastrische Schmerzen bei Erosionen oder Ulzerationen, vorausgegangenes heftiges Erbrechen bei Mallory-Weiss-Syndrom, chronische Diarrhö bei bekannter chronisch-entzündlicher Darmerkrankung), die auch diagnostisch wegweisend sein können (s. u.).

Je nach Ursache sind weiterhin vielfältige **Begleitsymptome** möglich.

Diagnostik: Zur Basisdiagnostik gehören Anamnese (Medikamente? Ulkus?), körperliche Untersuchung (Schockzeichen?) und Laboruntersuchungen (u. a. Blutbild, Gerinnung, Blutgruppe).
Bei V. a. eine **obere GI-Blutung** wird bei klinisch relevanter Blutung und nach Kreislaufstabilisierung eine **Notfall-Ösophagogastroduodenoskopie** (ÖGD) durchgeführt. In nicht dringenden Fällen erfolgt eine Routine-Endoskopie mit Klassifikation der Blutungsaktivität nach Forrest (Abb. **E-3.9**, S. 505). Lässt sich die Blutungsquelle im Rahmen der ÖGD nicht lokalisieren, muss eine mittlere bzw. untere GI-Blutung abgeklärt werden.
Bei V. a. eine **untere GI-Blutung** ist eine **Ileokoloskopie** nach Kolonlavage indiziert. Bei negativem Ergebnis muss eine Kapselendoskopie bzw. eine **Push-Enteroskopie** (= Doppelballonenteroskopie = Methode der Wahl bei V. a. mittlere GI-Blutung) oder **selektive Angiografie** (Blutverlust > 1 ml/min erforderlich) angeschlossen werden, um die Blutungsquelle nachzuweisen.

Diagnostik: Zur Basisdiagnostik gehören Anamnese, körperliche Untersuchung und Labor.

Bei V. a. eine **obere GI-Blutung** wird bei klinisch relevanter Blutung und nach Kreislaufstabilisierung eine **Notfall-ÖGD** durchgeführt.

Bei V. a. eine **untere GI-Blutung** ist eine **Ileokoloskopie** indiziert.

Therapie: In den meisten Fällen gelingt die **Blutstillung endoskopisch** (z. B. Unterspritzung, Fibrinklebung, Sklerosierung, Clip) (Abb. **E-7.4**). Nur in Ausnahmefällen (z. B. massive GI-Blutung) ist eine explorative Laparotomie mit ggf. intraoperativer Endoskopie indiziert. Blutende Tumoren sollten reseziert werden. Zur Therapie der verschiedenen Krankheitsbilder, die in Tab. **E-7.2** dargestellt sind, s. entsprechende Kapitel.

Therapie: Primär endoskopische Blutstillung (Abb. **E-7.4**), in Ausnahmefällen explorative Laparotomie. Näheres s. einzelne ursächliche Krankheitsbilder.

E-7.4 Endoskopische Blutstillung

a, b Unterspritzung einer akuten Ulkusblutung mit Adrenalin (a), Aspekt nach Injektion (b).
c Blutstillung mittels Clip bei blutendem Ulcus ventriculi.
aus: Block B., Schachschal G., Schmidt H.: Der Gastroskopie-Trainer. Thieme; 2005

Leber, Galle, Pankreas

F

1 **Leber** 579
2 **Gallenwege und Gallenblase** 636
3 **Pankreas** 650

1 Leber

1.1	Anatomie	579
1.2	Physiologie	581
1.3	Leitsymptome	582
1.4	Diagnostische Methoden	584
1.5	Virale Hepatitiden	587
1.6	Autoimmune Hepatitiden (AIH)	601
1.7	Genetisch bedingte Lebererkrankungen	602
1.8	Toxische und alimentäre Leberschäden	611
1.9	Cholestatische Leberkrankheiten	618
1.10	Lebererkrankungen in Verbindung mit einer Schwangerschaft	620
1.11	Leberzirrhose	621
1.12	Lebertumoren	633

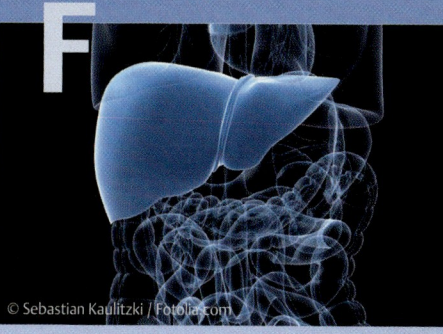
© Sebastian Kaulitzki / Fotolia.com

1.1 Anatomie

1.1.1 Lage und makroskopischer Aufbau

Die Leber ist mit ca. 1 500 g das größte Organ des Menschen und liegt weitgehend intraperitoneal unterhalb der rechten Zwerchfellkuppel. Sie wird durch das Lig. falciforme und das Lig. teres hepatis in den größeren **Lobus dexter** und den kleineren **Lobus sinister** unterteilt. An ihrer Unterfläche befindet sich die Facies visceralis, in deren Mitte die **Leberpforte** liegt. Diese ist Eintrittsstelle der V. portae, der A. hepatica propria und von Nervenfasern sowie Austrittsstelle des Ductus hepaticus communis.

1.1.2 Blutversorgung

Die Leber erhält ihren Blutzustrom zum einen aus dem **systemischen Kreislauf** über die A. hepatica (ca. 25 %), zum anderen aus dem **Splanchnikusgebiet** über die V. portae (Zusammenfluss der V. mesenterica superior und V. lienalis, führt O_2-armes, aber nährstoffreiches Blut, ca. 75 %). Das Blut beider Gefäßsysteme vereinigt sich in den Lebersinusoiden, die das Blut zur V. centralis weiterleiten, von dort gelangt es über die Vv. hepaticae in die V. cava inferior.

1.1.3 Mikroskopischer Aufbau

Die Leber besitzt aufgrund ihrer vielfältigen Funktionen eine differenzierte Struktur. Strukturelle Untereinheit ist das **Leberläppchen**, das einen polygonalen Querschnitt aufweist (Abb. F-1.1a). An den Ecken des Polygons befinden sich die **Portalfelder** mit dem Glisson-Dreieck (periportales Feld), bestehend aus einem Ast der Portalvene, einem Ast der A. hepatica und einem Gallengang. Im Zentrum des Polygons verläuft die Zentralvene. Zwischen den radiär zur Zentralvene führenden **Lebersinusoiden** (Abb. F-1.1b), die von den Sinusendothelzellen gebildet werden, liegen die **Hepatozyten** in Bälkchen angeordnet und durch den Disse-Raum von den Sinusendothelien getrennt.
Zwischen benachbarten Hepatozyten befinden sich die **Gallenkanalikuli**, die von den kanalikulären Membrandomänen zweier benachbarter Hepatozyten gebildet werden und die Galle dem Gallengang im Portalfeld zuleiten. Die Galle in den Kanalikuli fließt in entgegengesetzter Richtung zum Gallengang des Portalfelds. Das Leberläppchen ist keine funktionelle Untereinheit, da die produzierte Galle mehreren Portalfeldern zugeleitet wird und weil das zuströmende Blut aus mehreren Portalvenenästen und Arterien stammt. Außerdem haben die Hepatozyten in verschiedenen Arealen (portal, intermediär, zentral) eine unterschiedliche Enzymausstattung und entsprechend unterschiedliche metabolische Funktionen. Die **funktionelle Untereinheit** des Leberparenchyms wird als **Leberazinus** bezeichnet.

> ▶ **Merke.** Die periportal gelegenen Hepatozyten kommen als erste mit dem Pfortaderblut in Kontakt, was sie besonders anfällig für toxische Substanzen macht. Die in der Nähe der Zentralvene befindlichen Hepatozyten sind hingegen am ehesten durch eine Minderdurchblutung und Sauerstoffmangel gefährdet (toxische Substanzen sind bereits teilweise abgebaut, Blut aber O_2-ärmer).

F-1.1 Anatomie der Leber

a, b Strukturelle Gliederung der Leber: Lebervenenläppchen (blau), Leberazinus (rot), Portalvenenläppchen (grün) (a); Zentralvenenläppchen (b).

c Schematische Darstellung eines Sinusoids mit den benachbarten Zellen des Leberparenchyms: Die Wand der Sinusoide wird von Sinusendothelzellen gebildet, die von Poren (Fenestrae) durchbrochen werden. Zwischen den Sinusendothelzellen und den Hepatozyten befindet sich der Disse-Raum. An der sinusoidalen Membran der Hepatozyten wird die Austauschfläche durch Mikrovilli vergrößert. Im Lumen der Sinusoide befinden sich die Kupffer-Zellen. Die hepatischen Sternzellen (Fettspeicherzellen) liegen zwischen den Sinusendothelien und den Hepatozyten. Zwischen zwei aneinandergrenzenden Hepatozyten verlaufen parallel zu den Sinusoiden die Canaliculi biliferi (Gallenkanalikuli).

b aus: Schünke M., Schulte E., Schumacher U.: Prometheus Innere Organe. Thieme; 2009; Zeichner: Markus Voll

Zellen des Leberparenchyms

Das Lebergewebe enthält außer den **Hepatozyten Sinusendothelzellen, Kupffer-Zellen, hepatische Sternzellen** und **PIT-Zellen**.

Zellen des Leberparenchyms

Hepatozyten: Als Parenchymzellen haben sie metabolische Funktionen, insbesondere die Metabolisierung der Nährstoffe, die Funktion der Biotransformation und Sekretion und die Bildung der Galle. Sie dienen außerdem dem Abbau von Hormonen und Signalstoffen, der Säure-Basen-Regulation und der Synthese der Akute-Phase-Proteine und Komplementfaktoren (s. auch Stoffwechselfunktionen, S. 581).

Sinusendothelzellen: Sie kleiden, ähnlich wie Endothelzellen in den Gefäßen, die Lebersinusoide aus und stellen über Poren die Verbindung zum Disse-Raum her.

Kupffer-Zellen: Gehören als Makrophagen zum Immunsystem. Sie befinden sich im Lumen der Sinusoide auf den Sinusendothelien und haben die Funktion der Phago- und Pinozytose, der Abgabe von Signalstoffen, der Elimination von Toxinen, der Synthese von Matrixkomponenten und der Antigenpräsentation.

Hepatische Sternzellen (Fettspeicherzellen): Die Sternzellen umgreifen mit ihren Ausläufern die Sinusoide und regulieren durch ihre Fähigkeit zur Kontraktion den Blutfluss in den Sinusoiden. Sie stellen den Hauptspeicher des Organismus für Vitamin A dar. Sie werden zudem unter pathologischen Bedingungen zu den entscheidenden Zellen für die Produktion extrazellulärer Matrix im Disse-Raum. (Zunahme des sinusoidalen Widerstandes und Störung der Diffusionsstrecke bei Leberzirrhose).

PIT-Zellen: Lymphozyten mit Killerzellfunktion.

1.2 Physiologie

1.2.1 Stoffwechselfunktionen

Die Leber ist das zentrale Stoffwechselorgan des Menschen. Mit Ausnahme eines Teils der Fette, die über dem Ductus thoracicus direkt in den großen Kreislauf gelangen, fließen über die Pfortader alle Nahrungsstoffe, die aus dem Darm resorbiert wurden, in die Leber und werden dort unter Mitwirkung von Hormonen und vegetativen Nerven metabolisiert. Hepatozyten bearbeiten das nährstoffreiche Blut aus dem Gastrointestinaltrakt, bilden und scheiden gallepflichtige Substanzen über die kanalikuläre Membran in die Gallenkanalikuli aus und regulieren und koordinieren verschiedene Stoffwechselprozesse.

Aminosäuren- und Eiweißstoffwechsel

Die Aufgaben der **Hepatozyten** sind:
- Aufnahme und Verteilung der Aminosäuren aus der Nahrung und Regulation der Aminosäurekonzentration im Blut.
- Überführung von Aminosäuren in Glukose und Bindung von Stickstoff und Ammoniak in Harnstoff. Täglich werden im Harnstoffzyklus 6–20 g Harnstoff erzeugt und im Urin ausgeschieden.
- Synthese von Proteinen (v. a. Albumin, Transportproteine, Akute-Phase-Proteine, Gerinnungsfaktoren [außer Faktor VIII] und Komplementfaktoren). Die tägliche Eiweißsynthese liegt bei rund 50 g, 50 % davon sind Plasmaproteine.

Bei Leberinsuffizienz werden unter anderem die Synthese von Gerinnungsfaktoren (→ Blutungsneigung), Albumin (→ Aszites, Ödeme) und Cholinesterase vermindert sowie die Entgiftung stickstoffhaltiger Substanzen zu Harnstoff beeinträchtigt (→ Hyperammonämie).

Kohlenhydratstoffwechsel

Bei der Regulation des Kohlenhydratstoffwechsels erfüllt die Leber folgende Funktionen:
- Nahrungskohlenhydrate aus dem Pfortaderblut (80 % Glukose, 10 % Galaktose, 10 % Fruktose) werden in der Leber als **Glykogen** gespeichert. Galaktose und Fruktose werden in den Glukosestoffwechsel eingeschleust. Wird die Speicherkapazität von 300–400 g überschritten, kann eine Umwandlung in Fett (Triglyzeride) erfolgen.
- Bei Absinken des Glukosespiegels oder bei erhöhtem Bedarf in der Peripherie wird Glykogen in **Glukose rückverwandelt (Glykogenolyse)** oder **Glukose neu synthetisiert (Glukoneogenese)**, z. B. auch aus Muskelprotein.

Die Leber ist durch die Glykogensynthese, Glykogenolyse und Glukoneogenese an der Blutzuckerregulation beteiligt. Beim akuten Leberversagen wird zunächst eine Hyperglykämie, in späteren Stadien dann infolge der Störung der Glukoneogenese eine Hypoglykämie beobachtet, chronische Lebererkrankungen gehen mit einer gestörten Glukosetoleranz einher. Eine überkalorische Ernährung oder Stoffwechselerkrankungen (z. B. Diabetes mellitus) können zu einer Fettleber führen.

Fettstoffwechsel

Im Fettstoffwechsel besitzt die Leber folgende Funktionen:
- Synthese von Triglyzeriden aus Kohlenhydraten oder Aminosäuren, die entweder in der Leber deponiert oder als VLDL-Lipoproteine ins Blut abgegeben werden.
- Synthese von Apoproteinen für den Transport von Triglyzeriden im Blut.
- Synthese verschiedener Lipide als Bestandteile der Zellmembranen (Cholesterin, Phospholipide) oder der Galle (Cholesterin, Gallensäure, Lezithin).
- Abbau der Fettsäuren.

▶ **Merke.** Patienten mit alkoholischer Hepatitis (s. S. 613) weisen häufig exzessiv erhöhte Triglyzeridspiegel auf, die sich unter Alkoholkarenz innerhalb weniger Tage normalisieren. Bei Patienten mit chronischen Lebererkrankungen finden sich oft verminderte Fett- und Lipoproteinspiegel als Ausdruck einer verminderten Syntheseleistung.

1.2.2 Weitere Funktionen

Biotransformation: Die Leber ist Ort der **Entgiftung von Stoffwechselprodukten** (z. B. Bilirubin oder Ammoniak) und **von körperfremden Substanzen** (Xenobiotika wie Arzneimittel). In der Mikrosomenfraktion bzw. dem endoplasmatischen Retikulum besitzt die Leber ein Enzymsystem, das wasserunlösliche Stoffe (z. B. Steroidhormone, Prostaglandine, Medikamente) oxidiert (Phase-I-Stoffwechsel) und anschließend mit Glukuronsäure, Sulfatresten oder Glycin konjugiert (Phase-II-Stoffwechsel) und damit wasserlöslich macht. Durch diese Biotransformation können **toxische Substanzen** und Medikamente entgiftet werden, aber auch Metaboliten mit toxischer Wirkung entstehen (Giftung).

Die Aktivität, insbesondere der Cytochrom-P450-abhängigen Monooxygenasen, unterliegt individuellen Schwankungen durch Polymorphismen (langsame und schnelle Metabolisierer), Enzyminduktion oder Substratkompetition am aktiven Zentrum bei Einnahme mehrerer Arzneimittel. Dies kann zu einem verzögerten oder beschleunigten Medikamentenabbau führen.

Der **First-pass-Effekt** beschreibt den bei der 1. Leberpassage eliminierten Anteil einer Substanz bzw. eines Medikaments.

Außerdem werden in der Leber wichtige **Signalstoffe** (z. B. Hormone, Zytokine) gebildet und katabolisiert. Die Leber dient unspezifischen Abwehrvorgängen durch die Synthese von **Akute-Phase-Proteinen** und **Komplementfaktoren** (s. Eiweißstoffwechsel, S. 581. Wichtig ist ferner die **Regulation des Säure-Basen-Haushalts** durch die leberspezifische Harnstoffsynthese.

Gallebildung

Die Leber bildet als exokrine Drüse täglich ca. 700 ml **Galle**. Lezithin und Gallensäuren wirken im Rahmen der Nährstoffresorption als Lösungsvermittler für wasserunlösliche Stoffe (Mizellenbildung). Die **Gallensäuren** durchlaufen einen **enterohepatischen Kreislauf** (s. S. 637).

Die Galle hat folgende Aufgaben:
- Förderung der Fettverdauung und der Aufnahme fettlöslicher Vitamine
- Ausscheidung verschiedener sog. gallepflichtiger Substanzen (z. B. Bilirubin, Medikamente).

Bilirubinstoffwechsel

Bilirubin entsteht überwiegend als **Abbauprodukt des Hämoglobins** alter Erythrozyten (80 %) in den Zellen des retikuloendothelialen Systems (RES) in einer Menge von 250–350 mg/d. 20 % des Bilirubins stammen aus Häm, das als prosthetische Gruppe in hepatischen Enzymen (Cytochrom P450) und anderen Proteinen zu finden ist. Bilirubin ist primär wasserunlöslich (unkonjugiertes oder indirektes Bilirubin). Es wird an Albumin gebunden in die Leber transportiert und intrazellulär mit Glukuronsäure konjugiert (konjugiertes oder direktes Bilirubin). Das Konjugat wird aktiv in die Galle über einen spezifischen ATP-abhängigen Transporter (Multidrug-Resistance-Protein; MRP) in den Gallekanalikulus sezerniert. Mit der Galle gelangen die Bilirubinkonjugate in den Darm. Der weitere Abbau erfolgt durch die Darmflora, wobei farbloses Urobilinogen und dunkel pigmentierte Sterkobiline entstehen. Direktes Bilirubin kann besonders bei erhöhter Konzentration auch renal ausgeschieden werden.

Zu einer **Störung des Bilirubinstoffwechsels** führen schwere Lebererkrankungen, Hämolysen mit vermehrtem Anfall von Bilirubin oder Abflusshindernisse im Bereich der abführenden Gallenwege. Je nach Ursache kommt es zu einem Anstieg des direkten oder indirekten Bilirubins (s. Leitsymptom Ikterus).

1.3 Leitsymptome

Die Symptome chronischer Lebererkrankungen sind unspezifisch und umfassen Allgemeinsymptome wie Müdigkeit, Schwäche, Appetitlosigkeit, Gewichtsabnahme, Übelkeit, Antriebslosigkeit und allgemeines Krankheitsgefühl. Spezifischere Beschwerden, die mit einer Lebererkrankung vereinbar sind, stellen Ikterus, heller Stuhl, dunkler Urin, Juckreiz und ein aufgetriebenes Abdomen dar.

Im Folgenden soll eine wichtiges Leitsymptom hepatobiliärer Erkrankungen, die Gelbsucht (Ikterus), ausführlicher dargestellt werden. Die mit einer Leberzirrhose assoziierten Symptome werden im Kapitel Leberzirrhose abgehandelt.

1.3.1 Ikterus

▶ **Definition.** Unter einem **Ikterus** versteht man die Gelbfärbung von Körpergeweben durch verstärkte Ablagerung von Bilirubin. Er wird ab Bilirubinkonzentrationen im Blut von ≥ 2,5 mg/dl (Hyperbilirubinämie) zuerst an den Skleren (Abb. **F-1.2a**) und Schleimhäuten, oberhalb von 3–4 mg/dl als Hautikterus sichtbar (zum Bilirubinstoffwechsel s. o.). Der Begriff **Cholestase** beschreibt dagegen ein Syndrom, das nicht nur zu einer Zunahme von Bilirubin, sondern auch von weiteren gallepflichtigen Substanzen im Blut führt.

Ätiologie: Man unterscheidet drei Formen des Ikterus:
- prähepatischer Ikterus
- hepatischer Ikterus
- posthepatischer Ikterus.

Der **prähepatische Ikterus** entsteht durch den Anstieg des indirekten (nicht konugierten) Bilirubins durch verstärkten Blutabbau (Hämolyse), der die Kapazität der hepatozellulären Bilirubinaufnahme und Glukuronidierung übersteigt.

Der **hepatische Ikterus** ist Folge einer erworbenen oder angeborenen Störung des hepatozellulären Bilirubinstoffwechsels. Angeborene Störungen beruhen entweder auf einer verminderten intrazellulären Konjugation (z. B. Morbus Gilbert-Meulengracht, Crigler-Najjar-Syndrom, s. u.) oder auf einer verminderten kanalikulären Exkretion von konjugiertem Bilirubin in die Gallenwege (Dubin-Johnson-Syndrom, Rotor-Syndrom). Erworbene Ursachen für einen hepatischen Ikterus beruhen auf einer Vielzahl von Leberzellschädigungen (z. B. viral, hypoxisch oder metabolisch).

Der **posthepatische Ikterus** resultiert aus Erkrankungen (z. B. Gallensteine, Tumoren, narbige oder entzündliche Stenosen, primär oder sekundär sklerosierende Cholangitis), die den Galleabfluss in den Gallenwegen behindern bzw. die Gallenwege aufstauen (= **extrahepatische Cholestase**, Näheres s. Tab. **F-2.1**, S. 640).

Bei vermehrter renaler Ausscheidung von konjugiertem Bilirubin nimmt der Urin eine bierbraune Farbe an. Ein lehmfarbener acholischer Stuhl ist kennzeichnend für eine fehlende Bilirubinausscheidung in der Galle (s. Tab. **F-1.1**).

Eine **Hyperbilirubinämie** ist nur im Neugeborenenalter (Kernikterus) gefährlich.

Beim **Morbus Gilbert-Meulengracht** (Icterus intermittens juvenilis, Manifestationsalter ca. 20. Lebensjahr) findet sich eine direkte Hyperbilirubinämie von über 1,5 mg/dl infolge einer Konjugationsstörung. Beim Fasten steigt das direkte Bilirubin weiter an. Klinisch zeigen sich uncharakteristische Beschwerden wie Müdigkeit und Kopfschmerzen. Das Blutbild ist unauffällig, die Retikulozytenzahl liegt im Normbereich (DD: hämolytische Anämie). Therapiebedürftigkeit besteht nicht.

Diagnostik: Das diagnostische Vorgehen bei Vorliegen eines Ikterus bzw. wegweisende Laborparameter zur Differenzierung der Ikterusformen zeigen Abb. **F-1.2** und Tab. **F-1.1**.

1.3.1 Ikterus

▶ **Definition.**

Ätiologie: Unterschieden werden:
- prähepatischer
- hepatischer
- posthepatischer Ikterus.

Der **prähepatische Ikterus** entsteht bei verstärktem Blutabbau (Hämolyse), der die Kapazität der hepatozellulären Bilirubinkonjugatbildung übersteigt.

Der **hepatische Ikterus** ist Folge einer erworbenen (hepatozelluläre Schädigung) oder angeborenen Ursache (Glukuronidierungsstörung oder Transporterdefekt). Näheres zur intrahepatischen Cholestase s. Tab. **F-2.1**, S. 640.

Der **posthepatische Ikterus** resultiert aus Erkrankungen, die den Galleabfluss in den Gallewegen behindern (extrahepatische Cholestase, s. Tab. **F-2.1**, S. 640).

Eine **Hyperbilirubinämie** ist nur im Neugeborenenalter (Kernikterus) gefährlich.

Beim **Morbus Gilbert-Meulengracht** findet sich eine direkte Hyperbilirubinämie > 1,5 mg/dl infolge einer Konjugationsstörung. Es besteht keine Therapieindikation.

Diagnostik: s. Abb. **F-1.2** und Tab. **F-1.1**.

≡ F-1.1	Parameter zur Differenzierung der Ikterusformen		
	prähepatischer (hämolytischer) Ikterus	hepatischer (hepatozellulärer) Ikterus	posthepatischer Ikterus
Serumwerte:			
direktes Bilirubin (konjugiertes Bilirubin)	n	+	+
indirektes Bilirubin (unkonjugiertes Bilirubin)	+	(+)	(+)
Urin:			
Bilirubin	–	+	+
Urobilinogen	+	+	–
Stuhlfarbe	dunkel	hell (bis dunkel)	hell

F-1.2 Klinischer Aspekt (a) und Algorithmus zur diagnostischen Abklärung bei Ikterus (b)

a Ikterisch verfärbte Konjunktiven.

a aus: Füeßl H. S., Middecke M.: Duale Reihe Anamnese und Klinische Untersuchung, Thieme; 2010; b nach: Baenkler H. W. et. al.: Kurzlehrbuch Innere Medizin. Thieme; 2007

Differenzialdiagnose: „Falscher Ikterus" bzw. „Pseudoikterus" durch Ablagerung von Farbstoffen in der Haut, z. B. nach intensivem Karottengenuss über einen längeren Zeitraum.

Therapie: Die Therapie hat sich nach der Ursache des Ikterus zu richten (s. einzelne Krankheitsbilder).

1.4 Diagnostische Methoden

Neben Anamnese und körperlicher Untersuchung als Basismaßnahmen im Rahmen der Diagnostik dienen die klinisch-chemischen Untersuchungsverfahren sowohl der Erkennung und Klassifizierung als auch der Verlaufskontrolle von Leberkrankheiten. Sie werden ergänzt durch die modernen indirekten bildgebenden Verfahren wie Sonografie und ggf. CT. In einigen Fällen, insbesondere bei unklaren chronischen Lebererkrankungen, kann auf eine morphologische Diagnostik (Laparoskopie, Histologie) nicht verzichtet werden.

1.4.1 Anamnese und Inspektion

Im Rahmen der Anamnese müssen äußere Einflüsse (Alkohokonsum, Medikamente, berufsbedingte Noxen, Auslandsreisen, Transfusionen) und endogene Faktoren (z. B. frühere Lebererkrankungen, familiäre Stoffwechselstörungen wie Morbus Wilson), die sich auf die Leberfunktion auswirken können, eruiert werden. Patienten mit Lebererkrankungen haben wenig fassbare Beschwerden. Viele Erkrankungen nehmen einen chronischen, sich über viele Jahre erstreckenden Verlauf.

Im Rahmen der Inspektion können eine Reihe von **Leberhautzeichen** wie Palmarerythem, Weißnägel, Spider naevi, Lackzunge, Bauchglatze, „Caput medusae" (vermehrte Venenzeichnung im Bereich der Bauchdecke bei portaler Hypertension), Aszites oder Ikterus auf eine chronische Lebererkrankung hinweisen (Abb. **F-1.3**).

F-1.3 Sichtbare Leberhautzeichen als Hinweis auf eine chronische Lebererkrankung

Ikterus
Xanthelasmen/Xanthome (bevorzugt bei PBC)
Rhagaden
Acne vulgaris
glatte, rote Zunge (Lackzunge, b)
Parotisschwellung
Purpura (Gerinnungsstörungen durch verminderte Bildung von Gerinnungsfaktoren + Thrombozytopenie)
Spider-Nävi, Teleangiektasien (c)
Gynäkomastie (durch verminderten Östrogenabbau)
Kollateralvenen
Exsikkose
Striae
Nabel- und Leistenhernien
„Geldscheinhaut"
Palmarerythem (d)
Dupuytren-Kontraktur
Weißnägel/Uhrglasnägel
Hodenatrophie (durch verminderten Östrogenabbau)
Fehlen männlicher Sekundärbehaarung (durch verminderten Östrogenabbau)
Weißfleckung nach Abkühlung
Ödem (Hypalbuminanämie durch verminderte Albuminbildung)
Weißnägel (e)/Uhrglasnägel

b-e aus: Voigtländer V., Maaßen D.: Dermatologie und Innere Medizin. Hippokrates; 1995

▶ **Merke.** Die enge Verbindung zwischen Gastrointestinaltrakt und Leber wird durch oft gemeinsam auftretende Erkrankungen beider Organe deutlich, wie z. B. bei schweren Entzündungen oder Vergiftungen.

▶ **Merke.**

1.4.2 Palpation und Perkussion

Die **Größe der Leber** kann palpatorisch, perkutorisch oder durch Kratzauskultation bestimmt werden. Normalerweise ist der Leberunterrand bei tiefer Inspiration eben unterhalb des rechten Rippenbogens in der Medioklavikularlinie tastbar. Eine Größenzunahme (Leberdämpfung in der Medioklavikularlinie > 12 cm) findet sich bei der Fettleber, bei akuten Entzündungsprozessen, bei Lebermetastasen und bei der chronischen Hepatitis, während die Leber bei der fortgeschrittenen Zirrhose schrumpft. Eine genauere Größenbestimmung lässt sich sonografisch treffen (s. u.). Palpatorisch können zudem **Konsistenz** und **Oberflächenbeschaffenheit** der Leber beurteilt werden (z. B. Konsistenz weich: Leberverfettung, hart: Bindegewebevermehrung, Zirrhose; Oberfläche grobknotig: z. B. Leberzirrhose, Metastasen).

1.4.2 Palpation und Perkussion

Die **Größe der Leber** kann palpatorisch und perkutorisch bestimmt werden. Der Leberunterrand sollte bei tiefer Inspiration eben in der MCL tastbar sein.

1.4.3 Labor

Leberkrankheiten gehen mit einer Schädigung der Hepatozyten, d. h. mit einer Funktionsstörung oder -einschränkung einher. Diese Vorgänge lassen sich durch klinisch-chemische Untersuchungsverfahren im Serum indirekt erfassen (**Leberfunktionsproben**).
Hepatozelluläre Enzyme, deren vermehrter Übertritt ins Blut eine direkte Hepatozytenschädigung anzeigt, sind:
- **GOT** = Glutamat-Oxalacetat-Transaminase (= **AST** = Aspartat-Aminotransferase)
- **GPT** = Glutamat-Pyruvat-Transaminase (= **ALT** = Alanin-Aminotransferase)
- **GLDH** = Glutamatdehydrogenase
- **LDH** = Laktatdehydrogenase.

Zytoplasmatische Enzyme wie GPT und LDH treten bei Leberzellschäden mit Membranpermeabilitätsstörung in das Plasma über, während **mitochondriale Enzyme** (z. B. GLDH) erst durch Zelluntergänge ins Blut gelangen.

1.4.3 Labor

Leberkrankheiten gehen mit einer Schädigung der Hepatozyten, d. h. mit einer Funktionsstörung oder -einschränkung einher.

Enzyme, die eine Schädigung der Hepatozyten anzeigen, sind: **GOT (AST), GPT (ALT), GLDH** und **LDH**.

F 1 Leber

Die **Halbwertszeiten** der Elimination von diagnostischen Leberenzymen aus dem Serum betragen:
- GOT 17 ± 5 h, GPT 47 ± 10 h, AP 72–144 h, γ-GT 72–96 h
- Cholinesterase ca. 10 Tage
- Faktor VII ca. 4 h, Faktor V ca. 12 h, Faktor II ca. 72 h.

Testverfahren zur Erfassung von Leberfunktionseinschränkungen sind:
- **verminderte Elimination** von Stoffwechselprodukten aus dem Blut: Bilirubin, Gallensäuren, Ammoniak
- **eingeschränkte Synthese** von Blutbestandteilen: Albumin, Cholinesterase, Fibrinogen, Gerinnungsenzyme, Lipoproteine
- **eingeschränkte Eliminationsraten** bei „Belastungstests" mit gallepflichtigen Substanzen: z. B. Bromthalein, Indozyangrün und harnpflichtigen bzw. abzubauenden Substanzen: z. B. Galaktose. Diese Funktionstests sind heute ohne wesentliche klinische Bedeutung.

Indikatoren der Cholestase (hepatischer und posthepatischer Ikterus) sind erhöhte Aktivitäten der Cholestaseenzyme (alkalische Phosphatase, γ-GT) und ein Anstieg des direkten (konjugierten) Bilirubins im Blut (s. S. 639).

Zur Differenzialdiagnostik und Einteilung verschiedener Lebererkrankungen nach dem Serumenzymmuster s. Tab. **F-1.2**. Das **hepatozelluläre** Schädigungsmuster ist durch vorwiegende Erhöhung der Transaminasen, die **Cholestase** durch Anstiege von γ-GT und AP, **toxische und infiltrative Schädigungen** der Leber durch im Vordergrund stehende Erhöhung der γ-GT charakterisiert.

≡ F-1.2 Differenzialdiagnostik und Einteilung verschiedener Lebererkrankungen nach dem Serumenzymmuster

	hepatozellulärer Schaden	Cholestase	toxischer/infiltrativer Schaden
GOT	↑↑	↑	↑
GPT	↑↑	↑	(↑)
γ-GT	↑	↑↑	↑↑
AP	(↑)	↑↑	↑
mögliche Ursachen	autoimmune Hepatitis metabolische Störungen virale Hepatitiden	intrahepatische oder extrahepatische Cholestase	Alkohol NASH/NAFL Tumor

Ein relativ spezifischer Marker für den chronischen und stark ausgeprägten Alkoholabusus ist das Carbohydrate-deficient-Transferrin (CDT). Erhöhte Werte finden sich, wenn z. B. mehr als 7 Tage mehr als 60 g Alkohol pro Tag aufgenommen wurden.

1.4.4 Bildgebende Verfahren

Sono-, Endo- und Farbdopplersonografie

Die **Sonografie** der Leber ist unter den bildgebenden Verfahren Diagnostikum der ersten Wahl. Neben der Größenbestimmung können Änderungen der Textur erfasst werden, z. B. eine Zunahme der Echogenität im Rahmen einer Fettleber. Daneben können umschriebene solide (echogene) Raumforderungen (Metastasen, Adenome) von echoarmen (Abszess) oder echofreien (Leberzyste) Prozessen abgegrenzt werden. Die kontrastmittelunterstützte Sonografie erlaubt mit hoher Sensitivität die Unterscheidung von malignen und benignen Lebertumoren. Auch für den Nachweis pathologischer Veränderungen von Gallenwegen und Gallenblase ist die Ultraschalluntersuchung das primäre Verfahren. Dies gilt auch für den Nachweis eines evtl. bestehenden Aszites.

Die **endosonografische** Untersuchung ist der transabdominalen Sonografie bei der Frage nach Gallengangssteinen überlegen. Die ultraschallgesteuerte transabdominale Punktion erlaubt die histologische Beurteilung von Leberherden.

Die **Farbdopplersonografie** ist eine wichtige, die Sonografie ergänzende Untersuchung. Sie dient der Bestimmung der Fließgeschwindigkeit und Flussrichtung in den portalen Gefäßen (hepatofugaler oder hepatopetaler Fluss in der Pfortader) und lässt Rückschlüsse auf das Ausmaß einer portalen Hypertension und das Vorliegen von Thrombosen zu.

Computertomografie (CT) und Magnetresonanztomografie (MRT)

Sofern sonografisch keine eindeutige Diagnose zu stellen ist, bzw. im Rahmen von Staging-Untersuchungen, kommt die CT zum Einsatz. CT und MRT werden außerdem auch zum Nachweis und zur Beurteilung umschriebener Leberläsionen – hier oft bessere Darstellung nach Kontrastmittelgabe (z. B. Hämangiom) – oder sehr selten bei Speicherkrankheiten (z. B. Hämochromatose) herangezogen. Die kontrastmittelunterstützte Sonografie ermöglicht häufig, auf diese teuren und u. U. mit einer Strahlenbelastung verbundenen Verfahren zu verzichten. Die Leberzirrhose ist ohne Tumorverdacht keine Indikation für eine CT oder MRT.

Nuklearmedizinische Verfahren

Im Rahmen der nuklearmedizinischen Diagnostik stehen Leberszintigrafie (Metastasen), hepatobiliäre Lebersequenzszintigrafie (FNH), Perfusionsszintigrafie und Blutpoolszintigrafie (Hämangiome) zur Verfügung, wobei die hepatobiliäre Sequenzszintigrafie und Blutpoolszintigrafie zur Diagnostik der FNH bzw. von Hämangiomen aufgrund der verbesserten sonografischen Untersuchungsmöglichkeiten (Kontrastmittelsonografie) in den Hintergrund getreten sind und fast nicht mehr angewandt werden.

Angiografie

Die Angiografie der Leber wird hauptsächlich zur selektiven Darstellung und Embolisierung hepatozellulärer Karzinome mittels Lipiodol in zirrhotisch umgebautem Lebergewebe eingesetzt.

Leberpunktion und Laparoskopie

Lebererkrankungen und deren Schweregrad können oft nur histologisch gesichert werden. Material zur histologischen Untersuchung kann bei diffuser Lebererkrankung oder umschriebenen Leberprozessen durch **ultraschallgesteuerte Punktion** gewonnen werden. Hierzu wird nach sonografischer Lokalisation und Lokalanästhesie in Höhe der vorderen Axillarlinie am Oberrand einer Rippe (nach Hautinzision) mit der Nadel eingegangen und in Menghini-Technik ein Punktionszylinder aus der Leber gewonnen. Herdbefunde können durch ultraschallgezielte Feinnadelpunktion untersucht werden. Bei Störungen der plasmatischen oder thrombozytären Gerinnung ist die Leberpunktion kontraindiziert. Hier können Leberproben nur durch eine transjuguläre Leberpunktion gewonnen werden.

Die **Laparoskopie** ermöglicht die Beurteilung der Morphologie der Leber, die Erfassung kleiner Oberflächenherde der Bauchorgane und des Peritoneums sowie die gezielte Biopsie. Sie ist bei weiterhin unklaren Befunden, trotz o. g. diagnostischer Maßnahmen, indiziert. Die Laparoskopie erlaubt mit höchster Sensitivität die Diagnose einer Leberzirrhose.

1.5 Virale Hepatitiden

1.5.1 Übersicht

Die **akute Virushepatitis** ist eine diffuse, die gesamte Leber befallende entzündlich-nekrotisierende Erkrankung. Als Ursachen kommen Infektionen mit den Hepatitisviren A, B, C, D und E, dem Epstein-Barr-Virus, dem Zytomegalievirus und in ca. 5 % nicht hepatotrope Viren in Betracht (Tab. **F-1.3**). Die Erkrankung heilt in **weniger als 6 Monaten** aus. Differenzialdiagnostisch sind toxische Leberschäden (Alkohol, Medikamente), Autoimmunhepatitiden, Schübe chronischer Lebererkrankungen, Cholangitiden bei Obstruktion und Transplantatabstoßungen abzugrenzen.

Von einer **chronischen Virushepatitis** (s. S. 596) spricht man, wenn eine Leberentzündung **länger als 6 Monate** ohne wesentliche Besserung verläuft. Ursachen sind chronische Infektionen mit den Hepatitis-B-, -C- und -D-Viren, von denen Autoimmunhepatitiden, medikamentöse, genetische, metabolische und ungeklärte (kryptogene) Leberschäden differenzialdiagnostisch abgegrenzt werden müssen. Die Diagnose wird serologisch und ggf. histologisch gestellt.

1.5.2 Akute virale Hepatitiden

Ätiologie: Zu den häufigsten Auslösern einer akuten Hepatitis zählen **virale Infektionen** und **medikamentös-toxische** Schädigungen der Leber. **Alkohol** führt eher zu einer akuten Fettleberhepatitis. Weitere mögliche Ursachen zeigt Tab. **F-1.3**. Akute Virushepatitiden werden durch eine Infektion mit den Hepatitiserregern A–E hervorgerufen. Einen Überblick über die Erreger und deren Differenzierungsmerkmale gibt Tab. **F-1.4**.

F-1.3 Ursachen der akuten Hepatitis (hohe Transaminasenaktivitäten im Serum)

virale Infektionen	▪ Hepatitisviren A, B, C, D, E ▪ Herpes-simplex-Virus ▪ Coxsackie-Virus ▪ Epstein-Barr-Virus (Mononukleose) ▪ Zytomegalievirus
Alkoholhepatitis	▪ chronischer Alkoholkonsum
Arzneimittelhepatitis	▪ z. B. durch Paracetamol
bakterielle Infektionen	▪ Brucellen ▪ Leptospiren ▪ Salmonellen (Typhus abdominalis)
parasitäre Infektionen	▪ Malaria ▪ Amöbiasis
andere Lebererkrankungen	▪ akuter Schub einer chronischen Hepatitis ▪ Ischämie der Leber ▪ Morbus Wilson ▪ toxische Leberschäden

F-1.4 Differenzierungsmerkmale akuter viraler Hepatitiden

	Hepatitis A	Hepatitis B	Hepatitis C	Hepatitis D	Hepatitis E
▪ **Erreger und Klassifikation**	RNA-Virus Hepatovirus HAV	DNA-Virus Hepadnavirus HBV	RNA-Virus Hepacivirus HCV	RNA-Virus viroidähnlich HDV	RNA-Virus Hepevirus HEV
▪ **Übertragungsmodus**	fäkal-oral (selten Intimverkehr)	parenteral perinatal Intimverkehr	parenteral Intimverkehr	parenteral perinatal Intimverkehr	fäkal-oral, Konsum von rohem Fleisch infizierter Tiere
▪ **infektiöses Material**	Stuhl	Blut, Serum, Sexualsekrete, Speichel	Blut, Serum, Sexualsekrete	Blut, Serum, Sexualsekrete	Stuhl
▪ **Inkubationszeit**	2–6 Wochen	2–6 Monate	2–10 Wochen	3–4 Monate (Simultaninfektion)	ca. 6 Wochen
▪ **inapparente Krankheitsverläufe**	ca. 50 %	60–70 %	unbekannt	fraglich	unbekannt
▪ **chronische Krankheitsverläufe**	nein	ca. 10–15 %	ca. 60–80 %	ja	selten unter Immunsuppression
▪ **Prävention**	aktive Schutzimpfung passiv: Immunglobulin	aktive Schutzimpfung passiv: Immunglobulin	Vermeidung von Blutkontakten	aktive Schutzimpfung gegen HBV	Hygiene (demnächst aktive Impfung)
▪ **Labordiagnostik (Suchtests)**	Anti-HAV IgG/IgM	HB_sAg, Anti-HB_c	Anti-HCV	Anti-HDV	Anti-HEV

Histologie: Histologisch ist die akute Hepatitis durch eine Sternzellproliferation, Einzelzellnekrosen und Councilman-Körperchen, ballonierte Leberzellen und eine entzündliche Mitreaktion der Glisson-Felder gekennzeichnet. Im abklingenden Stadium finden sich eine Zeroidpigment- und Eisenanhäufung in Phagozyten.

Akute Hepatitis A

▶ **Definition.** Infektionen des Organismus durch ein hepatotropes Enterovirus (Hepatitis-A-Virus), das in erster Linie die Leber befällt.

Epidemiologie: Etwa 20–30 % aller Hepatitisfälle gehen auf eine Infektion mit HAV zurück. Die Krankheit tritt sporadisch, endemisch und pandemisch auf. In der Bundesrepublik werden jährlich 30–40 Neuerkrankungen pro 100 000 Einwohner gemeldet, in Tschechien und Polen 150–250. Bei den über 50-Jährigen findet sich eine gleichmäßige Durchseuchung von 50–60 % (HAV-Antikörper). In Mitteleuropa sind v. a. Urlaubsrückkehrer aus südlichen Ländern mit mangelhaften hygienischen Bedingungen betroffen (**„Tourismuserkrankung"**). Nicht selten sind Kinder Überträger, die meist asymptomatisch erkranken.

Übertragung: Die in der Regel **fäkal-orale** Übertragung (bei Infizierten gelangt das Virus über die Galle in den Darm und wird über die Fäzes ausgeschieden) erfolgt durch kontaminierte Nahrungsmittel oder verunreinigtes Trinkwasser. Eine Übertragung ist ausnahmsweise auch sexuell (oral-anale Sexualpraktiken) möglich, aber sehr selten.

Erreger: Das Hepatitis-A-Virus (HAV) gehört zu den Picornaviren (Hepatovirus) und hat einen Durchmesser von 27 nm. Das Genom (eine RNA) wurde kloniert und sequenziert. Reife HAV-Partikel (Virionen) überstehen eine Erhitzung auf 56 °C für eine Stunde, ein pH-Wert < 4 zerstört hingegen die gereinigten Viruspartikel, die in verschiedenen Zellkultursystemen vermehrt werden können (s. auch Tab. **F-1.4**).
Die **Inkubationszeit** liegt bei 2–6 Wochen. Die Leberschädigung beginnt etwa 3 Wochen nach der Inokulation.

Klinik: Über 90 % aller Patienten bieten **Prodromi** wie **gastrointestinale Beschwerden** (Völlegefühl, Inappetenz, Übelkeit, Brechreiz, Durchfälle), allgemeine Müdigkeit, ein **grippales Vorstadium** mit Fieber und Gelenkbeschwerden, die einige Wochen anhalten. Mit dem Auftreten des **Ikterus** verschwinden diese Symptome. In zwei Drittel der Fälle verläuft die akute Hepatitis A anikterisch (altersabhängig). Mitunter finden sich flüchtige urtikarielle Exantheme. Eine Stuhl- und Urinverfärbung ist nicht obligat. Je älter der betroffene Patient ist, umso schwerer verläuft die Erkrankung (selten akutes Leberversagen).

▶ **Merke.** Mit Ende der 3. Krankheitswoche gilt der Patient als nicht mehr infektiös.

Diagnostik: Bei 50 % der Patienten ist zum Zeitpunkt des Auftretens des Ikterus im Stuhl HAV-Ag nachweisbar. Antikörper gegen HAV werden zu Beginn der klinischen Symptome nachweisbar: **IgM-AK** ca. 1 Monat bis 1 Jahr nach der Infektion, **IgG-AK** treten 4–5 Wochen nach der Infektion auf und bleiben **lebenslang** erhalten (Abb. **F-1.4**).

Akute Hepatitis A

▶ **Definition.**

Epidemiologie: Etwa 20–30 % aller Hepatitisfälle gehen auf eine Infektion mit HAV zurück. In der Bundesrepublik werden jährlich 30–40 Neuerkrankungen pro 100 000 Einwohner gemeldet. Bei den > 50-Jährigen liegt die Durchseuchungsrate bei 50–60 % (Anti-HAV). Risikofaktoren sind Auslandsreisen.

Übertragung: Der Übertragungsweg ist in der Regel **fäkal-oral.** Eine sexuelle Übertragung ist möglich, aber sehr selten.

Erreger: Das Hepatitis-A-Virus (HAV) gehört zu den Picornaviren (Hepatovirus). Reife HAV-Partikel (Virionen) überstehen Erhitzen auf 56 °C für eine Stunde, ein pH < 4 zerstört die gereinigten Viruspartikel.

Die **Inkubationszeit** liegt bei 2–6 Wochen.

Klinik: Bei > 90 % aller Patienten findet sich ein **grippales Prodromalstadium mit gastrointestinalen Symptomen** wie Inappetenz, Übelkeit und Durchfall, neben Fieber und Gelenkbeschwerden, die mit dem Auftreten des Ikterus verschwinden.

▶ **Merke.**

Diagnostik: Anti-HAV-IgM-AK sind durchschnittlich 6 Monate nachweisbar, **Anti-HAV-IgG-AK lebenslang** (Abb. **F-1.4**).

⊙ **F-1.4 Antikörper gegen HAV**

⊙ **F-1.4**

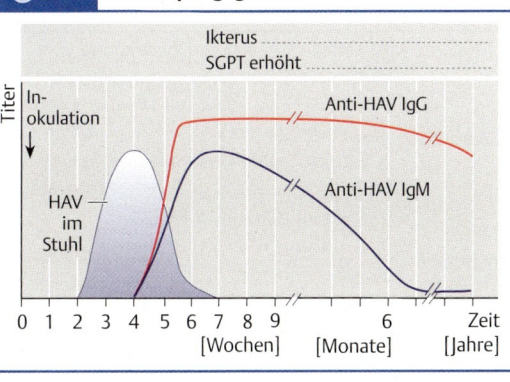

▶ **Merke.** Eine **Serokonversion**, d. h. der Umschlag von Anti-HAV negativ in Anti-HAV positiv, sowie der spezifische Nachweis von **Antikörpern der IgM-Klasse** sind in Verbindung mit einem massiven **Transaminasenanstieg** beweisend für das Vorliegen einer Hepatitis A.

Ein **Transaminasenanstieg** auf > 500 U/l macht eine akute Hepatitis sehr wahrscheinlich. Bei ikterischer Verlaufsform findet sich ein Bilirubinanstieg bis 40 mg/dl. Eisen und Kupfer im Serum sind erhöht. Ein deutlicher Anstieg von γ-GT und AP spricht für eine cholestatische Verlaufsform.

Als Hinweis auf Leberparenchymnekrosen steigen die **Transaminasen** > 500 U/l an. Die Transaminasenerhöhung kann im Einzelfall bis zu 15 Monate anhalten. Bei ikterischem Verlauf kann das Gesamt-**Bilirubin** bis auf 40 mg/dl ansteigen. Parallel zur Transaminasenerhöhung findet sich oft ein Anstieg von Eisen und Kupfer (als Folge der Leberzellnekrosen). Ein deutlicher Anstieg von γ-GT und AP spricht für eine cholestatische Verlaufsform.

Von prognostischer Bedeutung ist der **Quick-Wert**. Fällt er auf < 30 %, ist mit einem Leberzerfallskoma und akutem Leberversagen zu rechnen, das jedoch sehr selten auftritt.

Eine histologische Sicherung der Diagnose ist nicht indiziert. Die Hepatitis A ist dann ausgeheilt, wenn sich die Transaminasen weitgehend normalisiert haben und es unter körperlicher Belastung nicht zu einem erneuten Transaminasenanstieg kommt.

Bei der **körperlichen Untersuchung** stellt sich die Leber meist vergrößert, weich und druckempfindlich dar. In 20 % der Fälle findet sich eine Splenomegalie.

Die Leber ist oft vergrößert und druckschmerzhaft (in 20 % der Fälle Splenomegalie).

Differenzialdiagnose: Abzugrenzen sind v. a. andere virale Hepatitisformen, medikamentös-toxische Leberschäden und die akute Alkoholhepatitis (Tab. **F-1.3**).

Differenzialdiagnose: Im Rahmen der Differenzialdiagnose müssen andere virale Hepatitiden abgegrenzt werden. Ferner ist an medikamentös-toxische Leberschäden, die akute Alkoholhepatitis (hohe γ-GT) und die akute Stauungsleber zu denken (Tab. **F-1.3**).

Therapie: Es sind **keine spezifischen Therapiemaßnahmen** erforderlich. Meist kann der Patient zu Hause behandelt werden. Es gibt **keine spezifische Leberdiät**. Eine Isolierung ist nicht notwendig. Eine Infusionstherapie ist nur bei anhaltendem Erbrechen gerechtfertigt.

Therapie: Der Verlauf ist in der Regel günstig, eine **spezifische Therapie nicht erforderlich**. Eine Isolierung des Patienten ist nicht notwendig, eine separate Toilette aber zu empfehlen. Die Bedeutung der Bettruhe ist umstritten; sie ist anzuraten, wenn der Patient über starke Allgemeinsymptome und Müdigkeit klagt. Eine stationäre Behandlung ist nur bei hohen Bilirubinwerten, einer raschen Verkleinerung der Leber und einem Abfall des Quick-Wertes notwendig, ferner bei einer bekannten Vorschädigung der Leber. Eine Infusionstherapie ist bei anhaltendem Erbrechen indiziert, ansonsten gibt es **keine spezifische Leberdiät**, auch eine Fettrestriktion ist nicht indiziert, Alkohol und hepatotoxische Medikamente sind jedoch unbedingt zu meiden.

▶ **Merke.**

▶ **Merke.** Der Einsatz von Kortikosteroiden ist kontraindiziert.

Die Hepatitis A ist **meldepflichtig**.

Die Hepatitis A ist nach dem IfSG **meldepflichtig** (s. Tab. J-2.2, S. 1039).

Prophylaxe: Empfehlungen für eine **aktive Immunisierung** zeigt Tab. **F-1.5**. Die Schutzdauer einer **passiven Immunisierung** beträgt mehrere Wochen.

Prophylaxe: Bei Reisen in Gebiete mit einer hohen HAV-Durchseuchung empfiehlt sich eine **aktive Impfung** (Tab. **F-1.5**). Die Schutzdauer einer **passiven Immunisierung** beträgt mehrere Monate. Standardimmunglobuline sind sowohl für die pränatale wie für die postexpositionelle Prophylaxe geeignet (Näheres s. www.rki.de).

F-1.5	Impfindikation (aktiv) Hepatitis A (nach STIKO 2011)
■ Reisende in Endemiegebiete aus Ländern mit niedriger Antikörperprävalenz ■ Beschäftigte im Gesundheitswesen ■ Personal im Schuldienst bzw. Kindertagesstätten o. Ä. ■ Personal in der Lebensmittelzubereitung ■ Personal in der Abwasserentsorgung ■ Personen mit einem Sexualverhalten mit hoher Infektionsgefährdung	■ Personen mit häufiger Übertragung von Blutbestandteilen (z. B. Hämophilie) oder Krankheiten der Leber mit Leberbeteiligung ■ Bewohner von psychiatrischen Einrichtungen o. vergleichbaren Fürsorgeeinrichtungen für Zerebralgeschädigte und Verhaltensgestörte ■ Kontakt zu Hepatitis-A-Kranken

Prognose: Regelmäßige **Ausheilung nach 4–8 Wochen**, kein Übergang in eine chronische Hepatitis. Es besteht eine **lebenslange Immunität**. Die Letalität liegt unter 2,0 %.

Prognose: Im Allgemeinen heilt die akute Hepatitis A **nach 4–8 Wochen vollständig aus**. Übergänge in eine chronische Form sind nicht bekannt. Es besteht eine **lebenslange Immunität**. Protrahierte Verläufe kommen vor, möglicherweise mitverursacht durch Alkohol- oder Medikamentenschädigung. Fulminante Verläufe, die im Leberzerfallskoma münden, sind sehr selten. Ein tödlicher Ausgang der Erkrankung wird in 0,5–2,0 % der Fälle gesehen.

Akute Hepatitis B

▶ **Definition.** Infektion mit dem Hepatitis-B-Virus (HBV), einem DNA-Virus, das die Leber befällt.

Erreger: Das komplette HB-Virus, auch als Dane-Partikel bezeichnet, gehört zu den Hepadnaviren (Hepa = hepatotrop; dna = DNA-Virus). Das Virus hat einen Durchmesser von 42 nm und besteht aus einer äußeren Lipoproteinhülle (Surface) und einem Kern (Viruskapsid), der die DNA enthält. Im Blut der Patienten lassen sich neben dem kompletten Virus sphärische Partikel (früher Australia-Antigen genannt) und tubuläre Gebilde nachweisen. Diese kleinen Gebilde sind **HB$_s$-Antigene**, also Bestandteile der Hülle (s = surface). Das HBV-Core-Antigen (**HB$_c$-Antigen**) bildet das Kapsid des Virus (Abb. **F-1.5**). Neben diesem strukturellen Kapsidprotein wird ein nicht strukturelles Protein vom gleichen Leserahmen gebildet, das jedoch an beiden Enden verkürzt ist und als **HB$_e$-Antigen** von den infizierten Hepatozyten in die Blutbahn sezerniert wird. Gegen diese sekretorische Variante des Kapsidgens können Antikörper in Form von Anti-HB$_e$ nachgewiesen werden. Mutationen im Bereich des präC-Gens führen zu HBV-Mutanten, die kein HB$_e$-Ag sezernieren. Diese HB$_e$-Ag-negative chronische Hepatitis B ist inzwischen bereits häufiger als der HB$_e$-Ag-positive Wildtyp. HB$_e$-Ag wirkt vermutlich als Immunmodulator im Wirt. Es findet sich fast immer bei immuntoleranten HBV-Trägern und weist auf eine hohe Viruslast hin.

⊙ **F-1.5** Das Hepatitis-B-Virus und seine Bestandteile

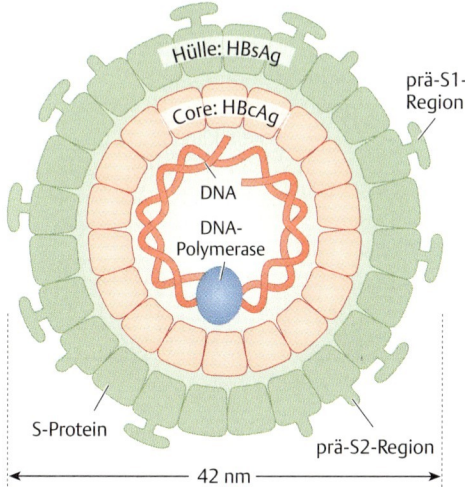

Virusbestandteile:
- HBV-DNA
- HBV-DNA-Polymerase, reverse Transkriptase
- Strukturelle Proteine (antigenkorrespondierende AK)
  – Surface-Antigen (HB$_s$-Ag)
  – Kapsid-(Core)Antigen (HB$_c$-Ag)
  – sezerniertes Antigen (HB$_e$-Ag)

Anmerkung: Das HB$_s$-Ag besteht aus einem Hauptprotein (S), einem mittleren Protein (Prä-S$_2$) und einem großen Protein (Prä-S$_1$).

Epidemiologie: In Deutschland gehen 50–60 % aller gemeldeten Hepatitisfälle auf das HBV zurück. Weltweit rechnet man mit etwa 300 Millionen Trägern des HBV, vorwiegend in Südostasien und Zentralafrika. In unseren Breiten liegt die Prävalenz der HB$_s$-Ag-positiven Personen bei 0,3–0,7 % in der Bevölkerung. Im höheren Lebensalter weisen bis zu 30 % der Bevölkerung Antikörper gegen HBV auf.

Übertragung: Sie erfolgt überwiegend **parenteral**. Entsprechend gefährdet sind: medizinisches Personal (v. a. Nadelstichverletzungen), Dialysepatienten, Patienten, die Blutkonserven oder Plasmaprodukte erhalten, und i. v. Drogenabhängige. Daneben kann es zu **Infektionen durch sexuellen Kontakt** (horizontale Übertragung) und beim Säugling **perinatal** oder **postpartal** durch die HB$_s$-Ag-positive Mutter kommen (weltweit häufigste vertikale Übertragungsform!). Auch im Rahmen von Akupunktur und Tätowierungen besteht Infektionsgefahr.
Ein erhöhtes Infektionsrisiko findet sich bei Patienten mit Down-Syndrom, CLL sowie angeborener oder erworbener Immunschwäche.

Klinik: Die Inkubationszeit der akuten Hepatitis B liegt zwischen 2 und 6 Monaten in Abhängigkeit von der Infektionsdosis. Der **Beginn ist häufig symptomarm**. Prodromi fehlen nicht selten. Die akute Hepatitis B verläuft in der Regel schwerer als die Hepatitis A, mit **hohen Transaminasen, hohem Bilirubin, Abfall des Quick-Wertes und langem,** sehr variabel verlaufendem **Krankheitsbild**, besonders bei vorgeschädigter Leber. Anikterische Verläufe finden sich bei Kleinkindern und immunsupprimierten Patienten.

Bei besonders schwerem und protrahiertem Verlauf ist an eine **Superinfektion mit dem Delta-Virus** zu denken (s. S. 594.) Als extrahepatische Manifestationen gelten ein serumkrankheitsähnliches Bild in der Inkubationsphase, das **Gianotti-Syndrom** (infantile papulöse Akrodermatitis) im Mittelmeerraum und Japan, sowie die **chronische membranöse Glomerulonephritis** und die **Kryoglobulinämie**. 30–60 % der Patienten mit Panarteriitis nodosa haben Immunkomplexe aus HB_s-Ag in der Gefäßwand, bei HB_s-Ag-positiven Patienten mit einer rheumatoiden Arthritis finden sich Immunkomplexe in der Synovia.

► Merke (linke Spalte):
Bei besonders schwerem und protrahiertem Verlauf ist an eine **Superinfektion mit dem Delta-Virus** zu denken. Als extrahepatische Manifestationen gelten ein serumkrankheitsähnliches Bild in der Inkubationsphase (**Gianotti-Syndrom**), die **chronische membranöse Glomerulonephritis** und die **Kryoglobulinämie**.

Diagnostik: Die Diagnose wird **serologisch** gestellt. Bei entsprechender Enzymaktivität und Verdacht auf das Vorliegen einer HBV-Infektion **genügt zunächst der Nachweis von HB_s-Ag** (evtl. in einem Schnelltest) zur Orientierung (in 90 % der Fälle positiv). Sehr früh ist auch Anti-HB_c-IgM positiv (in 100 % der Fälle positiv). In der Frühphase ist HB_e-Ag (Marker für die Infektiosiät), in der Spätphase Anti-HB_e nachweisbar. Die quantitative Bestimmung der HBV-DNA ist notwendig zur quantitativen Bewertung der Infektiosität und zur Therapiekontrolle bei antiviraler Therapie.

► Merke (linke Spalte):
Diagnostik: Bei der serologischen Diagnostik der akuten HBV-Infektion spielen das HB_s-Ag und Anti-HB_c-IgM die wichtigste Rolle; bei positivem Ausfall von HB_e-Ag besteht erhöhte Infektiosität.

► **Merke.** Beweisend für eine akute HBV-Infektion ist der Nachweis von HB_s-Ag (in > 90 % positiv) und von Anti-HB_c-IgM-Antikörpern (in 100 % positiv) (Tab. **F-1.6**).

F-1.6 Labordiagnose und Interpretation bei HBV-Infektionen

HB_s-Ag	HB_e-Ag	Anti-HB_e	Anti-HB_c-IgM	Anti-HB_c-IgG	Anti-HB_s	Interpretation	Infektiosität (Blut)
+	+	–	(+)	+	–	Inkubationszeit	hoch
+	+	–	+	+	–	akute Hepatitis B	hoch
–	–	+	+	–	+	Rekonvaleszenz	keine
–	–	–	–	+	(+)	Jahre nach Erkrankung	keine
–	–	–	–	–	+	Z. n. Schutzimpfung	keine
+	+	–	–	+	–	HB_e-Ag pos. chronische Hepatitis B	hoch
+	–	+	–	+	–	HB_e-Ag neg. chronische Hepatitis B	gering bis hoch
+	–	–	–	+	–	HB_s-Ag-Träger	sehr gering

Verlaufsformen:

- **Spontanheilung:** Eine Spontanheilung deutet sich durch eine Abnahme der HBV-DNA mit Serokonversion an: HB_e-Ag wird negativ und Anti-HB_e-Antikörper werden nachweisbar. Ca. 90 % der HB-Infektionen heilen folgenlos aus. Bei vollständiger Ausheilung der Erkrankung werden gegen alle 3 Antigene (Hb_s, Hb_c und Hb_e) homologe Antikörper gebildet. Anti-HB_s bietet bei einem Titer > 10 einen Schutz vor einer Neuinfektion.
- **Chronische Verläufe:** Bis zu **10 %** der HBV-Infektionen nehmen einen chronischen Verlauf. Das Spektrum des Verlaufs reicht vom gesunden Carrier (persistierende HB_s-Ag-Titer) mit minimalen histologischen Veränderungen und normalen Enzymen (insbesondere bei vertikaler Infektion unter der Geburt) bis zur chronisch aktiven Hepatitis mit Übergang in eine Leberzirrhose und ein Leberzellkarzinom (Abb. **F-1.7**). Eine HBV-Infektion erhöht das Risiko eines hepatozellulären Karzinoms um das 200-Fache. Das Risiko steigt mit der Höhe der Viruslast.
- Bei **schwerem oder fulminantem Verlauf** einer B-Hepatitis sollte nach HDV gefahndet werden (s. S. 594).

Differenzialdiagnose: Differenzialdiagnostisch ist an die in Tab. **F-1.3** (s. S. 588) genannten Krankheitsbilder, aber auch an einen akuten Schub einer chronischen Hepatitis zu denken.

Therapie: Bettruhe und Alkoholabstinenz stellen die Grundpfeiler der Therapie dar. Alle hepatotoxischen Medikamente wie Zytostatika, Immunsuppressiva, Phenylbutazon, Östrogene, INH, Methyldopa sollten gemieden werden. Bei fulminantem Verlauf sollte ein Nukleosidanalogon (Tenofovir, Entecavir) zum Einsatz kommen und eine Lebertransplantation evaluiert werden.

Verlaufsformen (linke Spalte):

- **Spontanheilung:** Bei rascher Serokonversion: HB_e-Ag wird negativ gefolgt von einem Abfall der HBV-DNA und Auftreten von Anti-HB_e.
- In bis zu **10 %** geht die akute HBV-Infektion in ein **chronisches Stadium** über. Ein chronischer Verlauf kann zu einer Leberzirrhose bis zum Leberzellkarzinom führen (Abb. **F-1.7**). Kennzeichnend sind hohe persistierende HB_s-Ag-Titer.
- **Schwerer oder fulminanter Verlauf:** nach HDV fahnden.

Differenzialdiagnose: s. Tab. **F-1.3** (S. 588), daneben ist an einen akuten Schub einer chronischen Hepatitis zu denken.

Therapie: Bettruhe und strenge Alkoholabstinenz stehen bei der Therapie im Vordergrund. Daneben meiden aller hepatotoxischen Medikamente.

F-1.6 Schema des Verlaufs einer Hepatitis-B-Infektion

Aus der typischen Folge der Antigene und Antikörper sowie ihrer Verweildauer im Blut des Patienten lassen sich Schlüsse auf Infektiosität, Infektionsablauf und klinische Verlaufsformen der Hepatitis ziehen.

Der Nachweis von **Anti-HB$_c$-IgM** und **HB$_s$-Ag** im Serum beweist die akute Infektion.

HB$_c$-Ag induziert die Bildung von **Anti-HB$_c$** und wird in der **frühen Phase der Infektion**, in der Rekonvaleszenz (Anti-HB$_c$-IgM) und bei chronischer Infektion (Anti-HB$_c$-IgG) nachgewiesen. Anti-HB$_c$-IgG ist ein Durchseuchungsmarker und ist somit auch nach ausgeheilter HBV-Infektion nachweisbar; Anti-HB$_c$ schützt nicht vor einer Reinfektion.

Der Nachweis von **HB$_e$-Ag** beinhaltet ein **erhöhtes Infektionsrisiko. Anti-HB$_e$** ist gegen Ende der akuten Hepatitisepisode nachweisbar. Die Serokonversion (Verlust von HB$_e$-Ag und Auftreten von Anti-HB$_e$-Antikörpern) ist mit einem Abfall der HBV-DNA verbunden.

In der späten akuten Phase können HB$_s$-Ag und HB$_e$-Ag bereits verschwunden, Anti-HB$_s$ und Anti-HB$_e$ noch nicht nachweisbar sein. Hier ist die Diagnose nur durch hohe Anti-HB$_c$-Titer zu stellen.

F-1.7 Klinische Verlaufsformen der HBV-Infektion

Prophylaxe: Zur Prophylaxe der B-Hepatitis, z. B. nach einer Nadelstichverletzung, kann die **postexpositionelle passive Immunisierung mit Hepatitis-B-Hyperimmunglobulin** in einer Dosierung von 0,05 ml/kg KG erfolgen (möglichst innerhalb von 6–12 h, Tab. **F-1.7**). Anstelle der früher üblichen zweiten Injektion nach 4 Wochen wird heute eine simultane aktive Immunisierung empfohlen, wobei gentechnologisch hergestellte Impfstoffe bevorzugt werden.

Prophylaxe: Bei entsprechender Exposition (z. B. Nadelstich) ist innerhalb von 6–12 h eine **passive Immunisierung durch HBV-Hyperimmunglobulin** zu empfehlen (Tab. **F-1.7**), simultan mit einer **aktiven Immunisierung**.

F-1.7 Indikation zur passiven Immunisierung gegen Hepatitis B mit Hyperimmunglobulin (nach STIKO 2007)

- Nadelstichverletzung oder Schleimhautkontakt mit HB$_s$-Ag-positivem Material
- Kinder HB$_s$-Ag-positiver Mütter (zusätzlich unmittelbar nach der Geburt noch Hepatitis-B-Immunoglobulin – aktiv-passive Simultanimpfung) und Mütter mit unbekanntem HB$_s$Ag-Status
- Sexualpartner von HB$_s$-Ag-positiven Personen (einmalige oder seltene Kontakte)
- Prophylaxe der HBV-Reinfektion nach Lebertransplantation

In Deutschland wird die **aktive Immunisierung** bei Kindern generell empfohlen, bei Erwachsenen beschränkt sie sich auf Risikogruppen (Tab. **F-1.8** und Tab. **F-1.9**). Die Grundimmunisierung besteht aus 3 Impfungen und reduziert die Inzidenz einer Hepatitis B bei exponierten Personen um 90–95 %. HBV selbst wird durch Formaldehyd bzw. Glutaraldehyd im Rahmen von Desinfektionsmaßnahmen abgetötet.

Die **aktive Immunisierung** wird generell bei Kindern, und bei Erwachsenen bei besonders exponierten Personen, mit gentechnologisch gewonnenem Impfstoff durchgeführt (Tab. **F-1.8** und Tab. **F-1.9**).

F-1.8 Impfindikationen (Aktivimpfung) Hepatitis B bei (bislang nicht gegen Hepatitis B geimpften) Erwachsenen (nach STIKO 2011)

- Beschäftigte im Gesundheitswesen
- Dialysepatienten, Patienten mit häufiger Übertragung von Blut oder mit chron. Leberkankheit, HIV-Positive, vor ausgedehnten chirurgischen Eingriffen
- Patienten in psychiatrischen Kliniken oder vergleichbaren Fürsorgeeinrichtungen
- Kontakt zu HB_s-Ag-positiven Menschen bzw. Neugeborene HB_s-Ag-positiver Mütter und gefährdete Personen in Gemeinschaftseinrichtungen
- Prostituierte, Homosexuelle, Drogenabhängige, Strafgefangene
- Sexualkontakt zu HB_sAg-Trägern
- Reisende in HBV-Endemiegebiete mit engem Kontakt zur Bevölkerung
- möglicher Kontakt zu infiziertem Blut oder infizierter Körperflüssigkeit (z. B. Müllentsorger, Polizisten)

F-1.9 Titerkontrollen und Nachimpfzeitpunkt nach Hepatitis-B-Impfung

Anti-HB_s 4 Wochen nach Grundimmunisierung	Vorgehen: Titerkontrolle (Anti-HB_s 4 Wochen nach Grundimmunisierung
< 100 I.E./l	sofortige Wiederimpfung 3 Monate nach Grundimmunisierung
> 100 I.E./l	eine Auffrischimpfung nach 10 Jahren ist ausreichend (STIKO 2007)

Zur Erfassung von HBV-Trägern (Blutspende) dient der Nachweis von HB_s-Ag. Hepatitis B ist nach IfSG **meldepflichtig** (s. Tab. **J-2.2**, S. 1039); die Isolierung des Patienten ist nicht erforderlich.

Hepatitis B ist **meldepflichtig**.

Prognose: Die Letalität beträgt bis zu 1 % (s. auch Abb. **F-1.7**).

Prognose: Die Letalität der akuten B-Hepatitis beträgt je nach Abwehrlage bis zu 1 %, insbesondere bei Drogenabhängigen ist die Prognose ungünstig (zum Verlauf s. auch Abb. **F-1.7**).

Akute Hepatitis D

Erreger: Das Delta-Virus (HDV) benötigt HBV als Helfervirus (s. Tab. **F-1.4**, S. 588).

Erreger: Das Delta-Virus (HDV) benötigt das HBV als Helfervirus. Beim HDV handelt es sich um ein defektes RNA-Virus, welches HB_s-Ag des HBV als Hüllprotein verwendet. Seine Vermehrung kann deshalb nur in Anwesenheit des Hepatitis-B-Genoms stattfinden (s. Tab. **F-1.4**, S. 588).

Epidemiologie: In Endemiegebieten wie dem Mittelmeerraum sind bis zu 18 % der HB_s-Ag-Träger anti-HDV-positiv.

Epidemiologie: Endemisch in Süditalien, dem Balkan, dem Nahen Osten sowie Afrika und Südamerika, bis zu 18 % der HB_s-Ag-Träger sind hier anti-HDV-positiv.

Übertragung: Erfolgt wie bei HBV parenteral, sexuell und perinatal (s. S. 591).

Übertragung: Die Übertragung erfolgt auf demselben Wege wie beim HBV parenteral, sexuell und perinatal (s. S. 591).

Klinik: Die Inkubationszeit beträgt 3–4 Monate bei **simultaner Infektion**, bei **Superinfektion** eines HB_s-Ag-Trägers 3 Wochen. Hohe **Chronifizierungsrate** bei Superinfektion.

Klinik und Verlauf: Die Inkubationszeit beträgt bei **simultaner Infektion** (Koinfektion mit HBV und HDV) 3–4 Monate, bei **Superinfektion** eines chronischen HB_s-Ag-Trägers mit HDV 3 Wochen. Die **Chronifizierungsrate** bei Superinfektion liegt bei 70–95 % und bei simultaner Infektion bei 5 %. Die Infektion von chronischen Trägern des HBV mit HDV bewirkt eine Reaktivierung der bis dahin blanden Hepatitis.

▶ Merke.

▶ **Merke.** Bei einer Koinfektion mit HBV und HDV sind leichtere, selbstlimitierende Verläufe die Regel. Selten kommt es nach Koinfektion zu einem akuten Leberversagen. Insbesondere bei einer Superinfektion von Trägern des HBV-Virus kann es zu letalen Verläufen kommen.

Diagnostik: Die Diagnose wird serologisch gestellt, wesentlich ist der Nachweis von HDV-RNA (Tab. **F-1.10**).

Diagnostik: Die Diagnose wird serologisch durch den Nachweis von HDV-Ag, Anti-HDV-IgM oder -IgG und HDV-RNA gestellt (Tab. **F-1.10**).

F-1.10 Serologie der HDV-Infektion

Simultaninfektion HBV und HDV	Superinfektion eines chronischen HB_s-Ag-Trägers mit HD-Ag
- nach 1–8 Wochen HB_s-Ag positiv - 4 Wochen nach Auftreten von HB_s-Ag zweigipfliger Transaminasenanstieg (1. Gipfel durch HBV, 2. durch HDV verursacht) - HDV-RNA und Anti-HDV-IgM positiv - Anti-HB_c-IgM positiv	- HD-Ag nach der 3. Woche in bis zu 80 % in Leberzellen positiv, HDV-RNA und Anti-HDV-IgM positiv

Therapie und Prophylaxe: Eine spezielle Therapie der akuten HDV-Hepatitis gibt es nicht. Die Prophylaxe der HDV-Infektion folgt den Regeln der Prophylaxe der B-Hepatitis (s. S. 593).

Akute Hepatitis C

Erreger: Der Erreger dieser früher als Non-A-non-B-Hepatitis bezeichneten Hepatitis konnte durch die PCR identifiziert und als Hepatitis-C-Virus klassifiziert werden. Das HCV ist ein RNA-Virus von 50–60 nm Durchmesser und gehört als Hepacivirus zu den Flaviviren. Es können mindestens 6 Genotypen unterschieden werden, das Virus vermag seine Struktur zu ändern (s. Tab. **F-1.4**, S. 588).

Epidemiologie: HCV (Anti-HCV positiv) kann bei 0,7 % der Deutschen nachgewiesen werden. Das infektiöse Virus ist bei 50–80 % aller Anti-HCV-Positiven zu finden, auf der anderen Seite können aber auch Anti-HCV-Negative Virusträger sein. Patienten mit einer Thalassämie, Hämophiliepatienten sowie i. v. Drogenabhängige zählen zu den Risikogruppen. Anti-HCV wird signifikant häufiger bei HIV-Positiven und bei Patienten mit Hinweisen auf eine durchgemachte HBV-Infektion gefunden.

Übertragung: Das Virus wird parenteral, aber auch durch sexuellen Kontakt übertragen. Es ist weniger infektiös als HBV.

Klinik und Komplikationen: Die Inkubationszeit beträgt 5–12 Wochen. Sie kann in seltenen Fällen auch wesentlich länger sein. Nur 25 % der Infizierten weisen einen Ikterus auf. Die Infektion kann vollkommen asymptomatisch verlaufen. Zu den Komplikationen der akuten Infektion zählen aplastische Anämie, Agranulozytose und periphere Neuropathie.

Diagnostik: Serum-HCV-RNA kann 1–2 Wochen nach Infektion nachgewiesen werden; sie verschwindet nach Ausheilung, während die Antikörper über Monate und Jahre persistieren. 7–8 Wochen post infectionem sind die Transaminasen bis zum 15-Fachen der Norm erhöht. Ein Jahr nach einer Posttransfusionshepatitis weisen 50 % der HCV-Infizierten noch erhöhte Transaminasen auf.

Therapie: Die Therapie sollte mit α-Interferon (Monotherapie) über 24 Wochen durchgeführt werden (auch pegyliertes Interferon möglich). Nach Möglichkeit sollten die Patienten mit akuter Hepatitis C in Studien eingebracht werden.

Verlauf: 60–80 % der HCV-Infizierten entwickeln eine chronische Hepatitis, in bis zu 35 % der Fälle entwickelt sich unbehandelt eine Leberzirrhose. Ein fulminanter Verlauf ist extrem selten.

Prävention: Hierzu zählt die routinemäßige Testung von Blut- und Plasmaspendern auf Anti-HCV. Auch jede Blutkonserve muss auf HCV-RNA getestet werden. Eine Impfung ist derzeit nicht in Sicht. Offensichtlich spielen bei der Posttransfusionshepatitis noch andere Viren eine Rolle, da derzeit nur 87 % aller „infektiösen Blutspender" anti-HCV-positiv sind. Es besteht **Meldepflicht** (s. Tab. **J-2.2**, S. 1039).

Akute Hepatitis E

Erreger, Übertragung: Das Hepatitis-E-Virus ist ein 32–34 nm großes RNA-Virus und gehört als Hepevirus wie das Norwalk-Virus zur Gruppe der Caliciviren. Es wird fäkal-oral übertragen und spielt vorwiegend in Entwicklungsländern als Erreger von Hepatitisepidemien eine Rolle (Tab. **F-1.4**, S. 588). Die Erreger finden sich in verunreinigtem Wasser und können durch Verzehr von rohem Fleisch infizierter Tiere auf den Menschen übertragen werden. Dieser Übertragungsweg erklärt möglicherweise sporadische Infektionen in westlichen Ländern. Die HEV ist gelegentlich eine wichtige Differenzialdiagnose gegenüber arzneimittelbedingten Leberschäden.

Klinik: Vorwiegend betroffen sind junge Erwachsene. Die Klinik ähnelt der bei Hepatitis A mit blandem, selbstlimitierendem Verlauf. Ein Übergang in ein chronisches Stadium ist selten bei Immunsupprimierten beobachtet worden, nur ein Teil der Patienten entwickelt einen Ikterus. Akut fulminante Verläufe kommen extrem selten vor.

Diagnostik: Der Nachweis von Anti-HEV-IgM sichert die Diagnose. Anti-HEV-IgG persistiert nach einer HEV-Infektion lebenslang.

Therapie und Prophylaxe: Es gibt keine spezifische Therapie. Prophylaxe wie bei HBV (s. S. 593).

Akute Hepatitis C

Erreger: s. Tab. **F-1.4**, S. 588.

Epidemiologie: Ein Kontakt mit HCV (Anti-HCV positiv) kann bei 0,7 % der Deutschen nachgewiesen werden.

Übertragung: Das HCV wird parenteral, selten sexuell übertragen.

Klinik: Die Inkubationszeit beträgt 5–12 Wochen. Nur 25 % weisen einen Ikterus auf. Häufig inapparenter, anikterischer Verlauf.

Diagnostik: Die Serum-HCV-RNA verschwindet nach Ausheilung, während die Antikörper über Monate und Jahre persistieren. Die Transaminasen sind ca. 2 Monate nach Infektion bis zum 15-Fachen der Norm erhöht.

Therapie: Monotherapie mit α-Interferon über 24 Wochen.

Verlauf: Bei ca. 60–80 % chronischer Verlauf, bis zu 35 % Übergang in eine Leberzirrhose.

Prävention: Eine routinemäßige Testung von Blutspendern auf Anti-HCV und von Blutkonserven auf HCV-RNA ist erforderlich. Eine Impfung gibt es bislang nicht. Es besteht **Meldepflicht**.

Akute Hepatitis E

Erreger, Übertragung: HEV, ein RNA-Virus, wird fäkal-oral übertragen und spielt vor allem in Entwicklungsländern eine Rolle.

Klinik: Verlauf wie bei Hepatitis A, kein Übergang in ein chronisches Stadium bei Immunkompetenz bekannt. Nur ein Teil der Patienten wird ikterisch.

Diagnostik: Der Nachweis von Anti-HEV-IgM sichert die Diagnose.

1.5.3 Chronische virale Hepatitiden

▶ **Definition.** Eine chronische virale Hepatitis ist eine entzündliche Lebererkrankung, die nach 6 Monaten nicht ausgeheilt ist. Differenzialdiagnostisch muss insbesondere eine autoimmune, genetische oder medikamentös-toxische Schädigung abgegrenzt werden. Charakterisiert ist eine „chronische Hepatitis" durch das typische Leberenzymmuster mit vorwiegend erhöhten Transaminasen. Die alkoholische Schädigung zeigt einen vorwiegenden Anstieg der γ-GT und histologisch eine Verfettung der Leberzellen.

Ätiologie: **Virushepatitiden** sind für den Hauptanteil der chronischen Hepatitiden verantwortlich. Die **Virushepatitiden B, C und D** können in eine chronische Hepatitis übergehen. Daneben kommen ursächlich durch **Noxen** (Alkoholhepatitis) und **Medikamente** ausgelöste Hepatitiden sowie eine **Autoimmunhepatitis** in Betracht. Andere Ursachen sind selten (Tab. **F-1.11**).

≡ F-1.11	Ursachen chronischer Hepatitiden
	■ infektiös: Hepatitisviren (HBV, HDV, HCV), parasitär (Schistosomias)
	■ Noxen (z. B. Alkohol)
	■ Medikamente (z. B. Oxyphenisatin, Isoniazid, α-Methyldopa, Methotrexat)
	■ autoimmune Genese (Autoimmunhepatitiden, Sarkoidose, primär biliäre Zirrhose)
	■ genetisch (Morbus Wilson, Hämochromatose, α_1-Antitrypsinmangel)
	■ metabolisch/nutritiv (nicht alkoholische Fettleberhepatitis)

Klassifizierung: Die Klassifikation der chronischen Hepatitiden erfolgt anhand der **Ätiologie**, dem **Grading** (= Grad der entzündlichen Aktivität) und dem **Staging** (= Ausmaß der Fibrose).

Klinik: Bei **geringer entzündlicher Aktivität** besteht meist Beschwerdefreiheit, ggf. treten Müdigkeit und uncharakteristische Oberbauchschmerzen auf. Die Leber ist normal groß.
Bei **mäßiger und schwergradiger entzündlicher Aktivität** klagen die Patienten über **Müdigkeit** (häufigstes Symptom bei Leberkrankheiten!) und Leistungsminderung sowie Appetitlosigkeit und ggf. Arthralgien. Leberhautzeichen finden sich selten (s. S. 584). Die Leber ist meist vergrößert und konsistenzvermehrt, ein Ikterus kann fehlen.
Durch Störungen im Katabolismus der Sexualhormone in der Leber kommt es bei Frauen zu Menstruationsstörungen und sekundärer Amenorrhö, bei Männern entwickelt sich eine Hypotrichose, Hodenatrophie und Gynäkomastie.

Komplikationen: Leberzirrhose, primäres Leberzellkarzinom.

Chronische Hepatitis B

▶ **Definition.** Hepatitis, ausgelöst durch das Hepatitis-B-Virus, die länger als 6 Monate besteht.

Epidemiologie: Die Hepatitis-B-Infektion betrifft 5 % der Weltbevölkerung und ist weltweit die häufigste Ursache einer Leberzirrhose oder eines hepatozellulären Karzinoms (durch Infektion 200-fach häufiger). Bis zu 10 % der HBV-Infektionen gehen in ein chronisches Stadium über. Eine Spontanelimination wird im Verlauf nur in 1–2 % der Fälle beobachtet. Männer erkranken häufiger als Frauen.

Klinik: Etwa 20–30 % aller Patienten mit chronischer Hepatitis B haben eine **hohe Virusreplikation**. Sie leiden an einer ausgeprägten Symptomatik mit Müdigkeit, uncharakteristischen Oberbauchbeschwerden und rheumatischen Symptomen sowie deutlich erhöhten Transaminasen (s. auch S. 595). Ein weiteres Drittel der Patienten weist eine **niedrige Virusreplikation** auf. In diesen Fällen sind klinische Symptomatik und Leberenzymerhöhung geringer ausgeprägt. In 40 % der Fälle ist die Virusreplikation so gering, dass die HBV-DNA unter der Nachweisgrenze liegt, diese Patienten sind ggf. symptomfrei. Zu den klinischen Verlaufsformen s. auch S. 592 und Abb. **F-1.7**.

Diagnostik: Auf einen chronischen Verlauf weist ein > 6 Monate nach Beginn der Erkrankung persistierendes HB$_s$-Ag hin (allerdings gibt es auch eine HB$_s$-Ag-negative chronische HBV-Infektion).

Diagnostik: Der chronische Verlauf ist definiert durch ein > 6 Monate nach Beginn der Erkrankung persistierendes HB$_s$-Ag.

▶ **Merke.** Die **Sicherung der Diagnose** erfolgt **serologisch**, wenn HB$_s$-Ag allein (HB$_e$-Ag-negative chronische HBV) oder in Kombination mit HB$_e$-Ag (HB$_e$-Ag-positive HBV) (ggf. auch Anti-HB$_e$, Anti-HB$_c$) über 6 Monate erhöht nachweisbar ist. Die Quantifizierung der HBV-DNA ist allein zur Diagnosestellung nicht erforderlich, aber zur Einschätzung der Infektiosität ratsam und vor und während einer antiviralen Therapie erforderlich. Eine Histologiegewinnung ist nur in unklaren Fällen zur Therapieentscheidung notwendig (z. B. Viruslast > 2 000 IU/ml und normale Transaminasen).

▶ **Merke.**

Die erhöhten Leberenzyme gelten als Maß für die Aktivität der hepatozellulären Schädigung. In der Serumelektrophorese zeigen sich eine Hypalbuminämie und eine Hypergammaglobulinämie. Antikörper gegen glatte Muskulatur (SMA) werden in 30 % der Fälle gefunden. Wiederholt normale Transaminasen können auf einen HBV-Carrier-Status hinweisen.

Bei Risikopatienten (z. B. Drogenabhängige) müssen eine Superinfektion mit Hepatitis C und D sowie eine HIV-Infektion ausgeschlossen werden.

Bei Risikogruppen müssen eine Superinfektion (Hepatitis C und D) sowie eine HIV-Infektion ausgeschlossen werden.

Therapie: Behandlungsbedürftig sind Patienten mit einer replikativen chronischen Hepatitis B, die erhöhte Transaminasen oder einen histologisch nachweisbaren Leberzellschaden aufweisen (Tab. **F-1.12**). Günstige Parameter für einen Therapieerfolg mit Interferonen sind eine hohe GPT-Aktivität, niedrige HBV-DNA im Blut, Genotyp A oder B, eine histologisch aktive Entzündung, jüngere Patienten mit Infektion im Erwachsenenalter, HB$_e$-Ag-Positivität.

Therapie: Behandlungsbedürftig sind Patienten mit einer replikativen chronischen Hepatitis B, die erhöhte Transaminasen oder einen histologisch nachweisbaren Leberzellschaden haben (Tab. **F-1.12**).

≡ **F-1.12** Behandlungsindikationen bei chronischer Hepatitis B*

in aller Regel behandlungsbedürftige Patienten	▪ HB$_e$-Ag-positiv, HBV-DNA-positiv, ≥ 2 000 IU/ml, erhöhte GPT ▪ HB$_e$-Ag-negativ, HBV-DNA-positiv, ≥ 2 000 IU/ml, erhöhte GPT
besonders behandlungsbedürftige Patienten	▪ HBV-DNA-positive Patienten mit deutlicher oder fortschreitender Fibrose ▪ Patienten mit Zirrhose bei Virusnachweis ▪ Patienten mit dekompensierter Zirrhose bei Virusnachweis
in der Regel nicht behandlungsbedürftig	▪ HB$_s$-Ag-Träger: wiederholt HBV-DNA-negativ oder niedrig (< 2 000 IU/ml), normale GPT, keine histologischen Veränderungen

* Eine Genotypisierung der Hepatitis B (Genotypen A–H) vor Therapiebeginn ist in der Regel nicht notwendig; die Ansprechraten auf eine Therapie mit Interferonen ist nur gering vom Genotyp beeinflusst.

Die Behandlung erfolgt mit **α-Interferonen** oder **Nukleosidanaloga**.
Pegylierte Interferone (pegyliertes Interferon-α2a 180 μg s. c./Woche, pegyliertes Interferon-α2b 1,5 μg/kg KG/Woche) werden gegenüber den nicht pegylierten Interferonen wegen ihrer besseren Wirksamkeit und aufgrund geringerer Nebenwirkungen bevorzugt. Für den Einsatz eines pegylierten Interferons spricht die zeitlich limitierte Behandlung bei allerdings ausgeprägteren Nebenwirkungen. Erfolgreich ist die Interferontherapie bei etwa 30 % der Patienten mit Erreichen einer Serokonversion oder deutlichem Abfall der Viruslast. Sind mehrere der unten aufgeführten Voraussetzungen erfüllt, kann primär ein Therapieversuch mit einem Interferon gemacht werden. Insbesondere bei jüngeren Patienten sollte primär eine Interferontherapie erfolgen bei folgenden Voraussetzungen:
▪ jünger als 60 Jahre und ansonsten gesund
▪ HBV-DNA ≤ 2 × 10^8 IU/mL
▪ initiale GPT > 2–3 × oberer Normwert (ONW)
▪ HBV-Genotyp A
▪ keine Zirrhose.

Die primäre Behandlung erfolgt mit **α-Interferonen** (pegylierte Interferone) oder einem **Nukleosidanalogon** mit hoher genetischer Barriere (Tenofovir, Entecavir).
Pegylierte Interferone zeigen gegenüber nicht pegylierten Interferonen eine bessere Wirksamkeit und geringere Nebenwirkungen.

Die **Kontraindikationen** gegen α-Interferone (Tab. **F-1.13**) sind zu beachten. Zu den häufigsten akuten **Nebenwirkungen** des Interferons zählen ein grippeähnliches Syndrom mit Fieber, Schüttelfrost und Myalgien sowie eine Leuko- und Thrombopenie; zu den chronischen Nebenwirkungen Gewichtsabnahme, Depressionen und Haarausfall.

F-1.13 Kontraindikationen der Interferontherapie

Kontraindikationen	Risiken einer Therapie mit Interferon müssen gegen die Risiken der Unterlassung einer solchen Therapie bei folgenden Situationen individuell abgewogen werden
▪ ausgeprägte Thrombopenie (< 50 000/µl) und Leukopenie (< 1 500 µl)	▪ manifeste Autoimmunthyreoiditis
▪ aktuelle Depression (trotz antidepressiver Therapie)	▪ Vorliegen anderer Autoimmunerkrankungen
▪ aktuelle i. v. Drogen- und Kokainabhängigkeit (nicht Patienten im Methadonprogramm)	▪ Drogenpatienten im Methadonprogramm
	▪ Depression in der Anamnese
▪ aktueller Alkoholabusus (Quantifizierung?)	▪ Krampfleiden
▪ dekompensierte Leberzirrhose	▪ koronare Herzkrankheit (KHK)
▪ nicht therapiertes/therapierbares HCC oder extrahepatisches Malignom	
▪ Z. n. Herz- oder Nierentransplantation	
keine Kontraindikationen stellen dar: Vorliegen von Schilddrüsenantikörpern ohne Schilddrüsenfunktionsstörung	

F-1.8 Verlauf einer Hepatitis B mit Chronifizierung

Bei der Therapie mit einem **Nukleosidanalogon** muss bedacht werden, dass die erforderliche lebenslange Einnahme mit dem Risiko der Entwicklung resistenter Viren einhergehen kann. Die Medikamenteneinnahme erfordert eine hohe Compliance, da jeder Auslassversuch zu einem Wiederanstieg der Viruslast mit möglicher Resistenzentwicklung führen kann. Die Nebenwirkungen dieser Therapieform sind vernachlässigbar. Für ein Nukleosidanalogon sollte man sich bei Vorliegen folgender Parameter entscheiden:
- Erwachsene jeden Alters
- Ausgangswert HBV-DNA $\geq 2 \times 10^8$ IU/mL
- initiale GPT > 5 × ONW
- alle HBV-Genotypen
- Zirrhose mit oder ohne Dekompensation
- HB_s-Ag(+) bei Chemotherapie.

Heute werden **Tenofovir** (245 mg/d p. o.) oder **Entecavir** (0,5 mg/d p. o.) bei der Therapie der chronischen HBV-Infektion wegen der beobachteten sehr geringen Rate an Resistenzen eingesetzt. Es handelt sich um eine **Dauertherapie**, die über Jahre fortgesetzt werden muss. Lediglich bei Auftreten einer Serokonversion bei HBe-Ag-positiver Hepatitis B kann nach 6 Monaten ein Auslassversuch gemacht werden. Unter der Therapie sind alle 3–6 Monate quantitative Viruslastbestimmungen erforderlich, um rechtzeitig das Auftreten einer Resistenz zu erkennen (virologischer Durchbruch: Anstieg der Viruslast gegenüber dem niedrigsten Wert der Viruslast um eine log-Stufe). Unter kontinuierlicher Therapie mit einem Nukleosidanalogon bessern sich Entzündung und Fibrosegrad. Das Risiko für ein hepatozelluläres Karzinom und zirrhotisch bedingte Komplikationen wird signifikant reduziert.

Lamivudin (100 mg/d p. o.) wird kaum noch zur antiviralen Therapie der HBV-Infektion eingesetzt. Die einzige Indikation besteht in der prophylaktischen Gabe unter Immunsuppression oder Zytostatikagabe.

Bei Auftreten einer Resistenz wird das Nukleosidanalogon, unter dem die Mutation aufgetreten ist, mit einem 2. Nukleosidanalogon kombiniert, das gegen die mutierten Viren noch wirksam ist. Wurde ein Nukleosidanalogon mit niedriger Resistenzbarriere (Lamivudin, Adefovir, Telbivudin) gegeben, kann dies durch ein Medikament mit hoher Resistenzbarriere ersetzt werden (Tenofovir, Entecavir).

Prognose: Ziel der Behandlung ist eine Serokonversion (HB_e-Ag → Anti-HB_e), eine Negativierung der HBV-DNA im Blut, eine Normalisierung der Transaminasenaktivität und der Leberhistologie. Dies sind die Surrogatparameter unter einer antiviralen Therapie bei HBV-Infektion, die mit der Verhinderung einer Leberzirrhose und ihren Komplikationen sowie einem besseren Überleben korrelieren.

Eine Serokonversion bei **HB_e-Ag-positiver chronischer HBV-Infektion** wird mit pegyliertem α-Interferon in 30 % der Fälle nach 48 Wochen erreicht. Die Serokonversionsrate liegt nach 1 Jahr Therapie für Tenofovir und Entecavir bei diesen Patienten bei 22–26 %. Ein Verschwinden der HBV-DNA wird unter Interferon nach 48 Wochen bei 25 % und unter den Nukleosidanaloga bei 60–70 % der Behandelten nach 1 Jahr beobachtet. Eine Beendigung der antiviralen Therapie mit einem Nukleosidanalogon ist auch nach Erreichen einer Serokonversion mit einem hohen Risiko für eine Reaktivierung der Erkrankung behaftet.

Bei **HB_e-Ag-negativer chronischer HBV-Infektion** wird die Negativierung der Viruslast nach 1 Jahr Therapie häufiger beobachtet: pegyliertes Interferon 63 % und Tenofovir bzw. Entecavir 88–90 %. Ein Absetzen der Nukleosidanaloga ist regelhaft auch nach Jahren mit einem Wiederanstieg der HBV-DNA verbunden. Die orale Therapie ist daher im Gegensatz zur Interferon-Behandlung lebenslang durchzuführen.

Prognose: Ziel der Behandlung ist die Verhinderung einer Leberzirrhose und ihrer Komplikationen. Das Erreichen einer Serokonversion oder eines dauerhaften Abfalls der Viruslast unter der Therapie sind Surrogatparameter dieses Ziels.

Die Erfolgsraten der Therapie liegen bei **HB_e-Ag-positiver chronischer HBV-Infektion** für α-Interferon bei 30 % (Serokonversionsrate nach 48 Wochen Therapie) und für Tenofovir und Entecavir bei 60–70 % (HBV-DNA negativ nach 1 Jahr). Bei **HB_e-Ag-negativer chronischer HBV-Infektion** wird die Negativierung der Viruslast nach 1 Jahr Therapie häufiger beobachtet.

Chronische Hepatitis D

▶ **Definition.** Man spricht von einer chronischen HDV-Infektion, wenn die HDV-RNA im Blut mindestens 6 Monate persistiert.

Die chronische Hepatitis D tritt als Koinfektion mit Hepatitis B oder als **Superinfektion** von HBV-Trägern auf. Die Superinfektion führt zu einer schweren chronischen Hepatitis mit schlechter Prognose. Das Risiko der Zirrhoseentstehung, der Dekompensation und das Leberzellkarzinomrisiko sind höher als bei HBV-Monoinfektion. Die Koinfektion ist prognostisch günstiger und verläuft oft selbst limitierend. Serologisch sind Anti-HDV, HDV-RNA und HB_sAg nachweisbar.

Die **Therapie** (9–10 Mio I.E. α-Interferon 3 × wö.) führt zu einer Besserung (Transaminasen, Histologie), aber nur selten zu einer dauerhaften Elimination des HDV. Die Therapie mit pegylierten Interferonen ist ebenfalls möglich.

Chronische Hepatitis D

▶ **Definition.**

Durch Koinfektion mit Hepatitis B oder als **Superinfektion** von HBV-Trägern. Die Superinfektion führt zu einer schweren chronischen Hepatitis mit schlechter Prognose.

Die **Therapie** mit α-Interferon führt nur selten zu einer dauerhaften Elimination des HDV.

Chronische Hepatitis C

▶ **Definition.** Eine chronische Hepatitis C liegt vor, wenn die HCV-RNA im Blut länger als 6 Monate nachweisbar ist.

Epidemiologie: Eine HCV-Hepatitis geht, insbesondere im Rahmen einer **Posttransfusionshepatitis**, sehr häufig in eine chronische Hepatitis über. Aufgrund der **hohen Chronifizierungsrate** von 60–80 % ist die chronische Hepatitis C in Deutschland 4-mal häufiger als die chronische Hepatitis B. In Deutschland leben derzeit etwa 500 000, weltweit ca. 170 Millionen Patienten mit chronischer Hepatitis C.

Verlauf: Bei 2–35 % der Patienten entwickelt sich nach 20–25 Jahren eine Leberzirrhose; bis zu 5 % der Zirrhosepatienten bekommen nach 20–40 Jahren ein hepatozelluläres Karzinom.

Klinik: Die Patienten haben wenige Beschwerden. Wenn Symptome auftreten (Müdigkeit, rechtsseitige Oberbauchbeschwerden, Übelkeit, Anorexie, Erbrechen, Pruritus), sind diese unspezifisch und von intermittierendem Verlauf.

Diagnostik: Charakteristisch sind die im Krankheitsverlauf stark wechselnden Transaminasenaktivitäten, die 1,5–10-fach erhöht sein oder auch über lange Zeit-

Chronische Hepatitis C

▶ **Definition.**

Epidemiologie: Die Hepatitis C ist charakterisiert durch die **hohe Chronifizierungsrate** von 60–80 %. Deshalb ist die chronische Hepatitis C in Deutschland 4-mal häufiger als die chronische Hepatitis B. Weltweit gibt es etwa 170 Millionen chronisch HCV-Infizierte.

Klinik: Die klinische Symptomatik ist unspezifisch und kann intermittierend auftreten.

Diagnostik: Laborchemisch können die Transaminasen 1,5–10-fach erhöht oder auch normal sein. Die Leber ist gelegentlich vergrößert.

Serologisch sind **Anti-HCV-Antikörper** und **HCV-RNA** nachweisbar (Abb. F-1.9).

Zur Beurteilung der Therapieindikation ist die **histologische Beurteilung** mit Bestimmung der entzündlichen Aktivität (Grading) und der Fibroseentwicklung (Staging) in der Regel nicht notwendig.

räume im Normbereich liegen können. Cholestaseparameter sind in der Regel nicht erhöht. Bei der klinischen Untersuchung findet man eine Hepatosplenomegalie, ein Ikterus ist selten.

Serologisch sind **Anti-HCV-Antikörper** und **HCV-RNA** nachweisbar (Abb. F-1.9). Die quantitative HCV-RNA-Bestimmung ist zur Indikationsstellung und Steuerung der antiviralen Behandlung erforderlich. Ist die HCV-RNA ein halbes Jahr nach Therapieende negativ, hat der Patient die HCV-Infektion ausgeheilt (dauerhaftes virologisches Ansprechen). Die Bestimmung des Genotyps ist vor Einleitung einer Therapie erforderlich, da dieser Art und Dauer der Therapie bestimmt.

Zur Beurteilung der Therapieindikation ist die serologische und molekularbiologische Sicherung der Diagnose ausreichend, sodass die **histologische Beurteilung** mit Bestimmung der entzündlichen Aktivität (Grading) und der Fibroseentwicklung (Staging) in der Regel nicht notwendig ist. Die Histologie erlaubt aber wichtige Aussagen über die Prognose (Schweregrad der Fibrose, zirrhotischer Umbau).

F-1.9 Diagnostisches Vorgehen bei Verdacht auf chronische Hepatitis C (a), Histologie (b)

a Diagnostisches Vorgehen.
b Staging bei chronischer Hepatitis: mäßig portale und septenbildende Fibrose.
b aus: Schirmacher P., Dienes H.-P., aus: Gastroenterologie. Riemann J. F., Fischbach W., Galle P. R., Mössner J.(Hrsg.), Thieme; 2008

Differenzialdiagnose: Andere virale Infektionen, Autoimmunhepatitis und metabolische Lebererkrankungen.

Therapie: Bei serologisch gesicherter Diagnose (Anti-HCV, HCV-RNA), bei bekannter quantitativer HCV-Viruslast und nach Bestimmung des Genotyps sind die Voraussetzungen für eine Therapie gegeben.

Die Primärtherapie erfolgt mit pegylierten **Interferon-α2** (a oder b) kombiniert mit **Ribavirin** und beim Genotyp 1 zusätzlich mit einem **Proteasehemmer**. Die HCV-Eliminationsrate 6 Monate nach Therapieende liegt je nach Therapie, Fibrosegrad und Genotyp zwischen 70–80 %.

Differenzialdiagnose: Hierzu gehören virale Begleithepatitiden, die Autoimmunhepatitis, die alkoholtoxische Hepatitis und metabolische Lebererkrankungen. Ihre Klärung ist wegen der unterschiedlichen Therapiemöglichkeiten sehr wichtig.

Therapie: Die Indikation zur Therapie ist bei positivem HCV-RNA- und Anti-HCV-Nachweis gegeben. Vor Therapiebeginn müssen die quantitative Viruslast und der Genotyp bekannt sein. Eine niedrige Viruslast (< 800 000/ < 600 000 IU/ml) ist prognostisch günstig für eine erfolgreiche Therapie. Die Behandlung ist je nach Genotyp unterschiedlich. Beim Genotyp 1 stehen weitere Therapieoptionen durch die Kombination von pegyliertem Interferon und Ribavirin mit einem Proteasehemmer zur Verfügung.

Die Behandlung nicht vorbehandelter Patienten erfolgt mit **pegyliertem Interferon-α2** (a oder b) in Kombination mit **Ribavirin**. Dosierungen: PEG-Interferon-α2a (Pegasys): 180 µg/Woche s. c., PEG-Interferon-α2b (PegIntron): 1,5 µg/kg KG/Woche s. c., Ribavirin: 10,6 mg/kg KG/d.

Beim Genotyp 2 und 3 beträgt die Behandlungsdauer 24 Wochen. Je nach Geschwindigkeit des Abfalls der Viruslast kann die Therapiedauer individualisiert werden. Die dauerhafte HCV-Eliminationsrate (SVR = sustained viral response = dauerhaftes virologisches Ansprechen) liegt 6 Monate nach Therapieende bei 70–80 %.

Beim Genotyp 1 wird durch die zusätzliche Gabe eines **Proteasehemmers** (Telaprevir oder Boceprevir) das dauerhafte virologische Ansprechen von maximal 50 % ohne Proteasehemmer auf 70–80 % mit diesen Substanzen gesteigert. Die Dreifachtherapie erfordert engmaschige Kontrollen unter der Therapie und eine hohe Compliance vonseiten des Patienten.

▶ Merke.

▶ Merke. Ziel der Behandlung ist der fehlende Nachweis der HCV-RNA im Serum 6 Monate nach Therapieende (SVR). Dies ist der Surrogatparameter unter einer antiviralen Therapie bei HCV-Infektion, der mit der Verhinderung einer Leberzirrhose und ihren Komplikationen sowie einem besseren Überleben korreliert.

Die Zweifach-Kombinationstherapie von pegyliertem Interferon und Ribavirin ist für alle Genotypen (Genotyp 1–6) zugelassen. Es unterscheidet sich lediglich die Therapiedauer (GT 1: 48–72 Wochen; GT 2 und 3: 24 Wochen) und die Dosierung von Ribavirin. Die HCV-RNA wird zu verschiedenen Zeitpunkten unter der Therapie bestimmt und erlaubt u. U. die Therapiedauer zu modifizieren oder über einen Therapieabbruch zu entscheiden. Die Dreifachtherapie (pegyliertes Interferon + Ribavirin + Boceprevir oder Telaprevir) ist derzeit nur für den Genotyp 1 zugelassen. Die Therapiedauer liegt je nach aktuellem Ansprechen (Viruslastabfall) und dem Ergebnis einer früheren Vorbehandlung bei erneuter Therapie zwischen 24 und 48 Wochen. Ist die HCV-RNA ein halbes Jahr nach Therapieende noch negativ (SVR), kann von einer vollständigen Ausheilung der chronischen Hepatitis C ausgegangen werden.

Die **Nebenwirkungen** des Interferons (s. S. 598), des Ribavirins (am bedeutsamsten: hämolytische Anämie) und der Proteasehemmer (Anämie, Hautveränderungen, Geschmacksstörungen, perianale Schmerzen und Pruritus) sind zu beachten. **Blutbildkontrollen** (kleines Blutbild, Transaminasen, Nierenfunktion) sind anfangs 2-, ab dem 3. Monat 4-wöchentlich, eine TSH-Bestimmung alle 12 Wochen erforderlich. Zu **Kontraindikationen** der Interferontherapie s. Tab. **F-1.13**, S. 598. Beim Einsatz der Proteasehemmer dürfen bestimmte Medikamente wegen Interaktionen am Cytochrom CYP-3A4 nicht eingenommen werden.

Die **Nebenwirkungen** des Interferons (s. S. 598), des Ribavirins (Cave: hämolytische Anämie) und der Proteasehemmer (Anämie, Hautveränderungen, Geschmacksstörungen, perianaler Pruritus etc.) sind zu beachten (regelmäßige **Blutbildkontrollen!**). Zu **Kontraindikationen** s. Tab. **F-1.13**, S. 598.

1.6 Autoimmune Hepatitiden (AIH)

▶ **Definition.** Chronische Hepatitis, die serologisch durch den Nachweis von Autoantikörpern, erhöhte Transaminasen im Serum, eine Hypergammaglobulinämie und histologisch durch eine portale und lobuläre Entzündung (Grenzzonenhepatitis) charakterisiert ist.

▶ **Definition.**

Klassifikation: Es werden 2 Typen der AIH unterschieden (Tab. **F-1.14**).

Klassifikation: s. Tab. **F-1.14**.

F-1.14 Typisierung der chronisch-autoimmunen Hepatitiden

Autoimmunhepatitis	ANA	LKM-1	SLA	SMA	Therapie
Typ 1	+	–	(+)	(+)	Immunsuppression
Typ 2	–	+	–	–	Immunsuppression

ANA = antinukleäre Antikörper, **LKM-1** = antimikrosomale Antikörper gegen Cytochrom P450 II D 6, **SLA** = Antikörper gegen lösliches zytoplasmatisches Leberantigen, **SMA** = Antikörper gegen glatte Muskulatur

Epidemiologie: In 80% der Fälle sind Frauen (Typ 1) bzw. junge Mädchen (Typ 2) betroffen.

Epidemiologie: Bevorzugtes Auftreten bei Frauen.

Klinik: Die Symptomatik entspricht anfangs einer akuten Hepatitis mit Müdigkeit, uncharakteristischen Oberbauchbeschwerden und Inappetenz, ein Ikterus findet sich seltener. Hinzukommen können Amenorrhö, Akne, Gelenkbeschwerden, Niereninsuffizienz und Thyreoiditis.

Klinik: Die Autoimmunhepatitis ist häufig mit extrahepatischen Autoimmunerkrankungen (z. B. Autoimmunthyreoiditis) assoziiert.

Diagnostik: Klinisch findet man eine Hepatomegalie, in 50% eine Splenomegalie und Leberhautzeichen (s. Abb. **F-1.3**, S. 585). Bei Diagnosestellung besteht bei 10–20% bereits eine Leberzirrhose. **Laborchemisch** zeigen sich erhöhte Transaminasen, eine BSG-Erhöhung, eine Hyperbilirubinämie und eine Hypergammaglobulinämie, bedingt durch eine Erhöhung des IgG. Charakteristisch, aber nicht beweisend ist der **Nachweis von Autoantikörpern**, diese erlauben eine Typisierung der Autoimmunhepatitis (s. Tab. **F-1.14**). Virale, toxische und biliäre Hepatitisursachen müssen im Vorfeld ausgeschlossen werden.

Diagnostik: Laborchemisch zeigen sich erhöhte Transaminasen, eine BSG-Erhöhung, eine Hyperbilirubinämie und eine γ-Globulin-Vermehrung durch IgG. Charakteristisch, aber nicht beweisend ist der **Nachweis der Autoantikörper**, die eine Typisierung der Autoimmunhepatitis ermöglichen (s. Tab. **F-1.14**).

Therapie: Um das **hohe Risiko** der Entwicklung einer **Leberzirrhose** zu vermeiden, sollen Patienten mit erhöhten Leberenzymen, Hypergammaglobulinämie und histologisch gesicherter Diagnose immunsuppressiv behandelt werden. Erwachsene werden zu Beginn mit 60 mg **Prednisolon** pro Tag behandelt, dann Dosisreduktion in 5-mg-Schritten bis zu einer Erhaltungsdosis von ≤ 10 mg/d. Zur Vermeidung der Steroidnebenwirkungen kann alternativ **Azathioprin** (1–2 mg/kg KG/d) mit 30 mg/d Prednisolon oder **Budesonid** 3 × 3 mg/d kombiniert werden. Die Prednisolondosis sollte in der Remissionsphase so hoch gewählt werden, dass die Transaminasen im

Therapie: Die Therapie besteht in einer Immunsuppression mit **Prednisolon** oder **Budesonid**. Eine Kombination mit **Azathioprin** reduziert die Steroidnebenwirkungen, da Steroide in der Dosis reduziert werden können.

Normbereich bleiben. Unter Prednisolon müssen zur Osteoporoseprophylaxe täglich 2 g Kalzium und 800 IU Vitamin D eingenommen werden.

Die Behandlungsdauer soll mindestens 2 Jahre betragen; danach kann die Therapie bei histologisch fehlender Entzündung ausschleichend beendet werden. Bei Relaps nach Therapieende (in ca. 50 % der Fälle) kann nach dem gleichen Schema erneut behandelt werden. Bei erfolgloser Therapie und Entwicklung einer Leberzirrhose ist die Indikation zur Lebertransplantation zu erwägen. Bei Non-Respondern kann ein Therapieversuch mit Ciclosporin (5–6 mg/d) oder Mycophenolat gemacht werden.

Internet-Links: www.kompetenznetz-hepatitis.de (Kompetenznetz Hepatitis)

1.7 Genetisch bedingte Lebererkrankungen

1.7.1 Hämochromatose (Bronzediabetes)

▶ **Synonym.** Siderose, Eisenspeicherkrankheit

▶ **Definition.** Die **primäre Hämochromatose** ist eine autosomal-rezessiv vererbte Eisenspeicherkrankheit. Die Hämochromatose ist charakterisiert durch die klinische Trias Leberzirrhose, Diabetes mellitus und vermehrte Hautpigmentierung (Bronzediabetes) und durch eine exzessive Eisenablagerung in allen Organen gekennzeichnet.
Sekundäre, erworbene Formen (Hämosiderosen) gehen auf eine Eisenüberlastung bei Hämolyse, Anämie (z. B. bei Thalassaemia major, sideroblastischer Anämie oder Porphyria cutanea tarda) oder erhöhter Eisenzufuhr (häufige Bluttransfusionen) zurück. Die Hämosiderose betrifft in erster Linie die Leber.

Epidemiologie: Eine manifeste homozygote **Hämochromatose** findet sich in Deutschland bei 1 von 4 000 Einwohnern, die Zahl der heterozygoten Träger wird mit 1 : 20 angegeben. Es besteht ein autosomal-rezessiver Erbgang mit unterschiedlicher Penetranz, wobei inzwischen 5 verschiedene genetische Defekte für eine Hämochromatose nachgewiesen wurden. Die mit Abstand häufigste Form betrifft im Erwachsenenalter eine homozygote Mutation des **HFE-Gens** an Position C 282Y oder eine sog. Compound-Heterozygotie bei heterozygoten Mutationen an Position C 282Y und H 63D. Männer erkranken 5–10-mal häufiger als Frauen, möglicherweise bedingt durch den physiologischen Blutverlust während der Menstruation.

Pathogenese: Die Eisenresorption erfolgt bevorzugt im Duodenum und proximalen Jejunum, der Transport im Plasma durch das Transferrin. Die Eisenresorption unterliegt einem komplizierten Regulationsmechanismus, bei dem hepatisch gebildetes Hepcidin eine wichtige Rolle spielt, da es z. B. den Eisenauswärtstransport durch Bindung an Ferroportin hemmen kann. Bei der Hämochromatose ist die **Eisenresorption auf das 3-Fache gesteigert**, unabhängig von der Höhe der Eisenspeicher. Die Leber scheint ungehemmt Eisen aufzunehmen, die Zellen des RES hingegen fangen wenig Eisen ab. Beim Vollbild der Hämochromatose steigt der Gesamtgehalt des Körpers an Eisen auf 20–50 g (Normalwerte Männer 3,5 g, Frauen 2,5 g) an, die Konzentration in Leber und Pankreas auf das 50–100-fache der Norm. Eisen zerstört die lysomalen Membranen und stimuliert die Kollagensynthese, sodass zunächst eine Fibrose, später eine **Pigmentzirrhose** resultiert.

Klinik: Bei 70–90 % findet sich eine **Hepatomegalie**, wobei die Leberfunktion normal sein kann. Die klassische Symptomentrias im Spätstadium der Erkrankung besteht aus **Leberzirrhose, Diabetes mellitus** und **Hyperpigmentation der Haut** (Abb. F-1.10a).

▶ **Merke.** Im Frühstadium, in dem heute das Krankheitsbild diagnostiziert werden sollte, stehen unspezifische Symptome wie Inappetenz, Gewichtsverlust, Müdigkeit, Impotenz, Libidoverlust und Oberbauchschmerzen im Vordergrund.

Im Spätstadium dominieren die **Zeichen der fortgeschrittenen Leberzirrhose** mit Aszites, portaler Hypertension bis hin zum hepatozellulären Karzinom. **Bronzepigmentierung** und **insulinpflichtiger Diabetes mellitus** haben dem Krankheitsbild auch den Namen Bronzediabetes gegeben. Ferner lässt sich eine direkte Schädigung des Hypophysenvorderlappens mit **sekundärem Hypogonadismus** nachweisen, bei 15 % eine **dilatative** digitalisrefraktäre **Kardiomyopathie** mit Rhythmusstörungen sowie eine **Arthropathie** mit Chondrokalzinose, die alle durch die exzessive Eisenablagerung bedingt sind (Tab. **F-1.15**).

ger **Diabetes mellitus** haben zu der Bezeichnung Bronzediabetes geführt. Häufig sind Kardiomyopathie, Arthropathie und Endokrinopathie (Tab. **F-1.15**).

F-1.15 Symptome der Hämochromatose

Lebererkrankung
- Hepatomegalie (75–95 %)
- Zirrhose, Ikterus (10 %)
- Leberhautzeichen (36 %)
- portale Hypertension (Varizen, Aszites, Splenomegalie) 50 %

Hauterscheinungen
- Bronzepigmentierung (75–90 %)
- Verlust der Kopf-, Achsel-, Schambehaarung
- Ichthyose, Nagelveränderungen

endokrine Störungen
- Libido-, Potenzverlust (20–70 %)

Diabetes mellitus (60–80 %)
- genetische Disposition
- schwere Leberparenchymschädigung
- direkte β-Zell-Schädigung des Pankreas durch Eisenablagerung

kardiologische Störungen
- dilatative Kardiomyopathie (15 %)
- pathologische EKG-Veränderungen (50 %)

Arthropathie
- Metakarpophalangealgelenke II und III (20–50 %)
- Hüft- und Kniegelenke mit Chondrokalzinose

Diagnostik: Eine Erhöhung des Serumeisens über 180 µg/dl findet sich nur bei 80 % der Hämochromatosepatienten. Eine **über 55 %ige Sättigung des Transferrins** ist verdächtig auf eine Eisenspeicherkrankheit. **Ferritin-Werte über 1000 µg/l** deuten auf eine Eisenüberladung hin (Tab. **F-1.16**).

Diagnostik: Serumeisen bei Hämochromatose > 180 µg/dl. Eine über 55 %ige **Transferrinsättigung** ist verdächtig auf eine Eisenspeicherkrankheit. **Ferritin-Werte** > 1000 µg/l deuten auf eine Eisenüberladung hin (Tab. **F-1.16**).

F-1.16 Laborbefunde bei Hämochromatose

	Normalwerte	**Hämochromatose**
Serumeisen	40–170 µg/dl	> 180 µg/dl
Transferrinsättigung (Serumeisen: totale Eisenbindungskapazität × 100)	< 45 %	> 55 %
Serumferritin	20–360 µg/l	> 700–1 000 µg/l
Lebereisengehalt: chemisch	< 1 mg/g	> 4,5 mg/g

F-1.16

Die Diagnose wird, neben der wegweisenden Klinik (s. o.) und den erhöhten Werten für Serum-Eisen, Transferrinsättigung und Ferritin, durch den **Nachweis einer homozygoten Mutation des HFE-Gens an Position C 282Y** bewiesen. In unklaren Fällen einer Eisenüberladung (z. B. auch bei Compound-Heterozygotie) kann eine Leberbiopsie mit Bestimmung des Eisengehaltes und Berechnung des altersbezogenen **Eisengehalts der Leber** (hepatischer Eisenindex in der Leberbiopsie, Abb. **F-1.10b**) erfolgen. Bei > 90 % der Patienten mit homozygoter Hämochromatose liegt eine einzige Punktmutation (Cys-282-Tyr, Hämochromatose-Gen C-282Y) im HFE-Gen auf Chro-

Sicherung der Diagnose durch den **Nachweis einer homozygoten Mutation des HFE-Gens an Position C 282Y**, in unklaren Fällen oder bei Compound-Heterozygotie auch durch **Leberbiopsie** mit histochemischer (Abb. **F-1.10b**) und chemischer Bestimmung des Lebereisengehaltes.

F-1.10 Befunde bei Hämochromatose

a Hyperpigmentierte Handlinien bei Hämochromatose.
b Histochemischer Nachweis des Eisengehalts der Leber.

a aus: Voigtländer V., Maaßen D.: Dermatologie und Innere Medizin. Hippokrates; 1995; b mit freundlicher Genehmigung Institut für Pathologie, Universität Rostock mosom 6 vor. Der Gentest macht CT und MRT, die Bestimmung der HLA-Typen und den Desferaltest (nach Gabe von 0,5 g Desferrioxamin i. m. steigt die Eisenausscheidung im 24-Stunden-Urin von 1,5 mg auf über 8 mg an) überflüssig.

▶ Merke. Familienuntersuchungen sind ratsam, um bei Geschwistern eines Hämochromatosepatienten prognostische Aussagen machen zu können und die Therapie vor Organschädigung einleiten zu können.

Differenzialdiagnose: Im Rahmen der Differenzialdiagnose müssen **sekundäre** Eisenüberladungen (s. o.) ausgeschlossen werden.

Die gespeicherten Eisenmengen erreichen bei den sekundären Formen meist nicht das Ausmaß wie bei der primären Form. Durch eine Transfusion werden 250 mg Eisen zugeführt. Bei Alkoholikern lässt sich praktisch immer eine Eisenablagerung in der Leber nachweisen.

Therapie: Therapieziel ist eine nachhaltige Reduktion des Körpereisens durch **verminderte Zufuhr** (eisenarme Diät, z. B. Meiden von Fleisch) und erhöhte Ausscheidung. Initial werden wöchentlich 2 **Aderlässe** à 500 ml durchgeführt, was einem Eisenverlust von 500 mg entspricht.

Das Hb darf dabei nicht unter 12 g/dl und das Gesamteiweiß nicht unter 6 g/dl abfallen. Zur Therapiekontrolle sollte alle 2 Monate Ferritin bestimmt werden. Fällt es unter 30 µg/l ab, wird die Zahl der Aderlässe auf 1-mal pro Monat reduziert. Die Aderlasstherapie sollte nie ausgesetzt werden. Im weiteren Verlauf reichen allerdings 4–8 Aderlässe pro Jahr aus, um die genetisch bedingte erhöhte Eisenresorptionsrate zu kompensieren. In der Regel bessert sich der Diabetes mellitus unter einer Aderlasstherapie, nicht jedoch der Hypogonadismus und die Arthropathie.

▶ Merke. Eine frühzeitige Aderlasstherapie verhindert irreversible organische Schäden.

Ist eine Aderlasstherapie, z. B. bei schwerster kardialer Dekompensation oder gleichzeitiger Beta-Thalassämie nicht möglich, kann eine Therapie mit **Deferoxamin** (Desferal) oder die orale Gabe von **Deferasirox** zur vermehrten Eisenausscheidung eingeleitet werden. Bei der Deferoxamin-Therapie werden 25–50 mg/kg KG/d als s. c. Dauerinfusion über 12 Stunden verabreicht, wobei auf neurotoxische Reaktionen (Hörschwäche, Visusverschlechterung, Verlust des Farbsehens) zu achten ist. Deferoxamin und Deferasirox werden insbesondere bei den sekundären Hämochromatosen eingesetzt.

Prognose: Die Prognose des Hämochromatosepatienten ohne Leberzirrhose und ohne Diabetes mellitus ist identisch mit der der Normalbevölkerung. Unter einer konsequenten eisenentspeichernden Therapie kommt es zu einer deutlichen Besserung der klinischen Symptomatik, Lebergröße und Transaminasen normalisieren sich.

Eine Leberfibrose ist weitgehend reversibel, nicht jedoch eine Pigmentzirrhose. Entscheidend sind frühzeitige Diagnose und Therapie, insbesondere auch **bei Verwandten** von Hämochromatosepatienten.

▶ Merke. Wegen des Risikos, ein hepatozelluläres Karzinom zu entwickeln, sollte regelmäßig in 6-monatlichem Intervall sonografiert und α-Fetoprotein bestimmt werden.

1.7.2 Morbus Wilson (hepatolentikuläre Degeneration)

▶ Definition. Der Morbus Wilson, eine autosomal-rezessiv vererbte Erkrankung, geht auf eine Störung des **Kupferstoffwechsels** in der Leberzelle zurück und führt zu einer Kupferüberladung von Leber, Gehirn, Augen, Nieren und anderen Organen.

Epidemiologie: An einem Morbus Wilson erkrankt einer von 200 000 Einwohnern, die Zahl der Heterozygoten liegt bei 1 : 200.

Ätiopathogenese: Ursächlich ist eine Mutation des Wilson-Gens (ATPase 7B-Gen auf Chromosom 13q14.3); dieses Gen codiert das Wilson-Protein (= P-Typ-ATPase) mit Kupfertransportfunktion. Das mit der Nahrung aufgenommene Kupfer (2–5 mg/d) wird physiologischerweise zur Leber transportiert und dort gespeichert, biliär ausgeschieden oder an Coeruloplasmin gebunden ins Serum sezerniert. Bei Patienten mit Morbus Wilson besteht bei normaler Kupferresorption eine **selektive Störung der biliären Kupferausscheidung** (normalerweise werden 2 mg Kupfer über die Galle ausgeschieden, Patienten mit Morbus Wilson scheiden nur 0,2–0,4 mg aus). Gleichzeitig ist die Synthese des kupferbindenden Proteins Coeruloplasmin, welches normalerweise 95 % des Serumkupfers bindet, vermindert (bei Heterozygoten um 20 %). Ob ein Zusammenhang zwischen dem Coeruloplasmin-Mangel und der Kupferüberladung der Zelle besteht, ist ungeklärt.

Kupferausscheidung; es besteht ein **Mangel an Coeruloplasmin**, die Kupferkonzentration in Leber und Gewebe ist massiv erhöht.

Der Gesamt-Serumkupferspiegel ist erniedrigt, da Coeruloplasmin als transportierendes Protein stark vermindert ist. Das erhöhte freie Kupfer im Serum ist stark zytotoxisch und wandert rasch aus der Blutbahn ins Gewebe. In Leber und Gewebe finden sich entsprechend extrem hohe Kupferwerte.

Der Serumkupferspiegel ist erniedrigt, da Coeruloplasmin als transportierendes Protein stark vermindert ist. Das freie, ungebundene Kupfer im Serum ist dagegen beim Morbus Wilson erhöht.

Klinik: Nach einem asymptomatischen Stadium von etwa 6 Jahren stellen sich die ersten Symptome ein. Eine Leberschädigung ist immer festzustellen. Tab. **F-1.17** zeigt Symptome, die bei besonderen Verlaufsformen des Morbus Wilson im Vordergrund stehen. Es finden sich immer **akute und chronische Leberschäden** bei uncharakteristischer Symptomatik, die sich bereits im Kindesalter manifestieren. Das Spektrum reicht dabei von der Fettleber bis zur fulminanten Hepatitis, die häufig mit einer schweren **Hämolyse** (15 %) einhergeht. Mitunter weisen erst die Zeichen einer fortgeschrittenen Leberzirrhose auf das Krankheitsbild hin.

Klinik: Eine Leberschädigung ist immer festzustellen, Symptome besonderer Verlaufsformen zeigt Tab. **F-1.17**. Es finden sich immer **akute und chronische Leberschäden**. Häufig kommt es zu **hämolytischen Krisen**, besonders bei fulminantem Verlauf.

≡ **F-1.17** Klinische Verlaufsformen bei Morbus Wilson

Frühsymptome	**hepatische Verlaufsform**
▪ flüchtige ikterische Schübe	▪ schwer verlaufende Hepatitis mit rascher Progredienz zur postnekrotischen Zirrhose
▪ Hämolyse, Anämie	▪ Tod im Leberversagen
▪ Leuko- und Thrombozytopenie	▪ selten neurologische Symptomatik
▪ Hepatomegalie	
hepatozerebrale Verlaufsform	**neurologische Verlaufsform**
▪ Rigor, Akinesie, Hypomimie	▪ chronisch-progrediente neurologische Ausfälle mit Intentionstremor, unkoordinierter Bewegungsablauf
▪ Dysarthrie, Hypersalivation	▪ skandierende Sprache
▪ Retraktion der Oberlippe	▪ zunehmende Hilflosigkeit
▪ läppische Euphorie, psychischer Abbau	▪ selten Leberbeteiligung

Etwa ab dem 12. Lebensjahr entwickeln sich neben den Leberschäden **neurologische Symptome**. Bei 40 % aller Patienten stehen diese im Vordergrund. Sie betreffen in erster Linie die Motorik (Koordinationsstörungen, Tremor und Speichelfluss). **Psychische Veränderungen** (20–30 %) bis hin zu katatoner Psychose und Demenz können parallel gehen.

Bei 40 % der Patienten dominieren **neurologische Störungen**, das motorische System betreffend, und **psychische Veränderungen**.

Charakteristisch und von besonderer diagnostischer Bedeutung sind der **Kayser-Fleischer-Kornealring** sowie eine **Sonnenblumenkatarakt** (Abb. **F-1.11**).

Charakteristisch sind der **Kayser-Fleischer-Kornealring** und eine **Sonnenblumenkatarakt** (Abb. **F-1.11**).

⊙ **F-1.11** Befunde bei Morbus Wilson

a Kayser-Fleischer-Kornealring: Kupferablagerungen in der Kornea bei Morbus Wilson.
b Sonnenblumenkatarakt.

a mit freundlicher Genehmigung von Prof. Sachsenweger, Landshut; b aus: Sachsenweger M.: Duale Reihe Augenheilkunde. Thieme; 2003

Eine **Tubulusschädigung** der Niere macht sich durch eine Proteinurie bemerkbar. Ferner finden sich Nierensteine und eine Nephrokalzinose.

Diagnostik: Der **Kayser-Fleischer-Kornealring** ist mit der Spaltlampe nachweisbar. **Kupferbestimmungen** in Serum und Urin und die Bestimmung des Coeruloplasminwerts sind diagnostisch wegweisend (Tab. **F-1.18**).

Ausdruck der Kupferablagerung in der Niere sind die **tubuläre Nierenschädigung** mit Proteinurie und Glukosurie, Nierensteine und eine Nephrokalzinose. Skelettmanifestationen und eine Herzbeteiligung sind ebenfalls möglich.

Diagnostik: Neben dem bei entsprechendem Verdacht mit der Spaltlampe leicht nachweisbaren **Kayser-Fleischer-Kornealring** sind **Kupferbestimmungen** in Serum und Urin sowie ein Coeruloplasminwert im Serum < 20 mg/dl (bei 95 % der Morbus-Wilson-Patienten, aber auch bei 10–20 % der gesunden Träger) diagnostisch wegweisend (Tab. **F-1.18**). Genetische Untersuchungen sind wegen der Vielzahl der inzwischen bekannten Mutationen der betroffenen P-Typ-ATPase nur sinnvoll bei bekannter Mutation eines Indexpatienten und geplanter Untersuchung von Familienangehörigen.

F-1.18 Relevante Laborparameter beim Morbus Wilson

	Normalwerte	Morbus Wilson
▪ Serumkupfer (µg/dl)	80–130	< 70
▪ Urinkupfer (µg/24 h)	< 100	> 400
▪ Coeruloplasmin i. S. (mg/dl)	20–60	< 20
▪ Kupfergehalt der Leber (µg/g Leber)	< 15–55	> 90

▶ **Merke.** Bei allen Jugendlichen mit unklarer chronischer Hepatitis sollte gezielt nach einem Morbus Wilson gefahndet werden.

Durch eine **Leberbiopsie** können das Kupfer quantitativ bestimmt und ggf. die Kupfergranula mit speziellen Färbeverfahren nachgewiesen werden.

In der **Leberbiopsie** kann das Kupfer quantitativ bestimmt werden, ein Gehalt von über 90 µg ist verdächtig. Durch eine Rhodaminfärbung lassen sich die roten Kupfergranula im Zytoplasma nachweisen. In Zweifelsfällen trägt eine **Radiokupferkinetik** (Gabe von radioaktiv markiertem Kupfer und Messung der Syntheserate von Coeruloplasmin) zur Klärung bei, insbesondere auch bei der Untersuchung asymptomatischer Verwandter.

Histologie: Frühveränderungen betreffen die **Mitochondrien** mit Leberzellverfettung und Lochkernen sowie Mallory-Körperchen. Im **Spätstadium** finden sich Fibrose und **Zirrhose**.

Histologie: Frühzeitig finden sich **mitochondriale Veränderungen** in den Leberzellen mit Verfettung und Lochkernen, ferner Mallory-Bodies. Später erinnert das Bild an eine chronische Hepatitis, seltener finden sich schwere Leberzellnekrosen unter dem Bild der fulminanten Hepatitis. Im **Spätstadium** ist eine Fibrose oder **Zirrhose** nachweisbar.

Differenzialdiagnose: Nephrotisches Syndrom, exsudative Enteropathie, Malabsorptionssyndrome, Malnutrition.

Differenzialdiagnose: Differenzialdiagnostisch ist bei einem erniedrigten Coeruloplasminwert auch an ein nephrotisches Syndrom, eine exsudative Enteropathie, an Malabsorptionssyndrome und eine Malnutrition zu denken.

Therapie: Mittel der Wahl bei der Entleerung der Kupferspeicher ist **D-Penicillamin.** Unter dieser Therapie soll der Kayser-Fleischer-Ring langsam verschwinden. Eine Normalisierung von Kupfer und Coeruloplasmin im Serum zeigen den Erfolg der Behandlung an.

Therapie: Zur Entspeicherung der Kupferdepots wird heute in erster Linie **D-Penicillamin** eingesetzt. Dabei werden 900–1 800 mg/d auf 3 Einzeldosen verteilt jeweils ½ Stunde vor dem Essen eingenommen. Unter dieser Therapie verschwindet der Kayser-Fleischer-Ring langsam, die Urinkupferausscheidung steigt erheblich an. Eine Normalisierung von Kupfer und Coeruloplasmin im Serum zeigen den Erfolg der Behandlung an, auch nach einer Remission empfehlen sich halbjährliche Kontrollen (Kupferkonzentration im Blut, Kupferausscheidung im Urin, ggf. Kupfergehalt der Leber [Biopsie]).

Die selten zu beobachtenden schweren **Nebenwirkungen** der Therapie wie aplastische Anämie, Myasthenia gravis und Goodpasture-Syndrom können ein Ausweichen auf **Trientine** erzwingen. Auch die orale Gabe von **Zink** hat sich als partiell wirksam erwiesen. Eine **kupferarme Diät** unterstützt die medikamentösen Maßnahmen.

Neben Exanthemen und gastrointestinalen Beschwerden werden an **Nebenwirkungen** in 20–30 % eine Leukopenie, Agranulozytose, ein nephrotisches Syndrom, ein Lupus erythematodes, eine Myasthenia gravis und ein Goodpasture-Syndrom beobachtet. Aus diesem Grund empfehlen sich regelmäßige Blutbild- und Urinkontrollen. Als alternatives, ungefährliches Medikament gilt **Triäthylen-Tetramin-Dihydrochlorid** (Trientine 1,2–2,7 g/d). Günstige Effekte zeigen sich auch unter **Zinksulfat** (3 × 200 mg/d jeweils 1 Stunde vor jeder Hauptmahlzeit, Zink vermindert die Kupferresorption). Eine **kupferarme Diät** unterstützt die medikamentösen Maßnahmen. Kupferreiche Nahrungsmittel wie Seefrüchte, Innereien und Kakao sind zu meiden. Bei der fulminanten Form ist eine **Lebertransplantation** indiziert.

Prognose: Da im Frühstadium unter einer konsequenten Dauermedikation die Veränderungen voll reversibel sind, kommt der Früherkennung eine entscheidende Bedeutung zu. Unter einer D-Penicillamin-Behandlung bessern sich die klinischen Erscheinungen, die psychiatrischen Symptome sind allerdings nur begrenzt rückbildungsfähig. Eine Zirrhose ist nicht mehr reversibel. Ohne Therapie ist die Prognose infaust. Die Therapie darf zu keinem Zeitpunkt ausgesetzt werden.

Internet-Link: www.morbus-wilson.de

1.7.3 α_1-Antitrypsinmangel

10–20 % der Patienten mit einem α_1-Antitrypsinmangel entwickeln eine Leberdysfunktion, zunächst in Form einer **Cholestase** innerhalb der ersten 4 Lebensmonate, im jugendlichen Erwachsenenalter dann in Form einer **Zirrhose** mit deren Komplikationen. An dieses Krankheitsbild ist in erster Linie bei Patienten zu denken, die als Kind „leberkrank" waren und bei denen in Verbindung mit einer Leberzirrhose ein Lungenemphysem besteht. In der Elektrophorese fehlt das α_1-Globulin fast völlig. Therapie der Wahl ist heute eine Lebertransplantation (s. auch S. 625).

1.7.4 Porphyrien

▶ Definition. Bei Porphyrien handelt es sich um primäre oder sekundäre Störungen der Hämsynthese bedingt durch Enzymdefekte (Abb. **F-1.12**). Vor dem jeweiligen Enzymdefekt häufen sich die Porphyrine bzw. deren Vorstufen an. Je nachdem, in welchem Organ (Leber oder Knochenmark) die Hämsynthesestörung lokalisiert ist, werden **hepatische** und **erythropoetische** Formen unterschieden (s. u.). Nach ihrem Verlauf werden weiterhin akute von chronischen Porphyrien differenziert. Die meisten Porphyrien sind äußerst selten.

F-1.12 Modell der Hämbiosynthese

Formen:
hepatische Porphyrien:
- akute
  - akute intermittierende Porphyrie (s. S. 609)
  - Porphyria variegata
  - hereditäre Koproporphyrie
- chronische
  - Porphyria cutanea tarda (s. S. 610)

erythropoetische Porphyrien:
- erythropoetische Protoporphyrie
- kongenitale erythropoetische Porphyrie (Morbus Günther).

Formen:
- **hepatische Porphyrien:**
  Unter den **akuten hepatischen Porphyrien,** die alle autosomal-dominant vererbt werden, ist die **akute intermittierende Porphyrie** (s. S. 609) die häufigste. Die **gemischte Porphyrie (P. variegata)** (Enzymdefekt: Protoporphyrinogenoxidase) mit Symptomen der akuten und chronischen Porphyrie tritt bevorzugt in Südafrika und Schweden, nur ganz vereinzelt in Deutschland auf. Die **hereditäre Koproporphyrie** (Enzymdefekt: Koproporphyrinogenoxidase) ist sehr selten, nur bei der Hälfte der Träger kommt es zu Symptomen.
  Zu den **chronisch hepatischen Porphyrien** zählt die **Porphyria cutanea tarda** (s. S. 610).
- **erythropoetische Porphyrien:**
  Hierzu gehören die **erythropoetische Protoporphyrie** und die **kongenitale erythropoetische Porphyrie** (Morbus Günther, s. u.).

Erythropoetische Protoporphyrie (EPP)

Dominant vererbte Erythroporphyrie mit **Fotosensitivität** (Abb. F-1.13) und **Leberfunktionsstörung,** bei 10 % Entwicklung einer Leberzirrhose.

Erythropoetische Protoporphyrie (EPP)

Bei dieser seltenen, autosomal-dominant vererbten Erkrankung liegt der Defekt in der Ferrochelatase. In Gewebe und im Urin ist das Protoporphyrin erhöht. Kennzeichnend sind eine **Fotosensitivität,** eine **Vergröberung und Verdickung der Haut** (Abb. F-1.13) sowie **Leberfunktionsstörungen**. Bei 10 % der Patienten entwickelt sich eine Leberzirrhose. In der Leberbiopsie finden sich Pigmentablagerungen, die Protoporphyrinkristalle enthalten. Hämatininfusionen verringern die Porphyrinproduktion, Cholestyramin steigert die Protoporphyrinausscheidung, eine Eisengabe verbessert die Leberfunktion.

F-1.13 Erythropoetische Protoporphyrinämie (EEP)

a Persistentes Erythem der lichtexponierten Handrücken mit deutlicher Abzeichnung des kleidungsgeschützten Vorderarms.
b Pachydermie des häufig exponierten Nasenrückens mit Einlagerung pathologischer Glykoproteine.
aus: Moll I.: Duale Reihe Dermatologie. Thieme; 2010

Diagnostik und Therapie: Die Diagnose wird durch den Nachweis erhöhter Konzentrationen von freiem Protoporphyrin in Erythrozyten und Plasma gestellt. Die Therapie erfolgt symptomatisch mit Betacaroten und Lichtschutz.

Diagnostik und Therapie: Die Diagnose wird durch den Nachweis erhöhter Konzentrationen von freiem Protoporphyrin im Heparinblut (Erythrozyten und Plasma) bewiesen.
Die Therapie erfolgt symptomatisch mit Betacaroten und Lichtschutz. Colestyramin unterbricht den enterohepatischen Kreislauf des Protoporphyrins. Bei hepatobiliärer Beteiligung sind Alkohol, Östrogenpräparate, Eisenmangel und Fasten zu vermeiden. Bei schwerer Leberfunktionsstörung sollte eine Lebertransplantation erwogen werden.

Porphyria erythropoetica congenita (CEP)

Sehr schwere Porphyrie mit Manifestation in der Kindheit (Defekt der Uroporphyrinogen-III-Synthase). **Klinisch:** schwere Lichtempfindlichkeit, Mutilationen, Narbenkarzinome, ggf. Splenomegalie und hämolytische Anämie.
Therapie: Lichtschutz, ggf. Bluttransfusionen, Splenektomie.

Porphyria erythropoetica congenita (CEP)

Diese sehr seltene Porphyrie manifestiert sich bereits im Kindesalter. Der Defekt liegt bei der Uroporphyrinogen-III-Synthase, wodurch sich Uroporphyrinogen I anstaut. Die Krankheit geht mit schwerer Lichtempfindlichkeit und Mutilationen der mehrfach befallenen Stellen einher, insbesondere an den Akren mit Narbenkarzinomen. Komplikationen entstehen durch die Splenomegalie und eine hämolytische Anämie.
Die Therapie (Lichtschutz, Bluttransfusionen bei Anämie, Splenektomie) ist unbefriedigend. Mit der homologen Knochenmarktransplantation sind die Erfahrungen noch begrenzt.

Akute intermittierende Porphyrie (AIP)

Epidemiologie: Diese autosomal-dominant vererbte Porphyrie tritt bei Frauen 3–4-mal häufiger als bei Männern auf. Hauptmanifestationsalter ist das 2.–4. Lebensjahrzehnt, wobei die akuten Attacken meistens durch Medikamente, hormonelle Umstellungen (z. B. Schwangerschaft, Menstruation) sowie Kohlenhydratmangel (z. B. Fasten) ausgelöst werden.

Ätiopathogenese: Der primäre Enzymdefekt ist eine etwa 50%ige Reduktion der Uroporphyrinogen-I-Synthase (s. Abb. **F-1.12**). Daraus resultiert eine Aktivitätszunahme der ALA-Synthase mit vermehrter Bildung von Delta-Aminolävulinsäure (ALA) und Porphobilinogen (PBG), die im Urin ausgeschieden werden.
Kommt es durch Medikamente oder Hormone zu einem gesteigerten Hämbedarf, z. B. weil mehr Cytochrom P 450 gebraucht wird, entwickelt sich rasch ein Hämmangel mit entsprechenden Symptomen.
Atypische Metaboliten der Hämsynthese werden in bestimmten Zellen gespeichert und führen zu einer **Zellschädigung**. Hautsymptome fehlen i. d. R. bei der AIP. Der Syntheseort sind die intrahepatischen Mitochondrien. Es kommt zur Mitochondrienschädigung durch Ablagerungen. Ein zusätzlich bestehender Mangel an Katalase (Abbauenzym zytotoxischer Peroxide) bedingt eine Zunahme zytotoxischer Substanzen, eine **Leberzellschädigung** ist die Folge. Diese kann über eine Leberverfettung und Zellnekrose bis hin zur reaktiven Hepatitis reichen. Da Eisen nicht in Häm eingebaut wird, resultiert zusätzlich eine **Hepatosiderose**.

Klinik: Aufgrund der vielgestaltigen Klinik kommt es häufig zu Fehldiagnosen.

▶ **Merke.** Kennzeichnend ist eine **Kombination aus abdominalen, neurologisch-psychiatrischen und kardiovaskulären Symptomen** als Ausdruck einer Fehlsteuerung des peripheren und vegetativen Nervensystems.

Im Vordergrund stehen **heftige, kolikartige Leibschmerzen**, meist im Unterbauch lokalisiert, mit Dünndarmspiegeln, Fieber und Leukozytose. 60–80 % aller Patienten klagen über eine anhaltende, therapeutisch nur schwer zu beeinflussende **chronische Obstipation**. Rötlicher, beim Stehenlassen nachdunkelnder Urin ist ein wegweisendes Merkmal (dunkle Flecken in der Unterwäsche). Einige Patienten sind wegen der unklaren Bauchbeschwerden bereits unter der Verdachtsdiagnose einer akuten Appendizitis, eines Ileus oder Ähnlichem laparotomiert worden.
Paresen und Paralysen im zentralen, peripheren und autonomen Nervensystem stellen die neurologische Komponente des Krankheitsbildes dar, besonders gefürchtet ist die zentrale Atemlähmung. Die **sensiblen Störungen** betreffen Hyper- und Parästhesien sowie Hyper- und Analgesien, die **psychischen** Veränderungen reichen bis zu **Halluzinationen, Koma und Delir**.
Die **kardiovaskulären** Symptome lassen an eine Hyperthyreose denken mit **Tachykardie, Hypertonie** und **Schweißsekretionsstörungen**. Oligurie, Hypokaliämie und Hyponatriämie sind Ausdruck einer Nierenfunktionsstörung.

Verlaufsformen: Folgende Verlaufsformen werden beobachtet:
- manifeste Erkrankung (20–30 %)
- latente Erkrankung (Porphyrinausscheidung erhöht, keine klinischen Symptome)
- Anlageträger (klinisch und laborchemisch unauffällig).

Diagnostik:

▶ **Merke.** Da sich die Rotfärbung des Urins bei längerem Stehenlassen nur in zwei Dritteln aller Fälle nachweisen lässt, muss nach den farblosen Porphyrinvorstufen Delta-Aminolävulinsäure und Porphobilinogen im Urin durch Suchtests gefahndet werden.

Suchtests sind die umgekehrte Ehrlich-Aldehydprobe und der Schwartz-Watson-Test. Bei positivem Ausfall der Suchtests erfolgt eine quantitative Bestimmung des Porphobilinogens und der Delta-Aminolävulinsäure im 24-h-Sammelurin. In Tab. **F-1.19** sind die Laborbefunde bei der AIP zusammengefasst.

F-1.19 Laborbefunde bei der AIP

- dunkler Urin – roter Urin durch Uroporphyrin (nur bei ⅔ der Patienten)
- Achtung bei stark positivem Urobilinogen und negativem Urobilinogen!
- umgekehrte Ehrlich-Aldehydprobe: 1 Tropfen Urin zu 1 ml Ehrlich-Reagenz ergibt eine kirschrote Färbung
- Schwartz-Watson-Test auf Porphobilinogen
- quantitative Bestimmung der ALA und Porphyrine
- weitere pathologische Laborbefunde: BSG und Transaminasen leicht erhöht, Cholesterin, PBJ (protein bound jodine), Östrogene, Androsteron erhöht, Natrium erniedrigt

Differenzialdiagnose: Es müssen alle Erkrankungen, die mit einem „akuten Bauch" einhergehen, ausgeschlossen werden. Eine peritonitische Bauchdeckenspannung fehlt. Blei- und Thalliumvergiftungen können ähnliche Symptome hervorrufen (Psychosen, neurologische Krankheitsbilder).

Therapie: Die Therapie gliedert sich in 4 Abschnitte:
- Absetzen auslösender Ursachen (z. B. Medikamente)
- Intensivtherapie
- Hemmung der ALA-Synthese durch Glukose und Hämatin
- Therapie von Komplikationen.

▶ **Merke.** Patienten mit ausgeprägter Symptomatik einer AIP sind evtl. intensivstationspflichtig, da eine bulbäre Atemlähmung bei aufsteigender Paralyse eintreten kann.

Eine **hoch dosierte Glukosezufuhr** (300–500 g) in Form einer 20%igen Lösung/24 h oder die Gabe von **Häm-Arginin** (Normosang) hemmen die Synthese von ALA und PBG und steigern deren Ausscheidung im Urin.
Eine **forcierte Diurese** dient der Ausschwemmung der Stoffwechselmetaboliten. **Sedierung** und **Schmerzbekämpfung** erfolgen mit Salizylaten, Morphin, Chlorpromazin, Chloralhydrat oder Tinctura valeriana. Tachykardie und Hypertonie können erfolgreich mit β-Rezeptoren-Blockern (z. B. Propranolol 50–200 mg/24 h) sowie Reserpin 0,5 mg/24 h therapiert werden. Die akute Obstipation spricht auf Neostigmin 0,25–1 mg i. m. an.

Prophylaxe: Von entscheidender Bedeutung ist die **Prophylaxe**, werden doch die meisten **Attacken durch Alkohol oder Medikamente ausgelöst**. Zu meiden sind Barbiturate, Sulfonamide, Metoclopramid, Pyrazolderivate, Ergotaminpräparate und Östrogene. Entsprechende Suchlisten helfen bei der Entscheidung, welche Präparate dem Patienten verordnet werden dürfen und welche er meiden muss. Dies gilt vor allem für Medikamente, die mit einer Enzyminduktion einhergehen.

Chirurgische Maßnahmen sind bei der AIP wegen der Anästhetika nicht ungefährlich (Exazerbation) und erfordern eine sorgfältige Narkosetechnik, wobei Halothan vermieden werden sollte, während die Mehrzahl der Muskelrelaxanzien erlaubt sind.
Auch wenn in Einzelfällen Porphyrieattacken durch eine Gravidität ausgelöst werden, besteht primär keine Indikation zur Interruptio. Familien-Screening und Eheberatung sollten Patienten mit einer AIP nahegebracht werden.

Porphyria cutanea tarda

▶ **Definition.** Es handelt sich um eine Fotodermatose, die durch chronische Haut- und Leberveränderungen ohne neurologische Symptome und durch eine Porphyrinurie gekennzeichnet ist.

Epidemiologie: Mit 55 % die häufigste Form der Porphyrie, an der Männer 10× häufiger als Frauen, bevorzugt im Alter zwischen 40 und 60 Jahren, erkranken. Oft besteht ein chronischer Alkoholabusus.

Ätiopathogenese: Eine genetisch fixierte Aktivitätsminderung der erythrozytären Uroporphyrinogen-Decarboxylase-Aktivität führt in Verbindung mit einer **toxischen Leberschädigung durch Alkohol, Lösungsmittel, Östrogene oder Hexachlorbenzol** zur Manifestation der Erkrankung. Regelmäßig ist eine Hämosiderose wegen mangelnden Eisenverbrauchs nachweisbar, der HLA-Status entspricht dem bei der idiopathischen Hämochromatose. Es findet sich eine erhöhte Eisenresorption. Infolge des Uroporphyrinogen-Decarboxylase-Defekts kommt es zu einer gesteigerten Ausscheidung von Uroporphyrin III und Koproporphyrin im Urin, der burgunder- bis braunrot gefärbt ist. In der Haut führen die erhöhten Porphyrine zur Fotosensitivität, in der Leber bei Untersuchung des Biopsates unter UV-Licht zur Rotfluoreszenz.

Klinik: An den lichtexponierten Stellen bilden sich **Bläschen** (fotoinduzierte zytotoxische Radikale), die platzen und mit depigmentierten Narben abheilen. Insgesamt ist die **Haut braun pigmentiert** (Abb. **F-1.14**). Es bestehen eine periokulare Hypertrichose und eine konjunktivale Injektion. Oft finden sich eine diabetische Stoffwechsellage sowie kardiovaskuläre Störungen, eine leichte Verletzbarkeit der Haut und vermehrte Faltenbildung.

aus. Der HLA-Status entspricht dem bei der Hämochromatose, die Eisenresorption ist erhöht. Im **braunrot gefärbten Urin** wird vermehrt Uroporphyrin III ausgeschieden.

Klinik: Im Vordergrund steht eine **braune Pigmentierung der atrophen Haut** mit Neigung zu **Bläschenbildung** an lichtexponierten Stellen, die unter Depigmentierung abheilen (Abb. **F-1.14**). Ferner bestehen häufig eine periorbitale Hypertrichose und eine konjunktivale Injektion.

F-1.14 Porphyria cutanea tarda (PCT)

Blasen, Krusten, Narben und Narbenmilien an den lichtexponierten Handrücken eines Patienten.
aus: Moll I.: Duale Reihe Dermatologie. Thieme; 2010

Diagnostik: Die Leber ist in der Regel vergrößert. Sonografisch finden sich Zeichen der Fettleber oder der Leberzirrhose. Am einfachsten lässt sich die Diagnose anhand einer **Leberbiopsie** stellen: Unter UV-Licht (Wood-Lampe) kommt es zu einer **typischen Rotfluoreszenz**. Histologisch findet sich eine ausgeprägte **Siderose** bei Fettleber, chronischer Hepatitis oder Leberzirrhose. Das Serumeisen ist stark erhöht, das Ferritin ebenfalls, das Transferrin vermindert.

Therapie: Lichtschutzsalben schützen vor der Fotodermatose. Konsequente Ausschaltung von Alkohol und Östrogenen bzw. oralen Kontrazeptiva und ein **Aderlass** (500 ml pro Woche bzw. Monat) von insgesamt 4–8 l normalisieren die Porphyrinurie. Ziel der Therapie ist die Ausschwemmung von Porphyrinen aus der Leber durch metabolische Alkalisierung des Urins mittels Uralyt U 8 g/d (Urin-pH bei sofortiger Messung im Spontanurin zwischen pH 7,0 und 7,4). Die Mindesttrinkmenge liegt bei 1,5 Liter. Bei der klinisch manifesten Form der chronischen hepatischen Porphyrie (Typ D) empfiehlt sich Chloroquin (Resochin) 500 mg/d für 7 Tage bei normaler Leberfunktion, sonst 125 mg 2-mal pro Woche über 6–20 Monate, bis die tägliche Porphyrinausscheidung im Urin 0,2 mg/24 h unterschreitet.

Prognose: Die Prognose ist vom Ausmaß der Leberschädigung und dem Meiden von Noxen abhängig, in der Regel aber günstig. Wie bei der Hämochromatose werden gehäuft **benigne und maligne Lebertumoren** angetroffen.

Diagnostik: Unter **UV-Licht fluoresziert ein Leberzylinder rot**, histologisch findet sich eine ausgeprägte **Siderose bei Fettleber**, chronischer Hepatitis oder Leberzirrhose. Serumeisen und Ferritin sind stark erhöht, Transferrin vermindert.

Therapie: Lichtschutzsalben schützen vor der Fotodermatose. Konsequente **Alkoholabstinenz, Aderlässe, Chloroquin** und eine **Alkalisierung des Urins** mobilisieren das Uroporphyrin aus der Leber und steigern die Ausscheidung.

Prognose: Abhängig vom Ausmaß der Leberschädigung, im Allgemeinen aber gut. **Benigne und maligne Lebertumoren** werden gehäuft gefunden.

1.8 Toxische und alimentäre Leberschäden

1.8.1 Alkoholische Leberschäden

Epidemiologie: 30 % der Bevölkerung betreiben einen schädlichen Alkoholkonsum. Zwischen 1950 und 1980 stieg der Pro-Kopf-Alkoholkonsum von 3,6 l auf 12,7 l pro Jahr, im Jahr 2000 lag er bei 10,5 l/Jahr. Man rechnet mit 1,5 Millionen Alkoholikern in der Bundesrepublik. Die Lebenserwartung des Alkoholikers liegt 10–15 Jahre unter dem statistischen Durchschnitt, die Sterblichkeitsrate ist um den Faktor 3, die Suizidrate um den Faktor 12 erhöht. Unter den Todesursachen spielt die alkoholische Leberschädigung eine entscheidende Rolle.

1.8 Toxische und alimentäre Leberschäden

1.8.1 Alkoholische Leberschäden

Epidemiologie: 30 % der Bevölkerung betreiben einen schädlichen Alkoholkonsum. Die Lebenserwartung des Alkoholikers liegt 10–15 Jahre unter dem statistischen Durchschnitt, die Sterblichkeitsrate ist um den Faktor 3, die Suizidrate um den Faktor 12 erhöht.

Ätiologie: Als kritische lebertoxische Grenze werden bei 20-Jährigen der kontinuierliche Konsum 40 g Alkohol/d beim Mann und 20 g/d bei der Frau angesehen.

Etwa ⅔ **aller Leberzirrhosen sind äthyltoxischer Natur.** Zusätzliche Risikofaktoren bei der Zirrhoseentwicklung sind z. B. Mangelernährung und eine genetische Disposition.

Pathogenese: Alkohol (7,1 kcal/g) wird durch die Alkoholdehydrogenase zu Acetaldehyd abgebaut, das in Azetat umgewandelt wird. Alkohol steigert die hepatische Lipogenese; die Folge ist eine **Leberzellverfettung**.

Eine vermehrte Kollagensynthese führt initial zu einer Leberzellverfettung mit **perivenulärer Fibrose**. Die Fibrose schreitet dann bis zu den Periportalfeldern fort. Endstadium ist eine **kleinknotige Leberzirrhose**. Kennzeichnend sind **Mallory-Bodies** zur Fibrose.

3 Stadien werden unterschieden:
- reine Fettleber ohne entzündliche Reaktion
- Fettleberhepatitis
- Fettzirrhose.

Alkoholische Fettleber

▶ Definition.

Ätiologie: Die kritische Grenze einer Lebertoxizität liegt beim Mann bei 40 g, bei der Frau bei 20 g pro Tag (regelmäßiger Konsum über mehr als 20 Jahre vorausgesetzt). Dabei entsprechen 2 l Bier, 0,75 l Wein, 0,5 l Sherry oder 0,2 l Whisky 60 g Alkohol. Ein täglicher Konsum von 60–80 g Alkohol erhöht die Zirrhosemorbidität beim Mann um den Faktor 15, bei der Frau um über 500.

Bei bis zu **zwei Dritteln aller Leberzirrhosen** liegt ein **Alkoholabusus** zugrunde. Da aber nur 20 % aller Alkoholiker eine Leberzirrhose entwickeln, müssen noch andere Faktoren wie genetische Disposition, Mangelernährung und unterschiedliche Alkoholabbauraten eine Rolle spielen.

Pathogenese: Alkohol (7,1 kcal/g) wird in der Leber über die Alkohol-Dehydrogenase oxidativ zu Acetaldehyd metabolisiert. Acetaldehyd wird von einer Aldehyd-Dehydrogenase zu Acetat umgewandelt, welches sich mit Coenzym A verbindet, es entsteht Acetyl-CoA. Bei übermäßiger Alkoholzufuhr führt der Abbau des Äthanols zu einem Überangebot an NADH und Acetyl-CoA. Acetyl-CoA wird dann überwiegend zur Synthese von Fettsäuren verwendet, daneben ist die VLDL-Bildung erschwert. Dies führt zu einer zunächst reversiblen Fettanhäufung in den Hepatozyten, es entsteht eine **Fettleber**. Wahrscheinlich schädigt Acetaldehyd die Mikrotubuli und die Mitochondrien und steigert die Lipidoxidation. Im weiteren Verlauf kommt es aufgrund einer vermehrten intestinalen Durchlässigkeit für bakterielle Lipopolysaccharide zur Aktivierung der Kupffer-Zellen mit Freisetzung zahlreicher Entzündungsmediatoren. Dies führt zu entzündlichen Reaktionen der Leber (Fettleberhepatitis) und Aktivierung der Sternzellen im Disse-Raum mit vermehrter Produktion von extrazellulärer Matrix wie Kollagen Typ 1, was letztlich über ein Fibrosestadium in eine komplette Leberzirrhose einmündet. Daneben bedingt die Überflutung der Leberzelle durch Stoffwechselprodukte der Alkoholoxidation eine Hyperlaktazidämie, eine Laktazidose, eine Ketose und eine Hyperurikämie.

Pathohistologisch finden sich in der **Frühphase** der alkoholischen Lebererkrankung eine **Leberzellverfettung** (< 50 % der Leberzellen verfettet = Fettleber) und eine Proliferation des glatten endoplasmatischen Retikulums (Fettsynthese). Im Stadium der **alkoholischen Fettleber** kommt eine **perivenuläre Fibrose** hinzu, die bei kontinuierlicher Alkoholzufuhr bis zu den Periportalfeldern fortschreitet. Bei der **alkoholischen Fettleberhepatitis** kommen Zellnekrosen und eine Leukozyteninfiltration hinzu. Als relativ alkoholspezifisch gelten **Mallory-Bodies**, d. h. hyaline Strukturen im Zytoplasma, die aus Aggregaten von Filamenten bestehen. Die **alkoholische Leberzirrhose** ist **mikronodulär** und kann nach Alkoholabstinenz in eine gemischtknotige Form übergehen.

Es werden 3 Stadien der alkoholtoxischen Leberschädigung unterschieden:
- Fettleber (Steatosis hepatis) ohne entzündliche Reaktion
- Fettleberhepatitis (Fettleber mit entzündlicher Reaktion)
- Fettzirrhose (mikronoduläre Leberzirrhose).

Alkoholische Fettleber

▶ Definition. Von einer **Fettleber** (Steatosis hepatis) spricht man, wenn mehr als 50 % der Leberzellen verfettet sind. Geringgradigere Verfettungen werden als **Leberverfettung** (> 5 % der Hepatozyten verfettet) bezeichnet (Tab. **F-1.20**).

F-1.20	Steatose der Leber	
Fettleber (= mehr als 50 % der Leberzellen sind verfettet)	**Leberverfettung** (= weniger als 50 % der Leberzellen sind verfettet)
▪ I (ohne Mesenchymaktivierung = Bindegewebevermehrung)	▪ leicht (5–10 %)
▪ II (mit Mesenchymaktivierung)	▪ mäßig (> 10–25 %)
▪ III (Fettzirrhose)	▪ erheblich (> 25–50 %)

Klinik: Die Fettleber bedingt bei 75 % der, meist beschwerdefreien, Patienten eine deutliche Lebervergrößerung. Eine begleitende Splenomegalie weist auf eine Fettleberzirrhose hin.

Klinik: Es besteht eine deutliche Diskrepanz zwischen der tastbar vergrößerten Leber und der meist völligen Beschwerdefreiheit des Patienten. Zunächst handelt es sich um einen reversiblen Vorgang, der bei 75 % der Patienten zu einer Hepatomegalie führt. Eine begleitende Milzvergrößerung weist auf eine Fettzirrhose hin.

F 1.8 Toxische und alimentäre Leberschäden

Diagnostik: Die Diagnose wird anamnestisch (Alkoholkonsum), sonografisch (Abb. F-1.15a) und laborchemisch gestellt. Laborchemisch imponiert eine deutliche Erhöhung der γ-GT, während die Transaminasen nur mäßig, AP und Bilirubin meist nicht erhöht sind. Häufig besteht eine Hypertriglyzeridämie (Hyperlipoproteinämie Typ IV, V). Der De-Ritis-Quotient (GOT/GPT) ist bei der alkoholischen Fettleber meist über 1,5 und hilft damit bei der Abgrenzung gegen eine nicht alkoholische Fettleber.

▶ **Merke.** Neben dem Anstieg der γ-GT ist eine Erhöhung des MCV der Erythrozyten ein guter Marker für einen Alkoholabusus.

Zur Abgrenzung der Alkoholhepatitis (s. u.) bzw. Alkoholzirrhose (s. S. 614) dient die **Leberpunktion** oder die für diese Indikation nur selten angewandte **Laparoskopie** (Abb. F-1.15).

Diagnostik: Die Diagnose wird anamnestisch (Alkoholkonsum), sonografisch (Abb. F-1.15a) und laborchemisch gestellt.

▶ **Merke.**

F-1.15 Fettleber

a Sonografie: Typisch sind der abgerundete Leberrand und eine deutlich vermehrte Echogenität des Leberparenchyms („weiße" Leber).
b Minilaparoskopie bei einem Patienten mit alkoholischer Fettleber. Typisch für eine Verfettung der Leber ist der bei Druck auf die Leber entstehende gelbe Farbton.

Differenzialdiagnose: Differenzialdiagnostisch sind eine nicht alkoholische Fettleber, Medikamente (z. B. Tetrazykline, Kortikosteroide) und toxische Einflüsse (z. B. Phosphor, chlorierte Kohlenwasserstoffe) auszuschließen. Auch ein Morbus Wilson stellt sich initial unter dem Bild einer Fettleber dar.

Therapie: Die einzige wirksame Therapie ist die Alkoholabstinenz, darunter ist die Fettleber im Anfangsstadium voll reversibel.

Differenzialdiagnose: Nicht alkoholische Fettleber, Morbus Wilson, Medikamente und toxische Einflüsse.

Therapie: Die einzige wirksame Therapie ist die Alkoholabstinenz.

Akute Alkoholhepatitis

▶ **Definition.** Bei der akuten Alkoholhepatitis (= Fettleberhepatitis) treten zur Fettleber noch massive Leberzellnekrosen mit leukozytärer Infiltration, Ablagerung von alkoholischem Hyalin (Mallory-Bodies) und eine Maschendrahtfibrose hinzu.

▶ **Definition.**

Klinik: Klinisch besteht im fortgeschrittenen Stadium ein schweres Krankheitsgefühl mit Appetitlosigkeit, Übelkeit, Erbrechen, Gewichtsverlust, Fieber, Ikterus, Aszites, Hepatosplenomegalie mit Schmerzen im rechten Oberbauch (Kapseldehnungsschmerz der rasch an Größe zunehmenden Leber). Zunehmende Konzentrationsschwäche ist erstes Anzeichen einer portalen Enzephalopathie.

Klinik: Schweres Krankheitsbild mit abdominalen Schmerzen, Gewichtsverlust, Fieber, Ikterus, Aszites, Hepatosplenomegalie und ggf. hepatischer Enzephalopathie.

Diagnostik und Prognose: Es besteht eine Leukozytose, die Transaminasen sind mäßig erhöht, der **De-Ritis-Quotient (GOT/GPT) liegt über 1,5**. Die γ-GT steigt nicht selten auf Werte um 1 000 U/dl. Auch die AP ist meist deutlich erhöht. Als Zeichen der gestörten Eiweißsynthese ist Albumin (und die Cholinesterase) erniedrigt, die Immunglobuline (IgA) sind erhöht. Dem Bilirubinanstieg geht parallel ein Abfall des Quick-Wertes, sodass an einen Verschlussikterus gedacht wird, der sich jedoch sonografisch ausschließen lässt.
Die Sicherung der Diagnose erfolgt durch typische klinische, Labor- und sonografische Befunde sowie den Ausschluss anderer Ursachen des hepatozellulären Schadens (Hepatitisserologie, Autoimmunserologie, metabolische [z. B. Morbus Wilson] und toxische [z. B. Arzneimitel, Umweltgifte] Ursachen). Bei weiterhin unklarem Krankheitsbild kann die Diagnose aufgrund des histologischen Befundes nach Le-

Diagnostik und Prognose: Leukozytose, Hyperbilirubinämie (mit hohen γ-GT-Werten) und Abfall des Quick-Wertes. Die Transaminasen sind nur mäßig (100 U/l) erhöht. Der **De-Ritis-Quotient (GOT/GPT) liegt > 1,5**. Albumin und Cholinesterase sind erniedrigt, IgA erhöht.

Bei Nichtalkoholikern ist an eine nicht alkoholische Steatohepatitis zu denken, die jedoch praktisch niemals einen ähnlich schweren Verlauf nimmt.

berpunktion gestellt werden. Bei Nichtalkoholikern ist an eine nicht alkoholische Steatohepatitis zu denken.

▶ **Merke.** Prognostisch ungünstige Zeichen sind ein Quick-Wert < 20 %, ein Albumin < 2 g/l, ein Bilirubin > 20 mg/dl und das Auftreten einer hepatischen Enzephalopathie bei ansteigenden Serumammoniakwerten.

Ein Teil der Patienten verstirbt im Leberzerfallskoma, auch ein rascher Übergang in eine komplette Zirrhose ist möglich.

Therapie: Die wichtigste Maßnahme ist die absolute Alkoholkarenz. Hepatotoxische Medikamente sind zu meiden. Gegebenenfalls müssen Vitamine und Folsäure substituiert werden.
Lediglich bei schwerer Verlaufsform einer alkoholischen Fettleberhepatitis (Ikterus, niedriger Quick-Wert) kann ein Therapieversuch mit Steroiden (Prednisolon 40 mg/d über 4 Wochen mit anschließendem Ausschleichen) oder Pentoxifyllin (3 × 400 mg/d) gemacht werden. Bei Mangelernährung sollten 2 000 kcal/d ggf. parenteral zugeführt werden.

Alkoholische Leberzirrhose

Zwischen der Trinkmenge, der Dauer des Alkoholabusus und der Intensität des Mesenchymumbaus lässt sich eine lineare Korrelation herstellen. Die Klinik der Alkoholzirrhose entspricht der von Zirrhosen anderer Ätiologie (s. S. 621), bemerkenswert erscheint ein **gehäuftes Auftreten eines hepatozellulären Karzinoms**, vor allem dann, wenn ein HB$_s$-Ag-Carrier-Status vorliegt. Die Prognose der Alkoholzirrhose ist dann als absolut schlecht zu bezeichnen, wenn der Alkoholabusus fortbesteht.

▶ **Exkurs.** **Zieve-Syndrom:** Das von Zieve 1958 beschriebene Syndrom ist durch die **Trias Ikterus, Hyperlipidämie und hämolytische Anämie bei alkoholtoxischer Leberschädigung** gekennzeichnet, betrifft bevorzugt Männer und tritt meist nach protrahiertem Alkoholexzess auf.
Die Erhöhung der Serumlipide ist auf eine gesteigerte Lipoproteinsynthese in der Leber zurückzuführen. Es besteht eine starke Senkungsbeschleunigung. Die Erythrozyten weisen eine verkürzte Lebensdauer auf, im Sternalmark liegt eine gesteigerte Erythropoese mit megaloblastärem Einschlag vor, ferner finden sich Fettspeicherzellen.
Histologisch findet man eine massive Leberzellverfettung mit intrahepathischer Cholestase.
Bei vollständiger Alkoholkarenz normalisieren sich die Serumlipide, nach 3 Wochen kommt es zu einer Retikulozytenkrise, nach 3 Monaten normalisiert sich das Blutbild. Bilirubin und Transaminasen kehren nach 2, die γ-GT nach 3–4 Wochen zur Norm zurück.

▶ **Exkurs.** **Alkoholdelir:** Desorientiertheit, motorische Unruhe, Tremor, ängstliche Affektlage und schwere Halluzinationen kennzeichnen das Alkoholdelir, das Folge eines chronischen Alkoholkonsums, häufiger aber Folge eines akuten Alkoholentzugs ist. Offenbar besteht eine individuelle Disposition.
Auslösende Faktoren können eine Abnahme der Hirndurchblutung, Elektrolytentgleisung, eine Laktazidose, ein Ammoniakanstieg im Serum oder ein Vitaminmangel sein. Unter einer strengen Alkoholkarenz, einer Elektrolytsubstitution und Clomethiazol-Behandlung (Distraneurin) eventuell in Kombination mit Pirazetam (Nootrop) oder Haloperidol (Haldol), einem Derivat des Vitamins B$_1$, normalisiert sich das neurologisch-psychiatrische Krankheitsbild, wobei eine Infusionsbehandlung mit Distraneurin wegen der Atemdepression nur unter **Intensivbedingungen** erlaubt ist.

1.8.2 Nicht alkoholische Fettleber

▶ **Definition.** Bei der **nicht alkoholischen Fettleber** (**NAFL**) findet sich eine makrovesikuläre Verfettung mit Verdrängung des Zellkerns. Weisen über 5 % der Hepatozyten eine Fetteinlagerung auf, spricht man von einer **Verfettung**. Sind mehr als 50 % der Leberzellen betroffen, liegt definitionsgemäß eine **Fettleber** vor.
Bei einer **nicht alkoholischen Fettleberhepatitis** (**NASH**) finden sich zudem eine ballonierende Degeneration der Hepatozyten und eine gemischte lobuläre Entzündung mit entzündlichen Zellinfiltraten aus neutrophilen Granulozyten und mononukleären Zellen. Im Gegensatz zur NAFL, die auch durch bildgebende Verfahren gesichert werden kann, ist die NASH nur histologisch zu diagnostizieren. 10 % der NASH-Erkrankungen gehen wahrscheinlich in eine Leberfibrose und Leberzirrhose über.

Ätiologie und Pathogenese: Risikofaktoren für eine nicht alkoholische Leberverfettung sind vielfältig (Tab. F-1.21). Adipositas, Diabetes mellitus und Hypertriglyzeridämie sind sehr häufig mit einer NAFL oder NASH assoziiert. Fast 70 % der Adipösen (BMI > 30 kg/m²) und 30 % der Diabetiker zeigen sonografisch eine Leberverfettung.

F-1.21	Risikofaktoren für eine nicht alkoholische Leberverfettung
erworbene metabolische Störungen	Adipositas, Diabetes mellitus, Hyperlipidämie, schneller Gewichtsverlust, totale parenterale Ernährung
genetische Störungen	Morbus Wilson, Abetalipoproteinämie, Apolipoprotein-C3- oder Adiponutrin- Genvarianten (PNPLA3 = patatin-like phospholipase domain-containing 3)
Operationen	jejunoilealer Bypass, Dünndarmresektion
Medikamente/Toxine	Amiodaron, Steroide, Tamoxifen, INH, Amanita phalloides
endokrine Störungen	Morbus Cushing

Bei der Pathogenese der NASH spielen **erhöhte Konzentrationen von freien Fettsäuren** im Serum eine zentrale Rolle. Eine bei Adipositas und Diabetes mellitus vorhandene Insulinresistenz führt zu einer Aktivierung der Phospholipase in den Fettzellen des peripheren Fettgewebes mit Freisetzung von freien Fettsäuren aus Triglyzeriden. Die intrahepatische β-Oxidation von Fettsäuren ist ebenso gehemmt wie der Auswärtstransport von Triglyzeriden aus der Leber. Die hepatische Insulinresistenz fördert die Neubildung von Fettsäuren. Diese führen zu Stress des endoplasmatischen Retikulums und zur mitochondrialen Apoptose. Weitere Folgen sind die Stimulation der hepatischen Apoptose und die Induktion von TNF-α. Die FAS-Ligandenbindung ist gesteigert und über eine gestörte β-Oxidation resultiert eine gesteigerte Lipidperoxidation mit Leberzellschädigung und Entzündung.

Klinik und Diagnostik: Die Patienten sind i. d. R. asymptomatisch. Oft handelt es sich um einen Zufallsbefund im Rahmen einer **Sonografie** (Abb. F-1.16a) oder von Laborwertbestimmungen. Klinisch findet sich typischerweise eine **Adipositas** und eine **dorsozervikale Lipohypertrophie** (Stiernacken, Abb. F-1.16b). Die Leber kann bei einigen Patienten plump und vergrößert getastet werden.

Im **Labor** findet sich gelegentlich eine isolierte Erhöhung der γ-GT. Die Transaminasen können ebenfalls pathologisch ausfallen, wobei die GPT in der Regel höher ist als die GOT. Dies kann bei der Abgrenzung einer alkoholischen Genese hilfreich sein. Im Gegensatz zur NASH sind die Laborwertveränderungen und die Klinik bei alkoholischer Genese fast immer deutlicher ausgeprägt. Eine über Sonografie und Labor hinausgehende Diagnostik ist meist bei Vorliegen typischer Risikofaktoren (Tab. F-1.21) nicht erforderlich. Dies gilt auch für eine histologische Sicherung durch Leberpunktion.

F-1.16 Befunde bei nicht alkoholischer Fettleberhepatitis (NASH)

a Die Sonografie zeigt eine sehr helle echogene Leber mit dorsaler Schallabschwächung. Der Leberunterrand ist konvex geformt und die Gefäße der Leber sind kaum sichtbar. Eine normale Leber hätte die gleiche Echogenität wie das Nierenparenchym.
b Dorsozervikale Hypertrophie (Pfeil), die signifikant mit dem histologischen Schweregrad der Leberveränderung bei NASH (Fibrose, Entzündung, nicht jedoch Verfettung) korreliert.

Differenzialdiagnose: Die wichtigste Differenzialdiagnose der NASH ist eine alkoholische oder medikamentös-toxische Leberschädigung. Bei erhöhten Leberwerten sind differenzialdiagnostisch virale, autoimmune und cholestatische Lebererkrankungen auszuschließen. Dies gilt auch für den Morbus Wilson, der initial ebenfalls zu einer Verfettung der Leber führt.

Therapie: Bei fehlenden Risikofaktoren wie Hypertriglyzeridämie oder Diabetes mellitus ist eine medikamentöse Therapie der nicht alkoholischen Leberverfettung nicht möglich. Bei NASH und Adipositas sind „Life-Style"-Maßnahmen sehr wirksam.

Therapie: Die Therapie basiert auf „Life-Style"-Maßnahmen zur Gewichtsreduktion durch verminderte Kalorienzufuhr und vermehrte körperliche Aktivität. Bei Vorliegen eines Diabetes mellitus ist für eine gute medikamentöse Einstellung zu sorgen unter Einsatz von Antidiabetika, die nicht zu einer Gewichtszunahme führen. Noch nicht abschließend beurteilt werden kann der Einsatz hoher Dosen von Vitamin E bei NASH, da diese zwar Histologie und Leberwerte bei NASH günstig beeinflussen, aber in einer Metaanalyse zu einer Erhöhung der Mortalität führten. Bei Adipositas permagna (BMI > 40 kg/m²) führen bariatrische Operationen (z. B. Magenbypass-Operation) über eine Gewichtsabnahme und Besserung der Insulinresistenz zu einem Rückgang der Leberverfettung.

Die Prognose der NAFL ist günstig, kann aber in seltenen Fällen auch zu einer Leberzirrhose führen.

1.8.3 Arzneimittelbedingte Leberschädigungen

Substanzen, die **direkt hepatotoxisch** wirken, sind von **indirekt hepatotoxischen** zu unterscheiden.

- **direkte Hepatotoxine:** induzieren **dosisabhängig** und somit vorhersehbar nach kurzer Latenzzeit charakteristische Leberschäden.

- **indirekte Hepatotoxine:** bedingen **dosisunabhängig** und nicht vorhersehbar nur bei Personen mit entsprechender Prädisposition (genetisch, allergisch) nach variabler Latenz vielfältige Leberschäden (idiosynkratische Leberschädigung).

Es findet sich ein breites Spektrum an Leberzellschäden (von der Fettleber über die Hepatitis bis zur intrahepatischen Cholestase). Jede Lebererkrankung kann durch Medikamente nachgeahmt werden.

4 Formen von Leberschädigungen durch Arzneimittel: cholestatische (und Mischformen mit 2.); hepatitische (und Mischformen mit 1.); granulomatöse; tumoröse.

Im klinischen Alltag erfolgt die Einteilung nach klinisch-biochemischen Gesichtspunkten.

1.8.3 Arzneimittelbedingte Leberschädigungen

Derzeit sind weit über 200 Medikamente bekannt, die als hepatotoxisch eingestuft werden müssen. Dabei sind Substanzen, die **direkt hepatotoxisch** wirken, von **indirekt hepatotoxisch** wirksamen zu unterscheiden.

- **direkte Hepatotoxine:** Sie sind **dosisabhängig** und induzieren bei **allen exponierten Personen** nach **kurzer Latenzzeit** meist charakteristische Leberschäden. Hierdurch werden sie vorhersehbar. Sie sind relativ selten, hemmen bevorzugt die Mitochondrienfunktion und können zu einer Leberzellverfettung führen. Typischer Vertreter dieser Gruppe ist das Paracetamol, das ab einer Dosis von 10 g bei vorher normaler Leber zu einer schweren Leberschädigung bis hin zum akuten Leberversagen führen kann (Antidot: hohe Dosen von N-Acetylcystein).

- **indirekte Hepatotoxine:** Sie bedingen **dosisunabhängig** und nicht vorhersehbar nur **bei einigen Personen** nach **variabler Latenz** vielfältige Leberveränderungen. Die Reexposition des gleichen Medikamentes führt zu einer Verschlechterung. Immunologische Mechanismen und genetische Veranlagungen spielen eine Rolle, sodass die Schädigung auch als **Medikamentenidiosynkrasie** bezeichnet wird.

Die Palette der möglichen Leberschäden ist breit gestreut und reicht vom Bild der Virushepatitis mit cholestatischem Einschlag über die Fettleber bis zur intrahepatischen Cholestase (Tab. **F-1.23**). Auch Tumoren können in der Leber unter Medikamenteneinwirkung entstehen. Jede Lebererkrankung kann durch Medikamente nachgeahmt werden.

Im Prinzip werden histologisch **4 Formen von Leberschädigungen durch Arzneimittel** unterschieden:

1. cholestatische (und Mischformen mit 2.); 2. hepatitische (und Mischformen mit 1.); 3. granulomatöse; 4. tumoröse.

Da nicht immer das Ergebnis einer feingeweblichen Untersuchung der Leber zur Verfügung steht, erfolgt im Klinikalltag die Einteilung nach klinisch-biochemischen Gesichtspunkten:

- akute toxische Hepatitis: GPT > 2 × oberer Normwert (ONW) od. GPT/AP > 5
- akuter cholestatischer Leberschaden: AP > 2 × ONW od. GPT/AP < 2; reine Cholestase; akute cholestatische Hepatitis
- Mischformen des Leberschadens: GPT/AP 2–5

Cholestatische Form

Tab. **F-1.22** zeigt die wichtigsten auslösenden Medikamente einer intrahepatischen Cholestase (s. auch S. 639).

Cholestatische Form

Die wichtigsten Medikamente, die eine intrahepatische Cholestase auslösen können, zeigt Tab. **F-1.22**. Klinisch stehen eine Dunkelfärbung des Urins, heller Stuhl, Ikterus und starker Juckreiz im Vordergrund (Näheres s. S. 639).

F-1.22 Cholestaseauslösende Medikamente		
Antibiotika	Antikoagulanzien	Phenothiazine
Antidepressiva	Diuretika	Sedativa
Antidiabetika	Hormonpräparate	Zytostatika
Antiepileptika		

Die **Diagnose** wird durch die Medikamentenanamnese, das Auftreten klinischer Symptome (s. o.) in Zusammenhang mit der Medikamenteneinnahme und dem histologischen Befund gestellt.
AP, LAP, γ-GT und Bilirubin sind stark erhöht, während die Transaminasen und der Quick-Wert nicht immer pathologisch sind. Mitunter findet sich eine Bluteosinophilie, Serumeisen und -kupfer sind im Gegensatz zur Hepatitis normal.
Im Rahmen der Differenzialdiagnose muss ein mechanischer Ikterus ausgeschlossen werden (Sono/ERCP).

Hepatitische Form

Zytotoxisch wirkende Medikamente, die das Bild einer **akuten Hepatitis** (s. S. 589) imitieren können, sind in Tab. **F-1.23** aufgeführt.
Immer finden sich eine deutliche Erhöhung der Transaminasen (aber auch von γ-GT, AP, Bilirubin), eine Erniedrigung von Albumin und Quick-Wert und eine Eosinophilie. Mitunter sind Antikörper gegen glatte Muskulatur (SMA) nachweisbar. Das histologische Bild entspricht dem einer akuten Hepatitis mit ausgedehnten Leberzellnekrosen.

F-1.23 Medikamente, die das Bild einer Hepatitis imitieren können

- **Antibiotika**
- Antimykotika
- **Antidiabetika**
- Antipyretika
- **Antikoagulanzien**
- Antirheumatika
- Laxanzien
- Malariamittel
- Narkotika
- **Phenothiazine**
- **Sedativa**
- **Zytostatika**

Die **fett** gedruckten Medikamente können gleichzeitig eine Cholestase verursachen.

Granulome

Lebergranulome werden unter Einnahme der in Tab. **F-1.24** aufgeführten Medikamente gesehen. In der Regel sind sie asymptomatisch. Der Nachweis erfolgt histologisch. Differenzialdiagnostisch sind eine Sarkoidose, Tuberkulose, Kollagenose und eine primär biliäre Zirrhose in Erwägung zu ziehen.

F-1.24 Medikamente, die zu Lebergranulomen führen können

- Allopurinol
- Diazepam
- Halothan
- Hydralazin
- Methyldopa
- Penicillin
- Phenylbutazon
- Sulfonamide

Tumoren

Medikamente, die zu einer Tumorbildung in der Leber führen können, zeigt Tab. **F-1.25**. Leitsymptom ist häufig eine massive intraabdominale Blutung.

F-1.25 Medikamente, die zu einer Tumorbildung führen können

Medikament	Krankheitsbild
Thorotrast	„Thorotrastose" (historische Bedeutung)
orale Kontrazeptiva	Hamartome, Adenome (selten Übergang in hepatozelluläres Karzinom), FNH, Peliosis hepatis
Anabolika	Lebertumoren, hohe Dosen anaboler Steroide dürften die Entstehung eines Leberzellkarzinoms begünstigen

1.8.4 Leberschäden durch Nahrungsmittel

Pilztoxine, insbesondere **Phalloidin** und **Amanitin** des **Knollenblätterpilzes**, führen nach einer Latenzzeit von 24 h zu einem schweren Krankheitsbild mit Erbrechen, starken Durchfällen, heftigen abdominalen Schmerzen, Muskelkrämpfen und einem Blutdruckabfall. Parallel zum Bilirubin- und Transaminasenanstieg kommt es nach 3–5 Tagen zu einer größer werdenden druckdolenten Leber, gefolgt von einem **Leberzerfallskoma**.

Nur **frühzeitige Entgiftungsmaßnahmen** (Magenspülung, Aktivkohle, Abführen) können den schweren Verlauf einer Knollenblätterpilzvergiftung günstiger gestalten. Von Silymarin, Penicillin und Thioctsäure werden protektive Effekte erwartet. Als **supportive Maßnahmen** werden Glukoseinfusionen mit Insulin, Frischplasmagabe, Antithrombin, Hirnödemprophylaxe und Gabe von Vitamin K und B empfohlen. Die Indikation zur Lebertransplantation muss evaluiert werden.

Mykotoxine, insbesondere **Aflatoxine**, gebildet von Aspergillus niger, z. B. in Erdnüssen nachweisbar, können schwere Leberzellnekrosen induzieren, die zu einer Leberzirrhose und zu einem Leberzellkarzinom führen können.

Über Milch oder Fleisch aufgenommene **Insektizide** (z. B. DDT) können ebenfalls zu Leberzellnekrosen führen.

1.8.5 Leberschäden durch gewerbliche Gifte

Chlorkohlenwasserstoff wirkt wegen seiner hohen Fett- und Lipoidlöslichkeit direkt hepatotoxisch. Chloroform, Trichlorethylen (Tri), Dichlor- und Tetrachlorethylen (Per) sind die wichtigsten Vertreter für akute und chronische Vergiftungen, die mit einem Ikterus, einem Transaminasenanstieg und einem Abfall der Gerinnungsfaktoren sowie einer tubulären Nierennekrose einhergehen.

Hochgradig lebertoxisch sind ferner **Schwermetalle** wie Quecksilber, Gold, Mangan, ebenso Arsen und Phosphor; sie führen zu schweren Leberzellnekrosen. Ebenfalls schwer lebertoxisch sind **DDT** und **Hexachlorcyclohexan**. Mit leichten Leberschäden muss man nach längerer Inhalation von Mitteln zur Holzkonservierung rechnen, die **PCP** (Pentachlorphenol) enthalten.

Bei Arbeitern, die mit der Herstellung von **Polyvinylchlorid (PVC)** beschäftigt sind, wurden gehäuft Leberfibrosen und Angiosarkome der Leber beobachtet. Schließlich führt die chronische Exposition von Arbeitern mit **Benzol derivaten** wie Trinitrotoluol, Dinitrophenol und Toluol zu akuten Leberschäden.

1.9 Cholestatische Leberkrankheiten

1.9.1 Primär biliäre Zirrhose (PBC)

▶ **Definition.** Die primär biliäre Zirrhose (PBC, nicht eitrige destruierende Cholangitis) ist eine chronisch verlaufende cholestatische Lebererkrankung unklarer Ätiologie, die durch eine **Zerstörung der kleinsten intrahepatischen Gallengänge** mit der Entwicklung einer Zirrhose gekennzeichnet ist.

Epidemiologie: Etwa 1–2 % aller Leberzirrhosen sind der PBC zuzuordnen, die in über 90 % Frauen über 40 Jahre betrifft. Manchmal findet sich eine familiäre Häufung, bei nahen Verwandten können gelegentlich Antikörper gegen glatte Muskulatur oder Zellkerne nachgewiesen werden (SMA, ANA).

Ätiopathogenese: Die Ätiologie der PBC ist unbekannt; diskutiert wird ein infektiöses oder toxisches Agens. Da eine Reihe von Immunphänomenen nachgewiesen werden können (z. B. Anergie bei Hauttestung, Lebergranulome, zirkulierende Immunkomplexe und Komplementaktivierung), kann man von einer **Autoimmunerkrankung** ausgehen. Mitunter finden sich beim selben Patienten auch andere Autoimmunkrankheiten.

Klinik: Die Krankheit beginnt zunächst schleichend mit uncharakteristischem Krankheitsgefühl. Schon früh findet sich ein **Juckreiz** wechselnder Intensität, der den Patienten häufig den Hautarzt aufsuchen lässt. **Ikterus** und hypercholesterinämiebedingte **Xanthome und Xanthelasmen** sind Spätsymptome. Außer der Hellverfärbung des Stuhls stellen sich Malabsorptionssymptome und Knochenschmerzen ein (Abb. F-1.17a). Nicht selten findet sich bei einer Blutuntersuchung als Zufallsbefund eine Erhöhung der Cholestaseenzyme, die auf eine PBC zurückgeführt werden kann.

Mit der PBC können eine Reihe von **Autoimmunerkrankungen** assoziiert sein wie Sjögren-Syndrom, rheumatoide Arthritis, Sklerodermie, Hashimoto-Thyreoiditis, Sicca-Syndrom, limitierte kutane Sklerodermie, Raynaud-Phänomen, Polymyositis, Lupus erythematodes (SLE), Vitiligo und Lichen planus.

F 1.9 Cholestatische Leberkrankheiten

F-1.17 Leitsymptome der primär biliären Zirrhose (a) und histologischer Befund bei PBC (b)

b Portalfeld entzündlich infiltriert mir zerstörtem Gallengang und marginaler Duktulusproliferation.

b aus: Riede U. N., Werner M., Schäfer H. E.: Allgemeine und spezielle Pathologie. Thieme; 2004

Diagnostik: Neben der klinischen Symptomatik (Juckreiz!) sind die Laborparameter wegweisend. Bei > 90 % der Patienten sind **antimitochondriale Antikörper** (AMA) nachweisbar, doch finden sich diese mitunter auch bei der CAH, bei Kollagenosen und anderen Autoimmunerkrankungen. **Anti-M$_2$** ist jedoch spezifisch für die PBC. Ebenfalls erhöht sind die IgM-Globuline.

Diagnostik: In über 90 % finden sich **AMA**. Anti-M$_2$ ist spezifisch für die PBC. Auch **IgM** ist fast immer erhöht.

▶ **Merke.** Unter den Laborparametern wegweisend ist eine **Erhöhung der alkalischen Phosphatase**, meist ist auch die γ-GT erhöht. Den **mitochondrialen Antikörpern** kommt unter diagnostischen Gesichtspunkten eine besondere Bedeutung zu, denn die **AMA vom Subtyp M$_2$ sind hoch spezifisch für die PBC.**

▶ **Merke.**

Die Transaminasen steigen nur geringfügig an, eine Hyperbilirubinämie findet sich erst im Spätstadium. Das Cholesterin steigt parallel zu den Cholestaseenzymen (AP, LAP, γ-GT).

Eine Hepatosplenomegalie zeigt sich meist in einem bereits fortgeschrittenen Stadium. Sonografisch lässt sich ein diffuser Leberzellschaden nachweisen.

Die Diagnose wird zumeist durch eine **Leberpunktion** gesichert. Im Leberpunktat kennzeichnend sind 4 histologische Stadien (Tab. **F-1.26**, Abb. **F-1.17b**). Die Histologie dient insbesondere auch zur Abgrenzung eines Overlapsyndroms zwischen PBC und autoimmuner Hepatitis.

Eine Hepatosplenomegalie findet sich erst im fortgeschrittenen Stadium.

Kennzeichnend sind im **Leberpunktat** 4 histologische Stadien (Abb. **F-1.17b**).

F-1.26 Histologische Stadien der PBC

Stadium	Histologie
I	floride Gallengangsläsion
II	duktuläre Proliferation
III	Fibrose
IV	Zirrhose (makroskopisch dunkelgrüne Leber)

Differenzialdiagnose: Im Rahmen der Differenzialdiagnose sind in erster Linie ein mechanischer Ikterus (Sonografie), die bakterielle (Labor und klinisches Bild) und sklerosierende Cholangitis (Ausschluss mittels ERC), ein medikamentös ausgelöster Ikterus (Anamnese) und die chronische Hepatitis mit cholestatischem Einschlag (Labor) auszuschließen. Zur Differenzialdiagnose des Pruritus s. Tab. **F-1.27**.

Differenzialdiagnose: Mechanischer Ikterus, bakterielle und sklerosierende Cholangitis, Medikamentenikterus und chronische Hepatitis mit cholestatischem Einschlag. Zur Differenzialdiagnose des Pruritus s. Tab. **F-1.27**.

F-1.27 Differenzialdiagnose des Pruritus

- Medikamentenallergie
- Hauterkrankungen
- Cholestase
- PBC
- Diabetes mellitus
- maligne Lymphome
- Niereninsuffizienz
- Polycythaemia vera
- seniler Pruritus
- psychogener Pruritus

Therapie: Eine kausale Therapie der PBC gibt es nicht. Möglichst frühzeitig sollte jedoch **Ursodesoxycholsäure** (UDCA, 10–15 mg/kg KG/d) verabreicht werden, da sich damit eine Cholestaserückbildung und ein Sistieren der Fibrosierung erzielen lässt.

Therapie: Eine kausale Therapie gibt es nicht. Günstige Effekte sind unter **Ursodesoxycholsäure** beobachtet worden.

Unter UDCA-Gabe verbessern sich nicht nur die Laborbefunde, sondern langfristig auch die Leberhistologie. Bei fehlender Besserung kann UDCA mit Budenosid in frühen Stadien der PBC kombiniert werden.

Symptomatisch lässt sich der Juckreiz mit Ingelan-Puder angehen, Colestyramin (Quantalan) oder Cholestabyl hemmen die Gallensäurenrückresorption. Auch Naltrexon-Gaben haben einen positiven Effekt auf den Juckreiz. Bei Malabsorptionserscheinungen müssen die fettlöslichen Vitamine A, D, E und K substituiert werden. Bei Steatorrhö sind MCT-Fette (mittelkettige Triglyzeride) indiziert.

Bei Patienten mit ansteigenden Bilirubinwerten (prognostisch ungünstig!) sollte eine **Lebertransplantation** erwogen werden, die auch Ultima Ratio bei fortgeschrittener Zirrhose ist.

Prognose: Eine Spontanremission ist nicht zu erwarten. Die durchschnittliche Lebenserwartung bei symptomatischen Patienten beträgt 12 Jahre. Das histologische Stadium und der Bilirubinwert sind von prognostischer Bedeutung. Sind die Bilirubinwerte konstant erhöht, ist von einer Spätphase der Erkrankung auszugehen. Bei Werten > 6 mg/dl liegt die mittlere Überlebenszeit meist nur noch < 2 Jahre.

1.9.2 Primär sklerosierende Cholangitis (PSC)

▶ **Definition.** Es handelt sich um eine fibrosierende Entzündung der intra- und extrahepatischen Gallenwege unklarer Ätiologie, die zu einer unregelmäßigen Stenosierung der Gallengänge führt. Folgen sind bakterielle Entzündungsschübe, die neben der Cholestase die Entwicklung einer sekundär-biliären Leberzirrhose fördern.

Epidemiologie: Die Häufigkeit beträgt 1–5 Erkrankungen/100 000, wobei Männer 3 × häufiger erkranken als Frauen. In 80 % der Fälle mit PSC liegt eine Colitis ulcerosa vor, die besonders bei ausgeprägter Kolitis (> ⅔-Befall) und Pankolitis (insgesamt bei 5 %) zu dieser Komplikation führt.

Klinik: Nach einer asymptomatischen Frühphase kommt es zu Ikterus, Pruritus und einer Neigung zu bakteriellen Cholangitisschüben.

Komplikationen: Neben der Entwicklung einer sekundär-biliären Zirrhose tritt in 8–15 % der Fälle mit PSC ein cholangiozelluläres Karzinom (CCC) auf. Auch die Inzidenz kolorektaler Karzinome ist erhöht.

Diagnostik: Laborchemisch sind die Cholestaseenzyme (AP, γ-GT) erhöht, pANCA sind häufiger nachweisbar. Die Diagnose wird durch den Nachweis **perlschnurartiger Gangunregelmäßigkeiten** am sensitivsten durch die ERC oder MRC gestellt. Die Histologie der Leber hilft diagnostisch nur bei etwa 30 % dieser Patienten weiter. Sie ist aber zur Einschätzung eines Übergangs der PSC in eine Leberfibrose oder Zirrhose hilfreich.

Therapie: Die medikamentöse Therapie mit **Ursodeoxycholsäure** (**UDCA**) vermindert die Cholestase, hat aber keinen Einfluss auf die Prognose der Patienten. Bakterielle Cholangitisschübe werden antibiotisch behandelt; dominante (umschriebene) Gallengangsstenosen meist endoskopisch, z. T. auch perkutan-transhepatisch dilatiert (Ballondilatation) und drainiert (Stents, Yamakawa-Katheter). Chirurgische Interventionen sollten vermieden werden. Eine fortgeschrittene sekundär-biliäre Zirrhose wird mittels Lebertransplantation behandelt.

▶ **Merke.** Bei PSC und Colitis ulcerosa ist das Risiko für ein Kolonkarzinom deutlich erhöht, sodass entsprechende Vorsorgekoloskopien erfolgen sollten.

1.10 Lebererkrankungen in Verbindung mit einer Schwangerschaft

Zu den wichtigsten schwangerschaftsspezifischen Lebererkrankungen zählen die Schwangerschaftscholestase, die Schwangerschaftsfettleber und die Leberbeteiligung bei Präeklampsie/Eklampsie. Eine Übersicht gibt Tab. **F-1.28**. Details s. Lehrbücher der Gynäkologie.

F-1.28 Schwangerschaftsassoziierte Lebererkrankungen

Erkrankung	Bemerkungen
▪ Schwangerschaftscholestase	Im 3. Schwangerschaftstrimenon treten, oft bei familiärer Disposition, Juckreiz und ein Ikterus auf. Die Transaminasen und Serumgallensäuren sind erhöht. Nach Entbindung ist die Schwangerschaftscholestase innerhalb weniger Tage reversibel. Es besteht keine Gefahr für die Mutter, das Kind ist jedoch durch eine erhöhte perinatale Mortalität und erhöhte Frühgeburtenrate (20 %) gefährdet. Therapeutisch wird Ursodeoxycholsäure eingesetzt (lindert den Juckreiz, vermindert die Frühgeburtenrate).
▪ akute Schwangerschaftsfettleber	Bei dieser seltenen Erkrankung entwickelt sich im 3. Schwangerschaftstrimenon ein fulminantes Leberversagen, gelegentlich in Verbindung mit einer gastrointestinalen Blutung oder Pankreatitis. Meist findet sich eine Gerinnungsstörung, die nierenpflichtigen Substanzen steigen an. Therapeutisch ist, neben supportiven Maßnahmen, v. a. die möglichst rasche Entbindung anzustreben. Die mütterliche Mortalität liegt heute bei ca. 5 %, die fötale bei 8 %.
▪ Leberbeteiligung bei Präeklampsie/Eklampsie/HELLP-Syndrom	s. Kapitel Nephrologie, S. 843. Näheres siehe Lehrbücher der Gynäkologie und Geburtshilfe.
▪ Ikterus bei Hyperemesis gravidarum	Unstillbares Erbrechen während der Schwangerschaft, das je nach Intensität zu einer Verfettung der Leber und einem Anstieg von Transaminasen und Bilirubin (Ikterus) führen kann. Die Prognose ist gut (sisitiert das Erbrechen → spontane Remission)

1.11 Leberzirrhose

1.11.1 Krankheitsbild der Leberzirrhose

▶ **Definition.** Bei der Zirrhose als Spätstadium verschiedener Lebererkrankungen liegt ein meist irreversibler Umbau des Leberparenchyms mit diffuser Bindegewebevermehrung und Zerstörung der Läppchenstruktur vor, wobei Regeneratknoten das makroskopische Erscheinungsbild prägen. Funktionelle Folgen sind Leberinsuffizienz und portale Hypertension.

Epidemiologie: Pro Jahr sterben in der Bundesrepublik etwa 25–30 Patienten pro 100 000 Einwohner an den Folgen einer Leberzirrhose. Bei Männern findet sich eine alkoholinduzierte Zirrhose etwa doppelt so häufig wie bei Frauen.

Ätiologie: Bei über 50 % aller Zirrhosepatienten findet sich anamnestisch ein **Alkoholabusus**, wobei eine enge Korrelation zwischen der Höhe des Alkoholkonsums und dem Auftreten einer Zirrhose besteht (s. S. 611).
Zweithäufigste Ursache einer Leberzirrhose ist mit 15–30 % die **Virushepatitis** (besonders im Mittelmeerraum, Afrika und Asien verbreitet), wobei die Entwicklung zur Zirrhose relativ rasch im Rahmen einer akuten nekrotisierenden Hepatitis oder mehr schleichend über eine chronische Hepatitis (B, C, D, Einzelheiten s. dort) erfolgen kann.
Bei 10–15 % der Leberzirrhosen ist die Ursache nicht feststellbar. Sie werden als **kryptogene Leberzirrhosen** bezeichnet. Ein Großteil der kryptogenen Leberzirrhosen konnte auf eine NASH oder eine autoimmune Genese zurückgeführt werden. Weitere Ursachen sind Tab. **F-1.29** zu entnehmen.

1.11 Leberzirrhose

1.11.1 Krankheitsbild der Leberzirrhose

▶ **Definition.**

Epidemiologie: Die Sterbefälle an Leberzirrhose liegen zwischen 25 und 30 pro 100 000 Einwohner pro Jahr.

Ätiologie: Über 50 % aller Zirrhosen sind **äthyltoxischer** Natur.

In 15–30 % dürfte eine **Virushepatitis** Ursache einer Zirrhose sein.

Bei 10–15 % der Zirrhosen ist die Ursache nicht feststellbar. Weitere Ursachen s. Tab. **F-1.29**.

F-1.29 Ätiologie der Leberzirrhose

Toxine und Medikamente	Gallenwegserkrankungen	kardiovaskuläre Erkrankungen
▪ Alkohol	▪ Gallengangsatresie und -stenose	▪ Budd-Chiari-Syndrom
▪ Fremdstoffe und Arzneimittel (z. B. Tetrachlorkohlenstoff, Methotrexat, INH)	**Stoffwechselerkrankungen**	▪ Pericarditis constrictiva
	▪ Morbus Wilson, Hämochromatose	▪ chronische Rechtsherzinsuffizienz
Infektionen	▪ α_1-Antitrypsinmangel	
▪ Virushepatitis B, C und D	▪ Glykogenose, Galaktosämie	**kryptogene Zirrhose**
▪ Schistosomiasis	▪ Tyrosinämie	
Autoimmunerkrankungen	▪ Mukoviszidose	
▪ autoimmune chronische Hepatitis		
▪ primär biliäre Zirrhose		
▪ primär sklerosierende Cholangitis		

Unter **makroskopischen Gesichtspunkten** werden eine **mikro-** (Alkohol), **makronoduläre** (Hepatitis) und **gemischtknotige Zirrhose** unterschieden (Tab. **F-1.30**, Abb. **F-1.18a, b**).

Makroskopische Einteilung: Nach makroskopischen Gesichtspunkten wird eine **mikronoduläre** (Regeneratknoten bis 3 mm Durchmesser), eine **makronoduläre** (Durchmesser > 3 mm bis 3 cm) und eine **gemischtknotige Form** der Leberzirrhose unterschieden (Tab. **F-1.30**). Die mikronoduläre Form findet sich gehäuft bei der alkoholtoxischen Leberschädigung, die makronoduläre Form bei der hepatitischen Zirrhose (Abb. **F-1.18a, b**), wobei die pathologische Einteilung keinen Rückschluss auf die Ätiologie zulässt.

F-1.30 Morphologische Einteilung der Leberzirrhose

Klinisch	laparoskopisches Bild	
▪ Leber tastbar vergrößert	▪ Knotengröße	▪ Aufbau
▪ Leber normal groß	– makronodulär > 0,3 cm	– multilobulär
▪ Leber nicht tastbar (klein)	– mikronodulär ≤ 0,3 cm	– monolobulär
	– gemischtknotig	– pseudolobulär

F-1.18 Leberzirrhose

a Schnitt durch eine zirrhotisch umgebaute menschliche Leber. Massiv zerstörte Architektur mit vielen Regeneratknoten und narbigen Einziehungen.
b Minilaparoskopie eines Patienten mit grobknotiger Leberzirrhose auf dem Boden einer Koinfektion von Hepatitis B und D.
c Leberzirrhose und Aszites im sonografischen Bild: inhomogene Binnenstruktur und höckrige Oberfläche mit unterbrochenem Kapselreflex (dicker Pfeil) und das gleichzeitige Vorliegen von Aszites (dünner Pfeil) sind charakteristisch für die sonografische Diagnose.
a aus: Ratgeber für Patienten: Was Sie über Leberzirrhose wissen sollten. Gastro-Liga e.V.; Gießen

Klinik: Eine kompensierte Leberzirrhose verläuft häufig **klinisch stumm**, allenfalls finden sich **uncharakteristische Beschwerden** mit Müdigkeit, Leistungsschwäche, Inappetenz und Gewichtsverlust.

Leberhautzeichen wie Spider naevi, Palmarerythem, Caput medusae, Geldscheinhaut, Weißnägel, Dupuytren-Kontraktur und Zungenatrophie sowie Lacklippen weisen auf eine Leberzirrhose hin (Abb. **F-1.3**, S. 585).

Meist nur **geringer Ikterus**, außer bei der PBC (hier progredienter Ikterus, frühzeitig einsetzender Juckreiz, Xanthelasmen und Xanthome typisch).
Eine **Kardiomyopathie** geht auf eine Alkoholzirrhose oder eine Hämochromatose zurück.

Dekompensationszeichen im engeren Sinne sind Ikterus, Aszites und hepatische Enzephalopathie. **Petechiale Hautblutungen** gehen auf eine Thrombozytopenie und auf Gerinnungsstörungen zurück.

Klinik: Der zirrhotische Umbau der Leber kann zunächst **klinisch stumm** verlaufen bzw. sich ähnlich der chronischen Hepatitis oder der Fettleber nur durch **uncharakteristische Symptome** wie leichte Ermüdbarkeit, Leistungsschwäche, Appetitlosigkeit und Gewichtsabnahme bemerkbar machen. Mit zunehmender Progredienz des Parenchymumbaus finden sich jedoch Zeichen der Leberinsuffizienz und der portalen Hypertension (s. S. 625).
Leberhautzeichen wie Spider naevi, Palmarerythem, Caput medusae, Geldscheinhaut, Weißnägel, Dupuytren-Kontraktur und Zungenatrophie sowie Lacklippen deuten auf eine Leberzirrhose hin (s. Abb. **F-1.3**, S. 585). **Hormonelle Störungen** machen sich beim Mann durch einen zunehmend femininen Behaarungstyp (Bauchglatze) und eine Gynäkomastie bemerkbar, die auf einen gestörten Östrogenabbau in der Leber zurückzuführen sind. Potenz und Libido nehmen ab, bei Frauen ist der Menstruationszyklus gestört (s. Abb. **F-1.3**, S. 585).
Mit Ausnahme der primär biliären Zirrhose (PBC), bei der sich sehr früh ein Juckreiz einstellt, findet sich meist nur ein **gering- bis mäßiggradiger Ikterus**. Xanthelasmen und Xanthome sieht man praktisch nur bei der PBC.
Beim Zirrhotiker besteht eine **hyperdyname Kreislaufsituation** (Haut fühlt sich warm an). **Kardiomyopathien** mit Rhythmusstörungen finden sich vor allem bei der Alkoholzirrhose und der Hämochromatose.
Die **Dekompensation** der Leberzirrhose ist durch Zeichen des Pfortaderhochdrucks wie Ösophagusvarizen und Aszites sowie durch Störungen der Entgiftungsfunktion (hepatische Enzephalopathie) und der Syntheseleistung bzw. der Exkretionsfunktion (Bilirubin) gekennzeichnet. **Petechiale Hautblutungen** gehen sowohl auf die Thrombozytopenie (verstärkter Abbau in großer Milz, splenogene Markhemmung)

als auch auf Gerinnungsstörungen (verminderte Produktion von Gerinnungsfaktoren) zurück, sie werden noch provoziert durch Kratzeffekte bei **Juckreiz**. Unterschenkelödeme sind häufig (meist hypoproteinämisch, selten kardial bedingt). Wichtige **Begleiterkrankungen** einer Leberzirrhose sind das „hepatogene Ulkus" (verminderter Gastrinabbau, portale Hypertension) in 5–13 %, die **Neigung zu Gallensteinen**, meist aus Bilirubinat bestehend, eine chronische, ebenfalls **alkoholinduzierte Pankreatitis** und ein **Diabetes mellitus**.

Wichtige **Begleiterkrankungen** sind das „**hepatogene Ulkus**", die **Neigung zu Gallensteinen**, eine **chronische Pankreatitis** und ein **Diabetes mellitus**.

Diagnostik:
- **Labor:** Die wichtigsten biochemischen Veränderungen bei einer Leberzirrhose sind in Tab. **F-1.31** zusammengefasst, sie geben Auskunft über die Aktivität der Zirrhose.

Diagnostik:
- **Labor:** Zahlreiche biochemische Veränderungen weisen auf die gestörte Leberfunktion hin (Tab. **F-1.31**).

F-1.31 Die wichtigsten biochemischen Veränderungen bei Leberzirrhose

- Störung der Eiweißsynthese (Albumin, Cholinesterase und Gerinnungsfaktoren erniedrigt, abfallender Quick-Wert), Hypergammaglobulinämie
- Störung der exkretorischen Funktion (direktes Bilirubin erhöht)
- entzündliche Aktivität (Transaminasen erhöht)
- Störung der Entgiftungsfunktion (Hyperammoniämie, Medikamente oder deren Metaboliten)

F-1.31

Die Transaminasen informieren über die Aktivität des Leberzellschadens. Hohe Bilirubinwerte beinhalten meist eine ernste Prognose. Die AP ist in erster Linie bei cholestatischen Verlaufsformen und bei der biliären Zirrhose stark erhöht. Eisen und Kupfer sind ebenfalls erhöht, das Kalium erniedrigt oder im unteren Normbereich, das Natrium eher im Sinne eines **sekundären Hyperaldosteronismus** erhöht (verminderter Abbau von Aldosteron in der Leber). Es muss jedoch betont werden, dass „normale" Leberwerte (z. B. Bilirubin, Transaminasen) eine Zirrhose keineswegs ausschließen. Eine breitbasige **Erhöhung der Gammaglobuline** betrifft vorwiegend die IgM-Fraktion, die insbesondere bei der PBC stark erhöht ist, während bei der Alkoholzirrhose in erster Linie die IgA-Fraktion, bei der posthepatitischen Zirrhose die IgG-Fraktion betroffen ist.

Normale Leberwerte schließen eine Zirrhose jedoch nicht aus. Hohe Bilirubinwerte beinhalten in der Regel eine schlechte Prognose. Häufig besteht ein sekundärer **Hyperaldosteronismus**.

Oft findet man eine leichte **hypochrome Anämie**, bei Alkoholikern öfter auch eine makrozytäre Anämie, desgleichen leichte Hämolysen. Eine ausgeprägte **Thrombo- und Leukozytopenie** weist auf eine splenogene Markhemmung hin.
Besteht der Verdacht auf eine hepatische Enzephalopathie, kann das Serumammoniak bestimmt werden.

Häufig finden sich eine **Hypergammaglobulinämie**, besonders der IgM-Fraktion (die insbesondere bei der PBC stark erhöht ist) und eine **hypochrome Anämie**.

Bei V. a. hepatische Enzephalopathie kann Serumammoniak bestimmt werden.

Zusatzuntersuchungen zur Ursachenklärung bei Leberzirrhose: Hepatitisserologie, Antikörper gegen glatte Muskulatur, antinukleäre und antimitochondriale Antikörper, α_1-Antitrypsin, α-Fetoprotein (Leberzellkarzinom), Serumferritin, Transferrinsättigung (Hämochromatose) und Coeruloplasmin (Morbus Wilson).

Zusatzuntersuchungen sind: Hepatitisserologie, SMA, ANA, AMA, α_1-Antitrypsin, α-Fetoprotein, Serumferritin, Transferrinsättigung und Coeruloplasmin.

- **Child-Pugh-Kriterien:** Eine gute Orientierung über den Schweregrad der Zirrhose erlaubt die **Klassifikation nach Child-Pugh,** bei der einige klinische Parameter und Laborbefunde Anhaltspunkte über die Prognose liefern (Tab. **F-1.32**). Die 1-Jahres-Überlebensrate bei Child A beträgt nahezu 100 %, die bei Child B 85 %, bei Child C 35 %.

- **Child-Pugh-Kriterien:** Eine gute Einschätzung des Schweregrades der Leberzirrhose und damit der Prognose des Patienten erlaubt die Klassifikation nach Child-Pugh (Tab. **F-1.32**).

F-1.32 Klassifikation des Schweregrades der Leberzirrhose nach Child-Pugh

Parameter	1 Punkt	2 Punkte	3 Punkte	Stadium	Punktsumme
Bilirubin (mg/dl)	<2,0	2,0–3,0	>3,0	A	5–6
Albumin (g/dl)	>3,5	3,0–3,5	<3,0	B	7–9
Quick (%)	>70	40–70	<40	C	10–15
Aszites	–	leicht	schlecht zu behandeln		
Enzephalopathie (HE)	–	HE 1 und 2	HE 3 und 4		

- **Weiterführende Diagnostik:** Die Leber ist meist vergrößert, von derber Konsistenz, erst im Spätstadium einer Leberschrumpfung ist die Leber nicht mehr palpabel. Eine Milzvergrößerung sowie oberflächliche Kollateralvenen im Thorax- und Abdominalbereich, insbesondere ein Caput medusae (erweiterte Periumbilikalve-

- **Weiterführende Diagnostik:** Eine Splenomegalie, ein Kollateralkreislauf im Thorax- und Abdominalbereich sowie ein Caput medusae sind Zeichen einer **portalen Hypertension** (s. S. 625).

Die **Sonografie** (Abb. **F-1.18c**) erlaubt eine Beurteilung der Leber- und Milzgröße, der Leberoberfläche, der Bindegewebevermehrung von Aszitesbildung und der Portalvene. Mithilfe der **Duplexsonografie** können Fließgeschwindigkeit und Flussrichtung in der V. portae bestimmt werden.

In unklaren Fällen ist die direkte Inspektion der Leber (**Laparoskopie**) mit Biopsie (Verfahren der Wahl) der alleinigen perkutanen Leberpunktion vorzuziehen (Abb. **F-1.18**). Letztere weist eine Fehlerquote von 20 % auf.

Differenzialdiagnose: Hier ist an eine Infiltration bei Systemerkrankungen, eine Schistosomiasis, eine Pfortader- und/oder Milzvenenthrombose sowie eine Stauungsleber zu denken.

Therapie:
- **Allgemeinmaßnahmen:** hepatotoxische Substanzen meiden! Ausgewogene Diät mit 1 g Protein/kg KG/d, bei beginnender Enzephalopathie Eiweißreduktion. Kalorienzufuhr von 2000–3000 kcal/d. Bei Ödemen und Aszites Kochsalzeinschränkung.
- **Behandlung der Grundkrankheit:** Beispiele s. Tab. **F-1.33**.

nen, Cruveilhier-Baumgarten-Syndrom = Rekanalisation der Nabelvene) weisen auf eine **portale Hypertension** (s. S. 625) hin.

Die **Sonografie** erlaubt eine sehr gute Beurteilung der Umbauvorgänge der Leber (abgerundeter Leberrand und unregelmäßige Leberoberfläche, vermehrte Echogenität, Form- und Größenveränderung, rarefizierte intrahepatische Gefäße; Abb. **F-1.18c**). Zudem lassen sich Komplikationen wie Aszites (schon geringe Mengen nachweisbar) und indirekte Zeichen einer portalen Hypertension (Splenomegalie, weite Pfortader) gut darstellen. Die farbcodierte **Duplexsonografie** erlaubt die Bestimmung der Fließgeschwindigkeit und Flussrichtung in den portalen Gefäßen und ist eine wichtige, die Sonografie ergänzende Untersuchung.

Über die veränderte Schallreflexion der fibrotisch und zirrhotisch veränderten Leber lässt sich mittels eines sog. Fibroscans (Elastografie) nicht invasiv der Fibrosegrad einschätzen. Hierbei kann allerdings nur zwischen leichter und schwerer Fibrose sicher unterschieden werden.

Da die Leberpunktion bei nodulärer Zirrhose eine Fehlerquote von 20–30 % aufweist, stellt die **laparoskopische Leberbiopsie** in unklaren Fällen mit anschließender Histologie das diagnostische Verfahren der Wahl dar. Die **makroskopische** Beurteilung liefert wichtige Hinweise über Genese und Aktivität der Zirrhose, Zeichen der portalen Hypertension sowie Hinweise auf ein Leberzellkarzinom auf dem Boden einer Zirrhose (Abb. **F-1.18**). Lymphektasien oder Lymphzystchen gelten als Vorstufen einer Aszitesbildung. **Gastroskopisch** müssen Ösophagus- und Fundusvarizen ausgeschlossen werden.

Differenzialdiagnose: Im Rahmen der Differenzialdiagnose ist an eine Infiltration der Leber bei Systemerkrankungen, eine Schistosomiasis, eine Pfortaderthrombose und eine Stauungsleber zu denken. Bei der isolierten Milzvenenthrombose, meist auf dem Boden einer chronischen Pankreaserkrankung, finden sich in der Regel isolierte Magenvarizen ohne Ösophagusvarizen.

Therapie:
- **Allgemeinmaßnahmen:** Wesentlich ist es, **hepatotoxische Substanzen** zu **meiden**, also kein Alkohol, keine hepatotoxischen Arzneimittel.
  Empfohlen werden eine **ausgewogene Diät** mit 1 g Protein/kg KG/d und eine Kalorienzufuhr von 2000–3000 kcal/d. Bei einer beginnenden portalen Enzephalopathie muss die Eiweißzufuhr jedoch vorübergehend begrenzt werden. Ödeme und Aszites machen eine Einschränkung der Kochsalzzufuhr (< 3 g/d) erforderlich.
- **Behandlung der Grundkrankheit:** Tab. **F-1.33** fasst Behandlungsmöglichkeiten in Abhängigkeit von der Ätiologie zusammen.

≡ F-1.33 Spezielle Behandlungsmöglichkeiten der Leberzirrhose in Abhängigkeit von der Ätiologie

Ätiologie	Behandlung
■ Alkohol	Alkoholabstinenz
■ Virushepatitis (B, C und D)	bei chronischer Virushepatitis Versuch der antiviralen Therapie (s. S. 597)
■ Autoimmunhepatitis	Immunsuppressiva (s. S. 601)
■ Toxine oder Medikamente (z. B. Methotrexat, Amiodaron)	Exposition vermeiden
■ metabolisch	
– Eisenüberlastung (Hämochromatose)	Aderlass, Desferrioxamin
– Kupferüberlastung (Morbus Wilson)	Penicillamin (s. S. 606)
■ Cholestase (biliäre)	Beseitigung des Gallenstaus

- **Behandlung der Komplikationen:** s. S. 628 bzw. 625ff.

▶ Merke.

- **Behandlung der Komplikationen:** Zu portaler Hypertension s. S. 625, zu Aszites s. S. 628, zu hepatorenalem Syndrom s. S. 630 und zu hepatischer Enzephalopathie s. S. 631.

▶ **Merke.** Wesentlich ist die Früherkennung des hepatozellulären Karzinoms, das einer Resektionsbehandlung zugängig sein kann. Daher sind halbjährliche sonografische Kontrollen und AFP-Bestimmungen durchzuführen.

▶ Exkurs. **Lebertransplantation:** In zunehmendem Maße gewinnt die Lebertransplantation an Bedeutung. Sie stellt eine Behandlungsmöglichkeit für Endstadien von Lebererkrankungen dar, die mit anderen Methoden nicht mehr effektiv behandelbar sind.

Die **Indikationen** (Tab. **F-1.34**) werden unterteilt in **elektive** – (Allgemeinzustand stabil, Leberfunktion limitiert), **späte** – (Komplikation der Lebererkrankung) und **Notfallindikation** (akute Komplikation und Terminalphase der Lebererkrankung). Die Selektion der Patienten für eine Lebertransplantation richtet sich nach dem MELD-Score, der sich aus Bilirubin, INR und Kreatinin errechnen lässt und eine Prognoseeinschätzung für das kurzfristige Überleben der Patienten zulässt. Ein MELD-Score > 18 weist auf eine schlechte Prognose hin.

Die Lebertransplantation bei Leberzellmalignomen im Frühstadium ohne extrahepatische Manifestation zeigt 5-Jahres-Überlebensraten von 75 % und stellt die effektivste Therapie des HCC dar (Einschränkung durch Mangel an Spenderorganen). Rezidive der Grundkrankheit treten auf bei Virus- und Autoimmunhepatitiden, Budd-Chiari-Syndrom und primär biliärer Zirrhose (in 30 %). Die wichtigsten **Kontraindikationen** der Lebertransplantation sind extrahepatische Malignomherde, septisch-entzündliche Krankheitsbilder, eine eingeschränkte Operabilität und ausgedehnte Pfortaderthrombosen. Die **Operationstechniken** können hier nur aufgezählt und nicht näher erläutert werden (s. hierzu Lehrbücher der Chirurgie). Bei der **Split-Lebertransplantation** werden die Segmente V–VIII abgetrennt und einem Empfänger implantiert. Hierzu werden hochwertige Spenderorgane benötigt. Bei der **„Reduce Size"**-Modifikation werden Teile einer Erwachsenenleber einem kindlichen Empfänger transplantiert. Die **Leberlebendspende**, die dem Spenderorganmangel entgegenwirkt, beinhaltet auch Risiken für den Spender, die weiter evaluiert werden. Der Einsatz von **Stammzellen** oder **kultivierten Hepatozyten** bei akutem Leberversagen wird noch wissenschaftlich untersucht.

Von großer Bedeutung für den dauerhaften Erfolg ist die **Immunsuppression nach der Lebertransplantation** zur Verhinderung der Organabstoßung. Hierfür werden Steroide und Immunsuppressiva kombiniert eingesetzt (z. B. Ciclosporin A, FK 506, Rapamycin, Mycophenolat-Mofetil). Das Nebenwirkungsprofil ist zu beachten (v. a. bei Diabetikern und Niereninsuffizienz). Die 5-Jahres-Überlebensraten zeigen eine steigende Tendenz (z. B. ca. 70 % bei posthepatitischer Zirrhose, ca. 50–70 % bei akutem Leberversagen).

F-1.34 Erkrankungen, die für eine Lebertransplantation infrage kommen (Auswahl)

- **Zirrhose**
  - kryptogen, autoimmun, Virus B (HBV-DNA negativ) und C, alkoholisch
- **cholestatische Lebererkrankungen**
  - PBC, Gallengangsatresie, PSC, Graft-versus-Host-Disease, cholestatische Sarkoidose
- **primäre Stoffwechselkrankheiten**
  - α_1-Antitrypsinmangel, Morbus Wilson, Tyrosinämie, Glykogenspeicherkrankheit, Crigler-Najjar-Syndrom, erythropoetische Protoporphyrie
- **fulminantes Leberversagen**
- **hepatorenales Syndrom**
- **maligne primäre Lebertumoren**
  - hepatozelluläres Karzinom, Hämangioendotheliom, Sarkom

Prognose: Die 5-Jahres-Überlebensrate der Leberzirrhose liegt bei 50 %. Der Verlauf wird wesentlich durch die im Folgenden aufgeführten Komplikationen bestimmt. Häufigste Todesursachen sind die Leberinsuffizienz und das Leberzellkarzinom, gefolgt von der Varizenblutung. Am längsten leben Patienten, deren Zirrhose durch eine Hämochromatose bedingt ist, die schlechteste Prognose hat die kryptogene Zirrhose. Bei alkoholbedingter Genese ist die Frage der **Alkoholabstinenz** entscheidend. Die Prognose der weiter trinkenden Patienten ist, insbesondere dann, wenn einmal Komplikationen eingetreten sind, deutlich schlechter als bei abstinenten.

Grundsätzlich kann sich eine Leberzirrhose auch zurückbilden, wenn die Ursache kausal therapiert werden kann. So wurde eine Besserung des Fibrosegrades unter erfolgreicher antiviraler Therapie bei viral ausgelösten Zirrhosen beobachtet.

Prognose: Die 5-Jahres-Überlebensrate der Leberzirrhose beträgt 50 %. Die beste Prognose hat die Hämochromatose, die schlechteste die kryptogene Zirrhose. Die Prognose der alkoholbedingten Zirrhose bessert sich unter **Alkoholabstinenz**, v. a. wenn sich noch keine Dekompensationszeichen finden.

1.11.2 Komplikationen der Leberzirrhose

Portale Hypertension und Ösophagusvarizenblutung

▶ Definition. Steigt der Druck im Pfortaderbereich über 12 mmHg an, spricht man von einer portalen Hypertension. Folgen des Pfortaderhochdrucks können eine Ösophagusvarizenblutung, Aszites und eine hepatische Enzephalopathie sein.

Pathogenese: Die Zerstörung der Leberarchitektur führt zu einem reduzierten hepatischen Gesamtgefäßquerschnitt, der präsinusoidal, sinusoidal oder postsinusoidal lokalisiert sein kann. Posthepatische Ursachen stellen Verschlüsse der Lebervenen dar. Prähepatische Ursachen für eine portale Hypertension entsprechen meist

Pathogenese: Die Zerstörung der Leberarchitektur führt zu einem reduzierten Gesamtgefäßquerschnitt, wodurch sich der Gefäßwiderstand präsinusoidal, sinusoidal oder postsinusoidal und damit im Pfortadergebiet erhöht (Tab. **F-1.35**). Ein vermehrter Blutzufluss aus dem Splanchnikusgebiet zur Pfortader trägt zur Ausbildung der portalen Hypertension bei.

thrombotischen Verschlüssen der Pfortader (Tab. **F-1.35**). Zum Pfortaderdruck (p) trägt aber nicht nur ein erhöhter Widerstand (R) sondern auch ein vermehrter splanchnischer Blutzufluss (Q) zur Leber analog dem Ohm'schen Gesetz bei $(p = Q \times R)$.

F-1.35 Erkrankungen, die mit einer portalen Hypertension einhergehen können

Lokalisation des Strömungshindernisses	häufige Erkrankungen	seltene Erkrankungen
▪ **prähepatisch**	Pfortaderthrombose	arterioportalvenöse Fisteln
▪ **intrahepatisch (75 %)**		
– präsinusoidal	primär biliäre Zirrhose	Schistosomiasis* Sarkoidose, Kollagenosen, Hämoblastosen, myeloproliferatives Syndrom, lymphatische Systemerkrankungen kongenitale hepatische Fibrose, idiopathische portale Hypertension
– sinusoidal	Leberzirrhose, alkoholbedingte Leberschädigung	noduläre Hyperplasie
– postsinusoidal	Leberzirrhose, akute alkoholbedingte Leberschädigung, Medikamente	sinusoidales Obstruktionssyndrom (SOS) z. B. unter Zytostatika, Budd-Chiari-Syndrom
▪ **posthepatisch**	Rechtsherzinsuffizienz, Trikuspidalinsuffizienz, Pericarditis constrictiva	Budd-Chiari-Syndrom, Fehlbildung der Lebervene oder V. cava, Thrombose der Lebervene oder Vena-cava-Kompression (Tumor)

* weltweit eine der häufigsten Ursachen der portalen Hypertension, in Europa selten

Folge ist ein **Umgehungskreislauf**, der z. B. über die ösophagealen Venen, Bauchdeckengefäße (Caput medusae) oder den Plexus haemorrhoidalis erfolgen kann.

Ösophagusvarizen (Abb. **F-1.19**) finden sich bei 20–60 % aller Zirrhotiker (häufiger bei der alkoholischen als bei der posthepatischen Zirrhose). Ursachen der **Varizenblutung** sind eine **plötzliche Druckerhöhung** im Pfortadersystem oder die Wandverletzung einer Varize.

Folge der gestörten Strömungsverhältnisse ist die Ausbildung eines **Umgehungskreislaufes**. Dieser kann über die ösophagealen Venen erfolgen, aber auch über den Plexus haemorrhoidalis, gastrophrenikorenale bzw. umbilikale Kollateralen oder über retroperitoneale Venen.

Ösophagusvarizen finden sich bei 20–60 % aller Patienten mit Leberzirrhose, häufiger bei der alkoholischen als bei der posthepatischen Form. **Magenfundusvarizen** (Fornixvarizen) sind dickwandiger als Ösophagusvarizen, stellen aber trotzdem eine sehr relevante Blutungsquelle dar (Duodenal- und Kolonvarizen sind eher selten) und sind in 15–20 % Ursache einer endoskopisch verifizierten gastrointestinalen Blutung. Ursache der **Varizenblutung** kann eine **plötzliche Druckerhöhung** im Pfortadersystem, z. B. nach einem Alkoholexzess in Verbindung mit lokalen Schäden der Venenwand (z. B. entzündliche Erosionsvorgänge) sein. Auch Varizen auf Varizen (cherry-red spots) signalisieren bei stark prominenten Varizen das Vorhandensein solcher Wandschäden und damit eine Blutungsgefahr.

Nicht jede obere gastrointestinale Blutung bei Leberzirrhose beruht aber auf einer Blutung aus Ösophagus- oder Fundusvarizen: in 25 % d. F. liegt ein Ulkus, in 25 % liegen Erosionen im Magen oder Duodenum vor.

Diagnostik: Der Pfortaderdruck kann z. B. intraoperativ oder durch den Lebervenenverschlussdruck gemessen werden.

Diagnostik: Der Druck im Pfortadersystem kann intraoperativ durch Umbilikalvenenkatherisierung, durch transjuguläre oder transhepatische Punktion, durch Lebervenen-Verschlussdruckmessung, aber auch durch direkte Punktion (z. B. von Ösophagusvarizen) gemessen werden.

Therapie: Mittel der Wahl einer Ösophagusvarizenblutung ist heute die **Gummibandligatur** (Erfolgsrate 90 %) oder die endoskopische **Sklerotherapie** in Kombination mit **Vasokonstriktiva** (Somatostatinanaloga). Bei Versagen dieser Therapie kommen ein **TIPS** oder eine vorübergehende **Ballontamponade** (Sengstaken-Blakemore-Sonde) infrage (Abb. **F-1.19**). **Magenfundusvarizen** werden durch Injektion von Histoacryl thrombosiert.

Therapie: Mittel der Wahl bei einer diagnostizierten Ösophagusvarizenblutung ist heute die **Gummibandligatur** (Erfolgsrate 90 %) bzw. die endoskopische **Sklerotherapie** (Abb. **F-1.19**) mit Polidocanol (Aethoxysklerol). Die Gummibandligatur wird bevorzugt, weil sie nebenwirkungsärmer als die Sklerotherapie ist. **Magenfundusvarizen** werden durch Injektion von Histoacryl thrombosiert und somit verschlossen. Adjuvant werden über einige Tage **Vasokonstriktiva** (Somatostatinanaloga) gegeben, die den Blutfluss in den splanchnischen Arteriolen und damit den Pfortaderdruck senken. Die Gabe von Antibiotika mindert in dieser Situation die Infektionsrate und senkt somit die Mortalitätsrate. Bei Versagen der endoskopischen Behandlung kommen ein **TIPS** (transjugulärer intrahepatischer portosystemischer Shunt) oder eine **Ballontamponade** (Sengstaken-Blakemore-Sonde) infrage. Wegen der Gefahr von Drucknekrosen sollte die Sengstaken-Sonde max. 6 h geblockt bleiben (Abb. **F-1.19**). Weitere Komplikationen sind eine Atemwegsobstruktion im Falle eines Hochrutschens des Ösophagusballons sowie die Aspiration von Blut und Sekret mit konsekutiver Aspirationspneumonie (regelmäßiges Absaugen erforderlich).

F-1.19 Ösophagusvarizen und deren Behandlung

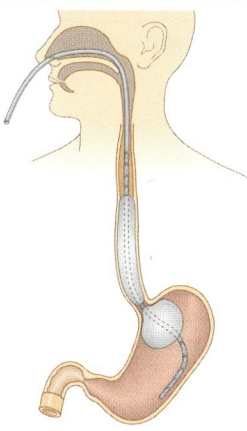

a Stark ausgeprägte Ösophagusvarizen. b Sklerotherapie von Ösophagusvarizen. c Gummibandligatur. d Sengstakensonde bei Ösophagusvarizenblutung.

Zusätzlich kann als adjuvante Maßnahme bei akuter Blutung eine **medikamentöse Behandlung** der portalen Hypertension mit Somatostatinanaloga (Octreotid) oder Vasopressinderivaten (z. B. Terlipressin) durchgeführt werden (diese werden zur Vermeidung von Nebenwirkungen mit Nitraten kombiniert).

Zur **Komaprophylaxe** muss das Blut aus dem Darm durch eine orale Darmlavage oder Einläufe rasch eliminiert und die bakterielle Ammoniakproduktion durch Gabe von Laktulose und ggf. nicht resorbierbaren Antibiotika wie Neomycin oder Paromomycin reduziert werden.

Prognose: Die Letalität der akuten Ösophagusvarizenblutung beträgt 25–50 %, über die Hälfte der Patienten verstirbt im Leberversagen. Die Letalität ist von der Blutungsintensität, dem Ausmaß der Leberschädigung (Child-C-Stadium > 70 %) und dem Auftreten von Rezidivblutungen abhängig. In bis zu 50 % ist innerhalb der ersten Woche mit einem Blutungsrezidiv zu rechnen.

Prophylaxe der Ösophagusvarizenblutung: Die **medikamentöse Drucksenkung** durch Gabe von β-Rezeptoren-Blockern ist zur Primärprophylaxe der Ösophagusvarizenblutung bei großen Varizen erfolgreich. Eine prophylaktische Ligatur kann bei großen Ösophagusvarizen und Medikamentenunverträglichkeit durchgeführt werden. Zur Verhütung von Blutungsrezidiven (Sekundärprophylaxe) sind nicht kardioselektive β-Rezeptoren-Blocker (z. B. Propranolol) ebenso wirksam wie die Eradikation der Varizen durch Gummibandligatur. Kommt es trotzdem zu einer Rezidivblutung, wird ein **transjugulärer intrahepatischer portosystemischer Shunt** implantiert (Abb. **F-1.20**). Dieses Verfahren, das die Shuntoperation fast ersetzt hat, ist wegen der Reduktion der portalen Perfusion bei Zirrhosen **im Stadium Child C kontraindiziert**. Die Stenosegefahr ist allerdings, längerfristig betrachtet, relativ hoch, was regelmäßige duplexsonografische Kontrollen erfordert.

Zusätzlich kann bei akuter Blutung eine adjuvante **medikamentöse Behandlung** der portalen Hypertension mit Somatostatinanaloga (Octreotid) oder Vasopressinderivaten (z. B. Terlipressin) durchgeführt werden.
Parallel zur Behandlung der Hypovolämie geht die **Komaprophylaxe** durch eine orale/rektale Darmlavage, die Gabe von Laktulose und ggf. nicht resorbierbarer Antibiotika.

Prognose: Die Letalität der akuten Ösophagusvarizenblutung beträgt 25–50 %, in bis zu 50 % Rezidivblutung.

Prophylaxe der Ösophagusvarizenblutung: Die endoskopische Ligatur ist nach erfolgreicher Blutstillung bis zum vollständigen Verschwinden der Varizen fortzuführen (Sekundärprophylaxe). Blutungsrezidive erfordern bei Versagen der erneuten endoskopischen Therapie die Implantation eines **TIPS** (bei **Child-C-Patienten kontraindiziert**) oder eine Lebertransplantation.

F-1.20 Transjugulärer intrahepatischer portosystemischer Shunt (TIPS)

Hierbei wird nach Punktion der Halsvene und Schaffung einer Kommunikation zwischen Lebervene und Pfortader unter sonografischer oder röntgenologischer Kontrolle ein Stent implantiert.

Prophylaktische Shuntoperationen werden nicht mehr praktiziert. Der Notfallshunt konnte die Prognose nicht verbessern. Dagegen sollte stets eine Lebertransplantation in dieser Situation evaluiert werden.

Aszites

▶ Definition.

Ätiologie: Ursächlich ist meist die **Leberzirrhose**. Weitere Ursachen s. Tab. F-1.36.

Aszites

▶ **Definition.** Unter Aszites versteht man die Ansammlung von freier Flüssigkeit in der Bauchhöhle.

Ätiologie: Die mit Abstand häufigste Ursache für einen Aszites ist die **dekompensierte Leberzirrhose** (ca. 80 % der Fälle). Weitere mögliche Ursachen zeigt Tab. F-1.36.

F-1.36 Verschiedene Aszitesformen und ihre Ursachen	
portaler Aszites • Leberzirrhose • akute alkoholische Hepatitis • Budd-Chiari-Syndrom, Lebervenenthrombose, Pfortaderthrombose (selten) **kardialer Aszites** • schwere Rechtsherzinsuffizienz • Pericarditis constrictiva **maligner Aszites** • Peritonealkarzinose, intraabdominale Tumoren • hepatozelluläres Karzinom, Metastasenleber • Mesotheliom, lymphatische Systemerkrankungen, Pseudomyxom • Ovarialkarzinom	**entzündlicher Aszites** • bakterielle Peritonitis • Vaskulitis • eosinophile Gastroenteritis • Tuberkulose **pankreatogener Aszites** • Pankreatitis vom Schweregrad II–III • Pankreasfisteln **seltene Aszitesformen** • schwere Hypalbuminämie, Mesenterialvenenthrombose, Peritonealdialyse, Morbus Whipple, Hypothyreose, Amyloidose, Stärkeperitonitis

Pathogenese: Die Entwicklung eines **portalen Aszites** (häufigste Aszitesursache) ist ein multifaktorielles Geschehen: Die Verminderung des effektiven Plasmavolumens und eine endokrin bedingte Nierenfunktionsstörung bedingen eine Salz- und Wasserretention. Eine Erhöhung des portalen und sinusoidalen Drucks sowie die Abnahme des kolloidosmotischen Drucks führen zu einer intraperitonealen Flüssigkeitsansammlung.

Pathogenese: Die Entwicklung eines **portalen Aszites**, der mit Abstand häufigsten Aszitesursache, ist ein multifaktorielles Geschehen, welches in der Regel an eine sinusoidale portale Hypertension bei Leberzirrhose gebunden ist. Der Pfortaderdruck steigt bei erhöhtem intrahepatischem Gefäßwiderstand infolge der zirrhotischen Umbauprozesse und der gesteigerten splanchnischen Durchblutung. Der kolloidosmotische Druck des Blutes sinkt wegen der reduzierten hepatischen Albuminsynthese. Eine bei Leberzirrhose vorhandene arterielle Vasodilatation führt zusätzlich zur Abnahme des effektiven Plasmavolumens mit Stimulation arterieller Barorezeptoren und kardiopulmonaler Volumenrezeptoren (Aktivierung des Renin-Angiotensin-Aldosteron-Systems, des sympathischen Nervensystems und der ADH-Ausschüttung). Diese Mechanismen bewirken in der Summe eine ausgeprägte Natrium- und Flüssigkeitsrestriktion, mit dem Ziel, den Blutdruck im großen Kreislauf anzuheben. Dies ist der Versuch einer Gegenregulation auf die vor allem im Splanchnikusgebiet bestehende arterioläre Vasodilatation mit daraus resultierender relativer Hypovolämie und Hypotonie.

Aszites im Rahmen einer portalvenösen oder venösen Stauung = **Transsudat**.

Aszites im Rahmen entzündlicher oder maligner Prozesse = **Exsudat**.

Aszites als Folge einer Druckerhöhung im **portalvenösen** (Leberzirrhose) oder **venösen** (Rechtsherzinsuffizienz) System ist immer ein **Transsudat** (Proteinkonzentration < 3 g/dl).
Bei **Tumorerkrankungen** und **Entzündungen** wird Aszites als **Exsudat** (Proteinkonzentration > 3 g/dl) gebildet. Hierfür sind komplexe Ursachen (v. a. Zellmembranschäden) verantwortlich.

Klinik und Komplikationen: Kennzeichnend sind Gewichts- und Bauchumfangszunahme, verstrichener Nabel, evtl. Nabelhernie.
Bei massivem Aszites bestehen Dyspnoe und ein abdominales Spannungsgefühl (Abb. F-1.21a).
Ca. 10–20 % der Patienten mit Leberzirrhose und Aszites entwickeln eine **spontan bakterielle Peritonitis**, die mit Fieber, Bauchschmerzen und Abwehrspannung einhergeht. Im Aszites sind dann > 250 Ganulozyten/μl (> 500 Leukozyten/μl) nachweisbar.

Klinik und Komplikationen: Die Patienten bemerken einen Anstieg des Körpergewichtes, eine Bauchumfangszunahme, einen verstrichenen Nabel, evtl. eine Nabelhernie. Bei ausgeprägtem Aszites bestehen ggf. eine Dyspnoe, ein abdominales Spannungsgefühl oder eine Refluxösophagitis (durch Zwerchfellhochstand) (Abb. **F-1.21a**). Etwa 10–20 % aller Patienten mit Leberzirrhose und Aszites entwickeln eine **spontan bakterielle Peritonitis (SBP)**. Diese ist meist hämatogen bedingt bzw. Folge einer lokalen Durchwanderung (es liegt keine Hohlorganperforation vor), in 60–80 % werden aerobe gramnegative Keime nachgewiesen (z. B. E. coli). Im Aszites finden sich dann > 250 neutrophile Granulozyten/μl oder > 500 Leukozyten/μl. Fieber, Bauchschmerzen, Abwehrspannung und systemische Leukozytose weisen auf diese Komplikation hin, die häufig mit einer Dekompensation der Leberfunktion und einer hepatischen Enzephalopathie vergesellschaftet ist.

F-1.21 Bauchumfangszunahme bei Aszites (a) und sonografisch geführter Aszitesnachweis (b)

a Massiv ausgeprägter Aszites bei alkoholischer Leberzirrhose. Die vermehrte Venenzeichnung der Bauchdecke entspricht einem Caput medusae.
b aus: Delorme S., Debus J., Jenderka K.-V.: Duale Reihe Sonografie. Thieme: 2012

Diagnostik: Der Aszitesnachweis kann klinisch durch Ballotement (Fluktuationswelle), Flankendämpfung und Dämpfungswechsel bei Lageänderung und durch Perkussion in Knie-Ellenbogen-Lage verifiziert werden.
Am sensitivsten (ab 50 ml) ist die **Sonografie** (Abb. **F-1.21b**). Im Rahmen einer **diagnostischen Punktion** (bei Erstdiagnose, stationären Patienten oder V. a. spontan bakterielle Peritonitis) unter sonografischer Kontrolle werden bestimmte Laboruntersuchungen durchgeführt (Tab. **F-1.37**). Initial sollten die Zellzahl, nach Möglichkeit mit Zelldifferenzierung, und das Gesamteiweiß bestimmt sowie eine mikrobiologische Kultur angelegt werden. Eine Beimpfung von aeroben und anaeroben Kulturflaschen sollte mit mindestens 10–20 ml Aszitesflüssigkeit unmittelbar am Patientenbett unter sterilen Bedingungen erfolgen.

Diagnostik: Der Aszites kann klinisch z. B. durch eine Flankendämpfung, Dämpfungswechsel bei Lageänderung und durch Perkussion in Knie-Ellenbogen-Lage verifiziert werden.
Am sensitivsten ist die **Sonografie** (Abb. **F-1.21b**). Durch **diagnostische Punktion** sollten initial die Zellzahl, nach Möglichkeit mit Zelldifferenzierung, und das Gesamteiweiß bestimmt sowie eine mikrobiologische Kultur angelegt werden (Tab. **F-1.37**).

F-1.37 Untersuchung der Aszitesflüssigkeit

- Eiweiß, Albumin, Amylase oder Lipase, CEA, Cholesterin, Leukozyten-/Granulozytenzahl
- Zytologie
- Gramfärbung, ggf. Tuberkelbakterien- und Pilzkultur
- aerobe und anaerobe Kultur

F-1.37

Ein Serum-Aszites-Albumin-Gradient (SAAG = Differenz zwischen der Albuminkonzentration im Serum und Aszites) > 1,1 g/dl spricht mit einer Treffsicherheit von über 97 % für eine **portale Hypertension** als Genese des Aszites. Ein Gradient < 1,1 g/dl weist auf eine andere Ursache hin (Pankreatitis, Tuberkulose, Peritonealkarzinose, Myxödem).
Ein **kardial** bedingter Aszites zeigt in der Regel ebenfalls einen SAAG > 1,1 g/dl, wobei die Albuminkonzentration zumeist bei > 2,5 g/dl liegt (bei zirrhotischem Aszites < 2,5 g/dl). Bei einem entzündlich oder maligne bedingten Aszites findet sich eine Albuminkonzentration > 3 g/dl. Zur differenzialdiagnostischen Abgrenzung eines **malignen** Aszites eignet sich insbesondere die zytologische Untersuchung, wobei eine zusätzliche Bestimmung der Cholesterin- (> 45 mg/dl) oder CEA-Spiegel (> 5 ng/ml) im Aszites empfohlen wird.

Ein Serum-Aszites-Albumin-Gradient (SAAG) > 1,1 g/dl spricht für eine **portale Hypertension** als Aszitesursache.

Differenzialdiagnose: Zur Differenzialdiagnose des Aszites muss ein weites Spektrum an Erkrankungen einbezogen werden (s. Tab. **F-1.36**). Aussehen (z. B. hämorrhagisch, milchig-trüb, chylös) bzw. Ausfall der diagnostischen Parameter im Aszites und/oder noch vorhandene weitere Symptome grenzen die Diagnose ein.

Differenzialdiagnose: s. Tab. **F-1.36**.

Therapie: Die Therapie hat sich nach der Ursache zu richten. Für den portal bedingten Aszites gilt der in Tab. **F-1.38** aufgeführte Stufenplan. Zur Durchführung einer Parazentese s. Exkurs und Abb. **F-1.22**.

Therapie: s. Tab. **F-1.38**. Zu Aszitespunktion s. Abb. **F-1.22** und Exkurs.

F-1.38 Stufenplan der Aszitestherapie

Stufe 1 (leichter Aszites):
- Bettruhe (Besserung der renalen Perfusion, Diurese, Natriurese)
- Natriumrestriktion (≤ 5 g/d) und Wasserrestriktion (1,5 l/d, nur bei Hyponatriämie [< 125 mval/l])
- evtl. Kaliumsubstitution
- Albuminzufuhr, wenn Serumalbumin < 3 g/dl (435 µmol/l)
- Gewichtskontrolle (Ziel maximal 500 g/d, bei Ödemen bis 1 000 g/d Gewichtsabnahme)
- Enzephalopathiekontrolle

Stufe 3: wenn bei maximaler Diuretikatherapie kein Gewichtsverlust
- Ursachen der Therapieresistenz überprüfen (z. B. SBP)
- nach Beseitigung eventueller Ursachen erneut Stufe 2

Stufe 2 (mäßiger bis ausgeprägter Aszites bzw. wenn nach 4 Tagen kein Gewichtsverlust von 500 g/d):
- Spironolacton (100 mg/d) und ggf. zusätzlich Furosemid (40 mg/d) oder Torasemid (20 mg/d)
- bei Wirkungslosigkeit (d. h. Gewichtsverlust < 500 g/d) Dosiserhöhung: Spironolacton auf 400 mg/d, zusätzlich Furosemid (max. 160 mg/d) oder Torasemid (max. 20 mg/d); Elektrolyt-, Kreatinin-, Enzephalopathiekontrolle
- bei Elektrolytentgleisung, Kreatininanstieg oder Enzephalopathiezeichen Diuretika absetzen

Stufe 4 (therapierefraktärer oder rezidivierender Aszites):
- Aszitespunktion mit Albuminsubstitution (6–8 g/l Aszitespunktat) (Abb. **F-1.22**)
- Evaluation einer Lebertransplantation oder eines TIPS (**t**ransjugulärer **i**ntrahepatischer **p**ortosystemischer **S**hunt eines intrahepatischen Pfortaderastes mit einer Lebervene über einen Stent, wirksame Maßnahme zur Verbesserung der Nierenfunktion)

F-1.22 Parazentese

Punktionsstellen

Ablauf des Aszites in Beutel

▶ **Merke.** Bei der Punktion größerer Aszitesmengen (> 5 l) muss eine Eiweißsubstitution (6–8 g Albumin/l Aszites) erfolgen, um Kreislaufreaktionen und eine Niereninsuffizienz zu vermeiden.

▶ **Exkurs.** **Parazentese:** Die Punktionstelle (Punktion optimalerweise im linken Unterbauch) wird am liegenden Patienten markiert, desinfiziert und ggf. lokal betäubt. Mit einer Punktionsnadel wird die Abdominaldecke unter sonografischer Kontrolle durchstoßen und die Aszitesflüssigkeit durch eine aufgesetzte Spritze aspiriert (= **diagnostische Punktion**). Im Rahmen einer **Entlastungspunktion** wird die Nadel entfernt und nur das Kunststoffröhrchen in der Bauchdecke belassen, durch welches der Aszites abfließen und in einen Beutel abgeleitet werden kann. Nach Beendigung der Punktion werden Nadel bzw. Röhrchen gezogen und die Punktionsstelle verbunden.
Die vollständige Entleerung des Aszites (**totale Parazentese**) ist wegen des Risikos der Entwicklung eines prärenalen Nierenversagens möglichst zu vermeiden.

Bei Vorliegen einer **SBP** ist eine **Breitbandantibiose** mit Cephalosporinen (Cefotaxim, Ceftriaxon) oder Gyrasehemmern (Norfloxacin, Ofloxacin) indiziert, auch dann, wenn keine klinischen Symptome bestehen, aber mehr als 500 Leukozyten/µl Aszites nachgewiesen werden können.

Prognose: Die Prognose ist abhängig von der Ursache des Aszites. Sie ist ernst, v. a. wenn der pH-Wert des Aszites unter pH 7,15 abfällt. Bei Zirrhosepatienten ist sie mit einer 2-Jahres-Überlebensrate von 50 % ungünstig.

Hepatorenales Syndrom (HRS)

▶ **Definition.** Funktionelles Nierenversagen bei fortgeschrittener Hepatopathie (z. B. bei Zirrhose, fulminanter Hepatitis). Es kommt zur Minderperfusion der Niere mit starker Vasokonstriktion der glomerulären Arteriolen im Rindenbereich. Pathohistologisch zeigen die Nieren typischerweise keine Veränderungen.

Auslöser sind forcierte Diurese (z. B. bei Aszites), ausgiebige Parazentese (ohne Plasmavolumenexpansion), Sepsis, spontan bakterielle Peritonitis, nephrotoxische Medikamente oder eine gastrointestinale Blutung.

Klinik und Diagnostik: Es gibt 2 Formen: Bei **Typ 1** nimmt die Nierenfunktion innerhalb weniger Tage ab (ohne Lebertransplantation Letalität > 95 %), bei **Typ 2** verschlechtert sie sich langsam progredient. Zu den **diagnostischen Hauptkriterien** zählen: Serum-Kreatinin > 1,5 mg/dl oder Kreatinin-Clearance < 40 ml/min, kein Anhalt für: Schock, bakterielle Infektionen, Flüssigkeitsverluste, Vorbehandlung mit nephrotoxischen Medikamenten. Zudem keine Besserung der Nierenfunktion nach Absetzen von Diuretika und Volumengabe, Proteinurie < 500 mg/d, nierensonografisch kein Nierenparenchymschaden, keine obstruktive Uropathie. **Nebenkriterien:** Hyponatriämie, Natriumausscheidung < 10 mmol/l, Urinosmolalität > Plasmaosmolalität.

Therapie: Eine kausale Therapie ist nicht bekannt. Günstige Ergebnisse werden nach Implantation eines TIPS berichtet (s. Abb. F-1.20, S. 627). Mit Ornithin-Vasopressin kann eine Zunahme des peripheren und eine Abnahme des renalen Gefäßwiderstandes und dadurch eine Steigerung der Diurese erreicht werden. Ultima Ratio ist die Lebertransplantation. Die Letalität liegt bei 90 %, Spontanremissionen sind selten.

Auslöser: z. B. eine forcierte Diurese, ausgiebige Parazentese oder eine Varizenblutung.

Klinik und Diagnostik: s. Haupttext.

Therapie: Eine kausale Therapie ist nicht bekannt. Vasopressinanaloga können ggf. die renale Durchblutung verbessern. Die Letalität liegt bei 90 %. Ultima Ratio: Lebertransplantation.

Hepatopulmonales Syndrom (HPS)

▶ **Definition.** Das HPS ist durch die Trias fortgeschrittene Lebererkrankung, pulmonale Gasaustauschstörung, mit arterieller Hypoxämie (PaO_2 < 70 mmHg) und Verminderung des pulmonalen Gefäßwiderstandes – nach Ausschluss primärer kardiopulmonaler Erkrankungen – charakterisiert.

Pathogenese: Das HPS ist durch eine gestörte arterielle Oxygenierung gekennzeichnet (intrapulmonale Shuntbildungen in den basalen Lungenabschnitten).

Klinik und Diagnostik: Das klinische Bild wird charakterisiert durch die Zeichen der **Leberinsuffizienz** und die **Lungenfunktionsstörung**. Typisch sind eine Dyspnoe im Stehen, die sich im Liegen bessert (Orthodeoxie), eine Zyanose und Trommelschlägelfinger. Patienten mit HPS haben eine niedrige Diffusionskapazität und eine hyperdyname Zirkulation. Die intrapulmonalen Gefäßshunts sind mit der kontrastverstärkten Echokardiografie, der Szintigrafie mit ^{99m}Tc-markiertem makroaggregiertem Albumin und der Pulmonalisangiografie darstellbar. Die Albuminpartikel erscheinen in der systemischen Zirkulation, es besteht eine arterielle Hypoxämie (PaO_2 < 70 mmHg), nach O_2-Gabe steigen die Werte nicht > 150 mmHg an.

Therapie: Es existiert keine wirksame medikamentöse Therapie. Die Anlage eines TIPS (s. Abb. F-1.20, S. 627) kann die Hypoxämie bessern, arteriovenöse Fisteln können im Rahmen einer Pulmonalisangiografie embolisiert werden. Die Lebertransplantation führt bei > 80 % der Patienten zu einer Rückbildung des HPS und kann die Hypoxämie nachhaltig verbessern.

Hepatopulmonales Syndrom (HPS)

▶ **Definition.**

Pathogenese: Das HPS ist durch eine gestörte arterielle Oxygenierung gekennzeichnet.

Klinik und Diagnostik: Klinisch finden sich Zeichen der **Leberinsuffizienz** und **Lungenfunktionsstörungen**. Die intrapulmonalen Gefäßshunts sind mit der kontrastverstärkten Echokardiografie, der Szintigrafie mit ^{99m}Tc-markiertem makroaggregiertem Albumin und der Pulmonalisangiografie darstellbar.

Therapie: Es existiert keine wirksame medikamentöse Therapie. Die Anlage eines TIPS (s. Abb. F-1.20, S. 627) kann die Hypoxämie bessern. Am effektivsten ist die Lebertransplantation.

Hepatische Enzephalopathie

▶ **Definition.** Die hepatische (Syn.: portosystemische) Enzephalopathie entwickelt sich aufgrund einer gestörten Entgiftungsleistung der Leber und ist durch zentralnervöse Störungen im Gefolge einer schweren Lebererkrankung charakterisiert, wobei 4 Schweregrade unterschieden werden (Tab. **F-1.39**).

Ätiopathogenese: Auslösende Faktoren sind ein **Leberzerfallskoma** als Folge einer massiven **Leberzellnekrose** unterschiedlicher Ätiologie (Tab. F-1.40) oder ein **Leberausfallskoma** als Folge einer **fortgeschrittenen Leberzirrhose**. Letzteres entwickelt sich im Gegensatz zum Leberzerfallskoma langsam (daher häufiger latente Verlaufsformen) und wird häufig provoziert durch Alkoholexzess, Diätfehler, Varizenblutung und Elektrolytverschiebungen.

Hepatische Enzephalopathie

▶ **Definition.**

Ätiologie: Auslösend sind Leber**zerfalls**koma (Tab. **F-1.40**) oder Leber**ausfalls**koma (Folge einer Leberzirrhose, provoziert z. B. durch Alkoholexzess, Varizenblutung).

F-1.39 Definition der Stadien der hepatischen Enzephalopathie

Komastadium	Bewusstseinslage	Flapping Tremor (Asterixis)	EEG-Veränderungen
Stadium I (Prodromalstadium)	Euphorie, gelegentlich Depression, geringe Verwirrtheit, Verlangsamung, verwaschene Sprache, Schlafstörungen	leicht	im Allgemeinen fehlend
Stadium II (drohendes Koma)	stärker ausgeprägte Symptome des Stadiums I, schläfrig, inadäquates Verhalten, Sphinkterkontrolle erhalten	vorhanden	vorhanden
Stadium III (Stupor)	Patient schläft die meiste Zeit, erweckbar, unzusammenhängende Sprache	vorhanden (falls der Patient mitarbeitet)	vorhanden
Stadium IV (tiefes Koma)	Patient reagiert noch (IVa) oder reagiert nicht mehr (IVb) auf Schmerzreize	gewöhnlich fehlend	vorhanden

F-1.40 Mögliche Ursachen des akuten Leberversagens

Virus-Hepatitis
- A, B, D, E, selten: Herpes simplex, CMV?, EBV?

Medikamente
- Halothan, Paracetamol, INH, Rifampicin, α-Methyldopa, Valproinsäure, MAO-Hemmer, Ketoconazol, Cotrimoxazol, Disulfiram, NSAR wie Pirprofen, Phenothiazine, Phenhydan etc.

Toxine und Chemikalien
- Amantadin, Phalloidin, CCl_4, $CHCl_3$, gelber Phosphor

andere Ursachen
- akutes Kreislaufversagen, Hitzschlag, Ischämie
- Budd-Chiari-Syndrom und sinusoidales Obstruktionssyndrom

massive maligne Infiltrationen der Leber
- Metastasen
- akute Leukämie, Morbus Hodgkin, Non-Hodgkin-Lymphome

kleintropfige Verfettung
- Schwangerschaftsfettleber, Reye-Syndrom (meist Kinder <15 J., gehäuft nach respiratorischem Infekt; Klinik: starkes Erbrechen, hepatische Enzephalopathie, Fettleberhepatitis; symptomatische Therapie der Enzephalopathie und des erhöhten Hirndrucks; hohe Letalität)

Morbus Wilson

angeborene Stoffwechselanomalien im frühesten Kindesalter
- z. B. Galaktosämie, hereditäre Fruktoseintoleranz

Die hepatische Enzephalopathie ist durch einen **vermehrten Anfall ZNS-toxischer Eiweißmetaboliten** bedingt. Im ZNS greift Ammoniak in verschiedene Stoffwechselvorgänge ein. Auch Mercaptane, Fettsäuren und GABA tragen zur hepatischen Enzephalopathie bei.

Die genauen pathophysiologischen und pathobiochemischen Vorgänge werden bisher nur unzureichend verstanden. Das neuropsychiatrische Syndrom bei Leberinsuffizienz wird durch zahlreiche pathogenetische Faktoren ausgelöst, die nachfolgend nur grob genannt werden können: Varizenblutung, orale Proteinzufuhr, bakterielle Infektionen, chirurgische Eingriffe, Elektrolytverschiebungen, Medikamente (z. B. Benzodiazepine, Tranquilizer), toxische Substanzen (z. B. Alkohol), Elektrolytentgleisungen (z. B. Hypokaliämie) und die Störungen des Säure-Basen-Haushalts. Die metabolische Alkalose, als Folge der verminderten Bikarbonat-Elimination, führt zur **vermehrten Aufnahme von Ammoniak ins Gehirn** und beeinflusst dort verschiedene Stoffwechselvorgänge (Zitratzyklus, Glutamin-Synthese, Malat-Aspartat-Shuttle). Das Ergebnis ist eine Dysfunktion der astroglialen neuronalen Kommunikation mit überwiegend dämpfender neuronaler Aktivität.

Wichtige Faktoren für die Entwicklung einer hepatogenen Enzephalopathie sind: **Neurotoxine** (Ammoniak, Mercaptane, kurz- und mittelkettige Fettsäuren, Phenole), **Störungen der Astrozytenfunktion,** eine **Dysfunktion der Blut-Hirn-Schranke** und Störungen der **Aminosäurebalance** (verzweigtkettig-aromatisch) und **falsche Neurotransmitter** (GABA – Bedeutung noch unklar).

Klinik und Diagnostik: Der Schweregrad der Enzephalopathie korreliert mit dem **Schweregrad des Komas** (Tab. F-1.39). **Reitan-Test** und eine **Schriftprobe** orientieren rasch über den Schweregrad.

Klinik und Diagnostik: Milde Zeichen einer hepatischen Enzephalopathie finden sich am häufigsten bei Patienten mit fortschreitender **chronischer** Leberzirrhose. Das Auftreten einer hepatischen Enzephalopathie im Rahmen einer **akuten** Lebererkrankung weist auf einen schweren Verlauf hin. Der Schweregrad der Enzephalopathie korreliert mit dem **Schweregrad des Komas** (Tab. F-1.39). Der **Reitan-Test** (Ziffern müssen in numerischer Reihenfolge verbunden werden) und eine **Schriftprobe** erlauben eine rasche Einschätzung des vorliegenden Schweregrades.

Laborchemisch finden sich bei >90 % aller Patienten ein **erhöhtes Serumammoniak** (>100 μg/ml). Ein Transaminasensturz im Rahmen einer akuten Schädigung weist darauf hin, dass ein großer Teil der Leber zerstört ist. Der Abfall der Gerinnungsparameter ist prognostisch ungünstig (Quick <20 %). Bei ca. 50 % kommt es zu einer **DIC** und zu **gastrointestinalen Blutungen**.

Laborchemisch finden sich bei über 90 % aller Patienten **erhöhte Ammoniakspiegel** (>100 μg/ml) im Blut. Die diagnostische Bedeutung der Ammoniakmessung ist jedoch kritisch zu sehen, da nur arteriell abgenommenes Blut, das sofort gekühlt und ins Labor gebracht wird, einigermaßen verwertbar ist. Die Korrelation der Ammoniakwerte mit der hepatischen Enzephalopathie ist zudem enttäuschend.

Die Höhe der Transaminasen im Rahmen einer akuten Schädigung korreliert mit der Zahl der Zellnekrosen, ein Transaminasensturz weist darauf hin, dass ein großer Teil der Leber zerstört ist. Ein Abfall der Gerinnungsparameter, zunächst Faktor VII, dann

V, ist ein prognostisch ungünstiges Zeichen (Quick < 20 %), bei 50 % der betroffenen Patienten entwickelt sich eine **Verbrauchskoagulopathie** (DIC). In 70 % der Fälle ist ein Hirnödem nachweisbar, in 50 % **gastrointestinale Blutungen**, bevorzugt aus Magenerosionen.

Häufig findet sich eine **Hyperventilation**, die zu einer respiratorischen Alkalose führen kann. Die Hemmung der Harnstoffsynthese führt zur metabolischen Alkalose (verminderter Verbrauch von Bikarbonat).

Der Schweregrad der Enzephalopathie wird klinisch-neurologisch (u. a. durch das EEG, s. auch Tab. **F-1.39**) festgelegt.

Therapie: Die Patienten müssen intensivmedizinisch betreut werden (Tab. **F-1.41**). Bei der Aufnahme toxischer Substanzen sind Entgiftungsmaßnahmen erforderlich, eventuell Antidotgabe (z. B. Acetylcystein bei Paracetamolintoxikation). Eine Darmreinigung und die Gabe von Laktulose (3 × 30 ml) und nicht resorbierbaren Antibiotika wie Neomycin, Paromomycin oder Rifaximin dienen der Darmdekontamination von ammoniakbildenden Bakterien.

Therapie: s. Tab. **F-1.41**.
Darmreinigung, Laktulose und nicht resorbierbare Antibiotika (z. B. Neomycin) dienen der Darmdekontamination von ammoniakbildenden Bakterien.

≡ F-1.41 Therapeutische Maßnahmen bei Leberversagen

allgemeine Intensivpflege	Elektrolytentgleisung, Azidose, Alkalose, Hypoglykämie
▪ Infektionsprophylaxe (Schutzkleidung) ▪ Überwachung von Blutdruck, Puls, Atemfrequenz, Temperatur (Dokumentation!) ▪ Gewichtskontrolle (Bettwaage) und Flüssigkeitsbilanz (Ausfuhr stündlich messen) ▪ Pneumonieprophylaxe ▪ ZVK, nasogastrale Sonde, suprapubischer Blasenkatheter ▪ kalorisch adäquate, proteinarme Ernährung (0,5 g/kg KG), parenteral oder über Sonde; verzweigtkettige Aminosäuren oder ihre Ketoanaloga	▪ Ausgleich einer Hypokaliämie (K^+ per Infusion) ▪ Ausgleich einer Hyperkaliämie (Resonium, Hämodialyse) ▪ Ausgleich einer Hyponatriämie (Flüssigkeitsrestriktion, keine hypertone NaCl-Lösung, da Verdünnungshyponatriämie!) ▪ Ausgleich einer Azidose oder Alkalose ▪ wiederholte Glukosemessung
Pharmakotherapie	**Niereninsuffizienz**
▪ Neomycin, Rifaximin oder Paromomycin (Unterdrückung der ammoniakbildenden Darmflora) und/oder Laktulose (hemmt die bakterielle Urease und somit die Ammoniakbildung im Darm und senkt den pH-Wert des Darmes, weshalb weniger Ammoniak in die Blutbahn diffundiert, zudem laxierende Wirkung) ▪ PPI zur Prophylaxe gegen obere gastrointestinale Blutungen ▪ keine Sedierung, keine hepatotoxischen Medikamente ▪ bei Infektion gezielte Antibiotika (Blutkultur)	▪ bei Hypalbuminämie kochsalzfreie Albuminlösung ▪ Hämodialyse und Hämofiltration bei akutem Nierenversagen **Blutung** ▪ ggf. endoskopische Blutstillung (Ligatur, Sklerosierung, bei Misserfolg Sengstaken-Blakemore-Sonde) ▪ FFP, Prothrombinkomplexkonzentrat ▪ ggf. Erythrozyten- oder Thrombozytenkonzentrat ▪ eventuell Antithrombinkonzentrat und niedrig dosierte Heparingaben bei drohender Verbrauchskoagulopathie (DIC)
Atmung	**Hirnödem**
▪ Intubation (prophylaktisch bei Notfallendoskopie) ▪ O_2-Beatmung bei respiratorischer Insuffizienz	▪ Mannitol 20 %ig, i. v. Infusion ▪ Oberkörper hoch lagern

Die Proteinzufuhr ist vorübergehend auf 0,5 g/kg KG/d zu reduzieren, pflanzliches Eiweiß und Milcheiweiß sind dabei zu bevorzugen. Der positive Effekt einer parenteralen Applikation verzweigtkettiger Aminosäurelösungen (z. B. Falkamin) ist nicht gesichert, kann aber als unterstützende Maßnahme erfolgen.

Die **Lebertransplantation** bei akutem Leberversagen ergibt eine Überlebensrate von 70 %; allerdings versterben 12–25 % in der Vorbereitungsphase auf die Transplantation.

Die Proteinzufuhr ist kurzzeitig auf 0,5 g/kg KG/d zu reduzieren.

Die Indikation zur **Lebertransplantation** ist zu prüfen.

Prognose: Die Letalität der fulminanten Hepatitis beträgt im Stadium IV 80 %, die der schweren alkoholischen Hepatitis 20 %.

Prognose: Letalität der fulminanten Hepatitis: im Stadium IV 80 %, der schweren alkoholischen Hepatitis: 20 %.

1.12 Lebertumoren

1.12.1 Benigne Lebertumoren

Eine Übersicht gibt Tab. **F-1.42**.

Siehe Tab. **F-1.42**

F-1.42 Benigne Lebertumoren

Tumor	Klinik und Diagnostik	Therapie und Bemerkungen
epithelial		
▪ Leberzelladenom	Patienten meist beschwerdefrei, Zufallsbefund Diagnostik: Power-Doppler, Kontrastmittel-(KM)Sonografie, MR-Angiografie, Histologie	Komplikation: Ruptur mit Blutung Therapie: nur bei Auftreten von Komplikationen
▪ biliäres Adenom	Zufallsbefund ohne Krankheitswert	keine Therapie
▪ fokale noduläre Hyperplasie	meist bei Frauen, die orale Kontrazeptiva einnehmen, die Patienten sind beschwerdefrei Diagnostik: KM-Sonografie, Histologie	Rückbildung nach Absetzen des Ovulationshemmers möglich, keine Präkanzerose
▪ nodulär regeneratorische Hyperplasie	Patienten sind meist beschwerdefrei, Zufallsbefund	Komplikation: portale Hypertension Therapie: nur bei Auftreten von Komplikationen: stets sofortiges Absetzen von Azathioprin als einer der Auslöser der Krankheit
mesenchymal		
▪ Hämangiom (häufigster benigner Tumor)	Patienten sind meist beschwerdefrei. Erhöhtes Blutungsrisiko bei großen und oberflächennahen Tumoren Diagnostik: KM-Sonografie, CT, MRT	Therapie: nur bei Auftreten von Komplikationen, bei Blutung Embolisation oder operative Resektion
▪ Lymphangiom ▪ Lipom	Zufallsbefunde ohne Krankheitswert	Operation nur bei sehr großen Tumoren mit Abdominalbeschwerden

1.12.2 Maligne Lebertumoren

1.12.2 Maligne Lebertumoren

Die häufigsten malignen Lebertumoren sind Metastasen (z. B. bei Bronchial- oder Mammakarzinom). Das hepatozelluläre Karzinom (HCC) ist der häufigste primäre maligne Lebertumor (s. u.). Zu den selteneren malignen Lebertumoren gehören das Cholangiokarzinom, das Hämangiosarkom und das Hepatoblastom.

Primäres Leberzellkarzinom (HCC)

Primäres Leberzellkarzinom (HCC)

Epidemiologie: Die Inzidenz beträgt 1–7 pro 100 000 Einwohner. Männer erkranken 4-mal häufiger als Frauen.

Epidemiologie: Die Inzidenz des primären Leberzellkarzinoms (HCC) liegt bei 1–7 pro 100 000 Einwohner bei steigender Tendenz. In einem Jahr erkranken und versterben 1 Millionen Menschen weltweit an diesem Tumor. Männer erkranken 4-mal häufiger als Frauen, Hauptmanifestationsalter ist das 5.–6. Lebensjahrzehnt. Es bestehen ausgeprägte geografische Unterschiede zwischen Europa (3/100 000 pro Jahr), Asien (17/100 000 pro Jahr) bzw. Mosambik (98/100 000 pro Jahr).

Ätiopathogenese: Bei uns werden die meisten Leberzellkarzinome auf dem Boden einer **Alkoholzirrhose** gesehen. HB$_s$-Ag-Träger haben ein massiv erhöhtes Risiko, an einem HCC zu erkranken.

Als Cokarzinogene gelten Aflatoxine und Nitrosamine und Pyrrolizidin-Derivate.

Ätiologie: Am häufigsten findet sich das HCC bei uns auf dem Boden einer **alkoholischen Leberzirrhose** (80 %). In Europa entstehen 75 % der hepatozellulären Karzinome in einer vorbestehenden Leberzirrhose. HB$_s$-Ag- und HCV-Träger haben ein deutlich erhöhtes Risiko, an einem HCC zu erkranken. Die Infektion mit dem Hepatitis-B-Virus erhöht das Risiko, an einem HCC zu erkranken um das 200-Fache, auch bei vorliegen einer Hämochromatose ist das Risiko deutlich erhöht.
Clonorchis sinensis (Leberegel) und Schistosomiasis prädisponieren ebenfalls zum HCC. Ferner gelten Aflatoxine als Cokarzinogene, ebenso Nitrosamine und Pyrrolizidin-Derivate. Vereinzelt wurde über die Entwicklung eines Leberzellkarzinoms nach oralen Kontrazeptiva, hoch dosierten Androgenen und Thorotrast (früher verwendetes Röntgenkontrastmittel) berichtet, ferner bei α_1-Antitrypsinmangel und nach Behandlung mit Methotrexat.

Histologie und Wachstumstypen: Feingeweblich sind das gut differenzierte, das mäßig differenzierte und das anaplastische Karzinom zu trennen. Vom Wachstumstyp werden ferner ein trabekuläres und ein pseudoglanduläres Karzinom differenziert.

Histologie und Wachstumstypen: Das hepatozelluläre Karzinom entsteht häufig multizentrisch. Feingeweblich werden gut differenzierte, mäßig differenzierte und anaplastische Formen unterschieden, ferner eine trabekuläre Form und eine pseudoglanduläre Form. Das hoch differenzierte HCC wächst trabekulär-sinusoidal, azinär-tubulär oder fibrolamellär (Letzteres entsteht in der Regel in einer nicht zirrhotischen Leber bei jungen Patienten, ist nicht virusassoziiert und in 50–80 % resezierbar und somit prognostisch günstiger als die anderen Formen).

Klinik: Neben **unspezifischen Symptomen** weisen ein therapieresistenter Aszites, eine Varizenblutung infolge Pfortaderthrombose oder ein Hämoperitoneum auf das HCC auf

Klinik: Druck im rechten Oberbauch, subfebrile Temperaturen, Gewichtsverlust und Inappetenz sind **unspezifische Symptome**, Ikterus ein Spätsymptom. Häufig sind **paraneoplastische Manifestationen** (durch ektop gebildete Hormone) wie Hyperkalzämie, Hypoglykämie, Hypercholesterinämie, Hypertriglyzeridämie, Erythrozytose,

Pubertas praecox, Gynäkomastie und Dysfibrinogenämie. Die Symptome können von der oft zugrunde liegenden Leberzirrhose überlagert sein. Nicht selten weist erst ein therapieresistenter Aszites oder eine Ösophagusvarizenblutung bzw. ein Hämoperitoneum auf das HCC hin.

Diagnostik: Diagnostisch wegweisend ist der Nachweis des onkofötalen Antigens **Alpha-1-Fetoprotein**, das allerdings auch bei Embryonalzelltumoren (Hodentumoren), der akuten und chronischen Hepatitis sowie der Leberzirrhose erhöht sein kann. Werte über 200–300 ng/ml gelten als weitgehend beweisend und können ggf. ohne histologische Sicherung operativ angegangen werden. Der Tumor lässt sich sonografisch (mit Feinnadelpunktion), mittels kontrastmittelgestützter Sonografie, in der Lipiodol-Angio-CT und der MRT oder bei kleinen Oberflächenherden laparoskopisch-bioptisch erfassen (Abb. **F-1.23**). Das Angio-CT, das bisher als sensitivstes Verfahren zum Nachweis kleiner HCC (bis 3 mm Durchmesser) galt, wurde weitgehend durch die MRT abgelöst.

dem Boden einer Leberzirrhose hin. **Paraneoplastische Manifestationen** sind häufig.

Diagnostik: Ein **Alpha-1-Fetoproteinspiegel** von 200–300 ng/ml gilt als diagnostisch wegweisend. Sonografie mit Feinnadelpunktion, Kontrastmittelsonografie, Angio-CT oder MRT und Laparoskopie sichern die Diagnose (Abb. **F-1.23**).

F-1.23 Leberzellkarzinom

a Sonografischer Befund.
b MRT-Befund.

b aus: Hamm B., Krestin G. et al: MRT von Abdomen und Becken. Thieme; 2006

Differenzialdiagnose: Die Differenzialdiagnose umfasst neben Lebermetastasen eine Reihe von gutartigen (Tab. **F-1.42**) und malignen Tumoren sowie zystische Leberveränderungen, die in Tab. **F-1.43** aufgelistet sind.

Differenzialdiagnose: s. Tab. **F-1.42** und Tab. **F-1.43**.

F-1.43 Differenzialdiagnose der Lebertumoren

maligne Lebertumoren	zystische Leberveränderungen	weitere Leberveränderungen
• primäres hepatozelluläres Karzinom (HCC)	• biliäres Zystadenom	• Leberabszess
• cholangiozelluläres Karzinom	• multiple dysontogenetische Zysten	• Hämatom
• embryonales Hepatoblastom	• solitäre Leberzysten	
• Angiosarkom	• zystische Echinokokkose	
• Lebermetastasen		

Therapie: Eine **kurative** Therapie ist **selten** möglich; Leberteilresektion (bei solitären bzw. wenigen resektablen Herden) und Lebertransplantation sind diesbezüglich neben der Radiofrequenzablation eines bis 2 cm großen Herdes die einzigen therapeutischen Alternativen.
Palliativ können eine sonografisch gezielte Tumorverödung mit konzentriertem Alkohol, eine transarterielle Chemoembolisation (TACE) und eine Radiofrequenzablation durchgeführt werden. Eine systemische Chemotherapie des HCC kann mit dem Multi-Tyrosinkinaseinhibitor Sorafenib in Einzelfällen zu einer geringen Lebensverlängerung führen. Die Art der Therapie wird vom Zustand des Patienten, der Leberfunktion und dem Ausmaß der Tumorerkrankung (Größe und Zahl der Herde, extrahepatische Manifestationen) abhängig gemacht (Barcelona Clinic Liver Cancer Staging).

Therapie: Leberteilresektion und -transplantation können nur **selten kurativ** eingesetzt werden. Als **Palliativmaßnahmen** gelten die Tumor-Chemoembolisation, eine lokale Injektionsbehandlung mit Alkohol und die Radiofrequenzablation.

Prognose: Die meisten Patienten mit HCC versterben rasch an einer Tumorkachexie, einem Leberausfallskoma oder einer Varizenblutung. Die Überlebenszeit beträgt wenige Wochen bis Monate. In 80 % der Fälle ist der Tumor bei Diagnosestellung inoperabel. Die 5-Jahres-Überlebensrate liegt bei < 5 %. Häufig besteht wegen vorausgehender chronischer Krankheiten schon ein reduzierter Allgemeinzustand.

Prognose: Tumorkachexie, Leberkoma und Blutung terminieren das Leben in wenigen Wochen bis Monaten.

2 Gallenwege und Gallenblase

2.1	Anatomie	636
2.2	Physiologie	636
2.3	Diagnostische Methoden	637
2.4	Cholestase	639
2.5	Erkrankungen der Gallenblase und der Gallenwege	640

2.1 Anatomie

2.1 Anatomie

Gallenblase: Die ca. 9 cm lange Gallenblase wird in Collum (nicht mit der Leber verwachsen), Corpus (breitflächig mit der Leber verwachsen) und Fundus (mit Peritoneum überzogen) unterteilt (Abb. **F-2.1**). Sie besitzt eine faltenbildende Schleimhaut zur Oberflächenvergrößerung.

Gallenblase: Die birnenförmige Gallenblase ist ca. 8–10 cm lang, liegt an der Unterseite der Leber (s. auch Abb. F-3.1, S. 650) und überragt bei praller Füllung deren ventralen Rand. Die Gallenblase wird in Collum (nicht mit der Leber verwachsen), Corpus (breitflächig mit der Leber verwachsen) und Fundus (mit Peritoneum überzogen) unterteilt (Abb. **F-2.1**). Sie besitzt eine faltenbildende Schleimhaut zur Oberflächenvergrößerung mit Mikrovilli und Becherzellen; das gebildete Sekret dient dem Schutz der Schleimhaut vor Mazeration durch Gallenbestandteile. Eine Muskelschicht aus scherengitterartig angeordneten Muskelspiralen ermöglicht die Kontraktion der Gallenblase.

⊙ F-2.1

⊙ F-2.1 **Anatomie der Gallenblase und der extrahepatischen Gallenwege**

Einteilung der Gallenblase und der Gallenwege.

Die **extrahepatischen Gallenwege** bestehen aus den D. hepatici, dem D. hepaticus communis, dem D. cysticus, der Gallenblase und dem D. choledochus, der in der Regel mit dem Pankreasgang in die Pars descendens duodeni in die Papilla duodeni major mündet.

Die Entleerung in das Duodenum wird durch den Sphincter Oddi gesteuert.

Extrahepatische Gallenwege: Die beiden Ductus hepatici der Leber verlassen diese über die Leberpforte und vereinigen sich zum Ductus hepaticus communis, der nach Einmündung des Ductus cysticus aus der Gallenblase in den Ductus choledochus übergeht. Der Ductus choledochus verläuft hinter der Pars superior duodeni und dem Pankreaskopf weiter und mündet nach 6–8 cm, in ca. 80 % der Fälle gemeinsam mit dem Ductus pancreaticus, in der Hinterwand der Pars descendens des Duodenums in der Papilla duodeni major (Papilla Vateri).
Die Wand des Gallengangs besteht aus glatter Muskulatur und ist mit einem hoch prismatischen Epithel mit Becherzellen ausgekleidet. Die Entleerung der Galle in das Duodenum wird durch den M. sphincter Oddi gesteuert, der sich an der Mündung in das Duodenum aus der glatten Muskulatur, die den Gallengang umgibt, bildet.

2.2 Physiologie

2.2 Physiologie

Täglich werden ca. 600 ml **Lebergalle** sezerniert. Während der Mahlzeiten fließt die Galle direkt in das Duodenum ab, in den interdiges-

Galle besteht aus Gallensäuren, Phospholipiden, Gallenfarbstoff (Bilirubin) und Cholesterin, daneben enthält sie Elektrolyte, Schleim und Wasser.
Täglich werden ca. 600–700 ml **Lebergalle** sezerniert (80 % aus den Hepatozyten, 20 % aus Gallengangsepithelien). Die Lebergalle wird in die Gallenkapillaren, die zwischen den Hepatozyten liegen, abgegeben und gelangt über die Ductuli interlobularis in

die Ductus hepatici. Während der Nahrungsaufnahme fließt die Lebergalle direkt in das Duodenum ab (ca. 300 ml tgl.). In den interdigestiven Phasen ist der M. sphincter Oddi geschlossen, die Lebergalle fließt über den Ductus cysticus in die Gallenblase.

Blasengalle: Die Gallenblase hat ein Fassungsvermögen von ca. 50–60 ml. Sie besitzt eine hohe Resorptionskapazität für Wasser, die primär auf einen aktiven Na-Transport mittels Na^+-K^+-ATPase zurückzuführen ist. Durch diesen Mechanismus kann die Galle bis auf das 10-Fache konzentriert werden. Die eingedickte Blasengalle wird während der Mahlzeiten durch Cholezystokinin, das die Erschlaffung des Sphincter Oddi und die Kontraktion der Gallenblase bewirkt, entleert. Der N. vagus steigert zusätzlich die Aktivität der Gallenblase.

Blasengalle: Über eine Na^+-K^+-ATPase wird aktiv Na^+ aus der Blasengalle resorbiert, wodurch Wasser „nachgezogen" und die Galle eingedickt wird. In der Verdauungsphase wird die Blasengalle durch Gallenblasenkontraktion und unter Erschlaffung des Sphincter Oddi (durch Cholezystokinin und Vagusreiz) in das Duodenum entleert.

▶ **Merke.** Galle emulgiert Nahrungsfette, die dadurch für fettspaltende Enzyme besser zugänglich werden. Störungen der Galleproduktion oder des Galleflusses können, da Nahrungsfette nicht mehr ausreichend verdaut werden, daher zu Fettstühlen (Steatorrhö, s. S. 660) führen.

▶ **Merke.**

▶ **Exkurs. Gallensäuren:** Gallensäuren werden in der Leber aus Cholesterin gebildet. Zu den primären, d. h. direkt in der Leber synthetisierten, Gallensäuren zählen **Cholsäure** und **Chenodesoxycholsäure**. Sie werden in der Leber mit Glycin oder Taurin konjugiert und sind damit wasserlöslicher als unkonjugierte Gallensäuren. Mit entsprechenden Kationen bilden sie Gallensalze. Ein Teil der Gallensäuren wird im distalen Ileum bakteriell dehydroxyliert und in die sog. sekundären Gallensäuren Lithocholsäure und Desoxycholsäure umgewandelt.
Enterohepatischer Kreislauf der Gallensäuren: Ein Großteil der Gallensäuren durchläuft bis zu 10-mal täglich den enterohepatischen Kreislauf, indem die sekundären Gallensäuren im terminalen Ileum beinahe vollständig resorbiert und via Pfortader wieder der Leber zugeführt werden. Über den Stuhl werden nur ca. 0,5 g Gallensäuren (des insgesamt 2–5 g umfassenden Gallensäurepools) ausgeschieden; diese müssen neu synthetisiert werden (s. o.).

▶ **Exkurs.**

2.3 Diagnostische Methoden

2.3.1 Sonografie/Endosonografie

Prinzip: Diese Untersuchung sollte immer am nüchternen Patienten erfolgen, da die Gallenblase dann gefüllt und entfaltet ist. Die Schallwellen werden an den anatomischen Grenzflächen der Gallenblase und der Gallenwege reflektiert. Dadurch ist eine sonografische Beurteilung der Füllung, des Inhalts und der Wandbeschaffenheit der Gallenblase möglich. Die Beurteilung der Gallenwege, die bei Abflussbehinderungen gestaut und erweitert sind, ist intrahepatisch problemlos möglich, aber extrahepatisch oft durch Luftüberlagerungen eingeschränkt. Die Dicke der Gallenblasenwand sollte < 4 mm, der Durchmesser des Ductus choledochus < 7 mm (nach Cholezystektomie < 9 mm) betragen.

Indikationen: Die Sonografie folgt als nicht invasives Verfahren der klinischen Untersuchung zum Nachweis von Galleabflussbehinderungen (z. B. durch Gallengangssteine, Tumoren) oder Entzündungen (z. B. Cholezystitis), wenn klinische (Ikterus, Koliken) oder laborchemische Zeichen einer Galleabflussbehinderung vorliegen. Die Endosonografie eignet sich besonders zur Beurteilung des distalen Ductus choledochus und der Papillenregion (Konkremente, Stenosen, Tumoren).

2.3.2 Endoskopisch-retrograde Cholangiopankreatikografie (ERCP)

Prinzip: Mit einem oral eingeführten Seitblickduodenoskop wird die Papillenregion aufgesucht und die Papilla duodeni major (Papilla Vateri) mit einem Plastikkatheter sondiert. Röntgen-Kontrastmittel wird retrograd in den Pankreasgang und den Gallengang injiziert. Dies ermöglicht eine Röntgen-Kontrastdarstellung des Pankreasganges und des Gallengangsystems.

Indikationen: Die **ERC** wird in erster Linie bei mit weniger invasiven Verfahren gesicherter Gallengangsobstruktion oder Stenosierung zur **Therapie** eingesetzt. Sie dient somit seltener der Differenzialdiagnostik und fast immer der Therapie des Verschlussikterus, da es sich um ein invasives und gelegentlich mit Komplikationen be-

2.3 Diagnostische Methoden

2.3.1 Sonografie/Endosonografie

Prinzip: Untersuchung am nüchternen Patienten. Füllung, Inhalt und Wandbeschaffenheit der Gallenblase können beurteilt werden. Die Dicke der Gallenblasenwand sollte < 4 mm, der Durchmesser des Ductus choledochus < 7 mm betragen.

Indikationen: Nachweis von Galleabflussbehinderungen (z. B. durch Tumoren) oder Entzündungen bei Vorliegen klinischer oder laborchemischer Zeichen. Die Endosonografie eignet sich besonders zur Beurteilung des distalen Ductus choledochus.

2.3.2 Endoskopisch-retrograde Cholangiopankreatikografie (ERCP)

Prinzip: Mit einem Seitblickduodenoskop wird die Papilla Vateri eingestellt und mit einem Plastikkatheter sondiert, über den Kontrastmittel retrograd in den Pankreas- und/oder Gallengang injiziert wird. Unter Röntgendurchleuchtung wird die Füllung der Gänge verfolgt.

Indikationen: Die **ERC** wird heute weniger zur Diagnostik und mehr zur **Therapie** von Gallengangserkrankungen eingesetzt: Dränage von Stenosen oder Entfernung von Gallengangssteinen (Abb. **F-2.2**).

haftetes Verfahren handelt. Indikationen ergeben sich bei V. a. Gallengangstein in der Abdomensonografie, Endosonografie oder MRCP, bei V. a. biliäre Pankreatitis, bei Cholangitis, zur Diagnostik der primär sklerosierenden Cholangitis bei nicht eindeutiger MRCP, bei erweitertem Gallengang in der Abdomensonografie und nach operativen Eingriffen an den Gallenwegen (Galleleckage, Gangerweiterung). Bei Vorliegen von Konkrementen wird die Papillenöffnung durch Papillotomie erweitert, um diese – wenn notwendig – nach Lithotripsie extrahieren zu können (Abb. **F-2.2**). Bei malignen oder benignen Stenosen kann ein Stent zur Dränage eingelegt werden. Die **ERP** wird zunehmend seltener eingesetzt. Sie ist indiziert bei V. a. Pankreastumoren, rezidivierenden Pankreatitisschüben unklarer Ursache, Unsicherheiten bei der nicht invasiven Diagnostik der chronischen Pankreatitis, zur präoperativen Diagnostik, wenn die bildgebende Diagnostik mittels MRCP nicht aussagekräftig ist. Zur endoskopischen Therapie von Pankreasgangstenosen, -steinen oder -pseudozysten ist sie weiterhin unverzichtbar (S. 663).

Die **ERP** ist insbesondere zur endoskopischen Therapie von Pankreasstenosen oder -steinen und bei V. a. Haemosuccus pancreaticus indiziert.

F-2.2 Endoskopisch-retrograde Cholangiopankreatikografie (ERCP)

a Schematische Darstellung der endoskopischen Untersuchung der Gallengänge, der endoskopischen Papillotomie und Steinextraktion mittels mechanischer Lithotripsie.
b Als Ursache der bei diesem Patienten vorliegenden akuten bakteriellen Cholangitis zeigt sich in der ERCP eine Choledocholithiasis.
c Der Stein konnte direkt durch eine endoskopisch durchgeführte Sphinkterotomie extrahiert werden.

Komplikationen: Cholangitis und akute Pankreatitis stellen die Hauptkomplikationen der ERCP dar.

Komplikationen: Cholangitis und akute Pankreatitis stellen die Hauptkomplikationen der ERCP dar. Liegen gleichzeitig Pankreaspseudozysten oder Gangstenosen vor, können septische Komplikationen mit Abszessbildung entstehen, die durch eine Antibiotikaprophylaxe verhindert werden können. Die Häufigkeit einer Post-ERCP-Pankreatitis beträgt 1 %, in prospektiven Studien ca. 5 %. Die Gesamtkomplikationsrate liegt bei ca. 2,4 %, die Letalität bei < 0,1 %.

Typische Befunde: Pankreas- oder Gallengangsteine zeigen sich als Kontrastmittelaussparung. Gangstrikturen und Gangsteine finden sich z. B. bei chron. Pankreatitis, Gangstenosen z. B. bei Tumoren und Pseudozysten.

Typische Befunde: Bei einer akuten biliären Pankreatitis findet sich ein biliäres Abflusshindernis (Steine, Gangstenosen). Bei einer chronischen Pankreatitis kommen Pankreasgangsteine und Strikturen zur Darstellung. Pankreaspseudozysten können eine Gangstenose verursachen. Weiterhin kommen Gallengangsstenosen z. B. bedingt durch Tumoren oder vernarbende Entzündungen (z. B. PSC) und Konkremente (Kontrastmittelaussparung) zur Darstellung.

2.3.3 Perkutane transhepatische Cholangiografie (PTC)

Prinzip: In der rechten Axillarlinie wird die Leber in Lokalanästhesie subphrenisch punktiert, ein Gallengang in Seldinger-Technik sondiert und abschließend das Gallengangsystem kontrastiert, um Galleabflusshindernisse (Steine, Stenosen, Tumoren) zu lokalisieren.

2.3.3 Perkutane transhepatische Cholangiografie (PTC)

Prinzip: In der rechten Axillarlinie wird die Leber in Lokalanästhesie subphrenisch punktiert und ein zur Sondierung geeigneter Gallengang aufgesucht. Der Gallengang wird in Seldinger-Technik sondiert und das Gallengangsystem durch langsame Injektion von Röntgen-Kontrastmittel in der Durchleuchtung dargestellt, um Galleabflusshindernisse (Steine, Stenosen, Tumoren) zu lokalisieren. Ist hierbei eine Passage des Hindernisses möglich, kann eine innere Galledränage (Stent, Yamakawa-

Katheter) erfolgen. Bei nicht passierbaren Hindernissen muss die Galle nach außen abgeleitet werden (PTCD).

Indikationen: Die PTC wird zur Diagnostik und Behandlung von Galleabflussstörungen eingesetzt, wenn eine ERCP nicht möglich ist.

Komplikationen: Biliäre und intraperitoneale Blutungen, biliäre Peritonitis und Fistelbildungen zwischen Gefäßen und Gallengängen sind zu nennen, die aber nur selten auftreten.

Indikationen: Diagnostik und Behandlung von Galleabflussstörungen.

Komplikationen: selten; z. B. biliäre und intraperitoneale Blutungen.

2.3.4 Magnetresonanz-Cholangiopankreatikografie (MRCP)

Prinzip: Die MR-Cholangiopankreatikografie (MRCP) bildet Flüssigkeit in den Gallenwegen und im Pankreasgang signalreich ab. Sie stellt Abflusshindernisse in den Gängen mit hoher Präzision dar, auch Ganganteile proximal von Verschlüssen. Die übrigen Gewebe erreichen nur eine geringe Signalgebung. Daher sind intravenöse Kontrastmittel für eine MRCP nicht erforderlich. Es können 2- und 3-dimensionale Bilder der Gangsysteme erzeugt werden, die fast die Auflösung der ERCP erreichen.

Indikation: Wenn klinisch und sonografisch Abflusshindernisse in den Gallenwegen oder dem Pankreasgang anzunehmen sind (Steine, Stenosen, Tumoren) und nicht primär eine ERCP mit therapeutischer Absicht infrage kommt, kann die MRCP als nicht invasives Verfahren ohne Strahlenbelastung zum Einsatz kommen. Alternativ kann zur Klärung einer Choledocholithiasis primär eine Endosonografie und bei positivem Befund im Anschluss die ERC mit Steinentfernung erfolgen.

Kontraindikationen: Ferromagnetische Implantate (Herzschrittmacher, künstliche Herzklappen, Kochleaimplantate, Gelenkendoprothesen).

Typische Befunde: Veränderungen des Lumens des Pankreasganges und Gallengangsystems kommen exakt zur Darstellung, z. B. Stenosen durch narbige Strikturen bei chronischer Pankreatitis, tumorbedingte Gangstenosen, Erweiterung der Gallenwege bei Steinen oder tumorbedingten Stenosen, Erweiterung des Pankreasganges bei Pankreaskopftumoren oder chronischer Pankreatitis, durch Steine bedingte Aussparungen in beiden Gangsystemen. Die Ursache einer Gangstenose (Tumor, Entzündung) kann differenzialdiagnostisch geklärt werden.

2.3.4 Magnetresonanz-Cholangiopankreatikografie (MRCP)

Prinzip: Flüssigkeit in den Gallenwegen und im Pankreasgang wird signalreich abgebildet. Die übrigen Gewebe erreichen nur eine geringe Signalgebung. Daher sind i. v. Kontrastmittel für eine MRCP nicht erforderlich.

Indikation: Bei klinischem bzw. sonografischem V. a. Abflusshindernis in den Gallenwegen oder dem Pankreasgang, sofern eine ERCP mit therapeutischer Indikation nicht primär infrage kommt.

Kontraindikationen: Ferromagnetische Implantate.

Typische Befunde: Darstellung von Veränderungen des Lumens des Pankreasganges und Gallengangsystems. Die Ursache einer Gangstenose (Tumor, Entzündung) kann differenzialdiagnostisch geklärt werden.

2.4 Cholestase

▶ **Definition.** Retention von Gallenbestandteilen durch zu geringen oder fehlenden Abfluss von Galle in den Darm.

2.4 Cholestase

▶ **Definition.**

Formen:
Intrahepatische Cholestase: Hepatozelluläre Exkretionsstörung mit Störung der Bilirubinausscheidung (und weiterer gallepflichtiger Stoffe) innerhalb der Leber.
Extrahepatische Cholestase: Störung des Galleabflusses in den großen Gallengängen.

Ätiologie: s. Tab. **F-2.1**.

Klinik: Die führenden klinischen Symptome der Cholestase sind: **Ikterus, Pruritus, dunkler Urin** und **heller Stuhl**. Der (cholestatische) Ikterus ist auf einen Anstieg des (konjugierten) Bilirubins, der Pruritus auf einen Rückstau von Gallensäuren im Blut und deren Ablagerung in der Haut zurückzuführen. Der dunkle Urin resultiert aus dem vermehrten Übertritt von konjugiertem Bilirubin aus den Hepatozyten ins Blut, das es der renalen Ausscheidung zuführt. Die fehlende biliäre Ausscheidung der Gallebestandteile Urobilin und Sterkobilin, die normalerweise für die typische Stuhlfärbung verantwortlich sind, führt zu dem hellen Stuhl und weist auf ein extrahepatisches Galleabflusshindernis hin.

Formen:
- intrahepatische Cholestase,
- extrahepatische Cholestase.

Ätiologie: s. Tab. **F-2.1**.

Klinik: Führende Symptome der Cholestase sind: **Ikterus, Pruritus, dunkler Urin** und **heller Stuhl**.

▶ **Merke.** Eine intrahepatisch bedingte Cholestase kann ohne Juckreiz und Stuhlentfärbung einhergehen, da die biliäre Ausscheidung von Gallensäuren bzw. Gallebestandteilen noch teilweise erhalten ist.

▶ **Merke.**

F-2.1 Ursachen der intra- und extrahepatischen Cholestase

intrahepatische Cholestase	
obstruktiv bedingt	▪ intrahepatische Tumoren oder Metastasen ▪ intrahepatische Gallensteine (Hepatikolithiasis) **selten:** ▪ Entzündung und Fibrose im Bereich der Portalfelder
nicht obstruktiv bedingt	**primäre Cholestase** ▪ Arzneimittel (Östrogene, Phenothiazine u. v. a.) ▪ andere Fremdstoffe (gewerbliche Toxine, Pilzgifte u. v. a.) ▪ endogene Substanzen (Endotoxine, atypische Gallensäuren?) **selten:** ▪ familiäre Cholestasen, idiopathische Schwangerschaftscholestase, familiäre intrahepatische Cholestasen (Byler-Syndrom, Alagille-Syndrom) **sekundäre Cholestase** ▪ Virushepatitis, Alkoholhepatitis ▪ primär biliäre Zirrhose, andere Zirrhoseformen
extrahepatische Cholestase	
obstruktiv bedingt	▪ Cholelithiasis ▪ Cholangio- oder Gallenblasenkarzinom ▪ Kompression der Gallenwege (Lymphknoten, Pankreastumor) ▪ Cholangitis, Pericholangitis ▪ Pankreatitis **selten:** ▪ Pankreaszyste, Parasiteninfektionen (z. B. Askaridiasis), Choledochuszyste, Duodenaldivertikel, Gallengangsatresie, Mirizzi-Syndrom
nicht obstruktiv bedingt	▪ Rechtsherzinsuffizienz, Protoporphyrinurie, totale parenterale Ernährung

Diagnostik: Im Labor sind **direktes Bilirubin, AP** und **γ-GT erhöht**. Meist kann eine Obstruktion bereits sonografisch nachgewiesen werden. Die Ursache der posthepatischen Cholestase wird mittels ERCP/MRCP/Endosonografie ermittelt.

Therapie: Bei obstruktiv bedingter Cholestase: Beseitigung des Abflusshindernisses. Bei nicht obstruktiv bedingter Cholestase: je nach Grunderkrankung.

2.5 Erkrankungen der Gallenblase und der Gallenwege

2.5.1 Cholezystitis

▶ Definition.

Ätiopathogenese: Die **akute Cholezystitis** entsteht meist infolge einer Steineinklemmung; erst sekundär finden sich bei 50–70 % Darmkeime im Lumen. In 20 % der Fälle finden sich Anaerobier, sodass das Bild der **Cholecystitis emphysematosa** entstehen kann.

Diagnostik: Laborchemisch findet sich bei Vorliegen einer Cholestase klassischerweise eine **Erhöhung des direkten Bilirubins** und der sog. „Cholestaseenzyme" **alkalische Phosphatase** (AP) und **γ-GT**.
Ist die Cholestase obstruktiv bedingt, kann die Diagnose häufig bereits sonografisch gestellt werden. Die Ursache der posthepatischen Cholestase wird durch Endosonografie, ERCP oder MRCP ermittelt.

Therapie: Bei der obstruktiv bedingten Cholestase sollte das Abflusshindernis möglichst endoskopisch oder chirurgisch beseitigt werden. Ein Ikterus durch Gallengangsteine wird endoskopisch behandelt, nur bei Unmöglichkeit oder Misserfolg der endoskopischen Streinextraktion ist eine operative Gallengangsrevision erforderlich. Die Therapie der nicht obstruktiv bedingten Cholestase richtet sich nach der jeweiligen Grunderkrankung.

2.5 Erkrankungen der Gallenblase und der Gallenwege

2.5.1 Cholezystitis

▶ **Definition.** Akute oder chronische Entzündung der Gallenblasenwand, die in über 90 % der Fälle Folge eines Steinleidens ist.

Epidemiologie: Bei 5 % aller Cholezystektomien findet sich eine akute Cholezystitis, bei über 90 % aller Cholezystektomien finden sich Gallensteine. In 20 % handelt es sich um Solitärsteine.

Ätiopathogenese: Der **akuten Cholezystitis** liegt in der Regel eine Steineinklemmung mit Ausbildung eines Hydrops und lokaler Störung der Mikrozirkulation durch Wandüberdehnung zugrunde. Erst sekundär kommt es zur Keimbesiedlung (in 50–70 % sind zum Zeitpunkt der Operation Keime nachweisbar). Eine Sonderform stellt die **Cholecystitis emphysematosa** bei Infektion durch Anaerobier dar. Eine **steinfreie Cholezystitis** ist in der Regel Folge einer Durchblutungsstörung. Diese

F 2.5 Erkrankungen der Gallenblase und der Gallenwege

tritt vorzugsweise im Alter, durch Fasten, bei Immobilität, durch vaskuläre Veränderungen, bei Intensivpatienten (z. B. nach Verbrennungen oder Polytrauma) oder nach parenteraler Ernährung (Hyperalimentation) auf. Weitere begünstigende Faktoren sind, Salmonellose und Immunsuppression. Die Pathogenese der steinfreien (akalkulösen) Cholezystitis ist noch nicht geklärt.

Die **chronische Cholezystitis** ist meist Folge rezidivierender Entzündungsschübe; sie ist gekennzeichnet durch eine deutliche Wandverdickung mit bindegewebigem Umbau der Muskulatur. Folge ist eine funktionslose Schrumpfgallenblase, in die Kalk eingelagert werden kann **(Porzellangallenblase**, Abb. **F-2.3c)**.

Klinik: Für die **akute Cholezystitis** sind ein ausgeprägter Spontan- und Druckschmerz unter dem rechten Rippenbogen als Ausdruck einer umschriebenen Peritonitis typisch. Häufig kommt es begleitend zu Übelkeit, Erbrechen, Fieber und Ikterus. Die Gallenblase kann tastbar werden, kennzeichnend ist das **Murphy-Zeichen**: Bei tiefer Inspiration stößt die entzündlich vergrößerte Gallenblase an die Finger der palpierenden Hand. Der dadurch ausgelöste Schmerz lässt den Patienten sofort die Inspiration beenden.

Die klinische Symptomatik der **chronischen Cholezystitis** ist schwächer ausgeprägt.

Komplikationen: Zu den Komplikationen zählen die gedeckte oder freie Perforation, der Gallensteinileus, das Gallenblasenempyem, der Gallenblasenhydrops und die Gallenblasengangrän (s. auch Tab. F-2.2).

Eine **steinfreie Cholezystitis** ist in der Regel Folge einer Durchblutungsstörung (z. B. durch Fasten, Immobilität, bei Intensivpatienten). Ihre Pathogenese ist noch nicht geklärt.

Bei der **chronischen Cholezystitis** ist die Gallenblasenwand durch rezidivierende Entzündungen verdickt; (bei Kalkeinlagerungen sog. **Porzellangallenblase**, Abb. **F-2.3c**).

Klinik: Typisch für eine **akute Cholezystitis** ist ein deutlicher Druckschmerz im rechten Oberbauch. Die Patienten klagen weiterhin über Übelkeit, Erbrechen und Fieber. Kennzeichnend ist das **Murphy-Zeichen.**

Komplikationen: Perforation, Gallensteinileus, Gallenblasenempyem und -gangrän.

F-2.3 Akute und chronische Cholezystitis

a Akute Cholezystitis mit sonografisch gut sichtbarem Ödem der Gallenblasenwand (charakteristische Dreischichtung im Sonogramm).
b Chronische Cholezystits mit Wandverdickung bei Cholezystolithiasis.
c Porzellangallenblase: Operationspräparat.

b aus: Delorme S., Debus J.: Duale Reihe Sonographie. Thieme; Stuttgart 2005; c aus: Henne-Bruns D., Dürig M., Kremer B.: Duale Reihe Chirurgie.Thieme; 2008

Diagnostik: Besteht der klinische V. a. eine **akute Cholezystitis** ist die **Sonografie** des Abdomens diagnostische Methode der Wahl. Neben den in der Regel nachweisbaren Gallenblasensteinen findet sich eine ödematöse Auflockerung der Gallenblasenwand (Verdickung der Wand, Wandschichtung) und ein perivaskuläres Begleitödem (Abb. **F-2.3a**). Das Labor zeigt eine Leukozytose, einen CRP-Anstieg und eine Senkungsbeschleunigung (BSG-Erhöhung), eine Zunahme der α_2- und β-Globuline und eine geringe Transaminasenaktivität. Bilirubin und Cholestaseenzyme können leicht erhöht sein.

Bei der **chronischen Cholezystitis** zeigt sich sonografisch eine deutlich fibrös verdickte Gallenblasenwand (Abb. **F-2.3b**) oder eine narbig geschrumpfte Gallenblase bzw. eine Porzellangallenblase (Abb. **F-2.3c**). Die laborchemischen Entzündungszeichen fehlen in der Regel.

Eine ERCP ist bei V. a. eine zusätzlich bestehende Choledocholithiasis indiziert, eine CT nur bei unklarem Sonografiebefund oder Tumorverdacht weiterführend.

Differenzialdiagnose: Hier ist an Gallenkoliken bei Cholelithiasis, eine akute Appendizitis, ein Ulkusleiden, eine Pankreatitis, eine akute Porphyrie und eine rechtsseitige Pyelonephritis bzw. Nephrolithiasis zu denken.

Therapie: Unter oraler Nahrungskarenz und parenteraler Ernährung, der Gabe von Spasmolytika, Analgetika und einer systemischen Antibiose, klingt die **akute Cholezystitis** in der Regel rasch ab. Da fast immer ein Steinleiden besteht, wird die Cholezystektomie bereits in den ersten 24–48 Stunden angestrebt. Die **chronische Cholezystitis** stellt eine Indikation zur Elektiv-Cholezystektomie dar.

Prognose: Im Allgemeinen kann davon ausgegangen werden, dass die Letalität der Frühoperation nur unwesentlich über der eines Elektiveingriffes liegt. Gangrän und Perforation mit galliger Peritonitis erhöhen das Operationsrisiko jedoch deutlich, besonders hoch ist es bei der akalkulösen Cholezystitis ischämischer Genese.

▶ **Merke.** Chronische Cholezystitis und Porzellangallenblase sind Risikokonditionen für die Entstehung eines Gallenblasenkarzinoms. Insbesondere die Porzellangallenblase rechtfertigt eine prophylaktische Cholezystektomie.

Zum Postcholezystektomie-Syndrom s. S. 645.

2.5.2 Cholelithiasis

▶ **Definition.** Bildung von Cholesterin- oder Pigmentsteinen in Gallenblase (Cholezystolithiasis), Gallengang (Choledocholithiasis) oder intrahepatischen Gallenwegen.

Epidemiologie: Etwa 50 % der Frauen und 35 % der Männer weisen laut Sektionsstatistiken zum Zeitpunkt des Todes eine Cholelithiasis auf. In 90 % handelt es sich dabei um Cholesterin-, in 10 % um Pigmentsteine (= Bilirubinsteine), zum Teil um sekundär verkalkte Mischsteine.

Ätiopathogenese: Prädisponierende Faktoren für die Ausbildung von Cholesterin- oder Mischsteinen sind höheres Lebensalter, Ernährung, weibliches Geschlecht, Adipositas, genetische Faktoren, Diabetes mellitus, Leberzirrhose, Erkrankungen des terminalen Ileums (z. B. Morbus Crohn), Gravidität und die Einnahme oraler Kontrazeptiva oder clofibrathaltiger Medikamente. Hämolytische Anämien und eine Leberzirrhose begünstigen die Bildung von Pigmentsteinen.

▶ **Exkurs.** **Cholesterin – und Pigmentsteine** (Abb. **F-2.4c,d**). **Cholesteringallensteine:** Nicht wasserlösliche Bestandteile der Galleflüssigkeit (z. B. Cholesterin) werden durch Bildung gemischter Mizellen mit Gallensäuren und Phospholipiden in Lösung gehalten. Eine Störung dieses Gleichgewichts führt zu einer Erhöhung des lithogenen Index und zur Auskristallisation von Cholesterin um einen Nidationspunkt (z. B. Bakterien oder Schleimflocken). Neben der Cholesterinübersättigung der Galle, der eine gesteigerte Cholesterinsynthese in der Leber zugrunde liegt, spielen eine Hypomotilität der Gallenblase mit verlängerter Verweildauer der Galle (z. B. während der Schwangerschaft, bei längerer parenteraler Ernährung oder „Abmagerungskuren") und eine Verminderung des Gallensäurepools durch verminderte Synthese (bei Leberzirrhose) oder ein erhöhter Gallensäureverlust (Störung des enterohepatischen Kreislaufs bei Ileitis terminalis) eine Rolle bei der Steinentstehung.

F 2.5 Erkrankungen der Gallenblase und der Gallenwege

Pigmentsteine: Bilirubin als Abbauprodukt des Häms wird an Albumin gebunden zur Leber transportiert, in den Hepatozyten glukuronidiert und als wasserlösliches Diglukuronid in die Gallenkanälchen sezerniert. Bei z. B. chronischer Hämolyse fällt vermehrt Bilirubin an, dies kann zur Ausbildung sog. schwarzer Pigmentsteine führen. Die Dekonjugation von Bilirubin durch bakterielle Enzyme bei Gallenwegsinfektionen führt zur Ausfällung und Bildung von braunen Pigmentgallensteinen. Braune Pigmentsteine entstehen häufiger bei Galleabflussbehinderung und Infektion der Gallenwege (z. B. Caroli-Syndrom, Gallengangsstenosen, PSC).

Klinik: Über 50 % aller Gallensteinträger verspüren keine Symptome. Der „stumme" Gallenstein wird zufällig anlässlich einer Ultraschall- oder Röntgenuntersuchung (verkalkte Steine) entdeckt. Manche Patienten klagen über leichte postprandiale Oberbauchbeschwerden mit Völlegefühl, Aufstoßen, Meteorismus und Fettintoleranz.
Eine Steineinklemmung im Ductus cysticus oder im Bereich der Papilla Vateri führt zu Koliken mit rechtsseitigen Oberbauchschmerzen und ausstrahlenden Schmerzen in die rechte Schulter und Halsseite. Die Koliken können mit Übelkeit und Brechreiz einhergehen.

Klinik: 50 % aller Gallensteine sind symptomlos und werden zufällig entdeckt. Gelegentlich finden sich uncharakteristische rechtsseitige, postprandiale Oberbauchbeschwerden.

Koliken entstehen bei Steineinklemmung im Zystikus- oder Papillenbereich, der rechtsseitige Oberbauchschmerz strahlt dann in die rechte Schulter und Halsseite aus.

Komplikationen: Mögliche Komplikationen zeigt Tab. **F-2.2**.

Komplikationen: s. Tab. **F-2.2**.

F-2.2 Mögliche Komplikationen der Cholelithiasis

mögliche Komplikation	ausgelöst durch	wegweisende Untersuchung
akute Cholezystitis	meist Steineinklemmung	Sonografie und Labor
chronische Cholezystitis	rez. Entzündungsschübe	Sonografie
Gallenblasenhydrops	Verschluss des Ductus cysticus	Sonografie
Gallenblasenempyem	akute bakterielle Cholezystitis	Sonografie, Labor (Entzündungszeichen)
biliäre Pankreatitis	Galleabflussbehinderung im Ductus choledochus	Sonografie, Labor (Entzündungszeichen), CT
freie Steinperforation	Steinperforation in die freie Bauchhöhle	Röntgen-Abdomen: Aerobilie
Gallensteinileus	Steinperforation in den Darm	Röntgen-Abdomen: Spiegelbildungen
Mirizzi-Syndrom	Druck der steingefüllten Gallenblase auf den Ductus choledochus, insbesondere nach gedeckter Perforation	ERCP

Diagnostik: Die unkomplizierte **Cholezystolithiasis** geht in der Regel ohne pathologische Laborbefunde einher. Verfahren der Wahl zum Nachweis von Gallenblasensteinen ist die **Sonografie**, mit der sich Gallensteine in über 95 % nachweisen lassen, wobei immer auch die Gallenblasenwand auf chronisch entzündliche Veränderungen (Wandverdickung) hin untersucht werden sollte.
Werden sonografisch Steine anlässlich eines abdominalen Screenings gefunden, muss zunächst geklärt werden, ob es sich um asymptomatische (stumme) oder symptomatische Steine handelt (Abb. **F-2.5**).
Die **ERC** ist zum Nachweis einer **Cholezystolithiasis** nur bedingt verwertbar, da häufig nur unzureichend Kontrastmittel in die Gallenblase fließt. **ERC und PTC** (s. S. 637) haben ihre Indikation in erster Linie zur Therapie einer mit anderen diagnostischen Verfahren gesicherten **Choledocholithiasis**. Hierfür sind Endosonografie oder MRCP besonders geeignet. Bei sonografisch (transabdominaler Ultraschall) bereits nachgewiesener Gallengangserweiterung und hoher Wahrscheinlichkeit für einen Gallengangstein kann die ERCP auch sofort zum Einsatz kommen. Versagt die ERCP bei fehlender Erreichbarkeit oder Sondierbarkeit der Papille, wird die PTC eingesetzt.

Möglichkeiten der Gallensteindifferenzierung: Eine Differenzierung der chemischen Steinzusammensetzung ist **sonografisch nur bedingt** möglich. Die **CT** erlaubt eine Unterscheidung: Pigmentsteine sedimentieren am Boden der Gallenblase, während kleine Cholesterinsteine in der Galle schweben (Aufnahme im Stehen) (Abb. **F-2.4**). Die CT kommt außerdem bei unklaren Sonografiebefunden zum Einsatz.
Die **Röntgendarstellung** (Abdomenübersicht) kann röntgendichte, kalkhaltige Pigmentsteine nachweisen sowie eine Aerobilie (bei Steinperforation) aufdecken.

Differenzialdiagnose: Rechtsseitige Oberbauchbeschwerden können auch durch ein Nierensteinleiden, eine Lebererkrankung, einen Hinterwandinfarkt, ein Pankreaskarzinom, eine chronische Pankreatitis, eine sklerosierende Cholangitis, ein Ulkusleiden oder eine entzündliche, tumoröse oder funktionelle Darmerkrankung hervorgerufen werden.

Diagnostik: Verfahren der Wahl zum Nachweis von **Gallenblasensteinen** ist die **Sonografie**.

Werden sonografisch Steine gefunden, muss geklärt werden, ob diese symptomatisch sind (Abb. **F-2.5**).

ERC und PTC (s. S. 637) haben ihre Indikation in erster Linie zur Therapie und weniger zum Nachweis einer **Choledocholithiasis**. Zur Diagnostik sind weniger invasive Verfahren wie Endosonografie oder MRCP besser geeignet.

Möglichkeiten der Gallensteindifferenzierung: In der **CT** schweben kleine Cholesterinsteine in der Galle, während Pigmentsteine am Gallenblasenboden sedimentieren (Abb. **F-2.4**).

Die **Röntgenuntersuchung** kann röntgendichte kalkhaltige Pigmentsteine sowie eine Aerobilie nachweisen.

Differenzialdiagnose: Zu denken ist an ein Ulkusleiden, eine Pankreatitis, eine Lebererkrankung, ein Nierensteinleiden, einen Dickdarmprozess und einen Hinterwandinfarkt.

F-2.4 Gallenblasensteine

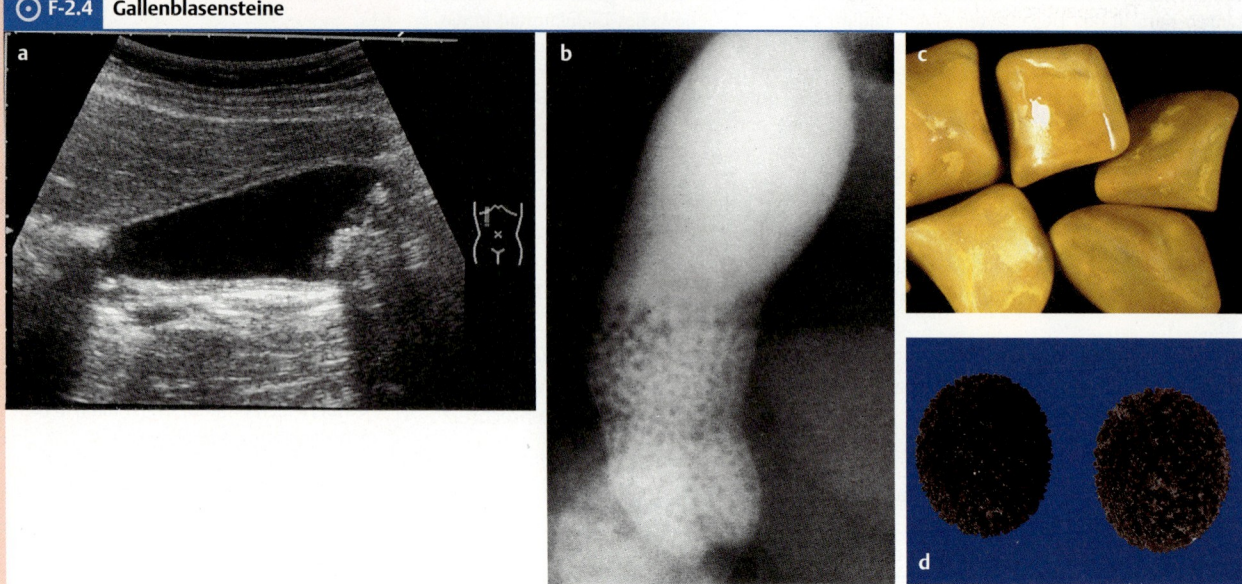

a Gallensteine mit Schallschatten im Sonogramm.
b Schwebende Gallensteine in der kontrastmittelgefüllten Galle im CT.
c Cholesterinsteine.
d Schwarze Pigmentsteine.

c, d aus: Riede U. N., Werner M., Schäfer H. E.: Allgemeine und spezielle Pathologie. Thieme; 2004

Therapie: Der klinisch **stumme Gallenblasenstein** bedarf keiner Therapie. Stumme **Gallengangsteine** müssen endoskopisch entfernt werden.

Gallenkoliken erfordern den Einsatz von i. v. Spasmolytika und/oder Analgetika, bei Entzündungszeichen die Gabe von Antibiotika.

Therapie: Der klinisch **stumme Gallenblasenstein** bedarf in der Regel keiner Behandlung, da er nur in 20 % der Fälle im Laufe von 10–15 Jahren symptomatisch wird. Eine prophylaktische Cholezystektomie ist nur in Ausnahmefällen (z. B. längere Auslandsreisen) indiziert. **Gallengangsteine** müssen immer entfernt werden (ERC, EPT).

Bei **symptomatischen Gallenblasensteinen** besteht Handlungsbedarf, da es häufig zu rezidivierenden Beschwerden kommt oder Komplikationen auftreten. Zu Beginn der Therapie sollte über mindestens 24 h Nahrungskarenz eingehalten werden. **Leichte Gallenkoliken** lassen sich durch Spasmolytika (z. B. Buscopan) kupieren; auch Nitropräparate wirken spasmolytisch (z. B. Nitrolingual). Bei **schweren Koliken** kann der Einsatz von Pethidin (z. B. Dolantin) plus Butylscopolamin erforderlich werden. Finden sich Entzündungszeichen, ist die Gabe von Antibiotika erforderlich (z. B. Ciprofloxacin).

▶ **Merke.**

▶ **Merke.** Mit Ausnahme des Pethidin können Morphinderivate einen Spasmus des Sphincter Oddi auslösen.

- **chirurgische Maßnahmen der Steinentfernung:**
Sobald die Akutsymptomatik abgeklungen ist, sollten die Gallenblasensteine entfernt werden (Abb. **F-2.5**).

- **chirurgische Maßnahmen der Steinentfernung:**
Sobald die Akutsymptomatik abgeklungen ist, sollten die Gallenblasensteine entfernt werden (Abb. **F-2.5**). Methode der 1. Wahl ist die **laparoskopische Cholezystektomie**. Eine konventionelle Cholezystektomie wird durchgeführt, wenn eine laparoskopische Operation technisch nicht möglich ist.

▶ **Merke.**

▶ **Merke.** Symptomatische Gallenblasensteine werden in der Regel durch eine laparoskopische Cholezystektomie, Gallengangsteine werden endoskopisch entfernt (ERC und EPT, s. auch S. 637).

▶ **Merke.**

▶ **Merke.** Vor Durchführung einer Cholezystektomie sollte bei V. a. einen Gallengangstein eine ERC zur Entfernung von Gallengangskonkrementen erfolgen. Zudem sollte präoperativ eine ÖGD veranlasst werden, um ein Ulkusleiden auszuschließen, das eigentliche Ursache der Beschwerden sein kann.

F-2.5 Therapeutisches Vorgehen bei Cholezystolithiasis

- **konventionelle Methoden der Steinentfernung:**

▶ Merke. Voraussetzung aller konservativen Maßnahmen zur Beseitigung von Gallensteinen ist eine funktionsfähige Gallenblase.

Orale Cholelitholyse: Wegen der geringen Patientenbelastung laparoskopischer Operationen und der technischen Weiterentwicklung der endoskopischen Gallensteinentfernung wird eine Litholyse aufgrund der langen Behandlungsdauer und bei hohen Rezidivraten nur noch selten durchgeführt. Eine **Indikation** ist bei Ablehnung oder Kontraindikation einer endoskopischen oder operativen Behandlung bzw. bei hohem Operationsrisiko gegeben.
Röntgennegative Cholesterinsteine < 1 cm Durchmesser, die zwar leichte Symptome, aber noch keine Komplikationen verursachen, können durch **orale Zufuhr von Gallensäuren** mit Ursodesoxycholsäure (z. B. Ursofalk) aufgelöst werden.
Kontraindikationen sind Cholezystitis, Choledocholithiasis, Cholangitis, Lebererkrankungen, entzündliche ulzeröse Magen-Darm-Erkrankungen, V. a. Gallenblasenkarzinom und Schwangerschaft.
Die Lyseraten liegen nach ca. 2-jähriger Behandlungsdauer bei 50–60 %, die Rezidivraten bei 40 %.
Die **extrakorporale Stoßwellenlithotripsie (ESWL)** kann bei röntgennegativen Solitärsteinen < 2 cm Durchmesser eingesetzt und mit einer 6-monatigen Chemolitholysetherapie kombiniert werden. Die Steinfragmente der durch die ESWL zertrümmerten Steine können über den Gallengang spontan in den Darm abgehen (hohe Rezidivraten).
Indikationen und Kontraindikationen entsprechen denen der oralen Litholyse (s. o.), bei den Kontraindikationen sind ergänzend Gerinnungsstörungen zu nennen.

Prognose: Die Letalität der Cholezystektomie liegt, abhängig vom Alter des Patienten, zwischen 0,5 und 3 %. Bei ⅓ der Patienten persistieren die Beschwerden nach Cholezystektomie. Man spricht von einem sog. **Postcholezystektomie-Syndrom**. Dieses gibt es jedoch im eigentlichen Sinn nicht, da die Beschwerden bei korrekter Diagnose und Therapie nicht weiterbestehen. Ursachen einer Beschwerdepersistenz sind: Choledochusteilresektion, belassener Zystikusrest, Narbenstenose oder Choledochustumor, Papillensklerose. Daneben können postoperativ neu aufgetretene abdominale Erkrankungen ursächlich sein oder präoperativ vorhandene funktionelle Beschwerden, die fälschlicherweise auf ein symptomatisches Gallenblasensteinleiden zurückgeführt wurden.

- **konventionelle Methoden der Steinentfernung:**

▶ Merke.

Orale Cholelitholyse: Sie ist bei Ablehnung oder Kontraindikationen einer endoskopischen oder operativen Behandlung indiziert.

Bei leichten Symptomen ohne Komplikationen können Cholesterinsteine < 1 cm mit Ursodesoxycholsäure behandelt werden.

Die **ESWL** kann bei Solitärsteinen < 2 cm Durchmesser eingesetzt und mit einer 6-monatigen Chemolitholyse kombiniert werden (hohe Rezidivrate!).

Prognose: Die Letalität der Cholezystektomie liegt bei 0,5–3 %. Bei ⅓ der Patienten persistieren die Beschwerden postoperativ (sog. **Postcholezystektomie-Syndrom**); mögliche Ursachen hiefür sind z. B. belassener Zystikusrest, Narbenstenose, Papillensklerose oder funktionelle Beschwerden bei initial nicht symptomatischen Gallensteinleiden.

2.5.3 Cholangitis

▶ **Definition.** Bakterielle Entzündung der intra- und extrahepatischen Gallenwege.

Ätiopathogenese: Ursache ist ein komplettes oder inkomplettes Abflusshindernis in den Gallenwegen, in Verbindung mit einer bakteriellen Infektion, die in der Regel durch einen Stein bedingt ist. Die Häufigkeit der bakteriellen Cholangitis korreliert daher eng mit der Prävalenz des Gallensteinleidens (Cholezysto-Choledocholithiasis). Seltenere Ursachen der akuten bakteriellen Cholangitis können Tumoren, eine biliodigestive Anastomose oder ein peripapilläres Duodenaldivertikel sein.

Über die Einwanderung von Darmkeimen kommt es zu einer aszendierenden Infektion; als Erreger kommen in erster Linie Keime wie E. coli, Proteus, Klebsiellen und Enterokokken infrage, seltener Anaerobier wie z. B. Clostridien oder Bacteroides. Die lymphogene oder hämatogene Ausbreitung spielt nur eine untergeordnete Rolle.

▶ **Merke.** Ein Galleabflusshindernis führt zur Stase, Stase fördert Entzündung, Entzündung fördert Stase, sodass sich ein Circulus vitiosus ergibt.

Klinik: Die Erkrankung ist durch die sog. **Charcot-Trias** gekennzeichnet: rechtsseitige kolikartige Oberbauchschmerzen, Ikterus und Fieber. Das Fieber beginnt mit Schüttelfrost und persistiert entweder als Kontinua oder verläuft intermittierend (septische Temperaturen). Zumeist besteht eine Hepatomegalie, der rechte Oberbauch ist deutlich druckschmerzhaft bis hin zu einer lokalen Abwehrspannung.

Komplikationen: Eine akute eitrige Cholangitis kann Ausgangspunkt einer gramnegativen Sepsis sein. Die Infektion kann auf das angrenzende Lebergewebe übergreifen; die Ausbildung eines Leberabszesses ist möglich. Eine chronisch rezidivierende Cholangitis kann in seltenen Fällen zur sekundären biliären Zirrhose führen.

Diagnostik: Typische **Blutbildveränderungen** sind: Leukozytose mit ausgeprägter Linksverschiebung, erhöhte BSG, Anstieg von CRP, der Cholestaseparameter (AP, γ-GT, Bilirubin) sowie der Transaminasen. Blutkulturen sind häufig positiv; sie müssen während des Fieberanstiegs entnommen werden.

Die **Sonografie** dient dem Nachweis erweiterter Gallenwege und Ausschluss eines Leberabszesses. Mittels **ERC** (s. auch S. 637) lässt sich in der Regel die Ursache der Abflussstörung nachweisen und bei der häufig vorliegenden Choledocholithiasis gleich durch eine endoskopische Sphinkterotomie mit Steinextraktion beseitigen (s. Abb. F-2.2, S. 638). Ist die ERC nicht durchführbar (z. B. häufiger nach Billroth-II-Operation, Duodenalstenose), kommt die **PTC** (s. S. 638) zum Einsatz. Die **Endosonografie** und MRC weisen präpapilläre Konkremente und distale Choledochusstenosen mit hoher Sensitivität nach.

Differenzialdiagnose: Differenzialdiagnostisch müssen insbesondere die **primär sklerosierende Cholangitis (PSC)** und **sekundär sklerosierende Cholangitiden** (Autoimmunpankreatitis) unterschieden werden. Die PSC wird anhand des ERC- oder MRCP-Befundes diagnostiziert. Sekundär sklerosierende Cholangitiden werden anhand spezieller Kriterien und serologischer Parameter (IgG4) abgegrenzt.

Therapie: Kurativ ist nur die operative oder endoskopische Beseitigung der Abflussstörung. Bis dahin benötigt der Patient Analgetika und Spasmolytika, eine parenterale Ernährung sowie eine perioperative antibiotische Therapie (Cephalosporine wie Ceftriaxon oder Breitspektrumpenicilline wie Mezlocillin, ggf. zusätzlich Metronidazol). Benigne oder maligne Stenosen werden bei Cholangitis im Rahmen einer Notfall-ERC durch einen Plastikstent überbrückt, sodass der Galleabfluss wiederhergestellt wird. Nützlich ist die Anzüchtung von Keimen aus einer während der ERC gewonnen Galleprobe, die Auskünfte über das Resistenzspektrum des Erregers gibt.

▶ **Merke.** Je ausgeprägter die Cholestase und je höher das Bilirubin, desto weniger werden Antibiotika in die Galle sezerniert. Deshalb sollte möglichst eine umgehende Beseitigung des Abflusshindernisses erfolgen.

Prognose: Sofern das Galleabflusshindernis rasch beseitigt werden kann, ist die Prognose günstig. Kommt es zur Ausbildung einer gramnegativen Sepsis mit Schock, ist die Letalität hoch.

Seltene Gallengangserkrankungen

Caroli-Syndrom: angeborene intrahepatische zystische Gallengangserweiterung mit der möglichen Ausbildung intrahepatischer Gallensteine, die zu rezidivierenden Entzündungsschüben und Koliken führen können.

Choledochuszysten sind durch eine langsam zunehmende Erweiterung des Gallengangs auf Gallenblasengröße gekennzeichnet. Fast immer bestehen auch Missbildungen im Bereich des Ductus pancreaticus. Im Vordergrund der Beschwerden steht ein Druckschmerz im rechten Oberbauch, eventuell rezidivierende Pankreatitiden. Es besteht ein erhöhtes Risiko für ein Gallengangskarzinom.

Bei einer **Choledochozele** prolabiert Choledochusmukosa im Papillenbereich ins Duodenallumen (DD: intraluminales Duodenaldivertikel), die Patienten sind i. d. R. beschwerdefrei.

2.5.4 Gallenblasenkarzinome

Epidemiologie: Etwa 1,5 % aller gastrointestinalen Tumoren betreffen Gallenblase und -wege. Der Altersgipfel liegt um das 70. Lebensjahr. Frauen erkranken 4-mal häufiger als Männer.

Ätiopathogenese: Man unterscheidet Adeno- und Plattenepithelkarzinome. 95 % aller Patienten mit einem Gallenblasenkarzinom sind Steinträger, wobei unklar ist, ob sich das Karzinom auf dem Boden einer chronischen Cholezystitis entwickelt oder es sekundär zur Gallensteinbildung kommt. Bei einem Teil der Patienten scheint die Karzinogenese über ein benignes Adenom der Gallenblase (ähnlich beim Dickdarm) zu erfolgen.

Klinik: Das Karzinom der Gallenblase macht sich zumeist erst in einem späten Stadium durch einen Verschlussikterus, Oberbauchbeschwerden und Gewichtsabnahme bemerkbar.

Diagnostik: In der Regel sind die Cholestaseparameter (AP, Bilirubin, γ-GT) massiv erhöht. Sonografisch lässt sich neben der Dilatation der intrahepatischen Gallengänge häufig auch eine tumoröse Infiltration des Gallenblasenbettes nachweisen (Abb. F-2.6). ERCP und CT komplettieren die Diagnostik, insbesondere auch unter dem Aspekt einer möglichen palliativen Therapie. Eine PTC wird durchgeführt,

F-2.6 Gallenblasenkarzinom, das auf die Leber übergreift

a, b Sonografisch ist im rechten **Oberbauchquerschnitt** (a) nur der Tumor sichtbar (Pfeile), im rechten **Oberbauchlängsschnitt** (b) stellen sich Tumor (schwarzer Doppelpfeil) und Stein (weißer Doppelpfeil) mit Schallschatten (schwarze Pfeile) dar. Der Tumor überschreitet die Schichten der Gallenblasenwand und infiltriert die Leber im Gallenblasenbett.
c CT eines histologisch gesicherten Gallenblasenkarzinoms. Der kontrastmittelaufnehmende Tumor hat die Gallenblasenwand zur Leber hin überschritten (Pfeile). Die Dicke des tumorfreien Gallenblasenwandbereiches ist regelrecht (Pfeilspitze).

c aus: Reiser M., Kuhn F. P., Debus J.: Duale Reihe Radiologie. Thieme; 2011

Differenzialdiagnose: Alle Ursachen einer extrahepatischen Cholestase kommen in Betracht (s. auch Tab. **F-2.1**, S. 640). Pankreaskopf- und Gallengangskarzinome machen sich frühzeitig durch einen Verschlussikterus bemerkbar.

Therapie: Fast immer ist das Gallenblasenkarzinom zum Zeitpunkt der Diagnosestellung inoperabel.

Als Palliativmaßnahme kommt eine externe und interne Galleableitung (Abb. **F-2.7**) infrage.

Prognose: Die Prognose ist infaust.

2.5.5 Gallengangskarzinome

Epidemiologie: wie Gallenblasenkarzinom.

Klinik: Gallengangskarzinome machen sich frühzeitig durch einen **Verschlussikterus** bemerkbar. Das **Courvoisier-Zeichen** (Ikterus, schmerzlose Schwellung der Gallenblase) ist immer durch einen Tumor distal der Einmündung des Ductus cysticus in den Ductus choledochus bedingt.

Diagnostik: Sonografie, ERCP und MRCP.

Differenzialdiagnose: Das Pankreaskopfkarzinom kann ebenfalls mit dem Courvoisier-Zeichen einhergehen. Zu möglichen Differenzialdiagnosen bei extrahepatischer Cholestase s. Tab. **F-2.1**, S. 640.

Therapie: Die kurative Operation von Gallenwegstumoren ist anzustreben. Palliativ werden zur Erhaltung des Galleabflusses endoskopisch Stents platziert (Abb. **F-2.7**).

---

wenn die ERCP keine vollständige Darstellung des Gallengangsystems ermöglicht oder eine perkutan-transhepatische Galleableitung erforderlich ist.
In einem Teil der Fälle wird das Karzinom zufällig anlässlich einer Cholezystektomie gefunden.

Differenzialdiagnose: Im Rahmen der Differenzialdiagnose kommen alle Ursachen einer extrahepatischen Cholestase in Betracht (s. auch Tab. **F-2.1**, S. 640). Pankreaskopf- und Gallengangskarzinome machen sich frühzeitiger durch einen Verschlussikterus bemerkbar. Das Pankreaskopfkarzinom, seltener ein auf den Choledochus übergreifendes Gallenblasenkarzinom, bedingen eine massive Vergrößerung der Gallenblase, die tastbar wird (Courvoisier-Zeichen, s. u.). Gutartige Tumoren der Gallenblase sind selten (s. S. 649).

Therapie: In der überwiegenden Mehrzahl der Fälle besteht zum Zeitpunkt der Diagnosestellung bereits Inoperabilität, selbst die Anlage einer biliodigestiven Anastomose (Hepatikojejunostomie) ist häufig nicht mehr möglich.
Als Palliativmaßnahme wird heute bevorzugt eine externe und interne Galleableitung durch Dränagekatheter (Abb. **F-2.7**) eingesetzt, daneben kann eine Strahlentherapie im Afterloading-Verfahren versucht werden. Behandlungsversuche mit Zytostatika (Cisplatin in Kombination mit Gemcitabin) scheinen erfolgversprechend.

Prognose: Die Prognose ist infaust, die Patienten überleben zumeist nur wenige Monate. Selbst beim zufällig entdeckten Gallenblasenkarzinom sind 5-Jahres-Überlebende selten.

2.5.5 Gallengangskarzinome

Epidemiologie: s. bei Gallenblasenkarzinom, S. 648.

Klinik: Gallengangskarzinome machen sich frühzeitig durch einen **Verschlussikterus** (zu Leitsymptom Ikterus s. auch S. 583) bemerkbar, dies gilt auch für den Klatskin-Tumor, der im Bereich der Hepatikusgabel lokalisiert ist (Tab. **F-2.3**). Das **Courvoisier-Zeichen** (Ikterus und tastbare schmerzlose, prallelastische Schwellung der Gallenblase) ist immer durch einen Tumor distal der Einmündung des Ductus cysticus in den Ductus choledochus bedingt. Der Rückstau von Galle dilatiert die Gallenblase, ohne dass diese entzündlich verändert wäre. Die Obstruktion entsteht langsam, die Gallenblase wird allmählich erweitert und schmerzt nicht.

Diagnostik: Die Sonografie weist tumorbedingte Galleabflussbehinderungen nach. Lokalisation und Ausdehnung von Tumorstenosen werden durch die ERCP und MRCP festgestellt.

Differenzialdiagnose: Das Pankreaskopfkarzinom kann ebenfalls mit dem Courvoisier-Zeichen einhergehen. Kleine Pankreaskopfkarzinome sind durch bildgebende Verfahren häufig nicht sicher von distalen Gallenwegskarzinomen zu differenzieren. Hierzu benötigt man die Histologie, die beim Pankreaskopfkarzinom erst postoperativ beurteilt werden kann. Zu möglichen Differenzialdiagnosen bei extrahepatischer Cholestase s. auch Tab. **F-2.1**, S. 640.
Ein plötzlicher steinbedingter Gallengangsverschluss geht mit schmerzhaften Koliken einher, da die Gallenblase gegen das Hindernis „ankämpft". Eine Entzündung ist ebenfalls oft schmerzhaft (akute Entzündung) oder führt zu einer kleinen Gallenblase durch Schrumpfung (chronische Entzündung).

Therapie: Die operative Therapie des Tumors ist anzustreben. Die Operabilität der Klatskin-Tumoren ist vom Stadium abhängig (Tab. **F-2.3**). Klatskin-Tumoren lassen sich zum Teil noch kurativ angehen, wobei meist eine ausgedehnte Segmentresektion erforderlich ist. Tumoren im Leberhilusbereich lassen sich ggf. durch eine Multisegmentresektion mit anschließender Hepatikojejunostomie therapieren. Bei nicht mehr operablen Gallengangskarzinomen werden palliativ zur Erhaltung des Galleabflusses endoskopisch Stents platziert (Abb. **F-2.7**). Zudem kommen lokale Therapieverfahren (z. B. Chemoembolisation oder fotodynamische Therapie) zum Einsatz.

⊙ **F-2.7 Endoskopische Diagnostik und Therapie von Gallengangserkrankungen**

Die Gallengangsdränage ist endoskopisch (**a**) und perkutan-transhepatisch (**b**) möglich. Bei der endoskopischen Stent-Implantation wird die tumorbedingte Stenose mit einem Führungsdraht sondiert, über den danach mithilfe einer Pusher-Sonde ein Gallengangsstent (Kunststoff oder Metallgeflecht) eingeführt wird. Kunstoffstents müssen wegen der Gefahr der Okklusion mit nachfolgender Cholangitis in 3-monatlichem Abstand endoskopisch gewechselt werden.

≡ **F-2.3 Stadieneinteilung der Klatskin-Tumoren nach Bismuth und Corlette**

I	Tumor auf den Ductus hepaticus communis der Hepatikusgabel beschränkt.
II	Der Tumor erreicht die Hepatikusgabel.
III	Der Tumor stenosiert die Segmentabgänge des Ductus hepaticus dexter (IIIa) oder sinister (IIIb).
IV	Der Tumor stenosiert die sekundären Gallengangsverzweigungen rechts und links.

Prognose: Klatskin-Tumoren in fortgeschrittenem Stadium sind häufig nicht mehr kurativ zu behandeln. Die Prognose ist infaust, die Patienten überleben meist nur wenige Monate.

Prognose: infaust.

2.5.6 Gutartige Gallenblasen- oder Gallengangstumoren

Benigne Tumoren sind selten, in erster Linie ist an **Gallenblasenpolypen** zu denken. Hierbei handelt es sich entweder um Cholesteatosen oder um Adenome. Die Polypen sind alle 6–12 Monate im Hinblick auf eine Größenzunahme zu kontrollieren. Sind sie > 1 cm, ist die Indikation zur Cholezystektomie gegeben (Adenom-Karzinom-Sequenz). Gallenblasenpolypen lassen sich von Gallensteinen dadurch unterscheiden, dass sie bei Änderung der Körperposition (z. B. Aufstehen) ihre Lage nicht ändern. Ferner rufen sie keine Schallauslöschung (Schallschatten) hervor.

2.5.6 Gutartige Gallenblasen- oder Gallengangstumoren

Gutartige Gallenblasen oder -gangstumoren sind selten. Meist handelt es sich um **Gallenblasenpolypen**.

3 Pankreas

- 3.1 Anatomie ... 650
- 3.2 Physiologie ... 651
- 3.3 Diagnostische Methoden ... 651
- 3.4 Erkrankungen des Pankreas ... 653

3.1 Anatomie

Das 15–23 cm lange Pankreas liegt retroperitoneal im Oberbauch an der dorsalen Wand der Bursa omentalis und kranial der Radix des Mesocolon transversum. Das S-förmig gekrümmte Organ wird in Kopf, Körper und Schwanz unterteilt. Der Pankreaskopf liegt in der C-förmigen Krümmung des Duodenums in Höhe des 2. LWK, der Pankreasschwanz reicht bis zum Milzhilus. Bedingt durch die embryologische Entwicklung aus einer dorsalen und ventralen Anlage hat das Pankreas zwei Ausführungsgänge. Der Hauptausführungsgang, der Ductus pancreaticus (Wirsungianus), durchzieht das gesamte Organ und mündet in der Regel gemeinsam mit dem Ductus choledochus an der Papilla duodeni major in die Pars descendens des Duodenums (Abb. F-3.1). Verlauf und Mündungsstelle (Papilla duodeni minor) des häufig rudimentär ausgebildeten Ductus pancreaticus accessorius (Santorini) unterliegt zahlreichen Variationen.

F-3.1 Anatomie des Pankreas und Pankreasgangsystems

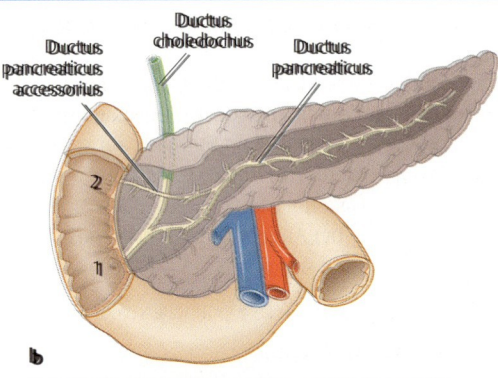

- AH A. hepatica
- AMS A. mesenterica superior
- AS A. splenica
- D Duodenum
- Dc Ductus cysticus
- G Gallenblase
- L Leber
- TC Truncus coeliacus
- VMS V. mesenterica superior
- VP V. porta

1 Papilla duodeni major, gemeinsame Mündungsstelle des Ductus pancreaticus (Wirsungianus) und des Ductus choledochus in das Duodenum.
2 Papilla duodeni minor, Mündungsstelle des Ductus pancreaticus accessorius (Santorini).

aus: Henne-Bruns D., Dürig M., Kremer B.: Duale Reihe Chirurgie. Thieme; 2008

3.1.1 Pankreasanomalien

Bei etwa 7 % der Bevölkerung findet sich ein **Pancreas divisum** (Abb. F-3.2a). Hierbei sind die dorsale und ventrale Anlage des Organs nicht zu einer Drüse verschmolzen (Fusionsanomalie), sodass keine Kommunikation zwischen dem Ductus Wirsungianus (ventrale Anlage) und dem Ductus Santorini (dorsale Anlage) besteht. Beide Organsysteme können daher getrennt erkranken, wobei derzeit umstritten ist, ob diese Fusionsanomalie zu einer akuten oder chronischen Pankreatitis prädisponiert. Die Diagnose wird im Rahmen einer MRCP (Pankreashauptgang kreuzt den Gallengang) oder ERCP gestellt (Major- und Minorpapille sind getrennt zu sondieren).

Unter **Pancreas anulare** versteht man ein ringförmig das Duodenum umgreifendes Pankreas, meist im Bereich der Pars descendens duodeni (Abb. F-3.2b). Je nach Ausprägung resultiert eine Duodenalstenose mit entsprechender Symptomatik.

F-3.2 Pancreas divisum im Bereich des Ductus Santorini (a) und Pancreas anulare (b)

Beim **Pancreas minus** liegt ein hypoplastisches Pankreas vor, das für chronisch entzündliche Veränderungen anfällig sein soll.

3.2 Physiologie

Das Pankreas verfügt über eine endokrine und eine exokrine Funktion. Im exokrinen Gewebe finden sich verstreut zu Inseln zusammengefasste **endokrine Zellen** (**Langerhans-Inseln**), die aus A-Zellen (20%; Glukagon), B-Zellen (75%; Insulin) und D-Zellen (5%; Somatostatin) zusammengesetzt sind. Vereinzelt sieht man auch aus dem APUD-System stammende Zellen, die pankreatisches Polypeptid (PP) oder vasoaktives intestinales Polypeptid (VIP) bilden. Diesen Zellen kommt bei der Bildung hormonproduzierender Tumoren der Bauchspeicheldrüse eine besondere Bedeutung zu (s. S. 666).

Die **exokrinen Anteile** des Pankreas sind nach dem Prinzip einer azinösen Drüse aufgebaut. Täglich werden 1,5–2 l alkalischer Pankreassaft (pH ca. 8,5), bestehend aus Wasser, Ionen (v. a. HCO_3^- und Cl^-) und Verdauungsenzymen, gebildet. In den Gangepithelien findet die Sekretion von Wasser und Elektrolyten statt (hydrokinetische Funktion, stimulierbar durch Sekretin); die Enzymsekretion (Tab. **F-3.1**) wird hormonell (Cholezystokinin-Pankreozymin) und nerval (Vagus) gesteuert.

F-3.1 Pankreasenzyme

- **eiweißspaltende Enzyme:** Trypsinogen, Chymotrypsinogen A und B, Proteasen, Procarboxypeptidase A und B und Kallikreinogen
- **stärkespaltendes Enzym:** Amylase
- **fettspaltende Enzyme:** Lipase, Kolipase, Phospholipase A und Carboxyesterhydrolase
- **Bildung von Nukleasen:** Ribonuklease und Desoxyribonuklease

3.3 Diagnostische Methoden

3.3.1 Apparative Diagnostik

Sonografie und Endosonografie

Indikation: Die Sonografie ist indiziert bei V. a. akute und chronische Pankreatitis, Pankreaspseudozysten, Pankreastumoren und Metastasen. Im Vergleich zur konventionellen Sonografie erreicht die Endosonografie durch die Nähe des Schallkopfes zum Organ eine höhere Auflösung, zudem können bei dieser Untersuchung gezielt Punktionen und therapeutische Eingriffe (Pseudozystendränage) vorgenommen werden.

Typische Befunde: Bei der **akuten Pankreatitis** finden sich ein echoarmes, druckschmerzhaftes, vergrößertes Organ, Flüssigkeitsansammlungen (Nekrosestraßen oder pankreatogener Aszites) sowie ggf. ein biliäres Abflusshindernis (z. B. erweiterter Gallengang bei Gallenstein). Komplikationen der akuten Pankreatitis (Pseudozysten, Pfortaderthrombose, Milztumor, Duodenalstenose) können zur Darstellung kommen.

Typische Befunde bei **chronischer Pankreatitis** sind eine Organvergrößerung oder narbige Schrumpfung, ein unregelmäßiges Echomuster, Erweiterung des Pankreasganges, Parenchymverkalkungen mit Schallschatten, Pankreasgangsteine sowie Pseudozysten.

Endoskopisch-retrograde-Cholangiopankreatikografie (ERCP)

Siehe hierzu S. 637

Magnetresonanz-Cholangiopankreatikografie (MRCP)

Siehe hierzu S. 639

Computertomografie (CT)

Indikationen: Die CT dient der differenzialdiagnostischen Abklärung unklarer Sonografiebefunde und dem Tumor-Staging. Bei schwerer akuter Pankreatitis ist die sonografische Beurteilung des Pankreas oft wegen Luftüberlagerung nicht möglich, sodass dann eine CT erfolgen sollte.

Typische Befunde: Nachweis von Zysten, Tumoren und Nekroseherden im Pankreas sowie Stenosen des Ductus choledochus durch Pankreaskopftumoren. Eine sichere Unterscheidung von chronischer Pankreatitis und Pankreaskarzinom ist selten möglich.

Angiografie

Die arterielle Pankreasangiografie wird nur noch selten eingesetzt, z. B. bei der Diagnostik neuroendokriner Tumoren oder bei Komplikationen nach Pankreastransplantation.

Feinnadelpunktion

Ultraschall- oder CT-gezielte Punktion von herdförmigen Veränderungen des Pankreasparenchyms zur Klassifizierung von Pankreastumoren und zum Nachweis der Infektion von Pankreasnekrosen. Vorzugsweise sollte die Punktion wegen der kürzeren Punktionsstrecke endosonografisch erfolgen. Dies gilt insbesondere für die histologische Sicherung von Pankreastumoren im nicht metastasierten Stadium, um Implantationsmetastasen zu vermeiden.

Seltene **Komplikationen** sind Blutung, Verletzung von Nachbarorganen und Implantationsmetastasen durch verschleppte Tumorzellen.

3.3.2 Funktionsdiagnostik

Bei der Diagnostik der Bauchspeicheldrüse wird die Aktivität der **Amylase** oder **Lipase** in Körperflüssigkeiten (Serum, Urin, Exsudat, Aszites) bestimmt. Diese beiden Verdauungsenzyme werden bei Schädigung des Pankreas (Azinuszellen) in das Blut freigesetzt und renal ausgeschieden. Die Enzymaktivitäten unterliegen starken Schwankungen und geben nur grobe Hinweise auf den Schweregrad der Pankreasschädigung. Zum anderen kann die **exokrine Pankreasfunktion** durch eine Analyse der pankreasabhängigen Vorgänge im Darm erfasst werden (Tab. **F-3.2**). Hierbei werden direkte Sondentests von indirekten sondenlosen Tests unterschieden. Goldstandard ist der **direkte Sekretin-Coerulein-Test**, bei dem Pankreassekret nach hormoneller Stimulation des Pankreas gewonnen wird und verschiedene sezernierte Parameter quantifiziert werden. Die Sensitivität nicht invasiver Funktionstests reicht nicht für die zuverlässige Diagnose einer leichten bis mäßigen exokrinen Pankreasinsuffizienz aus, sodass diese Tests heute nicht mehr eingesetzt werden sollten.

Zu den **endokrinen Funktionstests,** wie z. B. dem Glukosetoleranztest als klassische Untersuchung zur Testung des Inselzellapparates, s. S. 722.

F-3.2 Tests zur Bestimmung der exokrinen Pankreasfunktion

Funktionstest	Durchführung	Bemerkungen
Sekretin-Coerulein-Test	Bei diesem sehr präzisen Test wird nach i. v. Gabe der Hormone Sekretin und Coerulein mittels Duodenalsonde fraktioniert Bauchspeichel zur Analyse der hydrokinetischen (Wasser und Elektrolyte) und exokrinen Funktion der Bauchspeicheldrüse (Verdauungsenzyme) gewonnen.	Aufgrund der hohen Sensitivität und Spezifität können bereits geringe Funktionseinbußen, die noch ohne klinische Auswirkungen sind, erfasst werden.
Chymotrypsin- und Elastase-1-Bestimmung im Stuhl	Nicht invasiver (sondenloser) Pankreasfunktionstest, bei dem die Enzyme Chymotrypsin bzw. Elastase im Stuhl bestimmt werden.	Diese Tests sind zum Screening auf eine chronische Pankreatitis nicht geeignet, da sie bei der Hälfte der Patienten falsch positiv ausfallen. Die Tests sind insbesondere bei flüssiger Stuhlkonsistenz nicht verwertbar.
Pankreolauryltest (Fluorescein-Dilaurat-Test)	Oral aufgenommenes Fluorescein-Dilaurat wird durch Cholesterolesterase in Laurinsäure und Fluorescein gespalten. Mittels Fluoreszenzfotometrie kann das Fluorescein im Harn nachgewiesen werden, wobei die Konzentration direkt proportional zur Esteraseaktivität ist.	Der Pankreolauryltest ist für die zuverlässige Diagnose einer leichten bis mäßigen exokrinen Pankreasinsuffizienz nicht geeignet.
PABA-Test	Oral aufgenommene Paraaminobenzoesäure wird im Darm durch Chymotrypsin gespalten und das Spaltprodukt im Urin gemessen.	Die Sensitivität des PABA-Tests reicht nicht für die zuverlässige Diagnose einer leichten bis mäßigen exokrinen Pankreasinsuffizienz aus.
Stuhlgewicht - und Stuhlfettgehalt	Bestimmung von Stuhlgewicht und Fettgehalt im Stuhl.	Pathologisch ist ein Stuhlgewicht von > 350 g/d (an 3 aufeinanderfolgenden Tagen gemittelt) bzw. eine Fettausscheidung > 7 g/d. Der Test spielt im klinischen Alltag keine wesentliche Rolle mehr.

3.4 Erkrankungen des Pankreas

3.4.1 Pankreatitis

Akute Pankreatitis

▶ **Definition.** Der akuten Pankreatitis liegt eine Entzündung der Bauchspeicheldrüse durch Autolyse zugrunde, die mit vorübergehenden Störungen der exokrinen und endokrinen Funktion einhergehen kann.

Epidemiologie: Es erkranken 15–20 Einwohner von 100 000/Jahr in Mitteleuropa an einer akuten Pankreatitis. Bei Männern liegt der Altersgipfel zwischen dem 20. und 40., bei Frauen zwischen dem 50. und 60. Lebensjahr.

Ätiopathogenese: Zu den häufigsten Ursachen zählen die **Cholezysto-(choledocho-)lithiasis** (**akute biliäre Pankreatitis**) und **Alkoholmissbrauch**. In bis zu 30 % d. F. kann keine Ursache gefunden werden, andere Ursachen sind selten (Tab. **F-3.3**). Pathogenetisch wirken häufig verschiedene Pathomechanismen wie Sekretstau (z. B. Konkrement, Tumor), Reflux von Galle oder Duodenalsekret (z. B. hoher Ileus), eine Änderung der Sekretzusammensetzung (z. B. Alkohol, eiweiß- und fettreiche Mahlzeit, Hyperparathyreoidismus) und eine primäre Schädigung der Azini (z. B. Infektion, Medikamente, ERCP) zusammen.

3.4 Erkrankungen des Pankreas

3.4.1 Pankreatitis

Akute Pankreatitis

▶ **Definition.**

Epidemiologie: Pro 100 000 Einwohner werden 15–20 Fälle einer akuten Pankreatitis beobachtet.

Ätiopathogenese: Cholezysto-(choledocho-)lithiasis und Alkoholmissbrauch sind die häufigsten Ursachen (Tab. **F-3.3**). Pathophysiologisch wirken oft verschiedene Faktoren zusammen: Sekretstau (z. B. Konkremente), Galle- oder Duodenalsaftreflux, Änderung der Sekretzusammensetzung (z. B. Alkohol), primäre Schädigung der Azini (z. B. Medikamente).

F-3.3 Ursachen einer akuten Pankreatitis

häufige Ursachen	seltene Ursachen	
▪ Gallenwegserkrankungen (40–50 %) ▪ Alkoholabusus (30–40 %) ▪ idiopathisch (10–30 %)	▪ verschiedene Medikamente (z. B. Thiazide, 5-ASA, Azathioprin) ▪ Z. n. Bauchtrauma ▪ Z. n. ERCP oder nach Abdominaloperationen ▪ Stoffwechselstörungen (z. B. Hyperkalzämie, Hypertrigylzeridämie) ▪ Systemerkrankungen (Lupus erythematodes, Sarkoidose) ▪ autoimmune Pankreatitis	▪ Pankreasanomalien (Pancreas divisum) ▪ Obstruktion der Papilla Vateri ▪ hereditär (autosomal-dominanter Erbgang, Punktmutation im Trypsinogen-Gen) ▪ Begleitpankreatitis bei Virusinfektion (Mumps, CMV, Coxsackie-Viren)

F-3.3 Pathophysiologie der akuten Pankreatitis

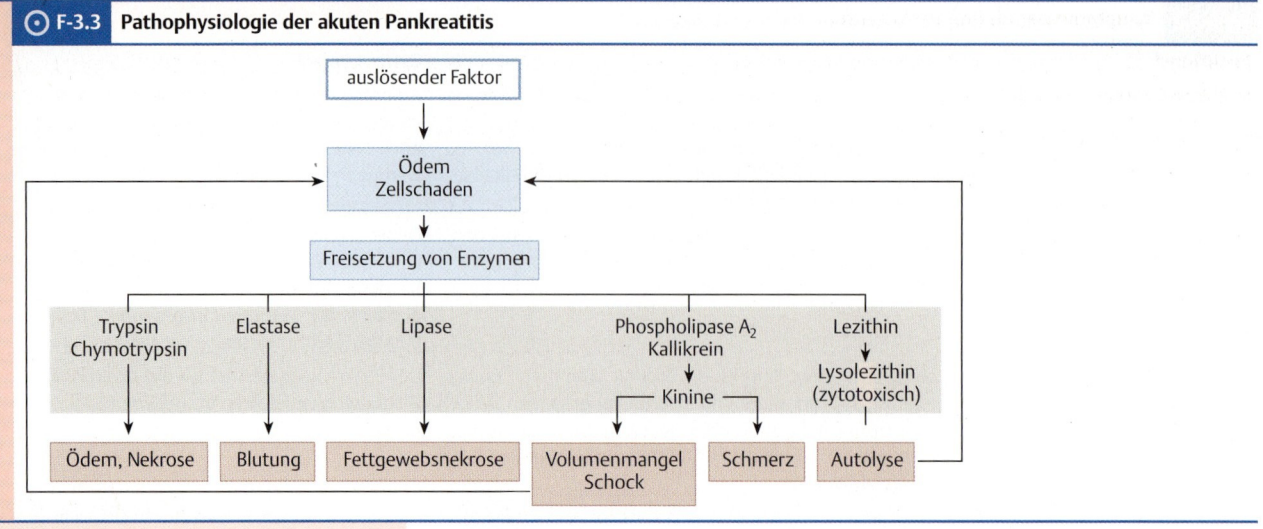

▶ Merke.

Am Anfang steht ein Ödem mit deutlicher Organvergrößerung (**interstitiell-ödematöse akute Pankreatitis**); der Entzündungsprozess kann die Organgrenzen überschreiten und zu einer Kolliquationsnekrose des peripankreatischen Fettgewebes bis zur **hämorrhagisch-nekrotisierenden Pankreatitis** führen (Tab. **F-3.4**), wobei bis zu 30 % des Blutvolumens verloren gehen können. Die Entwicklung eines hypovolämischen Schocks induziert eine renale und pulmonale Insuffizienz.

▶ Merke. Ursache der akuten Pankreatitis ist eine **Autodigestion der Bauchspeicheldrüse durch aktivierte Enzyme**, wobei Trypsin eine Schlüsselrolle zukommt (Abb. **F-3.3**).

Initial findet sich ein Ödem mit Vergrößerung des Organs um das 2–3-Fache (**interstitiell-ödematöse akute Pankreatitis**). Der sich entwickelnde Zellschaden führt zur Freisetzung von Enzymen. Überschreitet der Entzündungsprozess die Organgrenzen und greift auf das peripankreatische Fettgewebe über, entstehen durch Einschmelzung Kolliquationsnekrosen. Durch Freisetzung von Lipase kommt es zu einer Verseifung der Fettsäuren mit Kalzium (Kalkspritzer). Die Nekrosen können sich weiter ausdehnen und letztlich zu einer **hämorrhagisch-nekrotisierenden Pankreatitis** (Pankreasapoplexie) führen (Tab. **F-3.4**). Bedingt durch Gefäßarrosionen kann es zu Blutungen ins Retroperitoneum kommen, wobei bis zu 30 % des zirkulierenden Blutvolumens verloren gehen können. Aufgrund des vorliegenden Volumenmangels (hypovolämischer Schock) können sich ein Nierenversagen und eine respiratorische Insuffizienz entwickeln.

F-3.4 Schweregrade der akuten Pankreatitis anhand pathophysiologischer Kriterien

Schweregrad		Häufigkeit
I	interstitiell-ödematöse akute Pankreatitis	ca. 80–90 %
II	akut nekrotisierende Pankreatitis mit Teilnekrosen	ca. 10–20 %
III	mit Totalnekrose (Letalität > 50 %)	

Gefürchtet ist die Nekroseninfektion durch Anaerobier. Meist gehen die Nekrosen in **Abszesse** oder **Pseudozysten** über.
Klinik: Leitsymptom der akuten Pankreatitis ist der **heftige**, meist 8–12 Stunden nach einem opulenten Mahl oder einem Alkoholexzess einsetzende **Schmerz im Epigastrium**, der oft **gürtelförmig in den Rücken** ausstrahlt. Bei schweren Verläufen dominiert ein **Schockgeschehen** (Tab. **F-3.5**).

Gefürchtet ist die Infektion der Nekrosen durch Anaerobier. Zumeist gehen die Nekrosen in **Abszesse** oder blande **Pseudozysten** über (Abb. **F-3.4**).

Klinik: Leitsymptom der akuten Pankreatitis ist der **heftige**, meist 8–12 Stunden nach einem opulenten Mahl oder einem Alkoholexzess einsetzende **epigastrische Schmerz**, der meist **gürtelförmig in den Rücken** ausstrahlt. Übelkeit und Erbrechen sind praktisch immer vorhanden, Meteorismus, Subileus oder Ileus sowie ein Temperaturanstieg gelten als Frühsymptome. Durch den entzündlich vergrößerten Pankreaskopf kann es zu einer Gallengangskompression kommen, die zu einem (meist passageren) **Ikterus** führt. Bei schweren Verläufen dominiert ein **Schockgeschehen** mit Auswirkungen auf Niere, Leber und Lunge sowie den Zeichen einer Verbrauchskoagulopathie (Tab. **F-3.5**).

Komplikationen: s. Abb. **F-3.4**.

Komplikationen: Die möglichen Komplikationen bei akuter Pankreatitis zeigt Abb. **F-3.4**.

F-3.5 Symptome der akuten Pankreatitis

Symptome	Häufigkeit	Symptome	Häufigkeit
intensive abdominale Schmerzen	90–100 %	Schock	30–50 %
Schmerzausstrahlung in den Rücken	50 %	Subikterus	30–50 %
Übelkeit, Erbrechen	70–90 %	Anurie, Oligurie	20 %
Meteorismus, Darmparese	70–80 %	passagere Hypertonie	10–15 %
prallelastische Bauchdeckenspannung	50 %	Enzephalopathie	10–15 %
Aszites	50–70 %	Hämatemesis, Meläna	5 %
Fieber	40–50 %		

F-3.4 Komplikationen der akuten Pankreatitis

Abszedierung, Pseudozystenbildung

Organnekrosen mit Gewebssequestern

intestinale und abdominale Blutungen

fortschreitende Entzündung

Sepsis

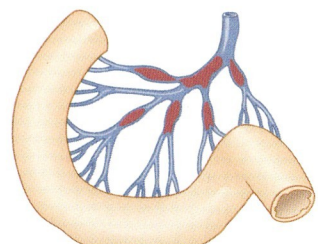

Thrombophlebitis der Mesenterialvenen

lokale Komplikationen
- Pseudozysten
- bakterielle Superinfektion von Nekrosen (Anaerobier)
- Penetration in Nachbarorgane
- Arrosionsblutungen
- pankreatogener Aszites bei Fistelbildung
- Milz- und Pfortaderthrombose, Mesenterialvenenthrombose

systemische Komplikationen
- Kreislaufschock
- Verbrauchskoagulopathie
- Herzinsuffizienz
- respiratorische Insuffizienz
- akutes Nierenversagen
- metabolische Psychose, Koma
- paralytischer Ileus
- Hyperglykämie (meist passager)
- Hypokalzämie

Diagnostik: Anamnese und körperliche Untersuchung erwecken den V. a. das Vorliegen einer akuten Pankreatitis. Eine elastische Bauchdeckenspannung („**Gummibauch**") gilt als kennzeichnend. Freigesetzte Bradykinine führen zu einer recht typischen **Rubeosis faciei**, selten hingegen sind periumbilikale Blutungen (Cullen-Zeichen) oder Einblutungen im Flankenbereich (Grey-Turner-Zeichen) (Abb. **F-3.5**) Hinweise auf eine hämorrhagisch-nekrotisierende Pankreatitis. Insbesondere linksseitige Pleuraergüsse sind häufig.

Eine **Amylase-** oder **Lipaseerhöhung** im Serum auf mindestens das 3-Fache der oberen Norm (ON) bzw. im Urin bestätigen die Diagnose. Dabei ist die Lipase weitgehend pankreasspezifisch, eine Hyperamylasämie findet sich hingegen bei einer Reihe von Erkrankungen (Niereninsuffizienz, akutes Abdomen, Parotitis). Die Lipase (≥ 3 × ON) lässt eine sicherere Abgrenzung von pankreatogenen Bauchschmerzen gegenüber anderen Bauchschmerzen zu als die Amylase. Die Bestimmung beider Enzyme bietet keine höhere Sensitivität. Die Höhe der Enzymaktivitäten korreliert nicht mit dem Schweregrad der Pankreatitis.

Diagnostik: Anamnese und körperliche Untersuchung (Abb. **F-3.5**), ergänzt durch eine auf das 3-Fache der oberen Norm **erhöhte Amylase** oder **Lipase** sichern die Diagnose.

Tägliche Laborkontrollen sind erforderlich, um frühzeitig Komplikationen zu erkennen (Tab. **F-3.6**).

F-3.5 Grey-Turner-Zeichen und Cullen-Zeichen bei akuter Pankreatitis

Täglich sollten neben der obligaten Enzymdiagnostik auch harnpflichtige Substanzen, Elektrolyte, Blutbild, Gerinnungsstatus, Blutzucker, Gesamteiweiß, Cholestaseenzyme sowie der Säure-Basen-Haushalt überprüft werden, um frühzeitig Komplikationen zu erkennen (s. Tab. **F-3.6**).

F-3.6 Prognostisch ungünstige Parameter bei akuter Pankreatitis

- Blutzucker > 200 mg/dl
- Leukozyten > 16 000/µl
- LDH > 500 U/l
- GOT > 166 U/l
- Hämatokrit > 44 %
- Serumkalzium < 2 mmol/l
- CRP > 120 mg/l
- Alter > 65 Jahre
- Fieber > 38,5 °C
- Basendefizit > 4 mval/l
- arterielle PaO_2 < 60 mmHg
- Flüssigkeitsretention > 6 l innerhalb der ersten 48 Stunden
- Niereninsuffizienz

▶ **Merke.** Die Höhe der Serumamylase und Lipase lässt keinen Rückschluss auf den Schweregrad oder die Prognose der Erkrankung zu.

▶ **Merke.** Für eine **biliäre Pankreatitis** sprechen eine Erhöhung von Bilirubin, AP, γGT und GOT sowie ein ggf. sonografisch nachweisbarer Galleaufstau.
Für eine **nekrotisierende Pankreatitis** spricht insbesondere eine Erhöhung des CRP auf > 120 mg/l, daneben sind eine Erhöhung von LDH (> 500 U/L) und des Hämatokrits (> 44 %) sowie eine Hypokalziämie und Hyperglykämie ungünstige Zeichen.

Sonografie und **Abdomen-CT** erfassen das Ausmaß des Parenchymuntergangs (Abb. **F-3.6**) und dienen der weiteren Überwachung, wobei die Sonografie täglich durchgeführt werden sollte, um frühzeitig Komplikationen zu erkennen.

Sonografie (wegen krankheitsbedingter Luftüberlagerungen oft erschwert) und **Abdomen-CT** lassen das Ausmaß der Organdestruktion erkennen (Abb. **F-3.6**). Insbesondere die Sonografie dient auch der weiteren engmaschigen (täglichen) Überwachung des Patienten sowie der Suche nach lokalen Komplikationen (Pseudozysten, Abszesse, Nekrosen, Aszites, Pleuraerguss). Handelt es sich ursächlich um eine biliäre Pankreatitis, lassen sich ggf. Gallen-(-wegs)steine und ein Galleaufstau nachweisen.
Ist ein sonografisch nachweisbarer Aszites bei Punktion hämorrhagisch und enthält hohe Aktivitäten der Pankreasenzyme, handelt es sich um eine schwere Verlaufsform der akuten Pankreatitis.

Abdomenleeraufnahme (Pankreasverkalkungen, Gallensteine, Subileus) und **Röntgen-Thorax** (Atelektasen, linksseitiger Pleuraerguss) dienen der groben Orientierung.

Die **Abdomenleeraufnahme** kann in Abhängigkeit von Ursache und Schweregrad Pankreasverkalkungen, Gallensteine und einen Subileus mit typischer Luftverteilung, der **Röntgen-Thorax** Atelektasen und einen linksseitigen Pleuraerguss zeigen. Sonografie und CT haben aber die Bedeutung der Abdomenleeraufnahme sinken lassen. Der linksseitige Pleuraerguss geht auf eine Zwerchfelldurchwanderung freigesetzter Enzyme mit Irritation der Pleura zurück. Im **EKG** finden sich nicht selten Veränderungen im Sinne einer Außenschichtalteration des Herzens, die an einen akuten Hinterwandinfarkt denken lassen.

F-3.6 Sonografischer und CT-Befund bei akuter Pankreatitis

a Sonografie: Pankreaskorpus mit großer Nekrose; die Pfeile kennzeichnen das Ausmaß der Entzündung.
b CT-Befund bei akuter Pankreatitis infolge eines Konkrements. Pankreaskorpus und -schwanz sind leicht ödematös aufgetrieben (weiße Pfeile). Am Pankreasschwanz findet sich zusätzlich eine Pankreaspseudozyste (weiße Pfeilspitze).

a aus: Delorme S., Debus J., Jenderka K.-V.: Duale Reihe Sonografie. Thieme; 2012; b aus: Reiser M., Kuhn F.-P., Debus J.: Duale Reihe Radiologie. Thieme; 2006

Bei V. a. eine **biliäre Pankreatitis** ist die **ERCP** in Kombination mit der endoskopischen Sphinkterotomie diagnostisches (und therapeutisches) Verfahren der Wahl. Weiterhin sollte auch bei **rezidivierenden Attacken** einer akuten Pankreatitis eine ERCP durchgeführt werden, um anatomische Ursachen (Pankreasgangstenose, -steine) auszuschließen.

Differenzialdiagnose: Im Rahmen der Differenzialdiagnose kommen alle mit dem Symptom des akuten Abdomens assoziierten Erkrankungen infrage. Außerdem: Hinterwandinfarkt, Lungenembolie, basale Pneumonie, dissezierendes oder rupturiertes Aortenaneurysma, Praecoma diabeticum, akute Porphyrie, Addison-Krise u. a.

Therapie: Die Behandlung der akuten Pankreatitis ist primär konservativ. Die **Basistherapie** umfasst: Initiale Nahrungskarenz (Nulldiät zur Entlastung des Pankreas), ab dem 3. Tag ist eine enterale Sondenernährung möglich (bei Fehlen eines Ileus und nicht schwerem Verlauf), Magenverweilsonde (nur bei [Sub-]Ileus), parenterale Flüssigkeitszufuhr (s. u.), Humanalbumin. Protonenpumpenhemmer (PPI) hemmen die Säuresekretion und dienen der Stressulkusprophylaxe (Tab. **F-3.7**). Eine prophylaktische Antibiotikagabe ist nicht indiziert.

Bei V. a. eine **biliäre Pankreatitis** ist eine **ERCP** mit Sphinkterotomie indiziert.

Differenzialdiagnose: Erkrankungen mit den Symptomen des akuten Abdomens, ferner Lungenembolie, Hinterwandinfarkt, akute Porphyrie, dissezierendes Aortenaneurysma u. a.

Therapie:
Basistherapie: Initiale Nahrungskarenz (Nulldiät), Magenverweilsonde (bei Ileus), parenterale Flüssigkeitszufuhr, ggf. Sondenernährung ab dem 3. Tag, Analgetika, Humanalbumin, PPI (Tab. **F-3.7**).

F-3.7 Basistherapie der akuten Pankreatitis

- sofortige Klinikeinweisung
- ggf. intensivmedizinische Überwachung (Tab. **F-3.8**)
- Magenverweilsonde (bei rezidivierendem Erbrechen), initial orale Nahrungskarenz
- ausreichende parenterale Volumensubstitution, ZVD-Kontrolle
- bei protrahiertem Verlauf ausreichende parenterale Kaloriensubstitution (Elektrolyt-Glukose-Aminosäuren-Fettemulsionen); sobald möglich enterale Ernährung
- ausreichende Analgesie (z. B. Pentazocin, Pethidin oder Tilidin; Merke: Einige Morphinderivate sind zur Schmerzbekämpfung kontraindiziert, da sie einen Papillenspasmus auslösen können.)
- Stressulkusprophylaxe

Therapeutisch steht anfangs die **adäquate Flüssigkeits- und Elektrolytsubstitution** im Vordergrund. Je nach zentralem Venendruck müssen i. d. R. mind. 3,0 l/d gegeben werden. Anstelle der parenteralen Flüssigkeitszufuhr soll baldmöglichst eine enterale Ernährung über Jejunalsonde durchgeführt werden. Mit der oralen Nahrungsaufnahme ist erst zu beginnen, wenn Schmerzfreiheit auftritt und die Serumenzyme eine eindeutige Tendenz zur Normalisierung erkennen lassen, da sonst die Gefahr eines Rezidivs besteht. Bei **schweren Verlaufsformen** ist eine **intensivmedizinische Überwachung** indiziert (Tab. **F-3.8**).

Anfangs steht die **adäquate Flüssigkeits- und Elektrolytsubstitution** im Vorderrund, die baldmöglichst auf eine enterale Ernährung (Jejunalsonde) umgestellt werden sollte. **Schwere Verlaufsformen** sind **intensivmedizinisch** zu überwachen (Tab. **F-3.8**).

F-3.8 Intensivmedizinisches Überwachungsprogramm bei schwerer akuter Pankreatitis

mehrmals täglich
- klinische Untersuchung
- Palpation und Auskultation des Abdomens
- Blutdruck-, Puls- und Temperaturkontrolle
- Flüssigkeitsbilanzierung
- Urinausscheidung
- ZVD-Kontrolle

täglich
- Amylase oder Lipase im Serum
- Blutbild (CRP, Leukozyten, Hb, HK)
- arterieller PO_2, Säure-Basen-Haushalt
- Oberbauchsonografie

- Kreatinin, Harnstoff
- Blutzuckertagesprofil
- Serumkalzium
- Gesamt-Eiweiß, Albumin
- Gerinnungsstatus
- Elektrolyte

je nach klinischem Verlauf
- Röntgen-Thorax, Röntgen-Abdomenübersicht
- EKG
- Abdomen-CT unter i. v. Gabe von KM
- chirurgisches Konsil

Erweiterte Therapie: Zur Therapie der **biliären Pankreatitis** ist eine umgehende **endoskopische Sphinkterotomie** angezeigt.

Bei **infizierten Nekrosen** oder septischen Verläufen ist eine **Antibiotikatherapie** notwendig (Imepenem oder Ciprofloxacin + Metronidazol).

Indikationen zur **Nekrosektomie** sind infizierte Nekrosen mit therapieresistenten Temperaturen, kontinuierlichem Hb-Abfall, ausgeprägter Leukozytose, zunehmender Atem- und Niereninsuffizienz und Kompressionserscheinungen (Tab. **F-3.9**).
Entscheidungsbaum zur Therapie der akuten Pankreatitis s. Abb. **F-3.7**.

Erweiterte Therapie: Zur Therapie der akuten **biliären Pankreatitis** ist eine umgehende **endoskopische Sphinkterotomie** angezeigt. Nach Steinextraktion klingt die Entzündung meist innerhalb weniger Tage ab.

Der Nutzen einer prophylaktischen Antibiotikatherapie ist bisher nicht gesichert. Dennoch ist bei **schwerer nekrotisierender Pankreatitis** die Gabe eines Cephalosporins der 3. Generation oder ein Carbapenem ratsam. Bei **infizierten Nekrosen,** Pseudozysten, Abszessen, Cholangitis und septischen Komplikationen wird nach bakteriologischer Diagnostik (Punktion der Nekrosen) gezielt **antibiotisch** behandelt (z. B. Imepenem oder Ciprofloxacin + Metronidazol). Möglicherweise kann durch eine Darmdekontamination und eine jejunal-enterale Ernährung die Infektionsrate gesenkt werden.

Bei **schwerer Pankreatitis** mit **infizierten Nekrosen** sollte eine **Nekrosektomie** angestrebt werden, insbesondere bei therapieresistenten Temperaturen, einem kontinuierlichen Hb-Abfall, einer Leukozytose zwischen 20 000 und 30 000/µl, zunehmender Atem- und Niereninsuffizienz und Kompressionserscheinungen, die häufig das Colon transversum betreffen (Tab. **F-3.9**).
Die Therapie ggf. weiterer auftretender Komplikationen (s. Abb. **F-3.4**, S.655) erfolgt entsprechend den intensivmedizinischen Vorgaben.
Entscheidungsbaum zur Therapie der akuten Pankreatitis s. Abb. **F-3.7**.

F-3.7 Entscheidungsbaum zur Therapie der akuten Pankreatitis

F-3.9 Operationsindikationen bei akuter Pankreatitis

- großer Abszess und Versagen einer sonografisch oder CT-gesteuerten Abszessdränage
- therapieresistente infizierte symptomatische Pankreasnekrose
- Massive Hämorrhagien bei Arrosion eines Gefäßes, das interventionell nicht verschlossen werden kann.
- Pseudozysten mit Ruptur, Abszess oder Blutung, die interventionell nicht angehbar sind.
- Pankreasgangruptur oder Fistel mit Versagen endoskopischer Maßnahmen

50 % aller im Rahmen einer akuten Pankreatitis entstandenen **Pseudozysten** bilden sich spontan zurück. Bei Progredienz, Persistenz über 6 Wochen und Beschwerden werden die Zysten ultraschallgesteuert oder endosonografisch punktiert und dräniert (s. auch S. 663). Zur Erfassung einer Defektheilung empfiehlt sich eine Kontrolluntersuchung nach 6 Monaten.

Prognose: Die Prognose der akuten alkoholischen und biliären Pankreatitis ist relativ günstig. In der Regel kommt es nicht zu einer Defektheilung, wenn man von der Ausbildung von Pseudozysten (s. S. 663) absieht.

▶ Merke. Die Letalität ist abhängig vom Schweregrad der Pankreatitis und reicht von 6 % bei der ödematösen Pankreatitis bis zu 80–100 % bei der hämorrhagisch-nekrotisierenden Form.

Chronische Pankreatitis

▶ Definition. Chronisch rezidivierende oder chronisch-progredient verlaufende Pankreasentzündung, die mit irreversiblen Organschäden einhergeht und zu einer exokrinen, im weiteren Verlauf auch endokrinen, Pankreasinsuffizienz führt.

Epidemiologie: In Mitteleuropa liegt die Inzidenz der chronischen Pankreatitis bei 2–4/100 000 Einwohner pro Jahr (steigende Tendenz durch zunehmenden Alkoholkonsum und Fortschritte in der Diagnostik). Männer erkranken 4-mal häufiger als Frauen, das Durchschnittsalter liegt zwischen 45 und 54 Jahren.

Ätiopathogenese: In **70–90 %** aller Fälle ist die chronische Pankreatitis **alkoholinduziert** (Tab. **F-3.10**). Der Alkohol wirkt dabei direkt toxisch auf die Azinuszellen. Chronischer Alkoholkonsum führt zu einer Zunahme der Bauchspeichelviskosität infolge vermehrter Eiweißsekretion; es bilden sich Proteinplaques, die verkalken können, sodass ein Sekretaufstau resultiert. Auch die Sekretion abnormer Proteine in den Bauchspeichel spielt eine Rolle (stone protein). Die morphologischen Veränderungen, den Parenchymverlust betreffend, können fokal, segmental oder diffus sein. Pathologisch anatomisch findet sich eine zunehmende Fibrosierung des Pankreas mit Untergang des Parenchyms (die Langerhans-Inseln bleiben länger erhalten). In ca. 10–25 % der Fälle lässt sich keine Ursache finden, sodass von einer **idiopathischen** chronischen Pankreatitis gesprochen wird. Hiervon sind möglicherweise 15 % genetisch bedingt. Zu weiteren selteneren Ursachen und die „TIGAR-O"-Einteilung s. Tab. **F-3.10**.

Intrakanalikulär lassen sich Eiweißpräzipitate und maulbeerartige Kalziumoxalatsteine nachweisen.

F-3.10 Ätiologie und „TIGAR-O"-Einteilung der chronischen Pankreatitis

T: toxisch-metabolisch	Alkohol, Rauchen, Hyperkalziämie (HPT), chronisches Nierenversagen, Medikamente, Toxine
I: idiopathisch	tropisch, genetisch?
G: genetisch	autosomal-dominante und autosomal-rezessive Mutationen (u. a. kationisches Trypsinogen, CFTR, SPINK-1)
A: autoimmun	isolierte autoimmune Pankreatitis, assoziiert mit autoimmunen Erkrankungen
R: rezidivierende und schwere akute Pankreatitis	postnekrotisch, rezidivierende akute Pankreatitis, Gefäßerkrankungen, nach Radiatio
O: obstruktiv	Pancreas divisum, Gangobstruktion, Duodenalwandzysten, posttraumatische Gangnarben

F 3 Pankreas

Ursachen der **obstruktiven** chronischen Pankreatitis sind: **Mukoviszidose**, lumenobstruierende Prozesse im Papillen- und Pankreaskopfbereich.

Eine Sonderform stellt die **obstruktive** chronische Pankreatitis dar, die durch lumenobstruierende Prozesse im Papillen- und Pankreaskopfbereich wie auch durch die zystische Pankreasfibrose (**Mukoviszidose**) (s. S. 378) verursacht wird. Diese Form ist durch eine gleichmäßige diffuse Fibrosierung bei einem papillennahen Abflusshindernis für das Pankreassekret gekennzeichnet.

▶ Exkurs.

▶ **Exkurs.** Die **autoimmune Pankreatitis** ist eine seltene Erkrankung, die eine Form der idiopathischen Pankreatitis autoimmuner Genese erklärt. Neben typischen klinischen (Verschlussikterus), laborchemischen (gelegentlich erhöhter IgG-4-Spiegel), histologischen (lymphoplasmazelluläre Infiltrate) und bildgebenden („wurstförmig" vergrößertes Organ) Veränderungen ist die Erkrankung insbesondere durch das Ansprechen auf eine Kortisontherapie gekennzeichnet. Schwierig ist gelegentlich die Abgrenzung gegenüber einem Pankreaskarzinom. Diagnostisch wegweisend sind häufig nur eine Biopsie aus mitbeteiligten Gallenwegen oder eine endosonografisch gesteuerte Biopsie aus dem betroffenen Pankreasareal. Nicht selten wird die Diagnose erst postoperativ gestellt.

Klinik: Leitsymptom ist der **epigastrische Schmerz**, der in ca. 10 % der Fälle jedoch auch fehlen kann (Tab. **F-3.11**). In fortgeschrittenen Fällen treten Symptome der exokrinen Pankreasinsuffizienz hinzu (**Gewichtsabnahme** und **Steatorrhö**, Tab. **F-3.12**). Wenn ca. 90 % des Pankreas zerstört sind, finden sich eine Steatorrhö als Ausdruck einer Maldigestion und Anzeichen eines Mangels an fettlöslichen Vitaminen.

Klinik: Klinisches Leitsymptom ist der konstante oder intermittierende **Schmerz im Epigastrium**, der in ca. 90 % der Fälle auftritt; knapp 10 % der chronischen Pankreatitiden verlaufen jedoch schmerzlos. Häufig treten die Schmerzen bei oder nach dem Essen auf oder werden durch Nahrungsaufnahme verstärkt. Weitere Begleiterscheinungen (s. auch Tab. **F-3.11**) wie Übelkeit und Erbrechen stehen ebenfalls häufig im Zusammenhang mit der Nahrungsaufnahme (z. B. Nahrungsintoleranz gegenüber Fetten). **Gewichtsabnahme** und Durchfälle mit Fettstühlen (**Steatorrhö**) sind charakteristische Zeichen bei chronischer Pankreatitis. Erst wenn ca. 90 % des Pankreas zerstört sind, treten Symptome einer Maldigestion auf (Tab. **F-3.12**) und es finden sich zunehmend Zeichen eines Mangels an fettlöslichen Vitaminen (A, D, E, K) (s. hierzu auch Tab. **E-4.3**).

≡ F-3.11

≡ **F-3.11** Symptome der chronischen Pankreatitis und ihre Häufigkeit

Symptome	Häufigkeit
▪ Oberbauchschmerzen (intermittierend oder konstant)	90 %
▪ Übelkeit, Erbrechen	70 %
▪ Ikterus	20–30 %
▪ Depression	50 %
▪ Thrombophlebitis	10 %
▪ Insulinmangeldiabetes als Hinweis auf eine weit fortgeschrittene Zerstörung der Bauchspeicheldrüse (In 50 % lässt sich ein latenter Diabetes mellitus nachweisen.)	25 %

≡ F-3.12

≡ **F-3.12** Symptome der exkretorischen Insuffizienz und ihre Häufigkeit

Symptome	Häufigkeit
▪ Symptome der Maldigestion:	
– Gewichtsverlust	90 %
– Diarrhö	25–50 %
– Steatorrhö	10–80 %
– Meteorismus	50 %
▪ Ödeme	25 %
▪ Nachtblindheit, Gerinnungsstörungen, Osteomalazie	selten

Nach ca. 15 Jahren kommt es zu einem „Ausbrennen der Drüse". Die Schmerzen nehmen kontinuierlich ab. Im Frühstadium besteht noch eine reversible, später das Vollbild der exokrinen Insuffizienz.

Die anhaltenden Schmerzen können eine Alkoholabhängigkeit verstärken, auf der anderen Seite führen sie nicht selten zu einem Analgetikaabusus. Im Verlaufe der Jahre nehmen die Schmerzen kontinuierlich ab, nach etwa 15 Jahren kommt es zu einem „Ausbrennen der Drüse". Während im Frühstadium eine reversible Insuffizienz besteht, liegt im Spätstadium das Vollbild einer exokrinen und endokrinen Insuffizienz vor.

Komplikationen: Pankreaspseudozysten (s. auch Exkurs), Duodenalstenose, Gallengangsstrikturen, Milz- und Pfortaderthrombose.

Komplikationen: Im Gegensatz zur akuten Pankreatitis sind Pankreaspseudozysten (Näheres s. Exkurs, S. 663 und Abb. **F-3.9**) infolge einer chronischen Pankreatitis nur wenige Zentimeter groß und oft multipel. Alterationen von Nachbarorganen sind häufig (Duodenalstenose, Kompression des Ductus choledochus bzw. des Ductus pancreaticus), des Weiteren kann sich eine Milz- und Pfortaderthrombose mit Ausbildung einer portalen Hypertension entwickeln.

Diagnostik: Die körperliche Untersuchung ist meist wenig ergiebig (selten tastbare Raumforderung im Kopfbereich, evtl. Sklerenikterus). Der Allgemein- und Ernährungszustand ist häufig aufgrund der exokrinen Insuffizienz und des Alkoholabusus reduziert. Gelegentlich benutzen die Patienten Heizkissen oder Wärmflaschenauflagerungen gegen die Schmerzen, was zu charakteristischen netzartigen Erythemen (später Hyperpigmentierung) der Bauchhaut führt (Erythema ab igne). **Serumamylase** und **-lipase** können – müssen aber nicht – im akuten Schub erhöht sein und damit die Verdachtsdiagnose stützen.

Zur Beurteilung der exokrinen Pankreasfunktion eignet sich von den **indirekten exokrinen Funktionstests** am ehesten die Chymotrypsin- und Elastasebestimmung im Stuhl, aber auch der Pankreolauryl- und PABA-Test (s. Tab. F-3.2, S. 653). Sie besitzen bei leichter und mäßiger Pankreasinsuffizienz allerdings eine zu geringe Sensitivität, sodass auf ihren Einsatz verzichtet werden kann. Die schwere chronische Pankreatitis wird bildmorphologisch bei entsprechender Klinik gesichert. Um eine Malassimilation nachzuweisen, eignet sich die Bestimmung des Stuhlgewichts und des Stuhlfetts (s. Tab. F-3.2, S. 653). Eine **direkte Prüfung der exokrinen Pankreasfunktion** erlaubt der **Sekretin-Coerulein-Test** (s. Tab. F-3.2, S. 653); er gilt als empfindlichste Methode zum Nachweis einer Einschränkung der sekretorischen Pankreasleistung, ist in der Praxis aber zu aufwendig und wird nur an wenigen Krankenhäusern durchgeführt.

Lassen sich bei der **Abdomenleeraufnahme bzw. sonografisch** (Abb. F-3.8) Pankreasverkalkungen nachweisen, steht die Diagnose einer chronischen (kalzifizierenden) Pankreatitis fest.

Diagnostik: Die körperliche Untersuchung ist in der Regel wenig ergiebig.

Diagnostische Verfahren:
- **indirekte exokrine Funktionstests:** Chymotrypsin und Elastase im Stuhl, Pankreolauryltest, PABA- Test (s. Tab. F-3.2, S. 653)
- Nachweis der **Malassimilation:** Stuhlfettgehalt, Stuhlgewicht
- **direkte Prüfung der exokrinen Pankreasfunktion:** Sekretin-Coerulein-Test (s. Tab. F-3.2, S. 653)
- bildgebende Verfahren: **Abdomenleeraufnahme** (Abb. F-3.8a), **Sonografie** (Abb. F-3.8b).

Der Nachweis von Pankreasverkalkungen reicht zur Diagnose einer chronischen Pankreatitis aus.

F-3.8 Diagnose der chronischen kalzifizierenden Pankreatitis

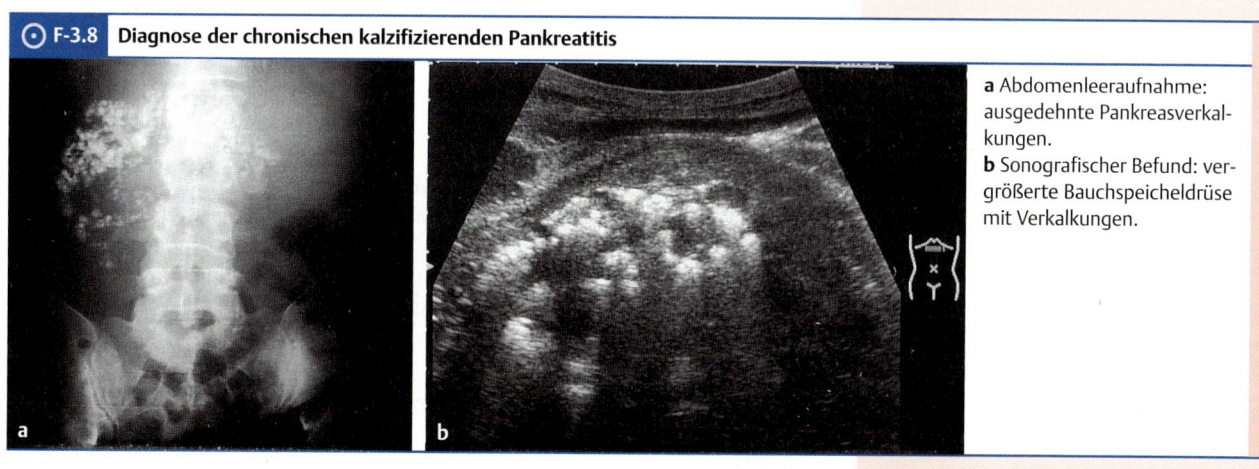

a Abdomenleeraufnahme: ausgedehnte Pankreasverkalkungen.
b Sonografischer Befund: vergrößerte Bauchspeicheldrüse mit Verkalkungen.

Zur Sicherung der Diagnose bei fehlenden radiologisch nachweisbaren Verkalkungen und unauffälligem transabdominalem Ultrallschall werden die sensitivsten diagnostischen Verfahren eingesetzt wie **MRCP** oder **Endosonografie**. Die **ERCP** kommt häufiger unter therapeutischen Gesichtspunkten zur Anwendung (Entfernung von Pankreasgangsteinen, Dilatation und Dränage von Gangstenosen). Eine Schweregradbeurteilung ergibt sich aus Anzahl und Verteilung von betroffenen Gängen (Hauptgang und/oder Seitenäste) sowie dem Nachweis einer Pankreatikolithiasis durch ERCP oder MRCP.

Die **Endosonografie** besitzt neben **ERCP** und **MRCP** die höchste Sensitivität und Spezifität bei der Diagnostik der chronischen Pankreatitis.

Differenzialdiagnose: Im Rahmen der Differenzialdiagnose müssen alle mit anhaltenden Oberbauchbeschwerden einhergehenden Erkrankungen Berücksichtigung finden. In erster Linie ist dabei an ein Ulkusleiden, ein Magenkarzinom, eine Cholezystolithiasis oder ein Reizdarm-Syndrom zu denken. Die Abklärung erfolgt durch Endoskopie und Sonografie. Schwierigkeiten bereitet mitunter die Differenzierung chronisch entzündlicher Veränderungen von einem Pankreaskarzinom. Dies gelingt oft erst mit letzter Sicherheit im Rahmen der histologischen Beurteilung des Operationspräparates.

Differenzialdiagnose: Mitunter ist ein Pankreaskarzinom schwierig von einem entzündlichen Pseudotumor des Pankreas abzugrenzen. Nur die Histologie erlaubt eine sichere Abgrenzung.

Therapie:

- **kausal:** nur in wenigen Fällen möglich.

▶ Merke.

- **symptomatisch:**
  - **Therapie des akuten Schubs:** wie akute Pankreatitis (s. S. 657).
  - **Therapie der exokrinen Pankreasinsuffizienz:** angepassten Ernährung, Pankreasenzymsubstitution.

  Ernährung: viele kleine Mahlzeiten, proteinreiche, fettarme Kost (Fettzufuhr auf 20–25 % der Kalorienzufuhr reduzieren), Einsatz von MCT (werden leichter resorbiert), Substitution fettlöslicher Vitamine.

  Pankreasenzympräparate: Entscheidend ist die Zufuhr von Pankreasenzympräparaten, von besonderer Bedeutung ist der Lipasegehalt. Empfehlenswert sind z. B. Kreon oder Panzytrat 25 000–40 000 Einheiten zu jeder Mahlzeit.

▶ Merke.

  - **Therapie der endokrinen Insuffizienz:** Orale Antidiabetika wirken in der Regel bei chronischer Pankreatitis nicht: Der Patient wird insulinpflichtig.

  - **Therapie der Schmerzen:** Zunächst endoskopisch oder chirurgisch angehbare Komplikationen abklären und entsprechend therapieren. Therapieresistente Schmerzen stellen eine Operationsindikation dar (s. u.).

▶ Merke.

Infrage kommen: ASS, Tilidinhydrochlorid, Pentazocin, Buprenorphin; ggf. kombiniert mit Neuroleptika.
Endoskopische Therapie: z. B. bei Pankreasgangsteinen: endoskopische Papillotomie und ESWL, bei Pankreasgangstenosen: Einlage von Stents in den Pankreasgang.
Operationsindikation: Therapieresistente Schmerzen, ein tumorverdächtiger Befund und lokale Komplikationen stellen die Indikation für ein operatives Vorgehen dar. Dabei sollte möglichst viel des Inselzellapparates erhalten werden.

Therapie: Die symptomatische Therapie der chronischen Pankreatitis beinhaltet die Behandlung der Schmerzen sowie der exokrinen und endokrinen Insuffizienz.

- **kausal:** Eine kausale Therapie ist nur in wenigen Fällen möglich. Diese gelingt z. B. bei einer Autoimmunpankreatitis durch eine immunsuppressive Therapie oder bei chronisch alkoholischer Pankreatitis durch Weglassen der auslösenden Noxe.

▶ **Merke.** Nur eine **absolute Alkoholkarenz** bzw. die Beseitigung einer bestehenden Grunderkrankung (z. B. Pankreasgangsteine) lassen den Zerstörungsprozess im Pankreas zum Stillstand kommen.

- **symptomatisch:**
  - **Therapie des akuten Schubs:** Sie entspricht der bei akuter Pankreatitis (s. S. 657).
  - **Therapie der exokrinen Insuffizienz:** Die Therapie besteht zum einen aus einer angepassten Ernährung, zum anderen aus der Pankreasenzymsubstitution.

  Ernährung: Eine auf viele kleine Mahlzeiten verteilte, **proteinreiche** (100–200 g/d), **fettarme** (20–25 % der Kalorien) **Kost**, ergänzt durch mittelkettige Triglyzeride (MCT, werden lipaseunabhängig resorbiert) ist zu empfehlen. Fettlösliche Vitamine (A, D, E, K) müssen substituiert werden. Ballaststoffe werden wegen ihres Blähpotenzials im Allgemeinen schlecht vertragen. Bei ausgeprägter Kachexie kann ggf. eine Elementardiät oder eine parenterale Ernährung erforderlich werden.

  Pankreasenzympräparate: Entscheidend ist die Zufuhr von Pankreasenzympräparaten, wobei 3–6 g Pankreatin erforderlich sind. Bei den Substitutionspräparaten, die heute frühzeitig auch als analgetika-einsparende Maßnahme zur Ruhigstellung der Bauchspeicheldrüse eingesetzt werden, ist auf einen hohen Lipasegehalt Wert zu legen (25 000–40 000 I.E. pro Hauptmahlzeit). Bewährt haben sich mikroverkapselte Enzyme (z. B. Kreon oder Panzytrat 3 × 1–2 Kapseln pro Mahlzeit), da die Lipase im Magen durch die Säure sehr rasch irreversibel zerstört wird, wenn nicht eine medikamentöse Säureblockade betrieben wird.

▶ **Merke.** Ziel der konservativen Therapie ist eine Gewichtszunahme, eine Reduktion des Stuhlgewichtes auf unter 350 g/d und der Stuhlfettausscheidung auf unter 15 g/d.

  - **Therapie der endokrinen Insuffizienz:** Patienten mit chronischer Pankreatitis werden im Verlauf der Erkrankung in der Regel **insulinpflichtig**. Bei der Insulinsubstitution ist die besondere Hypoglykämieneigung zu beachten. Diese resultiert aus der verminderten Glukagonsekretion (Gegenregulation fehlt) und der häufig im Rahmen der Alkoholabhängigkeit unregelmäßigen Nahrungsaufnahme. Häufig sind viele, aber „kleine" Insulingaben günstig.
  - **Therapie der Schmerzen:** Zunächst sollten endoskopisch oder chirurgisch angehbare Komplikationen abgeklärt und entsprechend therapiert werden. Schmerzen können z. B. durch einen erhöhten prästenotischen Druck bedingt bzw. verstärkt werden, daher sollten ggf. vorhandene Dränagehindernisse im Pankreasgangsystem möglichst beseitigt werden (s. u.). Therapieresistente Schmerzen stellen eine Operationsindikation dar (s. u.).

▶ **Merke.** Bei etwa 10 % aller Patienten ist wegen der anhaltenden Schmerzen mit einer Analgetikaabhängigkeit zu rechnen, daher sollten Schmerzmittel zurückhaltend eingesetzt werden.

Empfehlenswerte Analgetika reichen von ASS über Tilidinhydrochlorid bis zu Pentazocin und Buprenorphin. Eine Kombination mit Neuroleptika kann sinnvoll sein.
Endoskopische Therapie: Sie kann bei Pankreasgangsokklusion (z. B. bei Pankreasgangsteinen: endoskopische Papillotomie und ESWL, bei Pankreasgangstenosen: Einlage von Stents in den Pankreasgang) zum Einsatz kommen.
Operationsindikation: Therapieresistente chronische Schmerzen, ein tumorverdächtiger Befund und lokale Komplikationen (z. B. große Pseudozysten) stellen eine Operationsindikation dar. Um den Inselzellapparat zu schonen, ist man im Resektionsausmaß zunehmend zurückhaltender geworden.
Dränierende Verfahren werden bei Pseudozysten (s. u.) und einer massiven Gangektasie angewandt. In diesen Situationen kann auch eine endoskopische Dränage oder die Entfernung von Pankreasgangsteinen erfolgreich sein. Eine Kompression des

Gallengangs durch einen entzündlichen Pankreaskopftumor kann eine biliodigestive Anastomose erforderlich machen.

Prognose: Nicht wenige Patienten erleben das Ausbrennen des Entzündungsprozesses nicht mehr, weil sie bereits im Vorfeld Komplikationen erlegen sind. Die Letalität beträgt innerhalb von 10 Jahren 30–40 %, wobei Komplikationen vonseiten des Alkoholismus dominieren.

Prognose: Die Prognose wird wesentlich vom Fortbestehen des Alkoholabusus mitbestimmt. Nach 10 Jahren leben nur noch 60–70 % der Patienten.

▶ Exkurs.

Pankreaspseudozysten: Chronische Pankreaspseudozysten, deren Wandung aus narbigem Bindegewebe besteht, sind in 95 % d. F. postpankreatitischer Natur und bestehen aus einer Ansammlung von altem Blut, Pankreasenzymen, Gewebeflüssigkeit und nekrotischem Gewebe. Im Verlaufe einer akuten Pankreatitis entwickeln bis zu 30 % der Patienten Pseudozysten (in der Regel Solitärzyste), die sich in über 50 % spontan zurückbilden. Bei der chronischen Pankreatitis finden sich meist multiple, nur wenige Zentimeter große Zysten, die z. T. auch als Retentionszysten (meist < 3 cm) imponieren. Sie stehen gelegentlich mit dem Ductus Wirsungianus in Verbindung. Peripankreatische Nekrosen neigen zur Verflüssigung und imponieren dann als Pseudozyste. Besteht eine Kommunikation zum Gangsystem, können sie extrem groß werden. Spontanrupturen können sie verschwinden lassen **(spontane innere Dränage).**
Klinik und Komplikationen: Druckschmerz im Oberbauch, Übelkeit, Erbrechen und Gewichtsverlust sind die Leitsymptome der Pankreaspseudozysten. Verdauungsbeschwerden mit Durchfällen, nach links ausstrahlende Schmerzen, Koliken und Ikterus sind seltenere Begleiterscheinungen. Bei einigen Patienten ist eine tastbare Resistenz im Oberbauch nachweisbar, die man nicht selten besser sieht als fühlt. Häufig bestehen auch Symptome durch Kompression von Nachbarorganen wie Magen und Duodenum, Kolon, Ductus choledochus, Pfortader, Milzvene, Niere und Plexus coeliacus. Gefürchtete Komplikationen, denen man durch eine Operation zuvorkommen will, sind **Spontanrupturen** in Nachbarorgane wie Milz und Kolon oder **in die freie Bauchhöhle** sowie **Blutungen in die Zyste** oder eine **Arrosion der Milzarterie. Diagnostik:** Bei 50 % der Patienten findet man eine konstante Erhöhung der Serumamylase. Fieber, Leukozytose > 18 000/μl, Zeichen des paralytischen Ileus und positive Blutkulturen (in der Regel E. coli) sprechen für eine **infizierte Zyste** im Sinne eines Abszesses. Diagnostisches Verfahren der Wahl ist die **Sonografie** (Abb. F-3.9a), auch zur Verlaufsbeobachtung und bei Persistenz zur sonografisch gezielten Punktion. Vor einer Therapie der Pseudozyste erfolgt eine ERCP, um eine Kommunikation mit dem Gangsystem nachzuweisen. Eine ERCP sollte wegen der Gefahr der Zysteninfektion nur unter gleichzeitiger therapeutischer Intention vorgenommen werden!
Therapie und Prognose: Etwa ⅔ aller Pankreaspseudozysten bleiben komplikationslos, häufig bilden sie sich spontan innerhalb von 6–12 Wochen zurück. Die Indikation zu einem endoskopischen oder perkutanen Vorgehen wird bei einem Durchmesser > 5–6 cm und Größenzunahme oder bei Auftreten lokaler Komplikationen gestellt. Mögliche Verfahren sind eine perkutane ultraschallgezielte oder besser endosonografisch angelegte Duodeno- oder Gastrozystostomie (Einlage einer Dränage, die die Pseudozyste mit dem intestinalen Lumen verbindet). Besteht eine Verbindung des Pankreasgangs mit der Pseudozyste, erfolgte die endoskopische Dränage vom Duodenallumen durch die Papille bis in die Pseudozyste. Eine operative Dränage (Zystojejunostomie) oder eine Pankreasteilresektion des zystentragenden Abschnittes ist unter diesen Umständen nur selten erforderlich.
Eine Zyste sollte mindestens 6 Wochen lang nachweisbar sein und eine Größenzunahme zeigen, bevor eine endoskopische Therapie erfolgt.
Die Blutung in eine Zyste, die mit dem Pankreasgang kommuniziert und die sich durch eine **Wirsungorrhagie (Haemosuccus pancreaticus** = Blutung in den Pankreasgang) bemerkbar macht, ist mit einer Letalität von über 20 % belastet.

▶ Exkurs.

⊙ F-3.9 Bildgebung bei Pankreaspseudozysten

a Sonografie.
b Computertomografie.
c Kernspintomografie.
Z = Zyste

c aus: Henne-Bruns D., Dürig M., Kremer B.: Duale Reihe Chirurgie. Thieme; 2008

3.4.2 Pankreastumoren

Benigne Tumoren der Bauchspeicheldrüse sind selten. Dagegen werden zystische Tumoren (seröses und muzinöses Zystadenom, intraduktale papilläre muzinöse Neoplasie, Zystadenokarzinom) wegen des häufigen Einsatzes bildgebender Verfahren zunehmend häufiger als Zufallsbefunde entdeckt. Selten sind hormonell aktive, vom Inselzellapparat bzw. APUD-Zellen ausgehende Tumoren. Bei den häufigeren bösartigen Tumoren steht das vom Pankreasgangepithel ausgehende Pankreaskarzinom im Vordergrund.

Pankreaskarzinom

▶ **Definition.** Maligner Tumor der Bauchspeicheldrüse, bei dem es sich meist um ein Adenokarzinom mit schlechter Prognose handelt.

Epidemiologie: Nach dem Kolon- und Magenkarzinom ist das Pankreaskarzinom der häufigste Tumor des Gastrointestinaltraktes, in den westlichen Industrienationen lässt sich eine kontinuierliche Zunahme der Inzidenz feststellen. Die Mehrzahl der betroffenen Patienten ist zwischen 60 und 80 Jahre alt.

Ätiopathogenese: Die Ätiologie des Pankreaskarzinoms ist unbekannt. Als disponierende Faktoren werden Nikotin- und Alkoholkonsum diskutiert; weiterhin gelten Diabetes mellitus, Adipositas, genetische Faktoren und eine chronische Pankreatitis als Risikofaktoren. Auch Medikamente werden als mögliche Ursache diskutiert (Inkretinmimetika). 80–90 % aller Pankreaskarzinome sind im Pankreaskopfbereich lokalisiert. In der Regel handelt es sich um ein Adenokarzinom, das seinen Ausgang meist vom Gangepithel, seltener vom Azinusepithel, nimmt.

▶ **Merke.** Pankreaskörper- und Pankreasschwanzkarzinome haben eine besonders ungünstige Prognose, da sie selten Symptome hervorrufen, bevor sie in die Umgebung infiltrieren.

Klinik: Es gibt keine Frühsymptome. Vom Verschlussikterus abgesehen, der bei der bevorzugten Lokalisation im Pankreaskopf häufig beobachtet wird, weisen in den Rücken ausstrahlende Schmerzen, anhaltender Gewichtsverlust, Glukoseintoleranz, Neigung zu rezidivierenden Thrombophlebitiden (als paraneoplastisches Syndrom) und eine depressive Verstimmung auf einen bereits fortgeschrittenen Befund hin.
Der Tumor ist nur ausnahmsweise tastbar; eher seine Auswirkungen, z. B. die prallelastisch gefüllte Gallenblase (Courvoisier-Zeichen: Ikterus, schmerzlose Schwellung der Gallenblase), durch einen tumorbedingten Verschluss des Ductus choledochus.

▶ **Merke.** Ab einer Karzinomgröße von 2 cm kann die Pankreaskapsel durchbrochen werden, bis zu diesem Zeitpunkt sind die Patienten meist ohne Symptome. Dies erklärt, weshalb die Diagnose in der Regel zu spät gestellt wird und zum Zeitpunkt der Diagnose fast immer bereits regionäre Lymphknotenmetastasen bestehen.

Stadieneinteilung: Derzeit wird das Pankreaskarzinom, insbesondere unter prognostischem Aspekt, nach der TNM-Klassifikation vereinfacht in 4 Stadien unterteilt:
- Tumor auf das Pankreas beschränkt
- Pankreas und angrenzendes Gewebe betroffen
- auch regionale Lymphknoten befallen
- Fernmetastasen.

Diagnostik: Die größte Bedeutung kommt heute bei der initialen Diagnostik des Pankreaskarzinoms der **Sonografie** zu. Eine Früherkennung ist mit keinem diagnostischen Verfahren möglich. Mögliche Tumorzeichen sind neben dem Aufstau des Gallengangs Konturunregelmäßigkeiten der Organbegrenzung, ein inhomogenes echoarmes Schallmuster und ein aufgeweiteter Ductus Wirsungianus (Abb. F-3.10a). Typisch ist das sog. „double duct sign": die Erweiterung sowohl des Gallengangs als auch des Pankreasganges.
Zur Erkennung und zum Staging von malignen Pankreastumoren und befallenen Lymphknoten ist die **Endosonografie** wertvoll.

Die **CT** (Abb. **F-3.10b**) ist beim weiteren Staging des Tumors hilfreich (Lymphknotenmetastasen, Fernmetastasen). Endosonografie und **ERCP** (Abb. **F-3.10c**) tragen mit hoher Aussagekraft zur Diagnostik des Pankreaskarzinoms bei, da neben der Gangbeurteilung auch eine endosonografisch gesteuerte Punktion oder eine Biopsie aus einem stenosierten Gangabschnitt erfolgen kann. Weniger invasiv, aber ohne Möglichkeit zur Histologiegewinnung ist die MRCP. Typisches Merkmal ist der Gangabbruch oder eine Stenose mit prästenotischer Dilatation, hiervon sind häufig beide Gangsysteme („double duct sign") betroffen. Die ERCP sollte nur zur Biopsiegewinnung und bei therapeutischer Intention zum Einsatz kommen. Im Einzelfall ist das Vorgehen individuell festzulegen (kurativer Ansatz noch möglich oder palliative Situation).

Bei fehlendem präoperativem Nachweis von Metastasen wird eine R0-Resektion des Tumors durchgeführt und die Diagnose im Resektat histologisch gesichert, um eine Stichkanalmetastasierung zu vermeiden. Auch in dieser Situation kann in unklaren Fällen endosonografisch wegen der kurzen Punktionsstrecke eine Histologie oder Zytologie gewonnen werden. Wenn eine R0-Resektion nicht mehr möglich und eine Chemotherapie geplant ist, sollte Diagnose durch eine endosonografische, **ultraschall-** oder **CT-gesteuerte Feinnadelpunktion** gesichert werden. Das CT weist auch ggf. bereits vorhandene Lebermetastasen nach, in diesen Fällen besteht, wie auch bei Einbruch ins Duodenum oder in größere Gefäße, Inoperabilität.

Die **diagnostische Laparoskopie** kann zur Beurteilung der Operabilität des Pankreaskarzinoms eingesetzt werden, wenn bei T_2-Tumoren kleine extrapankreatische Herde (Leberoberfläche, Peritoneum) durch bildgebende Verfahren nicht nachgewiesen werden konnten.

Die **CT** (Abb. **F-3.10b**) ist beim weiteren Staging hilfreich. **ERCP** (Abb. **F-3.10c**) und Endosonografie erlauben eine histologische Sicherung.

Die Diagnose sollte zytologisch oder histologisch, insbesondere bei Inoperabilität, gesichert werden (endosonografische, **ultraschall-** oder **CT-gesteuerte Feinnadelpunktion** oder **Biopsie** bei **ERCP**).

F-3.10 Pankreaskarzinom

a Sonografischer Befund (Pfeile kennzeichnen das Karzinom).
b CT-Befund bei Pankreaskarzinom.
c ERCP-Befund bei Pankreaskopfkarzinom.

Laborparameter sind nur selten diagnostisch wegweisend, gelegentlich weist eine Hyperamylasämie oder ein Parameter einer akuten Pankreatitis auf die Tumorobstruktion des Bauchspeicheldrüsenganges hin. Tumormarker wie CEA oder CA 19-9 sind meist erst bei fortgeschrittenem Tumorwachstum und Metastasierung erhöht und tragen nicht zur Frühdiagnostik bei, sie dienen eher der postoperativen Verlaufskontrolle.

Therapie: Eine **kurative** chirurgische Behandlung, z. B. durch eine subtotale Duodenopankreatektomie mit Lymphadenektomie (pyloruserhaltende Whipple-Operation), ist wegen der späten Diagnosestellung nur bei wenigen Patienten (Pankreaskopfkarzinom, keine Fernmetastasen, lokale und allgemeine Operabilität) möglich; auch dann liegt die 5-Jahres-Überlebensrate unter 5 %. Die Mortalität liegt bei bis zu 20 %, die Morbidität bei 50 %.

Bei der überwiegenden Mehrzahl der Patienten müssen **palliative** Eingriffe angewandt werden, die eine Überlebenszeit von 6–9 Monaten bringen. Sie reichen von der Anlage einer biliodigestiven Anastomose, häufig kombiniert mit einer Gastroenterostomie, über die perkutane transhepatische Cholangiodränage bis zur endoskopisch platzierten inneren Galleableitung.

Die Ergebnisse der **Strahlen- und Chemotherapie** sind mit niedrigen Ansprechraten von 5–25 % eher **enttäuschend**. Die Bestrahlung kann zur **Linderung** des nicht selten analgetikaresistenten Pankreasschmerzes erfolgreich eingesetzt werden. Die Chemotherapie, allein mit Gemcitabin oder kombiniert mit 5-Fluoruracil (und Folinsäure), erreicht nur einen geringen lebensverlängernden Effekt. Eine Chemotherapie mit Folinsäure, 5-Fluoruracil, Oxaliplatin und Irinotecan (Folfirinox) führte zu einer Verlängerung des Überlebens von 6,8 auf 11,1 Monate. Eine intraoperative Bestrahlung bei R0-resezierten Patienten hat keine Überlebensverlängerung ergeben und sich deshalb nicht bewährt. Supportivmaßnahmen wie die Gabe von Pankreasenzympräparaten sind in erster Linie bei Steatorrhö indiziert.

Prognose: Schwierige Diagnose, schwierige Therapie und schlechte Prognose kennzeichnen das Pankreaskarzinom. Die 5-Jahres-Überlebensrate liegt unter 1 %, bei den „kurativ" resezierten Patienten unter 5 %.

Hormonell aktive Tumoren

▶ **Definition.** Hormonproduzierende Tumoren des Pankreas (Inselzelltumoren) gehen auf die hellen Zellen der Neuralleiste zurück und können als umschriebene Tumoren (**neuroendokrine Tumoren**) oder als **diffuse Hyperplasie** in Erscheinung treten, wobei ein oder mehrere Hormone (multihormonelle Tumoren, Facettentumor) produziert werden.

Häufigkeit: Hormonell aktive Tumoren der Bauchspeicheldrüse sind sehr selten. Aus diesem Grunde werden die einzelnen Krankheitsbilder hier nur kursorisch abgehandelt.

Klinik: Häufige Symptome sind Diarrhö, verminderte Glukosetoleranz und Flush (Tab. **F-3.13**).

F-3.13 Peptide und Hormone mit einer, im Fall einer exzessiven Überproduktion, ähnlichen klinischen Symptomatik

Diarrhö	verminderte Glukosetoleranz	Flush
▪ vasoaktives intestinales Polypeptid (VIP)	▪ VIP	▪ VIP
▪ Serotonin (5-Hydroxy-Tryptamin)	▪ Glukagon	▪ Serotonin
▪ Kalzitonin	▪ Somatostatin	▪ Substanz P
▪ Gastrin	▪ Wachstumshormon	▪ Kallikrein
▪ Prostaglandine	▪ ACTH	
▪ Bradykinine		
▪ Kallikrein		

Insulinom

Insulinome sind in 90% der Fälle benigne und mit 70–75% die häufigsten endokrin aktiven Tumoren der Bauchspeicheldrüse. In 90% der Fälle handelt es sich um Solitärtumoren, in 10% um multiple Geschwülste, eventuell im Rahmen einer **multiplen endokrinen Neoplasie I** (MEN I, s. S. 820).

Klinik: Die unkontrollierte, vom Blutglukosespiegel unabhängige Insulinausschüttung führt zu **nüchtern hypoglykämischen Zuständen** mit vasomotorischen Symptomen (Leitsymptom).

Die sog. **Whipple-Trias** ist gekennzeichnet durch Spontanhypoglykämien bei Nahrungskarenz, hypoglykämische Symptome (z. B. Schwitzen, Muskelzittern, Tachykardie) und eine prompte Besserung derselben auf Glukosegabe.

Mit zunehmender Dauer der Erkrankung treten Zeichen einer **Neuroglukopenie** (Unterversorgung des Gehirns mit Glukose) hinzu, die von Sehstörungen über Verhaltensänderungen bis hin zu psychiatrischen Krankheitsbildern (V. a. psychotische Symptome) reichen können, wodurch es nicht selten zu Fehldiagnosen kommt. Ein weiteres wichtiges Symptom ist die **Insulinmast**, Übergewicht durch vermehrte Zufuhr leicht aufschließbarer Kohlenhydrate. Unter Reduktionsdiät werden die Patienten hypoglykämisch.

Diagnostik: Ein Fastenversuch (bei Insulinom: Hypoglykämie mit Insulin-, C-Peptid- und Glukosebestimmungen im Verlauf) erlaubt die Diagnose zu stellen. Die Bestimmung des **C-Peptid-Spiegels** (**erhöht**) dient der Abgrenzung einer Insulinzufuhr von außen (= **Hypoglycaemia factitia**). Die **präoperative Lokalisationsdiagnostik** erfolgt mittels Endosonografie, (PET-)CT oder MRT (einschließlich MRT-Angiografie). Lässt sich der Tumor mit diesen Methoden nicht nachweisen, kann die Octreotid-Szintigrafie (Suche nach verstärkt speichernden Tumoren oder Metastasen, Abb. **F-3.11**) eingesetzt werden. **Intraoperativ** erfolgt die Lokalisationsdiagnostik anhand von: Palpation, Sonografie, ggf. selektive Insulinbestimmung im Pfortaderblut.

Insulinom

Häufigster endokrin aktiver Pankreastumor, der zu 90% benigne ist und meist solitär auftritt. Multiple Geschwülste (ca. 10%) entstehen evtl. im Rahmen einer **MEN I**.

Klinik: Leitsymptom des Insulinoms ist die **Nüchternhypoglykämie**. Mit zunehmender Krankheitsdauer dominieren zentralnervöse Störungen im Sinne einer **Neuroglukopenie**. Durch vermehrte Zufuhr leicht aufschließbarer Kohlenhydrate kommt es zur **Insulinmast**.

Diagnostik: Ein Fastenversuch erlaubt die Diagnose zu stellen. Die **präoperative Lokalisation** erfolgt durch: Endosonografie, (PET-)CT, MRT oder Octreotid-Szintigrafie (Abb. **F-3.11**).

F-3.11 Befunde bei Insulinom

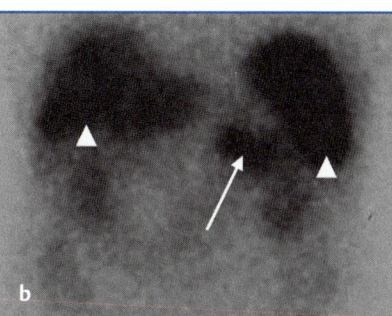

a MRT des Pankreas: signalreiche Raumforderung am Pankreasschwanz (Pfeil) bei klinischem V. a. Insulinom.
b Octreotid-Szintigrafie: Mehrbelegung im Bereich des Pankreasschwanzes (Pfeil); physiologische Octreotid-Aufnahme in Leber und Milz (Pfeilspitzen).

aus: Reiser M., Kuhn F. P., Debus J.: Duale Reihe Radiologie. Thieme; 2006

Therapie: Therapie der Wahl ist die Operation. Insulinome lassen sich bei einer Größe von wenigen Zentimetern meist problemlos operieren. Bei Inoperabilität kann eine Therapie mit Diazoxid (z. B. Proglicem) oder Octreotid (z. B. Sandostatin) – hemmen die Insulinsekretion – versucht werden. Chemotherapeutika (z. B. Streptozotocin und 5-FU [zerstören die B-Zellen]) kommen selten zum Einsatz.

Therapie: Insulinome lassen sich meist problemlos operieren. Bei Inoperabilität kann Diazoxid (Insulinsekretionshemmung) oder Octreotid versucht werden.

Gastrinom (Zollinger-Ellison-Syndrom)

Gastrinproduzierende Tumoren des Pankreas (80% d. F.) oder der Duodenalwandung (20% d. F.) führen zum **Zollinger-Ellison-Syndrom**. In 20% besteht eine MEN Typ I (s. S. 820).

Klinik: Leitsymptom sind **therapieresistente Magen- und Duodenalulzera** sowie **Sodbrennen** infolge einer exzessiven Säureproduktion. Bei jedem 4. Patienten finden sich Ulzera an atypischer Stelle im Ösophagus, postbulbär oder im Jejunum. Nicht wenige Patienten klagen über Diarrhöen in Verbindung mit einer Steatorrhö (Folge einer irreversiblen Inaktivierung der Lipase). Vereinzelt wurden neurotensinproduzierende N-Zellen in Gastrinomen des Pankreas gefunden. Neurotensin steigert die Motilität des Dünndarms. Es ist unklar, welche Symptome neben den vom Zollinger-Ellison-Syndrom her bekannten, zu erwarten sind.

Gastrinom (Zollinger-Ellison-Syndrom)

Klinik: Kennzeichnend sind **therapieresistente Magen- und Duodenalulzera**. Infolge exzessiver Säureproduktion kommt es zudem häufig zu Durchfällen mit Steatorrhö. Differenzialdiagnose: G-Zell-Hyperplasie des Antrums.

F 3 Pankreas

Differenzialdiagnostisch ist an eine G-Zell-Hyperplasie des Antrums zu denken.

Diagnostik und Therapie: Eine Magensekretionsanalyse, die Serumgastrinbestimmung mit Provokationstests mit Sekretin und der histologische Nachweis einer **Belegzellhyperplasie** sichern die Diagnose. Die Therapie besteht in der vollständigen Tumorresektion. Bei Inoperabilität des in 60 % der Fälle malignen Gastrinoms erfolgt eine hoch dosierte Therapie mit Protonenpumpenhemmern (PPI).

Karzinoid

Karzinoidedes Pankreas sind selten (0,5 % aller Karzinoide). Leitsymptome sind **Abdominalschmerzen** und **wässrige Durchfälle.** Das vom Tumor gebildete Serotonin, nachgewiesen durch die 5-Hydroxy-Indolessigsäure im Urin, führt zu einer intestinalen Hypermotilität. Erst bei einer ausgedehnten Lebermetastasierung kommt es zum klassischen Karzinoid-Syndrom (Näheres s. S. 536).

Verner-Morrison-Syndrom (Vipom)

Der Tumorproduziert vasoaktives intestinales Polypeptid (VIP), das wie Choleratoxin die intestinale und pankreatische Adenylatzyklase aktiviert und zu einer starken Pankreas- und Dünndarmsekretion führt.

Klinik: Kennzeichnend sind massive **wässrige Durchfälle** (4–6 l/d), eine **Hypokaliämie** und eine **Achlorhydrie** (auch WDHA-Syndrom genannt), hervorgerufen durch die Überproduktion von VIP. Man spricht auch von einer pankreatischen Cholera. Die Durchfälle führen sekundär über die Hypokaliämie nicht selten zu einer tubulären Niereninsuffizienz. Nebensymptome sind: pathologische Glukosetoleranz, Hypomagnesiämie, Hyperkalzämie und Flush-Attacken.

Diagnostik und Therapie: Der erhöhte **Plasma-VIP-Spiegel** sichert die Diagnose (evtl. zusätzlich Bestimmung von pankreatischem Polypeptid und Prostaglandin E). Ist eine Tumorenukleation nicht möglich, kommt eine symptomatische Therapie mit Somatostatin-Abkömmlingen (Octreotid) oder Streptozotocin infrage.

Glukagonom

Diese glukagonsezernierenden A-Zell-Tumoren des Pankreas sind selten. Klinisch findet sich zumeist ein nekrolytisches Erythema chronicum migrans (Abb. **F-3.12**), eine Hypoaminoazidämie, eine atrophische Glossitis und Stomatitis sowie eine pathologische Glukosetoleranz. Die Diagnose wird durch den erhöhten Serumglukagonspiegel gesichert (in der Regel > 300 pmol/l). Therapie der Wahl ist die chirurgische Exstirpation.

F-3.12 Erythema necrolyticum migrans

Hautveränderungen beim Glukagonom.
aus: Baenkler H. W. et. al.: Kurzlehrbuch Innere Medizin. Thieme; 2007

Somatostatinom

Diese oft malignen somatostatinproduzierenden Pankreastumoren gehen auf die D-Zellen des Inselapparates zurück. Entsprechend der Hemmwirkung des Somatostatins auf alle Stoffwechselvorgänge finden sich eine pathologische Glukosetoleranz, Steatorrhö, gastrale Hypochlorhydrie und erhöhte Inzidenz von Gallensteinen. Die Diagnose wird durch den erhöhten Serum-Somatostatin-Spiegel gestellt. Therapeutisch ist eine Tumorresektion anzustreben.

Diagnostik und Therapie: Gastrinbestimmung, Provokationstests und histologischer Nachweis **(Belegzellhyperplasie)** sichern die Diagnose. Die Tumorresektion bzw. bei Inoperabilität hoch dosiert PPI sind Methoden der Wahl.

Karzinoid

Karzinoide des Pankreas sind selten. Leitsymptome sind **Abdominalschmerzen** und **wässrige Durchfälle.** Erst nach Lebermetastasierung kommt es zum Karzinoid-Syndrom (s. S. 536).

Verner-Morrison-Syndrom (Vipom)

Klinik: Leitsymptome sind starke **wässrige Durchfälle**, eine **Hypokaliämie** und eine **Achlorhydrie**, die dem Vipom auch den Namen WDHA-Syndrom eingebracht haben.

Diagnostik und Therapie: Der erhöhte **Plasma-VIP-Spiegel** sichert die Diagnose. Ist eine Tumorenukleation nicht möglich, symptomatische Therapie mit Somatostatin oder Streptozotocin.

Glukagonom

Diese seltenen A-Zell-Tumoren des Pankreas bedingen eine pathologische Glukosetoleranz, ein nekrolytisches Erythema chronicum migrans (Abb. **F-3.12**) und eine atrophische Glossitis und Stomatitis. Therapie: chirurgische Exstirpation.

Somatostatinom

Im Vordergrund der Symptomatik steht eine gestörte Glukosetoleranz, zudem kann eine Steatorrhö und eine gastrale Hypochlorhydrie auftreten. Der Somatostatin-Spiegel ist erhöht, therapeutisch sollte der Tumor möglichst reseziert werden.

Multiple endokrine Neoplasie (MEN)

Siehe hierzu S. 820

Zystische Pankreastumoren

Das Vorkommen zystischer Pankreasläsionen nimmt mit dem Alter zu. Neben häufiger auftretenden Pseudozysten (s. S. 663) finden sich auch Neoplasien unterschiedlichen Malignitätsgrades. Es kann zwischen primär zystischen Neoplasien und Tumoren mit sekundär zystischer Degeneration unterschieden werden. Die Mehrzahl der zystischen Neoplasien entspricht einer der folgenden Krankheitsentitäten:
- **serös-zystische** Neoplasien
- **muzinös-zystische** Neoplasien
- **intraduktale papillär muzinöse** Neoplasien (IDPMN)
- **solid-papilläre** Neoplasie.

Sie unterscheiden sich in Prognose (Dignidität) und therapeutischem Vorgehen. Eine Verlaufsbeobachtung ist bei serös-zystischen Neoplasien und IDPMN möglich. Bei nicht sicher benignen Befunden ist eine operative Resektion anzuraten. Entscheidende diagnostische Maßnahme ist die Endosonografie mit Feinnadelpunktion und Aspiration des Zysteninhalts.

Diabetologie und Stoffwechsel

G

1 **Diabetologie** 673
2 **Stoffwechsel** 700

1 Diabetologie

1.1 Diabetes mellitus 673
1.2 Hypoglykämien 697

1.1 Diabetes mellitus

▶ Definition. Der Begriff Diabetes mellitus umfasst chronische Stoffwechselkrankheiten mit verminderter Insulinbildung oder Insulinwirkung. Gemeinsames Leitsymptom bei unbehandelten Patienten ist die chronische Hyperglykämie.

1.1.1 Physiologie

Glukosestoffwechsel

Kohlenhydrate zählen zu den wesentlichen **Energielieferanten** der Zelle. Wichtigster Baustein der Kohlenhydrate ist die **Glukose**. Der Glukosespiegel wird, mit Ausnahme des Pfortadersystems, beim Gesunden mit einer Konstanz von ca. 70– ≤ 100 mg/dl reguliert.

Die Leber nimmt bei der **Glukosehomöostase** eine zentrale Rolle ein, sie regelt den Zu- und Abstrom von Glukose. Leber (und auch Muskelzellen) können in kurzer Zeit große Mengen Glukose aufnehmen und diese dann entweder als Glykogen speichern oder in Energie umwandeln. Nervenzellen und Erythrozyten sind unmittelbar auf Glukose als Energielieferant angewiesen (nach Adaptation ist das Gehirn jedoch in der Lage, Ketonkörper zu verstoffwechseln). Muskeln wie auch andere Zellarten sind in der Lage, freie Fettsäuren und Ketonkörper als Energieträger zu oxidieren.

Die **Regulation des Blutzuckerspiegels** wird durch mehrere Hormone sichergestellt. Einerseits durch Insulin, als einziges blutzuckersenkendes Hormon, zum anderen durch die **insulinantagonistischen Hormone** Glukagon, Katecholamine, Wachstumshormon und Kortisol. Das physiologische Zusammenspiel dieser Hormone bewirkt, dass bei Nahrungskarenz zunächst durch eine Mobilisierung die Glykogenspeicher in Leber und Muskulatur (Glykogenolyse), bei längerer Nahrungskarenz durch eine Glukoseneubildung in Leber und Niere aus glukoplastischen Aminosäuren (Glukoneogenese) der Blutzucker konstant gehalten wird. Damit wird auch die Energieversorgung des ZNS sichergestellt, das auf Glukose als Energielieferant angewiesen ist und gewährleistet, dass unter Nahrungskarenz keine Hypoglykämien auftreten (erst nach längerem Hungern kann das ZNS auch Ketonkörper verwerten).

Insulin

Bildung: Aktives Insulin entsteht aus dem in den β-Zellen des Pankreas gebildeten Vorläufermolekül Proinsulin, durch proteolytische Abspaltung des sog. C-Peptids (zur diagnostischen Bedeutung des C-Peptids (S. 678)).

Sekretion: Die Insulinsekretion wird in Abhängigkeit von der Glukosekonzentration gesteuert. Ein erhöhter Blutzuckerspiegel stellt den Hauptreiz zur Ausschüttung von Insulin dar. Die Sekretion verläuft nach einem Glukosereiz biphasisch. Unabhängig von der prandialen Insulinausschüttung wird auch bei niedrigen Glukosespiegeln eine Basalsekretion von Insulin aufrechterhalten.

Neben Glukose wird die Insulinsekretion u. a. **stimuliert** durch Aminosäuren, gastrointestinale Hormone (z. B. GIP, CCK), β-adrenerge Substanzen und Azetylcholin. Gehemmt wird die Sekretion durch Adrenalin, Noradrenalin, Somatostatin wie auch durch verschiedene Pharmaka (z. B. Thiazide).

Wirkung: Insulin fördert die Aufnahme von Glukose in die Zellen (v. a. Muskel- und Fettzellen) und bedingt dadurch eine Senkung des Blutzuckerspiegels.

1.1 Diabetes mellitus

▶ Definition.

1.1.1 Physiologie

Glukosestoffwechsel

Glukose ist ein wichtiger **Energielieferant** der Zelle. Der normale Glukosespiegel liegt bei 70– ≤ 100 mg/dl.

Die Leber kann Glukose entweder als Glykogen speichern oder in Energie umwandeln. Nervenzellen und Erythrozyten sind ausschließlich auf Glukose als Energielieferant angewiesen.

Mehrere Hormone halten den Blutzuckerspiegel konstant: Insulin senkt den Blutzuckerspiegel, während Glukagon, Katecholamine, Wachstumshormon und Kortisol **insulinantagonistisch** wirken und den Blutzuckerspiegel anheben.

Insulin

Bildung: Aus Proinsulin entsteht in den β-Zellen des Pankreas durch proteolytische Abspaltung des sog. C-Peptids das Insulin.

Sekretion: Die Insulinsekretion erfolgt abhängig vom Blutzuckerspiegel. Hauptreiz für die Insulinausschüttung ist ein erhöhter Blutzuckerspiegel.

Wirkung: Insulin senkt den Blutzuckerspiegel durch vermehrte Aufnahme von Glukose in die Zellen (v. a. Muskel- und Fettzellen).

► Merke. Insulin ist das einzige Hormon, das eine Blutzuckersenkung bewirkt.

Insgesamt steigert Insulin anabole und hemmt katabole Stoffwechselvorgänge. Die Wirkungen von Insulin auf den **Kohlenhydrat-, Fett- und Proteinstoffwechsel** zeigt Tab. **G-1.1**.

G-1.1	Insulinwirkung auf den Stoffwechsel		
Insulinwirkung	Kohlenhydratstoffwechsel	Hemmung der Glukoneogenese und Glykogenolyse Förderung des Glukosetransports in die Zelle und der Glykogensynthese (v. a. in Leber und Muskel)	
	Fettstoffwechsel	Hemmung der Lipolyse Förderung der Lipogenese (in Leber und Fettzellen)	
	Proteinstoffwechsel	Hemmung der Proteolyse Förderung der Proteinsynthese (positiver Stickstoffwechsel)	
Auswirkungen bei Insulinmangel	Kohlenhydratstoffwechsel	gesteigerte Glukoneogenese und Glykogenolyse (um die durch den Insulinmangel fehlende Glukose in den Zellen bereitzustellen) reduzierte Glukoseaufnahme in die Zellen (→ Hyperglykämie)	
	Fettstoffwechsel	gesteigerte Lipolyse (mit Bildung von Ketonköpern → Ketoazidose)	
	Proteinstoffwechsel	gesteigerte Proteolyse	

Daneben hat Insulin auch Einfluss auf den Elektrolythaushalt, indem es durch Stimulation der Na^+-K^+-ATPase die **Kaliumaufnahme in die Zellen** fördert. Dies muss bei der Behandlung (Insulinsubstitution) eines diabetischen Komas beachtet werden, da hierdurch gefährliche Hypokaliämien ausgelöst werden können.

Bei **Insulinmangel** ensteht eine katabole Stoffwechselsituation, unter der es zu einem vermehrten Abbau von Eiweiß, Fett und Glykogen kommt (Tab. **G-1.1**).

1.1.2 Epidemiologie

In der Bundesrepublik Deutschland schätzt man die Diabeteshäufigkeit auf annähernd 8 %, mit steigender Tendenz. Über 90 % der Diabetiker sind Typ-2-Diabetiker.

1.1.3 Klassifikation

Tab. **G-1.2** zeigt die Klassifikation des Diabetes mellitus, entsprechend den zugrunde liegenden Ursachen.

G-1.2	Klassifikation des Diabetes mellitus (nach ADA 1997)
1. Typ-1-Diabetes	β-Zellzerstörung, die zu einem **absoluten Insulinmangel** führt **A** immunologisch bedingt (meistens) **B** idiopathisch bedingt
2. Typ-2-Diabetes	vorwiegende Insulinresistenz mit **relativem Insulinmangel**, bis hin zu einem vorwiegend sekretorischen Defekt mit Insulinresistenz
3. andere spezifische Diabetesformen	**A** genetischer Defekt der β-Zellfunktion (z. B. Chromosom 20, HNF-4α = MODY 1)
	B genetische Defekte der Insulinwirkung (z. B. Typ-A-Insulinresistenz)
	C Erkrankungen des exokrinen Pankreas (z. B. Pankreatitis)
	D Endokrinopathien (z. B. Cushing-Syndrom)
	E medikamentös oder chemisch induziert (z. B. Glukokortikoide)
	F Infektionen (z. B. kongenitale Röteln)
	G seltene immunvermittelte Diabetesformen (z. B. Antiinsulin-Rezeptorantikörper)
	H genetische Syndrome, die gelegentlich mit Diabetes assoziiert sind (z. B. Down- oder Turner-Syndrom)
4. Gestationsdiabetes	

1.1.4 Ätiopathogenese

Typ-1-Diabetes

Ausgelöst durch eine **Autoimmuninsulitis** werden die β-Zellen der Langerhansinseln des Pankreas zerstört. Es besteht eine **genetische Prädisposition**. Die HLA-Typisierung lässt eine Häufung von HLA-DR3 (Feinallele DR₃/DQ₂) und/oder -DR4 (Feinallele DR$_4$/DQ$_8$) erkennen (liegen diese Merkmale vor, ist das Risiko an einem Diabetes Typ 1 zu erkranken um das 4–10fache erhöht). Die Konkordanz bei eineiigen Zwillingen beträgt jedoch nur 30–50 %, d. h., dass ein **exogener Faktor** hinzukommen muss, der einen **Autoimmunprozess** in Gang setzt. Dieser führt dann zur Zerstörung der β-Zellen. Dieser Umweltfaktor ist noch nicht identifiziert, diskutiert werden Virusinfekte (z. B. Mumps, Röteln), Toxine und Chemikalien.

Prädisposition können **exogene Faktoren** (z. B. bestimmte Viren) den **Autoimmunprozess** auslösen.

▶ **Merke.** Erst wenn 80–90 % der β-Zellen im Pankreas zerstört sind, manifestiert sich der Typ-1-Diabetes.

▶ **Merke.**

Für den Autoimmunprozess spricht die bei frisch entdeckten Typ-1-Diabetikern nachweisbare Insulinitis mit lymphozytärer Infiltration und das Auftreten von Autoantikörpern (ICA, IAA, GADA, IA$_2$), die im Laufe weniger Jahre wieder verschwinden. Die Konstellation der mit einem Typ-1-Diabetes assoziierten HLA-Antigene und die unterschiedliche Persistenz von Inselzellantikörpern deuten darauf hin, dass es sich um kein einheitliches Krankheitsbild handelt. So können bei einer kleinen Gruppe der mit HLA-DR3 assoziierten Typ-1-Diabetiker noch andere autoimmune endokrine Mangelzustände bestehen (Morbus Addison, Hypothyreose, Polyendokrinopathie).

Sonderformen: Bei einem Teil der Typ-1-Diabetiker kommt es nach dem Ausbruch der Krankheit zu einer sog. Remissionsphase unterschiedlicher Dauer (Wochen, Monate), während der der Insulinbedarf stark absinkt (**honeymoon period**). Der **LADA** (late onset autoimmunity diabetes in the adult) ist ein erst im Erwachsenenalter auftretender Typ-1-Diabetes mit einem langsameren Verlust der β-Zellfunktion.

Für einen Autoimmunprozess sprechen histologisch eine Insulinitis mit lymphozytärer Infiltration sowie der Nachweis von Autoantikörpern. Der Typ-1-Diabetes kann mit anderen Autoimmunerkrankungen assoziiert sein, insbesondere bei Vorliegen von HLA-DR3.

Typ-2-Diabetes

Bei diesem Diabetes-Typ sind **genetische Faktoren** wesentlich stärker ausgeprägt als beim Typ-1-Diabetes. Die Konkordanz bei eineiigen Zwillingen beträgt mehr als 50 %. Eine HLA-Assoziation findet sich hier, im Gegensatz zum Typ 1, nicht.
Der **wichtigste Manifestationsfaktor** ist die **Überernährung mit Adipositas**. Die stetig vermehrte Nahrungszufuhr bewirkt eine **erhöhte Insulinsekretion**, die ihrerseits zu einer **peripheren Insulinresistenz** führt (d. h. es kommt zu einer mangelnden Insulinwirkung, die erhöhte Insulinspiegel erfordert, um Glukose in die Zellen aufnehmen zu können). Diese Insulinresistenz besteht wahrscheinlich schon Jahre vor der Manifestation des Diabetes (s. auch Exkurs) und wird zunächst durch die erhöhte Insulinsekretion kompensiert. Beim Typ-2-Diabetiker vermutet man, dass zusätzlich eine begrenzte Kompensationsfähigkeit des Pankreas besteht, die Insulinresistenz zu überwinden (diskutiert werden ein Kinasedefekt der Insulinrezeptoren und eine Verminderung der sog. Glukosetransporter). Außerdem ist von Bedeutung, dass die Leber vermehrt Glukose synthetisiert.
Unter **Sekundärversagen** versteht man ein Nachlassen der Wirkung von oralen Antidiabetika und ein Nachlassen der Insulineigenproduktion.

Typ-2-Diabetes

Genetische Faktoren spielen beim Typ-2-Diabetes eine größere Rolle als beim Typ-1-Diabetes.

Eine der **Hauptursachen** für den Typ-2-Diabetes ist die **Fettleibigkeit,** die zu **erhöhter Insulinsekretion** mit zunehmender **peripherer Insulinresistenz** führt. Ein weiterer ursächlicher Faktor ist die vermehrte Glukoseproduktion der Leber. Das Pankreas kann die Insulinresistenz durch eine Mehrproduktion von Insulin begrenzt kompensieren.

Bei Nachlassen der Wirkung oraler Antidiabetika bzw. der Insulineigenproduktion spricht man von **Sekundärversagen**.

▶ **Exkurs.** **Metabolisches Syndrom:** Als metabolisches Syndrom wird die Syntropie von **Dyslipoproteinämie** (Hypertriglyzeridämie oder HDL-Cholesterin ↓), **primär arterieller Hypertonie**, **Adipositas vom androiden Typ** (stammbetonte Fettverteilung) und **Typ-2-Diabetes** bzw. **gestörte Glukosetoleranz** bezeichnet. Das Syndrom ist mit einem **stark erhöhten Risiko** für eine **koronare Herzkrankheit** verbunden.
Die zugrunde liegende pathophysiologische Störung ist wahrscheinlich eine genetisch determinierte **Insulinresistenz**, die zunächst durch eine Hyperinsulinämie kompensiert wird. Die stetig erhöhten Insulinspiegel führen zu einem vermehrten Hungergefühl, die vermehrte Nahrungsaufnahme letztlich zu einer Hypertriglyzeridämie und Adipositas. Zudem scheint die Hyperinsulinämie die Na$^+$-Retention zu fördern (→ Hypertonie). Erst Jahre, wahrscheinlich Jahrzehnte später manifestiert sich die diabetische Stoffwechselstörung, oft zusammen mit dann schon bestehenden **kardiovaskulären Komplikationen**. Der Typ-2-Diabetes ist damit der Endpunkt einer viele Jahre bestehenden **Insulinresistenz** (Abb. **G-1.1**).
Therapie der Wahl ist zunächst eine kohlenhydrat-, fett- und natriumarme, hypokalorische Kost zur Gewichtsreduktion in Verbindung mit körperlicher Aktivität (moderates Ausdauertraining mit einer Belastung von ca. 60 % der max. Leistungsfähigkeit). Durch das körperliche Training kann mit einer Verbesserung der Gewebsempfindlichkeit für Insulin gerechnet werden.

▶ **Exkurs.**

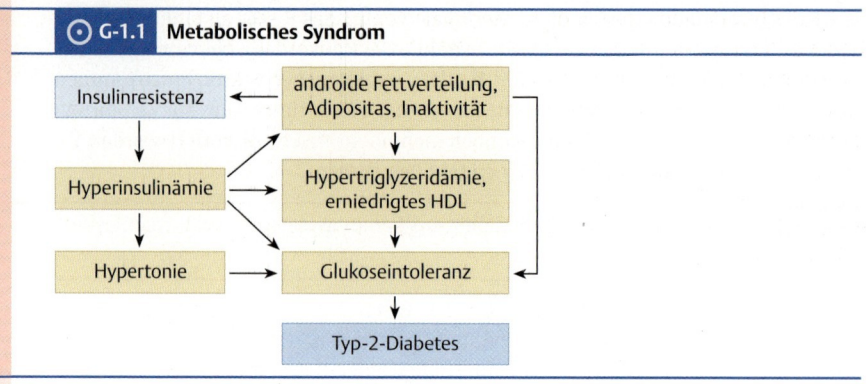

G-1.1 Metabolisches Syndrom

Andere Diabetesformen

Diese Diabetesformen resultieren aus einer Überfunktion extrapankreatischer innersekretorischer Drüsen (z. B. Akromegalie, Cushing-Syndrom, Phäochromozytom) und sind durch einen **relativen Insulinmangel** gekennzeichnet. Die gebildeten Hormone wirken insulinantagonistisch. Entweder durch eine Unterempfindlichkeit des Gewebes gegenüber Insulin, eine Hemmung der Insulinfreisetzung oder aber über eine gesteigerte Glukoneogenese.

Nach Therapie der Grunderkrankung sind diese Diabetesformen in der Regel reversibel. Dies gilt auch für den **Steroiddiabetes** (Entwicklung eines sekundären Diabetes unter Einnahme von Glukokortikoiden). Neben Glukokortikoiden können noch andere Medikamente wie Thiazide, Ovulationshemmer und Nikotinsäure manifestationsfördernd oder verschlechternd auf einen schon bestehenden Diabetes wirken. Auch endokrine Faktoren (z. B. Hyperthyreose), schwere Infekte, Stresssituationen und Lebererkrankungen können ursächlich sein.

Genetische Defekte der β-Zellfunktion (z. B. MODY-Form): Als **MODY-Typ** (**m**aturity **o**nset **d**iabetes of the **y**oung) wird ein nicht insulinabhängiger **Typ-2-Diabetes** bei Patienten **unter 25 Jahren** bezeichnet (autosomal-dominanter Erbgang). Charakteristisch sind eine starke familiäre Belastung, eine viele Jahre erhaltene Eigeninsulinproduktion und ein gutartiger Verlauf (diabetestypische Komplikationen sind selten). Es gibt 6 Formen, bei denen unterschiedliche genetische Defekte bestehen.

Gestationsdiabetes

In der Schwangerschaft besteht eine hormonell bedingte (HPL, Kortison u. a.) **periphere Insulinresistenz**. Der erforderliche Anstieg der Insulinproduktion nach dem 1. Trimenon auf das 2–3-fache übersteigt bei einigen Frauen die Kapazität des Pankreas, es resultiert eine pathologische Glukosetoleranz (ca. 3% der Schwangeren). Nach der Geburt normalisiert sich die Glukosetoleranz fast immer (s. auch S. 678).

1.1.5 Klinik

Der **Typ-1-Diabetes** manifestiert sich vorwiegend im jugendlichen Alter mit einem Erkrankungsgipfel zwischen dem 15. und 25. Lebensjahr. Je stärker der Insulinmangel, desto ausgeprägter ist die Symptomatik, unter Umständen manifestiert sich der Typ-1-Diabetes in Form eines Coma diabeticum (S. 679). Häufig geht der Manifestation ein fieberhafter Infekt voraus.

▶ Merke. **Klassische Symptome** des Diabetes sind **Polyurie** (durch osmotische Wirkung der Glukose), **Polydipsie** (als Folge der Polyurie) und **Gewichtsabnahme** (u. a. durch die Glukosurie → Kalorienverlust); oft findet sich auch eine **Leistungsschwäche** (durch gesteigerte Glukoneogenese → Muskelmasse ↓).

Bleibt der Diabetes länger unentdeckt, können Pruritus (z. B. durch die Exsikkose), bakterielle oder mykotische Hautinfektionen wie Furunkulose, Candidamykose, Balanitis (durch Abwehrschwäche) oder Schmerzen und Missempfindungen in den Füßen und Unterschenkeln auftreten. Der übrige klinische Befund ist unauffällig. Ist der Diabetes ketotisch entgleist, lässt sich ein obstähnlicher Azetonfötor riechen. Bei zunehmender Entgleisung sind dann weitere Symptome (S. 679) möglich (z. B. Pseudoperitonitis, Kußmaul-Atmung bis Koma).

Typ-2-Diabetiker sind meist älter als 40 Jahre und fast immer übergewichtig. Selten findet sich die klassische Symptomatik des Insulinmangels. Nur gelegentlich klagen die Patienten über Beschwerden wie Pruritus, Balanitis, nachlassende Libido oder auch über Missempfindungen und Schmerzen in den Beinen. Die Patienten sind häufig **adipös**, haben eine „gesunde Gesichtsfarbe" (Rubeosis diabetica), eine **Hypertonie** und **erhöte Triglyzeride** (metabolisches Syndrom (S. 675)). Die Diagnose wird meist zufällig bei einer Routineuntersuchung des Blutzuckers gestellt. Bleibt diese Diabetesform lange unerkannt, so können bereits Folgeerkrankungen bestehen (z. B. Polyneuropathie, pAVK, Retinopathie).

Typ-2-Diabetiker sind bei Erstmanifestation des Diabetes meist älter als 40 Jahre und übergewichtig. Häufig liegt ein metabolisches Syndrom vor **(Adipositas + Typ-2-Diabetes + Hypertonie + Hypertriglyzeridämie).**

≡ **G-1.3** Überblick der differenzialdiagnostischen Kriterien für Typ-1- und Typ-2-Diabetes bei Diagnosestellung (nach Praxisempfehlungen der DDG 2011)

Kriterien	Typ-1-Diabetes*	Typ-2-Diabetes
Manifestationsalter	meist Kinder, Jugendliche, junge Erwachsene	meist mittleres und höheres Erwachsenenalter
Auftreten/Beginn	akut bis subakut	meist schleichend
Symptome	häufig Polyurie, Polidipsie, Gewichtsverlust, Müdigkeit	häufig keine Beschwerden
Körpergewicht	meist normgewichtig	meist übergewichtig
Ketoseneigung	ausgeprägt	fehlend oder gering
Insulinsekretion	vermindert bis fehlend	subnormal bis hoch, qualitativ immer gestört
Insulinresistenz	keine (oder nur gering)	oft ausgeprägt
familiäre Häufung	gering	typisch
Konkordanz bei eineiigen Zwillingen	30–50 %	> 50 %
Erbgang	multifaktoriell (polygen)	multifaktoriell (sehr wahrscheinlich polygen, genetische Heterogenie möglich)
HLA-Assoziation	vorhanden	nicht vorhanden
diabetesassoziierte Antikörper	ca. 90–95 % bei Manifestation (GAD, ICA, IA-2, IAA)	fehlen
Stoffwechsel	labil	stabil
Ansprechen auf betazytotrope Antidiabetika	meist fehlend	zunächst meist gut
Insulintherapie	erforderlich	meist erst nach jahrelangem Verlauf der Erkrankung mit Nachlassen der Insulinsekretion

* Anmerkung: Der LADA (late onset autoimmunity diabetes in the adult) ist mit einem langsameren Verlust der ß-Zellfunktion verbunden. Beim LADA ist ein rasches Versagen auf orale Antidiabetika zu erwarten. Bei V. a. LADA: Analyse von GAD-Antikörpern zu empfehlen.

1.1.6 Diagnostik

Anamnese

Die Anamnese ist bedeutsam. Zu erfragen sind v. a. die **klassischen Symptome Polyurie, Polydipsie** und **Gewichtsverlust**, weiterhin Familienanamnese, Schwangerschaft, Leistungsknick und Symptome von Folgeerkrankungen (S. 681).

Anamnese

Die Anamnese liefert wichtige Informationen (z. B. familiäre Belastung, vermehrtes Durstgefühl, Leistungsknick).

▶ Merke. Die Diagnose Diabetes mellitus kann bei der Mehrzahl der Patienten durch die Anamnese bzw. klinische Symptomatik (S. 676) vermutet werden, gesichert wird sie allein durch die Bestimmung des Blutzuckers (Tab. **G-1.4**).

▶ Merke.

Labor

Lassen sich neben der klassischen Symptomatik (S. 676) Gelegenheits-BZ-Werte > 200 mg/dl (venöses Plasma o. kapillares Vollblut) nachweisen bzw. liegt die Nüchternblutglukose > 126 mg/dl (venöses Plasma) (Wiederholungsbestimmung!), steht die Diagnose Diabetes mellitus fest (Tab. **G-1.4**). Sind die BZ-Werte nicht eindeutig, muss ein oGTT (S. 678) durchgeführt werden.

Labor

Erhöhte Nüchternblutzucker-Werte > 126 mg/dl (venöses Plasma) sind beweisend für einen Diabetes mellitus (Tab. **G-1.4**). Sind die BZ-Werte unklar → oGTT (S. 678)

Blutzucker(BZ)-Bestimmung

Die **enzymatische BZ-Bestimmung** ist die Methode der Wahl zur Diagnose des Diabetes mellitus und für Verlauf und Therapiekontrolle unerlässlich. Folgende Methoden stehen zur Verfügung: Hexokinase- und Glukose-Dehydrogenase-Methode (photometrische Bestimmung) und Glukoseoxidase-Peroxidase-Methode (Peroxidase-Farbreaktion).

Blutzucker(BZ)-Bestimmung

Die **enzymatische BZ-Bestimmung** ist die Methode der Wahl zur Diagnose des Diabetes mellitus.

Zur **BZ-Selbstkontrolle** und Notfalldiagnostik werden Messgeräte verwendet, mit denen mittels Teststreifen der Blutzucker schnell (innerhalb von 5–30 s) elektrochemisch bestimmt werden kann (Einsatz nicht für diagnostische Zwecke!).

Normwerte des Blutzuckers

Der Normbereich des **Nüchternblutzuckers im kapillaren Vollblut** (i. d. R. gewonnen durch Lanzettenstich in die Fingerbeere, lateral des Fingernagels) liegt bei < 90 mg/dl (< 5 mmol/l). Die Glukosekonzentration im Plasma liegt höher als im Vollblut, da sich Glukose als wasserlösliches Molekül nur im Wasserverteilungsraum des Blutes findet.

Urinzucker- und Ketonkörperbestimmung

Eine Glukosurie ist von der **Nierenschwelle der Glukose** abhängig. Sie liegt bei Gesunden bei ca. **180 mg/dl**. Bei Kindern, Jugendlichen und Schwangeren ist sie nicht selten erniedrigt, auch bei der renalen Glukosurie, bei der die tubuläre Rückresorption gestört ist. Bei älteren Menschen und bei Diabetikern mit Nierenerkrankungen ist sie erhöht. Der Urinzucker kann mittels Teststreifen bestimmt werden. Auch zur Erfassung einer ketotischen Entgleisung können Ketonkörper (Warnzeichen bei Entgleisung – durch gesteigerte Lipolyse und Störung des Eiweißstoffwechsels entsteht neben der Hyperglykämie auch die Ketoazidose) mit Teststreifen bestimmt werden. Insbesondere die Bestimmung des Urinzuckers hat an Bedeutung verloren.

Oraler Glukosetoleranztest (oGTT)

Indikation: Der oGTT zur Diagnose einer gestörten Glukosetoleranz wird bei abnormer Nüchternglukose, bei entsprechenden Risikofaktoren (z. B. Adipositas, PCO-Syndrom) und bei V. a. Gestationsdiabetes empfohlen.

Durchführung: Vor dem Test wird über 3 Tage eine kohlenhydratreiche Ernährung (ca. > 150 g KH/d) durchgeführt. Am Untersuchungstag trinkt der Patient nüchtern (mindestens 10 h Nahrungskarenz) 75 g Glukose (oder äquivalente Menge hydrolysierter Stärke), gelöst in ca. 250–300 ml Wasser. Der Blutzucker wird nüchtern und nach 120 min bestimmt (zur Diagnostik eines Gestationsdiabetes auch nach 60 min). Bei Verdacht auf eine reaktive Hypoglykämie wird der Test verlängert und zusätzliche Glukosebestimmungen nach 150, 180, 210 und 240 min vorgenommen. Die Bewertung des oGTT zeigt Tab. **G-1.4**.

Störfaktoren: Falsch positiv auf das Testergebnis wirken sich längere Bettruhe, Magen- und Lebererkrankung, Infektionen, Menstruation und Stresssituationen aus.

G-1.4 Diagnosekriterien in Abhängigkeit vom Glukosewert (nach DDG-Leitlinien 2011)

	Zeitpunkt der Glukosemessung	kapilläres Vollblut	venöses Plasma
abnorme Nüchternglukose (IFG*)	nüchtern[1]	≥ 90 mg/dl (≥ 5,0 mmol/l) und < 110 mg/dl (< 6,1 mmol/l)	≥ 100 mg/dl (≥ 5,6 mmol/l) und < 126 mg/dl (< 7,0 mmol/l)
gestörte Glukosetoleranz (IGT**)	oGTT-2 h-Wert[2]	≥ 140 mg/dl (≥ 7,8 mmol/l) und < 200 mg/dl (< 11,1 mmol/l)	≥ 140 mg/dl (≥ 7,8 mmol/l) und < 200 mg/dl (< 11,1 mmol/l)
Diabetes mellitus	nüchtern[1]	≥ 110 mg/dl (≥ 6,1 mmol/l)	≥ 126 mg/dl (≥ 7,0 mmol/l)
	oGTT-2 h-Wert[2]	≥ 200 mg/dl (≥ 11,1 mmol/l)	≥ 200 mg/dl (≥ 11,1 mmol/l)
Gestationsdiabetes[3]	nüchtern[1]	***	≥ 92 mg/dl (≥ 5,1 mmol/l)
	oGTT nach 60 min	***	≥ 180 mg/dl (≥ 10,0 mmol/l)
	oGTT nach 120 min	***	≥ 153 mg/dl (≥ 8,5 mmol/l)

* IFG = impaired fasting glucose, **IGT = impaired glucose tolerance, ***Kapilläres Vollblut soll nach den Leitlinien der DDG bei Gestationsdiabetes nicht mehr verwendet werden;
1 = keine Kalorienzufuhr in den letzten 8 h, 2 = Durchführung (S. 678), 3 = liegt vor, wenn mind. 2 der Grenzwerte überschritten werden

Plasmainsulin- und C-Peptid-Bestimmung

Die Bestimmung des **Plasmainsulins** zur Diagnostik und zur Verlaufskontrolle des Diabetes mellitus ist in der Praxis entbehrlich. Die Bestimmung des sog. **C-Peptids** als Maß für die noch vorhandene endogene Insulinsekretion ist von Bedeutung. Zur Unterscheidung eines manifesten Typ-1-Diabetes von einem Typ-2-Diabetes ist die

Bestimmung der C-Peptidkonzentration aussagekräftig (bei Typ-1 ist C-Peptid kaum nachweisbar)

▶ **Merke.** Das C-Peptid ist eine Aminosäurenkette des Proinsulins, die bei der Umwandlung zu Insulin abgespalten wird. Daher entstehen bei der Sekretion von Insulin äquimolare Mengen C-Peptid, die einen direkten Rückschluss auf die noch erhaltene Insulinproduktion erlauben. Bei exogener Insulinüberdosierung misst man hohe Insulin-, aber niedrige C-Peptidwerte.

Glykohämoglobin HbA$_{1c}$-Bestimmung

Zur Beurteilung der Stoffwechseleinstellung eines Diabetikers dient die Bestimmung des Glykohämoglobins HbA$_{1c}$. Diese normal vorkommende Hämoglobinvariante entsteht durch eine nichtenzymatische Glykierung des Hämoglobinmoleküls, die kontinuierlich während der 120-tägigen Lebensdauer der Erythrozyten abläuft und von der Glukosekonzentration abhängig ist. Der Wert des HbA$_{1c}$ ist ein **ausgezeichnetes Maß** für die während der vorausgegangenen 8–10 Wochen bestehenden **durchschnittlichen Glukosekonzentrationen**. Der Normalwert des HbA$_{1c}$ (methodenabhängig, strenge Qualitätskontrolle notwendig) beträgt 4–6 % des Gesamthämoglobins. Der HbA$_{1c}$-Wert lässt die Güte der Stoffwechseleinstellung erkennen und ist im Gegensatz zu den Angaben des Patienten nicht manipulierbar, Therapieziel ist ein Wert < 6,5 %.

Glykohämoglobin HbA$_{1c}$-Bestimmung

Der HbA$_{1c}$-Wert ist ein Langzeit-Blutzuckerwert, mit dem der durchschnittliche Blutzuckerspiegel der letzten 8–10 Wochen ermittelt werden kann. Beim Gesunden liegt der Wert bei 4–6 %. Ziel der Diabetestherapie ist ein Wert < 6,5 %.

Immundiagnostik und HLA-Typisierung

Die Bestimmung der Inselzellantikörper (ICA), Insulinautoantikörper (IAA), Autoantikörper gegen Glutamatdecarboxylase (GADA) und Tyrosinphosphatase-verwandte Proteine (IA-2) und die HLA-Typisierung (DR-Locus) sind aufwändige Untersuchungen zur Bestätigung der Diagnose eines Typ-1-Diabetes. Sie sind zur Routinediagnostik nur in seltenen Fällen indiziert, haben jedoch bei wissenschaftlichen Studien zur Frühdiagnostik und Frühintervention Bedeutung.

Immundiagnostik und HLA-Typisierung

Immundiagnostik (z. B. Bestimmung der Inselzellantikörper, Insulinautoantikörper) und HLA-Typisierung sind zur Routinediagnostik bei V. a. Typ-1-Diabetes nur selten indiziert.

1.1.7 Differenzialdiagnose

Bei der **renalen Glukosurie** ist die tubuläre Rückresorption von Glukose gestört, die Patienten haben eine Glukosurie, aber normale BZ-Werte. Auch in der **Schwangerschaft** kann die Nierenschwelle für Glukose herabgesetzt sein (renale Schwangerschaftsglukosurie), es muss immer ein Schwangerschaftsdiabetes durch einen oralen Glukosetoleranztest (S. 678) ausgeschlossen werden. **Magenresezierte Patienten** zeigen manchmal nach kohlenhydratreichen Mahlzeiten resorptionsbedingt einen starken BZ-Anstieg mit Glukosurie, ohne dass ein Diabetes vorliegt. Auch bei akuten **Stresssituationen** (Ausschüttung von diabetogenen Hormonen wie Glukokortikoide, Katecholamine) kann eine pathologische Glukosetoleranz mit erhöhten BZ-Werten kurzfristig auftreten. Patienten mit **akuter Hepatitis** haben eine pathologische Glukosetoleranz, die sich nach Abheilen der Erkrankung wieder normalisiert.

1.1.7 Differenzialdiagnose

Differenzialdiagnostisch abzugrenzen sind eine **renale Glukosurie** (Glukosurie bei normalen BZ-Werten), eine **renale Schwangerschaftsglukosurie**, ein postprandialer starker BZ-Anstieg mit Glukosurie bei **Z. n. Magenresektion**. Eine pathologische Glukosetoleranz findet sich auch in **Stresssituationen** und bei **akuter Hepatitis**.

1.1.8 Komplikationen

Akute Komplikationen

Coma diabeticum

▶ **Definition.** Zu den schwersten Formen der diabetischen Stoffwechselentgleisung (Notfall!) zählen das **ketoazidotische und das hyperosmolare Koma**. Da beide Formen in ein Koma münden können, spricht man vom „Coma diabeticum". Da diese Stoffwechselentgleisungen in vielen Fällen jedoch ohne komatöse Bewusstseinsveränderungen auftreten, ist die Bezeichnung „Coma diabeticum" etwas irreführend.

1.1.8 Komplikationen

Akute Komplikationen

Coma diabeticum

▶ **Definition.**

Epidemiologie: Die jährliche Häufigkeit wird mit 3–5 Fällen pro 1000 Diabetiker angegeben.

Epidemiologie: Die jährliche Inzidenz liegt bei 3–5 Fällen pro 1000 Diabetiker.

Ätiopathogenese: Auslöser sind Infekte und/oder eine inadäquate Insulintherapie.

Das **ketoazidotische Koma** ist typisch für den Typ-1-Diabetiker, tritt also bei absolutem Insulinmangel auf. Es kommt zu Hyperglykämie (gesteigerte Gluconeogenese und Glykogenolyse) und gesteigerter Lipolyse mit **Bildung von „sauren" Ketonkörpern (Ketoazidose).**

Das **hyperosmolare Koma** ist typisch für den Typ-2-Diabetiker, tritt also bei relativem Insulinmangel auf. Das restliche körpereigene Insulin kann hier eine überschießende Lipolyse mit Bildung von Ketonkörpern verhindern.

Klinik: Das Koma entwickelt sich langsam (über Tage). 10 % der Patienten sind bewusstlos, 70 % bewusstseinsgetrübt. Hauptsymptom ist eine starke **Polyurie** mit nachfolgender **Polydipsie** und **Exsikkose.** Weitere Symptome sind Übelkeit und Erbrechen. Folge der Flüssigkeitsverluste sind Hypotonie bis hin zum hypovolämischen Schock. Beim **ketoazidotischen Koma** versucht der Körper, die Azidose durch verstärkte Atmung auszugleichen **(Kußmaul-Atmung).** Man riecht den **obstähnlichen Azetongeruch.**

Diagnostik: Neben der klinischen Symptomatik ist der **erhöhte Blutzucker** wegweisend (beim hyperosmolaren Koma oft > 1000 mg/dl, beim ketoazidotischen Koma meist > 300 mg/dl).

≡ G-1.5

▶ Merke.

Ätiopathogenese: Auslösende Faktoren sind Infekte und/oder eine inadäquate Insulintherapie.

- Das **ketoazidotische Koma** (meist bei Typ-1-Diabetikern) ist durch die Hyperglykämie (gesteigerte Gluconeogenese und Glykogenolyse bei verminderter peripherer Verwertung) und die Lipolysesteigerung mit **Bildung von Ketonkörpern** (Acetessigsäure, Beta-Hydroxybuttersäure, Azeton) und verringerter Utilisation mit nachfolgender **Ketoazidose** charakterisiert (pH < 7,3; Bicarbonat < 15 mmol/l). Ursachen sind der Insulinmangel (absoluter Insulinmangel beim Typ-1-Diabetes!) und die vermehrte Ausschüttung insulinantagonistischer Hormone (Glukagon, Katecholamine, STH, Kortisol). Folgen sind Verluste des Körpers an Glukose, Wasser, Kationen (Natrium, Kalium) und Ketonkörpern.
- Beim **hyperosmolaren Koma** kommt es zur hyperosmolaren Entgleisung infolge starker BZ-Erhöhung (meist bei Typ-2-Diabetes). Es besteht nur ein relativer Insulinmangel. Die noch vorhandene Insulinsekretion verhindert eine überschießende Lipolyse und damit die Bildung von Ketonkörpern in der Leber und somit auch die Entwicklung einer metabolischen Azidose. Häufigste Ursachen für diese Form der Entgleisung sind diätetische Fehler und medikamentöse Entgleisung.

Klinik: Nur 10 % der Patienten sind bewusstlos, 70 % haben einen Bewusstseinsstatus zwischen ungetrübt und komatös, bei 20 % der Patienten besteht keine Störung des Sensoriums. Ein Koma entwickelt sich meist im Verlauf einiger Tage, typische Symptome sind **zunehmend stärker** werdende **Polyurie** und **Polydipsie,** Leistungsschwäche, Übelkeit und Erbrechen. In der Regel klagen die Patienten über **gastrointestinale Beschwerden** (Übelkeit, Brechreiz, Erbrechen), die die **Exsikkose** verstärken (Volumendefizit kann durch vermehrte Flüssigkeitsaufnahme nicht mehr kompensiert werden). Zeichen der Exsikkose sind ein verminderter Hautturgor und trockene Schleimhäute. Im weiteren Verlauf kann es zur Hypotonie bis hin zum hypovolämischen Schock, zur Oligurie oder Anurie bis hin zur Niereninsuffizienz, zur Hypothermie und zu Reflexausfällen kommen. Beim **ketoazidotischen Koma** bestehen gelegentlich **heftige abdominelle Schmerzen,** die an ein akutes Abdomen denken lassen (Pseudoperitonitis diabetica). Als Ausdruck der Ketoazidose finden sich ein **obstähnlicher Azetongeruch,** eine tiefe **Kußmaul-Atmung** und eine Ketonurie. Beim hyperosmolaren Koma fehlen die Zeichen einer Ketoazidose.

Diagnostik: Neben der oben geschilderten wegweisenden Symptomatik, wird die Diagnose laborchemisch gesichert. Der **Blutzucker** ist immer erhöht, beim **hyperosmolaren Koma** oft > 1000 mg/dl, beim ketoazidotischen Koma meist > 300 mg/dl. Die Höhe des Blutzuckers korreliert jedoch nicht mit der Schwere der Ketoazidose. Einzelheiten s. Tab. **G-1.5.**

≡ G-1.5 **Unterscheidungskriterien des ketoazidotischen vs. hyperosmolaren Coma diabeticum**

	ketoazidotisches Koma	hyperosmolares Koma
Alter	junger Patient	alter Patient
Diabetes-Typ	meist Typ 1	meist Typ 2
Insulinmangel	absolut	relativ
Blutzucker	oft > 300 mg/dl	oft > 1 000 mg/dl
Ketonurie	+++	–
pH-Wert	< 7,3	normal
Standardbikarbonat	< 15 mmol/l	normal
Plasma-Osmolalität	erhöht	stark erhöht
Kußmaul-Atmung	+	–
Pseudoperitonitis diabetica	+	–

▶ **Merke.** Trotz K^+-Verlust (bedingt durch die osmotische Diurese → Polyurie) sind die K^+-Werte im Serum vor Beginn der Insulintherapie meist normal oder leicht erhöht, als Folge der azidosebedingten K^+-Verschiebung vom Intra- in den Extrazellulärraum. Cave: Hypokaliämie unter Insulintherapie!

Differenzialdiagnose: Der **hypoglykämische Schock** entwickelt sich – im Gegensatz zum Coma diabeticum – plötzlich aus gutem Befinden heraus, die Patienten zeigen feuchte Haut und Schleimhäute und Hyperreflexie. Ein Koma entwickelt sich langsam, Exsikkose und Erbrechen fehlen nie. Eine Unterscheidung ist durch den BZ-Schnelltest möglich. Wegen der gastrointestinalen Symptomatik und der tiefen Atmung (ketoazidotisches Koma) werden gelegentlich auch Fehldiagnosen wie z. B. **Appendizitis** oder **Hyperventilationstetanie** gestellt.

Therapie: Das Coma diabeticum ist ein ernster Notfall und bedarf der **Intensivüberwachung und -behandlung.** Die Prognose wird entscheidend durch die Dauer des Komas bestimmt. Die Therapie muss deshalb nach Diagnosestellung ohne Verzögerung begonnen werden. **Ziel** der Komabehandlung ist der **Ausgleich des Flüssigkeitsdefizits** (höchste Priorität) und **Elektrolytverlusts** (ca. 1 l/h; z. B. 0,9 % NaCl-Lösung), die **Behebung des Insulinmangels** (initial Normalinsulin i. v.) und beim ketoazidotischen Koma die **Beseitigung der Azidose.** Bei **hyperosmolarem Koma** muss Insulin meist niedriger dosiert werden. Auch sollten bei dieser Komaform keine hypotonen Lösungen infundiert werden, um eine rasche Änderung der Osmolalität und damit die Entwicklung eines osmotischen Gradienten zwischen Liquor- und Extrazellulärraum mit der Gefahr der Entwicklung eines Gehirnödems zu verhindern. Auch beim **ketoazidotischen Koma** sollte grundsätzlich ein zu schneller Abfall der Osmolalität vermieden werden. Als **Faustregel** gilt, dass der **Blutzucker in 4–8 Stunden nicht mehr als 50 % abfallen sollte.** Bei Abfall des Serumkaliums (Insulinwirkung) muss ggf. Kalium substituiert werden.

▶ **Merke.** Nicht eine möglichst schnelle Normalisierung des Glukosespiegels ist sinnvoll, sondern – wenn eine Tendenzwende nachgewiesen wird – sollte man sich mit der Therapie Zeit lassen.

Prognose: Die **Letalität** liegt mit **6–10 %** relativ hoch. Die Prognose ist abhängig von der Schwere und der Dauer der Stoffwechselentgleisung sowie vom Alter des Patienten.

Chronische Komplikationen (Folgeerkrankungen)

Lebenserwartung und -qualität werden heute nicht mehr durch metabolische, sondern durch die **vaskulären Komplikationen** des Diabetes bestimmt (Tab. **G-1.6**). Ca. 70–80 % aller Diabetiker versterben an vaskulären Komplikationen, nur ca. 1 % im Koma.

G-1.6 Manifestationsformen diabetischer Mikro- und Makroangiopathien

Art der diabetischen Angiopathie	Manifestationsform
▪ **diabetische Mikroangiopathie**	▪ diabetische Retino- und Makulopathie (S. 682) ▪ diabetische Nephropathie (S. 683) ▪ diabetische Neuropathie (S. 684)
▪ **diabetische Makroangiopathie in Kombination mit einer Neuropathie**	▪ diabetisches Fuß-Syndrom (S. 685)
▪ **diabetische Makroangiopathie**	▪ KHK, Myokardinfarkt (S. 62 und S. 686) ▪ Schlaganfall (s. S. 686 und S. 289) ▪ pAVK (S. 686 und S. 279)

- Retino- und Makulopathie
- Zerebralarteriensklerose
- koronare Herzkrankheit, Myokardinfarkt
- diabetische Nephropathie
- diabetische Neuropathie
- periphere Polyneuropathie
- periphere arterielle Verschlusskrankheit (pAVK)
- diabetisches Fuß-Syndrom
  - neuropathisch
  - angiopathisch

Diabetische Mikroangiopathie

Ätiopathogenese: Die Mikroangiopathie manifestiert sich insbesondere als **Retino-, Nephro-** und **Neuropathie.**

Die **chronische Hyperglykämie** scheint bei der Pathogenese eine zentrale Rolle zu spielen.

Diabetische Mikroangiopathie

Ätiopathogenese: Bei der diabetischen Mikroangiopathie handelt es sich um einen **generalisierten diabetesspezifischen Prozess,** von dem alle Kapillargebiete betroffen sind. Sie manifestiert sich in erster Linie als **Retino-** und **Nephropathie.** Weitere betroffene Gefäßgebiete sind **Herz, Füße, Muskelkapillaren, Konjunktivalgefäße** und die **Vasa vasorum und nervorum.**

Die **Pathogenese** ist noch nicht in allen Einzelheiten geklärt. Am wahrscheinlichsten ist die **metabolische Theorie,** nach der vor allem die chronische Hyperglykämie eine zentrale Rolle spielt. Dafür spricht, dass sie mit der Manifestation des Diabetes beginnt und umso stärker ausgeprägt ist, je länger der Diabetes dauert und je schlechter die Stoffwechselkontrolle ist. Die chronische Hyperglykämie führt zur **nichtenzymatischen Glykosylierung zahlreicher Proteine** (z. B. Hämoglobin, Serumproteine, Basalmembran) mit Bildung sog. AGE-Produkte (advanced glycosylated end products) und mit entsprechenden Funktionsänderungen. Die Folgen sind eine Verdickung und qualitative **Veränderung der kapillaren Basalmembran,** ein gestörter Sauerstofftransport der Erythrozyten und veränderte Fließeigenschaften des Blutes. Weitere Auswirkungen der Hyperglykämie sind eine **vermehrte Sorbitbildung** in verschiedenen Zellsystemen, eine **Störung der Hämostase** und eine vermehrte Bildung von Wachstumshormon und Wachstumsfaktoren. Die meisten dieser Veränderungen sind bei Normalisierung des Blutzuckers reversibel. Zusätzliche Risikofaktoren, die den Verlauf der Mikroangiopathie negativ beeinflussen, sind **Hypertonie** und **Zigarettenrauchen.**

Diabetische Retinopathie und Makulopathie

Tab. **G-1.7** fasst die verschiedenen Stadien der diabetischen Retinopathie und Makulopathie zusammen.

Diabetische Retinopathie und Makulopathie

Während Typ-1-Diabetiker bei Diabetesmanifestation selten eine Retinopathie oder Entwicklung zur Makulopathie aufweisen, findet sich diese bei Typ-2-Diabetikern in ca. ⅓ d. F., was wohl darauf zurückzuführen ist, dass Typ-2-Diabetiker jahrelang unentdeckt bleiben. Die **unterschiedlichen Stadien** zeigt Tab. **G-1.7.**

G-1.7 Stadien und ophthalmologischer Befund der diabetischen Retinopathie und Makulopathie (nach DDG Praxis-Leitlinien 2010)

1.1 Nichtproliferative diabetische Retinopathie (NPDR)
- milde Form: Mikroanaurysmen vorhanden
- mäßige Form: zusätzlich einzelne intraretinale Blutungen, perlschnurartige Venen
- schwere Form: „4-2-1-Regel", > 20 Mikroaneurysmen, intraretinale Blutungen in 4 Quadranten oder perlschnurartige Venen in 2 Quadranten oder intraretinale mikrovaskuläre Anomalien (IRMA) in 1 Quadranten

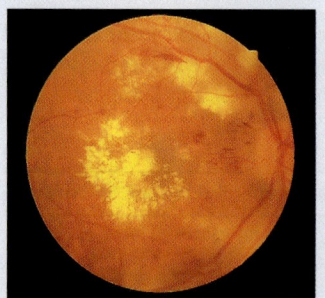

Punkt- und spritzerförmige Blutungen, gelblich harte Exsudate, diffuses Ödem der Netzhaut am hinteren Pol.

1.2 Proliferative diabetische Retinopathie (PDR)
- Papillen- und papillenferne Proliferation
- Glaskörperblutung, Netzhautablösung

Massive extraretinale Neovaskularisation, begleitende präretinale Blutungen, Traktionsablatio.

2. diabetische Makulopathie
2.1 fokales Makulaödem / 2.2 diffuses Makulaödem / 2.3 ischämische Makulopathie

integrierte Abbildungen aus: Sachsenweger, M.: Duale Reihe Augenheilkunde. Thieme; 2003

▶ **Merke.** Da die Retinopathie vom Patienten unbemerkt entsteht, sind **regelmäßige ophthalmoskopische Untersuchungen des Augenhintergrundes,** zunächst jährlich, nach zehnjähriger Diabetesdauer halbjährlich erforderlich, um möglichst frühzeitig therapeutisch eingreifen zu können.

▶ **Merke.**

Therapie: Therapie der Wahl bei bestehender Retinopathie ist die **rechtzeitige Laserkoagulation.** Auch die sogenannte Vitrektomie wird heute bei ausgeprägten proliferativen Veränderungen und Einblutungen in den Glaskörper mit Erfolg eingesetzt. Die medikamentöse Therapie mit sog. gefäßabdichtenden Substanzen ist umstritten.

Therapie: Therapie der Wahl bei Retinopathie ist die Laserkoagulation.

Verlauf und Prognose: Die Entwicklung der Retinopathie ist eng mit der Diabetesdauer korreliert, 20 Jahre nach Manifestation eines Typ-1-Diabetes sind bis zu 95 % aller Diabetiker betroffen.

Verlauf und Prognose: Nach 20 Jahren sind bis zu 95 % aller Typ-1-Diabetiker betroffen.

▶ **Merke.** In den Industrienationen ist in der Altersgruppe der 30–60-Jährigen der Diabetes mellitus die häufigste Erblindungsursache.

▶ **Merke.**

Diabetische Nephropathie

Die Häufigkeit und Schwere der diabetischen Nephropathie (s. auch S. 902) zeigt eine deutliche Abhängigkeit von der Diabetesdauer sowie von der Stoffwechsel- und Hypertonuseinstellung; wobei ca. 40 % der Typ-1-(und wohl auch Typ-2-)Diabetiker eine Nephropathie entwickeln.

Das pathologisch anatomische Substrat der Mikroangiopathie der Glomerulumkapillaren ist die **diffuse** und **noduläre Glomerulosklerose** (Kimmelstiel-Wilson). Da häufig arteriosklerotische und pyelonephritische Veränderungen hinzukommen, wird allgemein etwas unscharf von der diabetischen Nephropathie gesprochen. Sie entwickelt sich schleichend und verläuft in Stadien (Tab. **G-1.8**).

Diabetische Nephropathie

40 % der Typ-1- und Typ-2-Diabetiker entwickeln eine diabetische Nephropathie (s. auch).

Das charakteristische histologische Merkmal ist die **diffuse** und **noduläre Glomerulosklerose** (Kimmelstiel-Wilson).
Stadien der diabetischen Nephropathie: Tab. **G-1.8**

G-1.8 Stadien der diabetischen Nephropathie (nach Praxisempfehlungen der DDG 2011)

Stadium		Albumin/Kreatinin-Quotient im Urin mg/g	glomeruläre Filtrationsrate ml/min	Bemerkungen
1.	**Nierenschädigung mit normaler Nierenfunktion**			
a	Mikroalbuminurie	♂ 20–200*, ♀ 30-300*	> 90	S-Kreatinin normal
b	Makroalbuminurie	♂ > 200*, ♀ > 300*	> 90	Blutdruck im Normbereich steigend oder Hypertonie, Dyslipidämie, raschere Progression von KHK, AVK, Retinopathie und Neuropathie
2.	**Nierenschädigung mit Niereninsuffizienz**			
a	leichtgradig	♂ > 200**, ♀ > 300**	60–89	S-Kreatinin grenzwertig oder erhöht
b	mäßiggradig	abnehmend	30–59	Hypertonie, Dyslipidämie, Hypoglykämieneigung, rasche Progression von KHK, AVK, Neuropathie, Retinopathie. Anämieentwicklung, Störung des Knochenstoffwechsels
c	hochgradig	abnehmend	15–29	
d	terminal		< 15	

* bei Konzentrationsmessung ohne Bezug auf U-Kreatinin gilt: 20-200 mg/l
** bei Konzentrationsmessung ohne Bezug auf U-Kreatinin gilt: > 200 mg/l

▶ **Merke.** Die frühzeitige Diagnose einer beginnenden Nephropathie durch den Nachweis einer Mikroalbuminurie (20–200 mg/ml) und die konsequente Senkung des Blutdrucks in den unteren Normbereich (< 130/ < 80 mmHg) sind, neben einer konsequenten BZ-Einstellung, von besonderer Bedeutung für die Prognose, da dieses Stadium noch therapeutisch beeinflusst werden kann. Daher gehört bei Patienten mit Diabetes mellitus die jährliche Bestimmung von Mikroalbumin im Urin zur Routinediagnostik.

▶ **Merke.**

Therapie: ACE-Hemmer und AT$_1$-Rezeptoren-Blocker sind als protektive Maßnahme (Cytoprotektion) und zur Senkung des Blutdrucks von besonderer Bedeutung. Die Ernährung sollte nicht eiweißreich, sondern eher eiweißbeschränkt sein. Ebenso erforderlich ist die konsequente Behandlung der kardiovaskulären Risikofaktoren einschließlich Nikotinverzicht. Sind die Möglichkeiten einer konservativen Therapie erschöpft, muss eine Dialysebehandlung begonnen bzw. eine Nierentransplantation vorgenommen werden.

Therapie: ACE-Hemmer und AT$_1$-Rezeptoren-Blocker wirken nephroprotektiv, daher werden sie zur Blutdrucksenkung bevorzugt eingesetzt. Wichtig ist außerdem eine Eiweißreduktion mit der Nahrung sowie die Behandlung kardiovaskulärer Risikofaktoren.

> **Merke.** Im Rahmen einer diabetischen Nephropathie kann der Insulinbedarf bei zunehmender Niereninsuffizienz abnehmen (renaler Insulinabbau und renale Glukoneogenese vermindert).

Verlauf und Prognose: Die diabetische Nephropathie bestimmt die **Lebenserwartung junger Diabetiker**. Etwa ein Viertel aller Dialysepatienten haben eine diabetische Nephropathie.

Verlauf und Prognose: Die Lebenserwartung **junger Diabetiker** wird durch das Auftreten der **diabetischen Nephropathie** bestimmt. Nach 20 Jahren Diabetesdauer haben etwa 25 %, nach 40 Jahren > 40 % der Patienten eine klinisch manifeste Nephropathie entwickelt. Andererseits sind nach 40-jähriger Diabetesdauer ca. 40 % immer noch frei von Nephropathie. Auch bei **Typ-2-Diabetikern** ist eine hohe Inzidenz einer **dialysepflichtigen terminalen Niereninsuffizienz** feststellbar; etwa ein Viertel aller Dialysepatienten haben eine diabetische Nephropathie. Bei gleichzeitigem Vorliegen weiterer kardiovaskulärer Risikofaktoren findet sich bei diesen Patienten eine besonders hohe Mortalität: die mittlere 1-Jahres-Überlebenszeit liegt bei 78 % und die 5-Jahres-Überlebenszeit bei 23 %.

Diabetische Neuropathie

Diabetische Neuropathie

> **Definition.**

> **Definition.** Die diabetische Neuropathie umfasst chronische Störungen der Funktion und Struktur motorischer, sensibler und autonomer Nerven.

Epidemiologie: Insbesondere älteren Patienten und Patienten mit längerer Diabetesdauer und schlechter Stoffwechseleinstellung sind betroffen.

Epidemiologie: Sie ist häufiger bei älteren Patienten, bei längerer Diabetesdauer, bei schlechter Stoffwechseleinstellung und bei Patienten mit ausgeprägter Mikroangiopathie. Insgesamt wird die Häufigkeit nach 10 Krankheitsjahren mit ca. 50 % angegeben.

Pathogenese: Ursächlich sind **metabolische Veränderungen** und eine Mikroangiopathie der Vasa nervorum.

Pathogenese: Als pathogenetische Faktoren werden **metabolische Veränderungen** (Anhäufung von Sorbit in den Schwann'schen Zellen, Myoinositolmangel, Glykosylierung von Myelinscheidenproteinen bei schlechter Stoffwechseleinstellung) und eine Mikroangiopathie der Vasa nervorum diskutiert.

> **Merke.**

> **Merke.** Von der eigentlichen diabetischen Neuropathie sind akute, funktionelle, **schnell reversible neurologische Störungen** abzugrenzen, die **bei Diabetesbeginn oder nach einem Koma** auftreten können. Sie äußern sich in sensorischen Reizerscheinungen und bilden sich nach der Stoffwechselnormalisierung rasch zurück.

Formen:
- symmetrische, periphere sensomotorische Polyneuropathie
- asymmetrische, proximale vorwiegend motorische (amyotrophe) Neuropathie
- Mononeuropathie
- autonome Neuropathie.

Die **symmetrische sensomotorische Polyneuropathie** ist am häufigsten. Die Beschwerden treten insbesondere an **Füßen und Unterschenkeln** auf. Die Patienten klagen über Taubheitsgefühl Kribbeln und brennende Schmerzen („burning feet"), v. a. nachts.

Typisch für die **asymmetrische, motorische Neuropathie** sind Schwäche und Schmerzen im Bereich der Oberschenkel.

Die **Mononeuropathie** betrifft sowohl Hirnnerven als auch periphere Nerven. Symptome der **autonomen diabetischen Neuropathie** sind in Tab. **G-1.9** zusammengefasst.

Formen: Folgende Formen, die isoliert oder kombiniert auftreten können, lassen sich abgrenzen:
- symmetrische, periphere sensomotorische Polyneuropathie
- asymmetrische, proximale vorwiegend motorische (amyotrophe) Neuropathie
- Mononeuropathie
- autonome Neuropathie.

Am häufigsten ist die **symmetrische sensomotorische Polyneuropathie** mit distal betonten sensiblen Dys-, Hypo- und Parästhesien besonders an **Füßen und Unterschenkeln**. Diese äußern sich in Taubheitsgefühl, Kribbeln, Ameisenlaufen, Kältegefühl, brennenden Schmerzen („burning feet") und Wadenkrämpfen. Typisch ist die Zunahme der Beschwerden bei Nacht. Auch motorische Störungen sind möglich. Frühsymptome sind Veränderungen des Berührungs-, Kalt- und Warmempfindens sowie des Lagesinns.

Bei der **asymmetrischen, motorischen Neuropathie** treten Schwäche und Schmerzen im Bereich der Oberschenkel und der Beckenmuskulatur auf.

Von der **Mononeuropathie** können sowohl Hirnnerven (z. B. N. facialis oder N. oculomotorius) als auch periphere Nerven (N. medianus, N. peronaeus) betroffen sein (→ Paresen). Die **autonome diabetische Neuropathie** (ADN) kann grundsätzlich alle Funktionen des vegetativen (sympathischen und parasympathischen) Nervensystems beeinträchtigen. Die einzelnen Organsysteme können unterschiedlich stark betroffen sein (Tab. **G-1.9**).

Therapie: Am wichtigsten ist ein langfristig gut eingestellter Blutzuckerstoffwechsel, ggf. Gabe von Thioctsäure, Antikonvulsiva oder trizyklischen Antidepressiva.

Therapie: Die Therapie ist unbefriedigend. Unbedingt ist eine Stoffwechselnormalisierung anzustreben, ein Versuch mit Thioctsäure ist gerechtfertigt. Bei der schmerzhaften Neuropathie können Antikonvulsiva oder trizyklische Antidepressiva eingesetzt werden. Die Therapie der autonomen diabetischen Neuropathie ist je nach betroffenem Organsystem symptomatisch.

G-1.9 Symptome der autonomen diabetischen Neuropathie

betroffenes Organ bzw. System	Symptome/Befunde
kardiovaskuläres System	Ruhetachykardie, Herzfrequenzstarre, Herzrhythmusstörungen, stumme Myokardischämie, schmerzlose Myokardinfarkte, orthostatische Hypotonie
Gastrointestinaltrakt	Gastroparese (Völle- und Druckgefühl), (nächtliche) Durchfälle im Wechsel mit Obstipation, Dysphagie und Dyspepsie
Urogenitalsystem	erektile Dysfunktion, retrograde Ejakulation und Blasenatonie
Haut	trophische Störungen in Form von Hyperkeratosen, Malum perforans pedis (S. 685), Schweißsekretionsstörungen (da Thermoregulation gestört)
Augen	gestörte Pupillenmotorik (verlangsamte Mydriasis)
Knochen	Osteoarthropathie (aseptische Osteolysen [Charcot-Fuß])
neuroendokrines System	z. B. Symptomarmut bei auftreten einer Hypoglykämie

Verlauf: Die Neuropathie ist nur selten für sich allein Ursache einer erhöhten Mortalität; bei diabetischem Fuß jedoch von ganz entscheidender Bedeutung für die Morbidität.

Verlauf: Die Neuropathie ist ein Risikofaktor für das diabetische Fuß-Syndrom.

Diabetisches Fuß-Syndrom (DFS)

▶ **Definition.** Unter diesem Begriff werden Läsionen des Diabetikers an den Füßen zusammengefasst, die sich infizieren und zu einem Ulkus oder einer Gangrän mit entsprechenden Komplikationen führen können (erhöhtes Amputationsrisiko bei Diabetikern).

Diabetisches Fuß-Syndrom (DFS)

▶ **Definition.**

Ätiologie: Makroangio- und Neuropathie sind an der Entstehung maßgeblich beteiligt. Auslösende Faktoren sind häufig schon geringfügige lokale **Traumen** durch falsche Nagelpflege oder drückende Schuhe und **Infektionen** durch mangelnde Fußhygiene (Fußpilze).

Ätiologie: Ursächlich sind die diabetische Makroangio- und Neuropathie. Auslöser können lokale **Traumen** oder **Infektionen** sein.

Einteilung: Es werden der **neuropathisch diabetische Fuß** (v. a. bei jüngeren Typ-1-Diabetikern) und der **ischämischer Fuß bei pAVK** unterschieden. Bei ca. ⅓ der Patienten mit diabetischem Fuß treten die Störungen kombiniert auf.
- **neuropathisch diabetischer Fuß:** Der Fuß ist warm mit trockener Haut. Im Bereich starker Verhornungen z. B. an Groß- und Kleinzehenballen, finden sich scharf ausgestanzte, meist schmerzlose Geschwüre (**Mal perforant,** Abb. **G-1.2 a,b**), bei gut tastbaren Fußpulsen. Die Patienten suchen deshalb oft sehr spät ihren Arzt auf.
- **ischämischer Fuß:** Die Läsionen manifestieren sich in der Regel an Zehen und Ferse als schmerzhafte **Gangrän** (Abb. **G-1.2c**), (feuchte Gangrän infolge von Infektionen), die **Fußpulse** sind **nicht tastbar.** Verglichen mit Nichtdiabetikern ist die Symptomatik wegen der oft mitbeteiligten Neuropathie diskreter, d. h., die typische Claudicatio intermittens kann fehlen.

Einteilung: Man unterscheidet den neuropathisch diabetischen Fuß und den ischämischen Fuß.
- **neuropathisch diabetischer Fuß:** warmer, rosiger Fuß mit trockener Haut, schmerzlose Geschwüre an den Fußsohlen, tastbare Fußpulse (Abb. **G-1.2 a,b**)
- **ischämischer Fuß:** blasser, kalter Fuß, Fußpulse nicht tastbar. Verletzungen sind äußerst schmerzhaft, ggf. schmerzhafte **Gangrän** (Abb. **G-1.2c**).

⊙ G-1.2 Klinische Befunde des diabetischen Fußes

a, b Mal perforant (a) mit Druckulkus an der II. Zehe (b).
c Gangränöser Fuß (vaskulär bedingt).

c aus: Baenkler H. W. et al.: Kurzlehrbuch Innere Medizin. Thieme; 2007

Zur Klassifikation diabetischer Fußläsionen nach Wagner s. Tab. **G-1.10**.

Je nach Ausmaß der Gewebszerstörung, Infektion und/oder Ischämie kann das DFS klassifiziert werden (Tab. **G-1.10**).

G-1.10 Wagner-Klassifikation des DFS

Grad	Läsion
0	keine Läsion, ggf. Fußdeformation
1	oberflächliches Ulkus
2	tiefes Ulkus bis zur Gelenkkapsel, zu Sehnen oder Knochen
3	tiefes Ulkus mit Abszedierung, Osteomyelitis, Infektion der Gelenkkapsel
4	begrenzte Nekrose im Vorfuß- oder Fersenbereich
5	Nekrose des gesamten Fußes

Therapie und Prophylaxe: Neben gut eingestellten BZ-Werten sind vorbeugende Maßnahmen (z. B. Fußpflege, geeignetes Schuhwerk) sowie eine regelmäßige Inspektion der Füße wichtig. Bei offenen Stellen am Fuß sind eine **absolute Entlastung des Fußes** (Bettruhe), eine lokale Wundbehandlung, ggf. Wunddébridement, bei **infizierter Gangrän** eine **antibiotische Behandlung** (vorwiegend gegen Staph. aureus) indiziert.

Therapie und Prophylaxe: Da der **neuropathische Fuß** meist keine Schmerzen hervorruft, sind **Prophylaxe** und **Früherkennung** besonders wichtig. Vorbeugende Maßnahmen sind, neben gut eingestellten BZ-Werten, regelmäßige gründliche Fußpflege, die Vermeidung von Verhornungen und geeignetes, nicht drückendes Schuhwerk. Der behandelnde Arzt sollte, auch wenn der Patient spontan keine Beschwerden angibt, regelmäßig die Füße untersuchen. Hat sich ein diabetischer Fuß entwickelt, ist eine interdisziplinäre Betreuung von großer Bedeutung, insbesondere in spezialisierten Fußambulanzen in Diabeteszentren oder Schwerpunktpraxen. Die Therapie besteht zunächst in der **absoluten Entlastung des Fußes** (Bettruhe), in der Normalisierung des Stoffwechsels, lokaler Wundbehandlung und **bei infizierter Gangrän** in einer gezielten **antibiotischen Behandlung** (vorwiegend gegen Staph. aureus).

Die Behandlung erfordert viel Geduld, es dauert oft Monate, bis eine diabetische Gangrän abheilt. Bedeutsam ist die sorgfältige Entfernung von Nekrosen und Wundtaschen (sog. Wunddébridement). Wenn notwendig, sollte der Chirurg nur zurückhaltend intervenieren (minor amputation). Besteht eine Gangrän bei pAVK (Makroangiopathie), entspricht die Therapie der bei Nichtdiabetikern.

Diabetische Makroangiopathie (Arteriosklerose)

Die Arteriosklerose ist die **häufigste Spätkomplikation** und betrifft insbesondere die **Koronar-, Becken- und Zerebralarterien.**

Diabetische Makroangiopathie (Arteriosklerose)

Die Arteriosklerose ist die **häufigste Komplikation des Diabetikers;** sie verläuft beim Diabetiker schwerer, beginnt früher und lässt lokalisatorische Besonderheiten erkennen. Bevorzugt betroffen sind die **peripheren, großen und mittleren Arterien, die Koronar-, die Becken- und Zerebralarterien.**

Ätiologie: Neben den üblichen Risikofaktoren der Arteriosklerose spielen vermutlich auch diabetesspezifische Faktoren, wie z. B. der Hyperinsulinismus, eine Rolle.

Ätiologie: Neben den bekannten Risikofaktoren der Arteriosklerose (Hypertonie, Hyperlipidämie, Zigarettenrauchen), kommen wahrscheinlich noch diabetesspezifische Faktoren, wie z. B. der **Hyperinsulinismus,** hinzu. Die **Arteriosklerose** ist eine **diabetestypische,** aber **keine diabetesspezifische** Komplikation.

Klinik: Klinisch manifestiert sich die Arteriosklerose als **KHK, Myokardinfarkt** (cave: stummer Myokardinfarkt!), **Schlaganfall** und **pAVK.** Die typische **Claudicatio intermittens** bei pAVK kann aufgrund einer Neuropathie fehlen.

Klinik: Die klinischen Manifestationen der Arteriosklerose wie **KHK und Myokardinfarkt, Schlaganfall und pAVK** unterscheiden sich grundsätzlich nicht von denen des Nichtdiabetikers.

Besonderheiten sind: **Symptomarme** oder sog. stumme **Herzinfarkte** sind bei Diabetikern häufiger. Da eine KHK beim Diabetiker schmerzlos sein kann, sollten Belastungs-EKG-Untersuchungen alle 1–2 Jahre wiederholt werden. Die typische **Claudicatio intermittens** bei pAVK kann wegen einer zusätzlich bestehenden Neuropathie (S. 684) fehlen. Bei Diabetikern mit einer Arteriosklerose der Zerebralarterien können Hypoglykämien protrahiert verlaufen oder schlaganfallähnliche Bilder hervorrufen.

Verlauf: Ca. 65 % aller Diabetiker sterben an Komplikationen der Makroangiopathie.

Verlauf: Etwa 65 % aller Diabetiker sterben an Komplikationen der Makroangiopathie. Etwa 75 % aller Todesfälle beim Diabetiker sind dabei Folge einer KHK. Das Risiko, ein kardiovaskuläres Ereignis zu entwickeln, ist um das 3–6-fache gegenüber der Normalbevölkerung erhöht (s. S. 58). Das Risiko, an einer pAVK zu erkranken, ist um das 2–4-fache erhöht (s. S. 279).

1.1.9 Therapie

▶ **Merke.** Ziel der Diabetestherapie ist die **Vermeidung bzw. Verzögerung metabolischer und vaskulärer Komplikationen** zur Verbesserung von Lebensqualität und Lebenserwartung.

Dieses Ziel lässt sich nur durch eine weitgehende **Normalisierung des Stoffwechsels** erreichen, d. h.: **normnahe Blutzucker(BZ)werte (HbA$_{1c}$ < 6.5 %)**, **Normalisierung** des **Körpergewichtes**, des **Blutdrucks**, der **Serumlipide** und **Nikotinverzicht**.
Die Therapie ruht auf 5 Fundamenten:
- Information und Patientenschulung
- Stoffwechselselbstkontrolle
- angepasste Ernährung/Gewichtsnormalisierung
- Lebensstil (sportliche Betätigung, Nikotinverzicht)
- Medikamente (Insulin bzw. orale Antidiabetika).

Patientenschulung

▶ **Merke.** Die Schulung ist integraler Bestandteil der Diabetestherapie und soll den Patienten dazu führen, seine Krankheit zu akzeptieren, ihn zu Selbstständigkeit und Unabhängigkeit erziehen und ihn positiv motivieren, eine optimale Stoffwechseleinstellung zu erzielen und aufrechtzuerhalten.

Die Schulungsinhalte sind in **patientengerechter** und verständlichen **Sprache** zu vermitteln. Die Inhalte umfassen alle diabetesrelevanten Probleme wie: Ursachen des Diabetes, Ernährung bzw. Diätetik, Zeichen der Hypoglykämie und Behandlung (Vorsichtsmaßnahmen für Straßenverkehr, Diabetikerausweis), Stoffwechselselbstkontrolle (BZ-Bestimmung, Ketonkörperbestimmung i. Urin), Körperpflege (insbesondere Fußpflege), Diabetes und Sport, Verhalten bei Krankheit und Reisen und Informationen zu möglichen Spätschäden.
Bei insulinabhängigen Diabetikern müssen **Insulininjektionstechnik**, **Wirkprofile** der Insuline, **Dosisanpassung** u. a. ausführlich besprochen werden. Die Inhalte der Schulung sollen in kleinen Schritten vermittelt und häufig wiederholt werden. Die Schulung kann im Einzel- oder Gruppenunterricht erfolgen.

Selbstkontrolle

Ohne eine **regelmäßige Selbstkontrolle** ist eine moderne Diabetestherapie heute kaum noch vorstellbar. Sie stützt die Selbstsicherheit und Verantwortung und bezieht den Patienten aktiv in die Therapie ein. Bei Typ-1-Diabetikern sind regelmäßige **BZ-Selbstkontrollen zur Anpassung der prandialen Insulindosis** unverzichtbar. Auch bei Typ-2-Diabetikern, die mit Diät allein oder mit oralen Antidiabetika behandelt werden und bei älteren Patienten sind sie heute selbstverständlich. Die Werte sollten schriftlich dokumentiert werden.

Ernährung

▶ **Merke.** Eine Diabetesbehandlung ohne angepasste Ernährung ist sinnlos, die **Ernährungsberatung** ist deshalb wesentlicher Bestandteil der Schulung.

Steht die Ernährungsberatung am Anfang der Therapie, kann der Patient oft schon durch die Besserung des Allgemeinzustandes von ihrem Nutzen überzeugt werden. Patienten, die längere Zeit behandelt wurden, ohne dass die Relevanz einer adäquaten Ernährung beachtet wurde, sind oft nur noch schwer vom Sinn einer vernünftigen Ernährung zu überzeugen. Daher sind im Rahmen der Beratung neben Sachverstand viel Geduld und Einfühlungsvermögen notwendig. Die Kost des Diabetikers sollte den Grundsätzen einer modernen Ernährung entsprechen. Dies bedeutet, dass ca. **50–55 % der Kalorien auf komplexe Kohlenhydrate, 30 % auf Fett und 15 % auf Eiweiß entfallen.** Die Ernährung sollte ballaststoffreich sein (ca. 30 g täglich), der Fettanteil der Nahrung zu einem großen Teil **einfach ungesättigte Fette** enthalten. Schnell resorbierbare Kohlenhydrate, die zu einem raschen und hohen Anstieg des Blutzuckers führen, sollten gemieden werden, besser geeignet sind Vollkornprodukte, Obst und ballaststoffreiche Rohkost.

In Abhängigkeit von der Therapieform ist auf eine **gleichmäßige Verteilung der Kohlenhydrate auf 3–6 Mahlzeiten** zu achten, dies gilt vor allem für Patienten, die mit Diät allein, mit oralen Antidiabetika bzw. mit einer konventionellen Insulintherapie behandelt werden.

Der Nahrungs- bzw. Kalorienbedarf richtet sich nach Gewicht, Alter und körperlicher Tätigkeit. Der tägliche Energiebedarf beträgt je nach körperlicher Arbeit 25–40 kcal/kg Normalgewicht. Langfristig ist eine Normalisierung des Körpergewichts bei Typ-2-Diabetikern anzustreben. Als Berechnungsbasis für Kohlenhydrate dient in Deutschland zur Zeit noch die **BE (Broteinheit, besser: Berechnungseinheit)**. 1 BE = 12 g reine Kohlenhydrate (1 BE entspricht z. B. 25 g Schwarzbrot, 60 g Kartoffeln, ca. 15 g (ungekochte) Teigwaren, ca. 100 g Obst oder ¼ l Milch). Neuerdings wird als Berechnungseinheit auch die **KE (Kohlenhydrateinheit)** verwendet. Sie entspricht 10 g reinen Kohlenhydraten. Die bei der BE mitberechneten, nicht resorbierbaren Kohlenhydrate (Ballaststoffe) sind dabei nicht berücksichtigt **(BE = KE + Ballaststoffe)**. Sog. **Zuckeraustauschstoffe** (Sorbit, Xylit, Fruktose) werden **in die BE-Berechnung nicht einbezogen.** Alkoholische Getränke sind nicht verboten, sind aber bei der Kalorienberechnung zu berücksichtigen.

> ▶ Merke. Jeder Diabetiker muss darauf hingewiesen werden, dass Alkohol den Blutzucker senkt und zu Hypoglykämien führen kann.

Jeder Patient benötigt einen seinen Bedürfnissen und seinem Tagesablauf angepassten individuell ausgearbeiteten Ernährungsplan, der die tägliche Energiezufuhr und die Verteilung der Nahrungsmittel auf die einzelnen Mahlzeiten enthält. **Kalorientabellen** und **Austauschtabellen für Kohlenhydrate (BE) und Fett** ergänzen den Plan.

> ▶ Merke. Eine adäquate Gewichtsabnahme würde bei vielen Typ-2-Diabetikern zu einer Normalisierung der Stoffwechsellage führen.

> ▶ Klinischer Fall. Bei der 58-jährigen, deutlich übergewichtigen Patientin war bei einer Routinekontrolle vom Hausarzt ein Blutzucker von 223 mg/dl bestimmt worden. Die Triglyzeride und das Cholesterin waren mit 278 mg/dl bzw. 225 mg/dl erhöht. Der HbA_1-Wert lag bei 9,5 %.
> Die Patientin war beschwerdefrei und gab auf Befragen an, dass auch die Mutter „Alterszucker" gehabt hätte. Das jüngste ihrer drei Kinder habe bei der Geburt 4200 g gewogen. Bei der klinischen Untersuchung hatte die Patientin ein Gewicht von 87,5 kg bei einer Körpergröße von 168 cm. Die Leber war ca. 3 cm vergrößert tastbar, der Blutdruck betrug 165/100 mmHg. Der übrige klinische Befund war unauffällig. Der Patientin wurde bei einer ausführlichen Ernährungsberatung eine Kost mit 1200–1500 kcal/d empfohlen. Sie wurde in die Selbstkontrolle des Blutzuckers eingewiesen. Zwei Wochen nach Beginn der Ernährungstherapie hatte die Patientin 1,5 kg an Gewicht abgenommen, der Blutzucker postprandial nach dem Frühstück bestimmt lag bei 155 mg/dl, die Triglyzeride hatten sich normalisiert. Der Blutdruck lag bei 145/90 mmHg. Da sich der Stoffwechsel durch die Ernährungstherapie völlig normalisiert hatte, konnte auf eine medikamentöse Therapie verzichtet werden.

Orale Antidiabetika (OAD)

Neben Diabetesdiät und Gewichtsreduktion stellen OAD Mittel der Wahl für den Typ-2-Diabetiker dar. Als therapeutischer Weg gilt der in Abb. **G-1.3** dargelegte Stufenplan.

Biguanide (Metformin)

Wirkungsweise: Biguanide verzögern die Glukoseresorption aus dem Darm und vermindern die Insulinresistenz vorwiegend an der Leber und zusätzlich an der Muskulatur (verstärkte Glukoseaufnahme), die pankreatische β-Zellsekretion wird nicht gesteigert.

Indikation: Indiziert bei übergewichtigen Patienten mit Typ-2-Diabetes, bei denen eine Ernährungstherapie allein nicht zu einem Erreichen des Therapieziels ($HbA_{1c} < 6.5\%$) geführt hat.

Dosierung: Die durchschnittliche BZ-Senkung liegt bei 20 %. Die Dosis beträgt 1–3 × 500–850 mg/d. Metformin kann mit anderen oralen Antidiabetika und mit Insulin kombiniert werden.

Nebenwirkungen: Gastrointestinale Störungen (Magendruck, Blähungen, Metallgeschmack), vor allem zu Beginn der Therapie, Metformin soll deshalb einschleichend dosiert werden.

Kontraindikationen: Niereninsuffizienz, Herzinsuffizienz, respiratorische Insuffizienz, Zustände, die zu einer Gewebshypoxie prädisponieren oder mit ihr einhergehen, Leberzirrhose und Alkoholismus. Bei strenger Beachtung der Kontraindikationen ist eine Laktazidose unwahrscheinlich.

Sulfonylharnstoffe (z. B. Glibenclamid, Glimepirid)

Sulfonylharnstoffe zählen zu den **insulinotropen** Substanzen. Von den vielen Sulfonylharnstoffderivaten wird am häufigsten **Glibenclamid,** das unter zahlreichen Handelsnamen erhältlich ist, verordnet.

Wirkungsweise: Sulfonylharnstoffe stimulieren die Insulinsekretion aus den β-Zellen des Pankreas durch erhöhtes Ansprechverhalten der β-Zellen auf die Glukosespiegel. Sie haben auf **Insulinsynthese und Neubildung von β-Zellen keinen Einfluss.** Auch extrapankreatische Angriffspunkte (z. B. Insulinrezeptoren) werden beschrieben, sind aber klinisch zu vernachlässigen.
Der Sulfonylharnstoff Glimepirid wirkt im Vergleich zu Glibenclamid etwas stärker blutzuckersenkend.

▶ **Merke.** Vor Therapie mit Sulfonylharnstoffen muss eine Gewichtsreduktion hin zum Normalgewicht angestrebt werden.

Indikation: Sulfonylharnstoffe sind nur indiziert für normalgewichtige Typ-2-Diabetiker, mit zunehmendem endogenen Insulinmangel, aber mit noch ausreichender Eigeninsulinbildung.

Dosierung: Die Dosierung von **Glibenclamid** liegt zwischen 1,75 und 10,5 mg/d. Um Hypoglykämien zu vermeiden, muss **einschleichend dosiert** werden, beginnend mit 1,75 mg morgens vor dem Frühstück. Die **Höchstdosis liegt bei 3 Tabletten** (2 morgens, 1 abends). Auch **Glimepirid** wird einschleichend dosiert und allmählich gesteigert. Die tägliche Einmaldosis von Glimepirid liegt bei 1–3 mg. Sulfonylharnstoffe können mit anderen OAD und mit Insulin kombiniert werden.

Nebenwirkungen: Hypoglykämie, selten Allergien, Leuko- oder Thrombopenien.

Sulfonylharnstoffanaloga (Repaglinid und Nateglinid)

Wirkungsweise: Verminderung des prandialen BZ-Anstieges durch gesteigerte Insulinfreisetzung aus den β-Zellen.

Indikation: normalgewichtige Diabetiker bzw. übergewichtige mit Kontaraindikationen für Metformin.

Dosierung: Repaglinid: 0,5 (- 4 mg) pro Hauptmahlzeit. Nateglinid: 60–180 mg. Einnahme unmittelbar vor Hauptmahlzeiten.

Nebenwirkungen: entsprechen denen der Sulfonylharnstoffe.

Alpha-Glukosidasehemmer (Acarbose und Miglitol)

Wirkungsweise: Verminderung des prandialen BZ-Anstieges durch Hemmung der intestinalen α-Glukosidase.

Indikation: Typ-2-Diabetiker (ergänzend zur Ernährungstherapie).

Dosierung: bis zu 3 × 100 mg/d (einschleichend dosieren).

Nebenwirkungen: Meteorismus, Flatulenz, Diarrhö.

Glitazone (Insulinsensitizer)

Wirkungsweise: Verminderung der Insulinresistenz an Fettgewebe, Skelettmuskulatur und Leber (Insulinsensitizer).

Indikation: Typ-2-Diabetes. Als Monotherapie bei Metforminunverträglichkeit oder in Kombination mit Metformin und Sulfonylharnstoffen. **KI:** Herzinsuffizienz, Leberfunktionsstörungen, Insulintherapie.
Dosierung: Rosiglitazon: anfangs 4 mg/d. Pioglitazon: 15 oder 30 mg/d.
Nebenwirkungen: Gewichtszunahme, Ödeme, Diarrhöen, Flatulenz, Zephalgien.

▶ Exkurs.

Nebenwirkungen: Hypoglykämien werden immer wieder beobachtet, sind aber nicht dem Medikament, sondern einer falschen Indikationsstellung oder Dosierung zuzuschreiben. Mit einer chronischen Toxizität ist nicht zu rechnen. Sehr selten treten Allergien oder Leuko- und Thrombopenien auf.

Sulfonylharnstoffanaloga (Repaglinid und Nateglinid)

Wirkungsweise: Betazytotrop (insulinotrop) wirkende Sulfonylharnstoff-Analoga mit einer schnellen und kurzen Wirkdauer, der prandiale BZ-Anstieg wird vermindert.

Indikation: Bei Normalgewichtigen, insbesondere älteren Patienten, da geringere Gefahr von Hypoglykämien, sowie bei adipösen Patienten mit Kontraindikationen für Metformin. Aufgrund der kürzeren Wirksamkeit müssen die Medikamente zu jeder Mahlzeit eingenommen werden.

Dosierung: Sie sollen unmittelbar vor Hauptmahlzeiten eingenommen werden. Für Repaglinid beträgt die Dosis zunächst 0,5 mg pro Hauptmahlzeit, sie kann bis 4 mg gesteigert werden. Für Nateglinid betragen die Dosen 60–180 mg.

Nebenwirkungen: Beide Glinide haben den Sulfonylharnstoffen entsprechende Nebenwirkungen und können wie diese kombiniert werden.

Alpha-Glukosidasehemmer (Acarbose und Miglitol)

Wirkungsweise: Sie hemmen die intestinale α-Glukosidase, dadurch werden Kohlenhydratspaltung und -absorption verzögert und der postprandiale BZ-Anstieg vermindert.

Indikation: Werden bei Typ-2-Diabetes eingesetzt, wenn ernährungstherapeutische Maßnahmen allein nicht zu einer befriedigenden Stoffwechseleinstellung führen. Auch eine Kombination mit Sulfonylharnstoffen ist möglich. Acarbose kann mit anderen oralen Antidiabetika kombiniert werden.

Dosierung: Mit einer Dosis von 25 mg abends (unmittelbar vor der Mahlzeit) einschleichen, die Dosis kann dann bis zu 3 × 100 mg täglich gesteigert werden.

Nebenwirkungen: Meteorismus, Flatulenz und Diarrhöen, vor allem wenn saccharosehaltige Nahrungsmittel gegessen werden.

Glitazone (Insulinsensitizer)

Wirkungsweise: Rosiglitazon und **Pioglitazon** sind selektive Agonisten des PPAR-γ-Rezeptors (peroxisomal proliferative activated receptor gamma) und gehören zur Klasse der Thiazolidindione. Diese Substanzen vermindern die Insulinresistenz an Fettgewebe, Skelettmuskulatur und Leber. Neben ihrer antihyperglykämischen Wirkung haben sie auch einen günstigen Einfluss auf Lipidparameter und diastolischen Blutdruck.

Indikation: Glitazone sind bei Typ-2-Diabetes indiziert in Kombination mit anderen oralen Antidiabetika (Metformin bzw. Sulfonylharnstoffen), wenn der Zielwert allein mit diesen OAD auch bei max. Dosierung nicht erzielt werden kann. **Kontraindikationen:** Herzinsuffizienz, Leberfunktionsstörungen, Insulintherapie.

Dosierung: Die Rosiglitazon-Therapie wird mit 4 mg/d begonnen und bei Bedarf nach 8 Wochen auf 8 mg erhöht. Die Dosis von Pioglitazon 15 oder 30 mg/d.
Nebenwirkungen: Gewichtszunahme, Ödeme, Diarrhöen, Flatulenz und Zephalgien.

▶ **Exkurs. Inkretinbasierte Antidiabetika:** Sie sind seit kurzer Zeit als **GLP-1-Mimetika** (Glukagon-like-peptide-1) und **DPP-IV-Inhibitoren** (Dipeptidylpeptidase-IV) verfügbar. Beide Substanzklassen stimulieren die postprandiale Insulinantwort (durch Bindung an GLP-1-Rezeptoren der β-Zellen bzw. Hemmung der DPP-IV-Proteasen und damit des Abbaus der Inkretinhormone GLP-1 und GIP). Sie sind zugelassen zur Behandlung des Typ-2-Diabetes in Kombination mit Metformin und/oder SH und mit Glitazonen. Die Erfahrungen sind bislang noch sehr begrenzt, die weitere Entwicklung bleibt abzuwarten.

Insulintherapie

Allgemeines: Die physiologische Insulinsekretion bei Gesunden ist durch eine Basalsekretion (mit einem Gipfel morgens und nachmittags) einerseits und einer prandialen Insulinausschüttung andererseits gekennzeichnet (s. auch S. 673). Die Basalsekretion bei Gesunden beträgt ca 1IE/h und entspricht ca. 40–50 % der täglichen Insulinproduktion. Der prandiale Insulinbedarf ist morgens höher als mittags und abends. Die Ersteinstellung eines Patienten auf Insulin kann bei parallel laufender Schulung und Beratung sowie guter Kooperation ambulant durchgeführt werden. Vorraussetzung sind engmaschige BZ-Kontrollen.

Verabreichung: Insulin wird in internationalen Einheiten (IE) dosiert und heute meist mit einer Injektionshilfe (Pen) subkutan injiziert. Die Ampullen für Pens und Insulinpumpen enthalten 100 I.E./ml (U100). Insulin-Injektionsspritzen sind als U40 und U100 verfügbar. Einstichstellen sind die Bauchregion (rund um den Bauchnabel), seitliche Flanken und Oberschenkelvorderseite. Auf eine Desinfektion der Haut kann verzichtet werden, da Insulinlösungen bakterizide Substanzen enthalten.

Insulinpräparate: In der Regel werden heute gentechnologisch hergestellte **Human- und Analoginsuline** verwendet, die nach Wirkdauer und Wirkprofil unterschieden werden (Tab. **G-1.11**).

G-1.11 Insulinpräparate (nach A. Schüder)

Gruppe	Insuline	Wirkprofil	
kurz wirkende Insulinanaloga (Lys-Pro-Insulin, Insulin Aspart)	Humalog, Novo Rapid, Apidra, Liprolog	Wirkungseintritt:	0–15 min
		Wirkhöhepunkt:	nach 1 h
		Wirkdauer:	2–3 bis zu 4 h
		Spritz-Ess-Abstand:	keiner; kann auch nach dem Essen gespritzt werden
		Zwischenmahlzeiten:	keine nötig
Normalinsuline (Humaninsuline)	Insuman Rapid*, Insuman Infusat für Insulinpumpe Spirit (vorher H-Tron), Actrapid HM, Huminsulin Normal*, Berlinsulin H Normal, Insulin B. Braun ratiopharm rapid*	Wirkungseintritt:	15–30 min
		Wirkhöhepunkt:	nach ca. 2 h
		Wirkdauer:	4–6 bis zu 8 h
		Spritz-Ess-Abstand:	15–30 min
		Zwischenmahlzeiten:	ja ca. 2 h nach der Hauptmahlzeit
Verzögerungsinsuline (Intermediärinsuline = NPH-Insuline)	Insuman Basal*, Protaphane HM, Berlinsulin H Basal, Huminsulin Basal, Insulin B. Braun ratiopharm basal*	Wirkungseintritt:	nach ca. 1 h
		Wirkhöhepunkt:	4–12 h
		Wirkdauer:	8–12 bis zu 20 h
		Spritz-Ess-Abstand:	vom Essen unabhängig
langwirkende Insuline	Levemir	Wirkungseintritt:	nach ca. 60 min
		Wirkhöhepunkt:	3–14 h
		Wirkdauer:	ca. 14 bis zu 24 h
		Spritz-Ess-Abstand:	vom Essen unabhängig
sehr lang wirkende Insuline	Lantus	Wirkungseintritt:	nach ca. 3 h
		Wirkhöhepunkt:	gleichmäßig flach
		Wirkdauer:	ca. 24 h
		Spritz-Ess-Abstand:	vom Essen unabhängig
Mischinsuline (fixe Mischung aus Normal- und Verzögerungsinsulin)			
Mischungsverhältnis Normal-/Verzögerungsinsulin	Insuline	Wirkprofil	
15 %/85 %	Insuman comb 15	Wirkungseintritt:	wie Normalinsulin und NPH-Insulin
25 %/75 %	Insuman comb 25	Wirkhöhepunkt:	wie Normalinsulin und NPH-Insulin
30 %/70 %	Actraphane HM 30, Berlinsulin HM 30, Huminsulin Profil III, Insulin B. Braun ratiopharm Comb 30/70*	Wirkdauer:	wie Normalinsulin und NPH-Insulin
		Spritz-Ess-Abstand:	15–30 min
		Zwischenmahlzeiten:	ja ca. 2 h nach der Hauptmahlzeit
50 %/50 %	Actraphane HM 50, Insuman comb 50*		
Mischinsulin (fixe Mischung aus Analog- und Verzögerungsinsulin)			
Mischungsverhältnis Analog-/Verzögerungsinsulin	Insuline	Wirkprofil	
30 %/70 %	Novo Mix 30	Wirkungseintritt:	wie Insulinanaloga und NPH-Insulin
25 %/75 %	Humalog Mix 25, Liprolog Mix25	Wirkhöhepunkt:	wie Insulinanaloga und NPH-Insulin
50 %/50 %	Humalog Mix 50, Liprolog Mix 50	Wirkdauer:	wie Insulinanaloga und NPH-Insulin
		Spritz-Ess-Abstand:	keiner
		Zwischenmahlzeiten:	evtl. Nachmittag

* Insulin gibt es auch als U40 Insulin

Insulintherapie

Allgemeines: Die physiologische Insulinsekretion bei einem normalgewichtigen gesunden Menschen setzt sich zusammen aus einer Basalsekretion und einer prandialen Insulinausschüttung. Die Basalsekretion entspricht ca. 40–50 % der täglichen Insulinproduktion.

Verabreichung: Insulin (Maßeinheit: I.E. = internationale Einheit) wird meist mittels einer Injektionshilfe (Pen) subkutan injiziert. Einstichstellen sind Bauchregion (um den Bauchnabel), seitliche Flanken, Oberschenkelvorderseite.

Insulinpräparate: Tab. **G-1.11**.

Indikation:
- Typ-1-Diabetes
- Präkoma/Coma diabeticum
- Typ-2-Diabetiker nach unzureichendem Therapieerfolg mit OAD und Ernährungsbehandlung
- Gestationsdiabetes
- Schwangere Typ-2-Diabetikerinnen mit OAD
- pankreopriver Diabetes.

Nebenwirkungen: Hypoglykämie. Zu Beginn der Insulintherapie **Sehstörungen** (infolge Refraktionsanomalie).

Konventionelle Insulintherapie (CT)

Bei der konservativen Insulintherapie wird zu festgesetzten Zeiten (2 × tgl.) eine bestimmte Menge Mischinsulin (Normal- oder schnellwirksames Analoginsulin plus Verzögerungsinsulin) gespritzt (Abb. G-1.4a). Diese Therapieform erfordert die pünktliche Einnahme von festgelegten Mahlzeitenmengen, ansonsten besteht die Gefahr einer Hypoglykämie.

Intensivierte konventionelle Insulintherapie (ICT)

Dieses **Basis-Bolus-Prinzip** adaptiert die Insulinsekretion des gesunden Pankreas (Abb. **G-1.4b**). Das Basisinsulin (NPH-Verzögerungsinsulin oder lang wirkende Analoginsuline) wird je nach Art 1- bis 2-mal am Tag gespritzt (Tab. **G-1.11**).

 G-1.4

Indikationen der Insulintherapie:
- alle Typ-1-Diabetiker
- diabetische Komplikationen: Präkoma, Coma diabeticum
- Typ-2-Diabetiker, die auf orale Antidiabetika (OAD) und Ernährungsumstellung nicht (mehr) ausreichend ansprechen
- Schwangerschaft mit Gestationsdiabetes, bei denen der Stoffwechsel mit Ernährung allein nicht normalisiert werden kann
- Schwangere Typ-2-Diabetikerinnen mit OAD
- pankreopriver Diabetes.

Nebenwirkungen der Insulintherapie: Die häufigste Nebenwirkung sind **Hypoglykämien.** Jeder Mensch mit Diabetes mellitus, der mit insulinotropen OAD oder mit Insulin behandelt wird, muss deshalb genau über die Symptome und Maßnahmen einer Hypoglykämie (S. 697) informiert werden. **Häufige Ursachen einer Hypoglykämie** sind eine zu geringe Kohlenhydrataufnahme, übermäßiger Alkoholkonsum, Insulinüberdosierung, stärkere körperliche Aktivität oder eine Kombination dieser Faktoren.
Bei Beginn der Insulinbehandlung kann sich das Brechungsvermögen der Linse verändern (Refraktionsanomalie). Die **Sehstörungen** bilden sich nach 2–3 Wochen zurück.

Konventionelle Insulintherapie (CT)

Diese Form der Insulintherapie wird auch heute noch häufig durchgeführt (Abb. **G-1.4a**). Das Insulin wird 2 × tgl. (vor Frühstück und Abendessen) in einer fixen Mischung aus Normal- oder schnellwirksamem Analoginsulin mit Verzögerungs- (NPH = Neutral Protein Hagedorn) Insulin verabreicht. Der Basalanteil der zwischen 50–75 % liegt, dient nicht nur zur Abdeckung des basalen Insulinbedarfs, sondern auch für die prandiale Insulinabdeckung des Mittagessens. Es muss ein Ernährungsplan mit festen definierten Kohlenhydratmengen zu festen Zeiten, meist mit Zwischenmahlzeiten, eingehalten werden. Isst der Patient nach der Injektion zu wenig Kohlenhydrate oder lässt eine Zwischenmahlzeit ausfallen, besteht Hypoglykämiegefahr!
Die Insulindosis ist abhängig von Körpergewicht (etwa 0,6-1IE/kg KG). Das Verhältnis ist morgens etwa ⅔, abends ⅓. Eine Anpassung der Insulintherapie ist nur in einem kleinen Rahmen möglich.
Eine CT sollte nur bei Patienten durchgeführt werden, wenn damit ein normaler HbA$_{1c}$-Wert erreicht werden kann.

Intensivierte konventionelle Insulintherapie (ICT)

Ziel dieser modernen Form der Insulinsubstitution **(Basis-Bolus-Konzept)** ist es, der physiologischen Insulinsekretion und damit der Normalisierung des Blutzuckers möglichst nahe zu kommen (Abb. **G-1.4b**).
Der **basale Insulinbedarf** wird durch 1–2 × tgl. Insulininjektion von NPH-Verzögerungsinsulin oder lang wirkende Analoginsuline ersetzt. Die Anzahl der Injektionen

G-1.4 Konventionelle (a) und intensivierte konventionelle (b) Insulintherapie (schematische Darstellung)

von Verzögerungsinsulin ist vom Wirkprofil und Diabetes-Typ abhängig (Tab. **G-1.11**). Grundsätzlich sollte dabei der basale Insulinbedarf im Fastenzustand völlig von dem prandialen Insulinbedarf getrennt werden.

Der **prandiale Insulinbedarf** wird durch Normal- oder schnellwirkendes Analoginsulin abgedeckt, die vor dem Essen injiziert werden (die schnellen Analoginsuline können auch direkt nach der Mahlzeit injiziert werden, s. Tab. **G-1.11**). Die Dosierung des prandialen Insulins richtet sich nach der vorgesehenen Kohlenhydratzufuhr und dem aktuell vor der Mahlzeit gemessenen BZ-Wert. Die Kohlenhydrate werden in BE/KE berechnet. 1 BE/KE = 10–12 g reine Kohlenhydrate. Die Insulindosierung wird mithilfe des **KE/BE Faktors,** der Korrekturregel und dem Ziel-BZ-Wert berechnet. Der KE/BE Faktor sagt aus, wie viel schnell wirkendes Analog- oder Normalinsulin für 1 BE/KE injiziert werden muss. Liegt der Blutzucker über dem individuell festgelegtem Ziel-BZ-Wert, so muss zusätzlich zu den Einheiten für die BE/KE's Korrekturinsulin gespritzt werden. Dazu ist eine individuell angepasste Korrekturregel anzuwenden. Sie gibt Aussage darüber, um wie viel mg/dl (mmol/l) der Blutzucker durch 1 I.E. schnell wirkendes Analog- oder Normalinsulin gesenkt wird. Diese drei notwendigen Parameter (BE/KE Faktor, Korrekturregel und Ziel-BZ) müssen individuell angepasst werden.

Das Bolusinsulin (Normal- oder schnell wirkendes Analoginsulin) wird zu den Mahlzeiten injiziert. Die Insulindosierung wird mit Hilfe des **BE-/KE-Faktors** berechnet. Er dient zur Berechnung der Insulinbolusmenge, die vor jeder Mahlzeit in Abhängigkeit von der geplanten Kohlenhydratzufuhr gespritzt wird.

▶ Merke. Bei der ICT lassen sich folgende **Richtwerte** angeben:

basaler Insulinbedarf: ca. 0,7–1,5 I.E./h
prandialer Insulinbedarf: ca. 1–2,5 IE/BE
(morgens mehr als mittags und abends)

1 IE normal- oder schnellwirkendes Insulinanalog senkt den BZ um ca. 30–50 mg/dl
Kinder sind wesentlich insulinempfindlicher als Erwachsene, adipöse Patienten sind insulinresistenter und können weit größere Mengen an Insulin benötigen.

▶ Merke.

Die ICT setzt eine gründliche Schulung und regelmäßige BZ-Kontrollen (mind. 3–4 × tgl.) voraus. Je besser ein Diabetiker seine Therapie versteht und beherrscht, umso freier kann er seinen Tagesablauf gestalten und seine Lebensqualität erhalten.

Die ICT setzt eine gründliche Schulung und regelmäßige BZ-Kontrollen voraus.

▶ Exkurs. **Beispiel für die Berechnung der Normal- oder schnell wirkenden Analoginsuline:**

BE/KE zum Frühstück:	4 BE/KE	
BE/KE-Faktor:	1,5	
Korrekturregel:	30er-Regel	
Zielblutzucker:	100 mg/dl	
aktueller BZ:	160 mg/dl	
BE's/KE's	× BE/KE-Faktor	= Insulin für das Frühstück
4 BE	× 1,5	= 6 I.E. für das Frühstück
aktueller BZ	– Ziel-BZ-Wert	= mg/dl, die der BZ zu hoch ist
160 mg	–100 mg/dl	= 60 mg/dl, die der BZ zu hoch ist
mg/dl, die der BZ zu hoch ist	: Korrekturregel	= Korrekturinsulin
60 md/dl	: 30	= 2 I.E., um den BZ auf den Zielwert (100 mg/dl) zu senken
6 I.E. für Frühstück	+ 2 I.E. zur Korrektur	= 8 I.E. schnell wirkendes Analog- oder Normalinsulin insgesamt.

▶ Exkurs.

Neumanifestation eines Typ-1-Diabetes: In diesem Fall benötigt der Körper etwa 0,3–0,5 (bis 0,7) I.E./kg KG. Ca. 50 % werden als Basalinsulin (morgens und spätabends oder 1 × tgl. alle 24 h) und 50 % als prandiales Normal- oder schnellwirkendes Insulinanalog verabreicht (letztere werden in einem Verhältnis von 40 %-30 %-30 % auf die drei Hauptmahlzeiten verteilt). In den folgenden Tagen muss die Dosis angepasst werden und kann bis zu 1 IE/kg KG am Tag erreichen.

Neumanifestation eines Typ-1-Diabetes: Zu Beginn werden 0,3–0,5 (bis 0,7) I.E./kg KG Insulin verabreicht (50 % als Basalinsulin und 50 % als Bolusinsulin).

Patienten mit Dawn-Phänomen (s. u.): Hier ist eine Verschiebung der abendlichen Gabe von Verzögerungsinsulin auf einen Zeitpunkt vor dem Schlafengehen sinnvoll oder eine Umstellung auf das lang wirkende Insulinanalogon Detemir (Levemir).

Patienten mit Dawn-Phänomen: Hier sollte das abendliche Verzögerungsinsulin erst vor dem Schlafengehen gegeben werden.

> **Merke.** Hohe Nüchtern-BZ-Werte bei Diabetikern können drei Ursachen haben:
> 1. **Dawn-Phänomen** (erhöhter morgendlicher Insulinbedarf durch BZ-Anstieg nach nächtlicher, vor allem vermehrter Sekretion des somatotropen Hormons [besonders bei Typ 1])
> 2. reaktiv nach nächtlichen Hypoglykämien **(Somogy-Effekt)**
> 3. **zu geringe Insulindosis** am Vorabend.

Supplementäre Insulintherapie (SIT) oder prandiale Insulintherapie

Ziel ist es, die physiologische Insulinausschüttung postprandial möglichst nachzuahmen und damit postprandiale Hyperglykämien zu vermeiden. Es wird vor jeder Mahlzeit ein Normal- oder schnellwirksames Analoginsulin injiziert (entweder feste Dosismenge unter Einhaltung einer fest definierten Kohlenhydratmenge/Mahlzeit oder wie bei der ICT berechnet).

Diese Therapieform ist besonders geeignet für kooperative insulinpflichtige Typ-2-Diabetiker, die keinen Basalinsulinbedarf haben.

> **Klinischer Fall.** Die 23-jährige Patientin bemerkte in der letzten Woche ein vermehrtes Durstgefühl mit häufigem Wasserlassen (Poydipsie und Polyurie). Sie fühlte sich immer abgeschlagener, berichtete über einen Gewichtsverlust von 8 kg in den letzten Wochen und äußerte eine Verschlechterung der Sehkraft. Deshalb suchte sie ihren Hausarzt auf. Der Blutzucker war mit dem Messgerät nicht messbar. Die Urinanalyse ergab 3-fach positive Ketonkörper. Es erfolgte eine Einweisung in ein Krankenhaus mit diabetologischem Schwerpunkt. **Klinisch** erschien die Patientin in einem leicht reduzierten Allgemein- und Ernährungszustand (1,65 m, 50 kg; BMI 18). Der Hautturgor war schlaff, die Zunge trocken, und der Atem roch obstähnlich. Die laborchemischen Untersuchungen bestätigten die Befunde des Hausarztes. Der gemessene Blutzucker betrug 759 mg/dl. Die Blutgasanalyse ergab Normalwerte für pH-Wert, PaCO und Standardbikarbonat. Zur weiteren Diagnostik wurden noch Blutbild, Elektrolyte, Leber- und Nierenwerte, Blutfette, HbA_{1c}-W, C-Peptid und Antikörper (GAD, ICA, IA2, IAA) abgenommen. Nach der Befundkonstellation konnte die **Erstmanifestation eines Diabetes mellitus** gesichert werden. Eine genaue Aussage zur Form des Diabetes (Typ 1/Typ 2) kann erst nach Auswertung aller Blutanalysen erfolgen. Aufgrund des Untergewichtes, des Alters und der vorliegenden Laborwerte ist ziemlich sicher von einem Typ-1-Diabetes auszugehen. Es wurde sofort mit einer **Insulintherapie** begonnen, wobei die Patientin zunächst eine Initialdosis von 8 I.E. Normalinsulin subkutan injiziert bekam. Es erfolgte eine stationäre Aufnahme zur Einstellung und Diabetikerschulung. Nach 2 Stunden wurden erneut der Blutzucker gemessen und die Ketonkörper im Urin bestimmt. Der Blutzucker sank auf 402 mg/dl, im Urin waren Ketonkörper einfach positiv. Die Patientin wurde auf die Internistische Station aufgenommen und ausführlich über die Erkrankung aufgeklärt und ihr wurde der Grund für den sofortigen Beginn einer Insulintherapie erklärt. Blutzucker und Ketonkörper im Urin wurden weiter 2-stündlich kontrolliert und die Patientin angehalten, 1 Liter Wasser oder Tee pro Stunde zu trinken. Sie erlernte die Blutzucker- und Ketonkörperselbstkontrolle und führte am Mittag die Insulininjektion mit der Diabetesberaterin gemeinsam durch. Es wurde eine Insulintherapie mit Normalinsulin präprandial von 5-4-4 I.E. und NPH-Verzögerungsinsulin 6-0-0-6 I.E. begonnen. Am nächsten Tag fühlte sich die Patientin schon deutlich besser, der Blutzucker lag bei 289 mg/dl, Ketonkörper im Urin waren negativ.
> Im weiteren **Verlauf** wurde die Patientin in folgenden Inhalten geschult: Was ist Diabetes, Ernährung, Berechnung der BE/KE's, Berechnung der Insulindosis mit BE-Faktor, Korrekturregel, Hypoglykämie, Hyperglykämie und Ketoazidose, Selbstkontrolle, Dosisanpassung bei körperlicher Aktivität, soziale Aspekte.
> Nach einer Woche lag der Blutzucker nüchtern im Durchschnitt bei 120 mg/dl, und 2 Stunden postprandial stieg er bis auf 165 mg/dl an. Das Basalinsulin konnte auf 8IE reduziert werden (Remissionsphase), und die BE-Faktoren, Korrekturregel und Ziel-BZ-Wert wurden festgelegt. Im Laufe des Aufenthaltes erfolgten noch diagnostische Untersuchungen (Sonografie Abdomen, Carotis Doppler, USKG, augenärztliche Kontrolle). Die Blutwerte ergaben folgende pathologischen Ergebnisse: HbA_{1c} 13,8 % (Normwert: 4–6 %), GAD Antikörper positiv, C-Peptid < 0,2 ug/l (Normwerte: 0,90–4,00 ug/l), Triglyzeride 325 mg/dl (Normwert: < 200 mg/dl). Damit konnte die Diagnose eines Typ-1-Diabetes gesichert werden. Nach 10 Tagen wurde die Patientin entlassen und eine diabetologische Weiterbehandlung empfohlen. Zu Hause muss täglich 4–6-mal eine BZ-Kontrolle, dreimal eine Normalinsulin- und zweimal eine Verzögerungsinsulininjektion durchgeführt werden.

Basalunterstützte orale Therapie (BOT)

Bei der BOT wird die orale Therapie beibehalten und mit einem Basalinsulin unterstützt. Besonders eignen sich dazu die neueren lang wirksamen Analoginsuline (Tab. **G-1.11**). Die häufigste Form der BOT ist die Kombination von Glimepirid (Amaryl) und Insulin Glargin (Lantus). Die BOT setzt einen relativ starren Tagesablauf mit regelmäßiger Nahrungsaufnahme (Kohlenhydrate) voraus.

Die Therapie ist besonders für ältere Menschen und Patienten geeignet, die nicht mehrmals täglich Blutzucker messen und Insulin spritzen wollen. Wird unter dieser Therapie das Ziel, ein zumindest normnaher HbA_{1c}-Wert, nicht erreicht, muss auf eine konventionelle Insulintherapie (S. 692) oder prandiale Insulintherapie (S. 695) umgestellt werden.

Eine weitere Form der BOT ist die „bedtime"-Insulingabe, bei der zusätzlich zur oralen Therapie (Sulfonylharnstoff, Metformin, Acarbose) ein NPH-Verzögerungsinsulin oder langwirkendes Insulinanalogon (Levemir) vor dem Schlafengehen injiziert wird. Sie wird eingesetzt, wenn unter einer oralen Therapie keine zufriedenstellenden morgendlichen Nüchtern-BZ-Werte erreicht werden. Liegen die BZ-Werte auch am Tag über dem definierten Zielbereich kann zusätzlich zur „bedtime"-Insulingabe morgens ein Basalinsulin verabreicht werden.

Werden hierbei keine zufriedenstellenden morgendlichen Nüchtern-BZ-Werte erreicht, kann zusätzlich ein NPH-Verzögerungsinsulin oder langwirkendes Insulinanalogon (Levemir) vor dem Schlafengehen injiziert wird („bedtime"-Insulingabe).

Insulinpumpentherapie

Bei der Insulinpumpentherapie erfolgt eine kontinuierlich subkutane Insulininfusion (CSII) und wie bei der ICT eine Trennung des basalen und des prandialen Insulinbedarfs. In der Pumpe befindet sich **ausschließlich Normal- oder Analoginsulin**. Das Insulin gelangt aus der Ampulle in der Pumpe, über einen Katheter mit einer Teflon- oder Metallkanüle, in das subkutane Fettgewebe. Dieser Katheter muss täglich vom Pumpenträger gewechselt werden.

Voraussetzungen, Indikationen und Kontraindikationen der Insulinpumpentherapie zeigt Tab. **G-1.12**.

Für die kontinuierlich subkutane Insulininfusion (CSII) kommen ausschließlich **Normalinsulin** oder **schnell wirksame Insulin-Analoga** infrage. Grundlage für die Insulinpumpentherapie ist wie bei der ICT das Basis-Bolus-Prinzip.

Voraussetzungen, Indikationen und Kontraindikationen: Tab. **G-1.12**.

≡ G-1.12	Voraussetzungen, Indikationen und Kontraindikationen für eine Insulinpumpentherapie		
Voraussetzungen	▪ Motivation/Wunsch der Patienten ▪ mind. 4–6 BZ-Messungen täglich ▪ technische Fähigkeiten ▪ Routine bei der ICT (es muss jederzeit, eigenständig auf eine ICT umgestellt werden können, z. B. bei Pumpendefekt) ▪ gelegentliche nächtliche BZ-Messungen	Indikationen	▪ Dawn-Phänomen ▪ wenn trotz Anstrengung mit ICT Ziele nicht erreicht werden ▪ Hypoglykämie Wahrnehmungsstörungen ▪ sehr geringer Insulinbedarf ▪ insulinpflichtige Diabetikerin, die eine Schwangerschaft plant ▪ neuropathische Schmerzen ▪ Wunsch nach mehr Flexibilität (als alleiniger Grund schwierig) ▪ Sportler
Kontraindikationen	▪ psychische Störungen ▪ intellektuelle Einschränkungen ▪ Suchtprobleme		

Der basale Insulinbedarf wird in der Pumpe programmiert und kann bei Bedarf vom Patienten jederzeit verändert (angepasst) werden. Die **Basalrate** wird **stündlich, zu den Mahlzeiten** zusätzlich durch Knopfdruck ein **Bolus** abgegeben. Diese Insulindosis muss wie bei der ICT berechnet werden. Dem Patienten bleiben so die 4–6-mal täglichen Injektionen erspart.

Die **Basalrate** wird **stündlich** abgegeben. **Zu den Mahlzeiten** wird zusätzlich durch Knopfdruck ein **Bolus** injiziert.

▶ Merke. BZ-Messungen und Dosisanpassung müssen vom Diabetiker selber vorgenommen werden. Die Pumpe **hat keine Rückkopplung zum BZ-Wert** und der Körper holt sich nicht die benötigte Insulinmenge.

▶ Merke.

Vorteil der Pumpe ist die **genaue, individuelle Anpassung des basalen Insulinbedarfs**. Die tageszeitabhängigen Schwankungen können mit berücksichtigt werden (Dawn- und Dusk-Phänomen).

Da subkutan kein Insulindepot besteht (bei der ICT das Langzeitinsulin), kann es bei mangelnder Sorgfalt, Unzuverlässigkeit (Katheterverstopfung, abkoppeln der Pumpe für ein paar Stunden) schnell zu einer Stoffwechselentgleisung mit Ketoazidose kommen.

Bei Rückumstellung einer Pumpentherapie auf eine ICT wird die Basalrate entweder auf zwei Einzeldosen eines NPH-Insulins oder langwirkendes Insulin (z. B. Detemir) aufgeteilt oder als eine einmalige Dosis eines sehr langwirksamen Insulins (z. B. Glargin) verabreicht. Der prandiale Bolus wird als Normal- oder Analoginsulin zugeführt.

Vorteil der Pumpe ist die **genaue individuelle Anpassung des basalen Insulinbedarfs**.

G 1 Diabetologie

Therapieziele

- keine wesentliche Einschränkung der Lebensqualität
- Vermeidung schwerer Hypoglykämien
- > 50 % der BZ-Werte im Zielbereich (80–120 mg/dl)
- HbA$_{1c}$ normnah (max. 1,2 % über Labornormwert)
- Prävention von Sekundärerkrankungen.

Zu fordern sind weiterhin:
- Normalisierung der oft erhöhten Lipidwerte
- quartalsweise diabetologische Untersuchungen gemäß Gesundheits-Pass Diabetes DDG (Deutsche Diabetes Gesellschaft).

Diabetestherapie während der Schwangerschaft

Die Schwangerschaft wirkt diabetogen. Dies ist in erster Linie auf die insulinantagonistische Wirkung von **humanem Plazentalaktogen (HPL)** zurückzuführen. Bei manifestem Typ-1-Diabetes erhöht sich der Insulinbedarf. Auch die Erstmanifestation eines Typ-1-Diabetes während der Schwangerschaft ist möglich (zur Entwicklung eines **Gestationsdiabetes** (S. 676)).

In früheren Jahren war die Schwangerschaft der Diabetikerin mit einer hohen kindlichen Mortalität, einer 2- bis 3-mal höheren Fehlbildungsrate und häufiger mit Gestosen und Hydramnion belastet. Sog. Riesenkinder mit einem Geburtsgewicht über 4000 g (Makrosomie) mit pulmonaler Reifungsstörung und Atemnotsyndrom waren die Folge mütterlicher Hyperglykämie, die einen fötalen Hyperinsulinismus auslöst.

▶ **Merke.** Die erhöhte Fehlbildungsrate lässt sich durch eine schon präkonzeptionelle Normalisierung des Blutzuckers (Planung der Schwangerschaft) beeinflussen.

Durch strenge Kriterien der Stoffwechselkontrolle während der gesamten Schwangerschaft und enger Zusammenarbeit mit dem Geburtshelfer können die Risiken für Mutter und Kind weitgehend denen nichtdiabetischer Schwangerer angenähert werden. Da schon bei nichtdiabetischen Schwangeren der Blutzucker erniedrigt ist, sollten bei der schwangeren Diabetikerin die BZ-Werte zwischen **60 und 130 mg/dl, die HbA$_{1c}$-Werte im unteren Normbereich** liegen. Dieses Ziel lässt sich nur durch eine lückenlose Selbstkontrolle des Blutzuckers und durch eine intensivierte Insulintherapie oder mit der Insulinpumpe verwirklichen. Praktisch immer sind drei und mehr Insulininjektionen erforderlich. Stärkere Hypoglykämien sind selten, eine Gefährdung des Fötus durch Hypoglykämien ist nicht gesichert. Meist steigt der Insulinbedarf ab dem 2. Trimenon an. Bei ungestörtem Schwangerschaftsverlauf kann die Entbindung am Termin erfolgen, bei erhöhtem Risiko (z. B. Gestose) vorzeitig in enger Zusammenarbeit mit dem Geburtshelfer.

1.1.10 Langzeitprognosen

Die Inzidenz diabetischer Spätschäden hängt entscheidend von der **metabolischen Kontrolle** ab. Das Diabetes Control and Complications Trial (DCCT-Studie) und die UK Prospective Diabetes Study (UKPDS) zeigten eindrucksvoll eine **Reduktion diabetischer Spätschäden bei verbesserten HbA$_{1c}$-Werten**. Es steht außer Zweifel, dass die primäre Ursache für die diabetische Mikroangiopathie die Hyperglykämie ist. Die Makroangiopathie ist nicht spezifisch für Diabetiker, findet sich jedoch hier häufiger und frühzeitiger. Genetische und andere Faktoren mögen dazu beitragen, dass sich die vaskulären Komplikationen bei den einzelnen Patienten unterschiedlich rasch und schwer manifestieren.

▶ **Merke.** Bei Typ-1-Diabetikern findet sich eine Gesamtletalität nach 40-jähriger Krankheitsdauer von etwa 50 %. Bei Typ-2-Diabetikern ist die noch verbleibende Lebenserwartung um ca. 6–10 Jahre vermindert.

Für die Letalität sind vor allem makrovaskuläre Erkrankungen, für die Morbidität vor allem mikrovaskuläre Erkrankungen verantwortlich. Die Lebenserwartung **junger Diabetiker** wird insbesondere durch das Auftreten der **diabetischen Nephropathie** (S. 683) sowie einer **KHK** bzw. eines **Myokardinfarkts** bestimmt (s. S. 62).

Therapieziele

- Erhalt der Lebensqualität
- Vermeidung schwerer Hypoglykämien
- > 50 % der BZ-Werte im Zielbereich (80–120 mg/dl)
- HbA$_{1c}$ normnah
- Prävention von Sekundärerkrankungen.

Diabetestherapie während der Schwangerschaft

Die Hauptursache des **Gestationsdiabetes** liegt in der insulinantagonistischen Wirkung des in hoher Konzentration vorliegenden **humanen Plazentalaktogens (HPL)**.

▶ Merke.

Die BZ-Werte sollten zwischen **60 und 130 mg/dl, die HbA$_{1c}$-Werte im unteren Normbereich** liegen. Dies lässt sich nur durch eine lückenlose Selbstkontrolle des Blutzuckers und durch eine intensivierte Insulintherapie oder mit der Insulinpumpe erreichen.

1.1.10 Langzeitprognosen

Umfangreiche Untersuchungen haben gezeigt, dass eine gute Diabeteskontrolle das Risiko für diabetische Folgeerkrankungen verringert.

▶ Merke.

Die Lebenserwartung **junger Diabetiker** wird insbesondere durch das Auftreten einer **diabetischen Nephropathie, KHK** oder eines **Myokardinfarkts** bestimmt.

Internet-Links: www.deutsche-diabetes-gesellschaft.de/, www.diabetes-deutschland.de/

1.2 Hypoglykämien

1.2 Hypoglykämien

▶ **Definition.** Als Hypoglykämie wird ein **Absinken des kapillaren Blutzuckers <50 mg/dl** bezeichnet. Symptome im Rahmen einer Hypoglykämie können jedoch bereits bei BZ-Werten um 80 mg/dl auftreten, andererseits aber auch noch bei BZ-Werten um 30 mg/dl fehlen, dies ist abhängig von der Geschwindigkeit des BZ-Abfalls und der Dauer der Hypoglykämie.

▶ Definition.

Einteilung und Ätiologie: Die absolute oder relative Überdosierung von Insulin oder Sulfonylharnstoffen bei Diabetikern ist die häufigste Ursache der Hypoglykämie. Eine Einteilung und mögliche weitere Ursachen zeigt Tab. **G-1.13**.

Einteilung und Ätiologie: Tab. G-1.13.

G-1.13 Einteilung und mögliche Ursachen der Hypoglykämie

spontane Hypoglykämien	reaktive Hypoglykämien:
■ **Insulinom** (s. S. 667), Inselzellkarzinom	■ reaktiv funktionell i. S. einer inadäquaten Insulinsekretion nach Nahrungsaufnahme (z. B. bei vegetativer Labilität)
■ **extrapankreatische Tumoren** (mit Produktion insulinähnlicher Substanzen)	■ Diabetesfrühstadien (deregulierte Insulinsekretion)
■ **Lebererkrankungen** (Glykogenosen, erworbene diffuse Lebererkrankungen)	■ nach Magenoperation (Dumping)
■ **Endokrinopathien** (Unterfunktion von Nebenniere und Hypophyse, Glukagonmangel)	**exogen verursachte Hypoglykämien:**
■ **Alkoholexzess** bei Nahrungskarenz (Alkohol hemmt die Glukoneogenese)	■ Überdosierung von Insulin oder Sulfonylharnstoffen (häufigste Ursache einer Hypoglykämie), suizidal oder versehentlich (Dosierungsfehler, Auslassen einer Mahlzeit)

Physiologie und Pathophysiologie: Die Hypoglykämie resultiert aus einer Störung des Gleichgewichts zwischen Glukoseangebot (Nahrung, Glykogenolyse, Glukoneogenese) und Glukoseverbrauch (Glukoseoxidation, Glykolyse, Glykogensynthese). Die Leber nimmt bei der Glukosehomöostase eine zentrale Rolle ein, sie regelt den Zu- und Abstrom von Glukose.

Physiologie und Pathophysiologie: Hypoglykämie ist die Folge einer Störung zwischen Glukoseangebot und Glukoseverbrauch.

▶ **Merke.** Der blutzuckersenkenden Wirkung von Insulin steht die blutzuckererhöhende Wirkung anderer Hormone wie Adrenalin, Glukagon, STH und Kortison gegenüber (Gegenregulations-Hormone).

▶ Merke.

Das physiologische Zusammenspiel dieser Hormone bewirkt, dass auch unter Nahrungskarenz keine Hypoglykämien auftreten und die Energieversorgung des ZNS, das auf Glukose als Energielieferant angewiesen ist, sichergestellt wird (s. auch S. 673).

Klinik: Die Symptome der Hypoglykämie unterscheiden sich – unabhängig von der Ursache – grundsätzlich nicht. Sie sind breit gefächert, zeigen aber individuell ziemlich konstante Muster. Je rascher der Blutzucker abfällt, desto ausgeprägter sind meist die Warnsymptome, bei sehr langsamem BZ-Abfall und bei Diabetikern mit autonomer Neuropathie können Warnsymptome fehlen. Die Symptomatik (Tab. **G-1.14**) ist auf zwei pathogenetische Mechanismen zurückzuführen: auf die durch Katecholaminausschüttung hervorgerufene **adrenerge Gegenregulation (Warnsymptome!)** und auf die **Neuroglukopenie,** die zu zentralnervösen Ausfällen führt. Die psychischen und neurologischen Veränderungen treten dann in den Vordergrund, ohne vom Patienten selbst bemerkt zu werden.

Klinik: Adrenerge Zeichen entstehen durch eine reaktive Adrenalinausschüttung, **neuroglukopenische Zeichen** durch den Glukosemangel im ZNS.
Siehe Tab. **G-1.14**.

G-1.14 Symptome der Hypoglykämie

vegetativ	Heißhunger, Tremor, Tachykardie, Palpitationen, kalter Schweiß
psychisch	Angst, Unruhe, Beklommenheit, Kritiklosigkeit, Verwirrtheit, Somnolenz, depressive Verstimmung, verstärkte Reizbarkeit, Konzentrationsstörungen, Teilnahmelosigkeit, Apathie, psychotische oder delirante Zustände
neurologisch	Kopfschmerzen, Müdigkeit, Parästhesien, Seh- und Sprachstörungen, Paresen, zerebrale Krampfanfälle, Koma

> **Merke.** Die Symptomatik einer Hypoglykämie führt nicht selten zu psychiatrischen oder neurologischen Fehldiagnosen (z. B. Psychose, Alkoholrausch, apoplektischer Insult).

Diagnostik: Die Diagnose Hypoglykämie beruht auf dem Nachweis der **Whipple-Trias**:
- klinische Symptome
- Nachweis einer BZ-Erniedrigung < 50 mg/dl
- Besserung der Symptome nach Glukosegabe.

Das Leitsymptom für die Differenzialdiagnose der **Hypoglykämien** ist der Zeitpunkt des Auftretens und somit anamnestisch bedeutsam.

In aller Regel sind bei Erkrankungen, die zu einer **Nüchternhypoglykämie** führen (Tab. **G-1.13**), andere spezifische Symptome richtungsweisend. Die Diagnose bereitet deshalb in der Regel keine Schwierigkeiten. Auch beim **Insulinom** sind Nüchternhypoglykämien typisch, die allerdings oft lange verkannt werden, da die Patienten hypoglykämische Reaktionen durch regelmäßige, auch nächtliche Nahrungszufuhr, kompensieren. Der wichtigste diagnostische Test ist der **3-tägige Hungerversuch** in Verbindung mit der mehrmaligen Bestimmung des **Insulin-/Glukose-Quotienten.**

Reaktive (postprandiale) Hypoglykämien sind durch hypoglykämische Symptome 2–5 Stunden nach Einnahme einer kohlenhydratreichen Mahlzeit charakterisiert. Die BZ-Werte liegen nur selten < 50 mg/dl. Die Symptomatik beschränkt sich meist auf die adrenergen Warnsymptome. Am häufigsten ist die **reaktive funktionelle Hypoglykämie**. Die Symptome dauern ca. 10–20 Minuten und verschwinden spontan bzw. nach oraler Glukosezufuhr. Die Diagnose wird durch einen **oGTT mit BZ-Bestimmungen über 5 Stunden** gesichert. Bei normalem Nüchtern-BZ fällt der Blutzucker in der 2–5. Stunde auf Werte um oder unter 50 mg/dl ab, es treten entsprechende Symptome auf. Die BZ-Werte steigen spontan wieder an; eine „Hypoglykämie-Symptomatik" ohne hypoglykämische BZ-Werte ist möglich. Bei **Frühdiabetes** zeigt die Belastungskurve (oGTT) einen diabetischen Verlauf und einen BZ-Abfall in der 3–4. Stunde unter 50 mg/dl, bedingt durch eine verzögerte, aber überschießende Insulinsekretion nach Glukosereiz. Ähnlich verläuft die Belastungskurve bei magenoperierten Patienten. Die rasche Resorption der Kohlenhydrate führt zu einer verstärkten postprandialen Hyperglykämie mit erhöhter Insulinsekretion und nachfolgender Hypoglykämie.

Als **„Nichthypoglykämie"** bezeichnet man die Symptome einer Katecholaminausschüttung ohne Hypoglykämie. Zur Erkennung eignet sich die Selbstbestimmung des Blutzuckers durch den „Patienten".

Differenzialdiagnose: Pseudodumping, s. Tab. **G-1.13**.

Therapie: Bei leichteren Hypoglykämien und bewusstseinsklaren Patienten genügt die **orale Zufuhr** von Kohlenhydraten in Form von z. B. Traubenzucker oder Obstsäften.

Der hypoglykämische Schock ist ein internistischer Notfall. Die Therapie besteht in der raschen Gabe von 40–60 ml 50 %iger **Glukose streng i. v.** (da sonst Nekrosen entstehen können) oder, falls dies nicht möglich ist, in der Injektion von 1–2 mg **Glukagon i. m. oder s. c.** (bei fehlendem Leberglykogen wirkungslos!). Die Patienten sollten nach Erwachen sofort oral Kohlenhydrate (2–4 BE) erhalten.

> **Merke.** Sulfonylharnstoffinduzierte Hypoglykämien verlaufen bei älteren Patienten oft atypisch, protrahiert und neigen zu Rezidiven, sie erfordern deshalb eine länger (ca. 1 Tag) dauernde (stationäre) Überwachung mit laufenden Bestimmungen des Blutzuckers.

Nach Abklärung der Hypoglykämie ist, wenn möglich, eine kausale Therapie durchzuführen. Bei exogenen Hypoglykämien muss die Diabetestherapie überprüft und evtl. geändert werden.

Die Behandlung von **Tumorhypoglykämien** besteht in der operativen Entfernung des Tumors. Ist diese nicht möglich, muss die Hypoglykämie symptomatisch behandelt werden. Die kausale Behandlung von Hypoglykämien bei **Endokrinopathien** besteht in der Behandlung des Grundleidens. Die Hypoglykämie in den Endstadien einer **Leberinsuffizienz** ist lediglich einer symptomatischen Behandlung zugänglich. Zur Therapie des **Insulinoms**, s. S. 667.

Die **reaktive funktionelle Hypoglykämie** wird durch psychische Führung des Patienten und diätetisch behandelt. Rasch resorbierbare Kohlenhydrate sollten weggelassen, die Kohlenhydrate auf viele kleine Mahlzeiten verteilt werden. Bei Frühdiabetes wird eine kalorienreduzierte Diabetesdiät verordnet.

Bei der **hereditären Fruktoseintoleranz** müssen wegen der Gefahr schwerer Hypoglykämien fruktosehaltige Nahrungsmittel (Obst, Zucker oder Honig) vollständig aus der Nahrung eliminiert werden. Auch fruktosehaltige Infusionslösungen dürfen nicht verabreicht werden.

Prognose: Die Prognose kurz dauernder Hypoglykämien ist gut; dauert ein hypoglykämischer Schock länger als eine Stunde, können irreversible Schäden des ZNS, selten auch Todesfälle auftreten. Bei Kindern, die häufig Hypoglykämien erleiden, ist mit Entwicklungsstörungen zu rechnen.

Bei der **reaktiven funktionellen Hypoglykämie** sollte auf rasch resorbierbare Kohlenhydrate verzichtet werden.

Die **hereditäre Fruktoseintoleranz** wird durch eine strenge fruktosearme Diät behandelt.

Prognose: Wenn die Hypoglykämie nur kurz dauert, ist die Prognose gut. Prolongierte Hypoglykämien können zu neurologischen Folgeschäden führen.

2 Stoffwechsel

2.1 Störungen des Lipidstoffwechsels 700
2.2 Störungen durch Über- und Untergewicht 709
2.3 Störungen des Harnsäurestoffwechsels 713

2.1 Störungen des Lipidstoffwechsels

▶ Synonym. Dyslipoproteinämien

2.1.1 Hyperlipoproteinämien

▶ Definition. Hyperlipidämien sind Krankheiten mit erhöhten Blutfetten im Nüchternserum. Da Lipide grundsätzlich an Proteine (Apolipoproteine) gebunden sind, sind Hyperlipidämien immer auch Hyperlipoproteinämien.

Epidemiologie: Aufgrund sich wandelnder Ernährungsgewohnheiten und einer zunehmend bewegungsarmen Lebensweise nehmen in den westlichen Industrienationen Fettstoffwechselstörungen stetig zu (> 50 % der > 40jährigen haben erhöhte Cholesterinwerte).

Physiologie und Pathogenese: Lipoproteine sind Transportvehikel für die sonst wasserunlöslichen Blutbestandteile Triglyzeride und Cholesterin im Blut. Sie setzen sich aus mehreren **Apolipoproteinen** und **Lipidfraktionen** (Triglyzeride, Cholesterin und -ester, Phospholipide) zusammen und können entsprechend ihrer Dichte mittels Ultrazentrifuge oder nach ihrer Wanderungsgeschwindigkeit in der Lipoproteinelektrophorese aufgetrennt werden (Tab. **G-2.1**). **Apolipoproteine** auf der Oberfläche der Lipoproteine regulieren den Lipoproteinstoffwechsel. Sie dienen als Strukturproteine, Enzyme oder Aktivatoren von Enzymen, Lipidtransferfaktoren oder Liganden für Zelloberflächenrezeptoren.

G-2.1 Charakteristika der Lipoproteine

Lipoproteinklasse	Hauptfunktion	Dichteklasse	Lipidanteil	Wanderung in der Elektrophorese
Chylomikronen*	Transport exogener Triglyzeride vom Darm in Leber und extrahepatische Gewebe	< 95 %	98–99,5 %	geringe bis keine Wanderung
VLDL (very low density lipoproteins)	Transport endogener Triglyzeride, Vorläufer der LDL	0,95–1,006	85–90 %	Prä-β-Lipoproteine
LDL (low density lipoproteins)	Katabolisierungsprodukt der VLDL, werden zur Leber rücktransportiert (50 %) oder intravasal zu IDL umgewandelt (50 %)	1,006–1,063	ca. 75 %	β-Lipoproteine
HDL (high density lipoproteins)	Transport von ca. 20 % des Cholesterins zur Leber, Regulation der Lipolyse und Cholesterinhomöostase	1,063–1,25	50 % (50 % Proteine)	α-Lipoproteine

* Chylomikronen werden durch Lipoproteinlipasen rasch abgebaut und sind im Nüchternserum nicht nachweisbar.

■ Triglyceride   □ Cholesterin   ■ Cholesterinester   ■ Phospholipide   ■ Proteine

Chylomikronen transportieren das **exogen** aufgenommene **Nahrungsfett** (Triglyzeride und Cholesterin) nach Verdauung und Resorption unter Umgehung der Leber über den Ductus thoracicus in die Blutbahn. In den Kapillaren erfolgt eine rasche Spaltung durch Lipoproteinlipasen, abhängig vom Energiebedarf werden die frei werdenden Fettsäuren entweder im Fettgewebe gespeichert oder oxidiert. Es entstehen triglyzeridarme und cholesterinreiche Chylomikronenreste, die an HDL angelagert oder als „Remnants" (Überbleibsel) zur weiteren Verstoffwechselung in die **Leber** transportiert werden. Das **Cholesterin** wird teilweise in Gallensäuren umgewandelt und über die Galle in den Dünndarm ausgeschieden. Der größte Teil wird über den **enterohepatischen Kreislauf** unter Bildung von Chylomikronen wieder aufgenommen.

Endogen gebildete Lipide (Cholesterin, Triglyzeride) stammen aus der Leber, die aus überschüssigen Nahrungskalorien (v. a. Kohlenhydrate) **VLDL** synthetisiert. In den Kapillaren der Zielorgane (Muskel- und Fettgewebe) werden diese durch Lipoproteinlipasen hydrolysiert. Die frei werdenden Fettsäuren werden entweder zur Energiegewinnung genutzt oder im Fettgewebe gespeichert.

Nach Delipidierung der VLDL entstehen **IDL** (intermediate density lipoproteins; sog. VLDL-Remnants), die den Großteil des Cholesterins (65–70 %) zu extrahepatischen Zellen transportieren. Sie sind Vorläufer der LDL und regulieren die Cholesterinhomöostase.

Cholesterinreiche LDL versorgen die peripheren Zellen mit Cholesterin (endogene Synthese in den Leberzellen oder exogene Zufuhr aus der Nahrung). Die **Cholesterinaufnahme in die Zellen wird durch LDL-Rezeptoren gesteuert.** Die Dichte der hepatischen LDL-Rezeptoren entscheidet darüber, in welchem Ausmaß die Leber LDL aus dem Blut eliminieren kann. Ist die zelluläre Aufnahme von LDL durch Rezeptormangel oder -defekte gestört, gewinnen unspezifische Abbauwege durch Makrophagen und andere Zellen des RES an Bedeutung. Die Makrophagen entarten in der Gefäßwand zu Schaumzellen, die sich anhäufen und über die Enstehung von „fatty streaks" zur Bildung atherogener Plaques führen (s. S. 269).

▶ Merke. **LDL** kommen eine **Schlüsselfunktion** im Rahmen der **Atherogenese** zu. Im Gegensatz dazu besitzen **HDL eine antiatherogene Wirkung** (Aufnahme von Cholesterin aus den Zellen und Abgabe an die Leber).

Das Plasmalipoprotein **Lipoprotein a** (Lp (a)) setzt sich aus LDL und dem Apolipoprotein Apo (a) zusammen. Apo (a) ist mit Plasminogen strukturverwandt und konkurriert mit diesem um endotheliale Bindungsstellen. Diese „antiplasminogene" Wirkung begünstigt möglicherweise eine lokale Thrombenbildung. Der Plasmaspiegel von **Lp (a)** ist genetisch determiniert und gilt als unabhängiger Risikofaktor für die Entstehung der Arteriosklerose. Der Normwert liegt bei 0–30 mg/dl.

Einteilung: Hyperlipoproteinämien werden nach unterschiedlichen Kriterien eingeteilt:
- **Ätiologie:** Primäre Hyperlipoproteinämien sind **genetisch determinierte** Fettstoffwechselstörungen. **Sekundäre** Hyperlipoproteinämien entwickeln sich **reaktiv** aufgrund eines ungünstigen Ernährungs- und Lebensstils (s. u.) oder treten **symptomatisch** bei Medikamenteneinnahme und zahlreichen Organ-, Stoffwechsel- oder endokrinologischen Erkrankungen auf (Tab. **G-2.2**).
- **vermehrte Lipoproteinfraktion im Serum:** Man unterscheidet **Hypercholesterinämie** (> 200 mg/dl), **Hypertriglyzeridämie** (> 150 mg/dl) und **kombinierte Hyperlipidämie** (pathologische Erhöhung von Cholesterin und Triglyzeriden)
- **Typisierung nach Fredrickson:** Einteilung der primären Hyperlipoproteinämien entsprechend ihrem Lipoproteinämiemuster. Nach dieser Einteilung ist jedoch weder eine Differenzierung von primären oder sekundären Formen noch eine sichere ätiologische Zuordnung möglich.

▶ Merke. Im Krankheitsverlauf oder durch exogene Einflüsse (z. B. Ernährung, Alkoholkonsum, Therapie) kann sich das Lipoproteinmuster im Sinne eines Typenwechsels ändern.

Sekundäre Hyperlipoproteinämien

▶ **Definition.** Im Rahmen zahlreicher Erkrankungen auftretende Hyperlipoproteinämien (Tab. **G-2.2**), die nach Behandlung oder Heilung der Grundkrankheit nicht mehr nachweisbar sind.

G-2.2 Ursachen sekundärer Hyperlipoproteinämien

Ursachen	Pathomechanismus
Diabetes mellitus	▪ Typ-2-Diabetes: VLDL-Überproduktion bei Hyperinsulinismus, Adipositas und erhöhtem Blutzucker (ca. 50 %) ▪ schlecht eingestellter Typ-1-Diabetes oder ketoazidotische Entgleisung: durch Insulinmangel hervorgerufene Störung der Lipoproteinlipase; nach Stoffwechselnormalisierung voll reversibel!
Lebererkrankungen	▪ primär biliäre Zirrhose: Hypercholesterinämie mit Xanthomen und Xanthelasmen durch abnormes Lipoprotein (LPX) in der LDL-Fraktion ▪ Hepatitis: Hypertriglyzeridämie durch Verminderung des Lipoproteinlipasesystems
Nierenerkrankungen	▪ Niereninsuffizienz: verminderter Triglyzeridabbau und vermehrte Triglyzeridsynthese bei Hyperinsulinismus führen zu Hypertriglyzeridämie durch VLDL-Vermehrung (ca. 75 %) ▪ nephrotisches Syndrom: zunächst Cholesterinanstieg (LDL), in schweren Fällen auch Erhöhung der Triglyzeride (VLDL) ▪ Z. n. Nierentransplantation: wahrscheinlich durch Kortikosteroidbehandlung
Hypothyreose	▪ Cholesterinerhöhung (LDL) durch verlangsamten Cholesterinkatabolismus
Pankreatitis	▪ akute Pankreatitis: starke Triglyzeriderhöhung durch erhöhte Mobilisierung von Triglyzeriden bei Fettgewebenekrosen (häufig)
exogene Ursachen	▪ ernährungsbedingt: – Alkohol, zucker-/fettreiche Nahrung: Steigerung der endogenen Triglyzeridsynthese – fett- und cholesterinreiche Kost (z. B. tierische Fette, Eier): reaktiv-adaptive Hypercholesterinämie – Medikamente: Thiazide: erhöhte Triglyzeridspiegel Östrogene und Kortikosteroide: erhöhte Triglyzeridspiegel und Hypercholesterinämie (LDL-Vermehrung)

Primäre Hyperlipoproteinämien

In Tab. **G-2.3** sind die wichtigsten Merkmale primärer, familiärer Hyperlipoproteinämien zusammengefasst.

Ätiopathogenese: Bei der familiären Hypertriglyzeridämie und bei den kombinierten Hyperlipoproteinämien ist der metabolische Defekt noch unklar und wahrscheinlich heterogen. Sicher überwiegen jedoch **manifestationsfördernde exogene Faktoren** (z. B. Überernährung mit Adipositas, Hyperinsulinismus, Bewegungsmangel) die genetische Disposition. Pathogenetisch sind eine gesteigerte VLDL-Produktion und ein gestörter Katabolismus wahrscheinlich. Dies gilt auch für die kombinierte Hyperlipoproteinämie.

G-2.3 Primäre hereditäre Hyperlipoproteinämien (nach Motulski)

Bezeichnung	Serumlipide Cholesterin	Triglyzeride	Lipoproteinmuster (Fredrickson)	Erbgang	frühzeitige KHK	Häufigkeit (Allgemeinbevölkerung)
polygene Hypercholesterinämie	↑	meist normal	IIa (IIb)	polygen	+ +	je nach Definition des Normalwertes 10–20 %
familiäre Hypercholesterinämie	↑	meist normal	IIa (IIb)	autosomal-dominant	+ + + +	0,1–0,5 %
familiäre Hypertriglyzeridämie	normal	↑	IV (V)	autosomal-dominant	+	0,2–0,3 %
Typ-V-Hyperlipoproteinämie	↑	↑	V (VI)	unbekannt	+ +	0,2 %
familiäre kombinierte Hyperlipidämie	↑ (bei ⅔)	↑ (bei ⅔)	IIa, IIb, IV, (V)	autosomal-dominant	+ + +	0,3–0,5 %
familiärer Lipoproteinlipase-Mangel	mäßig	↑	I	autosomal-rezessiv	–	sehr selten
familiäre Dysbetalipoproteinämie	↑	↑	III	autosomal-rezessiv	+ + +	selten

Ätiopathogenese: Der metabolische Defekt bei familiärer Hypertriglyzeridämie und bei kombinierten Hyperlipoproteinämien ist unbekannt. **Manifestationsfördernde exogene Faktoren** (Überernährung mit Adipositas, Hyperinsulinismus) überwiegen die genetische Disposition.

Siehe Tab. **G-2.3**.

Polygene Hypercholesterinämie

Eine jahrelange Überernährung mit Fett und Cholesterin führt bei entsprechender Disposition zu einer verminderten **Anzahl und Aktivität der LDL-Rezeptoren**. Die Mehrzahl aller Patienten mit einer isolierten Hypercholesterinämie (10–20 % der Bevölkerung) hat nur in geringem Ausmaß **hereditäre Fettstoffwechseldefekte**. Bei entsprechender Disposition ist die Hypercholesterinämie **erworben und ernährungsinduziert**.

Es gibt keine typische klinische Symptomatik. Der Cholesterinspiegel ist meist nur gering erhöht. Patienten sind verstärkt **KHK-** und **herzinfarktgefährdet**.

Diagnostik: Die Diagnose wird nach Ausschluss familiärer oder sekundärer Hypercholesterinämie gestellt. Cholesterin ist erhöht, die Triglyzeride sind meist normal.

Familiäre Hypercholesterinämie

Eine funktionelle Mutation im LDL-Rezeptorgen führt zu fehlenden, defekten oder fehlverteilten LDL-Rezeptoren mit **LDL-Anhäufung** im Plasma. Die Krankheit wird autosomal-dominant vererbt, die Häufigkeit bei heterozygoten Patienten beträgt ca. 2 : 1000, bei homozygoten Patienten ca. 1 : 1 Mio.

Klinisch lassen sich **Arcus lipoides** (juvenilis), **Xanthelasmen** im Bereich der Augenlider und **Sehnenxanthome** (Achillessehne) nachweisen (Häufigkeit steigt mit Patientenalter und Höhe des Cholesterinspiegels; s. Abb. G-2.1). Sehr **früh** entwickelt sich eine **KHK**. Heterozygote Patienten erleiden ohne Therapie häufig bereits im mittleren Lebensalter Myokardinfarkte, bei homozygoten Patienten werden Herzinfarkte bereits im Kindesalter beschrieben.

G-2.1 Symptome bei familiärer Hypercholesterinämie

a **Strecksehnenxanthome** der Achillessehne.
b **Xanthelasma palpebrarum** bei einem 45-jährigen Mann.

Diagnostik und Differenzialdiagnose: Das Serum ist klar, die Cholesterinspiegel liegen bei homozygoten Patienten bei 500-1000 mg/dl, bei heterozygoten bei 220-650 mg/dl. LDL ist auf > 200 mg/dl erhöht. Das typische klinische Bild **(Xanthome)** und **Familienuntersuchungen** bestätigen die Diagnose. Sekundäre Hyperlipoproteinämien mit Erhöhung des Serum-Cholesterins müssen ausgeschlossen werden.

Familiäre Hypertriglyzeridämie

▶ **Synonym.** Typ-IV-Hyperlipoproteinämie

Diese autosomal-dominant vererbte Fettstoffwechselstörung ist häufig mit **Übergewicht, gestörter Glukosetoleranz bzw. Diabetes mellitus und Hyperurikämie** vergesellschaftet. Der biochemische Defekt ist nicht bekannt (möglicherweise heterogen und auf Überproduktion oder verminderten Katabolismus der VLDL zurückzuführen). Klinisch verläuft die familiäre Hypertriglyzeridämie meist über Jahrzehnte asymptomatisch, das Arterioskleroserisiko ist nur mäßig erhöht.

Eine Sonderform der familiären Hypertriglyzeridämie ist die **Hyperlipoproteinämie Typ V**. Klinisch ist sie der Hyperlipoproteinämie Typ I ähnlich. Charakteristisch sind eine Manifestation bereits in jugendlichem Alter, Übergewicht, Glukoseintoleranz, rezidivierende abdominelle Schmerzattacken, (Pankreatitis), Hepatosplenomegalie und eruptive Xanthome.

Diagnostik: Charakteristisch sind **deutlich erhöhte Triglyzeride** (> 400 mg/dl), vermehrte VLDL, verminderte HDL und häufig **trübes Serum**. Die Diagnose kann nur durch Familienuntersuchungen gestellt werden, richtungsweisend ist das Vorliegen der familiären Hypertriglyzeridämie bei mehreren Verwandten 1. Grades.

Familiäre kombinierte Hyperlipoproteinämie

Autosomal-dominant vererbte Hyperlipoproteinämie (häufigste familiäre Form: 0,3–0,5 %). Es besteht eine gesteigerte Synthese von Apolipoprotein B 100 und damit eine vermehrte Produktion von LDL und VLDL. Klinisch lassen sich keine spezifischen Befunde nachweisen, häufig bestehen **Übergewicht** und **Glukoseintoleranz** bzw. **Diabetes mellitus**. Das **Herzinfarktrisiko** ist stark erhöht.

Diagnostik: Die Cholesterin- und Triglyzeridspiegel sind erhöht. Die Patienten sind meist > 30 Jahre alt.

Familiäre Dysbetalipoproteinämie

▶ Synonym. Typ-III-Hyperlipoproteinämie

Ursächlich ist eine **Apo-E2-Homozygotie** (normal E3) mit konsekutiver Störung des hepatischen Apo-E-Rezeptors. Folge ist eine Abbaustörung der Chylomikronen und VLDL mit konsekutiver Anhäufung von IDL. Die Krankheit manifestiert sich im Erwachsenenalter, jedoch nur bei 10 % der E2/E2 homozygoten Individuen.

Klinik: Typisch sind **gelbe Handlinienxanthome, tuberöse Xanthome** (z. B. an Knie und Ellenbogen) und **eruptive Xanthome** (z. B. an Rücken und Gesäß, Abb. **G-2.2**). Häufig bestehen **Diabetes mellitus** und **Glukoseintoleranz** sowie eine **Hyperurikämie**. Das Risiko für KHK und pAVK ist erhöht.

Diagnostik und Differenzialdiagnose: Charakteristisch ist eine verbreiterte β-Bande (broad beta disease) in der Lipoproteinelektrophorese sowie ein abnorm leichtes β-Lipoprotein (β-VLDL) in der Ultrazentrifuge. Cholesterin und Triglyzeride sind zunächst gleich stark erhöht, ab Werten > 500 mg/dl nehmen die Trigyzeride stärker zu. IDL sind erhöht. Im Kühlschranktest rahmt das Serum auf. Typisch ist ein Quotient VLDL-Chol./TG ≥ 0,3. Zur Diagnosesicherung wird der Apo-E2-Phänotyp mittels isoelektrischer Fokussierung bestimmt. Auch bei schweren Lebererkrankungen, diabetischer Ketoazidose und Dysglobulinämie kann ein Typ-III-Muster auftreten.

Familiärer Lipoproteinlipase- oder Apolipoprotein-C-II-Mangel

▶ Synonym. Hyperchylomikronämie, Typ-I-Hyperlipoproteinämie

Ein stark gestörter Katabolismus der Chylomikronen verursacht diese sehr seltene, autosomal-rezessiv vererbte Hyperlipoproteinämie. Ursächlich ist ein **Lipoproteinlipasemangel**. Die Krankheit manifestiert sich bereits im Kindesalter. Typische Symptome sind **eruptive Xanthome** (Abb. **G-2.2**), **Hepatosplenomegalie** und **rezidivierende abdominelle Krisen** bzw. **Pankreatitiden**.

Diagnostik: Starke Erhöhung der Triglyzeride (2–10 g/dl), das Serum ist lipämisch und rahmt im Kühlschranktest auf. In der Lipoproteinelektrophorese zeigt sich eine deutliche Chylomikronenbande.

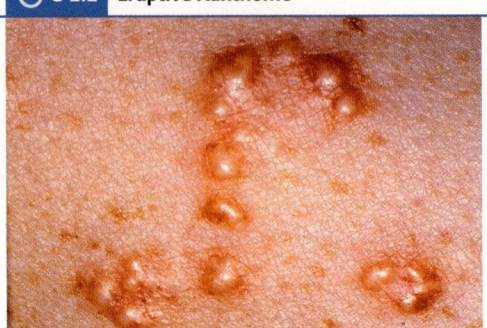

⊙ G-2.2 **Eruptive Xanthome**

Klinik und Folgekrankheiten

In den meisten Fällen werden Hyperlipoproteinämien im Rahmen von Routine- oder Screening-Laboruntersuchungen diagnostiziert. Bei chronischen Verlaufsformen und/oder stark erhöhten Werten finden sich jedoch auch folgende Symptome:

Manifestationsformen der Hypercholesterinämie:
- **Arteriosklerose und Folgekrankheiten:** KHK, Myokardinfarkt, pAVK, AVK der Gehirnarterien und Schlaganfall (Näheres s. S. 62, S. 279 und S. 686).
- **Xanthome** (selten): gelbliche Hautknoten (durch intrazelluläre Lipidablagerungen in Schaumzellen), die bevorzugt an Ellenbogen, Achilles- und Patellarsehne sowie Fingerstrecksehnen oder in den Zwischenfingerfalten auftreten (Abb. **G-2.3a**)
- **Xanthelasmen:** unregelmäßige Einlagerungen an den Augenlidern (Abb. **G-2.3b**).
- **Arcus lipoides corneae** (selten): grauweiße ringförmige Trübung der Cornea (Abb. **G-2.3b**).

G-2.3 Symptome bei starker Hypercholesterinämie

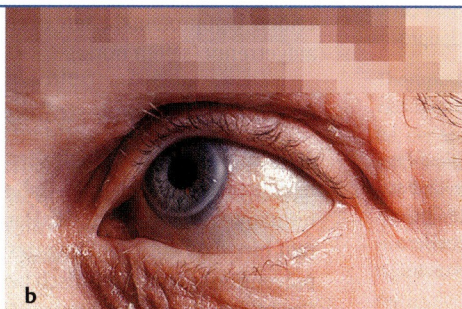

a Xanthome* der Fingerstrecksehnen bei heterozygoter familiärer Hypercholesterinämie.
b Arcus lipoides corneae* bei 60-jährigem Patienten mit seit 10 Jahren bekanntem Diabetes mellitus und Hypercholesterinämie.

* unspezifische Symptome, die auch bei normolipämischen Patienten beobachtet werden. a aus: Füeßl H. S., Middecke M.: Duale Reihe Anamnese und Klinische Untersuchung. Thieme; 2010; b aus KV 12, Abb. 15, Thieme; © Boehringer Ingelheim Pharma KG

Manifestation einer starken Hypertriglyzeridämie:
- **Pankreatitis:** sehr stark erhöhte Triglyzeridwerte (> 2000 mg/dl) können (v. a. in Kombination mit Chylomikronämie) eine Pankreatitis verursachen
- **eruptive Xanthome** (Abb. **G-2.2**): stecknadelkopf- bis linsengroße generalisierte Knötchen an Gesäß und Unterarmstreckseiten
- **Fettleber:** unspezifisch, bei stark erhöhten Triglyzeriden.

Diagnostik

Eine sorgfältige Anamnese und die körperliche Untersuchung des Patienten (Xanthome, Xanthelasmen, Arcus lipoides?) sind diagnostisch richtungsweisend. Zur Klärung des Arteriosklerose-Risikoprofils ist v. a. die Frage nach sog. lipidunabhängigen Risikofaktoren (z. B. familiäre Belastung, Rauchverhalten, Alkoholkonsum, Hypertonie, Diabetes mellitus, körperliche Aktivität; Tab. **G-2.4**) wichtig.

▶ **Merke.** Die Blutentnahme sollte nach einer mindestens 12-stündigen Nahrungs- und 72-stündigen Alkoholkarenz erfolgen, da eine ausreichend lange Nüchternphase Vorraussetzung für die exakte Bestimmung, v. a. der Triglyzeridwerte, ist.

Im Rahmen der **Basislabordiagnostik** werden **Triglyzeride** und **Gesamtcholesterin** im Nüchternserum bestimmt. Damit lassen sich Hypertriglyzeridämien, Hypercholesterinämien und gemischte Hyperlipidämien voneinander abgrenzen, ohne jedoch die ätiologischen oder genetischen Formen differenzieren zu können.
Routinemäßig werden heute zusätzlich HDL- und LDL-Cholesterin bestimmt. Erhöhte **LDL-Cholesterinwerte** gehen ebenso wie erniedrigte **HDL-Werte** (antiatherogene Wirkung) mit einem **erhöhten koronaren Risiko** einher.

▶ **Merke.** Zur Berechnung der LDL-Cholesterin-Werte dient die **Friedewald-Formel**:
LDL-Cholesterin = Gesamtcholesterin − HDL-Chosterin − Triglyzeride/5.

- **Weichteiltophi:** Sie müssen von Rheumaknoten, Kalkknoten, Xanthomen oder Heberden-Knoten abgegrenzt werden. Wichtig ist die chemische oder histologische Untersuchung.

Allgemeine Therapiemaßnahmen: Wichtigste allgemeine **Therapiemaßnahmen** sind die Normalisierung des Körpergewichts und diätetische Maßnahmen in Form von Einschränkung der Alkohol- und Purinzufuhr (z. B. Restriktion von Innereien, bestimmten Fischsorten und Fleisch [ca. 100–150 g/d], aber auch von bestimmten Gemüsesorten wie z. B. Spargel und Erbsen). Bei Harnsäurewerten bis 9 mg/dl ist die diätetische Behandlung ausreichend, eine Arzneitherapie ist überflüssig. Kann mit diätetischen Maßnahmen allein keine ausreichende Senkung des Harnsäurespiegels erreicht werden, ist eine **medikamentöse Therapie** indiziert (v. a. bei Harnsäurewerten > 9 mg/dl). Mittel der Wahl ist das **Urikostatikum Allopurinol**. Urikosurika werden nur noch selten eingesetzt (Tab. G-2.7). Bei Gicht wird zur Prophylaxe von Uratablagerungen und einer Uratnephropathie eine ausreichende Trinkmenge (> 2 l/d) empfohlen.

Therapie des akuten Gichtanfalls: Allgemeine Therapiemaßnahmen sind Ruhigstellung des betroffenen Gelenks, kühlende Umschläge und ggf. Bettruhe. Zur medikamentösen Therapie der ersten Wahl zählen **nichtsteroidale Antiphlogistika** (z. B. Indometacin, Diclofenac). Im Rahmen des üblichen Therapieschemas werden zunächst 50–100 mg p. o. oder als Suppositorium verabreicht; anschließend gibt man bis zum Abklingen der Beschwerden alle 6–8 Stunden 25–50 mg. Die Nebenwirkungen dieser nichtsteroidalen Antiphlogistika sind zu beachten (z. B. Magenblutungen, Ulzera, akutes Nierenversagen). Im Bedarfsfall können zusätzlich **Kortikosteroide** (z. B. 25–50 mg Prednison 2 × /d) gegeben werden. **Colchizin** gilt heute aufgrund seiner hohen Nebenwirkungsrate (z. B. Übelkeit, Erbrechen, Diarrhö) als Reservemittel. Die Tageshöchstdosis von 6–8 mg sollte nicht überschritten werden. Durchfälle unter Colchizin-Therapie können symptomatisch mit Loperamid behandelt werden.

G-2.7 Medikamente zur Gichttherapie

	Urikostatikum	Urikosurikum
Beispiele	Allopurinol	Benzbromaron
Indikationen	manifeste Hyperurikämie und Versagen der Diätmaßnahmen	Allopurinol-Allergie
Wirkung	Hemmung der Hypoxanthinoxidase → Harnsäurebildung bzw. De-novo-Purinsynthese ↓ → Serum-Harnsäurespiegel ↓, Ausscheidung von Hypoxanthin ↑	Hemmung der tubulären Rückresorption → Harnsäureexkretion ↑ *Cave:* erhöhte renale Harnsäureausscheidung in den ersten Wochen, es besteht **die Gefahr der Nierensteinbildung** (Prophylaxe: reichliche Flüssigkeitszufuhr und Harnalkalisierung)
Dosis	100–300 mg/d (abhängig vom Harnsäurespiegel)	50–80 mg/d
Nebenwirkungen	insgesamt selten; gastrointestinale Störungen, allergische Reaktionen	gastrointestinale Störungen, allergische Reaktionen
Wechselwirkung	Hemmung des Abbaus von 6-Mercaptopurin und Azathioprin (Dosisreduktion dieser Medikamente!), Verstärkung der Wirkung von Dicumarol	Salizylate, Sulfinpyrazon (urikosurische Wirkung abgeschwächt)
Kontraindikationen	Schwangerschaft, Stillzeit	Uratnephropathie

Langzeittherapie: Ziel ist die Normalisierung des Uratpools. Zur Vermeidung chronischer Schäden sollte der Harnsäurespiegel dauerhaft auf Werte < 5 mg/dl gesenkt werden.

▶ **Merke.** Die niedrigen Harnsäurekonzentrationen führen zu einer Auflösung der Uratablagerungen und vorübergehend in den ersten Monaten zu hohen interstitiellen Harnsäurekonzentrationen, die einen erneuten Gichtanfall auslösen können. Eine Prophylaxe mit niedrigen Dosen eines nichtsteroidalen Antiphlogistikums ist zu empfehlen.

Therapie der sekundären Hyperurikämie: An erster Stelle steht die Therapie der zugrunde liegenden Ursache. Bei Patienten mit Niereninsuffizienz besteht Therapieindikation, wenn die Harnsäurespiegel bei > 9 mg/dl liegen und klinische Zeichen einer Gicht auftreten. Die Dosierung liegt zwischen 100–150 mg Allopurinol/d. Bei myeloproliferativen Erkrankungen und bei Zytostatika-Therapie ist eine Behandlung mit Allopurinol bei Harnsäurewerten > 10 mg/dl angezeigt.

▶ Klinischer Fall. Der 51-jährige, deutlich übergewichtige Patient war nach einem Familienfest, bei dem er reichlich gegessen und Alkohol getrunken hatte, in der Nacht mit heftigen Schmerzen im Bereich des rechten Großzehenballens aufgewacht, die Gelenkgegend war geschwollen, hochrot und fühlte sich heiß an. Die Schmerzen wurden im Lauf der Nacht immer stärker, es war ihm unmöglich, Strümpfe oder Schuhe anzuziehen. Die Körpertemperatur betrug 38,5 °C.
Auf Befragen gab der Patient an, dass auch sein Vater an solchen Schmerzanfällen gelitten hätte. Bei der Untersuchung zeigte das Großzehengrundgelenk alle Zeichen einer akuten Entzündung (Calor, Rubor, Dolor, Tumor). Die Leukozytenzahl war auf 11 000/µl erhöht, die Harnsäure betrug 10,8 mg/dl.
Unter Behandlung mit Diclofenac/Supp. 50 mg 3 × täglich klangen die Beschwerden rasch ab, in der Gelenkgegend zeigten sich eine Schuppung und Hautjucken. Eine Ernährungsberatung wurde durchgeführt.
Da der Harnsäurespiegel bei der Patientin diätetisch nicht ausreichend gesenkt werden konnte, wurde zusätzlich eine Behandlung mit Allopurinol eingeleitet.

Endokrinologie

1 **Hypothalamus und Hypophyse** 721
2 **Schilddrüse** 743
3 **Störungen der Kalzium-Phosphathomöostase und des Knochenstoffwechsels** 774
4 **Nebennierenrinde (NNR)** 800
5 **Nebennierenmark und pluriglanduläre Syndrome** 815
6 **Männliche und weibliche Gonaden** 825

1 Hypothalamus und Hypophyse

1.1	Anatomische und physiologische Grundlagen	721
1.2	Diagnostische Methoden	722
1.3	Erkrankungen des Hypothalamus	724
1.4	Erkrankungen der Hypophyse	724

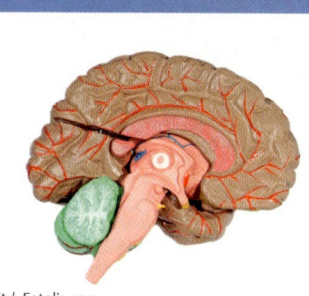
© Teamarbeit / Fotolia.com

1.1 Anatomische und physiologische Grundlagen

Hypothalamus und Hypophyse sind sowohl morphologisch als auch funktionell eng miteinander verbunden, sie bilden das zentrale Steuer- und Regelsystem für die Bildung von Hormonen der Schilddrüse, Nebennieren und Gonaden sowie für weitere physiologische Funktionen.

Der **Hypothalamus** liegt als Teil des Zwischenhirns (Dienzephalon) an dessen Basis und umschließt den unteren Teil des III. Ventrikels. Über den **Hypophysenstiel** sind Hypophyse und Hypothalamus miteinander verbunden. Die walzenartige **Hypophyse** (Gewicht 0,4–0,9 g) liegt in einer sattelartigen Ausbuchtung der knöchernen Schädelbasis, der Sella turcica. Entwicklungsgeschichtlich, morphologisch und funktionell setzt sich die Hypophyse aus unterschiedlichen Teilen zusammen: dem **Hypophysenvorderlappen** (HVL = Adenohypophyse) und dem **Hypophysenhinterlappen** (HHL = Neurohypophyse). Die von HVL und HHL sezernierten Hormone sind in Tab. **H-1.1** dargestellt.

1.1 Anatomische und physiologische Grundlagen

Hypothalamus und Hypophyse sind das zentrale Steuer- und Regelsystem für die Bildung von Hormonen der Schilddrüsen, Nebennieren und Gonaden.

Der **Hypothalamus** liegt an der Basis des Zwischenhirns und umschließt den unteren Teil des III. Ventrikels. Er ist mit der Hypophyse über den **Hypophysenstiel** verbunden. Die **Hypophyse** setzt sich zusammen aus dem **Hypophysenvorderlappen** (HVL = Adenohypophyse) und dem **Hypophysenhinterlappen** (HHL = Neurohypophyse). Zur Sekretion der HVL- und HHL-Hormone siehe Tab. **H-1.1**.

≡ H-1.1	Hormone des Hypophysenvorder- (HVL) und Hypophysenhinterlappens (HHL)	
Hormon		**Funktion**
HVL	**GH** (growth hormone, Synonym: **STH** [somatotropes Hormon])	Stimulation des Wachstums und Beeinflussung zahlreicher Stoffwechselprozesse, z. B. Eiweißsynthese; stimuliert die Produktion von IGF-1 in der Leber
	Gonadotropine: ■ **LH** (luteinisierendes Hormon) ■ **FSH** (follikelstimulierendes Hormon)	*bei beiden Geschlechtern:* Kontrolle von Wachstum und Funktion der Geschlechtsdrüsen *Mann:* LH stimuliert die Testosteronbildung in den Leydig-Zellen des Hodens, FSH das Wachstum der Tubuli contortii und die Produktion des androgenbindenden Proteins in den Sertoli-Zellen, das die für die Spermatogenese erforderliche hohe testikuläre Anreicherung von Testosteron gewährleistet. FSH und LH sind für die Reifung der Spermatozoen erforderlich. *Frau:* LH stimuliert im Ovar die Östrogenbildung, den mittzyklischen Follikelsprung (Ovulation) und in der Lutealphase die Progesteronproduktion. FSH steuert die Follikelentwicklung. Die Sekretion von Östrogenen wird von LH und FSH kontrolliert.
	ACTH (adrenokortikotropes Hormon)	v. a. Stimulation der Bildung und Sekretion von Kortisol, Stimulation der Androgen- und in geringerem Maß auch der Mineralokortikoidbildung in der Nebennierenrinde
	TSH (thyreoideastimulierendes Hormon)	Steuerung der Schilddrüsenhormonbildung und -sekretion
	PRL (Prolaktin)	Stimulation der postpartalen Laktation
HHL	**Vasopressin** (Synonym: **antidiuretisches Hormon**, ADH)	Regulation der renalen Wasserrückresorption (durch Erhöhung der Permeabilität der luminalen Membran der distalen Nierentubuli und Sammelrohre)
	Oxytocin	Stimulation der Uteruskontraktionen (wehenauslösend bei der Geburt), Regulation der Milchausschüttung während der Laktation

Steuerung der Hormonsekretion: Die bedarfsgerechte Hormonproduktion und -sekretion wird in erster Linie durch **zentral-** und **peripher-endokrine** Faktoren gesteuert. Innerhalb der adrenokortikotropen, thyreotropen und gonadotropen Regelkreise regulieren die peripheren Drüsenhormone über negative und positive Rückkopplungs-**(Feedback)mechanismen** zwischen Adenohypophyse und den von ihr kontrollierten endokrinen Zielorganen (Schilddrüse, Nebennierenrinde und Keimdrüsen) die hypophysäre Hormonsekretion. Die **hypothalamischen Releasing-Hormone** wirken stimulierend auf glandotrope HVL-Hormone (TSH, ACTH, LH und FSH) und unterliegen zumeist über negative Rückkopplung der Kontrolle durch periphere Hormonspiegel (Abb. **H-1.1**). **Somatostatin** und **Dopamin** werden im Hypothalamus gebildet. Somatostatin hemmt die GH- und TSH-Produktion, Dopamin wirkt inhibierend auf die Prolaktin (PRL)- und GH-Bildung.

Steuerung der Hormonsekretion: **Feedback-Mechanismen** zwischen Adenohypophyse und den von ihr kontrollierten endokrinen Zielorganen garantieren die bedarfsgerechte Hormonsekretion. Die **hypothalamischen Releasing-Hormone** wirken stimulierend auf glandotrope HVL-Hormone (TSH, ACTH, LH und FSH) und unterliegen zumeist über negative Rückkopplung der Kontrolle durch periphere Hormonspiegel (Abb. **H-1.1**). **Somatostatin** hemmt die GH- und TSH-Produktion, **Dopamin** wirkt inhibierend auf die Prolaktin- (PRL) und GH-Bildung.

H-1.1 Wichtige anatomische und physiologische Nachbarschaftsbeziehungen zwischen Hypothalamus und Hypophyse

Hypothalamuskerne:
Bildung der hypophyseotropen und neurohypophysären Hormone
hypophyseotrope Hormone:
- **Releasing-Hormone** (stimulierend): GHRH, GnRH, TRH, CRH
- **Inhibiting-Hormone** (hemmend): Somatostatin, Dopamin (Prolactin-Inhibiting-Factor, PIF)

Die Sekretion der **HVL-Hormone** wird durch im **Hypothalamus** gebildete **Hormone** reguliert. Die hypophyseotropen Hormone werden in den Hypothalamuskernen (Nuclei = Ansammlungen von Ganglienzellen) gebildet und über ein dichtes Kapillarnetz (portales Blutgefäßsystem) durch den Hypophysenstiel zum HVL transportiert. Dort stimulieren **(RH = Releasing-Hormone)** oder hemmen **(IH = Inhibiting-Hormone)** sie die Produktion und Freisetzung der Hypophysenhormone. Bei Unterbrechung des Hormontransports durch den Hypophysenstiel werden infolge des Versiegens der entsprechenden Releasing-Hormone vermindert Wachstumshormon (GH) und Gonadotropine (LH, FSH) sowie TSH und ACTH synthetisiert und sezerniert. Dagegen steigt der Prolaktinspiegel an, weil die hemmende Wirkung von Dopamin (= Prolactin-Inhibiting-Factor, PIF) auf die Prolaktinsekretion entfällt. Die **HHL-Hormone** ADH (Vasopressin) und Oxytocin entstammen dem Hypothalamus. Hier werden sie in den Nuclei supraopticus und paraventricularis gebildet und in deren zu Bündeln zusammengefassten Axonen zur Neurohypophyse transportiert, dort gespeichert und bei Bedarf sezerniert.

1.2 Diagnostische Methoden

1.2.1 Basalwerte

Die Bestimmung von Einzelwerten der Hypophysenhormone dient bei V. a. Hormonmangel der Ursachenklärung: Bei Insuffizienz peripherer endokriner Drüsen sind die regulierenden HVL-Hormone erhöht, bei zentral bedingter Insuffizienz erniedrigt bzw. inadäquat „normal" als Ausdruck des gestörten Feedback-Mechanismus.

Mittels immunometrischer Verfahren können sämtliche Hypophysenhormone präzise bestimmt werden. Die Bestimmung von Einzelwerten ist bei V. a. einen Hormonmangel zur Differenzierung der Ursache angezeigt: Ist der Hormonmangel Folge einer Insuffizienz peripherer endokriner Drüsen (Schilddrüse, Nebennierenrinde, Gonaden), sind die entsprechenden glandotropen HVL-Hormone (TSH, ACTH, Gonadotropine) erhöht. Eine zentral bedingte Insuffizienz (Erkrankung auf hypothalamischer oder hypophysärer Ebene) ist dann ausgeschlossen.

1.2.2 Funktionstests

▶ Merke.

▶ **Merke.** Die Sekretion der meisten Hypophysenhormone unterliegt einer physiologischen Schwankung, da Produktion und Ausschüttung von unterschiedlichen Faktoren abhängen: die Synthese von ACTH erfolgt abhängig von der Tageszeit (d. h. zirkadian), die von GH und PRL abhängig vom Schlaf-wach-Rhythmus, Gonadotropine werden schubweise (pulsatil) freigesetzt und die Sekretion und Produktion von GH, PRL und ACTH ist zudem stressabhängig. Daher sind Einzelhormonbestimmungen **nicht** zur Erfassung der endokrinen Funktion und Kapazität des Hypothalamus-Hypophysen-Systems ausreichend.

Dynamische Tests: Bei V. a. Insuffizienz werden **Stimulationstests**, bei Hormonexzess **Suppressionstests** durchgeführt.

Die Bestimmung der Kapazität des HVL, Hormone zu bilden, erfolgt mittels **dynamischer Tests:** Bei V. a. eine Insuffizienz werden **Stimulationstests**, bei vermutetem Hormonexzess **Suppressionstests** angewendet.

Stimulationstests

Insulin-Hypoglykämietest

Durch die insulininduzierte Hypoglykämie (Stress) wird die **Sekretion** von **GHRH, CRH** und **Prolaktin** stimuliert. Weiterhin wird die Funktion der **CRH-ACTH-Kortisolachse** erfasst.

Prinzip: Beim nüchternen Patienten werden GH, ACTH, Kortisol, Prolaktin und Glukose im Serum mehrmals vor und nach i. v. Injektion von 0,1–0,15 I.E. Insulin/kg KG über einen Zeitraum von 90 min bestimmt. Der Test ist nur dann valide, wenn ein ausreichender Blutzuckerabfall (≤ 50 % des Ausgangswertes bzw. < 40 mg/dl) erzielt wurde. **Kontraindikationen** sind zerebrale und kardiale Durchblutungsstörungen und Krampfleiden. Bei stärkeren Reaktionen wie Verwirrtheit oder Bewusstlosigkeit ist der Test durch sofortige Injektion einer 20 %-Glukoselösung abzubrechen.

Beurteilung: Ein Anstieg der Hypophysenhormone beweist eine regelrechte Funktion des HVL, bei ungenügendem oder ausbleibendem Anstieg liegt eine partielle oder komplette HVL-Insuffizienz vor.

ACTH-Stimulationstest

Durch die Gabe von synthetischem ACTH (Tetracosactid) wird die **adrenale Sekretionsreserve** von **Kortisol** erfasst.

Prinzip: Beim nüchternen Patienten wird Kortisol vor, 30 und 60 min nach intravenöser Injektion von 1 bzw. 250 µg Synacthen gemessen. **Kontraindikation** ist die Schwangerschaft.

Beurteilung: Ein Anstieg der Hypophysenhormone beweist eine regelgerechte Funktion der Nebennierenrinde (NNR), bei ungenügendem oder ausbleibendem Anstieg liegt eine partielle oder komplette NNR-Insuffizienz vor.

Releasing-Hormon-Tests

Prinzip: Die Injektion synthetisch hergestellter Releasing-Hormone ermöglicht eine **direkte Stimulation der HVL-Hormone**. Überprüft wird mit dem GHRH-Test die GH-Sekretion, dem TRH-Test die TSH- und PRL-Sekretion, dem CRH-Test die ACTH- und Kortisolsekretion sowie dem GnRH- (LHRH)Test die LH- und FSH-Sekretion. Die genannten Releasing-Hormone können auch miteinander verabreicht werden; mit dem **kombinierten Releasing-Hormon-Test** lassen sich alle Partialfunktionen des HVL auf einmal überprüfen.

Beurteilung: Ein adäquater Anstieg der Hypophysenhormone beweist eine regelgerechte Funktion des HVL. Bei geringem oder ausbleibendem Anstieg liegt eine partielle oder komplette HVL-Insuffizienz vor.

Suppressions-Test

Oraler-Glukose-Toleranztest (oGTT) zur Überprüfung der Suppression von GH (Diagnostik der Akromegalie, Näheres s. S. 728).

1.2.3 Bildgebende Diagnostik

Magnetresonanz- (MR) und Computertomografie (CT)

Methode der Wahl zur Darstellung des **Hypothalamus** und der **Hypophyse** ist die MRT. Der Informationsgewinn durch ein CT ist erheblich geringer. Eine CT-Untersuchung wird bei speziellen Fragestellungen (z. B. nach Verkalkungen) oder Personen mit Kontraindikationen für eine MRT-Untersuchung (z. B. Pacemaker-Träger) durchgeführt.

Perimetrie

Die **Gesichtsfeld- und Fundusuntersuchung** dienen der Diagnostik oder dem Ausschluss einer Kompression des Chiasma opticum durch suprasellär wachsende Tumoren. Die Untersuchung der Augenmuskelfunktion gibt Hinweise auf eine Beeinträchtigung der Augenmuskelinnervation durch Druck oder Verdrängung bei perisellärem Tumorwachstum.

1.3 Erkrankungen des Hypothalamus

Erkrankungen im Bereich des Hypothalamus, v. a. **Tumoren**, können zu endokrinen und/oder nicht endokrinen Funktionsstörungen führen (Tab. **H-1.2**). Im anterioren Bereich des Hypothalamus sind Kraniopharyngeome (S. 737), **Aneurysmen** der A. carotis interna, Gliome des N. opticus, Keilbeinmeningeome, granulomatöse Veränderungen sowie Hypophysenadenome mit suprasellärer Ausdehnung ursächlich. Im posterioren Teil sind es Gliome, Hamartome, Germinome, Teratome und Ependymome.

H-1.2 Funktionsstörungen bei Erkrankungen des Hypothalamus

Funktionsstörung	Folgen
endokrine Dysfunktionen	Verminderte Bildung und Sekretion von hypothalamischen Hormonen mit entsprechenden Hormonstörungen. **Ausnahme** ist die vermehrte Produktion von Prolaktin (Wegfall des hemmenden Einflusses von Dopamin). Vasopressinmangel führt zum **zentralen Diabetes insipidus** (S. 739) und beruht meist auf Erkrankungen oder Läsionen (z. B. nach Schädel-Hirn-Trauma) im Bereich des Hypothalamus und der Neurohypophyse.
nicht endokrine Dysfunktionen	Zusätzlich zu den hormonellen Veränderungen zeigt sich eine Beeinträchtigung mentaler und vegetativer Funktionen (die sich aber auch isoliert entwickeln können): beispielsweise Bewusstseinsstörungen, Körpertemperatur-Regulationsstörung, gestörtes Ess- und Trinkverhalten sowie gestörter Schlaf-wach-Rhythmus oder Veränderung der Persönlichkeitsstruktur.

1.4 Erkrankungen der Hypophyse

1.4.1 Erkrankungen des Hypophysenvorderlappens (HVL)

Erkrankungen des HVL manifestieren sich klinisch durch Symptome, die durch eine Mehr- oder Mindersekretion der Hypophysenhormone verursacht werden (s. Abb. **H-1.2** und Abb. **H-1.3**). Zu Ursachen siehe Tab. **H-1.3**.

H-1.3 Ursachen von HVL-Erkrankungen

HVL-Erkrankungen	Ursachen
mit Hypersekretion der HVL-Hormone	hormonproduzierende Tumoren: PRL (Prolaktinom), GH (Gigantismus/Akromegalie), ACTH (Morbus Cushing). Sehr selten sind TSH- und gonadotropinbildende (FSH/LH oder isoliert LH- bzw. FSH-bildende) Tumoren.
mit Mindersekretion der HVL-Hormone	Zerstörung des endokrinen HVL-Gewebes durch endokrin inaktive Tumoren, postoperativ, traumatisch, Bestrahlung, entzündlich-infiltrativ im Rahmen systemisch-granulomatöser Erkrankungen (z. B. Sarkoidose, Morbus Wegener, Langerhans-Zell-Histiozytose)

In der klinischen Praxis unterscheidet man Mikro- und Makroadenome: **Mikroadenome** sind intrasellär gelegene Adenome (Durchmesser < 1 cm), die selten invasiv wachsen. Bei progressivem Wachstum entwickeln sich **Makroadenome** (Durchmesser > 1 cm), die im Allgemeinen eine Ausweitung der Sella turcica oder eine Kompression des Chiasma opticum bewirken. Je größer die Tumoren werden, desto eher führen sie, bedingt durch eine Verdrängung und Destruktion anderer Hypophysenzellen, zu deren Funktionseinschränkung oder zum Verlust von adenotropen Hypophysenhormonen und damit zur **partiellen oder kompletten Hypophyseninsuffizienz** (S. 732). Zusätzlich können Hypophysentumoren, die nach extrasellär wachsen, supra- oder paraselläre Strukturen wie z. B. das Chiasma opticum und okulomotorische Hirnnerven (Nn. III, IV, VI) beeinträchtigen und dadurch z. B. zu Visusstörungen, Gesichtsfeldeinschränkungen oder zum Auftreten von Doppelbildern führen.

Eine Mindersekretion kann neben Raumforderungen der Hypophyse traumatisch oder entzündlich bzw. infiltrativ bedingt sein (s. Tab. **H-1.3**).

H 1.4 Erkrankungen der Hypophyse

H-1.2 Hypophysen-Erkrankungen mit Hormonexzess

H-1.3 Hypophysen-Erkrankungen mit Verminderung oder Ausfall der Hormonsekretion

Endokrin aktive HVL-Tumoren

▶ Merke. Die Mehrsekretion (Hormonexzess) von HVL-Hormonen wird durch endokrinaktive Hypophysentumoren (meist Adenome (S. 724)) verursacht. Die Mehrzahl (60–80 %) der Hypophysentumoren ist endokrin aktiv.

Die **häufigsten** Hypophysentumoren sind **Prolaktinome** (ca. 30–50 %). Etwa 20 % der Hypophysentumoren gehen mit einem **Wachstumshormonexzess** (s. S. 728) einher. Etwa 5–10 % der Tumoren sezernieren vermehrt **ACTH** und verursachen durch einen **Hyperkortisolismus** den **Morbus Cushing** (S. 803). TSH- oder gonadotropinsezernierende Hypophysenadenome sind Raritäten.

Endokrin aktive HVL-Tumoren

▶ Merke.

Die häufigsten Hypophysentumoren sind **Prolaktinome** (ca. 30–50 %). Etwa 20 % der Hypophysentumoren sezernieren vermehrt **Wachstumshormon**, 5–10 % vermehrt ACTH. TSH- und LH- bzw. FSH-produzierende Tumoren sind selten.

Prolaktinom

▶ Definition. Häufigster endokrinaktiver Hypophysentumor, der durch eine Proliferation prolaktinsezernierender Zellen entsteht.

Ätiopathogenese: Man nimmt an, dass Prolaktinome meist eigenständige prolaktinsezernierende Adenome der Hypophyse sind, die unabhängig von hypothalamischen Faktoren entstehen. Der **Prolaktinexzess** führt durch Hemmung der pulsatilen Gonadotropinsekretion zu einer Beeinträchtigung der Hypophysen-Gonaden-Achse und dadurch zu **Symptomen des Hypogonadismus**. Eine Hemmung des mittzyklischen LH-Anstiegs bei der Frau führt zur **Anovulation** und **Hypoöstrogenämie**.

Klinik: Leitsymptome des Prolaktinexzesses bei **Frauen** sind **Galaktorrhö** und **Zyklusstörungen**. Eine Galaktorrhö lässt sich bei ca. 50 % der Patientinnen nachweisen, wobei die Milchsekretion häufig nicht spontan auftritt und erst durch die sorgfältige Untersuchung der Brust nachgewiesen wird. Kann keine Galaktorrhö nachgewiesen werden, liegt dies meist daran, dass die Tumormasse bereits zu einer Verminderung bzw. zu einem Ausfall der Gonadotropinsekretion – ohne die eine Laktation nicht möglich ist – geführt hat. Anovulation und Zyklusstörungen (Amenorrhö und Oligomenorrhö) sowie Hypoöstrogenämie, verbunden mit Infertilität, findet man bei ca. 90 % der Betroffenen.

Beim **Mann** führt der Prolaktinexzess zunächst zu eher unspezifischen Frühsymptomen wie **Potenz-** und **Libidoverlust**. Daher wird die Erkrankung meist erst im fortgeschrittenen Stadium diagnostiziert, wenn Makroprolaktinome Spätsymptome wie **chronische Kopfschmerzen**, **Gesichtsfeldeinschränkungen** oder Zeichen einer **partiellen oder kompletten Hypophyseninsuffizienz** verursachen. Ein weiteres Spätsymptom ist die **Osteoporose**, die sich infolge eines Hypogonadismus entwickelt. Die Entwicklung einer Galaktorrhö bei Männern mit Prolaktinom ist sehr selten.

Diagnostik und Differenzialdiagnose: Das diagnostische Vorgehen bei Hyperprolaktinämie ist in Abb. **H-1.4** dargestellt. Aufgrund des zirkadianen Rhythmus der Prolaktinsekretion (während des Schlafes höher als im Wachzustand) wird der Prolaktinspiegel frühestens 1–2 h nach dem Aufstehen bestimmt. Zu beachten ist, dass Stress (z. B. starker Schmerz, schmerzhafte Blutabnahme, Hypoglykämie) einen Prolaktinanstieg bewirkt.

Der Tumornachweis erfolgt mittels **MRT** der Hypophyse. Anschließend werden die Hypophysenpartialfunktionen (durch Bestimmung basaler Hormonwerte und Stimulationstests) ermittelt und die Perimetrie veranlasst. **Differenzialdiagnostisch** sind physiologische und funktionelle Ursachen der Hyperprolaktinämie abzuklären (Tab. **H-1.4**).

H-1.4 Differenzialdiagnosen der Hyperprolaktinämie

Ursachen	Beispiele
physiologische Ursachen	Schlaf, Schwangerschaft, Stillen, Stress, Stimulation der Brustwarze
Medikamente	Östrogene, Neuroleptika, Antidepressiva, Opiate, Reserpin, α-Methyldopa, Verapamil, Dopaminantagonisten (Antiemetika wie z. B. Metoclopramid, Domperidon), Cimetidin, Antihistaminika
Hypophysentumoren	Prolaktinom, Mischtumoren: GH- und PRL-sezernierende Tumoren (mammosomatotropes Adenom)
Begleithyperprolaktinämie	Wegfall der Sekretionshemmung durch Dopamin: bei Erkrankungen von Hypothalamus, Hypophysenstiel und Hypophyse: Tumoren (z. B. Kraniopharyngeome, endokrin inaktive Hypophysentumoren), Z. n. Bestrahlung, granulomatöse Erkrankungen
primäre Hypothyreose	bei Schädigung oder Zerstörung des Schilddrüsengewebes durch Entzündung meist infolge Immunthyreoiditis, posttherapeutisch (OP, Bestrahlung, zu hohe Thyreostatikagabe)
andere	chronische Niereninsuffizienz, Leberzirrhose, Traumen der Brustwand

Therapie: Ziel der Behandlung ist die Verkleinerung des Prolaktinoms und/oder die Reduktion bzw. Elimination der durch die Hyperprolaktinämie bedingten Symptome (S. 726). **Dopaminagonisten** (DA) sind die **Therapeutika der ersten Wahl.** Bei nahezu allen Patienten mit einer Hyperprolaktinämie führen DA zu einem prompten Abfall der Serumprolaktinspiegel und häufig auch zu einer Tumorverkleinerung (Abb. **H-1.6b**). Verwendet werden heutzutage vor allem Quinagolid und Cabergolin, seltener Bromocriptin. Die Therapie wird grundsätzlich einschleichend begonnen.

H-1.4 Diagnostischer Algorithmus bei Hyperprolaktinämie

Zur Vermeidung oder Minimierung von Nebenwirkungen (Brechreiz, Übelkeit, orthostatische Dysregulation, Müdigkeit oder Obstipation) verabreicht man die Medikamente abends **nach** dem Abendessen.

Da sich Mikroprolaktinome nur selten zu Makroprolaktinomen weiterentwickeln, ist die Behandlung mit DA meist nur dann angezeigt, wenn bei Frauen eine **Schwangerschaft** gewünscht wird, eine **Galaktorrhö** als belastend empfunden wird oder ein erhöhtes **Osteoporoserisiko** vorliegt. Dementsprechend ist bei Männern die Behandlung bei Vorliegen von **Hypogonadismus**, bei **Libido-**, **Potenz-** oder **Fertilitätsstörungen** angezeigt (Abb. **H-1.5**).

Einnahme von DA nach dem Abendessen (Vermeidung oder Verminderung von Nebenwirkungen).

Indikationen zur **medikamentösen Therapie** bei Mikroprolaktinomen sind bei Frauen ein Schwangerschaftswunsch, Galaktorrhö und Osteoporoserisiko; bei Männern die Behandlung von Hypogonadismus, Libido-, Potenz- und Fertilitätsstörungen (Abb. **H-1.5**).

▶ **Merke.** Die **operative Therapie** eines Mikroprolaktinoms ist nur dann indiziert, wenn DA nicht toleriert werden.

▶ **Merke.**

Auch Makroprolaktinome mit oder ohne Kompressionserscheinungen werden primär mit DA behandelt. Indikationen für die Operation bei Makroprolaktinomen sind u. a. medikamentös nicht rasch beeinflussbare Tumoren mit Visuseinschränkungen und Kinderwunsch.

Indikationen für die **Operation** bei Makroprolaktinomen sind u. a. medikamentös nicht rasch beeinflussbare Tumoren mit Visuseinschränkungen.

H-1.5 Therapiealgorithmen bei Mikro- (a) und Makroprolaktinom (b)

⊙ H-1.6 MRT-Darstellung eines Makroprolaktinoms vor (a) und während der Behandlung (b) mit einem Dopaminagonisten

a Die koronare Projektion des MRT-Bildes zeigt ein bis zum Chiasma opticum reichendes blumenkohlartiges Hypophysenadenom vor Therapiebeginn.
b Deutliche Regression des Tumors bereits nach 2-monatiger Therapie mit einem DA.

▶ Merke. Bei Auftreten akuter Hirndruckzeichen (z. B. starke Kopfschmerzen, Bewusstseinseintrübung), Hirnnervenlähmungen bzw. Doppelbildern nach Beginn einer Therapie mit DA kann eine Tumoreinblutung vorliegen, die eine sofortige Operation und die Gabe von Glukokortikoiden bei akuter sekundärer Nebennierenrindeninsuffizienz erforderlich macht.

Verlauf und Prognose: meist Normalisierung der Prolaktinspiegel durch DA bei Mikroadenomen.

Verlauf und Prognose: Bei Mikroprolaktinomen kann mit DA nahezu immer eine Normalisierung der Prolaktinspiegel erreicht werden; bei 60–100 % der Patientinnen normalisieren sich Zyklus und Ovulation und eine Schwangerschaft wird möglich.

▶ Merke.

▶ Merke. Bei nicht therapiebedürftigen Mikroprolaktinomen sind regelmäßige Kontrolluntersuchungen des Prolaktinspiegels zum frühzeitigen Erkennen einer Tumorproliferation unabdingbar.

Ein **Auslassversuch** der DA kann bei Mikroprolaktinomen nach 2–3 Jahren erfolgen. Zur Nachsorge s. Tab. **H-1.8**.

Auslassversuch: Ein versuchsweises Absetzen der DA kann bei Mikroprolaktinomen nach 2–3 Jahren erfolgen, sofern im genannten Zeitraum eine Normalisierung der Prolaktinspiegel erreicht wurde. Eine kurzfristige Kontrolle – anfangs monatlich – muss allerdings gewährleistet sein. Zur Nachsorge siehe Tab. **H-1.8**.

Akromegalie

Akromegalie

▶ Definition.

▶ Definition. Chronische Erkrankung mit vermehrter Bildung von Wachstumshormon (GH) durch Hypophysenadenome. Abhängig vom Manifestationsalter kommt es zur **Akromegalie** (beim Erwachsenen) oder zum **Gigantismus** (bei Erkrankungsbeginn vor Epiphysenschluss).

Epidemiologie: Wachstumshormonproduzierende Hypophysenadenome sind die zweithäufigsten endokrin aktiven Hypophysentumoren.

Epidemiologie: Wachstumshormonproduzierende Hypophysenadenome sind die zweithäufigsten endokrin aktiven Hypophysentumoren. Die Prävalenz beträgt ca. 50–70 Erkrankte/1 Mio. Einwohner, die Inzidenz 3–4 Erkrankungen/1 Mio. Einwohner/Jahr.

Ätiopathogenese: ursächlich sind meist **Hypophysenadenome**, selten extrahypophysäre GHRH-bildende Tumoren. **GH** wird schubweise sezerniert und vermittelt seine wachstumsstimulierende Wirkung indirekt durch Stimulation der Synthese von **Insulin-like Growth Factor 1** (IGF-1). GH beeinflusst direkt eine Reihe von Stoffwechselvorgängen (z. B. Förderung der Proteinsynthese).

Ätiopathogenese: Ursache des Wachstumshormonexzesses sind meist **monoklonale Hypophysenadenome**, sehr selten extrahypophysäre Tumoren, die Growth-Hormone-Releasing-Hormone (GHRH) bilden. **GH** wird schubweise und tageszeitabhängig sezerniert (am stärksten nachts). Die wachstumsfördernde Wirkung wird indirekt über Stimulation der Synthese von **Insulin-like Growth Factor 1** (IGF-1, Somatomedin C) vermittelt, das hauptsächlich in der Leber gebildet wird. Die Serumspiegel von IGF-1 sind im Gegensatz zu GH während des ganzen Tages weitgehend konstant, da IGF-1 überwiegend an ein Trägerprotein gebunden ist. Weiterhin beeinflusst GH direkt eine Reihe von Stoffwechselvorgängen (z. B. Förderung des Einbaus von Aminosäuren in Proteine, Freisetzung freier Fettsäuren aus Fettzellen).

▶ Merke.

▶ Merke. GH wirkt **insulinantagonistisch**, d. h. die GH-Sekretion wird durch Hypoglykämie angeregt und durch raschen Blutzuckeranstieg (z. B. durch Nahrungsaufnahme) supprimiert.

Die Regulation der GH-Sekretion erfolgt primär durch zwei Hormone: GHRH stimuliert die Produktion und Freisetzung, Somatostatin (GHIH = Growth Hormone Inhibiting Hormone) wirkt hemmend. Eine Reihe von Parametern wirken modulierend auf die GH-Sekretion: sie wird z. B. durch Insulin, Aminosäuren, Stress, Schlaf und eine Hypoglykämie stimuliert, durch Glukose oder einen schlechten Ernährungszustand gehemmt. Die durch den GH-Exzess resultierende gesteigerte Bildung und Freisetzung von IGF-1 führt zu **pathologischem Wachstum** von **Skelett, Bindegewebe, Haut** und **inneren Organen**. Der Überschuss an GH führt zu Wasserretention und vermehrter Insulinresistenz.

Die GH-Sekretion wird in erster Linie durch zwei Hormone reguliert: **GHRH** wirkt stimulierend, **Somatostatin** hemmend. Der GH-Exzess bewirkt eine gesteigerte IGF-1-Produktion mit **pathologischem Wachstum** von **Skelett, Bindegewebe, Haut** und **inneren Organen** und eine **vermehrte Wasserretention**.

Klinik: Die Symptomatik ist abhängig vom Manifestationszeitpunkt der Erkrankung: vor dem Epiphysenschluss und damit vor Abschluss des Längenwachstums resultiert ein **Gigantismus** mit einer Körpergröße > 2 m. Bei Erkrankungsbeginn im Erwachsenenalter kommt es zu **Akro-** und **Viszeromegalie** mit schleichender Entwicklung der Symptome. Dies führt dazu, dass die Erkrankung gewöhnlich erst in fortgeschrittenem Stadium, durchschnittlich nach ca. 5–7 Jahren, diagnostiziert wird (Abb. **H-1.7**). Besonders auffällig sind dann die **Veränderungen im Gesicht und am Skelett**. Die Patienten weisen aufgrund des appositionellen Knochenwachstums die namensgebende Vergrößerung der Akren auf (**Akromegalie**). Die Verdickung von Bindegewebe und Haut (**Pachydermie**) führt zudem zur Vergröberung der Gesichtszüge bzw. von Händen und Füßen. Durch das Wachstum von inneren Organen (Zunge, Darm, Herz, Nieren) entwickelt sich die **Viszeromegalie.** Die Vergrößerung des Herzens ist häufiger Folge des Hypertonus als der durch den Wachstumsexzess induzierten Kardiomegalie. Bei den Patienten besteht ein **deutlich erhöhtes Risiko, an Kolontumoren** (Adenome und Karzinome) zu erkranken (Tab. **H-1.5**).

Klinik: Die Symptomatik ist abhängig vom Manifestationszeitpunkt der Erkrankung: Vor dem Epiphysenschluss resultiert ein **Gigantismus**, im Erwachsenenalter **Akro-** und **Viszeromegalie, Pachydermie**. Zu Leitsymptomen siehe Abb. **H-1.7**, S. 730 und Tab. **H-1.5**.

H-1.5 Leitsymptome bei Akromegalie

Leitsymptom	Häufigkeit (ca. %)	Ursache
allgemeine Beschwerden		
▪ Müdigkeit, Lethargie	90	
▪ vermehrtes Schwitzen (Hyperhidrose)	60–90	
▪ Kopfschmerzen	70	Wachstum des STH-produzierenden Tumors
▪ Gesichtsfeldeinschränkungen	20	Wachstum des Tumors nach suprasellär
▪ bei Frauen: Zyklusstörungen	45	Zerstörung gonadotropinbildender Zellen durch den Tumor
▪ bei Männern: Abnahme der Libido	50	
Vergrößerung der Akren:		appositionelles Knochenwachstum:
▪ Kopf: Vergrößerung der Gesichtszüge, Wachstum des Unterkiefers	100	Verdickung der Schädelknochen, Vergrößerung der Sinus frontales mit Hervortreten der supraorbitalen Knochenwülste, Wachstum des Unterkiefers nach vorn und kaudal, Wachstum aller Hautschichten (Pachydermie), Zahnfehlstellung, Malokklusion
▪ Hände und Füße: Zunahme des Ringfingerumfangs, von Handschuh- und Schuhgröße	100	periostale Verdickung der Knochen, Pachydermie, Wasserretention
▪ Arthrosis deformans der großen Gelenke	40	Knorpelwachstum in den großen Gelenken
Viszeromegalie		allgemeines Wachstum innerer Organe durch Stimulation der IGF-I-Bildung durch den GH-Exzess (z. B. Zunge vergrößert = Makroglossie, Darm, Herz, Nieren, Schilddrüse) Die typische tiefe, kloßige Sprache ist durch das Wachstum des Kehlkopfs, die Verdickung der Stimmbänder und die Makroglossie bedingt.
Schlafapnoe-Syndrom (SAS)	60	Makroglossie und Verdickung der Weichteilstrukturen im Nasen-Rachen-Raum
pathologische Glukosetoleranz	25–70	Insulinresistenz infolge exzessiv erhöhter GH-Spiegel
Hypertonus	35	Folge des Wachstums des linken Herzventrikels und einer vermehrten renalen Natriumrückresorption
erhöhtes Risiko, an Kolontumoren zu erkranken	35	möglicherweise Folge des chronischen GH-IGF-I-Exzesses

Die häufigsten Beschwerden sind **Hyperhidrose** (vermehrtes Schwitzen), **Parästhesien** im Bereich der Hände (Karpaltunnelsyndrom) und Füße, **Müdigkeit, Lethargie, Kopfschmerzen** und **Arthralgien**.

Die häufigsten Beschwerden sind **Hyperhidrose, Parästhesien** im Bereich von Händen und Füßen, **Müdigkeit, Kopfschmerzen** und **Arthralgien**.

H-1.7 Klinische Zeichen bei Akromegalie

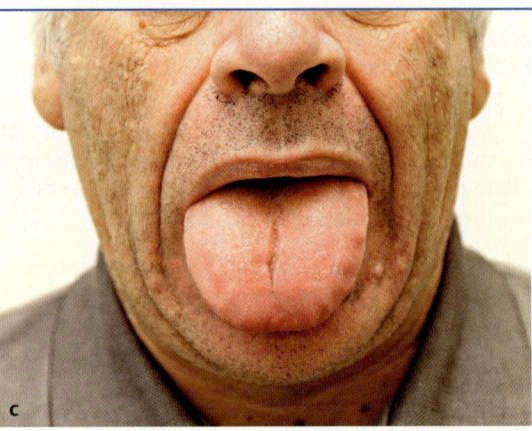

a Hand eines Patienten mit Akromegalie. Die mithilfe eines Fotokopierers angefertigte Abbildung zeigt die breiten und groben Hautleisten und Handlinien der spatenförmig vergrößerten Hand besonders plastisch.
b, c 54-jähriger Patient mit Akromegalie. Beachte die typischen Befunde: Vergröberte Gesichtszüge, prominente Nasolabialfalte und Unterlippe. Die Zunge ist deutlich vergrößert **(Makroglossie).**

Im **fortgeschrittenen Stadium** der Erkrankung entwickeln sich häufig Sehstörungen, Gesichtsfelddefekte sowie Symptome eines **Hypogonadismus**. Da ca. 15–20 % der Adenome zusätzlich Prolaktin sezernieren, kann auch eine **Hyperprolaktinämie** vorliegen.

Im **fortgeschrittenen Stadium** kann es infolge der zunehmenden Tumormasse zu **Sehstörungen** und **Gesichtsfelddefekten** kommen (suprasellärer Ausbreitung des Tumors). Weiter entwickeln sich häufig Symptome des **Hypogonadismus**: bei Frauen **Zyklusstörungen** oder Auftreten einer **sekundären Amenorrhö**, bei Männern **Libido- und Potenzstörungen**. Zugrunde liegt eine Zerstörung gonadotropinbildender Hypophysenzellen durch das GH-produzierende Adenom. Da ca. 15–20 % der GH-produzierenden Adenome zusätzlich Prolaktin sezernieren und ggf. durch Druck auf den Hypophysenstiel den prolaktininhibierenden Dopamintransport beeinträchtigen, kann auch eine **Hyperprolaktinämie** resultieren.

Die wichtigsten Stoffwechselveränderungen sind **Diabetes mellitus** bzw. **pathologische Glukosetoleranz**.

Die direkten Stoffwechselwirkungen des Hormons manifestieren sich klinisch in erster Linie in Form von Störungen des Glukosestoffwechsels: bei ca. 25 % der Betroffenen findet sich ein **Diabetes mellitus**, bei ca. 10 % eine **pathologische Glukosetoleranz**.

Diagnostik: Verdachtsdiagnose mittels Anamnese und klinischem Befund. Diagnosesicherung durch Nachweis von GH-Exzess und Bildgebung mittels MRT.

Ermittlung des GH-Exzesses anhand des Serumspiegels von IGF-1.

Die Bestimmung von **GH** im Serum als Einzelparameter ist ungeeignet, da die Werte von einer Reihe exogener und endogener Faktoren beeinflusst werden.

Diagnostik: Die Verdachtsdiagnose kann aufgrund der Anamnese und des typischen klinischen Befundes gestellt werden. Die Diagnosesicherung erfolgt durch den laborchemischen Nachweis des GH-Exzesses sowie mittels bildgebender Verfahren (MRT).

Der **wichtigste Suchparameter** ist der Serumspiegel von IGF-1, der praktisch immer erhöht ist.

Die Bestimmung von **GH** im Serum als Einzelparameter ist für die Diagnose ungeeignet, da eine Reihe von Faktoren (z. B. Stress, s. S. 729) die GH-Sekretion stimulieren, andererseits selbst niedrige GH-Basalwerte (1–3 ng/ml) eine Akromegalie in den Anfangsstadien nicht ausschließen. Im Gegensatz zu GH hat IGF-1 eine lange Halbwertszeit, seine Serumspiegel fluktuieren daher erheblich weniger als die von GH. Schließlich spiegeln die IGF-1-Werte die GH-Aktivität im Gewebe direkt wider.

▶ Merke.

▶ Merke. Die Diagnose des Wachstumshormonexzesses erfolgt am einfachsten und sichersten durch die GH-Bestimmung unter Glukosebelastung (oraler Glukosetoleranztest): Beim Gesunden fallen die GH-Werte nach Gabe von 75 g Glukose auf Werte < 1 ng/ml. Bei Akromegalie lassen sie sich nicht < 1 ng/ml supprimieren, ein paradoxer Anstieg ist möglich.

Weiterhin Diagnostik der übrigen Hypophysenfunktion und Perimetrie.

Weiterhin werden die Hypophysenpartialfunktionen (Achsendiagnostik) zur Erfassung ihrer verbliebenen Reservekapazität bestimmt und eine Perimetrie durchgeführt.

Das GH-sezernierende Hypophysenadenom lässt sich praktisch immer mittels **MRT** nachweisen (Abb. **H-1.8**).

Der Tumor lässt sich praktisch immer mittels **MRT** nachweisen, da die Diagnose im Durchschnitt erst 5–8 Jahre nach Auftreten der Erkrankung gestellt wird und somit in den meisten Fällen große Adenome vorliegen (Abb. **H-1.8**).

H-1.8 Radiologische Befunde bei Akromegalie

a Seitliches Röntgenbild des Schädels. **Vergrößerte Sella turcica**.
b Die sagittale Projektion der Hypophyse im MRT zeigt ein großes, konkav eingedelltes **Hypophysenadenom** (→), das zur Ausweitung der Sella geführt hat.

Differenzialdiagnose: Bei Patienten mit **GH-Exzess ohne neuroradiologischen Adenomnachweis** oder mit uniform vergrößerter Hypophyse (Hyperplasie), muss an die (sehr seltene) **ektope GH-** oder **GHRH-Bildung** gedacht werden. Auch im Rahmen eines **MEN-I-Syndroms** (S. 820) kann eine Akromegalie auftreten.
Beim sog. **Akromegaloid** handelt es sich um **konstitutionelle Eigenarten des Phänotyps**, die Symptomen der Akromegalie ähneln können (z. B. Prognathie, grobe Gesichtszüge). Im Gegensatz zur Akromegalie sind bei Akromegaloiden z. B. anhand von Fotos im Verlauf von Jahren keine wesentlichen Veränderungen festzustellen; ein GH-Exzess besteht nicht.

Therapie: Therapeutisch werden folgende Ziele verfolgt: Besserung der klinischen Symptome, Normalisierung der GH- und IgF-I-Spiegel, Resektion bzw. Reduktion des Tumors und Erhalt der Hypophysenpartialfunktionen (s. Tab. **H-1.7**).
- **Operation:** Die potenziell kurative transnasale transsphenoidale mikrochirurgische Resektion des Adenoms ist bei der Mehrzahl der Patienten die **Therapie der Wahl**. Große Adenome mit erheblicher supra- oder parasellärer Ausdehnung müssen durch Kraniotomie oder einen transfrontalen Zugang entfernt werden. Die häufigsten Komplikationen der Operation sind Liquorfistel, HVL-Insuffizienz, Meningitis und permanenter Diabetes insipidus
- **Strahlentherapie:** Sie ist bei inoperablen Patienten oder unzureichendem Operationserfolg indiziert. Abhängig von den GH-Konzentrationen im Serum tritt die Wirkung jedoch erst nach Monaten bis Jahren ein. Im Rahmen der **konventionellen externen Strahlentherapie** wird die Hypophysenregion im Zeitraum von 4–6 Wochen bestrahlt. Die „**Radiochirurgie**" ermöglicht eine gezieltere Bestrahlung des Tumors und somit eine Schonung des gesunden Umgebungsgewebes. Hierbei wird der Tumor zunächst mittels stereotaktischer Verfahren präzise lokalisiert. Anschließend wird er fokussiert und in einer Sitzung einer hohen Strahlendosis (150 Gy) ausgesetzt (z. B. Behandlung mit „Gamma-Knife"). Dieses Verfahren ist jedoch nur bei kleineren Tumoren (< 4–5 cm Durchmesser) mit ausreichendem Abstand (≥ 5 mm) zum Chiasma opticum möglich.
- **medikamentöse Therapie:** Die medikamentöse Hemmung der GH-Sekretion oder -Wirkung ist indiziert bei Ablehnung der Operation, Inoperabilität, unzureichendem Operationserfolg und als überbrückende Maßnahme nach Strahlentherapie (Tab. **H-1.6**).

Differenzialdiagnose: ektope GH- oder **GHRH-Bildung** (sehr selten), **MEN-I-Syndrom** (S. 820).

Beim sog. **Akromegaloid** handelt es sich um **konstitutionelle Eigenarten des Phänotyps** ohne GH-Exzess, die Symptomen der Akromegalie ähneln können.

Therapie: Ziele sind eine Besserung der Symptomatik, Normalisierung der GH- und IGF-I-Spiegel und Tumorentfernung bzw. -reduktion (s. Tab. **H-1.7**).
- **Operation: Therapie der Wahl** ist meist die transsphenoidale Tumorresektion. Entfernung großer Adenome mit supra- oder parasellärer Ausdehnung durch Kraniotomie.
- **Strahlentherapie:** bei inoperablen Patienten oder bei unzureichendem Erfolg der Operation. Die Wirkung der Strahlentherapie tritt erst nach Monaten bis Jahren ein. Eine gezieltere Bestrahlung des Tumors ist mit der „**Radiochirurgie**" nach stereotaktischer Lokalisierung möglich. Voraussetzung: kleinere Tumoren (< 4–5 cm Durchmesser) mit Abstand von ≥ 5 mm zum Chiasma opticum.
- **medikamentöse Therapie:** z. B. bei Ablehnung der Operation oder unzureichendem Operationserfolg (Tab. **H-1.6**).

▶ **Merke.** Häufig resultiert nach ablativer Therapie ein zumeist partieller Hypopituitarismus (HVL-Insuffizienz): post-OP bei ca. 10–20 % der Patienten, 10 Jahre nach Radiotherapie bei ca. 50–80 %. Eine regelmäßige Nachsorge ist somit unerlässlich, um ggf. einen Hormonausfall zu diagnostizieren und entsprechend zu substituieren (s. „Nachsorge", Tab. **H-1.8**).

▶ **Merke.**

☰ H-1.6	Medikamentöse Therapie der Akromegalie	
Medikament	**Beispiele**	**Wirkmechanismus/Wirkung**
Dopaminagonisten	Quinagolid, Cabergolin	Therapieerfolg in ca. 20–25 % d. F. Verminderung der GH-Sekretion (selten Normalisierung). Vorteilhaft sind die orale Applikation und der niedrige Preis.
Somatostatinanaloga	Octreotid (Sandostatin)	bei ca. 65 % der Patienten Senkung der GH-Spiegel mit häufig erheblicher Besserung der Symptomatik; gelegentlich Schrumpfung des Adenoms. Dosierung: 3 × 50 – 3 × 100 (selten bis 3 × 200) µg s. c./d
	Lanreotide (Somatuline Autogel), Octreotid, (Sandostatin LAR, = long acting release)	bei Wirksamkeit und Verträglichkeit der Octreotidtherapie Gabe lang wirksamer Depotpräparate: in 4-wöchentlichem Abstand (Lanreotide 60–120 mg) oder alle 4 Wochen (Octreotid, Sandostatin LAR, 20–40 mg) i. m.
Wachstumshormon-Antagonisten	Pegvisomant (Somavert)	Biosynthetisch hergestelltes Wachstumshormon-Analogon, bindet mit höherer Affinität als natürliches GH an GH-Rezeptoren. Blockade der biologischen GH-Wirkung durch Verhinderung der Dimerisierung der GH-Rezeptoren. Überprüfung der Wirkung durch IGF-1-Bestimmung (Normalisierung bei nahezu 100 % der Behandelten). Einsatz bei Unverträglichkeit/Unwirksamkeit gegen eine Therapie mit Somatostatinanaloga bzw. als Kombinationstherapie mit Somatostatinanaloga.

Prognose: Sie ist abhängig von der Größe des Hypophysenadenoms und der Erkrankungsdauer. Die **relative Überlebensrate** von Patienten mit Akromegalie ist im Vergleich zur Normalbevölkerung etwa **halb so groß**. Hauptursachen hierfür sind kardio- und zerebrovaskuläre Erkrankungen infolge von Bluthochdruck und Diabetes mellitus (frühzeitige Behandlung!) sowie das gehäufte Auftreten maligner Tumoren.

Nachsorge: siehe Tab. **H-1.8**.

Morbus Cushing

Siehe Kap. Nebennierenrinde (S. 806).

Therapie und Nachsorge endokrin aktiver Hypophysentumoren

☰ H-1.7	Therapie endokrin aktiver Hypophysentumoren – Übersicht	
Prolaktinom	**Akromegalie**	**Morbus Cushing**
▪ Dopaminagonisten (DA) ▪ bei fehlendem Ansprechen auf DA oder Unverträglichkeit: **Operation** ▪ bei Inoperabilität: **Strahlentherapie**	▪ Operation ▪ bei Inoperabilität: **Strahlentherapie** oder **medikamentöse Therapie** (Somatostatinanaloga, Wachstumshormon-Antagonisten, DA)	▪ Operation des Hypophysenadenoms ▪ bei nicht ausreichendem Operationserfolg: **Strahlentherapie** bis zum Einsetzen des Therapieerfolges (Kinder nach ca. 3, Erwachsene nach ca. 12–18 Monaten); **überbrückend medikamentöse Therapie** mit Adrenokortikolytika (Mitotane) oder Glukokortikoid-Syntheseblocker (Ketoconazol, Metyrapon); bilaterale Adrenalektomie. Neuere Therapiemöglichkeit: Pasireotid (Somatostatin-Analogon)

Erkrankungen des HVL mit Hormondefizit

▶ Synonym. Hypophysenvorderlappeninsuffizienz (HVL-Insuffizienz), Hypopituitarismus

▶ Definition. Erkrankungen der Hypophyse, die zu einem partiellen Ausfall einzelner Teilfunktionen oder zum kompletten Ausfall der Sekretion adenotroper Hormone führen können.

Ätiologie: Zugrunde liegende Ursachen der Erkrankungen sind: Tumoren (z. B. Kraniopharyngeom), Entzündungen (auch Autoimmunhypophysitis), vaskuläre und granulomatöse Erkrankungen, Traumen, Operationen, Sheehan-Syndrom (HVL-Insuffizienz durch postpartale Nekrose; heute sehr selten), Hämochromatose, Empty-Sella-Syndrom (S. 736) und Bestrahlungen im Bereich der Hypophyse oder des Hypothalamus. Gelegentlich bleibt die Ursache jedoch unbekannt.

Einteilung und Pathogenese: Man unterscheidet **partielle Formen** der HVL-Insuffizienz (Beeinträchtigung der Sekretion von einem oder mehreren Hypophysenhormonen) von der **kompletten** HVL-Insuffizienz (Panhypopituitarismus = Ausfall aller HVL-Hormone). Der Ausfall des HHL ändert die klinische Symptomatik nicht wesentlich, da der Diabetes insipidus primär durch den Ausfall hypothalamischer Zen-

H-1.8 Nachsorge bei endokrin aktiven Hypophysentumoren

Tumor	Kontrollintervalle*	Kontrollparameter Klinik	Kontrollparameter Labor	Perimetrie*	MRT*
Prolaktinom	▪ bis zur Prolaktinnormalisierung wöchentlich, danach alle (3 bzw.) 6 Monate ▪ Schwangerschaft: monatlich	▪ Galaktorrhö ▪ Zyklus ▪ sekundäre Geschlechtsmerkmale ▪ Visus ▪ Libido	▪ Prolaktin, ggf. Östradiol/Testosteron i. S.	▪ jährlich, bei Schwangerschaft monatlich	▪ anfangs jährlich
Akromegalie	▪ postoperativ nach 1 ½, 3, 6 Monaten, dann jährlich	▪ Hyperhidrose ▪ Umfang Ringfinger ▪ Schuhgröße ▪ Karpaltunnelsyndrom ▪ Arthropathie ▪ sekundäre Geschlechtsmerkmale ▪ Zyklus ▪ Blutdruck ▪ Koloskopie** ▪ Echokardiografie	▪ IGF-1, ggf. OGTT-Test mit GH-Bestimmung, Plasmaglukose, HbA_{1c}	▪ jährlich	▪ jährlich, bei normalen Somatomedin- (IgF-1) und GH-Werten längere Intervalle, Kontrolle bei Anstieg
Morbus Cushing (meist durch Mikroadenom des HVL)	▪ wie bei Akromegalie	▪ Habitus: Gesicht und Fettverteilung ▪ Hirsutismus ▪ Ödeme ▪ Blutdruck ▪ Knochenschmerzen	▪ freies Kortisol im 24-h-Urin, ggf. simultane Bestimmung von ACTH und Kortisol im Serum ▪ Dexamethason-Kurztest (Kortisol im Serum nach Suppression mit 1 mg Dexamethason) ▪ Speichelkortisol (23:00 Uhr)	▪ jährlich	▪ anfangs jährlich, bei normalen Kortisolspiegeln längere Intervalle, Kontrolle bei Anstieg

* Richtwerte bei stabilem Verlauf. Die Intervalle hängen von der individuellen Ausgangslage ab.
** Bei allen Patienten bei Diagnosestellung und danach in regelmäßigen Abständen, v. a. auch bei nicht ausreichend kontrollierter GH-Sekretion und Patienten > 50 Jahren.

tren bedingt ist. Bei Progredienz der Erkrankung von der partiellen zur kompletten Form fallen die Hormone in einer charakteristischen Sequenz aus. Zunächst werden vermindert **GH** und **Gonadotropine** (LH, FSH) sezerniert; danach fallen **TSH** und **ACTH** aus. Mit Ausnahme des Sheehan-Syndroms (s. Abb. **H-1.9**.) ist die Prolaktinsekretion selten beeinträchtigt.

Klinik: siehe Abb. **H-1.9**.

Klinik: siehe Abb. **H-1.9**.

H-1.9 Habitus bei HVL-Insuffizienz

a,b Komplette HVL-Insuffizienz (Panhypopituitarismus). 47-jähriger unbehandelter Patient mit Kleinwuchs infolge des Wachstumshormonausfalls (Ausfall aller HVL-Hormone vor der Pubertät). Hypogonadismus aufgrund fehlender Gonadotropinsekretion (unterentwickeltes Genitale, vollständig fehlende Sekundärbehaarung, feine gefältelte weiß-livide Gesichtshaut). Folge des Ausfalls von ACTH ist eine sekundäre Nebennierenrindeninsuffizienz. Aufgrund der fehlenden adrenalen Androgenproduktion keine Axillar- und Pubesbehaarung. Die sog. ambisexuellen Haare finden sich beim Erwachsenen beiderlei Geschlechts; zu ihrem Wachstum genügt die im Vergleich zum Hoden niedrigere Androgenproduktion der Nebennieren (Nebenbefund: Madelung-Deformität des rechten Arms).
c Postpartale HVL-Insuffizienz (Sheehan-Syndrom). Ausfall aller HVL-Hormone. Blasses Hautkolorit, vollständig fehlende Sekundärbehaarung. Zustand vor Behandlung.

▶ **Merke.** Die klinische Symptomatik hängt vom Ausfall der Partialfunktionen und dem Erkrankungszeitpunkt ab. Fällt die Sekretion des Wachstumshormons bereits vor der Pubertät aus, ist ein **(hypophysärer) Minderwuchs** die Folge (Details s. Lehrbücher der Pädiatrie). Bei isoliertem Gonadotropinausfall vor der Pubertät bleibt die Geschlechtsreife aus – es resultiert ein **Eunuchoidismus** (Kallmann-Syndrom (S. 836)). Nach der Pubertät kommt es zum **Hypogonadismus** (S. 832).

Erste Symptome sind bei der Frau **Zyklusstörungen**, während Männer über **Libidoverlust** berichten. Bei der postpartalen Hypophyseninsuffizienz (Sheehan-Syndrom) ist das Versiegen der Laktation ein Frühsymptom (**Agalaktie**). Die Mindersekretion bzw. der Ausfall von TSH führt zur **sekundären Hypothyreose**, der Verlust der ACTH-Sekretion zur **sekundären Nebennierenrindeninsuffizienz**.

Bei **Panhypopituitarismus** findet sich ein charakteristisches Bild: Die **Patienten** erscheinen **teilnahmslos und müde** (Mangel an Schilddrüsenhormonen, Kortikosteroiden und Sexualsteroiden). Die **Haut** ist **trocken, kühl**, dünn und zart (Folge des Wachstumshormonmangels sowie der hypophysär bedingten Hypothyreose). Der ACTH-Ausfall führt zu einem **Pigmentmangel** mit alabasterfarbener Haut, der besonders im Bereich der normalerweise stark pigmentierten Körperstellen (z. B. sonnenlichtexponierte Hautareale, Areolae mammae, Analbereich) ausgeprägt ist (bei primärer Nebennierenrindeninsuffizienz [Morbus Addison (S. 809)] dagegen verstärkte Pigmentierung). Infolge Sistierens der adrenalen und gonadalen Androgensekretion fehlen die **Pubes-, Axillar-** und die grobe **Körperbehaarung**; bei Männern kommt es zusätzlich zum Potenzverlust und zum **Sistieren des Bartwuchses**. Der Blutdruck ist niedrig, es besteht eine **Neigung zur Hypoglykämie**.

Diagnostik: Aufgrund des typischen Erscheinungsbildes lässt sich die Diagnose meist aufgrund der Anamnese und der körperlichen Untersuchung stellen (Abb. **H-1.9**). Die klinischen und endokrinologischen Befunde entsprechen dem Ausfall der Zieldrüsen (Schilddrüse: **Hypothyreose**, Nebennierenrinde: **Hypokortisolismus**, Gonaden: **Hypogonadismus**). Zusätzlich findet man ggf. eine **Agalaktie** (PRL-Mangel) und **Minderwuchs** (GH-Mangel).

Die Diagnosesicherung erfolgt durch Bestimmung der endokrinologischen Laborparameter: **Gonadotropine** und **Sexualsteroide** (LH, FSH, Testosteron bzw. Östradiol) im Serum sind bei Ausfall der gonadotropen Achse vermindert. Das **basale Kortisol** kann bei Ausfall der adrenokortikotropen Achse vermindert sein, zum sicheren Ausschluss einer Nebennierenrindeninsuffizienz muss jedoch ein ACTH-Stimulationstest oder ein Insulinhypoglykämietest durchgeführt werden (vgl. S. 802). Ist die thyreotrope Achse betroffen, ist das freie **Thyroxin (fT$_4$)** erniedrigt und das **TSH** meist inadäquat „normal" im Referenzbereich liegend. Dies ist Ausdruck des gestörten Feedbacks bei Hypophyseninsuffizienz. Bei einer Wachstumshormoninsuffizienz sind die **IGF-1**-Spiegel ebenfalls tief (ggf. Durchführung eines Insulinhypoglykämietests).

▶ **Merke.** Ein normales TSH schließt eine sekundäre Hypothyreose nicht aus. Besteht ein Verdacht auf eine Insuffizienz der thyreotropen Achse, muss fT$_4$ immer mitbestimmt werden.

Differenzialdiagnose: Eine **Anorexia nervosa** (S. 1423) kann mit einem **tertiären Hypogonadismus** einhergehen, es findet sich jedoch keine Hypothyreose, kein Hypokortisolismus und kein Verlust der Sexualbehaarung. Weiterhin ist ein **Polyglanduläres Autoimmunsyndrom (PAS)** auszuschließen: Autoimmunologische Vorgänge führen zum Funktionsverlust von ≥ 2 endokrinen Drüsen (häufigste Kombination: primäre Nebennierenrinden-(NNR)atrophie mit immunogen bedingter Thyreoiditis [Hashimoto-Thyreoiditis]). Die entsprechenden **adenotropen Hormone** sind beim PAS jedoch **erhöht**.

Therapie: Die Substitution der ausgefallenen adenotropen Hormone erfolgt mit Ausnahme des GH (und bei Fertilitätswunsch der Gonadotropine) durch die **Gabe der Zieldrüsenhormone**. Dabei erfolgt die Dosierung entsprechend dem klinischen Befund und der Kontrollparameter (Tab. **H-1.9**). Die **sekundäre NNR-Insuffizienz** wird mit **Hydrokortison** ausgeglichen. Wichtig ist es, die Patienten darauf aufmerksam zu machen, dass die Tagesdosis bei körperlichem Stress aller Art erhöht werden muss.

H-1.9 Substitutionstherapie bei HVL-Insuffizienz

fehlendes Hormon	Substitution	Dosierung	Kontrollparameter
ACTH	▪ Hydrokortison	– 20–30 mg/d verteilt auf 2 (3) Gaben (⅔ der Dosis morgens, Rest mittags und abends), z. B. 20/0/10 mg resp. 15/5/5 mg	– RR, Serumnatrium
TSH	▪ L-Thyroxin	– einschleichend dosieren: initial 50 μg, wochenweise Steigerung um 25–50 μg bis zur Therapieoptimierung: 100–200 μg 1×/d	– Serum-T_4 (TSH zur Monitorisierung bei sekundärer Hypothyreose nicht geeignet.)
LH FSH	▪ ohne Kinderwunsch:		
	– Mann: Testosterondepotpräparat i. m.	z. B. Testosteronundecanoat, 1000 mg i. m., 1. Injektionsintervall nach 6 Wochen, danach alle 3 Monate	– sekundäre Geschlechtsmerkmale, Libido, Serum-Testosteron
	alternativ: Testosteron, transdermal	– 50 mg Testosterongel, 1 Beutel Gel/d – Testosteronmembranpflaster, 2 × 5 mg/d	
	– Frau: zyklische Gabe eines Östrogen-Gestagen-Präparates	1 Tbl./d während 3 Wochen (Dosierung individuell unterschiedlich)	– sekundäre Geschlechtsmerkmale
	▪ mit Kinderwunsch: – beide Geschlechter hCG*-hMG**-Injektionen, Injektionen von rekombinantem FSH	Mann: s. S. 832 Frau: s. Lehrbücher der Gynäkologie	– Mann: Serum-Testosteron, Spermiogramm – Frau: Östradiol im Serum, Sonografie des Ovars: Follikulogenese cave: Überstimulierung
GH	▪ biosynthetisch hergestelltes humanes GH		
	– bei Kindern und Jugendlichen mit hypophysär bedingtem Minderwuchs	– 0,025–0,035 mg/kg KG/d	– Zunahme des Längenwachstums
	– bei ausgeprägtem GH-Mangel des Erwachsenen	– Beginn mit 0,15–0,3 mg/d (Erhaltungsdosis max. 1,0 mg/d)	– Besserung der Symptome, Normalisierung des IgF-1-Spiegels
Prolaktin	▪ keine Substitution notwendig		

* hCG: humanes Choriongonadotropin, ** hMG: humanes Menopausengonadotropin

▶ **Merke.** Im Gegensatz zur primären NNR-Insuffizienz (Morbus Addison) ist die zusätzliche Gabe eines Mineralokortikoids nicht notwendig, da die Aldosteronsekretion in erster Linie durch das Renin-Angiotensin-System reguliert wird und bei zentral bedingter NNR-Insuffizienz über Jahre hin noch normal ist.

▶ **Merke.**

Schilddrüsenhormone werden erst nach Beginn der Substitutionsbehandlung mit Hydrokortison gegeben, da sie eine partielle NNR-Insuffizienz verschlimmern.

Notfallausweis: Jeder Patient sollte einen Notfallausweis erhalten, in dem folgende Informationen aufgeführt sind: Name und Adresse des Patienten und der behandelnden Ärzte, Diagnose(n), Art und Dosierung der zu substituierenden Hormone für die Alltagssituation. Bei Substitution mit Glukokortikoiden sollten zusätzlich Maßnahmen für die Stressadaptation genannt werden, wie z. B. Verhalten bei Erbrechen und Durchfall, ungewöhnlichen körperlichen Anstrengungen, Operationen und Notfallsituationen. Außerdem ist ein injizierbares Glukokortikoid (z. B. 100 mg Hydrokortison), das der Patient zusammen mit dem Notfallausweis immer bei sich tragen sollte, zu verschreiben.

Verlauf und Prognose: Ohne Behandlung beträgt die Lebenserwartung etwa 10–15 Jahre. Die Substitution der fehlenden peripheren Hormone bewirkt eine Normalisierung der Belastbarkeit und der Lebenserwartung.

Gabe von Schilddrüsenhormonen nach Beginn der Hydrokortison-Substitution.

Notfallausweis: Aufgeführt werden sollten Name und Adresse des Patienten und der behandelnden Ärzte, Diagnose(n), Art und Dosierung der zu substituierenden Hormone für die Alltagssituation. Bei Substitution mit Glukokortikoiden zusätzlich Maßnahmen für die Stressadaptation.

Verlauf und Prognose: Durch Hormonsubstitution kann eine Normalisierung der Belastbarkeit und der Lebenserwartung erreicht werden.

▶ Merke. Die Aufklärung des Patienten über Sinn und Wesen der Substitutionstherapie (Ersatz des Hormonmangels) ist wichtig für die Compliance und den Therapieerfolg. Mangelnde oder unzureichende Hormoneinnahme z. B. bei Substitutionstherapie mit Glukokortikoiden und/oder L-Thyroxin kann schwerwiegende Folgen haben. Stresssituationen können dann ein lebensbedrohliches hypophysäres Koma (S. 736) auslösen.

Hypophysäres Koma

▶ Definition. Akute Insuffizienz der adrenokortikalen und thyreotropen Achse, bedingt durch eine krisenhafte Stoffwechselentgleisung, verursacht durch den Ausfall der Nebennierenrinden- und Schilddrüsenfunktion.

Ätiopathogenese: Das hypophysäre Koma ist sehr selten. Am häufigsten wird es bei Patienten mit **chronischer HVL-Insuffizienz** vor Diagnose der Erkrankung beobachtet, ausgelöst durch **Stresssituationen** oder bei inadäquater Substitutionstherapie. Stresssituationen aller Art (z. B. fieberhafte Erkrankungen, Erbrechen, Durchfall oder bereits kleinere operative Eingriffe) führen zur **krisenhaften Unterversorgung** des Organismus **mit Nebennierenrinden- (NNR)** und **Schilddrüsenhormonen** und damit zur akuten Dekompensation. Weitere Auslöser sind Durchblutungsstörungen, eine postpartale Nekrose der Hypophse (Morbus Sheehan) sowie Einblutungen oder Nekrosen bei größeren Hypophysentumoren (Hypophysenapoplexie).

Klinik: Das Krankheitsbild kann in unterschiedlicher Ausprägung sowohl Symptome der **akuten Addison-Krise** (allerdings ohne Pigmentierung) und des **Myxödemkomas** aufweisen. Typische Symptome sind **Adynamie, Hypotonie, Bradykardie, Hyponatriämie, Hypothermie** sowie **Bewusstseinsstörungen**. Die Patienten werden schläfrig, stuporös und schließlich komatös. Weiterhin können wächserne Hautblässe und Zeichen des Hypogonadismus vorliegen. Unbehandelt führt die schwere Stoffwechseldekompensation infolge **Herz-Kreislauf-Versagens** zum Tod.

Diagnostik: Kortisol, ACTH und freie Schilddrüsenhormone sind im Blut erniedrigt oder nicht messbar. Das Kortisol kann durch Gabe von ACTH nicht stimuliert werden. Häufig besteht eine Hyponatriämie und die Tendenz zur Hypoglykämie.

Therapie: Die lebensbedrohliche Situation (internistischer Notfall!) muss sofort behandelt werden. Nach der Asservierung von Blutproben für die diagnostisch beweisenden Laboruntersuchungen werden Glukokortikoide parenteral substituiert. Man gibt sofort 100 mg **Hydrokortison** i. v. im Bolus, anschließend in den ersten 24 h kontinuierlich 100–200 mg per infusionem. Nach Stabilisierung des Zustandes wird die Dosis reduziert. Zur Korrektur des Volumendefizits und der Hypoglykämie werden isotone Kochsalz- und Glukoselösung infundiert. Außerdem werden bei Vorliegen einer Hypothyreose am ersten Tag 500 µg **L-Thyroxin** als Bolus i. v. substituiert. Die weiteren intensivmedizinischen Maßnahmen erfolgen gemäß den für die Addison-Krise (s. Tab. H-4.8, S. 811) und das Myxödemkoma (s. S. 765) genannten Richtlinien.

Syndrom der leeren Sella

▶ Synonym. Empty-Sella-Syndrom

▶ Definition. Die Hypophyse ist infolge eines nach intrasellär reichenden liquorgefüllten Divertikels des Subarachnoidalraums nach unten und dorsal zusammengedrückt. Die Sella ist normal groß oder ballonförmig aufgeweitet.

Ätiopathogenese: Häufigste Ursache ist eine angeborene Gewebeschwäche des Diaphragma sellae. Auch Erkrankungen, die mit einer Schrumpfung des Hypophysenvolumens einhergehen (z. B. Atrophie, Infarkte, Nekrose von Hypophysentumoren und Bestrahlungen) führen zu einem Empty-Sella-ähnlichen Syndrom.

Klinik: Häufig handelt es sich um einen radiologischen **Zufallsbefund** im Rahmen von CT- oder MRT-Untersuchungen des Gehirns ohne Auftreten von klinischen Symptomen. Gelegentliche Beschwerden sind **Kopfschmerzen**, **Rhinorrhö** und **Visusstörungen** (durch Sog auf die Nn. optici, wodurch diese gezerrt oder geknickt werden).

Diagnostik: Diagnosestellung mittels **MRT**. Bei Beeinträchtigung der Verbindung zwischen Hypothalamus und Hypophyse findet sich eine **(Begleit-)Hyperprolaktinämie**. Selten kommt es zu einer meist partiellen HVL-Insuffizienz.

Therapie: Bei Visusstörungen (S. 737) mikrochirurgische Entlastung durch Ausfüllen des Hohlraumes mit Knochenlamellen. Bei HVL-Insuffizienz Substitution der entsprechenden Hormone.

Kraniopharyngeom

Epidemiologie: Ca. 5–10 % der intrakranialen Tumoren sind Kraniopharyngeome.

Ätiopathogenese: Die zumeist zystischen und verkalkten Tumoren (Abb. **H-1.10**) entwickeln sich aus Resten der Rathke-Tasche (nach kranial reichende Ausstülpung des Oropharynx, aus der sich während der Embryogenese der HVL entwickelt). Sie sind zumeist parasellär, nur zu 15 % intrasellär lokalisiert. Die Tumoren manifestieren sich meist bereits während der Kindheit (Manifestationsgipfel ca. 6.–14. LJ).

H-1.10 Kraniopharyngeom

Die transversale Aufnahme des CT zeigt einen großen, verkalkten, die Hypophyse zerstörenden, nach suprasellär reichenden Tumor (→).

Klinik: Beim Erwachsenen verursachen die Tumoren **Sehstörungen, Kopfschmerzen**, Verminderung der intellektuellen Leistungsfähigkeit sowie Symptome des Hypogonadismus. Eine Hyperprolaktinämie findet sich bei ca. ⅓ der Patienten (Prolaktinspiegel meist ≤ 150 ng/ml). Gelegentlich wird ein zentraler **Diabetes insipidus** (S. 739) und/oder eine **Hypophyseninsuffizienz** beobachtet. Ein zusätzliches Symptom beim Heranwachsenden ist die **Wachstumsstörung** und das Ausbleiben der Pubertät bzw. eine Pubertas tarda.

Diagnostik und Therapie: Die Diagnose wird mittels MRT oder CT (Abb. **H-1.10**) gesichert. Therapie der Wahl ist die Tumorentfernung. Zur Substitutionstherapie s. HVL- bzw. HHL-Insuffizienz s. Tab. **H-1.9**, S. 735.

1.4.2 Endokrin inaktive Hypophysentumoren

Epidemiologie: Mit etwa 20–40 % sind sie nach den endokrin aktiven die **zweithäufigsten Hypophysentumoren**.

Klinik: Die zum Zeitpunkt der Diagnostik meist bereits großen Tumoren führen durch Kompression und Destruktion zum partiellen oder kompletten **Ausfall der Hypophysenhormone** und/oder durch Druck auf das Chiasma opticum und/oder die Hirnnerven III, IV und VI zu **Sehstörungen** und **Gesichtsfeldausfällen**.

Diagnostik und Differenzialdiagnose: Die Diagnose wird mittels MRT gesichert (Abb. **H-1.11**). Anschließend erfolgt die endokrinologische Diagnostik (s. S. 722), mit der eine Mehr- oder Mindersekretion adenotroper Hormone ausgeschlossen wird.

H-1.11 Endokrin inaktiver Hypophysentumor

Die MRT-Aufnahmen (**a** sagittal, **b** koronar) zeigen einen großen, durch Einblutung (helles Signal im Hypophysenboden) zum Teil zystischen, bis zum Chiasma opticum (*) reichenden Tumor. Die endokrinologischen Untersuchungen ergaben keinen Hinweis auf einen endokrin aktiven Tumor. Infolge der Destruktion von normalem Gewebe der Adenohypophyse zeigte die Funktionsdiagnostik einen Ausfall der somato-, gonado- und adrenokortikotropen Hypophysenhormone.

Differenzialdiagnostisch sind **nicht** von der Hypophyse ausgehende Tumoren wie Metastasen, Kraniopharyngeome oder Meningeome auszuschließen.
Therapie: Therapie der Wahl ist die **operative Tumorresektion** unter Erhalt evtl. noch bestehender Hypophysenrestfunktionen. Die Radiatio ist nur bei nicht vollständig zu entfernenden Tumoren oder Inoperabilität indiziert, da die Tumoren meist wenig strahlenempfindlich sind. Bei HVL-Insuffizienz **Substitutionstherapie**.

▶ Klinischer Fall.

Differenzialdiagnostisch sind **nicht** vom Hypophysengewebe ausgehende Tumoren (z. B. Metastasen, Kraniopharyngeome, Meningeome und granulomatöse Prozesse) auszuschließen.

Therapie: Ziel der Therapie ist die Resektion oder Verkleinerung des Tumors, möglichst unter Erhalt der noch bestehenden Hypophysenrestfunktion. Aufgrund der relativen Strahlenunempfindlichkeit der Tumoren ist die Therapie der Wahl die **mikrochirurgische Tumorresektion**. Supra- und parasellär reichende Tumoren müssen i. d. R. transkranial operiert werden. Eine ergänzende Radiotherapie ist nur bei nicht vollständig operativ zu entfernenden Tumoren oder bei Inoperabilität zu versuchen. Die ausgefallenen Hypophysenpartialfunktionen müssen durch eine entsprechende **Substitutionstherapie** ausgeglichen werden.

▶ **Klinischer Fall.** Der 45-jährige Patient wird mit V. a. ein Prolaktinom überwiesen. Anamnestisch wird eine seit 3 Jahren bestehende zunehmende Müdigkeit, verbunden mit Leistungseinschränkung der körperlichen und intellektuellen Fähigkeiten, angegeben. Auf Befragen werden eine deutliche Kälteempfindlichkeit, trockene Haut, ein Nachlassen des Bartwuchses, eine Verminderung der Libido seit 3 Jahren, nach Einschätzung der Ehefrau 5 Jahren, angegeben. Die Hautpigmentierung nach UV-Bestrahlung sei im Vergleich zu früher vermindert. Außer Vitaminpräparaten nimmt der Patient keine Medikamente ein. Bei der **klinischen Untersuchung** fallen eine alabasterfarbene Gesichtshaut und etwas schütterer Bartwuchs auf. Die Haut erscheint blass, eine Gynäkomastie ist nicht nachweisbar. Hoden beidseits 10 ml Volumen.
Labor: Normochrome Anämie (Hb 12 g/dl, infolge Testosteronmangels bei Hypogonadismus). Gesamtcholesterin mit 300 mg/dl erhöht infolge einer Hypothyreose (fT_4 mit 0,4 pg/ml deutlich vermindert, TSH mit 1 µIE/ml relativ vermindert). Testosteron mit < 0,1 ng/ml im präpuberalen Bereich, Gonadotropine mit < 1 µIE/ml vermindert, Kortisolexkretion im 24-h-Urin mit 36 µg erniedrigt, Aldosteron normal. Der nachfolgend durchgeführte Funktionstest mit gleichzeitiger Gabe der Releasing-Hormone GHRH, GnRH, CRH und TRH ergibt eine nahezu komplette HVL-Insuffizienz mit Ausfall der somato-, gonado-, thyreo- und adrenokortikotropen Partialfunktionen. Prolaktinbasalwert mit 90 ng/ml erhöht, jedoch nicht stimulierbar.
Im **MRT** findet sich ein 2 × 2 cm großes Hypophysenadenom mit intra- und suprasellärer Ausdehnung, der Hypophysenstiel ist durch den Tumor abgeknickt (Ursache der Begleithyperprolaktinämie).
Diagnose: endokrin nicht aktiver Hypophysentumor mit Begleithyperprolaktinämie.
Therapie: Fraktionierte Gabe von Hydrokortison (15-5-5 mg/d), danach einschleichende Substitutionsbehandlung mit L-Thyroxin (50 µg/d, nach 2 Wochen 100 µg). Substitution mit 250 mg Testosteronenanthat (Depot alle 2–3 Wochen). 4 Wochen später transsphenoidale Resektion des Hypophysenadenoms.

Nachsorge: Klinisch ist auf einen Ausfall der Hypophysenpartialfunktion zu achten, entsprechende Laborparameter sind zu bestimmen sowie jährliche Perimetrie und MRT.

Nachsorge (Richtwerte bei stabilem Verlauf): Postoperativ sollten nach 1½, 3 und 6 Monaten, danach jährliche Kontrolluntersuchungen durchgeführt werden. Klinisch achtet man auf Symptome, die auf einen Ausfall der Hypophysenpartialfunktion hinweisen, eine laufende Substitutionstherapie ist ggf. zu kontrollieren. Im Serum werden IgF-1, TSH, fT_4, Gonadotropine/Testosteron oder Östradiol und PRL bestimmt. Die Funktion der kortikotropen Achse wird mit einem ACTH-Stimulationstest oder einem Insulinhypoglykämietest überprüft. Eine Perimetrie und ein MRT werden jährlich durchgeführt.

1.4.3 Erkrankungen des Hypophysenhinterlappens (HHL)

Diabetes insipidus centralis

▶ **Definition.** Eine defizitäre Sekretion von ADH (antidiuretisches Hormon = Adiuretin; Synonym: Vasopressin) des HHL führt zur Unfähigkeit der Nieren, bei Wasserentzug konzentrierten Harn zu bilden.

Epidemiologie: Es handelt sich um eine seltene Erkrankung, die bei idiopathischen Formen vorzugsweise in der Kindheit und bei jungen Erwachsenen auftritt.

Ätiologie: Häufigste Ursachen sind **Tumoren** im Bereich des Hypothalamus und des oberen Hypophysenstiels sowie granulomatöse Erkrankungen, **Schädel-Hirn-Traumen**, **neurochirurgische Eingriffe** oder **Bestrahlungen** im Bereich von Hypophyse und Hypothalamus. Die seltenere **idiopathische Form** tritt meist bereits in der Kindheit auf. Man geht davon aus, dass eine anlagebedingte Verminderung vasopressinproduzierender Neurone sowie autoimmunologische Vorgänge (z. B. Antikörperbildung gegenüber ADH-produzierenden Neuronen) ursächlich sind. Sehr selten ist die familiäre Form, die dominant oder geschlechtsgebunden rezessiv vererbt wird.

Physiologische Grundlagen: Zentrales **Effektorhormon** der Wasserhomöostase ist das im Hypothalamus gebildete **antidiuretische Hormon** (**ADH**, Synonym **Vasopressin**). Es steuert den Natriumhaushalt und die Osmoregulation. Die ADH-Freisetzung wird über hypothalamische Osmo- (S. 739) sowie arterielle und kardiale Barorezeptoren stimuliert. Weitere Reize zur Sekretion sind z. B. Erbrechen und Schmerz.
Beim Gesunden wird die Plasmaosmolalität in engen Grenzen konstant gehalten. Sie beträgt in Abhängigkeit von der Flüssigkeitszufuhr zwischen 280–295 mosmol/kg. ADH ist im Serum bei einer Osmolalität < 280 mosmol/kg nicht nachweisbar. Übersteigt die Serumosmolalität den Schwellenwert von 280 mosmol/kg, werden hypothalamische **Osmorezeptoren** aktiviert, die einen raschen Anstieg der **ADH-Sekretion** vermitteln. Folge ist eine vermehrte **Rückresorption von freiem Wasser** an distalen Nierentubuli und Sammelrohren (durch Einbau von Wasserkanälen, sog. Aquaporinen), die proportional zum Anstieg der Serumosmolalität erfolgt. An den Arteriolen bewirkt ADH eine **Vasokonstriktion** mit Blutdruckanstieg.
Die Urinausscheidung beträgt beim Gesunden ca. 1,5 l/d mit einer durchschnittlichen Urinosmolalität von 600 mosmol/kg. Beim Dursten kann die Urinmenge bis auf ca. 600 ml/d absinken, wobei dann die Urinkonzentration auf ≥ 850–1200 mosmol/kg ansteigt.

Pathogenese: Der **neurogene (zentrale) Diabetes insipidus** beruht auf einem **ADH-Mangel** des HHL. Konsekutiv ist die ADH-abhängige Urinkonzentrierung durch Wasserrückresorption in den distalen Nierentubuli und Sammelrohren vermindert oder nicht mehr möglich (**Asthenurie**). Es werden große Mengen eines nahezu farblosen Urins ausgeschieden (**Polyurie**). Bei **kompletten Verlaufsformen** betragen die Tagesvolumina **20–40 l** (selten), die Urinosmolalität liegt dann deutlich unter der des Serums (< 280 mosmol/kg) und das spezifische Gewicht des Urins beträgt < 1005 (normal: 1005–1030 g/l). Bei den häufiger auftretenden **partiellen Verlaufsformen** mit milderem Verlauf werden ca. **3–6 l Urin/d** ausgeschieden. Im Durstversuch ist hier ein Anstieg der Urinosmolalität bis auf max. 500 mosmol/kg möglich. Da das Durstzentrum beim Diabetes insipidus meist intakt bleibt, wird der Wasserverlust durch zwanghaften Durst mit **vermehrter Flüssigkeitsaufnahme (Polydipsie = häufiges Trinken)** ausgeglichen; eine Dehydratation wird dadurch verhindert.
Eine gefährliche **Dehydratation** kann schnell bei fehlender Flüssigkeitszufuhr, Tumoren, die das hypothalamische Durstzentrum zerstören, sowie mangelnder Flüssigkeitszufuhr bei Bewusstseinsverlust entstehen. Folgen sind Schwäche, psychische Veränderungen und Fieber sowie schlimmstenfalls ein letaler Ausgang. Die Symptome gehen mit einer **Erhöhung des Hämatokrits** sowie stark **erhöhten Serumwerten** der **Osmolalität** und des **Natriums** (bis zu > 160 mmol/l) einher.

Klinik: Kardinalsymptome der Erkrankung sind die **Polyurie** verbunden mit einer **Polydipsie**. Der Anstieg der Serumosmolalität führt zu quälendem Durst mit zwanghaftem Charakter, wobei vorzugsweise kalte Getränke (auch nachts) konsumiert werden. Bei längerem Dursten kommt es zu einer **hypertonen Dehydratation** (S. 970).

▶ **Merke.** Charakteristischerweise tritt die Erkrankung – im Gegensatz zur psychogenen Polydipsie – immer relativ rasch auf.

Diagnostik: Die wichtigsten Laborbefunde sind der nahezu **farblose, zucker- und eiweißfreie** Urin, ein erhöhtes Urinvolumen (**> 3 l im 24-h-Urin**) und das niedrige spezifische Uringewicht (< 1005 g/l). Die Osmolalität im 24-h-Sammelurin liegt meist unterhalb der des Serums (275–300 mosmol/kg). Charakteristisch sind weiterhin **Hypernatriämie** und **Hyperosmolalität** des Serums.

Die **Diagnosesicherung** erfolgt mit einem **Durstversuch**, der unter ärztlicher Aufsicht durchgeführt werden muss. Er sollte am Morgen beginnen und längstens 24 Stunden dauern. Unter Basalbedingungen werden zunächst Körpergewicht und Osmolalität im Serum und Urin bestimmt. Nach Beginn des Flüssigkeitsentzugs wird regelmäßig (idealerweise stündlich; mind. alle 3 h) die Osmolalität in Urinproben ermittelt und der Patient gewogen.

Bleibt die Urinosmolalität < 290 mosmol/kg bei gleichzeitigem Anstieg der Serumosmolalität > 295 mosmol/kg, werden beim Erwachsenen 4 µg Desmopressin s. c. (oder 40 µg intranasal) verabreicht. 30 und 60 Minuten nach Applikation bestimmt man die Osmolalität in Urinproben. Beim Gesunden steigt die Urinosmolalität nach Desmopressingabe unabhängig vom zuletzt erreichten Wert um weniger als 9 % an, bei Patienten mit Diabetes insipidus centralis um mehr als 9 %. **Abbruchkriterien** beim Durstversuch sind Kreislaufstörungen oder ein Gewichtsverlust von mehr als 3 %.

▶ **Merke.** Nimmt während des Durstens die Diurese auf < 0,5 ml/min ab und steigt das spezifische Gewicht des Urins > 1020 g/l und die Osmolalität > 800 mosmol/kg an, ist ein Diabetes insipidus ausgeschlossen.

Bei Vorliegen eines Diabetes insipidus centralis wird zur Lokalisationsdiagnostik ein **MRT des Gehirns** angefertigt, um ggf. Raumforderungen (Tumoren oder Zysten) im Bereich von Hypothalamus oder Hypophyse zu erfassen bzw. auszuschließen.

Differenzialdiagnose: Auszuschließen sind **Diabetes mellitus, polyurische Nierenerkrankung, Hyperkalzämie, Hypokaliämie** und **psychogene Polydipsie**. Wie bei Gesunden nimmt die Urinosmolalität nach Desmopressingabe um weniger als 9 % zu. Beruht die Polyurie auf einem **nephrogen bedingten Diabetes insipidus** (Diabetes insipidus renalis), steigt die Urinosmolalität nach Desmopressingabe nicht an (Tab. **H-1.10**). Die vermehrte Urinausscheidung bleibt unbeeinflusst. Der renale Diabetes insipidus kommt infolge eines fehlenden Ansprechens des distalen Tubulus auf die Wirkung von ADH zustande.

≡ **H-1.10** Laborwerte bei zentral und renal bedingtem Diabetes insipidus sowie psychogener Polydipsie vor und nach Desmopressingabe

	Urinosmolalität	Plasmaosmolalität	Desmopressin-Effekt
Diabetes insipidus centralis	erniedrigt (< 290 mosmol/kg)	hoch	Anstieg der Urinosmolalität (> 9 %)
Diabetes insipidus renalis	erniedrigt	hoch	kein Anstieg
psychogene Polydipsie	erniedrigt	erniedrigt	geringer Anstieg der Urinosmolalität (< 9 %)

Therapie: Im Rahmen der kausalen Therapie wird bei symptomatischen Formen das Grundleiden behandelt (z. B. Tumorentfernung). Die symptomatische Therapie mit **Desmopressin** (synthetisches, lang wirksames Arginin-Vasopressin-Derivat) ist heute die Therapie der Wahl. Es kann intranasal (Lösung zum Einsprühen in die Nase) oder in Tablettenform verabreicht werden (Tab. **H-1.11**).

≡ **H-1.11** Substitutionstherapie bei HHL-Insuffizienz

fehlendes Hormon	Substitution	Kontrollparameter
ADH (= Vasopressin)	▪ Desmopressin (DDAVP = 1-Desamino-8-D-Arginin-Vasopressin, z. B. Minirin) ▪ Dosierung: 1–2 × 10–20 µg/d intranasal oder 2–3 × 0,1 mg/d oral (Behandlungsbeginn), individuelle Tagesdosis: 0,2–1,2 mg	▪ Urinvolumen ▪ Plasma und Urinosmolalität (Durst)

Verlauf und Prognose: Durch Desmopressingabe normalisiert sich die Urinausscheidung und die Patienten werden auf Dauer beschwerdefrei. Bei organisch bedingten Formen der Erkrankung (z. B. Tumoren, Granulomatose) hängt die Prognose von der Grundkrankheit ab, beispielsweise ist ein Diabetes insipidus, der postoperativ nach einer Hypophysenoperation auftritt, zumeist passagerer Natur.

Verlauf und Prognose: Normalisierung der Urinausscheidung durch Desmopressingabe. Die Grundkrankheit bestimmt die Prognose.

Syndrom der inadäquaten ADH-Bildung (SIADH)

▶ **Synonym.** Schwartz-Bartter-Syndrom

▶ **Definition.** Inadäquat hohe ADH-Sekretion bei gleichzeitiger Wasserretention und Verdünnungshyponatriämie (subnormale Serumosmolalität).

Ätiopathogenese: Ursächlich ist eine **hypothalamische** (orthotope) oder **extrazerebrale** (ektope) ADH-Überproduktion. Die ADH-Überproduktion kann sich als Folge zentralnervöser und pulmonaler Erkrankungen wie Tumoren (z. B. kleinzelliges Bronchial-Ca), Schädel-Hirn-Traumen, Schlaganfall, Blutungen oder Thrombosen und Entzündungen entwickeln. Auch **Medikamente** oder Substanzen, die die ADH-Freisetzung stimulieren oder seine Wirkung verstärken (trizyklische Antidepressiva, Carbamazepin, Chlorpropramid, Vincristin, Cyclophosphamid und Anästhetika) können das SIADH-Syndrom verursachen. Die extrazerebrale ADH-Sekretion kann bei einer Reihe von Neoplasien (v. a. bei Bronchial- und Pankreaskarzinom) als **paraneoplastisches Syndrom** auftreten. Endokrine Erkrankungen wie eine schwere HVL-Insuffizienz, eine Hypothyreose oder ein Myxödemkoma können ebenfalls mit erhöhten ADH-Spiegeln einhergehen.

Beim **Gesunden** bewirkt eine subnormale Serumosmolalität eine Drosselung der ADH-Sekretion. Beim **SIADH** führt die fortbestehende inadäquate ADH-Sekretion zur **Ausscheidung eines inadäquat konzentrierten Urins** (Osmolalität > 300 mosmol/kg). Die trotz Hyponatriämie fortdauernde Natriumausscheidung im Urin wird durch die Hypoosmolalität, die Suppression des Renin-Angiotensin-Aldosteron-Systems (RAAS) sowie die gesteigerte Sekretion des atrionatriuretischen Peptids (ANP) verursacht. Unklar ist, warum es bei diesem Syndrom trotz Vorliegens einer Hypervolämie nicht zur Ausbildung von Ödemen und Aszites kommt.

Klinik: Ausmaß und Geschwindigkeit des Abfalls von Serumnatrium bestimmen das klinische Bild. Nimmt die Serumosmolalität **langsam** ab, können die Patienten bis zu einer Serumnatriumkonzentration von 120 mmol/l beschwerdefrei sein; gelegentlich treten **Kopfschmerzen, Schläfrigkeit** und Apathie auf. Bei **schneller** Abnahme kommt es zu Kopfschmerzen, Brechreiz und Erbrechen. Bei weiterem Abfall des Serumnatriums (< 120 mmol/l) resultieren als Folge eines sich entwickelnden Hirnödems Unruhe, Verwirrtheit, schließlich Krämpfe und Koma.

Diagnostik: Die Diagnose wird aufgrund der Anamnese, des klinischen Befundes (positive Flüssigkeitsbilanz **ohne** Vorliegen von peripheren Ödemen) und der typischen Laborkonstellation (bei intakter Nebennieren- und Nierenfunktion) gestellt.
- **Hyponatriämie** (< 130 mmol/l) im **Serum, Hypoosmolalität** (< 270 mosmol/kg), niedrige bzw. erniedrigte Harnstoff- und Harnsäurewerte.
- inadäquat hohe Osmolalität im **Urin** bei fortbestehender Natriumexkretion (Urinosmolalität > Serumosmolalität).
- Ausschluss einer Nebennierenrindeninsuffizienz und einer Hypothyreose.

Differenzialdiagnose: Die Hyponatriämie bei schwerer Herzinsuffizienz führt im Gegensatz zum SIADH zur Bildung peripherer Ödeme, wobei hier die Natriurese im Urin (infolge der Aktivierung des RAAS) vermindert ist. Bei der Hyponatriämie infolge einer primären NNR-Insuffizienz findet sich zusätzlich eine Hypovolämie, eine Hyperkaliämie und Hyperkalzämie, verbunden mit orthostatischer Kreislaufdysregulation.

Therapie: Wichtig ist die Suche nach der Ursache eines SIADH, insbesondere die Suche nach einem malignen Tumor. Die wichtigste therapeutische Maßnahme ist die **Restriktion der täglichen Flüssigkeitszufuhr** auf ca. **0,8–1 l**. Die hiermit erzielte negative Flüssigkeitsbilanz führt zu einer allmählichen Gewichtsreduktion, einer Verbes-

Syndrom der inadäquaten ADH-Bildung (SIADH)

▶ **Synonym.**

▶ **Definition.**

Ätiopathogenese: Das SIADH-Syndrom wird durch eine **hypothalamische** (orthotope) oder **extrazerebrale** (ektope) ADH-Überproduktion verursacht. Die ADH-Überproduktion kann Folge von ZNS- und pulmonalen Tumoren (z. B. kleinzelliges Bronchial-Ca), Schädel-Hirn-Traumen, Blutungen und Entzündungen sein. Auch **Medikamente** (z. B. trizyklische Antidepressiva) und endokrine Erkrankungen (z.B ein Myxödemkoma) können das SIADH-Syndrom verursachen.

Beim **Gesunden** wird bei subnormaler Serumosmolalität die ADH-Sekretion eingestellt. Beim **SIADH** führt die fortbestehende ADH-Sekretion zur **Ausscheidung eines inadäquat konzentrierten Urins** (Osmolalität > 300 mosmol/kg) und im Serum zur Hyponatriämie und Hypoosmolalität.

Klinik: Bei schnellem Abfall des Serumnatriums treten **Kopfschmerzen, Brechreiz** und Erbrechen auf. Bei Abfall des Serumnatriums < 120 mmol/l kommt es zu einem Hirnödem mit Unruhe, Verwirrtheit, schließlich Krämpfen und Koma.

Diagnostik: Die Diagnose wird aufgrund von Anamnese, klinischem Befund (positive Flüssigkeitsbilanz **ohne** Ödeme und Aszites) und der typischen Laborkonstellation gestellt. **Im Serum: Hyponatriämie, Hypoosmolalität,** niedrige Harnstoff- und Harnsäurewerte. **Im Urin:** inadäquat hohe Osmolalität bei erhöhter Natriumexkretion. Ausschluss einer NNR-Insuffizienz und einer Hypothyreose.

Differenzialdiagnose: Hyponatriämie bei schwerer Herz- und primärer NNR-Insuffizienz.

Therapie: Neben der Suche nach der Ursache (Tumor, Medikamente) besteht die primäre Therapie in einer Flüssigkeitsrestriktion auf **0,8–1 l/d.**

serung der klinischen Symptomatik und einem Anstieg von Natrium und der Osmolalität im Serum. Eine neue therapeutische Möglichkeit sind **Vasopressinrezeptor-Antagonisten** (sog. Vaptane).

Eine Hyponatriämie, die zu neurologischen Symptomen (Krämpfe, Verwirrung, Koma) führt, muss mit hypertoner Kochsalzlösung behandelt werden (Infusion von 100 ml NaCl 3 % als Bolus unter Fortführung der Flüssigkeitsrestriktion). Eine länger bestehende Hyponatriämie, die nur zu milden Symptomen führt, sollte primär mit Flüssigkeitsretention behandelt werden.

▶ **Merke.** Eine zu rasche Normalisierung des Serumnatriums ist – insbesondere bei länger bestehender Hyponatriämie – unbedingt zu vermeiden! Zur Verhinderung zerebraler Schäden (zentrale pontine Myelinolyse) sollte das Serumnatrium innerhalb der ersten 24 Stunden um nicht mehr als 10 mmol/l ansteigen.

2 Schilddrüse

2.1	Anatomische und physiologische Grundlagen	743
2.2	Diagnostische Methoden	744
2.3	Struma	749
2.4	Hyperthyreose	751
2.5	Hypothyreose	762
2.6	Thyreoiditis	766
2.7	Schilddrüsenmalignom	769

© Sebastian Kaulitzki / Fotolia.com

2.1 Anatomische und physiologische Grundlagen

Anatomie: Die beiden Schilddrüsenlappen liegen in Höhe des Kehlkopfes schmetterlingsförmig rechts und links neben der Trachea, sie sind durch den Isthmus miteinander verbunden. Gelegentlich verläuft ein Ausläufer (Lobus pyramidalis) nach kranial in Richtung Zungengrund. Wesentliche Blutzuflüsse sind die paarigen oberen und unteren Aa. thyreoidales. Die A. thyreoidea inferior wird auf beiden Seiten vom N. laryngeus reccurens gekreuzt (bei Operationen zu beachten!).

Histologie: Das Schilddrüsenparenchym besteht aus Follikeln, deren Inhalt (das sog. Kolloid, welches aus Thyreoglobulin besteht) von den Thyreozyten umgrenzt wird. Die einzelnen Follikel sind von blut- und lyphmphgefäßreichem Bindegewebestroma umgeben. Hier liegen in Zwickeln angereichert auch die kalzitoninproduzierenden C-Zellen.

Regelkreislauf: Die Funktion der Schilddrüse wird in einer hypothalamo-hypophysären-peripheren Hormonachse gesteuert, deren Zentrum im **Hypothalamus** liegt. Tonisch bzw. vermehrt bei erhöhtem peripherem Bedarf wird **TRH** (thyreotropin releasing hormone) vom Hypothalamus sezerniert, das im **Hypophysenvorderlappen** (HVL) die Ausschüttung von **TSH** (thyroid stimulating hormone) anregt. TSH stimuliert die Biosynthese und Sekretion der Schilddrüsenhormone **L-Thyroxin (T_4)** und **Trijodthyronin (T_3)**. Der Regelkreis schließt sich, indem im Serum befindliche freie (also nicht proteingebundene) Schilddrüsenhormone ihrerseits Einfluss auf die TSH- bzw. TRH-Sekretion haben. Bei einem hohen Schilddrüsenhormonspiegel, lässt der zentrale Stimulus nach und die Hormonproduktion sinkt (negatives feedback) und umgekehrt. Zur Bildung der Schilddrüsenhormone in den Thyreozyten siehe Abb. H-2.1.

Hormonsynthese: Wichtiger Baustein der Schilddrüsenhormone ist das Jodid (I^-). Es wird mittels des Natrium-Jodid-Symporters (NJS) vom Thyreozyten aufgenommen, zu I_2 oxidiert und angereichert (**Jodination**). Im Thyreoglobulinkomplex wird es an Tyrosin gekoppelt (**Jodisation**), es entstehen Mono- und Dijodtyrosin (MJT, DJT). Diese werden durch **Koppelung zu T_4 bzw T_3** vereinigt und im **Thyreoglobulin** gespeichert. Durch Proteolyse des Thyreoglobulins werden T_4 und T_3 bei Bedarf ins Blut abgegeben und dort wiederum zum größten Teil an verschiedene Eiweiße gebunden (thyroxinbindendes Globulin = **TBG**, thyroxinbindendes Präalbumin = **TBPA** und **Albumin**) (Abb. H-2.1b).

Nur ein sehr geringer Teil der Schilddrüsenhormone liegt in der biologisch aktiven, freien Form vor, wobei T_3 das biologisch weitaus aktivere Hormon ist. Bei der Sekretion beträgt das Verhältnis von T_4 zu T_3 für die freie Form etwa 10 : 1, T_3 kann aber bedarfsweise in den Endorganzellen aus T_4 durch Konversion (Abspaltung eines Jodatoms durch das Enzym Dejodase) erzeugt werden (in gleicher Menge entsteht dabei das biologisch inaktive rT_3). Die biologische Halbwertszeit für T_4 liegt bei ca. 190, die für T_3 bei ca. 19 Stunden.

Biologische Wirkung: Schilddrüsenhormone fördern den **Cholesterinabbau** und steigern den **Umsatz der freien Fettsäuren** – sie sind essenzielle Faktoren für Wachstum, Reifung und Stoffwechsel (**Wärmehaushalt**). Sie beschleunigen den Grundumsatz, induzieren Wachstum und Reifung des Gehirns sowie des Skelettsystems, **normalisieren die Nervenerregbarkeit** (Mangel führt zur Apathie, Exzession zur Hypererreg-

H-2.1 Anatomie der Schilddrüse (a) und Bildung der Schilddrüsenhormone in den Thyreozyten (b)

a nach: Henne-Bruns D., Dürig M., Kremer B.: Duale Reihe Chirurgie. Thieme; 2008

chenstoffwechsel, hemmen die Glykogen- und Proteinsynthese und **steigern die Katecholaminempfindlichkeit** des Herzmuskels.

barkeit), tragen zur Muskelkontraktion bei (Mangel führt zu Myopathie und Reflexverlangsamung), **aktivieren** den **Knochenstoffwechsel**, hemmen die Glykogen- und Proteinsynthese und **erhöhen die Sensibilität des Herzmuskels gegenüber Katecholaminen**.

2.2 Diagnostische Methoden

Siehe Tab. **H-2.1**.

Der diagnostische Prozess beginnt bei V. a. eine Schilddrüsenerkrankung mit der Anamneseerhebung. Weiterhin gilt es Größe, Morphologie (s. Tab. **H-2.1**) und Funktion (S. 747) der Schilddrüse zu bestimmen.

H 2.2 Diagnostische Methoden

H-2.1 Schilddrüsen-Untersuchungsmethoden zu Größe und Morphologie

Maßnahme	Aussagen
Inspektion und Palpation	- Größe, Konsistenz, Schluckverschieblichkeit, kaudale Abgrenzbarkeit, „Schwirren"

Sonografie	- diffuse Echoarmut: Immunthyreopathie, Entzündung?
	- „Knoten"
	  – echodicht: Adenom? Verkalkung?
	  – echogleich: Adenom? (äußerst selten Malignom)
	  – echoarm: Adenom?, Malignom?
	  – echofrei: Flüssigkeit, Zyste (eingeschmolzene Nekrose, z. B. Malignom)

Szintigrafie (Radionuklide: ^{99m}Tc-Pertechnetat; ^{123}I)	- „kalter Knoten" – lokal fehlende Isotopenaufnahme: Zyste – Adenom? Malignom? Narbe? - „warmer", „heißer" Knoten: lokale Überfunktion – autonomes Adenom? - lokal oder diffus gesteigerte Aufnahme: überfunktionierendes Gewebe? - diffuse Minderspeicherung: Jodblockade? Entzündung?
Ganzkörperszintigrafie	- Nachsorge eines papillären und follikulären Schilddrüsenkarzinoms: Restspeicherung? Metastasen?
Röntgen	- substernale Struma, Trachealweite, Lungenmetastasen
CT, MRT	- Analyse substernaler Strumaanteile, Metastasensuche
Feinnadelbiopsie	- Abklärung verdächtiger Knoten („echoarm", „kalt"), Zystenentleerung

2.2.1 Anamnese

Besteht der V. a. eine Schilddrüsenerkrankung, dient die Anamnese dem Abfragen von Leitsymptomen der großen Entitäten: Struma (S. 749), Hyperthyreose (S. 751), Hypothyreose (S. 762). Daneben treten die Möglichkeiten einer Entzündung oder eines Tumors mit entsprechenden Anschlussfragen. Familiäre Schilddrüsenerkrankungen sind wie auch die Medikamenteneinnahme gezielt zu erfragen. Auch eine in den letzten Wochen erfolgte Kontrastmittelapplikation ist zu eruieren.

Anamnestisch gezielt Fragen nach: Symptomen einer Struma, Hypo- oder Hyperthyreose, Medikamenteneinnahme, Schilddrüsenerkrankungen innerhalb der Familie, Kontrastmittelapplikationen.

2.2.2 Körperliche Untersuchung

Inspektion und Palpation: Die Untersuchung beginnt immer mit der Inspektion (sichtbare Struma?, zusätzliche Zeichen wie Halsvenenstauung o. a.?) und der Palpation der Schilddrüse. Letztere wird am besten von hinten am sitzenden Patienten durchgeführt. Zu achten ist auf **Größe** und **Beschaffenheit** des Organs: eine gesunde Schilddrüse ist nicht tastbar, erst das vergrößerte Organ. Oberflächliche Knoten können recht gut palpiert, **retrosternale Anteile** z. T. durch Schluckbewegungen tastbar gemacht werden. Die vorderen seitlichen Lymphstränge sind nach vergrößerten Lymphknoten abzutasten (z. B. bei Tumorverdacht). Bei Hyperperfusion, z. B. im Rahmen eines ausgeprägten Morbus Basedow, kann ein Schwirren palpiert werden.

Inspektion und Palpation: Die Untersuchung beginnt mit der Palpation: **Größe**, **Oberflächenbeschaffenheit** und **Verschieblichkeit** werden geprüft, nach Lymphomen ist zu suchen. **Retrosternale Anteile** können z. T. durch Schluckbewegungen tastbar gemacht werden.

▶ **Merke.** Eine normal große Schilddrüse ist nicht tastbar.

▶ **Merke.**

Auskultation: Bei relevanter Trachealeinengung ist ein **Stridor** auskultierbar, bei einer stark vaskularisierten Struma, z. B. im Rahmen einer Immunhyperthyreose, evtl. ein **Gefäßrauschen**.

Auskultation: Bei Trachealeinengung kann ein **Stridor**, bei einer Immunhyperthyreose ein **Gefäßrauschen** zu hören sein.

2.2.3 Bildgebende Diagnostik

Sonografie

Indikationen: Unter den bildgebenden Verfahren ist die Sonografie obligater Bestandteil der Basisdiagnostik und steht bei der bildgebenden Diagnostik an erster Stelle. Die Sonografie lässt eine exakte Größenbestimmung der Schilddrüse zu. Die Formel Länge × Breite × Dicke (in cm) × 0,5 ermöglicht die Volumenbestimmung eines Lappens, wobei das Schilddrüsenvolumen des Gesamtorgans bei Frauen max. 20 ml, bei Männern max. 25 ml betragen sollte.

Indikationen: Obligater Bestandteil der Basisdiagnostik ist die **Sonografie**, die eine exakte Größenbestimmung der Schilddrüse zulässt. Das Schilddrüsenvolumen sollte bei Frauen ≤ 20 ml, bei Männern ≤ 25 ml betragen.

Morphologie: Die Morphologie der gesunden Schilddrüse ist homogen und echoreicher als die umgebende Halsmuskulatur (Abb. **H-2.2**). Vom Normalbild abweichende Schallmuster werden als echoreicher oder echoärmer bezeichnet.

Morphologie: Die normale Schilddrüse (Abb. **H-2.2**) stellt sich homogen und „echonormal" dar.

H-2.2 Sonografie der Schilddrüse

V = 4,5 ml, D3 = 16,8 mm, D2 = 11,4 mm, D1 = 44,9 mm

a Transversale Ebene (3><: Breite des linken Schilddrüsenlappens).
b Sagittale Ebene (1><: Länge, 2><: Tiefe [Dicke] des Schilddrüsenlappens).
c Topografie zu den dargestellten Schnittebenen a und b.

Typische Befunde: Es kommen **echoreiche**, **echoarme** und **echofreie** Abweichungen vor. Entzündungen, eine Immunhyperthyreose, das autonome Adenom und Malignome können sich echoarm zeigen, Zysten sind echofrei.

Szintigrafie

Prinzip: Gabe eines Isotops mit kurzer Halbwertszeit (z. B. ^{99m}TcO$_4$), das von den Thyreozyten gespeichert und von einer Gammakamera in ein Bild umgesetzt wird.

Indikationen: bei **Fragen der Überfunktion** (diffus oder lokal = autonomes Adenom), **Knotenbildungen** und **Tumorverdacht** sowie zur **Kontrolle** des Therapieerfolges bei papillären und follikulären **Schilddrüsenkarzinomen**.

Typische Befunde: Malignome sind meist **szintigrafisch „kalt"** (= minderspeichernd).

▶ Merke.

Bei einem vermehrt speichernden = **warmen Knoten** (V. a. autonomes Adenom, Abb. H-2.10) kann durch Übersteuerung der Gammakamera das supprimierte gesunde Schilddrüsengewebe nachgewiesen werden.

Sonst: **Suppressionsszintigrafie** zum Ausschluss oder Nachweis autonomen Gewebes.

Typische Befunde: **Echoreichere Knoten** sind zumeist unverdächtig, gelegentlich findet man auch kalkdichte Areale im Sinne regressiver Veränderungen nach Einblutung oder Entzündung. Echoarme Areale können sich sowohl bei lokalen Entzündungen, als auch bei Tumoren einschließlich Malignomen zeigen. Diffus echoarm imponieren Immunthyreopathien. Echofrei oder echoleer sind Zysten sowie erweiterte Blutgefäße.

Szintigrafie

Prinzip: Verabreicht wird ein Isotop mit kurzer Halbwertszeit (z. B. ^{99m}Technetium-Pertechnetat), das von den Thyreozyten, ähnlich wie sonst Jodid, aufgenommen, gespeichert und von einer Gammakamera in ein Bild umgesetzt wird.

Indikationen: Auffällige Befunde (z. B. ein echoarmer Bezirk) im Ultraschallbild, wie auch die Abklärung bei V. a. eine Schilddrüsenüberfunktion (insbesondere die DD zwischen **diffuser Hyperthyreose und lokaler Autonomie**). Besondere Bedeutung besitzt die Szintigrafie bei der **Kontrolle** des Therapieerfolges differenzierter **Schilddrüsenkarzinome** (papilläres und follikuläres Schilddrüsenkarzinom (S. 770)).

Typische Befunde: Minderspeichernde Areale werden als „kalt" bezeichnet. Zu ihnen gehören Zysten oder Adenome ohne ausreichende lokale Funktion der Thyreozyten. Auch Malignome sind in der Regel szintigrafisch „kalt".

▶ Merke. Szintigrafisch kalte, sonografisch echoarme (nichtzystische) Knoten sind verdächtig auf ein Malignom und müssen weiter abgeklärt werden.

In Überfunktion befindliches Gewebe speichert hingegen vermehrt Radionuklide – autonome Adenome zeichnen sich daher als **„warme" oder „heiße"** Knoten ab (s. auch Abb. **H-2.10**). Im Gegensatz zum warmen Knoten, der im Bereich des (kompensierten) Adenoms intensiv, aber auch in seiner Umgebung in normalem Umfang Radionuklide anreichert, speichert das dekompensierte autonome Schilddrüsenadenom so stark, dass das benachbarte gesunde Gewebe gar nicht dargestellt wird (durch Übersteuerung der Gammakamera gelingt hier im Zweifelsfall der Nachweis der Präsenz der Restschilddrüse).

Ist bei einer unregelmäßigen Speicherung in einer regressiv veränderten Schilddrüse unklar, ob multiple oder disseminierte Autonomien vorliegen, dient die **Suppressionsszintigrafie** der Differenzierung. Hierbei wird der ^{99m}Tc-Uptake (TcTU), nach Gabe von Trijodthyronin in suppressiver Dosis (7 Tage lang 60 µg), bestimmt: Normal funktionierende Drüsenanteile lassen sich supprimieren, autonome nicht.

Röntgen

Indikationen: Radiologische Verfahren (Tracheazielaufnahme, Ösophagusbreischluck) dienen der **indirekten Größenbeurteilung** einer **retrosternalen Struma** (die sonografisch nicht erfassbar ist) anhand der **Trachealeinengung** („Säbelscheidentrachea") sowie dem angiografischen Nachweis von sogenannten „Downhill"-Varizen bei großen Strumen (diese durch Druck im oberen Mediastinum entstehenden Varizen des oberen Ösophagusdrittels stehen im Gegensatz zu den distalen Varizen bei portalem Hochdruck). Bei V. a. Tracheomalazie sind Funktionsaufnahmen unter Druck und Sog (Valsalva-Versuch) indiziert.

Computertomografie (CT), Magnetresonanztomografie (MRT)

Indikationen: Die CT wird zur Abklärung eines substernalen Strumasitzes oder zur Metastasensuche im Brustraum eingesetzt. Bei **Gabe jodhaltiger Kontrastmittel** ist zu bedenken, dass sich die beim Thyreozytenkarzinom an die Operation anschließende erforderliche Radiojodtherapie durch Jodblockade über Monate verzögern kann. Die Applikation jodhaltiger Kontrastmittel kann gerade bei nodösen Strumen zu einer jodinduzierten Hyperthyreose führen.
Die CT bzw. MRT findet (wie auch die Sonografie) in Zweifelsfällen bei der Diagnosestellung der endokrinen Orbitopathie (Nachweis verdickter Augenmuskeln (S. 758)) Anwendung.

2.2.4 Feinnadelpunktion

Prinzip: Durch fächerförmiges Punktieren unter Sog lassen sich Zellen und Zellverbände gewinnen, die eine zytologische Aussage ermöglichen (in der Regel unter sonografischer Kontrolle).

Indikationen: Sie dient der zytologischen Abklärung sono- oder szintigrafisch verdächtiger Areale. An erster Stelle sind sonografisch echoarme (szintigrafisch kalte) Knoten ab 1 cm Durchmesser abklärungswürdig.
Im Hinblick auf die Treffsicherheit bei Malignomen ist in 61 % ein tumorpositiver Befund zu erheben, in 33 % ein verdächtiger Befund – falsch negativ sind etwa 6 % der Punktionen.

▶ **Merke.** Ein sicherer Tumorausschluss ist mit der Feinnadelpunktion nicht möglich.

Dennoch macht die vorliegende Zytologie die Operationsplanung sicherer (z.B. muss bei verdächtiger Zytologie von vornherein eine längere Operationszeit einkalkuliert werden). Zysten lassen sich durch Punktion gut verkleinern.
Biopsien aus der Schilddrüse werden kaum noch durchgeführt (gelegentlich zur Verifizierung eines anaplastischen Karzinoms).

2.2.5 Schilddrüsenfunktionsparameter

TSH: Der Ausschluss einer primären Schilddrüsenfunktionsstörung (primäre Hypothyreose/Hyperthyreose) ist im Grunde allein durch die Bestimmung des basalen (d. h. nicht durch Stimulationsverfahren angeregten) TSH möglich. Dieser sehr sensitive Parameter kann eine Funktionsstörung der Schilddrüse bereits dann anzeigen, wenn die peripheren Schilddrüsenhormone noch im Normbereich liegen (= latente Funktionsstörung). So wird z.B. bei einer latenten Hyperthyreose die vermehrte Produktion von Schilddrüsenhormon zunächst durch ein Absinken des TSH-Spiegels gegenreguliert, der periphere Hormonspiegel liegt noch im Normbereich.

▶ **Merke.** Ein normales **basales TSH** reicht zum Ausschluss einer Schilddrüsenfunktionsstörung aus, ein erhöhtes basales TSH belegt die primäre Hypothyreose. Ein nicht messbares basales TSH kann Ausdruck einer Suppression durch Hyperthyreose sein.

Periphere Schilddrüsenhormone: Ergänzend sollte bei V. a. eine Schilddrüsenerkrankung der periphere Schilddrüsenhormonspiegel bestimmt werden (fT_4, fT_3).

Periphere Schilddrüsenhormone: Aus Sicherheitsgründen wird bei V. a. eine Schilddrüsenerkrankung weiterhin empfohlen, neben dem basalen TSH den peripheren Schilddrüsenhormonspiegel (**fT_3, fT_4**) zu bestimmen, um die Diagnose nicht an einem einzigen Laborwert festzumachen.

Heute werden meist die freien Hormonfraktionen (fT_4 und fT_3) direkt bestimmt. Die Gesamthormonkonzentrationen (total T_4 [TT_4] und total T_3 [TT_3]) sind immer in Abhängigkeit der Bindungsproteinkonzentration von TBG (thyroxinbindendes Globulin) zu beurteilen, wobei eine Erhöhung von TBG die Gesamthormonkonzentration erhöht (vgl. Tab. **H-2.2**). Jedoch auch freie Hormonfraktionen können verändert werden, ohne dass eine Schilddrüsenfunktionsstörung vorliegt (z. B. Erhöhung durch Salizylate, Heparin, Jod oder Lebererkrankungen, Erniedrigung durch Antiepileptika, Phenylbutazon).

Schilddrüsenantikörper (Anti-TSH-Rezeptor-Ak, Anti-TPO-Ak) sind Indikatoren bei Autoimmunthyreopathien. Anti-Tg-Ak sind unspezifischer als Anti-TPO-Ak.

Schilddrüsenantikörper: Die Anti-Tg-Ak und Anti-TPO-Ak sind bei Autoimmunthyreopathien, z. B. Hashimoto-Thyreoiditis nachweisbar. Die Anti-Tg-Antikörper sind jedoch auch bei bis zu 20 % der gesunden Personen positiv. Der Nachweis von TSH-Rezeptorantikörpern bei Hyperthyreose sichert einen Morbus Basedow (S. 755).

Thyreoglobulin (TG) ist **Tumormarker** nach thyreoablativer Therapie des differenzierten Thyreozytenkarzinoms, Kalzitonin beim C-Zell-Karzinom.
Schilddrüsenfunktionsparameter: Tab. **H-2.2**.

Tumormarker: Kalzitonin dient als Tumormarker beim C-Zell-Karzinom (S. 772), ergänzt durch das karzinoembryonale Antigen (CEA). Thyreoglobulin (TG) hat führende Bedeutung bei der Kontrolle der differenzierten Thyreozytenkarzinome (S. 770).
Tab. **H-2.2** zeigt die wichtigsten Schilddrüsenfunktionsparameter.

H-2.2 Referenzbereiche der wichtigsten Schilddrüsenfunktionsparameter

Parameter		Einheit	Referenzbereiche
T_4	= Gesamtthyroxin	ng/ml	53–126
T_3	= Gesamttrijodthyronin	ng/ml	0,5–1,8
fT_4	= freies T_4	pg/ml	20–50
fT_3	= freies T_3	pg/ml	2–6
TBG	= thyroxinbindendes Globulin*	mg/ml	11–29
TG	= Thyreoglobulin	ng/ml	5–60
TSH(b)	= thyreoideastimulierendes Hormon (basal)	mE/l	0,3–4
TSH(s)	= thyreoideastimulierendes Hormon (TRH-stimuliert)	mE/l	3–20
bei C-Zell-Karzinom:			
CT	= Kalzitonin	pg/ml	männl.: < 11,5 weibl.: < 4,6
CEA	= karzinoembryonales Antigen	ng/ml	< 2,5
typische Laborkonstellationen bei Funktionsstörungen der Schilddrüse:			
Funktionsstörung		TSH	fT_3, fT_4
■ manifeste Hyperthyreose		↓	↑
■ latente Hyperthyreose		↓	n
■ manifeste Hypothyreose		↑	↓
■ latente Hypothyreose		↑	n
■ sekundäre bzw. tertiäre Hyperthyreose		↑	↑
■ sekundäre bzw. tertiäre Hypothyreose		n/↓	↓

n = normal, ↑ = erhöht, ↓ = erniedrigt

* TBG-Veränderungen:

Erhöhung bei:
- Östrogeneinfluss (Schwangerschaft, Kontrazeptiva)
- Leberzirrhose
- Neugeborenen
- Hepatitis
- Porphyrie
- hereditärer Hyper-TBG-Ämie
- Hyperthyreosis factitia
- Schilddrüsenagenesie

Erniedrigung bei:
- Katabolismus
- schwerem Stress
- nephrotisches Syndrom
- Medikamenteneinnahme
  – Glukokortikoide
  – Anabolika
  – Hydantoine
  – Salizylate

2.3 Struma

▶ **Definition.** Eine Schilddrüsenvergrößerung, gleich welcher Ursache, wird als **Struma** bezeichnet. Bei der häufigsten „endemischen" Form ist die Funktion normal. Der Begriff „Jodmangel-Struma" deutet auf die Zusammenhänge mit dem geografisch bedingten chronischen Jodmangel hin.

Epidemiologie: Die Strumaprävalenz beträgt in Mitteleuropa 30 %, die Struma ist damit die häufigste endokrine Erkrankung in dieser Region. Verantwortlich für den relativen alimentären Jodmangel ist u. a. die nicht ausgeglichene geologische Jodauswaschung in der Eiszeit mit der Folge eines niedrigen Jodgehaltes von Trinkwasser und lokalen Lebensmitteln. Frauen sind etwa doppelt so häufig betroffen wie Männer.

Ätiopathogenese: Für eine optimale Funktion bei normaler Organgröße benötigt die Schilddrüse ein **ausreichendes Jodangebot**, optimal sind etwa **200 μg Jodid** täglich.
Je stärker das Jodangebot das Optimum unterschreitet, desto weniger kann die Schilddrüse mit der normalen Gewebemenge die vom Organismus angeforderte Schilddrüsenhormonmenge herstellen. Durch die **Abnahme der Schilddrüsenhormone** steigen TRH und TSH an.
Bedingt durch den **intrathyreoidalen Jodmangel** werden **lokale Wachstumsfaktoren** (z. B. EGF, IGF-1) aktiviert, die eine **Hyperplasie der Thyreozyten** und damit eine Größenzunahme der Schilddrüse bewirken. Gleichzeitig nimmt die Schilddrüse unter dem TSH-Reiz an Größe zu (**Hypertrophie der Thyreozyten**), um auf diesem Weg bessere Produktionsbedingungen zu bieten. Die Struma wächst zunächst gleichmäßig und ohne Knoten, im Laufe der Zeit kommt es aber zu **regressiven Umbauten**. Die „ältere" Jodmangel-Struma weist schließlich Adenom- und Zystenbildungen, Vernarbungen und Verkalkungen auf.
Eine andere Entwicklung der Struma beinhaltet den Weg zur **Autonomie**. Offenbar entfalten Gruppen von Schilddrüsenzellen lokal unter dem Dauerreiz des TSH eine funktionelle Autonomie, die nach Wegfall des Reizes nicht mehr der Rückkopplung unterliegt. So können **solitäre autonome Adenome,** aber auch multilokuläre oder diffuse Autonomien entstehen, die je nach Schilddrüsenhormonproduktionsrate zu einer **euthyreoten** oder **hyperthyreoten Funktionslage** führen (s. S. 751).

▶ **Merke.** Dass Frauen häufiger von der endemischen Struma und ihren Folgen betroffen sind als Männer, liegt an der unterschiedlichen Wirkung der Sexualhormone auf das TBG: Östrogene bewirken eine Zu-, Androgene eher eine Abnahme des TBG. Frauen müssen daher mehr Schilddrüsenhormon produzieren, um die Kapazität ihrer Transportproteine auszufüllen.

Erhöhungen des Östrogenspiegels in der Schwangerschaft oder die Einnahme östrogenhaltiger Kontrazeptiva stellen zusätzliche Strumareize dar.

Klinik und Komplikationen: Die endemische Struma ist zu Beginn in der Regel über viele Jahre klinisch stumm. Beschwerden treten erst relativ spät auf und können sich durch mechanische bzw. Stauungs- und Kompressionszeichen bemerkbar machen und/oder durch die Entwicklung einer Schilddrüsenautonomie. Die übliche Stadieneinteilung der Struma nach WHO zeigt Tab. **H-2.3**.
Größere Strumen (v. a. Stad. III) können **Druckgefühle** hervrufen. Stärkerer Druck auf den Ösophagus führt zu mechanischen **Schluckbeschwerden**. Die Trachea kann säbelscheidenartig eingeengt werden (Pelottierung der Trachea), eine **Tracheomalazie** bewirkt vor allem einen **inspiratorischen Stridor**. Beeinträchtigungen der Atmung durch Trachealeinengung können bis zur chronischen Rechtsherzbelastung und zum Lungenemphysem führen. Der Ösophagus zeigt gelegentlich Varizen „bergab" (**„Downhill"-Varizen**). Auch Nervenausfälle wie **Läsionen des N. recurrens** oder ein **Horner-Syndrom** können auftreten und nähren den Verdacht auf ein infiltratives bzw. destruktives Wachstum bei Malignom. Wächst die Struma mehr nach außen, drückt sie die Gefäße an den Schlüsselbeinen und am Jugulum ab – es entwickelt sich eine **Halsvenenstauung** (Abb. **H-2.3**).

Entwickelt sich eine **Autonomie**, kann die Euthyreose in eine **Hyperthyreose** (Abb. H-2.9, S. 760) umschlagen.

Diagnostik: Zunächst Inspektion und Palpation.

Entwickelt sich in der endemischen Struma eine **Autonomie**, kann die Funktionslage allmählich von der Euthyreose in die **Hyperthyreose** (Abb. H-2.9, S. 760) umschlagen.

Diagnostik: Die Diagnose einer Struma wird zunächst inspektorisch und palpatorisch gestellt. Eine tastbare Schilddrüse ist definitionsgemäß bereits eine Struma (Tab. H-2.3).

H-2.3 Stadieneinteilung der Struma (nach WHO)

Stadium I	bei Palpation erfassbares Organ, das nicht sichtbar ist
▪ Stadium Ia:	▪ Struma auch bei zurückgebeugtem Hals nicht sichtbar
▪ Stadium Ib:	▪ Struma bei zurückgebeugtem Hals sichtbar
Stadium II	bei normaler Kopfhaltung sichtbare Struma
Stadium III	deutlich vergrößerte, auch aus der Entfernung sichtbare, häufig nodöse Struma

H-2.3 Klinische Aspekte einer Struma nodosa

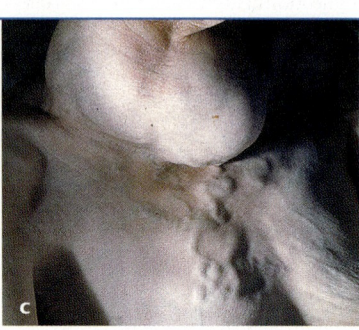

a Patientin mit einer linksbetonten Struma Grad Ib-II.
b,c Struma Grad III (**b**) mit sichtbarer Venenstauung (**c**).
b aus: Henne-Bruns, D., Dürig M., Kremer B.: Duale Reihe Chirurgie. Thieme; 2008

Nächster diagnostischer Schritt ist die **Sonografie**. Bei knotigen Abweichungen und Abweichungen im Schallmuster folgt die **Szintigrafie**. Echoarme und szintigrafisch kalte Knoten sind zu **punktieren** (bei einem Durchmesser > 10 mm).

Der Palpation schließt sich die aussagekräftigere **Sonografie** an. Ist die Struma sonografisch unauffällig, kann bei euthyreoten Schilddrüsenhormonspiegeln (S. 750) auf eine zusätzliche Szintigrafie verzichtet werden. Bestehen jedoch bereits Abweichungen im Schallmuster bzw. Knotenbildungen, ist die **Szintigrafie** zur weiteren Abklärung zu empfehlen. Bei echoarmen, echofreien und szintigrafisch kalten Knoten mit einem Durchmesser > 10 mm schließt sich die **Feinnadelpunktion** zur Zytologiegewinnung für den Malignomausschluss an.

▶ **Merke.**

▶ **Merke.** Bei sonografischer Echoarmut und fehlender Speicherung im Szintigramm muss ein Karzinom mittels Feinnadelpunktion ausgeschlossen werden.

Ein normales **basales TSH** schließt eine primäre Schilddrüsenfunktionsstörung aus.

Bei klinischer Euthyreose reicht zum **Ausschluss einer Funktionsstörung** die Bestimmung des **basalen** (sensitiv gemessenen) **TSH** aus, bedarfsweise gestützt durch den Nachweis des freien Schilddrüsenhormonspiegels.

▶ **Merke.**

▶ **Merke.** Die Funktionsparameter der Schilddrüse (basales TSH, fT_4 und fT_3) sind bei der endemischen Struma völlig normal.

Differenzialdiagnose: Struma mit Hyper- und Hypothyreose sowie (bei Knotenstruma) das Schilddrüsenkarzinom.

Differenzialdiagnose: Strumen mit Über- (z. B. Morbus Basedow, dekompensierte Schilddrüsenautonomie, Anfangsstadium einer Thyreoiditis) oder Unterfunktion (Spätstadium einer Thyreoiditis, strumigene Substanzen, Jodverwertungsstörung) und Schilddrüsenmalignome (insbesondere bei Knotenstruma) sind wesentliche Differenzialdiagnosen.

Therapie: Im Strumastadium I–II sollten **200 μg Jodid täglich** eingenommen werden. Bei gutem Ansprechen ist nach 1–2 Jahren eine Halbierung der Dosis möglich.

Therapie: Bei **Strumastadium I–II** ohne jegliche sonografische Veränderung ist die **Jodidsubstitution** Therapie der Wahl. Jodid bewirkt einen Rückgang der Thyreozytenhyperplasie und damit eine Verkleinerung des Schilddrüsenvolumens. Die empfohlene Tagesdosis für den Erwachsenen liegt bei **180–200 μg Jodid**. Nach Reduktion des Schilddrüsenvolumens auf normale Organgröße kann die Dosis nach 1–2 Jahren auf 100 μg reduziert werden.

Weist die Struma bereits **nodöse Umwandlungen** (**Stadium II–III**, ohne Autonomie) auf, kann eine Therapie mit **L-Thyroxin** (Dosis: 75–150 µg/d, kombiniert mit Jodid) versucht werden (Reduktion der Thyreozytenhypertrophie).

▶ Merke. Zu warnen ist vor einer unkritischen, unnötig hoch dosierten Therapie mit L-Thyroxin, insbesondere bei älteren Menschen (Gefahr der Tachykardie, Vorhofflimmern). Bei postmenopausalen Frauen ist auf eine Abnahme der Knochendichte zu achten.

Bei der seltenen **Jodfehlverwertung** ist auf jeden Fall eine Therapie und Strumaprophylaxe mit **L-Thyroxin** indiziert.

Ist die **Struma kosmetisch stark störend** oder führt zu mechanischen Problemen, ist die **totale Thyreoidektomie** bzw. die „near-total thyroidectomy" Therapie der Wahl. Rezidiveingriffe sollten unbedingt vermieden werden, da das Komplikationsrisiko bei Zweiteingriffen noch einmal erhöht ist. Weitere Operationsgründe können ein V. a. Malignität oder das Vorliegen autonomer Adenome sein. Bei Patienten mit erhöhtem Operationsrisiko, Rezidivstruma, höherem Lebensalter oder multifokaler Schilddrüsenautonomie kann auch eine **Verkleinerung mittels Radiojodgabe** (Therapieeffekt nach 3–6 Monaten) durchgeführt werden. Postoperativ muss eine Substitutionstherapie mit L-Thyroxin erfolgen.

Prophylaxe: Leider ist eine vorgeschriebene Jodsalzverwendung in Deutschland weiterhin nicht in Sicht (im Gegensatz z. B. zu Schweiz und Österreich). Etwa 60 % der Bevölkerung verwenden jodiertes Speisesalz (20 µg/g); grundsätzlich gilt die Empfehlung zur Verwendung von Jodsalz für die gesamte Bevölkerung.

Eine generelle Substitution mit **Jodidtabletten** sollte während der Schwangerschaft (Vermeidung einer Neugeborenenstruma) und Stillzeit sowie bei strumabelasteten Familien (hier v. a. bei Kindern) erfolgen.

▶ Merke. Eine Verstärkung der Jodzufuhr kann in seltenen Fällen zur Aufdeckung einer Autonomie mit der Folge einer Hyperthyreose führen. Eine Jodidgabe verbietet sich bei Nachweis (TSH-Bestimmung) funktionell relevanter Autonomien.

Verlauf und Prognose: Das Frühstadium der Struma ist klinisch stumm. Je länger ohne adäquate Prophylaxe oder Therapie abgewartet wird, umso häufiger kommt es zu Komplikationen, insbesondere bei älteren Menschen.

▶ Merke. Entscheidend ist der intensive Einsatz therapeutischer Möglichkeiten bereits in einem möglichst frühen Strumastadium.

2.4 Hyperthyreose

▶ Definition. Eine Hyperthyreose ist definiert als eine Erhöhung der Konzentrationen biologisch wirksamer Schilddrüsenhormone im Blut, die zu Funktionsstörungen in den von ihnen abhängigen Organen bzw. Zellsystemen führen.

Der Krankheitskomplex der Schilddrüsenüberfunktion umfasst heterogene Krankheitsbilder, die sich in der klinischen Symptomatik, dem Exzess der peripheren Schilddrüsenhormone und ihrer biologischen Wirkungen treffen.

Folgende **Schweregrade** lassen sich differenzieren:
- die **latente Hyperthyreose** mit supprimierten TSH, aber noch im Normbereich liegenden peripheren Schilddrüsenhormonen (subklinisch)
- die **manifeste Hyperthyreose** mit erhöhten peripheren Schilddrüsenhormonen (in der Regel klinische Symptome)
- die **thyreotoxische Krise** (endokrinologisch lebensbedrohlicher Notfall).

Epidemiologie: Hyperthyreosen treten in der erwachsenen Bevölkerung mit einer Häufigkeit von 1–2 % auf; in Deutschland entfallen je etwa die Hälfte der Fälle auf die Immunhyperthyreose und auf die Autonomie, während in Ländern mit ausreichender Jodversorgung die Autonomie deutlich zurücktritt. Kinder sind prinzipiell sehr selten betroffen.

Ätiologie: s. Tab. H-2.4 und Abb. H-2.4.

Ätiologie: Am häufigsten liegen der Hyperthyreose eine **Immunhyperthyreose** (S. 755) oder eine **Autonomie** (S. 759) zugrunde; wesentlich seltener andere Ursachen (Tab. **H-2.4**, Abb. **H-2.4**).

≡ H-2.4	Ursachen der Hyperthyreose
häufig	▪ **Immunhyperthyreose** (**Morbus Basedow**, s. S. 755) ▪ Hyperthyreose bei Schilddrüsenautonomie (s. S. 759), z. T. auch **jodinduziert** (Kontrastmittel, Amiodaron)

selten	▪ Thyreoiditis (S. 766): – subakute
	  – postpartale
	  – Hashimoto (hyperthyreote Phase)
	  – amiodaroninduziert

	▪ Hyperthyreosis factitia (iatrogene Zufuhr von Schilddrüsenhormonen z. B. durch Verschreibungs- oder Einnahmefehler, Letztere gelegentlich bewusst als inadäquater Versuch zur Gewichtsreduktion) ▪ Schilddrüsenkarzinom mit Folge einer Schilddrüsenhormonüberproduktion (sehr selten, s. S. 770) ▪ Schilddrüsenhormonresistenz (durch Mutation des Schilddrüsen-Hormonrezeptors sind sowohl Zeichen der Hypo- als auch der Hyperthyreose möglich) ▪ zentrale Hyperthyreose durch TSH-produzierenden Hypophysentumor (sehr selten) ▪ β-HCG-vermittelte Thyreoiditis und paraneoplastische TSH-Produktion, z. B. bei Keimzelltumoren (selten)

H-2.4 Pathophysiologische Vorgänge bei den verschiedenen Formen der Hyperthreose

Pathogenese: Folgende Effekte werden bei allen Hyperthyreoseformen beobachtet: gesteigerte Oxidation und Thermogenese, Beschleunigung des Fettstoffwechsels (Cholesterinabbau) und des Proteinumbaus, Tachykardie als Folge der gesteigerten Sensibilisierung des Herzmuskels gegenüber

Pathogenese: Folgende Effekte werden bei allen Formen der Hyperthyreose beobachtet: Die erhöhten Schilddrüsenhormone führen zur Steigerung der **schilddrüsenhormonabhängigen biologischen Prozesse.** Dadurch werden Oxidation und **Thermogenese, Cholesterin-** und **Glykogenabbau** und der **Umsatz** der **freien Fettsäuren** gesteigert. Gesteigert wird auch der **Proteinumbau**, d. h. Synthese und Abbau; Letzterer überwiegt bei Hormonüberschuss. Die Herzfrequenz nimmt infolge der **Sensibilisie-**

H 2.4 Hyperthyreose

rung gegenüber den Katecholaminen zu; Gleiches gilt für **Muskelkontraktion** und **Nervenerregbarkeit**. Der **Abbau der Nebennierenrindenhormone** wird beschleunigt.

Klinik: Die Symptome der Hyperthyreose resultieren aus der Wirkung der Schilddrüsenhormone. Unabhängig von der Ursache einer Hyperthyreose klagen die Patienten über eine Vielzahl von Beschwerden (Abb. **H-2.5**). Neben allgemeiner Unruhe und Nervosität werden häufig Schlafstörungen, nächtlich auftretendes Herzrasen und Tachyarrythmien als störend oder sogar bedrohlich empfunden. Zu Komplikationen (thyreotoxische Krise), s. S. 755.

Katecholaminen, der NNR-Hormonabbau ist beschleunigt.

Klinik: Abb. **H-2.5** illustriert die Klinik. Zu Komplikationen s. S. 755.

▶ **Merke.** Bei jedem Patienten mit Vorhofflimmern sollte an eine Hyperthyreose gedacht werden.

▶ **Merke.**

H-2.5 Klinik der Hyperthyreose

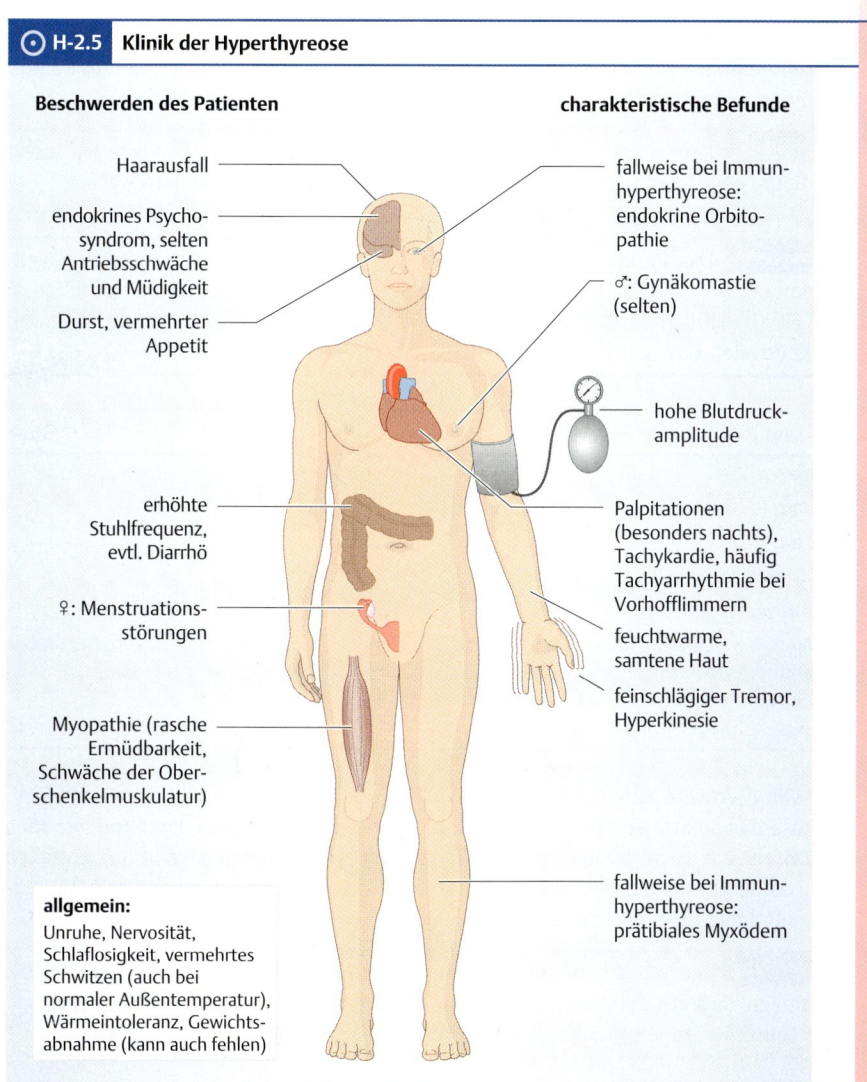

Diagnostik: Die Diagnose einer manifesten Hyperthyreose ergibt sich in Abhängigkeit von der Form der Hyperthyreose (s. jeweilige Krankheitsbilder) in der Regel aus Anamnese (z. B. jodhaltiges KM?), Klinik (typische Symptome (S. 753)), Laborbefunden (TSH basal erniedrigt, periphere Schilddrüsenhormone erhöht) und bildgebenden Verfahren (Sonografie, Szintigrafie).

Therapie: Die Therapiewahl hängt entscheidend von der Form der Hyperthyreose ab (s. auch jeweilige Krankheitsbilder). Prinzipiell stehen 3 Therapiemöglichkeiten zur Verfügung:
- medikamentöse thyreostatische Therapie
- operative Therapie
- Radiojodtherapie.

Diagnostik: In Abhängigkeit von der Form der Hyperthyreose (s. jeweilige Krankheitsbilder) wird die Diagnose meist klinisch (typische Symptome (S. 753)), laborchemisch (TSH basal erniedrigt, Schilddrüsenhormone erhöht) und durch bildgebenden Verfahren gestellt.

Therapie: Sie hängt von der Form der Hyperthyreose ab (s. jeweilige Krankheitsbilder):
- medikamentöse thyreostatische Therapie
- operative Therapie
- Radiojodtherapie.

▶ Merke. Jede Hyperthyreose sollte zunächst zur Entlastung des Patienten mit **Thyreostatika** in den Zustand der Euthyreose versetzt werden, insbesondere vor Operationen.

▪ **medikamentöse thyreostatische Therapie:**

Tab. **H-2.5** gibt eine Übersicht über die gängigen Thyreostatika. **Carbimazol** und **Thiamazol** sind Mittel der ersten Wahl. Sie hemmen die Bildung von T_4 und T_3.

Propylthiouracil kommt in zweiter Linie in Betracht (gleicher Angriffspunkt).

Perchlorat wird vor allem vor Jodexposition prophylaktisch verwendet: es hemmt die Jodidanreicherung in der Schilddrüse.

▪ **medikamentöse thyreostatische Therapie:**
Für die thyreostatische Therapie sind verschiedene Medikamente geeignet (Tab. **H-2.5**). Mittel der ersten Wahl sind **Carbimazol** und **Thiamazol** (Carbimazol wird im Organismus in Thiamazol umgewandelt). Diese Thyreostatika vom Mercaptoimidazol-Typ hemmen die Bildung der Schilddrüsenhormone T_4 und T_3 im Niveau der Umwandlung der Jodthyrosine zu den Jodthyroninen (Abb. **H-2.1**, S. 744).
Eine Alternative (insbesondere bei Unverträglichkeit der Thyreostatika der ersten Wahl) ist **Propylthiouracil** (gleicher Angriffspunkt). Die erforderlichen Dosen sind höher.
Perchlorat wird vor allem prophylaktisch zum Schutz der Schilddrüse etwa bei Autonomie vor einer Jodexposition (z. B. Röntgenkontrastmittel) verwendet; es hemmt die Aufnahme von Jodid in die Schilddrüse.

▶ Merke.

▶ Merke. Bereits gebildetes Schilddrüsenhormon wird durch Thyreostatika nicht mehr beeinflusst. Daher lässt ihr Wirkungseintritt einige Tage auf sich warten.

▶ Merke.

▶ Merke. Das Blutbild ist während einer Thyreostatikatherapie in Abhängigkeit von der Dosis zu Beginn engmaschiger (z. B. 14-tägig), im weiteren Verlauf seltener (z. B. ¼-jährlich) zu überwachen, wobei ein Leukozytenabfall auch zwischen zwei Kontrollen akut stattfinden kann.

H-2.5 Gängige Thyreostatika (Tagesdosen) und ihre Nebenwirkungen

Thyreostatikum	Anfangsdosis*	Erhaltungsdosis
Carbimazol (z. B. Neo-Thyreostat)	30 mg (selten 60)	10–2,5 mg
Methimazol = Thiamazol (z. B. Favistan)	40 mg (selten 60)	10–2,5 mg
Propylthiouracil (z. B. Propycil)	300 mg (selten 600)	100–50 mg
Na-Perchlorat (z. B. Irenat)	1200 mg (3 × 20 Tropfen)	(5–10 Tropfen)

Nebenwirkungen: gastrointestinale Beschwerden (selten relevant), **allergische Reaktionen** mit Hauterscheinungen und Jucken. Besonders gefürchtet sind **Leukozytopenien** oder gar die **Agranulozytose** (diese dosisabhängigen Komplikationen haben bei den heute üblichen niedrigen Dosen stark abgenommen). Unter Perchlorat kann als Rarität eine **aplastische Anämie** auftreten.

* in Abhängigkeit vom Absinken des Schilddrüsenhormonspiegels Reduktion innerhalb einiger Wochen

Jod in hohen Dosen blockiert die Freisetzung präformierten Schilddrüsenhormons.

Wenn schwere Nebenwirkungen einer Thyreostatikatherapie wie die Agranulozytose den sofortigen Stopp der Medikation erforderlich machen, kann **Jod in hohen Dosen** (z. B. Lugol-Lösung) eine vorübergehende thyreostatische Wirkung entfalten – es hemmt die Freisetzung präformierter Schilddrüsenhormone aus dem Thyreoglobulinverband im Schilddrüsenkolloid.

▶ Merke.

▶ Merke. Die Schilddrüsenhormonspiegel dürfen unter Therapie nicht zu tief absinken, da sonst TSH „anspringt" und als Strumareiz die Schilddrüse wachsen lässt (Kontrolle von Schilddrüsenhormonen und TSH anfangs alle 4–8 Wochen).

In der **Schwangerschaft** ist eine Monotherapie mit einem Thyreostatikum zu empfehlen.

Während der **Schwangerschaft** ist die Monotherapie vorzuziehen, um mit einem Minimum an Thyreostatikum (bevorzugt Propylthiouracil) auszukommen (Thyreostatika sind plazentagängig). Im Prinzip versucht man aber, eine Hyperthyreose **vor** einer geplanten Schwangerschaft zu therapieren.

▪ **operative Therapie:**
Sie dient der Entfernung des überaktiven Schilddrüsengewebes.
▪ **Radiojodtherapie:**
Alternative zur Operation (S. 757); in der Schwangerschaft kontraindiziert.

▪ **operative Therapie:**
Die operative Therapie dient der Entfernung des überaktiven Schilddrüsengewebes.
▪ **Radiojodtherapie:**
Diese Therapieform stellt eine Alternative zur Operation (S. 757) (z. B. bei älteren Patienten mit hohem Operationsrisiko) dar. In der Schwangerschaft ist die Behandlung kontraindiziert. Eine Schwangerschaft ist im Anschluss an eine 6 Monate dauernde Karenzphase möglich.

▶ Merke.

▶ Merke. Eine Radiojodtherapie ist nur möglich, wenn keine relevante Jodexposition (z. B. Zufuhr jodhaltigen Kontrastmittels, Amiodaron) vorausgegangen ist.

Prognose: Die klinischen Symptome der Hyperthyreose bessern sich unter der Behandlung nach Erreichen der Euthyreose sehr rasch. Vegetativ stimulierte Menschen können allerdings durch die Erfahrung der Erkrankung verunsichert sein und manche Symptome protrahiert erleiden. Bleibende Schäden sind ausgesprochen selten, körperliche Veränderungen wie Haarausfall und Gewichtsabnahme restituieren sich in der Regel (Weiteres s. einzelne Krankheitsbilder).

2.4.1 Immunhyperthyreose

▶ **Synonym.** Morbus Basedow (Graves' disease)

▶ **Definition.** Die Immunhyperthyreose ist eine Autoimmunerkrankung, bei der TSH-Rezeptor-Autoantikörper die Schilddrüsenfunktion stimulieren.

Ätiopathogenese: Eine **genetische, familiäre Prädisposition** ist anzunehmen, der Mechanismus der Manifestation ist unbekannt. Durch einen Defekt im Immunsystem werden Autoantikörper gebildet, die u. a. den TSH-Rezeptor am Thyreozyten besetzen und gleichzeitig aktivieren. Die Folge ist eine Überproduktion an Schilddrüsenhormon. Die Familie der Antikörper wird als **thyreoideastimulierende Immunglobuline** (**TSI**) zusammengefasst, deren Hauptvertreter ist der TSH-Rezeptor-Autoantikörper (TRAK).

Die Stimulation des TSH-Rezeptors durch den Antikörper hält länger an, als dies bei Stimulation durch physiologisches TSH der Fall ist. Die im Überfluss gebildeten peripheren Hormone T_3 und T_4 bremsen zwar zentral die Sekretion von TRH und TSH, dies hat jedoch keinen Einfluss auf das Krankheitsbild, da der eigentliche Stimulus hypophysenunabhängig erfolgt (entkoppeltes Feedback).

Klinik: Bei der **Immunhyperthyreose** können neben den „klassischen" Symptomen einer Hyperthyreose (S. 751) folgende Stigmata hinzutreten:
- **Endokrine Orbitopathie** bei 50 % der Patienten (der klassische Morbus Basedow zeichnet sich durch die **Merseburger-Trias: Exophthalmus, Struma, Tachykardie** aus); die endokrine Orbitopathie wird heute als **eigenständige Krankheit** angesehen (Details (S. 758)).
- Die **Struma diffusa** (**nicht** obligat!) kann fühlbar schwirren und beim Auskultieren charakteristisch rauschen.
- **prätibiales Myxödem** (selten, Abb. **H-2.6**).

H-2.6 Prätibiales Myxödem bei Morbus Basedow

Charakteristisch ist eine plaqueartige Verdickung mit orangenhautähnlichem Aspekt. Die Prädilektionsstelle ist häufig prätibial.

▶ **Merke.** Die Stigmata der Immunhyperthyreose fehlen bei der Schilddrüsenautonomie.

Komplikationen: Die Hyperthyreose, insbesondere die Immunhyperthyreose, kann in eine **thyreotoxische Krise** entgleisen. Mögliche Auslöser sind:
- Jodexposition bei vorbestehender funktioneller Autonomie (z. B. jodhaltige Kontrastmittel, Medikamente)
- intensive Manipulation am Halsbereich
- Operation bei Patienten mit einem Morbus Basedow, die sich präoperativ nicht in einer euthyreoten Funktionslage befinden
- Exsikkose.

▶ **Merke.** Vor jeglicher Schilddrüsenoperation ist eine thyreostatische Therapie mit dem Ziel der präoperativen Normalisierung der Schilddrüsenfunktion zwingend.

Die thyreotoxische Krise stellt auch heute noch eine **lebensbedrohliche Situation** dar (Letalität 30–50 %). Durch Wasserverlust kommt es zu einer starken Gewichtsabnahme. Erbrechen, Durchfälle und Schweißausbrüche verschlimmern das Bild, der Puls steigt auf 140–160/min, die Körpertemperatur auf bis zu 41 °C an. Zusätzlich finden sich ZNS-Symptome in unterschiedlichster Ausprägung: Erregungszustände, Halluzinationen bzw. delirantes Zustandsbild bis zum **thyreotoxischen Koma**.

▶ Merke.

Leitsymptome sind Verwirrung, Tachykardie, Fieber bis 41 °C, Erbrechen, Durchfälle, Schweißausbrüche, Gewichtsabnahme. Schwerstes Stadium der Krise ist das **thyreotoxische Koma**.

Diagnostik: Das ausgeprägte klinische Bild ist pathognomonisch (**Blickdiagnose!**). Patienten mit partieller Symptomatik bereiten differenzialdiagnostische Schwierigkeiten.

Die Hormonspiegel von **fT$_4$ und fT$_3$** sind **erhöht**, TSH ist **supprimiert**.

In 80–90 % der Fälle sind erhöhte **Autoantikörpertiter** vorzufinden (v. a. TRAK).

Diagnostik: In ausgeprägten Fällen des Morbus Basedow ist eine **Blickdiagnose** möglich: Aspekt des Patienten mit endokriner Orbitopathie in Verbindung mit dem Beschwerdebild; die Laborwerte dienen dann nur der Bestätigung. Patienten mit nur partieller Symptomatik können differenzialdiagnostische Schwierigkeiten bereiten. Bei der manifesten Immunhyperthyreose findet sich eine eindeutige Konstellation von **erhöhten peripheren Schilddrüsenhormonspiegeln** (fT$_3$, fT$_4$) **bei supprimiertem TSH**. Liegt gleichzeitig eine endokrine Orbitopathie vor, ist die Diagnose gesichert. Der Nachweis von **TSH-Rezeptor-Autoantikörpern** (TRAK), die in 80–90 % positiv sind, sichert die Diagnose eines Morbus Basedow. Die Anti-TPO-Antikörper fallen, als Ausdruck der autoimmunen Genese, ebenfalls häufig positiv aus.

▶ **Merke.** Der Antikörperbefund kann trotz vorliegen einer Immunhyperthyreose negativ ausfallen.

▶ Merke.

Schilddrüsensonografie: diffuses, echoarmes Bild. **CT, MRT und Sonografie** dienen dem Nachweis von beim Morbus Basedow auftretenden Verdickungen der äußeren Augenmuskeln.

Die **Schilddrüsensonografie** zeigt in der Regel ein diffuses, echoarmes Bild.
Mittels **Sonografie, CT** oder **MRT** kann bei klinisch fraglichem Befund nachgewiesen werden, ob die äußeren Augenmuskeln verdickt sind (Abb. **H-2.8a**), dies ist auch häufig dann der Fall, wenn klinische Zeichen einer Orbitopathie fehlen (gleichzeitig ist der Ausschluss eines anderweitigen Lokalgeschehens einer Protrusio bulbi oder bulborum möglich).

▶ **Merke.** Liegt keine Hyperthyreose aber eine Orbitopathie vor, kann es sich um das Stadium **vor** Eintritt einer Schilddrüsenüberfunktion handeln. In diesem Fall sind ¼-jährliche Kontrollen der Schiddrüsenfunktion notwendig.

▶ Merke.

Differenzialdiagnose: Ohne Orbitopathie und ohne Antikörperbefunde kann die Sonografie in Kombination mit der Szintigrafie differenzialdiagnostisch weiterhelfen.

Zu weiteren Hyperthyreoseformen siehe Abb. **H-2.4**, S. 752.

Therapie: Es stehen die **Behandlung mit Thyreostatika** (S. 754), die **Operation** und die **Radiojodtherapie** zur Verfügung (Abb. **H-2.7**).

Differenzialdiagnose: Liegt keine endokrine Orbitopathie vor und fallen die Antikörperuntersuchungen negativ aus, kann die Sonografie in Kombination mit der Szintigrafie differenzialdiagnostisch weiterhelfen (z. B. warmer bzw. heißer Knoten bei fokaler Autonomie).
Zu möglichen anderen Hyperthyreoseformen siehe Abb. **H-2.4**, S. 752.

Therapie: Für die Behandlung der Immunhyperthyreose stehen 3 Therapiewege zur Verfügung, die isoliert oder auch in Kombination, neben- und nacheinander einzusetzen sind (Abb. **H-2.7**):
- medikamentöse Behandlung mit Thyreostatika (S. 754)
- Operation
- Radiojodtherapie.

■ **medikamentöse Therapie:**
Im Regelfall wird die **thyreostatische Therapie** (S. 754) bei der Immunhyperthyreose konsequent **über 12–18 Monate** fortgesetzt. Danach sind 50 % der Patienten im **Auslassversuch** in **Remission**, bei den anderen 50 % kommt es zur Persistenz bzw. zum Rezidiv. Beim **Rezidiv** ist eine definitive, **thyreoablative Therapie** durch Operation oder Radiojodbehandlung zu überlegen.

Bei der **nicht dekompensierten Immunhyperthyreose** ist zunächst die in Tab. **H-2.5** genannte Anfangsdosis zu geben. Die **Erhaltungsdosis** gilt für die Zeit bis zum Ende des ersten Behandlungsjahres.

■ **medikamentöse Therapie:**
Da bei der Immunhyperthyreose unter **thyreostatischer Therapie** (S. 754) eine Spontanremissionen möglich ist, wird zunächst eine medikamentöse Therapie **über 12–18 Monate** versucht, danach erfolgt ein Auslassversuch. Bei ca. 50 % der Patienten kommt es unter dieser Therapie zu einer bleibenden **Remission**, bei der anderen Hälfte jedoch nach Wochen, Monaten oder auch Jahren zu einem **Rezidiv**. Im Falle eines Rezidivs entscheidet man sich in der Regel zu einer definitiven, **thyreoablativen Therapie**, d. h. zur **Operation** oder **Radiojodtherapie**. Gegebenenfalls kann auch nochmals ein zweites Jahr thyreostatisch therapiert und dann ein erneuter Auslassversuch unternommen werden.

Bei der **nicht dekompensierten Immunhyperthyreose** (d. h. es darf keine beginnende thyreotoxische Krise vorliegen) beginnt man mit der in Tab. **H-2.5** genannten Thyreostatikum-Anfangsdosis. Eine Reduktion der Anfangsdosis zur Erhaltungsdosis ist in Abhängigkeit von dem Absinken des Schilddrüsenhormonspiegels innerhalb einiger Wochen möglich. Die **Erhaltungsdosis** wird bis zum Ende des ersten Behandlungsjahres fortgeführt.

H-2.7 Therapie bei Immunhyperthyreose

operative Therapie:
Die **totale beidseitige Thyreoidektomie** gehört zu den definitiven, ablativen Behandlungsmaßnahmen bei der Immunhyperthyreose. Man tendiert bei größeren Strumen eher zur Operation. Weitere Indikationen für die Operation sind jugendliches Alter, zusätzliche, abklärungswürdige Knoten in der Schilddrüse, rascher Wirkeintritt der ablativen Therapie (z. B. bei thyreostatikainduzierter Agranulozytose, s. auch Abb. **H-2.7**).
Postoperativ müssen die Patienten mit L-Thyroxin substituiert werden. Mögliche Operationskomplikationen sind: postoperativer Hypoparathyreoidismus, Stimmbandlähmung durch Rekurrensparese (bei unkomplizierten Operationen jeweils weniger als 1 %).

Radiojodtherapie:
Ist die Schilddrüse eher klein und in ihrer Struktur unauffällig oder ist das Operationsrisiko beim Patienten erhöht, hat die Radiojodtherapie ihre Vorteile. Die Risikoberechnung hat dazu geführt, dass man sie auch jüngeren Menschen (etwa ab dem 20. Lebensjahr) empfiehlt. Bei noch florider Hyperthyreose, in der Schwangerschaft oder während der Stillzeit, ist die Radiojodtherapie kontraindiziert. Eine schwere endokrine Orbitopathie kann durch eine Radiojodtherapie verschlechtert werden, weshalb in diesen Fällen der Thyreoidektomie der Vorzug gegeben werden sollte.
Die volle Wirkung der Radiojodtherapie ist nach 2–3 Monaten erreicht. Der Therapeut versucht eine Strahlendosis zu applizieren, die die Hyperthyreose behebt, ohne zur Hypothyreose zu führen.

▶ **Merke.** Sowohl nach einer thyreostatischen Therapie mit eingetretener Remission als auch nach einer Radiojodtherapie kann es zur **Späthypothyreose** kommen. Um diese rechtzeitig zu erkennen, sind jährliche Kontrollen der Schilddrüsenfunktion unbedingt anzuraten.

Therapie der thyreotoxischen Krise:
Bei einer thyreotoxischen Krise verabreicht man zunächst hoch dosiert **Thiamazol** i. v., etwa 2 Stunden später therapiert man zusätzlich mit **Jodid** (Lugol-Lösung). Die Herzfrequenz wird mit β-Rezeptoren-Blockern, insbesondere Propranolol, gehemmt. Diese Substanz hemmt auch in einem gewissen Grad die Konversion von T_4 zu T_3. Das ebenfalls partiell thyreostatisch wirksame Lithium wird nur bei jodinduzierter Krise eingesetzt (Kontrollen des Lithiumspiegels).
In der thyreotoxischen Krise liegt eine **relative NNR-Insuffizienz** vor, weshalb unbedingt **Glukokortikoide** substituiert werden müssen. Adjuvant sind weitere allgemeine Maßnahmen wie Flüssigkeitsersatz, Elektrolytkorrektur, physikalische Temperatursenkung (externe Kühlung, Sedation, Intubation und Muskelrelaxation), Thromboembolieprophylaxe, gegebenenfalls Antibiotika zur Infektprophylaxe erforderlich (Tab. **H-2.6**). Der Schilddrüsenhormonspiegel lässt sich bei therapierefraktären Fällen durch eine **Plasmapherese** passager senken (z. B. als Vorbereitung auf eine Operation).

operative Therapie:
Die **totale beidseitige Thyreoidektomie** ist Behandlung der Wahl bei persistierender Immunhyperthyreose, v. a. bei großen Strumen, jüngeren Patienten, zusätzlichen, abklärungsbedürftigen Knoten und dem Erfordernis eines raschen Erfolges der ablativen Therapie.

Postoperativ müssen die Patienten mit L-Thyroxin substituiert werden. Mögliche Komplikationen sind: postoperativer Hypoparathyreoidismus und Stimmbandparese.

Radiojodtherapie:
Sie bietet sich alternativ bei z. B. eher kleinen Strumen und erhöhtem OP-Risiko an. Kontraindiziert ist sie bei noch florider Hyperthyreose, schwerer endokriner Orbitopathie, in der Schwangerschaft oder während der Stillzeit.

Die volle Wirkung der Radiojodtherapie ist nach 2–3 Monaten erreicht.

▶ **Merke.**

Therapie der thyreotoxischen Krise:
Bei der thyreotoxischen Krise wird **Thiamazol** i. v. gegeben, 2 Stunden später **Jodid**. Als Adjuvans dient Propranolol. Lithium wird bei jodinduzierter thyreotoxischer Krise eingesetzt.

Glukokortikoide dienen als Ausgleich der **relativen NNR-Insuffizienz** (Tab. **H-2.6**). Bei therapierefraktären Fällen lässt sich der Schilddrüsenhormonspiegel durch eine Plasmapherese passager senken.

H-2.6 Vorgehen bei thyreotoxischer Krise (in der Regel auf der Intensivstation)	
kausale Therapie	**symptomatische, begleitende Therapie**
▪ Hemmung der Hormonsynthese: Thiamazol (80 mg als Bolus, danach bis 240 mg/d)	▪ Flüssigkeits-, Elektrolyt-, Kalorienersatz parenteral
▪ Hemmung der Hormonausschüttung: Jodid, 3 × 15 Tropfen Lugol-Lösung p. o. Cave: Bei jodinduzierter Krise ist Jodid kontraindiziert, statt dessen: Lithiumchlorid 1500 mg/d i. v.; ggf. Plasmapherese	▪ β-Rezeptoren-Blocker (Propranolol) ▪ Glukokortikoide (Hydrocortison) ▪ physikalische Temperatursenkung
▪ bei bedrohlichem Verlauf und Versagen von 1. und 2.: Plasmapherese oder, insbesondere bei jodinduzierter Krise, totale beidseitige Thyreoidektomie	▪ Sedativa ▪ Thromboembolieprophylaxe

Verlauf und Prognose: Die Verläufe bei der Immunhyperthyreose sind sehr unterschiedlich.

Der Verlauf bei Vorliegen einer endokrinen Orbitopathie ist schwer vorhersehbar (s. Abb. **H-2.9.**).

▶ **Klinischer Fall.**

Verlauf und Prognose: Die Verläufe bei der Immunhyperthyreose sind sehr unterschiedlich, wobei lebenslange Spontanremissionen durchaus möglich sind. An die Entwicklung einer Späthypothyreose nach Therapie ist zu denken.
Am schwierigsten ist die Krankheitskomponente der endokrinen Orbitopathie. Hier sind Defektheilungen im Sinne eines bleibenden Exophthalmus möglich (s. auch Abb. **H-2.9.**).

▶ **Klinischer Fall.** Eine 53-jährige Frau suchte wegen Beschwerden im Bereich der Augen (Augenbrennen, sandiges Gefühl bei Augenbewegungen, leichte Lichtscheu) den Augenarzt auf. Die Inspektion war verhältnismäßig unauffällig, lediglich eine leichte Schwellung der Unterlider und eine angedeutete Chemosis waren bemerkenswert (Abb. **H-2.8c**). Die mit dem Ophthalmometer nach Hertel gemessenen Werte des Bulbusstandes in der Orbita betrugen beidseits 16 mm. Da keine vorausgehenden Messungen vorlagen, war nicht eindeutig festzustellen, ob ein leichter Exophthalmus vorlag. Die Patientin wurde zur Überprüfung der Schilddrüsenfunktion zum Internisten überwiesen. Es fanden sich Normalwerte für fT_4, fT_3 und TSH. Die Schilddrüsenantikörper waren negativ. Es wurde die Verdachtsdiagnose einer endokrinen Orbitopathie bei Euthyreose gestellt und eine ¼-jährliche Kontrolle der Schilddrüsenfunktion empfohlen. 3 Monate später lag eine leichte Hyperthyreose mit supprimiertem TSH-Wert vor. Die Orbitopathie hatte sich nicht verschlechtert. Die Patientin wurde 1 Jahr lang thyreostatisch therapiert, ohne dass es zur Progression der Augenkomponente kam, Restbeschwerden blieben. Nach Absetzen des Thyreostatikums lebt die Patientin euthyreot (seit 2 Jahren), restliche Augenbeschwerden werden toleriert.

2.4.2 Endokrine Orbitopathie

▶ **Synonym.**

Ätiopathogenese: Eigenständige Krankheit, die vor, mit oder nach Manifestation einer Hyperthyreose auftreten kann. Bei ca. 50 % der Patienten mit Immunhyperthyreose tritt eine endokrine Orbitopathie auf (Abb. **H-2.8**). Als Ursache wird ein gemeinsames Antigen (extrazelluläre Untereinheit des TSH-Rezeptors) in orbitalen Fibroblasten, Präadipozyten und Thyreozyten postuliert.
Selten tritt die endokrine Orbitopathie bei Euthyreose oder gar Hypothyreose auf.

Klinik: Stadien der endokrinen Orbitopathie: siehe Tab. **H-2.7**. Folgen sind ein **Exophthalmus** (Abb. **H-2.8**) und **Bewegungseinschränkungen des Bulbus**. Beim **malignen Exophthalmus** kann es durch Hornhautschäden und Ischämien von Retina und Sehnerv zur Erblindung kommen.

▶ **Merke.**

Diagnostik: Inspektion, augenärztlicher Befund und ggf. Sonografie, CT oder MRT der Orbita.

2.4.2 Endokrine Orbitopathie

▶ **Synonym.** endokriner Exophthalmus

Ätiopathogenese: Gegenwärtig ist nicht klar, warum die endokrine Orbitopathie teilweise vor, mit oder nach Manifestation einer Schilddrüsenüberfunktion auftritt. Bei ca. 50 % der Patienten mit Immunhyperthyreose kommt es zu peri- und retroorbitären immunologischen Reaktionen, die zu lokalen Ödemen (= Chemosis, Abb. **H-2.8**), Einlagerungen von Glukosaminoglykanen und zur Ausbildung autoreaktiver T-Lymphozyten führen. Als Ursache wird ein gemeinsames Antigen (extrazelluläre Untereinheit des TSH-Rezeptors) in orbitalen Fibroblasten, Präadipozyten und Thyreozyten postuliert. Gelegentlich tritt eine endokrine Orbitopathie auch ohne jegliche Schilddrüsenfunktionsstörung oder gar bei Hypothyreose auf, die dann ebenfalls immunologischer Natur ist. Rauchen verschlimmert die Orbitopathie.

Klinik: Die endokrine Orbitopathie lässt sich nach Schwere in 6 Stadien unterteilen (Tab. **H-2.7**). Durch die Ausdehnung des retrobulbären Gewebes entstehen ein **Exophthalmus** (Abb. **H-2.8**), **Bewegungseinschränkungen des Bulbus** und **Augenmuskelparesen** mit Doppelbildern, die Symptomatik kann sich bis zum Bild des **malignen Exophthalmus** steigern. Hierbei lässt sich das Auge infolge der starken Protrusio und der enormen Konjunktivalschwellung nicht mehr schließen und es kommt zu **Hornhautschäden**. Bei fehlender Therapie kann es auch durch den hohen Druck in der Orbita zu Durchblutungsstörungen und dadurch zum **Verlust des Sehvermögens** kommen. Unter adäquater Therapie sind die schwereren Stadien meist zu vermeiden.

▶ **Merke.** Es besteht *kein* Zusammenhang zwischen dem Schweregrad einer endokrinen Orbitopathie und der aktuellen Schilddrüsenfunktion.

Diagnostik: Inspektion, augenärztlicher Befund und ggf. Sonografie, CT oder MRT der Orbita ergeben die Diagnose und Stadieneinteilung. Zur Schilddrüsendiagnostik s. S. 744.

H-2.7 Klassifikationen der Symptome der endokrinen Orbitopathie (stadienübergreifende Kombinationen kommen vor)

Stadium	Definition
I	nur Zeichen, keine Symptome (z. B. Oberlidretraktion = Dalrymple-Zeichen; starrer Blick, Konvergenzschwäche = Möbius-Zeichen; Zurückbleiben eines Augenlids beim Senken des Blickes = Graefe-Zeichen; seltener Lidschlag = Stellwag-Zeichen)
II	Bindegewebebeteiligung (mit Zeichen und Symptomen wie Lidschwellung, d. h. Ödem der Augenlider und der Bulbusbindehaut = Chemosis, Lichtempfindlichkeit, Augentränen, Fremdkörpergefühl)
III	Protrusio bulbi bzw. bulborum = Exophthalmus: (a) leicht, (b) deutlich, (c) sehr ausgeprägt
IV	Beteiligung der äußeren Augenmuskeln (Paresen mit der Folge von Unscharf- oder Doppeltsehen, ausgeprägte Konvergenzschwäche, Heberschwäche, seitliche Blockade, retrobulbäre Schmerzen)
V	Korneaaffektionen (insbesondere bei Lagophthalmus: Ulzerationen)
VI	Visusverschlechterung (Druckläsion der Nn. optici mit partiellen Sehausfällen bis Sehverlust)

H-2.8 Befunde bei endokriner Orbitopathie

a MRT: **Verdickung der äußeren Augenmuskeln** (hier besonders am linken Auge nasal).
b Asymmetrischer Exophthalmus (li > re) und konjunktivale Gefäßinjektion.
c Ödematöse Schwellung (Chemosis) des Ober- und Unterlids.
a aus: Berghaus A., Rettinger G., Böhme G.: Duale Reihe Hals-Nasen-Ohren-Heilkunde, Hippokrates; 1996

Therapie: Besteht eine Hyperthyreose, muss diese optimal medikamentös eingestellt werden. Wichtig ist ebenfalls eine konsequente Nikotinkarenz. Symptomatisch kann bei leichteren Formen auch Selen gegeben werden.
Schreitet die Orbitopathie trotz Erreichens der Euthyreose fort, werden **Glukokortikoide** eingesetzt. Die parenterale 12-wöchige Therapie (Methylprednisolon 1 × 500 mg/Woche für 6 Wochen, danach 1 × 250 mg/Woche für 6 Wochen) zeigt ein rascheres Ansprechen und eine bessere Verträglichkeit als die tgl. perorale Therapie beispielsweise mit Prednison. Zeigt sich keine Besserung, sollte frühzeitig eine **Retrobulbärbestrahlung** mit Röntgenstrahlen unter gleichzeitiger Glukokortikoidgabe vorgenommen werden.
Andere antikörperreduzierende Maßnahmen wie der Einsatz von Immunsuppressiva, Rituximab oder Plasmapherese sind hinsichtlich ihres Nutzens noch nicht endgültig zu beurteilen.
Der mitbetreuende Augenarzt entscheidet über den Einsatz von **Lokalmaßnahmen** wie z. B. Augensalbe, nächtlicher Okklusivverband und Kopfhochlagerung.
Bei progressiver Orbitopathie (sog. maligne Orbitopathie) können in Extremfällen Entlastungsoperationen (Reduktion des in der Orbita proliferierenden Bindegewebes) zum Schutz des Auges und der Sehkraft erforderlich werden.

Prognose und Verlauf: Defektheilungen im Sinne eines bleibenden Exophthalmus sind möglich. Gelegentlich ist dann eine korrigierende Operation an den äußeren Augenmuskeln (Schieloperation) zur Vermeidung von Doppelbildern indiziert.

Therapie: Bei Hyperthyreose sollte diese optimal eingestellt werden. Zudem wichtig: konsequente Nikotinkarenz. Bei leichteren Formen: Selengabe.
Bei fortschreitender Orbitopathie trotz Erreichens der Euthyreose, führt man eine parenterale Glukokortikoidtherapie mit Methylprednisolon durch. Bei ungenügender Wirksamkeit **Retrobulbärbestrahlung** mit gleichzeitiger Glukokortikoidgabe.

Mögliche **Lokalmaßnahmen** sind: Augensalbe, nächtliche Okklusivverbände, Kopfhochlagerung.
Bei malignem Exophthalmus können Entlastungsoperationen zum Schutz des Auges erforderlich werden.

Prognose und Verlauf: Defektheilungen im Sinne eines bleibenden Exophthalmus sind möglich.

2.4.3 Schilddrüsenautonomie

▶ **Definition.** Autonome Thyreozyten produzieren Schilddrüsenhormone, ohne der hemmenden Rückkopplung durch das Hypophysenhormon TSH zu unterliegen.
Je nach Verteilung des autonomen Schilddrüsengewebes im Szintigramm werden 3 Formen unterschieden: Die **unifokale** Autonomie (= autonomes Adenom), die **multifokale** oder die **diffuse** Autonomie (selten).

2.4.3 Schilddrüsenautonomie

▶ **Definition.**

Ätiopathogenese: Vermutlich induziert ein kontinuierlicher TSH-Reiz infolge eines Jodmangels Mutationen im TSH-Rezeptor mit konstitutiver Aktivierung. Ähnlich wirken ein Wachstumshormonexzess (Akromegalie) und vermutlich auch schilddrüsenstimulierende Autoantikörper.

Sobald die Hormonproduktion durch das autonome Gewebe den Bedarf übersteigt, entwickelt sich eine Hyperthyreose.

Szintigrafisch lassen sich alle Übergangsstufen zwischen einem Adenom mit geringer Aktivität und einem solchen mit Hormonexzess bis zur Überfunktion nachweisen (Abb. **H-2.9**).

Ätiopathogenese: Vermutlich induziert ein kontinuierlicher TSH-Reiz, bedingt durch einen endemischen Jodmangel in der Schilddrüse Mutationen im TSH-Rezeptor, welche eine konstitutive Aktivierung des Rezeptors bewirken und zu lokal begrenzten Autonomien führen. Auch der hypertrophisierende Reiz des STH bei der Akromegalie führt neben dem Strumawachstum zur Autonomie. Schließlich wird vermutet, dass auch die TSI bei dauernder Exposition eine Autonomie induzieren können.

Solange der Grad der Autonomie nicht sehr ausgeprägt ist (<3% des Schilddrüsengewebes) und die autonome Gewebemenge bzw. das autonome Adenom klein sind, sind keine biologischen Folgen zu erwarten: Die produzierte Hormonmenge macht zwar evtl. einen Teil des täglichen Schilddrüsenhormonbedarfs aus und führt zu einer gewissen Senkung des TSH-Spiegels, die Steuerung der Sekretion durch das gesunde restliche Schilddrüsengewebe steht jedoch im Vordergrund. Die Funktionslage ist noch **„kompensiert"**.

Wenn die vom autonomen Gewebe produzierte Hormonmenge jedoch weiter zunimmt und schließlich die Hormonsynthese des gesunden Restgewebes supprimiert, entwickelt sich eine **manifeste Hyperthyreose**, das autonome Adenom ist **„dekompensiert"** (Abb. **H-2.9**).

H-2.9 Entwicklung eines autonomen Schilddrüsenadenoms mit zunehmender Störung der Funktion der Schilddrüsenhormonachse

Der Verlauf der Autonomie ist unterschiedlich: Neben Progressionen, v. a. bei **Jodexposition** (Gefahr der Entwicklung einer kritischen Hyperthyreose) kommen stagnierende Formen und spontane Remissionen vor.

Autonome Adenome können ohne Progression in jedem Funktionszustand über längere Zeiträume verharren und gelegentlich auch wieder an Aktivität abnehmen, d. h. im Szintigramm als heißer Knoten verschwinden. Auslösend für den **Umschlag in die Überfunktion** (mit Gefahr der Entwicklung einer kritischen Hyperthyreose) kann eine **stärkere Jodexposition** sein (über die Ernährung oder iatrogen durch jodhaltige Medikamente bzw. Kontrastmittel).

▶ Merke.

▶ **Merke.** Die Schilddrüsenautonomie manifestiert sich meistens im höheren Lebensalter. Ein Autonomieausschluss beim älteren Paienten ist daher vor einer exogenen Jodzufuhr obligat.

Klinik: Das noch nicht dekompensierte autonome Schilddrüsenadenom verursacht üblicherweise keine klinischen Beschwerden.

Klinik: Das noch nicht dekompensierte autonome Schilddrüsenadenom (Gleiches gilt für multilokuläre oder diffuse Autonomien) macht in der Regel keine klinischen Beschwerden. Bei größeren Adenomen sind lokale Druckgefühle möglich.

▶ Merke.

▶ **Merke.** Bei peripherer Euthyreose, aber supprimiertem TSH, sind erste klinische Symptome möglich („latente" Hyperthyreose). Bei Tachykardien, Herzarrhythmien und vegetativen Störungen ist an die Möglichkeit der Auslösung durch ein autonomes Adenom zu denken.

Sind die peripheren Hormonspiegel deutlich erhöht, entwickeln sich die in Abb. **H-2.5**, S. 753 dargestellten Symptome.

Produziert die Autonomie derart viel Schilddrüsenhormon, dass die peripheren Spiegel deutlich erhöht sind, entwickeln sich die Krankheitssymptome wie sie in Abb. **H-2.5**, S. 753 dargestellt sind.

> **Merke.** Besonders beim älteren Menschen kann die Klinik oligo- oder monosymptomatisch sein – bei absoluter Arrhythmie durch Vorhofflimmern ist immer auch eine Funktionsstörung der Schilddrüse auszuschließen.

Diagnostik: Wegweisend sind die Symptome einer Hyperthyreose und die Bestimmung der Schilddrüsenfunktionsparameter. fT_3 und fT_4 sind erhöht (gelegentlich nur fT_3; man nennt das Bild **T_3-Hyperthyreose**), TSH ist supprimiert. Die **Schilddrüsenantikörper** sind in der Regel **negativ**. **Sonografisch** imponiert ein autonomes Schilddrüsenadenom echoarm, zentral liegt nicht selten ein echofreier Bezirk im Sinne einer zystischen Umwandlung vor. Gelegentlich ist ein autonomes Adenom aber auch echogleich. Diffuse Autonomien können sonografisch ein inhomogen-fleckiges Bild erzeugen (s. auch Abb. **H-2.10**).

Diagnostik: fT_3 und fT_4 sind erhöht (selten ist die reine T_3-Hyperthyreose), TSH ist supprimiert. Beim solitären autonomen Adenom sind Sono- und Szintigrafie richtungsweisend (Abb. **H-2.10**).

> **Merke.** In der **Schilddrüsenszintigrafie** imponiert das autonome Adenom als „warmer" oder „heißer" Knoten (Abb. **H-2.10**, s. auch Tab. **H-2.1**, S. 745).

H-2.10 Autonomes Schilddrüsenadenom

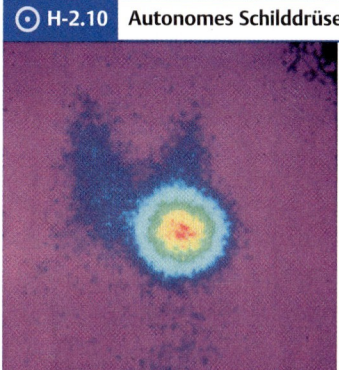

Autonomes Schilddrüsenadenom im linken unteren Schilddrüsenpol: das verstärkt das Isotop speichernde Adenom „überstrahlt" fast völlig das gesunde Restgewebe.

Bei unklarer Speicherung in komplex veränderten Schilddrüsen bleibt die Frage der Autonomie gelegentlich unbeantwortet, dann empfiehlt sich eine **Suppressionsszintigrafie** (S. 746). Autonome Bezirke nehmen das Isotop weiterhin auf, während sich gesundes Gewebe nicht mehr darstellt.

Bei unklarer Aussage der Szintigrafie kann eine **Suppressionsszintigrafie** (S. 746) durchgeführt werden. Hier stellen sich nur noch die autonomen Areale dar.

Differenzialdiagnose: Wichtigste und schwierigste diagnostische Aufgabe ist die Unterscheidung zwischen Immunhyperthyreose ohne Augensymptome und Autonomie, daneben sind andere Formen der Hyperthyreose (S. 751) und die ebenfalls echoarme Struma maligna (szintigrafisch kalt) auszuschließen.

Differenzialdiagnose: Am wichtigsten ist die Unterscheidung von einer Immunhyperthyreose ohne Augensymptome. Bei echoarmem Befund ist eine Struma maligna (szintigrafisch kalt) auszuschließen.

Therapie: Zunächst erfolgt eine medikamentöse **thyreostatische** Therapie (s. S. 754), nach Erreichen der Euthyreose erfolgt dann die definitive Therapie (Operation oder Radiojodtherapie, s. S. 757).

Therapie: Zunächst thyreostatische Therapie bis Erreichen einer Euthyreose, im Anschluss erfolgt die definitive Therapie.

> **Merke.** Eine thyreostatische Langzeittherapie über Jahre ist bei Vorliegen einer Schilddrüsenautonomie nicht zu empfehlen, da Spontanremissionen zu selten vorkommen.

Für eine **Operation** wird man sich vor allem bei sehr jungen Patienten (bis etwa 20 Jahre) und großen autonomen Adenomen entscheiden, wie auch bei zusätzlichen abklärungsbedürftigen Befunden wie „kalten" Knoten. Eine **Radiojodtherapie** kommt vor allem bei kleinen Adenomen, aber auch diffusen Autonomien in Betracht (ab 20 Jahre). Sie bietet v. a. auch Vorteile bei älteren Patienten mit erhöhtem Operationsrisiko.

Die **Operation** wird bei großen Adenomen, abklärungsbedürftigen, z. B. „kalten" Knoten und jungen Patienten (bis 20 Jahre) erwogen. Kleine Adenome, diffuse Autonomien und ein erhöhtes Operationsrisiko sprechen für die **Radiojodtherapie**.

Verlauf und Prognose: Die Prognose ist nach adäquater Therapie sehr günstig. Rezidive sollten durch eine entsprechende Strumaprophylaxe vermieden werden. Späthypothyreosen nach Radiojodtherapie sind möglich (s. S. 757).

Verlauf und Prognose: Die Prognose ist bei adäquater Therapie günstig. Rezidive sollen durch eine Strumaprophylaxe vermieden werden.

> **Klinischer Fall.** Eine 50-jährige Frau litt anfallsweise unter beschleunigtem Pulsschlag. Das EKG war unauffällig. Nachdem die Periodenblutung unregelmäßig geworden war, wurden die Beschwerden als klimakterisch gedeutet. Therapeutisch wurden Valeriana-Präparate versucht. Da keinerlei Besserung eintrat, wurde die Diagnostik erweitert. Die Schilddrüsendiagnostik ergab normale Werte für fT_4 und fT_3. Das basale TSH war supprimiert.

Nachfolgend wurde bei palpatorisch unauffälliger Schilddrüse (eine Sonografie erfolgte nicht) ein Schilddrüsenszintigramm durchgeführt (Abb. **H-2.10**). Es zeigte ein gerade noch kompensiertes autonomes Schilddrüsenadenom links unten. Die nachträglich angefertigte Sonografie der Schilddrüse ergab dort einen echoarmen Bezirk, vereinbar mit einem autonomen Adenom. Man entschloss sich zu einer Radiojodtherapie, die nach mehrtägiger Einnahme von 20–40 mg T_3 (Thybon) erfolgte, um die Restspeicherung des gesunden Schilddrüsengewebes völlig zu supprimieren. Nach 3 Monaten war das basale TSH messbar geworden, Tachykardien waren nicht mehr aufgetreten. Weitere Kontrollen der Patientin sind hinsichtlich der Funktion der Restschilddrüse erforderlich, um das TSH nicht zu hoch ansteigen zu lassen.

2.5 Hypothyreose

▶ **Synonym.** Schilddrüsenunterfunktion

▶ **Definition.** Unzureichende Versorgung der Körperzellen mit Schilddrüsenhormonen.

Formen: Man unterscheidet die **primäre Hypothyreose** (Fehlen oder Verlust der Glandula thyreoidea) von den wesentlich seltener auftretenden **sekundären** (Ausfall des hypophysären TSH) bzw. **tertiären** (Ausfall des hypothalamischen TRH; Rarität) Hypothyreosen (Abb. **H-2.11**).

2.5.1 Primäre Hypothyreose

▶ **Definition.** Die Schilddrüse selbst ist zur ausreichenden Hormonproduktion (T_3, T_4) nicht in der Lage, die zentrale Steuerung (Hypothalamus: TRH; Hypophysenvorderlappen: TSH) ist intakt.

⊙ **H-2.11** Formen der Hypothyreose und deren mögliche Ursachen

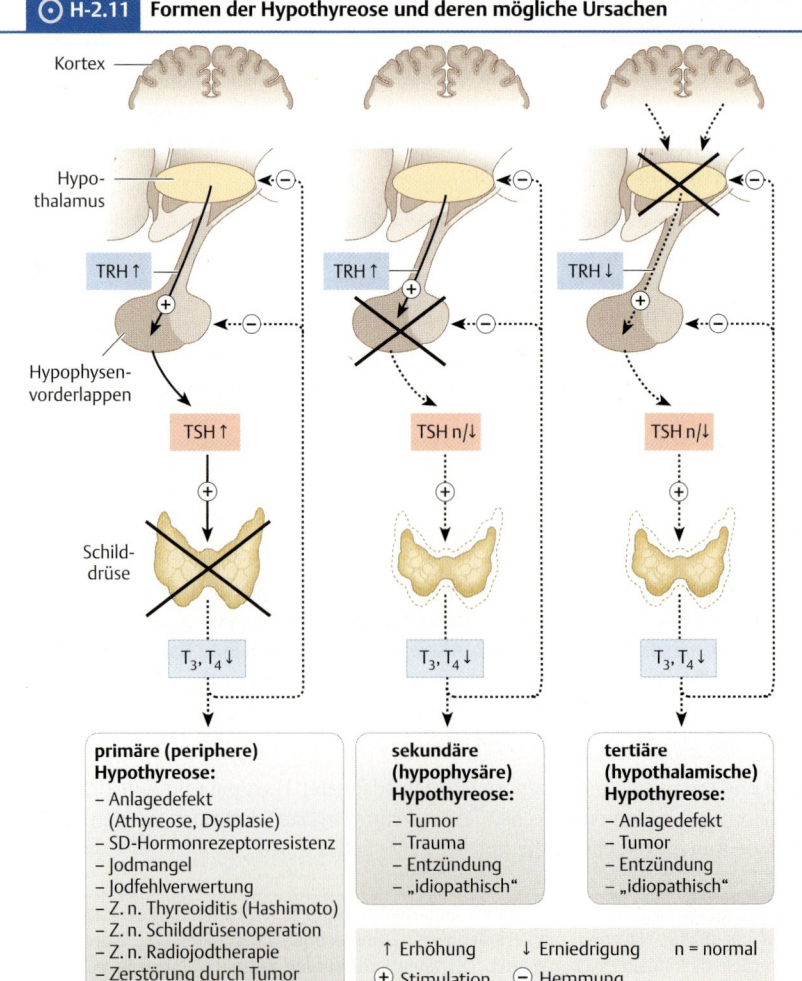

H 2.5 Hypothyreose

Epidemiologie: Die erworbene Hypothyreose tritt in der erwachsenen Bevölkerung mit einer Häufigkeit von 1 % auf. Bei Neugeborenen findet sich bei einem von 4 000 eine primäre Hypothyreose.

Ätiopathogenese: Beim **Neugeborenen** liegt die Ursache einer primären Hypothyreose in der Regel in einer fehlenden Schilddrüsenanlage (Häufigkeit 1 : 4 000), selten ist sie durch eine Schilddrüsendysplasie, -rezeptorresistenz, Thyreoiditis oder einen extremen Jodmangel begründet. Beim **Erwachsenen** steht ursächlich die Zerstörung der Schilddrüse durch Autoimmunprozesse im Vordergrund (Endzustand einer **Hashimoto-Thyreoiditis**), andere Ursachen sind seltener, s. Abb. H-2.11. Allen Formen ist gemeinsam, dass die zentrale Regulation bzw. das Feedback der Schilddrüsenachse intakt und das TSH damit reaktiv erhöht ist.

Klinik: Liegt bereits **zum Zeitpunkt der Geburt** (oder kurz danach) eine Schilddrüsenunterfunktion vor, kommt es ohne Therapie zu schweren **Entwicklungsstörungen** der Gehirnreifung und zu Wachstumsstörungen (Kretinismus) (Näheres s. pädiatrische Lehrbücher). Im Rahmen der U2 erfolgt daher am 5. Lebenstag ein gesetzlich vorgeschriebenes **TSH-Screening**.
Manifestiert sich die Hypothyreose beim **Erwachsenen**, entwickeln sich die Symptome auch beim akuten Ausfall der Schilddrüse nicht schlagartig, sondern allmählich im Laufe von Wochen.
Abb. **H-2.12** gibt eine Übersicht über die **typischen Symptome:** Das Allgemeinbefinden ist eingeschränkt durch eine Neigung zu Frieren, allgemeiner Schwäche und Abnahme der Leistungsfähigkeit. Die Patienten leiden häufig unter einer Gewichtszunahme und Obstipation.

Epidemiologie: in der Erwachsenenbevölkerung ist mit 1 % Häufigkeit zu rechnen.

Ätiopathogenese: Beim **Neugeborenen** liegt die Ursache meist in einer fehlenden Schilddrüsenanlage. Beim Erwachsenen tritt eine Hypothyreose am häufigsten nach **Hashimoto-Thyreoiditis** auf (Abb. H-2.11). Bei allen Formen ist die zentrale Regulation bzw. das Feedback der Schilddrüsenachse intakt und das TSH damit erhöht.

Klinik: Ohne Therapie ist keine adäquate Entwicklung des Menschen möglich. **Gehirnreifung** und **Skelettwachstum** bleiben **irreparabel geschädigt** (daher TSH-Screening am 5. Lebenstag!).

Beginnt die Hypothyreose im **Erwachsenenalter**, entwickeln sich die Symptome langsam.

Abb. **H-2.12** zeigt die klinischen **Symptome:** Die Patienten frieren, klagen über Schwäche, Leistungsabnahme und Obstipation.

H-2.12 Klinik der Hypothyreose

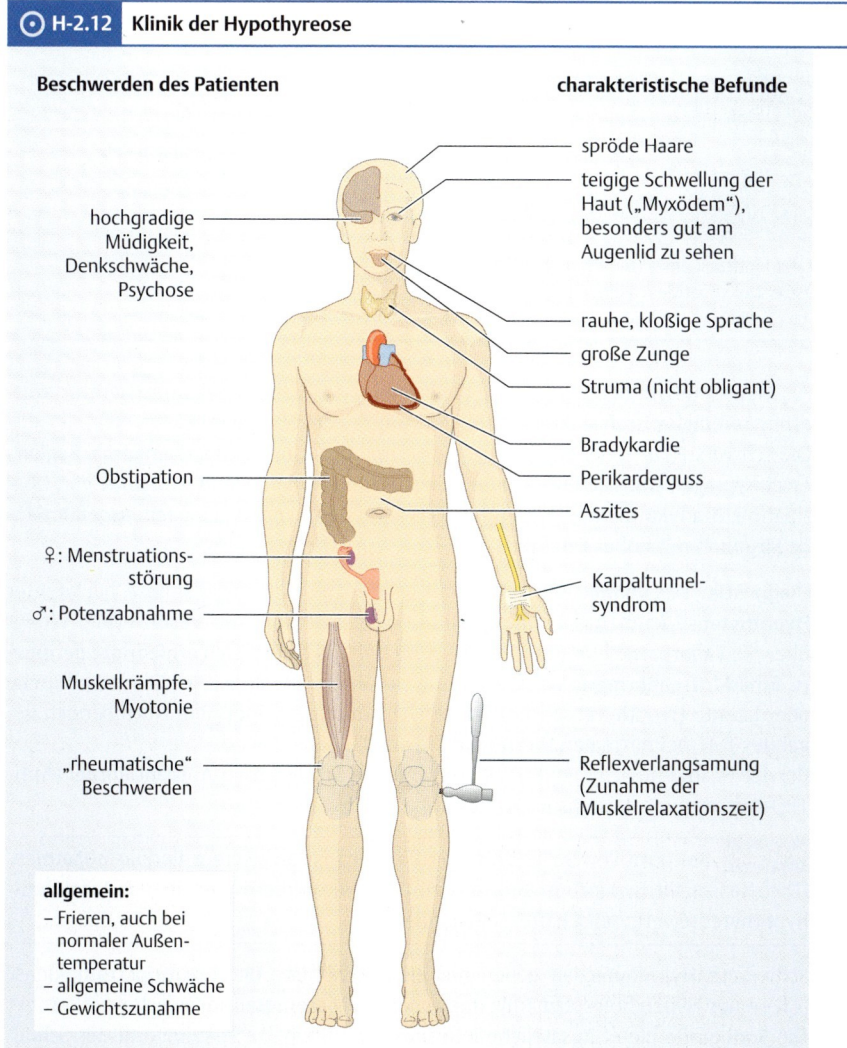

Vigilanzstörungen sind häufig, psychotische Bilder möglich. Weiterhin kommt es zu Menstruationsstörungen, beim Mann zur Abnahme von Libido und Potenz.

Nicht immer dem Patienten selbst, sondern eher der Umgebung fallen Einschränkungen der intellektuellen Leistungsfähigkeit auf: Müdigkeit und Schläfrigkeit sind verbunden mit nachlassendem Gedächtnis, Antriebs- und Denkschwäche. Frauen im gebärfähigen Alter klagen über Menstruationsstörungen, bei Männern zeigt sich eine Abnahme von Libido und Potenz. Muskelkrämpfe, Myotonien und „rheumatische" Beschwerden, wie auch psychotische Bilder sind möglich.

▶ Merke.

▶ Merke. Beim alten Menschen kann die Erkrankung oligosymptomatisch verlaufen, einzelne Symptome werden dann häufig als „Alterserscheinung" verkannt!

Die Haut ist **teigig geschwollen** („Myxödem"). Die Augenlider hängen herab, Haut und Haare sind trocken, die Zunge ist vergrößert, die Sprache kloßig (Abb. **H-2.13**). Das **Myxödemherz** ist bradykard vergrößert, digitalisrefraktär insuffizient und zeigt im EKG eine Niedervoltage.

Bei voller Ausprägung des Krankheitsbildes ist der Aspekt charakteristisch: Das Integument ist **teigig geschwollen** (daher die Bezeichnung „Myxödem" [auf Druck bleibt im Gegensatz zum echten Ödem keine Delle]). Ausdruck, Mimik und Bewegungen sind hochgradig reduziert (schwere Augenlider, Abb. **H-2.13**). Haut und Haare sind trocken und spröde, infolge einer vergrößerten Zunge ist die Sprache kloßig, gelegentlich charakteristisch rau.

⊙ H-2.13 Aspekte bei Patienten mit Hypothyreose

a Hautblässe, reduzierte Mimik, teigige Lider und der Eindruck einer ungeheuren Müdigkeit.
b Typische Fazies: ausdruckslose Mimik, Makroglossie, tief sitzende Nasenwurzel.
b aus: Gortner L., Meyer S., Sitzmann, C. F.: Duale Reihe Pädiatrie. Thieme; 2012

Das **Myxödemkoma** ist lebensgefährdend: klinische Zeichen sind Hypothermie, Obstipation, Bradykardie und Hypotonie.

Diagnostik: Das **klinische Vollbild** ist pathognomonisch, bei **latenter Hypothyreose** kann das klinische Bild verschleiert sein. Das **erhöhte basale TSH** beweist die primäre Hypothyreose, fT_4 und fT_3 sind erniedrigt. Charakteristisch für latente Hypothyreose: erhöhtes TSH, fT_4 und fT_3 normal.

Schilddrüsen-Autoantikörper (Anti-TPO-Antikörper) bei Hashimoto-Thyreoiditis meist nachweisbar.

▶ Merke.

Weitere Blutveränderungen sind CK-Erhöhung, Hypercholesterinämie sowie ein Anstieg der Nierenretentionswerte.
Sonografisch können Verdachtsmomente für die Genese erhoben werden (fehlende Anla-

Als **Myxödemherz** bezeichnet man die Kombination von Bradykardie, Herzvergrößerung mit digitalisrefraktärer Insuffizienz und Niedervoltage im EKG.
Die schwerste Form der Schilddrüsenunterfunktion ist das **Myxödemkoma**. Begleiterscheinungen sind die Entwicklung einer echten Hypothermie, Zunahme von Obstipation, Bradykardie und Hypotonie. Das Myxödemkoma ist eine **lebensgefährdende Situation mit hoher Letalität**.

Diagnostik: Das **Vollbild** der Hypothyreose gestattet eine Blickdiagnose, bei **latenter Hypothyreose** kann das klinische Bild verschleiert sein, die Verifizierung erfolgt über die Laborparameter (Tab. **H-2.2**). Beim Vollbild finden sich **erniedrigte periphere Schilddrüsenhormone** bei gleichzeitig **erhöhtem basalem TSH**. Die subklinische oder latente Hypothyreose ist charakterisiert durch ein über dem Normbereich liegendes TSH, bei normalen Werten für fT_4 und fT_3.
Bei der Hashimoto-Thyreoiditis (S. 768) sind die **Schilddrüsen-Autoantikörper** (Anti-TPO-Antikörper) meistens nachweisbar.

▶ Merke. Bei positiven Schilddrüsenantikörpern ist an weitere Endokrinopathien (Diabetes mellitus, Morbus Addison) zu denken, da diese mit einer Autoimmunhypothyreose vergesellschaftet sein können.

Schwerere Hypothyreosen gehen mit einer Erhöhung der Kreatinphosphokinase (CK), einer Hypercholesterinämie und erhöhten Nierenretentionswerten einher.
Die **Sonografie** bietet zusätzliche Informationen über den Lokalbefund der Schilddrüse (fehlende Anlage; kleine, „vernarbt" wirkende Schilddrüse [z. B. nach Thyreoiditis]; seltener sind große nodöse Strumen, bei denen das restliche funktionierende

Schilddrüsengewebe nicht mehr zur Versorgung des Organismus ausreicht [schwerer Jodmangel]).

Differenzialdiagnose: Bei vital Erkrankten (Intensivstation) kann die Funktion der Schilddrüsenhormonachse zentral „herunterreguliert" werden. Es finden sich dann niedrige fT_3-Spiegel (fT_4 normal oder erniedrigt), ohne dass das TSH adäquat erhöht ist (sog. **Syndrom des niedrigen T_3**). Krankheitswert besitzt diese Konstellation nicht, eine Substitution mit Schilddrüsenhormon führt nicht zur Besserung des Zustands.

Therapie: Die übliche Substitutionsdosis mit **L-Thyroxin** beträgt 50–100 µg/d. Levothyroxin wird immer morgens auf nüchternen Magen eingenommen. TSH sollte im unteren Normbereich liegen, aber nie supprimiert sein. Bei älteren Patienten und Personen mit Herzerkrankungen beginnt man mit 12,5–25 µg **L-Thyroxin/d** und steigert im Abstand von 1–2 Wochen in dieser Größenordnung, bis in Zeiträumen von 2–3 Monaten die Enddosis (100–150 µg/d) erreicht ist (ältere Menschen sind oft überempfindlich und benötigen niedrigere Dosen).

Differenzialdiagnose: Das **Syndrom des niedrigen T_3** (non-thyroidal illness) bei Patienten auf der Intensivstation (fT_3 erniedrigt, fT_4 in der Regel normal oder erniedrigt, TSH inadäquat niedrig) ist **keine Hypothyreose** und nicht substitutionsbedürftig.

Therapie: Beginn mit 50–100 µg **L-Thyroxin/d**. TSH sollte nicht supprimiert sein. Bei älteren Patienten beträgt die Startdosis 25 µg/d mit Steigerung der Dosis in Abständen von 1–2 Wochen bis zur Enddosis (in der Regel 100–150 µg/d). Ältere Menschen benötigen oft niedrigere Dosen.

▶ **Merke.** Zu schnelle Steigerungen der Schilddrüsenhormongaben können zu pektanginösen Beschwerden, Herzrhythmusstörungen oder auch zu einem Myokardinfarkt führen.

▶ **Merke.**

Eine **latente Hypothyreose** wird bei TSH-Werten > 10 mU/l immer substituiert. Bei Werten < 10 mU/l soll je nach Situation entschieden werden. Eine Substitution empfiehlt sich in folgenden Fällen: sehr hohe Anti-TPO-Antikörper, Schwangerschaft bzw. Kinderwunsch, Vorliegen einer Struma.

Eine **latente Hypothyreose** sollte ggf. niedrig dosiert substituiert werden.

▪ **Therapie des Myxödemkomas:**
Bei dieser lebensbedrohlichen Situation muss **L-Thyroxin hoch dosiert i. v.** verabreicht werden (500 µg L-Thyroxin/24 h, ab 2. Tag 100 µg/24 h). Zusätzlich sind **Glukokortikoide** erforderlich (100–200 mg Hydrocortison/d). Intubation und Beatmung, die Infusion von Plasmaexpandern, Glukose und Elektrolyten sind Begleiterfordernisse. Die Hypothermie bessert sich unter Schilddrüsenhormonsubstitution, weitere aufwärmende Maßnahmen sind nicht notwendig.

▪ **Therapie des Myxödemkomas:**
Hier wird L-Thyroxin i. v. infundiert (500 µg/24 h, ab 2. Tag 100 µg/24 h). Zusätzlich sind **Glukokortikoide** erforderlich sowie intensivmedizinische Maßnahmen.

Verlauf und Prognose: Wird die Unterfunktion rechtzeitig erkannt und adäquat therapiert und überwacht, erholen sich die Patienten erstaunlich gut; eine Einschränkung der Lebenserwartung ist nicht zu befürchten. Langjährig unbehandelte Hypothyreosen können über die Hypercholesterinämie zu einer Arteriosklerose führen.

Verlauf und Prognose: Die Prognose ist bei adäquater Therapie gut. Die lange unbehandelte Hypothyreose kann über die Hypercholesterinämie zur Arteriosklerose führen.

▶ **Merke.** Bei Patienten nach Radiojodtherapie oder Strumaresektion sollten auch in der Langzeitüberwachung jährlich einmal die Schilddrüsenwerte kontrolliert werden, um eine sich evtl. entwickelnde Hypothyreose rechtzeitig zu erkennen.

▶ **Merke.**

▶ **Klinischer Fall.** Ein älterer Mann fühlte sich in undefinierbarer Weise nicht voll leistungsfähig, ohne jedoch diesen Zustand als stärker belastend zu empfinden. Wegen kleiner Ungenauigkeiten im Dienst (Eisenbahner: beim Stellen von Signalen und Weichen kam es zu Fehlern) wurde er mit 61 Jahren vorzeitig pensioniert. Familiär fiel auf, dass der früher eher etwas aufbrausende Mann sehr „bequem" geworden war. Erstaunlich war den Angehörigen, dass er die noch vor einigen Jahren geliebte Gartenarbeit anderen überließ. Bei einer eher zufälligen Untersuchung fielen eine Bradykardie und eine Hypercholesterinämie auf. **Anamnestisch** ergab sich eine subtotale Strumaresektion im Alter von 40 Jahren. Kontrolluntersuchungen seien nach Angaben des Patienten nicht empfohlen worden. Der äußere Aspekt war der eines „gemütlich" wirkenden adipösen Herrn, der erst auf gezielte Fragen seine Neigung zum Frieren angab.
Die **Labordiagnostik** ergab den Befund einer primären Hypothyreose. Nach adäquater Einstellung auf 175 µg L-Thyroxin/d waren die Neigung zur Müdigkeit und die Interesselosigkeit geschwunden. Im Alter von 63 Jahren war eine Wiedereingliederung in den Beruf nicht mehr sinnvoll.

▶ **Klinischer Fall.**

2.5.2 Sekundäre und tertiäre Hypothyreose

2.5.2 Sekundäre und tertiäre Hypothyreose

▶ **Definition.** Bei der **sekundären Hypothyreose** (hypophysäre Hypothyreose) sind die thyreotropen Zellen des HVL insuffizient, während die Schilddrüse selbst und der Hypothalamus intakt sind. Bei der **tertiären Hypothyreose** (hypothalamische Hypothyreose) betrifft die Insuffizienz den Hypothalamus (Kern der TRH-Produktion).

▶ **Definition.**

Ätiopathogenese: Bei der seltenen **sekundären** Form fehlt bei intaktem Hypothalamus das TSH – das erhöhte TRH kann in diesem Falle (ebenso wie bei der primären Hypothyreose) zum Prolaktinanstieg führen. Meist sind auch andere hypophysäre Hormone gestört. Ursachen dieser Erkrankung zeigt Abb. **H-2.11**.

Noch seltener ist die **tertiäre Hypothyreose:** Infolge von z. B. Anlagedefekten fehlt das Kerngebiet der TRH-Produktion – nachfolgend sind sowohl TSH als auch periphere Schilddrüsenhormone erniedrigt (Abb. **H-2.11**).

Klinik: Das klinische Bild deckt sich völlig mit dem der primären Hypothyreose (s. S. 763), die Symptome entwickeln sich jedoch langsamer. Fallweise können andere Krankheitssymptome hinzutreten, wenn etwa bei Hypophysenausfall auch ein Mangel an Nebennierenrinden- und Gonadenhormonen wirksam wird. Der Schweregrad der Hypothyreose erreicht oft nicht das Ausmaß wie bei der primären Hypothyreose, ein isoliertes Myxödemkoma kommt kaum vor – eher handelt es sich bei Zuständen der Bewusstlosigkeit um ein hypophysäres Koma (bei HVL-Insuffizienz).

Diagnostik: Klinik und Labor ergeben die Diagnose. Die typische Konstellation einer sekundären Hypothyreose besteht aus erniedrigten Werten für fT_4 und fT_3 und einem meist im Referenzbereich liegenden TSH. Das inadäquat „normale" TSH ist Ausdruck des gestörten Feedback-Mechanismus bei einer Störung auf Hypophysenebene. Bei intakter Regulation erwartet man bereits bei einem geringen Abfall der peripheren Werte einen deutlichen Anstieg des TSH-Wertes. Bei sekundärer Hyperthyreose erfolgt eine Bildgebung (MRT von Hypophyse und Hypothalamus) zur Tumorsuche.

Therapie: Die Behandlung erfolgt wie bei der primären Hypothyreose mit **L-Thyroxin** (s. S. 765). Da TSH kein Parameter für die Kontrolle der Einstellung sein kann, orientiert man sich am fT_4 (Ziel: fT_4 im mittleren Normbereich).

Verlauf und Prognose: Unter adäquater Therapie sind keine Spätfolgen zu befürchten. Entscheidend kann die Prognose der Grundkrankheit sein (z. B. Hypophysentumor).

2.6 Thyreoiditis

▶ **Synonym.** Schilddrüsenentzündung

Formen: Die Klassifizierung der Thyreoiditiden zeigt Tab. **H-2.8**.

≡ H-2.8	Formen der Thyreoiditis (nach der Klassifizierung der Deutschen Gesellschaft für Endokrinologie)						
I	akute Thyreoiditis A eitrig B nicht eitrig (z. B. strahlenbedingt)						
II	subakute Thyreoiditis de Quervain						
III	chronische Thyreoiditis						
	A	**Immunthyreoiditis** 1. Hashimoto-Thyreoiditis mit Struma 2. Hashimoto-Thyreoiditis: atrophe Form (3. Morbus Basedow: blockierende TSH-Rezeptor-Antikörper)	B	**invasiv-sklerosierende Thyreoiditis** (Riedel-Struma)	C	**spezifische Thyreoiditis** 1. Tuberkulose 2. Sarkoidose 3. Lues	D	**andere Formen** 1. sog. „silent thyroiditis" 2. postpartale Thyreoiditis

2.6.1 Akute Thyreoiditis

▶ **Definition.** Akute (z. B. durch bakterielle Erreger oder auch durch eine Strahlentherapie verursachte) Entzündung der Schilddrüse.

Ätiopathogenese: Diese sehr seltene Thyreoiditisform ist meist bakteriell bedingt, häufig geht die Entzündung von einem Fokus im Halsbereich (z. B. Tonsillen) oder einer Septikämie aus. Nach Radiojodtherapie kommt es in ca. 1 % der Fälle zu einer akuten Strahlenthyreoiditis. Auch Traumen können eine Entzündungsreaktion verursachen.

Klinik: Die Schilddrüse schmerzt und ist vergrößert. Der Krankheitsbeginn ist hoch akut, es bestehen Zeichen der Inflammation wie Fieber, lokale Schwellung, Fluktuation und Rötung.

Diagnostik: Klinik und Laborwerte sind wegweisend. Eitrige Formen führen zu einer Erhöhung von BSG und CRP sowie einer Leukozytose mit Linksverschiebung. In der Regel besteht eine Euthyreose. Die **Feinnadelpunktion** sichert die Diagnose. Zytologisch zeigt die eitrige Thyreoiditis Granulozyten und Bakterien, dagegen z. B. die Thyreoiditis de Quervain (S. 767) Langhans-Riesenzellen.

Differenzialdiagnose: Verwechslung mit einer subakuten Thyreoiditis de Quervain möglich.

Therapie: Die akute Thyreoiditis wird **antibiotisch** (i.v.) behandelt, evtl. Gabe von **Antiphlogistika**. Kühlende Auflagen (Eiskrawatte) können schmerzlindernd wirken. Bei Abszedierung chirurgische Intervention (Abszessspaltung).
Die seltene Begleithyperthyreose bedarf nur ausnahmsweise der vorübergehenden Therapien mit β-Rezeptoren-Blockern.

2.6.2 Subakute Thyreoiditis (de Quervain)

▶ **Definition.** Subakute, granulomatöse Parenchymentzündung, die sich histologisch durch die charakteristischen Langhans-Riesenzellen auszeichnet.

Ätiopathogenese: Der Entstehungsmechanismus dieser als parainfektiös eingestuften Entzündung ist weiterhin unklar. Viren (z. B. Mumps-, Coxsackie- oder Adenoviren) werden als Auslöser vermutet.

Klinik: Zunächst lokale, eher undifferenzierte erhebliche **Schmerzen der Schilddrüse**, die im Verlauf nach kranial (Ohr/Kopf) und/oder kaudal (Thorax) ausstrahlen. Charakteristisch ist ein schweres **allgemeines Krankheitsgefühl**, das beim Vollbild als absolute Schwäche und Kraftlosigkeit geschildert wird. Kopfschmerzen, Fieber, Myalgien sowie klinische Zeichen der Hyperthyreose sind möglich. Klinisch finden sich keine Hinweise auf eine endokrine Orbitopathie.

Diagnostik: Der Verdacht ergibt sich aus der Klinik und der hohen BSG (häufig bis zu 100 mm/1 h und darüber). Die Bestimmung der Schilddrüsen-Autoantikörper fällt negativ aus. Der typische Verlauf einer subakuten Thyreoiditis ist in der Regel 3-phasig (Abb. **H-2.14**). Sonografisch imponiert die Schilddrüse fleckig **echoarm** und inhomogen. Nur in seltenen Fällen ist eine Sicherung der Diagnose mittels Feinnadelzytologie notwendig. Dabei zeigen sich typische Granulome mit ungeordneten **Langhans-Riesenzellen** um Kolloidreste.

H-2.14 Stadien der subakuten Thyreoiditis de Quervain

nach: Spinas G., Fischli S.: Endokrinologie und Stoffwechsel kompakt. Thieme; 2011

Differenzialdiagnose: Abzugrenzen sind schleichende Formen einer akuten Thyreoiditis, Entzündungsprozesse des lymphatischen Gewebes, und (eher selten) maligne Erkrankungen.

Therapie: Die Therapie ist rein symptomatisch, wobei die Stärke der Symptome die Intensität der Therapie bestimmt. **Leichtere Formen** werden mit **nichtsteroidalen Antirheumatika** behandelt (z. B. Ibuprofen).

Bei **schwereren Verläufen** ist eine **Glukokortikoidtherapie** indiziert. Man gibt einen Prednisonstoß (50 mg/d) und reduziert alle 1–2 Wochen um 5 mg. Über Wochen schleicht man aus. Rückfälle bei individuell zu rascher Dosisverminderung sind möglich. Symptomatisch wird bei Hyperthyreose zusätzlich mit einem **Betablocker** behandelt.

Verlauf und Prognose: Der Krankheitsverlauf kann sich über Monate, selten auch über 1 Jahr hinziehen. Auch ohne Therapie kommt es allmählich zum Sistieren der Entzündung. Die Prognose ist gut. Je nach Grad der entzündlichen Gewebezerstörung kann eine passagere Hypothyreose auftreten, die nur in etwa 2–5 % d. F. dauerhaft substitutionsbedürftig ist.

2.6.3 Chronische Thyreoiditis (Hashimoto)

▶ **Definition.** Durch einen immunogenen, chronischen lymphozytären Entzündungsprozess kommt es allmählich zur Verödung der Schilddrüse.

Epidemiologie: Frauen sind häufiger betroffen als Männer.

Ätiopathogenese: Der autoimmune Befall der Schilddrüse durch T-Lymphozyten und Plasmazellen (TPO-AK, TgAK) bewirkt im Laufe von Jahren den Untergang der funktionsfähigen Thyreozyten, es resultiert eine primäre Hypothyreose. Bei dieser Immunthyreopathie sind Überschneidungen mit der Immunhyperthyreose vom Typ Basedow möglich. Gelegentlich treten begleitend weitere Autoimmundefekte auf (Morbus Addison, Diabetes mellitus Typ 1, perniziöse Anämie).

Klinik: Der eigentliche Entzündungsvorgang verläuft in der Regel ohne Symptome. Klinisch manifest wird die chronische Thyreoiditis erst im Stadium der Schilddrüsenunterfunktion mit Hypothyreose.

Diagnostik und Differenzialdiagnose: Initial besteht häufig eine normale Schilddrüsenfunktion, die Anti-TPO-Antikörper sind in der Regel bereits zu Beginn der Erkrankung nachweisbar. Im Verlauf lässt sich dann labormäßig die Konstellation der subklinischen, dann manifesten primären Hypothyreose nachweisen. Gelegentlich stellt man die Diagnose zufällig durch sonografischen Nachweis einer diffusen Echoarmut (Echoarmut, Abb. **H-2.15**). Andere Autoimmunerkrankungen sollten ausgeschlossen werden.

H-2.15 Hashimoto-Thyreoiditis (a) und Thyreoiditis de Quervain (b) im Sonogramm

a Inhomogene Echoarmut (1 ><: Breite, 2 ><: Länge, 3 ><: Tiefe (Dicke) des linken Schilddrüsenlappens, :::::: = Lappengrenzen).
b Der Querschnitt des rechten Lappens zeigt im inhomogen-echogleichen Gewebe in der Zone des Übergangs zum Isthmus etwas unscharf begrenzte Zonen der Echoarmut (Pfeile).

b aus: Delorme S., Debus J.: Duale Reihe Sonographie. Thieme; 2005

Therapie: Die Entzündung als solche bedarf keiner Therapie. Unnötigerweise wird gelegentlich beim Befund hoher Antikörpertiter ohne klinische Beschwerden antiphlogistisch, antibiotisch oder gar mit Glukokortikoiden therapiert. Bei Auftreten der Hypothyreose wird mit L-Thyroxin substituiert.

Verlauf und Prognose: Eine Gefährdung des Patienten besteht nur bei unbehandelter Hypothyreose. Jährliche Laborkontrollen nach Diagnose einer Hashimoto-Thyreoiditis sind zur rechtzeitigen Entdeckung einer Späthypothyreose nötig. Unter Substitution ist der Patient wie ein Gesunder zu betrachten.

Seltene Formen einer chronischen Thyreoiditis

Riedel-Struma („eisenharte Struma"): Bei eher milden Lokalbeschwerden kommt es zu einer sklerosierenden Verhärtung der Schilddrüse mit geringer Infiltration auch der Nachbarorgane. Eine autoimmune Genese ist wahrscheinlich (bei 50 % finden sich Schilddrüsenautoantikörper, außerdem Assoziation mit Morbus Basedow). Die Erkrankung kann auch mit einer Takayasu-Arteriitis oder retroperitonealen Fibrose vergesellschaftet sein. Eine medikamentöse Beeinflussung ist nicht möglich (evtl. Versuch mit Glukokortikoiden). Das Organ wird je nach klinischer Notwendigkeit chirurgisch verkleinert (palliative Maßnahme). Je nach Funktion der Restschilddrüse Substitution von Schilddrüsenhormon.

Tuberkulose, Lues: Auch diese chronischen Infektionskrankheiten (selten andere Infektionen) können die Schilddrüse befallen, die dann jedoch nur ein Glied im allgemeinen Infektionsgeschehen darstellt. Eine spezifische schilddrüsenbezogene Therapie ist nicht erforderlich, bei ungenügender Schilddrüsenhormonproduktion wird natürlich substituiert.

Symptomlose („silent") Thyreoiditis: Sie erholt sich in 75 % der Fälle. Die ihr zugeordnete **postpartale Thyreoiditis** hängt evtl. von zu starker Jodzufuhr ab (z. B. in USA).

2.7 Schilddrüsenmalignom

▶ **Definition.** Die Schilddrüse kann wie jedes andere Organ maligne entarten, dabei kommen Malignome aller in der Schilddrüse angesiedelten Gewebearten vor (Tab. **H-2.9**).

Verlauf und Prognose: Die Prognose ist gut, die Substitution der späteren Hypothyreose vorausgesetzt.

Seltene Formen einer chronischen Thyreoiditis

Riedel-Struma („eisenharte Struma"): Bei dieser seltenen Entzündung imponiert die Schilddrüse „eisenhart". Eine medikamentöse Therapie ist nicht möglich, die Schilddrüse wird operativ verkleinert.

Tuberkulose, Lues: Bei spezifischen Thyreoiditiden durch diese chronischen Infektionskrankheiten wird die Grundkrankheit therapiert.

Symptomlose („silent") Thyreoiditis: Sie heilt in 75 % d. F. aus. Die **postpartale Thyreoiditis** ist evtl. durch eine zu starke Jodzufuhr bedingt.

2.7 Schilddrüsenmalignom

▶ **Definition.**

≡ H-2.9	Formen der Schilddrüsentumoren (WHO-Konferenz Zürich 1986)	
Tumorart		
I	epitheliale Tumoren	
A	gutartig	
	1. follikuläres Adenom (der Thyreozyten)	
	2. andere	
B	bösartig	**Häufigkeit in %**
	1. follikuläres Karzinom (der Thyreozyten, differenziert)	> 80
	2. papilläres Karzinom (der Thyreozyten, differenziert)	
	3. medulläres Karzinom (der C-Zellen, differenziert)	5
	4. undifferenziertes (anaplastisches) Karzinom	ca. 1
	5. andere	< 10
II	nicht epitheliale Tumoren	
III	malignes Lymphom	
IV	verschiedene Tumoren	
V	sekundäre Tumoren	
VI	unklassifizierte Tumoren	
VII	tumorähnliche Läsionen	

Epidemiologie: Pro Jahr tritt auf etwa 30 000 Einwohner ein neuer Fall eines Schilddrüsenkarzinoms auf, über 80 % sind papilläre und follikuläre Schilddrüsenkarzinome (Tab. **H-2.9**). Beim differenzierten Typ sind Frauen dreimal häufiger als Männer betroffen. Eine Ausnahme stellen das C-Zell-Karzinom und das undifferenzierte anaplastische Karzinom dar, bei dem ein Geschlechtsverhältnis von etwa 1 : 1 vorliegt.

Epidemiologie: 1 : 30 000 Neuerkrankungen/Jahr. Mehr als 80 % sind papilläre und follikuläre Schilddrüsenkarzinome (Tab. **H-2.9**). Bei differenzierten Karzinomen sind überwiegend Frauen betroffen.

> **Exkurs.** **Hinweise auf eine Struma maligna:** Vor allem in frühen Stadien überschneiden sich die Zeichen der Struma nodosa und der Struma maligna! Die Aufmerksamkeit des Arztes muss daher darauf gerichtet sein, möglichst frühzeitig ein Malignom von einer Struma nodosa zu unterscheiden, wobei in einem Jahr **ein** Malignom unter ca. 7000 Fällen (meist) strumabedingter Knoten auftritt. Warnzeichen die auf ein Malignom hinweisen sind: jüngeres Alter, männliches Geschlecht in Verbindung mit z. B. schnellem Wachstum eines Knotens, familiäre Belastung, sonografische Echoarmut, tastbare Halslymphknoten, Heiserkeit und/oder Halsvenenstauung. Jedes Zeichen muss ernst genommen und mit entsprechenden Untersuchungen weiter abgeklärt werden.

2.7.1 Differenziertes Karzinom der Thyreozyten (papilläres und follikuläres Schilddrüsenkarzinom)

▶ **Definition.** Maligne Entartung der Thyreozyten ohne Entdifferenzierung.

Ätiopathogenese: Die Genese ist unbekannt, jedoch erhöht ionisierende Strahlung das Risiko erheblich. Jodmangel scheint nicht zu einer Zunahme der Karzinomhäufigkeit zu führen, jodreichere Gebiete tendieren aber eher zum prognostisch günstigeren papillären als zum follikulären Schilddrüsenkarzinom. Mikrokarzinome kommen in einem gewissen Prozentsatz (ethnisch unterschiedlich häufig) vor.

Klinik: Das **papilläre Schilddrüsenkarzinom** kommt recht häufig als lokal begrenztes Mikrokarzinom vor (< 1 cm Durchmesser) und ist klinisch zunächst stumm.

▶ **Merke.** Im fortgeschrittenen Stadium neigt das **papilläre Schilddrüsenkarzinom** zur lymphogenen Metastasierung. Regionale Lymphknotenmetastasen können klinisch vor dem Primärtumor in Erscheinung treten.

Wenn ein papilläres Schilddrüsenkarzinom auch follikuläre Strukturen enthält, verhält es sich klinisch meist wie der papilläre Typ und wird diesem zugeordnet (follikuläre Variante eines papillären Schilddrüsenkarzinoms).
Krankheitszeichen entstehen durch das lokale Tumorwachstum und die Metastasierung. Zunächst tritt das Karzinom als harter Strumaknoten, gelegentlich auch bereits als Lymphom am Hals in Erscheinung. Zeichen des fortgeschrittenen Tumorwachstums sind Infiltrationen in die Umgebung (Halsmuskulatur, Trachea, Ösophagus) und Läsionen nervaler Strukturen (Rekurrensparese, Horner-Syndrom: Miosis, Ptosis, scheinbarer Enophtalmus). Fernmetastasen betreffen das Skelettsystem und die Lunge.

▶ **Merke.** Das **follikuläre Schilddrüsenkarzinom** metastasiert vorwiegend **hämatogen**.

Diagnostik: Die Diagnose wird meist im Rahmen der Abklärung einer Struma nodosa gestellt. Verdächtige, d. h. szintigrafisch kalte (s. auch S. 746) und echoarme Bezirke werden feinnadelpunktiert, bei verdächtiger Zytologie oder unklarer diagnostischer Situation erfolgt die histologische Klärung nach Resektion des verdächtigen Befundes. Die Schilddrüsenfunktionsparameter sind unauffällig, nur ausnahmsweise werden Schilddrüsenhormone bis zur Hyperthyreose produziert. Selten ist Thyreoglobulin (TG) erhöht.

Therapie: Eine exakte histologische Diagnose ist unabdingbare Voraussetzung für die korrekte Therapie des differenzierten Thyreozytenkarzinoms, die dann aber auch die hohe Wahrscheinlichkeit einer Heilung einschließt. Ein papilläres Mikrokarzinom (Durchmesser < 1 cm) ohne Hinweise auf eine Lymphknotenmetastasierung kann durch eine Hemithyreoidektomie der betroffenen Seite kurativ behandelt werden. In den anderen Fällen erfolgt die **totale Thyreoidektomie** (Abb. **H-2.16**). Ergibt sich die histologische Diagnose erst nach einer Strumaoperation als Zufallsbefund, muss sich die einseitige subtotale Thyreoidektomie (beim papillären Mikrokarzinom) oder die beidseitige totale Thyreoidektomie anschließen. Bei klinischem, sonografischem oder intraoperativem Verdacht auf einen Befall der Halslymphknoten werden diese ebenfalls entfernt.

H-2.16 Folliculäres Schilddrüsenkarzinom

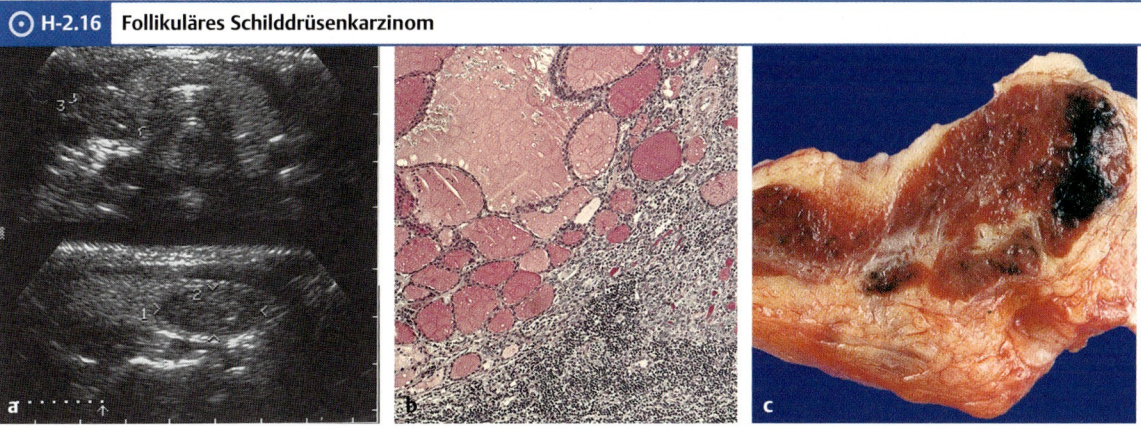

a Sonografisch zeigt sich ein inhomogen-echoarmer Knoten (Volumen 1,7 ml) im rechten kaudalen Schilddrüsenlappen (1 ><: Länge, 2 ><: Tiefe (Dicke), 3 ><: Breite des Knotens).
b Histologischer Befund mit hoher follikulärer Differenzierung in einer Lymphknotenmetastase (anderer Patient).
c Operationspräparat: grobinvasiver Typ mit diffuser Gewebeinfiltration.
b, c aus: Riede U. N., Werner M., Schäfer, H.-E. (Hrsg.), Werner M., Schäfer H. E.: Allgemeine und spezielle Pathologie. Thieme; 2004

10–14 Tage nach totaler Thyreoidektomie schließt sich eine **Radiojodtherapie** zur Eliminierung restlicher Zellverbände von Thyreozyten an. Sinn der Radiojodtherapie, zunächst der gesunden Schilddrüsenreste, ist es, alle gesunden Thyreozyten mit folgenden Zielen zu eliminieren: Zum einen sind die differenzierten Schilddrüsenkarzinome im Vergleich zu normalen Thyreozyten weniger jodavide. Sie imponieren im Szintigramm daher in der Regel als „kalt". Sobald die Schilddrüsenzellen mit normaler Kapazität für die Jodaufnahme eliminiert sind, führt das geringere Speicherverhalten der Schilddrüsenkarzinomzellen – sei es im Primärtumor oder in Metastasen – nunmehr zur Darstellung des malignen Gewebes. Voraussetzung ist, dass im Vorfeld keine relevante Jodexposition stattgefunden hat. Papilläre Mikrokarzinome werden postoperativ nicht radiojodbehandelt.

Zum anderen produzieren die differenzierten Thyreozytenkarzinome, wie auch normales Schilddrüsengewebe, **Thyreoglobulin** (TG), das hier als Tumormarker dient. Wenn die Restschilddrüse eliminiert ist, ist ein in der Verlaufsbeobachtung feststellbarer Anstieg des TG auf ein neuerliches Tumorwachstum bzw. auf eine Metastasierung zu beziehen.

Nachdem das Ganzkörper-Szintigramm negativ geworden ist, reichen halbjährliche Kontrollen des TG im Blut (am sichersten nach Stimulation mit rekombinantem humanem TSH, rhTSH) und des sonografischen Halsstatus aus, um ein Tumorrezidiv rechtzeitig aufzudecken.

Günstigerweise nehmen neu aufgetretene Metastasen meist so viel radioaktives Jod auf, dass sie durch eine Radiojodtherapie erneut neutralisiert werden können. Allerdings ist bei einigen Patienten im Verlauf der Erkrankung auch eine Entdifferenzierung in dem Sinne möglich, dass die Speicherung für eine Therapie nicht mehr ausreicht. In diesen Fällen kann eine Redifferenzierung durch Retinsäure versucht werden.

Eine **externe Radiatio** hat nur palliative Bedeutung (bei starken Schmerzen durch die Metastasen). Ein chirurgisches Vorgehen (Entfernung einzelner günstig sitzender Metastasen) kommt begrenzt zum Einsatz. Im Stadium der Entdifferenzierung und explosionsartigen Fernmetastasierung kann eine Chemotherapie (Doxorubicin, Cisplatin) versucht werden.

Essenzielles Element der adäquaten Therapie ist die völlige **Suppression des TSH mit** L-Thyroxin, da das Tumorwachstum durch das stimulierende Hypophysenhormon angeregt wird. Die individuelle Dosis liegt bei 150–300 µg L-Thyroxin/d. Die Suppressionstherapie ist zwingend bei Patienten mit persistierender bzw. metastasierender Krankheit. Nur bei Patienten mit einem niedrigen Risiko eines Rezidivs (nicht nachweisbares Thyreoglobulin nach Stimulation mit rhTSH) wird ein TSH in der unteren Hälfte des Normbereiches angestrebt.

Verlauf und Prognose: Bei adäquater Therapie ist das papilläre Schilddrüsenkarzinom in > 80 % der Fälle heilbar (10-Jahres-Überlebensrate) und hat damit von allen Schilddrüsenkarzinomen die beste Prognose. Die Prognose des follikulären Schilddrüsenkarzinoms ist etwas schlechter (Heilung bei 60–70 %).

Ca. 2 Wochen nach totaler Thyreoidektomie schließt sich eine **Radiojodtherapie** zur Eliminierung von Restgewebe an. Sie dient der Verlaufskontrolle (Voraussetzung: keine relevante Jodexposition im Vorfeld): Einerseits können nach der Bestrahlung speichernde Tumorreste oder Metastasen aufgedeckt werden, zum anderen ist nach Thyreoidektomie/Radiojodtherapie TG negativ und kann als Tumormarker dienen. Papilläre Mikrokarzinome werden postoperativ nicht radiojodbehandelt.

Ein Wiederanstieg von TG nach posttherapeutischer Nichtmessbarkeit zeigt das Tumorrezidiv an.

Die **externe Radiatio** hat nur palliative Bedeutung. Im Stadium der Entdifferenzierung und bei explosionsartiger Fernmetastasierung kann eine Chemotherapie versucht werden.

Zwingend notwendig ist die **völlige Suppression des TSH**, da die differenzierten Thyreozytenkarzinome unter TSH-Reiz wachsen können (L-Thyroxin-Dosen von 150–300 µg/d). Die Suppressionstherapie ist zwingend bei Patienten mit persistierender bzw. metastasierender Krankheit.

Verlauf und Prognose: Die 10-Jahres-Überlebensrate liegt für das papilläre Karzinom bei 80–90 %, für das follikuläre bei 60–70 %.

2.7.2 Anaplastisches Schilddrüsenkarzinom

▶ Definition. Rasant wachsendes undifferenziertes Schilddrüsenkarzinom.

Ätiopathogenese: Die Ursache für die Entstehung ist unbekannt. Es handelt sich um einen ausgesprochen bösartigen, rasch aufschießenden, undifferenzierten Tumor, der vom Follikelepithel ausgeht.

Klinik: In kurzer Zeit entwickelt sich eine meist asymmetrische Halsschwellung, die sich rasch vergrößert und ggf. mit Heiserkeit und Schluckbeschwerden einhergeht.

▶ Merke. Bei schnellen Halsschwellungen muss eine schnelle Diagnose erfolgen!

Diagnostik: Die Klinik ist wegweisend. Die Schilddrüsenparameter sind unauffällig,. Sonografisch ist der Bereich des Karzinoms echoarm, die übrige Schilddrüse unauffällig (Abb. **H-2.17**). Szintigrafisch ist der Bezirk „kalt". Die Feinnadelbiopsie zur Gewinnung der Zytologie erlaubt die Verdachtsdiagnose, die diagnostische Biopsie, die eine verlässliche Histologie liefert, sichert die Diagnose (Ausschluss Lymphom).

H-2.17 Anaplastisches Schilddrüsenkarzinom

Von der Umgebung sehr unscharf abgegrenzter inhomogen-echoarmer Strumaknoten.
(Breite (1) – unkonventionell wegen des verdickten Isthmus beide Lappen erfassend; Länge (2) und Dicke (3) des rechtsseitigen Knotens).

Therapie: Therapie der Wahl ist die **externe Röntgenbestrahlung**, die für eine begrenzte Zeit einen Rückgang der Tumorgröße und ein Nachlassen der lokalen Symptome (Druck auf Nachbarorgane) bewirkt. Die Radiotherapie hat jedoch keinen Einfluss auf die Überlebensrate. Eine Heilung ist die Ausnahme. Die operative Tumorverkleinerung hat – außer als Palliativmaßnahme – keinen Sinn. Auch das Ansprechen auf eine **Chemotherapie** (Paclitaxel, Doxorubicin) ist meistens nur von kurzer Dauer bzw. fehlend. Neuere Chemotherapeutika wie beispielsweise Tyrosinkinaseinhibitoren sind in Erprobung.

Verlauf und Prognose: Das anaplastische Schilddrüsenkarzinom ist praktisch nicht heilbar, die mittlere Überlebenszeit nach Diagnosestellung beträgt ca. 6 Monate. Unter allen Schilddrüsenkarzinomen weist das anaplastische mit 10 % oder weniger die niedrigste 5-Jahres-Überlebensrate auf.

2.7.3 Medulläres Schilddrüsenkarzinom (C-Zell-Karzinom, MTC)

▶ Definition. Maligne Entartung der C-Zellen ohne Entdifferenzierung mit erhöhter Kalzitoninproduktion.

Ätiopathogenese: Bei den familiären Formen (25 % der Fälle) liegen verschiedene Mutationen im RET-Proto-Onkogen auf Chromosom 11 vor, die mit einer Karzinommanifestation bereits im Kindesalter einhergehen können. Die genetischen Formen umfassen einerseits isoliert das C-Zell-Karzinom, andererseits Kombinationen mit dem Phäochromozytom o. a. im Rahmen der **multiplen endokrinen Neoplasie (MEN) Typ 2** (s. S. 822). Bei den sporadischen Fällen, die 75 % der Patienten stellen, ist die Ursache unbekannt (selten Mutationen).

Klinik: Anlass zur Untersuchung ist meist ein Schilddrüsenknoten, der in der weiteren Untersuchung (Sonografie, Feinnadelpunktion) verdächtig ist – gelegentlich wird auch primär eine Lymphknoten- oder Fernmetastase biopsiert und histologisch gesichert. Der Einzelfall eines nicht hereditären C-Zell-Karzinoms wird daher meist erst verhältnismäßig spät diagnostiziert. Gleiches gilt für den ersten Fall in einer Familie mit hereditärer Belastung.

In späteren Krankheitsstadien entwickeln sich bei einem Drittel der Patienten **therapierefraktäre Durchfälle**, die auf der paraneoplastischen Sekretion verschiedener vasoaktiver Substanzen beruhen. Im späteren Verlauf können Metastasen Beschwerden verursachen (z. B. durch pathologische Frakturen oder Druck auf Nerven).

Diagnostik: Die Diagnose des C-Zell-Karzinoms ergibt sich aus der Histologie (im Zweifelsfalle Immunhistologie, s. auch Therapie (S. 773)). Sie kann aber auch über den **Kalzitoninspiegel** (charakteristischer Marker des C-Zell-Karzinoms) gestellt werden, der mehrfach bis über tausendfach erhöht ist. Parallel zum Kalzitonin steigt auch das **karzinoembryonale Antigen (CEA)** an.

Zur Frühdiagnose oder bei der Kontrolle eines C-Zell-Karzinom-Patienten nach operativer Therapie hat sich der **Pentagastrintest bewährt**. Man injiziert 0,5 µg Pentagastrin/kg KG i. v. als Bolus (cave: Blutdruckreaktion) und misst nach 2 und 5 Minuten den Kalzitoninanstieg.

Bei der Suche nach Metastasen findet zunehmend auch das **FDG-PET bzw. die Somatostatinrezeptor-Szintigrafie** Verwendung. Bei therapieresistenten Durchfällen sollte an die Möglichkeit eines C-Zell-Karzinoms gedacht werden.

Differenzialdiagnose: Differenzialdiagnostisch findet sich eine Kalzitoninerhöhung ohne C-Zell-Karzinom selten einmal bei Phäochromozytom, Pankreatitis und Niereninsuffizienz bzw. paraneoplastisch.

Therapie: Therapie der Wahl ist die **Operation (totale Thyreoidektomie)**. Auch Metastasen sollten primär chirurgisch angegangen werden, um eine Reduktion der Tumormasse zu erreichen. Bleiben die Kalzitoninwerte postoperativ erhöht, erfolgt die Metastasensuche (Sonografie, CT Thorax/Abdomen, ggf. FDG-PET bzw. Somatostatinrezeptor-Szintigrafie). Selten muss eine transvenöse, selektive Katheterisierung mit Kalzitoninbestimmung zur Lokalisationsbestimmung erfolgen. Die Radiojodtherapie ist wirkungslos, da das medulläre Schilddrüsenkarzinom nicht jodspeichernd ist. Eine externe Radiotherapie kann in gewissen Fällen erwogen werden. Hepatische Metastasen können transarteriell chemoembolisiert werden.

Die **Hypothyreose** nach Thyreoidektomie bedarf lediglich einer normalen **Substitutionstherapie mit L-Thyroxin** wie bei einer primären Hypothyreose. Suppressive Dosen wie beim follikulären oder papillären Schilddrüsenkarzinom sind nicht erforderlich. Die Durchfälle sind medikamentös häufig schlecht beherrschbar, am besten hilft Tinctura opii. Versuchsweise können auch Somatostatinrezeptor-Analoga (Octreotid) gegeben werden.

Bei fortgeschrittener bzw. metastasierter Erkrankung werden zunehmend Tyrosinkinaseinhibitoren eingesetzt. Sie können in bis zu 50 % zu einer partiellen Remission führen. Die alternative systemische Therapie besteht in der Gabe „klassischer" Zytostatika (Cyclophosphamid, Vincristin, Doxorubicin), die jedoch meist mit einer höheren Nebenwirkungsrate assoziiert ist.

Nachsorge: Regelmäßige sonografische Untersuchungen der Halsregion wie auch Kontrollen der Tumormarker Kalzitonin und CEA sind notwendig.

Verlauf und Prognose: Die 10-Jahres-Überlebensraten liegt bei 50–70 %. Bei den familiären Formen ist die Prognose bei Frühdiagnose besser. Eine genetische Beratung und Familienuntersuchung wird beim familiären Typ dringend angeraten.

Internet-Links: www.endokrinologie.net, www.schilddruesenliga.de, www.thyroidmanager.org, www.hashimotothyreoiditis.de

---

Klinik: Die Klinik ist lange stumm. Häufig fallen zunächst Strumaknoten oder Lymphome am Hals auf, die sich erst relativ spät in der Histologie als C-Zell-Karzinom entpuppen.

Das erhöhte Kalzitonin bewirkt keine Symptome – Späterscheinungen sind **therapieresistente Durchfälle** durch eine paraneoplastische Sekretion verschiedener vasoaktiver Substanzen.

Diagnostik: Diagnosebeweisend sind die Histologie und das erhöhte **Kalzitonin** (Tumormarker des C-Zell-Karzinoms). Auch **CEA** ist erhöht, aber erst später im Krankheitsverlauf.

Beim Staging nach Operation ist die Frühdiagnose von Tumorresten durch die Kalzitoninbestimmung, insbesondere nach Stimulation durch **Pentagastrin** möglich.

Metastasensuche zunehmend auch mit **FDG-PET** bzw. **Somatostatinrezeptor-Szintigrafie**.

Differenzialdiagnose: Hyperkalzitoninämien finden sich bei: Phäochromozytom, Pankreatitis, Niereninsuffizienz oder Paraneoplasien.

Therapie: Die Behandlung des C-Zell-Karzinoms sollte **chirurgisch (totale Thyreoidektomie)** erfolgen, auch bei Metastasen. Die Radiojodtherapie ist wirkungslos.

Die **Hypothyreose** nach Thyreoidektomie muss nur **substitutiv**, nicht suppressiv behandelt werden. Gegen die Durchfälle hilft am besten Tinctura opii, evtl. Therapie mit Somatostatinrezeptor-Analoga (Octreotid).

Bei fortgeschrittener bzw. metastasierter Erkrankung werden zunehmend Tyrosinkinaseinhibitoren eingesetzt; Alternative: „klassische" Zytostatika.

Nachsorge: Regelmäßig Sonografie des Halses und Kalzitonin- und CEA-Bestimmung.

Verlauf und Prognose: Die 10-Jahres-Überlebensraten liegen bei 50–70 %. Beim familiären Typ genetische Beratung!

3 Störungen der Kalzium-Phosphathomöostase und des Knochenstoffwechsels

3.1	Physiologische Grundlagen	774
3.2	Diagnostische Methoden	776
3.3	Erkrankungen der Nebenschilddrüsen	777
3.4	Störungen des Vitamin-D-Stoffwechsels	789
3.5	Weitere metabolische Knochenerkrankungen	792

3.1 Physiologische Grundlagen

3.1 Physiologische Grundlagen

Kalziumhomöostase und Knochenstoffwechsel sind ineinander verflochten: Knochengewebe enthält neben Kalzium große Mengen an Phosphat, welche in Mangelsituationen freigesetzt werden (Kalzium- und Phosphatspeicher). Zu Kalzium und Phosphat siehe Tab. **H-3.1**.

Knochen setzt sich zusammen aus Knochenmatrix (kollagenfaserreich) und aus Mineralbestandteilen (Kalzium, Phosphat und geringe Mengen Magnesium). Die dem Kollagen angelagerten Minerale (v. a. Hydroxylapatit [$Ca_{10}(PO_3)_6(OH)^2$]) verleihen dem Knochen Härte. Diese Stützfunktion ist im Knochengewebe mit der Depotfunktion eines großen Kalzium- und Phosphatspeichers verbunden. Kalzium- und Phosphathomöostase und der Knochenstoffwechsel sind miteinander verflochten: Bei Kalziummangel werden Kalzium und Phosphat aus dem Knochen freigesetzt. Darm und Nieren sind die Organe, die wesentliche Bausteine des Knochenminerals (Kalzium, Phosphat) aufnehmen bzw. ausscheiden. Zu physiologischen Grundlagen siehe Tab. **H-3.1**.

≡ H-3.1	Kalzium und Phosphat
Kalzium	
Normwerte	Serum: Gesamt-Ca^{2+}: 9–10,4 mg/dl bzw. 2,2–2,65 mmol/l, ionisiertes Ca^{2+}: 1,12–1,23 mmol/l Urin: 100–300 mg/24 h bzw. 2,0–7,5 mmol/24 h
Verteilung	99 % im Knochen als Hydroxylapatit, 1 % im EZR.
Fraktionen	Bindung von Serum-Ca^{2+} zu ca. 45 % an Eiweiß (Albumin und Globulin), zu ca. 5 % an Bikarbonat, Phosphat und Zitrat. Die biologisch aktive Fraktion sind freie Ionen im Serum (ca. 50 %). Proteingehalt des Serums und Blut-pH bestimmen den Anteil der ionisierten Ca^{2+}-Fraktion (Alkalose → niedriges Ca^{2+}, Azidose → erhöhtes Ca^{2+})
Homöostase des Serum-Kalziumspiegels	Anstieg durch PTH bei niedrigem Ca^{2+}-Spiegel, Abfall durch Kalzitonin bei hohem Ca^{2+}-Spiegel
Phosphat	
Normwerte	Serum: 2,5–5,0 mg/dl bzw. 0,85–1,60 mmol/l Urin: 300–1000 mg/24 h bzw. 10–32 mmol/24 h Phosphat-Clearance: 6–16 ml/min
Funktion	Regulation des Kalziumphosphatstoffwechsels über PTH und Vitamin D Regulation der Serum-Ca^{2+}-Homöostase

Die Aufrechterhaltung der Kalziumhomöostase wird durch die kalziotropen Hormone **Parathormon** (PTH), **Kalzitriol** (biologisch aktives Vitamin D) und **Kalzitonin** gewährleistet. Vitamin-D-Hormon wird bedarfsweise aus Vitamin D (**Prohormon**) gebildet (Tab. **H-3.2**).

Die Aufrechterhaltung der Kalziumhomöostase wird durch die **kalziotropen Hormone Parathormon (PTH), aktiviertes Vitamin D** und **Kalzitonin** gewährleistet. Vitamin D ist als Prohormon anzusehen, aus dem bedarfsweise vom Organismus gesteuert das **Vitamin-D-Hormon** (aktive Form: 1,25-$[OH]_2$-Vitamin D = **Kalzitriol**) entsteht (Tab. **H-3.2**). Die kalziotropen Hormone sorgen dafür, dass das mit der Nahrung angebotene Kalzium im Darm bedarfsgerecht resorbiert und für die Bildung des Kalziumdepots im Knochen zur Verfügung gestellt wird.

Darüber hinaus hat das Vitamin-D-Hormon wahrscheinlich differenzierende Wirkungen an zahlreichen Organsystemen wie Haut, Intestinum (Kolon), endokrinem Pankreas, Immunsystem sowie weißen Blutzellen. Vergleiche auch Kap. Elektrolythaushalt (S. 967).

Regulation der Serumkalzium- und Phosphat-Konzentration: siehe Abb. **H-3.1**.
In den Knochenstoffwechsel greifen noch weitere Hormone (z. B. Schilddrüsenhormone) ein.

Regulation der Serumkalzium- und Phosphat-Konzentration: Die physiologischen Mechanismen, die zur Aufrechterhaltung der Kalziumphosphathomöostase beitragen, sind in Abb. **H-3.1** dargestellt. Weitere Hormone, die neben PTH, Kalzitriol und Kalzitonin in den Auf- und Umbau des Knochens eingreifen, sind z. B. Schilddrüsen-, Sexualhormone (Förderung der Ca^{2+}-Aufnahme in den Knochen durch Östrogene und Androgene), Wachstumshormon und Glukokortikoide.

H-3.1 Mechanismen zur Aufrechterhaltung der Kalzium-Phosphathomöostase

Hypokalzämie stimuliert die **PTH-Sekretion** mit der Folge einer gesteigerten Phosphatausscheidung in den Nieren. Das Absinken des Serum-Phosphatspiegels führt zur Stimulation der renalen **Kalzitriolbildung**. Über Induktion des kalziumbindenden Proteins bewirkt Kalzitriol eine gesteigerte enterale Kalzium- und Phosphatabsorption. Durch Aktivierung der Osteoklasten wird vermehrt Kalzium aus dem Knochengewebe freigesetzt, zudem wird die Ausscheidung von Kalzium durch die Nieren vermindert. Folge ist eine Normalisierung der Kalzium-Phosphat-Spiegel. Erhöhte alimentäre Kalziumzufuhr und **Hyperkalzämie** stimulieren die **Kalzitoninsekretion**, wodurch die intestinale Kalziumabsorption verlangsamt und die Freisetzung von Kalzium und Phosphat aus dem Knochengewebe gehemmt wird – der Kalziumspiegel sinkt. ⊖ hemmender Einfluss, ⊕ stimulierender Einfluss.

H-3.2 Kalziotrope Hormone

Hormon	Eigenschaften
Parathormon (PTH)	
Normwerte	1,5–6,0 pmol/l
Synthese	▪ In den Epithelkörperchen der Nebenschilddrüse als Prä-Pro-Parathormon (Peptid von 115 Aminosäuren), intaktes PTH mit 84 Aminosäuren, biologisch aktiv ist das N-terminale Peptid mit der Aminosäuresequenz 1–34, HWZ ca. 3 min.
	▪ im Blut zirkulieren intaktes PTH und PTH-Fragmente
	▪ Bestimmung von PTH-intakt ist unabhängig von der Nierenfunktion.
Funktion	kurzfristige Steuerung der Ca^{2+}-Homöostase, Regulator des Knochenstoffwechsels
Steuerung	Negativer Feedback-Mechanismus zwischen Kalzium und Parathormon: Absinken des Serum-Ca^{2+} stimuliert (ionisiertes Ca^{2+} < 1,25 mmol/l), Anstieg hemmt die PTH-Sekretion.
Wirkung	An Nieren und Knochen über Stimulation der Adenylatzyklase: vermehrte Phosphatausscheidung und Ca^{2+}-Absorption → Stimulation der 1α-Hydroxylase mit Synthese von 1,25-(OH)$_2$-Vitamin D$_3$ → Förderung der enteralen Ca^{2+}-Absorption; erhöhtes PTH stimuliert die Osteolyse.
Kalzitonin	
Normwerte	m: < 10 pg/ml; w: < 5 pg/ml
Synthese	Bildung in den C-Zellen der Schilddrüse
Funktion	Hemmung der Osteoklastenaktivität
	über Ca^{2+}-Spiegel im Blut: hohe Ca^{2+}-Spiegel fördern, niedrige hemmen die Kalzitonin-Sekretion
Wirkung	Senkung des Serumkalziums durch Hemmung der Osteoklastenaktivität. Hemmung der Reabsorption von Kalzium und Phosphat in der Niere. Förderung des Einbaus von Kalzium in den Knochen.
Weiteres	Tumormarker für medulläres Schilddrüsenkarzinom (erhöht), Sepsismarker (Prokalzitonin)

≡ H-3.2 Kalziotrope Hormone (Fortsetzung)

Vitamin-D-Hormon (Kalzitriol)	
Normwerte	25-OH-Vitamin D_3 im Serum: 15–95 ng/l (Sommer); 12–62 ng/l (Winter) 1,25-$(OH)_2$-Vitamin D_3 im Serum: 6–65 ng/l
Synthese	Aufnahme mit der Nahrung (tierisch: Vitamin D_3 = Cholekalziferol oder pflanzlich: Vitamin D_2 = Ergokalziferol) oder Bildung in der Haut aus 7-Dehydrocholesterol unter Einfluss von UV-Licht → in der Leber Umwandlung zu 25-OH-D_3 → Metabolisierung in der Niere durch das Enzym 1α-Hydroxylase zu 1α-25-$(OH)_2$-D_3 (Kalzitriol); s. Abb. **H-3.1**.
Steuerung	gesteigerte Bildung: niedriger Phosphatspiegel, Hypokalzämie und erhöhtes PTH, Hemmung durch gegenteilige Signale

3.2 Diagnostische Methoden

3.2.1 Labor

Der **Serumkalziumspiegel** ist der führende Laborparameter zur Diagnostik der Kalziumhomöostase. Daneben wird Phosphat in Blut und Urin bestimmt (s. Tab. **H-3.1**). Zu Referenzwerten der kalziotropen Hormone siehe Tab. **H-3.2**. **Parameter des Knochenanbaus** ist die **alkalische Serumphosphatase** (AP; Normbereich: 20–90 U/l) die sich aus mehreren Isoenzymen zusammensetzt. Die Konzentration der knochenspezifischen AP (Normbereich: 12–41 U/l) korreliert mit der Osteoblastentätigkeit. Gleiches gilt auch für das Osteokalzin. Der **Knochenabbau** (Osteoklastentätigkeit) kann anhand der Konzentration von Kollagenvernetzungsbruchstücken abgeschätzt werden: z. B. Pyridinolin-Crosslinks (Normbereich: m: 32,8 ± 15,7; w: 43,6 ± 19,1 nmol/mmol Krea) und C-Telopeptid im Urin (Normbereich: m: 207 ± 128; w: 220 ± 128 µg/mmol Krea).

3.2.2 Bildgebende Diagnostik

Röntgen

Standardtechnik zur morphologischen Skelettdiagnostik. Viele Erkrankungen zeigen eine unspezifische Demineralisierung (z. B. Osteoporosebild; s. Abb. **H-3.15c**), ohne Aussage zur Ursache der Veränderungen). Es zeigen sich jedoch auch pathognomonische Veränderungen (z. B. bei Morbus Paget, Abb. **H-3.2a**).

Szintigrafie

Mithilfe der Szintigrafie können zuverlässig **Regionen gesteigerten Knochenumbaus** mit einem Radiopharmakon (99ᵐTechnetium-markierte Bisphosphonate) dargestellt werden. Die Untersuchung ist z. B. hilfreich bei der Diagnose von Skelettmetastasen oder dem Morbus Paget (Abb. **H-3.2b**).

▶ Merke. Kleine osteolytische Herde ohne gesteigerten benachbarten Umbau (z. B. beim Plasmozytom) können szintigrafisch stumm sein.

⊙ H-3.2 Morbus Paget der rechten Tibia: Hartstrahl-Röntgenaufnahme (a) vs. Szintigrafie (b)

a Man sieht nebeneinander verdichtete (osteosklerotische) und demineralisierte (osteolytische) Zonen.
b Der erhöhte Knochenumbau des Paget-Areals speichert das Isotop intensiv (Schwärzung).

Computertomografie (CT), Magnetresonanztomografie (MRT)

Die CT dient dem Nachweis von **Veränderungen der Knochenkonturen** (z. B. Einengung des Spinalkanals). Daneben ist bedingt die **intraossäre Strukturdarstellung** möglich. Für den **Nachweis von Weichteilgewebe** im Knochen (z. B. Metastasen) eignet sich die MRT.

Knochendichtemessung (Osteodensitometrie)

Anwendung zur Osteoporosediagnostik mittels Absorptiometer (niedrigere Strahlenbelastung als CT). Methode der Wahl zur Knochendichtebestimmung ist die **Zwei-Energie-Röntgentechnik** (DEXA = **D**ual **E**nergy **X**-ray **A**bsorptiometry = Dualphotonenröntgenabsorptiometrie; Abb. **H-3.3**).
Ein weiteres Verfahren zur Bestimmung der **Knochendichte** bzw. **Knochenmasse** ist die **quantitative CT** (QCT).

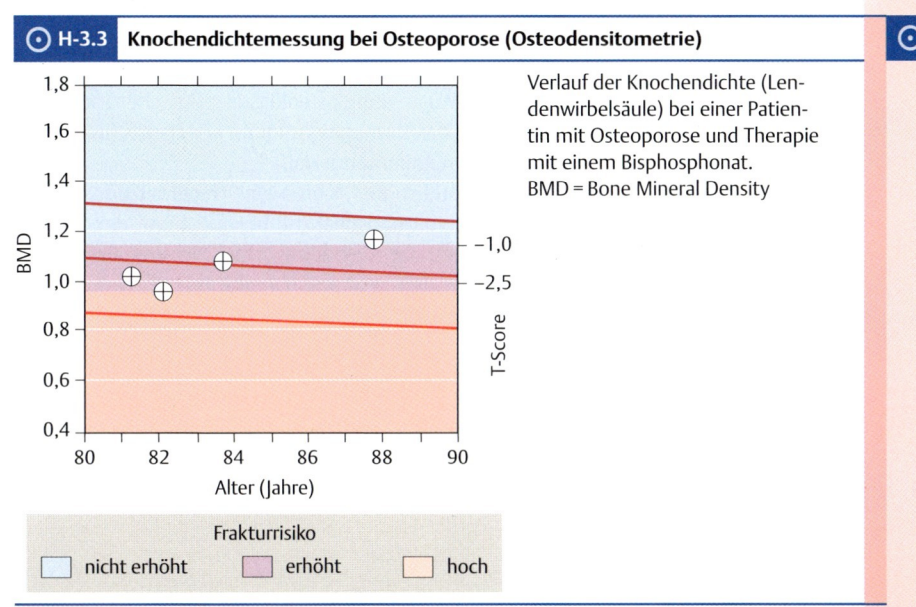

H-3.3 Knochendichtemessung bei Osteoporose (Osteodensitometrie)

Verlauf der Knochendichte (Lendenwirbelsäule) bei einer Patientin mit Osteoporose und Therapie mit einem Bisphosphonat.
BMD = Bone Mineral Density

Knochenhistologie

Die Knochenhistologie aus einer Beckenkammbiopsie dient der Verifizierung der Diagnose in unklaren Fällen oder der Therapiekontrolle nach Verabreichung neuer Medikamente. Mithilfe der **quantitativen Morphometrie** der Knochenhistologie können durch Messung der Trabekeldicken, Volumenberechnungen u. a., insbesondere nach vorausgehender Tetrazyklinmarkierung, Einblicke in die Dynamik des Knochenumbaus gewonnen werden (Unterscheidung zwischen langsamem und schnellem Umbau bei Osteoporose).

3.3 Erkrankungen der Nebenschilddrüsen

3.3.1 Primärer Hyperparathyreoidismus (pHPT)

▶ **Definition.** Unkontrollierte Parathormonsekretion durch primäre Erkrankung einer (oder mehrerer) Nebenschilddrüsen.

▶ **Merke.** Der pHPT ist die häufigste Ursache für eine Hyperkalzämie.

Epidemiologie: Gehäuftes Auftreten in der zweiten Lebenshälfte, die Häufigkeit beträgt ca. 2 : 10 000. Unter internistischen stationären Patienten findet sich eine Hyperkalzämie mit einer Häufigkeit von ca. 1 : 1 000; etwa 20 % der Betroffenen leiden an einem pHPT (w > m).

Ätiopathogenese: In ca. 80 % der Fälle ist ein **solitäres** monoklonales **Adenom** für die exzessive Parathormonsekretion verantwortlich, seltener **Mutationen des Kalziumrezeptors** mit gestörter Rückkoppelung durch erhöhte Kalziumspiegel. Eine **Hyperplasie** der **Epithelkörperchen** (histologisch Hauptzellen oder wasserhelle Zellen) ist zu 15 % Ursache eines pHPT, **Karzinome** der Epithelkörperchen sind selten (gelegentlich frühere Röntgenbestrahlungen der Halsregion als mutagenes Ereignis eruierbar). In ca. 5 % der Fälle sind **polyklonale Adenome** ursächlich. Genetische Ursachen liegen bei MEN (S. 820) I und IIa vor.

Folgen des unkontrollierten PTH-Exzesses:

- Bildung von **Kalzitriol** (Vitamin D_3) in der Niere: Folge ist eine gesteigerte Kalziumaufnahme im Darm. Gleichzeitig wird die renale Kalziumrückresorption erhöht. Eine **Polydipsie** resultiert aus einer **ADH-refraktären Polyurie** (renaler Diabetes insipidus).

- **Steigerung der Skelettresorption** am Knochen: Diese wirkt zunächst aktivierend auf den Knochenneubau. Über lange Zeit kann ein Gleichgewicht auf erhöhtem Umbauniveau gehalten werden, bis in späteren Krankheitsstadien der Abbau (Osteoklasie) überwiegt. Folgen sind Skelettschäden in Gestalt einer **generalisierten Kalksalzverminderung** (histologisch **Fibroosteoklasie**; Abb. H-3.4). Ein **Spätstadium** der Skelettmanifestation ist die Ausbildung osteoklastär-zystischer Pseudotumoren (sog. „braune" Tumoren), die das Krankheitsstadium der **Ostitis fibrosa generalisata cystica von Recklinghausen** dokumentieren.

- **Kalziumanstieg im Blut:** Dieser bewirkt in den Nieren eine **Hyperkalzurie**. In Verbindung mit der PTH-induzierten Hyperphosphaturie bewirkt diese eine **Prädisposition zur Nierensteinbildung**. Auch die Ausbildung einer **Nephrokalzinose** ist möglich. Die Hyperkalzämie belastet den gesamten Organismus, es kommt zum **Hyperkalzämie-Syndrom** (S. 778).

H-3.4 Knochenhistologie bei primärem Hyperparathyreoidismus (Goldner-Färbung)

Aus dem verkalkten Knochen (grün) resorbieren die aktivierten Osteoklasten vermehrt Knochengewebe. Im darüberliegenden Mark entwickelt sich eine Fibrose (Bild der Fibroosteoklasie).

Klinik: Klassische Symptome des pHPT sind „**Stein-, Bein- und Magenpein**". Die größte Bedeutung hat die Nephrolithiasis, die vollständige Trias wird heute jedoch nur noch selten beobachtet.

Charakteristische **Organmanifestationen** sind an der Niere **Nephrolithiasis** und **-kalzinose** und **Knochenschmerzen** durch Osteoporose oder pathologische Frakturen (Abb. **H-3.6**). Eine Chondrokalzinose (Pseudogicht) kann zu **Gelenkbeschwerden** führen. **Intestinal** manifestiert sich der pHPT in Form von peptischen Ulzera des Magens oder Duodenums bzw. einer akuten Pankreatitis. Symptomärmer sind die bei pHPT gehäuft auftretenden Gallensteine.

▶ **Merke.** Die Krankheitssymptome des pHPT umfassen die der Organmanifestationen und die funktionellen Beschwerden des Hyperkalzämie-Syndroms (Abb. **H-3.5**).

- **Hyperkalzämie-Syndrom**: Die Symptome sind unspezifisch und nach Normalisierung des Serumkalziumspiegels reversibel. Es kommt zu vermehrtem Durst und Harndrang (**Polyurie** und **Polydipsie**), Appetitlosigkeit, Übelkeit und Erbrechen. Die Nierenfunktionsstörung kann in der **Oligurie** und **Anurie** enden. Ein klassisches **endokrines Psychosyndrom** mit Verstimmungen bis zur Depression, Antriebsarmut und Erinnerungsstörungen kann durch die Hyperkalzämie induziert werden.

H-3.5 Klinik des primären Hyperparathyreoidismus

Funktionelle Störungen bei Hyperkalzämie-Syndrom

Zentralnervensystem:
– endokrines Psychosyndrom
– Müdigkeit
– Antriebsarmut
– Verstimmungen, Depressionen
– bei Krise: Somnolenz, Koma

Herz/Kreislauf:
– QT-Zeit-Verkürzung
– Hypertonie
– Digitalisüberempfindlichkeit
– Arrhythmie

Muskelschwäche

Reflexabschwächung

Intestinum:
– Übelkeit
– Erbrechen
– Gewichtsabnahme

Niere:
– Diabetes insipidus renalis

Organmanifestationen

Bandkeratitis
Konjunktivitis

Pfeffer- und Salzschädel
Abbau der Lamina dura
Abbau des Akromion
– v. Recklinghausen-Zyste
– Ostitis fibrosa cystica generalisata } ossär
Fraktur
Histologie:
– Fibroosteoklasie
– subperiostale Usuren
– Akroosteolysen

Gefäßverkalkungen

Kleinwuchs (bei kindlichem pHPT)

peptisches Gastroduodenalulkus
Cholelithiasis
verkalkende Pankreatitis } intestinal

Nephrokalzinose
Nephrolithiasis } renal

Chondrokalzinose } artikulär

H-3.6 Pathologische Fraktur in einer Von-Recklinghausen-Zyste bei primärem Hyperparathyreoidismus

a Nach Frakturereignis.
b,c 2 Monate (**b**), bzw. 6 Monate (**c**) nach erfolgreicher Nebenschilddrüsenadenom-Entfernung.

Parallel zur **Adynamie** entwickelt sich die **Reflexabschwächung**. Extraossäre Verkalkungen kommen vor. Neben einer gehäuft auftretenden **arteriellen Hypertonie** kann eine **Überempfindlichkeit gegenüber Digitalis** bestehen.

- **Hyperkalzämische Krise:** Lebensgefährliche Situation bei Exazerbation des pHPT. Mögliche Auslöser sind ungenügendes Trinken, Bettlägerigkeit oder eine Behandlung mit Thiaziden. Bei guter Patientenüberwachung selten, jedoch ist eine Dunkelziffer zu vermuten. **Leitsymptome** sind **Nierenversagen** (Umschlagen der Polyurie in Oligurie/Anurie) und **Bewusstseinsstörungen** (Somnolenz bis Koma = Kalziumkoma).

Weiterhin entwickeln sich **Reflexabschwächung, Adynamie, arterielle Hypertonie** und **Digitalisüberempfindlichkeit**.

- **Hyperkalzämische Krise:** Leitsymptome sind **Nierenversagen** (Oligurie bis Anurie) und **Bewusstseinsstörungen** (Somnolenz bis Koma).

▶ Merke.

Der Anstieg des Serumphosphatspiegels kann in **diversen Organen** zu **Kalzifizierungen** führen.

Diagnostik:

▶ Merke.

Die **Koinzidenz** von verifizierter **Hyperkalzämie** und eindeutig **erhöhtem PTH** sichert die Diagnose. Laborparameter wie eine **Hypophosphatämie** und **erhöhte AP** besitzen eine mindere diagnostische Bedeutung. Ähnliches gilt für **Kalziurie** und **Phosphaturie**. Infolge der Polyurie liegt bei Hyperkalzämie zumeist eine **Hypokaliämie** vor. Länger dauernde Hyperkalzämie führt zur **Niereninsuffizienz**. Sonografie und Röntgen zur Abklärung von Nephrokalzinose und -lithitasis.

Lokalisationsdiagnostik eines Nebenschilddrüsentumors: Sonografie des Halses (Abb. H-3.7). Weiterhin **Spiral-CT** und **MRT** sowie **99mTc-MIBI-Szintigrafie**. Höchste Erfolgsrate besitzt die intraoperative Darstellung.

▶ Merke.

▶ Merke. Bei jedem Koma nicht eindeutiger Ursache ist daher die Kalziumdiagnostik erforderlich!

Weiterhin kommt es zu Erbrechen, Exsikkose und Adynamie. In ca. 50 % der Fälle führen Herzrhythmusstörungen zum plötzlichen Tod. Der renal bedingte Anstieg des Serumphosphatspiegels kann durch Ausfällen von Kalzium-Phosphat-Komplexen zu **Kalzifizierungen verschiedener Organe** führen (z. B. Herz, Lungengewebe, Gelenke).

Diagnostik:

▶ Merke. Die Hyperkalzämie bei erhöhtem PTH ist das laborchemische Leitsymptom des pHPT.

Die **Koinzidenz** von verifizierter **Hyperkalzämie** (bei normalem Gesamteiweiß und normaler Nierenfunktion) und eindeutig **erhöhtem PTH** sichert die Diagnose. Weitere Befunde sind **Hypophosphatämie** und eine **erhöhte alkalische Serum-Phosphatase (AP)**. Diese Befunde sind von geringerer diagnostischer Bedeutung (nur in ca. 50 % d. F. pathologisch). Ähnliches gilt für **Kalziurie** und **Phosphaturie** (auch bei osteolytischen Prozessen uncharakteristisch erhöht, jedoch ohne PTH-Anstieg). Infolge der Polyurie liegt bei Hyperkalzämie zumeist eine **Hypokaliämie** vor. Ausdruck einer Verschlechterung der Nierenfunktion bis zur **Niereninsuffizienz** bei länger anhaltender Hyperkalzämie ist eine Hyposthenurie mit später allmählichem Kreatininanstieg. Die Abklärung einer Nephrokalzinose bzw. -lithiasis erfolgt mittels Sonografie und Röntgen.

Vor einem chirurgischen Eingriff wird eine **Lokalisationsdiagnostik** durchgeführt: Methode der Wahl ist die **Sonografie** des Halses (Abb. **H-3.7**), ggf. ergänzt durch **(Spiral-)CT/MRT** oder die **99mTc-MIBI-Szintigrafie**. Die höchste Erfolgsrate besitzt die intraoperative Darstellung durch einen erfahrenen Chirurgen.

▶ Merke. Die Bildgebung beim pHPT dient nur zur Lokalisationsdiagnostik und nicht zur Diagnosesicherung.

H-3.7 Sonografische Darstellung eines Nebenschilddrüsenadenoms

Im längs geschnittenen echonormalen linken Schilddrüsenlappen liegt kaudal-dorsal das Adenom als echoarmer (dunklerer) länglich-halbmondförmiger Herd.

Differenzialdiagnose: häufig Diagnose durch Routinelaboruntersuchungen; zur Differenzialdiagnose der Hyperkalzämie s. Tab. I-10.6, S. 977. Die wichtigste (jedoch sehr seltene) Differenzialdiagnose zur Hyperkalzämie mit erhöhtem PTH stellt die **familiäre hypokalzurische Hyperkalzämie (FHH)** dar.

▶ Merke.

Differenzialdiagnose: Hyperkalzämien werden häufig durch Routinelaboruntersuchungen diagnostiziert. Wichtig sind Ausschlussuntersuchungen im Hinblick auf die Differenzialdiagnose der Hyperkalzämie (s. Tab. I-10.6, S. 977). Die wichtigste Ausschlussdiagnose einer Hyperkalzämie mit erhöhtem PTH stellt die **familiäre hypokalzurische Hyperkalzämie (FHH)** dar. Es handelt sich dabei um eine seltene, autosomal-dominant vererbte Störung, die zu einem partiellen Funktionsverlust am kalziumsensitiven Rezeptor (Calcium sensing Receptor) von Nebenschilddrüse und Niere führt. Wichtigstes Unterscheidungsmerkmal ist die tiefe fraktionierte Kalziumexkretion im Urin. Die FHH führt zu keinen Schädigungen und muss nicht therapiert werden.

▶ Merke. **Vor** jeder Parathyreoidektomie muss eine FHH mittels Bestimmung der fraktionierten Kalziumexkretion ausgeschlossen werden!
Bei Vorliegen einer Hyperkalzämie muss auch immer an eine paraneoplastische Hyperkalzämie (z. B. Mamma-, Bronchialkarzinom, Plasmozytom, akute Leukämie) gedacht werden (Ausschluss!).

Im Prinzip vermag jede **Tumorerkrankung** durch Freisetzung osteolysestimulierender Faktoren mit einer Hyperkalzämie einherzugehen. PTH ist durch die Hyperkalzämie supprimiert (negative Rückkoppelung) – je nach Konstellation werden Skelettszintigrafie, Knochenmarkausstrich bzw. Beckenkammbiopsie und andere Laborparameter hinzugezogen.

Die paraneoplastische Produktion von echtem PTH ist extrem selten. Relativ häufig findet man bei Tumor-Hyperkalzämikern **erhöhte Werte des PTH-ähnlichen Peptids (PTHrP)**.

Therapie und Komplikationen: Bei **symptomatischem pHPT** ist die **Operation** mit Resektion des verantwortlichen Nebenschilddrüsenadenoms, bei Hyperplasie (z. B. im Rahmen einer MEN) die 3½-Resektion der Nebenschilddrüsen die Therapie der Wahl. Die Halsrevision sollte zur Vermeidung postoperativer Komplikationen (z. B. Stimmbandparese) möglichst durch einen erfahrenen Chirurgen erfolgen. Die intraoperative PTH-Bestimmung kann zur Verkürzung der OP-Zeit führen.

Asymptomatische Fälle können unter sorgfältiger **Überwachung** zunächst beobachtet werden. Bei konservativ behandelten Fällen wird das Serumkalzium alle 3–6 Monate kontrolliert. Bei diesen Patienten sollte auf eine ausreichende perorale Flüssigkeitszufuhr geachtet werden. Längere Phasen von Immobilisation sowie Dehydratationszustände müssen vermieden werden, der Einsatz von Thiaziddiuretika ist kontraindiziert. Absolute Operationsindikationen bei asymptomatischem pHPT sind: Serumkalzium > 2,8 mmol/l, Kreatinin-Clearance < 60 ml/min, Nachweis einer Osteoporose in der Knochendichtemessung oder osteoporotische Fraktur, Alter < 50 Jahren.

Symptomatische Therapie der Hyperkalzämie (s. auch Tab. **I-10.7**, S. 978): Bei nicht bestehender OP-Indikation oder zur Überbrückung der Wartezeit sollte bei jedem Patienten mit Hyperkalzämie **auf eine ausreichende Flüssigkeitszufuhr** (Urinmenge von > 2 l/d) geachtet werden. Milch (und Milchprodukte), kalziumreiche Mineralwässer und Kalziumsupplemente sind zu meiden.

Bei stark erhöhtem Serumkalziumspiegel (3–3,5 mmol/l) und unzureichender Trinkmenge kann ein Kalziumabfall durch **Infusion von physiologischer Kochsalzlösung** erreicht werden. Kommt es dadurch zur Flüssigkeitsretention, ist Furosemid das Diuretikum der Wahl. **Thiazide und Digitalis sind kontraindiziert** (Thiazide vermindern die Kalziumausscheidung; Glykoside steigern über eine Erhöhung der Ca^{2+}-Konzentration die Kontraktionskraft der Herzmuskelzelle. Die synergistische Wirkung bei Hyperkalzämie führt durch toxische Wirkung zur Gefahr des Herztodes). **Bisphosphonate** sind das Mittel der Wahl zur Kalziumsenkung durch Hemmung der Osteoklastenaktivität (z. B. bei Tumorosteolysen mit Hyperkalzämie). Insbesondere bei maligner Hyperkalzämie kann Kalzitonin mit gutem Erfolg eingesetzt werden. Bei Niereninsuffizienz durch eine hyperkalzämische Krise kann die **kalziumfreie Hämodialyse** erforderlich sein.

Verlauf und Prognose: Die Prognose ist bei rechtzeitiger Therapie sehr gut. Es kommt zum Stillstand der Nierensteinerkrankung und auch der intestinalen Manifestationen, ossäre Veränderungen bilden sich sehr gut zurück. Die Gefahr der Metastasierung von Nebenschilddrüsenkarzinomen nimmt ebenfalls bei konsequenter Frühbehandlung ab. Bei nicht mehr kausal operablem Nebenschilddrüsenkarzinom (sehr selten) wiederholte operative Revision lokalisierbarer Tumoranteile.

> ▶ **Klinischer Fall.** Die 63-jährige Patientin stolperte nur leicht und verspürte danach einen starken Schmerz im Oberschenkel, der sie hinfallen ließ. Gehen war nicht mehr möglich. In der Chirurgischen Klinik wurde eine Oberschenkelfraktur im Bereich einer osteolytischen Läsion diagnostiziert, die Labordiagnostik ergab eine Hyperkalzämie. Nach Reposition des Bruchs und Fixierung im Gips erfolgte in der Inneren Klinik die Ursachenabklärung. Eine PTH-Erhöhung und der Ausschluss anderer Ursachen der Hyperkalzämie führten zur Diagnose eines pHPT. Die sorgfältige Anamneseerhebung ergab Symptome wie vermehrten Durst und Müdigkeit während der letzten Monate, die hausärztlicherseits lediglich zum Ausschluss eines Diabetes mellitus mittels Harn- und Blutzuckerbestimmung geführt hatten.
> Nach Diagnosestellung wurde das verantwortliche Nebenschilddrüsenadenom 12 Tage nach der Fraktur entfernt – innerhalb von 6 Monaten war die Fraktur bestens ausgeheilt und der osteolytische Bereich der Läsion füllte sich auf (Abb. **H-3.6**).

3.3.2 Sekundärer Hyperparathyreoidismus (sHPT)

▶ Synonym. reaktiver, regulativer Hyperparathyreoidismus

▶ Definition. Eine anhaltende Hypokalzämie führt zu einer reaktiv erhöhten Steigerung der PTH-Sekretion durch chronische Stimulation der Nebenschilddrüsen. Man unterscheidet eine renale und eine nierenunabhängige Form (S. 784).

Renaler sekundärer Hyperparathyreoidismus (rsHPT)

Epidemiologie: Die Entwicklung eines rsHPT droht jedem Patienten mit terminaler Niereninsuffizienz. Durch effektive Präventions- und Therapiemaßnahmen ist der rsHPT jedoch deutlich zurückgegangen.

Ätiopathogenese: Der rsHPT ist die häufigste Form des sHPT und entsteht als Folge der **Kalziumstoffwechselstörung** bei chronischer Niereninsuffizienz. Zwei verschiedene Prozesse führen beim rsHPT zur vermehrten Bildung von Parathormon (PTH):
- Aufgrund der Niereninsuffizienz ist die Phosphat-Clearance vermindert (Abb. H-3.8) und es kommt zur **Hyperphosphatämie**. In der Folge bildet das Phosphat vermehrt Komplexe mit dem freien (ionisierten) Kalzium.
- Die Aktivität der **1α-Hydroxylase** ist bei einer Niereninsuffizienz eingeschränkt und es kann weniger 1,25-Dihydroxycholekalziferol gebildet werden.

Das im Exzess sezernierte PTH stimuliert die Osteolyse am Skelettsystem – es kommt zum gesteigerten Knochenumbau mit Zeichen der verstärkten Resorption (**Osteoklasie**). Der Mangel an Kalzitriol in Verbindung mit Kalziummangel führt zur **Osteomalazie** (Syn.: Osteoidose).

▶ Merke. Die PTH-induzierte Osteoklasie geht mit einer Fibrose einher (Fibroosteoklasie), die in Verbindung mit der Osteomalazie Kennzeichen der „renalen Osteopathie" ist.

H-3.8 Pathophysiologie des renalen sekundären Hyperparathyreoidismus

Wichtigste Ursache des sHPT bei Niereninsuffizienz mit Hypokalzämie und Hyperphosphatämie ist die mangelnde 1-α-Hydroxylierung von 25-OH-Vitamin-D_3 in der Niere. Infolge der verminderten Synthese von Vitamin-D-Hormon (1,25-[OH]$_2$-Cholekalziferol = Kalzitriol) (Tab. H-3.2) wird weniger Kalzium im Darm absorbiert (Verstärkung der Hypokalzämie). Folge ist eine dauerhafte Stimulation der Nebenschilddrüsen zur Mehrsekretion von PTH mit Hyperplasie der 4 Drüsen. Darüber hinaus entfällt der hemmende Effekt von Kalzitriol auf die PTH-Sekretion der Nebenschilddrüsenzellen.

Klinik: Charakteristisch sind **Beschwerden am Bewegungsapparat** wie Knochen- und Gelenkschmerzen sowie eine proximal betonte Muskelschwäche. Durch Einsenkungen der Wirbel kann es zum **Rundrücken** kommen. Tragende Knochen verformen sich, v. a. Becken- und Röhrenknochen (Skelettdeformitäten v. a. bei Kindern). Bereits bei geringsten Traumen sind **Frakturen** möglich. Gelenkbeschwerden entstehen durch **extraossäre, periartikuläre Verkalkungen** bei Überschreiten des Kalzium-Phosphat-Löslichkeitsprodukts ($Ca^{2+} \times P > 6$ mmol/l). Bei **Kindern** entwickelt sich in Verbindung mit dem rsHPT ein **Minderwuchs** (renaler Minderwuchs), da neben den Knochenschädigungen auch eine Störung der Wachstumshormonsekretion infolge der Azotämie vorliegt.

Diagnostik: Typisch ist die **Hyperphosphatämie bei Hypokalzämie** (in Kombination mit erhöhten harnpflichtigen Substanzen). Das **intakte PTH** ist **erhöht**. Die **Erhöhung der AP** ist ein guter Parameter für das Ausmaß der Knochenbeteiligung (nach Ausschluss einer hepatischen Erkrankung).

Vitamin-D-Metaboliten sind niedrig bzw. erniedrigt, jedoch für die Diagnose wenig hilfreich. Urinparameter sind infolge der Niereninsuffizienz nicht aussagekräftig. Die Diagnosesicherung erfolgt durch **Röntgen**.

▶ **Merke.** Frühzeichen des rsHPT sind subperiostale Usuren an den Radialseiten der Phalangen des zweiten Strahls (Abb. **H-3.9**). Fortgeschrittene Stadien zeigen Mischbilder des pHPT und der Osteomalazie (Looser-Umbauzonen etc.).

Typisch sind neben den dargestellten pathologischen Knochenveränderungen auch **Gefäßverkalkungen** (Abb. **H-3.9**). Die **Knochenhistologie** aus einer Beckenkammbiopsie dient der exakten Differenzierung der Pathomorphologie.

H-3.9 Charakteristische Befunde bei Hyperparathyreoidismus

a Röntgenaufnahme der Hand: Usuren an den radialseitigen Fingerphalangen bei HPT.
b Röntgenbild des Beckens bei rsHPT: Verformung des Beckens und **Coxa vara** rechts infolge renaler Osteopathie, Ersatz des linken Hüftgelenkes durch totale Hüftendoprothese, Verkalkungen der Beckengefäße.

Differenzialdiagnose: Abgeklärt werden müssen v. a. koexistente anderweitige Knochenerkrankungen (z. B. **Mischbild** von Osteoporose und renaler Osteopathie), dialysebedingte Knochenamyloidose und Aluminiumosteopathie (S. 958).

Therapie: Überwachung des Phosphat- und Kalziumspiegels (rechtzeitige Diagnose einer Hypokalzämie). Die alimentäre Phosphatzufuhr sollte eingeschränkt werden (< 900 mg/d). Zur Vermeidung des Phosphatanstieges werden entweder kalziumhaltige (Kalziumkarbonat) oder kalziumfreie (Sevelamer, Lanthankarbonat) **Phosphatbinder** gegeben. Da die Metabolisierung von Vitamin D gestört ist, sind **Vitamin-D-Analoga** (Kalzitriol, Paricalcitol) zur Steigerung der Kalziumabsorption **Medikamente der Wahl** (z. B. Rocaltrol, siehe Tab. **H-3.3**). Bei dialysepflichtigen Patienten kann ebenfalls das Kalzimimetikum **Cinacalcet** gegeben werden. Bei schweren, therapierefraktären Fällen wird eine **Parathyreoidektomie** durchgeführt.

▶ **Merke.** Bei Überdosierung droht eine Hyperkalzämie, bei der differenzialdiagnostisch auch an ein „Hartes-Wasser-Syndrom" (Dialyse mit zu hohem Kalziumgradienten) gedacht werden muss.

Verlauf und Prognose:

▶ **Merke.** Ohne prophylaktische Maßnahmen zur Phosphatsenkung und Kalziumanhebung droht der renale sekundäre HPT jedem Patienten mit Niereninsuffizienz.

Eine adäquate frühzeitige Therapie hilft, oben genannte Komplikationen (Knochenbrüche und -verformungen) zu vermeiden. Die sonst schlechte Prognose wird hierdurch deutlich verbessert. Es gibt aber dennoch Patienten, die trotz optimierter Prophylaxe eine renale Osteopathie entwickeln.

H-3.3 Therapie des renalen sekundären Hyperparathyreoidismus

Substanz	Dosis	Mechanismus	Komplikationen
kalzium*haltiger* Phosphatbinder:			
Kalziumkarbonat	3–6 g/d p. o.	Verminderung der Phosphatabsorption im Darm	Verdauungsbeschwerden
kalzium*freie* Phosphatbinder			
Sevelamer	2,4–9,6 g/d p. o.	Verminderung der Phosphatabsorption im Darm	Verdauungsbeschwerden, Herz-Kreislauf-Störungen
Lanthancarbonat	1,5–3 g/d p. o.	Verminderung der Phosphatabsorption im Darm	Verdauungsbeschwerden
Vitamin-D-Analoga (Gabe bei Abfall der GFR unter 50–60 ml/min):			
Kalzitriol (Rocaltrol)	0,2–1,0 µg/d p. o.	Anhebung des Serumkalziums, Steigerung der Kalziumabsorption, Förderung der Osteoidverkalkung	Hyperkalzämie, Weichteilgewebeverkalkungen
Paricalcitol	1–2 µg/d p. o.	Anhebung des Serumkalziums, Steigerung der Kalziumabsorption, Förderung der Osteoidverkalkung	Hyperkalzämie, Weichteilgewebeverkalkungen
Kalzimimetikum (Gabe bei dialysepflichtigen Patienten):			
Cinacalcet	30–180 mg/d p. o.	Hemmung der Synthese und Sekretion von PTH durch Bindung an Calcium-sensing Receptor der Nebenschilddrüse	Hypokalzämie

Sekundärer Hyperparathyreoidismus (sHPT) bei normaler Nierenfunktion

Stimulation der Nebenschilddrüsen mit vermehrter PTH-Sekretion durch Absinken des Serum-Kalziums durch Erkrankungen des GIT (S. 784), der Leber und mangelnde Sonnenlichtexposition.

Unterschiedliche Ursachen führen aufgrund eines Absinkens des Serumkalziums zu einer Stimulation der Nebenschilddrüsen mit vermehrter PTH-Sekretion: Erkrankungen des GIT (s. u.), Lebererkrankungen (selten) und mangelnde Sonnenlichtexposition. Bei Leberzirrhose wird vermindert Vitamin D_3 in 25-OH-D_3 umgewandelt, bei Cholestase ist die Resorption von Vitamin D_3 gestört.

Intestinaler sekundärer Hyperparathyreoidismus (isHPT)

▶ **Definition.**

▶ **Definition.** Eine chronische nutritiv-intestinal bedingte Hypokalzämie wirkt als Dauerreiz für die PTH-Sekretion.

Ätiologie: extrem kalziumarme Ernährung, chronische Maldigestion oder -absorption, Leberzirrhose und Cholestase.

Ätiologie: Der isHPT ist selten und wird bei extrem kalziumarmer Ernährung sowie bei chronischer Maldigestion oder Malabsorption, Leberzirrhose und Cholestase beobachtet.

Klinik: diffuse **Skelettschmerzen**, **-deformierungen** sowie ggf. **Tetanien**.

Klinik: Das Hauptsymptom sind diffuse **Skelettschmerzen** (z. B. an Rücken, Röhrenknochen oder im Beckenbereich). **Deformierungen** wie Rundrücken oder Beinkrümmung sind möglich. Infolge der Hypokalzämie treten ggf. **Tetanien** auf.

Diagnostik und Differenzialdiagnose: Anamnese, Klinik und Röntgenbild. Labor: **Hypokalzämie**, häufig **Hypophosphatämie**, **erhöhte AP** und **erhöhtes PTH**.

Diagnostik und Differenzialdiagnose: Anamnese, Klinik und Röntgenbild führen zur Verdachtsdiagnose. Charakteristisch im Labor sind eine **Hypokalzämie** bei häufig **gleichzeitiger Hypophosphatämie, erhöhte AP** und **erhöhtes PTH**; die Nierenfunktion ist ungestört. 25-OH-Vitamin D ist meist erniedrigt.

DD: reine **Osteomalazie**, **Mischform** von Osteoporose und Osteomalazie.

Differenzialdiagnostisch ist an die reine **Osteomalazie** oder an eine **Mischform** von Osteoporose und Osteomalazie (seltener) zu denken.

Therapie: Durch Beseitigung der auslösenden Ursache oder Korrektur pathologischer Zustände gelingt es meist, eine rasche Ausheilung zu erzielen. Es empfiehlt sich **Vitamin D in Verbindung mit oralen Kalziumpräparaten**. Je nach Grundkrankheit ist eine Vitamin-D-Erhaltungsdosis notwendig.

Therapie: Durch Beseitigung der auslösenden Ursache oder Korrektur pathologischer Zustände gelingt es meist, eine rasche Ausheilung zu erzielen. Therapeutische Maßnahmen umfassen z. B. die Optimierung der **Kalziumzufuhr** oder die Korrektur einer **Maldigestion** (z. B. bei exokriner Pankreasinsuffizienz) sowie eine **glutenfreie Kost bei Sprue**. Zur raschen Ausheilung der Knochenerkrankung empfiehlt sich Vitamin D in mittleren Dosen (10 000 I.E./d p. o.) in Verbindung mit **oralen Kalziumpräparaten**. Bei Zweifeln an der Absorption von Vitamin D kann es auch parenteral gegeben werden (vgl. S. 790). Abhängig von der Grundkrankheit ist eine Vitamin-D-Erhaltungstherapie (1000–2000 I.E./d) zur Rezidivprophylaxe notwendig.

Verlauf und Prognose: Das Ansprechen auf die Behandlung vollzieht sich in Tagen bis Wochen. Der Rezidivprophylaxe kommt eine große Bedeutung zu.

Verlauf und Prognose: Bei Ansprechen auf die Therapie tritt im Zeitraum von Tagen bis Wochen Beschwerdefreiheit ein. Bereits eingetretene Skelettdeformierungen können kaum korrigiert werden. Die Rezidivprophylaxe ist essenziell für den Erhalt der (Rest-) Gesundheit. Sehr selten entwickelt sich eine Autonomie im Sinne eines tertiären Hyperparathyreoidismus.

3.3.3 Tertiärer Hyperparathyreoidismus

▶ **Synonym.** autonomer Hyperparathyreoidismus

Der tertiäre HPT entsteht durch **extreme Ausprägung eines sHPT** durch Aufhebung des negativen Feedback-Mechanismus zwischen Serum-Ca^{2+} und Phosphat bzw. Automatisierung der Nebenschilddrüsenüberfunktion. Es kommt zu überschießender PTH-Sekretion trotz Normo- oder sogar Hyperkalzämie. Ursächlich kann eine Adenombildung in einer hyperplastischen Drüse sein. Häufig tritt der tertiäre HPT bei Patienten mit langjähriger Niereninsuffizienz auf (v. a. Dialysepatienten). Bei medikamentös nicht beeinflussbarem tertiärem HPT ist ggf. die Operation indiziert **(totale 3½-Parathyreoidektomie)**.
Im Einzelfall ist eine PTH-Hemmung mit Kalzimimetika (z. B. Cinacalcet) sinnvoll.

▶ **Klinischer Fall.** Der 70 Jahre alte Patient hatte bereits seit mehreren Jahren diffuse Rückenschmerzen, die als Abnutzung bzw. Altersosteoporose abgetan wurden. Allmählich wurde er durch Rippenverformung und Rundrückenausbildung zunehmend behindert. Auch die Atmung wurde erschwert.
Die Diagnostik ergab eine Hypokalzämie von 1,9 mmol/l bei einer Hypophosphatämie von 0,6 mmol/l. Die AP lag bei 350 U/l (bei normalen Leberparametern), das PTH an der oberen Normgrenze. Aufgrund der Angabe eines dünnen und häufigen Stuhls erfolgte eine Dünndarmbiopsie, die zur Diagnose einer Sprue führte.
Unter einer Kombinationstherapie von glutenfreier Kost sowie zunächst 20 000 I. E. Vitamin D/d, die nach 14 Tagen auf 2000 I. E./d reduziert wurden, in Verbindung mit oralen Kalziumsalzen, kam es rasch zu einer Abnahme der Beschwerden. Mit einer für das Schädigungsbild doch erfreulich gebesserten Beweglichkeit konnte der Patient entlassen werden.

3.3.4 Hypoparathyreoidismus

▶ **Synonym.** Nebenschilddrüsenunterfunktion

▶ **Definition.** PTH-Mangel durch Nebenschilddrüsenunterfunktion mit dem Leitsymptom der hypokalzämischen Tetanie.

Epidemiologie: Die häufigste Form ist der **postoperative Hypoparathyreoidismus** nach Strumaresektion (v. a. in Strumaendemiegebieten). Die **idiopathische Form** (vermutlich Autoimmungenese) ist eine seltene Endokrinopathie. Familiäre Formen kommen sehr selten vor.

Ätiopathogenese: Der Ausfall der PTH-Sekretion entsteht durch **fehlende Organanlage** (DiGeorge-Syndrom = Aplasie von Thymus und Nebenschilddrüsen; selten), **Untergang** (idiopathisch als Folge einer asymptomatisch verlaufenden **Immunparathyreoiditis**) oder **chirurgische Entfernung der Nebenschilddrüsen**. Postoperativ kann eine Nebenschilddrüsenunterfunktion sowohl nach Schild- als auch Nebenschilddrüsenoperation entstehen („parathyreoprive Tetanie"). Ein **passagerer reversibler Hypoparathyreoidismus** besteht bei unreifen Neugeborenen oder mütterlichem pHPT.
Bei Mangel oder mangelnder Wirkung von PTH resultiert eine **Hypokalzämie** in Verbindung mit einer **Hyperphosphatämie**. Folgen sind das **tetanische Syndrom** und **paradoxe Verkalkungen** (typischerweise in den Basalganglien und in der Augenlinse). Die Tetanie ist die Folge einer Steigerung der neuromuskulären Erregbarkeit infolge der Verminderung des ionisierten Kalziums.

Klinik: Symptome des **tetanischen Syndroms** und **Organmanifestationen** als Spätfolgen der unbehandelten Nebenschilddrüsenunterfunktion sowie **psychische Veränderungen** (depressive Verstimmung, Reizbarkeit) prägen das klinische Bild (Abb. **H-3.10**).

- **tetanischer Anfall:** Bei **erhaltenem Bewusstsein** kommt es nach Vorzeichen wie **Parästhesien** um den Mund sowie an Händen und Armen (selten auch Beinen) zu **Verkrampfungen** der Muskulatur. Am Daumen resultiert die sog. **Pfötchen- oder Geburtshelferstellung** (Ziehen des Daumens in die Hohlhand), perioral ein **Karpfen- oder Fischmaul**. Die Beine können in **Spitzfußstellung** verkrampfen. Eine Verkrampfung der **intestinalen Muskulatur** (viszerale Tetanie) führt zum Bauch-

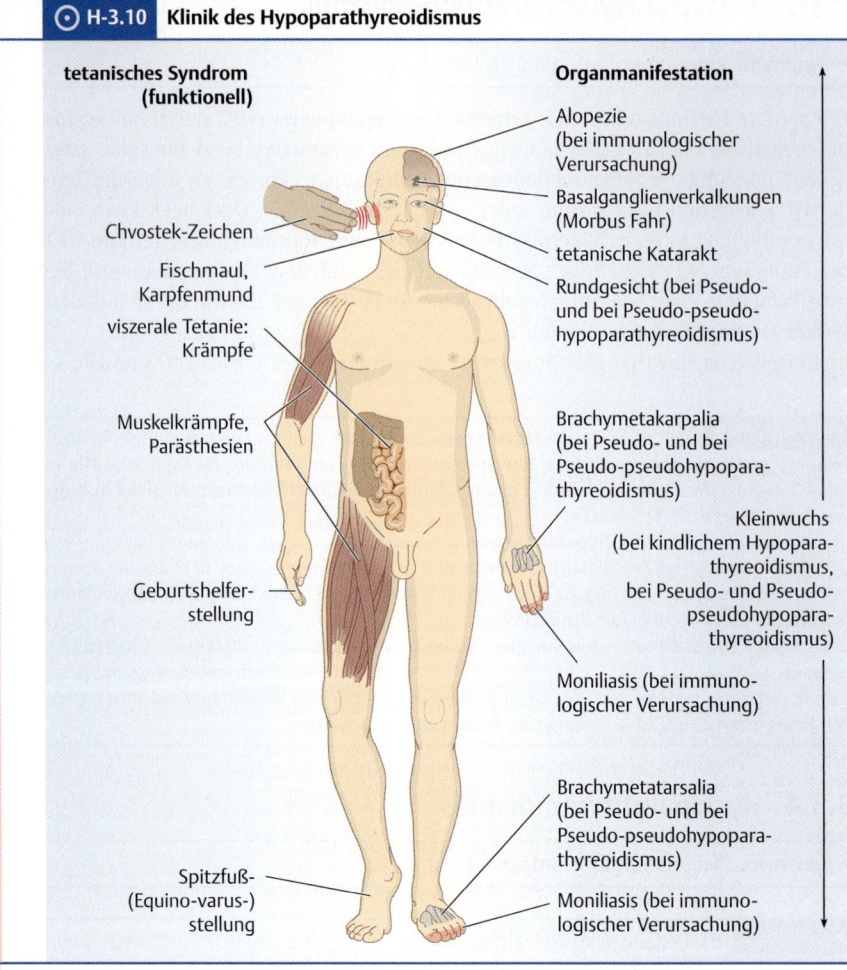

H-3.10 Klinik des Hypoparathyreoidismus

Syndrom. Durchfälle und Harndrang sind Begleiterscheinungen. Im Anfallsintervall ggf. **tetanoide Äquivalente**. Gefahr **ventrikulärer Rhythmusstörungen**.

schmerz-Syndrom; **Durchfälle** und **Harndrang** sind Begleiterscheinungen. Ein Laryngospasmus führt zum **Stimmritzenkrampf** (bevorzugt im Kindesalter). Eine Hypoxämie des Gehirns kann zum Bewusstseinsverlust führen (ebenso bei epileptischer Bereitschaft). Im Anfallsintervall können latente, wenig charakteristische **tetanoide Äquivalente** (z. B. Ziehen, Kribbeln) empfunden werden. Die durch die Hypokalzämie bedingten Störungen der kardialen Reizleitung führen zu einer Verlängerung des QT-Intervalls, es besteht die Gefahr **ventrikulärer Rhythmusstörungen** („torsade de pointes").

▶ **Merke.**

▶ **Merke.** Bei ca. ¼ der Patienten mit Hypoparathyreoidismus kommt es nicht zum tetanischen Anfall. Hier besteht große Gefahr von Organschäden aufgrund der Nichterkennung der Erkrankung.

■ **Organschäden:** Paradoxe Verkalkungen: **tetanische Katarakt** (Abb. **H-3.11**) und in den **Basalganglien** (Morbus Fahr). Im Kindesalter resultieren **Zahnentwicklungsstörungen** und **Minderwuchs**. Der idiopathische Hypoparathyreoidismus kann mit Candidiasis (Moniliasis) an Finger- und Zehennägeln sowie Alopezie einhergehen (polyglanduläres Autoimmun-Syndrom Typ I, vgl. S. 823).

■ **Organschäden:** Die schwerste Organmanifestation des langjährig unbehandelten Hypoparathyreoidismus ist die **tetanische Katarakt** (**paradoxe Verkalkung der Augenlinse** infolge stark schwankender Hyperphosphatämie trotz erniedrigter Kalziumspiegel [Abb. **H-3.11**]). **Paradoxe Verkalkungen** können sich auch im Bereich der **Basalganglien** des Gehirns entwickeln (Morbus Fahr). Die unbehandelte Nebenschilddrüsenunterfunktion des Kindesalters führt zu **Zahnentwicklungsstörungen** und **Minderwuchs**. Der idiopathische Hypoparathyreoidismus kann mit anderen immundefektbedingten Störungen wie Candidiasis (Moniliasis) an Finger- und Zehennägeln sowie Alopezie einhergehen (polyglanduläres Autoimmun-Syndrom Typ I, vgl. S. 823).

Diagnostik und Differenzialdiagnose: Hypokalzämie und Hyperphosphatämie bei erniedrigtem PTH und normalen Nierenwerten. Zu DD siehe Tab. **H-3.4**.

Diagnostik und Differenzialdiagnose: Hypokalzämie und **Hyperphosphatämie** bei **erniedrigtem PTH und normalen harnpflichtigen Substanzen** sind richtungsweisend, gelegentlich begleitende Hypomagnesiämie. Die **AP** ist normal. Im Urin sind Kalzium und Phosphat erniedrigt. Zu Erkrankungen mit Hypokalzämie, die auszuschließen sind, siehe Tab. **H-3.4**.

H-3.4 Differenzialdiagnose der hypokalzämischen Erkrankungen mit Tetanie

Erkrankung	Ursache
Hypokalzämie mit tiefem PTH-Spiegel:	
Hypoparathyreoidismus	▪ idiopathisch, autoimmun bedingt, postoperativ, vorübergehend beim Neugeborenen mit Unreife oder mütterlichem pHPT (s. o.)
Hypomagnesiämie	▪ Magnesium ist ein wichtiger Kofaktor für die PTH-Sekretion, Magnesiummangel führt zur PTH-Sekretionsstarre.
Hypokalzämie mit erhöhtem PTH-Spiegel:	
intestinale Hypokalzämie	▪ Kalziummalabsorption, -maldigestion
Rachitis, Osteomalazie	▪ Vitamin-D-(Metaboliten-)Mangel
chron. Niereninsuffizienz (i. d. R. ohne Tetanie)	▪ Hyperphosphatämie, Mangel an Vitamin-D-Hormon
Pankreatitis	▪ Gewebeverkalkung (senkt Kalzium über seine Ausfällung), Glukagonwirkung (wirkt kalzitoninähnlich)
Kalziumkomplexbildung	▪ Oxalatvergiftung, Zitratbluttransfusion, Phosphat-, Sulfatgabe
Pseudohypoparathyreoidismus	▪ genetisch bedingte Endorganresistenz gegenüber PTH ▪ Typ 1a/1b: Defekt des Adenylatzyklasesystems ▪ Typ 2: Defekt in der Übertragung der cAMP-Botschaft
Leukämie	▪ Kalziumsenkung durch Hyperphosphatämie (infolge Erhöhung des Ionenproduktes $Ca^{2+} \times P$).

H-3.11 Tetanische Katarakt

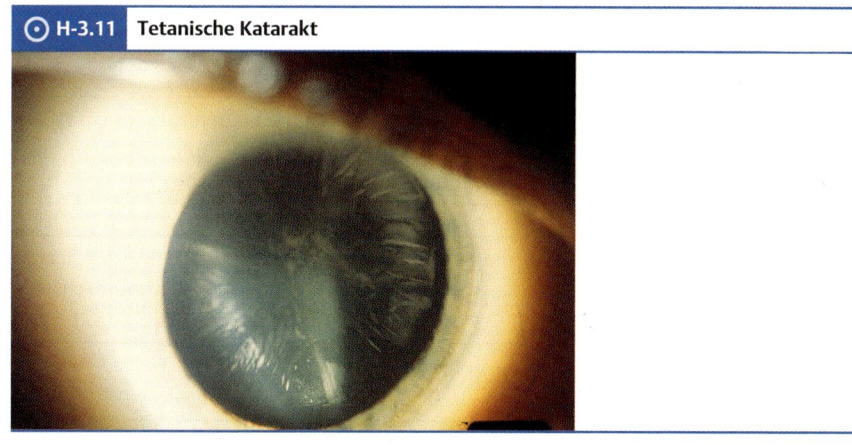

Folgende Untersuchungen sind hilfreich für die Diagnosestellung:
Reflexprüfung: Zur Untersuchung einer tetanischen Bereitschaft dient die Prüfung des **Chvostek-Reflexes** (Zucken der perioralen Muskulatur beim Beklopfen des N. facialis vor dem Ohr). **Trousseau-Zeichen:** Auslösen der **Pfötchenstellung** der Hand durch Stauen des Oberarms mit der Blutdruckmanschette.

▶ **Merke.** Charakteristische Befunde sind Hyperreflexie der Muskeleigenreflexe, ein positives Chvostek-Zeichen und ein positives Trousseau-Zeichen (s. o.).

Mittels **Elektromyogramm** (EMG) wird die tetanische Bereitschaft objektiviert. Es zeigt typische Dubletten und Tripletten. Im **EKG** zeigt sich ein **verlängertes QT-Intervall**.
Wesentlich häufiger stellt sich die Frage der Tetanie mit Normokalzämie (DD s. Tab. **H-3.5**). Die häufigste Form ist die **Hyperventilationstetanie** (S. 453).

▶ **Merke.** Die Symptomatik ist nicht zu unterscheiden von einer hypokalzämischen Tetanie bei Hypoparathyreoidismus.

Im Zweifelsfall ist **nach Asservierung einer Blutprobe** die Gabe von Kalzium indiziert (s. Therapie (S. 788)).

Tab. H-3.5 Differenzialdiagnose der normokalzämischen Tetanie

Erkrankung	Ursache
Hyperventilationstetanie	respiratorische Alkalose
Magentetanie	Alkalose durch Hyperemesis mit Salzsäureverlust bei schwangeren Frauen
schwere Hypokaliämie	Kaliuminfusion zur Zeit eines größeren Missverhältnisses zwischen intra- und extrazellulärem Kalium
Intoxikationen (selten)	Strychnin, Atropin, Blei u. a.
Infektionskrämpfe	ohne Elektrolytentgleisung
zerebrale Tetanie	bei hirnorganischen Erkrankungen

Therapie: Man unterscheidet die Akut- und die Dauertherapie (Tab. **H-3.6**).
- **Akuttherapie:** Im tetanischen Anfall injiziert man (nach Abnahme einer Blutprobe für die spätere Kalziumbestimmung) 10–20 ml einer 10- oder 20 %igen Kalziumlösung (langsame Injektion, um unangenehme Wärmegefühle zu vermeiden). Bei **Dauertetanie** (Status tetanicus) ist ggf. eine Kalziumdauerinfusion über Stunden erforderlich. Beim digitalisierten Patienten sollte besonders **langsam** injiziert werden, um eine gefährdende Hyperkalzämie (Zunahme der Glykosidempfindlichkeit!) zu vermeiden.
- **Dauertherapie:** Behandlungsziel ist eine Anhebung des **Serumkalziumspiegels in den unteren Normbereich**. Vitamin-D-Analoga wie Kalzitriol führen zur Steigerung der Kalziumabsorption, Kalziumpräparate garantieren ein gleichmäßiges Angebot im Darm. Cave: Milch und Milchprodukte sind weniger gut geeignet, da sie gleichzeitig phosphatreich sind.

▶ **Merke.** Bei zu hoher Dosierung von oralen Kalziumpräparaten kann es bei Kalziummengen > 2000 mg/d zu einer Durchfallneigung kommen. Folge ist dann eine Verschlechterung der Kalziumabsorption.

▶ **Merke.** Bei HPT sollte das Serumkalzium maximal in die untere Hälfte des Normbereiches angehoben werden, da ansonsten das Risiko für eine Nephrolithiasis erhöht ist.

Zu Folgen einer Vitamin-D-Überdosierung s. S. 792.

Tab. H-3.6 Therapie bei Hypoparathyreoidismus

Akuttherapie	
tetanischer Anfall	nach Blutentnahme für Ca^{2+}: 10–20 ml Kalziumlösung 10 % (= 90–180 mg Kalziumionen) oder 20 % (= 183–360 mg Kalziumionen) i. v. in 2–5 min, z. B. Calcium-Sandoz 10 % oder 20 %
Status tetanicus	10–20 mg Kalziumionen/kg KG als Dauerinfusion über 2–12 h i. v. (z. B.: 10 Amp. 10 % bzw. 5 Amp. 20 % Kalziumlösung in 500 ml physiol. NaCl- oder 5 %-Glukoselösung)
Dauertherapie	
Steigerung der Kalziumabsorption	1,25-Dihydroxy-Vitamin D_3 (Rocaltrol: 0,5–2,0 µg/d)
Garantie eines gleichmäßigen Kalziumangebotes	500–1500 mg Kalziumionen/d p. o. (z. B. 3 × 1 Tbl. Calcium-Sandoz forte/d)

Verlauf und Prognose: Der Hypoparathyreoidismus ist recht gut behandelbar. In den meisten Fällen kann Beschwerdefreiheit erreicht werden. Wichtig sind therapiebegleitend regelmäßige Kontrollen des Serumkalzium- und Phosphatspiegels sowie der Kalziumausscheidung im Urin. Die Patienten sollten auch über die Symptome einer möglichen Überdosierung unterrichtet werden, ein **Behandlungsausweis** ist von Vorteil. Unbehandelt drohen Sekundärkomplikationen (s. o.). Gefährdet bei verschleppter Diagnosestellung sind insbesondere nicht tetanische Patienten (z. B. nach Schilddrüsenoperation).

▶ Klinischer Fall.
Wegen der Entwicklung einer Katarakt, die rechts stärker ausgeprägt war als links, musste sich eine 57-jährige Frau der Kataraktextraktion in der Augenklinik unterziehen. Das Laborprofil ergab eine Hypokalzämie bei Hyperphosphatämie; anamnestisch waren nie tetanische Anfälle oder Beschwerden zu eruieren. 19 Jahre vorher war eine Strumaresektion erfolgt. Postoperative Kontrollen der Parameter der Nebenschilddrüsenfunktion waren nicht zu eruieren. Nach Einstellung der Patientin mit Kalzitriol und 1000 mg Kalzium/d normalisierten sich Kalzium- und Phosphatspiegel, die Patientin registrierte ein schwer definierbares Gefühl der allgemeinen subjektiven Besserung. Die Katarakt des anderen Auges zeigte seit Behandlung des Hypoparathyreoidismus keine Progression mehr.

Sonderform: Pseudohypoparathyreoidismus

Bei adäquater PTH-Produktion führt eine **Endorganresistenz** zur Unwirksamkeit des vorhandenen PTH mit den gleichen Folgen wie im Falle des PTH-Mangels (z. B. Tetanien und Organmanifestationen des Hypoparathyreoidismus).
Erblichkeit kommt vor, wobei folgende (von der Kalziumstoffwechselstörung unabhängige) **körperliche Stigmata** auftreten können: Kleinwuchs, Rundgesicht, Brachymetatarsie und Brachymetakarpie sowie Verkalkungen (subkutan, Basalganglien). Einschränkungen der Intelligenz sind nicht obligatorisch. Man unterscheidet 3 Typen des Krankheitskomplexes (Tab. **H-3.7**).

≡ **H-3.7** Typen des Pseudohypoparathyreoidismus

Einteilung	Ursache
Typ I	▪ Defekt des PTH-Rezeptors bzw. der Adenylatzyklase mit mangelnder Bildung von cAMP (fehlende cAMP-Ausscheidung nach PTH-Gabe)
	▪ Typ Ia (hereditäre Albright-Osteodystrophie): typische Fazies und Skelettveränderungen, meist auch TSH-Resistenz
	▪ Typ Ib ohne typische Skelettveränderungen
Typ II	▪ Bildung von cAMP, die phosphaturische Wirkung von PTH bleibt jedoch aus.

Die Labordiagnostik ergibt **Hypokalzämie** und **Hyperphosphatämie** bei **erhöht messbarem PTH** (Labor: Hyper-, klinisch: Hypoparathyreoidismus). Der Ellsworth-Howard-Test ist v.a. von akademischem Interesse: Nach Gabe von exogenem PTH wird die Phosphat- und cAMP-Ausscheidung im Urin gemessen (bei gesunden Personen Anstieg auf mehr als das 2-Fache des Normwertes).
Therapeutisch sind **Vitamin-D-Analoga** mit kürzerer Halbwertszeit in Kombination mit Kalziumpräparaten indiziert. Bei einem Teil der Patienten verschwindet überraschenderweise **nach Normalisierung des Serumkalziumspiegels** die **Endorganresistenz** (vorübergehend oder auch bleibend). Ein Vorliegen der o. g. körperlichen Stigmata ohne Kalziumstoffwechselstörung wird als **„Pseudopseudohypoparathyreoidismus"** bezeichnet.

3.4 Störungen des Vitamin-D-Stoffwechsels

3.4.1 Rachitis, Osteomalazie

▶ **Synonym.** Englische Krankheit

▶ **Definition.** Ein unzureichendes Angebot an Kalzium- und/oder Phosphationen führt zu ungenügender Verkalkung des Osteoids. Bei der **Rachitis** des Kindes ist eine gestörte Mineralisierung und Desorganisation der Wachstumsfuge Ursache eines primär geschädigten Knochens. Als **Osteomalazie** wird die Erkrankung des zunächst gesunden Knochens (mangelnde Mineralisation) des Erwachsenen bezeichnet.

Epidemiologie: Vollbilder werden in unseren Breiten selten beobachtet und finden sich am häufigsten bei Einwanderern mit dunkler Pigmentierung aus südlichen Ländern (z. B. Türkei) und bei Heimbewohnern.

Ätiopathogenese: Ursache eines **Vitamin-D-Mangels** können mangelnde Aufnahme mit der Nahrung, ein Malassimilationssyndrom oder unzureichende UV-Bestrahlung (z. B. bei alten Menschen) sein. Eine **Störung des Vitamin-D-Stoffwechsels** kann

Leber oder Niere. Renal-tubuläre Funktionsstörungen führen selten Vitamin-D-unabhängig zur Osteomalazie. Folge ist ein ständiger Knochenumbau mit unzureichender Verkalkung des neu gebildeten **Osteoids**. Durch ungenügende Stabilität des Knochens kommt es zu **Verbiegungen** und **Pseudofrakturen** (Looser-Umbauzonen).

hepatisch (z. B. Störung der 25-Hydroxylierung in der Leber) oder renal (z. B. mangelnde 1α-Hydroxylierung in der Niere) bedingt sein. Selten liegt eine Endorganresistenz gegen Vitamin-D-Hormon vor (Pseudo-Vitamin-D-Mangelrachitis Typ II). Renal-tubuläre Funktionsstörungen führen selten Vitamin-D-unabhängig zur Osteomalazie (z. B. X-chromosomale hypophosphatämische Rachitis) durch einen meist renalen Phosphatverlust. Folge ist ein ständiger Knochenumbau mit unzureichender Verkalkung des neu gebildeten **Osteoids**. Durch ungenügende Stabilität des Knochens kommt es zu **Verbiegungen** und **Pseudofrakturen** (Looser-Umbauzonen; s. u.).

Klinik: Bei **Rachitis** entwickeln sich je nach Manifestationsalter die **Kraniotabes**, der **rachitische Rosenkranz** (Abb. H-3.12a) und **krumme Beine** (Coxa vara).

Die **Osteomalazie** äußert sich durch **Skelettschmerzen** und **Verformungen** (Abb. **H-3.12c**). Ohne Behandlung kann es im Verlauf zu Verbiegungen von Femur (Coxa vara) und Tibia (Genu varum) mit konsekutiver Gangstörung (Watschelgang) kommen.

Klinik: Bei der **Rachitis** des Kindes entwickeln sich je nach Manifestationsalter z. B. die **Kraniotabes** (bei der angeborenen Form), der **rachitische Rosenkranz** (Abb. **H-3.12a**) sowie **krumme Beine** (Coxa vara) und eine defizitäre Zahnbildung und -entwicklung.

Die **Osteomalazie** des Erwachsenen äußert sich durch **Skelettschmerzen** v. a. im Rücken- und Hüftbereich. Nach längerer Krankheitsdauer resultieren **Verformungen** (Abb. **H-3.12c**). Ohne Behandlung kann es im Verlauf zu Verbiegungen von Femur (Coxa vara) und Tibia (Genu varum) kommen. Zusammen mit einer **verminderten Muskelkraft** (z. B. Schwäche der Glutealmuskulatur) führen diese zu Gehstörungen (sog. Watschelgang).

H-3.12 Rachitis, Osteomalazie

a Typische Skelettveränderungen der Vitamin-D-Mangel-Rachitis: stark ausgeprägter rachitischer Rosenkranz (Auftreibung der Knorpel-Knochen-Grenze an den Rippen); verläuft **nicht** parallel mit dem Sternum.
b Epiphysäre Auftreibung, unscharfe Begrenzung und Becherung der distalen Ulna- und Radiusmetaphyse; zudem leichte Osteoporose.
c Osteomalazie-Patient (55 Jahre alt)

a,b aus: Gortner L., Meyer S., Sitzmann, C. F.: Duale Reihe Pädiatrie. Thieme; 2012

Diagnostik: Typisch im Labor ist die **Erhöhung der AP**. Kalzium und Phosphat können normal sein. Im Laufe der Zeit kommt es jedoch zur **Hypokalzämie** und **Hypophosphatämie** infolge eines sHPT. **25-OH-D$_3$** ist **erniedrigt**.

Diagnostik: Anamnese und **Klinik** geben erste Hinweiszeichen. Typisch im Rahmen der Labordiagnostik ist die **Erhöhung der alkalischen Serumphosphatase** (AP). Wichtig ist der Ausschluss einer Lebererkrankung bzw. die Bestimmung der Isoenzyme zum Nachweis einer ossären Herkunft. Kalzium und Phosphat können initial normal sein, im Verlauf kommt es jedoch zur **Hypokalzämie** und auch zur **Hypophosphatämie** infolge eines sHPT. **25-OH-D$_3$** ist im Blut **erniedrigt**.
Bei Niereninsuffizienz finden sich eine Hyperphosphatämie und teilweise eine Verminderung von **1,25 (OH)$_2$-D$_3$**.

Richtungsweisend ist beim Vollbild der Erkrankung das **Röntgenbild** (Abb. H-3.13). Beim Erwachsenen sind Pseudofrakturen hoch verdächtig. Die **Knochenbiopsie** zeigt unverkalkte Osteoidsäume. Im Verlauf ggf. Zeichen der erhöhten PTH-Wirkung bei sHPT.

Richtungsweisend ist beim Vollbild der Erkrankung das **Röntgenbild** (Abb. **H-3.13**); es zeigt eine verwaschene Knochenstruktur bei geringem Kalksalzgehalt. Beim Erwachsenen sind Pseudofrakturen hoch verdächtig (Looser-Umbauzonen). Im Zweifelsfall ist eine **Knochenbiopsie** erforderlich. Die Histologie zeigt die **typische Vermehrung der unverkalkten Osteoidsäume**. Bei sHPT finden sich später Zeichen der erhöhten PTH-Wirkung.

Differenzialdiagnose: Man unterscheidet verschiedene Formen (Tab. **H-3.8** und Tab. **H-3.9**).

Differenzialdiagnose: Abzuklären sind die unterschiedlichen Formen der Rachitis bzw. Osteomalazie (**kalzipenisch** [Tab. **H-3.8**] bzw. **phosphopenisch** [Tab. **H-3.9**]).

Therapie: Bei Vitamin-D-Mangel wird mit **genuinem Vitamin D** behandelt (10 000–20 000 I. E./d p. o.). **Zusätzlich ausreichendes Kalziumangebot** (1–2 g/d p. o.).

Therapie: Bei Vitamin-D-Mangel wird **genuines Vitamin D** verabreicht (10 000–20 000 I. E./d p. o.). Bei klinischen Anzeichen einer gestörten Fettverdauung und Absorption (Vitamin D ist fettlöslich) erfolgt die parenterale Therapie. Zusätzlich ist ein **ausreichendes Kalziumangebot** (1–2 g/d p. o.) wichtig. Milch und Milchprodukte sind hier sinnvoll, da auch Phosphat fehlt.

H 3.4 Störungen des Vitamin-D-Stoffwechsels

H-3.13 Röntgenbild der Vorderarme bei Osteomalazie vor (a) und nach Therapie (b)

a Alle Skelettanteile sind kalkarm. Die Ulna zeigt einen queren Spalt ohne durchbauten Kallus. Im Radius weiter kaudal noch nicht ganz so weit fortgeschrittene Umbauzone (Looser).
b Gute Heilung wenige Monate nach Therapie mit Vitamin D.

H-3.8 Kalzipenische Rachitisformen

Ursachen	Beispiele	Verhalten der Vitamin-D-Metaboliten	
		25-OH-D_3	1,25-$(OH)_2$-D_3
Vitamin-D-Mangel	mangelhafte UV-Bestrahlung, mangelhafte Zufuhr oder Malabsorption von Vitamin D	↓	(↓) n
Vitamin-D-Stoffwechselstörungen	vermehrter Katabolismus		
	▪ durch Antikonvulsiva	↓	(↑) n
	▪ durch Lebererkrankungen.	↓	↓ (n)
verminderte 1α-Hydroxylierung	bei chronischer Niereninsuffizienz	n (↓)	↓
	bei hereditärer Pseudo-Vitamin-D-Mangelrachitis Typ I	n	↓
Endorganresistenz gegenüber 1,25-$(OH)_2$-D_3	bei Pseudo-Vitamin-D-Mangelrachitis Typ II	n	n

n = normal, ↓ = erniedrigt, ↑ = erhöht

H-3.9 Phosphopenische Rachitisformen

Ursachen	Beispiele
Phosphatverlust	▪ **Störungen der renal-tubulären Phosphatrückresorption** (Formen des Phosphatdiabetes) ▪ Fanconi-Syndrom (Phosphaturie, Aminoazidurie, Glukosurie) ▪ X-chromosomale hypophosphatämische Rachitis ▪ renal-tubuläre Azidose (distaler Typ) Phosphatdiabetes bei Tumoren (mit Phosphatoninexzess)
mangelhafte Phosphataufnahme	▪ parenterale Hyperalimentation ▪ phosphatarme Ernährung von Frühgeborenen

Im Kindesalter hat die **Vitamin-D-Prophylaxe** (v. a. bei Kindern mit dunkler Pigmentierung, z. B. türkischer Herkunft) große Bedeutung.
Bei **Osteomalazie** infolge der **Langzeiteinnahme von Antiepileptika** bzw. bei schweren **Lebererkrankungen** kann mit 25-OH-D_3 therapiert werden. Bei **Niereninsuffizienz** wird 1,25-$(OH)_2$-D_3 gegeben. In der Heilungsphase der Osteomalazie kann vorübergehend eine Hypokalzämie auftreten („Hunger" des Knochens nach Kalzium: Die Osteoidsäume saugen das Kalzium geradezu auf). **Parameter** der Wirksamkeit der Therapie ist der **Abfall der AP** innerhalb von Wochen bis Monaten. Aufgrund der Gefahr einer Hyperkalzämie sollten therapiebegleitend regelmäßig Serumkalzium und Kalziumausscheidung im Urin kontrolliert werden.

Prognose: Die rechtzeitig behandelte Vitamin-D-Mangelerkrankung heilt sehr gut aus. Wesentlich ist die Prophylaxe, d. h. die lebenslange ausreichende Versorgung je nach auslösender Ursache.

Große Bedeutung hat die **Vitamin-D-Prophylaxe** im Kindesalter.

Bei Osteomalazie infolge **Antiepileptikaeinnahme und Lebererkrankungen** Gabe von 25-OH-D_3. Bei **Niereninsuffizienz** 1,25-$(OH)_2$-D_3. Parameter der Wirksamkeit ist der **Abfall der AP**.

Prognose: Die rechtzeitig behandelte Vitamin-D-Mangelerkrankung heilt sehr gut aus.

3.4.2 Vitamin-D-Intoxikation

Ätiologie: Eine länger andauernde Überversorgung des Organismus mit Vitamin D führt allmählich zur Hyperkalzämie, da durch Substratdruck die an sich den Vitamin-D-Stoffwechsel regulierenden Enzymsysteme durchbrochen werden.

Klinik: Abhängig von der Höhe des Kalziumspiegels finden sich Symptome des **Hyperkalzämie-Syndroms** (s. Hyperkalzämie (S. 977)).

Diagnostik und Differenzialdiagnose: Leitparameter ist die **Hyperkalzämie**. PTH ist supprimiert, Vitamin-D-Metaboliten (insbesondere 25-OH-D$_3$) sind erhöht. Wichtig sind anamnestische Angaben zur Vitamin-D-Zufuhr. Die AP ist normal. Im Urin zeigt sich eine **Hyperkalzurie bei normaler Phosphatausscheidung**. Differenzialdiagnostisch sind alle Formen der Hyperkalzämie abzugrenzen (s. Tab. **I-10.6**, S. 977).

Therapie: symptomatische Maßnahmen zur Kalziumsenkung: reichliches Trinken, bedarfsweise i. v. Kochsalzinfusionen, evtl. unterstützt durch Furosemid. Frühzeitig sollten Glukokortikoide gegeben werden, ggf. Bisphosphonate. Digitalispräparate sind wegen der Gefahr von Arrhythmien zu vermeiden.

Verlauf und Prognose: Tödlich verlaufende Vitamin-D-Intoxikationen wurden in der Vergangenheit mehrfach beschrieben, kommen heute aber nur noch selten vor. Mit gelegentlich nicht erkannten Fällen ist zu rechnen.

3.5 Weitere metabolische Knochenerkrankungen

▶ **Synonym.** Osteopathien

Der Begriff der metabolischen Knochenerkrankungen bezieht Erkrankungen der **gestörten Nebenschilddrüsenfunktion, hormonabhängige Knochenerkrankungen** wie die **Osteoporose**, Knochenerkrankungen mit unbekannter Ätiologie wie die **Osteogenesis imperfecta** oder den **Morbus Paget** mit ein.

3.5.1 Osteoporose

▶ **Definition.** Osteoporose ist der mit einem erhöhten Frakturrisiko einhergehende Verlust von Knochenmasse, -struktur und -funktion. Zu differenzieren ist die Altersatrophie (Osteopenie) des gesunden alten Menschen, die naturgemäß auch ein erhöhtes Frakturrisiko beinhaltet.

Epidemiologie und Einteilung: Als häufigste Knochenkrankheit im höheren Alter wird die Osteoporose auch als Volkskrankheit bezeichnet. Vorherrschend ist die sog. idiopathische, **primäre Osteoporose** (ca. 10–25 % aller Frauen sind nach der Menopause betroffen). Bei über 70-Jährigen nimmt die senile Osteoporose zu, die bei beiden Geschlechtern gleich häufig auftritt. **Sekundäre Osteoporosen** sind wesentlich seltener. Zur Einteilung siehe Tab. **H-3.10**.

≡ H-3.10	Einteilung der Osteoporose
primäre Osteoporosen (= idiopathische Osteoporosen)	
▪ kindliche und juvenile Osteoporose, prämenopausale Osteoporose, postmenopausale Osteoporose (= Typ I), senile Osteoporose (= Typ II)	
sekundäre Osteoporosen	
▪ endokrinologisch verursacht (durch Hormonmangel: z. B. Sexualhormonmangel [Hypogonadismus] oder Hormonüberschuss [z. B. Hyperkortisolismus, Hyperthyreose, pHPT])	
▪ im Rahmen komplexer Osteopathien (intestinal bedingt: z. B. Malabsorption, Maldigestion oder besondere Formen der renalen Osteopathie)	
▪ neoplastische Erkrankungen (z. B. myeloproliferative und lymphodysplastische sowie maligne Systemerkrankungen wie Plasmozytom und Mastozytose)	
▪ entzündliche Erkrankungen	
▪ im Rahmen hereditärer Bindegewebeerkrankungen (z. B. Osteogenesis imperfecta, Ehler-Danlos-Syndrom)	
▪ Reduktion der statischen Kräfte am Knochen (z. B. Immobilisation, Schwerelosigkeit)	
▪ Medikamente: Aromatase-Inhibitoren, Glitazone, Antiandrogene, Antiepileptika, Glukokortikoide.	

H 3.5 Weitere metabolische Knochenerkrankungen

Ätiopathogenese: Die Entwicklung einer Osteoporose ist vor der physiologischen Entwicklung der Knochenmasse im Lauf des Lebens zu sehen (Abb. **H-3.14**). Im Kindesalter wächst der Knochen zunächst unabhängig von den Sexualhormonen – ab der Pubertät ist er bei beiden Geschlechtern von diesen Hormonen abhängig. Bei normaler Pubertät wird ein Optimum an Knochenmasse aufgebaut, das sich dann für 1–2 Jahrzehnte hält. Anschließend erfolgt beim gesunden Individuum ein Abfall von 0,5–max. 1 %/Jahr. Beim Mann verläuft die Kurve gleichmäßig bis ins hohe Alter. Ein erhöhtes Osteoporoserisiko besteht bei beschleunigtem Verlust der Knochenmasse in jüngeren Jahren.

Die im Jugendalter, d. h. während der Pubertät, beobachtete **juvenile Osteoporose** ist noch ungeklärt und schwierig einzuordnen. Sie zeichnet sich durch eine gute spontane Restitution zur Zeit des Wachstumsabschlusses aus.

Mit der Menopause, d. h. mit dem Ausfall der Östrogenproduktion, entfällt ein Schutzfaktor für das Skelett. Die Folge ist ein beschleunigter Knochenmassenverlust für einen Zeitraum von mehreren Jahren, der als „rascher Knochenumsatz" zu sehen ist. Abhängig vom Ausgangsniveau, vom Ausmaß des Verlustes und seiner Zeitdauer kann sich 10–15 Jahre nach der Menopause die sog. **postmenopausale Osteoporose** (Typ I) entwickeln. Zwischen 60 und 75 Jahren herrscht ein „low turnover" vor. Man unterscheidet therapeutisch beeinflussbare und nicht beeinflussbare Risikofaktoren (Tab. **H-3.11**).

Ätiopathogenese: Im **Kindesalter** wächst der Knochen unabhängig von den Sexualhormonen. Ab der Pubertät ist er bei beiden Geschlechtern von diesen abhängig (Abb. **H-3.14**). Bei normaler Pubertät wird ein Optimum an Knochenmasse aufgebaut, das sich für 1–2 Jahrzehnte hält. Der anschließende Abfall erfolgt beim Gesunden mit 0,5–1 %/Jahr.

Die Entstehung der **juvenilen Osteoporose** ist noch ungeklärt.

Folge des Ausfalls der Östrogenproduktion nach der Menopause bei der Frau ist ein beschleunigter Knochenmassenverlust. Abhängig vom Ausgangsniveau, dem Ausmaß des Verlustes und seiner Zeitdauer kann sich 10–15 Jahre nach der Menopause die sog. **postmenopausale Osteoporose** entwickeln. Zu Risikofaktoren siehe Tab. **H-3.11**.

H-3.14 Osteoporose und Knochenmasse

Verhalten der Knochenmasse beim Menschen im Lauf des Lebens: Nur mithilfe der Sexualhormone wird nach der Pubertät die maximal mögliche Knochenmasse („peak bone mass") aufgebaut; beim weiblichen Geschlecht bringt der Östrogenausfall nach der Menopause für einige Jahre einen beschleunigten Knochenmassenverlust mit sich.

H-3.11 Risikofaktoren der primären Osteoporose

therapeutisch beeinflussbare Risikofaktoren	therapeutisch nicht beeinflussbare Risikofaktoren
▪ **Geschlechtshormonmangel, verminderte Dauer der Östrogenexposition** (späte Menarche und frühe Menopause)	▪ **weibliches Geschlecht:** geringere Knochenmasse bei Frauen, die postmenopausal weiter abnimmt
▪ **körperliche Inaktivität**	▪ **Alter:** Abnahme der Knochenmasse mit steigendem Alter
▪ **Hyperkortisolismus** (endogenes Cushing-Syndrom, Glukokortikoidtherapie)	▪ **genetische Faktoren:** familiäre Belastung
▪ negativer Einfluss von **Nikotin** und **Alkohol**	
▪ **Ernährung:** Mangelernährung mit ungenügender Eiweißzufuhr, Kalzium-, Vitamin-D-Mangel, Kachexie	
▪ **chronische Entzündungen**, lang dauernde unbehandelte **Hyperthyreose**	

Die verminderte Knochenmasse führt zu einem gesteigerten **Frakturrisiko** bereits bei geringen Belastungen. Da bei der **postmenopausalen Osteoporose** (Typ I) v. a. der trabekuläre Knochen (an der Wirbelsäule) vermindert ist, steht die **Wirbelkörperfraktur** im Vordergrund. Bei der späteren **senilen Osteoporose** (Typ II) ist auch der kompakte Knochen betroffen, **Frakturen der Röhrenknochen** treten hinzu.

Die häufigsten **Frakturlokalisationen** bei der Osteoporose finden sich an der **Wirbelsäule**, an **Femur** (Schenkelhals) und **Radius**.

Klinik: Typischerweise spielt sich die postmenopausale Osteoporose zunächst an der Wirbelsäule ab (Abb. **H-3.15**). Bei geringen Belastungen, aber auch ohne erkennbaren Anlass, kann es zu **akuten Schmerzen im Rücken** in Verbindung mit dem Einbrechen oder dem Einsinken eines oder mehrerer Wirbel kommen. Das Zusammensintern der Wirbel kann jedoch auch schleichend und relativ schmerzarm erfolgen. Typisch ist eine **Abnahme der Körpergröße** sowie **Rundrücken** und **Gibbusbildung**. Es kommt zu Spontanfrakturen (d. h. ohne adäquates Trauma). Andere

Klinik: Typischerweise spielt sich die postmenopausale Osteoporose zunächst an der Wirbelsäule ab (Abb. **H-3.15**). Es kommt zu **akuten Schmerzen im Rücken**. Charakteristisch sind **Abnahme der Körpergröße** sowie **Rundrücken** und **Gibbusbildung**. Häufig sind auch **distale Radius-** oder **Schenkelhalsfrakturen**.

H-3.15 Primäre (a) und sekundäre Osteoporose (c)

a Rückenansicht einer Patientin mit **postmenopausaler Osteoporose:** Infolge von Wirbelsäulenbrüchen schwingen Hautfalten wie die Äste einer Tanne von der Wirbelsäule aus nach rechts und links (Tannenbaumphänomen). Verstärkt zeichnen sich die Dornfortsätze von Keilwirbeln (untere BWS) ab.
b Normalbefund.
c Röntgenbild einer Patientin mit **sekundärer Ostoporose** durch Plasmozytom: Das Bild zeigt lediglich unspezifische Veränderungen (Eindellungen mehrerer Grund- und Deckplatten, Keilwirbelbildung von BWK 11).
b aus: Füeßl, H. S., Middecke, M.: Duale Reihe Anamnese und Klinische Untersuchung. Thieme; 2005

Diagnostik: Die idiopathische Osteoporose zeigt **keine pathologischen Laborbefunde** (Normalwerte für Kalzium und Phosphat im Serum und Urin, AP und Abbaumarkerausscheidung). Zur weiterführenden Labordiagnostik und DD bei röntgenologischem Befund einer Osteoporose siehe Tab. **H-3.12**.

Osteoporotiker fallen durch Frakturen der Extremitäten auf: häufig sind **distale Radius-** oder **Schenkelhalsfrakturen**.

Diagnostik: Anamnese und klinische Untersuchung (Längenmessung bei alten Menschen!) sind richtungsweisend. Die idiopathische Osteoporose zeigt **keine pathologischen Laborbefunde** (Normalwerte für Kalzium und Phosphat im Serum und Urin, AP und Abbaumarkerausscheidung). Knochenumbauparameter können Hinweise auf „high" oder „low turnover" liefern. Pathologische Laborwerte weisen auf eine sekundäre Osteoporose (s. u.) hin. Das Minimal-Laborprogramm bei röntgenologischem Befund einer Osteoporose ist in Tab. **H-3.12** dargestellt.

H-3.12 Labordiagnostik und Differenzialdiagnosen

Parameter	zum Ausschluss von
Kalzium, Phosphat, PTH	▪ Hyperparathyreoidismus (primär/sekundär) ▪ paraneoplastische Hyperkalzämie ▪ Malabsorption.
BSR/CRP	▪ entzündliche Erkrankungen, multiples Myelom
Differenzialblutbild	▪ maligne hämatologische Erkrankungen
alkalische Phosphatase (AP)	▪ Osteomalazie
γ-GT	▪ Differenzialdiagnose einer AP-Erhöhung
Kreatinin/Harnstoff	▪ renale Osteopathie
Eiweißelektrophorese (Serum und Urin)	▪ multiples Myelom
25-(OH)-Vitamin D	▪ Vitamin-D-Mangel
LH/FSH und Testosteron/Östradiol	▪ Hypogonadismus
TSH	▪ Hyperthyreose
evtl. Speichelkortisol (Bestimmung um 23:00 Uhr) oder Dexamethason-Hemmtest (bei klinischem Verdacht)	▪ Cushing-Syndrom
evtl. Tryptase (bei klinischem Verdacht)	▪ systemische Mastozytose

Die Diagnose wird aufgrund des **typischen Röntgenbefundes** gestellt: **Entkalkung** der Wirbel in Verbindung mit einer sog. **Rahmenstruktur** durch das Hervortreten der Grund- und Deckplatten sowie der **vertikalen Trabekulierung** und dem Nachweis einer oder mehrerer **Wirbeleinbrüche** (in allen Abstufungen bis zur Keilwirbelbildung). Bei speziellen Fragestellungen (z. B. junge Patienten, stark progredienter Verlauf) ist eine **Knochenbiopsie** empfehlenswert (Ausschluss der Ursachen für eine sekundäre Osteoporose; s. Tab. **H-3.10**). Das **Skelettszintigramm** dient der Suche von Umbauherden, die dann nachgeröntgt werden.

Verfahren zur nicht invasiven Knochendichtemessung (Osteodensitometrie) wie z. B. die duale Photonenabsorptiometrie kommen bei der Diagnostik und in der Verlaufskontrolle zum Einsatz. Aufgrund geringer Strahlenbelastung und guter Reproduzierbarkeit ist die **DEXA** (S. 777) Methode der Wahl. Charakteristisch ist eine Verminderung der Knochendichte (Abb. **H-3.16**). Zur Einteilung der Osteoporose unter Berücksichtigung der DEXA-Messung siehe Tab. **H-3.13**.

Die Diagnose wird röntgenologisch gestellt: **typische Entkalkung der Wirbel** in Verbindung mit **einer sog. Rahmenstruktur** sowie vertikaler Trabekulierung. Bei speziellen Fragestellungen ist die **Knochenbiopsie** empfehlenswert (Tab. **H-3.10**). **Skelettszintigramm** zur Suche von Umbauherden.

Die **Bestimmung der Knochendichte** ist zur Verlaufskontrolle hilfreich. Zur exakten nicht invasiven Quantifizierung der Knochendichte eignet sich die **DEXA** (S. 777). Charakteristisch ist eine erniedrigte Knochendichte. Zur Einteilung der Osteoporose siehe Tab. **H-3.13**.

H-3.16 Densitometrieresultat einer 60-jährigen Frau

Das Messresultat liegt 2 Standardabweichungen (STD) unter dem altersentsprechenden Referenzwert (z-Score: –2 SD). Im Vergleich mit prämenopausalen Frauen liegt der Messwert 3 SD unterhalb des Referenzwertes (t-Score: –3 SD = Osteoporose).

nach: Spinas G., Fischli S.: Endokrinologie und Stoffwechsel kompakt. Thieme; 2011

H-3.13 Klinische Stadien der Osteoporose

Stadium		DEXA-Messung	Klinik
0	präklinische Osteoporose (= Osteopenie)	T-Score*: –1,0 bis –2,5 SD	keine Frakturen
I	Osteoporose	T-Score: < –2,5 SD	keine Frakturen
II	manifeste Osteoporose	BMD** erniedrigt	1–3 Wirbelfrakturen ohne adäquates Trauma
III	fortgeschrittene Osteoporose	BMD erniedrigt	multiple Wirbelfrakturen, extraspinale Frakturen

* T-Score: Angabe der Standardabweichung (SD = standard deviation) vom Mittelwert der Knochendichte gesunder junger Erwachsener („peak bone mass"),
** BMD: Angabe der Knochendichte (= bone mineral density)

Differenzialdiagnose: Abklärung der unterschiedlichen Ursachen der sekundären Osteoporose (Tab. **H-3.10**). V. a. **Neoplasien** dürfen nicht übersehen werden.

Therapie und Prophylaxe: Basistherapie bei jeder Form der manifesten Osteoporose ist die kombinierte Gabe von **Kalzium** und **Vitamin D$_3$**, angepasst an die individuelle Grundversorgung (Ernährungsanamnese!). Hierfür konnte ein senkender Effekt auf die Inzidenz von Wirbelkörper- und Schenkelhalsfrakturen nachgewiesen werden. Im Rahmen der **symptomatischen Therapie** sind eine kalziumreiche Ernährung (Milch und Milchprodukte: ≥ 1 g/d), Reduktion des Alkohol- und Nikotinkonsums sowie regelmäßige körperliche Bewegung bzw. physikalische Therapie (z. B. Krankengymnastik, Schwimmen, isometrische Bewegungsübungen) indiziert.

Differenzialdiagnose: Abklärung der sekundären Osteoporose (Tab. **H-3.10**).

Therapie und Prophylaxe: Basistherapie ist die kombinierte Gabe von **Kalzium** und **Vitamin D$_3$**. **Symptomatische Therapie:** kalziumreiche Ernährung, Reduktion des Alkohol- und Nikotinkonsums sowie regelmäßige körperliche Bewegung bzw. physikalische Therapie.

▶ **Merke.** Das Wirksamwerden der medikamentösen Therapie im Sinne der Vermehrung der Knochensubstanz hängt entscheidend von der Remobilisierung ab, da sich eine nicht geforderte Knochenmasse auch nicht auf Dauer halten lässt.

▶ **Merke.**

Die **Schmerzbekämpfung** ist ein wesentliches Element der Osteoporosetherapie (möglichst kurze Zeit der Immobilisierung). Eingesetzt werden z. B. NSAR (z. B. Diclofenac). Einen schmerzlindernden Effekt können auch **vorübergehend getragene**

Die **Schmerzbekämpfung** ist ein wesentliches Element der Osteoporosetherapie, um den Patienten für eine möglichst kurze Zeit immobil zu lassen. Hierzu werden auch NSAR, z. B. Diclofenac, eingesetzt.

▶ Merke.

Stützmieder haben. Zur Abnahme des Frakturrisikos bei Sturzneigung sollte v. a. bei älteren Patienten eine Überprüfung der Medikation erfolgen (z. B. Antidepressiva, Neuroleptika, Benzodiazepine, antidiabetische Medikamente, die zu Hypoglykämien führen).

▶ Merke. Große Bedeutung kommt **präventiven Maßnahmen** zu, um die Entstehung einer Osteoporose zu verhindern. Sie müssen bereits im Kindes- bzw. Jugendalter beginnen: Wichtig sind eine Kalzium- und Vitamin-D-reiche Ernährung (z. B. Milch und Milchprodukte) sowie regelmäßige körperliche Bewegung (Sport) zum Aufbau des Optimums an Knochenmasse („peak bone mass").

Absolut behandlungsbedürftig ist die Osteoporose mit Frakturen sowie die erniedrigte Knochendichte plus Risikofaktoren (s. Tab. H-3.11). Das 10-Jahres-Risiko für eine osteoporotische Fraktur kann mithilfe spezieller Kalkulatoren berechnet werden. Zur medikamentösen Therapie s. Tab. H-3.14.

Eine absolute Indikation zur medikamentösen Therapie besteht bei manifester Osteoporose (d. h. mit Fraktur) sowie bei erniedrigter Knochendichte (T-Wert bei DEXA-Messung < –2,5 SD) bei jüngeren Patienten in Verbindung mit relevanten Risikofaktoren (s. Tab. H-3.11). Mithilfe spezieller Kalkulatoren (z. B. FRAX-Score) kann das 10-Jahres-Risiko für eine osteoporotische Fraktur berechnet werden. Dazu werden neben der Knochendichte verschiedene andere Risikofaktoren (Familienanamnese, Nikotinkonsum, Begleiterkrankungen) erfasst. Die Indikation für die Behandlung erfolgt, wenn das 10-Jahres-Risiko einen bestimmten Schwellenwert überschreitet. Zur medikamentösen Therapie s. Tab. H-3.14.

Medikamente für die Senkung des Frakturrisikos (Tab. H-3.14):
- **Bisphosphonate** wirken antiresorptiv (abbauhemmend).
- **Selektive Östrogenrezeptor-Modulatoren (SERM)** hemmen die Osteoklasten bei gleichzeitig östrogenantagonistischer Wirkung an Mamma und Endometrium. Sie reduzieren das Risiko von Wirbelkörperfrakturen.
- **Denosumab** blockiert RANKL und führt zu einer indirekten Hemmung des Knochenabbaus.

Für folgende **Medikamente** ist die Senkung des Frakturrisikos am besten belegt (Tab. H-3.14):
- **Bisphosphonate:** Sie wirken antiresorptiv (also abbauhemmend) und können peroral oder parenteral appliziert werden.
- **Selektive Östrogenrezeptor-Modulatoren (SERM):** Haben am Knochen direkt östrogenagonistische Wirkungen (Hemmung der Osteoklasten) bei gleichzeitig östrogenantagonistischer Wirkung an Mamma und Endometrium. Sie reduzieren das Risiko von Wirbelkörper-, nicht aber von Femurfrakturen und werden häufig zur Prävention der Osteoporose bei Patientinnen mit entsprechenden Risikofaktoren gebraucht.
- **Denosumab** ist ein monoklonaler Antikörper gegen RANKL. Die Blockade von RANKL reduziert die Neubildung von Osteoklasten und führt damit zu einer indirekten Hemmung des Knochenabbaus.

≡ H-3.14 Medikamente zur Therapie der Osteoporose

Substanz	Dosierung	Bemerkungen
Basistherapie		
▪ Kalzium, kombiniert mit Vitamin D	500–1000 mg/d (oral) 500–1000 I. E./d (oral)	bei Nephrolithiasis Thiazid Überdosierung vermeiden
Antiresorptiva: Hemmung des Abbaus		
▪ Bisphosphonate		
– Alendronat	10 mg/d oder 70 mg/Woche (oral)	Cave: Ösophagusläsionen (Beachten der korrekten Einnahmetechnik: morgens, nüchtern, mit einem Glas Leitungswasser, mind. 30 min vor sonstiger Flüssigkeits- oder Nahrungszufuhr)
– Risedronat	5 mg/d oder 35 mg/Woche (oral)	
– Ibandronat	3 mg alle 3 Monate (i. v.)	
– Zoledronat	1 × 5 mg/Jahr (i. v.)	
▪ Denosumab	60 mg alle 6 Monate (s. c.)	
▪ SERM: Raloxifen	60 mg/d (oral)	Reduziert Risiko für Mammakarzinom cave: Thrombosegefährdung
Anbaustimulatoren		
▪ PTH 1–34: Teriparatide	20 µg/d (s. c.)	meist bei komplizierten Verläufen, Therapiedauer max. 18 Monate
Kombination von antiresorptiver und anbaustimulierender Wirkung		
▪ Strontiumranelat	2 g/d (oral)	

- **Parathormon (Teriparatid):** Eine Therapie mit Teriparatid stimuliert die Osteoblasten (knochenanabol), was zum Aufbau v. a. von trabekulärem Knochen führt. Teriparatid wird v. a. bei komplizierten Verläufen bzw. als Zweitlinientherapie eingesetzt.
- **Strontiumranelat** hemmt die Osteoklasten und stimuliert die Osteoblasten und damit den Knochenaufbau.

Übliche **Therapiezeiten** sind 3–4 Jahre, ggf. länger (bzw. in Wiederholung). Die Therapie mit Teriparatid ist auf 18 Monate begrenzt.

Bei sekundären Osteoporoseformen steht die **kausale Behandlung** der verursachenden Grunderkrankung im Vordergrund, daneben wird die Osteoporose therapiert. Ein Hypogonadismus muss immer entsprechend substituiert werden: Mit Testosteronersatzpräparaten beim Mann, mit einer zyklischen Östrogen-/Gestagentherapie bei der prämenopausalen Frau. Die glukokortikoidinduzierte Osteoporose wird ebenfalls mit **Bisphosphonaten** behandelt. Als Prophylaxe gegen die Entwicklung einer glukokortikoidinduzierten Osteoporose muss immer auch Kalzium (1000 mg/d) und Vitamin D (mind. 800–1000 I.E./d) gegeben werden.

Verlauf und Prognose: Die unbehandelte Osteoporose führt je nach Ausmaß und Dynamik zu einem kontinuierlichen Verfall des Skeletts. Unter Therapie ist ein Abfangen des Frakturgeschehens möglich. Nach mehrjähriger Behandlung kann die Medikation bei ausreichender Stabilisierung unterbrochen, bei einem erneuten Schub wieder aufgenommen werden. Therapieresistente Fälle kommen vor.

▶ **Klinischer Fall.** Ein 55-jähriger Mann suchte wegen starker Schmerzen den Arzt auf. Er konnte sich nicht mehr gerade aufrichten. Beim Messen der Körpergröße fiel ein Längenverlust von 6 cm auf. Das Röntgenbild zeigte eine starke Demineralisierung, BWK VIII und IX waren keilförmig deformiert.
Die Anamneseerhebung ergab eine Abnahme der Potenz vor etwa 8 Jahren. Infolge einer Trennung von der Partnerin war die Abnahme von Libido und Potenz nicht als Mangel empfunden worden. Bei der körperlichen Untersuchung fanden sich sehr weiche und etwas geschrumpft erscheinende Hoden. Das Testosteron war stark erniedrigt, die Gonadotropine erhöht. Die Diagnose eines primären Hypogonadismus wurde gestellt, jedoch ohne dass die Ursache des Erlöschens der Testosteronproduktion eruiert werden konnte (möglicherweise Mumps im Erwachsenenalter).
Zur Behandlung des Hypogonadismus erhielt der Patient alle 3 Wochen 250 mg Testosteron. Die sekundäre Osteoporose wurde über 3 Jahre mit Bisphosphonaten, 1000 mg Kalzium (morgens) und 3000 I. E. Vitamin D (über den Tag verteilt) therapiert. Nach 3 Jahren wurde der Knochen als ausreichend stabil eingeschätzt, zu weiteren Frakturen war es nicht gekommen.

3.5.2 Morbus Paget

▶ **Synonym.** Ostitis deformans, Osteodystrophia deformans

▶ **Definition.** Lokalisierte Osteopathie unbekannter Ursache des älteren Erwachsenen. Der überstürzte Knochenumbau resultiert in einer Verdickung des befallenen Areals in Verbindung mit mechanischer Minderwertigkeit.

Epidemiologie: Die Prävalenz beträgt bei der mitteleuropäischen Bevölkerung ca. 3 % der über 40-Jährigen, es ist jedoch nur ca. einer von 25 000 Einwohnern behandlungsbedürftig.

Ätiopathogenese: Die Ätiologie ist unbekannt. Man geht von einer viralen Genese (Slow-Virus-Infektion) aus, da sich in den Osteoklasten der Paget-Areale elektronenmikroskopisch an Viren erinnernde Einschlüsse finden. Die vermehrte Osteoklasie wird von einem kompensatorischen Neubau vermehrter Osteoblasten beantwortet.

▶ **Merke.** Der überstürzte Knochenumbau bewirkt eine minderwertige Architektur (Geflechtknochen). Hieraus resultiert ein vergrößerter Knochen.

Klinik: Überwiegend verläuft die Erkrankung symptomlos und wird als **Zufallsbefund** bei Röntgenuntersuchungen entdeckt. In der 2. Lebenshälfte entwickeln sich langsam Verformungen einzelner Knochen. Bevorzugt sind **Beckenknochen** (Coxa vara), nachfolgend **Ober- und Unterschenkel** (Säbelscheiden-Tibia) betroffen (Abb. **H-3.17**), es folgen **Lendenwirbel** und **Schädelknochen**. Die Beschwerden sind

H-3.17 Morbus Paget

a Verbiegung und Auftreibung eines Unterschenkels.
b,c Röntgenologische Knochenveränderungen: Typisch ist die **Erweiterung der Außenkontur** in Verbindung mit einer **Auflösung der normalen Struktur**. Die Kompakta ist aufgefasert, die übliche Trajektorienstruktur des trabekulären Knochens ist teilweise wolkig-sklerotisch, teilweise osteolytisch verändert.

---

anfangs gering, im Verlauf kann das erkrankte Areal jedoch sehr schmerzhaft werden. Da die Achsenstellung verschoben wird, treten **Schmerzen** auch in den angrenzenden Gelenken auf. Bei Wirbelbefall sind durch die Vergrößerung der Außenkontur mit Einengung der Foramina vertebralia radikuläre Beschwerden (Schmerzen, seltener Ausfälle) möglich. Bei Schädelkalottenbefall wird der **Kopfumfang größer** (Hut passt nicht mehr); Kopfschmerzen sind selten. Bei Schädelbasisbefall mit Einschluss des Felsenbeins kann sich eine Schwerhörigkeit entwickeln. Zu den genannten Symptomen können lästige **Wärmegefühle** über den befallenen Arealen hinzutreten. Seltene Komplikationen sind die Verstärkung einer Herzinsuffizienz (infolge Volumenbelastung) oder ein Nierensteinleiden.

Die **Paget-Knochen sind frakturanfällig**, wobei die Brüche gut heilen.

Diagnostik: Zumeist kommt der Patient wegen seiner Beschwerden in der betroffenen Region zum Arzt. „Marker" der Krankheitsaktivität ist die **alkalische Serumphosphatase** (AP) als Signal der gesteigerten Osteoblastentätigkeit (nach Ausschluss einer Lebererkrankung bzw. belegt durch Bestimmung der Isoenzyme, d.h. Knochen-AP). Als Abbauparameter des Knochens ist die **Pyridinolinausscheidung** erhöht. Kalzium- und Phosphatspiegel sind normal, ebenso PTH; die Kalziumausscheidung kann gesteigert sein. Das **Röntgenbild** ist i.d.R. **pathognomonisch** (Abb. **H-3.17b**).

Mithilfe des **Skelettszintigramms** können **unbekannte Herde** aufgedeckt werden. Paget-Areale zeigen eine enorme Aktivitätsanreicherung (erhöhter Umbau). Ein asymptomatischer Morbus Paget kann auch über eine erhöhte AP bei normalen Leberwerten auffallen (s. Abb. **H-3.2.**).

Differenzialdiagnose: Abzuklären sind Knochenerkrankungen wie Knochenmetastasen, Osteomyelitis und Osteosklerosen. Im Zweifelsfalle ist eine **Knochenbiopsie** aus dem fraglichen Herd erforderlich.

Therapie: Indikationen sind in Tab. **H-3.15** aufgeführt. Die Therapie verhindert oder verzögert das Fortschreiten der Erkrankung. Schlecht beeinflussbar sind allerdings z.B. sekundärarthrotische Veränderungen an den Gelenken, die an einen vom Morbus Paget befallenen Knochen angrenzen.

Medikamente der ersten Wahl sind **höher potente Bisphosphonate**, z.B. Risedronat 30 mg/d p.o. über 3–6 Monate, Pamidronat 30–90 mg als intravenöse Infusion (über Stunden) alle 4 Wochen bis 3 Monate, Zoledronat 5 mg als intravenöse Kurzinfusion jährlich u.a. Therapieziel ist die Absenkung der AP in den Normbereich; **Kalzitonin** ist weniger wirksam, wirkt jedoch noch analgetisch.

Verlauf und Prognose: Die Prognose ist bei frühzeitig einsetzender Therapie gut (Verhinderung von Skelettdeformitäten). In 1% der Fälle entwickelt sich jedoch ein Paget-Sarkom; dieses muss frühzeitig operiert werden. Eine Beeinflussung dieser Komplikation durch die medikamentöse Therapie kann noch nicht abgeschätzt werden.

H-3.15 Therapieindikationen bei Morbus Paget

Indikationen	Beispiele
absolute Indikationen	Knochenschmerzen, fortschreitende Verbiegung und Deformierung mit Arthrosefolge, Frakturanfälligkeit, Nervenausfälle, Schädelbasisbefall, starke Umbauaktivität (AP ca. 600–800 E/l und darüber), Hyperkalzämie (nach Ausschluss eines pHPT)
relative Indikationen	jugendliches Alter mit mittlerer Krankheitsaktivität, Schädelkalottenbefall, lästiges Wärmegefühl, radiologische Progression, Vorbereitung auf operative Korrekturen (Gelenkersatz), Herzinsuffizienz (mit Volumenbelastung durch Morbus Paget)
keine automatische Indikation	zufallsentdeckter Morbus Paget ohne Symptome: mit geringer Umbauaktivität (AP 200–300 E/l), beim Älteren, Befall weniger gefährdeter Knochen (Arm, Rippen)

▶ **Klinischer Fall.** Bei einem Patienten, der leichte und undifferenzierte Bauchbeschwerden hatte, fiel eine erhöhte AP auf. Ihm wurde geraten, den Alkoholkonsum zu senken. Eine früher durchgeführte Kur in einem Sanatorium für Lebererkrankungen verlief ohne günstige Veränderung der AP.
5 Jahre nachdem der Verdacht auf eine Lebererkrankung ausgesprochen und der Patient entsprechend stigmatisiert worden war, wurde einmal eine Isoenzym-Bestimmung der AP veranlasst. Dabei ergab sich eine Erhöhung der ossären Komponente. Das daraufhin angefertigte Skelettszintigramm zeigte eine Anreicherung in der linken Beckenhälfte. Die nachfolgende Röntgenaufnahme deckte einen Morbus Paget auf, der keinerlei Beschwerden machte.
Aufgrund dieses Befundes konnte dem Patienten die Sorge einer Lebererkrankung genommen werden. Bei nur mäßiger Aktivität (AP 390 U/l) und fehlenden Beschwerden ist der Morbus Paget bisher nicht medikamentös therapiebedürftig.

▶ **Klinischer Fall.**

4 Nebennierenrinde (NNR)

4.1	Anatomische und physiologische Grundlagen	800
4.2	Diagnostische Methoden	801
4.3	Leitsymptom	802
4.4	Hyperkortisolismus (Cushing-Syndrom)	803
4.5	Hyperaldosteronismus	808
4.6	Nebennierenrindeninsuffizienz	809
4.7	Inzidentalome der Nebennieren	812
4.8	Adrenogenitales Syndrom (AGS)	813

4.1 Anatomische und physiologische Grundlagen

Die NNR ist der Syntheseort der Steroidhormone (Tab. H-4.1).

Die Steroidhormone werden in der Nebennierenrinde (NNR) gebildet, die sich in 3 Zonen gliedert (Tab. H-4.1).

≡ H-4.1 Synthese der Nebennierenrindenhormone

Syntheseort	NNR-Hormon	Wirkung
Zona glomerulosa	Mineralokortikoide: Aldosteron	Na^+- und Flüssigkeitsretention, K^+-Sekretion
Zona fasciculata	Glukokortikoide: Kortisol, Kortison (Bildung aus Kortisol)	Glukoneogenese mit Hyperglykämie und Proteinkatabolismus, Verhinderung des Wassereintritts in die Zelle (Tab. H-4.3)
Zona reticularis	Androgenvorstufen: Dehydroepiandrostendion, Androstendion*	Androgene: Proteinsynthese, Virilisierung, sekundäre Geschlechtsbehaarung bei der Frau

* Umwandlung in der Peripherie zu Testosteron und Dihydrotestosteron sowie zur Östradiolvorstufe Östron

CRH stimuliert im HVL die Sekretion von ACTH. Folge ist die Kortisolausschüttung in der NNR. Kortisol unterdrückt durch negative Rückkopplung die Sekretion von CRH und ACTH. ACTH und Kortisol werden pulsatil nach zirkadianem Rhythmus freigesetzt. Die Aldosteronsynthese wird durch das RAAS gesteuert. In der **Zona reticularis** werden Androgenvorstufen gebildet. Zur adrenalen Steroidbiosynthese siehe Abb. **H-4.1**.

Glukokortikoide dienen v. a. in Stresssituationen der **Energiebereitstellung** (Glukose und Fettsäuren). Kortisol und Kortison besitzen eine zusätzliche geringe mineralokortikoide Wirkung (Tab. **H-4.2**).

Zu Wirkungen und Nebenwirkungen der Glukokortikoide siehe Tab. **H-4.3**.

Das hypothalamische **Kortikotropin-Releasing-Hormon** (CRH) stimuliert im Hypophysenvorderlappen (HVL) die Sekretion von ACTH, welches wiederum die Kortisolausschüttung in der **Zona fasciculata** der NNR anregt. Kortisol unterdrückt durch negative Rückkopplung die Sekretion von CRH und ACTH. Die ACTH- und Kortisolsekretion unterliegen einem zirkadianen Rhythmus (pulsatile Sekretion mit Absinken in der ersten Schlafhälfte und Anstieg der Freisetzung in den frühen Morgenstunden). Die Aldosteronsynthese in der **Zona glomerulosa** wird v. a. gesteuert durch das **Renin-Angiotensin-Aldosteron-System** (RAAS). In der **Zona reticularis** werden Androgenvorstufen gebildet. Zur adrenalen Steroidbiosynthese siehe Abb. **H-4.1**.

Glukokortikoide dienen als sog. Stresshormone v. a. in Stresssituationen der **Energiebereitstellung** in Form von Glukose und Fettsäuren. Kortisol und Kortison, die in der NNR synthetisiert werden, weisen zusätzlich zur glukokortikoiden eine geringe mineralokortikoide Wirkung auf. Diese ist bei den synthetischen Derivaten sehr schwach bzw. nicht ausgeprägt (Tab. **H-4.2**).

Die wichtigsten Wirkungen und Nebenwirkungen der Glukokortikoide sind in Tab. **H-4.3** dargestellt.

⊙ H-4.1 Adrenale Steroidbiosynthese

H-4.2 Glukokortikoide

Substanz	relative glukokortikoide Wirkstärke	relative mineralokortikoide Wirkstärke	Cushing-Schwellendosis* (mg/d)
physiologische Substanz			
Kortisol (= Hydrokortison)	1	1	30
Kortison (Synthese aus Kortisol)	0,8	0,8	40
synthetische Derivate			
Prednison	4	0,6	7,5
Prednisolon	4	0,6	7,5
Methylprednisolon	5	0	6
Dexamethason	30	0	1,5

* Cushing-Schwellendosis: Tagesdosis eines Glukokortikoids, die bei langfristiger Gabe zur Ausbildung eines Cushing-Syndroms führt.

H-4.3 Wirkungen von Glukokortikoiden

betroffenes System	Wirkung	Wirkung bei Hormonüberschuss
Stoffwechsel	▪ Energiebereitstellung durch Steigerung der Glukoneogenese und Lipolyse	▪ katabole Wirkung (Eiweißabbau in Haut, Muskulatur und Fettgewebe), diabetogene Wirkung, vermehrte Freisetzung von Fettsäuren (Hyperlipidämie), Fettumverteilung aus der Peripherie hin zu Stamm, Nacken und Gesicht (Stammfettsucht)
Elektrolyte	▪ mineralokortikoide Wirkung	▪ vermehrte Na^+- und Wasserretention (Volumen-, Blutdruckanstieg), gesteigerte Kaliumausscheidung
Immunsystem	▪ immunsuppressiv (Lymphozytopenie, Verminderung von Lymphozytenfunktion und -gewebe), antiallergisch (Verminderung der Eosinophilenzahl und der Zytokine)	▪ erhöhte Infektneigung durch Verminderung der Infektabwehr
Entzündung	▪ antiinflammatorisch (verminderte Synthese von Entzündungsmediatoren), antiproliferativ	▪ Verschleierung von Infektionen, Wundheilungsstörung
Bewegungsapparat	▪ katabol (Abbau von Kollagen und Bindegewebe)	▪ Myopathie, Muskelatrophie mit zunehmender Schwäche (v. a. untere Extremitäten)
	▪ Vitamin-D-antagonistisch, Hemmung der Osteoblasten, Stimulierung der Osteoklasten	▪ Sinken des Ca^{2+}-Spiegels, Osteoporose, Wachstumshemmung bei Kindern
Blutzusammensetzung	▪ Anstieg der Erythrozyten und Thrombozyten, Eosinopenie, Lymphozytopenie	▪ erhöhte Thromboseneigung
Haut	▪ katabole Wirkung, Hemmung der Fibroblasten	▪ Atrophie, Wundheilungsstörung, Akne
Magen-Darm-Trakt	▪ verminderte Schleimproduktion	▪ Neigung zur Ulkusbildung
Herz-Kreislauf-System	▪ gering positiv inotrop, Volumenretention (mineralokortikoide Wirkung)	▪ Hypertonie
endokrines System	▪ Hemmung der LH-/FSH-Sekretion	▪ Amenorrhö, Impotenz
Auge	▪ mineralokortikoide Wirkung	▪ Glaukom, Katarakt

4.2 Diagnostische Methoden

4.2.1 Hormonbestimmung

Mithilfe immunchemischer Methoden können **Kortisol** im Plasma bzw. Urin und **ACTH** im Plasma zuverlässig gemessen werden. Die Nachweissysteme erfassen das freie und das an Transkortin (CBG = kortikosteroidbindendes Globulin) gebundene Kortisol. Bei erhöhter Transkortinkonzentration (Schwangerschaft, Östrogeneinnahme) ist daher das Gesamtkortisol ebenfalls erhöht. Häufig führt dies zum fälschlicherweise gestellten Verdacht auf ein Cushing-Syndrom. Zum Ausschluss dienen die Kortisolbestimmung im Urin (hier erscheint kein Transkortin) oder die Bestimmung des freien Kortisols im Serum. Die radioimmunologische Bestimmung von **Aldosteron** in Plasma und Urin ist auch heute noch schwierig. Die **Plasmareninaktivität** wird über die Messung der Zunahme von **Angiotensin I** zuverlässig ermittelt. Alternativ kann das sog. aktive Renin direkt immunometrisch gemessen werden. Zur Bestimmung der Androgene s. S. 827.

4.2.2 Funktionstests

Stimulationstests

ACTH-Test: Vor und 1 h nach Gabe von 0,25 mg ACTH (1 Ampulle Synacthen) wird das **Serumkortisol** bestimmt. Eine **primäre NNR-Insuffizienz** (S. 809) (Morbus Addison) kann bereits am **basal erhöhten ACTH** bei **subnormalem Kortisol** erkannt werden. Auch nach ACTH-Gabe steigt das Serumkortisol nicht an (normal: Anstieg ≥ 7 µg/dl). Der Test wird außerdem bei V. a. **Steroidsynthesedefekte** (z. B. 21-Hydroxylasemangel (S. 813)) angewandt.

CRH-Test: ACTH-Bestimmung im Plasma vor und nach Gabe von 0,1 mg CRH. Mit diesem Test wird eine ausreichende **ACTH-Sekretionsleistung** der **Hypophyse** überprüft. Der Test ist indiziert bei V. a. HVL-Insuffizienz (S. 732), ferner zur Differenzialdiagnose des Cushing-Syndroms (S. 803) und der sekundären bzw. tertiären NNR-Insuffizienz (s. S. 810).

Insulin-Hypoglykämietest: Zur Überprüfung der Hypophysen-Nebennieren-Achse eignet sich besonders der Insulin-Hypoglykämietest (s. S. 723, Vorsichtsmaßnahmen und Kontraindikationen beachten!).

Suppressionstests

Der **Dexamethason-Hemmtest** ermöglicht mit großer Sicherheit den Ausschluss eines Cushing-Syndroms (s. Tab. **H-4.6**). Dexamethason hemmt beim Gesunden die ACTH-Sekretion der Hypophyse und damit auch die Kortisolsekretion. Es existieren 2 Testvarianten:
- **Dexamethason-Kurztest mit 2 mg:** Nach oraler Gabe von 2 mg Dexamethason um 23 Uhr wird zwischen 8 und 9 Uhr des folgenden Morgens das Plasma-Kortisol bestimmt. Bei Gesunden werden die Kortisolwerte auf < 2–3 µg/dl (56–84 nmol/l) supprimiert. Bei Stress, endogener Depression, Einnahme bestimmter Medikamente und Alkoholismus (sehr selten) kann der Dexamethason-Stoffwechsel beschleunigt sein, sodass keine ausreichende Suppression erzielt wird.
- **hoch dosierter Dexamethason-Hemmtest mit 8 mg:** Dieser Test dient der Differenzialdiagnostik bei Hyperkortisolismus. Blutabnahme zwischen 8 und 9 Uhr zur Bestimmung von Kortisol und ACTH, um 23 Uhr Gabe von 8 mg Dexamethason. Am nächsten Morgen zwischen 8 und 9 Uhr erneute Blutabnahme zur Bestimmung von Kortisol und ACTH. Charakteristisch für das zentrale, hypophysäre Cushing-Syndrom ist die Suppression der Kortisolkonzentration um 50 %, während beim paraneoplastischen Hyperkortisolismus keine Suppression von Kortisol und ACTH erfolgt.

4.3 Leitsymptom

4.3.1 Hirsutismus

▶ **Definition.** Abnorme reversible Vermehrung der androgenabhängigen Körperbehaarung vom männlichen Typ (z. B. an Oberlippe, Brüsten, Brustkorb und Oberschenkelinnenseite) bei Frauen (Abb. **H-4.7**).

Eine **Virilisierung** liegt vor, wenn aufgrund eines Androgenüberschusses irreversible Symptome der Vermännlichung wie z. B. tiefe Stimmlage, maskuline Körperproportionen oder Klitorishypertrophie auftreten. Hiervon abzugrenzen ist die **Hypertrichose**, die durch androgenunabhängige Vermehrung der Körperbehaarung ohne Prädilektionsstellen gekennzeichnet ist.

Ätiologie: siehe Tab. **H-4.4**.

Diagnostik: Anamnestisch spricht ein Beginn der Symptomatik mit der Menarche für ein PCOS (Tab. **H-4.4**), ein plötzliches Auftreten mit rascher Zunahme der Beschwerden nach der Menarche legt den Verdacht auf einen Tumor nahe (selten). Im Rahmen der Labordiagnostik werden folgende Parameter bestimmt: Testosteron, DHEAS (Dehydroepiandrostendionsulfat), Androstendion, SHBG (sexualhormonbindendes Globulin), freier Androgenindex (fAI = Maß für das biologisch aktive Testosteron; Berechnung: Gesamt-Testosteron [nmol/l] / SHBG [nmol/l] × 100). Bei V. a.

H-4.4 Ursachen des Hirsutismus

Lokalisation	Ursachen (Beispiele)	
Ovar	vermehrte ovarielle Androgensynthese	polyzystisches Ovar-Syndrom (PCOS, ca. 80 % d. F.) mit Oligo-Amenorrhö, Sterilität und Hirsutismus
		Insulin-Resistenz bei nicht insulinabhängigem Diabetes mellitus steigert die Androgenbildung im Ovar und begünstigt ein PCOS
		Hyperthekosis (im gesamten ovariellen Stroma verteilte Nester luteinisierter Zellen)
		androgenproduzierende Tumoren (z. B. Sertoli-Leydig-Zell-Tumor).
Nebenniere	vermehrte adrenale Androgensynthese	homo- und heterozygotes AGS (21-Hydroxylasedefekt)
		Cushing-Syndrom
		androgenproduzierende NNR-Tumoren (sehr selten).
weitere	endokrine Störungen	Hyperprolaktinämie, Hypothyreose, Akromegalie
	Medikamente	Testosteron, Anabolika, DHEA, Danazol
	idiopathisch (15 %)	unbekannt, keine Hyperandrogenämie

AGS (S. 813) wird der 17-OH-Progesteronspiegel in der frühen Follikelphase mithilfe des ACTH-Stimulationstests ermittelt. Bei V. a. PCOS oder einen Ovartumor ist der transvaginale Ultraschall indiziert, bei Tumorverdacht ein MRT der Nebennieren.

Therapie: Diese richtet sich nach der Grunderkrankung. Bei den meisten Frauen helfen orale Kontrazeptiva mit antiandrogenem Gestagen (z. B. Cyproteronacetat, Drospirenon oder Chlormadinonacetat). Spironolacton hemmt die Wirkung und wahrscheinlich auch die Bildung der Androgene. Bei nichtklassischem AGS und bestehendem Kinderwunsch werden Glukokortikoide gegeben.

4.4 Hyperkortisolismus (Cushing-Syndrom)

▶ **Definition.** Durch chronischen Glukokortikoidexzess unterschiedlicher Genese bedingte Erkrankung mit Stammfettsucht, Mondgesicht, Muskelschwäche, Hypertonie und pathologischer Glukosetoleranz.

Epidemiologie: Die häufigste Form ist das exogene (iatrogene) Cushing-Syndrom durch Langzeittherapie mit Glukokortikosteroiden oder ACTH. Die Häufigkeit des zentralen Cushing-Syndroms (Morbus Cushing) beträgt ca. 10/1 Mio. Einwohner und Jahr, die des NNR-Karzinoms 2/1 Mio. Einwohner und Jahr.

Ätiopathogenese: Das **exogene Cushing-Syndrom** wird durch lang dauernde, hoch dosierte Gabe von Glukokortikoiden verursacht (häufig). Das **endogene Cushing-Syndrom** (selten) kann **ACTH-abhängig** und **-unabhängig** sein. Die ACTH-abhängige Form führt sekundär zur **bilateralen NNR-Hyperplasie**. Ursächlich können ACTH-bildende Adenome der Hypophyse (Morbus Cushing), das ektope ACTH-Syndrom (paraneoplastische ACTH-Bildung durch nicht hypophysäre Tumoren), eine vermehrte hypothalamische CRH-Sekretion oder nicht hypothalamische Tumoren (ektopes CRH-Syndrom; sehr selten) sein.

Das ACTH-unabhängige Cushing-Syndrom wird meist durch **einseitige**, primäre, kortisolproduzierende NNR-Tumoren (bei Kindern häufig Karzinome, bei Erwachsenen meist Adenome; selten mikronoduläre Dysplasien oder makronoduläre Hyperplasie der NNR) verursacht. Bei dieser Form sind meist nur Glukokortikoide vermehrt.

Klinik: Prägend ist der Hyperkortisolismus (s. Tab. **H-4.5**). Ein Hauptsymptom ist die Fettverteilungsstörung mit **Stammfettsucht**, **Mondgesicht** (Facies lunata), **Fettpolstern** im Bereich der Supraklavikulargruben und des Nackens (**Büffelnacken**). Arme und Beine sind bei Erwachsenen dagegen meist dünn. Eine **Atrophie**, insbesondere der **proximalen Muskulatur**, führt zur **Schwäche** und **Adynamie**, die im Gegensatz zum kräftigen Erscheinungsbild steht (aus der Hocke aufstehen oder Treppensteigen fällt schwer). Die **Haut** wird aufgrund der Atrophie so dünn und transparent, dass die subkutanen Blutgefäße sichtbar werden. Durch Brüchigkeit entstehen die typischen **Striae rubrae** (Abb. **H-4.2**), durch eine gesteigerte Gefäßfragilität Ekchymosen und Hämatome der Haut. Häufig entwickelt sich eine **diabetische Stoffwechsellage**. Der unterschiedlich stark ausgeprägte **Mineralokortikoid-**

Rahmen der Bildgebung sind der transvaginale Ultraschall oder ein MRT der Nebennieren indiziert.

Therapie: Behandlung der Grundkrankheit. Bei den meisten Frauen helfen orale Kontrazeptiva mit antiandrogenem Gestagen. Spironolacton hemmt die Androgenwirkung. Bei nichtklassischem AGS wird Kortison gegeben.

4.4 Hyperkortisolismus (Cushing-Syndrom)

▶ **Definition.**

Epidemiologie: Die häufigste Form ist das exogene (iatrogene) Cushing-Syndrom.

Ätiopathogenese: Das **exogene Cushing-Syndrom** wird durch lang dauernde, hoch dosierte Glukokortikoidgabe verursacht, die **endogene Form** (selten) kann **ACTH-abhängig** (Morbus Cushing, ektopes ACTH- bzw. CRH-Syndrom) und **-unabhängig** (meist **einseitige** primäre NNR-Adenome oder -Karzinome) sein. Die ACTH-abhängige Form führt zur **bilateralen NNR-Hyperplasie**.

Klinik: zu typischen Symptomen s. Tab. **H-4.5**. Ein Hauptsymptom ist die Fettverteilungsstörung mit **Stammfettsucht**, **Mondgesicht** und **Fettpolstern** im Bereich des Nackens (**Büffelnacken**). Weiterhin kommt es zu **Muskelschwäche**, **Striae rubrae** (Abb. **H-4.2**), Ekchymosen und Hauthämatomen. Häufig entwickelt sich eine **diabetische Stoffwechsellage**. Mäßige **Hypertonie** mit Erhöhung des Serumnatriums und Hypokaliämie entstehen durch **Mineralokortikoidüberschuss**. Der **Androgenüberschuss**

H-4.2 Hyperkortisolismus infolge eines kortisolbildenden NNR-Tumors

Typisches klinisches Erscheinungsbild (schematische Darstellung): Stammfettsucht, Vollmondgesicht, Gesichtsrötung und livide Striae.

H-4.5 Symptome bei Cushing-Syndrom und ihre Häufigkeit

Symptom	ungefähre Häufigkeit (%)
stammbetonte Fettsucht	90
Vollmondgesicht (Facies lunata)	85
Hirsutismus	80
Hypogonadismus (Zyklusstörungen, Impotenz)	75
Hypertonie	75
Osteoporose	65
Striae rubrae	60
Muskelschwäche	60

führt zur **Akne** und bei Frauen zu **Virilisierung**, Hirsutismus (S. 802) und **Zyklusstörungen**, bei Männern zu **Libidoverlust** und **Impotenz**.

Osteoporose, **Frakturen** und **Knochenschmerzen** treten nach entsprechend langem Verlauf (bzw. bei massivem Hyperkortisolismus) auf.

Diagnostik und Differenzialdiagnose: Zunächst Diagnose des **Hyperkortisolismus**: erhöhte Ausscheidung des freien Kortisols im 24-h-Urin, Aufhebung der Tagesrhythmik der Kortisolproduktion im Kortisoltagesprofil, positiver niedrig dosierter Dexamethason-Hemmtest (S. 802). Zur Abgrenzung des **Cushing-Syndroms** vom **Morbus Cushing** siehe Tab. **H-4.6**.

überschuss führt zur mäßigen **Hypertonie** mit Erhöhung des Serumnatriums und Hypokaliämie, die **Hyperandrogenämie** zur Akne und bei Frauen zusätzlich zu **Virilisierung, Hirsutismus** (S. 802) und **Zyklusstörungen** (häufiger Leitbefund). Aufgrund einer Suppression der LH-Sekretion durch Kortisol kommt es bei Männern zu **Libidoverlust** und **Impotenz**.

Alle Symptome sind von Ausmaß und Dauer des Hyperkortisolismus abhängig. Dies trifft insbesondere auch auf die Entwicklung einer **Osteoporose** und damit verbundene **Frakturen** und **Knochenschmerzen** zu. Die Patienten sind meist depressiv verstimmt, klagen über einen Energie- und Libidoverlust; gelegentlich treten Panikattacken und paranoide Vorstellungen auf. Typisch bei Kindern sind im Gegensatz zum Erwachsenen eine generalisierte Fettsucht sowie die Verminderung der Wachstumsgeschwindigkeit.

Diagnostik und Differenzialdiagnose: Die Stufendiagnostik umfasst zunächst die Diagnose des **Hyperkortisolismus**. Die Ausscheidung des freien Kortisols im 24-h-Urin ist erhöht, im Kortisoltagesprofil ist die Tagesrhythmik der Kortisolproduktion aufgehoben (kein abendlicher bzw. nächtlicher Kortisolabfall). Der niedrig dosierte Dexamethason-Hemmtest (S. 802) fällt positiv aus (erhöhtes Serumkortisol aufgrund unzureichender Suppression nach Gabe von Dexamethason). Anschließend werden der ACTH-Plasmaspiegel bestimmt, der CRH-Test und der hoch dosierte Dexamethason-Hemmtest (S. 802) durchgeführt, um die unterschiedlichen Formen des **Cushing-Syndroms** von einem **Morbus Cushing** abzugrenzen (s. Tab. **H-4.6**).

H-4.6 Differenzialdiagnose bei Hyperkortisolismus

Ursache	zentral (Morbus Cushing) ACTH-abhängig	peripher (NNR-Tumor) ACTH-unabhängig	paraneoplastisch ACTH-abhängig
■ ACTH im Plasma	n, ↑	↓	↑ (i. d. R. höher als bei Patienten mit Morbus Cushing)
■ Kortisolsekretion nach ACTH-Gabe		Adenom: ja Karzinom: nein	n oder ↑
■ Kortisolsuppression mit:			
– 2 mg Dexamethason	nicht < 2 µg/dl	nein	nein
– 8 mg Dexamethason	< 50 %	nein	selten < 50 %
■ ACTH-Stimulation durch CRH	ja	nein	(nein)

n = normal, ↓ = erniedrigt, ↑ = erhöht

Das **Kernspintomogramm (MRT) der Hypophyse** ist das wichtigste bildgebende Verfahren zum Nachweis eines Morbus Cushing. Zu berücksichtigen ist, dass bei bis zu 90 % der Patienten Mikroadenome (Durchmesser < 1 cm, davon bei > 50 % Durchmesser < 5 mm) vorliegen, die die Sella nicht vergrößern. Typisch im CT der Nebennieren ist eine bilaterale diffuse Hyperplasie. **Differenzialdiagnostisch** sollten weiterhin Adipositas (S. 709) und Inzidentalome der Nebenniere (S. 812) abgeklärt werden. Bei depressivem Syndrom können ebenso leicht erhöhte Kortisolspiegel vorliegen.

Wichtigstes bildgebendes Verfahren zum Nachweis eines Morbus Cushing ist das **MRT der Hypophyse**. Weitere **Differenzialdiagnosen**: Adipositas (S. 709), Inzidentalome der Nebenniere (S. 812) und depressives Syndrom.

4.4.1 Morbus Cushing

▶ Synonym. zentrales Cushing-Syndrom

Pathogenese: Der chronische Glukokortikoidexzess bei Morbus Cushing kann durch eine gesteigerte Sekretion von ACTH **(hypophysär)** oder selten von CRH **(hypothalamisch)** bedingt sein. Eine vermehrte CRH-Sekretion führt zur Hyperplasie der kortikotropen Zellen und nach entsprechend langer Stimulation zur adenomatösen Entartung mit autonomer ACTH-Sekretion. Sehr viel häufiger sind Störungen auf hypophysärer Ebene: Kortikotrope Adenome entstehen direkt in der Hypophyse und bilden vermehrt ACTH.

Klinik: siehe S. 803. Die Diagnose wird meist 3–6 Jahre nach Auftreten der Erstsymptome gestellt.

Diagnostik: siehe S. 804.

Therapie: Therapie der ersten Wahl ist die **transsphenoidale Entfernung des Hypophysenadenoms** (Heilungsrate bei Mikroadenomen bis zu 90 %, bei Makroadenomen bis zu 50 %). Bei unzureichendem Erfolg besteht die Möglichkeit der Reoperation oder Hypophysenbestrahlung. Die Bestrahlung hat jedoch eine deutlich geringere Heilungsrate (bei Kindern bis zu 80 %, bei Erwachsenen bis zu 15 %). Der Therapieerfolg setzt jedoch bei Kindern erst nach ca. 3, bei Erwachsenen nach 12–18 Monaten ein. Zur Überbrückung sind Medikamente wie z. B. das Adrenokortikolytikum Mitotan indiziert. Eines der wirksamsten Medikamente ist Ketoconazol (Inhibitor der NNR-Enzyme), bei dem jedoch in seltenen Fällen eine Leberzellschädigung auftreten kann.

▶ **Merke.** Entwickelt sich postoperativ ein Hypokortisolismus, muss Kortisol substituiert werden.

Bei Rezidiv oder fortbestehender Symptomatik ist die bilaterale Adrenalektomie mit Entfernung der Drüsen in toto erforderlich. Die zarte Kapsel sollte auf keinen Fall beschädigt werden, da versprengte NNR-Zellen zu einem Rezidiv führen können. Bei ca. 30 % der Patienten entwickelt sich ein **Nelson-Syndrom** (progressiv wachsendes ACTH-bildendes Hypophysenadenom, meist charakterisiert durch eine Hyperpigmentierung der Haut; s. Abb. **H-4.4**).

4.4.1 Morbus Cushing

▶ Synonym.

Pathogenese: Der Morbus Cushing kann durch eine verstärkte Sekretion von ACTH (**hypophysär**) oder CRH (**hypothalamisch**) bedingt sein.

Klinik: siehe S. 803.

Diagnostik: siehe S. 804.

Therapie: Therapie der Wahl ist die **transsphenoidale Entfernung des Hypophysenadenoms**. Die Heilungsrate beträgt bei Mikroadenomen bis zu 90 %, bei Makroadenomen bis zu 50 %. Bei unzureichendem Erfolg kann reoperiert oder die Hypophyse bestrahlt werden. Medikamente wie z. B. Ketoconazol oder Mitotan werden nur als Überbrückung gegeben.

▶ **Merke.**

Gelegentlich ist eine bilaterale Adrenalektomie notwendig. Die zarte Kapsel sollte auf keinen Fall beschädigt werden (Rezidiv durch versprengte NNR-Zellen). Bei ca. 30 % der Patienten entwickelt sich ein **Nelson-Syndrom** (s. Abb. **H-4.4**).

H-4.3 Morbus Cushing

a Der 18-jährige Patient vor und nach erfolgreicher Entfernung des Hypophysenadenoms (schematische Darstellung). Das Gesicht ist gerötet und rund. Auffällig ist die Akne.
b Die ausgeprägten, dunkelroten Striae an den Flanken sind typisch.
c Das MRT zeigt das Hypophysenadenom (→).

▶ Klinischer Fall.

▶ **Klinischer Fall.** Der 18-jährige Patient klagte über einen Leistungsknick und Muskelschwäche. Bei der körperlichen Untersuchung fielen eine Stammfettsucht, ein rundes Gesicht (Facies lunata), eine schwere Akne und ausgeprägte, breite, dunkelrote Striae an Flanken und Beinen auf. Der Blutdruck war erhöht auf 140/110 mm Hg. Laborchemisch fielen eine Hypokaliämie (3,4 mmol/l) und eine diabetische Stoffwechsellage auf. Bei der endokrinologischen Untersuchung waren um 8 Uhr morgens Kortisol auf 41 µg/dl und ACTH auf 167 pg/ml erhöht. Im Dexamethason-Hemmtest mit 2 mg waren Kortisol und ACTH nicht supprimierbar, mit 8 mg Suppression um 68 %. Im MRT der Hypophyse zeigte sich ein Makroadenom, die klinische Diagnose Morbus Cushing war somit gesichert. Nach der transsphenoidalen Adenomektomie normalisierte sich der Zustand des Patienten vollständig (Abb. **H-4.3**).

4.4.2 Peripheres Cushing-Syndrom

▶ Synonym.

▶ **Synonym.** ACTH-unabhängiges Cushing-Syndrom

▶ Definition.

▶ **Definition.** Durch NNR-Adenome bzw. -Karzinome verursachter Hyperkortisolismus.

Ätiologie: Die Ursache ist unbekannt.

Ätiologie: Die Ursache dieser Tumoren ist unbekannt.

Klinik: Bei NNR-Adenomen nehmen die Zeichen des Hyperkortisolismus langsam, bei Karzinomen rapide zu. Häufig bestimmt die Hyperandrogenämie die Klinik (v. a. bei Frauen).

Klinik: Während bei NNR-Adenomen die Zeichen des Hyperkortisolismus nur langsam zunehmen und durch Androgene bedingte Symptome meist fehlen, ist der Hyperkortisolismus beim NNR-Karzinom durch einen akuten und progressiven Verlauf gekennzeichnet. Bei Frauen bestimmt häufig eine Hyperandrogenämie das klinische Bild (s. o.). Gelegentlich sind die Tumoren so groß, dass sie im Bereich der Lende zu tasten sind und dort Schmerzen verursachen.

Diagnostik: siehe Tab. **H-4.6**.

Diagnostik: siehe Tab. **H-4.6**.

Therapie und Verlauf: operative Entfernung des Tumors.

Therapie und Verlauf: Bei Tumoren der NNR ist die operative Entfernung die Therapie der ersten Wahl. Patienten mit einem Adenom werden so nahezu immer geheilt.

▶ Merke.

▶ **Merke.** Da bei den Patienten die Hypothalamus-Hypophysen-NNR-Achse supprimiert und das gesunde kontralaterale NNR-Gewebe atrophiert ist, muss nach Adrenalektomie eine Glukokortikoid-Substitutionstherapie über einige Monate bis zu 2 Jahre durchgeführt werden.

Bei NNR-Karzinom ist die Prognose abhängig vom Tumorstadium schlecht. Bei nicht operablen, metastasierenden NNR-Karzinomen symptomatische Therapie des Hyperkortisolismus mit Mitotane.

Patienten mit einem NNR-Karzinom haben dagegen abhängig vom Tumorstadium eine schlechte Prognose (mittlere Überlebensrate 1–3 Jahre), häufig bestehen Mikrometastasen in Lunge und Leber. Bei nicht operablen, metastasierenden NNR-Karzinomen kann der Hyperkortisolismus symptomatisch mit Mitotane behandelt werden (Cave: Substitution bei Hypokortisolismus!).

4.4.3 Ektopes Cushing-Syndrom

▶ **Synonym.** Paraneoplastisches Cushing-Syndrom

Pathogenese: Ursächlich für den Hyperkortisolismus ist eine ektope ACTH-Sekretion in Tumoren (in ca. 50 % d. F. kleinzellige Lungenkarzinome), die nicht über den negativen Feedback-Mechanismus der Glukokortikoide supprimiert wird.

Klinik: Diese Form des Cushing-Syndroms mit Bluthochdruck, Muskelschwäche und Glukoseintoleranz ist durch einen akuten und progressiven Verlauf geprägt. Das klinische Bild wird durch den Tumor (Gewichtsverlust, Anämie) und den ausgeprägten Hyperkortisolismus bestimmt. Eine häufig sehr hohe Plasma-ACTH-Konzentration (ACTH besitzt melanozytenstimulierende Aktivität) führt zur Hyperpigmentierung der Haut (Abb. **H-4.4**). Wegen des Tumors sind jedoch häufig die typischen Zeichen des Cushing-Syndroms nicht entwickelt.

▶ **Synonym.**

Pathogenese: ektope ACTH-Sekretion in Tumoren (meist Lungenkarzinome).

Klinik: Die Tumoren und der Hyperkortisolismus prägen das Bild. Meist besteht infolge der hohen ACTH-Konzentration eine Hyperpigmentierung (Abb. **H-4.4**). Diese Form des Cushing-Syndroms mit Bluthochdruck, Muskelschwäche und Glukoseintoleranz hat einen akuten progressiven Verlauf.

H-4.4 Hyperpigmentierung bei Nelson-Syndrom

a 56-jährige Patientin mit progressiv wachsendem ACTH-bildendem Hypophysenadenom. Typisch ist die **Hyperpigmentierung der Haut**.
b Pigmentierte Hand der Patientin im Vergleich zu der eines Gesunden.

Diagnostik: siehe Tab. **H-4.6**. Gelegentlich ist zur Lokalisation des Tumors eine Katheterisierung, ausgehend von der V. iliaca bis zum Sinus petrosus, mit stufenweiser Blutabnahme zur Bestimmung von ACTH notwendig. Die Plasma-ACTH-Konzentration zeigt keinen zirkadianen Rhythmus.
Bronchialtumoren werden bei ca. der Hälfte der Patienten durch eine **Röntgenuntersuchung** oder ein **CT** der Lunge erfasst. Beide Nebennieren sind meist diffus vergrößert.

Therapie: Die Tumoren sollten nach Möglichkeit reseziert werden. Dies ist jedoch nur bei weniger als 10 % der Patienten möglich. Weitere hilfreiche Therapieverfahren sind Chemotherapie oder Bestrahlung. Der Hyperkortisolismus wird initial mit Inhibitoren der NNR-Enzyme (z. B. Ketoconazol, s. o.) bzw. mit dem Zytostatikum Mitotane behandelt. Gelegentlich ist eine bilaterale Adrenalektomie erforderlich.

Diagnostik: siehe Tab. **H-4.6**. Gelegentlich ist eine Katheterisierung, ausgehend von der V. iliaca bis zum Sinus petrosus zur Tumorlokalisation notwendig.

Radiologische Untersuchungen dienen der Erfassung von Bronchialtumoren.

Therapie: Die operative Entfernung des Tumors ist nur bei bis zu 10 % der Patienten möglich. Chemotherapie, Bestrahlung oder Adrenalektomie sind weitere Therapieverfahren.

4.4.4 Iatrogenes Cushing-Syndrom

▶ **Definition.** Hyperkortisolismus durch langdauernde Gabe synthetischer Glukokortikoide in pharmakologischer Dosierung (d. h. Dosisäquivalente, die höher als die normale Kortisol-Tagesproduktion von 20–30 mg sind), selten durch die Gabe von ACTH.

Pathogenese: Die in exzessiver Menge zugeführten Glukokortikoide hemmen die hypothalamische Synthese und Sekretion von CRH und supprimieren die hypophysäre ACTH-Synthese und Ausscheidung.

Klinik: Meist bestehen nur Zeichen eines Glukokortikoidüberschusses, da die meisten synthetischen Glukokortikoide nur eine geringe bzw. keine mineralokortikoide und auch keine androgene Wirkung haben (z. B. kein Hirsutismus). Eine Hypertonie liegt nur dann vor, wenn die Patienten ohnehin an einer Hypertonie leiden oder wenn sie Kortikoide mit ausgeprägter mineralokortikoider Wirkung einnehmen. Im Übrigen finden sich die typischen Zeichen des Cushing-Syndroms (S. 803). Gelegent-

▶ **Definition.**

Pathogenese: Hemmung der hypothalamischen CRH-Synthese und -Sekretion und Suppression der ACTH-Synthese.

Klinik: Meist bestehen nur Zeichen des Glukokortikoidüberschusses, da die meisten synthetischen Glukokortikoide nur geringe mineralokortikoide und keine androgene Wirkung haben. Im Übrigen finden sich die typischen Zeichen des Cushing-Syndroms (S. 803).

lich werden eine Kortison-Katarakt oder eine aseptische Nekrose des Femurkopfes beobachtet.

Diagnostik: Wichtig ist eine sorgfältige Medikamentenanamnese. Die Hypothalamus-Hypophysen-NNR-Funktion ist typischerweise supprimiert. Entsprechend sind die morgendlichen ACTH- bzw. endogenen Kortisolkonzentrationen im Serum erniedrigt, ebenso die Kortisolausscheidung im Urin. Im CRH- bzw. ACTH-Test zeigt sich keine bzw. eine abgeschwächte Antwort. Beide Nebennieren sind atrophiert.

Therapie: Beendigung der Steroidmedikation. Da eine Hypothalamus-Hypophysen-NNR-Insuffizienz vorliegt, darf die Beendigung nicht abrupt erfolgen. Zur Vermeidung einer Addison-Krise muss das Steroid schrittweise (meist über Wochen) ausgeschlichen werden.

▶ **Merke.** Ein gutes Maß für die NNR-Funktion ist die morgendliche Bestimmung von Kortisol im Serum.

4.5 Hyperaldosteronismus

4.5.1 Primärer Hyperaldosteronismus

▶ **Synonym.** Conn-Syndrom

▶ **Definition.** Erkrankung mit den Leitbefunden Hypertonie und Hypokaliämie infolge einer pathologisch gesteigerten Aldosteronproduktion unterschiedlicher Genese.

Epidemiologie: Nach aktuellen Studien liegt bei 5–10 % der Hochdruckpatienten eine Mineralokortikoid-Hypertonie vor (w > m), der Altersgipfel liegt zwischen 30 und 50 Jahren.

Ätiopathogenese: In 60–80 % d. F. ist der Hyperaldosteronismus durch ein **einseitiges NNR-Adenom**, in 20–40 % d. F. durch eine **beidseitige NNR-Hyperplasie** (idiopathischer Hyperaldosteronismus) bedingt. Sehr seltene Ursachen sind NNR-Karzinom und unilaterale NNR-Hyperplasie.
Folge des Hyperaldosteronismus ist eine vermehrte Na^+-Retention mit Anstieg des Gesamtnatriumgehaltes, Volumenvermehrung und Volumenhochdruck. Es kommt jedoch zum Escape-Phänomen mit verstärkter Na^+-Ausscheidung, möglicherweise durch eine vermehrte Sekretion des atrialen natriuretischen Faktors (ANF). Die Einschränkung der renalen Konzentrationsfähigkeit führt zur Hyposthenurie und Polyurie.
Bei der bilateralen adrenokortikalen Hyperplasie ist die Aldosteronkonzentration niedriger als bei Adenomen, Hypokaliämie und Reninsuppression sind weniger stark ausgeprägt. Die Abgrenzung zur essenziellen Hypertonie mit niedrigem Renin ist unscharf.

Klinik: Leitsymptom ist die **Hypertonie**, die mit Kopfschmerzen und ggf. Organschäden einhergehen kann. Diese kann durch eine **Hypokaliämie** mit ggf. Muskelschwäche bzw. Krämpfen, Parästhesien, EKG-Veränderungen, Polyurie und Polydipsie kombiniert sein. Neuere Untersuchungen zeigen, dass die Mehrzahl der Patienten normokaliämisch ist.

Diagnostik: Charakteristisch ist eine metabolische Alkalose, meist kombiniert mit einer Hypernatriämie. Richtungsweisend ist die Bestimmung von **Aldosteron** und **Renin** im Plasma. Ein idealer Screening-Parameter ist der Aldosteron (pg/ml)/Renin (pg/ml)-Quotient. Ein Quotient > 50 ist ein deutlicher Hinweis auf einen primären Hyperaldosteronismus (Normalwerte des Referenzlabors beachten!). β-Rezeptoren-Blocker, ACE-Hemmer und Diuretika (insbesondere Spironolacton) beeinflussen die Aldosteron-Renin-Konzentration. Daher sollten Spironolacton 6 Wochen und die anderen o. g. Substanzen ca. 2 Wochen vor der Diagnostik abgesetzt werden. Kalziumantagonisten und Vasodilatatoren können gegeben werden. Zur Diagnosesicherung wird der **Kochsalzbelastungstest** durchgeführt: Ziel ist, die **Supprimierbarkeit der Aldosteronsekretion** durch Natriumbelastung zu untersuchen. Man appliziert z. B. 2 l isotone Kochsalzlösung i. v. über einen Zeitraum von 4 Stunden. Normalerweise wird dadurch die Aldosteronkonzentration auf < 85 pg/ml supprimiert.

> **Merke.** Da die Gefahr eines starken RR-Anstiegs bis hin zur hypertensiven Krise besteht, ist eine engmaschige Überwachung notwendig!

Eine alternative Überprüfung kann durch Fludrokortison-Gabe erfolgen (**Fludrokortison-Belastungstest**). Anschließend wird die **Aldosteronausscheidung im 24-h-Sammelurin** gemessen.

Differenzialdiagnose: Zur Unterscheidung zwischen Adenom und bilateraler Hyperplasie (unterschiedliche Therapieansätze! s. u.) wird der **Orthostasetest** (möglichst vormittags) durchgeführt. Aufgrund der verminderten Nierendurchblutung resultiert **bei Gesunden** nach 3 h in aufrechter Position ein **Anstieg von Plasmarenin** und **Aldosteron**. Dieser Effekt tritt auch bei Patienten mit Hyperplasie ein, liegt ein Adenom vor, bleibt Renin jedoch supprimiert, ein Aldosteronanstieg bleibt aus. Im Vergleich zum Adenom sind beim aldosteronproduzierenden NNR-Karzinom Bluthochdruck und Hypokaliämie stärker ausgeprägt und die Tumoren meist erheblich größer. Geeignete Methoden zur Darstellung des pathologischen Prozesses im Rahmen der Lokalisationsdiagnostik sind CT und Kernspintomografie (MRT). Zur Lokalisation der betroffenen Seite wird gelegentlich eine **selektive Nebennierenvenen-Blutabnahme** über eine Katheterisierung der NNR-Venen mit seitengetrennter Aldosteron- und Kortisolbestimmung durchgeführt. Selten sind szintigrafische Untersuchungen mit ^{131}jodmarkiertem Cholesterin notwendig.

Therapie: NNR-Adenome werden operativ entfernt (Langzeitheilungsrate von ca. 70 %). Zur Normalisierung von Blutdruck und Kaliumbilanz sollten die Patienten für einige Wochen mit dem Aldosteronantagonisten Spironolacton vorbehandelt werden. Postoperativ normalisiert sich der Kaliumhaushalt unmittelbar, während die Normalisierung des Blutdruckes Monate dauern kann. Patienten mit primärer bilateraler NNR-Hyperplasie werden medikamentös mit Spironolacton, ggf. zusätzlich mit Amilorid und Kalziumblockern behandelt.

4.5.2 Sekundärer Hyperaldosteronismus

> **Definition.** Durch extraadrenale Faktoren bedingter Hyperaldosteronismus.

Ätiopathogenese: Eine Reihe von Erkrankungen (z. B. Herzinsuffizienz, Leberzirrhose oder nephrotisches Syndrom) führt zu peripheren Ödemen und damit zu einer Abnahme des Blutvolumens. Infolgedessen werden vermehrt Renin und Aldosteron gebildet. Weitere Ursachen sind Nierenarterienstenose (renale Ischämie), maligne Hypertonie, reninproduzierende Nierentumoren, Bartter-Syndrom (Mutation renaler Transportkanäle mit verminderter Na$^+$-Reabsorption und sekundärem Hyperaldosteronismus) und insbesondere Medikamente (z. B. Diuretika, Laxanzien).

Klinik: Die Symptome sind abhängig von der Grundkrankheit.

Diagnostik: Erhöhtes Aldosteron und Renin sind kombiniert mit einer Hypokaliämie.

Therapie: Entscheidend ist die Behandlung der Grundkrankheit. Bei Ödemen empfiehlt sich eine Kombination von Saluretika mit Spironolacton oder anderen kaliumsparenden Diuretika.

4.6 Nebennierenrindeninsuffizienz

> **Synonym.** NNR-Insuffizienz, Hypokortisolismus

Einteilung: Entsprechend der Ätiologie werden folgende Formen unterschieden:
- **primäre NNR-Insuffizienz (Morbus Addison):** Diese meist autoimmunologisch bedingte Funktionsstörung der NNR führt abhängig vom Schweregrad zu einer Schädigung bzw. einem Ausfall aller drei Zonen der NNR (s. Tab. **H-4.1**). Entsprechend sind **alle NNR-Hormone** (Mineralo-, Glukokortikoide und Androgene) **vermindert** oder fallen komplett aus, **ACTH** ist reaktiv **erhöht**. Zu den Ursachen siehe Tab. **H-4.7**. Eine Reihe von Medikamenten, die die Kortisolsynthese beeinträchtigen (z. B. Ketoconazol und Etomidat) oder dessen Metabolismus beschleunigen (z. B. Phenytoin, Barbiturate) können bei Patienten mit eingeschränkter Hypophysen-

- **sekundäre bzw. tertiäre NNR-Insuffizienz:** Die sekundäre Form ist Folge eines ACTH- bzw. CRH-Mangels mit **ausschließlichem Kortisoldefizit**. Häufigste Ursache der **tertiären Form** ist die lang anhaltende Glukokortikoid-Gabe.

Nebennieren-Achse zu einer manifesten NNR-Insuffizienz führen. Die primäre NNR-Insuffizienz kann akut (Addison-Krise; s. u.) und chronisch auftreten.

- **sekundäre bzw. tertiäre NNR-Insuffizienz:** Diese werden durch Störungen von Hypophyse bzw. Hypothalamus verursacht. Die **sekundäre Form** ist Folge eines ACTH- bzw. CRH-Mangels mit **ausschließlichem Kortisoldefizit** und wird z. B. durch Tumoren, Entzündungen, Metastasen oder das Sheehan-Syndrom (Hypophyseninsuffizienz infolge postpartaler Blutung und Nekrose der Hypophyse) ausgelöst. Häufigste Ursache der **tertiären Form** ist die lang anhaltende Gabe von Glukokortikoiden, die zu einer Abnahme der CRH- und damit der ACTH-Sekretion führt. Langfristig atrophieren hierdurch die Zonae fasciculata und reticularis der NNR. Weitere Ursachen sind z. B. Tumoren, infiltrative Erkrankungen, wie z. B. Sarkoidose oder Schädelbestrahlungen.

≡ H-4.7 Ursachen und Symptome bei Morbus Addison

Ursachen	Häufigkeit (%)	Symptome	Häufigkeit (%)
Autoimmunadrenalitis	70	Muskelschwäche (Adynamie)	100
Nebennierentuberkulose	10–25	Gewichtsverlust	100
Adrenoleukodystrophie (nur Jungen und Männer)	selten	Appetitlosigkeit	100
NNR-Metastasen (z. B. Mamma-, Bronchialkarzinom)	selten	Hyperpigmentierung der Haut (Mundschleimhaut, Handlinien an Handinnenflächen)	90
Nebennierenbeteiligung bei AIDS	selten	Hypotonie	90
Aplasie oder Hypoplasie der NNR	selten	Übelkeit und Erbrechen	80

▶ Merke.

▶ **Merke.** Die Mineralokortikoid-Sekretion ist bei der sekundären und tertiären Form weitgehend normal, da diese Funktion weitgehend ACTH-unabhängig vorwiegend durch das Renin-Angiotensin-Aldosteron-System (RAAS (S. 854)) gesteuert wird.

Klinik: Symptome treten erst auf, wenn > 90 % der NNR zerstört sind. Die Symptomatik ist unterschiedlich stark ausgeprägt.

Klinik: Symptomatisch wird der Morbus Addison erst, wenn mind. 90 % der NNR zerstört sind. Abhängig von Dauer und Ausmaß der NNR-Funktionsstörung ist die Symptomatik unterschiedlich stark ausgeprägt (möglich sind asymptomatische Verläufe unter normalen Lebensbedingungen, aber auch unerwartet durch Belastung ausgelöste Addison-Krisen). Neben den in Tab. H-4.7 dargestellten Symptomen klagen die Patienten über pseudoperitonitische Oberbauchschmerzen.

Diagnostik: Morbus Addison: Plasmakortisol erniedrigt, ACTH erhöht. ACTH-Test (S. 802): beide Werte erniedrigt. Bei sekundärer und tertiärer NNR-Insuffizienz ACTH vermindert oder nicht nachweisbar.

Diagnostik: Im Rahmen der Labordiagnostik finden sich eine metabolische Azidose mit Hypoglykämie und Hyperkalzämie (6 % d. F.). Der Mineralokortikoidmangel führt zu Hyponatriämie und Hyperkaliämie. Beim Morbus Addison ist das Plasmakortisol erniedrigt, das ACTH erhöht. Nach ACTH-Gabe steigt das Kortisol nicht adäquat an. Bei der sekundären und tertiären NNR-Insuffizienz ist ACTH vermindert oder nicht nachweisbar. Im ACTH-Test (S. 802) sind bei Morbus Addison beide Serumkortisolwerte (vor und 1 h nach i. v. Injektion von ACTH) erniedrigt.

Zur Abklärung der Ursache erfolgt ein Screening auf NNR-Autoantikörper und die bildgebende Diagnostik der Nebenniere. Bei V. a. zerebrale Prozesse CT bzw. MRT des Schädels.

Zur Abklärung der Ursache erfolgt ein Screening auf NNR-Autoantikörper und die bildgebende Diagnostik der Nebenniere (Sonografie, Abdomenleeraufnahme, CT, ggf. Angiografie zur Diagnostik von Karzinommetastasen). Bei V. a. zerebrale Prozesse ist ein CT bzw. MRT des Schädels indiziert.

Therapie: Glukokortikoid-Substitution analog zur Tagesrhythmik. Cave: Bei Belastungen Hydrokortisondosis anpassen! Bei Morbus Addison werden zusätzlich Mineralokortikoide gegeben. Bei Frauen mit Libidoverlust ggf. Androgensubstitution.

Therapie: Analog zur Kortisol-Tagesrhythmik werden Glukokortikoide substituiert (z. B. Hydrokortison 15 mg morgens und 10 mg am frühen Nachmittag). Wichtig ist, bei schweren Belastungen (z. B. fieberhafter Infekt, Operation oder Unfall) die Hydrokortisondosis in Abhängigkeit der Belastung auf das 2–10-Fache zu erhöhen. Bei Morbus Addison werden zusätzlich Mineralokortikoide in einer Dosis gegeben, die zur Normalisierung der Plasma-Renin-Aktivität führt (z. B. Fludrokortison 0,05–0,2 mg/d). Gegebenenfalls kann z. B. bei Frauen mit Libidoverlust eine Substitution mit DHEA sinnvoll sein.

▶ Merke.

▶ **Merke.** Zur Prophylaxe einer Addison-Krise müssen alle Patienten geschult werden und einen Notfallausweis erhalten.

Prognose: Seit Kortison therapeutisch eingesetzt wird, ist die Lebenserwartung i. d. R. nicht eingeschränkt. Wichtig sind regelmäßige Kontrollen der Substitution.

4.6.1 Akute Nebennierenrindeninsuffizienz (Addison-Krise)

▶ **Synonym.** akute NNR-Insuffizienz, akuter Hypoadrenalismus

▶ **Definition.** Als Addison-Krise bezeichnet man eine akute lebensbedrohliche NNR-Insuffizienz.

Ätiologie: Auslösend können schwere, akute Belastungen bei unbekannter NNR-Insuffizienz oder eine unzureichende Erhöhung der Kortikoiddosis bei starker Belastung (z. B. Trauma, OP) und bekannter NNR-Insuffizienz sein. Ein plötzlicher Funktionsausfall der NNR durch einen NNR-Infarkt (z. B. bei Sepsis [Waterhouse-Friederichsen-Syndrom]) oder eine NNR-Blutung (z. B. bei Antikoagulanzientherapie) sind weitere Ursachen, ebenso wie das abrupte Absetzen einer chronischen Kortikoidtherapie.

Klinik: Zusätzlich zu den Symptomen der NNR-Insuffizienz (s. o.) ist die Addison-Krise durch eine akut auftretende progrediente Schwäche, Hypotonie bis zum Kreislaufschock, hohes Fieber, Oligurie und Exsikkose mit Dehydratation sowie Symptome der Bewusstseinstrübung (Somnolenz bis zum Koma) gekennzeichnet. Weitere Symptome sind Diarrhö, Übelkeit, Erbrechen und Zeichen der Pseudoperitonitis.

Diagnostik: Als Folge des Hypokortisolismus sind im Plasma Kortisol erniedrigt und ACTH erhöht. Im Labor finden sich Hyponatriämie „trotz" Dehydratation, Hypoglykämie, Lymphozytose (Eosinophilie) sowie aufgrund der Hypovolämie eine Hyperkaliämie und ein Hämatokritanstieg. Bei Infektionsverdacht werden Blutkulturen abgenommen, für die Kortisol-, ACTH- und Aldosteron-Bestimmung ist Plasma sicherzustellen.

Therapie: Intensivmedizinische Überwachung, zu weiteren Therapiemaßnahmen siehe Tab. **H-4.8**. Zu beachten ist, dass mit Hydrokortison und nicht mit einem reinen Glukokortikoid (z. B. Dexamethason) substituiert wird. Eine Gabe von Mineralokortikoiden ist dann meist nicht notwendig. Nach der Krise wird Hydrokortison auf die Erhaltungsdosis von 15–30 mg/d reduziert.

▶ **Merke.** Sedativa bzw. Narkotika und K⁺-haltige Infusionen sind kontraindiziert.

H-4.8 Therapiemaßnahmen bei Addison-Krise

Maßnahme	Dosierung
Sofortmaßnahmen vor Klinikeinweisung	
▪ zunächst Blutabnahme (für Kortisol-, ACTH- und Aldosteronbestimmung), anschließend	
▪ Injektion von Hydrokortison	200–300 mg über 24 h
▪ Flüssigkeitssubstitution zum Ausgleich der Hypovolämie: Infusion von 0,9 %iger NaCl- und 5 %iger Glukose-Lösung.	1–2 l
Maßnahmen in der Klinik	
▪ intensivmedizinische Überwachung	
▪ Flüssigkeitssubstitution (0,9 %ige NaCl-Lösung) entsprechend der Dehydratation (Messung des zentralen Venendrucks [ZVD])	≥ 3 l am ersten Tag
▪ Zusatz von Glukose nach Bedarf:	
– Glukose i. v., wenn Blutglukose < 70 mg%	20 g
– Hydrokortison per infusionem	100 mg alle 8 h
Maßnahmen nach Bedarf	
▪ Intubation, Schocktherapie, Antibiotika, Azidoseausgleich, Thromboembolieprophylaxe	

4.7 Inzidentalome der Nebennieren

▶ **Definition.** Zufällig im Rahmen einer bildgebenden Diagnostik (Abdomensonografie, -CT oder -MRT) diagnostizierte Nebennierentumoren (bis zu 2 % der Patienten).

Ätiologie: Es kann sich um hormoninaktive (überwiegende Mehrzahl; z. B. Hyperplasien, Adenome) und -aktive (s. u.), gut- oder bösartige Tumoren (die große Mehrheit ist gutartig), um Tumoren der NNR oder des Nebennierenmarks handeln (Abb. **H-4.5**). Die Prävalenz eines klinisch stummen NNR-Karzinoms beträgt < 1/250 000, bei großen Tumoren mit einem Durchmesser > 6 cm allerdings 1/4000.

Diagnostik: Die häufigsten endokrin aktiven Tumoren sind das Aldosteronom, das Phäochromozytom und selten das glukokortikoidbildende Adenom. Zur Diagnostik sind daher neben einer sorgfältigen klinischen Untersuchung die Bestimmung von Serumkalium, der Metanephrin- und Katecholaminausscheidung im 24-h-Urin, der Plasmareninaktivität, des Aldosterons und ein Dexamethason-Hemmtest (S. 802) notwendig (Abb. **H-4.5**). Hypertonie, Hypokaliämie und Stammfettsucht können richtungsweisend sein.

H-4.5 Diagnostisch/therapeutisches Vorgehen bei Nebenniereninzidentalom (a) und mögliche Differenzialdiagnosen (b)

Therapie: Eine Indikation zur Entfernung endokrin inaktiver Tumoren besteht bei Malignitätsverdacht und bei rascher Größenzunahme von Tumoren mit ursprünglichem Durchmesser < 5 cm.

▶ **Merke.** Eine operative, meist endoskopische Entfernung ist indiziert bei hormonaktiven Tumoren, bei Malignomverdacht und bei Tumoren mit einem Durchmesser > 5 cm.

▶ **Klinischer Fall.** Bei der 55-jährigen Patientin war wegen unspezifischer abdominaler Beschwerden eine Abdomensonografie durchgeführt worden. Als Zufallsbefund wurde ein glatt begrenztes Adenom der linken Nebenniere entdeckt. Im CT betrug der maximale Durchmesser 3,4 cm. Es ergab sich kein Hinweis für eine endokrine Aktivität. Die Serumkonzentrationen von Natrium und Kalium sowie die Reninaktivität lagen im Normbereich. Kortisol war durch Dexamethason ausreichend supprimierbar, und im 24-h-Urin waren die Katecholamine nicht erhöht. DHEAS als Marker der NNR-Androgene lag ebenfalls im Normbereich. Eine Operationsindikation bestand daher nicht. Eine CT-Kontrolle nach ½ und nach 2 Jahren zeigte keine Größenzunahme (Abb. **H-4.6**).

H-4.6 Inzidentalom der Nebenniere

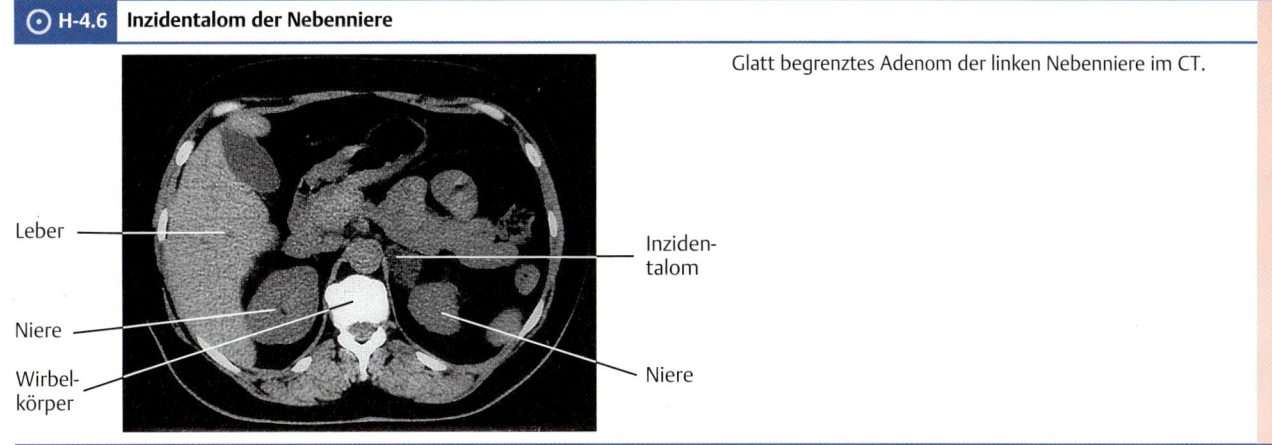

Glatt begrenztes Adenom der linken Nebenniere im CT.

4.8 Adrenogenitales Syndrom (AGS)

▶ Definition. Meist autosomal-rezessiv vererbte NNR-Dysfunktion aufgrund einer Kortisol- und gelegentlich Mineralokortikoidsynthesestörung in Kombination mit einer vermehrten Androgensynthese.

Epidemiologie: Die Homozygotenhäufigkeit des 21-Hydroxylase-Defektes beträgt ca. 1 : 5000–1 : 15 000, die Heterozygotenfrequenz ca. 1 : 40.

Ätiopathogenese: Zugrunde liegen unterschiedliche Enzymdefekte der Kortisolsynthese:
- **21-Hydroxylase-Defekt** (ca. 90 % d. F.) und **3β-Hydroxysteroid-Dehydrogenase-Defekt** (selten): Folge sind 2 Formen des AGS mit unterschiedlicher klinischer Manifestation: das **adrenogenitale Salzverlustsyndrom** mit Störung der Kortisol- und Aldosteronsynthese (Virilisierung und Salzverlustsyndrom) und das **unkomplizierte AGS** nur mit Kortisolsynthesestörung und Virilisierung
- **11β-Hydroxylase-Defekt** (ca. 5 % d. F.): salzretinierende Form (Virilisierung und Hypertonie).

Folge der verminderten Kortisolsynthese ist eine vermehrte ACTH-Bildung mit der Folge einer NNR-Hyperplasie durch vermehrte Stimulation der NNR (kongenitale adrenale Hyperplasie = CAH). Bei Defekt der Mineralokortikoidsynthese führt die verminderte Aldosteronsekretion zum sog. Salzverlustsyndrom (s. u.). Da die Steroidsynthese gestört ist, werden aus den Hormonvorstufen vermehrt Androgene gebildet, die bei männlichen Betroffenen zur „Pseudopubertas praecox", bei weiblichen Patientinnen zur Virilisierung führen.

Verlaufsformen: Die **klassische Verlaufsform** manifestiert sich im Säuglingsalter. Bei der „**Late-onset-Form**" beginnt die Virilisierung der Mädchen trotz der biochemischen Veränderungen erst während der Pubertät, bei der „**Cryptic-Form**" kommt es trotz Enzymdefekt mit Hormonsynthesestörung nicht zur charakteristischen Symptomatik.

Klinik: Die vermehrte Androgenynthese führt bei Mädchen zu einer intersexuellen, bei Jungen zu einer isosexuellen Störung: Bei weiblichen Betroffenen resultiert ein **Pseudohermaphroditismus femininus**. Mädchen, die an der klassischen Form erkrankt sind, fallen bereits bei der Geburt durch ihr **intersexuelles äußeres Genitale** mit unterschiedlich stark ausgeprägter **Virilisierung** („Vermännlichung") auf. Als **Hirsutismus** (Abb. H-4.7) wird eine abnorme Vermehrung der androgenabhängigen Körperbehaarung vom männlichen Typ (z. B. an Oberlippe, Brust, Oberschenkelinnenseite) bei Frauen bezeichnet. Meist besteht eine **Klitorishypertrophie** mit möglicher Ausbildung einer Urogenitalrinne an der Ventralseite. Bereits im Kindesalter wächst die Geschlechtsbehaarung und der Körperbau wird männlich (z. B. durch Zunahme der Muskelmasse). Neben einer **tiefen Stimme** besteht eine **primäre Amenorrhö** und die **Brustentwicklung bleibt aus**. Das innere Genitale (Ovarien, Uterus) ist immer weiblich. Beim Jungen bleiben die Hoden trotz vorzeitiger Vermännlichung klein (**Pseudopubertas praecox**), da die Androgene die Sekretion der Gonadotropine hemmen.

H-4.7 Adrenogenitales Syndrom (AGS)

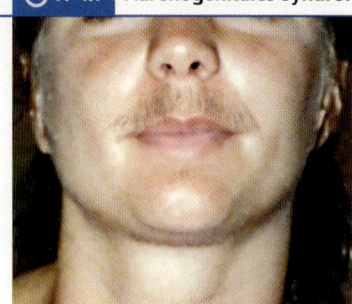

Hirsutismus bei einer 23-jährigen Patientin mit AGS.

Ohne Behandlung führt der Androgenexzess bei beiden Geschlechtern zu einer Beschleunigung des Körperwachstums und der Knochenreifung mit **Hochwuchs im Kindesalter** und **Kleinwuchs im Erwachsenenalter** (durch frühzeitigen Schluss der Epiphysenfugen). Charakteristisch für das **Salzverlustsyndrom** sind Gewichtsverlust und Erbrechen mit Hyperkaliämie und Hyponatriämie um den Beginn der 2. Lebenswoche.

Diagnostik: Neben charakteristischen klinischen Befunden wird die Diagnose durch Nachweis der übermäßig produzierten Hormonvorstufen gestellt. Beim 21-Hydroxylase-Defekt ist 17α-OH-Progesteron, beim 11β-Hydroxylase-Defekt 11-Desoxykortisol im Serum erhöht, ebenso Androstendion und Testosteron. Richtungsweisender Metabolit beim 21-Hydroxylase-Defekt im Urin ist Pregnantriol, das am besten zur Therapieüberwachung geeignet ist.

Bei der nichtklassischen („Late-onset-Form") des AGS ist 17α-OH-Progesteron basal gering erhöht und wird nach ACTH-Gabe überschießend sezerniert (bei heterozygoten Merkmalsträgern ist die Sekretion basal normal und erst nach ACTH-Gabe verstärkt). Die „Late-onset" und die asymptomatische („Cryptic-Form") werden durch verstärkte Sekretion von 17α-OH-Progesteron nach ACTH-Gabe nachgewiesen. Bei Kindern mit Salzverlustsyndrom ist die Plasma-Renin-Aktivität erhöht. Kortisol im Serum ist erniedrigt und ACTH erhöht. Mittels PCR und anschließender Sequenzanalyse kann molekulargenetisch eine Mutation im CYP21B-Gen nachgewiesen werden.

Therapie: Eine lebenslange Substitution von Glukokortikoiden (Patientenausweis!) mit individueller Anpassung der Hydrokortison-Dosis muss durchgeführt werden. Sie sollte so hoch sein, dass einerseits die Virilisierung nicht fortschreitet und andererseits keine Cushing-Symptomatik bzw. Wachstumshemmung auftritt. In der Regel werden insgesamt 15–25 mg/m² KOF/d Hydrokortison in 3 Einzeldosen und bei Salzverlustsyndrom zusätzlich 0,05–0,15 mg/m²/d 9α-Fluorkortisol gegeben.

Prognose: Bei einer entsprechenden Behandlung ist die Prognose gut.

Internet-Links: www.endotext.org, www.glandula-online.de

5 Nebennierenmark und pluriglanduläre Syndrome

5.1 Nebennierenmark 815
5.2 Pluriglanduläre Syndrome 820

5.1 Nebennierenmark

5.1.1 Physiologische Grundlagen

Aus **Tyrosin** entstehen über Dopa und Dopamin die Katecholamine **Noradrenalin** und **Adrenalin** (s. Abb. H-5.1). Noradrenalin ist der Transmitter des gesamten sympathischen Nervensystems sowie auch der Synapsen des Zentralnervensystems (ZNS). Die Umwandlung von Noradrenalin zu Adrenalin erfolgt im **chromaffinen Gewebe** des **Nebennierenmarkes** (NNM) sowie in den **extraadrenalen Paraganglien** (z. B. dem Zuckerkandl-Organ = Paraganglion am A.-mesenterica-inferior-Abgang).

5.1.1 Physiologische Grundlagen

Die Katecholamine **Noradrenalin** und **Adrenalin** entstehen aus **Tyrosin** über Dopa und Dopamin (s. Abb. H-5.1). Die Umwandlung von Noradrenalin zu Adrenalin erfolgt im **chromaffinen Gewebe** des **NNM** und den **extraadrenalen Paraganglien**.

⊙ H-5.1 Synthese und Abbau der Katecholamine

5.1.2 Phäochromozytom/Paragangliom

▶ **Synonym.** Überfunktion des Nebennierenmarkes (Phäochromozytom) oder anderer chromaffiner, extraadrenaler Gewebe (Paragangliom).

▶ **Definition.** Neuroendokrine Tumoren des chromaffinen Gewebes des NNM (80 %) oder anderer chromaffiner Gewebe (z. B. extraadrenale Paraganglien des thorakalen oder abdominalen Grenzstranges; s. o., ca. 20 %) mit autonomer Überproduktion von Katecholaminen.

Epidemiologie: Das Phäochromozytom ist eine seltene Erkrankung, bei ca. 0,1 % aller Hypertoniker ist eine Überfunktion des NNM ursächlich. Beide Geschlechter sind etwa gleich häufig betroffen. Der Erkrankungsgipfel liegt **zwischen dem 30. und 50. Lebensjahr**.

Ätiopathogenese: Ca. **80 %** der Phäochromozytome gehen vom **NNM** aus. Von diesen sind ca. 90 % einseitig, wobei die rechte Seite etwas häufiger betroffen ist als die linke. Bei familiären Formen finden sich häufiger beidseitige Manifestationen. Die Ursache der sporadischen Tumorbildung ist unbekannt, bei familiären Formen liegen Gendefekte vor. Auslösend für die **MEN 2a** (S. 822) (Sipple-Syndrom = familiär gehäuft auftretendes Phäochromozytom kombiniert mit C-Zell-Karzinom der Schilddrüse und anderen Abnormitäten) ist z. B. ein RET-Protoonkogen-Defekt, für

5.1.2 Phäochromozytom/Paragangliom

▶ Synonym.

▶ Definition.

Epidemiologie: selten, bei ca. 0,1 % aller Hypertoniker; Erkrankungsgipfel **30.–50. Lebensjahr**.

Ätiopathogenese: Ca. **80 %** der Phäochromozytome sind **adrenalen Ursprungs,** von diesen sind ca. 90 % einseitig (häufiger rechts lokalisiert). Die Ursache der sporadischen Tumorbildung ist unbekannt, die familiären Formen weisen Gendefekte auf. Ursächlich z. B. bei **MEN 2a** (S. 822) (= Sipple-Syndrom) ist ein Defekt des RET-Protoonkogens, beim **Von-Hippel-Lindau-Syndrom** ein vHL-Tumorsuppressorgen-Defekt. In 20 % der Fälle geht der Tumor von extraadrenalen sympathischen Ganglien aus (Paragangliom). Familiäre Paragangliomsyndrome, chromaffine Tumoren bei MEN Typ 2 und Phakomatosen sind häufiger bilateral, multifokal und maligne.

die **Neurofibromatose von Recklinghausen** ein Defekt des NF-1-Gens. Verantwortlich für das **Von-Hippel-Lindau-Syndrom** ist ein Defekt des vHL-Tumorsuppressorgens. Auch im Rahmen seltener Erkrankungen wie der tuberösen Sklerose tritt das Phäochromozytom gehäuft auf. Einige Tumoren können auch weitere Peptide (z. B. Substanz P, Somatostatin, CRH, ACTH, Neuropeptid Y) sezernieren.

In 20 % der Fälle geht der Tumor von extraadrenalen sympathischen Ganglien aus (Paragangliome). Mutationen der Succinatdehydrogenase B/C oder D können zu familiären Paragangliomsyndromen führen. Familiäre Paragangliomsyndrome, chromaffine Tumoren bei MEN Typ 2 und Phakomatosen sind häufiger bilateral, multifokal und maligne.

Klinik: Prägung der Symptomatik durch das exzessiv produzierte Katecholamin (s. o.). Leitbefunde sind **Blutdruckkrisen**, **Palpitationen**, **Gewichtsverlust** und **Blässe** (Abb. **H-5.2**). **50 %** der Patienten leiden unter **paroxysmaler Hypertonie**, bei **50 %** liegt ein **Dauerhochdruck** vor. Gefäßschäden (Herzinfarkt, Schlaganfall) können der Diagnosestellung vorausgehen. Seltener sind Bradykardien. Anfallsauslösend können Stress, Nikotin, Narkosemittel oder mechanischer Druck auf das Abdomen wirken.

Klinik: Die typische Symptomatik wird von der Menge und Art des exzessiv produzierten Katecholamins bestimmt. Leitbefunde sind **Blutdruckkrisen**, **Palpitationen**, **Gewichtsverlust** und **Blässe** (periphere Vasokonstriktion; s. Abb. **H-5.2**). Verdächtig ist eine arterielle **Hypertonie** (Blutdruckspitzen bis zu 300 mm Hg). **50 %** der Patienten leiden unter einer **anfallsweise** auftretenden **paroxysmalen Hypertonie** (Blutdruckkrisen mit wechselnder Dauer der Hochdruckphasen von Minuten bis Stunden), bei **50 %** liegt ein **Dauerhochdruck** vor. Bei längerem Krankheitsverlauf kann die Hypertonie bereits zu Gefäßschäden geführt haben – Herzinfarkte und Schlaganfälle können der Diagnosestellung vorausgehen. Nach Gabe von β-Rezeptoren-Blockern kann sich eine paradoxe Hypertonie entwickeln, seltener sind Bradykardien. Triggerfaktoren für die Auslösung der klinischen Symptomatik sind die psychische Situation (v. a. Angst oder emotionaler Stress), Nikotin oder Narkosemittel sowie mechanischer Druck auf das Abdomen (z. B. durch Bauchpresse).

H-5.2 Klinik bei Phäochromozytom

Beschwerden des Patienten

Allgemeinsymptome:
Schwitzen (60 – 70 %)
Schwäche, Müdigkeit (20 – 30 %)
Gewichtsabnahme (15 %)

Nervosität, Angst (30 – 60 %)
Kopfschmerzen (70 – 90 %)
Sehstörungen, Ohrensausen, Schwindel (10 – 15 %)
Übelkeit, Erbrechen (30 – 40 %)

Thorax-, Rückenschmerzen (10 – 15 %)
Palpitationen (40 – 60 %)

Abdominalschmerzen (15 – 25 %)

Obstipation (10 – 15 %)

Befunde

Hautblässe
Tachykardie (40 – 60 %)
Hypertonie (70 – 95 %), orthostatische Dysregulation
Hyperglykämie (25 – 30 %)

Zittern (25 – 30 %)

Glukosurie (25 – 35 %)

Begleiterscheinungen sind **starke, klopfende Kopfschmerzen**, **Übelkeit**, **Sehstörungen** und **Schweißausbrüche**. Seltener sind Thorax- oder Bauchschmerzen. Bei einigen Patienten entwickelt sich ein **sekundärer Diabetes mellitus** (s. S. 676).

Begleiterscheinungen sind **starke, häufig klopfende Kopfschmerzen** (pulssynchron und rhythmisch) sowie **Übelkeit**, **Sehstörungen** und **Schweißausbrüche**. Seltener klagen die Patienten über Thorax- oder Bauchschmerzen. Aufgrund der blutzuckersteigernden (also kontrainsulinären) Wirkung der Katecholamine entwickelt sich bei einem kleineren Teil der Betroffenen ein **sekundärer Diabetes mellitus** mit den typischen Beschwerden (s. S. 676).

Diagnostik: Hinweisend ist neben der charakteristischen Symptomatik (s. o.) z. B. das Ausbleiben der nächtlichen Blutdrucksenkung in der 24-h-Blutdruckmessung. Zum diagnostischen Vorgehen siehe Abb. **H-5.3**.

Diagnostik: Neben der charakteristischen klinischen Symptomatik (s. o.) sind weitere Hinweiszeichen z. B. eine fehlende nächtliche Blutdrucksenkung in der 24-h-Blutdruckmessung, eine neu aufgetretene therapieresistente Hypertonie und paradoxe

Blutdruckreaktionen nach Gabe von β-Rezeptoren-Blockern (z. B. im Rahmen operativer Eingriffe oder bei Anästhesie). Zum diagnostischen Vorgehen siehe Abb. **H-5.3**.

- **Blut- und Urinparameter:** Das zuverlässigste diagnostische Screening-Verfahren ist die **2-malige Bestimmung der Katecholaminmetaboliten (Metanephrine/Normetanephrine)** im angesäuerten 24-h-Urin oder im Plasma. Zu beachten ist, dass die Nichteinhaltung strenger Abnahmebedingungen (30–60 min Ruhelagerung des Patienten vor Blutabnahme) zu vermehrt falsch positiven Werten führt. Bei voll ausgebildetem Phäochromozytom sind die **Katecholamine** (Adrenalin, Noradrenalin) oder ihre **Metaboliten** (gut geeignet sind Metanephrin und Normetanephrin; weniger sensitiv ist Vanillinmandelsäure; s. a. Abb. **H-5.1**) sowohl im **Plasma** als auch im **24-h-Urin** eindeutig erhöht. Bei starkem Hochdruck haben Normalwerte eine ausreichende Ausschlussbedeutung. Bei normalen Blutdruckwerten am Sammeltag ist die Aussage in 10 % d. F. falsch negativ. Bedarfsweise muss die Diagnostik wiederholt bzw. ausgeweitet werden.

Bei Grenzwerten empfiehlt sich zur Bestätigung der **Clonidin-Hemmtest**: Nach Gabe von 300 µg p. o. des α$_2$-Sympathomimetikums fallen bei Gesunden oder Nicht-Phäochromozytom-Patienten (z. B. bei essenzieller Hypertonie) aufgrund der zentralen Hemmung des sympathischen Nervensystems die Katecholamine innerhalb von 3 h in den Normbereich ab.

Bei familiären Phäochromozytomformen (z. B. im Rahmen einer MEN (S. 820), SDH-Mutationen) wird eine **Gendiagnostik** durchgeführt.

- **Lokalisationsdiagnostik:** Zur morphologischen Untersuchung der Nebennieren eignen sich **Sonografie, Computer- (CT)** und **Kernspintomografie (MRT)**. Zumeist zeigt sich eine Vergrößerung der gesamten Nebenniere ohne Differenzierung zwischen Mark und Rinde. Eine wichtige Erweiterung des Spektrums der Lokalisationsdiagnostik sind die Szintigrafie mit ^{131}**Jod-Metajodbenzylguanidin (MIBG)** zur Darstellung auch kleiner, extraadrenal lokalisierter Tumoren, die **Octreotid-Szintigrafie** bei malignem Phäochromozytom sowie die **Fluorodopamin-PET** bei okkultem Phäochromozytom.

- **Blut- und Urinparameter:** Das zuverlässigste diagnostische Screening-Verfahren ist die **2-malige Bestimmung der Katecholaminmetaboliten (Metanephrine/Normetanephrine)** im angesäuerten 24-h-Urin oder im Plasma. Ist der Blutdruck am Tag der Testung normal, sind die Befunde in 10 % d. F. falsch negativ.

Bei Grenzwerten **Clonidin-Hemmtest**: Nach Gabe von 300 µg Clonidin p. o. normalisieren sich grenzwertige Katecholamine bei Gesunden oder Nicht-Phäochromozytom-Patienten innerhalb von 3 h.

Gendiagnostik bei familiären Phäochromozytomformen (z. B. MEN (S. 820) SDH-Mutationen).

- **Lokalisationsdiagnostik:** Geeignet zur morphologischen Untersuchung der Nebennieren sind **Sonografie, CT** und **MRT**. Hohen Stellenwert besitzt bei der Lokalisationsdiagnostik des extraadrenalen Phäochromozytoms die Szintigrafie mit ^{131}**Jod-Metajodbenzylguanidin (MIBG)**.

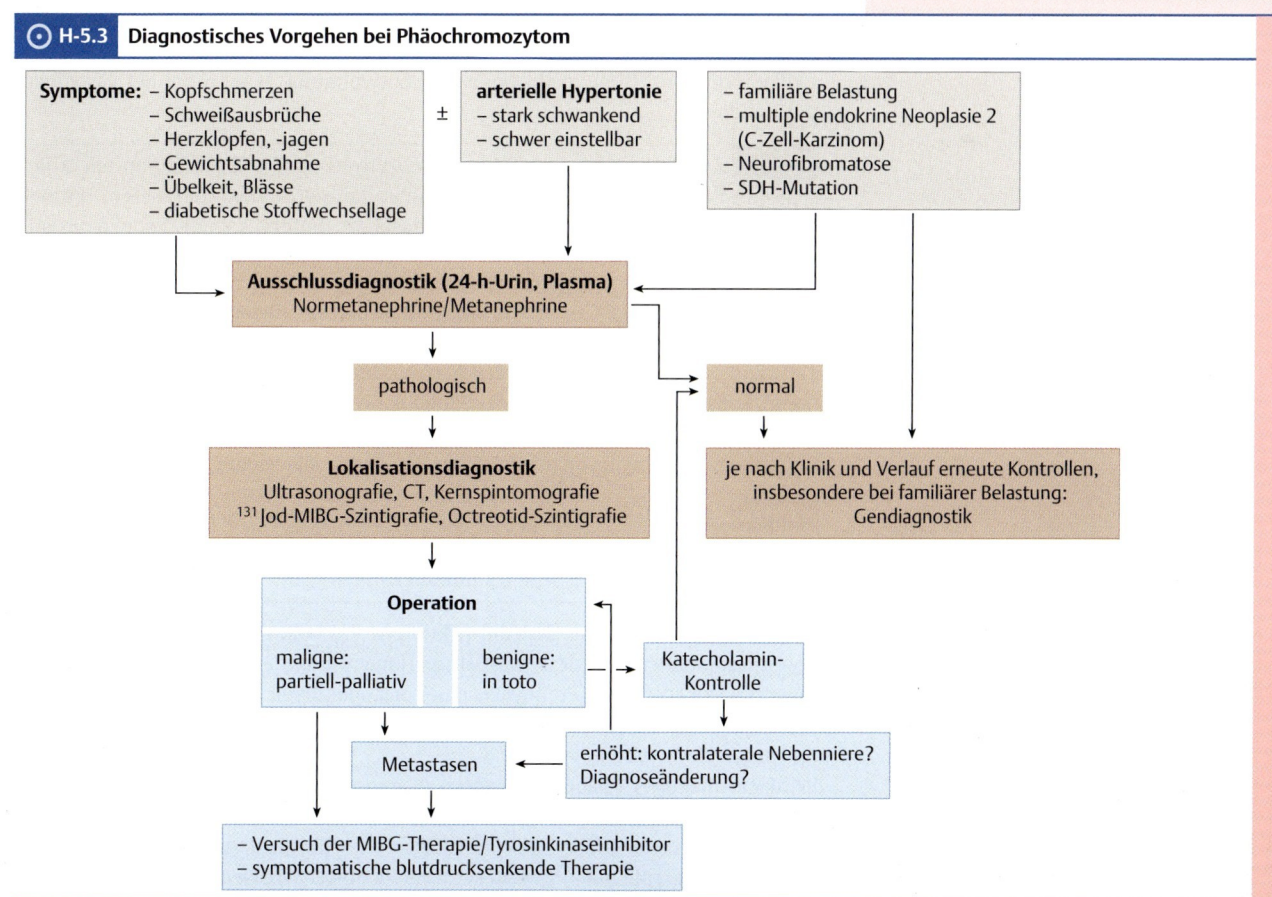

H-5.3 Diagnostisches Vorgehen bei Phäochromozytom

H 5 Nebennierenmark und pluriglanduläre Syndrome

Differenzialdiagnose: Die wichtigsten Krankheitsbilder mit ähnlicher Symptomatik sind in Tab. **H-5.1** dargestellt.

Therapie: Therapie der Wahl ist die laparoskopische (sofern dies nicht möglich ist, die konservativ operative) **Entfernung des NNM-Tumors**. Zur Verhinderung einer Katecholamin-Ausschüttung muss unbedingt die sog. **No-Touch-Technik** angewandt werden. Bei unilateralem Phäochromozytom ist die **einseitige totale Adrenalektomie** indiziert. Bei bilateralen Tumoren und bei MEN 2 wird die **bilaterale subtotale Adrenalektomie** durchgeführt, um der Notwendigkeit einer lebenslangen Kortikoidsubstitution vorzubeugen.

▶ Merke. Bei Verlust der NNR-Funktion müssen nach beidseitiger Adrenalektomie zur Therapie eines iatrogenen Morbus Addison **Gluko- und Mineralokortikoide** substituiert werden. Da Katecholamine ausreichend im sympathischen System produziert und sezerniert werden, müssen sie auch beim Ausfall beider Nebennieren **nicht** dauerhaft substituiert werden (höchstens unmittelbar postoperativ).

≡ H-5.1 Differenzialdiagnose des Phäochromozytoms (nach Käser)

▪ primäre, arterielle (essenzielle) Hypertonie	▪ Angina pectoris	▪ Hypoglykämie	▪ Bleiintoxikation
▪ renovaskuläre Hypertonie	▪ orthostatische Hypotonie	▪ Hyperthyreose	▪ Nahrungsmittelunverträglichkeit
▪ endokrine Hypertonien (z. B. Conn-Syndrom)	▪ zerebrale Durchblutungsstörungen	▪ Karzinoid	▪ akute/chronische Infektionen
▪ vasomotorische Krisen	▪ Migräne	▪ Cushing-Syndrom	▪ Mastozytose
▪ funktionelle, vegetative Störungen	▪ Menopause	▪ akutes Abdomen	▪ Drogenabusus (z. B. Amphetamine, Kokain).
▪ Panikstörung	▪ Gestationstoxikose	▪ Cholelithiasis	
▪ paroxysmale Tachykardie	▪ Diabetes mellitus	▪ akute Porphyrie	

Die Sicherheit und das Ergebnis der Operation hängen, in leider oft unterschätztem Ausmaß, von der **adäquaten Prämedikation** ab. Mit der Tumorentfernung entfällt akut die Quelle der chronischen Vasokonstriktion, die zu einer gegenregulativen Vasodilatation führt. Ohne medikamentöse „Entwöhnung" (s. u.) droht der vasodilatative Kollaps.

▶ Merke. Die Operation eines Phäochromozytoms ohne Prämedikation mit α-Rezeptoren-Blockern stellt einen Therapiefehler dar, selbst wenn der Patient normoton sein sollte. Intraoperative, nicht beherrschbare Blutdruckabfälle können die Folge sein!

Medikament der Wahl ist der α-Rezeptoren-Blocker **Phenoxybenzamin**. Man beginnt einschleichend mit 10 mg und steigert in 1–2 Wochen auf Dosen von 60 oder 120 mg/d (abhängig vom Hochdruck bzw. dem Ausmaß der Katecholaminerhöhung). Sobald nach Ansprechen der Alphablockade nach einigen Tagen ein Herzfrequenzanstieg zu beobachten ist, wird ggf. zusätzlich ein **β-Rezeptoren-Blocker** (z. B. Propranolol; abhängig von der Frequenz 40–80 mg oder mehr) gegeben.

▶ Merke. Der β-Rezeptoren-Blocker darf nie ohne Alphablockade verabreicht werden, da ansonsten durch den Wegfall der über β-Rezeptoren vermittelten Vasodilatation starke Blutdruckanstiege resultieren können.

Aufgrund der dauerhaften Vasokonstriktion ist das Volumen des arteriellen und venösen Gefäßbettes reduziert, weshalb perioperativ auf einen ausreichenden Volumenersatz zu achten ist (Prophylaxe eines postoperativen Blutdruckabfalls). Bei Blutdruckkrisen kann zusätzlich Nitroprussid-Na (Nipruss) im Perfusor (10–200 μg/min i. v.) eingesetzt werden.

Wird ein **malignes Phäochromozytom** diagnostiziert, muss mit einer Metastasierung gerechnet werden. Sofern der Tumor ^{131}I-MIBG speichert, werden Metastasen gelegentlich bereits präoperativ durch die ^{131}I-MIBG-Szintigrafie aufgedeckt. Eine **Radionuklidtherapie mit ^{131}I-MIBG** kann versucht werden. Neuerdings werden ebenfalls Tyrosinkinaseinhibitoren als systemische Therapie erprobt. Die externe Bestrahlung hat bei schmerzhaften Metastasen lediglich palliativen Charakter.

Verlauf und Prognose: Bei frühzeitiger Diagnosestellung ist die Prognose des gutartigen Phäochromozytoms gut, da noch keine Gefäßschäden eingetreten sind und die gesunde Nebenniere die Aufgabe der entfernten übernimmt (Produktion der Steroidhormone). Die Prognose des malignen Phäochromozytoms ist schlecht.

▶ **Klinischer Fall.** Eine 47 Jahre alte, eher schlanke Frau, bei der über mehrere Jahre ein als essenziell angesehener Hochdruck nicht besonders konsequent behandelt worden war, wurde mit starkem und von ihr beängstigend empfundenem thorakalem Druckgefühl in die Klinik aufgenommen. Es wurde die Diagnose eines mittelgroßen Hinterwandinfarktes gestellt. Anamnestisch fanden sich keine Hinweiszeichen auf ein Phäochromozytom.
Bei der späteren nochmaligen Durchuntersuchung im Stadium der Stabilisierung (nach 3 Wochen) fiel eine rechtsseitig vergrößerte Nebenniere im Oberbauchsonogramm auf. Die daraufhin durchgeführte NNM-Funktionsdiagnostik im Labor ergab eine auf das 2 ½-Fache der Norm erhöhte Ausscheidung an Vanillinmandelsäure im 24-h-Urin, auch die Plasmakatecholamine waren erhöht. Nach Diagnosestellung eines Phäochromozytoms wurde beschlossen, bis zur ausreichenden Vernarbung des Herzinfarktes konservativ zu verfahren. Unter sorgfältiger Blutdruckkontrolle wurde die Patientin 5 Monate observiert, Blutdruckspitzen über 150 mm Hg systolisch wurden nicht beobachtet.
Im Rahmen der Operationsvorbereitung wurde die Patientin zur Einstellung auf das prätherapeutisch wünschenswerte hohe Niveau der Alpha- und Betablockade stationär aufgenommen: Mit 60 mg Phenoxybenzamin und 60 mg Propranolol wurde die Operation (rechtsseitige Adrenalektomie) komplikationslos durchgeführt. Histologisch fand sich ein 4 cm messender Tumor aus Zellnestern typischer chromaffiner Zellen in einem kapillarreichen Bindegewebe. Nunmehr 3 Jahre nach der Operation ist die Patientin normoton und beschwerdefrei.

5.1.3 Dysautonomie

▶ **Synonym.** Unterfunktion des NNM und des sympathischen Systems, asympathikotones Syndrom, autonome Neuropathie

Epidemiologie: Sehr seltenes Krankheitsbild, das v. a. bei früher gesunden Menschen, vorwiegend Männern jenseits des 50. Lebensjahres, auftritt.

Ätiopathogenese: Ursachen der sich entwickelnden **schweren orthostatischen Blutdruckregulationsstörung** können z. B. Entwicklungsdefekte, multiple Systematrophie und Degeneration des peripheren autonomen Nervensystems sein. Bei der Variante des **Shy-Drager-Syndrom** (bei beiden Geschlechtern nach dem 40. Lebensjahr) treten zusätzlich zur autonomen Insuffizienz extrapyramidale Symptome sowie zerebelläre, kortikobulbäre und kortikospinale Störungen auf. Die **familiäre Dysautonomie** (Riley-Day-Syndrom) ist eine autosomal-rezessiv vererbte Form, die vorwiegend Ashkenasi-Juden betrifft. Eine sekundäre autonome Neuropathie kann beim Diabetes mellitus auftreten.

Klinik: Bei der reinen autonomen Insuffizienz prägen sich allmählich **körperliche Schwäche, Gewichtsverlust, Durchfallneigung, Hypogonadismus** mit z. B. Libidoverlust und **Blaseninkontinenz** aus. Beim Gehen resultieren durch einen ausgeprägten **orthostatischen Blutdruckabfall** Schwindelerscheinungen und Gangunsicherheit. Blässe, Schweißausbrüche und Tachykardie begleiten die Ereignisse. Beim Shy-Drager-Syndrom treten neurologische Ausfälle der o. g. Systeme hinzu.

Diagnostik und Differenzialdiagnose: In Verbindung mit der Klinik belegt das Verhalten des Noradrenalins im **Orthostasetest** (Schellong-Test) die Diagnose. Das Plasmanoradrenalin wird im Liegen und nach dem Aufstehen gemessen. Beim Gesunden kommt es zu einer Verdopplung der Ruhewerte, bei der Dysautonomie bleibt dieser Anstieg aus. Differenzialdiagnostisch kommen z. B. konstitutionelle Hypotonien, Trainingsmangel oder Herzinsuffizienz in Betracht.

Therapie: Eine kausale Therapie ist nicht möglich. „Milde" physikalische Maßnahmen (z. B. Stützstrümpfe, physikalische Therapie) sind wenig erfolgreich. Druckanzüge mit Verminderung des Volumens in der unteren Körperhälfte können Erleichterung verschaffen, sind jedoch lästig. Medikamentös können Metoclopramid oder Indometazin versucht werden, ggf. auch Mineralokortikoide (z. B. Fludrokortisonazetat; cave: Hypokaliämie).

5.2 Pluriglanduläre Syndrome

Pluriglanduläre Syndrome sind endokrine Krankheitsbilder mit Beteiligung mehrerer Drüsen, die durch eine übergeordnete Störung verursacht werden. Man unterscheidet verschiedene Typen von **Überfunktionszuständen** sowie **kombinierte Organinsuffizienzen**.

5.2.1 Multiple endokrine Neoplasie (MEN)

▶ **Synonym.** multiple endokrine Adenomatose (MEA), Störung des Amine Precursor Uptake and Decarboxylation Systems (APUDomatose).

MEN-Syndrome sind seltene, autosomal-dominant vererbte Polyendokrinopathien mit Hormonexzess, die sich in verschiedenen Organen manifestieren.

H-5.4 Komponenten der multiplen endokrinen Neoplasie (MEN)

Typ 1: Wermer-Syndrom

Hypophysentumor: (60 %)
– Akromegalie
– zentrales Cushing-Syndrom
– Prolaktinom
– hormoninaktives Hypophysenadenom

primärer Hyperparathyreoidismus (> 90 %)

Pankreastumor: (75 %)
– Zollinger-Ellison-Syndrom = Gastrinom
– Insulinom
– VIPom
– Glukagonom

Rarität:
Nebennierenrindentumor
→ Cushing-Syndrom

Typ 2a: Sipple-Syndrom

primärer Hyperparathyreoidismus (10–20 %)

C-Zell-Karzinom (100 %)

Phäochromozytom (50 %)

Typ 2b: Gorlin-Syndrom

Marfan-Habitus (100 %)

Schleimhautneurome (Zunge, Konjunktiva) (100 %)

C-Zell-Karzinom (10 %)

Phäochromozytom (50 %)

selten: Megakolon

MEN Typ 1 (Wermer-Syndrom)

▶ **Definition.** In wechselnder Verteilung familiär gehäuftes Auftreten von Hypophysenadenomen (ca. 60 %), primärem Hyperparathyreoidismus (pHPT, 60–90 % d. F.) und Tumoren des gastroenteropankreatischen Systems (ca. 75 %; Abb. **H-5.4**). Die jeweiligen Endokrinopathien manifestieren sich in unterschiedlicher zeitlicher Abfolge.

Epidemiologie: Die Prävalenz beträgt ca. 1 : 100 000.

H 5.2 Pluriglanduläre Syndrome

Ätiologie: Die MEN Typ 1 wird **autsomal-dominant** vererbt und beruht auf einer Genmutation im MEN-1-Gen (Menin-Gen), einem Tumorsuppressorgen auf Chromosom 11(q13). Das Marker-Gen (MEN-Gen) ist der molekulargenetischen Analyse zugänglich; es fungiert als Tumorsuppressorgen. Inzwischen sind über 400 Mutationen bekannt.

Ätiologie: Die MEN Typ 1 wird autsomal-dominant vererbt. Zugrunde liegt ein Defekt des Men-1-Gens auf Chromosom 11(q13).

▶ **Merke.** Als Merksatz der typischen Erkrankungen bei MEN 1 dient die englische Abkürzung „P-P-P": **P**rimary Hyperparathyroidism, **P**ancreatic Tumors, **P**ituitary Tumors.

▶ **Merke.**

Klinik: Die Leiterkrankung beim MEN 1 ist der **pHPT**, der praktisch bei allen Patienten und meistens als erste Erkrankung auftritt. Symptomatisch wird die Erkrankung abhängig von der Manifestation der Einzelkomponenten. Benigne (z. B. pHPT) und maligne Endokrinopathien (z. B. Karzinoid) können gemischt vorkommen, dabei bestimmt der sich zuerst **manifestierende Überfunktionszustand** die **Leitsymptomatik** (Tab. **H-5.2**). Die Endokrinopathien können sowohl gleichzeitig als auch zeitlich getrennt auftreten (s. a. klinischer Fall).

Klinik: Die Leiterkrankung beim MEN 1 ist der **pHPT**. Die Symptomatik hängt von den Einzelkomponenten ab, benigne und maligne Endokrinopathien kommen gemischt vor. **Leitsymptomatik** abhängig von dem sich zuerst **manifestierenden Überfunktionszustand** (Tab. **H-5.2**).

≡ H-5.2 Tumorbedingte Hormonstörungen und klinische Symptome bei MEN I

Tumorlokalisation	Hormone	klinische Symptome bzw. Endokrinopathie	Befund
Hypophyse	Wachstumshormon (STH)	Akromegalie (S. 728)	Erhöhung des jeweiligen Hormons (z. B. STH oder Prolaktin, Kortisol bei Morbus Cushing)
	ACTH	Morbus Cushing (S. 805)	
	Prolaktin	Amenorrhö, Galaktorrhö, auch asymptomatisch	
	endokrin inaktive Tumoren	Hypopituitarismus, Gesichtsfeldausfälle, auch asymptomatisch	
Nebenschilddrüse	Parathormon (PTH)	pHPT (S. 777) mit Hyperkalzämie-Symptomen (z. B. Polyurie, -dipsie, Übelkeit, Erbrechen), Urolithiasis, Pankreatitis, Ulcus pepticum	Koinzidenz von Hyperkalzämie und erhöhtem Parathormon
Pankreas	Gastrin	Zollinger-Ellison-Syndrom (S. 667) (rezidivierende Ulzera)	stark erhöhte Gastrinwerte
	Insulin	Insulinom (S. 667): Whipple-Trias (Spontanhypoglykämie durch Nahrungskarenz, autonome und neuroglukopenische Symptome)	Hypoglykämien und Hyperinsulinismus
	VIP	Verner-Morrison-Syndrom (S. 668)	VIP erhöht
	Glukagon	Glukagonom-Syndrom (S. 668)	Serumglukagon > 300 pmol/l
	Serotonin	Karzinoid* (S. 535) bzw. -Syndrom	5-Hydroxyindolessigsäure im Urin erhöht
	funktionell inaktive Hormone	evtl. Symptome des lokalen Tumorwachstums	Bildgebung diagnoseweisend

* auch extrapankreatische Karzinoide (z. B. Bronchus/Thymus möglich)
Weitere Tumormanifestationen sind: Nebennierenrinden-Adenome, Lipome, Angiofibrome

Diagnostik und Differenzialdiagnose: Diagnoseweisend sind erhöhte Hormone der jeweiligen Drüse sowie fehlende Supprimierbarkeit bei den Suppressionstests. Charakteristische Befunde zeigt Tab. **H-5.2**. Zur Labordiagnostik der einzelnen Endokrinopathien siehe jeweilige Kapitelabschnitte.

Diagnostik und Differenzialdiagnose: Charakteristische Befunde zeigt Tab. **H-5.2**. Zur Diagnostik der einzelnen Endokrinopathien siehe jeweilige Kapitelabschnitte.

▶ **Merke.** Bei Patienten mit endokrinen Tumoren (v. a. bei positiver Familienanamnese) sollte immer die Möglichkeit einer MEN bedacht und ggf. eine molekulargenetische Analyse veranlasst werden.

▶ **Merke.**

Nach Gennachweis bei bekannter hereditärer MEN Typ 1 sind regelmäßig Kontrolluntersuchungen durchzuführen, um die Frühdiagnose vor Ausbruch von Krankheitserscheinungen zu ermöglichen. Eine ca. 50%ige Manifestationswahrscheinlichkeit rechtfertigt einen größeren diagnostischen Aufwand. Die Identifikation des Gendefektes der betroffenen Familie ist die Voraussetzung für den Ausschluss der nicht betroffenen Familienmitglieder.

Nach Gennachweis bei bekannter hereditärer MEN Typ 1 sollte ein regelmäßiges Diagnostikprogramm erfolgen, um eine Frühdiagnose vor Ausbruch von Krankheitserscheinungen zu ermöglichen.

Therapie: Therapie der Wahl ist die chirurgische Intervention (s. Kapitel der jeweiligen Krankheitsbilder).

Therapie: chirurgische Intervention.

MEN Typ 2

▶ **Definition.** Die MEN Typ 2 ist charakterisiert durch das Auftreten eines C-Zell-Karzinoms der Schilddrüse, Phäochromozytomen und primärem Hyperparathyreoidismus.

Einteilung: Man unterscheidet folgende Formen (s. a. Abb. **H-5.4**):
Typ 2a (Sipple-Syndrom; ca. 70 %): Kombination eines medullären C-Zell-Karzinoms (100 %) mit meist beidseitigem Phäochromozytom (50 %) und pHPT (10–20 %).
Typ 2b (Gorlin-Syndrom; ca. 10 %): äußerlich typischer Marfan-Habitus in Verbindung mit Neuromen von Mukosa (z. B. der Zunge) und Megakolon. Gleichzeitig liegt bei 10 % der Betroffenen ein C-Zell-Karzinom der Schilddrüse, bei 50 % ein Phäochromozytom vor.
Bei **FMTC-only** (= **f**amiliäres **m**edulläres **S**childdrüsen**k**arzinom; ca. 20 % der MEN-2-Fälle) manifestiert sich nur das medulläre Schilddrüsenkarzinom (100 % d. F.).

Epidemiologie: 5 % der Schilddrüsenmalignome sind C-Zell-Karzinome; davon sind wiederum 25 % familiär.

Ätiopathogenese: Ursächlich für die MEN Typ 2 sind Punktmutationen im Bereich des extrazellulären Anteils des RET-Protoonkogens auf Chromosom 10q11.2. Innerhalb des RET-Protoonkogens sind mehrere Mutationen bekannt, die sich klinisch unterschiedlich manifestieren. Die Vererbung ist autosomal-dominant. Die Defekte bewirken eine Daueraktivierung des RET-Proteins mit der Folge einer C-Zell-Hyperplasie als Vorstufe des C-Zell-Karzinoms.

Klinik: Das C-Zell-Karzinom bei MEN Typ 2a ist lange Zeit klinisch stumm (Hyperkalzitoninismus verursacht keine Symptome). Als Spätsymptom treten bei ⅓ der Patienten **therapieresistente Durchfälle** (s. S. 772) auf. Das Phäochromozytom (S. 815) manifestiert sich als **Hochdruckleiden**, der pHPT (S. 777) (selten) äußert sich durch **Nierensteine**. Der Typ 2b kann blickdiagnostisch festgestellt werden, wenn bei einem Kind oder Jugendlichen mit **Marfan-Habitus** gleichzeitig **Neurome** an der Zunge (Abb. **H-5.5**) oder z. B. auch unter der Conjunctiva bulbi vorliegen.

 MEN Typ 2b

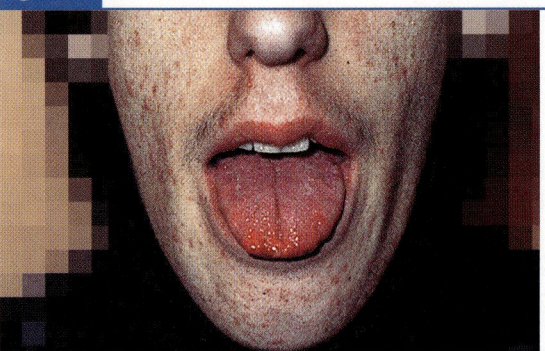

Schlanke Gesichtsform (Marfan-Habitus), wulstige Lippen und Neurome auf der Zunge.

Diagnostik und Differenzialdiagnose: Verlässlicher Tumormarker des C-Zell-Karzinoms ist das **erhöhte Kalzitonin**, später ist auch **CEA** (= carcinoembryonales Antigen) erhöht. Der klassische Stimulationstest für Kalzitonin ist der **Pentagastrintest** (s. S. 773).
Bei MEN Typ 2a muss nach Diagnosestellung **einer** der Endokrinopathien (C-Zell-Karzinom, Phäochromozytom, pHPT) die Möglichkeit der Zweit- oder Dritterkrankung bedacht und bei klinischem Verdacht die entsprechende Labordiagnostik durchgeführt werden. Nur so kann bereits präklinisch eine Diagnose gestellt werden, um entsprechende Therapiemaßnahmen einzuleiten. Die Identifizierung von Genträgern (genetisches Screening!) ist obligatorisch.

▶ **Merke.** Bei Trägern eines Gendefektes muss eine **Untersuchung der Blutsverwandten** erfolgen, um Genträger frühzeitig therapieren zu können (z. B. Thyreoidektomie vor Manifestation des C-Zell-Karzinoms).

▶ **Merke.**

Differenzialdiagnostisch kann der Marfan-Habitus des Typs MEN 2b mit dem eigentlichen Marfan-Syndrom verwechselt werden.

Therapie: Die Therapie erfolgt chirurgisch durch komplette Thyreoidektomie und Metastasenresektion bei C-Zell-Karzinom. Durch Familien-Screening aufgedeckte Frühfälle im Kindesalter können bereits im Stadium der C-Zell-Hyperplasie (noch vor Karzinommanifestation) durch totale Thyreoidektomie geheilt werden. Auch das häufig beidseitige Phäochromozytom ist zu exzidieren. Beim pHPT des Typs 2a liegt meist eine Vierdrüsenerkrankung vor; Therapie der Wahl ist die 3½-Parathyreoidektomie.

Therapie: Die Therapie ist chirurgisch: komplette Thyreoidektomie und Metastasenresektion beim C-Zell-Karzinom, Entfernung eines Phäochromozytoms, beim pHPT 3½-Parathyreoidektomie.

Verlauf und Prognose: Bei sporadischen Fällen sowie beim Indexfall einer Familie ist selten eine Heilung möglich. Durch zahlreiche Operationen kann jedoch eine Lebensverlängerung erreicht werden (5-Jahres-Überlebensrate > 60 %). Bei betroffen Familienangehörigen von C-Zell-Karzinom-Patienten ist durch Familien-Screening mittels Genanalyse eine Frühdiagnose und -therapie (Thyreoidektomie) mit der Aussicht auf Heilung möglich. Nach prophylaktischer Thyreoidektomie sind jährliche Kontrollen des Kalzitonins und des CEA indiziert, weiterhin wird ein jährliches Phäochromozytom-Screening empfohlen.

Verlauf und Prognose: Beim Indexfall einer Familie ist die Prognose des C-Zell-Karzinoms schlecht. Früh entdeckte familiäre Fälle haben eine sehr gute Aussicht auf Heilung.

▶ **Klinischer Fall.** Bei der Patientin fielen im Alter von 8 Jahren kleine polypenartige Höcker auf der Zunge auf, die exzidiert wurden. Histologisch wurde ein gutartiges Neurom diagnostiziert. Leider war den damals behandelnden Ärzten die morphologische Manifestation der MEN Typ 2b offenbar nicht bekannt, da keine Untersuchung der C-Zell-Funktion und keine Empfehlung der Schilddrüsenuntersuchung oder Langzeitüberwachung erfolgte.
Im Alter von 14 Jahren wurde unterhalb einer kleinen Struma rechts ein Lymphom entdeckt und exzidiert – es wurde eine C-Zell-Karzinom-Metastase diagnostiziert. Die Diagnose wurde durch das im Blut erhöhte Kalzitonin bestätigt. Ultrasonografisch fand sich im rechten Schilddrüsenlappen ein echoarmer, verdächtiger Bezirk. Daraufhin erfolgte eine totale Thyreoidektomie mit Neck Dissection der rechten Seite (unter den entfernten Lymphknoten waren mehrere befallen). Postoperativ fiel das Kalzitonin auf mäßig erhöhte Werte ab, das CEA war hoch normal.
In ½-jährl. Abständen wurden Kalzitoninbestimmungen, CEA-Messungen und Halssonografien durchgeführt. Nach 2 Jahren entstand der Eindruck zweier Lymphome rechtsseits in Kehlkopfhöhe. Durch Halsvenenkatheterisierung mit nachfolgender Kalzitoninbestimmung wurde ein Kalzitoningradient in diesem Bereich bestätigt. Bei der Operation fand sich C-Zell-Karzinom-Metastasengewebe. Postoperativ sank das Kalzitonin wieder ab, ohne jedoch normal zu werden. Die Beobachtungsstrategie wird unverändert fortgesetzt.

▶ **Klinischer Fall.**

5.2.2 Polyglanduläre Autoimmun-Syndrome (PAS)

5.2.2 Polyglanduläre Autoimmun-Syndrome (PAS)

▶ **Synonym.** multiglanduläre Autoimmun-Atrophien, polyglanduläre (Autoimmun-) Insuffizienz (PGI)

▶ **Synonym.**

▶ **Definition.** Autoimmunprozesse führen zur Insuffizienz mehrerer endokriner Organe (gleichzeitig oder nacheinander).

▶ **Definition.**

Man unterscheidet die sehr seltene autosomal-rezessiv vererbte **juvenile Form** (Typ 1) von der häufig polygen vererbten **adulten Form** (Typ 2). Diese ist mit verschiedenen HLA-Haplotypen assoziiert und betrifft Erwachsene > 30 Jahre (v. a. Frauen). Bezeichnung einzelner Manifestationen vgl. Tab. **H-5.3**.

Man unterscheidet die **juvenile Form** (Typ 1; autosomal-rezessiv vererbt) von der **adulten Form** (Typ 2; häufig polygen vererbt).

▶ **Merke.** Häufiger sind periphere endokrine Organe betroffen, seltener die Hypophyse.

▶ **Merke.**

Diagnostik und Differenzialdiagnose: Die Labordiagnostik erstreckt sich auf die Ausschluss- oder Nachweisdiagnostik der klinisch verdächtigen endokrinen Drüsen. Wegweisend ist ebenfalls der Nachweis entsprechender, spezifischer **Auto-Antikörper** (vgl. Tab. **H-5.3**). Bei Autoimmunendokrinopathien sollte immer die Möglichkeit des Vorliegens eines PAS berücksichtigt werden. Zu beachten ist, dass sich die ein-

Diagnostik und Differenzialdiagnose: Ausschluss- oder Nachweisdiagnostik der klinisch verdächtigen endokrinen Drüsen. Wegweisend ist ebenfalls der Nachweis entsprechender, spezifischer **Auto-Antikörper** (vgl.

Tab. **H-5.3**). Bei Autoimmunendokrinopathien sollte immer die Möglichkeit eines PAS berücksichtigt werden. Bei Familien mit mehreren betroffenen Mitgliedern sollten regelmäßig Kontrolluntersuchungen erfolgen.
Therapie: Hormonsubstitution.

zelnen Störungen im Lauf vieler Jahre manifestieren können. Bei Familien mit mehreren betroffenen Mitgliedern sind regelmäßig Kontrolluntersuchungen bzw. die Vorstellung der Familienmitglieder bei endokrinologisch erfahrenen Ärzten zu empfehlen.

Therapie: Hormonsubstitution entsprechend der ausgefallenen Hormonachsen. Spezifische Behandlung anderer assoziierter Erkrankungen (z. B. glutenfreie Diät bei Sprue).

Verlauf und Prognose: Die Prognose ist nach Diagnosestellung gut.

Verlauf und Prognose: Nach Diagnosestellung ist die Prognose bei lebenslanger optimaler Substitution mit adäquater Überwachung gut.

H-5.3 Typen des polyglandulären Autoimmun-Syndroms

Typ	endokrine Erkrankung	Auto-Antikörper	nicht endokrine Erkrankung	Auto-Antikörper
1 **juvenile Form**	Hypoparathyreoidismus		chronisch-mukokutane Candidiasis	
	primäre Nebennierenrindeninsuffizienz	Anti-21-Hydroxylase		
	primärer Hypogonadismus	evtl. Anti-Ovarial		
	Hashimoto-Thyreoiditis	Anti-TPO		
	Diabetes mellitus Typ 1	Anti-GAD/Anti-IA2		
2 **adulte Form**	primäre Nebennierenrindeninsuffizienz	Anti-21-Hydroxylase	Sprue	Anti-Endomysium, Anti-Transglutaminase
	Autoimmunthyreopathie (Morbus Basedow/Hashimoto-Thyreoiditis)	TRAK/Anti-TPO	perniziöse Anämie	Anti-Magenparietalzellen, Anti-Intrinsic-Factor
	Diabetes mellitus Typ 1	Anti-GAD/Anti-IA2	Myasthenia gravis Vitiligo Alopecia areata Sjögren-Syndrom	Anti-Acetylcholinrezeptor
	primärer Hypogonadismus	evtl. Anti-Ovarial		

6 Männliche und weibliche Gonaden

6.1 Männliche Gonaden 825
6.2 Weibliche Gonaden 839

6.1 Männliche Gonaden

6.1.1 Physiologische Grundlagen

Regulation der Hodenfunktion

Die Hoden erfüllen 2 Aufgaben. Die **Synthese männlicher Geschlechtshormone** (endokrine Funktion) dient der Ausprägung und Erhaltung des männlichen Phänotyps, während die **Spermatogenese** (exokrine Funktion) die Fortpflanzung ermöglicht (Tab. **H-6.1**).

6.1 Männliche Gonaden

6.1.1 Physiologische Grundlagen

Regulation der Hodenfunktion

Die Hoden erfüllen 2 Aufgaben: Sie produzieren **Testosteron** (endokrine Funktion) und **Spermatozoen** (exokrine Funktion; Tab. **H-6.1**).

≡ H-6.1	Parameter der normalen Hodenfunktion beim Erwachsenen	
Funktion/Mechanismus	**Parameter**	**Normwert**
• endokrine Funktion (Leydig-Zellen)	• Testosteronproduktion	5–10 mg/d
	• Testosteron im Serum: – vor Pubertät – erwachsener Mann.	ca. 0,2/ml 3–10 ng/ml
• durch Rückkopplung von Testosteron auf die Hypophyse	• LH im Serum – vor Pubertät – erwachsener Mann	<0,5 mU/ml 1,7–9 mU/ml
	• Östradiolproduktion	40 µg/d*
	• Östradiol im Serum.	20–40 pg/ml
• exokrine Funktion (Tubuli seminiferi)	• Ejakulationsvolumen	<2 ml
	• Spermatozoendichte	20–100 × 10^6 Zellen/ml
	• Beweglichkeit und normale Form der Spermatozoen	>60 %
	• Hodengröße.	>12 ml/Testis
• durch Rückkopplung von Inhibin auf die Hypophyse	• FSH im Serum	2–11 mU/ml

*Nur ca. 10–20 % sind testikulären Ursprungs, der Rest wird im extratestikulären (peripheren) Gewebe aus im Blut zirkulierendem Testosteron und Androstendion gebildet.

Spermatogenese und Testosteronsynthese werden durch das hypothalamische **GnRH** (Gonadotropin-Releasing-Hormone; Synonym LHRH) und die hypophysären Gonadotropine **LH** (luteinisierendes Hormon) und **FSH** (follikelstimulierendes Hormon) gesteuert. Die Wechselwirkungen dieses Regelkreises sind in Abb. **H-6.1** dargestellt.

Der größte Teil des **Testosterons** (ca. 95 %) wird in den Leydig-Zellen des Hodens produziert, der Rest wird in der Nebennierenrinde im Rahmen der Steroidbiosynthese gebildet (Abb. **H-6.2**). Im peripheren Gewebe kann Testosteron zu biologisch aktiven Metaboliten umgewandelt werden. Durch das Enzym 5α-Reduktase entsteht in den Zielzellen das im Vergleich zu Testosteron potentere **5α-Dihydrotestosteron** und durch die Aromatase **Östradiol**.

Intrazelluläre Testosteronwirkung

Der Großteil des Testosterons ist im Plasma an Trägerproteine, Albumin und sexualhormonbindendes Globulin (SHBG) gebunden. Das proteingebundene Steroid steht im Gleichgewicht mit ungebundenem, „freiem" Testosteron (1–3 %). Nur diese frei

Spermatogenese und Testosteronsynthese werden durch Hormone des Hypothalamus (**GnRH**; Synonym **LHRH**) und der Hypophyse (**LH** und **FSH**) gesteuert (Abb. **H-6.1**).

Der größte Teil des **Testosterons** (ca. 95 %) wird in den Leydig-Zellen des Hodens produziert, der Rest wird in der NNR gebildet (s. Abb. **H-6.2**). Im peripheren Gewebe kann Testosteron zu biologisch aktiven Metaboliten umgewandelt werden.

Intrazelluläre Testosteronwirkung

Der Großteil des Testosterons ist im Plasma an Trägerproteine (Albumin, SHBG) gebunden. Nur die „freie Form" (1–3 %) kann in die

H-6.1 Regulation der Hodenfunktion

Das hypothalamische **GnRH** stimuliert die Freisetzung der hypophysären Gonadotropine **LH** und **FSH**. LH wirkt stimulierend auf die **Testosteronsynthese**, FSH regt die **Spermatogenese** und die Bildung des Peptidhormons **Inhibin** (hemmt die FSH-Sekretion) an. Durch chemische Rückkopplung auf Hypothalamus und Hypophyse haben die Hodenhormone einen hemmenden Effekt auf die Gonadotropinfreisetzung, indem sie die Sensibilität der Hypophyse gegenüber dem vom Hypothalamus ausgeschütteten GnRH vermindern. Diese negative Rückkopplung stellt einen empfindlichen Mechanismus zur Kontrolle der Testosteronproduktion und der Spermatogenese dar.

H-6.2 Wirkungsmechanismus von Testosteron im Zielorgan

Intrazellulär wird **Testosteron** an den Androgenrezeptor gebunden oder, abhängig vom androgenen Zielorgan, durch das Enzym 5α-Reduktase zu dem biologisch wirksameren **5α-Dihydrotestosteron** reduziert, welches dann an den Androgenrezeptor gebunden wird. Der Hormon-Rezeptor-Komplex bindet im Zellkern an spezifische DNA-Sequenzen, die die Aktivität androgenabhängiger Gene regulieren. Auf diese Weise wird Boten-RNA gebildet, die die Neubildung von Proteinen in den Zielzellen vermittelt. Die Umwandlung von Testosteron zu Östradiol ist in einigen Zielorganen der Androgene nachgewiesen. Man vermutet, dass die Androgenwirkung hierdurch gewebespezifisch moduliert wird.

Zelle diffundieren. Zum Wirkungsmechanismus im Zielorgan siehe Abb. **H-6.2**.

Testosteron reguliert die Gonadotropinsekretion und die Spermatogenese und fördert die Libido.

5α-Dihydrotestosteron ist während der Embryogenese für die Vermännlichung der äußeren Genitalien und das Wachstum der Prostata, während und nach der Pubertät zusammen mit Testosteron für die Virilisierung, verantwortlich.

Durch eine allmähliche Abnahme der Zahl und Aktivität der Leydig-Zellen **sinkt der Serumtestosteronspiegel** (etwa ab der 6. Lebensdekade). Konsekutiv werden vermehrt Gonadotropine gebildet und Androgene in Östrogene umgewandelt.

im Serum vorliegende Form kann in die Zelle diffundieren. Zum Wirkungsmechanismus von Testosteron im Zielorgan siehe Abb. **H-6.2**.

Testosteron bewirkt während der Embryogenese die Differenzierung der Wolff-Gänge in Epididymis, Ductus deferens und Samenblasen. Es reguliert die Gonadotropinsynthese und die Spermatogenese und fördert die Libido. **5α-Dihydrotestosteron** vermittelt während der Embryogenese die Vermännlichung des äußeren Genitales und des Sinus urogenitalis (Differenzierung und Wachstum der Prostata). Während und nach der Pubertät ist es in erster Linie für die Virilisierung und zusammen mit Testosteron für die Aufrechterhaltung der sekundären Geschlechtsmerkmale und der anabolen Stoffwechselwirkung verantwortlich.

Im Alter (etwa ab der 6. Lebensdekade) **sinkt der Serumtestosteronspiegel** durch eine allmähliche Abnahme der Zahl und Aktivität der Leydig-Zellen. Konsekutiv werden vermehrt Gonadotropine gebildet und zirkulierende Androgene im peripheren Gewebe vermehrt in Östrogene umgewandelt. Ein Zusammenhang dieser hormonellen Veränderungen mit der Entstehung der benignen Prostatahyperplasie und der Altersgynäkomastie wird vermutet.

6.1.2 Diagnostik

Anamnese einschließlich Sexualanamnese

Im Rahmen der **Anamnese** (einschließlich Sexualanamnese) sind v.a. die in Tab. **H-6.2** aufgeführten Punkte von Bedeutung.

H-6.2	Anamnese bei Erkrankungen der männlichen Gonaden
Fragen	**Ursachen (Beispiele)**
▪ Erkrankungen, die zu einer Beeinträchtigung der Hodenfunktion führen können?	▪ Hypertonus, Diabetes mellitus, vaskuläre oder neurogene Erkrankungen, Schilddrüsendysfunktion, Adipositas
▪ Entzündungen der Geschlechtsorgane?	▪ bakterielle Infektionen, venerische Erkrankungen, Mumpsorchitis
▪ Traumen oder Operationen an den Geschlechtsorganen?	▪ mechanische Traumen, Hodentorsion, Operation eines Kryptorchismus, Hypospadiekorrektur
▪ Riechvermögen eingeschränkt oder fehlend?	▪ Kallmann-Syndrom
▪ Pubertätsentwicklung normal, frühzeitig oder verzögert?	▪ Pubertas praecox, Pubertas tarda
▪ Rückenschmerzen?	▪ Hinweis auf eine androgenmangelbedingte Osteoporose
▪ Bei Infertilität → psychogene Situation?	▪ Beziehungsprobleme? Dauer eines unerfüllten Kinderwunsches? Psychische oder physische Stresssituation?
▪ Libido und Potenz (Erektion, Ejakulation, Kohabitationsfrequenz, Zahl der leiblichen Kinder)?	▪ androgenmangelbedingte Oligo-, Azoospermie, verminderte Libido, Infertiliät
▪ Regelmäßige Medikamenteneinnahme oder Drogengebrauch?	

Körperliche Untersuchung

Bei der körperlichen Untersuchung ist insbesondere auf die **Virilisierung** (Androgenisierung) zu achten (Tab. **H-6.3**). Wichtig bei der Beurteilung des Körperbaus sind v.a. das Verhältnis zwischen Ober- und Unterlänge (physiologisch beim Erwachsenen ca. 0,95), die horizontale Armspannweite (entspricht physiologischerweise der Körperlänge), die Muskulatur und die Fettverteilung.

H-6.3	Körperliche Untersuchung bei V.a. Erkrankungen der männlichen Gonaden
Körperregion	**Kriterien zur Beurteilung der Virilisierung (Androgenisierung)**
▪ Haut	▪ Beschaffenheit, Talgdrüsenfunktion?
▪ Behaarung	▪ Axillar- und Pubesbehaarung, Muster der Pubesbehaarung, Vorhandensein von Bartwuchs, Stirnhaargrenze (Geheimratsecken)?
▪ Kehlkopf	▪ Stimmlage?
▪ Leistenkanal	▪ Hernie, Lymphknoten?
▪ Phallus	▪ Länge und Umfang im nicht erigierten Zustand, Mündung der Urethra, Hypo-, Epispadie?
▪ Hoden	▪ Lage (Maldescensus?), Konsistenz und Größe? Die Hodengröße wird durch Palpation ermittelt (gleichzeitig nach Tumoren untersuchen!). Sie hängt v.a. von der Entwicklung der Tubuli seminiferi ab. Bestimmung der Hodengröße durch vergleichende Palpation mit Hodenmodellen bekannter Volumina (Orchidometer). Hodenvolumen: vor der Pubertät 1–2 ml, endgültige Größe beim Mann ca. 12–25 ml. Hodenlänge: 3,5–5,5 cm
▪ Hodengefäße	▪ Varikozele? Aus anatomischen Gründen findet sich eine Erweiterung der V. spermatica meist links. Die erweiterten Venen sind beim Valsalva-Pressversuch besonders leicht tastbar.
▪ Prostata	▪ Größe, Konsistenz, Oberfläche?

Labordiagnostik

Basisdiagnostik

Folgende **Funktionstests** werden durchgeführt:

Funktion der Leydig-Zellen: Die endokrine Funktion des Hodens wird durch die Bestimmung von Testosteron und LH im Serum ermittelt (zu Normwerten siehe Tab. **H-6.1**). Die Bestimmung sollte morgens erfolgen.

Funktion der Tubuli seminiferi: Sie wird mit dem **Spermiogramm** (Samenanalyse) erfasst (s. Tab. **H-6.1**). Man untersucht Ejakulatvolumen, Spermatozoendichte sowie Beweglichkeit und Form der Spermatozoen; vor der Untersuchung ist eine sexuelle Karenz von 2–3 Tagen notwendig.

Follikelstimulierendes Hormon (FSH): siehe Tab. **H-6.1**.

▶ Merke. Das FSH ist erhöht, wenn eine Schädigung des Keimepithels vorliegt und die Hypophysenfunktion intakt ist.

Spezielle Diagnostik

hCG-Test: Mit diesem Test wird die **endokrine Reservekapazität** der Hoden bei niedrigen LH-Werten bestimmt. Er ist **vor der Pubertät** zur Abklärung der Differenzialdiagnose Kryptorchismus – Anorchie und zur Diagnostik von Testosteronsynthesestörungen (z. B. Intersexualität) indiziert.

Prinzip: Bestimmung von Testosteron in einer basalen Blutprobe und 72 h nach i. m. Verabreichung von hCG (Dosierung altersabhängig, > 5 Jahre: 5000 I.E. hCG); physiologischer Anstieg auf > 3 ng/ml.

▶ Merke. Bei erhöhten Gonadotropinwerten ist der Test diagnostisch wertlos.

GnRH: (LHRH)-Test zur Erfassung der **Gonadotropinreserve**. Mit diesem Test kann differenziert werden:
- zwischen niedrig normalen und pathologisch niedrigen LH- und FSH-Werten
- zwischen hypothalamisch und hypophysär bedingtem Hypogonadismus. Falls bei diesem Verdacht in einem ersten GnRH-Test kein Anstieg der Gonadotropine erfolgt, wird er nach 1-wöchiger pulsatiler GnRH-Behandlung wiederholt (ohne derartige Vorbehandlung wertlos!).
- zwischen konstitutioneller Pubertas tarda (passagere Form des hypothalamischen Hypogonadismus) und isoliertem hypogonadotropen Hypogonadismus (S. 836). Diese Differenzierung ist prognostisch und therapeutisch wichtig und mit einem GnRH-Test nach 1-wöchiger pulsatiler Vorbehandlung mit GnRH möglich. Beim **hypothalamisch** bedingten Hypogonadismus lässt sich ein Anstieg der Gonadotropine nachweisen, während dies bei hypophysär bedingtem Hypogonadismus nicht der Fall ist.

Prinzip: Bestimmung von LH und FSH in einer basalen Serumprobe sowie 30 und 45 Minuten nach i. v. Injektion von 100 µg GnRH. Dabei steigt normalerweise LH auf mind. das 3–5-Fache, FSH auf das 2-Fache des Basalwertes an.

▶ Merke. Bei erhöhten Gonadotropinwerten ist der Test diagnostisch wertlos.

Weitere Methoden:
- **Prolaktin** im Serum wird bei V. a. ein Prolaktinom bestimmt.
- Die Tumormarker **β-hCG** und **α-Fetoprotein (AFP)** im Serum werden bei V. a. ein Hodenmalignom untersucht.
- Eine **Chromosomenanalyse** ist bei V. a. Chromosomenaberrationen (z. B. Klinefelter-Syndrom) und bei Intersexualität indiziert.
- Eine **Hodenbiopsie** ermöglicht die Beurteilung der Spermatogenese. Bei hohen FSH-Werten kann darauf verzichtet werden, da sich keine therapeutischen Konsequenzen ergeben. Sie ist bei V. a. Verschluss der ableitenden Samenwege (Azoospermie mit normalem FSH) und zur Tumorfrüherkennung indiziert.

Bildgebende Verfahren

Radiologische Untersuchungen dienen der Bestimmung von Knochenalter (z. B. Röntgenaufnahme der linken Hand a.-p.) und Knochendichte (z. B. Densitometrie bei V. a. Osteoporose) sowie der Erfassung von Tumoren im Bereich der Hypophyse und des Hypothalamus. Bei V. a. Hypophysenerkrankung können mittels MRT Sellagröße und -inhalt (Tumor?) beurteilt werden. Die **Sonografie** eignet sich insbesondere zur Beurteilung von Skrotalinhalt, Hoden, Nebenhoden, Plexus pampiniformis und Leistenkanal. Neben der objektiven Größenbeurteilung der Hoden können Parenchymveränderungen von Hoden und Nebenhoden, Tumoren, Zysten sowie eine Hydrozele nachgewiesen werden. Prostata und Samenblasen lassen sich mittels transvesikaler oder besser transrektaler Sonografie genau darstellen.

6.1.3 Leitsymptome und -befunde

Verminderte Androgenproduktion

Sowohl in der Fötalperiode als auch in der Pubertät wird die Geschlechtsentwicklung durch Androgene gesteuert. Weiterhin haben Androgene einen entscheidenden Einfluss auf die Libido, die Spermatogenese und damit die Fertilität. Abhängig vom Beginn des Androgenmangels führt eine verminderte Androgenproduktion zu unterschiedlichen Folgen (s. Tab. H-6.4). Näheres zum Hypogonadismus s. S. 832.

≣ H-6.4	Folgen einer verminderten Androgenproduktion (abhängig vom Zeitpunkt des Auftretens)
Beginn der verminderten Androgenproduktion	**Folgen (Beispiele)**
▪ in der Fötalzeit	▪ Minderentwicklung bzw. Fehlanlage des Genitales (z. B. Kryptorchismus, Mikropenis, intersexuelles Genitale), Pseudohermaphroditismus masculinus (intersexuelles Genitale bei Vorliegen von Hoden und männlichem Karyotyp).
▪ vor der Pubertät	▪ Ausbleiben der Pubertät (z. B. defizitäre Entwicklung der sekundären Geschlechtsmerkmale; mangelnder Bartwuchs und männliche Behaarung an Stamm und Extremitäten; Ausbleiben des Stimmbruchs aufgrund einer Unterentwicklung des Kehlkopfes) ▪ eunuchoider Hochwuchs (aufgrund der fehlenden Androgenwirkung resultiert ein verzögerter oder ausbleibender Schluss der Epiphysenfugen; Folge sind im Verhältnis zum Rumpf unproportional lange Extremitäten) ▪ selbst beim körperlich Tätigen unterentwickelte Ausbildung der Muskulatur; häufig Genu vara, Plattfüße, Varizen und Hämorrhoiden (durch Bindegewebeschwäche) ▪ prämaturer Knochenmineralverlust bzw. Osteoporose durch Ausfall des Testosterons mit seiner anabolen Stoffwechselwirkung (bereits im 3.–4. Lebensjahrzehnt Rückenschmerzen).
▪ im Erwachsenenalter	▪ Hypogonadismus (S. 832) mit Hodenatrophie, Oligo- bzw. Azoospermie, Infertilität, erektiler Dysfunktion, Libidoverlust und Zeichen der Feminisierung (z. B. Gynäkomastie, reduzierte Sekundärbehaarung, insbesondere verminderter Bartwuchs)

Gynäkomastie

▶ **Definition.** Gutartige Vermehrung des Drüsengewebes der männlichen Brust. Die Gynäkomastie ist abzugrenzen von der **Pseudogynäkomastie**, die durch eine Lipomatose (Fettgewebe) der Brust ohne Drüsenkörper charakterisiert ist.

Einteilung: Man unterscheidet die physiologische von der pathologischen Gynäkomastie (s. Tab. **H-6.5**). Die physiologisch auftretende Pubertätsgynäkomastie ist meist diskret, häufig unilateral und bildet sich in den meisten Fällen bis zum 20. LJ wieder zurück.

Ätiopathogenese: Ursache der Gynäkomastie ist in den meisten Fällen eine **Verschiebung** des physiologischerweise im männlichen Organismus vorliegenden **Gleichgewichtes zwischen Androgenen und Östrogenen zugunsten der Östrogene.** Etwa 85 % der Östradiolproduktion erfolgt im extratestikulären Gewebe (v. a. im Fettgewebe) aus den im Blut zirkulierenden Androgenen Testosteron und Androstendion. Unter physiologischen Bedingungen betragen die Testosteron- und Östradiolspiegel im Serum beim jüngeren Mann durchschnittlich 6 ng/ml bzw. 20–40 pg/ml, woraus sich ein **Testosteron-Östradiol-Quotient** von 200–300 ergibt. Somit führt jede Verminderung der Androgen- und/oder Steigerung der Östrogenproduktion zu einer Verschiebung des **Testosteron-Östradiol-Quotienten** zugunsten von Östradiol. Da das Drüsengewebe der Brust sehr empfindlich für die wachstumsstimulierende Wirkung der Östrogene ist, wirkt dieses Ungleichgewicht stimulierend auf die Entwicklung einer Gynäkomastie (Abb. **H-6.3**).

H-6.5 Klassifikation der Gynäkomastie

Einteilung	Ursachen	Beispiele
physiologische Gynäkomastie	**Ungleichgewicht zwischen Androgenen und Östrogenen zugunsten der Östrogene** (bei Neugeborenen und in der Pubertät passager)	Neugeborenen-, Pubertäts-, Altersgynäkomastie.
pathologische Gynäkomastie	**Verminderung der Androgenproduktion und/oder -wirkung**	Erkrankungen oder Syndrome, die durch eine primäre testikuläre Insuffizienz charakterisiert sind
		systemische Erkrankungen (z. B. chronische Lebererkrankungen, Nierenversagen)
		männlicher Pseudohermaphroditismus
		infolge Enzymdefekten der Testosteronsynthese oder bei fehlender bzw. verminderter Testosteronwirkung (Androgeninsensitivitäts-Syndrome).
	erhöhte Östrogenproduktion	endokrin aktive Hodentumoren
		β-hCG-Synthese im Rahmen von Paraneoplasien (z. B. Bronchialkarzinom, Hodentumoren)
		Hermaphroditismus verus
		erhöhte Östrogenproduktion im extratestikulären Gewebe (z. B. Hyperthyreose, Lebererkrankungen, Adipositas, Nebennierentumoren).
	Medikamente und Drogen	Hemmer der Testosteronsynthese oder -wirkung
		Östrogene, Gonadotropine, GnRH-Analoga
		Ketoconazol, Spironolacton, Cimetidin, Antiandrogene, Digitalis, Busulfan, Isoniazid, trizyklische Antidepressiva
		Marihuana, Heroin.

H-6.3 Gynäkomastie

 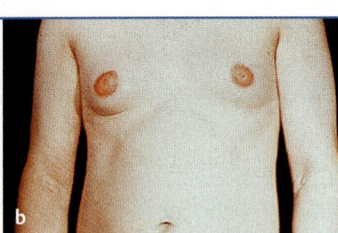

a Pubertätsgynäkomastie bei zwei Brüdern als Beispiel für eine **physiologische Gynäkomastie.**
b Beispiel für eine **pathologische Gynäkomastie,** verursacht durch einen endokrin aktiven Hodentumor (Leydig-Zell-Tumor).

Diagnostik und Differenzialdiagnose: Wichtig sind **Anamnese** und **körperliche Untersuchung** (s. Tab. **H-6.5**). Bei Adoleszenten vor dem 15. LJ ist meist keine weitergehende Diagnostik notwendig. **Laborparameter** werden in Abhängigkeit von der vermuteten Ursache bestimmt: z. B. Leberenzyme, Kreatinin, LH, FSH, Testosteron, Östradiol, DHEAS, β-hCG, α-Fetoprotein; Prolaktin nur bei V. a. ein Prolaktinom. **Bildgebende Diagnostik:** Sonografie der Hoden, ggf. Thorax-Röntgen, Sonografie (evtl. CT) des Abdomens, Mammografie, Chromosomenanalyse.

Therapie: Pubertätsgynäkomastie: meist keine Therapie notwendig, da passager; bei ausbleibender Rückbildung ggf. Mastektomie; **pathologische Gynäkomastie:** Therapie der Ursache.

Diagnostik und Differenzialdiagnose: Wichtig sind zunächst die **Anamnese** (z. B. Fragen nach Medikamenteneinnahme, Drogenkonsum; s. Tab. **H-6.5**) und die **körperliche Untersuchung** (insbesondere auf Hodengröße und -konsistenz achten!). Bei Adoleszenten vor dem 15. LJ ist meist keine weitergehende Diagnostik notwendig. In den übrigen Fällen werden abhängig von den möglichen Ursachen die notwendigen **Laborparameter** bestimmt. Beim Erwachsenen sind neben Leberenzymen und Kreatinin v. a. folgende Parameter von Bedeutung: LH, FSH, Testosteron, Östradiol, Dehydroepiandrosteronsulfat (DHEAS), β-hCG und α-Fetoprotein; Prolaktin ist nur bei V. a. ein Prolaktinom indiziert. Notwendige **bildgebende Untersuchungen** sind die Sonografie der Hoden, ggf. Thorax-Röntgenaufnahmen in zwei Ebenen zum Tumorausschluss, Abdomensonografie (ggf. CT) bei V. a. einen Nebennierentumor. Zum Ausschluss des seltenen, unilateralen Mammakarzinoms ist die Mammografie indiziert, die Chromosomenanalyse bei V. a. Störungen der Geschlechtsdifferenzierung.

Therapie: Da sich die **Pubertätsgynäkomastie** meist von selbst zurückbildet, ist keine Therapie notwendig. Der Patient sollte darüber aufgeklärt werden, dass es sich um ein passageres Symptom handelt. Bei nicht ausreichender Rückbildung (selten) wird nach dem 20. Lebensjahr eine Mastektomie durchgeführt. Bei den **pathologischen Formen** der Gynäkomastie richtet sich die Behandlung nach den jeweiligen Ursachen.

Infertilität

▶ Definition. Ausbleiben einer Schwangerschaft trotz regelmäßigem, ungeschütztem Geschlechtsverkehr und Kinderwunsch in einer heterosexuellen Partnerschaft nach 2 Jahren.

Epidemiologie: Ca. 15 % aller Paare bleiben ungewollt kinderlos. Die Ursache liegt zu jeweils ca. 40 % beim Mann oder der Frau und in 20 % der Fälle bei beiden Partnern.

Diagnostik und Differenzialdiagnose: Bereits nach Erhebung der **Anamnese** einschließlich der Sexualanamnese (s. Tab. **H-6.2**) und der vollständigen **körperlichen Untersuchung** lassen sich eine Reihe von Ursachen der Infertilität feststellen (s. Tab. **H-6.6**). Mithilfe einfacher **Laboruntersuchungen** können z. B. ein Diabetes mellitus oder Schilddrüsenfunktionsstörungen ausgeschlossen werden. Als erste Spezialuntersuchung wird anschließend das **Ejakulat** untersucht. Da die Seminalparameter spontan erheblich schwanken können, müssen bei pathologischem Ausfall ≥ 2 Untersuchungen (unter Standardbedingungen nach WHO-Richtlinien) durchgeführt werden.

Differenzialdiagnostisch sind folgende Möglichkeiten auszuschließen: **hypothalamo-hypophysäre Erkrankungen** (s. S. 724) sowie **primär testikuläre Erkrankungen**. Die Letztgenannten gehen mit einem hypergonadotropen Hypogonadismus einher; im Serum sind bereits die Basalwerte der Gonadotropine erhöht. **Chronische Erkrankungen und Unterernährung** bedingen eine Verzögerung der Pubertät; die Diagnose stützt sich auf Anamnese und klinischen Befund.

Therapie: Eine Übersicht über die therapeutischen Maßnahmen gibt Tab. **H-6.6**.

H-6.6 Ursachen und Therapie der männlichen Infertilität

Ursachen	Beispiele	Therapie
▪ Störungen der Erektion und Ejakulation	▪ neurogen (z. B. Rückenmarkerkrankungen, Multiple Sklerose, diabetische Neuropathie)	▪ Behandlung der Grundkrankheit
	▪ vaskulär (z. B. diabetische Angiopathie)	▪ bei erektiler Dysfunktion: Sildenafil (z. B. Viagra), Schwellkörper-Autoinjektionstherapie vasoaktiver Substanzen, externe Vakuumapplikation, Penisprothesenimplantat ▪ bei retrograder Ejakulation: Spermagewinnung aus dem postkoitalen Urin, anschließend homologe Insemination
	▪ psychisch.	▪ Psychotherapie.
▪ urologische Erkrankungen	▪ Lageanomalien des Hodens, Varikozele, Okklusion der ableitenden Samenwege, Infektion der Urogenitalorgane, vegetatives Urogenitalsyndrom	▪ Versuch mit GnRH bzw. hCG, ggf. Operation (z. B. Vasovasotomie, Epididymovasotomie) ▪ Antibiotika.
▪ Störungen der Spermatogenese infolge Hypogonadismus	▪ primäre bzw. sekundäre testikuläre Insuffizienz ▪ hypothalamisch bedingt ▪ hypophysär bedingt.	▪ keine kausale Therapiemöglichkeit, Androgensubstitution ▪ pulsatile GnRH-Applikation ▪ Kombination von hCG und hMH (humanes Menopausengonadotropin (S. 833)) ▪ ohne Kinderwunsch: Androgensubstitution.
▪ idiopathische Oligoasthenoteratozoospermie (OAT-Syndrom; häufigste Ursache [30–50 %] der männlichen Infertilität)	▪ bedingt durch tubuläre Insuffizienz, keine erkennbare kausale Hormonstörung	▪ homologe Insemination, In-vitro-Fertilisation, intrazytoplasmatische Spermieninjektion (ICSI) ▪ Therapieversuche mit Gonadotropinen.
▪ Chemo- bzw. Strahlentherapie	▪ Zytostatika, ionisierende Strahlen	▪ ggf. Kryokonservierung von Spermaproben vor Therapiebeginn
▪ immunologische Ursachen	▪ Sterilität bei Normospermie	▪ homologe Insemination, In-vitro-Fertilisation, intrazytoplasmatische Spermieninjektion (ICSI)

6.1.4 Männlicher Hypogonadismus

Allgemeine Grundlagen

▶ **Definition.** Unter dem Begriff „männlicher Hypogonadismus" werden sowohl Störungen der Hormon- als auch der Samenproduktion zusammengefasst. Man unterscheidet **hypergonadotrope** von **hypogonadotropen Formen** des Hypogonadismus (s. u.).

Ätiopathogenese: Folgende Ursachen lassen sich unterscheiden:
- **Defekte oder Läsionen im Hoden:** primäre testikuläre Insuffizienz, hypergonadotroper Hypogonadismus (s. S. 833)
- **Defekte oder Läsionen im Bereich des Hypothalamus und der Hypophyse:** sekundäre testikuläre Insuffizienz, hypogonadotroper Hypogonadismus (s. S. 836)
- **partielle oder vollständige Unempfindlichkeit der androgenen Zielorgane gegenüber der Wirkung von Testosteron:** 5α-Reduktasedefekt (S. 838) und die Androgeninsensitivitäts-Syndrome, komplettes (testikuläre Feminisierung) und partielles AIS (z. B. Reifenstein-Syndrom) (s. AIS (S. 838))
- **systemische** (z. B. chronische Lebererkrankungen wie Leberzirrhose, Hepatitis [selten] und Niereninsuffizienz) und **neurologische Erkrankungen** (z. B. Myotonia dystrophica und Paraplegien)
- **Medikamente bzw. Noxen:** Cimetidin, Spironolacton (hoch dosiert) und Antiandrogene (z. B. Cyproteronacetat) wirken durch kompetitive Testosteronhemmung am Rezeptor antiandrogen. Weiterhin führen Digitalis, Marihuana und chronischer Alkoholexzess zu einer Minderung der Androgenwirkung.

Klinik: Unabhängig von der Ursache der Erkrankung ist das klinische Erscheinungsbild ausschließlich durch den Androgenausfall geprägt, während Störungen der Spermatogenese ohne Einfluss auf die Körpergestalt bleiben. Die klinische Ausprägung des Hypogonadismus hängt vom Zeitpunkt des Auftretens und vom Ausmaß des Androgenmangels ab (s. Tab. **H-6.4**).

Diagnostik und Differenzialdiagnose: Von entscheidender Bedeutung im Hinblick auf eine differenzierte Therapie ist die exakte Diagnosestellung. Zu typischen Laborbefunden siehe Tab. **H-6.7**.

H-6.7 Charakteristische Laborbefunde bei Hypogonadismus

Differenzialdiagnosen des Hypogonadismus	Laborbefunde
▪ hypergonadotroper Hypogonadismus (S. 833)	▪ erhöhte Gonadotropin-Serumspiegel (i. d. R. FSH > LH), Testosteron im unteren Normbereich oder erniedrigt
▪ hypogonadotroper Hypogonadismus (S. 836)	▪ Gonadotropin- und Testosteron-Serumspiegel erniedrigt, bzw. LH/FSH inadäquat im Referenzbereich liegend
▪ Androgeninsensitivitäts-Syndrome (S. 838)	▪ Gonadotropin- und Testosteron-Serumspiegel erhöht oder im oberen Normbereich

Therapie: Therapeutisch steht die **Hormonsubstitution** im Vordergrund. Angewendet werden:
- **Testosteron:** Mittel der Wahl zur Einleitung oder Aufrechterhaltung der Virilisierung; dies gilt auch dann, wenn die Induktion der Spermatogenese nicht möglich (z. B. bei hypergonadotropem Hypogonadismus und partieller Androgenresistenz) oder nicht erwünscht ist. Zur Verfügung stehen unterschiedliche Applikationsformen: **Depotpräparate zur i. m. Gabe**, testosteronhaltige **Gele und Membranpflaster** zur **transdermalen Testosteronzufuhr** sowie Testosteronundecanoat zur **oralen Gabe**. Zur Dauertherapie beim Erwachsenen werden 250 mg Testosteronenantat alle 2–3 Wochen i. m. gegeben, alternativ Testosteronundecoanat 1000 mg i. m., 1. Injektionsintervall nach 6 Wochen, danach alle 3 Monate. Alternativ: transdermales Testosteronpflaster oder -gel (z. B. 2 Pflaster Androderm à 5 mg, resp. 1 Beutel Androtop Gel à 50 mg). Oral: Testosteronundecanoat 3–4 × 40 mg/d.
- **Gonadotropine:** ausschließlich bei Patienten mit hypophysär bedingtem Hypogonadismus und Fertilitätswunsch sinnvoll; die Therapie wird nur zeitlich begrenzt (bis zur Erzielung der Fertilität) angewendet, da sie aufwendig und teuer ist. Anschließend wird wieder mit Testosteronpräparaten substituiert. Initial wird **huma-**

nes **Choriongonadotropin** (hCG) gegeben (3 × 2000 I.E./Woche), das die Entwicklung der Leydig-Zellen und das Hodenwachstum fördert. Die therapeutische Wirksamkeit wird anhand von **Virilisierung, Zunahme des Hodenvolumens** und **Anstieg des Testosterons** (Ziel: Werte im Normbereich) überprüft. Ist dies der Fall, wird zusätzlich **humanes Menopausengonadotropin** (hMG) in einer Dosis von 75–150 I.E. (1–2 Ampullen/d) gegeben, das wie FSH wirkt, alternativ **biosynthetisch hergestelltes humanes FSH** (3 × 150 I.E./Woche). Da der Zyklus der Spermatogenese 70 Tage andauert, muss hMG mind. 90 Tage gegeben werden. Der Behandlungserfolg wird mittels Spermiogramm überprüft. Bei Kindern mit Hodenhochstand kann mit hCG (oder GnRH, s. u.) ein Deszensus erreicht werden.
- **Gonadotropin Releasing Hormone** (GnRH, Synonym LHRH): Indikationen sind: **Kinderwunsch** bei Vorliegen eines hypothalamisch bedingten Hypogonadismus. Die Therapie erfolgt „pulsatil": Mit einer am Körper getragenen kleinen, computergesteuerten Infusionspumpe werden alle 120 Minuten 5–20 µg GnRH s. c. pro Injektionspuls verabreicht. Die Dosisanpassung erfolgt anhand der Serumtestosteronspiegel, die in den Normalbereich für Männer ansteigen sollen. **Behandlung des Hodenhochstandes bei Kindern** mit Maldescensus testis.

Hypergonadotroper Hypogonadismus

▶ Synonym. primäre testikuläre Insuffizienz

▶ **Definition.** Durch testikuläre Defekte bedingte Form des Hypogonadismus mit kompensatorisch erhöhten Gonadotropinspiegeln. Ursächlich sind angeborene (z. B. Klinefelter-Syndrom, Gonadenagenesie oder -dysgenesie) oder erworbene gonadale Störungen (z. B. posttraumatisch, Medikamente).

Klinefelter-Syndrom

▶ **Definition.** Numerische Chromosomenaberration mit einem oder mehreren überzähligen X-Chromosom(en). Das Syndrom ist mit einer Hodendysgenesie verbunden, die im Erwachsenenalter zu einem Hypogonadismus unterschiedlicher Ausprägung führt.

Epidemiologie: häufigste Anomalie der Geschlechtschromosomen beim Menschen (1–2 Fälle unter 1000 männlichen Individuen).

Ätiopathogenese: Infolge einer **Non-Disjunction** der Geschlechtschromosomen während der mütterlichen Meiose entsteht der **Karyotyp 47,XXY** (normaler Chromosomensatz: 46,XY). Folge ist eine **Hodendysgenesie**: Die Hoden bleiben unterentwickelt, histologisch findet man bereits in der Pubertät ein Schwinden der Keimzellen und eine beginnende Tubulussklerose. Beim Erwachsenen atrophieren bzw. degenerieren die Tubuli seminiferi; auch die Leydig-Zell-Funktion ist gestört. Die Betroffenen sind infertil. Ohne Therapie ist eine Osteoporose nach dem 40. Lebensjahr als Folge des langjährigen Androgenmangels nahezu obligat.

Klinik: Typische Symptome sind eine **verzögerte Pubertät, nachlassende Potenz und Libido** (nach der 2. Lebensdekade) oder **Infertilität.** Ab dem 3. Lebensjahrzehnt treten oft **Lumbalgien** auf. Das klinisch wichtigste Symptom stellen die **kleinen festen Hoden** (immer < 4 ml Volumeninhalt; normale Hodengröße > 12 ml) dar (Abb. **H-6.4**). Die übrige phänotypische Entwicklung der Patienten ist extrem variabel und zum Teil von der jeweiligen Androgenproduktion abhängig. In der Regel ist die **Körper- und Gesichtsbehaarung spärlich,** die Muskulatur schwach entwickelt und die **Fettverteilung weiblich.** Bei einem Teil der Fälle findet sich ein **überdurchschnittliches Längenwachstum** mit Überwiegen des unteren Körpersegments. Bei ca. 60 % der Patienten tritt **postpubertär eine Gynäkomastie** auf (durch Verschiebung des Androgen-Östrogen-Quotienten zugunsten der Östrogene; s. S. 829). Hierzu trägt einerseits die verminderte Androgenproduktion, andererseits die durch die erhöhten LH-Spiegel induzierte testikuläre Östrogenproduktion bei.
Im Vergleich zu normalen Männern besteht ein erhöhtes Risiko, an einem Mammakarzinom oder Keimzelltumor zu erkranken.

H-6.4 Klinefelter-Syndrom (47,XXY; a,b) und Variante (48,XXXY-Syndrom; c)

a Habitus.
b Genitalbefund bei **Klinefelter-Syndrom** (47,XXY). Der 48-jährige Patient weist leicht erkennbare Symptome des Hypogonadismus wie spärliche Sexualbehaarung und eunuchoide Körperproportionen auf. Daneben besteht eine Gynäkomastie, die Hoden sind klein und fest.
c **48,XXXY-Syndrom.** Oligophrener Patient mit sehr kleinen und festen Hoden, ausgeprägter Gynäkomastie, spärlicher Sexualbehaarung und schwacher Muskulatur. Im Gegensatz zum Klinefelter-Syndrom nimmt bei den höhergradigen Chromosomenaberrationen der Schweregrad der somatischen und gonadalen Anomalien zu; weiterhin liegen fast immer intellektuelle Defekte vor.

Diagnostik: Ab Pubertätsbeginn **erhöhte Gonadotropinspiegel** (v. a. FSH). Die Testosteronspiegel liegen beim jungen Erwachsenen meist im untersten Normbereich; ab dem 25. LJ sinken sie in den pathologischen Bereich ab. Im Spermiogramm besteht Azoospermie. Diagnosebestätigung durch Chromosomenanalyse.

Differenzialdiagnose: s. Varianten des Klinefelter-Syndroms (s. u.).

Therapie: Testosteronsubstitution unter Kontrolle der Serumspiegel.

Verlauf und Prognose: Bei Kinderwunsch können **assistierte Reproduktionsmethoden** erwogen werden, wobei in diesen Fällen embryonale Chromosomenaberrationen gehäuft auftreten (genetische Beratung obligat).

Varianten des Klinefelter-Syndroms

Am häufigsten ist die **Mosaikform 46,XY/47,XXY**. Die somatischen und endokrinologischen Abnormitäten sind bei diesen Patienten meist weniger stark ausgeprägt als beim klassischen Klinefelter-Syndrom.

Dem Klinefelter-Syndrom ähnliche Syndrome: Hierzu gehören Patienten mit dem Karyotyp 48,XXXY (Abb. **H-6.4c**), 48,XXYY und 49,XXXXY. Mit Zunahme der überzähligen X-Chromosomen nehmen Häufigkeit und Schweregrad der somatischen und gonadalen Anomalien zu.
Beim **XX-Mann-Syndrom** fehlt das Y-Chromosom, meist lässt sich aber molekulargenetisch Y-spezifische DNA nachweisen.

Diagnostik: Bereits zum Zeitpunkt des normalen Pubertätsbeginns beim Knaben lassen sich bei den Patienten **erhöhte Gonadotropinspiegel** (v. a. FSH) nachweisen. Der Anstieg des Testosteronspiegels während der Pubertät erfolgt verzögert, die Testosteronspiegel des jungen Erwachsenen liegen meist im untersten Normbereich und sinken ca. ab dem 25. LJ schnell in den pathologischen Bereich ab. Charakteristisch im Spermiogramm ist eine Azoospermie. Die klinische Verdachtsdiagnose wird durch die Chromosomenanalyse bestätigt.

Differenzialdiagnose: zu Differenzialdiagnosen s. Varianten des Klinefelter-Syndroms (s. u.).

Therapie: Zur Vermeidung der unerwünschten Nebenwirkungen des Hormonmangels beginnt man mit der Testosteronsubstitution, sobald Zeichen des Androgenmangels auftreten. Anhand von klinischen Kontrollen und der Messung des Serumtestosteronspiegels wird der genaue Zeitpunkt für den Beginn der Testosteronsubstitution bestimmt.

Verlauf und Prognose: Bei Kinderwunsch können **assistierte Reproduktionsmethoden** erwogen werden (testikuläre Spermienextraktion kombiniert mit intrazytoplasmatischer Spermieninjektion), wobei in diesen Fällen embryonale Chromosomenaberrationen gehäuft auftreten (genetische Beratung obligat). Sekundärkomplikationen wie z. B. Osteoporose können durch Testosteronsubstitution abgewendet werden.

Varianten des Klinefelter-Syndroms und ähnliche Syndrome

Neben der klassischen Form des Klinefelter-Syndroms werden Varianten beobachtet, am häufigsten die **Mosaikform 46,XY/47,XXY**; sie entsteht durch mitotische Non-Disjunction einer 46,XY- oder 47,XXY-Zygote nach der Fertilisation. Die somatischen und endokrinologischen Abnormitäten sind bei diesen Patienten meist weniger stark ausgeprägt als beim klassischen Klinefelter-Syndrom (z. B. meist größeres Testesvolumen).
Dem Klinefelter-Syndrom ähnliche Syndrome liegen bei Patienten mit dem Karyotyp 48,XXXY (Abb. **H-6.4c**), 48,XXYY und 49,XXXXY vor. Generell nimmt mit Zunahme der überzähligen X-Chromosomen Häufigkeit und Schweregrad der somatischen und gonadalen Anomalien zu. Zusätzlich findet man fast immer intellektuelle und häufig auch psychosoziale Defekte; in diesen Fällen ist die Testosteronsubstitution meist nicht geboten. Näheres hierzu siehe Lehrbücher der Genetik.
Beim **XX-Mann-Syndrom** fehlt das Y-Chromosom, in den meisten Fällen lässt sich aber molekulargenetisch Y-spezifische DNA nachweisen. Die Symptomatik gleicht dem Klinefelter-Syndrom, das Längenwachstum ist aber normal.

Das **XYY-Syndrom** ist genetisch durch eine numerische Chromosomenaberration mit einem überzähligen Y-Chromosom charakterisiert. Es betrifft etwa 1 auf 1000 männliche Individuen. Meist besteht ein normaler männlicher Phänotyp. Das konstanteste Symptom ist ein übermäßiges Längenwachstum, das Syndrom ist bei der Abklärung eines Hochwuchses in Betracht zu ziehen. Die Diagnose erfolgt durch die Bestimmung des Karyotyps.

Das **XYY-Syndrom** ist genetisch durch eine numerische Chromosomenaberration mit einem überzähligen Y-Chromosom bei meist normalem männlichem Phänotyp charakterisiert. Das konstanteste Symptom ist übermäßiges Längenwachstum.

▶ Klinischer Fall. Der 51-jährige Angestellte wurde vom Hausarzt bei beidseits durchgeführter Mastektomie wegen Schmerzen in der rechtsseitigen Operationsnarbe überwiesen.
Wegen rezidivierender Vergrößerung beider Brustdrüsenkörper war im Abstand von 2 Jahren eine Resektion von Brustdrüsengewebe beidseits erfolgt; histologisch habe im resezierten Gewebe kein Hinweis für Malignität vorgelegen. Die Ehe sei trotz Kinderwunsch kinderlos geblieben. Bei der klinischen Untersuchung fand man beidseits reizlose Mastektomienarben, weibliche Pubesbehaarung und ein Hodenvolumen von beidseits 2 ml; die Hoden waren von fester Konsistenz.
Sämtliche Laboruntersuchungen waren bis auf einen hypergonadotropen Hypogonadismus unauffällig (Testosteron 0,7 ng/ml, LH 27 mU/ml, FSH 50 mU/ml). Die Chromosomenanalyse ergab einen 47,XXY-Karyotyp.
Es wurde ein Klinefelter-Syndrom diagnostiziert. Im Rahmen der Therapie wurde Testosteron substituiert.

▶ Klinischer Fall.

Weitere Ursachen des hypergonadotropen Hypogonadismus

Differenzialdiagnostisch sind weitere Ursachen des hypergonadotropen Hypogonadismus zu bedenken (Tab. **H-6.8**).

Weitere Ursachen des hypergonadotropen Hypogonadismus
Siehe Tab. **H-6.8**.

H-6.8 Weitere Ursachen des hypergonadotropen Hypogonadismus

Ursache	Ätiologie	Klinik	Therapie
konnatale Anorchie (= Syndrom der fehlenden Testes)	Untergang der Hodens während der Embryogenese	Leitbefund: leeres Skrotum; weites klinisches Spektrum (abhängig vom Zeitpunkt des gonadalen Untergangs) vom Ausbleiben der Virilisierung bis zu phänotypisch normalen männlichen Individuen mit Anorchie und infantilem, aber normalem innerem Genitale (Abb. **H-6.5**.)	ab Pubertätsbeginn ansteigende Testosteronsubstitution zur Kompensierung der Anorchiefolgen (Ausnahme: Infertilität)
Kryptorchismus	Ausbleiben des Descensus testis	Beeinträchtigung der Spermienproduktion durch intraabdominale Lage der Hoden (erhöhte Temperatur!), Testosteronsekretion der Leydig-Zellen unbeeinträchtigt, Malignitätsrisiko in den nicht deszendierenden Hoden ca. 20–50-fach erhöht	Mann: Im Allgemeinen Orchidopexie. Kinder und Jugendliche: Versuchsweise hCG- oder GnRH-Gabe. Bei Erfolglosigkeit Orchidopexie
erworbene Anorchie	posttraumatisch, -operativ, entzündungsbedingt	Symptome des Hypogonadismus bei Ausfall beider Hoden (ein intakter Hoden ist funktionell ausreichend)	bei beidseitigem Hodenverlust Testosteronsubstitution nach der Pubertät
testikuläre Atrophie	Endstadium bei Traumen, Durchblutungsstörungen (z. B. Hodentorsionen), Schädigung durch ionisierende Strahlen, Zytostatika, Wärme und Entzündungen)	Beeinträchtigung sowohl der interstitiellen als auch der tubulären Elemente des Hodens	in Abhängigkeit vom klinischen Befund

H-6.5 Konnatale Anorchie

a Phänotyp eines 19-jährigen Patienten, der mit Testosteronenanthat substituiert wird.
b Leeres Skrotum.

Hypogonadotroper Hypogonadismus

▶ Synonym. sekundäre testikuläre Insuffizienz

▶ Definition. Die Hodeninsuffizienz ist die (sekundäre) Folge eines durch hypothalamische oder hypophysäre Defekte bedingten Gonadotropinmangels. Dieser kann hierbei isoliert oder im Rahmen von Erkrankungen auftreten, bei denen mehrere Hypophysenhormone ausfallen (s. S. 724).

Hypogonadotroper Hypogonadismus bei hypothalamischer Funktionsstörung

Isolierter hypogonadotroper Hypogonadismus, Kallmann- und Pasqualini-Syndrom

▶ Synonym. eunuchoider Hypogonadismus, olfactogenitales Syndrom, fertile Eunuchen

Epidemiologie: Die geschätzte Inzidenz beträgt 1 : 10 000 männliche Individuen.

Ätiopathogenese: Infolge einer **angeborenen hypothalamischen Funktionsstörung** mit fehlender oder inadäquater Sekretion von GnRH kommt es zum Ausfall bzw. Mangel der Gonadotropinsekretion. Die übrigen Hypophysenhormone werden regelrecht sezerniert. Das Syndrom tritt sporadisch oder vererbt (autosomal-dominant oder X-chromosomal) auf.

Einteilung und Klinik: Man unterscheidet folgende Varianten:
- **isolierter hypogonadotroper Hypogonadismus**: Die LH- und FSH-Sekretion ist vermindert bzw. im Serum nicht nachweisbar. Der unbehandelte Erwachsene weist die typische Symptomatik des **eunuchoiden Hypogonadismus** (v. a. dysproportionierter Hochwuchs mit im Verhältnis zum Rumpf zu langen Extremitäten [s. Tab. H-6.4], ausbleibende Vermännlichung, Ausbleiben des Stimmbruchs, Minderentwicklung von Muskulatur und sekundären Geschlechtsmerkmalen, Adipositas) auf.
- **Kallmann-Syndrom**: Zusätzlich zur verminderten oder fehlenden LH- und FSH-Sekretion besteht eine **Einschränkung des Geruchssinns**, die sich als Hyp- oder Anosmie manifestiert. Pathologisch-anatomisch liegt eine Anlagestörung im Bulbus olfactorius sowie in den hypothalamischen Bezirken, in denen GnRH produziert wird, zugrunde. Fakultativ werden bei einigen Patienten dysmorphe Merkmale, wie z. B. eine Lippen-Kiefer-Gaumen-Spalte beobachtet (vermutet wird eine ursächliche Entwicklungsstörung im Bereich der Mittellinie von Schädel und Gehirn).
- **Pasqualini-Syndrom** (= Syndrom des „fertilen Eunuchen"): die FSH-Sekretion ist normal, während die LH-Sekretion vermindert ist. Nach der Pubertät findet man infolge des Testosteronmangels Symptome des **Eunuchoidismus** (s. o.). Da FSH sezerniert wird, sind die Hoden gewachsen; das Hodenvolumen ist meist normal und die Spermatogenese ist vorhanden. Wird Ejakulat produziert, sind Volumen und Spermiendichte meist vermindert. Die FSH-Produktion beruht vermutlich darauf, dass die GnRH-Sekretion nicht völlig ausgefallen ist; Amplitude oder Frequenz der GnRH-Pulse sind jedoch vermindert.

Diagnostik und Differenzialdiagnose: Die Diagnose wird meist erst bei Ausbleiben der erwarteten Pubertät gestellt. Hilfreich bei der Diagnosestellung ist der Nachweis von **Riechstörungen**. Diese werden meist erst durch gezielte Fragen und durch Prüfung des Riechvermögens diagnostiziert, da Einschränkungen bzw. das Fehlen des Geruchssinns häufig vom Patienten unbeachtet bleiben. Differenzialdiagnostisch ist die Pubertas tarda in Erwägung zu ziehen und auszuschließen (s. Lehrbücher der Pädiatrie). Weiterhin sind organische Ursachen (z. B. tumoröse und granulomatöse Veränderungen, ischämische und hämorrhagische Läsionen im Bereich des Hypothalamus, Traumen und ionisierende Strahlen), die zu einer gestörten GnRH-Sekretion führen, in Erwägung zu ziehen.

Therapie: Ohne Kinderwunsch wird Testosteron substituiert. Mit Kinderwunsch ist die passagere Gabe von hCG/hMG oder eine pulsatile GnRH-Applikation indiziert (s. S. 833).

Verlauf und Prognose: Bei Behandlung vor Ausbildung des eunuchoiden Habitus lässt sich dieser verhindern. Gegebenenfalls kann auch Fertilität erzielt werden.

Prader-Labhart-Willi-Syndrom

▶ **Definition.** Neben Hypogonadismus ist das Syndrom durch extremes Übergewicht, Minderwuchs, eingeschränkte Intelligenz, dysmorphe Merkmale (z. B. Strabismus, Skoliose) und eine ausgeprägte Muskelschwäche während der Neugeborenenperiode charakterisiert.

Epidemiologie: Die Häufigkeit wird auf ca. 1 : 10 000–1 : 25 000 geschätzt.

Ätiopathogenese: Bei einer Reihe von Patienten kann eine Deletion von Teilen des langen Arms des Chromosoms 15 nachgewiesen werden. Der Hypogonadismus beruht zum Teil auf einer inadäquaten GnRH-Sekretion mit daraus resultierendem Gonadotropin- und Testosteronmangel. Zusätzlich ist wohl auch die Testosteronsynthese gestört.

Klinik: Beim Knaben findet sich ein ausgeprägter **Hypogenitalismus** mit Kryptorchismus und Mikropenis. Das Skrotum ist nie vom Damm abgesetzt; es kann fehlen. Beim Erwachsenen sind die sekundären Geschlechtsmerkmale erwartungsgemäß spärlich ausgebildet, der Penis bleibt klein (Abb. **H-6.6**). Bei einem Teil der Patienten entwickelt sich ein Diabetes mellitus Typ 2.

H-6.6 Prader-Labhart-Willi-Syndrom

a Habitus bei einem 16-jährigen stark übergewichtigen Patienten.
b Ausgeprägter Hypogenitalismus mit Kryptorchismus und Mikropenis, das Skrotum ist nicht vom Damm abgesetzt.

Diagnostik und Differenzialdiagnose: Die Diagnose wird anhand der Anamnese (Muskelhypotonie während der Neugeborenenperiode) und charakteristischen klinischen Befunden gestellt. Differenzialdiagnostisch sind das Laurence-Moon- und Bardet-Biedl-Syndrom auszuschließen.

Therapie: Eine kausale Therapie ist nicht bekannt.

Laurence-Moon- und Bardet-Biedl-Syndrom

Beide Syndrome werden autosomal-rezessiv vererbt, gemeinsame Merkmale sind die Retinitis pigmentosa, ein Hypogonadismus hypothalamisch-hypophysärer und/oder primärer Genese, Minderwuchs, Adipositas und eine verminderte Intelligenz. Zusätzlich findet man beim Laurence-Moon-Syndrom eine spastische Tetraparese, beim Bardet-Biedl-Syndrom dagegen eine Polydaktylie und/oder Syndaktylie. Die Therapie besteht bei männlichen Patienten ggf. in einer Testosteronsubstitution.

Hypogonadotroper Hypogonadismus bei hypophysärer Funktionsstörung

Hypophyseninsuffizienz und Hyperprolaktinämie

Siehe S. 724

Störungen der Testosteronwirkung

Die hierdurch verursachten Syndrome (Androgeninsensitivitäts-Syndrome und 5α-Reduktasedefekt) sind zwar sehr selten, belegen aber klinisch beispielhaft den Wirkungsmechanismus der Androgene

Androgeninsensitivitäts-Syndrome (AIS)

Ätiologie: Verursachend sind Mutationen im X-chromosomal lokalisierten Androgenrezeptorgen, die zur Bildung defekter Androgenrezeptorproteine führen. Folge ist eine vollständige oder eingeschränkte Empfindlichkeit (Resistenz) der Zielorgane der Androgene gegenüber der Androgenwirkung (komplette oder partielle Androgeninsensitivität). Die Syndrome werden X-chromosomal rezessiv vererbt.

Klinik: Beim **kompletten AIS (CAIS)** sind Phänotyp und Geschlechtsidentität der Betroffenen typisch weiblich. Beim Erwachsenen sind die Mammae gut ausgebildet, das äußere Genitale ist weiblich, die Axillar- und Pubesbehaarung ist äußerst spärlich oder fehlt (**hairless women**). Die Vagina endet blind, und die inneren Geschlechtsorgane fehlen; die Hoden liegen meist im Inguinalkanal oder in den Labia majora (sog. testikuläre Feminisierung).
Die **partielle Androgeninsensitivität (PAIS)** führt zu einem breiten Spektrum klinischer Erscheinungsbilder mit vorherrschend weiblichem, zwittrigem (sog. Reifenstein-Syndrom) oder prädominantem männlichem Genitale, aber Infertilität infolge einer Störung der Spermatogenese. Bei allen Betroffenen kommt es in der Pubertät zur Brustbildung.

Diagnostik: Beim Erwachsenen findet man infolge der verminderten oder fehlenden Empfindlichkeit hypothalamisch-hypophysärer Zentren für Testosteron folgende **typische Hormonkonstellation**: Der Serumtestosteronspiegel liegt im oberen Normbereich für Männer oder ist erhöht, LH und Östradiol sind ebenfalls erhöht, Dihydrotestosteron ist normal. Der Rezeptordefekt lässt sich in DNA-Proben aus EDTA-Blut oder aus Genitalhautfibroblasten mittels einer molekulargenetischen Analyse des Androgenrezeptorgens nachweisen.

Therapie: Beim **CAIS** müssen die Hoden spätestens nach Pubertätsabschluss aufgrund der Gefahr einer malignen Entartung entfernt werden, danach Substitutionstherapie mit Östrogenen. Bei präpuberaler Diagnosestellung wird die Orchidektomie aus psychologischen Gründen meist danach vorgenommen und nach dem 12. Lebensjahr (normaler Pubertätsbeginn bei Mädchen) mit einer Östrogensubstitution begonnen.
Die Behandlung der **PAIS** hängt vom Ausmaß der anatomischen Defekte und der damit verbundenen Geschlechtsidentität ab. Ggf. werden plastische Korrekturen des äußeren Genitales durchgeführt.

5α-Reduktasedefekt

▶ **Definition.** Infolge einer Defizienz des Enzyms 5α-Reduktase wird Testosteron im Zielgewebe (äußeres Genitale) ungenügend oder nicht zu Dihydrotestosteron umgewandelt.

Ätiologie: Verursachend sind Mutationen im 5α-Reduktase-2-Gen, das für die Enzymbildung verantwortlich ist. Das Syndrom wird autosomal-rezessiv vererbt oder tritt spontan auf.

Klinik: Der Mangel an Dihydrotestosteron führt zu einem Spektrum von Veränderungen, das von diskreten Virilisierungsstörungen (Mikrophallus, glandulärer Hypospadie) bis hin zu einem nahezu weiblichen Genitale mit Klitorisvergrößerung reicht. Meist findet sich ein zwittriges Genitale mit perineoskrotaler Hypospadie und eine blind endende Vagina und klaffende Skrotalwülste, in welchen die Hoden liegen. Die Prostata fehlt oder ist hypoplastisch, die Wolff-Derivate, Samenblasen und Samenleiter sind normal ausgebildet. In der Pubertät kommt es zu Virilisierungserscheinungen, eine Gynäkomastie tritt nicht auf, die Betroffenen sind infertil.

Diagnostik: Die Serumspiegel von LH, Testosteron und Östradiol liegen im männlichen Normalbereich, die Dihydrotestosteronspiegel sind jedoch stark erniedrigt. Die Diagnose lässt sich durch die Bestimmung der 5α-Reduktaseaktivität in Fibroblasten, die aus einer Genitalhautbiopsie kultiviert werden, sichern.

Therapie: Bei weiblicher Geschlechtszuordnung oder -identität baldmöglichst Orchidektomie, um die mit der Pubertät auftretende Virilisierung zu verhindern; ggf. korrektive Genitaloperationen. Unbehandelte Patienten entwickeln meist während der Pubertät eine männliche Geschlechtsidentität; dann entsprechende aufbauende plastische Genitaloperationen.

6.2 Weibliche Gonaden

6.2.1 Physiologische Grundlagen

Eine wichtige Voraussetzung für die normale körperliche Entwicklung der Frau sowie für die weitere Aufrechterhaltung der weiblichen Sexualfunktion ist das intakte wechselseitige Zusammenspiel von Hypothalamus, Hypophyse und Ovarien.

Unter Kontrolle des pulsatil freigesetzten, hypothalamischen **GnRH** (Gonadotropin-Releasing-Hormon) werden im Hypophysenvorderlappen **LH** (luteinisierendes Hormon) und **FSH** (follikelstimulierendes Hormon) sezerniert. In einem komplexen Rückkopplungssystem steuern diese beiden Gonadotropine die ovarielle Funktion (Follikelreifung, Ovulation und Bildung des Corpus luteum) und beeinflussen damit die Produktion von **Östrogenen** (hauptsächlich Östradiol) und **Progesteron** (Abb. **H-6.7**).

Diagnostik: Im Serum normale LH-, Testosteron- und Östradiolspiegel aber stark erniedrigte Dihydrotestosteronwerte. Bestimmung der 5α-Reduktaseaktivität.

Therapie: Bei weiblicher Geschlechtsidentität und -zuordnung Orchidektomie. Unbehandelte Patienten entwickeln mit der Pubertät meist eine männliche Geschlechtsidentität. Ggf. plastische Genitaloperationen.

6.2 Weibliche Gonaden

6.2.1 Physiologische Grundlagen

Das intakte wechselseitige Zusammenspiel von Hypothalamus, Hypophyse und Ovarien ist eine wichtige Voraussetzung für die normale körperliche Entwicklung der Frau. Unter Kontrolle des hypothalamischen **GnRH** werden im Hypophysenvorderlappen **LH** und **FSH** sezerniert. Diese regulieren wiederum die ovarielle Funktion und damit die Produktion von **Östrogenen** und **Progesteron** (Abb. **H-6.7**).

H-6.7 Hypothalamisch-hypophysär-ovarieller Regelkreis mit Feedback-Mechanismus

Oberstes Steuerorgan ist der **Hypothalamus** als „Empfänger" zusätzlicher externer Reize. Der **hormonelle Signaltransfer** läuft über die **Hypophyse** zum **Ovar**, dessen Hormone letztendlich das zyklische Geschehen am Zielorgan, z. B. Uterus, verursachen. Selbststeuerung bedeutet in diesem Regelkreis, dass **Stimulation** oder **Hemmung** einer Hormonsekretion über die Blutspiegel der einzelnen Hormone initiiert werden im Sinne einer Rückmeldung an alle vorgeschalteten „Regelstationen".

nach: Stauber M., Weyerstahl Th.: Duale Reihe Gynäkologie und Geburtshilfe. Thieme; 2007

6.2.2 Pathophysiologie der weiblichen Gonaden

Störungen innerhalb des komplexen weiblichen Hormonkreislaufs können in Bezug auf die ovarielle Funktion folgende pathophysioloogische Konsequenzen haben: eine verminderte oder übermäßige Produktion von Östrogenen (**Hypo-** bzw. **Hypergonadismus**), eine **übermäßige Androgenproduktion** oder **Störungen der hormonellen Rückkopplung**. Zahlreiche Ursachen können diesen Störungen zugrunde liegen (Tab. **H-6.9**).

6.2.2 Pathophysiologie der weiblichen Gonaden

Mögliche Störungen in Bezug auf die ovarielle Funktion verursachen ggf. einen **Hypo-** bzw. **Hypergonadismus**, eine **übermäßige Androgenproduktion** oder **Störungen der hormonellen Rückkopplung** (Tab. **H-6.9**).

H-6.9 Übersicht über mögliche Erkrankungen der weiblichen Gonaden*

Störungen der ovariellen Funktion	mögliche Ursachen	Leitsymptome
Hypogonadismus (verminderte Östrogenproduktion)	■ **hypergonadotroper Hypogonadismus** – Menopause – Ovarektomie – vorzeitiges Ovarialversagen (z. B. infolge ovarieller Autoimmunprozesse) – Gonadendysgenesie – Ulrich-Turner-Syndrom (Karyotyp X0) ■ **hypogonadotroper Hypogonadismus** – hypophysäre bzw. hypothalamische Schädigungen (entzündliche Prozesse, Tumoren oder Traumen) – hypothalamisch-funktionelle Störungen (stressbedingt, exzessive physische Aktivität, Untergewicht, Depression) – Prolaktinom oder andere endokrine Störungen (z. B. Hypothyreose, Morbus Cushing, Morbus Addison) – idiopathischer hypogonadotroper Hypogonadismus – Kallmann-Syndrom	■ Pubertas tarda (Beginn nach dem 13. LJ) ■ Zyklusstörungen – Oligomenorrhö (Zyklus > 35 Tage) – Amenorrhö (Ausbleiben der Regelblutung) – primär (über das 16. LJ hinaus) – sekundär (für > 3 Zyklen) ■ Infertilität
Hypergonadismus (übermäßige Östrogenproduktion)	■ östrogenproduzierende Tumoren	■ Pubertas praecox (Beginn vor dem 8. LJ) ■ Zyklusstörungen – Polymenorrhö (Zyklus < 25 Tage) ■ Infertilität
übermäßige Androgenproduktion	■ androgenproduzierende Tumoren ■ polyzystisches Ovar-Syndrom (PCO) ■ adrenogenitales Syndrom (AGS)	■ Hirsutismus/Virilisierung ■ Zyklusstörungen ■ Infertilität
Störungen der hormonellen Rückkopplung	■ Östrogenrezeptorresistenz	■ Pubertas tarda (s. o.) ■ Zyklusstörungen ■ Infertilität

* ausführliche Erläuterungen der einzelnen Krankheitsbilder s. Lehrbücher der Gynäkologie

Je nachdem, zu welchem Zeitpunkt die genannten Störungen auftreten, kommt es zu **alterstypischen Krankheitsbildern:**
Vor Beginn der Pubertät werden die Reifung der Genitale und damit verbundene Prozesse beeinträchtigt. Ein Östrogenüberschuss führt zu einer vorzeitigen Ausbildung der sekundären Geschlechtsmerkmale (**Pubertas praecox**), ein Mangel zu einer verzögerten Reifung (**Pubertas tarda**).
Im Erwachsenenalter treten **Zyklusstörungen** (Poly-, Oligo- oder Amenorrhö, siehe Tab. **H-6.9**) bis hin zur **Infertilität** sowie unterschiedlich ausgeprägte **Veränderungen der Geschlechtsmerkmale** auf. Ein Überschuss an Androgenen kann zur „Vermännlichung" des weiblichen Individuums führen (**Virilisierung**), u. a. kommt es dabei zum sog. **Hirsutismus** (S.802), einer verstärkten, dem männlichen Behaarungstyp entsprechenden Körperbehaarung bei Frauen. Darüber hinaus treten Symptome wie Libidoverlust, Hitzewallungen oder Stimmungsschwankungen auf.
Physiologischerweise nimmt die Sensibilität der Ovarien für Gonadotropine mit zunehmendem Alter immer mehr ab. Zwischen dem 45.–55. Lebensjahr wird die Menstruation zunächst unregelmäßig und bleibt dann aus, der Östrogenspiegel sinkt trotz deutlich erhöhten LH- und FSH-Werten ab (**Menopause**).

6.2.3 Diagnostische Methoden

Neben einer kompletten gynäkologischen Untersuchung stützt sich die endokrinologische Diagnostik auf folgende Schritte:
- **ausführliche Anamnese:** Zyklusstörungen, Fertilität (frühere Schwangerschaften und Geburten bzw. unerfüllter Kinderwunsch), Gewichtsveränderungen, vegetative Symptome (Hitzewallungen), Galaktorrhö, Medikamente (u. a. hormonelle Kontrazeption), Libido, psychischer oder körperlicher Stress, Familienanamnese
- **körperliche Untersuchung:** Zeichen der Virilisierung (Hirsutismus, Akne und Änderung der Stimmlage), Entwicklung der sekundären Geschlechtsmerkmale

- **endokrinologisches Basislabor:** Prolaktin, Östradiol, LH, FSH, Androgene und TSH
- **Schwangerschaftstest:** β-HCG im Urin, ggf. Serum
- **Stimulations-/Hemmtests:** z. B. Gestagentest (Gabe eines Gestagens über 10–12 Tage) oder Östrogentest (Gabe eines Östrogens über 21 Tage, während der letzten 5 Tage zusätzlich Gestagen) unter der Frage der Auslösbarkeit einer Abbruchblutung

Darüber hinaus sollten je nach Krankheitsbild weiterführende diagnostische Maßnahmen durchgeführt werden, beispielsweise **bildgebende Verfahren** (z. B. Ultraschall [Fehlbildungen?], CT bzw. MRT [Tumoren?]), die **Bestimmung spezieller laborchemischer Parameter** (z. B. DHEA-S [adrenale androgene Aktivität?], Glukokortikoide etc. [weitere endokrine Störungen?]) und eine **Chromosomenanalyse**.

6.2.4 Therapie

Wann immer möglich, sollte die **Ursache** der ovariellen Störung therapiert werden (z. B. Tumorentfernung, Behandlung anderer Hormonstörungen oder Anorexie, Vermeidung von Stress bzw. exzessivem Leistungssport). Eine **spezifische hormonelle Therapie** kann dann je nach Ursache, Alter sowie Verhütungs- oder Kinderwunsch erfolgen. Dabei sollte auch **langfristigen Risiken**, wie z. B. Osteoporose oder erhöhtem Arterioskleroserisiko durch Östrogenmangel, vorgebeugt werden.

Internet-Links: www.endokrinologie.net/ (Deutsche Gesellschaft für Endokrinologie), www.dgae-info.de/netscape/index.html (Deutsche Gesellschaft für angewandte Endokrinologie)

- ggf. weiterführende diagnostische Maßnahmen wie bildgebende Verfahren, die Bestimmung spezieller laborchemischer Parameter und eine Chromosomenanalyse.

6.2.4 Therapie

Wenn möglich sollte die **Ursache** der ovariellen Störung therapiert werden. Eine spezifische **hormonelle Therapie** kann dann je nach Ursache, Alter sowie Verhütungs- oder Kinderwunsch unter Berücksichtigung **langfristiger Risiken** erfolgen.

1 **Anatomie und Physiologie** 845

2 **Leitsymptome und orientierende Einschätzung der Nierenfunktion** 857

3 **Nephrologische Diagnostik** 861

4 **Wichtige nephrologische Syndrome und deren klinische Einordnung** 875

5 **Akutes Nierenversagen** 886

6 **Glomerulopathien** 901

7 **Tubulointerstitielle Erkrankungen** 925

8 **Gefäßerkrankungen mit Nierenbeteiligung** 942

9 **Chronische/terminale Niereninsuffizienz** 954

10 **Wasser- und Elektrolythaushalt** 962

11 **Nierenersatzverfahren und Nierentransplantation** 983

12 **Nierentumoren** 996

13 **Arterielle Hypertonie** 1000

1 Anatomie und Physiologie

1.1	Vorbemerkung.	845
1.2	Makroskopischer Aufbau	845
1.3	Blutversorgung	845
1.4	Aufgaben der Niere	846
1.5	Mikroskopischer Aufbau.	846
1.6	Hormone und Enzyme – Rolle für die Nierenfunktion	854

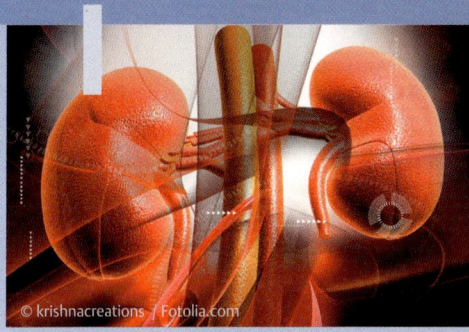

1.1 Vorbemerkung

Nephrologen behandeln Erkrankungen der Nieren und des ableitenden Harnsystems mit konservativen Therapien. Sie unterscheiden sich damit von Urologen, die eher chirurgisch intervenieren. In einzelnen Fällen wie bei Steinleiden und Blasenentzündungen kann es zu Überschneidungen zwischen den Disziplinen kommen.

1.2 Makroskopischer Aufbau

Die Nieren liegen retroperitoneal in einer Fettkapsel. Die linke Niere findet sich in Höhe des 12. Brust- bis 3. Lendenwirbels, die rechte Niere (durch die Leber nach unten verschoben) etwa 4 cm tiefer. Beide Organe sind physiologischerweise 10–12 cm lang, 5–6 cm breit, 3–5 cm dick und wiegen ca. 120–200 g.

Das Nierenparenchym wird in 2 Anteile gegliedert: Außen liegt die **Nierenrinde**, nach innen erstreckt sich zum Hilus das **Nierenmark**. Das Nierenmark kann in ein äußeres und inneres Mark, das dem Nierenbecken anliegt, eingeteilt werden. Makroskopisch sehen wir im Nierenmark pyramidenartige Strukturen. 7–12 **Pyramiden** in jeder Niere weisen mit ihren Spitzen, den Papillen, nach innen auf die **Nierenkelche**, die zum **Nierenbecken** zusammenfließen.

Die Nierenrinde reicht zwischen den Markpyramiden in säulenförmigen Abschnitten bis hinab zum Nierenbecken (Abb. I-1.1).

1.1 Vorbemerkung

Nephrologen behandeln konservativ, während Urologen eher chirurgisch intervenieren. Es kann jedoch zu Überschneidungen der Disziplinen kommen.

1.2 Makroskopischer Aufbau

Die Nieren liegen retroperitoneal. Sie sind 10–12 cm lang, 5–6 cm breit, 3–5 cm dick und wiegen ca. 120–200 g.

Das Nierenparenchym wird in **Nierenrinde** und **Nierenmark** mit äußerem und innerem Mark gegliedert. Im Mark jeder Niere liegen 7–12 **Pyramiden**, die mit den Papillen nach innen auf die **Nierenkelche** weisen, die zum **Nierenbecken** zusammenfließen.

Die Nierenrinde reicht in säulenförmigen Abschnitten bis zum Nierenbecken (Abb. I-1.1).

 I-1.1 Makroskopischer Aufbau und Blutversorgung der Niere

- A./V. interlobularis
- A./V. arcuata
- A./V. interlobaris
- A./V. segmentalis
- Nierenbecken
- Nierensäule (Berthinische Säule)
- Markpyramide
- Nierenmark (Medulla)
- Papille
- Nierenkelch
- Nierenrinde (Cortex renalis)

I-1.1

1.3 Blutversorgung

Die Niere ist gut durchblutet; der arterielle Durchfluss durch beide Nieren beträgt ca. 1 l/min, das sind ca. 20 % des Herzminutenvolumens. Die **A. renalis** verzweigt sich meist am Hilus in 2 Äste (**Ramus anterior und posterior**). Aus dem vorderen Ast entspringen 4 Segmentarterien. Der hintere Ast versorgt 1 Segment an der Hinterseite der Niere. Insgesamt können damit 5 Nierensegmente unterschieden werden (anatomische Varianten sind nicht selten).

1.3 Blutversorgung

Die Nieren sind mit einem arteriellen Durchfluss von ca. 1 l/min gut durchblutet. Die **A. renalis** verzweigt sich in 2 Äste (**Ramus anterior und posterior**), aus denen 5 Segmentarterien entspringen.

Die Segmentarterien (**Aa. segmentales**) teilen sich weiter in die Interlobararterien (**Aa. interlobares**) und versorgen je 2 angrenzende Markpyramiden sowie die benachbarten Rindenbereiche. Sie ziehen entlang der Seiten der Pyramiden in Richtung Rinde, um an der Basis der Pyramiden die Bogenarterien (**Aa. arcuatae**) abzugeben, die „bogenförmig" an der Mark-Rinden-Grenze entlanglaufen. Aus ihnen entspringen die **Aa. interlobularis**, die schließlich als zuführende Gefäße zu den Glomeruli ziehen (Abb. **I-1.1**).

▶ **Merke.** Die größeren Gefäße (Aa. segmentales, interlobares, arcuatae) innerhalb der Niere zu kennen, ist klinisch von Bedeutung, da sie sich alle dopplersonografisch darstellen lassen und die Nierenperfusion somit zu beurteilen ist.

1.4 Aufgaben der Niere

Die Niere erfüllt 3 Hauptfunktionen

- Über die **renale Ausscheidung** werden potenziell **toxische Endprodukte** des Stoffwechsels, die aus unserer Nahrung stammen, wie auch viele Medikamente und deren Metaboliten aus dem Körper entfernt.
- Die **Homöostaseleistungen** der Niere beeinflussen das innere Milieu des Körpers, indem sie Wassergehalt und Ionenkonzentrationen (Natrium, Kalium, Wasserstoff sowie Kalzium, Phosphat und Chlorid) im Körper reguliert.
- **Humorale Aufgaben** der Niere führen zur Produktion von: **Renin, aktivem Vitamin D 3** (1,25 Dihydroxyvitamin), **Erythropoetin** (S. 855) und **Prostaglandinen und Kininen** (Letztere kontrollieren, neben weiteren Einflussfaktoren, die renale Hämodynamik [Weitstellung des afferenten Teils der glomerulären Gefäße], die Reninfreisetzung und die Natrium- und Salzausscheidung).

Weiterhin kommt es zum **Katabolismus von Peptiden** in der Niere. Störungen dieser Funktion sind eine der Ursachen für pathologische Eiweißausscheidung durch die Niere.

1.5 Mikroskopischer Aufbau

1.5.1 Nephron

Die Basiseinheit der Niere ist das Nephron. In jeder menschlichen Niere finden sich ca. 1 Millionen Nephrone. Jedes Nephron besteht aus einem **Glomerulus** (S. 848) in der wasserundurchlässigen Bowman-Kapsel und **Tubulussegmenten** mit unterschiedlichen Aufgaben (Abb. **I-1.2**). Die Glomeruli finden sich nur in der Rinde, die Tubuli sowohl in der Rinde als auch im Mark.

Es lassen sich 3 Formen von Nephronen unterscheiden: **Äußere kortikale Nephrone** (30 % aller Nephrone) mit kurzen Tubulusabschnitten, die nur wenig in den äußeren Anteil der Medulla eindringen, **juxtamedulläre Nephrone** (10 % aller Nephrone) mit

I-1.2 Aufbau (a) und Blutversorgung (b) der kortikalen und juxtaglomerulären Nephrone

langen Tubulusabschnitten, die bis in die Papillen absteigen, sowie **mittkortikale Nephrone** mit langen oder kurzen Tubulusabschnitten (60 % aller Nephrone). Die unterschiedliche Größe der Nephrone hängt von der Länge der Henle-Schleifen ab (s. u.).

Der **Primärharn** (S. 848) wird gebildet, indem zunächst Plasma über den Glomerulus ultrafiltriert wird. Der Primärharn wird darauf in den Tubuli über Reabsorption und in geringerem Ausmaß durch Sekretion von Flüssigkeit, Elektrolyten und anderen Stoffen modifiziert. Die verschiedenen Tubulussegmente übernehmen dabei unterschiedliche Aufgaben.

Der **proximale Tubulus** (S. 850), der den größten Anteil an Natrium und Wasser rückresorbiert, geht an der Grenze zwischen Rinde und Mark in den absteigenden Anteil der Henle-Schleife über.

Die **Henle-Schleife** (S. 850) – das wichtigste Element, um zu konzentrieren und hypertonen Urin zu bilden – ist nicht immer von gleicher Länge.

- Die äußeren **kortikalen Nephrone** haben nur **kurze Henle-Schleifen**, die nicht in die innere Medulla hinabziehen. Der aufsteigende Anteil besteht nur aus dicken Zellen, die aktiven Natriumtransport ermöglichen, um die Funktion der Henle-Schleife aufrechtzuerhalten.
- An den **juxtamedullären Nephronen** finden sich nur **lange Henle-Schleifen**, die bis in die Papille reichen. Der aufsteigende Schenkel der Henle-Schleife dieser Nephrone besteht in der inneren Medulla nur aus einem dünnen Anteil ohne Möglichkeit, aktiv Stoffe transportieren zu können. Erst im äußeren Mark sehen wir wieder dicke gestreckte Segmente, deren Aufbau und Funktion sich nicht von den dicken Tubuli der kortikalen Neurone unterscheidet.
- Die mittkortikalen Nephrone haben je zur Hälfte kurze oder lange Henle-Schleifen.

▶ Merke. Juxtamedulläre Nephrone tragen in viel höherem Ausmaß als kortikale Nephrone zur Wasserrückresorption bei. Kortikale Nephrone sind stärker an exkretorischen und regulativen Aufgaben der Niere beteiligt.

Der distale gewundene Anteil des dicken aufsteigenden Schenkels der Henle-Schleife führt an einer Stelle wieder zum Glomerulus des Nephrons zurück. Er legt sich an die afferente und efferente Arteriole an. In diesem Bereich wurden spezialisierte Zellen ausgebildet, die den **juxtaglomerulären Apparat** (S. 852) bilden: die **Macula-densa-Zellen** im Tubulussegment, sowie **juxtaglomeruläre Zellen** im Glomerulusgefäß. Über den **distalen Tubulus** und die **Sammelrohre** (S. 853) fließt der Harn zum Nierenbecken.

Gefäßversorgung

Das zuführende Gefäß **(Vas afferens)** des Glomerulus entspringt aus einer **A. interlobularis**. Gefäße, die aus den Glomeruli hinausziehen **(Vasa efferentia)**, versorgen mit immer noch sauerstoffreichem Blut Tubuli und Nierengewebe über spezialisierte Kapillarnetze: Aus den **kortikalen Glomeruli** gelangt das Blut in das **peritubuläre Kapillarnetz** der Rinde, das die kortikalen Tubuli umspinnt (Abb. I-1.2).

Aus den **juxtamedullären Glomeruli** entspringen die Gefäße zur Versorgung des Marks. Diese kapillaren Gefäße, **Vasa recta,** ziehen oft ganz bis zur Papillenspitze, um dann in umgekehrter Richtung wieder aufzusteigen. Es gibt zahlreiche Querverbindungen zwischen ab- und aufsteigendem Schenkel. Die besondere Gefäßarchitektur des Marks ist von großer funktioneller Bedeutung für die Fähigkeit der Niere zur Harnkonzentrierung. Über das **Gegenstromprinzip** erzeugt die Niere zur Papillenspitze hin einen erheblichen osmotischen Gradienten (s. u.), der „ausgewaschen" würde, wäre das Mark mit einem normalen Kapillarnetz versorgt (die steigende Osmolalität zur Papillenspitze hin würde sich mit einem nicht gegenläufig orientierten Kapillarnetz nicht ausbilden, da die Träger der interstitiellen Osmolalität (in erster Linie NaCl und Harnstoff) sich nicht anreichern, sondern fortgeschwemmt würden, somit die gesamte Medulla die gleiche Osmolaliät wie das Blut hätte).

Der Aufbau des medullären Kapillarnetzes bringt aber auch ein gravierendes Problem mit sich: Im Mark nimmt eine gewisse **Hypoxie des Gewebes zur Papillenspitze** immer mehr zu, da Sauerstoff in der Medulla überall frei von den arteriellen zu den venösen Vasa recta diffundieren kann. Dies dürfte ein Grund sein, warum im **inne-**

---

langen Tubulusabschnitten und **mittkortikale Nephrone** mit langen oder kurzen Tubulusabschnitten.

Der **Primärharn** wird durch Plasmaultrafiltration im Glomerulus gebildet. In den Tubuli kommt es dann zur Reabsorption von Flüssigkeit und Elektrolyten.

Der **proximale Tubulus** resorbiert den größten Anteil an Natrium und Wasser und geht in die Henle-Schleife über.

Die **Henle-Schleife** kann unterschiedlich lang sein und stellt den Konzentrationsgradienten für die Harnkonzentrierung bereit:
- Die äußeren kortikalen Nephrone haben nur kurze Henle-Schleifen.
- An den **juxtamedullären Nephronen** finden sich nur **lange Henle-Schleifen**, die bis in die Papille reichen.
- Die mittkortikalen Nephrone haben zur Hälfte kurze oder lange Henle-Schleifen.

▶ Merke.

Der distale Anteil der Henle-Schleife führt zum **juxtaglomerulären Apparat** (S. 852) mit **Macula-densa-Zellen** im Tubulussegment und **juxtaglomerulären Zellen** im Glomerulusgefäß. Über den **distalen Tubulus** und die **Sammelrohre** (S. 853) fließt der Harn zum Nierenbecken.

Gefäßversorgung

Das **Vas afferens** entspringt aus einer **A. interlobularis**. Die Vasa efferentia versorgen Tubuli und Nierengewebe über spezialisierte Kapillarnetze (Abb. I-1.2).

Aus den **juxtamedullären Glomeruli** entspringen die markversorgenden **Vasa recta** mit ab- und aufsteigenden Schenkeln. Über das **Gegenstromprinzip** erzeugt die Niere zur Papillenspitze hin einen erheblichen osmotischen Gradienten (s. u.).

Im Mark nimmt die **Hypoxie des Gewebes zur Papillenspitze** hin zu, da Sauerstoff von den arteriellen zu den venösen Vasa recta diffundieren kann. Daher sind im **inneren Mark** keine tubulären Zellen zu finden, die Sauerstoff verbrauchen. Selbst die Zellen des proximalen Tubulus und der aufsteigenden Henle-Schleife **im äußeren Mark** sind nur **eben ausreichend mit Sauerstoff versorgt** und bei Perfusionsminderung besonders gefährdet (→ akute Tubulusnekrose (S. 889)).

Glomerulus

Das Kapillarknäuel liegt in der **Bowman-Kapsel**, deren äußeres Blatt das Nierenkörperchen umschließt. Die **spezialisierten Zellen des inneren Blattes der Bowman-Kapsel** heißen **Podozyten** und bilden das **Epithel der Glomeruluskapillaren** (Abb. I-1.3).

Die **Endothelien der glomerulären Kapillaren** sind besonders durchlässig und besitzen eine dicke Basalmembran. Die Kapillaren sind teilweise von Mesangiumzellen umschlossen, die durch Kontraktion die Filtrationsoberfläche verringern können.

ren Mark und im aufsteigenden Teil der Henle-Schleife **keine tubulären Zellen** zu finden sind, die unter Sauerstoffverbrauch aktiv Stoffe transportieren können, sondern nur dünne Segmente mit flachem Endothel. Selbst die Zellen des proximalen Tubulus und des dicken Anteiles der aufsteigenden Henle-Schleife **im äußeren Mark**, die aktiv Natrium und andere Stoffe aus dem Tubuluslumen in das Interstitium schleusen, sind unter physiologischen Bedingungen nur **eben ausreichend mit Sauerstoff versorgt**. Vermindert sich die renale Perfusion zu stark, sterben Zellen besonders in diesen Tubulussegmenten ab (→ akute Tubulusnekrose (S. 889)).

Glomerulus

Das Kapillarknäuel liegt in der **Bowman-Kapsel**. Die Bowman-Kapsel besitzt 2 Schichten. Das äußere Blatt der Bowman-Kapsel umschließt das gesamte Nierenkörperchen. Die **spezialisierten Zellen des inneren Blattes der Bowman-Kapsel** werden als **Podozyten** bezeichnet. Die Podozyten (Fußfortsätze) verzweigen sich stark. Dadurch entsteht eine Schlitzmembran, die vollständig die Basalmembran der Glomeruluskapillaren von der Außenseite bedeckt. Die **Podozyten** bilden somit das **Epithel der Glomeruluskapillaren**, dessen Basalmembran mit der Basalmembran der Gefäßendothelien breit verschmilzt (Abb. I-1.3).

Die **Endothelien der glomerulären Kapillaren** sind stark gefenstert und somit stärker durchlässig als andere Endothelien des Gefäßsystems. Sie besitzen eine relativ dicke Basalmembran, der mechanische Barrierefunktionen zugeschrieben werden. Die Kapillaren sind im Inneren des Glomerulus und am Gefäßpol auch außerhalb teilweise von Mesangiumzellen umschlossen. Diese Zellen können bei Kontraktion die Filtrationsoberfläche der Glomeruluskapillaren verringern.

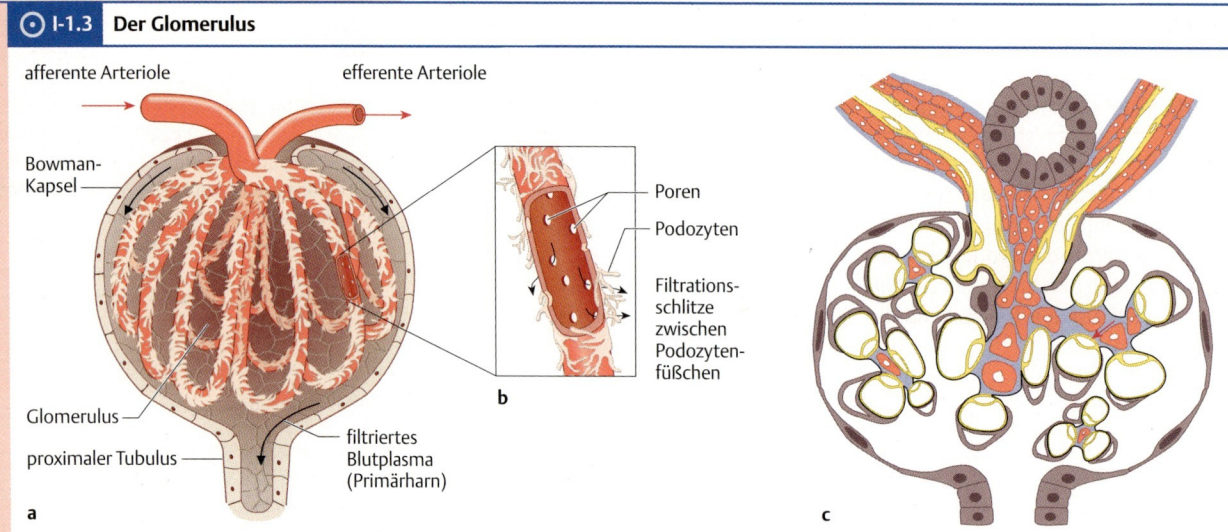

I-1.3 Der Glomerulus

a Übersichtsschema eines Glomerulus mit Lage der **afferenten und efferenten Arteriole**.
b Detailzeichnung zu den **Poren im Endothel** und **Filtrationsschlitzen** zwischen den Podozytenfüßchen (sie spielen eine wichtige Rolle für die Bildung des Primärharns und die Proteinselektivität der glomerulären Kapillaren).
c Schematische Querschnittszeichnung: Die kapillaren Endothelzellen können in direkten Kontakt (roter Pfeil) mit dem Mesangium treten, da die Basalmembran (dünne schwarze Linie) die Kapillargefäße nicht vollständig umgibt, sondern die Gefäßwand der glomerulären Kapillaren teilweise über Mesangiumzellen gebildet wird (Hinweis für die enge morphologische und funktionelle Verbindung von glomerulären Kapillaren und Mesangium). Epitheliale Zellen (äußeres und inneres Blatt der Bowman-Kapsel) (braun), Endothelzellen (gelb), Mesangiumzellen (rot), Matrix (blau).

Primärharnbildung: Pro Minute fließen ca. 500–800 ml Plasma durch die Glomeruli (renaler Plasmafluss). 90–120 ml/min werden dabei filtriert (glomeruläre Filtrationsrate, GFR). Täglich werden **180–200 l Primärharn** gebildet.

Primärharnbildung: Zwischen innerem und äußerem Blatt der Bowman-Kapsel entsteht ein schmaler Spalt, über den der filtrierte Anteil des Blutplasmas in den sich anschließenden proximalen Tubulus strömt. Pro Minute fließen ungefähr 500–800 ml Plasma durch die Glomeruli (renaler Plasmafluss). 90–120 ml/min (20 % des Plasmaflusses) werden dabei filtriert (glomeruläre Filtrationsrate, GFR). So werden täglich **180–200 l Primärharn** gebildet. Davon werden 80–90 % bereits in den proximalen Tubuli rückresorbiert.

Einflüsse auf den Filtrationsdruck: Als entscheidend für die **Filtrationsleistung** der Niere erweist sich die **Druckdifferenz zwischen Kapillaren und Bowman-Kapsel**, die sich im Wesentlichen aus dem **arteriellen Perfusionsdruck** und dem **kolloidosmotischen Druck** zusammensetzt (Abb. I-1.4).

Die Filtrationsleistung der Glomeruli wird **humoral** unterstützt. Prostaglandine stellen die afferente Arteriole im Glomerulus weit, Angiotensin II wirkt etwas stärker im efferenten als im afferenten Gefäßabschnitt. Diese Effekte bewirken, dass sich der bestmögliche Filtrationsdruck im Glomerulus einstellt.

> I-1.4 Angaben der Größenordnungen zu den verschiedenen Druckgradienten, die den glomerulären Filtrationsdruck beeinflussen

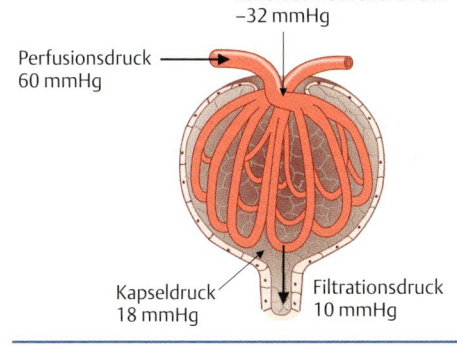

Einflüsse auf den Filtrationsdruck: Entscheidend für die renale **Filtrationsleistung** ist die **Druckdifferenz zwischen Kapillaren und Bowman-Kapsel**, die sich aus **arteriellem Perfusionsdruck** und dem **kolloidosmotischem Druck** zusammensetzt (Abb. I-1.4). Die Filtration wird **humoral** durch Prostaglandine und Angiotensin II unterstützt.

▶ **Merke.** Medikamente wie nichtsteroidale Antiphlogistika, die Prostaglandine inhibieren und Hemmstoffe von Angiotensin II (z. B. ACE-Hemmer, AT$_1$-Rezeptoren-Blocker) können daher die glomeruläre Hämodynamik nachhaltig beeinflussen.

▶ **Merke.**

- **Physiologisch:** Während der Passage durch den Glomerulus nimmt der Perfusionsdruck praktisch nicht ab. Da aber Ultrafiltrat abgepresst wird, das Plasmaproteine in den Kapillaren zurücklässt, steigt während der Kapillarpassage kontinuierlich die Albuminkonzentration und somit der kolloidosmotische Druck in den Glomeruluskapillaren. Damit sinkt der effektive Filtrationsdruck und erreicht schon auf halber Länge der Glomeruluskapillare den Wert Null (Filtrationsgleichgewicht). Über die verbleibende Länge des Glomerulus wird nicht mehr filtriert.
- **Pathologisch:** Kommt es zu Albuminverlust über die Niere, kann sich das Bild ändern: Die geringere Albuminkonzentration führt schon primär zu einem viel geringeren kolloidosmotischem Druck, der erst gegen Ende der intraglomerulären Kapillargefäße so stark angestiegen ist, dass es zu einem Filtrationsgleichgewicht zwischen renalem Perfusiondruck und kolloidosmotischem Druck in den Glomeruli kommen kann. Dies führt im Allgemeinen nicht zu einer dauerhaften glomerulären Hyperfiltration, kann aber dafür sorgen, dass trotz pathologisch veränderter Glomeruli eine beinahe normale glomeruläre Filtrationsleistung zu bestehen scheint, die bei Ausgleich des Albumindefizites zurückgeht, somit den tatsächlichen krankhaften Zustand mit eigentlich geminderter Filtrationsleistung demaskieren würde. Eine solche Situation findet sich beim nephrotischen Syndrom.

- **Physiologisch:** Während der Passage durch den Glomerulus nimmt der Perfusionsdruck nicht ab. Durch Ansteigen des kolloidosmotischen Druckes sinkt jedoch der effektive Filtrationsdruck schon auf halber Kapillarlänge auf Null (Filtrationsgleichgewicht).
- **Pathologisch:** Renaler Albuminverlust bewirkt erst am Kapillarende ein Filtrationsgleichgewicht. Dadurch kann trotz pathologisch veränderter Glomeruli eine beinahe normale GFR zu bestehen scheinen, die bei Ausgleich des Albumindefizites zurückgeht. Diese Situation findet sich beim nephrotischen Syndrom.

Proteinselektivität: Die Endothelzellen wie auch die Epithelzellen (Podozyten) der glomerulären Kapillaren sind maßgeblich in die Proteinselektivität des glomerulären Filtrationsprozesses eingebunden. 2 Umstände tragen dazu bei:
- Die Kapillarwand besitzt eine **ladungsabhängige, elektrostatische Barriere**. Diese ist vorrangig den innen gelegenen Endothelzellen und der glomerulären Basalmembran zuzuschreiben. Durch ihre negative Ladung verhindert sie den Durchtritt anionischer Proteine.
- Die zweite Barriere ist eine Größenbarriere. Sie wird den Schlitzdiaphragmen zugeschrieben, die sich zwischen den Fußfortsätzen der (die Kapillaren von außen umkleidenden) Podozyten befinden.

Moleküle mit einem Molekulargewicht (MW) **> 80 kD passieren den glomerulären Filter** normalerweise gar **nicht**. Albumin (**MW 67 kD**) wird aufgrund seiner Größe und seiner negativen Ladung ebenfalls **fast komplett zurückgehalten**. Täglich werden etwa 150–200 mg Albumin filtriert. Davon werden wiederum ca. 90 % tubulär

Proteinselektivität: Die glomerulären Endothel- und Epithelzellen sind in die Proteinselektivität der glomerulären Filtration eingebunden. Eine **ladungsabhängige, elektrostatische Barriere** der Kapillarwand verhindert den Durchtritt anionischer Proteine. Eine Größenbarriere entsteht durch Schlitzdiaphragmen zwischen den Podozyten.

Moleküle > 80 kD passieren den glomerulären Filter i. d. R. **nicht**. Auch **Albumin** (67 kD) wird **fast komplett zurückgehalten**. Niedermolekulare Proteine (10–45 kD) werden zu 1–80 % der GFR filtriert.

rückresorbiert (nur 15–20 mg/d erscheinen im Endharn). **Niedermolekulare Proteine** zwischen **10 und 45 kD** werden mit einer Rate filtriert, die zwischen 1–80 % der GFR liegt (ca. 98 % werden im proximalen Tubulus rückresorbiert, nur 50–80 mg/d erscheinen im Endharn).

▶ **Merke.** Die normale Gesamt-Eiweißausscheidung im Urin liegt < 150 mg/d. Dabei sind etwa 10–15 % des Eiweißes Albumin, 40–50 % kleinmolekulare Eiweiße und 40–50 % Tamm-Horsfall-Protein (wird im distalen Tubulus produziert und sezerniert).

▶ Merke.

Eine **Schädigung der podozytären Schlitzmembran** führt zu **unselektiver Proteinausscheidung** und zur Progression von Niereninsuffizienzen.

Eine **Schädigung oder Veränderung der podozytären Schlitzmembran** führt nicht nur zu einer **unselektiven Proteinausscheidung**, sondern beeinflusst unabhängig davon wahrscheinlich die Progression von Niereninsuffizienzen: Podozyten produzieren nicht nur Bestandteile der glomerulären Basalmembran, sondern sezernieren auch Enzyme, um die extrazelluläre Matrix zu modifizieren. Es wird daher vermutet, dass Podozyten die glomeruläre Basalmembran, der sie aufliegen, bei Proteinurie enzymatisch beschädigen.

Proximaler Tubulus

Im proximalen Tubulus (s. Abb. I-1.2) werden **80 % der Flüssigkeit des Primärharns rückresorbiert**.
Die Epithelzellen im proximalen Tubulus sind reich an Mikrovilli. Der Flüssigkeitsrückstrom ist abhängig von einem aktiven Natriumtransport aus dem Tubuluslumen in das Blut, der über Na$^+$/K$^+$-ATPase aufrechterhalten wird (Tab. I-1.1).

Proximaler Tubulus

Der proximale Tubulus ist das Arbeitssegment des Tubulussystems (s. auch Abb. I-1.2), in dem **80 % der Flüssigkeit des Primärharns rückresorbiert** werden.
Kennzeichnend für den proximalen Tubulus sind Epithelzellen im Lumen, die eine hohe Anzahl von Mikrovilli ausgebildet haben (→ intraluminale Rückresorptionsfläche erhöht). Flüssigkeit wird in der Pars convoluta in die peritubulären Kapillaren rückresorbiert. Dieser Flüssigkeitsrückstrom ist abhängig von einem aktiven Natriumtransport aus dem Tubuluslumen in das Blut, der über Na$^+$/K$^+$-ATPase aufrechterhalten wird. Der aktive basolaterale Natriumtransport ermöglicht luminal den passiven Eintritt von Flüssigkeit und Stoffen in die tubulären Epithelzellen (Tab. I-1.1).

I-1.1 Rückresorption aus dem proximalen Tubulus

Bestandteile des Primärharns	rückresorbierter Anteil aus dem Primärharn	Anmerkungen
NaCl, H$_2$O	ca. 75 %	Isotonische Rückresorption: die Flüssigkeit, die den Tubulus verlässt, hat die gleiche Osmolarität wie das glomeruläre Ultrafiltrat.
Glukose und Aminosäuren	100 %	Rückresorption sekundär über Kotransporter, die vom transtubulären Natriumgradienten abhängen.
Kalium	ca. 65 %	
Harnstoff	ca. 50 %	
Phosphat	ca. 80 %	Parathormon reduziert im proximalen Tubulus die Rückresorption von Phosphat, fördert somit die Phophatausscheidung. Gleichzeitig steigert allerdings PTH die Aufnahme von Phosphat aus dem Darm und die Freisetzung aus dem Knochen. Unter physiologischen Bedingungen ändert sich der Serumphosphatspiegel daher nicht.

Henle-Schleife

Sie dient der **Wasserrückresorption** in den **absteigenden Schenkeln**. Bei Wasserdiffusion in das Niereninterstitium verbleiben osmotisch wirksame Partikel in steigender Konzentration im Lumen (Abb. I-1.5). Damit Wasser diffundieren kann, muss also im renalen Interstitium die Osmolarität in Richtung Papillen zunehmen.

Der **Gegenstrommechanismus** sorgt dafür, dass effektiv Wasser rückresorbiert wird, eine hohe interstitielle Osmolarität entsteht und **am Ende der Henle-Schleife** der Urin **hypoton** ist.

Henle-Schleife

Sie dient hauptsächlich dazu, **Wasser rückzuresorbieren**. Die **absteigenden Schenkel der Henle-Schleife**, die gerade in Richtung der Nierenpapillen ziehen, sind sehr gut durchlässig für Wasser. Diffundiert Wasser (H$_2$O) entlang dieses Tubulussegments in das Niereninterstitium, verbleiben osmotisch wirksame Partikel in steigender Konzentration im Lumen zurück (Abb. I-1.5). Wasser kann daher über die gesamte Länge des absteigenden Schenkels der Henle-Schleife nur dann diffundieren, wenn auch im renalen Interstitium die Osmolarität in Richtung Nierenpapillen ständig zunimmt. Dies ist durch die in Abb. I-1.5 gezeigten Mechanismen möglich.
Im aufsteigenden Anteil der Henle-Schleife sinkt die luminale Osmolarität wieder, da nun statt Wasser nur osmotisch wirksame Teilchen, insbesondere Natrium und Chlorid, in das Interstitium rückresorbiert werden. Dadurch wird zum einen eine hohe interstitielle Osmolarität errreicht, zum anderen ist **am Ende der Henle-Schleife** ein **hypotoner Urin** entstanden. Die Interaktion der verschiedenen Anteile der Henle-Schleife wird auch als **Gegenstrommechanismus** bezeichnet.

I-1.5 Passive Wasserdiffusion und aktiver NaCl-Transport in das Interstitium an kortikalen Henle-Schleifen (ohne dünnen aufsteigenden Anteil)

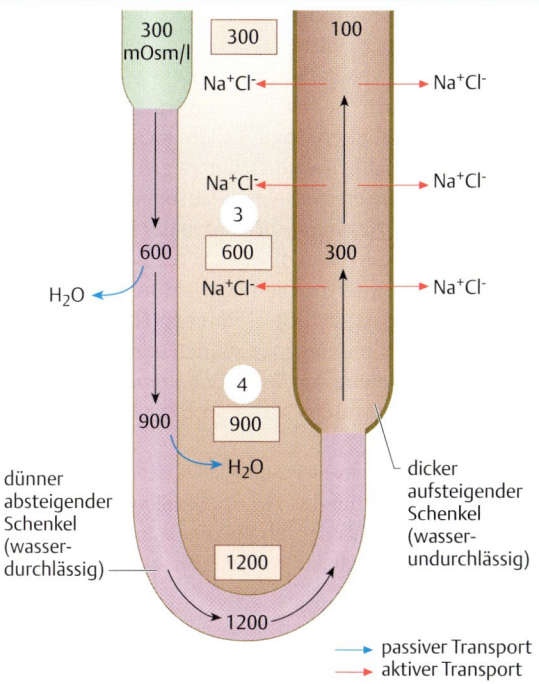

Der kontinuierliche Entzug von Flüssigkeit aus dem Lumen des wasserdurchlässigen Henle-Segments führt dazu, dass an der Spitze der Henle-Schleife intraluminal eine sehr hohe Konzentration osmolar wirksamer Teilchen, besonders in Form von NaCl, entsteht. Tritt nun die Tubulusflüssigkeit in den aufsteigenden dicken Schenkel der Henle-Schleife ein, der aktiv NaCl in das renale Interstitium transportieren kann, stehen besonders viele Na^+- und Cl^--Ionen zum aktiven Transport dort zur Verfügung, wo sie am dringendsten gebraucht werden, um die hohe Osmolarität aufrechtzuerhalten: in der Nähe der Spitzen der **kortikalen** Henle-Schleifen. Fließt Flüssigkeit den aufsteigenden Anteil der Henle-Schleife entlang, wird nach und nach die Konzentration von Na^+- und Cl^--Ionen absinken, weniger in das Interstitium transportiert werden können, dessen Osmolarität dadurch langsam abnimmt. In diesen Bereichen wird aber auch eine geringere Osmolarität benötigt, um die Diffusion von Wasser aus dem absteigenden Anteil der Henle-Schleife aufrechtzuerhalten: Da aus dem absteigenden Schenkel noch nicht so viel Flüssigkeit in das Interstitium übergetreten ist, kann die Teilchenkonzentration innerhalb des Tubuluslumens noch nicht so stark ansteigen. Die intraluminale Osmolarität ist somit noch nicht so hoch wie im Bereich der Spitze der Henle-Schleife. Wasser diffundiert daher schon bei geringerer interstitieller Osmolarität aus dem absteigenden Schenkel.

Die **dünnen Anteile des aufsteigenden Schenkels** der **medullären** Henle-Schleife haben keine Möglichkeit zu einem aktiven Transport osmotisch wirksamer Partikel wie Na^+ und Cl^-. Hier kann es aber trotzdem zu einer Flüssigkeitsrückresorption über die langen Nephrone im Nierenmark kommen (Details s. Abb. I-1.6).
Die Kenntnisse der oben geschilderten komplexeren physiologischen Vorgänge sind wichtig, um zu verstehen, warum es nach **schwerem Nierenversagen** zu einer ersten polyurischen Erholungsphase kommt: das Nierenmark wurde ausgewaschen, die verschiedenen Gradienten, die zur Flüssigkeitsresorption führen, müssen sich erst wieder aufbauen. Dies dauert im Allgemeinen nicht länger als 6 Tage. Länger fortbestehende Polyurien sind meist iatrogen, durch erhöhte Flüssigkeitszufuhr induziert. Werden Infusions- oder Trinkmengen in dieser Situation zügig schrittweise reduziert, stellt sich in der Regel Normurie ein.

In den **dünnen Anteilen des aufsteigenden Schenkels** der **medullären** Henle-Schleife gibt es keinen aktiven Na^+- und Cl^--Transport (s. Abb. I-1.6).

Bei **schwerem Nierenversagen** kommt es zur polyurischen Erholungsphase, weil die Gradienten für die Flüssigkeitsresorption über ca. 6 Tage wieder aufgebaut werden müssen. Längere Polyurien sind meist durch erhöhte Flüssigkeitszufuhr induziert.

I-1.6 Osmotische Vorgänge im dünnen aufsteigenden Teil der Henle-Schleife

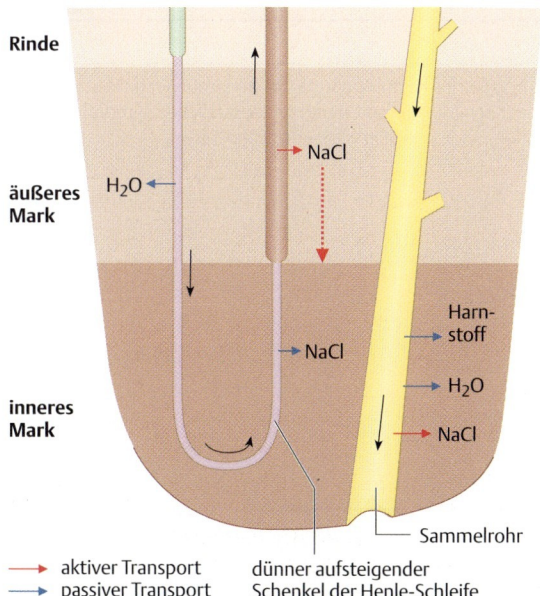

Ionen werden über die dicken Anteile der aufsteigenden Segmente der kortikalen und juxtamedullären Henle-Schleifen in das Interstitium transportiert, durch den papillär gerichteten Blutstrom der Vasa recta werden sie auch in die Medulla gespült und lassen somit auch dort die interstitielle Osmolarität ansteigen. Zusätzlich werden in gewissem Umfang auch Natrium und Chloridionen über das Sammelrohrsystem direkt in die Medulla transportiert. Antidiuretisches Hormon (ADH) führt nicht nur dazu, dass über Wasserkanäle (Aquaporine) Wasser in das Interstitium eindringen kann, sondern ermöglicht auch, sekundär Harnstoff über die Sammelrohre in das Nierenmark zu diffundieren, womit es zu einem weiteren Anstieg der medullären Osmolarität kommt. Hohe Harnstoffkonzentrationen in der Medulla begünstigen schließlich den **passiven** Transport von Na^+- und Cl^--Ionen aus dem dünnen Anteil des aufsteigenden Schenkels der Henle-Schleifen in das medulläre Interstitium: Hohe medulläre Harnstoffkonzentrationen führen zu starker Diffusion von Wasser aus dem absteigenden Schenkel der langen medullären Henle-Schleifen. Im dünnen aufsteigenden Anteil steigt dadurch die Natrium- und Chloridkonzentration kräftig an: Natrium und Chlorid diffundieren als Folge in das Interstitium.

Distaler Tubulus

Der distale Tubulus (s. auch Abb. **I-1.2**) **reabsorbiert** ungefähr **5 % der gesamten gefilterten Natriummenge**. Die Reabsorption ist abhängig von der Aktivität einer basolateralen Na^+-K^+-ATPase. **Aldosteron** erhöht im distalen Tubulus die Natrium- und Chloridresorption und fördert die Sekretion von Kalium und Protonen.

Ähnlich wie in der Henle-Schleife ändert sich die Natriumreabsorption im distalen Tubulus mit der Natriummenge im Tubuluslumen. Somit erhöht sich die Natriumresorption, wenn höhere Natriummengen dieses Tubulussegment erreichen.

Klinisch relevant wird dieser Mechanismus, wenn vermehrt Natrium in den distalen Tubulus gelangt, weil **Schleifendiuretika** die Natriumresorption in der Henle-Schleife inhibieren. Unter diesen Umständen steigt die Natriumresorption im distalen Tubulus drastisch an, es kommt zur **tubulären Hypertrophie** und einer adaptiven Erhöhung der Na^+-K^+-ATPase-Aktivität, um das zusätzlich anflutende Natrium in das Kreislaufsystem zurückzuholen. Diese Adaptionsvorgänge können dazu führen, dass bei manchen ödematösen Patienten die Wirkung von Schleifendiuretika stark nachlässt. Dieser Schwierigkeit kann oft begegnet werden, wenn noch ein Thiaziddiuretikum verschrieben wird.

Im distalen Tubulus wird kaum Wasser reabsorbiert, da die Wasserpermeabilität hier nur gering ist. Deshalb trägt der distale Tubulus zur **Urinverdünnung** bei, weil eine Rückresorption von Natrium, ohne dass Wasser mit ins renale Interstitium diffundiert, dazu führt, dass die Osmolarität der tubulären Flüssigkeit abnimmt.

Juxtaglomerulärer Apparat

Die glomeruläre Filtration wird mit hoher Präzision autoreguliert. Dazu tragen 2 Mechanismen bei:
- **vasodilatatorischer Feedback-Mechanismus** der afferenten Glomerulusarteriole
- **vasokonstriktorischer Feedback-Mechanismus** der efferenten Glomerulusarteriole.

Jeder dieser beiden Mechanismen reagiert auf die **Zusammensetzung der Flüssigkeit im distalen Tubulus**, um über entsprechende Einflüsse auf die afferente oder efferente Arteriole die GFR zu beeinflussen. Diese beiden Feedback-Mechanismen werden als **tubuloglomeruläres Feedback** bezeichnet, dessen anatomisch-physiologisches Substrat der juxtaglomeruläre Apparat bildet.

Der **juxtaglomeruläre Apparat** (Abb. I-1.7) besteht aus einem **Abschnitt des distalen Tubulus**, der sich in den Winkel zwischen afferenter und efferenter Glomeruluskapillare schmiegt. Die epithelialen Zellen des distalen Tubulus, die dabei in Kontakt mit den arteriolären Gefäßabschnitten treten, sind dichter ausgebildet. Sie werden als **Macula densa** bezeichnet und können über verschiedene Substanzen (z. B. NO) Signale an die anliegenden arteriolären Zellen abgeben. Diese Zellen erscheinen morphologisch geschwollen; sie bilden Renin.

I-1.7 Aufbau des juxtaglomerulären Apparates

Aufbau des juxtaglomerulären Apparats mit den Anteilen der tubuloglomerulären Feedback-Mechanismen und der zusätzlichen sympathischen Innervation der juxtaglomerulären reninhaltigen Zellen.

Bei niedriger GFR werden im Tubulussystem große Mengen Natrium und Chlorid rückresorbiert, deshalb verringert sich die Ionenkonzentration an der Macula densa. Die **Macula-densa-Zellen fungieren als Sensoren**, die Änderungen des Chlorid-Anstroms im spättubulären Harn detektieren („**Chlorid-Sensor**"). Es kommt nun zu 2 Reaktionen:

- Über die Macula-densa-Zellen wird eine **Vasodilatation der afferenten Glomeruluskapillare** induziert.
- Die Macula-densa-Zellen vermitteln eine **vermehrte Ausschüttung von Renin** aus den juxtaglomerulären Zellen. Angiotensin II, das nun gebildet wird, konstringiert die efferente Arteriole, die einen hohen Angiotensinrezeptorbesatz aufweist.

Weitstellung der afferenten und Engstellung der efferenten Arteriole erhöhen den intraglomerulären Druck und damit die GFR. Renin aus den juxtaglomerulären Zellen wird zusätzlich noch durch sympathische Innervation über β-Rezeptoren kontrolliert, um über diesen Mechanismus eine Einflussnahme des Herz-Kreislauf-Systems auf glomeruläre Vorgänge möglich zu machen.

▶ **Merke.** Der juxtaglomeruläre Apparat nimmt als komplexe glomerulär-tubuläre Struktur **Einfluss auf die Gefäßkonstriktion** von afferenter und efferenter Glomeruluskapillare, um die GFR zu beeinflussen. Dieser wichtige autoregulatorische Steuermechanismus der Niere wird als **tubuloglomeruläres Feedback** bezeichnet.
Standardtherapien von Herz-Kreislauf-Erkrankungen mit **Aspirin** und **ACE-Hemmern** oder **AT 1-Rezeptorinhibitoren beeinflussen die glomeruläre Autoregulation** oder können diese potenziell sogar ausschalten: die fehlende Wirkung von Angiotensin II hemmt die Vasokonstriktion der efferenten Glomeruluskapillare, Aspirin inhibiert die vasodilatatorischen Effekte von Prostaglandinen auf den afferenten Anteil der Glomeruluskapillare.

Sammelrohrsystem

Das Sammelrohrsystem nimmt den Primärharn aus bis zu 8 Nephronen auf. In diesen Segmenten kommt es zur **Feinregulierung der Harnmenge**, die schließlich ausgeschieden wird. Das Epithel der Sammelrohre ist normalerweise wenig durchlässig für Wasser. **ADH** sorgt dafür, dass diese Permeabilität durch den Einbau von Aquaporinen (AQP2) in die Plasmamembran gesteigert wird, Wasser tritt in das hypertone Nierenmark über. Über den Konzentrationsgradienten des Wassers vom Sammelrohr zum Nierenmark findet ein passiver Transport über Osmose statt. Der Harn wird dadurch stärker konzentriert.

⊙ **I-1.8 Wichtigste luminale Natrium-Transporter**

Allen transportaktiven Tubuluszellen ist gemeinsam, dass sie **basolateral** eine Na^+-K^+-ATPase exprimieren, die Energie verbraucht, um einen elektrochemischen Gradienten zwischen der basolateralen Seite (Blutkompartiment) und luminalen Seite (tubuläres Filtratkompartiment) aufrechtzuerhalten. Die einzelnen Tubulusabschnitte unterscheiden sich aber über **luminal** gelegene Transportproteine. Es handelt sich dabei um passive Kanäle, die einen Stofftransport entlang des elektrochemischen Gradienten zulassen, ohne wie die Na^+/K^+-ATPase dabei Energie zu verbrauchen. Von Bedeutung sind einige dieser Proteine als Angriffspunkt verschiedener Diuretikaklassen.
(Anmerkung: Die Natrium-Transporter sind hier besonders herausgestellt, da die Rückresorption des Primärharns quantitativ unabdingbar von diesen Transportern abhängt und sie darüber hinaus als Angriffspunkte verschiedener Diuretika klinisch eine Rolle spielen. Zusätzlich sind eine Vielzahl anderer spezifischer Transporter vorhanden, die die Harnzusammensetzung qualitativ beeinflussen.)

Die Permeabilität des Sammerohrepithels für Harnstoff wird über ADH gesteigert (s. Abb. I-1.6).

Das Epithel des Sammerohrsystems weist eine gewisse Permeabilität für Harnstoff auf, die über ADH gesteigert werden kann (s. Abb. I-1.6). Die Epithelzellen im Sammelrohrsystem sezernieren zudem Protonen gegen einen hohen Wasserstoffionen-Gradienten und spielen daher auch eine Rolle in der Kontrolle des Säure-Basen-Haushaltes.

1.6 Hormone und Enzyme – Rolle für die Nierenfunktion

1.6.1 Das Renin-Angiotensin-Aldosteron-System (RAAS)

Renin wandelt Angiotensinogen in AT I um, das durch ACE in AT II gespalten wird. AT II spielt eine **wesentliche Rolle bei der Blutdruckkontrolle sowie Natrium- und Wasserrückresorption**.
Erhöhte Sympathikusaktivität oder Minderperfusion der Niere können das RAAS unerwünscht stimulieren (Abb. I-1.9).

Renin ist ein Enzym, welches das in der Leber gebildete Angiotensinogen in Angiotensin I umwandelt, welches seinerseits durch Angiotensin Converting Enzyme (ACE) in Angiotensin II gespalten wird. Angiotensin II spielt eine **wesentliche Rolle bei der Blutdruckkontrolle sowie Natrium- und Wasserrückresorption**.
Eine erhöhte Sympathikusaktivität sowie eine Minderperfusion der Niere (z. B. Nierenarterienstenose, veränderte Filtrationsraten bei chronischer Niereninsuffizienz) können die Reninsekretion und damit das RAAS unerwünscht stimulieren (Abb. I-1.9).

I-1.9 Renale und systemische Effekte des RAAS

Neben dem **systemischen RAAS** gibt es **lokale Renin-Angiotensin-Systeme** in den Endothelien der Arteriolen. Angiotensin ist auch ein proinflammatorischer Wachstumsfaktor.

Bei **Nierenerkrankungen** mit Funktionseinschränkungen sind **erhöhte renale Angiotensin-II**-Spiegel oft unvermeidlich. Bei **schwerer chronischer Niereninsuffizienz** lässt sich nur noch eine **geringe Aktivität des plasmatischen RAAS** nachweisen.

Bei Nierenkrankheiten ist die **möglichst frühe** Verschreibung von **Angiotensin-II-Hemmern** sinnvoll. Die Blutdrucksenkung verbessert die glomeruläre Hämodynamik. Gewebeschäden durch Angiotensin II können sich bessern.

Neben dem **systemischen RAAS** gibt es in der Niere wie auch im Herz-Kreislauf-System **lokale Renin-Angiotensin-Systeme** in den Endothelien der Arteriolen. Nachdem Angiotensin II nicht nur ein Vasokonstriktor, sondern auch ein Wachstumsfaktor und entzündungsförderndes Protein zu sein scheint, verschlimmert eine erhöhte Aktivität des RAAS jegliche Strukturschäden an der Niere.
Da **Nierenerkrankungen** mit Funktionseinschränkungen meistens mit einer erhöhten Sympathikusaktivität, glomerulären Minderperfusion sowie häufig verändertem Tubulusfiltrat einhergehen, sind **erhöhte renale Angiotensin-II**-Spiegel letztlich unvermeidlich. Dabei spielen nicht zuletzt die erwähnten gefäßständigen Systeme in den Endothelien eine große Rolle: Bei **schwerer chronischer Niereninsuffizienz** lässt sich schließlich nur noch eine **geringe Aktivität des plasmatischen RAAS** nachweisen, die gewebeständigen Systeme sind aber intrarenal (und im Herz-Kreislauf-System) weiterhin aktiviert und unterhalten eine fortschreitende Gefäßzerstörung.
Die vielfältigen Wirkungen, die Angiotensin II auf die Funktion und Struktur der Niere ausübt, lässt es sinnvoll erscheinen, bei Nierenkrankheiten **möglichst früh Hemmstoffe von Angiotensin II** zu verschreiben: Zum einen führt die Senkung eines systemisch erhöhten Blutdruckes zu einer verbesserten glomerulären Hämodynamik, zum anderen können sich Gewebeschäden, die durch Angiotensin II vermittelt wurden, nach einiger Zeit bessern. Dies zeigt sich im Verlauf häufig an einer geringeren Eiweißausscheidung durch die Niere.

1.6.2 Erythropoetin

Erythropoetin liefert den **Hauptstimulus der Erythropoese im Knochenmark**, da es direkt auf die erythroiden Vorläuferzellen im Knochenmark wirkt. Einmal aktiviert differenzieren diese Zellen zu Normoblasten und später Erythrozyten.

Erythropoetin wird zu 90 % in der Niere gebildet (10 % der Produktion erfolgen in der Leber). Die Endothelzellen des peritubulären Kapillarbettes sind wahrscheinlich die wichtigste Produktionsstätten. Die Stimulation der Erythropoetinbildung läuft unter anderem über den sog. **"hypoxia inducible factor" (HIF)**, einem Transkriptionsfaktor, der bei vermindertem O_2-Angebot das Erythropoetin-Gen aktiviert. Die erhöhte Bildung von Erythrozyten normalisiert den Sauerstoffgehalt des Blutes dann wieder.

Erythropoetin erleichtert die Behandlung von Dialysepatienten, da deren Hb-Abfall nicht mehr durch häufige Bluttransfusionen stabilisiert werden muss. **Hauptnebenwirkung** von Erythropoetingaben sind unerwünschte Blutdruckanstiege.

1.6.3 Antidiuretisches Hormon (ADH)

ADH aus dem Hypophysenhinterlappen wird ausgeschüttet, wenn Osmorezeptoren über Änderungen der Osmolarität stimuliert werden. ADH bewirkt, dass in den Sammelrohren vermehrt Flüssigkeit in das Niereninterstitium zurückresorbiert wird. ADH (= **Vasopressin**), ist zudem der **stärkste Vasokonstriktor** des menschlichen Organismus.

Hauptaufgabe von ADH/Vasopressin ist es, das Flüssigkeitsvolumen des Körpers konstant zu halten: Bei Verletzung mit Blutverlust geschieht dies über eine Vasokonstriktion, um die Blutung zu unterbinden, bei verminderter Flüssigkeitsaufnahme über vermehrte Rückresorption von Flüssigkeit aus den Sammelrohren der Niere.

Die Möglichkeit von ADH/Vasopressin bei Volumenverlusten den Gefäßtonus zu beeinflussen, hat eine wichtige Konsequenz: Nicht nur Veränderungen der Osmolarität, sondern auch die Stimulation von Baro- und Volumenrezeptoren des Herz-Kreislauf-Systems und sogar der Leber können die hypophysäre Ausschüttung erhöhen, wenn diese Rezeptoren entsprechende Druck- und Volumenveränderungen an das ZNS melden. Dies führt zu der paradoxen Situation, dass bei Herzinsuffizienz trotz Überwässerung große Mengen an ADH/Vasopressin sezerniert werden. Von den Osmorezeptoren gehen unter diesen Bedingungen sinnvollerweise keinerlei Stimuli an die Hypophyse mehr aus, ADH auszuschütten: die Patienten sind überwässert, die Osmolarität erniedrigt. Die Druck- und Volumenrezeptoren des Kreislaufsystems aber führen bei Herzinsuffizienz zur falschen "Informationslage", die Volumenhomöostase sei gefährdet. ADH/Vasopressin wird sezerniert, verschlimmert die Volumenüberladung, die dieses Krankheitsbild bei eingeschränkter Nierenperfusion mitprägt, noch einmal beträchtlich.

1.6.4 Parathormon (PTH), Vitamin D

Steigende Kalziumspiegel inhibieren, fallende Kalziumwerte stimulieren die PTH-Ausschüttung über kalziumsensitive Rezeptoren und führen somit zur direkten homöostatischen Regulation des Kalziums. Vermehrt gebildetes Vitamin D_3 inhibiert ebenfalls die PTH-Sekretion aus den Nebenschilddrüsen. Dies erlaubt eine antagonistische Regulation des Phosphates über PTH und Vitamin D: Höhere PTH-Spiegel im Blut fördern zum einen die Nettoausscheidung von Phosphat über die proximalen Tubuli der Nieren (gleichzeitig wird vermehrt Kalzium in distalen Tubulusabschnitten zurückresorbiert), andererseits wird vermehrt Vitamin D_3 produziert, das die Phosphatrückresorption aus dem Darm kompensatorisch ansteigen lässt. Höhere Vitamin-D-Spiegel (und Kalziumkonzentrationen) unterdrücken jetzt die PTH-Ausschüttung. Nun abfallende PTH-Spiegel sorgen aber dafür, dass weniger Vitamin D_3 in der Niere entsteht und weniger Kalzium rückresorbiert wird. Die PTH-Spiegel steigen daher wieder an, mehr Phosphat verlässt den Körper über die Niere, weniger Phosphat kann über den Darm resorbiert werden, bis die erneut angestiegenen Vitamin-D-Spiegel (und Kalziumkonzentrationen) die Verhältnisse wieder wenden (s. auch Abb. **H-3.1**, S. 775).

Bei **chronischer Niereninsuffizienz** kann PTH weder Kalzium über die Niere rückresorbieren noch die Bildung von Vitamin D$_3$ induzieren: Kalzium fällt ab, gleichzeitig steigt PTH kräftig an. Ein resultierender Knochenabbau muss durch Gabe von Kalzium und Vitamin-D-Analoga verhindert werden.

Diese Zusammenhänge zu verstehen, ist wichtig, wenn Störungen des Kalzium- und Phosphatstoffwechsels bei nierenkranken Patienten rational behandelt werden sollen: Bei **chronischer Niereninsuffizienz** kommt es zum Untergang von Nephronen. PTH kann daher weder Kalzium über die Niere rückresorbieren noch die Bildung von Vitamin D$_3$ induzieren: Kalzium im Serum fällt ab, gleichzeitig steigt PTH kräftig an, da seine Ausschüttung weder durch ausreichende Kalziumspiegel noch Vitamin D gehemmt wird. Hohe PTH-Spiegel sorgen aber für starke Resorptionsvorgänge an den Knochen, die nicht unbehandelt bleiben dürfen. Die Gabe von Kalzium und Vitamin-D-Analoga senkt den PTH-Spiegel, bewirkt eine Normalisierung des Serumkalziums und verhindert pathologischen Knochenabbau.

Abschließend sei noch auf einen weiteren Aspekt hingewiesen: Bei chronischer Niereninsuffizienz werden auch hohe PTH-Spiegel nicht mehr in der Lage sein, die steigenden Phosphatkonzentrationen im Blut zu senken. Die verminderte Zahl an Nephronen, die noch auf PTH reagieren kann, vermag trotz hoher PTH-Werte die Phosphatausscheidung nicht mehr in ausreichendem Maße zu steigern. Es kommt zu einem prärenalen „Phosphatstau". Wird unter diesen Umständen zu rasch das Serumkalzium angehoben (Gabe von aktivem Vitamin D, Kalziumeinnahme), kann das Kalzium-Phosphat-Produkt überschritten werden. Es kommt zur Ablagerung von Kalziumphosphaten in den Gefäßen nierenkranker Patienten, die dadurch schwer geschädigt werden. Phosphatsenkung darf bei chronischer Niereninsuffizienz nie vergessen werden.

▶ **Exkurs.**

▶ **Exkurs.** **Die autonome Innervation der Niere:** Bisher wurde in Lehrwerken der Physiologie zumeist angenommen, dass die Funktionen der Niere weitgehend so autoreguliert werden, dass eine autonome Innervation keinerlei Rolle spielen dürfte. Tatsächlich mehren sich seit Jahren die Hinweise, dass sympathische Nervenfasern Nierengefäße, Glomeruli und verschiedene Tubulusabschnitte versorgen. Bereits sehr geringe sympathische Aktivität stimuliert β$_1$-Adrenorezeptoren des juxtaglomerulären Apparates: die renale Reninsekretion steigt. Ein mittleres sympathisches Aktivierungsniveau erhöht die tubuläre Salz- und Wasserrückresorption (via α$_{1B}$-AR). Erst höhere sympathische Nierennervenaktivität führt über eine renale Vasokonstriktion zu einem Abfall der Nierenperfusion und glomerulären Filtration (via α$_{1A}$-AR). Experimentelle Studien legen nahe, dass eine Hauptfunktion der sympathischen Niereninnervation darin liegt, die Natriumrückresorption zu fördern. Im Laufe der Evolution mit meist beschränkten Kochsalzressourcen dürfte ein solcher Mechanismus hilfreich gewesen sein. Heute aber wird unser hoher Natriumchloridkonsum als eine Ursache arterieller Hypertonie angesehen, die mit erhöhter sympathischer Aktivität einhergeht.

Die genaue pathophysiologische Beurteilung renaler Innervation wird dadurch schwieriger, dass sich neben sympathischen auch afferente Nervenfasern in der Niere finden. Diese afferente Innervation kontrolliert zum einen die sympathische Nervenaktivität über Verschaltungen im zentralen Nervensystem; zum anderen können diese Nervenfasern intrarenal Peptide freisetzen (SP, CGRP), die die lokale Durchblutung modulieren und Entzündungsvorgänge beeinflussen können.

Die afferente, aber auch die efferente renale Innervation ist in vielen Teilaspekten noch unverstanden. Dennoch wird eine renale Nervenablation seit Kurzem genutzt, um die therapierefraktäre arterielle Hypertonie zu behandeln (s. S. 1000 ff).

2 Leitsymptome und orientierende Einschätzung der Nierenfunktion

2.1 Leitsymptome 857
2.2 Einschätzung der Nierenfunktion 859

2.1 Leitsymptome

> **Merke.** Es gibt häufig keine spezifischen Leitsymptome, die auf das Vorliegen einer Nierenerkrankung hinweisen.

Im Gegensatz zu vielen anderen Gebieten der Inneren Medizin weisen Patienten mit Nierenerkrankungen häufig keine spezifischen Leitsymptome auf. Alle Symptome, die mit einer Erkrankung der Nieren einhergehen, kommen auch bei Erkrankungen anderer Organe vor. Symptome, die einen Hinweis auf Nierenerkrankungen geben könnten, sind somit meist allgemein wie Abgeschlagenheit, Müdigkeit und auch Kopfschmerzen als Ausdruck eines zusätzlich auftretenden Bluthochdruckes.

2.1.1 Schmerzen im Nierenlager

Sie werden häufig von älteren Patienten beschrieben, gehen allerdings meistens von der **Wirbelsäule** aus. Wirkliche „Nierenschmerzen" sind selten. Sie treten bei **Nierenbeckenentzündungen** auf, werden dann auch **einseitig** beschrieben, da bakterielle Entzündungen, im Gegensatz zu fast allen anderen Erkrankungen der Niere, nicht beide Organe gleichzeitig befallen müssen. (Nur bei perakut verlaufenden Nephritiden kann es als klinische Rarität zu starken Vergrößerungen der Organe kommen, die einen Nierenkapselschmerz beidseitig verursachen.)

2.1.2 Beinödeme

Siehe S. 43.

2.1.3 Schäumender Urin – Proteinurie

Schäumender Urin ist Ausdruck einer **erhöhten renalen Eiweißausscheidung** (**Proteinurie**). Generell werden Proteinurien ohne und mit Krankheitswert unterschieden.

Proteinurien ohne renalen Krankheitswert

Einige transiente Formen der Proteinurie sind benigne und bedürfen keiner weiteren Abklärung oder Therapie.

Orthostatische Proteinurie: Während es tagsüber zu einer reproduzierbar erhöhten Proteinurie kommt, werden in der Nacht während des Liegens normale oder nur gering erhöhte Eiweißkonzentrationen im Urin gemessen. Diese benigne Form der Proteinurie liegt stets unter 2 g/d und findet sich bei 3–5 % junger Erwachsener.

Anstrengungsproteinurie: Nach starken körperlichen Anstrengungen wie einem Marathonlauf kann eine Proteinurie zusammen mit einer Hämaturie auftreten (**joggers' nephritis**). Nach 2 Tagen sind die Urinbefunde wieder normal.

Pathologische Proteinurie

Prärenale Proteinurie (Überlaufproteinurie)

Der Überlaufproteinurie liegt eine **erhöhte Ausscheidung kleinmolekularer, filtrierbarer Proteine** zugrunde, die im Plasma in krankhaft erhöhter Konzentration vorliegen. Dabei übersteigt die filtrierte Menge das Rückresorptionspotenzial hauptsächlich des proximalen Tubulussystems. Klassische Überlaufproteinurien sind freie

monoklonaler Gammopathie, Leichtketten als Bence-Jones-Proteinurie im Rahmen einer **monoklonalen Gammo-**
Myoglobinurie bei Rhabdomyolyse oder **Hämoglobinurie** bei Hämolyse. **pathie**, die **Myoglobinurie** bei Rhabdomyolyse oder die **Hämoglobinurie** bei intravasaler Hämolyse.

Renale Proteinurie

Die renalen Proteinurien lassen sich in **glomeruläre**, **tubuläre** und **gemischt glomerulär-tubuläre** Proteinurien unterteilen. Das Proteinuriemuster wird dabei von der glomerulären Filterfunktion und der tubulären Reabsorptionsfähigkeit bestimmt.

Glomeruläre Proteinurie: Glomeruläre Schäden mit Zerstörung der Filtrationsbarriere führen vorwiegend zu einer Proteinurie mit Verlust **größermolekularer Proteine**. Die früheste Form der glomerulären Proteinurie besteht aus **Albumin**, das daher als **Marker einer glomerulären Proteinurie** dient. Sie ist das erste Zeichen einer Gefäßschädigung (auch bei Hypertonie und Diabetes mellitus), die prinzipiell reversibel ist. Die Größenordnung einer glomerulären Proteinurie kann zwischen < 1 g/d bis > 30 g/d variieren. Findet sich eine fast ausschließliche Exkretion von Albumin ohne Beimengung noch höher molekularer Proteine, ist von einer **selektiven glomerulären Proteinurie** die Rede. Werden zusätzlich auch andere hoch molekulare Proteine ausgeschieden (als Markerprotein dient hier das IgG), spricht man von einer **unselektiven glomerulären Proteinurie**.

Tubuläre Proteinurie: Nach tubulären Schädigungen kommt es vornehmlich zu einer **verminderten Rückresorption kleinmolekularer Proteine im proximalen Tubulussystem**, die sich im Urin wiederfinden. Störungen der Tubulusfunktion bei tubulointerstitiellen Erkrankungen führen daher zu einer erhöhten Ausscheidung kleinmolekularer Proteine. Als **Markerprotein** findet das $α_1$-**Mikroglobulin** Verwendung, dessen erhöhte Auscheidung eine tubuläre Proteinurie anzeigt. Die Größenordnung einer rein tubulären Proteinurie liegt immer < 2 g/d, Ödeme bilden sich nicht.
Tubuläre Proteinurien finden sich **häufig bei erworbenen Tubulusschäden** (Medikamententoxizitäten: Aminoglykoside, Cisplatin, Lithium; Schwermetallvergiftungen; Analgetikanephropathie; akute Tubulusnekrose nach renaler Minderperfusion oder akuter interstitieller Nephritis). Auch wird dabei immer wieder einmal eine begleitende Glukosurie bei normalen Blutzuckerwerten festgestellt, wenn entsprechende Partien des proximalen Tubulus geschädigt sind, die normalerweise Glukose aus dem Primärharn rückresorbieren.

Kombinierte Proteinuriemuster: Jede progressive primär glomeruläre Erkrankung führt im Verlauf auch zu einer tubulären Schädigung, die über eine begleitende tubuläre Proteinurie klinisch manifest wird. Die Prognose von Glomerulopathien ist meist ungünstiger, wenn eine tubuläre Komponente der Proteinurie hinzutritt.
Oft treten Myo- oder Hämoglobinurie mit einer zusätzlichen tubulären Proteinurie auf, da die Hämpigmente tubulotoxisch wirken. Auch bei einem Plasmozytom mit monoklonaler Gammopathie kann es zu kombinierten glomerulär-tubulären Proteinurien kommen.

Postrenale Proteinurie

Mehr als ⅓ der physiologischen Eiweißausscheidung besteht aus **hoch molekularen Proteinen**, die als Sekretionsprodukte des distalen Tubulus (vorwiegend **Tamm-Horsfall-Protein**) oder der Blase (sekretorisches IgA und IgG) in den Harn gelangen. Im Rahmen von **Entzündungen der ableitenden Harnwege** (Zystitis, Prostatitis etc.) finden sich vermehrt solche höher molekularen Eiweiße im Urin. Auch eine postrenale Hämaturie führt natürlich zu einer begleitenden Proteinurie.

2.1.4 Rötlicher Urin – Hämaturie

Eine Rotfärbung des Urins kann unterschiedliche Ursachen haben, die mithilfe der Sedimentuntersuchung (S. 862) voneinander abgegrenzt werden können:
- Hämaturie (Erythrozyten im Urin)
- Hämoglobinurie
- Myoglobinurie.

Ätiologie Hämaturie:
- **prärenale Ursachen:** hämorrhagische Diathese, Therapie mit Antikoagulanzien
- **renale Ursachen:** Nierentumor, Glomerulonephritis, Trauma. Für einen glomerulären Ursprung sprechen dysmorphe Erythrozyten bzw. Akanthozyten (S. 864), Erythrozytenzylinder (S. 867) und eine große, unselektive Proteinurie (S. 857).
- **postrenale Ursachen:** Erkrankungen der Prostata, Urolithiasis, Trauma, Urothelkarzinom.

▶ Merke. Bei Frauen muss immer an eine Kontamination mit Menstruationsblut gedacht werden!

Ätiologie Hämoglobinurie: Ein erhöhter Anfall von Hämoglobin im Urin wird nach **intravasaler Hämolyse** beobachtet. Diese tritt z. B. bei hämolytischen Anämien und Blutgruppeninkompatibilität auf.

Ätiologie Myoglobinurie: Zu einem erhöhten Anfall von Myogobulin im Urin kommt es nach **Muskeltraumen** (z. B. Rhabdomyolyse).

2.2 Einschätzung der Nierenfunktion

▶ Merke. Nierenerkrankungen fallen häufig zufällig auf, weil sie in frühen Stadien typischerweise asymptomatisch bzw. mit nur geringen Symptomen verlaufen. Erhöhte Kreatininwerte sind meist der erste Hinweis auf eine mögliche Nierenerkrankung.
Die Einschränkung der glomerulären Filtrationsrate (GFR) ist heute der entscheidende Parameter zur Einteilung des Schweregrades von Nierenerkrankungen (Tab. **I-2.1**).

I-2.1 Stadien der Niereninsuffizienz nach K/DOQI (Kidney Disease Outcomes Quality Initiative der National Kidney Foundation der USA)

Stadium	
1	GFR > 90 ml/min + Eiweißausscheidung/Albuminurie
2	GFR 60–89 ml/min + Eiweißausscheidung/Albuminurie
3	GFR 30–59 ml/min
4	GFR 15–29 ml/min
5	GFR < 15 ml/min

Die GFR eignet sich insbesondere zur Früherfassung von Nierenerkrankungen, da in diesen Stadien die anderen Marker (Kreatinin, Harnstoff) noch im Normbereich liegen. Allerdings können auch formal normale Filtrationsraten bereits mit einer pathologischen Nierenfunktion einhergehen. In diesen Fällen kann die Diagnose einer pathologischen Nierenfunktion über den Nachweis einer erhöhten Eiweißausscheidung (Albuminurie) gestellt werden.
Diese Einteilung ist nicht nur für Fachnephrologen wichtig, sondern auch von allgemeininternistischem Interesse:
- Auch **formal normale Filtrationsraten** können die **Diagnose einer Niereninsuffizienz rechtfertigen**: Bereits eine Albuminurie ist als Zeichen einer beginnenden Nierenerkrankung zu werten.
- Mit dem Auftreten einer **erhöhten Eiweißausscheidung** (v. a. eine unselektive Proteinurie) steigen die **kardiovaskuläre Morbidität und Mortalität**.
- Bereits **Filtrationswerte von < 60 ml/min führen zu einem erhöhten kardiovaskulären Morbiditäts- und Mortalitätsrisiko**. Patienten mit kardiovaskulären Erkrankungen und zusätzlicher Niereninsuffizienz sind daher gefährdeter als Patienten mit gesunden Nieren. Wie es zu dieser Gefährdungslage schon bei milderer Nierenfunktionseinschränkung kommt, ist bisher nicht restlos verstanden.
- Die traditionelle Vorstellung, dass erst ein fortgeschrittenes Nierenversagen mit zunehmender Überwässerung, Anfall von harnpflichtigen Substanzen und metabolischen Störungen zu ernst zu nehmenden Konsequenzen für den Patienten führt, ist nicht mehr haltbar. Die Gruppe der Patienten mit milder Niereninsuffizienz ist in einer alternden Gesellschaft weitaus größer als die Gruppe der schwer

Erste diagnostische Schritte:
- **Suche nach einer möglichen Proteinurie** mittels Teststreifen (S. 862)
- **Ermittlung der GFR** (S. 869).

Nierenkranken. Da ältere Patienten auch vermehrt an Herz-Kreislauf-Problemen leiden, ist der **Risikofaktor „milde Niereninsuffizienz" von erheblicher gesundheitspolitischer Bedeutung.**

Erste diagnostische Schritte zur Abklärung einer möglichen Niereninsuffizienz:
- **Suche nach einer möglichen Proteinurie:** Nach Proteinurie und gegebenfalls Mikroalbuminurie sollte über entsprechende Teststreifen gesucht werden. Dies ist bei diesem semiquantitaven Test rasch möglich. Zu weiteren Details zur Proteinuriebestimmung s. S. 862.
- **Ermittlung der glomerulären Filtrationsrate (GFR):** Die Beziehung zwischen dem routinemäßig gemessenen Serumkreatinin und der GFR ist so kompliziert, dass nicht so ohne Weiteres vom Kreatitin auf die renale Filtrationsleistung geschlossen werden kann. Alle Details zur Bestimmung der GFR finden Sie auf S. 869.

3 Nephrologische Diagnostik

3.1 Allgemeines 861
3.2 Urinuntersuchung 861
3.3 Blutuntersuchungen bei Nierenerkrankungen 869
3.4 Bildgebende Verfahren 871
3.5 Die feingewebliche Untersuchung (Nierenbiopsie) ... 874

3.1 Allgemeines

In der nephrologischen Diagnostik stehen unterschiedliche Untersuchungsverfahren zur Verfügung. An erster Stelle steht die Untersuchung der frischen Urinprobe, die in der Regel als Mittelstrahlurin gewonnen wird (Urinstatus, s. u.) sowie die Mikroskopie des Bodensatzes nach dem Zentrifugieren (Urinsediment (S. 862)).
Neben den **Urinuntersuchungen** gibt es einige **Blutuntersuchungen** (S. 869), die für die Diagnose von Nierenerkrankungen von Bedeutung sind.
Sonografische und **dopplersonografische** Bildgebung spielen neben radiologischen und nuklearmedizinischen Verfahren eine weitere wichtige Rolle in der nephrologischen Diagnostik. In manchen Fällen ist es unumgänglich, eine **Nierenpunktion** durchzuführen, um Nierengewebe zu gewinnen.

3.2 Urinuntersuchung

Eine sorgfältige Untersuchung des Urins ist ein außerordentlich wichtiges, **nicht invasives** diagnostisches Hilfsmittel in der klinischen Nephrologie. Die Urindiagnostik umfasst im Wesentlichen den sogenannten „Urinstatus" und das „Urinsediment".

3.2.1 Urinstatus

Aus einer **frischen** Urinprobe wird mittels Inspektion, Teststreifen oder spezielleren Laboruntersuchungen der **Urinstatus** erhoben.

Inspektion (makroskopische Untersuchung)

Farbe des Urins

Normal: alle Farbnuancen von hellem bis dunklem Gelbton.
Pathologisch: Nahrungsmittel und Medikamente beeinflussen manchmal die Farbe des Urins. „**Farbloser**" Urin kann auf eine lang andauernde Nieren- oder unkontrollierte Zuckererkrankung hindeuten (geringes spezifisches Gewicht, stark verdünnter Urin). Ein dunkles Gelb kann auch Folge einer Dehydratation sein (hohes spezifisches Gewicht, stark konzentrierter Urin). Ein roter Farbton weist auf Hämaturie hin, eine braune Färbung kann bei Glomerulonephritiden auftreten, bei Hyperbilirubinämie kann sich der Urin rot-orange verfärben.

Trübungsgrad

Normal: klar.
Pathologisch: Trüber Urin (manchmal mit flockigen Schlieren) findet sich vor allem bei Infektionen (Leukozyten, Bakterien, Hefepilzen, Parasiten wie Trichomonaden) und Makrohämaturie.

Geruch

Normal: leicht „muffiger" Geruch. Einige Nahrungsmittel (Spargel), Vitaminpräparate und Antibiotika (Penicilline) können den Geruch des Urins beeinflussen.
Pathologisch: Ein süßer, fruchtiger Geruch tritt bei Diabetes mellitus auf, stark riechender Urin bei Harnwegsinfekten.

3.1 Allgemeines

An erster Stelle stehen Urinstatus (S. 861) und Urinsediment (S. 862).

Neben **Urinuntersuchungen** sind **Blutuntersuchungen** (S. 869) und die **(Doppler-)Sonografie** bedeutsam.
In manchen Fällen muss eine **Nierenpunktion** durchgeführt werden.

3.2 Urinuntersuchung

3.2.1 Urinstatus

Zum **Urinstatus** gehören Inspektion und Teststreifenuntersuchung.

Inspektion (makroskopische Untersuchung)
Farbe des Urins

Normal: hell- bis dunkelgelb.
Pathologisch: „farbloser" Urin bei Nierenerkrankung oder Diabetes mellitus, dunkler Urin bei Dehydratation, rote Farbe bei Hämaturie, brauner Urin bei Glomerulonephritis, rot-orange bei Hyperbilirubinämie.

Trübungsgrad

Normal: klar.
Pathologisch: trüber Urin bei Infektionen und Makrohämaturie.

Geruch

Normal: „muffiger" Geruch.
Pathologisch: süßer Geruch bei Diabetes mellitus, stark riechender Urin bei Harnwegsinfekten.

Urinmenge

Da die Produktion des Primärharnes mit > 120 l/d außerordentlich hoch liegt, verrät die Menge des Endharns, der ausgeschieden wird, nicht unbedingt etwas über eine Nierenfunktionseinschränkung. Allerdings müssen tägliche Urinmengen **< 500 ml (Oligurie)** und **< 100 ml (Anurie)** erkannt und bewertet werden. Urinsammlungen sind besonders für alte Patienten oft unangenehm und schwierig. Dennoch sollten sich Ärzte davor hüten, bedenkenlos Urinkatheter zu legen (Gefahr aufsteigender Infektionen!), um genaue Einfuhr/Ausfuhrbilanzen zu erstellen oder exakte tägliche Urinmengen dokumentieren zu können. Einfache Alternative ist das **tägliche Wiegen des Patienten**, eine Gewichtszunahme verrät hier auch etwas über die Flüssigkeitsbilanz.

Urinteststreifen

Mithilfe des Urinteststreifens ist eine im klinischen Alltag schnell durchführbare **semiquantitative Untersuchung der Urinprobe** möglich. Folgende Harnparameter können mithilfe des Teststreifens erfasst werden:
- Leukozyten (S. 865), Erythrozyten (S. 864)
- Nitrit (S. 866), Bilirubin/Urobilinogen (S. 866)
- Protein (S. 862), pH-Wert (S. 865)
- spezifisches Gewicht (S. 865)
- Ketonkörper (S. 866), Glukose (S. 866).

3.2.2 Urinsediment

Der Urin wird zentrifugiert, um den konzentrierten Bodensatz unter dem Mikroskop zu beurteilen. Im Urinsediment können folgende Harnparameter bestimmt werden:
- Leukozyten (S. 865), Erythrozyten (S. 864)
- Zylinder (S. 867), Kristalle (S. 868)
- Bakterien/Pilze
- Lipide (S. 867).

Urinparameter

▶ **Merke.** Im Mittelpunkt der Urinuntersuchungen steht klinisch die Evaluation von Proteinurien und Hämaturien.

Proteinurie

▶ **Definition.** Die normale Eiweißausscheidung im Urin liegt bei < 150 mg/d. Das normale Proteinmuster des Urins setzt sich dabei zu 40–50 % aus kleinmolekularen, filtrierten Eiweißen, zu weiteren 40–50 % aus Tamm-Horsfall-Protein (wird im distalen Tubulus produziert und sezerniert) und zu etwa 10–15 % aus Albumin zusammen. Eine renale Ausscheidung von > 150 mg Protein/dl wird als Proteinurie bezeichnet.

Die Glomeruli können sehr effektiv Plasmaproteine zurückhalten. Hierzu trägt zum einen die glomeruläre Kapillarwand bei (elektrostatische Barriere), zum anderen lässt die podozytäre Schlitzmembran der Glomeruluskapillaren nur Proteine bis zu einer bestimmten Größe passieren (s. S. 850).
Folgende Punkte können zu einer pathologisch erhöhten Ausscheidung von Protein führen:
- Zusammenbruch der negativen Ladung
- pathologische Veränderungen der Fenestrae der glomerulären Kapillarwand
- Störungen der Proteinrückresorption im proximalen Tubulus.

Proteinnachweis im klinischen Alltag:
- **Urinteststreifen (erster Schritt):** Die **Albuminurie** ist diagnostisch außerordentlich wichtig, da sie der früheste diagnostische (und bei Persistenz) auch prognostische Parameter vaskulärer Herz-Kreislauf-Schäden, nicht zuletzt bei Bluthochdruck und Diabetes mellitus ist. Daher sollten bei entsprechender Vorgeschichte in je-

3.2 Urinuntersuchung

dem Falle spezielle Teststreifen (z.B Micral-Test) zum Albumin-Nachweis im Urin verwendet werden. Die Nachweisgrenze herkömmlicher Teststreifen liegt bei einer Proteinkonzentration von 150 mg/l. **Erfasst wird somit nur der Makroalbumin bereich**, eine **Mikroalbuminurie (20–150 mg Albumin/l) kann nicht diagnostiziert werden**.

Ein weiteres Problem aller Teststreifen liegt darin, dass sich keine Immunglobulinleichtketten detektieren lassen (z. B. bei Plasmozytom und selbst ausgeprägter Bence-Jones-Proteinurie). Das Ausmaß der Proteinurie im Teststreifen wird semiquantitativ mit 1+, 2+, 3+, 4+ angegeben. Zur Teststreifenuntersuchung wird Mittelstrahlurin verwendet.

▶ **Merke.** Für das **initiale Screening auf eine Proteinurie**, etwa bei Diabetes mellitus und Bluthochdruck, ist der herkömmliche Urinstreifentest zwar verwendbar, aber es müssen sich zwingend weitere sensitivere Tests anschließen.

- **Sulfosalizylsäureprobe bei V. a. Plasmozytom:** Die Sulfosalizylsäureprobe dient in erster Linie dem Nachweis von **Bence-Jones-Proteinen**. Hierbei wird zentrifugierter Mittelstrahlurin mit einigen Tropfen 3%iger Sulfosalizylsäure versetzt. Eine einsetzende Trübung weist auf Eiweiß im Urin hin. Eine deutlich positive Sulfosalizylsäureprobe bei negativem Urinstreifentest muss daher immer die Suche nach einem Plasmozytom veranlassen.

Streifentest und Sulfosalizylsäureprobe sind grobe Methoden, um die **Proteinurie zu quantifizieren**. Ist die Proteinurie persistent oder findet sich bei der Erstuntersuchung ein Testergebnis von 3+ oder 4+, liegt eine abklärungsbedürftige Ursache zugrunde und es müssen weitere Untersuchungen folgen.

Routinemäßig wird dann die Bestimmung des **Quotienten aus Urineiweiß und Urinkreatinin (U Prot/Krea)** oder **Urinalbumin und Urinkreatinin (U Alb/Krea)** verwendet. Von Vorteil ist, dass nicht umständlich Harn gesammelt werden muss, da diese Bestimmung einfach aus einem morgendlichen Spontanurin vorgenommen werden kann. Da das Urinkreatinin als eine individuelle Konstante für jeden Patienten angesehen wird, erscheint sie im Nenner des Quotienten, um die Werte für die Urineiweißausscheidung im Spontanurin zu standardisieren. Proteinuntersuchungen an zufälligen Einzelurinproben werden auch als **Nephelometrie** bezeichnet (darunter versteht man ganz allgemein ein optisches Analyseverfahren, mit dem sich die Konzentration feinverteilter, kolloidaler Teilchen in Flüssigkeiten oder Gasen quantitativ bestimmen lässt).

▶ **Merke.** Ein Quotient < 100 mg/g Kreatinin für Gesamteiweiß und < 20 mg/g Kreatinin für Albumin gilt als normal.

- **24-Stunden-Urinsammlung:** Die Bestimmung der Eiweißausscheidung pro Tag im 24-h-Urin erweist sich oft als mit beträchtlichen Sammelfehlern behaftet. Solche Sammlungen werden deshalb nicht mehr routinemäßig durchgeführt, sondern nur begonnen, wenn es – wie bei nephrotischem Syndrom (S. 878) – nötig scheint, die absolute Menge ausgeschiedenen Eiweißes zu bestimmen, weil für eine große Proteinurie keine gut definierten nephelometrischen Werte aus zufälligen Einzelurinproben etabliert werden konnten.

▶ **Merke.** Normal ist eine Eiweißausscheidung < 150 mg/d, als nephrotische Proteinurie wird eine Eiweißausscheidung von > 3 g/d gewertet.

Differenzierung der Proteinurie (Tab. I-3.1): Mithilfe der **Elektrophorese** oder auch **nephelometrisch** können die im Urin befindlichen Proteine entsprechend ihrem Molekulargewicht differenziert werden. So können die verschiedenen **Formen der renalen Proteinurie** (glomerulär, tubulär und gemischt, s. auch S. 858) voneinander abgegrenzt werden. Jede Form der renalen Proteinurie hat ein sogenanntes „Markerprotein", d. h. der Nachweis dieses Proteins deutet auf das Vorliegen einer bestimmten Proteinurieform hin:

- **glomeruläre Proteinurie** (s. S. 858): Abgrenzung zwischen der selektiven (Markerprotein = Albumin) und unselektiven (Markerprotein = IgG) Proteinurie
- **tubuläre Proteinurie** (s. S. 858): Markerprotein ist das α_1-Mikroglobulin.

3 Nephrologische Diagnostik

Tab. I-3.1 Urinmarkerproteine und ihre Referenzbereiche

Harnprotein	Molekulargewicht (Dalton)	Referenzbereich in mg/g Kreatinin
α_1-Mikroglobulin	33 000	<14
Albumin	67 000	<20
IgG	150 000	<10
Gesamteiweiß	–	<100

Hämaturie

Hämaturie

▶ Definition.

▶ Definition. **Mikrohämaturie:** Mehr als 4 Zellen/µl Urin oder mehr als 2 Erythrozyten/Gesichtsfeld im Mikroskop bei 400-facher Vergrößerung ohne Rotfärbung des Urins.
Makrohämaturie: sichtbare Rotfärbung des Urins.

Die Hämaturie ist relativ häufig und meist vorübergehend. Oft lässt sich keine Ursache finden.

Eine Hämaturie kann aus jedem Bereich der Niere und der ableitenden Harnwege herrühren. Es handelt sich um ein relativ häufiges, aber zumeist vorübergehendes Problem. Oft lässt sich für eine passagere Hämaturie keine Ursache finden.

Nachweis im klinischen Alltag: Ein positiver **Teststreifen** kann für Hämaturie, Hämoglobinurie und Myoglobinurie sprechen. Differenzialdiagnostisch entscheidend ist die **Mikroskopie** (Abb. I-3.1).

Nachweis im klinischen Alltag: Der erste Schritt zum Nachweis einer Hämaturie ist die **Teststreifenuntersuchung**. Hierbei wird die Peroxidaseaktivität des Hämoglobins nachgewiesen, sodass ein positives Teststreifenergebnis für eine Hämaturie, Hämoglobinurie und Myoglobinurie sprechen kann. Daher sollte sich bei positivem Ergebnis immer eine **mikroskopische Untersuchung** zur Differenzialdiagnostik anschließen (Abb. **I-3.1**).

Hämaturien bereiten diagnostische Schwierigkeiten, wenn andere klinische Zeichen einer Nierenerkrankung nicht eindeutig sind.

Hämaturien bereiten vor allem dann diagnostische Schwierigkeiten, wenn sie isoliert mit nur geringer oder fehlender Proteinurie auftreten und andere klinische Zeichen einer genuinen Nierenerkrankung, wie eine abnehmende GFR, nicht eindeutig sind.

Abb. I-3.1 Schrittweise diagnostische Bearbeitung eines Urins mit roter Färbung

Ätiologie: Die **Hauptgründe** isolierter Hämaturie sind **Prostataerkrankungen**, **Nierensteine**, **Traumen** und **maligne Erkrankungen**.
Glomeruläre Erkrankungen (5 % aller Hämaturien) zeigen **dysmorphe Erythrozyten** oder **Akanthozyten** (Abb. **I-3.2**).

Ätiologie: Die **Hauptgründe** einer isolierten Hämaturie mit identifizierbarer Ursache sind **Prostataerkrankungen**, **Nierensteine** oder Steine in den ableitenden Harnwegen, **Traumen** sowie **maligne Erkrankungen** (Niere, Prostata, Blase).
Glomeruläre Erkrankungen machen nur 5 % aller Hämaturien aus, lassen sich im Urin in der Regel aber leicht von Hämaturien andere Genese unterscheiden. Die Erythrozyten zeigen hierbei charakteristische Veränderungen: sie weisen eine unregelmäßige äußere Form auf (= **dysmorphe Erythrozyten**) oder Ausstülpungen der erythrozytären Plasmamembran (= **Akanthozyten**) (Abb. **I-3.2**).

▶ Merke.

▶ Merke. Stark deformierte Akanthozyten sind spezifischer für glomeruläre Erkrankungen als weniger verformte dysmorphe Erythrozyten. 5 % Akanthozyten werden für hoch spezifisch bei glomerulären Erkrankungen angesehen, während 20–30 % aller Erythrozyten dysmorph sein müssen, um die gleiche Aussagekraft zu haben.

I-3.2 Mikrohämaturie

a Normal geformte (eumorphe) Erythrozyten im Urin als Hinweis auf eine nicht glomeruläre Ursache der Mikrohämaturie.
b Dysmorphe Erythrozyten mit Membranausstülpungen (Akanthozyten) im Urin, die starke Hinweise auf glomeruläre Erkrankungen geben.
aus: Siegenthaler W.: Siegenthalers Differenzialdiagnose Thieme; 2005

Ähnlich der Anstrengungsproteinurie kann schwere körperliche Anstrengung (z. B. Marathonlauf) auch zu Veränderungen der Erythrozyten führen. Hierbei wird offensichtlich großer osmotischer Stress auf Erythrozyten ausgeübt. Nach spätestens 2 Tagen normalisiert sich das Urinsediment unter diesen Umständen wieder.

Weitere Parameter der Urinuntersuchung

Die meisten dieser Parameter werden einfach über Teststreifen erfasst, lassen sich aber auch im klinisch-chemischen Labor genauer quantifizieren. Dies ist aber nicht routinemäßig nötig.

Spezifisches Gewicht

Normal: 1005–1030 g/l.
Pathologisch: Ein **hohes** spezifisches Gewicht (**Hypersthenurie**) ist entweder die Folge von Flüssigkeitsmangel (zu geringe Trinkmenge, Schwitzen, starkes Erbrechen und Durchfälle) oder von erhöhten Zucker- oder Proteinkonzentration im Urin (z. B. Diabetes mellitus). Ein **niedriges** spezifisches Gewicht (**Hyposthenurie**) weist auf einen verdünnten Urin hin. Dieser entsteht in der Folge zu hoher Flüssigkeitszufuhr, Diuretikamedikation und schwerer Nierenerkrankungen. Von **isosthenurischem** Urin wird bei einem spezifischen Gewicht von 1,015 g/ml gesprochen. Dieser Wert kann dauerhaft auftreten, wenn Dilutionsvorgänge bei Nierenerkrankungen gestört sind. Die Nierentubuli können den Harn nicht mehr konzentrieren oder verdünnen.
Nachweis: Teststreifen, klinisch-chemisches Labor (nicht routinemäßig).

pH-Wert

Normal: 5,0–6,0
Pathologisch: Ein alkalischer pH-Wert kann Folge schweren Erbrechens, verschiedener Nierenerkrankungen und von Entzündungen der ableitenden Harnwege sowie vegetarischer Ernährung sein. Ein niedriger Urin-pH-Wert tritt bei schweren Durchfällen, Dehydratation und Hunger sowie chronischen Lungenerkrankungen und Diabetes mellitus auf. Weitere Ursachen sind Aspirinüberdosierung, schwerer Alkoholkonsum und die versehentliche Einnahme von Frostschutzmittel (Äthylenglykol) bei Alkoholikern. Auch einige Nahrungsmittel (wie Zitrusfrüchte und Milchprodukte) und Medikamente (wie Antazida) können den Urin-pH beeinflussen.
Nachweis: Teststreifen, klinisch-chemisches Labor (nicht routinemäßig).

Leukozyten

Normal: unter 10 Zellen/µl.
Pathologisch: Leukozyten im Urin weisen zum einen auf bakterielle Entzündungen hin. Weiterhin treten Leukozyten ohne Harnwegsinfekte bei tubulointerstitiellen Er-

stitielle Erkrankungen (S. 925) (z. B. bei Medikamentenallergie) hin.
Nachweis: Mikroskopisch im Sediment, spezielle Teststreifen.

krankungen auf. Die häufigste Genese tubulointerstitieller Erkrankungen sind allergische Reaktionen der Niere, wenn bestimmte Medikamente eingenommen wurden (s. S. 925). Bei Verdacht auf allergisch interstitielle Veränderungen der Niere sollte daher der Nachweis auf eosinophile Leukozyten versucht werden.
Nachweis: Leukozyten können nicht nur mikroskopisch im Sediment, sondern auch über Teststreifen nachgewiesen werden, die auf die Aktivität leukozytärer Esterasen reagieren.

▶ **Merke.**

▶ **Merke.** Eine persistierende sterile Leukozyturie sollte an Urogenitaltuberkulose (Spezialkultur notwendig), Gonorrhö, Analgetikanephropathie und eine bestehende Schwangerschaft denken lassen.

Nitrit

Normal: negativ.
Pathologisch: Nitrit im Urin weist auf einen bakteriellen Infekt hin. Bei zusätzlicher Klinik oder Leukozyturie sollte eine Urinkultur angelegt werden.
Nachweis: Teststreifen, klinisch-chemisches Labor (nicht routinemäßig).

Nitrit

Normal: negativ.
Pathologisch: Nitrat wird in geringen Mengen über den Harn ausgeschieden. Bestimmte Bakterien wandeln dieses Nitrat in Nitrit um, das normalerweise nicht im Urin von Menschen nachgewiesen werden kann. Tritt Nitrit im Urin auf, weist dies auf einen möglichen bakteriellen Infekt hin. Die Empfindlichkeit dieses Tests erweist sich als niedrig. Gibt es aber zusätzliche Hinweise auf einen Harnwegsinfekt (Klinik, Leukozyturie), sollte eine Urinkultur angelegt werden, um Infekte antibiogrammgerecht behandeln zu können.
Nachweis: Teststreifen, klinisch-chemisches Labor (nicht routinemäßig).

Glukose

Normal: < 20 mg/dl.
Pathologisch: Schlecht eingestellter Diabetes mellitus, tubulointerstitielle Nierenerkrankung sowie Erkrankungen der Nebennieren oder Leber, ZNS-Verletzungen, Vergiftungen und Schwangerschaft können zu Glukosurie führen.
Nachweis: Teststreifen, klinisch-chemisches Labor (nicht routinemäßig).

Glukose

Normal: unter 20 mg/dl.
Pathologisch: Bei schlecht eingestelltem Diabetes mellitus wird die physiologische Nierenschwelle für Glukose im Urin (160–180 mg/dl) durch die Hyperglykämie überschritten und es kommt zur Glukosurie. Im Rahmen tubulointerstitieller Nierenerkrankungen kann es durch die gestörte Glukoserückresorption im proximalen Tubulus zu einer Glukosurie bei Normoglykämie kommen.
Weitere Gründe für erhöhte Harnglukose sind Erkrankungen der Nebennieren (Hyperkortisolismus), der Leber sowie Verletzungen des ZNS und manche Vergiftungen. Physiologisch ist eine Glukosurie bei Schwangeren.
Nachweis: Teststreifen, klinisch-chemisches Labor (nicht routinemäßig).

Ketonkörper

Normal: negativ.
Pathologisch: Zu Ketonurie kommt es bei langer Nahrungskarenz oder Stoffwechselstörungen mit verstärkter Lipolyse (z. B. Diabetes mellitus, Alkoholismus).
Nachweis: Teststreifen, klinisch-chemisches Labor (nicht routinemäßig).

Ketonkörper

Normal: negativ.
Pathologisch: Zum Auftreten von Ketonkörper im Harn (Ketonurie) kommt es nach mindestens 18-stündiger Nahrungskarenz (Fasten, Essstörungen, starkes Erbrechen) oder Stoffwechselstörungen mit verstärkter Bildung von Acetyl-CoA durch erhöhte Lipolyse (Ausgangsprodukt für die Ketonkörperbildung, z. B. bei Diabetes mellitus oder Alkoholismus).
Geringe Mengen von Ketonkörpern im Urin von Schwangeren sind nicht krankhaft.
Nachweis: Teststreifen, klinisch-chemisches Labor (nicht routinemäßig).

Bilirubin/Urobilinogen

Normal: negativ.
Pathologisch: Bei gestörtem Galleabfluss ist das direkte Bilirubin im Blut und im Urin erhöht.
Nachweis: Teststreifen, klinisch-chemisches Labor (nicht routinemäßig).

Bilirubin/Urobilinogen

Normal: negativ.
Pathologisch: Bei einem gestörten Galleabfluss (z. B. Gallensteine, Tumor, Leberzirrhose, Hepatitis) kommt es zu einer erhöhten Konzentration von direktem (konjugiertem, wasserlöslichem) Bilirubin im Blut. Dieses wird anschließend mit dem Urin über die Nieren ausgeschieden.
Nachweis: Teststreifen, klinisch-chemisches Labor (nicht routinemäßig).

▶ **Merke.**

▶ **Merke.** Einige Teststreifen zeigen zusätzlich oder anstelle des Bilirubins das Abbauprodukt Urobilinogen an. Da eine Urobilinogenurie nicht von einer Bilirubinurie begleitet sein muss, wird der Nachweis von Urobilinogen von manchen Autoren als der empfindlichere Hinweis auf Leberfunktionsstörungen angesehen.

Lipide

Normal: nicht nachweisbar.
Pathologisch: Zu einer Lipidurie kann es im Rahmen eines nephrotischen Syndroms (S. 878) kommen.
Nachweis: Im Sediment sehen wir manchmal freie Fetttröpfchen, meistens werden die Lipoproteine aber über Tubuluszellen aufgenommen, die daraufhin absterben und im Urin als sog. ovale Fettkörper erscheinen (Abb. I-3.3).

Lipide

Normal: nicht nachweisbar.
Pathologisch: Lipidurie im Rahmen eines nephrotischen Syndroms (S. 878).
Nachweis: ovale Fettkörper und manchmal freie Fetttröpfchen im Sediment (Abb. I-3.3).

I-3.3 Fettkörper aus abgestorbenen Tubuluszellen

a Ovale Fettkörper (unter dem Mikroskop bei Durch- und Auflicht) aus abgestorbenen Tubuluszellen mit schaumig degenerierten Lipoproteinen.
b Ovale Fettkörper (unter polarisiertem Licht): In den Fettkörpern ist ein charakteristisches Muster zu sehen, das als **Malteserkreuz** bezeichnet wird.

Siegenthaler W.: Siegenthalers Differenzialdiagnose Thieme; 2005

Zylinder

Die Proteinmatrix der Zylinder besteht überwiegend aus **Tamm-Horsfall-Mukoprotein**, das von Zellen des aufsteigenden dicken Schenkels der Henle-Schleife sezerniert wird. Die chemischen Besonderheiten dieses Proteins führen dazu, dass seine Löslichkeit abnimmt, wenn der Urin-pH fällt, hohe Elektrolytkonzentrationen aufweist, oder das Tubuluslumen erhebliche Mengen anderer Proteine enthält. Zylinder entstehen dann, wenn höhere tubuläre Eiweißmengen im distalen Tubulus, teilweise auch im Sammelrohr, denaturiert zu präzipitieren beginnen. Die zylindrische Erscheinung entsteht, weil das Tubuluslumen diese Strukturen formt.

In degeneriertem präzipitierendem Protein, das in den distalen Tubuli zu Zylindern geformt wird, finden sich Einschlüsse von Zellen und Zellbestandteilen (Abb. I-3.4).

Zylinder

Die Zylinder bestehen überwiegend aus **Tamm-Horsfall-Mukoprotein** und entstehen durch Präzipitation von Eiweißen im distalen Tubulus. Die zylindrische Form ist ein Abdruck des Tubuluslumens.

In Zylindern finden sich Einschlüsse von Zellen und Zellbestandteilen (Abb. I-3.4).

▶ **Merke.** Nicht alle Zylinder sind Ausdruck pathologischer Vorgänge in der Niere. **Erythrozytenzylinder** sind hoch spezifisch für das Vorliegen einer glomerulären Erkrankung (Abb. I-3.4).

▶ **Merke.**

Nachweis: Urinsediment.

Nachweis: Urinsediment.

I-3.2 Formen von Urinzylindern

Art der Zylinder	klinische Bedeutung
hyalin	ohne Krankheitswert, hauptsächlich zu sehen in konzentriertem Urin oder nach Diuretika
zellulär	
▪ Erythrozyten	starker Hinweis auf Glomerulonephritiden oder Vaskulitiden
▪ Leukozyten	bei tubulointerstitiellen Erkrankungen, renalen Entzündungen, Vorkommen bei Glomerulonephritiden möglich
▪ Epithelzellen	Hinweis auf Tubulusschaden wie bei akuter Tubulusnekrose, manchmal tubulointerstitielle Erkrankungen, schwere Glomerulonephritiden
▪ fetthaltig	bei glomerulären Erkrankungen mit moderater bis schwerer Proteinurie
granuliert	bestehen aus degenerierenden Zellzylindern oder Proteinaggregationen
wächsern	Vorkommen bei fortgeschrittener Niereninsuffizienz

I-3.2

I-3.4 Verschiedene Urinzylinderformen

a Hyaliner Zylinder, der nur aus **Tamm-Horsfall-Protein** besteht. Eine Volumendepletion jeglicher Art führt zu einem konzentrierten, sauren Urin; Diuretika haben die gleichen Konsequenzen, aber die tubuläre Konzentration von NaCl steigt noch zusätzlich an. Unter solchen Voraussetzungen bedingt die chemische Struktur des Tamm-Horsfall-Proteins eine vermehrte intratubuläre Präzipitation.
b Leukozytenzylinder, der bei tubulointerstitiellen Erkrankungen im Sediment zu finden ist. Manchmal sind bei diesen Krankheiten auch Einschlüsse von Tubuluszellen zu sehen.
c Granulierter Zylinder: Die granulierte Struktur besteht aus Bruchstücken zerfallener Zellen. Je weiter die Zellbruchstücke degenerieren, desto feiner erscheint die granuläre Zeichnung.
d Breite Zylinder mit wachsartigem Aussehen bilden sich in den aufgeweiteten Tubuli schwer kranker Nieren bei fortgeschrittener Niereninsuffizienz.
e Erythrozytenzylinder: tubulär denaturiertes und präzipitiertes Protein, das über das Tubuluslumen zylindrisch geformt wurde, mit Erythrozyteneinschlüssen.

Siegenthaler W.: Siegenthalers Differenzialdiagnose Thieme; 2005

Kristalle

Harnsäure- und amorphe Kristalle bilden sich nur bei einem Urin-pH < 6, während Kalziumphosphate einen pH > 7 erfordern. Kalziumoxalat- und Cystinkristalle sind pH-unabhängig.

Der Nachweis von Kristallen hat i. d. R. keine Bedeutung. Es gibt 2 Ausnahmen:
- **Kalziumoxalatkristalle** bei ANV bilden sich bei Alkoholikern, die Frostschutzmittel getrunken haben.
- **Harnsäurekristalle** bei ANV treten bei Einnahme von Zytotoxika auf.

Kristalle

Häufig finden sich bestimmte Kristalle nur, wenn der Urin-pH im entsprechenden Bereich liegt. So bilden sich Harnsäurekristalle und amorphe Kristalle nur im Urin mit einem pH < 6, während Kalziumphosphate einen pH-Wert > 7 erfordern. (Alkalische pH-Werte sind meist zu finden, wenn Infektionen mit ureaseproduzierenden Bakterien aufgetreten sind.) Kalziumoxalat- und Cystinkristalle können bei jedem pH-Wert auftreten.

Der Nachweis von Kristallen im Urin hat in der Regel keine diagnostische Bedeutung. Hiervon gibt es 2 wichtige Ausnahmen:
- **Kalziumoxalatkristalle** bei akutem Nierenversagen (ANV) weisen auf einen erhöhten Oxalat-Anfall hin. Dieser wird häufig bei Alkoholikern beobachtet, die Frostschutzmittel (enthält süßlich schmeckendes, alkoholisches Äthylenglykol) getrunken haben.
- **Harnsäurekristalle** bei ANV sprechen für eine massiv erhöhte Harnsäureproduktion bei Behandlung mit zytotoxischen Medikamenten (z. B. bei malignen Lymphomen).

Wichtige Urinbefunde bei Nierenerkrankungen

Siehe Tab. **I-3.3**

Wichtige Urinbefunde bei Nierenerkrankungen

Siehe Tab. **I-3.3**

I-3.3 Beziehungen zwischen Urinbefunden und Nierenerkrankungen

Urinbefunde	Nierenerkrankungen
Hämaturie mit Erythrozytenzylindern schwere Proteinurie (< 3,5 g/d) Lipidurie	jeder dieser Befunde, einzeln oder in Kombination, starker Hinweis auf glomeruläre Erkrankungen oder Vaskulitiden
tubuläre Epithelzellen granulierte Zylinder Epithelzellzylinder	während ANV starker Hinweis auf akute Tubulusnekrose
Leukozyturie granulierte Zylinder Wachszylinder keine oder geringe Proteinurie (> 1,5 g/d)	Hinweis auf tubulointerstitielle Erkrankungen oder Obstruktionen der ableitenden Harnwege
Hämaturie Leukozyturie sporadisch Zylinder Proteinurie	mögliche Befundkonstellation bei glomerulären Erkrankungen, Vaskulitiden, Infektionen, Niereninfarkten, Obstruktionen der ableitenden Harnwege weiterhin akute, meist medikamenteninduzierte interstitielle Nephritis (eosinophile Leukozyten Leitbefund bei Schädigung durch Medikamente)

3.3 Blutuntersuchungen bei Nierenerkrankungen

3.3.1 Bestimmung der Retentionswerte

Kreatinin und Harnstoff

Kreatinin: Die Plasmakonzentration des Kreatinins als alleiniger Wert gilt heute als wenig aussagekräftig. Allerdings ist die Bestimmung nach wie vor unerlässlich, da sie zur Bestimmung der GFR (S. 869) nötig ist.

Die Bestimmung der Kreatininkonzentration eignet sich nicht zur Früherkennung renaler Schädigungen. Sie steigt erst an, wenn die GFR um etwa 50 % vermindert ist. Außerdem ist die Kreatininkonzentration abhängig von der Muskelmasse (Abb. I-3.5).

I-3.5 Kreatininproduktion

Nicht linearer Zusammenhang zwischen Serumkreatinin und Kreatinin-Clearance als Maß der glomerulären Filtrationsrate bei hoher, normaler und geringer Muskelmasse.

Harnstoff: Auch Harnstoff eignet sich nicht zur Früherkennung renaler Schädigungen. Er steigt erst an, wenn die GFR um ca. 25 % vermindert ist. Harnstoff eignet sich nur zur annähernden Abschätzung der Nierenfunktion, da seine Konzentration von mehreren Faktoren abhängig ist:
- Harnstoff wird abhängig vom Hydratationszustand in unterschiedlichem Maße tubulär rückdiffundiert (ca. 40 % bei Diurese und ca. 70 % bei Antidiurese).
- Seine Konzentration ist abhängig von Proteinaufnahme und Katabolismus.

Glomeruläre Filtrationsrate (GFR)

Die Einschränkung der GFR ist heute der entscheidende Parameter zur Einteilung des Schweregrades von Nierenerkrankungen (S. 859).

Bestimmung im klinischen Alltag: Die Beziehung zwischen GFR und dem routinemäßig gemessenen Serumkreatinin ist so kompliziert, dass nicht so ohne Weiteres vom Letzteren auf die renale Filtrationsleistung geschlossen werden kann.
- **24-h-Sammelurin:** Theoretisch führen 24-h-Urinsammlungen zu den **genauesten Werten der GFR**:

$$\text{GFR} = \text{Kreatinin}_{(\text{Urin})} / \text{Kreatinin}_{(\text{Plasma})} \times \text{Urinvolumen}$$

Der Vorteil dieser Methode liegt in der Genauigkeit dieses Verfahrens. Da Kreatinin fast ausschließlich filtriert und nur geringfügig tubulär sezerniert wird, eignet es sich gut zur Bestimmung des Glomerulumfiltrats.

Nachteile: 24-h-Urinsammlungen sind allerdings sehr aufwendig, werden von Patienten als unangenehm empfunden und sind von älteren Menschen oft nicht leicht zu bewältigen. Unvollständige Sammlungen oder undefinierte Sammelperioden führen zu falschen Resultaten.
- **Näherungsformeln:** Seit einiger Zeit werden daher Näherungsformeln zur Bestimmung der GFR eingesetzt, die auch der Forderung nach rascher Ermittlung der GFR ohne großen Aufwand entgegenkommen.

3 Nephrologische Diagnostik

Am bekanntesten ist die **Cockroft-Gault-Formel**, die mittlerweile aber an Bedeutung verloren hat.

Die bekannteste Näherungsrechnung dieser Art ist die **Cockroft-Gault-Formel:**

$$\text{GFR Filtrationsrate} \sim \frac{(140 - \text{Alter})}{72} \times \frac{\text{KG}}{\text{Krea}_{(\text{Plasma})}} \times (0{,}85 \text{ für Frauen})$$

Die Formel berücksichtigt Körpergewicht, Alter und Geschlecht.

Diese Formel berücksichtigt das Körpergewicht (KG) und damit die Muskelmasse des Patienten und enthält Modulatoren, die Altersabnahmen der GFR und Geschlechtsunterschiede mit in die Formel einfließen lassen. Obgleich diese Formel an Bedeutung verloren hat, eignet sie sich immer noch zur schnellen groben Orientierung bei Nierenkranken zwischen dem 50. und 70. Lebensjahr, die eine wichtige und große Patientengruppe ausmachen: Der Wert des ersten Quotienten dieser Formel (hilft, den Einfluss des Alters zu berücksichtigen) liegt dann zwischen 1,2 bis 1 und kann bei einer groben Abschätzung vernachlässigt werden.

Eine weitere Formel, die **MDRD-Formel**, wurde im Rahmen der MDRD-Studie (**M**odification of **D**iet in **R**enal **D**isease) entwickelt, die heute überwiegend verwendet wird.

Heute wird überwiegend die **MDRD-Formel** verwendet, die im Rahmen einer großen Studie zur Ernährung von chronisch nierenkranken Patienten entwickelt wurde, sog. MDRD-Studie (**M**odification of **D**iet in **R**enal **D**isease):

$$\text{GFR} \sim 186{,}3 \times \text{Kreatinin}_{(\text{Plasma})}^{-1{,}154} \times \text{Alter}^{-0{,}203} \times (0{,}742 \text{ für Frauen})$$

Die GFR nach MDRD wird heute meist standardmäßig von klinischen Labors mit angegeben.

Diese Formel ist wegen der komplizierten Hochzahlen nicht mehr im Kopf zu berechnen. Außerdem handelt es sich um ein rein statistisches Modell, das über den Datensatz der MDRD-Studie entwickelt wurde. Diese mathematische Analyse darf nicht mit Formeln aus der Physiologie in einen Topf geworfen werden, mit deren Hilfe es zum Beispiel möglich wird, die Kreatinin-Clearance zu berechnen. Allerdings enthält diese Formel nur Angaben, die jedes Labor der klinischen Chemie vorliegen hat, wenn es einen Auftrag zur Bestimmung des Serumkreatinins bekommt. Daher wird mittlerweile beinahe überall die geschätzte GFR nach MDRD standardmäßig von klinischen Labors mit angegeben.

Beide Formeln eignen sich zur Klassifizierung von nierenkranken Patienten nach ihrer renalen Filtrationsleistung, wenn folgende Einschränkungen nicht aus dem Auge verloren werden:

Schätzformeln sind nicht aussagekräftig bei einer GFR > 60 ml/min. Außerdem werden durch diese Formeln die tatsächlichen GFR-Werte oft etwas unterschätzt.

- Schätzformeln sind nicht besonders aussagekräftig bei einer GFR > 60 ml/min. Da bei Filtrationsraten > 60 ml/min die Stadieneinteilung aber von der Proteinurie abhängt, ist die GFR nicht von ausschlaggebender Bedeutung.
- Durch diese Formeln werden im Allgemeinen die tatsächlichen glomerulären Filtrationswerte etwas unterschätzt.

▶ **Merke.**

▶ **Merke.** Bei instabiler Nierenfunktion sollten die Näherungsformeln nicht verwendet, sondern auf die konventionelle 24-h-Urinsammlung zurückgegriffen werden.

Die Aussagekraft der Näherungsformeln ist eingeschränkt bei jungem oder sehr hohem Alter, extremen Körpermaßen und Muskelleiden oder schweren Erkrankungen.

Die Aussagekraft der Näherungsformeln ist eingeschränkt bei:
- sehr jungem oder sehr hohem Alter (MDRD validiert für 50,6 ± 12,7 Jahre)
- extremen Körpermaßen durch Über- oder Mangelernährung
- Muskelleiden
- schweren Erkrankungen.

Sie sollten nicht bei Patienten unter 40 Jahren verwendet werden.

Kreatininvorwerte müssen von Hausärzten erfragt oder den Krankengeschichten entnommen werden.

Die o. g. Stadieneinteilung lässt keine Aussagen über Dauer einer Nierenerkrankung zu. Daher ist es unbedingt nötig, **Kreatininvorwerte** von Hausärzten zu erfragen oder alten Krankengeschichten zu entnehmen, um eine Nierenfunktionseinschränkung beurteilen zu können.

Da die MDRD-Formel nur verwendet werden kann, wenn stabile Kreatininwerte im Plasma vorliegen, lassen sich über diese Formel keine Formen des akuten Nierenversagens klassifizieren. Man muss immer von einer gewissen verlängerten Dauer der Niereninsuffizienz ausgehen. Daher werden die Niereninsuffizienzstadien aus Tab. I-2.1 im klinischen Alltag zumeist mit dem vorgestellten Kürzel **CKD (chronic kidney diesease)** oder **CNE (chronische Nierenerkrankung)** verwendet. Für die Klassifikation eines akuten Nierenversagens werden andere Systematiken verwendet (s. S. 894).

3.3.2 Weitere Laborparameter

Elektrolyte und Blutgasanalyse

Elektrolyte: Neben der Bestimmung von Serumkreatinin und Serumharnstoff sollten Natrium, Kalium, Kalzium und Chlorid bestimmt werden.
Die Kaliumkonzentration kann im Rahmen einer Niereninsuffizienz stark ansteigen. Ein erniedrigtes Serumkalzium und ein erhöhtes Serumphosphat deuten auf eine länger bestehende Niereninsuffizienz hin (sekundärer Hyperparathyreoidismus).

Blutgasanalyse: Eine zunehmende metabolische Azidose ist die Folge einer chronisch fortschreitenden Nierenfunktionsverschlechterung.

Blutbild

Renale Anämie: Patienten mit einer chronischen Niereninsuffizienz leiden häufig an einer normochromen, normozytären Anämie durch eine verminderte Erythropoese bei Erythropoetinmangel. Die Diagnose wird durch den Nachweis einer inadäquat niedrigen Retikulozytenzahl gestützt.

Spezielle Laborparameter

Bei bestimmten systemischen Kollagenosen und Vaskulitiden mit Nierenbeteiligung sind manchmal spezielle Laboruntersuchungen nötig. Hierzu gehören die Bestimmung von:
- **Antinukleäre Antikörper** (ANA) gegen intranukleäre Antigene: Auftreten bei verschiedenen Kollagenosen.
- **Antikörper gegen Doppelstrang-DNA** (ds-DNA): spezifischer Hinweis für Lupus erythematodes.
- **Komplementfaktoren C3 und C4:** Eine Erniedrigung findet sich bei systemischem Lupus erythematodes, bei postinfektiöser oder membranoproliferativer Glomerulonephritis sowie bei einer Nierenbeteiligung im Rahmen von Kryoglobulinämien.
- **Antineutrophile zytoplasmatische Antikörper (ANCA):** ANCA mit **c**ytoplasmatischem Verteilungsmuster (c-ANCA) gegen Proteinase 3 treten vornehmlich bei Morbus Wegener auf, ANCA mit **p**erinukleärem antineutrophilem zytoplasmatischem Antikörper (p-ANCA) gegen Myeloperoxidase finden sich v. a. bei der mikroskopischen Polyangitis.
- **Antiglomeruläre Basalmembranantikörper (anti-GBM-Ak):** Sie verursachen schwere Glomerulonephritiden und Lungenblutungen (diese Antikörper binden sowohl an die Basalmembran von Glomeruluskapillaren als auch von Alveolen der Lunge).
- **Kryoglobuline/Rheumafaktor:** Bestimmte Nierenerkrankungen (membranoproliferative Glomerulonephritis) im Rahmen von Hepatitis C lassen sich auf Kryoglobulinämien zurückführen. Zusätzlich finden sich dabei hin und wieder erhöhte Titer für Rheumafaktor.

3.4 Bildgebende Verfahren

3.4.1 Sonografie

Konventionelle Sonografie

Prinzip: Sonografiebilder entstehen dadurch, dass Ultraschallimpulse, die ein entsprechender Schallkopf aussendet, von Grenzflächen wie Zellmembranen reflektiert werden. Aus der Laufzeit des Signals (zwischen Sendung und Empfang) und seiner Amplitude ergibt sich das sog. sonografische **B-Bild**. Die Amplitude eines reflektierten Signales wird vom Gerät in unterschiedliche Grautöne auf dem Bildschirm verwandelt.

Indikation: Die sonografische Untersuchung (Abb. I-3.6) ist **das** nicht invasive, bildgebende **Standardverfahren** zur Initialbeurteilung und Verlaufskontrolle aller akuten und chronischen Formen des Nierenversagens, Obstruktionen der ableitenden Harnwege sowie renaler und pararenaler Raumforderungen.

▶ Merke. Keine Nierenpunktion sollte ohne sonografische Hilfe und Nachuntersuchungen geplant werden.

I-3.6 Konventionelle Sonografie der Niere

a Nierennormalbefund. Der Zentralbereich erscheint kompakt ohne Hinweis auf einen Aufstau, der zu einer dunkel wirkenden Aufweitung des zentralen Reflexbandes führen würde. Das normal breite Nierenparenchym ist etwas echoärmer (hier: dunkler) als die oberhalb liegenden Anteile der Leber.
b Hinweis auf **akutes Nierenversagen:** Die Niere ist normal groß, das Nierenparenchym erscheint jedoch geschwollen sowie von gleicher Echodichte wie die oberhalb liegenden Anteile der Leber – Zeichen akuter pathologischer Vorgänge in der Niere.
c Niere ist **geschrumpft**, das Parenchym verschmälert, seine Echodichte ist deutlich höher als im Bereich der oberhalb liegenden Leber.

Farbcodierte Duplexsonografie

Prinzip: Die Farbcodierung beschreibt Frequenzverschiebungen des Reflexionssignals unter Nutzung des Dopplereffektes. Unterschiedlichen Flussrichtungen werden Farben (Rot und Blau) zugeordnet. Langsame Blutflüsse werden mit satten, schnelle Blutflüsse mit hellen Farben dargestellt.

Indikation: Die Technik dient dem Nachweis einer **Nierenarterienstenose** und der Verlaufsbeurteilung **nach Nierentransplantation.** Dialyse-Shunts können auf pathologische Veränderungen untersucht werden.

Aus der Doppler-Frequenzverschiebung lässt sich die **genaue Flussgeschwindigkeit** berechnen.

In den Arterien findet sich nach dem systolischen Flussmaximum ein diastolisches Minimum. Steigen die Flusswiderstände im Nierenparenchym, sinkt der diastolische Fluss. Ein diastolischer Nullfluss tritt auch bei Nierenentzündung, Transplantatabstoßung oder Harnaufstau auf.

Farbcodierte Duplexsonografie

Prinzip: Die Farbcodierung wird möglich, weil ein Dopplersonografiegerät über die reflektierten Signale des Schallkopfes eine weitere Größe berechnet: die Frequenzverschiebung des Reflexionssignals bezogen auf die Sendefrequenz des Ultraschallkopfes.
Dadurch wird es möglich, den Dopplereffekt zu nutzen: Bewegen sich reflektierende Grenzflächen (Erythrozytenmembranen) vom Schallkopf weg, wird die Frequenz der reflektierten Impulse geringer sein als die Sendefrequenz, bewegen sie sich auf den Schallkopf zu, wird der reflektierte Impuls von höherer Frequenz sein als das ursprünglich vom Schallkopf ausgesendete Signal. Alle Bildpunkte, an denen sich eine Frequenzänderung messen lassen, werden farbig codiert. Unterschiedlichen Flussrichtungen werden unterschiedliche Farben – Rot und Blau – zugeordnet. Langsame Blutflüsse (also geringe Frequenzverschiebungen) werden mit satten, schnelle Blutflüsse mit hellen Farben dargestellt. Dabei muss das Gerät allerdings immer für den entsprechend zu erwartenden Flussgeschwindigkeitsbereich eingestellt werden (Einstellung der Pulsrepetitionsfrequenz [PRF]).

Indikation: Diese Technik dient in erster Linie dem Nachweis einer **Nierenarterienstenose** und der Verlaufsbeurteilung der renalen Perfusion **nach Nierentransplantation** (Aa. segmentales, interlobares und arcuatae lassen sich unabhängig voneinander darstellen). Weiterhin können Gefäß-Shunts (zur Hämodialyse) auf pathologische Veränderungen wie Stenosen, die den Blutfluss beeinträchtigen, untersucht werden. Des weiteren können Shunt-Flussmessungen durchgeführt werden.
Die Farbcodierung ermöglicht zunächst nur die qualitative Darstellung von Flussmustern. Kennen wir aber zusätzlich den Winkel zwischen Ultraschallimpuls und Gefäßverlauf, lässt sich aus der Doppler-Frequenzverschiebung, die für jeden beliebigen Bildpunkt berechnet werden kann, die **genaue Flussgeschwindigkeit** berechnen. Die Flussgeschwindigkeit in einem Gefäß wird auf dem Bildschirm des Sonografiegerätes über ein separates Fenster als Doppler-Flussprofil dargestellt.
In den Arterien (Aa. segmentales, interlobares und arcuatae) findet sich nach dem systolischen Flussmaximum ein diastolisches Minimum. Steigen die Flusswiderstände im Nierenparenchym durch Vasokonstriktion oder degenerative Gefäßveränderungen an, sinkt der diastolische Fluss gegenüber dem systolischen und kann bei sehr hohen Widerständen völlig zum Erliegen kommen (diastolischer Nullfluss). Dieser diastolische Nullfluss kann auch durch Schwellung der Niere bei Entzündung, Transplantatabstoßung oder Harnaufstau auftreten.

Aus dem Verhältnis von systolischer und diastolischer Blutflussgeschwindigkeit können Indizes berechnet werden, die Aussagen über den Flusswiderstand möglich machen: Der sog. **Resistance Index** (RI) korreliert jedoch nicht immer mit dem klassischen hydraulischen Gefäßwiderstand nach dem Ohm'schen Gesetz (R = U/I, wobei R für den Gefäßwiderstand, U für den Perfusionsdruck und I für den Blutfluss steht) (Abb. **I-3.7**).

I-3.7 Dargestellt ist ein schematisches Flussprofil und die Formel für den Resistance Index

$$\text{Resistance Index} = \frac{v_{max} - v_{min}}{v_{max}}$$

Ergibt sich für den diastolischen Fluss ein Wert von Null, wird der Index den Wert 1 annehmen. Hohe RI-Werte werden als hoher Fluss- und damit Gefäßwiderstand gewertet.

3.4.2 Radiologie und Nuklearmedizin

Auch verschiedene radiologische und nuklearmedizinische Verfahren können in der Nephrologie diagnostisch hilfreich sein. Die wichtigsten sind in Tab. **I-3.4** mit ihren Indikationen zusammengestellt. Details zur Technik und Bewertung dieser Methoden finden sich in Lehrbüchern zur Radiologie und Nuklearmedizin.

3.4.3 Indikationen bildgebender Verfahren

Siehe Tab. **I-3.4**

I-3.4	Indikationen bildgebender Verfahren
Nierensonografie	▪ orientierende internistisch-nephrologische Untersuchung ▪ Beurteilung renaler und pararenaler Raumforderung ▪ V. a. renovaskuläre und renoparenchymatöse Erkrankungen ▪ regelmäßige Routineuntersuchungen bei Dialysepatienten mit beidseitigen Schrumpfnieren (häufiger Nierenzellkarzinome als bei Nierengesunden).
farbcodierte Duplexsonografie	▪ V. a. Nierenarterienstenosen bei klinisch vorselektionierten Patienten ▪ Nierenvenenthrombose bei nativen und Transplantgefäßen ▪ Beurteilung von Transplantatgefäßen und intrarenalen Gefäßen eines Transplantates.
Ausscheidungsurografie	▪ obstruktive Nephropathien ▪ sonografisch einseitig kleine Niere ▪ Fehlbildungen des Harntraktes.
retrograde Pyelografie	▪ Refluxnephropathie ▪ unklare Harnleiterprozesse.
anterograde Pyelografie	▪ Indikation wie retrograde Pyelografie, nur bei Harnstauungsnieren verwendbar
Nierenarteriografie/digitale Subtraktionsangiografie	▪ Nierenarterienstenose (in PTA-Bereitschaft) ▪ Nierentumoren (Gefäßeinbrüche, palliative Embolisationen).
Computertomografie (CT)	▪ weiterführende Diagnostik zur Abklärung sonografischer Befunde ▪ Abklärung Neoplasien ▪ Traumen ▪ entzündlich bedingte Veränderungen ▪ Zysteneinblutung bei polyzystischer Nierendegeneration.
Magnetresonanztomografie (MRT)	▪ gewisse Vorteile gegenüber Sonografie und CT bei Differenzialdiagnose „Tumor – eingeblutete Zyste" z.B bei polyzystischer Nierendegeneration
nuklearmedizinische Verfahren	▪ (seitengetrennte) Funktionsbeurteilung bei verschiedenen Nierenproblemen
perkutane transfemorale Angioplastie (PTA)	▪ minimalinvasives Verfahren zur Beseitigung von Nierenarterienstenose

3.5 Die feingewebliche Untersuchung (Nierenbiopsie)

Indikation und Durchführung: Oft lassen sich die Diagnosen spezieller Erkrankungen der Niere nur über Feingewebeproben erhärten. Dazu werden mit speziellen Punktionsapparaten unter Ultraschallkontrolle eigens dafür entwickelte Punktionsnadeln transkutan von dorsal an die Niere herangeschoben. Anschließend wird die Punktionsnadel über eine Art „Schussmechanismus" des Punktionsapparates in das Nierengewebe gedrückt und wieder zurückgezogen. Bei dieser Prozedur werden zylindrische Gewebestücke bis zu 1 cm Länge und 0,4 mm Durchmesser gewonnen.

Die gewonnen Gewebeproben aus der Niere werden **lichtmikroskopisch** untersucht und mit **immunhistochemischen** Methoden weiter aufgearbeitet. Elektronenmikroskopische Beurteilungen werden wegen des erhöhten Aufwands nur bei speziellen Fragestellungen durchgeführt. Beurteilt werden Glomeruli, das tubulointerstitielle Gewebe sowie die Nierengefäße.

Komplikationen: Nierenpunktionen sind mittlerweile recht sicher. Sie werden routinemäßig in nephrologischen Einrichtungen durchgeführt. Komplikationen sind hauptsächlich perirenale Hämatome und Einblutungen in die ableitenden Harnwege.

> ▶ **Merke.** Komplikationen nach Nierenpunktion sind so selten, dass das Risiko einer nicht richtig diagnostizierten Nierenerkrankung sehr viel größer ist als das Risiko der Nierenpunktion bei wohlüberlegter Indikation.

4 Wichtige nephrologische Syndrome und deren klinische Einordnung

4.1 Klassifizierung der Ursachen von Nierenerkrankungen 875
4.2 Klinisches Vorgehen zur Abklärung einer Nierenerkrankung. 875
4.3 Klinisch bedeutsame nephrologische Syndrome. 877

4.1 Klassifizierung der Ursachen von Nierenerkrankungen

Eine einfache Klassifizierung der Ursachen von Nierenerkrankungen lässt sich aus der Physiologie der Urinproduktion bei gesunden Nieren ableiten: Siehe Tab. I-4.1.

4.1 Klassifizierung der Ursachen von Nierenerkrankungen

Siehe Tab. I-4.1

I-4.1 Ursachen von Nierenerkrankungen

Urinproduktion bei gesunder Niere	Ursachen von Nierenerkrankungen
Schritt 1: Blut fließt in die Glomeruli über ein Gefäßnetz aus der Nierenarterie. **Schritt 2**: Ein Plasma-Ultrafiltrat, der Primärharn, wird über die Glomerulikapillaren abgefiltert. **Schritt 3**: Das Ultrafiltrat wird über tubuläre Rückresorption und in geringem Ausmaß über tubuläre Sekretion verändert. **Schritt 4**: Der Urin verlässt schließlich die Niere über Nierenbecken und Ureter in die Harnblase, um den Körper über die Urethra zu verlassen.	**intrinsisch = „echte" Nierenkrankheiten** bei krankhaften Veränderungen von ■ Blutgefäßen ■ Glomeruli (glomeruläre Schäden führen zu klinisch unterschiedlichen Erscheinungsformen: „nephrotisch" (S. 878) und „nephritisch" (S. 880)) ■ Tubuli ■ Interstitium. **extrinsisch = Ursachen außerhalb der Niere:** ■ **prärenal**: Vermeidung der Nierenperfusion (prärenales Nierenversagen) ■ **postrenal**: Verschluss der ableitenden Harnwege (postrenales Nierenversagen).

4.2 Klinisches Vorgehen zur Abklärung einer Nierenerkrankung

4.2 Klinisches Vorgehen zur Abklärung einer Nierenerkrankung

▶ **Merke.** Aufgrund dieser Klassifikation der möglichen Ursachen von Nierenerkrankungen muss primär und dringlich die Frage beantwortet werden, ob die Niere selbst erkrankt oder nur Leidtragende anderer Probleme des Patienten ist. Erkrankungen des Herzens und des Kreislaufs oder Verlegung von ableitenden Harnwegen und des Blasenausgangs müssen behoben werden, wenn sich die Nierenfunktion erholen soll.

▶ **Merke.**

Bei der Erstuntersuchung sollten deshalb folgende Fragen beantwortet werden:
- **Gibt es Hinweise auf prärenale Ursachen?**
  - Liegt eine **Herzinsuffizienz** vor? Dann kommt am ehesten ein oligosymptomatischer Herzinfarkt als Ursache des Nierenversagens infrage.
  - Gibt es **Hinweise auf andere Gründe für Pumpversagen oder Blutdruckabfälle** in der unmittelbaren Vorgeschichte (Synkopen, Operationen mit Intubationsnarkose etc.)? Größere Volumen- und Blutverluste dürften weniger diagnostische Probleme bereiten, da sie in schweren Fällen ohnehin nicht in Praxen oder allgemeinen Notaufnahmen erscheinen, sondern primär intensivmedizinisch betreut werden.
  - **Verschiebung des Quotienten Serumkreatinin/Serumharnstoff:** Bei prärenalem Nierenversagen sorgt die verminderte Perfusion der Niere dafür, dass im proximalen Tubulus vermehrt Natrium sowie Wasser zurückresorbiert werden und damit auch die passive Rückdiffusion von Harnstoff zunimmt. Das Verhältnis von Serumkreatinin zu Serumharnstoff, das auch bei genuinen Erkrankungen der Niere recht stabil bei 1 : 25 liegt, verschiebt sich: Der Quotient wird kleiner, da die Harnstoffkonzentration im Serum relativ zum Kreatinin stärker angestiegen ist. Quotienten von 1:40 und mehr sprechen für prärenale Situationen.

Bei der Erstuntersuchung sollten folgende Fragen beantwortet werden:
Gibt es Hinweise auf prärenale Ursachen wie **Herzinsuffizienz oder andere Gründe für Pumpversagen, Verschiebung des Kreatinin/Harnstoff-Quotienten?**
Gibt es Hinweise auf postrenale Ursachen wie Prostatahyperplasie oder andere Obstruktionen der ableitenden Harnwege?
Gibt es Hinweise auf chronisches Nierenversagen oder handelt es sich um ein akutes Ereignis (Abb. I-4.1)?

- **Gibt es Hinweise auf postrenale Ursachen?** Hoch stehende, prallgefüllte Blasen sind bei Männern Hinweis auf eine Prostatahyperplasie. Andere obstruktive Probleme der ableitenden Harnwege lassen sich häufig durch gezielte Fragen eingrenzen.
- **Gibt es Hinweise auf ein ggf. vorbestehendes chronisches Nierenversagen?** Es ist von besonderer klinischer Bedeutung, etwas über die Dauer einer Nierenerkrankung zu erfahren: Handelt es sich um ein akutes Ereignis oder ein chronisches Geschehen? Oder hat sich – was recht häufig vorkommt – eine akute Nierenfunktionsverschlechterung auf ein chronisches Nierenversagen aufgepfropft?

Diese Überlegungen sind in folgendem **Algorithmus zur Abklärung von Nierenerkrankungen** noch mal zusammengefasst: s. Abb. **I-4.1**.

I-4.1 Strukturierter Ablauf zur Abklärung von Nierenerkrankungen

▶ **Klinischer Fall.** Ein 59-jähriger Mann (1,80 m groß, 90 kg schwer) wird nach einer hausärztlichen Untersuchung darauf hingewiesen, dass bei ihm eine Einschränkung der Nierenfunktion aufgefallen sei. Diese Diagnose stützt sich auf einen Serumkreatininwert von 1,7 mg/dl. Der Harnstoff liegt bei 98 mg/dl. Bei der Teststreifenbestimmung kann eine Mikroalbuminurie nachgewiesen werden. Die weiteren erhobenen Laborwerte weisen keine Änderungen zu den Vorbefunden auf, insbesondere liegen die Werte für Hämoglobin, Kalzium und Phosphat im Normbereich. Der Patient wirkt völlig überrascht und verunsichert. Er ist starker Raucher, der bereits zwei Herzinfarkte durchgemacht hat. Seine Hauptsorge in den letzten Jahren galt seiner Herzinsuffizienz, die Lebensqualität und Leistungsfähigkeit zunehmend einschränkten.

Ergebnisse der Diagnostik nach dem oben beschriebenen Untersuchungsgang:
- Der Patient hatte keine Symptome, die er auf die Niere bezogen hätte. Seine Filtrationsleistung liegt nach Cockroft-Gault (S.870) bei 59 ml/min, nach der MDRD-Formel bei 53 ml/min. Das entspricht einem Niereninsuffizienzstadium CNE 3 nach K/DOQI (Tab. **I-2.1**).
- Es liegt keine Anämie vor. Der Kalzium-Phosphat-Haushalt weist keine pathologischen Auffälligkeiten auf.
- Der Harnstoff ist gegenüber dem Serumkreatinin stärker angestiegen als 1 : 25 (> 1:40).

Interpretation: Die eingeschränkte Nierenfunktion hat primär prärenale Gründe bei zunehmender Herzinsuffizienz mit abnehmender Pumpleistung. Die Prognose der Herzerkrankung hat sich durch die neu aufgetretene Nierenfunktionseinschränkung verschlechtert. Die Mikroalbuminurie erhärtet die Annahme eines erhöhten kardiovaskulären Risikos zusätzlich und weist auf zusätzliche Gefäßschäden hin.

Schon die vorgestellten orientierenden Schritte zur Aufarbeitung einer Niereninsuffizienz, die wenig technischen Aufwand erfordern, lassen somit offensichtlich erste wichtige Rückschlüsse auf die Ursachen einer Nierenfunktionseinschränkung zu.

Verlauf des klinischen Falls: Der eben diskutierte Patient wird einige Wochen später mit einem schweren Herzinfarkt in eine Klinik eingeliefert. Eine sofortige kardiologische Intervention (Einlage eines Stents in die Koronararterie) kann Schlimmeres verhindern, aber das Kreatinin erhöht sich in den folgenden Tages auf Werte bis 5,2 mg/dl, ohne sich zunächst völlig zu stabilisieren.

Interpretation: Setzten wir jetzt den neuen Kreatininwert in die MDRD-Formel ein, bekämen wir das Ergebnis 13 ml/min, Niereninsuffizienzstadium 5 nach K/DOQI. Dieses Vorgehen wäre aber zu diesem Zeitpunkt (noch) nicht zulässig, da sich bei einem akuten Nierenversagen das Serumkreatinin über Tage häufig immer noch ändert. Unter diesen Umständen dürfen Schätzformeln nicht verwendet werden. Für diese Fälle wurden Klassifizierungssysteme entwickelt, die nur Veränderungen des Serumkreatininwertes und der Urinmenge berücksichtigen (Tab. **I-4.2**). Aus historischen Gründen haben sich unglücklicherweise zwei dieser Klassifizierungssysteme entwickelt, was nicht nur zur Klarheit beiträgt: Die Klassifikation nach AKIN und die RIFLE-Einteilung, die mehr im intensivmedizinischen Bereich verwendet wird. Da sich beide Systeme häufig nicht besonders unterscheiden, werden sie in Tab. **I-4.2** gemeinsam eingeführt.

Im Falle unseres nicht intensivpflichtigen Patienten steigt das Serumkreatinin auf mehr als das 3-Fache an. Die korrekte Beurteilung der Nierenfunktion lautet somit: akutes auf chronisches Nierenversagen, AKIN 3 bei vorbestehender Niereninsuffizienz Stadium CNE 3 nach K/DOQI.

I-4.2 Klassifikation des akuten Nierenfunktionsversagens nach RIFLE (Risk, Injury, Failure, Loss of Function, End Stage Renal Disease) von der amerikanischen „Acute Dialysis Quality Initiative" (ADQI) und AKIN (Acute Kidney Injury Network)

RIFLE	AKIN	Serumkreatinin	Urin-Ausscheidung
Risk	1	1,5- bis 2-facher Kreatininanstieg (RIFLE/AKIN) oder Kreatininanstieg ≥ 0,3 mg/dl (AKIN)	< 0,5 ml/kg KG/h für 6 h
Injury	2	2- bis 3-facher Kreatininanstieg	< 0,5 ml/kg KG/h für 12 h
Failure	3	> 3-facher Kreatininanstieg oder Serumkreatinin > 4 mg/dl mit einem akuten Anstieg ≥ 0,5 mg/dl	< 0,3 ml/kg KG/h für 24 h oder fehlende Urinausscheidung (Anurie) für 12 h
Loss		dauerhaftes Nierenversagen für > 4 Wochen	
ESRD		dauerhaftes Nierenversagen für > 3 Monate	

Die Endpunkte des Algorithmus (Abb. **I-4.1**) führen zu typischen Syndromen/Befundkonstellationen, die man als „Checkliste" im Kopf haben sollte: Gibt es Hinweise auf
- ein akutes Nierenversagen (s. u.)?
- ein nephrotisches Syndrom (S. 878)?
- ein nephritisches Syndrom (S. 880)?
- eine interstitielle Nephritis (S. 882)?
- eine postrenale Obstruktion (S. 883)?
- eine terminale Niereninsuffizienz (S. 883)?
- einen Harnwegsinfekt bei chronischer Niereninsuffizienz (S. 885)?

Endpunkte des Algorithmus (Abb. **I-4.1**) als „Checkliste":
Gibt es Hinweise auf
- akutes Nierenversagen?
- nephrotisches Syndrom?
- nephritisches Syndrom?
- interstitielle Nephritis?
- postrenale Obstruktion?
- terminale Niereninsuffizienz?
- Harnwegsinfekt bei CNE?

▶ **Merke.** Diese Syndrome/Befundkonstellationen stellen eine große Hilfe in der nephrologischen Diagnostik dar, weil damit in kurzer Zeit eine genauere klinisch relevante Einordnung des renalen Krankheitsgeschehens möglich ist.

▶ **Merke.**

4.3 Klinisch bedeutsame nephrologische Syndrome

4.3.1 Das Syndrom „Akutes Nierenversagen"

4.3 Klinisch bedeutsame nephrologische Syndrome

4.3.1 Das Syndrom „Akutes Nierenversagen"

▶ **Klinischer Fall.** Ein 40-jähriger Patient kommt nach einem schweren Autounfall in die chirurgische Notaufnahme und wird sofort operiert. Insgesamt werden 20 EK transfundiert. Der niedrigste gemessene Blutdruck lag bei 65/30 mmHg. Der niedrigste gemessene Hb-Wert betrug 4,5 g/dl. Nach einer langen Operation wird der Patient beatmet auf die Intensivstation verlegt. Schon kurz nach der Operation steigt sein Kreatinin von Normwerten auf maximal gemessene Werte von 9 mg/dl an. Nach der Operation kommt es darüber hinaus zu schweren Arrhythmien, das Serumkalium beträgt 6,8 mmol/l. Die Urinausscheidung fällt rasch ab. Im Urin finden sich braune degenerierte Bruchstücke epithelialer Zellen. Ein Nierenersatzverfahren über Hämofiltration muss begonnen werden. Der Patient bleibt viele Wochen bei einem sehr protrahierten Heilungsverlauf mit vielen, vor allem infektiösen Komplikationen im Krankenhaus. Der Patient muss viele Wochen dialysiert werden. Schließlich erholt sich die Niere jedoch wieder.

Interpretation: Dieser Fall zeigt die typischen Zeichen eines Nierenversagens, das zunächst prärenal mit verminderter Perfusion der Niere begonnen haben dürfte, um schließlich – nachdem die Gewebehypoxie andauerte – zu strukturellen Schäden mit Epithelzelluntergängen führte. Die toten Zellen finden sich im Urin als braune, degenerierte Zellreste. Die schweren Gewebeschäden, die an Tubuluszellen beginnen, lassen die Nierenfunktion zusammenbrechen. Die lange Erholungsphase ist nicht nur dem schweren Autounfall zuzuschreiben, auch das schwere Nierenversagen trägt dazu bei.

Da die Nierenfunktion so schwer beeinträchtigt war, dass der Patient mehr als 4 Wochen auf Nierenersatzherapie angewiesen war, fällt er in die Kategorie „Loss of Function" nach der RIFLE-Systematik (Tab. **I-4.2**). Gleichzeitig bestand schließlich eine CNE 5 nach K/DOQI.

▶ **Klinischer Fall.**

▶ **Definition.** Akut einsetzende, rasch progrediente, potenziell reversible Abnahme der Nierenfunktion, die durch den Abfall der glomerulären Filtrationsrate (GFR) zu einem Anstieg von Kreatinin und Harnstoff sowie zu einer zurückgehenden Urinproduktion führt.

Klinische Bedeutung: Die Letalität – besonders bei Nierenversagen mit akuter Tubulusnekrose – liegt seit 4 Jahrzehnten zwischen 40–60 %. Ein akutes Nierenversagen verschlimmert zwar schwere nicht renale Komplikationen (Flüssigkeitshaushalt, Pneumonien, kardiovaskuläre und gastrointesitiale Erkrankungen), erhöht aber – wie oben bereits erwähnt – Mortalität und Letalität auch unabhängig von anderen Erkrankungen und Problemen, ohne dass die pathophysiologischen Hintergründe genau verstanden wären.

Zu Ursachen und Besonderheiten akuter Nierenerkrankungen, denen besondere Bedeutung auch in der allgemeinmedizinischen Versorgung zukommt, s. S. 886.

4.3.2 Das „Nephrotische Syndrom"

▶ **Klinischer Fall.** Ein 32-jähriger Patient wird mit schweren Unterschenkelödemen aufgenommen, die seit 6 Wochen zunehmen. Zuvor war er völlig gesund gewesen. Seit 2 Tagen klagt er über erhebliche Schmerzen in der rechten Flanke mit Druckempfindlichkeit.

Sonstige Befunde:
- **körperliche Untersuchung:** Blutdruck 135/85 mmHg, Herzfrequenz 80/min, Atemfrequenz 16/min, rechts thorakal Dämpfung über der Lungenbasis mit abgeschwächtem Atemgeräusch, unauffällige Darmgeräusche
- **Labor (Blut):** Kreatinin 1,5 mg/dl, GFR 52 ml/min, Harnstoff 84 mg/dl, Natrium 122 mmol/l, Kalium 4,8 mmol/l, Chlorid 95 mmol/l, Kalzium 1,8 mmol/l, Hb 13,2 g/dl, Leukozyten 12 000 /µl, Thrombozyten 130 000/µl, Plasmaalbumin 1,9 g/dl, Proteinurie 18 g/24 h
- **Urin:** im Teststreifen auffällig Proteinurie (4+), Mikrohämaturie (nur sehr schwach positives Testfeld mit 1+), im Sediment vereinzelt freie Fetttröpfchen, etliche ovale Fettkörperchen, vereinzelt dysmorphe Erythrozyten, keine Akanthozyten, keine Erythrozytenzylinder, keine anderen Zylinderformen
- **bildgebende Diagnostik:** Abdomenleeraufnahme o. B., Dopplersonografie ohne Flussnachweis in der rechten Nierenvene, Flussänderungen in der V. cava. Im Röntgen-Thorax rechts Pleuraerguss.

Verlauf: 2 Tage nach Aufnahme entwickelt der Patient plötzlich massive Atembeschwerden, das Punktat des Pleuraergusses ergibt eine Proteinkonzentration von 5 g/l. Daraufhin erfolgt die Verlegung auf die Intensivstation mit anschließender künstlicher Beatmung.

Interpretation: Das Urinsediment wird von Fettkomponenten bei einem Patienten mit großer Proteinausscheidung geprägt. Außer dieser Lipidurie finden wir keine spezifischen, wegweisenden Charakteristika. Dieses Sediment auf dem Hintergrund einer großen Proteinurie und Lipidurie nennen Nephrologen nephrotisches Sediment.

Das klinische Bild zeigt mit 18 g/Tag eine enorme urinäre Eiweißausscheidung. Der hohe Proteinverlust reduziert die Plasmaalbuminspiegel, damit den kolloidosmotischen Druck. Es kommt zu Ödemen und Pleuraergüssen. Auch Faktoren des Gerinnungssystems bestehen aus Proteinen. Gehen sie im Urin verloren, folgen im schlimmsten Fall Nierenvenenthrombosen mit Lungenembolien wie in diesem Fall.

▶ **Definition.** Von einem **nephrotischen Syndrom** spricht man bei folgender Befundkonstellation:
- große Proteinurie (Proteinausscheidung > 3,0 g/24 h)
- Hypoproteinämie (mit Albumin < 3,0 g/dl)
- Hyperlipidämie mit Lipidurie. Die Lipidurie zeigt sich bei Patienten mit nephrotischem Syndrom in ihrem Urinsediment (nephrotisches Sediment).

(Normwerte für die einfachere Bestimmung des Protein-Kreatinin-Quotienten sind nicht eindeutig definiert – ein Verhältnis von Protein zu Kreatinin von beispielsweise 4 : 1 spräche aber dafür, dass die Proteinausscheidung bei ca. 4 g/d liegt.)

▶ **Merke.** Der festgelegte Grenzwert der Proteinurie für das nephrotische Syndrom ist keineswegs rein willkürlich. Zum einen weist eine Proteinurie in diesem Umfang klar auf eine glomeruläre Erkrankung hin, zum anderen kommt es nur bei dieser Menge Eiweiß im Urin zu den zusätzlichen Charakteristika des nephrotischen Syndroms

4.3 Klinisch bedeutsame nephrologische Syndrome

Klinische Folgen der Hypoproteinämie:
- **Hypalbuminämie und Ödemneigung:** Warum der renale Albuminverlust überhaupt zu Hypalbuminämie führt, ist immer noch nicht ausreichend geklärt. Die Leber ist eigentlich in der Lage, die Albuminproduktion bei sinkendem onkotischem Druck auf 30 g/d zu steigern. Während die Lipoproteinproduktion in der Leber gesteigert ist (s. u.), ist die Albuminsynthese nur leicht erhöht. Die Ursache dieser hepatischen Fehlfunktion bei nephrotischem Syndrom ist unbekannt.

Durch den sinkenden onkotischen Druck diffundiert Flüssigkeit aus den Gefäßen in das Interstitium, Ödeme bilden sich. Da die intravasale Füllung abnimmt, kommt es zu einer Aktivierung des RAAS (S. 854). Angiotensin II und Aldosteron erhöhen die tubuläre Natriumabsorption. Das vermehrt rückgewonnene Natrium verbleibt nur zum geringen Teil in den Gefäßen, um so die vaskuläre Füllung zu verbessern. Der überwiegende Rest diffundiert in das Interstitium und verstärkt damit die Ödembildung.

Da Ödeme bei nephrotischem Syndrom stark vom Abfall des onkotischen Druckes abhängen, der in allen Gefäßen gleichermaßen abnimmt, finden sich **Ödeme nicht nur in abhängigen Körperpartien** (z. B. Beine – in die interstitielles Wasser durch die Schwerkraft gezogen wird), sondern auch in Gebieten mit wenig oder fehlendem interstitiellen Gewebe (z. B. **Periorbitalregion**). Deshalb beklagen die Patienten häufig Schwellung der Beine über den Tag und Lidschwellungen, besonders nach dem Aufwachen.

Lungenödeme sind *nicht typisch* für das nephrotische Syndrom (die Lungenkapillaren sind hoch durchlässig für Albumin, im Gegensatz zu den peripheren Gefäßen entsteht kein Flüssigkeitsgradient in das Lungengewebe).

▶ **Merke.** Während eines nephrotischen Syndroms werden häufig Kreatininwerte und GFR im Normbereich bestimmt, die vermuten lassen könnten, die glomeruläre Filtrationsleistung sei „normal". Durch die Hypalbuminämie sinkt der onkotische Druck auch in den Nierengefäßen. Der hydrostatische Druck in der Glomeruluskapillare kann deshalb über längere Strecken der Kapillare Primärharn abpressen, bis der onkotische Druck in den Nierengefäßen schließlich höher liegt als der hydrostatische Druck, sodass die Produktion des Primärharns (S. 848) sistiert.

- **Erhöhte Infektanfälligkeit:** Neben Albumin gehen auch andere Proteine bei nephrotischem Syndrom verloren. Niedrige IgG-Spiegel führen zu einer **erhöhten Infektanfälligkeit**.
- **Hypochrome Anämie:** Gelegentlich führt eine erniedrigte Transferrinkonzentration zu einer hypochromen Anämie (typisch bei Nierenerkrankungen sind normochrome Anämien mit niedrigen Erythropoetinspiegeln, die unter nephrotischem Syndrom mit Niereninsuffizienz auch oder zusätzlich auftreten können). Sie ist schwierig zu behandeln, da bei niedrigem Transferrinspiegel Eisengaben nicht zum gewünschten Effekt führen können.
- **Erhöhte Thromboseneigung:** Patienten mit nephrotischem Syndrom leiden häufiger an **Nierenvenenthrombosen** und tiefen **Beinvenenthrombosen**. Dies liegt zum Teil wahrscheinlich an niedrigen Antithrombin-Spiegeln, da dieses Eiweiß während einer großen Proteinurie in beträchtlichem Umfang renal verloren geht. Die Funktion von Antithrombin liegt darin, die Faktoren IX, X, XI und Thrombin zu antagonisieren. Besonders gering liegen die Antithrombin-Spiegel in den Nierenvenen, die hohe Inzidenz von Nierenvenenthrombosen wird damit leicht verständlich. Nierenvenenthrombosen können klinisch mit Flankenschmerz und Makrohämaturie sowie zusätzlich mit akutem Nierenversagen und Oligurie einhergehen. Alle diese Symptome können aber auch fehlen, manchmal imponiert als erstes klinisch dramatisches Zeichen eine **Lungenembolie**.

▶ **Merke.** Bei V. a. ein nephrotisches Syndrom müssen im Rahmen einer Sonografie der Nieren immer auch die Nierenvenen dopplersonografisch untersucht werden.

Klinische Folgen der Hyperlipidämie: Bei Patienten mit nephrotischem Syndrom ist die Lipoproteinproduktion in der Leber gesteigert, bis es zur Lipidurie kommt. Die erhöhte Produktion von Lipoproteinen während des nephrotischen Syndroms wird heute als Risikofaktor einer vorzeitigen Arteriosklerose gesehen.

Ursachen des nephrotischen Sydroms sind im Kapital „Glomerulopathien" (S. 901) beschrieben. Krankheiten, die zu einem nephrotischen Sydrom führen, sind im Kapitel „Glomerulopathien" (S. 901) beschrieben.

4.3.3 Das „Nephritische Syndrom"

▶ **Klinischer Fall.** Ein 18-jähriger Patient wird mit leichten Knöchelödemen aufgenommen. Er berichtet, bei der Nachmusterung seien Eiweiß und Blut im Urin sowie ein erhöhter Blutdruck festgestellt worden. Vor 6 Wochen habe er eine schwere Erkältung durchgemacht, im Anschluss sei es für einige Tage zur Ausscheidung von „colafarbenem" Urin gekommen. Seither fühle er sich weniger leistungsfähig. Abends hätten die Knöchel immer mal wieder „gespannt". Er müsse nachts bis zu 4-mal Wasser lassen.

Sonstige Befunde:
- **körperliche Untersuchung:** Blutdruck 210/130 mmHg, Herzfrequenz 80/min, Atemfrequenz 16/min, diskrete Knöchelödeme.
- **Labor:** Kreatinin 4,0 mg/dl, GFR 22 ml/min, Harnstoff 83 mg/dl, Natrium 128 mmol/l, Kalium 5,4 mmol/l, Chlorid 99 mmol/l, Kalzium 2,3 mmol/l, Hb 15,2 g/dl, Leukozyten 8 000 /µl, Thrombozyten 230 000 /µl.
- **Urin:** Teststreifen weisen auf Mikrohämaturie und Proteinurie (3+) hin. Im Sediment finden sich mehr als 5 % Akanthozyten, ein Erythrozytenzylinder sowie mehrere granulierte Zylinder. Proteinurie 2,7 g/24 h.

Interpretation: Die Urinbefunde aus diesem Fallbeispiel unterscheiden sich deutlich von den Befunden des Patienten mit nephrotischem Syndrom (s. Klinischer Fall (S. 878)). Im Vordergrund stehen hier eine Mikrohämaturie mit spezifisch veränderten Erythrozyten – den Akanthozyten – sowie ein Erythrozytenzylinder. Beide Befunde sind pathognomonisch für Glomerulonephritiden. Zusätzlich finden sich granulierte Zylinder. Wir sehen ein typisch nephritisches Sediment.

▶ **Definition.** Arterielle Hypertonie, Ödeme sowie Mikrohämaturie mit spezifisch veränderten dysmorphen Erythrozyten (Akanthozyten) sowie Erythrozytenzylinder im Urinsediment.

Ein nephritisches Syndrom ist pathognomonisch für eine entzündliche glomeruläre Erkrankung. Die Ödeme finden sich oft geringer ausgeprägt als bei einem nephrotischen Syndrom, die Proteinurie liegt deutlich unter der nephrotischen Schwelle.

▶ **Merke.** Die spezifischen Urinbefunde beim „nephritischen Syndrom" werden als „nephritisches Sediment" bezeichnet. Die klinischen Befunde aus Bluthochdruck, Ödemen und Hämaturie fassen manche Autoren zur **Volhard-Trias** zusammen.

▶ **Merke.** In der klinischen Praxis hat sich der Begriff des „nephritischen Syndroms" lange Zeit weniger durchgesetzt, während das „nephrotische Syndrom" einen klaren Stellenwert genießt. Dies war unglücklich, da der Begriff „nephritisches Sediment" umso häufiger verwendet wurde, der sich aber logisch nur wenig überzeugend dem „nephrotischem Syndrom" gegenüberstellen lässt. Schließlich definieren sich Sedimente über Urinbefunde, Syndrome über komplexe systemische Befundkonstellationen.

Im klinischen Alltag sollten daher nicht Sedimente mit Syndromen durcheinandergeworfen werden; die diagnostische Hilfe, die Konzepte wie „nephrotisches Syndrom" und „nephritisches Syndrom" bieten, sollten aber unbedingt genutzt werden: Finden sich nämlich Charakteristika des **nephrotischen und nephritischen Syndroms gleichzeitig** bei einem Patienten, muss zumeist von einem sehr viel **schwerer erkrankten Patienten** ausgegangen werden, dessen renale Strukturschäden nicht mehr fokal, sondern **diffus** über die gesamte Niere auftreten, was sich über Nierenbiopsien bestätigen lässt (Tab. I-4.3, Tab. I-4.4, Abb. I-4.2).

I-4.3 Klinische Charakteristika fokaler und diffuser Glomerulonephritiden

Auffälligkeit	fokal	diffus
Bluthochdruck	fehlend oder gering	typisch, manchmal ausgeprägt
Ödeme	fehlend oder gering	typisch, manchmal ausgeprägt
GFR erniedrigt	fehlend oder gering	typisch, manchmal ausgeprägt
nephrotisches Syndrom	untypisch	möglich
nephritisches Syndrom	möglich	typisch

I-4.4 Urinsediment bei verschiedenen glomerulären Erkrankungen

nephrotisch	nephritisch	chronisch
■ ausgeprägte Proteinurie ■ freie Fetttröpfchen ■ ovale Fettkörper ■ Fettzylinder ■ gelegentlich Hämaturie.	■ dysmorphe Erythrozyten, Akanthozyten ■ Erythrozytenzylinder ■ Proteinurie unterschiedlichen Ausmaßes, geringer als bei nephrotischem Syndrom ■ häufig granulierte Zylinder, Leukozytenzylinder.	■ vereinzelt dysmorphe Erythrozyten, Akanthozyten ■ breite Wachszylinder ■ pigmentierte granulierte Zylinder.

I-4.2 Nephrotisches und nephritisches Syndrom

Transversaler Schnitt durch eine Glomeruluskapillare. Veränderungen an epithelialen Podozyten oder der Basalmembran führen zu nephrotischem Sediment (**a**), im Übrigen mehr proliferative Schäden an endothelialen und mesangialen Zellen oder der mesangialen Matrix zu Charakteristika des nephritischen Sediments. Da bei diffusen Glomerulonephritiden auch Podozyten betroffen sein können, treten ausgeprägte Proteinurien mit Zeichen des nephrotischen und nephritischen Syndroms gemeinsam auf.

„Nephrotisch" und „nephritisch" schließen sich keinesfalls aus, lassen sich vielmehr etwas vereinfacht bevorzugten strukturellen Läsionen der Glomeruli zuordnen:
- **Nephrotische Probleme** treten auf, wenn es zu epithelial-podozytären Schäden oder Veränderungen der Basalmembran kommt.
- **Nephritische Probleme** treten auf, wenn Endothelien oder andere glomeruläre Zellen betroffen sind.

Nephrotische Probleme treten bei epithelial-podozytären Schäden oder Veränderungen der Basalmembran auf.
Nephritische Probleme treten auf, wenn Endothelien oder andere glomeruläre Zellen betroffen sind.

▶ Merke. Glomerulopathien, die von Proliferation geprägt sind, zeigen eher nephritische Züge, Glomerulopathien, bei denen die Proliferation eher im Hintergrund steht, aber Veränderungen an der Basalmembran oder Podozyten führend sind, weisen eher nephrotische Züge auf.

▶ Merke.

Differenzialdiagnostische Übersicht: In Tab. I-4.5 und Tab. I-4.6 sind die wichtigsten glomerulären Erkrankungen – differenziert anhand der Kriterien „nephrotisch", „nephritisch" und „Alter" dargestellt.

Differenzialdiagnostische Übersicht: s. Tab. I-4.5 und Tab. I-4.6.

I-4.5 Klassifikation der wichtigsten glomerulären Erkrankungen

nephrotisches Syndrom	nephritisches Syndrom	
	fokale Erkrankung	diffuse Erkrankung
■ benigne Nephrosklerose ■ Diabetes mellitus ■ membranöse Nephropathie ■ Minimal-Change-Glomerulopathie ■ Amyloidose ■ Präklampsie.	■ benigne Hämaturie ■ IgA-Nephropathie ■ SLE (fokale und mesangial betonte Verlaufsformen) ■ Purpura Schoenlein-Henoch und andere Vaskulitiden ■ milde Formen der diffusen Erkrankungen ■ erbliche Nephritiden.	■ Krankheiten mit Komplementerniedrigung: – postinfektiöse Glomerulonephritis – schwer verlaufender SLE – membranoproliferative Glomerulonephritis – gemischte Kryoglobulinämien ■ rapid progressive Glomerulonephritiden ■ Vaskulitiden.

I-4.6 Altersverteilung der wichtigsten glomerulären Erkrankungen

Syndrom	<15 Jahre	15–40 Jahre	>40 Jahre
nephrotisch	▪ Minimal-Change-Glomerulopathie ▪ fokale segmentale Glomerulosklerose.	▪ fokale segmentale Glomerulosklerose ▪ Minimal-Change-Glomerulopathie ▪ membranöse Glomerulopathie ▪ Diabetes mellitus ▪ Präeklampsie.	▪ membranöse Glomerulopathie ▪ Diabetes mellitus ▪ primäre Amyloidose ▪ Minimal-Change-Glomerulopathie ▪ benigne Nephrosklerose.
nephritisch			
fokale Erkrankung	▪ benigne Hämaturie ▪ IgA-Nephropathie ▪ Purpura Schoenlein-Henoch ▪ milde postinfektiöse Glomerulonephritis ▪ erbliche Nephritiden.	▪ IgA-Nephropathie ▪ systemischer Lupus erythematodes ▪ erbliche Nephritiden.	▪ IgA-Nephropathie
diffuse Erkrankung	▪ membranoproliferative Glomerulonephritis ▪ postinfektiöse Glomerulonephritis.	▪ membranoproliferative Glomerulonephritis ▪ systemischer Lupus erythematodes ▪ erbliche Nephritiden.	▪ rapid progressive Glomerulonephritis ▪ Vaskulitiden.

4.3.4 Das Syndrom „Interstitielle Nephritis"

▶ **Klinischer Fall.**

▶ **Klinischer Fall.** Ein 22-jähriger Mann, der im Rahmen einer entzündlichen Darmerkrankung seit 2 Wochen mit Mesalazin (z. B. Salofalk) behandelt wird, zeigt bei einer Routineblutkontrolle ein auf 3,2 mg/dl erhöhtes Serumkreatinin. In der Vorgeschichte keine Hinweise auf Nierenfunktionsstörungen.

Befunde:
- **Körperliche Untersuchung:** Blutdruck 138/85 mmHg, Herzfrequenz 80/min, Temperatur 37,4 °C; der sonstige körperliche Untersuchungsbefund ist ohne wegweisendes Ergebnis, insbesondere liegen keine Ödeme vor.
- **Labor:** Kreatinin 3,2 mg/dl, GFR 29 ml/min, Harnstoff 40 mg/dl, Natrium 138 mmol/l, Kalium 4,5 mmol/l, Hb 13,8 g/dl, Kalzium 2,4 mmol/l.
- **Urin:** Der Teststreifen zeigt Protein 1+ bis 2+ und Glukose 1+ bei fehlender Hämaturie; im Sediment mehrere Leukozyten pro Gesichtsfeld sowie ein Leukozytenzylinder. Weitergehende Urinuntersuchungen ergeben, dass die Leukozyten im Urin Eosinophilie zeigen.

Interpretation: Dieser Patient zeigt im Sediment und klinischen Bild alle Charakteristika der häufigsten Form einer interstitiellen Nephritis, die medikamentös ausgelöst wurde. Verantwortlich ist das salizylathaltige Mesalazin.

▶ **Definition.**

▶ **Definition.** Interstitielle Nephritiden sind Erkrankungen, die sich im Tubulointerstitium der Niere abspielen und deswegen klinisch durch Störungen tubulärer Funktionen auffallen, häufig begleitet von einer niedermolekularen (tubulären) Proteinurie.

Typisch am Urinbefund sind eosinophile Leukozyten und Leukozytenzylinder. Zu Glukosurie kommt es bei Schädigung von proximalen Tubuluszellen.

Klinisch finden sich weder Hypertonie noch Ödeme. Die Patienten fühlen sich wohl. Nach Absetzen des auslösenden Medikaments erholt sich die Niere.

Ursachen werden im Kapitel „Tubulointerstitielle Erkrankungen" (S. 925) dargestellt.

Typisch am Urinbefund sind eosinophile Leukozyten sowie gelegentlich Leukozytenzylinder und Glukosurie, obwohl die Patienten nicht zuckerkrank sind. Glukose wird ausgeschieden, weil im proximalen Tubulus Zellen geschädigt wurden, die Glukose rückresorbieren.

Klinisch finden sich in der Regel weder arterielle Hypertonie noch Ödeme. Die Patienten fühlen sich wohl. Wird das auslösende Medikament abgesetzt, erholt sich die Niere häufig ohne weitere Maßnahmen. Ist ein Medikament wichtig zur Behandlung einer anderen Krankheit, wie im vorliegenden Fall, müssen Alternativen erwogen werden.

Es gibt sehr viel mehr Ursachen einer tubulointerstitiellen Erkrankung der Niere als Medikamente, die im Kapitel „Tubulointerstitielle Erkrankungen" (S. 925) dargestellt werden.

4.3.5 Das Syndrom „Postrenale Obstruktion"

▶ **Klinischer Fall.** Ein 80-jähriger Patient, der desorientiert und verwahrlost wirkt, wird nach einer psychiatrischen Zwangseinweisung notfallmäßig aus der Nervenklinik in die internistische Notaufnahme gebracht. Im Verlegungsbericht wird erwähnt, der Patient habe seit vielen Stunden nichts mehr ausgeschieden. Eine Anamnese ist nicht möglich und der Patient wehrt sich gegen eine körperliche Untersuchung. Allerdings fällt der Unterbauch als druckdolent auf.

Befunde:
- **Körperliche Untersuchung:** Blutdruck 180/60 mmHg, Herzfrequenz 80/min, Atemfrequenz 16/min
- **Labor:** Kreatinin 4,8 mg/dl, GFR 12 ml/min, Harnstoff 160 mg/dl, pH 7,32, Kalium 6,2 mmol/l, Chlorid 90 mmol/l, Kalzium 2,3 mmol/l, Hb 13,1 g/dl, Leukozyten 12 000 /μl, Thrombozyten 130 000 /μl.

Interpretation:
Dieser Fall kann als typisch für eine internistische Notaufnahmestation angesehen werden. Gerade die Kombination älterer männlicher Patient, fehlende Urinausscheidung, druckdolenter Unterbauch und akute Nierenfunktionsverschlechterung (Kreatinin und Harnstoff erhöht) bei ansonsten relativ unspezifischen Befunden, spricht für ein postrenales Problem auf dem Boden einer meist benignen Prostatahyperplasie. Das Fehlen eine schwereren Anämie spricht gegen das Vorliegen einer chronischen Niereninsuffizienz, die Leukozytose ist als unspezifische Akute-Phase-Reaktion zu werten, die anderen Laborparameter sind nicht wegweisend.

Bei einer Obstruktion der ableitenden Harnwege kann es zu einem Rückstau des Harns in die Niere kommen mit entsprechender Beeinträchtigung der Nierenfunktion. Eine sehr häufige Ursache ist eine Prostatahyperplasie bei älteren Männern – bei einer plötzlichen Anurie bei älteren Männern sollte immer an ein postrenales Nierenversagen bei vergrößerter Prostata gedacht werden. Durch sofortiges Legen eines transurethralen Blasenkatheters kann die unmittelbare Ursache des Nierenversagens behoben werden. Mit dem Urologen sollte dann die weitere Behandlung dieser Patienten besprochen werden.

Weitere Gründe eines postrenalen Nierenversagens werden im Kapitel „Akutes Nierenversagen, postrenale Probleme (S. 891) – Obstruktion der ableitenden Harnwege" beschrieben.

▶ **Merke.** Es ist ein verbreiteter Irrtum, dass sich Nieren nach einem postrenalen Versagen umgehend wieder erholen. Es kann manchmal Wochen dauern, bis sich die Nierenfunktion so weit gebessert hat, dass sich wieder Serumkreatininwerte wie vor dem Ereignis finden lassen. Die Erholungsphase verläuft umso länger, je stärker die Nierenfunktion schon vorher chronisch geschädigt war.

4.3.6 Das Syndrom „Terminale Niereninsuffizienz"

▶ **Klinischer Fall.** Ein 55-jähriger Patient, der seit Jahren an einer bioptisch gesicherten IgA-Nephritis leidet, stellt sich bei seinem Nephrologen vor, da es „ihm zunehmend schlecht ginge". Obgleich der Patient darauf hingewiesen wurde, dass sein fortschreitendes Nierenleiden in näherer Zukunft eine Dialysebehandlung nötig machen dürfte, hatte er sich in den letzten 3 Monaten nicht mehr zu Kontrolluntersuchungen in der Ambulanz des örtlichen Dialysezentrums eingefunden.

Der Patient berichtet, er leide seit 3 Wochen an zunehmender Übelkeit, das „Essen schmecke ihm nicht mehr". Während der letzten Tage habe er öfter erbrechen müssen. Außerdem habe er in den letzten 6 Wochen 8 kg an Körpergewicht verloren (über Jahre lag das Gewicht des Patienten bei 80 kg bei einer Körpergröße von 188 cm). Seine Beinödeme hätten zugenommen, aber auch die Einnahme von 2-mal 250 mg Furosemid/d hätten in den beiden letzten Tagen nicht mehr zu einer nennenswerten Urinausscheidung geführt. Normalerweise müsse er nachts bis zu 4-mal aufstehen, um Wasser zu lassen. Während der letzten Nacht sei aber „kein Urin mehr gekommen".

Befunde:
- **Körperliche Untersuchung:** Der Patient ist blass und hat einen unangenehmen Foetor, der nach Ammoniak riecht. Die Atemfrequenz ist mit 20/min erhöht. Auffällig sind auch ausgeprägte Unterschenkelödeme, die bis zu den Kniegelenken reichen. Während der Auskultation des Patienten ist ein Perikardreiben zu hören. Der arterielle Blutdruck liegt trotz medikamentöser 5-fach-Kombination bei 190/100 mmHg – bei allerdings fraglicher Compliance des Patienten, der sich schon mehrmals darüber beschwerte, die vielen Medikamente „würden ihn erst richtig krank machen".

- Zu diesem Zeitpunkt meldet sich der Hausarzt im Dialysezentrum und gibt die am Vortag bestimmten **Laborwerte** durch: Natrium 124 mmol/l, Kalium 5,9 mmol/l, Chlorid 99 mmol/l, Kalzium 1,9 mmol/l, Phosphat 13 mg/dl, Kreatinin 11,0 mg/dl, GFR 5 ml/min, Harnstoff 320 mg/dl, Hb 8,8 g/dl (normochrom, normozytär), Leukozyten 10 000/μl, Thrombozyten 90 000/μl. Darüber hinaus berichtet er von einem positiven Hämoccult-Test.
- In der nephrologischen Praxis wird eine Blutgasanalyse durchgeführt: pH: 7,10, HCO_3^- 9 mmol/l, pCO_2 26 mmHg, Kalium 6,2 mmol/l.

Interpretation:

Dieser Patient zeigt viele Symptome und Laborveränderungen einer chronischen Niereninsuffizienz, die nun terminalisierte:

- Der Foetor uraemicus bei stark angestiegenen Serumharnstoffwerten weist auf eine ausgeprägte Urämie hin; dafür sprechen auch die Gewichtsabnahme mit Malnutrition, die seit Kurzem durch intermittierendes Erbrechen weiter verschlimmert wird, das Perikardreiben, die fehlende Ausscheidung trotz hoher Dosen von Schleifendiuretika, die ausgeprägte metabolische Azidose sowie die steigenden Serumkaliumwerte und der positive Hämoccult-Test.
- Der schlecht eingestellte Bluthochdruck, ausgeprägte normochrome, normozytäre Anämie bei Eythropoetinmangel und schließlich Hypokalzämie und Hyperphosphatämie bei Vitamin-D_3-Mangel und sekundärem Hyperparathyreoidismus vervollständigen das Bild einer terminalen Niereninsuffizienz.

In dieser Situation bestand die Indikation zur sofortigen Dialyse, unter der sich der Patient binnen weniger Tage von seinen urämischen Symptomen erholte, darüber hinaus stellte sich eine deutliche Besserung der körperlichen Leistungsfähigkeit ein.

▶ **Definition.** Irreversibler (dauerhafter) Verlust der Nierenfunktion u. a. mit Anstieg harnpflichtiger Substanzen im Blut.

▶ **Definition.**

Auf dem Boden der **Urämie** kann es zur metabolischen Azidose mit Foetor uraemicus kommen. Durch den Kaliumanstieg drohen **Arrhythmien**. Es besteht eine erhöhte **Blutungsneigung**.

Typisch ist ein starker Anstieg der Nierenretentionswerte Kreatinin und Harnstoff (**Urämie**) im Blut. Auf dem Boden dieser **Urämie** kann es zu einer ausgeprägten metabolischen Azidose (mit konsekutiv erhöhter Atemfrequenz) sowie zu einem Foetor uraemicus kommen. Durch den Anstieg des Serumkaliums drohen lebensbedrohliche **Arrhythmien**, darüber hinaus besteht eine erhöhte urämisch induzierte **Blutungsneigung**.

Durch **Überwässerung** entstehen **Ödeme** und **Hypertonie**. Die fehlende Giftstoffausscheidung kann zu Perikarditis führen. Eythropoetinmangel führt zu **Anämie**, Vitamin-D_3-Mangel bedingt Hypokalzämie und einen sekundären Hyperparathyreoidismus. **Therapeutisch** besteht die Indikation zur sofortigen **Hämodialyse**.

Die fehlende Ausscheidung über die Nieren führt zu einer **Überwässerung** des Körpers mit der Gefahr von **Ödemen** (inkl. Lungenödem) und einer arteriellen **Hypertonie**. Die fehlende Ausscheidung von Giftstoffen kann zu einer Perikarditis führen. Aber auch die endokrinen/Stoffwechsel-Funktionen der Niere sind betroffen – der Eythropoetinmangel führt zu einer ausgeprägten normochromen, normozytären **Anämie**. Durch einen Mangel an Vitamin D_3 kommt es zu einer Hypokalzämie und einem sekundären Hyperparathyreoidismus, der u. a. auch durch die Hyperphosphatämie auf dem Boden einer verminderten oder fehlenden renalen Phosphatelimination perpetuiert wird. **Therapeutisch** besteht die Indikation zur sofortigen **Hämodialysebehandlung**, weil auch Schleifendiuretika die Nierenfunktion nicht bessern, sondern nur die Ausscheidung beeinflussen können.

▶ **Merke.**

▶ **Merke.** Der Beginn einer Dialysebehandlung lässt sich nicht allein über Laborparameter bestimmen, sondern muss sich am klinischen Gesamtbild orientieren.

Absolute Dialyseindikation und Prognose hängen von der Grundkrankheit ab. Urämische Symptome werden von den Patienten als unterschiedlich unangenehm erlebt.

Patienten mit interstitiellen Nephritiden, die noch über 1 Liter Urin täglich ausscheiden, werden später eine absolute Dialyseindikation bieten als Patienten mit diabetischer Nephropathie, deren Prognose an Dialyse mit einer mittleren Überlebensrate von 5 Jahren sehr niedrig liegt. Auch werden urämische Symptome von den Patienten als unterschiedlich unangenehm erlebt.

Für eine ausführlichere Darstellung über Progression und Terminalisierung einer chronischen Niereninsuffizienz s. Kapitel „Fortschreitende Nierenerkrankung (S. 954) – chronisches Nierenversagen/terminale Niereninsuffizienz".

4.3.7 Das Syndrom „Harnwegsinfekt bei chronischer Niereninsuffizienz"

▶ **Klinischer Fall.** Ein 65-jähriger Patient mit einem Diabetes mellitus Typ 2, der seit 15 Jahren bekannt ist, leidet neben den Folgen zweier Schlaganfälle und eines Herzinfarktes auch an diabetischer Nephropathie. Bisher nahm die Nierenfunktion langsam ab. In letzter Zeit kommt es aber immer wieder zu passageren Nierenfunktionsverschlechterungen, die durch Harnwegsinfekte induziert werden. Erneut stellt sich der Patient mit Nierenfunktionsverschlechterung und erhöhter Temperatur vor.

Befunde:
- **Körperliche Untersuchung:** Blutdruck 160/85 mmHg, Herzfrequenz 80/min, Temperatur 37,8 °C, ausgeprägte Knöchelödeme. Blut: Kreatinin 3,8 mg/dl, GFR 17 ml/min, Harnstoff 140 mg/dl (Vorwerte im entzündungsfreien Intervall: Kreatinin 2,9 mg/dl, GFR 23 ml/min, Harnstoff 125 mg/dl), Leukozyten 15 000 /μl, Hb 9,8 g/dl, Natrium 128 mmol/l, Kalium 5,3 mmol/l.
- **Urin:** ausgeprägte Leukozyturie, in der Urinkultur Escherichia coli (mit zahlreichen Antibiotikaresistenzen).

Verlauf: Die antibiogrammgerechte Therapie mit Ampicillin plus Gentamicin führt zu einer Besserung der Zystitis: Abfall des Kreatinins auf 3,2 mg/dl, GFR 21 ml/min (cave: insbesondere Gentamicin ist selbst nephrotoxisch, was bei der Dosierung unbedingt zu beachten ist! Aber auch die Dosierung vieler anderer Antibiotika muss der glomerulären Filtrationsleistung angepasst werden!).

Harnwegsinfekte gehören nach Pneumonien zu den häufigsten Infektionen älterer Patienten im Krankenhaus. Sie zählen darüber hinaus zu den wichtigsten reversiblen Faktoren, die eine chronische Niereninsuffizienz akut verschlechtern können. Es lässt sich häufig beobachten, dass chronisch niereninsuffiziente Patienten rezidivierend an Harnblasenentzündungen leiden, die passager dazu führen, dass sich die Nierenfunktion verschlechtert. Die Gründe hierfür sind vielschichtig und im Einzelfall oft nicht abschließend zu beurteilen. Das Immunsystem und damit die körperliche Abwehrbereitschaft gegen Infektionen ist bei abnehmender Nierenfunktion geschwächt.

Während der akuten Episode einer Zystitis können Appetitlosigkeit – die Patienten trinken dann auch zu wenig – und Fieber zu einer Exsikkose mit Nierenfunktionsverschlechterung beitragen. Im Übrigen begünstigt eine geschwächte Immunabwehr aufsteigende Infektionen, die bei verminderter Zahl funktionstüchtiger Nephrone zu renalen Entzündungsreaktionen beitragen dürften, ohne dass in jedem Falle klinisch eine Pyelonephritis mit Flankenschmerz zu beobachten ist. Die Funktion der Niere bricht dennoch passager weiter ein. Harnwegsinfekte, die bei niereninsuffizienten Patienten auftreten, werden deshalb immer als **komplizierte Harnwegsinfekte** eingestuft. (Unter diese Kategorie werden außerdem Harnwegsinfekte bei nicht immunsupprimierten Männern und rezidivierende Harnwegsinfekte mit ausgeprägter Bakteriämie subsumiert; von unkomplizierten Harnwegsinfekten/Zystitiden spricht man im Allgemeinen nur bei Infekten junger, sexuell aktiver Frauen, die durch ihre kurze Harnröhre gefährdet sind.)

Bei jeder Blasenentzündung oder Infektion der ableitenden Harnwege sollte eine Urinkultur angelegt werden, um die empirische antibiotische Therapie, die sofort begonnen werden muss, zu bestätigen oder entsprechend dem Antibiogramm zu ändern. Für die Initialtherapie von Zystitiden wie anderen Infektionen der ableitenden Harnwege sind Amoxicillin mit Clavulansäure (bei komplizierten Infektionen weniger günstig), Ciprofloxacin oder Cephalosporine der 3. Generation geeignet.

▶ **Merke.** Besonders bei niereninsuffizienten Patienten mit Diabetes mellitus, Restharn oder anderen Störungen im Bereich der Blase, kann die Therapie von Infektionen durch ausgeprägte Resistenzen der nachgewiesenen Keime erschwert werden. Darüber hinaus kann auch die schlechte Nierenfunktion dazu führen, dass Antibiotika nicht in ausreichender Konzentration in die ableitenden Harnwege und die Blase gelangen.

Sonografisch sollten Obstruktionen und/oder eine zunehmende Restharnbildung abgeklärt werden.

© nmcandre / Fotolia.com

5 Akutes Nierenversagen

5.1	Grundlagen	886
5.2	Ätiopathogenese	886
5.3	Klinik und Komplikationen	893
5.4	Diagnostisches Vorgehen	894
5.5	Therapie	898
5.6	Prognose	900

5.1 Grundlagen

5.1 Grundlagen

▶ Definition.

▶ Definition. Akut einsetzende, rasch progrediente, potenziell reversible Abnahme der Nierenfunktion, die durch Abfall der glomerulären Filtrationsrate (GFR) zu einem Anstieg von Kreatinin und Harnstoff sowie zu einer zurückgehenden Urinproduktion führt.

Die Definition, was wir als akutes Nierenversagen (ANV) im Vergleich zu subakut und chronisch bezeichnen, blieb lange etwas willkürlich. Mittlerweile haben die Klassifikation nach AKIN und die Einteilung nach RIFLE für intensivpflichtige Patienten klarere Definitionen geliefert (s. Tab. I-4.2, S. 877)

▶ Merke.

▶ Merke. Obwohl Veränderungen des Serumkreatinins von nur 0,5 mg/dl numerisch klein erscheinen, bedeuten sie gewöhnlich, dass die GFR erheblich zurückgeht, solange wir ein Serumkreatinin < 2,0 mg/dl messen. Grund dafür ist der nicht lineare Zusammenhang von Serumkreatinin und GFR (S. 869).

Epidemiologie: Das ANV ist das häufigste und teuerste nephrologische Krankheitsbild im Krankenhaus.

Epidemiologie: Das ANV – insbesondere, wenn es mit akuter Tubulusnekrose einhergeht – ist mittlerweile das **häufigste** und wahrscheinlich teuerste **nephrologische Krankheitsbild** im Krankenhaus. Die Inzidenz liegt im Krankenhaus bei 2–5 %, auf Intensivstationen bei 10–20 %. 200/1 Mio. Einwohner müssen sich jährlich wegen eines ANV einer Dialysebehandlung unterziehen. Die Letalität liegt wegen der hohen Zahl an intensivpflichtigen Patienten zwischen 40 und 60 %. Große Fortschritte in der Dialysetechnik und intensivmedizinischen Therapie konnten bisher nichts daran ändern, dass ein ANV zur häufigsten und kostenträchtigsten Nierenerkrankung im Krankenhaus zählt.

5.2 Ätiopathogenese

Prärenale, renale und auch postrenale Funktionsstörungen können zu einem ANV führen, s. Tab. I-5.1.

Sowohl prärenale, renale als auch postrenale Funktionsstörungen können zu einem ANV führen. Die Hauptgründe sind in Tab. I-5.1 zusammengefasst.

▶ Merke.

▶ Merke. Die **prärenal bedingte Minderperfusion** der Nieren und die **akute Tubulusnekrose** machen zusammen bis zu 70 % aller Fälle des ANV aus! Zur genauen Ätiologie, s. unten und S. 889.

Prärenales ANV entwickelt sich häufig im Krankenhaus, renales und postrenales ANV dagegen meist vor der stationären Einweisung. Renale Minderperfusion und akute Tubulusnekrose (S. 889) (s. Tab. I-5.2 und Tab. I-5.3) sind nicht leicht voneinander abzugrenzen. Die **diagnostische Unterscheidung beider Formen des ANV ist sehr wichtig**, da Erstere durch Normalisierung des intravasalen Flüssigkeitsvolumens gut beeinflusst werden kann, s. S. 894.

Während sich ein ANV durch prärenal bedingte Perfusionsstörungen oder eine akute Tubulusnekrose häufig im Krankenhaus entwickelt, beginnt das ANV bei Glomerulonephritiden, interstitiellen Nierenerkrankungen oder einer postrenalen Obstruktion im Allgemeinen schon vor der stationären Einweisung.
Sowohl renale Minderperfusion als auch akute Tubulusnekrose (S. 889) selbst treten unter verschiedenen Bedingungen auf (s. Tab. I-5.2 und Tab. I-5.3), die manchmal nicht leicht voneinander abzugrenzen sind. Dies ist v. a. dann der Fall, wenn prärenale Probleme zu einer akuten Tubulusnekrose führen, da eine fortwährende Hypoxie die Tubuli schädigen kann. Die **diagnostische Unterscheidung beider Formen des ANV ist allerdings sehr wichtig**, da eine Normalisierung des effektiven, zirkulierenden intravasalen Flüssigkeitsvolumens Perfusionsprobleme und damit die Niereninsuffizienz rasch normalisiert. Bei akuter Tubulusnekrose aber besteht ein feingeweblicher Strukturschaden mit anderem, längerem Verlauf, dessen Einfluss auf die Nierenfunktion durch verbesserte renale Perfusion nicht beeinflusst wird. Zur diagnostischen Abgrenzung, s. S. 894.

5.2 Ätiopathogenese

I-5.1 Ursachen des akuten Nierenversagens

prärenales ANV	
prärenal bedingte Perfusionsprobleme (s. auch Tab. I-5.2)	• Volumenmangel, Hypotension • Erkrankungen mit Volumenstörungen • selektive Ischämie der Niere.
vaskuläre Erkrankungen	• Vaskulitiden • Thromboembolie • Sklerodemie • maligne Hypertonie.
renales ANV	
• glomeruläre Erkrankungen	• Glomerulonephritis
• tubuläre Erkrankungen	• akute Tubulusnekrose (Tab. I-5.3) • Hyperkalzämie.
• interstitielle Erkrankungen	• Pyelonephritis • interstititielle Nephritis.
postrenales ANV	
• Obstruktionen der ableitenden Harnwege	• Prostataerkrankungen • Tumoren, Steine.

5.2.1 Prärenales akutes Nierenversagen

Die häufigste Ursache für ein prärenales ANV ist eine **Minderperfusion der Niere** (Tab. I-5.2), auf die im Folgenden besonders eingegangen werden soll. Andere Ursachen (s. Tab. I-5.1) sind selten.

I-5.2 Ursachen prärenaler Störungen der renalen Perfusion

Volumenmangel	• **gastrointestinale Verluste:** Erbrechen, Diarrhö, Blutungen, Magensondenverluste • **renale Verluste:** Diuretika, osomotische Diurese über Glukose (u. a.), Hypoaldosteronismus, Diabetes insipidus • **Verluste über Atemwege und Haut:** Perspiratio insensibilis, Schwitzen, Verbrennungen, Fieber • **Verluste in den dritten Raum:** interstinale Obstruktionen, schwere Quetschungsverletzungen mit Knochenbrüchen, akute Pankreatitis.
Hypotension	• Schock jeglicher Genese
Erkrankungen mit Volumenstörungen	• Herzinsuffizienz • nephrotisches Syndrom.
selektive Ischämien der Niere	• nichtsteroidale Antiphlogistika • hepatorenales Syndrom • Nierenarterienstenose (besonders bilateral), Verschlüsse von Nierenarterien und -venen.

Ein ANV bei prärenal bedingten Perfusionsstörungen tritt generell unter 2 globalen Bedingungen auf:
- Nierenischämie im Rahmen einer **systemischen Minderperfusion**
- **selektiver Abfall der Nierendurchblutung** (selten) bei Nierenarterienstenosen oder schwerer Leberzirrhose mit Beeinträchtigung der Nierenfunktion (hepatorenales Syndrom).

Das prärenal bedingte ANV tritt auf bei Nierenischämie im Rahmen einer **systemischen Minderperfusion** oder bei **selektivem Abfall der Nierendurchblutung** bei Nierenarterienstenose.

Pathophysiologie: Bei **systemischer Minderperfusion der Organe** werden Baro- und Volumenrezeptoren im Herz-Kreislauf-System stimuliert. In der Folge steigt der Sympathikotonus, das **RAAS wird aktiviert und ADH vermehrt ausgeschüttet** (s. auch Abb. I-1.9, S. 854). Die einsetzende Vasokonstriktion, die besonders renale, gastrointestinale und muskulokutane Gefäßbetten erfasst, um eine relative bessere Durchblutung von Herz und ZNS zu ermöglichen, soll den Blutdruck wieder auf Normalwerte heben.
Diese Reaktion des Herz-Kreislauf-Systems ist aus Sicht des Gesamtorganismus vorteilhaft, bringt aber den **Nachteil** mit sich, dass die **Vasokonstriktion in der Niere** den renalen Blutfluss und die GFR, die sich als flussabhängig erweist, abfallen lässt. Versagen diese Kompensationsmechanismen, führt das erniedrigte Herzminutenvolumen zu einer weiteren **Abnahme der GFR**.

Pathophysiologie: Bei **systemischer Minderperfusion** steigt der Sympathikotonus, das **RAAS wird aktiviert und ADH vermehrt ausgeschüttet** (s. auch Abb. I-1.9, S. 854). Die einsetzende Vasokonstriktion hebt den Blutdruck.

Diese Reaktion hat den **Nachteil**, dass die **Vasokonstriktion in der Niere** den renalen Blutfluss abfallen lässt; es kommt zur weiteren **Abnahme der GFR**.

Auch **periphere Ödeme** (z. B. bei Herzinsuffizienz, Leberversagen) führen zur **Abnahme des** zirkulierenden **Flüssigkeitsvolumens**. Es resultieren dieselben neurohumoralen Reaktionen wie bei tatsächlichem Volumenverlust.

Volumenmangel

Anamnestisch sollte nach Erbrechen, Diarrhö, Diuretika oder Polyurie gefragt werden. Ein ausgeprägter Volumenmangel geht mit **vermindertem Hautturgor**, **Tachykardie** und evtl. Schock einher. Starke Vasokonstriktion bewirkt **kalte Extremitäten**, **Zyanose** und sogar Koma bei mangelnder zerebraler Durchblutung.

Labor:
- **Elektrolytstörungen:** V. a. alte Patienten leiden oft an Volumenmangel, der sowohl eine **Hyper-** als auch eine reaktive **Hyponatriämie** verursachen kann.

- **Störungen des Säure-Basen-Haushaltes:** Durch reaktive renale Bikarbonatretention kommt es zur **metabolischen Alkalose**. Volumenmangel kann aber auch von **Azidose** begleitet sein (z. B. bei Diarrhö, Ketoazidose, Laktatazidose mit Schock, CNE).

▶ Merke.

Hypotension

Ätiologie: Hypotension mit Nierenversagen ist meist die Folge eines Schocks. Es besteht die Gefahr renaler Strukturschäden.

Pathophysiologie: Ein Abfall des Blutdruckes senkt die GFR. Schon eine geringe Senkung des intraglomerulären hydrostatischen Druckes kann u. U. zu Filtrationsversagen führen.

Erkrankungen mit Volumenstörungen

Herzinsuffizienz: Eine renale Ischämie bei Herzinsuffizienz kann durch Pumpversagen sowie Abnahme des kardialen Füllungsdrucks bei Diuretikatherapie verursacht sein.

I 5 Akutes Nierenversagen

Auch Erkrankungen, die mit **peripheren Ödemen** einhergehen (z. B. Herzinsuffizienz, chronisches Leberversagen), führen zu einer **Abnahme des** effektiven, zirkulierenden **Flüssigkeitsvolumens**. Der Abfall der Gewebeperfusion ist Folge der reduzierten Herzleistung oder einer venösen Umverteilung des Blutes in den Innervationsbereich des N. splanchnicus, einer systemischen Vasodilatation sowie Aszitesbildung bei Lebererkrankungen. Bei schwerem Verlauf werden diese Krankheiten dann von denselben neurohumoralen Reaktionen mitgeprägt wie ein tatsächlicher Volumenverlust: vermehrter Sekretion von Katecholaminen, einer starken Aktivierung des RAAS sowie einer angestiegenen ADH-Ausschüttung.

Volumenmangel

Hinweise auf einen Volumenmangel bieten Anamnese, körperliche Untersuchung und Laboruntersuchungen. **Anamnestisch** sollte geachtet werden auf Angaben der Patienten zu Erbrechen, Diarrhö, Diuretikaeinnahme oder Hinweise auf Episoden von Polyurie. Ein Volumenmangel, der ausgeprägt genug ist, ein Nierenversagen zu verursachen, geht in der Regel mit einem **verminderten Hautturgor** sowie lageabhängiger **Tachykardie** mit und ohne Hypotension einher. Bei schwererem Volumenverlust tritt ein hypovolämischer Schock auf. Ausgeprägte Vasokonstriktion und herabgesetzte periphere Perfusion führen zu **kalten Extremitäten** und **Zyanose**, in schlimmsten Fällen zu agitiertem Verhalten und Verwirrungszuständen oder gar Koma, wenn die zerebrale Durchblutung zu weit abgefallen ist.

Labor:
- **Elektrolytstörungen:** Demente alte Patienten leiden häufiger an relevantem Volumenmangel, da sie wenig trinken, sodass Flüssigkeitsverluste über die Perspiratio insensibilis und eine Diuretikabehandlung nicht ersetzt werden. Die Folge kann eine **Hypernatriämie** sein. Häufiger sehen wir jedoch eine **Hyponatriämie** bei Volumenmangel, da eine niedrige GFR und erhöhte ADH-Auschüttung zu relativer Wasseretention im Verhältnis zu Serumnatriumkonzentration führen.
- **Störungen des Säure-Basen-Haushaltes:** Volumenkontraktion führt zu Bikarbonatretention durch die Niere. Es kommt zu einer **metabolischen Alkalose**. Heftiges Erbrechen sowie Verluste über Magensonden können zur gleichen Störung führen. Volumenmangelzustände können aber auch von einer **Azidose** begleitet sein, wenn sie als Folge von Diarrhöen, Ketoazidose mit glukoseabhängiger osmotischer Diurese, Laktatazidose mit Schock oder im Rahmen einer vorbestehenden chronischen Niereninsuffizienz auftreten.

▶ Merke. Bei vorbestehendem Nierenschaden kann ein Volumenmangel schwer zu diagnostizieren sein, da die diagnostischen Tests bei Nierenfunktionseinschränkung an Aussagefähigkeit einbüßen. Wichtig ist, dass der Arzt daran denkt, dass ein akuter Funktionsverlust bei einem Patienten mit chronischem Nierenversagen auch Folge eines subklinischen Volumenmangels sein kann.

Hypotension

Ätiologie: Eine Hypotension, die zu Nierenversagen führt, ist zumeist Folge einer Schocksituation (Hypovolämie jeglicher Ursache, Herzversagen, Sepsis). Es besteht die Gefahr, dass die Nierenfunktion nicht nur als Folge der Minderperfusion zusammenbricht, sondern eine begleitende renale Hypoxie zu Strukturschäden der Niere wie einer akuten Tubulsnekrose führt.

Pathophysiologie: Ein Abfall des Blutdruckes beeinflusst unmittelbar die GFR, da sich der hydrostatische Druck in den Glomeruli reduziert. Er liegt ohnehin nur bei max. 60 mmHg. Da ihm der onkotische Druck entgegenwirkt, können schon geringe Abfälle des intraglomerulären hydrostatischen Druckes zu Filtrationsversagen führen, wenn die glomeruläre Autoregulation Druckänderungen nicht mehr gegensteuern kann.

Erkrankungen mit Volumenstörungen

Herzinsuffizienz: Eine renale Ischämie bei Herzinsuffizienz hat zumeist 2 Ursachen: Vorwärts- oder Pumpversagen des Herzens und Abnahme des kardialen Füllungsdrucks durch eine aggressive Diuretikatherapie. Die renale Vasokonstriktion (Folge erhöhten Sympathikotonus und verstärkter Bildung von Angiotensin II) verschlimmert die Niereninsuffizienz zusätzlich.

> ▶ **Merke.** Die Probleme einer aggressiven Diuretikatherapie sind klinisch hoch relevant, da die Diuretikatherapie bei Herzinsuffizienz einen wichtigen Stellenwert einnimmt (Verbesserung einer pulmonalen Stauung und peripherer Ödeme). Leider führt gerade bei schweren Herzinsuffizienzen die Gabe von Diuretika immer wieder zu einer fortschreitenden – anders nicht zu erklärenden – Nierenfunktionsverschlechterung. Ansteigende Kreatinin- und Harnstoffwerte in dieser Situation weisen aber auch darauf hin, dass auch andere Organe schlechter durchblutet werden. Diuretika müssen unter diesen Umständen reduziert, manchmal sogar kurzfristig pausiert werden.

▶ **Merke.**

Nephrotisches Syndrom: Durch den renalen Albuminverlust kommt es auch beim nephrotischen Syndrom zu einer effektiven Abnahme des zirkulierenden Volumens (s. S. 879).

Diese Minderfüllung des Gefäßbettes führt allerdings nur dann zu einem Nierenversagen, wenn neben einer erhaltenen glomerulären Filtrationsrate – Abfälle führen zu Volumenretention – Diuretika das Füllungsvolumen weiter reduzieren (häufig bei Minimal-Change-Glomerulopathie).

Hepatorenales Syndrom: s. S. 630.

Nephrotisches Syndrom: Durch Albuminverlust kommt es zu einer effektiven Abnahme des zirkulierenden Volumens (s. S. 879).

Hepatorenales Syndrom: s. S. 630.

Selektive Ischämien der Niere

Nichtsteroidale Antiphlogistika: Angiotensin II und Norepinephrin erhöhen die Bildung von Prostaglandinen. Prostglandine wirken vasodilatatorisch, besonders im Bereich der afferenten Glomerulusarteriole (s. auch Kapitel „Anatomie und Physiologie der Niere" (S. 845)). Die Folge sind eine Minderung der arteriolären Vasokonstriktion der Niere (damit der renalen Ischämie) und eine bessere glomeruläre Perfusion.

In beinahe allen Situationen mit **prärenalen Perfusionseinschränkungen** ist die **Bildung von Angiotensin II und die Sekretion von Katecholaminen erhöht**. Daher kann der Einsatz **nichtsteroidaler Antiphlogistika** in diesen Situationen problematisch sein, da sie die **renale Ischämie** und den Abfall der GFR über Hemmung der Prostaglandinbildung **verstärken** dürften.

Aus diesem Grund wird immer wieder ein ANV beobachtet bei Patienten mit Volumenmangel, zunehmender Herzinsuffizienz, Leberzirrhose und nephrotischem Syndrom, denen aus unterschiedlichen Gründen nichtsteroidale Antiphlogistika verschrieben wurden. Patienten mit KHK wurden möglicherweise schon längere Zeit Aspirin (und ACE-Hemmer) verordnet, die ohnehin schon die glomeruläre Autoregulation einschränken und bei Volumenstörungen zu Nierenversagen führen (siehe Kapitel „Anatomie und Physiologie der Niere" (S. 846)). Diese Medikamente müssen in solchen Situationen passager abgesetzt werden.

Nierenarterienstenose: Wenn es bei Patienten, die seit Jahren an einer Hypertonie mit begleitender Niereninsuffizienz leiden, **plötzlich zu Blutdruckentgleisungen mit Kreatininanstieg** und **Nierenversagen** kommt, muss an eine Nierenarterienstenose gedacht werden, die möglicherweise schon länger besteht, aber jetzt hämodynamisch wirksam wird. Der Blutfluss zu einer der beiden Nieren wurde so stark gesenkt, dass die einbrechende Filtrationsrate von der durch Hochdruck vorgeschädigten Niere der Gegenseite nicht aufgefangen werden kann.

Stellt sich ein solches Bild bei einem Hypertoniker ohne vorbekannte Nierenfunktionsstörung ein, muss an eine bilaterale Nierenarterienstenose gedacht werden (Weiteres siehe „renovaskulärer Hypertonie" (S. 1004)).

Selektive Ischämien der Niere

Nichtsteroidale Antiphlogistika: Bei **prärenalen Perfusionseinschränkungen** sind **Angiotensin II und Katecholamine erhöht**, was eine verstärkte Bildung von Prostaglandinen (S. 846) und damit eine Minderung der Vasokonstriktion der Niere bewirkt. **NSAR** können **renale Ischämien** über Hemmung der Prostaglandinbildung **verstärken**.

Nierenarterienstenose: Wenn es bei Hypertonie mit CNE **plötzlich zu Blutdruckentgleisungen mit Kreatininanstieg** und ANV kommt, muss an eine einseitige Nierenarterienstenose gedacht werden.

Ein ANV bei Hypertonie ohne bekannte Nierenfunktionsstörung lässt an eine bilaterale Nierenarterienstenose (S. 1004) denken.

5.2.2 Renales akutes Nierenversagen

Die häufigste Form des renalen Nierenversagens ist die **akute Tubulusnekrose**, auf die im Folgenden näher eingegangen werden soll.

Ätiopathogenese: Die akute Tubulusnekrose stellt eine unspezifische pathologische Antwort der Niere auf verschiedene Schädigungen (Tab. I-5.3) dar, die aber einen einheitlichen klinischen Verlauf zeigen. Nach der initialen Schädigung kommt es zu

5.2.2 Renales akutes Nierenversagen

Die häufigste Form des renalen Nierenversagens ist die **akute Tubulusnekrose**.

Ätiopathogenese: Die akute Tubulusnekrose stellt eine unspezifische Reaktion auf verschiedene Schädigungen dar (Tab. **I-5.3**).

einem raschen Abfall der GFR mit starken Anstiegen von Serumkreatinin und Harnstoff, die oft zur Dialysepflichtigkeit führen. Nach 7–21 Tagen kommt es zur Erholung der Niereninsuffizienz, falls die Patienten überlebt haben. Eine akute Tubulusnekrose entwickelt sich häufig bei Patienten, die an **Sepsis** oder **Schock** leiden.

> ▶ Merke. Die Hauptursachen der akuten Tubulusnekrose sind **ischämische Probleme** und **Nephrotoxine**. Diese Unterscheidung ist nicht absolut, da Patienten mit septischem Krankheitsbild häufig auch Aminoglykoside und andere nephrotoxische Medikamente verschrieben bekommen, sodass verschiedene Mechanismen synergistisch wirken können.

I-5.3 Ursachen der akuten Tubulusnekrose

postischämische Episoden	■ alle Formen schwerer prärenaler Störungen, v. a. hypotensiver Schock
Nephrotoxine	
■ Medikamente und exogene Toxine	■ häufig: Aminoglykoside, Cisplatin, Röntgenkontrastmittel (v. a. bei vorbestehendem Nierenschaden, z. B. diabetische Nephropathie – Schädigung tritt bereits nach 3–4 Tagen ein)
	■ seltener: Cephalosporine, Rifampicin, Amphotericin B, Tetracycline, Methoxyfluran, Acetaminophen-Überdosierung, Schwermetalle (Quecksilber, Arsen, Uran).
■ Hämpigmente	■ Rhabdomyolyse (typische Trias: pigmentierte granulierte Zylinder im Urin, Hämpositivität des zentrifugierten Urinüberstandes in der Teststreifendiagnostik, starker Anstieg der Kreatininkinase > 5000 U/l, die aus den geschädigten Muskelzellen austritt) – Myoglobinurie (→ rotbrauner Urin)
	■ intravaskuläre Hämolyse – Hämoglobinurie (→ rotbrauner Urin).

Der Verlauf der akuten postischämischen Tubulusnekrose lässt sich in 4 Phasen gliedern:

- **Initialphase des Nierenversagens:** renale Vasokonstriktion und Abnahme der renalen Perfusion. Es kommt zum prärenalen Nierenversagen, zur ATP-Depletion renaler Zellen und Zellschädigung durch oxidativen Stress.
- **Progressionsphase:** Makrophagen, dendritische Zellen und renale Endothel- und Epithelzellen werden aktiviert, eine allgemeine renale Entzündungssituation entsteht. Entzündungszellen binden an aktiviertes Endothel in den peritubulären Kapillaren des äußeren Markbereiches. Die hypoxische Situation im proximalen Tubulus verschärft sich, Tubuluszellen in diesem Bereich werden nekrotisch und in das Tubuluslumen abgestoßen.
- **Stabilisationsphase:** Tubulus- und Nierenstammzellen proliferieren, um die abgestoßenen Zellen zu ersetzen.
- **Erholungsphase:** Polarität und Funktion der proximalen Tubuluszellen erlauben wieder eine normale Nephronfunktion.

Obgleich die renale Ischämie den häufigsten Grund für eine Tubulusnekrose darstellt, reagieren die einzelnen Patienten sehr unterschiedlich auf Blutflusseinbrüche mit Oxygenierungsabfall. In einigen Fällen führen wenige Minuten dauernde Blutdruckabfälle (z. B. während einer Narkose) zu akuter Tubulusnekrose, andere Patienten zeigen auch nach Stunden renaler Ischämie noch keine Strukturschäden der Niere.

> ▶ Merke. Die höhere Empfindlichkeit der Niere auf hypoxische Zustände ist oft Folge bereits vorbestehender, auch leichterer Nierenfunktionseinschränkung sowie von Komplikationen nach chirurgischen oder geburtshelferischen Eingriffen, Sepsis und Eingriffen mit schweren Blutungen oder septischem Abort.

Pathophysiologie: Die tubuläre Schädigung der Nierenfunktion im Rahmen der akuten Tubulusnekrose (Abb. I-5.2) wird zunächst über 2 Mechanismen beeinträchtigt:
- Der Tubulus wird durch nekrotisches, verbackenes Zellmaterial verstopft, der Rückstau des Urins erhöht den Druck in der Bowmann-Kapsel, die GFR nimmt ab.
- Unkontrollierte Rückdiffusion von Primärharn über die geschädigten Tubulusepithelien in das Interstitium.

Zusätzlich kann der glomeruläre Blutfluss über arterioläre Vasokonstriktion, im weiteren Verlauf durch arterioläre Nekrosen sowie die Schwellung glomerulärer Endothelzellen abfallen. Schließlich ist es möglich, dass die glomeruläre Ultrafiltrationskapazität abnimmt, da Entzündungsmediatoren und direkte Zellschädigung die Permeabilität der Glomeruluskapillaren vermindern.

I-5.1 Entwicklung medullärer Hypoxie über den Diffusionsaustausch von Sauerstoff zwischen aufsteigendem und absteigendem Anteil der Vasa-recta-Kapillaren (→) und Sauerstoffverbrauch durch die Markzellen (blaue Doppelpfeile)

Die Vasa-recta-Kapillaren der Nierenmedulla zeigen eine Haarnadelkonfiguration wie die Henle-Schleifen, denen sie folgen, mit absteigendem und aufsteigendem Anteil, um die Funktion der Henle-Schleifen zu unterstützen. Blut, das in das Mark einfließt, weist einen hohen Sauerstoffpartialdruck wie in der Nierenrinde auf. Sauerstoff diffundiert jedoch aus den absteigenden Vasa recta in die wenig oxygenierten aufsteigenden Vasa recta. Dieser Umstand und der Sauerstoffverbrauch durch Zellen im Mark führen dazu, dass bereits im äußeren Nierenmark niedrige Sauerstoffpartialdrücke von minimal 10–20 mmHg auftreten. Im äußeren Markbereich finden sich aber Zellen des proximalen Tubulus und des aufsteigenden dicken Schenkels der Henle-Schleife mit sehr hoher metabolischer Aktivität und großem Sauerstoffverbrauch. Diese Zellen arbeiten schon unter physiologischen Bedingungen wegen des niedrigen Sauerstoffpartialdrucks in diesem Bereich an der Hypoxiegrenze und sind bei Ischämie besonders gefährdet.

I-5.2 Histologisches Bild bei akutem Nierenversagen

Die **Tubulusepithelzellen** sind aufgrund der Sequestrierung des ischämiebedingten apikalen Zellödems abgeflacht (Pfeile) (HE-Färbung).

aus: Riede U. N., Werner M., Schäfer H.-E. (Hrsg.): Allgemeine und spezielle Pathologie. Thieme; 2004

I-5.3 Schematische Darstellung der ischämischen bzw. tubulotoxischen Tubulusnekrose

Die Abbildungen zeigen den mehr segmentalen tubulären Befall bei ischämischer Tubulusnekrose (**a**) sowie die mehr diffus kohärenten Nekrosen nach Einnahme von tubulotoxischen Substanzen (**b**).

5.2.3 Postrenales akutes Nierenversagen

Ätiologie: Der Urinfluss kann in allen Segmenten des ableitenden Harntraktes durch eine Obstruktion behindert oder zum Erliegen gebracht werden. Die Hauptursachen obstruktiver Störungen sind in Tab. **I-5.4** zusammengestellt. Die Häufigkeit, mit der diese Probleme auftreten, hängen von Alter und Geschlecht der Patienten

Ätiologie: Die Hauptursachen obstruktiver Störungen zeigt Tab. **I-5.4**. Bei jüngeren Patienten finden sich meist obstruierende Steine. Mit zunehmendem Alter bekommen

Prostatahypertrophien und Neoplasien größere Bedeutung.

ab. Bei jüngeren Patienten finden sich meist obstruierende Steine. Mit zunehmendem Alter bekommen Prostatahypertrophien oder -karzinome sowie Neoplasien im Becken oder Retroperitoneum größere Bedeutung (z. B. Lymphome, Karzinome von Blase, Zervix, Uterus, Ovarien oder Kolon; Metastasen v. a. bei Mammakarzinom).

I-5.4 Hauptursachen für Obstruktionen der ableitenden Harnwege

Ort der Obstruktion	Ursache
Nierenbecken	▪ Steine ▪ Bruckstücke nekrotischen Papillengewebes ▪ Strikturen oder aberrante Gefäße am Übergang von Nierenbecken/Ureter.
Ureter	▪ Karzinome in Nierenbecken, Blase oder Prostata, primäre ureterale Neoplasien ▪ retroperitoneale Lymphome, metastasierende Karzinome, retroperitoneale Fibrose ▪ Steine, Ureterozelen, Blutkoagel, Strikturen ▪ chirurgische Ligaturen (akzidentiell) ▪ Schwangerschaften ▪ regionale Enteritiden ▪ Ödem am vesikoureteralen Übergang nach retrograder Katheterisierung.
Blasenausgang und Ureter	▪ benigne Prostathypertrophie ▪ Karzinome von Prostata und Blase ▪ neurogene Blasenstörungen ▪ urethrale Strikturen, Phimosen, Steine.

Pathophysiologie: Proximal der Obstruktion steigt der Druck. Dies führt zu Dilatation des Ureters (**Hydroureter**) und Aufweitung des renalen Kelchsystems (**Hydronephrose**). Die GFR nimmt ab.

Pathophysiologie: Abhängig vom Ausmaß der Obstruktion steigt der Druck proximal der Obstruktion in den ableitenden Harnwegen, da die weiterhin glomerulär gefilterte Menge des Primärharnes nicht mehr im bisherigen Umfang in die Harnblase abfließen kann. Dies führt zu anatomischen Veränderungen wie einer Dilatation des proximal gelegenen Anteils des Ureters (**Hydroureter**), einer Dehnung des Nierenbeckens und Aufweitung des renalen Kelchsystems (**Hydronephrose**). Intrarenal steigt der Druck auch im Tubulussystem an, die GFR nimmt ab, bei totalen Obstruktionen erliegt sie völlig.

Bei **einseitigem Totalverschluss** der Harnwege fällt die GFR initial auf die Hälfte. Klinisch bleibt dies häufig nicht nachweisbar. Es kommt zur **kompensatorischen Hyperfiltration der kontralateralen Niere**. Sowohl Total- als auch Teilobstruktionen können zu dauerhaften Nierenschäden führen.

Bei **einseitigem Totalverschluss** der ableitenden Harnwege fällt die GFR initial auf die Hälfte. Klinisch bleibt dies häufig nicht nachweisbar: Das Kreatinin im Serum, auf dem auch die Berechnung der „estimated" GFR (eGFR) beruht, steigt nur langsam über Tage an. In dieser Zeit kommt es bereits zu einer **kompensatorischen Hyperfiltration der kontralateralen Niere**, sodass die Einbuße der renalen Gesamtfiltrationsleistung bei unilateraler Obstruktion, die nicht gleich behandelt werden konnte, weniger drastisch ausfällt. Sowohl bei Total- als auch bei Teilobstruktionen muss bedacht werden, dass auftretende funktionelle Nierenfunktionseinbußen zu dauerhaften Nierenschäden wie Tubulusatrophien und Nephronnekrosen führen können.

▶ Merke.

▶ **Merke.** Je länger die Urinabflussbehinderung besteht, desto höher ist die Gefahr eines bleibenden Schadens. Besonders gefährdet sind chronisch vorgeschädigte Nieren.

Die **tubulären Veränderungen** bei Obstruktion zeigen, dass die pathophysiologischen Konsequenzen gravierend sind.
Je nach Natrium- und Wasseraufnahme des Patienten kann sich dies klinisch sowohl als Hypo- als auch Hypernatriämie zeigen.

Auch die **tubulären Veränderungen** bei Obstruktionen der ableitenden Harnwege zeigen, dass die pathophysiologischen Konsequenzen gravierend sind. Ist der Harnabfluss aus beiden Nieren behindert, wird zunächst verstärkt Natrium und Wasser in den Tubuli rückresorbiert. Die Folgen sind ein niedriges Urinnatrium mit hoher Osmolarität wie bei einem prärenalen Nierenversagen. Im nächsten Schritt kommt es über den erhöhten intratubulären hydrostatischen Druck zu schweren Tubulusfunktionseinbußen: Natrium kann nicht mehr ausreichend rückresorbiert werden. Je nach Natrium- und Wasseraufnahme des Patienten, kann sich dies klinisch sowohl als Hypo- als auch als Hypernatriämie zeigen.
Das Sammelrohrsystem reagiert nicht mehr wie zuvor auf ADH. Somit ist auch die Wasserrückresorption gestört.

▶ Merke.

▶ **Merke.** Die gestörte Natrium- und Wasserrückresorption erklärt, warum trotz chronischen Obstruktionen mit abnehmender Nierenleistung die Ausscheidung von Salz und Wasser über lange Zeit unverändert bleiben. Die Resorptionsleistung der Nieren nimmt in korrespondierendem Ausmaß kontinuierlich ab.

Weiterhin werden bei Obstruktionen der ableitenden Harnwege Protonen tubulär vermindert sezerniert, was zu einer **renal-tubulären Azidose** (distaler Typ 1) führt. Die genannten **tubulären Störungen** sind **bei rechtzeitiger Entlastung meist reversibel**, können aber auch je nach Dauer der Obstruktion und Vorschädigung der Niere in unterschiedlichem Maße persistieren.

5.3 Klinik und Komplikationen

Leitsymptom des akuten Nierenversagens ist die abnehmende Urinausscheidung (**Oligurie**). Eine **Anurie** sollte immer an eine akute bilaterale Obstruktion der ableitenden Harnwege denken lassen. Nur wenige andere Erkrankungen der Niere führen zu völliger Anurie (hypotensiver Schock, Nierenrindennekrosen, manchmal akute Glomerulonephritiden, hämolytisch-urämisches Syndrom und akute Tubulusnekrose). **Nierenversagen ohne Oligurie** weist auf einen **günstigeren Verlauf** der Erkrankung hin.

Dies gilt nicht, wenn Diuretika bei einem oligurischen Nierenversagen zu höherer täglicher Urinmenge führen: Diuretika vermindern die tubuläre Wasserresorption in den wenigen verbliebenen Nephronen, die intakt sind, sorgen aber nicht dafür, dass auf einmal verstopfte und erkrankte Nephrone ihre Funktion wieder aufnehmen.

Die Phase des Nierenversagens dauert etwa 7–21 Tage. Kürzere Verläufe (z. B. nach Röntgenkontrastmittel) als auch sehr viel längere Episoden im Rahmen schwerer Infektionen sind möglich.

Die **Verbesserung der Nierenfunktion** zeigt sich schließlich an einer **Zunahme der täglichen Urinproduktion** (v. a. bei oligurischen Patienten). Auch bei protrahiert schlechter GFR und erhöhtem Serumkreatinin kann die tägliche Urinmenge jedoch zunehmen, wenn die tubuläre Reabsorption von Flüssigkeit gestört ist, da das Mark ausgewaschen wurde und die osmotischen Gradienten ins Interstitium verringert sind (s. auch S. 847).

Passager verminderte osmotische Gradienten können auch dazu führen, dass es bei sehr rascher Zunahme der GFR **zunächst zu einer Polyurie** von mehr als 6 l/24 h kommt, bevor die Niere wieder fähig wird, ausreichend Flüssigkeit zurückzugewinnen. In vielen Fällen erholt sich die Niere wieder, die Serumkreatininwerte normalisieren sich oder fallen auf vorbestehende Werte ab.

Klinische **Hauptprobleme** umfassen **Überwässerung**, **Elektrolytentgleisungen** (Hyperkaliämie, Hyperkalziämie, Hyperphosphatämie) sowie **Zeichen der Urämie**. Eine weitere schwere Komplikation sind **Infektionen** (meist von Lunge, Harnblase oder Abdomen), die immer wieder zum Tod führen. Zusätzlich vermindert ansteigender Harnstoff die Abwehrkräfte des Körpers, besonders wenn Harnstoff über 200 mg/dl ansteigt.

Bei **akuten Verschlüssen der ableitenden Harnwege** ist Schmerz das Leitsymptom. Die Heftigkeit des Schmerzes gibt Hinweise auf das Ausmaß des Verschlusses, die Lokalisation auf den betroffenen Abschnitt des ableitenden Harnsystems (Tab. I-5.5). Schmerzen entstehen durch eine rasche Dehnung von Blase, Ureteren oder Nierenkapsel. Das Ausmaß der Dilatation des ableitenden Harnwegssystems ist von geringer Bedeutung. Daher führen **langsam zunehmende Obstruktionen** auch **meist zu keinerlei Schmerzsymptomen**.

I-5.5	Symptome und klinische Zeichen einer obstruktiven Uropathie
Ort der Obstruktion	**typische Symptome, klinische Zeichen**
Nierenbecken und Ureter	**akut:** Flankenschmerzen, die zur Leiste ziehen können, Nierenkoliken bei Ureterobstruktionen, manchmal Makrohämaturie, paralytischer Ileus **chronisch:** häufig asymptomatisch, außer bei Infektionen, fortschreitendem Nierenversagen; gelegentlich Polyurie und Nykturie bei partiellen und/oder beidseitigen Obstruktionen; manchmal Makrohämaturie
Blasenausgang und Urethra	**akut:** suprapubische Schmerzen, die zu Hoden oder Labien ausstrahlen, Anurie oder verminderte Stärke des Harnstrahles, vergrößert palpable Blase, vergrößerte Prostata **chronisch:** häufiger Harndrang, „Nachträufeln", verminderte Stärke des Harnstrahles, Nykturie, Inkontinenz; möglicherweise vergrößerte tastbare Blase, Prostata oder Beckentumor anderer Genese

5.4 Diagnostisches Vorgehen

5.4.1 Abgrenzung zwischen prärenalem und renalem ANV

Besonders wichtig ist die Unterscheidung zwischen einem **prärenalen Perfusionsversagen** und der **akuten Tubulusnekrose**, da das perfusionsbedingte prärenale ANV gut therapierbar ist. Die Differenzialdiganostik prärenales versus renales ANV ist immer ein Zusammenspiel aus mehreren Untersuchungen, da beide Formen häufig überlappende Untersuchungsergebnisse zeigen.

Anamnese

Bei Patienten im Krankenhaus ist es häufig möglich, den Tag zu bestimmen, an dem das Serumkreatinin zu steigen begann, da sich eine wahrscheinliche Ursache finden lässt (z. B. Hypotension nicht zuletzt unter Vollnarkose, Kontrastmittel, Gabe von Antibiotika). Auch der zeitliche Verlauf muss berücksichtigt werden: Aminogylokside akkumulieren im Nierenkortex und führen erst nach 7–10 Tagen zu klinisch relevanter Nephrotoxizität. Ein ANV, das schon 2 Tage nach der Erstdosis von Gentamicin auftritt, kann somit nicht so ohne Weiteres auf das Aminoglykosid zurückgeführt werden.

▶ **Merke.** Bei der Anamneseerhebung sollte neben eindrücklichen hypotonen Phasen und Schockepisoden auch an weniger offensichtliche Ereignisse wie Blutdruckabfälle während chirurgischer Eingriffe (Anästhesieprotokolle) gedacht werden.

Klinischer und therapeutischer Verlauf

Urinausscheidung:
- Oligurie (Urin < 500 ml/d) trotz Flüssigkeitsgabe: renales ANV
- nicht oligurischer Verlauf (Urin > 500 ml/d) unter Flüssigkeitsgabe: prärenaler Perfusionsschaden (Anmerkung: Bei Herzinsuffizienz wird Flüssigkeitsgabe das prärenale Nierenversagen verschlimmern. Es müssen stattdessen Diuretika verabreicht werden. Dadurch wird der Frank-Starling-Mechanismus verbessert, die Pumpfunktion des Herzens verbessert sich und die Niere wird wieder besser perfundiert.)

Therapeutischer Verlauf: Auch aus dem therapeutischen Verlauf können Hinweise auf die Art der renalen Schädigung gewonnen werden: Erholt sich die Nierenfunktion innerhalb von 24–72 Stunden auf Ausgangskreatininwerte, wenn es gelingt, das effektive zirkulierende Flüssigkeitsvolumen zu erhöhen (z. B. Besserung einer Herzinsuffizienz), kann dies als klarer diagnostischer Hinweis auf eine prärenal bedingte Perfusionsstörung angesehen werden. Bessert sich das Nierenversagen unter diesen Umständen nicht oder nur sehr langsam, muss von einer akuten Tubulusnekrose ausgegangen werden.

Labor

Ohne Laboruntersuchungen sind weitere diagnostische Hinweise oft nicht zu gewinnen (Tab. I-5.6). Diese zusätzlichen Befunde sind dann am hilfreichsten, wenn die Patienten oligurisch ≤ 500 ml ausscheiden. Patienten mit nicht oligurischem ANV haben wahrscheinlich einen geringeren Tubulusschaden, weshalb eine nicht unbeträchtliche Überlappung mit Befunden, wie sie auch bei prärenalen Perfusionsschäden zu finden sind, auftreten kann. Eine einzelne Untersuchung kann daher nicht weiterhelfen.

▶ **Merke.** Laboruntersuchungen sind dann am aussagekräftigsten, wenn die Patienten oligurisch ≤ 500 ml ausscheiden.

Kreatinin und Harnstoff: Das **Serumkreatinin steigt** während **tubulärer Nekrose** (vor allem bei Oligurie) **stetig** mit bis zu 0,5 mg/dl am Tag und mehr an, **bei prärenalem Nierenversagen** ist die tägliche Serumkreatininzunahme **geringer**. Fällt die GFR, erhöhen sich Kreatinin und Harnstoff im Serum. Dabei ändert sich das normale Verhältnis von Harnstoff zu Kreatinin von ca. 25:1 nicht.

Bei **prärenalen Problemen** nimmt ein weiterer Vorgang Einfluss auf die Serumharnstoffspiegel: Das reduzierte effektive zirkulierende Flüssigkeitsvolumen führt zu einem Anstieg der Natrium- und Wasserrückresorption im proximalen Tubulus. Dadurch erhöht sich gleichzeitig die passive Harnstoffwiederaufnahme, die Spiegel des Serumharnstoffs steigen relativ deutlich rascher als die des Serumkreatinins an. In der Folge verschiebt sich der **Harnstoff/Kreatinin-Quotient auf Werte größer 40 : 1**. Ausnahmen sind Umstände, die zu einem erhöhten Serumharnstoff führen (z. B. gastrointestinale Blutungen, verstärkter Gewebeuntergang oder eine Kortikoidtherapie). Ein **normaler oder nur wenig veränderter Harnstoff/Kreatinin-Quotient** (ca. 25 : 1) stützt im Allgemeinen die Diagnose „akute Tubulusnekrose".

Urinsediment Abb. I-5.4: Bei **akuter Tubulusnekrose** finden sich in 70 % der Fälle typische braune granulierte Zylinder, zusätzlich Epithelzellen und Epithelzylinder.
Das Sediment bei **Perfusionsstörungen** der Niere ist weitgehend unauffällig: Hyaline Zylinder, die im Mikroskop gelegentlich zu sehen sind, haben keinen Krankheitswert. Manchmal geht eine protrahierte prärenale Perfusionsstörung in eine akute Tubulusnekrose über. Dies kann sich im Urin zeigen: In ein bisher blandes Sediment mischen sich auf einmal braune Zylinder.
Nach Einnahme **nephrotoxischer Medikamente** kann mithilfe des Urinsediments auch zwischen **akuter Tubulusnekrose** (v. a. Aminoglykoside) und **interstitieller Nephritis** (Penicilline oder salizylathaltige Medikamente) unterschieden werden. Bei interstitieller Nephritis finden sich im Urinsediment typischerweise Leukozytenzylinder, Leukozyten (häufig eosinophil) und gelegentlich dysmorphe Erythrozyten.

Bei **prärenalen Problemen** kommt es zum Anstieg der Natrium- und Wasserrückresorption im proximalen Tubulus, der Harnstoff steigt rascher als das Serumkreatinin und verschiebt den **Harnstoff/Kreatinin-Quotienten auf Werte größer 40 : 1**.
Ein **normaler oder nur wenig veränderter Quotient** (ca. 25 : 1) spricht für eine **akute Tubulusnekrose**.

Urinsediment Abb. I-5.4: Bei **akuter Tubulusnekrose** finden sich meist braune granulierte Zylinder und Epithelzellen.
Bei **Perfusionsstörungen** ist das Sediment unauffällig.
Sedimentveränderungen können auf den Übergang einer prärenalen Störung in eine Tubulusnekrose hinweisen.
Nach Einnahme **nephrotoxischer Medikamente** kann mittels Urinsediment zwischen **akuter Tubulusnekrose** und **interstitieller Nephritis** mit Leukozytenzylindern unterschieden werden.

I-5.4 Urinsediment bei akutem Nierenversagen

Befund eines Urinsedimentes (400-fache Vergrößerung, Phasenkontrast) bei einem akuten Nierenversagen im Rahmen einer Sepsis: Es finden sich massenhaft granulierte Zylinder, die manchmal noch zellulär anmutende Bestandteile erkennen lassen. Teilweise zeigen die Zylinder eine bräunliche Verfärbung (sog. „muddy brown casts"). Weiterhin bilden sich Konglomerate von amorphen Salzen (v. a. um die Zylinder auf der rechten Abbildung). Nebenbefundlich massenhaft Erythrozyten nach Verletzung der Harnblasenwand über einen liegenden Blasenkatheter.

Urinosmolalität: Auch dieser Parameter kann helfen, zwischen prärenalen Perfusionsstörungen und akuter Tubulusnekrose zu unterscheiden. Die Werte der Urinosmolalität schwanken **bei Gesunden** in einem weiten Bereich **zwischen 800–1400 mosmol/kg**. Eine Hypovolämie oder Minderung des effektiven zirkulierenden Flüssigkeitsvolumens bringen eine starke Stimulation der ADH-Ausschüttung mit sich. Die Konsequenz ist ein stark konzentrierter Urin. Im Gegensatz dazu liegt die Urinosmolalität bei akuter Tubulusnekrose < 350 mosmol/kg, da medulläre Schäden an den aufsteigenden Schenkeln der Henle-Schleifen (Gegenstrommechanismus gestört) und Sammelrohren (ADH-Wirksamkeit gemindert) auftreten (s. auch S. 852). Eine **Urinosmolalität, die > 500 mosmol/kg** liegt, ist ein starker Hinweis auf **prärenales Nierenversagen**.

Natriumausscheidung: Die Schwierigkeit, Urinnatrium im klinischen Alltag als diagnostische Größe zur Unterscheidung von Perfusionsstörungen der Niere und akuter Tubulusnekrose verwenden zu können, liegt darin, dass die Natriumkonzentration im Urin sowohl von der Wasser- als auch der tubulären Natriumrückresorption abhängig ist. Falls bei akuter Tubulusnekrose wenig Flüssigkeit resorbiert wird, fällt die Urin-Natrium-Konzentration durch die dann unumgängliche Verdünnung des Urins. Holt die Niere bei prärenalem Nierenversagen verstärkt Wasser aus den Tubu-

Urinosmolalität: Sie schwankt **bei Gesunden zwischen 800–1400 mosmol/kg**. Bei Hypovolämie wird die ADH-Ausschüttung stimuliert, der Urin wird konzentriert. Bei akuter **Tubulusnekrose** liegt die Urinosmolalität **< 350 mosmol/kg** (s. auch S. 852). Eine **Urinosmolalität > 500 mosmol/kg** tritt bei **prärenalem Nierenversagen** auf.

Natriumausscheidung: Die Urin-Natrium-Konzentration ist von der Wasser- sowie der tubulären Natriumrückresorption abhängig. Bei Tubulusnekrose sinkt die Konzentration durch Verdünnung des Urins. Bei prärenalem Nierenversagen kann Natrium im Harn > 20 mmol/l ansteigen. Daher misst man die fraktionelle Natriumausscheidung (s. u.).

li zurück, kann trotz hoher Natriumretention der Natriumspiegel im Harn über 20 mmol/l ansteigen. Um diese Schwierigkeiten zu umgehen, wurde ein weiterer Parameter in die Diagnostik eingeführt: die fraktionelle Natriumausscheidung (s. u.).

▶ **Merke.** Nur **klar erhöhte** Urinnatriumwerte **>40 mmol/l (akute Tubulusnekrose)** und **stark erniedrigte** Urinnatriumwerte **<20 mmol/l (prärenales Nierenversagen)** sind hilfreich.

Fraktionelle Natriumausscheidung (FENa):
Das Urinnatrium wird zum glomerulär filtrierten Natrium prozentual ins Verhältnis gesetzt:

Fraktionelle Natriumausscheidung (FENa): Die erläuterten Schwierigkeiten durch den renalen Wassertransport lassen sich über die Bestimmung der fraktionellen Natriumausscheidung umgehen, die ein direktes Maß der renalen Natriumexkretion ergibt. Dazu wird die Menge des Urinnatriums zum glomerulär filtrierten Natrium prozentual ins Verhältnis gesetzt:

$$FE_{Na} = \frac{Urinnatrium(U_{Na}) \times Urinvolumen(U_V)}{Plasmanatrium(P_{Na}) \times GFR} = \frac{(U_{Na}) \times (U_V)}{(P_{Na}) \times \frac{(U_{Krea}) \times (U_V)}{(P_{Krea})}} \times 100$$

$$= \frac{(U_{Na}) \times (P_{Krea})}{(P_{Na}) \times (U_{Krea})} \times 100$$

Mit dieser **sicheren Methode** kann ein **prärenales Nierenversagen von einer akuten Tubulusnekrose unterschieden** werden. Ein Wert **<1 %** spricht für **prärenales Nierenversagen**, **>2 %** für **akute Tubulusnekrose**. Die Formel ist bei Diuretikaeinnahme nur eingeschränkt anwendbar.

Diese Formel ist eine **sichere Methode**, um ein **prärenales Nierenversagen von einer akuten Tubulusnekrose zu unterscheiden**. Ein Wert **<1 %** (d. h. > 99 % des gefilterten Natriums wurden rückresorbiert) spricht für ein **prärenales Nierenversagen**, ein Wert **>2 %** weist auf eine **akute Tubulusnekrose** hin.

Die Aussagekraft dieser Formel verliert sich allerdings, wenn sich die tubuläre Natriumrückresorption als gestört oder verändert erweist (z. B. bei fortgeschrittener chronischer Niereninsuffizienz und längerer Diuretikabehandlung).

≡ I-5.6 Diagnostische Hilfen zur Unterscheidung von prärenalen Perfusionsstörungen und akuter Tubulusnekrose

Parameter	spricht für prärenal	spricht für Tubulusnekrose
Harnstoff/Kreatinin	>40 : 1	25 : 1
Anstieg des Serumkreatinins	sehr variables Ausmaß mit passageren Abfällen bei manchen Patienten	progressiver Anstieg von >0,5 mg/dl/d, besonders bei oligurischen Patienten
Urinsediment	im Allgemeinen normal; hyaline Zylinder können auftreten, sind aber kein pathologischer Befund	viele granuläre Zylinder mit tubulären Epithelzellen und Epithelzellzylinder
U_{Osm}	>500 mosmol/kg KG	<350 mosmol/kg KG
U_{NA}	<20 mmol/l	>40 mmol/l
FE_{NA}	<1 %	>2 %
FE_{Hnst}	<35 %	>35 %

Fraktionelle Harnstoffausscheidung (FEHnst): Die fraktionelle Harnstoffausscheidung wird analog zur fraktionellen Natriumausscheidung berechnet. Sie ist auch bei Diuretikaeinnahme einsetzbar.

Fraktionelle Harnstoffausscheidung (FEHnst): Da viele der o. g. Parameter nur eingeschränkt verwendbar sind, wenn die Patienten zuvor Diuretika einnahmen, wird seit Langem nach einer diagnostischen Methode gesucht, die weniger in ihrer Aussagekraft eingeschränkt wird. Es stellte sich heraus, dass die Quotienten aus Plasma-Kreatinin-Konzentration zu Urin-Kreatinin-Konzentration und Plasma-Harnstoff-Konzentration zu Urin-Harnstoff-Konzentration durch Diuretika gegensätzlich beeinflusst werden. Daher kann die fraktionelle Harnstoffausscheidung, die analog zur fraktionellen Natriumausscheidung berechnet wird, die diagnostische Unterscheidung zwischen prärenalem Nierenversagen und akuter Tubulusnekrose auch nach Diuretikaeinahme möglich machen.

5.4.2 Diagnostik bei postrenalem ANV

▶ **Merke.** Wichtig ist die **frühe Diagnose** einer obstruktiven Nephropathie, da ein längerer postrenaler Harnstau die Niere irreversibel schädigen kann (bei vorbestehender Niereninsuffizienz können auch kurzfristige Obstruktionen zu Nierenfunktionseinschränkungen führen, die sich erst nach längerer Zeit zurückbilden).

Anamnese: Es wird nach Zeichen einer Harnwegsobstruktion und nach Hinweisen auf Ursachen gesucht, z. B. malignes Grundleiden, chirurgische Eingriffe, Nierensteine, Diabetes mellitus, Analgetikanephropathie, retroperitoneale Fibrose, entzündliche Darmerkrankung etc.

Anamnese: Neben direkten Zeichen einer Harnwegsobstruktion sollte nach Hinweisen auf Ursachen gesucht werden, die eine Behinderung des Urinflusses erklären können.
- Gibt es Symptome eines malignen Grundleidens?
- Wurden bereits chirurgische Eingriffe im Becken oder am Urogenitaltrakt vorgenommen?

- Wurden schon einmal Nierensteine behandelt?
- Leidet der Patient an Diabetes mellitus oder Analgetikanephropathie (Hinweis auf Papillennekrose)?
- Gibt es Hinweise auf eine retroperitoneale Fibrose oder eine entzündliche Darmerkrankung, die über Fistel- oder Abszessbildung den Abfluss in den Ureteren behindern könnte?

Bei Patienten mit häufigen oder persistierenden Harnwegsinfekten, die zusätzliche Symptome wie in Tab. **I-5.5** zusammengestellt zeigen, sollte eine Obstruktion der ableitenden Harnwege ausgeschlossen werden. An eine postrenale Nierenfunktionsstörung mit Verlegung der ableitenden Harnwege sollte schließlich immer gedacht werden, wenn Patienten an bösartigen Erkrankungen leiden. Eine rektal-digitale Austastung muss nicht zuletzt bei Harnwegsverlegung immer durchgeführt werden, um rasch Hinweise auf tumoröse Veränderungen zu finden.

Typische **klinische Symptome** zeigt Tab. **I-5.5**.

Labor: Laborbefunde sind eher unspezifisch. Entzündungszeichen fallen bei Infektionserkrankungen erhöht aus. Akute und chronische Niereninsuffizienz verraten sich über pathologische Nierenfunktionsparameter (Kreatinin, eGFR, Harnstoff). Auf chronisches Nierenversagen weisen – wie üblich – eine normochrome, normozytäre Anämie, ein gestörter Kalzium-Phosphat-Stoffwechsel, ein isosthenurischer Urin sowie entprechende Veränderungen in der Nierensonografie (nicht selten massiver Aufstau des Nierenbeckenkelchsystems, aber auch verkleinerte Nieren, echodichtes oder rarefiziertes Parenchym).

Häufige Harnwegsinfekte mit zusätzlichen Symptomen (s. Tab. **I-5.5**) weisen auf eine Obstruktion hin. Bei bösartigen Erkrankungen kann eine postrenale Verlegung auftreten. Die rektal-digitale Austastung muss immer durchgeführt werden.

Klinische Symptome zeigt Tab. **I-5.5**.

Labor: Eher unspezifisch. Entzündungszeichen sind bei Infektionserkrankungen erhöht. ANV und CNV zeigen pathologische Nierenfunktionsparameter. CNV geht mit Anämie, gestörtem Kalzium-Phosphat-Stoffwechsel und isosthenurischem Urin einher.

▶ **Merke.** Bei chronischen Obstruktionen der ableitenden Harnwege fällt allerdings häufig nur eine Niereninsuffizienz auf. Die tägliche Urinausscheidung kann bei chronischen, partiellen Obstruktionen der ableitenden Harnwege unverändert bleiben, da die tubuläre Wasser- und Natriumrückresorption in der Niere langsam vermindert wird, sodass sich selbst bei fortschreitender Niereninsuffizienz das Urinvolumen nicht ändert.

▶ **Merke.**

Urinstatus und -sediment sind zur Abgrenzung eines renalen Nierenversagens hilfreich, wenn sich dysmorphe Erythrozyten oder ausgeprägte Proteinurie finden lassen, die eher auf eine glomeruläre Erkrankung als auf eine postrenale Obstruktion hinweisen.

In Tab. **I-5.7** ist ein sequenzielles Vorgehen aufgeführt, um die Ursache einer Obstruktion der ableitenden Harnwege abzuklären. Ein Blasenkatheter sollte immer gelegt werden, wenn der Verdacht besteht, dass eine Blasenentleerungsstörung vorliegt, da diese Maßnahme nicht nur therapeutisch wirkt, sondern auch diagnostisch Auskunft über den Ort der Obstruktion gibt. Hauptursachen in diesem Zusammenhang sind Prostatahypertrophien und neurogene Blasenentleerungsstörungen bei diabetischen Patienten. Sollte die Katheteranlage zu ausgedehnter Diurese führen, sollte dies den Arzt nicht dazu verleiten, eine Blasenentleerungsstörung als alleinige Ursache einer Niereninsuffizienz anzusehen. Vorbestehende Nierenfunktionseinschränkungen müssen anamnestisch geklärt werden.

Urinstatus und -sediment sind zur Diagnostik eines renalen Nierenversagens hilfreich.

In Tab. **I-5.7** ist ein sequenzielles Vorgehen aufgeführt, um die Ursache einer Obstruktion der ableitenden Harnwege abzuklären. Bei V. a. Blasenentleerungsstörung sollte immer ein Blasenkatheter gelegt werden. Hauptursachen sind Prostatahypertrophien und neurogene Störungen bei Diabetikern. Vorbestehende Nierenfunktionseinschränkungen müssen anamnestisch geklärt werden.

≡ I-5.7	Sequenzielles Vorgehen bei obstruktiver Nephropathie
Basisdiagnostik	- Blasenkatheterisierung (falls Hinweise auf Prostatahypertrophie) - Sonografie der Blase.

weiterführende Diagnostik	- **CT** der Blase falls
	  – unbefriedigende Bildgebung durch Sonografie
	  – sonografischer Nachweis einer Obstruktion ohne klaren Hinweis auf die Ursache.
	- **i. v. Pyelografie,** falls
	  – Zysten sonografisch oder auch im CT nachweisbar
	  – Ausguss-Steine
	  – Lokalisation der Obstruktion schwierig.
	- **retrograde oder anterograde Pyelografie** falls
	  – Harnaufstau mit den bisher genannten Methoden nicht nachweisbar, aber starker klinischer Verdacht besteht
	  – kein anderer Grund eines Nierenversagens vorliegt.

5.5 Therapie

Neben symptomatischen Therapiemaßnahmen hat sich das therapeutische Prozedere nach dem Auslöser des ANV zu richten.

5.5.1 Symptomatische Therapiemaßnahmen

Wesentlich ist ein **ausreichender Hydratationszustand**. Diuretika führen zwar zu einer erhöhten renalen Ausscheidung, verbessern allerdings nicht die Nierenfunktion. Sie dienen in erster Linie der Therapie oder Prophylaxe eines Lungenödems. Bei Patienten mit einem **ANV auf dem Boden einer Herzinsuffizienz** dürfen Diuretika dann eingesetzt werden, wenn keine Exsikkose bei Diuretikaüberdosierung, sondern ein Pumpversagen bei ausgeprägter Hypervolämie vorliegt. Andererseits darf auch nicht gedankenlos Flüssigkeit gegeben werden, da dadurch das Pumpversagen verschlimmert werden könnte. Herzinsuffiziente Patienten bedürfen daher immer einer besonderen differenzialdiagnostischen Aufmerksamkeit.

Bei schwerer **fortgesetzter Nierenfunktionseinschränkung** (GFR < 10 ml/min), die mehrere Tage anhält, geprägt von Oligurie oder Anurie mit Hyperkaliämien, ist eine Hämodialyse oder Hämofiltration oft unausweichlich. Absolute Indikationen zur sofortigen Dialyse werden im Kapitel 11 „Nierenersatzverfahren" besprochen.

Besondere Beachtung verdient der **Serum-Kalium-Spiegel**. Eine verminderte Kaliumausscheidung, besonders bei Oligurie, sowie möglicherweise vermehrter Gewebeuntergang bei schwerer Erkrankung kann zu Hyperkaliämie führen. **Hyperkaliämien** führen zu Arrhythmien, **können akut lebensbedrohlich** sein, sodass eine engmaschige Beobachtung der Serum-Kalium-Spiegel zwingend ist. Hyperkaliämien werden konservativ mit **forcierter Diurese** (sofern die Nierenfunktion noch auf Diuretikagabe mit erhöhter Harnproduktion antworten kann), Gabe von Insulin und 40 % Glukose über zentralnervöse Katheter (Insulin stimuliert die zelluläre Natrium-Kalium-ATPase) sowie oraler oder rektaler Gabe von Natrium-Kalium-Austauschern behandelt.

Liegt eine milde metabolische Azidose (S. 448) vor (mit normaler Anionenlücke), so ist die Substituion mit Bikarbonat ausreichend, bei schwerer metabolischer Azidose (ggf. mit vergrößerter Anionenlücke) ist eine Hämodialyse indiziert, v. a. dann, wenn der Patient durch die kompensatorische Hyperventilation kompromittiert ist.

5.5.2 Spezielle Therapie (nach Auslöser)

ANV durch Volumenmangel: Hier steht therapeutisch die Normalisierung des effektiven, zirkulierenden intravasalen Flüssigkeitsvolumens im Vordergrund, damit werden Perfusionsprobleme und damit die Niereninsuffizienz rasch normalisiert. Manchmal lässt sich dadurch verhindern, dass sich ein prärenales Nierenversagen zu einer akuten Tubulusnekrose fortentwickelt.

▶ **Merke.** Wenn trotz Volumensubstitution keine ausreichende Diurese einsetzt, liegt vermutlich ein renaler Strukturschaden vor. In diesem Fall sollte die Flüssigkeitszufuhr eingeschränkt werden, um eine konservativ nicht beherrschbare Hypervolämie zu vermeiden.

In weniger schweren Fällen sollte auf eine rasche Volumensubstitution verzichtet werden, da ältere Patienten, die an Herzinsuffizienz leiden, mit zentraler Stauung bis hin zum Lungenödem reagieren können.

5.5 Therapie

Die Osmolarität der Lösungen, die zur Volumenrepletion gegeben werden, muss sich an der Konzentration des Serumnatriums orientieren. Bei ausgeprägter Hypernatriämie sollte Halbelektrolytlösung verwendet werden. Verbesserung des Hautturgors, eine Zunahme der Urinausscheidung sowie fallende Kreatinin- und Harnstoffwerte verraten, ob die Flüssigkeitsrepletion adäquat ist.

ANV bei kardialem Pumpversagen: Sollte es bei schwerer Herzinsuffizienz oder Herzinfarkt zu einem akuten Nierenversagen kommen, liegt die Ursache der verminderten Nierenperfusion nicht an einem tatsächlichen Volumenmangel, sondern an der verminderten Pumpleistung des Herzens. Eine Volumengabe kann die Situation verschärfen, da eine Herzinsuffizienz meist ohnehin von Hypervolämie geprägt ist, an deren Ende eine so starke Abnahme der Herzauswurfleistung steht, dass es zum ANV kommt. In solchen Fällen müssen **Diuretika** gegeben und alle Maßnahmen ergriffen werden, die Herzleistung wieder zu bessern und zu stabilisieren. Strikte **Beschränkung der Flüssigkeitseinfuhr** auf weniger als 1 Liter pro Tag ist immer hilfreich. Häufig tolerieren die Patienten das jedoch nicht, da sie an quälendem Durst leiden: Die veränderten Vorhofdrücke stimulieren über afferente Nervenbahnen eine pathologisch gesteigerte ADH-Ausschüttung.

Sollten konservative Maßnahmen nicht zum Ziel führen oder kommt es immer wieder zu erneutem Abfall der Herzleistung mit schwerer Hypervolämie und Nierenversagen, müssen Patienten mit schwerer Herzinsuffizienz chronisch **dialysiert** werden. Dies gilt auch für Patienten mit ANV nach Herzinfarkt. Die Prognose eines kardiogenen Schockes mit schwerem ANV bei akuter Tubulusnekrose ist aber immer sehr schlecht.

Absetzen potenziell nephrotoxischer Medikamente: Dies gilt besonders für ACE-Hemmer, AT 1-Inhibitoren, nichtsteroidale Antiphlogistika und Aminoglykoside.

▶ **Merke.** Die Dosierungen aller renal ausgeschiedenen Medikamente müssen an die Nierenfunktion angepasst werden.

Revaskularisierung einer Nierenarterienstenose: s. S. 294.

Hepatorenales Syndrom: s. S. 630.

ANV durch postrenale Obstruktion: Bei **Anurie** aufgrund einer postrenalen Obstruktion muss sofort reagiert werden. Bei alten Patienten mit Blasenhochstand, die womöglich aus dem Pflegeheim eingewiesen wurden, da sie „seit Stunden kein Wasser mehr lassen konnten", sollte umgehend einen **Blasenkatheter** gelegt werden.

Harnwegsinfektionen sind blind anzubehandeln und später antibiogrammgerecht zu therapieren.

Bei Vorliegen einer **Prostatahypertrophie** muss das weitere Prozedere mit den Urologen besprochen werden.

Totale Obstuktionen beider Ureteren sind meist auf ausgedehnte Tumoren des Retroperitoneums zurückzuführen, bedürfen sofortiger Vorstellung in der Urologie, da Entlastung des Harnstaus aufwendigere Maßnahmen erfordert (s. Lehrbücher der Urologie).

Für den Nephrologen kann die schwierige Frage auftreten, ob noch dialysiert werden soll, falls die Obstruktion die Niere so schwer geschädigt hat, dass auch nach einer Entlastung die Niere ihre Funktion nicht sofort wieder entsprechend aufnehmen kann. Alle anderen Arten der Obstruktionen, wie sie in Tab. **I-5.4** aufgeführt sind, sollten im Einzelfall interdisziplinär besprochen werden, um die beste therapeutische Lösung eines individuellen Problems zu finden.

▶ **Merke.** Störungen der Nierenfunktion können noch lange andauern, selbst wenn der Urin wieder ungehindert fließt, nachdem eine Obstruktion erfolgreich beseitigt wurde. Eine vorbestehende Niereninsuffizienz und chronische Tubulusschäden verhindern immer wieder eine umgehende Erholung.

Die Osmolarität der Lösungen orientiert sich an der Konzentration des Serumnatriums.

ANV bei kardialem Pumpversagen: Die Behandlung erfolgt durch Verabreichung von **Diuretika**, Maßnahmen zur Verbesserung und Stabilisierung der Herzleistung und strikte **Beschränkung der Flüssigkeitszufuhr**. Bei Versagen der konservativen Maßnahmen müssen Patienten mit schwerer Herzinsuffizienz chronisch **dialysiert** werden.

Absetzen potenziell nephrotoxischer Medikamente: v. a. ACE- und AT 1-Hemmer, NSAR und Aminoglykoside.

▶ **Merke.**

Revaskularisierung einer Nierenarterienstenose: s. S. 294.
Hepatorenales Syndrom: s.. S. 630.

ANV durch postrenale Obstruktion: Bei **Anurie** aufgrund einer postrenalen Obstruktion muss sofort ein **Blasenkatheter** gelegt werden.

Harnwegsinfektionen werden initial blind und später antibiogrammgerecht therapiert.

Bei **Prostatahypertrophie** wird ein Urologe hinzugezogen.

Totale Obstuktionen beider Ureteren bedürfen sofortiger Vorstellung in der Urologie.

Die Therapie der Obstruktionen (s. Tab. **I-5.4**) sollten im Einzelfall interdisziplinär besprochen werden.

▶ **Merke.**

5.5.3 Prophylaxe

▶ **Merke.** Wichtigste therapeutische Maßnahme bleibt, Patienten zu erkennen, die ein **erhöhtes Risiko** für eine **prärenale Situation** oder eine **akute Tubulusnekrose** aufweisen. Für diese Patienten muss alles getan werden, ein adäquates Füllungsvolumen der Gefäße, ein ausreichendes Herzzeitvolumen und eine gute renale Perfusion aufrechtzuerhalten. Jede Gewebehypoxie muss vermieden, jede Anämie rasch behandelt, nephrotoxische Medikamente und Substanzen sollten vermieden werden.

Patienten mit **Herzinsuffizienz**, die zu Dekompensation neigen, sollten angewiesen werden, sich täglich zu wiegen. Durch diese einfache Maßnahme können Patienten eine drohende Dekompensation frühzeitig bemerken. Dies gibt dem niedergelassenen Arzt die Chance, Gegenmaßnahmen zu ergreifen, bevor sich die Herzinsuffizienz so stark verschlechtert, dass eine schwere Überwässerung mit ANV eine Krankenhauseinweisung erfordert.

So zeigen Infusionen mit 1 000 ml **isotoner NaCl-Lösung** über 6 Stunden **vor und nach Röntgenuntersuchungen mit Kontrastmitteln** eine gesicherte präventive Wirkung. Ggf. Gabe von Acetylcystein (für Acetylcystein werden immer wieder nephroprotektive Effekte postuliert, ohne dass der letzte Beweis erbracht wäre).

Eine Präzipitation der **Farbstoffpigmente bei Rhabdomyolyse oder Hämolyse** im Tubulus kann durch **Harnalkalisierung** und eine ausreichende Diurese gemindert werden.

Ob bei intensivpflichtigen Patienten mit ANV eine **frühzeitige Dialyse** den Krankheitsverlauf mildern oder verkürzen kann, wird in letzter Zeit wieder stärker untersucht (noch nicht geklärt).

▶ **Merke.** Sobald es zu einer akuten Tubulusnekrose gekommen ist, bleiben nur supportive Maßnahmen, um zu verhindern, dass das ANV sich weiter verschlimmert. Gesicherte therapeutische Ansätze, um die Krankheit spezifisch zu behandeln, fehlen bisher.

5.6 Prognose

Die **Letalität des ANV**, insbesondere bei akuter Tubulusnekrose, ist seit 4 Jahrzehnten mit 40–60 % **sehr hoch**, da sie bei schweren Erkrankungen und nach aufwendigen medizinischen Eingriffen mit renaler Minderperfusion in einer ständig älter werdenden Bevölkerung auftritt. Dabei stellt das ANV einen unabhängigen Risikofaktor für die Letalität dar, ohne dass der Grund hierfür klar verstanden wäre.

▶ **Merke.** Unabhängig davon, wie schwer sich das ANV entwickelt, erholt sich die Nierenfunktion oft weitgehend, wenn der Patient die Akutphase seiner Erkrankung überlebt und nicht schon zuvor an einem chronischen Nierenversagen litt.

In manchen Fällen bleibt ein chronisches Nierenversagen bestehen, das hin und wieder auch eine chronische Hämodialyse erfordert.

6 Glomerulopathien

6.1 Grundlagen 901
6.2 Glomerulopathien mit überwiegend nephrotischem Syndrom 901
6.3 Glomerulopathien mit überwiegend nephritischem Syndrom 912
6.4 Glomerulopathien mit überwiegend nephritischem und nephrotischem Syndrom 916
6.5 Chronische Glomerulonephritis 923

© Dmitrij M. / Fotolia.com

6.1 Grundlagen

Kapitel zu Glomerulopathien/Glomerulonephritiden haben immer etwas Abschreckendes, weil die unterschiedlichen Erkrankungen als so schlecht „greifbar" gelten. Die hier gewählte klinisch relevante Einteilung kann hoffentlich dazu beitragen, dass diese Erkrankungen ihren „Schrecken" verlieren. Diese Einteilung orientiert sich an der eingeführten Klassifikation (S. 878) in „nephritisch" und „nephrotisch" (s. auch Tab. I-6.1).

- **Glomerulopathien mit überwiegend nephrotischem Syndrom:** diabetische Nephropathie, membranöse Glomerulonephritis, Minimal-Change-Glomerulopathie, fokal-segmentale Glomerulosklerose (FSGS), Amyloidose und Leichtkettenablagerung.
- **Glomerulopathien mit überwiegend nephritischem Syndrom:** IgA-Glomerulonephritis, benigne Hämaturie, Alport-Syndrom.
- **Glomerulopathien mit überwiegend nephritischem und nephrotischem Syndrom:** postinfektiöse Glomerulonephritis, membranoproliferative Glomerulonephritis, Lupusnephritis, rapid progressive Glomerulonephritis (RPGN).
- **chronische Glomerulonephritis.**

6.1 Grundlagen

Für die Klassifikation in „nephritisch" (S. 880) und „nephrotisch" (S. 878) s. auch Tab. I-6.1.

Man unterscheidet 4 Formen der **Glomerulopathien:**
- mit nephrotischem Syndrom
  (z. B. diabetische Nephropathie)
- mit nephritischem Syndrom
  (z. B. IgA-Glomerulonephritis)
- mit nephritischem und nephrotischem Syndrom
  (z. B. postinfektiöse Glomerulonephritis)
- chronische Glomerulonephritis.

I-6.1 Klassifikation der wichtigsten glomerulären Erkrankungen

nephrotisches Syndrom	nephritisches Syndrom	nephrotisches und nephritisches Syndrom
- benigne Nephrosklerose	- benigne Hämaturie	- Krankheiten mit Komplementerniedrigung:
- Diabetes mellitus	- IgA-Nephropathie	– postinfektiöse Glomerulonephritis
- membranöse Nephropathie	- SLE (fokale und mesangial betonte Verlaufsformen)	– schwer verlaufender SLE
- Minimal-Change-Glomerulopathie		– membranoproliferative Glomerulonephritis
- Amyloidose	- Purpura Schoenlein-Henoch und andere Vaskulitiden	– gemischte Kryoglobulinämien
- Präeklampsie.	- milde Formen der diffusen Erkrankungen	- rapid progressive Glomerulonephritiden
	- erbliche Nephritiden.	- Vaskulitiden.

6.2 Glomerulopathien mit überwiegend nephrotischem Syndrom

Allgemein gültige Prinzipien zu Diagnostik und Therapie: Bei den im Folgenden aufgeführten Erkrankungsbildern ist es generell so, dass die Proteinurie mehr oder weniger stark ausgeprägt sein kann, aber nur beim Zusammentreffen mehrerer Kriterien vom nephrotischen Syndrom (S. 878) gesprochen wird. Ab einer Proteinurie von 3 g/d spricht man formal von einer „nephrotischen Proteinurie". Bei sehr schwerer Proteinurie kann es auch zu Aszites kommen.

Erhärtet sich in der Urineiweißanalyse der V. a. auf eine große, unselektive Proteinurie und sind gleichzeitig die Lipoproteine erhöht, sollte durch eine **24-h-Urinsammlung** die Diagnose eines nephrotischen Syndroms gesichert werden. Das **Serumkreatinin** ist häufig normal (→ eGFR nur geringfügig eingeschränkt).

6.2 Glomerulopathien mit überwiegend nephrotischem Syndrom

Allgemein gültige Prinzipien zu Diagnostik und Therapie: Das nephrotische Syndrom (S. 878) wird über mehrere Kriterien definiert. Ab einem Wert von 3 g/d liegt eine „nephrotische Proteinurie" vor.

Bei V. a. auf unselektive Proteinurie mit erhöhten Lipoproteinen, sollte eine **24-h-Urinsammlung** erfolgen. Das **Serumkreatinin** ist oft normal.

▶ Merke. Grundsätzlich ist der Beweis einer spezifischen Diagnose bei der gesamten Erkrankungsgruppe der Glomerulopathien nur über die Biopsie möglich (Überlappungen sind möglich).

▶ Merke.

> **Merke.** Für alle nephrotischen Erkrankungen können therapeutisch grundsätzlich ACE-Hemmer oder AT_1-Rezeptoren-Blocker sowie ggf. Statine und Diuretika empfohlen werden.

6.2.1 Diabetische Nephropathie

> **Definition.** Unter diabetischer Nephropathie verstehen wir schwere pathologische Veränderungen der Glomeruli nach langem Diabetesverlauf, die von ausgeprägten vaskulären, tubulären und interstitiellen Schäden begleitet werden.

Eine diabetische Nephropathie findet sich bei Diabetes mellitus Typ 1 und 2. Die natürliche Entwicklung einer Nephropathie ließ sich für Diabetes mellitus Typ 1 erheblich besser erforschen, da der Beginn der Krankheit im Gegensatz zu Diabetes Typ 2 genau bestimmt werden kann.

> **Merke.** Eine diabetische Nephropathie bei Typ-1-Diabetes kann typischerweise 10–15 Jahre nach Erstdiagnose der Grunderkrankung beobachtet werden. Wenn nach 20–25 Jahren Erkrankungsdauer noch keine Proteinurie aufgetreten ist, besteht nur noch ein verschwindend geringes Risiko für eine diabetische Nephropathie.

Epidemiologie: In Europa wird die **Prävalenz** der progressiven Niereninsuffizienz für Diabetes mellitus Typ 2 etwas geringer angenommen als für den Typ 1. Momentan kann man davon ausgehen, dass **35 % der Typ-1-Diabetiker** und **25 % der Typ-2-Diabetiker** eine diabetische Nephropathie entwickeln. Höher ist der Anteil unter den Patienten, bei denen es trotz therapeutischer Maßnahmen nicht frühzeitig gelingt, eine Mikroalbuminurie zu senken.

Ätiopathogenese: An der Entwicklung einer Nephropathie bei Diabetes mellitus sind verschiedene Faktoren beteiligt.
Albuminurie und Proteinurie als wesentliche Kennzeichen der diabetischen Nephropathie entstehen, wenn es zu **Gefäßschäden** kommt. Diese Veränderungen betreffen aber nicht nur die Nieren-, sondern alle Gefäße des Organismus (s. S. 681).
50 % aller Patienten, die an Diabetes Typ 1 leiden, weisen in den ersten 5 Jahren der Erkrankung eine bis zu 50 % **erhöhte glomeruläre Filtrationsrate** (GFR) auf. Diese Patienten mit **intraglomerulärer Druckerhöhung** werden eher eine diabetische Nephropathie entwickeln. Schon früh kommt es dabei zu **glomerulärer Hypertrophie** und Nierenvergrößerung. Die Hyperfiltration bei Diabetes Typ 2 ist bei entsprechenden Patienten zumeist geringer ausgeprägt, da die Betroffenen älter sind und somit schon oft an arteriosklerotischen Veränderungen leiden.
Sowohl Hypertrophie als auch Hyperfiltration der Glomeruli (nicht nur bei Diabetes mellitus) hängen mit hoher Wahrscheinlichkeit von **vermehrter Aktivität des RAAS** ab. Angiotensin II kann sowohl die intraglomeruläre Druckerhöhung beeinflussen, als auch entzündliche und fibrotische Prozesse in den hypertrophierenden Glomeruli induzieren. Die potenzielle Bedeutung intraglomerulärer Druckerhöhungen für die Pathogenese der diabetischen Nephropathie mag teilweise erklären, warum ein erhöhter Blutdruck ein wichtiger Risikofaktor für die Entwicklung einer diabetischen Nephropathie zu sein scheint (s. S. 854).
Es wird vermutet, dass die **Hyperglykämie** direkt zu pathologischen Veränderungen des glomerulären Mesangiums führen kann. Zudem dürften sich Mesangiumzellen vergrößern, da sie direkt Glukose aufnehmen.

Risikofaktoren: Einige Risikofaktoren wurden mittlerweile identifiziert, die mit höherer Wahrscheinlichkeit eine Nephropathieentwicklung bei diabetischen Patienten begünstigen:
- **Schlecht eingestellter Blutdruck** verschlimmert Nephropathien bei Diabetes mellitus unabhängig von der Genese. Obgleich zu Recht vermutet werden kann, dass eine **schlechte Blutzuckerkontrolle** diabetische Nephropathien ungünstig beeinflusst, erwies sich der Einfluss erhöhten Blutdrucks in kontrollierten klinischen Studien als bedeutender.
- Auch **Rauchen** verschlechtert die diabetische Nephropathie.
- Weiterhin werden **genetische Einflüsse** vermutet.

6.2 Glomerulopathien mit überwiegend nephrotischem Syndrom

▶ **Merke.** Die genannten Faktoren nehmen zwar Einfluss auf das Risiko, bei Diabetes mellitus eine Nephropathie zu entwickeln, allerdings erlauben sie bisher nicht, das individuelle Risiko eines Patienten abzuschätzen.

▶ **Merke.**

Weitere Nierenerkrankungen bei Diabetes mellitus: Hin und wieder treten andere glomeruläre Nierenerkrankungen zur diabetischen Nephropathie hinzu. Beschrieben wurden zumeist membranöse Nephropathien und Minimal-Change-Glomerulopathie (s. S. 683).

Weitere Nierenerkrankungen bei Diabetes mellitus: s. S. 683.

Nephro- und Retinopathie bei Diabetes mellitus: Patienten, die an Nephropathie bei Diabetes Typ 1 leiden, weisen immer Zeichen diabetischer Mikroangiopathien wie Retinopathie und Neuropathie auf. Bei Diabetes mellitus Typ 2 ist dieser Zusammenhang weniger eindeutig.

Nephro- und Retinopathie bei Diabetes mellitus: Patienten mit Nephropathie bei Diabetes Typ 1 haben immer auch Mikroangiopathien (Retino- und Neuropathie).

Klinik: Die **Albuminurie** und **Proteinurie** erweisen sich als früheste Hinweise der renalen Schädigung, lange bevor andere klinische Zeichen einer diabetischen Nephropathie offensichtlich werden. Treten bei Diabetes mellitus Symptome wie **Ödeme** und **schäumender Urin** als Ausdruck schwerer Proteinurien auf, muss angenommen werden, dass die Nephropathie schon fortgeschritten ist. Zu weiteren möglichen Symptomen bei nephrotischem Syndrom s. S. 878.

Klinik: **Albuminurie** und **Proteinurie** sind frühe Zeichen der diabetischen Nephropathie. **Ödeme** und **schäumender Urin** weisen auf eine fortgeschrittene Nephropathie hin. Zu weiteren Symptomen s. S. 878.

Diagnostik: Eine besondere Bedeutung kommt der regelmäßigen Bestimmung des **Albumins im Urin** bei Diabetikern zu, v. a. da andere strukturelle und funktionelle Veränderungen der Nieren (s. u.) häufig anfänglich übersehen werden.

Diagnostik: Bei Diabetikern sollte regelmäßig **Albumin im Urin** bestimmt werden.

▶ **Merke.** Die **Frühdiagnose einer Proteinurie** hat sich in allen Studien der letzten Jahre als außerordentlich wichtig herausstellt – nicht nur für die renale, sondern auch für die generelle kardiovaskuläre Prognose. Daher sollte bei allen Patienten mit Diabetes mellitus (v. a. bei Typ 2, dessen Beginn nicht genau bestimmbar bleibt) in regelmäßigen Abständen nach einer Mikroalbuminurie gesucht werden.

▶ **Merke.**

Anhand der Albuminausscheidung im Urin und der Kreatinin-Clearance lässt sich der Schweregrad der diabetischen Nephropathie bestimmen (Stadieneinteilung s. Tab. G-1.8, S. 683). Eine geringfügig erhöhte Albuminausscheidung beweist bereits eine Nierenschädigung – auch wenn die GFR noch normal ist (s. Tab. G-1.8, S. 683)!

Der Grad der Nephropathie wird über Albumin i. U. bestimmt (s. Tab. **G-1.8**, S. 683). Eine Albuminurie beweist eine Nierenschädigung (s. S. 683).

Eine Mikroalbuminurie ist Zeichen einer Mikroangiopathie, die auch Ursache einer Retinopathie sein kann, daher sollte sich bei Nachweis einer Mikroalbuminurie immer eine **augenärztliche Untersuchung** anschließen (auch um hypertensive Schäden am Augenhintergrund zu beurteilen).

Bei Mikroalbuminurie sollte eine **augenärztliche Untersuchung** erfolgen.

In der **Sonografie** lassen sich eher **vergrößerte Nieren** nachweisen, wohingegen sich die Nieren im Rahmen anderer Erkrankungen mit vergleichbarer Funktionseinbuße eher als bereits geschrumpft erweisen. Ein Patient mit Diabetes mellitus mit arterieller Hypertonie und Niereninsuffizienz Grad 2–4 leidet wahrscheinlich nicht an einer diabetischen Nephropathie, wenn die Nieren sonografisch verkleinert ausgemessen werden. In diesem Fall ist eine hypertensive Nephrosklerose nahe liegender.

Sonografisch zeigen sich im Gegensatz zu anderen Nierenerkrankungen mit vergleichbarer Funktionseinbuße eher **vergrößerte Nieren**.

Histologie: Erste Veränderungen im Gewebeschnitt lassen sich bei vielen Patienten schon nachweisen, bevor es zur Mikroalbuminurie kommt.
Drei **pathologische Hauptschäden** an den Glomeruli lassen sich beobachten:
1. Expansion des Mesangiums
2. Verdickung der glomerulären Basalmembran
3. glomeruläre Sklerose.
Die glomeruläre Sklerose– oft mit nodulärem Erscheinungsbild (**Nephropathie Kimmelstiel-Wilson**, Abb. I-6.1) – ist mitverantwortlich dafür, dass die Größe der Nieren bei diabetischer Nephropathie zunächst trotz Funktionsverlust zunimmt (s. o.). Eine noduläre Glomerulosklerose kommt auch bei anderen Erkrankungen wie Amyloidose (S. 909) vor.

Histologie: Es zeigen sich:
1. Expansion des Mesangiums
2. Verdickung der glomerulären Basalmembran
3. glomeruläre Sklerose.
Die oft noduläre glomeruläre Sklerose (**Nephropathie Kimmelstiel-Wilson**) führt zur Größenzunahme der Nieren und kommt auch bei anderen Erkrankungen wie Amyloidose (S. 909) vor.

Therapie: Sobald Zeichen einer diabetischen Nephropathie diagnostiziert worden sind, muss unabhängig vom vorliegenden Stadium mit einer **Blutdrucksenkung** begonnen werden (Ziel bei Diabetes mellitus Typ 2: 130–139/80–85 mmHg). Dazu sollten Hemmstoffe von Angiotensin II wie ACE-Hemmer oder AT_1-Rezeptoren-Blocker verwendet werden, sie reichen aber oft nicht aus, den Blutdruck angemessen zu

Therapie: Stadienunabhängig muss mit einer **aggressiven Blutdrucksenkung** mit ACE-Hemmern oder AT_1-Rezeptoren-Blockern begonnen und regelmäßig die Proteinurie kontrolliert werden (s. S. 683).

I-6.1 Diabetische Nephropathie

Diffuse und noduläre Glomerulosklerose (Kimmelstiel-Wilson) bei einem Patienten mit Diabetes mellitus Typ 2 (PAS-Färbung).

aus: Kuhlmann U., Walb D., Böhler J., Luft F. C.: Nephrologie. Thieme; 2008

senken. Unter der antihypertensiven Therapie sollte das Ausmaß der Proteinurie regelmäßig kontrolliert werden (s. S. 683). Auch andere kardiovaskuläre Risikofaktoren sollten minimiert werden.

Verlauf und Prognose: Im Mittel kann man heute davon ausgehen dass etwa 2–8 % der Typ-1-Diabetiker – unter optimaler Therapie – eine terminale Niereninsuffizienz erleiden. Beim Typ-2-Diabetiker finden sich diesbezüglich sehr unterschiedliche Angaben.

Nicht nur die Progression der renalen Schädigung, sondern auch das weitere kardiovaskuläre Risiko ist abhängig vom Ausmaß der initialen Proteinuriesenkung: Die kardiovaskuläre Mortalität ist bei Diabetes mellitus schon ohne Proteinurie erhöht, mit Proteinurie aber um ein Vielfaches.

6.2.2 Membranöse Glomerulonephritis

▶ **Synonym.** membranöse Nephropathie

▶ **Merke.** Die membranöse Glomerulonephritis (GN) gilt als die häufigste primäre Ursache eines nephrotischen Syndroms im Erwachsenenalter, wenn nicht eine andere auslösende Erkrankung wie z. B. der Diabetes mellitus vorliegt (30–50 % der Fälle).

Ätiopathogenese: In ⅔ der Fälle lässt sich keine Ursache für die Erkrankung finden (**idiopathisch**), während ⅓ auslösenden Ursachen zugeordnet werden kann (Tab. I-6.2). Am häufigsten findet sich eine sekundäre membranöse GN bei Tumoren (Ausnahme: Lymphome, die eher mit einer Minimal-Change-Glomerulopathie einhergehen). Die Erkrankung kann auch bei Nierentransplantierten im neuen Organ auftreten sowie eine diabetische Nephropathie komplizieren.

Genetisch scheint die membranöse GN mit erhöhtem Auftreten in der Frequenz von HLA-DR3/B8-, HLA-DR3/B18-Haplotypen einherzugehen.

Charakteristische pathologische Veränderungen bei membranöser GN sind **subepitheliale Ablagerungen** an den Glomeruluskapillaren, die zu einer **Störung der podozytären Schrankenfunktion** mit schwerer Proteinurie mit nephrotischem Syndrom führen. Diesen Immunablagerungen liegen **Antigen-Antikörper-Reaktionen** zugrunde, die durch zwei verschiedene Mechanismen entstehen können: Zirkulierende **IgG-Antikörper** wandern durch die glomeruläre Basalmembran, um schließlich mit **endogenen** Antigenen zu reagieren, die an oder nahe der Podozytenfortsätze exprimiert werden. Weiterhin reagieren IgG-Antikörper wohl mit zirkulierenden **kationischen** Antigenen oder Antigenen mit **niedrigem Molekulargewicht**, denen es gelungen ist, über die negativ geladene, anionische Barriere der glomerulären Basalmembran die Glomeruluskapillare zu verlassen.

6.2 Glomerulopathien mit überwiegend nephrotischem Syndrom

I-6.2 Ätiologie der membranösen Glomerulonephritis

endogenes Antigen	exogenes Antigen	auslösender Faktor unbekannt
▪ DNA (Lupus erythematodes) ▪ Tumoren ▪ Thyreoglobulin (Morbus Basedow, Hashimoto) ▪ chronische Transplantatrejektion	▪ Infektionen (HIV, Hepatitis B und C, Lues, Echinokokken) ▪ Medikamente und chemische Schadstoffe (Captopril, Gold, Penicillamin, Quecksilber).	▪ idiopathische membranöse Gomerulonephritis ▪ Aufpfropfung anderer Glomerulopathien ▪ rheumatoide Arthritis ▪ Sarkoidose (selten).

Klinik: Hauptsymptom sind ausgeprägte Ödeme. Bis zu 80 % der Patienten leiden an einem nephrotischen Syndrom (S. 878). Ein Drittel der Patienten erkrankt an arterieller Hypertonie, die fast immer symptomlos verläuft. Bei sekundärer membranöser GN wird das klinische Bild zusätzlich durch die Grunderkrankung geprägt.

Diagnostik: Anamnestisch wissen die Patienten meist nur von zunehmenden Ödemen zu berichten. Wichtige Hinweise kann die Frage nach den o. g. ursächlichen bzw. begleitenden Erkrankungen erbringen. Im **Urinstatus und -sediment** finden sich Hinweise auf eine schwere Proteinurie. Ggf. finden sich dysmorphe Erythrozyten und Akanthozyten; Erythrozytenzylinder sind normalerweise nicht zu sehen. Nur bei SLE ist das Serumkomplement erniedrigt.

Die endgültige Diagnose einer membranösen GN ist nur über eine **Nierenbiopsie** möglich. Bei sekundären Formen im Rahmen von Tumorleiden ist die Neoplasie meist vorbekannt. Nur knapp 2 % aller Patienten mit nephrotischem Syndrom bei membranöser GN leiden an einer okkulten malignen Erkrankung. Daher ist eine ausgedehnte Tumorsuche nur bei entsprechenden Verdachtsmomenten (Gewichtsverlust, unklarer Anämie, positivem Hämokkult) indiziert.

Histologie: Lichtmikroskopisch findet sich eine gleichmäßige Verdickung der glomerulären Basalmembran. Über bestimmte Färbungen (Fuchsin, Immunfluoreszenz gegen IgG in den Ablagerungen), aber auch elektronenmikroskopisch lassen sich **subepitheliale Deposits** sichtbar machen (Abb. I-6.2).

Klinik: Hauptsymptome sind Ödeme; 80 % der Patienten leiden an einem nephrotischen Syndrom (S. 878). Ein Drittel der Patienten erkrankt an arterieller Hypertonie.

Diagnostik: Anamnestisch werden Begleiterkrankungen eruiert. **Urinstatus und -sediment** zeigen eine Proteinurie und evtl. dysmorphe Erythrozyten und Akanthozyten, aber keine Erythrozytenzylinder.

Die endgültige Diagnose ist nur über die **Nierenbiopsie** möglich. Bei sekundären Formen im Rahmen von Tumorleiden ist die Neoplasie meist vorbekannt.

Histologie: Bestimmte Färbungen und elektronenmikroskopische Aufnahmen machen **subepitheliale Deposits** der verdickten GBM sichtbar (Abb. I-6.2).

I-6.2 Membranöse Glomerulonephritis

An den glomerulären Kapillaren sind elektronenmikroskopisch perlschnurartig abgelagerte, teilweise von Basalmembranmatrix umgebene, elektronendichte subepitheliale Deposits nachweisbar.

aus: Kuhlmann U., Walb D., Böhler J., Luft F. C.: Nephrologie. Thieme; 2008

Therapie, Verlauf und Prognose: Bei den **sekundären Formen** steht die Behandlung der Grunderkrankung im Vordergrund.

Die symptomatische Therapie mit einem **ACE-Hemmer** oder mit **AT$_1$-Rezeptor-Inhibitoren** ist in allen Risikoklassen (Tab. **I-6.3**) so gut wie immer unverzichtbar; oft müssen auch Statine und Diuretika gegeben werden. Bei schweren Verlaufsformen muss eine Antikoagulation erwogen werden. Es sollte versucht werden, die Proteinurie soweit wie möglich zu senken und erhöhte Blutdruckwerte auf unter 130/80 mmHg einzustellen.

Da die Erkrankung eine **hohe Spontanremissionsrate** aufweist, sollten nur Patienten mit höherem Risiko immunsuppressiv behandelt werden.

Therapie, Verlauf und Prognose: Bei **sekundären Formen** wird zuächst die Grunderkrankung behandelt.

ACE-Hemmer oder **AT$_1$-Rezeptor-Inhibitoren** sind meist in allen Risikoklassen indiziert; oft müssen auch Statine und Diuretika gegeben werden. Bei schweren Verläufen wird ggf. antikoaguliert.

Aufgrund der **hohen Spontanremissionsrate** sollten nur Patienten mit höherem Risiko (Tab. **I-6.3**) immunsuppressiv behandelt werden.

Weitere Therapieschritte bei **idiopathischer** membranöser Glomerulopathie sind abhängig vom Risiko des Patienten, eine chronische Niereninsuffizienz zu entwickeln (Tab. **I-6.3**).

- **Niedriges Risiko:** Diese Patienten sollten nur mit nicht immunologisch wirksamen Medikamenten behandelt werden. Eine regelmäßige Kontrolle des Krankheitsverlaufs durch den Nephrologen ist unabdingbar.
- **Mittleres Risiko:** Erst wenn unter Gabe von Hemmstoffen des Angiotensins II nach 6 Monaten keine Reduktion der Proteinurie auf unter 4 g/d erreicht werden kann, sollte über eine immunmodulierende Therapie nachgedacht werden.
- **Hohes Risiko:** Die Therpieempfehlungen für diese Patientengruppe unterscheiden sich nicht grundsätzlich von Kranken mit mittlerem Risiko. Allerdings sollte die Behandlung in Abhängigkeit von den Risikokriterien früher begonnen werden.

Bei der **immunmodulierenden** Therapie kommen Chlorambucil (0,2 mg/kg/d) oder Cyclophosphamid (2,0 mg/kg/d) in Kombination mit Prednison (0,5 mg/kg/d) für 6 Monate zum Einsatz. Später entwickelte Therapievorschläge beinhalten Calcineurininhibitoren (Ciclosporin oder Tacrolimus) in Kombination mit Prednison für mindestens 6 Monate.

≡ I-6.3	Risikoklassen der membranösen Glomerulonephritis
niedriges Risiko	Die **Proteinurie** liegt immer **unter 4 g/d**. Über einen Zeitraum von 6 Monaten nach Diagnosestellung bleibt die Nierenfunktion normal. Geringes Risiko von unter **8 %**, in den nächsten 5 Jahren eine chronische Niereninsuffizienz (CNE 3 oder schwerer) zu entwickeln.
mittleres Risiko	Eine **Proteinurie** von **4–8 g/d** persistiert über eine Periode von 6 Monaten. In dieser Zeit bleibt die Nierenfunktion normal oder verschlechtert sich nur leicht. Das Risiko, in den nächsten 5 Jahren eine chronische Niereninsuffizienz (CNE 3 oder schwerer) zu entwickeln, steigt auf **50 %**.
hohes Risiko	**Proteinurie** von **mehr als 8 g/d**, die über 3 Monate keinerlei Besserungstendenz zeigt. In dieser Zeit erweist sich die Nierenfunktion bereits als eingeschränkt, verschlechtert sich im schlimmsten Falle mehr und mehr. **75 %** dieser Patienten entwickeln in den nächsten 5 Jahren eine chronische Niereninsuffizienz (CNE 3 oder schwerer).

Eine unbehandelte membranöse GN führt nach 5–10 Jahren bei 25 % der Patienten zu Dialysepflichtigkeit, bei weiteren 25 % ist die Krankheit in Remission (kann aber wieder aufflammen), die übrigen Patienten leiden an unterschiedlich stark ausgeprägter Proteinurie mit und ohne nephrotischem Syndrom. Das Ausmaß der interstitiellen Fibrose korreliert mit der Prognose, wie bei anderen glomerulären Erkankungen auch. Bei sekundären membranösen Glomerulonephritiden bestimmt die Grundkrankheit die Gesamtprognose.

6.2.3 Minimal-Change-Glomerulopathie

▶ **Merke.** Diese Erkrankung wird als Hauptursache des nephrotischen Syndroms bei Kindern angesehen. Unter Erwachsenen aller Altergruppen lässt sich bei 10 % der Patienten mit nephrotischem Syndrom diese Erkrankung diagnostizieren.

Ätiopathogenese: Meist ist die Minimal-Change-Glomerulopathie **idiopathisch**, jedoch findet sie sich auch sekundär, besonders bei **Hodgkin-Lymphomen**. Beide Erkrankungen treten dann meist innerhalb weniger Monate auf. Erfolgreiche Behandlung des Lymphoms bessert auch die Glomerulopathie. **NSAID** rufen meist eine interstitielle Nephritis hervor, die aber manchmal mit einer Minimal-Change-Glomerulopathie zusammen vorkommt. Tritt die Erkrankung unter Therapie mit **Lithium** oder **Gold** auf, ist sie nach Absetzen der Medikamente reversibel.
Besonders bei Asiaten wurden bei Minimal-Change-Erkrankten vereinzelt mesangiale Ablagerungen von IgA sowie hin und wieder auch minimale mesangiale Proliferation beobachtet.
Es kommt zu einer Schädigung der Podozyten (klinisch: große Proteinurie). Der die Podozyten schädigende Mechanismus ist noch nicht abschließend geklärt. Eine Theorie ist, dass ein **Defekt der T-Lymphozyten** zur Freisetzung von Zytokinen, besonders Interleukin-13 (IL-13), sowie vielleicht auch eines sog. glomerulären Permeabilitätsfaktors führt. In der Folge verschmelzen die Prodozytenfüßchen und es entsteht eine schwere Proteinurie. Seit Kurzem wird auch eine Beteiligung von B-Zellen diskutiert.

6.2 Glomerulopathien mit überwiegend nephrotischem Syndrom

Da die prominenteste Schädigung dieser Nierenerkrankung an den Podozyten zu finden ist, wird die Minimal-Change-Glomerulopathie zu den **Podozytopathien** gezählt, deren zweiter Hauptvertreter – die fokal-segmentale Glomerulopathie (FSGS) – weiter unten besprochen wird.

Klinik: Hauptsymptom sind (wie bei der membranösen GN) ausgeprägte Ödeme, die akut auftreten. Bei sehr schwerer Proteinurie können periorbitale Ödeme (verminderter onkotischer Druck) und Aszites hinzukommen. Bei ⅓ der erwachsenen Patienten findet sich eine arterielle Hypertonie.

Diagnostik: Anamnestisch sind Hinweise auf mögliche ursächliche Faktoren zu erfragen (häufig nach Virusinfektion der oberen Atemwege). Im **Urinsediment** finden sich meistens keine Zellen, manchmal hyaline Zylinder (unspezifischer Befund, der sich bei allen GN mit nephrotischem Syndrom findet). Relativ spezifisch für die Minimal-Change-Glomerulopathie ist aber der Nachweis einer hoch selektiven glomerulären Proteinurie (Albumin). Die Diagnose kann nur durch die **Nierenbiopsie** (S. 874) gesichert werden.

Histologie: Lichtmikroskopisch lassen sich keine spezifischen Veränderungen nachweisen. Nur elektronenmikroskopisch ist die Verschmelzung der Podozytenfortsätze nachweisbar (Abb. **I-6.3**).

Die Minimal-Change-Glomerulopathie zählt zusammen mit der FSGS zu den **Podozytopathien**.

Klinik: Hauptsymptom sind ausgeprägte, akut auftretende Ödeme (auch periorbital und Aszites). Eine arterielle Hypertonie kann auftreten.

Diagnostik: Anamnestisch sind Ursachen wie Atemwegsinfektionen zu erfragen. Im **Urinsediment** finden sich meist keine Zellen. Relativ spezifisch ist der Nachweis einer selektiven Albuminurie. Diagnosesichernd ist die **Nierenbiopsie** (S. 874).

Histologie: Elektronenmikroskopisch ist die Verschmelzung der Podozytenfortsätze nachweisbar (Abb. **I-6.3**).

I-6.3 Minimal-Change-Glomerulopathie

Elektronenmikroskopisches Bild histologischer Glomeruluspräparate.
a Normalbefund epithelialer Podozyten: Die separierten Fußfortsätze sind eindeutig zu erkennen.
b Minimal-Change-Glomerulopathie: Pathognomonisch sind die verschmolzenen Fortsätze der Podozyten.

aus: Kuhlmann U., Walb D., Böhler J., Luft F. C.: Nephrologie. Thieme; 2008

Differenzialdiagnose: Da auch die fokal-segmentale Glomerulosklerose mit Verschmelzung von Podozytenfortsätzen und großer Proteinurie einhergeht, ist auf die differenzialdiagnostische Abgrenzung gegenüber dieser Erkrankung besonders zu achten, was manchmal erst durch wiederholte Biopsie gelingt (s. FSGS (S. 907)).

Therapie: Therapie der ersten Wahl sind **Glukokortikoide** (Prednison 1 mg/kg/d über 8 Wochen, dann langsame Dosisreduktion). Diese Behandlung führt in etwa 90 % zu einer kompletten Remission der Proteinurie. Die Rückfallrate ist bei Erwachsenen sehr hoch (> 50 %). Bei Patienten mit häufigem Rückfall oder bei denen, die unter Steroidtherapie zu Rückfällen neigen, kann eine Kombinationstherapie mit **Ciclosporin** oder **Cyclophosphamid** erwogen werden. Auch ist bei diesen Patienten die Gabe eines ACE-Hemmers oder AT_1-Rezeptoren-Blockers immer indiziert, ggf. in Kombination mit einem Statin und Diuretikum.

Prognose: Die Minimal-Change-Glomerulopathie führt im Allgemeinen nicht zur chronischen Niereninsuffizienz mit terminalem Nierenversagen. Bei Erwachsenen besteht die Tendenz zu einer spontanen Remission innerhalb von 4 Jahren. Sollte eine weitere Nierenfunktionsverschlechterung auftreten, muss manchmal erneut biopsiert werden.

Differenzialdiagnostisch ist auf die Abgrenzung zur fokal-segmentalen Glomerulosklerose (S. 907) zu achten.

Therapie: Therapie der 1. Wahl sind **Glukokortikoide**, (in ca. 90 % komplette Remission). Die Rückfallrate ist bei Erwachsenen sehr hoch. Dann kann eine **Ciclosporin-** oder **Cyclophosphamid**therapie erwogen werden. ACE-Hemmer oder AT_1-Rezeptoren-Blocker sind in diesen Fällen immer indiziert.

Prognose: I. d. R. kommt es nicht zur CNE mit terminalem Nierenversagen. Bei Erwachsenen besteht die Tendenz zur Spontanremission innerhalb von 4 Jahren.

6.2.4 Fokal-segmentale Glomerulosklerose (FSGS)

Epidemiologie: Die FSGS ist die dritthäufigste glomuläre Erkrankung, die sich klinisch über ein nephrotisches Syndrom bemerkbar macht. Die meisten Fälle treten vor dem 50. Lebensjahr auf.

Ätiopathogenese: Die FSGS kann sowohl **primär (idiopathisch)** als auch **sekundär** auftreten.

6.2.4 Fokal-segmentale Glomerulosklerose (FSGS)

Epidemiologie: Die FSGS ist die dritthäufigste glomuläre Erkrankung mit nephrotischem Syndrom. Sie tritt meist vor dem 50. Lj. auf.

Ätiopathogenese: Sie kann sowohl **primär (idiopathisch)** als auch **sekundär** auftreten.

Sekundäre Formen können sich bei Erkrankungen entwickeln, die mit Verlust an Nephronen und renaler Vasodilatation einhergehen. Weiterhin kommen **Toxine**, **genetische** Veränderungn und **Infektionen** als Ursache infrage. Auch im Rahmen von **Lymphomen** und **chronischer Transplantatabstoßung** kann sich eine FSGS entwickeln, selten bei **Adipositas**.

Da die initiale Schädigung die Podozyten betrifft, zählt die FSGS zusammen mit der Minimal-Change-Glomerulopathie zu den **Podozyopathien**.

Die Pathogenese ist nicht vollständig geklärt. Bei der **primären** FSGS wird die Rolle des Proteins suPAR diskutiert. Bei der **sekundären** FSGS sind u. a. ein erhöhter intraglomerulärer Druck, zirkulierende Zytokine, Angiotensin II oder Toxine bedeutsam.

Klinik: Die Patienten können Ödeme entwickeln, sind sonst jedoch klinisch eher unauffällig.

Diagnostik: In der **Anamnese** wird nach vorausgegangenen Atemwegsinfekten und Schwangerschaft gefragt.

Die **Urindiagnostik** zeigt eine Proteinurie. Hämaturie, **Nierenfunktionseinschränkung** und arterielle Hypertonie sind sehr oft zu finden. Den Nachweis bringt die **Nierenbiopsie** (S. 874).

Histologie: Fokal zeigt sich eine **mesangiale Sklerosierung**. Die Gloreruluskapillaren können **segmental** angegriffen sein (Abb. I-6.4). Elektronenmikroskopisch sind die **Podozytenfortsätze diffus fusioniert**.

6 Glomerulopathien

Sekundäre Formen der FSGS werden heute meist als Folge glomerulärer Hypertrophie und Hyperfiltration interpretiert. Daher kann diese Glomerulopathie letztlich bei jeder der vielen Erkrankungen entstehen, die mit Verlust an Nephronen und renaler Vasodilatation einhergehen, also auch infolge glomerulärer Vernarbungen, die von ganz anderen Nierenerkrankungen ausgelöst wurden (IgA-Nephritis, Lupus erythematodes, Vaskulitiden).

Weiterhin führen verschieden **Toxine** (Heroin, Interferon, Ciclosporine, Pamidronat), **genetische** Veränderungen (über 6 verschiedene Genorte) und **Infektionen** (insbesondere HIV) zu einer FSGS. Bei 10–15 % aller **AIDS**-Patienten entwickelt sich ein nephrotisches Syndrom mit FSGS, wobei diese Daten auf afroamerikanischen Patientenkollektiven beruhen und wahrscheinlich nicht ohne Weiteres auf Europäer zu übertragen sind. Die FSGS kann mit **Lymphomen** assoziiert sein. Bei **chronischer Transplantatabstoßung** entwickeln sich Gefäßschäden in der transplantierten Niere, die mit regionalen Durchblutungsstörungen einhergehen und eine FSGS auslösen können. Eine seltene Begleiterkrankung scheint die FSGS bei schwerer **Adipositas** zu sein, die zu einer Zunahme der GFR führt, sodass hier wahrscheinlich hämodynamisch verursachte Schädigungen der Glomeruli eine Rolle spielen. Manchmal entwickelt sich eine FSGS als Folge schwerer Präeklampsien. Auch Anabolikamissbrauch wird mit dieser Glomerulopathie in Verbindung gebracht.

Da die initiale Schädigung wiederum die Podozyten betrifft, wird die FSGS zusammen mit der Minimal-Change-Glomerulopathie unter dem Oberbegriff **Podozyopathien** zusammengefasst, um diese Erkrankungen von anderen Nephritiden abzugrenzen. Allerdings kommt es bei FSGS zu weit schwereren zusätzlichen Schäden, die bereits lichtmikroskopisch darstellbar sind (s. u. Pathologie).

Die Pathogenese der primären und sekundären Formen ist nicht vollständig geklärt. Bei **primärer** FSGS wird angenommen, dass ein zirkulierender Faktor die Erkrankung auslöst. Dabei wird insbesondere die pathogenetische Rolle des „soluble urokinase-type plasminogen activator receptor" (suPAR) diskutiert. Dieses Protein findet sich in niedrigen Konzentrationen auch physiologischerweise im humanen Plasma und spielt eine Rolle für die Migration von Neutrophilen oder bei der Stammzellmobilisation. Höhere Konzentrationen von suPAR sollen nach dieser Hypothese zu einer Aktivierung von podozytärem β3-Integrin führen, das die epithelialen Fußfortsätze der Glomeruli schädigt.

Bei den **sekundären** Formen der FSGS wird eine weit größere Zahl verschiedenster Elemente als pathogenetisch bedeutsam erachtet, z. B. direkte Effekte eines erhöhten intraglomerulären Drucks, zirkulierende Zytokine (insbesondere TGF-β), Angiotensin II, Infiltration von Makrophagen sowie andere proinflammatorische Faktoren und unmittelbare Schäden über oben genannte Toxine.

Klinik: Je nach Ausprägung der Proteinurie zeigen die Patienten Ödeme, sind sonst jedoch klinisch eher unauffällig, sofern nicht Symptome einer fortgeschrittenen Nierenerkrankung oder einer assoziierten Erkrankung (AIDS, Lymphom) hinzukommen.

Diagnostik: In der **Anamnese** lassen sich immer wieder vorausgehende Erkrankungen der oberen Luftwege eruieren. Die FSGS kann erstmalig in der Schwangerschaft auftreten oder sich während einer Schwangerschaft verschlimmern. Bei Patienten, die an einer bioptisch gesicherten Minimal-Change-Glomerulopathie leiden, kann eine spät einsetzende Kortisonresistenz als Hinweis auf eine FSGS gewertet werden. Die **Urindiagnostik** zeigt eine Proteinurie, die meist im nephrotischen Bereich liegt, manchmal aber auch geringer ausfallen kann. Eine Hämaturie, die hin und wieder auch makroskopisch imponiert, sowie eine geringe bis mittelschwere **Nierenfunktionseinschränkung** und arterielle Hypertonie sind bei mehr als der Hälfte der Patienten zu finden. Auch diese Glomerulonephritis lässt sich nur über eine **Nierenbiopsie** (S. 874) sichern.

Histologie: Lichtmikroskopisch zeigt sich in einigen, aber nicht allen Glomeruli (→ „fokal") eine **mesangiale Sklerosierung** mit kollabierenden Schlingen der Gloreruluskapillare. Es können nur manche Anteile der Gloreruluskapillare angegriffen (→ „segmental", Abb. I-6.4) oder der gesamte Glomerulus betroffen sein. Wie bei der Minimal-Change-Glomerulopathie sind elektronenmikroskopisch **Fusionen der**

I-6.4 Fokal-segmentale Glomerulosklerose

PAS-Färbung eines Glomerulus mit fokaler Sklerose (fibrotische Sklerosierung eines Schlingensegmentes).

a aus: Riede U. N., Werner M., Schäfer H.-E. (Hrsg.): Allgemeine und spezielle Pathologie. Thieme; 2004

Podozytenfortsätze an allen Glomeruli zu sehen (FSGS ist daher von Anfang an eine **diffuse** Nierenerkrankung, auch wenn Sklerosierungen lichtmikroskopisch nur bestimmte Glomeruli betreffen).

▶ **Merke.** Da zu Beginn der Erkrankung nur wenige Glomeruli segmentale Sklerosen zeigen, die zumeist juxtamedullär und nicht kortikal liegen, kann es sein, dass zu diesem Zeitpunkt in der Biopsie noch keine Sklerosierungen zu sehen sind und die Diagnose einer Minimal-Change-Glomerulopathie gestellt wird, obwohl schon eine FSGS vorliegt.

Therapie: Bei **primärer** FSGS steht eine **immunsuppressive** Therapie mit Glukokortikoiden an erster Stelle (Prednison 1 mg/kg/d). Bei Kortikoidunverträglichkeit werden Ciclosporin, manchmal Tacrolimus oder Mycophenolat, seltener auch zytotoxische Substanzen wie Cyclophosphamid verschrieben. Als Besonderheit ist die **Plasmapheresebehandlung** bei Patienten zu erwähnen, die eine Rezidiv-FSGS im Nierentransplantat erleiden.
Bei den **sekundären** Formen steht die Behandlung der Grunderkrankung im Vordergrund. Eine immunsuppressive Therapie erwies sich im Allgemeinen als weitgehend wirkungslos.
Weiterhin sollten ACE-Hemmer oder AT_1-Rezeptoren-Blocker verschrieben werden. Auch Statine und Diuretika können angezeigt sein.

Prognose: Bei den meisten Patienten kommt es nach sehr variablen Zeitspannen von 1–20 Jahren zur terminalen Niereninsuffizienz. Der Verlauf erweist sich als besonders ungünstig bei Patienten mit einer nicht nephrotischen (!) Proteinurie sowie einer anfänglich bestehenden Minimal-Change-Glomerulopathie, die zunächst auf Kortikoide reagierte.

Therapie: Bei primärer FSGS ist eine **immunsuppressive** Therapie mit Glukokortikoiden die erste Wahl. Die **Plasmapheresebehandlung** wird bei Patienten eingesetzt, die eine Rezidiv-FSGS im Nierentransplantat erleiden. Bei **sekundärer** FSGS wird die Grunderkrankung therapiert.
Weiterhin sind ACE-Hemmer oder AT_1-Rezeptoren-Blocker und ggf. Statine und Diuretika indiziert.

Prognose: Nach 1–20 Jahren kommt es meist zur terminalen Niereninsuffizienz.

6.2.5 Amyloidose und Leichtkettenablagerung

▶ **Definition.** Die **Amyloidose** ist durch **systemische oder lokalisierte Ablagerung fibrillärer Proteine** mit typischer β-Faltblattstruktur (Amyloidfibrillen) in der Bindegewebegrundsubstanz gekennzeichnet. Die **Light Chain Deposition Disease (LCDD)** hat eine ähnliche Pathogenese wie die primäre Amyloidose, jedoch degenerieren die abnormalen Proteine *nicht* zu Amyloidfibrillen mit β-Faltblattstruktur, sondern es finden sich Leichtkettenbruchstücke. Diese und andere nicht amyloidotische fibrilläre Glomerulopathien sollen im Rahmen dieses Buches aufgrund ihrer relativen Seltenheit nur gestreift werden.

Patienten, die an primärer oder sekundärer Amyloidose leiden, zeigen zu 90 % eine Nierenbeteiligung. Die Nierenbeteiligung bei LCDD liegt bei 100 %, extrarenale Ablagerungen finden sich meist erst in der Autopsie in perivaskulären Zonen betroffener Organe.

Eine Amyloidose geht fast immer mit Nierenbeteiligung einher.

6 Glomerulopathien

Epidemiologie, Ätiopathogenese: Die Inzidenz der **systemischen Amyloidosen** beträgt 1/100000/Jahr mit einem Altersgipfel zwischen 60 und 70 Jahren. Die **LCDD** ist sehr selten.

Die **sekundäre Amyloidose** tritt bei chronischen Entzündungen, Bronchiektasien, familiärem Mittelmeerfieber und einigen Neoplasien auf.

Bei chronischen Entzündungen induzieren Makrophagen die Bildung eines Akute-Phase-Proteins (**SAA**) in der Leber.

Bei terminaler Niereninsuffizienz kann es zur Amyloidbildung im ganzen Organismus kommen (β_2-**Mikroglobulin-Amyloidose**). Es resultieren Arthralgien und Karpaltunnelsyndrom.

Neben Amyloid aus Leichtketten (**AL-Amyloidose**) und SAA (**AA-Amyloidose**) kann auch verändertes Transthyretin/Präalbumin zu Amyloidablagerung führen (**AF-Amyloidose**). Das Bild dieser autosomal-dominant vererbten Polyneuropathie kann vom nephrotischen Syndrom begleitet sein (Tab. **I-6.4**).

Epidemiologie, Ätiopathogenese: Die Inzidenz der **systemischen Amyloidosen** beträgt etwa 1/100000/Jahr und betrifft vorwiegend Patienten zwischen dem 60. und 70. Lebensjahr. Die **LCDD** und andere nicht amyloidotische fibrilläre Gomerulopathien sind ausgesprochen selten.

Beim Plasmozytom ist häufiger eine Verstopfung der Nierentubuli zu sehen als bei der Amyloidose, die eher zur renalen Fibrillenablagerung führt: Leichtkettenbruchstücke bilden in den Nierentubuli nicht so leicht obstruierende Konglomerate wie filtrierte vollständige Leichtketten beim Plasmozytom.

Die **sekundäre Amyloidose** entwickelt sich als Folge chronischer Entzündungskrankheiten wie rheumatoider Arthritis, bei einigen neoplastischen Erkrankungen (v. a. Nierenzellkarzinome und Morbus Hodgkin), Morbus Crohn, Osteomyelitis, Bronchiektasien und familiärem Mittelmeerfieber.

Bei chronischen Entzündungskrankheiten setzen aktivierte Makrophagen eine Substanz frei, die in der Leber zur Bildung eines Akute-Phase-Proteins (**SAA** = Serum-Amyloid-A-Protein) führt. Zirkulierende Makrophagen nehmen SAA auf, um es in kleinere Bestandteile (**SA**-Protein) zu zerlegen.

Bei terminal niereninsuffizienten Dialysepatienten kann es durch die Akkumulation von β_2-Mikroglobulin zur Bildung von Amyloidfibrillen in praktisch allen Organen und Geweben kommen (β_2-**Mikroglobulin-Amyloidose**). Klinisch im Vordergrund stehen Ablagerungen in Synovia und Knochen, es kommt zu Athralgien und Karpaltunnelsyndromen.

Neben Amyloid aus Leichtkettenmaterial (**AL-Amyloidose**) und dem Entzündungseiweiß SAA (**AA-Amyloidose**) kann auch verändertes Transthyretin/Präalbumin seine Tertiärstruktur verlieren und zu Amyloidablagerung führen. Bei verändertem TTR/Präalbumin (**AF-Amyloidose**) sehen wir das Bild einer autosomal-dominant vererbten Polyneuropathie, die in ¼ d. F. während des späteren Verlaufes der Erkrankung auch von einem nephrotischen Syndrom begleitet sein kann (Tab. **I-6.4**).

Insgesamt sind inzwischen mind. 25 unterschiedliche Precursor-Proteine, die Amyloid bilden können, beschrieben, deren detaillierte Abhandlung aber den Rahmen dieses Buches sprengen würde.

I-6.4 Tabellarische Übersicht über die relevanten Amyloidosen

Bezeichnung	Vorkommen	Vorläuferprotein bzw. chemische Zusammensetzung
AA-Amyloidose	▪ Amyloidose assoziiert mit familiärem Mittelmeerfieber ▪ Amyloidose assoziiert mit chronischen Enzündungserkrankungen.	Anteil des Akute-Phase-Serum-Amyloid-A-Proteins (SAA)
AL-Amyloidose	▪ primäre Amyloidose ▪ Amyloidose assoziiert mit Plasmozytom.	Leichtketten oder deren Fragmente
AH-Amyloidose	▪ Amyloidose nach langjähriger Hämodialyse	β_2-Mikroglobulin
AF-Amyloidose (Synonym: ATTR-Amyloidose)	▪ erbliche Amyloidose (aut.-dom. Amyloid-Polyneuropathie)	Transthyretin (TTR)/Präalbumin mit veränderter Struktur

Klinik: Meist treten unspezifische Symptome wie Müdigkeit, Gewichtsverlust und ggf. Zeichen der Niereninsuffizienz auf. Sind andere Organe betroffen, kann das klinische Bild entsprechend variieren. Bei sekundärer Amyloidose bestehen die Symptome des Grundleidens.

Diagnostik: Bei V. a. Amyloidose muss nach Hinweisen auf extrarenale Manifestationen gesucht werden (z. B. Herzinsuffizienz, Karpaltunnelsyndrom, periphere Neuropathie, Hepatomegalie).
In 50 % sind Kreatinin und eGFR verändert. Im **Urinsediment** finden sich Zellen und granulierte Zylinder. Die Proteinurie liegt oft im nephrotischen Bereich.

Klinik: Patienten mit Amyloidose stellen sich meist mit unspezifischen Symptomen wie Müdigkeit, Gewichtsverlust sowie bei Nierenbeteiligung mit Zeichen der Niereninsuffizienz mit oder ohne nephrotisches Syndrom vor. Sind andere Organe betroffen (Herz, Gastrointestinaltrakt, periphere Nerven, ZNS, muskuloskeletaler Befall, Lunge, Haut), kann das klinische Bild entsprechend variieren. Bei der LCDD steht die renale Beteilung im Vordergrund. Zusätzlich können Zeichen einer systemischen Beteiligung bestehen (s. u.) und bei sekundärer Amyloidose Symptome des betreffenden chronischen Grundleidens.

Diagnostik: Bei V. a. Amyloidose muss anamnestisch sowie im Rahmen der körperlichen Untersuchung nach Hinweisen auf extrarenale Manifestationen einer Amyloidose gesucht werden (z. B. Herzinsuffizienz, Karpaltunnelsyndrom, periphere Neuropathie, Hepato- und Splenomegalie, Makroglossie).
Erhöhte Kreatininwerte und eine pathologische eGFR finden sich bei 50 % der Patienten mit Amyloidose; bei LCDD liegt der Prozentsatz noch höher. Im **Urinsediment** finden sich typischerweise vereinzelt Zellen und granulierte Zylinder. Die Proteinurie liegt häufig im nephrotischen Bereich.

Geringerer Proteinverlust schließt eine Amyloidose nicht aus, sondern weist nur darauf hin, dass sich die Amyloidablagerungen mehr in Gefäßen oder Tubuli und weniger den Glomeruli finden. Ausgeprägte tubuläre Amyloidablagerungen können zu schweren tubulären Funktionsstörungen führen, die sich im Labor durch Azidosen und Hyperkaliämien zeigen.

Sowohl bei primärer Amyloidose als auch bei LCDD lassen sich im Serum und Urin bei > 85 % der Betroffenen **Paraproteine** nachweisen. Eine maligne Transformation des Plasmazellklons, der für die Bildung des Paraproteins verantwortlich ist, wurde für 20 % der Patienten mit primärer Amyloidose und > 50 % der Fälle mit LCDD beschrieben, sodass auch diagnostische Hinweise auf ein Plasmozytom (S. 1251) nicht übersehen werden dürfen. **Immunfixationen** aus Serum und Urin müssen durchgeführt, gegebenenfalls eine **Knochenmarksbiopsie** erwogen werden.

▶ Merke. Finden sich Albuminurie und Hypoalbuminämie bei Plasmozytom, sind dies Zeichen, dass sich neben dem Myelom eine Amyloidose oder LCDD entwickelt hat.

Eine Amyloidose lässt sich nur eindeutig diagnostizieren, wenn es gelingt, Amyloidfibrillen im betroffenen Gewebe nachzuweisen. Zum Einsatz kommen meist **Biopsien aus abdominalem Unterhautfettgwebe** (80–90 % positive Befunde), **Rektum** (50–80 % positive Befunde) oder **Haut** (50–80 % positive Befunde). Die definitive renale Diagnose ist nur über eine **Nierenbiopsie** möglich.

Histologie: Lichtmikroskopisch findet sich bei Amyloidose und Leichtkettenablagerung **amorphes hyalines Material** im Mesangium, aber auch in den glomerulären Kapillarschlingen, im Bereich der glomerulären Basalmembran sowie in den renalen Arteriolen und kleinen Arterien. **Amyloid** leuchtet nach **Färbung mit Kongorot** im polarisierten Licht apfelgrün auf (Abb. I-6.5). Monoklonale Leichtketten lassen sich über **Immunfluoreszenz** und Elektronenmikroskopie darstellen, um eine Leichtkettenablagerung vom Amyloid zu unterscheiden.

I-6.5 Amyloidose

a Glomeruli mit typischen hyalinen Ablagerungen (Kongorot-Färbung).
b Apfelgrün aufleuchtende Amyloidablagerung im polarisierten Licht (Kongorot-Färbung).

mit freundlicher Genehmigung von Frau Prof. Amann, Nephropathologisches Institut, Erlangen

Therapie: Die therapeutischen Möglichkeiten bei der **primären Amyloidose** sind sehr begrenzt. Am vielversprechendsten erscheint momentan die **hämatopoetische Stammzelltransplantation**. Kommt diese nicht in Betracht, wird Melphalan mit Steroiden, Interferon, Thalidomid und Cyclophosphamid in unterschiedlichen Kombinationen eingesetzt. Entscheidend ist die Schwere der Organmanifestationen bei Therapiebeginn.

Entscheidend für die **sekundäre (AA-)Amyloidose** ist die erfolgreiche Behandlung der Grunderkrankung. Liegt ein familiäres Mittelmeerfieber zugrunde, dann ist Cholchizin eine wichtige Therapiesäule, allerdings nur vor Auftreten einer höhergradigen Niereninsuffizienz. In Einzelfällen wird über erfolgreiche Anti-Zytokin-Therapien berichtet (Infliximab, Etanercept). Zur Vermeidung oder Progressionsverlangsamung einer β2-Mikroglobulin-Amyloidose ist einzig eine effektive Nierenersatztherapie mit adäquater Dialysedosis oder die erfolgreiche Nierentransplantation wirkungsvoll.

Verlauf und Prognose: Das Überleben der Patienten hängt von der Art der Amyloidose ab. Am schlechtesten ist nach wie vor die Prognose bei gleichzeitig bestehendem Plasmozytom.

Patienten, die an primärer Amyloidose leiden, weisen mittlere Überlebenszeiten von 12–15 Monaten auf. Haupttodesursachen sind Herz- und Nierenversagen sowie Infektionen oder das Fortschreiten eines Plasmozytoms.

6.3 Glomerulopathien mit überwiegend nephritischem Syndrom

Zu dieser Gruppe von Erkrankungen zählen v. a. **fokale Glomerulonephritiden**. Der Begriff „fokal" bezieht sich dabei auf die geringfügigen **lichtmikroskopisch** erkennbaren Veränderungen im Nierenbiopsat. Sie gehen mit einer **meist wenig ausgeprägten Symptomatik** einher und unterscheiden sich somit im klinischen Alltag von anderen Glomerulopathien.

Fokale GN zeigen sich typischerweise durch eine **Hämaturie**, die auch als Makrohämaturie in Erscheinung treten kann. Proteinurie kann vorkommen, erweist sich im Allgemeinen aber als mild. Befunde wie Ödeme oder ausgeprägte glomeruläre Proteinurie, die charakteristisch für ein nephrotisches Syndrom oder eine diffuse GN sind (hier zusätzlich signifikanter Bluthochdruck und Niereninsuffizienz), finden sich bei diesen fokalen Erkrankungen der Niere im Allgemeinen nicht.

Zur **Abgrenzung** gegenüber anderen renalen Erkrankungen, die mit Hämaturie in unterschiedlicher Ausprägung einhergehen können (Steine, Tumoren und Erkrankungen der Prostata), hilft als Hinweis auf glomeruläre Erkrankungen die Frage nach braun gefärbtem Urin, der Nachweis von dysmorphen Erythrozyten, vielleicht Erythrozytenzylindern und Proteinurie.

Fokale GN finden sich bei der **IgA-Nephritis, benigner Hämaturie** und dem **Alport-Syndrom**. Auch die Purpura Schoenlein-Henoch (S. 1386) als Form der allergischen Vaskulitis tritt mit renalen IgA-Ablagerungen wie bei IgA-Nephritis auf.

Manchmal zeigt sich auch beim SLE und bei postinfektiösen GN das Bild einer fokalen Nephritis, jedoch befallen diese Erkrankungen die Nieren i. d. R. sehr viel schwerer.

6.3.1 IgA-Glomerulonephritis

▶ **Synonym.** IgA-Nephropathie, Morbus Berger

Epidemiologie: Die IgA-Nephritis ist die häufigste glomeruläre Nierenerkrankung überhaupt. Sie kann in jedem Alter auftreten, zumeist betrifft sie aber Patienten zwischen dem 10. und 50. Lebensjahr.

Ätiopathogenese: Auch wenn IgA-Nephritiden meist idiopathisch auftreten, sind sie gelegentlich assoziiert mit anderen Erkrankungen (Tab. **I-6.5**). Diese Pathomechanismen wurden bisher nicht restlos geklärt. Familiäre Häufungen fanden sich mit erhöhter Frequenz von HLA-DR4. Genetische Faktoren könnten den IgA-Metabolismus beeinflussen.

Bisher ist nicht eindeutig geklärt, woher das IgA stammt, das **Immunkomplexe** bildet, die sich in der Niere – vor allem im Mesangium (s. u.) – sowie in Hautkapillaren ablagern und das im Plasma erhöht ist.

Das abgelagerte IgA besteht zumeist aus polymerem IgA der Unterklasse IgA1. Es wird eine veränderte Synthese und ein fehlgesteuerter Metabolismus von IgA-Molekülen angenommen, als deren Ergebnis IgA-Immunkomplexe entstehen, die sich besonders im Mesangium ablagern. Es ist weder bekannt, warum diese IgA-Immunkomplexe besonders im Mesangium kumulieren, noch weshalb es zu einer Reaktion des Mesangiums auf diese IgA-Immunkomplexe kommen kann. Es gibt lediglich Vermutungen, dass Nahrungsantigene und/oder Infektionen vielleicht das mukosaassoziierte Immunsystem derart beeinflussen, dass pathologische IgA-Immunkomplexe entstehen.

I-6.5 Ätiologie der IgA-Glomerulonephritis

- idiopathisch (gelegentlich familiäres Auftreten)
- Leberzirrhose
- Lungenerkrankungen, disseminierte Tuberkulose
- Enteropathie bei Glutenunverträglichkeit, Dermatitis herpetiformis
- seronegative Arthritiden
- Mycosis fungoides.

6.3 Glomerulopathien mit überwiegend nephritischem Syndrom

Sekundäre Formen der IgA-Nephropathie treten häufiger zusammen mit einer Leberzirrhose auf, wenn IgA nicht mehr ausreichend durch die Kupffer-Sternzellen der Leber eliminiert werden kann. Allerdings weisen viele Patienten mit einer fortgeschrittenen Lebererkrankung renale IgA-Ablagerungen auf, ohne dass es zu einer Nierenerkrankung käme. Die spezifischen Faktoren, die IgA renal pathogen werden lassen, sind unbekannt.

Klinik: Symptom einer IgA-Nephritis kann eine **Makrohämaturie** sein. Oft fallen aber auch nur zufällig bei einer Routineuntersuchung des Urins Mikrohämaturie und Proteinurie auf. **Geringe oder fehlende klinische Beeinträchtigung** der betroffenen Patienten kann als typisch angesehen werden.

In seltenen Fällen verläuft eine IgA-Nephritis von vornherein als schwere renale Erkrankung mit hohem Blutdruck, massiver Proteinurie und hohen Kreatininwerten, die auf eine fortgeschrittene Niereninsuffizienz hinweisen. Die frühe Entwicklung eines nephrotischen Syndroms wurde für 5–10 % der Fälle beschrieben.

Diagnostik und Differenzialdiagnose: Anamnestisch sollte nach wiederholt aufgetretener Makrohämaturie, ggf. vorausgegangenen Infekten der oberen Atemwege oder (seltener) einer Gastroenteritis gefragt werden. Makrohämaturien bei IgA-Nephropathien treten 1–3 Tage nach der Infektion auf. Längere zeitliche Abstände (7 Tage) sprechen eher für eine postinfektiöse GN.

IgA-Nephritis sollte als Verdachtsdiagnose gestellt werden, wenn Patienten mit Makro- oder Mikrohämaturie sowie Proteinurie auffallen. Häufig sind die Kreatininwerte im Plasma sowie der arterielle Blutdruck unauffällig. Erhöhte **Plasma-IgA-Spiegel** sind bei bis zu 50 % der Patienten nachweisbar. Weiterhin lassen sich zirkulierende Immunkomplexe, die IgA enthalten, beobachten. Ihre Konzentration korreliert in etwa mit der Krankheitsaktivität.

Normale Komplementspiegel von C3 und C4, fehlende diagnostische Hinweise auf eine Streptokokkeninfektion im Vorfeld oder eine unauffällige Familienanamnese lassen andere renale Erkrankungen mit gleichen Symptomen (z. B. membranoproliferative, postinfektiöse GN) unwahrscheinlicher werden. Fehlen Purpura, Abdominalschmerzen und Gelenkbeschwerden, kann auch eine Purpura Schoenlein-Henoch, bei der sich die renalen histologischen Befunde nicht von einer idiopathischen IgA-Nephritis unterscheiden, weitgehend ausgeschlossen werden.

Eine IgA-Nephritis lässt sich aber klinisch nicht immer ohne Weiteres von einer **benignen Hämaturie** unterscheiden, wenn sich nur eine glomeruläre Hämaturie mit Proteinurie von < 1 g/d feststellen lässt. Da die Prognose beider Erkrankungen im Allgemeinen günstig ist, muss die definitive Diagnose nur **bioptisch** gesichert werden bei Zeichen einer fortschreitenden Nierenerkrankung, hohen oder steigenden Kreatininwerten, schweren Proteinurien oder bei hohen Blutdruckwerten.

Histologie: Die definitive Diagnose wird über **Immunfluoreszenzfärbungen** gestellt. Typisch sind **IgA- und C3-Ablagerungen** überwiegend **im Mesangium**. Im Gegensatz zu den meist vereinzelten (fokalen) Veränderungen in der Lichtmikroskopie, sind die Ablagerungen mithilfe der Immunfluoreszenz in allen Glomeruli sichtbar (Abb. **I-6.6**). IgA-Ablagerungen sind nur bei der IgA-Nephritis und der histologisch nicht davon zu unterscheidenden Purpura Schoenlein-Henoch so prominent.

Klinik: Symptom einer IgA-Nephritis kann eine **Makrohämaturie** oder zufällig entdeckte Mikrohämaturie und Proteinurie sein. Die **klinische Beeinträchtigung** ist gering oder fehlt. Nur selten treten bei IgA-Nephritis hoher Blutdruck, Proteinurie und Niereninsuffizienz auf.

Diagnostik und Differenzialdiagnose: Anamnestisch sollte nach Makrohämaturie, Atemwegs- und GIT-Infekten gefragt werden.

Häufig sind Kreatinin und Blutdruck unauffällig. Erhöhtes **Plasma-IgA** und zirkulierende Immunkomplexe können beobachtet werden.

Normales C3 und C4, fehlende Hinweise auf eine Streptokokkeninfektion und unauffällige Familienanamnese sprechen gegen andere renale Erkrankungen. Bei Purpura Schoenlein-Henoch sind Purpura, Abdominal- und Gelenkschmerzen zu erwarten.

Eine IgA-Nephritis lässt sich klinisch bei milder Proteinurie nicht klar von der **benignen Hämaturie** unterscheiden. Bei V. a. fortschreitende Nierenerkrankung wird die Diagnose **bioptisch** gesichert werden.

Histologie: In der **Immunfluoreszenz** fallen **IgA- und C3-Ablagerungen im Mesangium** aller Glomeruli auf (Abb. **I-6.6**). IgA-Ablagerungen sind nur bei IgA-Nephritis und Purpura Schoenlein-Henoch so prominent.

I-6.6 IgA-Nephritis

a Lichtmikroskopisch sichtbare IgA-Ablagerungen im glomerulären Mesangium (Immunhistologie, APAAP-Methode).
b Intensive mesangiale IgA-Ablagerungen in der **Immunfluoreszenz**.

a aus: Kuhlmann U., Walb D., Böhler J., Luft F. C.: Nephrologie. Thieme; 2008; b aus: Siegenthaler W.: Siegenthalers Differenzialdiagnose. Thieme; 2005

Therapie: Die Patienten werden mit ACE-Hemmern oder AT$_1$-Rezeptoren-Blockern behandelt, da eine **optimale Blutdruckeinstellung** außerordentlich wichtig ist. Die Gabe von Statinen sollte erwogen werden. Der Stellenwert einer Fischöltherapie wird kontrovers diskutiert. Bei rascher Nierenfunktionsverschlechterung und persisitierender Proteinurie trotz optimierter Blutdruckeinstellung unter maximaler Angiotensin-II-Blockade kann die Indikation zu einer **immunsuppressiven Therapie** gestellt werden. Leider gibt es keine Studien, die so aussagekräftig wären, dass sich aus ihnen eindeutige Empfehlungen für eine optimale Therapie der IgA-Nephropathie ableiten ließen. Zumeist spielen Steroide die wichtigste Rolle, wobei z. T. eine sog. Prednison-Stoßtherapie (1 g/d für 3 d alle 2 Monate) mit einer kontinuierlichen Therapie (0,5 mg/kg) über 6 Monate kombiniert wird. Patienten mit einem RPGN-Verlauf (S. 923) der IgA-Nephritis sollten eine Kombinationstherapie mit Steroiden und Cyclophosphamid als monatliche Stoßtherapie über 3–6 Monate erhalten.

Verlauf und Prognose: IgA-Nephritiden verlaufen **häufig gutartig**, auch wenn wiederkehrende Episoden einer Makrohämaturie oder eine persistierende Mikrohämaturie über Jahre auftreten können. Allerdings finden sich auch schwere Verläufe. **Prognostisch ungünstig** sind die Entwicklung eines nephrotischen Syndroms im frühen Krankheitsverlauf, hohe Blutdruckwerte, zu Beginn hohes oder steigendes Kreatinin sowie schwere Proteinurien (> 1 g/d). Selten finden sich perakute Verläufe mit rascher Nierenfunktionsverschlechterung (RPGN (S. 923)).
Ca. 10 % der Patienten werden nach 10 Jahren und 20 % nach 20 Jahren dialysepflichtig. Weitere 20–30 % aller Patienten leiden nach 20 Jahren an einer Nierenfunktionseinschränkung, sodass diese Patienten ebenfalls gefährdet sind für terminales Nierenversagen.

6.3.2 Benigne Hämaturie

Ätiopathogenese: Benigne Hämaturien treten zumeist sporadisch auf. Virale Infektionen gehen sehr häufig den Phasen mit Hämaturie voraus, dennoch kann bisher nicht erklärt werden, warum diese Infektionen dann bei manchen Patienten zu vermehrter Ausscheidung von Erythrozyten führen.

Klinik und Diagnostik: Die Symptomatik ähnelt derjenigen bei IgA-Nephritis: Entweder kommt es zu wiederholten Episoden von **Makrohämaturie** (nach Infektionen der oberen Atemwege sowie manchmal auch nach schwerer körperlicher Belastung) oder zur asymptomatischen **Mikrohämaturie**. Blutdruck, Plasmakreatinin und eGFR sowie Plasmakomplementwerte liegen im Normbereich. Die Eiweißausscheidung liegt < 1 g/d.
Isolierte Hämaturie ohne weitere klinische Zeichen einer Niereninsuffizienz sowie fehlende Progredienz rechtfertigen im Allgemeinen keine Nierenbiopsie.

Therapie, Verlauf und Prognose: Patienten mit benigner Hämaturie sollten in regelmäßigen Abständen nephrologisch untersucht und ihre Nierenfunktionswerte kontrolliert werden. Bei exzellenter Langzeitprognose werden weitere diagnostische und therapeutische Maßnahmen aber nur in Einzelfällen mit Nierenfunktionsverschlechterung nötig.

6.3.3 Alport-Syndrom

Epidemiologie und Ätiopathogenese: Das Alport-Syndrom ist eine seltene, erbliche, progredient verlaufende Nephropathie, deren Prävalenz nicht genau bekannt ist (Prävalenz bei terminal niereninsuffizienten Erwachsenen ca. 0,2 %). Es betrifft in 80 % Männer.
Die krankhaften Veränderungen, die neben der Niere auch Ohr und Auge betreffen, treten auf, da in diesen Organen pathologische Basalmembranen gebildet werden. Bisher sind 50 verschiedene Mutationen bekannt, die zu Defekten der α-Kette des Typ-IV-Kollagens in den betreffenden Basalmembranen führen.
Je nach Ort der Mutation sind an betroffenen Familien **verschiedene Erbgänge** nachgewiesen worden:
- in ca. 80 % d. F. X-chromosomal-dominanter Erbgang
- in ca. 10 % d. F. autosomal-rezessiver Erbgang
- in ca. 10 % d. F. muss von einer Neumutation ausgegangen werden.

Sehr selten liegt dem Alport-Syndrom ein autosomal-dominanter Erbgang zugrunde.

Die Häufigkeit des X-chromosomal-dominanten Erbgangs erklärt, dass Frauen einen meist weitaus milderen Verlauf des Alport-Syndroms zeigen.

Ungeklärt bleibt damit immer noch die Frage, warum es bei veränderter Basalmembran schließlich zu Nephrosklerose mit terminaler Niereninsuffizienz kommen kann. Als eine wahrscheinliche Möglichkeit wird diskutiert, dass Defekte des Typ-IV-Kollagens glomeruläre Basalmembranen empfänglicher für hämodynamische Schäden werden lassen, die immer von entzündlichen Prozessen begleitet werden, die betroffenen Glomeruli gehen schließlich zugrunde. Die verbliebenen funktionstüchtigen Glomeruli müssen zusätzlich zur Schädigung ihrer Basalmembran einer nun einsetzenden Hyperperfusion standhalten. Die Sklerosierung der zunächst noch arbeitenden Glomeruli beschleunigt sich dadurch immer mehr, ständig fallen weitere Glomeruli aus, bis es schließlich zu terminalem Nierenversagen mit Urämie kommt.

Klinik und Diagnostik: Die ersten Veränderungen an der **Niere** unterscheiden sich nicht von denen anderer fokaler Nephritiden: rekurrente Makrohämaturie oder lange unentdeckte Mikrohämaturie mit milder Proteinurie. Blutdruck, Plasmakreatinin, eGFR und Serumkomplementspiegel erweisen sich zum Zeitpunkt der Erstdiagnose häufig als normal.

Neben der erblichen Nephritis, die gelegentlich auch isoliert auftreten kann, finden sich als Zeichen der extrarenalen Beteiligung **Schwerhörigkeit** und an den **Augen** ein Lenticonus anterior, Katarakte sowie gelegentlich weißliche perimakuläre Läsionen der Retina.

▶ **Merke.** Die Kombination von Hämaturie und Schwerhörigkeit sollte insbesondere bei männlichen Patienten den V. a. ein Alport-Syndrom lenken.

Die verschiedenen Organmanifestationen müssen aber nicht gleichzeitig auftreten. Hörschädigungen können, wie auch eine Mikrohämaturie, bereits in der Kindheit bestehen, werden aber häufig erst zu einem späteren Zeitpunkt diagnostiziert. Zur Indikation einer Nierenbiopsie s. S. 874.

Histologie: Lichtmikroskopisch finden sich nur fokale mesangiale Hyperzellularität und mesangiale Matrixvermehrung. Besteht die Erkrankung länger, entwickeln sich eine glomeruläre Sklerose und tubuläre Atrophie. Elektronenmikroskopisch erscheint die Basalmembran in Längsrichtung aufgesplittert. Zwischen den aufgesplitterten Anteilen finden sich hellere Areale: → **netzartig aufgesplittertes Aussehen der Basalmembran** (Abb. I-6.7).

Therapie: Eine kausale Therapie des Alport-Syndroms gibt es nicht. Allerdings hat sich in den letzten Jahren gezeigt, dass **Hemmstoffe des Renin-Angiotensin-Systems** wie ACE-Hemmer und AT_1-Rezeptoren-Blocker die Entwicklung eines terminalen Nierenversagens hinauszögern können, da sie die intraglomerulären Drücke senken und begleitende Entzündungsprozesse sowie Sklerosierungsvorgänge mildern.

I-6.7 Alport-Syndrom

Elektronenmikroskopische Aufnahmen von Basalmembranen glomerulärer Kapillaren:
a Normalbefund mit homogen erscheinender Basalmembran.
b Netzartig aufgesplittete Basalmembran einer **Alport-Niere**.

aus: Riede U. N., Werner M., Schäfer H.-E. (Hrsg.): Allgemeine und spezielle Pathologie. Thieme; 2004

Kommt es zu einem terminalen Nierenversagen, besteht außer der Hämodialyse die Möglichkeit einer **Nierentransplantation**: In der transplantierten Niere kann die Erkrankung nicht wieder auftreten, da deren glomeruläre Basalmembran keine Auffälligkeiten aufweist.

Verlauf und Prognose: Der Verlauf kann bisher nicht nachhaltig beeinflusst werden. Männliche Patienten sind häufiger, früher und schwerer von der Erkrankung betroffen als Frauen:
Bei den meisten Betroffenen entwickelt sich ein nephrotisches Syndrom mit arterieller Hypertonie sowie progredienter Schwerhörigkeit, die häufig zu völliger Ertaubung führt. Bei Männern kommt es so gut wie immer zur **terminalen Niereninsuffizienz**. Betroffene Frauen sind meistens älter als 45 Jahre, bevor sich eine Urämie entwickelt.

6.4 Glomerulopathien mit überwiegend nephritischem und nephrotischem Syndrom

Diffuse Verlaufsformen der Glomerulonephritiden zeigen Zeichen des nephrotischen Syndroms (Ödeme mit manchmal schwerer Proteinurie, s. S. 878) und des nephritischen Syndroms (Hypertonie und nephritisches Sediment mit Akanthozyten und Erythrozytenzylindern, s. S. 880).
Die meisten glomerulären Erkrankungen dieser Gruppe gehen mit erniedrigten Komplementspiegeln einher. Histologisch sieht man bei diesen Erkrankungen schon lichtmikroskopisch schwere Veränderungen wie ausgeprägte Zellproliferationen in allen Glomeruli. Nicht glomeruläre Erkrankungen der Niere, die ähnliche klinische Symptome zeigen, sind Vaskulitiden und manchmal schwere Verläufe einer interstitiellen Nephritis.

6.4.1 Postinfektiöse Glomerulonephritis

Nach einer Latenzperiode kann als Folgeerkrankung bestimmter Infektionen eine diffuse Glomerulonephritis auftreten. Wichtigste Erreger sind in diesem Zusammenhang **β-hämolysierende Streptokokken der Gruppe A**, manchmal auch Streptococcus pneumoniae (s. u.). Im Rahmen bakterieller Endokarditiden, infizierter ventrikuloatrialer Shunts und viszeraler Abszesse treten gelegentlich ebenfalls Glomerulonephritiden auf.

Poststreptokokken-Glomerulonephritis

Epidemiologie und Ätiopathogenese: Von den in diesem Zusammenhang relevanten β-hämolysierenden Streptokokken der Gruppe A lösen möglicherweise nur bestimmte Typen eine postinfektiöse GN aus (z. B. Typ 12 im Rahmen von Pharyngitiden und Typ 49 bei Pyodermie).
Die genauen Mechanismen, über die es zur glomerulären Erkrankung kommt, sind nicht genau verstanden. Einerseits könnten direkte renale Ablagerungen von Streptokokkenantigenen eine Rolle spielen. Andererseits ließ sich zeigen, dass Antikörper gegen Streptokokkenantigen mit Bestandteilen der glomerulären Basalmembran kreuzreagieren.

▶ **Merke.** Postinfektiöse Glomerulonephritiden sind nicht durch den jeweiligen Erreger direkt, sondern durch nachfolgende Immunreaktionen bedingt.

Klinik: Typischerweise finden sich eine akute Makrohämaturie („colafarbener Urin"), Oligurie, periorbitale und Unterschenkelödeme. Selten beklagen die Patienten Flankenschmerzen, wenn es bei schneller Nierenschwellung zu Kapselspannung kommt. Eine arterielle Hypertonie mit Herzinsuffizienz, die sich primär über ausgeprägte Salz- und Wasserretention bei niedriger GFR entwickelt, kann den Verlauf der Erkrankung verschlimmern. Hochdruckkrisen führen manchmal zu Enzephalopathie mit Lethargie und Verwirrtheitszuständen.

6.4 Glomerulopathien mit überwiegend nephritischem und nephrotischem Syndrom

Diagnostik: In der **Anamnese** sollte nach Hinweisen auf eine vorangehende Streptokokkeninfektion gefragt werden, wobei zwischen dem Beginn der akuten Infektion und den ersten Zeichen einer Nierenerkrankung typischerweise eine Latenzzeit von 10 Tagen (nach Pharyngitis) bis 20 Tagen (nach Pyodermie) liegt. Eine wesentlich kürzere Latenzphase (ca. 5 Tage) spricht eher für eine IgA-Nephritis oder die Exazerbation einer chronischen Niereninsuffizienz über eine Entzündung mit Streptokokken oder anderen Erregern.

Labordiagnostisch weisen die meisten Patienten zum Zeitpunkt der Erstdiagnose einen erhöhten Serumkreatininwert, erniedrigte eGFR und erhöhte Harnstoffspiegel auf. Weiterhin ist als Folge einer heftigen Stimulation des Komplementsystems im Serum **C3 erniedrigt**. Schließlich lassen sich erhöhte Titer von Rheumafaktoren und Kryoglobulinen nachweisen.

Die Diagnose einer Streptokokkeninfektion sollte erhärtet werden, indem neben den Antistreptolysintitern (**ASO**), die sich als oft weniger spezifisch erwiesen, auch **Anti-DNAase-B-Titer** bestimmt werden. Abstriche (z. B. vom Rachen) bleiben häufig ergebnislos, nicht zuletzt, da die meisten Patienten zuvor schon mit Antibiotika behandelt wurden.

Im **Urin** findet sich ein **nephritisches Sediment** mit **Proteinurie**, die so ausgeprägt sein kann, dass es zu einem nephrotischen Syndrom kommt. Weiterhin zeigt sich häufig eine Pyurie, die nicht nur auf einen begleitenden Harnwegsinfekt hinweisen kann, sondern vielmehr auf die erhebliche Infiltration der Glomeruli mit neutrophilen Zellen zurückzuführen sein dürfte.

Auch wenn eine Nierenpunktion bei „klassischer" postinfektiöser GN nicht immer für zwingend indiziert gehalten wird, lässt sich darüber die definitive Diagnose stellen.

Histologie: In der Lichtmikroskopie sieht man diffuse Proliferationen von Endothel- und Mesangialzellen mit eingewanderten Makrophagen und neutrophilen Granulozyten, die zur Einengung oder manchmal zum völligen Verschluss der Glomeruluskapillaren führen. In der Elektronenmikroskopie zeigen sich charakteristische **subepitheliale Ablagerungen** in den Kapillarschlingen (Abb. I-6.8).

Diagnostik: In der **Anamnese** sollte nach Infektionen gefragt werden, wobei zwischen Infektion und Nierenerkrankung eine Latenzzeit von 10–20 Tagen liegt. Eine wesentlich kürzere Latenzphase spricht eher für eine IgA-Nephritis.

Labordiagnostisch sind bei Erstdiagnose Kreatinin und Harnstoff meist erhöht und die eGFR erniedrigt. Das **C3** im Serum ist **erniedrigt**, Rheumafaktoren und Kryoglobuline sind nachweisbar.
Zur Diagnose einer Streptokokkeninfektion sollten Antistreptolysin (**ASO**) und **Anti-DNAase-B** bestimmt werden.

Im **Urin** findet sich ein **nephritisches Sediment** mit **Proteinurie** und häufig auch Pyurie.

Zur Diagnosesicherung kann eine Punktion durchgeführt werden.

Histologie: Man sieht diffuse Zellproliferationen und Makrophagen, die die Glomeruluskapillaren verlegen. Elektronenmikroskopisch zeigen sich **subepitheliale Ablagerungen** (Abb. I-6.8).

I-6.8 Poststreptokokken-Glomerulonephritis

a Schematische Darstellung der pathologischen Befunde bei Poststreptokokken-GN: subepitheliale Ablagerungen, die zur Bildung kleiner „Höcker" führen (Pfeil).
b Elektronenmikroskopische Darstellung der subepithelialen „höckerigen" Ablagerungen (Pfeile).
b aus: Kuhlmann U., Walb D., Böhler J., Luft F. C.: Nephrologie. Thieme; 2008

Therapie: Die Behandlung dieser Glomerulonephritis besteht aus **supportiven Maßnahmen**. Neben Bettruhe sowie salz- und eiweißarmer Ernährung sollten **Schleifendiuretika** gegeben werden, da Volumenbelastung als Hauptgrund für Ödeme und Bluthochdruck angesehen wird. Die Hämodialyse wird nur manchmal bei schwerer Nierenfunktionseinschränkung notwendig.

Eine angemessene (streptokokkenwirksame) **Antibiose** über 10–14 Tage ist indiziert, um die ursächliche Entzündung zu behandeln und auszuheilen. Allerdings kann eine antibiotische Behandlung nicht verhindern, dass sich postinfektiöse Glomerulonephritiden bei Patienten mit entsprechender Disposition entwickeln. **Spezifische Maßnahmen**, um die renale Erkrankung zu behandeln, **gibt es nicht**. Weder Kortikoide noch Immunsuppressiva oder Antikoagulanzien erwiesen sich als hilfreich.

Verlauf und Prognose: Die Nierenfunktion bei postinfektiösem Geschehen beginnt sich bereits nach 2 Wochen wieder zu erholen, die Komplementspiegel zeigen im Allgemeinen nach 6 Wochen wieder Normalwerte.

Therapie: Neben **supportiven Maßnahmen** werden **Schleifendiuretika** gegeben. Die Hämodialyse ist nur bei schwerer Funktionseinschränkung notwendig.

Eine **Antibiose** ist indiziert, kann jedoch postinfektiöse Glomerulonephritiden nicht verhindern. **Spezifische Maßnahmen gibt es nicht.**

Verlauf und Prognose: Die Nierenfunktion erholt sich im Allgemeinen nach 2–6 Wochen.

> **Merke.** Wichtig sind engmaschige Gewichts- und Laborkontrollen (Kreatininbestimmung mind. 2-mal pro Woche). Bei Anstieg des Kreatinins muss eine RPGN durch Nierenbiopsie ausgeschlossen werden.

Anders als bei Kindern kann diese Erkrankung bei Erwachsenen nicht als nur benigne angesehen werden, nicht zuletzt, da Erwachsene viel häufiger an schweren Verläufen mit ausgeprägter Niereninsuffizienz und nephrotischem Syndrom leiden. Selbst Patienten, deren Nierenfunktion sich vollständig erholt, können Jahre später noch Hypertonie und schwere Proteinurien mit fortschreitender Niereninsuffizienz entwickeln. Daher sollten nach postinfektiöser GN regelmäßige Kontrollen durch den Hausarzt erfolgen, um bei Entwicklung von Bluthochdruck, Ödemen, Proteinurie oder steigenden Serumkreatininwerten einem Nephrologen vorgestellt zu werden.

Postinfektiöse GN bei bakterieller Endokarditis und infiziertem ventrikuloatrialem Shunt

Ätiopathogenese: Unter diesen speziellen Bedingungen sind meist Staphylococcus aureus und Streptococcus viridans bei akuter und subakuter Endokarditis und Staphylococcus epidermidis bei infiziertem Shunt für die Nierenerkrankung verantwortlich. Die primäre Schädigung der Glomeruli geht von zirkulierenden Immunkomplexen aus.

Klinik und Diagnostik: Die meisten Patienten stellen sich mit Symptomen und Befunden vor, die typisch für Endokarditis (oder Shunt-Infektion) sind, wie Schwäche, Fieber, neu aufgetretene Herzgeräusche und Hepatosplenomegalie. Die renalen Befunde ähneln denen bei Poststreptokokken-GN, allerdings finden sich – ohne dass es dafür eine gute Erklärung gäbe – seltener Ödeme und arterielle Hypertonie. Das pathologische Bild unterscheidet sich nicht von dem bei der klassischen Poststreptokokken-GN.

Therapie und Prognose: Am wichtigsten in der Therapie erwiesen sich eine ausreichende Antibiotikatherapie und eine chirurgische Entfernung infizierter ventrikuloatrialer Shunts. Insgesamt muss die Prognose deutlich schlechter als bei der Poststreptokokken-GN angesehen werden.

6.4.2 Membranoproliferative Glomerulonephritis

▶ **Synonym.** mesangiokapilläre Glomerulonephritis

Epidemiologie und Ätiopathogenese: Diese seltene renale Erkrankung tritt zumeist zwischen dem 8. und 30. Lebensjahr auf. Es lässt sich im Allgemeinen keine Ursache finden, allerdings zeigen manche Erkrankungen eine Assoziation mit dieser Nierenerkrankung (Tab. I-6.6).
Die Pathogenese des Leidens ist nach wie vor sehr schlecht verstanden. In der überwiegenden Zahl der Fälle dürften Ablagerungen von **Immunkomplexen** für die Krankheit verantwortlich sein.

I-6.6 Ätiologie einer membranoproliferativen Glomerulonephritis

idiopathisch (gelegentlich familiäres Auftreten)	Pharyngitis
gemischte Kryoglobulinämie	Heroin-Missbrauch
Hepatitis B, C	malignes Melanom
viszerale Abszesse.	chronische Transplantatabstoßung.

Klinik: Patienten mit membranoproliferativer GN weisen eine breite Mischung von Symptomen des nephrotischen und nephritischen Syndroms auf, deren Ausprägung abhängig davon ausfällt, wie sehr die Glomeruli geschädigt wurden. Idiopathische membranöse Glomerulonephritiden beeinträchtigen das Allgemeinbefinden der Patienten allerdings oft nur wenig.
Meist fallen die Patienten in folgenden Zusammenhängen auf:
- Entwicklung von ausgeprägten Ödemen im Rahmen eines nephrotischen Syndroms (S. 878)
- Pharyngitiden treten mit Makrohämaturie, Mikrohämaturie, Ödemen und oftmals erhöhten Blutdruckwerten auf oder es kommt immer wieder zu Makrohämat-

6.4 Glomerulopathien mit überwiegend nephritischem und nephrotischem Syndrom

urien, nachdem die Patienten eine Pharyngitis durchgemacht hatten (ähnlich wie bei IgA-Nephritis oder benigner Hämaturie).
- Bestehen keine weiteren Symptome, findet sich zufällig eine Mikrohämaturie.

Diagnostik: Anamnestisch sind Hinweise auf Infektionen in der Vorgeschichte von großer Bedeutung. In manchen Fällen wurden bereits die in Tab. I-6.6 genannten Erkrankungen vordiagnostiziert.
Labordiagnostisch sind erhöhte Kreatininwerte, eingeschränkte eGFR und angestiegene Harnstoffwerte Folgen der Niereninsuffizienz, aber unspezifische Parameter. Eine **Hypokomplementämie** muss hinzukommen. Die Diagnose wird über eine Nierenbiopsie gesichert.

Histologie: In über 80 % der Fälle ist lichtmikroskopisch eine diffuse mesangiale Zellvermehrung mit Zunahme der mesangialen Matrix sichtbar. Charakteristischerweise findet sich bei dieser Erkrankung mesangiales Zytoplasma, das sich zwischen Basalmembran und Endothelzellen schiebt. Das führt dazu, dass sich in diesen Bereichen neues membranartiges Material ablagert. Die **Kapillarwände** erscheinen dadurch **doppelkonturiert** (Abb. I-6.9a).
Elektronenmikroskopisch können über das Ablagerungsmuster der Immunkomplexe insgesamt 3 Typen unterschieden werden (Tab. I-6.7, Abb. I-6.9), bei denen auch das Komplementsystem unterschiedlich aktiviert wird.

Diagnostik: Anamnestisch werden Infektionen und die in Tab. I-6.6 genannten Erkrankungen eruiert.

Im **Labor** fallen hohes Kreatinin und Harnstoff, eine niedrige eGFR und **Hypokomplementämie** auf. Diagnosesichernd ist die Nierenbiopsie.

Histologie: Neben mesangialer Zell- und Matrixvermehrung findet sich Zytoplasma zwischen Basalmembran und Endothelzellen. Die **Kapillarwände** erscheinen **doppelkonturiert** (Abb. I-6.9a).

Elektronenmikroskopisch werden 3 Typen unterschieden (Tab. I-6.7, Abb. I-6.9).

I-6.9 Membranoproliferative Glomerulonephritis

a Lichtmikroskopisch sind die Kapillarwände unregelmäßig plump verdichtet und zeigen die typische Doppelkonturierung. Sie entsteht, wenn sich Mesangialzellen zwischen Basalmembran und Endothel schieben, was zu Neuablagerung von basalmembranartigem Material in diesen Bereichen führt (Elastica-van-Gieson-Färbung).
b In der Lamina densa der Basalmembran sind beim Typ II **elektronenmikroskopisch** elektronendichte Ablagerungen nachweisbar (Pfeile).
aus: Riede U. N., Werner M., Schäfer H.-E. (Hrsg.): Allgemeine und spezielle Pathologie. Thieme; 2004

I-6.7 Formen einer membranoproliferativen Glomerulonephritis

Typ	Lokalisation der Immunkomplexe in der Elektronenmikroskopie	Aktivierung des Komplementsystems
I (häufigste Form)	mesangial und subendothelial	normale Kaskade
II (Kinder)	mesangial und dichte intramembranöse Ablagerungen („dense deposit disease")	direkte Aktivierung von C3 über C3-Nephritis-Faktor*
III	mesangial, subendothelial und subepithelial	direkte Aktivierung von C3 über C3-Nephritis-Faktor*

* Zirkulierender IgG-Antikörper, der an C3bBb bindet und somit dessen enzymatische Deaktivierung mit der Folge eines ungehinderten C3-Abbaus verhindert.

Therapie: Lässt sich eine auslösende Grunderkrankung diagnostizieren, so steht deren erfolgreiche Therapie ganz im Vordergrund, um eine Remission der Glomerulonephritis zu erreichen. Ansonsten stehen neben der unspezifischen Behandlung mit ACE-Hemmern, AT_1-Rezeptoren-Blockern, Statinen und Diuretika zwei wesentliche Therapieprinzipien zur Verfügung:
- **Immunsuppression:** Hier haben Glukokortikoide den höchsten Stellenwert, zu anderen zytotoxischen Therapien (Cyclophosphamid, Mycophenolat, Rituximab) gibt es wenig Erfahrungen.
- **Thrombozytenaggregationshemmung:** Die Kombination von Azetylsalizylsäure mit Dipyridamol kann zumindest den kurzfristigen Verlauf positiv beeinflussen.

Therapie: Abgesehen von ACE-Hemmern, AT_1-Rezeptoren-Blockern, Statinen und Diuretika werden Glukokortikoide zur **Immunsuppression** und Azetylsalizylsäure mit Dipyridamol zur **Thrombozytenaggregationshemmung** eingesetzt.

6.4.3 Lupusnephritis

Epidemiologie und Ätiopathogenese: Im Rahmen eines systemischen Lupus erythematodes (SLE (S. 1365)) finden sich außerordentlich häufig Nierenerkrankungen. Klinische Anzeichen einer Lupusnephritis wie Nierenfunktionsveränderungen und krankhafte Urinbefunde (Proteinurie, dysmorphe Erythrozyten) lassen sich bei **75 % der Patienten mit SLE** nachweisen. Eine Lupusnephritis tritt meistens im ersten Jahr der Erkrankung auf, obgleich auch mehrere Jahre vergehen können, bis Veränderungen an der Niere auftreten. Manchmal erweist sich auch nur die Niere als betroffen. Glomeruläre Schäden können von tubulären Veränderungen begleitet sein.

Bei bis zu 40 % der Patienten kommt es zu Übergängen zwischen den insgesamt 6 verschiedenen Formen der Lupusnephritis (Tab. I-6.8). Gutartige mesangiale Formen können in schwere diffus proliferative GN übergehen, die sich unter Therapie wieder zu mesangialen oder membranösen Erkrankungen rückbilden können.

Neben einer **Aktivierung des Komplementsystems** kommt es zur **Ablagerung von DNA-anti-DNA-Komplexen** in den Glomeruli. Sie stellt eine wichtige Primärveränderung dar, die zur Entwicklung der renalen Erkrankung führt. Membranöse Nephropathien entstehen, wenn relativ kleine Immunkomplexe, deren Entstehung unklar ist, die Basalmembran der Glomeruluskapillare durchdringen, um subepithelial abgelagert zu werden. Neben Immunkomplexbildung und Komplementaktivierung tragen auch **kapilläre Thrombusbildungen** zur Nierenschädigung bei Lupusnephritis bei.

Manche **Medikamente** können die Entwicklung einer Lupusnephritis induzieren. Dazu gehören β-Rezeptoren-Blocker, Hydralazin, Methyldopa, Penicillamin, Procainamide und Quinidin.

Klinik und Diagnostik: Die Manifestation einer Lupusnephritis hängt von der Art der lupusspezifischen Nierenerkrankung ab, da das Ausmaß der pathologischen Urinbefunde und der Grad der Nierenfunktionseinschränkung meist mit der Schwere der histologischen Schädigung (s. u.) korrelieren:

Geringe Proteinurie mit und ohne dysmorphe Erythrozyten oder Eythrozytenzylinder im Urinsediment sprechen für mildere **mesangiale Lupusnephritis**.

Auf diese Befunde kann sich auch das Bild bei **fokal-proliferativen Formen** beschränken, allerdings kommen bei einem Drittel ein nephrotisches Syndrom, arterielle Hypertonie und eine leichte Niereninsuffizienz hinzu.

Bei **membranöser Lupusnephritis** findet sich eine Proteinurie, die so ausgeprägt sein kann, dass ein nephrotisches Syndrom mit schweren Ödemen auftritt.

Bei **diffuser Lupusnephritis** können Befunde wie bei der fokalen Form zu finden sein, aber auch schwerste Verläufe mit Zeichen eines nephritischen und nephrotischen Syndroms, Hochdruckkrisen und akutem Nierenversagen auftreten.

Weiterhin wird das klinische Bild von anderen Symptomen der Grunderkrankung bestimmt, die von der jeweiligen Organmanifestation abhängen (s. S. 1366).

Zeichen leichter und schwerer Niereninsuffizienz sowie alle Merkmale des nephritischen und nephrotischen Syndroms können in jeder Zusammenstellung als **unspezifische Hinweise** auf die enorm variablen Schädigungsmuster bei Lupusnephritis hinweisen.

Manchmal zeigen sich bei Patienten mit SLE **Hyperkaliämien**, die für den Grad der vorliegenden Niereninsuffizienz mit ungewöhnlich hohen Werten auffallen. Dies wird als Folge einer gestörten Sekretion von Kalium im distalen Tubulus angesehen.

Spezifisch sind erhöhte ANA-Titer, erniedrigte Komplementfaktoren C3 und C4 sowie erhöhte Titer von Antikörpern gegen Doppelstrang-DNA, die eine Diagnose „Lupusnephritis" auch in den seltenen Fällen ohne extrarenale Manifestation zulassen.

Zur Sicherung der Diagnose sollte bei Verdacht auf Lupusnephritis eine **Nierenbiopsie** durchgeführt werden. Da es Übergänge zwischen den verschiedenen Formen der Lupusnephritis gibt, kann es nötig und gerechtfertigt sein, die Nieren mehrfach zu punktieren, wenn klinisch Veränderungen der renalen Beteiligung auffallen.

Histologie: Die verschiedenen Klassen der Lupusnephritis führen zu sehr unterschiedlichen histologischen Befunden. Ihre morphologischen Charakteristika sind in Tab. I-6.8 kurz zusammengefasst.

Histologie: s. Tab. I-6.8.

I-6.8	Histologie der Lupusnephritis	
Klasse I	**Lupusnephritis mit mesangialen Minimalveränderungen**	Nomalbefund in der Lichtmikroskopie; mesangiale Immunablagerungen in der Immunfluoreszenz
Klasse II	**mesangiale proliferative Lupusnephritis**	Bereits in der Lichtmikroskopie zeigt sich eine mesangiale Zellvermehrung.
Klasse III	**fokale Lupusnephritis**	< 50 % der Glomeruli weisen bereits in der Lichtmikroskopie neben mesangialen auch endo- und extrakapilläre Veränderungen der glomerulären Gefäße auf.
Klasse IV	**diffuse Lupusnephritis**	> 50 % der Glomeruli weisen Veränderungen wie bei der fokalen Lupusnephritis auf.
Klasse V	**membranöse Lupusnephritis**	Ist per se nicht so ohne Weiteres von membranösen Glomerulonephritiden anderer Genese zu unterscheiden; kann mit jeder anderen proliferativen Form der Lupusnephritis zusammen auftreten.
Klasse VI	**fortgeschrittene sklerosierende Lupusnephritis**	> 90 % der Glomeruli sind sklerosiert.

Therapie: Bei allen Formen der Lupusnephritis werden eine aggressive antihypertensive Therapie mit ACE-Hemmern oder AT_1-Rezeptoren-Blockern sowie eine aggressive Lipidsenkung mit Statinen empfohlen. Das weitere Therapieregime ist je nach Zuordnung zu einer bestimmten Klasse unterschiedlich und wandelt sich auch immer wieder, wenn neuere Immunsuppressiva bessere Behandlungserfolge versprechen. Außerdem muss die Toxizität einer Therapie stets gegen ihren Nutzen abgewogen werden.

Für die **Klassen I und II** kann von einer guten renalen Prognose ausgegangen werden, sodass in der Regel keine weitere Therapie mit Immunsuppressiva verordnet werden muss, es sei denn, es käme zu einem Progress in andere Klassen. Für **Klasse III**, auf jeden Fall aber **Klasse IV,** wird zwischen einer Induktionstherapie, die eine Remission der Erkrankung bringen soll, und einer remissionserhaltenden Therapie unterschieden: Die klassische **Induktionstherapie** besteht aus einer kombinierten Steroid- und Cyclophosphamid-Stoßtherapie (Methylprednisolon 1 g/d für 3 Tage + Cyclophosphamid 0,75 g/m² einmalig alle 4 Wochen über 6 Monate). Als Alternative kann als initiale Therapie auch Mycophenolat gegeben werden, was besonders bei Frauen im gebärfähigen Alter zu erwägen ist. Bei fehlendem Ansprechen auf die klassische Induktion kann mit verlängerten Zeitintervallen weiter therapiert werden (Stoßtherapie alle 3 Monate) oder eine Umstellung auf Mycophenolat erfolgen. In schweren Fällen kann ein Therapieversuch mit Rituximab unternommen werden. Die **Erhaltungstherapie** kann mit verschiedenen Immunsuppressiva durchgeführt (Azathioprin, Mycophenolat, Ciclosporin) und sollte für mindestens 18–24 Monate fortgeführt werden.

Bei der **Klasse V** mit nephrotischem Syndrom wird eine Therapie mit Ciclosporin und niedrig dosiertem Steroid (Prednison 5–10 mg/d) empfohlen. Bei schwerem nephrotischem Syndrom, progredienter Verschlechterung der Nierenfunktion oder einem Mischbild aus Klassen III und V oder IV und V wird wie bei Klasse IV behandelt.

Für die **Klasse VI** sind keine spezifischen Strategien beschrieben, hier muss der Nutzen und das Risiko einer immunsuppressiven Therapie für jeden Einzelfall abgewogen werden.

Verlauf und Prognose: Fortschritte der Therapie und verbesserte Diagnose gerade milderer Fälle erhöhte die Überlebensrate auf heute weit über 90 %. Haupttodesursache im 1. Jahr sind Infektionen, im späteren Verlauf oft Erkrankungen der Koronarien als Folge von Bluthochdruck mit Niereninsuffizienz sowie langjähriger Kortisontherapie. Die Prognose der Nierenerkrankung hängt davon ab, ob es gelingt, schwere Dauerschäden und damit eine fortschreitende Niereninsuffizienz zu beeinflussen.

Therapie: ACE-Hemmer/AT_1-Rezeptoren-Blocker und Statine sind empfohlen. Das weitere Therapieregime ist von der Klasse der Lupusnephritis abhängig.

Die Prognose der **Klassen I und II** ist gut. Für **Klasse III** und **IV** wird die **Induktionstherapie** (Prednisolon-Cyclophosphamid-Stoßtherapie) mit anschließender **Erhaltungstherapie** (verschiedenen Immunsuppressiva) über 18–24 Monate durchgeführt.

Bei **Klasse V** mit nephrotischem Syndrom werden Ciclosporin und Steroid empfohlen.

Für **Klasse VI** sind keine spezifischen Strategien beschrieben.

Verlauf und Prognose: Die Überlebensrate liegt > 90 %. Haupttodesursache sind zunächst Infektionen, später KHK.

6.4.4 Rapid progressive Glomerulonephritis (RPGN)

▶ **Definition.** Bei der RPGN handelt es sich um eine unspezifische Reaktion bei schwerster glomerulärer Schädigung.

Epidemiologie und Ätiopathogenese: Die Inzidenz liegt etwa bei 1/100 000. Generell kann jede proliferative Glomerulonephritis und auch Vaskulitis, in deren Entwicklung und Verlauf Zellen in den entzündlich veränderten Glomeruli proliferieren, in eine RPGN übergehen.
Im Allgemeinen werden 4 Gruppen anhand der zugrunde liegenden Mechanismen der glomerulären Schädigung unterschieden.

- **Typ I – Anti-GBM** (10–20 % der Fälle): Hierbei tritt die RPGN meistens zusammen mit Lungenblutungen auf. Im Blut lassen sich Antikörper gegen die glomeruläre Basalmembran nachweisen (**anti-GBM-Antikörper**), die auch die Basalmembran der Alveolen angreifen. Klinisch wird dieses pulmorenale Krankheitsbild als **Goodpasture-Syndrom** bezeichnet.
- **Typ II – Immunkomplexe** (30–40 % der Fälle): Diesen Typ bilden Patienten mit proliferativen GN, die von **glomerulären Immunkomplexablagerungen** geprägt werden (z. B. bei Lupusnephritis, postinfektiöser GN, IgA-Nephropathie, Purpura Schönlein-Henoch, gemischter Kryoglobulinämie).
- **Typ III – pauci-immun** (= ohne immunhistologische Befunde in den glomerulären Kapillaren): (40–50 % der Fälle) sind renale Verlaufsformen bei Patienten mit **ANCA-assoziierter Vaskulitis** wie Wegener-Granulomatose oder mikroskopischer Polyangiitis (s. Tab. I-8.2, S. 942).
- **Typ IV** – „double-antibody positive disease": Bei diesem Typ finden sich Eigenschaften von Typ I und III.

In seltenen Fällen lässt sich eine RPGN keiner der angeführten Gruppen zuordnen. Pathogenetisch bedeutsam ist der Einbruch von Plasma und Zellen aus der pathologisch schwer veränderten Glomeruluskapillare in die Bowman-Kapsel bei Ruptur der glomerulären Basalmembran: Aktiviertes Fibrin sorgt dafür, dass Plasma und Zellen zu einem festen Konglomerat verbacken, das in der Bowman-Kapsel halbmondförmig um die Glomeruluskapillaren liegt (s. Halbmondbildung in der Histologie).

Klinik: Oft stellen sich die Patienten mit Schwäche, Leistungsknick, Übelkeit und Ödemen vor – Symptomen, wie sie allgemein bei **Urämie** und Volumenretention auftreten.
Zu Beginn der Erkrankung findet sich manchmal aber auch eine **Makrohämaturie**. Die Patienten bemerken selbst, dass die Urinausscheidung zurückgegangen ist. Die Symptomatik erinnert in diesen Fällen etwas an die Symptomatik einer postinfektiösen GN.
Hämoptysen und **Dyspnoe** können für ein Goodpasture-Syndrom sprechen, werden aber auch bei Wegener-Granulomatose und mikroskopischer Polyangiitis gesehen. Pulmorenale Symptome sind also nicht charakteristisch für nur eine Erkrankung.

Diagnostik: Da eine RPGN oft bei immunologischen Systemerkrankungen vorkommt, sollten sowohl **anamnestisch** als auch bei der **körperlichen Untersuchung** typische Hinweise eruiert werden (z. B. Gelenkbeschwerden, spezifische Hautveränderungen). Häufig berichten die Patienten von einer Infektion der oberen Atemwege in den Wochen vor Krankheitsbeginn.
Entsprechende **Laborparameter** (ANA, ANCA, Komplementfaktoren C3 und C4) und zusätzlich Titer von Autoantikörpern gegen glomeruläre Basalmembran (Anti-GBM-Antikörper) sind zu bestimmen, um ein Goodpasture-Syndrom nicht zu übersehen. Ansonsten weisen alle Patienten bei Erstvorstellung erhöhte Kreatininwerte, verminderte eGFR und erhöhte Harnstoffwerte als **Zeichen der Niereninsuffizienz** auf. Die definitive Diagnose wird über eine **Nierenbiopsie** (S. 874) gestellt.

Histologie: Der beeindruckende Hauptbefund wird charakterisiert durch die **Halbmondbildung** um die glomerulären Kapillaren (Abb. I-6.10). Immunfluoreszenz und Elektronenmikroskopie lassen eine spezifischere Diagnose zu.

I-6.10 Rapid progressive Glomerulonephritis

Neben einem **halbmondförmigen** zellreichen Kapselproliferat sind immunhistologisch **lineare IgG-Ablagerungen** entlang der noch erhaltenen Basalmembran nachweisbar (APAAP-Methode).

aus: Kuhlmann U., Walb D., Böhler J., Luft F. C.: Nephrologie. Thieme; 2008

Therapie: Sie richtet sich zwar nach dem zugrunde liegenden Typ der RPGN, jedoch kann wegen der Schwere und des ungünstigen Verlaufs dieser Erkrankung häufig das Ergebnis einer Nierenbiopsie nicht abgewartet werden.

▶ **Merke.** Eine unbehandelte RPGN kann innerhalb von Wochen bis Monaten in eine terminale Niereninsuffizienz mit Dialysepflichtigkeit übergehen.

Die Patienten werden i. d. R. nach einem kombinierten **Steroid-Cyclophosphamid-Stoßschema** (ähnlich wie bei der Lupusnephritis Klasse IV) behandelt. Dieses Therapieregime kann noch zusätzlich mit **Plasmapherese** kombiniert werden, was besonders bei der Anti-GBM-Nephritis (Goodpasture-Syndrom) obligat ist. Sinkt die Ausscheidung in den oligurischen Bereich oder werden die Patienten anurisch, muss **dialysiert** werden, um Volumenüberladung und Hyperkaliämien zu vermeiden.

Verlauf und Prognose: Teilweise schwere Nierenfunktionseinschränkungen mit Zeichen des nephritischen Syndroms bestimmen den Krankheitsverlauf. Zu einem nephrotischen Syndrom kommt es oft nur deshalb nicht, weil der starke Abfall der GFR auch die Ausscheidung großer Proteinmengen unmöglich werden lässt.
Die Schwere der Erkrankung hat zur Folge, dass immer noch ein hoher Prozentsatz der betroffenen Patienten dauerhaft an gravierender eingeschränkter Nierenfunktion leidet und schließlich eine Dialysetherapie nicht mehr zu vermeiden ist.

6.5 Chronische Glomerulonephritis

▶ **Definition.** Unter der relativ unspezifischen Bezeichnung „chronische GN" sind glomeruläre Erkrankungen zu verstehen, die einen protrahierten Verlauf mit zunehmender Niereninsuffizienz nehmen.

Epidemiologie und Ätiopathogenese: Da die Erkrankung, besser gesagt Erkrankungsspätform, häufig über lange Zeit unerkannt verläuft, existieren keine Angaben zur Inzidenz (s. auch Tab. **I-4.6**, S. 882). Auch wenn oft zum Zeitpunkt der Diagnose anamnestisch keine Hinweise auf frühere Episoden einer akuten Nierenerkrankung zu finden sind, wird angenommen, dass auch bei diesen Patienten **akute glomeruläre Erkrankungen** wie IgA-Nephritis, membranöse oder membranproliferative GN Ursache der fortschreitenden Niereninsuffizienz waren. Auf der anderen Seite ist es möglich, dass sich z. B. Patienten mit Poststreptokokken-GN von der akuten Erkrankung vollständig erholen und dann doch noch Proteinurie, Bluthochdruck und glomerulärer Sklerose mit fortschreitender Niereninsuffizienz entwickeln: Durch **irreversible Schädigung einiger Glomeruli** während der akuten Erkrankung musste die Filtrationsrate in den übrigen, funktionstüchtigen Glomeruli kompensatorisch ansteigen. Obgleich Hyperfiltration ursprünglich ein adaptives Phänomen ist, um die Leistung der Niere aufrechtzuerhalten, werden schließlich die betroffenen Glomeruli geschädigt, da sie den gestiegenen intraglomerulären Druck nicht dauerhaft tolerieren.

Klinik: Es können Symptome der Niereninsuffizienz auftreten (Ödeme, arterielle Hypertonie, Anämie, Urämie).

Diagnostik: Anamnestisch wird nach Nierenerkrankungen in der Vergangenheit gefragt. Chronische GN werden oft zufällig entdeckt.
Labordiagnostisch sprechen erhöhtes Kreatinin, abfallende eGFR, Anämie, niedriges Kalzium und hohes Phosphat für die Diagnose.
Sonografisch können die **Nieren verkleinert** sein. Zur Indikation einer Nierenbiopsie (S. 874).
Histologie: Hauptbefunde sind mesangiale Proliferationen und Vernarbungen der Glomeruli. Veränderungen im Tubulointerstitium sind **nicht spezifisch**.

Therapie: Kortikoide und Zytostatika sind nicht indiziert.

Ziel der Therapie bei chronischer GN ist die Verlangsamung des Kreatininanstiegs und des GFR-Abfalls mittels:
- Reduktion des **Salzgehalts** in der Nahrung
- **Blutdrucksenkung < 130/80 mm Hg** (v. a. mit nephroprotektiven ACE-Hemmern oder AT_1-Rezeptoren-Blocker).

Verlauf und Prognose: Das Fortschreiten der Niereninsuffizienz bis zur Dialysepflichtigkeit ist nicht aufzuhalten, aber zu verlangsamen.

Klinik: Klinisch sind die Patienten zunächst meist unauffällig. Wenn Symptome auftreten, hängen sie mit den Folgen der fortschreitenden Niereninsuffizienz zusammen (Flüssigkeitseinlagerung, arterielle Hypertonie, renale Anämie, Urämie).

Diagnostik: Anamnestisch sollte nach Episoden einer symptomatischen Nierenerkrankung in der Vergangenheit gefragt werden, wobei sich häufig keine Hinweise darauf finden lassen. Chronische GN werden daher oft zufällig entdeckt.
Labordiagnostisch lassen erhöhte Serumkreatininspiegel, abfallende eGFR sowie eine normochrome, normozytäre Anämie, erniedrigte Kalzium- und erhöhte Phosphatspiegel wenig Zweifel an der Diagnose.
Sonografisch fallen möglicherweise **verkleinerte Nieren** mit echodichtem, verschmälertem Parenchymsaum auf, die auf strukturelle Veränderungen bei chronischer Niereninsuffizienz hinweisen (zur Indikation einer Nierenbiopsie S. 874).

Histologie: Die Hauptbefunde im feingeweblichen Schnitt sind fokale oder diffuse Proliferationen des Mesangiums, eine vermehrte mesangiale Matrix sowie segmentale und globale Vernarbungen der Glomeruli. Weiterhin finden sich sekundäre Veränderungen im Tubulointerstitium (tubuläre Dilatationen, Atrophien, tubuläre Fibrose). Diese Veränderungen sind Ausdruck einer generellen Zerstörung des funktionellen Nierengewebes und damit **nicht mehr spezifisch** für bestimmte Nierenerkrankungen.

Therapie: Kontrollierte Studien haben gezeigt, dass Kortikoide allein oder in Kombination mit Azathioprin oder Cyclophosphamid nicht in der Lage waren, den Verlauf einer chronischen GN zu beeinflussen. Daher gibt es keine Indikation für die Gabe dieser Medikamente, die erhebliche Nebenwirkungen haben und beträchtliche Toxizität aufweisen.
Ziel der Therapie bei Patienten mit chronischer GN muss daher sein, das kontinuierliche Ansteigen des Serumkreatinins und den Abfall der GFR so gut wie möglich zu verlangsamen, indem weitere hämodynamisch induzierte und vaskulär vermittelte Gefäßschäden reduziert werden:
- Der **Salzgehalt** in der Nahrung sollte **reduziert** werden.
- Ein **arterieller Blutdruck < 130/80 mm Hg** ist anzustreben.
- Die medikamentöse Therapie der chronischen GN muss so lange wie möglich ACE-Hemmer oder AT_1-Rezeptoren-Blocker mit einschließen, da diese Medikamente nicht nur den Blutdruck senken, sondern auch gewebliche Strukturschäden von Nieren und Herz-Kreislauf-System günstig beeinflussen.

Verlauf und Prognose: Ein Fortschreiten der Niereninsuffizienz bis zur Dialysepflichtigkeit ist im Allgemeinen nicht aufzuhalten. Sie lässt sich aber mittlerweile beträchtlich verlangsamen, wenn die Diagnose nicht zu spät gestellt wurde und die Patienten von den therapeutischen Maßnahmen überzeugt werden können.

7 Tubulointerstitielle Erkrankungen

7.1	Grundlagen	925
7.2	Akute interstitielle Nephritis (AIN)	926
7.3	Akute Pyelonephritis	928
7.4	Chronische Pyelonephritis und Refluxnephropathie	928
7.5	Chronisch-interstitielle Nephritis durch Medikamente	929
7.6	Zystische Erkrankungen der Niere	932
7.7	Myelomniere	935
7.8	Nierenerkrankungen durch Harnsäure	937
7.9	Hyperkalzämische Nephropathie	939
7.10	Sarkoidose	940
7.11	Seltene Gründe einer tubulointerstitiellen Erkrankung	941

© Alila / Fotolia.com

7.1 Grundlagen

▶ Definition. Erkrankungen, die primär oder sekundär zu einer Entzündung des Interstitiums und des Tubulusapparates führen.

Ätiopathogenese: s. Tab. I-7.1.

Primäre tubulointerstitielle entzündliche Erkrankungen:
- akute Pyelonephritis durch eine aszendierende Entzündung mit Bakterien
- akute tubulointerstitielle Entzündungen durch Medikamente (am häufigsten), Bakterien oder Viren
- chronische Pyelonephritis bei rezidivierenden bakteriellen Infektionen der Nieren (z. B. bei anatomischen Problemen wie vesikoureteralem Reflux)
- chronische interstitielle Nephritiden durch Analgetikaabusus und als Folge zystischer Nierenerkrankungen (insbesondere erblicher Formen wie ADPKD („Autosomal Dominant Polycystic Kindney Disease"), Markschwammniere sowie Nephronophthise – „Medullary Cystic Kidney Disease" (NPH/MCKD).

7.1 Grundlagen

▶ Definition.

Ätiopathogenese: s. Tab. I-7.1.

Primäre tubulointerstitielle entzündliche Erkrankungen:
- akute Pyelonephritis durch Bakterienaszension
- akute tubulointerstitielle Entzündungen, v. a. durch Medikamente
- chronische bakterielle Pyelonephritis
- chronische interstitielle Nephritiden durch Analgetikaabusus oder zystische Nierenerkrankungen.

I-7.1 Ursachen interstitieller Nierenerkrankungen

Ätiologie	häufig	selten
Ischämie	• akute Tubulusnekrose	
Toxine	• akute Tubulusnekrose • Analgetikamissbrauch (NSAID) • Immunsuppressiva (Ciclosporin, FK506).	• Aristolochiasäure (Nahrungsmittel, Balkan-Nephropathie) • Streptomycin • Lithium • Blei.
Infektionen	• akute und chronische infektiöse Pyelonephritiden (primär Nierenbecken!)	• akute interstitielle Nephritis (primär nicht Nierenbecken!)
immunologische Ursachen	• akute interstitielle Nephritis • akute Rejektionen eines Nierentransplantats.	• systemischer Lupus erythematodes • Goodpasture-Syndrom • Sjögren-Syndrom.
tubuläre Obstruktion	• Plasmozytom • Hyperkalzämie • Harnsäuresteine bei Gicht.	• Hyperoxalurie
genetisch	• polyzystische Nierenerkrankungen	
Infiltrationen		• Leukämie • Lymphome • Sarkoidose.
andere Ursachen	• erworbene Nierenzysten	• Uratnephropathie • Hypokaliämie • ohne fassbare Ursache (idiopathisch).

Sekundäre tubulointerstitielle entzündliche Erkrankungen: Bei einer Reihe von Nierenerkrankungen kommt es zu einer Mitbeteiligung von Tubuli und Interstitium (häufig bei Glomerulonephritiden, Vaskulitiden oder Obstruktionen der ableitenden Harnwege, akuter Tubulusnekrose).

In diesem Kapitel sollen primäre tubulointerstitielle Nephritiden genauer besprochen werden, auf die sekundären Formen wird bei klinischer Bedeutung in den entsprechenden Abschnitten eingegangen.

Charakteristika: Unabhängig von der Ätiologie weisen alle tubulointerstitiellen Erkrankungen gewisse gemeinsame klinische Charakteristika auf.

Im Urin finden sich häufig keine Auffälligkeiten. Bei chronischen Verläufen können gering ausgeprägte Befunde vorliegen:
- sterile Leukozyturie (oft eosinophil),
- milde, zumeist tubuläre Proteinurie in der Urineiweißanalyse, die weniger als 2 g/d in der 24-h-Sammlung beträgt.

Durch die tubulointerstitielle Entzündung kommt es zu **Funktionsstörungen** des proximalen und/oder distalen **Tubulus** (abhängig vom Ort der Schädigung innerhalb des Tubulussystems):
- **proximaler Tubulus:**
  – Glukosurie ohne Diabetes mellitus
  – vermehrter Aminosäureausscheidung (Aminoazidurie)
  – proximale, renal-tubuläre Azidose Typ 2 (seltene Form der Azidose) (s. auch Fanconi-Syndrom (S.791)).
- **distaler Tubulus:**
  – Hyperkaliämie
  – Salzverlust unterschiedlichen Ausmaßes
  – verminderte Konzentrationsfähigkeit der Niere
  – distale, renal-tubuläre Azidose Typ 1 (seltene Form der Azidose).
- **Sammelrohr:** ADH-Resistenz mit Entwicklung eines renalen Diabetes insipidus.

▶ **Merke.** Obgleich die Glomeruli bei tubulointerstitiellen Erkrankungen primär nicht involviert sind, kann es bei schweren Verläufen zu einer glomerulären Mitbeteiligung mit Abnahme der Filtrationsleistung und Kreatininanstieg kommen. Die Folge sind in seltenen Fällen Zeichen glomerulärer Erkrankungen im Urin bis hin zu dysmorphen Erythrozyten und Akanthozyten.

7.2 Akute interstitielle Nephritis (AIN)

Ätiopathogenese: Eine akute interstitielle Nephritis ist im Allgemeinen die Folge einer Hypersensitivitätsreaktion auf Medikamente (s. Tab. I-7.2). Als weitaus seltenere Ursachen kommen auch Infektionen mit Legionellen, Leptospiren, CMV, Streptokokken u. a. infrage. In diesen Fällen tritt die AIN in der Regel nur begleitend auf, sie stellt keine typische Manifestation dieser Infektionen dar.

≡ I-7.2	Akute interstitielle Nephritis und Medikamente
gesicherte Ursache	NSAID, Penicilline, Methicillin
sehr wahrscheinliche Ursache	Ampicillin, Carbenicillin, Cephalosporine, Chinolone (z. B. Ciprofloxacin), Furosemid, Interferon, Oxacillin, Rifampicin, Sulfonamide, Thiazide
mögliche Ursachen	Allopurinol, Captopril, Chloramphenicol, Clofibrate, Erythromycin, Indinavir, Phenytoin, Protonenpumpeninhibitoren (Omeprazol, Lansoprazol), 5-Amino-Salizylate, Tetrazykline

Die Mechanismen, die nach Einnahme bestimmter Medikamente zu einer renalen Hypersensitivitätsreaktion der Niere führen, sind nicht vollständig verstanden. Da die interstitiellen Infiltrate überwiegend aus T-Lymphozyten bestehen, wird eine primäre Rolle der zellvermittelten Immunität vermutet. Aktivierte T-Zellen können nicht nur direkt das Interstitium der Niere schädigen, sondern setzen darüber hinaus Zytokine frei: Als Folge wandern eosinophile Leukozyten in das Gewebe ein (Chemotaxis). Seltene Veränderungen der Glomeruli wie bei einer Minimal-Change-Glomerulopathie, die als T-Zell-abhängig angesehen wird, können ebenfalls auftreten: NSAID, die die Cyclooxygenase inhibieren, dürften dadurch die Konversion von Arachidonsäure zu Leukotrien erleichtern. Somit werden T-Helferzellen vermehrt aktiviert.

Das auslösende Antigen (Medikament oder Medikament-Hapten-Komplex) akkumuliert in der Niere und interagiert dabei mit aktivierten T-Zellen. Daher wird vermutet, dass Medikamente über diesen Weg die tubulointerstitielle Entzündung zumindest mit beeinflussen, allerdings nicht alleine verursachen. Dazu ist eine primäre Immunantwort gegen die auslösende Substanz nötig.

Klinik: Die AIN weist häufig keine eindeutigen Symptome auf. Hinweise können Fieber und Hautausschlag geben, wenn sie sich mit charakteristischen anamnestischen Befunden in Einklang bringen lassen (stattgehabte Infektion, Einnahme bestimmter Medikamente). Weitere Befunde, die oben als allgemeine klinische Charakteristika tubulointerstitieller Erkrankungen eingeführt wurden, können hinzukommen.

Diagnostik: Anamnese (Infekt oder Medikamenteneinnahme, Tab. I-7.2) und körperliche Untersuchung (Symptome einer systemischen Infektion, z. B. Pharyngitis bei Streptokokken, Legionellenpneumonien oder Myalgien und Ikterus durch Leptospiren). Die Latenz zwischen der stattgehabten Entzündung und dem Ausbruch der AIN beträgt meistens 10 Tage (DD: postinfektiöse GN → 3 Wochen).
Während des Fieberanstiegs und des Hautausschlags findet sich im Blut eine Eosinophilie. Im Urin zeigt sich eine Mikro-, seltener eine Makrohämaturie, eine Leukozyturie mit einem hohen Anteil Eosinophiler, z. T. auch Leukozytenzylinder sowie eine milde Proteinurie und Glukosurie ohne erhöhte Blutzuckerwerte. Kreatininerhöhungen können, müssen bei akuten interstitiellen Nephritiden aber nicht regelhaft zu finden sein.

▶ **Merke.** Bei schweren Verläufen nach NSAID fehlt häufig eine Eosinophilie im Blut, auch im Urin lassen sich keine eosinophilen Zellen nachweisen. Stattdessen finden sich eine Proteinurie von > 2 g/d sowie teilweise Ödeme, die im Allgemeinen nicht zum Bild der akuten interstitiellen Nephritis gehören.

Meistens sind weder alle anamnestischen Befunde noch alle Zeichen des klinischen Bildes, sondern mehr oder weniger ausgeprägte oligosymptomatische Mischbilder vorzufinden.
Bei schwerer Hämaturie und Proteinurie, insbesondere bei Vorliegen eines akuten Nierenversagens mit reduzierter GFR, müssen Glomerulonephritiden und Vaskulitiden ausgeschlossen werden.
Es muss bedacht werden, dass manche Medikamente sowohl eine interstitielle Nephritis als auch eine akute Tubulusnekrose auslösen können. In dieser Situation hilft das Urinsediment weiter, da bei Tubulusnekrosen tubuläre Epithelzellen sowie braune und epitheliale Zylinderbruchstücke zu finden sind, die bei akuter interstitieller Nephritis (S. 882) nicht vorkommen.

Histologie: Der histologische Hauptbefund zeigt ein interstitielles Ödem mit interstitiellen Infiltraten, die aus Lymphozyten und Monozyten bestehen. Weit weniger häufig lassen sich Plasmazellen, eosinophile, neutrophile und basophile Leukozyten finden. Zusätzlich lassen sich tubuläre Schäden nachweisen.
Im Allgemeinen sind Blutgefäße und Glomeruli nicht betroffen. Bei seltenen, schweren Verläufen mit klinisch schwerer Proteinurie – Patienten nahmen in der Vorgeschichte meistens NSAID ein – finden sich manchmal Zeichen wie bei einer Minimal-Change-Glomerulopathie (S. 906).

Therapie: Die wichtigste Aufgabe des Arztes besteht darin, die auslösende Substanz zu finden und wenn irgendmöglich abzusetzen. Da akute interstitielle Nephritiden zu einer spontanen Remission neigen, sobald das schädigende Agens nicht mehr eingenommen wird, bedarf es keiner regelmäßigen medikamentösen Therapie. Lediglich bei protrahiertem Verlauf mit Abnahme der renalen Filtrationsleistung sollten Kortikoide erwogen werden (Beginn mit 60 mg/d Kortison; rasche Dosisreduktion, sobald sich der Krankheitsverlauf günstig entwickelt). In seltenen Fällen werden auch Immunsuppressiva wie Cyclophosphamid und Azathioprin verschrieben.

Prognose: Wird das schädigende Medikament abgesetzt, erholt sich die Nierenfunktion oft schon innerhalb weniger Tage wieder. Allerdings finden sich auch Verläufe von mehreren Monaten. Teilweise bleiben Nierenfunktionseinschränkungen zurück, besonders bei schweren Erkrankungen oder vorbestehenden Nierenschäden. Nur in absoluten Ausnahmefällen führen akute interstitielle Nephritiden zu terminaler Niereninsuffizienz mit dauerhafter Dialysepflichtigkeit.

7.3 Akute Pyelonephritis

▶ **Definition.** Die akute Pyelonephritis ist eine, in den meisten Fällen aufsteigende, bakterielle Infektion des Nierenbeckens mit entzündlicher und/oder bakterieller Infiltration des Tubulointerstitiums. Sehr selten kann die Erkrankung auch durch eine hämatogene Streuung verursacht sein (Rarität).

Einteilung: Die akute Pyelonephritis gehört zur Gruppe der **Harnwegsinfektionen**, die in Infektionen des unteren Harntrakts (akute Zystitis) und des **oberen Harntrakts** (akute Pyelonephritis) unterteilt werden können. Streng genommen handelt es sich um ein klassisches urologisches Krankheitsbild, mit dem Nephrologen in Klinik und Praxis eher selten konfrontiert werden.

Weiter kann man den **unkomplizierten** vom **komplizierten Harnwegsinfekt** unterscheiden: Definitionsgemäß spricht man von einem unkomplizierten Harnwegsinfekt, wenn dieser bei jungen, gesunden, nicht schwangeren Frauen auftritt, alle anderen können als komplizierte Harnwegsinfekte definiert werden (Vorliegen anatomischer Veränderungen, andere Grunderkrankungen, männliches Geschlecht).

Epidemiologie: Häufiges Krankheitsbild, das am häufigsten bei jungen, sexuell aktiven Frauen auftritt, weiterhin bei Kindern und alten Menschen. Nach einer ersten Episode wird das 1-Jahres-Risiko für eine weitere Episode einer akuten Pyelonephritis mit ca. 9 % für Frauen und ca. 7 % für Männer angegeben. Nach 4 Episoden liegt das 1-Jahres-Risiko für eine 5. Episode für Frauen und Männer gleichermaßen bei über 50 %!

Ätiologie und Risikofaktoren: Haupterreger der akuten Pyelonephrits (wie auch der umkomplizierten Zystitis) sind E. coli (70–95 % d. F.). In höherem Alter spielen Klebsiellen-Spec. und Enterokokken-Spec. eine etwas größere Rolle als in jungen Jahren (ca. 5–11 %). Andere Keime gelten als Rarität.

Risikofaktoren sind sexuelle Aktivität, Infekte der unteren Harnwege während der letzten 12 Monate, Diabetes mellitus, Stressinkontinenz sowie die Verwendung von Spermiziden.

Klinik und Diagnostik: Das klinische Bild wird geprägt von heftigem Flankenschmerz oder Flankenklopfschmerz mit oder ohne Ausstrahlung in das Becken und die Genitalien. Meist bestehen Fieber, Übelkeit, Erbrechen und ein erhebliches Krankheitsgefühl. Zusätzlich können Symptome einer Zystitis bestehen, wie z. B. Dysurie oder Pollakisurie. In der Urinmikroskopie findet sich eine schwere Leukozyturie, Leukozytenzylinder sind bei passenden klinischen Symptomen nahezu beweisend für die Diagnose. Eine Urinkultur (obligat) und ggf. Blutkulturen (optional) sind abzunehmen.

Therapie: Die akute Pyelonephritis muss (nicht selten stationär) **antibiotisch** therapiert werden, da die Gefahr der Entwicklung einer Urosepsis (mit Hypotonie, Tachykardie, Zeichen der Mikroperfusionsstörung bis hin zum Multiorganversagen) besteht. Nachdem eine Urinkultur und ggf. eine Blutkultur gewonnen wurden, wird üblicherweise Trimethoprim-Sulfamethoxazol oder Ciprofloxacin verordnet. Je nach Antibiogramm, muss die Therapie ggf. im Anschluss angepasst werden.

7.4 Chronische Pyelonephritis und Refluxnephropathie

▶ **Definition.** Fortschreitende Nierenschädigung mit Gewebevernarbung, die sich als Folge wiederkehrender oder persistierender Infektionen der Niere entwickelt.

Die chronische Pyelonephritis entsteht auf dem Boden einer Harnwegsinfektion bei Patienten mit pathologischen Veränderungen der ableitenden Harnwege (vesikorenaler Reflux, obstruktive Uropathie z. B. bei Harnröhrenstriktur oder Prostatahyperplasie, Urolithiasis) oder abwehrgeschwächten Patienten (z. B. Diabetes mellitus) und darf nicht mit der akuten Pyelonephritis (S. 928) verwechselt werden.

Ätiopathogenese: Die Hauptursache chronischer Pyelonephritiden ist der vesikoureterale Reflux. Sie ist somit hauptsächlich eine urologische bedingte Erkrankung bei Kindern. Schon kongenital dichtet der ureterovesikale Klappenmechanismus nicht, sodass Harn aus der Blase in die Ureteren, schlimmstenfalls bis in Nierenbecken und -parenchym zurückstaut. Infiziert sich der rückgestaute Urin, kommt es zu rezidivierenden Entzündungen und Vernarbungen des Nierengewebes, die schlimmstenfalls zu terminaler Niereninsuffizienz führen.

Klinik: Die Symptome sind unspezifisch, es kommt zu rezidivierenden Schüben einer akuten Pyelonephritis. Die Patienten stellen sich im schlimmsten Falle mit fortgeschrittener Niereninsuffizienz vor. Die Eiweißausscheidung übersteigt ein Gramm pro Tag. In der Niere sieht der Pathologe eine interstitielle Nephritis mit interstitieller Fibrose und Tubulusatrophie. Zusätzlich finden sich Zeichen einer progressiven Glomerulosklerose.

Diagnostik: Der vesikoureterale Reflux wird heute in den allermeisten Fällen bereits in der Kindheit diagnostiziert und entsprechend behandelt (Langzeittherapie mit Trimethoprim-Sulfamethoxazol oder Nitrofurantoin oder chirurgische Interventionen).

Therapie und Prognose: Sollte ein vesikoureteraler Reflux im Kindesalter nicht entdeckt oder vernünftig behandelt worden sein, bleiben für den Nephrologen des Erwachsenen oft wenig kurative Interventionsmöglichkeiten. Akute Schübe werden empirisch und nach Vorliegen der Ergebnisse antibiogrammgerecht behandelt. Soweit irgend möglich und sinnvoll, erfolgt auch noch zu einem späteren Zeitpunkt eine chirurgisch-urologische Korrektur der Harnwegsanomalie. Während die akute Pyelonephritis in der Regel zu keiner langfristigen Einschränkung der Nierenfunktion führt, entwickeln Patienten mit chronischer Pyelonephritis häufiger eine Niereninsuffizienz.

Oberstes Ziel ist es demnach – selbst bei fortgeschrittener Niereninsuffizienz – chronische Entzündungen in den ableitenden Harnwegen und dem Nierenbecken mit allen Mitteln zu bekämpfen.

7.5 Chronisch-interstitielle Nephritis durch Medikamente

7.5.1 Analgetikanephropathie

▶ **Definition.** Chronische interstitielle Nephritis nach langjährigem Missbrauch vor allem von phenacetinhaltigen nichtsteroidalen Mischanalgetika (insb. Kombinationen mit Paracetamol, ASS und Coffein).

Epidemiologie: Die Analgetikanephropathie ist in etwa 1 % aller Fälle verantwortlich für chronische Niereninsuffizienzen. Besonders häufig tritt sie in Australien, Belgien, der Schweiz, Schweden und im Südosten der USA auf. In Deutschland wird der Anteil von dialysepflichtigen Patienten mit Analgetikanephropathie auf 4–9 % geschätzt. Frauen sind 3–5-mal häufiger betroffen als Männer.

▶ **Merke.** Patienten, die hohe Dosen von Mischanalgetika mit Phenacetin einnehmen, haben ein etwa 20-fach erhöhtes Risiko, eine terminale Niereninsuffizienz zu entwickeln. Ein 2–3-fach erhöhtes Risiko wird für den Gebrauch von paracetamolhaltigen Analgetika berichtet. Für ASS als Monotherapeutikum ließ sich interessanterweise keine erhöhte Inzidenz chronisch-interstitieller Nephropathien nachweisen.

Ätiopathogenese: Die pathophysiologischen Vorgänge, die eine Analgetikanephropathie auslösen und weiter unterhalten, sind nicht restlos verstanden. Zum einen spielt wohl die Inhibition von lokal gebildetem Prostaglandin-E2 (wirkt vasodilatatorisch auf Nierengefäße) durch Phenacetin und seinen Metaboliten Paracetamol sowie andere nichtsteroidale Antiphlogistika eine Rolle. Dadurch kommt es zu medullären Durchblutungsstörungen, die zu den **pathognomonischen Papillennekrosen** führen. Weiterhin wandelt die Leber Phenacetin zu Acetaminophenon um, das in der Niere entlang des osmotischen Gradienten akkumulieren kann: Die höchste Konzentration von Acetaminophenon tritt damit an den Papillenspitzen auf, dem

Ort der initialen pathologischen Läsion (im schlimmsten Fall kommt es zu Papillennekrosen).

> ▶ **Merke.** Eine untere Grenze, die zu Analgetikanephropathie führen kann, scheint die tägliche Einnahme von 1 g Phenacetin über 1–3 Jahre zu sein. Eine (kumulative) Gesamtmenge von 2 kg Phenacetin in Kombination mit anderen Analgetika dürfte ebenfalls ausreichen.

Klinik und Komplikationen: Patienten klagen meist über chronische Schmerzen (Kopf, Nacken, Rücken), die seit Jahren bestehen. Magenschmerzen, die auf peptische Ulzera hinweisen, können zumindest teilweise als Folge der chronischen Antiphlogistikaeinnahme gedeutet werden. Andere Symptome lassen sich direkt auf die Nierenerkrankung zurückführen. Flankenschmerzen begleiten die Passage von nekrotischen Gewebebruchstücken aus den Nierenpapillen über Nierenbecken und Ureteren in die Blase. Dysurie, Rückenschmerzen und Fieber treten mit Harnwegsinfekten auf, die häufiger bei Patienten mit Analgetikanephropathie vorkommen.
Als Spätkomplikationen gelten das erhöhte Risiko für Urothel- und Mammakarzinome.

Diagnostik: Wesentlich ist die Anamnese mit chronischen Schmerzzuständen und entsprechender Medikamenteneinnahme.
Weder die körperliche Untersuchung noch Routinetests im Labor sind spezifisch. Manche Autoren beschreiben ein schmutzig-graubräunliches Hautkolorit. Der Grad der Niereninsuffizienz korreliert mit Kreatininerhöhung, eGFR, der normochromen Anämie und der Ausprägung der arteriellen Hypertonie. Die Urinuntersuchung ist oft ohne Befund. Manchmal findet sich eine sterile Pyurie mit milder Proteinurie, die 1,5 g/d meist nicht übersteigt. Während einer Episode mit Papillennekrosen fallen Mikrohämaturie, in schweren Fällen auch Makrohämaturie auf.
Da sich die Krankheit überwiegend in der Nierenmedulla abspielt, kommt es frühzeitig zu asymptomatischen Nierenfunktionsstörungen: Die Fähigkeit der Niere zur Harnkonzentration nimmt ab, die Urinazidifizierung ist pathologisch verändert und die Natriumausscheidung lässt sich nicht mehr auf ein Minimum von unter 15 mmol/Tag senken, falls dies bei schwerer Volumendepletion notwendig sein sollte. Im klinischen Alltag fallen diese Veränderungen der Nierenfunktion – wenn überhaupt – nur äußerst selten auf.

> ▶ **Merke.** Die Diagnose lässt sich nur stellen, wenn der Arzt an diese Möglichkeit einer Niereninsuffizienz denkt. Eine chronische Niereninsuffizienz, die mit völlig blandem Urinbefund oder einer sterilen Leukozyturie auftritt, rechtfertigt eine eingehende Medikamentenanamnese auf nichtsteroidale Antiphlogistika (insbesondere Mischpräparate mit Paracetamol und Phenacetin).

Falls der Verdacht besteht, dass der Patient einen Paracetamol-Missbrauch verschweigt, kann versucht werden, das Abbauprodukt N-Acetyl-Paraaminophenol (NAPAP) im Urin zu bestimmen. Kennen wir den Zeitraum, über den nichtsteroidale Antiphlogistika eingenommen wurden, lässt sich die kumulative Dosis Schmerzmittels hochrechnen. Weitere Hinweise auf Analgetikanephropathie und Befunde, die sich bei Patienten mit dieser Erkrankung finden, sind in Tab. **I-7.3** zusammengefasst.

≡ **I-7.3** Typische klinische Hinweise auf Analgetikanephropathie

- Alter 30–70 Jahre, Frauen
- Kopfschmerz
- Beschwerden wie bei Magenulzera
- häufige Harnwegsinfekte
- arterielle Hypertonie
- Urinsediment: sterile Pyurie, milde Proteinurie, oft Normalbefund
- Nierensonografie (Computertomografie): kleine Nieren mit unregelmäßiger Kontur, narbige Einziehungen der Nierenrinde über den Markkegeln, Verkalkungen der Papillen und Papillennekrosen
- psychische Auffälligkeiten

Differenzialdiagnostische Überlegungen müssen andere chronische Nierenerkrankungen einschließen, insbesondere Krankheiten, die ebenfalls mit Papillennekrosen auftreten: diabetische oder obstruktive Nephropathien oder eine Urogenitaltuberkulose. Sichelzellanämien dürften im mitteleuropäischen Patientengut eher eine untergeordnete Rolle spielen.

Histologie: Veränderungen im histologischen Bild ergeben sich nicht nur im Nierenmark, sondern auch in der Nierenrinde. Wir sehen tubuläre Atrophien, interstitielle Fibrosen und Infiltrationen mit Makrophagen. Diese Veränderungen sind Folge der papillären Erkrankung. Im späteren Krankheitsverlauf findet sich oft auch eine Glomerulosklerose.

Therapie: Es gibt nur eine Therapie für diese Patienten: keine regelmäßige Einnahme von nichtsteroidalen Antiphlogistika. Leiden die Patienten an chronischen Schmerzen, die sich eindeutig somatisch erklären lassen, muss auf andere Medikamentengruppen ausgewichen werden.

Prognose: Es ist wichtig, zu einer frühzeitigen Diagnose zu kommen, da bei Patienten, die nichtsteroidale Analgetika rechtzeitig absetzen, die Entwicklung einer schweren chronischen Niereninsuffizienz verhindert werden kann. Allerdings zeigen Patienten, die Analgetikamissbrauch betrieben haben, unabhängig von Nierenschäden vermehrt Arteriosklerose mit Myokardinfarkten und Schlaganfällen. Diese Patienten fallen dadurch auf, dass sie vorzeitig zu altern scheinen und ergrauen.

7.5.2 Chronisch-interstitielle Nephritis durch andere Medikamente

Lithium

Die Nierentoxizität von Lithium ist auf die Schädigung des proximalen Tubulus und der kortikalen Sammelrohre zurückzuführen, da in diesen Nephronabschnitten gefiltertes Lithium rückresorbiert wird. Unter Lithium-Langzeittherapie wurden weiterhin interstitielle Fibrosen, tubuläre Atrophien und die Ausbildung von tubulären Mikrozysten beschrieben.

Die **Hauptsymptome** der Lithium-Nephropathie sind Polyurie und Polydipsie, da sich ein nephrogener Diabetes insipidus ausbildet: Sobald Lithium in die Sammelrohrzellen aufgenommen wird, behindert es die ADH-abhängige Bildung von cAMP, das für den Einbau von Aquaporin 2 in die Zellwände benötigt wird. Die maximale Konzentrationsfähigkeit der Niere wird dadurch in bis zu 50 % der Patienten beeinträchtigt, in 15–30 % dabei so schwer, dass es zu symptomatischer Polyurie kommt. Diese Veränderungen im Tubulussystem können schon 8–10 Wochen nach Beginn einer Lithium-Therapie auftreten. Bei längerer Lithium-Behandlung erweist sich der Konzentrationsdefekt als irreversibel.

Ciclosporin, FK 506

Beide Substanzen gehören zur Gruppe der Calcineurininhibitoren. Sie werden als Immunsuppressiva v. a. in der Transplantationsmedizin eingesetzt. Man unterscheidet eine akute von einer chronischen Calcineurininhibitor-Toxizität. Typisch für die **akute Toxizität** ist eine renale Vasokonstriktion mit Abfall von Filtrationsrate und renalem Plasmafluss. Die genauen Mechanismen sind nicht völlig geklärt, allerdings scheinen Störungen der Endothelzellfunktion vorzuliegen, die zu einer verminderten Produktion von Vasodilatatoren (Prostaglandine, NO) und einer vermehrten Freisetzung von Vasokonstriktoren (Endothelin, Thromboxan) führen. Diese Störungen können bis zum akuten Nierenversagen führen.

Die Pathogenese der **chronischen Toxizität** ist noch unklarer. Schädigungen von arteriellen Gefäßen mit konsekutiver Ischämie scheinen der Ausgangspunkt für die tubulären und interstitiellen Schäden zu sein. Osteopontin, Chemokine und TGF-β spielen eine wichtige Rolle bei diesen Vorgängen. ACE-Hemmer und AT_1-Rezeptoren-Blocker beeinflussen den Verlauf möglicherweise günstig.

Nitroureasen

Diese Substanzen (BCNU, Carmustin; CCNU, Lomustin; Methy-CCNU, Semustin; Streptozocin) werden als Chemotherapeutika eingesetzt. Sie können eine langsam progrediente, chronisch-interstitielle Nephritis auslösen, vermutlich über Alkylierung von Proteinen an Tubuluszellen. Renale Komplikationen können Monate bis Jahre verzögert auftreten und schließlich bis zur terminalen Niereninsuffizienz führen.

7.6 Zystische Erkrankungen der Niere

Zysten finden sich in den Nieren unter verschiedenen Umständen:
- **Pathologische Zysten:** Klinisch am gravierendsten sind erbliche Formen. Hierzu gehören die autosomal-dominante polyzystische Nierenerkankung (ADPKD = „autosomal dominant polycystic kidney diasease"), die Markschwammniere und die Nephronophtise.
- **Zysten ohne eigenständigen Krankheitswert:** Zysten bei chronischer Niereninsuffizienz sowie ein oder mehrere Zysten bei ansonsten unauffälligen Nieren (sonografischer Zufallsbefund).

7.6.1 Polyzystische Nierenerkrankung (ADPKD)

▶ **Synonym.** Adulte polyzystische Nierenkrankheit, autosomal-dominante polyzystische Nierenerkrankung, Autosomal-dominant Polycystic Kidney Disease

Ätiopathogenese: Der Erbgang ist autosomal-dominant. Die Frequenz gesunder Träger der Mutation liegt bei 1 : 300 bis 1 : 1 000. (Nur in seltenen Fällen lässt sich ein autosomal-rezessiver Erbgang nachweisen. Die Krankheit wird dann bereits im Kindesalter manifest.)

Mutationen zweier Gene – PKD 1 und PKD 2, die auf den Chromosomen 16 und 4 lokalisiert sind – werden für mehr als 95 % aller ADPKD-Erkrankungen verantwortlich gemacht. Sie codieren für die beiden Proteine Polycystin-1 und Polycystin-2.

▶ **Exkurs.** „Zilien-Hypothese": Die Proteine Polycystin-1 und Polycystin-2 spielen möglicherweise eine Rolle für die Funktion von Monozilien auf renalen Tubuluszellen, die in das Tubuluslumen hineinragen: Die Auslenkung der Monozilien durch einen Flüssigkeitsstrom in den Tubuluslumina führt zu einer Zunahme der intrazellulären Kalziumkonzentration in Tubuluszellen. Bei Mutationen von Polycystin-1 oder Hemmung der Polycystin-2-Funktion bleibt dieser Kalziumanstieg aus. Tierexperimentelle Befunde sprechen dafür, dass die Zilien über diesen Mechanismus für die räumliche Anordnung der tubulären Epithelzellen wichtig sind. Es wird angenommen, dass die Bildung von Zysten auf Störungen in diesem Mechanismus beruht.
Auch die Beobachtung, dass Zilien mit zentrosomalen Strukturen der Tubuluszellen verbunden sind, könnte Hinweise darauf geben, wie eine pathologische Zilienfunktion zu einer Dysregulation des Zellwachstums führt. Es wird angenommen, dass Zentrosome erheblichen Einfluss auf die Regulation von zellulären Wachstumsprozessen haben, sodass pathologische Veränderungen in der Zilien-Zentromer-Abstimmung zu unerwünschter renaler Tubuluszellproliferation führen.

Epidemiologie: Die ADPKD erweist sich bei bis zu 10 % aller dialysepflichtigen Patienten als Ursache des Nierenversagens. Sie ist damit die häufigste erbliche Nierenerkrankung. Bis zum 60. Lebensjahr werden etwa 50 % der Betroffenen terminal niereninsuffizient. Männer und Frauen sind gleich häufig betroffen.

Klinik: Erste Beschwerden treten zwischen dem 30. bis 50. Lebensjahr auf. Flankenschmerzen, unspezifische abdominale Beschwerden, zunehmende Harnwegsinfekte sowie Episoden von Makrohämaturie gehören dann zu den ersten Hinweisen. Manchmal bleiben die Patienten völlig symptomlos. Als erstes Anzeichen der Erkrankung erweist sich häufig eine zufällig entdeckte arterielle Hypertonie (ca. 70 %). Hierfür verantwortlich sind vermutlich Zysten, die auf renale Arterien drücken. Es kommt zu einer lokalen Minderperfusion, die eine Stimulation des Renin-Angiotensin-Systems zur Folge hat. Ein Gefühl der „abdominalen Fülle" tritt erst auf, wenn sich die Nieren im späten Verlauf beträchtlich vergrößert haben. Die Vergrößerung ist Folge von Zysten, die an jeder Stelle des Nephrons aus Tubulusanteilen gebildet werden können, um mit wachsender Größe immer stärker das umgebende Nierengewebe zu verdrängen. Die Nierenfunktion verschlechtert sich langsam, da nur wenige Tubuli betroffen sind, aber bisher unaufhaltsam. Das Zystenwachstum über die Jahre war bisher nicht beeinflussbar. Unter 40 Jahren finden sich aber nur wenige Patienten an der Dialyse.

Extrarenale Manifestationen: Pathologische Veränderungen treten nicht nur in der Niere auf: Zysten werden auch häufig in der Leber entdeckt, selten finden sie sich zusätzlich in Milz und Pankreas. Strukturschwächen zerebraler Arterien können zu Aneurysmabildung führen, deren Folgen schwere, manchmal tödliche Hirnblutungen sein können.

Weiterhin werden an Patienten mit ADPKD häufiger Kolondivertikel und Inguinalhernien diagnostiziert. Diastolika über der Aortenklappe weisen auf eine dilatierte Aortenwurzel mit Aorteninsuffizienz hin.

Komplikationen: Die Hauptkomplikation ist die fortschreitende Nierenfunktionsverschlechterung. Aufsteigende Harnwegsinfektionen führen immer wieder zu Zysteninfektionen. Zystoskopien sollten deshalb bei Patienten mit ADPKD nur bei sehr dringlicher Indikation vorgenommen werden.
Flankenschmerzen mit und ohne Makrohämaturie können auf Zysteneinblutungen, gelegentlich Nierensteine hinweisen. Große, progredient wachsende Zysten können sehr schmerzhaft sein. Oft handelt es sich um vorübergehende Probleme.
Nierenzellkarzinome treten zwar bei ADPKD nicht häufiger auf, verlaufen aber vermehrt bilateral. Der Grund dafür ist bisher unbekannt.
10–13 % der Patienten erleiden intrazerebrale und subarachnoidale Blutungen. Die Rupturen intrazerebraler Aneurysmen ist somit eine dramatische Ursache von Morbidität und Mortalität bei ADPKD. Bei starken Kopfschmerzen sollte eine Angiografie der zerebralen Arterien erwogen werden. Im Übrigen müssen zumindest bei positiver Familienanamnese auf intrazerebrale Blutungen Kernspinangiografien des Gehirns durchgeführt werden. Zerebrale Blutungen treten bei ADPKD-Patienten bereits gehäuft im 4. Lebensjahrzehnt auf, während Aneurysmablutungen bei Patienten ohne Zystennierenerkrankung ihren Gipfel eher später zwischen dem 50. und 60. Lebensjahr erreichen.

Diagnostik: Da Patienten mit ADPKD in den letzten Jahren mit größerer Aufmerksamkeit betreut wurden, wissen viele Patienten um eine mögliche positive Familienanamnese. Gezielte Nachfragen des Arztes zur Familienanamnese sind bei V. a. ADPKD unverzichtbar. Die Darstellung der Zysten gelingt gut mithilfe der Sonografie (Abb. I-7.1).

I-7.1 Zystennieren

a Sonografischer Befund bei zystischer Nierendegeneration: Konglomerat unterschiedlich großer Zysten, das eigentliche Parenchym ist nicht mehr zu erkennen.
b Makroskopischer Aspekt einer Zystenniere.

a Schmidt G.: Sonographische Differenzialdiagnose. Thieme; 2002; b Greten H.: Innere Medizin. Thieme; 2005

▶ **Merke.** Eine ADPKD muss vermutet werden, wenn sich – bei positiver Familienanamnese – in einer Niere mindestens eine, in der zweiten Niere zwei oder mehr Zysten sonografisch darstellen lassen. Bei fehlender Familienanamnese reichen diese Kriterien nicht für die Diagnose, da mehrere Zysten auch während der Alterung von Nieren entstehen können. Im Gegensatz zu ADPKD-Kranken sind Patienten mit multiplen Zysten dieser Art meist schon Mitte 50. In diesem Alter leiden ADPKD-Patienten bereits an klinischen Symptomen und Zeichen der Niereninsuffizienz.

Die oben geschilderten Symptome dürften ebenfalls weiterhelfen, sofern sie in der Vorgeschichte zu finden sind. Zum Zeitpunkt der Erstdiagnose zeigen sich die Nierenfunktionsparameter sehr variabel. Kreatinin, eGFR und Harnstoff können nur leicht, aber durch fortgeschrittene Niereninsuffizienz auch stark verändert sein.
Die Urinbefunde sind unspezifisch (manchmal unauffällig, oft Zeichen der Mikrohämaturie sowie geringer Proteinurie).
Interessanterweise finden sich häufig höhere Hämoglobinwerte, als angesichts der bereits bestehenden Niereninsuffizienz zu erwarten wären. Wachsende Zysten, die Nierengefäße abdrücken, führen vermutlich zu lokalen Ischämien mit einer ungewöhnlich erhöhten Erythropoetinproduktion.

Therapie: Mittlerweile lässt sich über die MRT die Größenzunahme und Entwicklung von Zysten exakter analysieren, sodass Wirkungen von Medikamenten auf Zysten in klinischen Studien umfassender beurteilt werden können. Erste Ergebnisse, die vermuten ließen, dass es medikamentös zumindest möglich sein müsste, den unaufhaltsamen Verlauf einer ADPKD zu verlangsamen, vielleicht sogar Zysten wieder zu verkleinern, haben letztlich die in sie gesetzten Hoffnungen bisher nicht erfüllt. Bei den Substanzen, die auf ihre Wirksamkeit bei ADPKD untersucht wurden, handelt es sich um den Vasopressin-Rezeptor-Antagonisten Tolvaptan, das Hormon Somatostatin sowie die beiden Immunsuppressiva aus der Transplantationsmedizin Sirolimus und Everolimus.

In jedem Fall muss der arterielle Bluthochdruck so streng wie möglich kontrolliert werden. Da die Hypertonie bei ADPKD stark vom stimulierten Renin-Angiotensin-System abhängt, sollten ACE-Hemmer oder AT$_1$-Rezeptoren-Blocker, in Zukunft vielleicht auch Renin-Inhibitoren, verschrieben werden.

Bei Infektionen von Zysten muss berücksichtigt werden, dass nicht alle Antibiotika in ausreichender Konzentration in den Zysten angereichert werden. Ampicillin, Cephalosporine und Aminoglykoside sollten nicht verwendet werden. Als geeignet erwiesen sich Makrolide und Clindamycin.

Bei starken Schmerzen müssen Zysten CT-gesteuert punktiert werden. In seltenen Fällen, wenn sich punktierte Zysten unter Schmerzen immer wieder mit Flüssigkeit füllen, lässt sich eine chirurgische Sanierung nicht vermeiden.

Prognose: Bisher entwickelte sich eine ADPKD unaufhaltsam im 2. Lebensdrittel zu einer terminalen Niereninsuffizienz mit Dialysepflichtigkeit. Versuche, mit neuen medikamentösen Therapien daran etwas ändern zu können, haben bisher noch nicht zu einem Durchbruch in der Behandlung der APDKD geführt.

▶ **Merke.** Erwachsene Verwandte von ADPKD-Kranken sollten regelmäßig sonografisch auf eine Zystenbildung untersucht werden.

7.6.2 Markschwammnieren

Ätiopathogenese: Bei dieser Erkrankung handelt es sich um ein seltenes Leiden, das durch **Fehlbildungen der Sammelrohre** gekennzeichnet wird, die kleine **Zysten** ausbilden. In den terminalen Sammelrohren der renalen Pyramiden finden sich sowohl makroskopisch als auch mikroskopisch sichtbare Zysten. Im Allgemeinen treten diese Zysten diffus und bilateral auf. Da Sammelrohre vorwiegend im Nierenmark lokalisiert sind und sich die vielen kleinen Zysten somit medullär finden, kam es zu dem Namen Markschwammniere.

Die maximale Konzentrationfähigkeit der Nieren bei Markschwammnieren ist herabgesetzt. Mit zunehmendem Alter kann sich Kalk in den Zysten ablagern, was die Bildung vieler kleiner **Nierensteine** zur Folge hat. Bei einem Abgang kann es zu Nierenkoliken kommen, die dann erst zur Entdeckung der lange Zeit symptomlos verlaufenden Erkrankung führen. Manche betroffenen Patienten werden allerdings von rezidivierenden Harnwegsinfekten geplagt.

Der mögliche Erbgang bei Markschwammnieren ist bisher unklar. Die Krankheit wird als renale Entwicklungsstörung interpretiert.

Klinik: Meist treten überhaupt keine Symptome auf, es sei denn, es kommt zu aufsteigenden Infektionen oder Steinabgängen mit Flankenschmerzen, Hämaturie oder auch Fieber. Im Gegensatz zu anderen erblichen Zystenerkrankungen der Niere kommt es bei Markschwammnieren zu keiner progressiven Nierenfunktionsverschlechterung.

Diagnostik: Die Vorgeschichte ist meist ohne richtungsweisende Hinweise. Auch die Familienanamnese führt nicht weiter. Markschwammnieren werden häufig zufällig über Ultraschall diagnostiziert oder fallen auf, wenn Steinleiden oder rezidivierende Infektionen abgeklärt werden. Typischerweise fallen Areale vermehrter Echogenität im kortikomedullären Übergangsbereich auf (Abb. **I-7.2**), die ausgeprägt imponieren können, wenn es zu vermehrter Kalzifizierung in diesen Bereichen kommt.

⊙ I-7.2 **Markschwammniere**

Sonografisch zeigen sich echodichte Markpyramiden mit scheinbar verschmälertem Parenchym.

aus: Delorme S., Debus J.: Duale Reihe Sonographie. Thieme; 2005

Therapie: Nur Harnwegsinfekte und die Folgen von renalen Steinbildungen erfordern therapeutische MyMaßnahmen.

Prognose: Lassen sich eventuelle Infektionen und Probleme der Kalziumsteinbildung beherrschen, erweist sich der Verlauf als außerordentlich gutartig. Chronische Niereninsuffizienz oder gar eine terminale Niereninsuffizienz sind bei diesen Patienten eigentlich nie zu finden.

Therapie: Nur Harnwegsinfekte und Nierensteine werden therapiert.

Prognose: Der Verlauf ist gutartig.

7.6.3 Nephronophthise – „Medullary Cystic Kidney Disease" (NPH/MCKD)

▶ Definition. Unter diesem Oberbegriff wird wegen klinischer Gemeinsamkeiten eine genetisch heterogene Gruppe autosomal vererbbarer, tubulointerstitieller Nephropathien zusammengefasst, die sehr selten vorkommen. Die NPH wird autosomal-rezessiv, die MCKD autosomal-dominant vererbt. Bis heute sind fünf Unterformen der Nephronophthise und zwei Unterformen der MCKD bekannt, ein dritter MCKD-Lokus wurde postuliert.

7.6.3 Nephronophthise – „Medullary Cystic Kidney Disease" (NPH/MCKD)

▶ Definition.

Klinik: Gemeinsam haben MCKD und NPH relativ milde klinische Initialsymptome wie Polydipsie, Polyurie, Anämie und Wachstumsretardierung im Kindesalter. Das Fortschreiten der Erkrankung führt später zu terminalem Nierenversagen. Während die NPH in der Regel bereits im Kindesalter manifest und diagnostiziert wird, zeigt die MCKD erst im Erwachsenalter Symptome. **Extrarenale Manifestationen:** Die NPH kann mit Erkrankungen von Auge, Kleinhirn, Leber oder Knochen vergesellschaftet sein, wohingegen MCKD sehr häufig mit Hyperurikämie und Gicht einhergeht.

Diagnostik: An normal großen Nieren im Ultraschall finden sich unspezifische Befunde wie eine verstärkte Echogenität. Nierenrinde und Nierenmark lassen sich nur schlecht voneinander abgrenzen. In diesem Bereich sieht man häufig multiple Zysten.

Klinik: MCKD und NPH führen zu Polydipsie, Polyurie, Anämie und Wachstumsretardierung, später zu Nierenversagen. Die NPH zeigt sich bei Kindern, die MCKD erst bei Erwachsenen.

Extrarenale Manifestationen: NPH: Auge, Kleinhirn, Leber, Knochen. MCKD: oft mit Gicht einhergehend.

Diagnostik: Im Ultraschall zeigt sich eine verstärkte Echogenität der Nieren.

7.6.4 Solitäre und multiple Zysten

Solitäre und multiple Zysten können bei chronischen Nierenerkrankungen entstehen, aber auch bei gesunden Patienten. Diese Zysten haben keinen Krankheitswert. Manchmal kann es sich als schwierig erweisen, sie diagnostisch – zum Beispiel in der Sonografie – von Abszessen oder auch Nierentumoren abzugrenzen, die weitergehende therapeutische Maßnahmen erfordern.

7.6.4 Solitäre und multiple Zysten

Solitäre und multiple Zysten können auch bei gesunden Patienten entstehen. Diese Zysten haben keinen Krankheitswert.

7.7 Myelomniere

Ätiopathogenese: Im Rahmen einer Plasmozytomerkrankung (S. 1251) fördern verschiedene Umstände Entwicklungen, die zur weiteren Nierenfunktionsverschlechterung beitragen:
- Hyperkalzämie
- glomeruläre Schäden bei primärer Amyloidose (S. 909) und Leichtkettenablagerungen
- Tubulusschaden durch gefilterte Leichtketten.

7.7 Myelomniere

Ätiopathogenese: Beim Plasmozytom (S. 1251) kommt es durch Hyperkalzämie, glomeruläre Schäden (s. S. 908) und Tubulusschäden zur Nierenfunktionsverschlechterung.

Bei einem Plasmozytom werden über Plasmazellen vermehrt monoklonale intakte Immunglobuline sowie freie monomere Leichtketten gebildet. Nur die Leichtketten sind **potenziell nephrotoxisch**, wenn sie in so hohen Mengen gebildet und filtriert werden, dass sie im proximalen Tubulus nicht mehr reabsorbiert und katabolisiert werden können. Bei der Hälfte der Plasmozytompatienten steigt daher die Leichtkettenausscheidung im Urin von unter 30 mg/d bis in den Grammbereich an.

Die Nierenschädigung durch Leichtketten beruht auf 2 Mechanismen:
- direkt tubulotoxische Wirkung der Leichtketten
- Zylinderbildung durch den Exzess an filtrierten Leichtketten, die in das distale Tubulussystem gelangen und dort die Tubuli verstopfen können.

Dabei wirken beide Mechanismen synergistisch: Nachdem hohe Konzentrationen filtrierter Leichtketten proximale Tubuluszellen geschädigt haben, können weniger Leichtketten in diesem Tubulusabschnitt reabsorbiert und katabolisiert werden, sodass höhere Mengen an Leichtketten in das distale Tubulussystem gelangen, dort präzipitieren und den Tubulus verstopfen. Die verbleibenden Filtrationseinheiten müssen den Nephronverlust durch Hyperfiltration kompensieren. Diese Vorgänge zerstören ganze Nephrone. Neben langfristigen Schäden an den Glomeruli werden pro verbleibendem Nephron jetzt noch höhere Mengen an Leichtketten mit all den geschilderten tubulusschädigenden Folgen filtriert. Es entsteht ein Circulus vitiosus, der die Niere mehr und mehr beeinträchtigt.

▶ **Merke.** Die Höhe der Leichtkettenausscheidung korreliert mit der tubulären Nierenschädigung. Als Hauptwirkung wird der direkt toxische Schaden durch die Leichtketten gesehen, da das Nierenversagen bei Myelomniere weniger mit verstopften als mit atrophierten Tubuli korreliert.

Klinik: Viele Patienten weisen bereits eine mehr oder weniger ausgeprägte Nierenfunktionseinschränkung auf, wenn es zur Erstdiagnose eines Plasmozytoms kommt (Symptome Plasmozytom (S. 1251)). Der Nierenfunktionsverlust wird oft beschleunigt durch Infektionen (häufige Komplikation bei Plasmozytom), Dehydratation, Gabe von intravenösen Kontrastmitteln und Hyperkalzämie. Diese klinischen Probleme tragen alle zu einem verminderten tubulären Urinfluss bei. Dadurch wird die Präzipitation von Leichtketten erleichtert. Kontrastmittel schädigen Tubuluszellen zusätzlich (akute Tubulusnekrose (S. 889)).

Diagnostik: Zu allgemeinen diagnostischen Befunden bei Plasmozytom: s. S. 1252. Klare diagnostische Hinweise auf ein Plasmozytom gibt der Nachweis von Paraproteinen im Urin. Zur weiteren Diagnosesicherung muss eine Knochenmarkpunktion durchgeführt und wenn möglich auch eine Nierenpunktion vorgenommen werden. Leichtketten lassen sich auch in höheren Konzentrationen nicht mit konventionellen Urinteststreifen (S. 862) nachweisen.

▶ **Merke.** Findet sich bei Plasmozytom über Urinteststreifen eine ausgeprägte Proteinurie, weist dies eher auf Albuminurie bei Amyloidose oder Leichtkettenablagerung, aber nicht auf tubuläre Schäden über Leichtketten hin, wie sie für Myelomnieren als typisch definiert wird. Allerdings können glomeruläre Krankheitsbilder und die Myelomniere gleichzeitig auftreten (s. auch S. 909).

Folgende Methoden eignen sich zum Nachweis:
- Sulfosalizylsäureprobe (S. 863)
- Nachweis einer Bence-Jones-Proteinurie durch Erhitzen des Urins: Leichtketten im Urin präzipitieren während Erhitzung bei 45–55 °C, gehen bei 100 °C wieder in Lösung, um bei Abkühlung erneut auszufallen. Protein im Urin, das diese Reaktionen auf Wärmezufuhr zeigt, wird auch als Bence-Jones-Protein bezeichnet.
- Immunelektrophorese (empfindlichste Methode).

Leichtketten sind leider nicht völlig spezifisch für Plasmozytom, da sie auch bei primärer Amyloidose (ohne Plasmozytom), Morbus Waldenström, malignen Lymphomen und chronisch lymphatischer Leukämie zu finden sein können.

Daher muss bei Plasmozytom zur Diagnosesicherung in jedem Fall eine Knochenmarkbiopsie durchgeführt werden.

Histologie: Die pathologischen Veränderungen bei Myelomniere betreffen besonders ausgeprägt die distalen Tubuli und die Sammelrohre. Der Pathologe sieht glasige, eosinophile und obstruierende Präzipitate in den Tubuli sowie tubuläre Degenerationen und Atrophien. Die tubulären Präzipitate (Abb. I-7.3) bestehen nicht nur aus Leichtketten (Bence-Jones-Protein), sondern enthalten auch Albumin, Fibrinogen, intakte γ-Globuline sowie Tamm-Horsfall-Protein. Die Glomeruli zeigen keine Auffälligkeiten, es sei denn, es läge zusätzlich eine Amyloidose oder eine Leichtkettenablagerung (S. 909) vor.

Histologie: Man sieht glasige, eosinophile und obstruierende Präzipitate in den Tubuli (Abb. I-7.3), tubuläre Degenerationen und Atrophien. Die Präzipitate bestehen aus Leichtketten, Albumin, Fibrinogen, γ-Globulinen und Tamm-Horsfall-Protein. Die Glomeruli sind unauffällig.

I-7.3 Myelomniere

a Makroskopischer Aspekt: große, blasse Niere.
b Histologisch intratubuläre Präzipitate (Pfeil) einer Myelomniere, die aus Leichtketten (Bence-Jones-Protein) bestehen (Trichromfärbung).

aus: Riede U. N., Werner M., Schäfer H.-E. (Hrsg.): Allgemeine und spezielle Pathologie. Thieme; 2004

Therapie: Eine symptomatische Behandlung umfasst Infusion mit Kochsalz und Gabe von Schleifendiuretika, um präzipitierte Leichtketten auszuwaschen. Zur Prophylaxe einer weiteren Leichtkettenpräzipitation muss eine Dehydratation vermieden und eine gute Diurese (> 150 ml/h) mit 3–4 Liter Flüssigkeitsaufnahme bei ausgeglichener Bilanz – wenn möglich – aufrechterhalten werden. Eine Urinalkalisierung sollte ebenfalls erfolgen. Eine häufig begleitende Hyperkalzämie wird entsprechend der Angaben in Tab. I-10.7 (S. 978) behandelt. Im Vordergrund stehen hier die Bisphosphonate (Zoledronat, Ibendronat, u. a.). ACE-Hemmer, NSAID und Röntgenkontrastmittel sind auf jeden Fall zu vermeiden. Bei Auftreten eines akuten Nierenversagens ist die frühzeitige Nierenersatztherapie mittels Hämodialyse indiziert.
Kommt es zu weiterer Nierenfunktionsverschlechterung, kann dies Zeichen einer konstant ausgeprägten Filtration von Leichtketten sein. Treten zusätzlich Zeichen eines Hyperviskositätssyndroms hinzu, kann versucht werden, die hohe Proteinkonzentration im Plasma über Plasmapherese zu senken.
Manche Patienten entwickeln eine terminale Niereninsuffizienz, die aus nephrologischer Sicht eigentlich eine Dialysebehandlung notwendig macht.
Zur Therapie des Plasmozytoms siehe S. 1255.

Therapie: Gabe von NaCl-Infusionen und Schleifendiuretika, um präzipitierte Leichtketten auszuwaschen. Eine Dehydratation muss vermieden und eine gute Diurese aufrechterhalten werden. Eine Hyperkalzämie wird entsprechend Tab. I-10.7 (S. 978) behandelt. ACE-Hemmer, NSAID und Kontrastmittel sind zu vermeiden. Bei ANV ist die Hämodialyse indiziert.

Bei Nierenfunktionsverschlechterung mit Hyperviskositätssyndrom kann die hohe Plasmaproteinkonzentration über Plasmapherese gesenkt werden.

Eine terminale Niereninsuffizienz kann eine Dialyse erfordern.

7.8 Nierenerkrankungen durch Harnsäure

Drei verschiedene Erkrankungen der Niere können mit Störungen des Harnsäuremetabolismus verbunden sein:
- akute Nephropathie durch Harnsäure
- Uratnephropathie
- renale Harnsäuresteine.

Ob sich eine dieser Störungen entwickelt, hängt von den chemischen Charakteristika der undissoziierten Harnsäure und des entsprechenden Uratsalzes ab:
$$Urat^- + H^+ \leftrightarrows Harnsäure$$
Über die Henderson-Hasselbalch-Gleichung (S. 445) lässt sich berechnen, bei welchem pH-Wert das Gleichgewicht mehr zur linken oder rechten Seite der Gleichung verschoben ist. Die Präzipitationswahrscheinlichkeit von Harnsäure oder Urat ist abhängig von der Stoffkonzentration und dem pH-Wert. Der Grad der physiologischen Azidifizierung der Flüssigkeit im Nephron nimmt über die Länge des Tubulussystems vom Glomerulus (pH 7,4) bis in die Sammelrohre (pH 4,5) zu. Die Folge ist, dass immer mehr Urat aus chemischen Gründen in Harnsäure umgewandelt wird. Dieser Befund erweist sich als klinisch außerordentlich relevant: Die Löslichkeit undissoziierter Harnsäure liegt bei nur 100 mg/l, die von Urat hingegen weit höher.

7.8 Nierenerkrankungen durch Harnsäure

Akute Nephropathie durch Harnsäure, Uratnephropathie und renale Harnsäuresteine können mit Störungen des Harnsäuremetabolismus verbunden sein.

Die Entwicklung dieser Störungen hängt von den chemischen Charakteristika der Harnsäure und des Uratsalzes ab:
$$Urat^- + H^+ \leftrightarrows Harnsäure$$
Die Henderson-Hasselbalch-Gleichung (S. 445) zeigt, bei welchem pH-Wert sich das Gleichgewicht verschiebt. Da der pH-Wert vom Glomerulus bis zum Sammelrohr zunimmt, wird immer mehr Urat in Harnsäure umgewandelt.

Die Löslichkeit undissoziierter Harnsäure liegt weit unter der von Urat.

Harnsäure: Die höchsten Harnsäurekonzentrationen in den Tubuli finden sich in der Medulla (Folge des Gegenstrommechanismus). Hohe Harnsäurekonzentrationen und niedrigste intratubuläre pH-Werte begünstigen somit vor allem in den medullär gelegenen Sammelrohren die Präzipitation von Harnsäurekristallen. Folge sind schlimmstenfalls ein akutes Nierenversagen oder die Bildung von Harnsäuresteinen.

Urat: Zu Uratablagerungen kommt es hauptsächlich im medullären Interstitium, da in diesem Bereich sowohl die Uratkonzentration als auch der pH-Wert relativ hoch liegen. Im ungünstigsten Fall kommt es dadurch zur Bildung von sog. Mikrotophi und chronisch-interstitieller Nephritis.

7.8.1 Akute Nephropathie durch Harnsäure

Ätiopathogenese: Dieses Krankheitsbild wird dadurch charakterisiert, dass Harnsäurekristalle in den Sammelrohren ausfallen und so das Tubuluslumen verschließen. Es entwickelt sich ein akutes Nierenversagen. Ursache ist meist eine dramatische extrarenale Zunahme der Harnsäureproduktion, wie sie bei Gewebe- und Zelluntergang vorkommt (z. B. Chemo- und/oder Strahlentherapie, schwere Verletzungen oder Krampfanfälle).
Es ist wichtig zu verstehen, dass bei diesem Krankheitsbild allein die hohe Urinkonzentration an Harnsäure ausschlaggebend ist. Hyperurikämien bei Patienten mit Nierenversagen sowie verminderte Urinproduktion führen per se nicht zur Präzipitation von Harnsäurekristallen in den Tubuli.
Es sollte erwähnt werden, dass ein Nierenversagen, das bei schwerem Gewebezerfall im Rahmen von Tumorerkrankungen auftritt, auch durch Kalziumphosphat und nicht zwangsläufig durch Harnsäurekristalle ausgelöst werden kann. Dies gilt vor allem für Patienten, die vor Beginn einer Chemotherapie prophylaktisch mit Allopurinol behandelt werden. Bei Zelluntergang werden schließlich nicht unbeträchtliche Mengen an intrazellulärem Phosphat freigesetzt, was gelegentlich zur Präzipitation von Kalziumphosphat mit Hypokalzämie führt.

Klinik: Typischerweise stellt sich rasch Oligurie oder gar Anurie ein. Manchmal klagen die Patienten über Flankenschmerzen, wenn präzipitierte Harnsäurekristalle die Ureteren verschließen.

Diagnostik: Ausgeprägte Hyperurikämie mit akutem Nierenversagen sowie Hinweise auf ein Tumorleiden oder andere Mechanismen des Zelluntergangs (s. o.) sprechen für die Diagnose. Andere Gründe eines Nierenversagens, die unter diesen Umständen infrage kommen (z. B. eine Verlegung der Ureteren durch wachsende Tumormassen), können leicht ausgeschlossen werden, da sie nicht typischerweise mit dem Auftreten einer Hyperurikämie assoziiert sind.
Das Labor zeigt stark erhöhte Kreatinin- und Harnstoffwerte als Ausdruck des akuten Nierenversagens. Es finden sich stark erhöhte Harnsäurespiegel. Ausgeprägter Zelluntergang bei Nierenversagen kann zu Hyperkaliämien führen.
Im Urin sehen wir mikroskopisch Harnsäurekristalle und amorphe Urate, Befunde, die für eine akute Nephropathie durch Harnsäure sprechen können, aber nicht als diagnostisch angesehen werden.

Differenzialdiagnose: In folgenden Situationen kann es ebenfalls zu einem akuten Nierenversagen und Hyperurikämie kommen. Insgesamt treten sie häufiger auf als die akute Nephropathie durch Harnsäure.
- **Volumenkontraktion** (z. B. bei forcierter Diuretikatherapie) kann zu prärenalem Nierenversagen führen, das von Hyperurikämie begleitet wird. Um Flüssigkeitsverluste zu kompensieren, steigt die Salz- und Wasserreabsorption im proximalen Tubulus stark an. Dabei erhöht sich aber auch die Reabsorption von Harnsäure, die indirekt an die tubuläre Rückgewinnung von Natrium gebunden ist. Als Folge steigt die Harnsäurekonzentration im Plasma an, während die Urinausscheidung gleichzeitig zurückgeht und die Nierenleistung abfällt.
- Im Übrigen führt **Gewebeuntergang bei schweren Unfällen** mit Hypotonie häufig zu einer akuten Tubulusnekrose und Hyperurikämie. In den überwiegenden Fällen kann unter diesen Umständen die akute Tubulusnekrose für das Nierenversagen verantwortlich gemacht werden.

Therapie: Gesteigertes Urinvolumen soll helfen, die Harnsäurekristalle aus den Tubuli auszuwaschen, indem Flüssigkeit gegeben wird und Schleifendiuretika verordnet werden (forcierte Diurese). Ist gesichert, dass hauptsächlich Harnsäurekristalle in den Nierentubuli präzipitieren, kann der Harn alkalisiert werden (Gabe von Azetazolamid oder Bikarbonat).

▶ **Merke.** Findet sich eine nennenswerte Hyperkalzämie, kann die Präzipitation von Kalziumphosphat nicht ausgeschlossen werden. In diesen Fällen sollte der Urin eher zurückhaltend alkalisiert werden, da ein alkalischer pH-Wert die Ausfällung von Kalziumphosphat begünstigt.

Prognose: Obgleich sich häufig ein schweres akutes Nierenversagen entwickelt, erholen sich die Patienten davon recht gut, wenn rasch therapeutische Maßnahmen ergriffen werden.

7.8.2 Renale Harnsäuresteine

Harnsäuresteine finden sich bei ungefähr 20 % der Patienten mit primärer Gicht, hin und wieder bei chronischer Diarrhö oder Polycythaemia vera.
Ursachen sind ein niedriger Urin-pH und eine erhöhte Harnsäurekonzentration im Urin infolge einer vermehrten Harnsäureproduktion oder durch die Wirkung von urikosurischen Medikamenten wie Probenecid oder auch Aspirin. Es sollte bedacht werden, dass auch sehr niedrige pH-Werte im Urin allein (z. B. bei metabolischer Azidose infolge chronischer Durchfälle) zur Harnsäuresteinbildung führen können, obwohl die Harnsäureausscheidung normal ist.
Patienten, die vermehrt Harnsäure bilden und ausscheiden, sollten diätetisch beraten werden. Zusätzlich kann entweder Allopurinol verschrieben oder eine Alkalisierung des Urins angestrebt werden.
Betroffene, deren Harnsäureausscheidung normal erscheint, sollten angehalten werden, 1,5–2 Liter Trinkmenge einzuhalten. Der Harn sollte alkalisiert werden. Hier sind Natriumbikarbonat oder Kaliumzitrat (das zu Bikarbonat verstoffwechselt wird) Natriumsalzen vorzuziehen, da Natriumbelastungen zu vermehrter renaler Kalziumausscheidung führen – ein klinisch relevantes Detail in diesem Patientengut, da Harnsäure die Bildung von Kalzium-Oxalat-Steinen begünstigen kann.

7.8.3 Chronische Uratnephropathie

Die chronische Uratnephropathie kann sich über viele Jahre entwickeln, wenn betroffene Patienten permanent an Hyperurikämie leiden. Hauptfaktor für die Uratablagerungen ist die hohe medulläre Konzentration von Natrium und Urat, die zur lokalen interstitiellen Tophusbildung führen können.
Als Folge einer primären Gicht tritt dieses Problem nur sehr selten auf. Auch Patienten, die jahrelang an Gicht litten, zeigten kaum Nierenfunktionsverschlechterungen, die sich so ohne Weiteres auf eine Hyperurikämie zurückführen ließen. Fanden sich dennoch Niereninsuffizienzen, war meist eher eine Nephrosklerose die Ursache.
Daher gibt es auch keinen nephrologischen Grund, symptomlose Patienten, deren Harnsäurespiegel im Serum bei Niereninsuffizienz oder unter Diuretikatherapie angestiegen ist, prophylaktisch zu behandeln, um die Harnsäurespiegel zu senken.

7.9 Hyperkalzämische Nephropathie

Ätiopathogenese: Niereninsuffizienz, Störungen der tubulären Funktionen und Nierensteine können Folgen einer Hyperkalzämie sein. Häufigste Ursache für eine Hyperkalzämie ist die vermehrte Knochenresorption (Näheres s. Tab. I-10.6, S. 977). Früheste renale Veränderungen bei hyperkalzämischer Nephropathie finden sich in den distalen Tubuli und den Sammelrohren: Kalzifikation, Degeneration und Nekrosen tubulärer Epithelzellen führen zu tubulärer Obstruktion. Später entwickelt sich eine tubuläre Atrophie mit interstitieller Fibrose. Das Interstitium verkalkt (Nephrokalzinose). Tubuläre Funktionen sind in großem Umfang beeinträchtigt. Die Konzentrationsfähigkeit der Nieren nimmt ab, es kommt zu Verlusten von Natrium, Kalium und Phosphat.

Klinik: Die Beschwerden sind wie bei Nierensteinen (Flankenschmerzen, Makrohämaturie). Hyperkalzämische Symptome wie Übelkeit, Erbrechen, Gewichtsverlust, Lethargie und Verwirrtheit können auftreten.

Diagnostik: Es sollte nach Malignomhinweisen gesucht werden. Bei der körperlichen Untersuchung können Hypertonie oder Kalziumablagerungen an der Kornea auffallen (Band-Keratopathie).

Aufgrund der Hyperkalzämie und Dehydratation können Kreatinin, Harnstoff und eGFR schon früh pathologisch verändert sein. Die Urinbefunde sind oft unauffällig. Natrium, Kalium und Phosphat i. S. sind erniedrigt.

▶ **Merke.**

Therapie: Zur Behandlung einer Hyperkalzämie s. Tab. **I-10.7**, S. 978.

7.10 Sarkoidose

Bei Sarkoidose (S. 406) kann es zu Nierenbeteiligung kommen. Hauptprobleme sind Hyperkalzämie und Hyperkalzurie.

7.10.1 Hyperkalzämische Nephropathie

Ätiopathogenese: Eine vermehrte intestinale Kalziumabsorption findet sich bei 50 % der Sarkoidosepatienten. Das Problem liegt in einer **vermehrten Bildung von Vitamin D** in Lunge und Lymphknoten.

Klinik: s. S. 939.

Therapie: Kortikoide reduzieren die vermehrte Kalziumaufnahme und senken Vitamin D durch Hemmung der Makrophagenaktivität.

7.10.2 Granulomatöse interstitielle Nephritis

Eine interstitielle Granulombildung bei Sarkoidose führt selten zur Niereninsuffizienz. Behandelt wird diese Form der Nephritis bei Sarkoidose ebenfalls mit Kortikoiden.

---

7 Tubulointerstitielle Erkrankungen

Klinik: Viele Patienten beklagen Beschwerden wie bei Nierensteinen (Flankenschmerzen, Makrohämaturie). Weitere Symptome wie Übelkeit, Erbrechen, Gewichtsverlust, Magen-Darm-Beschwerden sowie Lethargie und Verwirrtheitszustände, sind auf die systemische Hyperkalzämie zurückzuführen. Manchmal sind Polyurie und Polydipsie als Folge eines renalen Diabetes insipidus zu beobachten.

Diagnostik: In der Vorgeschichte sollte nach Hinweisen auf Malignome gesucht werden. Bei der körperlichen Untersuchung fallen häufig eine arterielle Hypertonie, Zeichen einer zugrunde liegenden bösartigen Erkrankung und gelegentlich Kalziumablagerungen an der lateralen und medialen Begrenzung der Kornea auf (Band-Keratopathie), die sich am besten mithilfe einer Spaltlampe untersuchen lassen.

Außer einer Hyperkalzämie finden sich oft nur unspezifische Laborveränderungen. Kreatinin, Harnstoff und die eGFR können als Folge der Hyperkalzämie und Dehydratation schon früh pathologisch verändert sein. Die Urinbefunde sind häufig unauffällig, es sei denn, es kommt durch abgehende Steine zu Verletzungen der ableitenden Harnwege mit Hämaturie. Im Blut lassen sich Hyponatriämie, Hypokaliämie, Hypophosphatämie nachweisen.

▶ **Merke.** Hyperkalzämie und Niereninsuffizienz, die sich auf keinerlei andere Ursache zurückführen lassen, sollten an eine hyperkalzämische Nephropathie denken lassen.

Therapie: Kalzium schädigt nicht nur die Nieren. Therapien von Hyperkalzämien sollten nie nur symptomatisch orientiert verordnet werden, ohne dass Ursachen nachgewiesen werden. Zur Behandlung einer Hyperkalzämie s. Tab. **I-10.7**, S. 978.

7.10 Sarkoidose

In einigen Fällen kommt es im Rahmen einer Sarkoidose (S. 406) zu einer klinisch relevanten Beteiligung der Nieren. Die Hauptprobleme sind die Hyperkalzämie und Hyperkalzurie, teilweise finden sich darüber hinaus granulomatöse Veränderungen im Interstitium (oder auch den Glomeruli).

7.10.1 Hyperkalzämische Nephropathie

Ätiopathogenese: Eine vermehrte Absorption des Kalziums in der Nahrung – der initiale Schritt zu Hyperkalzämie und Hyperkalzurie – findet sich bei 50 % der Patienten mit Sarkoidose. Das Problem liegt in einer **vermehrten Bildung von 1,25-Dihydroxyvitamin D**, das nicht in der Niere, sondern in Lunge und Lymphknoten von Patienten mit diffuser Sarkoidose von aktivierten Makrophagen ihren Ursprung hat. Die zugrunde liegende Pathophysiologie ist noch nicht restlos aufgeklärt. Allerdings wirkt Vitamin D immunmodulatorisch und kann daher in immunologische bzw. entzündliche Prozesse eingreifen. Makrophagen tragen Rezeptoren für 1,25-Dihydroxyvitamin D, sodass sie über Vitamin D aktiviert werden können. Die Fähigkeit aktivierter Makrophagen, 1,25-Dihydroxyvitamin D zu produzieren, erklärt auch, warum bei anderen granulomatösen Erkrankungen wie Tuberkulose oder Berylliose hin und wieder Hyperkalzämien vorkommen.

Klinik: s. hyperkalzämische Nephropathie (S. 939).

Therapie: Kortikoide reduzieren die vermehrte intestinale Kalziumaufnahme. Hyperkalzurie und Hyperkalzämie bessern sich. Zusätzlich normalisieren sich die erhöhten 1,25-Dihydroxyvitamin-D-Spiegel, da dieses Hormon weniger von aktivierten Makrophagen produziert wird.

7.10.2 Granulomatöse interstitielle Nephritis

Eine Granulombildung im Interstitium der Niere findet sich häufig bei Sarkoidose, aber selten so ausgeprägt, dass eine Niereninsuffizienz daraus resultiert. Meist leiden die Patienten an ausgeprägter systemischer Sarkoidose, obgleich es in seltenen Fällen auch bei nur geringer extrarenaler Manifestation einer Sarkoidose zur Niereninsuffizienz kommen kann. Weitere Befunde erweisen sich nicht als spezifisch, sondern sprechen nur allgemein für eine interstitielle Nephritis. Behandelt wird diese Form der Nephritis bei Sarkoidose ebenfalls mit Kortikoiden.

7.11 Seltene Gründe einer tubulointerstitiellen Erkrankung

- **Cadmium und Blei** führen zu einer chronischen Schädigung von Tubuli und Interstitium der Niere.
- **Chronische Kaliumdepletion** führt zu morphologischen und funktionellen Störungen der Tubuli, die reversibel sind, wenn der Kaliumspiegel im Serum normalisiert wurde.
- Tubuli werden manchmal über **Immunkomplexe** (Lupus erythematodes) und **Antikörper gegen tubuläre Basalmembran** (Goodpasture-Syndrom) pathologisch verändert.
- **Aristolochiasäure** löst wahrscheinlich die sog. Balkan-Nephropathie aus, eine interstitielle Nephritis, die in einigen Gebieten des unteren Donautals auftritt.

▶ Exkurs. **Chinesische Schlankheitsmittel und die Ursachen der Balkan-Nephropathie:** Vor einigen Jahren erkrankten vor allem Frauen in Belgien an schweren **chronischen tubulointerstitiellen Nephropathien**, die ein **chinesisches Schlankheitsmittel** eingenommen hatten, das irrtümlich aus „Guang Fang Ji" (Aristolochia fangchi) hergestellt worden war statt aus dem unbedenklichen, aber ähnlich klingenden „Han Fang Ji" (Stephania tetrandra). Etliche Patienten entwickelten Urothelkarzinome.

Aristolochia fangchi enthält **Aristolochiasäure**, ein bekanntes krebsförderndes und nierenschädliches Gift. Sobald Aristolochia fangchi aus den chinesischen Kräutermischungen verschwand, traten interstitielle Nephropathien mit diesen Mitteln nicht mehr auf.

Die **Balkan-Nephropathie** ist eine chronische tubulointerstitielle Erkrankung, die in Bosnien, Bulgarien, Kroatien, Rumänien und Serbien besonders in abgelegenen Tälern der Donau endemisch vorkommt (eine Besonderheit ist auch hier die Assoziation mit Urothelkarzinomen). Es stellte sich nun heraus, dass diese schwere interstitielle Nephritis ebenfalls Folge einer **chronischen Vergiftung mit Aristolochiasäure** sein dürfte. **Aristolochia clematitis** (Osterluzei) wächst auf Weizenfeldern des Balkans und enthält ebenfalls **Aristolochiasäure**. Über das **Getreide** konnte der Stoff ins Brot gelangen. Warum schon kleinere Mengen Aristolochiasäure beim Menschen toxisch sind, aber erst nach vielen Jahren zu einer Nephropathie führen können, wurde ebenfalls verständlicher: Bei Patienten mit Balkan-Nephropathie, aber nicht bei Patienten mit anderen Nierenerkrankungen, ließen sich DNA-Addukte (an DNA gebundene Aristolochiasäure) in der Nierenrinde nachweisen. Diese Addukte sind noch Jahre nach dem Verzehr von kontaminierten Getreideprodukten nachweisbar und können allmählich akkumulieren. DNA-Addukte sind eine bekannte Ursache von Krebserkrankungen und konnten tatsächlich auch in den Zellen der Urothelkarzinome von Patienten mit Balkan-Nephropathie nachgewiesen werden. Weiterhin werden im Tiermodell durch die Gabe von Aristolochiasäure Veränderungen im Gen p53 induziert, die sich ebenfalls bei Patienten mit Balkan-Nephropathie finden ließen. Die Kontamination von Getreide mit Aristolochiasäure dürfte somit die wahrscheinlichste Ursache auch der Balkan-Nephropathie sein.

In Deutschland sind aufgrund eines Stufenplanverfahrens (von 1981) alle „aristolochiasäurehaltigen Human- und Tierarzneimittel, einschließlich phytotherapeutischer und homöopathischer Arzneimittel, die unter Verwendung aristolochiasäurehaltiger Pflanzen hergestellt werden", verboten.

8 Gefäßerkrankungen mit Nierenbeteiligung

8.1	Allgemeines	942
8.2	Systemische Vaskulitiden	942
8.3	Kollagenosen	943
8.4	Thrombotisch-thrombozytopenische Purpura (TTP) und hämolytisch-urämisches Syndrom (HUS)	945
8.5	Niere in der Schwangerschaft und Präeklampsie	946
8.6	Thromboembolische Erkrankungen	949
8.7	Nierenrindennekrosen	951

8.1 Allgemeines

Der Verschluss von Gefäßen im Rahmen vaskulärer Erkrankungen kann zu Nierenerkrankungen führen. Die Pathogenese ist immunologisch (z. B. Vaskulitiden, Kollagenosen) oder nicht immunologisch (z. B. Thromboembolien) (Tab. I-8.1). Das klinische Bild ist variabel.

Vaskuläre Erkrankungen können zu einem Nierenversagen führen, wenn in ihrem Verlauf der renale Blutfluss durch einen inkompletten bzw. kompletten Verschluss großer, mittlerer oder kleiner Gefäße reduziert wird. Die Pathogenese dieser Gefäßverschlüsse kann sowohl immunologisch (z. B. Vaskulitiden, Kollagenosen, schwangerschaftsassoziiert) als auch nicht immunologisch (z. B. Thromboembolien) sein (Tab. I-8.1). Das klinische Erscheinungsbild von Gefäßerkrankungen mit renaler Beteiligung kann daher sehr stark variieren.

I-8.1 Vaskuläre Erkrankungen mit Nierenbeteiligung

- systemische Vaskulitiden
- Kollagenosen (v. a. Sklerodermie, aber auch z. B. Lupus erythematodes)
- hämolytisch-urämisches Syndrom (HUS)
- thrombotisch-thrombozytopenische Purpura (TTP)
- Niere in der Schwangerschaft und Präeklampsie
- thromboembolische Erkrankungen
- Nierenrindennekrose.

8.2 Systemische Vaskulitiden

Vaskuläre Schäden durch Leukozyteninfiltrate führen zu Blutungen und Gefäßverschlüssen mit Ischämien und Nekrosen. In diesem Kapitel werden nur Vaskulitiden vorgestellt, welche die Niere befallen (Tab. I-8.2).

Bei Vaskulitiden finden sich in den Gefäßwänden Leukozyteninfiltrate, die reaktiv das Gewebe schwer in Mitleidenschaft ziehen. Vaskuläre Schäden führen zu Blutungen und Gefäßverschlüssen, sodass sich Gewebeischämien und Nekrosen entwickeln.
In diesem Kapitel werden nicht systematisch alle Vaskulitiden besprochen (siehe dazu Kap. Rheumatologie (S. 1343)), sondern nur diejenigen Erkrankungen vorgestellt, die auch die Niere häufig befallen (Tab. I-8.2).

I-8.2 Vaskulitiden mit Nierenbeteiligung

Erkrankung	Nierenbeteiligung
Vaskulitiden kleiner Gefäße	
Morbus Wegener (c-ANCA-assoziierte Vaskulitiden)	▪ Fokal-segmental nekrotisierende Glomerulonephritis (GN) mit Sklerosierung der glomerulären Kapillaren und Hyperzellularität, die häufig mit einer rapid progressiven GN mit Halbmondbildung einhergeht *mit Granulombildung und Riesenzellen*. ▪ Bei schweren Verläufen kommt es zusätzlich zu einem pulmorenalen Syndrom mit nephritischem Syndrom und Lungenblutung. ▪ Überlappung zwischen ANCA-assoziierten Vaskulitiden und Anti-GBM-Erkrankung möglich (vgl. Typ IV RPGN (S. 923)).
mikroskopische Polyangiitis oder auch Polyarteriitis (MPA) (p-ANCA-assoziierte Vaskulitiden)	▪ Histologie wie bei Morbus Wegener (s. o.), aber *ohne* Granulombildung und Riesenzellen ▪ Bei schweren Verläufen kommt es zu einem nephritischen Syndrom mit oder ohne Lungenbeteiligung/Lungenblutung (pulmorenales Syndrom). ▪ Überlappung zwischen ANCA-assoziierten Vaskulitiden und Anti-GBM-Erkrankung möglich (vgl. Typ IV RPGN (S. 923)).

I-8.2 Vaskulitiden mit Nierenbeteiligung (Fortsetzung)

Erkrankung	Nierenbeteiligung
Anti-GBM-Nephritis Goodpasture-Syndrom	- nekrotisierende Vaskulitis (wie ANCA-assoziierte Vaskulitiden, [s. Morbus Wegener] aber ohne Granulome und Riesenzellen mit linearer Ablagerung von Anti-GBM-AK entlang der glomerulären Basalmembran) - häufig pulmorenales Syndrom (Goodpasture Syndrom) - Überlappung zwischen ANCA-assoziierten Vaskulitiden und Anti-GBM-Erkrankung möglich (vgl. Typ IV RPGN (S. 923)).
Churg-Strauss-Syndrom (allergische Granulomatose und Angiitis)	- Nierenbeteiligung im Vergleich zum Morbus Wegener selten - wenn Nierenbeteiligung, dann Hypertonie (nephritisches Syndrom) häufig, aber Nierenversagen selten - fokal-segmental nekrotisierende GN mit Sklerosierung der glomerulären Kapillaren und Hyperzellularität, die sehr selten mit einer rapid progressiven GN mit Halbmondbildung einhergeht, mit eosinophiler Granulombildung - bei Nierenbeteiligung häufig c-ANCA-Nachweis.
Purpura Schoenlein-Henoch	- IgA-Nephropathie mit vaskulären IgA-Ablagerungen; gelegentlich entwickelt sich eine rapid progressive GN mit nephritischem Syndrom und Halbmondbildung. - Viele Patienten zeigen nur eine Mikrohämaturie und milde Proteinurie; teilweise jedoch auch schwerere Verläufe.
essenzielle Kryoglobulinämie	- Sehr ähnlich einer membranoproliferativen GN mit multiplen intraluminalen Thromben, die aus Kryoglobulinen bestehen. - Hinweise auf Nierenerkrankung reichen von asymptomatischer Hämaturie und Proteinurie bis hin zu schwerer Niereninsuffizienz mit Ödemen und Oligo-Anurie.
Vaskulitiden mittelgroßer Gefäße	
Panarteriitis nodosa (PAN)	- Niereninsuffizienz infolge Thrombosierung der Nierengefäße - Beachte: da die kleinen Gefäße nicht betroffen sind, kommt es bei der Panarteriitis nodosa nicht zu einer Glomerulonephritis.

8.3 Kollagenosen

8.3.1 Nierenbeteiligung bei systemischem Lupus erythematodes

Siehe S. 920.

8.3.2 Nierenbeteiligung bei Sklerodermie

In diesem Abschnitt wird auf die Besonderheiten eingegangen, die für einen Beteiligung der Niere bei systemischer Sklerodermie charakteristisch sind. Eine ausführliche Darstellung des Krankheitsbildes „Systemische Sklerodermie" findet sich auf S. 1370.

Epidemiologie: Eine Nierenbeteiligung bei Sklerodermie ist häufig, in Autopsien fand man Nierenbeteiligung in 60–80 %. Die lebensbedrohliche Nierenbeteiligung („scleroderma renal crisis") entwickelt sich bei 10–20 % der Patienten mit Sklerodermie.

Ätiopathogenese: Weder die Pathogenese der systemischen Sklerodermie noch die Vorgänge, die zu einer schweren Nierenbeteiligung führen, sind ausreichend bekannt. Daher wurde in den letzten Jahren versucht, **Risikofaktoren** zu finden, die bei bestehender Sklerodermie mit einer höheren Wahrscheinlichkeit einer schweren Niereninsuffizienz assoziiert sind:
- diffuser Hautbefall
- Autoantikörper gegen RNA-Polymerase
- hohe Kortikoiddosen in der Vergangenheit.

Weder ein vorbestehender Bluthochdruck, noch ein auffälliger Urinbefund oder ein erhöhter Serumkreatininspiegel erhöhen erstaunlicherweise das Risiko, an einer sklerodermen Nephropathie zu erkranken.

Die ausgeprägte, sklerodermietypische Intimahypertrophie der kleinen Nierengefäße engt die Gefäßlumina beträchtlich ein, funktionell entstehen multiple „intrarenale Nierenarterienstenosen". Es resultiert eine starke Stimulation des Renin-Angiotensin-Systems, häufig entwickelt sich eine **schwere arterielle Hypertonie**.

Formen der Nierenbeteiligung: Im Allgemeinen kommt es nur zur **milden renalen Dysfunktion** (geringe Proteinurie, vereinzelt Zellen, hyaline Zylinder).
Gelegentlich werden allerdings schwere, manchmal lebensbedrohliche Verläufe beobachtet. Ein Beispiel hierfür ist das Krankheitsbild der **„scleroderma renal crisis"**. Es tritt meist innerhalb der ersten 5 Jahre nach Erstdiagnose der Grunderkrankung auf und ist durch eine akut einsetzende, rasch fortschreitende Niereninsuffizienz gekennzeichnet. Bereits nach 1–2 Monaten kann es zu einem terminalen Nierenversagen mit extrem hoher Mortalität innerhalb eines Jahres kommen, die in manchen Untersuchungen bei nahezu 100 % lag.

Klinik: Patienten klagen über Probleme, die mit der Grunderkrankung zusammenhängen (s. S. 1370). Typische Symptome einer **Niereninsuffizienz**, wie Ödeme und – in schweren Fällen – Zeichen einer generalisierten Überwässerung bis hin zum Lungenödem, sprechen für eine renale Beteiligung.
Weitere Befunde hängen mit der zugrunde liegenden Vaskulopathie und der genannten arteriellen Hypertonie zusammen: Es finden sich eine **mikroangiopathische hämolytische Anämie, Kopfschmerzen, Sehstörungen** bei hypertensiver Retinopathie, **Herzinsuffizienz** und **Lungenödem**. Mitunter treten **generalisierte Krampfanfälle** bei hypertensiver Enzephalopathie hinzu.

Diagnostik: Da eine Nierenbeteiligung bei Sklerodermie zwar typischerweise in den ersten Jahren der Erkrankung auftritt, aber nie als Erstmanifestation ohne weitere Symptome beschrieben wurde, muss eine Sklerodermie innerhalb der letzten ungefähr 5 Jahre vordiagnostiziert sein. Wichtig ist zu erfahren, ob sich eine diffuse kutane Sklerodermie in den letzten Monaten verschlechtert hat oder früher höhere Dosen an Kortikoiden verschrieben wurden.
Folgende Befunde weisen auf die Entwicklung einer **„scleroderma renal crisis"** hin:
- Der **Blutdruck** erhöht sich plötzlich auf Werte > 150 /85 mmHg (mind. 2-malige Messung innerhalb der letzten 24 Stunden).
- Die **Serumkreatininwerte** steigen rasch an, es kommt zu **Oligurie** und **Anurie**. Im Urin finden sich **Proteinurie** und **Hämaturie**, die nicht über andere Erkrankungen zu erklären wären. Das **Urinsediment** erweist sich als wenig auffällig.
- Nachweis einer **mikroangiopathischen hämolytischen Anämie** und einer **Thrombozytopenie**; mikroskopisch finden sich im Blut **Fragmentozyten** (= Erythrozyten, die einen Teil ihres Volumens verloren haben und an den Verlustzonen fetzenartige Abrissränder zeigen, Abb. I-8.1).
- Die augenärztliche Untersuchung führt zu Befunden wie bei **schwerer hypertensiver Retinopathie**.
- Manche Patienten entwickeln ein **akutes Lungenödem**.

I-8.1 Fragmentozyten

Typischer Blutausstrich bei **Sklerodermie**.
aus: Siegenthaler W.: Siegenthalers Differenzialdiagnose. Thieme; 2005

▶ **Merke.** Bedacht werden sollte, dass eine „scleroderma renal crisis" teilweise auch ohne akute Blutdruckerhöhung auftritt und somit die Diagnose kurzfristig erschwert sein kann.

Weitere Hinweise bietet das **histologische Bild** einer **thrombotischen Mikroangiopathie**. Es zeigt sich eine Intimaproliferation und -verdickung der kleinen Bogen- und Interlobulararterien. Das Gefäßlumen wird eingeengt. Die kleinen Arterien hypertrophieren konzentrisch, sodass ein charakteristisches „Zwiebelschalenmuster" im histologischen Schnitt erscheint. Diese Gefäßveränderungen innerhalb der Niere unterscheiden sich nicht von vaskulären Veränderungen in anderen von der Sklerodermie betroffenen Organen.

Darüber hinaus tritt eine thrombotische Mikroangiopathie jedoch auch im Rahmen weiterer Erkrankungen auf, z. B. bei maligner hypertensiver Nephrosklerose, thrombotisch-thrombozytopenischer Purpura (TTP), hämolytisch-urämischem Syndrom (HUS), chronischer Transplantatabstoßung und Antiphospholipid-Antikörper-Syndrom (s. S. 945); diese müssen **differenzialdiagnostisch** ausgeschlossen werden.

Therapie: Wichtigste therapeutische Maßnahme ist die **Senkung des erhöhten Blutdrucks**. In allen Studien erwiesen sich dabei ACE-Hemmer (z. B. Captopril mit vergleichsweise schnellem Wirkungseintritt, kurzer Halbwertszeit und deshalb guter Titrierbarkeit) oder AT$_1$-Rezeptor-Inhibitoren als am effektivsten.

▶ **Merke.** Eine Sklerodermie mit ausgeprägter Nierenbeteiligung („scleroderma renal crisis") muss als **medizinische Notfallsituation** angesehen werden. Nur wenn es gelingt, die arterielle Hypertonie in dieser Situation rasch und effektiv zu kontrollieren, lässt sich die Nierenfunktion in 70 % der Fälle wieder ausreichend steigern und darüber hinaus die 1-Jahres-Überlebensrate auf 80 % anheben.

Immunsuppressive Therapieversuche waren bislang nicht wirkungsvoll. Bei fortschreitender Niereninsuffizienz müssen die Patienten dialysiert werden.

Prophylaxe: Da sich eine Therapie bei Sklerodermie mit schwerer Nierenbeteiligung nur bei frühzeitigem Beginn als effektiv erweist, sollten alle Sklerodermie-Patienten regelmäßig ihren Blutdruck messen, Serumkreatinin bestimmen sowie Urinstatus und -sediment evaluieren lassen.

Prognose: Durch moderne Therapiestrategien, vornehmlich mit ACE-Hemmern, ließ sich die 1-Jahres-Überlebensrate auf über 80 % verbessern (s. Merke-Kasten (S. 945)). Allerdings sind bei 25–50 % der Patienten die Nierenschäden so schwer, dass es zu einem terminalen Nierenversagen kommt. Ein nicht unerheblicher Teil dieser Patienten gewinnt zwar nach einiger Zeit soviel Nierenfunktion zurück, dass auf eine weitere Hämodialyse zunächst verzichtet werden kann, die Manifestation einer „scleroderma renal crisis" kann jedoch nach wie vor teilweise nicht befriedigend behandelt werden.

8.4 Thrombotisch-thrombozytopenische Purpura (TTP) und hämolytisch-urämisches Syndrom (HUS)

Thrombotisch-thrombozytopenische Purpura (TTP) und hämolytisch-urämisches Syndrom (HUS) bezeichnen akute Erkrankungen, die durch eine **thrombotische Mikroangiopathie (TMA)** charakterisiert sind, die hauptsächlich die **Nieren** und das **Gehirn** befällt. Im klinischen Alltag erweist es sich oft als schwierig, diese Krankheitsbilder eindeutig voneinander abzugrenzen. Bei beiden Formen kommt es initial zu einer Thrombozytopenie und einer mikroangiopathischen hämolytischen Anämie. Klinisch finden sich Verläufe mit z. T. schwerem akutem Nierenversagen und/oder erheblichen neurologischen Defiziten (Details s. Kap. Hämostaseologie S. 1290). Zur Histologie der thrombotischen Mikroangiopathie, s. bei „Sklerodermie", S. 943.

▶ **Exkurs.** **Nephrologische Therapie bei EHEC-Infektionen mit schwerer thrombotischer Mikroangiopathie:** Die Therapie muss der individuellen Situation des Patienten angepasst werden. Derzeit werden von der Deutschen Gesellschaft für Nephrologie folgende Empfehlungen ausgesprochen: Plasmapherese (zur Prophylaxe von anaphylaktoiden Reaktionen vorher Steroide), Plasmaersatz durch FFP, Antikoagulation mit Heparin oder Citrat, ggf. Hämodialyse. Erstmals wurde während der deutschen HUS-Epidemie des Jahres 2011 der monoklonale Antikörper Eculizumab eingesetzt, der die Komplementkaskade inhibiert und damit der durch Shigatoxin 2 (von EHEC produziertes Toxin) ausgelösten Aktivierung der Komplementkaskade möglicherweise entgegenwirkt.

8.5 Niere in der Schwangerschaft und Präeklampsie

8.5.1 Physiologische Veränderungen der Nieren- und Kreislauffunktion

Unabhängig von allen Pathologien ergeben sich während einer Schwangerschaft bereits physiologisch wesentliche Veränderungen in Bezug auf Nieren- und Kreislauffunktion der Schwangeren (Tab. I-8.3).

> **I-8.3 Physiologische Veränderungen des Herz-Kreislauf-Systems während einer Schwangerschaft**
>
> - Absinken des systemischen Blutdruckes auf durchschnittlich 105/60 mmHg im zweiten Trimenon
> - Anstieg des Herzminutenvolumens
> - Salz- und Wasserretention
> - passagerer Anstieg von Nierendurchblutung und renalem Blutfluss am Ende des ersten Trimenons
> - Anstieg der Plasmareninaktivität

Die **Expansion des Blutvolumens** lässt sich nur zum Teil dadurch erklären, dass Plazenta und Fötus während der Schwangerschaft zusätzlich versorgt werden müssen. Darüber hinaus steigern Östrogene und eine vermehrte Sekretion von Aldosteron bei schwangeren Frauen die renale Rückresorption von Salz und damit von Flüssigkeit. Im Gegenzug nimmt jedoch die glomeruläre Filtrationsrate zu (s. u.), Progesteron und angestiegene Spiegel von Prostaglandinen erhöhen die Natrium- und damit die Volumenausscheidung, ohne dass dadurch eine **Nettovermehrung von Gesamtkörpernatrium und Flüssigkeitsvolumen** völlig ausgeglichen werden kann. Eine salzarme Diät kann den Natriummetabolismus während der Schwangerschaft nicht beeinflussen.

Möglicherweise müssen die Salzretention und eine ebenfalls vorhandene Stimulierung des RAAS mit **erhöhter Plasmareninaktivität** während der Schwangerschaft als Antwort auf eine periphere Vasodilatation mit **erniedrigtem systemischem Blutdruck** interpretiert werden: Zum einen erweist sich der Widerstand im Gefäßbett des Uterus als sehr niedrig, zum anderen reagieren die peripheren Gefäße schlechter auf Vasokonstriktoren, da vermehrt Prostaglandine über den Uterus und das vaskuläre Endothel produziert werden. Das Ergebnis dieser schwangerschaftsspezifischen Regulationsvorgänge ist eine optimale Perfusion des Uterus ohne Blutdruckerhöhung.

Die **glomeruläre Filtrationsrate** (GFR) steigt am Ende des ersten Trimenons um bis zu 50 % an, fällt dann jedoch langsam auf ein Minimum ab und erreicht erst wieder 3 Monate nach Geburt des Kindes ihren Ausgangswert.

▶ **Merke.** Klinisch bedeutsam können die spezifischen Veränderungen der GFR in der Schwangerschaft werden, wenn es darum geht, Serumkreatininwerte zu beurteilen: „Normale" Kreatininwerte von 0,8 mg/dl schließen bei Schwangeren eine Nierenfunktionseinschränkung nicht aus (Schätzformeln der GFR sollten deshalb in dieser Situation nicht verwendet werden).

8.5.2 Präeklampsie

▶ **Definition.** Charakteristika einer Präeklampsie sind ein kontinuierlicher Blutdruckanstieg, Proteinurie und Ödeme, die sich nach der 20. Schwangerschaftswoche entwickeln. Das volle Krankheitsbild zeigt sich typischerweise bei Erstgebärenden im letzten Trimenon. Wenn darüber hinaus im weiteren Verlauf Krampfanfälle auftreten, spricht man von der sog. Eklampsie.

▶ **Merke.** Die einzelnen Symptome einer Präeklampsie sind für sich genommen allerdings nicht beweisend: **Ödeme** finden sich bei den meisten Schwangeren, die **Proteinurie** kann Ausdruck einer vorbestehenden Nierenerkrankung sein und ein **erhöhter Blutdruck** kann als passageres Phänomen in der Schwangerschaft auftreten.

8.5 Niere in der Schwangerschaft und Präeklampsie

Epidemiologie: 5–10 % aller Schwangeren sind von einer Präeklampsie betroffen.

Ätiopathogenese: Eine abschließende Erklärung der Entwicklung einer Präeklampsie gibt es bislang nicht. Hinweise auf eine zentrale pathogenetische Rolle der **Plazenta** ergeben sich aus der Tatsache, dass sich alle Symptome der Krankheit mit der Geburt des Kindes umgehend zurückbilden. Frauen mit einer verminderten Uterusperfusion in der Frühschwangerschaft, z.B. bei Diabetes mellitus oder Bluthochdruck, erkranken im Verlauf eher an einer Präeklampsie.
Pathologische Veränderungen entwickeln sich im uteroplazentaren Kreislauf wahrscheinlich lange bevor eine Präeklampsie zu klinischen Symptomen führt. Bei unkomplizierten Schwangerschaften ermöglichen die Zytotrophoblasten der Plazenta die Entwicklung einer ausreichenden uteroplazentaren Perfusion. Schwangere Patientinnen, bei denen es im letzten Trimenon zu einer Präeklampsie kommt, zeigen eine veränderte Funktion dieser Zytotrophoblasten. Die Folge ist eine Hypoperfusion der Plazenta.
Eine ischämische Plazenta setzt möglicherweise Faktoren in den Blutstrom der Mutter frei, über die sich die **mütterliche Endothelfunktion** im Kreislaufsystem verändert. Dadurch könnte es zur Entwicklung der typischen Symptome und klinischen Zeichen einer Präeklampsie bei der Mutter kommen. Einer dieser Faktoren soll eine spezielle Tyrosinkinase sein (soluble fms-like tyrosine kinase 1, sFlt-1, sVEGFR-1), die VEGF (vascular endothelial growth factor) antagonisiert, aber möglicherweise noch andere Effekte auslösen kann. Sowohl der väterliche als auch der müttlerliche Anteil des fötalen Genoms könnten Anteil an plazentarer Minderentwicklung sowie der nachfolgenden Präeklampsie haben. Möglicherweise ist ein Genlocus auf Chromosom 13 an der Bildung eines antiendothelialen Faktors beteiligt, der von pathogenetischer Bedeutung ist.
Letzlich spielen die geschilderten Mechanismen aus nicht ganz geklärten Gründen v. a. in der Niere eine Rolle, finden sich aber auch in anderen Organen. Die gestörte endotheliale Kontrolle des Gefäßtonus begünstigt wahrscheinlich die arterielle Hypertonie, vermag im Übrigen die GFR pathologisch zu mindern. Weiterhin kann sich bei veränderter vaskulärer Permeabilität, die zu Ödemen und Proteinurie führt, sowie einer abnormen endothelialen Expression von prokoagulatorischen Faktoren eine Hyperkoagulopathie entwickeln.
Untersuchungen, die nach **immunologischen Faktoren** für plazentare Fehlfunktionen bei Präeklampsie suchen, gingen von der Beobachtung aus, dass Mütter, deren Organismus zuvor väterlichem und/oder fötalem Antigen ausgesetzt war, vor Präeklampsie geschützt sein könnten.
Vorbestehende Gefäßschäden prädisponieren für eine Präeklampsie, da kranke Gefäße immer auch einen Endothelschaden aufweisen. Dies erklärt auch, warum Frauen, die während einer Schwangerschft an Präeklampsie litten, später ein höheres Risiko für kardiovaskuläre Erkrankungen haben.

Klinik: Milde Verläufe zeigen kaum auffällige Symptome, zumal **Ödeme**, wie bereits erwähnt, auch bei normaler Schwangeschaft auftreten können. Für eine Präeklampsie hingegen spricht die allmähliche Entwicklung von **arteriellem Bluthochdruck** und **Proteinurie** bei Patientinnen ab der 20. Schwangerschaftswoche, die zuvor weder hyperton noch nierenkrank waren. Schwere Präklampsien gehen mit **heftigen Kopfschmerzen, Übelkeit, Erbrechen, epigastrischen Schmerzen und Sehstörungen** einher.

Diagnostik: In der Vorgeschichte sollte nach **Risikofaktoren** für eine Präeklampsie gesucht werden. Dazu gehören Erstschwangerschaft, frühere Schwangerschaften mit Präklampsie, Verwandte, die an Präeklampsie erkrankten sowie vorbestehender Diabetes mellitus, arterieller Bluthochdruck, Nierenerkrankungen und immunologische Leiden wie Lupus erythematodes. Ein großer zeitlicher Abstand zwischen zwei Schwangerschaften und ein höheres Alter der Mutter sowie mehrere durchgemachte Schwangerschaften erhöhen das Risiko einer Präeklampsie ebenfalls.
Eine frühe Diagnose ist in jedem Falle wichtig, um Mutter und Kind entsprechend betreut durch die weitere Schwangerschaft führen zu können. Neben der Erhebung von Risikofaktoren sollten daher **sorgfältige Blutdruckmessungen** während der gesamten Dauer einer Schwangerschaft sowie wiederholtes **Screening mit Teststreifen** auf eine **Proteinurie** zur Betreuung jeder werdenden Mutter gehören. Da Schwange-

re bereits physiologischerweise vermehrt Proteine ausscheiden, muss bei Hinweisen auf eine Proteinurie diese mithilfe eines 24-Stunden-Urins quantifiziert werden.

Differenzialdiagnose: Eine Präeklampsie muss von schwangerschaftsassoziiertem Bluthochdruck, essenzieller Hypertonie und Nierenerkrankungen abgegrenzt werden.

Differenzialdiagnose: Manchmal wird bei einer im Rahmen einer Schwangerschaft auftretenden Hypertonie die Diagnosefindung dadurch erschwert, dass Proteinurie und Ödeme fehlen oder Ausdruck einer unentdeckten Nierenerkrankung sein können. Eine Präeklampsie muss immer von einem schwangerschaftsassoziierten Bluthochdruck bzw. einer essenziellen Hypertonie abgegrenzt werden, andere Nierenerkrankungen müssen ausgeschlossen werden.

- **Hypertonie:** Eine isolierte arterielle Hypertonie führt zu weniger gravierenden Problemen für Mutter und Kind als eine Präeklampsie. Bei arterieller Hypertonie fällt der Blutdruck im 2. Trimenon auf normotensive Werte ab. Eine transiente Hypertonie kann sich aber auch erst im 3. Trimenon ohne Präeklampsie entwickeln. Die Prognose für Mutter und Kind erweist sich hierbei als gut.

- **Hypertonie:** Finden sich in der Anamnese keine Hinweise auf eine vorbestehende arterielle Hypertonie, kann die Differenzialdiagnose schwierig sein. Klinische Relevanz besitzt die Tatsache, dass eine isolierte arterielle Hypertonie – es sei denn, sie wäre sehr ausgeprägt – nicht zu solch gravierenden Problemen für Mutter und Kind führt wie eine Präeklampsie. Manchmal hilft zur Differenzierung nur eine sorgfältige Beobachtung des weiteren Schwangerschaftsverlaufs. Bedacht werden sollte, dass auch bei arterieller Hypertonie im zweiten Trimenon der Blutdruck abfällt, und somit in dieser Schwangerschaftsphase normotensive Werte auch bei einer vorbestehenden Hypertonie erreicht werden. Eine transiente Hypertonie kann sich darüber hinaus auch erst im dritten Trimenon ohne weitere Anzeichen einer Präeklampsie oder Vorgeschichte eines essenziellen Bluthochdruckes entwickeln. Die Prognose für Mutter und Kind erweist sich hierbei als gut, obgleich das Risiko der Mütter für eine spätere essenzielle Hypertonie erhöht ist.

- **Nierenerkrankungen:** s. Tab. **I-8.4**. Häufigste Ursache in der 2. Schwangerschaftshälfte ist die Präeklampsie mit normaler Nierenfunktion trotz Proteinurie. Andere renale Erkrankungen gehen eher mit ANV und geringerer Proteinurie einher. Das Abdrücken der Ureteren durch den wachsenden Uterus kann zu Urinaufstau mit ANV führen.

- **Nierenerkrankungen:** Die wichtigsten renalen Erkrankungen während der Schwangerschaft sind in Tab. **I-8.4** zusammengefasst. Als häufigste Ursache in der zweiten Schwangerschaftshälfte erweist sich die Präeklampsie. Sie unterscheidet sich durch eine trotz bestehender Proteinurie meist normale Nierenfunktion von den anderen renalen Krankheiten dieses Schwangerschaftsabschnitts. Letztere gehen eher mit einem Nierenversagen und geringer bis fehlender Proteinurie einher. Während einer Schwangerschaft kann der wachsende Uterus ein- oder selten beidseitig die Ureteren so stark abdrücken, dass der resultierende Urinaufstau zu einem akuten postrenalen Nierenversagen führt. Eine definitive Diagnose erweist sich in diesem Fall jedoch nicht immer als leicht, da sich das Nierenbecken während der Schwangerschaft auch ohne Druckerhöhung innerhalb der Ureteren weitet.

I-8.4 Wichtigste Ursachen für Nierenerkrankungen während einer Schwangerschaft

erste Hälfte der Schwangerschaft	zweite Hälfte der Schwangerschaft
- akute Tubulusnekrose bei septischem Abort - prärenales Nierenversagen bei Hyperemesis gravidarum	- Präeklampsie - akute Tubulusnekrose oder Nierenrindennekrose bei Abruptio placentae oder Placenta praevia - hämolytisch-urämisches Syndrom post partum - akutes postrenales Nierenversagen durch Obstruktion der ableitenden Harnwege.

Therapie: Unbehandelt führt eine Präeklampsie zu einer erhöhten intrauterinen und neonatalen Sterblichkeit. Der Übergang in eine Eklampsie und intrazerebrale Blutungen der Mutter sind sehr bedrohlich.

Therapie: Unbehandelt führt eine Präeklampsie zu einer erhöhten Rate von Totgeburten und einer erhöhten Sterblichkeit der Neugeborenen. Die betroffenen Mütter entwickeln schwere klinische Symptome der Präeklampsie; ein Übergang in eine Eklampsie mit Krampfanfällen ist möglich, intrazerebrale Blutungen können zum Tod der schwangeren Frauen führen. Eine „Heilung" der Mütter setzt ein, wenn das Kind geboren und die Plazenta abgegangen ist.

Blutdruckwerte > 160/100-105 mmHg sollten mit **α-Methyldopa, Hydralazine, β-Rezeptoren-Blockern** oder **Kalziumantagonisten** behandelt werden.

Blutdruckwerte von über 160 systolisch und/oder über 100–105 mmHg diastolisch sollten medikamentös behandelt werden. Infrage kommen **α-Methyldopa, Hydralazine, β-Rezeptoren-Blocker** und **Kalziumantagonisten**.

▶ Merke.

▶ Merke. Folgende Medikamente dürfen **nicht** verwendet werden:
- **Angiotensin-II-Rezeptorinhibitoren** können zu schweren Gefäßmissbildungen des Fötus führen.
- **Diuretika:** Das Plasmavolumen präeklamptischer Patientinnen ist ohnehin vermindert, sodass eine weitere Verringerung durch Diuretika die plazentare Hypoperfusion verschlimmern würde.
- **zentrale Antihypertonika** (z. B. Clonidin): Gefahr von Embryopathien.
- **Nitroprussid:** Gefahr der Zyanidvergiftungen des ungeborenen Kindes.

Bisher existieren weder national noch international verbindliche Richtlinien zur Hypertoniebehandlung in der Schwangerschaft. Eine vorsichtige Behandlungsstrategie wäre nach aktuellen Empfehlungen, dass alle asymptomatischen Patientinnen mit Blutdruckwerten über 160/105 mmHg antihypertensiv behandelt werden, da ab diesen Werten das Risiko zerebraler Blutungen erheblich zunimmt. Bei symptomatischen Patientinnen (Kopfschmerzen, Sehstörungen, Brustschmerzen, Kurzatmigkeit) sollte die Therapie bereits bei niedrigeren Werten begonnen werden. In der Geburtshilfe werden häufig höhere mütterliche Blutdruckwerte als tolerabel erachtet, da die möglichen fötalen Risiken einer Blutdrucksenkung (fötusschädigende Minderperfusion der Plazenta) als gravierender erachtet werden als die Auswirkungen hoher Blutdruckwerte auf den mütterlichen Organismus.

Da bei Präeklampsie häufig **Frühgeburten** vorkommen, sollte nach Rücksprache mit Kinderärzten und Geburtshelfern darüber nachgedacht werden, präeklamptischen Frauen zwischen der 24. und 34. Schwangerschaftswoche **Kortikoide** zu verschreiben, um die Lungenreifung der ungeborenen Kinder zu beschleunigen.

Vor allem bei schwerer Präeklampsie müssen Krampfanfälle der Mutter, nicht zuletzt unter der Geburt, verhindert werden. Magnesiumsulfat (empfohlene Initialdosis: 6 g i. v., Erhaltungsdosis: 2 g/h als kontinuierliche Infusion) erwies sich hierbei als effektiver als Phenytoin. Kalziumglukonat (1 g i. v. über 10 min) kann die lebensbedrohlichen Symptome (Atem- und Herzinsuffizienz) einer in ganz seltenen Fällen auftretenden Magnesiumüberdosierung antagonisieren.

Bei Ausbildung einer schweren Präeklampsie muss die Schwangerschaft – trotz möglicher Gefährdung des Kindes – unter bestimmten Voraussetzungen frühzeitig beendet werden; Gründe hierfür sind in Tab. **I-8.5** zusammengefasst.

Prognose: Es kann nicht ausgeschlossen werden, dass Patientinnen bei weiteren Schwangerschaften erneut an einer Präeklampsie erkranken. Langfristig weisen die betroffenen Patientinnen ein höheres Risiko für kardiovaskuläre Erkrankungen und maligne Tumoren (Brust, Ovarien, Lunge, Magen) auf.

Symptomatische Patientinnen (Kopfschmerzen, Sehstörungen, Brustschmerzen, Kurzatmigkeit) sollten bereits bei niedrigeren Blutdruckwerten behandelt werden.

Wegen der erhöhten Rate von **Frühgeburten** können präeklamptische Frauen in der 24.–34. SSW **Kortikoide** zur Lungenreifung erhalten.

Bei schwerer Präeklampsie sollte Krampfanfällen der Mutter durch Gabe von Magnesiumsulfat i. v. vorgebeugt werden. Kalziumglukonat i. v. kann eine Magnesiumüberdosierung antagonisieren.

Bei Ausbildung einer schweren Präeklampsie muss die Schwangerschaft frühzeitig beendet werden; s. Tab. **I-8.5**.

Prognose: Bei Folgeschwangerschaften besteht die Gefahr einer erneuten Präeklampsie. Das Risiko für kardiovaskuläre Erkrankungen und maligne Tumoren ist erhöht.

≡ I-8.5 Indikationen zur Geburtseinleitung bei schwerer Präeklampsie	
mütterliche Indikationen	**fötale Indikationen**
▪ Gestationsalter ≥ 38 Wochen	▪ ausgeprägte fötale Wachstumsretardierung
▪ Thrombozytenzahl < 100 000/µl	▪ ungünstige Vitalzeichen
▪ Verschlechterung der Leberfunktion	▪ Oligohydramnion.
▪ fortschreitende Nierenfunktionsverschlechterung (Kreatinin > 2 mg/dl, Oligurie)	
▪ Abruptio placentae	
▪ persistierende quälende Kopfschmerzen, Sehstörungen	
▪ persistierende ausgeprägte epigastrische Schmerzen, Übelkeit, Erbrechen.	

≡ I-8.5

8.6 Thromboembolische Erkrankungen

Epidemiologie: Thromboembolische Probleme der Nierengefäße treten prinzipiell nicht sehr häufig auf. Angemessene präventive und therapeutische Maßnahmen verringern ihre Inzidenz und mildern die Folgen thromboembolischer Ereignisse. Umso wichtiger erscheint es, Prädispositionen, die thromboembolische Ereignisse begünstigen, sowie ihre Symptome frühzeitig zu erkennen.

Ätiopathogenese: Thrombusbildung oder Embolientstehung können sowohl die arterielle als auch die venöse Gefäßversorgung der Nieren betreffen. Je nachdem, wie rasch sich diese Gefäßverschlüsse entwickeln, kann es zu folgenden **3 Konsequenzen** kommen:
- ischämische Infarkte in der Niere
- ischämische Atrophie von Nierengewebe
- Nierenvenenthrombose ohne auffällige Nierenfunktionseinschränkungen.

8.6 Thromboembolische Erkrankungen

Epidemiologie: Renale Thromboembolien sind selten. Prädispositionen und Symptome müssen früh erkannt werden.

Ätiopathogenese: Sowohl arterielle als auch venöse Nierengefäße können betroffen sein. Es kann zu ischämischen Niereninfarkten, ischämischer Atrophie von Nierengewebe und zu Nierenvenenthrombose ohne Funktionseinschränkung kommen.

▶ **Merke.** Die größte Sorge bei **Nierenvenenthrombosen** sind begleitende Lungenembolien und die Ausbreitung des Thrombus in die V. cava. Nierenvenenthrombosen werden hauptsächlich bei nephrotischem Syndrom beobachtet.

▶ **Merke.**

Die **Nierenarterienverschlüsse** können Folge von Embolien, Thromben oder dissezierenden Aortenaneurysmen sein.

- **Embolien:** Als Hauptquelle **nicht arteriosklerotischen** Emboliematerials erweisen sich Blutgerinnsel aus dem linken Vorhof bei absoluter Arrhythmie, murale Thromben aus dem linken Ventrikel sowie Bruchstücke bakterieller Vegetationen bei Patienten mit bakterieller Endokarditis. Embolien aus dem linken Vorhof und Ventrikel sowie aus ulzerierenden **arteriosklerotischen Plaques** der Aorta können leicht in die Nierengefäße gespült werden, da 20 % des Herzzeitvolumens durch die Niere fließt. Nicht selten wird dieses arteriosklerotische Material durch ärztliche Eingriffe, die zu Irritationen der aortalen Gefäßwand führen, mobilisiert (z. B. Koronarangiografien, aortale Gefäßplastiken sowie weitere ausgedehnte chirurgische Eingriffe an der Aorta). Es kann sich dabei in seltenen Fällen auch um Cholesterinkristalle handeln (**Cholesterinembolien**, Abb. I-8.2). Eine weitere seltene Emboliequelle sind darüber hinaus **Tumoren**.
- **Nierenarterienthrombosen** pfropfen sich im Allgemeinen auf eine arteriosklerotische Läsion der Nierenarterie oder eine andere Schädigung der Nierenarterie (Trauma, Nierenarterienaneurysma, Vaskulitis) auf.

I-8.2 Cholesterinembolie einer Nierenarterie

Es zeigen sich charakteristische „Schlitze", die gelöste Cholesterinkristalle enthielten, bevor sie während der histologischen Präparataufarbeitung ausgewaschen wurden.

aus: Riede U. N., Werner M., Schäfer H.-E. (Hrsg.): Allgemeine und spezielle Pathologie. Thieme; 2004

Kommt es zu einem **kompletten Verschluss** der Nierenarterien, führt dies zu einer irreversiblen Infarzierung des Nierengewebes, wenn die Nieren nicht innerhalb von 2–3 Stunden wieder ausreichend durchblutet werden. Bei kollateraler Durchblutung oder inkompletten Verschlüssen kann sich das Zeitfenster, in dem die Nieren noch zu retten sind, auf 24–48 Stunden öffnen, falls es gelingt, den renalen Blutfluss wiederherzustellen.

Klinik: Die möglichen körperlichen Beschwerden bei thromboembolischen Erkrankungen der Nieren erweisen sich als vielfältig: Einige Patienten klagen über **Abdominalbeschwerden**, **Flankenschmerzen** sowie **Übelkeit** oder **Erbrechen**.
Andere Patienten sind zunächst komplett **asymptomatisch**, fallen jedoch im Verlauf mit einer **unklaren Nierenfunktionseinschränkung** auf, die anamnestisch auf eine Nierenarterienembolie zurückgeführt werden kann (zeitliche Nähe zu Gefäßdarstellungen oder operativen Eingriffen an der Aorta). Diese Konstellation findet sich häufig bei **Embolien aus arteriosklerotischem Material** mit segmentalen Infarkten oder unvollständigen Nierenarterienverschlüssen. In solchen Fällen lassen sich darüber hinaus häufig **extrarenale Symptome** wie Gesichtsfeldausfälle, Myalgien oder auch akute Pankreatitiden oder Milzinfarkte feststellen, die ebenfalls infolge der systemischen Embolisation auftreten. Bei **systemischen Cholesterinembolien** können typischerweise gangränöse Veränderungen im Bereich der Zehen auftreten.

Diagnostik: Zum einen sollte nach **prädisponierenden Problemen** wie Herzrhythmusstörungen, abgelaufenen Myokardinfarkten oder Hinweisen auf bakterielle Endokarditis gesucht werden. Zum anderen muss anamnestisch gezielt nach o. g. Manipulationen im Bereich der Aorta gefragt werden.

Bei der **körperlichen Untersuchung** sollte auf weitere Zeichen systemischer Arterioembolien wie subkutane Knötchen, Livido reticularis oder kleinere gangränöse Veränderungen an den Zehen geachtet und die peripheren Pulse getastet werden. Letztere sind **bei Cholesterinembolie** typischerweise unauffällig.

Zu den erwähnten klinischen Symptomen treten zumeist **unspezifische Laborbefunde**. Häufig zeigt sich eine **Leukozytose**. Nach Manipulation arteriosklerotischer Plaques der aortalen Gefäßwand und damit häufig beidseitig betroffenen Nierengefäßen kann es innerhalb der ersten postinterventionellen Tage zu einem **Anstieg des Serumkreatinins** kommen.

Sollten Cholesterinembolien zur Nierenfunktionsverschlechterung beigetragen haben, finden sich im Labor häufig erniedrigte **Komplementspiegel** für C3 und C4 sowie eine **Eosinophilie**. Im Verlauf bleibt der Kreatininwert bei Cholesterinembolien – im Gegensatz zu Embolien andere Genese – erhöht. Ausgedehnte Verschlüsse der Nierenarterien führen zu markanten Anstiegen der **Laktatdehydrogenase (LDH)**, wie sie sonst nur nach Myokardinfarkt, Hämolyse oder Rejektion eines Nierentransplantates zu beobachten sind.

Im Urin lassen sich unabhängig von der Genese der Embolie häufig eine **Mikrohämaturie** und leichte **Proteinurie** nachweisen.

Perfusionsausfälle der Niere lassen sich am schonendsten für die betroffenen Patienten über **dopplersonografische Untersuchungen** darstellen. Zur Diagnosesicherung kann eine **radiologische Gefäßdarstellung** indiziert sein.

Differenzialdiagnose: Schwierig auszuschließen sind teilweise **akute Tubulusnekrosen**, die ebenfalls häufiger im Rahmen von Angiografien oder gefäßchirurgischen Eingriffen auftreten. Hier kann es hilfreich sein, den **Verlauf der Niereninsuffizienz** zu beobachten: Im Rahmen einer akuten Tubulusnekrose steigt das Serumkreatinin kontinuierlich an, um sich nach Erholung der Nierenfunktion (meist innerhalb von 3 Wochen) wieder zu normalisieren. Bei Embolien aus arteriosklerotischem Plaquematerial steigt das Serumkreatinin hingegen an, ohne dass ein späterer Abfall zu beobachten wäre. Die Nierenschädigung erweist sich häufig als dauerhaft.

Therapie: In vielen Fällen kommt es unter rein **medikamentöser Antikoagulation** (zunächst mit unfraktioniertem oder niedermolekularem Heparin, dann mit Phenprocoumon, z. B. Marcumar) selbst bei bilateralen renalen Gefäßverschlüssen mit passager dialysepflichtigem Nierenversagen zu einer beträchtlichen Erholung der Nierenfunktion. In Einzelfällen kann es jedoch ratsam sein, eine **interventionelle Embolektomie** zu versuchen oder eine **thrombolytische Therapie** zu beginnen.

Sollte es nach Angiografien oder Manipulationen an der Aorta zu einer Niereninsuffizienz gekommen sein, sollten solche Eingriffe in Zukunft, wenn möglich, vermieden werden.

Prognose: Abhängig von Ausmaß und Dauer einer Embolie der Nierengefäße kann es sowohl zu einer weitgehenden Erholung der Nierenfunktion als auch zu einer terminalen Niereninsuffizienz kommen. Morbidität und Mortalität hängen darüber hinaus maßgeblich von zusätzlichen extrarenalen Embolien und den verantwortlichen Grunderkrankungen ab. Systemische Cholesterinembolien mit der Folge eines Nierenversagens haben generell eine schlechte Prognose quo ad vitam.

8.7 Nierenrindennekrosen

▶ **Definition.** Es handelt sich um ein Krankheitsbild, das klinisch von einem akuten, häufig anurischen Nierenversagen geprägt ist, sowie durch Nekrosen (oder Infarzierungen) aller Komponenten der Nierenrinde (Gefäße, Glomeruli und Tubuli) ausgelöst wurde (Abb. I-8.3). Die tubulären und glomerulären Schäden variieren in ihrer Ausprägung häufig stark zwischen leichten bis hin zu sehr schweren Veränderungen.

Ätiopathogenese: Verschiedene Krankheiten zeigen Nierenrindennekrosen als Komplikation (Tab. **I-8.6**).

▶ **Merke.** In über 50 % aller Fälle entwickelt sich eine Nierenrindennekrose bei Frauen im letzten Schwangerschaftstrimenon mit Abruptio placentae oder Placenta praevia.

I-8.3 Nierenrindennekrose

Makroskopisch sind „bleiche", nicht mehr durchblutete Nierenkortexanteile und ein massiver Blutstau in den medullären Pyramidenabschnitten nachweisbar. Scharfe Mark-Rinden-Grenze.

aus: Riede U. N., Werner M., Schäfer H.-E. (Hrsg.): Allgemeine und spezielle Pathologie. Thieme; 2004

I-8.6 Erkrankungen mit Nierenrindennekrose

- Spätschwangerschaft (Abruptio placentae, Placenta previa)
- septischer Schock
- ausgeprägte Hypovolämie (Verbrennungen, akute hämorrhagische Pankreatitis)
- systemische Vaskulitiden
- Sklerodermie
- hämolytisch-urämisches Syndrom (HUS).

Wie es letztendlich zu einer Nekrose der Nierenrinde kommt, konnte bislang nicht restlos geklärt werden. Eine schwere **renale Ischämie** dürfte bei den meisten Patienten das primäre pathogenetische Ereignis sein. Zusätzlich wird angenommen, dass eine **pathologische Aktivierung des Gerinnungssystems** über Thromboplastin im Kreislaufsystem intravaskuläre Fibrinablagerungen begünstigt und somit die renale Perfusion noch weiter verringert. Vor allem bei schwangeren Patientinnen kann sich eine disseminierte intravasale Gerinnungsstörung (DIC) entwickeln.

Klinik: Typisch ist ein abrupter Beginn mit Oligo- und Anurie, häufig begleitet von Makrohämaturie, Flankenschmerzen und Hypotension. Der Krankheitsverlauf wird stark von den Erkrankungen geprägt, in deren Verlauf sich die Nierenrindennekrose als Komplikation entwickelt hat.

Diagnostik: Begleiterkrankungen und Symptome erweisen sich als recht charakteristisch für dieses Krankheitsbild.
Kreatinin- und Harnstoffwerte steigen in den ersten Tagen nach Beginn der kortikalen Nekrotisierung stetig an, da meist eine hohe Anzahl an Nephronen ihre Funktionstüchtigkeit eingebüßt hat.
Die Urinbefunde sind unspezifisch: Hämaturie, geringe Proteinurie, Leukozyten, tubuläre Epithelzellen, granuläre Zylinder.

Differenzialdiagnose: Differenzialdiagnostisch muss die Nierenrindennekrose von der akuten Tubulusnekrose, anderen Gründen des ANV in der Schwangerschaft sowie anderen Ursachen einer Anurie unterschieden werden.
Bei der **akuten Tubulusnekrose** sind Makrohämaturie, Flankenschmerzen und abrupte Entwicklung einer Anurie eher ungewöhnlich.
Nur wenige **andere Ursachen des ANV** führen zu schlagartig einsetzender Oligo- und Anurie. Dies kommt vor bei schwerem Schock, völligem Verschluss der ableitenden Harnwege sowie HUS; sehr selten bei schwerer Glomerulonephritis, Vaskulitiden oder beidseitigen Verschlüssen von Nierengefäßen. Alle diese Probleme lassen sich im Allgemeinen von den typischen Umständen, unter denen eine Nierenrindennekrose auftritt, abgrenzen. Sonografisch sehen wir bei Nierenrindennekrosen eine echoärmere Zone unterhalb der Nierenkapsel. Bei anderen Ursachen eines akuten Nierenversagens ist eher eine vermehrte Echogenität in diesem Bereich typisch.

Eine schwere **renale Ischämie** dürfte pathogenetisch relevant sein. Eine **pathologische Aktivierung des Gerinnungssystems** verringert die renale Perfusion noch weiter. Vor allem bei Schwangeren droht eine DIC.

Klinik: Typisch sind plötzliche Oligo- und Anurie, Makrohämaturie, Flankenschmerz und Hypotension.

Diagnostik: Begleiterkrankungen und Symptome sind charakteristisch.
Kreatinin- und Harnstoffwerte steigen durch den Untergang von Nephronen an.

Die Urinbefunde sind unspezifisch.

Differenzialdiagnose: Tubulusnekrose und andere Gründe für ANV bzw. Anurie.

Nur wenige **andere Ursachen des ANV** führen zu schlagartig einsetzender Oligo- und Anurie (z. B. Schock, Verschluss der ableitenden Harnwege, HUS). Diese Ursachen lassen sich i. d. R. klinisch und sonografisch gut abgrenzen.

Als **Hauptproblem der Spätschwangerschaft** müssen Präeklampsie und ein Postpartum-HUS angesehen werden. Präeklampsie an sich führt nicht zu abrupter Oligo-und Anurie. Ein Post-partum-HUS entwickelt sich typischerweise zwischen 1. Tag und 8 Wochen nach einer Schwangerschaft mit unauffälliger Geburt. Die hier vorkommende mikroangiopathische hämolytische Anämie und Thrombozytopenie treten darüber hinaus bei Nierenrindennekrose üblicherweise nicht auf.

Therapie und Prognose: Spezifische Behandlungsmöglichkeiten einer Nierenrindennekrose gibt es nicht. Die führenden Grundprobleme müssen behandelt werden. Bei den schweren Niereninsuffizienzen, die sich als Folge einer Nierenrindennekrose entwickeln, muss häufig dauerhaft hämodialysiert werden. Wenn die juxtaglomerulären Nephrone weniger stark von der Ischämie betroffen waren und sich deshalb regenerieren können, bessert sich die Nierenfunktion teilweise wieder. Oft erweist sich diese renale Erholung aber nicht als dauerhaft. Eine ohnehin nur marginale Erholung der Restnierenfunktion mit Hyperfiltration der noch funktionstüchtigen Nephrone führt Monate bis Jahre später zu einer terminalen Niereninsuffizienz.

Hauptprobleme der Spätschwangerschaft sind Präeklampsie und Post-partum-HUS. Präeklampsie führt nicht zu Oligo- und Anurie. Die hämolytische Anämie und Thrombozytopenie des HUS treten bei Nierenrindennekrose nicht auf.

Therapie und Prognose: Die führenden Grundprobleme werden behandelt. Bei schwerer Niereninsuffizienz durch Rindennekrose muss oft dauerhaft hämodialysiert werden. Eine marginale Erholung der Restnierenfunktion mit Hyperfiltration der verbliebenen Nephrone führt später erneut zur terminalen Niereninsuffizienz.

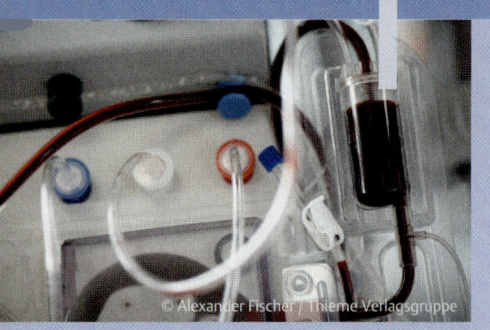

9 Chronische/terminale Niereninsuffizienz

9.1	Definition	954
9.2	Epidemiologie	954
9.3	Ätiologie	954
9.4	Pathogenese	955
9.5	Klinik	956
9.6	Diagnostik	959
9.7	Therapie	960
9.8	Verlauf und Prognose	961

9.1 Definition

9.1 Definition

▶ Definition.

▶ Definition. Irreversibler (dauerhafter) Verlust der exkretorischen und inkretorischen Nierenfunktion mit Anstieg harnpflichtiger Substanzen im Blut.

Eine CNE kann ab **Kreatininwerten > 1,5–2,0 mg/dl** zu terminalem Nierenversagen führen.

Viele Nierenerkrankungen neigen zu einer Chronifizierung, die schließlich zu terminalem Nierenversagen führen kann, sobald die **Serumkreatininwerte** im Plasma Werte von **1,5–2,0 mg/dl** überschreiten. Dies entspricht einer eGFR von 40–60 ml/min, somit dem Stadium 2–3 der Niereninsuffizienz.

9.2 Epidemiologie

9.2 Epidemiologie

Die CNE ist relativ häufig, s. Abb. **I-9.1**.

Es handelt sich um eine relativ häufige Erkrankung. In Abb. **I-9.1** ist die Häufigkeitsverteilung der zur terminalen Niereninsuffizienz führenden Erkrankungen dargestellt. Die Anzahl der Patienten mit einer chronischen Niereninsuffizienz anderer Stadien liegt entsprechend höher.

9.3 Ätiologie

9.3 Ätiologie

Die **terminale** Niereninsuffizienz ist oft Folge **systemischer Erkrankungen mit Nierenbeteiligung** (v. a. Diabetes mellitus und Bluthochdruck) (s. Abb. **I-9.1**).

Die **terminale** Niereninsuffizienz ist häufig die Folge **systemischer Erkrankungen mit Nierenbeteiligung**, d. h. von Erkrankungen, die nicht primär die Niere als Ausgangspunkt haben (v. a. Diabetes mellitus und Bluthochdruck). Nach Erhebungen des Netzwerkes „Qualitätssicherung Niere" (QuaSi-Niere) für das Jahr 2005 machen sie 47 % der eindeutigen Diagnosen aus, die zur terminalen Niereninsuffizienz führen (Abb. **I-9.1**).

⊙ I-9.1

⊙ I-9.1 **Nierenerkrankungen, die zur terminalen Niereninsuffizienz führen (Erhebungen des Netzwerkes QuaSi-Niere, 2005)**

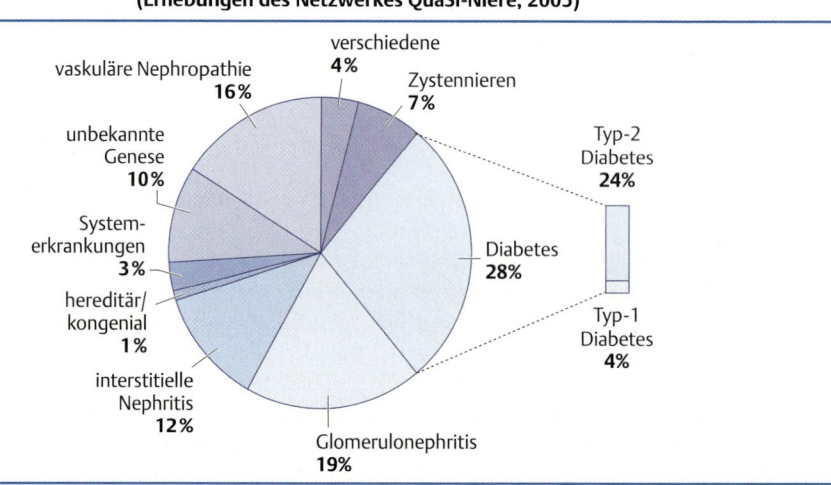

Faktoren, die zu einem Fortschreiten einer Nierenerkrankung führen können, sind eine **Progression der Grunderkrankung** sowie **Komplikationen** wie ein schlecht eingestellter Bluthochdruck, Harnwegsinfekte oder intrarenale Kalziumphosphatablagerungen.

Viele Erkrankungen, die mit permanenten Strukturschäden von Nephronen einhergehen, verschlimmern sich aber auch, wenn solche Risikofaktoren fehlen (z. B. chronische Pyelonephritis mit vesikoureteralem Reflux (S. 928)).

9.4 Pathogenese

9.4.1 Glomeruläre Funktionsstörung

Mit zunehmender Schädigung der Nephrone bzw. Ausfall funktionstüchtiger Filtereinheiten kommt es zunächst in den noch intakten Nephronen zu einem adaptiven Anstieg der glomerulären Filtrationsrate (GFR), um die Funktionsausfälle zu kompensieren. Die einsetzende **glomeruläre Hyperfiltration** führt aber bald zu histologisch sichtbaren Schäden (Hypertrophie der Glomeruli, Fusion der Podozytenfüßchen, Zunahme der mesangialen Matrix), bis es schließlich zum Kollaps glomerulärer Kapillarschlingen mit glomerulärer Sklerose kommt. Somit werden auch die intakten Filtereinheiten nach und nach unwiderruflich zerstört.

Die kompensatorische **glomeruläre Hypertrophie** hängt neben der Hyperfiltration von weiteren Faktoren ab wie dem Alter der Patienten, Androgenen und Wachstumshormonen. Ein systemisch erhöhter Blutdruck, wie er bei vielen Nierenerkrankungen auftritt, kann diese glomerulären Sklerosierungsprozesse zusätzlich beschleunigen. Da die kompensatorische Hyperfiltration eine renale Vasodilatation voraussetzt, können sich die vermehrt perfundierten Glomeruli nicht durch präglomeruläre Vasokonstriktion vor dem systemischen Blutdruck schützen, wie dies bei essenzieller Hypertonie der Fall ist.

Die Notwendigkeit der Niere, Proteinmetaboliten auszuscheiden, trägt ebenfalls dazu bei, die glomeruläre Filtrationsrate der noch intakten Glomeruli zu erhöhen. Bei verminderter Nephronenzahl erreicht eine kompensatorische Erhöhung der glomerulären Filtration von Einzelnephronen, dass diese Proteinmetaboliten in höchstmöglicher Konzentration pro Glomerulus filtriert werden. Eine deletäre glomeruläre Hyperfiltration wird somit weiter begünstigt.

▶ **Exkurs.** **Zusammenhang zwischen GFR und Plasmakreatinin:** Die glomeruläre Filtrationsrate (GFR) fällt in annähernd **linearer Weise** über die Zeit ab. Der voraussichtliche Abfall der GFR in der Zukunft lässt sich dabei in gewissen Grenzen über den Wert 1/Plasmakreatinin abschätzen. Verständlich wird dieses rechnerische Manöver, wenn wir die Formel zur Kreatinin-Clearance (C_{Kr}) genauer betrachten.

$$C_{Kr} = \frac{\text{Urinkreatinin} \times \text{Urinvolumen}}{\text{Plasmakreatinin}}$$

Im Zähler steht die Kreatininausscheidung, die ungefähr der Kreatininproduktion entspricht. Dieser Wert bleibt, sofern sich die Muskelmasse nicht ändert, in einer stabilen Krankheitssituation recht konstant. Die Kreatinin-Clearance und dadurch die GFR ändern sich somit über den reziproken Wert des Plasmakreatinins.

9.4.2 Tubuläre Funktionsstörung

Proteinurien selbst sind ein eigenständiger Risikofaktor der Funktionsverschlechterung bei chronischer Niereninsuffizienz, die nicht allein mit glomerulärer Fibrosierung zu erklären ist. Vielmehr korreliert eine fortschreitende Niereninsuffizienz in vielen klinischen Studien eher mit **Fibrosierungstendenzen des Tubulointerstitiums** als nur mit Schäden der Glomeruli. Ein erhöhter tubulärer Proteinanfall, wie er bei chronischer Niereninsuffizienz zu finden ist, scheint direkte **tubulotoxische Effekte** zu haben. Proximale Tubuluszellen (S. 850) resorbieren aktiv Proteine zurück. Eine pathologisch erhöhte Proteinfiltration in das Tubuluslumen führt zu einer Sezernierung **proinflammatorischer** Zytokine und Chemokine und **profibrotischer** Zytokine durch die Tubuluszellen. Durch die gestörte Ultrafiltrationsbarriere der Glomeruli sammeln sich Zytokine und Komplementfaktoren im Ultrafiltrat, die die Tubuli schädigen. Tubuluszellen wandeln sich in Fibroblasten um. Diese sezernieren verstärkt extrazelluläre Matrixproteine und verstärken dadurch die interstitielle Fibrose. Die Umwandlung von Tubulusepithelzellen in Fibroblasten erklärt die **tubuläre Atrophie**, die Bestandteil einer fortschreitenden Niereninsuffizienz ist.

Tubuläre Schäden sind also nicht nur Folge glomerulärer Pathologien, sondern kommen auch als Ausgangspunkt von fortschreitendem Nephronuntergang infrage.

Eine **cholesterinreiche Diät** führt in verschiedenen Modellen einer experimentell induzierten Glomerulonephritis zu einer erhöhten Inzidenz fokaler Glomerulosklerosen. Das Ausmaß der glomerulären Läsion korreliert in der Regel mit der Höhe der zirkulierenden Cholesterinspiegel.

9.5 Klinik

Infolge der chronischen Nierenschädigung kommt es zu einer Störung der verschiedenen renalen Funktionen, die eine entsprechende klinische Symptomatik nach sich ziehen:
- Störung der exkretorischen Nierenfunktion
- Störungen im Elektrolyt- und Säure-Basen-Haushalt
- Störung der inkretorischen Nierenfunktion.

Störung der exkretorischen Nierenfunktion: Sind etwa 60 % des Nierenparenchyms ausgefallen, kommt es zu einem Anstieg harnpflichtiger Substanzen im Plasma. Durch den Untergang der Nephrone liegt an den verbleibenden Nephronen ein Überangebot an ausscheidungspflichtigen Stoffen vor, die über eine kompensatorische Hyperfiltration eliminiert werden (s. S. 891). Die theoretisch logische Folge ist eine osmotische Diurese, die sich klinisch in Form einer **Polyurie, Nykturie** und **Polydipsie** zeigen kann. Mit zunehmendem Fortschreiten der Nierenschädigung nimmt die Konzentrationsfähigkeit der Niere ab (**Isosthenurie**), d. h. die Niere ist nicht mehr in der Lage, die anfallenden Stoffe mithilfe eines konzentrierten Endharns auszuscheiden. Klinisch sind diese Befunde kaum relevant, da sie für den Patienten subjektiv nicht spürbar sind, was u. a. auch an einer erheblichen kompensatorischen Leistung der verbliebenen Nephrone liegt. Bei progressivem Fortschreiten des Nephronenuntergangs kommt es schließlich zum Sistieren der Urinproduktion. Die klinischen Folgen sind **Anurie** mit **peripherer Ödembildung, Lungenödem, Herzinsuffizienz** und **Verschlechterung der renoparenchymatösen Hypertonie**.

Störungen im Elektrolythaushalt:
- **Natrium:** Die erhöhte Natriumelimination bei Abnahme der GFR wird zunächst durch die Hyperfiltration kompensiert. Bei einer GFR von 10–20 ml/min ist dieser Kompensationsmechanismus erschöpft, die Folge ist eine **Retention von Natrium und Wasser** mit **Hypervolämie** (**Ödembildung, Hypertonie** – interindividuell erhebliche Unterschiede des klinischen Bildes). Bei tubulärer Schädigung kann es durch die abnehmende Resorptionsleistung zu einem erhöhten **renalen Natriumverlust** („Salzverlustniere") kommen.
- **Kalium:** Eine Hyperkaliämie bei Niereninsuffizienz wird häufig durch eine kompensatorische Zunahme der renalen und intestinalen Kaliumsekretion vermieden, bis diese Kompensationsmechanismen aufgebraucht sind, was ebenfalls erheblichen interindividuellen Schwankungen des klinischen Verlaufs unterliegt. Bei erhöhter exogener Zufuhr von Kalium oder Azidose werden die renalen Kompensationsmechanismen aber dann sehr überschritten. In der Folge kann sich eine Hyperkaliämie mit Gefahr lebensgefährlicher **Herzrhythmusstörungen** entwickeln.
- **Kalzium- und Phosphat:** Bereits im Frühstadium einer Niereninsuffizienz kommt es zu einer Phosphatretention (Hyperphosphatämie) mit einer konsekutiven Abnahme des ionisierten Kalziums, auch durch verminderte Bildung von Vitamin D_3. Die Hypokalzämie ist der Schlüsselreiz für eine gesteigerte PTH-Sekretion in der Nebenschilddrüse mit Entwicklung eines sekundären (renalen) Hyperparathyreoidismus (S. 782). Klinisch findet sich das Bild der **renalen Osteopathie**.

Störungen im Säure-Basen-Haushalt: Durch die abnehmende renale Säureelimination bzw. Bikarbonatrückresorption kommt es zu einer **metabolischen Azidose** (S. 448).

Störungen der inkretorischen Nierenfunktion:
- Abnahme der Erythropoetinbildung: **renale Anämie** (S. 1175).
- Abnahme der Vitamin-D-Bildung: **renale Osteopathie** (S. 782).
- Aktiviertes Renin-Angiotensin-System: **renoparenchymatöse Hypertonie** (S. 1004)

Die Klinik der chronischen/terminalen Niereninsuffizienz verläuft dabei in Stadien, in Abhängigkeit von der glomerulären Filtrationsrate (GFR) (Tab. **I-9.1**).

I-9.1	Stadieneinteilung der chronischen Niereninsuffizienz		
Stadium	Beschreibung	GFR (ml/min/1,73 m^2)	Klinik
1	Nierenschädigung mit normaler Nierenfunktion	≥ 90	• keine (aber bereits erhöhte Eiweißausscheidung/Albuminurie)
2	Nierenschädigung mit leichter Nierenfunktionsschädigung (voll kompensierte Niereninsuffizienz)	60–89	• Retentionsparameter normal; aber erhöhte Eiweißausscheidung/Albuminurie • ggf. Hypertonie und sek. Hyperparathyreoidismus
3	Nierenschädigung mit mittelschwerer Nierenfunktionsschädigung (teilkompensierte Niereninsuffizienz)	30–59	• Anstieg der Retentionsparameter • renale Anämie • Hypertonie • sek. Hyperparathyreoidismus.
4	Nierenschädigung mit hochgradiger Nierenfunktionsschädigung (dekompensierte Niereninsuffizienz)	15–29	• beginnende Urämie
5	terminale Niereninsuffizienz	< 15	• Urämie (s. unten)

▶ **Merke.** Bereits ab einer eGFR zwischen 40–60 ml/min (= **Stadium** 2–3) steigt das **kardiovaskuläre Risiko** deutlich an. Neben der Albuminurie und Proteinurie als Ursache müssen noch andere Faktoren eine Rolle spielen, die bisher nicht verstanden sind.

9.5.1 Urämische Intoxikation

▶ **Definition.** Urämie beschreibt eine klinische Situation, in der **Stoffwechselabbauprodukte**, die normalerweise renal ausgeschieden werden müssten, so stark **akkumulieren**, dass es schließlich zu lebensgefährlichen Störungen im Körper der Patienten kommt.

Mittlerweile wird Urämie etwas umfassender als ein generalisierter Symptomenkomplex angesehen, der sich entwickelt, wenn es bei chronischem Nierenleiden zu einer **gestörten Balance zwischen aktuellem Stoffwechsel des Organismus und der Nierenfunktion** kommt. Nach dieser Definition kann „Urämie" nicht mit „Azotämie" (abnorm erhöhte Konzentration niedrigmolekularer stickstoffhaltiger Substanzen im Blut) gleichgesetzt werden, da die komplexen Vorgänge bei Urämie letztendlich noch nicht vollständig verstanden werden.

Die klinischen Zeichen und Symptome variieren mit den biologischen Charakteristika des einzelnen Patienten, der Ätiologie der spezifischen renalen Erkrankung, dem zeitlichen Verlauf der Entwicklung der Urämie und der Art der Behandlung.

Ätiopathogenese: Faktoren, die ein **urämisches Syndrom** begünstigen, sind die metabolische Azidose, Überwässerung, Elektrolytstörungen, die Akkumulation von Endprodukten des Proteinstoffwechsels, Malnutrition, hormonelle Störungen und urämische Toxine. Zu metabolischen Störungen und Organdysfunktionen kommt es, wenn urämische Toxine pathologisch akkumulieren.

Die Konzentration verschiedener urämischer Toxine, die normalerweise renal eliminiert werden, ist beim urämischen Patienten erhöht. Allerdings akkumulieren im Rahmen der Urämie auch Substanzen, für die sich keine Korrelation zu eindeutigen Funktionsstörungen nachweisen lassen. Verschiedene beschriebene und bislang noch nicht identifizierte Urämietoxine mit niedrigem Molukulargewicht lassen sich wohl wenigstens teilweise durch die Dialysebehandlung entfernen, wodurch sich multiple Organdysfunktionen und klinische Symptome bessern. Allerdings persistieren eine Reihe metabolischer und klinischer Störungen. Es wird vermutet, dass dafür die hohe Proteinbindung verschiedener Urämietoxine oder deren großes Molekulargewicht verantwortlich sind, sodass ihre Clearance während der Dialyse niedrig bleibt.

Kreatinin (ein Abbauprodukt des Muskelstoffwechsels) und **Harnstoff** werden als Marker der Niereninsuffizienz genutzt, obwohl Kreatinin kein eigentliches Toxin darstellt. Harnstoff hemmt in hohen Konzentrationen Na^+-K^+-$2Cl^-$-Transporter der Erythrozyten. Neben Harnstoff gibt es weitere Urämietoxine, die im klinischen Alltag in der Regel nicht gemessen werden, weil ihre Bestimmung teuer und ohne zusätzlichen diagnostischen Nutzen wäre und weil die Art, wie diese Stoffe zur Urämie beitragen, immer noch nicht genau verstanden ist, sei es, weil wir gar nicht wissen, ob diese Liste vollständig ist.

Klinik: Probleme, die typisch für eine Urämie sind, zeigt Tab. **I-9.2**. In der rechten Spalte der Tabelle stehen die klinischen Zeichen und Symptome, die bei terminaler Niereninsuffizienz schließlich am ehesten dazu führen, dass eine chronische Dialysebehandlung eingeleitet wird, wenn nicht Azidose, Anurie oder Elektrolytentgleisungen wie Hyperkaliämien den behandelnden Arzt bereits akut dazu zwangen.

I-9.2 Klinische Zeichen und Symptome der Urämie

dringliche Dialyseindikation	elektive Dialyseindikationen
Gastritis (Übelkeit, Erbrechen)	Knochenerkrankung
Enteritis (Diarrhö)	gestörte Insulinsekretion
Anämie	Kohlenhydratintoleranz
Blutungsneigung	Hyperlipidämie
Juckreiz	Störungen der Sexualfunktion
Enzephalopathie	immunologische Störungen
Perikarditis	Kardiomyopathie, Neuropathie
Pleuritis.	Weichteilverkalkung und -nekrose
	Dialysedemenz.

Therapie: Eine Senkung von Urämietoxinen gelingt durch **Eiweißrestriktion** (S. 960) **mit der Nahrung**, **Korrektur der metabolischen Azidose** (S. 961) und im Terminalstadium durch eine **effektive Dialysetherapie** (S. 984).

9.5.2 Renale Anämie

Siehe Kap. Hämatologie (S. 1175).

9.5.3 Renale Osteopathie

Renaler sekundärer Hyperparathyreoidismus (rsHPT)

Siehe Kap. Endokrinologie (S. 782).

Aluminiumosteopathie

▶ **Definition.** Die Aluminiumosteopathie ist Folge einer erhöhten Aluminiumzufuhr (z. B. aluminiumhaltige Phosphatbinder).

▶ **Merke.** Die Aluminiumosteopathie ist eine iatrogene Konsequenz der therapeutischen Bemühungen!

Ätiopathogenese: Aluminiumakkumulation nach lang dauernder Therapie mit hohen Dosen aluminiumhaltiger **Phosphatbinder** oder Aluminiumbelastung durch zu hohe Konzentrationen im **Dialysat** (heute sehr selten) verursacht eine **Osteotoxizität**. Es kommt zu einer Mineralisationsstörung des Osteoids und einer ausgeprägten

Verminderung des endostalen Knochenumbaus (Osteopenie). Histologisch lassen sich 2 Varianten unterscheiden:
- **Osteomalazie** mit ausgeprägter Osteoidose und
- **adynamische Osteopathie** mit Reduktion der Zahl der Osteoblasten relativ zur Osteoidoberfläche.

Obgleich aluminiumhaltige intestinale **Phosphatbinder** weit weniger als früher verschrieben werden und niedrige Aluminiumkonzentrationen im **Dialysewasser** heute die Regel sind, erweist sich die Prävalenz der ossären Aluminiumakkumulation nach manchen Untersuchungen immer noch als hoch.

Aluminium führt zu einer **Mineralisationsstörung**, da das Wachstum von Hydroxylapatitkristallen unterdrückt wird. Die Funktion der Osteoblasten wird durch eine pathologische aluminiuminduzierte Quervernetzung von Kollagenfibrillen gehemmt. Durch toxische Aluminiumeffekte wird die Osteoblastenzahl vermindert. Die Reduktion von Osteoidproduktion und die Mineralisationsstörung führen zur **adynamischen Osteopathie**. Dominiert der Mineralisationsdefekt, sehen wir **Osteomalazie**.

Klinik: Zur Klinik der renalen Osteopathie (S. 782). Extraossäre Folgen der Aluminiumtoxizität betreffen das Gehirn (**Enzephalopathie**, kognitive Defizite), die Erythropoese (mikrozytäre, hypochrome **Anämie**; Erythropoetinresistenz), die zelluläre Abwehr (**Immunsuppression**, Infektionsrisiko) und die Muskulatur (**Myopathie**, periartikulare Weichteilverkalkungen).

Diagnostik: Bestimmung von Aluminium (aluminiumhaltige Phosphatbinder, cave Aluminium in der Wasseraufbereitung bei Dialysepatienten) in halbjährlichen Abständen. Zur allgemeinen Diagnostik der renalen Osteopathie (S. 782).

Therapie: Aluminiumhaltige Phosphatbinder sollten – wenn möglich – vermieden werden. Zielwerte:
- Serum-Aluminiumkonzentration < 60 µg/l
- Aluminiumkonzentration des Dialysats < 30 µg/l.

Bei klinischem Verdacht und erhöhter Serum-Aluminiumkonzentration wird während der letzten Stunde der Hämodialysebehandlung der **Desferrioxamin-(DFO)Test** durchgeführt (5 µg DFO/kg Körpergewicht i. v.). DFO führt zu einer Mobilisation von Aluminium aus dem Skelettsystem. Liegen die Serum-Aluminiumwerte unter DFO > 150 µg/l, schließt sich eine **mehrmonatige DFO-Therapie** an.

▶ **Merke.** Der DFO-Test kann auch bei der Differenzierung zwischen renaler Osteopathie aufgrund eines sekundären Hyperparathyreoidismus und Aluminiumosteopathie helfen: Ein negativer DFO-Test, verbunden mit stark erhöhten Parathormonwerten, schließt eine Aluminiumosteopathie praktisch aus. Dagegen spricht ein positiver DFO-Test mit normalen oder leicht erhöhten Werten für intaktes Parathormon mit hoher Spezifität für das Vorliegen einer Aluminiumosteopathie.

9.6 Diagnostik

In der täglichen Routine werden lediglich **Harnstoff** und **Kreatinin** als Marker verwendet, um die Nierenfunktion zu beurteilen. Das Serumkreatinin reflektiert zuverlässig die Nierenfunktion. Schwierigkeiten, diese Werte zu beurteilen, ergeben sich aber durch die **nicht lineare Beziehung zwischen Kreatinin und GFR**, der wir in den letzten Jahren mit Schätzformeln zur Filtrationsrate begegnen. Überproportional hohe Harnstoffwerte sind bei terminaler Niereninsuffizienz anders als bei akutem Nierenversagen zu beurteilen. Sie finden sich bei sehr hoher Eiweiß- oder zu niedriger Kalorienzufuhr, ferner bei metabolischer Azidose (Proteinkatabolismus), Sepsis (Hyperkatabolismus), Steroidmedikation (Proteinkatabolismus) und gastrointestinalen Blutungen (Blutabbau durch Darmbakterien).

Weitere zu bestimmende Parameter sind: kleines Blutbild, Eisenstoffwechsel (renale Anämie), Kalzium, Phosphat und PTH (rsHPT), Blutgasanalysen (Säure-Basen-Status).

Aluminium führt zu einer **Mineralisationsstörung.** Die Osteoblasten werden gehemmt und ihre Zahl vermindert. Die Reduktion der Osteoidproduktion führt zur **adynamischen Osteopathie**, der Mineralisationsdefekt zu **Osteomalazie**.

Klinik: Zur renalen Osteopathie (S. 782). Extraossäre Folgen der Aluminiumtoxizität sind **Enzephalopathie, Anämie, Immunsuppression** und **Myopathie**.

Diagnostik: Bestimmung von Aluminium alle 6 Monate. Zur renalen Osteopathie (S. 782).

Therapie: Aluminiumhaltige Phosphatbinder sollten vermieden werden. Zielwert des Serum-Aluminiums ist < 60 µg/l.

Bei klinischem Verdacht wird der **Desferrioxamin-(DFO)Test** und anschließend ggf. eine **mehrmonatige DFO-Therapie** durchgeführt.

▶ **Merke.**

9.6 Diagnostik

Routinemäßig werden **Harnstoff** und **Kreatinin** als Marker der Nierenfunktion verwendet. Es besteht jedoch eine **nicht lineare Beziehung zwischen Kreatinin und GFR.** Weiterhin werden bestimmt: Blutbild, Eisen, Kalzium, Phosphat, PTH und die BGA.

9.7 Therapie

> ▶ **Merke.** Ziel ist eine Verminderung der glomerulären Hyperfiltration und ein Progressionstopp der glomerulären und tubulären Sklerose.

Patienten mit chronischer Niereninsuffizienz haben bereits im Frühstadium ein erhöhtes Risiko für kardiovaskuläre Erkrankungen mit aggressivem Verlauf. Die kardiovaskuläre Mortalität ist deutlich erhöht. Dieses **kardiovaskuläre Risiko** ist deutlich höher als das Risiko, eine terminale Niereninsuffizienz zu erleiden. Dies liegt auch daran, dass viele Ärzte Nierenkranken keine ausreichende kardiovaskuläre Therapie zukommen lassen. So erhalten z. B. Patienten nach Herzinfarkt seltener Statine, β-Rezeptoren-Blocker und Azetylsalizylsäure (ASS), wenn sie an einer chronischen Nierenerkrankung leiden.

> ▶ **Merke.** Patienten mit Niereninsuffizienz sollten unabhängig von ihrer renalen Grunderkrankung wie alle anderen kardiovaskulären Hochrisikopersonen therapiert werden!

9.7.1 Behandlung der Grunderkrankung

Glomerulonephritiden profitieren zu Beginn abhängig von der histologischen Diagnose von einer immunsuppressiven Therapie mit Steroiden, Ciclosporin A, Azathioprin, Chlorambucil, Mycophenolat-Mofetil oder Cyclophosphamid. Bei Entwicklung einer chronischen Glomerulonephritis können Immunsuppressiva die Prognose allerdings nicht mehr nachhaltig verbessern. Eine spezifische Therapie bei Patienten mit diabetischer Nephropathie oder Amyloidose der Niere gibt es nicht.

9.7.2 Antihypertensive Therapie

Der **Blutdruckzielwert** bei Nierenkranken liegt bei 130/80 mmHg. Neben einer medikamentösen Therapie (s. u.) ist hierfür eine **Reduktion des Salzkonsums** (auf 50 mmol bzw. 3 g/d) notwendig.

> ▶ **Merke.** Der arterielle Bluthochdruck bei chronischer Niereninsuffizienz ist meist salzsensitiv.

Besonders geeignet sind **ACE-Hemmer** oder **AT$_1$-Rezeptoren-Blocker**. Beide Substanzen führen durch eine Weitstellung der efferenten Glomeruluskapillare zu einem reduzierten intraglomerulären Druck und damit zu einer Verbesserung der intrarenalen Hämodynamik. Da Angiotensin II auch als Wachstumsfaktor wirkt, führt seine Inhibition zusätzlich über eine Verminderung der glomerulären Sklerosierung zu einer reduzierten Proteinausscheidung (**antiproteinurischer Effekt**) und Abnahme der tubulointersititiellen Fibrosierungstendenzen.

Der antiproteinurische Effekt von ACE-Hemmern und AT$_1$-Rezeptoren-Blockern ist nicht allein an die antihypertensive Wirkung gebunden. Beide Wirkstoffe reduzieren die Eiweißausscheidung bei Patienten mit glomerulären Erkrankungen unterschiedlicher Genese bereits vor Senkung des systemischen Blutdrucks. Dabei kommt es vor allem zu einem Rückgang hochmolekularer Proteine (Änderung der Permselektivität der glomerulären Basalmembran durch ACE-Hemmer oder AT$_1$-Rezeptoren-Blocker).

Therapieversagen kann auf eine inadäquate (zu niedrige) Dosierung des ACE-Hemmers oder AT$_1$-Rezeptoren-Blockers sowie eine hohe Salzzufuhr mit der Nahrung zurückzuführen sein.

9.7.3 Eiweißrestriktion

In Abhängigkeit von der Grunderkrankung (frühzeitige Eiweißrestriktion bei Patienten mit diabetischer Nephropathie) profitieren Patienten von einer **Einschränkung der Proteinzufuhr** auf ca. **0,8 g Eiweiß/kg KG**. Schärfere Eiweißrestriktion bringt die Gefahr einer Malnutrition mit sich und wird daher nicht mehr allgemein empfohlen.

9.7.4 Lipidsenkung

Studien mit **lipidsenkenden Pharmaka** (HMG-CoA-Reduktase-Inhibitoren, Fibraten, Probucol, Cholestyramin) führten bei nephrotischem Syndrom und Hyperlipidämie sowie Fettstoffwechselentgleisung und Diabetes mellitus zu einem Rückgang der Proteinurie und einer Verlangsamung der glomerulären Sklerosierung.

9.7.5 Normalisierung des Phosphat- und Kalziumstoffwechsels

Bereits im **Initialstadium einer Niereninsuffizienz** kommt es zu einer Phosphatretention, sodass eine frühe **Phosphatrestriktion**, im fortgeschrittenen Stadium eine phosphatsenkende Therapie mit **Phosphatbindern** (bevorzugt auf Kalziumbasis) sowie eine Substitution von 1,25-$(OH)_2$Vitamin D_3 indiziert ist. Günstige Wirkungen einer verminderten Phosphatzufuhr mit der Nahrung und einer phosphatsenkenden Therapie auf die Nierenfunktion sind sehr wahrscheinlich. Als mögliche Erklärungen werden geringere Gewebekalzifizierung, Senkung des zellulären Energiestoffwechsels, Minderung des sHPT sowie weniger ausgeprägte Veränderungen des Lipidstoffwechsels diskutiert. Zur Wirkung des PTH bei chronischer Niereninsuffizienz und therapeutischen Konsequenzen s. S. 783.

9.7.6 Therapie der metabolischen Azidose

Es wird angenommen, dass die metabolische Azidose (Bikarbonat < 20 mmol/l) bei fortgeschrittener Niereninsuffizienz die katabole Stoffwechsellage der Patienten unterhält und zu einer Stimulation von Parathormon führt. Sie sollte deshalb rechtzeitig durch orale Gabe von Natriumhydrogencarbonat behandelt werden.

9.7.7 Dialysebehandlung

Siehe S. 984.

9.8 Verlauf und Prognose

Die lebensbedrohlichen Konsequenzen einer Urämie lassen sich zwar beherrschen, die Langzeitkonsequenzen für einen Patienten mit terminaler Niereninsuffizienz, der jahrelang an der Dialyse zubringen muss, stellen aber immer noch ein großes Problem dar: Patienten **nehmen** langfristig **ab**, verlieren Körpersubstanz, **Schäden am Herz-Kreislauf-System** können sich verschlimmern, schließlich kommt es immer wieder zu spezifischen **Begleiterkrankungen** wie der **β$_2$-Mikroglobulin-Amyloidose** (S. 909).

Internet-Link: www.kidney.org

10 Wasser- und Elektrolythaushalt

10.1 Wasserhaushalt 962
10.2 Elektrolythaushalt 967

10.1 Wasserhaushalt

10.1.1 Verteilung des Körperwassers

Grundlagen

Das **Gesamtkörperwasser** ist unter anderem abhängig von Geschlecht, Körperbau und Alter – bei Neugeborenen liegt der Anteil bei 70–80 % des Körpergewichts, bei Erwachsenen bei 50–60 % (Abb. **I-10.1**).

> **I-10.1** Die drei wichtigsten Körperkompartimente

Dargestellt sind Intrazellulärraum (IZR), Extrazellulärraum (EZR) und intravaskulärer Raum (IVR) mit den Stoffen, die in diesen Kompartimenten hauptsächlich für den Aufbau osmotischer Gradienten verantwortlich sind (im IZR Kalium [K^+], im EZR Natrium [Na^+], im IVR Albumin). Der osmotische Gradient über intravaskuläres Albumin wird als kolloidosmotischer Druck bezeichnet, ohne dass sich die physikochemischen Charakteristika von den osmotischen Kräften unterscheiden, die sich über Natrium aufbauen können. (Natrium findet sich auch intravaskulär, da das intravaskuläre Kompartiment in den Extrazellulärraum eingebettet ist und damit einen Teil von ihm bildet.)

Das Körperwasser verteilt sich vor allem auf die beiden Hauptkompartimente **Extrazellulärraum** (**EZR** = interstitieller + intravasaler Raum) und **Intrazellulärraum** (**IZR**). Bei Erwachsenen ist der Intrazellulärraum etwa doppelt so groß wie der Extrazellulärraum (bei Neugeborenen sind Intra- und Extrazellulärraum etwa gleich groß).
Unter pathologischen Bedingungen kann es auch Flüssigkeitsverschiebungen in den sog. „3. Raum" geben. Gemeint sind damit u. a. der peritoneale, pleurale und perikardiale Raum sowie das Interstitium besonders der Haut und der Muskulatur, Räume also, die unter physiologischen Bedingungen nicht mit Flüssigkeit gefüllt sind.
In den beiden Hauptkompartimenten ist die **Zusammensetzung der Körperflüssigkeiten** unterschiedlich (Tab. **I-10.1**). In der extrazellulären Flüssigkeit dominiert **Natrium** als Kation (wesentliches Anion ist hier Chlorid), in der intrazellulären Flüssigkeit **Kalium** (wesentliche Anionen sind hier die Proteine und Phosphate).

10.1 Wasserhaushalt

10.1.1 Verteilung des Körperwassers

Grundlagen

Der Anteil des **Gesamtkörperwassers** am Gewicht ist abhängig von Geschlecht und Alter (Abb. I-10.1).

Das Körperwasser verteilt sich auf den **Extrazellulärraum** (**EZR** = interstitieller + intravasaler Raum) und **Intrazellulärraum** (**IZR**). Bei Erwachsenen ist der IZR doppelt so groß wie der EZR.
Unter pathologischen Bedingungen kann es auch Flüssigkeitsverschiebungen in den sog. „3. Raum" (z. B. Peritoneum, Pleura, Perikard, Interstitium) geben.
Im EZR dominiert **Natrium** als Kation, im IZR **Kalium** (Tab. I-10.1).

≡ I-10.1

≡ I-10.1	Elektrolyt- bzw. Ionenzusammensetzung der Flüssigkeitskompartimente (nach Rümelin, Bischoff)		
	Extrazellulärraum (mval/l)		Intrazellulärraum (mval/l)
	Plasma	Interstitium	
Kationen			
Na^+	141	143	15
K^+	4	4	140
Ca^{2+}	5	2,6	0
Mg^{2+}	2	1,4	30
Anionen			
Cl^-	103	115	8
HCO_3^-	25	28	15
SO_4^{2-}	1	1	20
PO_4^{3-} und organische Säuren	6	7	87
Proteine	17	0	55

Einflussfaktoren

Extrazelluläre und intrazelluläre Flüssigkeitsräume sind durch semipermeable Membranen getrennt. Wasser kann diese Membran frei passieren, die Richtung des Flüssigkeitsstroms wird bestimmt durch den Konzentrationsgradienten der in den Kompartimenten gelösten Stoffe – das Wasser strömt auf die Seite mit der höheren Teilchen-/Elektrolytkonzentration, bis dieser Gradient ausgeglichen ist (Osmose). Dieser „Sog" wird auch **osmotischer Druck** genannt (Einheit: Osmolarität in mosmol/l bzw. Osmolalität in mosmol/kg; die normale Osmolalität beträgt circa 290 mosmol/kg).
Die Plasma-Natriumkonzentration bestimmt maßgeblich die **Plasmaosmolalität** (P_{osm}), wie folgende Formel zeigt:

(1) $P_{osm} = 2 \times$ Plasma-Natrium + Glukose : 18 + Harnstoff-N : 2,8
(oder Harnstoff : 6)

Der Natriumwert in der Formel wird verdoppelt, da Chlorid – der „ewige" Begleiter – zur osmotischen Wirkung von Natrium beiträgt. (Die eingeführten Teiler von Glukose [18], Harnstoff-N [2,8] oder Harnstoff [6] ermöglichen die Umrechnung dieser mg/dl-Werte in mmol/l).
Harnstoff-N passiert, wenn auch erschwert, Zellmembranen und kann deshalb als kaum osmolar wirksamer Stoff angesehen werden. Wenn man schließlich noch berücksichtigt, dass Glukose und Harnstoff-N meist weniger als 10 mosmol/kg zur Gesamtosmolalität beitragen, wird Natrium zur wichtigsten Größe der **extrazellulären Osmolalität**; diese kann – da Natrium im Interstitium und den Gefäßen in gleicher Konzentration gefunden wird – über die Plasma-Natriumkonzentration ausreichend abgeschätzt werden:

(2) $P_{Osm} = 2 \times Na^+$ [Plasma]

Diese zweite Formel führt nur bei erheblich erhöhten Plasmaglukosespiegeln zu einer falschen Einschätzung. (Aber auch mit Formel [1] kann im klinischen Alltag gut gearbeitet werden, um rasch und ohne aufwendige Spezialuntersuchungen klinisch völlig ausreichende Näherungswerte der Osmolalität zu erhalten.)

▶ **Merke.** Ansonsten gilt in den allermeisten Fällen:
- Hypernatriämie bedeutet Hyperosmolalität.
- Hyponatriämie spricht für Hypoosmolalität.

(Eine mögliche Ausnahme sind z. B. Vergiftungen, wenn dabei andere nicht routinemäßig gemessene osmotisch wirksame Stoffe im Blut vorliegen.)

Die Grenzflächen zwischen den einzelnen Körperkompartimenten (zwischen vaskulärem Raum und Extrazellulärraum die Gefäßwände, zwischen Extra- und Intrazellulärraum die Zellmembranen) bieten für Wasser – wie oben ausgeführt – kein Hindernis. Die normale Flüssigkeitsverteilung zwischen diesen Kompartimenten kann damit nur aufrechterhalten werden, wenn sich fein abgestimmte **osmotische Gradienten** zwischen diesen Räumen aufbauen.
In jedem der drei Kompartimente findet sich ein gelöster Stoff, der in „seinem" Kompartiment vordringlich diese osmotischen Gradienten ermöglicht: in den **Gefäßen Albumin**, im **Extrazellulärraum Natrium** (Na^+), im **Intrazellulärraum Kalium** (K^+). Befinden sich die osmotischen Gradienten über diese Stoffe zwischen den verschiedenen Räumen im Gleichgewicht, bleibt die physiologische Flüssigkeitsverteilung erhalten; verändern sich die Gradienten, kommt es zu pathologischen Verschiebungen.

Albumin: Verminderte Albuminspiegel führen zu generalisierter **Ödembildung**, da der hydrostatische Druck (= Kapillarblutdruck) nun die osmotische Kraft des Albumins, Wasser in den Gefäßen zu halten, übersteigt, Wasser aus den Gefäßen in das Interstitium übertritt.

Kalium: Da Kalium im Extrazellulärraum in engen Grenzen reguliert werden muss, damit es nicht zu tödlichen kardialen Problemen kommt (s. S. 974), spielen gestörte osmotische Kaliumgradienten zwischen Extra- und Intrazellulärraum für die Osmoregulation klinisch keine vordringliche Rolle.

Natrium: Die Natriumspiegel im EZR können erheblich schwanken, ohne dass dies bedrohlich wäre. Eine **Hypernatriämie** führt jedoch zu Wasserabgabe vom IZR an den EZR, während bei **Hyponatriämie** Zellen durch **einströmende Flüssigkeit** anschwellen. Besonders empfindlich reagieren **Neurone** des ZNS auf Volumenänderungen, es kommt zu Verwirrtheit oder Krampfanfällen und Koma.

Natrium: Da nicht sofort elektrophysiologische Probleme wie bei veränderter Kaliumkonzentration entstehen, können die ohnehin hohen Natriumspiegel im Extrazellulärraum zunächst erheblich schwanken, ohne dass so rasch mit dem Tod des Patienten zu rechnen wäre. Die unangenehmen, im schlimmsten Falle ebenfalls tödlichen Konsequenzen solcher Schwankungen sind dennoch beträchtlich, da eine erhöhte Natriumkonzentration im Plasma (**Hypernatriämie**) zu einem **osmotischen Gradienten** aus dem Intra- in den Extrazellulärraum führt (s.o.) – die Zellen schrumpfen –, während bei verminderter Natriumkonzentration im Plasma (**Hyponatriämie**) Zellen durch **einströmende Flüssigkeit** anschwellen.

Über die Plasmaosmolalität, die von der extrazellulären Natriumkonzentration abhängt, reguliert der Körper somit das intrazelluläre Volumen. Besonders empfindlich reagieren **Neurone** des Zentralnervensystems auf Volumenänderungen – mögliche Folgen sind neurologische Probleme wie Desorientiertheit, Verwirrtheit oder schlimmstenfalls Krampfanfälle und komatöse Zustände.

▶ Merke.

▶ Merke. Sobald die extrazelluläre Natriumkonzentration stärker schwankt, ändert sich die Plasmaosmolalität. Wasser strömt aus den oder in die Zellen, deren Volumen sich ändert. Besonders die Funktion der Neuronen des Zentralnervensystems kann pathologisch gestört werden.

Regulationsmechanismen: Osmoregulation versus Volumenregulation

Osmolalität und Volumen werden über weitgehend unterschiedliche Mechanismen reguliert, (s. Tab. I-10.2):
- Durch Schwitzen verliert der Mensch mehr Wasser als Natrium: die Plasmaosmolalität steigt, das Flüssigkeitsvolumen des Körpers sinkt.
- Ein ADH-produzierender Tumor induziert Flüssigkeitsrückresorption in der Niere: das Flüssigkeitsvolumen steigt, die Plasmaosmolalität sinkt.

Regulationsmechanismen: Osmoregulation versus Volumenregulation

Die bisherigen Erklärungen weisen auf die enorme Bedeutung von Natrium für die extrazelluläre Osmolalität hin und man könnte annehmen, dass die Osmo- und Volumenregulation physiologischerweise eng gekoppelt über dieselben Steuerungsvorgänge abläuft (schließlich führt eine Zunahme des Gesamtkörpernatriums zu einer Vermehrung des Gesamtflüssigkeitsvolumens).

Aber: Das Gegenteil ist der Fall! **Osmo- und Volumenregulation** haben wenig miteinander zu tun und werden über weitgehend unterschiedliche Mechanismen reguliert, s. Tab. **I-10.2** und folgende Beispiele:
- Durch das Schwitzen, z.B. beim Laufen an heißen Tagen, verliert der menschliche Organismus Wasser, aber nicht im gleichen Ausmaß Natrium. Damit steigt die Natriumkonzentration im Plasma (also auch die Plasmaosmolalität), während das Gesamtflüssigkeitsvolumen des Körpers sinkt.
- Ein ADH-produzierender Tumor induziert eine vermehrte Flüssigkeitsrückresorption in den Sammelrohren der Niere. Das Gesamtflüssigkeitsvolumen des Körpers steigt an, das Gesamtkörpernatrium hingegen bleibt unverändert, sodass die Natriumkonzentration im Plasma (und damit die Plasmaosmolalität) sinkt.

▶ Merke.

▶ Merke. Die Natriumkonzentration im Plasma verrät uns nichts über das Gesamtkörpernatrium.

≡ I-10.2 Hauptfaktoren in der Volumen- und Osmoregulation

Faktor	Volumenregulation	Osmoregulation
kontrollierte Variable	• effektives zirkulierendes Volumen	• Plasmaosmolalität (bzw. Na^+-Konzentration)
Sensoren	• afferente glomeruläre Arteriole • Karotissinus • Vorhöfe.	• hypothalamische Osmorezeptoren
Effektoren	• Renin-Angiotensin-Aldosteron-System • sympathisches Nervensystem • atriale natriuretische Peptide • Urodilatin • Drucknatriurese • antidiuretisches Hormon (AVP) (unter pathologischen Bedingungen).	• antidiuretisches Hormon (AVP) • Durstempfinden.
regulierte Variable	• Urin-Na^+-Ausscheidung	• Urinosmolalität und durch das Durstempfinden die Wasserzufuhr

nach: Kuhlmann U.: Nephrologie. Thieme; 2003

10.1.2 Flüssigkeitsbilanz

Bei der Flüssigkeitsbilanzierung werden Flüssigkeitsein- und -ausfuhr berücksichtigt (Tab. **I-10.3**).

I-10.3 Flüssigkeitsbilanz (gesunder Erwachsener, 24 h)	
Einfuhr:	**Ausfuhr:**
▪ Flüssigkeit (Trinken): 1000–1500 ml	▪ Urin: 1000–1500 ml
▪ feste Nahrung: 700 ml	▪ Haut und Lunge (Perspiratio insensibilis): 850 ml[2]
▪ Oxidationswasser (15 ml/100 kcal Energieumsatz): 300 ml[1].	▪ Stuhl: 150 ml.
Gesamt: 2000–2500 ml	2000–2500 ml

[1] erhöht durch katabole Stoffwechselvorgänge (z. B. Fieber)
[2] beeinflusst durch Atmung (Frequenz, Tiefe), Körper-/Raumtemperatur, Luftfeuchtigkeit

10.1.3 Diagnostisches Vorgehen und Hydratationszustände

▶ **Definition.** Bei Störungen des Flüssigkeitshaushalts werden vor allem zwei Zustände unterschieden:
- **Störungen der Osmolalität** (bzw. Plasma-Natriumkonzentration, weil sie extrazellulär hauptsächlich durch Natrium aufrechterhalten wird): isotone, hypotone (Hyponatriämie), hypertone (Hypernatriämie) Zustände.
- **Störungen des Volumenstatus:** Normovolämie (Euvolämie), Hypovolämie (Dehydratation), Hypervoläme (Hyperhydratation).

▶ **Merke.** Die Plasma-Natriumkonzentration erlaubt keine Aussage über den Gesamt-Natriumbestand! So kann eine Hyponatriämie bei einem Wasserüberschuss auftreten und umgekehrt kann eine Hypernatriämie durch ein Wasserdefizit hervorgerufen werden. Man sollte die Plasma-Natriumkonzentration deshalb getrennt vom Wasser- und Volumenstatus beurteilen.

▶ **Merke.** Volumenstörungen liegen grundsätzlich Salzprobleme zugrunde, dagegen sind Osmolalitätsstörungen (Hyper-, Hyponatriämie) grundsätzlich durch Wasserprobleme zu erklären.

Einschätzung des Volumenstatus:
- **Klinik, Anamnese:** periphere Ödeme, Lungenödem, Hautturgor, Venenfüllung, Feuchtigkeit der Schleimhäute, Urinausscheidung?
- **apparativ (Optionen!):** Parameter wie GEDI (globaler enddiastolischer Volumenindex) und ELWI (extravaskulärer Lungenwasserindex) als Vorlastparameter (ermittelt mittels sog. PiCCO-System); von eingeschränkter Aussagekraft sind dagegen Herzzeitvolumen, zentraler Venendruck, pulmonalkapillärer Verschlussdruck.

Hyperhydratation

Ätiologie: Wesentliche Ursachen sind eine **vermehrte** – iatrogene – **Flüssigkeitszufuhr** (v. a. im Rahmen einer Infusionstherapie), eine **reduzierte Flüssigkeitsausscheidung** über die Nieren (akute/chronische Niereninsuffizienz) sowie eine pathologische **Flüssigkeitsretention** (z. B. bei Herzinsuffizienz, Leberzirrhose, nephrotischem Syndrom).

Klinik: Typisch sind periphere **Ödeme**, eine deutlich sichtbare **Venenfüllung** (ggf. auch gestaute Halsvenen). In schweren Fällen kann es auch zu einem Lungen- und/oder **Hirnödem** (mit Kopfschmerzen, Übelkeit, Erbrechen, Bewusstseinsstörung) kommen.

Diagnostik: An erster Stelle stehen die Anamnese und körperliche Untersuchung, Labordiagnostik (Elektrolyte, Kreatinin, Harnstoff, Glukose, Protein, Blutbild, Urin-Osmolalität, Urin-Eiweiß). In schweren Fällen sollte ein **Blasenkatheter** gelegt werden, um die Urinausscheidung kontrollieren zu können; ggf. zusätzlich Anlage eines zentralen Venenkatheters zur Messung des zentralen Venendrucks.

Therapie: Ursachenbehandlung, sonst symptomatische Therapie mit **Flüssigkeitsbilanzierung, -restriktion** und **-elimination** mit Diuretika, antihypertensiver Therapie, ggf. Dialyse (S. 984).

▶ Merke.

Therapie: Nach Möglichkeit Therapie der Ursache (siehe Ätiologie), ansonsten symptomatische Therapie: **Flüssigkeitsbilanzierung, Flüssigkeitsrestriktion**, Förderung der **Flüssigkeitselimination** (Schleifendiuretika), Laborkontrollen, antihypertensive Therapie, ggf. Nierenersatzverfahren (S. 984).

▶ **Merke.** Wenn es die Situation zulässt, sollte eine schonende Ausschwemmung von Ödemen erfolgen, sonst droht ggf. eine überschießende Reaktion mit Hypovolämie und – erneuter – Verschlechterung der Nierenfunktion!

Dehydratation

Ätiologie: Ursachen sind **Flüssigkeitsverluste** (z. B. Erbrechen, Diarrhö, Schwitzen, Verbrennungen), **unzureichende Trinkmenge** (bei älteren Patienten) oder **iatrogen** (Diuretikaeinnahme).

Klinik: Man sieht **stehende Hautfalten**, trockene Schleimhäute oder Zunge und reduzierte Venenfüllung. Außerdem treten **niedriger Blutdruck**, **Tachykardie** und **Oligurie** auf. Es kann zu Fieber und Benommenheit kommen.

Diagnostik: In schweren Fällen müssen engmaschig Blutdruck, Urinausscheidung, ZVD und Labor kontrolliert werden (siehe Hyperhydratation).

Therapie: kausal! Volumensubstitution zunächst oral oder mit Vollelektrolytlösungen. Bei Herz- und Niereninsuffizienz ist wegen der Gefahr des Lungenödems Vorsicht geboten.

Dehydratation

Ätiologie: Wesentliche Ursachen sind **Flüssigkeitsverluste** (z. B. Erbrechen, Diarrhö, Schweiß [Hyperhidrosis], Polyurie, Diuretikatherapie, Verbrennungen, Pankreatitis, Peritonitis) bzw. eine **unzureichende Flüssigkeitsaufnahme** (typischerweise bei älteren Patienten), **iatrogen** (übermäßige Zufuhr osmotisch wirksamer Substanzen oder Diuretika).

Klinik: Auf den ersten Blick erkennbare Zeichen sind **stehende Hautfalten**, trockene Schleimhäute oder Zunge und eine reduzierte Venenfüllung. Weitere Zeichen sind ein **niedriger Blutdruck** sowie eine ggf. reaktiv erhöhte Herzfrequenz (**Tachykardie**); die Urinproduktion kann eingeschränkt sein (**Oligurie** bis ggf. Anurie). Darüber hinaus kann es zu Fieber, Benommenheit und Verwirrtheit kommen.

Diagnostik: Die diagnostischen Maßnahmen orientieren sich an der klinischen Ausprägung der Dehydratation. In leichten Fällen ist eine Anamnese und klinische Untersuchung ausreichend, in ausgeprägteren Fällen müssen unter Umständen (intensivmedizinische) Maßnahmen ergriffen werden: engmaschige Blutdruckmessung (primär nicht invasiv), Kontrolle der Urinausscheidung (Blasenkatheter), ZVD-Messung, Laborkontrollen (siehe Hyperhydratation).

Therapie: Nach Möglichkeit **kausal**! In leichten Fällen orale Flüssigkeitssubstitution, in schwereren Fällen **Volumensubstitution** zunächst mit Vollelektrolytlösungen (ggf. auch zusätzlich kolloidale Volumenersatzmittel; cave diese können den extravasalen Volumenmangel noch verstärken, weil sie zu einer vermehrten Flüssigkeitreabsorption aus dem Interstitium in die Gefäße führen) – Vorsicht bei Herz- und Niereninsuffizienz, um einer Überwässerung und damit einem Lungenödem vorzubeugen. Engmaschige Kontrolle von Elektrolyten, Urinproduktion, Blutdruck, ggf. ZVD.

Ödeme

Details siehe Kapitel Kardiologie (S. 43) und Abb. **I-10.2**.

Ödeme

Zu Details siehe Kapitel Kardiologie (S. 43). Zur klinischen Einschätzung der Volumenüberladung s. Abb. **I-10.2**.

I-10.2 Beurteilung einer Volumenüberladung

Knöchelödeme treten normalerweise erst bei Volumenüberschuss von 3-4 kg auf. Reichen die Ödeme höher in die entsprechenden Körperregionen (Pfeil), sind als Faustregel jeweils 5 kg zu addieren, woraus sich die angegebenen kg-Werte ergeben ("5-kg-Regel").

Ödembildung in	bei Volumenüberschuss von
Kopf	25 kg
Schultern	20 kg
Körpermitte	15 kg
Oberschenkel	10 kg
Unterschenkel	5 kg

typische Störungen:
- Herzinsuffizienz
- Leberzirrhose
- Nierenversagen
- Sepsis-Therapie
- Volumen-Therapie

10.2 Elektrolythaushalt

10.2.1 Allgemeines

Die **Elektrolythomöostase** – klinisch besonders relevant sind Natrium, Kalium und Kalzium – hängt stark von einer intakten **Nierenfunktion** ab. Je stärker sich eine renale Insuffizienz verschlimmert, umso schwerwiegender können die Elektrolytentgleisungen werden.

Elektrolytstörungen werden aber nicht immer durch die Niere verursacht, sondern können sich auch aus anderen Gründen ergeben, v. a. bei ausgeprägten Säure-Basen-Störungen, schweren gastrointestinalen Erkrankungen, Erkrankungen mit pathologisch gesteigerter Volumenretention (z. B. Herzinsuffizienz, Leberzirrhose, nephrotisches Syndrom) sowie endokrinen Problemen. Die Nieren sind in dieser Situation zwar nicht primär erkrankt, aber auch nicht mehr in der Lage, die Elektrolytabweichungen zu normalisieren. Daher werden Elektrolytstörungen im folgenden Abschnitt ausführlicher besprochen, und nicht nur im engen Zusammenhang mit fortgeschrittenen Niereninsuffizienzen diskutiert.

10.2.2 Natrium

Grundlagen

Bedeutung: Abweichungen von der normalen Plasma-Natriumkonzentration müssen immer zusammen mit Störungen der Plasmaosmolalität beurteilt werden, da – wie oben erläutert – Hypernatriämie im Allgemeinen Hyperosmolalität und Hyponatriämie Hypoosmolalität bedeutet.

Osmolalitätsstörungen werden meist im Zusammenhang mit Volumendysregulationen besprochen, da sie häufig gemeinsam auftreten. Beide Parameter hängen aber nicht voneinander ab, sondern müssen getrennt voneinander beurteilt werden. Deshalb wäre es logischer, **Osmolalitätsstörungen zusammen mit Abweichungen der Natriumbalance** zu besprechen, da diese Größen direkt aufeinander bezogen werden können (s. Osmo- versus Volumenregulation (S. 963)).

▶ Merke. Die Natriumkonzentration im Plasma ist eine außerordentlich wichtige Stellgröße zur Regulation des Intrazellulärvolumens.

Da besonders Neuronen des Zentralnervensystems sensibel auf Änderungen der Zellgröße reagieren, führen Natriumkonzentrationsstörungen mit den entsprechenden pathologischen Osmolalitätswerten vordringlich zu **neurologischen Symptomen**.

Aufnahme und Ausscheidung: Die normale Natriumzufuhr über die Nahrung liegt bei etwa 150 mmol/d, diese Menge wird im Allgemeinen auch wieder über den Urin ausgeschieden.

Verteilung: s. Tab. I-10.1.

▶ Merke. Die Plasmanatriumkonzentration liegt normalerweise zwischen **135–145 mmol/l**.

Regulation: Bei einer Natriumzufuhr über oder unter 150 mmol/d detektieren **Baro- und Volumenrezeptoren** auch kleine Volumenveränderungen, die mit dem veränderten Gesamtkörpernatrium einhergehen – die **Natriumausscheidung im Urin** nimmt dann entweder zu oder ab (Tab. I-10.2). Die Möglichkeiten der Niere zur Aufrechterhaltung der Natriumhomöostase sind so ausgeprägt, dass Unterschiede in der Natriumaufnahme von 10–500 mmol/d ohne Änderungen des Extrazellulärvolumens bewältigt werden können.

Hyponatriämie

▶ **Definition.** Fällt die Plasmanatriumkonzentration auf **< 130 mmol/l**, spricht man von Hyponatriämie.
- **leichte** Hyponatriämien: 120–130 mmol/l
- **schwere** Hyponatriämien: 100–115 mmol/l (häufig bei SIADH).

Epidemiologie: Die Hyponatriämie ist bei stationären internistischen Patienten **sehr häufig** – etwa **9 %** (fast jeder 10. Patient!) sind betroffen.

Ätiopathogenese: Der Hyponatriämie liegt eine **gestörte Wasserbalance** zugrunde. Sie findet sich bei normalem, erniedrigtem und erhöhtem Gesamtkörpernatriumgehalt und -flüssigkeitsstatus. Entscheidend für die Beurteilung einer Hyponatriämie bleibt somit immer auch der Hydratationszustand des Patienten (Isovolämie, Hypervolämie oder Hypovolämie). Besonders bei alten Patienten sind viele tubuläre Vorgänge, die mit dem renalen Natriummetabolismus und der Flüssigkeitsregulation zu tun haben, weniger leistungsfähig sowie nur noch eingeschränkt in der Lage, Störungen der Natrium- und Volumenhomöostase effizient gegenzuregulieren. Dies zeigt sich bei alten Menschen häufig in mehr oder weniger milden Hyponatriämien, die nur über Diuretikaeinnahme nicht immer ausreichend erklärbar sind.

Die Normonatriämie wird physiologischerweise durch Regulation der Wasseraufnahme (Durst) und Wasserausscheidung (über Vasopressin = ADH, antidiuretisches Hormon (S. 855)) aufrechterhalten. Die Hyponatriämie ist meist auf eine **Störung der ADH-vermittelten Wasserausscheidung** zurückzuführen, wobei differenziert werden kann zwischen:
- einer inadäquat hohen ADH-Sekretion (Syndrom der inadäquaten ADH-Sekretion, SIADH (S. 741)) mit konsekutiver Plasmavolumenexpansion (wobei bei SIADH üblicherweise keine Ödeme auftreten) und
- einer nerval barorezeptorvermittelten ADH-Sekretion bei Leberzirrhose, Herzinsuffizienz oder Volumenmangel, die dann die osmorezeptorvermittelte ADH-Regulation völlig überspielt.

Klassifikation: Hyponatriämien lassen sich anhand der Plasmaosmolalität einteilen in isoosmotische, hypoosmotische und hyperosmotische Hyponatriämien (Abb. **I-10.3**). Die hypoosmotischen können wiederum eingeteilt werden in:

- **Hyponatriämie bei absolutem oder relativem Wasserüberschuss = hypervolämisch** (Überschuss an Gesamtkörpernatrium):
  Bei Patienten mit Herzinsuffizienz, Leberzirrhose oder nephrotischem Syndrom kommt es bei verminderter Natriumexkretion mit dem Harn (Urin-Na < 10 mmol/l) zur **Natriumretention**. Störungen der Osmoregulation auf der Ebene der hypothalamischen Osmorezeptoren, der hypophysären ADH-Sekretion und/oder der renalen Exkretion freien Wassers führen sekundär zu einem Wasserüberschuss. Bei diesen Patienten verhält sich die Niere trotz- Normo- oder Hypervolämie so, als wäre das extrazelluläre Volumen vermindert. Deshalb übersteigt die **Wasserretention** die Natriumretention, die über ein stimuliertes sympathisches Nervensystem ebenfalls zugenommen hat.
  Das verminderte effektive arterielle Blutvolumen dieser Patienten (durch vermindertes Herzzeitvolumen, periphere Vasodilatation, venöses Pooling im Splanchnikusbereich, verminderten onkotischen Druck des Plasmas) führt zu **vermehrter Flüssikeitsrückresorption** im proximalen Tubulus und Sammelrohr und stimuliert die ADH-Freisetzung, sodass schließlich völlig unphysiologisch große Wassermengen im Körper akkumulieren.
  Patienten mit fortgeschrittener Niereninsuffizienz können bei **vermehrter renaler Natriumexkretion** eine Hyponatriämie durch relativen Wasserüberschuss erleiden. Die stark verminderte Ultrafiltration bei deutlich reduzierter GFR erlaubt in der Regel nur ein Urinvolumen, das unter der täglichen Flüssigkeitszufuhr liegt. Auf diese Weise kann die Wasserbilanz schließlich deutlich positiv werden.

- **Hyponatriämie bei extrazellulärem Volumenmangel = hypovolämisch** (Mangel an Gesamtkörpernatrium):
  - **extrarenaler** Natrium- und Flüssigkeitsverlust (Urin-Na < 10 mmol/l): durch Erbrechen (Urin-Cl < 20 mmol/l), Diarrhö, Flüssigkeitssequestration in den dritten Raum (Sepsis, Pankreatitis, Peritonitis) oder Verbrennung

I-10.3 Vorgehen bei Hyponatriämie

- **renaler** Natrium- und Flüssigkeitsverlust (Urin-Na > 20 mmol/l): durch Diuretikatherapie, Mineralokortikoidmangel, renal-tubuläre Azidose oder bei chronischer Nephritis.
- **Hyponatriämie bei Isovolämie (Gesamtkörpernatrium im Normbereich):** Bei diesen Patienten erweisen sich ADH-Sekretion oder -Wirkung als gestört:
  - **medikamentös:** erhöhte ADH-**Freisetzung** durch Chlorpropamid (v. a. bei Diabetikern), Clofibrat, Cyclophosphamid, Vincristin, Carbamazepin, Amitriptylin, Isoproterenol, Nikotin oder Morphin; erhöhte ADH-**Wirkung** durch Chlorpropamid, Cyclophosphamid (relativ häufig) oder Indometacin (auch andere nichtsteroidale Antiphlogistika)
  - **Syndrom der inadäquaten ADH-Sekretion (SIADH)** (S. 741).

Klinik: Milde Hyponatriämien – wie sie bei schwereren Niereninsuffizienzen häufig vorkommen – verlaufen bei der Mehrzahl der Patienten asymptomatisch. Lethargie, Appetitlosigkeit, Übelkeit, Muskelschwäche und/oder Kopfschmerz können auftreten, wenn Plasmanatriumwerte auf < 120 mmol/l abfallen.
Bei **schweren** Hyponatriämien (< 110 mmol/l) drohen Bewusstseinstrübung, Koma und Grand-Mal-Anfälle. Ausmaß und Schwere der Symptome sind maßgeblich vom Zeitraum abhängig, in dem sich die Hyponatriämie entwickelt. Schwere Hyponatriämien können sich **polysymptomatisch** erweisen, wenn sie innerhalb von wenigen Tagen entstehen, oder **oligosymptomatisch** verlaufen, wenn sie sich über viele Wochen entwickelt haben (Salzverlustniere bei chronischer Niereninsuffizienz unter Salzrestriktion).

Diagnostik: Wegweisend ist die Bestimmung der Elektrolyte (Plasma und Urin), Plasmaosmolalität, Nierenfunktionsparameter sowie eine genaue Beurteilung des Volumenstatus. Anamnestisch ist nach Hinweisen auf eine Grunderkrankung, nach Medikamenteneinnahmen sowie Volumentherapien zu fahnden. Ferner muss über die Krankenunterlagen versucht werden, etwas über den Zeitraum der Entwicklung der Störung herauszufinden.

- **Hyponatriämie bei Isovolämie** (Gesamtkörpernatrium im Normbereich):
  - **medikamentös:** z. B. Clofibrat, Cyclophosphamid, Amitriptylin, Morphin
  - **SIADH.**

Klinik: Milde Hyponatriämien verlaufen meist asymptomatisch. Bei Plasmanatriumwerten < 120 mmol/l können Lethargie, Appetitlosigkeit, Übelkeit, Muskelschwäche, Kopfschmerz auftreten. Bei **schweren** Hyponatriämien (< 110 mmol/l) drohen Bewusstseinstrübung, Koma und Grand-Mal-Anfälle. Sie können je nach Entstehungszeitraum **poly-** oder **oligosymptomatisch** verlaufen.

Diagnostik: Es werden Elektrolyte, Plasmaosmolalität, Nierenfunktionsparameter und der Volumenstatus beurteilt. Anamnestisch ist nach Ursachen zu fahnden.

Therapie: Bei **nicht symptomatischen** Patienten reicht eine **Wasserrestriktion** zur Behandlung aus.

Liegt **keine schwere neurologische Symptomatik** vor, sollte die Korrektur **langsam** erfolgen (max. 10–12 mmol/24 h), da sonst das Risiko einer **pontinen Myelinolyse** besteht.

Bei **schwerster Symptomatik** ist eine **schnellere** Korrektur indiziert (1–2 mmol/h in den ersten 3–4 h).

▶ Merke.

▶ Merke.

Sonderformen

Hyponatriämie und primäre Polydipsie: Störung mit exzessiver Wasserzufuhr und konsekutiv supprimierter ADH-Sekretion sowie Polyurie. Mögliche Ursachen: psychiatrische Erkrankungen, hypothalamischer Defekt. Die Plasmanatriumwerte sind häufig **normal** oder nur **leicht erniedrigt**, solange die Trinkmenge die renale Wasserausscheidung nicht wesentlich übersteigt.

Pseudohyponatriämie: Erniedrigte Plasmanatriumwerte finden sich bei
- **normaler Plasmaosmolalität:** nach transurethraler Prostata- und Blasenresektion, bei ausgeprägter Hyperlipidämie und Hyperproteinämie
- **erhöhter Plasmaosmolalität:** bei Hyperglykämie und Therapie mit hypertoner Mannit-Lösung (selten).

10 Wasser- und Elektrolythaushalt

Therapie: Die Vorstellungen über die Therapie der Hyponatriämie bleiben teilweise immer noch kontrovers. Früher galt, dass rasch entstandene Hyponatriämien rasch und langsam entstandene langsam korrigiert werden sollten. Allerdings führt die zu langsame und vor allem die zu späte Korrektur der Hyponatriämie zu einer Zunahme der Morbidität und der Mortalität bei schwer symptomatischen Patienten (i. d. R. mit Hirnödem), da schwere Hyponatriämien mit Hirnschwellung und metabolischen Störungen der Hirnzellen und zerebraler Hypoxie assoziiert sind.

Bei **nicht symptomatischen** Patienten reicht eine **Wasserrestriktion** zur Behandlung aus.

Liegt **keine schwere neurologische Symptomatik** vor, fehlt ein Hirnödem oder gibt es Hinweise darauf, dass sich die Hyponatriämie über einen längeren Zeitraum (> 2–3 Tage) entwickelt hat, ist eine schnelle Korrektur der Hyponatriämie kontraindiziert. Bei zu schneller Korrektur (> 0,5 mmol/h während der ersten 24 h oder > 10–12 mmol/24 h) der Hyponatriämie besteht das Risiko der Entstehung einer **pontinen Myelinolyse** (osmotische Demyelinisierung), die klinisch durch Dysarthrie, Dysphagie, Para- oder Tetraparese, Verhaltensauffälligkeiten, Lethargie oder Koma gekennzeichnet ist. Die Prognose ist sehr schlecht – Erholungen sind nur in Einzelfällen beschrieben, eine Restitutio ad integrum ist praktisch unmöglich.

Nur **bei schwerster Symptomatik** mit raschem Natriumabfall, der häufig von einem Hirnödem begleitet wird, ist eine **schnellere Korrektur** indiziert, da eine zu langsame und vor allem eine zu späte Korrektur der Hyponatriämie eine Zunahme der Morbidität und der Mortalität zur Folge hat. Das Natrium sollte während der ersten 3–4 Stunden um **1–2 mmol/h** bis zur Besserung der Symptomatik angehoben werden. Dies kann durch Verabreichung einer hyperosmolaren NaCl-Lösung erfolgen.

▶ Merke. Eine Überkorrektur > 140 mmol/l ist auf jeden Fall immer zu vermeiden wegen der Gefahr bleibender neurologischer Schäden (s. o.).

Klinische Studien mit ADH-Antagonisten (z. B. Tolvaptan) ließen eine effektive Korrektur akuter und chronischer Hyponatriämien erwarten (Tolvaptan ist inzwischen in Deutschland zur Behandlung des SIADH zugelassen).

▶ Merke. Ganz allgemein sollte beachtet werden, dass die überwiegende Zahl von Hyponatriämien mit einem Wasserüberschuss einhergeht. Deshalb ist die Wasserrestriktion die wichtigste therapeutische Maßnahme (< 700 ml/24 h).

Sonderformen

Hyponatriämie und primäre Polydipsie: Dabei handelt es sich um eine Störung, bei der es zu exzessiver Wasserzufuhr mit konsekutiv supprimierter ADH-Sekretion und Polyurie kommt. Mögliche Ursachen sind psychiatrische Erkrankungen oder ein sehr seltener hypothalamischer Defekt mit exzessiv gesteigertem Durstgefühl.

Patienten mit primärer Polydipsie (bei Polyurie und exzessivem Durst) zeigen häufig **normale** oder nur **leicht erniedrigte Plasmanatriumwerte**, solange die Trinkmenge die renale Wasserausscheidung nicht wesentlich übersteigt. Fatale Hyponatriämien sind bei diesen Patienten möglich, wenn die Nierenfunktion stärker eingeschränkt ist. Es besteht eine normale Beziehung zwischen Serum-ADH und Plasmaosmolalität (daher keine Indikation zur ADH-Therapie bei partieller ADH-Resistenz).

Pseudohyponatriämie: Meist isoosmotische Hyponatriämie als Ergebnis osmotischer Effekte durch Hyperglykämie, Behandlung mit Mannitol, Glycin, Sorbitol oder Folge der Veränderung des relativen Wassergehaltes des Blutplasmas bei exzessiver Hypertriglyzeridämie oder Hyperproteinämie.

Diese Form der Hyponatriämie kann entweder mit einer normalen oder einer erhöhten Plasmaosmolalität einhergehen.

- Erniedrigte Plasmanatriumwerte bei **normaler Plasmaosmolalität** finden sich nach transurethraler Prostata- und Blasenresektion (TUR-Syndrom) sowie bei ausgeprägter Hyperlipidämie und Hyperproteinämie. Ionenselektive Elektroden erlauben mittlerweile eine Natriumbestimmung auch bei exzessiver Hyperlipoproteinämie und Hyperproteinämie.

- Erniedrigte Plasmanatriumwerte bei **normaler oder erhöhter Plasmaosmolalität** sieht man bei Hyperglykämie sowie Therapie mit hypertoner Mannit-Lösung, die heute allerdings nur noch selten verordnet wird.

Wird während einer Hyperglykämie Wasser aus dem intrazellulären in den extrazellulären Raum verschoben, ergibt sich eine Hyponatriämie, ohne dass sich Gesamtkörpernatrium und Gesamtkörperwasser verändert hätten. Steigt der Blutglukosewert um 62,5 mg/dl an, geht die Plasmanatriumkonzentration um 1 mmol/l zurück (Natriumabfall um 1,6 mmol/l pro 100 mg/dl Blutglukoseerhöhung).

▶ **Merke.** Die Hyponatriämie bei erhöhten Blutzuckerspiegeln lässt sich daher durch **konsequente Blutzuckernormalisierung** (und keinesfalls durch Kochsalzzufuhr) beseitigen.

▶ Merke.

Hypernatriämie

Hypernatriämie

▶ **Definition.** Steigt das Plasma-Natrium **>150 mmol/l** an, spricht man von Hypernatriämie. Schwere Hypernatriämien treten seltener auf als schwere Hyponatriämien, allerdings weist die Hypernatriämie eine höhere Morbidität und Mortalität auf.

▶ Definition.

Ätiopathogenese: Hypernatriämien können durch **Wasserverlust** oder **Natriumretention** bedingt sein (Tab. I-10.4). Sie finden sich ebenfalls bei normalem, erhöhtem und erniedrigtem Gesamtkörpernatrium.

Ätiopathogenese: s. Tab. I-10.4.

≡ I-10.4 Ursachen der Hypernatriämie

Wasserverlust	Natriumretention

▪ insensibler Verlust
  – starkes Schwitzen (z. B. Fieber)
  – Verbrennungen
▪ renaler Verlust
  – zentraler Diabetes insipidus
  – nephrogener Diabetes insipidus
  – osmotische Diurese (Hyperglykämie, Mannit-Therapie)
▪ Flüssigkeitsverlust über den Gastrointestinaltrakt
▪ Erkrankungen des Hypothalamus.
	▪ Infusion hypertoner NaCl- oder NaHCO$_3$-Lösungen
	▪ gesteigerte orale Natriumzufuhr.

≡ I-10.4

Hypernatriämie geht mit **Hyperosmolalität** und **Flüssigkeitsverschiebung** aus dem Intra- in den Extrazellulärraum einher. Der Anstieg der Plasmaosmolalität >295 mosmol/kg führt zu vermehrtem Durst und damit zur gesteigerten Flüssigkeitsaufnahme. So trinken Patienten mit zentralem Diabetes insipidus 10–12 l/d, um einen Anstieg der Plasmaosmolalität zu verhindern. Werden daher Patienten mit hypotonem Flüssigkeitsverlust (Diarrhö, exzessives Schwitzen, osmotische Diurese) hypernatriämisch, so fehlt ihnen entweder die Möglichkeit der adäquaten Flüssigkeitszufuhr oder der Durstmechanismus ist nachhaltig gestört.

Eine Hypernatriämie geht mit **Hyperosmolalität** und **Flüssigkeitsverschiebung** aus dem Intra- in den Extrazellulärraum einher.

Klinik: Je nach der Schwere der Hypernatriämie und Hyperosmolalität finden sich Symptome wie Ruhelosigkeit/Lethargie, Übererregbarkeit, Ataxie oder zerebrale Krampfanfälle. Die Mortalität erweist sich über die zugrunde liegende Elektrolytstörung als hoch (bei Plasma-Natrium > 160 mmol/l: Mortalität > 50 %). Die zerebralen Probleme können auch nach erfolgreicher Therapie der Hypernatriämie noch längere Zeit fortbestehen.

Klinik: Es finden sich Symptome wie Ruhelosigkeit/Lethargie, Übererregbarkeit, Ataxie oder zerebrale Krampfanfälle.

Diagnostik: s. Vorgehen bei Hyponatriämie (S. 969).

Diagnostik: wie bei Hyponatriämie (S. 969).

Therapie: Abhängig von der Grundstörung wird hypotone NaCl-Lösung, freies Wasser, oder Diuretika in Kombination mit freiem Wasser verordnet. Freies Wasser wird in Form von 5 %iger Glukoselösung infundiert (die Glukose wird metabolisiert, freies Wasser bleibt zurück) (Abb. I-10.4).

Therapie: s. Abb. I-10.4.

I-10.4 Vorgehen bei Hypernatriämie

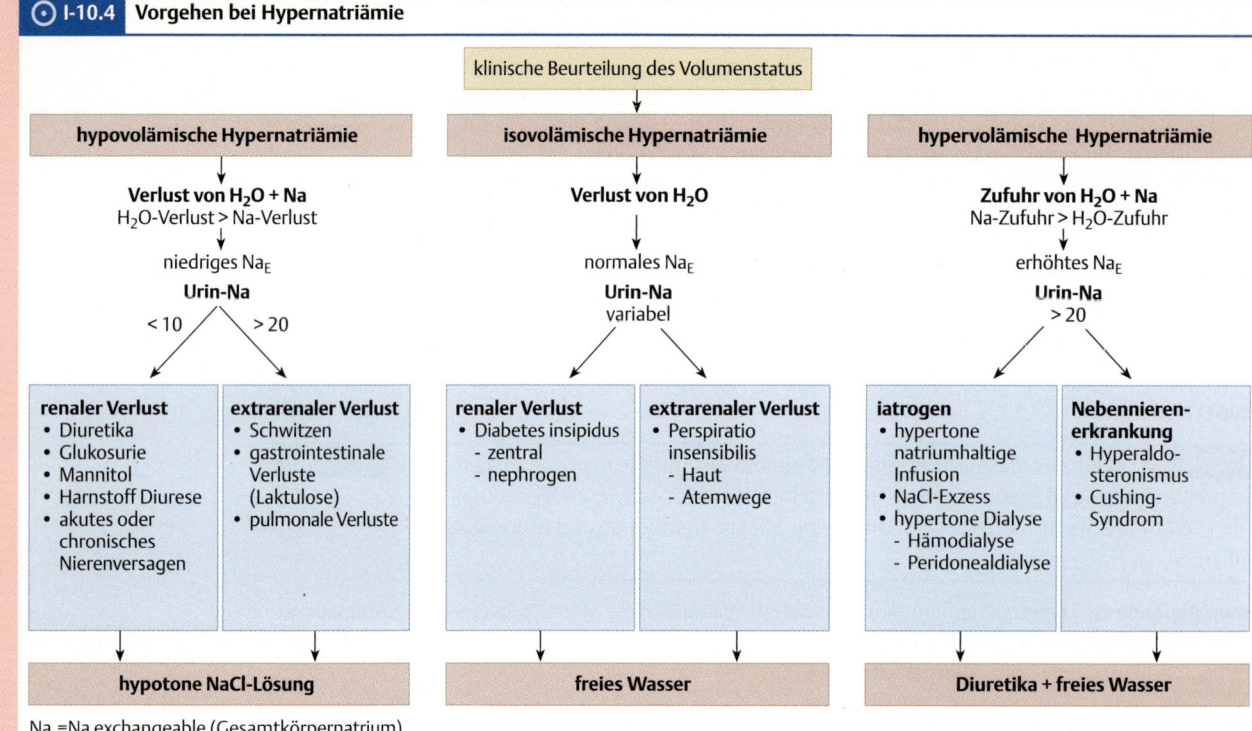

Na_E = Na exchangeable (Gesamtkörpernatrium)

10.2.3 Kalium

Bedeutung: Kalium ist das Hauptkation des Intrazellulärraums und wird als wichtig für die Regulation der zellulären Protein- und Glykogensynthese angesehen.

Aufnahme und Ausscheidung: 90 % des zugeführten Kaliums werden renal, 10 % enteral ausgeschieden.

Verteilung: Kalium findet sich hauptsächlich **intrazellulär** (98 %).

▶ Merke.

Regulation: Wesentliche Regulationsmechanismen, die die intra- und extrazelluläre Kaliumbalance beeinflussen, zeigt Tab. **I-10.5**.

10.2.3 Kalium

Bedeutung: Kalium ist das Hauptkation des Intrazellulärraums und wird als wichtig für die Regulation der zellulären Protein- und Glykogensynthese angesehen. Renale Tubuluszellen reagieren nur adäquat auf ADH, wenn intrazellulär keine unphysiologisch niedrigen Kaliumkonzentrationen bestehen. Im Übrigen sind zelluläre Erregbarkeit (Ruhemembranpotenzial) und die neuromuskuläre Transmission von einem physiologischen Verhältnis der intra- zu extrazellulären Kaliumkonzentration abhängig.

Aufnahme und Ausscheidung: Mit der Nahrung werden täglich etwa 0,75–1,25 mmol Kalium/kg KG aufgenommen. Bei intakter Nierenfunktion werden etwa 90 % der zugeführten Kaliummenge renal und 10 % enteral ausgeschieden, sodass die extra- und intrazelluläre Kaliumkonzentration konstant gehalten werden kann.

Verteilung: Der Gesamtkörper-Kaliumgehalt liegt bei 58 mmol/kg KG, wobei Frauen einen etwa 25 % niedrigeren und Patienten in höherem Lebensalter (> 65 Jahre) einen etwa 20 % niedrigeren Kaliumgehalt aufweisen. Kalium findet sich hauptsächlich **intrazellulär** (98 %). Verschiebungen von Kalium aus dem Intra- in den Extrazellulärraum und umgekehrt machen Hyper- und Hypokaliämien bei normalem Gesamtkörper-Kaliumgehalt möglich.

▶ **Merke.** Der Normbereich der Plasmakaliumkonzentration liegt zwischen **3,5–5,0 mmol/l**. Die intrazelluläre Kaliumkonzentration beträgt 150–155 mmol/l.

Regulation: Das Nahrungskalium wird nahezu vollständig im Dünndarm reabsorbiert. Die Fähigkeit, eine physiologische extrazelluläre Kaliumkonzentration aufrechtzuerhalten, hängt von verschiedensten homöostatischen Mechanismen ab (Anpassung der renalen Kaliumausscheidung an die tägliche Kaliumaufnahme, Regulation der Verteilung des Kaliums zwischen Intra- und Extrazellulärraum). Im Verlauf des Tubulus wird nahezu das gesamte filtrierte Kalium rückresorbiert, das Sammelrohr ist der Ort der Kaliumausscheidung: Natriumkanäle (aldosteron- und flussabhängig, ohne Kotransport von Chlorid) spielen die wesentliche Rolle für die Generierung eines elektrochemischen Gradienten, der die Exkretion von Kalium über spezielle Ionenkanäle fördert. Ein geringer Anteil wird über den Stuhl ausgeschieden. Umgekehrt führen ANP, Volumenbelastung und Aldosteronblockade zu einer

10.2 Elektrolythaushalt

Natriurese und konsekutiv erhöhter Rückresorption von Kalium. Zu weiteren wesentlichen Regulationsmechanismen, die die intra- und extrazelluläre Kaliumbalance beeinflussen, siehe Tab. **I-10.5**.

I-10.5	Hauptfaktoren mit Einfluss auf transmembranöse Verschiebungen von Kalium	
	Einflussgröße	**Mechanismus**
physiologisch	Plasmakalium	erhöhte Plasmakaliumwerte stimulieren die zelluläre Kaliumaufnahme
	Katecholamine	β_2-Rezeptoren stimulieren die Na^+-K^+-ATPase
	Insulin	stimuliert die Na^+-K^+-ATPase
pathologisch	Azidose/Alkalose	Aufnahme und Abgabe von Protonen in und aus der Zelle führt zu gegensinnigem Kaliumtransport, um Elektroneutralität zu wahren
	Zelluntergang	nekrotische Zellen setzen Kalium frei
	Hyperosmolalität	Wasser, das aus den Zellen strömt, reißt Kalium mit sich (solvent drag)

Hypokaliämie

▶ **Definition.** Ein Abfall der Plasmakaliumkonzentration **< 3,5 mmol/l** wird als Hypokaliämie bezeichnet.

Ätiopathogenese: Hypokaliämien können durch eine Verteilungsstörung (Verschiebung von Kalium aus dem Extra- in den Intrazellulärraum, sog. Redistributionshypokaliämie), bedingt sein oder durch renalen oder gastrointestinalen Kaliumverlust hervorgerufen werden.

- **Verteilungsstörungen:**
  - **metabolische Alkalose:** Protonen werden im Austausch gegen Kalium aus den Zellen geschleust (Diuretika, Erbrechen, gastrale Sonden, Mineralkortikoidexzess, Penicillin-Derivate).

▶ **Merke.** Dies erlaubt aber nicht den Umkehrschluss, dass eine metabolische Alkalose immer mit einer Hypokaliämie und eine metabolische Azidose immer mit einer Hyperkaliämie vergesellschaftet wäre!
(Bei folgenden Ursachen einer metabolischen Azidose sind Hypokaliämien typisch: Diarrhö, Laxanzien [Verlust über distales Kolon], renal-tubuläre Azidose, Salt-wasting-Nephropathies, Ketoazidose, Laktatazidose.)

- **Therapie mit Insulin** (und Glukose): Insulin erhöht die Aktivität der Natrium-Kalium-ATPase (Tab. **I-10.5**).
- **renale Kaliumverluste:**
  - **primärer Hyperaldosteronismus** (s. S. 808).
  - **Diuretikatherapie:** Die reduzierte tubuläre Natriumrückresorption führt neben der größeren Urinausscheidung auch zu Kaliumverlusten (Kaliumausscheidung nimmt mit dem tubulären Flüssigkeitsfluss zu). Außerdem kann sich unter Diuretika ein sekundärer Hyperaldosteronismus entwickeln.
- **enterale Kaliumverluste:** entweder direkt (Kaliumverlust über das distale Kolon, z. B. bei Diarrhö oder Laxanzientherapie) oder indirekt (Kaliumverschiebung nach intrazellulär durch metabolische Alkalose bei Erbrechen oder gastralen Sonden = Protonenverlust).

▶ **Merke.** Hypokaliämien beruhen selten auf einer verminderten Kaliumzufuhr mit der Nahrung.

Klinik: Milde Hypokaliämien (3,0–3,5 mmol/l) verlaufen meist symptomlos. Selten klagen Patienten über Müdigkeit, Schwächegefühl, Muskelkrämpfe oder kardiale Symptome (gesteigerte Digitalisempfindlichkeit, Neigung zu ventrikulären Arrhythmien, Flimmergefahr, auch bei Herzgesunden). Da Hypokaliämie die Insulinsekretion beeinträchtigt, entwickelt sich eine Kohlenhydratintoleranz.

Diagnostik: In der Anamnese muss nach Hinweisen auf Erbrechen, Diarrhö und Diuretikaeinnahme geachtet werden. Wichtige Laboruntersuchungen sind die Bestimmung der **Plasmaelektrolyte** Natrium, Kalium und Chlorid sowie der **Säure-Basen-Status**; ggf. können zum Nachweis oder Ausschluss eines Diuretikaabusus die Diure-

Auskunft über einen extrarenalen oder renalen Kaliumverlust. Das **EKG** gibt Hinweise auf die intrazelluläre Kaliumkonzentration (Abb. **I-10.5**).

tikametaboliten im Urin bestimmt werden. Eine niedrige Kaliumausscheidung (< 20 mmol/l) im **Urin** weist auf extrarenale Kaliumverluste hin, während eine Kaliumkonzentration > 20 mmol/l im Urin für renale Kaliumverluste spricht. Die intrazelluläre Kaliumkonzentration lässt sich in Grenzen aus dem **EKG**-Bild abschätzen (Abb. **I-10.5**).

I-10.5 Veränderungen des EKG-Bildes bei fallenden Kaliumwerten

K^+ 2,8 mmol/l K^+ 2,5 mmol/l K^+ 2,0 mmol/l K^+ 1,7 mmol/l

K^+ < 2,8 mmol/l bis K^+ < 2,5 mmol/l: zunehmende TU-Verschmelzungswelle. K^+ < 2,0 mmol/l bis K^+ < 1,7 mmol/l: Ausgeprägte U-Wellen-Bildung bei progredienter T-Negativierung.

Therapie: Je nach Ausmaß der Hypokaliämie erfolgt die **Kaliumsubstitution** oral oder intravenös mit **Kaliumchlorid**. Bei milder Hypokaliämie genügt eine **kaliumreiche Ernährung**.

Therapie: Je nach Ausmaß der Hypokaliämie erfolgt die **Kaliumsubstitution** oral oder intravenös mit **Kaliumchlorid**. Bei milder und asymptomatischer Hypokaliämie genügt meist eine **kaliumreiche Ernährung**. Die intravenöse Substitution muss langsam erfolgen (max. 20 mmol Kalium/h), da die Gefahr von potenziell lebensbedrohlichen Herzrhythmusstörungen auch beim Herzgesunden besteht.
Das Plasmakalium sollte dabei kurzfristig kontrolliert und weitere EKGs geschrieben werden.

Ursächliche Störungen des Säure-Basen-Haushaltes oder hormonelle Entgleisungen müssen zusätzlich behandelt werden.

Ursächliche Störungen des Säure-Basen-Haushaltes (z. B. Alkalose) oder hormonelle Entgleisungen (z. B. primärer Hyperaldosteronismus) müssen zusätzlich medikamentös oder chirurgisch behandelt werden.

Hyperkaliämie

Hyperkaliämie

▶ **Definition.**

▶ **Definition.** Bei Plasmakaliumwerten **> 5,0 mmol/l** spricht man von Hyperkaliämie. Werte > 7,5 mmol/l sind lebensbedrohlich.

Ätiopathogenese:

Ätiopathogenese: Die Hyperkaliämie resultiert aus einer vermehrten Zufuhr, Verteilungsstörungen (Mobilisierung von Kalium aus dem Intra- in den Extrazellulärraum) und einer verminderten Ausscheidung.

- **vermehrte Kaliumzufuhr:** oral oder intravenös
- **Verteilungsstörungen:** z. B. Azidose, Insulinmangel, Katabolismus, Medikamente

- **vermehrte Kaliumzufuhr:** oral oder intravenös (cave: bei zu rascher Zufuhr droht eine fatale Hyperkaliämie)
- **Verteilungsstörungen:** z. B. durch metabolische oder respiratorische Azidose, Insulinmangel, Hyperglykämie, Katabolismus, Medikamente wie β-Rezeptoren-Blocker, Arginin-HCl, Succinylcholin oder Digitalisintoxikation

▶ **Merke.**

▶ **Merke.** Die metabolische Azidose führt nicht zwangläufig zu einer Hyperkaliämie! Die begleitende Kaliumverschiebung hängt von der Art der zugrunde liegenden Säure ab – gerade bei schweren, lebensbedrohlichen Azidosen durch organische Säuren (Laktat, Ketokörper) können ausgeprägte Hypokaliämien auftreten! (Bei Azidosen durch organische Säuren [Ketosäuren, Milchsäure] ist das begleitende Anion für die Zellwand permeabel, somit kommt es nicht zu einem Shift von Kalium aus der Zelle. Bei mineralischen Säuren ist dagegen meist mit einer Hyperkaliämie zu rechnen.)

- **verminderte Ausscheidung:** z. B. Niereninsuffizienz, Hypoaldosteronismus, Medikamente.

- **verminderte Ausscheidung:** z. B. bei Niereninsuffizienz, Hypoaldosteronismus, durch Medikamente wie ACE-Inhibitoren, Ciclosporin, Heparin, Prostaglandin-Synthesehemmer.

Klinik: Es treten **neurologische, muskuläre** und **kardiale** Symptome auf.

Klinik: neurologische und **muskuläre Störungen:** Mit Anstieg der Plasmakaliumkonzentration nimmt das Membranpotenzial ab, was **Muskelschwäche** und **Paralysen** zur Folge hat (beginnend an besonders dicht innervierten Muskelgruppen – perioral, periorbital, Hände, mit Ausbreitung auf übrige Muskulatur); **kardiale** Symptome wie Herzrhythmusstörungen (harmlose Extrasystolie bis hin zu malignen Tachykardien oder Kammerflimmern) treten in Abhängigkeit von der Plasmakaliumkonzentration und des intra-/extrazellulären Kaliumquotienten auf.

Diagnostik: Bei der Beurteilung der Ergebnisse einer **Kaliumbestimmung** sollten eine renale Funktionseinschränkung oder eine Azidose berücksichtigt werden. Ein Bestimmungsfehler durch inadäquate Blutentnahme oder durch zu langes Stehen der Blutprobe sollte ausgeschlossen werden. Im **EKG** finden sich mit zunehmender Kaliumkonzentration typische Befunde (Abb. **I-10.6**).

Es sollte immer bedacht werden, dass nicht nur der absolute Kaliumspiegel pathologische Konsequenzen haben kann, sondern auch die Geschwindigkeit eines Kaliumanstieges nicht aus dem Auge verloren werden darf: Ein Serumkalium von 6 mmol/l mag bei einem Dialysepatienten völlig symptomlos auftreten. Bei einem herzinsuffizienten Patienten hingegen, dessen Kalium bei forcierter Diuretikatherapie auf 2,6 mmol/ abgefallen war, sodass über Kaliumgabe der Plasmaspiegel zu rasch auf überhöhte Werte ausgeglichen wurde, kann die Klinik weit pathologischer ausfallen.

Diagnostik: Bei der Beurteilung der **Kaliumbestimmung** sollten eine renale Funktionseinschränkung oder eine Azidose berücksichtigt und Bestimmungsfehler ausgeschlossen werden. Im **EKG** finden sich typische Befunde (Abb. **I-10.6**).

I-10.6 Veränderungen des EKG-Bildes bei steigenden Kaliumwerten

normal	$K^+ > 6$ mmol/l	$K^+ > 7$ mmol/l
normal	QT verkürzt, T schmal und hoch	P-Verlust, QRS reduziert, QRS-T-Übergang wellenförmig

$\downarrow Ca^{++}$, $\downarrow pH$, $\downarrow Na^+$ und rascher Kaliumanstieg, verstärken Kaliumtoxizität → Kammerflimmern oder Asystolie

Therapie: Eine Behandlungsindikation besteht bei Plasmakaliumwerten > 6,0 mmol/l, vor allem bei Hyperkaliämiezeichen im EKG. Die schnellste Akutmaßnahme bietet die **Infusion von Glukose + Insulin** (1 I.E. Alt-Insulin pro 2 g Glukose). Eine hypertone 10%ige Kochsalzlösung führt zu kurzfristiger Besserung der Symptome. **Kalziumglukonat** (5–10%ig) sollte nur eingesetzt werden, wenn der Patient sicher keine Herzglykoside einnimmt und ein EKG-Monitoring möglich ist. **Natriumbikarbonat** (40–100 ml, 8,4%ig) zum Azidoseausgleich senkt ebenfalls rasch das extrazelluläre Kalium. Außerdem können β_2-Mimetika (z. B. Terbuatlin s. c., Salbutamol inhalativ) kaliumsenkend wirken.

Therapie: Die wichtigsten Akutmaßnahmen sind die **Hämodialyse** mit kaliumarmem Dialysat und die **Infusion von Glukose/Insulin**. Außerdem können **Natriumbikarbonat** und **Kalziumglukonat** (nur bei Patienten ohne Herzglykosideinnahme) eingesetzt werden.

▶ **Merke.** Alle diese Maßnahmen verschieben Kalium in den Intrazellulärraum, das Gesamtkörperkalium wird dabei aber nicht gesenkt! Nach einiger Zeit kommt es erneut zur Umverteilung und das Plasmakalium steigt wieder an.

▶ **Merke.**

Eine Senkung des Körperkaliums kann mit **Diuretika** erreicht werden. Sie kommen allerdings nur infrage, wenn durch die Niere noch eine ausreichende Wasserausscheidung möglich ist. Die Gabe von **Kationenaustauschern** in Natrium- und Kalziumphase (3-4-mal 15–30 g per os oder als Klysma) reduziert zwar effektiv das extrazelluläre Körperkalium, eignet sich aber besonders per os nicht zur Akuttherapie, da der Plasmakaliumspiegel zu langsam sinkt. Wenn die Nierenfunktion höhergradig eingeschränkt ist, kann häufig nur über **Hämodialyse** mit Einsatz eines kaliumarmen Dialysats eine rasche und adäquate Senkung des Plasmakaliums erreicht werden.

Diurektika kommen infrage, wenn durch die Niere noch eine ausreichende Wasserausscheidung möglich ist. Die Gabe von **Kationenaustauschern** eignet sich nicht zur Akuttherapie.

10.2.4 Kalzium

Grundlagen

Bedeutung: Mit einem Körperbestand von 1–1,1 kg erweist sich Kalzium als der mengenmäßig am stärksten vertretene Mineralstoff im menschlichen Organismus. Kalzium ist an der Blutgerinnung, an der Erregung von Muskeln und Nerven sowie an der Aktivierung einiger Enzyme und Hormone beteiligt. Die Normwerte im Blut liegen bei 2,2–2,65 mmol/l. Sie werden durch die Hormone Calcitriol (Vitamin $D_{1,25}$), Kalzitonin und Parathormon reguliert (s. Tab. **H-3.2**, S. 775).

10.2.4 Kalzium

Grundlagen

Bedeutung: beteiligt an der Blutgerinnung, der Erregung von Muskeln und Nerven sowie an der Aktivierung einiger Enzyme und Hormone.

10 Wasser- und Elektrolythaushalt

Aufnahme und Ausscheidung: Über den Darm nehmen wir täglich etwa 25 mmol Kalzium auf. Davon werden im Darm 25 % resorbiert, der Rest über den Stuhl ausgeschieden. (Der Kalziumtransport im Darm läuft bidirektional in beiden Richtungen ab, da Kalzium im oberen Dünndarm sowohl resorbiert als auch sezerniert werden kann. Die Summe der beiden Vorgänge führt zur Nettoresorption. Bei einer ausgeglichenen Kalziumbalance scheiden wir die gesamte im Darm resorbierte Kalziummenge über die Nieren aus.) Dies bedeutet: Das täglich aufgenommene Kalzium wird zu 75 % über den Stuhl und zu 25 % über den Urin wieder vollständig aus dem Organismus entfernt.

Verteilung: Etwa **99 %** des Gesamtkörperkalziums befindet sich im **Skelettsystem**, etwa 1 % findet sich **extrazellulär** und weniger als 0,1 % des Gesamtkörperkalziums entfällt auf die **intrazelluläre** Flüssigkeit.

Etwa 45 % des **Plasmakalziums** liegen **proteingebunden** vor, ca. 5 % sind an entsprechende **Anionen** (Phosphat, Chlorid, Azetat) gebunden. Ungefähr 50 % liegen als **freies** (**ionisiertes**) **Kalzium** vor. Kalzium bindet vorwiegend an **Albumin** (0,8–1,0 mg Kalzium/g Albumin), während zu Globulinen nur eine geringe Affinität besteht (0,2–0,3 mg Kalzium/g Protein).

Daher entwickeln sich bei hypoproteinämischen und vor allem hypalbuminämischen Krankheitsbildern Hypokalzämien, die nicht durch Kalziumsubstitution korrigiert werden können (s. u.).

Regulation: Die Regulation des Kalziumspiegels erfolgt durch die 3 **Hormone** Parathormon (PTH), 1,25-(OH)$_2$-Vitamin D$_3$ (Kalzitriol) und Kalzitonin eingebunden (Näheres s. S. 774).

Hypokalzämie

▶ **Definition.** Eine Erniedrigung der Plasmakalziumwerte auf **< 2,2 mmol/l** (< 8,8 mg/dl) bezeichnet man als Hypokalzämie.

Ätiopathogenese: Bei Hypokalzämie kann das proteingebundene und/oder ionisierte Kalzium betroffen sein.

- **Verminderung des proteingebundenen Kalziums:** z. B. bei Hypoalbuminämie durch nephrotisches Syndrom, Leberzirrhose, Malnutrition, einer exsudativen Enteropathie oder Pankreatitis.
- **Verminderung des ionisierten Kalziums** (echte Hypokalzämie): z. B. bei Hypoparathyreoidismus, Resistenz des Skelettsystems gegenüber der kalzämischen Wirkung von PTH (akute und chronische Niereninsuffizienz, Vitamin-D$_3$-Mangel), Hyperphosphatämie, Gewebeverkalkung bei Rhabdomyolyse oder akuter Pankreatitis sowie Komplexbildung von Kalzium im Blut durch Zitrat-(Bluttransfusion) oder EDTA-Gabe.

Klinik: Chronische und milde Hypokalzämien sind häufig symptomlos, ausgeprägte Hypokalzämien werden symptomatisch, vor allem, wenn das ionisierte freie Kalzium abfällt, kommt es schlimmstenfalls zu **Krampfanfällen**. Weitere Symptome sind die typische „Pfötchenstellung" sowie Parästhesien in besonders dicht innervierten Hautarealen (Gesicht und Hand). Bei der klinischen Untersuchung fällt das Chvostek-Zeichen positiv aus (Zucken des Gesichts nach Beklopfen der Haut im Verlauf des N. facialis als Zeichen der erhöhten neuromuskulären Erregbarkeit) sowie eine ausgeprägte Hyperreflexie. Bei schwerer Hypokalzämie besteht eine vitale Gefährdung durch Herzrhythmusstörungen und einen Laryngospasmus.

Diagnostik: Bestimmung des Gesamt- und des ionisierten Kalziums, Albumin, Nierenfunktionswerte, PTH und Vitamin D.

Therapie: Symptomatische Patienten mit Hypokalzämie erhalten intravenös (langsame Injektion) oder oral ein entsprechendes **Kalziumpräparat**. Hypokalzämien auf dem Boden eines Albuminmangels bedürfen keiner Kalziumsubstitution, sondern einer ursachenorientierten Normalisierung des Serumalbumin- oder des Serumgesamteiweißspiegels (oft erweist sich eine erfolgreiche Therapie des nephrotischen Syndroms aber als schwierig). Hypokalzämische Patienten mit Vitaminmangel bedürfen keiner Kalziumsubstitution, sondern einer **Substitution von Vitamin D** (0,25 mg Cholecalciferol pro Tag oder 0,25–1,0 µg 1,25-(OH)$_2$-Vitamin D$_3$ bei Nieren-

insuffizienz). Bei Niereninsuffizienz wird wegen der gestörten Rezeptorempfindlichkeit für 1,25(OH)$_2$-Vitamin D$_3$ auch die Bolusgabe von z. B. 2–4 µg nach Hämodialysebehandlung vorgeschlagen.

Hyperkalzämie

▶ **Definition.** Plasmakalziumwerte > **2,65 mmol/l** werden als Hyperkalzämie bezeichnet.

Ätiopathogenese: 80 % der Hyperkalzämien sind auf **Malignome** oder einen **primären Hyperparathyreoidismus (pHPT)** zurückzuführen. Weitere Ursachen zeigt Tab. I-10.6.

Hyperkalzämie

▶ **Definition.**

Ätiopathogenese: 80 % sind auf **Malignome** oder einen **pHPT** zurückzuführen, weitere Ursachen s. Tab. **I-10.6**.

I-10.6 Ursachen der Hyperkalzämie

Erkrankung	Mechanismus	wegweisende Diagnostik
endokrine Ursachen		
• primärer Hyperparathyreoidismus (pHPT)	• Kalziumfreisetzung aus Knochen ↑	• Ca^{2+} ↑, PTH ↑
• tertiärer Hyperparathyreoidismus	• Kalziumfreisetzung aus Knochen ↑	• Anamnese: langjähriger sekundärer HPT
• Hyperthyreose	• gesteigerter Knochenstoffwechsel	• T$_3$, T$_4$, TSH
tumorinduziert		
• vorwiegend osteolytische Hyperkalzämie (z. B. bei Knochenmetastasen, Plasmozytom)	• Sekretion von Zytokinen (z. B. TNF, TGFα, IL-1, IL-6) und osteolytischen Wirkstoffen wie Prostaglandine, 1,25-(OH)$_2$-Vitamin D$_3$	• Tumorsuche, Blutbild, Knochenmarkbiopsie oder -ausstrich, Skelettszintigramm
• paraneoplastische Hyperkalzämie (z. B. Bronchial-Ca).	• ektope Synthese PTH-artiger Peptide (PTHrP).	• PTHrP, PTH intakt erniedrigt.
Immobilisation bei Osteoporose	• Kalziumfreisetzung aus dem Skelett ↑	• Anamnese, Röntgen
schwere Frakturen (Jüngere)		
Morbus Paget (cave: Koinzidenz mit primärem HPT)		
Ausfall der Glukokortikoide • akuter Morbus Addison • Z. n. Operation eines Cushing-Syndroms.	• Ausfall eines „PTH-Antagonisten"	• NNR-Diagnostik
akutes Nierenversagen, Exsikkose	• Verminderung Kalzurie	• Anamnese, Nierenfunktion
familiäre benigne hypokalzurische Hyperkalzämie (selten)	• Verminderung Kalzurie	• Kalzurie, Phosphaturie (Ca^{2+}, PTH)
Sarkoidose	• Bildung von 1,25-(OH)$_2$-Vitamin D$_3$ ↑	• Röntgen-Lunge, ACE-Spiegel, Leberbiopsie
Tuberkulose	• Bildung von 1,25-(OH)$_2$-Vitamin D$_3$ ↑	• Röntgen-Lunge, ACE-Spiegel, Tbc-Diagnostik
Histoplasmose	• Bildung von 1,25-(OH)$_2$-Vitamin D$_3$ ↑	• Röntgen-Lunge, Serologie
AIDS	• Osteolyse durch Viren	• Anamnese, Serologie
infantile idiopathische Hyperkalzämie	• Mechanismus unklar	• Kindesalter, Ausschluss anderer Ursachen
medikamentös induziert		
• Vitamin-D-, Vitamin-A-Intoxikation etc.	• Kalziumabsorption ↑ (Vit.-D-Intox.), Osteolyse ↑	• Anamnese, Spiegelbestimmung
• Thiazidmedikation (bei „belasteter" Kalziumhomöostase)	• Kalzurie ↓	• Anammnese
• Tamoxifen bei Brustkrebsmetastasen	• Aufflammen des Karzinoms	
• Theophyllin, ASS-Intoxikation	• Mechanismus unklar	
Hartes-Wasser-Syndrom (heute nur noch historische Bedeutung)	• Kalzium im Dialysatwasser durch unzureichende Wasser-Entionisierung	• Überprüfung Dialyse

Klinik: **Milde** Hyperkalzämien sind häufig symptomlos (Diagnosestellung bei Routineuntersuchung). **Ausgeprägte** Hyperkalzämien können zu einer Reihe von Symptomen führen:

- **Gastrointestinaltrakt:** Appetitlosigkeit, Übelkeit, Erbrechen, Verstopfung
- **Nervensystem:** Kopfschmerzen, Lethargie, Desorientiertheit, Depression, Koma
- **Niere:** Polyurie und Polydipsie, Nykturie, Nephrolithiasis

Klinik: **Milde** Hyperkalzämien sind häufig symptomlos, **ausgeprägte** Hyperkalzämien können mit zahlreichen Symptomen einhergehen, z. B. Übelkeit, Erbrechen, Rhythmusstörungen, Koma.

- **Muskeln, Knochen, Gelenke:** Schwächegefühl, Arthralgie, Knochenschmerzen (fokale Knochenläsionen)
- **Herz:** Rhythmusstörungen, QT-Verkürzung.

Hyperkalzämische Krise: Dramatisches Krankheitsbild bei raschem und extrem starkem Anstieg des Kalziumspiegels: Das klinische Bild ist geprägt von Koma, Krampfanfällen, Hyperthermie, trockener warmer Haut, malignen Herzrhythmusstörungen und akutem Nierenversagen. Dieses Syndrom ist ein medizinischer Notfall, der intensivmedizinische Maßnahmen erfordert: Intubation wegen der Gefahr des Laryngospasmus, maschinelle Beatmung, Nierenersatztherapie, Kreislaufmonitoring.

Diagnostik: s. Diagnostik der Hypokalzämie (S. 976). Zusätzlich sollte das PTH-related-Peptide gemessen werden, das von soliden Tumoren gebildet werden kann, aber über die normalen PTH-Assays nicht erfasst wird. Darüber hinaus sollte das 1,25-DHCC gemessen werden (Hinweis auf exogene Vitamin-D-Intoxikation).

Therapie: Vor Diagnosestellung können aus vitaler Indikation folgende allgemeine Therapiemaßnahmen (s. Tab. I-10.7) indiziert sein:
- **Flüssigkeitszufuhr** von vorwiegend physiologischer Kochsalzlösung, um die Dehydratation der Patienten („Zwangspolyurie" bei Hyperkalzämie) auszugleichen.
- **Forcierte Diurese** unter Gabe von Furosemid nach Ausgleich des Volumendefizits, um eine verstärkte renale Exkretion von Kalzium zu erreichen.
- **Glukokortikoide** (z. B. Methylprednisolon 50 mg/d), um die Freisetzung von Kalzium aus dem Skelettsystem oder aktivierten Makrophagen (1,25-[OH]$_2$-Vitamin-D$_3$-Bildung) zu supprimieren. Dadurch wird die intestinale Kalziumresorption vermindert, die Niere hingegen scheidet vermehrt Kalzium aus.

Hyperkalzämische Krise: Dramatisches Krankheitsbild bei extrem starkem Anstieg des Kalziumspiegels: Das klinische Bild ist geprägt von Koma, Krampfanfällen, Hyperthermie, trockener warmer Haut, malignen Herzrhythmusstörungen und akutem Nierenversagen. Intensivmedizinische Maßnahmen erforderlich.

Diagnostik: s. Diagnostik der Hypokalzämie (S. 976).

Therapie: Allgemeine (symptomatische) Maßnahmen (Tab. I-10.7) sind:
- **Flüssigkeitszufuhr** (physiologische Kochsalzlösung)
- **forcierte Diurese** (Furosemid)
- **Glukokortikoide** (z. B. Methylprednisolon).

I-10.7 Symptomatische Therapie der Hyperkalzämie

Mittel	Dosierung	spezielle Indikation	Wirkmechanismus	Komplikationen
sehr rascher Wirkungseintritt (binnen 1 Stunde)				
▪ 0,9 % NaCl i. v.	4–6 (10) l/d	universal	Steigerung der Kalziurie	Hypokaliämie, Volumenbelastung (Übelkeit)
▪ Furosemid	20–40–500 mg/d 100 mg/h → 24 h	universal bei Retention	Steigerung der Diurese Steigerung der Kalziurie	Hypokaliämie, Hypomagnesiämie
▪ Hämodialyse	Ca^{2+}-freies Dialysat	Krise mit akutem Nierenversagen	Herausdialysieren von Kalzium	dialysebedingt
rascher Wirkungseintritt (binnen weniger Stunden)				
▪ reichliches Trinken Ca^{2+}-armer Flüssigkeit	2–3 l/d	universal	Steigerung der Kalziurie	–
▪ Kalzitonin	200–500 I.E./d	universal	Hemmung der Osteolyse, Analgesie	–
▪ Bisphosphate*				
– Zoledronat	4 mg i. v. über 15 min	bevorzugt Malignome	Hemmung der Osteolyse	Nebenwirkung: Serumkreatinin ↑ (Cave: Dosisreduktion bei Niereninsuffizienz!)
– Clodronat (Ostac)	300 mg/d i. v. (über mehrere Stunden) 400–3200 mg/d oral über Tage bis Wochen	bevorzugt Malignome	Hemmung der Osteolyse	Niereninsuffizienz (bei zu schneller Infusion)
– Pamidronat (Aredia)	15–90 mg i. v. (über Stunden)			gelegentlich passager Fieber, Niereninsuffizienz (bei zu schneller Infusion)
– Ibandronat (Bondronat)	2–6 mg i. v. (Kurzinfusion)			–
langsamer Wirkungseintritt (Tage)				
▪ Ca^{2+}-, Vitamin-D-arme Diät	<100 mg Ca^{2+}/d	universal	Verminderung der Kalziumabsorption	–
▪ Prednison	40–100 mg/d	Vitamin-D-Intoxikation, Sarkoidose	Hemmung der Kalziumaufnahme	iatrogener Cushing

* seltene Komplikation v. a. bei Tumorpatienten mit Zahnschäden: Kiefernekrose

Die Therapie hat sich ansonsten nach der **Grunderkrankung** zu richten:
- **Malignome:** Bei Plasmakalziumwerten > 3,25–3,3 mmol/l (> 13–14 mg/dl) und klinischen Symptomen durch die Hyperkalzämie: sofortige Notfalltherapie. Neben allgemeinen Maßnahmen wie Rehydratation und Elektrolytausgleich sollten spezifische, die Knochenresorption hemmende Substanzen (Kalzitonin, Bisphosphonate) verabreicht werden.
- **Primärer Hyperparathyreoidismus:** Therapie der Wahl ist die Parathyreoidektomie.
- **Thyreotoxikose:** aggressive thyreostatische Therapie in Kombination mit Propranolol (additive Senkung der Kalziumspiegel) indiziert.
- **Vitamin-D$_3$-Intoxikation:** Kalzitonin und diätetische Kalziumrestriktion. Glukokortikoide sind nur bei schweren Intoxikationen indiziert.
- **Immobilisation:** Kalzitonin oder Biphosphonat.
- **Sekundärer/tertiärer Hyperparathyreoidismus:** Therapie der Wahl ist beim autonomen tertiären HPT die subtotale Parathyreoidektomie. Beim sekundären HPT lässt sich häufig eine PTH-Suppression mit Kalzitriol oder 1α-Hydroxyvitamin D$_3$ in adäquat hoher Dosierung (Rezeptorunempfindlichkeit bei Urämie) erzielen.

10.2.5 Phosphat

Grundlagen

Bedeutung: Im Organismus befinden sich 700 g Phosphat, davon 85 % im Knochen, 14 % in weichen Gewebestrukturen sowie weniger als 1 % in der extrazellulären Flüssigkeit. Diese extrem ungleiche Verteilung kann dazu führen, dass schon kleinste Mengen, die akut aus dem großen Phosphatspeicher des Knochens mobilisiert wurden, bereits zu einer erheblichen Plasmaphosphaterhöhung mit ernsten Folgen (Kristallbildung in Gelenken und Niere) führen. Andererseits kann der Knochen chronisch an Phosphaten verarmen, ohne dass sich der Plasmaphosphatspiegel dabei ändert, denn die gesunde Niere hat Zeit, ihre Entsorgungsfunktion wahrzunehmen und das vermehrt freigesetzte Phosphat auszuscheiden.

Beinahe das gesamte Blutphosphat liegt in Form von Phosphatmolekülen (PO_4^{3-}) vor, die an der Bildung anorganischer Phosphate und organischer Ester- und Lipidverbindungen beteiligt sind. Phosphat erweist sich als das häufigste intrazelluläre Anion, das für viele molekularbiologische Vorgänge (Phosphorylierung) unabdingbar ist. Darüber hinaus sind die zellulären „Energielieferanten" wie ATP und GTP ohne Phosphat nicht denkbar. Schließlich bilden Phosphate eines der wichtigsten intrazellulären Puffersysteme.

Aufnahme und Ausscheidung: Phosphat wird über den Darm in den Körper aufgenommen, überschüssige Mengen durch die Nieren mit dem Urin wieder ausgeschieden. Phosphor kommt in der Nahrung in Verbindung mit Eiweiß vor, wird im Übrigen als Stabilisator bei der Herstellung von Nahrungsmitteln verwendet. Als besonders reich an Phosphor erweisen sich daher die meisten eiweißreichen Nahrungsmittel wie Fleisch, Fisch und Geflügel, Milch und Milcherzeugnisse einschließlich Joghurt und Schmelzkäse, Nüsse, Mandeln, Vollkornprodukte und Hülsenfrüchte. Je nach Ernährungsgewohnheiten schwankt die Menge an Phosphor somit stark, die täglich mit der Nahrung aufgenommen wird.

Verteilung: Im menschlichen Organismus finden sich 500–700 g Phosphat. 75–85 % des Gesamtkörperphosphates liegen im **Skelettsystem** vor, nur 0,1 % des Gesamtkörperphosphates lassen sich in der **extrazellulären** Flüssigkeit nachweisen (500–700 mg), in dessen Regulation die Niere eine wichtige Rolle spielt.

> ▶ Merke. Der Normbereich des Plasmaphosphatwertes liegt bei **2,5–5,0 mg/dl** (0,8–1,6 mmol/l).

Regulation: Der Plasmaphosphatspiegel wird über Parathormon und Calcitriol reguliert. PTH senkt bei intakter Niere die Phosphatkonzentration, da die renale Resorption gehemmt wird, fördert zugleich jedoch die Phosphatmobilisierung aus dem Knochen. Calcitriol steigert den Plasmaphosphatspiegel, da enterale Absorption und renale Resorption gesteigert werden.

Hypophosphatämie

▶ Definition. Plasmaphosphatwerte < **2,5 mg/dl** weisen auf eine Hypophosphatämie hin. Werte zwischen zwischen 1,0 und 2,5 mg/dl sprechen für eine **milde** Hypophosphatämie, Werte < 1,0 mg/dl für eine **schwere** Hypophosphatämie.

Ätiopathogenese (Tab. I-10.8):
- **akuter Phosphatmangel:** Sepsis, Insulingabe, Alkalose, parenterale Hyperalimentation
- **chronischer Phosphatmangel:** Alkoholabusus (häufig)

Ätiopathogenese: Eine Hypophosphatämie kann sich **akut** bei (vorwiegend gramnegativer) Sepsis, Therapie des Coma diabeticum (Insulingabe) mit Aufnahme von Phosphat aus dem Extrazellulärraum in den Intrazellulärraum (zusammen mit Glukose), bei respiratorischer Alkalose oder mehrwöchiger parenteraler Hyperalimentation ohne Phosphatsubstitution entwickeln.

Ein **chronischer** Phosphatverlust entwickelt sich häufig bei Alkoholabusus: Auf dem Boden einer verminderten Phosphatzufuhr mit der Nahrung in Kombination mit reichlichem Gebrauch von Antazida, einem gesteigerten renalen Phosphatverlust und einer Verschiebung von Phosphat aus dem Extra- in den Intrazellulärraum (Hyperventilation) entwickelt sich der Phosphatmangelzustand (Phosphatdepletion). Darüber hinaus finden sich Hypophosphatämien bei chronischen gastrointestinalen Sekretverlusten, Vitaminmangel und bei Mangelernährung (Tab. **I-10.8**).

I-10.8 Ursachen der Hypophosphatämie

leichte Formen	schwere Formen
- Alkoholismus	- Alkoholentzugssyndrom
- Diuretikatherapie	- diabetische Ketoazidose
- Malabsorption	- phosphatbindende Antazida
- Hyperparathyreoidismus	- Hyperalimentation
- Nierentransplantation (sekundäres Fanconi-Syndrom bei Tubulusschaden)	- respiratorische Alkalose
- renal-tubuläre Defekte	- Sepsis
- Vitamin-D-Mangel.	- Verbrennungen.

Klinik: Hypophosphatämien führen teilweise zu schweren Funktionsstörungen des gesamten Organismus. Typisch sind **periphere Myopathien**, **Kardiomyopathien** und **respiratorische Störungen**. Bei Abfall des 2,3-Diphosphoglyzeratspiegels in den Erythrozyten entwickelt sich eine **Gewebehypoxämie**.

Klinik: Hypophosphatämien haben teilweise schwere Funktionsstörungen des gesamten Organismus zur Folge. Der Abfall der Plasmaphosphatkonzentration und später der intrazellulären Phosphatkonzentration führen zu einem intrazellulären Mangel an energiereichen Phosphaten, v. a. an ATP. Die Organschäden betreffen vorwiegend die Skelettmuskulatur, den Herzmuskel, aber auch das Zwerchfell, sodass sich **periphere Myopathien**, eine durch Phosphatdepletion induzierte **Kardiomyopathie**, **respiratorische Störungen** durch Insuffizienz der Atemmuskulatur einstellen (hypophosphatämische Patienten sind postoperativ länger respiratorpflichtig). Fällt der 2,3-Diphosphoglyzeratspiegel in den Erythrozyten ab, nimmt die Sauerstoffaffinität zu. Dadurch kommt es zu einem Rückgang der peripheren O_2-Abgabe und eine **Gewebehypoxämie** entwickelt sich.

Schwere Verlaufsformen (Tab. I-10.8) können sich innerhalb von 24–48 Stunden oder auch erst nach einigen Tagen einstellen.

Schwere Verlaufsformen (Tab. **I-10.8**) der Hypophosphatämie können sich innerhalb von 24–48 Stunden wie bei diabetischer Ketoazidose entwickeln oder sich erst nach etwa 10 Tagen, wie bei parenteraler Alimentation ohne Phosphatsubstitution, einstellen.

Diagnostik: s. bei Kalziumstörung (S. 976).

Diagnostik: Primäre Größe ist das Plasmaphosphat. Da der Phosphatmetabolismus eng an den Kalziumhaushalt gekoppelt ist, sollten alle Paramter wie bei Kalziumstörungen bestimmt werden (s. S. 976).

Therapie: Bei leichten Formen ist eine **orale** Zufuhr (Milchprodukte) ausreichend, bei schweren Formen ist eine **i. v. Substitution** indiziert.

Therapie: Bei leichten Formen kann manchmal eine **orale Phosphatsubstitution** durch Milchprodukte ausreichen. Ein Liter Milch enthält etwa 1 g Phosphat (33 mmol). Die **intravenöse** Therapie ist Patienten mit schwerer Hypophosphatämie vorbehalten, die keine Nahrung oral aufnehmen können. 1–3 g/d (33–100 mmol) sollten verordnet werden. Eine Überdosierung führt zu Hyperphosphatämie, Hypokalzämie und Weichteilverkalkungen.

Hyperphosphatämie

▶ Definition. Plasmaphosphatwerte > **5,0 mg/dl** sprechen für eine Hyperphosphatämie. Werte zwischen 5 und 8 mg/dl bezeichnet man als **milde**, Werte zwischen 9–15 mg/dl als **schwere** Hyperphosphatämien.

Ätiopathogenese: Die wichtigste Ursache der Hyperphosphatämie ist die verminderte renale Ausscheidung bei **Niereninsuffizienz**.
Patienten mit malignen Lymphomen und Leukämien können unter Chemotherapie Hyperphosphatämien entwickeln, da unreifzellige Lymphozyten etwa 4-mal mehr Phosphat enthalten als reife Zellen.
Mit Anstieg des Plasmaphosphates droht bei normalem Plasmakalzium und besonders bei erhöhter Kalziumkonzentration ein Überschreiten des kritischen Kalzium-Phosphat-Produktes mit Gefahr der **extraossären Kalzium-Phosphat-Präzipitation** (**Verkalkung**).

Klinik: Hyperphosphatämische Patienten leiden häufig an Pruritus, Red-Eye-Syndrom, Tetanien (bei begleitender Hypokalzämie) oder **ektopen Kalzifikationen** von Arterien bei Überschreitung des kritischen Kalzium-Phosphat-Produktes.

Diagnostik: Das Vorgehen ist identisch mit den Bestimmungen bei Hypophosphatämie (s. o.).

Therapie: Eine Senkung erhöhter Phosphatspiegel bei chronischer Niereninsuffizienz gelingt durch **diätetische Phosphatrestriktion**. Vereinfacht gilt, dass Nahrungsmittel mit niedriger Eiweißkonzentration auch eine niedrige Phosphatkonzentration enthalten. Da Patienten mit chronischer Niereninsuffizienz häufig eine eiweißarme Diät zu sich nehmen, wird so schon eine niedrige Phosphatzufuhr ermöglicht. Wesentliche phosphathaltige Nahrungsmittel sind Käse, Eier, Nüsse, Haferflocken, Wurst, Eiskrem, Milch.
Phosphatbinder auf Kalziumbasis (z. B. Kalziumkarbonat, Kalziumglukonat, Kalziumzitrat, Kalziumazetat) werden zur Therapie der Hyperphosphatämie jeglicher Genese verwendet. Die Dosis limitiert sich durch die mögliche Entwicklung einer Hyperkalzämie und Überschreiten des kritischen Kalzium-Phosphat-Produktes. Aluminiumhaltige Phosphatbinder werden nur noch nach strenger Indikation verschrieben (Gefahr von erhöhten Serumaluminiumwerten und Aluminiumablagerungen in Skelettsystem und Gehirn).
Im Dialysestadium bietet der Einsatz von **Dialysatoren** mit hoher Phosphat-Clearance eine zusätzliche Möglichkeit der Phosphatsenkung, zumal eine in diesem Stadium empfohlene höhere Eiweißzufuhr (ca. 1 g Eiweiß/kg KG) die Aufnahme von Phosphat mit der Nahrung wieder erhöht.

10.2.6 Magnesium

Grundlagen

Aufnahme und Ausscheidung: Normalerweise werden mit der Nahrung etwa 300–360 mg Magnesium pro Tag aufgenommen. Zu den wesentlichen magnesiumhaltigen Nahrungsmitteln zählen Getreide, Nüsse, Milchprodukte und Blattgemüse. Etwa 25–60 % des Magnesiums in der Nahrung wird intestinal resorbiert. 40–70 % der aufgenommenen Magnesiummenge wird mit dem Stuhl ausgeschieden. Etwa 100 mg Magnesium werden pro Tag renal ausgeschieden, dies entspricht etwa 3 % der glomerular filtrierten Magnesiummenge von etwa 3 500 mg pro Tag (hohe tubuläre Reabsorption von Magnesium).

Verteilung: Etwa 20 % des **Plasmamagnesiums** sind an **Albumin** gebunden, 55–65 % entfallen auf das **freie** filtrierbare Magnesium (ionisiertes Magnesium), etwa 20–25 % des Magnesiums liegen in Form filtrierbarer **Komplexe** mit Phosphat, Oxalat, Sulfat und anderen Anionen vor.

▶ **Merke.** Der Plasmamagnesiumspiegel liegt normalerweise bei **1,8–2,6 mg/dl** (0,73–1,06 mmol/l).

Regulation: Die **Niere** spielt die Hauptrolle in der Regulation der extrazellulären Magnesiumkonzentration.

Hypomagnesiämie

▶ **Definition.** Eine Hypomagnesiämie liegt bei Plasmakonzentrationen ≤ **1,7 mg/dl** (≤ 0,7 mmol/l) vor.

Ätiopathogenese:

- **renale Magnesiumverluste:** hyperkalzämische Patienten (Hemmung der tubulären Magnesiumreabsorption), Hyperthyreose und primärer Hyperaldosteronismus, Diabetes mellitus (bei Glukosurie und metabolischer Azidose), Diuretikatherapie, tubuläre Schädigung durch Medikamente wie Cisplatin, Aminoglykoside oder Ciclosporin A
- **intestinale Magnesiumverluste:** Malabsorptionssyndrom, Diarrhö, Enteritiden, Colitis ulcerosa, villöse Adenome, Laxanzienabusus
- **verminderte Magnesiumzufuhr** mit der Nahrung: z. B. Alkoholismus (auch vermehrte renale Ausscheidung), Fehl- oder Unterernährung
- Pankreatitis (Magnesiumseifen in Fettnekrosen).

Klinik: Symptome der Hypomagnesiämie zeigen sich in der Regel bei Plasmamagnesiumwerten **< 1,25 mg/dl** (< 0,5 mmol/l). Im Vordergrund stehen Gewichtsverlust, Übelkeit, Schwächegefühl, Lethargie, Apathie, muskuläre Fibrillation, Tremor, Ataxie, Schwindel, Tetanie, Hyperreflexie, Depression, vermehrte Reizbarkeit, psychische Störungen (Psychose). Kardiale Symptome sind Arrhythmie, Herzinsuffizienz und erhöhte Digitalisempfindlichkeit. Häufig bestehen begleitend Hypokalzämie, Hypokaliämie und/oder Hypophosphatämie.

Diagnostik: Blutanalyse, Bestimmung der **Plasmaelektrolyte** Magnesium, Kalium, Kalzium und Phosphor sowie der Blutglukosewerte und des Säure-Basen-Status (bei Bedarf auch Lipase, Amylase, Schilddrüsenhormonwerte, Parathormon und Aldosteron). Die Erfassung des Magnesiums im **24-h-Sammelurin** kann bei der Differenzierung des Magnesiummangels weiterhelfen: bei einer Magnesiumausscheidung von > 1 mmol/d liegt ein renaler Magnesiumverlust vor. Im **EKG** findet man eine Verlängerung des QT-Intervalls, ferner eine Abflachung der T-Welle, das **Elektromyogramm** zeigt myopathieähnliche Potenziale.

Therapie: Bei milden Formen und fehlender Symptomatik werden eine **magnesiumreiche Diät** (Zerealien, Nüsse, Milchprodukte, Blattgemüse, Obst) und manchmal eine **orale Magnesiumsubstitution** mit Magnesiumsalzen empfohlen. Bei klinischen Symptomen ist eine **i. v. Magnesiumtherapie** indiziert (Infusion von 25 mmol Magnesiumsulfat in 1 000 ml 5 % Glukose über 3 h). Nach Ausgleich des Magnesiumdefizits sollten begleitende Hypokaliämien, Hypokalzämien und/oder Hypophosphatämien korrigiert werden. Engmaschige Kontrollen der Plasmaelektrolyte sind unter Substitutionstherapie erforderlich.

Hypermagnesiämie

▶ **Definition.** Leichte Erhöhungen der Plasmamagnesiumkonzentration sind klinisch unbedeutend, deshalb wird von einer Hypermagnesiämie erst bei Plasmamagnesiumwerten **> 4 mg/dl** (> 1,6 mmol/l) ausgegangen.

Ätiopathogenese: Erhöhte Magnesiumwerte findet man am häufigsten bei akuter und chronischer **Niereninsuffizienz** sowie unter Magnesiumsubstitution, ferner bei Nebenniereninsuffizienz und Akromegalie. Bei ausgeprägter Hypermagnesiämie kann die renale Exkretion die glomerulär filtrierte Magnesiummenge erreichen oder durch tubuläre Sekretion sogar übersteigen.

Klinik: Klinische Symptome treten meist erst bei Plasmakonzentrationen > 5 mg/dl (> 2 mmol/l) durch Blockade der Erregungsübertragung an der neuromuskulären Endplatte und am Reizleitungssystem des Herzens auf. Entsprechend dominieren Symptome wie Übelkeit, Erbrechen, Obstipation, Hyporeflexie, Muskelschwäche, Hypotonie und schlaffe Lähmungen. Eine respiratorische Insuffizienz zeigt sich bei Plasmawerten > 8,75 mg/dl (> 3,5 mmol/l). Eine vitale Bedrohung mit Atem- und Herzstillstand besteht bei Plasmawerten > 12,5 mg/dl (> 5 mmol/l).

Diagnostik: Bestimmung der Plasmamagnesiumwerte und der Nierenfunktionsparameter sowie Analyse der Magnesiumausscheidung im 24-Stunden-Urin.

Therapie: Bei milden Formen der Hypermagnesiämie wird eine **magnesiumarme Diät** empfohlen, ferner die Vermeidung magnesiumhaltiger Pharmaka (z. B. Antazida). Bei ausgeprägter Hypermagnesiämie mit klinisch manifesten Symptomen sind **Infusionen** mit Kalziumglukonat (10 %), Glukose/Insulin-Infusionen und ggf. eine **Hämodialysebehandlung** indiziert.

11 Nierenersatzverfahren und Nierentransplantation

11.1 Nierenersatzverfahren 983
11.2 Nierentransplantation (NTX) 990

11.1 Nierenersatzverfahren

Nierenersatzverfahren ermöglichen ein Überleben des Patienten, wenn die exkretorische Nierenfunktion entweder bei akutem Nierenversagen überbrückt oder bei chronischer Niereninsuffizienz dauerhaft ersetzt werden muss. Ziel ist es, die Konzentration urämischer Giftstoffe unter die potenziell toxische Grenze zu senken, um eine urämische Intoxikation zu vermeiden.

11.1.1 Indikationen

▶ Merke. Generelle Indikationen für Nierenersatzverfahren sind:
- **A**zidosen/Alkalosen, die sich konservativ nicht mehr beherrschen lassen
- **E**lektrolytentgleisungen, insbesondere Hyperkaliämien bei eingeschränkter oder fehlender Ausscheidung
- **I**ntoxikation, z. B. bei Urämie oder durch Arzneimitteltoxine
- **O**verload (Überwässerung)
- **U**rämie (s. Tab. **I-9.2**, S. 958).

Die Indikation zur Nierenersatztherapie besteht im Allgemeinen, wenn die eGFR auf < 10 ml/min absinkt, allgemeine Zeichen einer Urämie wie Juckreiz, Müdigkeit, Schwäche, Übelkeit oder Erbrechen einsetzen oder zunehmen, sich schließlich Ödeme mit Diuretika immer schlechter ausschwemmen lassen und gleichzeitig Körpergewicht und Ödeme zunehmen. Harnstoffwerte per se eignen sich nicht zur Indikationsstellung der Nierenersatztherapie (sehr hohe Harnstoffwerte finden sich z. B. akutem prä- oder postrenalem Nierenversagen, Katabolie oder gastrointestinalen Blutungen).

Bei Diabetikern ließ sich zeigen, dass, sofern man eine Nierenersatzbehandlung bereits beginnt, bevor erste Urämiezeichen einsetzen, später weniger Komplikationen auftreten. Ein bemerkenswerter Befund, da die mittlere Überlebensdauer von Patienten mit terminaler diabetischer Nephropathie immer noch bei 5 Jahren liegt und sich nur durch eine Nierentransplantation etwas weiter anheben lässt.

11.1.2 Physikalische Prinzipien

Semipermeable Membranen: Sie sind je nach Porengrößen nur für Teilchen bis zu einer bestimmten Größe bzw. Molekulargewicht durchlässig („klein": z. B. Elektrolyte, Harnstoff, Kreatinin; „mittel": Harnsäure, Glukose; „groß": Albumin, β_2-Mikroglobulin).

Diffusion: Gelöste Stoffe bewegen sich von Bereichen hoher Konzentration zu Bereichen niedriger Konzentration, bis ein Ausgleich der Konzentrationen erreicht ist.

Ultrafiltration: Wasser wird infolge eines Druckgradienten durch eine Membran transportiert bzw. filtriert.

Konvektion: Gelöste Stoffe werden im Flüssigkeitsstrom durch eine Membran transportiert.

11.1 Nierenersatzverfahren

Nierenersatzverfahren werden eingesetzt, wenn die exkretorische Nierenfunktion entweder bei akutem Nierenversagen überbrückt oder bei chronischer Niereninsuffizienz dauerhaft ersetzt werden muss.

11.1.1 Indikationen

▶ Merke.

Die Indikation zur Nierenersatztherapie besteht im Allgemeinen bei: eGFR < 10 ml/min, allgemeinen Urämiezeichen und therapieresistenten Ödemen. Harnstoffwerte per se eignen sich nicht zur Indikationsstellung!

11.1.2 Physikalische Prinzipien

Zu den Prinzipien der Nierenersatzverfahren zählen:
- semipermeable Membran
- Diffusion
- Ultrafiltration
- Konvektion.

11.1.3 Dialyseformen

Es gibt zwei Dialysemethoden:
- **Hämodialyse** (extrakorporal)
- **Peritonealdialyse** (intrakorporal).

Hämodialyse

Prinzip: Bei der Hämodialyse erfolgt der Stoffaustausch durch **Diffusion** entlang eines osmotischen Gradienten (**Konzentrationsgradient**, Abb. I-11.1). Zum Ausgleich einer Hypervolämie kann über **Ultrafiltration** dem Blut Wasser entzogen werden (**Druckgradient**).

11.1.3 Dialyseformen

Es existieren grundsätzlich zwei Möglichkeiten, Patienten zu dialysieren:
- **Hämodialyse:** Blutwäsche mit der Maschine, sog. **extrakorporales** Verfahren (Abb. **I-11.1**).
- **Peritonealdialyse:** Blutwäsche über das Bauchfell, sog. **intrakorporales** Verfahren (Abb. **I-11.2**).

Im Jahr 1946 konnte zum ersten Mal ein Patient erfolgreich hämodialysiert werden. Allerdings bedurfte es noch vieler technischer Verbesserungen, bis dieses Behandlungsverfahren nicht mehr nur auf Notfälle beschränkt war. Seit 1965 wurde es möglich, regelmäßige Dialysebehandlung anzubieten. Erste Berichte über Peritonealdialyse stammen aus dem Ende des 18. Jahrhunderts aus England, 1923 konnte in Würzburg die erste klinische Peritonealdialyse durchgeführt werden, seit etwa 1945 fand sie dann immer breitere Anwendung.

Hämodialyse

Prinzip: Bei der Hämodialyse erfolgt der Stoffaustausch nach dem Prinzip der **Diffusion** entlang eines osmotischen Gradienten (**Konzentrationsgradient**) über eine semipermeable Membran (Abb. **I-11.1**). In einem sog. Dialysator werden in feinen Hohlkapillaren das mit Urämietoxinen beladene Blut auf der Innenseite und die Austauschflüssigkeit (Dialysat) auf der Außenseite der Membran zusammengebracht. Um den Gradienten möglichst groß zu halten, werden Blut und Dialysatlösung in entgegengesetzter Richtung durch den Dialysator gepumpt (Gegenstromprinzip). Alle **niedermolekularen** und zum Teil auch mittelgroßen Moleküle, die wasserlöslich sind (Urotoxine, Elektrolyte), können nun aus dem Blut entlang des osmotischen Gradienten in die wässrige Dialysatflüssigkeit wandern, bis die Konzentration auf beiden Seiten der porösen Trennfläche gleich ist. Somit wird der größte Anteil der Urotoxine während der Hämodialyse entfernt und der Elektrolyt- und Säure-Basen-Haushalt ausgeglichen. Zusätzlich kommt es im Rahmen der Ultrafiltration zu einem gewissen **konvektiven Transport** von zusätzlichen Stoffen (v. a. Elektrolyte). Auch eine Hypervolämie wird an der Dialyse über **Ultrafiltration** korrigiert. Dabei wird dem Blut über einen **Druckgradienten** Flüssigkeit entzogen.

I-11.1 Hämodialyse

a Prinzip der Hämodialyse: Das Blut wird außerhalb des Körpers entgiftet. Die semipermeable Membran des Dialysators besitzt Poren, die urotoxisch wirksame gelöste Stoffe bis zu einer bestimmten Größe (nieder-, z. T. auch hochmolekulare Proteine) durchlassen (selektive Diffusion).

b Ablauf einer Hämodialyse: Aus der Dialysekanüle in der V. cephalica wird das zu reinigende Blut mit einer Pumpe zum Dialysator (ca. 250 ml/min) befördert und auf dem Weg dorthin mit gerinnungshemmenden Mitteln versetzt. Im Dialysator findet der Stoffaustausch statt. Das gereinigte Blut wird anschließend über eine zweite Kanüle wieder dem Blutkreislauf des Patienten zugeführt.

11.1 Nierenersatzverfahren

Indikationen und Kontraindikationen: Klare Kontraindikationen gegen die HD gibt es praktisch nicht. Eine klare Indikation für das Verfahren besteht aber **bei allen akuten Behandlungsnotwendigkeiten** (s. Merke-Kasten). Bei akuten Indikationen wird als Gefäßzugang i. d. R. ein doppellumiger venovenöser Zugang verwendet (Shaldon-Katheter). Die Peritonealdialyse (s. u.) kommt in erster Linie bei der chronischen Behandlung zum Einsatz.

Gefäßzugänge: Dialysiert wird in der Regel 3-mal pro Woche, im Rahmen der chronischen Nierenersatztherapie. Eine normale Vene verträgt ein so häufiges Punktieren nicht (Entzündung, Verklebung) und der periphere venöse Blutabfluss ist zu gering; Arterien der Extremitäten sind wiederum für eine Punktion zu schmal und liegen zu tief, auch ist der Blutfluss unter normalen Bedingungen zu gering. Deswegen wird für die Dialyse eine interne **arteriovenöse Fistel** am Unterarm angelegt, deren venöser Schenkel regelmäßig punktiert werden kann. Meist werden die **A. radialis** am Handgelenk mit der benachbart laufenden **V. cephalica antebrachii** als Fistelgefäße an der nicht dominanten Extremität miteinander anastomosiert (**Cimino-Fistel**, Abb. I-11.1). Der arterielle Druck weitet die V. cephalica, durch den verminderten Widerstand nimmt der Blutfluss erheblich zu und die Venenwand hypertrophiert (Arterialisation der Vene), sodass der Shunt nach einigen Wochen für eine Hämodialyse verwendet werden kann.

Antikoagulation: Um eine extrakorporale Gerinnung des Blutes während der Dialyse zu vermeiden, muss das Blut des Patienten antikoaguliert werden. Die Antikoagulation des Patienten erfolgt klassischerweise über Heparingabe ins Schlauchsystem der Maschine. Da das heparinisierte Blut in den Patienten zurückfließt, handelt es sich um eine **systemische Heparinisierung** des Patienten. Der Ort der Heparingabe ist dabei irrelevant.

Anders bei der **extrakorporalen Antikoagulation mit Citrat**, bei der nur der Extrakorporalkreislauf antikoaguliert wird. Nahe der Blutentnahmestelle wird die Citratlösung dem Blutschlauchsystem zugeführt, sodass durch die Bindung von Kalzium die Blutgerinnung verhindert werden kann. Kurz bevor das Blut in das Kreislaufsystem des Patienten zurückfließt, wird eine genau bilanzierte Menge Kalzium wieder zugesetzt. Somit wird nur im Schlauchsystem der Maschine und im Dialysator, nicht aber systemisch im Patienten selbst antikoaguliert. Dieses Antikoagulationsverfahren wird besonders bei Patienten mit Unverträglichkeit gegen Heparin eingesetzt.

Dialysat: Es besteht aus **entmineralisertem Wasser**, das mit Azetat oder Bikarbonat versetzt wird, und **Elektrolyten** wie Natrium, Kalium und Kalzium in variabler Konzentration je nach Bedürfnissen des einzelnen Patienten. Dieses keimarme bzw. keimfreie Dialysat wird in einer Menge von 0,5 l/min durch den Dialysator gepumpt.

Effektivität: Die Effektivität der chronisch intermittierenden Hämodialyse mit 3 Behandlungen pro Woche von je 4–5 Stunden kommt nicht annähernd an die „Blutreinigung" gesunder Nieren heran. Zwar zeigen moderne Dialysatoren bei einem Blutfluss von etwa 230 ml/min eine Harnstoff-Clearance von nahe 200 ml/min, was allerdings auf die Woche verteilt bei der angegebenen Behandlungszeit nur einer rechnerischen Harnstoff-Clearance von 14–18 ml/min entspricht und somit bestenfalls der Situation bei höhergradiger Niereninsuffizienz nahe kommt (s. auch Exkurs).

Indikationen und Kontraindikationen: Es gibt keine klaren Kontraindikationen. Eine klare Indikation besteht **bei akuten Behandlungsnotwendigkeiten.**

Gefäßzugänge: Dialysiert wird i. d. R. 3-mal wöchentlich. Dafür wird am Unterarm eine interne **arteriovenöse Fistel** angelegt. Meist werden die **Arteria radialis** mit der **Vena cephalica antebrachii** als Fistelgefäße an der nicht dominanten Extremität miteinander anastomosiert (**Cimino-Fistel** Abb. I-11.1).

Antikoagulation: Sie kann entweder über eine **Heparinisierung des Patienten** oder eine extrakorporale Antikoagulation mit **Citrat** durchgeführt werden.

Dialysat: Es besteht aus **entmineralisertem Wasser** (versetzt mit Azetat oder Bikarbonat) und **Elektrolyten** (Natrium, Kalium, Kalzium) in variabler Konzentration.

Effektivität: Sie kommt nicht annähernd an die „Blutreinigung" gesunder Nieren heran, sondern erreicht bestenfalls die Situation bei höhergradiger Niereninsuffizienz.

▶ **Exkurs.** **Harnstoff-Clearance:** Die Morbidität an der Dialyse korreliert mit der mittleren wöchentlichen Harnstoffkonzentration im Serum, wobei eine mittlere Konzentration von < 107 mg/dl günstig ist, die mit Behandlungsdauern von 4–5 Stunden erreicht wird. Die Harnstoff-Clearance durch die Dialyse lässt sich als Kt/V angegeben. K steht hierbei für die Harnstoff-Clearance pro Zeiteinheit und t für die Behandlungszeit, V für das Harnstoffverteilungsvolumen, das ca. 60 % des Körpergewichts entspricht. K x t entspricht somit der Harnstoff-Clearance pro Dialysebehandlung. Das Kt/V jeder einzelnen Dialyse soll > 1,2 sein.
Zur näherungsweisen Bestimmung des Kt/V ist letztlich nur eine Harnstoffbestimmung vor und eine nach der Dialysebehandlung ausreichend (Details s. Lehrbücher der Nephrologie).

▶ **Exkurs.**

▶ **Exkurs.** **Gefäßprobleme:** Bei Gefäßproblemen können arteriovenöse Fisteln über **Kunststoffprothesen** geschaffen werden, indem diese zwischen ein arterielles und venöses Gefäß (z. B. am Arm) eingesetzt werden. Diese Gefäßprothesen enthalten Mikroporen, in die das Bindegewebe einwachsen kann. Als **temporärer Gefäßzugang** – wenn nicht auf die Shunt-Ausreifung gewartet werden kann oder nur eine Dialyse für gewisse Zeit nötig erscheint – werden meist 2-lumige

▶ **Exkurs.**

Katheter (Shaldon-Katheter) über die Vv. subclavia, jugularis interna oder femoralis in die V. cava eingeführt.

Kapillarmembranen: Neben Kapillarmembranen aus Zelluloseverbindungen werden heute auch Kapillarmembranen aus Material wie z. B. Polysulfon oder Polyamid verwendet. Diese weisen eine größere Porengröße auf, es kommt zu einer besseren Clearance höhermolekularer Substanzen (z. B. β_2-Mikroglobulin). Dieser Vorteil wird aber mit einer im Vergleich zu anderen Dialysatoren sehr hohen Ultrafiltration (bis ca. 5 l/h) erkauft, eine zusätzliche programmierbare und exakte Volumensteuerung über die Dialysemaschine wird dringend erforderlich. Der Gewinn dieser Dialysatoren besteht in einer verstärkten Blutentgiftung, sodass sich für den Patienten theoretisch kürzere Dialysezeiten ergeben.

Komplikationen: Zu den häufigsten Komplikationen bei der Hämodialyse zählen **Blutdruckabfälle**, **Shunt-Probleme** und das **Dysäquilibrium-Syndrom.**

Komplikationen: Die häufigste Komplikation bei der Hämodialysebehandlung sind **Blutdruckabfälle**, die in erster Linie durch hohe Ultrafiltrationsraten bedingt sind, wenn sich der Patient nicht an seine Trinkmengenbegrenzung hält.

Shunt-Probleme, im schlimmsten Falle der Shunt-Verschluss, sind ebenfalls relevante klinische Probleme, besonders bei Patienten, die eine schlechte Gefäßqualität (Diabetiker!) aufweisen.

Besonders bei Einleitung der Dialysebehandlung muss darauf geachtet werden, dass während der ersten 3 Behandlungen die Dialysedauer schrittweise auf 4 Stunden gesteigert wird, um größere **Osmolalitätsverschiebungen** zu vermeiden. Ansonsten kann es zu einem **Dysäquilibrium-Syndrom** kommen, das in erster Linie durch neurologische Symptome gekennzeichnet ist. Dies wird heute nur noch sehr selten beobachtet.

▶ Exkurs.

▶ **Exkurs. Die Dialyse kommt zum Patienten:** Alle modernen Dialyseverfahren haben den Nachteil, dass sie technisch relativ kompliziert ausfallen, aufwendiger technischer Installationen bedürfen sowie sehr gut geschultes Personal verlangen.

Ursprünglich gab es viel einfacher gebaute Dialysemaschinen, die leichter zu bedienen waren: In einem großen **Tank** wurde die Dialysierflüssigkeit vorgemischt. Eine Pumpe förderte diese Flüssigkeit aus dem Tank über den Dialysator wieder zurück in den Tank. Unglücklicherweise wurden dadurch frische und gebrauchte Dialysierflüssigkeit kontinuierlich vermengt.

Mittlerweile gelang es, ein **mobiles Dialysegerät** (GENIUS-Therapiesystem) zu entwickeln, das die Vorteile eines solchen Tanksystems nutzt, aber seine früheren Nachteile umgeht. Während der Dialyse wird dabei frische Dialysierflüssigkeit über ein Verteilerrohr aus dem oberen Teil eines Glastankes abgepumpt. Sie fließt durch den Dialysator, um darauf in den unteren Teil des Glastankes zurückgeleitet zu werden. Da sich frische und gebrauchte Dialyseflüssigkeit in Dichte und Temperatur unterscheiden, sammelt sich die gebrauchte Lösung unter der frischen Dialysierflüssigkeit, sodass beide voneinander getrennt bleiben.

Diese Geräte erweisen sich besonders auf Intensivstationen als große Hilfe, da mit ihnen alle modernen Dialyseverfahren durchgeführt werden können, ohne dass schwer kranke Patienten auf speziell eingerichtete Dialysestationen verlegt werden müssten. Es lassen sich somit auch größere diagnostische und/oder therapeutische Eingriffe zum Wohle der Patienten planen, ohne besondere Rücksicht auf die Nierenersatztherapie nehmen zu müssen.

Peritonealdialyse/CAPD

Prinzip: Bei der Peritonealdialyse (PD) dient das Peritoneum als semipermeable Membran. Der Stofftransport erfolgt durch **Diffusion** entlang eines Konzentrationsgradienten, der durch Glukoselösungen aufgebaut wird (Abb. I-11.2).

Peritonealdialyse/CAPD

Prinzip: Bei der Peritonealdialyse (PD, Bauchfelldialyse, CAPD/continuous ambulatory peritoneal dialysis) dient das Peritoneum als biologische semipermeable Membran. Das Bauchfell ist gut durchblutet und hat eine Austauschoberfläche von 1–2 m². Der Stofftransport erfolgt durch **Diffusion** entlang eines Konzentrationsgradienten. Dieser wird durch Glukoselösungen unterschiedlicher Osmolarität aufgebaut, die über einen Katheter in die Bauchhöhle eingebracht und wieder abgelassen werden (Abb. I-11.2). Das Blutkompartiment wird durch das peritoneale Kapillarbett repräsentiert. Das Peritoneum besitzt andere Permeabilitätscharakteristika als künstliche Dialysemembranen. Im Vergleich zur konventionellen Hämodialyse werden kleinmolekulare Substanzen wie Harnstoff oder Kreatinin schlechter eliminiert, **größere Moleküle** dagegen besser entfernt. Auch große Eiweißmoleküle können die Peritonealmembran passieren, sodass die PD immer mit einem **Eiweißverlust** einhergeht, der bei der CAPD ca. 8–10 g/d beträgt.

▶ Merke.

▶ **Merke.** Da urämische Toxine bei PD schlechter entfernt werden, muss die Behandlung **täglich** erfolgen, die Hämodialyse dagegen ist nur 3-mal wöchentlich erforderlich, um eine gleiche Effizienz zu erzielen.

I-11.2 Peritonealdialyse (Bauchfelldialyse)

Das frische Dialysat wird über einen Katheter in die Bauchhöhle eingelassen. Dort findet der Stoffaustausch zwischen Dialysat und Blutkompartiment (peritoneales Kapillarbett) statt. Das Peritoneum dient dabei als semipermeable Membran, sodass der Stofftransport über das Peritoneum längs eines Konzentrationsgradienten erfolgen kann. Nach 4–6 h wird die Dialyseflüssigkeit abgelassen und wieder frisches Dialysat zugeführt. Dies wird täglich 3–4× wiederholt.

Indikationen und Kontraindikationen: Indiziert ist die PD v. a. bei Patienten, die **keine Shunt-Möglichkeiten** bieten, sei es aufgrund der Gefäßqualität oder bei höhergradiger Herzinsuffizienz, wenn die zusätzliche Volumenbelastung dem Kreislauf nicht zuzumuten ist. Ansonsten kommt das Verfahren besonders für sehr selbstständige Patienten infrage. **Kontraindiziert** ist es in der Regel bei Patienten, die mehrfach an der Bauchhöhle operiert wurden und bei denen **ausgeprägte Verwachsungen** der Bauchhöhle bestehen, die an chronisch-entzündlichen Darmerkrankungen leiden oder bei Patienten, die nicht in der Lage sind, das Verfahren selbst durchzuführen.

Katheterzugänge: Für die PD muss operativ ein dauerhafter Zugang zur Bauchhöhle geschaffen werden. Ein Katheter wird über einen subkutanen Tunnel in die Peritonealhöhle so implantiert, dass die Spitze im kleinen Becken zu liegen kommt. Für das Dialysat werden flexible Kunststoffbeutel benutzt, die mit unterschiedlichen Volumina (1,5–2,5 l) sowie verschiedenen Glukosekonzentrationen (1,36–4,25 %) angeboten werden.

Formen:
- **CAPD (kontinuierliche ambulante PD):** Täglich werden 3–5-mal 1,5–2 l Dialysat über den Peritonealkatheter in die Bauchhöhle geleitet und nach 4–6 Stunden wieder abgelassen. Der Austausch der Beutel erfolgt dabei **manuell** (i. d. R. 3–4-mal tgl.; Verweildauer des Dialysats: 3–4 h) und 1-mal vor dem Zubettgehen (Verweildauer 8–10 h). So ergibt sich eine **kontinuierliche** Behandlung, die lediglich durch die Wechselphasen unterbrochen wird. Zu Beginn der Behandlung bleibt der Patient ein paar Tage stationär im Krankenhaus. In dieser Zeit erlernt der Patient den Umgang mit der PD, damit er sie später selbstständig ohne fremde Hilfe zu Hause vornehmen kann. Dies bedeutet für den Patienten eine sehr viel größere Unabhängigkeit als bei der Hämodialyse, dennoch muss er sich regelmäßig bei seinem Nephrologen vorstellen.
- **NIPD (nächtliche intermittierende PD):** Mithilfe eines **vollautomatischen** Gerätes (sog. Cycler) werden 3–4 Dialysateinläufe pro Nacht programmiert durchgeführt. Diese Modifikation kann bei manchen Patienten vorteilhaft sein und zu einer Verbesserung der Effektivität der Bauchfelldialyse beitragen. (Weitere Formen der Cycler-basierten PD s. Lehrbücher der Nephrologie)

Komplikationen: Als gefährlichste Komplikation muss die **Peritonitis** angesehen werden. Sie ist auf bakterielle Kontaminationen der Konnektionsstellen während des Wechsels der Dialysatbeutel zurückzuführen. Wenn sich das Dialysat trübt (> 100 Leukozyten/µl), Patienten über diffuse abdominale Schmerzen klagen oder Fieber bemerken, lässt sich die Diagnose einer Peritonitis frühzeitig stellen. Häufige

Erreger sind **Staphylococcus epidermidis** (Peritonitis mild und kurz dauernd) und **Staphylococcus aureus** (Peritonitis schwer, prolongierter Verlauf, Neigung zu Abszessbildung). Bei Peritonitiden durch Pseudomonas- oder Pilzinfektionen muss der Katheter explantiert werden. Antibiotika oder Antimykotika werden dem Dialysat zugesetzt, systemisch oder oral verabreicht, Letzeres besonders dann, wenn der Katheter entfernt werden musste. Treten Peritonitiden gehäuft in kurzen Abständen auf, bleibt nur der Wechsel zur Hämodialyse.

Weitere Komplikationen sind **Infektionen der Katheteraustrittsstelle** und des **subkutanen Tunnels** sowie Lageveränderungen des Katheters im Bauchraum, sodass Ein- und Auslaufgeschwindigkeiten nachlassen. Geht die Ultrafiltration – insbesondere nach rezidivierenden Peritonitiden – zurück, muss dies mit höherprozentigen Glukoselösungen kompensiert werden.

Hämofiltration

Prinzip: Im Gegensatz zur Hämodialysebehandlung werden bei der Hämofiltration die im Plasmawasser gelösten Bestandteile ausschließlich durch **Konvektion** (**Ultrafiltration**) über eine semipermeable Membran (großporig) in das Filtratkompartiment des Dialysators transportiert (Abb. I-11.3). Die Hämofiltration erweist sich dabei gegenüber der Hämodialyse als weniger effektiv, wenn es darum geht, kleinmolekulare Retentionsprodukte wie Harnstoff zu entfernen, aber effizienter, wenn dem Blut **höhermolekulare** Substanzen entzogen werden sollen. Da hohe Flüssigkeitsmengen abgefiltert werden, die eine Entgiftung über reine Konvektion erst ermöglichen, müssen diese durch entsprechende **Elektrolytlösungen** (ungefähr 20–30 l/d) ersetzt werden. Auf diese Weise lässt sich ein komplikationsarmer Flüssigkeitsentzug durchführen, besonders, wenn über einen langen Zeitraum hämofiltriert und die entzogene Flüssigkeitsmenge nur zum Teil reinfundiert wird.

Bedeutung: Der **Vorteil** der Hämofiltration liegt darin, dass sich Überwässerungen schonender behandeln lassen als über Hämodialyse, ohne dass dies zulasten der Entgiftung ginge. Sie wird somit **bei kreislaufinstabilen Intensivpatienten mit Oligo-/Anurie** als Therapie der Wahl angesehen. Die geringere Clearance niedermolekularer Urotoxine lässt sich durch lange Laufzeiten über 24 h ausgleichen, die zusätzlich die Möglichkeit bieten, dass die besondere Stärke der Hämofiltration, eine schonende Entwässerung, voll zum Tragen kommt.

I-11.3 Hämofiltration

Da nur Konvektion/Ultrafiltration als Entgiftungs- und Entwässerungsprinzip zum Tragen kommt, wird über den Dialysator eine beträchtliche Flüssigkeitsmenge abgepresst, die ersetzt werden muss.

Hämodiafiltration

Prinzip: Bei diesem Verfahren werden Hämodialyse und Hämofiltration kombiniert, um die Vorteile von **Diffusion** und **Konvektion** in der apparativen Urämiebehandlung zu vereinen. Technisch wird dies über eine Dialyse mit sehr hoher Ultrafiltrationsrate und entsprechender Substitution erreicht.

Bedeutung: Diese Methode wird nur in einzelnen Fällen angewendet, da materieller Aufwand und Kosten recht hoch liegen. Es gibt bislang auch noch keinen klaren Beleg dafür, dass die Hämodiafiltration im Vergleich zu Hämodialyse, Morbidität und Mortalität senkt.

▶ Merke. Die **kumulative Dialysezeit** scheint mehr noch als die Wahl spezieller Membranmaterialien oder Behandlungsverfahren für die Prognose des Patienten entscheidend zu sein. Vereinfacht lässt sich sagen: „Dialysezeit ist Lebenszeit."

Hämoperfusion

Verfahren, das bei **Intoxikationen** eingesetzt wird, die sich so schwer gestalten, dass die Gifte weder schnell genug durch die Nieren ausgeschieden noch von der Leber verstoffwechselt werden können. Die dann durchzuführende Detoxikationen wird als Hämoperfusion bezeichnet.

Prinzip: Ein doppellumiger Dialysekatheter wird in die V. iugularis oder subclavia gelegt und der Patient an einen Extrakorporalkreislauf angeschlossen, um das Blut über eine Hämoperfusionskapsel zu leiten. Ziel der Behandlung ist die möglichst rasche Elimination toxischer Substanzen durch Adsorption an Aktivkohle oder Kunstharz in der Hämoperfusionskapsel.
Nachteil: hoher Heparinbedarf. Zu den Komplikationen zählen v. a. Thrombozytopenien durch mechanische Schädigung der Blutplättchen.

Plasmaseparation

▶ Synonym. Plasmaaustausch, Plasmapherese, Plasmafiltration.

Auch die Plasmaseparation ermöglicht – wie die Hämoperfusion –, Stoffe aus dem Blut zu eliminieren, die so physiologischerweise weder Nieren noch Leber entfernen könnten: Insbesondere proteingebundene Toxine, pathologische Antikörper oder Bestandteile des Gerinnungssystems oder Hemmkörper des Gerinnungssystems.

Prinzip: Patienteneigenes Plasma wird über eine großporige Membran gegen eine eiweißhaltige Substitutionslösung (Humanalbumin oder Frischplasmen) ausgetauscht, um auf diesem Wege pathologische Proteine oder proteingebundene Substanzen aus dem Patientenplasma zu entfernen (grundsätzlich ähnliche Technik wie HF).
Indikationen sind z. B. das Goodpasture-Syndrom, schwere Verlaufsformen des Morbus Wegener oder des systemischen Lupus erythematodes (SLE) oder eine Hemmkörper-Hämophilie (Entfernung von Antikörpern), wobei die Entscheidung zur Plasmapherese immer individuell gefällt werden muss.
Nachteil dieses Verfahrens: pro Behandlung müssen 2–4 l Patientenplasma verworfen werden; die Substitution durch Frischplasma ist ebenfalls problematisch: Gefahr der Infektionsübertragung, allergische Reaktionen.

Immunadsorption

Prinzip: Bei diesem Verfahren ist, im Gegensatz zur Plasmaseparation (S. 989), keine Substitution von Eiweißlösungen nötig. Zirkulierende Antikörper, Immunkomplexe und Alloantikörper werden über polyklonale Antikörper gegen leichte und schwere Ketten von Immunglobulinen eliminiert. Diese adsorbieren reversibel Immunglobuline (ca. 70–80 %) aller Klassen. Um einen Rebound der Antikörpersynthese zu blockieren und Infektionskomplikationen vorzubeugen, werden am Ende jedes Behandlungszyklus Immunglobuline substituiert. Die Behandlung kann über periphere Venen durchgeführt werden.
Die **Indikationen** entsprechen weitgehend denen des Plasmaaustausches.

Lipidapherese

Bei Personen mit **homozygoter familiärer Hypercholesterinämie** und bei einem ausgewählten Patientengut mit ausgeprägter heterozygoter Fettstoffwechselentgleisung kann die Prognose über **LDL-Apherese** verbessert werden. LDL lässt sich aus dem Kreislauf über Immunadsorptionsverfahren entfernen. Auch diese Behandlung läuft über periphere venöse Gefäße.

11.2 Nierentransplantation (NTX)

In Deutschland stehen etwa **10 000 Dialysepatienten auf der Warteliste** für eine Nierentransplantation. Ungefähr doppelt so viele Patienten leben mit einer funktionsfähigen Transplantatniere. Die Schere zwischen Organbedarf und -angebot wird leider immer größer, da einerseits die Zahl der Patienten steigt, die auf eine Transplantation warten, andererseits aber trotz vieler Aufklärungskampagnen die Bereitschaft in der Bevölkerung zur Organspende zu gering ist.

Die Nierentransplantation kann erfolgen als
- **postmortale** Organspende (von einem verstorbenen Spender)
- **Lebendspende**.

▶ **Merke.** Das am **häufigsten transplantierte Organ** ist die **Niere** (gefolgt von Leber, Herz, Bauchspeicheldrüse und Lunge). 2010 wurden 2272 postmortale Nierentransplantationen und ca. 560 Lebendspenden durchgeführt.

11.2.1 Vorbereitung auf die Transplantation

Vor der Aufnahme in die Warteliste zur Transplantation müssen verschiedene Voruntersuchungen durchgeführt werden (Tab. I-11.1). Ziel ist es, besondere Probleme der Patienten im Vorfeld zu erkennen.

I-11.1	Untersuchungen vor Aufnahme auf die Transplantationsliste
■ **körperliche Untersuchung**, einschließlich **Prostatauntersuchung** bei Männern mit PSA-Bestimmung (bei älteren Patienten wird ein Ultraschall der Prostata empfohlen) und **gynäkologischer Untersuchung** bei Frauen ■ **Laborwerte** (BB, Gerinnung, Laborchemie, serologische und virologische Untersuchungen) ■ **Urinuntersuchungen** ■ **Lungenfunktionstest** (ab 50. LJ) ■ **urologische Untersuchung** von Harnblase und Harnwegen ■ **Darmspiegelung** (bei Patienten > 50 Jahre).	■ **bildgebende Untersuchungen:** – **EKG und Belastungs-EKG,** Echokardiogramm (in besonderen Risikofällen wird ein pharmakologisches Stressechokardiogramm oder eine Herzkatheteruntersuchung empfohlen) – **Dopplersonografie** der extrakranialen Hirnarterien und der Bein- und Beckenarterien – **Röntgen-Übersichtsaufnahme** von Lunge und Becken – **Ultraschalluntersuchung** der Bauchorgane und des Herzens – **Mammografie** (bei Frauen > 50 Jahre) ■ verschiedene Facharztuntersuchungen (Zahnarzt, Hals-Nasen-Ohrenarzt, Augen- und Hautarzt).

Wird eine Lebendnierenspende angestrebt, werden die genannten **Untersuchungen** auch für den **Spender** nötig. Er darf durch die Explantation einer seiner Nieren keinerlei gesundheitliche Nachteile haben.

Für einzelne Patienten kann sich das Risiko einer Operation oder der immunsuppressiven Therapie als zu hoch erweisen. Besondere Bedeutung kommt dabei der kardiovaskulären Risikoeinschätzung zu. **Relative** und **absolute Kontraindikationen** einer Nierentransplantation sind in Tab. I-11.2 zusammengefasst.

I-11.2	Kontraindikationen für eine Nierentransplantation
relative Kontraindikationen	**absolute Kontraindikationen**
■ Alter > 65 Jahre ■ Diabetiker ■ bekannte koronare Herzerkrankung (KHK) ■ periphere arterielle Verschlusskrankheit (pAVK Stadium ≥ IIb) ■ Wandbewegungsstörungen in der Echokardiografie.	■ unkontrolliertes Malignom ■ nicht oder nicht ausreichend behandelte HIV-Erkrankung ■ nicht kontrollierte systemische Infektionen ■ Leiden, deren Lebenserwartung < 2 Jahre liegt.

11.2 Nierentransplantation (NTX)

Für die Nierentransplantation gibt es heute **keine feste Altersgrenze** mehr, obgleich natürlich das Risiko und die Komplikationsrate mit zunehmendem Alter ansteigen. Für Patienten > 65 Jahren entwickelte Eurotransplant (Vermittlungsstelle für Organspenden) 1999 ein spezielles Transplantationsprogramm (Eurotransplant Senior Programm abgekürzt: ESP), das Nieren von älteren Spendern lokal (kurze Ischämiezeiten nach Organentnahme!) Nierenkranken > 65 Jahren zuteilt.

Konnten alle Voruntersuchungen abgeschlossen werden und sprechen keinerlei Gründe gegen eine Transplantation, sollte der Patient noch einmal abschließend über alle **Vorteile** und **Risiken** der geplanten Transplantation aufgeklärt werden. Schließlich wird er bei Eurotransplant gemeldet, die ihn am Zuteilungsverfahren für gemeldete Spendernieren beteiligt (einen anderen Weg, nierentransplantiert zu werden, gibt es in Deutschland nicht!). Kommt es später zu einem Nierenangebot, sollte der Patient auch über die Qualität des Spenderorgans informiert werden.

Die durchschnittliche **Wartezeit** auf eine Transplantatniere liegt derzeit zwischen **4 und 5 Jahren**. Währenddessen müssen in 6–12-monatigen Abständen **Nachuntersuchungen** vorgenommen werden, die insbesondere Kontrolluntersuchungen des Herz-Kreislauf-Systems, aber auch die bakterielle und virale Diagnostik einschließen sollten. Wichtig ist außerdem, dass der Patient während der Wartezeit schnell erreicht werden kann oder sich bei längerer Abwesenheit beim Transplantationszentrum abmeldet.

11.2.2 Vermittlung einer Spenderniere

Eurotransplant ist die Vermittlungsstelle für Organspenden in den Benelux-Ländern, Deutschland, Österreich, Slowenien und Kroatien. Sobald eine mögliche Spenderniere gemeldet wird, beginnt über ein Computerprogramm nach einem strikt festgelegten Auswahlprozess die Suche nach einem möglichen Empfänger. In der Datenbank von Eurotransplant werden wichtige Merkmale von Spender und Empfänger miteinander verglichen, um die Verträglichkeit festzustellen. Alle organisatorischen Aufgaben werden in Deutschland von der **DSO** (Deutsche Stiftung Organtransplantation) wahrgenommen bzw. über diese vermittelt (im Übrigen werden auch Spendermeldungen über die DSO abgewickelt). Das zuständige Transplantationszentrum entscheidet dann, nachdem alle medizinisch relevanten Aspekte berücksichtigt wurden, ob das angebotene Organ für einen Patienten geeignet ist.

Die wichtigsten Faktoren im Auswahlprozess zwischen dem Spenderorgan und dem möglichen Empfänger sind:
- die **Blutgruppen** (AB0-Blutgruppensystem)
- die **HLA**-Gewebemerkmale
- das **Crossmatch**.

Siehe auch Kap. „Immunologie" (S. 1317).

11.2.3 Implantation der Spenderniere

Die Verpflanzung der Transplantatniere erfolgt nicht an die Stelle der erkrankten Nieren, sondern in die rechte oder linke **Leistenregion** (**Fossa iliaca**, Abb. **I-11.4**). Die

⊙ I-11.4 **Lage einer Transplantatniere in der Fossa iliaca**

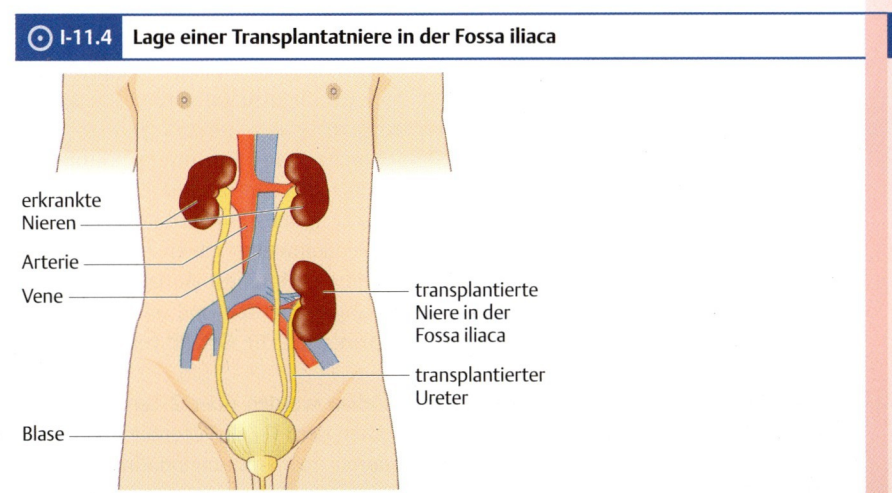

erkrankten Nieren verbleiben in der Regel in situ, es sei denn, große Zystennieren hätten sich bis in das kleine Becken ausgedehnt. Der Vorteil der Implantation in die Fossa iliaca liegt in dem für den Operateur günstigen Zugangsweg zu den großen Gefäßen der Beckenregion. Diese Technik hat sich über Jahrzehnte bewährt und wird heute weltweit angewandt.

11.2.4 Immunsuppression

Phasen der immunsuppressiven Therapie

Unmittelbar mit Beginn oder sofort nach der Transplantation (Initialphase) erhalten die Patienten zunächst hohe Dosen an meist **3 verschiedenen Immunsuppressiva**, die nach festen Vorgaben über das 1. Jahr reduziert werden (von den Transplantationszentren bisher nicht einheitlich gehandhabt): Ein Grundprinzip der immunsuppressiven Therapie besagt, dass in der Anfangsphase nach der Transplantation intensiver behandelt werden muss, da das Risiko einer Abstoßung in den ersten 3–6 Monaten statistisch gesehen am höchsten ist.

Von der **Induktionstherapie** innerhalb der ersten 3 Monate nach Transplantation wird die **langfristige Erhaltungstherapie** mit deutlich reduzierten Dosen immunmodulatorischer Medikamente unterschieden.

Immunsuppressiva

Die folgenden Immunsuppressiva werden je nach erforderlicher Unterdrückung des Immunsystems (stärker bei präformierten Antikörpern, Zweittransplantationen, AB0-Unverträglichkeit oder kombinierten Nieren-Pankreas-Transplatationen sowie schweren Abstoßungsepisoden) mindesten als 3-Kombinationen verordnet:
- **Kortikosteroide:** Diese Substanzen hemmen die Synthese von Zytokinen, die bei der Aktivierung von Lymphozyten beteiligt sind, verhindern die Entwicklung der Monozyten zu Makrophagen und erschweren die Migrations- und Phagozytosefähigkeit der Makrophagen. Kortikosteroide unterdrücken das Immunsystem damit sehr **stark**, aber auch **unspezifisch**. Da diese Stoffe für Bluthochdruck, Posttransplant-Diabetes, verstärkte Koronarsklerose und Osteoporose verantwortlich gemacht werden, möchte man Kortikoide inzwischen so eingeschränkt wie möglich nach Transplantation einsetzen. Diesen Bestrebungen stehen epidemiologische Daten entgegen, die zeigen, dass ein Langzeitüberleben von Nierentransplantaten unter dauerhafter Kortikoidtherapie signifikant besser zu sein scheint als bei Patienten, die frühzeitig ohne Kortikoide weiterbehandelt wurden.
- **Calcineurin-Inhibitoren** (Ciclosporin, Tacrolimus): **Calcineurin** – ein Second-Messenger antigenpräsentierender Lymphozyten – reguliert die Bildung von Zytokinen wie Interleukine, TNF-α oder Interferon-γ in diesen Zellen. **Ciclosporin** führt zu Sympathikusexzitation und Bluthochdruck. Diese Schwierigkeiten sind bei **Tacrolimus** geringer, das zudem bessere immunsuppressive Eigenschaften zeigt; leider ist dieses Medikament stärker diabetogen. Ciclosporin und Tacrolimus wirken **nephrotoxisch**, weshalb die Verordnung dieser Medikamente bei Nierentransplantierten in den letzten Jahren eingeschränkt wurde.
- **Antimetabolite** wie Mycophenolatmofetil oder Azathioprin: **Mycophenolatmofetil** hemmt die Bildung von Guanosin, wodurch die Proliferation von T- und B-Lymphozyten unterdrückt wird. **Azathioprin** verhindert die Bildung von DNA und RNA. Daraufhin können sich T- und B-Zellen nicht mehr so gut vermehren, sodass eine Abstoßungsreaktion verhindert werden kann.
- **Proliferationssignal-Hemmer** (mTOR-Inhibitoren) wie Rapamycin, Sirolimus. mTOR (mammalian Target of Rapamycin) kontrolliert intrazeluäre Signalwege, die für das Zellwachstum und den Zellzyklus wichtig sind. Ein Vorteil von **Rapamycin** gegenüber anderen immunsuppressiven Medikamenten schien zunächst, dass sich weniger Tumoren nach Transplantation entwickeln. Diese Annahme ließ sich aber nicht bestätigen. Rapamycin wirkt antiangiogenetisch und antiproliferativ. Somit besteht unmittelbar nach einer Tansplantation die Gefahr von Wundheilungsstörungen.
- **Kostimulationsblockade** mit **Belatacept**: T-Zellen werden über 2 Signale stimuliert: Zum einen über eine Interaktion zwischen dem T-Zell-Rezeptor und einem Antigen (MHC-Klasse-II-Molekül); zum anderen über Immunglobuline, TNF-Re-

zeptoren und Zytokinrezeptoren. Erst beide Signale zusammen führen zu einer Vermehrung sowie Ausreifung von T-Zellen. Eine Blockierung des zweiten Signals verhindert die Proliferation von T-Zellen, die nicht mehr ausreichend auf einen wiederholten Antigenkontakt reagieren können. Diesen Mechanismus nutzt man neuerdings nicht mehr nur in der Rheumatologie, sondern auch in einem vielversprechenden therapeutischen Ansatz, um Abstoßungsrekationen nach Nierentransplantationen besser beherrschen zu können: Das Fusionsprotein Belatacept wirkt als selektiver T-Zell-Kostimulationsblocker. Dieses Medikament lässt sich mit Kortikoiden und Mycophenolsäure kombinieren.

Bei Zweittransplantationen oder für Patienten, bei denen zytotoxische HLA-Antikörper bestimmt wurden, verordnet man meist perioperativ sowie in den ersten Monaten eine stärkere Immunsuppression mit einer höheren Anzahl an immunsuppressiven Substanzen. Dies umfasst in der perioperativen Periode in der Regel auch eine zusätzliche Induktionstherapie mit einem **immunsuppressiven Antikörper** und/oder einem extrakorporalen Verfahren, das die oben erwähnten HLA-Antikörper entfernen soll (Plasmaseparation oder Immunabsorption). Antikörper werden auch bei schweren Abstoßungen verordnet. Zielstrukturen der Antikörper sind dabei vorwiegend aktivierte T-Zellen, die Hauptträger der Immunantwort gegen transplantierte Nieren. Als immunsuppressive Antikörper werden eingesetzt:

- **Basiliximab:** Ein humanisierter, gentechnisch hergestellter Antikörper gegen den Interleukin-2-Rezeptor, der das Abstoßungsriskio reduziert. Er erweist sich zwar als gut verträglich, aber auch weniger wirksam als jünger entwickelte Alternativen. Daher wird er zunehmend als Standard-Immunsuppression bei Patienten mit normalem Risiko eingesetzt.
- **Anti-Thymozyten-Serum:** Im Kaninchen hergestelltes Serum gegen humane T-Zellen. Die Gabe dieses Antiserums in den ersten Tagen nach Transplantation verursacht eine Lyse der T-Zellen des Empfängers. Dies verhindert effektiv Abstoßungen, erhöht jedoch auch das Risiko von Infektionen und führt gerade bei den ersten Gaben zu einer Zytokinfreisetzung mit Fiereberschüben und Kreislaufreaktion.
- **OKT III:** Aus Maus-Hybridomzellen hergestellter, monoklonaler Antikörper gegen den T-Zell-Rezeptor CD 3. Dieser Antikörper verursacht eine massive Immunsuppression; aufgrund des hohen Infektions-und Lymphomrisikos wird er nur noch in Einzelfällen eingesetzt. Die T-Zell-Lyse mit Zytokinfreisetzung kann so ausgepägt sein, dass es dem Bild eines schwersten anaphylaktischen Schocks entspricht.
- **Alemtuzumab:** Über gentechnische Verfahren gewonnener, humanisierter, monoklonaler IgG1κ-Antikörper, der normale und maligne B- und T-Lymphozyten zerstört (Bindung an CD 52). Zulassung für chronisch-lymphatische Leukrämie, Off-Label-Einsatz bei Nierentransplantation.
- **Rituximab** ist ein weiterer, länger verfügbarer chimärer monoklonaler Antikörper gegen den Oberflächenrezeptor CD 20. Er wird vorwiegend bei Lymphomen und immunologischen Erkrankungen verschrieben, aber auch bei vorimmunisierten Nierentransplantationspatienten eingesetzt, deren zytotoxische Antikörperlast gleichzeitig über Plasmaseparation oder Immunabsorption gesenkt werden muss.

Trotz der oben diskutierten Nebenwirkungen gibt es bisher kaum Therapieschemata zur Immunsuppression nach Nierentransplantation, die wagen, völlig auf Kortikoide und Calcineurin-Inhibitoren zu verzichten.

Neuere Immunsuppressiva **(immunsuppressive Antikörper)** versuchen, über immer selektivere Eingriffe in das Immunsystem Abstoßungen zu verhindern, bei gleichzeitig günstigerem Nebenwirkungsprofil:
- **Basiliximab**
- **Anti-Thymozyten-Serum**
- **OKT III**
- **Alemtuzumab**
- **Rituximab**

11.2.5 Komplikationen

Perioperative Probleme

Neben den allgemeinen Risiken einer Operation fallen unter die spezifischeren frühen Probleme nach Transplantation **akute Verschlüsse des Dialyse-Shunts** oder **Durchblutungsstörungen** der **unteren Extremitäten**, die bei Arteriosklerose besonders auf der Seite des implantierten Organs symptomatische Ischämien auslösen können. **Akute Tubulusnekrosen**, die dazu führen, dass implantierte Nieren ihre Funktion sehr verspätet aufnehmen, finden sich bei langen Ischämiezeiten.

11.2.5 Komplikationen

Perioperative Probleme

Frühe Probleme sind **Verschlüsse des Dialyse-Shunts** oder **Durchblutungsstörungen** der **unteren Extremitäten**. Zu akuten **Tubulusnekrosen** kommt es bei langen Ischämiezeiten.

Organabstoßung

Nach einer Nierentransplantation trägt jeder Patient das **lebenslange Risiko einer Organabstoßung**. Stößt der Körper die Niere ab, kann das transplantierte Organ geschädigt werden, die neue Niere stellt schlimmstenfalls ihre Funktion ein.

Heute noch erleiden etwa 10–30 % aller transplantierten Patienten Episoden akuter Organrejektionen. Der überwiegende Teil dieser Patienten kann davor bewahrt werden, sein Organ zu verlieren, wenn die Immunsupression intensiviert wird. Klinische Zeichen der Rejektion (wie Diureserückgang, Fieber, entgleister Blutdruck, ggf. „Organgefühl") müssen jedoch rechtzeitig erkannt werden.

Je nach Verlauf und den histologischen Besonderheiten unterscheiden wir generell 3 Formen der Abstoßung im Transplantat:
- **hyperakute**, fulminant verlaufende Abstoßung
- **akute** Abstoßung (mit den beiden histologischen Unterformen der **interstitiellen** und der **vaskulären** Abstoßung)
- **chronische** Abstoßung.

Hyperakute Abstoßung

Diese wird durch vorbestehende Antikörper gegen Oberflächenmerkmale des Parenchyms der neuen Niere hervorgerufen. Das Transplantat wird in kurzer Zeit zerstört. Über das obligate Crossmatch vor der Operation kann diese Komplikation heute verhindert werden.

Akute Abstoßung

Akute Abstoßungen werden in 2 Unterformen (je nach Biopsiebefund) eingeteilt:
- **Akute zelluläre oder interstitielle Abstoßung:** Bei einer zellulären oder interstitiellen Abstoßung wandern T-Lymphozyten in das Nierengewebe ein. Es kommt zu tubulären Entzündungsreaktionen, die auf das umliegende Interstitium übergreifen. In > 90 % der Fälle kann diese Form der Abstoßung erfolgreich mit **Kortison** behandelt werden. Der Erfolg der Behandlung zeigt sich, wenn das Serumkreatinin sinkt und sich die Funktion der Niere bessert.
- **Vaskuläre Abstoßung:** Akute vaskuläre Abstoßungen, die überwiegend an den Gefäßen der Transplantatniere als Glomerulitis oder Endarteriitis ablaufen, werden wahrscheinlich von zirkulierenden Antikörpern ausgelöst. Ein **Therapieansatz** besteht darin, die schädigenden Antikörper aus dem Blut des Patienten durch **Plasmapherese**, heute auch vermehrt über Immunadsorption zu entfernen. Weiterhin werden empfohlen: Umstellung auf Tacrolimus (statt Ciclosporin) und Mycophenolatmofetil, hohe Kortisondosen, polyklonale Antikörpergaben, chimäre monoklonale Antikörper wie Rituximab.

Chronische Abstoßung

Trotz erheblicher Fortschritte im Verständnis immunbiologischer Vorgänge und verbesserter immunsuppressiver Therapiestrategien bleibt die chronische Abstoßung ein **großes Problem für die längerfristige Prognose** transplantierter Nieren. Klinisch lassen sich Proteinurie, arterielle Hypertonie und eine progrediente Abnahme der Nierenfunktion nachweisen. Bisher ist es aber noch nicht möglich, therapeutische Konsequenzen zu ziehen.

Weitere Komplikationen

Infektionen: Unter der immunsuppressiven Therapie kann es vermehrt zu Infektionen durch Bakterien (z. B. Pneumokokken, E. coli), Viren (z. B. Herpesviren, EBV, CMV) aber auch Pilze (z. B. Candida, Aspergillus) und anderen selteneren Erregern kommen, die häufig sehr viel schwerwiegender verlaufen als ohne Immunsuppression. Bakterielle Infektionen der Harnwege und Lunge gehören zu den häufigsten Problemen bei nierentransplantierten Patienten.

Nicht infektiöse Langzeitprobleme: Nicht nur Transplantabstoßungen und Infektionen belasten die Patienten, auch Herz-Kreislauf-Probleme, zumeist über arteriosklerotische Gefäßschäden erhöhen, Morbidität und Mortalität.

Nierentransplantation und Diabetes mellitus: Eine Zuckerkrankheit nach erfolgreicher Nierentransplantation (Posttransplantationsdiabetes = PTDM) tritt im 1. Jahr bei 5–20 % der Patienten, 15 Jahre nach Transplantation bei bis zu 30 % auf. Diese Patienten haben ein 3–4-fach höheres Risiko, ihr Transplantat zu verlieren oder an einem Herzinfarkt zu versterben, als Patienten ohne Diabetes. Risikofaktoren für die Entwicklung einer PTDM sind familiäre Belastung, gestörte Glukosetoleranz vor Transplantation, Alter > 40 Jahre, Hepatitis-C-Infektion, Art der immunsupressiven Therapie (v. a. Kortison).

Erkrankungen des Knochens: Knochenerkrankungen gehören zu häufigen Komplikationen nach einer Nierentransplantation. Ursächlich sind hier insbesondere zu nennen der **sekundäre Hyperparathyreoidismus** (sHPT) mit seinen negativen Folgen für Knochen- und Weichteilgewebe (s. S. 782) sowie die **Osteoporose**, die als Nebenwirkung der Kortisontherapie entsteht.

Tumorentstehung: Das Gesamtrisiko für die Entstehung von Neoplasien erweist sich nach Transplantation als eindeutig erhöht. Einiges spricht dafür, dass die Intensität der Immunsuppression entscheidend ist.

Rekurrenz renaler Grunderkrankungen: Einige Glomerulopathien (fokal-segmentale GN, membranöse GN, membranoproliferative GN) neigen dazu, in der neuen Transplantatniere wieder aufzutreten. Sie werden für etwa 5 % der Organverluste nach Nierentransplantation verantwortlich gemacht.

11.2.6 Prognose

Das **Nierentransplantatüberleben** liegt heute nach 1 Jahr bei über 90 %. Im Mittel kann man davon ausgehen, dass ein Nierentransplantat über 10–15 Jahre eine ausreichende Funktion aufweist, aber auch gute Transplantatfunktionen über mehr als 30 Jahre werden in einigen Fällen beschrieben.

12 Nierentumoren

12.1 Allgemeines 996
12.2 Nierenzellkarzinom 996

12.1 Allgemeines

Tumoren finden sich in der Niere oder dem Nierenbecken. Klinisch von Bedeutung sind insbesondere **Nierenzellkarzinome**, ferner **Sarkome**, **Hämangiome**, **Wilms-Tumoren** (Nephroblastome) und **Angiomyolipome**. **Urothelkarzinome** finden sich im Nierenbeckenkelchsystem und den Ureteren. Renale Tumoren werden meist als Zufallsbefund während einer Sonografie entdeckt oder, wenn Nierenfunktionseinschränkungen aufgrund des Tumorleidens auftreten.

▶ Merke. Der mit Abstand häufigste Nierentumor im Erwachsenenalter ist das **Nierenzellkarzinom** (ca. 90 % aller renalen Neoplasien), im Kindesalter sieht man den **Wilms-Tumor** am häufigsten.

12.2 Nierenzellkarzinom

▶ Synonym. Hypernephrom, Adenokarzinom der Niere, Grawitz-Tumor

▶ Definition. Maligner Tumor des Nierenparenchyms.

Epidemiologie: Das Nierenzellkarzinom macht 2 % aller Tumorerkrankungen aus. Männer erkranken doppelt so häufig wie Frauen. Der Altersgipfel liegt zwischen dem 55.–70. Lebensjahr. Patienten in Nordamerika und Skandinavien erkranken weitaus häufiger als Afrikaner oder Asiaten, ohne dass diese Beobachtung bisher erklärt werden könnte.

Ätiopathogenese: Von einigen Umwelteinflüssen und klinischen Problemen wird angenommen, dass sie Nierenzellkarzinome begünstigen können. Am besten konnten die Zusammenhänge für **Nikotinkonsum** und **Übergewicht** gesichert werden. Auch nach langer Einnahme von **Analgetika** wie Aspirin und Phenacetin treten vermehrt renale Neoplasien auf. Das Gleiche gilt für Dialysepatienten, die zystische Veränderungen in der Niere entwickeln. Manche Umweltgifte wie Asbest, aber auch Cadmium und Produkte, die beim Raffinieren von Erdöl entstehen, erhöhen das Risiko, einen Nierentumor zu entwickeln. Genetische Faktoren werden ebenfalls diskutiert.

Nierenzellkarzinome entwickeln sich aus **proximalen Tubuluszellen**, können aber überall in der Niere zu finden sein. Das kugelförmige Karzinom breitet sich zunächst im Nierenparenchym aus, um dann in das Nierenbecken einzubrechen, die Nierenkapsel zu befallen und schließlich, wenn der Tumor ungehemmt weiter wächst, das perirenale Gewebe sowie die Lymphknoten des Nierenhilus zu infiltrieren.

Meist ist der Tumorbefall **einseitig**. Allerdings können auch nach Nephrektomie Jahre später Karzinome in der bisher gesunden, verbliebenen Niere entstehen. Es lassen sich sowohl kleine Tumorknoten von < 2 cm als auch ausgedehnte Karzinommassen finden.

Klinik: Im Frühstadium bemerken die Patienten meist keine körperlichen Auffälligkeiten. Erst wenn die Krankheit fortschreitet, treten Probleme auf. Bricht der Tumor in das Sammelrohrsystem ein, treten **Hämaturien** (60 %) und immer wieder **Koliken** auf, wenn sich Blutgerinnsel in den ableitenden Harnwegen bilden. Als weitere Allgemeinsymptome beklagen Patienten **Gewichtsverlust** (30 %) und intermittierendes

Fieber (20 %), das durch endogene Pyrogene verursacht sein könnte. Häufig finden sich auch ein erhöhter Blutdruck (30–40 %) und eine tastbare abdominale Resistenz (35 %). Wie stark sich die Patienten zum Zeitpunkt der Erstdiagnose und im Verlauf der Tumorerkrankung körperlich beeinträchtigt fühlen, hängt von der Ausbreitung des Karzinoms und der Metastasenbildung ab.

Infolge Hormonbildung kann es auch zur Ausbildung **paraneoplastischer Symptome** kommen (Tab. I-12.1).

Zu möglichen **paraneoplastischen Symptomen** s. Tab. **I-12.1**.

I-12.1 Paraneoplastische Symptome bei Nierenzellkarzinom

häufigere Symptome	Häufigkeit (%)
Anämie	20–40
Müdigkeit, Gewichtsverlust, Kachexie	33
Fieber	30
Hypertonie	24
Hyperkalzämie	10–15
seltenere Symptome	
hepatische Funktionsstörungen	3–6
Amyloidose	3–5
Erythrozytose	3–4
Enteropathie	3
Neuromyopathie	3

Komplikationen: Bei schwerer, ausgedehnter Erkrankung besteht die Gefahr von **Tumorthromben** in Nierenvene und unterer Hohlvene (Vena cava inferior). Linksseitig bilden sich hin und wieder sehr rasch **Varikozelen** aus. Ändert sich das Strömungsprofil der Vena renalis sinister bei Zunahme der Tumorgröße, so können in kurzer Zeit Varikozelen entstehen (der ungünstige Blutabfluss aus dem Hoden in die linke Nierenvene begünstigt die Varikozelenbildung zusätzlich). **Metastasen** findet man in Lunge, Gehirn, Skelett, Leber, Nebenniere und kontralateraler Niere.

Komplikationen: Es kann zu **Tumorthromben** und **Varikozelen**bildung kommen. **Metastasen** findet man in Lunge, Gehirn, Skelett, Leber, Nebenniere und kontralateraler Niere.

Diagnostik:

Anamnese: Da sich das Karzinom meist symptomarm entwickelt, sollte bei einem Patienten mit Makrohämaturie nach Allgemeinsymptomen wie Leistungsknick, Gewichtsabnahme und Nachtschweiß gefragt werden. Wurde bereits eine Niere aufgrund eines Tumorleidens entfernt, muss auch an einen weiteren erneuten Befall der verbliebenen Niere gedacht werden.

Diagnostik:

Anamnese: Bei Makrohämaturie sollte nach Allgemeinsymptomen wie Leistungsknick, Gewichtsabnahme und Nachtschweiß gefragt werden.

Körperliche Untersuchung: Die **Befundtrias** des Nierenzellkarzinoms aus Flankenschmerz, Hämaturie und tastbarem Nierentumor, die in manchen Darstellungen als charakteristisch für dieses Karzinom angesehen werden, findet sich eher selten (8 % der Patienten).

Körperliche Untersuchung: Die **Befundtrias** aus Flankenschmerz, Hämaturie und tastbarem Nierentumor findet sich eher selten.

Apparative Untersuchung: Die **Nierensonografie** (Abb. I-12.1a) wird heute als wichtigste Methode angesehen, Nierentumoren frühzeitig zu diagnostizieren. Die modernen Ultraschallgeräte ermöglichen heute meist recht gut die Differenzierung zwischen benignen Zysten und soliden malignomverdächtigen Tumoren. Bei differenzialdiagnostischen Schwierigkeiten (z. B. Befund atypischer Zysten), helfen **CT** (Abb. **I-12.1b**) oder **MRT**, die Verdachtsdiagnose zu erhärten.

Zur Beurteilung einer möglichen **metastatischen Ausdehnung** des Nierentumors und zur **Stadieneinteilung** (Tab. **I-12.2**) werden Röntgenaufnahmen der Lunge (Rundherd?), eine Sonografie und CT des Abdomens sowie eine Knochenszintigrafie durchgeführt.

Apparative Untersuchung: Die **Nierensonografie** (Abb. I-12.1a) ist Methode der Wahl. Bei differenzialdiagnostischen Schwierigkeiten können **CT**- (Abb. I-12.1b) oder **MRT**-Untersuchungen weiterhelfen.

Zur **Metastasensuche** und **Stadieneinteilung** (Tab. **I-12.2**): Röntgen-Thorax, Abdomensonografie und -CT, Knochenszintigrafie.

Labor: Es sollten BSG, Blutbild, Kreatinin, eGFR, Harnstoff mit Elektrolyten, Leberwerte (Transaminasen, alkalische Phosphatase, γ-GT) und Gerinnungsparameter bestimmt werden.

Eine starke **BSG-Beschleunigung** findet sich bei längerem Krankheitsverlauf. Es können sowohl eine **Anämie** als auch eine **Erythrozytose** auftreten, da die Erythropoetinbildung bei renaler Gewebedestruktion vermindert (30–40 %) sein kann oder in seltenen Fällen (5 %) auch höhere Erythropoetinspiegel im Körper auftreten, die sich noch nicht erklären lassen. Diagnostisch sprechen allerdings Polyzythämien, die zu-

Labor: Es sollten BSG (erhöht), Blutbild (Anämie oder Erythrozytose), Kreatinin, eGFR, Harnstoff mit Elektrolyten, Leberwerte und Gerinnungsparameter bestimmt werden.

I-12.1 Bildgebung bei Nierenzellkarzinom

a Sonografisches Bild eines großen, überwiegend echodichten Nierenzellkarzinoms (Pfeile) am unteren Pol der linken Niere (Längsschnitt). Die echofreien Strukturen innerhalb des Tumors entsprechen pathologischen Gefäßen.
b Im **koronar rekonstruierten CT** erkennt man nach **i. v. Kontrastmittelgabe** den Tumor (Pfeile), der den Hilus der Niere infiltriert (derselbe Patient wie in **a**).

aus: Delorme S., Debus J., Jenderka K.-V.: Duale Reihe Sonografie. Thieme; 2012

I-12.2 Typische Befunde bei Nierenzellkarzinom

a Makroskopischer Aspekt eines Nierenzellkarzinoms: Buntes Schnittbild mit gelblichen Nekrosen, markigen Abschnitten und roten Hämorrhagien.
b Mikroskopisch „helles" Präparat eines klarzelligen Nierenzellkarzinoms.

aus: Riede U. N., Werner M., Schäfer H.-E. (Hrsg.): Allgemeine und spezielle Pathologie. Thieme; 2004

---

sammen mit Hämaturie auftreten, sehr stark für ein Nierenzellkarzinom. **Hyperkalzämien** müssen an ossäre Metastasen denken lassen. Möglich sind auch eine ektope Parathormonproduktion oder eine Sekretion von Prostaglandinen aus den Tumorzellen. Ein **Anstieg der Leberenzyme** ist auf Leberfunktionstörungen zurückzuführen. Finden sich dabei Tumorthrombosen in der Vena cava inferior oder den Lebervenen, lassen sich diese Befunde erklären, allerdings steigen die Leberenzyme bei Nierentumoren auch ohne fassbare Ursache an.

Histologie: Meist handelt es sich um ein **Adenokarzinom** vom klarzelligen Typ (Abb. I-12.2).

Histologie: Nierentumoren finden sich sehr oft im Bereich des oberen Nierenpols. Histopathologisch werden die meisten als **Adenokarzinome** klassifiziert, deren Tumorzellen ein glykogen- und lipidreiches Zytoplasma aufweisen (klarzelliger Typ) (Abb. I-12.2).

Therapie: Therapie der Wahl ist die **operative Entfernung** der Niere.

Therapie: Therapie der Wahl ist die **operative Entfernung** der Niere zusammen mit der Nierenfettkapsel, dem proximalen Ureter und der Nebenniere (Adrenalektomie). Zusätzlich werden die perirenale Faszie und die regionalen Lymphknoten (bei 25 % der Patienten befallen) exzidiert. Kleinere, peripher liegende Karzinome können auch organerhaltend operiert werden.

Unter **palliativer** Zielsetzung kann bei ausgeprägter Metastasierung mit Makrohämaturie eine **Embolisation der Nierenarterie** (→ Niereninfarzierung) Erleichterung bringen. Bei Knochenmetastasen kann eine **Bestrahlung** helfen, durch Verkleinerung der Metastasen ossäre Schmerzen zu lindern.

Behandlungsoptionen mit Chemotherapie (Zytostatika) oder Immuntherapie (Zytokine: Interleukin-2, Interferon-α) sowie die Kombination beider Verfahren und Behandlungsansätze mit Tumorvakzinen lassen sich im Moment zwar noch nicht abschließend beurteilen, haben allerdings auch noch zu keiner wirklichen Verbesserung der Tumorerkrankung geführt.

Prognose: Malignitätsgrad und Ausbreitung des Nierenzellkarzinoms bestimmen die 5-Jahres-Überlebensrate (Tab. **I-12.2**). Etwa 25 % Patienten weisen zum Zeitpunkt der Diagnose bereits Metastasen auf. Die günstigste Prognose haben pulmonale Metastasen, am ungünstigsten sind Skelett- und Lebermetastasen. Entwickeln sich Hirnmetastasen erst mehr als 1 Jahr nach Entfernung des Primärtumors, verbessert sich die Prognose dadurch erheblich.

I-12.2 Stadieneinteilung und 5-Jahres-Überlebensrate (5-JÜR) des Nierenzellkarzinoms

Stadium	Ausbreitung	5-JÜR in %
Stadium I	Tumor innerhalb der Nierenkapsel	70–80 %
Stadium II	Durchbruch durch die Nierenkapsel, aber intakte Gerota-Faszie	50–65 %
Stadium III A	Infiltration von Nierenvene und unterer Hohlvene	25–50 %
Stadium III B	Befall regionaler Lymphknoten	5–15 %
Stadium IV	Infiltration benachbarter Organe oder Fernmetastasen	≤ 5 %

Internet-Link: www.kidneyatlas.org

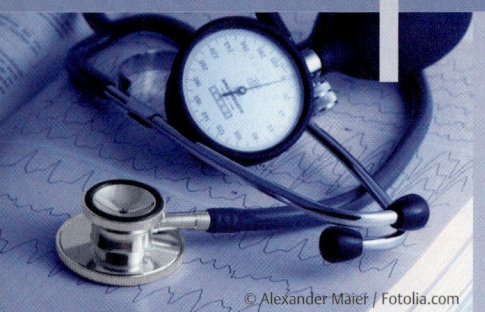

13 Arterielle Hypertonie

13.1	Grundlagen	1000
13.2	Primäre Hypertonie	1002
13.3	Sekundäre Hypertonie	1003
13.4	Klinik	1007
13.5	Diagnostik	1010
13.6	Therapie	1015
13.7	Prognose und sozialmedizinische Bedeutung der Hypertonie	1022

13.1 Grundlagen

13.1 Grundlagen

Mehrmalig dokumentierte Blutdruckwerte über 140/90 mmHg während einer zufälligen Messung durch den Arzt erhöhen das kardiovaskuläre Risiko deutlich, sodass therapeutisch eingegriffen werden muss.
Die **Gradeinteilung** zeigt Tab. **I-13.1**, zur Risikoabschätzung s. S. 1014.

Die Diagnose eines Bluthochdrucks ist immer mit einer gewissen Willkürlichkeit behaftet, da es sich um eine quantitative und keine qualitative Abweichung handelt, wie es z. B. bei einem Herzklappenfehler der Fall wäre. Eine Festlegung der oberen Normwerte erfolgt deshalb in Relation zum kardiovaskulären Risiko und der Notwendigkeit einer antihypertensiven Therapie: Blutdruckwerte oberhalb des definierten Grenzwertes von 140/90 mmHg erhöhen das kardiovaskuläre Risiko in einem solchen Maße, dass eine suffiziente antihypertensive Behandlung die Lebenserwartung und -qualität der Patienten deutlich verbessern kann. Dabei gilt der Wert 140/90 mmHg nur für zufällige Messungen während des Praxisbesuches oder eines Krankenhausaufenthaltes. Da der Blutdruck durchaus variieren kann, sich im Übrigen als stark von emotionalen Einflüssen abhängig erweist, sollte mindestens 3-mal ein erhöhter Blutdruckwert von über 140/90 mmHg dokumentiert sein, bevor von einer arteriellen Hypertonie gesprochen werden darf. Für Patientenselbstmessungen wurden niedrigere Grenzwerte < 135/85 mmHg festgelegt. Nach 24-h-Blutdruckmessungen dürfen die Durchschnittswerte sogar nur bei < 130/80 liegen.
Eine differenzierte **Gradeinteilung** zeigt Tab. **I-13.1**, weitere Details s. Kapitel Risikoabschätzung, S. 1014.

≡ I-13.1

≡ I-13.1	Klassifikation des arteriellen Blutdrucks*	
Stufe	**systolisch (mm Hg)**	**diastolisch (mm Hg)**
optimal	< 120	< 80
normal	120–129	80–84
hoch normal	130–139	85–89
Bluthochdruck		
▪ Grad 1 (mild)	140–159	90–99
▪ Grad 2 (moderat)	160–179	100–109
▪ Grad 3 (schwer)	≥ 180	≥ 110
isolierte systolische Hypertonie	≥ 140	< 90

* nach den Leitlinien der European Society of Hypertension (ESH), 2007

▶ Merke.

▶ **Merke.** Ein vorübergehender Blutdruckanstieg, z. B. bei körperlicher Belastung, darf nicht als arterielle Hypertonie bezeichnet werden.

Es gibt keinen eigentlichen Schwellenwert. Das Risiko kardiovaskulärer Folgeerkrankungen steigt über den gesamten normo- und hypertensiven Blutdruckbereich kontinuierlich an (Abb. **I-13.1**).

Daher bleibt auch schwer abzuschätzen, wie stark im Vergleich zu einer „optimalen" Blutdruckeinstellung (< 120/80 mmHg) Patienten mit einem „normalen" bzw. „hoch normalen" Blutdruck bei zunehmendem Alter einem gesteigerten Risiko kardiovaskulärer Erkrankungen ausgesetzt sind (Abb. **I-13.1**). Es fehlen hier kontrollierte klinische Studien, die zeigen würden, ob manche Gruppen von Patienten davon profitieren könnten, dass auch ein hoch normaler Blutdruck mit Medikamenten weiter gesenkt wird. In den letzten Empfehlungen wird eher nur zu Änderungen der Lebensführung („lifestyle modification") geraten, sofern nicht schwere kardiovaskuläre Risikofaktoren vorliegen oder die Patienten an manifesten Herz-Kreislauf-Erkrankungen leiden. Vielmehr zeigt die Diskussion um einen „optimalen Blutdruck", dass das Risiko kardiovaskulärer Folgeerkrankungen über den gesamten normo- und hy-

I-13.1 Zusammenhang zwischen „normalen" Blutdruckwerten und der Inzidenz kardiovaskulärer Ereignisse

Die Daten wurden an 6859 Teilnehmern der Framingham-Studie im Rahmen eines „Follow-ups" erhoben (Erläuterung s. Text).
nach: Vasan R.S. et al.

pertensiven Blutdruckbereich kontinuierlich ansteigt. Es gibt also keinen eigentlichen Schwellenwert.

Epidemiologie: In Industrieländern haben etwa 20–30 % der Erwachsenen eine Hypertonie, wenn als Grenzwert ein Druck von 140/90 mmHg gewählt wird. Die Prävalenz der Hypertonie steigt dabei mit dem Lebensalter an, insbesondere die isolierte systolische Hypertonie (fast nur bei über 60-Jährigen).

Ätiopathogenese: Prinzipiell wird eine **primäre** (essenzielle) von einer **sekundären** (durch eine bekannte Grunderkrankung verursachte) **Hypertonie** unterschieden. Dabei werden ca. 90 % aller Hypertonien als primäre, 10 % als sekundäre Formen eingestuft.

Die für die Entstehung und Aufrechterhaltung einer primären Hypertonie verantwortlichen Mechanismen sind nach wie vor nicht ausreichend geklärt. Zur Erleichterung des grundlegenden Verständnisses einer Hypertoniebehandlung müssen jedoch wesentliche Aspekte der Blutdruckregulation verstanden sein.

Eine Hypertonie kann pathophysiologisch als **Störung des Regelkreises** definiert werden, der den Blutdruck unter normalen Bedingungen konstant hält:

$$BD = TPW \times HZV$$

(BD: Blutdruck; TPW: totaler peripherer Gefäßwiderstand; HZV: Herzzeitvolumen). Bei etablierter Hypertonie ist in der Regel der TPW erhöht sowie das HZV unter Ruhebedingungen normal oder vermindert. In der Frühphase der essenziellen und der Mineralokortikoid-Hypertonie (Conn-Syndrom (S. 808)) kann das HZV unter Ruhebedingungen gesteigert sein. Bei Nierenentzündungen liegt häufig eine Salz- und Wasserüberladung vor, die Vorlast erhöht sich, aber nicht unbedingt das HZV. Bei einer Nierenarterienstenose besteht eine vermehrte Reninsekretion sowie bei isolierter Erhöhung des systolischen Blutdrucks eine verminderte Elastizität der großen Arterien (Windkesselfunktion ↓, TPW ↑).

Langfristig passt sich der Körper an einen dauerhaft erhöhten Blutdruck an. Durch eine Reihe von Mechanismen – alle sind bei Weitem noch nicht verstanden – wird der Blutdruck in der Folge auf diesem erhöhten Niveau festgehalten:

- Das **Herz hypertrophiert** unter der chronischen Druckbelastung, es kann damit über Jahrzehnte eine normale Pumpfunktion aufrechterhalten werden.
- Die **Widerstandsgefäße hypertrophieren**, sodass eine bestimmte vaskuläre Kontraktion zu einem stärkeren Zuwachs des Widerstandes führt. Bei gegebener Aktivität des sympathischen Nervensystems oder des Renin-Angiotensin-Systems ist das Ausmaß des Gefäßwiderstandes abhängig von der Dicke der Gefäßwand, genauer von der Wand-Lumen-Relation. Bei konstantem Herzzeitvolumen bedeutet dies, dass die blutdrucksteigernde Wirkung eines Vasopressors bei hypertrophierten Gefäßen wesentlich stärker ist als bei Gefäßen mit normaler Wandstärke.
- Die Schwelle des **Barorezeptorreflexes** ist bei Hypertonikern „verstellt" („Resetting"): Erhöhte Blutdruckwerte werden vom Organismus als „normal" registriert.
- Die **Niere** hält bei steigendem Blutdruck den renalen Blutfluss und die glomeruläre Filtrationsrate über weite Bereiche konstant (**renale Autoregulation**). Aus immer noch nicht völlig verstandenen Gründen, steigt aber bereits mit nur wenig

Epidemiologie: In Industrieländern haben 20–30 % der Erwachsenen eine Hypertonie > 140/90 mmHg. Die Prävalenz der Hypertonie steigt mit dem Lebensalter.

Ätiopathogenese: Man unterscheidet die **primäre** (90 %) und die **sekundäre** (10 %) **Hypertonie**.

Die für die primäre Hypertonie verantwortlichen Mechanismen sind nicht ausreichend geklärt.

Eine Hypertonie ist eine **Störung des Regelkreises**, der den Blutdruck konstant hält:
$BD = TPW \times HZV$
(BD: Blutdruck; TPW: totaler peripherer Gefäßwiderstand; HZV: Herzzeitvolumen).
Bei Hypertonie ist der TPW erhöht und das HZV i. d. R. in Ruhe normal oder vermindert.

Langfristig passt sich der Körper an einen dauerhaft erhöhten Blutdruck an. Es kommt zu:
- **Herzhypertrophie** zur Aufrechterhaltung der normalen Pumpfunktion
- **Hypertrophie der Widerstandsgefäße**
- „Resetting" der Schwelle des **Barorezeptorreflexes**
- **Drucknatriurese** trotz **renaler Autoregulation** mit weitgehend konstanter GFR. Kann nicht genügend Natrium ausgeschieden werden, steigt der Blutdruck (**intrinsischer renaler Defekt**).
- **Dysregulation** der **sympathischen Nervenaktivität zur Niere**: die **Drucknatriurese** wird über erhöhte Sympathikusaktivität **pathologisch beeinflusst**, die Natriumausscheidung vermindert.

erhöhtem Blutdruck die Natriumausscheidung steil an. Diese **Drucknatriurese** wirkt der Tendenz zur Hypertonie entgegen. Kann die Niere allerdings bei normalem arteriellem Druck nicht ausreichend Natrium ausscheiden, steigt der Blutdruck unweigerlich an **(intrinsischer renaler Defekt)**. Wenn die Natriumausscheidung in der Folge erst durch sehr viel höhere Blutdruckwerte gesteigert werden kann, entsteht langfristig eine chronische Hypertonie. Das Renin-Angiotensin-System, dessen Aktivität entscheidend von der Reninfreisetzung aus der Niere gesteuert wird, ist trotz erhöhten Blutdrucks nicht im erwarteten Maße supprimiert.

- **Renale sympathische Aktivität** und **Drucknatriurese**: Verschiedene Faktoren und Regelgrößen – so wird postuliert – beeinflussen das Phänomen **Drucknatriurese** und sollten bei Bluthochdruck fehlreguliert sein:
(1) Zunächst die **Reninsekretion** aus dem juxtaglomerulären Apparat, der erste Schritt zur Bildung von Angiotensin II.
(2) Mechanismen, die eine tubuläre **Natriumrückresorption** beeinflussen, darunter Angiotensin II und Katecholamine.
(3) Schließlich die **renale Perfusion**, die über den Gefäßwiderstand in der Niere kontrolliert wird.
Alle drei genannten Größen stehen unter Kontrolle der renalen sympathischen Nervenaktivität, die nach dieser Hypothese einen starken Einfluss auf die Drucknatriurese der Niere haben müsste. Nahrung erhält diese Theorie durch neueste nicht pharmakologische Therapieansätze an schwer hochdruckkranken Patienten, deren autonome Niereninnervation abladiert wird (s. Therapie). Wurden Nervenfasern zur Niere zerstört, sinken in ersten Studien tatsächlich die erhöhten Blutdruckwerte im Verlauf mehrerer Monate ab.

Die **Sekundärveränderungen** können sich unter konsequenter, andauernder Blutdrucksenkung größtenteils wieder zurückbilden, wenn die Behandlung des Blutdrucks nicht zu spät begonnen wurde.

13.2 Primäre Hypertonie

Eine primäre Hypertonie entsteht multifaktoriell. Wahrscheinlich liegt ihr eine **genetische Prädisposition** zugrunde, auf deren Basis sich ein arterieller Bluthochdruck entwickeln kann, wenn weitere **Manifestationsfaktoren** (z. B. Ernährung, Übergewicht und psychischer Stress) hinzukommen. Die Rolle der einzelnen Manifestationsfaktoren ist weitgehend unverstanden. Eine primäre Hypertonie kann erst nach Ausschluss anderer Ursachen festgestellt werden (s. Tab. I-13.2).

Bei einer Reihe von Patienten treten primäre Hypertonie, Adipositas sowie ein gestörter Glukose- und Fettstoffwechsel gemeinsam auf. Dieser Symptomenkomplex wird als **metabolisches Syndrom** bezeichnet (s. S. 675) und geht mit einem sehr hohen kardiovaskulären Risiko einher (weitere Details Tab. I-13.8, S. 1015).

13.2.1 Genetische Prädisposition

Es wird angenommen, dass die Blutdruckhöhe von mehreren Genen beeinflusst wird (**polygene Vererbung**). Eine monogene Vererbung konnte bisher nur für seltene Hochdruckformen gezeigt werden, in deren Mittelpunkt gestörte Ionentransportvorgänge in der Niere stehen. Die Bedeutung dieser Befunde für den klinischen Alltag ist bislang gering, allerdings unterstreichen sie weiter den sehr großen Einfluss der Niere in der Pathogenese des essenziellen Bluthochdrucks.

13.2.2 Manifestationsfaktoren

Eine weitere wichtige pathogenetische Rolle bei der Entstehung einer Hypertonie spielen o. g. **Manifestationsfaktoren**. Insbesondere Natriumchloridzufuhr und Übergewicht können zu einem erhöhten Blutdruck führen.

Natriumchlorid: In der westlichen Zivilisationsgesellschaft liegt die diätetische Natriumchloridzufuhr mit 10–15 g NaCl/d wesentlich über dem auf etwa 3 g/d geschätzten NaCl-Bedarf. Dass trotz hoher NaCl-Zufuhr die Mehrzahl der Bevölkerung keine Hypertonie entwickelt, dürfte daran liegen, dass in diesen Fällen die genetische Prädisposition fehlt. Eine Reduktion der diätetischen NaCl-Zufuhr kann jedoch den Blutdruck bei der Mehrzahl der Hypertoniepatienten senken.

Weitere diätetische Faktoren: Im Gegensatz dazu bleibt die Rolle der Zufuhr von Kalium, Kalzium, Fetten und Alkohol gegenwärtig weniger klar definiert. Nach derzeitigen Vorstellungen
- senken diätetisch zugeführtes **Kalium** und **Kalzium** den Blutdruck in geringerem Umfang,
- verstärken eine **fettreiche Kost** (Cholesterin, gesättigte Fettsäuren) und chronischer **Alkoholgenuss** langfristig erhöhten Blutdruck.

Übergewicht: Es besteht eine enge Beziehung zwischen Körpergewicht, genauer der Körperfettmasse, und arteriellem Blutdruck: Eine Gewichtsreduktion führt bei Übergewicht regelmäßig zu einer Blutdrucksenkung.

Psychischer Stress: Es besteht kein Zweifel, dass psychischer Stress zu einem akuten Blutdruckanstieg führen kann. Unklar ist hingegen, inwieweit psychosozialer Stress eine Dauerhypertonie auslösen und unterhalten kann. Im Übrigen lassen sich die familiäre Umgebung und das berufliches Umfeld – zwei wichtige Quellen seelischer Belastung – meist nicht ohne Weiteres verändern. Entspannungsübungen und Biofeedback können zur Blutdrucksenkung geringfügig beitragen, reichen aber zur alleinigen Behandlung einer manifesten essenziellen Hypertonie keinesfalls aus.

13.2.3 Isolierte systolische Hypertonie (ISH)

▶ **Definition.** Bei einem erhöhten systolischen (>140 mmHg), aber normwertigen diastolischen Blutdruck (<90 mmHg) spricht man von einer isolierten systolischen Hypertonie (ISH).

Epidemiologie: Die ISH ist eine Erkrankung des alten Menschen. Im Alter von >65 Jahren findet man bei 40–50 % der Bevölkerung eine arterielle Hypertonie. 60 % dieser Patienten leiden an einer systolischen Hypertonie. Immer wieder finden sich darunter Patienten, deren diastolischer Blutdruck zunächst wünschenswert gesenkt werden konnte, bis auffällt, dass die systolischen Werte erhöht bleiben und sich eine systolische Hypertonie demaskiert (siehe Pathogenese).

Pathogenese: Bei ausgeprägter Arteriosklerose der großen zentralen Gefäße (z. B. Aorta) geht ihre Windkesselfunktion verloren. Normalerweise wird durch diese Windkesselfunktion die Pulswelle abgefedert und verlangsamt, bei ihrem Ausfall ist die Pulswelle beschleunigt und der Pulsdruck erhöht. Trotz niedriger diastolischer Blutdruckwerte erweist sich die kardiovaskuläre Prognose der ISH als schlecht, der arterielle Blutdruck soll auf Werte ≤140 mmHg systolisch gesenkt werden. Bei einer systolischen Hypertonie mit Aortensklerose lassen sich auch Patienten finden, bei denen zusätzlich die Regulation des peripheren Widerstandes nicht funktioniert. Zunächst fällt die systolische Hypertonie nicht ins Auge, da vor einem ersten Therapieversuch mit Antihypertensiva auch der diastolische Blutdruck erhöht war. Die systolische Hypertonie erfasst die Rolle einer Sklerosierung großer Gefäße, der Begriff sollte aber nicht als „Ausschlussdiagnose" verwendet werden.

13.3 Sekundäre Hypertonie

Bei den Ursachen für eine sekundäre Hypertonie führen vor allem entzündliche Nierenerkrankungen die Ursachenliste an (z. B. Glomerulonephritis, s. S. 923), noch vor den Nierenarterienstenosen. In den letzten Jahren wurden zudem deutlich höhere Prävalenzen des primären Hyperaldosteronismus bei Patienten mit therapieresistenter arterieller Hypertonie beschrieben.

I-13.2 Häufigkeit verschiedener Hypertonieformen

Hypertonieformen	Häufigkeit
primäre (essenzielle) Hypertonie (Ausschlussdiagnose)	> 90 %
sekundäre Hypertonie	< 10 %
■ **renale** und **renovaskuläre** Hypertonie: – entzündliche Nierenerkrankungen – Nierenarterienstenosen – diabetische Nephropathie – vesikoureterale Refluxerkrankung – andere Nierenerkrankungen.	etwa 5 %
■ **endokrine** Hypertonie: – Hyperaldosteronismus – Phäochromozytom – Hyperthyreose (systolische Blutdruckerhöhung) – Morbus Cushing.	etwa 5 %
■ **medikamentöse** Hypertonie: – orale Kontrazeptiva – Lakritze – Carbenoxolon – Glukokortikoide – nichtsteroidale Antirheumatika.	selten
■ **kardiovaskuläre** Hypertonie: – Aortenisthmusstenose – Aorteninsuffizienz.	selten

13.3.1 Renale Hypertonie

Renoparenchymatöse Hypertonie

▶ Merke. Die renoparenchymatöse Hypertonie ist die häufigste sekundäre Hypertonie (etwa 2–5 % aller Hypertonien).

Ätiopathogenese: Jede ein- oder beidseitige Nierenerkrankung kann zu einem renoparenchymatösen Hochdruck führen, wenn die Erkrankung nicht mit einem renalen Salzverlust einhergeht. Spätestens im präterminalen Stadium der Niereninsuffizienz mit eGFR Werten < 30 ml/min (Niereninsuffizienz Stadium 4) wird bei > 80 % der Patienten eine Hypertonie diagnostiziert.

Der Blutdruckanstieg bei diffusen parenchymatösen Nierenerkrankungen ist im Wesentlichen auf 2 Faktoren zurückzuführen:
- Die Fähigkeit der Niere zur **Na⁺-Ausscheidung** ist beeinträchtigt, sodass NaCl und Flüssigkeit retiniert werden.
- Vermutlich spielen zusätzlich das **Renin-Angiotensin-System** und der **Sympathikus** eine vasopressorische Rolle.

Renovaskuläre Hypertonie

▶ Merke. Die renovaskuläre Hypertonie ist selten (ungefähr 0,1–1 % aller Patienten mit Hypertonie).

Ätiopathogenese: Ihr liegt eine Stenose der Nierenarterie(n) zugrunde, 2 Erscheinungsformen werden unterschieden:
- Die **arteriosklerotische Nierenarterienstenose** (80 % der Fälle, gelegentlich bilateral), die vorwiegend im 50.–60. Lebensjahr, besonders bei männlichen Patienten mit Raucheranamnese gefunden wird. Die Stenosierung liegt oft aortennah. Sie nimmt meist progredient bis hin zum Verschluss des Gefäßes zu (siehe auch S. 294).
- Die **fibromuskuläre Dysplasie** (15 % der Fälle) tritt typischerweise, aber keinesfalls ausschließlich, bei jungen Frauen auf. Die von fibrotischem Gewebe durchsetzte Media ist verdickt; gelegentlich werden auch Intima und Adventitia befallen. An-

giografisch zeigt sich typischerweise ein **perlschnurartiges Bild**, das durch einen Wechsel von Stenosen und Aneurysmen entsteht. Oft sind distale Abschnitte der Nierenarterie oder Segmentarterien befallen.

In der **Frühphase** der renovaskulären Hypertonie setzt die durchblutungsgedrosselte Niere Renin frei. Die Konzentration von Angiotensin II im Kreislaufsystem steigt an. Arterioläre Vasokonstriktion, Aldosteronfreisetzung sowie gesteigerte tubuläre Natriumrückresorption und Stimulation des sympathischen Nervensystems führen zur Hypertonie. Über den systemischen Blutdruckanstieg versucht das Herz-Kreislauf-System die Perfusion der stenosierten Niere zu normalisieren, unter Inkaufnahme einer Hyperperfusion und allmählicher Druckschädigung der kontralateralen Niere. Daher werden bei Nierenarterienstenose auf Dauer immer beide Nieren geschädigt, wenn auch auf unterschiedliche Weise: Die Niere hinter der Stenose durch eine potenzielle Minderversorgung, die Niere mit intakter arterieller Versorgung durch den Bluthochdruck.

In der **Spätphase** wird die einmal etablierte renovaskuläre Hypertonie weiter unterhalten: Da die blutdrucksteigernde Wirkung von Angiotensin II in der chronischen Phase sehr viel ausgeprägter als in der Frühphase ist, kann auch eine normale zirkulierende Konzentration von Angiotensin II die Hypertonie aufrechterhalten. Im Übrigen findet sich jetzt sehr oft eine renoparenchymatöse Komponente, da sich in der kontralateralen Niere eine hypertensive Nephropathie entwickelt hat.

▶ Merke. Für eine **renovaskuläre Hypertonie** sprechen: Zeichen der allgemeinen Arteriosklerose (z. B. KHK, pAVK), Alter > 50 Jahre, Niereninsuffizienz unklarer Ursache, kurze Anamnese des Hochdrucks, maligne Hypertonie, abdominale Strömungsgeräusche, einseitig kleine Niere, Hypokaliämie (sek. Hyperaldosteronismus) sowie gelegentlich rezidivierende Lungenödeme (möglicherweise Folge diastolischer Funktionsstörung).

Bei Patienten < 30 Jahren mit renovaskulärer Hypertonie liegt in der Regel eine **fibromuskuläre Dysplasie** vor, die dringend interventionell behandelt werden muss.

13.3.2 Endokrine Hypertonie

Eine erhöhte Hormonproduktion folgender endokriner Organe kann eine sekundäre Hypertonie verursachen:
- **Nebennierenrinde:** primärer Hyperaldosteronismus (Aldosteron) (S. 808), Cushing-Syndrom (S. 803) (Glukokortikoide), Akromegalie (Wachstumshormon) (S. 728)
- **Nebennierenmark:** Phäochromozytom (Katecholamine) (S. 815)
- **Schilddrüse:** Hyperthyreose (T 3 /T 4) (S. 751).

▶ Exkurs. **Bluthochdruck bei Hyperaldosteronismus:** Ein Bluthochdruck aufgrund eines **Hyperaldosteronismus** kommt vermutlich häufiger vor als bisher angenommen (geschätzt 5–10 % aller Hochdruckpatienten).

Die erhöhte Inzidenz von Bluthochdruck bei offenem und latentem Hyperaldosteronismus fällt auch deshalb heute vermehrt auf, da nicht mehr nur die Absolutwerte von Aldosteron berücksichtigt werden, sondern zusätzlich der Aldosteron-Renin-Quotient gebildet wird: Normalerweise reguliert ansteigendes Aldosteron das RAAS herunter, damit weniger Angiotensin II gebildet wird, das die Sekretion von Aldosteron aus der Nebenniere stimuliert. Bei hyperaldosteronismusbedingtem Bluthochdruck ist dieser Regelkreis unterbrochen, der fallende Angiotensin-II-Spiegel beeinflusst die erhöhte Aldosteronsekretion nicht mehr. Bereits frühe Störungen dieses Regelkreises können mit dem Aldosteron-Renin-Quotienten eher und sensitiver erfasst werden. Aldosteron wirkt nicht nur blutdrucksteigernd, sondern auch stark profibrotisch. Aldosteroninduzierte Blutdruckerhöhungen fallen im Allgemeinen nicht sehr ausgeprägt aus. Durch die profibrotischen Effekte des Aldosterons haben diese Patienten aber dennoch eine schlechtere kardiovaskuläre Prognose als andere „milde" Hypertoniker.

Diese Entwicklung rechtfertigt noch nicht, Aldosteon-Renin-Quotienten routinemäßig zu bestimmen. Er sollte aber in jedem Fall erhoben werden, wenn sich gerade auch moderatere Hypertonien nicht befriedigend einstellen lassen (NB: Hyperaldosteromismus „verrät" sich zumeist nicht über Hyperkaliämien). Ein pathologischer Renin-Aldosteron-Quotient sollte dann Anlass geben, Aldosteronantagonisten zu verschreiben, im Übrigen über eine weitere Suche nach einem Nebennierenadenom nachzudenken (NB: beidseitige Hyperplasien sind in dieser Situation häufiger, ein Adenomausschluss ist aber nötig).

In der **Frühphase** der renovaskulären Hypertonie führen das RAAS und die Sympathikusaktivierung zu Hypertonie. Die Perfusion der stenosierten Niere wird unter Inkaufnahme einer Hyperperfusion und Druckschädigung der kontralateralen Niere normalisiert. So werden auf Dauer beide Nieren geschädigt.

In der **Spätphase** wird die Hypertonie über Angiotensin II weiter unterhalten. Sehr oft findet sich eine renoparenchymatöse Komponente bei hypertensiver Nephropathie der kontralateralen Niere.

▶ Merke.

13.3.2 Endokrine Hypertonie

Die **Nebennierenrinde** kann primären Hyperaldosteronismus (S. 808), Cushing-Syndrom (S. 803) und Akromegalie (S. 728) verursachen. Im **Nebennierenmark** kann ein Phäochromozytom (S. 815) und an der **Schilddrüse** eine Hyperthyreose (S. 751) zu Bluthochdruck führen.

▶ Exkurs.

13.3.3 Bluthochdruck in der Schwangerschaft

Epidemiologie: In Deutschland beträgt die Häufigkeit einer Hypertonie im Rahmen einer Schwangerschaft etwa 10 %.

Ätiopathogenese: Zugrunde liegende Ursachen können sein:
- **Präeklampsie** (S. 946)
- **transitorische Hypertonie** in der Schwangerschaft: Blutdruckanstieg im 3. Trimenon, der wenige Tage nach der Geburt nicht mehr nachweisbar ist (Ausschluss von Ödemen oder Proteinurie als Hinweise auf eine Präeklampsie).
- vorbestehende oder sich während der Schwangerschaft erstmals manifestierende **essenzielle Hypertonie**
- Hypertonie bei **Nierenerkrankungen**
- **Phäochromozytom** (extrem selten, aber mit hohem mütterlichen Risiko behaftet).

▶ **Merke.** Patientinnen mit einer **transitorischen Hypertonie** in der Schwangerschaft erkranken oft Jahre später an einer primären Hypertonie.

Da sich Bluthochdruck auch während einer Schwangerschaft meist nicht über spezifische Symptome verrät, sind regelmäßige Blutdruckkontrollen im Rahmen jeder Schwangerenvorsorge unerlässlich. Auffällige Anstiege des Blutdrucks vor oder um den Entbindungstermin können neben einer **Präeklampsie** auch auf ein **HELLP-Syndrom** (Syndrom mit Hämolyse, stark erhöhten Leberwerten und erniedrigten Thrombozytenzahlen) oder ein **hämolytisch-urämisches Syndrom** (S. 1290) hinweisen.

13.3.4 Sekundäre Hypertonie durch Medikamente und Genussmittel

Hormonelle Kontrazeptiva (wahrscheinlich durch eine RAAS-Aktivierung bei gleichzeitiger Na^+-Retention) sowie **Kortikoide** und manchmal **Lakritze** (ab ca. 250 g/d über blutdruckstimulierende Saponine) können eine Hypertonie verursachen. Lakritze-„Abusus" wird auch von einer Hypokaliämie begleitet.
Nikotin (bekannter Risikofaktor) und **Alkohol** (durch Wirkung auf sympathische Ganglien) können einen Bluthochdruck sowie seine Folgen ungünstig beeinflussen. Kaffee führt hingegen nicht zu Hypertonie.

13.3.5 Sekundäre Hypertonie bei Schlafapnoe-Syndrom

Störungen der Atmung während des Schlafes, wie das obstruktive Schlafapnoe-Syndrom, oder das sog. „Obesitas-Hypoventilations-Syndrom", gehen mit einer erhöhten Inzidenz arterieller Hypertonie einher. Bis zu 9 % aller weiblichen und 24 % aller männlichen Amerikaner leiden an schlafbezogenen Atmungsstörungen. Patienten, die schnarchen, zeigen ein um bis zu 50 % erhöhtes Risiko, an Hypertonie zu erkranken. Der V. a. Schlafapnoe muss im Schlaflabor abgeklärt werden.

13.3.6 Sehr seltene Ursachen der sekundären Hypertonie

Aortenisthmusstenose:
Leitsymptome sind:
- **Blutdruckdifferenz** zwischen oberer (erhöht) und unterer Extremität (normal oder erniedrigt)
- ein **Systolikum** über dem Herzen und zwischen den Schulterblättern
- typische **bilaterale Rippenusuren** im Thorax-Röntgenbild als Folge der Kollateralzirkulation über die Interkostalarterien.

▶ **Merke.** Eine **Aortenisthmusstenose** muss bei jedem jugendlichen Patienten mit Hypertonie sorgfältig differenzialdiagnostisch ausgeschlossen werden, da eine operative Beseitigung der Stenose den Blutdruck in der Regel normalisieren und die Lebenserwartung damit deutlich verlängern kann.

Aorteninsuffizienz: Durch eine Aorteninsuffizienz ist das Schlagvolumen erhöht. Es kommt zur einer gewissen Überhöhung des systolischen Drucks, der diastolische Blutdruck ist erniedrigt, der mittlere arterielle Druck bleibt deshalb in der Regel normal.

Totaler AV-Block: Bei einem totalen AV-Block steigt der systolische Druck infolge des stark erhöhten Schlagvolumens bei verlängerter diastolischer Füllungszeit an, ohne dass der mittlere arterielle Druck verändert wäre.

13.4 Klinik

13.4.1 Allgemeines

Im Prinzip gibt es keine typischen Symptome der Hypertonie, auch wenn unter „Laien" Nasenbluten und Kopfschmerzen als Zeichen eines erhöhten Blutdrucks angesehen werden. Manchmal treten langsam und schleichend Allgemeinsymptome wie schnellere Erschöpfung oder raschere Ermüdbarkeit auf, die den Patienten aber meist nicht als Konsequenz einer Bluthochdruckerkrankung bewusst sind.

Dem behandelnden Arzt muss bewusst sein, dass der Patient seinen erhöhten Blutdruck in der Frühphase aufgrund der fehlenden Symptomatik nicht als Erkrankung wahrnimmt. Aus diesem Grund ist es schwer, Patienten von einer lebenslangen Medikamenteneinnahme zu überzeugen. Schwerwiegende Konsequenzen für die Hochdruckkranken stellen sich erst nach Jahren ein, betroffene Endorgane sind dabei Herz, Nieren, Gehirn und Augen sowie die Gefäße der unteren Extremitäten (s. Folgeerkrankungen (S. 1009)).

13.4.2 Notfälle

Maligne Hypertonie

▶ **Definition.** Die maligne Hypertonie ist eine **akut lebensbedrohliche Verlaufsvariante** sowohl der primären als auch der sekundären Hypertonieformen (jeweils zur Hälfte in der Vorgeschichte) mit oft stark erhöhten **diastolischen Blutdruckwerten von > 120–130 mmHg**. Allerdings lässt sich diese Verlaufsform der Hypertonie nicht zu jedem Zeitpunkt eindeutig über die Höhe der Blutdrucks definieren, sondern letztlich nur über das Bild der Gefäßschädigung: Es kommt zu Nekrosen der Gefäßwand mit akuten Durchblutungsstörungen, ähnlich dem Bild einer thrombotischen Mikroangiopatie wie bei TTP/HUS oder einer „scleroderma renal crisis" (S. 943).

Klinik: Da fibrinoide Nekrosen in Arteriolen verschiedener Organe auftreten können, ist die Symptomatik einer malignen Hypertonie variabel. Schwerwiegende Komplikationen ergeben sich besonders aus der Minderdurchblutung von Niere, Gehirn, Auge und Herz. Charakteristisch sind:
- ausgeprägte hypertensive Retinopathie (S. 1012) (Fundus hypertonicus Grad III–IV)
- Hochdruckenzephalopathie (S. 1010)
- progrediente Niereninsuffizienz.
- mikroangiopathische Hämolyse.

Die Patienten klagen häufig über Sehstörungen und ungewöhnlich starke Kopfschmerzen. Weitere neurologische Symptome und Atemnot werden gelegentlich angegeben.

Diagnostik: Die Höhe des Blutdrucks allein rechtfertigt nicht die Diagnose einer malignen Hypertonie. Zur Diagnosesicherung dienen die **Spiegelung des Augenhintergrundes** und/oder die **Nierenbiopsie**. Histologisch zeigt sich – wie oben schon erwähnt – das Bild einer **thrombotischen Mikroangiopatie**. Da diese nicht spezifisch für eine maligne Hypertonie ist, müssen andere Erkrankungen (s. o.) differenzialdiagnostisch ausgeschlossen werden. Die **Laborwerte** zeigen oft Zeichen einer Niereninsuffizienz sowie einer mikroangiopathischen hämolytischen Anämie.

Prognose: Die maligne Hypertonie führt unbehandelt rasch zum Tod; nach 2 Jahren sind > 80 % der Patienten gestorben (daher die Bezeichnung „maligne"). Eine antihypertensive Behandlung – die unbedingt sofort stationär eingeleitet werden muss (s. Abschnitt „Therapie", s. S. 1015) – verbessert die Prognose erheblich.

„Hypertensive urgency" und „hypertensive emergency"

▶ **Synonym.** „hypertensive Entgleisung/Krise" bzw. „hypertensiver Notfall"

Steigen Blutdruckwerte akut und krisenhaft stark an, können die betroffenen Patienten durchaus erheblich gefährdet sein, da manchmal unmittelbar schwere Funktionsstörungen an Herz-Kreislauf-System, Augen und Gehirn auftreten. Andererseits lässt sich bei vielen Patienten ein akut stark erhöhter Blutdruck über eine ambulante Behandlung in den Griff bekommen.

Um Patienten mit stark erhöhtem Blutdruck abhängig von ihrem akuten Gefährdungsgrad einordnen und entsprechend behandeln zu können, wurde in den USA das Konzept von „hypertensive urgency" gegenüber „hypertensive emergency" eingeführt.

▶ **Definition.**
- **„Hypertensive urgency"** (deutsche, nicht ganz zutreffende Übersetzung: „hypertensive Entgleisung/Krise"): starke akute Blutdruckerhöhung (> 180/120 mmHg) ohne akute Organschäden oder hochgradige Funktionseinschränkungen, die akut gefährlich wären. Die Behandlung sollte über ein ambulantes Zentrum erfolgen.
  Der akut erhöhte Blutdruck wird entweder zufällig gemessen oder fällt auf, weil Patienten über unspezifische Symptome wie Kopfschmerz, Übelkeit, Dyspnoe, Epistaxis, Unruhe und Angst klagen. Endorganveränderungen finden sich definitionsgemäß nicht.
- **„Hypertensive emergency"** (deutsch: „hypertensiver Notfall"): starker akuter Blutdruckanstieg (meist, aber nicht zwingend > 180/120 mmHg) mit lebensbedrohlichen Komplikationen durch progrediente Organschäden. Die Behandlung muss zwingend stationär erfolgen.
  Die Patienten klagen teilweise über ähnliche Symptome wie bei „hypertensive urgency". In diesem Fall verbergen sich dahinter aber klar nachweisbare, teilweise lebensbedrohliche Schädigungen des Herz-Kreislauf-Systems:
- **neurologisch:** Enzephalopathie, intrazerebrale Blutung, ischämischer Insult
- **ophthalmologisch:** hypertensive Retinopathie (Grad III/IV), Papillenödem
- **kardiovaskulär:** instabile Angina pectoris, Myokardinfarkt, Linksherzversagen, Aortendissektion
- **renal:** Hämaturie, Oligurie
- **mikroangiopathisch:** Thrombozytopenie, mikroangiopathische hämolytische Anämie.

Auch die maligne Hypertonie ist ein „hypertensive emergency".

Im Prinzip muss somit auch die maligne Hypertonie als „hypertensive emergency" klassifiziert werden, da die thrombotische Mikroangiopathie – charakteristisch für diese Verlaufsform – als Ausdruck einer schweren Endotheldysfunktion und damit eines generalisierten vaskulären Endorganschadens angesehen werden muss.

Die Unterscheidung zwischen „hypertensive urgency" und „hypertensive emergency" ist oft nicht sofort möglich. Deshalb werden „hypertensive urgencies" häufig stationär aufgenommen.

Die unspezifischen Symptome bei „hypertensive urgency", deren hoher Blutdruck ohne diese unspezifischen Symptome häufig gar nicht auffällt, können durchaus auch Hinweis auf drohende oder bereits eingetretene Endorganschäden, also auf einen „hypertensive emergency" sein, ohne dass eine Unterscheidung sofort möglich wäre.

Die Folge bleibt weiterhin die sehr häufige stationäre Aufnahme von „hypertensive urgencies" mit letztlich unspezifischen Symptomen, die eigentlich – bei entsprechenden ambulanten Strukturen – nicht hätten ins Krankenhaus aufgenommen werden müssen.

▶ **Merke.** Ein **„hypertensive emergency"** verlangt nach einer sofortigen, aber maßvollen Blutdrucksenkung, um weitere Organschäden zu vermeiden. Bei einer **„hypertensive urgency"** reicht es, den Blutdruck engmaschig zu kontrollieren und eine Blutdrucksenkung innerhalb der nächsten 24 h anzustreben (s. Kap. 13.6, S. 1015)

13.4.3 Folgeerkrankungen

Folgeerkrankungen der Hypertonie sind wesentlich an ihrer Morbidität und Mortalität beteiligt. In den meisten Fällen lassen sich die Folgeerkrankungen auf eine hypertoniebedingte Arteriosklerose verschiedener Gefäßabschnitte zurückführen. Hauptsächlich betroffene Endorgane sind Herz, Nieren, Gehirn, Augen sowie die Gefäße der unteren Extremität.

Herz (hypertensive Herzkrankheit)

Etwa die Hälfte der Patienten mit Hypertonie stirbt an Herzerkrankungen. Die wichtigsten kardialen Störungen sind dabei:

- **Linksherzhypertrophie und -insuffizienz:** Hinweise auf eine Hypertrophie sind im EKG bei 10–15 %, im Echo bei etwa 50 % der Hypertoniker erkennbar. Das Herz versucht die chronische Druckerhöhung zu kompensieren (**konzentrische Hypertrophie** mit diastolischer Relaxationsstörung). Übersteigt die Herzmuskelmasse einen kritischen Wert (ca. 500 g), entwickelt sich eine relative Koronarinsuffizienz, der Herzmuskel wird nicht mehr ausreichend mit Sauerstoff versorgt. Es entsteht eine **exzentrische Hypertrophie** (Gefügedilatation) mit einer systolischen Pumpstörung (**Linksherzinsuffizienz**).

▶ **Merke.** Die linksventrikuläre Hypertrophie wird, selbst wenn keine koronaren Läsionen vorliegen, als unabhängiger Risikofaktor für kardiale Arrhythmien und den plötzlichen Herztod angesehen.

- Eine **koronare Herzkrankheit** kommt bei Hypertonie 2–3-mal häufiger vor als bei Normotonie. Sie entsteht durch eine Arteriosklerose der epikardialen und intramuralen Koronargefäße. Durch die in der Folge eingeschränkte Koronarreserve kann bei Hypertonikern die Koronardurchblutung bei Bedarf nicht ausreichend gesteigert werden. Folgen sind neben der oben erwähnten Herzinsuffizienz die Angina pectoris bzw. Herzinfarkt, Herzrhythmusstörungen und der plötzliche Herztod.

▶ **Merke.** Die Hypertonie erweist sich als einer der wichtigsten Risikofaktoren für die Entwicklung einer koronaren Herzkrankheit.

Niere (hypertensive Nephropathie)

Bei Hypertonikern ist, wie bei Diabetikern, gelegentlich eine **Mikroalbuminurie** (30–300 mg/d) zu beobachten. Nicht nur die renale, sondern v. a. auch die kardiale Mortalität dieser Patienten erweist sich als mehrfach gesteigert (s. Tab. I-13.8, S. 1015), da die Mikroalbuminurie auf eine generelle, zunächst diskrete Endothelschädigung hinweist, die nicht nur in der Niere auftritt und sich ohne Behandlung stetig weiter verschlimmert.

Nach längerem Verlauf tritt bei etwa 5 % der Hypertoniepatienten eine **Proteinurie** > 1 g/d auf. Die Mortalität und das Risiko einer späteren Dialysepflichtigkeit dieser Patienten sind gegenüber Patienten ohne Proteinurie mehrfach erhöht. Im Allgemeinen überschreitet eine Proteinurie bei Hochdruckkranken nicht 2–3 g/d, es können allerdings auch Verläufe mit einer sog. „großen Proteinurie" bis zu 10 g/d auftreten.

Wurde ein Bluthochdruck jahrelang nicht ausreichend behandelt, kann über eine zunehmende intrarenale Druckbelastung, die langsam die Glomeruli zerstört und somit zu einer steigenden Eiweißausscheidung führt (s. o.), eine fortschreitende Vernarbung (Nephrosklerose) einsetzen, die schließlich in ein **terminales Nierenversagen** mündet. Bluthochdruck beschleunigt daher auch bei vorbestehender Niereninsuffizienz das endgültige Funktionsversagen beträchtlich.

Gehirn

Die Prävalenz der Hypertonie beträgt bei Schlaganfall bis zu 90 %. Eine effektive antihypertensive Therapie kann hingegen zu einem deutlichen Rückgang des Risikos für diese Erkrankung führen.

13 Arterielle Hypertonie

Im Rahmen einer Hypertonie können verschiedene Mechanismen zum klinischen Bild eines Schlaganfalls führen:
- **Transitorische ischämische Attacken (TIA):** Minuten anhaltende reversible Herdsymptome, die sich in ihrer Symptomatik je nach dem bevorzugt befallenen Gefäßgebiet unterscheiden (sensible oder motorische Ausfälle, Sprachstörungen usw.).
- **Hirninfarkt**
- **hypertensive Massenblutung**
- **akute Hochdruckenzephalopathie** (selten): Bei Zusammenbruch der zerebralen Autoregulation wird diese Komplikation bereits zu Beginn von schweren Kopfschmerzen, Übelkeit, Erbrechen und leichten Bewusstseinsstörungen geprägt. Im Vollbild finden sich Bewusstlosigkeit sowie generalisierte Krämpfe. Die Symptome bilden sich zurück, wenn der Blutdruck ausreichend gesenkt wird.

▶ **Merke.** Die Erfassung einer TIA ist von wesentlicher Bedeutung, da sie als Prodrom eines Hirninfarktes aufzufassen ist!

Im Übrigen erhöht eine arterielle Hypertonie erheblich das Risiko, eine **Demenz** zu entwickeln. Alle großen Studien zur Hochdrucktherapie der letzten Jahre weisen darauf hin, dass bei älteren Patienten eine leitliniengerechte Senkung des Bluthochdrucks die zerebrale Leistungsfähigkeit verbessern kann.

Auge (hypertensive Retinopathie) und Gefäße

Beeinträchtigungen im Bereich des Auges entstehen v. a. durch eine hypertoniebedingte Arteriosklerose retinaler Gefäße. Charakterischerweise werden 4 Stadien des sog. **Fundus hypertonicus** unterschieden (s. Tab. I-13.5). Ob die Stadien I und II des Fundus hypertonicus allerdings tatsächlich in jedem Fall als spezifisch für Bluthochdruck angesehen werden können und nicht auch altersentsprechende Veränderungen widerspiegeln, wird in letzter Zeit vermehrt diskutiert.

Weitere typische hypertoniebedingte Gefäßveränderungen sind:
- **Bauchaortenaneurysma** (10 % der männlichen Hypertoniker > 65 J.)
- **Aortendissektion** (ca. 80 % der Patienten sind Hypertoniker)
- **pAVK** (prognostisch bedeutsamer Risikofaktor, s. Tab. I-13.8, S. 1015)

13.5 Diagnostik

13.5.1 Anamnese

Wesentliche Punkte für eine vollständige Anamnese bei V. a. Hypertonie sind in Tab. I-13.3 festgehalten.

≡ I-13.3	Anamnese bei Verdacht auf Hypertonie
Familienanamnese	häufig positiv (sowohl bei primärer als auch sekundärer Hypertonie)
hypertoniebedingte Folgeerkrankungen	• **kardiale Schäden:** Dyspnoe, Orthopnoe, Nykturie, Angina pectoris • **zerebrale Störungen:** Synkopen, Sprachstörungen, sensible oder motorische Ausfälle • **Schäden des Gefäßsystems:** Claudicatio intermittens • **okuläre Schädigung:** Sehstörungen; *Beachte:* Sehstörungen in Verbindung mit hohen diastolischen Druckwerten können Zeichen einer malignen Verlaufsform sein (Spiegelung des Augenhintergrundes unmittelbar erforderlich!)
Hinweise auf sekundäre Hypertonieformen	• **Medikamenteneinnahme:** hormonelle Kontrazeptiva und Kortikoide • **Genussmittel:** Lakritze, Nikotin-/Alkoholabusus • **Schwangerschaft** • **renoparenchymatöse Nierenerkrankungen:** Hämaturie, Proteinurie, fieberhafte Harnwegsinfekte • **Phäochromozytom:** anfallsartige Kopfschmerzen mit Herzklopfen und Schweißausbruch (diese „klassische" Symptomentrias findet sich allerdings nur bei 25 % der Patienten), Gesichtsblässe und Harndrang

13.5.2 Blutdruckmessung

Die Diagnosestellung einer Hypertonie erfordert mindestens 3 Messungen an 2 verschiedenen Tagen in sitzender Körperhaltung nach mindestens 5 Minuten Ruhe (Normwerte s. Tab. I-13.4). Erfahrungsgemäß liegt der Blutdruck bei der ersten Untersuchung um 10–20 mmHg höher als bei den darauffolgenden Messungen.

I-13.4 Normwerte bei der Blutdruckmessung

Art der Messung	Normgrenzen (mm Hg)	Besonderheiten
Blutdruckmessung durch ärztliches Personal	< 140/90	▪ typischer **Weißkitteleffekt** (S. 1011)
Selbstmessung	< 135/85	▪ Bei **Normotonen** weisen die häuslich gemessenen Blutdruckwerte kaum Unterschiede zu den beim Arzt gemessenen Werten auf. ▪ Bei **Hypertonikern** finden sich im Mittel niedrigere selbstgemessene Blutdruckwerte.
24-h-Messungen (ABDM)	▪ **Tagesmittelwert:** < 135/85 ▪ **Nachtmittelwert:** < 120/75 ▪ **24-h-Mittelwert:** < 130/80	▪ Die Klassifizierung als „hochdruckkrank" erfolgt anhand des **Tagesmittelwertes**. ▪ typische **Nachtsenkung**, bei Ausbleiben Abklärung erforderlich („Non-Dipper", S. 1012).

Technik der Blutdruckmessung

Nicht nur der Arzt, sondern auch die Patienten selbst sollten die Technik der Blutdruckmessung kennen, um sie besser in ihre Therapie einbinden zu können. Untersuchungen zeigen, dass die **Selbstmessung** im Vergleich zur **Blutdruckmessung durch den Arzt** eine engere Beziehung zur kardiovaskulären Mortalität aufweist. Patientenselbstmessungen haben somit hohe diagnostische und prognostische Bedeutung, die ihnen einen entsprechenden Stellenwert einräumt.

In der Regel wird der Blutdruck „unblutig", also indirekt nach der Methode von Riva-Rocci (RR) gemessen. Dabei werden die Werte auskultatorisch durch Abhören der sog. „Korotkow-Geräusche" ermittelt. In der sog. **auskultatorischen Lücke** zwischen Systole und Diastole können die Geräusche verschwinden; wird dies nicht beachtet, werden falsche Werte gemessen. Nur in seltenen Fällen wird der Blutdruck „blutig", also direkt mit einem Druckfühler in einem Blutgefäß durch oszillometrische Aufzeichnung der Gefäßschwingungen bestimmt.

Bei der Blutdruckmessung sollten folgende Punkte beachtet werden:
- Lagern des Armes in **Herzhöhe**
- Anpassen der **Breite der Manschette** an den **Armumfang** (bei einem Armumfang > 40 cm muss eine breitere Manschette [18 cm] verwendet werden, da sonst die Gefahr besteht, dass zu hohe Werte gemessen werden; eine zu schmale Manschette erzeugt bei einem großen Armumfang punktuell einen zu hohen Druck).
- möglichst keine Messungen an **paretischen oder lymphödematösen Armen** (z. B. nach Mammakarzinom) oder am **Shunt-Arm** eines Dialysepatienten
- initial Messung an **beiden Armen**, in Zukunft an dem Arm mit den höheren Messwerten (bei einem Unterschied > 20 mmHg: Verdacht auf Gefäßstenose oder Aortenisthmusstenose)
- bei jungen Patienten einmal am **Unterschenkel** messen (Aortenkoarktation?)
- **Arteriosklerose:** z. T. ist nur der systolische Druck erfassbar, weil die Strömungsgeräusche bei ausgeprägter Sklerose bis 0 mmHg auskultierbar sind.
- **Pseudohypertonie:** Bei ausgeprägter Verhärtung der Gefäßwand („Gänsegurgelarterien") lässt sich die Arterie nicht mit der Manschette komprimieren, sodass falsch hohe Werte gemessen werden.
- **V. a. orthostatische Dysregulationen:** wiederholte Messung des Blutdrucks im Stehen
- Bei **hyperzirkulatorischem Kreislauf** (z. B. in der Schwangerschaft, bei Anämie und bei Fieber) werden die Korotkow-Geräusche in Phase IV (also wenn sie leiser geworden, aber noch nicht völlig verschwunden sind) gemessen, da Phase V in diesen Fällen falsch niedrige Werte ergibt.

Ambulantes Blutdruck-Monitoring (ABDM; 24-Stunden-Blutdruckmessung)

Mit einem automatischen tragbaren Gerät wird der Blutdruck des Patienten alle 15–30 Minuten ambulant, möglichst unter Alltagsbedingungen, aufgezeichnet (Normwerte s. Tab. I-13.4).

Mit ABDM wird der sog. „Weißkittel"-Hochdruck vermieden: Bei ca. 15 % der Patienten steigt der Blutdruck vorübergehend an, wenn er durch medizinisches Personal gemessen wird. ABDM-Werte korrelieren besser mit der Prognose als eine Gelegenheitsmessung durch medizinisches Personal.

Technik der Blutdruckmessung

Die **Selbstmessung** weist eine engere Beziehung zur kardiovaskulären Mortalität auf als die **Blutdruckmessung durch den Arzt**.

Der Blutdruck wird „unblutig" nach Riva-Rocci (RR) durch Abhören der „Korotkow-Geräusche" gemessen. Die **auskultatorische Lücke** muss beachtet werden. Selten wird der Blutdruck „blutig" in einem Blutgefäß durch oszillometrische Aufzeichnung bestimmt.

Man beachte:
- Lagern des Armes in **Herzhöhe**
- Anpassen der Breite der Manschette an den Armumfang
- keine Messung an **paretischen oder lymphödematösen Armen** oder am **Shunt-Arm** eines Dialysepatienten
- initial Messung an **beiden Armen**, dann am Arm mit höheren Werten
- bei jungen Patienten einmal am **Unterschenkel** messen (Aortenkoarktation?)
- **Arteriosklerose:** Z. T. ist nur der systolische Druck erfassbar.
- **Pseudohypertonie:** Bei Verhärtung der Gefäßwand werden zu hohe Werte gemessen.
- V. a. orthostatische Dysregulationen: wiederholte Messung im Stehen
- Bei **hyperzirkulatorischem Kreislauf** werden die Korotkow-Geräusche in Phase IV gemessen.

Ambulantes Blutdruck-Monitoring (ABDM; 24-Stunden-Blutdruckmessung)

Mittels tragbarem Gerät wird der Blutdruck alle 15–30 Minuten aufgezeichnet (s. Tab. I-13.4).

Der „Weißkittel"-Hochdruck wird vermieden.

Normalerweise kommt es durch die zirkadiane Regulation des Blutdrucks zu einem nächtlichen Absinken des Blutdrucks um > 10 % („**Normal-Dipper**"). Ein Absinken um < 10 % („**Non-Dipper**", s. Abb. I-13.2b) oder ein Blutdruckanstieg („**Inverted-Dipper**") sind auffällig und sollten abgeklärt werden, die antihypertensive Therapie muss ggf. angepasst werden. Das kardiovaskuläre Risiko ist zusätzlich erhöht.

▶ Merke. Ca. 75 % der Patienten mit sekundärer Hypertonie sind „**Non-Dipper**".

⊙ I-13.2 Typische 24-Stunden-Blutdruckprofile

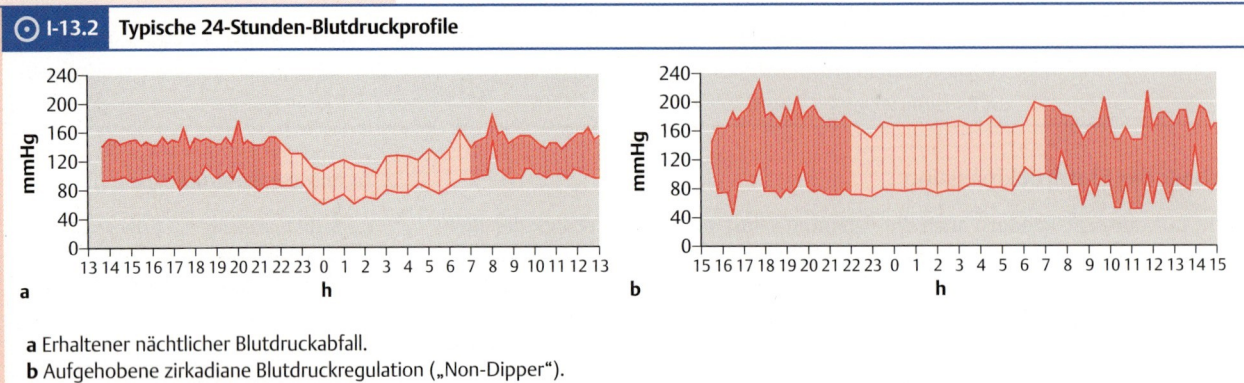

a Erhaltener nächtlicher Blutdruckabfall.
b Aufgehobene zirkadiane Blutdruckregulation („Non-Dipper").

13.5.3 Körperliche Untersuchung

Nachdem die Diagnose Hypertonie durch wiederholte Messungen des Blutdrucks gesichert wurde, bleibt das Ziel der diagnostischen Abklärung, sekundäre Hypertonieformen, Organkomplikationen und weitere Risikofaktoren zu erfassen, um das kardiovaskuläre Risiko des Patienten abzuschätzen.

Während der körperlichen Untersuchung ist auf folgende Punkte Wert zu legen:
- Bestehen Zeichen der **Herzinsuffizienz** (S. 99) und des **Nierenversagens** (S. 954)?
- Sorgfältige Palpation und Auskultation aller Gefäße der unteren Extremitäten, um eine **arterielle Verschlusskrankheit** nicht zu übersehen.
- Der **Augenhintergrund** sollte von einem Ophthalmologen begutachtet werden (Tab. I-13.5).
- **Morbus Cushing** und **Akromegalie** führen zu einem typischen körperlichen Erscheinungsbild.
- Bei **Aortenisthmusstenose** ist ein vom ersten Herzton abgesetztes systolisches Geräusch mit p. m. über dem 2.–6. ICR rechts sowie zwischen den Schulterblättern auskultierbar. Der Blutdruck am Unterschenkel ist erniedrigt.
- Bei **Nierenarterienstenosen** treten teilweise epigastrische Stenosegeräusche auf.

≡ I-13.5 Fundus hypertonicus

Stadium	Kennzeichen
Stadium I	**funktionelle Gefäßveränderungen** • Vasokonstriktion der Arteriolen • leichte Gefäßschlängelungen (Tortuositas).
Stadium II	**zusätzlich strukturelle Gefäßschäden** • Gunn-Kreuzungsphänomen positiv (= Einschnürung der venösen Blutsäule durch Kompression der sklerotischen Anteile an einer A-V-Kreuzung, s. Abb. [Pfeile] mit typ. Omegateilung der Arterien [Pfeilspitzen]) • „Silberdrahtarterien" (= sklerotische und stark spastische Arterien) • dilatierte Venolen.

Tab. I-13.5 Fundus hypertonicus (Fortsetzung)

Stadium	Kennzeichen
Stadium III	zusätzlich Netzhautschäden • Blutungen, harte Exsudate, Sternfigur der Makula, Netzhautödem • Cotton-Wool-Herde (s. Abb.)
Stadium IV	zusätzlich Papillenödem, Optikusatrophie (s. Abb.)

Stadium IV

integrierte Abbildungen aus: Lang K.: Augenheilkunde. Thieme; 2004

13.5.4 Labor

Im Rahmen der Laboruntersuchungen sollten die in Tab. I-13.6 gezeigten Parameter Berücksichtigung finden.

13.5.4 Labor

Siehe Tab. I-13.6

Tab. I-13.6 Laboruntersuchungen bei arterieller Hypertonie

Blut	• **Hb, Hkt:** bei V. a. renale Anämie • **Kreatinin, eGFR:** Nierenfunktion? • **Kalium:** Nierenfunktion?, V. a. Conn-Syndrom • **Gesamtcholesterin, HDL-Cholesterin, Triglyzeride und Glukose:** Risikofaktoren für Arteriosklerose • **Hormonanalysen:** bei V. a. endokrinen Hypertonus: T3, T4, TSH, Aldosteron, Renin, Aldosteron-Renin-Quotient.
Urin	• **Mikroalbuminurie** (spezieller Streifentest, z. B. Micral): frühester Hinweis auf erste, zu diesem Zeitpunkt theoretisch noch reversible Gefäßschäden • **Glukose:** Diabetes mellitus • **Nitrit:** Harnwegsinfekt • **Urinsediment:** bei V. a. renoparenchymatöse Hypertonie bzw. hypertensive Nephropathie • **Katecholamine:** wenn Blutdruck diastolisch > 110 mmHg sowie bei weiteren Hinweisen, die für ein Phäochromozytom sprechen.

13.5.5 Apparative Diagnostik

EKG: Wenn Hinweise auf **Linksherzhypertrophie** (positiver Sokolow-Index: S in V1 + R in V5 oder V6 > 3,5 mV oder R in aVL > 1,5 mV, s. S. 1009), **Linksherzschädigung** (abgeflachte oder diskordante Kammerendteile, Schenkelblockbilder, s. S. 120) oder **koronare Herzkrankheit** (S. 57) auftauchen, wird die Prognose eines Patienten mit Hypertonie deutlich verschlechtert.

Röntgen-Thorax: Typische Hochdruckfolgen sind: Betonung oder Dilatation des linken Ventrikels, manchmal auch des linken Vorhofs oder aller Herzhöhlen (sog. Cor bovinum), Elongation und Sklerose der Aorta (besonders im Aszendenteil) sowie Lungenstauung bei Herzinsuffizienz. Diese Veränderungen treten jedoch erst spät und nicht regelhaft bei jedem Patienten auf.

Echokardiografie: Bestimmung von linksventrikulärem Durchmesser, Wanddicken und Pumpfunktion (s. S. 50). **Herzhypertrophie** oder **gestörte Pumpfunktion** bedeuten für den Patienten eine schlechte Prognose. In Bezug auf eine Hypertrophie des Herzens ist die Echokardiografie deutlich sensibler als das EKG, in Letzterem werden nur etwa 13 % der Patienten mit Hypertrophie erfasst.

Karotis-Dopplersonografie: Veränderungen von Intima und Media („IM-Komplex", normalerweise < 0,9, s. Kapitel „Angiologie" s. S. 249) und Plaques der Halsschlag-

13.5.5 Apparative Diagnostik

EKG: Hinweise auf **Linksherzhypertrophie** (positiver Sokolow-Index, s. S. 1009), **Linksherzschädigung** (S. 120) oder **KHK** (S. 57) verschlechtern die Prognose.

Röntgen-Thorax: Betonung oder Dilatation des linken Ventrikels, Elongation und Sklerose der Aorta sowie Lungenstauung bei Herzinsuffizienz. Diese Veränderungen treten erst spät auf.

Echokardiografie: s. S. 50. **Herzhypertrophie** oder **gestörte Pumpfunktion** bedeuten eine schlechte Prognose.

Karotis-Dopplersonografie: Veränderungen von Intima und Media (s. S. 249) und Plaques adern geben Hinweise auf allgemeine Schäden des Gefäßsystems (i.S. einer Arteriosklerose) und sind damit von großer prognostischer Bedeutung. In den letzten Jahren wird darüber hinaus empfohlen, die **Pulswellengeschwindigkeit** zu bestimmen (s. S. 1015).

Nierensonografie: Sie hilft, Abweichungen der Nierengröße, der Nierenform sowie zusätzliche pathologische Befunde wie Nierentumoren, Nierenzysten und Harnwegsobstruktion zu erkennen, Nebennierentumoren und Aortenaneurysmen zu diagnostizieren.

Farbduplexsonografie der Nierenarterien: Hiermit können geübte Untersucher elegant höhergradige (> 60 %ige) Nierenarterienstenosen erkennen. Die Methode ist allerdings zeitaufwendig und nicht geeignet für stark übergewichtige Patienten. Sie eignet sich darüber hinaus zur Verlaufskontrolle nach Operation oder Dilatation einer Nierenarterienstenose.

Digitale Subtraktionsangiografie (DSA): Sie ist indiziert bei Patienten mit ständig erhöhten diastolischen Druckwerten > 100 mmHg, Hinweisen auf eine renovaskuläre Hypertonie (z. B. epigastrische Strömungsgeräusche), wenn weniger invasive Untersuchungen und klinische Befunde einen starken Verdacht auf eine Nierenarterienstenose liefern, die hämodynamisch wirksam sein könnte (z. B. Dopplersonografie).

MR-Angiografie: Sie erlaubt eine gute Beurteilung der Nierenarterien. Da sie als weniger untersucherabhängig als die Farbduplexsonografie angesehen wurde, setzten viele große Hoffnungen in diese Verfahren. Leider erwies sich die Untersucherabhängigkeit höher als zunächst gehofft.

Die **Nierensequenzszintigrafie** ist heute zur Diagnostik der Nierenarterienstenose obsolet geworden und sollte daher keine diagnostische Verwendung mehr finden.

13.5.6 Risikoabschätzung

Die klinische Einschätzung des Schweregrades einer Hypertonie bestimmt ihren langfristigen Verlauf und ihre Prognose. Er wird nach der Höhe des Blutdrucks, nach dem Grad der Organschäden und vorhandenen Begleiterkrankungen eingeschätzt.

Die Stadieneinteilung des Bluthochdrucks, wie sie in Deutschland in den Leitlinien beschrieben wird (herausgegeben von der „Deutschen Liga zur Bekämpfung des hohen Blutdrucks"), orientieren sich an den aktuellen Empfehlungen der WHO sowie der entsprechenden amerikanischen und europäischen Fachgesellschaften (Tab. I-13.7 und Tab. I-13.8).

I-13.7 Risikostratifizierung der Blutdruckstufen (mm Hg)*

andere Risikofaktoren und Krankheitsgeschichte	normal syst. 120–129 oder diast. 80–84	hoch normal syst. 130–139 oder diast. 85–89	Bluthochdruck		
			Grad 1 (mild) syst. 140–159 oder diast. 90–99	Grad 2 (moderat) syst. 160–179 oder diast. 100–109	Grad 3 (schwer) syst. ≥ 180 oder diast. ≥ 110
keine Risikofaktoren	durchschnittliches Risiko	durchschnittliches Risiko	schwach erhöhtes Risiko	mäßig erhöhtes Risiko	hohes Risiko
1–2 Risikofaktoren	schwach erhöhtes Risiko**	schwach erhöhtes Risiko**	mäßig erhöhtes Risiko	mäßig erhöhtes Risiko	sehr hohes Risiko
≥ 3 Risikofaktoren oder Endorganschäden oder Diabetes	mäßig erhöhtes Risiko**	hohes Risiko**	hohes Risiko	hohes Risiko	sehr hohes Risiko
klinisch manifeste kardiovaskuläre Erkrankung	hohes Risiko**	sehr hohes Risiko**	sehr hohes Risiko	sehr hohes Risiko	sehr hohes Risiko

Risikoeinstufung: Wahrscheinlichkeit, in den nächsten 10 Jahren eine kardiale oder zerebrale Komplikation der Hypertonie zu erleiden; durchschnittlich: < 10 %, schwach erhöht: 15–20 %, mäßig erhöht: 20–30 %, hoch bis sehr hoch: > 30 %.

* nach den Leitlinien der European Society of Hypertension (ESH), 2007 sowie Neubewertung dieser Leitlinien, 2009

** Mittlerweile wird in den internationalen Leitlinien ausdrücklich festgehalten, dass bei Blutdruckwerten < 140/90 mmHg ohne Endorganschaden und/oder klinisch manifeste kardiovaskuläre Erkrankung das genaue Risiko derzeit nur schwer angegeben werden kann und daher von einer medikamentösen Therapie im Moment abgesehen werden sollte.

I-13.8 Risikofaktoren, die die Prognose bei Hypertonie beeinflussen

Risikofaktoren für kardiovaskuläre Erkrankungen	subklinische Endorganschäden	manifester Diabetes mellitus	klinisch manifeste kardiovaskuläre Erkrankungen

▪ **Alter** > 55 (m)/65 (w) Jahre
▪ **Nikotinabusus**
▪ **Dyslipidämie**
  – Gesamtcholesterin > 190 mg/dl
  – LDL-Cholesterin > 115 mg/dl
  – HDL-Cholesterin < 40 (m)/46 (w) mg/dl
  – Triglyzeride > 150 mg/dl
▪ *Nüchtern-BZ* 102–125 mg/dl
▪ *abdominale Adipositas* > 102 (m)/88 (w) cm
▪ **Familienanamnese vorzeitiger kardiovaskulärer Erkrankungen** < 55 (m)/65 (w) Jahre
▪ **hohe Blutdruckamplitude**.
	▪ **linksventrikuläre Hypertrophie**
	  – Echo: LVMI ≥ 125 (m)/110 (w) g/m²
	  – EKG: Sokolow-Lyons > 38 *oder* Cornell > 2440
	▪ **Karotisveränderungen:**
	  – IMT > 0,9
	  – arteriosklerotische Plaque
	▪ **Pulswellengeschwindigkeit** zwischen Karotis und Femoralarterie > 12 m/s
	▪ **Knöchel-Arm-Blutdruck-Index** < 0,9
	▪ **geringe Einschränkung der Nierenfunktion**
	  – Serumkreatinin 1,3–1,5 (m)/1,2–1,4 (w) mg/dl
	  – eGFR oder Kreatinin-Clearance < 60 ml/min
	▪ **Mikroalbuminurie**
	  – 30–300 mg/24 h
	  – Albumin-Kreatinin-Quotient ≥ 22 (m)/31 (w).
		▪ **Nüchtern-BZ** > 126 mg/dl (wiederholt)
		▪ **OGTT-BZ** > 198 mg/dl
			▪ **zerebrovaskuläre Erkrankungen**
			  – ischämischer oder hämorrhagischer Schlaganfall
			  – TIA
			  – PRIND
			▪ **Herzerkrankungen**
			  – Herzinfarkt
			  – koronare Herzerkrankung
			  – Herzinsuffizienz
			▪ **Nierenerkrankungen**
			  – diabetische Nephropathie
			  – Kreatinin > 1,5 (m)/1,4 (w) mg/dl
			  – Proteinurie > 300 mg/24 h
			▪ **periphere AVK**
			▪ **fortgeschrittene hypertensive Retinopathie** (Fundus hypertonicus III und IV mit Exsudaten, Hämorrhagien und Papillenödem).

Anmerkungen: Neben einem Blutdruck > 130/85 mm Hg definieren 2 zusätzliche der 4 hervorgehobenen Risikofaktoren (kursiv) in der linken Spalte ein **metabolisches Syndrom** (S. 675).

CRP wird in der Literatur immer wieder als Risikofaktor kardiovaskulärer Erkrankungen eingestuft, taucht aber in der neuesten Risikotabelle der ESH aus dem Jahr 2007 nicht mehr auf, da es sich zu häufig im Rahmen von Entzündungserkrankungen unabhängig von kardiovaskulären Erkrankungen bei Hypertonie als erhöht erweist.

m = Männer, w = Frauen; BZ = Blutzucker; LVMI = linksventrikuläre Maßeinheit, Sokolow-Lyons = SV1 + RV5, Cornell-Produkt = (RaVL + SV3) x QRS-Dauer; IMT = Intima-Media-Dicke; eGFR = estimated/geschätzte glomeruläre Filtrationsrate; oGTT = oraler Glukosetoleranztest; TIA = transiente ischämische Attacke, PRIND = prolongiertes reversibles ischämisches neurologisches Defizit

13.6 Therapie

13.6.1 Indikation

Der Beginn und die Art der antihypertensiven Therapie wird nach dem kardiovaskulären Gesamtrisiko bestimmt (s. Risikostratifizierung, Tab. I-13.7). Für alle Schweregrade werden zunächst **nicht medikamentöse Allgemeinmaßnahmen** empfohlen. In den allermeisten Fällen reichen diese Maßnahmen jedoch für eine suffiziente Blutdrucksenkung nicht aus. Daher lässt sich eine **medikamentöse Therapie** auch bei den Schweregraden 1 und 2 (milde bzw. moderate Hypertonie) häufig nicht vermeiden, da weitere kardiovaskuläre Risikofaktoren oder bereits bestehende Endorganschäden die Gefahr kardialer und zerebraler Ereignisse zu stark ansteigen lassen; bei Schweregrad 3 (schwere Hypertonie) müssen in jedem Fall Antihypertensiva verordnet werden.

Die antihypertensive Therapie hängt vom kardiovaskulären Gesamtrisiko ab (s. Tab. I-13.7). Neben **nicht medikamentösen Allgemeinmaßnahmen** wird eine **medikamentöse Therapie** bei Grad 1 und 2 mit weiteren kardiovaskulären Risikofaktoren und immer bei Schweregrad 3 verordnet.

Zielblutdruck: Unter Ruhebedingungen sollte bei allen Patienten der Blutdruck zuverlässig systolisch < 140 und diastolisch < 90 mmHg liegen. Dies gilt mittlerweile auch für Patienten mit Diabetes mellitus, zerebrovaskulären Erkrankungen oder KHK. Nur bei Patienten mit genuinen Nierenerkrankungen sollte der Blutdruck auf < 130/80 mmHg gesenkt werden.

Zielblutdruck: grundsätzlich < 140/90 mmHg. Dies gilt mittlerweile auch für Patienten mit Diabetes mellitus, zerebrovaskulären Erkrankungen oder KHK. Nur bei Nierenerkrankungen werden noch tiefere Blutdruckwerte < 130/80 mmHg empfohlen.

▶ **Merke.** Die Einstellung des Blutdrucks auf den angestrebten Zielwert wird nicht innerhalb von Tagen, sondern in Wochen und Monaten erreichbar sein. Nur bei ausgeprägten Symptomen muss eine raschere Blutdrucksenkung erreicht werden.

▶ **Merke.**

13.6.2 Allgemeinmaßnahmen zur Blutdrucksenkung

Zu Beginn der Therapie muss eine **ausführliche Aufklärung** des Patienten über die Art seines Leidens und dessen mögliche Folgen erfolgen. Die nachgewiesene prognostische Relevanz einer **konsequent durchgeführten Behandlung** sollte dabei betont werden. Viele, besonders aktive und beschwerdefreie Patienten bagatellisieren ihren Hochdruck und sind schwer zu einer konsequenten Behandlung zu motivieren, zumal diese oft mit Unannehmlichkeiten und Nebenwirkungen der Drucksenkung oder der Medikamente selbst verbunden ist. Die Lebensgestaltung ist eingehend zu besprechen, wobei ein Kompromiss zwischen dem medizinisch Wünschenswerten und dem praktisch Möglichen einzugehen ist.

Zu den wichtigsten Allgemeinmaßnahmen gehören:
- geregelte Nachtruhe und Arbeitspausen
- **Ausreichende körperliche Bewegung:** v. a. ein regelmäßiges körperliches Training mit **dynamischen Übungen** (angepasst an Belastbarkeit und Alter der Patienten, bei Älteren z. B. Spaziergänge) hilft bei der Gewichtskontrolle und senkt langfristig wahrscheinlich sogar den Blutdruck selbst. **Kontraindiziert** sind hingegen isometrische Übungen (z. B. Gewichtheben) und Hochleistungssport.
- **Nikotin- und Alkoholkarenz** (max. 20–30 g/d)
- **Diätberatung:** möglichst **Gewichtsreduktion** auf Normalgewicht (pro kg Gewichtsverlust sinkt der Blutdruck um etwa 2 mmHg). Eine streng NaCl-arme Kost ist nicht nötig, eine **beschränkte NaCl-Zufuhr** auf 5 g/d jedoch erwiesenermaßen sinnvoll. Eine **kaliumreiche Kost** (Obst, Gemüse) wird immer wieder empfohlen, ihre Effektivität kann allerdings nicht als gesichert angesehen werden. Bei schwer Nierenkranken droht die Gefahr einer Hyperkaliämie.
- Durch **regelmäßige Entspannungsübungen** lässt sich bei manchen Patienten der Blutdruck um etwa 5–10 mmHg senken (als zusätzliche Therapiemaßnahme empfehlenswert). Der langfristige Erfolg einer regulären Psychotherapie ist nicht gesichert. Tranquilizer sind sicher nicht antihypertensiv wirksam.

▶ **Merke.** Als **effektivste Allgemeinmaßnahmen** bei Hypertonie müssen Gewichtsreduktion und körperliche Aktivität angesehen werden.

13.6.3 Medikamentöse Blutdruckeinstellung

Grundregeln

Um eine dauerhafte Blutdrucksenkung zu erreichen, müssen fast alle Hypertoniepatienten lebenslang Medikamente einnehmen. Eine sorgfältige Planung und gute Überwachung der Therapie sind deshalb dringend notwendig. Dabei sind einige Grundregeln zu beachten:

Wirklatenz: Der volle antihypertensive Effekt einiger Substanzen tritt erst nach Wochen ein, dies gilt v. a. für β-Rezeptoren-Blocker, Diuretika, ACE-Hemmer, AT_1-Rezeptoren-Blocker und zentralwirksame Pharmaka, nicht jedoch für den Vasodilatator Dihydralazin und den $α_1$-Rezeptoren-Blocker Prazosin.
Änderungen in der langfristigen antihypertensiven Therapie sollten deshalb erst nach einem entsprechenden zeitlichen Intervall erwogen werden, um den bereits verordneten Medikamenten Zeit zum Erreichen ihrer vollen Wirksamkeit zu geben.

Mono- versus Kombinationstherapie: Es gibt heute keine Empfehlungen mehr, zunächst mit einer Monotherapie zu beginnen, die Dosierung des ersten Medikamentes zu steigern, um dann bei Bedarf andere antihypertensive Substanzen nach komplizierten Schemata hinzuzufügen. Eine bereits **initiale, niedrig dosierte Kombination von Antihypertensiva** ist genauso möglich. Die großen Studien zur Hypertoniebehandlung der letzten Jahre zeigten, dass fast alle Patienten zwei und mehr Medikamente für eine suffiziente Blutdrucksenkung einnehmen müssen.

Ursachen für Wirkungslosigkeit: Bei einer mangelnden Effektivität der medikamentösen Therapie muss häufig eine mangelnde Einnahmetreue (**Compliance**) angenommen werden (s. u.). Weitere Gründe können **zu geringe Dosierung** der verschriebenen Medikamente sowie manchmal **Salz- und Wasserretention** sein. Schließlich kann eine sog. **schwer einstellbare Hypertonie** vorliegen (hier besonders sorgfältig nach einer sekundären Hypertonie fahnden!).

Compliance (Einnahmetreue): Aufgrund der teilweise beträchtlichen Nebenwirkungen (s. u.) der meist lebenslang notwendigen Arzneimitteltherapie und einer trotz stark erhöhter Blutdruckwerte häufig vorhandenen Symptomfreiheit ist es oft schwer, den Patienten von einer regelmäßigen Tabletteneinnahme zu überzeugen. **Bewährte Maßnahmen zur Verbesserung der Compliance sind:**
- **Selbstmessungen** durch den Patienten
- einfache **Therapieschemata**
- feste **Terminvereinbarungen** mit schriftlicher Einbestellung bei Nichteinhaltung der Termine
- gute **Information** des Patienten und seines Partners über die Krankheit Bluthochdruck
- strukturierte, speziell für Hypertoniker entwickelter **Schulungsprogramme**.

Nebenwirkungen: Insbesondere bei Medikamenten, die zu einer Sedation führen können, ist die Möglichkeit einer **Beeinträchtigung der Verkehrstüchtigkeit** oder einer **Gefährdung am Arbeitsplatz** gegeben, hierauf ist der Patient vor Therapiebeginn hinzuweisen. Nach **Störungen der Sexualfunktion** bei Männern muss speziell gefragt werden. Sie werden erfahrungsgemäß selten spontan angegeben, sind aber häufig Ursache mangelnder Einnahmetreue. In der ersten Phase der Blutdruckeinstellung klagen die Patienten häufig über **Müdigkeit** und **Leistungseinbuße** als Folge der Blutdrucksenkung, diese Symptome klingen jedoch meist spontan innerhalb von wenigen Wochen ab (Information und Beruhigung des Patienten!). Prinzipiell sollte ein Patient bereits zu Beginn der Therapie über eventuelle Nebenwirkungen und deren meist vorübergehenden Charakter **aufgeklärt** werden.

Sinnvolle Kontrolluntersuchungen: Serumkalium- und -kreatininwerte sowie der Urinstatus sollten anfangs in ¼-jährlichen, später in jährlichen Abständen kontrolliert werden.
EKG oder Echokardiografie sollten bei fehlenden Zeichen der Linksherzhypertrophie alle 2–3 Jahre durchgeführt werden. Wenn diese allerdings auftritt oder bereits initial vorhanden ist, sind jährlichen Abstände empfehlenswert.

Medikamente zur Blutdrucksenkung

Medikamente der 1. Wahl

Von den meisten nationalen und internationalen Hypertoniegesellschaften werden die in Abb. I-13.3 gezeigten Antihypertensiva als **Medikamente der 1. Wahl** empfohlen, da sie besonders gut untersucht und nebenwirkungsarm sind.

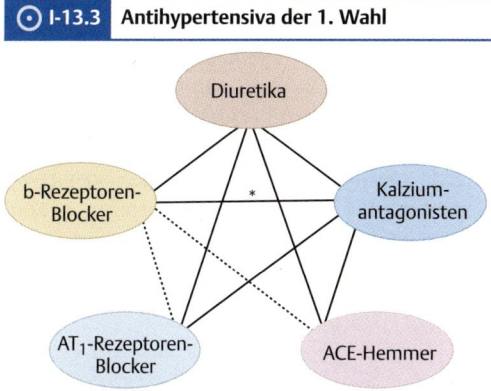

I-13.3 Antihypertensiva der 1. Wahl

— synergistische Kombination
······ mögliche Kombination
* nur sinnvoll für Dihydropyridin-Ca-Antagonisten
nach: Deutsche Hochdruck Liga e. V. (DHL)-Leitlinien, 2005

13 Arterielle Hypertonie

Diese Medikamentengruppen können **allerdings nicht alle gleich gut untereinander kombiniert** werden. Hierbei müssen einige Aspekte berücksichtigt werden:

Generell gilt: Medikamente, die am gleichen Wirkort angreifen, sollten nicht kombiniert werden, stattdessen sollte auf eine sinnvolle Ergänzung geachtet werden.

Diuretika stimulieren durch den Natriumverlust das Renin-Angiotensin-System. Dies kann durch **β-Rezeptoren-Blocker** (Hemmung der Reninsekretion) oder durch **ACE-Hemmer** sowie **AT$_1$-Rezeptoren-Blocker** und die neuen **Renininhibitoren** (Hemmung der Angiotensin-II-Bildung) vermieden werden.

Diuretika und Vasodilatatoren: Da Vasodilatatoren eine kompensatorische Expansion des intravasalen Volumens mit sich bringen, sollten sie immer mit einem Diuretikum kombiniert werden.

Diuretika und β-Rezeptoren-Blocker: Diese Kombination ist wahrscheinlich langfristig mit erhöhter Inzidenz von Diabetes mellitus verbunden. Im Übrigen erwiesen sich β-Rezeptoren-Blocker in kürzlich durchgeführten Studien als weniger wirksam, über die Blutdrucksenkung hinaus Endorganschäden günstig zu beeinflussen. Dies galt besonders für das Auftreten nicht tödlicher Schlaganfälle.

Da eine arterielle Hypertonie aber oft mit einer Volumenretention einhergeht und viele Patienten nach langjährigem Bluthochdruck an einer Herzinsuffizienz leiden, werden Diuretika und β-Rezeptoren-Blocker aus der Therapie der Hypertonie nicht wegzudenken sein, zumal diese Medikamente kostengünstig zu verschreiben sind. Teilweise wird diskutiert, **Diuretika** und **β-Rezeptoren-Blocker** bei jungen Hypertonikern mit positiver Familienanamnese für Diabetes mellitus vorsichtig einzusetzen, endgültige Empfehlungen fehlen allerdings.

AT$_2$-Rezeptoren-Blocker und ACE-Hemmer: Forschungsergebnisse der letzten Jahre weisen trotz der lange vermuteten besonderen Effektivität dieser Wirkstoffkombination (v. a. in Bezug auf die Vermeidung möglicher Endorganschäden) eher auf die erhöhte Nebenwirkungsrate (z. B. Hyperkaliämien) hin, ohne dass die gewünschten, positiven Synergieeffekte nachweisbar wären.

Renininhibitor und Hemmstoffe der Angiotensin-II-Wirkung: Die Kombination von Renininhibitoren (Aliskiren) und Hemmstoffen des Angiotensins II sollte vermieden werden. Kürzlich (Stand Januar 2012) erwies sich die Kombination von Renininhibitoren und dem AT$_2$-Rezeptoren-Blocker Sartanen an hypertensiven Diabetikern sogar als möglicherweise nachteilig. Die abschließende Bewertung ist derzeit noch nicht möglich, aber es wird empfohlen, die Kombination von Aliskiren mit ACE-Hemmern oder AT$_2$-Rezeptoren-Blockern bei allen Diabetikern (Typ 1 und 2) sowie allen Patienten mit moderat oder schwer eingeschränkter Nierenfunktion (eGFR < 60 ml/min) nicht zu verordnen.

Kalziumantagonisten und ACE-Hemmer sind hingegen eine gesichert effektive Kombination, die sowohl den Blutdruck schonend senkt als auch Endorganschäden günstig beeinflusst.

Die Kombinationsfähigkeit der Antihypertensiva der 1. Wahl erweist sich somit als eingeschränkt. Andererseits ist die antihypertensive Therapie nach wie vor mit großen Schwierigkeiten verbunden, die empfohlenen Zielwerte von < 140/90 mmHg bei der Mehrzahl der Patienten zu erreichen. Daher kommt weiteren Antihypertensiva durchaus eine höhere Bedeutung zu. Meist finden sich in dieser Gruppe ältere Antihypertensiva mit geringerer Wirkdauer, spezifischen Nebenwirkungen oder etwas schlechterer Datenlage, um ihre Bedeutung für Endorganschäden belegen zu können. Bei schweren Hochdruckfällen, die in einer alternden Bevölkerung zunehmen werden, kommen wir jedoch in der Kombinationstherapie um die Verordnung dieser Medikamente häufig nicht herum. Es ist daher wichtig, ihre Möglichkeiten und Grenzen ebenfalls genau zu kennen.

Weitere antihypertensive Medikamente

α-Rezeptor-Inhibitoren haben wegen ihrer Tendenz, Volumenretention zu induzieren, stark an Bedeutung verloren.

Zentralwirksame Antihypertensiva wie Clonidin, Moxonidin oder Methyldopa sind im Rahmen von Kombinationstherapien häufig unverzichtbar, um schwere Hypertonieerkrankungen zu behandeln. Zudem mehren sich Hinweise darauf, dass eine gesteigerte Aktivität des sympathischen Nervensystems, unabhängig vom Ausmaß der Blutdruckerhöhung, zur Entstehung von Endorganschäden beiträgt. Die langfristige Bewertung dieser Wirkstoffklasse bleibt deshalb abzuwarten. Methyldopa wird als Mittel der ersten Wahl bei Schwangerschaftshypertonie empfohlen.

Aldosteronantagonisten wie Spironolacton oder das seit einigen Jahren eingeführte Eplerenon (das im Gegensatz zu den USA in Deutschland nur für Herzinsuffizienz, nicht aber für Hypertonie zugelassen ist) haben neue Bedeutung als Ergänzungsmedikation bei therapierefraktärer Hypertonie unter 3 ausdosierten Antihypertensiva gewonnen. Unter diesen Umständen soll nach internationalen Leitlinien z. B. 50 mg Spironolacton verordnet werden. Hintergrund dieser Empfehlung bilden Studienergebnisse, die nahelegen, dass es weit häufiger aldosteronabhängige Hochdruckformen geben könnte als bisher angenommen. Spironolacton und Eplerenon hemmen die aldosteronabhängige Aktivität von Metalloproteinasen, die über extrazelluläre Matrixproliferation zur Endorganschädigung beitragen. Besonders in der Kardiologie haben diese Medikamente daher eine weitere besondere Bedeutung gewonnen. Nachteile dieser Substanzen liegen in der Gefahr, eine Hyperkaliämie zu verursachen, ein Problem, das besonders bei hypertensiven Patienten mit Nierenfunktionseinschränkung im schlimmsten Fall bis zur passageren Dialysepflichtigkeit führen kann (cave bei gleichzeitigem Einsatz von Hemmstoffen des Renin-Angiotensin-Systems).

Direkte Vasodilatatoren wie Hydralazin oder Minoxidil haben keine ausreichend lange Wirkungsdauer, um als Medikamente der 1. Wahl empfohlen zu werden. Außerdem kommt es bei Minoxidil häufig zu erheblicher Volumenretention, zudem ist die Substanz oft schlecht verträglich sowie von unangenehmen Nebenwirkungen wie Hypertrichose, Exanthemen oder sogar Perikariditiden begleitet. Im Rahmen von Kombinationstherapien muss allerdings teilweise auf diese Substanzen zurückgegriffen werden. Dihydralazin wird zur Behandlung bei Schwangerschaftshypertonie eingesetzt.

Welche Rolle die **Reninantagonisten** (bisher wird klinisch nur Aliskiren eingesetzt) langfristig spielen werden, bleibt unklar. Da sich die Kombination mit ACE-Hemmern und AT_1-Rezeptoren-Blockern bereits als problematisch erwiesen hat, haben sich manche große Hoffnungen, die in diese Substanzklasse gesetzt wurden, bereits sehr rasch zerschlagen.

▶ **Exkurs.** **Neue nicht medikamentöse Behandlungsansätze:** Da medikamentöse Therapien bisher in weiten Bevölkerungsgruppen (insbesondere in den überalternden westlichen Industriegesellschaften) nur sehr eingeschränkt eine ausreichende Blutdrucksenkung erreichen konnten, wird seit einiger Zeit verstärkt an nicht medikamentösen Therapieansätzen für schwere Hypertonieverläufe gearbeitet.

Ablation der autonomen Innervation der Niere: Die Niere wird von efferenten sympathischen, aber auch afferenten peptidergen Nervenfasern durchzogen, die Gefäße und Glomeruli sowie auch den juxtaglomerulären Apparat und besonders proximale Tubulusabschnitte versorgen. Die Mechanismen, die potenziell zu einer gestörten Drucknatriurese bei Bluthochruck beitragen, werden alle von efferenter sympathischer Aktivität zur Niere beeinflusst. Seit kurzer Zeit wird daher versucht, durch **Thermoablation** (Hochfrequenzstrom) der autonomen Niereninnervation, die strumpfförmig um die Nierenarterie in das Organ zieht, schwere Hypertonieformen zu behandeln. Dazu wird ein spezieller Katheter via Femoralarterie in die Nierenarterien vorgeschoben. Über die Spitze dieses Katheters wird in der Nierenarterie ein elektrisches Feld erzeugt, das durch Erwärmung (ca. 70 °C) die Nervenfasern in der Adventitia der Nierenarterien zerstört. Ergebnisse erster Studien zeigten zwar nach 24 Monaten stabile Blutdruckabfälle in der Praxiseinzelmessung, aber erst längerfristige Studien werden zeigen können, welches Potenzial dieser Therapiansatz bietet.

Stimulation arterieller Barorezeptoren: Unter physiologischen Bedingungen führt ein angestiegener Blutdruck zu einer vermehrten Feuerrate afferenter Nervenfasern der Barorezeptoren im Aortenbogen und in der Karotisgabel. Infolge des erhöhten afferenten Inputs (N. vagus, Ramus sinus carotici des N. glossopharyngeus) fällt die efferente sympathische Aktivität ab und die erhöhten Blutdruckwerte gehen zurück. Bei Hochdruckpatienten feuern die afferenten Nerven von den Barorezeptoren vermindert auf Blutdruckanstiege oder reagieren auf einen erhöhten mittleren Blutdruck überhaupt nicht mehr (baroreceptor resetting). Um dieser Situation entgegenzuwirken, wurde ein Barorezeptorstimulator entwickelt: **Stimulationselektroden** werden an die Barorezeptoren der Karotisgabel implantiert, um die Barorezeptorafferenzen elektrisch in einem Umfang künstlich zu stimulieren, der zu Sympathikusabfall mit Blutdruckbesserung führt, wie er unter pathophysiologischen Bedingungen des Bluthochdrucks natürlicherweise nicht auftreten würde. Erste Studien lassen hoffen, dass Patienten mit schwerem Bluthochdruck von diesem System profitieren können. Endgültige Empfehlungen sind im Moment (Stand Mai 2012) noch nicht möglich.

---

gesetzt. Methyldopa wird bei Schwangerschaftshypertonie empfohlen.

Aldosteronantagonisten wie Spironolacton (oder Eplerenon) sind als Ergänzungsmedikation bei therapierefraktärer Hypertonie unter 3 ausdosierten Antihypertensiva von Bedeutung.

Direkte Vasodilatatoren wie Hydralazin haben keine ausreichend lange Wirkungsdauer.

Die Rolle der **Reninantagonisten** bleibt unklar.

▶ **Exkurs.**

13.6.4 Besonderheiten in der Hochdrucktherapie

Diabetes mellitus und arterielle Hypertonie

Bei Diabetikern ist mit einer hohen Prävalenz auch eine Hypertonie nachweisbar. Kardiovaskuläre Komplikationen, die mittlerweile häufigste Todesursache bei Diabetikern, stehen in eindeutiger Beziehung zur Blutdruckhöhe. Zudem gilt als gesichert, dass die Hypertonie die Entstehung einer diabetischen Nephropathie erheblich fördert und ihre Progression hin zur Dialysepflicht enorm beschleunigt.

Pathogenese: Die Ursache der Hypertonie bei Diabetikern ist uneinheitlich. Beim übergewichtigen **Typ-2-Diabetiker** mit normaler Nierenfunktion handelt es sich häufig um eine **essenzielle Hypertonie**. Beim insulinpflichtigen **Typ-1-Diabetiker** tritt eine Hypertonie in der Regel erst dann auf, wenn sich eine diabetische Nephropathie mit persistierender Proteinurie entwickelt hat (**renoparenchymatöse und damit sekundäre Hypertonie**).

Therapie: Bei Übergewicht sollte eine **Gewichtsreduktion** unbedingt angestrebt werden. Als **Medikamente** kommen ACE-Hemmer, AT_1-Rezeptoren-Blocker, Kalziumantagonisten, β-Rezeptoren-Blocker, in Zukunft wahrscheinlich auch Renininhibitoren infrage. Besonders wenn die Nierenfunktion eingeschränkt ist, sollte an kochsalzarme Diät gedacht sowie **Diuretika** verschrieben werden. **Statine** müssen bei erhöhten Cholesterinwerten verordnet werden, um das kardiovaskuläre Risiko frühzeitig und nachhaltig so stark wie möglich zu senken.
Eine Senkung des Blutdruckes **< 130/80 mmHg** wird bei Diabetikern ausdrücklich nicht mehr empfohlen. Der Blutdruck soll in den Bereich 130–140/80–85 mmHg eingestellt werden.

Hypertonie im Alter

Auch im Alter kann eine konsequente Blutdrucksenkung (< 140/90 mmHg) die Mortalität und kardiovaskuläre Morbidität deutlich senken. Hier sei noch einmal auf die erhöhte Prävalenz der **isolierten systolischen Hypertonie** (S. 1003) hingewiesen.
Das Risiko der antihypertensiven Therapie im Alter ist gering, wenn folgende **Grundsätze** beachtet werden:
- besonders vorsichtige, langsame Blutdrucksenkung
- möglichst einfaches Therapieschema
- Vermeiden von Antihypertensiva, die zu orthostatischen Blutdruckabfällen führen können (z. B. α-Rezeptoren-Blocker)
- Beachtung von Nebenwirkungen, die generell im Alter gehäuft auftreten können (z. B. herabgesetzte Glykosidtoleranz des Herzens unter diuretikainduzierter Hypokaliämie sowie Verschlechterung einer bestehenden Herzinsuffizienz durch hoch dosierte β-Rezeptoren-Blocker).
- ACE-Hemmern oder AT 1-Blockern ist bei der Therapie der Vorzug zu geben, da sie die Pulswellengeschwindigkeit und die Blutdruckamplitude günstiger beeinflussen als β-Blocker oder Diuretika.

„Hypertensive urgency" und „hypertensive emergency"

Bei **„hypertensive urgency"** mit oder ohne unspezifische Symptome werden folgenden Maßnahmen empfohlen, ohne dass es studiengestützte Richtlinien gäbe:
- Der Patient sollte sich in **ruhiger Umgebung** hinlegen. Dies vermag den Blutdruck häufig bereits um 10–20 mmHg im Mittel zu senken.
- Ziel der Behandlung sollte eine Blutdrucksenkung auf Werte von **≤ 160/100– 110 mmHg** über **Stunden oder Tage** sein.
- Aggressive und schnelle Druckabfälle anzustreben, erscheint **nicht** sinnvoll, da überforderte Autoregulationsmechanismen zu guter Letzt doch noch zu funktionellen Herz-Kreislauf-Problemen führen könnten.
- Im Übrigen muss auf Hinweise für **Endorganschäden** geachtet werden (DD „hypertensive urgency", „hypertensive emergency").
- Zur **Akuttherapie** werden kurz wirksame orale Substanzen eingesetzt: Kalziumantagonisten (z. B. Nitrendipin), ACE-Hemmer (z. B. Captopril), zentrale $α_2$-Rezeptor-Agonisten (z. B. Clonidin) oder Diuretika (z. B. Furosemid). Nifedipin ist obsolet!

- Eine **kontinuierliche orale antihypertensive Therapie** muss begonnen oder optimiert werden. Der Patient muss nach dem Ereignis zu **engmaschigen Kontrollen** in die ambulante Sprechstunden gebeten werden.

Eine evidenzbasierte Therapieempfehlung zur Behandlung des „hypertensive emergency" gibt es nicht, da kontrollierte Studien fehlen. Es gibt jedoch auch in diesem Fall wesentliche Maßnahmen:

- Der Patient muss möglichst umgehend **stationär** behandelt werden, da eine potenziell lebensbedrohliche Situation vorliegt.
- Der Blutdruck muss zwar innerhalb weniger Stunden gesenkt werden, allerdings darf er initial auch nur um **max. 20–25 % über 1–2 h** fallen bzw. nicht unter 160/95 mmHg. Andernfalls können, anstatt die Situation zu verbessern, besonders bei vaskulär vorgeschädigten Patienten, die Probleme der zerebralen oder koronaren Minderperfusion zunehmen, da Autoregulationsschwellen unterschritten werden können (Halbseitensymptomatik, manifester Herzinfarkt). Klare Ausnahmen von diesem Vorgehen bestehen beim ischämischen Schlaganfall, wo der Blutdruck nicht unter ≥ 180–200 mmHg systolisch gesenkt werden darf, und bei der Aortendissektion, wo der Blutdruck sofort auf Werte ≤ 120 mmHg systolisch gesenkt werden muss!
- Zunächst wird der Blutdruck im Abstand von **30–60 min** kontrolliert.
- Für die Blutdrucksenkungen bei „hypertensive emergency", die zumeist **intravenös** erfolgen sollte, stehen **Urapidil** (25–50 mg langsam i. v. ggf. als Perfusor) oder **Clonidin** (0,075–0,15 mg s. c. oder über mehrere Minuten i. v. ggf. als Perfusor) zur Verfügung. Bei intravenöser antihypertensiver Therapie sollte der Patient grundsätzlich kontinuierlich überwacht werden.
- Weiterhin sind zusätzlich **Dihydralazin** (6,25–12,5 mg i. v.) oder **Metoprolol** (5–10 mg i. v.) einsetzbar. Bei resistentem Blutdruck kann eine **Nitroprussidinfusion** (0,3–0,5 µg/kg KG/min, kann langsam in Schritten von 0,5 µg auf die Durchschnittsdosis von 5 µg/kg KG/min gesteigert werden. Maximaldosis nicht > 10 µg/kg KG/min oder Gesamtdosis von > 500 µg/kg KG/24 h).
- Auch wenn der Blutdruck schließlich mit oral oder subkutan applizierbaren Medikamenten gesenkt werden kann, ist auf jeden Fall ein **i. v. Zugang** anzulegen, da der Blutdruck wieder ansteigen könnte.

13.6.5 Spezielle Therapieaspekte sekundärer Hypertonieformen

Renale Hypertonie

Renoparenchymatöse Hypertonie: In der Regel muss ein **Diuretikum** eingesetzt werden. Bei stärker eingeschränkter Nierenfunktion (Serumkreatinin > 2–3 mg/dl) sollten statt Thiaziden die stärker wirksamen Schleifendiuretika, z. B. Furosemid, verwendet werden. Nach Einleitung der antihypertensiven Therapie bei Niereninsuffizienz muss der Serumkreatininspiegel regelmäßig kontrolliert werden. Bei mäßig eingeschränkter Nierenfunktion verlangsamen **ACE-Hemmer** das Voranschreiten der Niereninsuffizienz. Blutdruckwerte von ca. **125/80 mmHg** sollten angestrebt werden.

Renovaskuläre Hypertonie: Patienten mit Nierenarterienstenosen und einem Bluthochdruck, der mit bis zu 3 Medikamenten normotensiv eingestellt werden kann, sowie mit stabiler Nierenfunktion einhergeht, können zunächst verlaufskontrolliert werden.

Die **medikamentöse Therapie** weist folgende Besonderheiten auf: Eine Blockade des stark aktivierten RAAS ist meist gut wirksam. Allerdings können **ACE-Hemmer** oder **AT₁-Rezeptoren-Blocker** die Funktion einer stenosierten Niere durch einen Verlust der angiotensinabhängigen Regulation der Filtration verschlechtern. Die genannten Medikamente sind deshalb keinesfalls kontraindiziert, die Patienten sollten jedoch aufmerksam nachverfolgt werden, um Nierenfunktionseinbußen, die medikamentös bedingt sein könnten, rechtzeitig zu bemerken.

Bei unilateraler Stenose ist der primäre Einsatz von **Diuretika** nicht unbedenklich, da hierdurch die nicht stenosierte Seite Natrium überschießend verliert und durch ein Natriumdefizit das RAAS weiter stimuliert wird.

13 Arterielle Hypertonie

Bei vertretbarem Risiko kann die Stenose, insbesondere bei fibromuskulärer Dysplasie, durch **perkutane transluminale Arteriendilatation (PTA)** oder **gefäßchirurgisch** behandelt werden. Die Indikation hierzu sollte allerdings nicht allein von der Blutdruckhöhe abhängig gemacht werden, sondern berücksichtigen, dass bei zunehmender Stenosierung die Nierenfunktion beeinträchtigt werden kann. Es bleibt nach wie vor sehr umstritten, ob durch nicht medikamentöse Maßnahmen bei Nierenarterienstenose tatsächlich eine bessere Blutdruckeinstellung zu erreichen ist oder die Nierenfunktion länger erhalten werden kann. Vielleicht lassen weitere Studien in den nächsten Jahren klarere Empfehlungen zu.

Bluthochdruck in der Schwangerschaft

Ab Werten von **160/100 mmHg** sollte der Bluthochdruck während einer Schwangerschaft in der Regel behandelt werden (siehe auch Abschnitt „Präklampsie" (S. 946)).

Als Medikamente kommen **α-Methyldopa**, kardioselektive **β-Rezeptoren-Blocker** (z. B. Metoprolol) und **Dihydralazin** infrage. In kontrollierten Studien wurde gezeigt, dass sowohl α-Methyldopa als auch Metoprolol das mütterliche und kindliche Risiko senken. Bei **Präklampsie** sollten die Patientinnen stationär behandelt werden.

Nicht kardioselektive β-Rezeptoren-Blocker sind aufgrund ihrer wehenstimulierenden Wirkung (β$_2$-Blockade) kontraindiziert.

Diuretika sollten ebenfalls nicht verordnet werden, da bei häufig ohnehin vorhandenem Volumenmangel durch weiteren Flüssigkeitsverlust die Gefahr einer insuffizienten Plazentadurchblutung besteht.

Hochdruck bei Einnahme hormonaler Kontrazeptiva

Im Falle einer Hypertonie müssen Kontrazeptiva abgesetzt werden (Normalisierung des Blutdrucks in 50 % der Fälle innerhalb von 3–9 Monaten). Die weitere Therapie erfolgt nach den allgemeinen Empfehlungen.

Hochdruck bei Schlafapnoe-Syndrom

Eine kontinuierliche nasale Überdruckbeatmung während der Nacht (nCPAP) lindert die Schlafapnoe, erleichtert die medikamentöse Hochdruckbehandlung dieser Patienten und soll somit ihre kardiovaskuläre Prognose verbessern. Leider ist die Studienlage nicht eindeutig.

13.7 Prognose und sozialmedizinische Bedeutung der Hypertonie

Die Prognose eines Hypertoniepatienten ist abhängig von den bestehenden Risikofaktoren, kardiovaskulären Problemen und Folgeerkrankungen. Meist handelt es sich nicht um eine akute, sondern eher um eine mittel- bzw. langfristige Gefährdung des Patienten.

Als Hilfsmittel zur Risikostratifizierung wurde der bereits in Tab. **I-13.7** vorgestellte Algorithmus zur Abschätzung des Risikos von Hochdruckpatienten entwickelt, in den nächsten 10 Jahren ein sog. „kardiovaskuläres Ereignis" (kardiovaskulär bedingter Tod, nicht tödlicher Schlaganfall oder Myokardinfarkt) zu erleiden.

Nach diesem Stratifizierungsalgorithmus kann selbst ein 56-jähriger Patient mit Bluthochdruck von 140/90 mmHg, der mit 80 kg bei 1,70 m Körpergröße übergewichtig ist und sich zu wenig körperlich bewegt, ein hohes Risiko haben, eines der genannten Ereignisse zu erleben.

Je höher der Blutdruck vor Therapiebeginn war, desto deutlicher verbessert sich die Prognose durch eine antihypertensive Behandlung, v. a. wenn auch andere kardiovaskuläre Risikofaktoren, wie Übergewicht oder Diabetes mellitus, therapiert werden. Bei Patienten mit einem diastolischen Blutdruck > 105 mmHg reduziert eine Therapie über einen Zeitraum von nur 5 Jahren die kardiovaskuläre Mortalität um mehr als die Hälfte. Deutlich weniger Herzinsuffizienzen entwickeln sich, zerebrovaskuläre Zwischenfälle nehmen ab, koronare Herzkrankheiten werden allerdings in einem geringeren Ausmaß beeinflusst.

13.7 Prognose und sozialmedizinische Bedeutung der Hypertonie

In Deutschland werden nur ca. 15 % aller geschätzten 16 Millionen Hypertoniker ausreichend behandelt. Hypertonie ist einer der wichtigsten Risikofaktoren für Erkrankungen des zerebralen Gefäßsystems, koronare Herzkrankheit und chronische Herzinsuffizienz sowie für die Entstehung eines chronischen Nierenversagens und peripherer Durchblutungsstörungen. Erkrankungen des Herz-Kreislauf-Systems bestimmen einen großen Anteil der Morbidität und Mortalität in Deutschland (ca. 400 000 Patienten/Jahr versterben daran). Bei einer immer älter werdenden Bevölkerung dürften die Zahlen in den nächsten Jahren eher noch steigen und die Folgeprobleme des Bluthochdrucks erheblich steigende Kosten im Gesundheitssystem verursachen, wenn es nicht besser gelingt, noch weit mehr Aufmerksamkeit für die Volkskrankheit „Bluthochdruck" zu gewinnen.

Internet-Links: www.paritaet.org/RR-Liga/ (Deutsche Hochdruckliga e. v. [DHL] bzw. Deutsche Hypertonie Gesellschaft), www.eshonline.org/ (European Society of Hypertension Official Website)

In Deutschland werden nur ca. 15 % aller Hypertoniker ausreichend behandelt. Hypertonie ist einer der wichtigsten Risikofaktoren für Erkrankungen des zerebralen Gefäßsystems, KHK, Herzinsuffizienz, CNE und periphere Durchblutungsstörungen.

J

Infektionskrankheiten

1 **Grundlagen** 1027
2 **Diagnostische Methoden** 1036
3 **Leitsymptome** 1040
4 **Bakterielle Infektionen** 1045
5 **Virusinfektionen** 1087
6 **Pilzinfektionen** 1117
7 **Parasitäre Infektionen** 1120
8 **Creutzfeld-Jakob-Krankheit und Prionenerkrankungen** 1140

1 Grundlagen

1.1 Epidemiologie 1027
1.2 Begriffsbestimmungen 1027
1.3 Einteilungsmöglichkeiten 1027
1.4 Erregerarten und krankmachende Eigenschaften 1028
1.5 Krankheitsverlauf 1029
1.6 Prävention, Prophylaxe 1029
1.7 Antimikrobielle Therapie 1031

1.1 Epidemiologie

Infektionskrankheiten zählen weltweit zu den häufigsten Todesursachen. Bei Kindern spielen Durchfälle, Atemwegsinfektionen und Malaria die wichtigste Rolle. Bei Erwachsenen sind an erster Stelle Tuberkulose und HIV-Infektionen zu nennen.

1.2 Begriffsbestimmungen

▶ Definition. Unter einer **Infektion** versteht man das Eindringen von Erregern in den Makroorganismus ohne typisch ablaufende Krankheitssymptome. Eine **Infektionskrankheit** ist eine nach Eindringen eines Erregers (z. B. Bakterium) auf erregertypischem Weg (z. B. Einatmen) durch Einwirken seiner Toxine oder als Folge der Reaktion des Immunsystems hervorgerufene Erkrankung mit meist typisch in Stadien ablaufenden klinischen Symptomen und Laborbefunden.

Von **Kontamination** (Verunreinigung) sprechen wir, wenn Krankheitserreger dort gefunden werden, wo sie normalerweise nicht vorhanden sein sollten (wichtige Beispiele sind: Kontamination von Blutkulturen durch falsche Abnahmetechnik, s. S. 1038 oder Frischmilchproduktverunreinigung mit Enterobakteriazeen).
Von **Kolonisation** sprechen wir, wenn sich Mikroorganismen (meist Bakterien oder Pilze) auf der Oberfläche von Haut oder Schleimhaut ansiedeln, ohne unmittelbar Krankheitssymptome auszulösen.
Eine **Sekundärinfektion** kann auftreten, wenn durch therapeutische Maßnahmen (v. a. durch die Gabe von Antibiotika) die endogene Bakterienflora so verändert wird, dass es zur Infektion mit einem anderen Erreger kommt.
Endemie bezeichnet das andauernde, gehäufte Auftreten einer Krankheit in einem begrenzten Gebiet (z. B. Malaria in Westafrika). Breitet sich diese Erkrankung örtlich über zusammenhängende Landstriche und zeitlich begrenzt aus, sprechen wir von einer **Epidemie**. Breitet sie sich innerhalb kurzer Zeit weltumspannend über alle Kontinente aus, sprechen wir von einer **Pandemie** (z. B. Influenza).

1.3 Einteilungsmöglichkeiten

Eine Übersicht der Einteilungsmöglichkeiten von Infektionskrankheiten gibt Tab. J-1.1.

J-1.1	Einteilungsmöglichkeiten von Infektionskrankheiten
nach Erreger	Bakterien, Viren, Pilze, Protozoen, Helminthen
nach Übertragung	**direkte** Übertragung: z. B. Einatmen, Magen-Darm-Trakt, Blutkontakt, Haften auf Schleimhaut oder Wunden, Schmierinfektion **indirekte** Übertragung: Insektenstich (z. B. Malaria), kontaminierte Nahrungsmittel (z. B. Salmonellen in Kartoffelsalat) oder Gegenstände
nach Eintrittspforte	Haut/Schleimhaut, Atemwege, Magen-Darm-Trakt
nach Ausdehnung	**lokalisiert:** Infektion am Ort des Eindringens **generalisiert/systemisch:** Erreger gelangt von der Eintrittspforte über die Lymph- und Blutbahn in bestimmte Organe, vermehrt sich dort und gelangt erneut in die Blutbahn (z. B. bei Typhus).
nach klinischem Verlauf	z. B. inapparent, manifest, fulminant, langsam schleichend (s. S. 1029)

1.4 Erregerarten und krankmachende Eigenschaften

Zu den Erregern, die beim Menschen Infektionskrankheiten auslösen können, gehören Bakterien, Viren, Pilze, Protozoen und Helminthen. Zur Biologie und schädigenden Wirkung der einzelnen Erregerarten s. entsprechende Teilkapitel.

Bakterien z. B. können nur gelegentlich (**fakultativ pathogen**) oder immer (**obligat pathogen**) nach Eindringen, z. B. durch Abgabe von Giften (Toxine) krank machen. Die „erfolgreiche" Übertragung hängt von der für das Angehen der Infektion notwendigen Anzahl an Krankheitserregern und von der Abwehrlage des Wirts ab. Je geringer die infektiöse Dosis ist, umso höher ist die **Infektiosität (Kontagiosität)**.

Das schädigende Potenzial des Krankheitserregers (**Virulenz**) im infizierten Individuum hängt ab von:
- erregerspezifischen Virulenzfaktoren (wie z. B. der Bildung von Toxinen)
- dem Status der zellulären und humoralen Abwehr (Antikörper)
- früherer Exposition oder Impfung

Erreger können **obligat** oder **fakultativ pathogen** sein. Auch hinsichtlich der **Infektiosität (Kontagiosität)** gibt es Unterschiede.

Eine vorherige Exposition oder Impfung sowie der Immunstatus des infizierten Individuums beeinflussen die **Virulenz** eines Erregers.

J-1.2 Humanpathogen bedeutsame Erreger und entsprechende Krankheitsbilder (Auswahl)

Erregergruppe	Erregergattung bzw. -art	Krankheitsbilder*	Erregergruppe	Erregergattung bzw. -art	Krankheitsbilder*
Bakterien	Bacillus anthracis	Milzbrand (T) (s. S. 1047)	**Viren**	Coxsackie-A-Virus	Herpangina (s. S. 1088)
	Borrelia burgdorferi	Lyme-Borreliose (s. S. 1049)		Coxsackie-B-Virus	Myokarditis, Meningitis
	Campylobacter jejuni	Diarrhö (T) (s. S. 1052)		Epstein-Barr-Virus (EBV)	Mononukleose (Pfeiffer-Drüsenfieber) Hepatitis (s. S. 587)
	Chlamydophila psittaci	Pneumonie (Ornithose) Papageienkrankheit (T) (s. S. 1053)		FSME-Virus	Meningoenzephalitis (s. S. 1092)
	Chlamydia trachomatis	Urogenitalinfektionen, Trachom (s. S. 1054)		Herpes-simplex-Virus (HSV) Typ 1	Herpes labialis, Gingivostomatitis (s. S. 1096)
	Clostridien	Kolitis (T), Tetanus (T), Milz- und Gasbrand (T) (s. S. 1057)		Hepatitis-Viren (A–E)	Hepatitis (A–E) (s. S. 588)
	Corynebacterium diphtheriae	Diphtherie (T) (s. S. 1059)		HIV 1 und 2	AIDS (s. S. 1103)
	Coxiella burneti	Q-Fieber (T) (s. S. 1071)		Hanta-Virus	Nierenversagen
	Gonokokken	Gonorrhö (s. S. 1062)		Influenza-Virus	„echte" Grippe (s. S. 1099)
	Rickettsia prowazeckii	Fleckfieber (T) (s. S. 1072)		Parainfluenza-Virus	Atemwegsinfekt (s. S. 1093)
	Salmonella enteritidis	Gastroenteritis (T) (s. S. 1072)		Poliovirus	Kinderlähmung (s. S. 1089)
	Salmonella typhi, Salmonella paratyphi	Typhus, Paratyphus (T) (s. S. 1082)		Respiratory-Syncytial-Virus (RSV)	Bronchitis (s. S. 1093)
	Shigellen	bakterielle Ruhr (Diarrhö) (T) (s. S. 1075)		Rhinovirus	Schnupfen (s. S. 1093)
	Staphylococcus aureus	Wundinfektion (T), Sepsis (s. S. 1076)		Rotavirus	Gastroenteritis (s. S. 1102)
	Streptokokken	Tonsillitis, Pneumonie (s. S. 1078)		Varicella-zoster-Virus (VZV)	Windpocken, Gürtelrose Enzephalitis, Pneumonie (s. S. 1096)
Pilze	Aspergillus fumigatus	Pneumonie (s. S. 1117)	**Parasiten (Protozoen, Helminthen)**	Ascaris lumbricoides	flüchtiges eosinophiles Lungeninfiltrat, ggf. abdominale Beschwerden (s. S. 1135)
	Candida albicans	Soor (s. S. 1118)		Entamoeba histolytica	Amöbenruhr, Amöbenabszess (s. S. 1120)
				Giardia lamblia	Diarrhö (s. S. 1122)
				Plasmodium falciparum	Malaria tropica (s. S. 1125)
	* (T) toxinvermittelte Erkrankung			Taenia solium	Schweinebandwurm (s. S. 1132)

1.5 Krankheitsverlauf

Viele, besonders virale Infektionen, verlaufen unbemerkt oder mit nur sehr geringen Krankheitserscheinungen, sodass sie nicht als solche registriert werden (**inapparenter** oder abortiver Krankheitsverlauf). Manche Erreger können nach einer unbemerkten Infektion über lange Zeiträume im Körper lebens- und vermehrungsfähig bleiben und erst zu einem viel späteren Zeitpunkt zu einer Erkrankung führen (z. B. Tuberkulose). Normalerweise treten aber nach der für den jeweiligen Erreger „typischen **Inkubationszeit**" (Zeitspanne vom Endringen des Erregers bis zu den ersten Krankheitszeichen = **Prodromalstadium**) Unwohlsein, Kopfdruck, Abgeschlagenheit, abdominale Beschwerden und/oder Fieber auf.

Bei bakteriellen **Lokalinfektionen** werden Haut oder Schleimhäute besiedelt, die klinischen Symptome werden durch die individuelle Immunitätslage und die Auswirkung resorbierter Toxine bestimmt.

Bei **generalisiert** bzw. **zyklisch ablaufenden Infektionskrankheiten** wird das Krankheitsbild durch Eindringen und Vermehrung des Krankheitserregers, Einbruch in die Blutbahn, Reaktion der Immunabwehr und Muster der befallenen Organe bestimmt.

Der Blutweg ist für Bakterien (**Bakteriämie**), Viren (**Virämie**) und viele Parasiten (**Parasitämie**) der Weg zur Generalisation.

*Infektionen können unbemerkt (**inapparent**) verlaufen oder aber nach einer **Inkubationszeit** zu ersten Krankheitszeichen (**Prodromalstadium**) führen.*

*Bei einer **Lokalinfektion** verbleiben die ursächlichen Erreger an einem Ort.*

*Einbruch in die Blutbahn und weitere Vermehrung des Erregers führen zu einer **generalisierten Infektionskrankheit**.*

1.6 Prävention, Prophylaxe

1.6.1 Expositionsprophylaxe

Zu den allgemeinen **Schutz- und Hygienemaßnahmen** zählen Händedesinfektion sowie die Reinigung und Desinfektion oder Sterilisation von Gegenständen.

Im Umgang mit Patienten mit infektiösen Erkrankungen kommen je nach Art des Infektionsrisikos und des Krankheitsstadiums Barrieremaßnahmen zur Anwendung. Dazu zählen Einmalhandschuhe, Schutzkittel, Atemmasken, Schutzbrillen sowie die Isolierung. Diese Vorkehrungen sind für das Personal aufwendig; sie dienen jedoch nicht nur dem Selbstschutz, sondern auch dem Schutz von Mitpatienten. Auch Screening-Maßnahmen können dazu beitragen, Infektionsrisiken (z. B. bei Hepatitis B oder MRSA) frühzeitig zu erkennen und zu mindern.

*Mittels **Schutz- und Hygienemaßnahmen** wird das Risiko einer Infektion minimiert (Expositionsprophylaxe).*

> ▶ **Merke.** Einmalhandschuhe ersetzen nicht die Händedesinfektion!

▶ **Merke.**

Unter **schlechten hygienischen Bedingungen** (v. a. bei Reisen in die Tropen und Subtropen) besteht ein deutlich erhöhtes Risiko der **fäkal-oralen Übertragung** von Krankheitserregern. Dazu zählen neben den klassischen bakteriellen Durchfallerregern (E. coli, Salmonellen, Shigellen, Campylobacter) auch Viren (z. B. Noroviren, Hepatitis A, Polio) sowie Protozoen (z. B. Amöben) und Wurminfektionen.

Das Risiko für solche Infektionen kann durch Einhaltung von Hygieneregeln verringert werden: Die alte Regel „Cook it, boil it, peel it or forget it" ist zwar einfach zu merken, aber in der Praxis nicht immer umsetzbar.

*Zahlreiche Krankheitserreger werden **fäkal-oral** übertragen. Das Infektionsrisiko kann durch Einhaltung von Hygieneregeln verringert werden: „Cook it, boil it, peel it or forget it."*

> ▶ **Merke.** Zum Trinken, Zähneputzen und zur Lebensmittelzubereitung sollte nur sicheres Trinkwasser verwendet werden (gekocht, gefiltert oder chemisch behandelt).
> Als problematische Lebensmittel gelten:
> - rohe Salate, ungekochtes Gemüse und ungeschälte Früchte
> - rohes Fleisch, roher Fisch und Meeresfrüchte
> - kaltes Fleisch und Geflügel
> - rohe Milch und Rohmilchprodukte
> - Speiseeis, Eiswürfel und Fruchtsäfte
> - kalte, dicke Soßen und Mayonnaise.

▶ **Merke.**

> **Exkurs.** **Nadelstichverletzung:** Nadelstichverletzungen zählen zu den **häufigsten Arbeitsunfällen** bei medizinischem Personal. **Sichere Instrumente** sowie **Mitarbeiterschulungen** medizinischen Personals stellen **präventive Maßnahmen** dar, die das Infektionsrisiko reduzieren können.
> Kommt es zu einer Verletzung der Haut mit einer am Patienten benutzten Nadel oder einem ähnlichen Gegenstand, sollte die betreffende Stelle umgehend ausgiebig desinfiziert und im Anschluss daran der Betriebs- oder Durchgangsarzt bzw. die nächste Rettungsstelle aufgesucht werden. Hier erfolgt eine Abschätzung des Infektionsrisikos und ggf. die Einleitung einer **Postexpositionsprophylaxe** (s. auch S. 1116). Das Infektionsrisiko ist dabei abhängig von der Art der Verletzung, dem Infektionsstatus des Indexpatienten (insbesondere bezüglich HIV, Hepatitis B und C) sowie dem Hepatitis-B-Impfstatus des Verletzten. Wichtig: die Abklärung des HIV-Status des Indexpatienten kann nur mit dessen Zustimmung erfolgen.

1.6.2 Impfungen

> **Definition.** Impfungen habe sich als außerordentlich wirksam bei der Bekämpfung von Infektionskrankheiten erwiesen. Dabei kommen sowohl abgeschwächte vermehrungsfähige Erreger als auch abgetötete Erreger oder deren Bestandteile zum Einsatz. Diese induzieren eine Immunantwort, die den Ausbruch der Erkrankung nach Infektion verhindern kann (**aktive Impfung**). Die direkte Gabe von Antikörpern (**passive Impfung**) bietet nur einen kurz dauernden Schutz.

Aktive Immunisierung

Bei der aktiven Immunisierung regen Impfstoffe die immunkompetenten Zellen zur Bildung **spezifischer Antikörper** an, die bei einem späteren Kontakt mit dem Erreger die Erkrankung verhindern. Um einen lang dauernde Impfschutz aufzubauen bzw. aufrechtzuerhalten, sind oft mehrere Impfungen bzw. Auffrischimpfungen ("Booster") notwendig.

> **Merke.** Die aktive Immunisierung bietet einen **verzögert** eintretenden, aber **langfristigen** Schutz. Auffrischimpfungen nicht vergessen!

Die verschiedenen **Indikationen** bzw. Empfehlungen für Impfungen einschließlich der **Reiseimpfungen** sind in Tab. J-1.3 dargestellt.

J-1.3 Impfempfehlungen (Übersicht, Näheres s. www.rki.de)

Standardimpfungen gegen	Indikations- und Reiseimpfungen
Tetanus	FSME
Diphtherie	Hepatitis A
Pertussis	Rotaviren
Haemophilus influenzae Typ b	Meningokokken
Poliomyelitis	Cholera
Hepatitis B	Gelbfieber*
Pneumokokken	Tollwut
Meningokokken	Typhus
Masern*, Mumps*, Röteln*	Japanische Enzephalitis
Varizellen	
humanes Papillomavirus	
Influenza	

* Lebendimpfung

> **Merke.** Lebendimpfungen sind bei Schwangeren, Stillenden und Immunsupprimierten kontraindiziert.

Internet-Link: Aktuelle Impfempfehlungen werden von der Ständigen Impfkommission (STIKO) jedes Jahr veröffentlicht (www.rki.de).

Passive Immunisierung

Bei der passiven Immunisierung werden einem akut infektionsgefährdeten Patienten **präformierte Antikörper** (Immunglobuline) zugeführt, die dem Körper sofort zur Abwehr zur Verfügung stehen. Da sie jedoch vom Körper nach kurzer Zeit wieder abgebaut werden, handelt es sich um keinen dauerhaften Schutz.

> ▶ Merke. Die passive Immunisierung bietet einen **sofortigen**, aber **keinen dauerhaften** Schutz.

▶ Merke.

Vor der Impfung sollte nach eventuellen früheren Problemen im Zusammenhang mit Impfungen gefragt werden. Blick in den Impfpass nicht vergessen!
Zur Prophylaxe (und in besonderen Fällen auch zur Therapie) dienen spezielle Immunglobuline (z. B. gegen Hepatitis B, Tetanus, Varicella zoster, Tollwut).

Simultanimpfung

Bei simultanen Impfungen werden **aktive** und **passive** Immunisierung kombiniert verabreicht. Sie werden bei Nichtgeimpften zur Überbrückung des Intervalls zwischen Infektion und Entwicklung aktiver, eigener Antikörper eingesetzt (z. B. Tetanusprophylaxe nach Verletzungen oder Tollwutprophylaxe nach Tierbissen).

Simultanimpfung

Simultane **aktiv-passiv**-Impfungen werden zur Überbrückung des Intervalls zwischen Infektion und Entwicklung eigener Antikörper eingesetzt.

Impfreaktion, Impfkomplikation

An unerwünschten Wirkungen sind ggf. lokale Reaktionen an der Injektionsstelle (Rötung, Schwellung) oder kurz dauerndes Fieber zu beobachten. Dieses sind Erscheinungen, die im Verhältnis zum Nutzen gering und erträglich sind. Nach einer Lebendimpfung kann es nach Ablauf der Inkubationszeit der jeweiligen Erkrankung zum Auftreten mitigierter (abgemilderter) Symptome kommen.
Schockreaktionen (v. a. Atemnot, Kreislaufkollaps) nach Gabe von Immunglobulinen kommen mit einer Häufigkeit von 1 : 100 000 vor. Besonders gefährdet für Reaktionen sind Patienten mit IgA-Mangel.

Impfreaktion, Impfkomplikation

Unerwünschte Wirkungen sind lokale Reaktionen an der Injektionsstelle (Rötung, Schwellung, kurz dauerndes Fieber). Nach einer Lebendimpfung können abgemilderte Symptome der jeweiligen Erkrankung auftreten.
Schockreaktionen kommen bei Gabe von Immunglobulinen sehr selten vor.

Impfdokumentation

Alle Impfungen, wie auch evtl. aufgetretene Nebenwirkungen, müssen in einem **Impfpass** dokumentiert werden. Dann fällt es bei regelmäßiger Kontrolle leicht, anstehende Auffrischimpfungen zu erkennen.

Impfdokumentation

Impfungen, wie auch evtl. aufgetretene Nebenwirkungen, müssen im **Impfpass** dokumentiert werden.

Chemoprophylaxe

Unter Chemoprophylaxe versteht man die kurzfristige prophylaktische Gabe von antimikrobiell wirksamen Substanzen zur **Verhinderung von Infektionskrankheiten**. Hierzu zählen z. B. die perioperative Antibiotikaprophylaxe, die Antibiotikaprophylaxe bei zahnärztlichen Eingriffen bei Patienten mit Herzklappenersatz (Endokarditisprophylaxe) und die Malariaprophylaxe bei Reisen in Endemiegebiete.

Chemoprophylaxe

Prophylaktische Gabe antimikrobiell wirksamer Substanzen, um eine evtl. Infektion bzw. die Verbreitung eines Erregers zu verhindern.

1.7 Antimikrobielle Therapie

Zu einer antimikrobiellen Therapie zählen antibakteriell, antiviral, antimykotisch oder gegen Protozoen und Helminthen wirksame Substanzen, die das Wachstum der für den Menschen pathogenen Erreger hemmen (Bakteriostase) oder die Erreger abtöten (Bakterizidie). Für eine erfolgreiche medikamentöse Therapie sind ausreichende Konzentrationen des wirksamen Chemotherapeutikums (minimale Hemmkonzentration) am Ort der Infektion unabdingbar.
Obwohl nahezu alle Infektionen und Infektionskrankheiten durch Bakterien, Pilze, Protozoen, Helminthen und auch einige Viren chemotherapeutisch zu behandeln sind, sterben auch heute noch zahlreiche Menschen daran. Gründe hierfür sind z. B. nicht beherrschbare Komplikationen, immundefiziente oder -schwache Patienten, zu später Therapiebeginn oder falscher Therapeutikaeinsatz. In zunehmendem Maße tauchen heute **resistente Erreger** auf; dieses Problem betrifft insbesondere Bakterien (z. B. MRSA, **m**ethicillin**r**esistenter **S**taphylococcus **a**ureus), Viren und Protozoen (z. B. Malaria tropica). Pilze sind nur ausnahmsweise von einer Resistenzentwicklung betroffen. Die Entwicklung von Resistenzen ist einerseits bedingt durch unkritischen und inadäquaten Antibiotikaeinsatz, andererseits aber auch durch den breiten Einsatz von Antibiotika in der Landwirtschaft.
Notwendige Fragen vor antimikrobieller Therapie s. Tab. J-1.4.

1.7 Antimikrobielle Therapie

Voraussetzung für eine erfolgreiche antimikrobielle Therapie sind ausreichende Wirkstoffkonzentrationen am Ort der Infektion.

Die reduzierte Wirksamkeit von Medikamenten gegenüber den zu bekämpfenden Erregern (**Resistenzentwicklung**) stellt ein zunehmendes Problem dar.
Notwendige Fragen vor antimikrobieller Therapie s. Tab. J-1.4.

J-1.4 Notwendige Fragen vor antimikrobieller Therapie

- Liegt eine Infektion vor?
- Ist der Erreger bekannt oder nach dem klinischen Bild weitgehend zweifelsfrei anzunehmen?
- Welches Chemotherapeutikum deckt die infrage kommenden Erreger am ehesten ab?
- Wo ist der **Ort der Infektion** (z. B. Harnwege, tiefe Atemwege, Knochen, ZNS) und gelangt das gewählte Chemotherapeutikum auch dorthin?
- Erlauben Leber- und/oder Nierenfunktion die Anwendung oder ist mit einer **Kumulation** und damit möglicherweise **toxischen Wirkungen** zu rechnen?
- Besteht bei dem Patienten eine bekannte **Allergie** gegen das gewählte Chemotherapeutikum oder hat er auf ein gruppenverwandtes Präparat schon einmal mit unerwünschten Wirkungen reagiert?
- Ist aufgrund von Erregerart und/oder Infektlokalisation eine **Kombination von Chemotherapeutika** erforderlich?
- Wurde bei gleicher Wirksamkeit **das wirtschaftlichste Präparat** ausgewählt?
- Wurde bei ambulanter Therapie **dem Patienten der Therapieplan** eindeutig nach täglicher Dosierung und Zeitdauer **klar gemacht** und ist er von der Notwendigkeit überzeugt?

Eine Liste der gebräuchlisten Antibiotika zeigt Tab. **J-1.5**, Näheres zu antiviraler Therapie s. Tab. **J-1.6**, zu antimykotischer Therapie s. Tab. **J-1.7**.

1.7.1 Antibiotische Therapie

Vor Beginn einer **kalkulierten Antibiotikatherapie** (deckt die am wahrscheinlichsten infrage kommenden Keime ab) sollte eine mikrobiologische Diagnostik veranlasst werden (Kulturen anlegen). Nach Erhalt des Laborergebnisses (Keimidentifikation frühestens nach 24 Stunden, Antibiogramm frühestens nach 48 Stunden) sollte die begonnene Therapie ggf. angepasst werden (**gezielte Antibiotikatherapie**).

▶ **Merke.** Grundsätzlich muss vor Therapiebeginn die Frage gestellt werden, ob überhaupt ein bakterieller Erreger Ursache der Erkrankung ist. Ist dies anzunehmen, sind der Versuch der Erregerisolierung und die Empfindlichkeitstestung **vor** Therapiebeginn das optimale Vorgehen.

Antibiotika (Auswahl)

Eine Auswahl der wichtigsten Antibiotika zeigt Tab. **J-1.5**.

J-1.5 Antibiotika (Auswahl der gebräuchlichsten Antibiotika)

β-Laktam-Antibiotika	Zu den β-Laktam-Antibiotika werden gerechnet: Penicilline, Cephalosporine, Monobactame, Carbapeneme. **Wirkungsweise:** Synthesehemmung in der Bakterienzellwand. Die unterschiedliche Wirksamkeit der einzelnen β-Laktam-Antibiotika hängt von den verschiedenen Affinitäten zu den bakteriellen Zellwandproteinen, von den pharmakologischen Unterschieden und von der β-Laktamase-Stabilität ab. Einige Bakterien können sog. β-Laktamasen bilden, die diese Antibiotika durch Spaltung des β-Laktam-Ringes inaktivieren können.
▪ Penicillin G	Nur für i. v. Therapie, da es wegen seiner Säureinstabilität im Magen-Darm-Trakt abgebaut wird. **Wirkspektrum:** Streptokokken (aerobe und anaerobe), Pneumokokken, Gonokokken, Meningokokken, Spirochäten, Leptospiren, Clostridien, Corynebakterien und Bacteroides spp. (außer B. fragilis). Staphylokokken sind heute meist resistent (etwa 70 %), da viele Stämme penicillininaktivierende Penicillinasen produzieren.
▪ Penicillin V und Propicillin	**Wirkspektrum:** Die Oralpenicilline sind säurefest und entsprechen in Wirkungsweise und -spektrum dem Penicillin G (s. o.). Oralpenicilline können bei leichteren Infektionen und zur Prophylaxe verabreicht werden, z. B. bei Angina tonsillaris, Erysipel, Scharlach, zur Endokarditisprophylaxe und bei rheumatischem Fieber.
▪ Aminopenicilline (Ampicillin, Amoxicillin)	**Wirkspektrum:** Wie Penicillin G, zusätzlich Enterokokken und gramnegative Stäbchen, z. B. Haemophilus influenzae, Enterobacteriaceae wie Salmonellen, Shigellen, Proteus und E. coli (Resistenzrate 15–50 %). Anwendung in der Regel in fixer Kombination mit einem β-Laktamase-Inhibitor (z. B. Clavulansäure oder Sulbactam), um das Wirkspektrum auf β-Laktamase-produzierende Keime zu erweitern.

J-1.5 Antibiotika (Auswahl der gebräuchlichsten Antibiotika) (Fortsetzung)

▪ penicillinasefeste Penicilline (Flucloxacillin)	**Wirkspektrum:** Diese Penicilline werden auch **Staphylokokkenpenicilline** genannt, da ihre Hauptindikation Infektionen mit penicillinasebildenden Staphylokokken sind.
▪ Cephalosporine	**Wirkspektrum:** Cephalosporine werden häufig in der Klinik eingesetzt – alleine oder mit anderen Antibiotika kombiniert – da sie ein breites Wirkungsspektrum haben und gut verträglich sind. Unterschieden werden 3 Gruppen. **Gruppe 1** (Cefazolin): mäßige β-Laktamase-Stabilität. **Gruppe 2** (Cefuroxim, Cefoxitin): weitgehend β-Laktamase-stabil, im Vergleich mit der 1. Generation etwas stärker wirksam gegenüber gramnegativen Bakterien. **Gruppe 3a** (Cefotaxim, Ceftriaxon): breiteste Wirksamkeit gegen gramnegative Bakterien, bei ihnen ist allerdings die Staphylokokkenwirksamkeit geringer. **Gruppe 3b** (Ceftazidim): Cephalosporine mit Pseudomonas-Aktivität. Cephalosporine haben keine Wirkung gegen Enterokokken („Enterokokkenlücke").
▪ Monobactame (Aztreonam)	**Wirkspektrum:** Aztreonam ist als Reserveantibiotikum bei Penicillinallergie anzusehen. Das Spektrum umfasst jedoch nur gramnegative Bakterien. Keine Wirkung gegen grampositive Bakterien und Anaerobier.
▪ Carbapeneme (Imipenem, Meropenem)	**Wirkspektrum:** Sie weisen das breiteste Wirkspektrum der β-Laktam-Antibiotika auf und gelten als Reserveantibiotika. *Vorsicht:* Ertapenem wirkt nicht gegen Pseudomonas aeruginosa.
Tetrazykline (Doxycyclin, Minocyclin)	**Wirkungsweise:** bakteriostatisch durch Hemmung der bakteriellen Proteinsynthese. **Wirkspektrum:** Strepto-, Pneumo-, Gono- und Meningokokken, Aktinomyzeten, Yersinien, Haemophilus, Brucellen, Vibrio cholerae, Campylobacter jejuni, Treponema pallidum, Leptospiren, Borrelien, Bordetella „atypische Erreger": Mykoplasmen, Chlamydien, Rickettsien
Makrolide (z. B. Erythromycin, Roxithromycin, Clarithromycin, Azithromycin)	**Wirkungsweise:** bakteriostatisch durch Hemmung der bakteriellen Proteinsynthese **Wirkspektrum:** grampositive Kokken, „atypische Erreger": Mykoplasmen, Chlamydien **Indikationen:** Hauptindikationen stellen bakterielle Infekte der oberen Atemwege durch Streptokokken (einschl. Pneumokokken), Staphylokokken und Mykoplasmen dar. Bei bekannter Penicillinallergie gelten Makrolide als Mittel der Wahl. Außerdem werden sie in Kombination mit β-Laktam-Antibiotika bei der ambulant erworbenen Pneumonie eingesetzt, um die „atypischen Erreger" abzudecken. Azithromycin hat ein breiteres Spektrum bei den gramnegativen Erregern und kann auch zur Behandlung einer bakteriellen Diarrhö eingesetzt werden.
Chinolone (Syn. „Gyrasehemmer") (z. B. Levofloxacin, Ciprofloxazin, Moxifloxacin)	**Wirkungsweise:** Hemmen bakterielle Topoisomerasen (auch: Gyrasen), welche für die „Verpackung" der DNA unverzichtbar sind. **Wirkspektrum:** gramnegative Bakterien inkl. Pseudomonas aeruginosa, Levofloxacin und Moxifloxacin auch grampositive Erreger sowie einige Anaerobier, „atypische Erreger": Mykoplasmen, Chlamydien, Rickettsien, Legionella pneumophila **Indikationen:** Harnwegsinfektionen, Gastroenteritiden, atypische Pneumonien
Aminoglykoside (z. B. Gentamicin, Tobramycin, Amikacin)	**Wirkungsweise:** bakterizide Wirkung, hemmen vorwiegend während der Proliferationsphase die Proteinsynthese von grampositiven und gramnegativen Bakterien. **Wirkungsspektrum:** gramnegative Stäbchen (inkl. Pseudomonas aeruginosa). Kombinationspartner von β-Laktam-Antibiotika bei der Therapie von Listeriose sowie Endokarditis z. B. durch Enterokokken, Tuberkulose (nur Streptomycin). *Merke:* Gabe der Tagesdosis als einmalige Kurzinfusion, um eine hohe, aber kurze Spitzenkonzentration zu erreichen; dadurch bessere Wirksamkeit und geringere Oto- und Nephrotoxizität.
Nitroimidazole (z. B. Metronidazol, Tinidazol)	**Wirkungsweise:** bakterizid, Hemmmung der Nukleinsäuresynthese **Wirkspektrum:** Anaerobier, Protozoen (Giardia, Trichomonaden) **Indikationen:** Anaerobier-Infektionen inkl. Clostridium-difficile-Kolitis, Giardiasis, Trichomonas-Infektion
Sulfonamide (z. B. Cotrimoxazol)	**Wirkungsweise:** Durch die Kombination von Trimethoprim mit dem Sulfonamid Sulfamethoxazol kommt es zu einer doppelten Hemmung der bakteriellen Folsäuresynthese. **Wirkspektrum:** Staphylococcus aureus, Enterobacteriaceae, Stenotrophomonas, Nocardien, Pneumocystis jirovecii (ein Pilz), Cyclospora cayetanensis (ein Protozoe)
Glykopeptide (z. B. Vancomycin, Teicoplanin)	**Wirkungsweise:** Hemmung der Zellwandsynthese **Wirkspektrum:** grampositive Bakterien inkl. MRSA, Clostridium difficile. Keine Wirksamkeit gegen gramnegative Bakterien.
Oxazolidinone (z. B. Linezolid)	**Wirkungsweise:** hemmt die Initiation der bakteriellen Proteinsynthese. **Wirkspektrum:** grampositive Bakterien inkl. MRSA und vancomycinresistente Enterokokken. Keine Wirksamkeit gegen gramnegative Bakterien.
Lincosamide (Clindamycin)	**Wirkungsweise:** Hemmung der bakteriellen Proteinsynhese **Wirkspektrum:** grampositive Bakterien, Anaerobier (nicht Clostridium difficile)

1.7.2 Antivirale Therapie

Einteilung der Virostatika: Sie werden nach ihrem Wirkmechanismus in verschiedene Gruppen eingeteilt. Einen Überblick gibt Tab. **J-1.6**.

J-1.6 Virostatika (Übersicht)

Wirkstoffgruppe (Substanzen)	Indikationen (Beispiele)	Bemerkungen
antiretrovirale Medikamente (NRTI, NNRTI, PI, FI, Integrase-Inhibitoren und Co-Rezetoren-Blocker)	HIV-Therapie	s. Tab. **J-5.24**, S. 1114 teilweise Überschneidungen mit anderen Wirkstoffgruppen aus dieser Tabelle
Nukleosid-Analoga (z. B. Aciclovir, Valaciclovir, Ganciclovir, Valganciclovir, Ribavirin, Brivudin, Lamivudin, Entecavir, Telbivudin)	z. B. Herpes simplex, Herpes zoster, CMV-Reaktivierung, Hepatitis C, Hepatitis B	nicht alle Substanzen für alle hier angegebenen Indikationen verwendbar
Nukleotid-Analoga (z. B. Adefovir)	Hepatitis B	
Pyrophosphat-Analoga (Foscarnet)	z. B. Herpes simplex, Zytomegalie-Retinitis bei HIV (second line)	Nephrotoxizität
Zytokine (Interferon-α)	z. B. Hepatitis B und C	
Penetrationsinhibitoren (Amantadin)	nur Influenza A	unsichere Wirkung; hauptsächlich als Parkinson-Mittel verwendet
Neuraminidase-Inhibitoren (Zanamivir, Oseltamivir)	Influenza A und B	Behandlungsbeginn innerhalb von 2 Tagen nach erstem Auftreten von Symptomen

Resistenzen gegen Virostatika: Resistente Subpopulationen können schon vor Behandlungsbeginn vorhanden sein, entstehen aber meist erst nach längerer Monotherapie.

Kombinationstherapie: Eine kombinierte Anwendung von Virostatika mit verschiedenen Angriffspunkten soll die antivirale Wirkung verstärken, die Toxizität vermindern, Resistenzentwicklung verhindern oder zumindest verzögern.

Topische Anwendung: Durch die topische Anwendung von Virostatika auf Kornea, Haut oder Schleimhaut können höhere Konzentrationen am Wirkungsort erreicht werden (z. B. Trifluridin bei Herpes-simplex-Keratitis).

1.7.3 Antimykotische Therapie

Die Zahl der Antimykotika ist (im Vergleich zu den Antibiotika) überschaubar. Hier werden jedoch nur die systemisch anwendbaren Substanzen aufgeführt (Tab. **J-1.7**).

J-1.7 Antimykotika

Wirkstoffgruppe	Substanzen	Wirkweise, Bemerkungen
Polyene	Amphotericin B, Nystatin	Polyene verändern die Permeabilität der Zytoplasmamembran durch Bindung an Ergosterin, wirken fungizid und haben ein breites Wirkspektrum. Für Amphotericin B gibt es liposomale Applikationsformen, die weniger toxisch als die konventionelle Form sind. Diese sollten bei systemischer Therapie immer bevorzugt werden.
Azole	Itraconazol, Fluconazol, Voriconazol, Posaconazol	Azole hemmen die Ergosterinsynthese durch Hemmung des Zytochrom-P450-Isoenzyms (Achtung: mögliche Wechselwirkungen mit Medikamenten, die über das Zytochrom-P450-System abgebaut werden wie Antiepileptika oder Antikoagulanzien, sind zu beachten). Azole wirken fungistatisch. *Cave:* Fluconazol wirkt nicht gegen Schimmelpilze.
Echinocandine	Caspofungin, Micafungin, Anidulafungin	Wirkung durch Hemmung der Glucansynthese. Wirksam gegen Pneumocystis jirovecii, keine Wirksamkeit gegen Zygomyzeten und Fusarien.
Antimetaboliten	(Flucytosin)	Bei 5-Fluorocytosin (5-FU) handelt es sich um ein Nukleosid-Analogon. Gegen 5-FU gibt es primäre und unter Therapie auch sekundäre Resistenzen. Allein nur schwache Wirkung, daher Einsatz nur in Kombination mit anderen Antimykotika (z. B. Amphotericin B).

1.7.4 Antiparasitäre Therapie

Bei einer Darminfestation können **Anthelminthika** verabreicht werden, die nicht resorbierbar sind. Systemische Infektionen müssen mit resorbierbaren Wirkstoffen therapiert werden. Eine Übersicht gibt Tab. **J-1.8**.
Zur Therapie von Infektionserkrankungen, die durch **Protozoen** bedingt sind, s. jeweilige Krankheitsbilder, Kap. J-7.2, S. 1120.

Anthelminthika s. Tab. **J-1.8**; zur Therapie von Erkrankungen durch Protozoen s. jeweilige Krankheitsbilder, Kap. J-7.2, S. 1120.

J-1.8 Anthelminthika

Wirkstoff	Wirkspektrum	
Niclosamid	Zestoden	▪ Taenia saginata ▪ Taenia solium ▪ Diphyllobothrium latum
Praziquantel	Zestoden	▪ Taenia saginata ▪ Taenia solium ▪ Diphyllobothrium latum
	Trematoden	▪ Schistosoma haematobium ▪ Schistosoma mansoni
Albendazol	Zestoden	▪ Echinococcus (Vorbehandlung, ggf. Dauertherapie)
	Nematoden	▪ Trichinella spiralis (nur im Frühstadium) ▪ Strongyloides stercoralis
Ivermectin	Nematoden	▪ Filarien – Onchocerca volvulus ▪ Larva migrans cutanea

Diethylcarbamazin	Nematoden	▪ Filarien
		  – Loa loa
		  – Onchocerca volvulus

2 Diagnostische Methoden

2.1 Übersicht 1036
2.2 Anamnese 1036
2.3 Körperliche Untersuchung und klinisches Bild 1036
2.4 Basis-Labordiagnostik 1036
2.5 Weiterführende Untersuchungen 1037
2.6 Infektionsschutzgesetz (IfSG) und meldepflichtige Erkrankungen ... 1038

2.1 Übersicht

Anamnese, körperliche Untersuchung, klinisches Bild und Laborbefunde helfen bei der differenzialdiagnostischen Abklärung.

Infektionskrankheiten bieten ein äußerst breites Spektrum an Symptomen und Verläufen. Um dieses differenzialdiagnostisch einschränken zu können, müssen anamnestische Angaben, Befunde im Rahmen der körperlichen Untersuchung und das klinische Bild, gestützt durch entsprechende Laboruntersuchungen, in Verbindung gebracht werden.

2.2 Anamnese

Wichtig sind Fragen nach **ähnlichen Krankheitsfällen** in der Umgebung, **Essensgewohnheiten**, **Hobbys** (Tierkontakte?), **sexuellen Gewohnheiten** und **Reisen** (Auslandsreise?).
Zu berücksichtigen sind außerdem bestehende **Grunderkrankungen** mit möglicherweise **erhöhter Disposition** für eine Infektionskrankheit, z. B. Diabetes mellitus, Tumorerkrankungen sowie **Medikamente**.

Der **Impfstatus** ist zu erfragen.

Um die Infektionsquelle ausmachen zu können, sind Fragen zu stellen nach **ähnlich gelagerten Fällen** in der Umgebung (Familie, Bekannte, Arbeitsplatz), nach **Essensgewohnheiten** (z. B. Eis, rohes Ei, Rohmilchprodukte), **Hobbys** (Tierkontakte, Freizeitaktivitäten), **sexuellen Gewohnheiten** und **Auslandsaufenthalten**.
Daneben sind Faktoren zu erfragen, die eine **erhöhte Disposition** für eine Infektionskrankheit bewirken können. Hier ist insbesondere nach bestehenden **Grunderkrankungen** wie Stoffwechselerkrankungen (z. B. Diabetes mellitus), chronischen und Tumorerkrankungen, Herz- (Z. n. Klappenersatz) und Lungenerkrankungen (z. B. Lungenemphysem) sowie nach Erkrankungen, die mit einem Immundefekt (z. B. AIDS) einhergehen und nach **Vorerkrankungen** zu fragen. Weiterhin ist eine **Medikamentenanamnese** zu erheben.
Die Erfassung des **Impfstatus** schränkt mögliche Differenzialdiagnosen ein, erweitert aber gelegentlich das Spektrum durch Einbeziehen mitigierter Abläufe nach Impfung (z. B. mitigierte Masern nach Masernimpfung).

2.3 Körperliche Untersuchung und klinisches Bild

Bei der körperlichen Untersuchung ist z. B. zu achten auf Exantheme und Enantheme, interdigitale Mykosen, Konjunktivitis.

Die körperliche Untersuchung beginnt mit der Inspektion des Patienten vom Scheitel bis zur Sohle. Nicht vergessen, zwischen Fingern und Zehen nachzuschauen (Mykosen?), einen Blick auf Augen (z. B. haloniert?) und Lider (z. B. Konjunktivitis, Lidödem?) zu werfen. Wo finden sich rote Effloreszenzen, bestehen Juckreiz oder Schmerzen? Finden sich Narben? Nach beidseitigem Druck auf den Tragus (Otitis?) folgt die Inspektion der Mundhöhle (z. B. Enanthem?). Der Zahnstatus ist ein guter Hinweis auf das Gesundheitsbewusstsein des Patienten!

Die Erhebung des Lymphknotenstatus, Untersuchung der Lunge und des Abdomens können weitere Hinweise liefern.

Nach der Erhebung des Lymphknotenstatus schließt sich die Untersuchung der Lunge an. Bei der Untersuchung des Abdomens gibt die Auskultation erste Hinweise auf eine beginnende Enteritis.

2.4 Basis-Labordiagnostik

Die Basis-Laborwerte umfassen Blutsenkungsgeschwindigkeit (BSG), C-reaktives Protein (CRP), Blutbild mit Differenzialblutbild sowie Leber- und Nierenwerte.
Eine Granulozytose spricht eher für eine bakterielle, eine Lymphozytose für eine virale Genese.

Grundsätzlich sollen als Basis-Laborwerte Blutsenkungsgeschwindigkeit (BSG) nach 1 Stunde oder C-reaktives Protein (CRP) bestimmt werden. Beide Parameter steigen bei infektiöser Genese an, sind jedoch unspezifisch (BSG trägerer Verlauf und spätere Normalisierung als CRP). Zudem sollte das Blutbild mit Differenzialblutbild vorliegen. Das Differenzialblutbild lenkt die Erregerdiagnostik bei > 900 stabkernigen Granulozyten/nl oder Anstieg (Granulozytose) in Richtung bakterielle Genese. Eine Vermehrung oder ein Anstieg der Lymphozyten bei normaler oder niedrig normaler Gesamtleukozytenzahl (Lymphozytose) spricht für eine virale Genese. Die Wiederholung des Differenzialblutbildes nach 3–7 Tagen kann weitere differenzialdiagnostische Hinweise bringen. Kreatinin (Dosisanpassung im Rahmen der antibiotischen Therapie) und GPT (Lebermitbeteiligung?) sollten zur Therapieführung immer mitbestimmt werden.

2.5 Weiterführende Untersuchungen

2.5.1 Erregernachweis

▶ **Merke.** Die Vermutung einer Infektion oder einer Infektionskrankheit macht die mikrobiologische Bestätigung durch den Nachweis des Erregers und/oder weitgehend zweifelsfreien Beweis seiner Auseinandersetzung mit der Immunabwehr des Erkrankten wünschenswert.

Mikroskopischer bzw. kultureller Erregernachweis

Bei **Verdacht auf eine Infektion** werden Abstriche, Sputum, Stuhlproben, Urin, Liquor oder Blut mikrobiologisch untersucht. Dazu sollte das Material vor Beginn einer antibiotischen Therapie entnommen werden.

▶ **Merke.** Der Nachweis von Bakterien gelingt meist über Kulturen (Stuhl, Urin, Blut, Liquor, Abstriche), vorausgesetzt, es wurde zuvor keine antibiotische Therapie begonnen. Virale Infektionen werden in der Regel serologisch oder molekularbiologisch (mittels PCR) nachgewiesen (s. Tab. J-2.1).

Erregerspezifischer Antikörpernachweis

Die serologische (indirekte) Diagnostik mit **Bestimmung erregerspezifischer Antikörper** ist wohl die verbreitetste diagnostische Methode zur Verifizierung von Infektionskrankheiten (Tab. J-2.1). Hiermit ist zunächst einmal die Auseinandersetzung mit diesem Erreger zu irgendeinem Zeitpunkt bewiesen. Erst der Nachweis eines Anstiegs der Antikörpertiter, z. B. von einer Verdünnung von 1 : 4 auf 1 : 64 (mind. aber 2 Titerstufen) oder der Nachweis spezifischer Antikörper in der IgM- oder (bei bestimmten Erregern) IgA-Fraktion lassen in der Regel eine erstmalige Auseinandersetzung annehmen, da sie die spezifischen Antikörper der Frühphase sind. Damit ist dann bei **passendem klinischem Bild** die Genese weitestgehend gesichert.

Die Synthese mit dem klinischen Bild ist die Aufgabe des behandelnden Arztes, zum einen, da die Qualität eingesetzter Testsysteme nicht immer optimal ist, zum anderen, da IgM- oder IgA-Antikörper über Monate persistieren oder gar nicht in Erscheinung treten können. So können Rheumafaktoren, polyklonale B-Zell-Aktivierungen oder sehr hohe Konzentrationen von IgG-Antikörpern ein „positives" Ergebnis vortäuschen.

≡ J-2.1 Molekularbiologische und serologische Tests und Verfahren zum direkten oder indirekten Erregernachweis

Tests bzw. Verfahren	Bemerkungen
e**nzymgekoppelter Immuna**dsorptionstest (**EIA**) bzw. **E**nzyme-**l**inked **I**mmuno**s**orbent **A**ssay (**ELISA**)	Dieses immunologische Verfahren basiert auf dem Nachweis einer enzymatischen Farbreaktion. Mithilfe dieser Tests können bereits geringe Konzentrationen von **Antigenen oder Antikörpern im Patientenserum** nachgewiesen werden. Der Test ist gut automatisierbar und hat eine hohe Sensitivität und Spezifität.
indirekter **I**mmun**f**luoreszenz**t**est (**IIFT**)	Dieser **hoch spezifische Antikörpernachweis** erfordert Zellkulturen, frisches Gewebe oder hoch gereinigte Antigenpräparationen. Das Ergebnis wird per Mikroskop abgelesen und unterliegt daher einer gewissen Subjektivität. Jedoch sind unspezifische Reaktionen gut erkennbar.
Komplement**b**indungs**r**eaktion (**KBR**)	Die KBR erlaubt den **spezifischen Nachweis** der erfolgreichen Auseinandersetzung **mit** vielen **Infektionserregern**. Mit diesem Verfahren werden komplementbindende **IgG- und IgM-Antikörper** nachgewiesen; diese sind über einige Monate bis Jahre nachweisbar. Das Verfahren ist sehr störanfällig und wird immer seltener eingesetzt.
Agglutinationsreaktion	Mit dieser Reaktion lassen sich **Antigene bzw. Antikörper im Patientenserum** durch eine Agglutinationsreaktion (Verklumpung) nachweisen. Einsatz eher beim Antigen- als beim Antikörper-Nachweis.
Polymerase-**K**etten**r**eaktion (**PCR**)	Zwar kostenintensive, aber rasch durchführbare und extrem sensitive Methode zum **Nachweis von Erregern** und teilweise auch deren Reistenzen gegen Antiinfektiva auf der Ebene ihres genetischen Codes. Virale Erkrankungen können durch die PCR erkannt werden, indem die Virus-DNA oder -RNA mittels PCR vervielfältigt wird (RNA-Viren werden vorher in DNA umgeschrieben). Bereits unmittelbar nach einer Infektion ist ein Erregernachweis möglich. Testdurchführung und Interpretation verlangen höchste Sorgfalt. Dieses Verfahren gewinnt immer mehr an Bedeutung.

J 2 Diagnostische Methoden

Transport- und Aufbereitungstechniken

Neben einer sorgfältig durchgeführten Anamnese und Untersuchung und der qualifizierten Mitteilung bei Einsendung von Untersuchungsmaterial an den Mikrobiologen ist ein korrektes mikrobiologisches Untersuchungsergebniss nur zu gewährleisten, wenn für korrekte Entnahme, Aufbewahrung, Transport und Aufbereitung des zu untersuchenden Materials Sorge getragen wird („Präanalytik").

Übersteigen die Transportzeiten 1–2 Stunden, kann das Ergebnis durch Überwuchern mit nicht relevanten Bakterien oder durch Absterben relevanter Keime verfälscht sein und zu therapeutischen Fehlern führen. Vorherige Information – in Zweifelsfällen beim mikrobiologischen Labor – über günstiges Transportmedium und optimale Temperatur bei zwischenzeitlicher Aufbewahrung ist daher notwendig.

Grundsätzlich gilt:
- Bei Untersuchung von **Sputum** oder **Bronchialsekret** ist Begleitflora möglich, daher sollte das Untersuchungsmaterial im Kühlschrank gelagert werden.
- Urinproben im Kühlschrank aufbewahren (Ausnahme: Verwendung von Eintauchnährböden).
- Nach **Abstrich** von offenen Wunden Tupfer in ein Transportmedium bringen und bei Zimmertemperatur lagern.
- **Stuhlproben** (z. B. V. a. Shigellen, Campylobacter) warm lagern, da kälteempfindlich, und schnell ins Labor transportieren.
- **Blutkulturen** (s. Exkurs) nur in vorgewärmten Medien (Zimmertemperatur) ansetzen und möglichst rasch bei 37 °C bebrüten.
- **Liquor** ohne Abkühlung zur Weiterverarbeitung einsenden, ansonsten in vorgewärmte Blutkulturmedien füllen.

Exkurs. Blutkulturen: Möglichst frühzeitig muss bei vermuteter bakterieller Genese – vor antibiotischer Therapie und möglichst im Fieberanstieg – Material für aerobe und anaerobe Blutkulturen gewonnen werden. Blut ist normalerweise eine sterile Flüssigkeit. Der Nachweis des Krankheitserregers durch Anzüchtung in der Blutkultur hat fast immer beweisenden Wert. Nach sorgfältiger Reinigung der geplanten Abnahmestelle (möglichst wenig behaarte Stelle, Blutabnahme frühestens nach 2-minütiger Einwirkung) sollten je 2 Blutkulturflaschen (Zimmertemperatur!) befüllt werden. In der Regel sind 6 (3×2) Blutkuturen – im Abstand von ca. 2 Stunden abgenommen – ausreichend. Rascher Transport in die Untersuchungsstelle; ist dies nicht möglich, Aufbewahrung bei Raumtemperatur; keine Vorinkubation in einem Brutschrank!

2.6 Infektionsschutzgesetz (IfSG) und meldepflichtige Erkrankungen

Das Infektionsschutzgesetz aus dem Jahre 2001 (zuvor gab es das Seuchenschutzgesetz) ist die gesetzliche Grundlage aller Maßnahmen zur Verhütung übertragbarer Erkrankungen. Genaueres wird in sog. Verordnungen (z. B. Krankenhaushygieneverordnung, Hackfleischverordnung, Trinkwasserverordnung) geregelt. Auch Empfehlungen und Richtlinien sind als Grundlagen für bestimmte Vorgehensweisen heranzuziehen.

Neben der Verhütung von Infektionen ist eine hohe Effizienz beim frühzeitigen Erkennen und Bekämpfen von übertragbaren Krankheiten erstrebenswert. Damit ist wiederum ein verbesserter Schutz der Bevölkerung vor Infektionskrankheiten gewährleistet. Die Meldepflicht von Infektionskrankheiten entfaltet ihre Bedeutung durch Zusammenführung und epidemiologische Analyse durch die Gesundheitsämter bzw. das Robert-Koch-Institut. Nur so kann eine Häufung von Erkrankungen in einer Region schnell (oder überhaupt) erkannt und ein Infektionsherd ausfindig gemacht werden. Meldepflichtige Infektionskrankheiten und Erregernachweise nach dem IfSG zeigt Tab. J-2.2.

Merke. Bis auf die nicht namentliche Meldung von Krankheitserregern, die innerhalb von 14 Tagen an das Robert-Koch-Institut zu erfolgen hat, ist jede Meldung unverzüglich (spätestens innerhalb von 24 Stunden) an das zuständige Gesundheitsamt zu richten. Die dazu benötigten Meldebögen werden von den jeweiligen Landesbehörden zur Verfügung gestellt.

2.6 Infektionsschutzgesetz (IfSG) und meldepflichtige Erkrankungen

J-2.2 Meldepflicht* für Infektionskrankheiten und Erregernachweis nach dem IfSG** (Auszug)

§ 6: Meldepflichtige Krankheiten (Meldung durch den behandelnden Arzt)	**namentliche Meldung:** - **Krankheitsverdacht, Erkrankung, Tod an:** Botulismus, Cholera, Diphtherie, enteropathischem hämolytisch-urämischem Syndrom (HUS), humaner spongiformer Enzephalopathie (außer familiär-hereditäre Formen), Keuchhusten, Masern, Meningokokkenmeningitis oder -Sepsis, Milzbrand, Mumps, Röteln, Tollwut (auch bei Verletzung durch oder Kontakt mit einem tollwutverdächtigem Tier), Typhus abdominalis/Paratyphus, Varizellen, akuter Virushepatitis, virusbedingtem hämorrhagischem Fieber, Pest, Poliomyelitis sowie Erkrankung und Tod an einer behandlungsbedürftigen Tuberkulose (auch Therapieverweigerung oder -abbruch sind meldepflichtig), auch wenn ein bakteriologischer Nachweis nicht vorliegt. - Verdacht auf und Erkrankung an einer mikrobiell bedingten Lebensmittelvergiftung oder an einer akut infektiösen Gastroenteritis, wenn a) eine Person betroffen ist, die eine Tätigkeit im Lebensmittelbereich ausübt (Näheres s. IfSG Abschnitt 9 § 42 Abs.1); b) zwei oder mehr gleichartige Erkrankungen auftreten, bei denen ein epidemischer Zusammenhang wahrscheinlich ist oder vermutet wird; - Verdacht auf eine über das übliche Ausmaß einer Impfreaktion hinausgehenden gesundheitlichen Schädigung vorliegt; - sonstige Erkrankungen, für die Krankheitserreger ursächlich in Betracht kommen, sofern eine schwerwiegende Gefahr für die Allgemeinheit droht. **nicht namentliche Meldung:** - Gehäuftes Auftreten nosokomialer Infektionen, bei denen ein epidemischer Zusammenhang wahrscheinlich ist oder vermutet wird.
§ 7: Meldepflichtige Nachweise von Krankheitserregern (Labormeldung)	**namentliche Meldung:** - Soweit nicht anders bestimmt, ist der **direkte oder indirekte Erregernachweis** zu melden, sofern er auf eine akute Infektion hindeutet: Adenoviren im Konjunktivalabstrich, Bacillus anthracis, Borrelia recurrentis, Brucella spp., Campylobacter spp. (darmpathogen), Chlamydophila psittaci, Clostridium botulinum oder Toxinnachweis, Corynebacterium diphtheriae (toxinbildend), Coxiella burnetii, Cryptosporidium parvum, Ebolavirus, E. coli: enterohämorrhagische Stämme (EHEC), E. coli: sonstige darmpathogene Stämme, Francisella tularensis, FSME-Virus, Gelbfiebervirus, Giardia lamblia, Haemophilus influenzae (bei Nachweis aus Liquor oder Blut), Hantaviren, Hepatitis-A-Virus, Hepatitis-B-Virus, Hepatitis-C-Virus (bei jedem Nachweis, soweit nicht bekannt ist, dass eine chronische Infektion vorliegt), Hepatitis-D-Virus, Hepatitis-E-Virus, Influenzaviren (bei direktem Nachweis), Lassavirus, Legionella sp., Leptospira interrogans, Listeria monocytogenes (bei direktem Nachweis aus Blut oder Liquor), Marburgvirus, Masernvirus, Mycobacterium leprae, Mycobacterium tuberculosis/africanum/bovis (bei direktem Nachweis), Neisseria meningitidis (bei direktem Nachweis aus Liquor, Blut oder hämorrhagischen Hautinfiltraten), Norwalk-ähnliches Virus (bei direktem Nachweis aus dem Stuhl); Poliovirus, Rabiesvirus, Rickettsia prowazekii, Rotavirus, Salmonella paratyphi (bei direktem Nachweis), Salmonella typhi (bei direktem Nachweis), Shigella sp., Trichinella spiralis, Vibrio cholerae O l und O 139, Yersinia enterocolitica (darmpathogen), Yersinia pestis, andere Erreger hämorrhagischer Fieber. - Nachweis weiterer Krankheitserreger, soweit deren örtliche und zeitliche Häufung auf eine schwerwiegende Gefahr für die Allgemeinheit hinweist. **nicht namentliche Meldung:** - direkter oder indirekter Erregernachweis: Treponema pallidum, HIV, Echinococcus spp., Plasmodium spp., Rubellavirus (nur bei konnatalen Infektionen), Toxoplasma gondii (nur bei konnatalen Infektionen)

* Gemäß § 8 sind – neben Sonderfällen für einzelne Erkrankungen/Erreger – generell zur Meldung verpflichtet:
- im Falle des § 6: der feststellende Arzt und je nach Einrichtung auch der leitende (Abteilungs-)Arzt
- im Falle des § 7: die Leiter von Medizinaluntersuchungsämtern und sonstigen privaten und öffentlichen Untersuchungsstellen
- im Falle der §§ 6 und 7: Die Leiter von Einrichtungen der pathologisch-anatomischen Diagnostik, wenn ein Befund erhoben wird, der sicher oder mit hoher Wahrscheinlichkeit auf das Vorliegen einer meldepflichtigen Erkrankung oder Infektion durch einen meldepflichtigen Krankheitserreger schließen lässt.
- Im Februar 2012 wurde eine Meldepflicht für Mumps, Röteln, Windpocken und Keuchhusten beschlossen, Umsetzungsbestimmungen liegen aber noch nicht vor (Stand: Juli 2012).

** siehe: www.rki.de

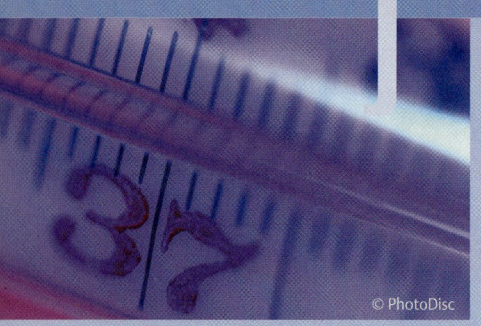

3 Leitsymptome

3.1 Fieber 1040
3.2 Enanthem, Exanthem 1042
3.3 Lymphadenopathie 1043

3.1 Fieber

3.1 Fieber

▶ Definition.

▶ Definition. Fieber ist eine Erhöhung der rektal gemessenen Körpertemperatur > 38,0 °C. Bei Werten > 37,5–38,0 °C spricht man von subfebrilen Temperaturen, bei Werten > 40,0 °C von Hyperpyrexie.

▶ Merke.

▶ Merke. Bei Infektionen und Infektionskrankheiten ist Fieber die klinisch auffälligste Akute-Phase-Reaktion. Es handelt sich um eine allgemeine akute Entzündungsreaktion des Körpers.

Ätiologie: **Infektionen** (35 %) sind die häufigste Ursache von Fieber, aber auch nicht infektiöse Erkrankungen können ursächlich sein (Tab. J-3.1). Kann die Ursache nicht geklärt werden, spricht man von **Fieber unklarer** Ursache bzw. **F**ever of **u**nknown **O**rigin (FUO).

Ätiologie: **Infektionen** sind die häufigste Ursache von Fieber (ca. 35 %). Auch Erkrankungen nicht infektiöser Genese können dem Fieber zugrunde liegen, z. B. maligne Erkrankungen, Kollagen- und entzündliche Gefäßkrankheiten (Tab. J-3.1). Ca.10–15 % der fieberhaften Erkrankungen bleiben ungeklärt, sie werden unter dem Begriff **Fieber unklarer Ursache** (**f**ever of **u**nknown **o**rigin, FUO) zusammengefasst. Per definitionem spricht man von FUO, wenn Fieber > 3 Wochen persistiert und trotz adäquater Diagnostik (nach 3-tägigem stationärem Krankenhausaufenthalt bzw. 3 ambulanten Untersuchungen) keine Ursache gefunden werden konnte.

≡ J-3.1 Ursachen von Fieber (Auswahl)	
Infektionen (ca. 35 %)	**bakterielle Infektionen:** z. B. Angina tonsillaris, Harnwegsinfekte, Otitis media **virale Infektionen:** z. B. „grippale Infekte" **Pilzinfektionen:** z. B. Aspergillus-Pneumonie **parasitäre Infektionen:** z. B. Malaria, viszerale Leishmaniose, Trypanosomiasis
maligne Erkrankungen (ca. 25 %)	z. B. Hodgkin- und Non-Hodgkin-Lymphome, Gallengangskarzinom
Kollagen-, Autoimmun- und entzündliche Gefäßerkrankungen (ca. 15 %)	z. B. rheumatisches Fieber, Sarkoidose, Still-Syndrom, Panarteriits nodosa (cPAN)
weitere Erkrankungen bzw. Ursachen (ca. 15 %)	z. B. akute Thyreoiditis de Quervain, Mittelmeerfieber, rez. Lungenembolien, Arzneimittelfieber („drug-fever"), artifiziell induziertes Fieber, posttraumatisches Fieber

Pathogenese: Zum Fieber kommt es, wenn der **Sollwert** des Temperaturzentrums im Hypothalamus **erhöht** wird. Dies kann durch **Zellzerfall** (Resorptionsfieber, paraneoplastisch), bei **anaphylaktischen Reaktionen**, durch **Medikamente** sowie durch endogene oder exogene **Pyrogene** (Toxine) ausgelöst werden.

Pathogenese: Die Körpertemperatur wird vom Temperaturzentrum im Hypothalamus gesteuert. Im Normalfall beträgt die Körpertemperatur ca. 37,0 °C. Sie ist vom Ausmaß körperlicher Aktivität abhängig und weist eine zirkadiane Schwankung von 0,5–1,0 °C auf, mit der niedrigsten Temperatur morgens und der höchsten abends. Zum Fieber kommt es, wenn der **Sollwert** des Temperaturzentrums im Hypothalamus **erhöht** wird. Dies kann durch **Zellzerfall** (Resorptionsfieber, paraneoplastisch), bei **anaphylaktischen Reaktionen**, durch Wirkung von **Medikamenten** sowie durch endogene oder exogene **Pyrogene** (Toxine) ausgelöst werden. Zytokine, Tumornekrosefaktor oder Interleukine vermitteln die Neueinstellung. Um die „erzwungene" Temperatur zu erreichen, muss der Wärmeverlust minimiert (z. B. durch Vasokonstriktion der peripheren Gefäße) und die Wärmeproduktion gesteigert (z. B. durch Muskelzittern) werden. Durch die vermehrte Wärmeproduktion wird der Sauerstoffverbrauch erhöht, die Atemfrequenz steigt (beim Herzgesunden um 8 Schläge pro Grad Temperaturerhöhung), ebenso das Herzzeitvolumen.

▶ Merke.

▶ Merke. Fieber ist eine Erhöhung der Körpertemperatur infolge einer Sollwertverstellung im Temperaturzentrum. Bei **Hyperthermie** dagegen entsteht die Erhöhung der Körpertemperatur gegen die Tendenz des Wärmeregulationszentrums durch zu intensive Wärmezufuhr/-bildung (z. B. zu hohe Umgebungstemperatur) oder verhinderte Wärmeabgabe.

Klinik: Der Fieberbeginn wird anfangs oft nur als allgemeines Unwohlsein verspürt. Blasse Wangen und kalte Extremitäten weisen auf einen Temperaturanstieg, gerötete Wangen und glasige Augen auf Fieber hin. Der Fieberanstieg kann von Frösteln, Zittern oder Schüttelfrost begleitet sein. Schüttelfrost ist häufig Zeichen einer Bakterieneinschwemmung in den Blutkreislauf. Eine passagere Bakterieneinschwemmung wird als **Bakteriämie** bezeichnet; werden von einem Herd aus kontinuierlich oder intermittierend Erreger in die Blutbahn geschwemmt und zeigt sich eine systemische Entzündungsreaktion, spricht man von einer **Sepsis** (Näheres hierzu s. S. 1046).
Fiebertyp und -verlauf können Hinweise auf gewisse Fieberursachen geben (Abb. **J-3.1**).

Klinik: Allgemeines Krankheitsgefühl, blasse, später gerötete Wangen, kalte Extremitäten, Frösteln und ggf. Schüttelfrost (als Zeichen einer Bakterieneinschwemmung in den Blutkreislauf).
Fiebertyp und -verlauf können Hinweise auf gewisse Fieberursachen geben (Abb. **J-3.1**).

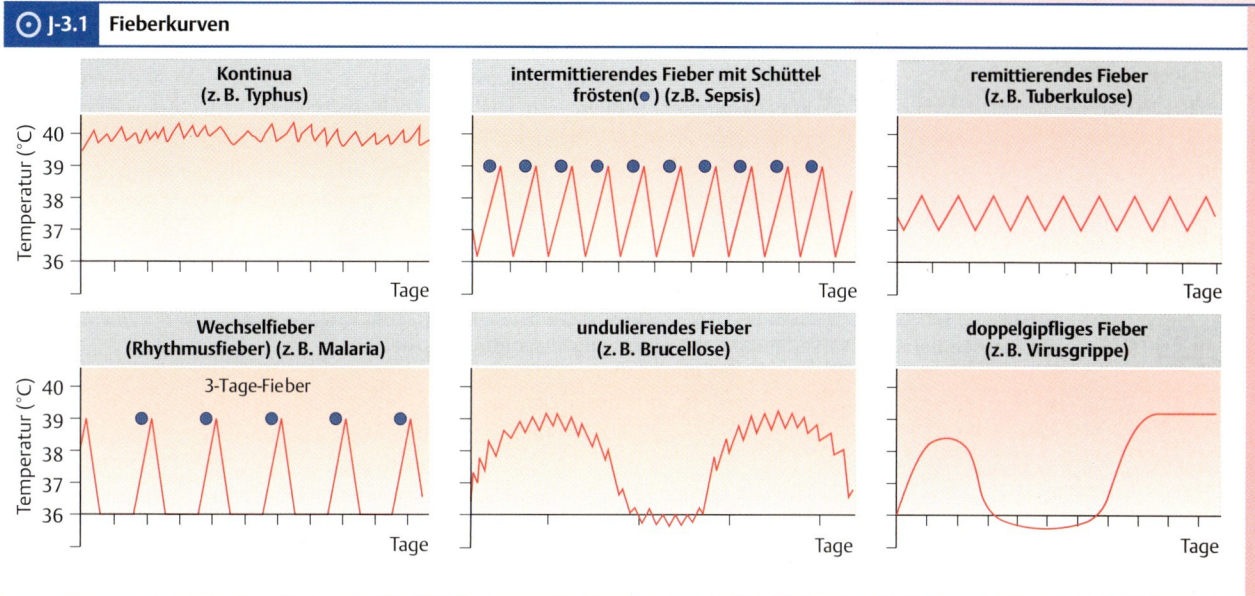

J-3.1 Fieberkurven

Diagnostik: Zunächst ist die Kernkörpertemperatur zu erfassen (Objektivierung des Fiebers). Der Kernkörpertemperatur kommt die **rektale** Messung am nächsten. Eine **sublingual** oder **im Ohr** (tympanisch) erfolgte Messung bringt um 0,2–0,5 °C niedrigere Werte. Besonders störanfällig sind **axilläre** Messungen. Der Fieberverlauf (s. o.) kann für die Diagnose hilfreich sein und sollte sorgfältig dokumentiert werden.
Die **Anamnese** kann wegweisend sein und umfasst neben subjektiven und objektiven Begleitsymptomen auch Fragen nach Vorerkrankungen (z. B. Immundefekt), spezifischen Expositionen, Tropenaufenthalten, ähnlichen Fällen in der Umgebung (Familie, Verwandte, Bekannte) oder am Arbeitsplatz. Eine Übersicht über die wichtigsten Fragen bietet Tab. **J-3.2**. Zudem: Blick in den Impfpass nicht vergessen.

Diagnostik: Kernkörpertemperatur erfassen, um Fieber zu objektivieren. Diese kann **rektal** (zuverlässigste Methode), **sublingual** oder **im Ohr**, (0,2–0,5 °C niedriger) gemessen werden. Die axilläre Messung ist besonders störanfällig.

Die **Anamnese** umfasst neben subjektiven und objektiven Begleitsymptomen auch die Frage nach spezifischen Expositionen, Vorerkrankungen, Tropenaufenthalten, ähnlichen Fällen in der Familie oder am Arbeitsplatz (Tab. **J-3.2**).

J-3.2	Anamnestisches Vorgehen bei Fieber
Fragen	**Bemerkungen**
Erkrankungsbeginn	plötzlich, schleichend, Prodromi
Fieberwert/Fieberverlauf (sorgfältige Dokumentation!)	Kontinua, intermittierend, remittierend, undulierend (Abb. **J-3.1**)
Begleitsymptome	Husten (s. S. 356), Schmerzen (retrosternal, abdominal), Dyspnoe (s. S. 359), Erbrechen, Übelkeit, Diarrhö (s. S. 469), Dysurie
Exposition	Kontakt zu Erkrankten, Tierkontakte, sexuelle Kontakte, Auslandsreisen (Tropen und Subtropen, auch Mittelmeerländer), Injektionen oder Transfusionen, Beruf, Freizeit (Waldspaziergang), Lebensmittel (Genuss von nicht pasteurisierter Milch, ungekochtem Schweinefleisch), Essgewohnheiten, Gruppenerkrankungen
Medikamente („drug fever")	Medikamenteneinnahme innerhalb der letzten 2 Wochen erfragen (z. B. Schmerz- oder Abführmittel, Antibiotika)

Bei der **körperlichen Untersuchung** ist auf Folgendes zu achten:
- **Allgemeinzustand**
- **Haut/Schleimhaut:** Exanthem, Enanthem, Erythema migrans, Papeln, Petechien, Ikterus, Beläge auf den Tonsillen, Interdigitalmykosen, Zyanose (s. S. 36), blasse, kühle, exsikkierte Haut (stehende Hautfalten)?
- **Lymphknoten:** vergrößert, weich oder hart, druckdolent (s. S. 1043)?

Bei der **körperlichen Untersuchung** ist zu achten auf:
- **Allgemeinzustand**
- **Haut/Schleimhaut:** Exanthem/ Enanthem, Petechien?
- **Lymphknoten:** vergrößert, weich/hart, druckdolent?

- **Abdomen:** Hepato- oder Splenomegalie, Druckschmerz, Resistenzen?
- **Nierenlager:** Klopfschmerz?
- **ZNS:** Meningismus (s. S. 1067), Somnolenz, Koma, Delir?
- **Lunge:** erhöhte Atemfrequenz, pneumonischer Auskultationsbefund (s. S. 388)?
- **Herz:** Herzgeräusch?

▶ **Merke.** Delir oder Koma, blasse, kühle Haut sowie niedriger Blutdruck mit Tachykardie erfordern rasche Diagnostik und baldigen Therapiebeginn.

Als Basis-Laborwerte müssen BSG oder CRP, Blutbild mit Differenzialblutbild vorliegen. Bei Hinweisen auf eine Infektion sollte eine gezielte mikrobiologische (z. B. **kulturelle**) oder **serologische Diagnostik** erfolgen (s. S. 1036). Aus der Kenntnis der Inkubationszeiten können sich wichtige Schlüsse ergeben (z. B. Malariaerkrankung zeigt sich frühestens 7 Tage nach Exposition).

Bei begründetem Verdacht sind verschiedene **apparative Untersuchungen** indiziert, z. B. Röntgen-Thorax bei V. a. Pneumonie, Echokardiografie bei V. a. Endokarditis, Abdomensonografie bei V. a. Amöbenleberabszess.

Differenzialdiagnose: Tab. J-3.3.

≡ J-3.3	Differenzialdiagnosen bei Fieber in Verbindung mit einem Begleitsymptom (Auswahl)
Fieber + Auslandsaufenthalt	z. B. Malaria, Typhus, Amöbiasis, Dengue-Fieber
Fieber + Exanthem	z. B. Röteln, Scharlach, Masern, HIV, Arzneimittelexanthem
Fieber + Enanthem	z. B. Streptokokkenangina
Fieber + Kopfschmerzen	z. B. Meningitis, Enzephalitis
Fieber + Ikterus, Hepatomegalie	z. B. Virushepatitis, Mononukleose, Gallengangskarzinom, Leptospirose
Fieber + Splenomegalie	z. B. Typhus, Brucellose, viszerale Leishmaniose
Fieber + Diarrhö	z. B. Salmonellen-Enteritis, Shigellenruhr
Fieber + Lungeninfiltrate	z. B. Pneumokokken-Pneumonie, Mykoplasmen-Pneumonie, Tbc

Therapie: Zu den Supportivmaßnahmen gehört die **Fiebersenkung,** ab einer Körperkerntemperatur von > 38,5 °C und deutlicher Beeinträchtigung des Allgemeinbefindens. Als **physikalische** Maßnahme haben sich Eisbeutel auf beide Leistenbeugen (nicht vergessen, in ein Stofftuch einzuwickeln) oder Wadenwickel bewährt. **Medikamentös** können z. B. Paracetamol, Azetylsalizylsäure oder Ibuprofen eingesetzt werden. Metamizol kommt zum Einsatz, sofern sich das Fieber durch o. g. Medikamente nicht adäquat senken lässt. Wichtig ist eine langsame und gleichmäßige Fiebersenkung (engmaschige Temperaturkontrollen). Die Dosierung hat sich nach der Wirkung bzw. dem Bedarf, nicht nach einem festen Zeitschema zu richten (Maximaldosen beachten!). Außerordentlich wichtig ist eine ausreichende Flüssigkeitszufuhr und Flüssigkeitsbilanzierung. Der Urin sollte stets hellgelb und klar sein!

Nicht unbedingt erforderliche Medikamente sind abzusetzen. Der Einsatz von Antibiotika sollte nicht unnötig erfolgen (Antibiotikum ist kein Antipyretikum!); Anamnese, Untersuchungsbefund und Basis-Labordaten müssen eine entsprechende Indikation bieten. Material für mikrobiologische Untersuchungen ist im Vorfeld zu asservieren. Wird der Einsatz eines Antibiotikums bei FUO erforderlich, ist ein Mittel mit breitem Wirkspektrum zu wählen.

3.2 Enanthem, Exanthem

Enantheme und Exantheme sind meist unspezifische Hauterscheinungen. Einige Infektionskrankheiten gehen mit charakteristischen Hautefforeszenzen einher, die eine Verdachtsdiagnose zulassen.

Unter einem **Enanthem** versteht man diffuse oder fleckige Effloreszenzen an der Schleimhaut des Mundes und Rachens (Abb. J-3.2a|), wie sie relativ flüchtig im Verlauf bestimmter Infektionskrankheiten (z. B. Scharlach) vorkommen. Das Enanthem ist meist bakteriell (Bakterientoxine) oder viral bedingt.

J-3.2 Typische Hautefloreszenzen

a Masern: Koplik-Flecken (kalkspritzerartige fest haftende Stippchen) an der Wangenschleimhaut (I) Stecknadel**kopf**große (großfleckige) Einzelefloreszenzen, die konfluieren können, die Papeln sind leicht erhaben (II).
b Röteln: Stecknadel**spitzen**große (kleinfleckige) Einzelefloreszenzen, die konfluieren können. Das Exanthem ist flüchtig und meist blass.
_{all aus: Sitzmann C. F.: Duale Reihe Pädiatrie. Thieme; 2007; b aus: Gortner L., Meyer S., Sitzmann, C. F.: Duale Reihe Pädiatrie. Thieme; 2012}

Ein **Exanthem** ist ein Hautausschlag vom Gefäßbindegewebe ausgehend, mit monomorphen (z. B. Masern, Röteln) oder polymorphen (z. B. Windpocken) Hauteffloreszenzen (Abb. **J-3.2aII**, **b**), die sich über die gesamte Körperdecke ausbreiten können. Das Exanthem kann bakteriell, viral oder nicht infektiös (z. B. Arzneimittelexanthem, Kollagenosen, Morbus Still, artifizielle Ätiologie) bedingt sein; bei Infektionen ist es Ausdruck der Generalisation einer Infektionskrankheit.

Exanthem: Hautausschlag mit monomorphem oder polymorphem Effloreszenzmuster (Abb. **J-3.2aII**, **b**). Das Exanthem ist Ausdruck der Generalisation einer Infektionskrankheit, kann aber auch bei nichtinfektiösen Erkrankungen auftreten.

3.3 Lymphadenopathie

3.3 Lymphadenopathie

▶ **Definition.** Als Lymphadenopathie wird die Vergrößerung und Konsistenzvermehrung der Lymphknoten bezeichnet.

▶ **Definition.**

Ätiologie: Als erste Station nach dem Eindringen von Krankheitserregern reagieren die immunkompetenten Zellen mit den Zeichen der Aktivierung (Zellvermehrung, Ödembildung). Hierbei können lokalisierte oder generalisierte Lymphknotenschwellungen auftreten. Die Lymphadenopathie kommt sowohl bei benignen als auch malignen Erkrankungen vor (Tab. **J-3.4**).

Ätiologie: Die eingedrungenen Erreger bewirken über eine Aktivierung der Immunzellen lokalisierte oder generalisierte Lymphknotenschwellungen. Siehe auch Tab. **J-3.4**.

J-3.4 Differenzialdiagnostik bei Lymphknotenvergrößerung

Ursachen	Beispiele
Infektionskrankheiten*	**Viren:** HIV, CMV, EBV (Mononukleose), Hepatitis B, Dengue, Masern, Röteln **Bakterien:** Tbc, Katzenkratzkrankheit, Lues, Lymphogranuloma, Rickettsiose (mit Eschar) u. a. **Protozoen:** Toxoplasmose, Schlafkrankheit
Kollagenosen	Lupus erythematodes, Sjögren-Syndrom
Tumoren**	Tumoren des hämatologischen Symstems: Hodgkin- und Non-Hodgkin-Lymphome Abb. **J-3.3**) andere Malignome: Magenkarzinom, Bronchialkarzinom Lymphknotenmetastasen
Medikamente	Phenytoin
weitere	Sarkoidose, rheumatoide Arthritis

* Lymphknoten von Umgebung abgrenzbar, verschieblich und meist druckdolent
** Lymphknoten indolent und derb

J-3.3 Lymphknotenpakete bei Non-Hodgkin-Lymphom

_{aus: Füeßl H. S., Middeke M.: Duale Reihe Anamnese und Klinische Untersuchung. Thieme; 2010}

Diagnostik: Die Beurteilung des Lymphknotenstatus erlaubt die Differenzierung zwischen lokaler und allgemeiner Infektion.

Diagnostik: Zum Lymphknotenstatus gehört die Erfassung folgender Regionen: vor und hinter dem M. sternocleidomastoideus, retroaurikulär, nuchal, supraklavikulär, axillär und inguinal. Der Lymphknotenstatus lässt die Differenzialdiagnose zwischen lokalen Infektionen (z. B. inguinale Lymphome bei Interdigitalmykose) und Allgemeininfektion (z. B. Befall aller LK-Stationen bei viral bedingten Infektionskrankheiten) zu. Während bei V. a. auf Malignität eine Biopsie unabdingbar ist, ist diese bei Infektionen oder Infektionskrankheiten nur sehr selten erforderlich (z. B. bei V. a. Lymphknoten-Tbc).

4 Bakterielle Infektionen

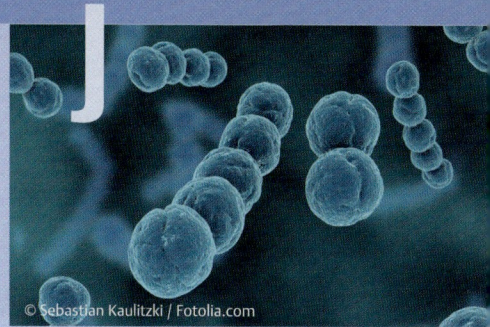

4.1	Grundlagen	1045
4.2	Aktinomykose	1046
4.3	Anthrax	1047
4.4	Bartonellose	1049
4.5	Borrelieninfektion	1049
4.6	Brucellosen	1051
4.7	Campylobacter-Infektionen	1052
4.8	Chlamydien-Infektionen	1053
4.9	Cholera	1056
4.10	Clostridien-Infektionen	1057
4.11	Diphtherie	1059
4.12	Escherichia-coli-Infektionen	1060
4.13	Gonorrhö	1062
4.14	Legionellose	1063
4.15	Leptospirosen	1064
4.16	Listeriose	1065
4.17	Meningokokken- und Pneumokokkenmeningitis	1066
4.18	Mykoplasmen-Infektionen	1069
4.19	Q-Fieber	1071
4.20	Rickettsiosen und Ehrlichiosen	1072
4.21	Salmonellen-Enteritis	1072
4.22	Shigellen-Ruhr	1075
4.23	Staphylococcus-aureus-Infektion	1076
4.24	Streptokokken-Infektionen	1078
4.25	Syphilis	1081
4.26	Typhus und Paratyphus	1082
4.27	Yersiniosen	1084

4.1 Grundlagen

Bakterien sind einzellige Mikroorganismen. Nach ihrer Gestalt unterscheidet man **Kokken** (Kugeln), **Stäbchen** und **schraubenförmige** Bakterien. Organellen und Kernmembran fehlen den Bakterien. Die komplexe Zellwand bindet je nach Dicke unterschiedlich Gentianaviolett. Dies wird bei der Färbung nach Gram ausgenützt (**grampositive und gramnegative** Bakterien). Einige Bakterienstämme nutzen Sauerstoff als Elektronenfänger (**obligate Aerobier**), die meisten kommen aber auch ohne Sauerstoff aus, sie sind **fakultative Anaerobier**. Strikt anaerob wachsende Bakterien können toxische Peroxide nicht abbauen, wachsen also nur unter sauerstofffreien Bedingungen. Einige Bakterien können sog. **Sporen** bilden (z. B. Bacillus anthracis, Clostridien), die gegen Umwelteinflüsse äußerst resistent sind (nicht zu verwechseln mit den Sporen, die von Schimmelpilzen gebildet werden).

Bakterien können wirtsschädigende **Exo- und Endotoxine** bilden.
Exotoxine (meist Proteine) werden aktiv von den Bakterien freigesetzt. Sie können in 3 Klassen eingeteilt werden:

1. **membranschädigende Exotoxine** (z. B. durch α-Toxin von Clostridium perfringens)
2. **AB-Toxine** (z. B. Pertussistoxin oder auch **Neurotoxine**, die sporenbildende Anaerobier [Clostridium] bilden; verschiedene Enterotoxine, die zu Durchfällen führen)
3. **Superantigentoxine:** Sie wirken, indem das Immunsystem auf das Toxin reagiert (also nicht das Toxin selbst ist hier schädlich). Eine bedeutsame Rolle spielen grampositive Bakterien (z. B. Staphylococcus aureus). Die Superantigene bewirken eine Überstimulation der T-Zellen, die letztlich über systemische Entzündungsreaktionen in einem Multiorganversagen enden können. Hierzu zählen auch **erythrogene Toxine**, welche bei einer Streptokokkeninfektion das typische Bild des Scharlachs auslösen können.

4.1 Grundlagen

Es werden **Kokken** (Kugeln), **Stäbchen** und **schraubenförmige** Bakterien unterschieden. Nach ihrem Färbverhalten werden sie in **grampositive** und **gramnegative** Bakterien klassifiziert. Einige Bakterienstämme benötigen Sauerstoff (**obligate Aerobier**), die meisten kommen aber auch ohne Sauerstoff aus (**fakultative Anaerobier**).

Bakterien können wirtsschädigende **Exo- und Endotoxine** bilden.
Zu den **Exotoxinen** zählen: membranschädigende Exotoxine, AB-Toxine, Superantigentoxine.

Endotoxin (Lipopolysaccharid, LPS) wird beim Bakterienzerfall gramnegativer Bakterien freigesetzt (im Rahmen einer gramnegativen Sepsis [s. u.] kann dies zum septischen Schock führen).

Bakterielle Pyrogene (**Toxine**) vermitteln die Neueinstellung der Körpertemperatur (Fieber, s. S. 1040) und können als Endotoxin gramnegativer Bakterien oder als Bestandteil grampositiver Bakterien freigesetzt werden.

4.1.1 Sepsis

▶ **Definition.** Die Sepsis ist eine lebensbedrohliche, vorwiegend bakteriell bedingte Allgemeininfektion, bei der von einem Herd aus kontinuierlich oder intermittierend Erreger in die Blutbahn eindringen, die über die Aktivierung von Kaskadensystemen und speziellen Zellsystemen die Freisetzung und Bildung humoraler und zellulärer Mediatoren bewirken.

Anders ausgedrückt ist eine Sepsis ein **SIRS** (**s**ystemic **i**nflammatory **r**esponse **s**yndrome, s. S. 235) mit Nachweis eines Erregers. Zu einer derartigen systemischen Entzündungsreaktion kann es auch ohne Infektion kommen, z. B. durch eine Pankreatitis.

Außerhalb des Krankenhauses tritt eine Sepsis fast ausschließlich bei Menschen mit Grunderkrankungen auf, die entweder schon eine „geschwächte Immunabwehr" aufweisen (z. B. Leberzirrhose, Alkoholkrankheit, Diabetes), aber auch als Folge bisher nicht diagnostizierter Erkrankungen (z. B. perforierte Divertikulitis, Endokarditis nach Zahnextraktion bei Mitralklappenprolaps). Septische Verläufe entwickeln sich aber auch in zunehmendem Maße als Folge medikamentöser Eingriffe in das Abwehrsystem des Organismus (Zytostatika-, immunsuppressive Therapie) oder durch invasive Eingriffe (z. B. immer größere Operationen bei immer älteren Patienten, intravasale Katheter). Krankenhausaufenthalte führen daher häufiger zu septischen Episoden als früher. In Krankenhäusern begünstigt zudem die Resistenzentwicklung gegen Antibiotika die Entstehung einer Sepsis.

Klinik: Charakteristisch sind plötzlicher Beginn mit Schüttelfrost und Fieber. Entwickelt sich ein septischer Schock, treten Zeichen der kardiopulmonalen Insuffizienz hinzu (Näheres s. S. 235 und S. 239).

Diagnostik: Möglichst frühzeitig muss bei vermuteter bakterieller Genese Material für **aerobe und anaerobe Blutkulturen** gewonnen werden. Der Nachweis des Krankheitserregers durch Anzüchtung hat fast immer beweisenden Wert, die dadurch mögliche Empfindlichkeitsprüfung gegenüber Antibiotika ist häufig für die erfolgreiche Therapie unverzichtbar. Mittelstrahlurin, Abstriche von offenen Wunden, eventuell Stuhl- und Liquorproben sind möglichst rasch ins Labor zu bringen. Weitere wichtige Laborparameter bei Sepsis sind Anstieg des CRP, Thrombozytenabfall > 50 % in 24 h, Hyperlaktatämie > 1 mmol/l, Leukozyten (Abfall < 4 000/ml oder Anstieg > 12 000/ml), Linksverschiebung, toxische Granulation, Hypophosphatämie < 0,84 mmol/l, AT-III-Abfall, insulinpflichtige Hyperglykämie (> 24 h).

Ein erhöhter Procalcitonin-Wert kann den Verdacht auf eine bakterielle Infektion erhärten.

Therapie: Eine **intensivmedizinische Überwachung** ist obligat, ebenso der sofortige Beginn einer **antibiotischen Therapie**. Ist der Erreger unbekannt, sollte immer eine i. v. Breitbandantibiose durchgeführt werden. Daneben sind symptomatische Therapiemaßnahmen einzuleiten (z. B. Antipyretika) und ggf. auftretende Komplikationen im Rahmen der Sepsis (z. B. kardiovaskuläre Insuffizienz, Gerinnungsstörungen) zu behandeln. Die Letalität beeinflussende Faktoren sind adäquate antibiotische Therapie und Fiebersenkung.

4.2 Aktinomykose

▶ **Definition.** Die Aktinomykose wird durch anaerobe Bakterien der Gattung Actinomyces verursacht, die nach Eindringen in nekrotisches Gewebe im Mund- und Halsbereich eine **subakute**, **fistelnde Entzündung** auslösen.

J-4.1 Aktinomykose

Vorkommen	Übertragungsweg	Kardinalsymptome	Komplikationen	Diagnostik	Therapie	Prophylaxe	Meldepflicht nach IfSG
weltweit	durch Verletzung Operation	brettharte Schwellung Fistelgänge	abdominale, hepatische Aktinomykose	Drusen in Eiter/ Gewebe	Penicillin Amoxicillin/ Clavulansäure	Mundhygiene	besteht nicht

Epidemiologie und Pathogenese: **Aktinomyzeten** (v. a. Actinomyces israelii) sind **bakterielle Kommensalen** in Mundhöhle und Intestinaltrakt des Menschen. Sie kommen weltweit vor. Sie werden pathogen, wenn sie von der Oberfläche der Schleimhaut in Begleitung anderer bakterieller Entzündungen in die Tiefe verschleppt werden. Anaerobe Bedingungen durch die **bakterielle Begleitflora** sind obligat. Im Intestinaltrakt können Aktinomyzeten infolge operativer Eingriffe am Darm, z. B. bei Nahtinsuffizienz, chronisch-entzündliche Prozesse auslösen. Männer sind häufiger betroffen als Frauen.

Epidemiologie und Pathogenese: Aktinomyzeten (v. a. Actinomyces israelii) sind **bakterielle Kommensalen**. Anaerobe Bedingungen durch die **bakterielle Begleitflora** sind obligat.

Klinik: Je nach Lokalisation unterscheidet man folgende Formen:
- **zervikofaziale Form:** Es finden sich zum Teil schmerzlose, fistelnde Prozesse im Kieferbereich mit typischer **brettharter subkutaner Schwellung**. Aus den **Fistelgängen** entleeren sich kleine harte Körnchen (Drusen). Bei Fortschreiten können durch Granulationen benachbarte **Knochen** arrodiert werden. In den regionalen Abflussgebieten finden sich keine Lymphknotenschwellungen.
- **abdominale Manifestation** (häufigste Form): Sie ist meist Folge chirurgischer Eingriffe. Typisch sind Konglomerattumoren, die meist zufällig bei der Abdomensonografie oder Computertomografie im Rahmen der Abklärung unklarer Beschwerden auffallen, und sezernierende Fistelbildungen. Durch Streuung über die Pfortader kann es auch zu einem Befall der Leber kommen (**hepatische Aktinomykose**) mit Fieber, Leukozytose, Ikterus und Hepatomegalie.
- **pulmonale Aktinomykose** (Lungenaktinomykose): Der Lungenbefall nach Aspiration ist eine Rarität. Sie beginnt schleichend mit trockenem Husten.

Klinik: Man unterscheidet folgende Formen:
- **zervikofaziale Form:** schmerzlose fistelnde Prozesse im Kieferbereich mit **brettharter Schwellung** und **Fistelgängen**. Bei Fortschreiten Arrosion benachbarter **Knochen**.
- **abdominale Manifestation:** Konglomerattumoren und Fistelbildung. Bei Befall der Leber zeigen sich Fieber, Leukozytose, Ikterus und Hepatomegalie (**hepatische Aktinomykose**).
- **pulmonale Aktinomykose:** Der Lungenbefall entsteht durch Aspiration.

Diagnostik: Histologisch finden sich typische **Drusen** im **Eiter** oder in **Gewebeproben**. Eine Anzüchtung ist durch spezielle anaerobe Kulturverfahren möglich.

Diagnostik: Histologisch finden sich **Drusen** in **Eiter** oder **Gewebe**. Eine Anzüchtung ist möglich.

Therapie: Therapie der Wahl ist **Penicillin G**, bei Penicillinallergie Doxycyclin. Bei Vorliegen einer bakteriellen Begleitflora sollte mit einer Kombination aus **Aminopenicillin** und **β-Laktamaseinhibitor** (z. B. Amoxicillin + Clavulansäure) behandelt werden. Bei größeren Prozessen ist nach antibiotischer Vorbehandlung eine **chirurgische Intervention** erforderlich.

Therapie: Therapie der Wahl ist **Penicillin G** oder bei Vorliegen einer bakteriellen Begleitflora **Aminopenicillin + β-Laktamaseinhibitor**. Bei größeren Prozessen ist eine **chirurgische Intervention** erforderlich.

Prognose: Rückfälle können auch noch nach Monaten auftreten, daher sind **Kontrolluntersuchungen** über Jahre erforderlich.

Prognose: Da Rückfälle auftreten können, sind **Kontrolluntersuchungen** erforderlich.

4.3 Anthrax

▶ Synonym. Milzbrand

▶ **Definition.** Anthrax bezeichnet eine meist lokale Hautinfektion mit Sporen des grampositiven Bacillus anthracis (**Milzbrandkarbunkel**). Nach Inhalation dieser Sporen entsteht eine Sepsis (**Lungenmilzbrand**).

▶ Definition.

J-4.2 Anthrax

Vorkommen	Übertragungsweg	Kardinalsymptome	Komplikationen	Diagnostik	Therapie	Prophylaxe	Meldepflicht nach IfSG
tierisches Material Erde	Inokulation aerogen oral	Milzbrandkarbunkel	Lungenmilzbrand	tiefer Abstrich Mikroskopie	Ciprofloxacin Penicillin	Meiden kontaminierter Felle	§ 6 (s. S. 1039)

Epidemiologie und Pathogenese: Die **berufsbedingte** Infektion des Menschen (z. B. Landwirt, Tierarzt) erfolgt über den Kontakt mit **kontaminierten Tierprodukten** (z. B. beim Schlachten). Die Sporen des Bacillus anthracis sind äußerst resistent und kön-

Berufsbedingte Infektion (z. B. Landwirt, Tierarzt). Die häufigsten Eintrittspforten sind **Hautläsionen**; selten **aerogene** oder **orale** Übertragung (Tab. **J-4.2**).

nen über Jahre z. B. auf Fellen überleben. Die häufigsten Eintrittspforten sind **Hautläsionen**. Selten können die Sporen auch **aerogen** durch Inhalation oder **oral** durch kontaminiertes Fleisch übertragen werden (Tab. **J-4.2**). In den letzten Jahren sind in Verbindung mit verunreinigtem Heroin mehrfach Fälle bei Drogenabhängigen aufgetreten. Eine direkte Übertragung von Mensch zu Mensch findet in der Regel nicht statt.

Milzbrandsporen können als biologische Waffe verwendet werden. Im Rahmen **bioterroristischer Aktionen** kann es zur Inhalation von Milzbrandsporen kommen. Bereits geringgradige Symptome des Respirationstraktes sollten bei möglichen Kontaktpersonen Anlass zu gezielter Diagnostik und Therapie sein. Auch eine antibiotische Postexpositionsprophylaxe ist möglich.

Im Rahmen **bioterroristischer Aktionen** kann es zur Inhalation von Milzbrandsporen kommen.

Klinik: Je nach Eintrittspforte unterschiedliche Formen:
- **Hautmilzbrand:** Zunächst rote Papel, dann schmerzloses **Ulkus**, das bald von einer schwarzen Kruste bedeckt ist (**Milzbrandkarbunkel**, Abb. **J-4.1**).
- **Lungenmilzbrand:** Beginn als Infekt der oberen Luftwege, rascher Übergang in ein **hoch akutes septisches Krankheitsbild**.

Klinik: Je nach Eintrittspforte können unterschiedliche Formen auftreten:
- **Hautmilzbrand:** Initial bildet sich an der Eintrittsstelle eine rote Papel, aus der sich nach 2–6 Tagen in ein schmerzloses, mit einer schwarzen Kruste bedecktes **Ulkus** entwickelt, das sog. **Milzbrandkarbunkel** (Abb. **J-4.1**). In der Umgebung bilden sich zahlreiche Bläschen und ein zum Teil ausgedehntes Ödem aus. Eine Eiterbildung spricht gegen Milzbrand.
- **Lungenmilzbrand:** Er beginnt wenige Tage nach Inhalation als Infekt der oberen Luftwege und geht im weiteren Verlauf rasch in ein **hoch akutes, septisches Krankheitsbild** mit hohem Fieber, Dyspnoe, Zyanose und blutigem Sputum über. Im Röntgen-Thorax fällt ein verbreitertes Mediastinum bei freien Lungen auf.

J-4.1 Hautmilzbrand

a Beginnendes **Milzbrandkarbunkel** mit zentraler Ulzeration und schwärzlicher Schorfbildung, die von einem konfluierenden Pustelsaum umgeben ist.
b Schwarze, fest haftende tiefe **Nekrose**, von einem noch teilweise erkennbaren Pustelsaum sowie Rötung und Schwellung umgeben.

b aus: Hof H., Dörries R.: Duale Reihe Medizinische Mikrobiologie. Thieme; 2009

Darmmilzbrand, **Meningitis** und **Sepsis** sind extrem selten.

Der **Darmmilzbrand** (Bild eines akuten Abdomens) und eine hämatogene Aussaat mit **Meningitis** und **Sepsis** sind extrem selten. Sie bleiben meist unerkannt und enden tödlich.

Diagnostik: Das klinische Bild und die **mikroskopische Untersuchung** lassen die Diagnose wahrscheinlich werden, Bestätigung durch **Kultur**. Verwendetes Material muss sorgfältig sterilisiert werden.

Diagnostik: Die **mikroskopische Untersuchung** eines tiefen Abstrichs aus der Hautläsion lässt schon zusammen mit dem klinischen Bild und der Anamnese die Diagnose sehr wahrscheinlich werden. Eine Bestätigung in der **Kultur** ist möglich. Alle verwendeten Materialien bzw. Hilfsmittel (Abstrichmaterial, Verbandsmaterial etc.) müssen anschließend sorgfältig sterilisiert werden.

Therapie: Therapie der Wahl ist **Ciprofloxacin**, **Doxyclin** oder **Penicillin** (oral bei Hautmilzbrand, alle anderen Formen i. v.).

Therapie: Die Behandlung von unkomplizierten lokalen Infektionen kann oral mit **Ciprofloxacin**, **Doxycyclin** oder **Penicillin V** erfolgen

Bei Lungen- oder Darmmilzbrand, Meningitis oder Sepsis sollte wegen der Aggressivität und des raschen Fortschreitens der Erkrankung frühzeitig eine intravenöse Therapie mit Ciprofloxacin, Doxycyclin oder Penicillin G eingeleitet werden. Unbehandelt führt der Hautmilzbrand in ca. 20–30 % der Fälle zum Tod.

▶ **Merke.**

▶ **Merke.** Chirurgische Maßnahmen sind bei Hautbefall kontraindiziert.

Prophylaxe: Ein Expositionsrisiko ist in Deutschland praktisch ausgeschlossen. Zur Postexpositonsprophylaxe nach bioterroristischen Anschlägen kann Ciprofloxacin verwendet werden.

Prophylaxe: Ein berufliches Expositionsrisiko ist in Deutschland durch entsprechende Vorsichtsmaßnahmen (Luftabsaugung, Sterilisation der Produkte) in Felle verarbeitenden Betrieben praktisch ausgeschlossen. Reisesouvenirs (z. B. Trommeln) können ein Risiko sein. Bei beruflicher Exposition muss die Berufsgenossenschaft informiert werden.

Zur Postexpositionsprophylaxe, z. B. nach bioterroristischen Anschlägen, kann Ciprofloxacin oder Doxycyclin eingesetzt werden. Ein in den USA zugelassener Impfstoff steht dort nur bestimmten Personengruppen zur Verfügung, in Deutschland ist der Impfstoff nicht verfügbar.

4.4 Bartonellose

▶ **Definition.** Bartonellen sind gramnegative Stäbchenbakterien. Zu den von ihnen verursachten Erkrankungen zählen das durch Läuse übertragene Fünftage - oder wolhynische Fieber (Bartonella quintana), das durch Sandfliegen übertragene Oroya-Fieber (Bartonella bacilliformis – Vorkommen auf die Anden begrenzt) sowie Infektionen bei HIV-Positiven (Bartonella henselae und quintana). Im Folgenden wird nur näher auf die Katzenkratzkrankheit (Bartonella henselae) eingegangen.

4.4.1 Katzenkratzkrankheit

Bakterielle, meist selbstlimitierend verlaufende Infektion, die v. a. nach Übertragung von **Bartonella henselae** durch Katzenbiss- oder -kratzverletzungen auftritt. 3–5 Tage nach Verletzung findet sich zunächst eine Papel, die in eine Pustel übergeht. Im Verlauf entsteht eine lokale Lymphadenopathie (ggf. Entwicklung eines verkäsenden Granuloms). Weiteres s. Tab. **J-4.3**.

J-4.3 Katzenkratzkrankheit							
Vorkommen	Übertragungsweg	Kardinalsymptome	Komplikationen	Diagnostik	Therapie	Prophylaxe	Meldepflicht nach IfSG
weltweit	Katzenbiss oder -kratzer	Papel/Pustel, lokale Lymphadenopathie	selten: disseminierte Infektion (Leber, Milz, Auge, ZNS)	Serologie, PCR	i. d. R. selbstlimitierend, bei schweren Verläufen: Makrolide	Verletzung durch Katzen meiden	besteht nicht

4.5 Borrelieninfektion

▶ **Definition.** Borrelien sind gramnegative Spirochäten, die durch Zeckenstiche oder Läuse übertragen werden. In Europa und Nordamerika verbreitet ist die durch Zecken übertragene **Lyme-Borreliose** (Borrelia burgdorferi). Das **Läuserückfallfieber** (B. recurrentis) und das **Zeckenrückfallfieber** (B. duttoni u. a.) kommen in den Tropen und Subtropen vor und werden nur sehr selten nach Deutschland importiert.

4.5.1 Lyme-Borreliose

J-4.4 Lyme-Borreliose							
Vorkommen	Übertragungsweg	Kardinalsymptome	Komplikationen	Diagnostik	Therapie	Prophylaxe	Meldepflicht nach IfSG
Zecken (weltweit)	Zeckenstich	Erythema migrans Meningopolyneuritis Fazialisparese	Karditis Arthritis	Serologie	Stadium I: Doxycyclin Stadium II/III: Ceftriaxon	Zecken frühzeitig entfernen	besteht nicht

Epidemiologie und Pathogenese: Die Lyme-Borreliose (Tab. **J-4.4**) ist die häufigste durch Zecken übertragene Erkrankung in Europa. Nach Zeckenstich ist in ca. 1,5–6 % der Fälle mit einer Infektion zu rechnen, wobei die Mehrzahl der Infektionen klinisch inapparent verläuft. Mit Dauer des Saugakts steigt das Erkrankungsrisiko. Wegen der kurzen Inkubationszeit treten die Frühmanifestationen (Erythema migrans und frühe Neuroborreliose) saisonal gehäuft im Sommer auf.

B. burgdorferi bildet keine Toxine oder Proteasen, die klinischen Symptome sind durch die **Immunantwort** verursacht.

Da **Borrelia burgdorferi** keine Toxine oder Proteasen bildet, sind die klinischen Symptome im Wesentlichen durch die **Immunantwort** verursacht. Die Fähigkeit, der humoralen und zellulären Immunantwort zu entgehen, beruht unter anderem auf der Veränderung der Oberflächenantigene sowie der Fähigkeit, an extrazelluläre Matrixproteine zu binden und die Komplementaktivierung zu verhindern.

Klinik: Der Verlauf lässt sich in **Stadien** beschreiben (Tab. J-4.5).

Klinik: Der Verlauf der Erkrankung lässt sich in **Stadien** beschreiben (Tab. J-4.5).

J-4.5 Stadieneinteilung der Lyme-Borreliose

Stadium	Zeitraum	Klinik	Serologie
I: lokalisierte Infektion	Tage bis Wochen	• Erythema migrans (Abb. **J-4.2**) an der Einstichstelle • unspezifische Allgemeinsymptome	IgM-Antikörper (+) IgG-Antikörper -
II: frühe disseminierte Infektion	Wochen bis Monate	• lymphozytäre Meningitis, Meningopolyneuritis, Fazialisparese • akute Arthritis • Karditis (AV-Block, Rhythmusstörungen, Herzinsuffizienz) • Borrelien-Lymphozytom	IgM-Antikörper + + IgG-Antikörper + +
III: chronische Infektion	Monate bis Jahre	• Oligo- oder Monarthritis • Acrodermatitis chronica atrophicans (Abb. **J-4.2**) • chronische Neuroborreliose	IgM-Antikörper (+) IgG-Antikörper + +

J-4.2 Lyme-Borreliose

a Zeckenstich.
b Erythema migrans als „Primäraffekt" (das Erythem breitet sich zentrifugal aus und blasst dabei in der Mitte ab).
c Acrodermatitis chronica atrophicans (entzündliche Veränderungen an den Streckseiten der Extremitäten, die zu einer Atrophie der Haut und sensiblen Ausfällen führen), hier mit juxtaartikulären fibroiden Knoten.

b aus: Suttorp N., Mielke M., Kiehl W., Stück B.: Infektionskrankheiten. Thieme; 2003

Diagnostik: Anamnestisch sollte nach einem Zeckenstich gefragt werden. Im **Stadium I** ist die Diagnose **klinisch** (Hautveränderungen) zu stellen. Im **Stadium II** finden sich fast immer positive **Antikörper**, im **Liquor** eine lymphozytäre Pleozytose. Im **Stadium III** sind immer **hohe Antikörpertiter** vorhanden.

Diagnostik: Anamnestisch sollte nach einem Zeckenstich gefragt werden. Allerdings kann sich lediglich etwa die Hälfte der Patienten an einen Zeckenstich erinnern. Im **Stadium I** ist die Diagnose vor allem **klinisch** aufgrund der Hautveränderungen zu stellen. Frühe serologische Hinweise (**IgM-Antikörper**) sind bei bis zu 50 % der Infizierten zu finden. Nach hämatogener Streuung im **Stadium II** sind dann bei bis zu 90 % der Patienten **Antikörper** vorhanden. Bei neurologischen Symptomen finden sich im **Liquor** eine lymphozytäre Pleozytose und eine Eiweißvermehrung mit positivem Antikörperbefund. Im chronischen **Stadium III** sind bei praktisch allen Patienten **hohe Antikörpertiter** nachzuweisen.

Therapie: Antibiotische Therapie ist in allen Stadien erforderlich. Im **Frühstadium** frühzeitige orale Antibiose mit **Doxycyclin**, Amoxicillin oder Cefuroxim.

Bei neurologischen Symptomen oder Karditis (Stadium II und III) wird eine intravenöse Therapie mit **Ceftriaxon** über 14–21 Tage durchgeführt.

Therapie: Die **antibiotische Therapie** sollte möglichst früh begonnen werden, um eine weitere Dissemination zu verhindern. Im **Frühstadium** ist eine **orale** Antibiose über 2–3 Wochen mit **Doxycyclin** ausreichend; alternativ kommen Amoxicillin oder Cefuroxim infrage.
In den **Stadien II** und **III** mit neurologischen Symptomen oder Karditis wird eine intravenöse Therapie mit **Ceftriaxon** über 14–21 Tage durchgeführt. Bei Arthritis oder Akrodermatitis atrophicans kann auch eine orale Therapie über 3–4 Wochen durchgeführt werden.

Prophylaxe: Bedeckende Kleidung, sorgfältiges Absuchen nach Aufenthalt im Freien, frühzeitig Entfernung von Zecken.

Prophylaxe: Zeckenstiche können vermieden werden durch bedeckende Kleidung und das sorgfältige Absuchen der Haut nach Aufenthalt in Garten, Wiesen und Wald. Helle Kleidung erleichtert das Auffinden von Zecken. Schon festsitzende Zecken sollten möglichst frühzeitig entfernt werden, ohne den Körper zu quetschen.

4.6 Brucellosen

▶ **Synonym.** Morbus Bang, Maltafieber, Mittelmeerfieber

▶ **Definition.** Brucellen sind gramnegative Stäbchenbakterien, die bei Haus- und Nutztieren weltweit verbreitet sind. Beim Mensch können sie zu chronischen fieberhaften Erkrankungen und Organinfektionen führen.

J-4.6 Brucellosen

Vorkommen	Übertragungsweg	Kardinalsymptome	Komplikationen	Diagnostik	Therapie	Prophylaxe	Meldepflicht nach IfSG
weltweit nicht mehr in Deutschland	oral perkutan	Fieberschübe Lymphknotenschwellungen Hepatomegalie	Osteomyelitis Arthritis granulomatöse Hepatitis	Blutkultur Serologie	Doxycyclin Cotrimoxazol Rifampicin	Vermeiden von Tierkontakt und Genuss roher Milch	§ 7 (s. S. 1039)

Epidemiologie und Pathogenese: Brucelleninfektionen sind bei Haus- und Nutztieren weltweit verbreitet, mit starken regionalen Unterschieden (Tab. J-4.6). Deutsche Tierbestände gelten als frei von Brucellose. Die Übertragung erfolgt durch Verzehr kontaminierter Nahrungsmittel (insbesondere Rohmilchprodukte) oder durch direkten Kontakt mit infizierten Tieren.

Klinik: Nach einer Inkubationszeit von 1–3 Wochen beginnt der **Morbus Bang** mit Kopf- und Gliederschmerzen, Konjunktivitis, Gastritis, Bronchitis oder Angina. Nach uncharakteristischem Fieber mit Splenomegalie kann er spontan ausheilen. Es ist aber auch **remittierendes Fieber** von abendlich 39 °C und höher möglich, auffallend ist dabei eine **relative Bradykardie**. Grundsätzlich sind **Hepatosplenomegalie** und **Lymphknotenschwellungen** zu finden. Gelegentlich zeigen sich auch ein flüchtiges polymorphes Exanthem und eine Serositis. Spontan oder bei frühzeitiger Therapie können die Brucellosen ausheilen. Entwickelt sich ein **chronischer Verlauf**, treten in größeren Abständen bei erneuter hämatogener Aussaat Fieberschübe auf. Hepatosplenomegalie mit dem Nachweis typischer Granulome, Osteomyelitis, Arthritis, Epididymo-Orchitis und gelegentlich ZNS-Beteiligung sind typische Zeichen.

Beim **Maltafieber** (Tab. **J-4.7**) tritt ein typischer wellenförmiger Fieberverlauf mit täglichen abendlichen Spitzen auf, der von einem 1–2-wöchigen fieberfreien Intervall unterbrochen sein kann (**Febris undulans**). Das Allgemeinbefinden ist während der Fieberphasen stark beeinträchtigt.

J-4.7 Brucellen

Erreger	Vorkommen	Erkrankung
Brucella abortus	Rind	Morbus Bang
Brucella melitensis	Schaf/Ziege	Maltafieber
Brucella suis	Schwein	ähnlich Maltafieber

Diagnostik: Bei anfangs oft uncharakteristischen Symptomen stützt sich die Diagnose auf den **mikrobiologischen Nachweis** des Erregers und **serologische** Ergebnisse. **Kulturen** von Blut, Lymphknoten, Knochenmark- oder Gelenkpunktat sind nach 3–7 Tagen positiv. In **Lymphknotenbiopsien** finden sich epitheloidzellige Granulome. Eine negative **Widal-Reaktion** zu Beginn der Erkrankung schließt die Diagnose nicht aus. Günstiger scheint die **Komplementbindungsreaktion (KBR)** zu sein, bei inkompletten Antikörpern hat sich der **Coombs-Test** bewährt.

Therapie: Die Therapie der Brucellosen muss die intrazelluläre Lage der Erreger berücksichtigen. **Doxycyclin** p.o. (200 mg/d) oder Cotrimoxazol in Kombination mit **Rifampicin** sind über 6 Wochen bis 3 Monate notwendig. Bei intrazerebraler Manifestation ist auch der Einsatz von Chloramphenicol gerechtfertigt.

Prognose: Bei rechtzeitiger und konsequenter Therapie ist ein **günstiger Verlauf** anzunehmen. Trotzdem ist nicht in allen Fällen mit einer Eliminierung des Erregers zu rechnen. Immer wiederkehrende Fieberschübe können noch nach Jahren Zeichen von **Rezidiven** sein, die auch heute noch große therapeutische Schwierigkeiten darstellen.

▶ **Klinischer Fall.** Ein 52-jähriger, bisher gesunder Mann verspürte langsam zunehmende, nach wenigen Wochen unerträgliche Kreuzschmerzen ohne neurologische Ausfälle. Die diagnostische Abklärung ergab eine seronegative Arthritis, die Behandlung mit Antirheumatika erbrachte zunächst Besserung. Nach 6 Wochen waren die Rückenschmerzen jedoch kaum noch medikamentös zu beherrschen. Nach einer erneuten Röntgenaufnahme der Lendenwirbelsäule fiel jetzt eine Osteolyse im 3. Lendenwirbel auf. Mit dem Verdacht einer Tumormetastasierung erfolgte die Einweisung zur operativen Klärung. Während der Vorbereitung zur Operation traf die aus Spanien stammende Ehefrau des Patienten eine spanische Freundin auf dem Marktplatz und erzählte ihr die Leidensgeschichte ihres Mannes. Vorher sei ihr Mann immer gesund gewesen. Die alljährlich in ihrer spanischen Heimat auf einem Dorf verbrachten Ferien seien auch dieses Jahr wunderschön gewesen, die roten Flecken nach der Rückkehr hätten nicht gejuckt und wären nach wenigen Tagen verschwunden. Auch sei die Entzündung des „Hodens" nach 2 Wochen ohne Behandlung wieder abgeklungen. Wenn da nicht die fürchterlichen Rückenschmerzen gekommen wären. Die spanische Freundin konnte daraufhin nur auf ihren Ehemann verweisen, der vor 5 Jahren mit diesen Symptomen als Morbus Bang diagnostiziert und behandelt worden sei. Er sei jetzt gesund. Auf den Hinweis der Ehefrau wurde eine Brucellen-Serologie veranlasst, die hoch positiv ausfiel. Nach Kombinationstherapie mit Doxycyclin und Rifampicin war der Patient in 2 Monaten beschwerdefrei.

4.7 Campylobacter-Infektionen

▶ **Definition.** Durch die weltweit bei vielen Tieren vorkommenden gramnegativen Stäbchenbakterien Campylobacter jejuni und coli können beim Menschen fieberhafte **Enteritis-Episoden** ausgelöst werden.

J-4.8 Campylobacter-Infektionen

Vorkommen	Übertragungsweg	Kardinalsymptome	Komplikationen	Diagnostik	Therapie	Prophylaxe	Meldepflicht nach IfSG
weltweit Tier	oral	Durchfall Fieber	reaktive Arthritis Guillain-Barré-Syndrom	Stuhl	Selbstheilung Ciprofloxacin Makrolid	entfällt	§§ 6 und 7 (s. Tab. J-2.2, S. 1039)

Epidemiologie und Pathogenese: Campylobacter jejuni und coli kommen weltweit im Darm vieler Tiere vor. Seit Kulturverfahren für die Identifizierung im Stuhl routinemäßig zur Verfügung stehen, hat sich die Zahl diagnostizierter Fälle deutlich erhöht. Campylobacter-Infektionen (Tab. J-4.8) sind inzwischen die häufigste gemeldete bakterielle Durchfallerkrankung in Deutschland. Man findet eine besondere Häufung bei Kleinkindern und jungen Erwachsenen.

Die Erreger der **Campylobacter-Enteritis** werden oral durch kontaminierte Lebensmittel (z. B. Geflügel, Rohmilch) aufgenommen. Nur wenige Keime reichen dabei aus, um eine Infektion auszulösen. Nach der Magenpassage vermehren sich die Erreger und dringen schließlich in die Darmmukosa von Dünndarm und Kolon ein, wo sie durch sezernierte **Zytotoxine** eine Enteritis auslösen. Eine Bakteriämie mit Nachweis in der Blutkultur ist möglich. Die Erkrankung verläuft nahezu immer selbstlimitierend, eine begrenzte Immunität wird wohl erworben. Eine Übertragung von Mensch zu Mensch ist sehr selten.

C. fetus ist nur bei **immunsupprimierten Patienten** Ursache für septische Erkrankungen.

Klinik: Nicht jeder Infizierte erkrankt. Auch im Erkrankungsfall sind nach einer Inkubationszeit von 1–7 Tagen die **Symptome sehr variabel:** von wenigen weichen Stühlen für kurze Zeit bis hin zu häufigen, dünnen, teilweise mit Blut und Schleim vermengten Stühlen und heftigem Erbrechen. Gleichzeitig bestehen Bauchschmerzen und der Auskultationsbefund zeigt eine vermehrte Peristaltik. In Anpassung an die Schwere der Infektion bewegt sich die Körpertemperatur zwischen normal und hoch fieberhaft. Die meisten Infektionen klingen innerhalb von 1 Woche ab, obwohl Campylobacter noch mehrere Wochen lang im Stuhl nachweisbar sein kann. Septische Verläufe sind sehr selten und treten praktisch nur bei Patienten mit Immundefekten auf. Mögliche Folgeerkrankungen sind ein **Guillain-Barré-Syndrom**, eine **postinfektiöse reaktive Arthritis** oder ein **Erythema nodosum**.

Diagnostik: Die Leukozytenausscheidung im Stuhl ist bei ausgeprägter Enteritis positiv. Der **Nachweis von Campylobacter** im Stuhl ist bei Verwendung von Selektivmedien leicht zu führen. Zur Einordnung einer reaktiven Arthritis bzw. eines Guillain-Barré-Syndroms ist der **serologische Nachweis** der durchgemachten Infektion möglich. Bei septischem Verlauf sind **Blutkulturen** indiziert.

Therapie: Die Campylobacter-Enteritis heilt in der Regel von selbst aus. Das in vitro hoch wirksame Erythromycin bringt keine Verkürzung der Symptome. Wichtig ist, auf die **Bilanzierung von Wasser** und **Elektrolyten** zu achten.
Bei **schwerem Verlauf** können Makrolid-Antibiotika oder Ciprofloxacin eingesetzt werden. Bei **septischem Verlauf** oder immunsupprimierten Patienten ist eine intravenöse Therapie mit Erythromycin, Tetrazyklinen oder Chinolonen und zusätzlich Gentamicin erforderlich. Für Chinolone werden allerdings zunehmend Resistenzen beobachtet.

Prophylaxe: Mit einer Reduktion des Vorkommens im Tierbestand ist nicht zu rechnen, daher sollte auf eine konsequente Lebensmittelhygiene geachtet werden.

4.8 Chlamydien-Infektionen

▶ **Definition.** Die Familie der Chlamydiaceae umfasst die Gattungen Chlamydophila (mit den Arten **C. psittaci** und **C. pneumoniae**) und Chlamydia (mit **C. trachomatis**). Sie verursachen typischerweise chronisch-persistierende Infektionen des Urogenitaltrakts, der Lungen und der Augen (Tab. **J-4.9**).

J-4.9 Einteilung der Chlamydien

Gattung	Erreger	Serogruppe	klinisches Bild
Chlamydophila	C. psittaci	–	Ornithose (Bronchitis, atypische Pneumonie)
	C. pneumoniae	früher TWAR	Pneumonie
Chlamydia	C. trachomatis	A–C	Trachom
		D–K	urogenitale und okuläre Infektionen
		L 1–3	Lymphogranuloma venereum

Pathogenese: Chlamydiaceae sind obligat intrazellulär lebende gramnegative Bakterien. Infektiöse **Elementarkörperchen** dringen in die Zelle ein und wandeln sich dann in stoffwechselaktive, sich vermehrende **Retikularkörperchen** um. Der Zyklus ist abgeschlossen, sobald sich die Retikularkörperchen wieder in Elementarkörperchen umwandeln und die infizierte Zelle verlassen.

4.8.1 Chlamydophila-psittaci-Infektion

▶ **Synonym.** Ornithose, Psittakose

J-4.10 Ornithose

Vorkommen	Übertragungsweg	Kardinalsymptome	Komplikationen	Diagnostik	Therapie	Prophylaxe	Meldepflicht nach IfSG
weltweit (Vögel)	aerogen	Bronchitis Pneumonie	Sepsis Meningitis Endokarditis	Serologie	Doxycyclin Erythromycin	Quarantäne der Vögel	§ 7 (s. S. Tab. **J-2.2**, S. 1039)

Epidemiologie und Pathogenese: Die Übertragung von Chlamydophila psittaci auf den Menschen erfolgt überwiegend durch den Kontakt mit infizierten Vögeln (Sittiche, Papageien, Tauben), selten von anderen Tierarten (z. B. Schafe, Ziegen, Hunde). Dabei werden die mit dem Kot ausgeschiedenen Erreger **aerogen** übertragen (Tab. **J-4.10**). Eine Übertragung von Mensch zu Mensch ist praktisch ausgeschlossen. C. psittaci vermehrt sich nach Einatmung im Flimmerepithel des Respirationstraktes und löst dort entzündliche Reaktionen aus. Eine Bakteriämie mit den entsprechenden Organmanifestationen (z. B. atypische Pneumonie) kann sich anschließen.

Klinik: Nach 1–2 Wochen **grippaler Infekt** mit Fieber, Husten, Kopfschmerz und Gliederschmerzen. Im Verlauf entwickelt sich eine **Pneumonie**. Komplikationen wie **Pleuritis, Meningitis, Neuropathien, Myo-** und **Endokarditis** sind selten.

Diagnostik: Keine Leukozytose trotz des schweren Verlaufs, aber beschleunigte **BSG**. Die Routine-Serologie (KBR, ELISA) erlaubt keine Abgrenzung von anderen Chlamydieninfektionen. Zur Bestätigung sollte ein **Mikroimmunfluoreszenztest** durchgeführt werden. **Röntgenologisch** findet sich meist eine ein- oder beidseitige **Pneumonie** (oft fleckförmige Infiltrate).

Therapie: **Doxycyclin** (alternativ: Makrolid, Chinolone) über mind. 14 Tage.

Prophylaxe: Elimination erkrankter Vögel, prophylaktische Behandlung von Vögeln in Massentierhaltung, Quarantäne für importierte Ziervögel.

Prognose: Bei zu kurzer Therapiedauer sind **Rezidive** möglich.

▶ Klinischer Fall.

Klinik und Komplikationen: In den meisten Fällen verläuft die Ornithose nach einer Inkubationszeit von 1–2 Wochen als **grippaler Infekt** mit Fieber, trockenem Husten und starkem Stirnkopfschmerz und Gliederschmerzen. Im weiteren Verlauf nehmen die respiratorischen Beschwerden bis hin zur **Pneumonie** zu (unterschiedlich schwere Verläufe). Selten werden gastrointestinale Beschwerden, Bewusstseinsstörungen und das Auftreten einer Hepatosplenomegalie beschrieben. Weitere Komplikationen wie **Pleuritis**, **Meningitis**, **Neuropathien**, **Myokarditis**, **Endokarditis** oder bakterielle Superinfektionen sind sehr selten.

Diagnostik: Eine Leukozytose findet sich trotz des schweren Verlaufs bei atypischer Pneumonie oder anderen Komplikationen nicht. Die **Blutsenkung** ist jedoch deutlich beschleunigt. **Serologische Verfahren** sind das Standbein der Diagnostik. Die Routine-Serologie (KBR, ELISA) erlaubt allerdings keine Abgrenzung von anderen Chlamydieninfektionen (C. pneumoniae, C. trachomatis). Zur Bestätigung sollte deshalb ein C.-psittaci-spezifischer **Mikroimmunfluoreszenztest (MIF)** durchgeführt werden. Röntgenologisch findet sich meist eine ein- oder beidseitige Pneumonie mit fleckförmigen, später konfluierenden Infiltraten.

Therapie: Die Behandlung erfolgt mit **Doxycyclin** über mindestens 14 Tage, alternativ kann ein Makrolid oder ein Chinolon verabreicht werden.

Prophylaxe: Die Elimination erkrankter Vögel und die prophylaktische Behandlung von Vögeln in Massentierhaltung sowie die Quarantäne für importierte Ziervögel minimieren das Infektionsrisiko. Das Risiko durch frei lebende Tauben, besonders in Großstädten, dürfte kaum zu eliminieren sein.

Prognose: Insgesamt ist die Letalität der Ornithose nicht sehr hoch, wenn bei schweren Verläufen rechtzeitig therapiert wird. Bei zu kurzer Therapiedauer sind **Rezidive** möglich.

▶ Klinischer Fall. Ein 16-jähriger Patient entwickelte Fieber, Kopfschmerzen, Husten und verspürte 2 Tage später linksthorakale Schmerzen und Atemnot. EKG und Röntgenaufnahme des Thorax waren jedoch (noch) unauffällig. Die Berufsanamnese ergab eine Tätigkeit in einem Hühnerzuchtbetrieb seit 8 Monaten. Die daraufhin durchgeführte Untersuchung auf Antikörper gegen Chlamydien ergab einen positiven IgM-Antikörpertiter. Innerhalb weniger Tage nach Beginn der Behandlung mit Doxycyclin trat Beschwerdefreiheit ein und der Patient konnte entlassen werden. 3 Monate später war der IgM-Titer negativ, der IgG-Titer deutlich positiv.

4.8.2 Chlamydia-pneumoniae-Infektionen

Bis 90 % dieser Infektionen (Tab. J-4.11) verlaufen asymptomatisch oder als mild verlaufende Pneumonie.

Zu 70–90 % verlaufen diese Infektionen (Tab. J-4.11) ohne Symptome oder manifestieren sich in Form von mild verlaufenden Bronchitiden und atypischen Pneumonien.

≡ J-4.11 Chlamydia-pneumoniae-Infektionen

Vorkommen	Übertragungsweg	Kardinalsymptome	Komplikationen	Diagnostik	Therapie	Meldepflicht nach IfSG
weltweit	aerogen (Mensch zu Mensch)	Pneumonie Bronchitis	beteiligt an Entstehung von Atherosklerose? (noch nicht geklärt)	Antikörpernachweis	Doxycyclin Makrolide Chinolone	besteht nicht

4.8.3 Chlamydia-trachomatis-Infektionen

Epidemiologie und Pathogenese: Die 3 Serotypen lösen unterschiedliche Erkrankungen aus:
- A–C: **Trachom**, Übertragung durch infektiöses Augensekret
- D–K: **urogenitale** und **okuläre Infektionen**, Übertragung durch Geschlechtsverkehr oder perinatal
- L 1–3: **Lymphogranuloma venereum**, Übertragung durch Geschlechtsverkehr.

Epidemiologie und Pathogenese: Chlamydia trachomatis teilt sich in 3 unterschiedliche Serotypen auf, die unterschiedliche Erkrankungen auslösen:
- Serotypen **A–C:** Sie verursachen das **Trachom** (chronische Keratokonjunktivitis), eine der häufigsten Ursachen der Erblindung in tropischen Ländern. Die Übertragung erfolgt durch infektiöses Augensekret und wird daher insbesondere durch schlechte hygienische Verhältnisse begünstigt.
- Serotypen **D–K:** Sie lösen **urogenitale** und **okuläre Infektionen** aus. Die Urogenitalinfektionen werden durch Geschlechtsverkehr übertragen. Die Augeninfektionen (**Einschlusskonjunktivitis**) betreffen entweder Neugeborene, die sich während der

Geburt im Geburtskanal infizieren (**Neugeborenenkonjunktivitis**), oder Erwachsene, die durch chlamydienhaltiges Wasser im Schwimmbad (**Schwimmbadkonjunktivitis**) erkranken können.
- Serotypen **L 1–3**: Sie sind Erreger des **Lymphogranuloma venereum** (= Lymphogranuloma inguinale), das ebenfalls häufig in den Tropen vorkommt.

▶ Merke. Die Serotypen D–L zählen weltweit zu den häufigsten Erregern sexuell übertragbarer Erkrankungen (STD = sexually transmitted diseases). In Europa sind Chlamydien die häufigsten Auslöser bakterieller Urogenitalinfektionen.

Klinik: Bei Serotyp D–K sind beim Mann eine **Dysurie** mit morgendlichem Ausfluss (**Urethritis**), gelegentlich auch eine **Epididymitis** zu finden. Bei der Frau kann sich eine **Zervizitis** ausbilden, die häufig ohne Beschwerden abläuft (evtl. mit Fluor). Die Zervizitis kann zur **Endometritis** und zur **Salpingitis** aufsteigen, eine beidseitige Salpingitis mit narbiger Abheilung kann zur Infertilität führen. Peritonitis und Perihepatitis sind seltene Komplikationen. Eine postinfektiöse Arthritis (**Reiter-Syndrom**) kommt vor.

Das Trachom zeigt sich als **chronisch follikuläre Konjunktivitis**, die zu Vaskularisierungen und Vernarbungen der Hornhaut mit **Erblindung** führen kann (Abb. **J-4.3**). Bei der Einschlusskonjunktivitis bildet sich ein trachomähnliches Bild, das aber in der Regel komplikationslos ausheilt (Abb. **J-4.4**).

Klinik: Beim Mann finden sich **Dysurie**, **Urethritis**, gelegentlich **Epididymitis**. Bei der Frau treten **Zervizitis** ohne Beschwerden, **Endometritis** und **Salpingitis** auf. Eine postinfektiöse Arthritis (**Reiter-Syndrom**) kommt vor.

Das Trachom zeigt sich als **chronisch follikuläre Konjunktivitis** mit Vernarbungen (Abb. **J-4.3**). Die Einschlusskonjunktivitis heilt in der Regel komplikationslos aus (Abb. **J-4.4**).

J-4.3 Trachom

Leicht erhabene, gelblichweiße Follikel an der Conjunctiva tarsi des Oberlides sowie Papillenhypertrophie.

J-4.4 Schwimmbadkonjunktivitis

Konjunktivitis und Lidödem des rechten Auges.

Das Lymphogranuloma venereum beginnt mit einem kleinen Bläschen am Ort der Infektion. 3 Wochen später tritt, beim Mann wesentlich häufiger als bei der Frau, eine meist schmerzhafte einseitige **inguinale Lymphknotenschwellung** mit Einschmelzung auf (Abb. **J-4.5**).

Diagnostik: Zum Nachweis der Infektion ist der direkte Erregernachweis die Methode der Wahl (**Nukleinsäurenachweis**). Auf der Basis von rekombinanten Antigenen lassen sich artspezifische Antikörper gegen C. trachomatis nachweisen. Antikörper sind erst 6–8 Wochen nach Infektion nachweisbar.

Beim Lymphogranuloma venereum bildet sich eine **inguinale Lymphknotenschwellung** mit Einschmelzung (Abb. **J-4.5**).

Diagnostik: Genitale Infektionen: **Nukleinsäurenachweis.** C.-trachomatis-spezifische Antikörper sind erst 6–8 Wochen nach Infektion nachweisbar.

J-4.5

J-4.5 Lymphogranuloma venereum

Einseitige Lymphknotenschwellung im Bereich der linken Leiste mit darüber liegendem Erythem.

aus: Moll I.: Duale Reihe Dermatologie. Thieme; 2010

Trachom und Einschlusskonjunktivitis: mikroskopischer Nachweis von **Einschlusskörperchen**.

Therapie: Bei genitaler Infektion **Doxycyclin** (7 Tage) oder **Azithromycin** (Einmaldosis). Das Trachom wird lokal mit **Tetrazyklinsalbe** oder **Azithromycin** (Einmaldosis) behandelt.

▶ Merke.

Die Diagnose des Trachoms und der Einschlusskonjunktivitis wird durch das klinische Bild und den **mikroskopischen Nachweis von Einschlusskörperchen** im Bindehautabstrich (Giemsa-Färbung) gestellt.

Therapie: Bei **genitaler** Infektion ist eine systemische Therapie mit **Doxycyclin** oder **Azithromycin** indiziert. Die Therapie des **Trachoms** sollte möglichst früh lokal mit **Tetrazyklinsalbe** oder **Azithromycin** (als Einmaldosis) begonnen werden, um das Risiko von Komplikationen zu minimieren.

▶ **Merke.** Bei genitalen Infektionen an mögliche Koinfektionen denken. Wenn möglich sollte eine Mitbehandlung des Partners erfolgen.

4.9 Cholera

▶ Definition.

▶ **Definition.** Cholera (Tab. **J-4.12**) ist eine bakterielle Infektion des Dünndarms mit Vibrio cholerae, die durch Durchfälle zu hohen Flüssigkeits- und Elektrolytverlusten führt.

≡ J-4.12	Cholera							
Vorkommen	Übertragungsweg	Kardinalsymptome	Komplikationen	Diagnostik	Therapie	Prophylaxe	Meldepflicht nach IfSG
Mittel- und Südamerika Asien Afrika	fäkal-oral	Durchfall	Exsikkose akutes Nierenversagen	Stuhl-nativ-Mikroskopie Kultur	Substitution von Flüssigkeit und Elektrolyten	Impfung, Hygiene	§§ 6 und 7 (s. S. Tab. **J-2.-2**, S. 1039)

Epidemiologie und Pathogenese: Cholera ist in Asien und Afrika endemisch, darüber hinaus treten immer wieder Epidemien auf; zuletzt in Haiti und Simbabwe.
Die Infektion erfolgt oral durch **kontaminiertes Trinkwasser**.

Da V. cholerae **nicht säureresistent** ist, lösen erst größere Mengen des Erregers eine Infektion aus. Die Erreger bilden ein **Exotoxin** (Enterotoxin), das im Dünndarm die Durchfälle verursacht und zu einem **isotonen Volumenverlust** führt.

Klinik: Nach 12 Stunden bis 5 Tagen treten plötzlich **wässrige Durchfälle ohne Fieber** auf (Stuhlmengen bis zu 1000 ml pro Stunde), fast gleichzeitig **Erbrechen** (→ Exsikkose).

Epidemiologie und Pathogenese: Cholera ist in Asien und Afrika endemisch. Darüber hinaus kommt es immer wieder zu Epidemien. Zu größeren Ausbrüchen kam es zuletzt in Haiti (2010) und in Simbabwe (2008).
Die Infektion erfolgt **oral** überwiegend durch fäkal kontaminiertes **Trinkwasser**, in seltenen Fällen auch durch Nahrung, kontaminierte Gebrauchsgegenstände oder direkten Kontakt (Pflegepersonen). Eine Persistenz in menschlichen Gallenwegen ist nachgewiesen; aber auch die Fauna im Brackwasser (Gemisch aus Süß- und Salzwasser) scheint ein Reservoir zu sein. Die Mehrzahl der Infektionen verläuft asymptomatisch.
Da V. cholerae **nicht säureresistent** ist, lösen – je nach pH-Wert im Magen – erst größere Mengen des Erregers eine Infektion aus (z. B. 10^9 bei pH 1,5). Nach der Magenpassage gelangen die Erreger in den Dünndarm, wo sie sich im Lumen rasch vermehren, ohne in die Schleimhaut einzudringen. Sie bilden ein **Exotoxin** (Enterotoxin), das die intestinale Adenylatzyklase stimuliert und zu einem **isotonen Volumenverlust** führt.

Klinik: Abhängig von der in den Dünndarm gelangenden Erregerzahl entwickeln sich nach einer Inkubationszeit von 12 Stunden bis 5 Tagen plötzlich reiswasserartige (nicht blutige) **Durchfälle ohne Fieber** (Erreger nur im Darmlumen). Die Stuhlmenge kann mehr als 1000 ml pro Stunde betragen. **Erbrechen** tritt fast zur gleichen Zeit auf. Das klinische Bild wird durch die rasch auftretenden Symptome der **Exsikkose** und der Elektrolytverluste bestimmt (Muskelkrämpfe, Azidose). Der weitere Verlauf hängt davon ab, wie schnell eine Substitution von Flüssigkeit und Elektrolyten erfolgt. Wird eine rasche Substitution versäumt, sind **hypovolämischer Schock** und **akutes Nierenversagen** mit hoher Mortalität die unausweichliche Folge.

Ohne Therapie sind **hypovolämischer Schock** und **akutes Nierenversagen** mit hoher Mortalität die Folge.

Diagnostik: Die sofortige **Mikroskopie** einer Stuhlprobe macht die Diagnose wahrscheinlich, wenn bewegliche kommaförmige Stäbchen zu sehen sind. Die Bestätigung erfolgt durch **Stuhlkultur** und Typisierung. Bestehen klinische Zeichen der Exsikkose (s. S. 1073), ist die Therapie durch Rehydrierung umgehend einzuleiten.

Diagnostik: Die **Mikroskopie** einer Stuhlprobe macht die Diagnose wahrscheinlich, die Bestätigung erfolgt durch die **Stuhlkultur**.

Therapie: Das Überleben ist entscheidend von der frühzeitigen **Flüssigkeits- und Elektrolytsubstitution** abhängig. Die Lösung für **orale Rehydratation** enthält: pro 1 Liter Wasser 2,5 g NaCl + 2,9 g Natriumcitrat + 1,5 g KCl + 13,5 g Glukose.
Bei ausgeprägter Exsikkose muss das ermittelte Defizit an Elektrolyten und Volumen per Infusion ersetzt werden, bei geringerer Ausprägung kann der Ersatz per os erfolgen.

Therapie: Frühzeitige **Flüssigkeits- und Elektrolytsubstitution**, per os oder bei ausgeprägter Exsikkose per Infusion.

▶ Merke. Eine **antibiotische Therapie** reduziert sowohl die Dauer der Ausscheidung von Erregern wie auch die Dauer der Durchfälle.

▶ Merke.

Prophylaxe: Reisende gehen bei kurzen Aufenthalten in Endemiegebieten kaum ein Infektionsrisiko ein, wenn sie die **Grundregeln der Hygiene** beachten. Mangelhafte hygienische Bedingungen sind das Grundübel, aus dem heraus sich explosionsartig Seuchen entwickeln.
Zusätzlich kann eine orale Impfung (mit Dukoral) erwogen werden, die aber nur einen relativ kurz dauernden Schutz gegen Cholera (und z. T. auch gegen enterotoxische E. coli) verleiht.

Prophylaxe: Es sollten **Grundregeln der Hygiene** beachtet werden; ggf. zusätzlich orale Impfung.

4.10 Clostridien-Infektionen

4.10   Clostridien-Infektionen

▶ Definition. Clostridien sind grampositive, anaerob wachsende sporenbildende Stäbchenbakterien, die stark wirksame Toxine produzieren. Zu den wichtigsten humanpathogenen Erregern zählen Clostridium botulinum (Botulismus), C. difficile (pseudomembranöse Kolitis, s. S. 545), C. tetani (Tetanus).

▶ Definition.

4.10.1 Botulismus

4.10.1 Botulismus

▶ Definition. Botulismus (Tab. J-4.13) ist eine Intoxikation durch ein **Neurotoxin**, das von Clostridium botulinum produziert wird.

▶ Definition.

≡ J-4.13	Botulismus						
Vorkommen	Übertragungsweg	Kardinalsymptome	Komplikationen	Diagnostik	Therapie	Prophylaxe	Meldepflicht nach IfSG
weltweit	enteral	Mundtrockenheit Augenmuskelparesen	Atemlähmung Hypotonie	Toxinnachweis	polyvalentes Antiserum	gründliches Kochen	§§ 6 und 7 (s. Tab. J-2.2, S. 1039)

Epidemiologie und Pathogenese: Clostridum botulinum ist weltweit im Boden verbreitet. Unter anaeroben Bedingungen kommt es zur Produktion eines hitzelabilen, **enteral** resorbierbaren **Neurotoxins**, welches durch eine irreversible Hemmung der präsynaptischen Freisetzung von Azetylcholin in Sympathikus und Parasympathikus typische Symptome auslöst. Beim **lebensmittelbedingten Botulismus** erfolgt die Aufnahme durch Lebensmittel wie Konservenkost oder Wurst, bei denen während der Herstellung eine Kontamination durch hitzeresistente C.-botulinum-Sporen erfolgt ist.
Der **Säuglingsbotulismus** entsteht durch Besiedlung des Darmes mit C. botulinum und lokaler Toxinproduktion und -resorption. Durch eine direkte Infektion kommt es zum **Wundbotulismus** (z. B. bei Drogenabhängigen nach der Injektion von kontaminiertem Heroin).

Epidemiologie und Pathogenese: **Clostridium botulinum** bildet unter anaeroben Bedingungen ein **Neurotoxin**, das zu typischen neurologischen Ausfallserscheinungen führt. Die Aufnahme erfolgt durch kontaminierte Lebensmittel.

Der **Säuglingsbotulismus** entsteht nach Besiedlung des Darmes mit lokaler Toxinproduktion. Durch eine direkte Infektion kommt es zum **Wundbotulismus**.

Klinik: Nach einer Latenzzeit von meist 12–36 h (maximal 8 Tage) treten Mundtrockenheit, Schwindel und Paresen zunächst der Hirnnerven mit **Doppelbildern** und **Akkomodationsstörung** auf. Später kommt es zu Halsschmerzen, Durst, **Schluckstörungen** und **Muskelschwäche**. Nach zunehmender **Schwäche der Extremitätenmuskulatur** werden Hypotonie ohne reflektorische Tachykardie und **Lähmung der Atemmuskulatur** zu den entscheidenden prognostischen Zeichen. Das Sensorium ist während des ganzen Ablaufs nicht beeinträchtigt.

Diagnostik: Die Diagnose stützt sich auf den **Toxinnachweis** in Blut (nicht nach Gabe von Antitoxin!), Magensaft, Stuhl oder Erbrochenem.

Therapie: Durch frühe Gabe von **polyvalentem Antiserum** kann die Prognose entscheidend verbessert werden. In schweren Fällen mit Ateminsuffizienz ist eine intensivmedizinische Behandlung mit **Beatmung** erforderlich. Eine antibiotische Therapie mit Penicillin G ist nur bei Wundbotulismus indiziert.

Prophylaxe: Da das Botulinumtoxin hitzelabil ist, kann ein gründliches Kochen von Konserveninhalt (mindestens 10 min) eine Intoxikation verhindern. Außerdem sollte der Inhalt unter Druck stehender Konservenbüchsen nicht mehr verzehrt werden.

4.10.2 Tetanus

▶ **Synonym.** Wundstarrkrampf

▶ **Definition.** Tetanus (Tab. J-4.14) entsteht nach Infektion mit Clostridium tetani, dessen **Exotoxin** tonische Muskelkrämpfe auslöst.

J-4.14 Tetanus

Vorkommen	Übertragungsweg	Kardinalsymptome	Komplikationen	Diagnostik	Therapie	Prophylaxe	Meldepflicht nach IfSG
weltweit	Verletzung Inokulation	erhöhter Muskeltonus Krämpfe	Aspiration Atemlähmung	klinisch	Hyperimmunglobulin Penicillin/Doxycyclin Muskelrelaxation Beatmung	Impfung	besteht nicht

Epidemiologie und Pathogenese: **C. tetani** kommt weltweit in der Darmflora von Mensch und Tier, vor allem aber in Staub und Erde vor. Die Sporen sind sehr widerstandsfähig gegen Hitze und können daher über lange Zeit infektionsfähig bleiben. Schon bei kleinsten **Verletzungen** können Erreger unter die Haut gebracht werden. Tetanus kommt in warmen, tropischen Gegenden wegen oft fehlendem Impfschutz gehäuft vor. Ein besonderes Risiko haben Neugeborene ungeimpfter Mütter, die als Folge von Nabelinfektionen erkranken. Die Zahl der jährlichen Todesfälle durch neonatalen Tetanus wird von der WHO auf 59 000 geschätzt. In Mitteleuropa ist das Krankheitsbild durch eine gute Durchimpfungsrate und die besseren hygienischen Bedingungen selten.

Die Clostridien vermehren sich unter **anaeroben Bedingungen** am Ort des Eindringens und setzen stark wirksame **Exotoxine** frei. Diese gelangen auf dem Blutweg oder durch direkte Diffusion in motorische und sympathische Nervenfasern. Nach retrogradem axonalem Transport werden inhibitorische Neurone der Vorderhornzellen des Rückenmarks irreversibel gehemmt. Die **Tonussteigerung** überwiegt, reflektorisch ausgelöste **Muskelspasmen** verstärken das Bild. Das Bewusstsein wird nicht beeinträchtigt.

Klinik: Die Inkubationszeit beträgt in der Regel 3 Tage bis 3 Wochen. Zu Beginn kommt es zu tonischen Krämpfen der Kaumuskulatur (**Trismus**), der mimischen Muskulatur (**Risus sardonicus**) und der Schlundmuskeln (Dysphagie). Hals-, Rücken- und Bauchmuskeln folgen, die Extremitäten sind weniger betroffen. Gleichzeitig reflektorisch auftretende Spasmen ganzer Muskelgruppen führen z. B. zu einer **opisthotonen Körperhaltung** (dorsalkonkave Körperbeugung) und können Atembewegungen unmöglich machen. **Hypersalivation** und Schluckstörung erhöhen das Risiko für eine Aspirationspneumonie. Ein lang dauernder Larynxspasmus führt zur Asphyxie.

Diagnostik: Die Diagnose muss **klinisch** gestellt werden. Der Nachweis von Antikörpern ist für die Diagnostik der akuten Infektion ungeeignet.

Therapie: Schon bei Verdacht ist eine sofortige Gabe von humanem **Tetanus-Hyperimmunglobulin** indiziert, um noch nicht gebundenes Toxin zu neutralisieren. Außerdem sollte die Eintrittspforte (falls auffindbar) gründlich **chirurgisch revidiert** werden. Eine **antibiotische Therapie** mit Metronidazol oder Penicillin G kann die Erregerzahl und damit die Toxinproduktion verringern. Entscheidend für das Überleben sind eine ausreichende **Sedierung** (Diazepam), **Muskelrelaxation**, Beatmung, parenterale Ernährung und der Ausgleich von Elektrolyten unter intensivmedizinischen Bedingungen.

Prophylaxe: Zur Prophylaxe des Tetanus sollte eine **aktive Immunisierung** (Tetanus-Toxoid) im Säuglingsalter begonnen werden; Auffrischimpfungen werden nach der Grundimmunisierung alle 10 Jahre empfohlen.
Die **passive Tetanusimmunisierung** erfolgt im Verletzungsfall bei Personen mit fehlendem, unvollständigem (nur eine Impfung in der Vorgeschichte) oder unbekanntem Impfstatus mit 250 I.E. Tetanus-Immunglobulin (TIG); gleichzeitig wird Tetanustoxoid verabreicht (**Simultanimpfung**). Die Tetanus-Immunprophylaxe ist unverzüglich durchzuführen. Fehlende Grundimmunisierungen sind entsprechend den Empfehlungen nachzuholen (Näheres s. www.rki.de).
Bei **stark kontaminierten Wunden** ist neben der chirurgischen Sanierung eine antibiotische Behandlung ratsam.

4.11 Diphtherie

▶ **Definition.** Diphtherie (Tab. J-4.15) ist eine lokale Infektion im Nasen-Rachen-Raum durch Corynebacterium diphtheriae, dessen **Exotoxin** nach Resorption Organschäden verursacht.

≡ J-4.15	Diphtherie						
Vorkommen	**Übertragungsweg**	**Kardinalsymptome**	**Komplikationen**	**Diagnostik**	**Therapie**	**Prophylaxe**	**Meldepflicht nach IfSG**
weltweit	Tröpfchen	feste Beläge im Rachen, schmerzlos	Myokarditis Neuritis	Abstrich – Kultur Toxinnachweis	Antitoxin Penicillin Makrolid	Impfung	§§ 6 und 7 (s. Tab. J-2.2, S. 1039)

Epidemiologie und Pathogenese: Vor Einführung der Impfung war die Diphtherie eine gefürchtete Erkrankung. Vor allem Kinder und Jugendliche erkrankten, die Sterblichkeit lag bei 5–10 %. Durch die Impfung ist das Krankheitsbild aus dem klinischen Alltag weitgehend verschwunden. Bei den wenigen in Deutschland gemeldeten Fällen handelt es sich überwiegend um Hautdiphtherie.
Corynebacterium diphtheriae wird von Mensch zu Mensch durch **Tröpfcheninfektion** übertragen. Nur bei ca. 10–20 % kommt es nach Exposition zur Infektion. Erkrankte sind die wichtigste Ansteckungsquelle, aber auch asymptomatische Träger und Geimpfte können die Erkrankung übertragen.
Schwere Erkrankungen werden durch toxinbildende Corynebakterien verursacht. Es handelt sich dabei um ein zytotoxisches Exotoxin. Toxinbedingt kommt es zur **lokalen Schädigung** mit Nekrosen (Pseudomembranen) und systemischer Wirkung mit toxischer Myokarditis und Nervenschädigung. Bei Befall der **Nasenschleimhaut** besteht zwar hohe Infektiosität, aber kaum Toxinresorption, bei Lokalisation in **Rachenraum** und **Trachea** wird Toxin resorbiert.

Klinik: Bei der **Rachendiphtherie** kommt es nach einer Inkubationszeit von 2–5 Tagen zur Bildung von **gelblich-weißlichen Belägen** ohne Schmerzen auf den **Tonsillen** (Abb. J-4.6), die sich langsam in Mund und Nasen-Rachen-Raum ausbreiten. Die zervikalen Lymphknoten sind in diesem Stadium nur wenig geschwollen. Die fest haftenden Beläge konfluieren und bilden gräuliche bzw. bräunliche **Pseudomembranen** mit rotem Randsaum, die bei schwerem Verlauf zentral nekrotisch werden und beim Versuch, diese abzustreifen, bluten. Charakteristisch ist ein süßlicher Geruch. Der Patient ist in diesem Stadium schwer krank.

J-4.6 Rachendiphtherie

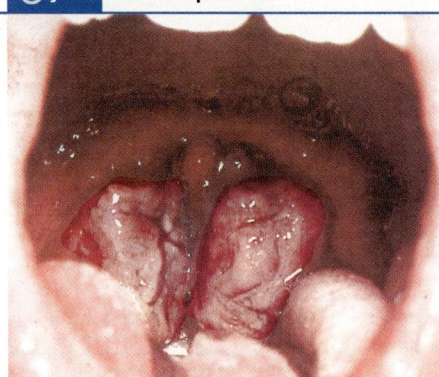

Dicke, weißliche, fest haftende Beläge auf beiden Tonsillen.
aus: Berghaus A., Rettinger G., Böhme G.: Duale Reihe Hals-Nasen-Ohren-Heilkunde. Hippokrates; 1998

Als Folge der toxinbedingten Myokarditis können Komplikationen wie **Rhythmusstörungen** oder **toxisches Herz-Kreislauf-Versagen** auftreten. Eine Polyneuritis als Spätfolge kann noch Wochen nach der akuten Infektion auftreten.
Bei der **Hautdiphtherie** handelt es sich um eine lokale Infektion, in der Regel ohne Zeichen der systemischen Schädigung.

Diagnostik: Bei klinischem Verdacht sollte umgehend eine Diagnostik und Therapie eingeleitet werden. Der Erregernachweis erfolgt im Rachenabstrich durch **Kultur mit Toxinnachweis.**

▶ **Merke.** Tägliche **EKG-Kontrollen** sind zur rechtzeitigen Erkennung von Rhythmusstörungen durchzuführen.

Therapie: Eine frühzeitige Behandlung mit Antitoxin und Antibiotikum kann den Erkrankungsverlauf entscheidend verbessern.
Die antibiotische Behandlung erfolgt mit **Penicillin** oder **Erythromycin**. **Antitoxin** kann über Notfalldepots der Landesapothekerkammern bezogen werden. Da nur Pferdeserum zur Verfügung steht, ist mit anaphylaktischen Reaktionen zu rechnen.
Eine **Isolierung** des Patienten ist bis zum 3. negativen Rachenabstrich erforderlich, die Behandlung sollte nur durch Personal mit aktuellem Impfschutz erfolgen.

▶ **Merke.** Bei klinischem Verdacht sollte umgehend die Gabe von **Antitoxin** und eine **antibiotische Behandlung** erfolgen.

Prophylaxe: Die **aktive Impfung** mit einem **Toxoid-Impfstoff** gehört zu den unbedingt erforderlichen Impfungen im Säuglingsalter. Auffrischimpfungen sind in 10-jährigen Abständen notwendig.

4.12 Escherichia-coli-Infektionen

▶ **Definition.** Escherichia coli (E. coli) ist ein gramnegatives stäbchenförmiges Bakterium, das zur normalen Darmflora von Menschen und Tieren gehört. Von dort ausgehend können Infektionen z. B. der Harnblase und der Gallenwege mit möglicher Sepsis auftreten (endogene Infektion). Darüber hinaus gibt es pathogene Stämme, die auch im Intestinaltrakt und anderen Organen Erkrankungen verursachen können (Tab. J-4.16).

Epidemiologie und Pathogenese: Die Übertragung von E. coli erfolgt über Wasser, Nahrungsmittel und Schmierinfektionen. EHEC-Erkrankungen werden meist durch kontaminierte tierische (Fleisch, Milch) und pflanzliche Lebensmittel (z. B. Bockshornkleesamen bei Epidemie in Deutschland 2011) ausgelöst.
E.-coli-Infektionen bewirken durch sezernierte Toxine Symptome im Darm bzw. nach Eindringen in den Organismus Erkrankungen im Bereich der Galle- und Harnwege. Auch werden septische und andere systemische Manifestationen (HUS) beobachtet.

J-4.16 Intestinale Infektionen verschiedener E.-coli-Stämme

Stamm	Krankheitsbild	Diagnostik	Therapie	Meldepflicht
enteropathogene E. coli (**EPEC**)	Säuglingsdiarrhö	klinisches Bild	Volumenersatz	§ 7 (s. Tab. **J-2.2**, S. 1039) darmpathogene E.coli
enterotoxigene E. coli (**ETEC**)	Reisediarrhö	klinisches Bild	Volumenersatz	
enteroinvasive E. coli (**EIEC**)	blutige Durchfälle	klinisches Bild, ggf. Stuhlkultur und Serotypisierung	ggf. Volumenersatz, Chinolone	
enterohämorrhagische E. coli (**EHEC**)	blutige Durchfälle mögliche Komplikationen: HUS, TTP	klinisches Bild, Stuhlkultur, Serotypisierung und Toxinnachweis	ggf. Volumenersatz Antibiotika nicht empfohlen Therapie möglicher Komplikationen (HUS, s. S. 1290, TTP s. S. 1289)	§ 6 (s. Tab. **J-2.2**, S. 1039) enteropathisches HUS

Je nach E.-coli-Stamm bilden sich unterschiedliche intestinale Krankheitsbilder aus:
- **Enteropathogene E. coli (EPEC):** Sie werden für viele, vor allem im Säuglingsalter auftretende Durchfallepisoden verantwortlich gemacht.
- **Enterotoxigene E. coli (ETEC)** Als häufigste Erreger von Reisediarrhöen, werden diese Infektionen besonders häufig während Aufenthalten in subtropischen und tropischen Ländern durch kontaminiertes **Wasser** oder **Nahrungsmittel** erworben. Die Erreger bilden **Enterotoxine**, die ähnlich der Cholera durch Stimulation der Adenylatzyklase in der Dünndarmschleimhaut wässrige Durchfälle auslösen.
- **Enteroinvasive E. coli (EIEC):** Die Erreger dringen direkt in die Kolonmukosa ein und führen zu blutigen Diarrhöen.
- **Enterohämorrhagische E. coli (EHEC):** Die Erreger lagern sich an die Dickdarmschleimhaut an und sezernieren bakterielle Proteine in die Epithelzellen. Das Shiga-Toxin kann zu Gefäßschäden und blutig-wässrigen Diarrhöen sowie zu einem **hämolytisch-urämischen Syndrom** (**HUS**) mit Schädigung verschiedener Organe führen.

Klinik: EPEC äußern sich durch massive wässrige Durchfallepisoden, die vor allem im Säuglingsalter auftreten. Diese können mit Erbrechen einhergehen und innerhalb kurzer Zeit zu erheblicher Dehydrierung führen.
ETEC lösen meist kurz andauernde, gelegentlich mit Fieber einhergehende Durchfallepisoden aus. Bei Aufenthalten in den Tropen und Subtropen treten diese **Reisediarrhöen** überwiegend in den ersten Wochen auf. Nach 1–5 Tagen sistieren die Beschwerden in der Regel ohne spezifische Therapie.
Bei **EIEC** beginnt die Erkrankung mit Durchfall, oft begleitet von Fieber. Die Stühle werden schnell blutig-schleimig und der Verlauf ähnelt einer Shigellen-Ruhr.
Bei **EHEC** treten sichtbare blutige Stuhlentleerungen auf, die oft mit abdominalen Schmerzen einhergehen. Eine gefürchtete Komplikation ist das **hämolytisch-urämische Syndrom** (HUS, s. S. 1290). Dieses tritt 5–10 Tage nach Beginn der Diarrhöen bei ca. 10 % der Erkrankten auf (während der EHEC-Epidemie in Deutschland 2011 bei 30 % der Erkrankungen). Auch werden Zeichen einer **thrombotisch-thrombozytopenischen Purpura** (TTP, s. S. 1289) beobachtet.

Diagnostik: Der Nachweis von E. coli im Stuhl allein ist nur begrenzt aussagekräftig und bei unkomplizierten, in der Regel spontan sistierenden Durchfällen (z. B. bei wässrigen Reisediarrhöen) nicht erforderlich. Stuhlkulturen können jedoch zum Ausschluss anderer Enteritis-Erreger (wie z. B. Shigellen) eine Therapierelevanz besitzen. Die Bestimmung von **Serogruppen** und der **Toxinnachweis** (in Spezjallabors mittels ELISA, PCR oder Western-Blot) sind bei Verdacht auf EHEC-Infektionen und deren möglichen Komplikationen indiziert.

Therapie: Der frühzeitige und ausreichende Ersatz von **Wasser** und **Elektrolyten** ist bei Durchfällen, die z. B. bei Säuglingen rasch zu einer Dehydrierung führen können, essenziell. Fertigpräparate, die auch **Glukose** enthalten, haben sich für die orale Rehydrierung bewährt. Eine Antibiose ist auch bei Reisediarrhöen in der Regel nicht erforderlich
Eine **antibiotische** Therapie ist bei schwerem Krankheitsbild einschließlich Harnwegsinfekten, Cholezystiden und Sepsis indiziert; diese ist entsprechend der Resistenztestung im weiteren Verlauf anzupassen. Bei EHEC ist jedoch durch Antibiotika

- **EPEC:** wässrige Diarrhöen, vorwiegend im Säuglingsalter.
- **ETEC:** Enterotoxine lösen choleraähnliche wässrige Durchfälle aus.
- **EIEC:** direkte Schleimhautinvasion mit blutiger Diarrhö.
- **EHEC:** Erregeradhäsion an Epithel mit Sekretion bakterieller Proteine in Zellen. Shiga-Toxin führt zu Gefäßschädigungen (blutige Diarrhöen) und systemischen Effekten (**HUS**-Symptomatik).

Klinik: EPEC verursachen massive wässrige Durchfallepisoden, die mit Erbrechen einhergehen und innerhalb kurzer Zeit zu kritischen Dehydrierungszuständen führen können.
ETEC lösen kurz dauernde Durchfallepisoden (z. B. nach Auslandsaufenthalten als **Reisediarrhö**) aus, die mit Fieber einhergehen können. Rasches Sistieren ohne spezifische Therapie.
EIEC: blutige, schleimige Durchfälle und Tenesmen, häufig auch Fieber.
EHEC: blutige Durchfälle und abdominale Schmerzen. Komplikationen sind HUS und TTP.

Diagnostik: Bei unkomplizierten wässrigen Durchfällen (z. B. bei Reisediarrhöen) ist keine spezifische Labordiagnostik erforderlich. Alleinige Stuhlkulturen besitzen meist nur zum Ausschluss anderer Enteritis-Erreger eine Therapierelevanz. Bei Verdacht auf EHEC-Infektionen sind eine **Serotypisierung** und der **Toxinnachweis** indiziert.

Therapie: Bei Durchfällen, die z. B. bei Säuglingen rasch zu einer Dehydrierung führen können, sind frühzeitige **Rehydrierungsmaßnahmen** wichtig. Antibiosen sind auch bei Reisediarrhöen in der Regel nicht erforderlich.

Eine **Antibiose** ist bei schweren Erkrankungen sowie Manifestationen wie Harnwegsinfekten, Cholezystiden und Sepsis indiziert. Keine

Antibiotikagabe bei EHEC, da hierdurch eine Steigerung der Toxinproduktion ausgelöst werden kann!
Prophylaxe: Abgekochtes Wasser verwenden und auf **Hygiene** bei Nahrungsmittelzubereitung achten.

Namentliche **Meldepflicht** (s. Tab. J-2.2, S. 1039) bei Verdacht und Nachweis von enteropatischem HUS sowie sonstigen darmpathogenen E.-coli-Infektion bei Personen, die im Lebensmittelbereich oder in der Gemeinschaftsverpflegung beschäftigt sind oder wenn ein epidemiologischer Zusammenhang vermutet wird.

eine Steigerung der Toxinproduktion zu befürchten, sodass wegen des Risikos, eine HUS-Symptomatik auszulösen, auf die Gabe von Antibiotika verzichtet werden soll.
Prophylaxe: Zur Vermeidung der durch E. coli hervorgerufenen Diarrhöen ist die Beachtung der Regeln einer adäquaten **Wasser**- und **Nahrungsmittelhygiene** von Bedeutung (s. S. 1029); eine medikamentöse Prophylaxe der Reisediarrhö (z. B. mit Rifaximin) wird derzeit kontrovers diskutiert.

Eine namentliche **Meldepflicht** besteht nach § 6 IfGS bei Verdachtsfällen, Erkrankung und Tod im Zusammenhang mit enteropathischem HUS. Auch ist der Verdacht auf sonstige darmpathogene E.-coli-Infektionen von Personen zu melden, die im Lebensmittelbereich oder in der Gemeinschaftsverpflegung beschäftigt sind bzw. wenn ein epidemiologischer Zusammenhang vermutet wird (Weiteres s. Tab. J-2.2, S. 1039). Nach § 7 ist der direkte oder indirekte Nachweis von pathogenen E.-coli-Stämmen meldepflichtig.

4.13 Gonorrhö

▶ **Definition.**

▶ **Definition.** Die Gonorrhö (Tab. J-4.17) ist eine bakterielle Infektion durch Neisseria gonorrhoeae (Gonokokken).

J-4.17 Gonorrhö

Vorkommen	Übertragungsweg	Kardinalsymptome	Komplikationen	Diagnostik	Therapie	Prophylaxe	Meldepflicht nach IfSG
weltweit	Geschlechtsverkehr	Dysurie Ausfluss Prostatitis Salpingitis	disseminierte Infektion, Arthritis Sepsis	Erregernachweis durch Kultur, Gram-Färbung oder PCR	Cephalosporine Chinolone (Penicillin)	Kondome	besteht nicht

Epidemiologie und Pathogenese: Erkrankte und asymptomatische Keimträger sind bei **Geschlechtsverkehr** Quelle für Neu- oder Reinfektionen.

Klinik: Nach einer Inkubationszeit von wenigen Tagen kommt es beim Mann zu einer Urethritis mit **Dysurie** und **gelb-grünem Ausfluss** (Abb. J-4.7). Bei der Frau steht die **Zervizitis mit eitrigem Ausfluss** im Vordergrund. **Fieber** entsteht erst bei aufsteigenden Infektionen.

Die Infektion kann unbehandelt ausheilen, Gonokokken können aber persistieren.

Epidemiologie und Pathogenese: Gonokokken kommen weltweit vor, die Zahl der Erkrankungen nimmt in den letzten Jahren wieder deutlich zu. Sowohl Erkrankte als auch asymptomatische Keimträger sind bei **Geschlechtsverkehr** die Quellen für Neu- oder Reinfektionen.

Klinik: Nach einer Inkubationszeit von wenigen Tagen steht beim **Mann** die **Urethritis mit Dysurie** im Vordergrund. Schleimiger, **gelbgrüner** eitriger **Ausfluss** lässt die Diagnose ahnen (Abb. J-4.7). Bei **Frauen** ist die Infektion oft asymptomatisch, häufigste Form der Erkrankung ist die **Zervizitis mit eitrigem Ausfluss** und Juckreiz. Erst bei aufsteigenden Infektionen kommt es zu **Fieber**, beim Mann im Rahmen einer Prostatitis oder Epididymitis und bei der Frau im Rahmen einer Salpingitis. Eine Infektion der Konjunktiven des Neugeborenen ist während der Geburt möglich.

Grundsätzlich kann die Infektion unbehandelt ausheilen, Gonokokken können in der Prostata oder in Zervixdrüsen persistieren.

J-4.7 Akute Urethritis gonorrhoica anterior

a Gelb-grüner eitriger Ausfluss, gerötetes Orificium urethrae und Präputiumödem.
b Semmelförmige Diplokokken (Methylenblaufärbung).

a aus: Moll I.: Duale Reihe Dermatologie. Thieme; 2010; b aus: Hof H., Dörries R.: Duale Reihe Medizinische Mikrobiologie. Thieme; 2009

Diagnostik: Nach Inspektion der Urethra wird exprimiertes **Urethrasekret** gewonnen, das auf 2 Objektträger und einer Kulturplatte ausgestrichen wird. Bei begründetem Verdacht sind auch **Rektalabstriche** vorzunehmen. Nach Anfärbung (Methylenblau, Gram-Färbung) finden sich bei der **Mikroskopie intrazellulär liegende Diplokokken**. Der **kulturelle Nachweis** und die **PCR** weisen eine höhere Spezifität und Sensitivität auf. Zu beachten ist hierbei die große Empfindlichkeit der Gonokokken gegenüber Umwelteinflüssen, die spezielle Transport- und Selektivmedien erfordern. Bei Verdacht auf Gonorrhö sollte die Diagnostik auch andere Geschlechtskrankheiten einbeziehen (Chlamydien, Syphilis, HIV).

Therapie: Mittel der ersten Wahl ist **Ceftriaxon** (0,25 g i. m. als Einmaldosis). Es wird empfohlen, zusätzlich eine Behandlung durchzuführen, die auch Chlamydien und Ureaplasma erfasst, z. B. Doxycyclin oder Azithromycin. Sexualpartner müssen mitbehandelt werden.

Prophylaxe: Die Verwendung von Kondomen ist effektiv. Eine Impfung ist nicht möglich.

4.14 Legionellose

▶ **Definition.** Legionellen sind weltweit nachgewiesene gramnegative bakterielle Erreger von Atemwegserkrankungen.

J-4.18	Legionellose						
Vorkommen	Übertragungsweg	Kardinalsymptome	Komplikationen	Diagnostik	Therapie	Prophylaxe	Meldepflicht nach IfSG
weltweit Warmwasser	aerogen	Fieber trockener Husten, Dyspnoe	foudroyante Pneumonie Glomerulonephritis Myokarditis	Antigennachweis in Urin/Sputum Serologie	Makrolide neuere Fluorchinolone Rifampicin	Wasser >60 °C erhitzen	§ 7 (s. S. Tab. J-2.2, S. 1039)

Epidemiologie und Pathogenese: Mindestens 17 verschiedene Spezies sind für den Menschen pathogen. Schätzungsweise 3 % der Pneumonien unklarer Genese werden durch **Legionella pneumophila** verursacht. Der bevorzugte Standort ist **warmes Leitungswasser** (bis 50 °C, Tab. J-4.18). Die Infektion wird aerogen durch **Inhalation** erworben (z. B. beim Duschen, über Klimaanlagen). Eine Übertragung von Mensch zu Mensch kommt nicht vor. Expositionsdauer und aufgenommene Keimzahl sowie prädisponierende Faktoren (Raucher, Immunsuppression, Diabetes mellitus, hohes Alter etc.) entscheiden über den weiteren Verlauf. Die Erreger vermehren sich in Makrophagen.

Klinik: Man unterscheidet 2 Verlaufsformen:
- **Legionellose ohne Pneumonie (Pontiac-Fieber):** Nach einer kurzen Inkubationszeit zeigt sich lediglich ein fieberhafter Infekt mit katarrhalischem Bild ohne Lungenbeteiligung, der innerhalb weniger Tage spontan ausheilt.
- **Legionellose mit Pneumonie (Legionärskrankheit):** Nach einer Inkubationszeit von 2–10 Tagen kommt es zu einer Pneumonie mit akut hohem Fieber, meist Schüttelfrost, trockenem Husten, Dyspnoe, Zyanose, Diarrhöen sowie Kopf- und Gliederschmerzen. Häufig zeigen sich bei einer ZNS-Beteiligung Verwirrtheitszustände, auch eine Niereninsuffizienz kann auftreten.

Bei der nosokomial erworbenen Form sind der Verlauf und die Mortalität besonders hoch.

Diagnostik: Häufig vorkommend, aber nicht beweisend, sind eine geringe Leukozytose, eine beschleunigte BSG, erhöhtes CRP, Transaminasenerhöhung, Hypalbuminämie und Hyponatriämie. Die radiologischen Befunde im **Röntgen-Thorax** sind sehr variabel, sie reichen von wenigen fleckförmigen Infiltraten bis zu ausgedehnten Bronchopneumonien (Abb. J-4.8).

Im Vordergrund der Diagnostik steht der **Nachweis des Legionellen-Antigens** in Urin, Sputum (besser Bronchiallavage) oder Biopsiematerial.

J-4.8 Legionellose

Nahezu homogene Verschattung der linken Lunge mit Bronchoaerogramm im Mittel- und Oberfeld, v. a. dorsal und basal (Pfeil). Rechts geringgradige Zeichnungsvermehrung im Anschluss an den oberen Hiluspol.

KV132, KG 14, Abb.1. Thieme; © Boehringer Ingelheim Pharma KG

Beweisend ist ebenfalls ein mindestens **4-facher Titeranstieg** spezifischer Antikörper.

Ebenfalls beweisend, aber für die Therapieentscheidung zu spät, ist der Nachweis eines mindestens **4-fachen Titeranstiegs** spezifischer Antikörper in Serumproben mithilfe monovalenter Immunassays.

Therapie: Bei leichten Fällen **Makrolide** oder neuere **Fluorchinolone**, in schweren Fällen zusätzlich **Rifampicin** für mindestens 3 Wochen.

Therapie: Wegen der intrazellulären Lage der Legionellen kommen nur wenige Antibiotika infrage. Bei **leichten Fällen** sind **Makrolide** (z. B. Azithromycin, Clarithromycin, Roxithromycin) oder **Fluorchinolone** (z. B. Levofloxacin, Moxifloxacin) ausreichend. In **schweren Fällen**, besonders bei schlechter Blutgasanalyse oder ZNS-Symptomen, sollte zusätzlich **Rifampicin** für mindestens 3 Wochen gegeben werden.

Prophylaxe: Wassertemperaturen > 60 °C verhindern eine Vermehrung der Legionellen.

Prophylaxe: Warmwassertemperaturen > 60 °C bzw. entsprechende Wasseraufbereitung sind geeignet, die Vermehrung der Legionellen zu verhindern.

4.15 Leptospirosen

▶ **Definition.**

▶ **Definition.** Leptospirosen (Tab. **J-4.19**) sind akute Infektionen durch Spirochäten der Gattung Leptospira (viele Serotypen). Es handelt sich um seltene Zoonosen; die Übertragung erfolgt durch den Kontakt mit dem Urin infizierter Tiere.

J-4.19 Leptospirosen

Vorkommen	Übertragungsweg	Kardinalsymptome	Komplikationen	Diagnostik	Therapie	Prophylaxe	Meldepflicht nach IfSG
weltweit Tierurin	durch verletzte Haut, Schleimhäute	Fieber Konjunktivitis Ikterus	Nierenversagen Blutungen Anämie	Dunkelfeldmikroskopie Serologie (Blutkultur)	Penicillin G (hoch dosiert), Doxycyclin	Meiden kontaminierter Gewässer	§ 7 (s. Tab. J-2.2, S. 1039)

Epidemiologie und Pathogenese: Die Erreger dringen bei Kontakt mit durch Tierurin kontaminiertem Wasser durch **Hautverletzungen** oder die **intakte Schleimhaut** ein. Anschließend kommt es zur **Bakteriämie** mit nachfolgender Organbesiedlung.

Epidemiologie und Pathogenese: Leptospiren werden weltweit mit dem Urin infizierter Säugetiere (meist Ratten) in das Wasser oder das Erdreich ausgeschieden. Bei feuchtwarmer Umgebung und neutralem pH-Wert können sie längere Zeit überleben. Bei Kontakt dringen die Erreger durch **verletzte Haut** oder über die **intakte Schleimhaut** ein. Es entsteht ohne Reaktion am Ort des Eindringens eine **Bakteriämie** mit nachfolgender Besiedlung von Leber, Nieren und ZNS.

Klinik: Der Krankheitsverlauf variiert von **leicht** bis **schwer** (Morbus Weil). Charakteristisch ist ein **2-phasiger Verlauf** (Abb. **J-4.9**):
- **1. Phase (Septikämie):** Nach 1–2 Wochen treten plötzlich **Fieber**, **Kopf-** und **Muskelschmerzen** (Wadenschmerzen!), **Konjunktivitis**, bei schwerem Verlauf auch **Ikterus** auf. Eine pulmonale Mitbeteiligung ist möglich.

Klinik: Die Leptospirose kann sehr unterschiedlich verlaufen, von **leichteren** Verläufen mit grippeähnlichem Krankheitsbild bis zu **schweren** Verläufen mit Leber- und Nierenbeteiligung (**Morbus Weil**). Ein **2-phasiger Verlauf** (Abb. **J-4.9**) gilt als charakteristisch:
- **1. Phase (Septikämie):** Nach einer Inkubationszeit von 1–2 Wochen (maximal 26 Tage) treten **plötzlich hohes Fieber**, **Kopf-** und **Muskelschmerzen** (Wadenschmerzen!) auf, evtl. auch eine relative Bradykardie und ein flüchtiges Exanthem für 3–8 Tage. Typisch ist eine ausgeprägte **Konjunktivitis**. Bei schwerer Erkrankung kann schon gegen Ende der 1. Woche ein Ikterus auftreten. Trockener Husten, feuchte Rasselgeräusche und gelegentlich blutiges Sputum sind Zeichen einer pulmonalen Mitbeteiligung.

- **2. Phase (Organmanifestation):** Nach kurzzeitigem Fieberrückgang beginnt die 2. Phase mit hohem Fieber, **Hepatomegalie** und **Ikterus**, Haut- und Schleimhautblutungen, **Nierenversagen**, Anämie und **Bewusstseinsstörungen**. Die auftretende **Iridozyklitis** kann bis zu 4 Wochen anhalten. Eine selten vorkommende Myokardbeteiligung (Myokarditis), wie auch (lymphozytäre) Meningitis ist praktisch ohne ernsthafte Folgen. Todesfälle kommen in < 10 % vor.

Es sind jedoch zahlreiche Fälle beschrieben worden, bei denen die 2. Phase nicht oder nur in sehr abgemilderter Form ablief.

- **2. Phase (Organmanifestation):** hohes Fieber, **Hepatomegalie,** Ikterus, Haut- und Schleimhautblutungen, **Nierenversagen,** Anämie, **Bewusstseinstörungen**, **Iridozyklitis**, Myokarditis, Meningitis. Todesfälle in < 10 %.

J-4.9 Verlauf der Leptospirose

Diagnostik: Bei normaler Leukozytenzahl mit deutlicher Linksverschiebung (relative Leukopenie) finden sich Zeichen einer intravasalen Hämolyse (Anämie, Erhöhung von Bilirubin und LDH), eine mäßige Erhöhung der Transaminasen (bis aufs 2-Fache des Normwerts) und pathologische Urinbefunde (Hämaturie, Proteinurie). In der **1. Phase** ist ein Erregernachweis in der **Blutkultur** möglich. Antikörper sind frühestens ab dem 4.–6. Tag nach Erkrankungsbeginn positiv. In der **2. Phase** sind Kreatininerhöhung bei Nierenversagen (mittels Dialyse i. d. R. gut beherrschbar), Thrombozytopenie und Gerinnungsstörungen wegweisend. Während dieser Phase sind serologische Parameter hilfreich. Anfangs ist der **Anstieg der IgM-Antikörper** ausgeprägt, er hält mehrere Wochen an. Später sind auch **IgG-Antikörper** für lange Zeit nachweisbar.

Diagnostik: Normale oder leicht erhöhte Leukozytenzahl, aber deutliche Linksverschiebung.
1. Phase: Zeichen intravasaler Hämolyse, Hämaturie, Proteinurie. Positive **Blutkulturen**.
2. Phase: Nierenversagen, Thrombozytopenie und Gerinnungsstörungen. Serologie mit initialem **Anstieg der IgM**, später auch der **IgG**.

Therapie: Erfolgversprechend ist die hoch dosierte Gabe von **Penicillin G** i. v. nur innerhalb der ersten 5 Tage. Alternativ können Cephalosporine oder Doxycyclin eingesetzt werden. Mit einer Jarisch-Herxheimer-Reaktion muss am Anfang der Therapie gerechnet werden. Da es sich in der 2. Erkrankungsphase um eine Immunkomplexerkrankung handelt, sind Antibiotika wirkungslos. Im Vordergrund stehen supportive Maßnahmen wie Ausgleich von **Flüssigkeit** und **Elektrolyten**, ggf. Gabe von Gerinnungsfaktoren und Dialyse.

Therapie: Hoch dosierte Gabe von **Penicillin G** i. v. (Risiko der Jarisch-Herxheimer-Reaktion!), Cephalosporine oder Doxycyclin innerhalb der ersten 5 Tage. In der 2. Erkrankungsphase Ausgleich von **Flüssigkeit** und **Elektrolyten**. Ggf. Substitution von Gerinnungsfaktoren und Dialyse.

Prophylaxe: Das Meiden der Expositon in stehenden Gewässern sowie das Tragen von Schutzkleidung für gefährdete Berufsgruppen (Kanalarbeiter, Landwirte, Tierpfleger) werden empfohlen.

Prophylaxe: Exposition meiden (stehende Gewässer), Tragen von Schutzkleidung (Kanalarbeiter, Landwirte, Tierpfleger).

4.16 Listeriose

▶ **Definition.** Listeriose (Tab. **J-4.20**) ist eine weltweit vorkommende, durch **Listeria monocytogenes** (grampositives sporenloses Stäbchenbakterium) ausgelöste Infektionskrankheit mit vielgestaltigem klinischem Bild.

▶ **Definition.**

J-4.20 Listeriose

Vorkommen	Übertragungsweg	Kardinalsymptome	Komplikationen	Diagnostik	Therapie	Prophylaxe	Meldepflicht nach IfSG
Rohmilch Weichkäse	oral	Gastroenteritis Sepsis Meningitis	in der Schwangerschaft Abort, Frühgeburt	Kultur PCR	Amoxicillin Gentamycin (Cotrimoxazol)	Rohmilchprodukte meiden	§ 7 (s. Tab. **J-2.2**, S. 1039)

Epidemiologie und Pathogenese: Listerien werden u. a. in Milch, Milchprodukten, Eiern, Wasser und Erde gefunden. Die Bakterien können sich bei Kühlschranktemperaturen vermehren. Bei Immunkompetenten verläuft die Infektion meist symptomlos oder als fieberhafte Gastroenteritis.
Listerien dringen in die Darmwand ein und vermehren sich intrazellulär. Von dort aus gelangen die Erreger über Blut oder Lymphe in die Organe.

Klinik: Fieberhafte **Gastroenteritis** oder eitrige **Meningoenzephalitis**.

Gefürchtet ist die Infektion von Schwangeren mit den Konsequenzen: **Fruchttod**, **Frühgeburt**, **Neugeborenensepsis**.

Diagnostik: Der **mikrobiologische** Nachweis ist in Blut, Liquor oder Punktaten möglich.

Therapie: Mittel der Wahl ist **Amoxicillin**, in schweren Fällen in Kombination mit einem **Aminoglykosid**.

Prophylaxe: Während der Schwangerschaft nur pasteurisierte Milchprodukte verzehren.

Epidemiologie und Pathogenese: Listerien werden in den Fäzes vieler Tierarten (auch des Menschen), in Milch, Milchprodukten, Eiern, Wasser und Erde gefunden. Die Bakterien sind kälteresistent und können sich auch bei Kühlschranktemperaturen (4 °C) vermehren. Von humanpathogener Bedeutung ist nur **Listeria monocytogenes**. Bei Immunkompetenten verläuft die Infektion meist symptomlos oder als fieberhafte Gastroenteritis.

Nach oraler Aufnahme dringen die Erreger in die Darmschleimhaut ein, wo sie sich intrazellulär vermehren und eine fieberhafte Gastroenteritis auslösen können. In der Folge kann es zu einer schweren generalisierten Infektion kommen. Prädisponierende Faktoren für schwere Verläufe sind Schwangerschaft und eine Schwächung der Immunabwehr, z. B. durch Kortikoidtherapie, hämatologische Erkrankungen oder höheres Alter. Trotz frühzeitiger Behandlung sterben 20–30 % der Erkrankten.

Klinik: Die Listeriose kann als fieberhafte **Gastroenteritis** oder als eitrige **Meningoenzephalitis** verlaufen. Die Meningoenzephalitis wird vor allem bei Neugeborenen und Menschen mit Abwehrschwäche beobachtet.

Gefürchtet ist die Infektion von Schwangeren, die sich als unspezifische fieberhafte Erkrankung präsentiert. Die Entzündung der Plazenta kann zu einer Infektion des Fötus führen mit der Konsequenz des **Fruchttodes**, der **Frühgeburt** oder einer tödlich verlaufenden **Neugeborenensepsis**.

Diagnostik: Die Diagnose beruht auf dem **mikrobiologischen** Nachweis von L. monocytogenes in Blutkulturen, Liquor oder Punktaten. Auch ein Nachweis mittels PCR ist möglich. Serologische Daten sind ohne Aussagewert.

Therapie: Mittel der Wahl ist **Amoxicillin** für mindestens 2 Wochen. Eine Kombination mit einem **Aminoglykosid** ist in schweren Fällen einer Meningitis möglich, z. B. Gentamycin bei intakter Nierenfunktion. Bei β-Laktam-Allergie ist Trimethoprim-Sulfamethoxazol (Cotrimoxazol) eine Alternative. Nicht wirksam sind Cephalosporine.

Prophylaxe: Eine Impfung ist nicht verfügbar. Das Infektionsrisiko kann durch Hygienemaßnahmen bei der Lebensmittelverarbeitung verringert werden, insbesondere bei der Verarbeitung von Rohmilch und Fleisch. Während der Schwangerschaft sollten nur pasteurisierte Milch und Milchprodukte (kein Rohmilchkäse, bei anderem Käse Rinde entfernen) verzehrt werden.

4.17 Meningokokken- und Pneumokokkenmeningitis

▶ **Definition.**

▶ **Definition.** Bei einer bakteriellen Infektion der weichen Häute (**Meningitis**) des Zentralnervensystems kommt es nach hämatogener Streuung der Erreger zu einem Überschreiten der Blut-Hirn-Schranke (Tab. **J-4.21**). Eine Mitbeteiligung des Zentralnervensystems (**Meningoenzephalitis**) ist fast immer vorhanden.

J-4.21	Meningokokken- und Pneumokokkenmeningitis						
Erreger	**Übertragungsweg**	**Kardinalsymptome**	**Komplikationen**	**Diagnostik**	**Therapie**	**Prophylaxe**	**Meldepflicht**
Pneumokokken	endogene Quelle	Kopfschmerz Fieber Meningismus Vigilanzstörung Erbrechen	fokale Krämpfe Abszesse	Lumbalpunktion Zellzahl, Gram-Färbung, Kultur, Antigennachweis	Ceftriaxon Penicillin G	Impfung	besteht nicht
Meningokokken	Tröpfchen		Waterhouse-Friderichsen-Syndrom			Impfung (nur Serotypen A, C, W135, Y)	§ 6 (s. Tab. **J-2.2**, S. 1039)

▶ **Merke.**

▶ **Merke.** Andauernder starker Kopfschmerz, Fieber, Erbrechen, Vigilanzstörungen und Nackensteifigkeit **müssen** den Verdacht einer Infektion des Zentralnervensystems aufkommen lassen! Eine akute Meningitis stellt immer einen Notfall dar, der sofortiges Handeln (rasche Diagnostik und Therapie) erforderlich macht!

Epidemiologie und Pathogenese: In Deutschland sind **Pneumokokken**, **Meningokokken**, **Listeria monocytogenes** häufige Erreger von Meningitiden im Erwachsenenalter.

Epidemiologie und Pathogenese: Bakterielle Meningitiden kommen weltweit, in Deutschland nur sporadisch vor. Im Erwachsenenalter sind vor allem Streptokokken (v. a. Streptococcus pneumoniae = **Pneumokokken**), **Meningokokken** (Neisseria meningitidis), bei älteren und immunkompromittierten Patienten **Listeria monocyto-**

4.17 Meningokokken- und Pneumokokkenmeningitis

genes, seltener Haemophilus influenzae, Staphylococcus aureus oder gramnegative Bakterien als Ursache festzustellen.

Bei der bakteriellen Invasion von Pneumo- oder Meningokokken kommt es zur **Freisetzung von Endotoxin**, Adhäsion von Granulozyten am Kapillarendothel und Freisetzung von Mediatoren. Daraus resultieren eine erhöhte Kapillarpermeabilität, ein Hirnödem und ein verminderter Liquorabfluss. Der erhöhte Hirndruck führt zu verminderter Perfusion und Hypoxie mit nachfolgender Zellschädigung.

Meningokokken (insgesamt 13 Serogruppen) sind weltweit vorkommende Erreger einer foudroyant verlaufenden bakteriellen Sepsis bzw. Meningitis. Während in tropischen und subtropischen Ländern (v. a. im sog. Meningitisgürtel Afrikas) noch häufig Epidemien der Serotypen A, C, W135 und X vorkommen, sind in Europa durch Serotypen B und C verursachte Fälle der **Meningokokkenmeningitis** am häufigsten anzutreffen. Das einzige Erregerreservoir ist der Mensch; ein symptomloses Vorkommen im Nasen-Rachen-Raum ist nicht selten. Durch Tröpfcheninfektion erfolgt die Neubesiedlung Nichtimmuner. Am häufigsten sind Kinder unter 5 Jahren und Jugendliche betroffen, ab dem 50. Lebensjahr sind Erkrankungen eher selten. Meist wird eine erworbene Immunität im Rahmen eines „Schleimhautkatarrhs" erlangt. Wenn Meningokokken in die Blutbahn eindringen, können sich eine **akut** verlaufende **eitrige Meningitis** oder ein **septisches Krankheitsbild** entwickeln; eine besonders schwer verlaufende Sepsis ist das **Waterhouse-Friderichsen-Syndrom**.

Pneumokokken gehören zur normalen Besiedlung des Menschen. Nach Invasion aus einem **Herd** (Lunge, Nasennebenhöhlen, Mittelohr) gelangen sie über eine Bakteriämie in die Meningen. Patienten mit **Pneumokokkenmeningitis** sind gewöhnlich älter als Patienten mit Meningokokkenmeningitis. Zudem besteht nach **Splenektomie** ein deutlich höheres Risiko einer Pneumokokkenmeningitis.

Klinik: Nach kurzer Inkubationszeit von wenigen Tagen treten plötzlich nach Schüttelfrost hohes Fieber, **Erbrechen** sowie starke **Kopf-** und **Rückenschmerzen** auf. Der Patient wirkt apathisch. Innerhalb von Stunden entwickeln sich Zeichen meningealer Reizung (**Meningismus**) mit Nackensteifigkeit, positivem Kernig- und Brudzinski-Zeichen, schließlich **Opisthotonus**, außerdem fallen Vigilanzstörungen auf.

▶ **Exkurs.** Meningismuszeichen:
- **Meningismus** schmerzhaft eingeschränkte aktive und passive Beugung des Kopfes zur Brust hin.
- **Kernig-Zeichen** in Rückenlage führt die Beugung des gestreckte Beins in der Hüfte zur schmerzbedingten Beugung des Kniegelenks
- **Brudzinski-Zeichen:** Beugung der Beine in Hüft- und Kniegelenk bei passiver Beugung des Kopfes
- **Opisthotonus:** dauernde Rückwärtsbeugung des Rumpfes.

Das bei **Meningokokkenmeningitis** in der Hälfte der Fälle zu beobachtende makulopapulöse oder petechiale **Exanthem** (Abb. **J-4.10a**) ist Ausdruck der Meningokokkenstreuung in die Haut. Die schwerste Verlaufsform der Meningokokkensepsis, das **Waterhouse-Friderichsen-Syndrom** (Abb. **J-4.10b**), geht mit einer disseminierten intravasalen Gerinnung (DIC) mit massiven epidermalen Blutungen sowie Nekrosen der Akren und Nebennieren (akute Nebenniereninsuffizienz) einher. Der Verlauf ist gelegentlich so akut, dass Zeichen der meningealen Beteiligung fehlen.

Es kommt zur **Freisetzung von Endotoxin** und erhöhter Kapillarpermeabilität, Hirnödem und vermindertem Liquorabfluss. Erhöhter Hirndruck führt zu verminderter Perfusion und Hypoxie mit Zellschädigung.

Neben Serotyp C stellt die durch Serotyp B verursachte Infektion die häufigste Form der **Meningokokkenmeningitis** in Europa dar. Das Erregerreservoir ist der Mensch, ein symptomloses Vorkommen im Nasen-Rachen-Raum ist nicht selten. Durch Tröpfcheninfektion erfolgt die Neubesiedlung Nichtimmuner. Nach Invasion und Bakteriämie kann sich eine **eitrige Meningitis** oder ein **septisches Krankheitsbild** entwickeln, bei foudroyant verlaufender Sepsis in Form des **Waterhouse-Friderichsen-Syndroms**.

Pneumokokken gehören zur normalen Besiedlung des Menschen. Sie können von einem **Herd** (Lunge, Nasennebenhöhlen, Mittelohr) in die Meningen gelangen.

Klinik: Plötzlich nach Schüttelfrost hohes Fieber, **Erbrechen**, starke **Kopf-** und **Rückenschmerzen**, Apathie. **Meningismus**zeichen. Ein **Opisthotonus** und **Vigilanzstörungen** können sich entwickeln.

▶ **Exkurs.**

Bei **Meningokokkenmeningitis** kann ein makulopapulöses oder petechiales **Exanthem** (Abb. **J-4.10a**) Ausdruck der Streuung in die Haut sein. Das **Waterhouse-Friderichsen-Syndrom** imponiert mit DIC, massiven Hautblutungen (Abb. **J-4.10b**) und Nebenniereninsuffizienz. Eine meningeale Beteiligung kann fehlen.

⊙ **J-4.10** Meningokokkensepsis

a Zahlreiche Petechien („flohstichartige Hautblutungen") und ausgeprägte flächenhafte Hautblutungen. **b** Waterhouse-Friderichsen-Syndrom mit massiven epidermalen Blutungen und Hautnekrosen.

a aus: Schmutzhard E.: Entzündliche Erkrankungen des Nervensystems. Thieme; 2000; b aus: Gortner L., Meyer S., Sitzmann C. F.: Duale Reihe Pädiatrie. Thieme; 2012

Bei der **Pneumokokkenmeningitis** können als seltene frühzeitige Symptome eine Hirnnervenbeteiligung, fokale Anfälle und bei älteren Patienten auch eine Halbseitensymptomatik auftreten.

Diagnostik: Bei Meningitisverdacht sollte zur Sicherung der Diagnose eine **frühzeitige Lumbalpunktion** nach Ausschluss eines erhöhten Hirndrucks möglichst durch zerebrale Bildgebung durchgeführt werden (eine Augenhintergrund-Untersuchung ist hierzu wenig verlässlich). Zunächst wird das Aussehen des Liquor cerebrospinalis beurteilt (**trüb** bei bakterieller Meningitis), anschließend werden 2 Liquorproben für das Labor abgenommen: Das erste (sterile) Glas mit ca. 2 ml ist für die **mikrobiologische Untersuchung** vorzusehen. Das zweite Glas ist für die sofortige Bestimmung von **Glukose**, **Zellzahl** und **Ausstrich mit Gram-Färbung** bestimmt. Möglich ist auch ein Antigennachweis im Nativliquor; sinnvoll ist eine Asservierung von Liquor z. B. für die Serotypisierung mittels PCR. Eine differenzialdiagnostische Übersicht von Liquorbefunden unterschiedlicher Ätiologie bei Menigitis zeigt Tab. J-4.22.

J-4.22 Liquorbefunde bei Meningitis				
	normal	bakterielle Meningitis	virale Meningitis	tuberkulöse Meningitis
Aussehen	klar	eitrig trüb (Akutphase)	klar bis trüb	klar bis trüb (ggf. „Spinngewebegerinnsel")
Zellzahl	<20/µl	>1 000–10 000/µl	50–500/µl	50–1 000/µl
Zelltyp		Granulozyten	Lymphozyten	Mono- und Lymphozyten
Eiweiß	<45 mg/dl	50–200 mg/dl	40–80 mg/dl	50–500 mg/dl
Glukose	ca. 50–80 % der Serumglukose	<40 % der Serumglukose	ca. 50–80 % der Serumglukose	<40 % der Serumglukose
Laktat	<2,5 mmol/l	>3,5 mmol/l	<3,5 mmol/l	>3,5 mmol/l

Eine gleichzeitige **Blutabnahme** für die **Glukose**bestimmung im Serum und **Blutkulturen**, sicherheitshalber auch ein Rachenabstrich, sind erforderlich.

Der frühestmögliche Beginn einer antibiotischen Therapie ist für die Prognose einer akuten bakteriellen Meningitis entscheidend. Bei eitrigem Liquor bzw. mikroskopischem Nachweis von Kokken sowie Koma, eindeutigen neurologischen Herdsymptomen sowie Petechien ist sofort mit einer empirischen antibiotischen Therapie zu beginnen. Gleichzeitig ist eine Dexamethason-Gabe (s. u.) in Betracht zu ziehen.

▶ **Merke.** Trübung des Liquors, Ausstrich und Gram-Färbung sind die in kürzester Zeit zu erhaltenden Ergebnisse, sie leiten die Therapie!

Therapie: Bei **Meningokokkenmeningitis** ist **Penicillin G**, hoch dosiert als 2-stündige Infusion (10 Mega in 5 % Glukose oder Lävulose alle 8 h), die Therapie der Wahl. Kurzinfusionen sind bei gestörter Blut-Liquor-Schranke, vor allem bei Niereninsuffizienz, Auslöser generalisierter Krämpfe durch Penicillin. Vom **frühzeitigen Beginn** hängt die Häufigkeit von Folgeschäden ab (Augenmuskelparesen, Hydrozephalus, Krampfanfälle).

▶ **Merke.** Angaben über eine Penicillinallergie sind äußerst kritisch zu überprüfen, da jedes andere Antibiotikum eine geringere Effektivität aufweist. Im Zweifelsfall kann eine Probe mit einem Tropfen (6 µg Penicillin in 0,9 % NaCl) auf die Konjunktiven (Rötung nach 20 min) oder eine i. v. Schnelldesensibilisierung durchgeführt werden.

Bei gesicherter **Penicillinallergie** oder **Pneumokokkenmeningitis** ist **Ceftriaxon** initial bis zum Vorliegen der Resistenztestung das Mittel der Wahl.

Durch die adjuvante intravenöse Gabe von 10 mg **Dexamethason** kann die Mortalität und die Rate neurologischer Folgeschäden vor allem bei Pneumokokkenmeningitis (bei Meningokokken-Infektionen nicht gesichert) gesenkt werden. Deshalb ist bei Verdacht auf bakterielle Meningitis zu dieser Therapie zu Beginn der Antibiose zu raten. Hoch dosierte Kortikosteroide sind auch beim Waterhouse-Friderichsen-Syndrom indiziert.

Ca. 2–3 Tage nach Antibiotikabeginn sollte eine mikrobiologische **Kontrolle des Liquors** auf Keimfreiheit durchgeführt werden. Bei Ansprechen auf die Therapie sollte sich zu diesem Zeitpunkt bereits der Zustand des Patienten verbessert haben und die Zellzahl im Liquor deutlich zurückgegangen sein.

Prophylaxe: Eine antibiotische **Chemoprophylaxe** mit **Rifampicin** (bei Kindern 2 × 10 mg/kg KG über 2 Tage), alternativ bei Erwachsenen Ciprofloxacin (500 mg als Einmaldosis), wird für enge Kontaktpersonen bei **Meningokokkenmeningitis** empfohlen.

Aktive Immunisierungen sind sowohl gegen Meningokokken als auch Pneumokokken möglich:

- **Meningokokken-Impfstoff:** Impfungen sind gegen Erreger der Serogruppen A, C, W135 und Y (in naher Zukunft auch gegen Serogruppe B) möglich und können im Bedarfsfall zur Anwendung kommen, z. B. bei Reisenden oder Entwicklungshelfern vor Aufenthalten in Endemiegebieten (Meningitisgürtel). In Deutschland ist für alle Kinder im 2. Lebensjahr die Impfung gegen Serogruppe C empfohlen.
- **Pneumokokken-Impfstoff:** Eine Impfung wird für Personen empfohlen, die ein erhöhtes Erkrankungsrisiko haben, z. B. nach Splenektomie, Patienten mit chronischen Lungen- und Herzkrankheiten. In Deutschland gibt es eine generelle Impfempfehlung ab dem 60. Lebensjahr sowie für Säuglinge und Kinder bis zum 2. Lebensjahr.

4.18 Mykoplasmen-Infektionen

4.18.1 Mycoplasma pneumoniae

▶ **Definition.** Mycoplasma pneumoniae (Tab. J-4.23) ist ein Erreger von Infektionen der oberen und tiefen Atemwege (**atypische Pneumonie**).

≡ J-4.23	Mycoplasma pneumoniae						
Vorkommen	**Übertragungsweg**	**Kardinalsymptome**	**Komplikationen**	**Diagnostik**	**Therapie**	**Prophylaxe**	**Meldepflicht nach IfSG**
Mensch	Tröpfchen	Pharyngitis trockener Husten Fieber	Pneumonie Meningitis Enzephalitis	Serologie Kälteagglutinine	Azithromycin Doxycyclin	keine	besteht nicht

Epidemiologie und Pathogenese: M. pneumoniae ist weltweit verbreitet und eine der häufigsten Ursachen von atypischen Pneumonien. Die Ansteckung erfolgt durch Tröpfcheninfektion, mit Häufigkeitsgipfel in der kalten Jahreszeit. Die Infektion kann in allen Altersgruppen auftreten, die höchsten Raten finden sich jedoch bei Kindern, Jugendlichen und jungen Erwachsenen. Es besteht ein hohes Ansteckungsrisiko; dies kann in Einrichtungen wie Wohnheimen und Kasernen zu Ausbrüchen führen. Die Infektion hinterlässt nur eine kurz dauernde Immunität.

Ein wesentlicher **Virulenzfaktor** von M. pneumoniae ist die Fähigkeit, sich mit spezifischen Adhäsionsmolekülen an die Oberfläche der Wirtszelle zu binden. Erregerspezifische **Zytotoxine** und die Induktion proinflammatorischer **Zytokine** tragen zur Gewebeschädigung bei. Durch **Kreuzreaktionen** von Antikörpern gegen Glykolipidantigene des Erregers mit körpereigenen Antigenen (z. B. auf Erythrozyten) kommt es zu immunologischen Phänomenen (Kälteagglutinine, Hämolyse).

Klinik: Die Inkubationszeit beträgt 2–3 Wochen. Die meisten Infektionen verlaufen asymptomatisch oder mit den Zeichen eines oberen Atemwegsinfekts mit Rhinitis, **Pharyngitis** und einem quälenden, **trockenen Husten**. Zusätzlich kann ein mehr oder weniger ausgeprägtes Krankheitsgefühl mit subfebrilen Temperaturen bestehen. Selbst bei ausgeprägter subjektiver Beeinträchtigung finden sich bei der Auskultation der Lunge oft nur geringgradig ausgeprägte feuchte Rasselgeräusche. Als Zeichen einer atypischen Pneumonie finden sich im Röntgenbild häufig hilusnahe, meist segmentale „milchglasartige" Infiltrate, die nur sehr selten lappenfüllend sind (Abb. **J-4.11**). Kleinere Pleuraergüsse sind möglich. Das Ausmaß der Infiltrate korreliert mit dem Zustand des Patienten, bei oft unauffälligem Auskultationsbefund.

J-4.11 Mykoplasmenpneumonie

19-jährige Frau, Röntgen-Thorax-Übersicht p.–a. vom 4. Krankheitstag. Mittellappenpneumonie rechts. Überwiegend homogene Verschattung, zentral angedeutet positives Bronchopneumogramm.
KV131, KG 23, Abb.1. Thieme; © Boehringer Ingelheim Pharma KG

Weitere **Komplikationen** wurden **in Einzelfällen** beschrieben:
- **Haut:** Exantheme, Erythema nodosum
- **ZNS:** Enzephalitis, Meningitis, Polyneuritis
- **Herz:** Myokarditis, Perikarditis
- **Gelenke:** Arthralgien, Polymyositis.

Diagnostik: **BSG** und **CRP** sind bei atypischer Pneumonie immer deutlich **pathologisch**. Leukozytose ist die Ausnahme, im Differenzialblutbild finden sich keine eindeutigen Hinweise. Der mikrobiologische Sputumbefund ergibt nur Standortflora. Häufig sind höhere Titer für **Kälteagglutinine** zu finden, diese sind aber nicht spezifisch und selten klinisch relevant. Die kulturelle Isolierung von Mykoplasmen ist aufwendig, der Nukleinsäurenachweis (PCR) ist nicht Bestandteil der Routinediagnostik. **Antikörper** sind nach 7–9 Tagen nachweisbar und steigen im weiteren Verlauf an. Zum Nachweis einer akuten Infektion sollte nach 3–4 Wochen ein Titeranstieg von > 4 Stufen nachweisbar sein.

Therapie: Mittel der Wahl sind Makrolide (z. B. **Azithromycin** über 5 Tage) oder **Doxycyclin** (mindestens 10 Tage). Auch Chinolone sind wirksam. Nicht wirksam sind β-Laktam-Antibiotika und Aminoglykoside.

4.18.2 Urogenitale Mykoplasmen

▶ **Definition.** Urogenitale Mykoplasmen (Tab. J-4.24) sind Erreger **unspezifischer Infektionen des Urogenitaltraktes**.

J-4.24 Urogenitale Mykoplasmen

Vorkommen	Übertragungsweg	Kardinalsymptome	Komplikationen	Diagnostik	Therapie	Prophylaxe	Meldepflicht nach IfSG
Urogenitaltrakt, Mensch	Geschlechtsverkehr	Urethritis Salpingitis	Sterilität der Frau	Erregernachweis	Doxycyclin	Kondome	besteht nicht

Pathogenese und Klinik: Mykoplasmen (**M. hominis**, **M. genitalium** und **Ureaplasma urealyticum**) besiedeln häufig den Urogenitaltrakt des Menschen. Sie werden vor allem beim **Geschlechtsverkehr** übertragen. Ihre Bedeutung als Krankheitserreger ist allerdings unklar. Beim Mann lösen sie eine **unspezifische Urethritis** aus, eventuell auch eine Prostatitis. Bei der Frau können sie möglicherweise zur **Salpingitis, Chorioamnionitis** und zu **postpartalen Infektionen** führen.

Diagnostik: Sie erfolgt serologisch, durch Kultur oder DNA-Nachweis. Beim serologischen Nachweis ist ein signifikanter Titeranstieg im Zweitserum zu fordern.

Therapie: Mittel der Wahl ist **Doxycyclin**.

4.19 Q-Fieber

▶ Definition. Q-Fieber ist eine durch Coxiella burnetii verursachte Zoonose mit weltweitem Vorkommen (Tab. J-4.25). Nach Inhalation entstehen **Bronchitis** oder **atypische Pneumonie, Hepatitis und Endokarditis**.

≡ J-4.25	Q-Fieber						
Vorkommen	**Übertragungsweg**	**Kardinalsymptome**	**Komplikationen**	**Diagnostik**	**Therapie**	**Prophylaxe**	**Meldepflicht nach IfSG**
weltweit Staub tierische Produkte	meist aerogen	Schüttelfrost Bronchitis	atypische Pneumonie Endokarditis Meningoenzephalitis	Serologie PCR	Doxycyclin Chinolon Makrolid	Impfung von Exponierten (bisher in Deutschland nicht verfügbar)	§ 7 (s. Tab. J-2.2, S. 1039)

Epidemiologie und Pathogenese: Weltweit kommt es häufig zu berufsbedingten Ausbrüchen (Schlachthof, Molkerei, häuteverarbeitende Industrie). Der Erreger kann monatelang im Staub überleben. Das Wirtsspektrum umfasst Nutztiere wie Rinder und Schafe sowie Haustiere, Wild und Vögel. Möglich sind Infektionen über infizierte Zecken.
Die Übertragung von **Coxiella burnetii** erfolgt meist durch die **Inhalation** von erregerhaltigem Staub. Bei einer vermuteten Erkrankung ist nach tierischen Quellen (Rind, Schaf) zu suchen. Die Übertragung von Mensch zu Mensch ist eine Rarität.

Klinik: Die Inkubationszeit beträgt im Allgemeinen 1–3 Wochen und scheint durch die Infektionsdosis bedingt zu sein. Die Infektion verläuft bei ca. 30–50 % **inapparent**.

Das **Prodromalstadium** ist uncharakteristisch mit Müdigkeit, Appetitlosigkeit und diffusen Schmerzen. Innerhalb von 3 Tagen entwickelt sich dann das **Vollbild** der Erkrankung mit **Fieber, Kopf-** und **Muskelschmerzen** sowie bei 50 % der Erkrankten eine auskultatorisch oft nicht nachweisbare **atypische Pneumonie**. Die röntgenologischen Veränderungen können im Rahmen von einzelnen oder multiplen Infiltraten mit teilweise milchglasartigen Verschattungen variabel sein. In etwa 20 % kommt es zu protrahierten Verläufen mit Hepatitiszeichen.

Komplikationen: Eine subakute **Q-Fieber-Endokarditis** pfropft sich meist auf vorgeschädigte Herzklappen auf. Auch eine effiziente lang dauernde Antibiotikatherapie verhindert oft nicht den notwendigen Klappenersatz.
Durch persistierende Erreger kommt es in seltenen Fällen zu chronischen Infektionen mit Organmanifestationen wie **Meningoenzephalitis**, **Orchitis** und **Cholezystitis**. Infektionen in der Frühschwangerschaft führen häufig zu einem Abort.

Diagnostik: Routinemäßig erhobene Laborwerte sind meist nicht wegweisend. Pathologische **BSG-, CRP-** und **Transaminasenwerte** bei meist normaler Leukozytenzahl. Die Sicherung der Diagnose erfolgt durch Phase-I- und Phase-II-AK-Nachweis bzw. PCR-Diagnostik z. B. bei Q-Fieber-Endokarditis.

Therapie: Wirksam sind **Doxycyclin**, **Chinolone** oder **Makrolide** in Standarddosierung. Die Erkrankung heilt bei Therapie in der Regel komplikationslos aus (Letalität < 0,5 %). Die Q-Fieber-Endokarditis macht eine oft jahrelange Antibiose erforderlich.

Prophylaxe: Eine **aktive Impfung** ist möglich; ein Totimpfstoff ist für exponierte Berufsgruppen bisher nur in Australien zugelassen.

▶ **Klinischer Fall.** Eine 28-jährige Verwaltungsangestellte, die 7 Wochen zuvor von einer Nordafrika-Reise zurückgekehrt war, verspürte während einer Autofahrt plötzlich stärkste Kopf- und Muskelschmerzen, die so schlimm waren, dass sie die Fahrt abbrach und sich in der Medizinischen Klinik vorstellte. Bei der Untersuchung fanden sich außer einer Körpertemperatur von 39 °C keine klinischen Auffälligkeiten. Die Blutsenkung betrug 35 mm in der ersten Stunde, die Leukozytenzahl war normal. Im Routine-Thorax-Röntgenbild zeigte sich eine Infiltration im linken Oberlappen. Mit der Diagnose einer atypischen Pneumonie wurde eine Behandlung mit 200 mg Doxycyclin täglich begonnen. Bei der serologischen Abklärung wurde auch das Q-Fieber in Betracht gezogen. Nach 10 Tagen fand sich ein signifikanter Antikörperanstieg von 1 : 16 auf

1 : 256 in der KBR. Da nach der Rückkehr aus Nordafrika die längste bekannte Inkubationszeit bereits verstrichen war, mussten andere Infektionsquellen gesucht werden. Ein Schafswollteppich, der vor Ort gekauft und mit dem Schiff nachgesandt worden war, wurde als wahrscheinliche Infektionsquelle ausfindig gemacht. Er war 2 Wochen vor Beginn der Erkrankung eingetroffen. Drei Bekannte hatten geholfen, den Teppich auszupacken, nur einer war an einem schweren grippalen Infekt erkrankt gewesen. Auch bei diesem waren nach einigen Wochen deutlich positive Antikörper gegen Q-Fieber nachzuweisen.

4.20 Rickettsiosen und Ehrlichiosen

▶ **Definition.** Zu den **Rickettsiosen** (Tab. J-4.26) zählen eine Reihe von z. T. unterschiedlichen Krankheitsbildern, die durch Arthropoden (Gliedertiere) auf den Menschen übertragen werden. **Rickettsia** und **Ehrlichien** sind sich obligat intrazellulär vermehrende, gramnegative Stäbchenbakterien.

J-4.26 Rickettsiosen und Ehrlichiosen

Erkrankungsgruppen	Überträger	Erreger	Vorkommen	Erkrankung
Rickettsiosen	Laus	R. prowazeckii	Afrika, Anden, Irak	**epidemisches Fleckfieber** (Flecktyphus)
	Floh	R. typhi	Hafenstädte, Handelszentren weltweit	**murines Fleckfieber** (endemischer Typhus)
	Zecke	R. rickettsii	Amerika	**Rocky Mountain spotted Fever**
		R. conori	Mittelmeerraum	**mediterranes Zeckenbissfieber**
		R. africae	Afrika	**afrikanisches Zeckenbissfieber**
		R. sibirica	Sibirien, Mongolei	**asiatisches Zeckenbissfieber**
		R. australis	Queensland	**Queensland-Zeckenbissfieber**
	Milbe	R. tsutsugamushi	Ostasien, Australien	**Tsutsugamushi-Fieber** (Scrub typhus)
Ehrlichiosen	Zecke	E. chaffeensis	Europa, Nordamerika	**monozytäre Ehrlichiose**

Epidemiologie und Pathogenese: Rickettsien und Ehrlichien kommen auf allen Kontinenten der Erde vor.
Rickettsien werden durch erregerhaltige Sekrete oder Exkremente von Läusen, Zecken, Milben oder Flöhen auf den Menschen übertragen.
Bei **Ehrlichien** ist nur die Zecke als Überträger von Bedeutung. In Deutschland wurde bisher kein Fall einer akuten humanen granulozytären Ehrlichiose beschrieben.

Klinik: Bei **Ehrlichiose** häufig inapparenter Verlauf. Bei Abwehrgeschwächten oder im Alter können Fieber, Schüttelfrost, Kopfschmerzen, Myalgien, Arthralgien, Leber- und Nierenfunktionsstörungen auftreten.
Fleckfieber kommt in Deutschland nicht mehr endemisch vor. Klinisch sind ein makulöses Exanthem und schwere Kopfschmerzen charakteristisch.
Zeckenbissfieber werden vor allem bei Reisenden im Mittelmeerraum und im südlichen Afrika, ein Tsutsugamushi-Fieber in Ostasien diagnostiziert. Eine Primärläsion (Eschar) an der Stichstelle der Haut ist für die mit starken Kopfschmerzen einhergehende fieberhafte Erkrankung charakeristisch. Zusätzlich finden sich oft eine regionale Lymphadenitis und ein makulopapulöses Exanthem.

Therapie: Therapeutika der Wahl sind Tetrazykline, z. B. Doxycyclin.

Prophylaxe: Schutzmaßnahmen gegen Arthropdenstiche/-bisse z. B. mittels Repellenzien.

4.21 Salmonellen-Enteritis

▶ **Definition.** Die Salmonellen-Enteritis ist eine lebensmittelbedingte **Durchfallerkrankung**, die meist durch Tierprodukte, wie z. B. Eier oder Fleisch, übertragen wird.

J-4.27 Salmonellen-Enteritis

Vorkommen	Übertragungsweg	Kardinalsymptome	Komplikationen	Diagnostik	Therapie	Prophylaxe	Meldepflicht nach IfSG
Tierwelt weltweit Eier	oral	Durchfall Fieber	Exsikkose Sepsis	Stuhlkultur Blutkultur	Flüssigkeit und Elektrolyte (Antibiotika)	ausreichend kochen oder braten	§§ 6 und 7 (s. Tab. J-2.2, S. 1039)

Erreger: Salmonellen sind gramnegative, begeißelte Erreger, die im Verdauungstrakt von Tieren und Menschen vorkommen. Die Gattung **S. enterica** wird anhand von Oberflächenmerkmalen in Subspezies und Serovare eingeteilt. Die Subspezies 1 umfasst ca. 1 500 Serovare, diese tragen krankheitsbeschreibende Personen- oder Ortsnamen. Von besonderer Bedeutung beim Menschen sind als **Durchfallerreger** die Serovare **S. enteritidis** (Gruppe D 1) und **S. typhimurium** (Gruppe B); diese sind für mehr als 80 % der in Deutschland gemeldeten Salmonelleninfektionen verantwortlich. Infektionen mit den Serovaren S. typhi und S. paratyphi A, B oder C sind in Deutschland viel seltener, sie führen zu einer systemischen Infektion (s. S. 1082).

Epidemiologie und Pathogenese: Bei der Salmonellen-Enteritis handelt es sich um eine klassische Lebensmittelinfektion. Hauptreservoir der Salmonellen sind Tiere, diese sind nur selten klinisch erkrankt. Die Übertragung erfolgt durch **Tierprodukte** oder durch kontaminierte Nahrungsmittel. Eine wichtige Rolle spielen nicht ausreichend erhitzte Eier bzw. Eiprodukte (z. B. Mayonnaise) sowie Fleischerzeugnisse (Geflügel, Hackfleisch, Rohwürste). Der Erkrankungsgipfel liegt im Spätsommer. Säuglinge und Kleinkinder haben ein erhöhtes Infektionsrisiko.
Eine direkte Übertragung von Tier zu Mensch wird bei Reptilienhaltern beschrieben. Unter mangelhaften hygienischen Bedingungen ist auch eine Übertragung von Mensch zu Mensch möglich.
Wesentliche Pathogenitätsfaktoren sind die Bildung von Enterotoxinen sowie die Fähigkeit, durch bakteriell vermittelte Endozytose in Enterozyten einzudringen; als Folge kommt es durch eine Enzündungsreaktion zur Schleimhautschädigung.
Bei Immungesunden tritt eine **Bakteriämie** bei weniger als 5 % der Erkrankten auf. Höhere Raten werden bei Säuglingen und Kindern sowie Menschen mit geschwächter Immunabwehr beobachtet.

Klinik: Die Infektion verläuft nach einer Inkubationszeit von 1–5 Tagen bei vielen Menschen ohne oder mit nur **kurzfristigen Durchfallepisoden** ohne Fieber. Die Erkrankung ist meist **selbstlimitierend**, die Durchfälle hören in der Regel nach 5 Tagen spontan auf.
Abhängig von Infektionsdosis und Salmonellenart können auch schwere Krankheitsbilder mit **Fieber, Bauchschmerzen, massiven wässrigen Durchfällen** und **Dehydratation** auftreten. Erbrechen ist selten.

Komplikationen: Auf Zeichen der **Exsikkose** ist unbedingt zu achten. **Bakteriämien** kommen bei ca. 5 % der Erkrankten vor. Es kann sich ein **septischer Verlauf** mit Abszessbildungen (septische Metastasen) in Knochen, Gelenken und anderen Organen entwickeln, der insbesondere bei Immunschwäche (Kleinkinder, alte Menschen, immunsuppressive Therapie, AIDS) auftritt. Eine postinfektiöse **reaktive Arthritis** kann sich bei disponierten Patienten entwickeln.

Diagnostik: Eine Unterscheidung der Salmonellen-Enteritis von anderen bakteriellen Durchfallerregern (z. B. Campylobacter) ist nur durch die Kultur möglich. Entscheidend sind **mikrobiologische Untersuchungen von Stuhlproben**. Bei septischem Verlauf oder bekannter Immunschwäche ist zusätzlich die Abnahme von **Blutkulturen** indiziert.
Das allgemeine Labor ist nicht wegweisend. Im Blutbild findet sich eine mäßige Leukozytose mit Linksverschiebung. **Zeichen der Exsikkose** im Labor sind: ansteigender Hämatokrit und ansteigendes Kreatinin.
Bei in der Bildgebung nachweisbaren Herdbefunden sollte eine Punktion erfolgen. Serologische Befunde sind nicht aussagekräftig.

Therapie: Ein ausreichender **Ersatz von Wasser und Elektrolyten** steht bei starkem Flüssigkeitsverlust an erster Stelle. Die zu ersetzende Menge richtet sich nach dem enteralen Verlust. Ist oraler Flüssigkeitsersatz nicht möglich, muss dieser intravenös erfolgen.

▶ **Merke.** Die beste Vermeidung von Todesfällen ist eine **Exsikkoseprophylaxe** durch frühzeitigen und ausreichenden Ersatz von Flüssigkeit und Elektrolyten.

Eine **Antibiotikatherapie** ist in der Regel **nicht indiziert**, da sie die Ausscheidungsdauer für Enteritis-Salmonellen verlängern kann. Erforderlich sind Antibiotika **bei Risikopatienten** und bei **septischem Verlauf**. Die Behandlung erfolgt in Abhängigkeit vom Ergebnis der Resistenztestung mit Cephalosporinen der 3. Generation, Ampicillin, Cotrimoxazol oder Chinolonen (nicht bei Kindern).
Bei Nachweis von Abszessen ist die gezielte **Punktion** mit **Dränage** und **Spülung** bei gleichzeitiger systemischer resistenzgerechter Antibiotikatherapie erforderlich.

Prophylaxe: Die primäre Prävention beginnt bei der Tierhaltung und -ernährung. Die Verarbeitung, der Transport, der Verkauf und die Zubereitung von Lebensmitteln aus Tierprodukten sollten unter strenger Hygiene erfolgen.

▶ **Merke.**
- Salmonellen vermehren sich im Temperaturbereich von 10–47 °C, eine sichere Abtötung erfolgt bei Temperaturen über 70 °C für mindestens 10 Minuten.
- Eier und Eiprodukte, rohe Fleisch- und Wurstwaren, Seetiere stets im Kühlschrank aufbewahren.
- Speisen nicht längerfristig warm halten (unter 60 °C).
- Auftauwasser von Geflügel und Wild separat auffangen und entsorgen.

Im Erkrankungsfall ist keine Isolierung des Patienten vorgeschrieben, jedoch die Benutzung einer eigenen Toilette. Für die Wiederzulassung zu vielen beruflichen Tätigkeiten ist der Nachweis von **negativen Stuhlkulturen** erforderlich.

▶ **Klinischer Fall.** Ein 72-jähriger Patient, bei dem seit 15 Jahren eine chronisch-obstruktive Lungenerkrankung bekannt war, erkrankte nach Verzehr eines 2 Tage zuvor zubereiteten Geflügelsalates 2 Tage später mit Fieber und allgemeinem Krankheitsgefühl. Der Allgemeinzustand verschlechterte sich in den folgenden 2 Tagen. Bei hausärztlicher Konsultation konnten außer dem bekannten Befund einer obstruktiven Lungenerkrankung keine weiteren wegweisenden Befunde erhoben werden. Durchfälle bestanden nicht, die Darmgeräusche waren unauffällig. Unter der Annahme einer bakteriell bedingten Exazerbation der Grunderkrankung wurde eine Therapie mit Doxycyclin begonnen. Die Dauertherapie mit inhalativem Sympathomimetikum, einem Theophyllinpräparat und 5 mg Prednison oral wurde beibehalten.
2 Tage später musste wegen anhaltenden Fiebers, Exsikkose und zunehmender Verwirrtheit die stationäre Einweisung erfolgen. Bei Aufnahme war der Patient kaum noch ansprechbar, deutlich exsikkiert und hypoton. Das Kreatinin im Serum betrug 9,6 mg/dl. Es entwickelte sich trotz sofortiger, der Nierenfunktion angepasster breiter Antibiotikatherapie ein septischer Schock, der Patient verstarb innerhalb von 24 Stunden. 2 Tage später traf der Sputumbefund mit Nachweis von tetrazyklinresistenten S. typhimurium ein.

▶ **Klinischer Fall.** Ein 22-jähriger Patient mit Niereninsuffizienz im Stadium der kompensierten Retention bei bekannten Zystennieren verspürte aus völligem Wohlbefinden linksseitigen Flankenschmerz, der nicht bewegungsabhängig war. Die Ultraschalluntersuchung ergab die bekannten Nierenzysten, von denen eine größere auf der linken Seite ein jetzt im Gegensatz zu den anderen Zysten inhomogenes Echomuster aufwies. Durchfall hatte anamnestisch in den letzten Wochen nicht bestanden, die Körpertemperatur war normal, alle Labordaten lagen im Bereich des von früher her Bekannten. Die Punktion der Zyste ergab rahmigen Inhalt, mikrobiologisch S. Panama. Im Stuhl waren keine Salmonellen nachweisbar. Nach erneuter Punktion mit Spülung und oraler Behandlung mit einem Chinolon (Ciprofloxacin) über 4 Wochen normalisierte sich der Befund. (In diesem Fall kam es also, nach länger zurückliegender blander Salmonellen-Enteritis mit dem Erreger S. Panama, zu einer Erregerpersistenz in den Nierenzysten, die dort der körpereigenen Abwehr entgingen.)

4.22 Shigellen-Ruhr

▶ **Definition.** Die Shigellen-Ruhr (Tab. **J-4.28**) ist eine weltweit vorkommende bakterielle Darminfektion mit Durchfallepisoden unterschiedlicher Schweregrade.

J-4.28 Shigellen-Ruhr							
Vorkommen	**Übertragungsweg**	**Kardinalsymptome**	**Komplikationen**	**Diagnostik**	**Therapie**	**Prophylaxe**	**Meldepflicht nach IfSG**
weltweit Mensch	fäkal/oral	Durchfall mit Schleim- und Blutbeimengung Tenesmen	reaktive Arthritis hämolytisch-urämisches Syndrom (HUS)	Stuhl	Ciprofloxacin	Händehygiene nur Gekochtes, Gebratenes verzehren	§§ 6 und 7 (s. Tab. J-2.2, S. 1039)

Epidemiologie und Pathogenese: Für **Shigellen** (S. dysenteriae, S. boydii, S. flexneri und S. sonnei) ist der Mensch das einzige Erregerreservoir. In Europa dominieren die klinisch milderen Varianten S. sonnei, seltener S. flexneri. Der hoch pathogene Stamm S. dysenteriae (produziert Shiga-Toxin) kommt vor allem in den Tropen und Subtropen vor. Die Mehrzahl der in Deutschland gemeldeten Infektionen wurde im Ausland erworben.

Ausscheider kontaminieren Wasser und Lebensmittel, auch die direkte Übertragung von Mensch zu Mensch ist bei engem Kontakt möglich. Schon **geringe Erregermengen** von wenigen hundert Shigellen können eine Erkrankung auslösen. Auch Fliegen können die Erreger von Fäkalien auf Lebensmittel übertragen.

Nach oraler Aufnahme vermehren sich die Shigellen im Darm rasant. Mehrere Millionen Keime pro ml Stuhl sind die Regel bei typischem Krankheitsbild. Die Shigellen dringen in die oberflächliche Dickdarmwandschicht ein. Bei der Krankheitsentstehung spielen Toxine eine zentrale Rolle. Das klassische **Shiga-Toxin** hat neuro-, entero- und zytotoxische Effekte; es verursacht **Entzündungen mit Epitheldefekten** und kann ein **hämolytisch-urämisches Syndrom (HUS)** auslösen. Ein adenylatzyklasestimulierendes **Enterotoxin** wird ebenfalls gebildet und gelangt in das Epithel des Dünndarms, in der Folge kommt es zu **wässrigen Durchfällen**. Bakteriämien kommen nicht vor.

Klinik: Die Inkubationszeit beträgt 1–5 Tage. Sie scheint von der Erregermenge abhängig zu sein, da bei hoher Dosis auch nur 12 Stunden zwischen Aufnahme und Krankheitsbeginn liegen können. Häufig verläuft die Infektion als unspezifische Enteritis (**wässrige Durchfälle**), bisweilen nur mit geringen weiteren Symptomen wie Fieber und Muskelschmerzen. Einen typischen **Fieberverlauf** gibt es nicht, Fieberfreiheit ist genauso möglich wie Temperaturen von 39 °C. Bei schwererem Verlauf treten nach den Enteritiszeichen rechtsseitige **Bauchschmerzen** als weiteres Symptom auf.

▶ **Merke.** Akute Appendizitis ist eine häufige Fehldiagnose!

An typischen Befunden finden sich nach wenigen Tagen in immer kürzeren Abständen auftretende, kurz vor der Defäkation besonders quälende Schmerzen (= **Tenesmen**). Der Stuhl ist jetzt nicht mehr voluminös, weist aber Beimengungen von **Blut und Schleim** auf. Das Colon descendens ist als schmerzhafter, walzenförmiger Strang zu tasten; in der Koloskopie können sich ein Ödem, Hyperämie, kleine Hämorrhagien und fokale Ulzerationen zeigen (im Extremfall kommt es zur Kolonperforation).

Komplikationen: Infektionen mit S. dysenteriae können zu einem **hämolytisch-urämischen Syndrom (HUS)** führen. **Reaktive Arthritis** oder **Reiter-Syndrom** sind seltene Spätkomplikationen bei disponierten Patienten.

Diagnostik: Im Nativpräparat sind massenhaft Leukozyten im Stuhl nachweisbar. Der **Shigellennachweis im Stuhl** ist das Routineverfahren (Infektiosität besteht, solange Shigellen mit dem Stuhl ausgeschieden werden). Zu beachten ist, dass Shigellen empfindlich gegen Kälte und Austrocknung sind; daher sollten lange Transportzeiten vermieden werden und die erforderlichen frischen Stuhlproben auf kurzem Weg ins Labor gebracht werden.

Bei negativem Stuhlbefund, aber starkem klinischem Verdacht, kann im Rahmen einer **Koloskopie** aus den Randgebieten eines Ulkus eine **Probe** entnommen werden. Diese ist möglichst direkt auf ein Kulturmedium zu übertragen.

Therapie: Oraler oder parenteraler Ausgleich des Flüssigkeits- und Elektrolytverlustes. Diese Therapiemaßnahme ist bei Patienten in gutem Allgemeinzustand ggf. ausreichend.

Bei schwerer Symptomatik verkürzt die antibiotische Therapie die Dauer der Erkrankung. Mittel der Wahl ist **Ciprofloxacin**, als Alternative ist eine Behandlung mit Azithromycin möglich. Aufgrund der durch Plasmide übertragenen Antibiotikaresistenzen sollte eine Resistenztestung durchgeführt werden.

Prophylaxe: Die Shigellen-Ruhr ist eine Folge mangelnder Hygiene. Wichtig sind neben der persönlichen Hygiene die Trinkwasser- und Lebensmittelhygiene sowie die Fliegenbekämpfung. Bei Aufenthalt unter Bedingungen mit schlechtem hygienischem Standard sollten regelmäßig die Hände mit Wasser und Seife gewaschen werden. Es sollte nur sicheres Wasser verwendet werden (abgefüllt, gekocht oder gefiltert). Auf rohe Salate, ungekochte Speisen und ungeschältes Obst sollte verzichtet werden.

Im Krankenhaus sollten die Patienten isoliert und die für Darminfektionen geltenden Hygienevorschriften beachtet werden. Nach Ende der Therapie muss die Shigellen-Ausscheidung überprüft werden. Erkrankte oder Ausscheider dürfen nicht in der Lebensmittelherstellung oder -zubereitung beschäftigt werden und dürfen Gemeinschaftseinrichtungen nicht besuchen.

4.23 Staphylococcus-aureus-Infektion

▶ **Definition.** Staphylococcus aureus (Tab. J-4.29) ist ein grampositiver bakterieller Erreger **lokaler** und **septischer Allgemeininfektionen** sowie spezifischer **toxinvermittelter Krankheitsbilder**.

J-4.29 Staphylococcus aureus

Vorkommen	Übertragungsweg	Kardinalsymptome	Komplikationen	Diagnostik	Therapie	Prophylaxe	Meldepflicht nach IfSG
weltweit Haut Schleimhaut	Schmierinfektion, Verletzung, i. v. Drogenabusus	Impetigo bullosa Furunkel (Abb. J-4.12a) Abszesse Lymphangitis	Osteomyelitis Pneumonie Endokarditis Sepsis Toxic-Shock-Syndrome Lyell-Syndrom	Abstrich Kultur	chirurgisch Antibiotika	Hygiene	besteht nicht
Nahrungsmittel	oral	Durchfall	Erbrechen Exsikkose	entfällt	Wasser Elektrolyte		§ 6 (s. Tab. J-2.2, S. 1039)

Epidemiologie und Pathogenese: Bei vielen Menschen ist eine Besiedelung mit Staphylococcus aureus auf Haut und Schleimhaut nachzuweisen, besonders bei Diabetikern, Dialysepatienten und i. v. Drogenabhängigen. Von hier aus können die Erreger andere Menschen besiedeln. Ausbrüche von Staphylokokkeninfektionen sind beim Auftreten neuer teilresistenter Stämme **MRSA** (**m**ethicillin**r**esistente **S**taphylococcus-**a**ureus-Stämme) z. B. im Krankenhaus möglich.

Die von S. aureus ausgelösten Erkrankungen lassen sich in **lokalisierte** oder **generalisierte pyrogene Infektionen** und **toxinvermittelte** Infektionen einteilen (Tab. J-4.30).

J-4.30 Staphylokokken-Erkrankungen

lokalisierte oder generalisierte pyrogene Infektionen	▪ Haut- und Wundinfektionen mit Lymphangitis/Lymphadenitis (z. B. Mastitis puerperalis) ▪ Sepsis mit Absiedlung in alle Organe, Schocksymptome
toxinvermittelte Erkrankungen	▪ Toxic-Shock-Syndrome ▪ toxische Enteritis

Staphylokokken können durch Hautverletzungen eindringen und zu **Haut- und Wundinfektionen** (Impetigo, eitrige Hautveränderungen) mit Lymphangitis/Lymphadenitis führen. Eine direkte **lokale** oder **hämatogene Ausbreitung** in die Tiefe (Muskulatur, Knochen oder Gelenke) ist möglich. Bei Eindringen in die Blutbahn kann es zur **Sepsis** mit Absiedlung in alle Organe kommen. Schocksymptome sind bei allen Ausbreitungswegen möglich.

Einige Staphylokokkenstämme produzieren **Toxine**, die entweder eine **toxische Epidermolyse** oder das **Toxic-Shock-Syndrome** (Staphylokokken-Scharlach) auslösen. Sind Nahrungsmittel durch Staphylokokken kontaminiert, entstehen unter ungünstigen Umständen hohe Toxinmengen, die oral aufgenommen Erbrechen oder Durchfall auslösen (**toxische Enteritis**).

Klinik: Die Inkubationszeit der **toxischen Enteritis** beträgt nur 2–3, maximal 6 Stunden. Zu Beginn treten **Übelkeit** und **Erbrechen** auf, gefolgt von **heftigen Bauchkrämpfen** mit massiven, wässrigen **Durchfällen**. Zu Fieber kommt es nicht. Durch den massiven Flüssigkeitsverlust in kurzer Zeit ist ein Kreislaufkollaps möglich.

Das Ausmaß der **lokalen Reaktion** hängt von den Begleiterkrankungen ab. Beim Gesunden entwickeln sich **Furunkel**, **Karbunkel** oder **Rötungen** z. B. an Einstichstellen von Infusionskanülen, die meist ohne weitere Maßnahmen nach Inzision oder nach Entfernen des Fremdmaterials abheilen. Insbesondere bei Defekten der Immunabwehr (Diabetes, Niereninsuffizienz, i. v. Drogenabusus) bzw. dem Panton-Valentine-Leukozidin-(PVL)Pathogenitätsfaktor sind ausgedehnte **Weichteilinfiltrate** unter Umständen bis in die Muskulatur, Knochen und Gelenke möglich. Bei schlechter Mundpflege schwerkranker Patienten kann auch eine **eitrige Parotitis** auftreten. Bei Druck auf die geschwollene, schmerzhafte Speicheldrüse tritt hellgelber Eiter aus dem Ausführungsgang (in Höhe des 2. Molaren).

Das **Toxic-Shock-Syndrome** zeigt ein scharlachähnliches Bild mit **ödematösem Gesichtserythem** und **perioraler Blässe** (Abb. J-4.12), die Angina fehlt jedoch. Risikofaktoren stellen unter anderem Wundinfektionen dar. Plötzliches **Fieber**, heftige **Durchfälle**, Stupor und Kreislaufkollaps evtl. mit Nierenversagen sind bei ausgeprägten Fällen zu beobachten. Später kommt es zu einem feinfleckigen **Exanthem** an Stamm und Extremitäten. In der Heilungsphase tritt die typische **feinlamelläre Schuppung** der Hände und Füße auf.

Der **septische Verlauf** ist häufig foudroyant und folgt den Gesetzen der Septikämie. Er fällt im Röntgen-Thorax durch fleckförmige, weiche Infiltrate auf. Die Letalität ist hoch.

Staphylokokken können zu **Hautinfektionen** (mit Lymphangitis/-adenitis) führen. Eine direkte **lokale** oder **hämatogene Ausbreitung** ist möglich. Bei Eindringen in die Blutbahn kann es zur **Sepsis** kommen.

Einige Staphylokokken produzieren **Toxine**, die eine **toxische Epidermolyse** oder das **Toxic-Shock-Syndrome** auslösen. Mit Staphylokokkentoxin kontaminierte Nahrungsmittel können zu **toxischer Enteritis** führen.

Klinik: Die **toxische Enteritis** beginnt 2–3, maximal 6 Stunden nach Aufnahme kontaminierter Nahrungsmittel mit **heftigen Bauchkrämpfen**, Übelkeit und Erbrechen gefolgt von massiven, wässrigen **Durchfällen**. **Lokale Reaktionen** sind **Furunkel**, **Karbunkel** und **Rötung**. Besonders bei Defekten der Immunabwehr bzw. speziellen PVL-Pathogenitätsfaktoren sind ausgedehnte **Weichteilinfiltrate** bis in die Muskulatur, Knochen und Gelenke möglich. Bei schlechter Mundpflege schwerkranker Patienten kann auch eine **Parotitis** auftreten.

Das **Toxic-Shock-Syndrome** zeigt ein **Gesichtserythem** mit perioraler Blässe (Abb. J-4.12), **Fieber**, **Durchfällen**, Kreislaufkollaps evtl. mit Nierenversagen, später ein feinfleckiges **Exanthem** und **feinlamellärer Schuppung** der Hände und Füße.

Der **septische Verlauf** ist foudroyant.

J-4.12 Furunkel (a) und Toxic-Shock-Syndrome (Staphylokokken-Scharlach) (b)

 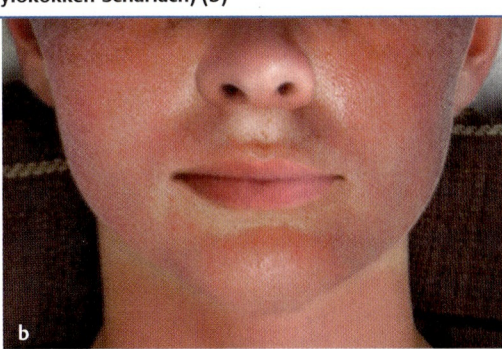

a Furunkel des rechten Oberlides.
b Ödematöses Gesichtserythem mit perioraler Blässe.

a aus: Gortner L., Meyer S., Sitzmann C. F.: Duale Reihe Pädiatrie. Thieme; 2012

Diagnostik: Häufig bestehen eine **Leukozytose** mit Linksverschiebung sowie pathologische **BSG**- und **CRP**-Werte.

Oberflächliche Infektionen (Furunkel, Karbunkel) sind vom Aspekt her eindeutig. Bei Mitbeteiligung von tieferen Schichten können **bildgebende Verfahren** (Sonografie, Knochenszintigramm, CT) weiterführen. Entscheidend ist der **Nachweis des Erregers** im Punktat, intraoperativ gewonnenen Material, in der Blutkultur, in Abstrichen am Infektionsort oder nasal (als Zeichen einer Kolonisierung), jeweils mit Resistenzbestimmung. Mittels Nachweis des PVL-Pathogenitätsfaktors können beson-

Diagnostik: Leukozytose mit Linksverschiebung, pathologische **BSG**- und **CRP**-Werte.

Oberflächliche Infektionen (Furunkel, Karbunkel) sind vom klinischen Aspekt her eindeutig. Bei Mitbeteiligung tieferer Schichten führen **bildgebende Verfahren** weiter. Entscheidend ist der **Nachweis des Erregers** in der Blutkultur, im Punktat oder Abstrich vom Infektionsort, mit Resistenzbestimmung. Ggf. PVL-Pathogenitätsfaktorbestimmung sowie **Toxinnachweis**.

Therapie: Bei **lokaler** Infektion **chirurgische Abszessdränage**. Wirksam sind meist **Antibiotika** wie Flucloxacillin, Cephalosporine, Clindamycin und Amoxicillin/Clavulansäure. Bei **MRSA** Vancomycin oder Linezolid. Neben antiseptischen Maßnahmen (Besiedelung der Haut) wird nasal Mupirocin angewandt.

Bei **toxischer Enteritis** steht der **Volumenersatz** im Vordergrund. Bei schwerem Verlauf ist eine intensivmedizinische Betreuung obligat.

Prophylaxe: Hygiene, besonders im Krankenhaus mit Überwachung der Erreger- und Resistenzsituation. Routinemäßiges MRSA-Eingangs-Screening sowie evtl. nötige Isolierung und Sanierung bei stationärer Aufnahme von Risikopatienten.

▶ Klinischer Fall.

ders virulente S.-aureus-Stämme identifiziert werden. Bei toxinvermittelten Krankheitsbildern ist der **Toxinnachweis** möglich, bei Enteritis aber verzichtbar.

Therapie: Für alle **lokalisierten** Infektionen gilt: „ubi pus, ibi evacua" (**chirurgische Abszessdränage**). Bei schwereren Infektionen und bei Abwehrschwäche ist der begleitende Einsatz wirksamer **Antibiotika** ratsam. Neben β-**Laktamase-stabilen Penicillinen** (z. B. Flucloxacillin) werden Cephalosporine, Clindamycin und Amoxicillin/Clavulansäure verwendet. Bei **MRSA** kommt Vancomycin oder Linezolid zum Einsatz. Zur Sanierung einer Hautbesiedelung werden antiseptische Lösungen bzw. Mupirocin als Nasensalbe verwendet.

Bei **toxischer Enteritis** steht der **Volumenersatz** im Vordergrund. Bei schwerem Verlauf ist eine intensivmedizinische Betreuung obligat. Beim Toxic-Shock-Syndrome (Staphylokokken-Scharlach) ist ebenfalls eine intensivmedizinische Überwachung erforderlich.

Prophylaxe: Eine Impfung ist nicht möglich. Eine frühzeitige Erkennung lokaler Probleme (Verweilkanülen) und u. U. chirurgische Interventionen sind wirksam. Bei stationärer Aufnahme von Risikopatienten ist ein routinemäßiges MRSA-Eingangs-Screening mit evtl. nötigen Isolierungs- und Sanierungsmaßnahmen in Betracht zu ziehen. **Krankenhaushygiene** mit Überwachung der Erreger- und Resistenzsituation ist entscheidend, um Epidemien zu vermeiden.

▶ Klinischer Fall. Eine 48-jährige Frau entwickelte 7 Tage nach abdominaler Hysterektomie abendliche Fieberschübe bis 38,5 °C. 2 Tage später wurde sie bewusstlos in der Toilette aufgefunden. Der Blutdruck betrug 80/40 mmHg, der Puls 110/min. Nach Verlegung in die Medizinische Klinik und ausreichender Substitution von Flüssigkeit klarte die noch fiebernde Patientin auf und berichtete von heftigen Durchfällen in den letzten 12 Stunden. Abgenommene Blutkulturen waren steril, die Leukozytenzahl nur gering erhöht. Zeichen der Hämokonzentration fehlten, da durch den höheren intraoperativen Blutverlust eine Anämie bestanden hatte. Die Wundverhältnisse waren reizlos. Am nächsten Tag war die Patientin bei weiterer oraler Flüssigkeitszufuhr beschwerdefrei.
2 Tage später trat aus der zuvor reizlosen Narbe Eiter aus, in dem Staphylococcus aureus der Phagengruppe I isoliert wurde. Nach lokaler Wundbehandlung erfolgte die reizlose Abheilung. Am 9. Tag nach Fieberbeginn trat eine feinlamelläre Schuppung an Händen und Füßen auf, sie bestätigte die Annahme eines Toxic-Shock-Syndroms.

4.24 Streptokokken-Infektionen

▶ Definition. Die grampositiven Streptokokken (Tab. **J-4.31**) können typische Krankheitsbilder der oberen Atemwege und der Haut (Tonsillitis/Pharyngitis, Scharlach, Erysipel, Impetigo) auslösen sowie Ursache einer Sepsis und postinfektiöser Komplikationen sein.

J-4.31 Streptokokken

Vorkommen	Übertragungsweg	Kardinalsymptome	Komplikationen	Diagnostik	Therapie	Prophylaxe	Meldepflicht nach IfSG
A-Streptokokken (S. pyogenes):							
Haut	Verletzung	Erysipel, Impetigo contagiosa	Nekrotisierende Fasziitis	Abstrich	Penicillin	bei Folgeerkrankungen: langfristig Penicillin	besteht nicht
Rachen	aerogen	Angina, Scharlach	Sepsis, Toxisches-Schock-Syndrom (STSS), Folgeerkrankungen: ▪ akutes rheumatisches Fieber ▪ akute Glomerulonephritis	Serologie	Amoxycillin		
B-Streptokokken (S. agalactiae) u. a.:							
Darm, Haut, Schleimhaut, Vagina	perkutan vor/während Geburt	häufig apathogen, Sepsis (Neugeborene, chronisch Kranke)	Pneumonie, Meningitis, Osteomyelitis	Blutkultur	Penicillin, Amoxycillin	peripartale Vorkehrungen, ggf. Antibiotikaprophylaxe	besteht nicht

Epidemiologie und Pathogenese: β-hämolysierende Streptokokken der **Gruppen A (S. pyogenes), C** und **G** besiedeln häufig den menschlichen Mund und Rachen, ohne Krankheitserscheinungen zu verursachen. Eine Neubesiedlung kann zu lokaler Infektion wie **Tonsillitis/Pharyngitis (Streptokokken-Angina), Erysipel** oder **Impetigo** führen. Hinsichtlich der Pathogenität sind verschiedene zelluläre Virulenzfaktoren (insbesondere M-Protein) von Bedeutung. Daneben werden die meisten Symptome durch sezernierte **Toxine** verursacht (z. B. Exanthem bei **Scharlach**).
Streptokokken der **Gruppe B** werden häufig als apathogene Besiedlung der Schleimhaut von Mund, Rachen, Darm oder Vagina gefunden. Sie haben besondere Bedeutung als Erreger der **Neugeborenen-Sepsis**, im Erwachsenenalter sind sie selten pathogen, können aber bei chronischen Krankheiten und bei pflegebedürftigen älteren Menschen zu Manifestationen führen.

Epidemiologie und Pathogenese: Streptokokken der **Gruppen A, C** und **G** sind häufig ohne Krankheitserscheinungen in Mund und Rachen zu finden. Neubesiedlung kann zu lokalen Infektionen wie **Angina, Erysipel** oder **Impetigo** führen. Neben der Bedeutung zellulärer Virulenzfaktoren werden die meisten Symptome durch sezernierte **Toxine** verursacht (z. B. Exanthem bei **Scharlach**). Streptokokken der **Gruppe B** haben besondere Bedeutung als Erreger der **Neugeborenen-Sepsis**.

▶ **Merke.** Alle Streptokokken können, ausgehend von einer lokalen Infektion, zu einer **Bakteriämie** und damit zur **Sepsis** führen. Nach Splenektomie besteht ein deutlich erhöhtes Risiko für eine foudroyant verlaufende Sepsis. B-Streptokokken besitzen, ähnlich wie Pneumokokken, eine besondere Affinität zu den Meningen.

▶ **Merke.**

Klinik: Ein häufig vorkommendes Krankheitsbild ist das **Erysipel** (Wundrose). Es geht meist von kleinen Hautverletzungen aus und ist häufig an den **Unterschenkeln**, selten am Arm oder im Gesicht lokalisiert. Es besteht eine flächenhafte, meist scharf begrenzte **Rötung der Haut** mit Schwellung und deutlicher Überwärmung (Abb. J-4.13), gelegentlich mit nach proximal gerichteten Ausläufern. Zentral können Bläschen oder größere Blasen entstehen. Gleichzeitig treten **Fieber** und **schweres Krankheitsgefühl** bis zur Somnolenz auf. Nach einer **Eintrittspforte** ist zu suchen, oft finden sich ein Ekzem, eine Stauungsdermatitis oder Rhagaden der Haut wie z. B. bei Interdigitalmykose. **Rezidive** mit gleicher Lokalisation sind häufig. Die Erkrankung weist praktisch keine Kontagiosität auf.

Klinik: Das **Erysipel** tritt häufig an den Unterschenkeln, selten am Arm oder im Gesicht auf. Meist geht es von kleinen Hautverletzungen aus. Es bildet sich eine flächenhafte, scharf begrenzte **Rötung der Haut** mit deutlicher Überwärmung (Abb. J-4.13). **Fieber** und **schweres Krankheitsgefühl** können auftreten. Nach der **Eintrittspforte** ist zu suchen. **Rezidive** mit gleicher Lokalisation sind häufig. Es besteht keine Kontagiosität.

⊙ J-4.13 **Erysipel**

a Beginnendes Erysipel: Das erst nur mäßig ausgeprägte entzündliche Erythem zeigt noch keine wesentliche Schwellung.
b Fortgeschrittenes Erysipel: Scharf begrenzte Rötung und Schwellung im Bereich des Unterschenkels.

Streptokokken-Angina und **Scharlach** (Abb. J-4.14) sind vor allem im Kindesalter vorkommende, lokale Infektionen des Rachens mit **toxinbedingten** Allgemeinerscheinungen. Die Inkubationszeit beträgt 2–4 Tage. Die Erkrankung beginnt mit Kopfschmerzen, Schluckbeschwerden, Fieber über 39 °C und Erbrechen. Bauch- und Halsschmerzen sind anfangs uncharakteristisch. Es fehlen die für virale Infektionen typischen Zeichen wie Schnupfen, bellender Husten oder eine Konjunktivitis. Die Tonsillen sind geschwollen und dunkelrot, außerdem sind **weißliche Beläge** erkennbar. Die zervikalen Lymphknoten sind vergrößert und druckdolent. Das **Enanthem** tritt an Rachenhinterwand, weichem Gaumen und Uvula auf, gelegentlich sind punktförmige Blutungen zu sehen. Die Zunge ist bei Scharlach gelblich-weiß belegt, nach wenigen Tagen sieht man hypertrophierte Papillen durchscheinen (**Himbeerzunge**). Zusätzlich sichert das flächenhafte **Exanthem** mit perioraler Blässe die Diagnose.

Streptokokken-Angina und **Scharlach** (Abb. J-4.14) sind vor allem im Kindesalter vorkommende lokale Infektionen mit **toxinbedingten** Allgemeinerscheinungen. Meist besteht ein abrupter Beginn mit Halsschmerzen und Fieber (> 39 °C). Die Tonsillen sind dunkelrot mit **weißlichen Belägen**. Es findet sich ein **Enanthem** an Rachenhinterwand, weichem Gaumen und Uvula. Die zervikalen Lymphknoten sind vergrößert und druckdolent. Es fehlen Schnupfen, Husten oder eine Konjunktivitis. Das flächenhafte **Exanthem** mit perioraler Blässe sichert die klinische Diagnose eines Scharlachs.

J-4.14 Streptokokken-Angina und Scharlach

a Streptokokken-Pharyngitis: Hochrot-entzündliche Veränderungen der Pharynx-Schleimhaut, der Tonsillen und der Uvula. Auf den Tonsillen sind gelbe Stippchen zu erkennen, die Uvula ist stark ödematös aufgetrieben und die Entzündung greift auf den weichen Gaumen über.
b Scharlach-Enanthem: Rötung der Rachenhinterwand und Uvula. Die Zunge zeigt die typische Himbeerfärbung.
c Scharlach-Exanthem: Kleinfleckiges makulopapulöses Exanthem mit stecknadelkopfgroßen Papeln im Bereich der Extremitäten.
KV118, Abb. 10, Abb.15, Abb 11. Thieme; © Boehringer Ingelheim Pharma KG

Komplikationen: Von der Angina können **Peritonsillarabszess**, **Sinusitis** und **Otitis media** ausgehen. Streptokokken-Folgeerkrankungen sind selten.

Diagnostik: Man findet BSG ↑, Leukozytose mit Linksverschiebung und Lymphopenie, CRP ↑. Bakteriologische Bestätigung mittels Rachenabstrich.
Beim **Erysipel** ist der direkte Nachweis nur sehr selten möglich. **Antikörpertiter** (ASL-O, Antistreptodornase, Antihyaluronidase) sind im Akutstadium ohne Bedeutung.

Bei septischem Verlauf: **Blutkulturen**.

Therapie: Streptokokken sind grundsätzlich **penicillinempfindlich**. Alternativ kommen Amoxicillin und Cephalosporine infrage. Zunehmende Makrolidresistenzen.

Prophylaxe: 24 h nach Beginn der Penicillintherapie ist keine Kontagiosität mehr anzunehmen. Langzeittherapie mit Penicillin bei Streptokokken-Folgeerkrankungen.

▶ Klinischer Fall.

Komplikationen: Von der Streptokokken-Angina ausgehend können sich per continuitatem **Peritonsillarabszess**, **Sinusitis** und **Otitis media** entwickeln. **Streptokokken-Folgeerkrankungen** wie Arthritis, rheumatisches Fieber, Endokarditis und Glomerulonephritis sind heute selten.

Diagnostik: Man findet eine beschleunigte Blutsenkung, Leukozytose mit Linksverschiebung und Lymphopenie und ein erhöhtes CRP. Bei Pharyngitis ist ein bakteriologischer Nachweis (im Rachenabstrich) anzustreben.
Beim **Erysipel** ist der direkte Nachweis nur sehr selten möglich. Ansteigende **Antikörpertiter** für Antistreptolysin-O (ASL), Antistreptodornase oder Antihyaluronidase sind erst 2 Wochen nach Krankheitsbeginn signifikant und haben daher keine Bedeutung hinsichtlich der Therapie im Akutstadium. Sie sind aber von Wert bei V. a. **Streptokokken-Folgeerkrankung**.
Bei septischem Verlauf sind **Blutkulturen** erforderlich.

Therapie: Streptokokken sind grundsätzlich **penicillinempfindlich**. Bei Lokalinfektion ist Penicillin V p. o. ausreichend, bei schwerem Verlauf Penicillin G i. v. erforderlich. Alternativ kommen Amoxicillin und Cephalosporine infrage. Makrolid-Resistenzen werden zunehmend beobachtet

Prophylaxe: 24 Stunden nach Beginn der Penicillintherapie ist bei Streptokokken-Angina und Scharlach keine Kontagiosität mehr anzunehmen. Bei Streptokokken-Folgeerkrankungen ist die langfristige Behandlung mit Penicillin in niedriger Dosierung für ca. 1 Jahr durchzuführen (z. B. Penicillin V oral 1 Mega/d oder Depot-Penicillin alle 2–4 Wochen).

▶ **Klinischer Fall.** Eine 62-jährige Patientin war vor 3 Jahren an einem Mammakarzinom operiert und anschließend nachbestrahlt worden. Es bestand seither ein Lymphödem des Armes. Mitte April hatte sie, wie jedes Jahr, die Rosen in ihrem Garten zurückgeschnitten. Mitte Juni fühlte sie sich nicht mehr voll leistungsfähig, verspürte nachts vermehrtes Schwitzen. 7 Tage später bemerkte sie eine geringe Zunahme des Lymphödems und vermehrtes Druckgefühl im Arm. Daraufhin ließ sie sich verstärkt mit Lymphdränage behandeln.
1 Woche später trat Schüttelfrost auf, die Körpertemperatur betrug anschließend 40,2 °C. Bei Eintreffen in der Klinik war die Patientin somnolent, der Unterarm war bis zum Ellenbogen flammend gerötet, heiß und deutlich mehr als vorher geschwollen. Am Handrücken zeigte sich eine 2 mm lange reizlose, mit Schorf belegte Hautläsion. Bei den Laborwerten fanden sich eine mäßige Leukozytose und eine deutliche Beschleunigung der BSG. Alle anderen Werte waren unauffällig. In der Blutkultur ließen sich A-Streptokokken nachweisen. Am 2. Tag der Behandlung mit 3 × 5 Mega Penicillin G i. v. war die Patientin aufgeklart und fieberfrei. Der Arm war noch geschwollen, Rötung und Überwärmung waren rückläufig. Die Behandlung wurde ambulant noch für weitere 6 Wochen mit Penicillin V fortgesetzt. Nach 4 Monaten kam es erneut zu Schwellung, Schmerz und subfebrilen Temperaturen. Der sofortige Beginn mit Penicillin V brachte Besserung innerhalb von 2 Tagen. Auch diesmal wurde die Behandlung für 6 Wochen durchgeführt. Trotzdem kam es in den folgenden 2 Jahren noch zu zwei Rezidiven, die jedesmal auf Penicillin V ansprachen. Seither ist die Patientin rezidivfrei.

4.25 Syphilis

▶ Synonym. Lues

▶ Definition. Die Syphilis (Tab. J-4.32) ist eine in Stadien ablaufende, zu den Geschlechtskrankheiten zählende Infektion durch das spiralförmige Bakterium **Treponema pallidum**.

J-4.32 Syphilis

Vorkommen	Übertragungsweg	Kardinalsymptome	Komplikationen	Diagnostik	Therapie	Prophylaxe	Meldepflicht nach IfSG
weltweit Mensch	Geschlechtsverkehr transplazentar	schmerzloses Ulkus Hauterscheinungen	Neurosyphilis konnatale Infektion	Serologie	Penicillin	Kondom Partnerbehandlung Screening von Schwangeren	§ 7 (s. Tab. J-2.2, S. 1039)

Epidemiologie und Pathogenese: Obwohl es effektive Methoden zur Vorbeugung und Behandlung der Syphilis gibt, kommt es weltweit jährlich zu ca. 12 Mio. Neuinfektionen, davon ca. 1 Mio. Fälle von konnataler Syphilis. Seit 2001 wird in Deutschland eine steigende Tendenz bei den Neuinfektionen beobachtet. Die Zunahme geht im Wesentlichen auf Infektionen bei homosexuellen Männern zurück. Kaum verändert hat sich die Zahl der Neuerkrankungen bei Frauen (weniger als 10 % der gemeldeten Fälle). Zugrunde liegt eine Veränderung des sexuellen Risikoverhaltens.

Die Übertragung erfolgt durch **sexuelle Kontakte**, bei Infektion der Mutter ist auch die **transplazentare Infektion** des Fötus möglich. Nach lokaler Vermehrung an der Eintrittspforte kommt es zu einer hämatogenen und lymphogenen Dissemination des Erregers.

Klinik: Der klinische Verlauf wird in Stadien eingeteilt (Abb. J-4.15):
Die **Frühsyphilis** umfasst die primäre und sekundäre Syphilis, beide Stadien sind hoch ansteckend.

- **primäre Syphilis:** Nach einer Inkubationszeit von 2–4 Wochen bildet sich an der Eintrittspforte eine derbe Induration, aus der sich ein **schmerzloses Ulkus** entwickelt (Syn.: Primäraffekt, Ulcus durum, harter Schanker), gleichzeitig entsteht eine **regionale Lymphadenopathie**.
- **sekundäre Syphilis:** Hier kommt es ca. 4–12 Wochen nach der Infektion zu einer hämatogenen und lymphogenen Streuung mit buntem klinischem Bild. Dazu gehören neben Fieber und Krankheitsgefühl **Hautausschläge** (Syphilide) mit Beteiligung von Hand- und Fußflächen, mottenfraßartiger Haarausfall, derbe Papeln in den Hautfalten (**Condylomata lata**) und eine generalisierte **Lymphknotenschwellung**.

Bei unbehandelter Syphilis kann es in ca. 25–40 % der Fälle nach mehrjähriger Latenz zu Spätfolgen kommen (**Spätsyphilis**). Das klinische Bild ist gekennzeichnet durch eine chronische entzündliche Reaktion auf lokal persistierende Erreger (z. B. im ZNS). Zur Spätsyphilis gehören:

- **Neurosyphilis** mit chronischer Enzephalitis und Tabes dorsalis (einschießende Schmerzen und Sensibilitätsstörungen)
- destruierende, granulomatöse Veränderungen (Gummen)
- kardiovaskuläre Syphilis (Aortitis und Aneurysmen der Aorta ascendens).

Bei der **latenten Syphilis** sind Antikörper nachweisbar, es bestehen jedoch keine Beschwerden.

▶ Merke. In den ersten beiden Stadien, insbesondere aber im Stadium I, besteht eine **hohe Kontagiosität!**

Diagnostik: In der Frühphase ist ein **direkter Erregernachweis** im Abstrich (Ulkus oder Condylomata lata) durch Dunkelfeldmikroskopie oder direkten Immunfluoreszenztest möglich.
Serologie: Mit einem **Suchtest** (z. B. **TPHA-Test** = Treponema-pallidum-Hämagglutinationstest) werden **spezifische Antikörper** gegen Treponema pallidum nachgewiesen, bei positivem Befund erfolgt ein **Bestätigungstest** (**FTA-ABS-Test** = Treponema-

J-4.15 Klinische Manifestation der Lues

b Große Primärläsion, Ulcus durum, **keine** entzündliche Umgebungsreaktion (Stadium I).

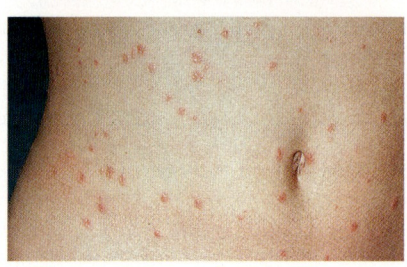

c Papulöses Exanthem (Stadium II).

a Klinische Manifestationen Früh- und Spätsyphilis.
b Große Primärläsion, Ulcus durum, **keine** entzündliche Umgebungsreaktion (Primäre Syphilis).
c Papulöses Exanthem (sekundäre Syphilis).

b,c aus: Moll I.: Duale Reihe Dermatologie. Thieme; 2010

pallidum-Antikörper-Absorptionstest). Spezifische Antikörper bleiben auch nach erfolgreicher Behandlung lebenslang nachweisbar. Bei HIV-Infizierten kann bei ausgeprägter Immunsuppression der Suchtest falsch-negativ ausfallen.
Der Nachweis **unspezifischer Lipoidantikörper** (z. B. VDRL, RPR) bzw. der Nachweis von spezifischen **IgM-Antikörpern** dient der Beurteilung der **Aktivität** und **Behandlungsbedürftigkeit**. Diese werden nach erfolgreicher Behandlung wieder negativ (Monate bis Jahre). Zur Diagnose von ZNS-Infektionen ist der Nachweis einer spezifischen lokalen Antikörpersynthese erforderlich (Liquor-Serum-Quotient).

Therapie: Penicillin ist das Mittel der Wahl. Bei Penicillinallergie: Doxycyclin, Azithromycin oder Ceftriaxon. Die durchgemachte Infektion hinterlässt **keine bleibende Immunität!**

Therapie: Die Therapie der Wahl ist die Gabe von lang wirksamem Benzathin-**Penicillin**, Resistenzen sind nicht bekannt. Im Frühstadium ist die einmalige intramuskuläre Gabe ausreichend. Als Folge der Bakteriolyse kann eine Jarisch-Herxheimer-Reaktion auftreten. Bei Penicillinallergie kann auf Doxycyclin, Azithromycin oder Ceftriaxon ausgewichen werden. Bei Neurosyphilis sind für 4 Wochen hohe parenterale Dosen von Pencillin G erforderlich. Nach Behandlung sollten regelmäßige serologische Kontrollen erfolgen. Die durchgemachte Infektion hinterlässt **keine bleibende Immunität!**

Prophylaxe: Kondome, Syphilis-Screening im Rahmen der Schwangerschaftsvorsorge. Sexualpartner sollten beraten und untersucht werden.

Prophylaxe: Kondome und Verzicht auf riskante Sexualpraktiken schützen vor der Infektion. Das Syphilis-Screening ist Teil der Schwangerschaftsvorsorge. Sexualpartner des Patienten sollten ebenfalls beraten und untersucht werden.

4.26 Typhus und Paratyphus

▶ **Definition.**

▶ **Definition.** Typhus (= Typhus abdominalis) und Paratyphus (A, B, C) sind durch Salmonellen verursachte, septisch verlaufende bakterielle Infektionen (Tab. **J-4.33**). Englische Bezeichnung: **Typhoid Fever**. Der englische Begriff „typhus" bezeichnet das Fleckfieber.

J-4.33 Typhus und Paratyphus

Vorkommen	Übertragungsweg	Kardinalsymptome	Komplikationen	Diagnostik	Therapie	Prophylaxe	Meldepflicht nach IfSG
Mensch	fäkal-oral	Fieber Roseolen Somnolenz	Darmblutung Darmperforation Dauerausscheider	Blutkultur, später Stuhlkultur	Chinolone Ampicillin Cotrimoxazol	Impfung (nur gegen Typhus)	§§ 6 und 7

Epidemiologie und Pathogenese: Erreger sind **Salmonellen** der Serovare **S. typhi** und **S. paratyphi** A, B und C. Der Mensch ist das einzige Erregerreservoir, im Gegensatz zu den enteritischen Salmonellen. Im Rahmen einer akuten Infektion werden die Erreger während der 2. Erkrankungshälfte und der Rekonvaleszenz vorübergehend im Stuhl ausgeschieden. Besondere Bedeutung kommt jedoch **asymptomatischen Dauerausscheidern** zu, die nach durchgemachter Infektion über Jahrzehnte ansteckend sein können.

Die Weltgesundheitsorganisation geht von über 25 Mio. Erkrankungen pro Jahr aus. In Deutschland werden pro Jahr ca. 60–90 Fälle gemeldet. Dabei handelt es sich fast ausschließlich um importierte Fälle, vor allem vom indischen Subkontinent.

Die Ansteckung erfolgt durch fäkal **kontaminiertes Trinkwasser** oder **Lebensmittel**. Die infektiöse Dosis ist kleiner als bei enteritischen Salmonellen. Nach Eindringen des Erregers in M-Zellen der Dünndarmschleimhaut durch bakteriell mediierte Endozytose kommt es in den Peyer-Plaques zur Aufnahme und Vermehrung in Makrophagen und in der Folge zur hämatogenen Streuung mit septischem Krankheitsbild. Erst im weiteren Verlauf erfolgt eine Rückbesiedlung des Darms mit abdominalen Symptomen. Das **Vi-Antigen** von S. typhi spielt eine Rolle bei der Verhinderung der komplementbedingten Lyse und der Phagozytose durch Granulozyten und trägt zur Entstehung von disseminierten Infektionen und Persistenz des Erregers bei.

▶ **Merke.** Typhus ist keine Durchfallerkrankung.

Klinik: Nach einer Inkubationszeit von 1–3 Wochen zeigen sich im **Prodromalstadium** uncharakteristische Symptome mit Kopfschmerzen, Gliederschmerzen und Krankheitsgefühl. Im **Stadium incrementi** kommt es innerhalb weniger Tage zum stufenförmigen Fieberanstieg (Abb. **J-4.16a**) bei zunehmendem Krankheitsgefühl mit Kopfschmerzen, Abgeschlagenheit, Gliederschmerzen und Abdominalbeschwerden. Es folgt ein schweres septisches Krankheitsbild mit hohem Fieber (**Kontinua**). Häufig besteht ein trockener Reizhusten und Obstipation. Den psychischen Auffälligkeiten mit Apathie, Benommenheit und teilweise lebhaften Albträumen hat das Krankheitsbild seinen Namen zu verdanken (griech. typhos = Nebel). Es kann eine relative Bradykardie bestehen, die Zunge ist belegt mit ausgesparter Zungenspitze (W-förmig). Auf der Bauchhaut können hellrote, stecknadelkopfgroße **Roseolen** auftreten (Abb. **J-4.16b**).

Epidemiologie und Pathogenese: Erreger sind **Salmonellen** der Serovare **S. typhi** und **S. paratyphi** A, B und C. Der Mensch ist das einzige Erregerreservoir. **Asymptomatische Dauerausscheider** können über Jahrzehnte ansteckend sein.

Die in Deutschland gemeldeten Fallzahlen sind gering, es handelt sich fast ausschließlich um importierte Fälle.

Die Ansteckung erfolgt durch **kontaminiertes Trinkwasser** oder **Lebensmittel**. Die infektiöse Dosis ist kleiner als bei enteritischen Salmonellen. Nach Invasion der Dünndarmschleimhaut kommt es zu hämatogener Streuung mit septischem Krankheitsbild, danach Rückbesiedlung des Darms mit abdominalen Symptomen. Das **Vi-Antigen** von S. typhi trägt zur Entstehung von disseminierten Infektionen und Persistenz des Erregers bei.

▶ **Merke.**

Klinik: Inkubationszeit von 1–3 Wochen.
Prodromalstadium: Kopfschmerzen, Gliederschmerzen und Krankheitsgefühl.
Stadium incrementi: stufenförmiger Fieberanstieg (Abb. **J-4.16a**), schweres septisches Krankheitsbild mit hohem Fieber (**Kontinua**), psychische Auffälligkeiten (Typhos = Nebel) und **Roseolen** der Bauchhaut (Abb. **J-4.16b**).
Stadium decrementi: Entfieberung, abdominale Beschwerden, „erbsbreiartige" Durchfälle.

⊙ **J-4.16** Fieberverlauf (a) und Roseolen (b) bei Typhus

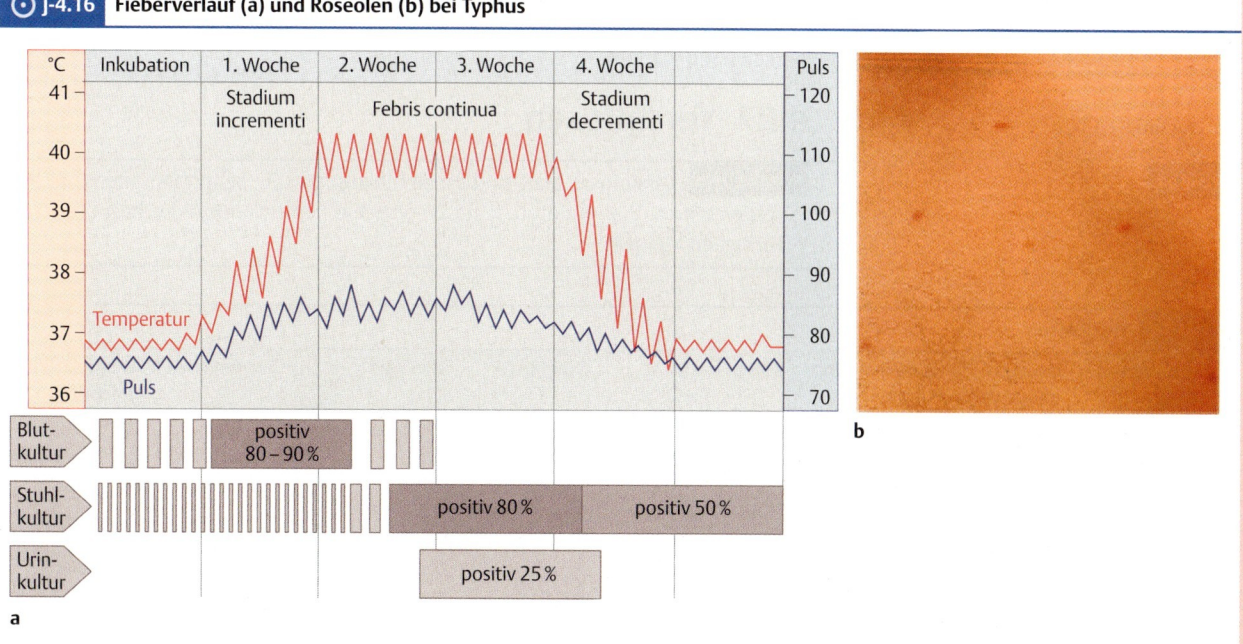

a nach: Baenkler H. W. et al.: Kurzlehrbuch Innere Medizin. Thieme; 2010; b KV, Dia 1/527a. Thieme; © Boehringer Ingelheim Pharma KG

Im **Stadium decrementi** geht das Fieber langsam zurück. Es kommt zu zunehmenden abdominalen Beschwerden mit Schmerzen, Meteorismus und „erbsbreiartigen" Durchfällen. Gefürchtet sind die im Stadium decrementi auftretenden **Komplikationen** mit Darmperforation, Peritonitis und Darmblutungen.

In der Rekonvaleszenzphase auftretende subfebrile Temperaturen sind ein Hinweis auf ein mögliches Rezidiv. Nach überstandener Erkrankung scheiden 2–5 % der Infizierten dauerhaft Erreger aus. Die Erkrankung hinterlässt nur eine kurz dauernde Immunität.

Bei **Paratyphusinfektionen** zeigt sich ein ähnliches Krankheitsbild, allerdings ist der Verlauf abgemildert und von kürzerer Dauer, Komplikationen werden seltener beobachtet.

Diagnostik: Bei länger anhaltendem Fieber ohne infektiösen Fokus sollte gezielt nach einer Typhusexposition gefragt werden. Blutbildveränderung mit Leukopenie, Linksverschiebung und Aneosinophilie sind im akuten Stadium unspezifische Hinweise auf eine mögliche Typhusinfektion.

Die Diagnose beruht auf dem **direkten Erregernachweis** in der **Blutkultur**, es sollten mindestens 3 Proben abgenommen werden. Im Stuhl sind Salmonellen erst in der 2. oder 3. Krankheitswoche nachweisbar.

Der Nachweis von Antikörpern (Widal-Test) ist wegen der unzureichenden Sensitivität und Spezifität zur Diagnostik ungeeignet.

Therapie: Chinolone waren lange Zeit Mittel der Wahl, alternativ Ceftriaxon und Azithromycin. Wegen zunehmender Antibiotikaresistenzen sollte jedoch, wenn möglich, eine Resistenztestung erfolgen. Die Behandlung sollte über mindestens 7 Tage durchgeführt werden.

Während der stationären Behandlung ist eine Isolation der Patienten erforderlich. Nach Abschluss der antibiotischen Therapie erfolgt eine Nachuntersuchung durch das Gesundheitsamt. Eine Wiederzulassung zu Schulen und sonstigen Gemeinschaftseinrichtungen erfolgt nach Vorliegen von 3 aufeinanderfolgenden negativen Stuhlbefunden. Bei Tätigkeit in der Lebensmittelverarbeitung können weitere Kontrollen erforderlich sein.

Prophylaxe: Trinkwasser- und Lebensmittelhygiene spielen eine entscheidende Rolle bei der Prävention von Typhus- und Paratyphusinfektionen. Eine adäquate antibiotische Therapie kann die Dauerausscheidung verhindern.

Die zur Verfügung stehenden oralen und parenteralen **Impfstoffe** bieten nur einen begrenzten Schutz gegen Typhus und sind nicht gegen Paratyphus wirksam. Reisende sollten deshalb immer auf die Regeln der Lebensmittel- und Trinkwasserhygiene hingewiesen werden.

4.27 Yersiniosen

▶ **Definition.** Yersiniosen sind bakterielle Infektionen, die beim Menschen **Durchfall** (Y. enterocolitica, Y. pseudotuberculosis) oder das septische Bild der **Pest** (Y. pestis) verursachen können.

J-4.34 Yersiniosen

Vorkommen	Übertragungsweg	Kardinalsymptome	Komplikationen	Diagnostik	Therapie	Prophylaxe	Meldepflicht nach IfSG
Y. enterocolitica Y. pseudotuberculosis	Nahrungsmittel Milch Wasser	Durchfall Lymphadenitis mesenterica	Pseudoappendizitis Erythema nodosum Arthritis Morbus Reiter	Stuhlkultur Serologie	meist Spontanheilung evtl. Doxycyclin, Cotrimoxazol, Ciprofloxacin	Hygiene	§§ 6 und 7 (s. Tab. J-2.2, S. 1039)
Y. pestis Tropen (Ratte, Floh)	Flohbiss Inhalation	Sepsis	Bubonenpest Lungenpest	Lymphknotenaspirat	Doxycyclin Streptomycin	Hygiene Rattenbekämpfung	§§ 6 und 7 (s. Tab. J-2.2, S. 1039)

Epidemiologie und Pathogenese: Yersinien kommen weltweit vor, spielen jedoch besonders in den kühleren Ländern der nördlichen Hemisphäre eine Rolle als Durchfallerreger. **Yersinia enterocolitica** belegt unter den meldepflichtigen bakteriellen Darminfektionen in Deutschland derzeit den 4. Rang. Die Übertragung erfolgt am häufigsten durch kontaminierte **tierische Lebensmittel**. Zum Erregerreservoir gehören viele Wild- und Haustiere, besonders Schweine spielen eine wichtige Rolle. Y. enterocolitica kann sich auch bei Kühllagerung unter mikroanaeroben Bedingungen vermehren.

Ein wesentlicher **Virulenzfaktor** aller humanpathogenen Yersinienarten ist ein Proteintransportsystem, das den Bakterien ermöglicht, durch die Injektion von Proteinen Wirtszellen zu schädigen und sich der Phagozytose zu entziehen.

Y. pseudotuberculosis wird ebenfalls durch kontaminierte Nahrungsmittel oder Wasser auf den Menschen übertragen. Die Infektion führt zur Entzündung der **mesenterialen Lymphknoten,** besonders im Ileozökalbereich. Durchfälle sind seltener. **Bakteriämien** kommen selten vor; bei Grunderkrankungen mit beeinträchtigter Makrophagenfunktion können sie schwer verlaufen.

Klinik: Bei **Y.-enterocolitica-Infektionen** stehen nach einer Inkubationszeit von 2–7 Tagen **Durchfall**, leichtes Fieber und, besonders bei Kindern, **Bauchschmerzen** im Vordergrund, seltener Erbrechen. Diese Symptome verschwinden meist nach wenigen Tagen. Seltener sind zusätzlich Entzündung und Ulzerationen im terminalen Ileum und Kolon mit diffusem Schmerz im rechten Unterbauch (**Pseudoappendizitis**) und Blutbeimengungen im Stuhl. In schweren Fällen kann sich ein **toxisches Megakolon** entwickeln. Nach Bakteriämie kann es bei Grunderkrankungen mit beeinträchtigter Makrophagenfunktion (Leberzirrhose, Alkoholkrankheit, Hämochromatose, hämolytische Anämien, Mangelernährung) ohne Durchfall zu Absiedelung und **Abszessbildung** in vielen Organen kommen. Die Mortalität ist dann sehr hoch.

Die **Y.-pseudotuberculosis-Infektion** verläuft invasiv mit Lymphadenitis im Mesenterialbereich. Sie macht sich als sog. **Pseudoappendizitis** (vorzugsweise im Kindesalter) durch Fieber sowie Schmerzen im rechten Mittel- und Unterbauch bemerkbar. Gelegentlich sind auch eine Pharyngitis und eine Mitbeteiligung zervikaler Lymphknoten zu finden.

Postinfektiöse Komplikationen sind bei Yersinien zu beobachten: **Erythema nodosum** (Abb. J-4.17), selten Reiter-Syndrom, Glomerulonephritis, Myokarditis. Am häufigsten sind **reaktive Arthritiden** an den großen Gelenken (selten Sprunggelenke) zu sehen. Die Beschwerden halten mehrere Monate an, um dann spontan zu verschwinden.

Die Übertragung erfolgt am häufigsten durch kontaminierte **tierische Lebensmittel**. Y. enterocolitica kann sich auch bei Kühllagerung vermehren.
Durch spezifische **Virulenzfaktoren** werden Wirtszellen geschädigt und die Phagozytose verhindert.

Y. pseudotuberculosis wird ebenfalls durch kontaminierte Nahrungsmittel oder Wasser übertragen und verursacht eine **mesenteriale Lymphadenitis**.
Bakteriämien sind selten.

Klinik: Yersinia-enterocolitica-Infektionen beginnen mit **Durchfall**, leichtem Fieber und Bauchschmerzen. Seltener sind Entzündung und Ulzerationen im Bereich des terminalen Ileums mit Schmerzen im rechten Unterbauch (**Pseudoappendizitis**) zu finden, in schweren Fällen entwickelt sich ein **toxisches Megakolon**. Bei schweren Grunderkrankungen kann es zu **Abszessbildungen** in vielen Organen kommen (hohe Mortalität!).

Die **Y.-pseudotuberculosis-Infektion** verläuft mit Lymphadenitis im Mesenterialbereich. Typisch ist die sog. **Pseudoappendizitis** (Fieber, Schmerzen im rechten Mittel-/Unterbauch).

Postinfektiöse Komplikationen sind **Erythema nodosum** (Abb. J-4.17), seltener Reiter-Syndrom, Myokarditis, Glomerulonephritis, am häufigsten **reaktive Arthritiden**.

J-4.17 Erythema nodosum nach Yersinia-enterocolitica-Enteritis

Druckschmerzhafte hochrote, unscharf begrenzte Knoten an den Unterschenkelstreckseiten.

KV 119, Abb. 15. Thieme; © Boehringer Ingelheim Pharma KG

Diagnostik: Unspezifische Laborparameter wie beschleunigte BSG oder Leukozytose mit Linksverschiebung führen zusammen mit den **klinischen Symptomen** zur Verdachtsdiagnose.

▶ **Merke.** Bei Einsendung von Stuhl oder anderen Materialien zur mikrobiologischen Untersuchung muss auf die Möglichkeit von Yersinien hingewiesen werden, da hierzu **besondere Kultivierungsverfahren** erforderlich sind.

Der Erregernachweis in der **Stuhlkultur** ist zeitaufwendig und stellt daher kein Entscheidungskriterium für die Therapie dar. **Serologische Parameter** werden ab der 2. Krankheitswoche positiv; auch dies ist zu spät für die Festlegung der Therapie. Sie sind aber zur Abklärung bei Arthritis von Wert. Auf Kreuzreaktionen (Brucellen, Sal-

Diagnostik: Die Laborparameter führen zusammen mit den **klinischen Symptomen** zur Verdachtsdiagnose.

▶ **Merke.**

Die **Stuhlkultur** ist zeitaufwendig und trägt deshalb nicht zur Therapieentscheidung bei. **Serologische Parameter** werden erst ab der 2. Krankheitswoche positiv. Sie sind aber zur Abklärung bei Arthritis von Wert.

Therapie: Meist selbstlimitierend und **keine Therapie** erforderlich.

Eine **antibiotische Behandlung** ist bei schweren Verläufen indiziert (Doxycyclin, Cotrimoxazol oder Ciprofloxacin). Bei Sepsis oder Immunsuppression ist die Kombination mit einem Aminoglykosid ratsam.

▶ Exkurs.

monellen, Rickettsien, Morganella) muss geachtet werden. Die Antikörper bleiben über Jahre nachweisbar, was die Deutung bei reaktiver Arthritis erschwert. In Gelenkpunktaten finden sich vermehrt Granulozyten und Yersinien-Antigene, jedoch keine kultivierbaren Yersinien.

Therapie: Die meisten Infektionen sind selbstlimitierend und bedürfen **keiner Therapie**.

Eine **antibiotische Behandlung** ist bei schweren Verläufen (Lymphadenitis mit Pseudoappendizitis) indiziert: Doxycyclin (nicht bei Kindern unter 8 Jahren!), Cotrimoxazol oder Ciprofloxacin (nicht bei Kindern!) für 5 Tage. Bei septischen Verläufen und bei Immunsuppression ist die Kombination mit einem Aminoglykosid (z. B. Gentamycin) bis zum Vorliegen der Resistenztestung ratsam.

▶ Exkurs. **Pest:** Die Pest, die früher in großen Seuchenzügen viele Opfer forderte, führt heute nur noch selten zu Erkrankungen, die auf Endemiegebiete Südostasiens, Ostafrikas und Amerikas beschränkt sind. Die Ratte ist das Reservoir, der Rattenfloh der Vektor. An der Stichstelle bildet sich eine Pustel mit Einschmelzung der regionalen Lymhknoten (**Bubonenpest**). Diese kann in eine **Septikämie** übergehen. Nach Inhalation der Erreger kommt es in kürzester Zeit zur **Lungenpest**. Der **Erregernachweis** ist nach Feinnadelaspiration aus Lymphknoten und im Sputum bei Lungenpest möglich. Bei Bakteriämie sind **Blutkulturen** positiv. Alles Material – Aspirat, Sputum bei Lungenpest – ist **höchst infektiös** (Verarbeitung der Proben nur in Hochsicherheitslabors)!

Eine frühzeitige antibiotische Therapie mit **Streptomycin, Tetrazyklinen** oder **Chloramphenicol** kann schwere Verläufe verhindern.

5 Virusinfektionen

- 5.1 Grundlagen 1087
- 5.2 Enterovirus-Infektionen 1087
- 5.3 Flavivirus-Infektionen 1090
- 5.4 „Grippaler Infekt" 1093
- 5.5 Hantaviren-Infektionen 1094
- 5.6 Herpesviren-Infektionen 1095
- 5.7 Influenza 1099
- 5.8 Masern 1100
- 5.9 Noro- und Rotaviren-Infektion 1102
- 5.10 Tollwut 1102
- 5.11 HIV-Infektion und AIDS 1103

5.1 Grundlagen

Viren sind Krankheitserreger, die sich nur in lebenden Zellen vermehren und spezifische Charakteristika aufweisen (Tab. J-5.1).

Das infektiöse Virus bindet an Virusrezeptoren der Wirtszelle (= Adsorptionsphase) mit nachfolgender Aufnahme durch Pinozytose ins Zellinnere, Dissoziation und Übergang in die vegetative Phase der Replikation der viralen Nukleinsäure.

Entweder wird das Virus in das Genom der Wirtszelle eingebaut oder die Regulationsmechanismen der Wirtszelle ausgeschaltet und der gesamte Stoffwechsel in den Dienst der Virusvermehrung umgestellt.

5.1 Grundlagen

Siehe Tab. J-5.1.

J-5.1	Spezifische Charakteristika von Viren
	• enthalten als genetisches Material nur DNS oder RNS
	• keine Teilung, Reproduktion nur durch ihre Nukleinsäure
	• kein Wachstum in der extrazellulären Ruhephase
	• keine Stoffwechselenzyme
	• Replikation mithilfe der Wirtszellen-Ribosomen
	• Empfindlichkeit gegen Interferon (nicht gegen Antibiotika)

5.2 Enterovirus-Infektionen

Enteroviren sind kleine RNA-Viren, die zur Familie der Picornaviren gehören (Picorna von pico = klein + RNA). Zu den Enteroviren zählen **Coxsackie-**, **ECHO-**, **Hepatitis-A-** (s. S. 589) und **Poliomyelitis-Viren**. Sie kommen nur beim Menschen vor, sind säurestabil und gelangen so nach oraler Aufnahme infektionsfähig in den Intestinaltrakt. Eine durchgemachte Infektion hinterlässt lebenslange Immunität gegen den betreffenden Serotyp.

5.2 Enterovirus-Infektionen

Zu den Enteroviren (Familie der Picornaviren) zählen **Coxsackie-**, **ECHO-**, **Hepatitis A-** und **Poliomyelitis-Viren**.

5.2.1 Coxsackie-Viren

▶ Definition. Infektionen mit Coxsackie-Viren (Gruppe A: 24 Serotypen, Gruppe B: 6 Serotypen) verlaufen meist stumm oder mit nur geringen Beschwerden (Tab. J-5.2).

5.2.1 Coxsackie-Viren

▶ Definition.

J-5.2	Coxsackie-Viren							
Vorkommen	Übertragungsweg	Kardinalsymptome	Komplikationen	Diagnostik	Therapie	Prophylaxe	Meldepflicht nach IfSG
weltweit Mensch	fäkal-oral Tröpfchen	Fieber Angina Enteritis	Peri-/Myokarditis Meningitis Pleurodynie	meist überflüssig Serologie	symptomatisch	Hygiene	besteht nicht

Epidemiologie und Pathogenese: Die Übertragung erfolgt fäkal-oral durch **Schmierinfektion** oder **Tröpfcheninfektion**.

Nach oraler Aufnahme vermehren sich die Viren zunächst in den Zellen der Rachenschleimhaut, später vor allem in der Darmwand. Durch Virämie können Organe befallen werden.

Klinik: Meist asymptomatischer Verlauf, selten klinisch relevante Erkrankungen (Tab. J-5.3). Größtes Komplikationsrisiko bei Neugeborenen und Immunsupprimierten.

Epidemiologie und Pathogenese: Die Eintrittspforte stellt meist der Mund dar (fäkal-orale Übertragung). **Schmierinfektion** ist der Infektionsweg der akuten oder epidemischen Konjunktivitis. Nur wenige Typen lösen nach **Tröpfcheninfektion** Symptome der oberen Atemwege aus.

Nach oraler Aufnahme vermehren sich die Viren zunächst in den Zellen der Rachenschleimhaut, später vor allem in der Darmwand, wo sie nach ausgeprägter Vermehrung die befallenen Zellen lysieren. Durch Virämie kann es zu unterschiedlichen Organmanifestationen kommen. Die Viren werden hauptsächlich mit dem Stuhl ausgeschieden.

Klinik: Infektionen mit Coxsackie-Viren verlaufen klinisch meist stumm oder mit nur geringen Beschwerden. Sie können aber auch eine Reihe klinisch relevanter Erkrankungen auslösen (Tab. J-5.3). Bei Neugeborenen und immunsupprimierten Patienten besteht das größte Risiko für Komplikationen.

J-5.3 Krankheitsbilder durch Coxsackie-Virus-Infektionen

überwiegend mit Coxsackie A assoziiert	überwiegend mit Coxsackie B assoziiert
▪ Herpangina	▪ Pankreatitis, Hepatitis
▪ Hand-Fuß-Mund-Krankheit	▪ Myokarditis, Perikarditis
▪ akute hämorrhagische Konjunktivitis	▪ Pneumonie
▪ „Sommergrippe", Pharyngitis	▪ Pleurodynie (Bornholm-Krankheit)
▪ Enteritis	
▪ aseptische Meningitis, Meningoenzephalitis, Paresen	

- **Herpangina:** Fieber, Kopf- und starke Halsschmerzen. Am geröteten Gaumen Bläschen, die zu schmerzhaften Ulzerationen werden (Abb. J-5.1). Am häufigsten bei Kleinkindern.
- **Pleurodynie (Bornholm-Krankheit):** Fieber, krampfartige, atemabhängige Thoraxschmerzen, Pleurareiben;
  selten Pharyngitis oder Erbrechen;
  häufig **Myo-** oder **Perikarditis**.
- **aseptische Meningitis:** Hals-/Kopfschmerzen, Meningismus, Übelkeit, Erbrechen. Im Liquor geringgradige lymphozytäre Pleozytose. In der Regel keine neurologischen Folgeschäden.

- **Herpangina:** Wenige Tage nach Infektion steigt die Körpertemperatur rasch an, gefolgt von Kopf- und starken Halsschmerzen. Besonders am geröteten weichen Gaumen treten Bläschen auf, die sich zu schmerzhaften, wie ausgestanzt wirkenden Ulzerationen entwickeln (Abb. J-5.1). Am häufigsten sind Kleinkinder betroffen.
- **Pleurodynie (Bornholm-Krankheit):** Die Pleurodynie tritt epidemieartig, vorzugsweise in Sommer und Herbst auf. Nach einer Inkubationszeit von 2–8 Tagen kommt es plötzlich zu atemabhängigen, krampfartigen Schmerzen im Bereich der unteren Rippen; Pleurareiben kann bei 25 % der Patienten auskultiert werden. Zusätzlich bestehen Fieber und Kopfschmerzen, selten eine Pharyngitis oder Erbrechen. Begleitend treten häufig eine **Myo-** oder **Perikarditis** (EKG!) auf.
- **aseptische Meningitis:** Nach plötzlichem Beginn mit gerötetem Rachen, Fieber, Kopf- und Halsschmerzen treten Meningismus, Übelkeit und Erbrechen auf. Im Liquor findet sich eine geringgradige lymphozytäre Pleozytose (< 500/µl). Die Symptomatik klingt in der Regel ohne neurologische Folgeschäden ab.

J-5.1 Herpangina

Typisch sind weiße Bläschen am geröteten Gaumen.

KV 134 Thieme; © Boehringer Ingelheim Pharma KG

Diagnostik: Die **Virusisolierung** bzw. **PCR-Diagnostik** erfolgt in Stuhlproben, aus Abstrichen vom Rektum und (in Frühstadien) auch aus Rachenspülwasser. Serologische Untersuchungen sind wenig verlässlich; diagnostische Hinweise gibt ein deutlicher Titeranstieg bei Verlaufskontrollen.

Diagnostik: Diagnostische Maßnahmen hängen von dem jeweiligen Krankheitsbild ab. Die **Virusisolierung** bzw. **PCR-Diagnostik** erfolgt bevorzugt in Stuhlproben bzw. Abstrich vom Rektum oder (in frühem Krankheitsstadium) aus Rachenspülwasser. Serologische Untersuchungen sind für die Diagnosestellung selten verlässlich; bei Verlaufskontrollen kann jedoch ein deutlicher Titeranstieg diagnostische Hinweise geben.

Therapie: Es sind lediglich **symptomatische Maßnahmen** möglich. Bei Hinweisen auf eine kardiale Mitbeteiligung sollten schwere körperliche Belastungen (z. B. Sport) für 4–6 Wochen vermieden werden, um nicht einen plötzlichen Tod durch Herzrhythmusstörungen zu riskieren.

Prophylaxe: Eine sorgfältige persönliche **Hygiene** minimiert das Infektionsrisiko, insbesondere bei Aufenthalt in tropischen oder subtropischen Ländern oder während Kleinraumepidemien. Möglicherweise kontaminierte Nahrungsmittel sind ausreichend zu kochen, Trink- oder Zahnputzwasser kann auch gechlort werden. Es bestehen keine Impfmöglichkeiten.

5.2.2 ECHO-Viren

ECHO-Viren (**E**nteric **c**ytopathogenic **h**uman **O**rphan, 34 Typen) haben den gleichen Infektionsweg wie Coxsackie-Viren und verursachen ebenso größtenteils keine wegweisenden klinischen Symptome. Nur gelegentlich treten Erkrankungen der oberen und/oder tiefen Atemwege, Exanthem, Enanthem, lymphozytäre Meningitis, exsudative Perikarditis, Myokarditis oder Hepatitis auf. Eine diagnostische Virusisolierung ist nur bei Meningitis erforderlich, ansonsten besteht lediglich in Einzelfällen die Notwendigkeit einer serologischen Bestätigung.

5.2.3 Poliomyelitis-Viren

▶ **Definition.** Poliomyelitis-Viren (3 Serotypen) sind weltweit Ursache von meist **abortiv** verlaufenden Erkrankungen (Tab. J-5.4), selten kommt es zu neurologischer Symptomatik wie z. B. Lähmung peripherer motorischer Nerven (**Kinderlähmung**).

J-5.4 Poliomyelitis

Vorkommen	Übertragungsweg	Kardinalsymptome	Komplikationen	Diagnostik	Therapie	Prophylaxe	Meldepflicht nach IfSG
West-/Zentralafrika, Indien und Nachbarländer Mensch	fäkal-oral	Enteritis	Meningitis schlaffe Parese	Virusnachweis Serologie	nicht möglich	Impfung	§§ 6 und 7 (s. Tab. J-2.2, S. 1039)

Epidemiologie und Pathogenese: Infektionen mit Poliomyelitis-Viren kommen in West- und Zentralafrika sowie in Indien, Pakistan und Afghanistan vor; eine Ausrottung wird in näherer Zukunft erwartet. Das Erregerreservoir stellt der Mensch dar, der in der Frühphase kurzzeitig durch **Tröpfcheninfektion** aus dem Nasen-Rachen-Raum, hauptsächlich aber durch Virusausscheidung mit dem Stuhl (**fäkal-orale Infektion**) über Monate Infektionsquelle ist.
Die Erreger dringen über die Schleimhaut von Nasen-Rachen-Raum oder Darm ein und vermehren sich primär im lymphatischen Gewebe. Nach Invasion in periphere Nervenzellen wandern sie nach zentral und schalten die Zellfunktion aus.

Klinik: Bei über **90 % der Infizierten** kommt es zu **keinen auffälligen Symptomen**. Bei 4–8 % der Infizierten treten nach einer Inkubationszeit von meist 1–2 Wochen unspezifische Symptome mit Fieber, Übelkeit und Durchfall auf, die nach wenigen Tagen wieder abklingen (**abortive** Poliomyelitis).
Nur bei ca. **1 % der Infizierten** entwickelt sich nach einem symptomfreien Intervall von wenigen Tagen eine **neurologische Symptomatik** mit Fieber, Muskelkrämpfen und -schmerzen, Nackensteife und Hyperästhesien, die Muskeleigenreflexe sind gesteigert.
In diesem Stadium kann die Erkrankung ohne folgende Lähmungen **ausheilen**, sie kann sich aber auch foudroyant (innerhalb weniger Stunden) oder langsam (in bis zu 5 Tagen) von einer Muskelschwäche zur **kompletten schlaffen Lähmung** entwickeln. Neben vollständigen oder partiellen Rückbildungen zeigt mehr als die Hälfte dieser Patienten bleibende Lähmungen und Muskelatrophien.
Bei bulbären Formen mit Affektion der Hirnnerven, Auftreten von Schluckstörungen und respiratorischer Insuffizienz besteht eine hohe Letalität.

Diagnostik: Rachenspülflüssigkeit oder Stuhl sollten zum direkten **Virusnachweis** bzw. zur **PCR**-Diagnostik verwendet werden. Im Liquor findet sich meist eine Pleozytose mit nur geringer Proteinvermehrung. Bei fehlendem Virusnachweis kann die Bestimmung spezifischer Antikörper retrospektiv die Diagnosestellung ermöglichen.

Therapie: Eine kausale Therapie ist in keinem Stadium der Erkrankung möglich. Im Reparationsstadium sind eine **krankengymnastische Betreuung** und eine sorgfältige Lagerung des Patienten äußerst wichtig. Bei schweren Verläufen ist eine **intensivmedizinische Betreuung** mit Beatmung und Behandlung sonstiger Komplikationen (Hochdruck, Rhythmusstörungen, Blasenentleerungsstörung) erforderlich. In den ersten Tagen nach Auftreten kommt es meist zu einer deutlichen Besserung der Ausfälle, es lässt sich aber erst nach mehreren Monaten der Grad der bleibenden Ausfälle beurteilen.

Prophylaxe: Die **aktive Impfung** stellt die wirksamste Form der Prophylaxe dar und sollte im Säuglingsalter begonnen werden. Im Erwachsenenalter wird eine **Auffrischung** vor Reisen in Endemiegebiete oder bei berufsbedingtem Kontakt mit Virusausscheidern empfohlen, wenn die Grundimmunisierung mehr als 10 Jahre zurückliegt.

5.3 Flavivirus-Infektionen

Zur Familie der Flaviviridae zählen u. a. die Gattungen Flavivirus und Hepacivirus. In der Gattunge Hepacivirus ist das Hepatitis-C-Virus eingeordnet. Über 60 Flaviviren sind bekannt, für die **Mücken** oder **Zecken** als Übertrager infrage kommen. Weniger als die Hälfte der Infektionen führt zu Erkrankungen des Menschen, häufig sind nur Einzelfälle oder Laborinfektionen beschrieben worden. In Tab. **J-5.5** sind die klinisch wichtigsten Flavivirus-Infektionen dargestellt.

≡ J-5.5	Klinisch wichtige Flavivirus-Infektionen		
Erkrankung	**Übertrager**	**Vorkommen**	**Klinik schwerer Erkrankungen**
FSME (Variante 1–3) (s. S. 1092)	Zecke	Zentraleuropa (Variante 1), Sibirien (Variante 2), Fernost (Variante 3)	Enzephalitis
Gelbfieber (s. S. 1091)	Mücke	West-/Zentralafrika, Südamerika	Enzephalitis/hämorrhagische Diathese
Dengue-Fieber (s. u.)	Mücke	Süd-/Südostasien, Süd-/Mittelamerika, Karibik, Afrika und Westpazifik	hämorrhagische Diathese, Schocksymptomatik
Japanische Enzephalitis	Mücke	Süd-/Ostasien, Westpazifik	Enzephalitis
Westnil-Fieber	Mücke	Süd-/Osteuropa, Nordamerika, Afrika, Naher/Mittlerer Osten	Enzephalitis
St.-Louis-Enzephalitis	Mücke	Nord-/Südamerika	Enzephalitis

5.3.1 Dengue-Fieber

▶ **Definition.** Dengue-Viren werden durch Stiche von Aedesmücken übertragen und führen zu einem Krankheitsbild mit häufig biphasischem Fieberverlauf, Kopf- und Gliederschmerzen, Exanthem und meist vollständiger Rückbildung (Tab. **J-5.6**).

≡ J-5.6	Dengue-Fieber							
Vorkommen	**Übertragungsweg**	**Kardinalsymptome**	**Komplikationen**	**Diagnostik**	**Therapie**	**Prophylaxe**	**Meldepflicht nach IfSG**
Tropen Subtropen	Stiche von Aedes-Mücken	Fieber Exanthem	hämorrhagische Diathese Schock	Serologie PCR	supportiv	entfällt	§§ 6 und 7 (s. Tab. **J-2.2**, S. 1039)

Epidemiologie und Pathogenese: Zu den endemischen Gebieten der Dengue-Viren (4 Serotypen) zählen insbesondere Süd-/Ostasien, Lateinamerika, einige Gebiete Afrikas und des Westpazifiks. Die vorwiegend tagaktive Übertragermücke brütet bevorzugt in der Nähe menschlicher Wohngebiete.

Als Reservoirwirt scheint ausschließlich der Mensch für das Auftreten von Infektionen von Bedeutung zu sein. Die 4 Virustypen können gleichzeitig, aber auch nacheinander grassieren. Eine Kreuzimmunität gibt es nicht.

Schwere Verläufe, die als **Dengue-hämorrhagisches Fieber** und **Dengue-Schock-Syndrom** imponieren, werden bei einer Zweitinfektion mit einem anderen Serotyp etwas häufiger beobachtet (Theorie der antikörpervermittelten Verstärkung der Infektion). Personen aus nicht endemischen Gegenden erkranken zumeist am **klassischen Dengue-Fieber**.

Klinik: Die klassische Form des Dengue-Fiebers verläuft häufig wie ein „grippaler" Infekt. 3–8 (maximal 14) Tage nach Mückenstich setzen meist abrupt **Fieber**, besonders retroorbitale **Kopfschmerzen**, **Glieder-** und **Muskelschmerzen** ein. Ab dem 3. Tag breitet sich bei etwa der Hälfte der Erkrankten ein **makulopapulöses**, häufig auch ein **rötelnähnliches Exanthem** mit **Juckreiz** oder **Hyperästhesie** vom Stamm auf Gesicht und Extremitäten aus. Selten kommt es zu petechialen Blutungen (Abb. J-5.2a). Eine Spontanheilung nach 10 Tagen ist die Regel. Selten sind Organkomplikationen wie Myokarditis und Enzephalitis.

Der Mensch ist alleiniger Reservoirwirt. Eine Kreuzimmunität gibt es nicht.

Neben dem **klassischen Dengue-Fieber** treten schwere Verläufe (**Dengue-hämorrhagisches Fieber**, **Dengue-Schock-Syndrom**) auf.

Klinik: 3–8 (maximal 14) Tage nach Mückenstich treten **Fieber**, **Kopfschmerzen** (retroorbital), **Glieder-** und **Muskelschmerzen** auf. Ab dem 3. Tag entsteht häufig ein **makulopapulöses Exanthem** (Abb. J-5.2a) (Stamm → Gesicht → Extremitäten). Meist Spontanheilung nach 10 Tagen. Selten kommt es zu Myokarditis und Enzephalitis.

J-5.2 Exanthem (a) und höchst aktivierte atypische Lymphozyten bei Dengue-Fieber (b)

a Petechiales Unterschenkelexanthem bei Dengue-Fieber.
b Auffällig sind hier die atypischen Lymphozyten als Hinweis auf einen viralen Infekt.
a aus: Lang W., Löscher Th. (Hrsg.): Tropenmedizin in Klinik und Praxis. Thieme; 2000

Zeichen einer schweren Verlaufsform treten am 2.–5. Krankheitstag, oft bei zwischenzeitlichem Fieberabfall mit **hämorrhagischer Diathese** (Dengue-hämorrhagisches Fieber) auf. Als Folge eines massiven Plasmalecks mit Ausbildung von Pleuraergüssen und Aszites kann sich eine lebensbedrohliche **Schocksymptomatik** (Dengue-Schock-Syndrom) entwickeln.

Diagnostik: Im **Blutbild** finden sich Zeichen eines Virusinfektes (Leukozytopenie mit Lymphozytose ab dem 2. Tag) (Abb. J-5.2b) und niedrige Thrombozytenzahlen. Bei der hämorrhagischen Form sind Zeichen der Verbrauchskoagulopathie (DIC) sowie niedrige Eiweiß- und Natriumkonzentrationen im Blut erkennbar. Die Sicherung der Diagnose erfolgt durch **IgM-Nachweis** ab dem 5.–7. Krankheitstag (**IgG-Nachweis** ab dem 10. Tag). Das NS 1-Antigen kann bereits im Frühstadium nachgewiesen werden.

Therapie: Die Therapie erfolgt **symptomatisch**. Bei Zeichen des Volumenmangelschocks müssen Plasmaverluste und metabolische Störungen ausgeglichen werden. Selten sind Transfusionen, Ersatz von Gerinnungsfaktoren oder Thrombozytenkonzentrate erforderlich.

Prophylaxe: Ein Impfstoff steht nicht zur Verfügung. Sinnvoll ist die **Expositionsprophylaxe** (Schutzkleidung, Repellenzien).

Bei schwerer Verlaufsform treten **hämorrhagische Diathese** und **Schocksymptomatik** auf.

Diagnostik: Neben einer Leukopenie mit Lymphozytose (Abb. J-5.2b) und Thrombozytopenie finden sich oft erhöhte Transaminasen. Bei schwerem Verlauf Hämatokritanstieg um > 20 %, bei hämorrhagischer Form ggf. Zeichen einer DIC. Spezifischer **Antikörpertiter-Nachweis** ab 5.–7. Krankheitstag.

Therapie: Sie erfolgt **symptomatisch**. Intensivmedizinische Behandlung bei Schock und hämorrhagischer Diathese bzw. bei DIC.

Prophylaxe: Sinnvoll ist eine **Expositionsprophylaxe** (Schutzkleidung, Repellenzien).

5.3.2 Gelbfieber

▶ **Definition.** Gelbfieber tritt nach Übertragung von Gelbfieberviren durch Mückenstich auf (Tab. J-5.7). Die häufig schweren Fälle zeichnen sich durch hämorrhagische Diathese sowie Leber- und Nierenversagen aus.

5.3.2 Gelbfieber

▶ **Definition.**

J-5.7 Gelbfieber

Vorkommen	Übertragungsweg	Kardinalsymptome	Komplikationen	Diagnostik	Therapie	Prophylaxe	Meldepflicht nach IfSG
Südamerika Afrika	Stiche von Mücken (Aedes, Haemagogus)	grippeartig	Leber- und Nierenversagen Enzephalopathie	PCR Serologie	supportiv	aktive Impfung	§§ 6 und 7 (s. Tab. J-2.2, S. 1039)

Epidemiologie: Gelbfieberherde bestehen heute vorwiegend in Regenwaldgebieten Südamerikas und Afrikas. Affen stellen das Erregerreservoir dar. Überträger sind Stechmücken, vorwiegend der Gattungen Aedes (in Afrika) und Haemagogus (Südamerika). In den letzten Jahrzehnten traten unterschiedlich große Epidemien in Gebieten Südamerikas, Teilen West- und Zentralafrikas sowie in Uganda auf.

Klinik: 80–90 % der Infektionen verlaufen subklinisch. Ansonsten kommt es nach einer Inkubationszeit von 3–6 Tagen plötzlich zu Fieber, Kopf- und Rückenschmerzen, konjunktivaler Injektion, Gesichtserythem, Übelkeit und Erbrechen. Am Ende dieser Phase kann sich das Allgemeinbefinden bessern und mit Entfieberung eine Genesung eintreten. Es kann aber auch nach kurzer Zeit erneut ein Fieberanstieg mit Zustandsverschlechterung, Entwicklung einer **hämorrhagischen Diathese** (Zahnfleischbluten, Ekchymosen, Hämatemesis, Melaena) und **Nierenversagen** (Albuminurie, Oligo- bis Anurie) einsetzen. Auch können zentralnervöse Störungen als Zeichen einer metabolischen Enzephalopathie auftreten. Die Letalität liegt bei 50–80 %, aber auch in diesem Stadium ist eine Ausheilung möglich. In der Heilungsphase wird ein **Ikterus** beobachtet.

Diagnostik: Leukozytopenie, Thrombozytopenie, Albuminurie und Bradykardie sind unspezifische Zeichen. In der akuten Phase ist die **PCR**-Diagnostik Methode der Wahl. Geeignet ist auch der Nachweis spezifischer IgM-**Antikörper**. Ein Titeranstieg der IgG-Antikörper sichert ebenfalls die Diagnose. Kreuzreaktionen mit anderen Flaviviren sind möglich.

Therapie: Im Vordergrund steht die Aufrechterhaltung von Flüssigkeits- und Elektrolytbilanz, da eine spezifische Therapie nicht verfügbar ist.

Prophylaxe: Die **aktive Impfung** mit attenuierten Lebendviren hinterlässt eine lange Immunität und ist bei Aufenthalten in Endemiegebieten empfohlen, bei Einreise in einigen Ländern vorgeschrieben. Wiederimpfungen sollten nach 10 Jahren erfolgen.

5.3.3 Frühsommer-Meningoenzephalitis (FSME)

▶ **Definition.** Die FSME tritt nach Zeckenstich auf (Tab. J-5.8). Selten kommt als Komplikation eine seröse Meningitis oder Enzephalitis vor.

J-5.8 Frühsommer-Meningoenzephalitis

Vorkommen	Übertragungsweg	Kardinalsymptome	Komplikationen	Diagnostik	Therapie	Prophylaxe	Meldepflicht nach IfSG
Deutschland Österreich, Schweiz Osteuropa Südschweden Baltikum Russland inkl. Sibirien	Zeckenstich	grippeartig	Meningitis Enzephalitis Myelitis/Neuritis	Serologie	nicht bekannt	Expositionsprophylaxe aktive Impfung	§ 7 (s. Tab. J-2.2, S. 1039)

Epidemiologie und Pathogenese: In Endemiegebieten, v. a. Deutschland, Österreich, Südschweden, Baltikum, Russland einschließlich Sibirien, treten in ca. 0,1–5 % der Zeckenstiche Infektionen mit dem FSME-Virus auf. Eine Ausdehnung der Risikogebiete und der infektiösen Zeckenpopulation ist zu beobachten. Das Reservoir stellen Tiere, v. a. Kleinsäuger, insbesondere Mäuse, aber auch Vögel und Rotwild dar. Überträger sind Zecken, deren Aktivität ihren Höhepunkt in den Monaten Juni, Juli und September erreicht.

Klinik: Bei ca. 10–30 % der Infizierten kommt es nach einer Inkubationszeit von 2–20 Tagen zu Krankheitserscheinungen mit **grippeähnlichen Symptomen**, Fieber, Kopf-, Hals- und Gliederschmerzen. Diese Symptome verschwinden innerhalb von einer Woche. Nur bei 30 % der Erkrankten kommt es mit einem 2. Fieberanstieg zu **neurologischen Symptomen mit meningealen Reizzeichen** im Rahmen einer benignen selbstlimitierten **serösen Meningitis**. Hinzu kommen können Zeichen einer **Enzephalitis** (Krämpfe, Bewusstseinsstörungen, Psychosen), selten schlaffe Paresen als Zeichen einer **Myelitis**. Tödliche Verläufe sind selten (1 %). Meist sind spätestens nach 2 Wochen die neurologischen Symptome verschwunden, Restsymptome verbleiben bei weniger als 10 %.

Diagnostik: Allgemeine Laborbefunde sind nicht wegweisend, im Liquor ist bei Meningitis eine **Pleozytose** zu finden. Die Diagnosesicherung erfolgt mittels PCR und Western-Blot-Verfahren bzw. durch den Nachweis spezifischer **IgM-Antikörper** in Serum oder Liquor (bei Meningitis) ab der 3. Woche nach Infektion.

Therapie: Die Therapie erfolgt symptomatisch. Eine spezifische Behandlung ist nicht verfügbar.

Prophylaxe: Tragen von Schutzkleidung, Anwendung von Repellenzien, Absuchen des Körpers mit raschem Entfernen von Zecken. Da keine Möglichkeiten einer wirksamen Therapie bei Eintritt der neurologischen Symptome bestehen, wird eine **aktive Impfung** für Menschen mit besonderem Expositionsrisiko (land- und forstwirtschaftlich Beschäftigte, bestimmte Freizeitaktivitäten) in Endemiegebieten empfohlen. Impfreaktionen, ähnlich den neurologischen Symptomen nach Infektion, sind mit den neuen Impfstoffen nicht zu erwarten.

▶ **Merke.** Nach Zeckenstich sollte der Zeckenkörper umgehend mit einer angewinkelten Pinzette entfernt werden. Die Zecke darf dabei nicht gequetscht werden, da hierdurch vermehrt Viren in den Organismus gelangen können. Öl oder Klebstoff sollten nicht angewendet werden. Sorgfältige Desinfektion der Stichstelle nach Zeckenentfernung.

5.4 „Grippaler Infekt"

▶ **Synonym.** Erkältung, „Virusschnupfen"

▶ **Definition.** Unter einem „grippalen Infekt", der gegenüber der „echten Grippe" (Influenza, s. S. 1099) abzugrenzen ist, versteht man eine Infektion der Schleimhaut des Atemtrakts, der durch eine Vielzahl unterschiedlicher Viren (Adenoviren, Coronaviren, ECHO-Viren, Parainfluenzaviren, Rhinoviren, RS-Viren) verursacht werden kann (Tab. J-5.9). Sie sind die häufigsten Infektionen des Menschen, deren klinische Erscheinungsbilder je nach Infektionsort im Atemtrakt sehr unterschiedlich sein können: Rhinitis, Sinusitis, Pharyngitis, Laryngitis, Tracheitis, Bronchitis, Bronchiolitis, Pneumonie.

≡ J-5.9 „Grippaler Infekt"

Vorkommen	Übertragungsweg	Kardinalsymptome	Komplikationen	Diagnostik	Therapie	Prophylaxe	Meldepflicht nach IfSG
weltweit (viele Viren)	Tröpfchen	Schnupfen Halsschmerzen	Sinusitis Otitis media Pneumonie	nicht notwendig	symptomatisch	Exposition vermeiden	besteht nicht

Epidemiologie und Pathogenese: Der Mensch stellt das hauptsächliche Erregerreservoir dar. Die Übertragung erfolgt vorwiegend in den kalten Jahreszeiten von Mensch zu Mensch durch **Tröpfcheninfektion**, seltener durch Schmierinfektion bei engem Kontakt. Im Erwachsenenalter ist eine hohe Durchseuchung nach Infekten der oberen Luftwege mit den meisten Virustypen erfolgt, Adenoviren spielen z. B. beim Erwachsenen kaum noch eine Rolle.

Klinik: Die Inkubationszeit beträgt 3–8 Tage. Außer einer simplen Erkältung mit **Schnupfen** und **trockenem Husten** können ebenso durch den gleichen Virustyp eine **fieberhafte Tonsillitis, Pharyngitis** mit weicher Schwellung der Halslymphknoten, Keratokonjunktivitis oder ein seröser Mittelohrerguss ausgelöst werden. Auch ein rötelnähnliches Exanthem kann vorkommen. Bei bakterieller Superinfektion kann eventuell eine **Otitis media** entstehen. Diese Fälle lassen sich schwer gegen Infektionen mit Streptokokken abgrenzen.

Diagnostik: Die Diagnose wird meist vom Patienten selbst gestellt. Laborwerte zu erheben, ist überflüssig. Die Leukozytenzahl und die Blutsenkung sind normal bis mäßig erhöht. Lediglich für epidemiologische Zwecke kommt die Virusisolierung und -typisierung aus Rachenspülwasser oder der serologische Nachweis der sich rasch entwickelnden Antikörper infrage.

Therapie: Die Behandlung erfolgt **symptomatisch**. Eine Fiebersenkung ist selten nötig, Kopfschmerzen sprechen gut auf Analgetika wie Paracetamol an. Abschwellende Nasentropfen begünstigen die Dränage der Mittelohren und erleichtern die Nasenatmung. Die Einnahme von Zink (< 24 h nach Symptombeginn) kann sich günstig auf Schwere und Dauer der Erkrankung auswirken. Antibiotika sollten nicht routinemäßige verordnet werden. Nur bei bakterieller Superinfektion ist eine **antibiotische** Therapie indiziert.

Prophylaxe: Eine Impfung ist nicht möglich.

5.5 Hantaviren-Infektionen

▶ **Definition.** Infektion mit häufiger Nierenbeteiligung, in Einzelfällen kann auch ein pulmonales Syndrom oder hämorrhagisches Fieber entstehen (Tab. J-5.10).

J-5.10 Hantaviren

Vorkommen	Übertragungsweg	Kardinalsymptome	Komplikationen	Diagnostik	Therapie	Prophylaxe	Meldepflicht nach IfSG
weltweit bei Nagern	aerogen (Exkremente)	Fieber Abgeschlagenheit	Nierenversagen hämorrhagisches Fieber hypovolämischer Schock Herz-/Lungenversagen	Serologie	ggf. Volumensubstitution, Hämodialyse	Expositionsschutz	§§ 6 und 7 (s. Tab. J-2.2, S. 1039)

Epidemiologie und Pathogenese: Weltweit sind **Nagetiere** das Reservoir für Hantaviren. In Mitteleuropa dominieren die beiden Serotypen Hantaan- oder Puumalaviren. Der Durchseuchungsgrad in Deutschland liegt bei ca. 2 %. Die Viren werden von infizierten Nagern hauptsächlich über Speichel, Urin und Kot ausgeschieden und sind in der Umwelt relativ stabil. Die Infektion des Menschen erfolgt vorwiegend **aerogen** mit kontaminiertem Staub oder durch Bisse. Hantaviren vermehren sich nach Inhalation in der Lunge; die Manifestationen im Bereich der Niere oder Lunge scheinen durch Schädigung der Kapillaren mit erhöhter Permeabilität bedingt zu sein. Neben einer direkten Zellschädigung werden immunpathogene Mechanismen diskutiert, die auch als Ursache der häufigen Thrombozytopenie anzusehen sind.

Klinik: Häufig verläuft die Infektion **ohne Symptome**, besonders in Zentraleuropa. Bei einem symptomatischen Verlauf kommt es nach einer Inkubationszeit von 2–4 Wochen zu **Fieber** (> 39 °C), **hämorrhagischer Diathese** (Petechien der Haut, konjunktivale Einblutungen) und **Proteinurie**. In Europa verläuft die Erkrankung meist folgenlos, in Einzelfällen kann sich ein **akutes Nierenversagen** entwickeln. In Ostasien ist der Verlauf im Allgemeinen deutlich schwerer. Nierenversagen, hypovolämischer Schock und Lungenödem machen häufig eine Hämodialyse erforderlich. In Nord- und Südamerika wurden schwere Krankheitsverläufe mit kardiogenem Schock beobachtet.

Diagnostik: In den ersten Tagen findet sich **im Blutbild** der typische Ablauf bei Virusinfektionen: nach kurz dauernder Leukozytose tritt eine Leukopenie mit Lymphozytose auf. Proteinurie und Mikrohämaturie sind Zeichen der beginnenden Nierenbeteiligung. Thrombozytopenie ist bei hämorrhagischen Komplikationen zu finden. Die Sicherung der Diagnose erfolgt **serologisch**. IgM-Antikörper sind nach 1 Woche, IgG-Antikörper nach 2 Wochen nachweisbar; diese persistieren über einige Monate.

Therapie: Symptomatische Maßnahmen. Nierenversagen und hypovolämischer Schock bedürfen der **Volumensubstitution** unter Kontrolle von zentralvenösem Druck und Elektrolyten. Eine Hämodialyse kann vorübergehend erforderlich sein. Eine Wirksamkeit einer medikamentösen Therapie mit **Ribavirin** in schweren Fällen konnte bisher nur in der frühen Phase der Infektion bestätigt werden.

Prophylaxe: Eine Impfung steht noch nicht zur Verfügung. Daher ist die **Expositionsprophylaxe** die wichtigste präventive Maßnahme (Vermeidung von Kontakten mit Nagetierausscheidungen, Bekämpfung von Mäusen und Ratten im Wohnumfeld etc.)

5.6 Herpesviren-Infektionen

Beim Menschen kommen 8 humane Herpesviren (HHV) vor:
- HHV 1: **Herpes-simplex-Virus** (HSV) Typ 1; (Lippenherpes)
- HHV 2: **Herpes-simplex-Virus** (HSV) Typ 2; (Genitalherpes)
- HHV 3: **Varicella-zoster-Virus** (VZV); (Windpocken, Gürtelrose)
- HHV 4: **Epstein-Barr-Virus** (EBV); (Pfeiffer-Drüsenfieber)
- HHV 5: **Zytomegalie-Virus** (CMV)
- HHV 6: ursächlich für das 3-Tage-Fieber
- HHV 7: wie bei HHV 6 kann das klinische Bild eines 3-Tage-Fiebers entstehen
- HHV 8: **Kaposi-Sarkom-Herpesvirus** (KSHV), verursacht das Kaposi-Sarkom.

Allen Herpesviren ist gemeinsam, dass sie nach der Primärinfektion in ein **Latenzstadium** übergehen und später nach **Reaktivierung** wieder zur Erkrankung führen können. Die Symptome bei Erstinfektion sind häufig uncharakteristisch und blande.

5.6.1 Herpes-simplex-Infektionen

▶ **Definition.** Herpes-simplex-Viren (HSV) verursachen nach Kontakt- oder Schmierinfektion eine fieberhafte Erkrankung mit Bläschenbildung an Haut und Schleimhaut (Tab. J-5.11): **HSV 1** vorwiegend in der oberen, **HSV 2** vorwiegend in der unteren Körperhälfte (meist genitale Manifestation).

≡ J-5.11	Herpes-simplex-Infektionen							
Vorkommen	Übertragungsweg	Kardinalsymptome	Komplikationen	Diagnostik	Therapie	Prophylaxe	Meldepflicht nach IfSG
weltweit infizierter Mensch	Kontakt (Schmierinfektion)	Lymphknotenschwellungen Bläschen	Meningitis Enzephalitis	klinisches Bild PCR (Serologie)	nur bei schweren Fällen Aciclovir i. v., Valaciclovir, Famciclovir	Expositionsschutz	besteht nicht

Epidemiologie und Pathogenese: Herpes-simplex-Viren kommen weltweit vor. Der infizierte Mensch ist das Erregerreservoir. Die **Durchseuchung** ist bereits im Jugendalter hoch. HSV 1 wird meist durch Speichel übertragen, HSV 2 überwiegend genital (Geburt, Geschlechtsverkehr). Nach Eindringen am Infektionsort (v. a. Haut-Schleimhaut-Grenze) persistieren die Viren bei ca. 60 % der Infizierten in den sensorischen **Ganglien** (Trigeminusganglion, Spinalganglien). Nach **Reaktivierung** latenter Infektionen, z. B. im Rahmen schwerer Infekte oder durch physischen bzw. psychischen Stress, wandern die Viren wieder in die Peripherie (Epidermis) und vermehren sich dort mit entsprechenden klinischen Symptomen.

Klinik: Die Primärinfektion verläuft meist unbemerkt, häufig nur mit geringem Krankheitsgefühl. Nur selten kommt es zu schweren Erkrankungen. Nach kurzer Inkubationszeit von 2–7 Tagen treten uncharakteristische Hals-, Muskel- und Gelenkschmerzen sowie generalisierte halsbetonte Lymphknotenschwellungen auf. Es bilden sich von Juckreiz begleitete, meist **gruppiert** stehende **Bläschen** der Haut (Abb. J-5.3a) oder Schleimhaut, die sich in Pusteln umwandeln können und innerhalb 1 Woche unter Krustenbildung eintrocknen.

Weitere Manifestationsformen sind:

- **Stomatitis aphthosa** (Gingivostomatitis herpetica, HSV 1): Primärinfektion im Kindesalter. Häufig hohes Fieber.
- **Keratokonjunktivitis herpetica** (HSV 1): Primärinfektion oder Reaktivierung
- **Herpes labialis** (HSV 1): Reaktivierung (periorale Bläschen)
- **Herpes genitalis** (HSV 2): Primärinfektion oder Reaktivierung im Erwachsenenalter. Perigenitale Bläschen, schmerzhafte Ulzerationen (♀ Vulvovaginitis herpetica, ♂ Herpes progenitalis, Abb. J-5.3b). Bei Kindern an sexuellen Missbrauch denken!
- **Herpes-simplex-Meningitis** (HSV 2): Komplikation eines Herpes genitalis. Typische meningitische Zeichen (Nackensteife, Kopfschmerzen, Lichtscheu, lymphozytäre Liquorpleozytose) ohne fokale Zeichen. Sie ist gutartig und heilt spontan aus.
- **Herpes-simplex-Enzephalitis** (HSV 1): Primärinfektion oder Reaktivierung im Erwachsenenalter. Phasenhafter Ablauf mit starken Kopfschmerzen, psychotischem Bild, fokalen Krämpfen und Dysphasien. Sie hat eine schlechte Prognose.

J-5.3 Herpes-simplex-Infektionen

a Herpes simplex der rechten Wange (Primärinfektion). Ausgedehnte, teils konfluierende Herpesfelder, Lymphknotenschwellung und Fieber.
b Herpes genitalis der Glans penis.
a aus: Moll I.: Duale Reihe Dermatologie. Thieme; 2010

Diagnostik: Das **typische klinische Bild** macht die Diagnose leicht, diagnostische Methode der Wahl ist der Virusnachweis mittels PCR. Die serologische Diagnostik ist nur bei Erstinfektion oder im Verlauf hilfreich.

Therapie: Nur bei **schwerem Verlauf** (Enzephalitis, Patienten mit Immunschwäche), wie auch bei V. a. HSV-Infektion des Neugeborenen, ist eine frühzeitige antivirale Therpie mit **Aciclovir i. v.** indiziert, ansonsten reichen austrocknende Lokalmaßnahmen (z. B. Zinkpaste). Erstinfektionen mit **Herpes genitalis**, aber auch häufige Rezidive werden mit **Famciclovir** oder **Valaciclovir p. o.** über 1 Woche behandelt.

Prophylaxe: Eine wirksame Impfprophylaxe existiert bisher nicht.

5.6.2 Varizellen und Herpes zoster

▶ **Definition.** Varizellen (Windpocken) sind eine durch das Varicella-zoster-Virus (VZV) ausgelöste hochkontagiöse Infektionskrankheit (Tab. J-5.12). Herpes zoster (Gürtelrose) stellt die Reaktivierung intrazellulär persistierender Viren bei eingeschränkter Immunität dar.

J-5.12 Varizellen und Herpes zoster

Vorkommen	Übertragungsweg	Kardinalsymptome	Komplikationen	Diagnostik	Therapie	Prophylaxe	Meldepflicht nach IfSG
weltweit Mensch	Tröpfchen (Schmierinfektion)	Exanthem mit Juckreiz Bläschen	Pneumonie Meningitis Enzephalitis	klinisches Bild (PCR, Serologie)	Aciclovir Brivudin Valaciclovir Famciclovir	Impfung Wiederimpfung	geplant (s. Tab. J-2.2, S. 1039)

Epidemiologie und Pathogenese: Die Viren können durch Tröpfcheninfektion in den ersten Tagen vor und nach Erkrankungsbeginn oder Kontakt mit Bläscheninhalt übertragen werden. Bei ca. 30 % der Kontaktpersonen verläuft die Infektion allerdings inapparent. Der Durchseuchungsgrad ist mit über 90 % sehr hoch.

Klinik: Nach einer Inkubationszeit von 10–23 Tagen entwickeln sich **Fieber** und ein **Exanthem**, das an Rumpf und Kopf beginnt und sich später auch auf die Extremitäten ausbreitet, gelegentlich sind auch die Schleimhäute betroffen. Unter starkem **Juckreiz** entsteht rasch ein zunächst makulöses, dann vesikuläres pustulöses Stadium, das in Schüben bis zu 1 Woche immer wieder von Neuem abläuft. Dadurch entsteht ein „buntes Bild" an Effloreszenzen nebeneinander (Abb. J-5.4a). Die Pusteln trocknen innerhalb einer Woche ein und die Krusten fallen ohne Narbenbildung ab. Erst ab diesem Zeitpunkt besteht keine Infektiosität mehr. Narben bilden sich nur bei Sekundärinfektion.

Bei Erwachsenen verläuft die Erkrankung meist schwerer. Bei bis zu 30 % entwickelt sich eine **atypische Pneumonie** mit radiologisch nachweisbaren, gelegentlich über Monate persistierenden meist fleckförmigen Infiltraten. Selten treten als Komplikation **Enzephalitis**, **Arthritis** oder **Hepatitis** auf. Bei immunsupprimierten Patienten und älteren Menschen sind sie jedoch häufig und verlaufen schwer. Die Erstinfektion einer Schwangeren im 1. Trimenon kann selten (1 %) zu **rötelnähnlichen Fehlbildungen** führen, in der Spätschwangerschaft kommt es zu einer Windpockenerkrankung des Neugeborenen (Letalität bis 30 %).

Der **Herpes zoster** (**Gürtelrose**) zeigt das gleiche morphologische Bild wie die Windpocken, ist aber in den meisten Fällen auf ein oder zwei Dermatome begrenzt (Abb. J-5.4 b I). Die Erkrankung tritt meist einmal, nur selten mehrere Male im Laufe des Lebens auf. Bei Immunsuppression kann es allerdings zu einer Generalisation (Abb. J-5.4 b II) mit **Zosterenzephalitis** kommen.

Epidemiologie und Pathogenese: Übertragung durch Tröpfcheninfektion oder Kontakt mit Blaseninhalt.

Klinik: Nach einer Inkubationszeit von 10–23 Tagen kommt es zu Fieber, **Exanthem** und **Juckreiz**. Es entwickelt sich rasch ein „buntes Bild" mit Makulae, Bläschen, Pusteln, das in Schüben abläuft (Abb. J-5.4a). Die Pusteln trocknen innerhalb 1 Woche ein und heilen ohne Narbenbildung. Ab diesem Zeitpunkt besteht keine Infektiosität mehr.

Bei Erwachsenen ist der Verlauf schwerer, häufig ist eine **atypische Pneumonie**. Komplikationen wie **Enzephalitis**, **Arthritis** und **Hepatitis** sind selten, bei Immunsupprimierten und älteren Menschen aber häufig. Eine Erstinfektion in der Schwangerschaft kann zu **rötelnähnlichen Fehlbildungen** oder perinatalen Varizellen (Letalität bis 30 %) führen.

Der **Zoster** (**Gürtelrose**) zeigt das gleiche morphologische Bild wie Windpocken, meist begrenzt auf 1 oder 2 Dermatome. Bei Immunsuppression ist eine Generalisation (Abb. J-5.4b) mit **Zosterenzephalitis** möglich.

J-5.4 Varizellen und Herpes zoster

a Varizellen: Exanthem mit unterschiedlich reifen Effloreszenzen (Sternenhimmel) am Handrücken.
b Herpes zoster: Befund bei Befall des N. trigeminus (I). Generalisierung bei Patienten mit CML (II).

a aus: Moll I.: Duale Reihe Dermatologie. Thieme; 2010

Diagnostik: Das eindeutige **klinische Bild** erlaubt ohne Weiteres die Diagnosestellung. Nur sehr selten ist die labordiagnostische Bestätigung der Diagnose nötig.

Therapie: Die Therapie der **Varizellen** (Windpocken) erfolgt **symptomatisch** und beschränkt sich auf lokal austrocknende Pasten, eventuell muss eine Antibiotikagabe bei bakteriellen Sekundärinfektionen verabreicht werden. Eine antivirale Therapie ist nur bei immunsupprimierten Patienten indiziert, muss dann aber zum frühestmöglichen Zeitpunkt eingesetzt werden.

Beim **Herpes zoster** ist die Behandlung mit **Brivudin p. o.** oder **Aciclovir**/Valaciclovir/Famciclovir **i. v.** innerhalb der ersten 72 h nach Beginn der Symptome zu beginnen. Dadurch kann der Entstehung einer postzosterischen Neuralgie entgegengewirkt werden. Bei Befall des 1. Trigeminusastes (Zoster ophthalmicus) ist zusätzlich eine lokale Behandlung mit Aciclovir-Augensalbe erforderlich.

Prophylaxe: Eine **aktive Impfung** ist möglich und kann bei seronegativen Jugendlichen und Erwachsenen eingesetzt werden Die Varizellen-Impfung wird entsprechend den Empfehlungen der STIKO zusammen mit der Masern-Mumps-Röteln-Impfung verabreicht. Ein MMRV-Impfstoff steht zur Verfügung. Eine Wiederimpfung erhöht den langzeitigen Schutz. Bei Schwangeren ohne Windpockenanamnese

Diagnostik: Das **klinische Bild** erlaubt die Diagnosestellung.

Therapie: Die Therapie der **Varizellen** erfolgt **symptomatisch**, Antibiotika nur bei bakterieller Superinfektion. Eine antivirale Therapie ist nur bei immunsupprimierten Patienten indiziert.

Für den **Herpes zoster** ist eine **antivirale** Therapie indiziert, um das Entstehen einer postzosterischen Neuralgie zu verhindern.

Prophylaxe: Eine **aktive Impfung** bei seronegativen Jugendlichen, später Wiederimpfung. **Passive Immunisierung** bei seronegativen Schwangeren mit Kontakt zu Erkrankten.

und Kontakt zu Erkrankten sollte eine **passive Immunisierung** mit Hyperimmunglobulin erfolgen.

5.6.3 Mononucleosis infectiosa

▶ **Synonym.** Pfeiffer-Drüsenfieber, Kissing Disease

▶ **Definition.** Mononucleosis infectiosa (Tab. J-5.13) ist eine akute fieberhafte Infektionskrankheit durch das Epstein-Barr-Virus (EBV).

≡ J-5.13	Mononucleosis infectiosa						
Vorkommen	Übertragungsweg	Kardinalsymptome	Komplikationen	Diagnostik	Therapie	Prophylaxe	Meldepflicht nach IfSG
weltweit Mensch	Speichel	Angina zervikale Lymphknotenschwellungen Hepatosplenomegalie	Meningitis Enzephalitis Arzneimittelexanthem	Serologie	symptomatisch evtl. Prednison	keine	besteht nicht

Epidemiologie und Pathogenese: Weltweit sind 95 % der Erwachsenen mit EBV infiziert. Die Infektion erfolgt in der Regel bereits im frühen Kindesalter. Durch **Tröpfcheninfektion** bei engem Kontakt wird EBV von Mensch zu Mensch weitergegeben. Zunächst wird das Epithel von Mund, Rachen und Speicheldrüsen befallen. Dort erfolgt die Virusreplikation, anschließend die Besiedlung der **B-Lymphozyten**. Einige infizierte B-Lymphozyten entgehen der Immunabwehr und erreichen einen latenten Zustand. Sie sind das Reservoir für Reaktivierungen und neue Infektionen von Epithelzellen.

Klinik: Die Infektion läuft im Kindesalter nahezu unbemerkt ab. Auch bei Infektion im Erwachsenenalter kommt es nur bei 25–50 % aller Infizierten zu den typischen Symptomen. Nach einer langen Inkubationszeit von 4–10 Wochen treten **Fieber**, **Pharyngitis** (Abb. J-5.5a), zervikale **Lymphknotenschwellungen** und Kopfschmerzen bei nahezu allen Erkrankten auf. Außerdem kommt es zu einer entzündlichen **Schwellung der Tonsillen**, später mit abstreifbaren weißlichen Belägen, sowie zu einem **Enanthem** mit zum Teil petechialen Blutungen. Generalisierte Lymphknotenschwellungen und **Hepatosplenomegalie** stellen bei fast der Hälfte der Erkrankten eine typische Konstellation dar. Häufig sind als Zeichen einer Leberbeteiligung die Transaminasen erhöht, ein Ikterus findet sich selten. Die häufigste neurologische Manifestation ist eine benigne **lymphozytäre Meningitis**, auch Lähmungen einzelner Nerven sind möglich. Es besteht eine Assoziation mit dem Nasopharynxkarzinom sowie dem Burkitt-Lymphom.

Diagnostik: Im Stadium des Drüsenfiebers kann die Diagnose aufgrund des **klinischen Bildes** gestellt werden. Das gleichzeitige Auftreten von mäßig erhöhten Transaminasen, zervikalen Lymphknotenschwellungen und Splenomegalie kann den Verdacht untermauern. Spätestens bei Vorliegen eines **Differenzialblutbildes** mit der typischen Vermehrung **lymphoider Zellen** (Virozyten, Abb. J-5.5b) ist die Diagnose eindeutig.
Trotzdem kann in Zweifelsfällen eine **serologische** Bestätigung notwendig werden (Tab. J-5.14). Die meisten Patienten haben schon **zu Beginn** der Erkrankung sehr hohe Titer von IgG- oder IgM-Antikörpern gegen Kapselantigen (**Anti-VCA** = **a**nti**v**iral **c**apsid **a**ntibody), Antikörper gegen Kernantigen (**Anti-EBNA-1**) sind noch negativ bzw. niedrigtitrig positiv. Das Stadium der **durchgemachten Infektion** lässt sich an hohen Titern von Anti-EBNA-1 und gleichzeitig hohen Titern von Anti-VCA-IgG ablesen.

≡ J-5.14	Diagnostik der Mononucleosis infectiosa					
Erkrankung	Anti-VCA		Anti-EA	Anti-EBNA	heterophile Antikörper
	IgM	IgG				
akute Infektion	+	++	–	–	+
durchgemachte Infektion	–	+	–	+	–
chronische Infektion	–	+++	++	+/–	–

J-5.5 Mononucleosis infectiosa

a Enoraler Befund: Stark vergrößerte Gaumenmandeln mit grauen Belägen.
b Befund im Blutbild: Atypische lymphoide Zellen.

aus: Berghaus A., Rettinger G., Böhme G.: Duale Reihe Hals-Nasen-Ohren-Heilkunde. Hippokrates; 1998

Therapie: Die Therapie erfolgt **symptomatisch**. Die gegen andere Herpesviren wirksamen Virostatika sind zwar in vitro wirksam, in vivo zeigen sie aufgrund der Immunpathogenese der Mononukleose keine Wirkung.

▶ **Merke.** Vor der Gabe von **β-Laktam-Antibiotika** (z. B. Ampi-/Amoxicillin) ist zu warnen, da bei einem hohen Prozentsatz **Hautreaktionen** wie Arzneimittelexantheme auftreten können.

Sollten im Rachenabstrich zusätzlich Streptokokken nachgewiesen werden, ist ein Makrolid-Antibiotikum das Antibiotikum der Wahl.

Prophylaxe: Der Kontakt mit Speichel sollte vermieden werden. Absonderung und Desinfektion sind ohne Nutzen. Ein Impfstoff ist nicht verfügbar.

5.6.4 Zytomegalie

Die CMV-Infektion kann im Ablauf mit der Mononucleosis infectiosa identisch sein, die klinischen Symptome sind in der Regel milder. Jedoch kann auch bei Primärinfektion eine leichte Hepatitis entstehen, welche 3–4 Wochen andauert. Ein Problem bei akuter oder früher erworbener Infektion besteht für immunsupprimierte Patienten (s. auch Kap. AIDS, S. 1103) und in der Schwangerschaft. Das CMV ist die häufigste infektiöse Ursache pränataler Schädigungen und zugleich das am häufigsten sexuell übertragene Virus. Die Diagnostik erfolgt serologisch, per Antigennachweis (pp-65) oder per PCR. Eine Therapie ist bei Reaktivierung unter Immunsuppression z. B. mit Ganciclovir möglich.

5.7 Influenza

▶ **Definition.** Die echte Grippe (Influenza, Tab. J-5.15) ist ein fieberhafter viraler Infekt mit häufig dramatischem Beginn und meist schwerem Krankheitsgefühl. Komplikationen treten insbesondere bei älteren Patienten auf.

Therapie: Sie erfolgt **symptomatisch**.

▶ **Merke.**

Makrolid-Antibiotikum bei Nachweis von Streptokokken.

Prophylaxe: Speichelkontakt vermeiden. Kein Impfstoff verfügbar.

5.6.4 Zytomegalie

Die Symptome der Zytomegalie sind in der Regel milder als bei der Mononukleose. Jedoch kann auch eine Hepatitis entstehen. Ein Problem besteht bei Immunsuppression (s. S. 1103) und in der Schwangerschaft.

5.7 Influenza

▶ **Definition.**

J-5.15 Influenza

Vorkommen	Übertragungsweg	Kardinalsymptome	Komplikationen	Diagnostik	Therapie	Prophylaxe	Meldepflicht nach IfSG
weltweit Vogel/ Schwein/ Mensch	Tröpfchen	Rhinitis Bronchitis	Pneumonie Peri-/Myokarditis	PCR, Antigennachweis (Serologie)	evtl. Neuraminidase-hemmer	Impfung	§ 7 (s. Tab. J-2.2, S. 1039)

Epidemiologie und Pathogenese: Die **Influenzaviren** gehören zur Familie der Orthomyxoviren und werden in die 3 **Typen A**, **B** und **C** unterteilt. Für das Krankheitsbild der Influenza wird hauptsächlich **Typ A**, selten Typ B und praktisch nie Typ C verantwortlich gemacht. Zusätzlich zum sporadisch epidemischen Auftreten kann Typ A **Pandemien** mit besonders schweren Verläufen auslösen. Hauptsächlicher Grund hierfür ist die relativ seltene Bildung neuer Varianten mit veränderter Kombination

Epidemiologie und Pathogenese: Die **Influenzaviren** werden in die **Typen A**, **B** und **C** unterteilt. **Typ A** wird hauptsächlich für das Krankheitsbild der Influenza verantwortlich gemacht und löst **Pandemien** aus, da durch „Antigenshift" neue Varianten entstehen, die die vorhandene Immunität umgehen.

von Hämagglutinin und Neuraminidase durch **„Antigenshift"**, gegen die keine Immunität besteht. Häufiger sind die durch **„Antigendrift"** bedingten Varianten, bei denen die Oberflächenantigene Hämagglutinin und Neuraminidase infolge von Mutationen nur geringfügig verändert sind. Das häufig schwere Krankheitsbild stellt v. a. für gefährdete Personen wie Kinder, Herz-Kreislauf-Kranke, Schwangere, alte Menschen oder immunsupprimierte Patienten, aber – insbesondere im Rahmen von Pandemien – auch für immunkompetente Personen eine Bedrohung dar.

Influenzaviren werden durch **Tröpfcheninfektion** von Mensch zu Mensch übertragen. Infektiosität besteht wenige Tage vor bis 1 Woche nach Erkrankungsbeginn. Die Viren wirken zytotoxisch auf das Epithel des Respirationstrakts und können bei ausgedehntem Epithelschaden sekundäre bakterielle Infektionen erleichtern, die schwere pulmonale Komplikationen zur Folge haben können.

Klinik: Bei der Hälfte der Infizierten entwickeln sich nach kurzer Inkubationszeit von 1–3 Tagen plötzlich ein **hoch fieberhafter Infekt der oberen Atemwege:** bohrende Kopfschmerzen (v. a. retroorbital), Muskel- und Gliederschmerzen, rasch ansteigendes Fieber bis 40 °C, Schnupfen, trockener Husten, retrosternales Brennen, konjunktivale Injektionen. Bei einigen Erkrankten (5–10 %) finden sich auch feuchte Rasselgeräusche über der Lunge und Pleurareiben. Die Krankheitsdauer beträgt ca. 1–2 Wochen. Subfebrile Temperaturen, geringe körperliche Belastbarkeit und Orthostaseprobleme können noch längere Zeit anhalten. Bei schwererem Verlauf kann sich eine **Tracheobronchitis** entwickeln (rauer bellender Husten und starke retrosternale Schmerzen, s. S. 369).

Komplikationen: Sie treten insbesondere bei Risikopatienten auf. **Sekundär bakterielle Pneumonien** (z. B. Staphylo- oder Pneumokokken, Haemophilus influenzae), die sich mit einem erneuten Fieberanstieg nach einer Woche ankündigen, stellen für Kinder und ältere Menschen eine große Gefährdung dar. Eine seltene, aber umso lebensbedrohlichere Komplikation ist die primäre **Influenzapneumonie.** Sie führt häufig innerhalb von wenigen Tagen zum Tode, ebenso wie eine **Peri-** oder **Myokarditis.** Patienten mit Herz-Kreislauf-Erkrankungen sind besonders gefährdet.

Diagnostik: Die Diagnose ist meist aufgrund des **klinischen Bildes** zu stellen, die allgemeinen Labordaten geben nur wenig Hilfestellung. Ein positiver **Virusnachweis** (Antigentest, PCR) im Rachenspülwasser sichert die Diagnose. Für den **serologischen Nachweis** sind gepaarte Serumproben aus der frühen Krankheitsperiode und nach 10–14 Tagen erforderlich, um bei einem mindestens 4-fachen Titeranstieg die Diagnose zu bestätigen.

Therapie: Die Behandlung kann sich in den meisten Fällen auf **symptomatische** Maßnahmen, wie Fiebersenkung, Antitussiva und Analgetika, beschränken. Bei Risikopatienten müssen die **Neuraminidasehemmer** (wirksam gegen Typ A und Typ B) Zanamivir (inhalativ) und Oseltamivir (p. o.) spätestens 48 Stunden nach Erkrankungsbeginn eingesetzt werden, um noch wirksam zu sein. Amantadinpräparate sind nur gegen das Influenza-A-Virus wirksam, Resistenzen sind häufig.
Die routinemäßige Verordnung von Antibiotika sollte unterbleiben, da bakterielle Begleitinfektionen nur sehr selten eine Rolle spielen. Lediglich bei erneutem Fieberanstieg mit Zeichen einer **Lobärpneumonie** (s. S. 392) ist eine antibiotische Behandlung indiziert.

Prophylaxe: Eine **Impfung** mit polyvalentem Impfstoff ist v. a. für Personen > 60 Jahre sowie bei Personen mit erhöhter Gefährdung und chronisch Kranken empfehlenswert. Die Impfung ist jährlich durchzuführen und schützt in bis zu 90 % vor Erkrankungen durch Influenza.

5.8 Masern

▶ **Synonym.** Morbilli

▶ **Definition.** Bei Masern (Tab. **J-5.16**) handelt es sich um eine hoch kontagiöse, fieberhafte, virale Infektionskrankheit. Sie ist durch einen 2-phasigen Verlauf und hohe Morbidität gekennzeichnet.

≡ J-5.16	Masern						
Vorkommen	Übertragungsweg	Kardinalsymptome	Komplikationen	Diagnostik	Therapie	Prophylaxe	Meldepflicht nach IfSG
weltweit* (Mensch)	Tröpfchen	Exanthem/ Enanthem Konjunktivitis	Pneumonie Enzephalitis Otitis media	klinisches Bild Serologie PCR	symptomatisch	Impfung	§§ 6 und 7

* in Nord-, Mittel- und Südamerika seit 2002 weitgehend eliminiert

Epidemiologie und Pathogenese: Masernviren kommen weltweit vor und werden durch Tröpfcheninfektion oder Kontakt mit Sekreten oder Urin Erkrankter übertragen. Ansteckungsgefahr besteht zwischen dem 5. Tag vor Ausbruch des Exanthems bis 4 Tage danach. Der Mensch ist das einzige Erregerreservoir, daher kann der Erreger potenziell eliminiert werden, wie auch das Beispiel Amerikas zeigt.

Klinik: Nach einer Inkubationszeit von 8–13 Tagen entwickeln sich Fieber, Kopf- und Muskelschmerzen. Kurze Zeit später treten **Konjunktivitis** mit Lichtscheu und Tränenfluss, trockener Husten und Schnupfen hinzu. Als Vorbote des typischen Exanthems sind Petechien am harten und weichen Gaumen sowie kleine weiße Flecken auf hellrotem Grund an der Wangenschleimhaut zu sehen (**Koplik-Flecken**, s. Abb. J-3.2, S. 1043). 2–4 Tage nach Beginn des Prodromalstadiums beginnt ein fleckiges Erythem hinter den Ohren, das sich über den Stamm und dann die Arme und Beine ausbreitet. Zu Anfang ist es makulös, rotbraun und wegdrückbar, später wird es papulös, konfluierend mit hämorrhagischem Einschlag. Das Exanthem verschwindet innerhalb von 1 Woche in der Reihenfolge des Auftretens und hinterlässt zunächst eine feine Schuppung.

▶ **Merke.** Jeder fieberhafte Infekt mit Konjunktivitis ist auf eine Maserninfektion verdächtig. In diesem Fall sollte nach Koplik-Flecken an der Wangenschleimhaut gesucht werden. Bei diesen Symptomen kann die Diagnose leicht frühzeitig gestellt werden.

Komplikationen: Mögliche Komplikationen, die **durch das Virus selbst** bedingt sind, betreffen hauptsächlich die Atemwege (**Pneumonie**, gelegentlich Laryngotracheitis), das Herz (in 30 % EKG-Veränderungen), das Blut (neben Leukozyto- auch Thrombozytopenie, teilweise mit Ausbildung einer thrombozytopenischen Purpura) und das Gehirn. Während EEG-Veränderungen ohne klinische Zeichen einer Enzephalitis (50 % der Kinder) meistens mit dem Überstehen der Infektion folgenlos verschwinden, verläuft die seltenere **(Meningo-)Enzephalitis**, die sich nach wenigen Tagen durch Kopfschmerzen, Fieber, Erbrechen und Meningismus, gefolgt von Krampfanfällen zeigt, in 10–20 % der Fälle letal. Überlebt der Patient, bleiben in der Hälfte der Fälle Defekte zurück.
Durch die für Masern typische transiente Immunschwäche für etwa 6 Wochen werden zudem **bakterielle Superinfektionen** begünstigt, die sich ebenfalls als **Pneumonie**, häufiger noch als **Otitis media** manifestieren. Auch die Reaktivierung einer Tuberkulose ist in dieser Phase möglich.
Bei **Immunsupprimierten** zeigt sich zwar häufig das Masernexanthem atypisch oder gar nicht, jedoch können sich schwere Organkomplikationen (progrediente Riesenzellpneumonie, Einschlusskörperchenenzephalitis) entwickeln.
In sehr seltenen Fällen gelingt die Eliminierung des Virus nicht und es entwickelt sich durchschnittlich 6–8 Jahre später eine subakute sklerosierende Panenzephalitis (**SSPE**) mit progredientem Verlauf und infauster Prognose.

Diagnostik: Die Diagnose kann bei sporadischen Fällen aufgrund der heutigen Seltenheit der Erkrankung nicht mehr zuverlässig klinisch gestellt werden. Bei Ausbruch des Exanthems können in der Regel bereits IgM-Antikörper nachgewiesen werden. Mittels PCR kann das RNA-Virus aus verschiedenen Materialien (z. B. Rachenspülwasser, Urin) auch direkt nachgewiesen werden.

Therapie: Die Therapie besteht lediglich in symptomatischen Maßnahmen (Antipyretika, Antitussiva). Bei Zeichen bakterieller Superinfektion sofortige Gabe eines Antibiotikums.

Epidemiologie und Pathogenese: Masern werden durch Tröpfcheninfektion übertragen (Ansteckungsgefahr zwischen dem 5. Tag vor und dem 4. Tag nach Ausbruch des Exanthems).

Klinik: Nach einer Inkubationszeit von 8–13 Tagen entwickeln sich hohes Fieber, Kopf- und Muskelschmerzen mit schwerem Krankheitsgefühl. Wegweisend sind **Konjunktivitis** mit Lichtscheu und feine weiße Flecken an der Wangenschleimhaut (**Koplik-Flecken**, s. Abb. J-3.2, S. 1043), Vorboten des typischen Exanthems, das 2–4 Tage später auftritt. Es beginnt hinter den Ohren, breitet sich über den Stamm, dann über die Extremitäten aus. Innerhalb 1 Woche verschwindet es wieder in der Reihenfolge des Auftretens.

▶ **Merke.**

Komplikationen: Durch das **Virus** selbst: Pneumonie, EKG- (30 %) und EEG-Veränderungen (50 %), seltener **(Meningo-)Enzephalitis** mit letalen Verläufen (bis 20 %) oder Defektheilung (50 %), thrombozytopenische Purpura. Die transiente Immunschwäche (ca. 6 Wochen) begünstigt **bakterielle Superinfektionen** (Otitis media, Pneumonie) oder auch die Reaktivierung einer Tbc.
Besonders schwere Komplikationen (progrediente Riesenzellpneumonie, Einschlusskörperchenenzephalitis) treten bei **Immunsupprimierten** auf.
Sehr selten kommt es nach jahrelanger Latenz zu einer subakut sklerosierende Panenzephalitis (**SSPE**).

Diagnostik: Die klinische Diagnose ist bei sporadischen Fällen unzuverlässig. Sie wird durch IgM-Nachweis im Serum und/oder PCR gestellt.

Therapie: symptomatisch; bei bakterieller Superinfektion antibiotisch.

5.9 Noro- und Rotaviren-Infektion

▶ **Definition.** Noroviren gehören zur Familie der Caliciviridae, Rotaviren zur Familie der Reoviridae. Beide Erreger sind für die Mehrzahl der nicht bakteriell verursachten Diarrhöen (Tab. J-5.17) verantwortlich (zu Diarrhöen s. auch S. 469).

J-5.17	Noro- und Rotaviren							
Vorkommen	Übertragungsweg	Kardinalsymptome	Komplikationen	Diagnostik	Therapie	Prophylaxe	Meldepflicht
weltweit Mensch	aerogen Schmierinfektion	Diarrhö (Noro- und Rotaviren) schwallartiges Erbrechen (Noroviren)	Dehydratation	Virusnachweis im Stuhl	symptomatisch	Hygienemaßnahmen Impfung gegen Rotaviren	§§ 6 und 7 (s. Tab. J-2.2, S. 1039)

Epidemiologie und Pathogenese: Noro- und Rotaviren sind wegen ihrer hohen Umweltresistenz und durch ihre eingeschränkte Empfindlichkeit gegenüber üblichen Desinfektions- und Reinigungsmitteln schwer zu kontrollieren. Eine Infektion mit Noroviren entsteht vorwiegend in den Wintermonaten durch Aufnahme von weniger als 100 Viruspartikeln über kontaminierte Lebensmittel, aerogen nach schwallartigem Erbrechen oder per Schmierinfektion. Die Viren vermehren sich in den Dünndarmzotten. Die derzeitige Zunahme der Kontagiosität wird mit einer neuen genetischen Variante des Norovirus in Verbindung gebracht.

Klinik: Nach einer Inkubationszeit von 12–48 Stunden tritt plötzlich einsetzender Brechdurchfall auf, der von Bauchkrämpfen und Kopfschmerzen begleitet sein kann. Bei der Rotavirus-Infektion (bevorzugt im Kindesalter) dominieren Durchfälle, bei der Norovirus-Infektion auch anfängliches Erbrechen das klinische Bild. Nach ca. 2–3 Tagen klingen die Symptome in der Regel folgenlos ab (bei Rotavirus-Infektion Erkrankungsdauer bis zu 1 Woche möglich). Vor allem bei Säuglingen, Kleinkindern und alten Menschen besteht bei starkem Flüssigkeitsverlust die Gefahr der Dehydratation.

Diagnostik und Therapie: Die Diagnose kann durch Erregernachweis im Stuhl (PCR) gestellt werden. Die Therapie ist symptomatisch (Flüssigkeits- und Elektrolytausgleich).

Prophylaxe: Rasche klinische Diagnose ist von größter Bedeutung. Die Einleitung von Hygienemaßnahmen sollte dann unmittelbar erfolgen, ohne die Bestätigung durch virologische Untersuchungen abzuwarten. Eine aktive Impfung steht nur gegen Rotaviren zur Verfügung (oraler Lebendimpfstoff 6.–26. Lebenswoche).

5.10 Tollwut

▶ **Synonym.** Rabies

▶ **Definition.** Tollwut ist eine auf der ganzen Welt endemisch vorkommende Zoonose (Tab. J-5.18). Die Infektion führt beim Menschen immer durch neurologische Komplikationen zum Tod. Die Infektion kann durch rechtzeitige Immunisierung verhindert werden.

J-5.18	Tollwut							
Vorkommen	Übertragungsweg	Kardinalsymptome	Komplikationen	Diagnostik	Therapie	Prophylaxe	Meldepflicht nach IfSG
Wildtiere Hund Fledermäuse	Speichel Biss	Enzephalitis Hydrophobie Spasmen	verläuft immer tödlich	Erregernachweis (PCR)	rasche post-expositio-nelle Impfung	Impfung	§§ 6 und 7 (s. Tab. J-2.2, S. 1039)

Epidemiologie und Pathogenese: Nach Schätzungen der WHO sterben weltweit jährlich mehr als 50 000 Menschen an Tollwut, die höchsten Fallzahlen finden sich in Asien und Afrika. Durch gezielte Bekämpfungsmaßnahmen gilt Deutschland seit 2007 als frei von terrestrischer Tollwut.

Die Übertragung des **neurotropen Rabiesvirus** von infizierten Warmblütern (in Europa v. a. Füchse und Hunde) geschieht direkt durch Biss oder Kontakt verletzter Haut- und Schleimhaut mit infiziertem **Speichel**. Vor allem in Amerika spielen Fledermäuse auch eine Rolle als Reservoirtier und bei der Übertragung auf den Menschen. Bei den Tollwutviren europäischer Fledermäuse handelt es sich um andere Genotypen; es sind nur sehr wenige Fälle einer Übertragung auf den Menschen bekannt.

Nach Vermehrung an der Bissstelle dringen die Viren in Nervenzellen ein und gelangen durch retrograden axonalen Transport in das ZNS. Die Virusvermehrung im ZNS führt zu einer neuronalen Funktionsstörung, gleichzeitig erfolgt eine anterograde axonale Streuung in andere Gewebe (z. B. Speicheldrüsen, Haut).

Klinik: Die Inkubationszeit beträgt in der Regel 3–8 Wochen, ist aber außerordentlich variabel. Zeiträume von wenigen Tagen bis zu vielen Jahren werden angegeben, wobei auch die Entfernung der Eintrittspforte vom ZNS eine Rolle spielt. Im **Prodromalstadium** bestehen unspezifische Beschwerden (Kopfschmerzen, Irritabilität) sowie Missempfindung im Bereich der Bisswunde. Die **akute neurologische Phase** ist gekennzeichnet durch eine **Enzephalitis** mit Bewusstseinsstörung, pharyngeale Spasmen, Hypersalivation und Muskelkrämpfe. Es besteht eine gesteigerte Erregbarkeit, schon geringe Reize können zu Krämpfen führen (**Hydrophobie** und Aerophobie). Bei der selteneren paralytischen Form entwickelt sich eine progrediente Lähmung. Im Endstadium kommt es zum **Koma** mit Atemlähmung, die zum Tode führt.

Diagnostik: Wichtig ist eine gründliche **Anamnese** (Tierbiss, Kontakt mit verstorbenen Tieren, auffälliges Verhalten des Tieres) und – wenn möglich – die **Untersuchung des verdächtigen Tieres**. Nach Ausbruch der Erkrankung kann der Erreger durch Nukleinsäurenachweis (RT-PCR) in Sekreten (Speichel, Tränen, Trachea) und in der Nackenhautbiopsie nachgewiesen werden.

Therapie: Die Bisswunde sollte sofort mit Wasser und Seife gereinigt werden. Die postexpositionelle Behandlung mit passiver und aktiver Immunisierung muss so früh wie möglich erfolgen. Nach Auftreten der ersten Symptome (Prodromalstadium) verläuft die Erkrankung auch unter optimaler intensivmedizinischer Betreuung immer tödlich.

Prophylaxe: Die präexpositionelle Impfung bietet einen sicheren Schutz. Bei begründetem Verdacht erfolgt eine sofortige simultane Gabe von Tollwutimmunglobulin (Infiltration der Wunde) und eine aktive Tollwut-**Impfung**. Bei Vorgeimpften ist die Gabe von Immunglobulinen nicht notwendig (jedoch die Aktivimpfung).

5.11 HIV-Infektion und AIDS

▶ **Definition.** Das humane Immundefizienz-Virus (**HIV**) ist der Erreger des erworbenen Immunschwächesyndroms (**AIDS** = Acquired Immunodeficiency Syndrome). AIDS ist das Endstadium einer protrahiert verlaufenden Erkrankung, durch die das **Immunsystem** des infizierten Menschen zerstört wird. Als Folge schwindet die Kontrollmöglichkeit über opportunistische („die Gelegenheit ergreifende") Infektionen oder maligne proliferative Prozesse.

▶ **Exkurs.** **Historische Entwicklung:** In den Jahren 1980/81 erkrankten vor allem in Großstädten an der Westküste Nordamerikas bis dahin gesunde Männer an Krankheiten, die auf ein Versagen der Immunantwort des Körpers hindeuteten. Überwiegend betroffen waren homosexuell aktive Männer im Alter von 20–40 Jahren. 1983 wurde ein Virus als auslösendes Agens aus den Lymphknoten infizierter Patienten isoliert. Erstbeschreiber waren 1984 zeitgleich Robert C. Gallo und Luc Montagnier. Bisher wurden die 2 Virustypen HIV-1 und HIV-2 identifiziert. Der Ursprung von HIV-1 wird in Zentralafrika vermutet, wo eine Ausbreitung wahrscheinlich um 1930 begann, als das SIV (Simian Immunodeficiency Virus), ein Immundefizienz-Virus der Menschenaffen, von infizierten Primaten auf Menschen übertragen wurde und somit einen Speziessprung vollzog. Eine ähnliche Übertragung muss für HIV-2 angenommen werden, dessen Verbreitung vorwiegend in Westafrika stattfindet.

Epidemiologie: Die Anzahl HIV-Infizierter kann nur geschätzt werden. Zurzeit geht die WHO davon aus, dass weltweit rund 34 Mio. (31,6–35,2 Mio.) Menschen mit einer HIV-Infektion leben. Insgesamt werden 2,7 Mio. Neuinfektionen/Jahr gezählt. Die Entwicklung der letzten Jahre zeigt einen Rückgang der Neuinfektionen. Jährlich versterben ca. 1,8 Mio. Menschen an den Folgen der HIV-Infektion.

Das südlich der Sahara gelegene Afrika hat die höchsten Infektionszahlen. Frauen sind dort häufiger betroffen als Männer, da ein heterosexueller Übertragungsweg vorherrscht. In den letzten Jahren ist eine dramatische Zunahme der HIV-Infektionen in den GUS-Staaten (Nachfolgestaaten der Sowjetunion) zu verzeichnen (aktuelle Zahlen unter www.unaids.org). Weitere Brennpunkte sind China und fernöstliche Schwellenländer. In Deutschland leben nach Schätzungen des Robert-Koch-Instituts ca. 73 000 Menschen mit einer HIV-Infektion. Im Gegensatz zu Afrika sind hier vorwiegend homosexuelle Männer betroffen. Ungefähr 12 % der Infizierten stammen aus dem südlichen Afrika, Osteuropa und Asien und haben die Infektion vermutlich in ihren Heimatländern erworben. Pro Jahr kommt es in Deutschland zurzeit zu ca. 2 700 Neuinfektionen und 500 Todesfällen durch HIV/AIDS.

Übertragung: Das HI-Virus findet sich in hoher Konzentration in Blut, Sperma und Vaginalflüssigkeit sowie im Liquor cerebrospinalis. In geringerer Konzentration ist HIV auch in Tränenflüssigkeit und Speichel vorhanden. Demnach ist eine Übertragung der HIV-Infektion über **Geschlechtsverkehr** (homosexuell, heterosexuell), **Blutkontakte** (auch i. v. Drogengebrauch und Mutter-Kind-Transmissionen) und **verunreinigte Blutprodukte** möglich. Je nach regionalen Faktoren ist der Hauptübertragungsweg unterschiedlich. Während in Deutschland HIV meist durch homosexuelle Sexualkontakte übertragen wird (Tab. **J-5.19**), sind im südlichen Afrika heterosexuelle Sexualkontakte und in den GUS-Staaten Blutkontakte durch kontaminierte Nadeln bei Drogenkonsum vorherrschend.

J-5.19 HIV/AIDS in Deutschland 2011 (Quelle: Robert-Koch-Institut)

Infektionswege	Häufigkeit
homosexuelle Kontakte	64 %
heterosexuelle Kontakte	14 %
i. v. Drogengebrauch	9 %
Mutter-Kind-Transmission	< 1 %
Hochprävalenzländer	12 %

Virologie: HIV gehört zur Gruppe der Lentiviren aus der Familie der **Retroviren**. Es werden 2 Typen unterschieden, **HIV-1** und **HIV-2**. HIV-1 hat mehrere Untergruppen: M (mit weiteren Untergruppen A – K), O und N. Die Gruppe M dominiert mit unterschiedlicher regionaler Prävalenz der Subgruppen. Im Inneren des Virus befinden sich **RNA-Stränge** und **Enzyme** zur Replikation (reverse Transkriptase, Integrase, virale Protease), die von einer Proteinhülle umgeben sind (Abb. **J-5.6a**).

HIV kann nur Zellen infizieren, die **CD 4-Rezeptoren** auf ihrer Oberfläche tragen. Diese finden sich vor allem auf CD 4-positiven T-Lymphozyten (T-Helferzellen), aber auch auf Makrophagen und dendritischen Zellen. Zusätzlich muss das HI-Virus bei der Verschmelzung mit der Zellmembran mit **Korezeptoren** interagieren (**Chemokinrezeptoren**, z. B. CCR5 und/oder CXCR4). Viren mit einer Affinität zu CCR5-Rezeptoren sind vermehrt bei einer frischen Infektion, Viren mit einer Affinität zu CXCR4-Rezeptoren bei der Hälfte der Patienten im Stadium AIDS zu finden. Die einzelnen Schritte der **Infektion** und **Replikation** sind in Abb. **J-5.6b** dargestellt.

▶ **Merke.** Aufgrund der hohen **Fehlerquote bei der Replikation** von HIV kommt es zu vielen Mutationen, die zur Substitution einer Aminosäure führen können. Die meisten Substitutionen verringern die Funktionsfähigkeit des Virus. Einige Substitutionen aber reduzieren die Wirksamkeit antiretroviraler Medikamente. Eine unzureichende antiretrovirale Therapie (ART) kann zur Selektion und weiteren Evolution von resistenten Viruspopulationen führen.

J 5.11 HIV-Infektion und AIDS

J-5.6 Struktur und Replikation des HIV

① Anlagerung an die Zielzelle und Fusion mit deren Zellmembran.
② Freisetzung des viralen Genmaterials.
③ Durch die reverse Transkriptase wird aus der Virus-RNA eine doppelsträngige DNA gebildet.
④ Diese wird im Zellkern durch die virale Integrase in die DNA eingebaut.
⑤ Durch Transkription entstehen virale RNA (Genom für neues Virus) und mRNA (Translation neuer Virusproteine, die noch von der viralen Protease zerschnitten werden müssen).
⑥ Virusentwicklung, die mit einer Kapsidbildung abschließt.
⑦ Ausschleusung aus der Zelle („budding"). Durch Reifung wird das Virus funktionsfähig und erneut infektiös.

a Struktur des HIV.
b Infektion und Replikation des HIV (inkl. Behandlungsansätze).

▶ **Merke.** Da die integrierte HIV-DNA auch über Jahre im Zellkern latent infizierter Zellen (Gedächtnis-T-Helferzellen) verbleiben kann, ohne dass es zu einer Replikation kommt, waren bisher alle Versuche, die HIV-Infektionen zu heilen, erfolglos.

▶ **Merke.**

Krankheitsverlauf: Der natürliche Verlauf der HIV-Infektion zeigt 3 zeitlich aufeinander folgende Phasen (Abb. **J-5.7**):
- **akute Phase** (akute HIV-Infektion, ca. 4–8 Wochen)
- **asymptomatische Phase** (Latenzzeit, ca. 5–7 Jahre)
- **symptomatische Phase**, AIDS.

Krankheitsverlauf (Abb. J-5.7):
- akute Phase
- asymptomatische Phase
- symptomatische Phase, AIDS.

J-5.7 Natürlicher Verlauf der HIV-Infektion

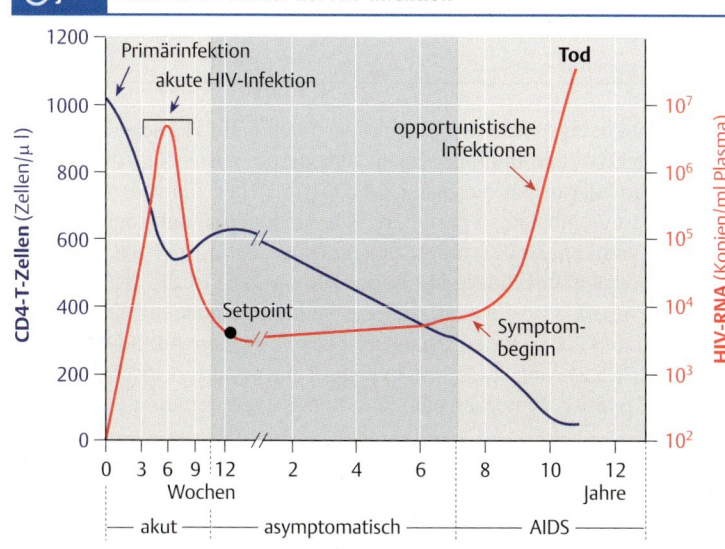

In der akuten Phase der HIV-Infektion steigt die Viruslast (= Zahl der HIV-RNA-Kopien pro ml Plasma) steil an. Parallel verringert sich die Zahl der CD 4-Zellen deutlich. Nach Einsetzen der Immunantwort nimmt die Viruslast wieder ab (Setpoint = Viruslast am Ende der akuten Phase) und die Zahl der CD 4-Zellen stabilisiert sich. Die folgende Latenzzeit ist durch einen sukzessiven Verlust von CD 4-Zellen und einen langsamen Anstieg der Viruslast gekennzeichnet. Die fortschreitende Zerstörung der CD 4-Zellen führt schließlich zum Auftreten erster Symptome und schließlich zu AIDS-definierenden Erkrankungen.

Nach Übertragung kommt es zu einer rasanten Virusvermehrung (**Virusreplikation**) im lymphatischen Gewebe sowie zu einer hohen Plasma-Virämie. Gleichzeitig entwickelt sich eine **HIV-spezifische Immunantwort**, die die Virusreplikation nicht ausreichend kontrollieren kann.

In der sich anschließenden **Latenzphase** schreitet die Virusvermehrung und die damit verbundene Zerstörung der T-Helferzellen fort und führt zum allmählichen Verlust des zellulären Immunsystems.

Nach Erschöpfung der CD 4-T-Zellen kommt es zum erneuten Anstieg der Virusmenge und zum Ausbruch von **AIDS-definierenden Erkrankungen**.

Nach Übertragung des Virus über Schleimhautkontakte erfolgt eine Infektion dendritischer Zellen, Makrophagen oder CD 4-T-Lymphozyten (T-Helferzellen) in der Submukosa. Es kommt zu einer rasanten Virusvermehrung (**Virusreplikation**) zunächst in mukosaassoziierten und später auch anderen Bereichen des lymphatischen Gewebes. Patienten sind in dieser Phase hoch virämisch und haben oft uncharakteristische klinische Symptome. Am Ende dieser Phase bildet sich eine **HIV-spezifische Immunantwort** aus, die in der Regel jedoch nicht in der Lage ist, die Virusreplikation ausreichend zu kontrollieren.

In der sich anschließenden **Latenzphase** sind die Patienten weitgehend beschwerdefrei. Die Virusvermehrung und die damit verbundene Zerstörung der T-Helferzellen schreiten aber auch in dieser Phase fort und führt zum allmählichen Verlust des zellulären Immunsystems. In der Auseinandersetzung mit dem Immunsystem entsteht ein individuell unterschiedliches Gleichgewicht aus Virusreplikation und immunologischer Kontrolle. Von diesem Gleichgewicht hängt die Höhe der Virusreplikation und damit die Geschwindigkeit der Zerstörung des Immunsystems ab.

Die Erschöpfung bzw. der Abfall der CD 4-T-Zellen führt zum Ausbruch von **AIDS-definierenden Erkrankungen**, die ohne zusätzliche antiretrovirale Therapie nach 1–2 Jahren zum Tode führen. Bei wenigen Patienten vermag das Immunsystem ohne die Hilfe von antiretroviralen Medikamenten die Virusreplikation so weit zu kontrollieren, dass es nicht zum Verlust der zellulären Immunität kommt.

▶ **Merke.**

▶ **Merke.** Viruslast und damit die Infektiosität sind kurz nach der Virusübertragung (akute Phase) sowie im Stadium AIDS am höchsten.

Klinik: Bei ca. 50–70 % der Infizierten kommt es nach einige Tagen bis wenigen Wochen zu einem **mononukleoseähnlichen Bild** (Tab. J-5.20). Anschließend folgt eine meist Jahre anhaltende klinische **Latenzzeit**. Auch in dieser Phase treten bei vielen Patienten diskrete Symptome und Defizite auf, die die Lebensqualität erheblich einschränken können.

Klinik: Die Inkubationszeit beträgt einige Tage bis wenige Wochen. In der akuten Infektionsphase kommt es bei ca. 50–70 % der Infizierten zu einem **mononukleoseähnlichen Bild** mit Fieber, Lymphknotenschwellung, Gliederschmerzen, Angina und makulopapulösem Exanthem (= akutes Infektionssyndrom, Tab. J-5.20). Die Symptome verschwinden nach ca. 5–30 Tagen. Anschließend kommt es zu einer meist Jahre anhaltenden klinischen **Latenzzeit**. Auch in dieser Phase treten bei vielen Patienten diskrete Symptome und Defizite auf, die die Lebensqualität erheblich einschränken können. Derzeit wird diskutiert, ob die HIV-Infektion an sich als ein Risikofaktor für beschleunigtes Altern, koronare Herzerkrankungen, Niereninsuffizienz, Knochenfrakturen und andere Erkrankungen anzusehen ist.

≡ J-5.20

≡ J-5.20 **Klinische Symptomatik des akuten Infektionssyndroms, wenn klinisch apparent**

Symptomatik	Häufigkeit
Fieber	100 %
Lymphknotenschwellungen, Angina	je 80 %
makulopapulöses Exanthem	70 %
Leukozytopenie	40 %
Diarrhö	30 %
erhöhte Leberwerte	25 %
Neuropathien, Meningoenzephalitis	je 10 %

Infolge des zunehmenden Abfalls der CD 4-Zellen kommt es zu **ersten klinischen Zeichen** (z. B. oraler Soor, Herpes zoster, bakterielle Pneumonien) und schließlich zu **AIDS-definierenden Erkrankungen** (opportunistische Infektionen, maligne Tumoren) (Tab. J-5.21).

Infolge des zunehmenden Abfalls der CD 4-Zellen treten **erste klinische Manifestationen** der HIV-Infektion und Immundefizienz auf: Herpes-zoster-Reaktivierungen, oropharyngeale Kandidiasis, vulvovaginale Kandidiasis, Fieber, Diarrhö, orale Haarleukoplakie, bazilläre Angiomatose, periphere Neuropathie, Immunthrombozytopenie und andere Erkrankungen lassen den zunehmenden Verlust der zellulären Immunität deutlich werden. In Ländern mit hoher TB-Prävalenz ist die Reaktivierung einer pulmonalen Tuberkulose die häufigste Erstmanifestation der HIV-Erkrankung. Ab einer CD 4-Zellzahl < 200/μl treten schließlich gehäuft schwere **AIDS-definierende Erkrankungen** (Tab. J-5.21) auf. Diese sind in erster Linie opportunistische Infektionen durch Viren, Bakterien, Protozoen oder Pilze und maligne Tumoren.

▶ **Merke.**

▶ **Merke.** In Europa ist die **Pneumocystis-Pneumonie** die führende Erstmanifestation der AIDS-Erkrankung. In Afrika und in Ländern mit nicht ausreichender medizinischer Versorgung ist es hauptsächlich die Tuberkulose.

J-5.21 CDC-Klassifikation der HIV-Infektion – klinische Kategorien

Kategorie A	• asymptomatische HIV-Infektion	• akute symptomatische HIV-Infektion (akutes Infektionssyndrom)
Kategorie B (Symptome oder Erkrankungen, die nicht in A oder C fallen, aber auf HIV bzw. den reduzierten Immunstatus zurückzuführen sind)	• Herpes zoster mehrerer Dermatome oder Rezidiv • periphere Neuropathie • orale Haarleukoplakie (Epstein-Barr-Virus) • Diarrhö (> 1 Monat) • Fieber (> 1 Monat) • oropharyngeale Kandidiasis • vulvovaginale Kandidiasis • Listeriose	• bazilläre Angiomatose • Zervixdysplasie und Carcinoma in situ • idiopathische thrombozytopenische Purpura • Unterleibsinfektionen (PID) • Mundsoor z. T. mit Hautexanthem (Abb. **J-5.8a**) • Lymphadenopathie-Syndrom (LAS)
Kategorie C (AIDS-definierende Erkrankungen)	• Candidabefall von Ösophagus (Soorösophagitis), Bronchien, Trachea oder Lunge • Enzephalopathie (HIV-assoziiert) • Herpes-simplex-Infektionen: chronische Ulzera (> 1 Monat bestehend), Ösophagitis oder Pneumonitis, HSV-Enzephalitis • Histoplasmose (extrapulmonal oder disseminiert) • Isopora-belli-Infektion (chronisch, intestinal, > 1 Monat bestehend) • Kaposi-Sarkom (Abb. **J-5.8e**) • Kokzidioidomykose (disseminiert oder extrapulmonal) • Kryptokokkose (extrapulmonal) • Kryptosporidiose (chronisch intestinal, > 1 Monat bestehend) • maligne Lymphome: Non-Hodgkin-Lymphome (NHL) oder primär zerebrales Lymphom	• Mykobakteriosen (atypische): Mycobacterium-avium-complex (MAC) oder andere (disseminiert), MTB-Komplex (pulmonal oder extrapulmonal) • Pneumocystis-Pneumonie (PCP) (Abb. **J-5.8b**) • Pneumonie (rezidivierend bakteriell) • progressive multifokale Leukenzephalopathie (PML) • Salmonellen-Sepsis (rezidivierend) • Toxoplasmose (zerebral) (Abb. **J-5.8c**) • Wasting-Syndrom bei HIV (ungewollter Gewichtsverlust > 10 % mit Fieber, persistierender Diarrhö und Abgeschlagenheit) • Zervixkarzinom (invasiv) • Zytomegalievirus-(CMV-)Infektionen: gastrointestinal, CMV-Enzephalitis, CMV-Retinitis (Abb. **J-5.8d**)

Die HIV-Infektion wird nach der zurzeit gültigen Definition der **CDC** (**C**enters for **D**isease **C**ontrol and Prevention), der amerikanischen Bundesbehörde für Infektionskrankheiten und Prävention von 1993, in die Stadien A1 bis C3 eingeteilt. Die **CDC-Klassifikation** (Tab. **J-5.21**) berücksichtigt 2 Kategorien:
- **Labor-Kategorie:** CD 4-Zellzahl (T-Helferzellen)
  - **1:** > 500/µl
  - **2:** < 200–500/µl
  - **3:** < 200/µl
- **klinische Kategorie (A, B, C).**

Diarrhö ist eines der häufigsten Probleme bei HIV-Infektionen. Neben der HIV-Enteritis kommen Bakterien (z. B. Salmonellen, Shigellen, Campylobacter, Mykobakterien, Clostridium difficile), Viren (z. B. CMV), Parasiten (z. B. Kryptosporidium, Isopora belle, Mikrosporidium) und ein Kaposi-Sarkom als Ursachen infrage. Sofern eine kausale Therapie nicht möglich ist oder versagt, kann die Verbesserung des Immunsystems unter antiretroviraler Therapie Abhilfe schaffen. Allerdings können auch die verschiedenen antiretroviralen Medikamente, insbesondere einige Proteaseinhibitoren, zu Diarrhöen führen.

Die **CDC-Klassifikation** (Tab. **J-5.21**) berücksichtigt 2 Kategorien:
- **Laborkategorie:** CD 4-Zellzahl (T-Helferzellen)
  - **1:** > 500/µl
  - **2:** < 200–500/µl
  - **3:** < 200/µl
- **klinische Kategorie (A, B, C).**

Diarrhö ist eines der häufigsten Probleme bei HIV-Infektionen. Sie kann durch Bakterien (z. B. Salmonellen, Shigellen), Viren (z. B. CMV), Parasiten (z. B. Kryptosporidium, Isospora belle) oder ein Kaposi-Sarkom ausgelöst werden. Aber auch die HIV-Therapie kann hier als Ursache genannt werden.

▶ **Exkurs.** **Opportunistische Erkrankungen und CD 4-Zellzahl:** In Mitteleuropa kann von einem Zusammenhang zwischen dem Auftreten opportunistischer Erkrankungen und dem Wert der **CD 4-T-Helferzellen** (normal: 650–1 250/µl) ausgegangen werden:
CD 4 > 500: immungesund
CD 4 > 250: eingeschränkte Immunfunktion: oraler Pilzbefall, erhöhtes Risiko für Tbc, NHL, Zervixkarzinom, bakterielle Pneumonien
CD 4 > 100 und **< 250:** Risiko für opportunistische Infektionen: z. B. PCP, zerebrale Toxoplasmose, Soorösophagitis
CD 4 < 100: Risiko für alle oben genannten Infektionen und systemische Pilzinfektionen, CMV-Infektionen, atypische Mykobakteriosen etc.
Prophylaxen können das Auftreten von opportunistischen Infektionen verhindern (Tab. **J-5.22**, S. 1112).

▶ **Exkurs.**

J 5 Virusinfektionen

Nachfolgend werden einige ausgewählte AIDS-definierende Erkrankungen erläutert.

■ **Pneumocystis-Pneumonie (PcP)** (s. S. 393):
Erreger ist der Pilz Pneumocystis jirovecii (früher: Pneumocystis carinii).
Klinik: Die PcP manifestiert sich mit langsam voranschreitender Dyspnoe, trockenem Husten, Fieber und Gewichtsverlust sowie einem retrosternalen, atemabhängigen Brennen. Häufig besteht gleichzeitig eine oropharyngeale Kandidiasis.
Diagnostik: Der Auskultationsbefund ist normal. Die Thoraxübersichts- und CT-Aufnahmen zeigen bilaterale Zeichnungsvermehrungen, die typischerweise die Lungenperipherie aussparen (Abb. J-5.8b). Die CD 4-Zellzahl ist meist < 200/µl. Die Diagnosesicherung erfolgt durch den Erregernachweis in Sekreten des unteren Respirationstrakts. **Differenzialdiagnosen:** Viele Erreger verursachen bei HIV-Patienten ähnliche Krankheitsbilder, u. a. Herpes-simplex-Virus, Varicella-zoster-Virus, Zytomegalie-Virus, Kryptokokken, Mykobakterien.
Therapie: Mittel der Wahl ist **Cotrimoxazol** für mindestens 21 Tage. Bei Patienten mit einem arteriellen $pO_2 < 70$ mmHg (< 9,3 kPa) unter Raumluft reduziert die Gabe von Prednisolon die Mortalität erheblich. Die Einnahme von niedrig dosiertem Cotrimoxazol kann das Auftreten einer ersten Episode sowie eines Rezidivs verhindern. Die effektivste Prophylaxe ist die Verbesserung des Immunsystems durch rechtzeitige Einleitung einer antiretroviralen Therapie.

■ **zerebrale Toxoplasmose** (s. S. 1130):
Erreger ist Toxoplasma gondii. Die zerebrale Toxoplasmose ist die Folge einer Reaktivierung des Parasiten nach vorangegangener (teilweise weit zurückliegender) Infektion.
Klinik: Je nach Lokalisation der Herde entstehen unterschiedliche neurologische Defizite. Das Spektrum reicht von Sensibilitätsstörungen und motorischen Ausfällen bis zu Vigilanzminderung und Koma. Bei einem Teil der Patienten manifestiert sich die Erkrankung durch zerebrale Krampfanfälle.
Diagnostik: Im CCT und MRT zeigen sich meist mehrere ringförmig kontrastmittelanreichernde Herde (Abb. J-5.8c). Die CD 4-Zellzahl ist fast immer < 100/µl. Wegen der Invasivität der Hirnbiopsie (nur dadurch könnte die Diagnose gesichert werden) erhält jeder HIV-infizierte Patient mit CD 4-Zellen < 200/µl und entsprechenden Befunden in der Bildgebung eine kalkulierte Therapie gegen T. gondii. Ein klinisches und radiologisches Therapieansprechen sichert die Diagnose retrospektiv. **Differenzialdiagnosen:** u. a. bakterielle Abszesse, invasive Pilzinfektionen, Tuberkulome, progressive multifokale Leukenzephalopathie, ZNS-Lymphom.
Therapie: Therapie der Wahl ist eine Kombination aus Pyrimethamin mit Sulfadiazin und Folinsäure mindestens 6 Wochen. Ein Rezidiv kann durch Fortführung der Behandlung mit reduzierter Dosis verhindert werden. Die Primärprophylaxe mit Cotrimoxazol verhindert das erstmalige Auftreten der Erkrankung.

■ **Soorösophagitis** (s. S. 1118):
Erreger sind die Hefepilze Candida albicans oder andere Candida-Spezies.
Klinik: retrosternales Brennen, Schluckbeschwerden, Inappetenz, selten Fieber.
Diagnostik: Die Helferzellzahlen sind zum Erkrankungszeitpunkt sehr variabel, liegen häufig jedoch bei Werten < 250/µl. Die Diagnose wird endoskopisch durch den Nachweis von weißlichen Plaques auf der Ösophagusschleimhaut gestellt. **Differenzialdiagnosen:** Ösophagits durch HSV oder CMV, Refluxösophagitis.
Therapie: Fluconazol bis zur vollständigen Abheilung. Bei fehlendem Therapieansprechen sollte die Candida-Spezies identifiziert und eine Resistenztestung angefordert werden. Eine Rezidivprophylaxe ist zu erwägen.

■ **CMV-Infektion:**
Erreger ist das zu den Herpesviren zählende Zytomegalie-Virus (CMV).
Klinik: CMV kann im Rahmen einer schweren Immunschwäche ein großes Spektrum an Erkrankungen verursachen. Die häufigste Manifestation bei HIV-infizierten Patienten ist die **CMV-Retinitis**. Aber auch Lunge (Pneumonitis), Gastrointestinaltrakt (Ösophagitis, Kolitis), ZNS (Enzephalitis, Ventrikulitis) und Nebennieren (Adrenalitis) können befallen werden. Je nach Lokalisation der Erkrankung kommt es zu Fieber, Gesichtsfeldausfällen, Dyspnoe, Schluckbeschwerden, Durchfällen, abdominalen Schmerzen, neurologischen Ausfällen, Elektrolytentgleisungen.
Diagnostik: CD 4-Zellen < 50/µl. Ein Nachweis von CMV-DNA im Plasma mittels PCR ist nicht beweisend für eine Organmanifestation. Dennoch ist dieser Parameter bei gesicherter Organmanifestation für die Kontrolle des Therapieerfolgs wichtig. Fun-

J 5.11 HIV-Infektion und AIDS

J-5.8 HIV-assoziierte und AIDS-definierende Erkrankungen

a Hautexanthem bei akuter HIV-Infektion.
b Pneumocystis-Pneumonie (PCP): Thorax-Übersichtsaufnahme mit diffuser, bilateraler, perihilär betonter Zeichnungsvermehrung.
c Zerebrale Toxoplasmose: CCT mit ringförmigen kontrastmittelanreichernden Herden.
d CMV-Retinitis: Fundus mit Netzhautnekrosen und flächigen Blutungen; weiße Gefäße als Ausdruck der Vaskulitis und Cotton-Wool-Herde als Zeichen der Ischämie.
e Kaposi-Sarkom mit bräunlich lividen Veränderungen an Oberarm (I) und Gaumen (II).
c aus: Masuhr K. F., Neumann M.: Duale Reihe Neurologie. Thieme; 2007; d aus: Sachsenweger M.: Duale Reihe Augenheilkunde. Thieme; 2003

duskopie bei Sehstörungen (Abb. **J-5.8d**), thorakale Bildgebung und Bronchoskopie bei Dyspnoe, Endoskopie bei Schluckbeschwerden, Durchfällen und abdominalen Schmerzen, MRT des Gehirns und CMV-PCR aus dem Liquor bei neurologischen Auffälligkeiten (der Nachweis von CMV-DNA im Liquor ist beweisend für eine CMV-Infektion des ZNS).
Differenzialdiagnosen: u. a. Toxoplasmen-Retinitis, okuläre Tuberkulose, Kryptokokkose, PcP, Pneumonitis oder Enzephalitis durch HSV und VZV, Ösophagitis durch Candida oder HSV.
Therapie: Ganciclovir, alternativ Foscarnet über 2–4 Wochen. Rezidivprophylaxe mit Valganciclovir bei Infektionen des Auges oder des ZNS bis zur Stabilisierung des Immunsystems unter antiretroviraler Therapie zwingend erforderlich.

▶ **Merke.** Bei Patienten mit CD 4-Zellen < 200/µl ist eine regelmäßige (z. B. 3-monatige) ophthalmologische Kontrolle des Augenhintergrundes ratsam.

▶ **Merke.**

■ nicht tuberkulöse Mykobakteriose:

Erreger sind nicht tuberkulöse Mykobakterien. Am häufigsten werden bei HIV-infizierten Patienten Mitglieder des Mycobacterium-avium-Komplexes (MAC) isoliert. Nicht tuberkulöse Mykobakteriosen sind Systemerkrankungen, die durch die Vielzahl der befallenen Organe und Strukturen verwirrende klinische Krankheitsbilder auslösen können.
Klinik: Fieber, Gewichtsverlust, Lymphknotenvergrößerung, Atemnot, Durchfälle.
Diagnostik: Nachweis von vergrößerten intraabdominalen, zervikalen, axillären oder inguinalen Lymphknoten mittels Sonografie, CT oder MRT. Nachweis von pulmonalen Infiltraten. CD 4-Zellzahl < 50/µl. Diagnosesicherung durch Anzucht von

■ nicht tuberkulöse Mykobakteriose:
Klinik: Fieber, Gewichtsverlust, Lymphknotenschwellung, Diarrhö.
Diagnostik: Erregernachweis aus Blut, Knochenmarksblut, Gewebebiopsien, Liquor, Aszites oder Pleuraerguss.
Therapie: Clarithromycin, Ethambutol und Rifabutin über mehrere Wochen bzw. Monate.

Mykobakterien aus sterilen Materialien wie Blut, Knochenmarksblut, Gewebebiopsien, Liquor, Aszites oder Pleuraerguss.
Differenzialdiagnose: u. a. Non-Hodgkin-Lymphom, Morbus Hodgkin, Infektionen durch M. tuberculosis, Histoplasmose, disseminierte Toxoplamose.
Therapie: Sie erfolgt in Abhängigkeit von der isolierten Spezies. Bei M. avium: Clarithromycin in Kombination mit Ethambutol und Rifabutin über mehrere Wochen bzw. Monate. Eine Rezidivprophylaxe ist bis zur Stabilisierung des Immunsystems unter antiretroviraler Therapie erforderlich.

Kaposi-Sarkom:

■ **Kaposi-Sarkom:**
Proliferation kleiner Gefäße, HHV-8 als Auslöser.
Klinik: bräunliche/rötliche/violette, flache oder erhabene Läsionen auf der Haut und den Schleimhäuten des Gastrointestinal- und des Respirationstraktes.
Diagnostik: bei kutanem Befall Blickdiagnose, ggf. Hautbiopsie. Endoskopie.
Therapie: antiretrovirale Therapie, liposomales Doxorubicin, Radiatio.

Das Kaposi-Sarkom ist der häufigste HIV-assoziierte Tumor. Er tritt bei HIV-infizierten Menschen mehr als 20 000-mal häufiger auf als in der Normalbevölkerung. Histopathologisch handelt es sich um eine Ansammlung von aberrierend proliferierenden kleinen Gefäßen, die in einer Matrix aus spindelförmigen Zellen und einem leukozytären Entzündungsinfiltrat eingebettet sind. Das humane Herpesvirus 8 (HHV-8) spielt als Auslöser eine Rolle.
Klinik: Häufig ellipsoide, zunächst flache, dann erhabene, rötliche/bräunliche/violette, nicht schmerzhafte, nicht ulzerierende Läsionen mit Prädilektion für die unteren Extremitäten, das Gesicht (v. a. Nase), die Genitalien und die Mundschleimhaut (Abb. **J-5.8e**). Andere Lokalisationen sind Gastrointestinal- und Respirationstrakt sowie Lymphknoten.
Diagnostik: Auftreten meist bei eingeschränktem Immunstatus, aber auch bei CD4-Zellzahlen von > 350/µl. Bei kutanem Befall genügt zur Diagnosestellung in der Regel die typische Morphologie der Läsionen. Eine Hautbiopsie sichert die Verdachtsdiagnose. Läsionen auf den Schleimhäuten des Gastrointestinaltrakts (Endoskopie) und Respirationstrakts (Übersichtsaufnahme, CT) sollten biopsiert und histologisch untersucht werden. Bei unklarer Lymphknotenschwellung sichert die histologische Untersuchung des Lymphknotens die Diagnose. **Differenzialdiagnosen:** bazilläre Angiomatose (Erreger: Bartonella henselae), kutane Tuberkulose, kutanes Lymphom, Erythema nodosum.
Therapie: antiretrovirale Therapie, zytostatische Chemotherapie mit liposomal verkapseltem Doxorubicin, Bestrahlungen oder Gabe von Interferon, ggf. chirurgische Intervention.

▶ **Merke.** Häufige andere **Hauterkrankungen** sind eine **seborrhoische Dermatitis**, bakterielle Infektionen der Haarfollikel, Lues II, Herpes zoster, bazilläre Angiomatose und Dellwarzen. Selten sind kutane Kryptokokkose, Histoplasmose oder eine kutane Tuberkulose.

■ **Non-Hodgkin-Lymphom (NHL):**
160-fach erhöhtes Risiko.
Klinik: B-Symptomatik, Lymphknotenschwellungen, Fieber, Schmerzen, Blutungen.
Diagnostik: wie bei Patienten ohne HIV-Infektion (s. Tab. **K-4.35**, S. 1241).
Therapie: wie bei Patienten ohne HIV-Infektion (s. S. 1242), frühzeitiges Einleiten einer ART.

■ **Non-Hodgkin-Lymphom (NHL):**
Patienten mit HIV-Infektion haben ein 160-fach erhöhtes Risiko.
Klinik: B-Symptomatik (Fieber, Gewichtsverlust, Nachtschweiß), Lymphknotenschwellungen, Schmerzen, Blutungen oder andere Symptome je nach Lokalisation.
Diagnostik: Sie entspricht der von Patienten ohne HIV-Infektion (s. S. Tab. **K-4.35**, S. 1241). Das Auftreten ist unabhängig von der CD4-Zellzahl. **Differenzialdiagnose:** Mykobakteriose (tuberkulös, nicht tuberkulös), Histoplasmose, Morbus Hodgkin, Kaposi-Sarkom.
Therapie: wie bei Patienten ohne HIV-Infektion (s. S. 1242), frühzeitiges Einleiten einer ART. Ein besonderes Augenmerk muss auf die Risiken der Therapie in Kombination mit einer ART oder anderen erforderlichen medikamentösen Therapien gerichtet sein.

■ **andere maligne Erkrankungen:**
– Zervixkarzinom
– Analkarzinom
– Hodgkin-Lymphome.

■ **andere maligne Erkrankungen:**
Das Risiko eines Zervixkarzinoms bei Frauen ist um den Faktor 10 erhöht, ein Analkarzinom tritt ebenfalls gehäuft auf. Hodgkin-Lymphome sind seltener als Non-Hodgkin-Lymphome, haben aber immer noch eine erhöhte Inzidenz um den Faktor 10 zu verzeichnen (bisher nicht AIDS-definierend).

▶ **Merke.** Ein Screening bzw. eine Vorsorgeuntersuchung für Zervix- und Analkarzinom ist dringend angeraten.

■ **andere opportunistische Infektionen:**
Die Liste der opportunistischen Erkrankungen ist lang und enthält u. a. rezidivierende bakterielle Pneumonie, Salmonellen-Sepsis, Kryptosporidiose, Mikrosporidiose, Isosporidiose, Herpes-zoster-Reaktivierung, Mollusca contagiosa, Herpes-Enzephalitis, Histoplasmose. Es können auch mehrere opportunistische Infektionen zeitgleich auftreten.

Global gesehen ist die **Tuberkulose** (Tbc) für die meisten HIV-infizierten Menschen die erste Manifestation ihrer HIV-Erkrankung und leider auch häufig ihr Todesurteil. Kommt es früh im Verlauf der HIV-Infektion (T-Helferzellzahlen ca. 350/μl) zur Reaktivierung der Erkrankung, handelt es sich meist um eine **pulmonale** Tbc mit Infiltraten im Bereich der Lungenspitzen und der apikalen Unterlappen sowie Ausbildung von Kavernen. Bei niedrigeren Helferzellzahlen verändert sich das klinische und radiologische Bild: So befinden sich die Infiltrate häufiger in den Mittelfeldern und sind von einer prominenten mediastinalen Lymphadenopathie begleitet. Kavernen bilden sich nur selten aus. Mit zunehmender Verschlechterung des Immunsystems verschiebt sich das Krankheitsbild in Richtung **extrapulmonale** Tbc. Befallen werden können fast alle Organe und Strukturen wie z. B. Leber, Milz, Lymphknoten, Nieren, Nebennieren, Knochenmark und zentrales Nervensystem (s. S. 395). Die Behandlung der Tbc wird durch zunehmende Resistenzentwicklung, überlappende Toxizität der Tuberkulostatika und der antiretroviralen Medikamente sowie durch Medikamenteninteraktionen erschwert.

In Afrika und Asien erkranken weit mehr Patienten als in den Industrienationen an Kryptokokkeninfektionen. In Südostasien und China ist zudem die Penicillinose (Mykose) eine der häufigsten opportunistischen Infektionen. Weltweit zählt die viszerale Leishmaniose zu den bedeutenden opportunistischen Infektionen.

Koinfektionen: Die gleichzeitig bestehende Infektion mit **chronischer Hepatitis B (HBV)** und/oder **C (HCV)** beeinflusst den natürlichen Verlauf der jeweiligen Erkrankung negativ, d. h. es kommt i. d. R. zu einer Beschleunigung der Krankheitsprogression. Komplikationen entstehen durch die Entwicklung eines akuten Leberversagens oder längerfristig durch den zirrhotischen Umbau der Leber. Es besteht ein erhöhtes Risiko für ein hepatozelluläres Karzinom (HCC).
Eine chronische therapiebedürftige **HBV-Infektion** stellt eine Indikation zum Beginn einer antiretroviralen Therapie unabhängig vom Immunstatus des Patienten dar. Das antiretrovirale Therapieregime sollte in diesem Fall das Nukleotidanalogon Tenofovir enthalten, welches nicht nur die Replikation von HIV, sondern auch von HBV inhibiert. Eine Therapie der **chronischen HCV-Infektion** ist prinzipiell immer indiziert und sollte umso dringender begonnen werden, wenn Hinweise auf eine bestehende oder rasch fortschreitende Fibrosierung der Leber bestehen. Die Behandlung besteht aus pegyliertem Interferon in Kombination mit Ribavirin. Patienten, die mit dem HCV-Genotyp 1 infiziert sind, erhalten zusätzlich einen HCV-spezifischen Proteaseinhibitor.

IRIS (Immune Reconstitution inflammatory Syndrome): Durch die Aktivierung des Immunsystems nach Einleitung einer HAART kann es zur Manifestation von bis dahin klinisch inapparenten opportunistischen Erkrankungen kommen. Bereits manifeste Erkrankungen können im Rahmen der Verbesserung der zellulären Immunantwort einen atypischen und schweren Verlauf nehmen. Hier ist besonders in den ersten 3–6 Monaten der Therapie nach klinischen Zeichen einer Infektion zu suchen. Am häufigsten tritt ein IRIS auf, wenn die antiretrovirale Therapie bei sehr niedrigen CD 4-Zellzahlen begonnen wurde.

Diagnostik: Der Nachweis einer HIV-Infektion erfolgt durch die **HIV-Antigen-Antikörper-Diagnostik** innerhalb von 2–12 Wochen nach Infektion. Zunächst wird ein **Suchtest** (z. B. ELISA) durchgeführt, der bei positivem Ergebnis durch einen **Bestätigungstest** (z. B. Westernblot) abgesichert werden muss. Eine **HIV-PCR** kann eine frische Infektion bestätigen, eine negative PCR schließt allerdings eine HIV-Infektion nicht sicher aus.

■ **Vorgehen bei diagnostizierter HIV-Infektion:**
Anamnese: aktuelle Beschwerden, Vorerkrankungen, Medikamente/Drogen, Impfungen, Reiseanamnese, Tierkontakte.

Apparative Untersuchungen: Abdomensonografie, Röntgen-Thorax.
CD 4- und CD 8-Zellzahl (= Immunstatus).
HIV-RNA-Plasmakonzentration (= Viruslast).
Sonstiges: Toxoplasmose-, Hepatitis- und Lues-Serologie, HIV-Resistenzbestimmung.

Körperliche Untersuchung: internistische und neurologische Untersuchung, Spiegelung des Augenhintergrundes.
Apparative Untersuchungen: Abdomensonografie (Milz- und Lebergröße, Lymphknotenstatus), Röntgen-Thorax.
Lymphozytensubpopulationen mit CD 4- und CD 8-Zellzahl (= **Immunstatus**): Die Anzahl der CD 4-positiven T-Lymphozyten ist ein Marker für das Ausmaß der Immunschwäche und ermöglicht eine Einschätzung des Risikos für das Auftreten bestimmter opportunistischer Infektionen (s. S. 1107). Ist die absolute Zahl der CD 4-positiven T-Lymphozyten < 200/μl, (bzw. der prozentuale Anteil < 13 %), müssen entsprechende Primärprophylaxen gegen opportunistische Infektionen eingeleitet werden (Tab. J-5.22). Darüber hinaus ist die CD 4-Zellzahl für die Stadieneinteilung (CDC-Klassifikation), für die Indikationsstellung zur antiretroviralen Therapie und für die Verlaufskontrolle des Therapieerfolges von Bedeutung.

J-5.22 Prophylaxe opportunistischer Infektionen

Infektion	Prophylaxe
Pneumocystis-Pneumonie	Primär- und Rezidivprophylaxe: Cotrimoxazol
zerebrale Toxoplasmose	Primärprophylaxe: Cotrimoxazol Rezidivprophylaxe: Daraprim + Sulfadiazin oder + Dapson oder + Clindamycin jeweils in Kombination mit Folinsäure
CMV-Infektionen	Rezidivprophylaxe Valganciclovir
Soorösophagitis	Primär- und Rezidivprophylaxe Fluconazol, bei Resistenz anderes Azol
Kryptokokkenmeningitis	Rezidivprophylaxe: Fluconazol
Herpes-Infektionen	Rezidivprophylaxe Aciclovir bei häufigen Rezidiven
bakterielle Pneumonie	Pneumokokken-Vakzine
Tbc	Therapie einer latenten Infektion: Isoniazid (INH)
atypische Mykobakterien	Primär- und Rezidivprophylaxe Azithromycin

HIV-RNA-Plasmakonzentration (= **Viruslast**): Sie hat ebenfalls eine – wenn auch geringere – Bedeutung für die Indikation zum Beginn einer ART. Vor allem dient sie der Therapie- und Verlaufskontrolle sowie als prognostischer Marker (z. B. als Marker für die Krankheitsdynamik).
Sonstiges: u. a. Toxoplasmose-, Hepatitis- und Lues-Serologie, HIV-Resistenzbestimmung, Kryptokokken-Antigen im Serum (bei Helferzellen < 200/μl), CMV-DNA im EDTA-Blut (bei Helferzellen < 200/μl).

▶ **Merke.**

▶ **Merke.** Routinemäßige Kontrollen des Immunstatus sind nach Diagnosestellung erforderlich.

Therapie: Die Präparate der **antiretroviralen Therapie (ART)** setzen an unterschiedlichen Stellen der Virusreplikation an (Abb. J-5.6, S. 1105). Zurzeit wird eine **Kombinationstherapie** aus mindestens 3 Komponenten empfohlen (**HAART**).

Therapie: Ein Heilmittel gegen HIV gibt es nicht. Auch eine Impfung wird bis auf Weiteres nicht zur Verfügung stehen. Über die Jahre wurden jedoch bedeutende Fortschritte in der **antiretroviralen Therapie (ART)** gemacht, welche die Lebenserwartung und Lebensqualität erheblich verbessert haben. Zum Einsatz kommen verschiedene Präparate, die an unterschiedlichen Stellen der Virusreplikation ansetzen (Abb. J-5.6, S. 1105). Zurzeit wird eine **Kombinationstherapie** aus mindestens 3 Komponenten empfohlen, man spricht auch von der sog. **HAART** (= **h**ochaktive **a**ntiretrovirale **T**herapie).

Therapiebeginn: Bei asymptomatischen Patienten Therapie beginnen, sobald die **Helferzellzahlen auf Werte** zwischen **500–350/μl** abgefallen sind (Tab. J-5.23). Helferzellzahlen < 350/μl sind eine zwingende Therapieindikation. HIV-assoziierte Symptome (CDC-Stadium C oder B), bestimmte Begleiterkrankungen (z. B. HBV-Infektion, Nephropathie, Malignome) und Begleitzustände (Schwangerschaft) rechtfertigen einen Therapiebeginn unabhängig von den T-Helferzellzahlen.

Therapiebeginn: Der Zeitpunkt für den Beginn einer antiretroviralen Therapie im Verlauf der HIV-Infektion ist durch Studien bisher nicht eindeutig geklärt. Der aktuelle Konsens (Stand 2011) sieht bei asymptomatischen Patienten einen Therapiebeginn bei **Helferzellzahlen zwischen 500/μl und 350/μl** vor (Tab. J-5.23). Helferzellzahlen < 350/μl stellen eine zwingende Therapieindikation dar. Das Auftreten von Erkrankungen, die von der CDC zum Stadium B oder C gerechnet werden einschließlich einer Tuberkulose, bestimmte Situationen wie Schwangerschaft, HIV-assoziierte Nephropathie, neurokognitive Defizite, Morbus Hodgkin, HPV-assoziierte Malignome und eine therapiebedürftige HBV-Infektion rechtfertigen einen Therapiebeginn auch bei Patienten mit Helferzellen > 500/μl.

J-5.23 Empfehlungen der EACS (European AIDS Clinical Society) zur antiretroviralen Therapie (2011)

klinisch	CD 4-T-Lymphozyten/µl	Therapieempfehlung
primäre HIV-Infektion	alle Werte	erwägen
HIV-assoziierte Symptome und Erkrankungen (CDC-Stadien B, C und Tbc)	alle Werte	empfohlen
asymptomatische Patienten (CDC-Stadium A)	< 500	empfohlen
Schwangerschaft	alle Werte	empfohlen
HIV-assoziierte Nephropathie	alle Werte	empfohlen
HIV-assoziiertes neurokognitives Defizit	alle Werte	empfohlen
Morbus Hodgkin	alle Werte	empfohlen
andere therapiebedürftige Malignome	alle Werte	erwägen
HPV-assoziierte Malignome	alle Werte	empfohlen
therapiebedürftige HBV-Infektion	alle Werte	empfohlen
hohes kardiovaskuläres Risiko	alle Werte	erwägen
Autoimmunerkrankungen	alle Werte	erwägen

Antiretrovirale Medikamente: Es gibt derzeit 6 Wirkstoffklassen in der antiretroviralen Therapie (Tab. **J-5.24**), die entscheidende Schritte der Virusreplikation hemmen (Abb. **J-5.6**):

- **Nukleosidale Reverse-Transkriptase-Inhibitoren (NRTI):** Es handelt sich um falsche Bausteine, die anstelle der Nukleotide von der viralen reversen Transkriptase in den wachsenden DNA-Strang eingebaut werden und dadurch dessen Abbruch verursachen.
- **Nicht Nukleosidale Reverse-Transkriptase-Inhibitoren (NNRTI):** Sie binden direkt und nicht kompetitiv an die reverse Transkriptase. Dies führt zu einer Konformationsänderung der katalytisch aktiven Bindungsstelle und konsekutiv zu einer Reduktion der Enzymaktivität.
- **Protease-Inhibitoren (PI):** Durch Hemmung der viralen Protease verhindern PI die weitere Prozessierung der HIV-Vorläuferproteine was zur Bildung unreifer, nicht infektiöser Viruspartikel führt. Der PI Ritonavir wird nicht mehr wegen seiner antiretroviralen Aktivität verwendet, sondern weil er durch Inhibition des Cytochrom-P450-Systems eine Verbesserung der Pharmakokinetik aller anderen PI bewirkt. Bis auf Nelfinavir werden deshalb alle PI in Kombination mit dieser Substanz eingesetzt.
- **CCR5-Rezeptor-Antagonisten:** Der einziger Vertreter dieser Medikamentenklasse stellt eine Besonderheit dar, weil er mit dem CCR5-Rezeptor ein zelluläres und kein virales Zielmolekül aufweist. Dieser Rezeptor ist für das Eintreten (Entry) des Virus in die Wirtszelle von entscheidender Bedeutung. Eine Blockierung dieses Rezeptors verhindert erfolgreich die Infektion von Wirtszellen durch HIV. Voraussetzung für den Einsatz des Medikaments ist ein Tropismustest, der im Blut nach Viren sucht, die nicht den CCR5-Rezeptor, sondern einen anderen Korezeptor (CXCR4) benutzen (betrifft ca. 50 % der Patienten im Stadium AIDS). In diesem Fall ist das Medikament unwirksam.
- **Fusions-Inhibitoren (FI):** Sie inhibieren die Bindung und Verschmelzung des HI-Virus mit der Wirtsmembran durch Blockierung des gp41-Proteins der Virushülle.
- **Integrase-Inhibitoren:** Sie inhibieren den Einbau viraler DNA in das Wirtsgenom.

Antiretrovirale Medikamente: Es gibt derzeit 6 Wirkstoffklassen (Tab. **J-5.24**):
- **NRTI:** Einbau falscher Bausteine in die wachsende DNA-Kette durch die reverse Transkriptase mit nachfolgendem Kettenabbruch
- **NNRTI:** Reduktion der Enzymaktivität durch nicht kompetitive Bindung an die reverse Transkriptase.
- **Protease-Inhibitoren:** Hemmung der viralen Protease mit Bildung unreifer, nicht infektiöser Viruspartikel.
- **CCR5-Rezeptor-Antagonisten:** Bindung an den zellulären Chemokinrezeptor CCR5. Inhibition des viralen Eintritts.
- **Fusions-Inhibitoren:** Blockierung des gp41-Proteins der Virushülle, dadurch verhindern sie die bindung des Virus mit der Wirtsmembran.
- **Integrase-Inhibitoren:** Inhibition des Einbaus viraler DNA in das Wirtsgenom.

▶ **Merke.** Empfohlen sind Kombinationen aus **2 NRTI** sowie **einem NNRTI** oder einem PI in Kombination mit Ritonavir.

▶ **Merke.**

▶ **Merke.** Viele der genannten Wirkstoffklassen greifen in den Stoffwechsel der Wirtszelle ein. Daher sind bei jahrelanger Therapie entsprechende **unerwünschte Wirkungen** zu erwarten.

▶ **Merke.**

J-5.24 Antiretrovirale Medikamente

Handelsname	Wirkstoff	häufige Nebenwirkungen und Besonderheiten
Nukleosidale Reverse-Transkriptase-Inhibitoren (NRTI)		Übelkeit, Hautausschlag
Retrovir	Zidovudin (AZT)	Anämie, Fieber, Grippegefühl
Zerit	Stavudin (d4T)	Lipoatrophie, periphere Polyneuropathie
Videx	Didanosin (ddI)	Lipoatrophie, periphere Polyneuropathie, Pankreatitis
Epivir	Lamivudin (3TC)	sehr selten Rhabdomyolyse
Ziagen	Abacavir (ABC)	Hypersensitivitätsreaktion (wenn HLA-B 5701 positiv)
Emtriva	Emtricitabin (FTC)	sehr selten Rhabdomyolyse
Viread	Tenofovir (TDF)	Nephrotoxizität
Combivir	AZT + 3TC	s. Zidovudin und Lamivudin
Kivexa	ABC + 3TC	s. Abacavir und Lamivudin
Trizivir	AZT + 3TC + ABC	s. Zidovudin, Lamivudin und Abacavir
Truvada	TDF + FTC	s. Tenofovir und Emtricitabin
Nicht nukleosidale Reverse-Transkriptase-Inhibitoren (NNRTI)		Hautausschlag, Leberwertveränderung
Viramune	Nevirapin (NVP)	kontraindiziert bei hoher CD 4-Zellzahl
Rescriptor	Delavirdin (DLV)	in Deutschland nicht zugelassen
Sustiva	Efavirenz (EFV)	Depression, Albträume, Suizidgefahr
Atripla	EFV + TDF + FTC	s. Efavirenz, Tenofovir, Emtricitabin
Intelence	Etravirin (ETV)	NNRTI der 2. Generation; auch bei Resistenzen wirksam
Edurant	Rilpivirin (RPV)	NNRTI der 2. Generation; weniger ZNS-Nebenwirkung
Eviplera	RPV + TDF + FTC	s. Rilpivirin, Tenofovir, Emtricitabin
Protease-Inhibitoren (PI)		adaptive Diarrhöen, Insulinrezeptor-Desensibilisierung, Fettstoffwechselstörungen (insbesondere Triglyzeridämie)
Crixivan	Indinavir/r (IDV)	Nierensteine; nur in Kombination mit Ritonavir; wird kaum noch verwendet
Invirase	Saquinavir/r (SQV)	nur in Kombination mit Ritonavir
Norvir	Ritonavir (RTV)	„Booster" zur Wirkverstärkung anderer PIs
Viracept	Nelfinavir (NFV)	keine Spiegelerhöhung durch Ritonavir
Kaletra	Lopinavir/r (LPV + RTV)	mit Ritonavir koformuliert
Telzir	Fosamprenavir/r (APV)	Hautausschlag; nur in Kombination mit Ritonavir
Reyataz	Atazanavir/r (ATV)	Hyperbilirubinämie, Fettstoffwechsel gering beeinflusst; nur in Kombination mit Ritonavir
Aptivus	Tipranavir/2r (TPV)	nur in Kombination mit Ritonavir; keine Kombination mit anderem PI
Prezista	Darunavir/r (DRV)	nur in Kombination mit Ritonavir
Integrase-Inhibitoren		
Isentress	Raltegravir (RGV)	bisher kein spezifisches NW-Muster
	Elvitegravir (EVG)	Integrase-Inhibitor der 2. Generation (Zulassung wahrscheinlich 2013)
Quad	EVG + COBI + FTC + TDF	Cobicistat (COBI) als „Booster" (Zulassung wahrscheinlich 2013)
	Dolutegravir (DTG)	kurz vor der Zulassung
Fusions-Inhibitoren (FI)		
Fuzeon	Enfuvirtide (T 20)	s. c.; Hautveränderungen an der Einstichstelle
CCR5-Rezeptor-Antagonist		
Celsentri	Maraviroc (MVC)	Tropismustest notwendig! (nur bei CCR5-tropen Viren wirksam, dual-trope oder CXCR4-trope Viren sind nicht sensibel), bisher kein spezifisches NW-Muster

Unerwünschte Arzneimittelwirkungen (UAW): akute (kurz nach Therapiebeginn) und langfristige UAW.

- **akute UAW:** Bei etwa 70 % der Patienten treten **vorübergehende Beschwerden** auf (z. B. Übelkeit, Inappetenz, Diarrhöen,

Unerwünschte Arzneimittelwirkungen (UAW): Neben akuten UAW, die kurz nach Therapiebeginn einsetzen, können auch nach vielen Jahren UAW auftreten. Akute UAW sind zunächst für den Patienten sehr unangenehm, können aber häufig symptomatisch behandelt werden und klingen oftmals spontan wieder ab. Einige langfristige UAW sind – auch nach Absetzen des auslösenden Medikaments – irreversibel.

- **akute UAW:** Bei etwa 70 % der Patienten treten **vorübergehende Beschwerden** wie Übelkeit, Inappetenz, Diarrhö sowie zum Teil nur schwer beschreibbare Befindlichkeitsstörungen auf. In vielen Fällen bessern sich diese UAW innerhalb von

4 Wochen, eine symptomatische Therapie ist häufig ausreichend. Ein kleiner Teil der Patienten entwickelt **schwerwiegende Toxizitäten**. Je nach Schweregrad muss die verordnete Therapie abgesetzt, umgestellt oder der Patient engmaschig kontrolliert werden.
- **langfristige UAW: Fettumverteilungsstörungen** sind glücklicherweise in der entwickelten Welt dank der modernen Therapiekombinationen selten geworden. Es handelt sich dabei um einen Verlust des Unterhautfettgewebes der Extremitäten, des Gesäßes und des Gesichts und eine gleichzeitige Akkumulation von Fett im Bereich des Nackens und Abdomens. Dieses als Lipodystrophie bezeichnete Syndrom ist nach Austausch der verursachenden Medikamente nur zum Teil oder sehr langsam reversibel und führt zu einer großen psychischen Belastung der Patienten. **Fettstoffwechselstörungen** wie Hypertriglyzeridämie und Hypercholesterinämie treten auch unter den modernen Therapieregimen häufig auf und erhöhen vermutlich das kardiovaskuläre Risikoprofil. Auch die früher häufige schwere periphere Polyneuropathie ist unter den modernen Therapiekombinationen selten geworden. Oftmals berichten Patienten und die ihnen nahe stehenden Menschen von **neuropsychiatrischen Störungen** wie Reizbarkeit und Persönlichkeitsveränderungen. Da diese Veränderungen mit der Einnahme eines bestimmten Medikaments assoziiert sind, kann eine Therapieumstellung Abhilfe schaffen. Einige Medikamente bewirken in seltenen Fällen eine Abnahme der glomerulären Filtrationsrate oder eine Störung der renalen Tubulusfunktion und tragen vermutlich zur frühzeitigen Entwicklung einer **Osteoporose** bei.

▶ **Merke.** Da eine Viruseradikation mit den zurzeit verfügbaren Therapiekonzepten nicht erreichbar ist, muss eine **Balance zwischen Nebenwirkungen und therapeutischem Nutzen** den Zeitpunkt des Behandlungsbeginns bestimmen.

Therapiekontrolle: Ziel der Therapie ist die möglichst vollständige Inhibition der Virusreplikation, um eine Rekonstitution des zellulären Immunsystems zu ermöglichen. Wichtigste Parameter zur Beurteilung eines Therapieansprechens sind somit die HIV-RNA im Plasma (**Viruslast**) und die Anzahl der **CD 4-positiven** T-Lymphozyten (Helferzellen) im Blut. Sie werden auch als Surrogat-Marker (lat. Surrogatum = Ersatz) bezeichnet, denn sie können indirekt Aufschluss über den Krankheitsverlauf und Therapieerfolg geben. Damit sind sie nicht nur für die Festlegung des Therapiebeginns, sondern auch zur Steuerung einer antiretroviralen Therapie von Bedeutung. Regelmäßig Kontrollen dieser Werte helfen, ein drohendes Therapieversagen zu erkennen und entsprechende Maßnahmen einzuleiten.

▶ **Merke.** Eine wichtige Voraussetzung für eine **funktionierende antiretrovirale Therapie** ist ein ausreichender Wirkstoffspiegel im Blut, damit die Virusvermehrung möglichst vollständig unterdrückt wird und so Resistenzbildungen vermieden werden können. Gründe für erniedrigte **Medikamentenspiegel** im Blut sind:
- unregelmäßige Einnahmen
- Wechselwirkungen mit anderen Medikamenten
- verminderte Resorption im Darm, beschleunigte Metabolisierung.

Resistenzen: Resistenzassoziierte Mutationen entstehen per Zufall durch die fehlerhafte Arbeit der reversen Transkriptase. Eine **Kombination von mehreren Substanzen** mit fehlender Kreuzresistenz verhindert die Selektion von resistenten Viruspopulationen, weil die reverse Transkriptase aus statistischen Gründen extrem selten 3 oder mehr resistenzvermittelnde Mutationen in eine Viruskopie einbaut. Dennoch kann es unter einer Dreifachkombination zur Selektion von resistenten Viruspopulationen kommen. Insbesondere, wenn die eingesetzten Medikamente unterschiedliche Halbwertszeiten haben, führt das Auslassen einer Dosis dazu, dass zeitweise nur zwei oder eines der Medikamente in relevanten Konzentrationen im Blut vorhanden sind. Mangelnde Einnahmetreue (Compliance) kann somit der Ausgangspunkt für ein Therapieversagen durch Resistenzentwicklung sein.
Nach Absetzen einer virologisch unwirksamen Therapie wird die resistente Viruspopulation im Blut rasch durch Wildtyp-Viren ersetzt. Allerdings wird jede einmal selektierte resistente Viruspopulation als Provirus archiviert und kann auch nach vielen Jahren reaktiviert werden.

Resistenztests ermöglichen eine Vorhersage des Therapieansprechens. Sie sollten vor der ersten Therapieeinleitung und bei Therapieversagen durchgeführt werden.

Prävention: Wichtig ist die permanente **Aufklärung** der Bevölkerung über Risikoverhalten und -situationen. Eine perinatale Infektion kann durch Therapie der Mutter, eine **medikamentöse Prophylaxe** und eine Sectio weitgehend vermieden werden.

Postexpositionsprophylaxe: Nach einer HIV-Exposition ist eine Postexpositionsprophylaxe zu erwägen. Diese ist nur in den ersten (max.) 48 h nach Exposition sinnvoll.

Prognose: Deutlich verbessert, genaue Daten stehen noch nicht zur Verfügung.

Mithilfe von **Resistenztests** (genotypisch oder phänotypisch) aus einer Blutprobe können Resistenzen gegen bestimmte aktuell eingenommene Medikamente ermittelt und so möglicherweise eine optimal wirksame Therapie ausgewählt werden. Wichtig ist dabei, aus o. g. Gründen auch die in der Vergangenheit durchgeführten Resistenztests einzubeziehen. Resistenztestungen sollten vor der ersten Therapieeinleitung (Infektion mit bereits resistentem Virus: in Deutschland zurzeit ca. 13 %) und bei Therapieversagen durchgeführt werden.

Prävention: Wichtigste präventive Maßnahme ist die permanente **Aufklärung** der Bevölkerung über Risikoverhalten und -situationen (z. B. Benutzung von Kondomen, sterile Nadeln, Schutzhandschuhe). Eine perinatale Infektion kann durch Therapie der Mutter, eine **medikamentöse Prophylaxe** und eine Sectio weitgehend vermieden werden.

Postexpositionsprophylaxe (PEP): Nach einer HIV-Exposition ist eine Postexpositionsprophylaxe zu erwägen. Bei gesichertem Risiko kann die Infektionswahrscheinlichkeit durch die 4-wöchige Einnahme einer ART um einen hohen Prozentsatz (> 80 %) gesenkt werden. Wichtige Faktoren sind: Zeit zwischen Risikokontakt und Einnahmebeginn (nur innerhalb maximal der ersten 48 Stunden nach Exposition sinnvoll), Art des Risikos (Sexualpraktik, Blutmenge, Hohlnadel etc.), Menge des Virus der Quelle, Resistenzlage, Koinfektionen (z. B. Lues als zusätzliche Störung der Schleimhautbarriere). Die Einnahme einer PEP sollte möglichst mit erfahrenen Beratern diskutiert werden.

Prognose: Obwohl keine Heilung von der HIV-Infektion in Sicht ist, hat sich die Prognose durch die Möglichkeiten der ART in den Industriestaaten stark verbessert. Wegen des kurzen überschaubaren Zeitabschnitts stehen bisher nur wenig belastbare Daten zur Verfügung, aber es kann davon ausgegangen werden, dass bei funktionierender ART eine normale Lebenserwartung denkbar ist. Weitere, bisher nicht bekannte Komplikationen durch Langzeitnebenwirkungen der ART sind jedoch nicht auszuschließen.

Internet-Links: www.rki.de, www.unaids.org (Epidemiologie), www.daignet.de (Leitlinien zur antiretroviralen Therapie und zur Therapie opportunistischer Infektionen), www.cdc.org, www.hiv.net.

6 Pilzinfektionen

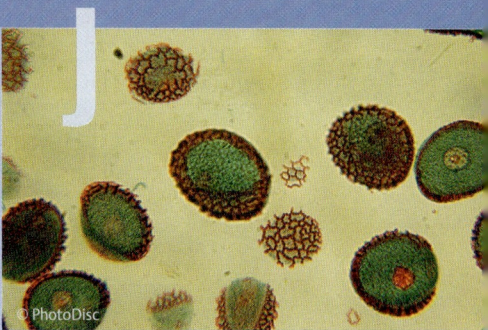

6.1 Grundlagen 1117
6.2 Aspergillose 1117
6.3 Kandidose 1118

6.1 Grundlagen

Pilze sind Eukaryonten und besitzen daher einen Zellkern mit Kernmembran, einen Nukleolus und Chromatin, wodurch sie sich grundlegend von den Bakterien (Prokaryonten) unterscheiden. Pathogene Pilze lösen als Parasiten im lebenden Gewebe Pilzinfektionen (Mykosen) aus. Es werden **Dermatophyten** (Fadenpilze), **Hefen** (Sprosspilze) und **Schimmelpilze** unterschieden.

Klinisch werden sie in **oberflächliche** Mykosen (Haut, Schleimhäute, Nägel, verursacht durch Dermatophyten) und **systemische** Mykosen eingeteilt. Nach indirekter Übertragung über Hautschuppen können chronische Hautmykosen (Tinea) an allen Körperteilen auftreten. Keratin dient dabei als Nahrungsgrundlage. Bei systemischen Mykosen gelangt der Erreger (z. B. Cryptococcus neoformans und verschiedene Aspergillen) meist über die Lunge in den Blutkreislauf und anschließend in die Organe. Die pathogene Wirkung von Pilzen hängt von der Disposition und der Abwehrlage des Menschen ab. Als **opportunistische** Infektion treten sie nur bei geschwächtem Immunsystem auf (postoperativ, nach Transplantation oder Chemotherapie oder z. B. bei AIDS).

6.1 Grundlagen

Pilze sind Eukaryonten und besitzen daher einen Zellkern mit Kernmembran, einen Nukleolus und Chromatin. Es werden **Dermatophyten** (Fadenpilze), **Hefen** (Sprosspilze) und **Schimmelpilze** unterschieden.

Bei **oberflächlichen** Mykosen (Haut, Schleimhäute, Nägel) treten nach Übertragung durch Hautschuppen chronische Hautmykosen (Tinea) auf. Bei **systemischen Mykosen** gelangt der Erreger meist über Lunge und Blutkreislauf in die Organe.

Als **opportunistische** Infektion treten sie nur bei geschwächtem Immunsystem auf.

6.2 Aspergillose

▶ **Definition.** Aspergillose ist eine weltweit verbreitete Schimmelpilzinfektion (Tab. J-6.1). Sie kann eine Reihe von Erkrankungen auslösen (v. a. im Atmungstrakt) und betrifft meist immungeschwächte Patienten.

6.2 Aspergillose

▶ **Definition.**

≡ J-6.1	Aspergillose							
Vorkommen	Übertragungsweg	Kardinalsymptome	Komplikationen	Diagnostik	Therapie	Prophylaxe	Meldepflicht nach IfSG
ubiquitär (Blumenerde)	Inhalation	Fieber bei Abwehrschwäche	hämatogene Streuung	CT, Nachweis in Sputum, Bronchiallavage und Biopsaten	liposomales Amphotericin B, Voriconazol, Posaconazol, Echinocandine	Antimykotika bei Risikopatienten, Stationen mit Luftfiltern	besteht nicht

Epidemiologie und Pathogenese: Aspergillen sind ubiquitär vorkommende Schimmelpilze. Der häufigste Erreger ist **Aspergillus fumigatus**, seltener A. flavus. Die Übertragung erfolgt durch **Inhalation** von Sporen. Je nach Abwehrlage und Sporendosis kommt es zu einer Besiedelung von Mundhöhle, Nasennebenhöhlen, Atemwegen oder Darmtrakt; für den gesunden Menschen stellen Aspergillen i. d. R. keine Gefahr dar. Häufig kommen jedoch Allergien durch Schimmelpilzsporen vor.

Klinik: Aspergillen können zu unterschiedlichen Krankheitsbildern führen. Im Vordergrund stehen Erkrankungen der Atemwege:
- **allergische Erkrankungen:** Sinusitis, Asthma bronchiale, Alveolitis treten bei Allergien gegenüber Sporen auf.
- **invasive Aspergillose:** Diese Form entwickelt sich bei Immunsuppression (z. B. AIDS, Leukämien) und länger dauernder Granulozytopenie. Es kommt zu einem Befall verschiedener Organe, u. a. Lunge, Auge (Keratitis), Nasennebenhöhlen (Sinusitis), Niere, Herz (Endokarditis), Leber, Haut, Gehirn (hohe Letalität!). Die häufigste Form ist die **invasive pulmonale Aspergillose**; sie äußert sich lediglich durch Fieber und Husten, typische radiologische Zeichen fehlen. Eine Ausnahme stellt

Epidemiologie und Pathogenese: Häufigster Erreger ist **Aspergillus fumigatus**. Je nach Abwehrlage und Sporendosis kommt es nach **Inhalation** der Sporen zu einer Besiedelung von Atemwegen oder Darmtrakt.

Klinik: Aspergillen können zu unterschiedlichen Krankheitsbildern führen:
- **allergische Erkrankungen:** Sinusitis, Asthma bronchiale, Alveolitis.
- **invasive Aspergillose:** Bei Immunsuppression und Granulozytopenie kommt es zum Befall verschiedener Organe, am häufigsten zu einer **invasiven pulmonalen Aspergillose** (typische radiologische Zeichen fehlen). **Aspergillom** im CT sichtbar (Abb. **J-6.1**).

J-6.1 Aspergillom

a Röntgen-Thorax-Übersicht: Aspergillom im rechten Lungenoberlappen in einer postoperativen Höhle.
b CT-Befund.
aus: Bücheler E., Lackner K. J., Thelen M.: Einführung in die Radiologie. Thieme; 2006

das **Aspergillom** dar, bei welchem im CT ein „Pilzball" in der Lunge sichtbar ist (Abb. **J-6.1**).

Diagnostik: Der Erregernachweis in **Sputum** oder **Bronchiallavage** ist nur bei AIDS-Patienten mit Symptomen relevant. Bei vermutetem Organbefall ist eine **Biopsie** erforderlich. Der Nachweis von Galactomannan im Blut kann hinweisend sein.

Diagnostik: Der Erregernachweis in **Sputum** oder **Bronchiallavage** ist ohne klinische Bedeutung, bei AIDS-Patienten mit Symptomen ist er allerdings von Relevanz. Bei vermutetem Organbefall kann durch **Biopsien** die Diagnose bestätigt werden. Der Nachweis von Galactomannan im Blut kann auf eine Infektion hinweisen, ein negatives Testergebnis schließt diese jedoch nicht aus. Von den bildgebenden Verfahren ist das Spiral-CT am aussagekräftigsten.

Therapie: Bei invasiver Aspergillose sind liposomales **Amphotericin B, Voriconazol, Posaconazol** oder **Echinocandine** Mittel der Wahl.

Therapie: Bei invasiver Aspergillose sind liposomales **Amphotericin B, Voriconazol, Posaconazol** oder **Echinocandine** Mittel der Wahl.
Hierdurch wird aber lediglich eine Suppression und keine Elimination erreicht. Die Prognose ist durch die Immunsuppression limitiert. Bei Patienten mit hohem Risiko (z. B. Patienten zur Knochenmarkstransplantation) wird häufig eine prophylaktische Therapie durchgeführt. Aspergillome sind dadurch heutzutage sehr selten geworden.

Prophylaxe: Da Aspergillen ubiquitär vorkommen, ist eine Prophylaxe nur mit großem Aufwand möglich.

Prophylaxe: Da Aspergillen ubiquitär vorkommen, ist eine Prophylaxe praktisch nicht möglich. Risikopatienten werden daher in klimatisierten Krankenstationen mit filtrierter Luft und geringem Überdruck behandelt, um ein Eindringen von Pilzsporen zu verhindern.

6.3 Kandidose

▶ Synonym.

▶ Synonym. Kandidamykose, Candidiasis

▶ Definition.

▶ Definition. Kandidose ist eine durch Candidaspezies hervorgerufene Pilzerkrankung (Tab. **J-6.2**), die insbesondere bei Immundefizienz zu klinisch relevanten **(muko)kutanen** und **systemischen Erkrankungen** führen kann.

J-6.2 Kandidose

Vorkommen	Übertragungsweg	Kardinalsymptome	Komplikationen	Diagnostik	Therapie	Prophylaxe	Meldepflicht nach IfSG
ubiquitär	aus dem Darm aufsteigend	weißliche Beläge in Mund/ Rachen, ggf. Ösophagus	Sepsis	Abstrich Biopsie	liposomales Amphotericin B, Azolderivate, Echinocandine	Antimykotika bei Risikopatienten	besteht nicht

Epidemiologie und Pathogenese: Candidaarten kommen als Kommensalen auf Haut/ Schleimhaut oder im Darm vor. Betroffen sind vorwiegend Patienten mit **Abwehrschwäche**;

Epidemiologie und Pathogenese: Candidaarten sind Sprosspilze und kommen als Kommensalen auf Haut/Schleimhaut oder im Darm vor (sehr häufig C. albicans, seltener C. tropicalis, C. glabrata, C. krusei). Betroffen sind vorwiegend Patienten mit **Abwehrschwäche**, insbesondere bei **AIDS** (s. S. 1103), auch Diabetes mellitus, chro-

6.3 Kandidose

nischer Niereninsuffizienz, malignen Lymphomen, akuter Leukämien, Zytostatika- oder Kortikoidtherapie. Wird durch **Antibiotikatherapie** das Gleichgewicht der Darmflora verschoben, ist das Risiko einer Kandidose ebenfalls erhöht.

Klinik: Zunächst kommt es zu einer Besiedelung von Haut und/oder Schleimhäuten. Bei einer Verschlechterung der Abwehrlage kann sich eine systemische invasive Kandidose entwickeln.

- **mukokutane Kandidose:** Am häufigsten fallen an der Schleimhaut des Mundes, der Zunge oder des Rachens **weiße fleckige** oder **flächige**, schwer abstreifbare **Beläge** auf gerötetem Grund (Abb. J-6.2b) sowie rissige Mundwinkel auf. Retrosternale Schmerzen beim Schlucken können auf einen zusätzlichen Befall des Ösophagus hinweisen. Bei Hautbefall können sich diffuse Rötungen bilden (Abb. J-6.2a).
- **systemische invasive Kandidose:** Sie verläuft bei Immunsupprimierten meist foudroyant, kann aber auch, besonders bei Venenverweilkathetern oder i. v. Drogenabusus, mit allgemeinem Krankheitsgefühl und undulierendem Fieber beginnen. Die klinischen Zeichen sind diskret, der Verdacht muss anhand der Grunderkrankung gestellt werden.

Diagnostik: Die mukokutane Kandidose lässt sich schon aufgrund des klinischen Bildes meist eindeutig diagnostizieren, sie kann durch **Abstrich** und **Kultur** gesichert werden. Bei V. a. eine Soorösophagitis wird die Endoskopie Klärung bringen.
Der Nachweis von **Candida-Antigen** macht eine systemische Kandidose wahrscheinlich, ein negatives Testergebnis schließt eine Kandidose jedoch nicht aus. Ein **Anstieg des Antikörper-Titers** kann ebenfalls auf eine Kandidose hinweisen. Zu beachten ist jedoch, dass praktisch jeder Mensch Antikörper gegen Candia hat und dass bei immunsupprimierten Patienten der Antikörperanstieg ausbleiben kann. Der Verdacht einer systemischen Kandidose sollte außerdem durch **Blutkulturen** abgeklärt werden. Negative Blutkulturen schließen den Verdacht zwar nicht aus, positive Blutkulturen allein beweisen aber auch nicht einen Organbefall. Bei bronchopulmonalen Streuherden sichert die Lungenbiopsie die Diagnose (s. S. 353). Eine **Spiegelung des Augenhintergrunds** ist auf jeden Fall erforderlich, um eine mögliche Endophthalmitis zu erkennen. Beachte: Candida findet sich als Normalflora im Stuhl Gesunder!

Therapie: Bei Lokalisation im Mund ist eine **orale** Therapie mit **Amphotericin B** (in diesem Fall ist kein liposomales Amphotericin B erforderlich, da keine Resorption stattfindet) mit möglichst langer Verweildauer im Mund eventuell ausreichend.
Bei ausbleibender Wirkung der Lokaltherapeutika bzw. bei invasiver systemischer Kandidose ist die **systemische** Applikation von liposomalem **Amphotericin B**, Azolen oder Echinocandinen erforderlich. Zu Beachten ist, dass C. krusei nie und C. glabrata häufig nicht auf eine Therapie mit Fluconazol ansprechen.

Prophylaxe: Wenn durch aggressive Zytostatikatherapie eine länger dauernde Myelosuppression zu erwarten ist, kann durch eine medikamentöse Prophylaxe mit Antimykotika (wie auch mit Antibiotika) eine Infektion verhindert werden.

---

auch eine **Antibiotikatherapie** kann das Risiko einer Kandidose erhöhen.

Klinik: Zunächst Besiedlung von Haut und Schleimhäuten, ggf. systemische invasive Kandidose.
- **mukokutane Kandidose:** weiße Beläge in Mund/Rachen oder auf der Zunge (Abb. J-6.2b), retrosternale Schmerzen bei Ösophagusbefall, diffuse Rötungen (Abb. J-6.2a) bei Hautbefall.
- **systemische invasive Kandidose:** foudroyanter, septischer Verlauf.

Diagnostik: Abstrich und Kultur bei mukokutaner Kandidose. Endoskopie bei V. a. Soorösophagitis.

Nachweis von **Candida-Ag, Ak-Titeranstieg, Blutkulturen** und **Spiegelung des Augenhintergrunds** bei systemischer Kandidose.

Therapie: Bei Lokalisation im Mund ist **Amphotericin B (oral)** indiziert.

Bei invasiver Kandidose sind liposomales **Amphotericin B**, Azole oder Echinocandine (**systemisch**) erforderlich.

Prophylaxe: Bei aggressiver Zytostatikatherapie können Antimykotika (wie auch Antibiotika) prophylaktisch verabreicht werden.

J-6.2 Kandidose

a Submammäre Kandidose: tiefrot verquollene Haut zentral und zahlreiche Papeln in der Peripherie des Herdes.
b Orale Kandidose (Mundsoor) mit massiven weißlichen Belägen an Wangen- und Rachenschleimhaut und Zunge bei einem Patienten mit AIDS.
a aus: Moll I.: Duale Reihe Dermatologie. Thieme; 2010

7 Parasitäre Infektionen

7.1 Grundlagen 1120
7.2 Protozoen-Infektionen 1120
7.3 Helminthen-Infektionen 1132

7.1 Grundlagen

7.1 Grundlagen

Parasiten ernähren sich als Schmarotzer auf Kosten ihres Wirtes. Der Mensch kann dabei **End-** oder **Zwischenwirt** sein.

Parasitismus bezeichnet eine Lebensweise, bei der ein Organismus sich auf Kosten eines anderen ernährt. Diese Definition umfasst auch Infektionen durch Bakterien und Pilze. In der Humanmedizin werden unter der Bezeichnung Parasitosen Infektionen durch Einzeller (Protozoen) und Mehrzeller (Helminthen und Gliedertiere) zusammengefasst. Als Endwirt wird derjenige Wirt bezeichnet, in dem es zu einer Ausreifung und gegebenenfalls zur sexuellen Vermehrung kommt (im Falle der Malaria ist dies die Anophelesmücke).

Je nach Lokalisation des Parasiten unterscheidet man Endo- und Ektoparasiten. **Endoparasiten** leben im „Inneren" des Wirtes (extrazellulär oder intrazellulär). **Ektoparasiten** besiedeln dagegen die Oberfläche des Wirtes (häufig Krankheitsüberträger).

Je nach Lokalisation der Parasiten unterscheidet man Endo- und Ektoparasiten. **Endoparasiten** leben im Inneren des Wirtes (Hohlräume, Blut, Gewebe verschiedener Organe) und können extrazellulär (z. B. Lamblien) oder intrazellulär (z. B. Malariaerreger) vorkommen. **Ektoparasiten** besiedeln dagegen die Oberfläche des Wirtes und ernähren sich von Hautgewebe oder Blut (z. B. Zecken). Häufig spielen sie eine Rolle als Krankheitsüberträger (z. B. die Anophelesmücke bei Malaria).

Es gibt **pathogene** und **apathogene** Parasiten. Je nach der Lebensweise unterscheidet man **fakultativ pathogene** und **obligat pathogene** Parasiten.

Ziel des Parasiten ist nicht primär die Schädigung des Wirts sondern das eigene Überleben. Um im Wirt zu überleben, haben parasitäre Organismen eine Vielzahl von Strategien entwickelt. Dazu gehören z. B. der Wechsel zwischen extra- und intrazellulärer Lage und die Fähigkeit, Oberflächenantigene zu ändern (Antigenvariation bei Schlafkrankheit, Malaria) oder die Immunantwort des Wirts durch Botenstoffe zu modulieren (z. B. Filarien). Es gibt **pathogene** und **apathogene** Parasiten. Je nach der Lebensweise unterscheidet man **fakultativ pathogene** und **obligat pathogene** Parasiten.

7.2 Protozoen-Infektionen

Die wichtigsten Gruppen humanpathogener Protozoen sind:
- **intestinale Protozoen:** z. B. Entamoeba histolytica, Giardia lamblia
- **Hämoflagellaten:** z. B. Trypanosoma spp., Leishmania spp.
- **Sporozoen:** z. B. Plasmodium spp.

Protozoen sind einzellige, eukaryontische Organismen. Die früher übliche Einteilung auf der Grundlage von morphologischen Merkmalen wie z. B. Geißeln lässt sich heute nicht mehr aufrechterhalten. Die wichtigsten Gruppen humanpathogener Protozoen sind:
- **intestinale Protozoen:** z. B. Entamoeba histolytica, Giardia lamblia
- **Hämoflagellaten:** z. B. Trypanosoma spp., Leishmania spp.
- **Sporozoen:** z. B. Plasmodium spp., Toxoplasma gondii.

7.2.1 Amöbiasis

▶ **Definition.**

▶ **Definition.** Amöbiasis (Tab. J-7.1) wird durch das Protozoon Entamoeba histolytica verursacht und kann mit intestinalen und extraintestinalen Manifestationen einhergehen.

J-7.1 Amöbiasis

Vorkommen	Übertragungsweg	Kardinalsymptome	Komplikationen	Diagnostik	Therapie	Prophylaxe	Meldepflicht nach IfSG
Tropen/Subtropen	fäkal-oral (Wasser, Nahrungsmittel)	blutige Durchfälle (Amöbenruhr) Amöbenleberabszess	Perforation, nekrotisierende Kolitis	Stuhl Serologie Sonografie	Metronidazol Paromomycin	Regeln der Hygiene	besteht nicht

Epidemiologie und Pathogenese: Zahlreiche apathogene Amöbenarten können den Darm des Menschen kolonisieren. Entamoeba histolytica ist die einzige pathogene Art, wobei die Zysten von E. histolytica mikroskopisch nicht von der apathogenen E. dispar zu unterscheiden sind. E. histolytica ist in den Tropen und Subtropen weit verbreitet. Das Erregerreservoir sind infizierte menschliche Ausscheider, die in der Regel asymptomatisch sind. Amöbenzysten werden mit dem Stuhl ausgeschieden und bleiben über mehrere Wochen infektiös. Typische Infektionsquellen sind **Trinkwasser**, **rohes Gemüse** und **ungeschältes Obst**. Nach der oralen Aufnahme der Zysten kommt es meist nur zu einer Besiedlung des Dickdarms (Infestation). In ca. 10 % der Fälle führt die Wirkung von Proteasen und porenbildenden Peptiden zur Invasion und Gewebenekrose. Diese manifestieren sich klinisch als invasive Kolitis (**Amöbenruhr**) oder nach hämatogener Streuung als **Amöbenleberabszess**.

Klinik: Die Mehrzahl der Infektionen verläuft asymptomatisch mit der Ausscheidung von Amöbenzysten im Stuhl. Bei Invasion der Darmschleimhaut kommt es zur **Amöbenruhr** mit schmerzhaften, schleimig-blutigen Durchfällen („himbeergeleeartig"). Im Gegensatz zur Shigellen-Ruhr entwickelt sich diese langsam über mehrere Tage. Das Krankheitsspektrum reicht von milden Verläufen mit nur geringen abdominalen Beschwerden bis zum schweren septischen Krankheitsbild mit Fieber, Leukozytose und ausgeprägten abdominalen Schmerzen bis hin zur Peritonitis.

Komplikationen: In ca. 1–3 % der Fälle kommt es zu einer Perforation mit **Peritonitis**. Diese entwickelt sich oft schleichend. Weitere Komplikationen sind eine nekrotisierende Kolitis oder ein toxisches Megakolon. Als Amöbom wird ein lokal entzündlicher Tumor bezeichnet.

Meist ohne vorherige Ruhrepisode kann als Folge der Amöbeninvasion in die Blutbahn nach mehreren Monaten oder Jahren eine extraintestinale Amöbiasis entstehen. Am häufigsten entwickeln sich lebensgefährdende **Leberabszesse**. Charakteristische Zeichen sind plötzliches hohes Fieber, schmerzbedingte Schonatmung und starker Druck- und vor allem Erschütterungsschmerz im rechten Oberbauch und rechtsseitig in den Rücken ausstrahlend. **Perforationen** in Pleuraraum, Perikard oder Bauchhöhle sind sehr seltene Komplikationen.

▶ **Merke.** Beim **Amöbenleberabszess** handelt es sich um einen **Notfall**, die Therapie sollte umgehend eingeleitet werden.

Diagnostik: Bei Verdacht einer Amöbiasis (klinisches Bild) sollte die **Reiseanamnese** erfragt werden. Mikroskopisch beweisend ist lediglich der Nachweis von E.-histolytica-Trophozoiten mit phagozytierten Erythrozyten im Stuhl, dies ist nur bei frischem Stuhl möglich. Eine Unterscheidung zwischen pathogenen E.-histolytica-Zysten (Abb. J-7.1a) und apathogenen E.-dispar-Zysten ist mikroskopisch nicht möglich, hierzu ist eine Antigenuntersuchung (Kopro-ELISA) oder eine PCR erforderlich.
Bei extraintestinaler Amöbiasis ist die Stuhluntersuchung selten erfolgreich. Bei Vorliegen eines Amöbenleberabszesses ist die **Serologie** in der Regel positiv (ELISA oder indirekte Immunfluoreszenz). Bei Verdacht auf einen Abzess sollte umgehend eine Sonografie oder CT durchgeführt werden (Abb. J-7.1b, c).

Epidemiologie und Pathogenese: Für Entamoeba histolytica ist der Mensch das einzige relevante Erregerreservoir. Die Zysten werden mit dem Stuhl ausgeschieden. Typische Infektionsquellen sind **Trinkwasser**, **rohes Gemüse** und **ungeschältes Obst**. Meist kommt es nur zur Besiedlung des Darms (**Infestation**), bei Eindringen in die Darmwand können eine **Amöbenruhr** oder **Leberabszesse** entstehen.

Klinik: Asymptomatische Darmlumeninfestationen sind häufig. Bei **Amöbenruhr** kommt es zu schmerzhaften, blutig-schleimigen Durchfällen („himbeergeleeartig").

Komplikationen: Die gefährlichste Komplikation ist die Darmperforation mit **Peritonitis**, diese entwickelt sich oft schleichend.

Bei Invasion in die Blutbahn können sich lebensgefährdende **Leberabszesse** bilden. Fieber, Druck- und Erschütterungsschmerz im rechten Oberbauch sind wegweisend. **Perforationen** in Pleuraraum, Perikard oder Bauchhöhle kommen sehr selten vor.

▶ **Merke.**

Diagnostik: Der Nachweis von E.-histolytica-Trophozoiten im Stuhl ist nur bei frischer Stuhlprobe möglich. Die Unterscheidung zwischen pathogenen E.-histolytica-Zysten und apathogenen E.-dispar-Zysten ist mikroskopisch nicht möglich.
Amöbenleberabszess: **Serologie**, **Bildgebung** (Abb. J-7.1b, c).

J-7.1 Amöbenleberabszess

a Erregernachweis im Stuhl: Zyste von Entamoeba histolytica.
b Abdomen-CT: Amöbenabszess im rechten Leberlappen.
c Abdomen-Sonografie: Schnitt durch den rechten Leberlappen mit Amöbenabszess.

a aus: Lang W., Löscher Th. (Hrsg.): Tropenmedizin in Klinik und Praxis. Thieme; 2000; b aus: Henne-Bruns D., Dürig M., Kremer B.: Duale Reihe Chirurgie. Thieme; 2008

Therapie: Die Amöbenruhr und extraintestinale Manifestation (Leberabszess) werden mit **Metronidazol** behandelt (3 × 800 mg/d über 7-10 Tage). Da Metronidazol gegen Zysten im Darmlumen nicht ausreichend wirksam ist, sollte eine Nachbehandlung mit Paromomycin erfolgen. Eine chirurgische Intervention ist nur in Ausnahmefällen erforderlich.

Bei einer asymptomatischen Infektion mit Nachweis von Zysten im Darmlumen wird eine Behandlung mit **Paromomycin** durchgeführt.

Prophylaxe: Die Grundregeln der Hygiene sollten eingehalten werden, d. h. Vermeiden von kontaminierten Lebensmitteln oder nicht abgekochtem Wasser.

▶ **Klinischer Fall.** Ein 35-jähriger sportlich durchtrainierter Mann war für 3 Tage beruflich in Mogadishu, Somalia, eingesetzt. 4 Monate später verspürte er beim morgendlichen Fitness-Training einen stechenden Schmerz im rechten Oberbauch. 3 Tage später stieg die Körpertemperatur nach Schüttelfrost auf 39 °C an, der Schmerz im rechten Oberbauch wurde permanent. Bei der Oberbauchsonografie fiel ein fast echofreier Bezirk im rechten Leberlappen auf, daraufhin erfolgte die Einweisung mit dem Verdacht eines Leberabszesses.

Es bestand eine Leukozytose von 18 000/µl, die alkalische Phosphatase war deutlich und die γ-GT mäßig erhöht, das Bilirubin normal. Klinisch war ein ausgeprägter Erschütterungsschmerz über der rechten unteren Thoraxhälfte auszulösen. Daraufhin wurde die Behandlung mit 3 × 750 mg Metronidazol i. v. täglich begonnen. Nach 36 Stunden war der Patient fieberfrei. Parasitologische Stuhluntersuchungen konnten keine vegetativen Formen oder Zysten nachweisen, die serologischen Parameter waren aber deutlich erhöht. Die nachträgliche Befragung ergab, dass zwar eine Anlage zur Trinkwasseraufbereitung vorhanden war, aber zum Zähneputzen Leitungswasser verwendet wurde.

Die Behandlung wurde für insgesamt 10 Tage fortgesetzt. Die Laborparameter normalisierten sich und die Abszessgröße war auf ein Drittel zurückgegangen; daraufhin erfolgte die Entlassung. Während der monatlichen Kontrolluntersuchungen verkleinerte sich der Defekt kontinuierlich und war nach 6 Monaten nicht mehr nachweisbar. Die serologischen Parameter blieben deutlich positiv.

7.2.2 Giardiasis

▶ **Definition.** Giardiasis ist eine durch das Protozoon Giardia lamblia (auch Giardia duodenalis) verursachte Durchfallerkrankung (Tab. J-7.2).

J-7.2	Giardiasis						
Vorkommen	Übertragungsweg	Kardinalsymptome	Komplikationen	Diagnostik	Therapie	Prophylaxe	Meldepflicht nach IfSG
weltweit Tropen/ Subtropen	fäkal-oral (Wasser, Nahrungsmittel)	Durchfall	Malabsorption	Stuhl	Metronidazol	Regeln der Hygiene	§§ 6 und 7 (s. Tab. J-2.2, S. 1039)

Epidemiologie und Pathogenese: Infektionen mit Giardia kommen sowohl bei Menschen wie auch Tieren weltweit vor, gehäuft unter schlechten hygienischen Bedingungen in den Tropen und Subtropen. Welche Rolle die Übertragung von Tieren auf Menschen spielt, ist unklar. Die im Stuhl ausgeschiedenen Zysten sind widerstandsfähig gegen chemische Desinfektion und können in feuchter, kühler Umgebung für mehrere Wochen infektionsfähig bleiben. Die Übertragung erfolgt vorwiegend durch kontaminiertes **Trinkwasser**, seltener durch Nahrungsmittel. Bereits die Aufnahme weniger Zysten führt zur Infektion mit Vermehrung in Duodenum und Jejunum. Die Lamblien haften an der Mukosa an und führen dort zu einer Störung der Digestion und Resorption mit Durchfällen. Ein erhöhtes Erkrankungsrisiko haben Kleinkinder, auch verminderte Magensäureproduktion und Mukoviszidose erhöhen das Risiko.

Klinik: Die Inkubationszeit der Giardiasis beträgt im Mittel 7–10 Tage (Spanne 3–25 Tage). Das Beschwerdebild reicht von asymptomatischer Infektion bis zu massiven schaumig-wässrigen Durchfällen mit ausgeprägtem Gewichtsverlust und Schwäche. Typisch sind über mehrere Wochen dauernde Durchfälle mit breiigen, übel riechenden, teilweise fettigen Stühlen, verstärkten Blähungen und Übelkeit. Die Beschwerden treten häufig intermittierend auf. In schweren Fällen kommt es durch die Malabsorption zu einem ausgeprägten Gewichtsverlust.

Diagnostik: Mikroskopisch sind Zysten und Trophozoiten **im Stuhl** oder auch im **Duodenalaspirat** nachweisbar. Auch der Nachweis von Giardia-Antigen im Stuhl ist möglich. Da die Ausscheidung der Zysten stark schwanken kann, sollte die parasitologische Untersuchung bei negativem Ergebnis mindesten 3-mal wiederholt werden.

Therapie: Nitroimidazolderivate, z. B. **Metronidazol** (3 × 400 mg/d p. o. über 5 Tage) oder **Tinidazol** (1 × 2 g) führen in wenigen Tagen zu klinischer Besserung und Elimination der Erreger.

Prophylaxe: Es gelten die Grundregeln der Hygiene, d. h. nicht abgekochtes Trinkwasser und kontaminierte Lebensmittel vermeiden.

▶ Merke. Erkrankte dürfen nicht in Lebensmittelbetrieben oder Trinkwasserversorgungsanlagen tätig sein.

7.2.3 Leishmaniosen

▶ Definition. Leishmaniosen sind durch Sandmücken übertragene, chronisch verlaufende Infektionen der Haut oder innerer Organe mit Protozoen der Gattung Leishmania (Tab. **J-7.3**).

J-7.3 Leishmaniasis

Vorkommen	Übertragungsweg	Kardinalsymptome	Komplikationen	Diagnostik	Therapie	Prophylaxe	Meldepflicht nach IfSG
Südeuropa Afrika Asien Zentral-/Südamerika	Stich der Sandmücke	**Kala-Azar:** Fieber, Hepatosplenomegalie, Panzytopenie	Sekundärinfektionen Blutungen	Knochenmark Serologie Blutbild	liposomales Amphotericin Miltefosin	Schutz vor Stichen Vektorbekämpfung, Erregerreservoir kontrollieren	besteht nicht
		kutane Leishmaniose: chronisches schmerzloses Hautulkus	mukokutane Leishmaniose (nur südamerikanische Formen)	Stanzbiopsie	5-wertige Antimonpräparate Paromomycin		

Epidemiologie und Pathogenese: Leishmanien werden durch den Stich von **Sandmücken** der Gattung Phlebotomus und Lutzomyia übertragen. Nach dem Stich vermehren sich die obligat intrazellulären Amastigoten in Zellen des Monozyten-Makrophagen-Systems. In Abhängigkeit von der Leishmanienspezies und der zellulären Immunantwort des Wirts entsteht entweder eine **lokale** Läsion (Orientbeule) oder es kommt zu einer **disseminierten** Infektion (Kala-Azar) oder einer **Mischform** (mukokutane Leishmaniose).

Die Epidemiologie und die Zuordnung der Krankheitsbilder zu den Erregern sind komplex (Tab. **J-7.4**). Nur L. donovani (Kala-Azar) und L. tropica (Orientbeule) werden direkt von Mensch zu Mensch übertragen, bei allen anderen Formen handelt es sich um Zoonosen. Im **Mittelmeerraum** sind Hunde ein wichtiges Erregerreservoir.

Die Hauptverbreitungsgebiete der viszeralen Leishmaniose sind derzeit der indische Subkontinent, Ostafrika (L. donovani) und Brasilien (L. infantum). Im Mittelmeerraum war die viszerale Leishmaniose durch L. infantum eine Erkrankung des Kindesalters, inzwischen sind die meisten Patienten HIV-infizierte Erwachsene.

J-7.4 Hauptverbreitungsgebiete der Leishmaniose

Krankheitsbild	Erreger	Hauptverbreitungsgebiet	Übertragung
viszerale Leishmaniose	L. infantum (L. chagasi)	Mittelmeerländer, Zentralasien, Brasilien	Hunde, Füchse, Schakale
	L. donovani	Indien, Ostafrika	Mensch zu Mensch
kutane Leishmaniose	L. tropica	Nordafrika, Naher und Mittlerer Osten	Mensch zu Mensch
	L. major	Afrika, Mittelmeerraum, Zentralasien	Nagetiere
	L. mexicana u. a.	Mittel- und Südamerika	Waldnagetiere, Faultiere u. a.
mukokutane Leishmaniose	L. braziliensis u. a.	Mittel- und Südamerika	Waldnagetiere, Faultiere u. a.

Klinik: Es werden 3 klinische Formen unterschieden:
- **viszerale Form (Kala-Azar):** Leitsymptome sind Fieber, Hepatosplenomegalie und Panzytopenie.
- **kutane Form (Orientbeule):** Charakteristisch ist ein chronisches, schmerzloses Ulkus.
- **mukokutane Leishmaniose (Mittel- und Südamerika):** kutane Läsion mit hämato- oder lymphogener Streuung in die Nasen- und Mundschleimhaut.

▶ Merke.

Klinik: Es werden 3 klinische Formen unterschieden:
- **viszerale Leishmaniose (Kala-Azar):** Leitsymptome sind **Fieber**, **Hepatosplenomegalie** und **Panzytopenie**. Die Erkrankung beginnt mit unregelmäßigem Fieber, Nachtschweiß und zunehmendem Gewichtsverlust, eine Milzvergrößerung tritt früh auf. Im Blutbild findet sich eine progrediente Panzytopenie mit Anämie, Blutungsneigung bei Thrombopenie und schweren Sekundärinfektionen bei Leukopenie. Unbehandelt versterben die meisten Erkrankten infolge von Infektionen oder Blutungen. Im Rahmen einer Immunsuppression (z. B. HIV-Infektionen oder Mangelernährung) können latente Infektionen aktiviert werden.

▶ **Merke.** Das klinische Bild der viszeralen Leishmaniose ähnelt dem einer malignen hämatologischen Erkrankung.

- **kutane Leishmaniose (Orientbeule):** Charakteristisch ist ein **chronisches, schmerzloses Ulkus**. An der Stichstelle entwickelt sich aus einer erythematösen Papel (Abb. J-7.2) ein Knoten, der im weiteren Verlauf exulzeriert. Die Abheilung erfolgt nach vielen Monaten mit Narbenbildung.
- **mukokutane Leishmaniose (Mittel- und Südamerika):** Diese tritt insbesondere bei L. braziliensis auf. Nach einer kutanen Läsion erfolgt mit zeitlicher Verzögerung eine hämato- oder lymphogene Streuung in die Nasen- und Mundschleimhaut.

Diagnostik: Ein **direkter Erregernachweis** in Knochenmark- oder Leberpunktat (Abb. J-7.2c) sollte angestrebt werden, ergänzend serologische Untersuchungen. Bei kutanen Formen ist eine tiefe **Stanzbiopsie** notwendig.

Diagnostik: Bei der viszeralen Leishmaniose ist der **direkte Erregernachweis** im Knochenmark (Abb. J-7.2c) oder im Leber-, Milz- oder Lymphknotenpunktat beweisend. Serologische Untersuchungen können ergänzend eingesetzt werden. Im Labor zeigen sich eine deutlich beschleunigte Blutsenkung, eine Panzytopenie sowie ein erniedrigtes Albumin und erhöhte Globuline in der Eiweißelektrophorese.
Bei kutaner Form ist eine tiefe **Stanzbiopsie** aus dem Randsaum der Läsion notwendig.

J-7.2 Leishmaniose

a **Kutane Leishmaniose** im Stirnbereich. Aufgetreten mehrere Monate nach einem Urlaubsaufenthalt in der Südtürkei.
b **Kutane Leishmaniose** (L. braziliensis) mit 3 ausgestanzten, schmerzlosen Ulzera am Oberarm rechts. Aufgetreten wenige Wochen nach Urlaubsaufenthalt in Bolivien (Amazonasregion).
c **Erregernachweis im Knochenmarkausstrich:** zahlreiche Makrophagen, die Leishmanien (Pfeile) enthalten.
c aus: Riede U. N., Werner M., Schäfer H.-E. (Hrsg.): Allgemeine und spezielle Pathologie, Thieme; 2004

Therapie: Kala-Azar und die mukokutane Leishmaniose werden mit **liposomalem Amphotericin B** (1. Wahl) oder Miltefosin (2. Wahl) behandelt.

Die unkomplizierte Orientbeule heilt meist innerhalb von Monaten spontan ab. Eine lokale Behandlung durch **periläsionäre Infiltration**, Salben oder Wärmebehandlung ist möglich.

Prävention: Vermeidung von Stichen (Bettnetze), Vektorbekämpfung und Reduktion des Erregerreservoirs (Hunde).

Therapie: Für die medikamentöse Therapie der viszeralen und der mukokutanen Leishmaniose wird heute als Mittel der Wahl **liposomales Amphotericin B** eingesetzt, Mittel der 2. Wahl ist **Miltefosin**. Daneben kommen 5-wertige Antimonpräparate zum Einsatz (Mittel der 3. Wahl).
Die unkomplizierte Orientbeule kann innerhalb von Monaten spontan unter Hinterlassung einer Narbe abheilen. Eine frühzeitige **periläsionäre Infiltration** mit einem Antimonpräparat (z. B. Glucantime, Pentostam), eine lokale Behandlung mit Paromomycin oder Wärmebehandlung kann zur beschleunigten Abheilung und verminderten Narbenbildung beitragen.

Prävention: Vermeidung von Stichen durch die Verwendung von Bettnetzen, Bekämpfung der Sandmücken mit Insektiziden sowie Reduktion des Erregerreservoirs, z. B. durch die Eliminierung streunender Hunde.

7.2.4 Malaria

▶ Definition. Malaria ist eine durch Plasmodien verursachte **fieberhafte Infektionskrankheit**. Die Erreger werden durch den Stich einer infizierten Anophelesmücke mit deren Speichel übertragen. Von den 4 humanpathogenen Plasmodienarten hat P. falciparum die größte Bedeutung (Tab. **J-7.5**).

▶ Definition.

J-7.5	Malaria						
Erreger	Übertragungsweg	Kardinalsymptome	Komplikationen	Diagnostik	Therapie	Prophylaxe	Meldepflicht nach IfSG
Plasmodium falciparum (Malaria tropica)	Stechmücken (Anopheles)	Fieber Kopfschmerz	Koma, Nierenversagen, Schock Lungenödem	Blutausstrich „dicker" Tropfen	Artemether + Lumefantrin Atovaquon + Proguanil Chinin Artesunate	Schutz vor Mückenstich medikamentöse Prophylaxe	§ 7 (s. Tab. **J-2.2**, S. 1039)
Plasmodium vivax / ovale (Malaria tertiana)			späte Rezidive				
Plasmodium malariae (Malaria quartana)			nephrotisches Syndrom				

Epidemiologie und Pathogenese: Malaria ist die bedeutendste parasitäre Erkrankung des Menschen mit **Endemiegebieten** in Afrika, Asien, Mittel- und Südamerika (Abb. **J-7.3**). Nach Schätzungen der WHO erkranken jährlich über 200 Mio. Menschen an Malaria, davon sterben ca. 800 000 an den Folgen der Infektion. Über 90 % der Todesfälle ereignen sich in Afrika, betroffen sind vor allem Kinder (über 85 % aller Todesfälle), auch schwangere Frauen haben ein erhöhtes Risiko. Fast alle Todesfälle werden durch P. falciparum verursacht.

Die Übertragung der 4 humanpathogenen Plasmodien von Mensch zu Mensch erfolgt durch nachtaktive Stechmücken der Gattung Anopheles. Die Übertragung von P. knowlesi vom Affen auf den Menschen kommt nur in manchen Gebieten Südostasiens vor und ist von untergeordneter Bedeutung.

Epidemiologie und Pathogenese: Malaria ist mit mehr als 200 Mio. Erkrankungen pro Jahr die bedeutendste parasitäre Erkrankung des Menschen. Über 90 % der Todesfälle treten in Afrika auf, betroffen sind besonders Kinder. **Endemiegebiete** s. Abb. **J-7.3**. Die Übertragung von Mensch zu Mensch erfolgt durch nachtaktive Stechmücken (Anopheles).

J-7.3 Endemiegebiete der Malaria (nach WHO 2011)

Gebiete mit geringem Risiko der Malariaübertragung
Gebiete, in denen Malaria übertragen wird

Relevante Risikogebiete wie auch bestehende Resistenzlagen unterliegen Veränderungen. Eine Länderkarte mit Risikobeschreibungen und Empfehlungen zu Therapie und Prophylaxe kann z. B. unter www.dtg.org/laender.html eingesehen werden.

nach: http://gamapserver.who.int/mapLibrary/Files/Maps/Global_Malaria_ITHRiskMap.jpg

Plasmodien sind auf die weibliche Anophelesmücke für die **geschlechtliche** und den Menschen für die **ungeschlechtliche Vermehrung** angewiesen.
Nach dem Stich gelangen Sporozoiten über die Blutbahn in die **Leberzelle**, wo die ungeschlechtliche Vermehrung abläuft (Abb. **J-7.4**). Nach 1–2 Wochen werden Merozoiten aus der Leberzelle in die Blutbahn freigesetzt und infizieren **Erythrozyten**. Dort kommt es nach einer Wachstumsphase (**Trophozoit**) zur erneuten ungeschlechtlichen Teilung (**Blutschizogonie**).

Alle Plasmodienarten durchlaufen den gleichen Entwicklungszyklus und sind dabei auf zwei Wirte angewiesen: die weibliche Anophelesmücke für die **geschlechtliche** (sexuelle) und den Menschen für die **ungeschlechtliche** (asexuelle) **Vermehrung**.
Durch den Stich der infizierten Anophelesmücke gelangen mit deren Speichel Sporozoiten über die menschliche Blutbahn in die **Leberzellen** und vermehren sich dort durch ungeschlechtliche Teilung (Abb. **J-7.4**). Diese **exoerythrozytäre Schizogonie** dauert bei P. falciparum 5–6 Tage. Bei P. vivax und P. ovale kann dieser Vorgang durch die Bildung von **Hypnozoiten** über viele Monate verzögert werden. Aus den hepatischen Schizonten werden tausende von **Merozoiten** in die Blutbahn freigesetzt, welche aktiv in Erythrozyten eindringen. Im Erythrozyten kommt es nach einer Wachstumsphase (**Trophozoit**) zur erneuten ungeschlechtlichen Teilung (**Blutschizogonie**) mit der Bildung von 8–32 Merozoiten.

J-7.4 Entwicklungszyklus der Malariaplasmodien

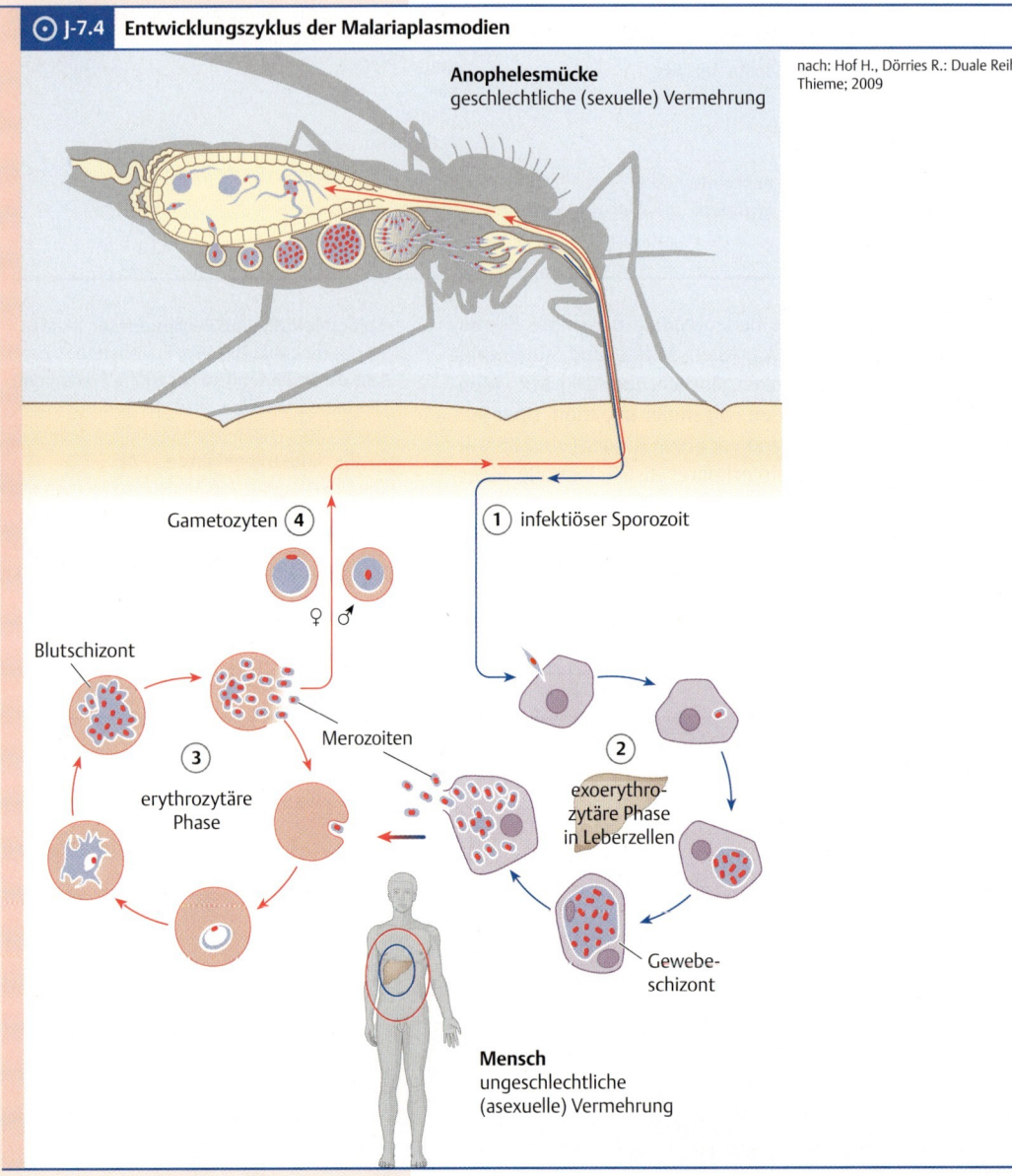

nach: Hof H., Dörries R.: Duale Reihe Medizinische Mikrobiologie. Thieme; 2009

Dauer des erythrozytären Vermehrungszyklus 48 Stunden (P. malariae 72 Stunden). Dabei auch Bildung von Geschlechtsformen (**Gametozyten**). Nach deren Aufnahme aus dem Blut kommt es im Magen der Mücke zur geschlechtlichen Fortpflanzung, von dort wandern infektiöse Sporozoiten in die Speicheldrüsen.

Der erythrozytäre Vermehrungszyklus dauert bei P. falciparum, vivax und ovale 48 Stunden, bei P. malariae 72 Stunden. Nach Freisetzung der Merozoiten durch Ruptur des Erythrozyten infizieren diese umgehend neue Erythrozyten. Einige Merozoiten differenzieren zu Geschlechtsformen (**Gametozyten**). Die Befruchtung erfolgt erst nach Aufnahme der Gametozyten durch die Mücke in deren Magen. Aus der befruchteten Eizelle entwickeln sich infektiöse Sporozoiten, die anschließend in die Speicheldrüsen der Mücke wandern.

Bei der Ruptur befallener Erythrozyten werden parasitäre Entzündungsmediatoren (**Malariatoxine**) freigesetzt. Diese bewirken durch die Ausschüttung proinflammatorischer Zytokine (z. B. TNF) eine **systemische Entzündungsreaktion** mit **Fieber** sowie Kopf- und Gliederschmerzen. Bei der Malaria tropica ist der Fieberverlauf unregelmäßig. Bei Malaria tertiana und quartana kann es durch Synchronisation der Parasitenreifung zu regelmäßigen **Fieberschüben** kommen (s. u.).

Bei P. falciparum kommt es durch Oberflächenveränderung von infizierten Erythrozyten zur Adhäsion in den Kapillaren (**Sequestration**) mit Organschädigung. Bei Beteiligung des Gehirns führt dies durch lokale Entzündungsreaktionen und Perfusionsstörung zur Funktionsstörung mit entsprechenden Ausfällen (**zerebrale Malaria**). Die **Anämie** ist bei Kleinkindern die häufigste Todesursache. Sie entsteht bei länger dauernder Infektion durch gesteigerten Abbau von infizierten und nicht infizierten Erythrozyten bei gleichzeitiger Hemmung der Erythropoese.

Pathomechanismen:
- systemische **Entzündungsreaktion** (Fieber) durch proinflammatorische Zytokine
- **Sequestration** parasitierter Erythrozyten (zerebrale Malaria)
- **Anämie** durch Hämolyse und Hemmung der Erythropoese (länger bestehende Infektion).

Klinik: Die Inkubationszeit ist von der Parasitenspezies abhängig. Bei der Malaria tropica beträgt sie meist 10–15 Tage, kann aber auch viel länger dauern.
Leitsypmtom der Malaria bei Nichtimmunen ist **Fieber**. Die Erkrankung beginnt meist plötzlich mit Krankheitsgefühl sowie Kopf- und Gliederschmerzen. Bei der Malaria tropica ist der Fieberverlauf unregelmäßig. Die für Malaria als typisch beschriebenen Fieberparoxysmen und regelmäßigen Fieberschübe im Abstand von 48 Stunden sind bei der Malaria tropica die Ausnahme, nicht die Regel.
Bei **Malaria tertiana** und **quartana** kann es bei synchroner Reifung der Parasiten zu **typischen Fieberschüben** kommen: jeden 2. Tag (48 h) bei Malaria tertiana oder jeden 3. Tag (72 h) bei Malaria quartana. Im fortgeschrittenen Stadium kann sich eine Splenomegalie entwickeln.
Aufgrund der unspezifischen Symtome ist es nicht möglich, eine Malaria klinisch sicher zu diagnostizieren oder auszuschließen.

Klinik: Leitsymptom ist **Fieber**. Bei der Malaria tropica ist der Fieberverlauf unregelmäßig.

Bei **Malaria tertiana** und **quartana** entstehen die **typischen Fieberschübe** jeden 2. Tag (Malaria tertiana) oder jeden 3. Tag (Malaria quartana). Im fortgeschrittenen Stadium ggf. Splenomegalie.

▶ **Merke.** Bei unklarem Fieber oder grippeartigen Symptomen sollte immer nach Reisen in Malariagebiete gefragt werden, um ggf. möglichst schnell die entsprechende Diagnostik einleiten zu können.

▶ **Merke.**

Bei der **Malaria tropica** können sich innerhalb weniger Tage lebensbedrohliche Komplikationen entwickeln. Diese komplizierte Malaria tropica ist gekennzeichnet durch **Organkomplikationen**. Dazu gehören die zerebrale Malaria (Bewusstseinsstörungen, Krampfanfälle), die akute Niereninsuffizienz, die respiratorische Insuffizienz sowie Schock mit Multiorganversagen. Die Diagnose und Behandlung sollten deshalb so früh wie möglich einsetzen. Liegen Zeichen einer komplizierten Malaria vor, ist eine intensivmedizinische Betreuung erforderlich.

Bei der **Malaria tropica** können sich innerhalb weniger Tage lebensbedrohliche Komplikationen entwickeln. Diese komplizierte Malaria tropica ist gekennzeichnet durch **Organkomplikationen** (Koma, respiratorische Insuffizienz, akute Niereninsuffizienz, Schock mit Multiorganversagen).

▶ **Merke.** Kriterien der **komplizierten Malaria:**
- Bewusstseinseintrübung, zerebraler Krampfanfall
- respiratorische Insuffizienz
- Schocksymptomatik
- Niereninsuffizienz
- schwere Anämie (Hb < 6 g/dl)
- Hyperparasitämie > 5 %
- Hypoglykämie
- metabolische Azidose
- Spontanblutungen
- Hämoglobinurie.

▶ **Merke.**

Bei Menschen, die aus Malariaendemiegebieten stammen, kann eine Teilimmunität vorliegen. Diese schützt nicht vor der Plasmodieninfektion, der klinische Verlauf ist jedoch abgeschwächt, auch eine asymptomatische Parasitämie ist möglich. Diese Teilimmunität bildet sich bei Aufenthalten außerhalb des Endemiegebiets rasch zurück. In der Folge kann es gerade bei dieser Personengruppe zu schweren Erkrankungen kommen, da das Risiko unterschätzt wird.

Diagnostik: Bei V. a. eine Malaria muss unverzüglich der mikroskopische Nachweis der Erreger im Blut erfolgen, entweder im **Blutausstrich** (Abb. J-7.5) oder im sog. **dicken Tropfen** (Abb. J-7.6). Anhand des Ausstrichs können eine Speziesdifferenzierung sowie eine Bestimmung der Parasitendichte erfolgen. Während der Nachweis

Diagnostik: Bei V. a. eine Malaria muss unverzüglich im **Blutausstrich** (Abb. J-7.5) oder im **dicken Tropfen** (Abb. J-7.6) nach Plasmodien gesucht werden.

J-7.5 Blutausstrich bei Malaria

a P. falciparum im dünnen Ausstrich: Typisch sind die zarten ringförmigen Trophozoiten, vereinzelt mit Doppelbefall und randständigen „accolé"-Formen. Die betroffenen Erythrozyten sind nicht vergrößert und haben keine Tüpfelung. Die Parasitendichte ist hoch, mit zahlreichen befallenen Erythrozyten.
b P. falciparum im dicken Tropfen: Es sind Trophozoiten (Pfeile) sichtbar, die Erythrozyten sind hämolysiert. Daneben Kernschatten von Leukozyten.
c P. vivax im dünnen Ausstrich: Typisch sind die relativ großen, amöboiden Trophozoiten; die befallenen Erythrozyten sind vergrößert. Es findet sich eine angedeutete Tüpfelung.

J-7.6 Dicker Tropfen und dünner Ausstrich

„**Dicker Tropfen**": Ein Tropfen Blut wird so ausgestrichen, dass mehrere Lagen Erythrozyten übereinanderliegen, die Erythrozyten werden während des Färbevorgangs hämolysiert. Der Ausstrich wurde korrekt durchgeführt, wenn man gerade noch durchsehen kann (oben). Im Vergleich zum **dünnen Blutausstrich** (unten) werden hier die Plasmodien um das 10-Fache angereichert, sodass bereits geringe Parasitenzahlen entdeckt werden können. Für die Differenzierung der Plasmodienspezies ist eher der dünne Blutausstrich geeignet.

Der Nachweis von Parasitenantigenen ist mit **Malaria-Schnelltests** möglich.

Unspezifische Hinweise im Labor sind **Thrombozytopenie** und erhöhte **LDH**.

▶ Merke.

Die **Serologie** ist zur Diagnose der akuten Malaria nicht geeignet.

Therapie: Abhängig von Erreger und Schwere der Erkrankung.

von Plasmodien für das Vorliegen einer Malaria beweisend ist, **schließt ein negatives Ergebnis diese Erkrankung nicht aus**. Bei klinischem Verdacht und negativem Ergebnis ist daher eine wiederholte Blutuntersuchung indiziert.
Der immunochromatografische Nachweis von Parasitenantigenen ist mit **Malaria-Schnelltests** möglich. Es können jedoch falsch positive und falsch negative Ergebnisse auftreten.
Als unspezifische Hinweise auf eine Malaria finden sich im Labor eine **Thrombozytopenie** sowie eine erhöhte **LDH**. Eine Anämie findet sich nur bei längerer Erkrankungsdauer.

▶ Merke. Die **Blutabnahme** muss **sofort** erfolgen, Plasmodien sind auch im fieberfreien Intervall im Blut nachweisbar.

Die **Serologie** ist zur Diagnose der akuten Malaria **nicht geeignet**, da die Antikörperbildung erst nach der 1. Krankheitswoche einsetzt.

Therapie: Die Therapie der Malaria ist abhängig vom Erreger und dem Schweregrad der Erkrankung. Wegen der Resistenzproblematik, insbesondere bei P. falciparum, werden bevorzugt Kombinationstherapien eingesetzt.

J 7.2 Protozoen-Infektionen

- **unkomplizierte Malaria tropica:** Mittel der Wahl sind **Artemether + Lumefantrin** oder **Atovaquon + Proguanil** oder **Mefloquin**. Chloroquinresistenzen sind weit verbreitet.
- **komplizierte Malaria tropica:** Es wird eine intravenöse Therapie mit **Chinin** (in Kombination mit Doxycyclin oder Clindamycin) oder **Artesunate** durchgeführt.
- **Malaria tertiana und quartana:** Mittel der Wahl ist **Chloroquin**, in einigen Gebieten werden jedoch zunehmend Resistenzen beobachtet. Bei der Malaria tertiana wird eine anschließende Rezidivprophylaxe mit **Primaquin** empfohlen, um eventuell vorhandene Leberformen zu eliminieren (G6PD-Mangel vorher ausschließen).

▶ **Merke.** Bei der Malaria tropica sind Kontrollen der Parasitendichte im Ausstrich zur Überwachung des Therapieerfolgs erforderlich!

▶ **Merke.** Nach der Behandlung sollten Patienten darauf hingewiesen werden, dass Rezidive auch noch nach Monaten auftreten können.

Prophylaxe: Wesentliche Schutzmaßnahmen vor Malaria bestehen in der Vermeidung von Mückenstichen (Expositionsprophylaxe) und in der Einnahme von Antimalariamitteln (Chemoprophylaxe).
- **Expositionsprophylaxe:** Sie kann das Risiko einer Infektion deutlich mindern. Insbesondere durch den Einsatz von imprägnierten **Moskitonetzen** sind in vielen Gebieten die Fallzahlen deutlich zurückgegangen. Zusätzliche Maßnahmen sind Anwendung von insektenabweisenden Mitteln (**Repellenzien**) und das Tragen heller, hautbedeckender Kleidung.
- **Chemoprophylaxe** (Tab. J-7.6): Durch die regelmäßige, vorbeugende Einnahme von Medikamenten kann das Erkrankungsrisiko gesenkt werden. Dabei ist eine Abwägung der Vorteile (Schutz vor Malaria) und der Nachteile (Nebenwirkungen, Kosten) erforderlich. Wichtige Einflussgrößen sind dabei das Reiseland, die Jahreszeit, Dauer und Art der Reise sowie die aktuelle Resistenzsituation.
- Zur Vektorbekämpfung werden Insektizide und Maßnahmen zur Reduktion von Brutstätten eingesetzt.

▶ **Merke.** Der Reisende sollte wissen, dass **keine Malariaprophylaxe 100 %ig** sicher ist. Von zentraler Bedeutung ist ein guter **Schutz vor Mückenstichen**.

J-7.6 Medikamente zur Malariaprophylaxe bei Erwachsenen

Substanz	Prophylaxe	Kontraindikationen	Nebenwirkungen
Atovaquon/Proguanil (Malarone)	1 Tbl. (250 mg/100 mg) pro Tag	Schwangerschaft, Stillzeit	Kopfschmerzen, Übelkeit
Doxycyclin*	100 mg pro Tag	Schwangerschaft, Stillzeit	Fototoxizität, gastrointestinale Beschwerden
Mefloquin (Lariam)	1 Tbl. (250 mg) pro Woche	psychiatrische Erkrankungen	psychovegetative Beschwerden (z. B. Albträume, Angstzustände), gastrointestinale Beschwerden

* „Off-label", in Deutschland für diese Indikation nicht zugelassen

Zur Prophylaxe gehört ebenfalls die **Aufklärung des Patienten** über die frühen Krankheitssymptome. Komplizierte Verläufte treten vor allem bei verschleppter Diagnostik und Therapie auf. Bei unklaren Beschwerden während oder nach Aufenthalt in einem Malariagebiet muss so früh wie möglich eine parasitologische Blutuntersuchung erfolgen. Sollte dies nicht innerhalb von 24 Stunden möglich sein, sollte eine Notfall-Selbstbehandlung eingeleitet werden.

Internet-Link: Aktuelle, länderspezifische Empfehlungen zur Malariaprophylaxe utner: www.dtg.org/malaria.html

▶ **Klinischer Fall.** Eine 21-jährige Patientin war zum achten Mal mit ihren Eltern und Geschwistern über Weihnachten und Neujahr in Mombasa/Kenia. Eine Malariaprophylaxe hat die ganze Familie nie durchgeführt. 10 Tage nach Rückkehr entwickelte die Patientin Fieber bis 39 °C. Als sich der Urin dunkel verfärbte, wurde ein Harnwegsinfekt angenommen und antibiotisch behandelt. Da keine Besserung in den nächsten 3 Tagen eintrat, wurde die Patientin stationär aufgenommen. 2 Stunden später war die Patientin komatös, jedoch kreislaufstabil. Die BSG war

▶ Klinischer Fall. Ein 15-jähriges Mädchen wurde von seinen Eltern mit Fieber von 41,6 °C in die Notaufnahme gebracht. Dies war bereits der 5. Fieberschub, zwischen den Fieberschüben war die Temperatur normal. Der körperliche Untersuchungsbefund war völlig unauffällig. Eine am selben Tag durchgeführte Sonografie des Abdomens war ebenfalls unauffällig. Im Routine-Labor fiel bei normaler Leukozytenzahl und geringgradig mikrozytärer Anämie eine Thrombozytopenie von 126/nl auf. Die Reiseanamnese ergab einen Aufenthalt in Ghana 1 Jahr zuvor während der Regenzeit. Eine Malariaprophylaxe wurde damals mit Mefloquin durchgeführt. Bis auf Fieber (1 Tag lang) gab es keine Auffälligkeiten. Diese Angaben hatten zunächst zur Annahme eines Harnwegsinfektes geführt. Erst 12 Stunden später wurde der „dicke Tropfen" untersucht, der Teilungsformen (Malaria tertiana) und sogar Doppelbefall von Erythrozyten enthielt.

Nach Behandlung mit Chloroquin entfieberte die Patientin innerhalb von 48 Stunden. Zur Elimination von eventuell in der Leber persistierenden Hypnozoiten wurde eine Nachbehandlung mit Primaquin durchgeführt.

Zweite Spalte oben:
normal, es bestanden eine Anämie, eine Leukozytopenie von 2,3/nl, die Thrombozyten waren auf 23/nl erniedrigt. Im Blutausstrich waren 20 % der Erythrozyten mit Plasmodium falciparum befallen.
Nach parenteraler Infusion von Chinin (3 × 10 mg/kg KG/d) und Doxicyclin (3 mg/kg KG/d) entfieberte die Patientin nach 2 Tagen und klarte auf. In den Blutausstrichen waren nach 96 h keine Plasmodien mehr nachweisbar. Kein weiteres Mitglied der Familie erkrankte.

7.2.5 Toxoplasmose

▶ Definition. Die **Toxoplasmose** ist eine Infektionserkrankung, die durch das Protozoon Toxoplasma gondii ausgelöst wird (Tab. J-7.7).

J-7.7 Toxoplasmose

Vorkommen	Übertragungsweg	Kardinalsymptome	Komplikationen	Diagnostik	Therapie	Prophylaxe	Meldepflicht nach IfSG
Katzenkot rohes Fleisch	oral	nur selten Lymphadenopathie	Erstinfektion in der Schwangerschaft Reaktivierung Myokarditis Enzephalitis	Serologie PCR (Fruchtwasser, Nabelschnurblut)	Pyrimethamin/ Sulfadiazin Spiramycin	Meiden von rohem Fleisch und Katzenkontakt	§ 7 (s. Tab. J-2.2, S. 1039)

Epidemiologie und Pathogenese: Toxoplasma gondii kommt weltweit vor. Je nach Altersgruppe sind in Mitteleuropa bis zu 70 % der Bevölkerung mit Toxoplasma gondii infiziert. Die Übertragung erfolgt **oral** über die Aufnahme von **Zysten** in **Nahrungsmitteln** (insbesondere nicht ausreichend gebratenes oder rohes Schweine- und Schafsfleisch) oder seltener über die Aufnahme von **Oozysten**, die über erstinfizierte **Katzen** mit dem Kot ausgeschieden wurden. Oozysten sind gegen Umwelteinflüsse außerordentlich resistent, können jahrelang überleben und bei oraler Aufnahme durch den Menschen zur Infektion führen.

▶ Merke. Die Infektion ist beim Gesunden ein **selbstlimitierter Vorgang** und hinterlässt eine dauerhafte Immunität. Eine Dissemination betrifft nur Patienten mit Abwehrschwäche (s. S. 1334).

Als Besonderheit muss die Erstinfektion in der **Schwangerschaft** gesehen werden. Es kann zu einer **transplazentaren Infektion** mit erheblicher Schädigung des Fötus kommen.

Klinik: In den meisten Fällen führen **Toxoplasma-Infektionen** zu keiner Erkrankung und verlaufen ohne klinische Erscheinungen. Sehr selten treten nach 10–20 Tagen schmerzlose **Lymphknotenschwellungen**, Fieber, Myalgien und Abgeschlagenheit auf, die Wochen bis Monate anhalten können. Myokarditis oder Enzephalitis sind Raritäten.

Bei Neuinfektionen während der Schwangerschaft kann nach transplazentarer Infektion beim Neugeborenen eine **pränatale Toxoplasmose** auftreten. Die möglichen Folgen sind Chorioretinitis (20–30 %), intrakraniale Verkalkungen (ca. 10 %) und Hydrozephalus (1–2 %). In Deutschland werden pro Jahr ca. 10–20 Fälle von konnataler Toxoplasmose an das RKI gemeldet.

Diagnostik: Die Methode der Wahl ist der **Antikörpernachweis** im Serum (IgM- und IgG-Antikörper). Positive **IgM-Antikörper** machen eine frische Infektion wahrscheinlich, sie sind allerdings für mehrere Monate positiv. Positive **IgG-Antikörper** alleine beweisen keine frische Infektion, da sie noch über mehr als 10 Jahre deutlich nachweisbar sind. Bei positivem IgG- und negativem IgM-Befund kann eine inaktive, latente Infektion vorliegen. Sind sowohl IgM als auch IgG negativ, kann eine Infektion ausgeschlossen werden.

Der direkte Erregernachweis (PCR) ist speziellen Fragestellungen vorbehalten (z. B. Immunsupprimierte mit mangelnder Antikörperbildung).

Vor oder zu Beginn der **Schwangerschaft** sollte ein Suchtest durchgeführt werden. Seronegative Schwangere sollten auf Präventivmaßnahmen (s. u.) hingewiesen werden. Es wird empfohlen, die Untersuchung alle 8–12 Wochen zu wiederholen, das Toxoplasmose-Screening ist allerdings nicht Bestandteil der Mutterschaftsrichtlinien.

Therapie: Eine Indikation zur Therapie besteht bei der pränatalen Toxoplasmose des Neugeborenen, der okulären Toxoplasmose und der aktiven Toxoplasma-Infektion bei Immunsupprimierten. Bei der Infektion des immunkompetenten Menschen ist in der Regel keine Therapie erforderlich. Die Behandlung wird mit einer Kombination aus **Pyrimethamin** (am 1. Tag 50, dann 25 mg/d) und **Sulfadiazin** (4 g/d über 2 Wochen) durchgeführt.

Auch die **Erstinfektion in der Schwangerschaft** ist behandlungspflichtig. Die Chemotherapie muss über 4 Wochen durchgeführt werden:
- Bis zur 16. SSW: Spiramycin
- Ab der 16. SSW: Pyrimethamin + Folinsäure + Sulfdiazin.

Wegen möglicher Knochenmarkstoxizität der Sulfonamide ist bei Behandlung wöchentlich eine Kontrolle des **Blutbildes** und der **Leberwerte** erforderlich. Im Falle unerwünschter Sulfonamid-Reaktionen muss auf Spiramycin ausgewichen werden.

Prophylaxe: Immunsupprimierte und seronegative Schwangere sollten den Verzehr von rohem oder ungenügend gekochtem Schweine- oder Schafsfleisch und den Kontakt mit jungen Katzen oder Katzenkot meiden. Rohes Gemüse und Obst ist vor dem Verzehr zu waschen. Bei Gartenarbeit sollten Handschuhe verwendet werden.

Diagnostik: Positive **IgM-Antikörper** machen eine frische Infektion wahrscheinlich. Positive **IgG-Antikörper** alleine beweisen keine frische Infektion.

Zu Beginn der **Schwangerschaft** sollte ein Suchtest durchgeführt werden. Ist dieser negativ, sollte er regelmäßig wiederholt werden.

Therapie: Die Gabe von **Pyrimethamin** und **Sulfadiazin** ist indiziert bei der pränatalen Toxoplasmose des Neugeborenen, der okulären Toxoplasmose und der aktiven Toxoplasma-Infektion bei Immunsupprimierten.

Die **Erstinfektion in der Schwangerschaft** ist behandlungspflichtig:
- < 16. SSW: Spiramycin
- ≥ 16. SSW: Pyrimethamin + Folinsäure + Sulfdiazin.

Bei Behandlung mit Sulfonamiden ist wöchentlich eine Kontrolle des **Blutbildes** und der **Leberwerte** erforderlich.

Prophylaxe: Immunsupprimierte und Schwangere: Schweine- oder Schafsfleisch meiden; kein Kontakt mit jungen Katzen oder Katzenkot; Handschuhe bei Gartenarbeit.

7.2.6 Trypanosomiasis

▶ **Definition.** Trypanosomiasis entsteht durch die Protozoen der Gattung Trypanosoma (Tab. J-7.8). Man unterscheidet 2 Krankheitsbilder:
- **Schlafkrankheit** (**Afrika**): Übertragung durch den Stich der Tsetse-Fliege (Trypanosoma brucei)
- **Chagas-Krankheit** (**Mittel-/Südamerika**): Übertragung durch Inokulation von Wanzenkot (Trypanosoma cruzi).

7.2.6 Trypanosomiasis

▶ **Definition.**

J-7.8 Trypanosomiasis

Vorkommen	Übertragungsweg	Kardinalsymptome	Komplikationen	Diagnostik	Therapie	Prophylaxe	Meldepflicht nach IfSG
Trypanosoma brucei Afrika	Stich der Tsetse-Fliege	Fieber Trypanosomenschanker Lymphadenopathie	Meningoenzephalitis	Erregernachweis Serologie	Suramin Melarsoprol Eflornithin	Expositionsprophylaxe Vektorbekämpfung	besteht nicht
Trypanosoma cruzi Mittel-/Südamerika	Inokulation von Wanzenkot	Fieber, Lymphadenopathie	Kardiomyopathie Organomegalie		Nifurtimox Benznidazol		

Epidemiologie und Pathogenese:
Schlafkrankheit: Die tagaktive **Tsetse-Fliege** ist der Überträger für **Trypanosoma brucei gambiense** (West- und Zentralafrika) und **T. brucei rhodesiense** (Ostafrika). Nach der Infektion kommt zu einer ausgeprägten Immunantwort mit Antikörperbildung, dieser entgehen die extrazellulären Trypanosomen durch eine genetisch determinierte Antigenvariation.

Epidemiologie und Pathogenese:
Schlafkrankheit: Der Stich der **Tsetse-Fliege** führt zur Infektion mit **Trypanosoma brucei gambiense** (West-/Zentralafrika) oder **T. brucei rhodesiense** (Ostafrika). Der Immunreaktion entgehen die extrazellulären Erreger durch Antigenvariation.

Chagas-Krankheit: Sie kommt in den Armutsgebieten von Süd- und Mittelamerika vor. Die Übertragung erfolgt durch den Kot von nachtaktiven **Raubwanzen** durch Inokulation an der Stichstelle. Eine Ansteckung kann auch durch Bluttransfusionen oder kongenital erfolgen. Auch eine orale Infektion ist möglich, z. B. durch mit Wanzenkot verunreinigten frischen Zuckerrohrsaft.

Klinik:
Schlafkrankheit: Die Erkrankung verläuft in 2 Stadien:
- Im **hamölymphatischen Stadium** kommt es nach einer lokalen entzündlichen Reaktion an der Einstichstelle (**Trypanosomenschanker**) zu einer lymphohämatogenen Streuung mit Lymphknotenvergrößerung (häufig nuchal), Fieber, Hautausschlägen, Krankheitsgefühl und kardialer Beteiligung.
- Das **meningoenzephalitische Stadium** ist Folge der Invasion des ZNS. Dieses ist charakterisiert durch eine progrediente Enzephalitis mit zunehmenden neurologischen Symptomen (Persönlichkeitsveränderungen, Schlafstörungen, Apathie, Kachexie).

Bei der westafrikanischen Form steht die sich schleichend entwickelnde Meningoenzephalitis im Vordergrund. Die ostafrikanische Variante zeigt einen fulminanten Krankheitsverlauf mit hohem Fieber und kardialer Beteiligung und führt unbehandelt rasch zum Tod.

Chagas-Krankheit: Die **akute** Chagas-Krankheit geht einige Wochen nach Infektion mit Fieber, Lymphadenitis und Hauterscheinungen einher. Bei ca. 20–35 % der Infizierten kommt es nach einer Latenz von Jahren oder Jahrzehnten zur **chronischen** Chagas-Krankheit. Im Vordergrund stehen dabei die **kardiale** Schädigung (Kardiomyopathie, Herzrhythmusstörungen, Herzinsuffizienz) und **Megabildungen des Verdauungstrakts** (Megaösophagus, Megakolon).

Diagnostik: Bei der **westafrikanischen Schlafkrankheit** ist die **Punktion zervikaler Lymphknoten** mit mikroskopischem Nachweis von Trypanosomen die sicherste diagnostische Methode. Bei ZNS-Befall sind Trypanosomen auch im Liquor nachweisbar. Bei der **ostafrikanischen Schlafkrankheit** ist die Parasitendichte im Blut deutlich höher, sodass hier der **Nachweis im Ausstrich** gelingen kann; serologische Nachweisverfahren sind in den ersten Wochen der Erkrankung negativ.

Die **chronische Chagas-Krankheit** kann **serologisch** nachgewiesen werden.

Therapie: Die verwendeten Medikamente haben eine hohe Toxizität. Bei der **Schlafkrankheit** im 1. Stadium kann **Suramin** eingesetzt werden, bei ZNS-Beteiligung **Melarsoprol** bzw. eine Kombination von Eflornithin und Nifurtimox.
Zur Behandlung der **Chagas-Krankheit** wird Benznidazol oder Nirfutimox verwendet.

Prophylaxe: Repellenzien, Insektizide und andere Maßnahmen der Vektorbekämpfung können die Infektionsgefahr vermindern. Bei Blutspendern aus Chagas-Endemiegebieten sollte eine serologische Kontrolle erfolgen.

7.3 Helminthen-Infektionen

Helminthen (Würmer) sind Endoparasiten von Mensch oder Tier. Für den Menschen relevant sind:
- **Zestoden (Bandwürmer):** Sie bestehen aus Kopf mit Haftorganen und aneinandergereihten Gliedern (**Proglottiden**), die Eier enthalten (z. B. Schweine-, Rind- oder Fischbandwurm).
- **Nematoden (Fadenwürmer):** Sie leben frei oder parasitierend (z. B. Spul-, Maden-, oder Peitschenwurm).
- **Trematoden (Saugwürmer, Egel):** Es handelt sich um Endoparasiten, die Saugnäpfe als Haftorgane besitzen (z. B. Schistosoma).

7.3.1 Zestoden-Infektionen

Epidemiologie und Pathogenese: Die Infektion mit **Schweine-**, **Rinder**- oder **Fischbandwurm** erfolgt durch den Verzehr von ungenügend erhitztem Fleisch der Zwischenwirte (Rind/Schwein/Fisch), das infektiöse **Larven** (= **Finnen**) enthält. Im menschlichen Darm entwickeln sich geschlechtsreife Würmer, deren Proglottiden oder Eier mit dem Stuhl ausgeschieden werden (Tab. J-7.9).

Bei der Zystizerkose erfolgt die Infektion durch **orale Aufnahme der Eier** des **Schweinebandwurms** über kontaminierte Nahrung und Wasser, seltener über Schmierinfektion. Im Dünndarm werden Larven freigesetzt, die in Subkutis, Muskulatur und Gehirn gelangen und sich dort als Finnen festsetzen.

Zystizerkose: **orale Aufnahme von Eiern** des Schweinebandwurms. Nach Freisetzung der Larven im Darm gelangen sie in Subkutis, Muskulatur und Gehirn.

J-7.9 Zestoden (Bandwürmer)

Wurmart	Wirt	Vorkommen	Diagnostik
Taenia saginata (Rinderbandwurm)	Zwischenwirt: Rind Endwirt: **Mensch**	weltweit	Proglottiden/Eier im Stuhl
Taenia solium (Schweinebandwurm)	Zwischenwirt: Schwein, Mensch Endwirt: **Mensch**	Mittel-/Südamerika, Afrika, Südasien	Proglottiden/Eier im Stuhl Zystizerkose: bildgebende Verfahren/Serologie
Diphyllobothrium latum (Fischbandwurm)	Zwischenwirt: Fisch Endwirt: **Mensch**	nördliche Hemisphäre	Proglottiden/Eier im Stuhl
Echinococcus granulosus **E. cysticus** (Hundebandwurm)	Zwischenwirt: Schaf, Maus, **Mensch** (Fehlzwischenwirt) Endwirt: Hund, Fuchs, Katze	weltweit	bildgebende Verfahren/Serologie
Echinococcus multilocularis **E. alveolaris** (Fuchsbandwurm)	Zwischenwirt: Schaf, Maus, **Mensch** (Fehlzwischenwirt) Endwirt: Hund, Fuchs, Katze	nördliche Hemisphäre	bildgebende Verfahren/Serologie

Die Infektion mit **Hunde-** oder **Fuchsbandwurm** erfolgt durch die **orale Aufnahme von Eiern** nach Ausscheidung durch den Endwirt (Hund, Katze/Fuchs) durch direkten Kontakt (Tierfell), als Schmierinfektion oder über kontaminierte Nahrungsmittel. Die Larven dringen durch die Darmwand in den Organismus ein. Bei **Echinococcus granulosus** bildet sich mit vorwiegender Lokalisation in Leber und Lunge eine flüssigkeitsgefüllte Zyste (Hydatide). Diese enthält Tochterzysten, die eigentlichen Bandwurmanlagen. Sie wächst sehr langsam und eher verdrängend. Mit einer Inkubationszeit von über 10 Jahren wuchern die vielkammrigen bläschenartigen Läsionen von **Echinococcus multilocularis** infiltrierend in der Leber. Es kann zu oft typischen nekrotischen Zerfallshöhlen und zu lymphogener oder hämatogener Aussaat in verschiedene Organsysteme (z. B. Lunge, ZNS) kommen.

Die Infektion mit **Hunde-** oder **Fuchsbandwurm** erfolgt durch die **orale Aufnahme von Eiern** (direkter oder indirekter Kontakt mit Haustieren bzw. Füchsen). Im Darm schlüpfen die Larven und dringen durch die Darmwand in den Organismus ein. Die Zyste von **Echinococcus granulosus** wächst sehr langsam und eher verdrängend, **Echinococcus multilocularis** wuchert dagegen krebsartig infiltrierend in der Leber.

Klinik: Folgende Krankheitsbilder werden unterschieden:
- **Bandwurmbefall** (Rinder-, Schweine- oder Fischbandwurm): Nach Infektion mit Adultwürmern werden lange Zeit keine Symptome verspürt. Nur gelegentlich treten völlig **uncharakteristische abdominale Beschwerden** oder ein perianaler Pruritus auf. Im Allgemeinen wird ein intestinaler Bandwurmbefall nur zufällig entdeckt, wenn beispielsweise Proglottiden makroskopisch im Stuhlgang auffallen.
- **Zystizerkose:** Die Larven des Schweinebandwurms, die sich als Zystizerken im Muskel abkapseln und später verkalken, machen oft keine Beschwerden und werden meist zufällig bei Röntgenaufnahmen entdeckt. Bei ZNS-Infektion (**Neurozystizerkose**) können unterschiedliche Herdsymptome, bei Befall des Ventrikelsystems auch ein Hydrocephalus internus auftreten.
- **Echinokokkosen:** Besonders häufig kommt es zu einem Befall der **Leber**. Die Zysten (Abb. J-7.7a) werden meist zufällig entdeckt (Röntgenaufnahme, Ultraschall). Neben uncharakteristischen Beschwerden können Symptome entsprechend dem Organbefall (z. B. **Druckgefühl im Abdomen** bei E. granulosus) auftreten. Bei ausgedehnter Infiltration mit E. multilocularis kann das Bild einer konsumierenden Erkrankung mit Cholestase bestehen.

Klinik: Man unterscheidet:
- **Bandwurmbefall:** Gelegentlich treten **uncharakteristische abdominale Beschwerden** auf.
- **Zystizerkose:** Abkapselung und Verkalkung im Muskel, selten im ZNS (**Neurozystizerkose**).
- **Echinokokkosen:** oft uncharakteristische Beschwerden oder Symptome je nach Organbefall (Abb. J-7.7a).

▶ **Merke.** Platzt spontan oder intraoperativ eine Zyste, kommt es zur metastatischen Absiedlung im kontaminierten Gebiet.

▶ **Merke.**

Diagnostik: Bei V. a. Bandwurminfektion sollte eine mikroskopische Untersuchung von **Stuhlproben** erfolgen. Bei invasiven Larven (Schweinebandwurm, Echinokokken) sind **bildgebende Verfahren** (Sonografie, Computertomografie) wegweisend, selten findet sich eine **Eosinophilie** als Zeichen eines Helminthenbefalls. Eine Bestätigung der Diagnose durch die **Serologie** ist erforderlich.

Diagnostik: Bei Bandwurmbefall ist die **Stuhluntersuchung**, bei invasiven Larven sind **bildgebende Verfahren** wegweisend. Eine Bestätigung durch die **Serologie** ist erforderlich.

▶ **Merke.** Eine Punktion zystischer Läsionen darf nur unter strikt kontrollierten Bedingungen erfolgen, da Verschleppung infektiösen Materials droht.

▶ **Merke.**

J-7.7 Echinokokkose

a Ausgedehnte Echinokokkus-Zyste im rechten Leberlappen (Abdomen-CT).
b Schnitt durch ein Operationspräparat der Lunge.

Therapie: **Praziquantel** bei Bandwürmern im Darm. **Albendazol** bei Zystizerkose. Bei Echinokokkose Operation (Abb. **J-7.7b**) oder Punktionsverfahren (PAIR) sowie medikamentös Therapie mit **Albendazol**.

Prophylaxe: Verzehr von ungenügend erhitztem Fleisch und Fisch vermeiden. Hygienische Vorsichtsmaßnahmen bei Kontakt mit Haustieren und Füchsen.

▶ Klinischer Fall.

Therapie: Mittel der Wahl bei Bandwürmern im Darm ist **Praziquantel**. Alternativ wird Niclosamid verordnet. Bei symptomatischer Zystizerkose wird **Albendazol** angewandt, bei Neurozystizerkose in Kombination mit Prednisolon. Bei Echinokokkose kommt je nach Lokalisation und Organbefall die operative Entfernung der Läsionen (Abb. **J-7.7b**), bei E. granulosus das Verfahren der Punktion-Aspiration-Injektion-Reaspiration (PAIR) infrage. Medikamentös wird **Albendazol** eingesetzt, bei Inoperabilität auch als Dauertherapie.

Prophylaxe: Der Verzehr von nicht oder ungenügend erhitztem Fleisch (Schwein, Rind) oder Fisch ist zu vermeiden. Bei Kontakt mit Hunden, Katzen- oder Füchsen sind hygienische Vorsichtsmaßnahmen zu beachten.

▶ **Klinischer Fall.** Eine 42-jährige türkische Patientin hatte über bronchitische Symptome geklagt. In dem daraufhin durchgeführten Röntgen-Thorax fiel parakardial ein 3 cm großer Rundherd auf, der 3 Jahre zuvor noch nicht vorhanden gewesen war. Die Einweisung erfolgte zur weiteren Abklärung.
Die körperliche Untersuchung war völlig unauffällig. Die BSG war normal, es bestand keine Eosinophilie. Ein intrakutaner Tuberkulintest (GT 1) war deutlich positiv. Ebenso fanden sich Antikörper gegen Echinokokkenantigen (IIFT). Im thorakalen CT ließ sich eine Läsion der Lingula lokalisieren. Nach einer Minithorakotomie mit Entfernung der Lingulaspitze wurde die Diagnose einer Echinokokkuszyste histologisch gesichert.
Die Infektion war wohl 3 Jahre zuvor während des letzten Heimaturlaubs in ländlicher anatolischer Gegend erworben worden.

7.3.2 Nematoden-Infektionen

J-7.10 Nematoden (Rundwürmer)

Wurmart	Vorkommen	Lebensort	Lebensdauer
Darmnematoden	**Mensch**		
▪ Ascaris lumbricoides (Spulwurm)	weltweit	Dünndarm	bis 1 Jahr
▪ Enterobius vermicularis (Oxyuris/Madenwurm)	weltweit	Dickdarm	Wochen
▪ Trichuris trichiura (Peitschenwurm)	weltweit	Dickdarm	Jahre
▪ Ancylostoma duodenale/Necator americanus (Hakenwürmer)	Südasien, Zentral-/Nordafrika, Tropen	Dünndarm	bis 3 Jahre
▪ Strongyloides stercoralis (Zwergfadenwurm)	Tropen, Subtropen	Dünn-/Dickdarm	Jahre
Trichinella spiralis	**Schwein (weltweit)**	Dünndarm	Monate
Filarien	**Mensch**		
▪ Wuchereria bancrofti	Südasien, Mittel-/Südamerika, Afrika	adulter Wurm: Lymphgefäße	Jahre
▪ Brugia malayi	Süd-/Südostasien	adulter Wurm: Lymphgefäße	Jahre
▪ Loa loa	West-/Zentralafrika	adulter Wurm: subkutan	Jahre
▪ Onchocerca volvulus	Afrika südlich der Sahara, Mittel-/Südamerika, Jemen	Larven: Haut, Blutbahn adulter Wurm: subkutan	bis 20 Jahre

Darmnematoden-Infektionen

▶ Definition. Darmnematoden (Tab. J-7.10) werden entweder über die Aufnahme von Eiern oder durch direkten Hautkontakt mit Larven übertragen. Im menschlichen Darm werden sie geschlechtsreif und parasitieren.

Epidemiologie und Pathogenese: Die Infektion mit **Spul-, Maden-** oder **Peitschenwurm** erfolgt über die Aufnahme von deren **Eier** in kontaminierten Nahrungsmitteln, meist in Gebieten, in denen schlechte hygienische Bedingungen herrschen (in Deutschland sehr selten). Im menschlichen Darm schlüpfen die Larven und reifen zu adulten Würmern heran. Die Infektionslarven von **Zwergfaden-** oder **Hakenwürmern** leben im feuchtwarmen Milieu von Erdböden und dringen bei **Kontakt** durch die Haut ein. Sie wandern auf dem Blutweg in die Lunge, penetrieren in das Bronchialsystem, werden verschluckt und entwickeln sich im Darm zu geschlechtsreifen Würmern. Bei Befall mit Zwergfadenwürmern kommt es zu Autoinfektionen. Hierbei entwickeln sich Infektionslarven bereits im Darm, die durch die Mukosa penetrierend über Lymph- und Blutgefäße in die Lunge und dann erneut in den Intestinaltrakt gelangen.

Klinik: Die Zahl der vorhandenen Würmer bestimmt die klinische Symptomatik. Bei geringem Befall sind keine typischen Krankheitszeichen vorhanden, allenfalls uncharakteristische Bauchbeschwerden.
- **Spulwürmer:** Sie führen während der initialen Wanderungsphase (Darm → Pfortader/Leber → Lunge → Trachea → Ösophagus → Darm) gelegentlich zu allergisch/hyperergischen Symptomen wie einem flüchtigen kleinfleckigen **Exanthem**, **Eosinophilie** im Blutbild, Hustenreiz und passageren kleinfleckigen **Lungeninfiltraten** (Röntgen-Thorax). Erst 6 Wochen später ist die Entwicklung zur Erwachsenenform abgeschlossen, nur bei massivem Befall sind dann Symptome zu erwarten, z. B. intestinale Obstruktion und Cholestase bei Einwandern in den Ductus choledochus.
- **Madenwürmer:** Es besteht oft ein meist nächlicher Juckreiz am After.
- **Peitschenwürmer:** Sie werden meist zufällig bei Stuhluntersuchungen entdeckt, nur bei massivem Befall kann es zur Ausbildung einer **Blutungsanämie** kommen.
- **Hakenwürmer:** Sie führen nur bei massivem Befall zur **Blutungsanämie**, bei Lungenpassage können obstruktive pulmonale Symptome mit Husten auftreten.
- **Zwergfadenwürmer:** Symptome fehlen meist oder bestehen in uncharakteristischen **abdominalen Beschwerden**. Bei Lungenpassage kann Husten mit Bronchospastik auftreten. Bei Immunsuppression (Steroideinnahme, HIV-Infektion) kann es zu einer massiven Autoinfektion (sog. Hyperinfektionssyndrom) mit letalem septischem Bild kommen.

Diagnostik: Eine **Eosinophilie** findet sich vor allem als Zeichen des Wurmbefalls. Erst nach der Entwicklung adulter **Fadenwürmer** (z. B. 6 Wochen beim Spulwurm) ist der mikroskopische Nachweis von Wurmeiern in **Stuhlproben** erfolgreich. Bei Zwergfadenwurm-Infektion erfolgt der Nachweis von Larven im Stuhl mittels Anreicherungsverfahren. Die Diagnose kann durch **serologische** Methoden erhärtet werden.

Therapie: Für die Therapie der Darmnematoden hat sich **Mebendazol** als Kurzzeittherapie bewährt. Für Zwergfadenwürmer sollte **Ivermectin** oder **Albendazol** eingesetzt werden.

Trichinellose

▶ Definition. Die Trichinellose tritt nach Verzehr von rohem Fleisch auf, das Larven des Erregers enthält. Die Symptome werden durch die Zahl der aufgenommenen Parasiten bestimmt.

Epidemiologie und Pathogenese: In weiten Teilen der Welt, einschließlich Mittel- und Osteuropa, ist bei Verzehr von rohen Schweinefleischprodukten (selten Bären- oder Wildschweinfleisch) eine Infektion möglich. Durch sorgfältige Fleischbeschau sind in Deutschland Infektionen selten geworden, jedoch kommen Gruppeninfektionen, z. B. bei Hausschlachtungen, immer wieder vor.

Nach Verzehr von Fleisch, das Trichinenlarven enthält, werden diese im Dünndarm freigesetzt und entwickeln sich zu geschlechtsreifen Würmern, die erneut Larven produzieren. Diese gelangen in die Blutbahn und in die **quergestreifte Muskulatur**, wo sie sich einkapseln.

Klinik: Bei geringer Parasitenaufnahme treten meist keine Symptome auf. Abhängig von der Schwere des Befalls sind **enteritische Beschwerden** zu beobachten, wenn sich 3–7 Tage später im Darm aus den Larven erwachsene Formen entwickelt haben. Bei hoher Larvenzahl kommt es in der ersten Woche zu **Bauchschmerzen** mit **Durchfällen** und **Fieber**. Daran schließt sich eine allergisch-entzündliche Phase mit **Eosinophilie** und **Periorbitalödem** sowie **Muskelschmerzen** an. Meningoenzephalitis, Myokarditis und Sekundärinfektionen stellen Komplikationen mit ernster Prognose dar.

Diagnostik: Das klinische Bild (Muskelschmerzen, Periorbitalödem und Fieber) kann mit gleichzeitiger **Eosinophilie** bereits in der Akutphase die Vermutung stützen. Im frühen Stadium kann mittels Membranfiltration der Nachweis von Larven im Blut, später in **Muskelbiopsien** gelingen. **Serologische** Nachweismethoden lassen erst ab der 3. Woche spezifische Antikörper erkennen.

Therapie: Eine wirksame Behandlung der Trichinellose ist im Frühstadium vor Freisetzen der Larven im Darm möglich. Sie kann mit **Albendazol** oder **Mebendazol** erfolgen. Bei ausgeprägten allergischen Reaktionen führen **Kortikoide** zur symptomatischen Besserung.

Prognose: In den meisten Fällen kommt es zur folgenlosen Abheilung. Ein schwerer Befall mit kardialen und zerebralen Krankheitszeichen kann jedoch zum Tode führen.

Meldepflicht nach IfSG besteht nach § 7 bei direktem oder indirektem Erregernachweis (s. S. 1039).

Filariosen

▶ **Definition.** Filariosen sind Wurminfektionen, die in den tropischen Endemiegebieten durch den Stich bestimmter Insekten übertragen werden und zu unterschiedlichen Krankheitsbildern führen.

Epidemiologie und Pathogenese: Infektion und Erkrankung bei Kurzreisenden treten relativ selten auf. Nach Übertragung der Larven durch den Insektenstich leben die adulten Würmer entweder im **Lymphsystem** (Wuchereria bancrofti und Brugia malayi) oder im **Subkutangewebe**, wo sie sich in Wanderungsbewegung (Loa loa) oder in Knoten ineinander geknäult (Onchocerca) befinden. Ihre Lebensdauer beträgt viele Jahre. Die von den adulten Filarien produzierten Larven (Mikrofilarien) gelangen in die Haut (Onchocerca) oder bei den übrigen Filariosen ins Blut, wo sie vor allem während der Stechzeit des übertragenden Insekts nachzuweisen sind. Symptome werden entweder durch **Entzündungen** am Lebensort der adulten Filarien oder durch **allergische Reaktionen** (bei Onchocerca durch Mikrofilarien) ausgelöst.

Klinik: Bei den **lymphatischen Filariosen** treten durch die Würmer ausgelöste entzündliche Reaktionen (Fieber, Lymphangitis, -adenitis und Lymphödem) frühestens nach 3 Monaten auf, meist mit rezidivierenden schmerzhaften Schwellungen an den Extremitäten. Chronische Fälle mit Lymphstau der Extremitäten (**Elephantiasis**) sind bei Europäern selten.

Die **Loaiasis** ist vergleichsweise harmlos; die wandernden Loa-loa-Würmer führen zu subkutanen und subkonjunktivalen Wanderungen mit flüchtigen (sog. Calabar-) **Schwellungen**, die gelegentlich jucken oder schmerzhaft sind (Abb. J-7.8).

Bei der **Onchozerkiasis (Flussblindheit)** sind die adulten Würmer in subkutanen Knoten (Onchozerkome) eingekapselt. Die Weibchen setzen Mikrofilarien frei, die in den oberen Hautschichten wandern und zu ausgeprägtem **Juckreiz** und im weiteren Verlauf zu einer häufig papulösen Dermatitis mit Depigmentierungen führen. Sie können auch in das Auge eindringen und dort eine Konjunktivitis und Iridozyklitis verursachen, die langfristig zur **Erblindung** führen können.

⊙ J-7.8 Loaiasis

Mit dem bloßen Auge sichtbare Loa-loa-Filarie unter der Bindehaut.
aus: Sachsenweger M.: Duale Reihe Augenheilkunde. Thieme; 2003

Diagnostik: Aufenthalte meist längerer Dauer in endemischen Gebieten, Juckreiz, Eosinophilie und/oder Schwellungen und Hautveränderungen geben Hinweis auf eine Infektion. **Serologische Parameter** machen die Diagnose wahrscheinlich (keine Speziesdifferenzierung!). Erst der **Nachweis** von **Mikrofilarien** im Blut (Loa loa mittags, B. malayi und W. bancrofti nachts) bzw. aus Hautbiopsien (Onchocerca volvulus) sowie der Nachweis von **adultem Würmer** (bei Onchozerkose: Entnahme aus subkutanen Knoten, bei Loa loa während einer subkonjunktivalen Migration) sichern die Diagnose.

Therapie: Doxycyclin eliminiert bei lymphatischen Filariosen und Onchzerkose endosymbiotische Bakterien der Gattung Wolbachia, was zu einer Sterilisierung der adulten Würmer führt. Bei Onchozerkiasis wird zusätzlich **Ivermectin** eingesetzt. Zur Behandlung der Mikrofilarien bei Loaiasis ist **Diethylcarbamazin** über 3 Wochen indiziert.

Diagnostik: Aufenthalte längerer Dauer in endemischen Gebieten, Juckreiz, Eosinophilie sowie Schwellungen und Hautveränderungen sind wegweisend. **Serologische Parameter** machen die Diagnose wahrscheinlich. Erst der **Nachweis** von **Mikrofilarien** (Blut, Hautbiopsien) bzw. von **adulten Würmern** (aus subkutanen Knoten, Konjunktiva) sichert die Diagnose.

Therapie: Doxycyclin führt bei lymphatischen Filariosen und Onchozerkose zu einer Sterilisierung der Würmer. Bei Onchozerkose zusätzlich **Ivermectin**. **Diethylcarbamazin** bei Loa loa.

7.3.3 Trematoden-Infektionen

Bilharziose (Schistosomiasis)

▶ **Definition.** Die Bilharziose ist eine Wurminfektion durch Schistosoma spp., die nach Penetration von Larven durch die Haut zur **Blasen** - oder **Darmbilharziose** führt (Tab. **J-7.11**).

7.3.3 Trematoden-Infektionen

Bilharziose (Schistosomiasis)

▶ **Definition.**

≡ J-7.11 Bilharziose

Erreger	Vorkommen	Übertragungsweg	Kardinalsymptome	Komplikationen	Diagnostik	Therapie	Prophylaxe	Meldepflicht nach IfSG
Schistosoma haematobium	Afrika, Naher Osten	Hautkontakt mit Süßwasser	Zerkariendermatitis Hämaturie	Hydronephrose, Blasenkarzinom, Lungenfibrose spinale Läsionen	Ei-Nachweis im (Sammel-)Urin Serologie Biopsien (Blase)	Praziquantel	kein Kontakt mit Süßwasser	besteht nicht
Schistosoma mansoni	Afrika Südamerika, Arabien		Zerkariendermatitis Blut im Stuhl	Lungen-, Leberfibrose Ösophagusvarizen ZNS-Befall	Ei-Nachweis im Stuhl Serologie Biopsien (Darm)			
Schistosoma japonicum	Ostasien		Zerkariendermatitis Blut im Stuhl					

Epidemiologie und Pathogenese: Schistosomiasis (Bilharziose) kommt in zahlreichen tropischen und subtropischen Regionen Afrikas, Asiens und Lateinamerikas vor und wird vorwiegend in stehenden oder langsam fließenden Gewässern übertragen. Süßwasserschnecken sind Zwischenwirt und geben Larven (Zerkarien) in das Wasser ab. Bei Kontakt (z. B. beim Baden) dringen die Zerkarien durch die **Haut** des Menschen ein und gelangen über das Gefäßsystem in **Lunge** und **Leber**, wo sie sich zu geschlechtsreifen Würmern entwickeln, die wiederum in die mesenterialen und vesikalen Venen wandern. Dort produzieren die Weibchen 6 Wochen nach Infektion täglich massenhaft Eier, die mit dem Stuhl bzw. Urin ausgeschieden werden.

Epidemiologie und Pathogenese: In den Tropen/Subtropen weit verbreitet. Larven (Zerkarien) die v. a. in stehenden Gewässern von Schneckenwirten freigesetzt wurden, dringen durch die **Haut** ein. Über das Gefäßsystem gelangen sie in **Lunge** und **Leber**. Nach Ausreifung wandern die Würmer in mesenteriale oder vesikale Venen, wo sie als Pärchenegel Eier produzieren. Diese werden mit dem Stuhl bzw. Urin ausgeschieden und können in Blase und Darm granulomatöse Entzündungen auslösen. Ei-**Granulome** in Leber und Lunge können bei chron. Verlauf zu einer portalen bzw. pulmonalen **Fibrose** führen.

Klinik: Nach Süßwasserkontakt kommt es am exponierten Hautareal oft zur sog. **Zerkariendermatitis**. Nach 4–6 Wochen kann sich bei Erstinfektion über 1–2 Wochen eine akute fieberhafte Allgemeinerkrankung (**Katayama-Syndrom**) entwickeln. Nach Monaten treten **Hämaturie** oder **Blut im Stuhl** auf. Nach Jahren können sich (meist bei Menschen in Endemiegebieten) eine portale Hypertension oder pulmonale Hypertonie entwickeln, auch ZNS-Befall möglich.

Diagnostik: Zu Beginn deutliche **Eosinophilie**. Nach 1–3 Monaten Nachweis spezifischer Antikörper. Der mikroskopische Nachweis von Schistosomeneiern erfolgt mittels Anreicherungsverfahren in **Stuhl** oder Sammelurin.

Therapie: **Praziquantel** über 3 Tage.

Prophylaxe: Vermeiden einer Exposition in Binnengewässern.

Fasziolose

▶ Definition.

Die meisten Eier verbleiben in Gewebeschichten des Darms, der Blase und der Ureteren, werden aber auch über den Blutkreislauf in Leber und Lunge verschleppt. Die Ei-Ablage kann in den verschiedenen Organsystemen **granulomatöse** Entzündungen und bei chronischem Verlauf **fibrotische** Veränderungen hervorrufen.

Klinik: Am exponierten Hautareal (Eintrittsstelle der Zerkarien) kommt es zu einer lokalen allergischen Reaktion mit flüchtigem juckendem makulösem oder papulösem Exanthem (**Zerkariendermatitis**). Bei Erstinfektion kann sich nach 4–6 Wochen eine akute fieberhafte Symptomatik mit Kopf- und Gliederschmerzen (**Katayama-Syndrom**) entwickeln, die nach 1–2 Wochen wieder abklingt.

Abhängig von der Lokalisation der erwachsenen Würmer (mesenteriale oder vesikale Venen) treten nach Monaten **Hämaturie** oder **Blut im Stuhl** auf. Spätfolgen, wie portale Hypertension mit Ösophagusvarizenblutung (bei Leberfibrose) oder pulmonale Hypertonie (bei Lungenfibrose), werden in der Regel nur bei Menschen beobachtet, die in Endemiegebieten kontinuierlich exponiert waren. Manifestationen eines ZNS-Befalls (Neuroschistosomiasis) sind fokale motorische und sensible Ausfälle sowie Zeichen einer transversen Myelitis.

Diagnostik: In den ersten Wochen nach Infektion zeigt sich eine **deutliche Eosinophilie**. Spezifische Antikörper können nach 1–3 Monaten nachgewiesen werden. Der Nachweis der Eier erfolgt mittels Anreicherungsverfahren im **Stuhl** oder einem vorzugsweise zwischen 10–14 Uhr gesammelten **Urin**. Eier können auch in **Biopsien** von Blasen- oder Darmschleimhaut nachgewiesen werden.

Therapie: **Praziquantel** über 3 Tage führt in > 90 % der Fälle zur Elimination der Würmer.

Prophylaxe: Wichtig ist das Vermeiden einer Exposition in stehendem oder langsam fließendem Süßwasser.

Fasziolose

▶ Definition. Die Fasziolose ist eine weltweit verbreitete Infektion mit den Egeln Fasciola hepatica und Fasciola gigantica, die durch einen Befall der Leber charakterisiert ist (Tab. J-7.12).

J-7.12	Fasziolose							
Erreger	**Vorkommen**	**Übertragungsweg**	**Kardinalsymptome**	**Komplikationen**	**Diagnostik**	**Therapie**	**Prophylaxe**	**Meldepflicht nach IfSG**
Fasciola hepatica	weltweit	Verzehr von Wasser-/Uferpflanzen (z. B. Brunnenkresse)	Fieber Eosinophilie Oberbauchschmerzen	Gallengangsstrikturen Leberabszesse	Serologie Stuhl	Triclabendazol	Vermeiden des Verzehrs von z. B. wild wachsender Kresse	besteht nicht
Fasciola gigantica	Afrika, Asien, Südeuropa, Russland		Cholangitis					

Epidemiologie und Pathogenese: Nach Genuss kontaminierter Pflanzen gelangen die Wurmlarven in die Gallengänge des Menschen, wo sie ausreifen. **Entzündliche Prozesse in Gallengängen** oder **Leber** sind die Folge.

Klinik: In der Frühphase kommt es bei massiver Infektion zu **Fieber**, **Schmerzen** im rechten Oberbauch und **allergischen Reaktionen**.
Im **chronischen Stadium** ist eine **Cholangitis** bis zur **Abszess**bildung zu finden. Häufig sind Spontanheilungen.

Epidemiologie und Pathogenese: Weltweit findet sich der geschlechtsreife Egel Fasciola hepatica sowie, geografisch vergleichsweise begrenzt, Fasciola gigantica in den Gallengängen pflanzenfressender Tiere, die Wurmeier mit dem Stuhl ausscheiden. Nach der Passage durch Schnecken als Zwischenwirt setzen sich die Larven an Gräsern oder Gemüse fest. Nach Verzehr dieser Pflanzen schlüpfen die Larven im menschlichen Darm, durchdringen die Darmwand und wandern in die Leber ein, um dann in den Gallengängen zu reifen Würmern heranzuwachsen. **Entzündliche Prozesse in Gallengängen** oder **Leber** sind die Folge.

Klinik: In der **Frühphase** (nach einigen Wochen) kommt es bei massiver Infektion zu **Fieber**, **Schmerzen** im rechten Oberbauch und **allergischen Reaktionen** wie Urtikaria, Exanthem, Eosinophilie. Meist treten jedoch keine merklichen Symptome auf.
Im **chronischen Stadium** (nach Monaten bis Jahren) sind Zeichen einer cholestatisch verlaufenden **Cholangitis** bis zur **Abszess**bildung zu finden. Häufig kommt es zu Spontanheilungen nach Absterben der Würmer.

J-7.9 Ei von Fasciola hepatica

aus: Löscher, T., Burchard, G.-D.: Tropenmedizin in Klinik und Praxis. Thieme; 2010

Diagnostik: Bei **Eosinophilie** und positiver Anamnese sollte der mikroskopische **Ei-Nachweis im Stuhl** mittels Anreicherungsverfahren versucht werden (Abb. **J-7.9**). Geeignet ist auch die Untersuchung von Gallenflüssigkeit. Spezifische Antikörper sind oft schon in der Frühphase nachzuweisen.

Therapie: Sie erfolgt mit **Triclabendazol**.

Prophylaxe: Wild wachsende Pflanzen (insbesondere Brunnenkresse) sollten nicht für Salate verwendet werden.

Diagnostik: Bei Eosinophilie und positiver Anamnese mikroskopischer **Ei-Nachweis im Stuhl** mittels Anreicherungsverfahren (Abb. **J-7.9**) oder Untersuchung von **Gallenflüssigkeit**. Spezifische Antikörper oft schon in Frühphase nachweisbar.

Therapie: Sie erfolgt mit **Triclabendazol**.

Prophylaxe: Kein Verzehr wild wachsender Wasser-/Uferpflanzen (z. B. Brunnenkresse).

8 Creutzfeld-Jakob-Krankheit und Prionenerkrankungen

Prionen (Proteinaceous infectious Particles) bestehen aus **Proteinen** und enthalten keine Nukleinsäure. Sie verursachen **neurodegenerative Erkrankungen** bei Menschen (Tab. **J-8.1**) und Tieren (z. B. BSE bei Rindern oder Scrapie bei Schafen).

Bei den Prionenerkrankungen (Tab. **J-8.1**) handelt es sich um eine Gruppe von **neurodegenerativen Erkrankungen**, die sowohl beim Menschen als auch bei Tieren vorkommen, z. B. als bovine spongioforme Enzephalopathie (BSE) bei Rindern oder Scrapie bei Schafen. Die Erkrankungen sind charakterisiert durch die Anreicherung einer pathologischen Isoform des normalen **Prionenproteins** (PrP^C), vor allem im ZNS. Diese Isoform (PrP^{SC}) entsteht durch eine posttranslationale Konformitätsänderung aus PrP^C, welche genetisch determiniert oder durch oral aufgenommenes PrP^{SC} induziert sein kann. Damit verhält sich PrP^{SC} entsprechend den Henle-Koch-Postulaten wie ein Infektionserreger, obwohl es sich lediglich um ein Eiweiß handelt.

≡ J-8.1

≡ J-8.1	Prionenerkrankungen beim Menschen
Erkrankung	**Pathomechanismus/Infektionsweg**
Creutzfeldt-Jakob-Krankheit (CJD)	
▪ sporadische CJD (sCJD)	somatische Mutation oder spontane Konversion von PrP^C zu PrP^{Sc}
▪ familiäre CJD (fCJD)	Keimbahnmutation im PrP-Gen, autosomal-dominant vererbt
▪ neue Variante CJD (vCJD)	bovine Prionen (BSE)
▪ iatrogene CJD (iCJD)	Dura-mater- und Kornea-Transplantate, Gabe von prionenkontaminiertem humanem Wachstumshormon
Gerstmann-Sträussler-Scheinker-Syndrom	Keimbahnmutation im PrP-Gen
letale familiäre Insomnie (FFI, engl.: fatal familiar insomnia)	Keimbahnmutation im PrP-Gen
Kuru	ritueller Kannibalismus/Verzehr von menschlichem Gehirn

Die **Creutzfeld-Jakob-Krankheit** (CJD) ist eine seltene neurodegenerative Erkrankung. Leitsymptome sind **Ataxie** und **Demenz**.

Die **Creutzfeld-Jakob-Krankheit** (CJD) ist eine seltene, tödlich verlaufende neurodegenerative Erkrankung des Menschen mit den Leitsymptomen **Ataxie** und **Demenz**. Bei 85 % der CJD-Erkrankungen in Deutschland handelt es sich um sporadische Erkrankungen. Das durchschnittliche Alter zum Zeitpunkt der Erkrankung liegt bei 65 Jahren.

1996 wurde in Großbritannien eine bis dahin unbekannte Variante der Erkrankung (vCJD) bei jungen Erwachsenen beschrieben. Ein ursächlicher Zusammenhang mit der in den Jahren zuvor gehäuft aufgetretenen BSE bei Rindern ist wahrscheinlich. In Deutschland ist bis 2011 noch kein Fall von vCJD aufgetreten.

Sowohl eine orale wie auch eine iatrogene Übertragung sind möglich.

Während des BSE-Ausbruchs bei Rindern in Großbritannien erfolgte die Übertragung durch die Verwendung von unzureichend erhitztem Tiermehl als Futtermittel. Bei einem Stamm in Papua Neuguinea wurde in der Mitte des letzten Jahrhunderts das epidemische Auftreten von Kuru, einer tödlich verlaufenden Krankheit mit neurologischen Störungen, beschrieben. Epidemiologische Beobachtungen legten einen Zusammenhang mit dem rituellen Verzehr von Leichenteilen von Stammesangehörigen nahe. Auch eine iatrogene Übertragung ist möglich, z. B. durch Dura-mater-Transplantate.

Die klinische **Diagnose** der CJD beruht auf dem klinischen Bild sowie dem Nachweis von Markerproteinen im Liquor (z. B. 14-3-3-Protein bei vCJD). Typische histologische Kennzeichen sind **spongiformer Umbau** (Bildung von Vakuolen in der grauen Substanz) (Abb. **J-8.1**) und die Akkumulation pathologisch gefalteter Prionproteine, z. T. mit Bildung von **Amyloid-Plaques**.

Diagnose: klinisch, Nachweis von Markerproteinen im Liquor. Histologisch **spongiformer Umbau, Amyloid-Plaques**.

⊙ J-8.1 Spongiforme Dystrophie

a Ventrikelatrophie.
b Vakuolenbildung im Neuropil (→), bei noch erhaltenen Nervenzellen.

aus: Riede U. N., Werner M., Schäfer H.-E. (Hrsg.): Allgemeine und spezielle Pathologie. Thieme; 2004

Hämatologie

K

1 **Hämatologisch relevantes Grundlagenwissen** 1145
2 **Hämatologische Untersuchungsmethoden** 1154
3 **Erkrankungen der Erythrozyten** 1162
4 **Erkrankungen der Leukozyten** 1199
5 **Erkrankungen der Milz** 1260
6 **Spezielle hämatologische Therapie** 1263

1 Hämatologisch relevantes Grundlagenwissen

1.1 Die Blutzellen 1145
1.2 Der Eisenstoffwechsel 1150
1.3 Der Stoffwechsel von Folsäure und Cobalamin (Vitamin B_{12}) 1153

1.1 Die Blutzellen

Blut besteht zu ca. 45 % aus **Blutzellen** (s. u.) und zu ca. 55 % aus **Blutplasma**. Blutplasma wiederum besteht zu 90 % aus Wasser, in dem eine Vielzahl von Molekülen, z. B. Nährstoffe, Stoffwechselprodukte, Elektrolyte, Spurenelemente, Hormone, Enzyme – unter anderem Fibrinogen – gelöst sind. Entfernt man Fibrinogen bzw. das bei der Blutgerinnung entstehende Fibrin aus dem Blutplasma, erhält man **Blutserum**.

1.1.1 Überblick

Einteilung

Man unterscheidet **Erythrozyten** (ca. 96 % aller Blutzellen), **Leukozyten** (0,1 % aller Blutzellen) und **Thrombozyten** (3,9 % aller Blutzellen).
Leukozyten lassen sich weiter unterteilen in
- **Granulozyten,** die nach der Färbbarkeit ihrer Granula in **neutrophile, eosinophile** und **basophile Granulozyten** untergliedert werden,
- **Monozyten** und
- **Lymphozyten,** die nochmals untergliedert werden in **T-Lymphozyten** (ca. 80 % der Lymphozyten im peripheren Blut), **B-Lymphozyten** (ca. 10 %) und **Natural-Killer-(NK)Zellen** (ca. 10 %).

Bildung (Hämatopoese)

Bis zum 5. Embryonalmonat werden Blutzellen in Leber und Milz gebildet, danach unter physiologischen Bedingungen ausschließlich im Knochenmark.
Alle Blutzellen leiten sich aus einer **pluripotenten hämatopoetischen Stammzelle** im Knochenmark her. Pluripotente Stammzellen entwickeln sich zu myeloischen oder lymphatischen Stammzellen.
Aus **myeloischen Stammzellen** gehen die **Vorläuferzellen der Erythro-, Granulo-/Mono- und Thrombopoese** hervor. Diese entwickeln sich unter dem Einfluss spezifischer Zytokine zu reifen Zellen (Abb. **K-1.1**).
Aus den **lymphatischen Stammzellen** entwickeln sich die **Lymphozyten** (S. 1148).

1.1.2 Erythrozyten

Funktion und Eigenschaften

Die wesentliche **Funktion** der Erythrozyten ist der **Transport**
- **von Sauerstoff** (O_2) von der Lunge in die übrigen (= peripheren) Organe zur Deckung des O_2-Bedarfs dieser Organe,
- **von Kohlendioxid** (CO_2) aus den peripheren Organen in die Lunge zur Abatmung.

Das Transportprotein für O_2 bzw. CO_2 in den Erythrozyten ist Hämoglobin, ein eisenhaltiges, sauerstoffbindendes Protein mit 4 Hämgruppen. Der Proteinanteil (Globin) besteht aus 4 Aminosäureketten (Globinketten), von denen je 2 identisch sind. Nach der Kombination der Globinketten unterscheidet man beim gesunden Erwachsenen 3 Hämoglobine (Tab. **K-1.1**). Jede Globinkette umgibt eine Hämgruppe (= Porphyrinring mit zentralem Fe^{2+}-Atom). O_2 lagert sich an die Fe^{2+}-Atome an, CO_2 wird kovalent an die Globinketten gebunden.

K-1.1 Schema der Hämatopoese

K-1.1 Die Hämoglobine des Erwachsenen

Bezeichnung	Struktur des Globins	Anteil am Gesamthämoglobin
Hämoglobin A_1	$\alpha_2\beta_2$	96–98 %
Hämoglobin A_2	$\alpha_2\delta_2$	2–3 %
Hämoglobin F	$\alpha_2\gamma_2$	0,3–1 %

Erythrozyten sind **kernlos**, bikonkav und bis auf eine kleine zentrale Aufhellung rot gefärbt. Ihre Lebensdauer beträgt ca. 120 Tage.

Erythrozyten sind **kernlos** und haben die Form einer bikonkaven Scheibe. Ihr mittlerer Durchmesser beträgt etwa 7,5 µm, das Volumen 85–95 fl. Bei der Untersuchung eines Blutausstriches erscheinen sie ungefähr so groß wie der Zellkern eines Lymphozyten (wichtiges Kriterium zur mikroskopischen Größenbeurteilung). Bis auf eine kleine zentrale Aufhellung sind sie mit Hämoglobin gefüllt und deshalb rot gefärbt. Ihre Lebensdauer beträgt etwa 120 Tage.

Reifung (Erythropoese)

Ablauf

Die **Reifungsstadien** der Erythropoese zeigt Abb. **K-1.2**.

Reifung (Erythropoese)

Ablauf

Die Erythrozyten werden im Mark der flachen Knochen, der Wirbelkörper und der langen Röhrenknochen gebildet. Ihre Reifung verläuft von der **Stammzelle** zum **Proerythroblast**en und **Normoblast**en (Abb. **K-1.2**). Der Normoblast ist die reifste kernhaltige Zelle der Erythropoese. Durch Verlust des Kerns entsteht aus ihm der

K-1.2 Erythropoese

Proerythroblast — basophiler Erythroblast — polychromatischer Erythroblast

orthochromatischer Normoblast — Retikulozyt — reifer Erythrozyt

a

b

a Grafische Darstellung der **erythropoetischen Reifungsstadien**.
b Erythropoese im Knochenmark: die verschiedenen Reifungsstadien im lichtmikroskopischen Bild: Um einen Makrophagen mit weitem vakuoligem Zytoplasma lagern Makroblasten (m) und Normoblasten (n), ein Myeloblast (my) und ein Lymphozyt (l).
b aus: Theml H., Diem H., Haferlach T.: Taschenatlas der Hämatologie. Thieme; 1991

Retikulozyt, der in das zirkulierende Blut ausgeschwemmt wird. Er enthält keinen Kern mehr, aber noch Reste von Mitochondrien, Ribosomen und RNA. Diese Reste werden in der Milz entfernt (S. 1260). Dadurch ist aus dem Retikulozyten ein **reifer Erythrozyt** geworden. Bei gesteigerter Erythropoese kann der Anteil der Retikulozyten im peripheren Blut stark zunehmen.

Wichtige Kofaktoren

Siehe Tab. **K-1.2**

Wichtige Kofaktoren

Siehe Tab. **K-1.2**

K-1.2 Wichtige Kofaktoren der Erythropoese

Kofaktor	Funktion
Eisen (S. 1150)	Anlagerungsstelle für O_2 im Hämoglobin, wichtiger Bestandteil des Häms im Hämoglobin.
Cobalamin (Vitamin B_{12}) (S. 1153)	Kofaktor bei der Nukleinsäuresynthese und damit für das Wachstum der hämatopoetischen Zellen im Knochenmark.
Folsäure (S. 1153)	Kofaktor bei der Nukleinsäuresynthese und damit für das Wachstum der hämatopoetischen Zellen im Knochenmark.

Regulation

Die Erythropoese wird durch **Erythropoetin** (EPO) reguliert, ein Glykoprotein, das von Fibrozyten, vor allem der Niere (zu ca. 10 % auch der Leber), synthetisiert und sezerniert wird. EPO bindet an Rezeptoren der erythropoetischen Vorläuferzellen und stimuliert die Bildung neuer Erythrozyten, sodass die Sauerstofftransportkapazität des Blutes steigt.

Erhöhte EPO-Spiegel (> 25 U/l) finden sich
- bei **Hypoxie:** Ein Abfall des arteriellen PO_2 in der Umgebung der EPO-produzierenden Zellen ist der primäre Stimulus für die Sekretion. Ursachen sind Eisen-, Vitamin-B_{12}- oder Folsäuremangel, Blutung, Hämolyse, Hämoglobinfunktionsstörung (abnorme Hämoglobine), COPD, Herzinsuffizienz und Vitien mit Rechts-links-Shunt (systemische Hypoxie) sowie Zystennieren und Nierenarterienstenose (lokale Hypoxie).
- nach **akuten Blutungen**, **Blutspende**
- bei **erhöhtem Androgenspiegel** im Blut: androgenproduzierende Tumoren der Nebennierenrinde, exogene Androgenzufuhr
- bei **autonomer Produktion durch Tumorzellen** (paraneoplastisches Syndrom, selten): Nieren- oder Leberzellkarzinom, Uterusfibromyom, zerebelläres Hämangioblastom
- bei **kongenitaler (familiärer) Polyzythämie** (selten): erblicher Gendefekt verursacht vermehrte Produktion von EPO.

Niedrige EPO-Spiegel (< 6 U/l) finden sich bei
- Polycythaemia vera
- chronischer Niereninsuffizienz.

Regulation

Erhöhte EPO-Spiegel finden sich bei Hypoxie (systemisch oder auf die Niere beschränkt), nach akuten Blutungen und Blutspende, bei erhöhten Androgenspiegeln, bestimmten Tumoren und kongenitaler Polyzythämie.

Niedrige EPO-Spiegel finden sich bei Polycythaemia vera und chronischer Niereninsuffizienz.

Abbau

Der Abbau der Erythrozyten erfolgt unter Normalbedingungen durch das **monozytäre Phagozytensystem** (MPS, ältere Bezeichnung: retikuloendotheliales System) **der Milz** (S. 1260), unter pathologischen Bedingungen (verkürzte Lebensdauer der Erythrozyten) aber auch im MPS von Leber und Knochenmark. Beim Abbau des Hämoglobins entsteht Eisen, das an Transferrin gebunden und im Knochenmark zur Hämoglobinsynthese wiederverwendet wird. Häm wird zu Bilirubin abgebaut. Dieses wird in der Leber an Glukuronsäure gekoppelt und mit der Galle ausgeschieden (s. S. 582).

1.1.3 Leukozyten

Funktion und Eigenschaften

Leukozyten sind ein wesentlicher Bestandteil des Immunsystems (Näheres s. auch S. 1317). Sie sind zu aktiver Fortbewegung fähig und können deshalb die Blutgefäße verlassen und in die Gewebe einwandern. Man unterscheidet im Wesentlichen Granulozyten, Lymphozyten und Monozyten:

Granulozyten sind Teil des **unspezifischen, angeborenen Immunsystems**:
- Neutrophile und Eosinophile sind Phagozyten. Letztere spielen vor allem bei Infektionen mit Parasiten eine wichtige Rolle.
- Basophile setzen Histamin u. a. entzündungsfördernde Mediatoren frei.

Alle Granulozyten besitzen einen gelappten oder C-förmigen Zellkern und zahlreiche Granula, die z. B. lysosomale Enzyme (Neutrophile), zytotoxische Substanzen (Eosinophile) oder Histamin (Basophile) enthalten.

Lymphozyten sind die Zellen des **spezifischen adaptiven Immunsystems** (B- und T-Lymphozyten) **oder Teil des unspezifischen Immunsystems** (Natural-Killer-[NK]Zellen). Sie zirkulieren zwischen den lymphatischen Organen (Thymus, Lymphdrüsen, Milz, Tonsillen, intestinales lymphatisches Gewebe), dem Knochenmark und den übrigen Organen.

B-Lymphozyten sind die Träger der **humoralen Immunität**, d. h. der Antikörperproduktion. Ihr Anteil an der Gesamtlymphozytenpopulation im peripheren Blut beträgt ca. 10 %.

T-Lymphozyten sind die Träger der **zellulären Immunität**. Ihr Anteil an den Gesamtlymphozyten im peripheren Blut beträgt 80 %. Die wichtigsten Funktionen der T-Zellen sind:
- Erkennung von Antigenen, die von antigenpräsentierenden Zellen angeboten werden,
- Regulation der B-lymphozytären Antikörperantwort (T-Helfer- und T-Suppressor-Lymphozyten),
- Zytolyse, z. B. Lyse von virusinfizierten Zellen (zytotoxische T-Lymphozyten).

NK-Zellen (ca. 10 % der Lymphozyten im peripheren Blut) erkennen virusinfizierte Zellen und Tumorzellen, ohne dass vorher eine Immunisierung stattgefunden hat, und induzieren eine Zytolyse.

Lymphozyten sind runde Zellen mit rundlichem Zellkern und relativ schmalem Zytoplasmasaum.

Monozyten sind die Vorläufer der Makrophagen, sie bilden mit ihnen das **monozytäre Phagozytensystem (MPS)**. Es sind große Zellen mit meist nierenförmigem Zellkern.

Reifung (Leukopoese)

Ausgangspunkt der **Granulozyto-** und **Monozytopoese** sind **myeloische Stammzellen** (s. Abb. K-1.1). Aus diesen entwickeln sich über Zwischenstufen
- **Myeloblasten** als erste Vorläuferzelle der **Granulozyten** (weitere Stadien der Granulopoese s. Abb. K-1.3),
- **Monoblasten** als erste Vorläuferzelle der **Monozyten**.

Die Bildung der Granulozyten und Monozyten findet ausschließlich im Knochenmark statt und wird durch die Wachstumsfaktoren **Granulozyten-Makrophagen-Kolonie-stimulierender Faktor (GM-CSF)** und **Granulozyten-Kolonie-stimulierender Faktor (G-CSF)** angeregt. Diese Glykoproteine werden von Fibroblasten, Endothelzellen, Lymphozyten und Makrophagen gebildet. GM-CSF hat eine aktivierende Wirkung

K-1.3 Reifungsstadien der Granulopoese

basophiler Myelozyt

basophiler Metamyelozyt

stabkerniger Basophiler

segmentkerniger Basophiler

Myeloblast

Promyelozyt

neutrophiler Myelozyt

neutrophiler Metamyelozyt

stabkerniger Neutrophiler

segmentkerniger Neutrophiler

eosinophiler Myelozyt

eosinophiler Metamyelozyt

stabkerniger Eosinophiler

segmentkerniger Eosinophiler

auf Vorläuferzellen der Granulopoese und Monozytopoese, während G-CSF primär nur die Vorläuferzellen der Granulopoese zur Proliferation und Differenzierung anregt. Beide Faktoren können heute in großen Mengen gentechnisch hergestellt werden. Klinisch wird fast ausschließlich G-CSF eingesetzt, und zwar zur

- Prophylaxe einer Abnahme der Neutrophilenzahl (Neutropenie) bei intensiver, aplasieinduzierender Chemotherapie,
- Therapie einer mit Fieber einhergehenden Neutropenie, bei der bestimmte Risikofaktoren bestehen (z. B. ausgeprägte oder länger anhaltende Neutropenie, Lebensalter > 65, Pneumonie, invasive Pilzinfektion oder Sepsis),
- Therapie einer medikamentös-allergischen oder medikamentös-toxischen Neutropenie oder einer Neutropenie bei myelodysplastischem Syndrom oder aplastischer Anämie,
- Gewinnung von Stammzellen vor Stammzelltransplantation,
- Vorbereitung einer Granulozytenspende.

Lymphozyten entstehen unter dem Einfluss von Interleukinen im Knochenmark aus **lymphatischen Stammzellen** (s. Abb. **K-1.1**, S. 1146). **B-Lymphozyten** reifen im **Knochenmark** zu B_1-Lymphozyten heran. Diese wandern in die **sekundären lymphatischen Organe** (z. B. Lymphknoten, Tonsillen, Milz). Trifft ein B_1-Lymphozyt auf ein Antigen, differenziert er sich zu einem Immunoblasten oder einem Zentroblasten. Aus dem Immunoblasten wird eine antikörperproduzierende **Plasmazelle**. Aus dem Zentroblasten wird über den Zentrozyt der B_2-**Lymphozyt** (B-Gedächtniszelle). Dieser kann bei erneutem Kontakt ein Antigen rasch wiedererkennen und in die Proliferation zur Plasmazelle übergehen.

Vorläuferzellen der **T-Lymphozyten** wandern in den **Thymus**, wo sie sich zu reifen T-Lymphozyten entwickeln. Man unterscheidet später regulatorische (T_{Reg}), zytotoxische ($CD 8^+$) und Helfer-($CD 4^+$)T-Lymphozyten.

NK-Lymphozyten tragen einige immunologische Marker, die auch T-Lymphozyten tragen. Beide entwickeln sich wahrscheinlich aus einer gemeinsamen Vorläuferzelle.

„Speicherung"

Ca. 90 % aller Leukozyten (insbesondere Granulozyten) befinden sich im Knochenmark, aus dem sie durch Interleukine und Komplementfaktoren mobilisiert werden. Granulozyten haften außerdem in größerer Zahl an den Endothelwänden der Lungen- und Milzkapillaren. 70 % der Lymphozyten halten sich in den lymphatischen Organen auf, 10 % im Knochenmark und 15 % in den übrigen Organen. Im Blut befinden sich nur ca. 5 % der Lymphozyten.

stimulierender Faktor (G-CSF) angeregt. Beide lassen sich gentechnisch herstellen. Vor allem G-CSF wird eingesetzt zur Prophylaxe und Therapie einer Neutropenie, zur Gewinnung von Stammzellen vor Stammzelltransplantation und zur Vorbereitung einer Granulozytenspende.

Lymphozyten entstehen im Knochenmark aus **lymphatischen Stammzellen** (s. Abb. **K-1.1**, S. 1146). **B-Lymphozyten** reifen im **Knochenmark** zu B_1-Lymphozyten heran. Diese wandern in die **sekundären lymphatischen Organe** und differenzieren zu **Plasmazellen** oder B_2-Lymphozyten (Gedächtniszellen).
Vorläuferzellen der **T-Lymphozyten** wandern in den **Thymus** und reifen dort.

„Speicherung"

Ca. 90 % aller Leukozyten (insbesondere Granulozyten) befinden sich im Knochenmark, ein Granulozytenpool außerdem in den Lungen- und Milzkapillaren. Lymphozyten finden sich v. a. in den lymphatischen Organen.

1.1.4 Thrombozyten

Funktion und Eigenschaften

Thrombozyten sind von zentraler Bedeutung für die **Blutstillung**. Bei einer Gefäßverletzung binden sie an Bestandteile des Subendothels (z. B. Kollagen), werden dadurch aktiviert und sezernieren zahlreiche Mediatoren, die andere Thrombozyten aktivieren. So entsteht ein Plättchenthrombus, der nach Aktivierung des plasmatischen Gerinnungssystems (S. 1274) zum endgültigen, festen Thrombus wird. Einige dieser Mediatoren sind in Granula gespeichert (z. B. Serotonin, ADP), andere werden sofort nach der Synthese sezerniert (Thromboxan A_2).

Darüber hinaus spielen Thrombozyten eine wichtige Rolle bei der **Wundheilung** und **Gefäßneubildung**, da sie die Wachstumsfaktoren Platelet-derived Growth Factor (PDGF) und Vascular-endothelial Growth Factor (VEGF) sezernieren. Auch bei der Immunabwehr von Infekten scheinen sie eine Rolle zu spielen; sie können durch Bakterienproteine aktiviert werden.

Thrombozyten sind scheibenförmig und **kernlos**.

Reifung (Thrombopoese) und Abbau

Aus myeloischen Stammzellen entwickeln sich im Knochenmark unter dem Einfluss von Thrombopoetin die polyploiden Megakaryozyten, aus denen durch Abschnürung Thrombozyten entstehen (s. Abb. K-1.1, S. 1146). Sie werden durch das monozytäre Phagozytensystem (MPS) von Milz und Leber abgebaut.

1.2 Der Eisenstoffwechsel

Funktion des Eisens: Eisen spielt eine wichtige Rolle als
- **Anlagerungsstelle für O_2** im O_2-Transportprotein Hämoglobin und im O_2-Speicherprotein Myoglobin. Eisen ist somit ein wichtiger Ausgangsstoff bei der Hämoglobinsynthese.
- **Elektronentransporter:** Eisen ist Kofaktor vieler Redoxenzyme (z. B. von Komplexen und Zytochromen der Atmungskette, Katalase).

Menge und Verteilung des Eisens im Körper: Der Gesamtbestand an Eisen beträgt beim gesunden Erwachsenen in Abhängigkeit vom Körpergewicht etwa 3–5 g (♀ 35–45 mg/kg KG, ♂ 50–60 mg/kg KG). Der größte Teil des Eisens (70 % = 2–4 g) ist in **Hämoglobin** gebunden (Hämeisen, Abb. K-1.4a), 100–300 mg in **Myoglobin** und weniger als 100 mg Eisen in **Enzymen** (Funktionseisen, Abb. K-1.4a).

1–1,5 g Eisen liegen in Form der **Speicher Ferritin** und **Hämosiderin** hauptsächlich im monozytären Phagozytensystem (MPS, ältere Bezeichnung „retikuloendotheliales System" [RES]) von Leber, Knochenmark und Milz vor (Speichereisen). Ferritin ist die lösliche Eisen-Speicherform (am Akute-Phase-Protein Apoferritin), Hämosiderin ist ein unlösliches Abbauprodukt, das in den Lysosomen aus Ferritin entsteht. Der Anteil des **Serum-(oder Plasma-) Eisens** ist mit 3 mg sehr gering. Serumeisen ist an das Transportprotein Transferrin gebunden, das in der Leber gebildet wird.

Resorption: Der tägliche Eisenbedarf aus der Nahrung beträgt ca. 10–30 mg, wovon jedoch nur 10 %, d. h. 1–3 mg, resorbiert werden können (bei Eisenmangel kann die Resorptionsrate auf 20–30 % gesteigert werden). Eisen liegt in der Nahrung als Fe^{2+} und Fe^{3+} vor, wobei Fe^{3+} überwiegt. Fe^{3+} wird im sauren pH der Magensäure gelöst oder durch reduzierende Substanzen (z. B. Ascorbinsäure) in besser lösliches Fe^{2+} überführt (Abb. K-1.4a). Außerdem gibt es an der luminalen Oberfläche der Darmzellen ein Enzym (Ferrireduktase), das Fe^{3+} in Fe^{2+} überführt. **Nur Fe^{2+} kann vom Enterozyten resorbiert** werden (Abb. K-1.4b).

Bei der Resorption durch die Darmwand spielen die Transportproteine **DMT 1** (divalent metal transporter 1) und **Ferroportin 1** eine wichtige Rolle (Abb. K-1.4b). DMT 1 ist an der luminalen Seite des Enterozyten lokalisiert, Ferroportin an der basalen Membran. Die Expression und Funktion von DMT 1 und Ferroportin 1 wird wiederum von dem in der Leber gebildeten Peptidhormon **Hepcidin** gesteuert. Bei hohen Hepcidin-Spiegeln (Entzündungen oder Eisenüberschuss) werden DMT 1 und Ferroportin 1 gehemmt und die Eisenresorption vermindert. Bei niedrigen Hepcidin-Spiegeln (Eisenmangel) sind sie vermehrt aktiv und die Eisenresorption ist gesteigert. Im Enterozyten kann Eisen vorübergehend an Ferritin gebunden und gespeichert werden.

K-1.4 Stoffwechselwege und Verteilung des Eisens im Organismus

a Eisen-(Fe)Austausch und -Verteilung im Körper.
b Eisen-(Fe)Absorption.

Hämgebundenes Eisen kann auch von der Darmzelle resorbiert werden. Fe^{3+} wird im Enterozyten aus dem Porphyrinring freigesetzt und dem weiteren Fe-Stoffwechsel zur Verfügung gestellt.

Transport: Eisen wird im Blut als Fe^{3+} an **Transferrin** gebunden (Abb. **K-1.4b**). Maximale Transferrinsättigung ergibt die **totale Eisenbindungskapazität.** In der Regel sind aber ⅔ der Bindungsstellen unbesetzt (**freie Eisenbindungskapazität**).

Transport: Zum Transport im Blut wird Eisen von dem Transportprotein **Transferrin** aufgenommen. Vor der Bindung an Transferrin muss Fe^{2+} zunächst noch durch das Enzym Hephaestin an der basalen Membran des Enterozyten in Fe^{3+} oxidiert werden. Bei einer Plasma-Transferrinkonzentration von 200–350 mg/dl kann Transferrin 250–440 µg Eisen/dl binden (**totale Eisenbindungskapazität**). Normalerweise ist jedoch nur ⅓ des gesamten Transferrins mit Eisen gesättigt. Die restlichen ⅔ an ungesättigtem Transferrin (= Apotransferrin) bezeichnet man als **freie Eisenbindungskapazität.**

▶ Merke.

▶ Merke. Ein Anstieg der Plasma-Transferrinkonzentration und der freien Eisenbindungskapazität ist charakteristisch für Eisenmangel (Abb. **K-1.5**).

Zustände mit verminderter bzw. erhöhter Plasma-Transferrinkonzentration bzw. freier Eisenbindungskapazität zeigen Abb. **K-1.5** und Tab. **K-1.3**.

Eine Abnahme der Plasma-Transferrinkonzentration und der freien Eisenbindungskapazität findet sich bei
- Umverteilung von Eisen in die Speicher (z. B. Infektion, Tumorerkrankung, chronische Entzündungen)
- gesteigerter Eisenresorption (Hämochromatose)
- vermehrtem Anfall von Eisen beim Hämoglobinabbau (hämolytische Anämien [z. B. Thalassämie], myelodysplastische Syndrome)
- verminderter Syntheseleistung der Leber (Leberzirrhose)
- verzögerter Erythropoese (perniziöse Anämie)

(Abb. **K-1.5** und Tab. **K-1.3**).

⊙ **K-1.5** Beziehung zwischen Eisenbindungskapazität und Zuständen von Eisenmangel, Eisenverteilungsstörungen (Infektion, Tumorerkrankung) bzw. Eisenüberladung (Hämochromatose, Thalassämie)

≡ **K-1.3**

≡ **K-1.3** Ursachen einer erhöhten oder verminderten Transferrinkonzentration im Plasma

Ursachen einer erhöhten Plasma-Transferrinkonzentration	▪ Eisenmangel
Ursachen einer verminderten Plasma-Transferrinkonzentration	▪ Infektionen, Tumorerkrankungen, chronische Entzündungen, Leberzirrhose, Hämochromatose
	▪ hämolytische Anämien, myelodysplastische Syndrome, perniziöse Anämie

Die **Aufnahme in die Zielzelle** erfolgt über **Transferrinrezeptoren.**

Aufnahme in die Zielzelle: Auf der Oberfläche der Zielzellen (vor allem Vorläuferzellen der Erythropoese) befinden sich **Transferrinrezeptoren**, über die die Zelle Transferrin und Eisen mittels rezeptorvermittelter Endozytose aufnimmt.

Ausscheidung: Der Mann scheidet 0,3–1 mg Eisen pro Tag aus, bei prämenopausalen Frauen kommen 10–30 mg pro Menstruation dazu.

Ausscheidung: Ein erwachsener Mann scheidet täglich ca. 0,3–1 mg Eisen aus, vor allem in Form abgeschilferter Epithelzellen. Bei der Frau vor der Menopause sind die zusätzlichen Eisenverluste durch die Menstruation zu berücksichtigen: abhängig von Stärke und Dauer der Blutung 10–30 mg pro Menstruation.

1.3 Der Stoffwechsel von Folsäure und Cobalamin (Vitamin B_{12})

Folsäure ist in Form von Tetrahydrofolat (THF) Überträger von Formyl- und Methylengruppen, die für die **Purin-** bzw. **Pyrimidinbiosynthese** und damit für die **DNA-Synthese** essenziell sind. Folsäure ist ein Vitamin des sog. B-Komplexes, ältere Bezeichnungen sind Vitamin B_9 oder B_{11}.

Folsäure wird vorwiegend im unteren Duodenum und im Jejunum als Pteroylpolyglutamat resorbiert, über Pteroylmonoglutamat in THF umgewandelt und in der Leber gespeichert (Abb. **K-1.6**).

Cobalamin (Vitamin B_{12}) ist in Form von Methylcobalamin
- Kofaktor der Methyltetrahydrofolat-Homocystein-Methyltransferase (Methionin-Synthase), die Homocystein in Methionin umwandelt und dabei den Methylgruppendonor Methyltetrahydrofolat zu Tetrahydrofolat (THF) umsetzt. THF wird für die **Purinbiosynthese** (als Formyl-THF) und die **Thymidinsynthese** (als Methylen-THF), d. h. für die **DNA-Synthese** benötigt.
- Kofaktor der Methylmalonyl-CoA-Mutase, die Methylmalonyl-CoA in Succinyl-CoA umwandelt. Succinyl-CoA ist eine der Ausgangsverbindungen der **Hämbiosynthese**, die auf der Stufe der Proerythroblasten einsetzt.

Cobalamin wird nur von Mikroorganismen gebildet und muss mit der Nahrung aufgenommen werden. Es wird im Magenlumen an den **Intrinsic Factor**, ein Glykoprotein aus den Belegzellen des Magens, gebunden und im Komplex mit Intrinsic Factor im terminalen Ileum resorbiert. 1 mg Cobalamin wird in der Leber gespeichert (Abb. **K-1.6**).

Folsäure ist für die **Purin-** bzw. **Pyrimidinbiosynthese**, d. h. für die **DNA-Synthese** essenziell.

Sie wird im unteren Duodenum und im Jejunum resorbiert und in der Leber gespeichert (Abb. **K-1.6**).

Cobalamin (Vitamin B_{12}) ist Kofaktor bei der Umsetzung von
- Methyltetrahydrofolat zu Tetrahydrofolat, das für die **Purin-** und **Thymidinsynthese**, d. h. für die **DNA-Synthese** nötig ist,
- Methylmalonyl-CoA in Succinyl-CoA, das für die **Hämbiosynthese** nötig ist.

Cobalamin wird im Komplex mit **Intrinsic Factor** im terminalen Ileum resorbiert und in der Leber gespeichert (Abb. **K-1.6**).

K-1.6 Resorption, Verteilung und Funktion von Folsäure und Cobalamin

K 2 Hämatologische Untersuchungsmethoden

2.1 Blutbild 1154
2.2 Blutausstrich 1155
2.3 Retikulozytenzählung 1159
2.4 Knochenmarkuntersuchung 1160

2.1 Blutbild

2.1 Blutbild

▶ Definition.

▶ **Definition.** Als **kleines Blutbild** bezeichnet man die Bestimmung folgender Parameter im peripheren Blut:
- **Hämoglobinkonzentration (Hb)**
- **Anzahl der Erythrozyten, Leukozyten und Thrombozyten**
- **Hämatokrit (Hkt)** = prozentualer Anteil der Blutzellen am Blutvolumen.

Da die Erythrozyten ca. 96 % der Zellen im peripheren Blut ausmachen, gibt der Hämatokrit im Wesentlichen Auskunft über den Anteil der Erythrozyten am Blutvolumen.

- **Erythrozytenindizes:**
  - **mittlerer korpuskulärer Hämoglobingehalt (MCH)** = Menge des Hämoglobins in einem Erythrozyten:
    MCH (pg) = $10 \times$ Hb (g/dl) ÷ Erythrozytenzahl (10^6/µl)
  - **mittlere korpuskuläre Hämoglobinkonzentration (MCHC)** = durchschnittliche Hämoglobinkonzentration in einem Erythrozyten:
    MCHC (g/dl) = [$100 \times$ Hb (g/dl)] ÷ Hkt (%)
  - **mittleres korpuskuläres Volumen (MCV)** = durchschnittliches Volumen eines Erythrozyten:
    MCV (fl) = [$10 \times$ Hkt (%)] ÷ Erythrozytenzahl (10^6/µl).

Das **große Blutbild** umfasst **zusätzlich** das **Differenzialblutbild**, d. h. die Differenzierung der Leukozyten in Untergruppen und Reifungsstufen (Tab. **K-2.1**) im Blutausstrich (S. 1155).

Indikation:
- **kleines Blutbild:** Routineuntersuchung
- **Differenzialblutbild:** auffälliges kleines Blutbild.

Indikation: Das **kleine Blutbild** ist eine **Routineuntersuchung**, denn die dabei bestimmten Parameter geben wesentliche Hinweise auf die Art der möglicherweise zugrunde liegenden Erkrankung, wie z. B. Anämie. Ein **Differenzialblutbild** wird bei Auffälligkeiten im kleinen Blutbild angefertigt.

Material: EDTA-Venenblut.

Material: Als Blutprobe dient mit Ethylendiamintetraessigsäure (EDTA) antikoaguliertes Venenblut.

Durchführung und Fehlerquellen: Die Parameter werden i. d. R. durch automatische Zählgeräte bestimmt. Nur wenn die Zellmorphologie im Vordergrund steht (z. B. bei Anämie), werden die Zellen manuell gezählt bzw. differenziert.
Fehler treten bei Größenabweichungen von Zellen, Vorliegen von Erythrozytenvorstufen oder hoher Chylomikronenkonzentration auf.

Durchführung und Fehlerquellen: Die Quantifizierung der Blutzellen, das Errechnen von Hb, Hkt und Erythrozytenindizes sowie i. d. R. die Differenzierung der Zelltypen übernehmen automatische Zählgeräte. Nur wenn gezielt Informationen zur Zellmorphologie notwendig sind, wie z. B. bei V. a. Anämie oder bestimmte Erkrankungen der Leukozyten, erfolgt die Zellzählung bzw. -differenzierung unter dem Mikroskop.
Die modernen automatischen Zählgeräte sind sehr genau. Es kann jedoch zu Fehlzählungen kommen, wenn die Erythrozyten sehr klein sind (Mikrozyten bei Eisenmangelanämie oder Thalassämie), kernhaltige Erythrozytenvorstufen, Riesenthrombozyten oder Thrombozytenaggregate im peripheren Blut vorkommen oder die Chylomikronenkonzentration sehr hoch ist.

Bewertung: Normwerte s. Tab. **K-2.1**.

Bewertung: Normwerte s. Tab. **K-2.1**.

K-2.1 Normwerte des Blutbildes

Parameter	Normwert
kleines Blutbild	
Hämoglobinkonzentration	Frau: 12,3–15,0 g/dl, Mann: 14,0–17,5 g/dl
Erythrozytenzahl	Frau: 4,2–5,4 Mio./µl, Mann: 4,6–6,2 Mio./µl
Leukozytenzahl	4 400–11 300/µl
Thrombozytenzahl	150 000–350 000/µl
Hämatokrit	Frau 40–48 %, Mann: 47–53 %
Erythrozytenindizes	
▪ MCH	28–33 pg
▪ MCHC	33–36 g/dl
▪ MCV	80–96 fl
Differenzialblutbild (Erwachsener)*	
▪ neutrophile Granulozyten	1 800–7 700/µl (im Mittel 60 %)
– segmentkernige neutrophile Granulozyten	1 800–7 000/µl (im Mittel 57 %)
– stabkernige neutrophile Granulozyten	0–700/µl (< 3 %)
▪ eosinophile Granulozyten	0–450/µl (< 2,5 %)
▪ basophile Granulozyten	0–200/µl (< 0,5 %)
▪ Monozyten	0–800/µl (< 4 %)
▪ Lymphozyten	1 000–4 800/µl (im Mittel 35 %)

* Differenzialblutbild und kleines Blutbild werden als großes Blutbild zusammengefasst.

▶ **Merke.** Normbereiche unterscheiden sich von Gerät zu Gerät, wobei Abweichungen von 5–10 % nicht ungewöhnlich sind. Es ist wichtig, dies
- zu berücksichtigen, um nicht irrtümlich einen krankhaften Prozess zu diagnostizieren;
- dem Patienten mitzuteilen, damit er nicht beunruhigt ist, wenn die Messwerte nicht mit denen anderer Labors übereinstimmen (z. B. Differenz Klinik- zu Hausarztlabor).

▶ **Merke.** Zur Bewertung des kleinen Blutbildes hat sich die 3er-Regel bewährt:
- Erythrozytenzahl (10^6/µl) × 3 ≈ Hb (g/dl)
- Hämoglobinwert (g/dl) × 3 ≈ Hkt (%).

Geht die 3er-Regel nicht auf, liegt möglicherweise eine Störung der Erythropoese vor und der Blutausstrich sollte untersucht werden.

▶ **Exkurs.** **Diagnostischer Nutzen des Differenzialblutbildes bei bakteriellen Infektionen:** Im Differenzialblutbild kann man die verschiedenen Phasen der Auseinandersetzung des Organismus mit einer bakteriellen Infektion anhand der Dominanz bestimmter Leukozytentypen verfolgen und zur Prognose nutzen. Man unterscheidet:
- **neutrophile Kampfphase** (Anstieg der Neutrophilen mit reaktiver Linksverschiebung, ca. 3–4 Tage nach Beginn der Infektion), nachfolgend **monozytäre Überwindungsphase** (leichter Anstieg der Monozyten, Dauer ca. 3 Tage)
- **Zunahme der Eosinophilen** („Morgenröte der Genesung", denn das Erscheinen der Eosinophilen lässt eine baldige Besserung auch schwerer Infektionen erwarten)
- **lymphozytäre Heilphase** (Zunahme der Lymphozytenfraktion oder der absoluten Lymphozytenzahl, etwa ab Tag 8).

Durch den frühen Einsatz von Antibiotika sieht man diese Phasenfolge heute nur noch selten.

2.2 Blutausstrich

▶ **Definition.** Hierunter versteht man den Ausstrich eines Bluttropfens auf einem Objektträger und die anschließende Färbung zum Zwecke der mikroskopischen Beurteilung der Zellmorphologie.

2.2.1 Indikation, Methodik und Bewertung

Indikation: Jedes auffällige kleine Blutbild sollte durch die mikroskopische Beurteilung des Blutausstriches überprüft werden.

Material: Für den Blutausstrich ist mit EDTA antikoaguliertes Blut am besten geeignet. Kapillarblut ist nicht antikoaguliert und muss unverzüglich ausgestrichen werden, was einige Erfahrung voraussetzt.

Durchführung: Zur **Technik des Blutausstriches** s. Abb. **K-2.1a–c**.

K-2.1 Technik der Anfertigung und Beurteilung sowie Beispiel eines Blutausstriches

Ein Bluttropfen wird auf einen entfetteten Objektträger aufgebracht und mit einem im 30- bis 45°-Winkel angelegten zweiten Objektträger oder Deckglas ausgestrichen (**a**, **b**), sodass ein dünner Flüssigkeitsfilm entsteht, der bartförmig ausläuft (**c**). Nach Trocknung und Färbung des Ausstriches wird er „mäanderartig" von Rand zu Rand durchmustert, beginnend am dünn ausgestrichenen Ende (**d**). Normaler Blutausstrich (**e**).

Die Standard-**Färbung** des Blutausstriches **nach Pappenheim** färbt saure Zellkomponenten (Kerne, Nukleinsäuren) blau und basische Komponenten (z. B. Hämoglobin) rötlich.

▶ **Merke.** Die **mikroskopische Beurteilung** sollte von Rand zu Rand und nicht nur in der Mitte erfolgen, da gerade am Rand große, möglicherweise pathologische Zellen (z. B. Blasten) abgelagert werden.

Für den **ersten Überblick** wählt man eine **geringe Vergrößerung (10- bis 16-fach)**. So gewinnt man einen Eindruck der Anzahl bestimmter Zellen (z. B. viele Leukozyten bei Leukämie) und kann sich den besten Bereich für die folgende genauere Betrachtung einstellen. Er liegt i. d. R. nahe dem dünn ausgestrichenen („Bart"-) Ende des Blutausstriches.

Für die **Feinanalyse** ist eine **400- bis 500-fache Vergrößerung** ideal. Bei der „mäanderartigen" Durchmusterung des Ausstriches vergleicht man die Zahl der Erythrozyten, Leukozyten und Thrombozyten pro Blickfeld miteinander und kann so erste Rückschlüsse auf die Häufigkeit der verschiedenen Zellen ziehen. Außerdem beurteilt man Größe und Form der Erythrozyten, die bei Anämien verändert sind.

Für die **genauere Untersuchung der Leukozyten** benötigt man die **1 000-fache Vergrößerung sowie Ölimmersion**. Leukozyten und andere größere Zellen findet man vermehrt am seitlichen Rand des Blutausstriches, die kleinen Lymphozyten vermehrt am „Bart-Ende".

Bewertung: Im Normalfall kommt auf 10–20 Erythrozyten ein Thrombozyt, und ein Erythrozyt ist ungefähr so groß wie der Zellkern eines Lymphozyten.

2.2.2 Morphologische Veränderungen der Erythrozyten und Leukozyten

Siehe Tab. **K-2.2** und Tab. **K-2.3**.

K-2.2 Erythrozytenmorphologie und ihre differenzialdiagnostische Bedeutung

Erythrozytenbefund	Beschreibung	Ursache	Differenzialdiagnose
Anisozytose	Größenunterschiede der Erythrozyten ohne Formveränderung (s. Abb. K-3.1, S. 1169)	Regeneration nach verminderter oder ineffektiver Erythropoese	jede Form der Anämie
Anulozyten	ringförmige, hypochrome (MCH ↓) Erythrozyten	Störung der Hämoglobinsynthese	Eisenmangel, Thalassämie
basophile Tüpfelung	kleine, bläuliche Punkte in den nach Pappenheim gefärbten Erythrozyten	gesteigerte Erythropoese	Bleiintoxikation, Thalassämie, Vitamin-B_{12}-Mangel, myelodysplastische Syndrome
Dakryozyten	tränentropfenförmige Erythrozyten („teardrop"-Poikilozytose)	extramedulläre Erythropoese	Osteomyelofibrose
Elliptozyten	ovale Erythrozyten	autosomal-dominant erbliche Formveränderung der Erythrozyten	hereditäre Elliptozytose
Fragmentozyten = Schistozyten = Helmzellen	stark deformierte, „zerrissen" wirkende Erythrozyten (s. Abb. K-3.10a, S. 1198)	mechanisch bedingte intravasale Hämolyse	Marschhämoglobinurie, Herzklappenfehler oder künstliche Herzklappe, HUS*, TTP*, DIC*
Heinz-Innenkörper	intraerythrozytäres, präzipitiertes Hämoglobin (s. Abb. K-3.5, S. 1186)	NADPH-Mangel → fehlende Glutathionregeneration nach Einwirkung oxidierender Substanzen → Präzipitation von Hämoglobin	Glukose-6-phosphat-Dehydrogenase-Mangel, Methämoglobinämie
Howell-Jolly-Körper	große, dunkelblau-braune Kernreste in Retikulozyten	Dysfunktion der Milz, die Kernreste normalerweise aus Retikulozyten entfernt (S. 1260)	Z. n. Splenektomie
Makrozyten	vergrößerte (MCV ↑), häufig auch hyperchrome (MCH ↑) Erythrozyten	verzögerte Zellteilung aufgrund einer Störung der DNA-Synthese bei weitgehend unbeeinträchtigter Hämoglobinsynthese	Folsäuremangel, Vitamin-B_{12}-Mangel, myelodysplastische Syndrome
Megalozyten	stark vergrößerte (Durchmesser > 8,5 μm), ovale und immer hyperchrome (MCH ↑) Erythrozyten (s. Abb. K-3.2b, S. 1173)	verzögerte Zellteilung aufgrund einer Störung der DNA-Synthese bei weitgehend unbeeinträchtigter Hämoglobinsynthese	Folsäuremangel, Vitamin-B_{12}-Mangel (bei B_{12}-Mangel MCV meist > 115 fl)
Mikrozyten	Erythrozyten normaler Form und normalen Aussehens, aber verminderter Größe (Durchmesser < 7 μm)	gestörtes Zellwachstum bei Eisenmangel oder gestörter Hämoglobinsynthese	Eisenmangel, Eisenverwertungsstörung, Thalassämie, Hämoglobin-C-Krankheit
Normozyten	Erythrozyten einer Größe von 7–8 μm und normaler Form	–	Normalbefund
Pappenheim-Körperchen	Aggregate aus Ferritin und Ribosomen in mit nach Pappenheim gefärbten Erythrozyten	Störung der Eisenverwertung in der Hämoglobinsynthese	myelodysplastische Syndrome, Sichelzellkrankheit u. a. hämolytische Anämien
Poikilozytose	Vorliegen von Erythrozyten mit unterschiedlichen Formabweichungen (s. Abb. K-3.1, S. 1169)	Regeneration nach verminderter oder ineffektiver Erythropoese	hämolytische Anämie, myelodysplastische Syndrome
Polychromasie	diffuse bläuliche Tingierung der nach Pappenheim gefärbten Erythrozyten, bedingt durch Anfärbung von Nukleinsäureresten. Es handelt sich also um Retikulozyten.	Regeneration nach verminderter oder ineffektiver Erythropoese	hämolytische Anämie, Thalassämie
Sichelzellen	sichelförmige Erythrozyten (s. Abb. K-3.6, S. 1188)	erbliche Strukturanomalie der β-Kette des Hämoglobins → bei homozygoten Merkmalsträgern Polymerisation des deoxygenierten Hämoglobins → Sichelzellform der Erythrozyten	Sichelzellkrankheit
Siderozyten	Erythrozyten, die nach Anfärbung des Eisens mit Berliner-Blau-Lösung (Eisen-) Granula zeigen.	Störung der Eisenverwertung in der Hämoglobinsynthese	sideroblastische Anämie, Hämochromatose
Sphärozyten	kugelförmige Erythrozyten ohne zentrale Aufhellung (s. Abb. K-3.4, S. 1183)	erblicher Membrandefekt → verminderte osmotische Resistenz der Erythrozyten	hereditäre Sphärozytose
Targetzellen = Schießscheibenzellen	hypochrome (MCH ↓) Erythrozyten mit vorwiegend zentraler Färbung (s. Abb. K-3.8a, S. 1191)	geringer Hämoglobingehalt bei großer Zelloberfläche	sideroblastische Anämie, Thalassämie

* HUS = hämolytisch-urämisches Syndrom, TTP = thrombotisch-thrombozytopenische Purpura, DIC = disseminierte intravasale Gerinnung

K-2.3 Leukozytenmorphologie und ihre differenzialdiagnostische Bedeutung

Leukozytenbefund	Beschreibung	Ursache	differenzialdiagnostische Bedeutung
toxische Granulation	mittelgrobe, dunkelviolett angefärbte Granula in neutrophilen Granulozyten (Abb. **K-2.2a**)	erhöhter Zellumsatz neutrophiler Granulozyten	schwere Infektion, toxische Reaktion
Döhle-Einschlusskörper	kleine basophile Schlieren in neutrophilen Granulozyten	erhöhter Zellumsatz neutrophiler Granulozyten	Scharlach u. a. Infektionen, Verbrennungen, Z. n. Zytostatikatherapie
Pelger-Huët-Anomalie	bilobuläre, „brillenartige" Form des Zellkerns neutrophiler Granulozyten (Abb. **K-2.2c**)	erbliche Kernsegmentierungsstörung	Befund ohne Krankheitswert, der abzugrenzen ist von einer Linksverschiebung (s. Tab. **K-2.4**) und sog. Pseudo-Pelger-Formen bei myelodysplastischen Syndromen (Zeichen der Reifungsstörung, Abb. **K-2.2d**).
Alder-Reilly-Granulationsanomalie	dunkle, azurophile Granula in neutrophilen Granulozyten, seltener in Lympho- und Monozyten (Abb. **K-2.2b**)	Ablagerungen von Glykosaminoglykanen	Mukopolysaccharidosen

K-2.2 Morphologische Veränderungen der Leukozyten

a Neutrophiler Granulozyt mit toxischen Granulationen bei Sepsis.
b Alder-Reilly-Granulationsanomalien.
c Neutrophiler Granulozyt mit brillenartig verformtem Kern („Ray-Ban"-Kern) bei Pelger-Huët-Anomalie.
d „Pseudo-Pelger"-Kern bei Myelodysplasie.

2.2.3 Quantitative Veränderungen der granulozytären Reifungsstufen

Siehe Tab. **K-2.4**.

K-2.4 Quantitative Veränderungen der granulozytären Reifungsstufen im Blutausstrich und ihre differenzialdiagnostische Bedeutung

Befund	Beschreibung	Ursache	differenzialdiagnostische Bedeutung	Bemerkung
Linksverschiebung*	vermehrtes Auftreten unreifer neutrophiler Granulozyten im peripheren Blut			stets mit einer Leukozytose (Leukozytenzahl > 11 000/µl) verbunden
▪ **reaktive** Linksverschiebung	vermehrtes Auftreten v. a. stabkerniger neutrophiler Granulozyten, gelegentlich auch von Metamyelozyten und Myelozyten, nicht aber von Myeloblasten	gesteigerte Granulopoese und/oder gesteigerte Mobilisation der Granulozyten aus dem Knochenmark → mangelnde Ausreifung	Infektion, nicht infektiöse Entzündung, Verbrennungen, Infarkt, Schock, Stoffwechselentgleisung, Schwangerschaft, Therapie mit Wachstumsfaktoren (G-CSF, GM-CSF)	

K-2.4 Quantitative Veränderungen der granulozytären Reifungsstufen im Blutausstrich und ihre differenzialdiagnostische Bedeutung (Fortsetzung)

Befund	Beschreibung	Ursache	differenzialdiagnostische Bedeutung	Bemerkung
▪ pathologische Linksverschiebung	vermehrtes Auftreten sämtlicher Granulozyten-Reifungsstadien, also auch von Promyelozyten und Myeloblasten (s. Abb. **K-4.3**, S. 1206)	massive Ausschwemmung von granulopoetischen Zellen aller Reifungsgrade aus dem Knochenmark	akute und chronische myeloische Leukämie u. a. myeloproliferative Syndrome	
leukämoide Reaktion	massiver Anstieg der Leukozytenzahl im peripheren Blut (auf bis zu 100 000/µl), oft kombiniert mit einer reaktiven Linksverschiebung	s. reaktive Linksverschiebung	schwere Infektion, Vaskulitis, Karzinom	
Rechtsverschiebung*	vermehrtes Auftreten vielfach segmentierter = übersegmentierter, d. h. alter neutrophiler Granulozyten im peripheren Blut (s. Abb. **K-3.2**, S. 1173)	Störung der Granulopoese → mangelnder Nachschub	Vitamin-B_{12}-Mangel	

* Diese Bezeichnungen haben ihren Ursprung darin, dass bei den traditionellen mechanischen Zählgeräten die Tasten für Granulozyten-Vorstufen links liegen, die Tasten für reife Granulozyten rechts.

2.3 Retikulozytenzählung

▶ **Definition.** Hierunter versteht man die Bestimmung des Verhältnisses von Retikulozyten – jungen, kernlosen, aber noch RNA- und zellorganellenhaltigen Erythrozyten – zu reifen, d. h. RNA- und zellorganellenfreien Erythrozyten im Blutausstrich. Die Retikulozytenzahl wird in Prozent oder als absolute Zahl/µl angeben. Sie gibt Aufschluss über die Aktivität der Erythropoese.

Indikation:
- Verdacht auf verminderte oder gesteigerte Erythropoese, z. B. bei renaler Anämie (Retikulozyten ↓)
- Verdacht auf Hämolyse mit gesteigerter Erythropoese (Retikulozyten ↑).

Material: EDTA-Venen- oder -Kapillarblut.

Durchführung: Um Retikulozyten darstellen zu können, muss man den Blutausstrich mit Brillantkresylblau färben. Die RNA der Retikulozyten zeigt sich dann als netzförmige (lat.: rete = Netz) blaue Struktur oder als blaue Granula (Abb. **K-2.3**). Heute bestimmt man die Retikulozytenzahl allerdings nicht mehr am Blutausstrich, sondern mit dem Hämatologieautomaten.

Bewertung: Der Normbereich der Retikulozytenzahl liegt bei 0,5–1,5 % bzw. 25 000–75 000/µl. **ACHTUNG:** In älteren Laborberichten und Lehrbüchern werden Retikulozyten häufig noch in ‰ angegeben, was bei der Verlaufsbeurteilung zu Fehlinterpretationen führen kann.

2.3 Retikulozytenzählung

▶ **Definition.**

Indikation:
- V. a. gestörte Erythropoese
- V. a. Hämolyse.

Material: EDTA-Venen- oder -Kapillarblut.

Durchführung: Färbung des Blutausstriches mit Brillantkresylblau stellt die RNA der Retikulozyten dar (Abb. **K-2.3**).

Bewertung: Normbereich: 0,5–1,5 % bzw. 25 000–75 000/µl.

⊙ K-2.3 Retikulozyten (Pfeile)

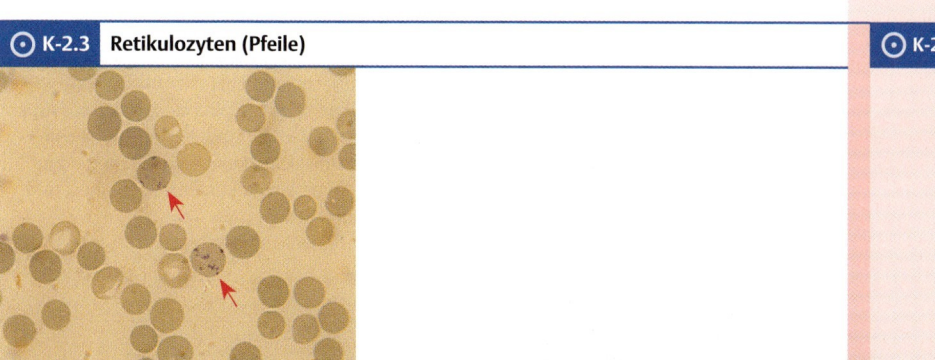

2.4 Knochenmarkuntersuchung

Man unterscheidet die **Knochenmarkaspiration** und die **Knochenmarkbiopsie** (= Knochenmarkstanze).

2.4.1 Knochenmarkaspiration

▶ **Definition.** Hierunter versteht man die Gewinnung von Zellen durch Knochenmarkpunktion und deren Ausstrich auf einem Objektträger mit anschließender Färbung.

Indikation: Die Untersuchung des Knochenmarks zeigt qualitative und quantitative Veränderungen der blutbildenden Zellen (z. B. Reifungsstörungen bei Vitamin-B_{12}- oder Folsäuremangel, Verdrängung durch Lymphom- oder Leukämiezellen). Sie ist bei den meisten hämatologischen Erkrankungen eine zentrale diagnostische und/oder differenzialdiagnostische Maßnahme. Da das Knochenmarkaspirat innerhalb von 1–2 Stunden befundet werden kann, bei der Knochenmarkbiopsie dagegen Entkalken und Färben mindestens 1 Woche in Anspruch nehmen, ist in der **Erst- und Notfalldiagnostik** (besonders bei V. a. Leukämie) die **Aspiration** der Biopsie überlegen. Dennoch sollten zur **Diagnosestellung Aspiration und Biopsie** immer gemeinsam durchgeführt werden, bei Verlaufskontrollen ist später häufig (außer bei Lymphom oder Myelofibrose) die Aspiration ausreichend. Häufig wird man bei entsprechendem klinischem Verdacht auch gleich Knochenmarkblut für Immuntypisierung und zyto-/molekulargenetische Untersuchungen entnehmen, um dem Patienten eine zweite Punktion zu ersparen.

Durchführung und Fehlerquellen: Der üblichste Punktionsort ist der Bereich der **Spina iliaca posterior superior**. Die Knochenmarkaspiration aus dem Sternum ist heute weitgehend verlassen und sollte nur dem erfahrenen Untersucher und speziellen Situationen (z. B. nach Bestrahlung des Beckens oder bei beatmeten Patienten auf Intensivstation, die nicht auf den Bauch gedreht werden können) vorbehalten bleiben, denn es kann zur Penetration des Sternums und Verletzung darunter liegender Strukturen (Herz, Lunge) kommen. Die Haut über der Punktionsstelle wird desinfiziert und mit einem Lokalanästhetikum infiltriert. Auch das Unterhautgewebe und besonders das Periost müssen anästhesiert werden. 10 Minuten später wird die Punktionsnadel eingeführt. Um dies zu erleichtern, empfiehlt es sich, die Haut mit einem Skalpell zu inzidieren. Man führt die Nadel durch das Periost ca. 2–3 cm tief in den Knochen (Abb. **K-2.4**). Dann aspiriert man mit einem kurzen (!) Zug eine kleine Menge (¼–½ ml) Knochenmark und streicht das Aspirat wie einen Blutausstrich auf einem Objektträger aus. Die Färbung erfolgt nach den gleichen Prinzipien wie beim Blutausstrich.

Ein häufiger Fehler ist die Aspiration von zu viel Material. Übt man lange Sog aus, aspiriert man viel Blut aus den Knochenmarkgefäßen, das die Knochenmarkzellen verdünnt und die Diagnostik des Ausstrichs erschwert. Nur für Immuntypisierung und zyto-/molekulargenetische Proben muss man mehrere ml Knochenmarkblut gewinnen.

Bewertung: s. Indikation.

⊙ **K-2.4** Knochenmarkaspiration aus dem Beckenkamm

a

b

a Technik: Nach ausreichender Lokalanästhesie (10 min!) Punktion der Spina iliaca posterior superior und Vorführen der Nadel in die Spongiosa. Dann wird eine kleine Menge Knochenmarkblut (max. ½ ml) mit einem kurzen Zug aspiriert und sofort ausgestrichen.
b Gefärbter Knochenmarkausstrich.

2.4.2 Knochenmarkbiopsie

▶ Definition. Hierunter versteht man die Gewinnung einer Knochenmarkgewebeprobe, deren Entkalkung, Färbung (Hämatoxylin-Eosin und Spezialfärbungen) und anschließende mikroskopische Untersuchung.

Indikation: s. S. 1160.

Durchführung: Häufigster Biopsieort ist wie bei der Aspiration die **Spina iliaca posterior superior.** Desinfektion und Lokalanästhesie erfolgen wie bei der Knochenmarkaspiration. Anschließend wird eine Jamshidi-Hohlnadel wie bei der Aspiration durch Periost und Kortikalis geführt. Dann wird der Mandrin herausgezogen und die Hohlnadel 2–3 cm im Markraum weitergeführt. Hat man genug Material in der Nadel, wird diese hin- und herbewegt, um den Markzylinder in der Nadel vom umgebenden Gewebe abzuscheren. Dann wird die Nadel herausgezogen und der gewonnene Zylinder in die Fixierlösung eingebracht. Die Weiterverarbeitung des Präparats obliegt dem Pathologen und dauert oft mehrere Tage, da das Präparat entkalkt werden muss.

Bewertung: Die Knochenmarkbiopsie zeigt wie die Aspiration den Zellreichtum und das Verhältnis der verschiedenen Zellreihen im Knochenmark (z. B. das Fehlen ganzer Zellreihen bei aplastischer Anämie). Der quantitative Befund ist meist genauer als bei einer Aspiration. Über die Befunde der Aspiration hinausgehend zeigt nur die Biopsie das spezifische Knochenmark-Infiltrationsmuster bei Lymphomen und das Knochenmarkstroma bei Myelofibrose. Bei einer durch solide Tumoren hervorgerufenen Knochenmarkkarzinose ist eine Differenzierung der verschiedenen Tumorformen (z. B. zwischen Mamma-, Bronchial- und Prostatakarzinom) i. d. R. nur mittels Biopsat, nicht mittels Aspirat möglich.

2.4.2 Knochenmarkbiopsie

▶ Definition.

Indikation: s. S. 1160

Durchführung: Häufigster Biopsieort ist die **Spina iliaca posterior superior.** Unter Lokalanästhesie wird eine Jamshidi-Hohlnadel in den Knochen geführt. Der gewonnene Knochenzylinder wird durch Hin- und Herbewegen der Nadel vom umgebenden Gewebe gelöst und nach Herausziehen der Nadel fixiert.

Bewertung: Die Biopsie deckt Veränderungen der Blutzellreihen und des Knochenmarkstromas auf.

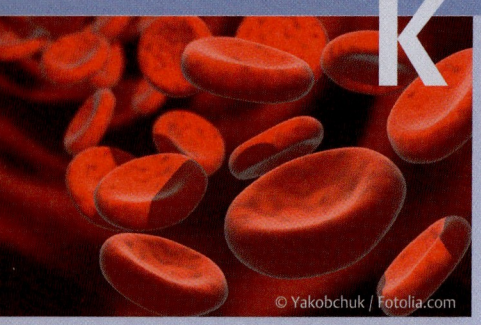

K 3 Erkrankungen der Erythrozyten

3.1 Leitbefunde 1162
3.2 Häufige Anämieformen 1166

3.1 Leitbefunde

3.1.1 Anämie

▶ Definition. Eine Anämie (Blutarmut) liegt vor, wenn die Hämoglobinkonzentration (Hb) oder der Hämatokrit (Hkt) vermindert ist, d. h.
- Hb < 12,3 g/dl (♀) bzw. < 14,0 g/dl (♂) oder
- Hkt < 40 % (♀) bzw. < 47 % (♂).

Epidemiologie: Die Anämie ist die häufigste Blutbildveränderung.

Einteilung: Anämien lassen sich einteilen nach
- den laborchemischen Parametern **MCH** (mittlerer Hämoglobingehalt der Erythrozyten) und **MCV** (mittleres Volumen der Erythrozyten) = Erythrozytenindizes (Tab. **K-3.1**) oder
- ätiologisch-pathogenetischen Gesichtspunkten.

▶ Merke. Die Einteilung der Anämien nach **MCH und MCV** (Tab. **K-3.1**) ist von großer praktischer Relevanz, weil sich bestimmte Anämieformen mit ihrer Hilfe allein anhand des kleinen Blutbildes ausschließen lassen.

K-3.1 Einteilung der Anämien anhand der Erythrozytenindizes MCH und MCV

Erythrozytenindex	Anämieform
MCH	
MCH < 28 pg	hypochrom
MCH = 28–33 pg	normochrom
MCH > 33 pg	hyperchrom
MCV	
MCV < 80 fl	mikrozytär
MCV = 80–96 fl	normozytär
MCV > 96 fl	makrozytär

Die Einteilung der Anämien nach **ätiologisch-pathogenetischen Gesichtspunkten** zeigt Tab. **K-3.2**.

Klinik: Aufgrund der Anämie ist die Sauerstoffversorgung der Gewebe eingeschränkt. Haut und Schleimhäute sind blass, die Patienten klagen über allgemeine Schwäche und Müdigkeit, Belastungsdyspnoe, Kopfschmerzen, Ohrensausen, Schwindel und Konzentrationsschwäche. Die Herzfrequenz ist kompensatorisch erhöht, es besteht eine Tachykardie, die sich als Herzklopfen bemerkbar macht.

Diagnostik:

▶ Merke. „Anämie" ist keine Diagnose, sondern ein Befund. Eine Anämie sollte deshalb immer Anlass zu der in Tab. **K-3.3** gezeigten Diagnostik sein. Dies gilt auch für Ältere, denn der gesunde alte Mensch ist nicht anämisch!

K-3.2 Einteilung der Anämien nach Ätiologie

Anämie durch gestörte Erythropoese	Anämie durch gesteigerten Erythrozytenverlust bzw. -abbau
a	b

klonale Störung der erythropoetischen Stammzelle	**gesteigerter Erythrozytenverlust durch Blutungen**
▪ aplastische Anämie, myelodysplastische Syndrome	▪ Blutungsanämie (akut, chronisch)
Verdrängung der Erythropoese im Knochenmark	**erhöhter Erythrozytenabbau durch Hämolyse**
▪ myeloproliferative Syndrome, akute Leukämie, maligne Lymphome, multiples Myelom, Knochenmetastasen solider Tumoren	▪ korpuskuläre hämolytische Anämie
DNS-Synthesestörung	– Membrandefekte (angeboren: hereditäre Sphärozytose (Kugelzellanämie), Elliptozytose; erworben: paroxysmale nächtliche Hämoglobinurie)
▪ Vitamin-B_{12}-, Folsäuremangelanämie, sideroblastische Anämien (Vitamin-B_6-Mangel, Bleiintoxikation)	– Hämoglobinopathien (z. B. Thalassämie, Sichelzellanämie), enzymopenische Anämien (z. B. Glukose-6-phosphat-Dehydrogenase-Mangel)
Hämoglobinsynthesestörung	▪ extrakorpuskuläre hämolytische Anämie
▪ Eisenmangelanämie, Thalassämie, medikamentös-toxisch	– immunhämolytische Anämie durch Auto- (Wärme- und Kälteantikörper) und Alloantikörper (bei Rh-Inkompatibilität des Neugeborenen),
Erythropoetinmangel	
▪ Tumoranämie, renale Anämie	– toxisch und mechanisch bedingte hämolytische Anämie

K-3.3 Diagnostisches Vorgehen bei Anämien

Basisdiagnostik	Anamnese	▪ rektale Blutungen? ▪ Häufigkeit, Stärke und Dauer der Menstruation? ▪ andere, auf die Ursache der Anämie hinweisende Symptome: Skelettschmerzen (Knochenmetastase, multiples Myelom), Gewichtsabnahme, Nachtschweiß (Tumor, chronische Infektion), verstärkte Blutungsneigung (hämatologische Systemerkrankung)? ▪ Farbe des Stuhls und Urins (Ikterus, Teerstuhl bei gastrointestinaler Blutung), rezidivierende Rot- oder Braunfärbung des Urins (Hämoglobinurie bei Hämolyse)? ▪ Vorerkrankungen: Gallensteine (Hämolyse), Magenresektion (Vitamin-B_{12}-Mangel), Durchfall, Blähungen u. a. Darmbeschwerden (Sprue, Tumor), frühere Tumorbehandlung mit Bestrahlung, Chemotherapie? ▪ Ernährungsgewohnheiten (strenge Vegetarier → Eisenmangel)? ▪ Medikamenteneinnahme (z. B. Sulfonamide, β-Laktam-Antibiotika, Zytostatika)? ▪ Auslandsreisen (z. B. Aufenthalt in Ländern mit Malaria)? ▪ Familienanamnese (Störungen der Hämoglobinsynthese, Erythrozytendefekte)?
	Inspektion	▪ Lippen, Nagelbett, Mund- und Konjunktivalschleimhaut (Blässe?) ▪ Skleren, Gesichtshaut (Ikterus?) ▪ Mundwinkel: Rhagaden (Eisenmangel?) ▪ Nägel: Längsrillen (Eisenmangel?)
	Palpation	▪ Lymphknotenschwellungen (hämatologische Systemerkrankung)? ▪ Splenomegalie (hämatologische Systemerkrankung)? ▪ Blut am Fingerling nach rektaler Untersuchung?
	Auskultation	▪ funktionelles Systolikum (erhöhtes Schlagvolumen)?
	Labor	▪ großes Blutbild (komplette Blutzellzählung) ▪ Retikulozytenzahl (Hinweis auf die Aktivität der Erythropoese, s. Tab. **K-3.4**) ▪ Blutausstrich (morphologische Veränderungen der Erythrozyten und Leukozyten [S. 1155]?) ▪ BSG oder CRP (Entzündung?) ▪ LDH (erhöht bei Hämolyse) ▪ GOT, GPT (Lebererkrankung?), Harnstoff, Kreatinin, ggf. Kreatinin-Clearance (Nierenerkrankung?) ▪ Blutgruppe (falls Transfusion notwendig wird)

K-3.3 Diagnostisches Vorgehen bei Anämien (Fortsetzung)

weiterführende Diagnostik	Labor	• Serumeisen, Serumferritin, Transferrin, löslicher Transferrinrezeptor • Vitamin B$_{12}$, Folsäure • Haptoglobin (vermindert bei Hämolyse) • Hb-Elektrophorese (Hämoglobinopathie?) • Coombs-Test (autoimmunhämolytische Anämie, Transfusionszwischenfall?) • Immuntypisierung (paroxysmale nächtliche Hämoglobinurie?)
	Knochenmarkuntersuchung	• bei V. a. myelodysplastisches Syndrom, Leukämie, Lymphom, Plasmozytom, Knochenmarkkarzinose, Aplasie

Differenzialdiagnose: s. Tab. **K-3.4**.

Differenzialdiagnose: s. Tab. **K-3.4**.

K-3.4 Differenzialdiagnose der Anämien

hypochrome, mikrozytäre Anämie	normochrome, normozytäre Anämie	hyperchrome, makrozytäre Anämie
Serumferritin vermindert: Eisenmangelanämie (einschließlich chronische Blutungsanämie)	**Retikulozyten vermindert:** aplastische Anämie, renale Anämie, Anämie bei Knochenmarkinfiltration (z. B. Leukämie)	**Retikulozytenzahl normal:** Vitamin-B$_{12}$- und/oder Folsäuremangelanämie (nach Substitution jedoch starker Anstieg der Retikulozyten: „Retikulozytenkrise")
Serumferritin normal oder erhöht: Thalassämie	**Retikulozyten vermindert oder normal:** Entzündungs- oder Tumoranämie*	**Retikulozytenzahl erhöht:** Blutungsanämie, hämolytische Anämie
Serumferritin erhöht: Entzündungs- oder Tumoranämie	**Retikulozyten erhöht:** Blutungsanämie**, hämolytische Anämie	**Retikulozytenzahl vermindert:** Myelodysplasie

* Bei chronischen Erkrankungen initial häufig normozytäre, normochrome Anämie, die sich erst im weiteren Verlauf zu einer mikrozytären, hypochromen Anämie entwickelt.
** Bei akuter Blutungsanämie können die Retikulozyten normal oder erhöht sein.

Therapie: je nach Grundleiden.

Therapie: Sie richtet sich nach der Grunderkrankung.

Internet-Links: www.onkodin.de, www.dgho.de (Deutsche Gesellschaft für Hämatologie und Onkologie; unter „Onkopedia"), www.nlm.nih.gov/medlineplus/anemia.html.

3.1.2 Polyglobulie (Polyzythämie)

3.1.2 Polyglobulie (Polyzythämie)

▶ Definition.

▶ **Definition.** Unter Polygobulie (Polyzythämie) versteht man eine Vermehrung der Erythrozyten im peripheren Blut auf > 5,4 Mio./µl (♀) bzw. 6,2 Mio./µl (♂). Die erhöhte Erythrozytenzahl geht einher mit einer Zunahme
- des Hämatokrits auf > 48 % (♀) bzw. 53 % (♂),
- der Hämoglobinkonzentration auf > 15,0 g/dl (♀) bzw. 17,5 g/dl (♂).

Einteilung: nach der Ätiologie (Tab. K-3.5).

Einteilung: Nach der Ätiologie unterscheidet man zwischen **primärer, sekundärer, familiärer** und **relativer Polyglobulie** (Tab. **K-3.5**).

Klinik: Die erhöhte Blutviskosität führt zu **Durchblutungsstörungen, Belastungsdyspnoe** und **Hypertonie**. Zudem finden sich **Symptome der Grunderkrankung**.

Klinik: Mit dem Hämatokrit steigt die Blutviskosität. Dies führt zu
- **Durchblutungsstörungen** z. B. des ZNS (Kopfschmerzen, Schwindelgefühl, Ohrensausen, Sehstörungen) oder des Herzens (Angina pectoris),
- **Belastungsdyspnoe,**
- **hohem Blutdruck.**

Außerdem finden sich die **Symptome der Grunderkrankung** (z. B. Zyanose bei Lungenerkrankungen oder Rechts-links-Shunt; hochrote Gesichtsfarbe, venöse Thrombosen bzw. Embolien und Blutungsneigung [gestörte Thrombozytenfunktion] bei Polycythaemia vera).

Diagnostik: s. Tab. **K-3.6**.

Diagnostik: s. Tab. **K-3.6**.

K-3.5 Ätiopathogenese der Polyglobulieformen

Polyglobulieform	Pathomechanismus	Ursachen
primäre Polyglobulie (Polycythaemia vera)	autonome Proliferation von Stammzellen der Erythropoese (evtl. auch der Granulo- und Thrombopoese)	Mutation von JAK2 u. a. (Details s. S. 1208)
familiäre (kongenitale) Polyglobulie	verminderte Reaktivität von Rezeptoren, die die O_2-Sättigung messen und dadurch erhöhte EPO-Sekretion (Chuvash-Polyzythämie), z. T. aber auch pathologisch erhöhte Reaktivität des EPO-Rezeptors	erbliche Mutationen, sehr selten
sekundäre Polyglobulie	gesteigerte EPO-Sekretion durch	
	▪ systemischen O_2-Mangel	Aufenthalt in großer Höhe, Rauchen, chronische Lungenerkrankung (v. a. COPD), Herzvitium mit Rechts-links-Shunt, Herzinsuffizienz, Funktionsstörung des Hämoglobins
	▪ lokalen O_2-Mangel	Nierenerkrankungen, z. B. Zystennieren, Nierenarterienstenose
	▪ Androgene	androgenproduzierende Tumoren der Nebennierenrinde, exogene Androgenzufuhr (Doping)
	▪ Tumoren (paraneoplastisches Syndrom)	Nierenzell-, Leberzellkarzinom, Uterusfibromyom, zerebelläres Hämangioblastom
relative Polyglobulie	Verminderung des Blutplasmavolumens bei normaler Erythrozytenzahl (Hämokonzentration)	Dehydratation (durch mangelnde Flüssigkeitsaufnahme, Erbrechen, Durchfall, Polyurie bei Nierenerkrankungen oder Diabetes mellitus), Verbrennungen

K-3.6 Diagnostisches Vorgehen bei Polyglobulie

Basisdiagnostik	Anamnese	▪ Aufenthalt in großer Höhe, Rauchen, Erbrechen, Durchfall, Polyurie?
		▪ Androgenzufuhr oder Einnahme von Erythropoetin (Doping)?
		▪ Vorerkrankungen?
	Inspektion	▪ Akren, Lippen, Zunge: Zyanose (systemische Hypoxie)?
		▪ Gesichtshaut: Plethora (Polycythaemia vera)?
		▪ Hämatome (Polycythaemia vera)?
	Palpation	▪ Hepato- und Splenomegalie (Polycythaemia vera)?
	Labor	▪ großes Blutbild (komplette Blutzellzählung): Hkt ↑ (meist > 60 %), diagnostische Bedeutung von etwaiger Leuko- oder Thrombozytose (s. Tab. **K-3.7**)
		▪ BSG: aufgrund der erhöhten Blutviskosität ↓↓: 1–2 mm/h
		▪ Elektrolyte: Hypernatriämie (Dehydratation)?
		▪ Serumferritin (diagnostische Bedeutung s. Tab. **K-3.7**)
		▪ alkalische Leukozytenphosphatase (diagnostische Bedeutung s. Tab. **K-3.7**)
		▪ Blutgasanalyse: Hypoxie?
	Röntgen-Thorax	▪ Anhalt für Lungenerkrankungen oder Herzfehler?
	Lungenfunktion	▪ Anhalt für Lungenerkrankungen?
weiterführende Diagnostik	Labor	▪ Erythropoetin i. S. (sekundäre Polyzythämie, s. Tab. **K-3.7**)
		▪ Androgene und Kortisol i. S. (androgen- bzw. kortisolproduzierender Tumor der Nebennierenrinde?)
	Knochenmarkuntersuchung	▪ betonte Erythropoese und vermindertes Serumeisen (bei Polycythaemia vera)
	Molekulargenetik	▪ Nachweis der JAK-2-V617F- oder JAK2-Exon-12-Mutation (in > 97 % d. F. bei Polycythaemia vera)

Differenzialdiagnose: s. Tab. **K-3.7**.

K-3.7 Differenzialdiagnose der Polyglobulie

diagnostischer Parameter	Polyglobulieform		
	primäre Polyglobulie (= Polycythaemia vera)	sekundäre Polyglobulie	relative Polyglobulie
Splenomegalie	ja	nein	nein
absolute Erythrozytenzahl	erhöht	erhöht	normal
Leukozytose	häufig	in der Regel nicht	nein
Thrombozytose	häufig	nein	nein
Serumferritin	niedrig	normal	normal
alkalische Leukozytenphosphatase	erhöht	normal	normal
arterielle O_2-Sättigung	normal	vermindert oder normal	normal
Erythropoetin i. S.	meist vermindert	erhöht	normal
Molekulargenetik	JAK2-Mutation positiv	negativ	negativ

Therapie: Zur Therapie der primären Polyglobulie (= Polycythaemia vera) s. S. 1208. Bei sekundärer Polyglobulie steht die Therapie der Grunderkrankung im Vordergrund. Bei weiterhin bestehenden Beschwerden und einem Hämatokrit > 55 % sind wiederholte Aderlässe als Dauertherapie indiziert (Ziel: Hämatokritsenkung auf ca. 45 % zur Reduktion des Thromboembolierisikos). Das Rauchen muss eingestellt werden. Bei relativer Polyglobulie muss der Flüssigkeitshaushalt ausgeglichen werden.

▶ **Merke.** Es gibt keinen „Erfordernis"-Hämatokrit, d. h. auch bei verminderter Sauerstoffsättigung kann der Hämatokrit in den Normbereich gesenkt werden.

3.2 Häufige Anämieformen

Zum Leitbefund Anämie, s. S. 1162.

3.2.1 Blutungsanämie

Ätiopathogenese: Eine Blutungsanämie entsteht, wenn der blutungsbedingte Erythrozytenverlust durch gesteigerte Erythropoese nicht mehr kompensiert werden kann. In der Inneren Medizin spielen massive akute **Blutungen aus dem Gastrointestinaltrakt** eine Hauptrolle (Magen- oder Duodenalulzera, Ösophagusvarizen). Chronische und dann oft nicht erkannte (okkulte) Blutungen kommen z. B. bei Ösophagitis, Hiatushernie, Magenulkus, Meckel-Divertikel, Angiodysplasien, kolorektalem Karzinom oder Hämorrhoiden vor. Sie gehen oft mit Eisenmangel einher.

▶ **Merke.** Eine häufige Ursache sich langsam entwickelnder Anämien bei Krankenhauspatienten sind zu häufige Blutentnahmen. Auf tägliche Routineblutentnahmen sollte daher verzichtet werden.

Klinik: Klinische Zeichen der **akuten Blutung** sind **Kreislaufschwäche** bis zum Kollaps, Schweißausbruch, Tachykardie und Tachypnoe. Der Blutdruck fällt auf Werte unter 80 mmHg systolisch. Es kann zum akuten Nierenversagen kommen (klinisches Zeichen: Urinproduktion < 30 ml/h).
Chronische Blutungen verursachen allmähliche Schwäche, **Leistungsknick** sowie **Symptome** vonseiten **des ZNS** wie Ohrensausen, Kopfschmerzen, Sehstörungen oder Konzentrationsschwäche.

Diagnostik: Die Diagnose der **akuten Blutung** ergibt sich aus der **Anamnese** (z. B. Leberzirrhose → Blutung aus Ösophagusvarizen) und dem **klinischen Untersuchungsbefund** (rektaler Blutabgang, Bluterbrechen, Hämoptysen). Die Diagnose der **chronischen Blutungsanämie** ist schwieriger und erfordert eine umfangreiche Diagnostik mit **Stuhluntersuchungen auf Blut** und **Endoskopie** (Ösophagogastroskopie, Koloskopie; Ausschluss gastrointestinaler Tumoren). Bei Verdacht auf ein Meckel-Divertikel muss die Szintigrafie eingesetzt werden, bei Angiodysplasien die Kapselendoskopie, Angiografie oder Szintigrafie.

K 3.2 Häufige Anämieformen

▶ Merke. Ein **normaler Hb-Wert schließt** eine **akute Blutung nicht aus**. Selbst bei schwerem akutem Blutverlust ist ein Abfall von Hb und Hkt oft erst nach mehreren Stunden nachweisbar. Dann erst beginnt zur Kompensation des intravasalen Volumenverlusts Flüssigkeit aus dem Extravasalraum in die Gefäße zu strömen. Erstes Zeichen der akuten Blutung ist deshalb nicht der Hämoglobinabfall, sondern eine Tachykardie mit Hypotonie.

▶ Merke.

Bei **akuten Blutungen** findet man häufig eine reaktive Leukozytose bis 30 000/μl und eine Thrombozytose. Bei **chronischen Blutungen** sind die Erythrozyten hypochrom und mikrozytär, Serumeisen und **Serumferritin** sind **niedrig** (bei der Anämie infolge chronischer Erkrankung ist das Serumeisen niedrig, das Serumferritin dagegen erhöht, s. S. 1150).

Bei **akuter Blutung** findet sich eine Leuko- und Thrombozytose, bei **chronischer Blutung** mikrozytäre, hypochrome Erythrozyten und ein **niedriges Serumferritin**.

Differenzialdiagnose: Eine akute Hypotonie, Tachykardie und Dyspnoe findet man bei Herzerkrankungen, Lungenembolie, Infektionen und zahlreichen anderen Krankheitsbildern.

Differenzialdiagnose: z. B. Herzerkrankungen, Lungenembolie.

Therapie: Die Therapie der **akuten Blutung** ergibt sich aus dem Grundleiden. Zwecks **Blutstillung** muss der Chirurg oder der Endoskopiedienst frühzeitig konsiliarisch hinzugezogen werden.
Gleichzeitig müssen Maßnahmen zur **Schockbekämpfung** ergriffen werden: Bei leichten Blutungen mit Blutverlust bis zu 1 l reichen zum **Volumenersatz** oft Elektrolytlösungen und Plasmaexpander, bei Blutverlusten > 1 l sollten zusätzlich Erythrozytenkonzentrate verabreicht werden. Die Nierenfunktion muss überwacht werden (Ein- und Ausfuhrbilanz).
Grenzwerte für die Notwendigkeit zur sofortigen Erythrozytentransfusion bei akutem Blutverlust (sog. „Transfusionstrigger") s. Tab. **K-3.8**.

Therapie: Bei **akuten Blutungen** erfolgt chirurgische oder endoskopische **Blutstillung**, außerdem **Volumenersatz**, ggf. Transfusion (Tab. **K-3.8**).

≡ K-3.8   Indikationen zur Erythrozytentransfusion bei akutem Blutverlust

• organgesunde, belastbare Patienten	erst bei Abfall des Hb-Wertes unter 6 g/dl
• asymptomatische Patienten, aber mit kardiopulmonalen- oder zerebrovaskulären Vorerkrankungen	bei Abfall des Hb-Wertes unter 8 g/dl
• symptomatische Patienten (Hypotonie, Tachykardie, EKG-Ischämiezeichen, Laktazidose etc.)*	bei Abfall des Hb-Wertes unter 10 g/dl
• keine Transfusionsindikation	Hb-Wert über 10 g/dl

* Allgemeine Schwäche oder Leistungsabfall sollten kein Grund für eine Transfusion sein, Erythrozytenkonzentrate sind keine „Aufbauspritze".

≡ K-3.8

Die Therapie der **chronischen Blutung** besteht in der **Auffindung und Ausschaltung der Blutungsquelle**. Bei einer chronischen Blutungsanämie sollten Erythrozytenkonzentrat e nur verabreicht werden, wenn Symptome bestehen. In vielen Fällen kann nach Behandlung der Blutungsquelle die körpereigene Erythrozytenneubildung den Blutverlust in wenigen Wochen kompensieren. Bezüglich der Eisensubstitution (s. S. 1170).
Bei chronisch anämischen Patienten ohne kardiovaskuläre Erkrankungen ist erst bei Hb-Werten unter 8,0–7,0 g/dl eine Transfusion indiziert, solange keine auf die Anämie zurückzuführenden Symptome auftreten.

Bei **chronischen Blutungen** gilt es, die **Blutungsquelle** zu **finden** und **auszuschalten**. Transfusionen werden nur verabreicht, wenn Symptome bestehen.

Prognose: Für die Prognose der akuten Blutung ist die Schwere und Dauer des Schocks entscheidend. Die Prognose der chronischen Blutung hängt vom Grundleiden ab.

Prognose: bei akuter Blutung von Schockdauer und -schwere abhängig, bei chronischer Blutung vom Grundleiden.

▶ Klinischer Fall. Eine 45-Jährige wird wegen starker Unterleibschmerzen steigender Intensität in die Notfallambulanz der Inneren Medizin gebracht. Die Schmerzen treten seit 6 Wochen immer wieder auf, weshalb die Patientin vor 4 Wochen in einer gynäkologischen Praxis untersucht worden war. Ihre letzte Regel liegt 8 Wochen zurück.
Die Pulsfrequenz beträgt 120/min, der Blutdruck am rechten Arm 100/80 mmHg. Das Abdomen ist geschwollen, im rechten Unterbauch besteht mäßige Abwehrspannung. Die rektale Untersuchung ergibt kein Blut. Das Blutbild zeigt eine Leukozytose von 14 000/μl und einen Hb von 10,2 g/dl. Auf dem Weg zur Sonografie bekommt die Patientin plötzlich Atemnot und wird kalt-

▶ Klinischer Fall.

schweißig. Der Puls ist nur noch fadenförmig tastbar. Unter dem V. a. Perforation oder Blutung wird die Patientin notfallmäßig laparotomiert. Dabei werden 2 l Blut abgesaugt. Die Diagnose lautet rupturierte Tubargravidität. Der Gynäkologe wird zur operativen Sanierung hinzugezogen.

3.2.2 Eisenmangelanämie

Grundlagen: Als Bestandteil des Hämoglobins wird Eisen vor allem von den Erythro- und Normoblasten zur Hämoglobinsynthese benötigt, als Bestandteil von Enzymen aber auch von vielen anderen Zellen. Zum Eisenstoffwechsel s. S. 1150.

Epidemiologie: Die Eisenmangelanämie ist mit ca. 80 % die häufigste Anämieform überhaupt. Sie betrifft 10 % der Frauen im gebärfähigen Alter.

Ätiologie: s. Tab. **K-3.9**.

≡ K-3.9	Ursachen des Eisenmangels
Ursachen*	**Beispiele**

Eisenverlust durch Blutung	• genitale Blutung: häufig Hypermenorrhö (z. B. bedingt durch Myom, Intrauterinpessar, Karzinom), seltener Schwangerschaft
	• gastrointestinale Blutung:
	  – häufig: Hiatushernie, Ösophagus- oder Magenvarizen, Magen-Darm-Ulzera, medikamentös bedingte hämorrhagische Gastritis (Salizylate, nichtsteroidale Antiphlogistika, Kortikosteroide), Magen- oder Kolonkarzinom, Kolondivertikulose, Hämorrhoiden
	  – seltener: Koagulopathien, Morbus Osler (hereditäre Teleangiektasie), Angiodysplasien, Meckel-Divertikel, aberrierendes Pankreas, Morbus Ménétrier (Riesenfaltengastritis), chronisch-entzündliche Darmerkrankungen (Enteritis regionalis, Colitis ulcerosa), Wurminfektionen (z. B. Hakenwürmer), Leiomyome, Dünndarmkarzinom, Darmpolypen
	• urethrale Blutung: häufig Hämaturie durch Nieren- oder Blasensteine oder Tumoren der ableitenden Harnwege, seltener Hämoglobinurie (z. B. PNH)
	• häufige Venenblutentnahmen (Hämodialyse, exzessive Labordiagnostik, häufige Blutspenden), selten Münchhausen-Syndrom (selbstinduzierte Blutverluste)

physiologischer Mehrbedarf	• Schwangerschaft, Wachstumsperiode (Kleinkinder, Jugendliche)
ungenügende Resorption	• chronisch atrophische Gastritis, Magen-(-teil-)resektion → Achlorhydrie → verminderte Umwandlung des Fe^{3+} in der Nahrung in das gut resorbierbare Fe^{2+} • Tetrazyklin (z. B. Langzeittherapie der Akne) → Bildung von Fe-Tetrazyklin-Komplexen • Phytate (z. B. in Hülsenfrüchten, Getreide) und Tannine (z. B. in Tee) binden Fe, klinisch relevant nur bei einseitiger Ernährung • idiopathische Sprue, Dünndarmteilresektion → Mangel an Resorptionsfläche
ungenügende Zufuhr	• streng vegetarische Kost bei Kleinkindern, Jugendlichen oder menstruierenden Frauen (Kombination von geringer Zufuhr und Mehrbedarf/Verlust)

* angeordnet nach Häufigkeit

▶ **Merke.** Bei menstruierenden Frauen ist Eisenmangel meist durch eine Hypermenorrhö oder Schwangerschaft bedingt, bei postmenopausalen Frauen und bei Männern meist durch eine gastrointestinale Blutung.

Pathogenese und Klinik: Eisenmangel entsteht, wenn die aufgenommene Eisenmenge den Eisenverlust nicht ausgleicht bzw. den Mehrbedarf nicht deckt. Die Entleerung der Eisenspeicher führt zu einer Drosselung der Hämoglobinsynthese und schließlich zum Absinken der Hämoglobinkonzentration im Blut und des Erythrozytenvolumens unter die Normgrenze.

Im Frühstadium ist Eisenmangel lediglich laborchemisch festzustellen (Tab. **K-3.10**). Bereits ein **latenter Eisenmangel** kann jedoch – meist **unspezifische** – **Symptome** hervorrufen (z. B. rasche Ermüdbarkeit, Konzentrationsschwäche). Bei **manifestem** chronischem **Eisenmangel** finden sich eine **Anämie** mit entsprechenden Symptomen (S. 1162), bei protrahiertem Eisenmangel zusätzlich Zeichen der **gestörten Zellproliferation** (Tab. **K-3.10**). Selten sind abnorme Verzehrgelüste (z. B. auf Kalk, Erde, Stoff), **Pica** genannt.

K-3.10 Schweregrade des Eisenmangels

laborchemischer bzw. klinischer Parameter	Schweregrad des Eisenmangels			
	prälatent (lediglich Speichereisenmangel)	**latent** (defizitäre Erythropoese, noch keine Anämie)	**manifest** (Anämie)	**protrahiert** (Störung nicht nur der Erythropoese, sondern auch anderer Gewebe)
freie Eisenbindungskapazität	normal	↑	↑	↑
Serumferritin	↓	↓	↓	↓
Serumeisen	normal	↓	↓	↓
löslicher Transferrinrezeptor	normal	↑	↑	↑
Zinkprotoporphyrin	normal	↑	↑	↑
Hb	normal (keine Anämie)	normal (keine Anämie)	↓ = Anämie	↓ = Anämie
Zeichen der gestörten Zellproliferation	nein	nein	nein	ja*

* klinisch: brüchige Nägel mit Längsrillen, spröde Haut, Haarausfall, Mundwinkelrhagaden, Atrophie der Mund-, Zungen- und Ösophagusschleimhaut → Glossitis mit Dysphagie (**Plummer-Vinson-Syndrom**)

Ist der Eisenmangel durch chronischen Blutverlust bedingt, können auch die Symptome der Grunderkrankung im Vordergrund stehen (z. B. Teerstuhl).

Diagnostik: Die Diagnose der Anämie ergibt sich aus dem **Blutbild**: niedrige Hämoglobinkonzentration, niedriger Hämatokrit (Tab. **K-3.10**). **MCV und MCH** sind **vermindert** (mikrozytäre, hypochrome Anämie). Zum **Blutausstrich** s. Abb. **K-3.1**. Die Retikulozytenzahl ist niedrig bis normal (Bestimmung zur Verlaufsdiagnostik bei Eisensubstitution; s. u.). Die BSG ist wie bei jeder Anämie etwas erhöht.
Die weitere Diagnostik soll klären, ob ein **Eisenmangel vorliegt** und was seine **Ursache** ist.

Im Vordergrund können auch Symptome chronischer Blutungen stehen.

Diagnostik: **Blutbild** und **Blutausstrich** ergeben eine **mikrozytäre, hypochrome Anämie** (Abb. **K-3.1**).

K-3.1 Ausgeprägte Poikilozytose, Anisozytose und Hypochromie der Erythrozyten im Blutausstrich bei schwerer Eisenmangelanämie (Hb 6,4 g/dl)

▶ **Merke.** Beweisend für einen Eisenmangel ist die Konstellation **Serumferritin** ↓, **Serumeisen** ↓, **Serumtransferrin** ↑ (S. 1150). Dabei ist Serumferritin ein empfindlicherer Indikator des Speichereisens als Serumeisen. Bei Entzündungen ist die Konzentration des Akute-Phase-Proteins Apoferritin erhöht, sodass das Serumferritin trotz Eisenmangels im Normbereich liegen kann. Bei Hämolysen und Lebererkrankungen wird Ferritin aus den Leberzellen freigesetzt. Dann kann ein Eisenmangel trotz normaler oder sogar erhöhter Ferritinwerte nicht ausgeschlossen werden. In diesen Situationen empfiehlt es sich, die Plasmakonzentration des **löslichen Transferrinrezeptors** zu bestimmen: Sie ist bei Eisenmangel erhöht und wird von Entzündungen oder Leberschäden nicht beeinflusst. Bei Erkrankungen mit verstärkter Hämatopoese (Hämolyse, Thalassämie, Sichelzellanämie) ist der lösliche Transferrinrezeptor auch erhöht. Wenn für die Hämsynthese nicht mehr genügend Eisen zur Verfügung steht, wird Zink statt Eisen in Protoporphyrin eingebaut und es entsteht Zinkprotoporphyrin statt Häm. Die Bestimmung von **Zinkprotoporphyrin** ist wie der lösliche Transferrinrezeptor von Entzündungen oder Leberschäden nicht beeinflusst.

Nur selten ist zum Nachweis des Eisenmangels eine Knochenmarkuntersuchung mit Berliner-Blau-Färbung notwendig.

In den seltenen Fällen, in denen die Blutwerte einen Eisenmangel nicht belegen, ist eine Knochenmarkuntersuchung mit Berliner-Blau-(sog. „Eisen-")Färbung indiziert. Sie zeigt eine Verminderung der Sideroblasten (Erythroblasten mit Hämosideringranula).

▶ Merke.

▶ **Merke.** Das wichtigste Ziel der Diagnostik ist, die **Ursache des Eisenmangels festzustellen**. Die wesentlichen Schritte zum Nachweis bzw. Ausschluss chronischer Blutungen – der häufigsten Ursache – sind:
- Anamnese: Frage nach Blutungsstärke und -unregelmäßigkeiten (bei menstruierenden Frauen), nach Teerstuhl, streng vegetarischer Ernährung und Einnahme schmerz- oder entzündungshemmender Medikamente (Tab. **K-3.9**, S. 1168)
- körperliche Untersuchung einschließlich rektaler Untersuchung: Blutungszeichen?
- Haemoccult-Test, Urinuntersuchung, Gastro- und Koloskopie, ggf. Kapselendoskopie
- gynäkologische und urologische Untersuchung.

Differenzialdiagnose: s. Tab. **K-3.11**.

Differenzialdiagnose: Andere Anämien mit vermindertem Serumeisen (Entzündungs- oder Tumoranämie) oder einer Hypochromie (sideroblastische Anämie, Thalassämie) müssen ausgeschlossen werden (Tab. **K-3.11**).

≡ **K-3.11** Abgrenzung der Eisenmangelanämie von Anämien mit vermindertem Serumeisen oder Hypochromie

laborchemischer Parameter	Eisenmangelanämie	Entzündungs- oder Tumoranämie	sideroblastische Anämie	Thalassämie
Hb	↓	↓	↓	↓
MCH	n bis ↓	n bis ↓	n bis ↓	↓
Serumeisen	↓	↓	↑	↑
Transferrin	↑	↓	n bis ↓	↓
Serumferritin	↓	↑	↑	↑
löslicher Transferrinrezeptor und/oder Zinkprotoporphyrin	↑	n	n	↑

↑ = erhöht, ↓ = vermindert, n = normal

▶ Merke.

▶ **Merke.** Eine Eisenmangelanämie kann erstes Symptom eines Magen- oder Darmtumors sein. Bei jedem (!) Mann und jeder Frau (Ausnahme junge Frauen mit verstärkten Monatsblutungen) mit unklarem Eisenmangel sind Gastro- und Koloskopie zum Ausschluss einer gastrointestinalen Tumorerkrankung zwingend indiziert. Wenn eine junge Frau mit Monatsblutungen abdominelle Beschwerden oder eine familiäre Darmpolypen/Krebsanamnese hat, sollte sie auch endoskopiert werden. Alles andere wäre ein Kunstfehler. Ein unauffälliger Haemoccult-Test reicht hier nicht aus.

Therapie: Die Eisenmangelanämie ist ein Befund. Primär muss die **zugrunde liegende Erkrankung erkannt und behandelt** werden. Gleichzeitig wird der Eisenmangel durch **Eisensubstitution** – i. d. R. oral – behoben.

Therapie: Die Eisenmangelanämie ist ein Befund. Primär muss die **zugrunde liegende Erkrankung erkannt und behandelt** werden. Gleichzeitig wird der Eisenmangel durch **Eisensubstitution** (i. d. R. oral) behoben. Eisensubstitution steigert die Erythropoese (Anstieg der Retikulozyten im peripheren Venenblut!), weshalb ein Mehrbedarf an anderen Spurenelementen besteht. Zusätzlich zum Eisen sollten deshalb, zumindest in den ersten 3–4 Wochen, auch Folsäure und Vitamin B_{12} gegeben werden.

▶ Merke.

▶ **Merke.** Ein erniedrigter Serumeisenspiegel per se ist kein Grund für eine Eisensubstitutionstherapie, da er Folge einer Eisenverwertungsstörung (z. B. bei defekter Hb-Synthese, Entzündung oder Tumor) sein kann. Dann sind die Eisenspeicher ausreichend gefüllt, sodass eine Eisensubstitution zur Eisenablagerung im Gewebe (Siderose) führen würde.

Die **orale Substitution** mit Fe^{2+} (z. B. Eisen-II-Sulfat) erfolgt am besten vor den Mahlzeiten. Die Therapie muss **so lange** (oft 2–3 Monate) durchgeführt werden, **bis** sich das **Serumferritin normalisiert** hat.

Zur **oralen Eisensubstitution** werden Eisen-II-Sulfat oder Ascorbinsäurepräparate eingesetzt (z. B. 80 mg 3 × tgl.). Da während oder nach einer Mahlzeit die Eisenresorption behindert ist, sollte das Eisenpräparat 1–2 Stunden vor den Mahlzeiten eingenommen werden (bei Nebenwirkungen wie Übelkeit Einnahme mit oder nach der Mahlzeit oder Umstellung auf ein Retardpräparat). Die Therapie muss **so lange** (häufig 2–3 Monate) durchgeführt werden, **bis** die Eisenspeicher gefüllt sind, d. h. das **Serumferritin im Normbereich** liegt.

> **Merke.** Orales Eisen färbt den Stuhl dunkel. Die neueren Haemoccult-Tests werden durch Eisen aber nicht falsch positiv.

Die **i. v. Eisensubstitution** mit Fe^{3+} sollte nur erfolgen, wenn die orale Gabe nicht möglich ist (z. B. bei Schluckstörungen oder Malabsorptionssyndrom). Während man bei den älteren Präparaten darauf achten musste, keine zu hohe Einmaldosis (Eisen-III-Gluconat, Eisen-Dextran: max. Einzeldosis bis 100 mg) zu injizieren, ist dies mit den neuen Eisenverbindungen unproblematisch geworden (Eisencarboxymaltose, Einzeldosis bis 1000 mg möglich).

Eisen wird besser vertragen, wenn man es langsam injiziert. Wichtige Nebenwirkungen der i. v. Therapie sind Schmerzen und Schwellung an der Injektionsstelle. 0,1–0,5 % der Patienten entwickelten früher einen anaphylaktischen Schock (bei den alten Präparationen vor der therapeutischen Dosis deshalb Testdosis von ½–¼ ml des Eisenpräparats geben). Bei Überdosierung kommt es zu Schmerzen, Fieber, Blutdruckabfall und Erbrechen.

Internet-Links: www.onkodin.de, www.dgho-onkopedia.de/onkopedia/leitlinien/eisenmangel-und-eisenmangelanaemie, www.nlm.nih.gov/medlineplus/anaemia.html

> **Klinischer Fall.** Eine 42-jährige Frau leidet seit 6 Monaten zunehmend unter Nervosität, Schlafstörungen, Leistungsknick, fehlender Ausdauer beim Sport und erhöhter Reizbarkeit. Die Nägel würden brechen, die Mundwinkel seien immer wieder entzündet. Zudem sei sie auf ihre Blässe angesprochen worden. Die Regelblutungen seien unregelmäßiger und dauerten länger als früher. Die BSG beträgt 25/45 mm. Der Hb ist auf 10,3 g/dl erniedrigt, MCV 68 fl, Leukozyten, Thrombozyten und Differenzialblutbild sind normal. Das Serumeisen beträgt 30 μg/dl, das Serumferritin 12 ng/ml. Die gynäkologische Abklärung ergibt einen Uterus myomatosus als Ursache der verstärkten und unregelmäßigen Blutungen. Unter einer oralen Eisensubstitution steigt der Hb nach 8 Wochen auf 12,3 g/dl.

3.2.3 Vitamin-B_{12}- bzw. Folsäuremangelanämie

Grundlagen: Vitamin B_{12} (Cobalamin) ist Kofaktor bei der Bereitstellung der für die DNA-Synthese essenziellen Tetrahydro**folsäure** (Tetrahydrofolat) und des für die Hämsynthese essenziellen Succinyl-CoA. Zum Stoffwechsel von Vitamin B_{12} bzw. Folsäure s. S. 1153.

Ätiologie: Zu den Ursachen des Vitamin-B_{12}- bzw. Folsäuremangels s. Tab. K-3.12.

Pathogenese und Klinik: Die Hemmung der DNA-Synthese bei **Vitamin-B_{12}-** oder **Folsäuremangel beeinträchtigt** die Kernreifung und die **Zellteilung der erythropoetischen Zellen**, nicht so sehr die Hämoglobinsynthese.

Aufgrund der Proliferationsstörung gehen vermehrt Erythroblasten zugrunde (ineffektive Erythropoese). Deshalb ist die Zahl der Erythrozyten im peripheren Blut vermindert, ihr Durchmesser und ihr Hämoglobingehalt sind erhöht (Makrozytose, Hyperchromie). Zu **Symptomen der Anämie** s. S. 1162.

Viele der unreifen Erythroblasten gehen im Knochenmark gleich wieder zugrunde und setzen Bilirubin frei. Unkonjugiertes Bilirubin kann im Blut erhöht sein. Durch die Kombination von anämischer Blässe und Bilirubineinlagerung in die Haut erscheint das **Hautkolorit strohgelb**. Die Skleren sind gelblich. Leber und Milz können etwas vergrößert sein.

Die **Proliferationsstörungen** betreffen **bei Vitamin-B_{12}- wie bei Folsäuremangel auch** die **Granulo- und Thrombozytenvorläufer** sowie die Zellen anderer, sich relativ schnell teilender Gewebe, z. B. der **Mund- und Darmschleimhaut**. So treten, u. U. lange vor den Blutbildveränderungen, Zungenbrennen infolge einer **Glossitis** – bei Vitamin-B_{12}-Mangel als Hunter-Glossitis bezeichnet (Abb. **K-3.2a**) – sowie **gastrointestinale Symptome** (z. B. Appetitlosigkeit, Druck- und Völlegefühl im Oberbauch, Diarrhö) auf.

Bei **Vitamin-B_{12}-Mangel**, nicht aber bei Folsäuremangel, treten zudem **Schäden an den Myelinscheiden** v. a. der Hinter- und Seitenstränge, aber auch des Gehirns und peripherer Nerven auf (funikuläre Myelose funikuläre Spinalerkrankung, unspezifische neurologische Veränderungen). Sie können zu axonaler Degeneration führen. Eine mögliche Ursache ist die durch den B_{12}-Mangel bedingte Störung der Oxidation ungeradzahliger Fettsäuren in myelinproduzierenden Zellen.

K-3.12 Ursachen des Vitamin-B_{12}- bzw. Folsäuremangels

Vitamin-B_{12}-Mangel	Folsäuremangel
ungenügende Zufuhr	
- streng vegetarische Kost (selten, da die Vit.-B_{12}-Speicherkapazität der Leber sehr groß ist)	- einseitige Ernährung, z. B. bei alten Menschen oder bei chronischem Alkoholabusus (häufigste Ursache)
	physiologischer Mehrbedarf
	- Schwangerschaft, Wachstumsperiode (Kleinkinder, Jugendliche)
ungenügende Resorption	
- chronisch atrophische Gastritis (Autoimmungastritis, häufigste Ursache*) oder Magenresektion → Mangel an Intrinsic Factor → Vit.-B_{12}-Resorption unterbleibt	- Therapie mit Pyrimethamin, Phenytoin, Primidon, Einnahme oraler Kontrazeptiva → Hemmung der Folsäureresorption
- Blind-Loop-Syndrom (Darminhalt in Divertikeln u. a. Blindsäcken wird von Bakterien überwuchert), Fischbandwurmbefall → Konkurrenz um Vit. B_{12} bei der Resorption	- chronischer Alkoholabusus
	- Morbus Crohn, Morbus Whipple, Sprue, Dünndarmfisteln, -lymphome, Dünndarmresektion → Mangel an Resorptionsfläche
- fehlende ileale Vit.-B_{12}-Rezeptoren (Imerslund-Gräsbeck-Syndrom; selten)	
Stoffwechselstörung	
- Transcobalamin-II-Mangel oder -Defekt	- Therapie mit kompetitiven Inhibitoren der Dihydrofolat-Reduktase (Methotrexat, Trimethoprim) → Bereitstellung von Tetrahydrofolat beeinträchtigt
verminderte Speicherung	
	- Leberzirrhose, Hepatom

* Die Anämie infolge chronisch atrophischer Gastritis wird auch als **perniziöse Anämie**, **Perniziosa** (perniciosus, lat. = destruktiv, tödlich; die Anämie führte früher aufgrund fehlender Behandlungsmöglichkeiten meist zum Tode) oder **Morbus Biermer** bezeichnet. Häufig werden diese Begriffe aber auch ursachenunabhängig für die Vitamin-B_{12}-Mangelanämie verwendet.

▶ Merke.

▶ Merke. **Neurologische oder psychische Symptome** finden sich (u. U. lange vor Blutbildveränderungen) **nur bei Vitamin-B_{12}-, nicht bei Folsäuremangel**.

Sie äußern sich in symmetrischen, distal betonten **Sensibilitätsstörungen** oder Schmerzen, **besonders der Beine** mit Ataxie. Früh ist das **Vibrationsempfinden** an den Beinen **gestört**, später sind die Reflexe dort abgeschwächt. Evtl. besteht eine Paraspastik. Visusstörungen und psychische Symptome sind selten. Bei älteren Patienten leicht als Demenz verkannt.

Neurologische Symptome sind symmetrische, distal betonte **Sensibilitätsstörungen** oder Schmerzen, **besonders der Beine,** mit rascher Ermüdbarkeit beim Gehen und **Gangunsicherheit**. Der Stimmgabeltest zeigt früh ein **gestörtes Vibrationsempfinden** (Hinterstrangdegeneration!) an den Beinen (Stimmgabeltest!). In ausgeprägten Fällen sind die Reflexe an den Beinen aufgehoben und es finden sich Zeichen der Seitenstrangdegeneration, d. h. der Pyramidenbahnschädigung (spastische Paraparese, positiver Babinski). Eine isolierte Sehverschlechterung als Folge einer Optikusatrophie ist beschrieben (selten).
Depressive Symptome, Konzentrationsschwäche, selbst Psychosen sind beschrieben. **Bei älteren Patienten** kann ein B_{12}-(nicht jedoch der Folsäure-)Mangel, der sich mit allgemeiner Schwäche, Antriebslosigkeit und neurologischen Symptomen manifestiert, **fälschlich als Demenz** verkannt werden.

Diagnostik: Das **Blutbild** zeigt bei beiden Mangelzuständen eine **makrozytäre hyperchrome Anämie**, der Blutausstrich **Megalozyten** und **hypersegmentierte Granulozyten** wie in Abb. **K-3.2b**.

Diagnostik: Die Diagnose der Anämie ergibt sich aus dem **Blutbild:** Die Hämoglobinkonzentration ist vermindert, **MCV und MCH** sind **erhöht** (MCV häufig 115–125 fl). Beim Vollbild der Vitamin-B_{12}- oder Folsäuremangelanämie besteht eine Granulo- und Thrombozytopenie.
Der **Blutausstrich** zeigt bei beiden Anämieformen große, hyperchrome Erythrozyten (**Megalozyten**) und **hypersegmentierte Granulozyten** wie in Abb. **K-3.2b**. Die Retikulozytenzahl ist niedrig bis normal.

Die Knochenmarkpunktion ist immer zum Ausschluss eines MDS notwendig (Ausnahme: deutlich erniedrigte Vitamin-B_{12}- bzw. Folsäurespiegel). Im **Knochenmark** finden sich große Erythroblasten mit **Kern-Plasma-Reifungsdissoziation** – sog. **Megaloblasten** – sowie **Riesenstabkernige** (Abb. **K-3.3b**).

Die **Knochenmarkpunktion** ist immer zum Ausschluss eines MDS notwendig (Ausnahme: deutlich erniedrigte Vitamin-B_{12}- bzw. Folsäurespiegel). Das **Knochenmark** zeigt bei Vitamin-B_{12}- wie bei Folsäuremangel große Erythroblasten, deren Zytoplasma reif erscheint, deren Kern jedoch dem unreifer Vorstufen gleicht (**Kern-Plasma-Reifungsdissoziation**).
Sie werden als **Megaloblasten** (Abb. **K-3.3a**) bezeichnet, und Anämien mit diesem Knochenmarkbefund werden als megaloblastäre Anämien zusammengefasst. Die

K-3.2 Zeichen des Vitamin-B$_{12}$-Mangels

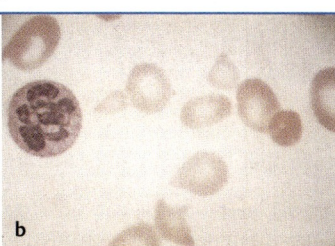

a Hunter-Glossitis. Die glatte rote Zunge (Lackzunge) ist typisch für das Vollbild der Vitamin-B$_{12}$-Mangelanämie.
b Megalozyten und ein hypersegmentierter Granulozyt im Blutausstrich.

a aus: Masuhr K. F., Neumann M.: Duale Reihe Neurologie. Thieme; 2007

K-3.3 Knochenmarkbefund bei Folsäuremangel

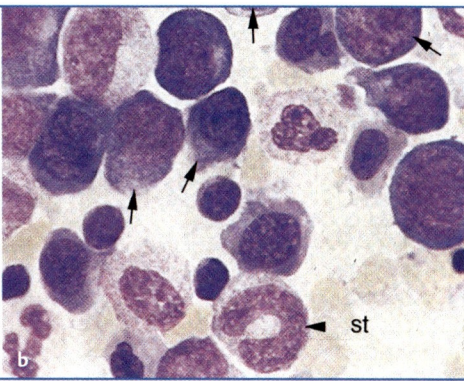

a Megaloblasten.
b Zahlreiche Zellen erythropoetischer Vorstufen (charakteristisch sind Auflockerungen der Kernstruktur; →) und Riesenstabkernige mit Kernabschnürungen (▶).

b aus: Theml H., Diem H., Haferlach T.: Taschenatlas der Hämatologie. Thieme; 1991

Zellen der Granulo- und Thrombopoese zeigen ebenfalls Reifungsstörungen: Charakteristisch sind **Riesenstabkernige** (Abb. **K-3.3b**) und Riesenmetamyelozyten.

▶ **Merke.** Durch Vitamin-B$_{12}$-Mangel bedingte megaloblastäre Veränderungen sind schon wenige Stunden nach parenteraler Vitamin-B$_{12}$-Gabe nicht mehr nachweisbar. Eine Knochenmarkuntersuchung ist deshalb nur vor Beginn der Substitutionstherapie sinnvoll!

Hinweise auf den zugrunde liegenden **Mangelzustand** geben
- die **Anamnese** (Tab. **K-3.12**, S. 1172) und der **körperliche Befund** (s. „Pathogenese und Klinik").
- Bei **Vitamin-B$_{12}$-Mangel** ist wegen der ausgeprägten ineffektiven Erythropoese die Lactatdehydrogenase (**LDH**) regelmäßig **erhöht**, das unkonjugierte Bilirubin meist leicht, die BSG stark erhöht.

Klarheit bringt die Bestimmung des **Serum-Vitamin-B$_{12}$-Spiegels und des Folsäurespiegels im Serum** oder (besser) **in den Erythrozyten** (niedrige intraerythrozytäre Folsäurespiegel bestätigen, dass die Anämie durch den Folsäuremangel bedingt ist). Allerdings können die Serum-Vitamin-B$_{12}$-Spiegel schwanken und ein normaler Vitamin-B$_{12}$-Spiegel schließt einen Mangel **nie** aus. Bei klinisch starkem Verdacht auf Vitamin-B$_{12}$-Mangel, aber normalem B$_{12}$-Spiegel sollten zur Sicherheit immer Holotranscobalamin oder Methylmalonsäure bestimmt werden. Bei Vitamin-B$_{12}$-Mangel ist Holotranscobalamin im Serum vermindert, Methylmalonsäure erhöht. Bei Folsäuremangel ist nur Methylmalonsäure erhöht.

Der Nachweis von **Intrinsic Factor** und **Parietalzell-Antikörpern** spricht für eine autoimmune, chronisch-atrophische Gastritis als Ursache des Vitamin-B$_{12}$-Mangels.

▶ **Merke.** Besteht ein Mangelzustand, muss die Ursache geklärt werden. Bei **niedrigem Vitamin-B$_{12}$-Serumspiegel** ist deshalb eine **Gastroskopie** zum Nachweis bzw. Ausschluss der chronisch-atrophischen Gastritis indiziert. Der Nachweis von Intrinsic Factor und Parietalzell-Antikörpern unterstützt diese Diagnose. Der **Schilling-Test** (Gabe von radioaktiv markiertem Vitamin-B$_{12}$ und Messung der Radioaktivitätsausscheidung im Urin) ist heute verlassen.

Differenzialdiagnostisch sollte ggf. ein Blind-Loop-Syndrom, ein Fischbandwurmbefall oder eine Erkrankung des distalen Ileums erwogen werden (Tab. **K-3.12**).

K 3 Erkrankungen der Erythrozyten

Differenzialdiagnose: Sie umfasst myelodysplastische Syndrome (Knochenmarkuntersuchung!), die Einnahme von Zytostatika oder Virustatika und hämolytische Anämien.

Differenzialdiagnose: Andere, seltenere Ursachen einer makrozytären Anämie müssen ausgeschlossen werden:
- myelodysplastisches Syndrom (S. 1214): Abgrenzung mittels Knochenmarkuntersuchung (Befund s. S. 1215)
- Einnahme von Zytostatika oder Virustatika (Medikamentenanamnese!)
- hämolytische Anämien (durch die größeren Retikulozyten ist das MCV erhöht, aber meist nur leicht, Retikulozytenzahlbestimmung!).

Therapie: Wenn möglich, **muss** die **Ursache des Mangelzustands behoben** werden. Gleichzeitig wird das fehlende **Vitamin substituiert**.

Therapie: Wenn möglich, **muss** die **Ursache des Mangelzustands behoben** werden (z. B. intermittierende Antibiotikatherapie bei Vitamin-B_{12}-Mangel infolge Blind-Loop-Syndrom, Alkoholkarenz bei Folsäuremangel aufgrund von chronischem Alkoholabusus). Gleichzeitig wird der Mangelzustand durch **Vitaminsubstitution** beseitigt.

Bei **Vitamin-B_{12}-Mangel** wird **initial parenteral** (i. m.) **substituiert**, bis sich das Blutbild normalisiert (Auffüllung der Speicher).

Bei **Vitamin-B_{12}-Mangel** wird Vitamin B_{12} **initi**al immer **parenteral** (i. m.) **substituiert**, um die Speicher rasch aufzufüllen. Da der größte Teil der verabreichten Dosis wieder ausgeschieden wird, sind bis zur Normalisierung des Blutbildes bis zu 20 Injektionen notwendig (z. B. 100–1 000 µg/d 1 Woche lang, dann 1 × wöchentlich).

▶ **Merke.**

▶ **Merke.** Die Initialbehandlung mit Multivitamintabletten ist ein Kunstfehler: Die Vitamin-B_{12}-Dosis in Multivitamintabletten ist zu gering, um den Mangelzustand zu beseitigen. Vitamin B_{12} in dieser Dosis beseitigt ggf. nur die Blutbildveränderungen. Die neurologischen Defekte aber bleiben bestehen und sind, da sich das Blutbild normalisiert hat, viel schwieriger abzuklären.

Nach Magenresektion oder bei chronischer Resorptionsstörung schließt sich eine **lebenslange Erhaltungstherapie** (i. m. oder im Einzelfall p. o.) an. Bei oraler Substitution sind Kontrollen des Serumspiegels indiziert.

Bei chronischer Resorptionsstörung (z. B. bei chronisch atrophischer Gastritis, nach Magenresektion) schließt sich eine **lebenslange Erhaltungstherapie** an. Vitamin B_{12} wird dabei in der Regel **i. m.** (z. B. 500 µg alle 1–3 Monate) appliziert. Die orale Substitution ist im Rahmen der Erhaltungstherapie (aber nicht bei der Initialbehandlung s. o.!) im Einzelfall möglich. Man gibt dann deutlich höhere Dosen (1 000–2 000 µg/d), denn Vitamin B_{12} wird auch bei Intrinsic-Factor-Mangel in geringen Mengen resorbiert. Bei oraler Substitution sollte gelegentlich der Vitamin-B_{12}-Serumspiegel kontrolliert werden.

Die **Wirksamkeit der Substitutionstherapie** belegt ein **Anstieg der Retikulozyten** nach 2–3 Tagen. Wegen der gesteigerten Erythropoese besteht ein Mehrbedarf an Eisen und Kalium.

Die **Wirksamkeit der parenteralen Substitutionstherapie** lässt sich bereits nach 2–3 Tagen am **Anstieg der Retikulozyten** ablesen, der nach etwa 1 Woche sein Maximum erreicht (sog. Retikulozytenkrise). Aufgrund der gesteigerten Erythropoese besteht ein Mehrbedarf an Eisen und Kalium. Zeichen eines sekundären Eisenmangels ist die Abnahme der Retikulozytenzahl 2–3 Wochen nach Beginn der Substitution. Dann muss Eisen, bei niedrigen Kaliumspiegeln Kalium, substituiert werden. Die komplette hämatologische Remission wird nach 1–2 Monaten parenteraler Substitution erreicht.

▶ **Merke.**

▶ **Merke.** Bei hoch dosierter parenteraler Substitutionstherapie (z. B. 1 mg/d) kann die Thrombozytenzahl stark ansteigen. Dann muss eine Thromboseprophylaxe durchgeführt werden (S. 1305).

Die neurologischen Defizite bilden sich nur langsam und evtl. unvollständig zurück.

Bei ausgeprägter B_{12}-Mangelanämie rasche Transfusionen vermeiden (cave: kardiale Dekompensation)!

Im Gegensatz zu den hämatologischen Veränderungen bilden sich die neurologischen Defizite unter der Substitutionstherapie nur sehr langsam und evtl. unvollständig zurück.
In der Regel sind die Patienten an den niedrigen Hb-Wert gut adaptiert und es reicht, wenn der Anstieg der Werte unter Vitamin-B_{12}-Substitution abgewartet wird. Erythrozytentransfusionen sollten vermieden oder nur ganz langsam gegeben werden. Aus ungeklärten Gründen sind Patienten mit ausgeprägter Vitamin-B_{12}-Mangelanämie sehr empfindlich gegenüber intravasalen Volumenveränderungen und können bei einer raschen Transfusion kardial dekompensieren, d. h. ein Lungenödem entwickeln.

Folsäuremangel wird durch **orale Substitution** beseitigt.

Folsäuremangel kann im Gegensatz zum B_{12}-Mangel durch **orale Folsäuresubstitution** (5–15 mg/d) binnen weniger Wochen beseitigt werden.

▶ **Merke.**

▶ **Merke.** Vor Beginn der Substitution muss ein begleitender Vitamin-B_{12}-Mangel ausgeschlossen werden, da Folsäure die Blutbildveränderungen beseitigt, aber keinen Einfluss auf die neurologische Symptomatik bei Vitamin-B_{12}-Mangel hat (s. o.).

▶ Klinischer Fall. Eine 85-jährige Patientin wird mit der Verdachtsdiagnose Leukämie vom Hausarzt eingewiesen. Die Patientin berichtet, sie fühle sich seit 3 Monaten zunehmend schwach. Der körperliche Befund ist, abgesehen von ausgeprägter Blässe und einer tastbaren Milz, unauffällig. Die Patientin ist untergewichtig, gibt jedoch an, ihr Gewicht sei unverändert, sie halte Diät. Der Hb beträgt 4,5 g/dl, die Leukozytenzahl 2 000/µl, die Thrombozytenzahl 75 000/µl. Der Haemoccult-Test ist negativ. Die LDH ist erhöht (650 U/l), das Gesamtbilirubin auch (3 mg/dl).
Während zur Anhebung des sehr niedrigen Hb eine Bluttransfusion vorbereitet wird, schaut sich der behandelnde Arzt den Blutausstrich an. Megalozyten (MCV 119 fl) und einzelne hypersegmentierte Granulozyten fallen auf, aber keine abnormen granulozytären oder lymphozytären Vorstufen.
Die Transfusion wird nicht durchgeführt. Eine Knochenmarkzytologie zeigt Megaloblasten, Proerythroblasten und Zeichen gestörter Zellreifung. Der Vitamin-B_{12}-Spiegel im Serum beträgt 50 pg/ml (normal > 150 pg/ml), Holotranscobalamin ist vermindert, die Folsäure im Normbereich. Es wird mit der Vitamin-B_{12}-Substitution (i. m.) begonnen. Bei einer Kontrolluntersuchung nach 3-monatiger Therapie durch den Hausarzt hat sich das Blutbild normalisiert. Aufgrund der Grunderkrankung (Perniziosa) ist eine lebenslange Erhaltungstherapie indiziert.

3.2.4 Sideroblastische Anämie

▶ Definition. Von einer sideroblastischen Anämie spricht man, wenn das Blutbild eine Anämie und der Knochenmarkbefund vermehrt eisenhaltige Erythroblasten (= Ringsideroblasten) zeigt.

Ätiopathogenese: Als sideroblastische Anämien bezeichnet man eine heterogene Gruppe von Anämien. Gemeinsames Kennzeichen ist der Nachweis von sog. Ringsideroblasten im Knochenmark. Zugrunde liegt eine **Störung der Eisenverwertung in der Hämoglobinsynthese**. Häufig sind ein myelodysplastisches Syndrom (MDS) oder Alkohol (Fehlernährung des Alkoholikers, mögl. auch Antagonismus zu Pyridoxalphosphat) die Ursache. Es kann aber auch Folge einer Blei- oder Zinkvergiftung, eines Kupfer- oder Vitamin-B_6-Mangels oder einer Therapie mit Isoniazid (INH) oder Chloramphenicol sein. Bei der seltenen angeborenen, X-chromosomalen (betrifft somit nur Männer) sideroblastischen Anämie liegt eine Mutation – meist der erythrozytären Delta-Aminolävulinsäure-(δ-ALA)Synthetase – vor. Andere, noch seltenere Mutationen sind beschrieben.

Klinik: Die Haut ist fahlgelb. Manchmal sind Milz und Leber aufgrund der vermehrten Eisenablagerung (Hämochromatose) vergrößert.

Diagnostik: Der **Blutausstrich** zeigt **hypochrome, mikrozytäre**, z. T. auch anderweitig auffällige **Erythrozyten** (Targetzellen, Pappenheim-Körperchen, Siderozyten, s. Tab. **K-2.2**, S. 1157), evtl. zusätzlich normochrome Erythrozyten (Dimorphismus = 2 verschiedene Erythrozytenpopulationen).
Serumferritin und **Serumeisen** sind **erhöht** (wichtiges Abgrenzungskriterium zur Eisenmangelanämie!). Eine Leuko- oder Thrombozytopenie weist auf ein MDS hin (S. 1214).

▶ Merke. Im **Knochenmark** ist die Erythrozytopoese gesteigert, das Speichereisen vermehrt. Die Diagnose basiert auf dem Nachweis von **Ringsideroblasten** – Erythroblasten, die nach Berliner-Blau-(= Eisen-)Färbung einen Ring von Granula um den Kern aufweisen.

Differenzialdiagnose: Andere hypochrome Anämieformen, insbesondere eine Eisenmangelanämie, sind abzugrenzen.

Therapie: Die X-chromosomale sideroblastische Anämie spricht auf Substitution von Pyridoxin (Vitamin B_6) an. Bei den erworbenen Formen sollten ein Vitaminmangel ausgeglichen oder verursachende Medikamente abgesetzt werden. Bei Eisenüberladung muss Eisen entzogen werden (S. 604).

3.2.5 Renale Anämie

▶ Definition. Unter renaler Anämie versteht man eine Verminderung des Hb- oder Hkt-Wertes als Folge einer chronischen Niereninsuffizienz. Dabei ist weitgehend gleichgültig, welche Nierenerkrankung der Niereninsuffizienz zugrunde liegt.

Epidemiologie: Die Überlebenszeit der Patienten hat zugenommen, und mit ihr die Häufigkeit dieser Anämieform.

Pathogenese: Ursächlich ist die **verminderte Erythropoetinproduktion** der erkrankten Nieren, toxische Urämiegifte **verkürzen** die **Erythrozytenüberlebenszeit**. Zudem kommt es als Folge der Dialysetherapie häufig zu **Eisen- und Folsäuremangel**.

Klinik: Im Vordergrund stehen die Symptome der Nierenerkrankung und Leistungsabfall.

Diagnostik: Das **Blutbild** zeigt, sofern kein Eisenmangel besteht, eine **normochrome, normozytäre Anämie**. Die **Retikulozyten** sind **vermindert**. Manchmal finden sich Hämolysezeichen.

▶ Merke.

Differenzialdiagnose: Auszuschließen ist eine gleichzeitige Beeinträchtigung der Nieren und der Hämatopoese durch LE, HUS, Bleiintoxikation oder Medikamente.

Therapie: Therapie der Wahl ist die Gabe von rekombinantem **Erythropoetin** (rHuEPO), **pegyliertem Erythropoetin** oder von **Darbopoetin**. Sie beseitigen die renale Anämie. Relevante Nebenwirkungen sind **Blutdruckanstieg**, **Thromboseneigung** und bei **s. c. Applikation von rHuEPO** eine **Pure Red Cell Aplasia** als Folge von **Anti-Erythropoetin-Antikörpern**. rHuEPO sollte deshalb **i. v. verabreicht** werden.

Eisen- oder Folsäuremangel muss beseitigt werden.

3.2.6 Hepatogene Anämie

▶ Definition.

Ätiopathogenese: Pathomechanismen der Anämie sind
- **Blutverlust**, z. B. aus Ösophagusvarizen bei Leberzirrhose
- **Hämolyse:** Bei schweren Lebererkrankungen und Splenomegalie führen Veränderungen der Erythrozytenmembran zu verstärktem Erythrozytenabbau in der Milz.

Epidemiologie: Dank der Fortschritte in der Dialysebehandlung leben immer mehr Patienten mit chronischer Niereninsuffizienz länger. Entsprechend ist in den letzten Jahrzehnten die Zahl der Patienten mit renaler Anämie gestiegen.

Pathogenese: Ursache der renalen Anämie ist die **verminderte Erythropoetinproduktion** der erkrankten Nieren. Wahrscheinlich bremsen zusätzliche Mechanismen (Urämietoxine, Entzündungen, Infekte) die Erythropoese, denn eine Steigerung der Dialysefrequenz verbessert das Ansprechen der Erythropoese auf Erythropoetin. Die toxische Wirkung von Urämiegiften führt zu einer **verkürzten Erythrozytenüberlebenszeit**. Die Dialysetherapie geht zudem häufig mit **Eisenmangel** (chronischer Blutverlust und schlechtere Eisenresorption durch die Dialyse) und mit **Folsäuremangel** (Übertreten der Folsäure aus dem Serum in das Dialysat) einher.

Klinik: Im Vordergrund stehen die Symptome der Nierenerkrankung. Hinzu kommen Schwäche und Leistungsabfall als Folge der Anämie.

Diagnostik: Die Anamnese ergibt eine chronische Niereninsuffizienz. Das **Blutbild** zeigt, sofern kein Eisenmangel besteht, eine **normochrome, normozytäre Anämie** (bei Eisenmangel ist die Anämie hypochrom). Die **Retikulozytenzahl** ist **vermindert**. Die Schwere der Anämie korreliert mit der Höhe des Kreatininwertes. In manchen Fällen findet man Zeichen einer Hämolyse (vermindertes Haptoglobin, erhöhte LDH).

▶ **Merke.** Eisen- und Folsäuremangel müssen ausgeschlossen werden (Bestimmung von Serumferritin, Serumeisen und Serumtransferrin bzw. des Folsäurespiegels im Serum).

Differenzialdiagnose: Abzugrenzen sind Erkrankungen und Medikamente, die gleichzeitig die Nierenfunktion und die Blutbildung beeinträchtigen, wie Lupus erythematodes (LE), hämolytisch-urämisches Syndrom (HUS), Bleiintoxikation, Cisplatin, Antibiotika (z. B. β-Laktam-Antibiotika) und Schmerzmittel (z. B. nonsteroidale Antiphlogistika). Es kann natürlich eine von der Nierenerkrankung unabhängige hämatologische Störung vorliegen (z. B. MDS).

Therapie: Therapie der Wahl ist die Applikation von gentechnisch gewonnenem, rekombinantem humanem **Erythropoetin** (rHuEPO; es gibt mehrere rekombinante Varianten: Epoetin α, β bis ω), von **pegyliertem Erythropoetin** (Handelsname: Mircera) oder von **Darbopoetin** (Handelsname: Aranesp), beides Erythropoetin-Analoga mit längerer Halbwertszeit. Sie beseitigen die renale Anämie. Die häufigste Nebenwirkung ist ein **Blutdruckanstieg**. Da Hämatokrit und Blutviskosität ansteigen, nehmen das **Thromboserisiko** und die Gerinnungsneigung des Blutes in den Dialysegeräten zu. Bei **s. c. Applikation von rHuEPO** können **Anti-Erythropoetin-Antikörper** und als Folge davon eine **Pure Red Cell Aplasia** (s. S. 1180) auftreten (Häufigkeit ca. 1 : 800). Diese Risiko scheint bei **i. v. Applikation** nicht zu bestehen, weshalb diese **vorzuziehen** ist (Dosierung 3 × 40 I.E./kg KG/Woche, bei unzureichendem Anstieg der Retikulozytenzahl 3 × 80 I.E./kg KG).

Beim hämodialysierten Patienten, und insbesondere bei unzureichender Ansprache auf Erythropoetin oder seinen Analoga, muss ein Eisen- oder Folsäuremangel ausgeschlossen werden. Bluttransfusionen sollten auf ein Minimum reduziert werden (Hepatitisrisiko).

3.2.6 Hepatogene Anämie

▶ **Definition.** Unter hepatogener Anämie versteht man eine Verminderung des Hb- oder Hkt-Wertes als Folge einer chronischen Lebererkrankung.

Ätiopathogenese: Für die Anämie sind verschiedene Mechanismen verantwortlich:
- **Blutverlust:** Blutungen aus dem Gastrointestinaltrakt, z. B. aus Ösophagusvarizen bei Leberzirrhose
- **Hämolyse:** Bei schweren Lebererkrankungen (z. B. alkoholtoxischem Leberschaden) verändert sich die Zusammensetzung der Erythrozytenmembran (Cholesterin ↑, Phospholipide ↓). Deshalb sind die Erythrozyten schlecht verformbar und werden in der Milz abgebaut. Hinzu kommt, dass bei vielen Lebererkrankungen die Milz ohnehin vergrößert ist, was die Hämolyse verstärkt.

- **verminderte Erythropoese:** Bei schwerer Leberfunktionsstörung ist auch die Nierenfunktion eingeschränkt (hepatorenales Syndrom, s. S. 630) und der Erythropoetinspiegel deshalb weniger hoch, als es der Schweregrad der Anämie erwarten lässt. Dazu kommen weitere, die Erythropoese hemmende Einflüsse (Alkoholtoxizität, Folsäure-, Vitamin-B_{12}-, Eisenmangel infolge Fehlernährung, Virustatika bei chronischer Virushepatitis).

Klinik: Das klinische Bild wird von der Lebererkrankung bestimmt (z. B. Palmarerythem, Abdominalglatze, Spider naevi [Naevus araneus]). Hinzu kommt eine zunehmende Schwäche als Folge der Anämie. Eine begleitende Thrombozytopenie und Gerinnungsfaktorveränderungen können die Blutungsneigung verstärken. Das **Zieve-Syndrom** (s. S. 614) ist ein spezielles klinisches Bild bei chronischem Alkoholabusus und beschreibt die Kombination von **Ikterus, Hyperlipidämie** und **Hämolyse**. Charakteristisch sind Oberbauchschmerzen. Die Hämolyse bessert sich bei Alkoholabstinenz.

▶ **Merke.** Der chronisch Leberkranke hat selten einen Hb-Wert < 8–9 g/dl. Bei einem Hb < 8 g/dl muss deshalb von einer Blutung in den Gastrointestinaltrakt (z. B. aus Ösophagusvarizen) ausgegangen und eine Endoskopie durchgeführt werden.

Therapie: Bei akuter Blutung gibt man Erythrozytenkonzentrate. Häufig liegt auch eine Gerinnungsstörung vor, dann müssen evtl. Gerinnungsfaktoren substituiert werden. Bei chronischer Lebererkrankung sind häufig die Thrombozyten erniedrigt, meist aber nur in einen Bereich von 50 000–100 000/µl, sodass man in der Regel auf eine Thrombozytengabe verzichten kann.

Alle anderen Formen der hepatogenen Anämie entwickeln sich langsam, sodass der Organismus Zeit zur Adaptation hat. Nur bei starken Beschwerden (z. B. Angina pectoris, Atemnot, ausgeprägte Schwäche) sollte eine Auftransfusion bis zu einem Hb-Wert von 10–11 g/dl erfolgen. Die Splenektomie ist nur bei ausgeprägter Hämolyse oder Thrombozytopenie indiziert.

3.2.7 Entzündungs- oder Tumoranämie

▶ **Definition.** Als Entzündungs- oder Tumoranämie (engl. anemia of chronic disease) bezeichnet man eine Anämie, die im Zusammenhang mit einer chronischen Entzündung infektiöser oder nicht infektiöser Genese oder einem Tumor auftritt.

Epidemiologie: Die Entzündungs- oder Tumoranämie ist nach dem Eisenmangel die zweithäufigste Anämieform.

Ätiopathogenese: Im Rahmen von Entzündungen oder Tumorerkrankungen (Tab. **K-3.13**) setzen Zellen des Immunsystems **Zytokine** (z. B. IL-6) frei, die in der Leber die Produktion und Sekretion des Akut-Phase-Proteins **Hepcidin** stimulieren. Hepcidin **hemmt** die intestinale **Eisenresorption und die Freisetzung von Speichereisen** aus dem monozytären Phagozytensystem (MPS, älterer Ausdruck: retikuloendotheliales System – RES) (s. Abb. **K-1.4b**, S. 1151). Infolgedessen sinkt der Serumeisenspiegel und es steht weniger Eisen für die Erythropoese zur Verfügung. Hinzu kommt ein **vermindertes Ansprechen der Erythroblasten auf Erythropoetin**. Bei Prozessen im Gastrointestinaltrakt, die mit **Blutverlust** einhergehen (Morbus Crohn, Colitis ulcerosa, kolorektales Karzinom), kann ein echter Eisenmangel noch dazukommen.

≡ K-3.13 Die häufigsten Ursachen der Entzündungs- oder Tumoranämie

Ursachen	Beispiele
chronische Infektion	Tuberkulose, subakute Endokarditis, Osteomyelitis, Lungenabszess, AIDS
chronische nicht infektiöse Entzündung	rheumatoide Arthritis, systemischer Lupus erythematodes, Riesenzellarteriitis, Sarkoidose, Morbus Crohn, Colitis ulcerosa
Tumorerkrankung	Bronchialkarzinom, Mammakarzinom, Morbus Hodgkin u. a.

Klinik: Führend sind die Symptome der Grunderkrankung (z. B. subfebrile Temperaturen bei Tuberkulose, undulierendes Fieber bei Morbus Hodgkin). Die Anämie verstärkt die bereits bestehende Leistungsminderung und Schwäche.

Diagnostik und Differenzialdiagnose: Das **Blutbild** zeigt zu Beginn der chronischen Erkrankung eine normochrome, normozytäre, im weiteren Verlauf eine hypochrome, mikrozytäre Anämie. Der Hb-Wert liegt normalerweise nicht unter 9 g/dl (außer wenn zusätzlich eine Blutung besteht). Die **Retikulozytenzahl** ist nicht erhöht (verminderte Erythropoese!). Im Unterschied zur Differenzialdiagnose Eisenmangelanämie sind **Serumeisen** und **-transferrin** vermindert, das **Serumferritin** ist **erhöht**, die Serumkonzentration der **löslichen Transferrinrezeptoren** ist nicht erhöht. Ein erhöhter löslicher Transferrinrezeptor bei einer Entzündungsanämie weist auf einen zusätzlichen echten Eisenmangel hin.

Häufig wird eine Knochenmarkpunktion durchgeführt. Charakteristisch ist eine verminderte Erythropoese, während die Granulopoese betont ist (Entzündung!). Bei eindeutiger klinischer Situation kann jedoch auf eine Knochenmarkpunktion verzichtet werden.

▶ **Merke.** Bei jeder normo- bis hypochromen Anämie mit niedrigem Serumeisen und hohem Serumferritin sollte eine entzündliche oder Tumorerkrankung ausgeschlossen werden.

Therapie: Entscheidend ist die Behandlung der Grunderkrankung. Da sich die Anämie langsam entwickelt, haben die Patienten meist kaum Beschwerden. Nur bei ausgeprägten Symptomen (z. B. Angina pectoris, Atemnot) sollte man eine Bluttransfusion erwägen. Die Gabe von oralem oder intravenösem Eisen ist bei der chronischen Entzündungsanämie nicht sinnvoll, es belastet den Magen, wird schlecht resorbiert und führt nur zur Eisenakkumulation in den Speichern.

Bei Tumorpatienten, die im Rahmen der Chemotherapie (häufig nach Cisplatin) eine Anämie entwickeln, wird Erythropoetin erfolgreich eingesetzt. Die Gabe von Erythropoetin kann in dieser speziellen Ausnahmesituation mit der Gabe von intravenösem Eisen kombiniert werden. Die Anämie erholt sich dann schneller, weil das i. v. Eisen unter der Wirkung von Erythropoetin direkt der Erythropoese zur Verfügung steht und nicht nur im MPS abgespeichert wird.

Bei chronischen Entzündungen und Infektionen (z. B. rheumatoide Arthritis, AIDS) gibt es ebenfalls positive Erfahrungen mit der Gabe von Erythropoetin; für diese Indikation besteht in Deutschland jedoch keine arzneimittelrechtliche Zulassung.

▶ **Merke.** Die viel geübte alleinige Eisensubstitution bei Krebskranken ist eine sinnlose Maßnahme, weil nur selten ein echter Eisenmangel vorliegt. Der Patient hat davon eigentlich nur Beschwerden (Appetitlosigkeit), keinen Nutzen. Meist ist nämlich nur das Serumeisen niedrig, Ferritin aber hoch, als Zeichen der „Anemia of chronic Disease". Die Gabe von Erythrozytenkonzentraten oder Erythropoetin dagegen führt oft zu einer deutlichen Besserung des Allgemeinbefindens. Nur bei Tumorpatienten mit chemotherapieinduzierter Anämie kann die Kombination von Erythropoetin und intravenöser Eisensubstitution sinnvoll sein.

▶ **Klinischer Fall.** Eine 85-Jährige, allein lebend, wird vom Hausarzt wegen leichter Anämie seit 1 Jahr mit einem Eisenpräparat behandelt. In diesem Zeitraum hat sie 3 kg abgenommen – wegen Appetitmangels esse sie wenig. Wegen des Verdachts einer Altersdepression verschreibt der Hausarzt zusätzlich ein Antidepressivum. Dann berichtet die Patientin, ihr Stuhlgang sei dunkel. Zum Ausschluss einer gastrointestinalen Blutung wird sie stationär aufgenommen. Der Stuhl ist dunkel, aber die Haemoccult-Tests sind negativ. Der Hb liegt bei 11,5 g/dl, das MCV bei 80 fl, Serumeisen und Transferrin sind erniedrigt. Das Serumferritin ist jedoch mit 250 µg/l erhöht. Die Patientin wird trotzdem gastroenterologisch untersucht, es findet sich ein Non-Hodgkin-Lymphom niedriger Malignität in der Magenschleimhaut. Die Stuhlverfärbung ist demnach auf das Eisenpräparat zurückzuführen und es besteht keine Blutungs-, sondern eine tumorassoziierte Anämie. Die Patientin lehnt eine Therapie ab und wird vom Hausarzt weiter betreut. Sie verstirbt 6 Monate später an einer Lungenembolie.

3.2.8 Aplastische Anämie

▶ **Definition.** Von aplastischer Anämie (ältere Bezeichnung: Panmyelophthise, Panmyelopathie) spricht man bei Vorliegen einer Bi- oder Trizytopenie (Anämie und/oder Leuko- und/oder Thrombozytopenie), die durch eine Hypo- oder Aplasie des Knochenmarks bedingt ist.

Eine Knochenmarkhypo- oder -aplasie nach Chemotherapie oder Bestrahlung hat eine unterschiedliche Pathophysiologie und wird nicht als aplastische Anämie im engeren Sinne verstanden.

Epidemiologie: Die aplastische Anämie ist selten (Häufigkeit 1 : 500 000).

Ätiopathogenese: In über 80 % der Fälle lässt sich keine Ursache der Knochenmarkinsuffizienz ermitteln (idiopathische Form). In 10 % der Fälle ist eine Virusinfektion, in 5 % Medikamenten- oder Chemikalienexposition der Auslöser. Zu weiteren Ursachen erworbener aplastischer Anämien s. Tab. **K-3.14** und Tab. **K-3.15**. Angeborene Formen (Fanconi-, Blackfan-Diamond-Anämie) sind selten. Als Pathomechanismus der idiopathischen und der meisten erworbenen Fälle vermutet man eine fehlgesteuerte Immunreaktion von T-Lymphozyten gegen hämatopoetische Stammzellen.

Epidemiologie: seltene Anämieform.

Ätiopathogenese: Über 80 % der Fälle sind idiopathisch, in 10 % sind Viren, in 5 % Medikamente oder Chemikalien die Auslöser. Zu weiteren Ursachen s. Tab. **K-3.14** und Tab. **K-3.15**. Angeborene Formen (z. B. Fanconi-Anämie) sind ebenfalls selten.

K-3.14 Ursachen erworbener aplastischer Anämien

- idiopathisch
- angeboren (z. B. Fanconi-Anämie, selten)
- Virusinfekte (HBV, HCV, CMV, EBV, Parvovirus B19, HIV)
- Medikamente (Tab. **K-3.15**), dosisabhängig oder idiosynkratisch
- erworbene Genmutation (paroxysmale nächtliche Hämoglobinurie = PNH, S. 1184)
- Chemikalien (Benzol), Insektizide (DDT)
- Schwermetalle (Gold- und Quecksilberverbindungen)
- Schwangerschaft (selten)
- Thymom (selten)
- radioaktive Strahlung (so bei Marie Curie)

K-3.15 Potenziell knochenmarkschädigende Medikamente (Beispiele)

Substanzgruppe	Beispiele
Analgetika	ASS, nichtsteroidale Antirheumatika (z. B. Diclofenac, Ibuprofen, Indomethacin), Phenylbutazon, Metamizol
Antibiotika	Streptomycin, Penicillin, Cephalosporine, Chloramphenicol, Ciprofloxazin, Gentamycin, Metronidazol, Pyrimethamin, Sulfonamide, Vancomycin
Tuberkulostatika	Isoniazid, Ethambutol, Rifampicin
Antirheumatika	Goldsalze, Methotrexat, Penicillamin
Antikonvulsiva	Carbamazepin, Phenytoin, Valproinsäure
Neuroleptika, Antidepressiva	Chlordiazepoxid, Clozapin, Diazepam, Haloperidol, Imipramin, Meprobamat
Malariamittel	Chinin, Primaquin, Chloroquin
Antiarrhythmika	Amiodaron, Chinidin
Thyreostatika	Carbimazol, Methimazol, Thiouracil
weitere Medikamente	Antihistaminika, Allopurinol, Interferon, L-Dopa, orale Antidiabetika

Klinik: Die kurzlebigen Granulozyten und Thrombozyten verschwinden als Erste, die Folge sind Infektionen und Blutungen. Erst später treten Symptome der Anämie (S. 1162) auf. Hepatosplenomegalie und Lymphknotenvergrößerung sind nicht typisch und sprechen eher gegen eine aplastische Anämie.

Diagnostik und Differenzialdiagnose: Das **Blutbild** zeigt eine Bi- oder Trizytopenie; die **Retikulozytenzahl** ist vermindert. Nach der Zellzahl unterscheidet man 3 Schweregrade (Tab. **K-3.16**). Eine Leukozytopenie beruht primär auf einer Verminderung der neutrophilen Granulozyten, nur in schweren Fällen tritt eine Mono- und Lymphozytopenie hinzu. Der **Blutausstrich** zeigt keine atypischen Zellen (Abgrenzung zur Leukämie).

Klinik: Leuko- und Thrombozytenschwund führten zu Infektionen und Blutungen, später kommen Anämiesymptome hinzu. Hepatosplenomegalie ist nicht typisch.

Diagnostik und Differenzialdiagnose: Das **Blutbild** zeigt eine Bi- oder Trizytopenie; die **Retikulozytenzahl** ist vermindert (Tab. **K-3.16**). Der **Blutausstrich** ist frei von atypischen Zellen (Abgrenzung zur Leukämie).

K-3.16 Schweregrade der aplastischen Anämie

Schweregrad	Neutrophile	Thrombozyten	Retikulozyten
mäßig schwere aplastische Anämie (nSAA)	< 1 000/μl	< 50 000/μl	< 60 000/μl
schwere aplastische Anämie (SAA)	< 500/μl	< 20 000/μl	< 20 000/μl
sehr schwere aplastische Anämie (vSAA)	< 200/μl	< 20 000/μl	< 20 000/μl

K-3.16

Die **Knochenmarkzytologie und -histologie** ergibt ein zellarmes, „leeres" Knochenmark: Nur Plasmazellen, Mastzellen und einige Lymphozyten sind übrig. Vitamin- und Eisenmangel, hypoplastische Leukämieformen (bis zu ⅓ der Leukämien beginnen mit einem panzytopenischen peripheren Blutbild) und MDS können ausgeschlossen werden. Beim MDS kann das Knochenmark selten auch einmal hypoplastisch sein. Zytogenetische Veränderungen sprechen dann für ein MDS und gegen eine aplastische Anämie. Eine Haarzell-Leukämie, die häufig mit einer Panzytopenie im peripheren Blut auftritt, wird durch die Knochenmarkpunktion rasch erkannt, sie hat außerdem eine Monozytopenie.

Weiterhin sind notwendig: **Serologie** zum Ausschluss von Virusinfektionen (s. Tab. K-3.14), Bestimmung der **LDH** (bei aplastischer Anämie im Gegensatz zur PNH nicht erhöht) und der **antinukleären Antikörper** (Lupus erythematodes?), **Röntgen-Thorax** (Thymom?) und **Abdomensonografie** (Hypersplenismus?), Ausschluss Vitamin-B_{12}- oder Folsäuremangel.

Therapie: Die Indikation zur Transfusion von Erythrozyten und Thrombozyten richtet sich nach der Schwere der Anämie und den Blutungssymptomen. Bei niedrigen Granulozytenzahlen sind Infektionsprophylaxe (strenge Einhaltung der Hygienemaßnahmen, Isolation) und -therapie essenziell.

Unter der Vorstellung, dass zumindest die idiopathische Form immunvermittelt ist, wird mit einer Tripeltherapie (Antithymozytenglobulin [ATG] + Ciclosporin A + Kortikosteroide) in 60–80 % der Fälle eine deutliche Besserung erreicht. Es scheint, dass Antithymozytenglobulin vom Pferd dem ähnlichen Präparat vom Kanninchen überlegen ist. Die Gabe von ATG sollte immer mit Steroiden begleitet werden, um Infusionsreaktionen zu minimieren.

Bei Rezidiven und besonders bei jungen Patienten (< 40 J.) mit schweren Verlaufsformen muss frühzeitig eine allogene Stammzelltransplantation erwogen werden. Die Effektivität von Erythropoetin und Granulozyten-Wachstumsfaktoren ist umstritten. Bei aplastischer Anämie infolge Parvovirusinfektion können Immunglobulininfusionen hilfreich sein.

Prognose: Die Prognose der nur supportiv behandelten Patienten ist schlecht. Patienten mit aplastischer Anämie haben nach immunsuppressiver Therapie oder nach Stammzelltransplantation ein erhöhtes Risiko, eine AML oder ein MDS zu entwickeln.

3.2.9 Pure Red Cell Aplasia und amegakaryozytäre Thrombozytopenie

Eine selektive Aplasie der erythropoetischen Vorläuferzellen wird als **Pure Red Cell Aplasia (PRCA, Erythroblastophthise)** bezeichnet. Die Ursache ist meist unklar. Bei Patienten, die Erythropoetin erhalten, macht man Antikörper gegen körpereigenes oder rekombinantes Erythropoetin verantwortlich. Bei Kindern mit Sphärozytose, Sichelzellkrankheit oder Thalassämie, d. h. mit einer kompensatorisch gesteigerten Erythropoese, führt eine Parvovirus-B19-Infektion zu einer PRCA.

Die sehr seltene **amegakaryozytäre Thrombozytopenie** ist durch ein selektives Fehlen der Megakaryozyten gekennzeichnet. Auch hier wird eine Immunreaktion gegen die Stammzellen der Thrombopoese vermutet.

▶ **Klinischer Fall.** Bei einem 55-jährigen Mann zeigt das Blutbild einen Hb von 7,5 g/dl, 20 000 Thrombozyten/μl und 1 200 Leukozyten/μl. Das Knochenmark ist stark hypoplastisch, zeigt aber keine atypischen Zellen. Eine schädigende Noxe lässt sich nicht nachweisen. Eisen-, Vitamin-B_{12}- und Folsäurespiegel sind im Normbereich. Eine Tripeltherapie wird begonnen. Erythrozytenkonzentrate werden transfundiert, wenn der Patient über zunehmende Schwäche klagt oder der Hb unter 8,0 g/dl fällt. Thrombozytenkonzentrate werden nur bei Blutung verabreicht. Innerhalb von 6 Monaten wird der Patient wegen Soorösophagitis, Pneumokokkenpneumonie und schwerer gastrointestinaler Blutung mehrfach stationär behandelt. Nach 9 Monaten steigt zunächst die Thrombozytenzahl, gefolgt von Leukozyten und Hb. Nach 1 Jahr beträgt der Hb 10,5 g/dl, Leukozyten 3 000/μl, Thrombozyten 89 000/μl. Es bestehen keine Beschwerden. Die immunsuppressive Therapie wird über 1 Jahr langsam reduziert und schließlich beendet. Aktuell hat der Patient weiterhin eine leichte Zytopenie (Hb 11 g/dl, Leukozyten 3 200/μl, Thrombozyten 101 000/μl); man spricht von einer „Narbe" der aplastischen Anämie im Blutbild.

3.2.10 Hämolytische Anämien

Übersicht

▶ Definition. Unter **Hämolyse** versteht man den vorzeitigen Abbau oder die intravasale Zerstörung von Erythrozyten. Gleicht die kompensatorisch gesteigerte Erythropoese den Erythrozytenverlust aus, liegt der Hb- bzw. Hkt-Wert also im Normbereich, spricht man von **kompensierter Hämolyse**. Übersteigt die Zahl der zugrunde gegangenen die der neu gebildeten Erythrozyten, sinkt der Hb- bzw. Hkt-Wert unter die Norm und es liegt eine **hämolytische Anämie** vor.

Einteilung: Je nachdem, ob der Auslöser der Hämolyse im Erythrozyten oder außerhalb davon zu finden ist, unterscheidet man **korpuskuläre** und **extrakorpuskuläre** hämolytische Anämien (Tab. **K-3.17**).

K-3.17 Einteilung der hämolytischen Anämien

korpuskuläre hämolytische Anämien (meist angeboren)	extrakorpuskuläre hämolytische Anämien (stets erworben)
Anomalien der Erythrozytenmembran - hereditäre Sphärozytose - hereditäre Elliptozytose - PNH = paroxysmale nächtliche Hämoglobinurie (erworben)	**Immunhämolyse** - **autoimmunhämolytische Anämien** (AIHA): Wärme-, Kälte- oder bithermische Auto-Antikörper richten sich gegen Antigene eigener Erythrozyten - **alloimmunhämolytische Anämien:** Antikörper richten sich gegen Antigene fremder Erythrozyten. Beispiele: hämolytische Transfusionsreaktion, fötale Erythroblastose bei Rh- oder AB0-Inkompatibilität, Anämie nach Organtransplantation - **medikamentös induzierte immunhämolytische Anämie:** man unterscheidet (s. S. 1195): Methyldopa-Typ, Immunkomplex-Typ (viele Medikamente), Hapten-Typ (z. B. Penicillin)
Enzymdefekte der Erythrozyten* (angeboren) - Glukose-6-phosphat-Dehydrogenase-Mangel - Pyruvatkinasemangel	**toxische Hämolyse (dosisabhängig)** - **Medikamente**, z. B. Sulfonamide - **Toxine/Erreger**, z. B. Schlangengifte, Malariaerreger (Plasmodium)

angeborene Störungen der Hämoglobinsynthese (Hämoglobinopathien)
- **Synthese abnormer Hämoglobine (qualitative Hämoglobinopathie)*:**
  – Sichelzellkrankheit (Synthese von HbS)
  – Hämoglobin-C-Krankheit (Synthese von HbC)
- **verminderte Synthese normaler Hämoglobine (quantitative Hämoglobinopathie):** Thalassämien
	mechanische Hämolyse
	- Marschhämoglobinurie
	- Hämolyse nach Herzklappenersatz
	- mikroangiopathische Anämien (thrombotisch-thrombozytopenische Purpura = TTP, hämolytisch-urämisches Syndrom = HUS)
	- disseminierte intravasale Gerinnung (DIC)
	Hypersplenismus
	- Splenomegalie (Folge portaler Hypertension, einer Entzündung, Stoffwechselerkrankung oder einer malignen Erkrankung hämatopoetischer Zellreihen, S. 1260) führt zu einer Zunahme der Blutfiltration in der Milz und somit zu verstärktem Erythrozytenabbau.

* Aufgeführt sind die häufigsten Enzymdefekte bzw. abnormen Hämoglobine.

Klinik und Diagnostik: Allgemeine physische und laborchemische Zeichen der **chronischen Hämolyse** sind in Tab. **K-3.18** aufgeführt. Bei einigen Formen der hämolytischen Anämie führen akute Allgemeininfektionen zu einer Exazerbation der chronischen Hämolyse (**hämolytische Krise**). Diese ist meist bedingt durch intravasale Hämolyse, selten durch akute Zunahme der Milzgröße. Bei starker Hämoglobinurie droht Nierenversagen.

Die Infektion mit Parvovirus B19 (Ringelröteln) löst bei Patienten mit chronischer Hämolyse (deren Erythropoese also ständig kompensatorisch gesteigert ist, z. B. Kugelzellenanämie) eine **aplastische Krise** aus, da sie die Erythropoese vorübergehend (5–10 Tage) hemmt. Wegweisend ist das Absinken der Retikulozytenzahl (bis auf Null).

▶ Merke. Wichtige diagnostische Mittel zur **Klärung der Ursache der Hämolyse** sind
- Anamnese: Vorerkrankungen (z. B. Gallen- [Bilirubin-]steine bei chronischer Hämolyse, Infektion)? Familien- und Medikamentenanamnese, Auslandsaufenthalt (Infektion?), Ernährung (Favabohnen?)
- Blutausstrich: Erythrozytenmorphologie (S. 1155).

Je nach der sich hieraus ergebenden Verdachtsdiagnose schließen sich weiterführende Untersuchungen an (z. B. direkter Coombs-Test [S. 1194] bei V. a. immunhämolytische Anämie, Hb-Elektrophorese bei V. a. Hämoglobinsynthesestörung).

K-3.18 Allgemeine laborchemische Zeichen der Hämolyse

- normochrome Anämie (MCH 28–32 pg)
- indirektes (= unkonjugiertes) und Gesamtbilirubin im Serum erhöht, konjugiertes Bilirubin normal
- Haptoglobin erniedrigt (< 100 mg/dl)
- LDH i. S. deutlich erhöht (> 240 U/l)
- Erythrozytenüberlebenszeit verkürzt
- freies Hb i. S. erhöht, Hämoglobinurie (fakultativ)
- Retikulozytenzahl erhöht
- hyperregeneratorisches Knochenmark mit gesteigerter Erythropoese
- Größen- und Formveränderungen der Erythrozyten im Ausstrich (abhängig von der jeweiligen Diagnose)
- bei Immunhämolyse häufig positiver Coombs-Test (direkt und indirekt), bei anderen Formen negativer Test

Therapie: s. Krankheitsbilder.

Therapie: Diese ist abhängig von der Art des zellulären Defektes (s. Krankheitsbilder).

Hereditäre Sphärozytose

▶ **Synonym.**

▶ **Synonym.** Kugelzellenanämie

Epidemiologie: Häufigste angeborene hämolytische Anämie in Europa.

Epidemiologie: Die hereditäre Sphärozytose ist die häufigste angeborene hämolytische Anämie in Europa und Nordamerika (Prävalenz 1 : 2 000).

Ätiopathogenese: Mangelnde Verankerung des Zytoskeletts in der Erythrozytenmembran (durch Gendefekt) bedingt eine **verminderte osmotische Resistenz** der Erythrozyten. Diese **Sphärozyten** sind **rigide** und werden in der Milz abgebaut.

Ätiopathogenese: Die **Verankerung des Zytoskeletts in der Erythrozytenmembran** ist **gestört**, weil das Gen eines der verantwortlichen Proteine (α- oder β-Spektrin, Ankyrin, Proteinbande 3 oder Protein 4.2 u. a. bisher nicht definierte Gendefekte) eine Mutation aufweist. Dies führt zu Na^+- und Wassereinstrom (**verminderte osmotische Resistenz**). Die kugelförmigen Erythrozyten (= **Sphärozyten**) sind **kaum verformbar** und werden deshalb in der Milz verstärkt abgebaut (S. 1260). Der Erbgang ist meist autosomal-dominant, es gibt aber auch autosomal-rezessive Fälle und natürlich Neumutationen.

Klinik: Typische Symptome sind **Blässe**, **Ikterus**, **Splenomegalie**, evtl. **Gallensteine** bereits im Jugendalter. Eine unbehandelte schwere Anämie hat Retardierung (sog. **lienaler Infantilismus**) und **konstitutionelle Anomalien** zur Folge. Infektionen triggern **hämolytische oder aplastische Krisen** (S. 1181).

Klinik: Meist besteht eine mittelgradige Anämie, die im Jugendalter aufgrund von ungewöhnlicher **Blässe**, **Ikterus**, **Splenomegalie** oder – seltener – **Gallensteinen** (vermehrte Bilirubinausscheidung mit der Galle!) festgestellt wird. Eine schwere Anämie äußert sich durch ausgeprägten Icterus neonatorum und geht, wenn sie nicht behandelt wird, mit körperlicher und geistiger Retardierung (sog. **lienaler Infantilismus**) sowie **konstitutionellen Anomalien** einher (z. B. Turm- oder Rundschädel, Spitzbogengaumen, Finger- und Fußanomalien). Gelegentlich sieht man Hautulzerationen an den Unterschenkeln. Infektionen (z. B. Parvo B19) können **hämolytische oder aplastische Krisen** (S. 1181) auslösen.

Diagnostik und Differenzialdiagnose: Die **Familienanamnese** ist, anders als bei hepatogener, lymphom- oder MPN-bedingter Anämie, i. d. R. **positiv**. Im **Blutausstrich** finden sich **Mikrosphärozyten** (Abb. **K-3.4**). Die Abgrenzung zu AIHA (ebenfalls Kugelzellen!) gelingt mittels direktem Coombs-Test. Das **Blutbild** zeigt typischerweise ein **erhöhtes MCHC** (MCV ↓).

Diagnostik und Differenzialdiagnose: Im Unterschied zu anderen mit Splenomegalie einhergehenden Anämieformen (hepatogene Anämie, Anämie bei Lymphom oder myeloproliferativen Neoplasien [MPN]) ist die **Familienanamnese** i. d. R. **positiv** (s. o.). Der **Blutausstrich** zeigt neben normalen Erythrozyten einen variablen Anteil (häufig < 10 %, gelegentlich aber auch bis 50 %) kleiner, kugelförmiger, hämoglobinreicher Erythrozyten ohne zentrale Aufhellung (**Mikrosphärozyten**, Abb. **K-3.4**). Kugelzellen kommen auch bei autoimmunhämolytischen Anämien (AIHA) vor; die Abgrenzung gelingt mittels direktem Coombs-Test (bei hereditärer Sphärozytose negativ). Das **Blutbild** zeigt ein vermindertes MCV und als sehr krankheitsspezifischen Befund ein **erhöhtes MCHC** (DD des erhöhten MCHC: Sphärozytose, Hämoglobin C, Sichelzellkrankheit, Hämochromatose). Retikulozyten sind meist vermehrt, das indirekte Bilirubin und die LDH erhöht (Tab. **K-3.18**).

In 85–90 % der Fälle ist der **osmotische Resistenztest positiv:** Bei Inkubation von Erythrozyten mit NaCl-Lösung abnehmender Osmolalität lysieren Sphärozyten bei höheren NaCl-

Bei 85–90 % der Patienten ist der **osmotische Resistenztest positiv:** Inkubiert man Erythrozyten mit NaCl-Lösung absteigender Osmolalität, lysieren Sphärozyten bei höheren NaCl-Konzentrationen als intakte Erythrozyten (Sphärozyten bei NaCl-Konzentrationen ≤ 0,7 %, intakte Erythrozyten erst bei ≤ 0,5 %). Eine verminderte os-

K-3.4 Zeichen der hereditären Sphärozytose

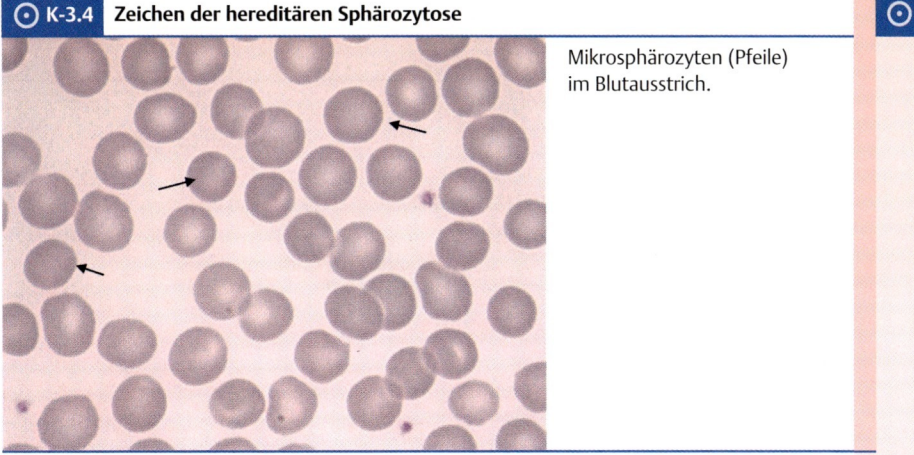

Mikrosphärozyten (Pfeile) im Blutausstrich.

motische Resistenz kommt auch bei Elliptozytose (s. u.) und AIHA (Abgrenzungskriterium: direkter Coombs-Test) vor. Neuere Test verfahren (Kryohämolyse-Test, Durchflusszytometrie mit Eosin-5-Maleimid) haben eine höhere Sensitivität und Spezifität, sind aber bisher auf wenige Laboratorien beschränkt. Die Charakterisierung der defekten Membranproteine mittels Gel-Elektrophorese oder die molekulargenetische Analyse bleibt ebenfalls Speziallaboratorien vorbehalten.

Konzentrationen als intakte Erythrozyten. Neuere Verfahren (Kryohämolyse-Test, Durchflusszytometrie) und molekulargenetische Analysen sind Speziallaboratorien vorbehalten.

Therapie: Bei einem Hb-Wert ≤ 11 g/dl ist die **Splenektomie** die Therapie der Wahl, denn sobald die Milz – der Ort des Sphärozytenabbaus – entfernt wurde, normalisiert sich die Lebensdauer der Sphärozyten. Der Schweregrad der Anämie nimmt ab, auch aplastische Krisen treten viel seltener auf. Die Splenektomie sollte deshalb so früh wie möglich, wegen der Abwehrfunktion der Milz aber möglichst erst nach dem 6. Lebensjahr und nach Pneumokokkenimpfung erfolgen (Tab. **K-3.19**). Die gleichzeitige Cholezystektomie ist nur indiziert, wenn bereits Gallensteine vorliegen. Bei Patienten mit milder Sphärozytose ohne Splenektomie: Sonografie der Gallenwege alle 2–3 Jahre.

Therapie: Bei einem Hb-Wert ≤ 11 g/dl ist die **Splenektomie** die Therapie der Wahl (Tab. **K-3.19**). Sie sollte so früh wie möglich, aber nach dem 6. Lebensjahr und nach Pneumokokkenimpfung erfolgen. Bei Cholezystolithiasis kann die Gallenblase mit entfernt werden.

K-3.19 Indikationen zur Splenektomie bei Kugelzellanämie (nach Schweregrad)

Schweregrad	leicht	mittel	schwer
Hämoglobin (g/dl)	11–15	8–11	6–8
Retikulozyten (%)	3–6	6–10	> 10
Bilirubin (mg/dl)	1–2	2–3	> 3
Splenektomie	selten notwendig	möglichst vor der Pubertät	möglichst früh, aber erst nach dem 6. Lj.

Internet-Link: www.dgho-onkopedia.de/onkopedia/leitlinien/sphaerozytose-hereditaer-kugelzellenanaemie

▶ **Merke.** Splenektomie verringert oder beseitigt die Hämolyse und damit die Anämie (ist das nicht der Fall, muss nach Nebenmilzen gesucht werden!). Der Anteil der Sphärozyten im peripheren Blut ist jedoch nach Splenektomie größer als vorher.

▶ **Klinischer Fall.** Der 17-jährige Lehrling kommt erstmals (mit seiner Mutter) in die Sprechstunde. Er erkrankte vor 2 Wochen akut an einer Gallenkolik mit krisenhaftem hohem Fieber und einer passageren Gelbsucht. Seine Mutter erzählt, dass er wegen der gleichen Symptome vor 7 Jahren bereits in der Kinderklinik behandelt worden war. Schon damals sei eine Kugelzellenanämie festgestellt worden. Die körperliche Untersuchung ergibt einen Sklerenikterus (Serumbilirubin 3 mg/dl) und eine mäßige Splenomegalie: Die Milz überragt den linken Rippenbogen um 3 Querfinger. Sonografisch misst sie 17 cm im Längsdurchmesser (Normwert: 11 cm). Der Blutausstrich zeigt Mikrosphärozyten (Abb. **K-3.4**).
Indirektes Bilirubin ist auf 2,7 mg/dl erhöht (Normwert < 0,8 mg/dl), die LDH auf 400 U/l erhöht. Hb 12 g/dl, Retikulozyten 450 000/µl (Normbereich 25 000–75 000/µl). In der Gallenblase finden sich echoarme Formationen, die am ehesten Sludge entsprechen.
Der Patient wird 3 Wochen später splenektomiert (Milzgewicht 900 g; Normwert 150 g).

Hereditäre Elliptozytose

▶ **Synonym.** Ovalozytose

Wie bei der hereditären Sphärozytose ist die Verankerung des Zytoskeletts in der Erythrozytenmembran gestört, weil ein „Verbindungsprotein" (α- oder β-Spectrin, Protein 4.1 oder Glycophorin C) defekt ist. Der Erbgang ist autosomal-dominant, die Prävalenz liegt bei ca. 1 : 5 000 (in Malariagebieten etwas darüber). 25–90 % der Erythrozyten des Betroffenen zeigen eine elliptische (ovale) Form. Lediglich **in < 10 % der Fälle** besteht zusätzlich eine **klinisch manifeste Anämie**.

Paroxysmale nächtliche Hämoglobinurie (PNH)

▶ **Synonym.** Marchiafava-Anämie (Ettore Marchiafava war ein italienischer Mediziner; nicht mit Favismus verwechseln, einer durch Favabohne u. a. Oxidanzien ausgelöste Hämolyse bei Glukose-6-phosphat-Dehydrogenase-Mangel!)

Epidemiologie: Die PNH ist selten (1 : 500 000–1 : 1 000 000).

Ätiopathogenese und Klinik: Ursache der PNH ist eine **Spontanmutation** des PIG-A- (Phosphatidylinositolglykan-Class-A) Gens **in einer pluripotenten hämatopoetischen Stammzelle.** Dadurch können bestimmte Proteine nicht mehr mittels Glykosylphosphatidylinositol (GPI) auf der Zelloberfläche verankert werden. Aus bisher nicht geklärten Gründen scheinen diese GPI-defizienten Stammzellen einen Wachstumsvorteil im Knochenmark zu haben und breiten sich aus. Die PNH ist die einzige erworbene korpuskuläre hämolytische Anämie. Die Mutation wird an die ausdifferenzierten „Nachfahren" dieser Stammzelle (aller 3 Zellreihen) weitergegeben. Die PIG-A-Mutation ist auch in hämatopoetischen Stammzellen mancher Patienten mit aplastischer Anämie nachweisbar. Patienten mit erworbener aplastischer Anämie (AA) können in 15–25 % sekundär eine PNH entwickeln (sog. AA-PNH-Syndrom).

Beim Gesunden wird an der Membran von Blutzellen ständig in geringem Maß Komplement aktiviert. Die aktivierten Komplementfaktoren werden jedoch sofort abgebaut, sodass keine Zytolyse eintritt. Der Abbau erfolgt durch 2 Proteine (Decay accelerating Factor = DAF = CD 55 und Membrane Inhibitor of Reactive Lysis = MIRL = CD 59), die durch den Lipidanker Glykosylphosphatidylinositol (GPI) in der Zellmembran verankert sind.

Bei PNH sind auf der Oberfläche aller Zellen des von der Mutation betroffenen Klons kaum oder keine GPI-verankerten Proteine nachweisbar. Durch den **Mangel an DAF und MIRL** kommt es zur **komplementvermittelten Lyse,** insbesondere der betroffenen Erythrozyten.

Die Komplementaktivierung ist besonders ausgeprägt, wenn eine Azidose besteht. Dies ist nachts (infolge von Apnoephasen) oder im Rahmen einer Infektion, Transfusion oder Operation der Fall. Dann lysieren Erythrozyten in großer Menge und es kommt zu Hämoglobinämie und Hämoglobinurie. Symptome solcher Hämolyseepisoden sind **Bauch- und Rückenschmerzen** oder – selten, aber charakteristisch – Ösophagusspasmus. Nach nächtlicher Hämolyse bemerken die Betroffenen ggf., dass der Morgenurin dunkel ist. Hämosiderinablagerung und Thrombosen in kleinen Gefäßen führen zur Nierenschädigung. Die Patienten klagen über Schwäche und Leistungsminderung (Fatigue). Gelegentlich findet sich ein leichter Ikterus. Die Leber ist manchmal vergrößert, eine Splenomegalie kann im Verlauf der Erkrankung zunehmen.

▶ **Merke.** Häufig treten Thrombosen an unüblichen Stellen (Pfortader, Sinusvenen) sowie Thrombophlebitiden auf. Ursächlich ist wahrscheinlich eine Gerinnungsaktivierung durch freies Hämoglobin oder Inhaltsstoffe lysierter Granulozyten.

Diagnostik: Das **Blutbild** zeigt eine **normo-, makro- oder mikrozytäre Anämie** (makrozytär bei Retikulozytose, mikrozytär bei Eisenmangel als Folge der Hämolyse), ansonsten finden sich die **laborchemischen Zeichen einer** mittleren bis starken **Hämolyse** (Tab. **K-3.18**). Evtl. besteht eine Leuko- und Thrombozytopenie. In hämolytischen Krisen ist die Retikulozytenzahl stark erhöht (10–20 %, Norm: 0,5–1,5 %).

Hereditäre Elliptozytose

▶ **Synonym.**

Wie bei der Kugelzellenanämie ist die Verankerung des Zytoskeletts in der Erythrozytenmembran gestört. 25–90 % der Erythrozyten sind elliptisch (oval). **> 90 % der Betroffenen** sind **asymptomatisch**.

Paroxysmale nächtliche Hämoglobinurie (PNH)

▶ **Synonym.**

Epidemiologie: selten.

Ätiopathogenese und Klinik: Eine **Spontanmutation** des PIG-A-Gens **in einer pluripotenten hämatopoetischen Stammzelle** wird an die ausdifferenzierten „Nachfahren" (aller Zellreihen) weitergegeben. Sie kommt auch bei aplastischer Anämie vor. Diese kann in eine PNH übergehen.

Beim Gesunden sind die komplementneutralisierenden Faktoren DAF und MIRL mittels des Lipidankers GPI in die Membran von Blutzellen integriert und schützen diese.

Bei PNH führt ein **Mangel an DAF und MIRL** auf den Zellen des betroffenen Klons zu **komplementvermittelter Lyse** v. a. der Erythrozyten.

Diese tritt besonders bei Azidose, d. h. nachts, bei Infektion, Transfusion oder Operation auf und führt zu Hämoglobinämie und -urie. Symptome sind **Bauch- und Rückenschmerzen**, selten (aber typisch!) Ösophagusspasmus. Zeichen der Anämie sind Schwäche und Leistungsabfall (Fatigue).

▶ **Merke.**

Diagnostik: Die Blutuntersuchung zeigt eine **normo-, makro- oder mikrozytäre Anämie**, **Hämolysezeichen** (Tab. K-3.18), evtl. Leuko- und Thrombozytopenie und (nach Hämolyse) eine Retikulozytose.

Früher wurde die PNH mittels Säure- und Zuckerwasser-(Sucrose)Hämolysetest diagnostiziert (saures Milieu begünstigt die Komplementaktivierung, Sucrose bewirkt osmotische Lyse). Heute wird mittels **Durchflusszytometrie** der Mangel an DAF und MIRL auf den betroffenen Granulozyten, Lymphozyten und Erythrozyten nachgewiesen.

Die Diagnose der PNH wird heute mittels **Durchflusszytometrie** gestellt (Nachweis des Mangels an DAF und MIRL auf den betroffenen Blutzellen).

Differenzialdiagnose: Abzugrenzen sind myelodysplastische und myeloproliferative Syndrome (MDS, MPN); Hämolyse ist für diese jedoch untypisch. Wenn der Blutausstrich Fragmentozyten zeigt, dann an wichtige DD thrombotisch-thrombozytopenische Purpura denken.

Differenzialdiagnose: MDS, MPN, thrombotisch-thrombozytopenische Purpura.

Therapie: Bei **symptomatischer Anämie** wird transfundiert, i.d.R. werden **AB0-kompatible Erythrozytenkonzentrate** verabreicht. Sie enthalten so geringe Plasma-(d.h. Komplement-)Reste, dass keine verstärkte Hämolyse zu erwarten ist. Die Gabe gewaschener, d.h. komplementfreier Erythrozytenkonzentrate wird heute nicht mehr für notwendig gehalten. Vereinzelt wurde Besserung nach Kortikoiden berichtet, insgesamt ist diese Therapie nicht gesichert. Zur Unterstützung der Erythropoese kann Folsäure, ggf. auch Vitamin B_{12} und bei Eisenmangel Eisen gegeben werden. Antikoagulanzien sind i.d.R. nur nach stattgehabter Thrombose indiziert. Bei großem PNH-Klon (>50% der Granulozyten) kann – wenn der Patient nicht mit Eculizumab behandelt wird – auch eine prophylaktische Antikoagulation erwogen werden.

Seit 2007 steht der humanisierte Antikörper **Eculizumab** zur Therapie der PNH zur Verfügung. Eculizumab kann die PNH nicht heilen, mildert aber die Hämolyse und ihre Folgen. Eculizumab bindet den Komplementfaktor C5 und blockiert die Bildung des Komplementkomplexes C5b-9. Man gibt Eculizumab bei symptomatischen PNH-Patienten, die bereits Transfusionen benötigen, oder mit Thrombosen und anderen Symptomen. Unter Eculizumab können Meningokokkeninfektionen häufiger auftreten, die Patienten sollten geimpft werden.

Therapie: Bei **symptomatischer Anämie** werden **AB0-kompatible Erythrozytenkonzentrate** verabreicht. Evtl. mindern Kortikoide die Hämolyse. Folsäure, Vitamin B_{12} und Eisen (bei Eisenmangel) fördern die Erythropoese. Antikoagulanzien sind nur nach Thrombose indiziert.

Seit wenigen Jahren steht der humanisierte Antikörper **Eculizumab** zur Verfügung, der die Hämolyse bremst und eine deutliche Verminderung der PNH-Symptomatik erreicht.

Bei **schweren Verläufen** (wiederholte aplastische Krisen) wird die **allogene Stammzelltransplantation** versuchsweise eingesetzt. Sie eliminiert den defekten Stammzellklon. Eine Stammzelltransplantation ist natürlich auch indiziert, wenn junge PNH-Patienten sekundär eine schwere aplastische Anämie, eine AML oder ein MDS entwickeln.

Bei **schweren Verläufen** ist die **allogene Stammzelltransplantation** indiziert.

Verlauf und Prognose: Die PNH verläuft sehr variabel. Die durchschnittliche Überlebenszeit beträgt 12–14 Jahre.

Verlauf und Prognose: sehr variabel.

Internet-Link: www.dgho-onkopedia.de/onkopedia/leitlinien/paroxysmale-naechtliche-haemoglobinurie-pnh

▶ **Merke.** Bei 5–10% der Patienten entwickelt sich nach mehreren Jahren eine akute myeloische Leukämie, ein myelodysplastisches Syndrom oder eine aplastische Anämie.

▶ **Merke.**

Anämie bei Glukose-6-phosphat-Dehydrogenase-(G6PD)Mangel

Anämie bei Glukose-6-phosphat-Dehydrogenase-(G6PD)Mangel

▶ Synonym. Favismus, Favabohnen-Krankheit

▶ Synonym.

Ätiopathogenese und Epidemiologie: Unterschiedliche molekulare Veränderungen des G6PD-Gens – über 140 sind beschrieben – schränken die Aktivität oder die Stabilität des Enzyms in unterschiedlichem Maße ein. Da dieses Gen auf dem X-Chromosom liegt, treten Symptome bei männlichen Mutationsträgern (hetero- ebenso wie homozygote) und homozygoten Frauen auf. Der G6PD-Mangel betrifft gehäuft Juden in Kurdistan. Darüber hinaus ist er bei Schwarzafrikanern, Asiaten sowie der Bevölkerung des Mittelmeerraums bzw. von Malariagebieten verbreitet (heterozygote Mutationsträger sind weniger anfällig für Malaria [wie bei Sichelzellkrankheit!], besitzen also einen Selektionsvorteil). Insgesamt sind wohl 200 Mio. Menschen vom G6PD-Mangel betroffen.

G6PD ist das Schlüsselenzym des Hexosemonophosphatzyklus. Dieser dient Erythrozyten zur Bereitstellung von Glykolysesubstraten (Energieerzeugung) und von NADPH, das zur Reduktion von Glutathion benötigt wird. Reduziertes Glutathion schützt das Hämoglobin und andere Zellbestandteile (z.B. die Zellmembran) vor der

Ätiopathogenese und Epidemiologie: Verschiedene Mutationen des G6PD-Gens reduzieren die Enzymaktivität oder -stabilität unterschiedlich stark. Der Gendefekt ist v.a. bei Juden in Kurdistan verbreitet, außerdem bei Schwarzafrikanern, Asiaten, im Mittelmeerraum und in Malariagebieten. Symptome treten bei männlichen Mutationsträgern und homozygoten Frauen auf.

Bei G6PD-Mangel fehlt es Erythrozyten an reduziertem Glutathion, d.h. an Oxidationsschutz. Deshalb führen **Oxidanzien** (Tab. **K-3.20**) zur **Präzipitation des Hämoglobins**.

Oxidation. Bei G6PD-Mangel ist die Konzentration an reduziertem Glutation in Erythrozyten vermindert. **Bei Einwirkung oxidativer Substanzen** (Tab. K-3.20) kommt es deshalb zur Oxidation von SH-Gruppen im Hämoglobin, Bildung intermolekularer Disulfidbrücken und dadurch zur **Präzipitation der Hämoglobinmoleküle**.

K-3.20 Auslöser von Hämoglobinpräzipitation und Hämolyse bei G6PD-Mangel

Ursachen	
▪ Medikamente	Analgetika (z. B. Metamizol), Malariamittel (Chloroquin, Primaquin, Chinin), Antibiotika (Sulfonamide, Chloramphenicol, Nitrofurantoin, Dapson), Sulfasalazin (= Sulfonamid!)
▪ Nahrungsmittel	grüne und gekochte einheimische Bohnen, Favabohnen

Bei G6PD-Aktivität <25 % lösen Oxidanzien außerdem eine **Hämolyse** aus.

Bei einer **G6PD-Aktivität < 25 %** rufen die in Tab. **K-3.20** genannten Oxidanzien außerdem ATP-Mangel und dadurch die **Lyse der Erythrozytenmembran** hervor. Nur wenige der zahlreichen G6PD-Mutationen verursachen spontane Hämolysen.

Klinik: Wenige Tage nach Aufnahme von Oxidanzien tritt Hämolyse ein. Sie ruft **Bauchschmerzen**, **Ikterus** und **Dunkelfärbung des Urins** hervor. Nach 1 Woche kommt es meist zur spontanen Besserung.

Klinik: 1–2 Tage nach Aufnahme von Oxidanzien beginnt die Hämolyse. Sie ruft **Bauchschmerzen**, **Ikterus** und **Dunkelfärbung des Urins** (Hämoglobinurie) hervor. Nach Genuss von Bohnen ist die Hämolyse besonders stark; Schocksymptome können auftreten. Nach ca. 1 Woche hört die Hämolyse auf, selbst wenn das auslösende Agens weiter verabreicht wird. Diese „Selbstheilung" wird damit erklärt, dass die kompensatorisch aus dem Knochenmark ausgeschwemmten jungen Erythrozyten einen höheren G6PD-Gehalt (höhere Enzymstabilität!) besitzen und somit weniger empfindlich gegenüber dem auslösenden Agens sind.

Diagnostik: Die **Anamnese** ergibt Oxidanzienexposition.

Diagnostik: Wegweisend ist die **Anamnese** (Exposition gegenüber Chemikalien oder Bohnengemüse).

▶ **Merke.**

▶ **Merke.** Im **Blutausstrich** ist das präzipitierte Hämoglobin in Form von **Heinz-Innenkörpern** sichtbar (Abb. **K-3.5**).

K-3.5 Blutausstrich bei G6PD-Mangel: Heinz-Innenkörper in Erythrozyten

Nach Einwirkung von Brillantkresylblaulösung färbt sich denaturiertes Hämoglobin blauviolett an.

Beweisend ist die **reduzierte G6PD-Aktivität in Erythrozyten**.

Beweisend ist der Nachweis **verminderter G6PD-Aktivität in den Erythrozyten:** Kommerzielle Testkits quantifizieren die NADPH-Bildung durch erythrozytäre G6PD. Die genaue Charakterisierung der Mutation mittels PCR bleibt Speziallaboratorien vorbehalten.

Differenzialdiagnose: Sphärozytose, PNH, Sichelzellkrankheit, Thalassämie, Immunhämolyse.

Differenzialdiagnose: Abzugrenzen sind hereditäre Sphärozytose, PNH, Thalassämie, Sichelzellkrankheit sowie immunhämolytische Anämien.

Therapie: Das **hämolyseauslösende Agens** ist zu **meiden** (Aufklärung, Patientenausweis ausstellen). Bei schwerer Hämolyse wird transfundiert.

Therapie: Eine spezifische Therapie ist bisher nicht möglich. Es gilt daher, das **hämolyseauslösende Agens** zu **vermeiden**. Deshalb muss der Patient genau informiert werden und einen Patientenausweis erhalten. Bei schwerer hämolytischer Krise muss transfundiert werden.

Verlauf und Prognose: günstig.

Verlauf und Prognose: sind günstig (die Hämolyse klingt spontan ab).

Internet-Link: Eine Liste hämolyseauslösender Medikamente findet sich bei www.favismus.de.

Anämie bei Pyruvatkinasemangel

Ätiopathogenese: Ursache ist ein Defekt des Pyruvatkinase-Gens, der autosomal-rezessiv vererbt wird. Über 130 Defektvarianten wurden bisher beschrieben. Er ist nach dem G6PD-Mangel der zweihäufigste erythrozytäre Enzymdefekt, der eine Hämolyse auslösen kann.

Die Pyruvatkinase ist eines der Schlüsselenzyme der Glykolyse. Da reife Erythrozyten keine Mitochondrien besitzen, können sie Energie nur mithilfe der Glykolyse gewinnen. Bei Pyruvatkinasemangel, dem häufigsten **Defekt der** erythrozytären **Glykolyse** (der G6PD-Mangel ist ein Defekt des Hexosemonophosphat-Zyklus), kommt es deshalb zu **ATP-Mangel**. Die hieraus resultierenden **Membranschäden** haben den **Abbau der betroffenen Erythrozyten in der Milz** zur Folge.

Klinik: Die Hämolyse kann im Kindesalter, in manchen Fällen aber auch erst nach dem 20. Lebensjahr manifest werden. Man findet die klinischen Zeichen der Hämolyse (s. Tab. **K-3.18**, S. 1182), jedoch meist in geringerer Ausprägung als beim G6PD-Mangel.

Diagnostik und Differenzialdiagnose: Im Gegensatz zu anderen korpuskulären hämolytischen Anämien zeigt der **Blutausstrich** keine Erythrozytenverformung. Bei 10 % der Patienten treten, insbesondere nach Splenektomie, sog. Echinozyten (Stechapfelformen) auf.

Das MCV ist häufig erhöht, denn typischerweise besteht eine **Retikulozytose**. Die osmotische Resistenz der Erythrozyten ist normal (Abgrenzungskriterium zur hereditären Sphärozytose).

Der direkte Coombs-Test ist negativ (Abgrenzungskriterium zu immunhämolytischen Anämien).

Die Diagnose wird durch **Bestimmung der Pyruvatkinaseaktivität der Erythrozyten** gesichert.

Therapie: Bei ausgeprägter Anämiesymptomatik sind Erythrozytentransfusionen die Therapie der Wahl. Selten muss die Milz entfernt werden.

Verlauf und Prognose: Bei chronischer Hämolyse und Transfusionen kann es zu Cholezystolithiasis und Hämosiderose kommen.

Sichelzellkrankheit

▶ **Definition.** Als Sichelzellkrankheit werden Erkrankungen zusammengefasst, deren Symptomatik auf der Bildung des anomalen Hämoglobins HbS beruht. Dies sind die homozygote Form (HbSS, früher als Sichelzellenanämie bezeichnet) sowie compound-heterozygote Formen (bei denen zusätzlich eine Störung der Hämoglobinsynthese, z. B. eine Thalassämie, oder weitere anomale Hämoglobine vorliegen). Da nicht die Anämie, sondern Gefäßverschlüsse das Krankheitsgeschehen bestimmen, sollte der Begriff Sichelzellkrankheit der alten Bezeichnung Sichelzellanämie vorgezogen werden.

Epidemiologie und Ätiopathogenese: Das menschliche Genom codiert 4 Aminosäureketten (α, β, γ, δ), von denen sich je 2 identische zum Globinanteil des Hämoglobins zusammenlagern. Beim gesunden Erwachsenen kommen die Kombinationen $\alpha_2\beta_2$ (HbA$_1$, ca. 97 % des Gesamt-Hb), $\alpha_2\delta_2$ (HbA$_2$, ca. 2,5 %) und $\alpha_2\gamma_2$ (HbF, ca. 0,5 %) vor.

HbS enthält 2 **β-Globinketten**, bei denen **an Position 6 Glutaminsäure durch Valin ersetzt** ist. Diese heißen β^S; HbS hat also die Struktur $\alpha_2\beta^S_2$. Ursache des Aminosäureaustauschs ist eine Punktmutation des β-Globin-Gens, die autosomal-kodominant vererbt wird. Bei homozygoten Merkmalsträgern stellt HbS 80–100 % des Gesamt-Hb, der Rest ist HbF; HbA$_1$ fehlt. Heterozygote Merkmalsträger weisen einen HbS-Anteil von < 50 % auf und bilden HbA$_1$.

Bei **Sauerstoffmangel** entsteht in den Erythrozyten deoxygeniertes HbS. Bei **homozygoten Merkmalsträgern polymerisiert deoxygeniertes HbS**, da es in hoher Konzentration vorliegt, zu nadelartigen Kristallen. Dadurch nehmen die **Erythrozyten** die namensgebende **Sichelform** an. Bei heterozygoten Merkmalsträgern reicht die Konzentration an deoxygeniertem HbS nicht zur Polymerisation aus.

Anämie bei Pyruvatkinasemangel

Ätiopathogenese: Ursache ist ein Gendefekt mit autosomal-rezessivem Erbgang.

Durch den Enzymmangel ist die **Glykolyse**, der einzige Energiegewinnungsweg der Erythrozyten, **gestört**. Durch ATP-Mangel bedingte Membranschäden führen zum **Abbau der Erythrozyten in der Milz**.

Klinik: Die Zeichen der Hämolyse (s. Tab. K-3.18, S. 1182) sind i. d. R. geringer ausgeprägt als bei G6PD-Mangel.

Diagnostik und Differenzialdiagnose: Der **Blutausstrich** zeigt keine Erythrozytenverformung (= Ausschluss anderer korpuskulärer Anämien). Das MCV ist häufig erhöht (**Retikulozytose!**). Der direkte Coombs-Test ist negativ (Ausschluss der Immunhämolyse). Beweisend ist die **Messung der erythrozytären Pyruvatkinaseaktivität.**

Therapie: Bei ausgeprägten Symptomen Transfusion, selten auch Splenektomie.

Verlauf und Prognose: Ggf. Cholezystolithiasis und Hämosiderose.

Sichelzellkrankheit

▶ **Definition.**

Epidemiologie und Ätiopathogenese: Das menschliche Genom codiert 4 Aminosäureketten (α, β, γ, δ), je 2 identische lagern sich zum Globinanteil des Hämoglobins zusammen.

In den **β-Globinketten des HbS** ist aufgrund einer autosomal-kodominant vererbten Mutation **an Position 6 Glutaminsäure durch Valin ersetzt**. Bei Homozygoten besteht Hämoglobin zu 80–100 % aus HbS, bei Heterozygoten zu < 50 %.

Sauerstoffmangel führt **bei Homozygoten** zum **Auskristallisieren von HbS**, wodurch sich die **Erythrozyten sichelartig** verformen.

Sichelzellen sind **schlecht verformbar**. Die Blutviskosität nimmt zu und die Erythrozyten werden in den Kapillaren langsamer befördert. Dadurch sinkt die intraerythrozytäre Sauerstoffkonzentration weiter ab und die Sichelzellbildung nimmt zu (Circulus vitiosus). Bei solchen **Sichelzellkrisen** kommt es zu **Gefäßverschlüssen** oder **Thromboembolien**.

Sichelzellen sind außerdem **mechanisch instabil**. Aufgrund intravasaler Hämolyse oder vorzeitigem Abbau in Milz und Leber entsteht eine **chronische hämolytische Anämie**. Die Erythropoese ist kompensatorisch gesteigert.

Sichelzellkrisen beruhen auf verstärkter Sichelzellbildung in Kapillaren und gehen mit **Gefäßverschlüssen** und **Thromboembolien** einher.

Aufgrund **mechanischer Instabilität** ist die Lebenszeit von Sichelzellen verkürzt (**chronische Hämolyse**).

▶ Merke. Nur homozygote und compound-heterozygote Merkmalsträger erkranken. Heterozygote zeigen keine oder kaum Symptome. Heterozygotie (Trägerstatus) schließt eine Sichelzellkrankheit deshalb per definitionem aus.

Die Sichelzellkrankheit betrifft vor allem Personen, die aus dem östlichen Mittelmeerraum oder Mittleren Osten, aus Schwarzafrika, Amerika oder Vorderasien stammen. Heterozygote Merkmalsträger sind weniger anfällig für Malaria, besitzen also einen Selektionsvorteil. Dies erklärt die Häufigkeit des Gendefekts in Malariagebieten.

Der Gendefekt tritt gehäuft bei Personen aus dem östlichen Mittelmeerraum oder Mittleren Osten, Schwarzafrika, Amerika oder Vorderasien auf.

Klinik: Bei homozygoten und compound-heterozygoten Merkmalsträgern manifestiert sich die chronische hämolytische Anämie nach dem 6. Lebensmonat (bis dahin schützt die hohe HbF-Konzentration vor Sichelzellbildung) am häufigsten durch **Blässe**, **Ikterus**, **Hepatosplenomegalie** und **verzögerte Skelettreife**.

Sichelzellkrisen äußern sich als akute, starke Schmerzen (**Schmerzkrisen**), gepaart mit **Zeichen der Durchblutungsstörung**. Besonders betroffen sind Knochen (Extremitätenschmerzen durch aseptische Knochennekrose, z. B. des Femurkopfes), Lunge (akutes Thoraxsyndrom [ATS] = Thoraxschmerzen, Tachypnoe, Fieber: bedingt durch Mikroinfarkte), Darm (akutes Abdomen, paralytischer Ileus durch Infarkte der Mesenterialgefäße, sog. Girdle-Syndrom), ZNS (Hemiparese, Hypopituitarismus, proliferative Retinopathie), Nieren (→ Insuffizienz), Milz (s. u.), Penis (Priapismus) und die Haut (Unterschenkelulzera). Oft lässt sich ein prädisponierender Faktor als Auslöser der Krise eruieren, z. B. Kälte, Dehydratation, Infektion, Operation, Schwangerschaft. Die Schmerzen dauern Minuten bis Tage an.

Im Kindesalter ist die Milz vergrößert, weshalb größere Blutmengen innerhalb von Stunden in den Milzsinus versacken und die Anämie akut verstärken können (Milzsequestration). Später schrumpft sie aufgrund rezidivierender Milzinfarkte und wird funktionslos (**Autosplenektomie**). Die Patienten sind deshalb **anfällig für Infektionen durch bekapselte Bakterien** (z. B. Pneumokokken- oder Haemophilusmeningitis, Salmonellen-Osteomyelitis nach Knochennekrose). Eine Parvovirus-B19-Infektion löst eine **aplastische Krise** aus (S. 1181).

Klinik: Homozygote und compound Heterozygote zeigen nach dem 6. Lebensmonat **Zeichen der chronischen Hämolyse** und **verzögerte Skelettreife**.

Sichelzellkrisen zeichnen sich aus durch akute, starke Schmerzen (**Schmerzkrisen**) mit **Zeichen der Minderdurchblutung**. Häufige Manifestationen sind Extremitätenschmerz, akutes Thoraxsyndrom, akutes Abdomen, Schlaganfall, Priapismus und Beinulzera. Oft lässt sich ein Auslöser eruieren (z. B. Dehydratation, Infektion, Operation).

Die anfangs vergrößerte Milz schrumpft aufgrund rezidivierender Infarkte und wird funktionslos (**Autosplenektomie**). Deshalb sind die Patienten **anfällig für Infektionen durch bekapselte Bakterien**. Eine Parvovirus-B19-Infektion löst eine **aplastische Krise** aus (s. S. 1181).

Diagnostik: Das **Blutbild** der Patienten zeigt eine schwere, meist normochrome Anämie. Der **Blutausstrich** zeigt Polychromasie, basophile Tüpfelung, Targetzellen, **Retikulozytose**, vereinzelt sogar Normoblasten (Abb. **K-3.6**). Der Anteil an Sichelzellen im normalen Blutausstrich (d. h. bei Normoxie) beträgt selbst bei schwerer Anämie nur 0,5–25 %.

Diagnostik: Das **Blutbild** zeigt eine meist normochrome Anämie. Der **Blutausstrich** zeigt Polychromasie, Targetzellen und Retikulozytose, vereinzelt auch Normoblasten und Sichelzellen (Abb. **K-3.6**). Die Diagnose wird

K-3.6 Befunde bei Sichelzellkrankheit

Sichelzellen im Blutausstrich (Pfeile) eines 16-jährigen Mannes mit krampfartigen Bauchschmerzen, Anämie und Ikterus.

Für die Erkrankung beweisend ist der Nachweis von HbS in der **Hb-Elektrophorese** (auch pränatal möglich). Nach Diagnosestellung ist die frühzeitige Erfassung von Organschäden wesentlich (z. B. durch regelmäßige Kontrollen der Nierenfunktion und des Augenhintergrundes).
Familienangehörige sollten immer auch auf das Vorliegen der Mutation untersucht werden.

Differenzialdiagnose: Andere hämolytische Anämien (Thalassämie, mikroangiopathische hämolytische Anämie) müssen ausgeschlossen werden.

Therapie: In **Sichelzellkrisen** sind eine **ausreichende Analgesie** (keine Angst vor Morphingabe!) und **Hydrierung** entscheidend. Bei Fieber muss nach einer Infektion gesucht und diese gezielt behandelt werden (das Spektrum des Antibiotikums muss bekapselte Bakterien einschließen).
Die Häufigkeit von Sichelzellkrisen mindern ausreichende Flüssigkeitszufuhr, das Meiden von Nikotin und größeren Alkoholmengen (Dehydrierung!) und die Einnahme von **Hydroxyurea** (15–30 mg/kg KG/d p. o.). Hydroxyurea steigert die HbF-Konzentration und hemmt so die Kristallisation von HbS. Gleichzeitig senkt es die Leukozytenzahl.
Wegen der Autosplenektomie ist die **Impfung gegen Pneumokokken und Influenza** besonders wichtig (Influenzainfektion fördert die Invasion von Pneumokokken). Dazu kommen die Impfungen gegen andere kapseltragende Bakterien (Hämophilus B, Meningokokken).
Transfusionen sind bei Sichelzellkrankheit nur in Ausnahmefällen indiziert (einmalige Transfusion z. B. bei ATS, Austauschtransfusion bei Schlaganfall, chronische Transfusion nur bei renaler Anämie oder pulmonaler Hypertension).
Bei Kindern mit schwerem Erkrankungsverlauf sollte frühzeitig eine allogene Stammzelltransplantation erwogen werden.

Verlauf und Prognose: In den Industrieländern erreichen 85 % der Patienten das Erwachsenenalter. Die häufigste Todesursache sind Gefäßverschlüsse.

Internet-Links: www.haemoglobin.uni-bonn.de, www.dgho-onkopedia.de/onkopedia/leitlinien/sichelzellkrankheiten

▶ **Klinischer Fall.** Ein 23-jähriger Farbiger kommt mit akuten, starken Oberbauchschmerzen zur Aufnahme. Er hat auch Schmerzen in beiden Beinen und in der Lendenregion. Der Patient gibt an, dass er an der Sichelzellkrankheit leidet. Dies sei eine seiner typischen Krisen. Hb 8,2 g/dl, Bilirubin 4,3 mg/dl, LDH 650 U/l. Das Blutbild zeigt Sichelzellen. Aufgrund der Angaben des Patienten und des typischen klinischen Bildes wird 0,9 %ige NaCl-Lösung (200 ml/h) infundiert, der Patient erhält Ibuprofen p. o. (10 mg/kg KG alle 4 h) und Morphin i. v. (0,15 mg/kg KG/Dosis alle 2 h). Um Hypoventilation unter Morphin zu vermeiden, muss er alle 2 h in ein Spirometer blasen. Nach einigen Tagen fühlt sich der Patient besser. Deshalb werden ausschließlich orale Analgetika verabreicht und die Entlassung geplant. Am Morgen des Entlassungstages ist der Patient unruhig und aggressiv und klagt über Kopf- und Gliederschmerzen. Als die Angehörigen ihn abholen wollen, ist er delirant. Es bestehen Nackensteifigkeit und Fieber (39,7 °C). Die sofort durchgeführte Lumbalpunktion ergibt eine bakterielle Meningitis. Da eine schwere Penizillinallergie bekannt ist, wird der Patient mit Chloramphenicol behandelt und auf die Intensivstation verlegt. Aus der Liquorkultur wachsen Pneumokokken. Unter Chloramphenicol klingt die Infektion ab.

Hämoglobin-C-Krankheit

▶ **Definition.** (HbC-Krankheit) Die HbC-Krankheit ist eine leichte chronische hämolytische Anämie, die auf das anomale Hämoglobin HbC zurückzuführen ist. Sie entsteht, wenn zwei HbC-Allele vorliegen.

Epidemiologie: HbC kommt überwiegend bei Menschen schwarzafrikanischer Abstammung vor. Die HbC-Krankheit ist nach der Sichelzellkrankheit die zweithäufigste Hämoglobinopathie.

Ätiopathogenese: An Position 6 der β-Globinkette ist aufgrund einer Punktmutation Glutaminsäure durch Lysin ersetzt. HbC hat also die Struktur $\alpha_2\beta^C_2$. Nur homozygote oder compound-heterozygote Merkmalsträger entwickeln eine Hämolyse. Zusätzlich können HbS oder eine Hb-Synthesestörung (Thalassämie) vorkommen. Bei homozygoten Merkmalsträgern beträgt der HbC-Anteil am Gesamt-Hb > 90 %,

Erythrozyten und führt zu ihrem vorzeitigen Abbau in der Milz.

Klinik und Diagnostik: Homozygote haben eine **Splenomegalie**, evtl. Gallensteine. Im **Blutausstrich** sieht man **Mikrozyten** und **Targetzellen**. Beweisend ist die **Hb-Elektrophorese**.

Therapie: Selten sind Bluttransfusionen notwendig.

Verlauf und Prognose: Die Prognose ist gut.

Thalassämie

▶ Definition.

Epidemiologie: Der Gendefekt ist v. a. in Mittelmeerländern, Schwarzafrika und Asien verbreitet.

Ätiopathogenese und Einteilung: Aufgrund eines Gendefekts ist die Synthese einer (selten zweier) Globinkette(n) vermindert. Nach der betroffenen Kette unterscheidet man **α-, β-, δ- und βδ-Thalassämien**. β-Thalassämien sind am häufigsten. Die Ausprägung einer Thalassämie variiert je nach Defektvariante und Zahl der betroffenen Allele; man unterscheidet **Thalassaemia major, intermedia** und **minor**.

Tab. **K-3.21** zeigt die Verteilung der Hämoglobine bei den häufigsten Thalassämien.

bei heterozygoten 20–40 %. Die alternden Erythrozyten enthalten kristallines HbC. Ihre mangelnde Verformbarkeit lässt sie frühzeitig in der Milz absterben.

Klinik und Diagnostik: Heterozygote Merkmalsträger sind symptomfrei. Homozygote Merkmalsträger haben eine milde chronische hämolytische Anämie mit **Splenomegalie**. Gallensteine kommen vor. Im **Blutausstrich** findet man **Mikrozyten** und **Targetzellen**, weil HbC im Zentrum der Erythrozyten kristallisiert. Die Diagnose wird mittels Hb-Elektrophorese gestellt.

Differenzialdiagnose: Andere hämolytische Anämien, insbesondere eine Compound-Heterozygotie z. B. mit HbS, müssen ausgeschlossen werden.

Therapie: Eine spezifische Therapie ist nicht bekannt. Nur selten sind Bluttransfusionen notwendig.

Verlauf und Prognose: Die Prognose der HbC-Krankheit ist gut, die Lebenserwartung nicht wesentlich beeinträchtigt.

Thalassämie

▶ Definition. Thalassämien sind erbliche, chronische hämolytische Anämien, die sich durch eine verminderte Synthese bestimmter Aminosäureketten des Hämoglobins auszeichnen.

Epidemiologie: Thalassämien kommen gehäuft in den Mittelmeerländern, bei Schwarzafrikanern und Asiaten vor. Ein Zusammenhang mit der Verbreitung der Malaria liegt nahe (wie z. B. bei Sichelzellkrankheit).

Ätiopathogenese und Einteilung: Die Synthese meist einer, selten zweier Globinkette(n) ist je nach Art der Mutation – über 200 verschiedene sind beschrieben – vermindert bis blockiert. Nach der betroffenen Kette unterscheidet man **α-, β-, δ- und βδ-Thalassämien**. **β-Thalassämien** sind **am häufigsten**. Die Gene für die β- und δ-Globinketten liegen auf Chromosom 11. Der Erbgang ist in der Regel autosomal-rezessiv. Die Ausprägung einer Thalassämie hängt davon ab, welche Mutation vorliegt (Syntheseminderung oder Synthesestopp) und ob eines oder beide Allele betroffen sind. α-Globinketten z. B. werden von 4 Genen auf Chromosom 16 (2 von jedem Elternteil) codiert. Sind 1–3 α-Globin-Gene deletiert, ist die α-Kettensynthese vermindert. Sind alle 4 Gene deletiert, werden keine α-Ketten gebildet.

Bei jeder Thalassämie lassen sich 3 Ausprägungen des klinischen Bildes unterscheiden: **Thalassaemia major, intermedia** und **minor**.

Die Verteilung der Hämoglobine bei den häufigsten Thalassämien zeigt Tab. **K-3.21**. Bei β-Thalassämien werden nicht betroffene Ketten vermehrt synthetisiert.

K-3.21 Verteilung der Hämoglobine bei den häufigsten Thalassämien

Thalassämieform	HbA$_1$ ($\alpha_2\beta_2$, Anteil am Gesamt-Hb normalerweise 97 %)	HbA$_2$ ($\alpha_2\delta_2$, Anteil am Gesamt-Hb normalerweise 2,5 %)	HbF ($\alpha_2\gamma_2$, Anteil am Gesamt-Hb normalerweise 0,5 %)
β-Thalassaemia major	↓↓ oder –	↑↑	↑↑
β-Thalassaemia intermedia	↓	↑	↑
β-Thalassaemia minor	grenzwertig vermindert	normal bis leicht erhöht	normal bis leicht erhöht
βδ-Thalassämie	vermindert	vermindert	erhöht
α-Thalassämie	Gleichsinnige Synthesestörung aller Hämoglobine (HbA$_1$, HbA$_2$, HbF) durch α-Ketten-Mangel, es kommt nicht zu relativen Verschiebungen. In schweren Fällen finden sich Tetramere aus γ-Ketten (Hb-Bart's) oder aus β-Ketten (HbH).		

Die Hämoglobinsynthese ist reduziert, die Erythrozyten sind **mikrozytär** und **hypochrom**. Unpaare Globinketten präzipitieren, wodurch Erythroblasten und Erythrozyten zugrunde gehen (**ineffektive Erythropoese** bzw. **Hämolyse**, Abb. **K-3.7**). Die **Erythropoese** ist **gesteigert**. Da Eisen nicht adäquat verwertet werden kann, kommt es zur **Organsiderose**.

Aufgrund der Globinsynthesestörung wird weniger Hämoglobin gebildet. Die Erythrozyten sind deshalb **hypochrom** und **mikrozytär**. Da die Synthese der anderen Globinketten nicht gestört ist, akkumulieren freie, ungepaarte Globinketten, die sich zu abnormen Komplexen (z. B. Tetrameren) zusammenlagern oder unlöslich sind. Dadurch werden die Zellen geschädigt. Deshalb gehen schon viele Erythroblasten zugrunde (**ineffektive Erythropoese**). Die Erythrozyten, die doch noch in die Zirkulation gelangen, haben eine kürzere Überlebenszeit (**hämolytische Komponente**) (Abb. **K-3.7**). Die **Erythropoese** ist kompensatorisch **gesteigert**. Da Eisen nicht ad-

K-3.7 Pathophysiologie der Thalassämie

Durch den Überschuss freier Globinketten werden Erythroblasten und ihre „Nachkommen" geschädigt. Die Folgen sind intramedulläre Hämolyse, eine kompensatorische Steigerung der Erythropoese und der Abbau geschädigter Erythrozyten in der Milz. Die Milz hypertrophiert, was den Erythrozytenabbau verstärkt. Als Folge der gesteigerten Erythropoese expandiert das Knochenmark.

äquat in Hämoglobin eingebaut werden kann, kommt es zur **Organsiderose**, insbesondere, wenn die Anämie wiederholte Transfusionen notwendig macht.

Klinik, Diagnostik und Differenzialdiagnose: Die **β-Thalassaemia major (Cooley-Anämie** betrifft meist Homozygote sowie Heterozygote, die eine zusätzliche Mutation (z. B. die für HbS) aufweisen (compound Heterozygote). Sie manifestiert sich bereits im 1. Lebensjahr: Eine **schwere mikrozytäre, hypochrome Anämie** (Hb 4–6 g/dl, MCV häufig < 70 fl) macht sich u. a. durch **Blässe, Dyspnoe** und **Gedeihstörung** bemerkbar. Es finden sich **Hämolysezeichen** (Ikterus, Splenomegalie, indirektes Bilirubin und LDH ↑, evtl. Gallensteine) und Zeichen einer stark gesteigerten Erythropoese: Extramedulläre Erythropoese führt zu **Hepatosplenomegalie**. Die gesteigerte intramedulläre Erythropoese führt zu einer Ausdehnung des Knochenmarks. Diese äußert sich

- klinisch in Form von **Knochendeformierungen**, z. B. **Turmschädel** und Spitzbogengaumen,
- laborchemisch als **Retikulozytose** (10–20 %; Norm: 0,5–1,5 %) und **Leukozytose** (bis hin zu leukämoider Reaktion [S. 23]) bei meist normaler Thrombozytenzahl,
- radiologisch typischerweise als **Bürstenschädel** (Abb. **K-3.8b**).

Klinik, Diagnostik und Differenzialdiagnose: Bei **β-Thalassaemia major** manifestiert sich die schwere Anämie im 1. Lebensjahr u. a. durch **Dyspnoe** und **Gedeihstörung**. Die gesteigerte Erythropoese äußert sich
- klinisch in **Hepatosplenomegalie** und **Knochendeformierung** (z. B. Turmschädel),
- laborchemisch als **Retikulozytose** und **Leukozytose**,
- radiologisch als **Bürstenschädel** (Abb. **K-3.8b**).

Folge der Organsiderose sind **endokrine Defekte**, **Herzinsuffizienz** (Kardiomegalie) und **Wachstumsverzögerung**.
Anders als bei hereditärer Sphärozytose ist die osmotische Resistenz erhöht.

K-3.8 Befunde bei β-Thalassaemia major

Der Blutausstrich (**a**) zeigt kleine, hypochrome Erythrozyten. In der Mitte sind einzelne Target-Zellen zu sehen. Die laterale Röntgenaufnahme des Schädels (**b**) zeigt radikuläre Spiculae (Bürstenschädel) und eine Rarefizierung der Kortikalis. Letztere ist auch auf der Röntgenaufnahme der Hand (**c**) zu erkennen. Sie ist eine Folge der Ausdehnung des Knochenmarks.

Organsiderose manifestiert sich in Form schwerer **endokrinologischer Störungen** (u. a. Diabetes mellitus, Schilddrüsenfunktionsstörung, sexuelle Entwicklungsverzögerung), **Herzinsuffizienz** infolge Kardiomegalie und **Wachstumsverzögerung**.
Im Unterschied zur hereditären Sphärozytose, die ebenfalls in der frühen Kindheit symptomatisch wird, ist die osmotische Resistenz der Erythrozyten erhöht.
Die **β-Thalassaemia intermedia** geht mit mäßiger Anämie einher. Sie manifestiert sich später als die Thalassaemia major mit ähnlicher, aber geringerer Symptomatik.

β-Thalassaemia intermedia: mäßige Anämie; Symptome treten später und in geringerem Maße auf.

β-Thalassaemia minor: allenfalls minimale Anämie ohne Beschwerden.

Bei **α-Thalassaemia major** kommt es zum **Hydrops fetalis**, bei **milderen Verlaufsformen** zu mikrozytärer, hypochromer **Anämie** oder lediglich zu **Mikrozytose und Hypochromie**.

Bei **β-Thalassaemia minor** besteht allenfalls eine minimale Anämie ohne Beschwerden.

Bei **α-Thalassaemia major** fehlen alle 4 α-Globin-Gene. Es liegen ausschließlich funktionslose γ-Tetramere vor. Dies ist nicht mit dem Leben vereinbar; es kommt zum **Hydrops fetalis**.

Mildere Verlaufsformen der α-Thalassämie zeichnen sich durch eine mikrozytäre, hypochrome **Anämie** (Deletion von 3 α-Globin-Genen; HbH-Krankheit) oder lediglich durch **Mikrozytose und Hypochromie** (ohne Anämie) aus (Deletion von ≤ 2 α-Globin-Genen).

Eine **Zusammenfassung der Diagnostik** zeigt Tab. **K-3.22**.

Eine **Zusammenfassung der Diagnostik** bei V. a. Thalassämie zeigt Tab. **K-3.22**.

K-3.22 Diagnostisches Vorgehen bei Verdacht auf Thalassämie

Anamnese	▪ Herkunft aus einem Land mit hoher Thalassämie-Prävalenz?
Inspektion	▪ Ikterus, Turmschädel?
Palpation	▪ Hepatosplenomegalie?
Labor	▪ Blutbild: Bei allen Thalassämien sind MCV und MCH vermindert. ▪ Blutausstrich: Er zeigt bei β-Thalassaemia major eine Aniso- und Poikilozytose mit Polychromasie und Erythrozytenfragmenten, außerdem Anulozyten und Target-Zellen (Abb. **K-3.8**). ▪ Hämolyseparameter (indirektes Bilirubin, LDH, Retikulozyten): erhöht ▪ Serumeisen und Serumferritin: beide infolge Eisenverwertungsstörung erhöht (Abgrenzungskriterium zum Eisenmangel!) ▪ Hb-Elektrophorese (Befunde s. Tab. **K-3.21**)
Röntgenuntersuchungen	▪ bei V. a. β-Thalassaemia major Aufnahmen des Schädels (Bürstenschädel?) und des Thorax (Kardiomegalie?)

Therapie: Bei schweren Thalassämien stehen für den Internisten die Anämie, Folgen der Organsiderose und Hepatosplenomegalie im Vordergrund.

Transfusionen sind erst bei Hb < 9 g/dl indiziert (Reduktion der Eisenakkumulation). **Parallel** dazu muss eine **Eisenchelationstherapie** (Deferoxamin i. v. oder Deferipron und Deferasirox p. o.) erfolgen. Die Splenektomie wie auch, bei **schweren Verläufen,** die Indikation zur **allogenen Stammzelltransplantation** müssen genau abgewogen werden.

Bei **endokrinen Defiziten** wird **substituiert**.

▶ Merke.

Verlauf und Prognose: Patienten mit **β-Thalassaemia major** können bei Transfusions- und konsequenter Eisenentzugstherapie das Erwachsenenalter erreichen. Man sollte bereits frühzeitig endokrine Defizite suchen und behandeln. Die **Thalassaemia intermedia** und **minor** haben eine gute Prognose.

Therapie: Die schweren Thalassämien werden durch den Kinderarzt diagnostiziert. Der Internist sieht diese Patienten nur, wenn sie das Erwachsenenalter erreichen. Für ihn stehen die Anämie, Auswirkungen der Organsiderose (kardiale Insuffizienz, endokrinologische Störungen, Wachstumsstörungen) und die Hepatosplenomegalie im Vordergrund.

Transfusionen werden erst bei einem Hb < 9 g/dl durchgeführt. Dadurch wird in vielen Fällen die Erythropoese ausreichend gehemmt und die Eisenakkumulation gering gehalten. **Parallel** zur Transfusionstherapie muss ein **Eisenchelatbildner** verabreicht werden. Jede Nacht wird Deferoxamin (0,75–1,5 g) über einen Perfusor über 10–12 Stunden s. c. infundiert. Vitamin C (100 mg p. o. ca. 30 min vor Infusionsbeginn) fördert die Freisetzung von Eisen aus dem Gewebe und unterstützt die Eisenelimination mittels i. v. Deferoxamin (zu unterscheiden von Wirkung von Vitamin C auf Resorption von Nahrungseisen, s. S. 1150). Die Deferoxamin-Infusion wird oft als unbequem empfunden und nicht konsequent durchgeführt. Bei Unverträglichkeit kann der orale Chelatbildner Deferipron (Ferriprox, 25 mg/kg KG 3 × /d) oder Deferasirox (Exjade, 20 mg/kg KG/d) gegeben werden. Die Splenektomie ist nur bei Hypersplenismus sinnvoll. Bei **schweren Verlaufsformen** muss eine **allogene Stammzelltransplantation** erwogen werden. Die Gentherapie steht noch im experimentellen Stadium.

Bei **endokrinen Defiziten** wird das fehlende Hormon **substituiert**.

▶ Merke. Bei **Thalassaemia minor** (β oder α) besteht eine grenzwertige Anämie, die nicht behandelt werden muss. Hier ist es wichtiger, die Untersuchung weiterer Familienmitglieder auf Thalassämie anzubieten und sie bzgl. des Erbrisikos zu beraten.

Verlauf und Prognose: Bei den regelmäßigen Kontrollen muss neben dem Blutbild und den Eisenparametern auch nach der Glukosetoleranz und in größeren Abständen nach der Knochendichte geschaut werden. Bei splenektomierten Patienten mit hoher Thrombozytenzahl evtl. ASS geben und auf Impfstatus achten.

Für die Prognose der **β-Thalassaemia major** ist entscheidend, dass die Transfusions- und Eisenchelationstherapie frühzeitig einsetzt. Nur durch frühen Beginn und konsequente lebenslange Durchführung der Therapie lässt sich die gefürchtete Organsiderose vermeiden oder hinauszögern. Endokrine Defizite müssen frühzeitig erkannt und beseitigt werden. Letztlich ist durch den Einsatz aller therapeutischen Möglichkeiten nur eine Lebensverlängerung, aber keine Heilung zu erzielen. Die **Thalassaemia intermedia** und **minor** haben eine gute Prognose.

Internet-Links: www.cooleysanemia.org, www.thalassaemia.org.cy, www.thalassaemie.info

▶ **Klinischer Fall.** Der 29-jährige griechische Patient mit Thalassaemia major befindet sich seit ca. 20 Jahren in hämatologischer Behandlung. Er ist im Wachstum stark zurückgeblieben und hat einen Turmschädel. Es besteht eine Hepatosplenomegalie. Den Blutausstrich zeigt Abb. **K-3.8a**. Röntgenaufnahmen zeigen einen Bürstenschädel (Abb. **K-3.8b**), noch nicht geschlossene Epiphysenfugen und ein vergrößertes Herz. Die Herzinsuffizienz ist jedoch kompensiert. Laboruntersuchungen ergeben eine Hypothyreose, Testosteronmangel und erhöhte Gonadotropinwerte. Das Serumeisen und insbesondere das Serumferritin sind sehr stark erhöht. Wenn der Hb unter 8,5 g/dl sinkt, wird der Patient mit 4 Erythrozytenkonzentraten behandelt (in ca. 4-wöchigen Abständen). Zusätzlich infundiert er sich jede Nacht Deferoxamin s.c. mittels Perfusor (> 12 Stunden).

▶ **Klinischer Fall.**

Immunhämolytische Anämie

Autoimmunhämolytische Anämie (AIHA)

Epidemiologie: Die jährliche Inzidenz autoimmunhämolytischer Anämien liegt zwischen 1 : 50 000 und 1 : 100 000. Frauen scheinen häufiger betroffen zu sein.

Ätiopathogenese und Einteilung: Im Rahmen bestimmter Erkrankungen oder ohne erkennbaren Anlass (idiopathisch) kommt es zur Bildung von Antikörpern gegen Antigene der eigenen Erythrozyten. Nach den Eigenschaften der Antikörper unterscheidet man 3 AIHA-Formen (Tab. **K-3.23**).

Immunhämolytische Anämie

Autoimmunhämolytische Anämie (AIHA)

Epidemiologie: selten.

Ätiopathogenese und Einteilung: Auslöser sind Autoantikörper gegen Erythrozyten, nach deren Eigenschaften man 3 Formen unterscheidet (Tab. **K-3.23**).

≡ K-3.23 Einteilung, Ursachen und Pathomechanismus autoimmunhämolytischer Anämien (AIHA)

Ursache	Wärmeautoantikörper	Kälteautoantikörper	bithermische Autoantikörper (= paroxysmale Kältehämoglobinurie)
Häufigkeit	70–80 %	10–20 %	< 5 %
Typ des Autoantikörpers	IgG (meist IgG$_1$ oder IgG$_3$)	IgM	IgG
Eigenschaften des Autoantikörpers	optimale Bindungsaktivität bei 37 °C kann (Test-)Erythrozyten nicht quer vernetzen → keine Agglutination in vitro → „inkompletter Antikörper"	optimale Bindungsaktivität bei 0–10 °C quer vernetzt und agglutiniert dadurch (Test-)Erythrozyten in vitro → „kompletter Antikörper"	optimale Bindungsaktivität 0–10 °C, Hämolyse aber erst bei 37 °C „inkompletter Antikörper"
Pathomechanismus	Antikörper und das Komplementprotein C3b binden bei Körpertemperatur an die Erythrozytenmembran. **In der Regel** führt dies zur Phagozytose, d.h. zum **Abbau C3b-beladener Erythrozyten in der Milz (extravasale Hämolyse)**. **Selten** aktiviert der Antikörper die Komplementproteine C5–9 und löst dadurch **intravasale Hämolyse** aus.	Bei erhöhtem Titer binden die Antikörper auch bei Temperaturen um 20 °C, wie sie z.B. in den Akren herrschen, an die Erythrozytenmembran und fixieren dort das Komplementprotein C1. Gelangen die Erythrozyten mit dem Blut in wärmere Körperregionen, dissoziiert der Antikörper. C1 bleibt gebunden und induziert die **intravasale Hämolyse**.	Die Antikörper binden bei niedrigen Temperaturen an das P-Blutgruppenantigen der Erythrozytenmembran und fixieren das Komplementprotein C1. Bei höheren Temperaturen induziert C1 die **intravasale Hämolyse**.
Vorkommen	▪ idiopathisch (50 %) ▪ im Rahmen von Lymphomen (z.B. CLL), bei Immundefekten (Antikörpermangelsyndrome), Autoimmunerkrankungen (z.B. SLE, rheumatoide Arthritis, Morbus Crohn, Colitis ulcerosa) oder Tumorerkrankungen ▪ selten beim Thymom ▪ nach Einnahme von z.B. hoch dosiertem Penicillin, Cephalosporinen, Levodopa, α-Methyldopa, Diclofenac	▪ in geringen Mengen bei Gesunden ▪ idiopathisch (50 %) ▪ chronische Verläufe bei Lymphomen, HIV, transiente Kältehämolyse nach Infektionen (Mykoplasmen, EBV, CMV, Röteln u.a.), Morbus Waldenström	▪ nach Masern, Mumps, Windpocken, EBV- oder CMV-Infektion bei Kindern ▪ früher bei Syphilis häufiger beschrieben

Klinik: Die **AIHA vom Wärmetyp** manifestiert sich i. d. R. als chronische hämolytische Anämie, selten treten hämolytische Krisen auf (Tab. **K-3.18**). Ist sie Begleiterscheinung einer Grunderkrankung, stehen deren Symptome meist im Vordergrund.

Bei **AIHA vom Kältetyp** kommt es bei Kälteexposition zu Akrozyanose mit Weißverfärbung der Finger und Marmorierung der Haut (Raynaud-Phänomen), nach Kälteexposition zu einer hämolytischen Krise. Bei der lymphombedingten Form besteht eine leichte chronische Anämie.

Bei **paroxysmaler Kältehämoglobinurie** kommt es nach Kälteexposition ebenfalls zu einer hämolytischen Krise.

Diagnostik: Kälteautoantikörper lassen das Blut im Entnahmeröhrchen bereits bei Raumtemperatur verklumpen (komplette Antikörper). Charakteristisch ist auch eine starke Verklumpung der Erythrozyten im Blutausstrich. Die Blutuntersuchung ergibt bei allen AIHA-Formen die typischen **laborchemischen Zeichen der Hämolyse** (Tab. **K-3.18**, S. 1182).

Die **entscheidende Untersuchung** bei AIHA ist der **direkte Coombs-Test** (direkter Antihumanglobulintest = DAT, Abb. **K-3.9**), der fast immer positiv ist, der indirekte Coombs-Test kann positiv sein. Bei positivem direktem Coombs-Test wird mithilfe von monospezifischen Antiseren gegen IgG, IgA, IgM, C3d u. a. differenziert, welche Komponente für die Immunhämolyse verantwortlich ist. Der **Nachweis von IgG** und **Komplement C3d** auf den Patientenerythrozyten spricht für das Vorliegen von **Wärmeautoantikörpern**. Der **isolierte Nachweis nur von Komplement C3d** weist auf **Kälteautoantikörper** hin, denn sie aktivieren Komplement, binden bei Körpertemperatur aber nur schlecht an die Erythrozytenmembran.

K-3.9 Prinzip des direkten und des indirekten Coombs-Tests

Der direkte Coombs-Test weist inkomplette Antikörper nach, die an Patientenerythrozyten haften. Der indirekte Coombs-Test zeigt nicht gebundene Antikörper im Patientenserum.

Therapie: Bei **AIHA vom Wärmetyp** müssen Medikamente, die als Auslöser infrage kommen (Tab. **K-3.23**), abgesetzt werden. Bei Patienten mit einer leichten chronischen Anämie reicht häufig eine „Watch-and-wait"-Strategie mit Gabe von Folsäure und Vitamin B_{12} zur Unterstützung der Erythropoese. Erst bei **ausgeprägter Anämie** wird mit **Steroiden** (Prednisolon 1,5 mg/kg KG/d) behandelt. In der Regel sprechen die Patienten innerhalb weniger Tage an, dann kann die Dosis wieder reduziert werden. Wenn Prednisolon nicht ausreicht, muss die **Splenektomie** erwogen werden. Wenn das die Hämolyse nicht kontrolliert, kann man **Immunsuppressiva** (Azathioprin, Cyclophosphamid oder Ciclosporin A) und **intravenöse Immunglobuline** einsetzen. Der **Anti-Lymphozyten-Antikörper** Rituximab (anti-CD 20) bewirkt in refraktären Fällen gelegentlich Besserung, ist für diese Indikation aber nicht arzneimittelrechtlich zugelassen.

Bei **akuter, massiver Hämolyse** werden **Immunglobuline infundiert**, um vorübergehend die Phagozytose von Erythrozyten zu stoppen. Die Wirkung hält meist nicht lange an. Eine bleibende Remission wird in der Regel nicht erreicht. Transfusionen sollten vital bedrohlichen Situationen vorbehalten bleiben. Der Wärmeautoantikörper greift i. d. R. auch die transfundierten Erythrozyten an.

Bei **AIHA vom Kältetyp** stehen die **Vermeidung von Kälte** und die Substitution von Folsäure und Vitamin B$_{12}$ im Vordergrund. Kortikoide und Splenektomie sind i. d. R. nicht erfolgreich. In schweren Fällen kann man Immunsuppressiva (Azathioprin, Cyclophosphamid), bei Lymphomen Zytostatika (Chlorambucil) oder Rituximab einsetzen. Transfusionen von vorgewärmten Erythrozyten (37 °C) sind möglich.

Auch bei **paroxysmaler Kältehämoglobinurie** ist die **Vermeidung von Kälte** wesentlich. In schweren Fällen sind Bluttransfusionen mit P-Antigen-negativen oder gewärmten Konserven möglich.

Verlauf und Prognose: Die AIHA vom Wärmetyp verläuft meist chronisch. Die Substitution von Erythrozyten in Notsituationen kann die Erkrankung verstärken. Die Prognose ist schlechter als bei den beiden anderen AIHA-Formen, die meist selbstlimitiert sind.

Internet-Link: www.onkodin.de

Alloimmunhämolytische Anämie

Epidemiologie und Ätiopathogenese: Alloimmunhämolytische Anämien sind auf Antikörper zurückzuführen, die sich gegen Antigene auf fremden Erythrozyten richten. Man unterscheidet Iso- und Alloantikörper.

Isoantikörper (Isoagglutinine) sind Antikörper gegen fremde Erythrozytenantigene des AB0-Systems. Diese IgM-Antikörper sind im Blut vorhanden, ohne dass eine Sensibilisierung stattgefunden hat. Sie bewirken bei Fehltransfusion die sofortige intravasale Agglutination und Hämolyse der Fremderythrozyten (**akute hämolytische Transfusionsreaktion**, Häufigkeit 1 : 30 000, Mortalität 5–10 %). Diese Reaktion ist umso stärker, je höher die Antikörpertiter und die Menge des transfundierten Blutes sind.

Alloantikörper entstehen nach Sensibilisierung des Immunsystems gegen fremde Erythrozytenantigene, z. B. nach einer Schwangerschaft (Übertritt kindlicher Erythrozyten in den mütterlichen Kreislauf bei der Geburt oder einem Abort), nach Transfusion (Sensibilisierung gegen z. B. HLA-Antigene der Spendererythrozyten) oder selten nach Organtransplantation (Übertragung von Spenderlymphozyten). Diese IgG-Antikörper rufen die **verzögerte hämolytische Transfusionsreaktion** (Häufigkeit 1 : 5 000), die sehr seltene **hämolytische Anämie nach Organtransplantation** und die **fötale Erythroblastose** infolge Rh- oder AB0-Inkompatibilität hervor. Eine Sensibilisierung der Rh-negativen Mutter gegen das Rh-Antigen (D) findet man bei ca. 1 von 150 Schwangerschaften, einen Übertritt mütterlicher anti-D-Antikörper in den Kreislauf des Rh-postiven Fötus mit hämolytischer Anämie bei 1 von 1 000 Schwangerschaften.

Klinik: Zur Klinik der akuten und verzögerten Transfusionsreaktion s. S. 1268. Die fötale Erythroblastose infolge Rh-Inkompatibilität manifestiert sich als Anämie oder Ikterus des Neugeborenen oder als Hydrops fetalis. Die fötale Erythroblastose infolge AB0-Inkompatibilität ruft einen (frühzeitigen) Ikterus des Neugeborenen, nur selten eine Anämie hervor, weil IgM die Plazenta nicht passieren können und die Antigene A bzw. B auf fötalen Erythrozyten noch relativ schwach ausgebildet sind.

Diagnostik: Zur Diagnostik der akuten und der verzögerten Transfusionsreaktion s. S. 1268. Rh-Inkompatibilität wird mithilfe des indirekten Coombs-Tests diagnostiziert.

Therapie: Zur Therapie der akuten und der verzögerten Transfusionsreaktion (S. 1268), zur Therapie der fötalen Erythroblastose s. Lehrbücher der Pädiatrie.

Medikamenteninduzierte immunhämolytische Anämie (MIHA)

Epidemiologie und Ätiopathogenese: Man unterscheidet 3 Pathomechanismen der arzneimittelinduzierten Immunhämolyse:
- **Methyldopa-Typ:** α-Methyldopa u. a. Medikamente (s. Tab. **K-3.23**, S. 1193) können die Bildung von **Wärmeautoantikörpern** (S. 1193) induzieren, die sich gegen Erythrozytenantigene richten. Diese Antikörper binden auch dann an Erythrozyten, wenn der Patient das Medikament nicht mehr einnimmt, und induzieren eine **extravasale Hämolyse**.

- Beim **Immunkomplex-Typ** bilden Medikament und Antikörper einen Immunkomplex, der wiederum aktiviert Komplement. Wenn diese Reaktion auf der Erythrozytenoberfläche stattfindet, wird der Erythrozyt lysiert.
- Beim **Penizillin-Typ** wirken die Medikamente auf der Erythrozytenmembran als **Haptene**, die daraufhin gebildeten IgG-Antikörper binden an Erythrozyten und führen zu einer extravasalen Hämolyse.

- **Immunkomplex-Typ:** Das Immunsystem bildet Antikörper (meist IgM) gegen das verabreichte Medikament. Medikament und Antikörper bilden einen Immunkomplex, Komplement wird aktiviert. Ist das Medikament dabei an die Erythrozytenmembran gebunden, kommt es zur **intravasalen Hämolyse**.
- **Penizillin-Typ:** Penizillin, Cephalosporine u. a. Medikamente geringer Molekülgröße wirken, wenn sie an die Erythrozytenmembran gebunden sind, als **Hapten**, d. h. das Immunsystem erkennt den Komplex aus **Medikament und Erythrozyt** als **Neoantigen**. Die daraufhin synthetisierten IgG-Antikörper binden an Erythrozyten, die das Medikament gebunden haben, und induzieren eine **extravasale Hämolyse**. In den 80er-Jahren, als α-Methyldopa und Penizillin häufig eingesetzt wurden, waren 10–15 % der immunhämolytischen Anämien medikamenteninduziert. Heute kommen als Induktoren eher Cephalosporine infrage (weitere s. Tab. K-3.24) und MIHA sind selten geworden.

K-3.24 Medikamente, die eine manifeste Immunhämolyse oder einen positiven Coombs-Test induzieren

Medikamente	Beispiele
Antibiotika und Antiprotozoenmittel	Penizillin, Cephalosporine, Rifampicin, Isoniazid, Chinin
Antikonvulsiva und Sedativa	Hydantoine, Chlorpromazin, Chlordiazepoxid
Anti-Parkinson-Mittel	Levodopa
Antiphlogistika und Analgetika	Azetylsalizylsäure, Diclofenac, Ibuprofen, Phenylbutazon
Antiarrhythmika und Antihypertensiva	Chinidin, α-Methyldopa

Klinik: Beim **Methyldopa-Typ** vergehen meist mehrere Monate, bis Antikörper gebildet werden. Sie bleiben nach Absetzen noch bis zu 1 Jahr nachweisbar. Beim **Penizillin-Typ** beginnt die Hämolyse langsam, bei einer früheren Exposition schnell.

Diagnostik: Die **Medikamentenanamnese** ist hinweisend. Methyldopa-Typ (direkter **Coombs-Test** [s. Abb. K-3.9, S. 1194] positiv, indirekter Test positiv oder negativ). Immunkomplexreaktion (direkter Coombs-Test positiv, indirekter nur, wenn man das Medikament dem Ansatz zugibt). Penizillin-Typ (direkter und indirekter Coombs-Test positiv).

Differenzialdiagnose: Immunhämolytische Anämien und nicht immunologische Hämolysen anderer Ätiologie müssen ausgeschlossen werden.

Therapie: Das auslösende **Medikament** muss **sofort abgesetzt** werden.

Klinik: Beim **Methyldopa-Typ** bilden die Betroffenen Monate, z. T. Jahre nach Beginn der Medikation Autoantikörper (positiver direkter Coombs-Test), nur wenige entwickeln aber eine Hämolyse. Nach Absetzen des Medikaments bleibt der Coombs-Test für ½–1 Jahr positiv, dann verschwinden die Antikörper wieder. Beim **Penizillin-Typ** beginnt die Hämolyse meist langsam, kann dann aber lebensgefährlich werden, wenn Penizillin nicht sofort abgesetzt wird. Ist der Patient bereits sensibilisiert, entwickelt sich bei erneuter Exposition meist nach kurzer Zeit eine hämolytische Krise.

Diagnostik: Einen Hinweis gibt die **Medikamentenanamnese**. Wichtigste Nachweisverfahren sind der **direkte** und der **indirekte Coombs-Test** (s. Abb. K-3.9, S. 1194). Beim Methyldopa-Typ ist der direkte Coombs-Test auch dann positiv, wenn das Medikament nicht im Testansatz enthalten ist. Der indirekte Coombs-Test kann positiv oder negativ sein. Bei der Immunkomplexreaktion ist der direkte Coombs-Test positiv, der indirekte Coombs-Test nur positiv, wenn das Medikament im Testansatz enthalten ist. Beim Penizillin-Typ ist der direkte Coombs-Test positiv, der indirekte ebenfalls, wenn die Test-Erythrozyten mit Penizillin vorinkubiert werden.

Differenzialdiagnose: Bei einem positiven Coombs-Test ist stets die Medikamentenanamnese zu erheben. Insbesondere muss man eruieren, welche Medikamente neu eingenommen werden. Immunhämolytische Anämien und nicht immunologische Hämolysen (TTP, PNH, toxische Hämolyse) müssen ausgeschlossen werden.

Therapie: Wichtigste Maßnahme ist das **sofortige Absetzen des auslösenden Medikaments**. Da die Hämolyse danach meist schnell sistiert, werden Kortikoide nur selten eingesetzt. Transfusionen sind möglich, aber nur selten notwendig.

Verlauf und Prognose: Sofern die Immunhämolyse frühzeitig festgestellt wird, sind Verlauf und Prognose günstig.

▶ Klinischer Fall.

▶ Klinischer Fall. Der 19-jährige Patient kommt in die Notaufnahme, weil er seit einem Infekt im Nasen-Rachen-Bereich, der mit hoch dosiertem Penizillin behandelt worden war, eine zunehmende Schwäche hat. Der Patient kann nicht stehen und nur mit Mühe sitzen. Er ist stark anämisch (Hb 4,8 g/dl), die Milz überragt den linken Rippenbogen um Handbreite. Im Blutausstrich erscheinen die Erythrozyten z. T. ohne zentrale Aufhellung (wie Kugelzellen), sind jedoch größer. Die Familienanamnese ergibt keinen Hinweis auf Kugelzellenanämie. Der direkte Coombs-Test ist positiv. Die Erythrozyten binden IgG und C3d. Es finden sich jedoch keine Antikörper gegen Penizillin. Der Patient hat somit Autoantikörper (Methyldopa-Typ). Er wird sofort hoch dosiert mit Kortikoiden behandelt, jedoch ohne Erfolg. Die hoch dosierte Immunglobulintherapie kann die Hämolyse passager stoppen. Er wird daraufhin erfolgreich splenektomiert.

Toxisch bedingte hämolytische Anämien

Ätiopathogenese: Diese Anämien sind auf direkte Schädigung der Erythrozyten durch ein toxisches Agens (Tab. K-3.25) zurückzuführen. Die Stärke der Hämolyse hängt allein von der Stärke des Agens ab; immunologische Vorgänge spielen keine Rolle. Der Wirkungsmechanismus ist in vielen Fällen unbekannt. Manche Giftstoffe schädigen die Zellmembran, andere interferieren mit dem Stoffwechsel der Erythrozyten (z. B. stört Blei die Porphyrinsynthese). Greift der Giftstoff in die erythrozytären Oxidationsprozesse ein oder dringt der Krankheitserreger in den Erythrozyten ein, kommt es zur intravasalen Hämolyse.

Toxisch bedingte hämolytische Anämien

Ätiopathogenese: Giftstoffe, Medikamente oder Erreger (Tab. K-3.25) schädigen die Erythrozyten direkt, ohne dass immunologische Vorgänge eine Rolle spielen.

K-3.25 Ursachen toxisch bedingter hämolytischer Anämien

Ursachen	Beispiele
▪ Chemikalien	Arsenwasserstoff, Blei, Kupfersulfat, Chlorate, Aniline, Trichlorethylen, destilliertes Wasser
▪ Medikamente	Resochin, Sulfasalazin u. a. Sulfonamide, Phenacetin
▪ Toxine	Pilz-, Schlangen-, Skropion-, Spinnengifte
▪ Krankheitserreger	Plasmodium, Babesia, Bartonella

Klinik: Sowohl die hämolytische Krise als auch die subakute oder chronische hämolytische Anämie kommen vor.

Klinik: Subakute, chronische Hämolysen bis zu hämolytischen Krisen.

Diagnostik und Differenzialdiagnose: Die Diagnose basiert in erster Linie auf der **Anamnese** und dem Nachweis **laborchemischer Hämolysezeichen** (s. Tab. K-3.18, S. 1182). Bei einigen Formen sind im **Blutausstrich Heinz-Innenkörper** nachweisbar (s. Abb. K-3.5, S. 1186). Immunhämolysen sind durch einen **Coombs-Test** auszuschließen.

Diagnostik und Differenzialdiagnose: Anamnese und Hämolysezeichen (s. Tab. K-3.18, S. 1182). Bei einigen Formen sind Heinz-Innenkörper nachweisbar. Abgrenzung zu Immunhämolysen mit Coombs-Test.

Therapie: Es gilt, die schädigende Noxe auszuschalten und die erneute Exposition zu vermeiden.

Therapie: Ausschaltung der schädigenden Noxe.

Verlauf und Prognose: Diese hängen von dem schädigenden Agens ab.

Verlauf und Prognose: Abhängig von auslösendem Agens.

Mechanisch bedingte hämolytische Anämie

Ätiopathogenese: Diese Anämien sind auf eine mechanische Schädigung der Erythrozyten zurückzuführen.

Bei der **Marschhämoglobinurie** nimmt man an, dass die Erythrozyten im Bereich der Fußsohlen und Beinmuskulatur bei intensiver physischer Anstrengung (Märsche, Laufen) geschädigt werden.

Bei **Herzklappenfehlern** und **prothetischen Herzklappen** wird die Fragmentierung der Erythrozyten durch Turbulenzen und Scherkräfte im Bereich der Klappen herbeigeführt. Da die Drücke und die daraus resultierenden Turbulenzen sowie der Shear Stress im linken Herzen am ausgeprägtesten sind, führen Veränderungen an der Aorten- oder Mitralklappe relativ häufiger zu Hämolyse. 10–15 % der Patienten mit Aorten- und/oder Mitralklappenprothese zeigen leichte Hämolysezeichen.

Bei den **mikroangiopathischen hämolytischen Anämien** (z. B. thrombotisch-thrombozytopenische Purpura = TTP, S. 1289 und hämolytisch-urämisches Syndrom = HUS, S. 1290) entstehen in Kapillaren, Venolen und Arteriolen Mikrothromben, die die Erythrozyten schädigen. Bei TTP findet man eine angeborene Verminderung oder eine Autoimmunreaktion gegen die den Von-Willebrand-Faktor spaltende Protease ADAMTS-13. Bei **disseminierter intravasaler Gerinnung** (= DIC, S. 1298) kommt es ebenfalls zur Bildung von Mikrothromben in der Mikrozirkulation.

Mechanisch bedingte hämolytische Anämie

Ätiopathogenese: Mechanische Schädigung der Erythrozyten.

Bei der **Marschhämoglobinurie** werden die Erythrozyten im Bereich der Fußsohlen und Beinmuskulatur geschädigt.

Bei **Herzklappenfehlern** und **Klappenprothesen** sind es Turbulenzen und Scherkräfte an der Klappe.

Bei den **mikroangiopathischen hämolytischen Anämien** (= TTP, S. 1289 und HUS, S. 1290) entstehen Mikrothromben, die die Erythrozyten schädigen. Ähnliches sieht man bei der **disseminierten intravasalen Gerinnung** (DIC, S. 1298).

Klinik: Bei der **Marschhämoglobinurie** ist die Anämie gering. Meist wird nur dunkler Urin bemerkt. Die Mehrzahl der Patienten mit **prothetischem Klappenersatz** zeigt eine mäßige, i. d. R. kompensierte Hämolyse. Das **HUS** ist durch Fieber und kolikartige Bauchschmerzen mit Erbrechen und Diarrhö gekennzeichnet. Bei der **TTP** stehen Fieber, neurologische Ausfallerscheinungen und thrombozytopenische Blutungen (S. 1289) im Vordergrund. Bei **DIC** finden sich die Symptome der Grunderkrankung, Blutungsneigung und Zeichen der Durchblutungsstörung mehrerer Organe (z. B. Hautblutungen, Hypoxie infolge Lungenembolie).

Klinik: Bei der **Marschhämoglobinurie** ist die Anämie gering. Die Hämolyse nach **Klappenersatz** ist meist kompensiert. Beim **HUS** findet man Bauchschmerzen und Fieber, bei der **TTP** auch neurologische Störungen und eine Thrombozytopenie. Bei der **DIC** stehen die Symptome der auslösenden Grunderkrankung im Vordergrund.

Diagnostik und Differenzialdiagnose: Anamnese und Labor (Hämolysezeichen) sind bei der Marschhämolyse und bei Klappenfehlern hinweisend.

Bei **HUS** und **TTP** deutliche Hämolyse, Zeichen der Niereninsuffizienz, Thrombozytopenie sowie im Blutausstrich Fragmentozyten (Abb. **K-3.10**). Das Evans-Syndrom ist durch den direkten Coombs-Test abzugrenzen.

Bei **DIC** Verdachtsdiagnose durch Grunderkrankung, zudem Mikroinfarkte, Blutungszeichen und typischerweise Fibrinogenabnahme.

Diagnostik und Differenzialdiagnose: Bei der **Marschhämolyse** sowie bei **Klappenfehlern** bzw. **Klappenprothesen** gibt die **Anamnese** Hinweise auf die Ursache der Hämolyse. Es finden sich die laborchemischen Zeichen der **Hämolyse** (erhöhte LDH, vermindertes Haptoglobin); selten besteht eine Anämie.

Mikroangiopathische hämolytische Anämien zeigen neben einer deutlichen **Hämolyse** auch **Zeichen der Niereninsuffizienz** und eine **Thrombozytopenie**. Im **Blutausstrich** finden sich **Fragmentozyten**, bei TTP zudem eine Retikulozytose, evtl. auch kernhaltige Erythrozytenvorstufen (Abb. **K-3.10**). Abzugrenzen ist das Evans-Syndrom, eine AIHA (→ direkter Coombs-Test positiv!) mit Immunthrombozytopenie.

Bei der **DIC** ergibt sich die Verdachtsdiagnose aufgrund der Grunderkrankung und der Symptomenkombination aus **hämorrhagischer Diathese**, **Mikroinfarkten** und **Abnahme des Fibrinogens** mit Auftreten von Fibrin- bzw. Fibrinogenspaltprodukten.

⊙ **K-3.10** Blutausstrich bei TTP

a Fragmentozyten (Schistozyten); wenn diese wie ein Helm erscheinen: Helmzellen.
b Kernhaltige Erythrozytenvorstufe.

Therapie: Die mechanische Hämolyse nach Klappenersatz muss i. d. R. nicht behandelt werden. Bei der Marschhämoglobinurie helfen Einlegesohlen. Die TTP und HUS müssen mit Plasmapherese und Steroiden behandelt werden. Zur Behandlung bei DIC s. S. 1299.

Verlauf und Prognose: Marschhämoglobinurie und Klappenhämolyse haben eine gute Prognose, bei Mikroangiopathien ist der Verlauf oft schwieriger.

▶ Klinischer Fall.

Therapie: Eine spezifische Behandlung der Hämolyse nach Klappenersatz ist i. d. R. nicht erforderlich. Die mechanische Schädigung der Erythrozyten bei Marschhämoglobinurie lässt sich durch Einlegesohlen und Wechsel der Sportart vermeiden. Bei HUS und TTP ist der Plasmaaustausch die Therapie der Wahl, Kortikoide werden zusätzlich eingesetzt. Bei ausgeprägter Niereninsuffizienz im Rahmen des HUS muss die Dialysebehandlung erwogen werden. Zur Behandlung der DIC s. S. 1299).

Verlauf und Prognose: Der Verlauf und die Prognose der mechanischen Hämolyse nach Klappenersatz und der Marschhämoglobinurie sind gut. Die Prognose der mikroangiopathischen hämolytischen Anämien war früher sehr schlecht, durch die Plasmapheresebehandlung überleben heute > 80 % der Patienten.

▶ **Klinischer Fall.** Eine 32-jährige Frau in der 29. Schwangerschaftswoche wird wegen ausgeprägter Thrombozytopenie eingewiesen. Sie gibt Sensibilitätsstörungen im Bereich des linken Armes sowie eine vorübergehende Schwäche im rechten Bein an. Diese Symptomatik besteht seit ca. 2 Tagen in wechselnder Stärke. Blutdruck 180/100 mmHg, Temperatur 38,4 °C. Bei den Laboruntersuchungen fallen ein Kreatinin von 3,5 mg/dl, Proteinurie, Thrombozytopenie (15 000/μl) und eine erhöhte LDH auf. Fibrinogen, Quick, PTT und Thrombinzeit sind nur unwesentlich verändert. Der Blutausstrich zeigt Fragmentozyten, eine ausgeprägte Retikulozytose und vereinzelt kernhaltige Erythrozytenvorstufen (Abb. **K-3.10**). Der Coombs-Test ist negativ. Somit lautet die Diagnose „TTP". Sofort werden Steroide (Prednisolon 100 mg/d) und eine Plasmapheresebehandlung begonnen (Austausch von ca. 1,5 Liter Plasma/d). Daraufhin verschwinden die neurologischen Symptome, die Thrombozytenzahl steigt auf 80 000/μl. Nach Reduktion der Plasmapheresefrequenz treten die Symptome erneut auf. Deshalb wird die Frequenz wieder erhöht und die Geburt eingeleitet. Nach der Entbindung zunehmende Besserung der hämatologischen Parameter. 1 Woche post partum ist keine Therapie mehr erforderlich.

Anämie bei Hypersplenismus

Siehe S. 1261

Anämie bei Hypersplenismus

Siehe S. 1261

4 Erkrankungen der Leukozyten

- 4.1 Übersicht 1199
- 4.2 Leitbefunde 1199
- 4.3 Myeloproliferative Neoplasien (MPN) 1203
- 4.4 Myelodysplastische Syndrome (MDS) 1214
- 4.5 Leukämien 1218
- 4.6 Maligne Lymphome 1232
- 4.7 Monoklonale Gammopathien 1251
- 4.8 Seltene leukozytäre Erkrankungen 1258

4.1 Übersicht

In diesem Kapitel werden chronische und akute Leukämien, myeloproliferative und myelodysplastische Syndrome aufgrund ihrer klinischen und pathogenetischen Nähe zusammen beschrieben.

4.2 Leitbefunde

4.2.1 Leukozytose

> **Definition.** Anstieg der Leukozyten im peripheren Blut auf > 11 300/µl.

Einteilung: Je nachdem, welche Untergruppe der Leukozyten für den Anstieg der Leukozytenzahl verantwortlich ist (→ Differenzialblutbild), unterscheidet man zwischen **Granulo-**, **Mono-** und **Lymphozytose**.

Ätiologie: Der Leukozytose liegt häufig eine Entzündung, nur selten eine Leukämie oder eine myeloproliferative Neoplasie (MPN) zugrunde (s. Tab. **K-2.3**, S. 1158).

Klinik: Im Vordergrund stehen die **Symptome der Grunderkrankung** (z. B. Fieber und Schmerzen bei Infektion; Anämiesymptome [z. B. Müdigkeit], Infektanfälligkeit und Blutungsneigung bei Leukämie). In seltenen Fällen (bei AML, CML, ALL, nicht jedoch CLL) führt die hohe Leukozytenzahl zu Mikrozirkulationsstörungen (Leukostasesyndrom, s. S. 1208).

Diagnostik und Therapie: s. Tab. **K-4.1**. Die Therapie richtet sich nach der Grunderkrankung.

4.1 Übersicht

4.2 Leitbefunde

4.2.1 Leukozytose

> **Definition.**

Einteilung: Man unterscheidet zwischen **Granulo-**, **Mono-** und **Lymphozytose**.

Ätiologie: Häufig Entzündung, seltener Leukämie oder MPN (s. Tab. **K-2.3**, S. 1158).

Klinik: Die **Symptome der Grunderkrankung** bestimmen das klinische Bild. Selten ruft die hohe Leukozytenzahl Mikrozirkulationsstörungen hervor (Leukostasesyndrom, s. S. 1208).

Diagnostik und Therapie: s. Tab. **K-4.1**, Therapie je nach Grundleiden.

≡ K-4.1	Diagnostisches Vorgehen bei Leukozytose
Basisdiagnostik	
Anamnese	▪ Symptome möglicher Grunderkrankungen (s. Tab. **K-4.3**)? ▪ Vorerkrankungen, Operationen (z. B. Milzentfernung)? ▪ Schwangerschaft, Rauchen, Medikamente?
Inspektion und Palpation	▪ Befunde, die einen Hinweis auf die Grunderkrankung geben könnten (z. B. Entzündungsherd, Fieber, Splenomegalie)?
Labor	▪ großes Blutbild: – Hb und Thrombozytenzahl bei reaktiver Leukozytose normal, bei Leukämie vermindert – Differenzialblutbild zur Bestimmung der für die Leukozytose verantwortlichen Untergruppe der Leukozyten (zur Verlaufskontrolle reicht meist ein kleines Blutbild) ▪ Blutausstrich: morphologische Veränderungen der Leukozyten (s. Tab. **K-2.3**, S. 1158), reaktive oder pathologische Linksverschiebung (s. Tab. **K-2.4**, S. 1158)?
Abdomensonografie	▪ Splenomegalie (akute Leukämie, myeloproliferative Neoplasie, malignes Lymphom)?
weiterführende Diagnostik	
Knochenmarkpunktion	▪ Knochenmarkaspiration und -biopsie, wenn Differenzialblutbild und Blutausstrich zur Diagnosestellung nicht ausreichen.

Granulozytose

▶ Definition.
- **Neutrophilie:** Zunahme der neutrophilen Granulozyten im peripheren Blut auf > 7 700/μl.
- **Eosinophilie:** Zunahme der eosinophilen Granulozyten im peripheren Blut auf > 450/μl.
- **Basophilie:** Zunahme der basophilen Granulozyten im peripheren Blut auf > 200/μl.

▶ Merke. Die häufigste Ursache einer Leukozytose im peripheren Blut ist die Vermehrung der neutrophilen Granulozyten. Deshalb werden die Begriffe Leukozytose, Granulozytose und Neutrophilie im klinischen Sprachgebrauch häufig synonym verwendet.

Ätiopathogenese: s. Tab. **K-4.2**.

K-4.2 Ätiologie der Granulozytose

Ursachen	Beispiele
Neutrophilie	
▪ Entzündungen (häufig!)	
– nicht infektiös	rheumatoide Arthritis, Morbus Crohn, Colitis ulcerosa, Pankreatitis, Vaskulitis
– infektiös	v. a. Bakterien, aber auch Pilze und Parasiten, selten Viren
▪ Stress-Situationen (häufig!)	körperliche Anstrengung, Kälte, Hitze, Schwangerschaft, Operation, Trauma, zerebraler Krampfanfall, Schlaganfall, Myokardinfarkt, Verbrennungen, Schock
▪ metabolische Störungen	Coma hepaticum, -diabeticum oder -uraemicum, Thyreotoxikose
▪ Medikamente und Toxine	Kortison, Adrenalin, Lithium, Blei
▪ maligne Erkrankungen	myeloproliferative Syndrome, akute Leukämien, Karzinome
▪ sonstige	Z. n. Splenektomie, Rauchen
Eosinophilie	
▪ allergische Erkrankungen (häufig!)	z. B. Heuschnupfen, Asthma bronchiale
▪ Parasitenbefall	Würmer (z. B. Trichinella, Ascaris)
▪ Hauterkrankungen	Pemphigus vulgaris, Dermatitis herpetiformis, Erythema exsudativum multiforme
▪ rheumatische Erkrankungen	z. B. rheumatoide Arthritis, systemischer Lupus erythematodes, systemische Sklerose
▪ maligne Erkrankungen	myeloproliferative Syndrome, maligne Lymphome, metastasierende Karzinome
▪ sonstige	Morbus Addison, Sarkoidose, Löffler-Endokarditis, Hypereosinophilie-Syndrom
Basophilie	
▪ maligne Erkrankungen	CML (häufig!), Basophilen-Leukämie
▪ allergische Erkrankungen	s. Eosinophilie
▪ Parasitenbefall	s. Eosinophilie
▪ sonstige	Schwangerschaft, Myxödem, nephrotisches Syndrom

Monozytose

▶ Definition. Zunahme der Monozyten im peripheren Blut auf > 800/μl.

Ätiologie: Häufig liegen Infektionen (insbesondere Tuberkulose, subakute bakterielle Endokarditis) zugrunde. Eine Monozytose kommt außerdem bei granulomatösen Erkrankungen (z. B. Sarkoidose, Morbus Crohn), bei der chronischen myelomonozytären Leukämie (CMML) und bei myeloproliferativen Neoplasien (MPN; s. S. 1203), malignen Lymphomen (s. S. 1232) und metastasierenden Karzinomen vor.

Lymphozytose

▶ Definition. Unter Lymphozytose versteht man die Zunahme der Lymphozyten im peripheren Blut. Man unterscheidet:
- **absolute Lymphozytose:** Anstieg der Lymphozyten auf > 4 800/μl
- **relative Lymphozytose:** Zunahme der Lymphozytenfraktion im Differenzialblutbild bei normaler Lymphozytenzahl.

Ätiologie: Die wichtigsten Ursachen der absoluten Lymphozytose zeigt Tab. **K-4.3**. Die relative Lymphozytose entsteht durch Abnahme der Granulozytenzahl (Granulozytopenie; s. Tab. **K-4.5**).

≡ K-4.3	Ätiologie der absoluten Lymphozytose
Auslöser	**Ursachen**
Entzündung	
▪ infektiös	Viren (z. B. CMV, EBV, HIV, Hepatitisviren, Mumps-, Rötelnvirus), Bakterien (Abklingphase akuter bakterieller Infektionen = „lymphozytäre Heilphase"; im Anfangsstadium z. B. bei Bordetella pertussis, Brucella, Mycobacterium tuberculosis [vor Lymphopenie in fortgeschrittenen Stadien]), Toxoplasma gondii
▪ nicht infektiös	Morbus Crohn, Colitis ulcerosa, Vaskulitiden, Serumkrankheit
endokrine Erkrankungen	Morbus Basedow, Thyreotoxikose, Morbus Addison
maligne Erkrankungen hämatopoetischer Zellreihen	CLL

4.2.2 Leukozytopenie

▶ **Definition.** Absinken der Leukozytenzahl im peripheren Blut auf < 4 000/μl.

Einteilung: Je nachdem, welche Untergruppe der Leukozyten für die Abnahme der Leukozytenzahl verantwortlich ist (→ Differenzialblutbild!), unterscheidet man zwischen **Granulo-** und **Lymphozytopenie** (eine isolierte Verminderung der Monozyten ist sehr selten und findet sich z. B. bei der Haarzell-Leukämie, S. 1246; die Monozytopenie wird hier nicht näher besprochen).

Granulozytopenie und Agranulozytose

▶ **Definition.** Die WHO definiert eine Granulozytopenie oder Neutropenie als einen Wert von < 2 000 Neutrophilen/μl. Sinkt die Neutrophilenzahl auf < 500/μl ab, spricht man auch von einer **Agranulozytose**. Für den klinischen Alltag ist folgende Einteilung wichtig (Tab. **K-4.4**):

≡ K-4.4	Gradeinteilung der Leukozytopenien und Granulozytopenien nach WHO	
Gradeinteilung	**Leukozyten (/μl)**	**neutrophile Granulozyten (/μl)**
Grad 0	> 4 000	> 2 000
Grad 1	3 000–3 999	1 500–1 999
Grad 2	2 000–2 999	1 000–1 499
Grad 3	1 000–1 999	500–999
Grad 4	< 1 000	< 500

Ätiologie: s. Tab. **K-4.5**.

Klinik: Je weiter die Neutrophilenzahl < 1 000/μl sinkt, desto größer ist die Infektanfälligkeit (maximal bei Agranulozytose). Erstes Anzeichen einer Neutrophilenzahl < 1 000/μl ist häufig eine Infektion in einer Körperregion, die dicht mit Bakterien besiedelt ist (z. B. fieberhafte Stomatitis, Enteritis oder Pneumonie). Durch Zytostatika oder Vitaminmangel bedingte Granulozytopenien entstehen über Tage bis Wochen und sind ebenso wie Granulozytopenien bei Autoimmunerkrankungen wenig symptomatisch. Bei **medikamenteninduzierten Immunneutropenien** dagegen entwickelt sich innerhalb **weniger Tage** eine schwere Granulozytopenie, meist eine **Agranulozytose**. Diese imponiert wie eine **schwere Infektionskrankheit** mit Krankheitsgefühl, hohem Fieber mit Schüttelfrost, Knochen- und Gliederschmerzen. Eine Entzündung der Schleimhäute führt zu einer Stomatitis (akute nekrotisierende ulzerierende Gingivitis), **Angina agranulocytica** und Enterokolitis. Die Lymphknoten an Hals und Waldeyer-Rachenring können anschwellen, ebenso Milz und Leber. Zusätzlich können Pilzinfektionen (Soor) auftreten, häufig sind septische Komplikationen.

K-4.5 Ätiologie der Granulozytopenie bzw. Agranulozytose

Auslöser	Beispiele
verminderte Granulopoese	
Reifungsstörung	• angeboren (selten): z. B. Fanconi-Anämie, Kostmann-Syndrom, Chediak-Higashi-Syndrom, zyklische Neutropenie
	• erworben: Mangel an Folsäure, Vitamin B_{12}, Kupfer oder essenziellen Aminosäuren; aplastische Anämie, paroxysmale nächtliche Hämoglobinurie
direkte Knochenmarkschädigung	• Medikamente (häufig): z. B. Zytostatika, NSAR, Sulfonamide (z. B. Sulfasalazin), Chloramphenicol, Virustatika, Antikonvulsiva, Neuroleptika
	• Chemikalien: z. B. Benzol, Anilin, Alkohol
	• Bestrahlung
	• Infektionen: z. B. Typhus, sehr schwere Sepsis, Miliartuberkulose, Masern, Röteln, HIV-Infektion
Verdrängung der normalen Granulopoese	• Leukämien, myelodysplastische Syndrome, Knochenmarkkarzinose, Lymphome (speziell Haarzell-Leukämie)
verstärkter Granulozytenverlust	
nach Bildung von Antikörpern gegen Granulozytenantigene (Immunneutropenie)	• Autoimmunerkrankungen: Felty-Syndrom, Lupus erythematodes, δγ-Lymphozytose, Evans-Syndrom, Immunthyreoiditis
	• Z. n. Organ- oder allogener Stammzelltransplantation
nach Bildung von Antikörpern gegen den Komplex aus Medikament und Granulozyt (Immunneutropenie)	• Medikamente: z. B. Penizillin, Cephalosporine, Metamizol, Thyreostatika, Antiarrhythmika (z. B. Procainamid, Chinidin), Chinin
bakterielle Infektionen	• eher ungewöhnlich bei Infektionen, aber möglich z. B. bei Typhus, Brucellose
Granulozytenverteilungsstörung	
Splenomegalie	• z. B. Leberzirrhose, myeloproliferative Neoplasie, maligne Lymphome (Tab. K-5.1, S. 1260)

Diagnostik und Differenzialdiagnose: Entscheidend ist die exakte **Medikamentenanamnese** (Tab. K-4.5). Granulozytenautoantikörper können manchmal mit dem Granulozyten-Immunfluoreszenz- oder -Agglutinationstest nachgewiesen werden. Da die Serumtiter dieser Antikörper meist niedrig sind, sind i. d. R. wiederholte Messungen zum Nachweis nötig. Auch medikamenteninduzierte Granulozytenantikörper können so bestimmt werden; das Ergebnis ist allerdings häufig negativ, weil das auslösende Medikament oder seine Metaboliten bereits wieder ausgeschieden wurden.

Hat der Patient in der Woche vor Beginn der Symptome kein Medikament eingenommen, müssen andere Ursachen der Granulozytopenie ausgeschlossen werden. Hierzu werden **antinukleäre Antikörper (ANA)**, **Rheumafaktor**, **Vitamin-B_{12}-** und **Folsäurespiegel** und mittels Ultraschall die **Größe der Milz** (Splenomegalie → Hypersplenismus?) bestimmt. Mittels **Knochenmarkpunktion** werden eine aplastische Anämie, Leukämie, ein myelodysplastisches Syndrom oder Lymphom ausgeschlossen.

Therapie: Das vermutlich auslösende Medikament ist abzusetzen. Zwecks **Infektionsschutz** sind keimarme Isolierung, Darmdekontamination, Mund- und Hautpflege erforderlich. Wenn **Infektzeichen** vorliegen, müssen **Antibiotika** und **Antimykotika** gegeben werden. Der Einsatz von **G-CSF** kann die klinische Erholung beschleunigen (in Deutschland für diese Indikation arzneimittelrechtlich nicht zugelassen). In therapieresistenten Fällen muss die Gabe von **Granulozytentransfusionen** erwogen werden.

Verlauf und Prognose: Die Agranulozytose hat immer noch eine ernste Prognose. Steigt die Granulozytenzahl nicht wieder an, können die infektiösen Komplikationen letztlich nicht beherrscht werden.

Prophylaxe: Wichtig ist, eine Granulozytopenie frühzeitig zu erkennen. Erhält ein Patient eines der in Tab. K-4.5 genannten Medikamente, sollte man in den ersten 4 Wochen das Blutbild wöchentlich kontrollieren.

Lymphozytopenie

▶ **Definition.** Unter Lymphozytopenie versteht man die Abnahme der Lymphozyten im peripheren Blut. Man unterscheidet:
- **absolute Lymphozytopenie:** Absinken der Lymphozytenzahl auf < 1 000/µl
- **relative Lymphozytopenie:** Absolute Lymphozytenzahl ist im Normbereich, der prozentuale Wert ist jedoch vermindert (z. B. bei Vermehrung der Granulozyten).

Ätiologie: Eine **absolute Lymphozytopenie** kommt vor bei: Cushing-Syndrom, einer Therapie mit Kortison oder Zytostatika sowie nach Bestrahlung. Weiterhin findet man sie bei Hodgkin-Lymphom, Miliartuberkulose, Nierenversagen und systemischem Lupus erythematodes. Schwere Lymphozytopenien mit einem deutlichen Abfall der T-Helfer-Lymphozyten finden sich bei AIDS.
Eine **relative Lymphozytopenie** entsteht, wenn die Granulozytenzahl erhöht ist (Tab. **K-4.2**, S. 1200).

Diagnostik: Wichtig im Rahmen der Anamnese ist die Frage nach Medikamenteneinnahme und Chemotherapien. Laboruntersuchungen erfolgen auf Virusinfekte, Immunerkrankungen und hämatologische Erkrankungen (z. B. Lymphome).

Therapie: Im Vordergrund steht die Therapie der Grunderkrankung. Bei prolongierter Lymphozytopenie muss eine Prophylaxe von Pilz-, Virusinfektionen (z. B. Herpes, CMV) und Pneumocystis jirovecii erfolgen.

4.3 Myeloproliferative Neoplasien (MPN)

▶ **Synonym.** Chronische myeloproliferative Erkrankungen, früher: myeloproliferative Syndrome (MPS)

▶ **Definition.** MPN sind maligne klonale Erkrankungen einer oder mehrerer hämatopoetischer Zellreihen, die durch normale Differenzierung und weitgehend normale Funktionsfähigkeit der Zellen des autonom proliferierenden Klons und einen chronischen Verlauf gekennzeichnet sind.

Pathogenese und Einteilung: Die Bezeichnung chronische myeloproliferative Syndrome wurde in der aktuellen WHO-Klassifikation verlassen und in myeloproliferative Neoplasien (MPN) geändert. Die MPN beruhen auf der klonalen Expansion einer oder mehrerer hämatopoetischer Zellreihen im Knochenmark. Lediglich bei der primären Myelofibrose wird das blutbildende Knochenmark frühzeitig durch Bindegewebe ersetzt und die Blutbildung von Milz und Leber übernommen. Die Proliferation ist effektiv, d. h. die vermehrt gebildeten Zellen können ihre physiologische Funktion wahrnehmen, im Gegensatz zu myelodysplastischen Syndromen, bei denen die Zellen in ihrer Funktion gestört sind. Es gibt jedoch Mischformen, die sowohl Züge einer MPN, aber auch eines myelodysplastischen Syndroms tragen (CMML, s. S. 1214). Nach längerer Krankheitsdauer kann eine MPN in eine akute Leukämie übergehen („Blastenschub").
Häufige MPN (früher als myeloproliferative Syndrome im engeren Sinne bezeichnet) (Tab. **K-4.6**):
- **chronische myeloische Leukämie** (**CML**, vermehrte Granulopoese, inkl. Vorstufen)
- **Polycythaemia vera** (**PV**, vermehrte Erythropoese)
- **essenzielle Thrombozythämie** (**ET**, vermehrte Thrombopoese)
- **primäre Myelofibrose** (**PM**, vermehrte Bindegewebebildung im Knochenmark).

Seltene MPN (hier nicht besprochen, s. Lehrbücher der Hämatologie):
- chronische Neutrophilen-Leukämie (vermehrt reife Granulozyten ohne Vorstufen)
- chronische Eosinophilen-Leukämie/hypereosinophiles Syndrom (vermehrt Eosinophile)
- Mastozytose (vermehrt Mastzellen)
- myeloproliferative Neoplasie – unklassifizierbar.

K-4.6 Einteilung und wesentliche Merkmale der häufigsten MPN

Merkmal/MPN	CML	PV	ET	PM
Leukozytose	++	+	–	im Stadium I evtl. ↑, sonst ↓
Erythrozytose	–	++	–	im Stadium I evtl. ↑, sonst ↓
Thrombozytose	+	+	++	im Stadium I evtl. ↑, sonst ↓
Splenomegalie	+	+	–	++
Philadelphia-Chromosom oder BCR-ABL	+ (die seltene Ph-Chr.-/BCR-ABL-negative atypische CML gilt heute als eigene, separate Entität)	–	–	–
Knochenmarkfibrose	selten, spät	selten, spät	–	früh
Blastenschub	häufig	selten	selten	selten
medianes Überleben ohne Therapie	1–3 Jahre	2–4 Jahre	Lebenserwartung kaum eingeschränkt	3–5 Jahre

CML: chronische myeloische Leukämie, PV: Polycythaemia vera, ET: essenzielle Thrombozythämie, PM: primäre Myelofibrose

In der seit 2008 gültigen WHO-Klassifikation werden außerdem mehrere ehemals myeloproliferative Erkrankungen aus dieser Gruppe ausgegliedert und als eigene neue Krankheitsgruppen geführt; auch sie werden aufgrund ihrer Seltenheit hier nicht besprochen:

- gemischt myelodysplastische/myeloproliferative Neoplasien
  - chronische myelomonozytäre Leukämie (CMML, unter MDS besprochen)
  - atypische CML (aCML, wie CML, aber ohne Ph-Chromosom, ohne BCR/ABL-Mutation)
  - juvenile myelomonozytäre Leukämie (JMML, tritt praktisch nur bei Kleinkindern auf)
  - refraktäre Anämie mit Ringsideroblasten und Thrombozytose (RARS-T, unter MDS besprochen)
- myeloische und lymphatische Neoplasien mit Eosinophilie und abnormem Platelet-derived Growth Factor (PDGFRα, PDGFRβ), Fibroblast Growth Factor Receptor (FGFR1).

4.3.1 Chronische myeloische Leukämie (CML)

Epidemiologie: Die CML macht 15 % aller Leukämien in der westlichen Hemisphäre aus und tritt v. a. im mittleren Lebensalter auf.

Ätiopathogenese: Charakteristisch ist die autonome klonale Proliferation der Granulopoese. Bei 95 % der Patienten ist hierfür die **balancierte Translokation t(9;22)(q34;q11)** verantwortlich. Radioaktive Strahlung und Benzol erhöhen das Risiko dieser Mutation. Das veränderte Chromosom 22 (**Philadelphia-Chromosom**) trägt das **Fusionsgen BCR-ABL** (Abb. **K-4.1**). Es codiert eine **ständig aktive Tyrosinkinase**. Die Mutation erfolgt in einer frühen Stammzelle und ist in Zellen aller Blutzellreihen nachweisbar. Eine CML kann im Rahmen einer Blastenkrise in eine AML oder ALL übergehen. Bei 5 % der CML-Patienten ist zytogenetisch kein Philadelphia-Chromosom nachweisbar. Die Hälfte dieser Patienten weist dennoch molekulargenetisch die BCR-ABL-Translokation auf.

4.3.1 Chronische myeloische Leukämie (CML)

Epidemiologie: Die CML macht 15 % aller Leukämien in der westlichen Hemisphäre aus. Die Inzidenz beträgt 10–20/1 Mio. Menschen/Jahr. Männer erkranken etwas häufiger als Frauen. Das mittlere Erkrankungsalter liegt bei 50 Jahren, Kinder und Jugendliche sind selten betroffen.

Ätiopathogenese: Charakteristisch für die CML ist die autonome klonale Proliferation der Granulopoese. Bei 95 % der Patienten ist ein Austausch genetischen Materials zwischen den langen Armen der Chromosomen 9 (**ABL-Gen**) und 22 (**BCR-/„breakpoint cluster region"-Gen**), die **balancierte Translokation t(9;22)(q34;q11)** für die Proliferation verantwortlich. Der Auslöser dieser Translokation ist letztlich unbekannt. Bei Personen, die radioaktiver Strahlung oder Benzol ausgesetzt sind, ist die Mutationswahrscheinlichkeit erhöht. Durch die Translokation entsteht auf Chromosom 22 ein neues **Fusionsgen BCR-ABL** (Abb. **K-4.1**); das veränderte Chromosom 22 heißt **Philadelphia-Chromosom**. Das Genprodukt von BCR-ABL ist eine 210 kd schwere, **ständig aktive Tyrosinkinase** ($p210^{BCR-ABL}$), die eine stetige Zellteilung bewirkt. Die Mutation ereignet sich in einer sehr frühen Stammzelle, denn die BCR-ABL-Translokation lässt sich in allen hämatopoetischen Zellreihen nachweisen (Vorläuferzellen der Granulo-, Erythro-, Megakaryozyten und B-Lymphozyten, selten auch in den T-Lymphozyten). Dies erklärt, warum eine CML z. B. im Rahmen einer Blastenkrise in eine AML oder eine ALL übergehen kann. Keimzellen sind nicht betroffen; die Translokation ist nicht erblich. Bei 5 % der CML-Patienten kann durch die zytogenetische Analyse kein Philadelphia-Chromosom nachgewiesen werden. Bei der Hälfte dieser Patienten kann man mit feineren molekulargenetischen Techniken auf Chromosom 22 dennoch eine BCR-ABL-Translokation nachweisen.

K-4.1 Die Translokation t(9;22) und ihre Auswirkungen

Bei dieser Translokation wird eine inkomplette Gensequenz des Chromosoms 9 (der c-abl-Lokus, benannt nach dem **A**vian-**Bl**astosis-[=Hühnerleukämie]Retrovirus) an eine Gensequenz des Chromosoms 22 (den bcr-Lokus, abgeleitet von **b**reakpoint **c**luster **r**egion) angelagert. Dadurch entsteht auf Chromosom 22 das Fusionsgen BCR/ABL (Philadelphia-Chromosom), das für eine ständig aktive Tyrosinkinase codiert. Folge ist eine dauerhafte Stimulation der Zellteilung. Mit Tyrosinkinase-Inhibitoren (z. B. Imatinib) lässt sich der molekulargenetische Defekt gezielt unterdrücken (sog. „molekulare Therapie").

Einteilung: Wenn sich weder das Philadelphia-Chromosom noch BCR-ABL nachweisen lassen, spricht man von **atypischer CML**. Die aCML wird heute als eigenes, separates Krankheitsbild klassifiziert. Sie verläuft i. d. R. rasch und ist therapieresistent (s. u.).

Klinik: Man unterscheidet bei der CML 3 Krankheitsphasen:
- chronische Phase
- Akzelerationsphase
- Blastenkrise.

In der **chronischen Phase** (3–5 Jahre) nimmt die Granulozytenproliferation langsam zu. Im Blutausstrich findet man nur wenige Blasten (< 10 %). Gleichzeitig entwickelt sich eine Anämie mit den entsprechenden Symptomen (**Leistungsminderung**, Belastungsdyspnoe). Die Thrombozytenzahl kann normal, erhöht oder vermindert (Folge von Splenomegalie, s. u.) sein. Im letzteren Fall besteht eine **Hämatomneigung**. Die meisten Patienten haben infolge der zunehmenden Splenomegalie ein **Druck- und Völlegefühl im Oberbauch**. **Knochenschmerzen** (durch die Proliferation im Knochenmark) werden oft als „Gelenkrheuma" verkannt. Bei massiver Leukozytose kommt es zu Mikrozirkulationsstörungen mit Thrombosen (**Leukostasesyndrom**, s. S. 1208). In der **Akzelerationsphase** wird die Granulozytenproliferation trotz adäquater Therapie stärker. Im Blut tauchen vermehrt unreife Granulozytenvorstufen auf (Blasten 10–30 %, nach WHO 10–20 %), Anämie und Thrombozytopenie nehmen zu. 10 % der Patienten entwickeln eine zunehmende **Knochenmarkfibrose**.
Schließlich steigt der Anteil der unreifen Blasten immer rascher an und die CML geht in eine **akute Leukämie** (¾ myeloisch, ¼ lymphatisch) über. Man spricht von einer **Blastenkrise**, wenn > 30 % der Zellen in Blut oder Knochenmark Blasten sind (nach WHO Definition > 20 %). Ganz selten wird die CML erst in dieser Blastenkrise diagnostiziert und ist dann von einer akuten Leukämie kaum zu unterscheiden.
Eine Lymphknotenschwellung schließt eine CML zwar nicht aus, ist jedoch auch nicht typisch. Die wesentlichen klinischen Zeichen bei CML zeigt Abb. **K-4.2**.

Diagnostik und Differenzialdiagnose: Hinweisend sind **Splenomegalie** (u. U. bis ins Becken reichende Milz), **Blutbild** mit z. T. massiver **Leukozytose** und **Anämie**. Bei Diagnosestellung liegt die Leukozytenzahl meist bei 50 000–300 000/µl. Dazu tritt eine normozytäre, normochrome Anämie. Die Thrombozytenzahl kann normal, erhöht oder vermindert (bei Splenomegalie) sein. Im Differenzialblutbild findet man alle Reifungsstufen der Granulopoese (**pathologische Linksverschiebung**; s. Abb. **K-4.3a**).

Einteilung: Eine Philadelphia-Chromosom/BCR-ABL-negative CML wird als **atypische CML** (aCML) bezeichnet.

Klinik: Man unterscheidet 3 Krankheitsphasen: chronische Phase, Akzelerationsphase und Blastenkrise.

Die **chronische Phase** wird von der Granulozytenproliferation bestimmt. Die Patienten klagen über **Leistungsminderung, Knochenschmerzen, Druck- und Völlegefühl im Oberbauch** (Splenomegalie) sowie ggf. **Hämatomneigung**. Bei massiver Leukozytose kann ein **Leukostasesyndrom** (s. S. 1208) auftreten.

Für die **Akzelerationsphase** ist eine Zunahme der Leukozytenzahl (trotz adäquater Therapie), der Anämie und der Thrombozytopenie typisch. In der **Blastenkrise** entwickelt sich das Bild der akuten Leukämie (myeloisch oder lymphatisch).

Eine Lymphknotenschwellung schließt eine CML zwar nicht aus, ist jedoch auch nicht typisch. Zu klinischen Zeichen bei CML s. Abb. **K-4.2**.

Diagnostik und Differenzialdiagnose: Hinweisend sind die **Splenomegalie** (u. U. bis ins Becken reichende Milz) und das **Blutbild** (z. T. massive **Leukozytose mit Anämie**). Die Thrombozytenzahl kann normal, erhöht oder vermindert sein. Im Differenzialblutbild findet sich eine **pathologische Linksverschiebung** (Abb. **K-4.3a**).

K-4.2 Wesentliche klinische Zeichen bei CML

K-4.3 Blutausstrich in verschiedenen Phasen der CML

a Der Blutausstrich in der chronischen Phase der CML zeigt alle Reifungsstufen der Granulopoese vom Promyelozyten (P) bis zum reifen segmentkernigen Granulozyten (sG; = **pathologische Linksverschiebung**), außerdem Basophile (B), Eosinophile (E), Stabkernige (St), Myelozyten (My) und Metamyelozyten (Me).
b Der Blutausstrich in der Blastenkrise zeigt außer Blasten (Blast) einige segmentkernige Granulozyten (sG), aber keine Zwischenformen (**Hiatus leucaemicus**).

▶ **Merke.**

In der Akzelerationsphase nehmen die Blasten zu, in der Blastenkrise liegen sie bei > 30 % (nach WHO-Definition bereits bei > 20 %). **Basophile** und **Eosinophile** sind **vermehrt**. Die Thrombozyten haben oft bizarre Formen und Größen.
Im Gegensatz zu reaktiver Leukozytose und anderen MPN ist die Aktivität der **alkalischen Leukozytenphosphatase vermindert**.

▶ **Merke.** Dieser Befund unterscheidet die CML von einer akuten Leukämie, bei der man Myeloblasten und wenige reife Granulozyten sieht, die Zwischenstufen jedoch fehlen (sog. Hiatus leucaemicus; Abb. **K-4.3b**).

In der chronischen Phase sind die Blasten im peripheren Blut noch relativ selten, in der Akzelerationsphase nehmen sie dann deutlich zu (10–30 %, nach WHO 10–20 %), in der Blastenkrise liegen sie > 30 % (nach WHO-Definition bereits bei > 20 %).
Ein weiterer typischer Befund im Differenzialblutbild ist die **Vermehrung von Basophilen** und **Eosinophilen**. Die Thrombozyten haben oft bizarre Formen und Größen. Laborchemische Hämolysezeichen fehlen. Die Höhe der LDH und der Harnsäure i. S. korreliert mit dem Ausmaß der Granulozytenproliferation (erhöhter Zellumsatz). Im Gegensatz zu reaktiver Leukozytose und anderen MPN ist die Aktivität der

alkalischen Leukozytenphosphatase in der chronischen und der Akzelerationsphase **vermindert**, kann aber in der Blastenkrise wieder ansteigen.

Die **Knochenmarkpunktion** zeigt ein hyperzelluläres Knochenmark mit einer exzessiv gesteigerten Granulopoese. Auch Megakaryozyten können vermehrt sein. Der **Nachweis eines Philadelphia-Chromosoms** bzw. **von BCR-ABL** unterscheidet die CML sicher von anderen MPN sowie Erkrankungen mit reaktiver Leukozytose und hat prognostische Bedeutung (s. u.).

Therapie: Seit 2001 steht zur Therapie der CML der Tyrosinkinase-Inhibitor **Imatinib** (z. B. Glivec, 400 mg/d) zur Verfügung. Er blockiert gezielt die Aktivität der BCR-ABL-Tyrosinkinase. Dadurch wird der unphysiologische Proliferationsstimulus aufgehoben und die Hämatopoese normalisiert sich. Diese Therapie erreicht bei > 80 % der Patienten eine zytogenetische Remission, d. h. in der Chromosomenanalyse ist kein Philadelphia-Chromosom mehr nachweisbar. 10 % der Patienten sprechen auf Imatinib initial nicht an oder werden im späteren Krankheitsverlauf aufgrund sekundärer BCR-ABL-Mutationen wieder resistent. Mittlerweile stehen weitere Tyrosinkinase-Inhibitoren (Dasatinib [Sprycel]; Nilotinib [Tasigna]) zur Verfügung, die bei resistenten Fällen häufig noch ein Ansprechen erreichen. Diese sehr potenten neuen Wirkstoffe (sog. „Super-Glivecs") werden zunehmend auch als Erstlinientherapie anstelle von Glivec eingesetzt.

Ob Imatinib ausreichend wirksam ist, wird durch regelmäßige Bestimmungen der Mutationslast im peripheren Blut festgestellt. Die Therapie spricht optimal an, wenn nach 18 Monaten folgende Befunde vorliegen: normales Blutbild, Zytogenetik unauffällig, Molekulargenetik: in der PCR < 0,1 % BCR/ABL pos. Zellen im peripheren Blut.

Es kommt vor, dass Patienten nicht ausreichend auf die Imatinib-Therapie ansprechen oder ihre zunächst gute Therapieansprache verlieren. Dafür gibt es meist 2 Erklärungen:

- **Mangelnde Compliance:** Untersuchungen haben gezeigt, dass bis zu 25 % der Patienten weniger als 90 % der regulären Dosis einnehmen, 20 % sogar weniger als 80 %.
- **Resistenzmutationen:** Immer wenn Patienten suboptimal oder inadäquat ansprechen, sollte eine Mutationsanalyse erfolgen. Bei einigen BCR-ABL-Mutationen kann mit einer Erhöhung der Imatinib-Dosis (auf 800 mg) oder mit den neuen Tyrosinkinase-Inhibitoren (Dasatinib, Nilotinib) behandelt werden. Bei der sog. T 315I-Mutation sind alle Tyrosinkinase-Inhibitoren nicht ausreichend wirksam. Neue Wirkstoffe für die T 315I-mutierte CML, z. B. die Aurorakinase-Inhibitoren, sind bereits in der klinischen Entwicklung.

Bei Patienten, die gegen Imatinib oder die anderen o. g. Tyrosinkinase-Inhibitoren primär resistent sind oder im weiteren Verlauf resistent werden, ist **Interferon-α** (IFN-α, 3–5 Mio I.E./d s. c.) die Therapie der 1. Wahl. Dies ist auch bei BCR-ABL-negativer CML der Fall, sofern eine Transplantation nicht möglich ist (s. u.). Die typischen Interferon-Nebenwirkungen (Fieber, Schüttelfrost, Krankheitsgefühl, Schwäche, Depression, Nieren- und Leberfunktionsstörungen, Immunphänomene, Details s. S. 598) führen besonders bei älteren Patienten häufig zum Therapieabbruch. Mit der Kombinationstherapie von IFN-α und Cytarabin s. c. kann bei 10 % der Patienten eine komplette zytogenetische Remission erreicht werden.

Hydroxyharnstoff (z. B. Litalir, Syrea) oder **Busulfan** (z. B. Myleran) wird heute vor allem eingesetzt, um bei initialer Leukozytose > 50 000/µl die Leukozytenzahl zu reduzieren. Sobald dieser Grenzwert unterschritten ist, stellt man auf Imatinib um. Eine weitere Indikation besteht, wenn Imatinib nicht wirksam ist und IFN-α nicht vertragen wird. Eine zytogenetische Remission kann mit diesen Wirkstoffen nicht erreicht werden.

Die **allogene Stammzelltransplantation** ist nur sinnvoll, wenn der Patient initial nicht oder im Verlauf auf Imatinib oder die anderen neuen Tyrosinkinase-Inhibitoren nicht mehr anspricht. Nilotinib ist in der Akzelerationsphase zwar noch wirksam, Dasatinib in der Akzeleration und in der Blastenphase, die Wirkung hält jedoch in der Regel nicht lange an. Patienten mit Akzeleration oder Blastenkrise sollten rasch transplantiert werden. Ist dies nicht möglich, erhalten sie eine Kombinations-Chemotherapie wie bei akuten Leukämien (s. S. 1218). Bei **Leukostasesyndrom** (s. Exkurs S. 1208) wird zusätzlich zur myelosuppressiven Therapie die **Leukapherese** eingesetzt.

Die **Knochenmarkpunktion** zeigt ein hyperzelluläres Mark mit exzessiver Granulopoese. Der **Nachweis eines Philadelphia-Chromosoms** bzw. **von BCR-ABL** hat prognostische Bedeutung (s. u.).

Therapie: Bei **CML** wird **Imatinib** eingesetzt, das gezielt die BCR-ABL-Tyrosinkinase hemmt. Dies bewirkt bei > 80 % der Patienten eine zytogenetische Remission. 10 % der Patienten sprechen auf Imatinib initial nicht an oder werden im späteren Krankheitsverlauf wieder resistent. In diesen Fällen stehen weitere Tyrosinkinase-Inhibitoren zur Verfügung.

Regelmäßige Kontrollen der Mutationslast im peripheren Blut zeigen, ob die Therapie ausreichend anspricht. Wenn dies nicht der Fall ist, dann an **mangelnde Compliance** oder an **Resistenzmutationen** denken.

Bei Patienten mit Resistenz gegen alle Tyrosinkinase-Inhibitoren sowie bei BCR-ABL-negativer CML, wenn eine Transplantation nicht möglich ist, stellt **Interferon-α** (IFN-α, 3–5 Mio I.E./d s. c.) die Therapie der 1. Wahl dar. Kombiniert mit Cytarabin s. c. kann bei 10 % der Patienten eine komplette zytogenetische Remission erreicht werden.

Hydroxyharnstoff oder **Busulfan** wird v. a. zur Reduktion der Leukozytenzahl bei initialem Wert > 50 000/µl eingesetzt.

Die **allogene Stammzelltransplantation** ist nur sinnvoll, wenn Tyrosinkinase-Inhibitoren nicht (mehr) wirken, z. B. in der Akzelerationsphase oder Blastenkrise. Bei **Leukostasesyndrom** (s. Exkurs S. 1208) zusätzlich **Leukapherese**.

Prognose: Sie ist am besten, wenn die Patienten vor der Therapie möglichst wenig Blasten im peripheren Blut haben und unter der Therapie die BCR-/ABL-Translokation schließlich nicht mehr nachweisbar ist (nach 18 Monaten Imatinib in der PCR < 0,1 % BCR/ABL-pos. Zellen im peripheren Blut). Imatinib erreicht bei > 75 % der BCR-ABL-positiven Patienten eine zytogenetische Remission, die 5-Jahres-Überlebensrate beträgt nahezu 90 %. Da Imatinib erst seit 2001 (in D seit 2002) verfügbar ist, gibt es noch keine Zahlen zur Lebenserwartung über 10 oder 15 Jahre. Bei IFN-α und Cytarabin-Therapie oder Stammzelltransplantation erreicht man bei ca. 10 % der Patienten eine dauerhafte zytogenetische Remission (10-Jahres-Überlebensrate 70 %). Am schlechtesten ist die Prognose bei der primär BCR-ABL-negativen, sog. atypischen CML (aCML, mittlere Lebenserwartung ca. 24 Monate).

Sonderformen

Die **chronische Neutrophilen-Leukämie** (CNL) ist eine sehr seltene MPN mit Vermehrung reifer neutrophiler Granulozyten (Stab- und Segmentkernige). Im Gegensatz zur typischen CML fehlen unreife Granulozytenvorformen (z. B. Promyelozyten, Myelozyten). Bei der **chronischen Eosinophilen-Leukämie** (CEL) sind die eosinophilen Granulozyten vermehrt. Nähere Informationen hierzu s. Lehrbücher der Hämatologie.

Internet-Links: www.dgho-onkopedia.de/onkopedia/leitlinien/cml, www.kompetenz-netz-leukaemie.de

▶ **Exkurs.** **Leukostasesyndrom:** Bei manchen Leukämien (CML [bis 14 %], seltener bei AML/ALL [2–3 %] und sehr selten bei CLL [< 1 %]) kann die Leukozytenzahl so stark ansteigen, dass sich die Fließeigenschaften des Blutes verschlechtern. Dadurch kommt es zu **Durchblutungsstörungen** in der Mikrozirkulation. Die Patienten klagen über Dyspnoe, Schwindel, Sehstörungen, Akrozyanose und Priapismus. Therapie der Wahl ist die **Leukapherese am Zellseparator**. Ist das Verfahren wenig erfolgreich, müssen zusätzlich Zytostatika gegeben werden (Gefahr der Entwicklung eines Tumorlysesyndroms, s. S. 1221). Die Prognose ist ungünstig, da sich häufig intrazerebrale Blutungen entwickeln.

4.3.2 Polycythaemia vera (PV)

▶ **Synonym.** primäre Polyzythämie, Morbus Vasquez-Osler

▶ **Definition.** Klonale Stammzell-Erkrankung aus dem Formenkreis der myeloproliferativen Syndrome. Charakteristisch ist eine Vermehrung der Erythrozyten mit entsprechender Erhöhung des Hämatokrits und Hämoglobins.

Epidemiologie: Die Erkrankung tritt selten (5–10 : 1 Mio./Jahr) mit einem Erkrankungsgipfel nach dem 50. Lebensjahr auf. Männer sind häufiger betroffen als Frauen.

Ätiopathogenese: Bei der PV proliferieren v. a. die Erythrozyten. Die Ursache der Proliferation ist unklar; diskutiert werden Chemikalien und Viren. Beobachtet man das Wachstum von Erythrozytenkolonien in vitro, fällt ein vermehrtes spontanes Wachstum und **verstärktes Ansprechen auf niedrige Erythropoetinkonzentrationen** auf. Bei 95 % der Patienten findet man eine **V167F-Mutation der Janus-Kinase 2 (JAK2-V167F)**, die zu einer Aktivierung der Zellproliferation führt. In < 3 % ist eine **JAK2-Exon-12-Mutation** verantwortlich. Sehr seltene **familiäre Polyzythämien** beruhen auf Mutationen des Erythropoetinrezeptors.

Klinik: Durch die Vermehrung der Erythrozyten steigt der Hämatokrit und mit ihm die Blutviskosität. Folge sind Mikrozirkulationsstörungen (v. a. in ZNS und Lunge). Die Beschwerden – **Kopfschmerzen, Schwindel, Ohrensausen, Sehstörungen, Belastungsdyspnoe** und leichte **Ermüdbarkeit** – entwickeln sich schleichend. Auch das Herz und die Akren können betroffen sein (Angina pectoris bzw. Gangrän). Viele Patienten klagen über **Juckreiz** (insbesondere bei Wärmezufuhr, z. B. in warmem Wasser „aquagener Pruritus"), brennende Parästhesien an den Extremitäten (**burning feet**) bei Erwärmung, z. B. beim Duschen (**Erythromelalgie**, Abb. **K-4.4**). Die Augen wirken blutunterlaufen, das Gesicht ist hoch rot (**Plethora**). Schnell entwickelt sich eine **Zyanose** der Lippen und Akren. Häufig sind Milz und Leber deutlich tastbar. Der Blutdruck kann erhöht sein. Magen-Darm-Ulzera treten vermehrt auf.

K-4.4 Klinische Zeichen der Polycythaemia vera

- Netzhautblutungen 10 %
- Lymphome 6 %
- Ulkus < 5 %
- Splenomegalie 95 %
- Leukozytose 70 %
- Thrombozytose 30 %
- Knochenschmerzen 10 %
- Priapismus 2 %
- Hämaturie 15 %
- hämorrhagische Diathese 25 %
- Hautinfiltrate 5 %
- Gewichtsverlust 40 %

a Klinische Zeichen der Polycythaemia vera.
b Akrale Ischämie.
c Erythromelalgie. Symptomverschlimmerung durch warmes, Linderung durch kaltes Wasser.

b, c aus: Voigtländer V., Maaßen D.: Dermatologie und Innere Medizin. Hippokrates; 1995

Bei bis zu 40 % der Patienten resultieren arterielle oder venöse Thromboembolien (z. T. ungewöhnliche Lokalisation: **Budd-Chiari-Syndrom, Portalvenen-** oder **Sinusvenenthrombose**). Bei sehr hoher Thrombozytenzahl ist die Thrombozytenfunktion meist gestört (Thrombopathie). Die zahlreichen Thrombozyten lagern Von-Willebrand-Faktor an, sodass dessen Plasmakonzentration sinkt (erworbenes Von-Willebrand-Syndrom). Die Folge ist eine **Blutungsneigung**. Dieses gemischte Bild von Thrombose- und Blutungsneigung ist für viele MPN typisch.

Diagnostik und Differenzialdiagnose: Hinweise auf die Diagnose geben **Anamnese** und **körperliche Untersuchung** (s. o.) sowie das **Blutbild**, das **stets** eine **Erythrozytose** und **meist** eine **Leuko-** (11 000–20 000/μl) und **Thrombozytose** zeigt. Der **Blutausstrich** zeigt vereinzelt kernhaltige Erythrozytenvorstufen und eine Anisozytose der Thrombozyten (Ausdruck ihrer gestörten Ausreifung im Knochenmark). Die Routinediagnostik ergibt häufig eine **scheinbare Hyperkaliämie** (Freisetzung von Kalium aus den vielen Thrombozyten im Serumröhrchen). Wird das Kalium im Plasma bestimmt, liegt es im Normbereich.

Die Diagnosestellung erfolgt nach spezifischen Kriterien (Tab. **K-4.7**). Eine **sekundäre Polyglobulie** (s. S. 1164) und eine **relative Polyglobulie** (Abnahme des Plasmavolumens) **müssen ausgeschlossen werden** (immer JAK2-negativ). Sind diese Formen der Polyglobulie ausgeschlossen, folgt der **Ausschluss anderer MPN**: Abgrenzungskriterien zur CML sind die **erhöhte Aktivität der ALP** und die **Molekulargenetik** (bei CML keine JAK2-Mutation, dafür BCR-ABL). Für die weitere Abgrenzung ist eine **Knochenmarkbiopsie** erforderlich. Der Knochenmarkausstrich zeigt eine massiv gesteigerte Erythropoese ohne Vermehrung von Blasten (Abgrenzungskriterium zur akuten Erythroleukämie). Auch Granulo- und Thrombopoese sind gesteigert (hyperzelluläres Knochenmark). Eine Verminderung bzw. das völlige Fehlen von Speichereisen im Knochenmark ist die Regel.

K-4.7 Diagnosekriterien bei Polycythaemia vera (PV)

Major-Kriterien	A1	Hämoglobin > 18,5 g/dl (Männer) bzw. > 16,5 g/dl (Frauen)
	A2	Nachweis der JAK2-V617F- oder -Exon-12-Mutation
Minor-Kriterien	B1	im Knochenmark Hyperplasie aller 3 Zellreihen (Panmyelose)
	B2	Serum-Erythropoetin-Spiegel vermindert
	B3	in vitro spontanes Wachstum von erythropoetischen Colony forming Units

Zur Diagnose einer PV ist das Vorliegen beider Major- und von 1 Minor-Kriterium oder von 1 Major- und 2 Minor-Kriterien notwendig.

K-4.5 Therapeutisches Vorgehen bei Polycythaemia vera

* bei ausgeprägter Thrombozytose zusätzlich Anagrelide

Die Existenz einer JAK2-negativen PV ist umstritten oder zumindest sehr selten. Es gibt neben der bisher bekannten JAK2-V617F- und JAK2-Exon-12-Mutation andere, die von den kommerziellen PCRs bisher nicht erkannt werden. Bei JAK2-Negativität müssen die traditionellen Diagnosekriterien der „Polycythaemia Vera Study Group" (s. Lehrbücher der Hämatologie) inklusive Bestimmung der Erythrozytenmenge geprüft werden.

Therapie: Eine Behandlung ist i. d. R. nur erforderlich, wenn der Hkt > 50 % steigt oder wenn Beschwerden bestehen. Das therapeutische Vorgehen zeigt Abb. **K-4.5**. Das Ziel der **Aderlasstherapie** ist sowohl den Hkt-Wert zu senken, als auch einen Eisenmangel zu induzieren. Dies bremst die pathologisch gesteigerte Erythropoese. Führt der Eisenmangel jedoch zu Beschwerden (Plummer-Vinson-Syndrom, Pica [s. S. 1168], massive reaktive Thrombozytose mit Thromboserisiko), muss die Aderlassfrequenz gesenkt werden und ergänzend die Umstellung auf eine zytoreduktive Therapie erfolgen.

Zur **Zytoreduktion** wird, insbesondere **bei jüngeren Patienten, IFN-α** eingesetzt, da es im Gegensatz zu den anderen unten genannten zytoreduktiven Wirkstoffen keine Leukämie verursacht. IFN-α ist in Deutschland arzneimittelrechtlich nicht für die Therapie der PV zugelassen.

Bei **älteren Patienten** ist **Hydroxyharnstoff** (10–30 mg/kg KG/d) das Mittel der Wahl. In seltenen Fällen kann bei Unverträglichkeit alternativ **Busulfan** gegeben werden (4–6 mg/d), das jedoch schlecht steuerbar ist. Bei alten Patienten mit mangelnder Compliance ist aufgrund der langen Wirkdauer (1–2 Jahre) ^{32}P indiziert. Steht die **Thrombozytose** klinisch im Vordergrund, kann zusätzlich **Anagrelid** eingesetzt werden (s. Kap. K-4.3.3). Anagrelid ist in Deutschland arzneimittelrechtlich nicht für die Therapie der PV zugelassen, nur bei essenzieller Thrombozytose.

Spezifische Inhibitoren der mutierten JAK2 (z. B. Ruxolitinib) sind in der klinischen Entwicklung.

Zur Thromboseprophylaxe verabreicht man **Azetylsalizylsäure** (ASS 100 mg/d). ASS ist auch bei Erythromelalgie wirksam. Bei Hyperurikämie wird **Allopurinol** eingesetzt, bei Magen- und Duodenalulzera **PPI** (hier Vorsicht bei ASS-Gabe!).

Verlauf und Prognose: Haupttodesursache sind Thrombosen und Blutungen. Mit Therapie beträgt die mittlere Überlebenszeit 20 Jahre. Bei bis zu 15 % der Patienten entwickelt sich eine zunehmende Knochenmarkfibrose und -insuffizienz mit Anämie, Thrombozytopenie und Größenzunahme der Milz. Diese sog. post-polyzythämische Myelofibrose, auch Spent-(engl.: verbraucht, verausgabt) Phase genannt, entspricht morphologisch einer Myelofibrose und kann in eine AML münden. Das Leukämierisiko liegt bei alleiniger Aderlasstherapie bei 1 %, bei Therapie mit Hydroxyharnstoff bei 5 %.

Internet-Link: www.dgho-onkopedia.de/onkopedia/leitlinien/polycythaemia-vera-pv

▶ **Klinischer Fall.** Die 72-jährige Patientin erlitt vor 7 Jahren einen Schlaganfall mit rechtsseitiger armbetonter Hemiparese und motorischer Aphasie. Die Parese bildete sich unter Therapie vollständig zurück, eine leichte Sprachstörung blieb jedoch bestehen. Bei der jetzigen stationären Aufnahme klagt die Patientin über starke Kopfschmerzen, eine Zunahme der Sprachstörung, Schwäche und „Blutungen in die Augen". Es finden sich eine hochgradige Plethora der Haut und Schleimhäute sowie eine Zyanose der Lippen und der Ohrmuscheln. Der Blutdruck beträgt 230/110 mmHg, der Hkt 64 %, der Hb 21 g/dl. Es bestehen eine Leukozytose von 20 000/μl und eine Thrombozytose von 975 000/μl. Die Milz überragt den linken Rippenbogen um Handbreite. Die Patientin wird mit einigen Aderlässen behandelt und auf Hydroxyharnstoff eingestellt (anfangs 2 × 500 mg/d, dann 1 × 500 mg/d p. o. als Erhaltungstherapie). Nach nunmehr 6-jähriger Behandlung fühlt sich die Patientin wohl. Sie benötigt kein Antihypertonikum. Die Milz ist nicht mehr tastbar.

4.3.3 Essenzielle (oder primäre) Thrombozythämie (ET)

▶ **Definition.** Erkrankung aus dem Formenkreis der myeloproliferativen Neoplasien mit starker Vermehrung der Thrombozyten.

Epidemiologie: Die Inzidenz der ET beträgt 1–2 : 100 000/Jahr. Da die Lebenserwartung der Patienten jedoch kaum beeinträchtigt wird, ist die Prävalenz höher als bei anderen MPN.

Epidemiologie: Häufigste MPN.

Ätiopathogenese: Bei 50 % der Patienten ist die autonome Thrombozytenproliferation auf eine **Mutation der Janus-Kinase 2 (JAK2)** zurückzuführen (S. 1208), bei ca. 1 % auf eine MPL-Exon-10-Mutation, bei den übrigen ist die Ursache unbekannt.

Ätiopathogenese: 50 % der Patienten weisen eine **JAK2-Mutation** auf, 1 % eine MPL-Exon-10-Mutation, ansonsten Ursache unbekannt.

Klinik: Viele Patienten sind asymptomatisch und die Thrombozytose fällt bei einer Routine-Blutuntersuchung auf. Bei der Hälfte führt die hohe Thrombozytenzahl zu einer Mikrozirkulationsstörung, die sich als **Kopfschmerzen**, **Schwindel**, **Erythromelalgie** (Rötung und brennende Parästhesien an Händen und Füßen bei Erwärmung) und **akrale Gangrän** äußert. 10–30 % der Patienten weisen infolge der Thrombozytose **Thrombosen** (z. T. in atypischer Lokalisation: Portalvenen- oder ZNS-Venenthrombose) und **Blutungen** auf. Letztere treten insbesondere bei massiver Thrombozytose auf, da dann i. d. R. die Thrombozytenfunktion gestört ist und außerdem die vielen Thrombozyten dem Plasma Von-Willebrand-Faktor entziehen (erworbenes Von-Willebrand-Syndrom). Eine Hepatosplenomegalie spricht eher gegen eine ET.

Klinik: Häufig fällt die Thrombozytose nur zufällig auf. Andere Patienten haben **Kopfschmerzen**, **Schwindel**, **Erythromelalgie**, wieder andere entwickeln **Thrombosen** und **Blutungen**. Blutungen treten insbesondere bei massiver Thrombozytose auf. Eine Hepatosplenomegalie spricht eher gegen eine ET.

Diagnostik und Differenzialdiagnose: Leitsymptom ist eine **Thrombozytenzahl > 450 000/μl**, zudem haben die Thrombozyten **bizarre Formen** und **Größen**. Diagnosekriterien sind in Tab. **K-4.8** dargestellt.

Diagnostik und Differenzialdiagnose: Wegweisend ist eine **Thrombozytenzahl > 450 000/μl**. Zu Diagnosekriterien s. Tab. **K-4.8**.

K-4.8 Diagnosekriterien bei essenzieller Thrombozythämie (ET)

Diagnoseschritte	Befund
1. Thrombozytenzahl	chronisch > 450 000/μl
2. Knochenmarkstanze	verstärkte megakaryozytäre Proliferation
3. Ausschluss anderer MPN/hämatologischer Erkrankungen:	
▪ Ausschluss PV	normales Hämoglobin und Ferritin
▪ Ausschluss CML	kein Ph⁺-Chromosom, normale oder nur gering erhöhte Leukozyten
▪ Ausschluss PM	keine oder höchstens minimale Retikulinfibrose in der Knochenmarkstanze
▪ Ausschluss MDS	KM-Punktion, Fehlen von Blasten, keine MDS-typischen Mutationen
4. Nachweis von JAK 2, MPL-Exon-10 oder eines anderen klonalen Markers	wenn JAK 2/MPL-Exon 10 nicht nachweisbar → Ausschluss einer sekundären Thrombozytose (z. B. bei Entzündung, Infektion, Tumor, Lymphom, rheumatischer Erkrankung, Z. n. Splenektomie)

Die Diagnose ET fordert alle 4 Kriterien. Es kann nicht ausgeschlossen werden, dass ein Patient gleichzeitig eine der unter 4. genannten Differenzialdiagnosen hat und unabhängig davon eine JAK2-negative ET entwickelt (selten). Dann müssen alle Kriterien 1–3 erfüllt sein.

Die wichtigsten **Differenzialdiagnosen** sind **reaktive Thrombozytose** und **andere MPN**. Das differenzialdiagnostische Vorgehen zeigt Abb. **K-4.6**. Anders als bei einer Entzündung bzw. Infektion sind die Leukozytenzahl und das Differenzialblutbild unauffällig. Im Gegensatz zur CML ist die Aktivität der ALP nicht vermindert. Die weitere Abgrenzung zur CML und anderen MPN erfolgt durch Knochenmarkpunktion und natürlich die Molekulargenetik (bei CML BCR/ABL positiv). Die Knochenmark-

Die wichtigsten **Differenzialdiagnosen** sind **reaktive Thrombozytose** und **andere MPN**. Zum differenzialdiagnostischen Vorgehen siehe Abb. **K-4.6**. Im Knochenmark findet man vermehrt zytoplasmareiche Megakaryozyten mit „Hirschgeweih"-förmigen Kernen.

K-4.6 Diagnostisches Vorgehen bei essenzieller Thrombozythämie (ET)

Therapie: Das Thromboembolierisiko korreliert mit dem Alter und der Thrombozytenzahl (Tab. **K-4.9**). Bei **niedrigem Risiko** sind **Kontrolluntersuchungen** ausreichend. Patienten mit **intermediärem Risiko** müssen **Risikofaktoren ausschalten** und **ASS** einnehmen. Bei **hohem Risiko** ist **zusätzlich** eine **zytoreduktive Therapie** indiziert. **IFN-α** ist ebenfalls wirksam, hat jedoch häufig Nebenwirkungen. **Anagrelid** senkt die Thrombozytenzahl selektiv und wird gut vertragen. Bei **Erythromelalgie** ist ASS hilfreich.

biopsie zeigt vermehrt zytoplasmareiche Megakaryozyten mit großen, schlanken, hyperlobulierten, sog. „Hirschgeweih"-förmigen Kernen.

Therapie: Das Thromboembolierisiko korreliert mit dem Alter und der Thrombozytenzahl (Tab. **K-4.9**). Bei **Niedrigrisikopatienten** sind Thromboembolien nicht häufiger als in der gesunden Normalbevölkerung, meist reicht eine **„Watch-and-wait"- Strategie**. Bei der **Intermediärgruppe** müssen die **Risikofaktoren** (Rauchen, Übergewicht) **ausgeschaltet** werden. Hier wird **ASS** (100 mg/d) zur Risikoreduktion empfohlen. Bei **Hochrisikopatienten** sollte man **zusätzlich** mit einer **zytoreduktiven Therapie** (z. B. Hydroxyharnstoff) beginnen (Ziel: Senkung der Thrombozyten < 400 000/µl). Problematisch ist bei Gabe von Hydroxyharnstoff jedoch v. a. bei jungen Patienten das bisher nicht sicher ausgeschlossene Leukämierisiko. **IFN-α** erreicht ebenfalls eine Senkung der Thrombozyten, wird wegen seiner Nebenwirkungen (allerdings kein Leukämierisiko) aber nur mäßig toleriert. IFN-α ist in Deutschland für die ET arzneimittelrechtlich nicht zugelassen. Neuerdings steht der Wirkstoff **Anagrelid** zur Verfügung (0,5 mg 3–5 ×/d). Er senkt selektiv die Thrombozytenzahl und wird meist gut vertragen. Der einzige Nachteil ist, dass die Tabletteneinnahme relativ pünktlich (z. B. alle 6 h) erfolgen muss. Auch das Risiko für Blutungen steigt mit der Thrombozytenzahl (s. o.). Bei hohen Thrombozytenzahlen (z. B. > 1,5 Mio.) sollte man ASS meiden, weil es die Blutungsneigung verstärkt. Bei **Erythromelalgie** ist ASS hilfreich.

≡ K-4.9 Thromboembolierisiko bei essenzieller Thrombozythämie (ET)

Risikogruppe	Risikofaktoren
niedrig	Alter < 60 Jahre + keine Thrombose in der Vorgeschichte + Thrombozytenzahl < 1 500 000/µl + keine kardiovaskulären Risikofaktoren (z. B. Rauchen, Übergewicht)
mittel	Alter < 60 Jahre + Thrombozyten > 1 500 000/µl und/oder kardiovaskuläre Risikofaktoren
hoch	Alter > 60 Jahre und/oder Thrombose in der Vorgeschichte (unabhängig vom Alter)

Prognose: Selten Übergang in eine Myelofibrose oder AML, ansonsten fast normale Lebenserwartung.

Prognose: Bei 1–4 % der Patienten geht die ET in eine Myelofibrose (sog. post essenzielle Thrombozythämie-Myelofibrose) oder in eine AML über. Bei den übrigen Patienten ist die Lebenserwartung jedoch kaum eingeschränkt.

Internet-Link: www.dgho-onkopedia.de/onkopedia/leitlinien/essentielle-oder-primaere-thrombozythaemie-et

4.3.4 Primäre Myelofibrose (PM)

▶ **Synonym.** Osteomyelofibrose, Osteomyelosklerose, chronische idiopathische Myelofibrose, Agnogenic myeloid Metaplasia.

▶ **Definition.** Erkrankung aus dem Formenkreis der chronischen myeloproliferativen Neoplasien. Das hämatopoetische Knochenmark wird zunehmend durch Bindegewebe (Myelofibrose) ersetzt, gleichzeitig übernehmen Milz und Leber die (extramedulläre) Blutbildung.

Epidemiologie: Das mittlere Erkrankungsalter liegt bei 65 Jahren. Die PM ist etwa genauso häufig wie die CML (1–2 : 100 000/Jahr).

Ätiopathogenese: Die Ursache der Erkrankung ist unbekannt. Radioaktive Strahlung oder Benzolderivate erhöhen die Erkrankungshäufigkeit. Bei vielen Patienten finden sich chromosomale Veränderungen. Eine **Mutation der Janus-Kinase 2 (JAK2)** oder **von MPL-Exon 10** wird beschrieben, ist aber seltener als bei der PV. Der relevante Defekt liegt wahrscheinlich auf der Ebene der hämatopoetischen Stammzelle, nicht bei den Fibroblasten des Knochenmarks. Die Zellen der Hämatopoese (insbesondere Megakaryozyten, Thrombozyten) enthalten potente **Wachstumsfaktoren** (z. B. PDGF, TGF-β, EGF). Man vermutet, dass bei der PM eine pathologische Freisetzung solcher Faktoren die Fibroblasten im Knochenmark stimuliert und zum progredienten Ersatz des blutbildenden Knochenmarks durch Bindegewebe (**Myelofibrose**) führt. Die mit der PM einhergehende **extramedulläre Blutbildung** ist weniger die Folge der mechanischen Verdrängung des blutbildenden Knochenmarks, als Ausdruck der autonomen Proliferation von Vorläuferzellen der Erythro- und Granulopoese. Besonders die Milz und die Leber sind betroffen.

Klinik: Man unterscheidet 2 Krankheitsphasen: In der **präfibrotischen Phase (hyperzelluläres Stadium)** haben die Patienten keine Beschwerden oder nur eine leichte Hepatosplenomegalie und Anämie. Auffällig ist eine **Thrombozytose**. In der **fibrotischen Phase** nimmt die Anämie zu und wird symptomatisch (Leistungsknick, Belastungsdyspnoe, Angina pectoris). Manchmal bestehen rezidivierende Fieberschübe und rheumatische Beschwerden. Die körperliche Untersuchung zeigt den charakteristischen **Milztumor**, der oft bis ins kleine Becken reicht. Auch die Leber kann stark vergrößert sein.

Diagnostik und Differenzialdiagnose: In der **präfibrotischen Phase** findet sich häufig eine Leuko- und Thrombozytose (DD: CML). Diagnosehinweise in der **fibrotischen Phase** sind **Milztumor**, **Blutbild** und **Blutausstrich**. Es besteht eine **normochrome Anämie** mit Anisozytose und Poikilozytose (DD: andere Erkrankungen mit Splenomegalie und Anämie, z. B. Lymphome, Leberzirrhose). Charakteristisch ist eine **Leukoerythroblastose**: **Dakryozyten** (tränentropfenförmige Erythrozyten) im Blutausstrich in Kombination mit **Normoblasten** (kernhaltige Vorläuferzellen der Erythropoese) und **pathologischer Linksverschiebung** (alle Vorstufen der Granulopoese). Die Thrombozyten haben z. T. bizarre Formen und Größen.

▶ **Merke.** Abgrenzungskriterien zur CML sind die Aktivität der alkalischen Leukozytenphosphatase, die i. d. R. normal oder stark erhöht (bei der CML dagegen vermindert) ist, und insbesondere die fehlende BCR/ABL-Mutation.

Um die CML und andere MPN sowie myelodysplastische Syndrome mithilfe zytogenetischer Untersuchungen ausschließen zu können, muss eine **Knochenmarkpunktion** erfolgen. Hierbei registriert man zunächst einen erhöhten Knochenwiderstand. Aus den verödeten Markräumen lässt sich kein Knochenmark aspirieren (**Punctio sicca**). Das Biopsat zeigt in der **Retikulinfaserfärbung** eine Fibrose. Dadurch ist die Diagnose gesichert.

Therapie: Bei asymptomatischen Patienten wird die Therapie zurückgestellt („watch and wait"). Bei symptomatischer **Anämie** verabreicht man **Erythropoetin** (40 000 I.E. 1×/Woche). Erythropoetin ist für diese Indikation in Deutschland arzneimittelrechtlich nicht zugelassen. Bleibt ein Hb-Anstieg nach 2 Monaten aus, kann man es durch Androgene und Steroide ersetzen. Meist benötigt der Patient jedoch regelmä-

K 4 Erkrankungen der Leukozyten

ßige **Erythrozytentransfusionen**, bei thrombopenischen Blutungen auch **Thrombozytenkonzentrate**.

Eine **milde zytostatische Therapie** (z. B. Hydroxyharnstoff, Busulfan) ist indiziert bei **exzessiver extramedullärer Blutbildung** mit massiver Leber- und Milzvergrößerung sowie bei **Thrombo- und Leukozytose**. Steht die **Thrombozytose** klinisch im Vordergrund, ist auch **Anagrelid** (s. S. 1211) geeignet. Thalidomid (mit Prednisolon) hat in Studien gute Wirksamkeit gezeigt, ebenso Interferon-α. Beide haben für diese Indikation in Deutschland arzneimittelrechtlich keine Zulassung.

Inhibitoren von JAK2 (z. B. Ruxolitinib) erreichen bei PM eine Reduktion der Milzgröße, eine Senkung der Transfusionsfrequenz und eine deutliche Besserung konstitutioneller Symptome im Sinne einer partiellen Remission. Eine komplette Remission, vergleichbar der Wirksamkeit von Imatinib bei CML, kann jedoch nicht erwartet werden.

Verursacht die Splenomegalie trotz zytostatischer Therapie Beschwerden (z. B. Schmerzen, zunehmende Hämolyse, portale Hypertension), sollte die **Splenektomie** erwogen werden (Alternative: Milzbestrahlung; Cave: ggf. Zytopeniezunahme). Die **allogene Stammzelltransplantation** (s. S. 1263) als einzige kurative Option kommt nur bei wenigen jungen Patienten infrage.

Verlauf und Prognose: Folgende Faktoren haben Einfluss auf die Prognose: Alter > 65 Jahre, Symptome (Fieber, Gewichtsverlust, Nachtschweiß), Anämie (Hb < 10 g/dl), Leukozytose (> 25 000/μl) und Vorkommen von Blasten im peripheren Blut. Wenn keines der obigen Kriterien vorliegt, beträgt das mediane Überleben 10–12 Jahre, bei 3 Kriterien nur 1–2 Jahre. Bei 1 oder 2 Kriterien liegt das mediane Überleben dazwischen.

Eine **Transfusionssiderose** kann zu Herzinsuffizienz und Diabetes mellitus führen. Bei bis zu 20 % der Patienten geht die PM in eine **akute Leukämie** über. Die **akute Myelofibrose** (Synonym: akute Panmyelose) ist eine Sonderform der PM mit akutem Verlauf.

Internet-Link: www.dgho-onkopedia.de/onkopedia/leitlinien/primaere-myelofibrose-pmf

4.4 Myelodysplastische Syndrome (MDS)

▶ **Definition.** Gruppe maligner, klonaler Erkrankungen, die eine oder mehrere hämatopoetische Zellreihen betreffen. Im Gegensatz zu den ausreifenden und funktionalen Zellen bei MPN ist die Proliferation ineffektiv, d. h. die Zellen sind undifferenziert, dysplastisch und in ihrer Funktion gestört.

Epidemiologie: Da diese Erkrankungen häufig in akute Leukämien übergehen, wurden sie früher auch als **Präleukämien** bezeichnet. MDS sind mit einer Inzidenz von 5 : 100 000/Jahr häufiger als die AML. Ca. 10 % aller AML haben eine MDS-Vorphase. Männer sind häufiger betroffen als Frauen (1,5 : 1). Der Erkrankungsgipfel liegt bei > 70 Jahren.

Ätiopathogenese: Ebenso wie die AML entstehen MDS aus der malignen Transformation einer frühen, myeloischen Stammzelle. Auslöser der Transformation bleiben bei den meisten Patienten unklar, nur selten gibt es anamnestische Hinweise auf Risikofaktoren (z. B. Strahlung, Benzol, Chemikalen). Ca. 10 % der MDS sind durch eine zurückliegende Chemo-/Strahlentherapie für ein anderes Malignom ausgelöst (sog. sekundäre therapieassoziierte MDS). Bei > 50 % der Patienten sind klonale chromosomale Anomalien nachweisbar, bei sekundären therapieassoziierten MDS nach Chemo-/Strahlentherapie sogar in 90 % der Fälle.

Im Gegensatz zur AML kommt es nicht zu einer raschen Expansion und leukämischen Blastenausschwemmung. Der geschädigte Klon breitet sich zunächst im Knochenmark aus, verdrängt die normale Hämatopoese und produziert **ineffektive, in ihrer Funktion gestörte Erythro-, Granulo- und Thrombozyten**. Erst zu einem späteren Zeitpunkt kommt es zur akuten **leukämischen Transformation** (Ausschwemmung der Zellen in das Blut). MDS werden nach der WHO in unterschiedliche Subtypen eingeteilt (Tab. **K-4.10**). Neuerdings unterscheidet man auch eine Untergruppe gemischter myelodysplastisch-myeloproliferativer Neoplasien (Tab. **K-4.11**). Diese sind sehr selten und werden hier nicht weiter besprochen (s. Lehrbücher der Hämatologie).

K-4.10 WHO-Klassifikation myelodysplastischer Syndrome

	Befunde im peripheren Blut	Befunde im Knochenmark
refraktäre Zytopenie* mit unilineärer Dysplasie (RCUD) ▪ refraktäre Anämie* ▪ refraktäre Neutropenie* ▪ refraktäre Thrombozytopenie*	<1% Blasten	<5% Blasten ≥10% Dysplasien in den Zellen einer Reihe
refraktäre Anämie* mit Ringsideroblasten (RARS)	Anämie*, keine oder nur vereinzelt Blasten	nur Dyserythropoese, <5% Blasten, ≥15% Ringsideroblasten
refraktäre Zytopenie* mit multilinearen Dysplasien (RCMD)	Zytopenie* (Bi-, Panzytopenie), <1% Blasten, keine Auer-Stäbchen, <1 000 Monozyten/μl	Dysplasien von ≥10% der Zellen in 2 oder mehr Zellreihen, <5% Blasten, <15% Ringsideroblasten, keine Auer-Stäbchen
refraktäre Zytopenie* mit multilinearen Dysplasien (RCMD-RS)	Zytopenie* (Bi-, Panzytopenie), keine oder nur vereinzelt Blasten, keine Auer-Stäbchen, <1000 Monozyten/μl	Dysplasien von >10% der Zellen in ≥2 Zellreihen, <5% Blasten, >15% Ringsideroblasten, keine Auer-Stäbchen
refraktäre Anämie* mit Blastenexzess (RAEB-1)	Zytopenie*, <5% Blasten, keine Auer-Stäbchen, <1 000 Monozyten/μl	Dysplasien (1 oder mehrere Zellreihen), 5–9% Blasten, keine Auer-Stäbchen
refraktäre Anämie* mit Blastenexzess (RAEB-2)	Zytopenie*, 5–19% Blasten, Auer-Stäbchen möglich <1 000 Monozyten/μl	Dysplasien (eine oder mehrere Zellreihen), 10–19% Blasten, Auer-Stäbchen möglich
MDS mit del(5q)	Anämie*, <1% Blasten, Thrombozyten normal oder erhöht	Megakaryozyten normal oder vermehrt, hypolobuliert, <5% Blasten, keine Auer-Stäbchen Zytogenetik zeigt isoliert del(5q)
unklassifizierbare MDS ▪ RCUD mit Panzytopenie ▪ RCMD/RCUD mit 1% Blasten im Blut ▪ MDS-typische chromosomale Aberration ohne klare Dysplasiezeichen**	Zytopenie*, <1% Blasten, keine Auer-Stäbchen, <1 000 Monozyten/μl	<5% Blasten, keine Auer-Stäbchen

* Zytopenie/Anämie sollte mind. 6 Monate bestehen: Hb<11 g/dl, Thrombozyten<100 000/μl, Neutrophile<1 500/μl
**Typische chromosomale Aberrationen sind z. B. +8, -7, 5q-, 20q-.

K-4.11 WHO-Klassifikation myelodysplastisch-myeloproliferativer Neoplasien

	Befunde im peripheren Blut	Befunde im Knochenmark
chronische myelomonozytäre Leukämie Typ I (CMML I)	<5% Blasten Uni- oder Bizytopenie >1 000/μl Monozyten/μl keine Auer-Stäbchen	<10% Blasten, Dysplasien in >10% der Zellen in 1–3 Reihen, keine Auer-Stäbchen
chronische myelomonozytäre Leukämie Typ II (CMML II)	<20% Blasten Uni- oder Bizytopenie >1 000/μl Monozyten/μl Auer-Stäbchen möglich	<20% Blasten Dysplasien von >10% der Zellen in 1–3 Reihen, Auer-Stäbchen möglich
refraktäre Anämie mit Ringsideroblasten und Thrombozytose (RARS-T)	<1% Blasten Zytopenie Thrombozyten >450 000/μl	<5% Blasten, >15% Ringsideroblasten innerhalb der Erythropoese, Dyplasien von >10% der Zellen in 1–3 Reihen, keine Auer-Stäbchen, oft JAK2-Mutationen

Klinik: Die Beschwerden erklären sich aus der ineffektiven Hämatopoese: **Leistungsminderung** (Anämie), **Fieber** und **Infektneigung** (Leukozytopenie) sowie **Hämatome** (Thrombozytopenie).

Diagnostik: Der Erkrankungsverdacht ergibt sich zunächst aus den Befunden des **Blutbildes** (Anämie, Bi- oder Panzytopenie). Der **Blutausstrich** zeigt die Störung der Erythro-, Leuko- und Thrombopoese (Bi- oder Trizytopenie). Die **Leukozyten** sind meist vermindert und zeigen morphologische Defekte (Hypogranulierung, verminderte Myeloperoxidase-Reaktion). Die **Dyserythropoese** äußert sich quantitativ durch den verminderten Hb-Wert, qualitativ durch eine Makrozytose (meist 100–115 fl, DD: bei B_{12}-Mangel eher Werte von 115–125 fl), Poikilozytose, basophile

Klinik: Leistungsminderung, Infekt- und Blutungsneigung durch ineffektive Hämatopoese.

Diagnostik: Das **Blutbild** zeigt die Verminderung der Zellen (Anämie), im **Blutausstrich** findet sich eine Bi- oder Panzytopenie. Die **Leukozyten** sind meist vermindert und in der Form gestört: Makrozytose, basophile Tüpfelung (s. S. 20), **"Cabot-Ringe"**, **Pelger-Huët-Kernanomalien**.

Mithilfe der **Knochenmarkpunktion** kann eine Leukämie ausgeschlossen und Dysplasien der Hämatopoese können gezeigt werden.

Zur Abgrenzung von reaktiven Veränderungen, die an ein MDS erinnern, sollten **≥ 10 %** der Zellen im Knochenmark dysplastisch sein. Die erhöhte Eisenspeicherung erkennt man an **Sideroblasten** und **Ringsideroblasten**. Myeloblasten können vermehrt sein.

Neben die Morphologie treten **zytogenetische Untersuchungen, Immuntypisierung, Virus-** und **HLA-Diagnostik**.

Differenzialdiagnose: Abgrenzung zu Leukämien, MPN, aplastischer Anämie, PNH, Haarzell-Leukämie, Autoimmun-, Viruserkrankungen, Hypersplenismus, Vitaminmangel und toxischen Störungen (z. B. Alkohol).

Therapie: Diese ist zunächst rein symptomatisch und supportiv: Gabe von Erythrozyten- und Thrombozytenkonzentraten, ggf. Antibiotika. Durch **Erythropoetin** kann bei ca. 25 % der Patienten ein Hämoglobinanstieg erreicht werden, **G-CSF** erhöht die Leukozyten und senkt das Infektionsrisiko.

Der **IPSS-Score** (Tab. K-4.12) definiert Hochrisikogruppen, die für eine **Chemotherapie** oder **Transplantation** infrage kommen.

Tüpfelung (s. S. 1157), **Pelger-Huët-Kernanomalien** und **„Cabot-Ringe"** (blau-rote, intraerythrozytäre Fäden in Ringform als Ausdruck der gestörten Kernreifung). Anschließend ist eine **Knochenmarkpunktion** notwendig (Diagnosesicherung und Ausschluss anderer Erkrankungen, z. B. Leukämien). Im Knochenmark ist die Zelldichte meist erhöht. Die dysplastische Erythropoese äußert sich in der gestörten Kernreifung, die manchmal an eine megaloblastäre Anämie erinnert („pseudomegaloblastäre Reifungsstörung").

Zur Abgrenzung einer starken regenerativen Erythropoese (z. B. nach Blutungen, bei Hämolyse) mit Veränderungen, die an ein MDS erinnern, sollten zur Diagnose eines MDS **≥ 10 % der Zellen** dysplastisch verändert sein. Die erhöhte Eisenspeicherung ist erkennbar an vermehrt anfallenden **Sideroblasten** und **Ringsideroblasten**. Bei bestimmten MDS-Untergruppen sind Myeloblasten vermehrt. Die Megakaryozyten zeigen häufig Veränderungen im Sinne einer Hypolobulierung.

Neben der morphologischen Diagnostik werden auch **zytogenetische Untersuchungen** und eine **Immuntypisierung** veranlasst. Bei den seltenen MDS-Formen mit Thrombozytose sollte auch eine **JAK2-Mutation** ausgeschlossen werden (Abgrenzung zu MPN). Weil die Patienten häufig Bluttransfusionen benötigen (oder schon bekommen haben), brauchen sie eine komplette **Virusdiagnostik**, wenn der Patient für eine Transplantation infrage kommt eine **HLA-Typisierung**.

Differenzialdiagnose: Wichtig ist die Abgrenzung zu akuten Leukämien (10 % beginnen mit einer Leukozytopenie!), MPN, aplastischer Anämie, paroxysmaler nächtlicher Hämoglobinurie (PNH) und Haarzell-Leukämie, Autoimmunerkrankungen, Virusinfektionen (z. B. HIV), Hypersplenismus, Vitaminmangelzuständen, Giftstoffen (z. B. Arsen, Alkohol, Blei) und bestimmten Medikamenten (z. B. MTX, Zytostatika).

Therapie: Die Behandlung ist zunächst **symptomatisch** und supportiv: Bei Anämie Erythrozytenkonzentrate, bei thrombopenischen Blutungen Thrombozyten, bei Infektionen Antibiotika. Durch **Erythropoetin** kann bei ca. 25 % der Patienten ein Hämoglobinanstieg erreicht werden (Erythropoetin und andere erythropoesestimulierende Substanzen sind für diese Indikation in Deutschland arzneimittelrechtlich nicht zugelassen). **G-CSF** erhöht zwar die Leukozytenzahl, hat sich in der Behandlung jedoch bisher nicht etabliert. Bei wiederholten Infektionen und schwerer Neutropenie kann der Einsatz jedoch erwogen werden (arzneimittelrechtlich nicht zugelassen). Intensivere therapeutische Maßnahmen sollten vom Alter des Patienten und vom individuellen Risiko abhängig gemacht werden. Zur Risikoeinschätzung dienen die **WHO-Klassifikation** und der **Internationale Prognose-Score** (IPS; s. Tab. K-4.12).

K-4.12 Revidierter Internationaler Prognose-Score (IPS-R) für myelodysplastische Syndrome der International Working Group for Prognosis in MDS

	sehr gut	günstig	intermediär	ungünstig	sehr ungünstig
Zytogentik	Einzeldefekte: del(11q), -y	normale Zytologie Einzeldefekte: del(5q), del(12p), del(20q) Doppeldefekte inkl. del(5q)	Einzeldefekte: del(7q), +8, i(17q), +19 Doppeldefekte: alle anderen	Einzeldefekte: der(3q), -7 Doppeldefekte inkl. -7/7q- komplexe Aberrationen: 3 Abnormalitäten	komplexe Aberrationen: > 3 Abnormalitäten
Score (Punkte)	0	1,5	2,5	3,5	5
Blasten im KM	< 5 %	5–10 %	11–20 %		
Score (Punkte)	0	1,5	2,5		
Hb	≥ 10 g/dl	< 10 g/dl			
Score (Punkte)	0	1,5			
Neutrophile	> 800/µl	< 800/µl			
Score (Punkte)	0	1			
Thrombozyten	> 100 000/µl	< 100 000/µl			
Score (Punkte)	0	1,5			
Alter	bis 70 Jahre	ab 70 Jahre			
Score (Punkte)	0	für jedes zusätzliche Jahr 0,04 Punkte mehr (z. B. Alter 80 Jahre → 0,4 Punkte)			

* Patienten mit > 20 % Blasten werden in diesem Score der International Working Group als MDS, nach den Empfehlungen des European LeukemiaNet 2010 (s. u.) aber bereits als AML bewertet. Diese diskrepante Interpretation ist bisher nicht gelöst.

Als kausale Therapie steht seit Kurzem der Wirkstoff **Azacitidin** (5-Aza-Deoxycitidin) zur Verfügung. Er wird anstelle von Cytosin in die DNA eingebaut und verursacht eine Hemmung des Enzyms DNA-Methyltransferase. Damit wird die Ablesung von Genen verändert (sog. epigenetische Therapie). Azacitidin ist für die Therapie von MDS mit Intermediär-2- und hohem AML-Risiko zugelassen (s. u.).
Bei MDS mit Deletionen an Chromosom 5 (einschließlich 5q- Syndrom) führt der Wirkstoff **Lenalidomid** zu Verbesserungen des Blutbildes. Die genaue Wirkungsweise ist noch nicht geklärt. Lenalidomid ist für diese Indikation in Deutschland arzneimittelrechtlich nicht zugelassen.
Bei den wenigen jüngeren Patienten sollte unbedingt die Möglichkeit einer allogenen **Transplantation** geprüft werden. Eine intensive Chemotherapie, analog der AML, kann im Einzelfall sinnvoll sein.
Zur Therapiesequenz bei MDS s. Abb. **K-4.7**.

K-4.7 Therapiesequenz bei MDS

* in D arzneimittelrechtlich nicht zugelassen
ESAs = Erythropoese-stimulierende Substanzen

Verlauf und Prognose: Chemotherapien analog den Kombinationstherapien bei AML erreichen Ansprechraten von 50–60 %, danach kommt es jedoch bei fast allen Patienten (ca. 90 %) wieder zu einem Rezidiv des MDS. Der Krankheitsprogress ist sehr unterschiedlich (Tab. **K-4.13**). Es gilt die Faustregel: ⅓ der Patienten verstirbt an **Blutungen**, ⅓ an **Infektionen** und ⅓ durch **Transformation in eine AML**. Besonders MDS-Patienten mit > 5 % Blasten im Knochenmark (RAEB-1, -2) haben ein hohes AML-Risiko (30–70 %). Bei < 5 % Blasten (RA, RARS) treten andere Risiken in den Vordergrund: Blutungen, Infektionen und Transfusionssiderose. Bei älteren Patienten kommt es v. a. durch die Transfusionshämosiderose zu Nebenwirkungen (ggf. frühzeitige Eisenchelatoren geben).

K-4.13 Prognose myelodysplastischer Syndrome nach dem IPSS-R-Score

Score	Prognose	mittleres Überleben	Transformation in AML bei 25 % der Patienten nach
0–2	sehr gut	8,7 Jahre	nicht bekannt
2,5–3,5	günstig	5,3 Jahre	10,7 Jahren
4-5	intermediär	3,0 Jahre	4,0 Jahren
5,5–6	ungünstig	1,6 Jahre	1,4 Jahren
> 6	sehr ungünstig	0,8 Jahre	0,8 Jahren

Internet-Links: www.mds-foundation.com, www.dgho-onkopedia.de/onkopedia/leitlinien/mds

4.5 Leukämien

▶ **Definition.** Maligne Erkrankungen der hämatopoetischen Zellen durch ungehemmte Proliferation von Leukozyten oder unreifen hämatopoetischen Vorläuferzellen.

Folge der klonalen Expansion ist eine **Verdrängung der normalen Blutbildung im Knochenmark** sowie eine **Ausschwemmung pathologischer Zellen ins Blut**. Leukämien zeichnen sich durch eine Vermehrung von Leukozyten oder unreifen Blasten im peripheren Blut aus.

Einteilung: Klinisch werden **chronische** Formen (**C**ML, **C**LL), die sich langsam über Wochen und Monate entwickeln, von **akuten** Formen (**A**ML, **A**LL) abgegrenzt (s. u.). Morphologisch, immunologisch, zyto- und molekulargenetisch werden **Leukämien** mit **myeloischer** (Zellen der Granulo-, seltener der Erythro- und Thrombopoese) von **Leukämien** mit **lymphatischer** Differenzierung unterschieden. Nach dem mikroskopischen Erscheinungsbild der pathologisch veränderten Leukozyten werden **reifzellige** von **unreifzelligen** Formen abgegrenzt. Die Bezeichnung Leukämie (= weißes Blut) ist nicht immer glücklich, da bei einem nicht geringen Teil der Patienten **aleukämische Verlaufsformen** mit initial normalen oder sogar erniedrigten Leukozytenwerten im peripheren Blut vorkommen.

4.5.1 Akute Leukämien

Akute Leukämien führen unbehandelt innerhalb weniger Wochen zum Tod.

Einteilung: Man unterscheidet folgende Gruppen:
- akute Leukämien mit **myeloischer Differenzierung** (AML, s. S. 1221)
- akute Leukämien mit **lymphatischer Differenzierung** (ALL, s. S. 1228)
- akute Leukämien mit **nicht eindeutiger Linienzuordnung**: Akute **undifferenzierte Leukämien** (AUL) tragen **weder** Zeichen der myeloischen noch der lymphatischen Reihe; **biphänotypische Leukämien** tragen **sowohl** Zeichen der myeloischen **als auch** der lymphatischen Reihe. Diese Fälle sind jedoch sehr selten und werden hier nicht näher besprochen.

Epidemiologie: Ca. 2 % aller neoplastischen Erkrankungen. Bei Erwachsenen sind 80 % der akuten Leukämien myeloisch, 20 % lymphatisch; bei Kindern ist das Verhältnis umgekehrt (90 % lymphatisch, 10 % myeloisch).

Ätiopathogenese: In der Mehrzahl der Fälle ist die Ursache unklar. Einige Risikofaktoren sind jedoch bekannt (1–2 % der Fälle):
- **Erbkrankheiten** (z. B. Down-Sydrom, Fanconi-Anämie, Bloom-Syndrom, Wiskott-Aldrich-Syndrom, Ataxia teleangiectatica): Bei **eineiigen Zwillingsgeschwistern** von AML-Patienten ist das Risiko erhöht, ebenfalls eine Leukämie zu entwickeln.
- **Ionisierende Strahlen:** Nach den Atombombenexplosionen von Hiroshima und Nagasaki traten akute (v. a. bei jüngeren Personen) und chronische Leukämien (v. a. bei älteren Personen) häufiger auf. Auch therapeutische Strahlenexposition (ankylosierende Spondylitis, Polycythaemia vera, Krebs- und Lymphomtherapie) erhöhen das Risiko.
- **Giftstoffe und Zytostatika:** Benzole, -derivate, Zytostatika (insbesondere Alkylanzien, Anthrazykline, Topoisomerase-II-Inhibitoren) bzw. die Kombination von Chemotherapie und Bestrahlung im Rahmen der Therapie von Karzinomen und hämatologischen Neoplasien stellen ein Risiko dar. Die Häufigkeit einer sekundären Leukämie nach Therapie des Morbus Hodgkin beträgt z. B. 3–5 %, nach adjuvanter Chemotherapie von Brustkrebs 1–2 % (Erkrankungsgipfel nach 4–5 Jahren).
- **Vorerkrankungen:** myeloproliferative (MNP) und myelodysplastische Syndrome (MDS), aplastische Anämien und die PNH können in eine akute Leukämie übergehen.

Klinik: Die klinischen Symptome resultieren v. a. aus der **Verdrängung der gesunden Hämatopoese** im Knochenmark. Typische Leukämiesymptome sind **Leistungsabfall, Anämie** mit Belastungsdyspnoe und Schwäche, **Fieber** und **Blutungszeichen**. Durch das Fehlen reifer, funktionstüchtiger Granulozyten kommt es zu **bakteriellen Infekten** (v. a. im Mund- und Rachenraum, perianal). Pneumonie, Pyelonephritis und Enterokolitis werden ebenso beobachtet wie Pilzinfektionen (Soor bei Infektion mit Candida albicans). Rasch kann sich eine Sepsis entwickeln. Aufgrund der Thrombozytopenie entstehen **Zahnfleischbluten**, **Petechien** und **Hämatomneigung**. Weiterhin kann es zur Infiltration von Organen kommen, häufig sind Leber und Milz vergrößert (Hepatosplenomegalie). Bei hohen Leukozytenzahlen kann ein **Leukostasesyndrom** (s. S. 1208) ggf. mit Priapismus entstehen. Zu den wichtigsten Symptomen s. Abb. **K-4.8**.

Diagnostik: Eine diagnostische Sequenz bei V. a. eine akute Leukämie zeigt Abb. **K-4.9**. Zytochemie, Immunphänotypisierung, zytogenetische und molekularge-

häufig sind Leber und Milz vergrößert. Ein **Leukostasesyndrom** (s. S. 1208) ggf. mit Priapismus kann entstehen. Zu den wichtigsten Symptomen s. Abb. **K-4.8**.

Diagnostik: Leukämien werden mittels Zytochemie, Immunphänotypisierung, zytogene-

⊙ K-4.8　Klinik der akuten Leukämien

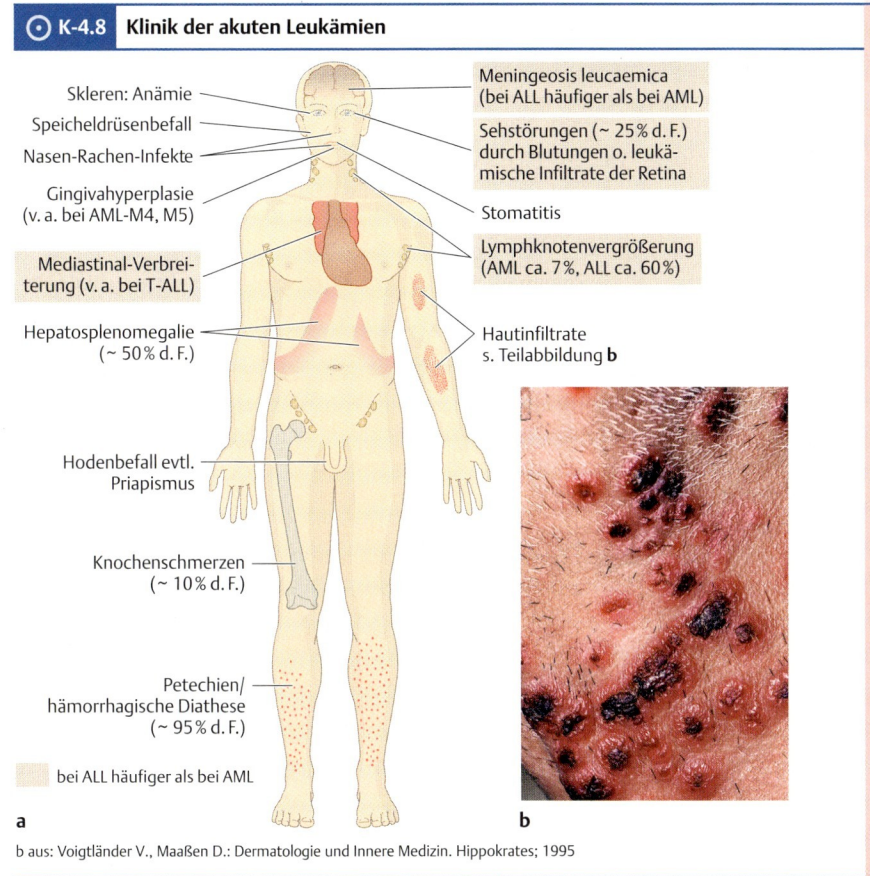

b aus: Voigtländer V., Maaßen D.: Dermatologie und Innere Medizin. Hippokrates; 1995

⊙ K-4.9　Diagnostische Sequenz bei Verdacht auf eine akute Leukämie

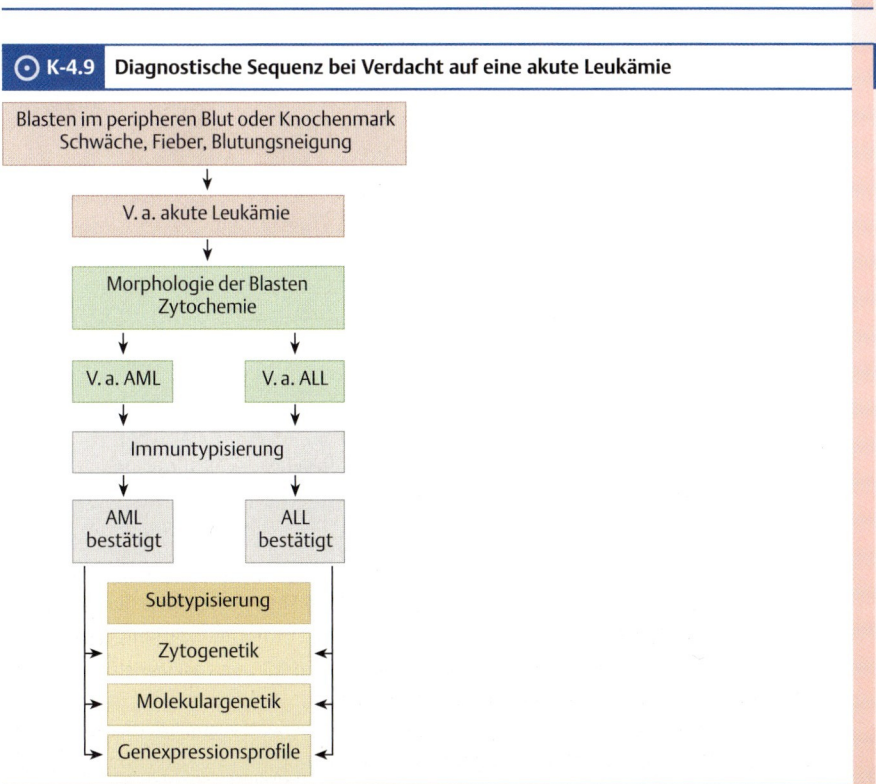

tischer und molekulargenetischer Diagnostik in **Subgruppen** eingeteilt (s. Tab. **K-4.15**, Tab. **K-4.21**, Tab. **K-4.22**, Tab. **K-4.23**). Eine diagnostische Sequenz ist in Abb. **K-4.9** dargestellt.

Therapieprinzipien

Die Therapie ist aufwendig und sollte nur in hämatologisch-onkologischen Zentren erfolgen.

Zytostatische Therapie:
- **Induktionstherapie** (Ziel: Erreichen einer kompletten Remission; s. Abb. **K-4.10**): Initiale Senkung der Blastenzahl. Da die Patienten eine Phase der **Knochenmarkaplasie** durchlaufen, muss eine entsprechende **Infektionsprophylaxe** gewährleistet sein (Tab. **K-4.14**).
- **Konsolidierungstherapie** (Ziel: Stabilisierung einer Remission): weitere Reduktion der Blasten im Knochenmark durch 2–3 weitere Chemotherapiezyklen mit nicht kreuzresistenten Zytostatika.
- **Erhaltungstherapie** (Ziel: Vermeidung eines Rezidivs): bei ALL und AML-M3 im Anschluss an Konsolidierung.
- **Rezidivtherapie:** Die Medikamentenwahl erfolgt nach dem Allgemeinzustand des Patienten, der Vortherapie und dem Zeitpunkt der Rezidivmanifestation.

netische Diagnostik dienen der Einteilung der Leukämien in **Subgruppen** zur gezielten Therapie und differenzierten Prognose (s. Tab. **K-4.15**, Tab. **K-4.21**, Tab. **K-4.22**, Tab. **K-4.23**). Sonografie, CT, MRT und Liquorpunktion dienen der Diagnostik von Organmanifestationen.

Therapieprinzipien

Die Therapie ist aufwendig und kann nur in hämatologisch-onkologischen Schwerpunktkliniken erfolgen. Sie richtet sich nach der Art der Leukämie und der individuellen Risikosituation des Patienten. Näheres siehe einzelne Krankheitsbilder.

Zytostatische Therapie: Diese verläuft in verschiedenen Phasen.
- **Induktionstherapie** (Ziel: Erreichen einer kompletten Remission; s. Abb. **K-4.10**): In dieser initialen Therapiephase wird das Wachstum der leukämischen Population gestoppt und die Zahl der Blasten durch eine Kombinations-Chemotherapie idealerweise unter die mikroskopische Nachweisgrenze gesenkt (gleichzeitig werden jedoch auch die Reste der regulären Hämatopoese gehemmt). Da die Patienten eine Phase der **Knochenmarkaplasie** durchlaufen, muss eine entsprechende **Infektionsprophylaxe** gewährleistet sein (Tab. **K-4.14**). Meist werden 2 intensive Zyklen der Induktionstherapie durchgeführt.
- **Konsolidierungstherapie** (Ziel: Stabilisierung einer Remission): Wenn durch die Induktion eine komplette Remission erreicht wurde und sich der Patient von den Komplikationen der Leukämie (und der Therapie) erholt hat, wird durch 2–3 Konsolidierungszyklen die Blastenzahl im Knochenmark weiter reduziert. Dabei kommen nicht kreuzresistente Zytostatika zum Einsatz.
- **Erhaltungstherapie** (Ziel: Vermeidung eines Rezidivs): Nach Ende der Konsolidierung wird bei ALL häufig eine milde Chemotherapie über 1–2 Jahre fortgesetzt. Bei der AML hat sich dieses Vorgehen nur bei der AML-M3 (Promyelozytenleukämie) etabliert.
- **Rezidivtherapie:** Leider sind Rezidive immer noch häufig. Die Wahl der Medikamente richtet sich nach dem Allgemeinzustand des Patienten, der Vortherapie und ob das Rezidiv kurz oder lange nach Ende der ersten Therapie auftritt.

K-4.10 Reduktion der Blastenzahl

Hämatologisch komplette Remission: Die Blastenzahl wurde durch die Therapie bis unter die mikroskopische Nachweisgrenze reduziert.
Molekular komplette Remission: Die Blastenzahl wurde durch die Therapie bis unter die Nachweisgrenze einer PCR reduziert. Je tiefer die Blastenzahl gesenkt wurde, umso länger ist die Dauer bis zum Auftreten eines Rezidivs. Bei PCR-Negativität besteht die Chance, dass eine Heilung erreicht wird.

Supportivtherapie: s. Tab. **K-4.14**.

Stammzelltransplantation: Sie sollte für Hochrisikopatienten erwogen werden und für Patienten, bei denen mit der konventionellen Therapie keine ausreichende Blastenreduktion erreicht werden kann (s. S. 1263).

Supportivtherapie: Zur **Infekt- und Stomatitisprophylaxe** sollten die in Tab. **K-4.14** aufgeführten Maßnahmen berücksichtigt werden.

Stammzelltransplantation: Diese Therapieoption muss bei Hochrisikopatienten geprüft werden oder wenn mit der konventionellen Chemotherapie keine ausreichende Remission erreicht werden kann. Findet sich kein Familienspender, kann eine allogene nicht verwandte Transplantation versucht werden. Generell kommt die Transplantation nur für jüngere Patienten („biologisches" Grenzalter 65–70 Jahre) infrage (s. S. 1263).

K 4.5 Leukämien

K-4.14 Stomatitis- und Infektprophylaxe bei neutropenischen Patienten

Maßnahmen	Anwendung
Stomatitisprophylaxe	
▪ Mundspülung mit Panthenol, Chlorhexidin oder Tee (ohne Zucker)	6–8 × tgl.
▪ Amphotericin-B-Suspension (z. B. Ampho-Moronal) im Mund verteilen, dann schlucken oder Fluconazol-Tabletten	Amphotericin-B-Suspension 4 × tgl. Fluconazol 400 mg 1 × tgl.
▪ Betupfen von Mukosaläsionen mit Gentianaviolett	nach Bedarf
▪ Noxen (Alkohol, Rauchen) vermeiden	
Infektprophylaxe	
▪ allgemeine Maßnahmen: Isolation in 1- oder 2-Bett-Zimmer, Mundschutz, Handschuhe, Schutzkittel für Personal und Besucher (Umkehrisolation), steriler Umgang mit zentralen Zugängen (z. B. Hickman-Katheter, Port-Systeme)	
▪ Laktulose, Macrogol u. a. (für regelmäßigen, weichen Stuhlgang), zur Entfernung von Darmkeimen	2–3 × tgl.
▪ Levofloxacin	500 mg 1 × tgl.
▪ Valciclovir oder Aciclovir (i. d. R. nur bei AML/ALL-Therapie und HSCT)	V: 2–3 × 500 mg tgl. A: 3–4 × 400 mg tgl.
▪ Fluconazol, Posaconazol (P i. d. R. nur bei AML/ALL-Therapie und HSCT)	F: 400 mg 1 × tgl. P: 200 mg 3 × tgl.
▪ G-CSF (Lenograstim, Filgrastim, Pegfilgrastim)	L u. F: 1 × tgl. P: 1 × pro Chemotherapiezyklus

Beginn aller Maßnahmen mit Beginn der Therapie; Ende, wenn Neutrophile > 1 000/µl

Tumorlyse-Syndrom

▶ **Definition.** Durch den chemotherapieinduzierten Zerfall von großen Tumoren (z. B. Burkitt-Lymphom) oder bei Leukämien mit hoher Blastenzahl (ALL, AML), nur selten bei soliden Tumoren (z. B. kleinzelliges Bronchialkarzinom, Neuroblastom), werden schlagartig **Harnsäure, intrazelluläres Kalium** und **Phosphat** freigesetzt. Die Hyperurikämie schädigt die Niere, die Hyperkaliämie kann zu Arrhythmien führen. Durch den gezielten Einsatz einer entsprechenden Prophylaxe (s. u.) ist das Syndrom heute jedoch selten geworden.

Klinik: Die Patienten klagen über Übelkeit, Schwäche, Krämpfe und Palpitationen. Das Nierenversagen äußert sich in zunehmenden Ödemen, Gewichtsanstieg und Dyspnoe.

Therapie und Prophylaxe: Prophylaktisch müssen alle Patienten ausreichend **hydriert** werden (1–2 l NaCl i. v./d) und Allopurinol zur **Senkung der Harnsäureproduktion** (300 mg 1 ×/d) erhalten. Durch die Alkalisierung des Urins mit **Bikarbonat** (Urin-pH auf > 7 anheben) wird die Ausscheidung verbessert (auf Hypokalzämie achten, kann durch Bikarbonat verstärkt werden!). Bei dennoch eintretender Hyperurikämie kann die Harnsäure mit **Rasburikase** (z. B. Fasturtec) rasch gesenkt werden. Zur **Therapie der Hyperkaliämie** gibt man eine Glukose-Insulin-Infusion und kaliumbindende Substanzen (z. B. Resonium). Kalzium wird substituiert. Nur selten ist eine **Dialyse** notwendig. Eine prophylaktische sog. **Vorphasentherapie** dient der langsamen Reduktion der Tumorlast, ohne Eintreten eines massiven Zellzerfalls.

Tumorlyse-Syndrom

▶ **Definition.**

Klinik: Übelkeit, Schwäche, Krämpfe, Ödeme, Gewichtsanstieg, Dyspnoe.

Therapie und Prophylaxe: Wichtig ist eine ausreichende **Hydrierung**. Allopurinol senkt die Harnsäureproduktion, durch die Alkalisierung des Urins mit **Bikarbonat** wird die Ausscheidung verbessert. **Rasburikase** senkt die Harnsäure sehr rasch. Die **Hyperkaliämie** muss gesenkt werden. Nur selten ist eine **Dialyse** notwendig. Prophylaxe mit sog. **Vorphasentherapie**.

Akute Myeloische Leukämie (AML)

▶ **Definition.** Klonale Proliferation von Blasten mit myeloischer Differenzierung. Die Entartung betrifft insbesondere die Vorläuferzellen der Granulozyten und Monozyten.

Epidemiologie: Die Inzidenz beträgt 2–4 : 100 000/Jahr. Betroffen sind v. a. Erwachsene (mittleres Erkrankungsalter ca. 60 Jahre). Bei älteren Menschen ist die AML häufiger und nimmt deshalb in unserer Gesellschaft insgesamt zu.

Akute Myeloische Leukämie (AML)

▶ **Definition.**

Epidemiologie: Die Inzidenz beträgt 2–4 : 100 000/Jahr. Betroffen sind v. a. Erwachsene.

Ätiopathogenese: In den meisten Fällen bleibt die Ursache unklar. Selten entsteht eine AML als Sekundärerkrankung nach Chemotherapie einer anderen Tumorerkrankung oder entwickelt sich aus MPN oder MDS. Zu genetischen und umweltbedingten Risikofaktoren s. S. 1218. Durch genetische **Veränderungen in der hämatopoetischen Stammzelle** kommt es zur ungehemmten Proliferation. Dabei werden **Onkogene**, deren Genprodukte normale Zellen zur Proliferation anregen, aktiviert und **Antionkogene** (z. B. p53-Gen), die eine ungehemmte Proliferation verhindern sollen, inaktiviert. Teilweise konnte der pathogenetische Mechanismus auf molekularer Ebene in den letzten Jahren weiter aufgeklärt werden:

- Die Proteine AML 1 und der „Core-binding-Factor"-(CBF)β steuern die Transkription von Genen im Zellkern. Bei einer Translokation t(8;21) und bei der inv(16) werden sie verändert mit der Folge, dass die Zelle nicht mehr ausreifen kann (sog. **Core-binding-Factor-Leukämien**).
- Bei der **AML-M3** entsteht durch die Translokation t(15;17) ein abnormes **Retinolsäure-Rezeptor-Protein** (PML/RARα), das die Ausreifung der Zellen verhindert. Durch gezielte **Therapie mit All-trans-Retinolsäure** kann dieser Differenzierungsblock aufgehoben werden.

In den meisten Fällen ist die Leukämie eine systemische, den ganzen Körper betreffende Erkrankung. Sehr selten beschränkt sich die Proliferation auf eine lokal begrenzte, tumorartige Akkumulation leukämischer Blasten (z. B. **Chlorom, granulozytisches Sarkom**). Ein Chlorom wird wie eine AML behandelt.

Klinik: s. S. 1218. Charakteristisch bei AML-M4 und -M5 sind Infiltrationen der Haut und Mundschleimhaut (Gingivahyperplasie).

Diagnostik: Die Diagnose ergibt sich aus der Trias **klinisches Bild** (schwerkranker, fieberhafter Patient mit Blutungszeichen), **Blutbild** (Anämie, Granulozytopenie, Thrombozytopenie, meist Leukozytose, manchmal aber auch Leukozytopenie, > 5 % Blasten im peripheren Blut) und **Knochenmarkbefund** (hyperplastisch mit > 20 % Blasten).

Typisch und namensgebend ist die **erhöhte Leukozytenzahl** im peripheren Blutbild. Bei 10–20 % der Patienten proliferiert die Leukämie im Knochenmark, kann jedoch nicht in das Blut ausschwemmen (aleukämischer Verlauf). In diesen Fällen ist die Leukozytenzahl im peripheren Blutbild normal oder erniedrigt. Daher schließt eine Leukozytopenie eine Leukämie nicht aus.

Im Blutbild erkennt man überwiegend **unreife Blasten** und vereinzelt reife, **segmentkernige Granulozyten**. Alle Zwischenstufen fehlen (**Hiatus leucaemicus**; s. Abb. **K-4.11**).

K-4.11 Hiatus leucaemicus

Nachweis eines einzelnen segmentierten Granulozyten (→), der von unreifen Blasten „umzingelt" wird (Blutausstrich).

▶ **Merke.** Bei der CML findet sich kein Hiatus leucaemicus!

Die morphologische Untersuchung des **Knochenmarkausstriches** dient der Quantifizierung des leukämischen Blastenanteils.

▶ **Merke.** **Auer-Stäbchen** (rötlich-blaue, nadelförmige Kristalle im Zytoplasma) sind beweisend für eine AML, man findet sie manchmal beim MDS, **nie** bei der ALL. Bei der Promyelozytenleukämie (AML-M3; Abb. **K-4.12**) treten diese charakteristischerweise in Bündeln auf (sog. faggots).

K-4.12 Akute Promyelozytenleukämie (AML-M3)

a Typisch rötlich gefärbte Auer-Stäbchen (→) im Zytoplasma (Pappenheim, Vergr. 1 : 900). **b** Stark positive Peroxidasereaktion (rotes Reaktionsprodukt) (Vergr. 1 : 300).

Durch die Proliferation der leukämischen Blasten sind **LDH** und **Harnsäure** erhöht. Bei bestimmten Leukämieformen (z. B. AML-M3) kommt es häufig zu einem Verbrauch von plasmatischen Gerinnungsfaktoren mit **Hyperfibrinolyse**. Im Rahmen von Infekten oder einer Sepsis kann sich eine **Verbrauchskoagulopathie** mit Verstärkung der hämorrhagischen Diathese entwickeln.

Im Rahmen der initialen Diagnostik müssen weiterhin **Leber- und Nierenfunktionswerte** sowie **Elektrolyte** und **Harnsäure** (Tumorlysesyndrom) bestimmt werden. Bei neurologischen Symptomen ist eine **Liquorpunktion** indiziert (Meningeosis leucaemica).

Zur Vermeidung von Therapiekomplikationen wird bereits frühzeitig eine **Virusdiagnostik** (z. B. CMV, EBV, VZV, Hepatitis B und C, HIV) eingeleitet. Weiterhin sollte noch vor Beginn der Chemotherapie eine **HLA-Typisierung** erfolgen (Nutzung der Therapiezeit für die Suche eines kompatiblen Spenders).

Bei Vorliegen von zusätzlichen Dysplasien in der Erythro-, Granulo- oder Thrombopoese (z. B. bizarre Kerne, Granulationsanomalien, Pelger-Huët-Anomalien, Mikromegakaryozyten) handelt es sich um eine AML mit **multilinearer Dysplasie** (schlechte Prognose).

Einteilung und spezielle Diagnostik: Am Anfang steht immer der Nachweis unreifer Blasten im Blut- und Knochenmarkausstrich. Zur Diagnose einer AML müssen mehr als 20 % Blasten im Knochenmark sein. Mithilfe der folgenden Labortechniken lassen sich die akuten myeloischen Leukämien in Gruppen unterteilen. Diese Einteilung ist relevant für die Auswahl der Therapie und die Prognose.

- **Zytochemie:** Durch Anfärbung der leukämischen Blasten im Knochenmark- bzw. Blutausstrich mit den Reagenzien Myeloperoxidase, Esterase, PAS (Periodic-Acid-Schiff- [= Perjodsäure-Schiff]) können die AML-**Subtypen M0–M7** unterschieden werden. Dies war ehemals Grundlage der **FAB**-(= French American British)Klassifikation zur Einteilung der AML. Die Zytochemie hat heute nur noch praktische Bedeutung, wenn zeitnah mit der Therapie begonnen und eine AML von einer ALL differenziert werden muss, bevor die Ergebnisse von Immunphänotypisierung und Molekulargenetik vorliegen. Aufgrund ihrer überragenden didaktischen und historischen Bedeutung soll die FAB-Klassifikation hier dennoch kurz dargestellt werden (Tab. **K-4.15**).
- **Immunphänotypisierung:** Durch Markierung der Blasten mit fluoreszierenden Antikörpern kann das Durchflusszytometer charakteristische Expressionsmuster erkennen. Insbesondere, wenn die morphologische Klassifikation und die Abgrenzung von AML zur ALL schwer fallen, ist die Immuntypisierung unentbehrlich (Tab. **K-4.16**).

K-4.15 Akute myeloische Leukämie (AML); FAB-Klassifikation und Immuntypisierung

Einteilung	Morphologie	Peroxidase	Esterase	Zytogenetik (Z) u. a. Marker	Häufigkeit
M0 undifferenzierte Leukämie	undifferenzierte Blasten	zytochemisch < 3 % der Zellen positiv, Peroxidase nur immunologisch im Zytoplasma nachweisbar	–	–	< 2 % der AML
M1 unreife Myeloblastenleukämie	selten Granula	> 3 % positiv	–	–	15–20 % der AML
M2 Myeloblastenleukämie mit Ausreifung	azurophile Granula, Auer-Stäbchen	+ +	–	(8;21)	20–30 % der AML
Subtyp: M2baso	wie M2 mit Basophilie	+ +	–		selten
M3 Promyelozytenleukämie	viele Granula, viele Auer-Stäbchen	+ + +	–	t(15;17)	10 % der AML
Subtyp: M3v	wenige, kleine Granula, wenige Auer-Stäbchen	+ +	–		selten
M4 myelomonozytäre Leukämie (oft Gingivahyperplasie)	Blasten, die an Myelozyten und Monozyten erinnern	+ +	+ +	–	30–40 % der AML
Subtyp: M4eo	wie M4 mit Eosinophilie	+ +	+ +	Inv. 16, t(16;16)	selten
M5 Monoblastenleukämie (Gingivahyperplasie)	monozytoide Blasten	+/–	+ + +	–	5–10 % der AML
M6 Erythroleukämie (Di Guglielmo)	unreife Erythroblasten	+/–	–	PAS +/–	selten
M7 Megakaryoblastenleukämie	unreife Blasten	–	+	PAS +/–	selten
Abgrenzung zur ALL	unreife Blasten ohne Granula	–	–	PAS meist + + +	bei Erwachsenen 80 % AML, 20 % ALL

K-4.16 Immunphänotypisierung myeloischer und lymphatischer Leukämien

Marker myeloischer Leukämien	
unreife AML (FAB M0–M1)	CD 34, CD 38, CD 117, CD 133, HLA-DR
granulozytäre Marker (FAB M1–M4)	CD 13, CD 15, CD 16, CD 33, CD 65, zytopl. Myeloperoxidase (cMPO)
monozytäre Marker (FAB M4, M5)	CD 11c, CD 14, CD 64, Lysozyme, CD 4, CD 11b, CD 36
erythrozytäre Marker (FAB M6)	CD 235a
megakaryozytäre Marker (FAB M7)	CD 41, CD 42, CD 61
Marker lymphatischer Leukämien	
B-ALL und Subtypen	CD 10, CD 19, cyto CD 22, cyto CD 79a
T-ALL und Subtypen	CD 2, cyto CD 3, CD 7
unreife Blasten (AML und ALL)	CD 34

- Die Chromosomenanalyse mittels **Zytogenetik** zeigt bei der Hälfte der Patienten charakteristische Umlagerungen. Mit der **Molekulargenetik** können weitere Genveränderungen nachgewiesen werden, auch bei zunächst unauffälliger Zytogenetik.

- **Zytogenetik und Molekulargenetik:** Die zytogenetische Chromosomenanalyse zeigt bei ca. der Hälfte der Patienten spezielle Translokationen und Inversionen [t(15;17), t(8;21), inv(16) oder t(16;16)]. Diese Mutationen sind so charakteristisch, dass bei ihrem Vorhandensein auch dann eine AML diagnostiziert werden kann, wenn die Blastenzahl noch < 20 % liegt. Es gibt jedoch viele Leukämien, bei denen die Zytogenetik normal ist und erst mit der **Molekulargenetik** Genveränderungen nachgewiesen werden (AML 1, CBFβ, PML/RARα).

▶ **Exkurs.** **Zytogenetik** und **Molekulargenetik** sind für die Wahl der Therapie und die Prognose von überragender Bedeutung. Zum Beispiel haben AML mit t(8;21) und inv(16) eine so gute Prognose, dass man diese Patienten zunächst nicht für eine Transplantation vorsieht, während bei AML mit anderen Veränderungen (s. u.), wenn die Patienten nicht zu alt sind, immer eine Transplantation geplant werden sollte. Bei der AML mit t(15;17) wird man Retinsäure und Arsen einsetzen. Bei anderen molekulargenetischen Typen sind spezifische Therapien in der Entwicklung.

▶ **Exkurs.**

- **Genexpressionsprofile** können mit sog. „Microarray"-Chips dargestellt und mit dem biologischen Verhalten der Leukämie korreliert werden. So kann man neue Gruppen prognostisch günstiger oder ungünstiger Leukämien definieren. Die Technik steht bisher jedoch nur spezialisierten Laboratorien zur Verfügung.

Nach der WHO-Klassifikation wird die AML in 4 Gruppen eingeteilt (Tab. **K-4.17**).

- Die Darstellung von **Genexpressionsprofilen** mit **Microarray-Chips** ist ein neues Verfahren (bisher jedoch nur in Speziallaboratorien möglich).

Nach der WHO wird die AML in 4 Gruppen eingeteilt (Tab. **K-4.17**):

≡ **K-4.17** **WHO-Klassifikation der AML (2008)**

AML mit spezifischen chromosomalen Veränderungen	• AML mit Translokation: t(8;21) (q22;q22); FAB: häufig AML-M2; molekulargenetisch: RUNX1-RUNX1T 1 • AML mit inv(16)(p13.1q22) oder t(16;16)(p13.1;q22); FAB: häufig M4eo mit abnormen Eosinophilen; molekulargenetisch: CBFB-MYH11 • akute Promyelozytenleukämie: t(15;17) (q22;q12); FAB: AML-M3; molekulargenetisch: PML-RARα • AML mit t(9;11)(p22;q23); MLLT 3-MLL • AML mit t(6;9)(p23;q34); DEK-NUP214 • AML mit inv(3)(q21q26.2) oder t(3;3)(q21;q26.2); RPN1-EVI1 • AML (megakaryoblastisch) mit t(1;22)(p13;q13); RBM15-MKL 1 • AML mit mutiertem NPM1 • AML mit mutiertem CEBPA
AML mit myelodysplasiebezogenen Veränderungen	• sekundäre AML nach MDS oder MPN oder Nachweis von zyto-/molekulargenetischen Veränderungen, wie sie für ein MDS typisch sind (s. Tab. **K-4.11**, S. 1215).
therapiebedingte AML	• nach Therapie mit Alkylanzien, Topoisomerase-II-Inhibitoren und anderen Zytostatika oder nach Bestrahlung
AML ohne weitere zyto-/molekulargenetische Spezifikation	• Subtypen M0–M2 und M4–M7 (Tab. **K-4.15**) mit unauffälliger Zyto-/Molekulargenetik • akute Panmyelose mit Myelofibrose (s. S. 1214) • akute Basophilenleukämie
myeloisches Sarkom (Syn.: Chlorom, granulozytisches Sarkom)	
myeloische Leukämien bei Down-Syndrom	
Blastic plasmacytoid dendritic Cell Neoplasm (sehr selten, s. Lehrbücher der Hämatologie)	
akute Leukämie mit unklarer Linienzuordnung	• akute undifferenzierte Leukämie • akute Leukämie mit Expression von ALL- und AML-Markern (biphänotypische Leukämie)

Differenzialdiagnose: Ausgeschlossen werden müssen ALL, Lymphome, MPN, MDS und die aplastische Anämie. Eine Perniziosa kann vom Unerfahrenen mit einer AML verwechselt werden.

Differenzialdiagnose: ALL, Lymphome, MPN, MDS und aplastische Anämie.

Therapie: Die Behandlung kann nur in hämatologisch-onkologischen Schwerpunktkliniken erfolgen und richtet sich nach der individuellen Risikosituation des Patienten (s. Tab. **K-4.18** und Abb. **K-4.13**).
Die **Chemotherapie** erfolgt nach den auf S. 1220 dargestellten Prinzipien. Zu Remissionskriterien s. Tab. **K-4.19**.
Man unterscheidet 3 Therapiephasen:

- Die **Induktionstherapie** beginnt möglichst umgehend, nachdem die Diagnose AML gestellt wurde. Der Name erklärt sich aus dem Ziel, eine möglichst komplette Remission zu induzieren. In der Regel besteht die Induktionstherapie aus 1–2 Therapieblöcken mit den Substanzen **AraC** (Cytarabin) und einem **Anthrazyklin** (Daunorubicin, Idarubicin).
- Wenn der Patient eine Remission erreicht hat, dann soll dieses Ergebnis mit mehreren Blöcken einer sog. **Konsolidierungstherapie** gesichert (konsolidiert) werden. Hoch dosiertes AraC ist in der Regel Teil dieser Konsolidierungs-Chemotherapie.
- Während bei der ALL eine **Erhaltungstherapie** häufig angeboten wird, ist dies bei der AML mit wenigen Ausnahmen (s. u.) nicht der Fall. Die Ergebnisse werden dadurch nicht verbessert.

Therapie: Diese erfordert große Erfahrung und sollte nur in spezialisierten Zentren erfolgen (s. Tab. **K-4.18** und Abb. **K-4.13**).

Zu **Chemotherapie** s. S. 1220, zu Remissionskriterien s. Tab. **K-4.19**.

Die Therapie gliedert sich in **Induktions-** und **Konsolidierungstherapie**. Eine **Erhaltungstherapie** – analog dem Vorgehen bei ALL – ist kein Standard.

K-4.18 Risikostratifikation bei AML

zyto-/molekulargenetische Risikogruppen (gemäß Empfehlungen des European LeukemiaNet 2010)		Therapie
gut	• t(8;21)(q22;q22); inv(16); t(16;16) (CBF-Leukämien) • NPM1-Mutation ohne FLT 3-ITD-Mutation (bei sonst normalem Karyotyp) • CEBPA (bei sonst normalem Karyotyp)	• konsolidierende Chemotherapie, Transplantation nur im Rezidiv
	• Sonderfall: AML-M3, t(15;17)	• ATRA, im Rezidiv Arsentrioxid
intermediär-1	• NPM1-Mutation plus FLT 3-ITD (bei normalem Karyotyp), • NPM1-Wildtyp bei FLT 3-ITD (bei normalem Karyotyp) • alle AML mit normalem Karyotyp, wenn nicht eine der in den anderen Kategorien genannten Veränderungen vorliegt	• Transplantation mit Familienspender oder HLA-kompatiblem Fremdspender • Bei Patienten, die für eine regulär dosierte allogene Transplantation nicht infrage kommen: evtl. dosisreduzierte Transplantation oder in Einzelfällen autologe Transplantation erwägen (bei Patienten mit ungünstiger Zytogenetik ist die autologe Transplantation allerdings nicht besser als eine Chemotherapie).
intermediär-2	• t(9;11) • alle AML mit zytogenetischen Veränderungen, die weder als günstig noch ungünstig klassifiziert werden	
ungünstig	• inv(3); t(3;3); t(6;9); t(v;11); -5 oder del(5q); -7; abnl(17p); • komplexer Karyotyp, d. h. 3 oder mehr chromosomale Veränderungen	
bei allen jungen Patienten mit Nebenerkrankungen oder bei älteren Patienten, die für eine Transplantation gar nicht infrage kommen		• Chemotherapie

Mittleres 3-Jahres-Überleben jüngerer Patienten ohne Transplantation bei guter Prognose 75 %, in den Gruppen intermediär-1 oder intermediär-2 50 %, bei ungünstiger Prognose unter 20 %.

K-4.13 Therapiesequenz bei AML und häufig eingesetzte Substanzen

häufig eingesetzte Substanzen:
ICE **I**darubicin
Cytosin-Arabinosid (AraC)
Etoposid

Induktionszyklus 1 (z. B. ICE) → Induktionszyklus 2 (z. B. ICE)

weitere Substanzen:
– Daunorubicin
– Mitoxantron
– Thioguanin (im Rezidiv)
– Topotecan (im Rezidiv)
– Clofarabin (im Rezidiv)
– Fludarabin (im Rezidiv)

ungünstige Prognose:
Transplantation
HLA-kompatibler Spender
1. Wahl = verwandter Spender
2. Wahl = nicht verwandter Spender

in Einzelfällen autologe Transplantation, wenn kein verwandter oder nichtverwandter Spender vorhanden (bei hohem Rezidivrisiko aber wohl nicht besser als Chemotherapie)

intermediäre Prognose:
konsolidierende Chemotherapie 1
(Spender vorhanden → Transplantation; kein Spender vorhanden →)

gute Prognose:
konsolidierende Chemotherapie 1 (z. B. hoch dosiert C)
konsolidierende Chemotherapie 2 (z. B. hoch dosiert C)
konsolidierende Chemotherapie 3 (z. B. hoch dosiert C)

K-4.19 Remissionskriterien nach Therapie der AML

komplette Remission (CR)	partielle Remission (PR)	Refraktärität
Blastenanteil im Knochenmark < 5 %	Blastenanteil im Knochenmark 5–25 %	keine CR oder PR
keine Blasten im peripheren Blut	Reduktion der initialen Blastenzahl um ≥ 50 %	
Thrombozyten > 100 000/μl	Thrombozyten > 100 000/μl	
Neutrophile > 1 000/μl	Neutrophile > 1 000/μl	

Bei der **Promyelozytenleukämie (AML-M3)** wird durch die Gabe von Tretinoin (**ATRA**) eine spezifische Korrektur des molekularen Defek-

Bei der **Promyelozytenleukämie (AML-M3)** kann durch die Therapie mit Tretinoin (All-Trans-Retinsäure = **ATRA**), ein Derivat des Vitamins A, der genetische Defekt – t(15;17) mit Fusion des PML-Gens und des Gens für den Retinsäurerezeptor α (RARA) – kompensiert werden. Man kombiniert ATRA mit einem **Anthrazyklin** und erreicht so bei über 90 % der Patienten eine komplette hämatologische Remission. Die Therapie gliedert sich wieder in Induktion (meist 1 Zyklus ATRA + Anthrazyklin), Konsolidierung (meist 1–2 Zyklen ATRA + Anthrazyklin). Im Anschluss wird eine 2-jährige Erhaltungstherapie mit ATRA verabreicht.

Neben ATRA ist bei der AML-M3 auch Arsentrioxid (Trisenox) sehr gut wirksam. Arsentrioxid wird sowohl im Rahmen der Erstbehandlung als auch bei Rezidiven angeboten.

Bei der Promyelozytenleukämie kommt es durch die Freisetzung von Enzymen aus den geschädigten Zellen zu einer ausgeprägten **Gerinnungsaktivierung** und **Hyperfibrinolyse**. Die Patienten haben meist eine ausgeprägte Blutungsneigung. Durch die Gabe von ATRA differenzieren sich die Promyelozyten zu Granulozyten und die Gerinnungsstörung bildet sich umgehend zurück.

Ziel der modernen Leukämieforschung ist es, die den jeweiligen Leukämien zugrunde liegenden molekularen Veränderungen genau zu charakterisieren und – analog der Therapie mit ATRA bei der Promyelozytenleukämie – eine für den molekulargenetischen Defekt spezifische Therapie zu entwickeln. Dies ist bereits in einigen Fällen gelungen. Bei den CBF-Leukämien soll der Tyrosinkinase-Hemmer Dasatinib wirksam sein, bei FLT 3-mutierten Leukämien der FLT 3-Hemmer Midostaurin. Weitere Wirkstoffe sind in der Entwicklung.

Es hat sich etabliert, die Prognose der AML-Patienten nach dem zyto-/molekulargenetischen Profil zu orientieren (Tab. **K-4.18**). Bei prognostisch günstiger Zytogenetik wird man primär keine Transplantation anbieten, nur wenn diese Patienten rezidivieren (was sie in 20–30 % der Fälle leider tun). Bei intermediärer oder ungünstiger Zyto-/Molekulargenetik wird man bereits früh nach einem passenden Spender suchen müssen.

Bei der **AML des alten Menschen** kann in der Regel keine Kuration, sondern nur eine mehr oder weniger lange Remission erreicht werden. Die zytostatische Behandlung muss in diesen Fällen nicht nach schematischem Ablauf (s. S. 1220) erfolgen, vielmehr orientiert man sich an den Beschwerden und Nebenerkrankungen. Nur bei älteren Patienten in gutem Allgemeinzustand ist eine intensive, remissionsinduzierende Therapie indiziert. Durch die Kombination von traditionellen Zytostatika mit Immuntoxinen (Gemtuzumab Ozogamicin, ein Anti-CD 33-Antikörper mit einem angekoppelten Bakterientoxin) werden bei älteren Patienten, die für eine Transplantation nicht mehr infrage kommen, gute Ergebnisse erreicht. Protrahierte Verläufe („Smouldering-Leukämie") können ohne zytostatische Therapie rein supportiv behandelt werden.

Zur Einschätzung des Allgemeinzustandes und der Leistungsfähigkeit wird der **ECOG-**(Eastern Cooperative Oncology Group) **Performance-Score** herangezogen (Tab. **K-4.20**). Außerdem müssen Komorbiditäten beachtet werden.

tes erreicht. Die Remissionsrate liegt bei > 90 %. Nach der Induktion folgt eine Erhaltungstherapie mit ATRA. Auch die typischen **Gerinnungsstörungen** werden durch ATRA korrigiert.

Ein Grund, warum bei den akuten myeloischen Leukämien die zyto- und molekulargenetische Charakterisierung immer wichtiger wird, ist die Entwicklung defektspezifischer Therapien.

Ein weiterer Grund für die zunehmende Relevanz der Zyto-/Molekulargenetik ist, dass jüngere Patienten mit prognostisch intermediärer oder ungünstiger Zyto-/Molekulargenetik frühzeitig für die Transplantation vorgesehen werden (Tab. **K-4.18**).

Bei **alten Patienten** kann in den allermeisten Fällen keine Kuration erreicht werden. Man muss deshalb meist vom üblichen intensiven Therapieschema (s. S. 1220) abweichen und einen individuellen Weg wählen.

Zum **ECOG-Performance-Score** s. Tab. **K-4.20**.

≡ K-4.20 ECOG-Performance-Score	
Kriterien zur Einschätzung des Allgemeinzustandes und der Leistungsfähigkeit	Score
asymptomatisch, keine Einschränkungen der Leistungsfähigkeit	0
Symptome, mäßige Einschränkung der Aktivität und Arbeitsfähigkeit, keine Bettlägerigkeit	1
Arbeitsunfähigkeit, aber selbstständige Lebensführung noch möglich; Bettlägerigkeit < 50 % des Tages	2
selbstständige Versorgung nicht mehr möglich, kontinuierliche Pflege notwendig, Bettlägerigkeit > 50 % des Tages	3
Bettlägerigkeit 100 %, rascher Krankheitsprogress	4
Tod	5

▶ **Merke.** Die Fortschritte in der Leukämiebehandlung beruhen nur zum Teil auf der besseren Chemotherapie oder neuen Substanzen. Ebenso wichtig ist die Prophylaxe und Therapie von typischen Komplikationen.

▶ **Merke.**

Therapiekomplikationen und Supportivtherapie: Eine wichtige Nebenwirkung der ATRA-Therapie ist das **ATRA-Syndrom**. Dabei schwemmen die sich differenzierenden Blasten massiv ins Blut aus und setzen Zytokine frei. Die Patienten entwickeln **Fieber, pulmonale Infiltrate** und **Ergüsse, ggf. mit letalem Ausgang**. Daher sollte eine Therapie der Promyelozytenleukämie mit ATRA nur in erfahrenen Zentren durchgeführt werden.

Therapiekomplikationen und Supportivtherapie: Eine wichtige Nebenwirkung ist das **ATRA-Syndrom** mit **Fieber, pulmonalen Infiltraten** und **Ergüssen, ggf. letaler Ausgang**. Daher möglichst ATRA-Therapie nur in Spezialzentren.

Wichtig ist die **Prophylaxe** und ggf. rasche Therapie von **Infektionen** (s. Tab. **K-4.14**, S. 1221), des **Tumorlyse-Syndroms** (s. S. 1221) und der Einsatz von Wachstumsfaktoren. Bei Anämie, Thrombozytopenie oder Blutungen muss entsprechend substituiert werden.

Verlauf und Prognose: Haupttodesursache sind **Blutungen** und **Infektionen**. Trotz vieler Fortschritte überleben auch heute nur 40–50 % der AML-Patienten. Die Teilnahme an Therapiestudien sollte allen Patienten angeboten werden.

Zu Therapiebeginn kann durch den Zerfall der Blasten ein **Tumorlysesyndrom** entstehen (s. S. 1221). Durch chemotherapieinduzierte Neutropenie ist der Patient infektgefährdet und benötigt eine adäquate **Stomatitis**- und **Infektprophylaxe** (s. Tab. **K-4.14**, S. 1221). Zur Verkürzung der Aplasiephase ist die Gabe von **Wachstumsfaktoren** (G-CSF: Filgrastim, Lenograstim, Pegfilgrastim) indiziert. Bei Thrombozytopenie, Anämie und Gerinnungsstörungen muss entsprechend substituiert werden.

Verlauf und Prognose: Ohne Behandlung sterben die meisten AML-Patienten innerhalb von 3 Monaten. **Haupttodesursachen** sind **Blutungen** und **Infektionen**. Dank der modernen Chemotherapie und Transplantationsmöglichkeiten leben von den jüngeren Patienten nach 5 Jahren noch 40–50 %. Ältere Patienten haben jedoch weiterhin eine schlechte Prognose (5-Jahres-Überlebensrate 10–15 %).

Internet-Links: www.kompetenznetz-leukaemie.de, www.leukaemie-hilfe.de, www.dgho.de

Akute Lymphatische Leukämie (ALL)

▶ **Definition.** Die ALL ist gekennzeichnet durch eine klonale Proliferation unreifzelliger Blasten mit lymphatischer Differenzierung.

Akute Lymphatische Leukämie (ALL)

▶ **Definition.**

Epidemiologie: Inzidenz 1–2 : 100 000, gehäuft im Kindesalter. 20 % der akuten Leukämien im Erwachsenenalter sind lymphatische Leukämien.
Einteilung: Man unterscheidet B-Linien- und T-Linien-ALL (s. Tab. **K-4.22**).

Ätiologie: Meist bleibt der Auslöser unbekannt, einige **Risikofaktoren** (s. S. 1218) sind jedoch bekannt (z. B. knochenmarktoxische Einflüsse, Erbkrankheiten). In einigen Fällen besteht ein Zusammenhang mit Virusinfektionen (z. B. **HTL-Virus 1, EBV**).

Pathogenese: Mutationen bei ALL: Charakteristisch sind die **Translokationen t(12;21)** sowie t(4;11) und besonders die **Philadelphia-Translokation t(9;22)**. Die Prognose einer Ph⁺-ALL ist besonders schlecht.

Epidemiologie: Die Inzidenz beträgt 1–2 : 100 000 (zum Vergleich AML 2–4 : 100 000). Sie tritt gehäuft im Kindesalter auf (mittleres Erkrankungsalter 13 Jahre). 20 % der akuten Leukämien im Erwachsenenalter sind lymphatische Leukämien.

Einteilung: Abhängig von der betroffenen Lymphozyten-Zellreihe werden B-Linien- und T-Linien-ALL unterschieden (s. Tab. **K-4.22**).

Ätiologie: Meist bleibt der Auslöser der ALL unbekannt, einige Risikofaktoren (s. S. 1218) wie **knochenmarktoxische Einflüsse** (Chemotherapie, Bestrahlung) und **Erbkrankheiten** (v. a. Down-Syndrom) sind jedoch bekannt. Weiterhin besteht ein Zusammenhang mit Virusinfektionen: Das **HTL-Virus 1** (Vorkommen in Asien sowie einigen Regionen Afrikas) ist Auslöser einer bestimmten Form der T-Zell-Leukämie bei Erwachsenen. Für **EBV** wird ebenfalls eine auslösende Wirkung diskutiert.

Pathogenese: In einigen Fällen findet man Mutationen: Am häufigsten ist die **t(12;21)-Translokation**. Sie tritt besonders bei der pädiatrischen ALL auf. Das enstehende abnormale Fusionsprotein führt zu einer gestörten Ablesung von Differenzierungsgenen. Etwas weniger häufig ist die t(4;11)-Translokation, die zu einer Störung der hämatopoetischen Stammzelle führt. An dritter Stelle steht die Philadelphia-positive (Ph⁺) ALL. Hier ist es zu einer **Philadelphia-Translokation t(9;22)** in einer lymphatischen Vorläuferzelle gekommen. Die aberrante Tyrosinkinase induziert eine ungehemmte Proliferation der lymphatischen Blasten. Das Philadelphia-Chromosom ist **zytogenetisch** nicht von dem einer CML zu unterscheiden (s. S. 1204). **Molekulargenetisch** findet man bei kindlicher Ph⁺-ALL jedoch meist ein kleineres Fusionsprotein (p190$^{BCR-ABL}$), bei der Erwachsenen-ALL beide Formen (p190$^{BCR-ABL}$, p210$^{BCR-ABL}$, p210 ist auch das typische Fusionsprotein der CML). Die Ph⁺-ALL hat eine schlechte Prognose. Weitere Mutationen und zytogenetische Veränderungen (Verlust und Zugewinn von Chromosomen, Hyperdiploidie) wurden beschrieben.

Klinik: Zunächst Symptome wie bei AML. Im Gegensatz zur AML treten häufiger **vergrößerte Lymphknoten** und eine **Meningeosis leucaemica** auf (s. Abb. **K-4.8**, s. S. 1219).

Klinik: Klinisch besteht zunächst kein Unterschied zur AML (**Leistungsabfall, Anämie, Fieber und Blutungszeichen**). Bei der ALL treten jedoch relativ häufiger als bei der AML **Lymphknotenvergrößerungen** und eine **Meningeosis leucaemica** mit Hirnnervenfunktionsstörungen auf. Bei T-ALL findet man häufig einen Mediastinaltumor (s. Abb. **K-4.8**, s. S. 1219).

Diagnostik: Blutbild (**zirkulierende lymphatische Blasten, Verminderung der Erythrozyten und Thrombozyten**). Bei normaler oder erniedrigter Leukozytenzahl **Knochenmarkpunktion** zur Erkennung der ALL-Blasten.

Diagnostik: Das periphere Blutbild zeigt **zirkulierende lymphatische Blasten** und eine **Verminderung der Erythrozyten** und **Thrombozyten**. In ca. 10 % der Fälle ist die Leukozytenzahl normal oder erniedrigt. In diesen Fällen ist die **Knochenmarkpunktion** zur Erkennung der ALL-Blasten nötig. Dabei hat sich ein willkürlich gewählter Grenzwert von 25 % eingebürgert.

▶ **Merke.**

▶ **Merke.** Sind > 25 % der kernhaltigen Knochenmarkzellen lymphatische Blasten, spricht man von einer ALL, bei niedrigeren Werten von einem lymphoblastischen Lymphom.

Durch den erhöhten Zellumsatz sind **LDH** und **Harnsäure** erhöht, manchmal finden sich bereits Zeichen der beginnenden Leber- und Nierenfunktionsstörung.

Im Rahmen der Erstdiagnostik sollte bereits Material für die Zyto- und Molekulargenetik gewonnen werden. Da die ALL häufiger mit einem Meningealbefall einhergeht, ist eine **Liquorpunktion** auch bei fehlenden Symptomen notwendig. Zusätzlich sind die **Bestimmung von Leber-, Nieren- und Gerinnungswerten** sowie die **Virusdiagnostik** indiziert. Kommt der Patient für eine Transplantation infrage, wird eine **HLA-Typisierung** veranlasst.

LDH und **Harnsäure** sind erhöht.

Auch bei fehlenden Symptomen ist die **Liquorpunktion** indiziert. Bereits im Rahmen der Erstdiagnostik sollte eine **Virusdiagnostik** und **HLA-Typisierung** mit Hinblick auf eine spätere Transplantation veranlasst werden.

Spezielle Laboruntersuchungen:
- **Morphologie:** Der Knochenmarkausstrich zeigt die Blasteninfiltration (per Definition > 25 % Blasten). Nach der FAB-(French-American-British)Klassifikation werden 3 morphologische Subtypen (L1–L3) unterschieden (Einteilungskriterien: Zellgröße, Kernform, Nukleolen, Chromatinstruktur, Basophilie, Zytoplasma und Vakuolisierung). Diese Klassifikation ist jedoch durch neue Diagnostikverfahren weitgehend verdrängt. Allein die **L3-Morphologie** (= überwiegend Blasten, große Zellen mit großem Kern und häufig mit Zytoplasmavakuolen) dient noch als Hinweis auf eine B-ALL oder ein Burkitt-Lymphom.
- **Zytochemie:** Bei der ALL sind die Blasten häufig Perjodsäure-Schiff-Reagenz-(PAS) positiv, aber immer myeloperoxidase- und esterasenegativ (s. Tab. K-4.21).

Spezielle Laboruntersuchungen:
- **Morphologie:** Knochenmarkausstrich. Man unterscheidet verschiedene Formen von Blasten (L1–L3). Die **L3-Morphologie** (große Zelle mit Zytoplasmavakuolen) ist typisch für die B-ALL und das Burkitt-Lymphom.

- **Zytochemie:** s. Tab. K-4.21.

K-4.21 Zytologische und zytochemische Unterscheidung von ALL und AML

Unterscheidungskriterien	AML	ALL
Auer-Stäbchen	besonders bei den Subtypen M2–M3	fehlen
Zytochemie		
– Myeloperoxidase	positiv bei M1–M4 (mit wechselndem Anteil), negativ bei M5–M7	negativ
– Esterase	positiv bei M4 und M5	negativ
– PAS-Färbung	manchmal positiv bei M6 und M7	häufig positiv

- **Immuntypisierung:** Entsprechend der Vorstellung, dass die maligne Transformation auf verschiedenen Stufen der normalen Lymphozytenausreifung stattfinden kann, unterscheidet die durchflusszytometrische Immuntypisierung verschiedene **ALL-Subtypen**, die Antigene früherer oder späterer Differenzierungsstufen tragen (Tab. K-4.22). Weiterhin gelingt durch Immuntypisierung der Blasten in Blut und Knochenmark die Abgrenzung zur AML.

- **Immuntypisierung:** Mit dem Durchflusszytometer werden Differenzierungsantigene erkannt und bestimmten **ALL-Subtypen** zugeordnet (Tab. K-4.22), die ALL kann von der AML unterschieden werden.

K-4.22 Immunphänotypen bei ALL

	B-Linien-ALL				T-Linien-ALL			
	Pro-B-ALL	common B-ALL	Prä-B-ALL	B-ALL	Pro-T-ALL	Prä-T-ALL	thymische T-ALL	T-ALL
Häufigkeit	10 %	50 %	10 %	5 %	5 %		20 %	
CD 79a	+	+	+	+				
CD 22	+	+	+	+				
CD 19	+	+	+	+				
CD 20	(+)	(+)	(+)	+				
CD 10		+	+					
cy*-IgM			+					
m**-IgM				+				
TDT	+	+	+		+	+	+	+
cy*-CD 3					+	+	(+)	
CD 7					+	+	+	+
CD 2						+	+	+
CD 1a							+	
m**-CD 3							(+)	+

*cy = zytoplasmatische Expression, **m = Expression auf der Zellmembran, TdT = terminale Deoxynukleotidyl-Transferase

- **Zytogenetik und Molekulargenetik:** s. Tab. **K-4.23**.

- **Zytogenetik und Molekulargenetik:** Bei ¾ der ALL-Patienten findet man Chromosomenveränderungen. Die häufigsten zeigt Tab. **K-4.23**.

K-4.23 Häufige zytogenetische Veränderungen bei ALL

Pro-B-ALL	t(4;11)
common und Prä-B-ALL	t(9;22), t(1;19), t(12;21), Hyperdiploidie (> 50 Chromosomen), Hypodiploidie (< 45 Chromosomen)
B-ALL und Burkitt-Lymphom	t(8;14), t(8;22), t(2;8)
T-ALL und Vorformen	t(11;14), t(7;9)

- **Genexpressionsanalyse mit Microarray-Chips:** bisher nur in Speziallabors.

- **Genexpressionsprofile mit Microarray-Chips:** Mit dieser Methode können weitere ALL-Subgruppen mit unterschiedlicher Prognose erkannt werden (bislang nur in Speziallabors).

Differenzialdiagnose: Abgrenzung zur **AML** und zu **Lymphomen**. Nur molekulargenetisch kann ein lymphatischer CML-Blastenschub von der Ph$^+$-ALL unterschieden werden.

Differenzialdiagnose: Wichtig ist die Abgrenzung zur **AML** und zu **Lymphomen** mit leukämischer Aussaat. Wenn der lymphatische Charakter der Blasten feststeht, muss differenzialdiagnostisch (Immuntypisierung) ein **Non-Hodgkin-Lymphom** ausgeschlossen werden (Leitbefund Lymphknotenvergrößerung). Nur molekulargenetisch kann ein lymphatischer CML-Blastenschub von der Ph$^+$-ALL unterschieden werden (Nachweis von p210$^{BCR-ABL}$ spricht für eine CML, von p190$^{BCR-ABL}$ für eine Ph$^+$-ALL).

Therapie: Man unterscheidet verschiedene Therapiephasen (s. Abb. **K-4.14**).

Therapie: Die Therapie erfolgt in verschiedenen Therapiephasen (Induktions-, Konsolidierungs-, Erhaltungs- bzw. Rezidivtherapie; s. S. 1220). Beispielhaft ist eine Therapiesequenz bei ALL in Abb. **K-4.14** dargestellt.

K-4.14 Therapiesequenz bei ALL und häufig eingesetzte Substanzen (in Anlehnung an das 07/2003-Protokoll der GMALL-Studiengruppe)

MRD = minimal residual disease

Zur Abschätzung des Remissionsstatus nach Abschluss der ersten Induktions-Chemotherapie bei ALL und zur weiteren Risikostratifizierung dienen die in Tab. **K-4.24** dargestellten Richtwerte.

Zur Abschätzung des Remissionsstatus s. Tab. **K-4.24**.

K-4.24 Kriterien zur Definition des Remissionsstatus bei ALL

komplette Remission (CR)	partielle Remission (PR)	keine Remission, Therapieversagen
▪ Blastenanteil im Knochenmark < 5 %	▪ Blastenanteil im Knochenmark 5–25 %	▪ Blastenanteil im Knochenmark > 25 % oder
▪ keine Blasten im peripheren Blut	▪ keine Blasten im peripheren Blut	▪ Blasten im peripheren Blut

Patienten mit hohem oder höchstem Risiko (s. Tab. **K-4.25**) werden einer Transplantation zugeführt. Bei Patienten mit Standardrisiko oder wenn eine Transplantation aus anderen Gründen nicht möglich ist, erhalten weitere Chemotherapiezyklen.

Patienten mit hohem oder höchstem Risiko (s. Tab. **K-4.25**) werden einer Transplantation zugeführt.

K-4.25 Risikostratifikation bei ALL

Risikofaktoren			
	B-Vorläufer-ALL Pro-B-, common-, Prä-B-ALL	B-ALL	T-ALL
initiale Leukozyten	> 30 000/μl	> 30 000/μl	> 100 000/μl
Immunphänotyp	Pro-B-ALL	–	T-ALL (aber nicht thymische ALL)
Genetik	BCR-ABL, t(4;11)	–	–
Zeit bis zum Erreichen einer kompletten Remission	> 3 Wochen	> 8 Wochen	> 3 Wochen
Risikoeinteilung			
▪ Standardrisiko	▪ CR in < 3 Wochen ▪ Leukozyten < 30 000/μl (B-ALL/B-Vorläufer-ALL) ▪ thymische T-ALL ▪ keine pro-B-ALL, kein t(4;11) ▪ keine Philadelphia-Chromosom/BCR-ABL-positive ALL		
▪ hohes Risiko	▪ nach > 3 Wochen keine komplette Remission ▪ Leukozyten > 30 000/μl (B-ALL/B-Vorläufer-ALL) ▪ T-Vorläufer oder reife T-ALL (außer thymischer T-ALL) ▪ Pro-B-ALL, t(4;11) ▪ keine Philadelphia-Chromosom/BCR-ABL-positive ALL		
▪ Höchstrisiko	Philadelphia-Chromosom- oder BCR-ABL-positive ALL		

Mittels **PCR** lassen sich die genetischen Aberrationen der ALL (Translokationen und Rearrangierungen im Bereich der Immunglobulin-Gene oder des T-Zell-Rezeptors) charakterisieren und die Blastenmenge im Knochenmark quantifizieren. Diese Methode ist sensitiver als die Durchflusszytometrie und erkennt eine leukämische Zelle unter 10^4–10^6 gesunden (sog. **Minimal Residual Disease** = MRD).
Eine Besonderheit der ALL im Vergleich zur AML ist die relative Häufigkeit von **ZNS-Rezidiven**. Daher benötigen alle Patienten eine intrathekale Prophylaxe mit Methotrexat und eine ZNS-Bestrahlung. Bei T-ALL ist ein **Mediastinaltumor** häufig. Falls dieser resistent gegenüber der Chemotherapie ist, muss dieses Rückzugsgebiet der ALL ebenfalls bestrahlt werden.
B-lymphozytäre ALL-Formen sind häufig CD 20-positiv (Tab. **K-4.22**). Durch die Gabe des anti-CD 20-Antikörpers **Rituximab** (MabThera) zusätzlich zur Chemotherapie wird eine weitere Verbesserung der Ansprechraten versucht. Bei T-ALL wird der Anti-CD 52-Antikörper **Alemtuzumab** (MabCampath) in Studien probiert.

Prophylaxe: Zur Prophylaxe eines Tumorlysesyndroms (s. S. 1221) erfolgt die sog. **Vorphasentherapie** mit Steroiden. Hinzu treten weitere Prophylaxemaßnahmen zur Verhinderung von Stomatitis u. a. Infekten (s. Tab. **K-4.14**, 1221). Wachstumsfaktoren (G-CSF) und Blutprodukte müssen substituiert werden.

Verlauf und Prognose: Mit den bisherigen intensiven Therapieprotokollen inklusive der Transplantation kann bei 30–35 % aller Patienten ein langfristig rezidivfreies Überleben erreicht werden. Bei den jüngeren Patienten (< 35 Jahre) ist diese Zahl

Mittels **PCR** kann man bei einigen Formen der ALL die residuelle Blastenmenge im Knochenmark quantifizieren (**Minimal Residual Disease = MRD**) und mit diesem Ergebnis über das Ende der Therapie oder eine Intensivierung entscheiden.
Bei der ALL findet man häufiger als bei der AML einen **ZNS-Befall**, deshalb sollte prophylaktisch immer Methotrexat gegeben werden. Ein **Mediastinaltumor** bei T-ALL muss bestrahlt werden.
Häufig ist die ALL positiv für CD 20 (Tab. **K-4.22**); hier kann der Antikörper **Rituximab** probiert werden. Bei T-ALL Gabe von **Alemtuzumab** in Studien.

Prophylaxe: Zur Prophylaxe eines Tumorlysesyndroms (s. S. 1221) beginnt man die Behandlung mit einer sog. **Vorphasentherapie** mit Steroiden.

Verlauf und Prognose: Bei 30–50 % aller Patienten kann ein langfristig rezidivfreies Überleben erreicht werden. 40–50 % der jüngeren höher (40–50 %), bei älteren Patienten (> 55 ist) die Überlebensrate leider immer noch niedrig (10–15 %). Die Prognose einer Ph$^+$-ALL ist außerordentlich schlecht (dauerhafte Remission bei ca. 5 %). Die Behandlung von ALL-Patienten im Rahmen kontrollierter Studien hat die Lebenserwartung in den letzten 20 Jahren deutlich verbessert. Deshalb sollte allen Patienten die Studienteilnahme angeboten werden.

Spezielle Therapie der Philadelphia-positiven ALL und der B-ALL

Mit den **Tyrosinkinase-Inhibitoren Imatinib** (Glivec) und **Dasatinib** (Sprycel) kann die molekulare Fehlsteuerung durch die BCR-ABL-Translokation selektiv blockiert und (wie bei der CML) auch bei der **Ph$^+$-ALL** eine Remission erreicht werden. Dadurch konnte das Überleben dieser prognostisch sehr schlechten ALL-Unterform deutlich verbessert werden. Der Tyrosinkinase-Inhibitor Nilotinib (Tasigna) ist für diese Indikation arzneimittelrechtlich nicht zugelassen.

Internet-Links: www.kompetenznetz-leukaemie.de, www.leukaemie-hilfe.de

4.5.2 Chronische Leukämien

CML s. unter myeloproliferative Neoplasien, S. 1204; CLL s. unter maligne Lymphome, S. 1243.

4.6 Maligne Lymphome

▶ Definition. Die Gruppe der malignen Lymphome umfasst eine heterogene Gruppe von neoplastischen Erkrankungen lymphatischer Zellen. Man unterscheidet **Hodgkin-Lymphom e** (Morbus Hodgkin) von **Non-Hodgkin-Lymphom en** (NHL), welche wiederum in niedrig- und hochmaligne Varianten eingeteilt werden (s. Tab. **K-4.33**, S. 1240).

Als Sonderformen des NHL gelten das Plasmozytom (s. S. 1251) und die CLL (s. S. 1243) sowie eine Reihe seltener lymphatischer Erkrankungen (s. S. 1258). Je nach betroffener Zellreihe oder nach der Ausbreitung werden maligne Lymphome nach unterschiedlichen Klassifikationen eingeteilt. Die **WHO-Klassifikation** der Non-Hodgkin-Lymphome ist in Tab. **K-4.26**, die Klassifikation der Hodgkin-Lymphome in Tab. **K-4.27** dargestellt.

4.6.1 Morbus Hodgkin (Lymphogranulomatose)

▶ Definition. Es handelt sich um ein monoklonales malignes B-Zell-Lymphom. Charakteristisch ist der histologische Nachweis von Hodgkin- und Reed-Sternberg-Zellen.

Epidemiologie: Die Inzidenz liegt bei ~3 : 100 000/Jahr und hat 2 Gipfel (zwischen 15 und 25 Jahren und wieder nach dem 60. Lebensjahr). Männer erkranken häufiger als Frauen (5 : 3).

Ätiopathogenese: Ursachen sind weitgehend unbekannt. Man vermutet einen Zusammenhang mit EBV-Infektionen, da in ca. 50 % der Fälle EBV-Virus-DNA in den malignen Zellen diagnostiziert wurde. Kofaktoren können Immundefekte wie z. B. durch Immunsuppression nach Organtransplantation oder bei HIV-Infektion sein. Die malignen Zellen stammen meistens von **B-Lymphozyten des Keimzentrums** ab. Das Lymphom entwickelt sich an einer einzelnen Lymphknotenstation und breitet sich von dort kontinuierlich aus (z. T. auch gegen den Lymphstrom; s. Abb. **K-4.15**). Die Ausbreitung erfolgt zunächst lymphogen von Lymphknoten zu Lymphknoten, dann per continuitatem in benachbarte Organe und Gewebe und erst in fortgeschrittenen Stadien hämatogen (z. B. in Leber und Knochenmark). Das Ausbreitungsstadium ist von entscheidender Bedeutung für die Prognose.

Einteilung: Man hat erkannt, dass das Hodgkin-Lymphom (HL) zwei unterschiedliche Krankheitsentitäten umfasst, das **noduläre lymphozytenprädominante HL** und das **klassische HL**. Man unterscheidet mehrere Unterformen (Tab. **K-4.27**).

K-4.26 Klassifikation der Non-Hodgkin-Lymphome nach WHO (2008)

B-Zell-Lymphome (85 %)

- **chronische lymphatische Leukämie (CLL) und kleinzelliges lymphozytisches Lymphom (SLL) (12 %)**
- Prolymphozytenleukämie (PLL) vom B-Zell-Typ
- splenisches Marginalzonen-Lymphom
- Haarzell-Leukämie
- splenisches Lymphom/Leukämie, nicht klassifizierbar *
- lymphoplasmozytisches Lymphom inkl. Makroglobulinämie-Waldenström
- Schwerekettenkrankheit mit den Untertypen α, γ, μ
- multiples Myelom (Plasmozytom)
- solitäres Plasmozytom des Knochens
- extramedulläres Plasmozytom
- **extranodales Marginalzonen-B-Zell-Lymphom des mukosaassoziierten Lymphgewebes (MALT-Lymphom) (9 %)**
- nodales Marginalzonen-B-Zell-Lymphom (MZL)
- **follikuläres Lymphom (29 %)**
- primär kutanes Follikelzentrum-Lymphom
- **Mantelzell-Lymphom (7 %)**
- **diffus großzelliges B-Zell-Lymphom (37 %)**
- lymphomatoide Granulomatose
- primär mediastinales B-Zell-Lymphom
- intravaskuläres B-Zell-Lymphom
- primär kutanes großzelliges B-Zell-Lymphom „Leg Type"
- ALK-positives großzelliges B-Zell-Lymphom
- plasmoblastisches B-Zell-Lymphom
- primäres Effusionslymphom
- großzelliges B-Zell-Lymphom bei HHV8-assoziierter Castleman-Erkrankung
- **Burkitt-Lymphom (1 %)**
- B-Zell-Lymphom, nicht klassifizierbar, mit Merkmalen intermediär zwischen diffus großzelligem B-Zell-Lymphom und Burkitt-Lymphom
- B-Zell-Lymphom, nicht klassifizierbar, mit Merkmalen intermediär zwischen diffus großzelligem B-Zell-Lymphom und Hodgkin-Lymphom

T-Zell-Lymphome (6 %)

- Prolymphozytenleukämie vom T-Zell-Typ (T-PLL)
- T-Zell-Leukämie mit großen granulären Lymphozyten
- chronische lymphoproliferative Störung der NK-Zellen (vorläufige Klassifizierung)
- aggressive NK-Zell-Leukämie
- systemische EBV-positive T-Zell-lymphoproliferative Erkrankung des Kindes
- Hydroa-vacciniforme-ähnliches Lymphom
- **adulte T-Zell-Leukämie/Lymphom (10 %)**
- **extranodales NK-/T-Zell-Lymphom (10 %)**
- enteropathieassoziiertes T-Zell-Lymphom
- hepatosplenisches T-Zell-Lymphom
- subkutanes pannikulitisches T-Zell-Lymphom
- Mycosis fungoides
- Sézary-Syndrom
- primäre kutane CD 30-positive T-Zell-Proliferationen
- primär kutanes aggressives epidermotropes CD 8-positives zytotoxisches T-Zell-Lymphom *
- primär kutanes γδ-T-Zell-Lymphom
- primär kutanes klein-/mittelgroßzelliges CD 4-positives T-Zell-Lymphom *
- **peripheres T-Zell-Lymphom, nicht spezifiziert (26 %)**
- **angioimmunoblastisches T-Zell-Lymphom (AILD) (19 %)**
- **anaplastisches großzelliges Lymphom (ALCL), ALK-positiv (7 %)**
- **anaplastisches großzelliges Lymphom (ALCL), ALK-negativ * (6 %)**

* Klassifizierungen noch vorläufig
Fettdruck = häufigste Lymphome mit Häufigkeit in (%)

K-4.27 Histologische Klassifikation der Hodgkin-Lymphome nach WHO (2008)

Einteilung	Charakteristika	Häufigkeit
noduläres lymphozytenprädominantes Hodgkin-Lymphom	große Zellen mit gefaltetem Kern (sog. lymphozytär-histiozytäre = **L&H-Zellen**), auch als „**Popcorn**"-Zellen bezeichnet (Kernform); die Zellen sind typischerweise CD 20$^+$	5 %
klassisches Hodgkin-Lymphom (HL)*	mononukleäre **Hodgkin**- und multinukleäre **Sternberg-Reed-Zellen (HRS)** (s. Abb. K-4.17, S. 1236); HRS-Zellen sind typischerweise CD 30$^+$ und CD 15$^+$	95 %
– nodulär sklerosierender Typ (NSHL)	noduläre Lymphknotenstruktur, variable Anzahl an HRS-Zellen	66 %
– gemischtzelliger Typ („mixed cellularity" = MCHL)	Mischung verschiedener Zellen (Eosinophile, Histiozyten, Plasmazellen, Granulozyten) neben HRS	23 %
– lymphozytenreicher Typ (LRHL)	viele kleine Lymphoyzten, wenige HRS-Zellen	5 %
– lymphozytenarmer Typ („lymphocyte-depleted", LDHL)	viele HRS und relativ wenige Lymphozyten	1 %

* Nach der histologischen Einteilung besteht eine Zunahme der Aggressivität in der Reihenfolge: LRHL → NSHL → MCHL → LDHL.

Die **Ann-Arbor-Klassifikation** (Abb. K-4.15) dient der Stadieneinteilung des Morbus Hodgkin im Rahmen des Stagings. Man unterscheidet klinische Stadien (CS) von pathologischen Stadien nach invasiver Diagnostik (PS). Die beim Staging identifizierten befallenen Lymphknotenregionen werden während (Zwischenstaging) und nach Ende einer Therapie (Abschlussstaging) kontrolliert, ob eine ausreichende Therapieansprache erreicht wurde.

Die klinische Stadieneinteilung erfolgt nach der **Ann-Arbor-Klassifikation** (Abb. K-4.15).

K-4.15 Schematische Darstellung der Ausbreitung des Morbus Hodgkin mit Lymphknotenregionen (a) Klinische Stadieneinteilung entsprechend Ann-Arbor-Klassifikation (b)

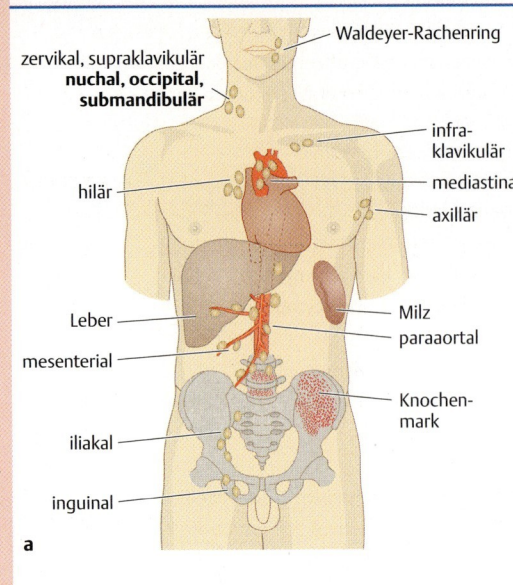

b Ann-Arbor-Klassifikation:
Stadium I:
Befall einer einzigen Lymphknotenregion oder eines einzigen lokalen extranodalen Herdes.
Stadium II:
- Befall von ≥ 2 Lymphknotenregionen.
- Befall eines extralymphatischen Gewebes plus einer oder mehrerer Lymphknotenregionen
auf der **gleichen Seite** des Zwerchfells.
Stadium III:
- Befall von Lymphknotenregionen.
- Befall von extralymphatischem Gewebe plus einer oder mehrerer Lymphknotenregionen
auf **beiden Seiten** des Zwerchfells.
III 1: subphrenischer Befall beschränkt auf Milz (IIIS), paraaortale und zöliakale Lymphknoten.
III 2: subphrenischer Befall paraaortaler, iliakaler und inguinaler Lymphknoten.
Stadium IV:
Disseminierter Befall eines oder mehrerer Organe (z. B. Leber, Knochenmark) mit oder ohne gleichzeitigen Lymphknotenbefall.
A Keine Allgemeinsymptome.
B Fieber (> 38 °C, nicht anderweitig erklärbar), Nachtschweiß (so stark, dass Nachtwäsche gewechselt werden muss), Gewichtsverlust (> 10 % des KG in ½ Jahr).
E Extranodaler Befall (z. B. Befall der Lunge, Niere, Haut).

Von einem **Mediastinaltumor** spricht man, wenn die mediastinalen Lymphome größer als ⅓ des Thoraxdurchmessers sind.

Klinik: **Schmerzlose Lymphknotenschwellung** und B-Symptomatik (Fieber, Nachtschweiß, Gewichtsverlust) prägen das klinische Bild. Typisch sind periodische Fieberepisoden (**Pel-Ebstein-Fieber**; Abb. K-4.16) mit wiederholten, zyklischen Temperaturanstiegen über mehrere Tage.

Die **vergrößerten Lymphknoten** sind charakteristischerweise nicht schmerzhaft, aber „verbacken". Bei großen Lymphomen kann eine obere Einflussstauung zu Halsschwellung (**Stokes-Kragen**) und Kurzatmigkeit führen. Zu **Allgemeinsymptomen** s. Tab. K-4.28.

Bei Befall der Leber ist die Milz immer befallen, bei Befall der Milz ist die Leber nur in 40 % betroffen. Von einem **Mediastinaltumor** spricht man, wenn die mediastinalen Lymphome größer sind als ⅓ des Thoraxdurchmessers im konventionellen Röntgenbild.

Klinik: Die Symptomatik ist geprägt durch **schmerzlose Lymphknotenschwellungen** meist im Halsbereich (zu Beginn der Erkrankung bei > 75 % der Patienten) und eine sog. **B-Symptomatik** (Fieber > 38 °C, Nachtschweiß [der sollte wenigstens so ausgeprägt sein, dass der Schlafanzug gewechselt werden muss] und Gewichtsverlust > 10 % des KG innerhalb der letzten 6 Monate). Typisch sind periodische Fieberepisoden (**Pel-Ebstein-Fieber**; s. Abb. K-4.16) mit hohem Fieber für mehrere Tage bis zu 1 Woche und dann wieder normalen Temperaturen im zyklischen Wechsel.

Die **vergrößerten Lymphknoten** sind charakteristischerweise nicht schmerzhaft, aber „verbacken" und als nicht verschiebliche, schwer von der Umgebung abgrenzbare Pakete tastbar (typischerweise Hals, Axilla, Leisten). Bei großen Lymphomen ist der venöse Blutrückfluss zum Herzen behindert, was zu einer oberen Einflussstauung mit Halsschwellung (**Stokes-Kragen**) und Kurzatmigkeit führen kann. Ursache der Atemnot kann aber auch ein Übergreifen hilärer oder mediastinaler Herde auf die Lunge oder ein direkter Befall der Lungen durch das Lymphom sein. Weiterhin können die in Tab. K-4.28 aufgeführten **Allgemeinsymptome** auftreten.

K-4.16 Pel-Ebstein-Fieber bei Morbus Hodgkin

Die Fieberepisoden dauern 5–10 Tage und wechseln sich mit fieberfreien Phasen ab.

K-4.28 Allgemeinsymptome bei Morbus Hodgkin

Symptom	Ursachen
Anämie mit Abgeschlagenheit und Leistungsabfall	meist Tumoranämie (Ferritin ↑), seltener Verdrängungsanämie durch Knochenmarkbefall oder autoimmunhämolytische Anämie
Infektneigung	durch geschwächte Immunabwehr (v. a. Pilzinfektionen, TBC, Zoster und andere Virusinfekte) Tuberkulinreaktion kann negativ werden
Hautjucken	Möglich ist ein direkter Hautbefall. Häufiger (10–15 % der Patienten) sind jedoch unspezifisches Erythem, Urtikaria oder Hautjucken aufgrund einer Zoster-Infektion. Hautjucken ist kein B-Symptom!
Alkoholschmerz	Schmerzen in den befallenen Lymphknoten bei Alkoholgenuss, relativ spezifisch aber selten (< 5 %)
Rückenmarkkompression	Seltene, aber gefährliche Komplikation durch Übergreifen des Tumors in den Spinalkanal (ausgehend von paravertebralen Lymphknoten durch die Foramina intervertebralia). Sofortige diagnostische Abklärung bei neurologischen Symptomen (z. B. Rückenschmerzen, Schwäche in den Beinen und Inkontinenzbeschwerden)!
ZNS-Befall	gehäuft bei HIV-Infizierten
paraneoplastische neurologische Syndrome	progressive multifokale Leukoenzephalopathie, zerebelläre Degeneration, Guillain-Barré-Syndrom, Neuropathien (sensorisch und motorisch)

Diagnostik: Die Verdachtsdiagnose ergibt sich aus **Anamnese** (B-Symptomatik?) und **körperlicher Untersuchung** (Lymphknotenstatus) sowie **charakteristischen Laborbefunden** (Tab. K-4.29).

Diagnostik: Die Verdachtsdiagnose ergibt sich aus **Anamnese, körperlicher Untersuchung** und **charakteristischen Laborbefunden** (Tab. K-4.29).

K-4.29 Charakteristische Laborbefunde bei Morbus Hodgkin

Laborbefund		Bemerkung
▪ BSG	normal oder erhöht	bei 50 % der Patienten erhöht (in diesem Fall schlechter Prognosefaktor, da mit B-Symptomatik oder fortgeschrittenem Erkrankungsstadium assoziiert)
▪ CRP	normal oder erhöht	
▪ Serumalbumin	vermindert	prognostisch ungünstig: Werte < 4 g/dl
▪ LDH	erhöht	guter Marker für die Zellproliferation
▪ Lymphozytopenie	< 600/μl	bei ca. 20 % der Patienten (prognostisch ungünstig)
▪ Blutbild	Granulozytose, Eosinophilie, ggf. Monozytose	prognostisch ungünstig: Leukozytose > 15 000/μl
▪ alkalische Phosphatase, γ-GT, Transaminasen	erhöht	bei Leberbefall
▪ Tumoranämie		bei Patienten mit länger bestehender Erkrankung
– Serumeisen	erniedrigt	typischer Befund bei Infekt- oder Tumoranämie (s. S. 1177)
– Ferritin	erhöht	
▪ Coombs-Test	positiv	autoimmunhämolytische Anämie (selten)
▪ Urinstatus	Proteinurie	tumorassoziiertes nephrotisches Syndrom (selten)

Die Diagnosesicherung und der Ausschluss anderer Non-Hodgkin-Lymphome können ausschließlich durch **Lymphknotenexstirpation** mit anschließender **histologischer Untersuchung** erfolgen (Nachweis von einkernigen Hodgkin- und mehrkernigen Sternberg-Reed-Zellen sowie Eosinophilenvermehrung; s. a. Abb. **K-4.17**). Bevorzugt werden zervikale und axilläre Lymphknoten (Veränderungen inguinaler Lymphknoten sind häufig unspezifisch!) exstirpiert.
Insbesondere für die Therapieplanung ist das **Tumor-Staging** (= Clinical Staging = CS) von Bedeutung. Zur **Feststellung der Tumorausdehnung** und des **Lymphknotenbefalls** werden folgende Untersuchungen durchgeführt: **Sonografie** aller Lymphknotenstationen (z. B. zervikal, axillär, inguinal) und des Abdomens, **Röntgen-Thorax** in 2 Ebenen und **CT** (Hals, Thorax und Abdomen inkl. Beckenbereich). Bei V. a. Knochenmarkbefall: **Skelett- oder Knochenmarkszintigrafie**, bei verdächtigen Befunden anschließend **MRT-Aufnahmen**. Eine Bestätigung erfolgt durch **Knochenmarkbiopsie** mit Histologie und Zytologie. Bei V. a. Leberbefall ist eine **Leberbiopsie** indiziert, wenn dies das therapeutische Vorgehen ändern würde. Bei diffusem Leberbefall ist der Nachweis meist nur mit Biopsie möglich, bei Leberrundherden kann dagegen ein Leberbefall auch ohne histologische Sicherung angenommen werden. Zur früh-

Diagnosesicherung und Ausschluss anderer NHL erfolgen durch **Lymphknotenexstirpation** mit anschließender **histologischer Untersuchung** (Nachweis von einkernigen Hodgkin- und mehrkernigen Sternberg-Reed-Zellen sowie Eosinophilenvermehrung; s. a. Abb. **K-4.17**).

Tumorstaging zur Therapieplanung:
- Sonografie
- Röntgen-Thorax
- CT-Hals, -Thorax, -Abdomen, -Becken
- Skelett- oder Knochenmarkszintigrafie, ggf. anschließend MRT
- Knochenmarkbiopsie
- Leberbiopsie (bei V. a. diffusen Leberbefall, der sich sonst nur schwer verifizieren lässt, bei fokalen Leberrundherden ist ein Befall der Leber auch ohne Biopsie anzunehmen).

K-4.17 Zytologische Befunde bei Morbus Hodgkin

a Hodgkin-Zellen.
b Sternberg-Reed-Zellen.

Toxizitätsuntersuchungen zur frühzeitigen Erkennung von Risiken für die geplante Chemo- oder Strahlentherapie.

Bei Männern erfolgt ggf. eine Spermakonservierung, bei Frauen Kryokonservierung von Oozyten vor Chemotherapie oder eine Ovarverlagerung vor Bestrahlung im Becken.

Differenzialdiagnose: Andere NHL, Sarkoidose, Infektions- und Immunkrankheiten müssen ausgeschlossen werden, ebenso solide Tumoren (v. a. abdominal, mediastinal, zervikal).

zeitigen Erkennung von Risiken vor Chemo-/Strahlentherapie werden **Toxizitätsuntersuchungen** durchgeführt (EKG, Echokardiografie, Lungenfunktion). Weitere notwendige Untersuchungen sind Virusserologie, Schilddrüsenwerte und HNO-Untersuchung.

Vor Therapiebeginn erfolgt bei Männern mit Kinderwunsch eine Spermakonservierung, bei Frauen ggf. eine operative Verlagerung der Ovarien (bei geplanter Bestrahlung im Beckenbereich) oder eine Kryokonservierung von Oozyten vor Chemotherapie.

Differenzialdiagnose: Wichtig ist insbesondere die Abgrenzung von Lymphknotenvergrößerungen anderer Ursache (Tab. **K-4.30**). Non-Hodgkin-Lymphome sowie Sarkoidose, Infektionskrankheiten und Autoimmunsyndrome (z. B. rheumatoide Arthritis, Lupus erythematodes, Sjögren-Syndrom) müssen ausgeschlossen werden. Bei abdominalen, mediastinalen oder zervikalen Lymphomen sollte man auch an einen soliden Tumor in diesem Bereich denken, bei mediastinalem Hodgkin des jungen Menschen speziell an Thymus- oder Keimzelltumoren.

K-4.30 Differenzialdiagnostik bei Lymphknotenvergrößerung

Ursachen	Beispiele
▪ Infektionskrankheiten*	**viral**: HIV, CMV, EBV (Mononukleose), Hepatitis, Toxoplasmose, Masern, Röteln, Herpes zoster **bakteriell**: TBC, Katzenkratzkrankheit, Lues, Lymphogranuloma (DD bei inguinalen Lymphomen) u. a.
▪ Autoimmunerkrankungen	rheumatoide Arthritis, Lupus erythematodes, Sjögren-Syndrom
▪ Tumoren	Non-Hodgkin-Lymphome
	Lymphknotenmetastasen
▪ Medikamente	Phenytoin
▪ weitere	Sarkoidose

* Lymphknoten von Umgebung abgrenzbar, verschieblich und meist druckdolent

Therapie: kombinierte Strahlen- und Chemotherapie oder alleinige Chemotherapie. Intensität und Auswahl der Behandlung sind abhängig von Krankheitsstadium, Allgemeinzustand und Risikofaktoren (s. Abb. **K-4.18**).

Therapie: Die Behandlung erfolgt mittels kombinierter Strahlen- und Chemotherapie oder alleiniger Chemotherapie (möglichst in Therapiezentren nach speziellen Therapieprotokollen; z. B. DHSG = deutsche Hodgkin-Lymphom-Studiengruppe). Intensität und Auswahl der Behandlung richten sich nach Krankheitsstadium (s. u.), Allgemeinzustand des Patienten und Vorhandensein von Risikofaktoren. Im Rahmen der Chemotherapie bewährte Schemata zeigt Abb. **K-4.18**. Neue Wirkstoffe, die z. T. noch in Studien erprobt werden, sind Rituximab (ein Antikörper gegen CD 20) und Brentuximab Vedotin (ein Anti-CD 30-Antikörper, an den ein Zytostatikum gekoppelt wurde).

K-4.31 Risiko- und Prognosefaktoren bei Morbus Hodgkin

klinische Risikoindikatoren der Deutschen Hodgkin-Lymphom-Studiengruppe	Mediastinaltumor > ⅓ des Thoraxdurchmessers	
	extranodaler Befall	
	Befall ≥ 3 Lymphknotenareale (Cave: diese sind nicht identisch mit den Lymphknotenregionen der Ann-Arbor-Klassifikation!)	
	BSG > 50 mm (1. h) bei A-Stadien	
	BSG > 30 mm (1. h) bei B-Stadien	
Internationaler Prognose-Score (IPS) – günstige Prognose: 0–2 P – ungünstige Prognose: ≥ 3 P	Serum Albumin < 4 g/dl	1 P
	Hämoglobin < 10,5 g/dl	1 P
	Stadium IV	1 P
	männliches Geschlecht	1 P
	Alter > 45 Jahre	1 P
	Leukozyten > 15 000/µl	1 P
	Lymphozyten < 600/µl oder < 8 %	1 P
weitere Risikofaktoren	„Bulky Disease": Lymphknotenkonglomerate > 5 cm oder Mediastinaltumor mit Durchmesser > ⅓ des maximalen Thoraxquerdurchmessers im Röntgenbild	
	Progression unter laufender Therapie oder **Rezidiv** < 12 Monate nach Therapieende	

K-4.18 Therapiebaum (a) und -schemata (b) bei Morbus Hodgkin

b Therapieschemata:
BEACOPP-eskaliert (Zyklusdauer: 21 Tage): Bleomycin, Etoposid, Adriamycin, Cyclophosphamid, Vincristin (früher Oncovin), Procarbazin, Prednison.
ABVD-Schema (Zyklusdauer: 28 Tage): Adriamycin, Bleomycin, Vinblastin, Dacarbazin.

Therapienebenwirkungen: Mit zunehmenden Gesamtüberlebensraten sind die Langzeitwirkungen und durch Medikamententoxizität verursachte Nebenwirkungen (NW) zu beachten:
- Im Rahmen der **Akut-Toxizität** können folgende NW resultieren: Knochenmarksuffizienz (mit Neutropenie, Thrombozytopenie, Anämie), reversibler Haarausfall, Übelkeit und Erbrechen, Prednisoneffekte, bakterielle Infektionen (Neutropenie), hämorrhagische Zystitis (Cyclophosphamid), paravenöse Nekrosen (Vincaalkaloide, Anthrazykline) und periphere Neuropathie (Vincaalkaloide).
- Die **Spät-Toxizität** führt zu einer Einschränkung der Fertilität, Hypothyreose (Risikofaktor: Bestrahlung im Halsbereich), Kardiomyopathie (Risikofaktor: Adriamycindosis > 550 mg/m^2 oder mediastinale Bestrahlung), Brustkrebs (bei Frauen nach Thoraxbestrahlung) sowie Pneumonitis und Lungenfibrose (Risikofaktoren: Bleomycin, v. a. bei älteren Patienten; Bestrahlung). Ein Risikofaktor für bakterielle Infekte ist die Splenektomie.

Häufig nach Chemotherapie sind vergrößerte Restlymphknoten im Gebiet des initialen Krankheitsbefalls. Die **PET** kann als nicht invasives Verfahren zwischen residuellen narbigen Veränderungen und aktivem Lymphomgewebe unterscheiden und ermöglicht die Darstellung der Stoffwechselaktivität in Restlymphomen nach Therapie-

Therapienebenwirkungen: Zu beachten sind folgende Langzeitwirkungen:
- **Akut-Toxizität:** Knochenmarksinsuffizienz, Übelkeit und Erbrechen, Haarausfall (reversibel), bakterielle Infektionen und periphere Neuropathie.
- **Spät-Toxizität:** Fertilitätseinschränkungen, Hypothyreose, Kardiomyopathie sowie Pneumonitis und Lungenfibrose.

Bei nach der Therapie verbleibenden vergrößerten Restlymphknoten kann mittels **PET** zwischen Narben- und aktivem Lymphomgewebe gut differenziert werden. Die Splenektomie erfolgt heute selten. Dennoch ist sie indiziert z. B. bei isoliertem Milzbefall, V. a. Lymphomreste, Beschwerden durch Hypersplenismus.

abschluss. Bei unauffälliger PET nach Therapieende bleiben ca. 90 % der Patienten rezidivfrei. Bei positivem Befund beträgt die Rezidivwahrscheinlichkeit in dieser Region ca. 60 % (deshalb Bestrahlung des betroffenen Lymphknotenareals). Auf Splenektomie wird heute weitgehend verzichtet (Splenektomierate < 5 %). Nur bei folgenden Indikationen ist sie noch indiziert: V. a. isolierten Milzbefall, suspekte Tumorreste nach Therapieende, die in der PET nicht eindeutig zu klassifizieren sind, Hyperspleniesyndrom.

Verlauf und Prognose: Ohne Therapie tödlicher Verlauf, mit Therapie hohe Heilungsrate (in Stadium I und II > 90 %, in fortgeschrittenen Stadien ca. 70–80 %).

Verlauf und Prognose: Der Morbus Hodgkin verläuft ohne Therapie tödlich, mithilfe moderner Behandlungsstrategien (Polychemo-, Strahlentherapie) können abhängig vom Krankheitsstadium gute Heilungsraten erzielt werden (bei Patienten im Stadium I und II > 90 %, im Stadium III und IV ca. 70–80 %).

▶ **Merke.**

▶ **Merke.** Aufgrund der relativ hohen Rezidivquote sind in den ersten Jahren nach Therapieabschluss regelmäßige Verlaufskontrollen notwendig.

10–20 % der Patienten erkranken in den Folgejahren an einem Zweittumor. Bei Rezidiv oder Nichtansprechen auf die erste Therapie muss eine **autologe Transplantation** erwogen werden.

10–20 % der Patienten erkranken in den Folgejahren an einem Zweittumor, davon sind 80 % solide Tumoren, ca. 20 % hämatologische Neoplasien. Bei Rezidiven oder Nichtansprechen auf die erste Therapie müssen intensivierte Chemotherapien inklusive der **autologen Transplantation** versucht werden. Diese Patienten haben eine deutlich schlechtere Prognose.

Internet-Links: www.ghsg.org, www.dgho-onkopedia.de

Sonderform: noduläres Paragranulom

Das **noduläre lymphozytenprädominante HL** betrifft häufiger Männer und wird bereits in frühen Stadien erkannt. Die **Prognose ist sehr gut**.

Sonderform: noduläres Paragranulom

Eine **Sonderform** des Morbus Hodgkin stellt das **noduläre lymphozytenprädominante Hodgkin-Lymphom** (= noduläres Paragranulom) dar. Es handelt sich um ein B-Zell-Lymphom, das vom klassischen Hodgkin-Lymphom unterschieden wird. Es betrifft überwiegend Männer und wird häufig bereits in frühen Stadien erkannt. Frühe Stadien (IA) werden nur bestrahlt, sonst erfolgt die Therapie ähnlich wie beim klassischen Morbus Hodgkin. Die **Prognose ist außerordentlich gut**.

▶ **Klinischer Fall.**

▶ **Klinischer Fall.** Die 28-jährige Patientin klagt seit ca. 6 Wochen über Nachtschweiß, morgendliche Temperaturen bis 38,5 °C, Hautjucken am ganzen Körper und eine Gewichtsabnahme von 10 kg. Bei der körperlichen Untersuchung findet man bis zu 5 cm große Lymphome links supraklavikulär und links axillär. Die Histologie des links supraklavikulär entfernten Lymphoms ergibt einen nodulär sklerosierenden Typ des Hodgkin-Lymphoms. Die Untersuchungen zur Stadieneinteilung ergeben ein Stadium IIB mit ausgedehntem Mediastinalbefall. Aufgrund des Mediastinalbefalls mit „Bulky Disease" (Mediastinaltumor ≥ 5 cm) wird primär für eine Chemotherapie entschieden, wobei die Notwendigkeit zur Staging-Laparotomie entfällt. Die Patientin erhält daraufhin eine Chemotherapie, nach dem „BEACOPP-eskaliert"-Schema. Abb. **K-4.19** zeigt die Rückbildung der Mediastinallymphome im Röntgenbild der Lunge nach einem Kurs Chemotherapie. Nach 4 Zyklen wurde die Patientin einer konsolidierenden Strahlentherapie zugeführt. Die klinischen Untersuchungen beim Restaging ergaben eine komplette Remission, die durch regelmäßige klinische Kontrolluntersuchungen bis heute anhält. Eine Zweitneoplasie im Sinne einer akuten Leukämie oder andere neoplastische Erkrankungen sind bisher nicht aufgetreten. Die Herzfunktion ist regelrecht.

⊙ **K-4.19** Morbus Hodgkin Stadium IIB: Röntgenbefund einer 28-jährigen Patientin

a Rechtsbetonte mediastinale Lymphome **vor** Therapie.
b Nach 1 Kurs **BEACOPP-eskaliert**.
c 3 **Jahre später** (anhaltende klinische Vollremission).

4.6.2 Non-Hodgkin-Lymphome (NHL)

▶ **Definition.** Heterogene Gruppe klonaler Neoplasien des lymphatischen Systems, die in den meisten Fällen von Vorläuferzellen der T- und B-Lymphozyten ausgehen. NHL unterscheiden sich zytologisch vom Hodgkin-Lymphom durch das Fehlen von Hodgkin- und Sternberg-Reed-Zellen.

Als Sonderformen bzw. verwandte Entitäten gelten das Plasmozytom aufgrund der primären Manifestation im Knochenmark und die CLL als niedrigmalignes B-Zell-Lymphom mit leukämischem Verlauf.

Epidemiologie: NHL sind ~10× häufiger als das Hodgkin-Lymphom. Die Inzidenz steigt mit dem Lebensalter und liegt bei ~20 : 100 000/Jahr (ca. 6 % aller malignen Erkrankungen).

Ätiologie: Pathogenetische Bedeutung für die Lymphomentstehung haben maligne Transformationen auf verschiedenen Stufen der Lymphozytenentwicklung. Man unterscheidet B- und T-Zell-Lymphome. Abhängig vom betroffenen Reifungsstadium entsteht ein schnell proliferierendes, **aggressives bzw. hoch malignes Lymphom** (Transformation wachstumsaktiver, unreifer Vorläuferzellen) oder ein langsam proliferierendes, **indolentes bzw. niedrig malignes Lymphom** (Transformation ausgereifter Lymphozyten mit geringer Teilungsaktivität).

▶ **Definition.**

Sonderformen bzw. verwandte Entitäten: Plasmozytom und CLL.

Epidemiologie: Die Inzidenz steigt mit dem Lebensalter und liegt bei ~20 : 100 000/Jahr.

Ätiologie: Man nimmt an, dass Lymphome durch maligne Transformation auf verschiedenen Stufen der Lymphozytenentwicklung entstehen. Je nachdem, welches Reifungsstadium betroffen ist, entsteht ein **aggressives** oder ein **indolentes Lymphom**.

⊙ **K-4.20** B-Zell-Differenzierung und die davon abgeleiteten Lymphomtypen

Eine Reihe von Risikofaktoren sind bekannt:
- **Immundefekte:** z. B. Wiskott-Aldrich-Syndrom (angeboren), AIDS, Immunsuppression nach Transplantation (erworben)
- **Autoimmunsyndrome:** z. B. Hashimoto-Thyreoiditis, Sjögren-Syndrom, Zöliakie
- **Infektionen:** z. B. EBV bei Burkitt-Lymphom, HHV 8, HTLV-1 (T-Zell-Lymphom), HCV, H. pylori (MALT-Lymphom des Magens)
- **Radioaktive Strahlung, Chemikalien** und **berufliche Exposition** scheinen bei einigen Lymphomen eine Rolle zu spielen.
- **familiäre Prädisposition:** Direkte Verwandte von Patienten mit NHL haben ein 1,5–2-fach erhöhtes Erkrankungsrisiko.
- **genetische Veränderungen:** Sie spielen eine wesentliche Rolle. Chromosomale Translokationen bewirken eine Inaktivierung von Tumorsuppressorgenen und eine Unterdrückung der Apoptose sowie eine vermehrte Expression bestimmter Onkogene (Tab. **K-4.32**). Auslöser dieser genetischen Veränderungen sind bisher unbekannt.

Risikofaktoren für NHL sind:
- **Immundefekte:** z. B. AIDS, Immunsuppression
- **Autoimmunsyndrome:** z. B. Hashimoto-Thyreoiditis
- **Infektionen:** z. B. EBV, HHV 8, HTLV-1, HCV, H. pylori
- **Strahlung, Chemikalien, berufliche Exposition**
- **familiäre Prädisposition**
- **genetische Veränderungen:** Inaktivierung von Tumorsuppressorgenen und Unterdrückung der Apoptose durch chromosomale Translokationen (Tab. **K-4.32**).

K-4.32 Genetische Veränderungen bei Non-Hodgkin-Lymphomen

Non-Hodgkin-Lymphom	Translokation	vermehrt exprimiertes Onkogen
Burkitt-Lymphom	t(8;14), t(8;2), t(8;22)	C-MYC
Mantelzell-Lymphom	t(11;14)	BCL-1
Follikuläre Lymphome	t(14;18)	BCL-2
MALT-Lymphom e (bis zu 60%)	t(11;18)	API2-MALT 1
anaplastisches großzelliges Lymphom (ALCL), ALK-positiv	t(2;5)	NPM-ALK

Einteilung: Bis 1998 existierten unterschiedliche Klassifikationen der NHL (z. B. **Kiel-** und **REAL-Klassifikation**). Die WHO Klassifikation ordnet Lymphome nach **B-** oder **T/NK-Linienzugehörigkeit** und nach dem **Differenzierungsgrad**. Eine weitere Unterteilung richtet sich nach dem **Befallsmuster** (Tab. **K-4.33**).

Einteilung: Bis 1998 existierten unterschiedliche Klassifikationen der NHL. In der **Kiel-Klassifikation** wurde zwischen niedrig malignen („zytischen") und hochmalignen („blastischen") NHL unterschieden. Nach der **REAL**-(= Revised European-American Lymphoma)**Klassifikation** wurden die Lymphomtypen abhängig von der Entwicklungsstufe der Lymphomzellen eingeteilt (Vorläufer-B- oder T-Zell-Neoplasien und periphere B- oder T-Zell-Neoplasien). Gemäß der aktuellen **WHO-Klassifikation** werden die Lymphome nach **B-** oder **T/NK-Linienzugehörigkeit** eingeteilt (s. Tab. **K-4.26**). Eine weitere Unterteilung richtet sich nach dem **Befallsmuster** (Tab. **K-4.33**).

K-4.33 Klassifikation der Non-Hodgkin-Lymphome nach Ausbreitung

Einteilung	Beispiele
▪ primär nodale Lymphome	follikulares Lymphom, Mantelzell Lymphom, nodales MALT-Lymphom, diffus großzelliges B-Zell-Lymphom, Burkitt-Lymphom
▪ primär extranodale Lymphome	extranodales Marginalzonen-B-Zell-Lymphom des mukosaassoziierten Lymphgewebes (MALT-Lymphom), viele T-Zell-Lymphome: z. B. enteropathieassoziiertes T-Zell-Lymphom, Mycosis fungoides u. a.
▪ disseminierte, leukämische Lymphome	B-CLL, Prolymphozytenleukämie, Haarzell-Leukämie, Sézary-Syndrom, selten leukämische Verläufe von lymphoplasmozytoidem Immunozytom, Mantelzell-Lymphom, Marginalzonen-Lymphom, follikulären Lymphomen, Plasmozytom (dann Plasmazell-Leukämie)

Einteilung nach klinischem Verlauf (Tab. **K-4.34**).

Weiterhin werden NHL nach dem klinischen Verlauf eingeteilt (Tab. **K-4.34**).

K-4.34 Klassifikation der B-Zell-Lymphome nach klinischer Dynamik

Einteilung	Beispiele
▪ niedrig maligne, indolent	B-CLL, PLL, SLL, Immunozytom, Haarzell-Leukämie, MALT-Lymphome, follikuläres Lymphom
▪ hoch maligne, aggressiv	diffus großzelliges B-Zell-Lymphom, Mantelzell-Lymphom
▪ sehr aggressiv	B-ALL, B-lymphoblastisches Lymphom, Burkitt-Lymphom

Die Ausbreitung der NHL wird nach dem **Ann-Arbor-Schema** (Abb. **K-4.15**, S. 1234) definiert.

Bulky Disease: Lymphknoten oder **Mediastinaltumor** mit ≥ 7,5 cm Durchmesser. Für primär disseminierte, leukämische Lymphome (s. Tab. **K-4.33**) wurden separate Klassifikationsschemata entwickelt.

Die Ausbreitung der NHL wird ähnlich wie beim Hodgkin-Lymphom nach dem **Ann-Arbor-Schema** definiert (Abb. **K-4.15**, S. 1234), wobei hier nach **primär nodaler** (ca. 70 % d. F.) und **primär extranodaler** Manifestation (ca. 30 % d. F.) unterschieden wird. Von **Bulky Disease** spricht man erst ab einem Lymphknotenkonglomerat von ≥ 7,5 cm Durchmesser (bei Hodgkin-Lymphom bereits ab ≥ 5 cm; s.a. Tab. **K-4.31**, S. 1237). Bei primär disseminierten NHL (s. Tab. **K-4.33**) ist die Ann-Arbor-Klassifikation jedoch nicht anwendbar (hierfür wurden eigene Klassifikationen entwickelt, die in den entsprechenden Kapiteln dargestellt werden).

Klinik: Initial finden sich meist unspezifische Allgemeinsymptome (z. B. Abgeschlagenheit, erhöhte Infektanfälligkeit) und **B-Symptome** (Fieber, Nachtschweiß, Gewichtsverlust). **Lymphknoten** können zunächst an Hals, Axilla und Leiste getastet werden. Durch **Verdrängung des gesunden Knochenmarks** (Abb. **K-4.21**) oder **Hepatosplenomegalie** können Anämie, Leuko- und Thrombozytopenie resultieren. Dazu kann ein **Organbefall** kommen (z. B. Haut, Magen, Darm, ZNS).

Klinik: Unspezifische Allgemeinsymptome wie Abgeschlagenheit, Müdigkeit und erhöhte Infektanfälligkeit oder prognostisch ungünstige **B-Symptomatik** (Fieber, Nachtschweiß, Gewichtsverlust) führen viele Patienten zum Arzt. Eine tastbare **Lymphknotenvergrößerung** wird zunächst an den leicht zugänglichen Regionen (Hals, Axilla, Leiste) bemerkt. Niedrig maligne, indolente Lymphome sind meist über lange Zeit gewachsen, bevor sie entdeckt werden. Der Lymphknotenbefall ist häufig disseminiert und betrifft auch intrathorakale und abdominale Lymphknoten. Im Gegensatz dazu fallen rasch progrediente, hoch maligne Lymphome häufig noch in einem begrenzten Stadium auf. Bei **Verdrängung des gesunden Knochenmarks** (Abb. **K-4.21**) und bei **Hepatosplenomegalie** kann es zu Anämie, Leuko- und Thrombozytopenie mit Blutungsneigung kommen. In manchen Fällen ist die **Haut** infiltriert. Bei Organbefall (z. B. Magen, Darm, ZNS, Lunge) entstehen entsprechende Beschwerden.

K-4.21 Niedrig malignes Non-Hodgkin-Lymphom vom B-Zell-Typ im Knochenmark

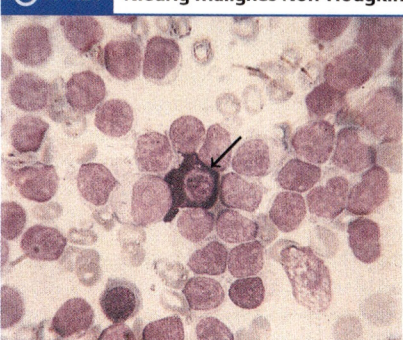

In der Mitte Nachweis einer Mastzelle (→).

Diagnostik: Diagnostische Hinweise ergeben sich aus Anamnese und klinischer Untersuchung mit Erhebung des Lymphknotenstatus sowie Laborwerten. Zur Diagnosesicherung sowie für Therapieplanung und Prognose ist der **histologische Nachweis** des malignen NHL nach Lymphknotenexstirpation unerlässlich. Eine Punktionszytologie ist meist nicht ausreichend, da nur einzelne Zellen und nicht die Follikelstruktur dargestellt werden (Tab. **K-4.35**).

Diagnostik: Anamnese, klinische Untersuchung (Lymphknotenstatus!) und Labor führen zur Verdachtsdiagnose. Die **Diagnosesicherung** beruht auf der **Lymphknotenhistologie**. Eine Punktionszytologie ist meist nicht ausreichend (Tab. **K-4.35**).

K-4.35 Diagnostik bei Non-Hodgkin-Lymphomen (NHL)

diagnostische Maßnahmen		Indikationen und charakteristische Befunde
Labor	Blutbild (inkl. Differenzialblutbild und Retikulozyten)	Anämie, Leuko- und Thrombozytopenie (bei Knochenmarkinfiltration)
	Blutausstrich	zirkulierende Lymphomzellen bei disseminiert leukämischem NHL (z. B. CLL)
	Coombs-Test	positiv bei Autoimmunhämolyse oder (seltener) Autoimmunthrombozytopenie
	Leberwerte	erhöht bei Leberinfiltration
	Nierenfunktionswerte	Harnsäure erhöht bei vermehrtem Zellumsatz, zur Dosisanpassung bei Chemotherapie Bestimmung der Kreatinin-Clearance
	Serum-LDH, Harnsäure	erhöht (LDH = ausgezeichneter und preiswerter Verlaufsparameter)
	Ferritin, β_2-Mikroglobulin, Elektrophorese	Ferritin und β_2MG häufig erhöht. Elektrophorese zeigt ggf. Antikörpermangel
	Virusdiagnostik	HIV, CMV, EBV, Hepatitis B und C
	Immuntypisierung der Lymphozyten im peripheren Blut	bei leukämischen Lymphomen
	Immunglobuline, ggf. Immunfixation	Hypogammaglobulinämie (bei Plasmozytom, CLL), M-Gradient (bei Morbus Waldenström, Plasmozytom)
	alkalische Phosphatase, Ca^{++}	erhöht bei Osteolysen (z. B. bei Myelom)
Staging	Knochenmarkaspiration und Stanze (ggf. beidseitige Punktion) mit Zytochemie und Immuntypisierung des Knochenmarkpräparates	
	Lumbalpunktion (bei hoch malignen Lymphomen und neurologisch auffälligen Patienten)	
	Sonografie (Hals, Axilla, Leisten, Abdomen,)	
	Rö-Thorax, CT-Thorax, CT/MRT-Abdomen, CT/MRT-Becken	
	ggf. MRT-Achsenskelett oder Knochenszintigrafie (bei V. a. Osteolysen)	
ggf. zusätzlich	Gastroduodenoskopie, Koloskopie, Endosonografie (bei MALT-Lymphomen)	
	CT und MRT des Schädels, Lumbalpunktion (bei ZNS-Lymphomen)	
	CT-Hals, Sono-Hals, Ösophagoskopie (bei Lymphomen im HNO-Bereich)	
	Sonografie des Hodens, wg. häufig assoziiertem ZNS-Befall auch Liquorpunktion und CT-Schädel (bei Hoden-Lymphomen)	
	PET bei diffus großzelligen B-Zell-Lymphomen, follikulären Lymphomen, Mantel-Zell-Lymphomen (bisher kein Standard)	
weitere	EKG, Echokardiografie, Lungenfunktion, HNO-ärztliche, gastroenterologische Untersuchung, ggf. Spermakonservierung (bei Männern), ggf. Verlagerung der Ovarien (bei Frauen, wenn Bestrahlung im Becken geplant) oder Kryokonservierung von Oozyten. Zytogenetik häufig bei der Charakterisierung des Lymphoms hilfreich.	

Differenzialdiagnose: Auszuschließen sind ein Hodgkin-Lymphom und andere Erkrankungen mit Lymphknotenvergrößerung (s. Tab. **K-4.30**, S. 1236).

Differenzialdiagnose: Andere Erkrankungen mit Lymphknotenvergrößerung (s. Tab. **K-4.30**, S. 1236).

Therapie: Niedrig maligne NHL sind meist inkurabel, während hoch maligne NHL selbst in fortgeschrittenen Stadien z. T. geheilt werden können.

- **Niedrig maligne NHL** im **Stadium I und II** werden bestrahlt. Fortgeschrittene Stadien werden nur behandelt, wenn Beschwerden (z. B. Anämie, Thrombozytopenie, Druckbeschwerden durch vergrößerte Lymphome) bestehen. Es werden eine Reihe von Therapieschemata (Tab. **K-4.36**) eingesetzt, der Antikörper Rituximab hat bei B-NHL die Wirksamkeit deutlich verbessert.

Therapie: Die Behandlungsstrategie ergibt sich aus dem Krankheitsstadium. Bei der Therapieplanung ist zu beachten, dass niedrig maligne NHL bei Diagnosestellung häufig bereits disseminiert und in der Regel nicht heilbar sind. Bei hoch malignen NHL ist dagegen eine Kuration selbst in fortgeschrittenen Stadien noch möglich.

- Bei **niedrig malignen NHL im Stadium I und II** erfolgt eine alleinige Strahlentherapie mit kurativer Zielsetzung. In den **Stadien III und IV** ist eine Kuration i. d. R. nicht möglich. Die Zellen proliferieren langsam und sind gegenüber zytostatischen Medikamenten relativ unempfindlicher. Asymptomatische Patienten werden daher nicht behandelt. Eine Therapieindikation ergibt sich erst bei Beschwerden (z. B. Anämie, Thrombozytopenie, Druckbeschwerden durch Kompression von Organstrukturen oder andere funktionelle Beschwerden). Zum Einsatz kommen unterschiedliche Therapieschemata (Tab. **K-4.36**). Durch Kombination dieser Therapieschemata mit dem Anti-CD 20-Antikörper Rituximab (R-CHOP, R-Benda) konnten die Therapieergebnisse bei einigen hoch und niedrig malignen B-Zell-Lymphomen in den letzten Jahren deutlich verbessert werden. Bei niedrig malignen Lymphomen ist die **Transplantation** bisher nur wenig erfolgreich.

K-4.36 Ausgewählte Therapieschemata bei Non-Hodgkin-Lymphomen

▪ **Knospe-Schema**	Chlorambucil, Prednison
▪ **COP-Schema**	Cyclophosphamid, Vincristin, Prednison
▪ **CHO(E)P-Schema**	Cyclophosphamid, Doxorubicin, Vincristin, (Etoposid), Prednison
▪ **R-CHOP-Schema**	Rituximab, Cyclophosphamid, Doxorubicin, Vincristin, Prednison
▪ **R-Benda-Schema**	Rituximab, Bendamustin

- Bei **hoch malignen NHL** sofortige Behandlung, ein bei B-NHL häufig eingesetztes Schema ist R-CHOP. Restlymphome werden bestrahlt. **Transplantation** bei rezidivierten hoch malignen Lymphomen.

- Bei **hoch malignen NHL** muss nach Diagnosestellung jedes Stadium umgehend behandelt werden. Therapiestandard war bisher das CHOP-Schema. Bei B-NHL wird die Chemotherapie mit dem Antikörper Rituximab kombiniert (R-CHOP). Bestehen Restlymphome nach Ende der Behandlung, werden diese (wie beim Hodgkin-Lymphom) bestrahlt. Zur weiteren Therapie hoch maligner Lymphome s. Abb. **K-4.18**, S. 1237. Bei **rezidivierten hoch malignen Lymphomen** gehört die Transplantation zu den Standard-Therapieoptionen, wenn der Patient grundsätzlich geeignet ist.

Rituximab bindet an das CD 20-Antigen auf Lymphozyten und zerstört die Zellen durch Komplement-Lyse, zellvermittelte Zytolyse und Apoptose-Induktion. Die Effektivität der Lymphomtherapie wurde durch Rituximab erheblich verbessert.

Rituximab ist ein monoklonaler Antikörper gegen das CD 20-Antigen, der an CD 20-positive B-Lymphomzyten bindet. Durch Aktivierung des Komplementsystems, durch zellvermittelte Zytolyse und durch Apoptose-Induktion werden die Lymphomzellen zerstört. Der Einsatz von Rituximab hat in Kombination mit der traditionellen Chemotherapie die Effektivität der Lymphombehandlung deutlich erhöht. Eine Reihe von weiteren Antikörpern, z. T. gekoppelt mit Toxinen oder radioaktiven Nukliden, wird aktuell in die Lymphomtherapie eingeführt und bei den einzelnen Entitäten besprochen.

Verlauf und Prognose: Niedrig maligne NHL verlaufen über Jahre, Todesursachen sind Infekte und Blutungen. Bei hoch malignen Lymphomen kann eine Kuration mit intensiver Therapie erreicht werden. Zum **Prognoseindex** für hoch maligne Lymphome s. Tab. **K-4.37**.

Verlauf und Prognose: Der Verlauf der **niedrig malignen NHL** ist sehr variabel und erstreckt sich meist über mehrere Jahre. Die Patienten sterben oft an nicht beherrschbaren Infektionen oder thrombopenischen Blutungen. Daher sind das rechtzeitige Erkennen und die konsequente Behandlung dieser Komplikationen von großer Bedeutung. Aufgrund der sehr unterschiedlichen Verläufe existieren bei niedrig malignen Lymphomen nur individuelle Indizes. Für hoch maligne Lymphome wurde ein **internationaler Prognoseindex (IPI)** entwickelt (s. Tab. **K-4.37**).

Internet-Links: www.lymphome.de; www.lymphome.de

K-4.37 Internationaler Prognoseindex (IPI) für hoch maligne Lymphome

Risikogruppe		5-Jahres-Überlebensrate
niedriges Risiko	0–1 P	73 %
niedrig intermediäres Risiko	2 P	50 %
intermediär hohes Risiko	3 P	43 %
hohes Risiko	4–5 P	26 %

Risikokriterien (jeweils 1 P): Alter > 60 Jahre, Stadium III und IV, ≥ 2 extranodale Manifestationen, LDH im Serum erhöht, Allgemeinzustand ECOG Grad 2 oder schlechter

K 4.6 Maligne Lymphome

▶ **Klinischer Fall.** Die 67-jährige Patientin bemerkte seit mehreren Wochen einen zunehmenden Hustenreiz und Abgeschlagenheit. Bei der körperlichen Untersuchung waren keine auffälligen Lymphknoten palpabel, im CT-Thorax zeigte sich jedoch ein großes mediastinales Lymphknotenkonglomerat. Die histologische Diagnostik (Mediastinoskopie) ergab ein diffus großzelliges B-Zell-NHL. Das Stadium wurde mit I (Bulky Disease) festgelegt. Die LDH war nicht erhöht. Die Patientin erhielt 6 Zyklen R-CHOP, anschließend wurde die Region bestrahlt. Die Patientin ist jetzt seit 1 Jahr in kompletter Remission. Die 5-Jahres-Überlebenswahrscheinlichkeit beträgt > 70 %.

Im Folgenden werden ausgewählte Beispiele der NHL mit Therapieprotokoll besprochen. Informationen zu weiteren Lymphomentitäten siehe Lehrbücher der Hämatologie.

Chronische lymphatische Leukämie (CLL)

▶ **Definition.** Die CLL zählt zu den niedrig malignen B-Zell-Lymphomen. Sie stellt eine Lymphom-Sonderform dar und verläuft meist leukämisch. Allgemein gebräuchlich ist daher der Begriff „Leukämie". Charakteristisch ist die klonale Proliferation immuninkompetenter B-Lymphozyten mit Anreicherung in Lymphknoten, Blut, Milz und Knochenmark. Die Lebensdauer der malignen Zellen ist verlängert.

In seltenen Fällen fehlt die leukämische Ausschwemmung und das Lymphom beschränkt sich auf den Befall von Lymphknoten und Knochenmark, dann spricht man von einem **kleinzelligen lymphozytischen Lymphom (Small lymphocytic Lymphoma, SLL)**.

Epidemiologie: Die CLL ist nicht das häufigste Lymphom, aber die häufigste Leukämie (40 %). Die Inzidenz beträgt 4 : 100 000/Jahr. Ca. 1 von 200 Menschen wird im Laufe seines Lebens an einer CLL erkranken. Sie betrifft vorwiegend das höhere Lebensalter (zum Zeitpunkt der Diagnose sind 70 % der Patienten 65–70 Jahre alt).

Ätiopathogenese: Eine Verminderung der Apoptose ist verantwortlich für die Vermehrung der reifen Lymphozyten. Die Ursache ist jedoch unbekannt. Die CLL tritt vermehrt bei Patienten mit angeborenen (Wiskott-Aldrich-Syndrom) oder erworbenen **Immundefekten** (z. B. HIV) auf. Es gibt **familiäre Häufungen**. In einigen Fällen scheint eine **Assoziation** mit **HBV-** und **HCV-Infektionen** zu bestehen.

Klinik: Leitsymptome sind **Lymphadenopathie** und **Splenomegalie,** nach mehrjährigem Verlauf kommt es zur **Hypogammaglobulinämie** mit Infektneigung (z. B. Candida-, Herpes-zoster-Infektion). In fortgeschrittenen Stadien finden sich auch B-Symptome und ggf. eine Hepatomegalie.

Diagnostik: Typisch ist die **chronische Lymphozytose** (> 5 000 B-Lymphozyten/µl).

▶ **Merke.** Jede chronische Lymphozytose bei älteren Menschen sollte an eine CLL denken lassen.

Prolymphozyten sind vermehrt, bei einem hohen Prolymphozytenanteil von > 55 % handelt es sich jedoch nicht mehr um eine B-CLL, sondern eine sog. Prolymphozytenleukämie vom B-Zell-Typ mit relativ schlechterer Prognose.
Bei einer geringeren Lymphozytenzahl ist der Nachweis des charakteristischen Phänotyps durch Immuntypisierung Vorraussetzung für die Diagnose (die Lymphozyten sind $CD 5^+$, $CD 19^+$, $CD 23^+$, $CD 22^{schwach\,+}$, $FMC 7^-$, $SmIg^{schwach\,+}$). Im **Blutausstrich** sieht man reife, ausdifferenzierte Lymphozyten und **Gumprecht-Kernschatten** (Abb. **K-4.22**) und häufig einige **Prolymphozyten**. Anämie, Thrombozytopenie und Hypogammaglobulinämie sind häufig. Im Knochenmarkausstrich ist meist eine diffuse Infiltration nachweisbar. Bei 20 % der Patienten werden **Erythrozytenantikörper (pos. Coombs-Test)** nachgewiesen, glücklicherweise zeigt nur die Hälfte auch klinisch eine hämolytische Anämie. Eine Autoimmunthrombozytopenie ist seltener.
Wichtig ist die Abgrenzung zur monoklonalen B-Zell-Lymphozytose (MBL, Häufigkeit 1–3 % in der gesunden älteren Bevölkerung: Nachweis von < 5 000/µl monoklonaler B-Lymphozyten im peripheren Blut, die in der Immuntypisierung wie typische CLL-Zellen erscheinen, keine Lymphadenopathie oder Organomegalie). MBL-Patienten bedürfen nur regelmäßiger Kontrollen (alle 3–6 Monate), weil eine MBL in eine CLL übergehen kann (analog der Situation bei MGUS und Plasmozytom).

K-4.22 Lymphozyten und ein Gumprecht-Kernschatten

Die Kernschatten (→) entstehen, wenn beim Ausstreichen des Blutes CLL-Lymphozyten zerplatzen. Es handelt sich um ein Ex-vivo-Phänomen; in vivo (d. h. im Blut) zirkulieren keine Kernschatten. Gumprecht-Kernschatten sind typisch für die CLL, finden sich selten aber auch bei anderen NHL oder akuten Leukämien.

Wichtige Prognosefaktoren sind: **Lymphozytenverdoppelungszeit**, **Thymidinkinase**, **β₂-Mikroglobulin**, Expression von CD 38/ZAP-70, unmutierter Zustand der Schwere-Ketten-Region des Immunglobulins und das Vorliegen bestimmter **zytogenetischer Veränderungen** [del(13), del(17p)]. Die Bestimmung dieser Faktoren wird – mit Ausnahme von del(17p) vor Therapie – noch nicht für die klinische Routine empfohlen. Zur Stadieneinteilung s. Tab. **K-4.38** und Tab. **K-4.39**.

Folgende Faktoren sind mit einer schlechten Prognose assoziiert: **Lymphozytenzahl** (Verdoppelung in < 12 Monaten; daher Kontrolle alter Blutbilder), **Thymidinkinase** (erhöht auf > 7 U/l), **β₂-Mikroglobulin** (erhöht auf > 3,5 mg/l), weiterhin vermehrte Expression von CD 38/ZAP-70, unmutierter Zustand der Schwere-Ketten-Region des Immunglobulins. Da diese Prognosefaktoren aber bisher nicht in prospektiven Studien validiert wurden, ist ihre Bestimmung bisher im Wesentlichen auf Studien beschränkt; für die klinische Routine werden sie noch nicht empfohlen. Ausgenommen davon ist die **Zytogenetik**. Vor Beginn einer Chemotherapie sollte eine del(17p) ausgeschlossen werden, weil bei dieser Mutation Standard-Chemotherapien nur sehr schlecht ansprechen. Zur besseren Abschätzung der Prognose und auch zur Therapieplanung existieren unterschiedliche Prognoseeinteilungen. Am gebräuchlichsten sind die Stadieneinteilungen nach Binet (Tab. **K-4.38**) und RAI (Tab. **K-4.39**).

K-4.38 Klinische Stadieneinteilung und geschätzte Überlebenszeiten der CLL nach Binet-Klassifikation

	Anzahl der befallenen Regionen*	Hb (g/dl)	Thrombozyten (/μl)	mediane Überlebenszeit (Jahre)
Stadium A	< 3	≥ 10	≥ 100 000	> 10
Stadium B	≥ 3	≥ 10	≥ 100 000	6
Stadium C	beliebig	< 10	< 100 000	2

*Als jeweils eine Region gelten: zervikale, axilläre, inguinale Lymphome (gleichgültig, ob ein- oder beidseitig), Leber und Milz. Es zählen nur die bei der körperlichen Untersuchung tastbaren Lymphknoten. Lymphknoten, die sich nur in der Sonografie, in CT/MRT nachweisen lassen, aber nicht tastbar sind, zählen nicht für die Binet-Stadieneinteilung.

K-4.39 Klinische Stadieneinteilung und geschätzte Überlebenszeiten der CLL nach der RAI-Klassifikation

Stadien	Charakteristika	mediane Überlebenszeit (Jahre)
Stadium 0	B-Lymphozyten im peripheren Blut ≥ 5 000/μl (bei < 5 000/μl MBL) und im Knochenmark ≥ 30 %	> 10
Stadium I	wie Stadium 0, zusätzlich Lymphknotenvergrößerung	
Stadium II	wie Stadium 0, ggf. mit Stadium I, zusätzlich Hepato- oder Splenomegalie	6
Stadium III	wie Stadium 0, ggf. mit Stadien I oder II, zusätzlich Anämie mit Hb < 11 g/dl	4
Stadium IV	wie Stadium 0, ggf. mit Stadien I, II oder III, zusätzlich Thrombozytopenie < 100 000/μl	2

Differenzialdiagnose: zu anderen leukämischen Lymphomen s. Tab. **K-4.33**, S. 1240.

Differenzialdiagnose: Bei chronischen Lymphknotenvergrößerungen muss man an ein Lymphom denken. Der Nachweis der chronischen Lymphozytose über Wochen bis Monate verengt das differenzialdiagnostische Spektrum auf die CLL und einige wenige andere leukämische Lymphome (s. Tab. **K-4.33**, S. 1240).

Therapie: Planung und Intensität der Therapie nach Risikokonstellation. Im Stadium **Binet A/RAI I** meist keine Behandlung.

Therapie: Planung und Intensität der Therapie richten sich grundsätzlich nach der Risikokonstellation. Patienten im **Stadium Binet A/RAI I** bedürfen in der Regel keiner Behandlung („watch and wait"), nur bei Zeichen der raschen Krankheitsprogression (Lymphozyten-Verdoppelung < 6 Monate).

▶ **Merke.** Eine hohe Lymphozytenzahl alleine ist keine Behandlungsindikation!

Patienten im Stadium **Binet B/RAI I und II** werden bei Beschwerden behandelt: schmerzhafte Hepatosplenomegalie, ausgeprägte B-Symptome, Beschwerden durch große Lymphknoten. Patienten im Stadium **Binet C/RAI III und IV** werden immer behandelt.

Fludarabin (F), **Cyclophosphamid (C)** und **Bendamustin** sind heute Medikamente der ersten Wahl. Sie werden mit dem gegen das CD 20-Antigen gerichteten Antikörper **Rituximab** (R) kombiniert (Standard-Erstlinientherapie-Schemata: R-FC, R-Benda). **Chlorambucil** wird bei Patienten > 65 Jahren oder bei erheblicher Komorbidität eingesetzt, z. T. auch kombiniert mit Rituximab. Der gegen das Antigen CD 52 gerichtete monoklonale Antikörper **Alemtuzumab** (MabCampath) ist bei einer CLL mit 17p-Deletion allen anderen Formen der Erstlinientherapie überlegen. Bei der CLL ohne diese Mutation wird er erst im Rezidiv eingesetzt. **Ofatumumab** ist ebenfalls ein Anti-CD 20-Antikörper und bei Unwirksamkeit von Fludarabin oder Alemtuzumab indiziert. Die autologe und allogene Transplantation wird in Studien geprüft.

Zur **Infektprophylaxe** werden Immunglobuline gegeben und Impfungen gegen Pneumokokken sowie Haemophilus influenzae (nie Lebendvakzine!) durchgeführt. Wegen der regelhaft zu erwartenden Bluttransfusionen ist auch eine Hepatitis-B-Impfung sinnvoll. Milzbestrahlung oder Splenektomie sind bei Hypersplenismus indiziert. Cortison u. a. **Immunsuppressiva** (Rituximab, Ciclosporin A, Mycophenolat mofetil) kommen bei assoziierten Autoimmunzytopenien zur Anwendung.

▶ **Merke.** Eine Autoimmunhämolyse oder Autoimmunthrombozytopenie bei CLL wird mit Kortison und anderen Immunsuppressiva (Azathioprin, Rituximab) behandelt. Die Autoimmunerkrankung ist keine Indikation, eine CLL in einem frühen Stadium (Binet A oder B ohne Beschwerden) bereits zytostatisch anzugehen. Eine zytostatische Therapie der CLL würde man nur erwägen, wenn die Autoimmunhämolyse auf die reguläre Therapie nicht anspricht. Fludarabin sollte bei klinisch relevanter autoimmunhämolytischer Anämie vermieden werden, durch die Elimination von T-Suppressor-Lymphozyten kann die Hämolyse verstärkt werden.

Prognose: Patienten in frühen Stadien haben eine Lebenserwartung von 10–15 Jahren. 1–5 % der Patienten entwickeln ein diffus großzelliges B-Zell-Lymphom, das oft therapierefraktär ist (**Richter-Syndrom**). Komplizierend können sich Autoimmunerkrankungen manifestieren, die den weiteren klinischen Verlauf davon wesentlich bestimmen. Seltene Komplikationen sind ein **Evans-Syndrom** (= Kombination einer autoimmunhämolytischen Anämie mit einer Autoimmunthrombozytopenie) sowie eine **„Pure-Red-Cell-Anämie"**.

Internet-Links: www.dcllsg.de, www.dgho-onkopedia.de/onkopedia/leitlinien/cll

Lymphoplasmozytisches Lymphom (Immunozytom) mit IgM-Paraproteinämie (Morbus Waldenström)

▶ **Synonym.** Makroglobulinämie Waldenström

▶ **Definition.** Wenn ein lymphoplasmozytisches Lymphom (LPL) ein IgM-Paraprotein bildet, spricht man von einem **Morbus Waldenström**. Der Morbus Waldenström ist somit eine Untergruppe der lymphoplasmozytischen Lymphome. Es gibt auch lymphoplasmozytische Lymphome ohne IgM-Paraprotein und IgM-Paraproteinämien ohne lymphoplasmozytisches Lymphom, in beiden Fällen spricht man nicht von einem Morbus Waldenström. Ein älterer Ausdruck für lymphoplasmozytisches Lymphom ist Immunozytom. Der Morbus Waldenström zählt zu den niedrig malignen B-Zell-Lymphomen. Das mittlere Erkrankungsalter liegt bei > 60 Jahren.

Ätiologie: Ein auslösender Zusammenhang mit Hepatitis C wird vermutet.

Klinik: Typisch ist eine deutliche Milzvergrößerung, auch Lymphknoten und Knochenmark sind infiltriert. Durch die Vermehrung des IgM-Paraproteins können spezifische Beschwerden entstehen:

- **Hyperviskositätssyndrom** (10–30 % der Patienten) mit Seh- und Bewusstseinsstörungen, im Blutausstrich sieht man „Geldrollen"-Formationen der Erythrozyten (S. 1155).
- **Neuropathie** (10 % der Patienten) durch Assoziation von IgM an Nervenzell-Scheiden
- **Kryoglobulinämie**; Kryoglobuline sind Plasmaproteine (meist IgM, selten IgG oder IgA), die bei Abkühlung ausfällen und sich bei Erwärmung wieder lösen. Viele Patienten mit Kryoglobulinen sind asymptomatisch (die Präzipitation fällt nur auf, weil sich das Blut auf dem kühlen Objektträger nicht richtig ausstreichen lässt). Manchmal bestehen jedoch Beschwerden: Kälteschmerz, Akrozyanose, Raynaud-Symptomatik, Purpura.
- **Blutungsneigung** durch Interaktion von IgM mit Gerinnungsfaktoren, insbesondere Fibrin und sog. „Coating" der Thrombozyten.

Diese durch IgM-Paraproteine ausgelösten Beschwerden werden als **Morbus** oder **Makroglobulinämie Waldenström** bezeichnet. Eine IgM-Paraproteinämie findet man selten auch bei anderen B-Zell-Lymphomen (z. B. MALT-Lymphome, IgM-Myelom, s. S. 1248), allerdings wird nur die symptomatische IgM-Paraproteinämie des lymphoplasmozytischen Lymphoms als Morbus Waldenström klassifiziert.

Diagnostik und Differenzialdiagnose: Das Blutbild zeigt häufig eine Anämie und Thrombozytopenie (bedingt durch die Knochenmarkinfiltration und Splenomegalie). Charakteristisch ist der sog. **M-Gradient** in der Eiweißelektrophorese (Cave: Verwechslungsgefahr: M-Gradient und IgM-Vermehrung sind nicht synonym! Der Ausdruck **M-Gradient** bezieht sich auf die Form einer zusätzlichen Zacke im γ-Globulin-Bereich der Elektrophorese und findet sich nicht nur bei IgM-Vermehrung, sondern auch bei Anstieg von IgG, IgA und anderen Paraproteinen [s. Abb. K-4.27, S. 1254]). Eine Lymphozytose wie bei der CLL ist eher untypisch. Die weitere Abgrenzung zur CLL und den Marginalzell-Lymphomen erfolgt durch Immuntypisierung (B-Lymphozyten mit CD 19$^+$, CD 20$^+$ und IgM auf der Oberfläche; CD 5 ist meist negativ [Abgrenzung zur CD 5-positiven CLL]). Es gibt nicht selten LPL, die kein IgM sezernieren, dann spricht man aber nicht von einem Morbus Waldenström.

Therapie: Bei Hyperviskosität wird man durch eine Plasmapherese das Paraprotein entfernen. Die Behandlung ist ansonsten ähnlich der CLL (s. S. 1244), die mittlere Lebenserwartung jedoch etwas kürzer.

Internet-Link: www.iwmf.com

Haarzell-Leukämie (HZL)

▶ **Definition.** Niedrig malignes, leukämisches Lymphom der B-Zell-Reihe mit charakteristischen feinen Zytoplasmaausläufern der Lymphozyten (sog. hairy cells).

Epidemiologie: Die HZL ist selten (in Deutschland ca. 150–200 neue Fälle/Jahr). Das mittlere Erkrankungsalter liegt bei 50–55 Jahren, betroffen sind überwiegend Männer (ca. 80 %).

Pathogenese: Kürzlich wurde bei Patienten mit HZL die BRAF-V600E-Mutation nachgewiesen. Das BRAF-Protein spielt bei der intrazellulären Signalgebung und beim Zellwachstum eine Rolle. BRAF-Mutationen finden sich auch bei anderen Tumorerkrankungen, sodass die genauen pathogenetischen Zusammenhänge mit der HZL noch offen sind.

Klinik: Typisch sind eine Panzytopenie des peripheren Blutes bei gleichzeitiger Splenomegalie und deutlicher Infektneigung.

Diagnostik und Differenzialdiagnose: Im peripheren Blut finden sich Zellen mit fransenartigen Zytoplasmaausläufern, sog. **Haarzellen** (manchmal nur wenige, dafür charakteristisch). Die Saure-Phosphatase-Reaktion ist sowohl mit als auch ohne Vorbehandlung mit Tartrat positiv (**tartratresistente saure Phosphatase**; Abb. K-4.23). Typisch ist eine Monozytopenie. Im Rahmen der Differenzialdiagnose ist eine Abgrenzung zu CLL, Immunozytom und MALT-Lymphomen durch Immuntypisierung wichtig. Eine aplastische Anämie kann mit einer ähnlichen Panzytopenie auftreten wie die HZL.

K-4.23 Nachweis von Haarzellen im peripheren Blut

Die Zellen vieler Lymphome lassen sich mit saurer Phosphatase anfärben. Anschließend entfärbt sich das Material nach Zugabe von Tartrat wieder. Haarzellen entfärben sich jedoch nicht: „Tartrat-Resistenz".

Es gibt auch eine sog. Haarzell-Leukämie-Variante (HZL-v) mit meist höherer Leukozytenzahl und aggressiverem Verlauf (s. Lehrbücher der Hämatologie).

Therapie: Wirksame Medikamente sind α-Interferon und die Purinanaloga Cladribin (z.B. Leustatin, Litak) und Pentostatin (Nipent) sowie Rituximab (MabThera).

Therapie: α-Interferon, Purinanaloga, bei Rezidiven auch Rituximab.

Prognose: Mithilfe der neuen Therapieformen beträgt die 5-Jahres-Überlebensrate > 90 %.

Prognose: Die Prognose ist günstig.

Follikuläres Lymphom (FL)

▶ **Synonym.** Zentrozytisch-zentroblastisches Lymphom, Brill-Symmers-Lymphom

▶ **Synonym.**

▶ **Definition.** Niedrigmalignes B-Zell-Lymphom. Die befallenen Lymphknoten zeigen teilweise noch eine Follikelstruktur.

▶ **Definition.**

Epidemiologie: Das FL ist mit einem Anteil von 29 % eines der häufigsten NHL, das mittlere Erkrankungsalter liegt bei 55–60 Jahren.

Epidemiologie: Eines der häufigsten NHL; mittleres Erkrankungsalter: 55–60 Jahre.

Ätiopathogenese: Bei 80–90 % der FL findet man die charakteristische t(14;18)-Translokation. Durch sie wird das Bcl-2-Gen von Chromosom 18 unter die Kontrolle eines Immunglobulin-Schwerketten-Gens auf Chr. 14 gestellt, was die Apoptose der Lymphomzellen blockiert.

Ätiopathogenese: Durch die Translokation t(14;18) wird die Apoptose blockiert.

Klinik: Die Patienten klagen über einen Leistungsknick (Anämie) und zeigen B-Symptome. Lymphknoten sind anamnestisch meist schon längere Zeit tastbar. Milz und Leber sind vergrößert.

Klinik: Leistungsabfall und B-Symptome, Lymphknoten sind meist schon länger tastbar.

Diagnostik: Durch die Knochenmarkinfiltration kommt es zur **Anämie** und **Thrombozytopenie**. Die LDH ist oft erhöht. In der **Lymphknotenbiopsie** zeigen sich die follikuläre Struktur sowie kleine Lymphozyten mit gefaltetem Kern (Zentrozyten) und große mit mehreren Nukleoli (Zentroblasten). Anhand der Follikelstruktur und der Zahl der Zentroblasten definiert der Pathologe Differenzierungsgrade von °1 (gut differenziert) bis °3b (stark entdifferenziert, fast ausschließlich Zentroblasten. FL ° 3b sind wie hoch maligne Lymphome zu bewerten). Die **Immuntypisierung** ergibt neben den Markern CD 5⁻, CD 10⁺, CD 19⁺, CD 20⁺, CD 22⁺ und die Expression von membranständigen Immunglobulinen und Bcl-2.

Diagnostik: Anämie, Thrombozytopenie, häufig erhöhte LDH. In der **Lymphknotenbiopsie** zeigen sich Zentrozyten und Zentroblasten. Die **Immuntypisierung** ergibt die Marker CD 5⁻, CD 10⁺, CD 19⁺, CD 20⁺, CD 22⁺ und die Expression von membranständigen Immunglobulinen und Bcl-2.

Therapie: In den lokalisierten Stadien I und II kann durch alleinige Bestrahlung eine Kuration erreicht werden. In den höheren Stadien III und IV ist eine Heilung nicht möglich. Die Therapie wird daher erst bei Beschwerden begonnen (z.B. Anämie, symptomatische Lymphome, Splenomegalie). Die Kombination des Anti-CD 20-Antikörpers **Rituximab** mit dem **CHOP-Schema** oder mit **Bendamustin** erreicht sehr gute Remissionen. Eine **Erhaltungstherapie** mit Rituximab oder mit einem radioaktiv strahlenden Antikörper (z.B. Zvalin = Ibritumomab-Tiuxetan = Y⁹⁰-gekoppeltes anti-CD 20) kann das rezidivfreie Intervall verlängern. Ibritumomab hat gegenüber dem nicht strahlenden Anti-CD 20-Antikörper Rituximab den Vorteil, dass die Strahlung auch Lymphomzellen im Zentrum eines Zellhaufens erreicht, die keinen Antikörper gebunden haben. Ein anderer radioaktiver Anti-CD 20-Antikörper ist

Therapie: In den frühen Stadien ist mit Bestrahlung manchmal noch eine Heilung möglich. In den Stadien III und IV Therapie **erst bei Beschwerden**. Man gibt eine Kombination von **Rituximab mit CHOP** oder **Bendamustin**. Anschließend kann eine **Erhaltungstherapie** mit Rituximab oder radioaktivem Ibritumomab-Tiuxetan versucht werden. Mit autologer **Stammzelltransplantation** kann eine Remissionsverlängerung erreicht werden, keine Heilung.

I^{131}-Tositumomab (z. B. Bexxar™; in der Bundesrepublik bisher jedoch nicht zugelassen). Die autologe **Stammzelltransplantation** erreicht beim FL wahrscheinlich nur eine längere Remission, letztlich aber keine dauerhafte Heilung.

Verlauf und Prognose: Die mittlere Überlebenszeit liegt bei 10 Jahren. In 10–15 % transformiert dieses niedrig maligne Lymphom mit der Zeit in ein hoch malignes Lymphom.

Extranodales Marginalzonen-B-Zell-Lymphom des mukosaassoziierten Lymphgewebes (MALT-Lymphom)

▶ Definition. B-Zell Lymphom des „Mucosa-associated Lymphoid Tissue" (MALT).

Ätiopathogenese: MALT-Lymphome entstehen bevorzugt im Gastrointestinaltrakt (bevorzugt Magen, aber auch alle anderen Regionen). Typisch ist die Translokation t(11;18). In > 95 % kann beim MALT-Lymphom des Magens eine Helicobacter-pylori-Infektion nachgewiesen werden. Durch die chronische Infektion wird eine polyklonale Lymphozytenproliferation angeregt, die in eine monoklonale Proliferation und ein Lymphom übergeht.

Klinik und Diagnostik: Die Symptome des MALT-Lymphoms entsprechen denen des Magenkarzinoms (s. S. 510). Die Diagnose wird aus der **Biopsie** gestellt. Charakteristisch sind proliferierende Marginalzonen-Lymphozyten, die in das Schleimhautepithel eindringen (sog. lymphoepitheliale Läsion). Bei Knochenmarkinfiltration kommt es zur Anämie und Thrombozytopenie.

Differenzialdiagnose: Weitere Lymphome mit Manifestation im Magen müssen abgegrenzt werden (z. B. häufig follikuläres Lymphom, seltener Burkitt-Lymphom, Mantelzell-Lymphom, T-Zell-Lymphome).

Therapie: Da die Lymphomproliferation im **Stadium I** noch antigenabhängig ist, kann allein durch **Eradikation von Helicobacter pylori** eine Heilung erreicht werden. In fortgeschrittenen Stadien (MALT-Lymphome, die bereits die t[11;18]-Translokation tragen) erfolgt die Proliferation antigenunabhängig, daher wird im **Stadium II** bestrahlt. Ab Stadium III ist eine Kombinationstherapie aus Chemotherapie, dem Anti-CD 20-Antikörper Rituximab und ggf. zusätzlicher Bestrahlung indiziert.

Verlauf und Prognose: Durch die Therapie können die frühen Stadien des MALT-Lymphoms geheilt bzw. fortgeschrittene Stadien in lang dauernde Remission gebracht werden. Selten entwickelt sich im weiteren Verlauf ein diffus großzelliges B-Zell-NHL.

Diffus großzelliges B-Zell-Lymphom (DLBCL)

▶ Definition. Das DLBCL ist der Prototyp des hoch malignen Lymphoms und zählt nach der WHO-Klassifikation zu den aggressiven B-Zell-Lymphomen. Es ist durch unreife Lymphozyten mit großen Kernen gekennzeichnet.

Epidemiologie: Das DLBCL ist mit 30–40 % das häufigste NHL.

Ätiopathogenese: Ein erhöhtes Risiko besteht bei Patienten mit Immundefekten. Niedrig maligne NHL (Tab. **K-4.34**, S. 1240) können sekundär in ein DLBCL übergehen. Zytogenetisch findet man häufig Rearrangements der Immunglobulin-Gene. Manche DLBCL enthalten das EBV-Genom.

Klinik: Die Patienten suchen den Arzt wegen eines sich rasch vergrößernden Lymphkotens auf. Trotzdem ist das Lymphom zu diesem frühen Zeitpunkt häufig bereits in andere Lymphknotenstationen disseminiert. 40 % der DLBCL entstehen in extranodalen Lokalisationen (z. B. Gastrointestinaltrakt, ZNS, Lunge, Hoden) und verursachen entsprechende Symptome.

Diagnostik und Differenzialdiagnose: Zur Diagnose führt die Lymphknotenhistologie. Anhand von Genexpressionsprofilen unterscheidet man heute den ABC-(Activated B-Zell) und den GCB-(Germinal Center B-Zell)Subtyp. Letzterer hat eine bessere Prognose. Die neue WHO-Klassifikation unterscheidet außerdem:

- primär mediastinales B-Zell-Lymphom
- DLBCL des ZNS
- primär kutanes DLBCL, „Leg Type"
- B-Zell-Lymphom, nicht klassifizierbar, mit Merkmalen intermediär zwischen DLBCL und Burkitt-Lymphom oder zwischen DLBCL und Hodgkin-Lymphom

(weitere Informationen siehe Lehrbücher der Hämatologie)
Ausgeschlossen werden müssen Hodgkin-Lymphom, andere hoch maligne B-NHL, die B-ALL.

Therapie: Das DLBC ist auch in fortgeschrittenen Stadien prinzipiell heilbar und fordert eine intensive Chemotherapie. Bisher waren 4–6 Zyklen des **CHOP-Schemas** der Standard. Um eine möglichst hohe Wirksamkeit zu erreichen, sollten Therapieverzögerungen oder Dosisreduktionen vermieden werden. Deutlich bessere Ergebnisse wurden durch die Kombination des monoklonalen Anti-CD 20-Antikörpers **Rituximab** mit einem traditionellen CHOP-Therapieschema erreicht (heute Therapiestandard).

Restlymphome werden nach der Chemotherapie bestrahlt. Eine Verlängerung der Überlebensrate ist allerdings nicht erwiesen. Möglicherweise profitieren junge Patienten mit schlechter Prognose von einer frühen **Transplantation** (sonst besteht die Indikation erst nach Lymphomrezidiv). Bei älteren Patienten müssen im Rezidiv nicht kreuzresistente Chemotherapieprotokolle angeboten werden.

Verlauf und Prognose: Mit den bisherigen Therapieprotokollen kann bei bis zu 80 % der Patienten eine Remission der Erkrankung erreicht werden (50 % bleiben rezidivfrei).

Therapie: Bisher war das **CHOP-Schema** der Therapiestandard. Heute stellt die Kombination mit **Rituximab** aufgrund einer deutlichen Verbesserung der Ergebnisse den Therapiestandard dar.

Restlymphome werden bestrahlt. Bei jungen Patienten mit schlechter Prognose sollte die **Transplantation** erwogen werden.

Verlauf und Prognose: 80 % der Patienten erreichen eine Remission (50 % bleiben rezidivfrei).

Burkitt-Lymphom (BL)

▶ Definition. Hoch malignes B-Zell NHL, das durch sehr schnelles Wachstum gekennzeichnet ist.

Epidemiologie: In westlichen Ländern ist das BL insgesamt selten (1–2 % der Lymphome).

Ätiopathogenese: Man unterscheidet 3 Formen: Die **endemische** Form ist in Äquatorial-Afrika verbreitet, hier findet man fast immer EBV-Genom in den Lymphomzellen. Bei der **sporadischen** Form in westlichen Ländern findet man diese nur in 30 %. Als 3. Form wird das immundefizienzassoziierte Burkitt-Lymphom abgegrenzt. Es tritt im Rahmen der Immunsuppression nach Transplantation oder bei HIV-Infektion auf. Bei 80 % der Patienten mit BL findet sich eine Translokation des C-MYC-Gens von Chromosom 8 auf Chromosom 14 [**t(8;14)**], bei den restlichen 20 % eine Translokation t(8;2) oder t(8;22).

Klinik: Die endemische Form manifestiert sich häufig bei Kindern im **Kieferbereich**. Die sporadische Variante betrifft dagegen Erwachsene und beginnt mit einem nodalen oder extranodalen **Befall im Abdomen**. Die Patienten klagen über Übelkeit, Bauchschmerzen, manchmal erinnert das Bild an eine Appendizitis.

Diagnostik und Differenzialdiagnose: Die Diagnosesicherung erfolgt durch eine Biopsie des Lymphomgewebes.

Therapie: Aufgrund der sehr schnellen Proliferation (Verdoppelungszeit ca. 24 h) muss das Burkitt-Lymphom mit hoch aktiven Chemotherapiezyklen in kurzer Folge behandelt werden („man muss das Lymphom tottreten"). **Zytostatika** werden mit **Rituximab** kombiniert, z. B. Rituximab-CHOP oder Therapieprotokolle, wie man sie auch für lymphatische Leukämien einsetzt. Um residuelle Lymphomzellen auch im ZNS zu erreichen (hier fanden sich früher häufig Rezidive), wird die systemische Therapie mit einer **intrathekalen Prophylaxe** (Methothrexat, AraC, Dexamethason) kombiniert. Bei Rezidiven muss bei jüngeren Patienten eine Stammzelltransplantation angeboten werden.

Verlauf und Prognose: Mit den bisherigen Therapieprotokollen kann bei 85 % der Patienten eine Remission und bei ca. 70 % ein Langzeitüberleben erreicht werden.

Burkitt-Lymphom (BL)

▶ Definition.

Epidemiologie: In westlichen Ländern selten.

Ätiopathogenese: Man unterscheidet 3 Formen: eine häufig EBV-positive **endemische Form** in Afrika, eine **sporadische Form** in westlichen Ländern und das HIV-assoziierte BL. Die **Translokation (8;14)** ist typisch für das BL.

Klinik: Die endemische Form manifestiert sich bei Kindern im **Kieferbereich**. Die sporadische Variante beginnt **abdominal**.

Diagnostik und Differenzialdiagnose: mittels Lymphknotenhistologie.

Therapie: Mit hoch aktiven Therapieprotokollen, weil das Lymphom sehr aggressiv wächst. **Zytostatika** werden mit **Rituximab** kombiniert. Eine **intrathekale Prophylaxe** ist notwendig.

Verlauf und Prognose: Mit intensiver Therapie bei 85 % der Patienten Remission.

Mycosis fungoides und Sézary-Syndrom

▶ Definition. Niedrig maligne kutane T-Zell-Lymphome (CTCL) mit einem Anteil von ca. 1 % aller NHL. Die Mycosis fungoides ist v. a. durch den umschriebenen, plaqueartigen Hautbefall gekennzeichnet, das Sézary-Syndrom stellt die generalisierte Form mit diffusem Haut- und Lymphknotenbefall dar.

Klinik: Die **Mycosis fungoides** (Abb. **K-4.24**) ist ein indolentes Lymphom und verläuft stadienhaft **über viele Jahre**. Viele Patienten haben eine über 5–10 Jahre dauernde Krankheitsvorgeschichte mit einer Vielzahl dermatologischer Diagnosen. Das **Sézary-Syndrom** zeigt bereits zu Beginn einen disseminierten Hautbefall (**Erythrodermie**) und **Lymphadenopathie**.

K-4.24 Mycosis fungoides

a Plaques.
b Hauttumoren.

Diagnostik: Charakteristisch für die Histologie der Hautbiopsie sind atypische T-Lymphozyten mit **zerebriform** gebuchtetem, gefurchtem **Zellkern** (sog. **Lutzner-** oder **Sézary-Zellen**). Beim Sézary-Syndrom zirkulieren die zerebriformen Zellen im Gegensatz zur Mycosis fungoides auch im Blut (> 1 000 Sézary-Zellen/µl). Sie sind positiv für die T_{Helfer}-Lymphozyten-Marker: CD 2, CD 3, CD 4 und CD 5. Weiterhin finden sich intraepidermale abszessähnliche Aggregate (**Pautrier-Abszesse**). In fortgeschrittenen Stadien ist die Diagnose eine Blickdiagnose (Erythrodermie, Facies leontina, Lymphdrüsenschwellung).

K-4.25 Sézary-Zellen im Blutausstrich (Beispiel)

Immunologisch handelt es sich um T-Helfer-Lymphozyten.

Differenzialdiagnose: Primäre Hauterkrankungen wie Psoriasis, Tinea corporis, Neurodermitis und seborrhoische Dermatitis müssen abgegrenzt werden. Auch andere NHL können die Haut betreffen (¾ T-Zell-Lymphome, ¼ B-Zell-Lymphome).

Therapie: Sie richtet sich nach dem Erkrankungsstadium. Die **lokalisierte Mycosis fungoides** (Stadien I–II) wird mit einer Kombination aus Psoralen und UVA-Bestrahlung (**PUVA-Therapie**) behandelt, ggf. in Kombination mit **Retinoiden** (z. B. Acitretin und Bexaroten). Weitere wirksame Substanzen sind Steroide und α-Interferon. In Spezialzentren kann Röntgenweichstrahlentherapie (Dermopan-Therapie) oder

Ganzkörper-Elektronenbestrahlung angewandt werden. In **disseminierten Stadien** (III und IV) der **Mycosis fungoides** und bei **Sézary-Syndrom** ist der Versuch einer extrakorporalen Fotopherese oder Chemotherapie abhängig vom Schweregrad (z. B. CHOP, Methotrexat) indiziert.

Der monoklonale Antikörper **Alemtuzumab** (MabCampath) zeigt gute Ansprechraten in der **Rezidivsituation**. Andere bei kutanen T-Zell-Lymphomen eingesetzte Wirkstoffe sind Gemcitabin, liposomales Doxorubicin und Fludarabin.

Denileukin Difitox (Ontak) wird bei **kutanen T-Zell-Lymphomen** eingesetzt. Es ist ein Fusionsprotein von Diphtherie-Toxin mit IL-2 und bindet an den IL-2-Rezeptor aktivierter T-Lymphozyten. Die Lymphomzelle internalisiert das Fusionsprotein und wird durch das Diphtherietoxin abgetötet. Ontak ist in der Bundesrepublik bisher nicht zugelassen.

Neuerdings stehen mit **Vorinostat** (Zolinza) und **Romidepsin** (Istodax) die ersten Wirkstoffe aus der Klasse der Histon-Deacetylase-Inhibitoren zur Therapie der **Mycosis fungoides** und des **Sézary-Syndroms** zur Verfügung. Histon-Deacetylasen regulieren die epigenetische Repression und die Transkription genetischer Informationen. Vorinostat und Romidepsin sind in Deutschland noch nicht zugelassen (Stand 1/2012).

Zur Linderung des Pruritus sind kühle Kompressen, Diphenhydramin, Promethazin und eventuell Sedativa indiziert.

Verlauf und Prognose: Letztlich ist die Mycosis fungoides eine unheilbare Erkrankung (mittlere ÜZ nach Diagnosestellung 5–10 Jahre). Die Patienten versterben an bakteriellen Infektionen oder durch den Befall innerer Organe. Das Sézary-Syndrom hat eine deutlich schlechtere Prognose.

Internet-Link: www.ado-homepage.de/projekte/1/upload/leitlinie_lymphome_ado_2005.pdf

4.7 Monoklonale Gammopathien

▶ Definition. Heterogene Gruppe benigner oder neoplastischer Erkrankungen mit Bildung monoklonaler Antikörper durch einen Klon immunglobulinbildender B-Zellen.

Paraproteine sind intakte Antikörper physiologisch vorkommender Immunglobuline der Klassen IgG, IgA, IgM, IgD, IgE und/oder deren Seitenketten (Leicht-[κ, λ] oder Schwer-[α, γ, μ, δ]ketten). Sie lassen sich im Serum und/oder im Urin elektrophoretisch oder immunelektrophoretisch nachweisen. Typisch ist in der Elektrophorese das **M-förmige Muster** (s. Abb. **K-4.27**, S. 1254). Paraproteinämien sind der Leitbefund bei der MGUS (monoklonale Gammopathie unklarer Signifikanz, s. Tab. **K-4.42**, S. 1255), beim Plasmozytom bzw. Morbus Waldenström (s. S. 1245). Man findet sie aber auch bei Amyloidose (s. S. 909), Kälteagglutininkrankheit (s. S. 1193), Kryoglobulinämie (s. S. 1388), Schwerketten-Krankheit (s. S. 1258) und anderen B-Zell-Lymphomen (CLL, NHL; s. S. 1232ff).

4.7.1 Multiples Myelom (MM)

▶ Synonym. Plasmozytom, Morbus Kahler

▶ Definition. Neoplastische Proliferation eines Klons plasmazellulär differenzierter B-Lymphozyten, die unkontrolliert große Mengen monoklonaler Immunglobuline (IgG, IgA, IgD, u. a.) oder nur deren Leichtketten (κ, λ) sezernieren. Die aktuelle WHO-Klassifikation ordnet das Plasmozytom den B-Zell-Lymphomen zu.

Anmerkung: Im angloamerikanischen Sprachraum wird der solitäre (ossäre oder extramedulläre) Plasmazelltumor als Plasmozytom bezeichnet, die disseminierte Plasmazell-Erkrankung des Knochenmarks als Myelom. Im Deutschen werden beide Begriffe synonym verwendet.

Epidemiologie: Die Inzidenz liegt bei 4–5 : 100 000 Personen/Jahr. Das mittlere Erkrankungsalter beträgt 60–65 Jahre, selten sind auch junge Patienten betroffen.

Klassifizierung: Man unterscheidet verschiedene Myelomtypen (Tab. **K-4.40**).

Klassifizierung: Man unterscheidet je nach vermehrten Immunglobulinklassen und Ausbreitungstyp verschiedene Myelomtypen, deren Häufigkeit in Tab. **K-4.40** dargestellt ist.

≡ K-4.40	Subtypen des multiplen Myeloms und Häufigkeit		
Immunglobulinklassen	**Häufigkeit**	**Ausbreitungstyp**	**Häufigkeit**
▪ IgG-Myelom	50 %	multiples Myelom	ca. 90 %
▪ IgA-Myelom	20 %	solitäres Plasmozytom des Skeletts	< 5 %
▪ Leichtketten-Myelom e (= Bence-Jones-Myelom; κ oder λ)	ca. 15 %	solitäres extramedulläres Plasmozytom	< 1 %
▪ IgM-Myelom, IgD-Myelom, asekretorisches Myelom	ca. 1 %	Plasmazell-Leukämie	1–2 %
▪ IgE-Myelom	extrem selten		

Ätiopathogenese: Die Ursache ist unbekannt. Man geht davon aus, dass Strahlung, Virusinfektionen (HHV8) und Lösungsmittel eine Rolle spielen.

Die **Myelomzellmasse** korreliert mit der Menge des **sezernierten Paraproteins**, während parallel die Menge normaler Immunglobuline abnimmt (**sekundäres AK-Mangelsyndrom**). Die Verdrängung der normalen Hämatopoese führt zu Anämie, Granulozyto- und Thrombozytopenie.

Ein starker Anstieg der Paraproteine (z. B. > 10–12 g/dl) führt zu **Mikrozirkulationsstörungen** und **Hyperviskositätssyndrom** (s. S. 1257). Das Paraprotein schädigt die **Niere**. Die **gestörte Erythropoetin-Produktion** verstärkt sekundär die Anämie.

RANKL und **DKK1** aktivieren Osteoklasten und hemmen Osteoblasten, es kommt zu **Osteolysen** und **Osteoporose** mit Hyperkalzämie und Hyperkalziurie.

Klinik: Die Patienten bemerken einen **Leistungsabfall**, **Schwäche**, **Infektneigung** sowie **Rücken- und Knochenschmerzen**.

▶ Merke.

Ödeme und **Luftnot** aufgrund der Nierenfunktionseinschränkung. Bei fortgeschrittener Erkrankung **Hyperkalzämie** und **Hyperviskositätssyndrom** (s. S. 1257).

Ätiopathogenese: Man vermutet, dass eine Mutation in einem noch nicht genau definierten Onkogen die unkontrollierte Proliferation des Plasmazellklons auslöst (Auslöser unklar). Strahlung, Virusinfektionen (HHV 8) und Lösungsmittel scheinen das Erkrankungsrisiko zu erhöhen.

Die **Sekretion des Paraproteins** korreliert in etwa mit der **Tumorzellmasse**. Entsprechend der quantitativen Zunahme an monoklonalem Immunglobulin nimmt die Menge von normalem polyklonalem Immunglobulin ab mit der Folge eines **sekundären Antikörpermangelsyndroms**. Durch die Proliferation der Plasmazellen im Knochenmark wird die normale Hämatopoese verdrängt. Aufgrund der Bi- oder Panzytopenie resultieren eine Anämie, Granulozytopenie und Thrombozytopenie mit den entsprechenden klinischen Symptomen.

Ein starker Anstieg der Paraproteine (z. B. > 10–12 g/dl) führt zu **Mikrozirkulationsstörungen** und einem **Hyperviskositätssyndrom** (s. S. 1257). Weiterhin führen verschiedene Mechanismen zu einer Einschränkung der Nierenfunktion (sog. Myelomniere, s. S. 935). Die Rückresorption von im Glomerulumfiltrat ausgeschiedenen Leichtketten im Tubulusapparat führt zur **tubulären Nephrose**. Eine Ablagerung von Leichtketten führt in anderen Fällen zur **Nierenamyloidose**. Schließlich können eine Nephrokalzinose, plasmazelluläre Infiltrate und rez. Harnwegsinfekte die **Nierenfunktion verschlechtern**. Die gestörte **Erythropoetinbildung** verstärkt sekundär die Anämie. Eine **Neuropathie** kann durch Amyloidablagerungen entstehen.

Knochenschmerzen, insbesondere Rückenschmerzen, sind häufig das erste Symptom eines MM. Die für das MM charakteristischen **umschriebenen Osteolysen** und eine **diffuse Osteoporose** entstehen durch eine Überproduktion von osteoklastenaktivierendem **RANKL-Faktor** (Receptor-Activator of nuclear Factor κB) und osteoblastenhemmendem **DKK1-Faktor** (Dickkopf1). Dies verursacht die typische Hyperkalzämie und Hyperkalziurie.

Klinik: Typische Symptome sind **Leistungsminderung** und **Schwäche** (Anämie) sowie **Infektneigung** (Leukozytopenie, Verminderung der physiologischen γ-Globuline). **Rücken- und Knochenschmerzen** werden oft monatelang orthopädisch und mit Schmerzmitteln behandelt. Wenn die Erkrankung nicht erkannt wird, kommt es schließlich zu **Spontanfrakturen** (Frakturen ohne oder bei nur minimaler Belastung; z. B. Wirbelkörperfrakturen).

▶ Merke. Nieren von Myelompatienten sind hinsichtlich der nephrotoxischen Wirkung von Kontrastmitteln (i. v. Pyelogramm, CT), Antibiotika (z. B. Aminoglykoside) und Schmerzmitteln (z. B. nonsteroidale Antiphlogistika) sehr empfindlich. Häufig führt die Behandlung von Rückenschmerzen mit nonsteroidalen Antiphlogistika bei Nichterkennen eines Myeloms zur Niereninsuffizienz. Erst dann wird das Myelom diagnostiziert.

Kopfschmerzen sind trotz der häufigen Schädelosteolysen selten. Die Nierenfunktionseinschränkung äußert sich durch **Ödeme** und **Luftnot** und ist meist ebenso wie eine **Hyperkalzämie** oder ein **Hyperviskositätssyndrom** (s. S. 1257) Zeichen einer fortgeschrittenen Erkrankung.

K 4.7 Monoklonale Gammopathien

K-4.26 Klinik (a) und radiologische Befunde (b–e) bei multiplem Myelom

- Knochenschmerzen und pathologische Frakturen v. a. am Stammskelett
- Hyperviskositätssyndrom mit konsekutiver Kreislaufbelastung
- Knochenmarkpunktate zeigen eine Plasmazellvermehrung > 20 %
- Proteinurie, Ausscheidung des Bence-Jones-Proteins in ~ 60 % der Fälle
- Im Röntgenbild zeigen sich entweder eine ausgeprägte Osteoporose oder osteolytische Herde, am Schädel als „Schrotschussschädel" beschrieben
- Antikörpermangelsyndrom, Leukozytopenie, rezidivierende Infekte, z. B. Pneumonien
- stark erhöhte BSG, M-Gradient in der Serumelektrophorese, Hyperkalzämie
- Myelomniere als Folge des Paraproteinniederschlags an den Basalmembranen der Glomeruli, Nephrokalzinose und der Amyloidentwicklung

51-jähriger Mann mit MM: kleinfleckige Osteolysen in der Schädelkalotte (**b**), Oberarm fast vollständig osteolytisch durchsetzt (**c**). Osteolyse des BWK 11 (fehlendes „Auge") der Bogenwurzel (**d**), die Tomografie (**e**) zeigt das wahre Ausmaß der Osteolyse.

d, e aus: Niethard F. U., Pfeil J., Biberthaler P.: Duale Reihe Orthopädie und Unfallchirurgie. Thieme; 2009

Diagnostik: Knochenschmerzen: im Bereich der Wirbelsäule und **Anämie** in Kombination mit einer starken **BSG-Erhöhung** (oft > 100 mm in der 1. h) sollten zur Verdachtsdiagnose führen. Die Diagnose richtet sich nach den in Tab. **K-4.41** dargestellten Kriterien.

Diagnostik: Knochenschmerzen, Anämie und starke BSG-Erhöhung führen zur Verdachtsdiagnose. Zu Diagnosekriterien s. Tab. **K-4.41**.

K-4.41 Kriterien zur Diagnose des multiplen Myeloms (MM)

Major-Kriterien		Minor-Kriterien	
A1	Plasmazellgehalt des Knochenmarks > 30 %	B1	Plasmazellgehalt des Knochenmarks 10–30 %
A2	plasmazellulärer Tumor im Knochenmark oder extraossär	B2	M-Protein in geringerer Menge als bei A3 angegeben
A3	Paraprotein: • IgG > 3,5 g/dl, IgA > 2 g/dl • Proteinurie mit Ausscheidung von Leichtketten (Bence-Jones-Protein) > 1 g/24 h	B3	Osteolysen im Skelett-Röntgen
		B4	Verminderung der normalen Ig (IgG unter dem Normbereich)

Die Diagnose eines multiplen Myeloms gilt als gesichert, wenn ein Major- und ein Minor-Kriterium erfüllt sind. Alternativ können 3 der 4 Minor-Kriterien vorliegen, darunter auf jeden Fall B1 und B2.

Die Diagnosesicherung erfolgt durch **Knochenmarkpunktion**. Bei negativem Befund ist ein **MRT des Achsenskeletts** zur Darstellung der befallenen Regionen indiziert.

Letztlich erfolgt die Diagnose durch die **Knochenmarkpunktion**.

▶ **Merke.** Da das Knochenmark manchmal nur herdförmig infiltriert ist, schließt ein negativer Punktionsbefund das Myelom jedoch nicht aus und sollte an anderer Stelle wiederholt werden.

▶ **Merke.**

Weiterhin wird ein **Skelett-Röntgen** durchgeführt (**Pariser-Schema**: Schädel, Achsenskelett, Becken, Rippenthorax, Humeri und Femora beidseits). Osteoporose und Osteolyse manifestieren sich bevorzugt in Knochen mit hämatopoetisch aktivem Mark, d. h. in Wirbelkörpern, Rippen, Sternum, Becken und Schädel (Schrotschussschädel).

▶ **Merke.** Im Gegensatz zu Tumorosteolysen (z. B. bei Mamma- oder Bronchialkarzinom) ist beim Myelom die Osteoblastenaktivität meist supprimiert (durch DKK1-Faktor; s. o.). Vorraussetzung für ein positives Knochenszintigramm ist jedoch ein aktiver Knochenanbau durch Osteoblasten. Daher ist die Skelettszintigrafie selbst bei massiven Osteolysen häufig negativ. Sensitive Verfahren sind dagegen CT und MRT.

Charakteristische Laborbefunde sind **Anämie**, **Hyperkalzämie**, **hohe BSG** (Polymyalgia rheumatica macht auch Rückenschmerzen und eine hohe BSG). Die **Serumelektrophorese** zeigt den für die monoklonale Gammopathie typischen spitzgipfligen **M-Gradienten** im γ-Globulin-Bereich (Abb. **K-4.27**). IgA-Paraproteine können in der β-Globulinfraktion wandern. Mithilfe der **Immunfixationselektrophorese** werden die Monoklonalität bestätigt und der Immunglobulintyp bestimmt.

K-4.27 Normalbefund (a) im Vergleich mit M-Gradient (b) in der Serumelektrophorese

a Normale Serumelektrophorese.
b Serumelektrophorese bei Plasmozytom. Die Bezeichnung M-Gradient geht darauf zurück, dass die Elektrophoresekurve an den Buchstaben M erinnert (nicht, weil es sich um ein IgM-Paraprotein handelt!).

IgD- und IgE-Myelom sind selten. Daher werden diese Immunglobuline nur bestimmt, wenn IgG, IgA und IgM nicht erhöht sind. Es gibt auch IgM-Myelome, die sich durch Plasmazellen im Knochenmark und die myelomtypischen Osteolysen vom Morbus Waldenström abgrenzen. Bei asekretorischen und bei Leichtketten-Myelomen ist die Serumelektrophorese unauffällig.

Die **λ- und κ-Leichtketten** werden schnell über die Niere ausgeschieden, sodass sie mit der Elektrophorese in größeren Mengen nur im **Urin** nachweisbar sind. Diese Leichtketten werden im Urin als **Bence-Jones-Pro tein** bezeichnet und sind Ursache der Bence-Jones-Proteinurie. Seit Kurzem gibt es immunologische Assays, die Leichtketten auch im Serum mit hoher Sensitivität nachweisen (Serumassay für freie κ-, λ-Leichtketten). Diese Assays sind sensitiver als der Nachweis von Bence-Jones-Protein im Urin. Sie werden zur Diagnostik früher Erkrankungsstadien (MGUS), asekretorischer Myelome oder bei der Amyloidose-Diagnostik eingesetzt.

β$_2$-Mikroglobulin (β$_2$-MG): Bei Myelomen sind β$_2$-MG-Spiegel erhöht, sie korrelieren mit der Plasmazellmasse. β$_2$-MG wird über die Niere ausgeschieden. Bei Niereninsuffizienz sind die Werte überproportional erhöht und nicht mehr für die Verlaufskontrolle nutzbar.

Folgende zytogenetische Veränderungen sind Marker für einen schnellen Krankheitsprogress: del(13q), Monosomie 13, t(4;14), t(4;16), del(17p), Hypodiploidität.

Differenzialdiagnose: Abzugrenzen sind Osteolysen bei metastasierten soliden Tumoren sowie Ursachen einer Niereninsuffizienz. Wichtig ist auch die Abgrenzung zwischen Myelom, Morbus Waldenström und **m**onoklonalen **G**ammopathien **u**nklarer **S**ignifikanz (MGUS; Tab. **K-4.42**). Diese gehen mit einer Konversionsrate von ca. 1–1,5 %/Jahr in ein multiples Myelom, Non-Hodgkin-Lymphom oder eine Amyloidose über. Das MGUS wird nicht behandelt. Wichtig sind nur regelmäßige Kontrolluntersuchungen hinsichtlich der Entwicklung eines Myeloms, Lymphoms oder einer Amyloidose.

Differenzialdiagnose: Osteolysen bei metastasierten soliden Tumoren. **MGUS** (Tab. **K-4.42**) gehen mit einem erhöhten Risiko in ein Myelom, ein Lymphom oder eine Amyloidose über. Das MGUS wird nicht behandelt, nur regelmäßig kontrolliert.

K-4.42 Differenzialdiagnostik von Morbus Waldenström, MGUS, Smouldering Myelom und MM

Parameter	Morbus Waldenström	MGUS	Smouldering Myelom	multiples Myelom
Knochenmark	Lymphozyten	< 10 % Plasmazellen		30 % (A1-Kriterium) 10–30 % (B1-Kriterium)
Paraprotein	IgM > 3 g/dl	IgM, IgG, IgA < 3 g/dl		IgG, IgA > 3,0 g/dl
Lymphadenopathie Hepatosplenomegalie	+	–	–	–
Osteolysen	–	–	keine Organschäden, insbesondere keine Osteolysen	**CRAB Kriterien:**
Klinik	Anämie, Milzvergrößerung, Lymphome, Hyperviskositätssyndrom	keine Knochenschmerzen, keine Infektneigung, keine Hyperkalzämie, keine Niereninsuffizienz		▪ Hyperkalzämie (**C**a > 11,5 mg/dl) ▪ Niereninsuffizienz (**R**enal Failure, Crea > 2 mg/dl) ▪ **A**nämie (Hb < 10 g/dl) ▪ Knochen-(**B**one)schädigung: Osteolyse, Osteopenie, Frakturen

Therapie: Die Therapieindikation ergibt sich aus der **Stadieneinteilung** nach Durie und Salmon (Tab. **K-4.43**) oder ISS (International Staging System, Tab. **K-4.44**). Symptomatische Frühstadien (ISS I, Salmon-Durie I) werden nicht behandelt, sondern alle 3–6 Monate kontrolliert (watch and wait). Bei den Frühstadien wird das sog. **Smouldering Myelom** (= Myelom ist nur in der Knochenstanze und durch das monokl. Protein nachweisbar, es gibt keine klinischen Beschwerden, keine CRAB-Kriterien) abgegrenzt. Eine Therapieindikation besteht bei myelombedingter Niereninsuffizienz, Osteolysen, Anämie, Hyperkalzämie (d. h. alle B-Stadien nach Durie und Salmon), weiterhin ab Stadium II bei klinischem Progress und immer ab Stadium III. Zum therapeutischen Vorgehen s. Abb. **K-4.28**. Traditionell werden dabei Substanzen wie Melphalan, Anthrazykline, Dexamethason u. a. eingesetzt. In den letzten Jahren wurden zahlreiche neue Wirkstoffe entwickelt.

Therapie: Therapieindikation nach **Stadieneinteilung** nach Durie und Salmon (Tab. **K-4.43**) oder ISS (Tab. **K-4.44**). Asymptomatische Frühstadien werden nicht behandelt. „**Smouldering Myelom**" ist ein nur in Laboruntersuchungen nachweisbares Myelom ohne klinische Zeichen. Zum therapeutischen Vorgehen s. Abb. **K-4.28**.

K-4.28 Therapeutisches Vorgehen bei multiplem Myelom

K-4.43 Stadieneinteilung des multiplen Myeloms (nach Durie und Salmon 1975) ergänzt durch radiologische Kriterien (Salmon-Durie-Plus-Klassifikation)

Stadium	Kriterien	„Plus-Kriterien"	Überlebenszeit (nach Durie 2005)

I (Tumorzellmasse niedrig)	alle der folgenden Kriterien erfüllt:
	■ Hämoglobin > 10 g/dl
	■ Serumkalzium normal
	■ Skelett maximal eine solitäre Osteolyse
	■ geringe Paraproteinkonzentration:
	  – IgG < 5 g/dl
	  – IgA < 3 g/dl
	  – Bence-Jones-Proteinurie < 4 g/24 h
		im MRT oder PET < 5 fokale Läsionen oder „mild diffuse disease"	IA 72 (Monate)
			IB 20 (Monate)

II	weder Kriterien von I noch von III erfüllt	5–20 fokale Läsionen oder „moderate diffuse disease"	IIA 61 (Monate) IIB 28 (Monate)

III (Tumorzellmasse hoch)	eines oder mehrere der folgenden Kriterien erfüllt:
	■ Hämoglobin < 8,5 g/dl
	■ Serumkalzium > 12 mg/dl
	■ ausgedehnte Knochenläsionen im Röntgen-Skelettstatus
	■ hohe Paraproteinkonzentration:
	  – IgG > 7 g/dl
	  – IgA > 5 g/dl
	  – Bence-Jones-Proteinurie > 12 g/24 h
		> 20 fokale Läsionen oder „severe diffuse disease"	IIIA 40 (Monate)
			IIIB 19 (Monate)

Subklassifikation: A = normale Nierenfunktion (Kreatinin < 2 mg/dl), B = gestörte Nierenfunktion (Kreatinin > 2 mg/dl)

K-4.44 Stadieneinteilung des multiplen Myeloms (ISS-Klassifikation)

Stadium	Kriterien	medianes Überleben
ISS I	β2-Mikroglobulin < 3,5 mg/dl Albumin ≥ 3,5 g/dl	62 Monate
ISS II	β2-Mikroglobulin < 3,5 mg/dl und Albumin < 3,5 g/dl oder β2-Mikroglobulin 3,5–5,5 mg/dl unabhängig vom Albuminwert	44 Monate
ISS III	β2-Mikroglobulin > 5,5 mg/dl	29 Monate

Die IMiDe **Thalidomid** und **Lenalidomide** haben eine gute Wirksamkeit beim Myelom. Hauptnebenwirkung sind Neuropathie und Thromboseneigung.

Bortezomib ist ein neuer Wirkstoff aus der Gruppe der Proteasomen-Inhibitoren mit guter Wirksamkeit beim Myelom.

Bei Osteolysen oder deutlicher Osteoporose gibt man **Bisphosphonate**. Bei Frakturgefahr muss **operativ stabilisiert** werden, ggf. auch **Bestrahlung**.

Therapie der **Hyperkalzämie**: physiol. Kochsalzlösung, Prednison, Bisphosphonate, Calcitonin, Furosemid. Therapie des **Hyperviskositätssyndroms**: Plasmapherese (s. S. 1257).

Als neue Wirkstoffgruppe wurden in den letzten Jahren die IMiDe eingeführt (**Thalidomid, Lenalidomid**, in der Entwicklung: Pomalidomid). Ihre Wirkungsweise ist noch nicht geklärt. Sie scheinen einerseits die Immunreaktion des Körpers gegen das Myelom zu modulieren (IMiD = engl. immune modulatory drug), andererseits beeinflussen sie die Gefäßversorgung der Myelomzellen (Antiangiogenese).

Proteasomen sind intrazelluläre Organellen, die Proteine abbauen. **Bortezomib** ist der erste Wirkstoff aus der Gruppe der Proteasomen-Inhibitoren. Wenn Proteasomen blockiert werden, können Tumorzellen nicht mehr wachsen. Besonders Myelomzellen reagieren empfindlich auf Proteaseomen-Blockade.

Ab dem Stadium II, d. h. sobald Osteolysen oder eine deutliche Osteoporose vorliegen, sollte zur Prophylaxe ein **Bisphosphonat** gegeben werden (Hemmung der Osteoklasten). Wenn das Röntgenbild den V. a. eine stabilitätsgefährdende Lyse ergibt, kann diese Region mit dem CT genauer dargestellt werden. Wenn eine Fraktur droht oder bereits eingetreten ist, sind **operative, stabilisierende Maßnahmen** oder eine **Strahlentherapie** notwendig. Besonders gefährdet sind tragende Skelettabschnitte (z. B. Oberschenkel, Becken, Wirbelsäule).

Zur Therapie einer **Hyperkalzämie** sind physiologische Kochsalzlösung, Prednison und Bisphosphonate indiziert, ggf. zusätzlich Calcitonin und Furosemid. Infekte werden antibiotisch behandelt. Bei **Hyperviskositätssyndrom** (s. S. 1257) wird die Plasmapherese eingesetzt.

Bei allen jüngeren Patienten sollte die Möglichkeit einer **Stammzelltransplantation** geprüft werden. Bei **autologen Transplantationen** leben nach 5 Jahren noch 60 % der Patienten. Eine Heilung wird durch autologe Verfahren nicht erreicht. **Allogene Transplantationen** sind mit einer hohen Mortalität assoziiert (Ursache: Komplikationen wie z. B. Infektneigung, Nierenfunktionseinschränkung). Allogene „Mini-Transplantationen" sind auch nach autologer Transplantation noch möglich. Die Indikation kann nur individuell gestellt werden.

Autologe Transplantationsverfahren führen nur zu einer Remissionsverlängerung, nicht zu einer Heilung. Eine **allogene Transplantation** hat ein hohes Mortalitätsrisiko. Neuerdings werden Mini-Transplantationen versucht.

Verlauf und Prognose: Mit dem traditionellen Alexanian-Schema (Melphalan + Prednison) leben nach 2 Jahren 60 %, mit den neueren Kombinationen > 80 %, mit Transplantation nach 5 Jahren noch 65 % der Patienten. Alle genannten Therapieverfahren erreichen jedoch keine Heilung im eigentlichen Sinne, die Krankheitsprogression wird lediglich verzögert.

Verlauf und Prognose: Mit den neuen Chemotherapien überleben > 80 % der Patienten länger als 2 Jahre, Heilungen können jedoch nicht erreicht werden (dies ist nur bei allogener Transplantation möglich).

Internet-Links: www.myeloma.org, www.dgho-onkopedia.de/onkopedia/leitlinien/multiples-myelom

▶ **Klinischer Fall.** Ein 72-jähriger Patient wird wegen chronischer und zunehmender Rückenschmerzen vom Hausarzt untersucht. Dieser findet eine Anämie (Hb 9,8 g/dl), ein erhöhtes Kreatinin (2,2 mg/dl) und einen M-Gradienten in der Serumelektrophorese. Er weist den Patienten zur Abklärung ein. Das Röntgenbild des Schädels zeigt das typische „Schrotschuss-Bild". Die Immunfixation findet ein IgA-κ (4 200 mg/dl), im Knochenmark sind 60 % Plasmazellen. Der Patient hat ein Plasmozytom (Kriterien A1, A3, B3, s. Tab. **K-4.40**) im Stadium Durie/Salmon III und ISS III (Tab. **K-4.43** und Tab. **K-4.44**). Die nichtsteroidalen Antiphlogistika, die der Patient zuletzt in hohen Dosen und rezeptfrei eingenommen hat, werden abgesetzt sowie Flüssigkeit bilanziert. Dann erhält er einen ersten Therapiezyklus mit Melphalan, Prednison und Bortezomib (MPV). Die Dosierung von Melphalan und Bortezomib werden dem Alter entsprechend, die Dosis des Bisphosphonats der Nierenfunktion entsprechend reduziert. Die Nierenfunktion erholt sich. Nach 3 Therapiezyklen sind die Schmerzen deutlich gebessert. Der Patient entwickelt jedoch eine leichte Neuropathie in Händen und Füßen. Die Therapie kann jedoch mit leicht reduzierter Dosis fortgesetzt werden.

▶ **Klinischer Fall.**

Sonderformen

Hyperviskositätssyndrom (HVS)

Symptomenkomplex, der durch massive Erhöhung der Paraproteine im Plasma, teilweise Aggregation und dadurch bedingten Viskositätsanstieg des Blutes entsteht. Folge ist eine **Mikrozirkulationsstörung**. Ein HVS findet man bei 10–30 % der Patienten mit Morbus Waldenström und bei 3–10 % der Patienten mit Plasmozytom. Ein HVS kann (muss aber nicht) entstehen, wenn die Konzentration von IgG 40 g/l, die von IgA 60 g/l übersteigt. Das IgM bei Morbus Waldenström ist so groß, dass ein HVS schon bei Konzentrationen von 30 g/l entstehen kann. Die Therapie besteht in der **Plasmapherese**, ergänzt durch die Behandlung der Grunderkrankung.

Klinik: s. Tab. **K-4.45**.

Sonderformen

Hyperviskositätssyndrom (HVS)

Ein HVS kann bei Plasmozytomen oder Morbus Waldenström auftreten. Ein HVS kann entstehen, wenn die Konzentration von IgG > 40 g/l, von IgA > 60 g/l, von IgM > 30 g/l beträgt.
Therapie: Senkung der Paraproteinspiegel durch **Plasmapherese** oder Plasmaaustausch. Anschließend muss die Grundkrankheit behandelt werden.

Klinik: s. Tab. **K-4.45**.

≡ K-4.45	Klinische Manifestation des Hyperviskositätssyndroms	
Symptome		**Ursache**
Allgemeinsymptome	Schwäche, Müdigkeit, Atemnot, Appetitverlust	durch Perfusionsstörung von Lunge, ZNS, Magen-Darm-Trakt
ZNS	Sehstörungen, Schwindel, Hörverlust, Paresen, seltener Krampfanfälle	neurologische Symptome aufgrund der Durchblutungsstörung
kardiovaskuläre Symptome	Herzinsuffizienz, Angina pectoris	Expansion des Plasmavolumens durch Paraprotein
renale Symptome	verminderte Nierenfunktion	Verstopfung der Glomerula-Kapillaren
Blutungsneigung	Nasenbluten, Blutungen der Mundschleimhaut, verlängerte Blutungen nach inadäquatem Trauma, Anämie	▪ Thrombozytenfunktionsstörung (das Paraprotein überzieht die Thrombozytenoberfläche und behindert Rezeptoren) ▪ Interaktion des Paraproteins mit dem regelrechten Ablauf der Fibrinbildung

Weitere Sonderformen

Weitere Sonderformen des MM sind in Tab. **K-4.46** dargestellt.

≡ K-4.46 Sonderformen des multiplen Myeloms

Erkrankung	Bemerkung
Plasmazell-Leukämie	leukämische Ausschwemmung mit pathologischen Plasmazellen im peripheren Blut (> 2 000/µl bzw. > 20 % der Gesamtleukozyten). Der Verlauf ist rasch progredient, die Prognose schlecht.
solitäres ossäres oder extramedulläres Plasmozytom	Manifestation eines solitären Plasmozytoms als isolierter Tumor im HNO-Bereich oder als solitäre Knochenosteolyse. Ein solitäres Plasmozytom wird nach Möglichkeit reseziert und anschließend bestrahlt. Die Prognose ist gut.
POEMS-Syndrom	Seltene Variante des Myeloms mit **P**olyneuropathie, **O**rganomegalie, **E**ndokrinopathie, **m**onoklonaler Gammopathie und Hautveränderungen (**S**kin).
Schwerketten-Krankheit	▪ γ-Schwerketten-Krankheit: meist Lymphadenopathie und Hepatomegalie ▪ µ-Schwerketten-Krankheit: Plasmazellen und Lymphozyten im Knochenmark (manchmal Bild wie bei CLL) ▪ α-Schwerketten-Krankheit: Variante des MALT-Lymphoms, vergrößerte gastrointestinale Lymphknoten, betroffen sind meist Menschen mediterraner Abstammung.

4.8 Seltene leukozytäre Erkrankungen

4.8.1 Proliferative Erkrankungen der Mastzellen (Mastozytose)

Diese Erkrankungsgruppe ist durch die Proliferation und Akkumulation von Mastzellen in einem oder mehreren Organen gekennzeichnet.

Die **kutane Mastozytose** ist eine indolente Erkrankung, die sich auf die Haut beschränkt und manchmal spontan wieder verschwindet. Bei der **systemischen Mastozytose** findet man häufig die KIT-D 816V-Mutation. Die **Serum-Tryptase** kann als Verlaufsmarker dienen. Es gibt eine indolente Form mit über Jahre stabilen oder nur wenig progredienten Symptomen: Urtikaria pigmentosa, Hautrötungen, Bauchkrämpfe, Hypotonie. Die aggressive systemische Mastozytose ist selten; sie zeigt eine Hepatosplenomegalie, Zytopenie, Skelettläsionen. Bei der **Mastzell-Leukämie** ist der Verlauf ebenfalls rasch progredient, im Blut zirkulieren unreife, blastäre Mastzellen. Zur weiteren Diagnostik und Therapie sei auf Lehrbücher der Hämatologie verwiesen.

4.8.2 Langerhans-Zell-Histiozytose (LZH)

Die LZH ist eine seltene neoplastische Proliferation von Langerhans-Zellen (Inzidenz 1 : 200 000). Eine ältere synonyme Bezeichnung ist Histiozytosis X. Langerhans-Zellen sind vorwiegend in der Haut lokalisiert und für die Antigenpräsentation der T-Lymphozyten zuständig. Sie sind mit Gewebemakrophagen und dendritischen Zellen verwandt und durch die Expression von S-100, CD 1a und den elektronenmikroskopischen Nachweis von **Birbeck-Granula** charakterisiert.

Der **klinische Verlauf ist unterschiedlich**, letztlich handelt es sich in allen Fällen um eine Proliferation von Langerhans-Zellen. Die LZH manifestiert sich entweder als **eosinophiles Granulom** in Form pulmonaler Herde (bes. bei Rauchern) oder solitärer Osteolysen (bevorzugt im Kiefer, nicht heilende Zahnextraktionswunden, meist ältere Kinder oder Erwachsene) oder als **Hand-Schüller-Christian-Erkrankung** (multifokaler Befall eines Organsystems, meist Kinder) mit der typischen Trias: Osteolysen (insbesondere Schädelosteolysen), Exophthalmus und Diabetes insipidus. Bei der rasch progredienten **Abt-Letterer-Siwe-Erkrankung**, die meist bei Kleinkindern zwischen 1 und 4 Jahren auftritt, sind **mehrere Organe** befallen (Knochen, Haut, Leber, Lunge, etc.). Es gibt aber auch Verläufe, bei denen der Krankheitsprogress über viele Jahre bis Jahrzehnte stabil ist und nur wenige Beschwerden verursacht. Lokalisierte Erkrankungen werden reseziert und bestrahlt, bei rascher systemischer Progression muss mit Zytostatika behandelt werden. Die Therapieentscheidung ist immer individuell zu treffen. Näheres s. Lehrbücher der Hämatologie.

4.8.3 Castleman-Erkrankung

▶ **Synonym.** Castleman-Lymphom, angiofollikuläre Lymphknotenhyperplasie

Die Castleman-Erkrankung ist durch eine Vergrößerung mediastinaler und zervikaler, weniger häufig auch anderer Lymphknotenstationen und der Milz gekennzeichnet. Ursächlich scheinen eine Infektion mit Humanem Herpesvirus 8 (HHV 8) und eine vermehrte Sekretion von IL-6 eine Rolle zu spielen. B-Symptome, eine Erhöhung der Gammaglobuline und der BSG sind häufig. Die Diagnose ergibt sich aus der charakteristischen Histologie. Singuläre Läsionen werden reseziert, bei systemischer Manifestation wird bestrahlt oder man gibt Steroide und Zytostatika.

5 Erkrankungen der Milz

5.1 Grundlagen 1260
5.2 Leitsymptom: Splenomegalie 1260
5.3 Milzverlust (Asplenie) 1261

5.1 Grundlagen

Die Milz hat Funktionen beim Abbau von Blutzellen, bei der Regulation von Immunreaktionen und bei der Hämatopoese des Embryos.

Die physiologischen Funktionen der Milz sind:
- Abbau alter oder geschädigter Blutzellen (Erythrozyten, Thrombozyten)
- Regulation der Antigenerkennung, T- und B-Lymphozytendifferenzierung und Steuerung von Immunreaktionen (z. B. gegen Bakterien mit Polysaccharidkapseln)
- Bis zum 5. Embryonalmonat ist die Milz ein Organ der Hämatopoese. Bei bestimmten hämatologischen Erkrankungen (z. B. Osteomyelosklerose) kann diese Funktion reaktiviert werden.

5.2 Leitsymptom: Splenomegalie

▶ Definition.

▶ Definition. Eine Splenomegalie (Vergrößerung der Milz) liegt vor, wenn
- die Milz unter dem linken Rippenbogen tastbar ist (ab einer Länge von ca. 20 cm) oder
- zwei der drei sonografischen Normmaße – Dicke 4 cm, Breite 7 cm, Länge 11 cm („Eselsbrücke": „4711") – überschritten werden.

Ätiopathogenese: s. Tab. K-5.1.

Ätiopathogenese: Die Existenz einer primären (idiopathischen) Splenomegalie, des sog. Banti-Syndroms, ist umstritten. Man verstand darunter eine primäre Milzvergrößerung ohne eine erkennbare Ursache. In den allermeisten Fällen ist die Milzvergrößerung sekundär (Tab. **K-5.1**).

≡ K-5.1	Ätiopathogenese der Splenomegalie
Ursachen	**Beispiele**
Entzündung	
• infektiös	• bakteriell: z. B. Endokarditis, Tuberkulose, Brucellose, Syphilis
	• viral: z. B. Mononukleose, Zytomegalie, Röteln, HBV-, HCV-, HIV-Infektion
	• parasitär: Toxoplasmose, Trypanosomiasis, Leishmaniose (Kala-Azar), Malaria, Echinokokkose, Schistosomiasis
• nicht infektiös	• rheumatoide Arthritis (Felty-Syndrom), systemischer Lupus erythematodes, Sarkoidose
Erkrankungen mit portaler Hypertension	• Leberzirrhose jeder Ätiologie einschließlich der Stauungszirrhose bei chronischer Herzinsuffizienz
	• Verlegung oder Einengung der V. portae oder der V. lienalis als Folge von Gefäßfehlbildungen, Thrombose oder Tumor
	• Thrombose der Vv. hepaticae (Budd-Chiari-Syndrom)
	• primäre Lebertumoren (z. B. Leberzellkarzinom)
hämolytische Anämien	• korpuskulär: hereditäre Sphärozytose, Thalassämien, Sichelzellkrankheit (im Anfangsstadium), Hämoglobin-C-Krankheit, paroxysmale nächtliche Hämoglobinurie
	• extrakorpuskulär: autoimmunhämolytische Anämien
maligne Erkrankungen hämatopoetischer Zellreihen	• myeloproliferative Syndrome: chronische myeloische Leukämie, Polycythaemia vera, Osteomyelofibrose
	• akute Leukämien
	• maligne Lymphome
	• Langerhans-Zell-Histiozytose
Speicherkrankheiten	• Morbus Gaucher, Morbus Niemann-Pick
sonstige	• Urticaria pigmentosa
	• Amyloidose
	• Zysten, kavernöses Hämangiom, Hämatom, Abszess, Sarkom, Metastasen

Klinik: Meist nimmt die **Milzgröße langsam zu** und verursacht erst Beschwerden, wenn die große Milz andere **Organe verdrängt**. Hingegen kann eine **akute Milzschwellung** akute **Schmerzen im linken Oberbauch** auslösen, die in die linke Flanke und die linke Schulter ausstrahlen. Geht die akute Schwellung mit einem Milzinfarkt einher, der bis an die Milzoberfläche reicht, treten aufgrund der Pleurareizung atemabhängige Schmerzen auf.

Diagnostik: s. Tab. **K-5.2**.

Klinik: **Langsames Milzwachstum** verursacht spät Beschwerden durch **Organverdrängung**. Bei **akuter Schwellung** treten **linksseitige Oberbauchschmerzen** auf.

Diagnostik: s. Tab. **K-5.2**.

K-5.2 Diagnostisches Vorgehen bei Splenomegalie

Basisdiagnostik

Anamnese	▪ Begleitsymptome, z. B. Lymphknotenschwellung, Blutungsneigung, Gelenkschwellung (Hinweis auf die Grunderkrankung?) ▪ Kontakt mit Personen, die an einer Infektionskrankheit leiden? Auslandsaufenthalt? ▪ Vorerkrankungen (z. B. Leberzirrhose)?
Inspektion	▪ Ikterus, Palmarerythem, Spider naevi, Caput medusae (Hinweise auf portale Hypertension)?
Palpation	▪ Abdomen in Linksseitenlage: zusätzlich Hepatomegalie? ▪ kompletter Lymphknotenstatus: Lymphadenopathie?
Labor	▪ großes Blutbild (Hb und Hämatokrit erhöht bei Polycythaemia vera, vermindert bei hämolytischer Anämie, Leukozytose bei Entzündung, myeloproliferativem Syndrom, Leukämie, Lymphom) ▪ BSG (Entzündung?) ▪ Transaminasen, γ-GT (Leberfunktion?) ▪ LDH, Bilirubin, direkter Coombs-Test (Hämolyse?) ▪ Virusserologie (HBV, HCV) ▪ Malariadiagnostik bei klinischem Verdacht
Abdomensonografie	▪ Leber: Vergrößerung, Tumoren und andere Leberveränderungen? ▪ Lymphome?
Röntgen-Thorax	▪ Vergrößerung der Hilus- und Mediastinallymphknoten? Herzvergrößerung?
weiterführende Diagnostik	
Knochenmarkuntersuchung	▪ bei Hinweis auf hämatologische Systemerkrankung
Echokardiografie	▪ Ausschluss einer Endokarditis

Wenn alle diese Untersuchungen zu keiner Diagnose führen, sollte eine diagnostische oder – bei entsprechenden Beschwerden – therapeutische Splenektomie erwogen werden.

Unter **Hypersplenismus** (Hyperspleniesyndrom) versteht man das Auftreten einer
- **Anämie**,
- **Granulozytopenie** und
- **Thrombozytopenie** (meist Werte zwischen 50 000 und 100 000/µl)

als Folge einer Milzvergrößerung. Große Milzen („Milztumoren") können bis zu 20 % des gesamten Blutvolumens speichern (Pooling). Somit steigt die **Verweildauer der Zellen in der roten Pulpa**, was aufgrund schlechter Ernährungsbedingungen zum **vorzeitigen Abbau der Erythrozyten und Thrombozyten** führt.

Hypersplenismus = Anämie, Granulozytopenie und Thrombopenie bei Milzvergrößerung.

Therapie: In der Regel gelingt es, die Milzgröße durch Behandlung der Grunderkrankung zu kontrollieren. Bei hereditärer Sphärozytose oder immunhämolytischen Anämien kann die Splenektomie jedoch Therapie der Wahl sein. Die Exstirpation selbst stark vergrößerter Milzen stellt kein besonders hohes perioperatives Risiko dar; die Letalität wird mit < 1 % angegeben. Bei älteren Patienten ist das Risiko sicher höher.

Therapie: In der Regel steht die Behandlung der Grunderkrankung im Vordergrund, bei Immunhämolysen und Sphärozytose evtl. die Splenektomie.

5.3 Milzverlust (Asplenie)

Die häufigsten Ursachen für den Verlust der Milz sind:
- **Milzruptur** (häufigste Ursache): Meist ist ein Bauchtrauma vorangegangen. Vorschädigungen der Milz durch Splenomegalie, wie bei hämatologischen Systemerkrankungen oder portaler Hypertension (Leberzirrhose), führen auch bei leichteren Bauchtraumen zur Milzruptur. Selten rupturiert die Milz bei infektiösen Erkrankungen (z. B. Pfeiffer-Drüsenfieber).

5.3 Milzverlust (Asplenie)

Ursachen für den Verlust der Milz sind:
- **Milzruptur** (meist nach Bauchtrauma)
- **operative** Milzentfernung (im Rahmen der Resektion eines Magen- oder Pankreastumors oder bei hämatologischen Erkrankungen)

- Funktionsverlust der Milz durch **Atrophie** (**Autosplenektomie**).

- **Operative** Milzentfernung im Rahmen der Resektion eines Magen- oder Pankreastumors oder bei hämatologischen Erkrankungen (z. B. autoimmune hämolytische Anämien/Thrombozytopenien).
- Funktionsverlust der Milz durch **Atrophie** (**Autosplenektomie**) bei Sichelzellenanämie (S. 1187) und bei der Sprue.

▶ **Merke.**

▶ **Merke.** Manchmal rupturiert die Milz erst einige Zeit nach einem Trauma (sog. zweizeitige Milzruptur). Ein initial unauffälliger Milzbefund darf den behandelnden Arzt deshalb nie in Sicherheit wiegen.

Auswirkungen des Milzverlustes sind:
- **passagere Thrombozytose** und **Granulozytose** (Wegfall der roten Pulpa als Abbauort von Thrombozyten und der Milzkapillaren als Granulozytenspeicher). Es besteht eine **erhöhte Thromboseneigung**.
- **Howell-Jolly-Körperchen** (Kernreste) in Retikulozyten
- ggf. eine **Vermehrung der B-Lymphozyten und Erythrozyten** (Wegfall der weißen bzw. roten Pulpa)
- **langfristige Einschränkung der Immunabwehr:** Die Clearance partikulärer Antigene und die Antikörperproduktion – insbesondere gegen kapseltragende Bakterien – sind vermindert. Deshalb besteht **lebenslang** ein **erhöhtes Risiko**, eine schwere **Sepsis** (**OPSI-Syndrom**) zu entwickeln. Die häufigsten Erreger sind **kapseltragende Bakterien** (z. B. Pneumokokken, H. influenzae, Neisseria meningitidis).

Auswirkungen des Milzverlusts sind:
- Eine **passagere Thrombozytose** und **Granulozytose** (Anstieg der Thrombozyten und Granulozyten im peripheren Blut): Die Thrombozytose kann massiv sein (Thrombozytenzahl bis über 1 000 000/µl), über Wochen bis Monate bestehen bleiben und geht mit einer **erhöhten Thromboseneigung** einher. Ursache der Thrombozytose ist das Fehlen der roten Pulpa als Abbauort von Thrombozyten. Die Granulozytose ist durch den Wegfall des Granulozytenpools in den Milzkapillaren bedingt.
- **Morphologische Veränderungen der Erythrozyten:** 0,1–1 % der Erythrozyten im Blutausstrich enthalten **Howell-Jolly-Körperchen**. Dies sind Kernreste, die normalerweise in der Milz aus den Retikulozyten entfernt worden wären (s. S. 1260).
- **Gegebenenfalls** eine **Vermehrung der B-Lymphozyten und der Erythrozyten** im peripheren Blut (Wegfall der weißen bzw. roten Pulpa).
- Eine **langfristige Einschränkung der Immunabwehr:** Bei Splenektomierten sind die Clearance partikulärer Antigene und die Antikörperproduktion – insbesondere gegen kapseltragende Bakterien – vermindert (Verlust der Marginalzone). Deshalb besteht **lebenslang** ein **erhöhtes Risiko**, eine schwere **Sepsis** zu entwickeln. Im angloamerikanischen Schrifttum spricht man deshalb vom **OPSI-**(overwhelming postsplenectomy infection)**Syndrom**. Das Risiko ist bei Kindern höher als bei Erwachsenen. Bis zu ⅓ der Splenektomierten entwickelt innerhalb von 10 Jahren nach Splenektomie Infektionen, die eine Hospitalisierung erforderlich machen. Die häufigsten Sepsis-Erreger (70 % der Erkrankungen) sind die **kapseltragenden Bakterien** Streptococcus pneumoniae, Haemophilus influenzae und Neisseria meningitidis. Selten sind Streptokokkus B und D (Enterokokkus), Salmonellen, Bacteroides und andere gramnegative Keime ursächlich. Auch die Immunreaktion auf intraerythrozytäre Parasiten (z. B. Plasmodium falciparum, Babesia microti) ist bei Splenektomierten vermindert.

Manchmal können Milzreste (Nebenmilz, Milzimplantate in das Omentum) den Verlust partiell kompensieren.

Therapie und Prophylaxe: Wegen der erhöhten Thromboseneigung wird **Heparin** bzw. bei längerem Anhalten der Thrombozytose **ASS** eingesetzt. Kinder unter 5 Jahren sollten eine **Antibiotika**prophylaxe erhalten. Infekte müssen frühzeitig antibiotisch behandelt werden.
Bei allen Patienten ist eine **Impfung** gegen Pneumokokken, Hämophilus und Meningokokken erforderlich.

Therapie und Prophylaxe: Wegen der erhöhten Thromboseneigung wird perioperativ **Heparin**, bei längerem Anhalten der Thrombozytose **Azetylsalizylsäure** (**ASS**) verabreicht. Zur perioperativen Infektionsprophylaxe werden **Antibiotika** eingesetzt. Zur Prophylaxe einer OPSI wird bei Kindern bis 5 Jahre eine chronische Antibiotikagabe (Amoxizillin-Clavulansäure, Trimethoprim-Sulfamethoxazol, Cefuroxim) empfohlen. Bei älteren Kindern und Erwachsenen sollte man bei ersten Symptomen eines fieberhaften Infekts mit einer Antibiotikatherapie beginnen.
Eine wichtige prophylaktische Maßnahme ist die **Impfung** gegen Pneumokokken, Hämophilus und Meningokokken. Bei einer geplanten Splenektomie sollte man idealerweise 2–4 Wochen vorher impfen, in allen anderen Fällen sobald als möglich nach Entfernung der Milz.

6 Spezielle hämatologische Therapie

6.1 Stammzelltransplantation 1263
6.2 Transfusionstherapie 1265

6.1 Stammzelltransplantation

▶ **Definition.** Übertragung von Blutstammzellen von einem Spender auf einen Empfänger. Ziel ist die Proliferation der übertragenen Stammzellen sowie die Regeneration der Blutbildung nach einer Hochdosis-Chemotherapie beim Empfänger.

6.1.1 Grundlagen

Pluripotente Stammzellen werden aus dem Knochenmark oder – heute häufiger – mit speziellen Methoden aus dem zirkulierenden Blut gefiltert (s. u.).

Einteilung:
- **autologe Transplantation:** Hier werden Stammzellen vom Patienten selber verwendet, die vor der Hochdosis-Chemotherapie entnommen und konserviert wurden. Wichtig ist, dass bei der Entnahme gesunder Stammzellen möglichst keine erkrankten Zellen (z. B. Leukämiezellen) mit in das Präparat gelangen (Erkrankung des Patienten sollte im Vorfeld möglichst in vollständige Remission gebracht werden).
- **allogene Transplantation:** die Stammzellen entstammen von einer mit dem Empfänger nicht identischen Person, man unterscheidet hier noch zwischen verwandten und nicht verwandten Spendern.
- **syngene Transplantation**: Transplantation zwischen eineiigen Zwillingen. Sie stimmen nicht nur in den HLA-Antigenen, sondern auch in allen anderen Antigenen zu 100 % überein (s. u.).

Grundlage der Transplantation ist die möglichst weitgehende Übereinstimmung von Spender und Empfänger bezüglich der **HLA-Antigene**, wobei manchmal ein oder zwei (bzw. drei) „Mismatches" akzeptiert werden müssen. Man unterscheidet Antigene der HLA-Klassen A, B und DR. Die Typisierung erfolgt weitgehend molekulargenetisch (s. Lehrbücher der Hämatologie), wodurch die Häufigkeit von Abstoßungsreaktionen deutlich vermindert werden konnte.

Man unterscheidet allogene Transplantationen zwischen Verwandten (z. B. Geschwister, „**Matched related Donor**") und HLA-passenden, nicht verwandten Personen („**Matched unrelated Donor**", zunehmend durch exakte HLA-Typisierung möglich).

Die Wahrscheinlichkeit für HLA-Kompatibilität lässt sich wie folgt abschätzen:
- eineiige Zwillinge stimmen 100 %ig überein
- zwei Geschwister (keine Zwillinge) 25 %ig
- nicht verwandte Personen mit einer Wahrscheinlichkeit von ca. 1 : 100 000.

Gewinnung der Stammzellen

Stammzellen sind immunologisch durch den Oberflächenmarker **CD 34** charakterisiert. Ein Patient benötigt für die Regeneration seines Blutes ca. 2×10^6 **CD 34-positive** Zellen/kg KG. Während Stammzellen früher überwiegend aus dem Knochenmark gewonnen wurden (daher hat sich der Begriff **Knochenmarktransplantation** [= KMT] eingebürgert), werden diese heute überwiegend **mittels Apherese aus dem peripheren Blut** isoliert (PBSCT = periphere Blutstammzell-Transplantation), seltener auch aus dem Nabelschnurblut von Neugeborenen. Das Stammzellpräparat wird **eingefroren** und so bis zur Transplantation **gelagert**.

Indikationen

Die wichtigsten Indikationen sind in Tab. K-6.1 dargestellt.

K-6.1 Indikationen zur Stammzelltransplantation

Indikationen	allogen	autolog
akute Leukämie (ALL, AML), chronische myeloische Leukämie (CML), Lymphome, Morbus Hodgkin, multiples Myelom	+	(+)
Osteomyelosklerose (OMS), myelodysplastische Syndrome (MDS), Haarzell-Leukämie, aplastische Anämie, Thalassämia major, paroxysmale nächtliche Hämoglobinurie, Strahlungsopfer	+	–
weitere: Mamma-, Ovarial-, Neuroblastom, Ewing-Sarkom, Fanconi-Anämie, schwerer, kombinierter Immundefekt (SCID), Speicherkrankheiten (z. B. Morbus Gaucher)	+	+ *

* bisher nur im Rahmen von Studien mit kleinen Fallzahlen

6.1.2 Durchführung

Die Durchführung der Transplantation gliedert sich in 4 Phasen:

- **Stammzellgewinnung:** Der Spender (bei der autologen Transplantation ist der Patient selbst der Spender) erhält **Wachstumsfaktoren** (G-CSF), sodass viele hämatopoetische Stammzellen im peripheren Blut zirkulieren. Periphere Stammzellen wachsen schneller an als Knochenmarkstammzellen, die Hämatopoese regeneriert schneller.
- **Myeloablative Vorbehandlung beim Empfänger:** Durch hoch dosierte **Zytostatikagabe**, z. T. in Kombination mit **Ganzkörperbestrahlung**, werden alle malignen Zellen – gleichzeitig aber auch die gesunden Knochenmarkstammzellen – im Patienten zerstört. Ohne Transplantation würde der Patient in der Aplasie versterben. Deshalb werden ihm 1–2 Tage später die Stammzellen (bei einer autologen Transplantation seine eigenen, bei einer allogenen Transplantation die Stammzellen einer anderen Person) appliziert.
- **Übertragung der Stammzellen:** Der eigentliche **Transplantationsvorgang** ähnelt einer Bluttransfusion. Gereinigte Stammzellen vom allogenen Spender oder die gelagerten und wieder aufgetauten autologen Stammzellen vom Patienten selber werden i. v. infundiert. Sie verteilen sich in die Knochenmarkräume und nach ca. 2 Wochen findet man erste Inseln hämatopoetischer Zellen.
- **Nachbehandlung:** Diese umfasst zunächst die **Substitutionstherapie** und **antiinfektiöse Behandlung** während der **aplastischen Phase** (= Phase nach der Transplantation, in der noch keine eigenen Blutzellen gebildet werden). Diese Phase dauert 2 (bei Transplantation peripherer Stammzellen) bis zu 6 Wochen (bei Knochenmarkstammzellen). Hierbei ist zu beachten, dass Erythrozyten- oder Thrombozytenkonzentrate bei CMV-negativen Patienten ebenfalls **CMV-negativ** sind (Cave: Zytomegalieinfektionsrisiko!). Durch Gabe von Wachstumsfaktoren wird die Aplasiephase verkürzt.

▶ **Merke.** Die Konserven sollten keine lebensfähigen Lymphozyten enthalten, da diese im Empfänger proliferieren und eine **Graft-versus-Host-Reaktion** (GvHD, s. u.) auslösen können. Die Konserven müssen daher bestrahlt werden.

6.1.3 Komplikationen

Infektionen: Abhängig vom Zeitpunkt nach der Transplantation ist der Patient einem erhöhten Infektionsrisiko ausgesetzt. Im 1. Monat **nach allogener Transplantation** sind Infektionen mit Bakterien, Pilzen (Candida, Aspergillus) und Herpes simplex häufig. Im 2. und 3. Monat stehen Infektionen mit Zytomegalie-, Epstein-Barr- und Adenoviren im Vordergrund. Spät nach Transplantation treten Infektionen mit Varicella zoster, Hepatitis B, Pneumocystis jirovecii und gramnegativen Keimen auf. Bei **autologer Transplantation** ist das Infektionsrisiko deutlich geringer.

Graft-versus-Host-Disease (GvHD): Bei allogenen Transplantationen erkennen T-Lymphozyten des Spenders das Gewebe des Empfängers als fremd und starten eine immunologische, potenziell lebensbedrohliche Abwehrreaktion gegen den Empfänger. Betroffen sind insbesondere Patienten nach Knochenmarktransfusion und Kin-

der mit Immunmangelerkrankungen. Man unterscheidet eine **akute** und eine **chronische** Form.
- **akute GvHD:** Sie entwickelt sich in den ersten 100 Tagen nach Transplantation. Primär betroffen sind **Haut** (Exantheme, Epidermolyse), **Gastrointestinaltrakt** (Durchfälle, Erbrechen, Schmerzen) und **Leber** (erhöhte Leberwerte, Ikterus, Lebervenenthrombose).
- **chronische GvHD:** Das klinische Bild hat Ähnlichkeit mit den Autoimmunerkrankungen Lupus erythematodes und Sklerodermie. Betroffen sind **Haut** (sklerodermieähnliche Infiltrate, Alopezie, Hypo- und Hyperpigmentierung), **Gastrointestinaltrakt** (Mukositis, Mukosaatrophie, Ulzera), **Leber** (erhöhte Leberwerte, Gallenwegsentzündung) und **Lunge** (Bronchiolitis).

Die **Therapie** der akuten und der chronischen GvHD erfordert hohes therapeutisches Geschick und sollte nur in erfahrenen Zentren erfolgen. Eingesetzt werden immunsuppressive Substanzen wie Steroide, Methotrexat, Ciclosporin u. a.

Graft-versus-Leukemia-Effekt: Hier richtet sich die GvHD nicht nur gegen das gesunde Gewebe des Empfängers, sondern auch gegen eventuell verbliebene Leukämie- oder Tumorzellen. Dieser Effekt ist für die Langzeitremission hämatologischer Erkrankungen sehr wichtig und der Grund für bessere Ergebnisse bei Transplantationen von gut passenden Spendern als z. B. von Zwillingen. Um den Graft-versus-Leukemia-Effekt zu verstärken, werden manchmal bei drohenden Leukämie- oder Lymphomrezidiven T-Lymphozyten des Spenders auf den Empfänger übertragen.

▶ **Merke.** Aufgrund der genetischen Identität kommt es bei Transplantationen zwischen eineiigen Zwillingen zu keinerlei Graft-versus-Host-Reaktionen; die Verträglichkeit der syngenen Transplantation ist sehr gut. Da aber auch der mit einer GvHD verbundene therapeutische Graft-versus-Leukemia-Effekt ausbleibt, sind die Langzeitergebnisse syngener Transplantationen schlechter als bei einer gut passenden allogenen Transplantation.

Bei der sog. **Mini-** oder **nicht myeloablativen Transplantation** wird der Graft-versus-Leukemia-Effekt gezielt therapeutisch eingesetzt. Man versteht darunter eine **allogene Transplantation mit reduzierter oder ohne myeloablative Vorbehandlung**. Die immunologisch aktiven Spenderlymphozyten bewirken im Empfänger eine Graft-versus-Leukemia-Reaktion. So kann in vielen Fällen auch ohne Zytostatikavorbehandlung eine gute Remission der Leukämie oder des Lymphoms erreicht werden. Minitransplantationen werden daher häufig bei älteren Patienten eingesetzt, die eine hoch dosierte myeloablative Chemo- oder Strahlentherapie nicht mehr vertragen würden.

6.1.4 Prognose

Die Mortalität durch transplantationsbedingte Komplikationen ist heute sehr gering (ca. 5 %). Bei akuten myeloischen Leukämien können ca. 50 % der transplantierten Patienten geheilt werden. Diese Zahl ist jedoch sehr variabel und stark abhängig von Risikofaktoren (z. B. Molekular-/Zytogenetik der Leukämie und Alter des Patienten).

Aufgrund der hohen Heilungsrate durch eine Transplantation kommt der Langzeitbetreuung im Rahmen von Nachsorgeprogrammen eine große Bedeutung zu. Es werden z. B. Impfungen aufgefrischt und der Patient auf Organstörungen als Folge der Zytostatikatherapie, Ganzkörperbestrahlung oder aufgrund einer chronischen GvHD untersucht (z. B. Leukoplakien der Mundhöhle, Katarakte, Hauttumoren, Koronarsklerose, zu chronischer GvHD s. u.).

6.2 Transfusionstherapie

▶ **Definition.** Als **Transfusion** wird die Übertragung von Blut oder Blutbestandteilen von einem Spender auf einen Empfänger bezeichnet. Eine besondere Form ist die **autologe** Transfusion: Der Patient spendet vor einer Operation oder einem anderen Eingriff sein eigenes Blut, welches konserviert und dem gleichen Patienten nach oder während des Eingriffs bei Bedarf wieder zurückgegeben wird.

6.2.1 Gewinnung der Blutkomponenten

Die Blutspende kann heute nur in speziell eingerichteten und zertifizierten Spendezentralen erfolgen. Dies garantiert für den Spender und den Empfänger die höchstmögliche Sicherheit.

Blutkomponenten werden i. d. R. aus einer **Vollblutspende** gewonnen, bei der man dem Spender 450–500 ml Blut entnimmt und diese anschließend mit Stabilisatorlösung (s. u.) versetzt. Anschließend wird das Blut in seine Fraktionen (Erythrozyten, Leukozyten, Thrombozyten, Plasma) aufgetrennt. So gewinnt man aus einer Spende verschiedene Präparate (Erythrozyten-, Thrombozytenkonzentrat, Frischplasma). Eine besondere Form der Spende ist die **Hämapherese** mit Zellseparatoren. Schon während der Spende wird das Blut zentrifugiert und in seine Fraktionen getrennt, um nur die benötigte Fraktion entnehmen zu können. Die restlichen Blutbestandteile werden dem Spender wieder reinfundiert.

6.2.2 Konservierung und Lagerung

Nach der Blutspende muss das Blut mit Antikoagulanzien und haltbarkeitsverlängernden Substanzen vermischt werden. Erythrozyten verbrauchen während der Lagerung Glukose. 2,3-Bisphosphoglycerat und ATP sinken in den Erythrozyten ab. Der Kaliumwert im Plasma kann ansteigen. Durch den Zusatz von Citrat wird die Gerinnung in der Blutkonserve gehemmt, durch Adenin, Phosphat und Dextrose der Stoffwechsel der Erythrozyten gefördert und die Haltbarkeit verlängert. Erythrozytenkonzentrate werden bei 1–6 °C gelagert. Thrombozytenkonzentrate werden nicht gekühlt (Lagerung bei 20–25 °C).

6.2.3 Die wichtigsten Blutkomponenten und ihre Indikationen

Vollblut diente früher bei massiver Blutung (Verlust von > 25 % des Blutvolumens) dem Ersatz von Erythrozyten und Plasmafaktoren. Zur Vermeidung von Veränderungen des pH-Wertes oder Serumkaliumspiegels (z. B. bei Nieren-, Leberinsuffizienz, Kleinkindern mit hohem Transfusionsbedarf) wurde früher **Frischblut** eingesetzt. Beide Komponenten sind heute nicht mehr zugelassen. Die wichtigsten Blutkomponenten sind in Tab. **K-6.2** dargestellt.

6.2.4 Serologische Untersuchung der Blutkomponenten

Erythrozyten, Granulozyten und Thrombozyten sind Träger von Antigenen, die bei der Transfusion beachtet werden müssen. Die wichtigsten Antigengruppen bei einer Erythrozytentransfusion sind das **AB0- und Rhesussystem**. Geringere Bedeutung haben die Rhesusantigene C und E sowie die Kell-, Duffy-, Lewis- und Kidd-Antigene (weniger immunogen). Voraussetzung für die Freigabe einer Blutkonserve zur Transfusion ist eine **negative Kreuzprobe** (= Verträglichkeitsprobe): Im sog. **Major-Test** (obligat!) wird geprüft, ob die Erythrozyten des Spenders mit dem Serum des Empfängers reagieren.

Auf den **Minor-Test** (Reaktion Empfängererythrozyten mit Spenderserum) verzichtet man heute i. d. R., weil Erythrozytenkonzentrate nur minimale Mengen Spenderserum enthalten.

Bei der Transfusion der einzelnen Komponenten ist zu beachten: **Erythrozyten** müssen immer unter Berücksichtigung der AB0-Eigenschaften transfundiert werden. Bei Mädchen und gebärfähigen Frauen sollten überdies Rhesus- und Kellfaktor übereinstimmen. **Thrombozytenkonzentrate** sollten, müssen aber nicht AB0-kompatibel sein. Bei Mädchen und gebärfähigen Frauen muss jedoch auf Rhesuskompatibilität geachtet werden (ansonsten vorherige Gabe von Anti-D!). **Frischplasma** muss AB0-kompatibel gegeben werden. Für Details der Blutgruppenantigene und Kompatibilitätsprüfungen s. Lehrbücher der Transfusionsmedizin.

K-6.2 Blutkomponenten

Blutkomponente	Eigenschaften	Indikationen
▶ Erythrozytenkonzentrat		
▪ leukozytenarmes Erythrozytenkonzentrat	▪ Vollblut wird zentrifugiert und filtriert, um Plasma und Leukozyten abzutrennen (heute Standard)	▪ Abtrennung der Leukozyten bewirkt Entfernung potenzieller Immunisierungsantigene und auch Verhinderung der Übertragung von Viren (CMV)
▪ gewaschenes leukozytenarmes Erythrozytenkonzentrat	▪ ein leukozytenarmes E.-Konzentrat wird zur Entfernung restlicher Plasmaproteine zusätzlich in isotonischer Lösung gewaschen	▪ bei Patienten mit Unverträglichkeitsreaktionen gegen Plasmaproteine, z. B. IgA-Mangel (heute nur noch sehr selten indiziert)
▪ bestrahlte Erythrozytenkonzentrate	▪ ein leukozytenarmes E.-Konzentrat wird zur Inaktivierung immunkompetenter und vermehrungsfähiger Lymphozyten mit 30 Gy bestrahlt	▪ alle Patienten mit geplanter Stammzelltransplantation, bei schweren Immundefektsyndromen, bei Frühgeborenen, ggf. bei Morbus Hodgkin (in Diskussion)
▶ Thrombozytenkonzentrat	▪ Gewinnung durch Fraktionierung von Vollblut. Ein Konzentrat entsteht durch Zusammenführung der Thrombozyten aus 4–6 Einzelspenden. ▪ Bei Gewinnung durch Apherese wird mittels Zellseparator die Menge Thrombozyten entnommen, die der Dosis eines Thrombozytenkonzentrats (s. o.) entspricht.	▪ thrombozytopenische Blutungen z. B. nach Chemotherapie oder im Rahmen von starken Blutungen mit Massivtransfusionen ▪ angeborene oder erworbene Thrombozytopathien ▪ kann ggf. bestrahlt werden (gleiche Indikation wie bei EK)
▶ Granulozytenkonzentrat	▪ Gewinnung durch Apherese nach Stimulation der Granulozytenbildung der Spender durch Steroide oder Wachstumsfaktoren (G-CSF)	▪ schwere, antibiotisch nicht beherrschbare Infektion bei neutropenen (< 500 Granulozyten/µl) Patienten ▪ heute selten gegeben, evtl. in Studien
▶ gefrorenes Frischplasma (fresh frozen plasma, FFP)	▪ enthält Gerinnungs- und Fibrinolysefaktoren in physiologischer Konzentration ▪ Gewinnung durch Fraktionierung von Vollblut oder Hämapherese. Um den Gehalt an Gerinnungsfaktoren hoch zu halten, wird es rasch tiefgefroren.	▪ im Rahmen von Massivtransfusionen, bei akuten Blutungen aufgrund komplexer Gerinnungsstörungen (z. B. Intensivmedizin, Lebertransplantation), bei den seltenen Faktor-V- und -XI-Mangel-Patienten, thrombotisch thrombozytopenische Purpura
▶ Faktorenkonzentrate		
▪ **PPSB** (enthält Faktor II, VII, IX, X, Protein C, S, Z) ▪ **Konzentrate einzelner Gerinnungsfaktoren:** Faktor I, VII, VIII, IX, XIII, AT III, Von-Willebrand-Faktor, aktiviertes Protein C	▪ Gewinnung über mehrere Fraktionierungs- und Reinigungsschritte aus großen Plasmapools ▪ Faktor VIII, IX und aktiviertes Protein C können auch gentechnisch hergestellt werden.	▪ Substitution bei starkem Abfall Vitamin-K-abhängiger Faktoren (Faktor II, VII, IX, X), z. B. bei Überdosierung von oralen Antikoagulanzien ▪ angeborene oder erworbene Gerinnungsfaktordefekte

6.2.5 Durchführung der Transfusion

Sie ist durch Verordnungen genau geregelt (Querschnittsleitlinien der Bundesärztekammer zur Therapie mit Blutkomponenten und Plasmaderivaten). Es sollte ein festgelegtes Schema eingehalten werden (Tab. **K-6.3**). Zu beachten ist, dass Bluttransfusionen nicht an Pflegepersonal oder Studenten (Famulanten, PJler) delegiert werden dürfen.

Bei einer Transfusion sollte ein festgelegtes Durchführungsschema eingehalten werden (Tab. **K-6.3**).

K-6.3 Durchführung der Transfusion

1. Identifikation der Blutkonserve und des Empfängers
2. Schriftliche Dokumentation der Aufklärung und des Einverständnisses des Patienten
3. Kontrolle der Empfängerangaben direkt am Patienten. Kontrolle der Konservennummer auf dem Begleitschein und auf der Konserve. Kontrolle des Verfallsdatums. Sichtkontrolle des Präparates auf Unversehrtheit
4. Durchführung des Bedside-Tests (mit frisch entnommener Blutprobe!)
5. Wenn alle Angaben übereinstimmen und korrekt sind, kann die Transfusion beginnen.

6.2.6 Komplikationen

Hämolytische Transfusionsreaktion

Es gibt 2 Verlaufsformen:
- **akute Transfusionsreaktion** (Häufigkeit 1 : 30 000): Das transfundierte Blut wird durch präformierte Antikörper (Isoagglutinine bei AB0-Inkompatibilität, atypische Antikörper) des Empfängers unverzüglich nach der Transfusion intravaskulär lysiert. Symptome sind **Übelkeit, Fieber, Rückenschmerzen, Angina pectoris und Blutdruckabfall**. Folge können Nierenversagen und Hämoglobinurie sein, in schweren Fällen resultiert eine DIC.
- **verzögerte Transfusionsreaktion** (Häufigkeit 1 : 5 000): Sie entsteht bei Patienten, die früher bereits gegen Antigene des Spenderblutes sensibilisiert worden sind, aber zum Zeitpunkt der Transfusion nur sehr niedrige Antikörpertiter haben. Nach 5–15 Tagen kommt es zum Wiederanstieg dieser Antikörper und zur Hämolyse. Die Symptome sind meist weniger ausgeprägt als bei der akuten hämolytischen Reaktion und bestehen im Wesentlichen aus einem **Ikterus** und einem **fehlenden Hämoglobinanstieg**. Der Coombs-Test ist positiv.

Diagnostik:

▶ **Merke.** Die akute Transfusionsreaktion ist ein lebensbedrohlicher Notfall und muss anhand des klinischen Bildes sofort erkannt werden (Anlegen der Bluttransfusion → dramatische Verschlechterung des Allgemeinzustandes → Schocksymptome).

Laboruntersuchungen werden erst nach Stabilisierung der Vitalparameter durchgeführt und dienen v. a. der Dokumentation des Ereignisses sowie der Verhinderung von Wiederholungsfällen. Typische Befunde bei hämolytischen Reaktionen sind ein **fehlender Anstieg des Hb** nach Transfusion, **positiver Coombs-Test**, **Hämoglobinämie, Hämoglobinurie, erhöhtes indirektes Bilirubin, erhöhtes Urobilinogen** und **erniedrigtes Haptoglobin**. Auch bei protrahiert verlaufender hämolytischer Reaktion sind diese Tests hilfreich. Differenzialdiagnostisch kommen v. a. medikamentöse Ursachen einer Immunhämolyse in Betracht. Zur Diagnose einer DIC werden Gerinnungstests (PTT, Quick-Wert, Fibrinogen, Fibrinspaltprodukte) durchgeführt.

Therapie: Wichtig ist, zunächst die Transfusion zu unterbrechen und den venösen Zugang offen zu halten (Schocktherapie!). Zum therapeutischen Vorgehen s. Tab. **K-6.4**.

 K-6.4 | **Therapeutisches Vorgehen bei akutem Transfusionszwischenfall**

- Vitalwertkontrolle und ggf. intensivmedizinische Versorgung
- Blutdruckstabilisierung mit Elektrolytlösungen, allgemeine Schockbehandlung
- bei respiratorischen Beschwerden Gabe von Betamimetika, Antihistaminika und Kortison i. v.
- Einleitung einer ausreichenden Diurese zur Prophylaxe des Nierenversagens (Zielwert: Diurese von 100 ml/h): Furosemid 40–120 mg i. v. als Bolus, ggf. Mannitol 20 g (100 ml einer 20 %igen Lösung, max. 100 g in 24 h), physiologische Kochsalzlösung. Bei therapieresistenter Oligurie kann eine frühzeitig durchgeführte Hämodialyse das Auftreten permanenter Nierenschäden verhindern.

▶ **Merke.** Labortests spielen eine untergeordnete Rolle für die Therapie, das klinische Bild bestimmt das Handeln.

Erst im zweiten Schritt erfolgen Anamnese auf frühere Transfusionsreaktionen und die Asservation und Prüfung der transfundierten Konserve. Die Bedside-Testkarte muss asserviert werden. Weiterhin erfolgt eine Wiederholung von Blutkreuzung und Coombs-Test sowie eine Untersuchung auf irreguläre Antikörper. Der Transfusionszwischenfall muss der Blutbank gemeldet und die Konserve untersucht werden.

Verlauf und Prognose: Auf ca. 500 000 Erythrozytenkonzentrate kommt eine gemeldete Fehltransfusion. Schwere akute Transfusionszwischenfälle verlaufen unbehandelt häufig letal (im Jahr 2009: 9 gemeldete Fehltransfusionen mit hämolytischer Transfusionsreaktion bei 4,5 Mio. Erythrozytenkonzentraten).

Allergische Transfusionsreaktion

Nach Antikörperbildung des Empfängers gegen Plasmaproteine des Spenders kommt es zu Urtikaria, Erythemen, Juckreiz und selten zu einer Kreislaufreaktion mit Schock. Diese Reaktion wird bei IgA-Mangel-Patienten gefürchtet, die Antikörper gegen das ihnen fremde IgA im Spenderplasma bilden.

Febrile, nichthämolytische Transfusionsreaktion

Bei bis zu 7 % der Transfusionen kann Fieber auftreten. Dies ist somit die häufigste Transfusionskomplikation. Meist sind die Patienten gegen die Leukozyten- und Thrombozytenantigene durch frühere Transfusionen sensibilisiert worden. Die Therapie ist symptomatisch, das Fieber geht von selber wieder zurück.

Transfusionsassoziierte akute Lungeninsuffizienz (TRALI)

Wenige Stunden nach der Gabe von Thrombozyten oder Frischplasma kommt es zu akuter Atemnot und radiologischen Infiltraten, die an ein beidseitiges Lungenödem erinnern, wobei die kardiale Funktion unauffällig ist. Als Ursache vermutet man eine Reaktion von Antikörpern im transfundierten Plasma gegen die Empfängergranulozyten. Das Plasma stammt meist von Frauen, die im Rahmen von Schwangerschaften gegen Leukozytenantigene sensibilisiert wurden. In der Regel muss der Patient intensivmedizinisch betreut werden. Die Häufigkeit liegt bei ca. 1 : 2 000.

Posttransfusionelle Purpura

Betroffen sind meist Frauen mit vorangegangenen Schwangerschaften. 1 Woche nach Transfusion von Blutprodukten entwickeln die Patientinnen eine schwere Thrombozytopenie mit ausgeprägter Blutungsneigung. Die Patientinnen sind HPA-1a-(= Thrombozytenantigen)negativ und entwickeln Antikörper gegen das HPA-1a-Antigen. Obwohl ihre eigenen Thrombozyten das Antigen nicht tragen, werden sie zerstört. Nach 3–5 Wochen bildet sich die Thrombozytopenie wieder zurück. Der Pathomechanismus ist nicht bekannt.

Volumenüberlastung

Patienten mit vorbestehender Herzinsuffizienz können unter einer Erythrozytentransfusion durch das Volumen des Transfundats eine Exazerbation ihrer Symptomatik erfahren (Gefahr der Entwicklung eines Lungenödems). Bei Gabe mehrerer Erythrozytenkonzentrate gibt man gerne parallel Diuretika.

Infektion

Infektionen sind selten geworden, da alle Blutprodukte auf Hepatitis B, Hepatitis C, Lues und HIV untersucht werden. Für den Zeitraum 1997–2008 wurden vom Paul-Ehrlich-Institut 22 gesicherte Hepatitis-B-, 20 Hepatitis-C- und 4 HIV-Infektionen bei insgesamt ca. 84 Mio. Erythrozyten-, Thrombozytenkonzentraten und Frischplasmen gemeldet (0,6 : 1 Mio.). Infektionen mit Parasiten (z. B. Plasmodien, Leishmanien, Toxoplasmose) sind möglich. Eine Risikoreduktion soll durch Auswahl und Befragung der Spender erreicht werden. Eine CMV-Infektion kann durch korrekte Leukozytendepletion verhindert werden. Selten ist die bakterielle Kontamination von Blutprodukten, die zu einer septischen Reaktion führen kann.

Graft-versus-Host-Disease (GvHD)

Eine GvHD entsteht, wenn immunkompetente Lymphozyten eines Spenders bei der Transfusion von Erythrozyten in einen immunsupprimierten Empfänger (z. B. Patienten nach Knochenmarktransplantation, mit Immundefekterkrankungen, diskutiert bei Hodgkin-Patienten) gelangen, diesen als fremd erkennen und eine Ab-

Eine prophylaktische Bestrahlung der Blutkonserven kann diese Komplikation verhindern, wird aufgrund der hohen Kosten jedoch nicht routinemäßig durchgeführt.

wehrreaktion induzieren (s. S. 1318). Bei der Spende von Erythrozytenkonzentraten durch Blutsverwandte kann auch bei gesunden Personen wegen der Ähnlichkeit – aber nicht Identität – der Antigene von Spender und Empfänger selten eine GvHD entstehen. Eine prophylaktische Bestrahlung der Blutkonserve bewirkt eine Schädigung der Lymphozyten, sodass sie im Empfänger nicht mehr proliferieren können, ohne jedoch die Funktion von Granulozyten, Thrombozyten und Erythrozyten zu stören. Aufgrund der hohen Kosten wird sie jedoch nicht routinemäßig durchgeführt (Näheres s. Lehrbücher der Transfusionsmedizin).

Weitere Komplikationen

Bei chronisch transfundierten Patienten **Hämosiderose** und bei Patienten mit Niereninsuffizienz **Hyperkaliämie**, **Hämolyse** im Konzentrat bei nicht sachgerechter Lagerung.

Weitere Komplikationen

Bei chronisch transfundierten Patienten besteht die Gefahr der **Hämosiderose**. Bei Patienten mit Niereninsuffizienz sollte man auf eine **Hyperkaliämie** achten, da Erythrozytenkonzentrate mehr Kalium enthalten. Bei nicht sachgerecht gelagerten Erythrozytenkonzentraten kann bereits im Konzentrat eine **Hämolyse** resultieren. Wenn dies bei der Prüfung vor der Transfusion nicht entdeckt wird, entwickelt der Empfänger die Symptome einer hämolytischen Transfusionsreaktion.

▶ Klinischer Fall.

▶ Klinischer Fall. Eine 40 Jahre alte Frau mit dialysepflichtiger chronischer Niereninsuffizienz wird wegen einer Infektion für 3 Wochen hoch dosiert mit einem β-Laktamantibiotikum behandelt. Während einer Dialysesitzung erhält sie außerdem eine Bluttransfusion. Nachdem 50 ml des Erythrozytenkonzentrats eingelaufen sind, wird die Patientin hypoton, entwickelt Rückenschmerzen und Atemnot. Therapiemaßnahmen sind: sofortiges Beenden der Transfusion, Abbruch der Dialyse, Transfer auf die Intensivstation, Gabe von Volumen und Sympathomimetika zur Blutdruckstabilisierung sowie die Verabreichung von Prednisolon 200 mg i. v. und von Antihistaminika.

Am nächsten Morgen ist die Situation stabil. Später werden bei ihr Antikörper gegen c-Antigen (ein Antigen der Rhesusgruppe) festgestellt, wohl durch vielmalige vorherige Bluttransfusionen induziert. Der direkte Coombs-Test ist positiv, Hämolysezeichen sind nachweisbar. Antikörper gegen β-Laktamantibiotika, die für eine medikamentenassoziierte Hämolyse verantwortlich wären, finden sich nicht.

Hämostaseologie

L

1 **Physiologie der Hämostase** 1273
2 **Diagnostik bei hämorrhagischer Diathese** 1277
3 **Hämostaseologische Erkrankungen** 1283
4 **Antithrombotische und thrombolytische Therapie** 1305

1 Physiologie der Hämostase

1.1 Allgemeines 1273
1.2 Blutstillung (primäre Hämostase) 1273
1.3 Blutgerinnung (sekundäre Hämostase) 1274
1.4 Fibrinolyse 1275

1.1 Allgemeines

▶ **Definition.** Alle zu einer Blutstillung führenden Prozesse werden unter dem Begriff Hämostase zusammengefasst. Unterschieden werden zwei nacheinander ablaufende Phasen: die primäre und die sekundäre Hämostase.

Ein funktionierendes Gerinnungssystem dient dem Schutz des Organismus sowohl vor **Blutungen** als auch vor der Entstehung von **Thrombosen**. Voraussetzung hierfür ist ein Gleichgewicht im Zusammenspiel von **Thrombozyten**, **Endothel** und **Gerinnungssystem**.

▶ **Merke.** Eine intakte Hämostase wird gewährleistet durch die Interaktion folgender Komponenten:
- **Thrombozyten** (Sekretion thrombozytenaktivierender und -quervernetzender Substanzen, plasmatischer Gerinnungsfaktoren und von Ca^{2+}, Aktivierung der Blutgerinnung)
- **Endothel** (Sekretion des Von-Willebrand-Faktors [vWF], von Prostazyklin, t-PA)
- **Gerinnungssystem** (Gerinnungsfaktoren, Gerinnungsinhibitoren, Fibrinolyseaktivatoren, Plasminogenaktivator-Inhibitoren).

1.1 Allgemeines

▶ **Definition.**

Das Gerinnungssystem dient dem Schutz des Organismus vor **Blutungen** und vor **Thromboseentstehung**.

▶ **Merke.**

1.2 Blutstillung (primäre Hämostase)

Eine Gefäßverletzung ist der initiale Reiz, der die primäre Hämostase zur Blutstillung auslöst. Sie führt innerhalb von wenigen (1–3) Minuten zu einer lokalen **Vasokonstriktion** und Ausbildung eines **Plättchenthrombus**. Die Vasokonstriktion wird durch eine nervale und humorale (Adrenalin) Konstriktion der glatten Muskulatur der Arteriolen und durch die **Freisetzung von Mediatorsubstanzen** wie Serotonin, Thromboxan A_2 und ADP aus den Thrombozyten hervorgerufen. Der Plättchenthrombus wird in mehreren Schritten gebildet:

1.2 Blutstillung (primäre Hämostase)

Eine Gefäßverletzung ist der initiale Reiz, um die Blutstillung in Gang zu setzen. Im Rahmen der primären Hämostase führen **Vasokonstriktion** und Bildung eines **Plättchenthrombus** innerhalb von 1–3 min zur Blutstillung.

1.2.1 Thrombozytenadhäsion

Infolge einer Gefäßwandverletzung kommt es zu einer Freisetzung von Fibronektin, Laminin und Von-Willebrand-Faktor (vWF) aus dem Endothel sowie von Kollagen aus subendothelialen Strukturen. vWF zirkuliert auch im Plasma und wird von Endothelzellen, Megakaryozyten und aktivierten Thrombozyten sezerniert. Mit dem Glykoprotein-(GP)Ib-Rezeptor auf den Thrombozyten bildet er eine Brücke zum Gefäßendothel und vermittelt somit die Thrombozytenadhäsion.

1.2.1 Thrombozytenadhäsion

Bei Gefäßwandverletzungen werden Fibronektin, Laminin und vWF aus dem Endothel sowie Kollagen aus subendothelialen Strukturen freigesetzt. Mit GP-Ib-Rezeptor auf den Thrombozyten bildet der vWF eine Brücke zum Gefäßendothel und vermittelt die Thrombozytenadhäsion.

1.2.2 Thrombozytenaggregation

Die Bindung des vWF an GP-Ib bewirkt neben der Thrombozytenadhäsion eine Aktivierung der Thrombozyten: Folgen sind z. B. eine **Änderung der Thrombozytenform** (Ausbildung von Pseudopodien) und eine **Degranulation der α- und β-Granula der Thrombozyten** mit **Freisetzung** der thrombozytären Inhaltsstoffe (z. B. ADP, Serotonin, vWF, PDGF = platelet-derived growth factor). Weiterhin resultiert eine **Konformationsänderung** der Membranrezeptoren **GP-IIb/IIIa** auf der Thrombozytenoberfläche, die eine Quervernetzung der Thrombozyten über die Bindung von Fibrinogen zwischen den Thrombozyten induziert. Diese Vorgänge führen u. a. zur Bildung

1.2.2 Thrombozytenaggregation

Die Bindung des vWF an GP-Ib bewirkt eine Aktivierung der Thrombozyten: Folgen sind z. B. eine **Änderung der Thrombozytenform** mit Degranulation und Freisetzung thrombozytärer Inhaltsstoffe sowie eine **Konformationsänderung** des Membranrezeptors **GP-IIb/IIIa** auf der Thrombozytenoberfläche. Resultat ist ein sog. **weißer Plättchenthrombus**, der die Gefäßläsion provisorisch verschließt.

1.3 Blutgerinnung (sekundäre Hämostase)

Die Aktivierung der Gerinnungsfaktoren führt zur Bildung eines Fibringerinnsels, das durch Aktivierung von Thrombozyten zu einem stabilen Wundverschluss führt.

1.3.1 Komponenten und Ablauf

Gerinnungsfaktoren (Abb. **L-1.1**) führen nach kaskadenartiger Aktivierung zur Bildung des **Prothrombinasekomplexes**. Prothrombin wird zu Thrombin aktiviert, das Fibrinogen zu Fibrin umwandelt. Der fibrinstabilisierende Faktor XIII vernetzt Fibrinmonomere zu unlöslichen Fibrinpolymeren. Es entsteht ein stabiles **Thrombozyten-Fibrin-Gerinnsel**. Die meisten Gerinnungsfaktoren werden in der Leber synthetisiert. F II, VII, IX und X werden Vitamin-K-abhängig (s. S. 1301) gebildet.

1.3 Blutgerinnung (sekundäre Hämostase)

Im Rahmen der sekundären Hämostase führt eine kaskadenartige Aktivierung von Gerinnungsfaktoren etwas langsamer (ca. 3–5 min) zur Bildung eines Fibringerinnsels. Mit der Aktivierung von Thrombozyten führt es zu einem stabilen Wundverschluss.

1.3.1 Komponenten und Ablauf

Gerinnungsfaktoren (Abb. **L-1.1**) sind Proteasen oder Kofaktoren, die nach kaskadenartiger Aktivierung zur Bildung des **Prothrombinasekomplexes** führen. Dieser aktiviert Prothrombin zu Thrombin, welches wiederum eine Umwandlung von im Blut löslichem Fibrinogen zu unlöslichem Fibrin bewirkt. Der fibrinstabilisierende Faktor XIII bewirkt eine Quervernetzung von Fibrinmonomeren zu unlöslichen Fibrinpolymeren. Fibrin führt durch die Quervernetzung zur Stabilisierung des Thrombozytenpfropfes. Es entsteht ein stabiles **Thrombozyten-Fibrin-Gerinnsel** (sog. roter Thrombus). Die Leber ist Produktionsorgan der meisten Gerinnungsfaktoren; die Bildung der Gerinnungsfaktoren II, VII, IX und X erfolgt sehr langsam über 1–3 Tage und ist Vitamin-K-abhängig (s. S. 1301).

L-1.1 Ablauf der Blutgerinnung

PKK = Präkallikrein
KK = Kallikrein
HMK = hochmolekulares Kininogen
TF = Gewebsthromboplastin

Der initiale Reiz zur Aktivierung des **extrinsischen Systems** erfolgt durch eine Gefäßverletzung. Große Bedeutung kommt hierbei dem in zahlreichen Geweben vorhandenen Gewebethromboplastin (F III) zu. Durch eine Gewebeverletzung wird F III freigesetzt, dadurch kann F VII an Gewebethromboplastin binden und wird zu F VIIa aktiviert. Der Proteinkomplex aus Gewebethromboplastin und F VIIa bewirkt wiederum eine Aktivierung von F X zu F Xa. Der Komplex aus F Xa, F Va, Kalzium und Phospholipiden (sog. **Prothrombinasekomplex**) führt zur Umwandlung von Prothrombin in Thrombin. Diese Vorgänge erfolgen Ca^{2+}-vermittelt. Thrombin bewirkt eine Umwandlung von Fibrinogen zu Fibrin. Fibrinmonomere werden durch F XIIIa zu Fibrinpolymeren quervernetzt.

Gerinnungsfaktoren: Faktor I = Fibrinogen, Faktor II = Prothrombin, Faktor IIa = Thrombin, Faktor III = Gewebethromboplastin (= tissue factor = TF), Faktor IV = Kalzium, Faktor V = Proaccelerin, Faktor VI = aktivierter Faktor V, Faktor VII = Prokonvertin, Faktor VIII = antihämophiles Globulin A, Faktor IX = antihämophiles Globulin B, Faktor X = Stuart-Prower-Faktor, Faktor XI = Rosenthal-Faktor, Faktor XII = Hageman-Faktor, Faktor XIII = fibrinstabilisierender Faktor.

Das Gerinnungssystem wird durch **exogene** und **endogene** Mechanismen aktiviert. Exogene Auslöser, die das danach benannte exogene System aktivieren (auch: extrinsisches System), sind Gefäßverletzungen (Abb. **L-1.1**). TF wird auch molekularbiologisch durch Wachstumsfaktoren stimuliert. Wichtige Faktoren des **endogenen** Gerinnungssystems (auch: intrinsisches System) sind Faktor XII, XI, Präkallikrein und hoch molekulares Kininogen. Es wird z. B. durch toxische Substanzen aktiviert (z. B. bei Sepsis).

1.3.2 Physiologische Gerinnungsinhibitoren

Die wichtigsten Inhibitoren des Blutgerinnungssystems sind die Plasmaproteine **Antithrombin (AT)**, **Protein C** und **Protein S** (Abb. **L-1.2**). Sie werden in der Leber synthetisiert; die Synthese von Protein C und S ist Vitamin-K-abhängig. **AT** bindet und **inaktiviert** mit großer Effizienz **Thrombin (Faktor IIa) und Faktor Xa**, weniger effizient auch andere Faktoren. Die Affinität von AT für Thrombin und Faktor Xa wird durch Heparin etwa 1 000-fach beschleunigt (s. S. 1305).

Die Bindung an den Thrombinrezeptor Thrombomodulin auf der Oberfläche von Endothelzellen macht Thrombin zu einem spezifischen Aktivator von Protein C (Abb. **L-1.2**). **Aktiviertes Protein C** geht einen Komplex mit dem Kofaktor **Protein S, Phospholipiden und Ca^{2+}** ein, der die Faktoren Va und VIIIa inaktiviert.

▶ **Merke.** Eine Verminderung von Antithrombin, Protein C und Protein S führt zu einer erhöhten Thromboseneigung.

⊙ **L-1.2** Inhibitoren des Gerinnungssystems

1.4 Fibrinolyse

Unter physiologischen Bedingungen stehen Blutgerinnung und Fibrinolyse in einem Gleichgewicht. Durch Abbau von Fibrin wird die Blutgerinnung limitiert und durch Auflösung der Gerinnsel nach definitivem Verschluss der Wunde die Durchlässigkeit der Gefäße gewährleistet.

1.4.1 Aktivierung der Fibrinolyse

Die Fibrinolyse wird wie das Gerinnungssystem über ein exogenes und ein endogenes System aktiviert. Die **endogene Aktivierung** erfolgt durch Faktor XIIa, hoch molekulares (HMW)-Kininogen und Kallikrein, die **exogene Aktivierung** durch Gewebe-Plasminogenaktivator (tissue plasminogen activator = t-PA) und Urokinase-like Plasminogen Activator (u-PA). t-PA und u-PA werden vom Gefäßendothel sezerniert. Beide Systeme aktivieren Plasminogen zu Plasmin. Plasmin spaltet Fibrinpolymere in wasserlösliche Fibrinspaltprodukte.

1.4.2 Physiologische Inhibitoren

Diese sind in Abb. **L-1.3** zusammengestellt. PAI 1 und 2 verhindern die Entstehung von Plasmin, während α$_2$-Antiplasmin, α$_2$-Makroglobulin und AT Plasmin neutralisieren.

1.4.2 Physiologische Inhibitoren

Der Fibrinabbau wird durch mehrere physiologische Inhibitoren reguliert (Abb. **L-1.3**). Dabei lassen sich zwei Mechanismen unterscheiden:
- Plasminogenaktivator-Inhibitoren (PAI 1 und 2) verhindern die Entstehung von Plasmin durch die Bindung von t-PA und u-PA.
- Nicht an Fibrin gebundenes Plasmin wird durch α2-Antiplasmin, α2-Makroglobulin und Antithrombin gebunden und somit neutralisiert.

L-1.3 Aktivatoren und Inhibitoren der Fibrinolyse

2 Diagnostik bei hämorrhagischer Diathese

2.1 Basisdiagnostik 1277
2.2 Weiterführende Diagnostik 1279

2.1 Basisdiagnostik

2.1.1 Anamnese und körperliche Untersuchung

Im Rahmen der Stufendiagnostik erfolgt zunächst die Anamnese mit Eigen-, Familien- und Medikamentenanamnese. Wichtig ist die Frage nach der Einnahme folgender Medikamente: Azetylsalizylsäure u. a. nichtsteroidale Antiphlogistika, Clopidogrel, Ticlopidin oder Kumarinderivate, Applikation von Heparin oder Fibrinolytika (Strepto- oder Urokinase, t-PA). Die körperliche Untersuchung lässt Rückschlüsse auf die Ursache der Blutungsneigung zu (Tab. L-2.1). Bei den unterschiedlichen hämorrhagischen Diathesen treten charakteristische Blutungstypen auf:

- **Thrombozytär oder vaskulär bedingte hämorrhagische Diathesen: Petechien** (Abb. **L-3.3**) sind kleine punktförmige Hautblutungen, die spontan auftreten. Sie lassen sich mit einem Glasspatel nicht wegdrücken (Glasspateltest). Als **Purpura** (Abb. **L-3.2**) wird ein aus Petechien und Ekchymosen bestehendes flächenhaftes Exanthem bezeichnet.
- **Großflächige Blutungen:** Charakteristisch sind Hämatome, Hämarthros (Gelenkblutungen), Sugillationen (flächenhafte Einblutung < 3 cm) und Suffusionen (große flächenhafte Einblutung) sowie Muskel- bzw. Weichteileinblutungen. Sie treten nach Traumen und bei angeborenem oder erworbenem Mangel von Gerinnungsfaktoren auf.
- **Kombinierte Hämostasestörung:** unscharf begrenzte großflächige Blutungen in Kombination mit Petechien.

2.1 Basisdiagnostik

2.1.1 Anamnese und körperliche Untersuchung

Stufendiagnostik: Anamnese und körperliche Untersuchung weisen auf die Ursache hin (Tab. **L-2.1**). Wichtig ist die Medikamentenanamnese und ggf. Absetzen der Medikamente. Bei weiterhin bestehender Symptomatik ist eine weiterführende Diagnostik indiziert. Charakteristische Blutungstypen:

- **Thrombozytäre/vaskuläre hämorrhagische Diathesen: Petechien** (Abb. **L-3.3**, punktförmige Hautblutungen) und **Purpura** (Abb. **L-3.2**)
- **Großflächige Blutungen:** Hämatome, Hämarthros, Sugillationen und Suffusionen, Weichteileinblutungen treten nach Traumen und Mangel an Gerinnungsfaktoren auf.
- **Kombinierte Hämostasestörung:** unscharf begrenzte großflächige Blutungen und Petechien.

≡ L-2.1	Differenzialdiagnose der Blutungsneigung anhand klinischer Zeichen				
Ursachen*		**Thrombozytopenie oder -pathie (generalisiert)**	**Vasopathie (nur lokal)**	**Koagulopathie (generalisiert)**	**Von-Willebrand-Jürgens-Syndrom (generalisiert)**
Symptome					
spontane Blutungen	Nasen- und Zahnfleischbluten	ja	ja	selten	ja
	verstärkte oder verlängerte Regelblutung	ja	nein	ja	ja (bei schweren Formen)
	gastrointestinale Blutungen, Hirnblutungen, Hämoptoe, Hämaturie	nur bei schwerer Thrombozytopenie	ja	ja	nein
	Petechien	ja	ja	nein	gelegentlich
	Purpura	ja	ja	nein	gelegentlich
	Hauthämatome	selten	kleinflächig	großflächig	kleinflächig
	Einblutungen in Weichteile und Gelenke	selten (Thrombozytopathie)	nein	ja	selten
Blutungen nach auslösendem Ereignis	nach geringem Trauma	ja	nein	ja	ja
	traumatisch, OP- oder Punktionswunden	selten	nein	ja	selten

* **Thrombozytopathie:** Funktionsstörung der Thrombozyten; **Vasopathie:** Funktionsstörung des Endothels; **Koagulopathie:** Synthese- oder Funktionsstörung von Gerinnungsfaktoren; **Von-Willebrand-Jürgens-Syndrom** (s. S. 1296): kombinierte thrombozytäre und plasmatische Gerinnungsstörung

2.1.2 Laordiagnostik

Im Rahmen der Basis-Labordiagnostik werden zwei der drei Hämostasekomponenten überprüft: das exogene und endogene **Gerinnungssystem** und die **Thrombozytenzahl**. Normwerte zeigt Tab. **L-2.2**. Die Fibrinolyse wird bei der Routinediagnostik nicht untersucht.

Exogenes Gerinnungssystem: Dieses die Blutgerinnung auslösende System (Faktor VII und nachgeschaltete Faktoren, Abb. **L-1.1**, S. 1274) wird erfasst durch die

- **Thromboplastinzeit (TPZ) nach Quick**, den sog. **Quick-Wert (Prothrombinzeit):** Nach Zugabe von Thromboplastin und Ca^{2+} zu der mit Natriumzitrat antikoagulierten Plasmaprobe des Patienten wird die Zeit bis zum Auftreten eines Gerinnsels gemessen (in Sekunden). Diese Gerinnungszeit wird in Relation zu der von gesunden Personen (bzw. einem Kontrollplasma) gesetzt. Der Quick-Wert ist reagenzien-, d. h. **laborabhängig**. Der Quick-Wert in % ist erniedrigt bei Mangel an Faktor I, II, V, VII und X, unter der Therapie mit Vitamin-K-Antagonisten (Phenprocoumon, Warfarin), unter Therapie mit neuen oralen Antikoagulanzien (vorzugsweise unter Apixaban und Rivaroxaban), bei Leberzirrhose und Verbrauchskoagulopathie.
- **International normalized Ratio (INR):** Sie wird auf dieselbe Weise wie der Quick-Wert ermittelt, jedoch unter Verwendung eines international standardisierten Thromboplastinreagens. **Cave:** Die INR ist **laborunabhängig**. Sie kann nur bei Patienten unter Therapie mit Vitamin-K-Antagonisten (**nicht** unter Therapie mit den neuen oralen Antikoagulanzien) bestimmt werden.

Endogenes Gerinnungssystem: Dieser Anteil des Gerinnungssystems (Faktor XII, XI, IX, VIII und die nachgeschalteten Faktoren, s. Abb. **L-1.1**) wirkt verstärkend auf die Gerinnselbildung und wird durch die **(aktivierte) partielle Thromboplastinzeit (aPTT = PTT)** erfasst: Zu der mit Natriumzitrat versetzten Plasmaprobe werden Ca^{2+}, das Phospholipid Plättchenfaktor III (PF 3 = partielles Thromboplastin) und der Oberflächenaktivator Kaolin hinzugefügt und die Gerinnungszeit gemessen.

▶ **Merke.**
- Marcumar u. a. Kumarinderivate verhindern die Carboxylierung der Vitamin-K-abhängigen Gerinnungsfaktoren VII, IX, X und II, beeinflussen also vorrangig das exogene Gerinnungssystem. Zur Überprüfung einer **Kumarintherapie** dienen **Quick-Wert** und **INR**. Die aPTT wird durch Kumarine hingegen nur marginal verlängert. Heparin, Hirudin, Argatroban und Dabigatran (weniger Rivaroxaban und Apixaban) verlängern die aPTT.
- Heparin inaktiviert im Komplex mit Antithrombin die Faktoren XII, XI, IX, X und II und beeinflusst somit insbesondere das endogene Gerinnungssystem. Es bestehen keine nennenswerten Auswirkungen auf den Quick-Wert.

Durch die **Plasmathrombinzeit (PTZ = Thrombinzeit, TZ)** wird die **Fibrinbildung** erfasst. Der Probe (Zitratplasma) wird Thrombin zugesetzt und die Gerinnungszeit gemessen.

▶ **Merke.** Da Heparin bereits in geringen Mengen Thrombin inaktiviert, ist die **PTZ** ein wichtiger Test zur Überwachung der **Heparintherapie**. Hirudin, Argatroban und Dabigatran verlängern ebenfalls die PTZ; ein therapeutischer Bereich existiert nicht.

Darüber hinaus lässt sich die **Fibrinogenkonzentration** durch Zusatz von Thrombin in hoher Konzentration zu der verdünnten Probe (Zitratplasma) bestimmen: Sie ist unter diesen Bedingungen umgekehrt proportional zur Gerinnungszeit. Thrombinhemmer führen zu falsch negativen Ergebnissen der **Fibrinogenkonzentration** und anderer Gerinnungsfaktoren in Gerinnungstests.

▶ **Merke.** Vergewissern Sie sich vor der Blutabnahme, dass das „Gerinnungsröhrchen" Natriumzitrat (nicht Heparin!) enthält. Nehmen Sie Patienten, die eine Heparininfusion erhalten, Blut für die Gerinnungsbestimmung stets am **kontralateralen Arm** ab. Bei Blutentnahme aus einem zentralen Venenkatheter müssen mind. 10 ml zuvor verworfen werden.

L-2.2 Basis-Labordiagnostik

Test	Normwert	Bewertung	Indikation
Thromboplastinzeit (TPZ) **nach Quick** (Quick-Wert)	70–120 %	< 70 % bei: Leberfunktionsstörung (Synthese ↓), bei Verbrauchskoagulopathie, Vitamin-K-Mangel oder infolge Kumarintherapie, unter Therapie mit neuen oralen Antikoagulanzien (vorzugsweise Rivaroxaban und Apixaban)	Ausschluss einer Leberfunktionsstörung, Verbrauchskoagulopathie, Überwachung der Kumarintherapie
International normalized Ratio (INR; alternativ zu Quick-Wert)	0,9–1,1	2–3 als therapeutischer Bereich bei Therapie mit Vitamin-K-Antagonisten (z. B. Marcumar, Falithrom, Coumadin)	Überwachung der Kumarintherapie
(aktivierte) partielle Thromboplastinzeit (aPTT = PTT)	25–40 s	> 40 s bei Gerinnungsfaktormangel, -inaktivierung, Verbrauchskoagulopathie, Heparintherapie, Hämophilie oder unter Therapie mit Hirudin, Argatroban und Dabigatran (ggf. geringfügig unter Rivaroxaban und Apixaban)	Überwachung der Heparintherapie
Plasmathrombinzeit (PTZ = Thrombinzeit, TZ)	12–21 s	> 21 s bei Fibrinogenmangel oder -defekt, Verbrauchskoagulopathie, Fibrinolysetherapie (Plasmin spaltet auch Fibrinogen), Heparintherapie oder Behandlung mit Hirudin, Argatroban oder Dabigatran	Überwachung der Heparin- oder Fibrinolysetherapie
Fibrinogen	180–350 mg/dl	< 180 mg/dl bei Dysfibrinogenämie, Leberfunktionsstörung (Synthese ↓), Verbrauchskoagulopathie (Fibrinogenverbrauch ↑) oder Fibrinolysetherapie (Plasmin spaltet auch Fibrinogen) Die Bestimmungsmethode nach Clauss basiert auf der Zugabe von Thrombin, sodass alle Antikoagulanzien mit einer dominanten Thrombinhemmung zu falsch niedrigen Werten von Fibrinogen führen. Die aufwendige immunologische Bestimmung von Fibrinogen liefert korrekte Werte.	Überwachung der Fibrinolysetherapie
Thrombozytenzahl	150 000–400 000/µl	< 150 000/µl u. a. bei Leukämie, Verbrauchskoagulopathie	Verlaufskontrolle bei Verbrauchskoagulopathie, Früherkennung der Nebenwirkung Thrombozytopenie bei Heparintherapie

2.2 Weiterführende Diagnostik

2.2.1 Untersuchungsmethoden im Überblick

Analysen der plasmatischen Gerinnung

Einzelfaktorenanalyse: Für die **Gerinnungsfaktoren** II, V, VII, VIII, IX-XII sowie für Präkallikrein, Kallikrein, Kininogen und Kinin stehen **Einzelaktivitätstests** zur Verfügung. Die Ergebnisse werden in % der Norm angegeben, der Normbereich beträgt 70–150 %. Die Aktivität einzelner Gerinnungsfaktoren wird z. B. bei V. a. Hämophilie A oder B (= angeborener Mangel an Faktor VIII oder IX) durch diese Analysen bestimmt.

Testsysteme zur Diagnostik einer gesteigerten Fibrinbildung: Die am häufigsten angewandten Testsysteme sind in Tab. **L-2.3** zusammengefasst. Zum Nachweis bzw. Ausschluss einer Verbrauchskoagulopathie wird z. B. der Ethanol- oder Fibrinmonomer-Test durchgeführt.

2.2 Weiterführende Diagnostik

2.2.1 Untersuchungsmethoden im Überblick

Analysen der plasmatischen Gerinnung

Einzelfaktorenanalyse: Für die **meisten Gerinnungsfaktoren** sowie für Kallikrein und Kinin (plus Vorstufen) existieren **Einzelaktivitätstests**. Sie sind z. B. bei V. a. Hämophilie indiziert.

Testsysteme zur Diagnostik einer gesteigerten Fibrinbildung: s. Tab. **L-2.3**.

L-2.3 Testsysteme zur Erfassung einer gesteigerten Fibrinbildung

Untersuchungsparameter	erfasste Reaktion	Normwert
▪ Prothrombin $_{1,2}$-Fragment	Prothrombin → Thrombin	< 5 µg/ml
▪ Thrombin-Antithrombin-(TAT)Komplex	Prothrombin → Thrombin	3 ng/ml
▪ Fibrinopeptid A	Fibrinogen → Fibrin	< 5 ng/ml
▪ Fibrinmonomer	Fibrinogen → Fibrin	
– Ausfällung der Fibrinmonomere durch Zusatz von 7 %igem Ethanol (= Ethanoltest)		negativ
– direkter Nachweis von Fibrinmonomeren (= Fibrinmonomer-Test)		< 10 µg/ml
▪ D-Dimere	Fibrin → Spaltprodukte	< 0,4 µg/ml
▪ Fragment E	Fibrin → Spaltprodukte	< 5 µg/ml

Analysen der Thrombozytenfunktion

Blutungszeit: Diese Ex-vivo-Globalmethode dient der Erfassung von Störungen der Thrombozytenadhäsion und -aggregation. Es wird eine standardisierte intrakutane Läsion von 1 mm Tiefe und 7 mm Länge an der Innenseite des Unterarms gesetzt und die Zeit bis zum Stillstand der Blutung gemessen (normal < 7 min).

> ▶ **Merke.** Die Blutungszeit ist verlängert bei Hemmung der Thrombozyten-Zyklooxygenase durch Azetylsalizylsäure (ASS), bei anderen Störungen der Thrombozytenfunktion und bei Mangel an vWF. Nimmt der Patient kein ASS ein, weist eine verlängerte Blutungszeit auf ein Von-Willebrand-Jürgens-Syndrom (S. 1296) hin. Bei Verminderung von Gerinnungsfaktoren bleibt die Blutungszeit normal.

Platelet Function Analyser (PFA): Thrombozyten werden durch Kollagen, Adrenalin oder Ristocetin (S. 1282) aktiviert, um Störungen der Thrombozytenadhäsion und -aggregation zu erfassen. Die kollageninduzierte Thrombozytenaggregationszeit ist bei Einnahme von ASS, die Adrenalin- bzw. epinephrininduzierte Aggregationszeit bei Von-Willebrand-Jürgens-Syndrom verlängert.

Rumpel-Leede-Test: Bei diesem einfach durchführbaren Test wird eine Blutdruckmanschette am Oberarm für 10 min auf etwa 50 mmHg aufgeblasen. Treten am Unterarm flohstichartige Blutungen (Petechien) auf, ist der Test positiv (Abb. **L-2.1**). Bei normaler Thrombozytenzahl weist dies auf eine Thrombozytopathie oder eine Störung der Endothelfunktion hin.

L-2.1 Stark positiver Rumpel-Leede-Test

Zahlreiche Petechien in der Ellenbeuge nach Wegnahme der Blutdruckmanschette am Oberarm.

aus: Siegenthaler, W. (Hrsg.): Siegenthalers Differenzialdiagnose. Thieme; 2005

2.2.2 Diagnostisches Vorgehen bei isoliert vermindertem Quick-Wert

Häufige Ursachen einer isolierten Verminderung des Quick-Werts sind eine Hepatopathie und Verbrauchskoagulopathie. Aufgrund der kurzen HWZ von Faktor VII (ca. 7 h) ist die Sensitivität der Thromboplastinzeit nach Quick für eine Leberfunktionsstörung höher als die der aPTT u. a. Tests. Daneben kann es unter Therapie mit Kumarinderivaten zu einer isolierten Quick-Wert-Verminderung kommen, wie auch unter Therapie mit den neuen oralen Antikoagulanzien, vorzugsweise Rivaroxaban und Apixaban. Zum differenzialdiagnostischen Vorgehen siehe Abb. **L-2.2**.

2.2.3 Diagnostisches Vorgehen bei isoliert verlängerter aPTT

Eine verlängerte aPTT als einziger pathologischer Befund der Basisdiagnostik findet sich bei Heparintherapie, Faktorenmangel (z. B. Hämophilie A, B), oder Von-Willebrand-Jürgens-Syndrom. Auch unter Dabigatran ist eine isoliert verlängerte aPTT möglich. Zum differenzialdiagnostischen Vorgehen siehe Abb. **L-2.3**.

Bei Heparintherapie des Patienten oder unter Therapie mit Dabigatran lässt sich der Gerinnungsbefund erklären. Im Zweifelsfall kann Heparin durch den Heptest nachgewiesen werden. Erhält der Patient **kein** Antikoagulans, wird zunächst durch **Einzelfaktorenanalyse** das Vorliegen eines Mangels an Gerinnungsfaktor VIII oder IX (Hämophilie A bzw. B) überprüft. Bei negativem Befund bestimmt man die Aktivität der **übrigen Faktoren des endogenen Gerinnungssystems**.

L 2.2 Weiterführende Diagnostik

L-2.2 Diagnostisches Vorgehen bei isoliert pathologischem Quick-Wert

L-2.3 Diagnostisches Vorgehen bei isoliert pathologischer aPTT*

* neue orale Antikoagulanzien, v.a. Dabigatran, können isoliert die aPTT erhöhen!

▶ Merke. Bei verminderter Aktivität von Faktor VIII oder IX sind zum Ausschluss einer Thrombozytenfunktionsstörung sowie eines Mangels an vWF die Bestimmung der Blutungszeit, eines Thrombelastogramms oder der PFA (platelet function analyser) erforderlich. Sind diese Tests unauffällig, ist die Diagnose Hämophilie A oder B gesichert.

Bei verlängerter Blutungszeit und pathologischem PFA-Ergebnis mit Ristocetin bestimmt man die Konzentration des vWF (= Faktor VIII:vW) und seiner Multimere (s. Exkurs). Sind diese Tests pathologisch, ist dies beweisend für ein **Von-Willebrand-Jürgens-Syndrom** (s. S. 1296).

▶ Merke.

Bei verlängerter Blutungszeit Bestimmung des vWF und seiner Multimere (s. Exkurs). Sind diese Tests pathologisch, liegt ein **Von-Willebrand-Jürgens-Syndrom** (s. S. 1296) vor.

▶ Exkurs. **Ristocetin-Kofaktor:** Im klinischen Sprachgebrauch werden die Multimere des vWF als Ristocetin-Kofaktoren bezeichnet, da diese für die Aggregation von Testthrombozyten in Gegenwart des Antibiotikums Ristocetin verantwortlich sind. Da der quantitative Nachweis über Antigendeterminanten des vWF bzw. des Ristocetin-Kofaktors erfolgt, werden die beiden Parameter auch als vWF:Ag (Ag = Antigen) bzw. Faktor VIII:rAG abgekürzt.

2.2.4 Weiterführende Diagnostik bei Thromboseneigung (Thrombophilie)

Indikation: Fehlen einer klinischen Ursache für Thrombose oder Lungenembolie (v. a. Patienten < 40 Jahren). Bei älteren Patienten sind vererbte Stoffwechselstörungen als Thromboseursache selten (an **medikamenteninduzierte** oder **andere erworbene Ursachen** denken!).

Anamnestische Hinweise auf eine **angeborene Thromboseneigung** sind z. B. das Fehlen von thromboseauslösenden Faktoren, ungewöhnliche Thromboselokalisation, positive Familienanamnese und Alter < 40 Jahre.

Ursachen einer Thrombophilie sind:

- **Mangel** der physiologischen **Gerinnungsinhibitoren** (AT, Protein C und S) und APC-Resistenz. Ursachen eines **AT-Mangels:** Verminderung der Aktivität bei normaler Konzentration (Typ-I-Mangel). Verminderung der Aktivität durch verminderte Konzentration (Typ-II-Mangel). Störung der Bindungsstelle von Heparin/niedermolekularem Heparin (Typ-III-Mangel). Ein **Protein-C-Mangel** betrifft das Protein selbst oder das PCb-Protein.

- **Verminderte Aktivität des Fibrinolysesystems** mit vermindertem Plasminogen oder erhöhtem α_2-Antiplasmin und PAI 1.

- **Genetische Ursachen:** nicht X-chromosomal vererbt, hetero- und homozygot. Genetische Defekte können auch kombiniert vorliegen:
  - Faktor-V-Leiden-Mutation (s. S. 318): Mutation im Faktor-V-Molekül
  - Mutation im Prothrombinmolekül
  - Mutation im Molekül von PAI 1
  - Antithrombin (AT) und Protein C: mehrere Mutationen
  - Mutation der MTHFR mit arterieller und venöser Thrombophilie.

- Cardiolipin-IgG- oder -IgM-Antikörper und Lupus-Antikoagulans gegen pathologische Phospholipide bei Systemerkrankungen z. B. des lupoiden Formenkreises.

2.2.4 Weiterführende Diagnostik bei Thromboseneigung (Thrombophilie)

Indikation: Besteht keine klinische Ursache für eine Thrombose oder Lungenembolie, sollten insbesondere **hereditäre Gerinnungsstörungen** abgeklärt werden. Vor allem bei jüngeren Patienten < 40 Jahren und bei arteriellen Thrombosen jüngerer Patienten sollte zur Abklärung eine Labordiagnostik erfolgen (s. S. 1279). Bei älteren Patienten sind vererbte Gerinnungsstörungen als Thromboseursache selten (hier insbesondere an **medikamenteninduzierte** oder **andere erworbene Ursachen** denken!).

Auf eine **angeborene Thrombophilie** deuten aus der Anamnese hin: Fehlen von thromboseauslösenden Faktoren (z. B. Immobilität, Z. n. OP), ungewöhnliche Thromboselokalisation (z. B. mesenterial, zerebral), familiäre Häufung von Thrombosen, kein Vorliegen eines Malignoms und Alter < 40 Jahre.

Ursachen einer Thrombophilie sind:

- **Mangel** der wichtigsten physiologischen **Gerinnungsinhibitoren** (Antithrombin [AT], Protein C und S) und Resistenz gegen aktiviertes Protein C (APC-Resistenz). Ursachen eines **AT-Mangels** sind: Verminderung der Aktivität bei normaler Konzentration des Proteins (Typ-I-Mangel), Verminderung der Aktivität durch eine verminderte Konzentration (Typ-II-Mangel) sowie eine Störung der Bindungsstelle von Heparin/niedermolekularem Heparin. Diese geht meist mit einer Verminderung der Aktivität einher (Typ-III-Mangel). Protein C liegt frei oder gebunden an Protein-C-bindendes Protein (PCb-Protein) vor. Ein **Protein-C-Mangel** betrifft das Protein selbst (Typ-I-Mangel = Verminderung von freiem Protein C) oder das PCb-Protein (Protein-II-Mangel: freies Protein C normal = Typ IIa, oder vermindert = Typ IIb).

- **Verminderte Aktivität des Fibrinolysesystems** mit vermindertem Plasminogen oder erhöhtem α_2-Antiplasmin und erhöhtem Plasminogenaktivator Inhibitor 1 (PAI 1). Meistens handelt es sich um Spontanmutationen, die nicht vererbt werden.

- **Genetische Ursachen:** Die genetischen Mutationen einzelner Gerinnungsfaktoren werden nicht X-chromosomal vererbt. Sie liegen hetero- und homozygot (sehr selten: 1:0,2–0,3 /Mio.) vor. Heterozygote Formen treten auch spontan auf. Genetische Defekte können bei einem Patienten auch kombiniert vorliegen (zwei Defekte gleichzeitig). Ursachen der Thrombophilie sind:
  - Faktor-V-Leiden-Mutation (s. S. 318): Mutation im Faktor-V-Molekül (G 1 691A)
  - Mutation im Prothrombinmolekül (Position G 2 021 DA)
  - Mutation im Molekül von PAI 1 (Plasminogen-Aktivator-Inhibitor [4G/5G])
  - Mutation im Molekül von Antithrombin (AT) und Protein C (mehrere Mutationen beschrieben)
  - Mutation der Methyltetrahydrofolattransferase (MTHFR, C 677 T): erhöhte Konzentration von Homocystein mit der Folge einer arteriellen und venösen Thrombophilie (seltener).

- Cardiolipin-IgG- oder -IgM-Antikörper und Lupus-Antikoagulans richten sich gegen pathologische Phospholipide bei Systemerkrankungen z. B. des lupoiden Formenkreises. Die Antikörpertiter sind fluktuierend und müssen 2- bis 3-mal bestimmt werden, um einen positiven Befund zu bestätigen.

3 Hämostaseologische Erkrankungen

3.1 Erkrankungen bei Endotheldysfunktionen 1283
3.2 Immunologische Erkrankungen mit thrombohämorrhagischem Syndrom 1285
3.3 Thrombozytär bedingte Hämostasestörungen 1286
3.4 Plasmatisch bedingte Hämostasestörungen (Koagulopathien) 1293

3.1 Erkrankungen bei Endotheldysfunktionen

3.1.1 Hereditäre Vasopathien

Den hereditären vaskulären Erkrankungen liegen Kollagen-Stoffwechselstörungen zugrunde, die jedoch noch nicht differenziert sind. Dies bewirkt eine Desintegration der extrazellulären Matrix. Folge ist eine lokalisierte oder generalisierte **Gefäßfragilität** durch Gefäßwandveränderungen, die zu einer **erhöhten Blutungsneigung** in unterschiedlicher Ausprägung führt. Eine Gerinnungsaktivierung führt zu **Thromboseneigung**.

Ehlers-Danlos-Syndrom

▶ **Definition.** Es handelt sich um eine autosomal-dominant vererbte Bindegewebeerkrankung mit Störung der Kollagensynthese.

Klinik und Diagnostik: Das klinische Bild ist gekennzeichnet durch eine leichte Verletzbarkeit des Gefäßsystems und der Haut, überstreckbare Gelenke sowie Hyperelastizität der Haut. Begleitend können eine Aorteninsuffizienz und ein Mitralklappenprolaps bestehen.
Leichte und **spontane Blutungen** sind diagnostisch richtungsweisend. Charakteristische Befunde sind Schleimhaut- und Gingivablutung, postoperative Nachblutungen, Petechien, Purpura und gastrointestinale Blutungen sowie Bluthusten. **Positive Laboruntersuchungen** sind der Rumpel-Leede-Test, eine verlängerte Blutungszeit und oft eine verminderte Thrombozytenaggregation. **Differenzialdiagnostisch** ist eine Hämophilie abzugrenzen.

Marfan-Syndrom

▶ **Definition.** Diesem autosomal-dominant vererbten Syndrom liegt ein Defekt im Kollagenmolekül C mit einer Störung seiner Bindungsfähigkeit zugrunde. Betroffene Körperregionen sind Skelettsystem, kardiovaskuläres System und das Auge.

Klinik und Diagnostik: Die Patienten weisen lange Extremitäten und Finger auf, in Kombination mit einer Verschlussunfähigkeit der Aortenklappe (häufig auch mit einem Aortenaneurysma kombiniert, welches dissoziieren kann; s. auch S. 301 und S. 274) sowie eine Dislokation der Augenlinse. Richtungsweisend ist eine leichte und spontane Verletzbarkeit der Haut. Im Urin werden vermehrt Hydroxyprolin und Polysaccharide ausgeschieden. Manche Patienten weisen eine gestörte Plättchenfunktion auf. Die Blutungszeit ist dann verlängert.

Kasabach-Merritt-Syndrom

Dieses Krankheitsbild ist durch **benigne große, kavernöse Hämangiome** im kapillären und kavernösen Gefäßsystem gekennzeichnet. Die häufigsten Lokalisationen sind Gastrointestinaltrakt, Knochen, Leber, Gesichts- und Nackenhaut sowie die Mukosa im Mundbereich. Vorzugsweise sind Frauen betroffen. Die Hämangiome enthalten eine Vielzahl von Thromben, die aufgrund einer lokalen disseminierten intravasalen Gerinnung (DIC) entstehen.
Die akute Verbrauchskoagulopathie wird mit Low-Dose-Heparin behandelt. Eine lokale Strahlenbehandlung oder Injektion von sklerosierenden Agenzien ist nur in besonderen Fällen indiziert.

3.1 Erkrankungen bei Endotheldysfunktionen

3.1.1 Hereditäre Vasopathien

Diesen liegen Störungen des Kollagen-Stoffwechsels zugrunde. Folgen sind **Blutungen** in unterschiedlicher Ausprägung und Gerinnungsaktivierung mit **Thromboseneigung**.

Ehlers-Danlos-Syndrom

▶ **Definition.**

Klinik und Diagnostik: leichte Verletzbarkeit von Gefäßsystem und Haut, überstreckbare Gelenke und Hyperelasitizität der Haut.

Leichte und **spontane Blutungen** sind diagnostisch richtungsweisend. **Labor:** positiver Rumpel-Leede-Test, verlängerte Blutungszeit und verminderte Thrombozytenaggregation. DD: Hämophilie.

Marfan-Syndrom

▶ **Definition.**

Klinik und Diagnostik: Eine leichte und spontane Verletzbarkeit der Haut ist richtungsweisend. Im Urin werden vermehrt Hydroxyprolin und Polysaccharide ausgeschieden.

Kasabach-Merritt-Syndrom

Große, kavernöse, benigne Hämangiome finden sich bevorzugt in Gastrointestinaltrakt, Knochen, Leber, im Bereich der Gesichts- und Nackenhaut sowie in der Mukosa im Mundbereich. Die Hämangiome enthalten aufgrund einer lokalen DIC multiple Thrombosen.
Die akute Verbrauchskoagulopathie wird mit Low-Dose-Heparin behandelt.

Morbus Osler-Weber-Rendu

▶ **Definition.** Diese autosomal-dominant vererbte hämorrhagische Teleangiektasie beruht auf einer Störung des Gefäßwandkollagens. Homozygote Patienten sind nicht lebensfähig. Das Gen ist an die Blutgruppe 0 gekoppelt.

Klinik und Diagnostik: Bei der heterozygoten Form sind erste klinische Zeichen **Teleangiektasien** an der Haut und im Bereich der Mundschleimhaut (Abb. **L-3.1**) mit **Nasen-** und **Zahnfleischbluten**. Diese Symptome treten meist bereits in der frühen Kindheit oder in späteren Lebensjahren auf. Im Verlauf kommt es zu okkulten, gastrointestinalen, urogenitalen oder pulmonalen Blutungen. Mit hoher Prävalenz entwickeln sich Hämatome in Leber und Milz sowie eine Leberzirrhose. Störungen der Plättchenfunktion und im Fibrinolysesystem verstärken die Erkrankung. Chronische Blutungen können zur Verbrauchskoagulopathie führen.

▶ **Merke.** Die diagnostische Trias beinhaltet: positive Familienanamnese, Teleangiektasien und Blutungsneigung.

Therapie: Eine spezifische Behandlung besteht nicht. Bei schweren Blutungen in die Leber erfolgt eine chirurgische Intervention. Kleine Blutungen werden symptomatisch mit lokaler Blutstillung und Verabreichung von vasokonstriktiven Nasensprays therapiert. Carbazochrom wird in einer Dosis von 5–10 mg p. o. alle 3–4 Stunden täglich eingesetzt.

⊙ **L-3.1** Morbus Osler-Weber-Rendu

Teleangiektasien an der Unterlippe und an der Zunge.

aus: Siegenthaler W. (Hrsg.): Siegenthalers Differenzialdiagnose. Thieme; 2005

3.1.2 Erworbene Vasopathien

Ursachen für erworbene vaskuläre Defekte sind in Tab. **L-3.1** dargestellt.

≡ L-3.1	Ursachen und pathologische Mechanismen bei erworbenen Vasopathien	
Ursachen	**Pathomechanismus**	**Beispiel**
Kollagenstoffwechselstörung	Extrazelluläre Matrix oder Bindegewebe wird unzureichend in Gefäßsystem und perivaskuläres Gewebe eingebaut.	Vitamin-C-Mangel
Paraproteinbildung	▪ Pathologische Immunglobuline werden in das Endothel eingebaut, das dadurch seine Schutzfunktionen verliert. Es resultiert ein Verschluss der Vasa vasorum. ▪ Hyperviskosität mit Stase, Ischämie und Azidose führen zu einer Verbrauchskoagulopathie mit Blutungen an allen Schleimhäuten. Die entstehende Vaskulitis verläuft nekrotisierend. ▪ Bei Amyloidose (s. S. 909) führt ein Paraprotein zur Desintegration des vaskulären Systems mit Petechien, Purpura, Hämaturie und Blutungen in innere Organe. ▪ Paraproteine können als Autoantikörper gegen Gerinnungsfaktoren und Thrombozyten fungieren und Blutungskomplikationen verursachen.	Morbus Waldenström
Immunkomplexbildung	Ablagerung auf Endothel der Gefäße und Vasa vasorum mit Gefäßverschluss und Diapedeseblutung	allergische Vaskulitis bzw. Purpura
Toxineinschwemmung (infektbedingt)	Desintegration der endothelialen Membranproteine und extrazellulären Matrix, Azidose, Stase, Verschluss und Blutung	Verbrauchskoagulopathie
Cushing-Syndrom	Verlust von Mukopolysacchariden im perivaskulären Gewebe	Kortisontherapie
Diabetes mellitus	Verdickung der Basalmembran mit erhöhter Membrandurchlässigkeit, verminderter Bildung von Proteoglykanen und vermehrter Ablagerung lipophiler Substanzen	

Die Patienten leiden unter spontan auftretenden leichten **Blutungen, Petechien und Purpura**. Weiterhin können rezidivierende Hämaturie, leichte und spontane Blutungen in inneren Organen oder in Lymphknoten resultieren (z. B. durch Paraproteine).

3.2 Immunologische Erkrankungen mit thrombohämorrhagischem Syndrom

Im Rahmen **immunologischer Erkrankungen** finden sich zirkulierende Immunkomplexe und Kryoglobuline, welche zu einer diffusen Vaskulitis mit Ausbildung von Thrombose und Blutung führen. Da es sich um Systemerkrankungen handelt, sind die Antikörper unspezifisch und schädigen neben dem Endothel auch zelluläre Blutbestandteile (z. B. Erythrozyten, Thrombozyten, Makrophagen, Monozyten und Granulozyten).

Gegen das Endothel gerichtete Antikörper führen im Bereich der Gelenke zur **Polyarteriitis nodosa** und im Bereich der Haut zu einer allergischen **Purpura Schoenlein-Henoch** (s. S. 1386). Streptokokken-Antikörper führen über eine **Ablagerung** an der **glomerulären Basalmembran** zum **Goodpasture-Syndrom**.

Infektiöse Erkrankungen können durch eine immunologische Reaktion zu einer **Vaskulitis mit thrombohämorrhagischem Syndrom** führen. **Auslösende Erreger** sind: Bordetella pertussis, Clostridium tetani, Corynebacterium diphtheriae, Escherichia coli, Pseudomonas aeruginosa, Salmonella typhi, Staphylokokken, Streptokokken, Mycobacterium tuberculosis, Chlamydia trachomatis, Zytomegalievirus, Epstein-Barr-Virus, Hepatitis-B-Virus, Influenzaviren, Treponema pallidum und Malariaerreger. Eine erhöhte Einlagerung von lipophilem Material in das subendotheliale Gewebe von Arterien und Arteriolen kennzeichnet die Erkrankung. Eine gesteigerte Gefäßpermeabilität mit Plasmaseparation und Fibrinablagerung führt zu lokalen Thrombosen. Die Auslösung einer Verbrauchskoagulopathie gehört ebenso zum Symptomenkreis wie die sekundäre Einblutung.

3.2.1 Behçet-Syndrom

Schubförmig verlaufende Systemvaskulitis, die durch rezidivierende Schleimhautaffektionen in Form von Aphthen und Ulzera gekennzeichnet ist. Viele Patienten leiden zudem unter **venösen Thrombosen**. Eine **Arteriitis** führt zu fibrinoiden Ablagerungen und Nekrose. Eine verminderte Fibrinolyse stört zusätzlich das Gleichgewicht der Hämostase. Aufgrund rezidivierender Thrombosen bildet sich eine **Verbrauchskoagulopathie** (DIC) **mit hämorrhagischem Syndrom** aus. Venöse Thrombosen können auch intrazerebral auftreten und sich in Form neurologischer Symptome manifestieren. Nähere Informationen hierzu s. S. 1298.

3.2.2 Medikamentös induzierte Vaskulitis

Eine große Anzahl von Medikamenten kann eine allergische Vaskulitis mit **Petechien** und **Purpura**, **Hautnekrosen** und **Gangrän** verursachen (Abb. **L-3.2**). Auslösend sind verschiedene Autoimmunmechanismen. Medikamente wirken als Hapten oder sind selbst das Antigen. Die Symptome treten 5–10 Tage nach Beginn der medikamentösen Behandlung auf. Eine Auswahl der wichtigsten Substanzen, die eine allergische Vaskulitis verursachen, ist in Tab. **L-3.2** dargestellt. Nach Gabe von oralen Antikoagulanzien wird die Nekrose durch eine initiale Steigerung der Blutgerinnung mit anschließender Einblutung verursacht. Dies wird insbesondere bei Protein-C-Mangel beobachtet.

> ▶ **Merke.** Bei Patienten mit Protein-C-Mangel kommt es bei Therapiebeginn mit Kumarinderivaten zu einem initialen schnellen Abfall von Vitamin K. Dadurch können Thrombosen auftreten. In der zweiten Phase der Antikoagulation mit einer Zunahme der Gerinnungshemmung kann es in diese Gebiete einbluten. Dadurch entwickeln sich sog. Kumarinnekrosen. Bei Protein-C-Mangel Kumarindosis daher immer initial niedrig halten.

⊙ L-3.2 **Medikamentös bedingte Purpura**

≡ L-3.2 **Medikamente, die eine allergische Vaskulitis auslösen können (Auswahl)**

- Azetylsalizylsäure
- Chlorpropramid
- Goldsalze
- Piperazine
- Warfarin
- Allopurinol
- Coumarin
- Jod
- Chinidin
- Indometacin
- Arsen
- Digoxin
- Isoniazid
- Reserpin
- Chloramphenicol
- Östrogen
- Meprobamat
- Sulfonamid
- Chlorothiazid
- Furosemid
- Methyldopa
- Tolbutamid

3.2.3 Thrombohämorrhagisches Syndrom nach kardiopulmonalen Operationen

Nach kardiopulmonalen Bypass-Operationen kann es im Sinne einer **Autoimmunreaktion** zu einer milden oder mittelschweren Purpura kommen. Diese ist nicht durch eine Thrombozytopenie bedingt, geht aber mit einer Splenomegalie und einer atypischen Lymphozytose einher. Auch letal verlaufende Formen der Purpura sind beschrieben.

3.3 Thrombozytär bedingte Hämostasestörungen

Thrombozyten können **qualitative** (Thrombozytopathie = Plättchenfunktionsstörung) und **quantitative** (Thrombozytose oder Thrombozytopenie) Defekte aufweisen.

Unter physiologischen Bedingungen beträgt die mittlere Lebensdauer von im Blut zirkulierenden Thrombozyten ca. 10 Tage, die biologische HWZ ca. 4 Tage. Der Großteil des Thrombozytenpools (⅔) zirkuliert im Blut, der restliche, in der Milz gespeicherte Anteil kann im Bedarfsfall in die Blutbahn abgegeben werden. Zu weiteren Grundlagen s. S. 1150.

3.3.1 Thrombozytopenien

Thrombozytopenien sind die häufigste Ursache einer erhöhten Blutungsneigung und resultieren meist aus Knochenmark-(KM)Bildungsstörungen bzw. sind auf einen erhöhten peripheren Verbrauch zurückzuführen.

Einteilung: Man unterscheidet folgende Schweregrade:
- **leichte** Thrombozytopenie: 100 000–60 000 /µl
- **mittelschwere** Thrombozytopenie: 60 000–20 000 /µl
- **schwere** Thrombozytopenie: < 20 000 /µl

Klinik: Mit Ausnahme der neonatalen Thrombozytopenie sind alle Formen der Thrombozytopenie zunächst durch die Ausbildung von **petechialen** (punktförmigen) **Blutungen** und **Purpura** an Haut und Schleimhäuten gekennzeichnet (Abb. **L-3.3**). Im späteren Stadium treten bei schwerer Thrombozytopenie Blutungen in parenchymatöse Organe und intrakranial auf. Bei neonatalen Blutungen sind immer schwerste Blutungskomplikationen vorhanden, während leichte Blutungen fehlen.

Klinik: Alle Formen, mit Ausnahme der neonatalen Form, imponieren durch **petechiale Blutungen** und **Purpura** an Haut und Schleimhäuten (Abb. **L-3.3**). Im späteren Stadium treten Blutungen in Organen und intrakranial auf.

⊙ L-3.3 Hämorrhagische Diathese bei Thrombozytopenie

aus: Siegenthaler W. (Hrsg.): Siegenthalers Differenzialdiagnose. Thieme; 2005

Ursachen: Zu den wichtigsten Ursachen s. Tab. **L-3.3**.

Ursachen: s. Tab. **L-3.3**.

≡ L-3.3 Ursachen der Thrombozytopenien

Ursachen/Beispiele	
I Thrombogenesestörung im Knochenmark (verminderte Anzahl der Megakaryozyten)	
aplastische Störung (= verminderte Bildung)	
▪ kongenital	▪ Fanconi-Anämie, Wiskott-Aldrich-Syndrom, Alport-Syndrom, Gray-Plättchen-Syndrom
▪ erworben	▪ Knochenmarkinfiltration (z. B. bei Malignom, Lymphom, Morbus Hodgkin, Leukämie, Morbus Gaucher, Niemann-Pick-Erkrankung, Mukopolysaccharidose)
	▪ Knochenmarkschädigung (z. B. Medikamente wie Zytostaktika, Chemikalien, Infektionen, Strahlen und Autoantikörper)
	▪ Knochenmarksuppression (Osteomyelofibrose, Osteomyelosklerose).
Reifungsstörung der Megakaryozyten (unreife Zellvorstufen, Megakaryozytenzahl normal oder erhöht, Halbwertszeit der Thrombozyten kann extrem verkürzt sein)	
ineffektive Erythro-, Thrombo- und Granulopoese (z. B. Vitamin-B_{12}-, Folsäure-Mangel)	
II gesteigerter peripherer Umsatz (Megakaryozytenzahl vermehrt; Manifestation, wenn erhöhte Umsatzrate nicht mehr durch erhöhte Produktion kompensiert werden kann)	
Immunthrombozytopenien (ITP) durch Antikörperbildung gegen Thrombozyten	
▪ Alloantikörper	▪ z. B. Posttransfusionspurpura = Posttransfusionsthrombozytopenie
▪ Autoantikörper	▪ **akut:** postinfektiös (häufig nach gastrointestinalen oder respiratorischen Virusinfekten), medikamentös (z. B. Chinidin, Cotrimoxazol, Chemotherapie, Thiazide, Gold, Antirheumatika, Antikonvulsiva, Tranquilizer), heparininduzierte Thrombozytopenie (HIT)
	▪ **sekundär** (bei bekannten Grunderkrankungen): z. B. maligne Lymphome, systemischer Lupus erythematodes (SLE), HIV.
gesteigerte Thrombinaktivität	▪ Infektionen, Malignome (Proteasenfreisetzung aus Makrophagen und Leukozyten), disseminierte intravasale Gerinnung (DIC)
weitere Ursachen	▪ Hypersplenismus (durch Pooling der Thrombozyten in der vergrößerten Milz)
	▪ extrakorporale Zirkulation (= EKZ, Zerstörung der Thrombozyten durch Oberflächenkontakt)
	▪ thrombotische Mikroangiopathie (TMA)
	▪ künstliche Herzklappen (mechanischer Abbau).
III kombinierte Bildungs- und Abbaustörung	
	▪ z. B. alkoholtoxische Leberzirrhose (verminderte Thrombozytensynthese im Knochenmark und gesteigerter Abbau in der Milz)

Hereditäre Thrombozytopenien

Fanconi-Syndrom: autosomal-rezessive Störung mit Thrombozytopenie, Granulozytopenie, Anämie wie bei einer aplastischen Anämie.

Wiskott-Aldrich-Syndrom: X-chromosomal-rezessive Erkrankung mit Thrombozytopenie, Blutungsneigung, erhöhter Infektanfälligkeit und schweren Ekzemen.

Alport-Syndrom: autosomal-dominant vererbte Störung mit Thrombozytopenie und sklerosierender Glomerulonephritis mit Übergang in eine interstitielle Nephritis mit Fibrose.

Gray-Plättchen-Syndrom: autosomal-dominante Erkrankung mit Petechien, Purpura und Eckymosen und ggf. schweren Blutungen. Ursache: Mangel an β-Thromboglobulin und Plättchenfaktor 4 (PF 4).

Therapie: Eine ursächliche Behandlung gibt es nicht. Substitution von Thrombozyten bei < 20 000/µl.

Hereditäre Thrombozytopenien

Das **Fanconi-Syndrom** stellt eine autosomal-rezessiv vererbte Störung mit einer aplastischen Anämie und vielfachen kongenitalen Abnormalitäten dar. Die Thrombozytopenie kann einer Granulozytopenie und Anämie vorhergehen.

Das **Wiskott-Aldrich-Syndrom** ist eine X-chromosomal-rezessive Erkrankung mit schweren Ekzemen, erhöhter Infektanfälligkeit und schwerer Thrombozytopenie. Die Thrombozyten sind in ihrem Volumen verkleinert. Es besteht eine erhebliche Blutungsneigung, die mit dem Alter abnimmt.

Das **Alport-Syndrom** ist eine autosomal-dominant vererbte Störung, die durch eine proliferative, sklerosierende Glomerulonephritis charakterisiert ist, die in eine interstitielle Nephritis mit Fibrose übergeht. Eine Thrombozytopenie mit einer Thrombozytenfunktionsstörung führt zu einer Hämaturie und anderen Blutungskomplikationen.

Das **Gray-Plättchen-Syndrom** ist eine autosomal-dominante Erkrankung der Thrombozyten mit Petechien, Purpura, Ekchymosen und auch schwereren Blutungen. Die Plättchen sind ohne Granula und weisen daher kein β-Thromboglobulin und Plättchenfaktor 4 (PF 4) auf. Die Plättchenfunktion ist hingegen normal.

Therapie: Eine ursächliche Behandlung dieser Thrombozytopenien gibt es bisher nicht. Eine Substitution der Thrombozyten (s. Exkurs S. 1289) ist nur bei einer Thrombozytenzahl von < 20 000/µl bei gleichzeitiger Blutung erforderlich.

Erworbene Thrombozytopenien

Allgemeines

Ätiologie: Ursachen sind eine Verdrängung oder toxische Schädigung der Megakaryozytose im Knochenmark oder ein gesteigerter peripherer Thrombozytenumsatz (Tab. L-3.3).

Pathogenese: Sowohl die **immunologisch** induzierte Thrombozytopenie, als auch die **medikamentös** induzierte Form führen rasch zu einem Abfall der Thrombozytenzahl (s. Tab. L-3.2). Ursachen: **infektbedingte** Thrombozytopenie (durch toxische, bakterielle oder virale Zellbestandteile), **strahleninduzierte Myelofibrose**.

Klinik: Bei **mittelschwerer Thrombozytopenie** bilden sich **petechiale, flohstichartige Blutungen** an Schleimhäuten und Integument aus, bei **schwerer Thrombozytopenie** zusätzlich auch **großflächige gastrointestinale und/oder intrazerebrale Blutungen**.

Diagnostik:

▶ Merke.

Thrombozytopenie, Leukozytose oder Leukopenie sowie Schistozytose. Bei zusätzlicher DIC sinken Quick-Wert, Fibrinogen und AT, die aPTT ist verlängert, Fibrinmonomere und D-Dimere sind erhöht.

Erworbene Thrombozytopenien

Allgemeines

Ätiologie: Ursachen sind eine Verdrängung oder toxische Schädigung der Megakaryozytose im Knochenmark oder ein gesteigerter Thrombozytenumsatz in der Peripherie (Tab. L-3.3). Die Thrombozytopenie kann daher sowohl lange vor einer manifesten Erkrankung auftreten als auch nach einer manifesten Erkrankung über mehrere Monate bestehen bleiben.

Pathogenese: Sowohl die **immunologisch** induzierte Thrombozytopenie im Rahmen von Autoimmunerkrankungen, als auch die **medikamentös** induzierte Form führen innerhalb von 5–10 Tagen zu einem raschen Abfall der Thrombozytenzahl. Zahlreiche Medikamente können eine akute oder chronische Thrombozytopenie auslösen (s. Tab. L-3.2). Die **infektbedingte** Thrombozytopenie wird über toxische Substanzen (z. B. Phospholipde und Lipoproteine) von bakteriellen und viralen Zellbestandteilen hervorgerufen. Die **strahleninduzierte Myelofibrose** führt zu einer irreversiblen Schädigung der Thrombozytogenese.

Klinik: Das klinische Bild besteht abhängig vom Schweregrad bei **mittelschwerer Thrombozytopenie** in der Entwicklung von **petechialen, flohstichartigen Blutungen** an Schleimhäuten und Integument. Diese sind insbesondere an statisch bevorzugten Stellen mit hohem hydrostatischem Druck zu finden (z. B. an den Beinen beim stehenden und am Rücken beim liegenden Patienten). Bei **schwerer Thrombozytopenie** treten zusätzlich **großflächige, gastrointestinale** oder **intrazerebrale Blutungen** auf.

Diagnostik:

▶ Merke. Eine penible **Anamnese** bezüglich der auch nur gelegentlich eingenommenen **Medikamente**, Phytotherapeutika und anderer Substanzen mit Feststellung der Inhaltsstoffe, **Infektanamnese** und die Frage nach allen **Erkrankungen** ist essenziell für eine mögliche Identifikation einer Thrombozytopenie und einer allergischen Vaskulitis.

Im peripheren Blut finden sich neben der Thrombozytopenie eine Leukozytose oder Leukopenie sowie eine Schistozytose in Abhängigkeit von der Grundkrankheit. Eine zusätzlich auftretende Verbrauchskoagulopathie führt zu einem Absinken von Quick-Wert, Fibrinogen und Antithrombin (AT). Die aPTT ist verlängert, Fibrinmonomere und D-Dimere sind bei begleitender DIC erhöht.

3.3 Thrombozytär bedingte Hämostasestörungen

Differenzialdiagnose:

▶ **Merke.** Entscheidend ist die Abgrenzung der Thrombozytopenie von einer **Verbrauchskoagulopathie**. Diese kann ursächlich oder zusätzlich im Rahmen von septischen Erkrankungen auftreten.

Septische Zustände und erhöhte Harnstoffkonzentrationen bei **Nierenerkrankungen** führen zu einer toxischen Schädigung der Knochenmarksreifung. Eine **Splenomegalie** führt zu einem erhöhten Thrombozytenabbau. Bei **Leberzirrhose** sind neben dem Hypersplenismus eine Verbrauchskoagulopathie und eine verminderte Clearance von Toxinen und Stoffwechselprodukten über das retikuloendotheliale System für eine Thrombozytopenie verantwortlich. Ein Eisen-, Vitamin-B_{12}- und Folsäuremangel führt zu einer Schädigung der Megakaryopoese.

Therapie: Nur bei einer schweren Thrombozytopenie mit großflächigen Blutungen ist die Substitution mit Thrombozytenkonzentraten erforderlich (s. u.). Bei allen Formen dieser Thrombozytopenie steht die Behandlung des Grundleidens im Vordergrund. Die weitere Therapie (z. B. Steroide) wie auch die Prognose hängen von der Grunderkrankung/Ursache ab.

Häufig gemachter Fehler: Substitution von Thrombozyten bei Werten zwischen 40 000–100 000 /µl. Cave: Hierdurch wird die Ausbildung von Antikörpern gegen Thrombozyten induziert, die die körpereigene Thrombozytenfunktion (Megakaryopoese) hemmen.

▶ **Exkurs.** **Thrombozytenkonzentrat:** Die Anzahl der Thrombozytenkonzentrate hängt von der Qualität der Thrombozyten ab. Sog. „Hoch-Konzentrate" enthalten Thrombozyten, die nicht gefroren wurden. Sie müssen innerhalb von 24 h transfundiert werden. Die Überlebenszeit der Thrombozyten beträgt im Mittel etwa 2 Tage. Ein Konzentrat enthält 250 ml, entsprechend der Thrombozytenzahl aus 500 ml Blut. Unter optimalen Bedingungen erhöht ein Thrombozytenkonzentrat bei einem Blutvolumen von 5 l die Thrombozytenzahl um 20 000 /µl. Gefrorene Thrombozytenkonzentrate sind qualitativ viel schlechter.

Thrombotische Mikroangiopathien (TMA)

Thrombotisch-thrombozytopenische Purpura (TTP)

▶ **Synonym.** Morbus Moschcowitz

Pathogenese: Ausgangspunkt dieser thrombotischen Mikroangiopathie ist eine Veränderung der kleinsten Arteriolen und Kapillaren, die möglicherweise durch Einwirkung von Autoantikörpern oder durch eine verminderte Aktivität einer Protease (ADAMTS-13), die den Von-Willebrand-Faktor (vWF) spaltet, induziert ist. In der geschädigten Region sind die Endothelzellen größer als normal und häufig in mehreren Schichten gewuchert. Mit der Zeit rupturiert das veränderte Endothel. An diesen Foci akkumulieren Blutplättchen und bilden **hyaline Thromben**, die in allen Stadien der Organisation und Rekanalisierung anzutreffen sind. Gleichzeitig besteht eine **hämolytische Anämie**, die durch eine Schädigung der durch die veränderten Gefäße strömenden Erythrozyten (sog. Schistozyten) begründet ist.

Klinik: Es kommt zu **Fieber** ohne Schocksyndrom (abgesehen vom Endstadium), **hämolytischer Anämie**, **thrombozytopenischer Purpura**, wechselnden **neurologischen Befunden** (Seh- und Sprachstörungen oder Krampfanfällen) sowie **Nierenbeteiligung** (akute Niereninsuffizienz). Weiterhin können Herz, Nebennieren, Leber, Milz oder Pankreas betroffen sein. Petechiale Blutungen sind meist nur spärlich ausgeprägt.

Therapie: Höchsten Stellenwert im Rahmen der Therapie besitzt die Plasmapherese (s. S. 989), gleichzeitig sollten Frischplasmen verabreicht werden. Zusätzlich wird die Gabe von Prednison (2 mg/kg KG/d) empfohlen. Bleiben diese Maßnahmen ohne Erfolg, Therapieversuch mit monoklonalen Antikörpern wie Retuximab.

Verlauf und Prognose: Mit heutigen Therapieansätzen heilen 70–90 % eines Krankheitsschubes aus. Bei ca. ⅓ der Patienten muss mit erneuten Schüben gerechnet werden. Schwere neurologische Symptome verschlechtern die Prognose. Unbehandelt führt die Erkrankung in 90 % der Fälle zum Tod.

L 3 Hämostaseologische Erkrankungen

Hämolytisch-urämisches Syndrom (HUS)

▶ Synonym. Gasser-Syndrom

Epidemiologie: Das Syndrom bildet sich insbesondere bei Kindern aus. Im Erwachsenenalter sind bevorzugt Frauen betroffen.

Ätiopathogenese: Beim HUS kommt es infolge einer Endothelverletzung zu Thrombenbildung hauptsächlich in den Nieren und im Gehirn. In der Niere führen die Thromben zu einem renalen Hypertonus und später zu Niereninsuffizienz und Nierenversagen.
Auslöser sind häufig **virale** oder **bakterielle Infekte** (v. a. EHEC = enterohämorrhagische E. coli). Ebenso wird die Einnahme von Medikamenten (z. B. Clopidogrel, Ciclosporin, Tacrolimus, orale Kontrazeptiva und Chemotherapeutika wie z. B. Mitomycin) in einen Zusammenhang mit der Entstehung dieses Syndroms gebracht.

Klinik: Hämorrhagische Gastroenteritis oder Atemwegsinfekte gehen der Erkrankung häufig voraus. Leitsymptome sind **hämolytische Anämie, Thrombozytopenie** und **Nierenversagen**. Bei schwer betroffenen Patienten kann es auch zu z. T. erheblichen **neurologischen** Defiziten oder Krampfanfällen kommen. Durch die Ausbildung einer Verbrauchskoagulopathie kann sich das HUS verstärken. In der Schwangerschaft manifestiert sich die Erkrankung in Form einer Präklampsie mit Hypertonie, Ödemen und Proteinurie sowie ggf. zentralnervösen Symptomen.

Diagnostik: Charakteristisch sind Thrombozytopenie, Schistozytose und große bizarre Plättchen. Im Blutausstrich finden sich multiple Fragmentozyten (Abb. L-3.4). Weiterhin zeigt sich eine Erhöhung der harnpflichtigen Substanzen sowie eine Hämaturie und Proteinurie. Die Fibrinspaltprodukte sind erhöht. Bei Verbrauchskoagulopathie typische Laborkonstellation (Tab. L-3.9, S. 1299). Die histologische Untersuchung der Nieren zeigt Fibrinablagerung in den Arteriolen, Glomeruli und im subendothelialen Raum.

L-3.4 Fragmentozyten bei hämolytisch-urämischem Syndrom

aus: Gortner L, Meyer S., Sitzmann C. F.: Duale Reihe Pädiatrie. Thieme; 2012

Therapie: Neben symptomatisch/supportiven Maßnahmen stehen die Gabe von Fresh frozen Plasma (FFP), Plasmaaustausch und ggf. Dialyse im Vordergrund. Zu Details der nephrologischen Therapie bei EHEC-Infektionen mit schwerer thrombotischer Mikroangiopathie s. S. 945.

Akuter Morbus Werlhof

▶ Synonym. idiopathische thrombozytopenische Purpura (ITP)

▶ **Definition.** Es handelt sich um eine durch Infekte oder Medikamente hervorgerufene Immunthrombozytopenie, die innerhalb von 5–10 Tagen nach Exposition auftritt.

Ätiopathogenese: Bei der akuten Form sind häufiger Kinder betroffen. Die häufigsten Ursachen sind Erreger von Röteln, Masern, Mumps und Windpocken sowie Virusinfekte der oberen Respirationswege. Toxine oder Medikamente binden an ein Plasmaprotein, das zur Ausbildung von Antikörpern führt. Das Fc-Fragment des Antikörpers bindet an C 3-Rezeptoren der Thrombozyten. Es kommt zu einem schweren Thrombozytenabfall auf Werte < 20 000/μl. Auch im Knochenmark erfolgt über die Ausbildung der Antikörper eine Schädigung mit einer Hemmung der Megakaryozytose. Die viralen Antigene können auch direkt an die Thrombozytenoberfläche adsorbiert werden und zur Ausbildung von Immunkomplexen führen.

Klinik: Klinisch imponieren plötzlich auftretende Petechien an Stamm und Extremitäten, Purpura, Nasenbluten, verstärkte Regelblutung sowie Schleimhautblutungen, Hämaturie und gastrointestinale oder intrazerebrale Blutungen. Letztere können bei sehr schweren Verläufen zum Tod führen.

Diagnostik: Dezidierte Anamnese von Medikamenten und Infekten. Die Knochenmarkpunktion zeigt eine leichte Vermehrung vorwiegend jugendlicher Formen der Megakaryozyten.

Therapie und Prognose: Nach überstandenem Infekt oder Aussetzen des auslösenden Agens bildet sich die Thrombozytopenie innerhalb von 2–8 Wochen zurück. Bei anhaltender Thrombozytopenie wird Kortison in einer Dosierung von 2 mg/kg KG/d über 14 Tage in dann absteigender Dosierung verabreicht. Die Thrombozytenzahl lässt sich durch hoch dosierte Immunglobulingabe (i.v.) anheben: 0,5 g Immunglobulin/kg KG/d bis zu 5 Tage (s. klinischer Fall).

▶ **Klinischer Fall.** Nach 10-tägiger Einnahme von einem Antiphlogistikum wurde ein 68-jähriger Patient mit akut aufgetretenen petechialen Hautblutungen in die Klinik aufgenommen. Prädilektionsstellen der Hautblutungen waren: Schleimhäute im Mund, untere Extremitäten. An einigen Stellen war es bereits zu einer Konfluenz der Blutungen gekommen. Die Laboruntersuchung zeigte eine schwere Thrombozytopenie von 12 000/µl. Die Therapie bestand in der Verabreichung von Immunglobulinen mit 0,5 g/kg KG über 3 Tage. Die Thrombozyten stiegen innerhalb von 5 Tagen in den Normbereich an. Zur Stabilisierung wurde Kortison mit 1 mg/kg KG ab Tag 4 in absteigender Dosierung über insgesamt 3 Monate verabreicht.

Chronischer Morbus Werlhof

▶ **Definition.** Hält die akute Form der ITP > 6 Monate an, liegt ein chronischer Morbus Werlhof vor.

Ätiopathogenese: Die chronische ITP tritt selten bei Kindern und im Alter häufiger bei Frauen als bei Männern auf. Sie entwickelt sich entweder aus der akuten Form oder tritt spontan ohne Vor- oder Begleiterkrankungen auf. In der Milz werden vermehrt Thrombozyten abgebaut.

Klinik und Komplikationen: Sie beginnt schleichend mit der Ausbildung von subkutanen Hämatomen, Nasenbluten und Schleimhautblutungen. Später treten Petechien und Ekchymosen sowie schwere Blutungen auf. Eine milde Splenomegalie oder Hepatosplenomegalie ist richtungsweisend. Erythem, Zyanose und Gangrän werden als thrombohämorrhagisches Syndrom bezeichnet. Komplizierend kann eine autoimmunhämolytische Anämie auftreten, die als **Evans-Syndrom** bezeichnet wird.

Diagnostik: Die Knochenmarkpunktion zeigt eine normale oder vermehrte Megakaryozytose mit Verringerung der basophilen Granula im Zytoplasma. Bei 90 % der Patienten finden sich Antikörper gegen thrombozytäre Bestandteile. Die Thrombozytopenie kann Werte auch < 20 000/µl erreichen.

Therapie und Prognose: Die Therapie richtet sich nach den klinischen Zeichen und wird nur bei Blutungserscheinungen eingeleitet: Verabreichung von Kortison 2 mg/kg KG/d über 2 Wochen mit anschließender Dosisreduktion; Immunglobuline vor operativen Eingriffen über 5 Tage und bei Blutungen (Dosis: 0,5 g/kg KG). Etwa 70 % der Patienten sprechen auf eine der beiden Behandlungsformen an. Erhaltungsdosis von Kortison: 15–20 mg/d. Therapieversager erhalten Azathioprin und Vincristin. Bei nachgewiesenen Antikörpern ist eine Plasmapherese erfolgreich. Eine Milzexstirpation ist bei anhaltenden Blutungskomplikationen notwendig.

Posttransfusionspurpura

▶ **Definition.** Nach Transfusion von Erythrozytenkonzentrat kann es aufgrund einer immunologischen Reaktion zu einem akuten Thrombozytensturz mit Auftreten von petechialen Blutungen kommen.

Klinik: Charakteristisch ist ein plötzliches Auftreten von Petechien, Purpura und Hautblutungen. Normalerweise klingt die Purpura innerhalb von 2–8 Wochen spontan ab.

Diagnostik: Die Laboruntersuchungen zeigen eine Thrombozytopenie und Alloantikörper.

Therapie: Therapeutisch können Steroide versucht werden. Bei einer schweren Thrombozytopenie mit Plättchenzahlen < 10 000/μl führt eine Plasmapherese zu einem Absinken der Alloantikörper.

> ▶ **Merke.** Die Substitution mit Thrombozytenkonzentraten ist kontraindiziert, da diese die Bildung von thrombozytären Antikörpern induzieren oder verstärken.

Funktionsdefekte der Thrombozyten (Thrombozytopathien)

Störungen der Thrombozytenfunktion gehen mit der Ausbildung von **Petechien** (punktförmige Blutungen) und **Purpura** an Haut und Schleimhäuten einher. Die wichtigsten Ursachen zeigt Tab. L-3.4.

≡ L-3.4 Die wichtigsten Ursachen von Thrombozytopathien

angeboren	erworben
▪ Glanzmann-Thrombastenie (s. u.) ▪ Bernard-Soulier-Syndrom (S. 1292) ▪ Aspirin-like-Defect ▪ Storage-Pool-Disease	▪ Medikamente (z. B. ASS, Diclofenac, Clopidogrel, Ticlopidin, GP-IIb-IIIa-Antagonisten, Dextran) ▪ Urämiegifte ▪ IgM-, IgA-Antikörper ▪ Polycythaemia vera, essenzielle Thrombozythämie (funktionell minderwertige Thrombozyten)

Hereditäre Plättchen-Funktionsdefekte

Bernard-Soulier-Syndrom

> ▶ **Definition.** Diese autosomal vererbte Störung ist durch eine Verminderung des Glykoproteins Ib auf der Thrombozytenoberfläche bedingt und verläuft oft heterozygot und asymptomatisch.

Klinik: Die klinischen Symptome sind leichte subkutane Hämatome, Nasenbluten, Menorrhagien, Petechien und Purpura.

Diagnostik: Charakteristisch sind große Plättchen, eine milde Thrombozytopenie und eine verlängerte Blutungszeit. Die Thrombozytenadhäsion ist vermindert, die Aggregation auf sämtliche Stimulanzien regelrecht. Die wichtigste Differenzialdiagnose ist das Von-Willebrand-Jürgens-Syndrom (vWS).

Therapie: Eine spezifische Behandlung gibt es nicht. Eine Thrombozytentransfusion sollte nur bei schwerer Thrombozytopenie (< 20 000/μl) mit Blutungskomplikationen vorgenommen werden.

Glanzmann-Thrombasthenie

> ▶ **Definition.** Autosomal-rezessive Erkrankung mit petechialen Blutungen und Purpura, leichten und spontanen subkutanen Hämatomen sowie auch großflächigen Blutungen in Schleimhaut, subkutanem Gewebe (Hämatome, Suffusionen) und Gelenken (Hämarthros).

Ätiologie und Diagnostik: Ursächlich ist ein Defekt der Glykoprotein-IIb-/IIIa-Rezeptoren an der Thrombozytenoberfläche. Die Bindung von Fibrinogen, Von-Willebrand-Faktor, Fibronectin und Thrombospondin an die defekten Rezeptoren der Thrombozytenoberfläche ist vermindert. Eine Störung der Kalziumbindung führt zu thrombasthenischen Blutplättchen. Entsprechend ist die Aggregation der Thrombozyten auf ADP, Kollagen und Epinephrin vermindert. Der Rumpel-Leede-Test ist positiv.

Klinik: Bei einer Thrombozytenzahl < 40 000/μl setzen erste Blutungskomplikationen in Form von Petechien und Ausbildung einer Purpura ein. Sinkt die Thrombozytenzahl < 10 000/μl, kommt es zu diffusen Schleimhautblutungen. Gastrointestinale und intrazerebrale Blutungen sind selten. Die Schwere der Erkrankung nimmt mit dem Alter ab.

Therapie: Eine spezifische Therapie gibt es nicht. Bei schwersten Blutungen werden Thrombozytenkonzentrate substituiert.

3.3.2 Thrombozytose

▶ **Definition.** Bei der Thrombozytose handelt es sich um eine **benigne** reaktive Vermehrung der Blutplättchen mit häufig asymptomatischem Verlauf.

Die Thrombozytenzahl ist bei normaler Plättchenfunktion auf > 600 000/μl erhöht. Ursache ist eine **erhöhte Produktion** oder ein **verminderter Abbau** der Blutplättchen. Oft handelt es sich um eine „Rebound-Thrombozytose", z. B. nach Splenektomie. Weitere auslösende Faktoren für eine gesteigerte Thrombopoese sind z. B. Infekte, Kollagenerkrankungen, Sarkoidose und Tuberkulose. Auch medikamentös bedingt (z. B. durch Epinephrin und hohe Steroiddosen) kann eine Thrombozytose entstehen.

Eine **reaktive Thrombozytose** tritt auf bei akuten Blutungen, Malignomen, hämolytischer Anämie und schwerem Eisenmangel.

Da ein erhöhtes Thromboserisiko besteht, ist die prophylaktische Gabe von oralen Antikoagulanzien, ASS oder Heparin indiziert.

3.4 Plasmatisch bedingte Hämostasestörungen (Koagulopathien)

Allen Koagulopathien liegt die fehlende Synthese oder Funktion eines oder mehrerer Gerinnungsfaktoren zugrunde, sodass der regelrechte Ablauf der Gerinnungskaskade gestört ist. Die Ursachen der Koagulopathien sind in Tab. **L-3.5** dargestellt.

L-3.5 Ursachen von Koagulopathien

Einteilung der Koagulopathien	Ursachen
Defektkoagulopathie	
▪ angeboren	Von-Willebrand-Jürgens-Syndrom (s. S. 1296), Hämophilie A und B (s. S. 1294)
▪ erworben	Mangel der Vitamin-K-abhängigen Gerinnungsfaktoren (II, VII, IX, X, Protein C und S) mit konsekutiver Bildung funktionsuntüchtiger Gerinnungsfaktorvorstufen:
	▪ Störung der Synthese in der Leber (z. B. Leberparenchymschäden, Neugeborene)
	▪ Vitamin-K-Mangel (Störung der Darmflora durch Antibiotikaeinnahme, Malabsorptionssyndrom, Verschlussikterus mit gestörter Fettresorption infolge Gallemangel)
	▪ Therapie mit Pradaxa, Xarelto, Eliquis.
Immunkoagulopathie	
▪ Autoantikörperbildung gegen Gerinnungsfaktoren	immunologische Erkrankungen (Antiphospholipidsyndrom (S. 1394)), Antikörper gegen Faktor XII, V oder gegen Phospholipide (geht aber meist mit Thrombophilie einher)
▪ Isoantikörperbildung gegen substituierte Einzelfaktoren	Hemmkörperhämophilie (z. B. bei Substitution von Faktor VIII oder IX, s. S. 1297)
Verbrauchskoagulopathie	
s. S. 1298	erhöhter Verbrauch von Thrombozyten und plasmatischen Gerinnungsfaktoren, häufig kombiniert mit Hyperfibrinolyse
Hyperfibrinolyse	
▪ lokal	Operationen an Organen mit hoher Aktivatorkonzentration (Schilddrüse, Lunge, Prostata, Uterus)
▪ systemisch	▪ fibrinolytische Therapie (z. B. Urokinase, Streptokinase)
	▪ disseminierte intravasale Gerinnung (DIC)
	▪ α_2-Antiplasminmangel

3.4.1 Kongenitale Defektkoagulopathien durch Faktorenmangel

Vererbte Störungen der Gerinnungsfaktoren sind mit **großflächigen Gewebeblutungen** verbunden.

Die häufigste kongenitale Defektkoagulopathie ist das Von-Willebrand-Jürgens-Syndrom (S. 1296), seltener treten die Hämophilie A und B (S. 1294) auf. Oft sind mehrere Gerinnungsfaktoren von einer Störung betroffen. Bei den angeborenen Defekten der Faktoren II, V, VII, X-XIII, Präkallikrein oder Kininogen handelt es sich um seltene Erkrankungen mit autosomal-rezessivem Erbgang. Erste Blutungskomplikationen treten hier oft bereits im jugendlichen Alter auf.

Bei der **Afibrinogenämie** liegt ein Fibrinogenmangel aufgrund einer fehlenden oder stark verminderten Synthese vor: Diese Patienten sind nicht lebensfähig und versterben vor oder bald nach der Geburt. Eine **Dysfibrinogenämie** (= funktionelle Defekte) verursacht neben Blutungskomplikationen zusätzlich arterielle und venöse Thrombosen.

Charakteristisch sind Blutungen, die nicht im Verhältnis zum auslösenden Trauma stehen (z. B. Nachblutungen bei sonst harmlosen Eingriffen wie Zahnextraktionen). Bevorzugte Lokalisationen sind subkutanes Gewebe (große subkutane Hämatome), Muskulatur, Gelenke und intrazerebral. Leichtere Blutungen erfolgen in den GI-Trakt, das Urogenitalsystem und intrapulmonal. Abhängig von der Restaktivität der Gerinnungsfaktoren wird zwischen **leichten** (50–70 %), **mittelschweren** (10–50 %) und **schweren** (< 5 %) **Verlaufsformen** mit Blutungen in unterschiedlichem Ausmaß unterschieden. Insbesondere im Rahmen operativer Eingriffe muss die Restaktivität der Faktoren berücksichtigt werden: Kleine operative Eingriffe können bei einer Gerinnungsfaktorenaktivität von 30–50 %, große Operationen nur bei einer Aktivität von > 70 % durchgeführt werden.

Hämophilie A und B

▶ **Definition.** X-chromosomal-rezessiv vererbter Aktivitätsmangel der Gerinnungsfaktoren VIII (Hämophilie A) oder IX (Hämophilie B) mit Blutungserscheinungen unterschiedlichen Ausmaßes. 50 % der Fälle werden X-chromosomal-rezessiv vererbt und 50 % entstehen durch Neumutationen.

Epidemiologie: Die Häufigkeit der Erkrankung beträgt 1 : 10 000 Personen in der Bevölkerung Deutschlands. 80 % der Betroffenen leiden an einer Hämophilie A, 20 % an einer Hämophilie B. Aufgrund des X-chromosomal-rezessiven Erbgangs erkranken Männer (XY), während Frauen (XX) Konduktorinnen sind und nur extrem selten erkranken (Tab. **L-3.6**).

Pathogenese: Bei angeborenem Mangel an Faktor-VIII- oder -IX-Aktivität wird das intrinsische plasmatische Gerinnungssystem vermindert aktiviert. Dies führt zu einer geringeren Aktivierung von Faktor X und Thrombin mit der Folge einer **verlangsamten Fibrinbildung**. Da Thrombin auch Faktor XIII aktiviert, wird zusätzlich die Quervernetzung von Fibrin gestört. Weiterhin ist Faktor VIII auch für die Kollagenbildung verantwortlich. Daher leiden Hämophiliepatienten an Wundheilungsstörungen.

≡ L-3.6 Klassische Vererbung der Hämophilie

Eltern		Nachkommen		Häufigkeit
männlich	weiblich	männlich	weiblich	
Hämophilie	normal	100 % normal	100 % Konduktorin	selten
normal	Konduktorin	50 % Hämophilie 50 % normal	50 % Konduktorin 50 % normal	häufig
Hämophilie	Konduktorin	50 % Hämophilie 50 % normal	50 % Hämophilie 50 % Konduktorin	sehr selten
normal	Hämophilie	100 % Hämophilie	50 % Hämophilie 50 % Konduktorin	extrem selten
Hämophilie	Hämophilie	100 % Hämophilie	100 % Hämophilie	extrem selten

Klinik:

> ▶ Merke. Klinisch sind beide Formen der Hämophilie nicht zu trennen. Erst durch die Bestimmung der Einzelfaktoren gelingt die Differenzialdiagnose.

Erste Hinweise auf eine Hämophilie sind **ausgedehnte Blutungen** bei Bagatelltraumen und kleinen Wunden sowie **Einblutungen** in Gelenke oder Muskulatur (Abb. **L-3.5**). Ebenso kommt es nach Abrasio und postoperativ zu Nachblutungen. Patienten mit **mittelschweren** und **schweren** Formen bluten insbesondere in Gelenke. Die Blutungen treten in diesen Fällen bereits innerhalb des ersten Lebensjahres auf. Diese Patienten erleiden ca. 20–40 Blutungen/Jahr ohne Behandlung.

L-3.5 Befunde bei Hämophilie

a Typisches großflächiges Hämatom.
b Intramuskuläres Hämatom (Pfeil) und Hämarthros (Kniegelenk, Doppelpfeil).
a aus: Siegenthaler W.: Differentialdiagnose innerer Krankheiten. Thieme; 1993. b aus: Mäurer J. (Hrsg.): Effiziente Kniebildgebung. Thieme; 2004

Bei Patienten mit **Subhämophilie** und **milden** Formen der Hämophilie kommt es nur unter Einwirkung von Traumen und bei größeren operativen Eingriffen oder Verletzungen zur Einblutung in Muskulatur oder Gelenke. Die Schweregrade der Hämophilie zeigt Tab. **L-3.7**.

Während **Hautblutungen** und **subkutane Blutungen** im Allgemeinen ohne schwerwiegende Auswirkungen sind, führen rezidivierende **Gelenkblutungen** in mittelgroße Gelenke (Knie-, Ellenbogen-, Sprunggelenk) und **Muskelblutungen** zu schweren sekundären Schädigungen. Folge sind Muskelatrophien, Kontrakturen, Schädigungen des Bandapparates, chronische Synovitis und schließlich Schädigungen der Gelenke bis zu Gelenkversteifungen. **Retroperitoneale Blutungen** sind wegen der geringen Symptomatik schwer zu diagnostizieren. Erst massive Einblutungen weisen eine entsprechende Klinik auf. Resorptionsfieber bei retroperitonealen Blutungen führt zur Differenzialdiagnose Appendizitis oder akutes Abdomen. **Intrakraniale Blutungen** sind bei 25 % der Patienten die Todesursache.

L-3.7 Schweregrade der Hämophilie A und B

Schweregrad	Anteil der Patienten (%)	Faktorenaktivität
schwer	55 %	< 5 %
mittelschwer	20 %	5–20 %
mild	20 %	20–70 %
nicht erfasst	5 %	unbekannt

Diagnostik: Spontane Hämatome bei Männern und eine positive Familienanamnese sowie eine verlängerte aPTT sind richtungsweisend. Bei schweren Formen sind auch Thrombinzeit und Quick-Wert verlängert. Die Thrombozytenfunktion, Blutungszeit, Faktor-VIII-assoziiertes Antigen und vWF sind normal. Die Diagnosestellung erfolgt durch die Bestimmung der Faktor-VIII- und Faktor-IX-Aktivität (DD Hämophilie A bzw. B). Anschließend ist ein kompletter Gerinnungs- und Thrombozytenstatus zur Erfassung der Funktion der gesamten Hämostase erforderlich.

Therapie: Eine Substitution mit Faktorenkonzentrat ist die erste Therapiemaßnahme. Alle **schweren Formen** der Hämophilie erfordern eine kontinuierliche Substitution mit Faktor-VIII- oder -IX-Konzentrat. Im Rahmen der **Akuttherapie** ist bei Blutungen die sofortige i. v. Gabe von 25–50 I.E./kg KG indiziert sowie ggf. eine sorgfältige lokale Blutstillung notwendig.

Als **Dauerbehandlung** werden 25 I.E. Faktor-VIII- oder -IX-Konzentrat/kg KG i. v. verabreicht. Die Gabe erfolgt 3-mal pro Woche bei Hämophilie A und 2-mal pro Woche bei Hämophilie B.

▶ **Merke.** I.m. Injektionen und thrombozytenaggregationshemmende Substanzen sind kontraindiziert.

Zur Berechnung der erforderlichen Dosis gilt folgende Faustregel:

▶ **Merke.** Eine Einheit des Faktor-VIII- oder Faktor-IX-Konzentrates hebt die Aktivität im Blut um 1 % pro kg KG an. Entsprechend berechnet sich die Gesamtmenge, um z. B. einen Wert von 50 oder 70 % der Norm zu erhalten.

Bei **leichten Formen** der Hämophilie A ist auch die Gabe von DDAVP indiziert. Bei **mittelschwerer Hämophilie** ist nur im Bedarfsfall bei Auftreten von Blutungskomplikationen ein Anheben der Gerinnungsfaktoraktivität erforderlich. Bei Operationen oder nach größeren Verletzungen ist **bei allen Formen der Hämophilie** eine Faktorensubstitution erforderlich (Zielwert: Aktivität von 70 % der Norm). Früher bestanden ein Hepatitis- und HIV-Risiko bei der Therapie mit humanen gereinigten Faktor-VIII- oder -IX-Konzentraten. Dies ist heute durch moderne Verfahren reduziert (ca. 1/1 Mio. Behandlungen): Eine Risikominimierung erfolgt durch Gabe von virusinaktivierten und hoch gereinigten Faktorenkonzentraten, durch rekombinante Faktorenpräparate kann eine Übertragung ausgeschlossen werden. Eine Therapieoption für die Zukunft ist die Heilung durch somatische Gentherapie.

Prognose: Bei chronisch kranken Patienten stellen die resultierenden Körperbehinderungen ein erhebliches Langzeitproblem dar (s. klinischer Fall). Die Rehabilitation dieser Patienten ist von großer Bedeutung (krankengymnastische Übungen sowie berufliche und familiäre Wiedereingliederung).

▶ **Klinischer Fall.** Ein 28-jähriger Patient leidet seit seiner Geburt an einer Hämophilie. Während der ersten 16 Jahre kam es gehäuft zu spontanen Gelenkblutungen. Bis zu diesem Zeitpunkt war die Diagnose nicht bekannt, sodass keine spezifische Therapie erfolgte. Die Gelenkblutungen waren jeweils durch Gelenkpunktionen entlastet worden. Aufgrund des chronischen Reizes kam es zu schwersten sekundären arthrotischen Gelenkveränderungen. Nach Diagnosestellung folgte eine regelmäßige Substitution mit Faktor-VIII-Konzentrat, die Dosierung betrug 3-mal wöchentlich 2 000 I.E. i. v. Der Patient führt die Verabreichungen selbst durch. Gelenkblutungen traten seitdem nicht mehr auf. Die chronischen Schäden sind jedoch irreversibel.

Von-Willebrand-Jürgens-Syndrom (vWS)

▶ **Definition.** Überwiegend autosomal-dominant vererbte Störung bzw. Mangel des Von-Willebrand-Faktors (vWF) mit einer kombiniert thrombozytären und plasmatischen Gerinnungsstörung. Das Ausmaß der Blutungsneigung hängt von der Stärke des Funktionsdefektes ab.

Epidemiologie: Das vWS ist die häufigste hereditäre Gerinnungsstörung mit einer Prävalenz von 0,1–1,5 % (abhängig vom Schweregrad). Frauen sind häufiger betroffen als Männer.

Pathogenese: Der vWF ist als Komplex mit Faktor VIII und Ristocetin-Kofaktor gebunden (s. S. 1282). Er vermittelt die Plättchenadhäsion und -aggregation sowie die für die Blutstillung notwendige Interaktion zwischen Endothel und Faktor-VIII-Komplex. Ein Defekt des Faktor-VIII-Komplexes führt daher sowohl zu einer Störung der Thrombozytenfunktion (primäre Hämostase) als auch der humoralen Gerinnung (sekundäre Hämostase).

Der **Faktor-VIII-Komplex** setzt sich aus folgenden Teilen zusammen:
- Faktor VIII:C (= Faktor-VIII-Gerinnungsaktivität) – Defekt im Gerinnungssystem
- Faktor VIII:vW (= Faktor VIII von Willebrand) – thrombozytärer Defekt
- Faktor VIII:rAg (= Faktor VIII Ristocetin-Kofaktor) – thrombozytärer Defekt

Faktor VIII:C wird an vielen Stellen im Körper aus dem Endothel synthetisiert. Faktor VIII:vW und Faktor VIII:rAg werden im Endothel der Arterien, Venen, Plättchen und Megakaryozyten synthetisiert. Während Faktor VIII:C über die gerinnungshemmende Aktivität gemessen wird, folgt die Bestimmung von Faktor VIII:vW und Faktor VIII:rAg über Antigendeterminanten (immunologisch). Ein **Mangel an Faktor VIII:C** hat eine klassische Hämophilie zur Folge (s. S. 1294). Eine **Verminderung von Faktor VIII:vW** führt zu einer Störung der Interaktion des Molekülkomplexes mit dem Endothel. Eine **Verminderung von Faktor VIII:rAg** führt zu einer gestörten Interaktion des Komplexes mit Thrombozyten.

Einteilung: Man unterscheidet 3 Schweregrade bzw. Typen des vWS:
Typ I: autosomal-dominante Vererbung, quantitative Verminderung des vWF und des Faktor VIII:C (am häufigsten; 80%) mit leichten Blutungen
Typ II: autosomal-dominante Vererbung, qualitativer Defekt des vWF (15–20%) mit leichten bis mittelschweren Blutungen
Typ III: autosomal-rezessive Vererbung, homo- oder heterozygot, vWF fehlt, selten (0,5–5%) mit schweren Blutungen.

Klinik: Das Krankheitsbild ist variabel. Spontane Blutungen sind im Vergleich zur Hämophilie selten. Meist finden sich nur kleinere, diskrete Blutungen in Form von subkutanen Hämatomen, Petechien und Neigung zu Nachbluten bei Bagatelltraumen. Typisch sind Schleimhautblutungen (Epistaxis, Gingivablutung). Bei schweren Mangelerscheinungen können starke Regelblutungen (Menorrhagien) und postoperative Nachblutungen (z. B. nach Zahnextraktion) von schwererem Ausmaß auftreten. Große Organblutungen finden sich nicht. Das vWS wird oft erst im Rahmen von operativen Eingriffen erkannt.

Diagnostik: Die **Blutungszeit** ist bei allen Patienten mit vWS **verlängert** (bei Hämophilie normal!). Die aPTT ist nur bei einem Defekt des Faktors VIII:C verlängert. Bei Faktor-VIII:rAg-Mangel ist die Thrombozytenaggregation auf Ristocetin vermindert. Bei einer Störung dieses Komplexanteils ist das Faktor-VIII:vW-Antigen vermindert. Die Faktor-VIII- und -IX-Aktivität sowie die übrige plasmatische Gerinnung sind normal.

Therapie: Bei **schweren Blutungen** und **präoperativ** ist die Gabe von Vasopressin und ggf. die Substitution von **Faktor-VIII-Konzentrat**, das immer auch den vWF (Faktor VIII:vW) enthält, indiziert. Der Faktor VIII:vW im Blut muss auf über 70% der Norm angehoben werden. **Vasopressin** führt zur Freisetzung des vWF aus dem Gefäßendothel und wird über die Nasenschleimhaut resorbiert (Applikation als Nasenspray). Östrogenpräparate können bei Frauen zu einer Synthesesteigerung des vWF führen. **Kryopräzipitate** enthalten auch geringe Mengen an Faktor VIII:vW und Faktor VIII:rAG. Bei leichten Blutungen sollte die Blutstillung vorzugsweise lokal erfolgen, nur in Ausnahmefällen ist die Gabe von Desmopressin indiziert.

3.4.2 Hemmkörperhämophilie

▶ **Definition.** Die Synthese von Autoimmunglobulinen gegen einzelne oder mehrere Gerinnungsfaktoren führt zu Blutungen. Substituierter Faktor VIII oder IX kann durch antigene Wirkung zu Iso-Antikörperbildung führen.

Ätiopathogenese: Bei ca. 10% der Patienten mit systemischem Lupus erythematodes (SLE) tritt gehäuft das **Lupus-Antikoagulans**, ein Phospholipid mit gerinnungshemmender Wirkung auf. 50% dieser Patienten erleiden Thromboembolien. Die häufige Substitution von Gerinnungsfaktorkonzentraten bei Faktorenmangel (z. B. bei Hämophilie) kann zur Antikörperbildung gegen das parenteral zugeführte Plasmaprotein führen. Diese Antikörper werden als **Hemmkörper** bezeichnet, die dadurch entstehende Blutungsneigung als **Hemmkörperhämophilie**. Hemmkörper gegen körpereigene Gerinnungsfaktoren finden sich bei Autoimmunerkrankungen (s. 1296) oder chronischen Entzündungserkrankungen. Eine familiäre Häufung ist im Gegensatz zur Hämophilie nicht bekannt.

Klinik: Bei allen Patienten treten Blutungen auf.

Diagnostik: Die aPTT ist verlängert, die Prothrombinzeit nach Quick normal oder ebenfalls verlängert.

Therapie: Bei Hemmkörperhämophilie durch Antikörperbildung gegen Faktor VIII bei Hämophilie wird die Substitution von gereinigtem Faktor VIII auf Fraktion FEIBA (=factor eight inhibitory bypassing activity) umgestellt. Vasopressin (z. B. Minirin) führt in einigen Fällen zu einem Anstieg von Faktor VIII durch Freisetzung aus dem Gefäßendothel.

Bei den Formen der Hemmkörper gegen andere Gerinnungsfaktoren besteht keine spezifische Behandlung. Bei schweren Blutungen kann die Plasmapherese eingesetzt werden.

3.4.3 Disseminierte intravasale Gerinnung (DIC) und Verbrauchskoagulopathie

▶ **Definition.** Unterschiedliche Trigger (s. Tab. **L-3.8**.) bewirken eine Aktivierung des Gerinnungssystems mit nachfolgender Bildung von disseminierten Mikrothromben in der Endstrombahn (DIC) mit konsekutiver Nekrosenbildung. Durch gesteigerten Verbrauch von Thrombozyten, Gerinnungs- und Fibrinolysefaktoren resultiert eine Koagulopathie mit hämorrhagischer Diathese (Verbrauchskoagulopathie).

Ätiologie: Zu Ursachen einer DIC s. Tab. **L-3.8**

L-3.8 Ursachen einer disseminierten intravasalen Gerinnung (DIC)

Ursachen	Beispiele
Einschwemmung von Aktivatoren des Prothrombinkomplexes in die Blutbahn	
▪ Komplikationen in der Geburtshilfe	Fruchtwasserembolie, Eklampsie, Abruptio placentae, Retained Fetus Syndrome, septischer Abort
▪ intravaskuläre Erkrankungen	Posttransfusionshämolyse, massive Transfusion, hämolytische Krise
▪ Operationen an thrombokinasereichen Organen	Schilddrüse, Prostata, Lunge, Pankreas, Uterus
indirekte Aktivierung der Gerinnung durch Mediatoren	
▪ Bakteriämie	gramnegative (Endotoxin) und grampositive (bakterielle Mukopolysaccharide) Bakterien; Sepsis
▪ weitere Erreger	Zytomegalievirus, Hepatitisviren, Varizellenvirus, Mykoplasmen, Malaria falciparum
Aktivierung des endogenen Gerinnungssystems	
▪ extrakorporale Zirkulation (körperfremde Oberflächen)	Shunt-Operationen, Le-Veen-Shunt, Herz-Kreislauf-Maschine, Hämodialyse
▪ Schock (Mikrozirkulationsstörung)	kardial, septisch, anaphylaktisch
▪ multiple Frakturen	Fettembolie, Gewebenekrosen
▪ Lebererkrankungen	Verschlussikterus, akutes Leberversagen
▪ Karzinome	Gastrointestinaltrakt, Pankreas, Prostata, Lunge, Ovar, malignes Melanom, Myelom, Leukämien, immunoblastische Lymphome
▪ weitere	Vaskulitiden, Verbrennungen

Pathogenese: Verschiedene Erkrankungen (s. Tab. **L-3.8**.) führen zu einer **Aktivierung** des endogenen und exogenen **Gerinnungssystems** über Präkallikrein und Hageman-Faktor (Faktor XII), zur **Thrombozytenaktivierung** und zur **Hämolyse**. Antigen-Antikörper-Komplexe, Lipoproteine der Thrombozyten und Kollagen aus subendothelialen Strukturen sind als zugrunde liegende Mechanismen verantwortlich. Bei Malignomerkrankungen werden aus nekrotisierendem Tumorgewebe thrombinähnliche Enzyme freigesetzt. Diese bestehen aus Phospholipiden und Thromboplastinen mit gerinnungsaktivierender Wirkung. Beim Pankreaskarzinom führt die Freisetzung von Trypsin zur Hyperkoagulabilität.

▶ **Merke.** Hyperkoagulabilität ist eine durch verschiedene Erkrankungen hervorgerufene Gerinnungssteigerung (laborchemische Diagnose). Die Verbrauchskoagulopathie ist die klinische Manifestation einer Gerinnungssteigerung.

Als physiologische Antwort auf die Hyperkoagulabilität führt eine **Aktivierung** der körpereigenen **Fibrinolyse** zur **sekundären Hyperfibrinolyse** (Abräumreaktion auf die entstehenden Mikrothromben).

L 3.4 Plasmatisch bedingte Hämostasestörungen (Koagulopathien)

▶ **Merke.** Aus diesem Grund ist eine therapeutische Hemmung der Fibrinolyse bei Verbrauchskoagulopathie kontraindiziert!

▶ **Merke.**

Die Verbrauchskoagulopathie lässt sich in folgende Stadien einteilen:
- **Stadium I** = Aktivierungsphase ohne klinische Symptome, keine Laborveränderungen
- **Stadium II** = frühe Verbrauchsphase mit Blutungen und Beeinträchtigung von Organfunktionen, typische Laborbefunde (leichte Thrombozytopenie und Verminderung des Quick-Wertes, Anstieg der D-Dimere)
- **Stadium III** = späte Verbrauchsphase und reaktive Hyperfibrinolyse mit schweren Blutungen und Organfunktionsstörungen, typische Laborbefunde (deutliche Verminderung der Thrombozytenzahl und des Quick-Wertes, von Fibrinogen, Protein C und Antithrombin, verlängerte aPTT, Anstieg von D-Dimeren).

Stadien der Verbrauchskoagulopathie:
- **Stadium I** = Aktivierungsphase, keine Laborveränderungen
- **Stadium II** = frühe Verbrauchsphase mit Blutungen und Organfunktionsstörungen, typische Laborbefunde
- **Stadium III** = späte Verbrauchsphase und reaktive Hyperfibrinolyse mit schweren Blutungen und Organfunktionsstörungen, typische Laborbefunde.

Einteilung: Abhängig vom auslösenden Mechanismus und dem Verlauf unterscheidet man eine **akute** und **chronische** DIC (z. B. bei Tumorerkrankungen).

Einteilung: Man unterscheidet eine **akute** und **chronische** Verlaufsform.

Klinik: Charakteristisch sind **Fieber, Hypotension, Azidose, Hypoxie und Proteinurie**. In späteren Stadien treten Blutungskomplikationen auf: Petechien und Purpura (Thrombozytopenie), Einblutungen in die Haut (Verminderung der Gerinnungsfaktoren), Nachblutungen an Operationswunden und Punktionsstellen. Auch können große Thrombosen und Lungenembolien manifest werden.

Klinik: Charakteristisch sind: **Fieber, Hypertension, Azidose, Hypoxie, Proteinurie**. In späteren Stadien kommt es zu Blutungskomplikationen, Thrombosen und Lungenembolien.

Diagnostik: Wesentlich sind mehrfach tägliche Laborkontrollen. Charakteristische Befunde sind in Tab. **L-3.9** dargestellt.
Durch Ausbildung von Mikrothromben in den Glomeruli der Niere mit sekundärer Hyperfibrinolyse entsteht eine **Proteinurie** mit vermehrter Ausscheidung von Fibrinspaltprodukten in den Urin.

Diagnostik: mehrfach tgl. Laborkontrollen (Tab. **L-3.9**).

Mikrothromben in den Glomeruli der Niere führen zur **Proteinurie**.

▶ **Merke.** Da in der Schwangerschaft, bei Tumorerkrankungen und Infektionen Fibrinogen erhöht ist, können hier bereits Normalwerte pathologisch sein!

▶ **Merke.**

≡ L-3.9 Laborbefunde bei Verbrauchskoagulopathie

Laborwert	Befund
partielle Thromboplastinzeit (aPTT), Plasmathrombinzeit (PTZ), Reptilasezeit	↑
Leukozyten (mit geringer Linksverschiebung), Retikulozyten, Plättchenfaktor 4 (= PF 4), Fibrin-(-ogen-)Spaltprodukte, Fibrinmonomere, D-Dimere	
Thrombozytenzahl (empfindlichster Parameter!), Fibrinogen-, Antithrombin-Konzentration, Prothrombinzeit nach Quick, Protein C	↓

↑ erhöht, ↓ erniedrigt

Die genaue Einschätzung des Krankheitsstadiums ist Vorraussetzung für eine effektive Therapie. Daher ist zu beachten:
- Ein verminderter Quick-Wert, eine verlängerte PTT und verminderte Thrombozytenzahl legen den V. a. eine intravasale Gerinnung nahe.
- Das Vorliegen einer reaktiven Hyperfibrinolyse wird belegt durch den Nachweis von **Fibrin-Fibrinogen-Spaltprodukten** (D-Dimere).
- Das Ausmaß des Absinkens von **Fibrinogen, AT und Thrombozyten** dient als Parameter zur Abschätzung des Schweregrades der DIC.

Zur Einschätzung des Krankheitsstadiums ist zu beachten:
- Quick-Wert ↓, Thrombozyten ↓ und PTT ↑: intravasale Gerinnung
- **Fibrin-Fibrinogen-Spaltprodukte:** reaktive Hyperfibrinolyse
- Absinken von **Fibrinogen, AT und Thrombozyten:** Abschätzung des Schweregrades der DIC.

Therapie: Wichtig ist zunächst die kausale Behandlung der auslösenden Ursache. Die symptomatische Therapie richtet sich nach dem Schweregrad und Stadium der Verbrauchskoagulopathie. Therapie der Wahl ist die Gabe von niedrig dosiertem unfraktioniertem **Heparin** (10 000–15 000 I.E./d per infusionem).

Therapie: zunächst kausale Behandlung der Ursache. Therapie der Wahl ist niedrig dosiertes unfraktioniertes Heparin (10 000–15 000 I.E./d per infusionem).

▶ **Merke.** Low-Dose-Heparin ist nur in Gegenwart von Antithrombin (AT) in ausreichenden Mengen wirksam, da Antithrombin als Kofaktor für Heparin in normaler Konzentration erforderlich ist. Daher muss bei erniedrigten AT-Werten gereinigtes **AT-Konzentrat** substituiert werden (Normbereich: > 70 %).

▶ **Merke.**

AT-Substitution für 2–4 d (initial 2 000 I.E., anschließend 8-stündig 1 000 I.E. per infusionem). Bei Quick-Werten < 50 % Substitution von **Frischplasma**. **Fibrinogensubstitution** nur bei schwersten Blutungskomplikationen. **PPSB-Gabe** nur bei zu hoher Volumenbelastung durch Frischplasma.

Heparinprophylaxe bis zur Mobilisierung. Eine Therapie mit ASS oder oralen Antikoagulanzien ist **nicht** indiziert.

▶ Merke.

AT wird initial mit 2 000 I.E. und anschließend in 8-stündigen Abständen mit 1 000 I.E. per infusionem substituiert (Substitutionsdauer 2–4 Tage). AT sollte dabei im oberen Normbereich liegen. Bei Quick-Werten < 50 % ist eine Substitution von **Frischplasma** (= fresh frozen plasma = FFP) erforderlich. Es enthält neben Gerinnungsfaktoren auch AT und Protein C. Die Substitution von **Fibrinogen** erfolgt nur bei schwersten Blutungskomplikationen. **PPSB** ist nur indiziert, wenn die Volumenbelastung durch Frischplasma zu hoch ist.

Die prophylaktische Behandlung mit Low-Dose-Heparin muss bis zur Mobilisierung des Patienten durchgeführt werden. Eine Therapie mit ASS, oralen Antikoagulanzien oder eine fibrinolysehemmende Behandlung sind **nicht** indiziert.

▶ Merke. Um eine Verschlechterung der Verbrauchskoagulopathie zu vermeiden, sind folgende Regeln zu beachten:
- Keine Substitution von Fibrinogen bei vermindertem Fibrinogen im Plasma! (Förderung der Fibrinbildung durch vermehrtes Substratangebot für die verstärkt ablaufende Gerinnung).
- Substitution von PPSB mit gleichzeitiger Gabe von niedrig dosiertem Heparin! (Förderung der Gerinnung bei alleiniger PPSB-Gabe und dadurch Verschlechterung der Verbrauchskoagulopathie).
- Keine Substitution von Thrombozyten! (Förderung der Thrombosierung in der Blutzirkulation).
- Keine Hemmung der Fibrinolyse durch Trasylol oder Aprotinin! (keine ursächliche Therapie der Verbrauchskoagulopathie).

Differenzialdiagnose: Die schwierigste DD besteht bei Patienten mit Leberzirrhose und sich entwickelnder DIC.

Prognose: DIC = prognostisch ungünstiges Zeichen der Grunderkrankung (50 % Letalität ohne Therapie). Bestimmend ist die auslösende Grunderkrankung. Prophylaxe und Therapie mit Heparin und AT führt zu einer Verbesserung der Überlebenschancen (aber Letalität von 10 %).

▶ Klinischer Fall.

Differenzialdiagnose: Die schwierigste Differenzialdiagnose besteht bei Patienten mit Leberzirrhose und sich entwickelnder Verbrauchskoagulopathie (Bestimmung von Faktor VIII, da dieser bei Patienten mit Leberzirrhose erhöht ist).

Prognose: Insgesamt gilt die Entwicklung einer Verbrauchskoagulopathie als prognostisch ungünstiges Zeichen der Grunderkrankung, die Letalität liegt ohne Therapie bei ca. 50 %. Bestimmend ist im Einzelfall die auslösende Grunderkrankung (z. B. Rückbildung der Verbrauchskoagulopathie nach Beherrschung einer Sepsis). Prophylaxe und Therapie mit Heparin und AT führen zu einer Verbesserung der Überlebenschancen, die Letalität liegt jedoch abhängig von der Organschädigung und der Grunderkrankung bei 10 %.

▶ Klinischer Fall. Ein 59-jähriger Patient wurde mit schweren septischen Temperaturen in die Klinik eingewiesen. Er hatte 3 Wochen vor stationärer Aufnahme einen Streptokokkeninfekt mit Angina tonsillaris durchgemacht. Die Blutkulturen zeigten Streptococcus viridans. Im Blutbild fanden sich ein erniedrigter Quick-Wert (46 %), eine Thrombozytenzahl von 76 000/µl und ein Fibrinogenwert von 73 mg%. Es handelte sich somit um eine Verbrauchskoagulopathie bei Sepsis. Das klinische Bild imponierte mit septischen Hautzeichen (Abb. **L-3.6**).

Die Therapie des Patienten bestand in einer Behandlung der Grunderkrankung mit hoch dosiertem Penicilin. Die Antikoagulation wurde mit Low-Dose-Heparin (15 000 I.E./d i. v. als Dauerinfusion) durchgeführt. Antithrombin war an Tag 1 mit 2 × 1 000 I.E. i. v. und an Tag 2 und 3 mit 1 000 I.E. i. v. erforderlich, um die Plasmakonzentration von 40 auf 80 % anzuheben.

⊙ L-3.6

⊙ L-3.6 **Septische Kuppen am Kniegelenk**

3.4.4 Hämostasestörungen bei Lebererkrankungen

Physiologische Grundlagen: Die Leber ist **Produktionsorgan der meisten Gerinnungsfaktoren** (Tab. L-3.10) und als wichtigstes Organ des retikuloendothelialen Systems für den **Abbau von Stoffwechselprodukten** der Gerinnungsfaktoren und Thrombozyten zuständig. Die Synthese der Faktoren VIII:C, X und Plasminogen findet auch im Endothel statt. Einige Gerinnungsfaktoren (Faktor II, VII, IX, X, Protein C und S) werden in der Leber abhängig von Vitamin K synthetisiert.

Leberparenchymschäden (z. B. bei Leberzirrhose) führen aufgrund einer Synthesestörung sowohl der Vitamin-K-abhängigen als auch der Vitamin-K-unabhängigen Gerinnungsfaktoren zu **Defektkoagulopathien**. Aufgrund einer eingeschränkten Clearance-Funktion der Leber werden Fibrin-(-ogen-)Spaltprodukte vermindert abgebaut.

L-3.10 Syntheseleistung der Leber für das Gerinnungssystem

Gerinnungsfaktoren	Vitamin-K-unabhängig: I, V, VIII:C, XI-XIII, Präkallikrein und hoch molekulares Kininogen
	Vitamin-K-abhängig: II, VII, IX, X (Merke: 1972; sog. Prothrombinkomplex)
Gerinnungsinhibitoren	Vitamin-K-unabhängig: Antithrombin (AT)
	Vitamin-K-abhängig: Protein C und S
Plasminaktivator	Plasminogen
Plasmininhibitoren	α₂-Makroglobulin, α₂-Antiplasmin

L-3.11 Hämostasestörungen bei akutem Leberversagen und Cholestase

akutes Leberversagen	Cholestase
▪ verminderte Synthese der Gerinnungsfaktoren	▪ Verminderung der Vitamin-K-Resorption (verminderte Synthese der Gerinnungsfaktoren)
▪ Thrombozytopenie (toxisch bzw. im Rahmen einer Verbrauchskoagulopathie).	▪ aber: normale Thrombozytenzahl!
▪ Verbrauchskoagulopathie (Trigger: Hypoxie, Toxinämie)	

▶ **Merke.** Da die Synthese der Gerinnungsfaktoren des sog. Prothrombinkomplexes (Faktor II, VII, IX, X) Vitamin-K-abhängig erfolgt, finden sich bei Lebererkrankungen ähnliche Symptome und Laborbefunde wie bei Vitamin-K-Mangel.

Vitamin K ist ein fettlösliches Vitamin, das entweder mit der Nahrung zugeführt oder von Darmbakterien synthetisiert und anschließend im terminalen Ileum und Kolon resorbiert wird (Voraussetzung: Anwesenheit von Gallensäuren!). Der tägliche Bedarf beträgt 1 µg. **Vitamin K** führt zur Carboxylierung der Gerinnungsfaktoren II, VII, IX und X. Die Carboxylgruppen sind für die biologisch intakte Funktion der Gerinnungsfaktoren bedeutsam, da sie über eine Kalziumbindung an Phospholipide ankoppeln. Ein Vitamin-K-Mangel verhindert die Umwandlung in funktionsfähige Gerinnungsfaktoren mit der Folge der Blutungsneigung (s. Tab. L-3.5).
Eine **verminderte Synthese** findet sich bei Neugeborenen. Bei Patienten mit Leberzirrhose wird zusätzlich aufgrund einer gestörten Darmflora **Vitamin K** vermindert produziert und resorbiert. Bei Verschlussikterus führt außerdem die fehlende Exkretion von Gallensäuren zu einer **Malabsorption** des fettlöslichen Vitamins K. Vitamin-K-Antagonisten (VKA, z. B. Phenprocoumon) wirken hemmend auf die Faktorensynthese ein (Tab. L-3.11).
Durch Verminderung der Plasminogen-Inhibitoren (α₂-Antiplasmin, α₂-Makroglobulin, AT) wird bei Lebererkrankungen mit **Verbrauchskoagulopathie** eine **sekundäre Hyperfibrinolyse** ausgelöst (s. S. 1298).

▶ **Merke.** Insgesamt spielt sich die Hämostase bei Patienten mit Lebererkrankungen auf einem „niedrigeren Niveau" ab, da Gerinnung, Fibrinolyse, Inhibitoren und Thrombozyten gleichzeitig betroffen sind.

Klinik: Charakteristisch sind Hämorrhagien (i. d. R. großflächig und spontan; v. a. an Haut und Schleimhäuten) und innere Blutungen. Bei Leberausfallkoma tritt eine Verbrauchskoagulopathie mit DIC auf. Thrombosen bilden sich gelegentlich im Bereich der Pfortader aus.

Diagnostik: Aufgrund der kurzen HWZ von Faktor VII ist der **Quick-Wert** der empfindlichste Parameter zur Diagnostik einer Leberfunktionsstörung. Dabei ist ein Absinken des Quick-Wertes unter 20 % prognostisch ungünstig.

> ▶ Merke. Die Bestimmung der INR-Werte hat nur bei Patienten Bedeutung, die mit Vitamin-K-Antagonisten behandelt werden, nicht bei einer Lebererkrankung oder bei Verbrauchskoagulopathie.

Die Einzelfaktoren II, VII, IX und X sinken nach Maßgabe ihrer HWZ in folgender Reihenfolge ab: Faktor VII, IX, II, X (HWZ aufsteigend von 4-60 h). AT und Protein C vermindern sich bereits bei **leichteren** Leberfunktionsstörungen. Fibrinogen, Plasminogen und Faktor XII sind erst bei **schweren** Leberfunktionsstörungen vermindert.

> ▶ Merke. In der extrahepatischen Strombahn, insbesondere im Bereich der Kollateralkreisläufe, werden bei Leberzirrhose vermehrt die Faktoren VIII und VIII:C synthetisiert. Daher ist Faktor VIII:C bei dekompensierter Leberzirrhose im Gegensatz zu den übrigen Gerinnungsfaktoren immer erhöht (DD Verbrauchskoagulopathie: hier fällt Faktor VIII:C ab!).

Koller-Test zur Überprüfung der Leberfunktion: Nach Gabe von 10 mg Vitamin K i. v. oder p. o. wird der Anstieg des Quick-Wertes innerhalb von 48 h gemessen. Als positiv wird ein Anstieg um 20 % bewertet. Ein geringerer Anstieg wird als negativ definiert und spricht für eine schwere Parenchymschädigung der Leber (prognostisch ungünstig).

Therapie: Zur Stabilisierung der Hämostase ist bei Blutungsereignissen und bei Absinken des Quick-Wertes < 30 % die Substitution mit **gefrorenem Frischplasma (= fresh frozen plasma = FFP)** indiziert. Bei einer Verbrauchskoagulopathie ist die Gabe von **AT-Konzentrat** und niedrig dosiertem **Heparin** (10 000 I.E./24 h) erforderlich. Fibrinolysehemmung und Gabe von Thrombozytenkonzentraten sind **nicht** indiziert.

Prognose: Die Prognose ist abhängig vom Stadium der Leberzirrhose. Ein Absinken des Quick-Wertes < 20 % gilt als sehr ungünstig (Letalität > 90 % innerhalb von 3 Monaten).

3.4.5 Nephrogene Koagulopathie

Ätiopathogenese: Bei akuten und chronischen Nierenerkrankungen kommt es zu einem **Verlust von AT und Protein C** über die Nieren. Insbesondere bei chronischen Verlaufsformen resultiert eine **Thrombozytenfunktionsstörung**. Ursache ist die toxische Schädigung der Thrombopoese im Knochenmark und die Hemmung des thrombozytären Energiestoffwechsels durch hohe Harnstoffkonzentrationen im Blut.

> ▶ Merke. Klinisch manifestieren sich daher insbesondere akute Nierenerkrankungen durch die Ausbildung von Thrombosen und chronische Nierenerkrankungen in Form von Blutungskomplikationen.

Therapie: Bei **akuten** Nierenerkrankungen ist bei einem AT-Abfall auf < 80 % der Norm aufgrund des erhöhten Thromboserisikos eine AT-Substitution indiziert. Zusätzlich sollte Low-Dose-Heparin ergänzt werden. Bei **chronischer** Niereninsuffizienz mit und ohne Hämodialysetherapie besteht kein kausaler oder prophylaktischer Behandlungsbedarf. Während der Dialyse wird eine Prophylaxe der Thrombosierung des Blutes in der extrakorporalen Zirkulation mit hoch dosiertem Heparin oder niedermolekularem Heparin durchgeführt.

Prognose: Nach Nierentransplantation normalisiert sich die Hämostase.

3.4.6 Hämostasestörungen bei Tumorerkrankungen

Im Rahmen von Malignomerkrankungen werden eine Vielzahl **thromboembolischer** Erkrankungen beobachtet, die sämtliche kleinen und großen Gefäße des venösen Systems betreffen. Eine Änderung der Hämostase führt sowohl zur Entstehung von **Thrombosen** als auch von **Blutungen**.

Epidemiologie: Bei bis zu 50 % der Malignompatienten werden im Rahmen der Autopsie **Thromboembolien** im Sinne eines paraneoplastischen Syndroms **(sog. Trousseau-Phänomen)** nachgewiesen. Blutungskomplikationen sind sehr viel seltener. Im Rahmen einer Verbrauchskoagulopathie bildet sich das **thrombohämorrhagische Syndrom** (Mikrothrombosierungen in der peripheren Strombahn und sekundäre Einblutungen) aus (< 10 %).

Ätiopathogenese: Tumorzellen produzieren prokoagulatorische Phospholipide, Plasminogenaktivatoren und einen Vascular-Permeability-Faktor mit der Folge einer Aktivierung von Gerinnung und Fibrinolyse sowie einer Desintegration der extrazellulären Endothelmatrix. Es kommt zu einer **Thrombozytenschädigung**. Eine Aktivierung der Blutgerinnung über Proteasen aus dem Tumorgewebe bewirkt die Entstehung von **Thrombosen**.

> ▶ **Merke.** Häufig mit der Entwicklung einer Thromboembolie verbunden sind: Tumoren an Dickdarm, Gallenblase, Magen, Lunge, Ovar und Pankreas sowie eine Paraproteinämie und das myeloproliferative Syndrom. Bei einigen Tumoren gilt eine AT-Verminderung als Ursache.

Aus dem Tumorgewebe werden Proteasen mit fibrinolytischer Wirkung freigesetzt, die ebenso wie die **malignomassoziierte Thrombozytopenie** zu **Blutungen** führen. Ursachen der Thrombozytopenie sind Knochenmarkinfiltration, Chemotherapie, Strahlung, Toxine bei bakterieller oder viraler Erkrankung, Verbrauchskoagulopathie mit Hyperfibrinolyse, Splenomegalie und Autoimmunkomplexe.

Klinik: Tumorassoziierte Thrombosen betreffen das gesamte venöse Gebiet, das arterielle System ist nicht betroffen. Im schlimmsten Fall können die Thrombosen zu einem **Budd-Chiari-Syndrom** (= Verschluss der kleinen Lebervenen mit Leberausfallkoma) oder einer Phlegmasia coerulea dolens führen.
Bei mediastinalen Raumforderungen sind auch Thrombosen der V. cava superior mit schwerer oberer Einflussstauung nicht selten. Ein Verschluss der V. subclavia oder V. axillaris im Sinne einer Armvenenthrombose wird als **Paget-von-Schroetter-Syndrom** bezeichnet (z. B. bei Lymphomen, Abb. **L-3.7**).
Blutungskomplikationen treten durch Einblutungen in das Tumorgewebe auf. Eine **plötzliche Verschlechterung des Allgemeinzustandes mit Hämoglobinabfall** oder **akuter abdominaler Symptomatik** (wie z. B. bei Ileus) sind die ersten Symptome bei intestinalen Thrombosen mit sekundärer Einblutung.

⊙ **L-3.7 Paget-von-Schroetter-Syndrom**

Thrombose der V. subclavia und V. axillaris – verstärkte Venenzeichnung im Bereich der rechten Schulter und leichte Armschwellung.

aus: Füeßl H. S., Middecke M.: Duale Reihe Anamnese und Klinische Untersuchung, Thieme; 2010

Diagnostik: Die Gerinnungssteigerung wird anhand erhöhter Konzentrationen von D-Dimeren, Thrombin-Antithrombin-Komplex (TAT), Prothrombin-$_{1,2}$-Fragment, Fibrinopeptid A (FPA), Fibrinogen und Thrombozyten gestellt.

Therapie: s. Tab. **L-3.12**.

> ▶ **Merke.** Thrombozytenaggregationshemmer und Antifibrinolytika sind kontraindiziert, da diese bei malignomassoziierten Hämostasestörungen nicht wirksam sind.

L-3.12 Therapie bei malignomassoziierten Hämostasestörungen

Therapiemaßnahmen	Dosierung/Indikation
■ Behandlung der Grunderkrankung	
■ Thromboembolieprophylaxe (wichtigste Maßnahme!)	Heparin 3 × 5 000 bis 3 × 7 500 I.E./d s. c., niedermolekulares Heparin 1 × tgl. s. c.
■ Antithrombin (AT)	bei stattgehabter Thromboembolie und AT-Mangel
■ Faktor XIII	bei Blutungskomplikationen und erniedrigtem Faktor XIII
■ Thrombozyten- oder Thrombozytenhochkonzentrate	bei Thrombozytopenien < 20 000/µl
■ Frischplasma (= FFP)	nur bei gleichzeitig bestehenden Blutungen erforderlich
■ Low-Dose-Heparin Umstellung auf orale Antikoagulanzien	Therapie zirkulierender Antikoagulanzien (Lupusantikoagulans) bei langfristiger Prophylaxe

4 Antithrombotische und thrombolytische Therapie

4.1 Antithrombotische Therapie 1305
4.2 Thrombolytische Therapie (Fibrinolytika) 1310

4.1 Antithrombotische Therapie

Indikationen der Antikoagulanzientherapie (Tab. **L-4.1**) sind die Thromboseprophylaxe, die Thrombose-Rezidivprophylaxe und die Therapie akuter Thromboembolien im venösen und arteriellen Stromgebiet.

4.1 Antithrombotische Therapie

Indikationen für eine Antikoagulanzientherapie (Tab. **L-4.1**) sind Prophylaxe oder Therapie einer venösen oder arteriellen Thromboembolie.

L-4.1 Medikamentöse Inhibierung der Hämostase

Substanzgruppe	Präparat (Handelsname)	Applikationsform	Wirkungsmechanismus bzw. Angriffspunkte im Gerinnungssystem
Kumarinderivate	▪ Phenprocoumon (z. B. Marcumar) ▪ Warfarin (z. B. Coumadin).	p. o.	Hemmung der Vitamin-K-abhängigen Gerinnungsfaktoren (II, VII, IX, X)
Heparine			an das Vorhandensein von AT gebunden, im Komplex mit AT Beschleunigung und Verstärkung der antikoagulatorischen AT-Wirkung um ein Vielfaches
▪ UFH	▪ Liquemin	s. c. oder i. v.	Hemmung von den Faktoren VIIa, IXa, Xa, XIa, XIIa, IIa; Xa/IIa Ratio 1/1
▪ NMH	▪ Nadroparin (Fraxiparin) ▪ Enoxaparin (Clexane).	s. c.	Hemmung von den Faktoren Xa und IIa; Xa/IIa Ratio 2–4
direkter Faktor-Xa-Hemmer	▪ Rivaroxaban (Xarelto)	p. o.	direkte Hemmung von Faktor Xa
	▪ Apixaban (Eliquis).	p. o.	
Heparinoide			
▪ sulfatierte Glykosaminoglykane	▪ Danaparoid (Orgaran)	p. o.	Hemmung von den Faktoren Xa und IIa
▪ sulfatiertes Pentasaccharid	▪ Fondaparinux (Arixtra)	s. c.	selektive Hemmung von Faktor Xa (AT vermittelt); Xa/IIa Ratio ca. 700/1
direkte Thrombinhemmer	▪ Lepirudin (z. B. Refludan; Produktion wird voraussichtlich eingestellt)	s. c.	direkte Thrombinhemmung (spezifisch für Faktor IIa, freies und fibringebundenes Thrombin)
	▪ Desirudin (z. B. Revasc)	s. c.	irreversibler Hemmstoff von Thrombin
	▪ Argatroban (Argatra)	i. v.	reversible Thrombinhemmung
	▪ Dabigatran (Pradaxa).	p.o	reversible Thrombinhemmung
Thrombozytenaggregationshemmer			Hemmung der Thrombozytenaggregation durch:
	▪ Azetylsalizylsäure (z. B. Aspirin)		irreversible Hemmung der Zyklooxygenase
	▪ Abciximab (Rheopro), Tirofiban (Aggrastat)		Antagonismus am GP-IIb/IIIa-Rezeptor
	▪ Clopidogrel (z. B. Plavix).		Hemmung der ADP-abhängigen Thrombozytenaktivierung

4.1.1 Parenterale Antikoagulation

Unfraktioniertes und niedermolekulares Heparin, Fondaparinux

Struktur: Unfraktioniertes (= hochmolekulares) Heparin (UFH = „Heparin" im klinischen Sprachgebrauch) ist ein polysulfatiertes Polysaccharid mit einem mittleren Molekulargewicht von 15 kDa. Es wird aus Schweinedarmmukosa hergestellt. Aus UFH entsteht durch Fraktionierung, chemische oder enzymatische Spaltung der Oli-

4.1.1 Parenterale Antikoagulation

Unfraktioniertes und niedermolekulares Heparin, Fondaparinux
Struktur: Unfraktioniertes Heparin (UFH) ist ein polysulfatiertes Polysaccharid (mittleres Molekulargewicht: 15 kDa). **Niedermolekulares (= fraktioniertes) Heparin**

(NMH) entsteht durch Fraktionierung oder enzymatische Spaltung der Oligosaccharidketten (durchschnittliches MG: 6 kDa). **Fondaparinux** ist ein synthetisch hergestelltes Pentasaccharid.

gosaccharidketten **niedermolekulares (= fraktioniertes) Heparin (NMH)**. Je nach Herstellungsverfahren variieren die Molekülgröße (durchschnittliches Molekulargewicht 6 kDa) und die gerinnungshemmende Aktivität der NMH-Präparate (s. u.). Beispiele für NMH sind Certoparin, Dalteparin, Enoxaparin, Nadroparin und Tinzaparin. **Fondaparinux** ist ein synthetisch hergestelltes Pentasaccharid. Bei diesen 3 Substanzklassen bindet ein strukturell definiertes Pentasaccharid spezifisch an AT.

Wirkmechanismus: Heparine bilden einen **Komplex mit AT**, der sich an die **Gerinnungsfaktoren XIIa, XIa, IXa, Xa und IIa** anlagert und sie dadurch **inaktiviert**. NMH aktiviert Faktor Xa mit etwa gleicher Effektivität, Faktor IIa mit deutlich geringerer Effektivität als UFH. Nach Inaktivierung der Gerinnungsprotease zerfällt der Komplex und Heparin kann ein weiteres AT-Molekül binden. **Fondaparinux** hemmt selektiv Faktor Xa.

Wirkmechanismus: Die Inhibierung der Blutgerinnung verläuft indirekt über eine Steigerung der Gerinnungshemmung durch Antithrombin (AT). **Heparine** bilden einen **Komplex mit AT**, der sich an die **Gerinnungsfaktoren XIIa, XIa, IXa, Xa und IIa** (Thrombin) anlagert und diese **inaktiviert**. Dabei inaktiviert NMH Faktor Xa mit etwa gleicher Effektivität, Faktor IIa mit deutlich geringerer Effektivität als UFH. Die verschiedenen NMH unterscheiden sich in ihrer Anti-IIa- und Anti-Xa-Aktivität. Nach erfolgter Inaktivierung der Gerinnungsprotease zerfällt der Komplex und UFH bzw. NMH steht zur Komplexbildung mit einem weiteren AT-Molekül zur Verfügung. Dieses „Recycling" ist der Grund für die Wirksamkeit von niedrigen Dosierungen von UFH und NMH. **Fondaparinux** hemmt selektiv Faktor Xa.

▶ **Merke.**

▶ **Merke.** UFH, NMH und Fondaparinux sind nur im Komplex mit AT wirksam.

UFH hemmt auch die thrombininduzierte **Thrombozytenaggregation**, setzt t-PA aus dem Endothel frei und hemmt die Aktivität von **PDGF** u. a. Wachstumsfaktoren. **NMH** haben eine stärkere **profibrinolytische Wirkung** als UFH. **Fondaparinux** weist diese Wirkungen nicht auf.

UFH hemmt auch die thrombininduzierte **Thrombozytenaggregation**, setzt den **Tissue-Plasminogenaktivator** (t-PA) aus dem Endothel frei (profibrinolytische Wirkung) und hemmt die Aktivität von **PDGF** u. a. Wachstumsfaktoren. Diese vielfältigen Wirkungsmechanismen tragen zum antithrombotischen Effekt von UFH bei. **NMH** haben eine stärkere **profibrinolytische Wirkung** als UFH. **Fondaparinux** weist diese Wirkungen nicht auf. Es bildet einen **Komplex mit Antithrombin**, der selektiv **Faktor Xa** bindet und inaktiviert.

Pharmakokinetik: Fondaparinux hat die längste HWZ der drei Substanzgruppen, gefolgt von NMH. Fondaparinux bindet nicht an PF 4.

Pharmakokinetik: Fondaparinux hat die längste HWZ der drei Substanzgruppen, gefolgt von NMH. Beide müssen deshalb nur 1-mal tgl. appliziert werden (s. c.), UFH dagegen 2–3-mal tgl. (s. c. oder per infusionem [p. i.]). NMH haben im Vergleich zu UFH eine geringere Affinität zu Plättchenfaktor 4 (PF 4). Fondaparinux bindet nicht an PF 4.

Indikationen und Dosierung: Zur Prophylaxe venöser Thrombosen:
- **präoperativ:** UFH, NMH bzw. Fondaparinux
- **Innere Medizin:** UFH, NMH bzw. Fondaparinux bei allen Patienten, die stationär behandelt werden und mehr als 8 h am Tag bettlägerig sind.

Indikationen und Dosierung: Zur Prophylaxe venöser Thrombosen werden sie wie folgt eingesetzt:
- **präoperativ:** UFH in niedriger Dosis (2-mal oder 3-mal 5 000 I.E. /24 h s. c.) oder NMH (1-mal tgl. s. c., Dosierung s. Beipackzettel des Präparates) bzw. Fondaparinux (1-mal 2,5 mg tgl. s. c., bei Kreatinin-Clearance < 30 ml/min 1,5 mg). Die Gabe erfolgt 2 h präoperativ, bei Fondaparinux 6 h postoperativ und wird bis zur Mobilisierung des Patienten fortgeführt.
- **Innere Medizin:** UFH (3-mal 5 000 I.E. s. c.) oder NMH (1-mal tgl. eine Injektion) bzw. Fondaparinux bei allen Patienten, die wegen einer akuten Erkrankung stationär behandelt werden und mehr als 8 Stunden täglich bettlägerig sind.

Zur **Prophylaxe arterieller Thrombosen** bzw. zur **Sekundärprophylaxe venöser Thromboembolien** werden 3-mal 7 500–10 000 I.E. Heparin s. c. oder i. v. gegeben. Die Dosierung wird anhand der aPTT gesteuert (2–3-Faches der Norm).

Zur **Prophylaxe arterieller Thrombosen** bzw. zur **Sekundärprophylaxe venöser Thromboembolien** ist bei Patienten mit arteriellen Gefäßstenosen (Herzinfarkt, pAVK) oder Z. n. venöser Thromboembolie die Gabe von UFH (3-mal 7 500–10 000 I.E. s. c. oder p. i.) indiziert. Die Dosierung wird anhand der aPTT gesteuert, die auf das 2–3-Fache der Norm verlängert sein soll. Nach Abschluss der akuten Erkrankung wird auf orale Antikoagulanzien umgesetzt.

Zur **Therapie der manifesten venösen Thrombose**, der **Lungenembolie** und der **arteriellen Embolie** werden hoch dosiertes NMH oder Fondaparinux körpergewichtsadaptiert s. c. oder UFH aPTT-adjustiert p. i. verabreicht.

▶ **Merke.**

▶ **Merke.** Bei der Thrombose- oder Embolietherapie mit UFH ist die Dosis so zu wählen, dass die aPTT und die PTZ auf das 2–3-Fache des Ausgangswertes verlängert sind. Ist dieses Ziel auch bei einer Dosis von 45 000 I.E./d nicht erreicht, gilt dies als Hinweis auf einen AT-Mangel.

Zu Kontraindikationen einer hoch dosierten Heparintherapie s. Tab. **L-4.2**.

Kontraindikationen: Bei Low-Dose-Heparin ist die akute Blutung eine Kontraindikation, bei der hoch dosierten Heparintherapie sind die in Tab. **L-4.2** genannten Kontraindikationen zu beachten.

L-4.2 Absolute Kontraindikationen der hoch dosierten Heparintherapie

- maligner Hypertonus
- frische zerebrale u. a. Blutungen
- schwere Niereninsuffizienz
- hämorrhagische Diathese
- nekrotisierende Pankreatitis
- schwerer Diabetes mellitus (Augenhintergrundveränderungen Stadium IV nach Keith-Wegener)
- Quick-Wert < 60 % bei Leberzirrhose
- schwere Thrombozytopenie
- schwerer Hypertonus (systolisch > 200 mmHg, diastolisch > 120 mmHg)
- zerebrale Blutungen innerhalb der letzten 3 Monate

Nebenwirkungen: Die häufigste Nebenwirkung sind **Blutungskomplikationen**. Leichte Blutungen treten bei 2–3 %, lebensbedrohliche bei 0,1 % der Patienten auf. Folgende Nebenwirkungen treten bei UFH selten, bei NMH noch seltener auf: Haarausfall, Darmkoliken sowie bei Langzeitanwendung Osteoporose.

Selten tritt eine **heparininduzierte Thrombozytopenie (HIT)** auf. Das Risiko ist nach Gabe von UFH höher als nach Gabe von NMH. Man unterscheidet 2 Typen:

HIT-Typ I beruht auf einem transienten, also reversiblen Thrombozytenabfall. Die Thrombozytenzahl sinkt innerhalb der ersten 4 Tage nach Therapiebeginn um etwa 30 % ab. Klinische Zeichen fehlen. Nach Gabe von UFH beobachtet man eine HIT-Typ I bei ca. 5 % der Patienten, nach Gabe von NMH deutlich seltener (0,5–1 %).

HIT-Typ II ist immunologisch bedingt (AK-Bildung gegen Heparin-PF-4-Komplex). Ab dem 5. Therapietag treten Immunkomplexe auf, die eine starke **Thrombozytenaggregation** mit Absinken der Thrombozytenzahl um mehr als 50 % des Ausgangswerts oder auf < 100 000/µl und arterielle oder venöse **Thrombosen** (White Clot Syndrome) induzieren können. Typ II tritt unter UFH bei 1–3 %, unter NMH bei ca. 0,1 % der Patienten auf. Unter **Fondaparinux** sind nur wenige Fälle in der Literatur beschrieben, bei denen eine Vorbehandlung mit Heparin in der Anamnese nicht ausgeschlossen ist. Die Mortalität beträgt 10–20 %.

▶ **Merke.** Bei Verdacht auf eine HIT-Typ II ist ein gezieltes Vorgehen wichtig:
- schnelle Abklärung der Differenzialdiagnosen der Thrombozytopenie
- Blutabnahme für Heparin/Plättchenfaktor-4-Antikörper-Test (HIT-Antikörper)
- Heparin sofort absetzen
- Beginn einer Antikoagulation mit Danaparoid, Lepirudin oder Argatroban
- keine Thrombozytensubstitution, keine Gabe von PPSB (Induktion von Thrombosen!)

Therapiekontrolle: Heparin: PTZ, aPTT und der Anti-Xa-Test (Faktor-Xa-Inhibierung) erfassen empfindlich die Wirkung von UFH auf das Gerinnungssystem. **NMH und Fondaparinux:** Eine Dosisanpassung anhand von Laborwerten ist nicht erforderlich. Bei Niereninsuffizienz muss die Dosis reduziert werden. Der NMH-Spiegel sollte zwischen 0,4–0,8 I.E./ml, die Fondaparinux-Spiegel zwischen 0,4–0,7 µg/ml liegen.

▶ **Merke.** Bei Low-Dose-Heparinprophylaxe bleiben die PTZ und die aPTT im Normbereich, während die Faktor-Xa-Aktivität messbar gehemmt wird.

Antagonisierung von Heparin: Protaminchlorid hebt die gerinnungshemmenden Effekte von UFH auf (Protamin dosis in mg = Heparindosis in I.E.).

Hirudin, Argatroban, Danaparoid

Hirudin ist ein 65-Aminosäure-haltiges Polypeptid aus den Speicheldrüsen des Blutegels Hirudo medicinalis, das heute gentechnisch hergestellt wird (Lepirudin, Desirudin). Hirudin wirkt durch direkte Thrombinhemmung (AT-unabhängig), die Bindung ist aufgrund der hohen Affinität irreversibel. Aufgrund einer stark verzögerten Ausscheidung des Medikaments bei Niereninsuffizienz muss bei dialysepflichtigen Patienten die Dosis auf $^1/_{1000}$ der normalen Dosis reduziert werden. Lepirudin und Desirudin reagieren nicht mit PF 4 und können daher zur Therapie einer Thrombose bei HIT II eingesetzt werden.

Argatroban ist ein synthetisches Peptid (Hirudin-Analogon), das Thrombin direkt hemmt. Es wird als kontinuierliche Infusion i. v. verabreicht. Die Ausscheidung erfolgt über die Leber und nur teilweise über die Niere. Die Steuerung der i. v. Antikoagulation mit Lepirudin, Desirudin und Argatroban erfolgt anhand der aPTT, die auf das 1,5- bis 2,5-Fache der Norm verlängert sein soll. **Danaparoid** ist ein Heparinoid, das bei HIT eingesetzt wird. Es weist nur bei ca. 5% der Patienten mit einer HIT Kreuzreaktionen mit HIT-Antikörpern auf. Die Verabreichung erfolgt i. v. anhand der Danaparoid-Spiegel (0,4–0,7 I.E./ml) oder s. c. (3-mal 750 I.E./d).

4.1.2 Orale Antikoagulanzien

Kumarinderivate

Zu den Kumarinderivaten zählen z. B. Phenprocoumon und Warfarin. Sie haben eine hohe Bindung an Plasmaeiweiße.

Wirkmechanismus: Durch Blockade des Vitamin-K-Zyklus an verschiedenen Stellen wird die γ-Carboxylierung der inaktiven Vorstufen der Gerinnungsfaktoren II (Prothrombin), VII, IX und X und der Inhibitoren Protein C und S in die aktive Form unterbunden (Tab. **L-4.1**), sodass die Leber nur noch funktionsuntüchtige Vorstufen dieser Gerinnungsfaktoren synthetisieren kann. Da es sich um eine Synthese großer Proteine handelt, sind die Dauer bis zum Wirkungseintritt und die Eliminationshalbwertszeit lang (7–48 h).

Pharmakokinetik und Wechselwirkungen: Orale Antikoagulanzien haben eine hohe Plasmaeiweißbindung von ca. 99%. Sie werden nach oraler Verabreichung im Dünndarm resorbiert. Voraussetzung für die Resorption ist die Anwesenheit von Gallensäuren im Darm (fettlösliche Medikamente!). Die Resorption wird **gehemmt** durch Cholestyramin, Cholestipol und Griseofulvin. Die Synthese der Gerinnungsfaktoren wird **gesteigert** durch Glukokortikoide und Östrogene. Am Wirkort besteht ein Antagonismus durch Vitamin K und Cephalosporine. Der Abbau erfolgt v. a. in der Leber und wird **beschleunigt** durch Barbiturate, Rifampicin und Sulfinpyrazon. Eine **Verdrängung** aus der Plasmaeiweißbindung erfolgt durch Antirheumatika.

Indikationen: Langzeitprophylaxe bei erhöhtem Thromboembolierisiko (s. Tab. **L-4.3**). Die Dauer der Therapie ist abhängig von der Indikation bzw. Grunderkrankung (Tab. **L-4.4**).

L-4.3	Indikationen für die Gabe von Vitamin-K-Antagonisten
gesicherte Indikationen	
▪ Primärprophylaxe	prothetischer Herzklappenersatz, (dilatative) Kardiomyopathie, intrakardialer Thrombus, Vorhofflimmern mit kardiovaskulären Risikofaktoren*
▪ Rezidivprophylaxe	Z. n. tiefer Bein- und Beckenvenenthrombose, Lungenembolie
* kardiovaskuläre Risikofaktoren: Alter > 65 Jahre, Hypertonus, Diabetes mellitus, KHK, ischämischer Insult, Embolie durch Vorhofflimmern	

L-4.4	Kumarinderivate: Therapiedauer bei verschiedenen Erkrankungen
Indikation	**Therapiedauer***
Unterschenkelvenenthrombose	3 Monate
tiefe Beinvenenthrombose	6–12 Monate
Lungenembolie	12–24 Monate
Thromboembolie mit hereditärer Thrombophilie	12–24 Monate
erstes Rezidiv einer Venenthrombose, Lungenembolie	12–24 Monate
rezidivierende Lungenembolie, rezidivierende Thromboembolie	lebenslang
prothetischer Herzklappenersatz	lebenslang
Vorhofflimmern mit kardiovaskulären Risikofaktoren	lebenslang
* Die Dauer der oralen Antikoagulation hängt auch von der Ausdehnung der Thrombose ab.	

Dosierung: Die Dosierung wird von der langen HWZ der Kumarine bestimmt. Sie beträgt für Phenprocoumon (Marcumar) 5 Tage. Um Plasmaspiegel aufzubauen, muss initial eine höhere Dosis gegeben werden. Die Therapiekontrolle erfolgt über die Bestimmung des INR (Zielwert: 2–3) oder Quick-Wertes (Ziel-Wert: 15–25 %). Initial erfolgt die Dosierung folgendermaßen: **Phenprocoumon** (z. B. Marcumar 5 mg, Falithrom 3 mg): 10–15 mg an Tag 1, 9–10 mg an Tag 2, 5–6 mg an Tag 3. An Tag 4 erfolgt eine INR-Kontrolle. **Warfarin** (z. B. Coumadin 5 mg): 10 mg an Tag 1 und 2, INR-Kontrolle an Tag 3. Wegen des langsamen Wirkungseintritts werden Vitamin-K-Antagonisten initial **überlappend mit Heparinen** gegeben. Heparine werden abgesetzt, wenn die INR an 2 aufeinanderfolgenden Tagen im therapeutischen Bereich von 2–3 liegt.

Kontraindikationen: rezidivierende Blutungen, floride Magen- und Darmulzera, unmittelbar postoperativ und -traumatisch, frischer Schlaganfall, Sepsis, interkurrente Erkrankungen, schwere Leberfunktionsstörungen, mangelnde Compliance des Patienten.

▶ **Merke.** Phenprocoumon tritt in den fötalen Kreislauf über, daher ist es innerhalb der ersten 3 Monate der Schwangerschaft kontraindiziert!

Nebenwirkungen: Leichte Blutungskomplikationen (an Zahnfleisch, Nasenschleimhaut, Haut, Hämorrhoiden, im Urin) treten bei 20 % der Patienten auf (1–2-mal pro Jahr). **Schwere** lebensbedrohliche **Blutungskomplikationen** sind seltener (1-mal pro 400 Behandlungsjahre). Sie können an allen Organen auftreten und gehen mit einem Hb-Abfall einher oder sind intrazerebral, -okulär oder in großen Gelenken (meist Knie) lokalisiert. Andere seltene Nebenwirkungen sind Haarausfall, feinfleckiges allergisches Exanthem mit Juckreiz, kumarininduzierte Hepatitis und Kumarinnekrose (insbesondere bei Therapiebeginn).

Eine **Kumarinnekrose** tritt durch einen schnellen Abfall der Konzentration von Protein C auf (HWZ ca. 7 h, HWZ der Gerinnungsfaktoren 7–48 h). Dies führt zu einer Hyperkoagulabilität mit Ausbildung von Mikrothromben in der peripheren Strombahn der Subkutis. Nach Erreichen der therapeutischen INR entsteht eine lokale Hypokoagulabilität mit Einblutung in das betroffene Gewebe mit zentral gelegenem nekrotischem Gewebezerfall.

Antagonisierung: Vitamin K p. o., s. c. oder i. v. in einer Dosis von 5–10 mg führt zu einem Anstieg des Quick-Wertes nach 24–48 Stunden. Ist bei Blutungskomplikationen ein schnellerer Anstieg des Quick-Wertes erforderlich, muss **PPSB** (Prothrombinkomplex) oder **Frischplasma** i. v. verabreicht werden.

Beispiel: Eine Einheit PPSB-Konzentrat führt zu einem 100 %igen Anstieg/ml Plasma. Um einen Anstieg um 50 % zu erreichen, müssen bei einem Plasmavolumen von 3 l bei einem 70 kg schweren Mann 1500 I.E. PPSB i. v. verabreicht werden.

Neue orale Antikoagulanzien

Bei den neuen oralen Antikoagulanzien handelt es sich um synthetisch hergestellte Substanzen, die spezifisch **Thrombin** (Dabigatran) bzw. **Faktor Xa** (Rivaroxaban, Apixaban) **reversibel hemmen.** Sie stellen eine Alternative zur Therapie mit Heparinen und Vitamin-K-Antagonisten (VKA) bei den zugelassenen Indikationen dar.

Cave: Für diese Antikoagulanzien kann die INR nicht berechnet werden (s. auch S. 1278). Bei Therapie mit einem Antikoagulans können Thrombinhemmer und Faktor-Xa-Hemmer mit speziellen chromogenen Tests differenzert werden.

Ihre Wirkdauer (HWZ von ca. 10–12 h) ist relativ kurz. Die Verabreichung erfolgt 1–2-mal tgl., die Dosierung ist fix (keine Dosisüberwachung notwendig) und es ist kein Therapie-Monitoring erforderlich.

Dabigatran

Wirkmechanismus und Indikation: Dabigatran ist derzeit der einzige zugelassene **orale direkte Thrombinhemmer** (Prodrug wird im Körper zu Dabigatran aktiviert). Er ist zur postoperativen Throboembolieprophylaxe nach elektivem Kniegelenksersatz (über 14 Tage) oder nach Hüftgelenksersatz (30 Tage) sowie zur Schlaganfallprophylaxe bei Patienten mit nichtvalvulärem Vorhofflimmern zugelassen.

Dosierung: Die Dosierung beträgt 220 mg/d (Dosisreduktion bei Niereninsuffizienz erforderlich!).

Nebenwirkungen: Blutungen, gastrointestinale Störungen.

Rivaroxaban und Apixaban

Wirkmechanismus: Sie **hemmen** spezifisch und reversibel **Faktor Xa.**

Indikation und Dosierung: Rivaroxaban ist zugelassen nach elektivem Knie- und Hüftgelenkersatz (1-mal 10 mg/d), bei Vorhofflimmern (1-mal 20 mg/d) und zur Therapie der akuten tiefen Venenthrombose (Dosisreduktion bei Niereninsuffizienz!).
Apixaban ist zugelassen nach elektivem Knie- und Hüftgelenkersatz (2-mal 2,5 mg/d).

Nebenwirkungen: Blutungen.

4.2 Thrombolytische Therapie (Fibrinolytika)

Eine Steigerung der normalen Fibrinolyse lässt sich durch Aktivierung von Plasminogen erreichen.

Wirkmechanismus: Aktivierung der Fibrinolyse (S. 1275). Plasmin liegt im Blut nicht in freier Form vor. Es wird sofort von **Inhibitoren** neutralisiert oder bindet an Fibrin. Die wichtigsten **Inhibitoren** sind: α_2-Antiplasmin, α_2-Makroglobulin, PAI 1 und 2. Bei der Fibrinolyse entstehen Spaltprodukte aus Fibrinogen und Fibrin.

Prinzip der endogenen Lyse: Diffusion des Fibrinolytikums in den Thrombus hinein mit Auflösung von innen.

Indikationen: Insbesondere schwere und lebensbedrohliche Lungenembolie, frischer Herzinfarkt, ggf. arterielle periphere Embolie.

Prognose und Komplikationen: Die thrombolytischen Erfolge betragen 50–70 %. Nebenwirkungen sind v. a. Blutungskomplikationen.

Dabigatran verlängert die aPTT (ggf. gerinfügig auch die TPZ nach Quick).

Dosierung: Die Dosierung nach Knie- bzw. Hüftgelekersatz beträgt 1-mal 150 mg/d oder 1-mal 220 mg/d, bei Vorhofflimmern 2-mal 150 mg/d oder 2-mal 110 mg/d. Bei Patienten mit erhöhtem Blutungsrisiko (Nierenfunktionsstörung mit einer Kreatinin-Clearance von 30–50 ml/min) ist die niedrigere Dosis indiziert. Cave: Eine Kreatinin-Clearance < 30 ml/min führt zur Kumulation von Dabigatran (= Kontraindikation!).

Nebenwirkungen: Blutungen lokal im Operationssitus oder systemisch (wie unter Therapie mit Heparinen), gastrointestinale Störungen. Andere Nebenwirkungen sind sehr selten.

Rivaroxaban und Apixaban

Wirkmechanismus: Rivaroxaban (Xarelto) und Apixaban (Eliquis) **hemmen spezifisch und reversibel Faktor Xa**. Beide Substanzen verlängern die Prothrombinzeit nach Quick (ggf. auch geringfügig die aPTT).

Indikation und Dosierung: Rivaroxaban ist zur postoperativen Throboembolieprophylaxe nach elektivem Knie- oder Hüftgelenkersatz zugelassen in einer Dosierung von 1-mal 10 mg/d. Weiterhin zur Embolieprophylaxe bei Patienten mit nichtvalvulärem Vorhofflimern (1-mal 20 mg/d). Ebenso kann es zur Therapie der akuten tiefen Venenthrombose und zur Prävention rezidivierender tiefer Venenthrombosen und rezidivierender Lungenembolien eingesetzt werden. (Dosisreduktion bei Niereninsuffizienz; bei einer Kreatinin-Clearance < 15 ml/min ist die Gabe kontraindiziert!).
Apixaban ist zur postoperativen Throboembolieprophylaxe nach elektivem Knie- oder Hüftgelenkersatz in einer Dosierung von 2-mal 2,5 mg/d zugelassen.

Nebenwirkungen: Blutungen (wie unter Therapie mit Heparinen oder VKA). Andere Nebenwirkungen sind sehr selten.

4.2 Thrombolytische Therapie (Fibrinolytika)

Eine Steigerung der physiologischen Fibrinolyse lässt sich durch Substanzen erreichen, die Plasminogen direkt aktivieren. Auf der venösen Seite können Fibrinolytika auch bei großen und sich über mehrere Tage entwickelnden Thrombosen erfolgreich eingesetzt werden.

Wirkmechanismus: Aktivierung der Fibrinolyse (S. 1275). Der **Aktivator (Fibrinolytikum)** spaltet von Plasminogen eine Kette ab und es entsteht Plasmin. Dieses liegt im Blut nicht in freier Form vor. Es **bindet** sofort an **Fibrin** oder wird durch **Inhibitoren** neutralisiert. Die wichtigsten Inhibitoren sind α_2-Antiplasmin und α_2-Makroglobulin. Die Plasminogenaktivator-Inhibitoren 1 und 2 (PAI 1 und PAI 2) hemmen t-PA und u-PA. Bei der Fibrinolyse entstehen eine Anzahl von **Spaltprodukten** aus Fibrinogen und Fibrin: aus Fragment X entstehen Fragmente Y und D, aus Fragment Y Fragmente D und E.

Prinzip der endogenen Lyse: Das Fibrinolytikum diffundiert von der Oberfläche in den Thrombus hinein. Dort entsteht aus freiem Plasminogen Plasmin, das den Thrombus von innen auflöst.

Indikationen: Hierzu zählen insbesondere schwere und lebensbedrohliche Lungenembolien, frischer Herzinfarkt bis zu einem Alter von 6 Stunden sowie ggf. akute arterielle periphere Embolien. Bei chronischer pAVK kann in Abhängigkeit von Lokalisation und Länge des Gefäßprozesses der Thrombus lokal fibrilysiert werden (s. S. 282).

Prognose und Komplikationen: Die thrombolytischen Erfolge betragen etwa 50–70 % für alle Indikationsbereiche. Die Nebenwirkungen sind v. a. Blutungskomplikationen. Leichte Blutungskomplikationen treten bei bis zu 20 %, lebensbedrohliche Blutungen bei 0,5–1 % der Patienten auf.

Antagonisierung: Die Neutralisierung der Fibrinolysetherapie erfolgt durch Absetzen der Behandlung und der Verabreichung von Aprotinin und/oder Tranexamsäure bis zum Sistieren der Blutung. Gegebenenfalls muss auch Heparin mit Protaminchlorid antagonisiert werden.

Nachbehandlung: Im Anschluss an eine Fibrinolysetherapie wird die orale Antikoagulation mit Heparin überlappend begonnen.

Kontraindikationen: Das sog. ABC der Kontraindikationen zur Fibrinolysetherapie ist in Tab. **L-4.5** dargestellt.

L-4.5 Absolute Kontraindikationen der Fibrinolysetherapie

Aneurysmen, bekannte	**M**alignome im Endstadium
Blutdruck > 180 mmHg syst. und > 100 mmHg diast.	**N**iereninsuffizienz, schwere
cerebrovaskulärer Insult innerhalb der letzten 3 Monate	**O**perationen innerhalb der letzten 8–10 Tage
Diabetes, schlecht eingestellt, Retinopathie	**P**ankreatitis, akute
Epilepsie	**R**eanimation innerhalb der letzten 4 Wochen
Frühschwangerschaft (< 16. Woche)	**S**epsis
Gefäßpunktionen, arterielle	**T**uberkulose
hämorrhagische Diathese	**U**lcera ventriculi
intestinale Blutungen	**V**orhofflimmern (orale Antikoagulation)
konsumierende Allgemeinerkrankung	**Z**erebralsklerose, schwere
Leberinsuffizienz, schwere	

4.2.1 Thrombolytische Substanzen

Eine Übersicht über die wichtigsten Fibrinolytika im Einzelnen ist in Abb. **L-4.1** dargestellt.

L-4.1 Fibrinolytika und deren Wirkung auf die Fibrinolyse

1. Generation: Streptokinase, Urokinase.
2. Generation: rekombinanter Tissue-Plasminogen-Activator (rt-PA), Anistreplase = anisoylated Plasminogen Streptokinase Activator Complex (APSAC), Single-Chain Urokinase (pro-UK und SCU-PA).
3. Generation: Fibrinantikörper mit Fibrinolytika, maßgeschneiderte rekombinante t-PA, Derivate von t-PA und u-PA (in Entwicklung).

Streptokinase

Streptokinase wird in Kulturen aus Streptokokken hergestellt und hat die niedrigste Fibrinspezifität. Die thrombolytische Wirksamkeit ist gut.

Wirkmechanismus: Streptokinase bildet einen Komplex mit Plasminogen, der Plasminogen zu Plasmin aktiviert. Da Plasminogen als Koenzym und Substrat erscheint, ist die Aktivierung der Fibrinolyse durch Streptokinase nicht dosisabhängig. Wenn mehr Plasminogen als Koenzym verbraucht wird, steht es weniger als Substrat für die Fibrinolyseaktivierung zur Verfügung.

L 4 Antithrombotische und thrombolytische Therapie

▶ Merke. Eine Steigerung der Fibrinolyse durch Streptokinase wird durch eine Verminderung der Dosis (von 10–15%) erreicht.

Therapiedauer: Die Therapie mit Streptokinase kann bis zu 7 Tage durchgeführt werden. Nach 5 Tagen treten erste Antikörper (wie bei Streptokokkeninfekt) auf, die die Substanz neutralisieren. Anschließend wird mit Heparin hoch dosiert antikoaguliert oder eine Fibrinolyse mit Urokinase fortgeführt. Die Antikörperbildung kann mit dem Antistreptokinase-Titer bestimmt werden. Die Streptokinaselyse darf nicht kurzfristig wiederholt werden. Bis zu einer erneuten Gabe sollten mindestens 12 Monate abgewartet werden, bis die Antikörper eliminiert und der Antistreptokinase-Titer normalisiert sind.

Nebenwirkungen: allergische Reaktionen, Fieber, Schüttelfrost und Hämorrhagien. Schwere, letale Blutungen werden bei 1–2% der Patienten beobachtet.

Urokinase

Urokinase ist ein körpereigener direkter Aktivator, der aus menschlichem Nierengewebe oder aus Urin, neuerdings auch gentechnologisch hergestellt wird. Die Fibrinspezifität ist relativ gering, das thrombolytische Potenzial gut. Im Vergleich zu Streptokinase ist sie sehr viel teurer.

Wirkmechanismus: Urokinase aktiviert Plasminogen direkt zu Plasmin. Die Wirkung ist dosisabhängig.

▶ Merke. Mit einer Steigerung der Dosis von Urokinase wird auch eine Steigerung der fibrinolytischen Wirkung erreicht.

Therapiedauer: Da keine Antikörperbildung induziert wird, ist Urokinase auch zur wiederholten Gabe geeignet. Die Anwendung kann bis zu 3 Wochen (Langzeitlyse) durchgeführt werden.

Nebenwirkungen: Zu beachten sind v. a. Blutungskomplikationen. Schwere, letale Blutungen treten bei 0,5–1% der Patienten auf. Allergische Reaktionen, Fieber und Schüttelfrost treten nicht auf.

Alteplase (rt-PA)

Der humane Plasminogenaktivator wird rekombinant gentechnologisch (rt-PA = recombinant tissue-type plasminogen activator) hergestellt. Die Fibrinspezifität ist hoch, die thrombolytische Wirkung gut.

Wirkmechanismus: Aufgrund einer Aktivierung von insbesondere fibringebundenem Plasminogen erfolgt die Fibrinolyse v. a. lokal (geringe systemische Wirkung). Die Fibrinogenolyse ist schwächer als bei Strepto- und Urokinase. Eine verbesserte thrombolytische Wirksamkeit im Vergleich zu Streptokinase und Urokinase ist noch nicht belegt.

Therapiedauer: Da keine Antikörperbildung induziert wird, kann rt-PA auch wiederholt gegeben werden. Die Therapie mit rt-PA kann bis zu 7 Tage durchgeführt werden.

Nebenwirkungen: am häufigsten Blutungskomplikationen, allergische Reaktionen treten nicht auf.

Labor: Die Fibrinolysetherapie mit Streptokinase und Urokinase wird anhand der unspezifischen Spaltung durch Überwachung des **Fibrinogenspiegels** im Plasma kontrolliert (sinkt auf 50–100 mg% ab). Die Fibrinogenverminderung sowie die auftretenden Spaltprodukte führen zu einer **Verlängerung von Thrombinzeit, Reptilasezeit und Thrombinkoagulasezeit**. aPTT und Quick-Wert werden nur geringfügig beeinflusst. Die Thrombinzeit sollte auf das 2–3-Fache der Norm verlängert sein. Bei nicht ausreichender Verlängerung ist **Heparin** hinzuzufügen.
Bei Streptokinase wird initital kein Heparin benötigt. Wenn die Thrombinzeit nicht ausreichend durch eine Verminderung der Dosis von Streptokinase verlängert werden kann, muss Heparin in einer Dosierung von 15 000–20 000 I.E./d hinzugesetzt werden.

▶ Merke.

Therapiedauer: Die Therapie mit Streptokinase kann bis zu 7 Tage durchgeführt werden. Nach 5 Tagen treten erste Antikörper auf, die die Substanz neutralisieren. Anschließend hoch dosierte Heparingabe oder Fibrinolyse mit Urokinase. Eine erneute Streptokinaselyse darf frühestens nach 12 Monaten erfolgen.

Nebenwirkungen: allergische Reaktionen, Fieber, Schüttelfrost, Hämorrhagien.

Urokinase

Relativ geringe Fibrinspezifität, das thrombolytische Potenzial ist gut.

Wirkmechanismus: direkte Aktivierung von Plasminogen zu Plasmin.

▶ Merke.

Therapiedauer: bis zu 3 Wochen.

Nebenwirkungen: Blutungskomplikationen.

Alteplase (rt-PA)

Der Plasminogenaktivator wird gentechnologisch hergestellt und besitzt gute thrombolytische Wirkung.

Wirkmechanismus: V. a. lokale Wirkung durch Aktivierung von insbesondere fibringebundenem Plasminogen. Die Fibrinogenolyse ist schwächer als bei Strepto- und Urokinase.

Therapiedauer: wiederholte Gabe möglich. Therapie mit rt-PA bis zu 7 Tage.

Nebenwirkungen: am häufigsten Blutungskomplikationen.

Labor: Die Fibrinolysetherapie mit Strepto- und Urokinase wird durch Überwachung des **Fibrinogenspiegels** kontrolliert.
Es resultiert eine **Verlängerung der Thrombinzeit,** der **Reptilasezeit** und der **Thrombinkoagulasezeit.** aPTT und Quick-Wert werden nur geringfügig beeinflusst.

Bei Streptokinase wird initital kein Heparin benötigt.

L 4.2 Thrombolytische Therapie (Fibrinolytika)

Da bei Urokinasebehandlung weniger Fibrinspaltprodukte entstehen, muss immer zusätzlich Heparin bis zu 30 000 I.E./24 h kontinuierlich i. v. gegeben werden. Bei Fibrinogenspiegeln < 50 mg% muss die Dosis von Streptokinase um 10–15 % erhöht und von Urokinase um 10–15 % vermindert werden.

▶ Merke. Sowohl r-tPA als auch Urokinase müssen mit hoch dosiertem Heparin kontinuierlich i. v. (bis zu 30 000 I.E./24 h) kombiniert werden.

Umstellung auf orale Antikoagulanzien: Im Anschluss an eine Fibrinolysetherapie wird mit Heparin überlappend die orale Antikoagulation begonnen. Zur Dauer der oralen Antikoagulation s. Tab. **L-4.4**.

Dosierung und Halbwertszeit der verschiedenen Fibrinolytika sowie Maßnahmen zur Unterbrechung der Fibrinolyse bei bedrohlicher Blutung fassen Tab. **L-4.6** bzw. Tab. **L-4.7** zusammen.

Eine Urokinasebehandlung muss immer mit Heparin in therapeutischer Dosis von 30 000 I.E./24 h kontinuierlich i. v. kombiniert werden.

▶ Merke.

Umstellung auf orale Antikoagulanzien: Anschließend wird mit Heparin überlappend die orale Antikoagulation begonnen. Zur Dauer s. Tab. **L-4.4**.

L-4.6 Dosierung und Halbwertszeit (HWZ) der verschiedenen Fibrinolytika

Fibrinolytikum	HWZ (min.)	Initial-/Erhaltungsdosis	Therapiedauer
Streptokinase	20	250 000 I.E./h (Kurzinfusion)/100 000 I.E./h (kontinuierlich i. v.)	max. 7 d
– Kurzzeitlyse		9 Mio I.E./6 h	je 1 × 2–4 d
Urokinase	15	250 000 /100 000 I.E./h	bis 3 Wochen
rt-PA	5	10–50 mg/d (kontinuierlich i. v.)	7 d

L-4.7 Maßnahmen zur Unterbrechung der Fibrinolyse bei bedrohlicher Blutung (nach Marbet)

Maßnahmen		Beispiele	Dosierung
▪ Zufuhr des Fibrinolytikums und des Heparins beenden.			
▪ Antifibrinolytika	– Tranexamsäure	Anvitoff, Cyklokapron, Ugurol	bis zu 4 × tgl. 500 mg i. v.
	– Aprotinin	Antagosan, Trasylol	500 000 I.E. i. v. als Kurzinfusion bis zu 4 × tgl.
▪ Fibrinogen-Substitution	– bei Fibrinogen < 40 mg/dl	Hämocomplettan HS	3–6 g in 1–2 h
	– bei Fibrinogen 40–80 mg/dl		2 g in 30 min
▪ Fresh Frozen Plasma			600–1 000 ml in 1–2 h
▪ wenn Heparin wirksam ist: Protaminchlorid		Protamin	3 000–5 000 I.E. (z. B. 3–5 ml) i. v. in 10–20 min

Immunologie

M

aus: Hiepe F., Burmester G. R.: Gastronterologie. Hrsg.: Riemann J. F. et al. Thieme; 2008

1 **Das Immunsystem – Aufbau und Funktion** 1317
2 **Immunkrankheiten** 1325
3 **Transplantation und Transfusionsmedizin** 1337

1 Das Immunsystem – Aufbau und Funktion

1.1 Aufgaben und Entwicklung 1317
1.2 Immunreaktion 1318
1.3 Genetik 1323
1.4 Einflüsse auf das Immunsystem 1324

1.1 Aufgaben und Entwicklung

Aufgaben des Immunsystems: Das Immunsystem als Träger der erworbenen Immunität ist der jüngste und differenzierteste Bereich der Abwehr. Primitive Organismen besitzen Haut und Schleimhaut als lokalen Oberflächenschutz sowie antimikrobielle Peptide. Sehr bald entwickelten die mehrzelligen Lebewesen zusätzlich mobile Fresszellen. Erst die Kiefermäuler besitzen alle Bereiche der Abwehr. Gemeinsam schützen sie vor äußeren (Infektionserreger, Parasiten) und inneren Schadensfaktoren (veränderte und bösartige Zellen). Im Idealfall ist ein Organismus unangreifbar, das bedeutet immun.

Entwicklung: Vagabundierende Vorläuferzellen aus Dottersack und fötaler Leber gelangen in den als Ausstülpung des Vorderdarmes entstehenden Thymus und werden so zu T-Lymphozyten. Andere werden in Leber und Knochenmark zu B-Lymphozyten. Zum Zeitpunkt der Geburt ist das Immunsystem in seinen wesentlichen Teilen angelegt. Es expandiert bis in die frühe Jugend, bleibt bis ins Erwachsenenalter unverändert und bildet sich im Alter kaum zurück; der Thymus verliert bereits im Erwachsenenalter an Masse und Funktion.

Bestand und Verteilung: Das Immunsystem besteht aus dem
- **angeborenen („innate") Immunsystem** mit epithelialen Barrieren, antimikrobiellen Peptiden, komplexen Enzymkaskaden (z. B. Komplementsystem), die zur Pathogenzerstörung führen, und den diversen Fresszellen bzw. antigenpräsentierenden Zellen (Granulozyten, Mastzellen, Monozyten, Makrophagen, dendritische Zellen, natürliche Killerzellen). Es erkennt mithilfe von Rezeptoren Zielstrukturen auf Pathogenen und bildet dadurch eine unentbehrliche Erstlinienverteidigung.
- **adaptiven Immunsystem** mit
  - T-Lymphozyten, die ihr Aussehen beibehalten und unterschiedliche Abwehrzellen bilden sowie
  - B-Lymphozyten, die zu Plasmazellen differenzieren, die spezifische Antikörper (Immunglobuline oder Immunproteine) synthetisieren.

Insgesamt verfügt der Organismus über etwa 10^{12} Lymphozyten und 10^{19} Antikörpermoleküle (Abb. **M-1.1**). Das Immunsystem wiegt nahezu 2 kg. Es regeneriert permanent. Plasma- und Gedächtniszellen (S. 1149) leben Jahre bis Jahrzehnte. Das Immunsystem stellt ein höchst adaptationsfähiges Organ dar, indem es bei Bedarf rasch Zellen hervorbringen kann, die eine Akute-Phase-Reaktion, Leukozytose, Lymphknotenschwellung, Lymphozytose und Immunglobulinvermehrung bei Infektion verursachen (Tab. **M-1.2**).

Produktionsorte der Zellen des adaptiven Immunsystems sind die primären Lymphorgane. Im Knochenmark reifen die B-Zellen, im Thymus die T-Zellen. In den sekundären lymphatischen Organen (Lymphknoten, Milz) findet der Antigenkontakt mit anschließender klonaler Expansion statt. Besonders dicht finden sich Lymphozyten in den Schleimhäuten des Bronchialsystems, Gastrointestinaltrakts, (Uro-)Genitalsystems und in den Brustdrüsen stillender Frauen. Sie werden als **mukosaassoziierte lymphatische Gewebe (MALT)** bezeichnet (Tab. **M-1.1**). Dagegen ist das Immunsystem in den abgeschirmten Regionen des ZNS, der Augen, der Testes (immunpriviligierte Organe) und der Gelenke normalerweise nur spärlich vertreten (Tab. **M-1.2**).

1.1 Aufgaben und Entwicklung

Aufgaben des Immunsystems: Das Immunsystem schützt vor äußeren und inneren Schadensfaktoren (Infektionserreger, Parasiten, bösartige Zellen).

Entwicklung: Zum Zeitpunkt der Geburt ist das Immunsystem in seinen wesentlichen Teilen angelegt.
Der Thymus bildet sich im Erwachsenenalter zurück.

Bestand und Verteilung: Das Immunsystem (Abb. **M-1.1**, Tab. **M-1.1**) besteht aus dem
- **angeborenen Immunsystem** mit epithelialen Barrieren, antimikrobiellen Peptiden, dem Komplementsystem und den Fresszellen bzw. antigenpräsentierenden Zellen
- **adaptiven Immunsystem:**
  - T-Lymphozyten
  - B-Lymphozyten (werden zu antikörpersynthetisierenden Plasmazellen).

Zellen des Immunsystems finden sich besonders dicht im **mukosaassoziierten lymphatischen Gewebe (MALT)** (Tab. **M-1.1**).

M-1.1 Bestandteile des Immunsystems

Aufgeführt sind die grundlegenden Bestandteile des Immunsystems mit seinen Zellen und löslichen Mediatoren. Komplement wird hauptsächlich in der Leber hergestellt, tlw. auch von mononukleären Phagozyten. Jede Zelle synthetisiert nur bestimmte Zytokine, Mediatoren etc.

M-1.1 Verteilung der Bestandteile des adaptiven Immunsystems

Gesamtmasse	Lymphozyten, Plasmazellen (ca. 2 kg)	Immunglobuline (ca. 0,2 kg)
Zirkulation	≤ 5 %	ca. 60 %
Gewebe	10 %	ca. 40 %
Lymphknoten	10 %	
Milz	10 %	
MALT	55 %	
Knochenmark	10 %	

M-1.2 Immunglobuline in Körperflüssigkeiten (in µg/ml)

	IgG	IgA	IgM	IgD	IgE
Serum	8000–15 000	1000–4000	600–2500	< 100	< 0,4
Kolostrum	30	10 000	800	0	0
Darmsaft	200	300	1	0	< 0,4
Liquor	8–25	< 3	1	0	0

1.2 Immunreaktion

Induktion: Das Antigen wird von „Antigen presenting Cells" (APC = Makrophagen, dendritische Zellen, B-Zellen) den Lymphozyten präsentiert. Über weitere Differenzierungsschritte kommt es zur Expansion der für das spezifische Antigen zuständigen **T- und B-Zell-Klone**. Selektion und klonale Expansion sowie die Affinitätsreifung der Antikörper sind die entscheidenden Mechanismen im adaptiven Immunsystem.

Regulation: Die Regulation der adaptiven Immunreaktion erfolgt durch **Helfer- und Regulatorzellen**.

1.2 Immunreaktion

Induktion: Der Start erfolgt nach Präsentation des Antigens – bei harmlosen Fremdsubstanzen auch Allergen genannt – durch die APCs (**A**ntigen **p**resenting **C**ells) an die CD 4$^+$-T-Helferzellen. APCs sind dendritische Zellen, Makrophagen, Endothelzellen und aktivierte B-Zellen. Die Antigenpeptide werden durch HLA-(„**H**uman **L**eukocyte **A**ntigen")Klasse-II-Moleküle (HLA-D, MHC II) dem spezifischen T-Zell-Rezeptor präsentiert (HLA-Gruppen (S. 1323)). Die Aktivierung des adaptiven Immunsystems benötigt neben der Stimulation des T-Zell-Rezeptors (Signal 1) noch ein zweites kostimulatorisches Signal von den APCs. Die Zellen des adaptiven Immunsystems detektieren mithilfe von Rezeptoren (PRR = Pattern Recognition Receptor) Moleküle auf Pathogenen, sog. „Pathogen-associated molecular Patterns" (PAMPs) und werden dadurch aktiviert. Solche PRR können sich, wie die Toll-like-Rezeptoren, auf der Zelloberfläche oder im endosomalen Kompartiment befinden oder im Zytoplasma (wie z. B. die RIG-I-Rezeptoren). Aktivierte APCs exprimieren kostimulatorische Moleküle, z. B. die Oberflächenmoleküle B7-1 und B7-2, die das CD 28-Molekül auf den T-Zellen stimulieren und somit die T-Zelle vollständig aktivieren. Der angestoßene Prozess führt über mehrere Differenzierungs- und Teilungsschritte von einer einzelnen Mutterzelle zu einer Vielzahl identischer, für ein bestimmtes Antigen zuständiger Zellen; sie werden summarisch als **Klon** bezeichnet.

Regulation: Innerhalb eines Klons entstehen **Helfer - und Regulatorzellen** (Suppressorzellen). T$_H$-(Helfer)Zellen differenzieren in funktionelle Untertypen:
- T$_{H1}$ sezernieren Interferon γ und aktivieren Makrophagen (s. Tab. **M-1.3**).
- T$_{H2}$ sezernieren Interleukin-4 und -5 und fördern humorale Reaktionen, besonders auch die Abwehr von Parasiten durch IgE-Bildung.

- T$_{H17}$ bilden IL-17, verteidigen uns gegen z. B. Pilzinfektionen, tragen aber durch ihre proinflammatorischen Wirkungen auch zur Pathogenese vieler Autoimmunerkrankungen bei.
- Regulatorische T-Zellen (T$_{reg}$) beenden die Immunreaktion und verhindern Autoimmunität. Bei Defekten treten verschiedene Autoimmunerkrankungen gleichzeitig auf (IPEX-Syndrom).

„Konservierung" der Immunreaktivität: Nach der Antigenelimination geht die klonale Reaktivität nicht verloren. Langlebige Plasmazellen sorgen für eine persistierende Antikörperproduktion. Wichtiger noch sind verbleibende langlebige **T- und B-Gedächtniszellen** (Memory Cells). Sie sorgen bei erneutem Antigenkontakt für eine rascher und heftiger in Gang kommende spezifische Immunantwort und eine dadurch beschleunigte Antigenelimination. Dieses Prinzip begründet die nach Infektion oder Schutzimpfung etablierte Immunität.

„Konservierung" der Immunreaktivität: Langlebige **T- und B-Gedächtniszellen** sorgen bei erneutem Antigenkontakt für eine beschleunigte Antigenelimination.

1.2.1 Effektormechanismen

Immunreaktionstypen: Ziel der Immunantwort ist die Elimination des Antigens (Tab. **M-1.3**), wobei zwei wesentliche Reaktionstypen vorliegen:
- **zelluläre Immunreaktion:** Hierfür sind die CD 8$^+$-zytotoxischen T-Zellen verantwortlich, die T-Zelle attackiert das Antigen unmittelbar.
- **humorale Immunreaktion:** Verantwortlich hierfür sind die B-Zellen bzw. die von Plasmazellen produzierten freien Antikörper; es gibt deshalb nur selten unmittelbaren Kontakt zwischen Antigen und B-Zelle.

Immunreaktionstypen (Tab. **M-1.3**):
- **zelluläre Immunreaktion** durch die T-Zellen
- **humorale Immunreaktion** durch die von den B-Zellen produzierten Antikörper.

M-1.3　Mechanismen der Elimination

- **Ausschleusung:** Antigenbindung in Hohlorganen (Darm, Nase) vor allem mittels sIgA
- **Austreibung:** Bindung durch IgE, Freisetzung präformierten Histamins aus Mastzellen und explosionsartige Entfernung (Kolik und Diarrhö, Niesreiz und Schnupfen). Vorgang innerhalb von wenigen Minuten (Anaphylaxie = Soforttyp = immediate type of hypersensitivity = Typ-I-Reaktion nach Coombs und Gell)
- **Zerstörung:**
  - Eliminierung von intrazellulären Pathogenen (z. B. Mykobakterien) durch T$_{H1}$-Zellen via Interferon-γ-vermittelter Makrophagenaktivierung. Verzögerte Reaktion innerhalb von Tagen (delayed type of hypersensitivity = Typ-IV-Reaktion nach Coombs und Gell)
  - Angriff durch zytotoxische CD 8$^+$-T-Zellen mit Zerstörung der Membran der Zielzelle und anschließender Phagozytose.
  - Bindung durch Antikörper (zum Immunkomplex) mit anschließender Phagozytose über: Zerstörung der Membran (Zytolyse) unter Beteiligung des Komplementsystems (bei IgG- und IgM-Antikörpern) oder Fcγ-Rezeptor-vermittelte Zytotoxizität und Phagozytose durch Monozyten/Makrophagen oder Granulozyten (**A**ntibody-**D**ependent **C**ellular **C**ytotoxicity, ADCC). Nach Stunden treten Entzündungszeichen auf (an Einzelzellen antikörpervermittelte Zytotoxizität; Typ-II nach Coombs und Gell.
  - Immunkomplexe im Kreislauf an der Gefäßwand: Vaskulitis (in Kapillaren z. B. als „Dermatitis", „Iridozyklitis"); in Hohlräumen an der Auskleidung: Serositis (Pleuritis, Perikarditis); Typ-III nach Coombs und Gell.
- Sonderfall „Agglutination" durch IgM (Isoagglutinine; Spermagglutinine) oder „Blockierung/Neutralisation" (Insulin; Intrinsic Factor; Gerinnungsfaktoren) oder Aktivierung von Rezeptoren (TSH-Rezeptor; β1-adrenerger Rezeptor).

M-1.3

Deshalb müssen die T-Lymphozyten mobil sein, wogegen die Plasmazellen ortsständig bleiben: Im peripheren Blut sind von 100 Lymphozyten ca. 65 T-Lymphozyten, ca. 15 B-Lymphozyten, Plasmazellen kommen nur vereinzelt vor, zumeist als Plasmablasten (Abb. **M-1.2**).

T-Lymphozyten müssen mobil sein, wogegen die Plasmazellen ortsständig bleiben, da sich die sezernierten Antikörper verteilen (Abb. **M-1.2**).

T-Zellen

CD 8$^+$-T$_C$-Zellen (c = zytotoxisch) werden sie genannt bei Zerstörung insbesondere virusinfizierter Zellen über die Erkennung des virusinduzierten Antigens in den membranständigen HLA-Molekülen der Klasse I (HLA-A/B/C). Auch Tumorzellen und Fremdgewebe (Transplantate) werden von ihnen attackiert. Die Membranzerstörung erfolgt enzymatisch (durch sog. Perforine), wobei ein eigener Mechanismus die angreifende Zelle schützt (vgl. Tab. **M-1.4**).

T-Zellen

Es werden **zytotoxische CD 8$^+$-T-Zellen (T$_C$)**, die insbesondere für die Zerstörung virusinfizierter Zellen sorgen, und **CD 4$^+$-T-Helferzellen (T$_H$)** unterschieden. Letztere spielen bei der verzögerten Antigenbeseitigung eine wichtige Rolle (Tab. **M-1.4**).

M-1.2 Zelluläre und humorale Immunantwort

M-1.4 Typen der Immunreaktion und ihre Folgen

Zelltyp und Zellprodukt (antigenabhängig = spezifisch)	antigenunabhängige (= unspezifische) Mittlersysteme und Zellprodukte	Ziele und Effekte	Krankheitsbilder (Beispiele)
T-Lymphozyt			
▪ T_C = zytotoxische Zelle	Zytokine, Granzyme, Perforine	Membranzerstörung	Infektionskrankheit (z. B. Hepatitis)
▪ T_H = T-Helferzelle	Zytokine	Attraktion, Arretierung, Aktivierung von Phagozyten	Kontaktekzem
B-Lymphozyt und Plasmazelle			
▪ IgD	keine	keine	keine
▪ IgA	keine	Bindung, Neutralisierung	wenige Haut- und Nierenerkrankungen
▪ IgE	Mastzelle, Basophiler	Austreibung	Asthma, Urtikaria, Diarrhö, Quincke-Ödem, Schock
▪ IgG und IgM	Komplement	Neutralisierung, Lyse	Zytolyse, Alveolitis, Vaskulitis, Serositis, „Rheumatischer Kreis"

T_H-Zellen vermitteln verzögerte, indirekte Effekte. Sie werden für die Aktivierung und Expansion von T_C-Zellen ebenso benötigt wie für die Granulombildung und Makrophagenaktivierung. T_H-Zellen sind bei der T-Zell-abhängigen Antikörperbildung essenziell für Affinitätsreifung und Immunglobulinklassenwechsel. Klassische Beispiele sind das Kontaktekzem und die Tuberkulinreaktion.

Antikörper

IgM-Antikörper werden im Rahmen einer **humoralen Immunantwort** zuerst produziert.

Antikörper

IgM wird als pentameres Makromolekül im Rahmen einer **humoralen Immunantwort** als Erstes produziert. Infolge seiner Größe kann es sogar partikuläre Antigene (Erythrozyten, Bakterien, Spermien) agglutinieren. Nur bei der Immunantwort gegen Bakterien und deren Toxine sowie gegen die Hauptblutgruppen bleibt es bei der IgM-Synthese. Ansonsten folgen andere Antikörpertypen derselben Spezifität nach einem intrazellulären Umschaltmechanismus (switch).

IgG stellt den **dominierenden Antikörpertyp** im Serum dar. Es findet sich überall und wird in der Endphase der Schwangerschaft von der Plazenta in den kindlichen Organismus geschleust, wo es dem Neugeborenen als sog. mütterliche Leihimmunität vorübergehend – bis das eigene Immunsystem ausreichend aktiv ist – Schutz verleiht. IgG bindet und aktiviert – wie auch IgM – Komplement (S. 1322), wodurch eine direkte zytotoxische Wirkung (MAC = **M**embrane **A**ttack **C**omplex) erreicht und zudem Phagozyten besser aktiviert werden.

IgA wird in überwiegend oberflächennah gelegenen Plasmazellen synthetisiert und stellt die wirksamste Komponente des MALT (S. 1317) dar. Es ist die am meisten produzierte Immunglobulinklasse, wird jedoch großteils sezerniert. Beim Durchtritt durch Epithelien wird es mit einem Protein versehen zum dimeren sekretorischen IgA [sIgA]. Dieses ist nahezu resistent gegenüber Verdauungsenzymen. Daher überwiegt sIgA in den Sekreten, wo es einen quasi extrakorporalen Oberflächenschutz darstellt (immunological paint). Mit der Muttermilch gelangt es in den Darm des Neugeborenen, wo es zur lokalen Immunität beiträgt.

IgE fixiert an seine Rezeptoren auf der Membran von Mastzellen und Basophilen. Es löst nach antigenvermittelter Kreuzvernetzung der freien Arme die sofortige Freisetzung von Mediatoren aus, vor allem von Histamin. Dessen pharmakologische Wirkung führt zu Hyperperistaltik und Hypersekretion, wodurch Parasiten ausgestoßen werden können, aber auch sog. Anaphylaxiephänomene (z. B. Urtikaria, Schock) ausgelöst werden.

IgD ist als Antikörpertyp für die Antigenelimination bedeutungslos und nicht an Immunkrankheiten beteiligt.

1.2.2 Kooperative Mechanismen

▶ **Merke.** Das adaptive Immunsystem vermag Antigene zu binden und zu zerstören (durch zytotoxische Lymphozyten oder Antikörper), jedoch nicht zu beseitigen. Dazu bedarf es der Hilfe von Phagozyten, bei der Antigenentfernung von Schleimhäuten der Mastzellen.

Kooperative Zellen

Das adaptive Immunsystem wird von kooperativen Zellen des angeborenen Immunsystems begleitet. Vor allem Phagozyten zählen dazu. Neben der primären Verteidigung gegen Bakterien sind sie sowohl durch Antigenpräsentation als auch durch endgültige Beseitigung der Antigene für die Funktion des adaptiven Immunsystems unentbehrlich.

Eine **Sonderrolle** spielen **NK-(Natural Killer)Zellen**. Sie sind nicht antigenspezifisch, benötigen keine HLA-gestützte Signalgebung und sind wesentlich an der angeborenen Immunität beteiligt. Hauptaufgabe ist die Erkennung und Beseitigung von veränderten Zellen (v. a. von Tumorzellen und virusinfizierten Zellen).

Das adaptive Immunsystem ist für die Antigenelimination auf Kooperation mit den Zellen des angeborenen Immunsystems angewiesen. Hierbei reagieren insbesondere Phagozyten auf Signale des spezifischen Immunsystems und strömen hinzu. Folgende Mechanismen kommen zum Einsatz:

- **Zytokine**, also Interleukine und Interferone sowie Chemokine werden von aktivierten Immunzellen abgegeben.
- **Antikörper** erzielen den gleichen Effekt, indem die Phagozyten über Fcγ-Rezeptoren deren Bindung mit dem zu beseitigenden Antigen erkennen. Ein Rezeptor für aktiviertes Komplement auf den Phagozyten verstärkt nochmals die Wirkung, sodass vor allem IgM- und IgG-haltige Immunkomplexe Fresszellen in großer Zahl anlocken und aktivieren.

Diese Vernetzung von Immunsystem und übriger Abwehr ermöglicht vergleichsweise kleinen Antikörpermolekülen die Beseitigung von großen Antigenen.

Das Komplementsystem

▶ Definition. Das Komplementsystem ist ein Proteinsystem, das unter Einbeziehung von Ionen (z. B. Kalzium) kaskadenartig aktivierbar (Abb. **M-1.3**) und wertvollster Vermittler zwischen humoraler Abwehr und Phagozytose ist.
Phagozyten erkennen und beseitigen ihre Ziele selbst (angeborene Immunität). Sie erkennen an ein Antigen gebundene Antikörper und an solche Komplexe gebundenes Komplement, was die Aktivität (Phagozytose) verstärkt. Freie Antikörper und Komplement (im Serum) tun dies nicht.

Startmechanismen:
- **„Alternativer Weg"** (phylogenetisch alt) ohne Beteiligung des adaptiven Immunsystems: Er reagiert sofort, insbesondere auf Bakterien –, noch *bevor* die Immunreaktion eingesetzt hat.
- **„Lektin-Weg"** (phylogenetisch alt) ohne Beteiligung des adaptiven Immunsystems: Hier wird die Komplementkaskade durch Lektine wie mannosebindendes Lektin (MBL) oder Ficolin gestartet, die an bestimmte Zuckerketten auf der Bakterienoberfläche binden.
- **„Klassischer Weg"** (phylogenetisch jünger) unter Beteiligung des Immunsystems nach Antigenbindung.

Mit der schrittweisen Aktivierung der einzelnen Komponenten kommt es zu besonderen Erscheinungen wie Zytoadhärenz oder Irritation der Mastzellen durch die Bruchstücke C3a und C5a (Anaphylatoxine). Die letzten Komponenten (C5 bis C9) vermögen auf enzymatischem Wege Zellmembranen zu zerstören (MAC = **M**embrane **A**ttack **C**omplex) mit konsekutiver Zytolyse.

Regulation: Das Komplementsystem ist einer strengen Kontrolle unterworfen. Wichtigste Komponente ist der in der Leber gebildete C1-Inaktivator (C1-INA) oder C1-Inhibitor (C1-INH). Bei dessen Fehlfunktion kann es im Rahmen von Mikrotraumen zu einer spontanen Komplementaktivierung kommen. Das Krankheitsbild bei Fehlen des C1-INA ist das sog. hereditäre angioneurotische Ödem, durch Flüssigkeitsaustritt nach Mastzellaktivierung im Gewebe (wie beim allergischen Quincke-Ödem).

⊙ **M-1.3** Schematische Darstellung des Komplementsystems mit Aktivierungs- und Effektorphase

„alternativer Weg" (phylogenetisch alt)
Protozoen, Pilze, Toxine, Bakterien; Tumorzellen

„Lektin-Weg" (phylogenetisch alt)
Bakterien, Pilze
Bindung von MBL oder Ficolinen an mikrobielle Zuckerreste der Zellwand

MBL, Ficoline: MASP 1/2

Komplementsystem
Aktivierung und Effekte

„klassischer Weg" (phylogenetisch jünger)
Antigen (z. B. Erythrozyt) plus Antikörper (IgG; IgM)

C1 q; r; s → C4 → C2 → C3 → C5 → C6 → C7 → C8 → C9

C3a → „Opsonierung" Phagozytose; Zytoadhärenz
C5a → Mastzelldegranulation („Anaphylatoxine")
→ Membrane Attack Complex (MAC) → Zytolyse

nach: Jung, E. G. (Hrsg.): Duale Reihe Dermatologie. Hippokrates; 1998

IgE-Antikörper

IgE-Antikörper bewirken eine Histaminfreisetzung aus Mastzellen und Basophilen. Die pharmakologische Wirkung führt zu Hyperperistaltik und Hypersekretion, wodurch selbst große Antigene (z. B. Parasiten, Pollen und Hautschuppen) beseitigt und sog. Anaphylaxiephänomene (z. B. Urtikaria, Schock) ausgelöst werden. Der ursprüngliche Sinn der IgE-vermittelten Reaktion ist oftmals nicht mehr erkennbar, was den Charakter eines rein pathogenen Mechanismus vortäuscht.

1.2.3 Pathogene und permissive Immunreaktionen

▶ **Definition.**

- **pathogene Immunreaktion** = überschießende störende oder schädliche Immunreaktion
- **permissive Immunreaktion** = krankheitszulassende, unzureichende Immunreaktion.

Pathogene Immunreaktion: Nicht selten überschießt die Abwehr mit überstürzter Anflutung von Makrophagen und Granulozyten. Folge ist ein vermehrter Zelluntergang teils auch unbeteiligter Strukturen. Hyperämie, Überwärmung, Zellvermehrung, Schmerz und Gewebeschaden tragen so gemeinsam zur Entzündung als der häufigsten Form der pathogenen Immunreaktion bei. Häufigste Beispiele sind Allergie und Autoimmunopathie („Autoallergie").

Andere Formen sind Blockierung essenzieller Faktoren und Strukturen mit Mangelerscheinungen (perniziöse Anämie, Hemmkörperhämophilie) oder Besetzung von Rezeptoren durch agonistische (Hyperthyreose bei Morbus Basedow) oder antagonistische Antikörper (Myasthenia gravis).

▶ **Merke.** Eine pathogene Immunreaktion unterscheidet sich von einer protektiven nicht im Ablauf, sondern im Effekt!

Permissive Immunreaktionen: Sie erlauben es Schadensfaktoren, im Organismus zu überdauern oder sich sogar auszubreiten.

1.3 Genetik

Viele der für das Immunsystem entscheidenden Gene für die Selbst-Fremd-Diskrimination sowie Antigenpräsentation liegen auf dem 6. Chromosom. Sie sind im **Haupthistokompatibilitätskomplex** (MHC = **M**ajor **H**istocompatibility **C**omplex) vereint. Die von ihm codierten Merkmale finden sich auf der Zellmembran. Die wichtigsten gehören dem **HLA-System** (**H**uman **L**eucocyte **A**ntigen) an.

- Zur **Klasse I** – wichtig für die zellvermittelte Zytotoxizität – gehören HLA-A-, -B-, -C-Merkmale. Erkennung durch zytotoxische CD 8$^+$-T-Zellen.
- Zur **Klasse II** – wichtig für die Antigenpräsentation – gehören HLA-DP-, DQ-, DR-Merkmale. Erkennung durch CD 4$^+$-T-Helferzellen.

Die **Vererbung** folgt den Mendel-Regeln. Deshalb hat ein Individuum zwei Merkmale von jeder HLA-Gruppe. Ein kompletter Satz – Haplotyp – wird von jeweils einem Elternteil ererbt. Kinder haben deshalb nur vier unterschiedliche Kombinationen, obwohl die Zahl der Varianten von HLA-Mustern nahezu unbegrenzt ist. Geschwister sind daher potenziell die besten Spender bei Transplantation, da sie die gleichen MHC-Merkmale aufweisen können (Wahrscheinlichkeit der HLA-Identität zweier Geschwister liegt bei 25 %).

Klinische Relevanz:
- Die Bestimmung der HLA-Gruppen ist vor allem bei der **Knochenmark- und Stammzell-Transplantation** wichtig, da jede Differenz zwischen Spender und Empfänger eine Abstoßungsreaktion auslöst. Bei Inkompatibilität können übertragene oder aus den Stammzellen gereifte Spenderlymphozyten den Organismus des Empfängers angreifen und ggf. zerstören.
- **HLA-Bestimmungen**, die heute überwiegend auf genetischer Ebene durchgeführt werden, **unterstützen die Diagnostik** einer Reihe von Erkrankungen bzw. Einschätzung des Risikos, daran zu erkranken. So ist z. B. HLA-B27 assoziiert mit Spondylitis ankylosans und infektinduzierter Arthritis.
- HLA-Merkmale können schließlich zu **forensischen Zwecken** herangezogen werden.

1.4 Einflüsse auf das Immunsystem

Interne und externe Faktoren beeinflussen das Immunsystem.

- **externe Faktoren:** z. B. Schadstoffe, energiereiche Strahlung (UV-Licht), Medikamente

- **interne Faktoren:** z. B. Hormone (Pubertät, Schwangerschaft, Klimakterium), Lebensalter, Zweiterkrankungen, genetische Merkmale.

▶ Merke.

1.4 Einflüsse auf das Immunsystem

Eine Reihe interner und externer Faktoren beeinflussen das Immunsystem und den Ablauf der Reaktion und Antigenelimination. Dies betrifft das gesamte Immunsystem, unabhängig von der Natur der Antigene. Daraus wiederum folgt eine Änderung im Charakter von Immunkrankheiten; auch kann der Übergang von einem latenten in ein manifestes Stadium erfolgen, was das gehäufte Auftreten von Immunkrankheiten in bestimmten Situationen erklärt. Gleiches gilt übrigens für die anderen Bereiche der Abwehr.

Externe Einflüsse:
- Bedeutsam sind Schadstoffe (z. B. Rauchen, Schwermetalle), energiereiche Strahlung (z. B. UV-Licht) und Medikamente.
- Unwesentlich sind Ernährung, häusliches Umfeld (jenseits der Allergisierungsgefahr, z. B. durch Katzenhaare, Hausstaubmilben), psychische Belastungen.

Interne Einflüsse:
- **Hormone** (Steroide wie Kortisol und Sexualhormone), brüske Verschiebungen (Stress, Schwangerschaft, Klimakterium, Pubertät) mit Rückwirkungen auf Immunkrankheiten.
- **Lebensalter:** In der Jugend sind Reaktionen heftiger als im Alter, was sich etwa an der Häufigkeit von Allergien und am Verlauf von Infektionskrankheiten zeigt. Im höheren Lebensalter lässt die Widerstandskraft des Organismus nach. Hintergrund ist eine reduzierte Produktion von Signalen und Rezeptoren. Hinzu kommt die steigende Fragilität von Haut und Schleimhaut.
- **Zweitkrankheiten:** Patienten haben häufig neben einer Immunkrankheit weitere Erkrankungen mit Einfluss auf das Immunsystem (z. B. Störung der Leber- oder Nierenfunktion, Diabetes mellitus). Darüber hinaus können medikamentöse Therapien dieser Krankheiten immunrelevante Nebenwirkungen aufweisen.
- **genetische Merkmale:** s. o.

▶ **Merke.** Verhaltensweisen, wie erschöpfende körperliche Tätigkeit, Hochleistungssport, ausgedehntes Fasten, übermäßige Sonnenexposition und Nikotin- oder Alkoholabusus, hemmen die Immunreaktivität zumindest vorübergehend. Sie sind überwiegend für passagere Infektanfälligkeit und Reaktivierung latenter Virusinfekte wie z. B. Herpes verantwortlich.

2 Immunkrankheiten

2.1 Grundlagen 1325
2.2 Regeln 1326
2.3 Diagnostik 1327
2.4 Prophylaxe und Therapie 1328
2.5 Hypersensitivitätssyndrome 1331
2.6 Immunmangelzustände und Immundefekte 1334

2.1 Grundlagen

▶ Merke. Immungesund ist, wer von den in ihm ablaufenden Immunreaktionen nichts bemerkt.

▶ Definition. Als Immunkrankheit gilt jede Situation, bei der die Reaktionsweise des Immunsystems den Boden für Symptome oder eine Funktionsstörung bereitet.

Einteilung (Tab. M-2.1):
- **Hypersensitivität** = überschießende Immunreaktionen gegen harmlose Antigene (Details ab S. 1331).
- **Immunmangel und Immundefekt** = unzureichende Immunreaktionen (Details ab S. 1334).
- **maligne Immunproliferation** = ungezügeltes Wachstum eines Klones.

2.1 Grundlagen

▶ Merke.

▶ Definition.

Einteilung (Tab. M-2.1):
- **Hypersensitivität** mit überschießender schadender Immunreaktion
- **Immunmangel, Immundefekt**
- **maligne Proliferation**.

M-2.1 Immunkrankheiten – Einteilung

Hypersensitivitätssyndrome (überschießende Immunreaktionen)	- gegen apathogene Fremdfaktoren (klassische Allergie)
	- gegen körpereigene Substanzen („Autoaggression")
	- besondere Situationen:
	  – Infertilität statt Schwangerschaft
	  – Transplantatabstoßung
	  – Paraneoplasie bei Tumor.

Immunmangelzustände/ Immundefekte (unzureichende Immunreaktionen)	- primär: durch Fehlanlage oder Zerstörung des Immunsystems - sekundär: durch Behinderung oder Verlust des Immunsystems
maligne Immunproliferation	- z. B. Lymphom, monoklonale Gammopathie.

Die Vielfalt der Krankheitsbilder ist Folge der unterschiedlichen immunologischen Mechanismen, der zahlreichen Antigene und der in den einzelnen Organsystemen möglichen Manifestation. Verschiedene klinische Teilgebiete beschäftigen sich mit der Immunologie (Tab. **M-2.2**).

Verschiedene klinische Teilgebiete beschäftigen sich mit der Immunologie (Tab. **M-2.2**).

M-2.2 Klinische Immunologie

Teilgebiete mit Querschnittscharakter	Integration in Fachgebiete
- Allergologie - Rheumatologie - Infektionsimmunologie - Transplantationsimmunologie - Tumorimmunologie - Immungenetik - Immunpharmakologie	- Dermatologie - Otorhinolaryngologie, Ophthalmologie - Neurologie - Gynäkologie und Geburtshilfe - Innere Medizin, Pädiatrie - Hämatologie - Hepatologie, Nephrologie - Pneumologie

▶ Merke. Es gibt auch **Pseudoallergien/Pseudoimmunopathien**, die ohne Beteiligung von Antikörpern und Lymphozyten ablaufen!
- Bei **Pseudoimmunopathien** sind kooperierende Phagozyten oder Mastzellen beteiligt. Beispiele sind Urtikaria nach Einwirken von Kälte, Sonne und mechanischer Beanspruchung oder Asthma nach Anstrengung.
- Bei **Intoleranz-Syndromen** kommt es meist aufgrund eines Enzymmangels zu einem Aufstau eines Stoffes. Beispiele sind der Diaminooxidase- oder Methyltransferase-Mangel, die zu einer Histamin-Anhäufung mit allergieähnlichen Symptomen führen. Bei der Analgetikaintoleranz bedingt die Hemmung des Enzyms Zyklooxygenase eine vermehrte Produktion von Leukotrienen, die wiederum zu einer Bronchialobstruktion führen. Weitere häufige Beispiele sind Milchunverträglichkeit bei Laktoseintoleranz oder Favismus bei Mangel an 6-Glukosephosphatdehydrogenase.

2.2 Regeln

▶ Merke. Zur Immunkrankheit kann es nur kommen, wenn sich Immunsystem und Antigen begegnen.

Immunkrankheiten sind manifest, solange das Antigen im Organismus präsent ist.
Ein gängiges Beispiel ist der saisonal begrenzte Heuschnupfen. Infektinduzierte Phänomene können sogar nach klinischer Heilung des Infektes weiter bestehen (z. B. rheumatisches Fieber), wenn eine Sensibilisierung gegen nicht mehr vermehrungsfähige Bruchstücke vorliegt.
Demgegenüber sind Autoaggressionsprozesse stets chronisch-progredient infolge permanenter Antigenpräsenz.
Auch Immunmangelzustände geben nur zur Krankheit Anlass, wenn pathogene Faktoren wie Krankheitserreger im Organismus vorhanden sind.

Immunkrankheiten manifestieren sich, wo das Antigen an Membranen fixiert wird.
Dies zeigt sich in der Kontaktregel, wonach Allergien an der Eintrittspforte auftreten, etwa als Asthma bronchiale oder als Ekzem. Sofern Antigene Barrieren durchbrechen oder auch – gebunden an Antikörper – als Immunkomplex in den Körperflüssigkeiten verteilt werden, kommt es zur pathogenen Reaktion dort, wo sie haften bleiben. Am Gefäßendothel resultiert eine Vaskulitis in beliebigen Regionen, etwa der Niere, der Haut, des Auges (als Glomerulonephritis, Dermatitis oder Iridozyklitis), an Serosa eine Serositis (wie Pleuritis, Perikarditis, Synovitis). Die Verschleppung bedingt eine quasi ubiquitäre Erkrankung, häufig auch der Gelenke, was zur Bezeichnung rheumatischer Formenkreis veranlasst hat. Auch anaphylaktische Phänomene treten nur auf, wo Antigene über IgE als Brücke an die Membran von Mastzellen oder Basophilen fixiert sind.
Analog manifestiert sich ein Infekt bei Immundefizienz da, wo der pathogene Erreger keine Barrieren vorfindet. So kommt es bei T-Zell-Defekt meist zu Infektionen mit Viren, Pilzen oder Mykobakterien, wogegen B-Zell-Defekte bakterielle Infektionen begünstigen. Fehlt IgA – mit einer Häufigkeit von 1 : 400 nicht selten –, so bleibt die Infektanfälligkeit auf die Schleimhaut begrenzt.

Immunkrankheiten werden vom Typ der Immunreaktion determiniert, nicht vom Antigen.
Diese Regel gründet auf der Tatsache, dass die verschiedenen Wege immunologischer Antigenbindung jeweils eigene, aber identische kooperative Abwehrmechanismen auf den Plan rufen. Ein gängiges Beispiel ist der Heuschnupfen, der sich stets gleich präsentiert, unabhängig von der auslösenden Pollenart. Auch immunologisch bedingte rheumatische Prozesse sind weitgehend identisch trotz unterschiedlicher Auslösefaktoren. Demgegenüber manifestieren sich Immunopathien am gleichen Organ unterschiedlich, je nach zugrunde liegender Immunreaktion, selbst bei gleichem Antigen: So kann es bei Sensibilisierung gegen ein und dasselbe Antigen an der Haut zu Urtikaria oder Kontaktekzem, im Respirationstrakt zu Asthma bronchiale oder zur Alveolitis kommen.

2.3 Diagnostik

> **Merke.**
> - Nahezu jede Immunkrankheit ist diagnostizierbar (Tab. **M-2.3**).
> - Apparativer, zeitlicher und finanzieller Aufwand begrenzen das Vorgehen ebenso wie Belastungen und Gefahren für den Patienten.
> - Es gibt keinen Universaltest zur Beantwortung der Frage „Immunkrankheit ja/nein?".

M-2.3 Suchprogramme und Globaltests

Fragestellung	Untersuchung	Beurteilung	Hinweise
Anaphylaxie	IgE-Serumspiegel	eindeutig erhöht nur bei erheblicher Sensibilisierung	erhöht auch bei: • atopischem Ekzem • Wurmbefall • Hyper-IgE-Syndrom
Autoaggression	Ig-Serumspiegel		
• organlokalisiert	IgG-Vermehrung	insbesondere bei Erkrankungen der Leber	weniger ausgeprägt auch bei chronischen Infekten
	IgA-Vermehrung	bei Zirrhose, IgA-Nephropathie, einigen bullösen Hautkrankheiten	
	IgM-Vermehrung	primär biliäre Zirrhose	weniger ausgeprägt auch bei Infekten
• systemisch	IgG-Vermehrung	bei allen Prozessen abhängig von Dauer und Aktivität	s. o.
	IgE-Vermehrung	Churg-Strauss-Vaskulitis	s. Anaphylaxie
	„klassische" Rheumafaktoren (IgM-Typ)	• chronische Polyarthritis 75 % • systemischer Lupus erythematodes und wesensverwandte Prozesse 30 %	auch bei anderen Erkrankungen (z. B. autoimmune Hepatitis)
	antinukleäre Faktoren	systemischer Lupus erythematodes und wesensverwandte Prozesse 90 %	Differenzierung in Anti-DNA-Antikörper u. a. m. erforderlich
	antizytoplasmatische Faktoren	Vaskulitisformen	• c-ANCA bei Morbus Wegener • p-ANCA bei mikroskopischer Polyangiitis

> **Merke.** Von überragender Bedeutung ist zu Beginn die aufmerksame Erhebung von Vorgeschichte und körperlichem Befund.

2.3.1 Allgemeine Regeln zur Diagnostik

Wichtig ist eine **Verdachtsdiagnose mit Definition des verantwortlichen Antigens und des zugrunde liegenden Pathomechanismus**. Darauf aufbauend können schrittweise – im Sinne von Stufenplänen – geeignete diagnostische Methoden und Techniken eingesetzt werden.

Die **Grenzen der Immundiagnostik** müssen berücksichtigt werden: Die Routinediagnostik erfolgt meist aus dem Blut – also überwiegend fernab des Geschehens. Die Serologie kann für Organerkrankungen nur bedingt repräsentativ sein. Dies zwingt bei unbefriedigender Klarheit zu **Untersuchungen am erkrankten Organ**, etwa in vitro in Form von Immunhistologie an Biopsiematerial oder in vivo in Form von Provokationstests.

Die routinemäßige Labordiagnostik liefert im Allgemeinen nur **Probabilitäten**, also die Wahrscheinlichkeit, mit welcher eine Erkrankung vorliegt (es gibt Gesunde mit nachweisbaren Rheumafaktoren und umgekehrt Rheumatiker ohne Rheumafaktoren).

Alle Labordaten müssen **im Zusammenhang (synoptisch)** mit Anamnese und körperlichem Befund sowie anderweitig erhobenen Ergebnissen, etwa bildgebenden Verfahren, interpretiert werden.

Alle Daten, unauffällige Befunde eingeschlossen, müssen **sorgfältig dokumentiert** werden, um im weiteren Verlauf eingetretene Veränderungen erkennen, die Diagnose sichern und eine Prognose erstellen zu können.

2.3.2 Diagnostische Stufenpläne

Bestandsaufnahme des Immunsystems (Immunstatus):
- **Ziel** ist die „Vermessung des Immunsystems" zum Untersuchungszeitpunkt durch Ermittlung der verfügbaren Immunzellen und Antikörper sowie deren Reaktionsbereitschaft.
- **Voraussetzung** ist die ungestörte Entfaltung des Immunsystems, wenn keine immunkompromittierende Situation vorliegt (schwere Infektion, immuninhibierende Therapie, Mangelernährung, Erschöpfung).
- **Methode:** Eingangsprogramm: Differenzialblutbild, Serumelektrophorese; erweitertes Programm: durchflusszytometrische Lymphozytendifferenzierung, Immunglobulin-Serumspiegel, IgG-Subklassen, Sonderprogramm: Funktionstests.

Nachweis einer Sensibilisierung:
- **Ziel:** Nachweis einer Sensibilisierung gegen speziesfremde (xenogene), individualfremde (allogene) und körpereigene (autologe) Strukturen.
- **Methoden:** in vivo (Provokationstest, Biopsie mit Immunhistologie) und in vitro (meist mittels des Serums der Patienten = Serologie).

Nachweis einer monoklonalen Proliferation:
- **Ziel:** Sicherung oder Ausschluss maligner Prozesse, z. B. eines Lymphoms. Sämtliche Untersuchungen bezwecken die Charakterisierung der dominierenden Immunzellpopulation oder deren Produkte als von einer einzigen Familie stammend (Monoklonalität).
- **Methoden:** Immunzytologie/-histologie, molekularbiologische Klonalitätsanalyse und Paraproteinnachweis.

Immungenetik:
- **Ziel:** Ermittlung der Histokompatibilität zur optimalen Spender-Empfänger-Konstellation oder der Korrelation zu bestimmten Erkrankungen und damit Risikoeinschätzung von Merkmalsträgern.
- **Methoden:** DNA-Analysen an kernhaltigen Zellen.

Nachweis von Signal- und Botenstoffen:
- **Ziel:** Erkennung von Defiziten, Überproduktion oder Dysbalancen bei normalem Immunstatus.
- **Methode:** Zytokine (Interferone, Interleukine), Mediatorsubstanzen (Histamin) und Komplement.

▶ **Merke.** Bei manchen Patienten mit „eindeutiger" Klinik fehlen die dazu „passenden" Laborparameter, andere haben auffällige Laborbefunde ohne die typische klinische Symptomatik. Auch gibt es Fälle, bei denen ein Mix aus ganz verschiedenen Erkrankungen vorliegt. Hier besteht oftmals eine große diagnostische Unsicherheit. „Beruhigend" ist allerdings, dass die erforderliche Therapie in diesen Fällen meist identisch ist.

2.4 Prophylaxe und Therapie

2.4.1 Prinzipien

▶ **Merke.** Ziel sämtlicher Maßnahmen ist eine Änderung der Reaktionslage und Reaktionsbereitschaft des Immunsystems, um unzureichende schützende Reaktionen zu steigern und überschießende schädliche Reaktionen zu hemmen. Prophylaxe und Therapie unterscheiden sich nur im Zeitpunkt zum Antigenkontakt. Deshalb erbringt Immunprophylaxe bessere Erfolge als Immuntherapie.

Therapieprinzipien:
- Manipulation des Immunsystems – als übergeordneter, allgemeinregulierender Sonderfall die Immunmodulation
- Zerstörung maligner proliferativer Klone, z. B. durch Zytostatika, Bestrahlung, monoklonale Antikörper.
- Milderung der klinischen Folgen einer inadäquaten Immunreaktion durch Beeinflussung kooperativer Mechanismen (S. 1321) im Bereich des angeborenen Immunsystems, ohne das adaptive Immunsystem selbst zu tangieren.

M 2.4 Prophylaxe und Therapie

Breite der Therapiemaßnahmen:
- Wünschenswert ist stets ein **gezieltes Eingreifen**. Diesbezügliche Manipulation erfolgt antigenorientiert, selektiv und spezifisch auf klonaler Ebene.
- Wo dies nicht gelingt, müssen antigenunabhängige, globale, **unspezifische Maßnahmen** ergriffen werden.

Antigenorientierte Maßnahmen sind nach Möglichkeit unspezifischen Maßnahmen vorzuziehen.

Nebenwirkungen: Bei einer gezielten Therapie sind keine Nebenwirkungen zu erwarten. Jede unspezifische Therapie ist dagegen belastend, weil auch am Krankheitsprozess unbeteiligte Klone beeinflusst werden. Immunsuppressive Therapie beeinträchtigt auch protektive Reaktionen. Deshalb ist die Beeinflussung kooperativer Mechanismen oft vorteilhaft. Sie wird im Alltag am häufigsten angewendet, weist allerdings ihrerseits Nebenwirkungen auf. In jedem Falle sind die Maßnahmen dem Bedarf anzupassen. Kritische Situationen wie die Transplantatabstoßung rechtfertigen das sofortige Ausschöpfen des gesamten Repertoires.

Nebenwirkungen: Insbesondere bei einer unspezifischen Therapie werden auch am Krankheitsprozess unbeteiligte Immunzellen beeinträchtigt.

Therapiedauer, -anpassung: Die Therapie muss so lange fortgeführt werden, bis die Immunkrankheit beendet ist. Bei chronischen Prozessen (Autoaggressionskrankheiten) bedeutet dies überwiegend eine lebenslängliche Therapie. Bei Remissionen (Minderung der Beschwerden, Normalisierung der Organfunktionen) kann die Behandlung ausgesetzt werden; eine Reaktivierung der ursprünglichen Erkrankung zwingt zur Wiederaufnahme des bewährten Therapieschemas. Eine Änderung der Therapie ist erforderlich bei Ineffizienz oder nicht beherrschbaren Nebenwirkungen.

Therapiedauer: Die Therapiedauer entspricht der Dauer der Immunkrankheit. Remission, Ineffizienz und Nebenwirkungen erfordern eine Dosisanpassung und/oder Präparatewechsel.

Therapiekontrolle: Erfolgskontrollen orientieren sich am Ziel: Erreichen des Schutztiters, Ausbleiben einer Sensibilisierung, Erhaltung der Funktion eines bedrohten Organs sind die wichtigsten Kriterien. Stets sind funktionelle Parameter wichtiger als immunologische Laborparameter!

Wichtig ist eine **Kontrolle des Therapieerfolges** anhand von Krankheitsverlauf und Laborwerten.

2.4.2 Therapeutische Möglichkeiten

Immundeprivation/Immundepletion

Ziel: Minderung und Beseitigung pathogener Elemente.

Methoden: derzeit meist globaler Natur mit erheblichen Nebenwirkungen im Sinne breiter Hemmung auch protektiver Immunreaktionen:
- Leukapherese/Zellseparation zur Beseitigung von Immunozyten und Plasmapherese/Plasmaseparation zur Entfernung von Immunglobulinen. Durch Immunadsorption werden selektiv IgG-Antikörper mittels einer Affinitätsmatrix (Protein-A-Sepharose) entfernt. Experimentell ist die spezifische Immunadsorption, wobei nur pathogene Antikörper durch Bindung an ihr Epitop adsorbiert werden.
- zytotoxische Antiseren bzw. monoklonale Antikörper zur intrakorporalen Zerstörung der Lymphozyten
- Sonderfall: Thymektomie bei Myasthenia gravis
- Radiatio lokal bei maligner Proliferation (z. B. Wirbelkörperbefall bei Plasmozytom).

Sofern der für die Erkrankung verantwortliche Klon nicht komplett beseitigt werden kann, sind Maßnahmen wie Plasmapherese nur vorübergehend hilfreich.

2.4.2 Therapeutische Möglichkeiten

Immundeprivation/Immundepletion

Ziel: Minderung und Beseitigung pathogener Elemente, apparativ mittels Zellseparation (Beseitigung von Immunozyten) und Plasmapherese bzw. Immunadsorption (Entfernung von Immunglobulinen), biologisch durch Verabreichung zytotoxischer Antiseren.

Immunsuppression

Ziel: Hemmung der Immunzellaktivität.

Methoden:
- **global:** Heute gebräuchliche Substanzen zur medikamentösen Immunsuppression sind z. B. Immunophiline (z. B. Ciclosporin A, Tacrolimus), Antimetaboliten (z. B. Azathioprin, Methotrexat) und Alkylanzien (z. B. Cyclophosphamid). **Glukosteroide** wirken antiphlogistisch, unterdrücken aktivierte Makrophagen, mindern die Funktion der APC und reduzieren die Antigenexpression. **Ciclosporin** greift in die Lymphokinproduktion ein. **Azathioprin** und Cyclophosphamid verhindern die Vermehrung aktivierter Zellen. Immunsuppression in dieser Form wird insbesondere bei Autoaggressionsprozessen angewendet.
- **selektiv:** Feedback-/Endprodukt-Induktionshemmung, die nur bei der Rhesusprophylaxe möglich ist (Tab. **M-2.4**).

Immunsuppression

Ziel: Hemmung der Immunzellaktivität z. B. mittels Zellgiften (Alkylanzien oder Antimetaboliten) (Tab. **M-2.4**).

M-2.4 Immunkrankheiten/Therapieansätze

überschießende, unnötige schadende Immunreaktionen

Antigenkarenz	▪ nur möglich bei allogener und xenogener Sensibilisierung (Allergie, Transfusion)
Hemmung der Induktion	▪ Endprodukthemmung bei passagerer Antigenpräsenz (Rhesusprophylaxe) ▪ Initialhemmung durch Ciclosporin A (insbesondere bei Transplantation)
Hemmung der Reaktion	▪ Proliferationshemmung durch Zellgifte (klassische Immunsuppression bei Autoaggressionskrankheiten)
Depletion/Deprivation	▪ Lymphapherese, Thymektomie (v. a. bei Myasthenia gravis), Rituximab zur B-Zell-Depletion, Anti-Thymozytenglobulin, Plasmapherese/Immunadsorption (bei humoralem Pathomechanismus vom Autoaggressionstyp) ▪ Anti-IgE
Modulation	▪ Induktion blockierender Mechanismen (Hyposensibilisierung bei IgE), Eingriff in Regelsysteme (Interferone, Interleukine in klinischer Erprobung), Summation verschiedener Effekte (Immunglobulintherapie bei Immunthrombopenie etc.), Toleranzinduktion (Medikamentenallergie; Desensibilisierung bei Rhinitis allergica)
Hemmung von Signalen	▪ Antikörper gegen Zytokine; freie Rezeptoren

unzureichende Immunreaktion

Stimulation	▪ antigengerichtet ▪ global, generell	ist: aktive Schutzimpfung ist: „Immunroborierung" (mit begrenzter Wirkung bei Infektneigung)
Substitution	▪ antigengerichtet und global	ist: Infektprophylaxe, Intoxikationsschutz mit Ig
Restauration	▪ adoptive Immunität	ist: Knochenmark-/Stammzelltransplantation
maligne Immunproliferation	▪ Zytostase, Radiatio	

Hemmung pathogener Immunreaktionen durch Unterdrückung antigenunabhängiger Folgereaktionen

Hemmung der Mediatorbildung	▪ Decarboxylasehemmer (Allergie) ▪ Cyclooxygenasehemmer (entzündlicher Rheumatismus) ▪ Kortison („Breitbandimmuntherapeutikum")
Hemmung der Mediatorfreisetzung	▪ Dinatrium chromoglycium (bei Allergie zur „Mastzellmembranstabilisierung") ▪ Ketotifen (Allergie)
Hemmung der Mediatorwirkung	▪ Rezeptorblockade durch Antihistaminika, Antagonisten (Allergie)
Beseitigung des Sequestrationsorgans	▪ Splenektomie (Anämie, Thrombopenie)

Immunstimulation (aktiver Immunschutz)

Ziel: Aufbau einer lang anhaltenden Immunabwehr mittels aktiver Zellen z. B. durch eine aktive Schutzimpfung.

Immunstimulation (aktiver Immunschutz)

Ziel: Verstärkung der Immunabwehr auf zellulärer Ebene mit lang anhaltender Wirkung.

Methoden:
- **global:** physiologische Stoffe wie Thymuspeptide oder Zytokine, Naturstoffe wie pflanzliche oder bakterielle Substanzen von begrenzter Wirkung
- **selektiv:** höchst effizient als aktive Schutzimpfung.

Substitution (passiver Immunschutz)

Ziel: Immunschutz mittels Zufuhr fremder Immunglobuline.

Methode: Schutz bieten monovalente Hyperimmunseren (selektiv) und Standardimmunglobuline (global). Bei angeborenem oder erworbenem Immunglobulinmangel werden Immunglobuline substituiert.

Substitution (passiver Immunschutz)

Ziel: Etablierung eines fehlenden Schutzes auf humoraler Ebene durch fremde Antikörper mit Sofortschutz, aber zeitlich begrenzter Wirkung.

Methode: Zufuhr fremder Immunglobuline. Infolge des natürlichen Abbaus ist der Effekt auf Wochen begrenzt. Selektiven Schutz bieten monovalente Hyperimmunseren, denen stets der Vorzug gegeben werden muss. Globaler Natur sind Standardimmunglobuline. Heute kann meist auf humane Immunglobuline zurückgegriffen werden. Nur bei Intoxikation, z. B. Giftschlangenbisse, sind Seren vom Tier erforderlich; sie sind als Fremdprotein ihrerseits antigen und können bei wiederholter Gabe Allergien bis zum tödlichen Schock auslösen. Bei angeborenem oder erworbenem Immunglobulinmangel müssen regelmäßig Immunglobuline substituiert werden, um v. a. schwere bakterielle Infektionen zu verhindern.

Immunrestauration

Ziel: Aufbau/Implementierung eines vitalen Immunsystems.

Immunrestauration

Ziel: Aufbau/Implementierung eines vitalen Immunsystems.

Methode: Installation eines sich selbst regenerierenden Prinzips. Dies leistet allein die Knochenmark- oder Stammzell-Transplantation. Sie ist bei schweren Immundefekten indiziert (angeborenen wie auch iatrogen induzierten, etwa nach Chemotherapie).

Immunmodulation/Immunintervention

Ziel: Hemmung pathogener Reaktionen mit komplexer und oft unbekannter Natur, z. B. mittels einer Hyposensibilisierung oder der Verabreichung polyvalenter Immunglobuline.

Methoden: Hier gibt es Maßnahmen mit gänzlich unterschiedlichen, komplexen und teils auch noch unverstandenen Mechanismen. Die Stimulation inhibitorischer Fcγ-Rezeptoren dürfte jedoch ein wesentlicher Wirkmechanismus sein, wodurch B-Zellen, Plasmazellen und Monozyten/Makrophagen gehemmt werden.
- **global:** Applikation hoher Dosen von polyvalenten Immunglobulinen, die bei Autoaggressionsprozessen (z. B. Immunthrombozytopenie, Morbus Kawasaki) teilweise jeder anderen Therapie überlegen sind, insbesondere wegen der insgesamt unbedeutenden Nebenwirkungen.
- **selektiv:** Hyposensibilisierung, die nur bei IgE-vermittelten Allergien vorhersehbaren Erfolg bringt, und Toleranzinduktion.

Übergreifende Maßnahmen

Eine Reihe therapeutischer Maßnahmen berühren sowohl das angeborene als auch das adaptive Immunsystem:
- **Kortikosteroide:** Sie wirken auf Lymphozyten zytotoxisch und können, auch bei maligner Proliferation, zytoreduktiv eingesetzt werden. Weiter verbreitet ist ihre Anwendung zur Hemmung hypersensitiver und entzündlicher Reaktionen als Antiallergikum oder als Antiphlogistikum/Antirheumatikum.
- **Splenektomie:** Durch sie wird ein Teil des Immunsystems entfernt. Der Verlust hält sich allerdings infolge der kompensatorischen Adaptation des verbliebenen Systems in Grenzen. Bedeutung erlangt die Milzexstirpation mehr durch ihren Verlust als Filterstation für pathogene Keime und alterierte Zellen. Der erstgenannte Effekt ist verantwortlich für die danach erhöhte Anfälligkeit mit häufiger Sepsis (**O**ver-whelming **P**ost **S**plenectomy **I**nfection = OPSI), der zweitgenannte für den Anstieg der Blutzellen. Eine Splenektomie kann z. B. eine refraktäre Immunthrombozytopenie entscheidend bessern. Um Infektkomplikationen zu vermeiden, sollte möglichst schon vor Splenektomie gegen Pneumokokken, Meningokokken und Haemophilus influenzae geimpft werden.

2.5 Hypersensitivitätssyndrome

Ursache hierfür ist eine überschießende Immunreaktion. Abb. **M-2.1** bietet eine Übersicht über Pathogenese und konkrete Erkrankungen aus dieser Gruppe.

2.5.1 Allergien

▶ **Definition.** Krankmachende Immunantwort durch unnötige, überschießende Reaktion (Abb. **M-2.2**) gegen harmlose Antigene (= Allergene).

▶ **Merke.** Nahezu jedes Symptom kann Folge einer Allergie sein.

Diagnostik:
- **Anamnese:** Die Erhebung der Vorgeschichte ist unerlässlich: Identischer Ablauf/identische Symptomatik nach identischer Exposition? Verschiedene Symptome des gleichen Charakters (z. B. Urtikaria, Asthma bronchiale, Diarrhö, Quincke-Ödem, Schock)?
- **Ermittlung des verdächtigen Allergens:**
  – in vivo: Exposition/Provokation durch Applikation verdächtiger Substanzen (oral, nasal, bronchial, kutan) und Beobachtung der einsetzenden Symptome.
  – in vitro: Nachweis der verantwortlichen Antikörper.

M-2.1 Hypersensitivitätssyndrome

```
                    Hypersensitivitätssyndrome
                         apathogene Antigene
                               ↓
                          Sensibilisierung
                               |
                     hypersensive Reaktion über
```

B-Lymphozyt/Plasmazelle (antikörpervermittelte Immunreaktion)

- IgD → ohne Bedeutung
- IgA → IgA-Nephritis, IgA-Dermatitis
- IgE → „Anaphylaxie"
  - Urtikaria, Quincke-Ödem
  - Extrinsic-Asthma
  - Gastroenteropathie
  - anaphylaktischer Schock
  - Anaphylaxie auf Blutprodukte
  - zyklische Anaphylaxie

T-Lymphozyt (zellvermittelte Immunreaktion)

- T$_H$ → Delayed Type of Hypersensitivity
  - Kontaktekzem
- T$_C$ → zelluläre Zytotoxizität
  - virusinduzierte Prozesse
    – Hepatitis B
    – Diabetes Typ I u. a. m.
  - Transplantatabstoßung
    Graft-versus-host-Reaktion
  - Demyelinisierungsprozesse
    autoimmune Hepatitis

IgG → aktivierende Antikörper
- Immunthyreotoxikose
- Intrinsic Asthma
- Heparininduzierte Thrombozytopenie (HIT)

IgG → blockierende Antikörper
- Diabetes mellitus
- Hemmkörper-Hämophilie
- Intrinsic-factor (Perniziosa)

IgM / IgG → antikörpervermittelte Zytotoxizität
- induzierte Hämozytopenien
- fetale Hämozytopenie
- autoimmune Hämozytopenien
  Goodpasture-Syndrom
  chronisch atrophische Gastritis
  Pemphigus vulgaris

Immunkomplexe

- Agglutination
  - Fehltransfusionsreaktion
    allogene Infertilität
  - Kälteagglutininkrankheit
    autologe Infertilität
- im Gewebe
  - Alveolitis
    steriler Abszess
- an Oberflächenbezügen
  - Serosa/Serositis
    - infektinduzierte Formen
      Serumkrankheit
    - autologe Formen:
      – systemischer Lupus und analoge Prozesse
  - „Rheumatischer Formenkreis"
  - Endothel/Vaskulitis
    - infektinduzierte Formen
      Serumkrankheit
    - autologe Formen:
      – systemischer Lupus und analoge Prozesse

□ xenogene Reaktion   ▨ allogene Reaktion   ▨ autologe Reaktion

nach: Jung, E. G. (Hrsg.): Duale Reihe Dermatologie. Hippokrates; 1998

M-2.2 Die 4 Haupttypen pathogener Immunreaktionen (nach Coombs und Gell)

Typ 1: IgE tragende Mastzellen setzen nach Antigenbindung Mediatoren wie Histamin frei (z. B. bei Asthma bronchiale).
Typ 2: Zellgebundene Antikörper aktivieren Komplement (z. B. bei Immunhämolyse).
Typ 3: Zirkulierende oder gewebeständige Immunkomplexe aktivieren Komplement (Arthus-Reaktion).
Typ 4: Sensibilisierte T-Lymphozyten attackieren Antigene und aktivieren Phagozyten (z. B. Tuberkulinreaktion).

Therapie:
- **Allergenkarenz!** Einfachster und sicherster Weg, aber vielfach nicht zu erreichen (z. B. Pollenkarenz).
- **Hemmung der Immunreaktion:** ideal ist die gezielte Hemmung der verantwortlichen Reaktion (sog. **spezifische Immuntherapie = SIT**, früher De-oder Hyposensibilisierung genannt, zum Teil auch als „Allergie-Impfung" bezeichnet). Sie gelingt nur bei IgE-vermittelten Erkrankungen (bei Pollenrhinitis und Insektengiftallergie sehr gut, bei Medikamentenallergie kaum). Durch einen frühzeitigen Einsatz kann u. U. eine Ausweitung vermieden werden. Der Einsatz von monoklonalen Antikörpern zum Abfangen der IgE-Antikörper ist schweren Fällen vorbehalten. In anderen Fällen (z. B. schwerer Verlauf eines Ekzems oder einer Alveolitis) kommt eine **immunsuppressive Therapie** in Betracht.
- **Hemmung der Folgereaktion:** Unterdrückung der Freisetzung von Mediatoren oder ihrer Wirkung: Antihistaminika, Steroide, Eicosanoid-Antagonisten (z. B. gegen Leukotriene).

▶ **Merke.** Wichtig ist eine individuell auf den Patienten abgestimmte Therapie! Eine SIT wird beispielsweise nicht während einer Schwangerschaft begonnen oder fortgesetzt; eine Unterbrechung ist dagegen unproblematisch, weil die Behandlung später fortgesetzt werden kann.

2.5.2 Autoimmunkrankheiten

▶ **Definition.** Ähnlich der Allergie, allerdings ist hier das Ziel der Immunreaktion (das „Autoallergen") dauerhaft präsent, sodass die krankhaften Prozesse chronisch ablaufen.

▶ **Merke.** Jede chronisch progrediente Erkrankung ohne erkennbare Ursache kann eine Autoimmunopathie sein!

Diagnostik:
- **Anamnese:** Chronische Funktionsstörung ohne Hinweis auf Infektion oder Degeneration, unerklärliche Fieberschübe und Lymphadenopathie ohne Hinweis auf Malignom, Verschlimmerung bei banalen Infekten
- **Nachweis von Autoantikörpern (Serologie):** Bei organlokalisierten Erkrankungen (z. B. Autoimmunthyreoiditis, Autoimmunanämie) Antikörper gegen organtypische Strukturen (z. B. gegen Thyreozyten, Erythrozyten), bei systemischen Erkrankungen („rheumatischer Formenkreis") Antikörper gegen allgemeine (nicht organbezogene) Strukturen (DNA, Topoisomerase).
- **histologische Untersuchung (Biopsie) betroffener Organe:** bei Fehlen von Autoimmunphänomenen zum Nachweis vermehrt eingedrungener Lymphozyten und Phagozyten
- **Labor:** Immunglobulinvermehrung, dazu Entzündungsparameter wie CRP, α_2-Globulin (Vermehrung), BSG (Beschleunigung)
- **Immungenetik** ist nur selten (HLA-B27) hilfreich.

Therapie:

▶ **Merke.** Bei Autoimmunopathien ist nicht immer eine Immuntherapie erforderlich. Eine Substitution (z. B. Schilddrüsenhormon bei Thyreoiditis; Vitamin B_{12} bei Perniziosa) ist effizient und harmlos. Eine Behandlung von Laborwerten ist unsinnig!

Wegen der Vielfalt an Immunreaktionen stehen mehrere Blöcke zur Verfügung. Im Alltag müssen bei der Immuntherapie ganz verschiedene Aspekte bedacht werden. Sie hängen jenseits des Mechanismus von der Gesamtsituation der Patienten ab. Hierzu zählen als wichtigste Lebensalter, Geschlecht, Belastung im Alltag usw.

Zum Einsatz kommen:
- **Immunsuppressiva:** Meist **Alkylanzien** (etwa Cyclophosphamid), **Antimetaboliten** (etwa 6-Mercaptopurin, Azathioprin, Methotrexat) oder **Immunophiline** (Ciclosporin A, Tacrolimus). Nachteilig ist die breite Wirkung auf das gesamte Immunsystem mit Hemmung der Abwehr und weiterhin mutagenen und onkogenen Effekten.

- **Antiphlogistika** (Glukosteroide, Cyclooxygenase-Hemmer)
- **polyvalente Immunglobuline**
- **begleitend** physikalische oder physiotherapeutische Maßnahmen.

- **Biologica**, z. B. monoklonale Antikörper oder lösliche Rezeptoren, hemmen gezielt die pathogene Reaktion (etwa Antikörper gegen TNF).
- **Antiphlogistika** (meist als Glukosteroide oder Cyclooxygenase-Hemmer) zur Unterdrückung der Folgereaktion
- **polyvalente Immunglobuline** bewährt bei Morbus Kawasaki, Morbus Werlhof, chronisch-inflammatorische demyelinisierende Polyneuropathie (CIDP)
- **begleitend** immer – abhängig vom Erkrankungstyp – physikalische (meist Kälte, bei Kälteagglutination Wärme) oder physiotherapeutische Maßnahmen (Gelenkschutz).

▶ Merke.

▶ Merke.
- Die Therapie soll frühzeitig und entschlossen durchgeführt werden.
- Eine Kombinationstherapie ist häufig effizienter und nebenwirkungsärmer.
- Während und 3 Monate vor einer geplanten Schwangerschaft müssen die meisten Immunsuppressiva und biologischen Maßnahmen beendet werden (auch beim Mann!). Die Therapie reduziert sich dann auf antiphlogistische und antiinflammatorische Substanzen wie NSAID und Steroide; ein anderer Weg ist in einigen Fällen die Infusion hoher Dosen polyvalenter Immunglobuline; hier sind Nebenwirkungen nicht zu erwarten. Als Ausweg kommt in ausgesuchten Fällen eine Plasmaseparation in Betracht, wenn pathogene Antikörper wie die gegen SS-A (Ro) die Plazenta passieren. Bei schon eingetretener Schwangerschaft und dringlicher Indikation: Verwendung relativ sicherer Immunsuppressiva (z. B. Azathioprin nach Nutzen-Risiko-Abwägung).
- Unwirksamkeit und Unverträglichkeit zwingen zu Änderungen des Therapieregimes.
- Impfungen bei Immunsuppression nur mit Totimpfstoffen. Aufgrund der Immunsuppression ist der Impferfolg eingeschränkt.

Eine engmaschige **Therapieüberwachung** zur Erkennung von Nebenwirkungen sowie zur Kontrolle des Behandlungserfolges ist erforderlich.

Therapiedauer: meist unbegrenzt.

Therapieüberwachung: Sie dient der Erkennung von kritischen Nebenwirkungen der Medikation und des Behandlungserfolges bezüglich der Organfunktion. Zu Beginn hat sie engmaschig (etwa 2-mal pro Woche), später lockerer (bis zu monatlich) zu erfolgen. Stets ist auf z. T. initial symptomarme Infektionen zu achten.

Therapiedauer: Meist unbegrenzt. Bei kompletter Rückbildung der Symptomatik kann ggf. eine Therapiepause eingelegt werden. Ein Rückfall ist auch noch nach Monaten bis Jahren möglich.

2.6 Immunmangelzustände und Immundefekte

▶ Merke.

▶ Merke. Globales Symptom ist hier die Infektanfälligkeit (und in Sonderfällen eine erhöhte Tumorhäufigkeit).

Primäre Defizienzen sind **meist angeboren**. Am häufigsten ist der IgA-Mangel.
Sekundäre Defizienzen entwickeln sich auf dem Boden anderer, das Immunsystem beeinträchtigendenr Erkrankungen
(s. auch Tab. **M-2.5**).

- **Primären** Defizienzen liegt ein Schaden innerhalb des Immunsystems, etwa eine Anlagestörung, zugrunde. Sie sind daher **meist angeboren**. Am häufigsten (1 : 400) ist der IgA-Mangel, der aber auch asymptomatisch verlaufen kann.
- **Sekundäre** Defizienzen entwickeln sich auf dem Boden anderer Erkrankungen, die das Immunsystem beeinträchtigen. Sie sind daher **meist erworben**. Häufigste Ursachen sind fortgeschrittene Organfunktionsstörungen etwa von Leber, Niere oder Endokrinium, Verlust-Syndrome wie Nephrose oder exsudative Enteropathie sowie Therapiefolgen (s. auch Tab. **M-2.5**).
- **AIDS** ist ein **Sonderfall**, da erworben und das Immunsystem zerstörend.

Sonderfall: AIDS.

▶ Merke.

▶ Merke. Die Zahl der Spielarten der Immunmangelerkrankungen ist außerordentlich groß. Sie verschiebt sich im Laufe des Lebens, weil schwere angeborene Defekte infolge unbeherrschbarer Infekte eine schlechte Prognose aufweisen und im Erwachsenenalter eher die leichten Fälle anzutreffen sind.

M 2.6 Immunmangelzustände und Immundefekte

M-2.5 Immundefekte

Zeitpunkt der Manifestation	Natur des Defektes
▪ Säuglings-, Kindes- und Jugendalter	primär kongenital
▪ Erwachsenenalter	sekundär erworben, selten primär
Manifestationsort	
▪ generalisiert systematisch	global
▪ an Schleimhäuten	IgA
überwiegender Erregertyp	
▪ Viren, Pilze	zellulär
▪ Bakterien	humoral
familiäre Situation	
▪ gehäuft Konsanguinität	genetisch
▪ geschlechtsgebunden	X-chromosomal

Pathomechanismen: Fehler gibt es bei der Anlage, Differenzierung, Proteinsynthese mit teils gegenläufigen Verschiebungen. Eine Störung der Liganden an der Zellmembran führt dazu, dass B-Zellen nicht von der IgM-Synthese auf die Synthese anderer Immunglobulinklassen umschalten können. Erforderlich hierfür ist die Interaktion von CD 40 auf der B-Zelle mit CD 40-Liganden auf der T_H-Zelle. Ein Defekt der CD 40-Liganden-Expression führt zum Hyper-IgM-Syndrom, bei dem die übrigen Immunglobuline fehlen. Das Hyper-IgE-Syndrom ist mit einem Mangel der zellulären Abwehr und des IgG verbunden.

Da die Abwehr von pathogenen Krankheitserregern auch Phagozyten, Epithelien und Endothelien obliegt, kann ein geringfügiger Immunmangel kompensiert werden. Umgekehrt äußert sich ein Defekt anderer Abwehrmechanismen (etwa Agranulozytose) ebenfalls durch Infektanfälligkeit.

Eine maligne Immunproliferation ist der Sonderfall einer ungezügelten Expansion **eines** Immunzellklons. Die Verdrängung der protektiven Klone und anderer Zellkompartimente im Knochenmark führt zu Defiziten mit unbeherrschbaren Infekten oder unstillbaren Blutungen. Wichtigste Beispiele sind Lymphom und Plasmozytom.

▶ **Merke.** Bezüglich der Folgen ist es belanglos, auf welcher Ebene der Defekt angesiedelt ist. Dennoch ist die Charakterisierung wichtig, da sich therapeutische Empfehlungen ableiten. Sie sind allerdings nur selten längerfristig hilfreich oder gar kurativ. Bei schweren primären Immundefekten ermöglicht meist nur eine hämatopoetische Stammzelltransplantation längerfristiges Überleben, ja Heilung. Die derzeit verfügbaren gentherapeutischen Verfahren beinhalten ein relativ hohes Risiko der malignen Entartung, abhängig von der weitgehend zufälligen Integrationsstelle im Genom.

Diagnostik: Das diagnostische Vorgehen zeigt Tab. **M-2.6**.

Therapie und Prophylaxe: Die Therapiemaßnahmen dienen der Stärkung des Immunsystems. Grundsätzlich sollte nur bei realer Infektanfälligkeit behandelt werden. Sofern **zufällig** Defizite festgestellt werden, etwa ein erniedrigter IgA-Serumspiegel, sind abwehrstärkende Maßnahmen entbehrlich.
- **Allgemeine Stärkung der Abwehr** durch pflanzliche oder bakterielle Strukturen sowie durch physiologische Substanzen (Zytokine) von vergleichsweise geringem Erfolg.
- **Applikation von Immunglobulinen** (meist i. v. oder s. c.): mit poly- und monovalenten Seren bei eindeutiger Indikation und als Prophylaxe gute Erfolge.
- **Knochenmark- oder periphere Stammzell-Transplantation:** Am effektivsten, aber aufwendig (Suche nach Spender) und risikobehaftet (Graft-versus-Host-Reaktion) und deshalb schweren Fällen vorbehalten. Oft einzige Chance auf dauerhafte Heilung.
- **Vermeidung der die Abwehr beeinträchtigenden Einflüsse:** Austrocknung, Vermeiden irritierender Noxen, insbesondere der Atemluft, sowie knochenmarkschädigender Substanzen. Gerade bei leichten Fällen lassen sich so unter Nutzung des Summationseffektes ohne die übliche Medikation signifikante Besserungen erzielen.

Pathomechanismen umfassen Fehler bei der Anlage, Differenzierung sowie der Proteinsynthese mit Beeinflussung der Immunglobulinproduktion.

▶ **Merke.**

Diagnostik: s. Tab. **M-2.6**.

Therapie und Prophylaxe:
- Allgemeine Stärkung der Abwehr
- Applikation von Immunglobulinen, auch als Prophylaxe
- Knochenmark- oder Stammzell-Transplantation
- Vermeidung irritierender Noxen sowie knochenmarkschädigender Substanzen.

M-2.6 Vorgehen bei Verdacht auf Immundefekt bzw. Immunmangel

Anamnese	angeborene Störung (frühzeitig Infektanfälligkeit)? erworbene Störung (gehäufte Infektanfälligkeit)? ähnliche Symptome/Verläufe in der Familie (genetische Defekte)? Konsanguinität (rezessiver Gendefekt)?
klinische Untersuchung	z. B. Fehlbildungen des Gesichtsschädels, Teleangiektasien, zerebellare Ataxie?
Labor – Basisdiagnostik	Differenzialblutbild (Lymphozyten; Granulozyten; Monozyten) Immunglobuline quantitativ im Serum (IgG, IgA, IgM, in ausgesuchten Fällen IgE)
Labor – spezielle Diagnostik	Lymphozytendifferenzierung (T-Zellen, B-Zellen) Antikörpertiter je nach Impfung (z. B. Tetanus, Hepatitis B) Erregertyp bestimmen: Pilze, Mykobakterien, Viren (T-Zell-Schwäche), Bakterien (B-Zell-Schwäche)
Tests (funktionell)	Kutantests (z. B. gegen Candidin; Trichophytin, Tuberkulin), Impfantwort mit Titerbestimmung vor und 4 Wochen nach Impfung (z. B. Pneumokokken, Tetanus)
Differenzierungsuntersuchungen	ggf. Analyse des Knochenmarks, genetische Tests

wichtigste Typen der Immundefekte – spezielle Diagnostik und Therapie

Defekt-Typ	Diagnostik	Therapie
T-Zell-Defekt	• Lymphozytenprofil im peripheren Blut • Lymphozytenfunktion • Kutantest	• Restauration durch Knochenmarktransplantation
B-Zell-Defekt	• Immunglobulinprofil im peripheren Blut • ausgewählte Antikörpertiter, z. B. gegen Streptolysin, fremde Blutgruppen (Isoagglutinine) • Impfansprechen: Antikörpertiter vor und nach Impfung	• Substitution mit Immunglobulinen
IgA-Defekt	• IgA-Spiegel im Serum	• keine Substitution mit IgA-haltigen Ig-Präparaten (Schockgefahr!)

3 Transplantation und Transfusionsmedizin

3.1 Transplantation 1337
3.2 Transfusionsmedizin 1339

© fovito / Fotolia.com

3.1 Transplantation

Die Transplantation ist eine künstliche Situation. Als natürliches Modell kann allenfalls die Schwangerschaft als monohaploidentisches Transplantat des Kindsvaters angeführt werden. Der Idealzustand vollkommener Identität liegt nur bei eineiigen Zwillingen vor; hier bleibt eine Immunreaktion aus, das Transplantat wird toleriert.

Varianten: Bei der **Organ-Transplantation** werden solide Gebilde verpflanzt. Diese können bei unzureichender immunologischer Übereinstimmung dem Immunsystem des Empfängers als Ziel dienen und zerstört werden.
Bei der **Knochenmark-Transplantation (KMT) und peripheren Blut-Stammzell-Transplantation** (**SCT**, Näheres s. S. 1263) wird ein System verpflanzt, das aktiv den Empfänger zu attackieren und zerstören vermag.
Neuerdings werden auch Transplantationen ganzer Gliedmaßen durchgeführt, diese beinhalten im Grunde eine Transplantation sowohl von Organen als auch von Knochenmark.

Voraussetzungen und Voruntersuchungen: Das Transplantat soll nicht der Immunabwehr anheimfallen. Voraussetzung für eine erfolgreiche Transplantation ist daher die weitestgehend immunologisch übereinstimmende Struktur der Merkmale. Im Vordergrund stehen der **MHC** mit den **HLA-Histokompatibilitätsgruppen** sowie bei Organtransplantationen die **Blutgruppen,** die sich auch in Strukturen von Geweben wiederfinden. Weitere genetisch determinierte Merkmale (etwa Polymorphismen von Proteinen) treten in den Hintergrund.
Eine HLA-Typisierung ist beispielsweise immer vor einer KMT/SCT erforderlich, weiterhin v. a. bei Nierentransplantationen. Bei Letzterer wird z. B. eine Mindestübereinstimmung bestimmter Allele gefordert. Unter bestimmten Bedingungen (z. B. hohe Dringlichkeit) werden Transplantationen aber auch bei Vorliegen höherer Mismatch-(Differenz-)Grade zugelassen.
Blutgruppenkompatibilität ist beispielsweise für den Erfolg einer Organtransplantation (insbesondere Nieren, Herz und Leber) wesentlich, kann aber bei der KMT/SCT ggf. unberücksichtigt bleiben.
Der Alltag indessen zwingt zur **Abweichung von den Idealvorstellungen** die HLA- und Blutgruppenkompatibilität betreffend und zur Akzeptanz von Konstellationen mit Differenzen unterschiedlicher Grade. Die zu erwartenden Abstoßungsreaktionen werden dabei mit zunehmender Inkompatibilität heftiger. Sie lassen sich durch eine angepasste Immunsuppression reduzieren (s. u.).
Als **Sonderfall** ist die Hornhaut-Transplantation zu nennen, bei der infolge der Ernährung per diffusionem aufgrund des quasi extraterritorialen Gebietes und des Immunprivilegs des Auges mit einem speziellen Zytokinmilieu bei regelrechten Verhältnissen (ohne Vaskularisation des Areals) eine Abstoßung nicht zu erwarten ist. Auch bei experimentellen Ansätzen, etwa der Transplantation von Inselzellen des Pankreas in eine semipermeable Kammer (daher kein Durchtritt von Zellen möglich), ist die Histoinkompatibilität weniger bedeutsam.
Voruntersuchungen sollen eine bereits vorliegende (bislang stumme) **Sensibilisierung** aufdecken oder ausschließen; diese kann bereits **vor** einer Transplantation erfolgt sein. Häufigste Gründe sind **Transfusionen** (Blut enthält neben Erythrozyten auch HLA-tragende Leukozyten und Thrombozyten) und **Schwangerschaften** (Beispiel ist hier der Morbus haemolyticus neonatorum).

3.1 Transplantation

Varianten:
- Organ-Transplantation
- Knochenmark-Transplantation (KMT) und periphere Blut-Stammzell-Transplantation (SCT) (S. 1263).

Voraussetzungen und Voruntersuchungen: weitgehende Übereinstimmung bezüglich **HLA-Histokompatibilitätsgruppen** sowie bei Organtransplantationen der **Blutgruppen**.

Eine HLA-Typisierung ist beispielsweise immer vor einer KMT/SCT erforderlich, Blutgruppenkompatibilität für den Erfolg einer Organ-Transplantation wesentlich.

Voruntersuchungen sollen eine bereits vorliegende (bislang stumme) **Sensibilisierung** aufdecken oder ausschließen.

Möglichst vor jeder Transplantation werden zirkulierende **zytotoxische Antikörper** des Empfängers in einem Verträglichkeitstest durch sog. **Crossmatch-Untersuchungen** gesucht (d. h. nach Antikörpern im Blutserum des Patienten, die sich gegen Zellen des Organspenders richten). Vor Nieren-Transplantationen ist diese Untersuchung zwingend, bei anderen Organ-Transplantationen wird ggf. auch retrospektiv untersucht.

Vor Transplantation ist der **Ausschluss einer Infektion** von Spender und Empfänger mit potenziell fatalen Folgen unter Immunsuppression wichtig. Deshalb wird nach latenten Infektionen gefahndet, wozu v. a. Hepatitis B und C, HIV und das Zytomegalievirus zählen. Auch sollen Spender und Empfänger keine **maligne Erkrankung** haben. Hier gibt es Sonderfälle, die vom Transplantationsteam bewertet werden (etwa Metastasierung, Lebenserwartung). Bei myeloischen Leukämien beispielsweise dient die allogene Stammzelltransplantation unmittelbar zur Therapie des Malignoms. Schließlich ist die Funktionstüchtigkeit des Transplantates zu prüfen.

Selbstverständlich müssen die Organentnahme genehmigt (s. Exkurs (S. 1338)) und die Bereitschaft der erforderlichen Lebensführung (Details zu psychologischen Aspekten s. S. 1435) gewährleistet sein.

Bei dringlichen Indikationen wird zwangsläufig auf einzelne der oben erwähnten Maßnahmen verzichtet. Dies ist z. B. dann der Fall, wenn Technik und Apparate (wie z. B. künstliche Leber) nicht verfügbar sind. Daneben unterscheidet sich das Vorgehen im Einzelfall innerhalb der einzelnen Transplantationszentren, trotz angestrebter Vereinheitlichungen. Stets wird das Vorgehen optimiert, sobald neue Erkenntnisse dies sinnvoll machen.

Ablauf einer Organspende: Bei der -Transplantation wird meist auf Spender außerhalb der Familie zurückgegriffen (Ausnahme: z. B. Lebendspende einer Niere), wohingegen bei der **KMT/SCT** ein geeigneter Spender zunächst unter den Geschwistern gesucht wird. Ein verfügbar gewordenes Organ (wie z. B. Niere oder Herz) wird über die Empfängerliste vermittelt (s. Exkurs). Auf die besondere Situation der Lebendorganspende wird hier nicht näher eingegangen.

▶ Exkurs. **Ablauf einer Organspende:** Nach dem deutschen Transplantationsgesetz ist die Voraussetzung für die Organentnahme der durch zwei unabhängige Fachärzte nachgewiesene irreversible und vollständige Ausfall des Großhirns, des Kleinhirns und des Hirnstamms. Bei Fehlen einer Willensäußerung (z. B. Organspenderausweis) des potenziellen Spenders hat der nächste Angehörige des Verstorbenen, unter Beachtung dessen mutmaßlichen Willens, über eine Ablehnung oder eine Zustimmung einer Organspende zu entscheiden.

Wird einer Organspende zugestimmt, veranlasst die Deutsche Stiftung Organtransplantation (DSO) die Durchführung notwendiger Laboruntersuchungen des Spenders, z. B. Ausschluss bestimmter Infektionskrankheiten (zum Schutz des Organempfängers). Die DSO informiert weiterhin die internationale Organvermittlungsstelle Eurotransplant (ET), die daraufhin nach einem „passenden" Organempfänger sucht. Organentnahme und Organtransport (in ein Transplantationszentrum zum Organempfänger) werden ebenfalls durch die DSO organisiert.

Gewinnung von Knochenmark und Stammzellen: Knochenmark kann in Vollnarkose durch eine Vielzahl von Punktionen markhaltiger Räume (z. B. Beckenkamm) gewonnen werden. Neuerdings lassen sich hämatopoetische **Stammzellen** durch Stimulation mittels Wachstumsfaktoren (G-CSF) in die periphere Blutbahn zwingen (G-CSF bedingt eine deutliche Zellvermehrung des Knochenmarks, die letztlich zu einem „Platzmangel" und damit einer Ausschwemmung der Zellen führt), wo sie durch Zellseparation abgefischt werden. Dies ist für den Spender ohne wesentlichen Schmerz und nennenswertes Risiko möglich (Näheres s. S. 1264).

Indikationen: Die Transplantation ist heute eine unverzichtbare und wertvolle Option zum Ersatz von Organen bzw. Knochenmark in den verschiedensten Bereichen (z. B. bei angeborenen Fehlbildungen, Vergiftungen oder anderen erworbenen Funktionseinbußen).

Komplikationen: Nach **Organ-Transplantation** kann es zu einer **Abstoßungsreaktion** kommen. Diese kann sofort oder später (nach Tagen oder Wochen) erfolgen. Meist ist sie chronisch-fortschreitend bis zum Organverlust (die übliche Behandlung besteht dann in einer Immunsuppression mittels Ciclosporin oder Proliferationshemmern und der Gabe von Kortikoiden). Eine **Abstoßungskrise** zeigt sich unterschiedlich, meist als **Leistungsminderung** oder **Schwellung** des verpflanzten Organs. Die Objektivierung erfolgt mittels Labor oder bildgebender Verfahren, ggf. Biopsie.

Bei **KMT/SCT** zeigt sich die reverse Reaktion (Graft-versus-Host) an infiltrativ-entzündlichen Prozessen von Haut, Schleimhaut, Darm, Lunge und Leber. Der 100. Tag nach der Transplantation gilt hier als Grenze zwischen akut und chronisch (Näheres s. S. 1264).

Die noch experimentelle Stammzelltransplantation zur Behandlung von Organerkrankungen (z. B. nach schwerem Myokardinfarkt) dient der Regeneration von Geweben und wird hier nicht weiter besprochen.

Maßnahmen nach Transplantation: Nach Übertragung solider Organe muss eine effiziente Immunsuppression (zumeist mit Ciclosporin und Kortikosteroiden) durchgeführt werden. Im Vormarsch sind auch Biologicals wie monoklonale Antikörper gegen T-Zell-Rezeptoren. Bei humoraler Abstoßung kommen neben Immunsuppressiva Plasmapherese/Immunadsorption, Rituximab und experimentell der plasmazelldepletierende Proteasominhibitor Bortezomib zum Einsatz. Zur Unterdrückung möglicher später auftretender Abstoßungsreaktionen werden zusätzlich in Einzelfällen lokale Bestrahlungen vorgenommen.

Neuere immunbiologische Maßnahmen, wie z. B. Mini-Transplantationen etwa in Form von Leukozytenapplikationen bei KMT/SCT, werden noch nicht einheitlich gehandhabt.

Internet-Link: www.dso.de (Deutsche Stiftung Organtransplantation)

3.2 Transfusionsmedizin

Siehe S. 1265.

Rheumatologie

1 **Allgemeines** 1343

2 **Erkrankungen mit vorwiegend arthritischem Charakter** 1347

3 **Systemische Autoimmunopathien des Bindegewebes (Kollagenosen)** 1364

4 **Primäre Vaskulitiden** 1380

1 Allgemeines

1.1 Definition und Einteilung 1343
1.2 Diagnostik, Differenzialdiagnosen und Therapie 1343
1.3 Leitsymptom Gelenkschmerz 1346

1.1 Definition und Einteilung

▶ **Definition.** Erkrankungen des rheumatischen Formenkreises umfassen eine Gruppe verschiedener Krankheitsbilder, die sich sowohl am Bewegungsapparat als auch in unterschiedlichem Maße extraartikulär am Bindegewebe manifestieren können. 1987 hat die WHO die rheumatischen Erkrankungen als **„Erkrankungen des Bindegewebes und schmerzhafte Störungen des Bewegungsapparates"** definiert.

Ätiopathogenese: Die Ätiologie rheumatischer Erkrankungen ist in den meisten Fällen unklar. Pathogenetisch handelt es sich überwiegend um Autoimmunerkrankungen mit **genetischer** Komponente, in deren Folge es zu chronisch-entzündlichen Prozessen kommt. Auch **Umweltfaktoren**, z. B. das Zigarettenrauchen oder bestimmte **Infektionen**, oft in Kombination mit genetischen Suszeptibilitätsfaktoren, können Krankheitsmanifestation und -verlauf entscheidend beeinflussen.

Einteilung: Der rheumatische Formenkreis unterscheidet 4 große Gruppen (Tab. **N-1.1**).

1.1 Definition und Einteilung

▶ **Definition.**

Ätiologie: Die Ursachen für die Störungen des Immunsystems sind meist unklar. Bei vielen entzündlich-rheumatischen Krankheiten tragen neben einer **genetischen** Prädisposition **Umweltfaktoren**, besonders das Zigarettenrauchen, oder bestimmte **Infektionen** zur Krankheitsmanifestation und -ausprägung bei.

Einteilung: s. Tab. **N-1.1**.

≡ N-1.1	Erkrankungen des rheumatischen Formenkreises
Gruppe	**Charakteristika**
rheumatoide Arthritis	chronisch-entzündliche Systemerkrankung mit einer chronisch destruierenden Synovialitis und fakultativ extraartikulären Manifestationen
Spondyloarthritiden	Gruppe chronisch-entzündlicher Erkrankungen, v. a. am Achsenskelett, den großen Gelenken und an den Sehnenansätzen (Enthesiopathien). Häufig Manifestationen an Haut und Auge
systemische Autoimmunopathien des Bindegewebes (Kollagenosen)	Gruppe chronisch-entzündlicher Erkrankungen, in erster Linie Bindegewebe, Muskulatur und innere Organe betreffend
primäre Vaskulitiden	Gruppe chronisch-entzündlicher Erkrankungen, v. a. die Gefäße betreffend; Mitbeteiligung des Bewegungsapparates und innerer Organe häufig

1.2 Diagnostik, Differenzialdiagnosen und Therapie

Die Rheumatologie ist ein Querschnittsfach. Aufgrund der mannigfaltigen Manifestationsmöglichkeiten erfolgen Diagnosestellung und Therapie in der Regel interdisziplinär. Neben den Internisten müssen auch Ärzte anderer Fachrichtungen wie z. B. Dermatologen, Ophthalmologen und Neurologen hinzugezogen werden.

Anamnese: An erster Stelle steht die **Schmerzanamnese**. Die wichtigsten Fragen sind
- Schmerzlokalisation (z. B. welche Gelenke sind betroffen?)
- Schmerzcharakter (nächtlicher Schmerz, morgendlich akzentuierter Schmerz, Dauerschmerz, Anlaufschmerz, ausstrahlender Schmerz?)
- Haben die Schmerzen akut oder langsam eingesetzt?
- Bessern sich die Schmerzen durch Kälte oder Wärme?
- Begleitumstände (z. B. vorausgegangener Infekt, besonders der Harnwege oder des Gastrointestinaltraktes, Tonsillitis, Fieber, Gewichtsverlust, Schwäche, Morgensteifigkeit?)

1.2 Diagnostik, Differenzialdiagnosen und Therapie

Rheumatologische Erkrankungen erfordern ein interdisziplinäres Vorgehen.

Anamnese: Bei der Anamneseerhebung steht die **Schmerzanamnese** an erster Stelle. Fragen nach vorausgegangenen Infekten, Symptomen an Augen, Haut, Gastrointestinal- oder Urogenitaltrakt, Herz und Lunge bilden oft den Schlüssel zur Diagnose. Aufgrund genetischer Disposition ist auch die Familienanamnese von besonderer Bedeutung.

- Hautveränderungen (z. B. Psoriasis, Erythema chronicum migrans, Schmetterlingserythem, Fotosensibilität, Raynaud-Phänomen)
- Augenerkrankungen (z. B. Augenentzündungen und Sehstörungen, Augentrockenheit)
- Muskulatur (z. B. Myalgien, Muskelschwäche)
- Nervensystem (z. B. Neuropathie vom Multiplex-Typ).

Da rheumatische Erkrankungen häufig einer genetischen Disposition unterliegen, muss immer auch eine **Familienanamnese** erhoben werden.

Körperliche Untersuchung: Da es sich bei vielen rheumatischen Erkrankungen um Systemerkrankungen handelt, umfasst die körperliche Untersuchung die Untersuchung des gesamten Körpers.

Körperliche Untersuchung: Da rheumatische Erkrankungen Systemerkrankungen sind, muss grundsätzlich der gesamte Körper untersucht werden.
- **Inspektion:** Deformation, Fehlstellung, Schwellung oder Rötung der Gelenke? Körperhaltung (z. B. Beckenschiefstand)?, Haut- und Schleimhautveränderungen (z. B. Psoriasis-Herde, psoriatische Nagelveränderungen, Schmetterlingserythem, Petechien, Purpura, aphthöse Läsionen, Rheumaknoten, Tophi)?, Muskelatrophien?
- **Palpation:** Schwellungen (weich, fluktuierender Gelenkerguss, derb durch knöcherne Auftreibungen, Druckschmerz (z. B. über Gelenken, Sehnenansätzen, *trigger points, tender points*, Muskulatur)?
- **Gelenkfunktion:** Messung des aktiven und passiven Bewegungsausmaßes nach der Neutral-Null-Methode. Faustschluss, Spitzgriff, Nackengriff, Schürzengriff, Beurteilung der Kraft.

Labordiagnostik: Neben den allgemeinen Entzündungsparametern spielt insbesondere die Immundiagnostik eine wichtige Rolle (Tab. **N-1.2**).

Labordiagnostik: Abhängig von der Aktivität der Erkrankung kommt es zu einer Erhöhung der allgemeinen Entzündungsparameter. Hierzu zählen Akute-Phase-Proteine (CRP, α_2-Globuline), eine beschleunigte Blutsenkung (BSG) und eine Thrombozytose. Die Immundiagnostik ist unerlässlich für die Differenzialdiagnostik (Tab. **N-1.2**). Gefahndet wird nach Autoantikörpern, genetischen Markern sowie Veränderungen, die auf eine Aktivierung des Immunsystems schließen lassen.

Die **Synovialflüssigkeit** ist auf Leukozytenzahl, Kristallnachweis sowie Vorhandensein von Bakterien zu untersuchen.

Bei der **Synovialanalyse** wird v. a. auf die Leukozytenzahl (Norm: < 200/µl, Reizerguss < 1 000/µl, RA > 2 000/µl, bakterielle Entzündung > 20 000/µl) und Leukozytendifferenzierung geachtet. Außerdem sollte ein Kristallnachweis und ein Nachweis von Bakterien (Kultur, Gram-Färbung, ggf. Nukleinsäurenachweis durch PCR) erfolgen.

N-1.2 Differenzierende Serologie

Immunphänomen	Erkrankung
Rheumafaktor (RF), Antikörper gegen zyklische zitrullinierte Peptide (Anti-CCP-AK, ACPA)	RF-positive bzw. seropositive rheumatoide Arthritis
HLA-B27	Spondyloarthritiden
ANA[1], Hypergammaglobulinämie, erniedrigte Komplementkonzentration (C3, C4, CH50)	systemische Autoimmunopathien des Bindegewebes (Kollagenosen)
Infektserologie	reaktive Arthritis
ANCA[1]	primäre Vaskulitiden

[1] In der Regel wird zunächst ein Screening-Test auf Autoantikörper (ANA, ANCA) durchgeführt. Bei positivem Befund erfolgt eine Differenzierung hinsichtlich ihrer Subspezifität (z. B. dsDNA-Antikörper bei SLE oder cANCA gegen Proteinase 3 bei Morbus Wegener [Granulomatose mit Polyangiitis]).

Bildgebung: Das **Röntgenbild** zeigt arthritische bzw. degenerative Veränderungen (Tab. **N-1.3**).

Bildgebung: Im **Röntgenbild** wird insbesondere auf arthritische oder degenerative Veränderungen am Bewegungsapparat geachtet. Differenzialdiagnostische Kriterien zeigt Tab. **N-1.3**.

N-1.3 Typische radiologische Veränderungen bei Arthritis bzw. Arthrose

Arthritis-Zeichen	Arthrose-Zeichen
- Weichteilschwellung	- exzentrische Gelenkspaltverschmälerung
- gelenknahe Osteoporose	- subchondrale Sklerosierung
- konzentrische Verschmälerung des Gelenkspaltes	- Osteophyten
- Konturdefekte (Erosionen, Usuren)	- subchondrale Zysten
- Ankylosierung häufig, Fehlstellungen (meist Spätfolgen)	- Ankylosierung selten, Fehlstellungen (meist Auslöser)

Mithilfe der **Arthrosonografie** lassen sich insbesondere die periartikuläre Weichteilschwellung und der Gelenkerguss nachweisen; auch Früherosionen sind besonders an den Fingergelenken gut sichtbar. In der **Magnetresonanztomografie (MRT)** können entzündliche Prozesse in den Weichgeweben, Knorpeldefekte sowie ein „Knochenmarködem" als Frühzeichen der Arthritis erkennbar werden. Die sensitive, aber wenig spezifische ^{99m}**Technetium-3-Phasen-Szintigrafie** wird dank MRT und Arthrosonografie in der Rheumatologie nur noch selten eingesetzt, z. B. differenzialdiagnostisch zum Ausschluss von Knochentumoren/-metastasen. Die **Positronenemissionstomografie (PET)** ist besonders zur Differenzialdiagnose unklaren Fiebers (Großgefäßvaskulitis, Malignom) sowie zur Tumorsuche bei mutmaßlichen Paraneoplasien als Zweitliniendiagnostik von Bedeutung.

Arthrosonografie und **Magnetresonanztomografie (MRT)** machen Veränderungen bereits im Frühstadium sichtbar.

Histologie: Einige Erkrankungen lassen sich erst durch bioptischen Nachweis typischer histologischer Veränderungen sicher diagnostizieren. Die Biopsie soll dabei aus den am stärksten betroffenen Organen entnommen werden. Für einen sicheren Nachweis erfolgt die Entnahme an mehreren Stellen.

Histologie: Sie erlaubt eine sichere differenzialdiagnostische Abklärung der rheumatischen Erkrankung.

Differenzialdiagnosen: Die Arthritis bzw. Oligoarthritis muss gegenüber anderen Gelenkerkrankungen abgegrenzt werden. Hierzu zählt insbesondere die **Arthrose**, die auf einer progredienten nicht entzündlichen Erkrankung des Gelenkknorpels beruht. Kommt es auf dem Boden einer degenerativen Gelenkerkrankung zu akutentzündlichen Schüben, ist die Abgrenzung gegenüber der Arthritis besonders schwer (sog. aktivierte Arthrose). Die wichtigsten Differenzialdiagnosen der Arthritis bzw. Oligoarthritis zeigt Tab. **N-1.4**.

Differenzialdiagnosen: Die wichtigsten Differenzialdiagnosen der Arthritis bzw. Oligoarthritis zeigt Tab. **N-1.4**.

N-1.4 Differenzialdiagnose der Arthritis/Oligoarthritis

Differenzialdiagnose		Bemerkungen
entzündliche Arthritiden		
infektinduzierte (Beispiele)	Lyme-Arthritis	anamnestisch ggf. Zeckenstich und Erythema chronicum migrans, häufig Kniegelenk betroffen, Antikörpernachweis gegen Borrelia burgdorferi
	rheumatisches Fieber	Polyarthritis, Karditis, Nephritis, Chorea, Exanthem, erhöhte ASL-Titer
	Morbus Whipple	intestinale Störungen, Fieber, Polyserositis; Erregernachweis in Duodenalbiopsie oder evtl. Synovialbiopsie
im Rahmen entzündlicher Systemerkrankungen (Beispiele)	systemische Autoimmunopathien des Bindegewebes (Kollagenose) oder Vaskulitis	typischerweise nicht destruierender Verlauf; Symptome der Grunderkrankung
	Löfgren-Syndrom	typische Trias: Erythema nodosum, (Peri-)Arthritis des Sprunggelenkes, bihiläre Lymphadenopathie; ferner öfters ACE-Erhöhung
	Spondyloarthritis	Sakroileitis, Oligoarthritis, Daktylitis, entzündlicher Rückenschmerz, Iritis/Iridozyklitis, Psoriasis, Enthesitis, Infektanamnese
	rheumatoide Arthritis (RA)	oft symmetrische Polyarthritis, Morgensteifigkeit, evtl. Rheumaknoten, Anti-CCP-AK, RF
infektiöse Arthritis (septische Form, Beispiele)	bakterielle Arthritis	Erregernachweis im Gelenk; **CAVE:** bakterielle Arthritiden neigen zu einem rasch destruierenden Verlauf!
	virale Arthritis	Begleitarthritiden z. B. bei Hepatitis B und C, Parvovirus B19
weitere Ursachen		
stoffwechselbedingte Arthropathien (Kristallarthropathien)	Gichtarthropathie (häufigste Variante)	bevorzugter Befall des Großzehengrundgelenks, Anfallsauslösung durch übermäßiges Essen oder Alkoholgenuss, Hyperurikämie
Speicherkrankheiten	Hämochromatose	typischerweise Befall des MCP-II und -III; weitere Organschäden, erhöhtes Serumferritin und erhöhte Transferrinsättigung
degenerative Gelenkerkrankungen (Arthrose)	aktivierte Arthrose	Bewegungsschmerz, typische radiologische Befunde (Tab. **N-1.3**), keine Laborveränderungen

Therapie: Sie umfasst die **Entzündungshemmung** (NSAR, Glukokortikoide), **Immunsuppression** bzw. **-modulation** (Sulfasalazin, Chloroquin/Hydroxychloroquin, Methotrexat, Leflunomid, Azathioprin, Mycophenolatmofetil, Zytokin-Inhibitoren, Cyclophosphamid) sowie **Physiotherapie** und **physikalische Maßnahmen**.

Therapie: Eine kausale Therapie gibt es nur bei den exogen induzierten Formen. Die Therapie rheumatologischer Erkrankungen ist in der Regel rein symptomatisch. Die wichtigsten Therapiesäulen sind:
- **Entzündungshemmung** zur Schmerzlinderung und Gewebeprotektion: eingesetzt werden NSAR und Glukokortikoide.
- **Immunsuppression:** Abhängig von der Aktivität der Erkrankung kommen v. a. Sulfasalazin, Chloroquin/Hydroxychloroquin, Methotrexat (MTX), Leflunomid, Azathioprin, Mycophenolatmofetil, Zytokin-Inhibitoren sowie andere Biologika und Cyclophosphamid zum Einsatz.
- **Physiotherapie** und **physikalische Maßnahmen** zur Verbesserung der Gelenkfunktion, Vermeidung von Muskelatrophien und Bewegungseinschränkungen.

1.3 Leitsymptom Gelenkschmerz

▶ Definition.

▶ **Definition.** Gelenkschmerz ohne entzündliche Veränderungen nennt man **Arthralgie**, eine Gelenkentzündung **Arthritis**. Bestehen Schmerzen in einem Gelenk spricht man von einer **Monarthritis**, bei Schmerzen in 2–4 Gelenken von einer **Oligoarthritis**; bei > 4 Gelenken von einer **Polyarthritis**.

Schmerz ist das „klassische" rheumatologische Leitsymptom im Bereich des Bewegungsapparates. Die **Anzahl der betroffenen Gelenke**, wie auch das **Befallsmuster** sind für bestimmte Erkrankungen typisch (z. B. bei der RA symmetrischer Befall der kleinen Hand- und Fußgelenke).

Da es sich bei den rheumatologisch-internistischen Erkrankungen um **systemische Bindegewebeerkrankungen** handelt, sind auch innere Organe, Haut und Augen betroffen.

Zusätzlich finden sich **allgemeine Beschwerden** wie Fieber oder Gewichtsverlust.

Zu den wichtigsten Differenzialdiagnosen bei Gelenkschmerzen zählen Arthrose und Gicht (s. S. 713 und Tab. **N-1.4**).

Schmerz ist das „klassische" rheumatologische Leitsymptom im Bereich des Bewegungsapparates. Zunächst sind sowohl die **Anzahl der betroffenen Gelenke** als auch das **Befallsmuster** bereits initial für bestimmte Erkrankungen typisch: bei der rheumatoiden Arthritis sind zunächst mehrere kleine Gelenke (außer DIP) an Händen und Füßen symmetrisch, bei der ankylosierenden Spondyloarthritis die Gelenke des Achsenskeletts, bei der Psoriasis-Arthritis oft die einzelner Finger betroffen. Dazu sind häufig auch Sehnen, Sehnenansätze und Bänder in den Prozess mit einbezogen. Sodann handelt es sich im Gegensatz zur Rheumatologie des Orthopäden um eine **systemische Erkrankung** des gesamten **Bindegewebes**, weshalb auch innere Organe (Rheumatologie des Internisten) sowie Haut und Augen Entzündungsreaktionen aufweisen – mit den dazugehörigen (weiteren) Leitsymptomen.

Schließlich finden sich gelegentlich scheinbar völlig losgelöst **allgemeine Beschwerden** wie Müdigkeit, Schwäche oder Temperaturerhöhung.

Zu den häufigsten Differenzialdiagnosen bei Gelenkschmerzen gehören die Arthrose (Gelenkbeschwerden durch Abnutzung oder Fehlstellung) und die Gicht (s. S. 713, vgl. auch Tab. **N-1.4**). Näheres zur Diagnostik und Differenzialdiagnosen s. S. 1343.

2 Erkrankungen mit vorwiegend arthritischem Charakter

2.1 Rheumatoide Arthritis (RA) 1347
2.2 Spondyloarthritiden (SpA) 1355

2.1 Rheumatoide Arthritis (RA)

▶ **Synonym.** chronische Polyarthritis (cP)

▶ **Definition.** Chronisch-entzündliche Systemerkrankung unklarer Ätiologie, die auf dem Boden einer chronisch-destruierenden Synovialitis zu einer fortschreitenden Gelenkzerstörung führen kann. Fakultativ treten extraartikuläre Organmanifestationen auf.

Epidemiologie: Insgesamt ist fast 1 % der Gesamtbevölkerung betroffen, die Prävalenz steigt mit höherem Lebensalter; die RA manifestiert sich vorzugsweise im 4.–6. Lebensjahrzehnt; Frauen erkranken etwa 2- bis 4-mal so häufig wie Männer.

Ätiopathogenese: Für eine genetische Grundlage bei der RA spricht die familiäre Häufung. Mittlerweile wurden zahlreiche Genloci mit Risikoallelen identifiziert, die allerdings einzeln das Erkrankungsrisiko meist nur gering erhöhen. Der stärkste genetische Risikofaktor für die RA ist das MHC-II-Genprodukt **HLA-DR4**, das bei ca. **70 % der RA-Patienten** nachweisbar ist (im Vergleich: Prävalenz in der Gesamtbevölkerung ca. 30 %). Das relative Risiko für die Entwicklung einer RA bei HLA-DR4-positivem Phänotyp ist 5-fach erhöht.
Für HLA-DR4 ist ein starker Polymorphismus charakteristisch. Mit einem erhöhten Erkrankungsrisiko gehen nur 3 der insgesamt 11 Allele des HLA-DR4-Haplotyps einher (HLA-DRB1*0 401, *0 404, *0 408). Interessanterweise zeigen diese 3 Allele des DRB1-Gens in einem besonders variablen Abschnitt eine große Ähnlichkeit. Diese Molekülsequenz wird daher als „shared epitope" (gemeinsames Epitop) bezeichnet und ist prognostisch relevant. Erkrankte mit mehr als einem Allel zeigen i. d. R. einen aggressiveren Krankheitsverlauf. HLA-DR4 ist nur mit dem Auftreten der **seropositiven RA** assoziiert, wobei Zigarettenrauchen bei dieser genetischen Prädisposition ein starker exogener Risikofaktor ist.
Bei disponierten Personen kommt es durch noch ungeklärte Auslöser zur Invasion phagozytierender und anderer Immunzellen (v. a. T- und B-Lymphozyten sowie Plasmazellen), die proinflammatorische Zytokine (TNF-α, IL-1, IL-6 u. a.), Matrixmetalloproteinasen und Autoantikörper (z. B. **Rheumafaktor, Anti-CCP-AK**) produzieren. Es kommt zur Aktivierung der Komplementkaskade durch Immunkomplexe und zur Einwanderung von Granulozyten über freigesetzte Chemotaxine, die ihrerseits Entzündungsmediatoren freisetzen und Immunkomplexe phagozytieren (Rhagozyten). Die Zerstörung des Knorpels ist im Wesentlichen auf zwei Faktoren zurückzuführen: zum einen kommt es zur Freisetzung von knorpelaggressiven Enzymen (z. B. Kollagenase, Elastase) und Sauerstoffradikalen aus Granulozyten. Zum anderen führt die Invasion von Typ-A-Synovialzellen und die starke Vaskularisation der Synovialmembran zu deren Transformation in den aggressiv-infiltrativ wachsenden Pannus, der den Knorpel überwächst und zu seiner Unterminierung und Zerstörung führt.

▶ **Merke.** Beim klassischen Rheumafaktor handelt es sich um IgM-Antikörper, die gegen das Fc-Fragment der IgG gerichtet sind! Es gibt aber auch Rheumafaktoren, die der IgG- und IgA-Immunglobulinklasse angehören.

Bei der rheumatoiden Vaskulitis handelt es sich um den Typ einer Immunkomplexvaskulitis mit Beteiligung des Rheumafaktors (s. Tab. **M-2.3**).

2.1 Rheumatoide Arthritis (RA)

▶ **Synonym.**

▶ **Definition.**

Epidemiologie: Fast 1 % der Bevölkerung ist betroffen (m : w = 1 : 3, häufig 4.–6. Lebensjahrzehnt).

Ätiopathogenese: Unter den zahlreichen Risikoallelen, die zur genetischen Disposition für die RA beitragen, dominieren bestimmte MHC- bzw. HLA-Allele. So sind 70 % der Patienten **HLA-DR4/DRB1**-positiv („shared epitope"), in der Normalbevölkerung ca. 30 %. Rauchen ist auf diesem genetischen Hintergrund ein starker exogener Risikofaktor für die seropositive RA.

Die Erkrankung beruht auf einer Invasion phagozytierender und anderer Immunzellen in Synovialis und Knorpel mit Zerstörung des Gelenkes. Proinflammatorische Zytokine (TNF-α, IL-1, IL-6 u. a.), Matrixmetalloproteinasen, T- und B-Lymphozyten, Autoantikörper **(Rheumafaktor, Anti-CCP-AK)** und Immunkomplexe spielen eine Rolle.

▶ **Merke.**

Klinik: Neben Allgemeinsymptomen finden sich die für die RA typische **„Morgensteifigkeit"**, Bewegungsschmerz, Tendovaginitis, teigige Schwellung und eine herabgesetzte Griffstärke. Insbesondere die kleinen Finger- oder Zehengelenke (Grundgelenke!), aber auch andere Gelenke, v. a. Hand-, Knie-, Schulter, Fuß- und Hüftgelenke, können betroffen sein (Abb. N-2.1). Die Fingerendgelenke bleiben von der RA verschont.

Typisch ist ein **symmetrischer Gelenkbefall**. Die benachbarte Muskulatur ist in den Entzündungsprozess miteinbezogen. Muskelschwäche bis hin zur Atrophie ist die Folge. Im weiteren Verlauf kommt es zu **Fehlstellung** (z. B. Pes planovalgus) und **Funktionseinbußen**. Durch Weichteilschwellung und Kompression des N. medianus im Bereich des Karpaltunnels kann ein **Karpaltunnelsyndrom** entstehen.

Typische Fehlstellungen bei fortgeschrittener RA sind:
- Schwanenhalsfigur: überstrecktes PIP, gebeugtes DIP
- Knopflochdeformität: gebeugtes PIP, überstrecktes DIP
- Ulnardeviation der Fingergrundgelenke
- Krallen- und/oder Hammerzehen.

Klinik: Die RA beginnt häufig mit unspezifischen Allgemeinsymptomen wie Müdigkeit, Abgeschlagenheit, Schweißneigung und subfebrilen Temperaturen als Hinweis auf die Systemreaktion. Typisch ist die sog. **„Morgensteifigkeit"**, die mehr als 30 min anhaltend v. a. als Steife in Fingern und Füßen empfunden wird und im Laufe des Tages nachlässt. Weiterhin finden sich ein Bewegungsschmerz, eine Tendovaginitis, teigige Schwellung und eine herabgesetzte Griffstärke. Die **Gelenkbeteiligung** beginnt typischerweise zunächst an den kleinen Gelenken der Hände und Füße, vorzugsweise sind die Grundgelenke, weniger die Mittelgelenke und praktisch nie die Endgelenke betroffen (Abb. **N-2.1**). Die Erkrankung ergreift nach und nach auch Knie-, Sprung-, Hüft-, Hand-, Ellenbogen- und Schultergelenke. Seltener sind das Kiefergelenk und die Halswirbelsäule betroffen, das sonstige Achsenskelett ist bei der RA meist krankheitsfrei.

Auffallend ist das **symmetrische Befallsmuster** (bevorzugt der Finger- und Handgelenke, wobei die Fingerendgelenke ausgespart bleiben). Die betroffenen Gelenke sind während der akuten Erkrankungsphase („im Schub") geschwollen, überwärmt und druckschmerzhaft, teilweise auch gerötet. Bei gesteigerter Exsudation finden sich Ergüsse. Die benachbarte Muskulatur ist häufig geschwächt, meist infolge einer Atrophie bei eingeschränktem Gelenkgebrauch (z. B. Daumenballenatrophie). Im weiteren Verlauf kommt es zu **Fehlstellungen** (z. B. Pes planovalgus) und **Funktionseinbußen** mit Beuge- und Streckdefizit, ggf. Auftreten von Sehnenrupturen. Im Extremfall entstehen knöcherne Brücken (Ankylosen). Durch eine Kompression des N. medianus im Bereich des Karpaltunnels kann es infolge der Weichteilschwellung und des fibrotischen Umbaus zur Ausbilung eines **Karpaltunnelsyndroms** kommen.

Typische Fehlstellungen im Rahmen der fortgeschrittenen RA sind:
- Schwanenhalsfigur: überstrecktes PIP, gebeugtes DIP
- Knopflochdeformität: gebeugtes PIP, überstrecktes DIP
- Ulnardeviation der Fingergrundgelenke
- Krallen- und/oder Hammerzehen: Abweichen der Zehen nach lateral und kranial.

N-2.1 Übliches Befallsmuster der rheumatoiden Arthritis

a Typisch: seitengleicher Befall kleiner Gelenke.
b 50-jährige Frau mit seit einem Jahr bestehenden schmerzhaften Gelenkveränderungen insbesondere morgens. Greiffunktion gut erhalten. **Befund:** Rheumatoide Arthritis des Handgelenkes und der Metakarpophalangeal- sowie der Interphalangealgelenke. Ausgeprägte Usurierungen und subchondrale Zystenbildungen in nahezu allen dargestellten Gelenken.
c 60-jährige Frau mit Beschwerden in Hand- und Fußgelenken seit über einem Jahrzehnt. Greiffunktion und Faustschluss erheblich eingeschränkt. **Befund:** Rheumatoide Arthritis mit ausgeprägten Fehlstellungen in den Metakarpophalangealgelenken. Ausbecherung der Basen der Grundphalangen mit Ulnardeviation.

▶ Merke.

▶ Merke. Bei Befall der Halswirbelsäule kann es zur **atlantoaxialen Subluxation** kommen. Besonders gefährlich ist die rheumatische Arrosion des Dens axis, weil hier eine Überstreckung der HWS (z. B. im Rahmen einer Intubationsnarkose) zum Abriss und damit zur hohen Querschnittslähmung führen kann (Abb. **N-2.2**). Klinisch macht sich eine zervikale Beteiligung durch einen nach okzipital ausstrahlenden Schmerz und neurologische Symptome wie Parästhesien, motorische Störungen der Hände sowie Inkontinenz bemerkbar. Bei Verdacht auf HWS-Beteiligung sind daher Röngten- bzw. MRT-Bildgebung und ggf. die chirurgische Stabilisierung erforderlich.

⊙ N-2.2 Rheumatoide Arthritis des Atlantoaxialgelenkes

a, b 55-jähriger Patient mit langjährigem Gelenkrheumatismus, geringfügigen Schmerzen in der HWS und hier nur unwesentlich eingeschränkter Beweglichkeit.
Befund: Rheumatoide Arthritis des Atlantoaxialgelenkes. Pseudobasiläre Impression. Der Dens überragt den vorderen Atlasbogen und reicht bis in das Foramen magnum. Deutliche Arrosionen und Konturunregelmäßigkeiten im Bereich des Dens sowie des Atlantoaxialgelenkes.

Die **extraartikulären Manifestationen** zeigt Tab. N-2.1.

Extraartikuläre Manifestationen: Tab. **N-2.1**.

≡ N-2.1 Rheumatoide Arthritis – extraartikuläre Manifestationen

Organ	Erkrankung
retikulohistiozytäres System	▪ Lymphadenopathie ▪ Splenomegalie
Mesenchym (fibrinoide Nekrosen)	▪ „Rheumaknoten" (Sehnen, Lunge, Herz, Milz, subkutan)
Lunge	▪ Fibrose ▪ Pleuritis[1]
Haut	▪ Atrophie ▪ Ulkus (vaskulitisch) ▪ Erythem
Herz	▪ Peri-, Myokarditis ▪ Amyloidose
Auge	▪ Keratokonjunktivitis sicca ▪ Episkleritis, Skleromalazie
Niere	▪ Amyloidose

Gefäße	▪ rheumatoide Vaskulitis
	  – nicht nekrotisierende Vaskulitis mit Befall der kleinen Endarterien und periungualen Mikronekrosen
	  – nekrotisierende Vaskulitis mit vaskulitischer Purpura, Hautulzera, akrodistal, symmetrische PNP

[1] DD: Methotrexat-Nebenwirkung („MTX-Pneumonitis")!

▶ **Merke.** Besonders gefährlich und lebensbedrohlich ist die nekrotisierende Vaskulitis der malignen RA. Hierbei kann es zu neurogenen Paresen, einer vaskulitischen Myokarditis, Herdenzephalitis, fibrosierenden Alveolitis und zu einer Arteriitis der Koronargefäße und Hirngefäße mit Gefahr des Herz- und Hirninfarkts kommen.

▶ **Merke.**

Diagnostik: Im Allgemeinen ist die Erkennung einer fortgeschrittenen RA nicht schwierig. Anfangs fehlt es jedoch an zuverlässigen Symptomen. Hier kann nur die Synopsis von Vorgeschichte und körperlichem Befund mit serologischen und apparativen Ergebnissen zur Diagnose führen. Zur **Klassifikation der RA** hat das American College of Rheumatology (ACR) Kriterien formuliert (s. Tab. N-2.3).
Nachdem mehrere klinische Studien gezeigt hatten, dass sich die langfristige Prognose der RA entscheidend durch einen möglichst frühzeitigen Therapiebeginn bessern lässt („window of opportunity"), wurden gemeinsam vom europäischen (EULAR) und amerikanischen Rheumatologenverband (ACR) Kriterien zur **Frühdiagnose der RA** entwickelt Tab. **N-2.4**.

Diagnostik: Nur die Zusammenschau von Vorgeschichte, körperlichem Befund, serologischen sowie apparativen Ergebnissen führt zur Diagnose. Zur **Klassifikation der RA** siehe Tab. **N-2.3**, Kriterien zur **Frühdiagnose der RA** siehe Tab. **N-2.4**.

In Korrelation mit der Krankheitsaktivität finden sich die klassischen Entzündungszeichen im Serum. Bei längerer Vorgeschichte sind Immunglobuline vermehrt, Kupfer erhöht und Eisen erniedrigt. Im Blutbild findet sich eine Anämie und evtl. eine Thrombozytose.

Im **Labor** lassen sich eine beschleunigte BSG, eine α_2-Globulinvermehrung und ein erhöhter Serumspiegel des CRP beobachten (Hinweis auf die Krankheitsaktivität). Bei längerer Vorgeschichte finden sich Gammaglobulinvermehrung, erhöhter Kupfer- und erniedrigter Eisenspiegel im Serum. Die mikrozytäre Entzündungsanämie wird erst nach längerfristiger IL-6-Erhöhung via Hepcidin induziert, während die ebenfalls IL-6-abhängige Thrombozytose und leichte Leukozytose kurzfristig reagieren. Andere Ursachen für die Gelenkaffektion (z. B. Gicht [Hyperurikämie], Hämochromatose [Serumferritin und Eisen-Transferrin-Sättigung erhöht]) müssen ausgeschlossen werden. Die molekularbiologische Bestimmung des „shared epitope" (S. 1347) dient der Prognoseeinschätzung, erfolgt jedoch nicht routinemäßig.

Klassische Parameter sind die sog. **„Rheumafaktoren" (RF)**, Autoantikörper **gegen den Fc-Teil** des IgG-Moleküls. Der RF ist wenig spezifisch, da er auch bei Infektionen und systemischen Autoimmunopathien des Bindegewebes (Kollagenosen) sowie niedrigtitrig mit zunehmendem Alter auch bei Gesunden nachweisbar ist (Tab. **N-2.2**). Zuverlässigste serologische Marker sind Autoantikörper **gegen zyklisch zitrulliniertes Peptid (Anti-CCP, ACPA)**, die wie der RF bei ca. 75 % der RA-Patienten positiv sind, aber eine höhere Spezifität (≥ 90 %) besitzen.

Die **immunologische Labordiagnostik** dient der Charakterisierung der Gelenkerkrankung. Klassischer Parameter der RA sind Autoantikörper gegen Immunglobuline, speziell **gegen den Fc-Teil** des menschlichen IgG (sog. **„Rheumafaktoren"**, RF). Sie finden sich allerdings nur bei **75 %** dieser Patienten (= RF-positive RA). Der Rheumafaktor ist kein spezifischer Marker für die RA, da er auch bei anderen Autoimmunopathien und Infektionen (z. B. chronische Hepatitis, septische Endokarditis) und – allerdings niedrigtitrig – bei Gesunden in einem niedrigen Prozentsatz nachweisbar ist (Tab. **N-2.2**). Die zuverlässigsten serologischen Marker sind Autoantikörper **gegen zyklisch zitrulliniertes Peptid** (Anti-CCP oder **ACPA**), die bereits bei > 50 % der Erkrankten in der Frühphase nachweisbar sind, zum Teil sogar schon Jahre vor Krankheitsmanifestation. ACPA finden sich ähnlich häufig wie der RF bei der RA (ca. **75 %**), sind allerdings **sehr viel spezifischer** (Spezifität ≥ 90 %).

▶ Merke.

▶ **Merke.** Bei Nachweis von RF oder ACPA, die meist zusammen auftreten, spricht man von **seropositiver RA**. Die übrigen Fälle werden als **seronegative RA** bezeichnet, die sich durch eine bessere Prognose, aber schlechteres Ansprechen auf Methotrexat und B-Zell-Depletion auszeichnen.

N-2.2 Vorkommen der Rheumafaktoren der IgM-Klasse

Immunkrankheiten		chronische Infektionskrankheiten	
chronische Polyarthritis	75 %	Leishmaniosis	70 %
Sjögren-Syndrom	60 %	Lepra	20 %
gemischte Kollagenkrankheit	40 %	Endokarditis	20 %
SLE	30 %	**sonstige**	
autoimmune Hepatitis	40 %	Gesunde mit zunehmendem Alter	0–30 %
Sarkoidose	15 %		

Die **Synovialanalyse** dient insbesondere der differenzialdiagnostischen Abgrenzung zu anderen Gelenkerkrankungen (v. a. septische Arthritis, Kristallarthropathie).

Die **Analyse der Synovialflüssigkeit** mit Charakterisierung von Immunparametern im Gelenkerguss sowie die **Histologie** von Synovia- oder Knorpelbiopsaten dienen in erster Linie der differenzialdiagnostischen Abgrenzung zu anderen Erkrankungen mit Gelenkbeteiligung (v. a. septische Arthritis und Kristallarthropathie).

▶ Merke.

▶ **Merke.** In der Synovialanalyse lassen sich ein steriler Erguss, eine erhöhte Zellzahl (Überwiegen der Granulozyten, abhängig von der Aktivität), Komplementfaktoren, Rheumafaktor und Rhagozyten nachweisen. Der typische histologische Befund einer rheumatischen Synovialitis sind palisadenförmige, mehrschichtige Epithelien der Synovialis.

Die apparative Diagnostik stützt sich im Wesentlichen auf das **Röntgenbild**. Im Frühstadium zeigen sich hier eine gelenknahe Osteoporose und eine periartikuläre Weichteilschwellung. Im Laufe der Zeit kommt es zu **Destruktion von Knorpel und Knochen**, Arrosionen, Usuren und Zystchen.

Mit der **Arthrosonografie** lassen sich Ergussbildung, Synovitis, Erosionen und Usuren nachweisen. Mit der Power-Doppler-Funktion kann die vermehrte Durchblutung bei aktiver Entzündung erfasst werden.

Die apparative Diagnostik stützt sich im Wesentlichen auf das **Röntgenbild**. Im Frühstadium zeigen sich eine Zerstörung der Grenzlamelle des Knochens und eine gelenknahe Osteoporose mit periartikulärer Weichteilschwellung. Bei einem aktiven Prozess kommt es nach einigen Monaten zu einer **Destruktion von Knorpel und Knochen**. Der Gelenkspalt wird durch den Abbau des Knorpels inkongruent und schmäler, es treten ossäre Arrosionen, Usuren und Zystchen auf. Im Endstadium kommt es bei teleskopartigen Veränderungen zu monströsen Verformungen und Ankylosen.

Mit der **Arthrosonografie** können rasch und ohne jede Belastung für den Patienten Ergussbildung und Synovitis bzw. Wucherungen der Gelenkinnenhaut (Pannus) nachgewiesen werden; zudem lassen sich Erosionen und Usuren deutlich früher als im Röntgenbild erfassen. Die Power-Doppler-Funktion erlaubt den Nachweis der vermehrten Durchblutung bei Entzündungsaktivität.

Die **MRT** kann nicht nur Knorpelschäden und das entzündungsbedingte Knochenmarködem noch vor dem Auftreten knöcherner Läsionen darstellen, sondern mit Kontrastmittel auch das Ausmaß der Entzündung erfassen. Auch die ^{99m}Technetium-Szintigrafie zeigt schon frühzeitig eine Mehranreicherung von Radionukliden im entzündeten Gelenk. Wegen der geringen Spezifität und der Strahlenbelastung ist sie jedoch nur noch ausnahmsweise indiziert. **CT** und MRT werden bei Spezialfragen, wie z. B. der Beurteilung der atlantoaxialen Arthritis, eingesetzt. Weitere Untersuchungen (Lungenfunktion, Rö-Thorax, HR-CT, Nervenleitgeschwindigkeit) dienen dem Nachweis extraartikulärer Organmanifestationen.

Die **MRT** mit Kontrastmittel stellt Früh- und Weichteilveränderungen inklusive Knorpel sowie entzündete Areale dar. **CT** und MRT sind zur Beurteilung einer atlantoaxialen Arthritis geeignet. Weitere Untersuchungen wie Lungenfunktion und Nervenleitgeschwindigkeit dienen dem Nachweis extraartikulärer Schäden.

N-2.3 Kriterien der rheumatischen Arthritis (von der Amerikanischen Rheumagesellschaft erstellt und 1987 überarbeitet)

Kriterium	Definition
1. Morgensteifigkeit	mindestens über 1 Stunde
2. Arthritis an 3 oder mehr Gelenkgruppen	Zumindest an 3 Gelenkgruppen gleichzeitig Schwellung des Bindegewebes oder Erguss (von einem Arzt beobachtet). Die 14 in Betracht kommenden Gruppen sind jeweils links oder rechts Handgelenk, Ellenbogen, Knie, Sprunggelenke, PIP, MCP, MTP.
3. Arthritis der Hand (PIP, MCP, Carpus)	Weichteilschwellung oder Erguss innerhalb der genannten Gruppen (von einem Arzt beobachtet). Sofern 2 Gruppen betroffen sind, muss dies zu gleicher Zeit erfolgt sein.
4. symmetrische Schwellung	Gleichzeitige Beteiligung entsprechender Bereiche (wie in 2. bezeichnet) beidseits. PIP, MCP und MTP brauchen nicht absolut symmetrisch befallen zu sein.
5. Rheumaknoten	subkutane Knoten über gelenknahen Knochenvorsprüngen an den Streckseiten
6. Rheumafaktoren im Serum	Nachweis von Rheumafaktoren im Serum in abnorm hohem Titer mittels beliebiger Methode, sofern sie bei einem gesunden Kollektiv in weniger als 5 % positive Ergebnisse erbringt.
7. Röntgenveränderungen	Für eine chronische Polyarthritis typische Röntgenveränderungen an Hand und Handgelenk mit Erosionen oder auffallender Knochenentkalkung an oder in unmittelbar benachbarten arthritischen Gelenken.

Eine chronische Polyarthritis ist anzunehmen, wenn mindestens 4 der 7 Kriterien erfüllt sind, wobei die klinischen Erscheinungen (1.–4.) wenigstens 6 Wochen vorliegen müssen.

PIP = Proximales Interphalangealgelenk, MCP = Metakarpophalangealgelenk, MTP = Metatarsophalangealgelenk

N-2.4 ACR-/EULAR-Klassifikationskriterien zur (Früh-)Diagnose der RA*

Arthritis**	Serologie	Akut-Phase-Antwort	Symptomdauer	Punkte
1 großes Gelenk	RF *und* Anti-CCP-AK negativ	CRP *und* BSG normal	<6 Wochen	0
2–10 große Gelenke		CRP *oder* BSG erhöht	≥6 Wochen	1
1–3 kleine Gelenke (mit oder ohne große Gelenke)	RF *oder* Anti-CCP-AK schwach positiv			2
>4–10 kleine Gelenke (mit oder ohne große Gelenke)	RF *oder* Anti-CCP-AK deutlich positiv			3
>10 Gelenke, mindestens 1 kleines Gelenk				5

*Anzuwenden auf Patienten mit mindestens 1 Gelenk mit definitiver klinischer Synovitis, die nicht durch eine andere Krankheit erklärt ist. Mindestens 6 Punkte sind für die Klassifikation als RA erforderlich.
** Der höchste Punktwert innerhalb einer Domäne zählt (z. B. Patient mit 3 großen und 5 kleinen betroffenen Gelenken erhält 3 Punkte).

Therapie:

▶ **Merke.** Es gibt keine kausale Therapie der RA! Ziel ist es, die Entzündung zu unterdrücken und den Entzündungsprozess möglichst zu stoppen, um eine (weitere) Gelenkzerstörung zu vermeiden. Wichtig ist es, mit einer effizienten Therapie sofort nach möglichst früher Diagnosestellung zu beginnen, da die RA gerade in den ersten Jahren besonders aggressiv verläuft und die frühzeitige konsequente Behandlung die Prognose entscheidend bessert („window of opportunity"). Eine Remission, zumindest aber eine niedrige Krankheitsaktivität, gelingt heute zunehmend häufiger bei rechtzeitiger Therapie und Dank Biologika.

Die Therapie der RA hat die Remission zum Ziel, zumindest sollte eine niedrige Krankheitsaktivität erreicht werden. Die Krankheitsaktivität wird mithilfe eines Scores regelmäßig erfasst, um die Therapie anzupassen. Zumeist wird der **DAS 28** (Disease Activity Score 28) verwendet, in dessen Berechnung Schmerz und Schwellung von 28 Indikatorgelenken eingehen, ferner die BSG und die vom Patienten auf einer visuellen Analogskala eingeschätzte Krankheitsaktivität.

Therapie:

▶ **Merke.**

Die Therapie der RA erfolgt nach einem Stufenschema und wird der Krankheitsaktivität, gemessen z. B. mithilfe des **DAS 28**, angepasst. Die sog. **Basistherapeutika** (Disease-modifying antirheumatic Drugs = DMARD) sollen den destruierenden Gelenkprozess verlangsamen bzw. aufhalten. **Biologika** haben die Behandlung der RA entscheidend verbessert (Tab. **N-2.5**, Tab. **N-2.6**). Ziel ist die Remission.

Die Behandlung basiert auf einem Stufenkonzept (Tab. **N-2.5**). Vor gesicherter Diagnose wird die Entzündung im Gelenk nur rein symptomatisch mit **nichtsteroidalen Antiphlogistika** (NSAR), ggf. in Kombination mit **Glukokortikoiden** behandelt. Diese werden so lange eingesetzt, bis die sog. **Basistherapeutika** (Disease-modifying antirheumatic Drugs = DMARD) greifen (Tab. **N-2.6**). Dies ist i. d. R nach 2–3 Monaten der Fall. DMARDs sind in der Lage, den destruierenden Gelenkprozess zu verlangsamen und ggf. aufzuhalten. Ihr Einsatz erfolgt aktivitätsadaptiert. Bei **mildem Krankheitsbeginn** wird mit einer Monotherapie begonnen. Hier werden in erster Linie Sulfasalazin oder Chloroquin bzw. Hydroxychloroquin (bekannt aus der Malariatherapie) eingesetzt, wegen des höheren Nebenwirkungsrisikos seltener Gold-Verbindungen. Bei **aktivem Krankheitsbeginn** sind Methotrexat (MTX) oder auch Leflunomid Mittel der Wahl. MTX wird 1-mal wöchentlich oral oder subkutan verabreicht, zur raschen Symptomkontrolle anfangs oft in Kombination mit einer niedrig (< 7,5 mg Prednisolonäquivalent) bis mittelhoch dosierten (≥ 7,5 mg bis < 0,5 mg/kg KG Prednisolonäquivalent) Glukokortikoidtherapie, die bei Wirkungseintritt des MTX (meist nach ca. 6–12 Wochen) schrittweise reduziert und zumeist ausgeschlichen werden kann.

▶ Merke.

▶ Merke. Ca. 24 h nach MTX-Gabe werden 5–10 mg **Folsäure** verabreicht, da hierdurch das Nebenwirkungsspektrum deutlich herabgesetzt wird.

N-2.5 Stufenkonzept der RA-Therapie

Stufe	Substanzen
Therapiebeginn: symptomatische Therapie	• NSAR, ggf. in Kombination mit Steroiden
Initialtherapie (Monotherapie)	
• milder Beginn, nicht erosiver Verlauf	• Sulfasalazin; alternativ: Hydroxychloroquin/Chloroquin (Gold)
• aktiver Verlauf	• Methotrexat (Mittel der Wahl), Leflunomid, evtl. Ciclosporin, Gold
Therapieresistenz	
• **Stufe I:** Kombinationstherapie (verschiedene Biologika sollten nicht kombiniert werden)	**Methotrexat** (MTX) • + TNF-α-Antagonist • + T-Zell-Kostimulationsblocker (Abatacept) • + IL-6-Rezeptor-Antagonist (Tocilizumab; auch als Monotherapie) • + IL-1-Rezeptor-Antagonist (Anakinra) (kaum eingesetzt) • + Hydroxychloroquin + Sulfasalazin (O'Dell-Schema) • + Leflunomid • + Ciclosporin A
• **Stufe II:** Kombinationstherapie	• Wechsel auf eine andere der Kombinationen unter Stufe I • MTX + Anti-CD 20-Antikörper (Rituximab)
• **Stufe III:** (bei NW, weiterer Therapieresistenz, Vaskulitis, schwerwiegenden Organkomplikationen)	• Cyclophosphamid (+ ggf. hoch dosierte Glukokortikoide)

Liegen bei dem Patienten ungünstige Prognosefaktoren vor oder zeigt **MTX** allein keine ausreichende Wirkung, wird es entweder in Kombination mit **Hydroxychloroquin** und/oder **Sulfasalazin** gegeben oder zusammen mit einem **Biologikum**, insbesondere, wenn die Krankheitsaktivität relativ hoch bzw. kaum rückläufig ist (Tab. **N-2.5**, Tab. **N-2.6**). Schwere systemische Manifestationen (v. a. die rheumatoide Vaskulitis), werden in der Regel mit **Cyclophosphamid** behandelt.

Glukokortikoide werden mittelhoch bis hoch dosiert passager bei **akuten Schüben** der Gelenkentzündung sowie bei systemischer Organbeteiligung gegeben. Mit Nachlassen des akuten Entzündungsgeschehens bzw. Greifen der parallel begonnenen/erhöhten (steroideinsparenden) Basistherapie wird die Glukokortikoiddosis langsam unterhalb die Cushing-Schwellendosis von 7,5 mg Prednisolon pro Tag gesenkt. 1–3 mg Prednisolon/d wirken in vielen Fällen sehr effektiv und können, falls erforderlich, auch als Dauertherapie eingesetzt werden. Jede Glukokortikoidtherapie sollte von einer **Osteoporoseprophylaxe** begleitet werden, bei normaler Ausgangsknochendichte genügen 1 000 I.E. Vitamin D 3 und Kalzium (Gesamtkalziumaufnahme pro Tag ca. 1 g). Blutzuckerspiegel und – bei längerer Therapie – auch Blutdruck und Augendruck müssen kontrolliert werden.

Eine **lokale Pharmakotherapie** ist in Form kutaner und intraartikulärer Applikation von Glukokortikoiden (meist als Kristallsuspension) möglich. Absolut steriles Vorgehen ist obligat, da sonst die Gefahr einer iatrogenen, infektösen Arhritis besteht! Einen Sonderfall stellt die Radiosynoviorthese dar. Hierbei werden Radionuklide (Yttrium, Rhenium) in das entzündete Gelenk injiziert, damit es zu einer Verödung der Synovia kommt. Eine frühzeitige, häufig mimimal-invasiv durchgeführte Synovektomie kann die entzündliche Gelenkzerstörung günstig beeinflussen. Besonders bei älteren Patienten werden nach der Synovektomie verbliebene Synoviareste mithilfe der Radiosynoviorthese vollständig elimiert.

Physikalische und **physiotherapeutische** Maßnahmen sind unerlässlich. Hierzu gehören: Kryo-, Bewegungs- und Ergotherapie. Gerade bei chronischen Verlaufsformen muss man Gelenk, Bandapparat und Muskulatur beüben. Kälte durch Umschläge, Packungen oder sublimierende Kohlensäure hemmen die Entzündungsaktivität. Im akuten Schub ist auf eine funktionsgerechte Stellung der Gelenke in Ruheposition zu achten, um sekundäre Fehlstellungen und Kontrakturen zu vermeiden. Die Ergotherapie kann durch z. T. individuell angefertigte Hilfsmittel sowie das Zeigen von Tricks die Bewältigung der täglichen Aufgaben erheblich erleichtern.

Lokale Pharmakotherapie: Im akuten Stadium können Glukokortikoide oder auch Radionuklide (Radiosynoviorthese) direkt ins Gelenk injiziert werden. Eine frühzeitige Synovektomie kann indiziert sein.

Physikalische Therapie umfasst v. a. die Kälteanwendung. Die **Physiotherapie** beinhaltet aktive und passive Gelenkübungen zum Erhalt der Gelenkfunktion. Um Fehlstellungen zu vermeiden, ist auf eine funktionsgerechte Stellung der Gelenke zu achten. Die Ergotherapie zeigt Hilfsmittel und Tricks, die eine Erledigung der täglichen Aufgaben erheblich erleichtern.

≡ N-2.6 Medikamentöses Spektrum zur Therapie der rheumatoiden Arthritis

Substanz	Dosis	Nebenwirkungen	beachte
NSAR (als Substanzgruppe)	je nach Präparat	• gastrointestinal: Magenschmerzen, Ulzera • pseudoallergische Reaktionen („Analgetikaasthma") • ZNS: Kopfschmerzen, Schwindel, Verwirrtheit • renal: Natrium- und Wasserretention, ANV • COX-II-Inhibitoren u. meist NSAR: erhöhtes Infarktrisiko	das Risiko für Nebenwirkungen des GI-Trakts ist besonders hoch bei: • gleichzeitiger Steroideinnahme • Ulkusanamnese • Prophylaxe: PPI • renal: v. a. bei Herzinsuffizienz oder NAST
Glukokortikoide	Low-Dose: 2,5–5 mg/d oral im Schub: kurzzeitig 1 mg/kg KG/d oral	s. hierzu Tab. **H-4.3**, S. 801	langfristig unterhalb der Cushing-Schwelle (7,5 mg/d) bleiben
Sulfasalazin (z. B. Azulfidine RA)	2–3 g/d oral	• häufig: gastrointestinal, Kopfschmerzen, Hautallergien • selten: Knochenmarkdepression	
Hydroxychloroquin (Quensyl)	200–400 mg/d oral	Sehstörungen durch Einlagerung in Kornea und Retina, Myopathie, zentralnervöse Störungen	regelmäßige augenärztliche Kontrollen vor und unter Therapie obligat!
Auranofin **Natriumaurothiomalat** (Goldverbindungen)	6 mg/d oral i. m.	Dermatitis, Nierenschädigung, Knochenmarkdepression	nach jahrelanger Goldbehandlung typisches schillerndes Hautkolorit
Methotrexat (MTX)	7,5–25 mg/1 × pro Woche p. o., s. c. oder i. v.	gastrointestinale Störungen, Knochenmarkdepression, Mukositis, interstitielle Pneumonie, Leberenzymerhöhung, Nierenschädigung, Alopezie, Teratogenität	keine gleichzeitige Gabe von anderen Folsäureantagonisten → Knochenmarkschädigung 24–48 Stunden nach MTX-Gabe Substitution von Folsäure (reduziert die NW)
Ciclosporin A	2–5 mg/kg KG/d oral	Hypertonie, Nierenschädigung	regelmäßige Kontrollen von RR und S-Kreatinin. Cave: Anstieg des S-Krea von 30 % im Vergleich zum Ausgangswert zwingt zu Dosisreduktion, auch wenn noch im Normbereich.
Cyclophosphamid (Endoxan)	2 mg/kg KG/d oral	Knochenmarkdepression, hämorrhagische Zystitis, kanzerogen (v. a. erhöhtes Hanrblasenkarzinomrisiko), Ovarialinsuffizienz/Infertilität, Teratogenität	Zystitisprophylaxe mit Uromitexan (Mesna)
Azathioprin	2–3 mg/kg KG/d oral (Dauertherapie: 1–2 mg/kg KG/d)	Knochenmarkdepression, Cholestase, Leberschädigung	bei gleichzeitiger Allopurinolgabe Dosisreduktion auf ca. 25 % erhöhte Toxizität bei bestimmten Polymorphismen der Thiopurin-Methyltransferase (TPMT)

N-2.6 Medikamentöses Spektrum zur Therapie der rheumatoiden Arthritis (Fortsetzung)

Substanz	Dosis	Nebenwirkungen	beachte
Leflunomid (Arava)	20 mg/d oral	hepatotoxisch, Hypertonie, interstitielle Pneumonie, Teratogenität	lange HWZ, falls erforderlich mit Cholestyramin ausleiten
Biologika (antagonisieren zumeist Zytokine)			vor Therapiebeginn Ausschluss von Tbc (Interferon-γ-Freisetzungstest oder Hauttest, Röntgen-Thorax) und Hepatitis B und C
■ TNF-α-Antagonisten:			
– **Adalimumab** (Humira)	40 mg s. c.; Einzeldosis alle 2 Wochen		
– **Certolizumab** (Cimzia)	initial 400 mg alle 2 Wochen, nach 4 Wochen 200 mg alle 2 Wochen		
– **Etanercept** (Enbrel)	2 × 25 mg/Woche oder 1 × 50 mg/Woche s. c.		
– **Golimumab** (Simponi)	50 mg/Monat s. c.	Infektionen (v. a. erhöhte Gefahr einer Tbc-Reaktivierung, v. a. bei TNF-α-Antagonisten) Onkogenität und Teratogenität noch nicht abschließend bewertet, Risiko eher gering; Hautkrebs gehäuft (v. a. bei TNF-α-Antagonisten)	
– **Infliximab** (Remicade)	3,5–7,5 mg/kg KG i. v. Woche 0, 2 und 6, danach alle 6–8 Wochen		
■ IL-1-Rezeptor-Antagonist: **Anakinra** (Kineret)	100 mg/d s. c.		
■ IL-6-Rezeptor-Antagonist: **Tocilizumab** (RoActemra)	8 mg/kg alle 4 Wochen i. v.		Cave: CRP und Leukozytose bei Infektionen verzögert und vermindert
■ T-Zell-Kostimulationsblocker (CTLA-4-Ig): **Abatacept** (Orenica)	750 mg i. v. (bei 60–100 kg KG), zu Therapiebeginn 3 x alle 2 Wochen, dann alle 4 Wochen		
■ Anti-CD 20-Antikörper (B-Zell-Depletion): z. B. **Rituximab** (MabThera)	2 x 1 000 mg Einzeldosis, als intravenöse Infusion im Abstand von ca. 2 Wochen, dann ca. halbjährliche Wiederholung	Infusionsreaktionen, Hepatitis-B-Reaktivierung, sehr selten: progressive multifokale Leukenzephalopathie	Prämedikation: 100 mg Methylprednisolon, Antihistaminika; Cave: Infusionsreaktion

Eine umfassende Betreuung beinhaltet zudem die **orthopädische Überwachung** bzw. Behandlung sowie **psychosoziale Führung in Familie, Schule** und **Beruf.**

Jeder Patient mit RA muss umfassend betreut werden. Dazu gehört die **orthopädische Überwachung** zur Erkennung besonderer Gefahren wie Sehnenabriss oder Gelenkluxation und zur Korrektur essenzieller Defekte u. U. durch Gelenkersatz oder Lösung der Kompression bei Tunnelsyndromen. Weiterhin ist eine **psychosoziale Führung bei Schwierigkeiten in Schule, Beruf und Familie** erforderlich.

Prognose: Akute Schübe und Remissionsphasen können sich abwechseln. Insgesamt zeigt die RA unbehandelt fast immer einen chronisch-progredienten Verlauf. Eine frühzeitige und aggressive Therapie ermöglicht zunehmend, eine Remission zu erreichen, wodurch sich auch die kardiovaskulär bedingte Übersterblichkeit normalisiert.

Prognose: In einigen Fällen ist der Verlauf blande und kann nach einigen Schüben vollkommen remittieren. Häufiger ist ein chronisch-progredienter Verlauf mit abwechselnden akuten Schüben und Remissionsphasen. Prognostisch ungünstig sind ein multiartikulärer Befall, die Entwicklung einer rheumatoiden Vaskulitis, ein hochtitriger Rheumafaktor, stark erhöhte Entzündungsparameter, der molekularbiologische Nachweis des „shared epitope" und besonders der frühzeitige radiologische Nachweis von Erosionen und Usuren. Eine frühzeitige und aggressive Therapie unter Einschluss der Biologika ermöglicht zunehmend, eine Krankheitsremission der RA zu erreichen. Hierdurch wird auch die kardiovaskulär bedingte, reduzierte Lebenserwartung verlängert.

2.1.1 Sonderformen der rheumatoiden Arthritis

Siehe Tab. **N-2.7**. Die **Therapie** entspricht im Wesentlichen der bei RA, bei jedoch schlechterer Prognose.

2.1.1 Sonderformen der rheumatoiden Arthritis

Hinsichtlich extraartikulärer Symptome und Verlauf gibt es einige definierte Sonderformen der RA (Tab. **N-2.7**). Die **Therapie** dieser Erkrankungen entspricht im Wesentlichen der bei RA. Wegen des allgemein schwereren Verlaufs muss hier oftmals auf eine Immunsuppression zurückgegriffen werden (v. a. problematisch bei Morbus Felty wegen der Abwehrschwäche). Die **Prognose** ist bezüglich eintretender Gelenkveränderungen wie auch der Lebenserwartung deutlich schlechter als die der typischen RA.

N-2.7 Sonderformen der rheumatoiden Arthritis

Sonderform	Charakteristika
Sonderformen mit starker extraartikulärer Beteiligung	
Still-Syndrom ▪ bei Jugendlichen ▪ seltener bei Erwachsenen („adultes" Still-Syndrom)	▪ Polyarthritis in Kombination mit starker Systemreaktion: Fieberschübe (> 39 °C); stammbetontes, kleinfleckiges, lachsfarbenes, flüchtiges Exanthem; Halsschmerzen, Polyserositis (Pleura, Perikard), Hepatosplenomegalie, Lymphadenopathie ▪ Labor: Leukozytose; BSG, CRP, löslicher IL-2-Rezeptor und Ferritin stark erhöht, Transaminasen in 50 % erhöht; Anti-CCP und Rheumafaktor negativ, ANA/ANCA-negativ
Morbus Felty	▪ typische Trias: seropositive Arthritis, Splenomegalie, Granulozytopenie ▪ weitere Manifestationen: Fieber, Lymphadenopathie, Hepatomegalie, Polyserositis, leukopeniebedingte Infektanfälligkeit ▪ Labor: positiver Rheumafaktor, granulozytenspezifische ANA, pANCA, Antikörper gegen G-CSF
Sonderformen mit atypischem Verlauf	
Late-Onset-RA (LORA)	▪ Epidemiologie: Beginn der RA nach dem 60. Lebensjahr (häufig akut); m : w = 1 : 1 ▪ Klinik: mono- oder oligoartikulär, häufig im Schulterbereich, häufig aggressiver Verlauf ▪ wichtigste DD: aktivierte Arthrose, Polymyalgia rheumatica
maligne RA	▪ Klinik: rasch progrediente Gelenkzerstörung, rheumatoide Vaskulitis (Neuritis, Hautulzera, akrale Gangrän) ▪ Labor: stark erhöhte Entzündungsparameter, hochtitriger Rheumafaktor
juvenile idiopathische Arthritis (JIA)	
▪ systemische JIA (Still-Syndrom)	▪ s. adultes Still-Syndrom
▪ seronegative JIA	▪ v. a. bei Mädchen, rheumafaktornegativ, häufig Spontanheilung
▪ seropositive JIA	▪ rheumafaktorpositiv, verläuft wie RA des Erwachsenen, geht i. d. R. in diese über
▪ frühkindliche Oligoarthritis (Typ I)	▪ v. a. Mädchen („Kleinmädchenform"), bis 4 Gelenke befallen, häufig chronische Iridozyklitis mit Gefahr der Erblindung, rheumafaktornegativ, ANA-positiv (75 %)
▪ spätkindliche Oligoarthritis (Typ II)	▪ v. a. Jungen, HLA-B27-positiv (75 %), rheumafaktornegativ, Übergang in Spondyloarthritiden (s. u.) möglich

2.2 Spondyloarthritiden (SpA)

▶ **Definition.** Gruppe chronisch-entzündlicher Systemerkrankungen mit entzündlichem Befall des **Achsenskeletts**, Assoziation mit dem immungenetischen Marker HLA-B27 als Ausdruck der genetischen Disposition und Fehlen des Rheumafaktors (= seronegative SpA).

Ätiopathogenese: Angenommen wird ein Zusammenspiel zwischen genetischer Disposition (HLA-B27-Antigen) und infektiösen Auslösern. Der Ansatzbereich von Sehnen, Bändern und Aponeurosen erscheint als der primäre Ort der Entzündung (Enthesitis), nicht wie bei der RA das Synovium.

▶ **Merke.** Eine besonders enge Assoziation besteht zwischen **HLA-B27** und dem **klinischen Bild** der Spondyloarthritis. Während bei Patienten mit einer Psoriasis-Arthritis ohne Achsenskelettbeteiligung dieser genetische Marker kaum gehäuft vorhanden ist, weisen ihn Patienten mit einer Sakroiliitis oder Spondyloarthritis in den meisten Fällen auf.

Leitsymptome:
- entzündlicher Rückenschmerz aufgrund Spondyloarthritis und/oder Sakroiliitis
- asymmetrische Oligoarthritis (v. a. der unteren Extremität)
- Enthesiopathien (Entzündungen der Sehnenansätze)
- extraartikuläre Manifestationen: Augen (typischerweise als Iritis bzw. Iridozyklitis), Haut/Nägel (Psoriasis, psoriatische Nagelveränderungen, Balanitis circinata, Keratoderma blenorrhagicum)

Klassifikationskriterien: Die europäischen Klassifikationskriterien wurden für klinische Studien entwickelt, geben aber auch im Alltag Orientierung bei der Diagnose einer SpA (Tab. **N-2.8**). Zur Klassifikation als SpA muss eines der beiden Kriterien aus der Kategorie 1 und eines der Kriterien aus Kategorie 2 erfüllt sein. Eine Ausnahme besteht bei Nachweis einer bilateralen Sakroiliitis, da ihr alleiniger Nachweis zur Klassifikation als SpA ausreicht.

▶ **Merke.** Charakteristika des **entzündlichen Rückenschmerzes** sind:
- Besserung bei Bewegung, nicht in Ruhe; schmerzbedingtes Aufwachen in der 2. Nachthälfte, Morgensteifigkeit ≥ 30 Minuten, Beginn < 40. Lebensjahr, Dauer > 3 Monate

Radiologische Zeichen der Sakroiliitis sind:
- Destruktionen, subchondrale Sklerosierung, verwaschener Gelenkspalt, Ankylosierung

N-2.8 Europäische Klassifikationskriterien für die SpA

Kategorie	Kriterien
1	- entzündlicher Rückenschmerz - asymmetrische Arthritis (v. a. an der unteren Extremität)
2	- positive Familienanamnese - Psoriasis (auch anamnestisch) - chronisch-entzündliche Darmerkrankung (Morbus Crohn/Colitis ulcerosa) - Enthesiopathien - radiologischer Nachweis einer Sakroiliitis

Die neuen **ASAS-Kriterien** zur Klassifikation der axialen Spondyloarthritis erlauben auch den Studieneinschluss von Patienten ohne röntgenologisch sichtbare Sakroiliitis (Abb. **N-2.3**). Die MRT steht gleichberechtigt neben dem konventionellen Röntgen, die Klassifikation als axiale SpA ist bei HLA-B27-Nachweis sogar ohne Bildgebung möglich. Studien zeigten, dass Schmerzen und Beeinträchtigung der Lebensqualität bei den oft weiblichen röntgennegativen axialen SpA-Patienten vergleichbar den röntgenpositiven Patienten sind, das therapeutische Ansprechen auf TNF-Blocker sogar besser.

N-2.3 ASAS-Kriterien zur Klassifikation der axialen Spondyloarthritis

2.2.1 Reaktive Arthritis (ReA)

▶ **Synonym.** infektinduzierte, parainfektiöse, postinfektiöse Arthritis.

▶ **Definition.** Die ReA ist eine infektinduzierte Immunkrankheit, die bei Patienten mit genetischer Prädisposition (bes. HLA-B27) als Zweiterkrankung nach bakteriellen, meist gastrointestinalen oder urogenitalen Infektionen auftritt, seltener auch nach Impfungen und bestimmten Virusinfekten. Da die verursachenden Erreger nicht vermehrungsfähig im Gelenkpunktat nachgewiesen werden können, handelt es sich um eine **sterile Synovialitis**.

Ätiopathogenese: Die genetische Disposition wird durch die starke Assoziation zu **HLA-B27** belegt (ca. 50–80 % der Betroffenen gegenüber ca. 7 % der Gesunden). Die Rolle des Antigens übernehmen körperfremde Substanzen. Bei der infektinduzierten ReA wirken Bruchstücke der Bakterienzellwand oder des Bakterieninhaltes als Antigen, es liegt eine **sterile Entzündung** vor (Tab. N-2.9). Verantwortlich für die Synovialitis sind die zirkulierenden Immunkomplexe sowie bakterielle Erregerbestandteile, die in das Gelenk gelangen und dort eine phlogistische Reaktion auslösen.

Die ReA beginnt mit der nach Sensibilisierung eintretenden Immunantwort und endet meist mit der Beseitigung des verantwortlichen Antigens. Dies erklärt die deutliche zeitliche Verschiebung (Latenz) zwischen Infekt und Auftreten der Beschwerden. Wenn sich Infektionen in kurzen Intervallen manifestieren, gewinnt die ReA den Charakter einer in Schüben ablaufenden chronischen Gelenkerkrankung. Nicht selten bleibt trotz offensichtlich postinfektiöser Natur der Gelenkentzündung das auslösende Agens unbekannt. Wichtigstes Beispiel ist die Reiter-Erkrankung (s. u.).

Ätiopathogenese: Bei 50–80 % der Betroffenen lässt sich **HLA-B27** nachweisen. Bakterielle Antigene lösen eine **sterile Entzündung** aus (Tab. N-2.9), die bei genetischer Disposition chronisch verlaufen kann.

≡ N-2.9 Auslösende Krankheitserreger der ReA (Auswahl)

gastrointestinale Infektionen	urogenitale Infektionen	sonstige
▪ Yersinien	▪ Gonokokken	▪ β-hämolysierende Streptokokken
▪ Salmonellen, Shigellen	▪ Chlamydien	▪ Hepatitis B
▪ Campylobacter	▪ Mykoplasmen	
▪ Entamoebia histolytica		
▪ Gardia lambia		
▪ (Tropheryma whippelii)		

Klinik: Meist 2–6 Wochen nach einer Infektion im Bereich des Gastrointestinal- oder Urogenitaltrakts kommt es zu einer oft fieberhaften asymmetrischen Oligo- oder seltener Polyarthritis. Typischerweise sind im Wechsel meist **große Gelenke** (Schulter, Ellenbogen, Hüfte, Knie) betroffen, woraus sich ein **springender Charakter** ergibt (Abb. N-2.4). Häufig sind eine Beteiligung der Iliosakral- und der Wirbelsäulengelenke und der Befall der Sehnen- und Bänderansätze (Enthesiopathien). **Extraartikulär** sind v. a. Auge (anteriore Uveitis, Konjunktivitis) und Haut bzw. Schleimhäute (Erythema nodosum, aphthöse Veränderungen, Balanitis circinata, Keratoderma blenorrhagicum) betroffen.

Eine Sonderform der ReA ist das sog. **Reiter-Syndrom** mit der **typischen Trias** Oligoarthritis, Konjunktivitis/Iritis und Urethritis. Kommt es zusätzlich zum Auftreten von Hautsymptomen, spricht man von der Reiter-Tetrade.

Klinik: Die Symptome treten ca. 1 Monat nach der Infektion auf. Abb. N-2.4 zeigt das typische Befallsmuster bei ReA. Bei **extraartikulärem Befall** sind insbesondere die Augen (Uveitis, Konjunktivitis) und Haut bzw. Schleimhäute (Erythema nodosum, aphthöse Veränderungen, Balanitis circinata, Keratoderma blenorrhagicum) betroffen.

Das **Reiter-Syndrom** stellt eine Sonderform der ReA dar.

▶ **Merke.**
Reiter-Trias: Oligoarthritis, Konjunktivitis/Iritis und Urethritis
Reiter-Tetrade: zusätzliches Auftreten von Hautsymptomen (z. B. Balanitis circinata, aphthöse Veränderungen der Mundschleimhaut, psoriasiforme Effloreszenzen, Keratoderma blenorrhagicum)

Diagnostik: Anamnestisch ist nach **zurückliegenden Infektionen** (gastrointestinal oder urogenital) zu fragen, die allerdings auch asymptomatisch verlaufen können. Grundsätzlich muss **ein kompletter Gelenkstatus** erhoben werden, der aufgrund des springenden Charakters wiederholt werden sollte. Augen („rotes Auge"), Haut und

Diagnostik: Nach **zurückliegenden Infektionen** (gastrointestinal oder urogenital) ist zu fragen. Ein **kompletter Gelenkstatus** ist zu erheben; Augen, Haut und Schleimhäute

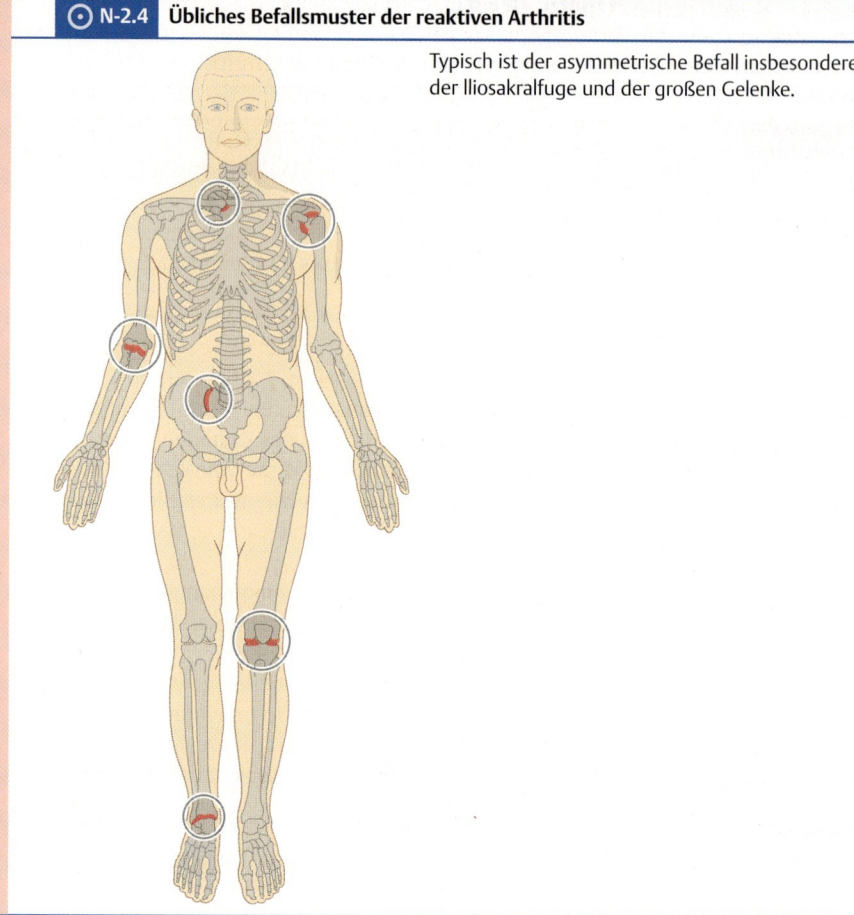

N-2.4 Übliches Befallsmuster der reaktiven Arthritis

Typisch ist der asymmetrische Befall insbesondere der Iliosakralfuge und der großen Gelenke.

müssen inspiziert werden. Im Labor sind die klassischen Entzündungsparameter (BSG, α$_2$-Globuline, CRP) meist stark erhöht.

Der Nachweis von **HLA-B27** erhärtet die Verdachtsdiagnose einer ReA. **Stuhluntersuchung, Harnröhrenabstrich** und **Serologie** können Hinweise auf eine fortbestehende oder stattgehabte gastrointestinale oder urogenitale Infektion geben.

Bildgebende Verfahren wie **Röntgen** und **Szintigrafie** können dazu beitragen, Veränderungen am Gelenk zu beurteilen. Mit dem **Ultraschall** lässt sich ein Gelenkerguss, mithilfe des Power-Dopplers die Hyperämie gut nachweisen.

Differenzialdiagnosen: s. Tab. **N-1.4**, S. 1345

Therapie: Wichtig ist die **Infektsanierung**. Bei Chlamydieninfektion erfolgt eine antibiotische Behandlung z. B. mit Tetrazyklinen. Einen hohen Stellenwert haben auch **lokale Maßnahmen** (physikalische Therapie, **Kryotherapie, Physiotherapie** zur Verhütung der durch Schmerz und Funktionseinbuße drohenden Gelenkschäden).

Schleimhäute sind zu inspizieren. Im **Labor** belegt der Nachweis unspezifischer Entzündungsparameter (BSG ↑, α$_2$-Globuline ↑, CRP ↑) den entzündlichen Charakter der Gelenkbeschwerden. Eine Leukozytose ist selten.

Besonders wichtig ist der Nachweis des immungenetischen Markers **HLA-B27**, der sich bei Patienten mit ReA in 30–70 % d. F. findet (v. a. bei Beteiligung der Wirbelsäule). Außerdem muss nach einer stattgehabten gastrointestinalen oder urogenitalen Infektion gefahndet werden **(Stuhluntersuchung, Harnröhrenabstrich, Serologie)**; die direkten Erregernachweise sind jedoch bei Beginn der Arthritis zumeist schon negativ. Im Gelenkpunktat lassen sich gelegentlich Bakterienbestandteile nachweisen. Mithilfe der Gram-Färbung und Kultur wird eine bakterielle („septische") Arthritis ausgeschlossen. Typischerweise fehlen bei der ReA Autoantikörper (Rheumafaktoren etc.).

Im **Röntgenbild** zeigen sich anfangs nur Begleitphänomene wie z. B. eine Weichteilschwellung. Arrosionen von Knorpel und Knochen werden frühestens nach Wochen erkennbar. Die **Szintigrafie** erfasst Entzündungsprozesse rascher, allerdings ist eine vermehrte Aktivität gerade bei jungen Patienten physiologisch (Umbauvorgänge der Iliosakralfugen bis zum 25. Lebensjahr). Eine Achsenskelettbeteiligung lässt sich frühzeitig im MRT erkennen. Der Nachweis kleiner Ergüsse auch in großen Gelenken wird heute durch **Ultraschall** geführt. Mithilfe des Power-Dopplers ist die Hyperämie gut nachweisbar.

Differenzialdiagnosen: s. Tab. **N-1.4**, S. 1345

Therapie: Grundsätzlich steht an erster Stelle die **Infektsanierung**, falls die Erreger noch nachweisbar sind. Bei Chlamydien-, Mykoplasmen- bzw. Ureaplasmeninfektion sind Tetrazykline oder Makrolide indiziert, die Behandlung des Partners ist meist ebenfalls erforderlich. Bei postenteritischen ReA ist eine Besserung durch Antibiotika nicht bewiesen und wird ebenfalls nur in den seltenen Fällen einer persistierenden Infektion durchgeführt. Ansonsten erfolgt die Therapie symptomatisch. Einen hohen Stellenwert haben **lokale Maßnahmen**, die vorzugsweise auf Prinzipien der physikalischen Therapie beruhen. An erster Stelle stehen hier die **Kryotherapie** und **Physiotherapie**, die zur Verhütung der durch Schmerz und Funktionseinbuße drohenden dauerhaften Gelenkschäden sowie zur Kräftigung der Muskulatur eingesetzt werden. Medikamentös werden bevorzugt die klassischen **nichtsteroidalen Antirheumatika** (z. B. Ibuprofen, Diclofenac) oder auch COX-2-Inhibitoren (z. B. Celecoxib, Etoricoxib) eingesetzt, ferner intraartikuläre Glukokortikoidinjektionen. Bei hoch akutem Verlauf bzw. extraartikulärer Beteiligung (z. B. Iridozyklitis) sind **Glukokortikoide** indiziert (Details zu den Medikamenten, s. Tab. **N-2.6**, S. 1353). Bei Streptokokkenkrankeiten, besonders dem rheumatischen Fieber, kann eine prophylaktische Antibiose, z. B. mit Tardocillin, indiziert sein.

Basistherapeutika kommen bei chronischen Verlaufsformen zum Einsatz. Hierzu eignet sich, insbesondere bei peripherem Gelenkbefall, **Sulfasalazin** (weniger MTX).

Prognose: Oligosymptomatische Verläufe haben eine gute Prognose. Unter der Voraussetzung einer vollständigen Antigenelimination kann die Erkrankung **vollkommen ausheilen** (Ausheilung in ca. 75 % der Fälle innerhalb eines Jahres). Infolge der Disposition kommt es im Laufe des Lebens bei den Patienten mit einiger Wahrscheinlichkeit immer wieder zu Neuerkrankungen. Die Prognose bei voll ausgebildetem **Reiter-Syndrom** ist deutlich schlechter, hier kommt es wesentlich häufiger zu chronischen Verläufen; Patienten mit **positivem HLA-B27**-Nachweis können im weiteren Verlauf das Vollbild einer **ankylosierenden Spondylitis** entwickeln.

Medikamentöse Therapie: s. Tab. **N-2.6**, S. 1353.

Basistherapeutika (Sulfasalazin) sind chronisch progredienten Verlaufsformen vorbehalten.

Prognose: Die Prognose ist meist gut. Einige Patienten mit **positivem HLA-B27**-Nachweis können jedoch das Vollbild einer **ankylosierenden Spondylitis** entwickeln.

2.2.2 Ankylosierende Spondylitis (AS)

▶ Synonym. Bechterew-Erkrankung, Morbus Bechterew

▶ Definition. Bei der AS handelt es sich um eine chronisch-entzündliche Erkrankung, die sich v. a. am **Achsenskelett** und den **Iliosakralgelenken** abspielt. Typisch ist das Nebeneinander von destruierenden und proliferativen Veränderungen. Mon- oder Oligoarthritis, Enthesiopathien und extraartikuläre Manifestationen runden das Bild ab.

2.2.2 Ankylosierende Spondylitis (AS)

▶ Synonym.

▶ Definition.

Epidemiologie: Ca. 0,5 % der Bevölkerung sind betroffen (m : w = 3 : 1). Der Altersgipfel für die Erstmanifestation liegt zwischen dem 20. – 40. Lebensjahr.

Ätiologie: unbekannt. Es besteht eine genetische Prädisposition, 90 % der Patienten sind HLA-B27-positiv, ein spezifischer Auslöser ist nicht bekannt. Es wird eine Nähe zur ReA vermutet, da einige Fälle von AS aus einer ReA hervorgehen.

Klinik: Charakteristisch ist die Beteiligung des Achsenskeletts (Wirbelsäule und Iliosakralgelenke); hierbei gibt es den Typ des **initialen HWS/BWS-** und des **initialen LWS-Befalls (Spondylitis)**. Regelmäßig sind die Iliosakralgelenke (**Sakroiliitis**) befallen. Leitsymptom ist der v. a. in der 2. Nachthälfte auftretende tief sitzende Rückenschmerz bzw. wechselseitige Gesäßschmerz, der sich bei Bewegung und im Tagesverlauf bessert. Etwa ⅓ der Betroffenen entwickelt entweder zu Beginn oder im Verlauf eine **periphere Mon- oder Oligoarthritis**, häufig im Bereich der unteren Extremität (v. a. Kniegelenk). Durch die entzündlichen Veränderungen der Wirbelbogengelenke, der Bandverkalkungen (Syndesmophyten) und zunehmenden Ankylosierung kommt es in zunehmendem Maße zu **Bewegungseinschränkungen** im Bereich der Wirbelsäule und des knöchernen Thorax mit Behinderung der Brustatmung. Im Endstadium entsteht eine fixierte Fehlhaltung der Wirbelsäule. **Enthesiopathien** manifestieren sich v. a. durch Schmerzen am Fersenbein (Kalkaneodynie), parasternal oder am Sitzbein. Typisch ist auch der strahlförmige Befall einzelner Finger oder Zehen (**Daktylitis**, „Wurstfinger/-zehe").

In ca. 20 % der Fälle treten entzündliche Reaktionen an den Augen (**Iridozyklitis**) auf. Selten sind **Aortitis** (evtl. mit Aortenklappeninsuffizienz), **Kardiopathie** (AV-Block °I, Kardiomyopathie), Amyloidose und IgA-Nephritis.

Fälle mit Symptomen ohne Veränderungen werden als undifferenzierte Spondyloarthritis bezeichnet.

Epidemiologie: Ca. 0,5 % der Bevölkerung sind betroffen (m : w = 3 : 1).

Ätiologie: unbekannt. 90 % der Patienten sind HLA-B27-positiv.

Klinik: Die AS zeigt einen **initialen Befall der oberen oder unteren Partien der Wirbelsäule** und der Iliosakralgelenke (**Sakroiliitis**). Typisch ist ein in der 2. Nachthälfte auftretender Rückenschmerz. Nicht selten beginnt die AS mit einer **peripheren Mon- oder Oligoarthritis** der großen Gelenke. Im Verlauf kommt es zu einer zunehmenden Ankylosierung der Wirbelsäule. Auch **Enthesiopathien**, v. a. am Fersenbein (Kalkaneodynie), sowie die **Daktylitis** sind typisch.

Extraartikuläre Reaktionen sind **Iridozyklitis** (ca. 20 %), selten **Aortitis** (evtl. mit Aortenklappeninsuffizienz), **Kardiopathie** (AV-Block °I, Kardiomyopathie), Amyloidose und IgA-Nephritis.

Diagnostik: Sie stützt sich neben der Anamnese (entzündliche Rückenschmerzen) vor allem auf das **klinische Bild**: positives **Mennell-Zeichen** (Scherungsschmerz der Iliosakralgelenke), eingeschränkte Beuge- und Streckfunktion der Wirbelsäule (**Schober- und Ott-Zeichen**), **pathologischer Flèche** (vergrößerter Abstand vom Hinterkopf zur Wand bei aufrechter Haltung).

Röntgenologisch zeigen sich Sakroiliitis sowie Syndesmophytenbildung bzw. knöcherne Überbrückung der Wirbelkörper und Verkalkung des Bandapparates („**Bambusstab**") (Abb. N-2.5). Für die Frühdiagnose ist die **MRT** (Knochenmarködem im Iliosakralgelenk) entscheidend.

Wichtigstes Laborkriterium ist der Nachweis von **HLA-B27 bei fehlenden Rheumafaktoren** und **CCP-Antikörpern**.

Diagnostik: Die Diagnostik stützt sich neben der Anamnese (entzündlicher Rückenschmerz mit morgendlicher Wirbelsäulensteifigkeit) vor allem auf den **klinischen Befund**, da verlässliche serologische Tests fehlen. Der Scherungsschmerz der Iliosakralgelenke (**Mennell-Griff**) deutet auf die Sakroiliitis hin. Eingeschränkte Beuge- und Streckfunktion der Wirbelsäule (**Schober- und Ott-Zeichen**) sowie verminderte Atemexkursionen bei eingeschränkter Vitalkapazität, vergrößerter Finger-Boden-Abstand, **pathologischer Flèche** (vergrößerter Abstand vom Hinterkopf zur Wand bei aufrechter Haltung) und Unvermögen, das Kinn auf die Brust abzusenken, sind Hinweise auf die zunehmende Bewegungseinschränkung.

Im **Röntgenbild** finden sich Zeichen der Sakroiliitis und der Apposition an den Wirbelkörpern (Syndesmophyten) bis zu deren Überbrückung. Typisch ist das sog. „**bunte Bild**", bei dem neben Destruktionen auch die subchondrale Sklerosierung, eine Verschattung des Gelenkspalts sowie ossäre Ankylose zu sehen sind. Bei einem Teil der Patienten kann auch eine totale Verkalkung des Bandapparates der Wirbelsäule („**Bambusstab**" s. Abb. N-2.5), eintreten. An den Fersen bedeutet dies Verkalkung der Sehnenansätze („**Fersensporn**"). Für die Frühdiagnose – bei noch fehlenden röntgenologischen Veränderungen – ist der Nachweis eines Knochenmarködems im Bereich der Iliosakralgelenke mittels **MRT** (z. B. STIR-Sequenz) entscheidend.

Entzündungsparameter sind nur geringfügig, allenfalls mäßig erhöht, der Nachweis des Merkmals **HLA-B27** stützt die Diagnose. **CCP-Antikörper** und **Rheumafaktoren** sind typischerweise **negativ** oder allenfalls niedrigtitrig.

N-2.5 Ankylosierende Spondylitis

a 45-jähriger Mann mit langjährigen Wirbelsäulenbeschwerden und erheblicher Einschränkung der Beweglichkeit; neuerdings vermehrt Schmerzen im Liegen und Sitzen.
Röntgen Becken a.-p. (a1): Iliosakralfugen beidseits mit subchondraler Sklerose, unregelmäßiger Fugenweite und unscharfer Begrenzung.
Röntgen LWS seitlich (a2): Längsbandverkalkung, Syndesmophyten, „Abstützungsphänomen".
b 30-jähriger Mann, seit mehreren Jahren Rückenschmerzen mit Gefühl der Versteifung, jetzt deutliche Verschlimmerung im Beckenbereich.
Röntgen LWS a.-p.: Verkalkung des Längsbandes. Nebeneinander von destruktiven und produktiven Veränderungen der Sakroiliakalgelenke (re. > li.).

Differenzialdiagnosen: Spondylitis hyperostotica (Morbus Forrestier): nichtentzündliche versteifende Wirbelsäulenerkrankung, metabolisches Syndrom als Risikofaktor. Befallen ist bevorzugt die BWS (hyperostotische Spondylophyten an der ventralen und dorsalen Seite der Wirbelkörper = „**Zuckergusswirbelsäule**").

Differenzialdiagnosen: In Bezug auf den Wirbelsäulenbefall muss v. a. die nicht entzündliche **Spondylitis hyperostotica** (Morbus Forrestier) abgegrenzt werden. Hierbei kommt es zu einer überschießenden Verknöcherung von Bändern, Sehnen und Gelenkkapseln. Pathognomonisch sind die ventralen und dorsalen hyperostotischen Spondylophyten im Bereich der BWS („**Zuckergusswirbelsäule**"). Klinisch kann es neben einer Versteifung zu einer Einengung des Spinalkanals mit radikulären Symptomen und zu schmerzhaften Enthesiopathien kommen. Risikofaktor ist das metabolische Syndrom.

Therapie: Im Vordergrund stehen **Physiotherapie** und **physikalische Maßnahmen**, um der Versteifung vorzubeugen.

Therapie: Im Vordergrund stehen **Physiotherapie** und **physikalische Maßnahmen**, da sie eine wesentliche Rolle bei der Vermeidung einer Bewegungseinschränkung bzw. Wiedererlangung der Bewegungsfähigkeit spielen.

Die **medikamentöse** Therapie der AS erfolgt symptomatisch mit **NSAR**, bei peripherem Gelenkbefall hat sich zusätzlich **Sulfasalazin** bewährt. Bei NSAR-refraktären akuten Schüben oder extraartikulärem Organbefall können **Glukokortikoide** zum Einsatz kommen. Die intraartikuläre Injektion einer Glukokortikoidkristallsuspension kann zur raschen, oft länger anhaltenden lokalen Symptomkontrolle führen. Wenn Schmerzen, Steifigkeit und Allgemeinsymptome (z. B. Abgeschlagenheit) durch NSAR bzw. Coxibe nicht ausreichend therapiert werden können, werden **TNF-α-Blocker** mit meist gutem Erfolg eingesetzt (Details zu den Medikamenten, s. Tab. **N-2.6**, S. 1353). Wichtig zur Verlaufsdokumentation, insbesondere zum Therapieansprechen, ist die regelmäßige Erhebung eines Krankheitsaktivitätsindexes (z. B. des BASDAI, BASFI oder ASDAS).

Die **medikamentöse** Therapie konzentriert sich auf **NSAR**. **Glukokortikoide** sind bei extraartikulärem Befall und akuten Schüben indiziert, ggf. auch als Injektion in das Iliosakralgelenk. **Sulfasalazin** scheint besonders bei peripherem Gelenkbefall zu wirken. Bei Therapierefraktärität Gabe von **TNF-α-Blockern** (s. auch Tab. **N-2.6**, S. 1353).

▶ **Merke.** Durch intensive Bewegungsübungen wird der Versteifungsprozess aufgehalten, die Beweglichkeit zurückgewonnen. Daher darf selbst bei blandem Verlauf und gutem Ansprechen auf NSAR oder TNF-Blocker im Sinne einer Prophylaxe nicht darauf verzichtet werden.

▶ **Merke.**

Prognose: Die AS verläuft in der Regel chronisch und in Schüben. Die Hauptgefahr liegt in der zunehmenden Versteifung der Wirbelsäule, der allerdings durch konsequente Krankengymnastik (tägliches selbstständiges Durchführen eines erlernten Übungsprogramms) vorgebeugt werden kann. Spätkomplikationen wie die Amyloidose sind bei angemessener antientzündlicher Therapie heute selten.

Prognose: schubweiser Verlauf. Bei rechtzeitiger und konsequenter Behandlung (v. a. tägliche Bewegungsübungen) kann die Thorax- und Wirbelsäulenmobilität zumeist ausreichend erhalten werden.

▶ **Klinischer Fall.** Ein junger Mann sucht wegen Rückenschmerzen den Hausarzt auf. Über deren Entwicklung weiß er nichts zu berichten. Offenbar bestehen sie unterschiedlich ausgeprägt schon einige Jahre. Sie werden in die untere Wirbelsäule projiziert. Weiteres Nachfragen ergibt Steifigkeitsgefühl der Wirbelsäule. Ruhe brächte keine nennenswerte Linderung, es sei sogar der Schlaf gestört. Oft wache er in der zweiten Nachthälfte auf – durch Umhergehen besserten sich die Kreuzschmerzen. Generell wirke sich leichte körperliche Aktivität günstig aus. Fieber, Brennen beim Wasserlassen u. a. m. werden verneint. Gelegentliches Augenbrennen und Sehstörungen kämen wohl vor. Medikamente nähme er nicht ein. Ein Onkel hätte seit langem ähnliche Beschwerden. Die Untersuchung zeigt eine relative Versteifung der Wirbelsäule mit Einschränkung der Beugefähigkeit und der Atemexkursionen. Die Iliosakralgelenke sind bei Bewegung schmerzhaft, die übrigen Gelenke frei. Die weitere Untersuchung ergibt eine geringfügige BSG-Beschleunigung. Rheumafaktoren und antinukleäre Antikörper sind negativ. Das Merkmal HLA-B27 liegt vor. Im Röntgenbild findet sich eine beidseitige Sakroiliitis. Als Therapiemaßnahmen werden NSAR und Krankengymnastik verordnet. Dies bringt deutliche Besserung der Symptome. Bei anhaltender Remission werden regelmäßige Kontrolluntersuchungen auch beim Augenarzt vorgenommen.

▶ **Klinischer Fall.**

2.2.3 Psoriasis-Arthritis (PsoA)

2.2.3 Psoriasis-Arthritis (PsoA)

▶ Synonym. Arthropathia psoriatica

▶ Synonym.

Epidemiologie: Ca. 2,5 % der deutschen Bevölkerung leiden an einer Psoriasis, davon entwickeln 20–30 % im weiteren Verlauf eine Gelenkmanifestation. Dabei muss beachtet werden, dass der Gelenkbefall der Schuppenflechte um Jahre vorausgehen kann („Arthritis psoriatica sine psoriase"). Hinweise gibt dann oft eine Psoriasis in der Familienanamnese.

Epidemiologie: Etwa 20–30 % aller Psoriatiker erkranken an einer Arthritis.

Ätiologie: Es besteht eine genetische Komponente. Fast alle Patienten mit Befall der Wirbelsäule sind HLA-B27-positiv, während die Frequenz bei ausschließlich peripherem Gelenkbefall kaum erhöht ist. Rauchen und Adipositas erhöhen das Risiko einer Gelenkbeteiligung.

Ätiologie: Die genetische Disposition spielt eine Rolle, wobei HLA-B27, insbesondere bei Achsenskelettbefall, meistens nachweisbar ist.

Klinik: Typisch ist ein **initialer monartikulärer Befall großer Gelenke** und der **strahlförmige Befall** einzelner Finger oder Zehen (Daktylitis), wobei Grund-, Mittel- und Endgelenk einer Phalanx betroffen sind sowie extraartikuläre Strukturen (Abb. **N-2.6**). Durch die begleitende Weichteilschwellung spricht man auch von „Wurstfingern bzw. -zehen". **Psoriatische Hautläsionen** finden sich an den typischen Prädilektionsstellen (behaarte Kopfhaut, Nabel, Rima ani, Streckseiten der Extremitäten, retroaurikulär). An den Nägeln finden sich typische Veränderungen der **Nagelpsoriasis** (Tüpfelnägel, Ölflecknägel, Krümelnägel, Onycholyse, fehlendes Nagelhäutchen).

Klinik: Ein initialer **monartikulärer Befall** und der **Befall im Strahl** (Befall von Grund-, Mittel- und Endgelenk einer Phalanx, Abb. **N-2.6**) sind, wie auch die Nagelveränderungen (z. B. Tüpfelnägel, Ölflecknägel, Krümelnägel), typisch.

N-2.6 Befallsmuster bei Psoriasis-Arthritis

Übliches Befallsmuster der Psoriasis-Arthritis mit strahlförmiger Beteiligung einzelner Finger.

Diagnostik: Sie stützt sich insbesondere auf das klinische Bild (Strahlbefall, Endgelenksbefall, Haut- und Nagelpsoriasis), die Veränderungen im **Röntgenbild** (Nebeneinander von erosiven und osteoproliferativen Veränderungen) sowie den Nachweis von **HLA-B27** bei Achsenskelettbeteiligung. Die Serologie ist wenig hilfreich.

Diagnostik: Neben dem **klinischen Bild** (Strahlbefall, Endgelenksbefall, Haut- und Nagelpsoriasis) stützt sich die Diagnostik auf die Veränderungen im **Röntgenbild** mit dem typischen Nebeneinander von erosiven und osteoproliferativen Veränderungen (Weichteilschwellung, Strahlbefall mit Appositionen und Osteolysen an den Kapselansätzen, Mutilationen, Ankylosen). Die Serologie ist nicht ergiebig. Entzündungsparameter wie das CRP sind oft nur geringfügig erhöht. Der Nachweis von **HLA-B27** gelingt v. a. bei Befall des Achsenskeletts. Gehen die Gelenkmanifestationen der Schuppenflechte voraus, erschwert sich die Diagnosefindung. Entscheidende Hinweise gibt dann oft eine Psoriasis in der Familienanamnese.

Für die Klassifikation in Rahmen von Studien wurden 2006 die **CASPAR-Kriterien** eingeführt (s. Exkurs).

▶ Exkurs.

▶ **Exkurs.** **CASPAR-Kriterien für die Klassifikation als Psoriasis-Arthritis:** Entzündliche Erkrankung der Gelenke, der Wirbelsäule oder der Sehnen(-ansätze) und mindestens 3 Punkte (P) folgender Kriterien:
- derzeit vorhandene Psoriasis (2 P) *oder* Psoriasis in der Anamnese (1 P) *oder* Psoriasis bei Verwandten 1. oder 2. Grades (1 P)
- Nagelpsoriasis (1 P)
- negativer Rheumafaktor (1 P)
- Daktylitis, aktuell oder ärztlich dokumentiert (1 P)
- gelenknahe Knochenneubildung im Röntgenbild (1 P).

Therapie: Milde, nichterosive Verläufe werden primär mit **NSAR** oder **Sulfasalazin** behandelt. Andernfalls werden DMARD wie MTX oder Leflunomid eingesetzt. Bei therapierefraktärer PsoA hat sich die Kombination von MTX mit TNF-α-Blockern bewährt (s. Tab. N-2.6, S. 1353).

Therapie: Bei milder, **nicht erosiver** peripherer Mon- oder Oligoarthritis steht der Einsatz von **NSAR** im Vordergrund. Kommt es hierunter zu keiner Besserung, kann bei nicht erosivem Verlauf **Sulfasalazin**, bei **erosivem** Verlauf MTX, Leflunomid oder Ciclosporin A eingesetzt werden. Konventionelle DMARD können oft die ossäre Destruktion nicht aufhalten. TNF-α-Blocker in Kombination mit MTX haben sich in diesen Fällen bewährt, wirken auch gut bei Daktylitis und bessern die kutanen Psoriasiseffloreszenzen (Details zu den Medikamenten, s. Tab. **N-2.6**, S. 1353).

Prognose: Die Prognose ist meist gut. Biologika dürften auch das erhöhte kardiovaskuläre Risiko zu reduzieren.

Prognose: Patienten mit asymmetrischer Oligoarthritis haben eine gute Prognose, während eine Polyarthritis häufiger erosiv verläuft. Bei ca. 10 % der Betroffenen kommt es zu einem mutilierenden Verlauf und zu einem AS-ähnlichen Bild. Dank der TNF-Blocker können mutilierende Verläufe meist verhindert sowie das erhöhte kardiovaskuläre Risiko gesenkt werden.

2.2.4 Sonderformen der Spondyloarthritiden

Enteropathische Arthritis

Es handelt sich um eine entzündliche Gelenkerkrankung, die zusammen mit einer **chronisch-entzündlichen Darmkrankheit** auftritt. Am häufigsten bei Morbus Crohn/Colitis ulcerosa.

Die Behandlung der Grunderkrankung steht im Vordergrund.

2.2.4 Sonderformen der Spondyloarthritiden

Enteropathische Arthritis

Patienten mit verschiedenen Formen **chronisch-entzündlicher Erkrankungen des Darms** können im Verlauf eine Arthritis bzw. Sakroiliitis entwickeln. Ähnlich wie bei der Psoriasis-Arthritis kann sich der Gelenkbefall auch unabhängig von der Darmerkrankung manifestieren. Am häufigsten geschieht das bei chronisch-entzündlichen Darmerkrankungen (Morbus Crohn/Colitis ulcerosa).

Therapeutisch muss in erster Linie die zugrunde liegende Darmerkrankung behandelt werden, da sich bei Erfolg in der Regel auch die Arthritis bessert. Symptomatisch werden NSAR eingesetzt (**Cave:** gastrointestinale Nebenwirkungen). Es können Glukokortikoide (auch intraartikulär), Sulfasalazin, MTX und Azathioprin zum Einsatz kommen, bei schweren Verläufen TNF-α-Blocker.

SAPHO-Syndrom

▶ Synonym. akquiriertes Hyperostosesyndrom

SAPHO steht für: **S**ynovitis, **A**kne, **P**ustulosis palmoplantaris, **H**yperostosis, **O**steitis. Im Vordergrund steht eine schmerzhafte Schwellung im Bereich des **Sternoklavikulärgelenks**, die im weiteren Verlauf zur Ankylosierung neigt. Im Labor sind die Entzündungsparameter erhöht. In MRT oder Skelettszintigrafie zeigt sich z. T. eine multifokale Osteitis/Osteomyelitis, die abakteriell ist und auch isoliert auftreten kann. Bei der chronisch-rezidivierenden multifokalen Osteomyeltitis (CRMO) bzw. dem SAPHO-Syndrom kommen **therapeutisch** in erster Linie NSAR, in zweiter Linie (v. a. bei CRMO) auch Bisphosphonate zum Einsatz. Intraartikuläre oder systemische Glukokortikoide können erforderlich sein, auch eine Basistherapie mit MTX kann die Erkrankung kontrollieren, in refraktären Fällen TNF-Antagonisten. Eine antibiotische Therapie, z. B. mit Azithromycin, bessert die Beschwerden meist nur während der Behandlungsphase.

Juvenile Oligoarthritis (Typ II)

Siehe Tab. **N-2.7**, S. 1355.

SAPHO-Syndrom

▶ Synonym.

Schmerzhafte synovitische Schwellung, oft im Bereich des **Sternoklavikulargelenks**, mit Neigung zur Ankylosierung, abakterielle osteosklerotische Osteitis/Osteomyelitis und Exanthem, oft in Form von Akne und einer Pustulosis palmoplantaris bei erhöhten Entzündungsparametern. **Therapeutisch** kommen in erster Linie NSAR, in zweiter Linie auch Bisphosphonate zum Einsatz.

Juvenile Oligoarthritis (Typ II)

Siehe Tab. **N-2.7**, S. 1355.

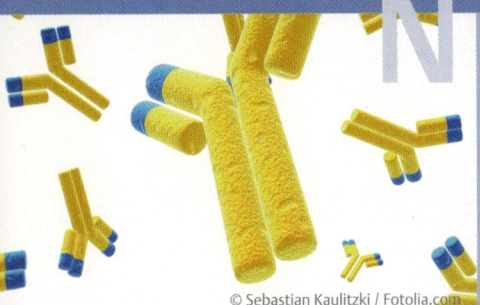

3 Systemische Autoimmunopathien des Bindegewebes (Kollagenosen)

3.1	Grundlagen	1364
3.2	Systemischer Lupus erythematodes (SLE)	1365
3.3	Progressiv-systemische Sklerose (PSS)	1370
3.4	Sjögren-Syndrom	1374
3.5	Polymyositis (PM) und Dermatomyositis (DM)	1375
3.6	Mischkollagenose, Überlappungssyndrom und undifferenzierte Kollagenose	1378

3.1 Grundlagen

▶ Definition.

▶ Definition. Chronisch-entzündliche Systemerkrankungen v. a. am Bindegewebe, an der quergestreiften Muskulatur und den Gefäßen. Entsprechend des ubiquitären Vorkommens dieser Strukturen im Körper kommt es regelmäßig zu einer Mitbeteiligung innerer Organe. Frauen sind häufiger betroffen.

Ätiologie und Pathogenese: Die Ursachen sind noch weitgehend unklar. Es besteht ein Zusammenhang mit erblichen Faktoren, aber auch mit Umwelteinflüssen (z. B. Zigarettenrauchen, UV-Licht bei SLE).

Autoantikörper: s. Tab. **N-3.1** und Tab. **N-3.2**.

Ätiologie und Pathogenese: Unbekannte Auslöser führen bei genetisch prädisponierten Personen und bei entsprechenden Umwelteinflüssen (z. B. Zigarettenrauchen, UV-Licht bei SLE) zu einer pathologischen Aktivierung des Immunsystems mit Bildung verschiedener Autoantikörper, die sich gegen körpereigene Strukturen richten.

Autoantikörper: Die verschiedenen bei Kollagenosen auftretenden **Autoantikörper** zeigt Tab. **N-3.1**. Die einzelnen Kollagenosen zeigen ein jeweils krankheitstypisches **Autoantikörperprofil** (Tab. **N-3.2**).

N-3.1 Autoantikörper bei Kollagenosen

Antikörper gegen Zellkern-Antigene (ANA)	Antikörper gegen Zelloberflächenantigene
▪ native Doppelstrang-DNA (dsDNA)	▪ Erythrozyten
▪ Nukleosomen	▪ Lymphozyten
▪ Einzelstrang-DNA (ssDNA)	▪ Granulozyten
▪ RNA	▪ Thrombozyten
▪ extrahierbare nukleäre Antigene (ENA) (z. B. Sm-Antigen, SS-A/Ro, SS-B/La)	▪ Phospholipide (Cardiolipin bzw. assoziierte Proteine wie β_2-Glykoprotein 1)
▪ Histone	
Antikörper gegen zytoplasmatische Antigene	**Antikörper gegen andere gewebespezifische Antigene**
▪ Mitochondrien (AMA)	▪ Thyreoglobulin
▪ Ribosomen (ARA)	▪ Magenschleimhaut
	▪ Leber
	▪ Muskel
	Antikörper gegen Plasmaproteine
	▪ Immunglobuline (Rheumafaktor)
	▪ Gerinnungsfaktoren (z. B. Faktor VIII)

N-3.2 Kollagenosespezifische Autoantikörper

Kollagenose	spezifische Autoantikörper
SLE	▪ Anti-dsDNA-Antikörper
	▪ Anti-Nukleosomen-Antikörper
	▪ Anti-Sm-Antikörper
Sklerodermie	▪ Anti-Zentromer-Antikörper (bei limitierter Form)
	▪ Topoisomerase-Antikörper (anti-Scl-70, bei diffuser Form)

N-3.2 Kollagenosespezifische Autoantikörper (Fortsetzung)	
Kollagenose	**spezifische Autoantikörper**
Sjögren-Syndrom	▪ SS-A-Antikörper (= Ro-Antikörper, auch bei SLE) ▪ SS-B-Antikörper (= La-Antikörper, auch bei SLE) ▪ Antikörper gegen Speicheldrüsenausführungsgänge
Dermatomyositis/Polymyositis	▪ Transfer-RNA-Synthetase-Antikörper (Jo-1-Antikörper) ▪ Mi-2-Antikörper ▪ PM-Scl-Antikörper
SHARP-Syndrom (MCTD)	▪ Anti-U1RNP-Antikörper (auch bei SLE)

3.2 Systemischer Lupus erythematodes (SLE)

▶ **Synonym.** Lupus erythematodes disseminatus (LED)

▶ **Definition.** Der SLE ist eine entzündliche Erkrankung, die v. a. das Bindegewebe der Gefäße, der Serosa und der Haut betrifft. Charakteristische Zielantigene für den SLE sind die native doppelsträngige Desoxyribonukleinsäure (**dsDNA**) und **Nukleosomen**.

Epidemiologie: Die Prävalenz beträgt ca. 40 Fälle/100 000 Einwohner. Bei Afroamerikanern und Asiaten besteht ein höheres Erkrankungsrisiko. Frauen sind wesentlich häufiger betroffen als Männer (w : m = 10 : 1); der Altersgipfel liegt zwischen dem 25. und 35. Lebensjahr.

Ätiopathogenese: Die Ätiologie ist weitgehend unbekannt, wobei aber sowohl **endogene** als auch **exogene** Faktoren zum Erkrankungsrisiko beitragen (Tab. **N-3.3**). Assoziationen mit zahlreichen Genpolymorphismen bzw. -defekten tragen zum genetischen Risiko bei; z. B. erhöhen Defekte früher Komplementfaktoren des klassischen Wegs, der auch zur Beseitigung freigesetzer Kernbestanteile beiträgt, ebenso wie bestimmte Mutationen im Interferon-α-Signalweg, in Fcγ-Rezeptoren und TREX-1 das Erkrankungsrisiko. Hohe Östrogenspiegel und Vitamin-D_3-Mangel erhöhen wohl die Suszeptibilität. Für die Erstmanifestation oder Auslösung eines Schubs sind Umweltfaktoren wie das Rauchen, vor allem aber UV-Bestrahlung (Sonnenbrand) oder Infektionen von Bedeutung; Letztere führen zu gesteigerter Apoptose. Infolge der verminderten Phagozytose apoptotischer Zellen (z. T. genetisch bedingt) werden diese sekundär nekrotisch und setzen modifizierte intranukleäre Antigene frei, die u. a. von dendritischen Zellen präsentiert werden. Bei gleichzeitigem Defekt der T- und B-Zell-Toleranz kommt es zur Autoantikörperbildung. Immunkomplexe lagern sich an Glomeruli, Serosa oder Endothel ab und führen über Komplementaktivierung zur Entzündungsreaktion mit Organschädigung. Autoantikörper gegen Erythrozyten, Thrombozyten und Neutrophile können eine Coombs-positive hämolytische Anämie, Immunthrombozytopenie und Leukopenien verursachen.

N-3.3 Endogene und exogene Auslöser des SLE	
endogene Auslöser	▪ genetische Prädisposition (Assoziation mit HLA-DR2 und -DR3, Mutationen in Genen für TREX-1, IFN-α-Signalweg, Fcγ-Rezeptoren etc.) ▪ Komplementdefekte (Verminderung oder sogar gänzliches Fehlen einzelner Komponenten des klassischen Aktivierungswegs) ▪ hormonelle Umstellungen (Pubertät, Klimakterium, nach Entbindung, Vitamin-D_3-Mangel)
exogene Auslöser	▪ UV-Licht ▪ Medikamente (in Einzelfällen) ▪ Infektionen ▪ Rauchen

Klinik: Die Klinik ist äußerst variabel, da eine Vielzahl von Organsystemen von der Erkrankung betroffen sein kann. Die meisten Patienten leiden anfangs unter **Allgemeinbeschwerden** wie Abgeschlagenheit, Leistungsabfall, Gewichtsverlust und destruierende Polyarthritis und **Myositis**. Charakteristisch ist eine Dermatitis, die häufig durch Lichtexposition provoziert wird. Klassisch ist das **Schmetterlingsexanthem über Wangen und Nase** (Abb. N-3.1). Eine diffuse, reversible **Alopezie** ist häufig. Gelegentlich kommt es an den Schleimhäuten zu Ulzera und **aphthösen Läsionen.**

Häufig sind auch Serositis (**Perikarditis, Pleuritis**) und interstitielle Lungenerkrankung (Fibrose, Pneumonitis), seltener pulmonaler Hochdruck und eine sterile Myo- oder Endokarditis (Libman-Sacks).

In bis zu 70 % kommt es zur Entwicklung einer sog. **„Lupusnephritis"** (v. a. mesangioproliferative bzw. membranöse GN) mit nephrotischem Syndrom. Das **ZNS** ist bei ca. 50 % der Patienten befallen („Neuro- oder ZNS-Lupus" mit psychischen Veränderungen bis hin zu Psychosen, Kopfschmerzen, Konzentrations- und Gedächtnisstörungen, Meningismus bis hin zu Krampfanfällen). Eine sekundäre **SLE-Vaskulitis** kann zu Polyneuropathie mit Parästhesien und Lähmungen führen.

Hämatologisch kommt es durch die Antikörper gegen zirukulierende Blutzellen entweder zur Panzytopenie oder zum isolierten Befall einer Zellreihe.

Fieber. Eine generalisierte Lymphadenopathie kommt vor. Im weiteren Verlauf treten häufig Gelenkbeschwerden auf, die typischerweise auf eine **nicht destruierende Polyarthritis** (ca. 80 %) zurückgehen. Charakteristisch ist das Auftreten von Luxationen ohne radiologisch sichtbare Knochendestruktion (Jaccoud-Arthropathie). Bei Befall der Muskulatur kommt es zur **Myositis**, die mit Myalgien und Muskelatrophien einhergeht. Bei > 80 % der Patienten kommt es zum **Hautbefall** (lupus = entstellende Hauterkrankung). Klassisch ist das **Schmetterlingsexanthem über Wangen und Nase** (Abb. N-3.1), dazu scheibenförmige Effloreszenen (diskoider LE) oder exanthematische Veränderungen, überwiegend an lichtexponierten Stellen. Eine diffuse, reversible **Alopezie** ist häufig. An den Schleimhäuten kommt es zu **Ulzerationen** und **aphthösen Läsionen**.

Häufig ist eine Beteiligung der serösen Häute, teils mit Ergussbildung, die sich als **Perikarditis** (präkordiale Schmerzen) und/oder **Pleuritis** (atemabhängige thorakale Schmerzen) manifestiert. **Kardiopulmonale Manifestationen** zeigen sich in 60–70 % der Fälle. Daneben können sich eine interstitielle Lungenerkrankung (Fibrose, Pneumonitis), selten ein pulmonalarterieller Hochdruck und eine sterile Myokarditis oder Endokarditis (Libman-Sacks) entwickeln.

Häufig (bis zu 70 %) und besonders gefährlich ist der **Nierenbefall** mit Entwicklung einer Glomerulonephritis variabler Histologie („**Lupusnephritis**", v. a. mesangioproliferative bzw. membranöse GN), die sich durch Ödeme und einen renalen Hochdruck bemerkbar macht (nephrotisches Syndrom). Gerade die diffus proliferative Glomerulonephritis hat eine ungünstige Prognose, da sie rasch bis zur Niereninsuffizienz fortschreiten kann. Eine **ZNS-Beteiligung** (ca. 50 % der Betroffenen; „Neuro- oder ZNS-Lupus") äußert sich in psychischen Veränderungen (Psychosen, Depressionen), Kopfschmerzen, Konzentrations- und Gedächtnisstörungen, Meningismus bis hin zu Krampfanfällen. Im Rahmen einer sekundären **SLE-Vaskulitis** kann es zur Polyneuropathie mit Parästhesien und Lähmungen kommen, die besonders häufig den N. peroneus (Spitzfuß) betreffen. In seltenen Fällen ist nach Gefäßverschluss eine trockene Gangrän, v. a. an Fingern und Zehen, zu sehen.

Hämatologisch kann es durch die Antikörper gegen zirkulierende Blutzellen entweder zur Panzytopenie oder zum isolierten Befall einer Zellreihe mit entsprechenden Symptomen kommen (erhöhte Infekt- und Blutungsneigung, Blässe und Leistungsschwäche).

N-3.1 Systemischer Lupus erythematodes (SLE)

a Schema des Befalls beim SLE.
b Schmetterlingsförmiges Erythem über Nase und Gesicht bei SLE.
c Z-förmige Deformität des Daumens.

b aus: Moll, I.: Duale Reihe Dermatologie. Thieme; 2010; c aus: Baenkler, H. W. et al.: Kurzlehrbuch Innere Medizin. Thieme; 2007

Patienten mit Autoantikörpern gegen Phospholipide bzw. dem phospholipidassoziiertem β2-Glykoprotein 1 und/oder dem sog. „Lupusantikoagulans" haben ein merklich erhöhtes Risiko für venöse und arterielle Thrombosen und Thromboembolien, aber auch für habituelle Aborte. Kommt es zu einer der o. g. klinischen Manifestationen, so spricht man von einem **sekundären Antiphospholipidsyndrom** (S. 1394). Die **typische Trias** besteht aus rezidivierenden Fehlgeburten, rezidivierenden venösen und arteriellen Thrombosen und einer Thrombozytopenie.

Zum **sekundären Antiphospholipidsyndrom** s. S. 1394.

▶ **Merke.** Eine dramatische Erstmanifestation erfolgt überwiegend im Zusammenhang mit Ereignissen, die das Immunsystem irritieren bzw. zu vermehrter Apoptose führen (z. B. Sonnenbrand, Infektionen, Operationen) oder in Zeiten hormoneller Schwankungen (z. B. Schwangerschaft und Entbindung).

▶ **Merke.**

Diagnostik: Die Diagnose SLE wird anhand **klinischer Symptome und serologischer Befunde** gestellt (Tab. **N-3.1**, Tab. **N-3.2**, Tab. **N-3.4**, S. 1368). Wegen des systemischen Charakters müssen Spezialisten verschiedener Fachrichtungen zugezogen werden (z. B. Dermato-, Hämato-, Nephro-, Neuro- und Ophthalmologen). Da das klinische Bild so vielgestaltig und wenig spezifisch ist, kommt v. a. der **Labordiagnostik** ein entscheidender Stellenwert zu. Neben dem Nachweis erhöhter unspezifischer Entzündungsparameter (v. a. BSG) ist das Vorliegen einer **polyklonalen Hypergammaglobulinämie** (γ-Globuline) und einer **erniedrigten Komplementkonzentration** (C3, C4, hämolytische Aktivität CH50) typisch. Im Blutbild findet sich charakteristischerweise eine **Leukozytopenie**, ggf. zusätzlich eine Anämie und/oder Thrombozytopenie. Besonders geachtet werden muss auf die Retentionsparameter, um eine Verschlechterung der Nierenfunktion sofort zu bemerken und angemessen zu therapieren.
Wesentlich für die Diagnosestellung ist die immunologische Diagnostik, da der SLE ein **charakteristisches Antikörperprofil** aufweist. Leit- und Schlüsselbefund ist das Vorliegen von antinukleären Antikörpern (**ANA**). Während diese unspezifisch sind (auch bei anderen Kollagenosen bzw. Gesunden zu finden), gilt der Nachweis von Autoantikörpern gegen Doppelstrang-DNA (**dsDNA-AK**), gegen **Nukleosomen** und Autoantikörper gegen nukleäres Glykoprotein (**Anti-Sm-AK**) als hoch spezifisch für das Vorliegen eines SLE. Patienten mit Antiphospholipidsyndrom weisen **Autoantikörper gegen Phospholipide** bzw. **β₂-Glykoprotein 1** und/oder das **Lupusantikoagulans** auf. Da die Phospholipidantikörper mit Cardiolipin reagieren, ist bei diesen Patienten der Lues-Suchtest falsch positiv. Bei Patienten mit Lupusantikoagulans ist die PTT verlängert, während es *in vivo* zu Thrombozytenaktivierung und Thrombosen kommt. Insgesamt können so gut wie alle Autoantikörper (Tab. **N-3.1**) beim SLE vorkommen.
Besonderen Stellenwert besitzt die **Urinanalyse**. Eine Mikrohämaturie kann erstes Zeichen einer aktiven Lupusnephritis sein. Finden sich im Urinsediment **Akanthozyten** (Erythrozyten mit „Mickey-Maus-Ohr"-artigen Membranausstülpungen) oder **Zylinder**, ist eine Glomerulonephritis hoch wahrscheinlich. Bei Erstmanifestation und deutlicher **Proteinurie** ist in der Regel eine Nierenbiopsie (s. u.) indiziert, um Typ und Schweregrad der Lupusnephritis für eine gezielte Therapie zu bestimmen. Zur Quantifizierung des glomerulären Schadens wird die Proteinausscheidung im 24-h-Urin oder – alternativ – der Protein/Kreatinin-Quotient im Spot-Urin bestimmt.
Zur **Aktivitätsbeurteilung** werden der klinische Befund, der Anti-dsDNA-Antikörpertiter und die Komplementkonzentration (Abfall von C3, C4, CH50) oder, falls verfügbar, Komplementspaltprodukte wie C3d herangezogen.
Die apparative Diagnostik ist nicht für die Diagnosestellung, sondern eher für die Beurteilung verschiedener Organfunktionen von Bedeutung:

- **Röntgenbild (Gelenke):** charakteristische Subluxationen, später auch Luxationen, vorzugsweise in den kleinen Gelenken (z. B. als – auch klinisch sichtbaren – Z-Daumen, s. Abb. **N-3.1c**)
- **Röntgen-Thorax:** Lungenbeteiligung, Infiltrate
- **Arthrosonografie:** sehr sensitiv für eine Synovitis und andere Veränderungen der Weichteile
- **HR-CT:** besonders zur frühzeitigen Erkennung einer Lungenfibrose wichtig
- **Kontrastmittel-MRT/MR-Angiografie:** v. a. bei fraglicher ZNS-Beteiligung zur Aufdeckung von Perfusionsstörungen und Gefäßverschlüssen; Arthritisnachweis
- **Ultraschall:** zur Beurteilung von Milz und Lymphknoten, zum Nachweis einer Endokarditis, Perikarditis, eines Aszites und Pleuraergusses.

Diagnostik: Stets müssen **klinische und serologische Befunde** gemeinsam bewertet werden (Tab. **N-3.1**, Tab. **N-3.2**, Tab. **N-3.4**, S. 1368). Die Labordiagnostik hat jedoch aufgrund der Vielgestaltigkeit des klinischen Bildes einen besonderen Stellenwert: erhöhte Entzündungsparameter (v. a. BSG), **polyklonale Hypergammaglobulinämie** (γ-Globuline), **erniedrigte Komplementkonzentration** (C3, C4, CH50), **Leukozytopenie**, ggf. Anämie und/oder Thrombozytopenie; Immundiagnostik: Nachweis von **ANA, dsDNA-AK, Anti-Sm-AK,** ggf. Nachweis von **Autoantikörpern gegen Phospholipide** und **Lupusantikoagulans**. Hinweise auf eine Nierenbeteiligung sind erhöhtes Serum-Kreatinin sowie **Mikrohämaturie** (Akanthozyten, Zylinder) und **Proteinurie** in der Urinanalyse.

Die apparative Diagnostik ist für die Beurteilung verschiedener Organfunktionen von Bedeutung:

- **Röntgenbild (Gelenke):** Subluxationen (Abb. **N-3.1c**)
- **Röntgen-Thorax:** Lungenbeteiligung, Infiltrate
- **Kontrastmittel-/Angio-MRT:** bei fraglicher ZNS-Beteiligung (Perfusionsstörungen, Gefäßverschlüsse); Arthritisnachweis
- **Ultraschall** von Milz, Lymphknoten und Herz.

3 Systemische Autoimmunopathien des Bindegewebes (Kollagenosen)

Eine **invasive** Diagnostik ist gefordert in Fällen unklarer Organstörungen, deren Differenzierung sich anderen Methoden entzieht. Oftmals kann auch die feingewebliche Untersuchung von **Biopsien** die Diagnose sichern (z. B. Niere, Haut), insbesondere, wenn sie mit **immunologischen** Methoden kombiniert wird. Beim SLE zeigen sich **granuläre Ablagerungen aus IgG und Komplement** als Ausdruck für die dort abgelagerten Immunkomplexe mit der Fähigkeit zur Komplementbindung.

▶ Merke. Die IgG- und C3-Ablagerungen entlang der Basalmembran der Haut werden als **„Lupusband"** bezeichnet. Sie sind charakteristisch und finden sich beim rein kutanen LE nur in befallenen Arealen, beim **SLE auch in makroskopisch unauffälliger Haut**.

Wenn bei eindeutiger klinischer Symptomatik die geforderten Immunphänomene fehlen, spricht man von einem **„LE-like Syndrome"**. Umgekehrt liegen gelegentlich niedrigtitrige ANAs, sehr selten auch DNA-Antikörper, über längere Zeit ohne jegliche Symptomatik vor (v. a. bei älteren Patienten).

N-3.4 SLE-Kriterien des American College of Rheumatology (ACR)*

Kriterium	Anmerkung
Schmetterlingserythem	Erythem im Bereich des Nasenrückens; die Nasolabialfalten sind ausgespart.
diskoide Hautveränderungen	gerötete, papulöse Effloreszenzen mit Hyperkeratose und Schuppenbildung
Fotosensibilität	Auftreten der Hautveränderungen nach Lichtexposition
Schleimhautulzerationen	oral und/oder nasopharyngeal
nicht destruierende Arthritis	Befall von 2 oder mehr Gelenken ohne Erosionen
Serositis	Pleuritis, Perikarditis, Peritonitis/Aszites
Nierenbeteiligung	Proteinurie > 0,5 g/d oder Zylindrurie
ZNS-Beteiligung	Psychosen oder Krampfanfälle, Neuropathie
hämatologische Befunde	Coombs-positive hämolytische Anämie, Leukopenie (< 4 000/µl); Lymphopenie (< 1 500 /µl) oder Thrombopenie (< 100 000/µl) (Zytopenie nicht medikamentös bedingt)
immunologische Befunde	Anti-dsDNA-Antikörper, Anti-Sm-Antikörper oder Antiphospholipid-Antikörper
antinukleäre Antikörper (ANA)	in der indirekten Immunfluoreszenz (z. B. auf Hep2-Zellen)

* bei Vorliegen von 4 oder mehr Kriterien ist ein SLE wahrscheinlich

Differenzialdiagnosen: Vom klassischen SLE muss der **medikamenteninduzierte LE** abgegrenzt werden. Zu den auslösenden Medikamenten gehören z. B. Procainamid, Hydralazin, Phenytoin, verschiedene Neuroleptika, Minocyclin und Interferon-α sowie TNF-α-Blocker. Niere und ZNS sind in der Regel nicht betroffen. Meist bildet er sich nach Absetzen der Medikamente wieder zurück. Die Patienten weisen typischerweise keine Anti-dsDNA-Antikörper auf; in ihrem Serum finden sich ANA und **Anti-Histon-Antikörper**.

▶ Merke. **klassischer SLE:** Anti-dsDNA-Antikörper
medikamenteninduzierter LE: Anti-Histon-Antikörper

Therapie: Es gibt keine kausale und kurative Behandlung. Da der SLE Folge einer Immunreaktion mit konsekutiver Entzündung ist, kann sowohl durch Beeinflussung des Immunsystems als auch der Entzündungsmechanismen eine Besserung erzielt werden. Dabei gilt es, die Maßnahmen auf die Krankheitsaktivität und den Organbefall abzustimmen.

Bei **leichter** Erkrankung werden **NSAR** in Kombination mit **Hydroxychloroquin/Chloroquin** als Dauertherapie eingesetzt. Im Alltag wird die Dosis des Antirheumatikums stets dem aktuellen Bedarf angepasst. Chloroquin wird gleichbleibend dosiert; vor Therapiebeginn und dann alle 6–12 Monate sind augenärztliche Kontrollen erforderlich (Cave: Chloroquin-Retinopathie).

Bei **akuten Schüben** kommen vorübergehend **Glukokortikoide** zum Einsatz. Die typische Anfangsdosis liegt je nach Schweregrad hier bei 30–100 mg/d, die so schnell wie möglich wieder unter die Cushing-Schwelle von 7,5 mg/d gesenkt werden sollte. Verläuft der SLE unter dieser Medikation progressiv, müssen zur Steroideinsparung Immunsuppressiva eingesetzt werden. Hier eignet sich insbesondere **Azathioprin**, bei vorwiegendem Gelenkbefall **Mycophenolat**-Mofetil („off-label") oder **Methotrexat**.

Bei **schweren** Verlaufsformen mit Beteiligung von Nieren, ZNS, Herz oder Gefäßen ist eine Therapie mit **Cyclophosphamid** indiziert. Im Hinblick auf die niedrigere kumulative Dosis und das relativ hohe onkogene Risiko einer Immunsuppression wird die sog. **Cyclophosphamid-Pulstherapie** der oralen Gabe vorgezogen. Dabei werden 6 intravenöse Injektionen von je 1 g Cyclophosphamid in 4-wöchentlichen Abständen verabreicht (alternativ: 6 Infusionen von je 0,5 g in 14-tägigen Abständen über 3 Monate). Die gleichzeitige Gabe von Mesna neutralisiert toxische Cyclophosphamid-Metabolite und vermindert das Risiko einer hämorrhagischen Zystitis und von Urothelkarzinomen. Zur Initialbehandlung der Lupusnephritis ist Mycophenolat-Mofetil gleichwertig, aber „off label". Die Erhaltungstherapie erfolgt mit Azathioprin oder Mycophenolat-Mofetil.

Bei klinisch und serologisch aktiver Erkrankung ist neuerdings der BAFF/BLyS-neutralisierende monoklonale Antikörper Belimumab (Benlysta) zugelassen; die Behandlung reduziert Schübe und ermöglicht Glukokortikoideinsparung.

Bei **schwerer** viszeraler Beteiligung ist eine Therapie mit **Cyclophosphamid** indiziert (sog. **Cyclophosphamid-Pulstherapie** über 6 oder 3 Monate). Zur Initialbehandlung der Lupusnephritis ist Mycophenolat-Mofetil gleichwertig.

▶ **Merke.** Bei allen erwähnten Therapieformen ist eine strenge Überwachung wegen der zahlreichen und teilweise gefährlichen Nebenwirkungen geboten. Wichtige Informationen zu den Basistherapeutika und der Therapieüberwachung sowie Patienteninformationsblätter finden sich auf der Homepage der Deutschen Gesellschaft für Rheumatologie (www.dgrh.de).

▶ **Merke.**

Hoch dosierte **Immunglobuline** und **Plasmapherese** können ggf. bei gleichzeitiger Infektion bzw. Therapieresistenz von Nutzen sein. Patienten mit Antiphospholipid-Syndrom erhalten eine **lebenslange Antikoagulation**. Details zu den Medikamenten, s. Tab. **N-2.6**, S. 1353.

Noch in Erprobung befindliche Therapiemaßnahmen sind Hochdosis-Chemotherapie mit Anti-Thymozytenglobulin-Gabe und autologer Stammzelltransplantation, die schwersten, therapierefraktären Verläufen vorbehalten sind. Ein immunologischer „Reset" durch diese Maßnahmen birgt die Chance auf eine langjährige medikamentenfreie Remission.

Bei SLE-Aktivität und gleichzeitiger Infektion evtl. hoch dosiert **Immunglobuline**, bei Therapieresistenz ggf. **Plasmapharese**.

Prävention: Präventiv sollten SLE-Patienten konsequent direkte UV- bzw. **Sonnenexposition** wegen der schubauslösenden Wirkung **meiden** (textiler Sonnenschutz und ggf. „Sunblocker"). Eine **Vitamin-D$_3$-Substitution** (ca. 1 000 I.E./d) ist nicht nur wegen der geringen UV-Exposition anzuraten, sondern auch zur Knochenprotektion bei häufig erforderlicher Glukokortikoidmedikation und da Vitamin-D-Mangel möglicherweise sogar eine Rolle in der Pathogenese spielt. Vor Nikotinkonsum muss gewarnt werden.

Prävention: Wegen der schubauslösenden Wirkung sollte direkte UV- bzw. **Sonnenexposition** konsequent gemieden werden. Eine **Vitamin-D$_3$-Substitution** sollte aufgrund der geringen UV-Exposition und der häufig erforderlichen Glukokortikoidmediktion erfolgen. Nikotinkonsum ist zu vermeiden.

Prognose: Entscheidend sind das Ausmaß der Funktionsstörung von Niere, ZNS und Herz sowie die Nebenwirkungen der immunsuppressiven Therapie (v. a. septische Komplikationen infolge Leukopenie). Durch die modernen Therapieverfahren hat sich die Prognose erheblich verbessert. Starben bis vor wenigen Dekaden die Patienten noch binnen einiger Jahre, so kann heute bei fachgerechter Überwachung und Therapie ein nahezu normales Alter erreicht werden. Als Todesursache treten zunehmend kardiovaskuläre Ereignisse in den Vordergrund, wobei der SLE wie andere entzündlich-rheumatische Erkrankungen mit einem deutlich erhöhten **Atheroseriosiko** verbunden ist, was eine strikte Kontrolle der Risikofaktoren erfordert. Unbehandelt führt der SLE meist binnen weniger Jahre zum Tod.

Prognose: Durch die modernen Therapieverfahren hat sich die Prognose erheblich verbessert. Im Wesentlichen ist sie von der Organbeteiligung (v. a. Nieren, ZNS und Herz) abhängig. Gegenüber den abnehmenden Todesfällen durch SLE-Aktivität und Infektionen treten mittlerweile die Folgen der akzelerierten **Atherosklerose** in den Vordergrund, was eine konsequente Vermeidung bzw. Behandlung kardiovaskulärer Risikofaktoren erforderlich macht.

▶ **Exkurs.** **Schwangerschaft und SLE:** Patientinnen mit SLE haben ein deutlich **erhöhtes Risiko für Fehlgeburten** (v. a. im 2. Trimenon). Durch die hormonellen Umstellungen während der Schwangerschaft und Entbindungsphase kann sich v. a. eine Lupusnephritis drastisch veschlechtern.

Ein kleiner Teil der Neugeborenen entwickelt ein sog. **neonatales Lupus-Syndrom**, das durch plazentagängige Antikörper entsteht. Die Kinder leiden an Hautefflorezenzen und einer Kardiopathie mit Rhythmusstörungen. Das größte Risiko haben hier Kinder von Müttern mit SS-A(Ro)-Autoantikörpern, besonders wenn schon mal ein Kind betroffen war. Bei Nachweis von SS-A(Ro)-AK ist daher eine engmaschige intrauterine Überwachung der Herzfrequenz des Fötus notwendig, um erforderlichenfalls mit plazentagängigen Glukokortikoiden wie Dexamethason oder Betamethason behandeln zu können. In Einzelfällen wurden auch gute Erfolge durch i.v. Immunglobulingabe oder Plasmaseparation erzielt. Hydroxychloroquin scheint das Risiko des kongenitalen Herzblocks zu vermindern.

▶ **Exkurs.**

▶ **Klinischer Fall.** Eine 25-jährige, bislang gesunde Frau fühlt sich gegen Ende des ersten Tages eines Skiurlaubs im Hochgebirge auffallend schlapp. Dennoch fährt sie am nächsten Tag erneut Ski. Diesmal beendet sie ihre sportliche Tätigkeit vorzeitig. Am Abend ist ihr unwohl, sie meint Fieber zu haben und bemerkt einen rötlichen Ausschlag über Nase und Wangen. Der Zustand verschlechtert sich trotz eingelegter Ruhepause, sodass die Eigendiagnose „Sonnenbrand und Überanstrengung" verworfen wird und die Rückkehr nach Hause erfolgt.

Dem Hausarzt fallen neben dem Erythem eine Tachykardie und Unterschenkelödeme auf. Die BSG ist deutlich beschleunigt (40/70 mm n. W.). Da sich Arthralgien einstellen, weist er die Patientin mit V. a. einen infektbedingten Prozess ins Krankenhaus ein.

Die Untersuchungen zeigen eine geringfügige Ergussbildung in Pleura und Perikard. Röntgenaufnahmen der Gelenke und klinisches Labor erbringen keine weiteren Hinweise. Hypalbuminämie und Proteinurie sowie Mikrohämaturie, weisen jedoch auf eine Nephritis hin, die sich im Sediment mit Nachweis von Akantozyten und Erythrozytenzylindern bestätigt. Wegen des aufkommenden V. a. einen SLE wird nach antinukleären Faktoren gefahndet. Dabei finden sich hochtitrig Antikörper gegen dsDNA. Diese bestätigen das Vorliegen eines SLE, der in diesem Fall durch vermehrte Sonnenexpostion ausgelöst worden ist.

Wegen der bioptisch gesicherten aktiven Lupusnephritis (Klasse IV) wird mit Kortikosteroiden (initial 100 mg Prednisolon/d) und Mycophenolat-Mofetil (MMF-Zieldosis 3 × 1 g/d) behandelt. Zur Osteoporoseprophylaxe erhält sie bei normaler Ausgangsknochendichte Vitamin D$_3$ 1 000 I.E./d, die empfohlende Kalziumzufuhr von 1,2 g/d wird durch Milch und Milchprodukte gedeckt. Die Symptome bilden sich rasch zurück. Die Kortikosteroiddosis wird reduziert, hinzu kommen nach augenärztlicher Untersuchung Hydroxychloroquin sowie ein ACE-Hemmer. Nach 6 Monaten hat sich die Eiweißauscheidung im Urin normalisiert, die Kreatinin-Clearance liegt weiterhin im Normbereich. Zur Remissionserhaltung wird von MMF auf Azathioprin umgestellt, zumal die Patientin mittelfristig eine Schwangerschaft plant. Prednison wird noch in einer Dosierung von 5 mg/d gegeben. Daneben werden sorgfältiger Sonnenschutz, Nikotinabstinenz und dauerhaft Vitamin-D$_3$-Substitution empfohlen. Die Patientin testet ihren Urin selbst alle 2 Wochen mittels U-Stix auf Eiweiß und Blut, sie wird im weiteren Verlauf 4-wöchentlich beim Hausarzt auf Therapienebenwirkungen und Aktivitätszeichen des SLE untersucht, beim Rheumatologen wird sie vierteljährlich kontrolliert. Die dsDNA-Antikörper bleiben in niedrigem Titer nachweisbar.

3.3 Progressiv-systemische Sklerose (PSS)

▶ **Synonym.** (systemische) Sklerodermie

▶ **Definition.** Entzündliche Systemerkrankung des Bindegewebes mit überschießender Kollagenbildung und Fibrosierung der Haut und viszeraler Organe. An den Gefäßen kommt es zur obliterierenden Angiopathie mit der Folge ischämischer Organinfarkte.

Epidemiologie: Die Prävalenz der Sklerodermie liegt bei ungefähr 3–30/100 000 Einwohner. Wie beim SLE sind auch hier Frauen 5- bis 10-mal häufiger betroffen; der Altersgipfel liegt zwischen dem 30. und 50. Lebensjahr. Die limitierte Verlaufsform tritt häufiger auf als die diffuse.

Ätiopathogenese: unbekannt. HLA-Assoziation, Immunphänomene (Autoantikörper), histologische Besonderheiten und ein gewisses Ansprechen auf Immunsuppressiva sprechen für eine pathogene Immunreaktion, die eine Fibrosierung und Sklerosierung des Bindegewebes und Gefäßsystems bedingt. Rezeptoraktivierende Autoantikörper, insbesondere gegen Endothelin- und PDGF-Rezeptoren, könnten eine Rolle in der Pathogenese der vaskulären Minderperfusion bzw. Fibrose spielen. Auslösende Ereignisse lassen sich nicht eruieren. Auf die mögliche Bedeutung von Umweltfaktoren weist das erhöhte Erkrankungsrisiko bei silikatstaubexponierten Personen (Steinmetz, Maurer) hin.

Klinik: Bei der PSS muss zwischen **zwei Verlaufsformen** unterschieden werden:
- **limitierte** Sklerodermie: entspricht im Wesentlichen dem **CREST-Syndrom** (**C**alcinosis cutis, **R**aynaud-Syndrom, Ö(**E**)sophagusmotilitätsstörungen, **S**klerodaktylie, **T**eleangiektasien)
- **diffuse** Sklerodermie.

Die unterschiedlichen Charakteristika zeigt Tab. **N-3.5**.

▶ **Merke.** Die PSS setzt typischerweise am Integument ein; v. a. bei der limitierten Form stellt das sekundäre Raynaud-Phänomen die Erstmanifestation dar. Dieses geht den übrigen Symptomen häufig um Jahre voraus.

N-3.5 Verlaufsformen der Sklerodermie

	limitierte Sklerodermie (früher: CREST-Syndrom)	diffuse Sklerodermie
Definition	Hautveränderungen distal von Ellenbogen und Knie; der Gesichtsbefall ist fakultativ	rascher und progressiver Befall des gesamten Integuments in Kombination mit Organmanifestationen
Hautbefall	Sklerodaktylie, ggf. Mikrostomie, CREST (Calcinosis, Ösophagusmotilitätsstörungen, Raynaud-Phänomen, Sklerodaktylie, Teleangiektasien)	Befall des gesamten Integuments (Ödem, Induration, Atrophie)
systemische Manifestationen	spät; Ösophagusstarre, pulmonalarterielle Hypertonie mit Cor pulmonale	starker Organbefall (Lunge, Niere, Herz), pulmonalarterielle Hypertonie
Labor	Anti-Zentromer-Antikörper	Anti-Topoisomerase-Antikörper (anti-Scl-70)

Ca. 5 % der Patienten mit bloßer Raynaud-Symptomatik entwickeln Jahr für Jahr eine PSS. Beim **Raynaud-Phänomen** (s. Abb. **N-3.2b**) kommt es nach Kälteprovokation zu einem anfallsweisen Auftreten von Gefäßspasmen in den Fingern mit typischen Farbveränderungen: Blässe (Vasospasmus), Zyanose (Gefäßparalyse mit verstärkter Sauerstoffausschöpfung), Rötung (Hyperperfusion), sog. „Trikolore-Phänomen". Für ein harmloses primäres Raynaud-Syndrom sprechen Beginn im Jugendalter, fehlender Progress, Tendenz zur Besserung und symmetrischer Befall. Umgekehrt deuten ein Beginn im Erwachsenenalter mit progredienter Symptomatik und asymmetrischem Befall auf ein sekundäres Raynaud-Phänomen bei Kollagenosen hin. Akrale Nekrosen gibt es praktisch nur beim sekundären Raynaud-Phänomen. Bei der Abgrenzung helfen die ANA-Bestimmung und die Nagelfalz-Kapillarmikroskopie, wobei besonders Megakapillaren eine beginnende Sklerodermie anzeigen.

Die sichtbaren Veränderungen an der Haut sind Grundlage für eine allgemeine Stadieneinteilung. Es lassen sich die Phase der **Ödeme,** der **Induration** und der **Atrophie** unterscheiden. **Anfangs** finden sich seitengleich schmerzlose und eindrückbare Schwellungen an Fingern, Händen und Unterarmen, teils auch an Zehen, Füßen und Unterschenkeln. Die betroffenen Areale sind gedunsen und faltenlos („puffy hands"). Die Haut ist gespannt, jedoch weich und nicht verletzlich. In den **folgenden Monaten** nimmt die Konsistenz zu, die Haut wird dicker und ist auch ohne Ödem faltenlos. Mit zunehmender Schrumpfung der Haut kommt es zu **Beugekontrakturen der Finger**. Nach weiteren **Monaten bis Jahren** wird die Haut atrophisch. Äußerlich erscheint sie gestrafft, dünn, pergamentartig, durchscheinend. An den Fingern kommt es zum typischen Bild der **Sklerodaktylie**. Infolge von Mikroinfarkten im Bereich der Fingerarterien kommt es zu gangränösen Hautnekrosen („**Rattenbiss**" an Fingerkuppen). Im Gesicht manifestieren sich diese Veränderungen als „Gesichtsstarre" und Verkleinerung der Mundöffnung (**Mikrostomie, Tabaksbeutelmund, Abb. N-3.2a**). **Im Endstadium** imponieren Pigmentverschiebungen und **Teleangiektasien**. Kommt es zu ausgedehnten subkutanen Mikroverkalkungen, wird diese Verlaufsform der PSS als **Thibiérge-Weissenbach-Syndrom** bezeichnet.

Neben den Hautveränderungen, die v. a. die Klinik der limitierten Form dominieren, treten vielfältige Symptome als Ausdruck einer systemischen Erkrankung auf. Durch den Befall des **gesamten Bindegewebes** (inkl. Sehnen, Bändern, Muskulatur) kommt es zu **Einschränkungen der Gelenkfunktion** und einer **Verkürzung des Zungenbändchens**. Das Skelettsystem erfährt einen **regionalen Knochenabbau** (Abb. **N-3.2c**). Dieser ist besonders an den Endphalangen (Akroosteolysen) und am Unterkiefer (Zähne lockern sich, Gebiss passt nicht) zu erkennen. Bei Knochenabbau an den Rippen

Frühsymptom der PSS ist das **Raynaud-Phänomen** (s. Abb. **N-3.2b**), das der Erkrankung um Jahre vorausgehen kann. Nach Kälteprovokation kommt es zu Gefäßspasmen in den Fingern mit typischem **Trikolore-Phänomen:** Blässe (Vasospasmus), Zyanose (Gefäßparalyse mit verstärkter Sauerstoffausschöpfung), Rötung (Hyperperfusion).

Die Veränderungen an der Haut sind Grundlage der Stadieneinteilung. Zu unterscheiden sind Phasen mit **Ödembildung, Induration** und **Atrophie. Anfangs** finden sich schmerzlose Schwellungen an Händen und Füßen. Die Areale sind gedunsen, die Haut ist gespannt („puffy hands"). Nach **einigen Monaten** kommt es zu einer Konsistenzzunahme der Haut, im Verlauf zu **Beugekontrakturen der Finger**. Nach Jahren: Atrophie der Haut, **Teleangiektasien, Sklerodaktylie, Rattenbissnekrosen** an den Fingerkuppen, Veränderungen im Gesicht (**Mikrostomie, Tabaksbeutelmund**, Abb. **N-3.2a**).

Der Befall des **Bindegewebes** führt zu **Einschränkungen der Gelenkfunktion** sowie zu einer **Verkürzung des Zungenbändchens**. Regionaler Knochenabbau führt zu Akroosteolysen (Abb. **N-3.2c**). Bei einem Teil der Patienten findet sich eine **nicht erosive Arthritis**.

N-3.2 Sklerodermie

a Patientin mit Mikrostomie und Tabaksbeutelmund.
b 54-jährige Frau mit Raynaud-Symptomatik, Hautatrophie und Nagelwuchsstörung. **Befund:** Sklerodermie.
c Ausgedehnte Akroosteolysen im Röntgen.

a aus: Füeßl, H. S., Middecke, M.: Duale Reihe Anamnese und Klinische Untersuchung, Thieme; 2010 kommt es zur Instabilität des Thorax und zu Frakturen nach heftigen Husten- und Niesattacken. Weiterhin kann sich eine **nicht erosive Arthritis** mit Gelenkschmerzen manifestieren.

Von den **Viszeralorganen** sind v. a. Gastrointestinaltrakt, Lunge, Herz und Niere betroffen. Mit Ausnahme der Ösophagusbeteiligung treten diese Organmanifestationen bei der limitierten erheblich seltener auf als bei der diffusen Form. Atemnot weist in der Regel auf eine Beteiligung der Lunge hin (**Alveolitis, Gerüstfibrose, pulmonalarterielle Hypertonie**). Seltener entstehen respiratorische Probleme durch eine generalisierte lederartige Umwandlung des Integuments mit „Ummauerung" des Thorax. Schluckstörungen und Refluxösophagitis weisen auf einen Befall des Ösophagus (herabgesetzte Motilität bei **Ösophagusstarre** und **Sphinkterinsuffizienz**), Verdauungsbeschwerden (Motilitätsstörungen, Malabsorption, Ileus, Divertikel) auf eine Beteiligung des gesamten Intestinaltrakts hin. Konsequenz ist ein stetiger Gewichtsverlust. Am Herzen kann es analog zu den Gefäßspasmen an den Fingern zu Spasmen an den Koronargefäßen (**Prinzmetal-Angina**) und/oder zur Rechtsherzinsuffizienz (infolge **Cor pulmonale** bei **pulmonalarterieller Hypertonie**) kommen. Eine Linksherzhypertrophie weist auf einen **renalen Hypertonus** hin, der bei Nierenbeteiligung auftreten kann. Durch zahllose Mikroinfarkte ist die Entwicklung einer **Niereninsuffizienz** möglich. Gefürchtet ist die renale Krise, die durch höher dosierte Glukokortikoidtherapie ausgelöst werden kann (Prednison möglichst nicht über 15 mg/d dosieren). Der Nierenbefall ist neben der pulmonalarteriellen Hypertonie maßgeblich an der Morbidität und Mortalität der PSS beteiligt.

Diagnostik: Entscheidendes **Frühsymptom** ist das **Raynaud-Phänomen.** Die äußerlichen Veränderungen der fortgeschrittenen PSS sind bereits beim bloßen Anblick unverkennbar. Ansonsten lassen sich bei der körperlichen Untersuchung ggf. Hinweise auf eine Organbeteiligung finden (z. B. knisternde Atemgeräusche, Herzrhythmusstörungen, erhöhter Blutdruck).

▶ **Merke.** Eine sehr einfache und harmlose Hilfe ist die Betrachtung der Nagelfalzkapillaren mit einem Lupenmikroskop. Hier finden sich typischerweise bereits in der Frühphase Kaliberschwankungen, im weiteren Verlauf korkenzieherartige Verdrehungen und die pathognomonischen Megakapillaren. Im Verlauf kommt es zu einer Rarefizierung der Kapillaren bis hin zu avaskulären Feldern.

Allgemeine **Labor**untersuchungen sind ohne große Abweichungen. Die mäßige BSG-Beschleunigung und CRP-Erhöhung sowie die Vermehrung der α_2-Globuline sind Ausdruck des generalisierten entzündlichen Geschehens. Dem Nachweis von **Autoantikörpern** kommt große diagnostische und prognostische Bedeutung zu, die Differenzierung der ANA ist wichtig. **ANA** finden sich zu über 90 % bei PSS. Etwa 40 % der Patienten mit diffuser Sklerodermie weisen in ihrem Serum die prognostisch ungünstigen Autoantikörper gegen eine Topoisomerase auf (**Anti-Topoisomerase-Antikörper, anti-Scl-70**). Anti-RNA-Polymerase-Antikörper sind mit schwerer Haut- und Nierenbeteiligung assoziert. Bei der limitierten PSS kommen in nahezu 75 % Antikörper gegen das Zentromer vor (**Anti-Zentromer-Antikörper**). **Rheumafaktoren** (Antikörper gegen den Fc-Teil eigener IgG) kommen bei voll ausgebildeter Erkrankung in etwa 30 % vor, haben jedoch wegen fehlender Krankheitsspezifität kaum diagnostische Bedeutung. **Antikörper gegen PM-Scl** und **U1-RNP** weisen auf ein Überlappungssyndrom zur Polymyositis hin, das bei ungefähr jedem 10. PSS-Patienten gefunden wird.

Apparative Untersuchungen können den körperlichen Untersuchungsbefund bestätigen oder unerkannte Veränderungen aufdecken. **Röntgenuntersuchungen** der Hände zeigen die typischen Akroosteolysen und Kalkablagerungen (auch im Ultraschall erkennbar) sowie eine **Spindelform** der **Endphalangen,** die wie „abgelutscht" wirken. Das Thoraxbild zeigt ggf. eine Lungenfibrose. Im **HR-CT** lässt sich die Lungenbeteiligung in Form von Milchglasinfiltraten (Alveolitis) oder einer Gerüstfibrose sehr sensitiv darstellen. Regelmäßige echokardiografische Kontrollen sind zum frühzeitigen Erkennen der pulmonalarteriellen Hypertonie wichtig, die dann mittels Rechtsherzkatheter bestätigt wird. Die Durchführung eines Ösophagusbreischlucks oder einer Ösophagusmanometrie dient dem Nachweis einer Motilitätsstörung der Speiseröhre; im Spätstadium zeigt sich radiologisch der Aspekt des starren „Ofenrohrs" mit klaffendem ösophagogastralem Sphinkter.

3.3 Progressiv-systemische Sklerose (PSS)

Die **Lungenfunktion** zeigt bei Lungenfibrose eine restriktive Ventilationsstörung mit erniedrigter Vitalkapazität. Sensitiver ist die Bestimmung der CO-Diffusionskapazität. Zur **Aktivitätsbeurteilung** werden die allgemeinen Entzündungsparameter sowie die Konzentration des löslichen IL-2-Rezeptors herangezogen.

Bei unklarer Diagnose kann eine feingewebliche Untersuchung von Biopsiematerial der Haut und Gefäße weiterhelfen. **Histologisch** finden sich in der Haut Ansammlungen von Lymphozyten in den tieferen Schichten und eine Vermehrung von Kollagen infolge eines erhöhten Gehalts an Protokollagen bei gesteigerter **Kollagensynthese**. Ein Schlüsselbefund sind auch **Veränderungen an den Gefäßen** (besonders die kleinen Blutgefäße hyalinisieren und veröden).

Differenzialdiagnosen: Neben anderen Kollagenosen und Überlappungssyndromen muss insbesondere im Frühstadium das **primäre Raynaud-Phänomen** abgegrenzt werden. Auch bei der **eosinophilen Fasziitis** kommt es zu Schwellungen der proximalen Extremitäten, Hände und Füße sind allerdings nicht befallen. Der Befund reicht bis in den Faszienbereich hinein. Die **zirkumskripte Sklerodermie** (Morphea) befällt ausschließlich die Haut in Form umschriebener Veränderungen (lilafarbene Ringe). Die Hände sind nicht betroffen. Die seltene **nephrogene systemische Fibrose** kann nach der Applikation gadoliniumhaltiger MR-Kontrastmittel bei höhergradiger Niereninsuffizienz auftreten.

Therapie: Befriedigende Behandlungskonzepte der PSS sind nicht bekannt. Eine kausale Therapie ist nicht möglich, die Behandlung erfolgt symptomatisch. Das Raynaud-Phänomen kann gut mit **gefäßerweiternden Substanzen** therapiert werden (Kalziumantagonisten, ACE-Hemmer oder Nitrogabe). Bei akralen Nekrosen kommen Infusionen mit Prostaglandin-E2-Analoga zum Einsatz, zur Rezidivprophylaxe haben sich Endothelin-Rezeptorantagonisten bewährt. In Phasen hoher Entzündungsaktivität (v. a. ödematöse Frühphase) sind **Glukokortikoide** hilfreich, wobei wegen der Gefahr renaler Krisen möglichst nicht mehr als 15 mg Prednison täglich gegeben werden sollten.

Bei einem Übergreifen der PSS auf Viszeralorgane mit erkennbarer Funktionsstörung (v. a. von Lunge, Herz und Niere) ist eine **immunsuppressive Pharmakotherapie** indiziert (MTX, Azathioprin, Mycophenolat-Mofetil), auch wenn eine lebensverlängernde Wirkung bisher nicht erwiesen ist. Die Cyclophosphamidpulstherapie (S. 1369) hat sich bei Vorliegen einer fibrosierenden Alveolitis bewährt (Details zu den Medikamenten s. Tab. N-2.6, S. 1353). Eine pulmonalarterielle Hypertonie muss frühzeitig mit **Endothelin-Rezeptorantagonisten** (z. B. Bosentan) oder/und Phosphodiesterase-5-Hemmern (z. B. Sildenafil, Tadalafil) behandelt werden, was die Lebensqualität und Überlebensdauer entscheidend verbessert. Bei arterieller, insbesondere renaler Hypertonie haben sich die nephroprotektiven **ACE-Hemmer** oder **Angiotensin-Rezeptorantagonisten** bewährt. Störungen im Bereich des GIT lassen sich mit Säureblockern (bei Refluxsymptomatik) und ggf. Prokinetika behandeln.

In rasch progredienten, therapierefraktären Fällen bietet eine Hochdosis-Chemotherapie mit autologer Stammzelltransplantation, die noch im Rahmen von Studien evaluiert wird, Aussicht auf eine Remission. Die Stammzelltransplantation sollte frühzeitig (d. h. vor wesentlichen Organkomplikationen) erfolgen, da die Letalität sonst deutlich zunimmt.

Wichtig sind **Allgemeinmaßnahmen:** Bei ausgeprägter Raynaud-Symptomatik **Schutz vor Kälte** durch geeignete Kleidung und vorsichtige Infrarot-A-Wärmetherapie. **Bewegungsübungen** beugen einer Atrophie und Kontraktur der Muskulatur vor. Ausgedehnte **Massagen** im Sinne der Lymphdränage vermögen im 2. Stadium die Hautsituation zu bessern. **Operativ** können Kontrakturen gelöst und Fehlstellungen korrigiert werden. Auch eine Abtragung der Kalkeinlagerung kommt in Betracht. Eine Sonderstellung unter den operativen Eingriffen nimmt die Sympathektomie ein; sie vermag für einige Monate die Raynaud-Symptomatik zu lindern.

Prognose: Die Erkrankung hat einen **chronisch progredienten** Verlauf. Unbehandelt, aber auch unter Therapie, kann es binnen weniger Jahre zu multiplen Organveränderungen kommen, sodass deren Funktionsreserven eingeschränkt sind. Zumeist wird das Leben vonseiten der Lunge und Niere sowie als Folge der pulmonalarteriellen Hpyertonie terminiert. Die limitierte Form hat eine deutlich bessere Prognose, da sie langsamer progredient und meist ohne wesentliche viszerale Organbetei-

---

Die **Lungenfunktion** zeigt eine restriktive Ventilationsstörung. Sensitiver ist die Bestimmung der CO-Diffusionskapazität.

Bei unklarer Diagnose helfen **histologische Untersuchungen.** In der Haut zeigen sich Ansammlungen von Lymphozyten und eine **Vermehrung von Kollagen.** Ein Schlüsselbefund sind **Veränderungen an den Gefäßen,** die schließlich veröden.

Differenzialdiagnosen: andere Kollagenosen, Überlappungssyndrome, **primäres Raynaud-Phänomen, eosinophile Fasziitis, zirkumskripte Sklerodermie** (Morphea), **nephrogene systemische Fibrose** (selten).

Therapie: Die Behandlung erfolgt symptomatisch, es gibt keine kausale Therapie. Gegen das Raynaud-Phänomen helfen **gefäßerweiternde Substanzen** (z. B. Kalziumantagonisten, ACE-Hemmer oder Nitrogabe), bei akuter Entzündung **Glukokortikoide** in niedriger Dosierung (Cave: renale Krise).

Bei PSS mit Organbeteiligung werden **Immunsuppressiva** (Cyclophosphamid, MTX, Azathioprin, Mycophenolat-Mofetil) eingesetzt (s. auch Tab. N-2.6, S. 1353). Bei pulmonalarterieller Hypertonie bzw. Cor pulmonale sind **Endothelin-Rezeptorantagonisten** oder/und Phosphodiesterase-5-Hemmer, bei arterieller, insbesondere renaler Hypertonie sind **ACE-Hemmer** oder **Angiotensin-Rezeptorantagonisten** indiziert.
Die häufige gastroösophageale Refluxsymptomatik wird mit Säureblockern behandelt.

Allgemeinmaßnahmen umfassen **Kälteschutz** und vorsichtige Infrarot-A-Wärmetherapie bei ausgeprägter Raynaud-Symptomatik, **Bewegungsübungen, Massagen** im Sinne der Lymphdränage. Operative Korrekturen sind bei Kontrakturen und Fehlstellungen angezeigt.

Prognose: Der Verlauf ist **chronisch progredient** und kann aufgrund der Lungen- und Nierenveränderungen sowie der pulmonalarteriellen Hypertonie tödlich enden. Die limitiert-kutane Form hat eine bessere Prognose, da sie langsamer fortschreitet und seltener viszerale Organe befällt, lediglich die pulmonalarterielle Hypertonie ist relativ häufig.

▶ Klinischer Fall.

▶ **Klinischer Fall.** Eine Frau im mittleren Lebensalter sucht den Arzt wegen diffuser Beschwerden, vorzugsweise an Händen und Unterarmen, auf. Äußerlich sind bislang keine Veränderungen erkennbar. Bei der Erhebung der Vorgeschichte berichtet die Patientin von einer auffallenden Kälteempfindlichkeit seit mehreren Jahren, die sich auch bei Aufregung einstellen würde. Stets laufen die Finger blass bis bläulich an und „sterben ab". Wiedererwärmung führt zur raschen Rückbildung der beschriebenen Symptome. Andere Areale wie Nase, Kinn oder Zehen sind nicht betroffen.

Weiteres eingehendes Befragen erbringt einen allgemeinen Abfall der Leistungsfähigkeit. Dies ist bei der Arbeit im landwirtschaftlichen Betrieb aufgefallen. Pigmentveränderungen an den Händen und im Gesicht sind dem Einfluss von Wind und Wetter zugeschrieben worden; dies gilt auch für die kleinen, deutlich erkennbaren Äderchen in der Gesichtshaut. Die harte Arbeit habe neuerdings auch zu Verletzungen an den Fingerkuppen geführt. Fieber, Lymphknotenschwellung, Magen-Darm-Störungen, Gewichtsverlust u. a. m. werden verneint. Bei der Untersuchung sind die Finger verdickt. An den Kuppen finden sich kleinste Ulzera. Das Gesicht zeigt zahlreiche Teleangiektasien, der Mund ein radiäres Faltenrelief. Er lässt sich nur eingeschränkt öffnen. Das Zungenbändchen ist verkürzt und verdickt. Der Auskultationsbefund ist ebenso wie der neurologische Status ohne grobe Auffälligkeiten.

Apparativ lassen sich eine geringfügige Einschränkung der Lungenfunktion mit restriktiver Komponente und ein verzögerter Transport des Kontrastmittels beim Breischluck nachweisen. Im Röntgenbild bietet das Skelettsystem angedeutet einen Substanzverlust an den Fingerkuppen. Die übrigen Organfunktionen, etwa der Leber und Nieren, liegen im Normbereich. Das klinische Labor bietet eine mittelgradige BSG-Beschleunigung (40/70 mm n. W.) bei geringgradiger Anämie, ansonsten unauffällige Werte. Rheumafaktoren fehlen, antinukleäre Faktoren sind grenzwertig nachweisbar. Kapillarmikroskopisch zeigen sich vereinzelte Megakapillaren.

Therapeutisch wird zunächst neben Kälteschutz – insbesondere bei Regen und Wind – eine vorsichtige gefäßerweiternde Maßnahme (z. B. Nitrendipin) empfohlen. Daraufhin bessert sich die Symptomatik. Die Patientin kommt fortan zu regelmäßigen Kontrollen einschließlich Rechtsherzechokardiografie.

3.4 Sjögren-Syndrom

3.4 Sjögren-Syndrom

▶ **Definition.**

▶ **Definition.** Chronisch-entzündliche Erkrankung der exokrinen Drüsen, insbesondere der Tränen- und Speicheldrüsen.

Epidemiologie: Die Prävalenz liegt bei ca. 0,2 %. Die Erkrankung betrifft Frauen deutlich häufiger als Männer (9 : 1).

Ätiopathogenese: Es gibt 2 Formen:
- **Primäres Sjögren-Syndrom:** Ursache unbekannt, Assoziation mit HLA-DR2 und -DR3
- **Sekundäres Sjögren-Syndrom:** im Rahmen anderer Kollagenosen, einer rheumatoiden Arthritis, einer primär biliären Zirrhose oder einer Hepatitis C.

Epidemiologie: Das Sjögren-Syndrom ist mit einer Prävalenz von ca. 0,2 % eine häufige Autoimmunopathie, Frauen dominieren (w : m = 9 : 1).

Ätiopathogenese: Es werden 2 Formen unterschieden:
- **Primäres Sjögren-Syndrom:** Die Ursache ist unbekannt, möglicherweise spielen Coxsackie-Viren eine Rolle. Eine Assoziation mit den HLA-Merkmalen DR2 und DR3 weist auf eine genetische Komponente und eine Bedeutung von T-Zellen hin.
- **Sekundäres Sjögren-Syndrom:** Dies entsteht im Rahmen anderer Kollagenosen („Overlap-Syndrom"), einer rheumatoiden Arthritis, einer primär biliären Zirrhose oder einer chronischen Hepatitis B oder C.

Es kommt zu einer lymphozytären Infiltration und Zerstörung der betroffenen Drüsen. Auch extraglanduläre Organe wie Nieren, Lunge und Muskulatur können hiervon betroffen sein, bleiben allerdings in der Regel asymptomatisch. Die Hypergammaglobulinämie korrespondiert mit Immunkomplexen, die wiederum an der Entstehung der häufigen sekundären Vaskulitis beteiligt sind.

Klinik: Hauptsymptome sind **Xerostomie** und Xerophthalmie (= **Sicca-Syndrom**). Sekundär kommt es zur **Keratoconjunctivitis sicca**. Als weitere Symptome finden sich Heiserkeit, Husten, chronische Bronchitis und **Gelenkentzündung**. Polyneuropathie, Myositis und/oder Purpura sind Folge einer sekundären Vaskulitis. Ca. 6 % entwickeln später ein **malignes Lymphom**.

Klinik: Leitsymptome sind die **Xerostomie** und **Xerophthalmie** (= **Sicca-Syndrom**). Aus der fehlenden Produktion von Flüssigkeit folgt sekundär eine Reizung der Hornhaut und der Bindehaut (**Keratoconjunctivitis sicca**). Werden Nase, Trachea, Pharynx und Bronchien in den Prozess einbezogen, kann es zu Heiserkeit, Husten und chronischer Bronchitis kommen. Bei Befall der Genitalorgane können die Patienten unter Störungen der Sexualfunktion leiden. Bei der Mehrheit der Patienten ist diese Symptomatik kombiniert mit einer der RA ähnlichen **Gelenkentzündung**. Im Rahmen der recht häufigen **sekundären Vaskulitis** kann es zu Polyneuropathie, Myositis und/oder Purpura kommen. Eher selten ist eine Mitbeteiligung der inneren Organe mit Entwicklung einer interstitiellen Nephritis, Pankreatitis, Pneumonitis oder primär biliären Zirrhose. Etwa 6 % der Patienten entwickeln im späteren Leben ein **malignes Lymphom**, wohl begünstigt durch die anhaltende Lymphozytenaktivierung.

Diagnostik: Mithilfe des **Schirmer-Tests** kann eine verminderte Tränensekretion (< 5 mm/5 min) nachgewiesen werden; eine **Spaltlampenuntersuchung** zeigt das Vorliegen einer Keratoconjunctivitis sicca. Die **szintigrafische Untersuchung der Speicheldrüse** mit ^{99m}Tc-Pertechnetat kann die verminderte Speichelsekretion belegen. Die Diagnostik stützt sich insbesondere auf den Nachweis lokaler Veränderungen, sodass in jedem Fall eine **Biopsie der Speicheldrüsen** erfolgen sollte (fokale Sialadenitis). Im **Labor** zeigt sich typischerweise eine polyklonale Hypergammaglobulinämie, eine erhöhte BSG, positive ANA (50–80 %) sowie evtl. eine Anämie, Leukopenie und selten Thrombozytopenie. Serologische Leitbefunde sind Autoantikörper, und zwar zum einen gegen die extrahierbaren nukleären Antigene (ENA: **SS-A/Ro und SS-B/La**), zum anderen gegen das **Epithel der Speicheldrüsenausführungsgänge**. Bei 50–80 % fallen Rheumafaktoren auf. Im Hinblick auf die Lymphomentwicklung muss u. a. auf das Auftreten einer **monoklonalen Hypergammaglobulinämie** geachtet werden.

Diagnostik: Der **Schirmer-Test** zeigt eine verminderte Tränensekretion an. Zur Diagnosesicherung sollte eine **Biopsie der Speicheldrüsen** durchgeführt werden. Im Labor finden sich eine Hypergammaglobulinämie, erhöhte BSG, positive ANA sowie evtl. Anämie, Leukopenie und selten Thrombozytopenie. Serologische Leitbefunde sind Autoantikörper gegen zytoplasmatische Proteine (**SS-A und SS-B**) sowie gegen das **Epithel der Speicheldrüsenausführungsgänge**. Rheumafaktoren sind in 50–80 % nachweisbar.

▶ **Merke.** Ein **primäres** Sjögren-Syndrom gilt als bewiesen, wenn neben einer Keratoconjunctivitis sicca ein positiver Biopsiebefund (fokale Sialadenitis mit Lymphozyteninfiltration) nachzuweisen ist. Beim **sekundären** Sjögren-Syndrom wird außerdem der Nachweis einer auslösenden Grunderkrankung (z. B. Kollagenose, RA, primär biliäre Zirrhose, chronische Virushepatitis) gefordert.

▶ **Merke.**

Therapie: Im Vordergrund steht eine symptomatische Therapie des Sicca-Syndroms mithilfe **künstlicher Tränen- oder Speichelflüssigkeit**, Kaugummi kauen und hoher Flüssigkeitsaufnahme (möglichst zuckerfrei). Bei starken Beschwerden kann der Einsatz von Bromhexin oder Pilocarpin (Cholinergikum) zur Steigerung der Tränen- und Speichelsekretion gerechtfertigt sein. Arthritiden werden entsprechend dem Therapieregime der RA mit NSAR, ggf. in Kombination mit Hydroxychloroquin/Chloroquin behandelt, wodurch oft auch die Speichelsekretion gesteigert wird (Details zu den Medikamenten s. Tab. **N-2.6**, S. 1353). Bei Entwicklung einer sekundären Vaskulitis bzw. weiteren viszeralen Organschäden ist eine immunsuppressive Therapie indiziert.

Therapie: Zur Linderung der Symptome **helfen künstliche Tränen- oder Speichelflüssigkeit** und reichliche Flüssigkeitsaufnahme. Speichel- und Tränensekretion können durch Cholinergika gesteigert werden. Gegen Gelenkschmerzen bei Sjögren-Syndrom hilft oft Hydroxychloroquin/Chloroquin, das auch die Speichelsekretion steigern kann (s. Tab. **N-2.6**, S. 1353).

Prognose: Das primäre Sjögren-Syndrom hat eine gute Prognose, auf die Lymphomentwicklung muss allerdings geachtet werden; die Prognose der sekundären Form wird im Wesentlichen durch die begleitende Grunderkrankung und die sekundäre Vaskulitis bestimmt.

Prognose: Die des primären Sjögren-Syndroms ist gut, die des sekundären Sjögren-Syndroms hängt von den Begleitveränderungen ab. Lymphomrisiko deutlich erhöht.

3.5 Polymyositis (PM) und Dermatomyositis (DM)

3.5 Polymyositis (PM) und Dermatomyositis (DM)

▶ **Definition.** Es handelt sich um eine chronisch-entzündliche Erkrankung der quergestreiften Muskulatur (PM), die teilweise von einer Entzündungsreaktion der Haut (DM) begleitet wird.

▶ **Definition.**

Epidemiologie: Selten; die alleinige PM ist häufiger als die DM. Frauen sind doppelt so häufig betroffen wie Männer; der Manifestationsgipfel liegt im Alter von 50–60 Jahren. Bei einigen Patienten beginnt die Erkrankung bereits im Kindesalter (< 20 %); in diesen Fällen überwiegt die DM.

Epidemiologie: Selten. Frauen sind doppelt so häufig betroffen; Hauptmanifestationsalter: 50–60 Jahre.

Ätiopathogenese: Die Ursache der Erkrankung ist unbekannt. Auch die Natur der Zerstörung ist letztlich nicht geklärt, wenngleich Immunreaktionen (Nachweis von Autoantikörpern und T-Zell-Infiltraten) beteiligt sein dürften. Ein weiteres Argument ist die überzufällige Verknüpfung mit anderen Immunkrankheiten systemischer Natur wie Sklerodermie, LE oder chronische Polyarthritis.
Es werden verschiedene Varianten unterschieden: Neben einer **idiopathischen Poly- bzw. Dermatomyositis** kann die DM oder PM in Assoziation zu anderen definierten Immunopathien (**„Overlap-Syndrom"** (S. 1378)) auftreten. Bei Erwachsenen können DM oder PM als **paraneoplastisches Syndrom** eines zugrunde liegenden Tumors auftreten. Eine Sonderform ist das sog. **Anti-Synthetase-Antikörper-Syndrom**, am häufigsten als **Anti-Jo-1-Syndrom** mit typischen Antikörpern gegen die Histidyl-Transfer-RNA-Synthetase, seltener sind Antikörper gegen andere Transfer-RNA-Synthetasen (z. B. anti-PL 7, anti-PL 12, anti-KS).

Ätiopathogenese: Die Ursache ist unbekannt. Immunreaktionen (Nachweis von Autoantikörpern) scheinen eine Rolle zu spielen.

Neben **idiopathischen Formen** können DM und PM zusammen mit anderen Immunopathien (**„Overlap-Syndrom"** (S. 1378)) auftreten. Eine Assoziation mit **Neoplasien** ist möglich, besonders bei DM.

Klinik: Die Beschwerden beginnen schleichend mit proximal betonter **Muskelschwäche**, hinzu kommen oft muskelkaterartige Schmerzen.

Die Erkrankung befällt in der Regel den **proximalen Anteil der Extremitäten**. Beteiligung der **Hals- und Schlundmuskulatur** führt zu Dysphagie und Dysphonie. Auch die Atmung kann behindert sein.

Ein Drittel der Patienten weist **Hauterscheinungen**, v. a. **im Gesicht** (periorbital), auf. Es handelt sich überwiegend um lilafarbene ödematöse Erytheme. Auch eine Hypomimie („traurige Fazies") ist typisch.

Insbesondere bei Kindern finden sich **Kalkablagerungen in der Haut** mit Neigung zur Exulzeration sowie eine **Vaskulitis**.

Beteiligung der Organe und Gefäße ist möglich. Es kommt zu **Vaskulitiden** und Raynaud-Syndrom. Schluckstörungen deuten auf eine Ösophagusbeteiligung, Rhythmusstörungen auf eine **Beteiligung des Herzens (Myokarditis)** hin. Die PM bzw. DM kann auch mit einer **nichterosiven** Polyarthritis assoziiert sein.

▶ Merke.

In ca. 20 % der Fälle sind die PM und besonders die DM mit einer Neoplasie assoziiert. Besonders hervorzuheben sind dabei **Ovarialkarzinome** sowie **Malignome des Intestinal- und Respirationstraktes** und der **Mamma**.

▶ Merke.

Diagnostik: **Leitbefund** ist die **seitengleiche proximale Muskelschwäche**.

Das Labor zeigt neben unspezifischen Entzündungszeichen **erhöhte Werte der Muskelenzyme** im Serum (CK, GOT, Aldolase und LDH), ebenso ist das Myoglobin im Serum erhöht. Insbesondere die **CPK** kann bis auf das 100-fache der Norm ansteigen.

Klinik: Meist beginnen die Beschwerden schleichend als proximal betonte **Muskelschwäche (Leitsymptom!)**. Manche Patienten geben vorausgehende Episoden mit grippalem Charakter, Raynaud-Phänomen, Muskel- oder Gelenkbeschwerden an.

Die Erkrankung befällt in der Regel den **proximalen Anteil der oberen und unteren Extremitäten**. Sie äußert sich in Schwierigkeiten beim raschen Gehen, Treppensteigen und beim Erheben aus sitzender Haltung. Es bereitet überdurchschnittliche Mühe, Gegenstände zu tragen oder auch nur die Arme etwa zum Kämmen zu heben. Typisch ist eine Beteiligung der **Hals- und Schlundmuskulatur**, sodass das Aufrechthalten des Kopfes, Schlucken und Lautgebung nicht mehr möglich sind und die Atmung behindert ist. Treten Myalgien auf (ca. 60 %), werden diese von den Patienten häufig als „muskelkaterähnliche Schmerzen" beschrieben.

Etwa ⅓ der Patienten hat gleichzeitig **Hauterscheinungen**. Am häufigsten kommt es zu Veränderungen **im Gesicht** (v. a. Stirn, Wangen, Nasenrücken, Augenlider; typische „traurige Fazies"). Es handelt sich überwiegend um lilafarbige, großflächige Exantheme, die nur im floriden Stadium zu tastbaren Veränderungen mit Ödem, Verhärtung und Papeln führen. Juckreiz liegt selten vor. Erythematöse Plaques finden sich über den Fingerknöcheln („**Gottron-Zeichen**"). Hauterscheinungen und Muskelentzündung korrelieren nicht miteinander.

Einige Symptome lassen sich v. a. bei Kindern nachweisen. Hierzu gehören die flächenhaften, palpablen **Kalkablagerungen in der Haut**, die zu Exulzerationen führen können, sowie die Entwicklung einer sekundären **Vaskulitis**.

Nicht selten kommt es zur Organbeteiligung. Etwa 40 % der Patienten leiden an einer **nicht erosiven** Polyarthritis. Weiterhin imponieren Erscheinungen, die einer **Vaskulopathie** gleichen. Die harmlose Variante ist ein Raynaud-Syndrom. Schluckstörungen weisen auf eine Beteiligung des Ösophagus hin (Gefahr einer Aspirationspneumonie). Bei etwa ⅓ der Patienten kommt es zur **Beteiligung des Herzens (Myokarditis)**, die sich als Tachykardie und Arrhythmie manifestiert. Die Dunkelziffer ist jedoch sehr hoch; möglicherweise ist sogar bei allen Patienten das Herz, wenn auch in inapparenter Weise, beteiligt. Hierfür sprechen die ohne jeden vorherigen Hinweis eintretenden **plötzlichen Todesfälle** und Blutbefunde (CK-MB-Erhöhung). Seltener ist die Lunge in Form einer Alveolitis betroffen (ca. 10 %).

▶ Merke. Bei Patienten mit dem Anti-Synthetase-Syndrom (oft Jo-1-Antikörpersyndrom) kommt es typischerweise zu Fieber, Myositis, Raynaud-Syndrom, interstitieller Lungenerkrankung mit Lungenfibrose und oft symmetrischer, nicht erosiver Polyarthritis sowie „Mechaniker-Händen".

Bei etwa 20 % der Patienten sind die PM und besonders die DM mit einem malignen Tumor vergesellschaftet. Letztlich sind **sämtliche Formen bösartiger Erkrankungen** beobachtet worden, besonders hervorzuheben sind **Malignome des Intestinal- und Respirationstraktes**, der **Mamma** und der **Ovarien**. Die Behandlung des Tumors führt bei diesen Patienten auch zu einer Rückbildung der Dermato- und Polymyositis; eine völlige Ausheilung tritt dabei allerdings selten ein. Bemerkenswert sind darüber hinaus die Fälle, bei welchen ein erneuter Beginn der Muskelerkrankung zugleich Hinweis auf ein Tumorrezidiv ist.

▶ Merke. Bei etwa 20 % der Patienten ist das Auftreten der **DM**, seltener der PM, mit einem **malignen Tumor** assoziiert. Der Tumor kann vor, gleichzeitig mit oder erst im Verlauf der Myositis manifest werden.

Diagnostik: Die Diagnose kann nur aus der gemeinsamen Bewertung klinisch und apparativ erhobener Befunde gestellt werden. **Schlüsselbefund** ist die **seitengleiche proximale Muskelschwäche**.

Bei den **Laboruntersuchungen** fallen unspezifische, entzündungsbedingte, wenig ausgeprägte Veränderungen auf (z. B. BSG↑). Hinzu kommt eine mäßige Anämie. Wertvoll sind die Bestimmung der **Muskelenzyme im Serum** (CK, GOT, Aldolase und LDH). Von ihnen ist die **CPK** das wertvollste Kriterium, da sie in Phasen der Aktivität bis zum 100-fachen des Normalwertes ansteigt. Dieser Parameter kann auch gut für die Bewertung der Therapie herangezogen werden. Die CPK ist allerdings bei Patienten weniger markant erhöht, wenn sie bereits eine Muskelatrophie aufweisen. Das Myoglobin im Serum ist ebenso spezifisch und sensitiv wie die CPK.

Immunologische Befunde zeigen sich bei mehr als der Hälfte der Patienten. Myositisassoziierte Autoantikörper sind Autoantikörper gegen Aminoacyl-Transfer-RNA-Synthetasen, besonders die **Histidyl-Transfer-RNA-Synthetase** (Anti-Jo-1-Antikörper, beim Anti-Synthetase-Syndrom), Antikörper gegen das **Antigen PM-Scl** (v. a. bei Overlap-Syndrom) **und Mi-2-Autoantikörper.** Antikörpertiter und Krankheitsaktivität korrelieren nicht.

Mit der **Elektromyografie** (EMG) lassen sich myopathische Veränderungen (z. B. eine frühe Rekrutierung motorischer Einheiten mit vollem Interferenzmuster bei nur leichter Muskelanspannung) und Denervierungszeichen (z. B. Fibrillationen) nachweisen. In der **Muskel-MRT** mit Kontrastmittel erkennt man ödematöse Veränderungen im Bereich des betroffenen Muskels als Entzündungskorrelat, was die gezielte Biopsie ermöglicht.

Die **Histologie** liefert den **entscheidenden diagnostischen Beitrag.** Für eine zuverlässige Beurteilung ist der Entnahmeort der Biopsie von Bedeutung. Er soll aus schmerzhaften Arealen und vorzugsweise im proximalen Anteil der Muskulatur erfolgen (Muskel-MRT kann bei der Lokalisation helfen). Es zeigen sich eine **Anhäufung mononukleärer Zellen** und eine **Degeneration der Muskelfasern** als Kriterien einer destruktiven Entzündung. Allerdings bietet jedes 10. Gewebepartikel normale Strukturen, ein Hinweis auf lokal unterschiedlich ausgeprägte Prozesse trotz des generalisierten Charakters der PM. Bei der PM finden sich immunhistochemisch intrafaszikuläre Infiltrate mit vorwiegend CD 8$^+$-T-Zellen, während bei der DM perifaszikuläre und perivaskuläre Infiltrate mit CD 4$^+$-T-Zellen sowie B-Zellen dominieren. Steht die Diagnose, muss auf jeden Fall das Vorliegen eines malignen Tumors ausgeschlossen werden, besonders bei der DM.

Differenzialdiagnosen: s. Tab. **N-3.6.**

In der **Immundiagnostik** finden sich Autoantikörper gegen die Aminoacyl-Transfer-RNA-Synthetasen, zumeist die **Histidyl-Transfer-RNA-Synthetase** (Anti-Jo-1-Antikörper), Antikörper gegen das **Antigen PM-Scl** und **Mi-2-Autoantikörper.**

Das **EMG** zeigt ein myopathisches Muster; die **KM-MRT** lokalisiert entzündete Muskulatur, die gezielt biopsiert wird.

Die **Histologie** kann die Diagnose sichern. Sie zeigt eine **Anhäufung mononukleärer Zellen** und eine **Degeneration der Muskelfasern** als Zeichen einer destruktiven Entzündung.

Differenzialdiagnosen: s. Tab. **N-3.6.**

N-3.6 Differenzialdiagnosen der Poly- und Dermatomyositis

Differenzialdiagnose	Beispiele	wegweisende Diagnostik
infektiöse Myositis	Coxsackie-Viren, Trichinen, Toxoplasmose	Serologie, Biopsie
medikamentöse Myositis	Cholesterinsynthesehemmer, Steroide, Chloroquin	Anamnese
metabolische Myositis	▪ Morbus Cushing ▪ Morbus Addison ▪ Hyper-/Hypothyreose	Hormonbestimmung
neuromuskuläre Erkrankungen	▪ Muskeldystrophien ▪ Myasthenia gravis	▪ EMG ▪ Autoantikörper gegen Azetylcholin-Rezeptor, EMG
andere rheumatologische Erkrankungen	Polymyalgia rheumatica sekundäre Vaskulitis	▪ stark beschleunigte BSG, normale CK ▪ spezifische Autoantikörper

klinischer Befund bei PM: ausgeprägte Muskelatrophie

integrierte Abbildung aus: Baenkler, H. W. et al.: Kurzlehrbuch Innere Medizin. Thieme; 2010

Therapie: Therapeutika der Wahl sind **Glukokortikoide**. Im Schnitt müssen 80–100 mg Prednisolon pro Tag verabreicht werden. Eine Dosisreduktion darf erst bei Besserung der Symptome erfolgen, was gelegentlich mehrere Wochen dauern kann. Da Steroide muskelkatabol wirken, ist meist eine steroideinsparende **immunsuppressive Therapie** (**MTX, Azathioprin**, evtl. Ciclosporin A oder Tacrolimus) erforderlich. Bei vaskulitischem Charakter sind Alkylanzien (Cyclophosphamid) effizienter als Antimetaboliten (Details zu den Medikamenten, s. Tab. N-2.6, S. 1353). Es bedarf strikter Antikonzeption. Bei **therapierefraktärem Verlauf** sind eine hoch dosierte intravenöse **Immunglobulin-Behandlung** und **Plasmapherese** zu erwägen. Auch Mycophenolat und B-Zell-Depletion mit Rituximab wurden bei sonst refraktären Verläufen erfolgreich eingesetzt. Der **Therapieerfolg** wird ablesbar an der Besserung der Symptome, der Elektrophysiologie und dem Rückgang der Serumenzyme, wogegen die Autoantikörper länger persistieren.

Bei der **tumorassoziierten Form** steht die Behandlung der malignen Grunderkrankung im Vordergrund, hierunter kommt es in der Regel zur Besserung der DM/PM.

Therapie: Therapeutika der Wahl sind **Glukokortikoide**. Daneben ist meist eine steroideinsparende **immunsuppressive Therapie** (**MTX, Azathioprin**) erforderlich. Bei Vaskulitiden ist Cyclophosphamid indiziert (s. Tab. **N-2.6**, S. 1353). Bei Therapieresistenz ggf. hoch dosierte **Immunglobulingabe** oder **Plasmapherese.**

Bei **Assoziation mit einer Neoplasie** führt die Tumorbehandlung meist zu einer Besserung.

Weitere Maßnahmen umfassen **Übungen zur Kräftigung der Muskulatur.**

Weitere **flankierende Maßnahmen** sind **medikomechanische Übungen** bzw. Muskeltraining zur Verhütung von Schäden am Bewegungsapparat sowie Atemübungen zur Prophylaxe einer Aspirationspneumonie. Die Substitution von Kreatin erwies sich als vorteilhaft.

Prognose: Etwa 50 % der Patienten mit idiopathischer PM/DM erreichen nach 5 Jahren eine Vollremission, allerdings sind auch 20 % progredient. Haupttodesursachen sind Malignome und interkurrente Infektionen im Rahmen der immunsuppressiven Langzeittherapie.

Prognose: Ohne Behandlung nimmt die Erkrankung überwiegend einen **progredienten Verlauf**. Spontanheilungen werden selten beobachtet. Ohne die jüngst eingeführten Behandlungsformen erliegen die Patienten Infektionskrankheiten, die durch eine allgemeine Bewegungsarmut und flaches Atmen begünstigt werden. Nach 5 Jahren adäquater Therapie erreichen ca. 50 % der Patienten mit idiopathischer PM/DM eine Vollremission, allerdings sind auch 20 % progredient. Die Erkrankung verläuft bei Erwachsenen grundsätzlich rasanter als bei Kindern. Dies scheint sowohl für die DM als auch für die PM zuzutreffen. Die schlechteste Prognose haben solche Patienten, deren Muskelerkrankung im Zusammenhang mit einem unbehandelbaren Malignom steht.

3.6 Mischkollagenose, Überlappungssyndrom und undifferenzierte Kollagenose

▶ **Synonym.**

▶ **Synonym.**
Mischkollagenose: gemischte Kollagenkrankheit, MCTD = „mixed connective tissue disease", Sharp-Syndrom
Überlappungssyndrom: „Overlap-syndrom"
Undifferenzierte Kollagenose: UCTD = „undetermined connective tissue disease"

▶ **Definition.**

▶ **Definition.** Unter **Mischkollagenose (MCTD)** versteht man eine vergleichsweise gutartig verlaufende Krankheit zumeist ohne schwerwiegende Organbeteiligung, die neben einem stets vorhandenen Raynaud-Phänomen Symptome von SLE, Polymyositis, Sklerodermie und RA vereint. Der Nachweis von Antikörpern gegen U1-RNP ist für die Diagnose obligat.
Als **Überlappungssyndrom („Overlap-Syndrom")** bezeichnet man Krankheitsbilder, die Klassifikationskriterien für mehr als eine entzündlich-rheumatische Krankheit erfüllen.
Als **undifferenzierte Kollagenose** werden Krankheiten bezeichnet, die klare Zeichen einer Kollagenose zeigen und meist ANA-positiv sind, aber (noch) keiner Krankheitsentität zugeordnet werden können.

Epidemiologie: Insbesondere Frauen im mittleren Lebensalter sind betroffen.

Epidemiologie: Wie bei den Kollagenosen findet sich auch hier ein Überwiegen des weiblichen Geschlechtes mit Erstmanifestation im mittleren Lebensalter.

Ätiopathogenese: Die Ursachen sind unbekannt. Grundlage sind **Entzündungsprozesse im Gefäßsystem** (wahrscheinlich Immunkomplexerkrankung).

Ätiopathogenese: Die Ursachen dieser heterogenen Erkrankungsgruppen sind unbekannt. Grundlage sind **Entzündungsvorgänge insbesondere im Gefäßsystem.** Das Vorliegen von Autoantikörpern macht eine Immunkomplexerkrankung wahrscheinlich. Wie beim SLE kommt es zu einem ubiquitären Befall mit nahezu beliebigen Organstörungen.

Klinik: Die **Mischkollagenose** verläuft überwiegend schleichend; selten schwerwiegende Beteiligungen von Nieren, Herz, ZNS. Die häufigsten **Überlappungssyndrome** zeigen Charakteristika von SLE und RA (sog. „Rhupus") oder PM und Sklerodermie. Die **undifferenzierte Kollagenose** kann als Frühform später in eine definierte Kollagenose übergehen.

Klinik: Die **Mischkollagenose** beginnt überwiegend schleichend. Das Vollbild der Erkrankung entwickelt sich im Verlauf von Monaten oder Jahren, schwerwiegende Beteiligungen von Nieren, Herz und ZNS sind selten, ebenso foudroyant verlaufende Fälle. Dies gilt auch für Schübe, sodass ein recht gleichmäßiger Verlauf überwiegt. Die häufigsten **Überlappungssyndrome** zeigen Charakteristika von SLE und RA (sog. „Rhupus") oder PM und Sklerodermie. Die **undifferenzierte Kollagenose** kann als Frühform später in eine definierte Kollagenose übergehen.

▶ **Merke.**

▶ **Merke.** Das Vollbild der **Mischkollagenose** gleicht einer Mischung von chronischer Polyarthritis, SLE, Sklerodermie und Polymyositis. Typischerweise findet sich in fast allen Fällen eine Raynaud-Symptomatik als Frühzeichen.

3.6 Mischkollagenose, Überlappungssyndrom und undifferenzierte Kollagenose

Die Patienten mit Mischkollagenose klagen über Raynaud-Symptomatik, Müdigkeit, Schwäche und Fieber. Später kommen Muskel- und Gelenkbeschwerden hinzu. Fortgeschrittene Fälle weisen an viszeralen Symptomen Schluckbeschwerden und Atemnot auf. Vergleichsweise selten bieten sich Zeichen einer zerebralen (Kopfschmerzen) oder Nierenbeteiligung (Ödeme).

Diagnostik: Das Vollbild der **Mischkollagenose** ist wegen des Variantenreichtums schwer festzulegen. Im Frühstadium (Raynaud-Symptomatik) besteht häufig der Verdacht einer beginnenden Sklerodermie. Charakteristisch ist der Nachweis von Autoantikörpern gegen Ribonukleoprotein (**Anti-U1-RNP-Antikörper**). Bei den **Überlappungssyndromen** werden oft charkteristische Autoantikörper für die entsprechenden Kollagenosen gefunden, z. B. Anti-CCP-Antikörper zusammen mit Anti-dsDNA-Antikörpern beim „Rhupus" oder die **PM-Scl-Antikörper** beim Polymyositis-Sklerodermie-Überlappungssyndrom. Die apparative Diagnostik (z. B. Röntgen, Lungenfunktion, EKG, Myografie) trägt lediglich zur Bestandsaufnahme und Verlaufskontrolle bei, da es keine krankheitstypischen Veränderungen gibt.

Therapie: Die Behandlung der **Mischkollagenose** entspricht weitgehend der des SLE. Wegen des Raynaud-Syndroms kommen frühzeitig gefäßerweiternde Mittel zum Einsatz. Bei Beteiligung der Gelenke sind **nichtsteroidale Antiphlogistika** und **Antimalariamittel** indiziert. Viele Patienten sprechen auffallend gut auf **Glukokortikoide** bereits in geringer Dosierung an (< 10 mg Prednisolon/d). Immunsuppression (Proliferationshemmer in Kombination mit Steroiden) ist nur indiziert, wenn die übrigen Maßnahmen nicht greifen (Details zu den Medikamenten s. Tab. **N-2.6**, S. 1353). Neben der Pharmakotherapie dürfen die bewährten **flankierenden Maßnahmen** der physikalischen Therapie und der Bewegungsübungen nicht vergessen werden.
Die Therapie der **Überlappungssyndrome** orientiert sich an der des klinisch führenden Krankheitsbildes, wobei häufiger entsprechende Kombinationstherapien erforderlich werden.
Bei den **undifferenzierten Kollagenosen** genügen häufig NSAR, ggf. kombiniert mit niedrig dosierten Glukokortikoiden oder Antimalariamitteln.

Prognose: Die Prognose der **Mischkollagenose** ist angesichts der selteneren Beteiligung von Nieren, Herz und ZNS eher etwas günstiger als beim SLE, sie verläuft in der Regel langsam progredient. Bei den **Überlappungssyndromen** ist der Krankheitsverlauf je nach Ausprägung unterschiedlich. Die **undifferenzierten Kollagenosen** haben meist eine günstige Prognose, sofern sie nicht in eine definierte Kollagenose übergehen.

Klinische Symptome der Mischkollagenose sind Raynaud-Symptomatik, Schwäche, Fieber, später Muskel- und Gelenkbeschwerden; bei Viszeralbeteiligung auch Schluckstörung und Atemnot.

Diagnostik: Bei der Mischkollagenose finden sich im Labor **Anti-U1-RNP-Antikörper**. Beim Polymyositis-Sklerodermie-Überlappungssyndrom werden häufig **PM-Scl-Antikörper** nachgewiesen.

Therapie: Die Behandlung der **Mischkollagenose** entspricht weitgehend der des SLE. Wegen des Raynaud-Syndroms frühzeitiger Einsatz gefäßerweiternder Mittel, bei Beteiligung der Gelenke **NSAR** und **Antimalariamittel**. Viele Patienten sprechen gut auf **Glukokortikoide** an. Immunsuppression ist schweren Verläufen vorbehalten (s. Tab. **N-2.6**, S. 1353). Physikalische Therapie und Bewegungsübungen sind essenziell.
Die Therapie der **Überlappungssyndrome** orientiert sich an der des klinisch führenden Krankheitsbildes (ggf. Kombinationstherapien).
Bei den **undifferenzierten Kollagenosen** genügen häufig NSAR.

Prognose: Mischkollagenose: ähnlich SLE, wegen seltener Organmanifestationen eher etwas günstiger. **Überlappungssyndrome:** Verlauf je nach Ausprägung unterschiedlich. **Undifferenzierte Kollagenose:** meist gute Prognose.

© Karl Wesker / Prometheus. Thieme

4 Primäre Vaskulitiden

4.1 Grundlagen 1380
4.2 ANCA-assoziierte Vaskulitiden der kleinen Gefäße 1381
4.3 Nicht-ANCA-assoziierte Vaskulitiden der kleinen Gefäße 1386
4.4 Vaskulitiden mittelgroßer Gefäße 1389
4.5 Vaskulitiden großer Gefäße 1391
4.6 Weitere Vaskulitisformen 1394
4.7 Weitere Immunerkrankungen 1397

4.1 Grundlagen

4.1 Grundlagen

▶ Definition.

▶ **Definition.** Chronisch-entzündliche Systemerkrankung der Gefäße mit nachfolgender Schädigung der betroffenen Organe.

Epidemiologie: Primäre Vaskulitiden treten mit zunehmendem Lebensalter mehr und mehr in den Hintergrund. Ausnahme ist die Riesenzellarteriitis, die ausschließlich jenseits des 50. Lebensjahres auftritt.

Ätiopathogenese (Tab. N-4.1):
- **primäre Vaskulitiden:** Ursache unbekannt, Folge pathologischer Immunreaktionen
- **sekundäre Vaskulitiden:** z. B. bei Kollagenosen, RA, Infektionen, Tumoren, Intoxikationen, Medikamentennebenwirkung.

Ätiopathogenese: Grundsätzlich muss zwischen primären und sekundären Vaskulitiden unterschieden werden:
- **Primäre Vaskulitiden:** Die Ursache ist unbekannt, sie sind Folge verschiedener pathologischer Immunreaktionen des Körpers.
- **Sekundäre Vaskulitiden:** Sie entstehen auf dem Boden einer Grunderkrankung (z. B. Kollagenosen, RA, Infektionen, Tumoren, Intoxikationen, Medikamentennebenwirkung).

Pathogenetisch werden 4 Formen unterschieden (Tab. **N-4.1**).

≡ N-4.1 Pathogenese der Immunvaskulitis

Vaskulitistyp	diagnostische Charakteristika	Beispiele
ANCA-assoziierte Vaskulitis	• Serum: Autoantikörper gegen Neutrophile (ANCA), kein Komplementverbrauch • Histologie: allenfalls geringe Immunkomplexablagerungen am Gefäßendothel (pauciimmun)	• Morbus Wegener (Granulomatose mit Polyangiitis [GPA]; c-ANCA, anti-PR3) • mikroskopische Polyangiitis (p-ANCA, anti-MPO) • Churg-Strauss-Syndrom (in 50 % c-/p-ANCA)
immunkomplexassoziierte Vaskulitis	• Serum: Immunkomplexe, Hypergammaglobulinämie, erniedrigte Komplementkonzentration, ggf. Nachweis des auslösenden Antigens • Histologie: typische vaskuläre Ablagerungen von Immunkomplexen	• exogene Antigene (Seren, Medikamente) • Infektionen, bes. Virushepatitis (cPAN, Kryoglobulinämie) • Tumoren (Kryoglobulinämie) • Autoantigene: SLE
granulomatöse Vaskulitis	• Histologie: T-Zell-vermittelte Immunreaktion mit Nachweis von mehrkernigen Riesenzellen	• Riesenzellarteriitis • Takayasu-Arteriitis
allergische Vaskulitis	• Anamnese: Atopie • Serum: erhöhte IgE-Konzentration, Eosinophilie	• Churg-Strauss-Syndrom? • Serumkrankheit (passive Impfung)

Einteilung: s. Tab. **N-4.2**.

Einteilung: Nach einem allgemeinen Konsens (Chapel-Hill Consensus Conference) erfolgt die Einteilung der primären Vaskulitiden anhand der Größe der betroffenen Gefäße und dem Vorliegen bestimmter Antikörper (Tab. **N-4.2**).

Klinik: Charakteristisch sind unspezifische Krankheitssymptome und Entzündungszeichen. Entsprechend der Lokalisation der betroffenen Gefäße ist das Symptomenspektrum sehr variabel und reicht von vaskulitischen Hautläsionen, Organ- und Extremitäteninfarkten über Glomerulonephritis, Hämoptysen, Perimyokarditis bis zu Episkleritis, Schwindel und Schwerhörigkeit.

Klinik: Die meisten Patienten leiden unter einer B-Symptomatik mit Fieber, Abgeschlagenheit, Gewichtsverlust, Nachtschweiß. Die vaskulitische Symptomatik ist abhängig von den betroffenen Gefäßen.
- Bei den **Großgefäßvaskulitiden** stehen die Folgen eines stenotischen Verschlusses im Vordergrund.
- Vaskulitiden mit Befall der **mittleren Arterien** äußern sich häufig in Organ- und Extremitäteninfarkten, ebenfalls infolge Stenose.
- Bei den **Kleingefäßvaskulitiden** sind v. a. Auge (Episkleritis, Skleritis, Korneaulzera), vestibulokochleäres System (Schwindel, Schwerhörigkeit), Niere (Glomerulonephritis), peripheres Nervensystem (PNP), Haut (vaskulitische Läsionen, Ulkus), Lunge (Hämoptysen) und Herz (Perimyokarditis) betroffen.

N-4.2 Einteilung der primären Vaskulitiden (Chapel-Hill Consensus Conference)

Vaskulitis großer Gefäße	- Riesenzellarteriitis
	- Takayasu-Arteriitis
Vaskulitis mittelgroßer Gefäße	- klassische Panarteriitis nodosa (cPAN)
	- Kawasaki-Syndrom (nur Kindesalter)
Vaskulitis kleiner Gefäße	
- ANCA-assoziiert	- Wegner-Granulomatose (GPA)
	- mikroskopische Polyangiitis (MPA)
	- Churg-Strauss-Syndrom
- nicht-ANCA-assoziiert	- Purpura Schoenlein-Henoch
	- essenzielle Kryoglobulinämie
	- kutane leukozytoklastische Vaskulitis

Diagnostik: Die entscheidenden Charakteristika zeigt Tab. **N-4.1**. Regelmäßig lassen sich erhöhte Entzündungsparameter nachweisen. Bei der Immunkomplexvaskulitis ist insbesondere im Schub die Komplementkonzentration erniedrigt, Komplementspaltprodukte (z. B. C3d) sind erhöht und im Serum findet sich eine Hypergammaglobulinämie. Bei Kleingefäßvaskulitiden ist der ANCA-Nachweis wegweisend.

Diagnostik: s. Tab. **N-4.1**. Es finden sich erhöhte Entzündungsparameter, ggf. eine erniedrigte Komplementkonzentration sowie eine Hypergammaglobulinämie. Bei Kleingefäßvaskulitiden ist der ANCA-Nachweis wegweisend.

▶ **Merke.** Die typischen „Vaskulitis-Antikörper" sind **cANCA** (antineutrophile zytoplasmatische Antikörper mit zytoplasmatischem Fluoreszenzmuster) mit dem Zielantigen **Proteinase 3 (PR3)** und **pANCA** (antineutrophile zytoplasmatische Antikörper mit perinukleärem Fluoreszenzmuster) meist mit dem Zielantigen **Myeloperoxidase (MPO)**.

▶ **Merke.**

4.2 ANCA-assoziierte Vaskulitiden der kleinen Gefäße

4.2.1 Wegener-Granulomatose

▶ **Synonym.** Morbus Wegener, Granulomatose mit Polyangiitis (GPA)

▶ **Definition.** Granulomatöse, nekrotisierende Entzündung, beginnend im Bereich des Respirationstraktes, einhergehend mit einer nekrotisierenden Entzündung der kleinen Arterien und Kapillaren.

Epidemiologie: Die Prävalenz beträgt ca. 5/100 000 Einwohner; beide Geschlechter sind gleich häufig betroffen, der Altersgipfel liegt zwischen dem 40. und 50. Lebensjahr.

Epidemiologie: Ca. 5/100 000 Einwohner sind betroffen; Altersgipfel: 40.–50. Lebensjahr.

Ätiopathogenese: Ursache und Auslösefaktoren sind weitgehend unbekannt. Wahrscheinlich hat Staphyloccus aureus bei einem Teil der Patienten eine Triggerfunktion. Die Erkrankung beginnt mit einer granulomatösen Entzündung im Bereich des Respirationstrakts (**lokalisiertes Stadium**), die Vaskulitis entwickelt sich erst im Verlauf (**generalisiertes Stadium**). Heute wird davon ausgegangen, dass die spezifischen Autoantikörper, die sich gegen die Proteinase 3 (cANCA-PR3) richten, an der Pathogenese des Morbus Wegener beteiligt sind.

Ätiopathogenese: Ursache und Auslösefaktoren sind weitgehend unbekannt, Staphylococcus aureus dürfte z. T. als Trigger fungieren. Zu Beginn granulomatöse Entzündung im Bereich Nase/Nebenhöhlen (**lokalisiertes Stadium**), dann Entwicklung der Vaskulitis (**generalisiertes Stadium**).

Klinik: In der **Initialphase** beschränken sich die Symptome meist auf den Kopf und die oberen Luftwege (= lokalisiertes „**Kopfstadium**"). Typisch sind eine **chronische Sinusitis und Rhinitis** mit blutigem Sekret bzw. **Epistaxis** sowie der nasale **Abgang borkiger Auflagerungen**. Die Nasenatmung ist behindert, der Atem übelriechend. Im weiteren Verlauf geht Knorpelsubstanz zugrunde, woraus sich zunächst eine Septumperforation und später eine **Sattelnase** entwickeln. **Schwerhörigkeit** deutet auf einen Befall des Mittel- und Innenohrs, eine **Keratokonjunktivitis** und Tränenträufeln auf eine Beteiligung von Augen und Tränengang hin. Gelegentlich finden sich **retroorbitale Granulome**, die zu einem Exophthalmus führen. Starke Kopfschmerzen weisen auf Granulombildung im Bereich der Nebenhöhlen und/oder des Gehirns hin. Die Erkrankung greift dann zunehmend auf die tiefen Luftwege über und führt

Klinik: Unter dem Bild einer **chronischen Sinusitis und Rhinitis** kommt es anfangs zu borkigen Auflagerungen und blutender Schleimhaut, später zu Septumperforation mit **Sattelnase**. Im Bereich des Kopfes sind zudem **Augen** und **Innenohr** betroffen mit nachfolgender Keratokonjunktivitis, Exophthalmus (**retroorbitale Granulome**) und Schwerhörigkeit. Im Verlauf zunehmendes Übergreifen auf die tiefen Luftwege mit **ulzerierender Tracheobronchitis** und **Schädigung des Lungenparenchyms**.

Abb. **N-4.1** zeigt Manifestationen des **generalisierten Stadiums** nach Entwicklung einer Vaskulitis. Die granulomatöse Arteriitis kann sich überall manifestieren (an Herz, Leber, Niere, Milz, Haut, Nervensystem, Bewegungsapparat, Endokrinium) mit Funktionsausfall der versorgten Organe. Hervorzuheben ist die **rapid-progressive Glomerulonephritis** bei Nierenbefall, die rasch zu einem akuten Nierenversagen führen kann.

zu einer **ulzerierenden Tracheobronchitis** mit subglottischer Stenose und inspiratorischem Stridor. Die **Schädigung des Lungenparenchyms** führt zu Hämoptyse, unstillbarem Reizhusten und Atemnot. Der umgekehrte Verlauf, nämlich Erstbefall des tiefen Respirationstraktes, ist selten („dekapitierte Form").

Mit Ausbruch der Vaskulitis kommt es zu den systemischen Manifestationen (**generalisiertes Stadium**). Fast alle Patienten leiden unter einer B-Symptomatik (Abgeschlagenheit, Fieber, Gewichtsverlust, Nachtschweiß). Herz, Leber, Milz, Haut, Nervensystem, Bewegungsapparat und endokrine Organe sind mehr oder weniger häufig betroffen und verursachen bei Funktionsausfall ein buntes Bild an Symptomen (Abb. **N-4.1**). Besonders hervorzuheben ist der Nierenbefall mit Entwicklung einer **Glomerulonephritis** mit Hämaturie, Proteinurie und renalem Hochdruck. Hier muss unbedingt auf die Entwicklung einer rapid-progressiven Glomerulonephritis geachtet werden, da diese rasch in ein akutes Nierenversagen führen kann. Das gemeinsame Auftreten von Nierenversagen, Hämoptoe und Dyspnoe (infolge einer alveolären Hämorrhagie), nennt man **pulmorenales Syndrom**.

N-4.1 Morbus Wegener

Laborwerte:
cANCA
BSG
Leukozytose
Anämie

Organ	Symptome und Befund
ZNS	Hirnnervenlähmungen, Hirninfarkte, epileptiforme Anfälle, transverse Myelitis
Auge	Konjunktivitis, Episkleritis, Skleritis, korneosklerale Ulzeration, Uveitis, Retinavaskulitis, Optikusneuritis, Zentralarterienverschluss, Protrusio bulbi, Tränengangstenose
Mittelohr	subakut-chronische Otitis media
Speicheldrüsen	Parotisschwellung, Sicca-Symptomatik
Nasennebenhöhlen	Schleimhautverdickung, Pansinusitis, Knochendestruktion
Nase	Epistaxis, borkig nekrotisierende Entzündung, Chondritis, Septumperforation, Sattelnase
Mundhöhle	hyperplastische Gingivitis, Gaumenulzerationen
Larynx	subglottische Larynx-Stenose, Ulzerationen
Trachea, Bronchien	entzündlicher Pseudotumor, Bronchialstenose
Lunge	einzelne und multiple Rundherde, Pseudokavernen, lokale oder diffuse Infiltrationen, Atelektasen, alveoläre Hämorrhagie
Pleura	Erguss, entzündlicher Pseudotumor
Herz	Koronaritis, granulomatöse Valvulitis der Aorten- oder Mitralklappe, Perikarditis, Pankarditis
Nieren	fokal, segmental nekrotisierende Glomerulonephritis, rapid progressive Glomerulonephritis (mit Halbmondbildung), periglomeruläre Granulomatose
Gastrointestinaltrakt (Magen und Dünndarm)	Darmperforation
Genitaltrakt (Prostata und Hoden)	Orchitis, Epididymitis, Prostatitis
Gelenke	Arthralgien, asymmetrische Polyarthritis der kleinen und großen Gelenke. Oligo- oder Monarthritis, in Ausnahmefällen auch destruierende Sakroiliitis
Muskulatur	Myositis
periphere Nerven	symmetrische periphere Neuropathien, Mononeuritis multiplex
Haut	Urtikaria, Papeln, Vesikel, Erytheme, Petechien, Ulzerationen, Pyoderma gangraenosum, Vasculitis allergica

a Manifestationen des Morbus Wegener (hellrot unterlegte Fläche = lokalisiertes Stadium).
b Patientin mit Sattelnase nach Destruktion der Nasenscheidewand bei Morbus Wegener.

Diagnostik: Die Diagnose ist eine Kombination aus Klinik, immunologischen Befunden und positiver Histologie. Erste Hinweise ergeben sich aus der mit den üblichen Mitteln nicht beherrschbaren Rhinitis und Sinusitis.

An **Laborbefunden** imponieren im Blutbild eine mäßige Leukozytose ggf. mit Linksverschiebung. Später entwickelt sich eine Anämie, vor allem bei Nierenbeteiligung. Eine Vermehrung der α_2- und Gammaglobuline führt bereits im **Frühstadium** zu einer **starken BSG-Beschleunigung**. Im generalisierten Stadium ist das CRP z. T. stark erhöht. Besonderes Augenmerk muss auf die Nierenfunktion gelegt werden: Retentionsparameter, Urinprotein und Urinsediment (renal deformierte Erythrozyten, sog. Akanthozyten) sind engmaschig zu kontrollieren, um eine rapid-progressive GN rechtzeitig zu bemerken.

Immunologischer Leitbefund sind antineutrophile zytoplasmatische **Antikörper mit zytoplasmatischem Fluoreszenzmuster** (cANCA), die sich **gegen die Proteinase 3** richten („cANCA mit PR3-Spezifität"). Sie treten bei anderen Formen der Vaskulitis viel seltener auf. In der generalisierten Phase lassen sie sich fast immer, in der Frühphase in bis zu 50% der Fälle nachweisen. Da der ANCA-Titer nur zum Teil mit der Aktivität der Erkrankung korreliert, werden auch die klassischen Entzündungsparameter, Blutbildveränderungen und z. B. die Konzentration des löslichen IL-2-Rezeptors zur **Aktivitätsbeurteilung** herangezogen. In etwa der Hälfte der Fälle finden sich Rheumafaktoren, seltener antinukleäre Antikörper (ANA), die jedoch keine diagnostische Relevanz besitzen.

Im **Röntgenbild** zeigen sich eine Verschattung der Nasennebenhöhlen und Infiltrationen, solitäre oder multiple Rundherde (ggf. mit Einschmelzung) in der Lunge. Als Korrelat der alveolären Hämorrhagie zeigt sich radiologisch das typische Bild der „weißen Lunge". Ein **MRT des Kopfes** sollte zum Nachweis von Granulomen in den Nasennebenhöhlen und im Gehirn durchgeführt werden.

Die **histologische Sicherung** erfolgt aus der Biopsie eines betroffenen Organs (z. B. Nasenschleimhaut, Lunge). Histologisch zeigt sich eine granulomatöse, nicht verkäsende Ulzeration mit eingestreuten Riesenzellen.

▶ **Merke.** Die typische histologische Trias umfasst den Nachweis von: Granulomen, Vaskulitis und Glomerulonephritis.

Therapie: Die Therapie ist stadienabhängig. Leichte Fälle im **lokalisierten Stadium** werden mit einer Kombination aus **Trimethoprim** und **Sulfomethoxazol** behandelt, erforderlichenfalls mit niedrig dosierten Glukokortikoiden und Methotrexat.

Im **generalisierten Stadium** kommt nur eine konsequente Immunsuppression in Betracht. Hier wird zwischen einer remissionsinduzierenden und -aufrechterhaltenden Therapiephase unterschieden. Zur Remissioneinleitung wird in der Regel eine Kombination aus **hoch dosierten Glukokortikoiden** und **Cyclophosphamid** eingesetzt. Bei schweren Verläufen kann eine Plasmapherese durchgeführt werden. Nach der Remissionsinduktion wird auf eine remissionserhaltende Therapie umgestellt. Cyclophosphamid wird gegen **Azathioprin** oder **Leflunomid**, evtl. auch Methotrexat eingetauscht, die zusätzlichen Glukokortikoide anhand von Klinik und Entzündungsparametern dosiert (7,5 mg/d auf Dauer nicht überschreiten). Neue Studien zeigten, dass die B-Zell-Depletion mit dem Anti-CD 20-Antikörper **Rituximab** dem Cyclophosphamid zur Remissionsinduktion ebenbürtig, bei Rezidiven sogar überlegen ist. Details zu den Medikamenten, s. Tab. **N-2.6**, S. 1353.

▶ **Merke.** Infolge der Risiken ist eine engmaschige Überwachung von Hämatopoese, Leber- und Nierenwerten, des Blutzuckers und der Augen erforderlich. Eine strenge Kontrazeption ist unabdingbar. Die starke Immunsuppression macht in der Regel eine Pneumocystis-jirovecii-Pneumonie-Prophylaxe mit z. B. Cotrimoxazol erforderlich.

Prognose: Unbehandelt schreitet der Morbus Wegener rasant fort. Bei dem Variantenreichtum der Schäden stellt der Befall der Nieren die kritische Größe dar – früher starben fast alle Patienten an der Niereninsuffizienz. Generell beträgt die mittlere Lebenserwartung nach Auftreten erster Symptome ohne Therapie weniger als 1 Jahr. Heute lässt sich allerdings in ca. 90% der Fälle eine Remission erzielen, wobei eine hohe Rezidivgefahr besteht. Während der stark immunsuppressiven Induktionstherapie drohen lebensbedrohliche Infektkomplikationen.

Diagnostik: Die Diagnostik basiert auf klinischen, immunologischen und histopathologischen Befunden.

Im **Labor** zeigen sich: mäßige Vermehrung der Leukozyten, zunehmende Anämie, Vermehrung der α_2-Globuline, CRP-Erhöhung und **maximal beschleunigte BSG**.

Immunologischer Leitbefund sind **Antikörper gegen Proteinase 3** (cANCA mit PR3-Spezifität), die im generalisierten Stadium in den meisten Fällen nachweisbar sind.

Radiologisch zeigen sich eine Verschattung der Nasennebenhöhlen und solitäre oder multiple Rundherde in der Lunge.
MRT: Granulome in Nasennebenhöhlen und Gehirn.
Histologie: granulomatöse Ulzerationen mit eingestreuten Riesenzellen.

▶ **Merke.**

Therapie: Im **lokalisierten Stadium** wird mit einer Kombination aus **Trimethoprim** und **Sulfamethoxazol** behandelt. Daneben sind oft niedrig dosierte Glukokortikoide und Methotrexat erforderlich.
Im **generalisierten Stadium** Verabreichung einer Kombination aus **hoch dosierten Glukokortikoiden** und **Cyclophosphamid** (Induktionstherapie) und zur Erhaltungstherapie eine Kombination aus niedrig dosierten Glukokortikoiden und **Azathioprin** oder **Leflunomid** (Erhaltungstherapie, s. auch Tab. **N-2.6**, S. 1353). Bei refraktären Verläufen oder Rezidiven kommen Anti-CD 20-Antikörper (**Rituximab**) zum Einsatz.

▶ **Merke.**

Prognose: Unbehandelt führt der Morbus Wegener rasch zum Tod. Kritisches Organ sind die Nieren. Während der Induktionstherapie besteht eine deutlich erhöhte infektbedingte Letalität. Mit einer adäquaten Therapie können langfristige Remissionen erzielt werden (allerdings hohe Rezidivgefahr).

▶ Klinischer Fall. Die ältere Frau hatte seit Längerem Nasenbluten. Ab und zu entleert sich mit dem blutigen Schleim festes borkiges Material. Erst nach rascher Verschlimmerung, Schmerzen in der Nase, asthmaähnlichen Episoden und zunehmender Erschöpfung geht sie zum Arzt. Die Untersuchung war wenig ergiebig; es fehlten Hinweise auf Infekt oder eine allgemeine Blutungsneigung. Der zugezogene HNO-Arzt fand eine Destruktion der Nasenscheidewand. Die routinemäßigen Laboruntersuchungen hatten, abgesehen von einer mäßigen Anämie und erheblichen BSG-Beschleunigung, nichts ergeben. Die Diagnose lautete Granulomatose mit Polyangiitis (Morbus Wegener), die Diagnosesicherung erfolgte über die Histologie von Biopsiematerial aus der Nase und den Nachweis niedrigtitriger antizytoplasmatischer Neutrophilen-Antikörper (cANCA mit Anti-PR3-Spezifität).

4.2.2 Mikroskopische Polyangiitis (MPA)

▶ Definition. Nekrotisierende Vaskulitis mit obligatem entzündlichem Befall mikroskopisch kleiner Gefäße, fakultativ zugleich auch größerer Gefäße, ohne Granulombildung (frühere Bezeichnung: mikroskopische Panarteriitis nodosa [mPAN]).

▶ Merke. Das klinische Bild mit vorwiegender Beteiligung von Respirationstrakt und Niere (ca. 70%) ähnelt dem generalisierten Morbus Wegner; histologisch fehlt allerdings der Nachweis einer granulomatösen Vaskulitis.

Epidemiologie: Die Inzidenz der MPA wird auf ca. 4/1 000 000 Einwohner/Jahr geschätzt.

Ätiologie: Unbekannt; nachweisbar ist eine starke Assoziation mit dem pANCA-MPO (s. u.).

Klinik: Die MPA manifestiert sich als generalisierte Systemerkrankung. In 70% der Fälle ist die Niere in Form einer **Glomerulonephritis** unterschiedlicher Histologie betroffen. Insbesondere bei der rapid-progressiven Form kann es zur raschen Ausbildung einer Niereninsuffizienz mit renalem Hypertonus kommen. An der Lunge kann sich eine Kapillaritis mit alveolärer Hämorrhagie und Hämoptoe entwickeln. Eine gefährliche Komplikation ist die Entwicklung eines **pulmorenalen Syndroms**. Palpable Purpura und subkutane Knötchen (v. a. an der unteren Extremität) weisen auf eine Beteiligung oberflächlicher Gefäße hin.

Diagnostik: Neben einer Erhöhung der typischen Entzündungsparameter ist bei voll ausgebildetem Krankheitsbild der antineutrophile zytoplasmatische Autoantikörper mit perinukleärem Fluoreszenzmuster und Spezifität für die Myeloperoxidase (**pANCA-MPO**) in der Regel nachweisbar. Als Korrelat der alveolären Hämorrhagie zeigt sich radiologisch das typische Bild der „weißen Lunge". Die Diagnose kann **histologisch** (nekrotisierende Kleingefäßvaskulitis ohne Granulome) gesichert werden.

Therapie: s. Morbus Wegener (S. 1381).

4.2.3 Churg-Strauss-Syndrom (CSS)

▶ Definition. Chronisch-entzündliche Kleingefäßvaskulitis, die v. a. den oberen Respirationstrakt und die Lunge betrifft. Sie geht typischerweise mit einer Atopieneigung einher, die sich als Polyposis nasi und Asthma bronchiale sowie mit einer ausgeprägter Blut-Eosinophilie äußert.

Epidemiologie: Die Erkrankung beginnt bevorzugt im mittleren Lebensalter. Jährliche Inzidenz ca. 4/1 000 000 Einwohner.

Ätiopathogenese: Die Kombination der Gefäßerkrankung mit Reaktionen vom **IgE-vermittelten Typ** und Eosinophilie im Serum in Kombination mit der Präferenz im Respirationstrakt lassen an eine Überempfindlichkeit gegenüber inhalativen Noxen denken.

Klinik: Die Erkrankung beginnt – ähnlich wie der Morbus Wegener – mit einer **Prodromalphase**, die Monate, zum Teil Jahre dauern kann. Typische Symtpome sind eine **allergische Rhinitis, Sinusitis** und ein **Asthma bronchiale**. Die meisten Patienten weisen im Nasenraum Verkrustungen und eine Arrosion des Septums auf. Regelmäßig finden sich im Nasenraum **Polypen**.

In der **Generalisationsphase** können alle anderen Organe betroffen sein (Abb. **N-4.2**). Im Gastrointestinaltrakt verursacht die Erkrankung Übelkeit, Krämpfe und Diarrhö. Die Niere ist – anders als bei den übrigen Vaskulitisformen – weniger und nur milde involviert.

Bei **Generalisierung** können alle Organe betroffen sein (Abb. **N-4.2**).

▶ **Merke.** Auffallend häufig kommt es zu **neurologischen Störungen** mit peripheren motorischen und sensiblen Ausfällen (Polyneuropathie vom Multiplex-Typ), Krämpfen, Koma bis hin zur Tetraplegie. Bedrohlich ist die **Herzbeteiligung** (ca. 50%) in Form einer Koronariitis mit Myokardinfarkt und eosinophilen granulomatösen Myokarditis, wobei Tachykardie und Rhythmusstörungen sowie im Verlauf Zeichen der Herzinsuffizienz auftreten.

▶ **Merke.**

N-4.2 Churg-Strauss-Vaskulitis

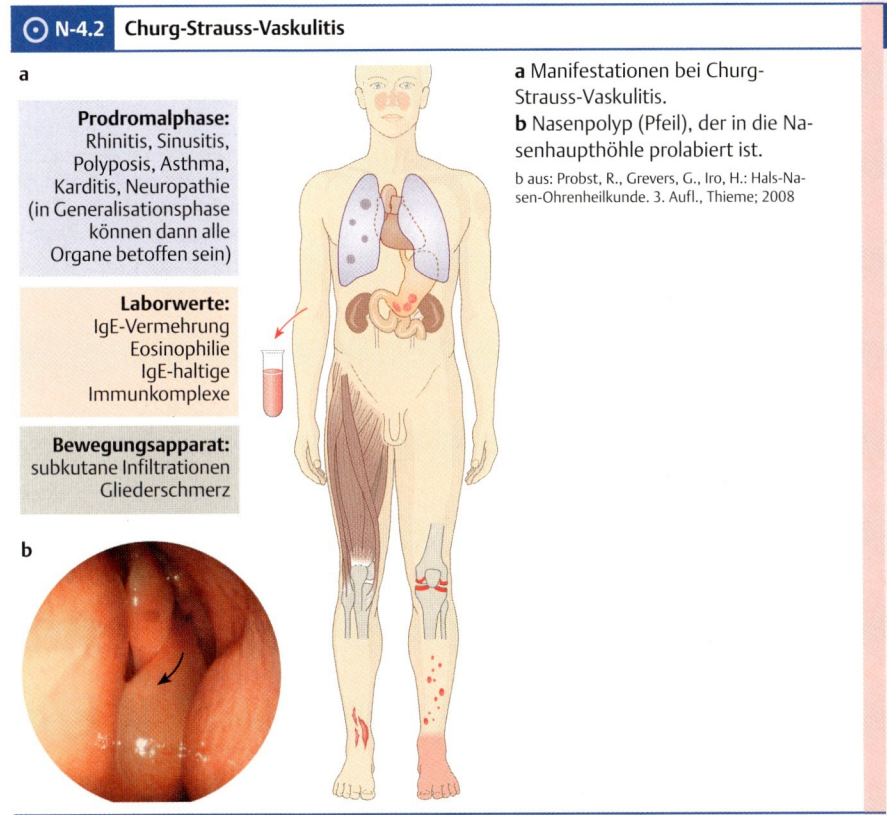

a Manifestationen bei Churg-Strauss-Vaskulitis.
b Nasenpolyp (Pfeil), der in die Nasenhaupthöhle prolabiert ist.
b aus: Probst, R., Grevers, G., Iro, H.: Hals-Nasen-Ohrenheilkunde. 3. Aufl., Thieme; 2008

Diagnostik: In allen Fällen ist die BSG deutlich erhöht. Auffallend ist eine mäßige Leukozytose bei ausgeprägter **Eosinophilie** (10–90%). Immunologischer Leitbefund ist ein **erhöhter IgE-Serumspiegel**. In Speziallabors können weitgehend pathognomonische zirkulierende IgE-Immunkomplexe sowie erhöhte Eotaxin-3-Spiegel im Serum nachgewiesen werden. c- oder p-ANCA finden sich bei 50% der Betroffenen. Wesentliche Hilfe erfährt die Diagnostik durch bildgebende Verfahren. Im **Röntgenbild** ist eine Verschattung der Nasennebenhöhlen, im **CT** die Verdickung der betroffenen Schleimhaut mit Polypenbildung gut erkennbar. Die Lunge zeigt multiple Infiltrate.

Die **feingewebliche Untersuchung** ergibt knötchenförmige Veränderungen mit reichlich Eosinophilen und Makrophagen. Das Bild ist bunt; neben frischen Läsionen liegen narbige Ausheilungen. Es sind jeweils Venolen und Arteriolen unterschiedlicher Größe befallen.

Differenzialdiagnose: Auch Medikamente können ein Churg-Strauss-Syndrom auslösen. Hier sind v. a. **Leukotrien-Rezeptor-Antagonisten** (Montelukast) zu nennen. Eine Schwierigkeit ergibt sich daraus, dass diese Medikamente häufig zur Therapie eines Asthma bronchiale eingesetzt werden, sodass im späteren Verlauf nicht mehr zwischen idiopathischem und medikamentösinduziertem CSS differenziert werden kann.

Diagnostik: BSG-Beschleunigung, Leukozytose, **Eosinophilie**, **erhöhte IgE-Serumspiegel** und ANCA; im **Röntgenbild:** Verschattung der Nasennebenhöhlen; im **CT:** Nachweis der Polypenbildung.

Histologie: knötchenförmige Veränderungen mit Eosinophilen und Makrophagen in Venolen und Arteriolen.

Differenzialdiagnose: medikamenteninduziertes Churg-Strauss-Syndrom (v. a. durch **Leukotrien-Rezeptor-Antagonisten** [Montelukast]).

4.3.2 Kryoglobulinämische Vaskulitis

▶ **Definition.** Kleingefäßvaskulitis durch Ablagerungen von Kryoglobulinen in den Gefäßwänden.

Ätiopathogenese: Bei Abkühlung kommt es zur Präzipitation von Immunkomplexen (Kryoglobulinen). Die Ablagerung dieser Immunkomplexe in der Gefäßwand führt nach Abstrom in der Niere zur Ausbildung einer Entzündung. Auslöser ist in vielen Fällen eine Hepatitis-C-Infektion, seltener eine monoklonale Gammopathie oder auch eine Autoimmunopathie.

▶ **Merke.** Bei Kryoglobulinen handelt es sich um in der Kälte präzipitierende Immunkomplexe, die in der Regel aus monoklonalen IgM und polyklonalen IgG bestehen.

Formen: s. Tab. **N-4.3**.

N-4.3 Kryoglobulinämien

Form	Kryoglobulin-Typ	Vorkommen
Typ I	ausschließlich monoklonale Immunglobuline (häufig IgM)	monoklonale Gammopathien
Typ II	mono- und polyklonale Immunglobuline	Hepatitis C, Hepatitis B Kollagenosen
Typ III	ausschließlich polyklonale Immunglobuline	Hepatitis C, Kollagenosen

Klinik: Typisch sind akral betonte **palpable Purpura** bis hin zu Nekrosen. Systemische Manifestationen zeigen sich als nicht destruierende Polyarthritiden, Glomerulonephritis und Polyneuropathie.

Diagnostik: Wegweisend ist der Nachweis von Rheumafaktoren, Kryoglobulinen (Differenzierung durch Immunfixation) und einer Komplementerniedrigung. Bei Nachweis polyklonaler Kryoglobuline sollte immer nach einer Hepatitis-C-Infektion gefahndet werden, dem Nachweis monoklonaler Kryoglobuline muss der Ausschluss einer monoklonalen Gammopathie folgen.

Therapie: Sie erfolgt entsprechend der Grunderkankung. Wichtig ist ein konsequenter Kälteschutz. Bei Nachweis einer chronischen Hepatitis C wird antiviral (Ribavirin und Interferon-α) therapiert. Schwere Verlaufsformen mit Beteiligung von Nieren und peripherem Nervensystem machen eine Immunsuppression mit Glukokortikoiden und Cyclophosphamid sowie eine Plasmaseparation notwendig (Details zu den Medikamenten, s. Tab. **N-2.6**, S. 1353). Neuerdings wurde über erfolgreiche Behandlung mit Rituximab berichtet, wobei es in seltenen Einzelfällen jedoch zur Komplexbildung mit Rituximab und einer vorübergehenden Exazerbation kommen kann.

Prognose: Abhängig von der Grunderkrankung und dem Nierenbefall.

4.3.3 Hypersensitive Vaskulitis, leukozytoklastische Vaskulitis bzw. Vasculitis allergica

▶ **Definition.** Unter dieser, auf die Haut beschränkten Kleingefäßvaskulitis verbirgt sich eine in ihrer Gesamtheit nicht einheitlich zu definierende Gruppe, bei der teilweise exogene Auslösefaktoren (z. B. Medikamente) für die Erkrankung ursächlich sind. In Hautbiopsien sind zum Teil leukozytoklastische Veränderungen erkennbar.

Epidemiologie und Ätiologie: Es handelt sich um eine Erkrankung des mittleren Lebensalters. Ursächlich ist eine allergische Immunkomplexvaskulitis infolge verschiedener Grunderkrankungen oder Medikamenteneinnahme.

Klinik: Palpable Purpura als einziges klinisches Symptom.

Diagnostik: Wichtig ist die Anamnese bezüglich des Auslösers. Infrage kommen z. B. Infektionserkrankungen (häufig: Streptokokken, Hepatitis C/B), rheumatische Erkrankungen (RA, SLE), maligne Erkrankungen (Plasmozytom, Morbus Hodgkin, Non-Hodgkin-Lymphome) und die Einnahme von Medikamenten.

Therapie: Abhängig von der Grunderkrankung und dem Auslöser. Wichtigste Maßnahme: Antigenentzug!

4.4 Vaskulitiden mittelgroßer Gefäße

4.4.1 Klassische Panarteriitis nodosa (cPAN)

▶ Synonym. Periarteriitis nodosa.

▶ Definition. Die Panarteriitis ist eine sterile entzündliche Erkrankung v. a. der mittleren Arterien, nicht der kleinen, mit rasch progredientem Verlauf und multiplen Organstörungen.

▶ Merke. Bei der cPAN kommt es definitionsgemäß nicht zur Glomerulonephritis!

Epidemiologie: Die Inzidenz liegt bei 5/1 000 000 Einwohner/Jahr. Männer sind häufiger betroffen als Frauen (m : w = 3 : 1).

Ätiopathogenese: Die Ursache ist unbekannt. Bei bis zu ⅓ der Patienten lässt sich das Hepatitis-B_S-Antigen (s = surface) als Auslöser für die Immunkomplexvaskulitis nachweisen. ANCA sind typischerweise negativ.

Klinik: Regelmäßig finden sich zunächst Zeichen einer Allgemeinerkrankung wie genereller Leistungsabfall, Müdigkeit, Gewichtsverlust, Fieber und Schwäche. Ferner kommt es zu umschriebenen **Organstörungen,** die an beliebiger Stelle eintreten können (Abb. N-4.4). Die Beteiligung der Haut zeigt sich klassischerweise in **subkutaner Knötchenbildung** entlang der Arterien infolge einer Aneurysmenbildung. Dieses tyische Bild ist allerdings nur selten zu beobachten. Weiterhin finden sich **Exantheme** und **Erytheme** unterschiedlichster Art sowie eine **Livedo reticularis**. Typisch sind **Ulzera** mit glattem Rand und fehlender entzündlicher Umgebungsreaktion.

Therapie: Antigenentzug, Therapie der Grunderkrankung.

Epidemiologie: Die jährliche Inzidenz liegt bei 5 Fällen pro 1 Million Einwohner.

Ätiopathogenese: Die Ursache ist unbekannt. In bis zu ⅓ der Fälle Nachweis von HB_S-Antigen in betroffenen Gefäßabschnitten.

Klinik: Zunächst finden sich Leistungsabfall, Müdigkeit, Gewichtsverlust, Fieber und Schwäche. Dann folgen **Organstörungen** (Abb. N-4.4). Ein klassisches Symptom sind **subkutane Knötchen** längs der Arterien, weiterhin **Exanthem, Erythem, Livedo reticularis** und **Ulzera**.

⊙ N-4.4 Panarteriitis nodosa

a Manifestationsformen bei Panarteriitis nodosa.
b Multiple Aneurysmen innerhalb des Gefäßbettes (Renovasogramm).
b aus: TIM Thiemes Innere Medizin. Thieme; 1999

N 4 Primäre Vaskulitiden

Am **Bewegungsapparat** kommt es häufig (ca. 60 %) zu Gelenk- und Muskelschmerzen. Bei Befall der **Koronarien** zu pektanginösen Beschwerden bis hin zum Infarkt. Eine **zerebrale** Arteriitis kann zu einem Schlaganfall, epileptiformen Episoden und psychischen Veränderungen führen; eine **renale** Arteriitis zu einem Niereninfarkt und renalen Hypertonus. In etwa 2 von 3 Fällen sind die **Mesenterialgefäße** betroffen. Typische Hinweise auf eine Angina abdominalis sind postprandiale Beschwerden. Parästhesien und Lähmungen weisen auf eine Beteiligung des **peripheren Nervensystems** hin. Insgesamt kann die Gefäßentzündung **sämtliche Körperregionen** betreffen. Daraus resultieren bunte Formen der Manifestation und Schmerzmuster.

▶ Merke. Grundsätzlich kann jedes Symptom einer Panarteriitis zugeordnet werden.

Diagnostik: Die der Erkrankung den Namen gebenden **subkutanen, dem Arterienverlauf assoziierten Knötchen** sind typisch, allerdings nur selten nachweisbar. Es gibt keinen für die klassische Panarteriitis charakteristischen Laborbefund. Vergleichsweise häufig findet sich eine Leukozytose bei mäßiger Linksverschiebung, daneben eine normo- oder hypochrome Anämie. In der Serumelektrophorese ist die α_2-Globulinfraktion als Hinweis auf eine generalisierte Entzündung vermehrt, die BSG erhöht. Weiterhin können z. B. eine Erythrozyturie, erhöhte Leberenzyme u. a., je nach Organbeteiligung, auffallen. Immunologische Befunde wie ANCA finden sich nicht, jedoch eine erniedrigte Komplementkonzentration mit Nachweis von Komplementspaltprodukten bei hohem Verbrauch. Wegen der therapeutischen Konsequenzen muss nach einer Hepatitis-B-Infektion gesucht werden.

Mithilfe der **Angiografie** lassen sich Kaliberschwankungen und Gefäßverschlüsse sowie Aneurysmen aufdecken. Die **feingewebliche Untersuchung** zeigt typischerweise eine nicht eitrige, fibrinoide nekrotisierende Vaskulitis. Die Treffsicherheit ist bei einer Biopsie aus befallenen Arealen am größten; dennoch müssen häufig mehrere Proben an verschiedenen Stellen entnommen werden, um repräsentatives Material zu erhalten.

Therapie: Bei **leichtem Verlauf** genügt ggf. eine Glukokortikoidmonotherapie, die bei positivem Nachweis einer chronischen Hepatitis-B-Infektion mit einer antiviralen Therapie (z. B. Lamivudin und pegyliertes Interferon-α) kombiniert wird. Bei **schwerem Verlauf** mit rasch progredientem Organbefall werden eine remissionsinduzierende und -erhaltende Therapiephase unterschieden. Zunächst erfolgt eine hoch dosierte Steroidgabe in Kombination mit Cyclophosphamid, bei weniger schwerem Verlauf Methotrexat. Die Dauer der Induktionsphase liegt in etwa bei 6–12 Monaten. Nach Erreichen der Remission wird die Immunsuppression mit milderen Immunsuppressiva wie Azathioprin oder Methotrexat weitergeführt (zu den Medikamenten, s. Tab. N-2.6, S. 1353).

Prognose: Im Allgemeinen handelt es sich um einen chronisch-progredienten Prozess, der binnen weniger Jahre, bei akutem Beginn und fulminantem Verlauf auch innerhalb weniger Monate zum Tode führt. Dank der neuen Therapiemöglichkeiten kann die cPAN zum Stillstand kommen.

4.4.2 Kawasaki-Syndrom

▶ Synonym. mukokutanes Lymphknotensyndrom

▶ Definition. Fieberhafte, mit Exanthemen und Lymphadenopathie einhergehende Vaskulitis.

Epidemiologie: Die Erkrankung kommt fast ausschließlich bei Kleinkindern vor. Gehäuftes Auftreten in Japan.

Ätiopathogenese: unbekannt. Das häufige Vorhandensein des Merkmals HLA-BW 22 spricht für eine genetische Disposition bei unbekanntem Umweltfaktor.

Klinik: Die typischen **6 Leitsymptome** des Kawasaki-Syndroms sind:
- hohes antibiotikaresistentes Fieber über 5 Tage
- trockene Lippen („Lacklippen") mit Erdbeerzunge

- Erythem an Handflächen und seltener Fußsohlen
- Konjunktivitis, meist beidseitig
- nach 2–3 Wochen auftretende Schuppung, die typischerweise an den Fingerspitzen beginnt
- meist einseitige Vergrößerung der Halslymphknoten.

Diagnostik: Zur Diagnosestellung müssen entweder die 6 Leitsymptome oder 4 Leitsymptome und eine koronare Aneurysmenbildung nachweisbar sein. Im Labor finden sich eine BSG-Beschleunigung, CRP-Erhöhung und eine Vermehrung der α_2-Globuline sowie eine Leuko- und Thrombozytose. Histologisch ist eine **Arteriitis** erkennbar. Die befallenen Lymphknoten zeigen umschriebene Nekrosen.

Therapie: Es wird ASS über mindestens 6 Wochen in Kombination mit einer hoch dosierten intravenösen Immunglobulingabe (400 mg IgG/kg KG über 5 Tage) empfohlen.

Prognose: In der Mehrzahl der Fälle klingen die Symptome binnen mehrerer Wochen wieder ab. Bei etwa 1 % der Erkrankten kommt es aufgrund der **Beteiligung der Koronargefäße** (Aneurysmabildung) zu tödlichen Komplikationen.

4.5 Vaskulitiden großer Gefäße

4.5.1 Takayasu-Arteriitis

▶ **Definition.** Granulomatöse Riesenzellarteriitis des **Aortenbogens** und angrenzender Gefäßabschnitte.

▶ **Merke.** Am häufigsten betroffen ist die linke A. subclavia.

Epidemiologie: Die seltene Takayasu-Arteriitis betrifft vor allem junge Frauen. Der Erkankungsbeginn ist in aller Regel vor dem 40. Lebensjahr.

Ätiopathogenese: Die Ursache der Erkrankung ist unbekannt. Es handelt sich um eine **Riesenzellarteriitis** der Aorta und ihrer Hauptäste mit konsekutiver Stenosierung („Aortenbogensyndrom"), aber auch Aneurysmenbildung.

Klinik: Die Erkrankung beginnt schleichend mit der tyischen B-Symptomatik (Fieber, Leistungsabfall, Gewichtsverlust, Nachtschweiß). Im okklusiven Stadium stehen die Symptome der mangelhaften Blutversorgung im Vordergrund: **Claudicatio** im Bereich der oberen Extremität, ggf. in Form eines Subclavian-steal-Syndroms, **Angina abdominalis** und anfallsweise **Angina pectoris**, auch **Synkopen, Gesichtsfeldausfälle** und Apoplex kommen bei (Abgangs-)Stenosen der hirnversorgenden Arterien vor. Regelmäßig kommt es zu Schwindelattacken. Typisch sind ein **seitendifferenter Blutdruck**, die **einseitige Pulsabschwächung** und ein **Gefäßgeräusch** über der **A. subclavia**. Gelegentlich findet sich ein einseitiges Raynaud-Phänomen, selten ein Erythema nodosum. Die Varianten der Symptomatik ergeben sich aus dem unterschiedlichen Befallsmuster der Aorta und ihrer Abgänge (Abb. **N-4.5**).

Diagnostik: Die klinische Untersuchung gibt die ersten charakteristischen Hinweise: Puls- und Blutdruckdifferenz sowie Gefäßgeräusche über den betroffenen Arterien. Es gibt keine speziellen Laborbefunde (BSG ↑). Entscheidende Hinweise bringen die Farbdopplersonografie, wo sich neben Stenosen echoarme konzentrische Wandverdickungen (Wandödem) darstellen, sowie die MR- oder CT-Angiografie, wo sich in der gesamten Aorta und ihren Nebenästen **Stenosen**, aber auch **Aneurysmen** zeigen. Ist hierbei der Aortenklappenring einbezogen, kann sich eine hochgradige, operationspflichtige Aortenklappeninsuffizienz bilden. Die FDG-PET zeigt sehr sensitiv betroffene Arterienabschnitte. **Feingewebliche Untersuchungen** decken einen Befall der Vasa vasorum auf, bei dem mononukleäre Zellen und Riesenzellen gefäßnahe Infiltrate bilden.

▶ **Merke.** Entscheidend ist der Leitbefund der seitendifferenten Durchblutung (einseitige Pulslosigkeit und Blutdruckdifferenz).

Differenzialdiagnose: Aortenbogensyndrom auf dem Boden einer Arteriosklerose.

- Erythem an Handflächen und Fußsohlen
- Konjunktivitis
- Schuppung mit Beginn an den Fingerspitzen
- Vergrößerung der Halslymphknoten.

Diagnostik: Nachweis von 6 Leitsymptomen oder 4 Leitsymptomen plus koronare Aneurysmenbildung. Die Histologie zeigt eine **Arteriitis.**

Therapie: ASS über mindestens 6 Wochen in Kombination mit einer hoch dosierten i. v. Immunglobulingabe.

Prognose: Die Erkrankung heilt überwiegend aus. In 1 % kommt es aufgrund der **Beteiligung der Koronargefäße** zum Tod.

4.5 Vaskulitiden großer Gefäße

4.5.1 Takayasu-Arteriitis

▶ **Definition.**

▶ **Merke.**

Epidemiologie: Sehr selten. Die Erkrankung betrifft v. a. junge Frauen, wobei die Krankheit vor dem 40. Lebensjahr beginnt.

Ätiopathogenese: **Riesenzellarteriitis** der Aorta und ihrer Hauptäste mit konsekutiver Stenosierung unbekannter Ursache.

Klinik: Anfangs kommt es zur tyischen B-Symptomatik. Dann folgen **Claudicatio-Beschwerden** der oberen Extremität, **Angina abdominalis** und **Angina pectoris**, weiterhin Schwindelattacken. Typisch ist der **seitendifferente Blutdruck**, die **einseitige Pulsabschwächung** und ein **Gefäßgeräusch** über der **A. subclavia** (Abb. **N-4.5**).

Diagnostik: Klinische Untersuchung (Puls-, Blutdruckdifferenz, Gefäßgeräusche), Farbdopplersonografie und Angiografie (**Stenosen** und **Aneurysmen** im Bereich der Aorta und ihrer Nebenäste), **feingewebliche Untersuchung.**

▶ **Merke.**

Differenzialdiagnose: Aortenbogensyndrom infolge Arteriosklerose.

N-4.5 Manifestationsort lokal begrenzter Arteriitisformen

1 Kawasaki-Syndrom (Koronaritis)
2 Takayasu-Arteriitis
3 Arteriitis temporalis

b Übersichtsaortografie bei Takayasu-Arteriitis: dilatierter Aortenbogen, entzündlich bedingte Einengung des Truncus brachiocephalicus, der A. carotis communis sinistra wie auch der A. subclavia sinistra.
b aus: TIM Thiemes Innere Medizin. Thieme; 1999

Therapie: **Immunsuppression** mit einer Kombination aus Glukokortikoiden und Azathioprin oder Methotrexat, evtl. Alkylanzien (s. Tab. **N-2.6**, S. 1353). Sobald die Entzündung der Gefäßwand abgeklungen ist, können ggf. Stenosen bzw. Aneurysmen interventionell beseitigt werden.

Prognose: Unbehandelt droht Minderdurchblutung von Gehirn und Herz.

4.5.2 Riesenzellarteriitis/Polymyalgia rheumatica (PMR)

▶ Synonym.

▶ Definition.

▶ Merke.

Epidemiologie: Diese häufigste Vaskulitis tritt fast ausschließlich nach dem 50. Lebensjahr auf, wobei die Inzidenz mit zunehmendem Alter steigt. Frauen sind bevorzugt betroffen (w : m = 3 : 1).

Ätiopathogenese: Die Ursache ist unbekannt. Bei der selbstlimitierenden Form wird ein exogener Faktor (Infektion) vermutet.

Klinik: Charakteristisch sind plötzliche und **heftige Schläfenkopfschmerzen**, weiterhin **Claudicatio intermittens von Zungen- und Kaumuskulatur, Ulkus am Zungengrund** und flüchtige Sehstörungen (**Amaurosis fugax**). Es droht ein **Verschluss** von Ästen der **A. ophthalmica** mit nachfolgender Erblindung.

Therapie: Die Ernsthaftigkeit der Erkrankung erfordert kombinierte **Immunsuppression** mit Glukokortikoiden und Antimetaboliten, in erster Linie Azathioprin oder Methotrexat. Alkylanzien erscheinen nicht generell überlegen (Details zu den Medikamenten, s. Tab. **N-2.6**, S. 1353). Ggf. kann, im aktivitätsreduzierten Intervall, eine interventionelle (PTCA plus Stent-Einlage) oder operative Gefäßrekonstruktion versucht werden.

Prognose: Die Erkrankung schreitet unbehandelt fort; die Patienten sind durch die Minderdurchblutung des Gehirns und des Herzens bedroht.

4.5.2 Riesenzellarteriitis/Polymyalgia rheumatica (PMR)

▶ **Synonym.** Arteriitis temporalis, Arteriitis cranialis, Morbus Horton

▶ **Definition.** Granulomatöse Riesenzellarteriitis der **Schädelarterien** mit fakultativ begleitender Polymyalgia rheumatica (s. Abb. **N-4.5**).

▶ **Merke.** Riesenzellarteriitis und Polymyalgia rheumatica treten häufig zusammen auf. Ca. 50 % der Patienten mit Riesenzellarteriitis leiden auch an einer Polymyalgia rheumatica. Umgekehrt ist die Polymyalgia rheumatica in ca. 20 % mit einer Riesenzellarteriitis vergesellschaftet.

Epidemiologie: Betroffen sind v. a. ältere Menschen ab dem 50. Lebensjahr, wobei die Inzidenz dieser häufigsten Vaskulitis mit dem Lebensalter zunimmt und im 8. Lebensjahrzehnt fast 50/100 000 Einwohner/Jahr erreicht. Frauen erkranken häufiger als Männer (w : m = 3 : 1).

Ätiopathogenese: Die Ursache ist unbekannt. Bei den selbstlimitierenden Formen wird ein exogener Faktor (Infektion) angenommen, der auf dem Boden einer genetischen Prädisposition zu einer Immunreaktion im Gefäßbaum (Kopf-, Schulter- und Beckenarterien) führt. Die Symptome ergeben sich aus der Minderdurchblutung.

Klinik: Die **Riesenzellarteriitis** macht sich durch einen pochenden, häufig schlagartig auftretenden **Schläfenkopfschmerz mit hoher Intensität** und langer Dauer bemerkbar. Berührungsschmerz am Kopf, **Claudicatio intermittens von Zungen- und Kaumuskulatur, Ulkus am Zungengrund** und flüchtige Sehstörungen (**Amaurosis fugax**) komplettieren das Bild. Besonders gefürchtet ist der **Verschluss** von Ästen der **A. ophthalmica** (nur selten der Retinalarterie), da es binnen weniger Stunden zur irreversiblen, völ-

ligen Erblindung kommen kann. Berichtet wird auch über Augenmuskelparesen und TIA. Der Aortenbogen ist mit seinen Gefäßabgängen relativ häufig mitbetroffen.
Die **Polymyalgia rheumatica** äußert sich in v. a. nachts auftretenden **Schmerzen der Schulter- und/oder Beckengürtelmuskulatur** ohne CPK-Erhöhung. Hinzu kommen Morgensteifigkeit sowie Allgemeinerscheinungen wie Fieber, Abgeschlagenheit, Konzentrationsunfähigkeit und depressive Verstimmung.

Fakultativ auftretende **Muskelschmerzen in Schulter- und/oder Beckengürtel** ohne CPK-Erhöhung werden als **Polymyalgia rheumatica** bezeichnet.

▶ **Merke.** Flüchtige (einseitige) Sehstörungen und Claudicatio von Zungen- und Kaumuskulatur sind Warnsignale für einen drohenden Verschluss der Retinalgefäße mit konsekutiver Erblindung und erfordern eine umgehende hoch dosierte Glukokortikoidgabe!

▶ **Merke.**

Demgegenüber ist die Polymyalgie schmerzhaft, aber harmlos. Selbst wenn sie isoliert auftritt, ist an eine latente Arteriitis temporalis zu denken.

Diagnostik: Bei der klinischen Untersuchung lässt sich bei einigen Patienten die **verhärtete und stark geschlängelte Schläfenarterie** inspiziren bzw. palpieren (Abb. **N-4.6**). Von den Laboruntersuchungen sind eine **extrem beschleunigte BSG** („Sturzsenkung": > 40 mm i. d. 1. h) sowie ein stark erhöhtes CRP auffallend. Autoantikörper bzw. erhöhte Muskelenzyme lassen sich, anders als bei der Myositis, nicht nachweisen. Mithilfe der Farbduplexuntersuchung lässt sich die erkrankte Temporalarterie darstellen („echoarmes Halo", das zur Lumeneinengung führt). Dies hilft auch bei der Suche nach dem geeignetsten Ort für die Probeentnahme. Eine Sicherung der Diagnose gelingt durch **Biopsie der Temporalarterie**, ein negatives Ergebnis schließt aufgrund des häufig diskontinuierlichen Befallmusters die Riesenzellarteriitis nicht aus! Neben der Farbdopplersonografie kann auch die hochauflösende Kontrastmittel-MRT die entzündeten extrakranialen Gefäße sehr sensitiv nachweisen. Bei typischen Befunden in der Bildgebung wird z. T. auf die Biopsie verzichtet.
Der sonografische Nachweis einer insbesondere beidseitigen Bursitis subdeltoidea und/oder Bizepssehnen-Tendinitis ist hochspezifisch für die Polymyalgia rheumatica. Bei der Polymyalgia rheumatica können BSG und CRP gelegentlich auch normal sein.

Diagnostik: Inspektion bzw. Palpation einer **verhärteten und stark geschlängelten Schläfenarterie** (Abb. **N-4.6**). Auffallend ist eine **extrem beschleunigte BSG** („Sturzsenkung") und starke CRP-Erhöhung, oft besteht Fieber. Typisch ist der dopplersonografische Nachweis von Stenosen der A. temporalis mit entzündlichem Halo. Eine **Biopsie der Temporalarterie** kann die Diagnose sichern.
Ein typischer Befund der PMR ist der sonografische Nachweis einer beidseitigen Bursitis subdeltoidea oder Bizepssehnen-Tendinitis.

▶ **Merke.** Bei jedem Patienten im höheren Lebensalter und heftigem Kopfschmerz muss sofort an eine Arteriitis temporalis gedacht werden. Bei Verdacht muss umgehend eine hoch dosierte Glukokortikoidtherapie eingeleitet werden, die Biopsie kann auch noch mehrere Tage später ohne wesentlich beeinträchte Aussage erfolgen. Vor der Biopsieentnahme sollte die A. carotis interna mithilfe des Farbduplex untersucht werden. Eine Stenosierung in diesem Bereich kann zu einem konsekutiven Kollateralkreislauf über die A. carotis externa führen und stellt eine Kontraindikation für eine Probeentnahme aus der A. temporalis dar.

▶ **Merke.**

⊙ **N-4.6** Arteriitis temporalis

Manifestationen am Kopf:
Arteriitis temporalis (starke, pulssynchrone Kopfschmerzen)
Arteriitis ophthalmica (Amaurosis fugax/flüchtige Sehstörungen)
Arteriitis lingualis (Zungenulkus)

Labor:
BSG stark erhöht
Serologie leer

extrakraniale Manifestation:
Polymyalgia rheumatica (Manifestation im Bereich des Schulter- und Beckengürtels)

a Manifestationsformen bei Arteriitis temporalis.
b Deutlich verdickte, geschlängelt verlaufende A. temporalis, die als druckdolenter, oft pulsloser Strang palpiert werden kann.
b mit freundlicher Genehmigung: Sammlung Prof. Füeßl, Haar

Therapie: Bei der **Riesenzellarteriitis** ist der **sofortige Einsatz von Glukokortikoiden** in hoher Dosierung (≥ 1 mg/kg KG, oft 100 mg Prednisolon/d; bei Sehstörungen bis zu 500 mg/d) absolut erforderlich, um ischämische Komplikationen, besonders eine Erblindung, zu verhindern und rasche Beschwerdefreiheit herbeizuführen. Die Reduzierung der Steroiddosis erfolgt zügig entsprechend Beschwerdebild und Entzündungszeichen, doch ist nicht selten eine vergleichsweise hohe Dosis (30 mg/d) über Wochen bis Monate erforderlich. In diesen Fällen ist eine additive Immunsuppression durch Gabe von Methotrexat oder Cyclophosphamid ratsam. Ergänzend wird ASS 100 mg/d empfohlen. In der Regel beträgt die Therapiedauer zumindest 18 Monate, wobei die Glukokortikoide sehr langsam ausgeschlichen werden. Die polymyalgischen Beschwerden bei **isolierter PMR** sprechen gut auf **mittelhoch bis niedrig dosierte Glukokortikoide** an (Therapiebeginn mit 15 mg Prednison/d) (Details zu den Medikamenten, s. Tab. N-2.6, S. 1353).

▶ **Merke.** Das rasche Ansprechen der Symptome auf Glukokortikoide ist charakteristisch für die PMR und Riesenzellarteriitis!

Die Dosis muss jeweils den Erfordernissen angepasst werden: Beschwerdefreiheit und Rückgang der BSG-Beschleunigung und des CRP sind hierfür die besten Parameter.

Prognose: Die Riesenzellarteriitis führt nicht zum Tod. Häufigste ernsthafte Komplikation ist die **Erblindung**, seltener der Insult. Unter adäquater Therapie kann die Krankheit auch nach 1–2 Jahren folgenlos ausheilen.

▶ **Klinischer Fall.** Ein pensionierter Beamter renoviert seine Wohnung. Dabei bemerkt er Kopfschmerzen, vorübergehendes Flimmern vor den Augen und Müdigkeit in der Schultergürtelmuskulatur, die zugleich schmerzt. Die Erscheinungen führt er auf die Anstrengung zurück, doch bilden sie sich auch nach einer Ruhepause nicht zurück. Die dadurch bedingte Schlaflosigkeit führt ihn zum Hausarzt.
Die körperliche Untersuchung erbringt nichts Auffälliges. Der neurologische Befund ist normal. Berührungsschmerz am Kopf, insbesondere der behaarten Haut, und die auffallende Schmerzhaftigkeit im Schultergürtelbereich lassen den Verdacht auf eine Vaskulitis aufkommen. Das klinische Labor einschließlich Blutbild erbringt einen altersentsprechenden Status. Auffallend hoch ist die BSG mit 70/110 mm n. W. Sämtliche serologische Marker einschließlich Rheumafaktoren sind negativ. Eine Biopsie der Temporalarterie zeigt histologisch regelgerechte Verhältnisse. Die bei Arteriitis cranialis übliche Therapie mit Glukokortikoiden, zunächst 100 mg Prednison täglich, bringt schlagartige Besserung. Daraufhin wird die Dosis zügig reduziert. Auch die BSG geht zurück. Unter sorgfältiger Überwachung wird die Glukokortikoiddosis auf eine akzeptable Menge im Hinblick auf eine längerfristige Applikation reduziert. Begleitend wird ASS 100 mg/d sowie ein Protonenpumpeninhibitor zur Ulkusprophylaxe verabreicht. Zur Osteoroseprophylaxe werden 1 000 I.E. Vitamin D_3 sowie 1 g Kalzium täglich substituiert. Blutdruck und Blutglukosespiegel werden besonders initial engmaschig überwacht, zum Ausschluss eines steroidinduzierten Glaukoms wird der Augendruck 1-malig kontrolliert. Nach 18 Monaten kann bei völliger Beschwerdefreiheit und Normalisierung der BSG die Glukokortikoidtherapie ausschleichend beendet werden. Ein Rezidiv ist nicht aufgetreten.

4.6 Weitere Vaskulitisformen

4.6.1 Antiphospholipid-Syndrom (APS)

▶ **Definition.** Komplexe Gerinnungsstörung mit erhöhter Thrombose- und/oder Blutungsneigung, die durch Autoantikörper gegen Phospholipide bzw. assoziierte Glykoproteine (sog. Antiphospholipid-Antikörper) ausgelöst wird.

▶ **Merke.** Das Antiphospholipid-Syndrom ist eine Immunkoagulopathie! Bei habituellen Aborten, Herz- oder Hirninfarkten jüngerer Patienten ohne ausgeprägte kardiovaskuläre Risikofaktoren muss immer ein Antiphospholipid-Syndrom ausgeschlossen werden.

Epidemiologie: Die Erkrankung betrifft v. a. jüngere Frauen. Oftmals wird sie in der Phase des Kinderwunsches nach Auftreten wiederholter Aborte erstmalig erkannt.

Ätiopathogenese: 2 Formen werden unterschieden:
- primäres APS
- sekundäres APS im Rahmen einer Grunderkrankung (z. B. Kollagenosen [v. a. SLE], Tumoren).

Klinik: Im Vordergrund steht die erhöhte Thromboseneigung mit thromboembolischen Komplikationen. Typische Manifestationen sind eine Livedo reticularis an der Haut, ein Raynaud-Syndrom, tiefe Beinvenenthrombose oder Herz- und Hirninfarkt. Bis zu 20 % der Myokardinfarkte bei unter 45-Jährigen dürften durch ein APS bedingt sein. Eine Thrombozytopenie mit erhöhter Blutungsneigung tritt seltener auf. Bei Patientinnen mit APS kommt es in der Schwangerschaft gehäuft zu rezidivierenden „habituellen Aborten". Ursache ist eine Immunvaskulopathie der mütterlichen Plazentagefäße, sodass der Throphoblast nicht mehr ernährt werden kann.

Diagnostik: Neben der klinischen Trias (thromboembolische Komplikationen, erhöhte Blutungsneigung, habituelle Aborte) finden sich im Serum die IgG- bzw. IgM-Autoantikörper gegen Phospholipide (z. B. Cardiolipin) bzw. das assoziierte β_2-Glykoprotein 1; die Thrombozytenzahl kann erniedrigt sein. Der Lupusantikoagulanstest ist typischerweise positiv, die PTT erhöht. Antiphospolipid-Antikörper und Lupusantikoagulans müssen 2-mal im Abstand von 3 Monaten nachweisbar sein, um als Diagnosekriterium verwendbar zur sein.

▶ **Merke.** Bei Patienten mit APS ist der TPHA-Test (Luesdiagnostik) falsch positiv. Dies beruht auf einer Kreuzreaktion zwischen Phospholipiden und Bakterienmembran.

Therapie: Bei **asymptomatischen** Patienten mit wiederholtem hochtitrigem Phospholipid-Antikörpernachweis ist die prophylaktische ASS-Dauertherapie meist anzuraten. In Situationen mit erhöhtem Thromboserisiko muss eine effektive Thromboseprophylaxe (Antithrombosestrümpfe, niedermolekulares Heparin) erfolgen.
Bei Auftreten von Komplikationen werden diese behandelt (z. B. Antikoagulation bei Thromboseneigung, Immmunsuppression bei kritischer Thrombozytopenie).
Nach **Hirn-** bzw. **Myokardinfarkt** ist eine orale Langzeitantikoagulation, evtl. ASS, indiziert. Nach **APS-assoziierten Aborten** werden während der Schwangerschaft ASS plus niedermolekulares Heparin verabreicht. Bei **katastrophalem APS** mit Befall von mehr als 3 Organsystemen werden Plasmapherese, hoch dosierte Glukokortikoide, hoch dosierte intravenöse Immunglobuline und Cyclophosphamid eingesetzt.

4.6.2 Morbus Behçet

▶ **Definition.** Chronisch-rezidivierende entzündliche Systemerkrankung mit bevorzugtem Befall der Schleimhäute.

Epidemiologie: Die Erkrankung manifestiert sich vorwiegend bei Jugendlichen und Erwachsenen, etwas häufiger bei Männern. Die Erkrankungsrate ist in Japan und den Mittelmeerländern, besonders in der Türkei, am höchsten.

Ätiopathogenese: Die Ursache ist unbekannt. Es findet sich eine Endothelzellaktivierung, möglicherweise im Rahmen einer **Immunkomplexvaskulitis** oberflächlicher Gefäße. Wegen der beschwerdefreien Intervalle wird ein exogener Faktor (bislang nicht identifiziertes Virus) angenommen.

Klinik: Leitsymptom sind die **rezidivierenden Schleimhautaffektionen** in Gestalt von **Aphthen** und **Ulzera**. Obligat ist der Befall der Mundhöhle mit multiplen schmerzhaften Aphthen (**Stomatitis aphthosa**). Aus einem erhabenen und geröteten Bezirk wird binnen weniger Tage ein schmerzhaftes Ulkus. Die Ulzera liegen sich oft gegenüber („kissing ulcer") oder in Gruppen. Am häufigsten betroffen sind Mundhöhle, Schlund, Vulva, Vagina, Skrotum und Perianalgegend. Auch der Gastrointestinaltrakt (blutige Diarrhö) und die Herzklappen (Klappenvitien) können befallen sein. Die Abheilung erfolgt binnen weniger Wochen teils ohne Narbenbildung. Arterielle und venöse Thrombosen sowie Thrombembolien treten gehäuft auf, besonders in Phasen aktiver Erkrankung, wohl durch Endothelaktivierung.

Es werden verschiedene Verlaufsformen unterschieden (in der Reihenfolge ihrer Häufigkeit):
- **mukokutane Verlaufsform:** Erythema nodosum und Erythema exsudativum multiforme
- **arthralgische Verlaufsform:** Oligo- oder Polyarthritis. Betroffen sind überdurchschnittlich häufig Ellenbogen, Knie und Sprunggelenke.
- **okuloneurale Verlaufsform:** mit Uveitis anterior, Chorioiditis und Hypopyoniritis. Es finden sich Blutungen, Amotio retinae, Optikusatrophie, Katarakt und Sekundärglaukom. Die Nervenbeteiligung („Neuro-Behçet") macht sich durch Fieber, Erbrechen, Sprachstörung, Lähmung, Ataxie und Tremor bemerkbar.

Diagnostik: Diagnostisch wertvoll ist der sog. positive „**Pathergie-Test**": Nach intrakutaner Applikation von 0,1 ml 0,9 % NaCl-Lösung entwickelt sich eine kleine Quaddel mit rotem Hof. Histologisch findet sich in diesem Bereich eine Infiltration mit polymorphkernigen, zerfallenen Leukozyten. Einen typischen Laborbefund gibt es nicht! Leitsymptom sind die rezidivierenden, in Gruppen auftretenden Ulzera. Die „International Study Group for Behçet's Disease" hat bestimmte Kriterien formuliert, die für die Diagnosestellung erforderlich sind (Tab. **N-4.4**).

Immunphänomene fehlen, Rheumafaktoren finden sich nicht häufiger als bei der altersentsprechenden Normalbevölkerung. Generell findet sich als immungenetischer Marker HLA-B51 häufiger, HLA-B12 bei mukokutaner und HLA-B27 bei arthritischer Verlaufsform.

Das **Labor** bietet im akuten Schub Entzündungszeichen mit BSG-Beschleunigung und CRP-Erhöhung. Blutbild und klinisches Labor sind unergiebig. Befallene Gelenke weisen pannusartige Zotten auf. Die apparative Diagnostik setzt auf Endoskopie und Augenspiegelung. CT- oder MR-Angiografie sind ggf. erforderlich, um Aneurysmen auszuschließen.

Differenzialdiagnostisch kommen alle ulzerativen und exanthematischen Erkrankungen und Virusinfekte in Betracht.

N-4.4 Kriterien zur Diagnose eines Morbus Behçet

rezidivierende orale Ulzerationen
- aphthöse oder herpetiforme Ulzerationen (mindestens 3 Episoden/Jahr)

sowie 2 der folgenden Symptome:
- rezidivierende genitale Ulzerationen: aphthöse Ulzerationen oder Risse (s. Abbildung)
- Augenläsionen: anteriore/posteriore Uveitis, Zellen im Glaskörper, retinale Vaskulitis
- Hautläsionen: Erythema nodosum, Pseudofollikulitis, papulopustuläre Läsionen, akneiforme Knötchen
- positiver Pathergie-Test: unspezifische Hyperreaktivität der Haut, abgelesen nach 24–48 Stunden

zudem können teilweise folgende Symptomenkomplexe beobachtet werden:
- „Vaskulo-Behçet" (venöse und arterielle Thrombosen, arterielle Aneurysmen, selten Lungenembolien)
- „Entero-Behçet" (Erosionen und tiefe Ulzera, die zu Perforationen und Blutungen neigen)
- „Neuro-Behçet" (zentrale und auch periphere Störungen)
- Gelenkbeteiligung (nicht migratorischer Befall großer Gelenke der unteren Extremität ohne bleibenden Gelenkschaden)
- Epididymitis

Therapie: Eine kausale Therapie oder Prophylaxe sind nicht bekannt. Leichte Verlaufsformen profitieren von einer **lokalen Glukokortikoid**applikation. Bei milder Arthritis genügen **nichtsteroideale Antiphlogistika**. Im akuten Schub und bei Beteiligung von Auge, Kehlkopf und/oder Nervensystem wird die systemische Glukokortikoidgabe bevorzugt, ggf. in Kombination mir Azathioprin oder Ciclosporin A (zu den Medikamenten, s. Tab. **N-2.6**, S. 1353). Bei Therapieresistenz kann ein Behandlungsversuch mit Thalidomid oder – besonders bei Augenbeteiligung – Interferon-α versucht werden. Schwerste Verläufe können die Gabe von Alkylanzien oder auch TNF-α-Blockern erfordern. Es gibt Hinweise, dass Statine die aufgrund der Endothelaktivierung bestehende Thromboseneigung reduzieren.

Prognose: Selbst nach langfristiger Remission kann ein neuer Schub einsetzen. Eine lange Erkrankungsdauer sowie mehrere Rezidive können zur Zerstörung von Augapfel und Kehlkopf, zum Verlust der Sprache und zu bleibenden Lähmungen führen. Im Endstadium der Erkrankung entsteht der Eindruck einer weiteren Progression infolge eintretender Narbenbildung. Tödliche Komplikationen ergeben sich aus

4.7 Weitere Immunerkrankungen

4.7.1 Eosinophile Fasziitis

▶ **Synonym.** Morbus Shulman

▶ **Definition.** Grundlage der Erkrankung ist eine Entzündung von Faszie und subkutanem Gewebe mit Neigung zu spontaner Heilung nach langjährigem Verlauf.

Ätiopathogenese: Die Ursache ist unbekannt. Ablagerungen von Immunglobulinen in betroffenen Arealen und die Eosinophilie lassen an eine Immunkrankheit denken.

Klinik: Die Erkrankung ist insgesamt sehr selten. Anfangs werden **Schmerzen in der Muskulatur der Extremitäten** geklagt. Hier kommt es zu **diffusen großflächigen Schwellungen** von Haut und Unterhaut. Diese Veränderungen bedingen eine **Einschränkung der Beweglichkeit,** v. a. des Faustschlusses. Schließlich kommt es zur Atrophie einzelner Muskeln.

Diagnostik: Die Diagnose ist nur sehr schwer auf Anhieb zu stellen. Bei der klinischen Untersuchung ist bereits das Betasten der betroffenen Muskelpartien schmerzhaft. Im Labor zeigt sich eine deutliche BSG-Beschleunigung, CRP-Erhöhung und α$_2$-Globulinvermehrung. Im Blutbild sind die **Eosinophilen deutlich** (> 15 %), die Muskelenzyme im Serum nur marginal **erhöht**. Die **Immunglobuline** sind im Laufe der weiteren Entwicklung regelmäßig vermehrt. Die **histologische Untersuchung** ergibt eine Anhäufung v. a. von Eosinophilen in der den Muskel umgebenden Faszie und im subkutanen Gewebe. **Spätere Stadien** sind durch **Fibrosierung** in den genannten Bereichen gekennzeichnet („ausgebrannte Entzündung").

Therapie: Mittel der Wahl sind **Glukokortikoide**. Bei unzureichender Wirkung können zusätzlich **Immunsuppressiva** verabreicht werden (zu den Medikamenten, s. Tab. N-2.6, S. 1353). Darüber hinaus sind vorsichtige **Bewegungsübungen** als flankierende Maßnahmen zur Prophylaxe von Atrophie und Funktionseinbuße vorzunehmen.

Prognose: Die Erkrankung hat den Charakter eines **chronisch-progredienten Prozesses**. Der überwiegende Teil der Patienten gesundet irgendwann ohne bleibende Schäden.

4.7.2 Pannikulitis

▶ **Definition.** Es handelt sich um eine Entzündung im Bereich des subkutan gelegenen Fettgewebes.

Epidemiologie: Die Erkrankung ist selten. Frauen werden häufiger betroffen als Männer, Erwachsene mehr als Kinder. Eine genetische Komponente ist nicht erkennbar.

Ätiopathogenese: Die Ursache der Erkrankung ist unbekannt. Ein exogener Auslösefaktor lässt sich nicht fassen und auch hinsichtlich der Pathogenese fehlt es an grundlegenden Erkenntnissen. Die Pannikulitis kann in Zusammenhang mit Erkrankungen des Pankreas oder malignen Prozessen entstehen. Im Falle einer begleitenden Pankreasaffektion werden freigesetzte Proteinasen als ursächlich angesehen. Ansonsten sind Störungen des Fettstoffwechsels und Immunreaktionen in der Diskussion, Letztere allerdings ohne fassbaren Anhalt.

Klinik: Die Pannikulitis beginnt undramatisch. Im **Unterhautfettgewebe** bilden sich **derbe und schmerzhafte Knoten.** Sie finden sich bevorzugt am Stamm, weniger an den Extremitäten. Ihre Größe beträgt 1–10 cm. Sie sind vom gesunden Gewebe palpatorisch abgrenzbar und unter der Haut verschiebbar. Sofern die über den Knoten gelegene Haut gerötet, verdickt und mit ihnen verbacken ist, kann es zur Einschmelzung mit Entleerung eines zähflüssigen Detritus nach außen kommen (sterile Abszesse). Vorübergehend bildet sich ein fistelartiger Zugang zur darunterliegenden Höhle. Schließlich kommt es zur Ausheilung mit Defekt und Eindellung der Haut. Die **regionalen Lymphknoten sind vorübergehend geringfügig vergrößert.** An Allgemeinsymptomen werden unbestimmtes Krankheitsgefühl mit Müdigkeit, Übelkeit, Appetitverlust und Fieber genannt.

Diagnostik: Laboruntersuchungen ergeben keine typischen Veränderungen. Abgesehen von einer mäßigen BSG-Beschleunigung und Vermehrung der α₂-Globuline als Entzündungszeichen sind sämtliche Parameter im Normbereich. Nur bei begleitender Erkrankung des Pankreas oder bei malignen Prozessen sind die entsprechenden Werte (z. B. Enzyme) abnorm.

Die **bakteriologische Untersuchung** des aus den einschmelzenden Knoten entleerten Materials ergibt stets sterile Verhältnisse.

Röntgenuntersuchungen zeigen plattenförmige Kalkablagerungen im subkutanen Bereich. Scharf umrissene kleine Defekte an Knochen beruhen auf Fettnekrosen im Knochenmark.

Das **histologische Bild** bietet die für eine Entzündung charakteristischen Zeichen. Im Frühstadium sind im Fettgewebe Granulozyten angehäuft. Später geht die Struktur der Läppchen verloren und es setzt eine **Fibrosierung** ein, die im narbigen Umbau mit Verlust der Textur der Unterhaut einhergeht. Gefäße bleiben zunächst frei, zeigen jedoch Proliferationstendenz und Ödemreaktion der Media, wenn sie im Gebiet aktiver Herde gelegen sind. Die Erkrankung stellt sich gleichzeitig an verschiedenen Arealen ein, die miteinander verschmelzen können. Eine Generalisation durch Einbeziehung anderer anatomischer Strukturen kommt nicht vor, wenngleich in Einzelfällen Bindegewebe und selbst Gelenkstrukturen mitzureagieren scheinen.

Dies alles belegt, dass nur synoptisch die Diagnose aus Beschwerden, Tastbefund und übrigen Hinweisen gestellt werden kann. Gerade die feingewebliche Untersuchung ist außerordentlich wichtig, da sie allein die Abgrenzung gegenüber Lipomen oder Rheumaknoten ermöglicht.

Therapie: Ohne Kenntnis der Ursache und der zugrunde liegenden Mechanismen gibt es naturgemäß keine fundierte Therapie. Allgemein wird der Einsatz von Glukokortikoiden empfohlen. Eine relativ niedrig dosierte Dauertherapie (z. B. 7,5–10 mg Prednisolon täglich) vermag die Schübe zu unterdrücken.

4.7.3 Rezidivierende Polychondritis

▶ **Definition.** Entzündliche Erkrankung des Knorpelgewebes mit Knorpeldestruktionen.

Epidemiologie: Die Erkrankung ist selten und tritt überwiegend in höherem Lebensalter auf.

Ätiopathogenese: Die Ätiologie ist unbekannt. Als Pathomechanismus wird ein von Lymphozyten und Antikörpern ausgelöster Phagozytoseprozess angenommen. Als Autoantigen wirkt vermutlich Kollagen Typ II.

Klinik: Infolge der Knorpelzerstörung klagen die Patienten über **Gelenkschmerzen**. Bei einer **Ohrknorpelentzündung** kommt es im akuten Stadium zu einer starken Schwellung und Rötung des Ohres unter Aussparung des Ohrläppchens (Abb. N-4.7a), im fortgeschrittenen Stadium ist das Abknicken der Ohrmuschel typisch („Schlappohren"). **Schwerhörigkeit** folgt auf Beteiligung des Mittelohres, Nasenbefall kann zu einer **Sattelnase** führen (Abb. N-4.7 b). Eine Beteiligung von Kehlkopf und Trachea äußert sich als **Schluckstörung** bzw. kann zur bedrohlichen trachealen Instabilität führen. Gelegentlich tritt eine **Kleingefäßvaskulitis** hinzu, die sich als Episkleritis, Tinnitus, Schwindel und/oder Glomerulonephritis manifestiert. Gefährlich ist ein Einbezug der Aorta.

▶ **Merke.** Die Erkrankung manifestiert sich häufig an Ohr, Nase, Kehlkopf und Trachea.

N-4.7 Klinische Befunde bei rezidivierender Polychondritis

a Ohrknorpelentzündung (beachte: Ohrläppchen ausgespart, da kein Knorpel).
b Sattelnase.

aus: Arnold, W., Ganzner, U.: Checkliste Hals-Nasen-Ohren-Heilkunde. Thieme; 1999

Diagnostik: Neben der typischen Klinik liefert die Histologie den entscheidenden Beitrag.

Therapie: Die Immunsuppression erfolgt mit einer Kombination aus Glukokortikoiden und Methotrexat oder Alkylanzien. Therapierefraktäre Verläufe sprechen oft auf TNF-α-Antagonisten an (Details zu den Medikamenten, s. Tab. **N-2.6**, S. 1353). Antiphlogistika sind ineffizient.

Prognose: Die Erkrankung schreitet unbehandelt stetig fort. Gefährliche Komplikationen sind eine Verlegung der Atemwege und die Entwicklung einer Herzinsuffizienz.

4.7.4 Sarkoidose

Die Sarkoidose kann sich, besonders in ihrer akuten Verlaufsform, dem Löfgren-Syndrom, als Arthritis/Periarthritis der Sprunggelenke manifestieren (Details s. Kap. Pneumologie (S. 406)).

Diagnostik: Sie ergibt sich aus Klinik und Histologie.

Therapie: Immunsuppression mit einer Kombination aus Glukokortikoiden und MTX oder Alkylanzien. Therapierefraktäre Formen sprechen oft auf TNF-α-Neutralisation an (s. Tab. **N-2.6**, S. 1353).

Prognose: Die Erkrankung verläuft unbehandelt progredient.

4.7.4 Sarkoidose

Siehe Kap. Pneumologie (S. 406).

1 **Allgemeine Psychosomatik** 1403
2 **Spezielle Psychosomatik** 1416

1 Allgemeine Psychosomatik

1.1 Entwicklungslinien der Psychosomatik 1403
1.2 Diagnostik 1405
1.3 Therapie 1407

1.1 Entwicklungslinien der Psychosomatik

▶ **Definition.** Die Psychosomatische Medizin ist eine biopsychosoziale Medizin: Sie untersucht Wechselbeziehungen zwischen körperlichen, psychischen und sozialen Vorgängen.

1.1.1 Integrierte internistische Psychosomatik

Mit Zunahme der diagnostischen und therapeutischen Möglichkeiten durch naturwissenschaftliche Grundlagenforschung erkannten Internisten die Notwendigkeit, die Persönlichkeit des Kranken, seine familiäre, soziale und berufliche Umwelt mit in Überlegungen zu Entstehung, Erkennung, Behandlung und Verlauf von Krankheiten einzubeziehen. „Wir behandeln nicht Krankheiten, sondern kranke Menschen", war das Credo von Ludolf von Krehl und der „Heidelberger Schule". „Der Mensch vermag seine Krankheitsvorgänge zu gestalten durch seinen körperlichen und seelischen, am besten gesagt, menschlichen Einfluss auf diese Vorgänge. Und er ist nicht nur Objekt, sondern stets zugleich Subjekt: Das ist es, was die nie sich erschöpfende Vielseitigkeit der krankhaften Vorgänge am Menschen erzeugt." Aus dieser Grundhaltung wurde die Psychosomatik als integriertes Fach der Inneren Medizin von von Weizsäcker etabliert.

Die wichtigste Frage für zunehmend ältere und multimorbide Patienten lautet heute, wie sie mit meist mehreren chronischen Erkrankungen und Einschränkungen möglichst gut zurechtkommen, weniger, wie sie vollständig gesund werden können. Als zentrale Fähigkeit der Krankheitsbewältigung wird die sog. **Resilienz** im psychologischen Sinn verstanden als die Möglichkeit, **mit Einschränkungen** – hier also Krankheiten und gesundheitlichen Krisen – so **umzugehen**, dass die verbleibenden Möglichkeiten im Fokus des Alltagslebens und des Lebensgefühls stehen. Gelingt eine Krankheitsbewältigung in diesem Sinne nicht, kommt es zu Mangel- und Verlusterleben, letztlich also zu chronischer Depression.

Bei mehr als einem Drittel der stationär aufgenommenen internistischen Patienten liegt eine **psychische Komorbidität** (Vorkommen psychischer Störungen neben einer körperlichen Krankheit) vor. Bei 4 % der Patienten ist dies der alleinige Aufnahmegrund, bei weiteren 9 % trägt die psychische Störung zusammen mit einer körperlichen Erkrankung zur Aufnahme bei. Neurotische Störungen (z. B. somatoforme Störungen), Suchterkrankungen und affektive Störungen sind dabei die Hauptdiagnosegruppen.

Psychische Komorbidität geht mit einem **erhöhten Leiden, erhöhter Inanspruchnahme medizinischer Dienstleistungen** und **erhöhten Behandlungskosten** einher. Als eindrückliches Beispiel hierfür können Beobachtungen bei chronisch herzinsuffizienten Patienten dienen, die zu mehr als einem Drittel als depressiv eingeschätzt werden. So werden etwa ein Viertel der gesamten Behandlungskosten der Herzinsuffizienz indirekt durch die vermehrte Nutzung medizinischer Dienste aufgrund psychischer Komorbidität verursacht.

1.1 Entwicklungslinien der Psychosomatik

▶ **Definition.**

1.1.1 Integrierte internistische Psychosomatik

„Wir behandeln nicht Krankheiten, sondern kranke Menschen." Der Mensch ist nicht nur Objekt, sondern stets zugleich Subjekt, war das Credo von Krehl und der Heidelberger Schule. Aus dieser Grundhaltung etablierte sich die Psychosomatik als integriertes Fach der Inneren Medizin.

Medizinische Fortschritte und demografischer Wandel führen heute zu einer Zunahme der Komplexität und Chronizität von Krankheiten.

Bei mehr als einem Drittel der stationär aufgenommenen internistischen Patienten liegt eine **psychische Komorbidität** vor.

Psychische Komorbidität geht mit **erhöhtem Leiden, erhöhter Inanspruchnahme medizinischer Dienstleistungen** und **erhöhten Behandlungskosten** einher.

1.1.2 Psychosomatische Medizin und Psychotherapie

Neben der integrierten internistischen Psychosomatik führte eine zweite Entwicklungslinie zur Etablierung der psychosomatischen Medizin und Psychotherapie, eines Spezialfaches, welches sich mit folgenden Fragen beschäftigt: Wie entstehen psychosomatische und psychische Symptome? Welche Theorien der normalen Persönlichkeitsentwicklung sind erforderlich, um Störungen zu erklären? Welche Behandlungsverfahren bewähren sich theoretisch und praktisch?

Bei der Erklärung psychosomatischer Störungen ging Mitscherlich von den psychoanalytischen Theorien Freuds aus. Einige Begriffe **psychodynamischer Theorien** sollen hier erläutert werden, da sie für Diagnostik und Therapie psychosomatischer Störungen auch heute von zentraler Bedeutung sind.

Psychodynamische Persönlichkeitstheorien: Diese gehen davon aus, dass unbewusste Prozesse bei psychischen Funktionen und Störungen eine wichtige Rolle spielen. Dabei können psychosomatische Symptome als Folge von Konflikten oder Entwicklungsdefiziten verstanden werden. **Unbewusste intrapsychische Konflikte** können Wahrnehmen, Fühlen, Erleben und Handeln wesentlich mitbestimmen und die Entstehung psychischer Störungen (Neurosen) verständlich machen. Dabei stehen sich in der Regel unvereinbare, lebensgeschichtlich früh entwickelte Emotionen und Wünsche von hoher Intensität und antagonistische, durch die Realität und gesellschaftliche Normen erworbene und angeeignete Gegenkräfte (Abwehrmechanismen) gegenüber. Dieses Wechselspiel stellt einen notwendigen, die psychischen Funktionen sichernden dynamischen Prozess dar, der von frühen Erfahrungen geprägt wird. Den meisten Menschen gelingt es, im Rahmen einer unbewussten psychischen Organisation diese antagonistischen Kräfte flexibel zu balancieren.

▶ **Merke.** Eine psychische Störung tritt auf, wenn diese unbewusste Balance nicht (mehr) gelingt und neurotische Symptome im Sinne eines Wiederholungszwanges als dysfunktionale Muster immer wieder auftreten und das Leben beeinträchtigen.

Strukturelle Störungen: Psychosomatische und psychische **Symptome und Störungen** können daneben auch als **entwicklungsbedingte Defizite** verstanden werden, bei denen es zu sog. strukturellen Störungen kommt. Als strukturelle Störung kann mit Rudolf definiert werden die „defizitäre Entwicklung jener strukturellen Fähigkeiten, die zur Regelung des inneren Gleichgewichtes und der Beziehungssituation benötigt werden". Die psychische Struktur wird definiert als die Verfügbarkeit über psychische Funktionen, die für die Organisation des Selbst und seine Beziehungen zu den inneren und äußeren Objekten erforderlich sind.

Strukturelle Störungen sind oft das Resultat frühkindlicher Beziehungsstörungen und Ergebnis von Mangelzuständen und chronischer Überforderung in der frühkindlichen Entwicklung. Eine mangelhaft ausgeprägte Entwicklung psychischer Repräsentanzen von sich selbst und anderen im Sinne einer strukturellen Störung durch Überforderung oder übertriebene Fürsorglichkeit kann auch in späteren Lebensphasen eine Reaktivierung dieser primär belastenden emotionalen und körperlichen (Mangel-)Zustände bewirken. Emotionale Überforderungssituationen können dann nicht als solche erkannt und ggf. als primär krankhafte Körperwahrnehmung fehl interpretiert werden.

Da bei strukturellen Störungen nicht nur **Affekte**, sondern auch das eigene **Körpererleben** sehr undifferenziert wahrgenommen werden, sind sie in der psychosomatischen Medizin sehr wichtig.

▶ **Merke.** Ein psychosomatisches Symptom kann also kausal als Folge einer Fehlentwicklung der Persönlichkeit (strukturelle Störung) oder aber auch bei hinreichender Differenzierung des psychischen Apparates funktional als Lösungsversuch eines unbewussten Konflikts verstanden werden (psychodynamisch).

Ein psychosomatisches Symptom ist nicht eineindeutig mit einer spezifischen Störung oder einem spezifischen Konflikt verbunden. Auch das vermeintlich objektive Ausmaß einer Belastung oder eines Stresses (Arbeitsbelastung, Trennungs-, Verlusterlebnisse etc.) führt nicht automatisch zu spezifischen Störungen. Die Symptomentstehung ist vielmehr im Einzelfall zu rekonstruieren und kann auf mehreren Ebenen beschrieben werden.

1.2 Diagnostik

1.2.1 Allgemeines

Die Mehrzahl der Patienten in der Inneren und Allgemeinmedizin möchten von ihrem behandelnden Arzt (auch) nach ihrem psychischen Wohlbefinden gefragt werden. Denoch wird bei diesen Patienten in weniger als der Hälfte der Fälle eine bestehende psychische Störung erkannt. Die Ursachen für diese **niedrige Erkennungsrate** liegen auf der Hand: Zeitmangel, multiple gleichzeitige Anforderungen, Ausbildungsdefizite und unzureichende Vergütungsbedingungen für die psychosoziale Versorgung.

▶ **Merke.** Die psychosomatische Diagnostik in der Inneren Medizin berücksichtigt biopsychosoziale Befunde und erfolgt gleichzeitig mit und gleichrangig zur somatischen Diagnostik. Sie ist damit eine **Simultandiagnostik**.

Der Patient erlebt den Arzt als interessiert an körperlichen Symptomen und Vorgängen, gleichzeitig aber auch an Befinden, aktueller Lebenssituation und persönlicher Biografie. Psychosozialen Befunden wird damit auf eine natürliche und selbstverständliche Weise eine Bedeutung für Befinden und Gesundheitszustand zugeschrieben. Das sequenzielle Erheben psychosomatischer Befunde (z. B. die Überweisung zum Psychosomatiker, nachdem alle Untersuchungen nichts ergeben haben) begünstigt dagegen iatrogen die Entstehung funktioneller Störungen: Patienten fühlen sich nicht verstanden, weggeschickt und beharren nicht selten auf den Aspekten des Krankheitsgeschehens, die den Arzt initial interessiert hatten. Dem Erheben der Krankengeschichte kommt damit ein hoher Stellenwert zu, aber auch körperliche Untersuchung, Visiten, Hausbesuche, Mitteilungen von Pflegepersonal und Arzthelferin bieten vielfältige Möglichkeiten, zwanglos wichtige psychosoziale Aspekte wahrzunehmen.

1.2.2 Patient-Arzt-Interaktion

Die Beziehung zwischen Patient und Arzt ist in doppelter Weise wichtig und wirksam: Zum einen ist die **persönliche Wahrnehmung** des Arztes sein bestes Diagnostikinstrument, zum anderen kann die **therapeutische Beziehung** in hohem Maße heilsam sein.
Hohe Plazeboeffekte bei der Untersuchung von Medikamentenwirkungen, die z. B. bei gastroenterologischen Erkrankungen mehr als die Hälfte der Effekte erklären, zeigen, dass jenseits spezifischer pharmakologischer Wirkungen die gesamte ärztliche Situation sehr wirksam und heilsam sein kann.
Grundlage jeder gelingenden Kommunikation zwischen Patient und Arzt ist eine Begegnung auch auf der **Beziehungsebene**. Hierzu gehört ein Eingehen auf die Fragen, Bedürfnisse und Sorgen der Patienten. Auch eine einfache Informationsvermittlung wird oft erst auf dieser Grundlage möglich. Weiter ist es hilfreich, wenn der Arzt seine Wahrnehmung schult, einen Zugang zu eigenen Gefühlen entwickelt, zu positiven und negativen, die Patienten in ihm auslösen.
Schwierige Patient-Arzt-Interaktionen können in direktem Austausch mit Teammitarbeitern und Kollegen oder auch in **Balint-Gruppen** bearbeitet werden. Balint-Gruppen (nach dem Psychoanalytiker Michael Balint) sind Gruppen von Ärzten, die sich unter der Leitung eines erfahrenen Psychosomatikers oder Psychotherapeuten regelmäßig treffen, um über schwierige Patienten aus der Praxis zu sprechen. Ziel ist eine Verbesserung der Patient-Arzt-Beziehung, die zu einem verbesserten Verständnis des Patienten sowie zu verbesserten therapeutischen Ansätzen für die Behandlung führen soll.

1.2.3 Anamneseformen

Die **Anamneseerhebung** stellt – insbesondere in der Psychosomatik – einen zentralen Bestandteil ärztlichen Handelns dar. Neben der besonderen Bedeutung für den Beziehunggesaufbau, die Schaffung eines Arbeitsbündnisses und das Treffen einer Behandlungsvereinbarung spiegelt sich die Wichtigkeit der Anamnese in der Beobachtung wider, dass sich 70 % aller Diagnosen allein durch eine fundierte Erhebung der Krankengeschichte stellen lassen.

O 1 Allgemeine Psychosomatik

Für alle Formen der **Anamneseerhebung** gelten die Grundsätze von Akzeptanz, Empathie und Kongruenz. Während **Akzeptanz** eine positive Wertschätzung gegenüber dem Patienten meint, die durch aktives Bemühen und eine innere Anteilnahme seitens des Arztes vermittelt wird, steht der Begriff der **Empathie** für ein sich einfühlendes Verstehen und sich Einlassen, ohne sich zu identifizieren. Echtheit oder **Selbstkongruenz** besagt, dass der Therapeut bemüht sein sollte, er selbst zu sein, ohne sich hinter einer Fassade zu verbergen. Das eigene Erleben und Empfinden sollte dem Therapeuten gewahr werden und verfügbar sein, sodass er es dem Patienten mitteilen kann, wenn dies angemessen erscheint (selektive Authentizität). Kongruentes und wertschätzendes Verhalten ist gerade bei psychosomatisch erkrankten Patienten Voraussetzung für eine Vertrauensbasis, die einen zentralen Ausgangspunkt für eine tragfähige Arzt-Patienten-Beziehung darstellt. Denn bereits das sich Einlassen auf ein diagnostisches Gespräch stellt für diese Patienten mit körperlichen Beschwerden ohne ausreichende somatische Erklärung, die oft zahlreiche Voruntersuchungen und Behandlungsversuche erlebt haben, bereits eine große Hürde dar.

▶ **Merke.** Die Besonderheit einer psychosomatischen Diagnostik ist darin zu sehen, dass der Untersucher nicht nur objektiver Außenbeobachter ist, sondern sich partiell auf die Beziehung mit dem Patienten einlässt. Bei diesem Prozess wird das Verstehen des Krankheitsprozesses als biopsychosoziales Geschehen angestrebt.

Nach P. Hahn unterscheidet man im Wesentlichen vier Anamneseformen: die „klassische" klinische Basisanamnese, die erweiterte Anamnese, die biografische Anamnese und die tiefenpsychologische Anamnese.

Die **„klassische" klinische Basisanamnese** folgt einem Grundmuster, welches im Wesentlichen für alle klinischen Fachgebiete identisch ist. Im Mittelpunkt steht die zielgerichtete und strukturierte Erfassung der Beschwerden des Patienten auf phänomenologisch-hermeneutischer Ebene, welche in einem empirisch-analytischen Prozess zur Interpretation der Beschwerden mit sich daraus ableitenden Handlungskonsequenzen führt.

Die **erweiterte Anamnese** beruht auf einem klinisch-psychosomatischen Denken, das sich um eine möglichst gleichzeitige und gleichwertige Beachtung der körperlichen und seelischen Symptomatik bemüht. Indiziert ist sie bei bestehenden Unklarheiten über die Ätiologie und Art der Erkrankung sowie über das Krankheitsverständnis des Patienten. Zentrale Elemente sind das Erfassen einer möglichen psychosozialen **Auslösesituation** der Beschwerdesymptomatik durch Störungen der psychosozialen Befindlichkeit in Beruf, Familie oder Gesellschaft („Können Sie mir bitte mehr über den Zeitpunkt und die Umstände berichten, als Ihre Beschwerden zum ersten Mal aufgetreten sind?") sowie das Erfragen der sogenannten **subjektiven Krankheitstheorie** („Was meinen Sie denn selbst, woher Ihre Beschwerden kommen könnten?"). Letztere gibt Auskunft über die Vorstellungen des Patienten zu Genese, Art und Verlauf seiner Erkrankung und bietet Informationen darüber, inwieweit er für einen psychosomatischen Zugang zu seinen Beschwerden empfänglich ist.

Bei der **biografischen Anamnese** wird die Grenze hin zu einer „biografischen" oder „psychosomatischen" Medizin überschritten. Mit ihr soll ein umfassendes **Persönlichkeitsbild** des Patienten durch eine Lebens-, Leidens- und Erlebnisbeschreibung in primär individuellen Zusammenhängen gewonnen werden. Dies kann durch eine entwicklungspsychologisch orientierte Darstellung des Lebenslaufes oder durch eine Selbst- und Fremdschilderung der Biografie erfolgen.

Die **tiefenpsychologische Anamnese bzw. das psychoanalytische Interview** wird durch den psychosomatischen Konsildienst oder in der psychosomatischen Ambulanz veranlasst. Als eine einfache klinische „Indikationsregel" zur Konsilanforderung bzw. Überweisung können ein starker Leidensdruck des Patienten sowie die Beobachtung, dass der Patient einen „einfachen ärztlichen Ratschlag" nicht annehmen kann, gelten. Im Gegensatz zur biografischen Anamnese liegt der Fokus der tiefenpsychologischen Anamnese bzw. des psychoanalytischen Interviews stärker auf der **Reinszenierung** der biografischen Erfahrungen innerhalb der therapeutischen Begegnung. Tiefenpsychologische Anamnese und psychoanalytisches Interview setzen eine fundierte Ausbildung voraus.

1.2.4 Diagnostische Kriterien

Die Diagnostik psychischer Störungen erfolgt heute nach expliziten diagnostischen Kriterien, die in der **Internationalen Klassifikation psychischer Störungen, ICD-10 Kapitel V (F)**, der Weltgesundheitsorganisation bzw. im **Diagnostic and Statistical Manual of Mental Disorders (DSM-IV)** der American Psychiatric Association zusammengefasst sind (DSM-5 derzeit in Vorbereitung). Zur Diagnosestellung untersucht der Arzt, ob bei dem Patienten die Symptome einer spezifischen psychischen Störung vorliegen, d. h. ob die störungsspezifischen diagnostischen Kriterien erfüllt sind.

▶ Merke. Eine Diagnose nach ICD-10 bzw. DSM-IV (ab Mai 2013 DSM-5) ist heute Grundlage für Therapieempfehlung, Behandlung und Vergütung.

Eine wertvolle Ergänzung zu ICD-10 und DSM-IV stellt die **Operationalisierte Psychodynamische Diagnostik (OPD)** dar. Sie erweitert die kategorialen Diagnosesysteme um die wichtigen Aspekte der Krankheitsverarbeitung und der Behandlungsvoraussetzungen, der Beziehungs- und Konfliktdiagnostik sowie der Persönlichkeitsstruktur.

Diagnostik mit Fragebögen

Zur Verbesserung der Erkennungsrate wird heute in vielen Bereichen die Anwendung von **Screeningverfahren** empfohlen. Praktikable, validierte und international verfügbare Screeninginstrumente für psychische Störungen, die in Deutschland zur Anwendung kommen, sind der **Patient Health Questionnaire (PHQ)**, die **Hospital Anxiety and Depression Scale (HADS-D)** und der **WHO Well-Being-Index (WBI-5)**. Diese Screeninginstrumente werden von den Patienten z. B. während der Wartezeit ausgefüllt und durch den Arzt ausgewertet. Naturgemäß können Screeningfragebögen das vertrauensvolle Gespräch mit dem behandelnden Arzt nicht ersetzen; sie ermöglichen aber eine zeitsparende und effiziente Identifikation von Risikogruppen, die einer genaueren Evaluation durch den Arzt benötigen.

Auch bei der Diagnostik der **gesundheitsbezogenen Lebensqualität** haben sich Patientenfragebögen bewährt. Es ist zu unterscheiden zwischen krankheitsspezifischen (z. B. für Herzinsuffizienz, Diabetes mellitus) und generischen (krankheitsübergreifenden) Instrumenten. Häufig eingesetzte Instrumente zur krankheitsübergreifenden Messung der Lebensqualität sind das **Medical Outcomes Study 36-item Short-Form Health Survey (SF-36)** und der **Lebensqualitätsfragebogen EQ-5D**.

Diagnostik mit standardisierten Interviews

Strukturierte und halbstrukturierte Interviews stellen den Goldstandard in der Diagnostik von psychischen Störungen dar. Zu den am häufigsten verwendeten diagnostischen Interviews zählt die **Operationalisierte Psychodynamische Diagnostik (OPD)** und das strukturierte klinische Interview für DSM-IV (SKID).

1.3 Therapie

1.3.1 Auswahl der geeigneten Therapie

Der **diagnostisch-therapeutische Algorithmus** in der psychosomatischen Medizin lässt sich im Wesentlichen in fünf Schritten zusammenfassen (Tab. **O-1.1**).

O-1.1 Diagnostisch-therapeutischer Algorithmus in der psychosomatischen Medizin

1. Verdachtsdiagnose bzw. Screening-Diagnose	Eine Verdachtsdiagnose bzw. ein positiver Screeningbefund ergeben sich aus der Interaktion mit dem Patienten bzw. der Anwendung eines Screeningfragebogens.
2. Überprüfung der Diagnose	Durch die Anamnese und das Abfragen der diagnostischen Kriterien wird untersucht, ob das Vollbild einer spezifischen psychischen Störung vorliegt.
3. Erfragen der subjektiven Erklärungs- und Behandlungsmodelle	Um die subjektiven Entstehungsbedingungen der Störung im Rahmen der Behandlung adäquat berücksichtigen zu können und um eine Therapie zu wählen, die für den Patienten akzeptabel ist, werden die subjektiven Erklärungs- und Behandlungsmodelle des Patienten erfragt.
4. Information des Patienten über die geeignete Behandlung	Der Arzt informiert den Patienten auf Basis von Leitlinien, Evidenzen und dessen persönlicher Situation über die für ihn geeignete(n) Behandlungsmethode(n).
5. Partizipative Entscheidungsfindung	Arzt und Patient entscheiden sich gemeinsam für die durchzuführende Therapieform, z. B. klassische Psychotherapie, psychopharmakologische Medikation, psychosomatische Grundversorgung, internistisch-psychosomatische Komplexbehandlung, Wiedereinbestellung oder Nichtbehandlung.

Therapieprinzipien bei der Behandlung psychischer Störungen bei internistischen Patienten sind:
- **simultane Behandlung:** Bei gleichzeitig vorliegenden psychischen und somatischen Erkrankungen ist es wichtig, diese Störungen parallel zu behandeln, da sich körperliche und psychische Störungen in der Regel negativ gegenseitig beeinflussen. Nachhaltige Besserungen sind nur dann zu erzielen, wenn sich psychische und körperliche Symptomatik bessern.
- Stets sollte eine **kooperative Grundhaltung** gegenüber überweisenden und mitbehandelnden Kollegen eingenommen werden und Behandlungen in wechselseitiger Abstimmung erfolgen.
- **gestufte Behandlung:** Die Auswahl des Therapieverfahrens hängt vom Schweregrad der psychischen und ggf. komorbiden körperlichen Erkrankung sowie von den Funktionseinschränkungen ab. Die Funktionseinschränkungen bilden sich im Wesentlichen durch die Leistungs- und Arbeitsfähigkeit des Patienten ab, aber auch durch seine Funktionsfähigkeit im familiären Kontext. Abb. **O-1.1** zeigt die Therapieindikation in Abhängigkeit vom Schweregrad, den Funktionseinschränkungen und dem Ansprechen auf die Therapie. Bei akuter Suizidalität muss unmittelbar eine stationäre Behandlung eingeleitet werden.

▶ **Merke.** Behandlungserfolg und Behandlungspräferenzen: Bei der Behandlung psychischer Störungen ist es von großer Bedeutung, dass der **Patient mit der empfohlenen Therapie einverstanden** und von deren Notwendigkeit überzeugt ist. Dies sichert die **Compliance** des Patienten, die langfristige Durchführung der Therapie und letztlich eine nachhaltige Besserung des Patienten.

⊙ **O-1.1** Stufenweise Therapieindikation in Abhängigkeit vom Schweregrad der psychischen Störung und Funktionseinschränkungen

1.3.2 Psychotherapie

▶ **Definition.** „Psychotherapie ist ein bewusster und geplanter interaktioneller Prozess zur Beeinflussung von Verhaltensstörungen und Leidenszuständen, die in einem Konsensus (möglichst zwischen Patient, Therapeut und Bezugsgruppe) für behandlungsbedürftig gehalten werden, mit psychologischen Mitteln (durch Kommunikation) meist verbal aber auch nonverbal, in Richtung auf ein definiertes, nach Möglichkeit gemeinsam erarbeitetes Ziel (Symptomminimalisierung und/oder Strukturänderung der Persönlichkeit) mittels lehrbarer Techniken auf der Basis einer Theorie des normalen und pathologischen Verhaltens." (Strotzka 1975)

▶ **Merke.** Die Psychotherapie ist das wichtigste und wirksamste Behandlungsverfahren in der psychosomatischen Medizin.

O-1.2 Psychotherapien: Grundorientierung und Setting

Psychotherapien: Grundorientierung und Setting

Psychotherapien (eine Auswahl alphabetisch geordnet)
- Atemtherapie
- Autogenes Training
- Bioenergetik
- Daseinsanalyse
- Existenzanalyse
- Fokaltherapie
- funktionelle Entspannung
- Gesprächstherapie
- Gestalttherapie
- Gestaltungstherapie
- Gruppenpsychotherapie
- Hypnotherapie
- Individualtherapie
- interpersonelle Therapie
- katathymes Bilderleben
- konzentrative Bewegungstherapie

→ **Ansatz** → **konzeptioneller Ansatz des Verfahrens**
- psychodynamisch (sich selbst verstehen und verantworten)
- behavioural (Umlernen und Verhalten ändern)
- humanistisch (persönliches Wachstum fördern)
- systemisch (dysfunktionale interpersonelle Systeme verändern)
- autosuggestiv (Einfluss auf Körperabläufe gewinnen)

→ **Medien** → **vorrangig wichtige Medien für die therapeutische Arbeit**
- Sprache (Denken, Erinnern, Mitteilung)
- Interaktion (Szenische Beziehungsgestaltung)
- Körper (Haltung, Bewegung, Erleben, nonverbaler Ausdruck)
- Fantasie (Imagination, Traum)
- kreative Medien (Bildnerische Gestaltung, Musik)
- Spiel (Rollenspiel, Regelspiel)

→ **Setting** → **therapeutisches Setting**
- Einzeltherapie
- Gruppentherapie
- Paartherapie
- Familientherapie
- Kindertherapie
- Jugendlichentherapie
- Stationär-integrierte Therapie

nach: Rudolf G., Henningsen P.: Psychotherapeutische Medizin und Psychosomatik. Thieme; 2007

Die Vielfalt der psychotherapeutischen Grundorientierungen und der therapeutischen Anwendungsformen ist groß und nimmt eher auch noch weiter zu (Abb. **O-1.2**). Die **psychodynamische Therapie** und die **kognitive Verhaltenstherapie** sind dabei die wichtigsten und bestevaluierten Psychotherapieverfahren.

Der Begriff der **Fachpsychotherapie** wurde von Senf und Broda entwickelt, um in der inflationären Entwicklung von Psychotherapieverfahren eine methodische und wissenschaftliche Fundierung zu geben und Kriterien zur Qualitätskontrolle festzulegen. Fachpsychotherapie ist ein professionelles psychotherapeutisches Handeln im Rahmen und nach den Regeln des öffentlichen Gesundheitswesens, das:
- wissenschaftlich fundiert ist mit Bezug auf wissenschaftlich begründete und gesicherte Krankheits-, Heilungs- und Behandlungstheorien
- mit theoretisch abgeleiteten und empirisch gesicherten Verfahren, Methoden und Settings zielgerichtete Veränderungen im Erleben und Verhalten von Patienten bewirkt
- zum Zweck der Behandlung von psychisch bedingten oder mitbedingten Krankheiten, krankheitswertigen Störungen und Beschwerden oder zu deren Vorbeugung eingesetzt wird
- eine qualifizierte Diagnostik und Differenzialdiagnostik unter Einbezug und Nutzung aller verfügbarer Verfahren und Methoden voraussetzt
- mit a priori formulierten und a posteriori evaluierten Therapiezielen durchgeführt wird
- von professionellen Psychotherapeuten mit geprüfter Berufsqualifikation durchgeführt wird
- unter Wahrung ethischer Grundsätze und Normen durchgeführt wird
- in Erfüllung von Maßnahmen zur Qualitätssicherung auch unter dem Gebot der Wirtschaftlichkeit durchgeführt wird.

Das zentrale Element und damit der **Hauptwirkfaktor** in gelingenden Psychotherapien ist die **helfende Beziehung** zwischen Patient und Therapeut. Therapeutische Wirkfaktoren und Eigenschaften, die einen guten Therapeuten kennzeichnen zeigt (Tab. **O-1.2**). Der **Therapieprozess** erfolgt dabei in einer Dynamik mehrerer aufeinander folgender Schritte (Tab. **O-1.3**).

Die **psychodynamische Therapie** und die **kognitive Verhaltenstherapie** sind die wichtigsten und bestevaluierten Psychotherapieverfahren (Abb. **O-1.2**).

Der Begriff der **Fachpsychotherapie** wurde entwickelt, um in der inflationären Entwicklung von Psychotherapieverfahren eine methodische und wissenschaftliche Fundierung zu geben und Kriterien zur Qualitätskontrolle festzulegen.

Der **Therapieprozess** erfolgt dabei in mehreren Schritten (Tab. **O-1.3**).

O-1.2 Therapeutische Wirkfaktoren (linke Spalte) und Eigenschaften, die einen guten Therapeuten kennzeichnen (rechte Spalte)

therapeutische Wirkfaktoren	Eigenschaften eines guten Therapeuten
• Erfahren zwischenmenschlicher Unterstützung wie Interesse, Anteilnahme, Zuwendung, Verständnis, Aufmunterung, Ermutigung • Erleben und Sehen von sich selbst • Konfrontation mit beiseite Gestelltem und Unerledigtem durch Herausarbeiten von Abgewehrtem, Betrauern von nicht Erreichtem, Aussöhnen mit Menschen und Erfahrungen • Neubeginn mit neuen Antworten, Perspektiven, Einstellungen, Lösungsstrategien, Treffen von Entscheidungen und Übernahme von Verantwortung • Korrektur der emotionalen Erfahrung, indem Akzeptanz, Zustimmung und konstruktive Kritik erfahren, aufgenommen und künftig genutzt werden.	• Erkennen von eigenen Grenzen • empathische Aufmerksamkeit für den Patienten • Hören auf ausgesprochene und nicht ausgesprochene Botschaften • Ertragen von negativen Zuständen, z. B. Verzweiflung, Hoffnungslosigkeit, Erregung • Verarbeiten von Feindseligkeit, Entwertung oder Provokation des Patienten • ausgewogenes Verhältnis zwischen annehmender Haltung und Grenzen Setzen • Aufmerksamkeit für eigene Gefühlsreaktionen • Reflexion der eigenen geschlechtsspezifischen Sichtweise • Überzeugung, dem Patienten helfen zu können • fundiertes Inventar von Interventionen • Hinlenken des Patienten auf eigene Ressourcen • Sparsamkeit in den Mitteilungen ohne Einsilbigkeit • keine dogmatischen, sondern eher vorläufige, vermutende Äußerungen • Mitteilungen liegen im Interesse des Patienten und überfordern ihn nicht • Leben mit Humor begegnen können • Patient wird nicht zur Befriedigung eigener Bedürfnisse benutzt.

nach: Rudolf G., Hennigsen P. (Hrsg.): Psychotherapeutische Medizin und Psychosomatik. Thieme; 2000

O-1.3 Typischer psychotherapeutischer Prozessverlauf

Aspekt Beziehung	Aspekt Arbeit
1. Schritt	
• Patient nimmt Beziehung auf, Therapeut in der Rolle des Experten	• Patient sucht Information, Klärung oder Abhilfe bzgl. seiner Beschwerden • Patient kann seine zentrale Problematik noch nicht oder erst vage wahrnehmen • Therapeut leitet Patient zur therapeutischen Arbeit an
2. Schritt	
• Therapeut stellt stellt einen „Raum" zur Verfügung • Therapeut als Hilfsich • Patient lässt sich auf eine therapeutische Beziehung ein • positive und negative Übertragungsaspekte tauchen auf	• Patient sucht aktiv Zugang zu seiner Problematik • Patient erkundet und erkennt seine Problematik an • Patient übernimmt Verantwortung für seine Problematik • Patient sucht nach neuen Bewältigungsmöglichkeiten und Konfliktlösungen • Therapeut fördert und bewahrt die Mitteilungen des Patienten • Therapeut klärt, konfrontiert, interpretiert Mitteilungen des Patienten
3. Schritt	
• therapeutische Beziehung und therapeutische Arbeit sind verwoben: Der Patient aktualisiert seine zentrale Problematik in der Beziehung zum Therapeuten (Übertragung); der Patient ist regressiv aufgelockert, er erfährt seine Beschädigungen und Begrenzungen schmerzlich, er fühlt sich auf Therapie und Therapeuten angewiesen und mit ihm verstrickt • Therapeut als Übertragungsfigur mit ausgeprägt positiven Seiten (Idealisierung) und deutlich negativen Seiten (destruktive Aspekte der Beziehungsstörung des Patienten) • Therapeut als haltendes Gegenüber (containing) • Durcharbeiten des „Materials" (Berichte, Einfälle, Erinnerungen, Träume des Patienten) im Blick auf ihre Bedeutung	
4. Schritt	
Therapeut als vertrautes und verlässliches Gegenüber, milde positive Übertragung	• Therapeut: deutende Durcharbeitung der psychischen Produktionen des Patienten und der Übertragungsaspekte • Patient löst sich von pathogenen Überzeugungen • Patient findet gangbare Lösungen und neue Erlebens- und Verhaltensmöglichkeiten • Versöhnlichkeit im Umgang mit der eigenen Problematik, der eigenen Geschichte und wichtigen Beziehungspersonen • Selbstverantwortung in der Lebensgestaltung • Neuorientierung und Umstrukturierung haben begonnen und werden erprobt

O 1.3 Therapie 1411

≡ O-1.3 Typischer psychotherapeutischer Prozessverlauf (Fortsetzung)

Aspekt Beziehung	Aspekt Arbeit
5. Schritt	
Abschied aus der Patient-Therapeut-Beziehung	▪ Internalisierung der Erfahrungen mit der Person des Therapeuten und der Therapie ▪ Abschied von illusionären Erwartungen an die Therapie ▪ Neuorientierung und Umstrukturierung sind erprobt ▪ Verfügbarkeit über eigene Ressourcen

nach: Rudolf G., Hennigsen P. (Hrsg.): Psychotherapeutische Medizin und Psychosomatik. Thieme; 2007

Formen der Psychotherapie

Psychodynamische Psychotherapie (Synonym: tiefenpsychologisch orientierte Psychotherapie): aus der Psychoanalyse entwickeltes Verfahren, das die Entstehung von psychischen Störungen und folglich auch ihre Therapie von der Dynamik intrapsychischer, v. a. unbewusster Kräfte (Konflikte, Emotionen), ableitet.
- **Übertragung:** Falls ein Patient seinen Arzt – in der Regel unbewusst – so wahrnimmt, als habe er Persönlichkeitszüge meist lebensgeschichtlich bedeutsamer Personen (Mutter, Vater, Geschwister etc.), spricht man von **Übertragung**. Dieses Phänomen kann im Gegenüber, also beim Arzt, eine **Gegenübertragung** auslösen, der dann mütterliche, väterliche etc. Gefühle gegenüber dem Patienten hat. Als Gegenübertragung wird neben dem oben beschriebenen Wahrnehmungsaspekt (Was löst der Patient in mir aus?) auch bezeichnet, wenn vom Patienten beim Arzt Übertragungsgefühle induziert werden, die aus ihrer eigenen Person und Geschichte verständlich werden.

Kognitiv-behaviorale Psychotherapie (Synonym: Verhaltenstherapie): Von der Lerntheorie abgeleitetes Verfahren, das die kognitive Umstrukturierung automatisierter negativer Denkmuster anstrebt. Weitere Interventionen sind Desensibilisierung, Exposition und Selbstmanagement.

Familientherapie: Therapeutische Methode, „die sich explizit darauf konzentriert, die Interaktion zwischen den Familienmitgliedern so zu verändern, dass sich die Dynamik der Familie als Ganzes, der Subsysteme und der einzelnen Individuen verbessert" (Gurman).

Autogenes Training: s. S. 1412.

Supportive Gespräche: Sie haben eine Entlastung und Unterstützung in einer belastenden Situation – und damit nicht primär die Entwicklung eines Konfliktverständnisses zum Ziel (z. B. bei Verlust eines Angehörigen, Mitteilung einer ungünstigen Prognose einer Erkrankung etc.). Der Übergang zur **Krisenintervention** ist fließend.

Beratung: Hier spielt die Informationsvermittlung und die im Vergleich zu primär psychotherapeutischen Interventionen eher explizite Stellungnahme der Therapeuten hinsichtlich bestehender Handlungsoptionen eine zentrale Rolle.

Stationäre Psychotherapie: Die Verfügbarkeit eines multimethodalen Therapieangebotes durch mehrere Psychotherapeuten im geschützten Setting einer Station erlaubt es, sowohl Patienten mit besonders ausgeprägter Störung als auch weniger motivierte Patienten zu behandeln.

1.3.3 Körperorientierte Therapieverfahren

Patienten, die unter körperlichen Beschwerden leiden und sich daher in internistische Behandlung begeben, nehmen ihren Körper in erster Linie als Ort der **Symptommanifestation** wahr. Gerade deshalb kommt **körperbezogenen Therapieformen** nicht nur eine wichtige Funktion bei Beschwerdelinderung, sondern auch eine die therapeutische Beziehung festigende oder erst ermöglichende Bedeutung zu. Der Bezug des Therapeuten auf den Körper des Patienten signalisiert, dass dieser in seiner Körperlichkeit ernst genommen wird und stellt daher eine vertrauensbildende Maßnahme dar.

1 Allgemeine Psychosomatik

Die Beschäftigung mit dem eigenen Körper auf einer nonverbalen Ebene eröffnet einen Raum für intuitiv Erfahrbares, manchmal schwer in Worte zu Fassendes. Sie bietet die Möglichkeit, **Körpersprache** und **Organdialekt** besser kennenzulernen, ohne verbalisieren zu müssen. Der Zugang ist dabei geprägt durch eine Ergebnisoffenheit, die den Äußerungen des Körpers, seinen vegetativen und unbewussten wie auch bewusst zugänglichen Reaktionsweisen, mit unvoreingenommener Neugier begegnet, statt normativ in richtig oder falsch, gesund oder krank, physiologisch oder pathologisch zu unterscheiden. Die große Chance solcher Verfahren liegt – neben den jeweiligen Lokalwirkungen – in einer Verstärkung der Selbstwirksamkeitserwartung des Patienten.

> ▶ **Merke.** Körperorientierte Verfahren können unterschiedlichen Zielen dienen: der **Entspannung,** der **Erweiterung der Introspektionsfähigkeit** oder der Ausweitung des Erlebnisraums des Patienten. Entspannungsverfahren und Kreativtherapien erfreuen sich allgemeine großer Beliebtheit.

Je nach Symptomatik und Patientencharakteristika bieten sich die im Folgenden näher beschriebenen unterschiedlichen Formen der Entspannung bzw. körperorientierten Therapie an:

Autogenes Training: Hierbei handelt es sich um eine **Entspannungsmethode**, die mittels repetitiv wiederholter Formeln einen als Hypnoid bezeichneten Entspannungszustand hervorruft. Die auf die Extremitäten, den Bauch- oder Brustraum bezogenen Sätze (z. B. „der Arm wird ganz schwer") verdeutlichen dem Anwender die Beeinflussbarkeit vegetativer Funktionen und dienen gleichzeitig dem Fernhalten unerwünschter Gedankengänge. Auch wenn das autogene Training unter Anleitung erlernbar ist, entfaltet es seine volle Wirkung erst nach regelmäßiger Anwendung durch den Patienten selbst („autogen"). **Indiziert** ist es z. B. bei Spannungszuständen wie Angststörungen, Muskelschmerzen, Reizdarmsyndrom, Bruxismus.

Biofeedback: Diese Methode gründet sich auf die Rückmeldung biologisch-vegetativer Parameter, die ohne technische Hilfe nicht bewusst wahrnehmbar sind. Es **erweitert die Selbstwahrnehmung** um Charakteristika wie Hautleitwert, Muskeltonus, Pulsrate oder Atemamplitude und ermöglicht so die Illustrierung psychophysiologischer Zusammenhänge. Auf einem Bildschirm kann der Patient in einer quasi-experimentellen Anordnung in Echtzeit verfolgen, wie sich unterschiedliche Vorstellungen oder Verhaltensweisen auf sein Vegetativum auswirken. Der stark individualisierten Therapie kommt damit häufig eine Eisbrecherfunktion bei der Vermittlung eines psychosomatischen Grundverständnisses zu. Die **Anwendungsgebiete** reichen von Epilepsie (EEG-Biofeedback) über Angststörungen, somatoforme Störungen, chronische Schmerzen bis hin zur gezielten Muskeledukation (z. B. Beckenboden-Biofeedback). Das Ziel besteht in der eigenständigen Umsetzung des Hinzugelernten im Alltag.

Progressive Muskelrelaxation (PMR): Bei der PMR (nach Jacobson) bewirkt die alternierende An- und Entspannung bestimmter Muskelgruppen eine über den Übungszeitraum hinaus andauernde **Entspannung**. Nach Anleitung ist PMR rasch in Eigenregie durchführbar und entfaltet seine volle Wirkung bei regelmäßiger Anwendung. Häufig erweist sie sich für innerlich unruhige, agitierte Patienten als besonders hilfreich, die ihrem Bewegungsdrang so auf selbstfürsorgliche Art nachkommen können. Weitere Indikationsbeispiele stellen Muskelverspannungen, Angststörungen, Schlafstörungen und Schmerzzustände dar.

Konzentrative Bewegungstherapie (KBT): Es handelt sich um ein psychotherapeutisches, dabei aber explizit **körperbezogenes Verfahren**. Wahrnehmung und Bewegung werden als Grundlage von Erfahrung und Handeln genutzt. Die konzentrative Hinwendung auf das eigene Erleben belebt Erinnerungen, die sich in Bewegung und Verhalten ausdrücken. Im Umgang mit Materialien und Personen wird neben den real-physischen Erfahrungen auch deren symbolischer Bedeutungsgehalt erlebbar und der Bearbeitung zugänglich gemacht. Körpererleben und Probehandeln im geschützten Raum einer Einzel- oder Gruppentherapie erweitert das Spektrum möglicher Erfahrungs- und Reaktionsweisen. (Fehl-)Haltungen können verändert, das Überdenken eigener Einstellungen kann angeregt werden. Die KBT ist u. a. einsetzbar bei somatoformen Störungen, Essstörungen und chronischen Schmerzen.

1.3.4 Psychopharmakotherapie

Bei der Therapieplanung für den psychosomatisch erkrankten Patienten ist es unabdingbar, einen **Gesamtbehandlungsplan** für den Patienten zu entwerfen, der sich nie nur auf die medikamentöse Behandlungsoption beschränken darf. Die Psychotherapie (psychodynamisch oder verhaltenstherapeutisch) ist ein effektives und über den Behandlungszeitraum hinaus wirksames Behandlungsverfahren.

Die Behandlung mit Psychopharmaka soll hier am Beispiel der Antidepressiva bei Patienten in der Inneren und Psychosomatischen Medizin erläutert werden. Generell bestehen Zulassungen von Psychopharmaka für bestimmte Diagnosegruppen, z. B. für depressive Syndrome, Angst- oder Zwangsstörungen. Eine rationale Verordnung orientiert sich primär an einer korrekten Diagnose. Im Rahmen einer **differenzierten Indikationsstellung** sind auch somatische und psychische Komorbiditäten zu beachten. Bei älteren Patienten sind z. B. andere Substanzen und niedrigere Dosierungen sinnvoll als bei jungen, körperlich gesunden Menschen (s. auch Kap. Geriatrie (S. 1439)).

Entschließt sich der Patient gemeinsam mit dem Arzt zum Einsatz von Psychopharmaka, sind in jedem Einzelfall **Risiken und Nebenwirkungen** einer sorgfältigen Risiko-Nutzen-Analyse zu unterziehen. Die Verordnung von Psychopharmaka hat auch **Einfluss auf die Patient-Arzt-Beziehung**.

- **Nebenwirkungsprofil als Entscheidungsgrundlage:** Über die Blockade verschiedener postsynaptischer Rezeptoren ergeben sich typische Nebenwirkungen, die in Tab. **O-1.4** aufgeführt sind und die den Einsatz von trizyklischen Antidepressiva (TZA) bei bestimmten Risikogruppen einschränken. Demgegenüber bieten selektive Serotonin-Rückaufnahme-Inhibitoren (SSRI) neben einer guten Wirksamkeit den Vorteil eines günstigeren Nebenwirkungsprofils und einer geringeren Toxizität gegenüber TZA. Letztere stellen beim suizidalen Patienten ein beachtliches Gefährdungspotenzial dar.
- **Patient-Arzt-Interaktion:** Das Angebot einer medikamentösen Therapie (z. B. bei Depression) kann von Patient und Arzt sehr unterschiedlich erlebt werden. Aus Sicht des Patienten kann das Medikament als Allheilmittel, als Krücke, als Kontrollversuch des Therapeuten oder als Beweis besonderer Fürsorglichkeit erlebt werden. Aus der Perspektive des Arztes mag das Medikament eine Voraussetzung für eine erfolgreiche Therapie sein, Ausdruck einer ungeduldigen Gegenübertragungsreaktion oder auch eines Versuchs, Regression zu begrenzen bzw. den Patienten ruhig zu stellen. Diese Aspekte zu reflektieren und zu thematisieren, kann sich vertrauensbildend auf die therapeutische Beziehung auswirken und die Compliance des Patienten bessern.

Vor der Verordnung eines Psychopharmakons empfiehlt sich eine **Basisdiagnostik** zum Ausschluss bzw. zur Erfassung vorbestehender Begleiterkrankungen:

- körperlicher Status, Blutdruckmessung
- Labor: Blutbild, Elektrolyte, Leber-, Nieren-, Schilddrüsenwerte
- EKG, EEG
- Schwangerschaftstest.

Diese Untersuchungen sollten im Therapieverlauf als Kontrolluntersuchungen durchgeführt und auf eine Verlängerung des QT_c-Intervalls im EKG geachtet werden. Der Patient muss, auch aus juristischen Gründen, über diese Behandlungsoption sachgerecht aufgeklärt werden und es erscheint sinnvoll, ihn und ggf. seine Angehörigen in den Entscheidungsprozess für eine geeignete medikamentöse Behandlung mit einzubeziehen. Generell ist eine einschleichende Dosierung zu empfehlen, das Absetzen sollte ausschleichend über 4 Wochen erfolgen. Bei älteren Patienten (> 65 J.) sollte die Behandlung mit 50 % der empfohlenen Dosierung begonnen werden (s. auch Kap. Geriatrie (S. 1445)).

O-1.4 Stoffgruppen von Antidepressiva

Substanzgruppe	Indikation	Nebenwirkung/Interaktion	Aktivierungspotenzial	Gefährdungspotenzial	Wirkung auf das Körpergewicht
monoaktive Wirkung:					
■ SSRI: Citalopram, Fluoxetin, Fluvoxamin, Paroxetin, Sertralin	breites Indikationsspektrum (mit Zunahme der Verordnungsfrequenz)	insgesamt geringes Nebenwirkungspotenzial, gastrointestinale Nebenwirkungen, erhöhtes Blutungsrisiko bei Kombination mit Antikoagulanzien/Thrombozytenaggregationshemmern; Schwächung der Wirkung von Tamoxifen in der Behandlung des Mammakarzinoms	Aktivierung, initial Kombination mit einem sedierenden Medikament sinnvoll	wenig toxisch	Gewichtsabnahme
duales Wirkprinzip (Serotonin und Noradrenalin werden zur Wirkung gebracht):					
■ TZA: Amitriptylin, Amitriptylinoxid, Clomipramin, Doxepin, Imipramin, Trimipramin	Depression, sedierende Präparate: Schlafstörungen	anticholinerg, proarrhythmogen, orthostatische Dysregulation	Sedierung oder Aktivierung, je nach Substanz. Trimipramin: starke Sedierung ohne REM-Schlafunterdrückung	hochtoxisch, Gefahr bei suizidalen Patienten	Gewichtszunahme. Amitriptylin: Obstipation
■ SNRI selektive Serotonin-Noradrenalin-Wiederaufnahmehemmer: Venlafaxin, Duloxetin		Blutdruckanstieg	Aktivierung		
■ zentrale Alpha-Rezeptor-Antagonisten: Mirtazapin	„Antidepressivum des Mannes"	keine Nebenwirkung auf die Sexualfunktion	Sedierung		Gewichtszunahme
■ MAO-Hemmer: Moclobemid, Tranylcypromin	therapieresistente Depression	Gefahr hypertensiver Krisen Monotherapie! 14 d Karenz zur Einnahme anderer Psychopharmaka	Aktivierung	Serotonin-Syndrome	keine Auswirkung
Antidepressivum mit neuartigem biochemischem Wirkmechanismus (stimuliert die Melatoninrezeptoren und erhöht die Freisetzung von Dopamin und Noradrenalin im präfrontalen Cortex)					
■ Melatoninrezeptor-Agonist: Agomelatin	Depression, Schlafstörungen	geringes Nebenwirkungspotenzial	Schlaf anstoßend bei Einnahme kurz vor dem Zubettgehen, Normalisierung zirkadianer Rhythmen	wenig toxisch, nur vereinzelte Erfahrungen	keine Auswirkung
Phytopharmaka:					
■ Hypericum (Johanniskraut)		vielfältige Interaktionen mit anderen Arzneimitteln infolge Enzyminduktion: Ciclosporin A, Kumarine etc.	Sedierung	rezeptfrei erhältlich: Arzt erfährt nicht, dass Patient das Medikament einnimmt!	

Bei aller Würdigung der Erfolge der Therapie psychischer Störungen mit Psychopharmaka (Responserate initial 60–80 % nach 6 Wochen, insgesamt ca. 85 %, Therapieabbrüche 10–30 %) sind zwei Aspekte kritisch zu diskutieren: Sowohl die Vollremissonsrate mit 50 % nach mehrwöchiger Psychopharmakotherapie als auch der Wirksamkeitsvorteil von im Mittel 20 % gegenüber Placebo sind nicht sehr hoch. Dass dieser therapeutische Ansatz nur eingebettet in eine gute Patient-Arzt-Beziehung gelingen kann, versteht sich von selbst: Antidepressiva ersetzen in keinem Fall die ärztliche Zuwendung, das Gespräch oder die Überwachung des Suizidrisikos. Mögliche Wechselwirkungen zwischen Pharmako- und Psychotherapie zeigt Abb. O-1.3.

O-1.3 Mögliche Wechselwirkungen zwischen Pharmako- und Psychotherapie

Wirkung der Pharmako- auf die Psychotherapie

positiv	negativ
• Stärkung von Ich-Funktionen • symptomatische Besserung macht therapiefähig • Symbolkraft des Medikamentes • gewohnte Arzt-Patienten-Interaktion • seelische Störungen können wie andere Krankheiten behandelt werden	• Demotivierung des Patienten • Konfliktvermeidung • Bindung an das Medikament • verstärkte Abhängigkeit vom Arzt/Autonomieverlust • Verstärkung des Krankheitsgefühls

Wirkung der Psycho- auf die Pharmakotherapie

positiv	negativ
• Entspannung und Entlastung des Patienten • Compliance-Verbesserung	• symptomatische Verschlechterung • Verstärkung des Krankheitsprozesses • Compliance-Minderung

(Pharmakotherapie ↔ Psychotherapie)

nach: Möller H. J., Laux G., Deister A.: Duale Reihe Psychiatrie und Psychotherapie. Thieme; 2009

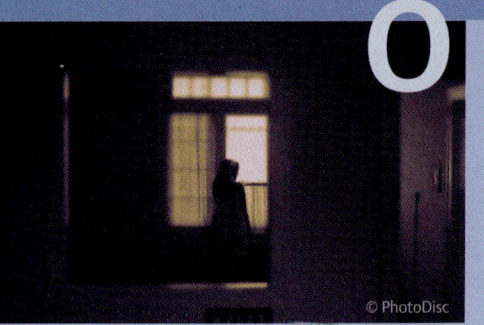

2 Spezielle Psychosomatik

2.1 Depressive Störungen in der Inneren Medizin 1416
2.2 Angststörungen in der Inneren Medizin 1418
2.3 Funktionelle und somatoforme Störungen 1419
2.4 Essstörungen 1423
2.5 Chronische Schmerzstörungen 1426
2.6 Der suizidale Patient 1430
2.7 Der Patient in der Onkologie 1433
2.8 Der Patient in der Kardiologie 1435
2.9 Der transplantierte Patient 1435

2.1 Depressive Störungen in der Inneren Medizin

Epidemiologie: Nach einer Untersuchung der WHO liegt die 12-Monatsprävalenz depressiver Störungen in der deutschen Allgemeinbevölkerung bei 3,6 %, bei körperlich kranken Patienten muss mit 20–35 % gerechnet werden, wobei die Prävalenz mit der Schwere und der Chronizität der körperlichen Erkrankung stark ansteigt. Depressionen zählen zudem zu den häufigsten psychiatrischen Erkrankungen im Alter (Näheres s. Kap. Geriatrie (S. 1445)). Weniger als die Hälfte der körperlich kranken Patienten mit depressiven Störungen erhalten derzeit eine Behandlung mit Psychotherapie und/oder Antidepressiva, obwohl eine Therapie erforderlich wäre.

Klinik: **Körperliche Beschwerden** treten häufig als direkte **Symptome** der Depression auf, ohne dass ihnen eine organische Krankheit zu Grunde liegt. Häufige körperliche Symptome sind Müdigkeit, Erschöpfung, Schlafstörungen, allgemeines Schwächegefühl, Gewichtsverlust, Kopfschmerzen, unklare Thoraxschmerzen, Übelkeit, Erbrechen, Verdauungsstörungen, Rücken- oder Gelenksbeschwerden.
Häufig **verstärken sich** Symptome der körperlichen Erkrankung und Symptome der Depression **wechselseitig.** Beispiele dafür sind z. B. die erhöhte kardiovaskuläre Mortalität bei depressiven im Vergleich zu nicht depressiven Patienten oder erhöhte Komplikationen von depressiven Patienten mit Diabetes mellitus (z. B. Retinopathie, Nephropathie) im Vergleich zu nicht depressiven Diabetespatienten.

Diagnostik: Die Diagnostik depressiver Störungen im Bereich der inneren Medizin stellt den Arzt vor besondere Herausforderungen: Anders als im psychiatrischen und psychotherapeutischen Fachgebiet sind die Patienten in der inneren Medizin typischerweise hinsichtlich einer depressiven Störung nicht vordiagnostiziert. Bei multimorbiden Patienten ist die Diagnostik depressiver Störungen durch die **Überlagerung von körperlichen und psychischen Symptomen** erschwert. Darüber hinaus stellen sich etwa 70 % der betroffenen Patienten ausschließlich mit körperlichen Symptomen beim Internisten bzw. Allgemeinmediziner vor; das körperliche Symptom gilt häufig als „Eintrittskarte" für den Besuch einer Arztpraxis.
Zu den typischen diagnostisch wegweisenden Symptomen einer Depression zählt die sog. „**kognitive Triade**", womit eine **negative Sicht von sich selbst**, **der Welt** und **der Zukunft** gemeint ist. Zur orientierenden Abklärung über das Vorliegen einer depressiven Störung haben sich zwei **diagnostische Screeningfragen** bewährt, welche die wichtigsten diagnostischen Kriterien, nämlich **Interessensverlust:** „Waren Sie in den letzten zwei Wochen durch wenig Interesse oder Freude an Ihrer Tätigkeit beeinträchtigt?" und **depressive Stimmung:** „Fühlen Sie sich niedergeschlagen oder hoffnungslos?", abfragen.
Werden eine oder beide Fragen bejaht, ist eine weitere Abklärung der depressiven Störung vorzunehmen. Werden beide Fragen verneint, liegt mit hoher Wahrscheinlichkeit keine depressive Störung vor.
Etwas differenzierter bildet die **ICD-10** die diagnostischen Kriterien der depressiven Episode ab. Zur Diagnosestellung müssen von drei **Hauptsymptomen** mindestens **zwei** und von sieben **Nebenkriterien** mindestens **zwei** erfüllt sein.

O-2.1 Diagnosekriterien nach ICD-10 für eine depressive Episode

Hauptkriterien	Nebenkriterien
• gedrückte Stimmung • Verlust von Interesse oder Freude • Verminderung des Antriebs, erhöhte Ermüdbarkeit	• verminderte Konzentration und Aufmerksamkeit • vermindertes Selbstwertgefühl und Selbstvertrauen • Schuldgefühle und Gefühle von Wertlosigkeit • negative und pessimistische Zukunftsperspektiven • Suizidgedanken, erfolgte Selbstverletzungen oder Suizidhandlungen • Schlafstörungen • verminderter Appetit

nach ICD-10 mit freundlicher Genehmigung Hans Huber Verlag, Bern

Der Schweregrad (leicht, mittelgradig, schwer) wird anhand der Anzahl der erfüllten diagnostischen Kriterien bestimmt. Zur Diagnosestellung müssen die depressiven Symptome **mindestens zwei Wochen** andauern. Zusätzlich soll angegeben werden, ob ein **somatisches Syndrom** (z. B. Morgentief, frühmorgendliches Erwachen, psychomotorische Agitiertheit, Hemmung, Appetitverlust, Libidoverlust) bzw. **psychotische Symptome** vorliegen.

Von der depressiven Episode müssen die **Anpassungsstörungen** differenzialdiagnostisch abgegrenzt werden. Anpassungsstörungen sind psychische Reaktionen auf belastende Lebensereignisse, die in ihrer Qualität und Schwere über das nach allgemeiner Lebenserfahrung zu erwartende Maß hinausgehen – jedoch nicht die Schwere einer depressiven Episode erreichen. Anpassungsstörungen sind durch vielfältige psychische Symptome gekennzeichnet; sie werden nach den im Vordergrund stehenden Symptomen genauer klassifiziert; z. B. Anpassungsstörung mit kurzer depressiver Reaktion, mit längerer depressiver Reaktion, mit vorwiegender Störung des Sozialverhaltens oder mit Angst und Depression, gemischt. **Akute Belastungsreaktionen** treten im Gegensatz zu den Anpassungsstörungen innerhalb von wenigen Minuten nach einem traumatisierenden Ereignis auf und klingen in der Regel innerhalb von wenigen Stunden bis Tagen ab. Die **posttraumatische Belastungsstörung** ist gekennzeichnet durch das Erleben eines Ereignisses, das bei fast jedem Menschen eine tiefe Verstörung hervorrufen würde. Psychische Symptome sind z. B. wiederholte Erinnerungen an das Trauma (z. B. „flash backs"), emotionaler oder sozialer Rückzug, Vermeidung von Situationen, die Erinnerungen an das Trauma wachrufen können und vegetative Übererregbarkeit.

Die depressiven Symptome müssen zur Diagnosestellung **mindestens zwei Wochen** dauern. Zusätzlich muss angegeben werden, ob ein **somatisches Syndrom** bzw. **psychotische Symptome vorliegen.**

Anpassungsstörungen sind psychische Reaktionen auf belastende Lebensereignisse, die nicht die Schwere einer depressiven Episode erreichen. Anpassungsstörungen werden nach den im Vordergrund stehenden Symptomen genauer klassifiziert. Die **posttraumatische Belastungsstörung** ist gekennzeichnet durch das Erleben eines Ereignisses, das bei fast jedem Menschen eine tiefe Verstörung hervorrufen würde und psychische Symptome wie wiederholte Erinnerungen an das Trauma (z. B. „flash backs"), Vermeidung von Situationen, die Erinnerungen an das Trauma wachrufen können, emotionalen oder sozialen Rückzug und vegetative Übererregbarkeit.

Therapie: Der Patient muss sich hinsichtlich Diagnose, Behandlungsoptionen und Prognose ausreichend **aufgeklärt** fühlen. Sofern erforderlich, muss eine **adäquate medizinische Behandlung** erfolgen, um physische und emotionale Stressoren zu reduzieren. Die Widerstandskraft des Patienten kann in vielen Fällen durch **Einbeziehung der Familie bzw. des Freundeskreises** gestärkt werden.

Therapie: Physische wie auch emotionale Stressoren sind zu reduzieren.

▶ **Merke.** Bei der psychosomatischen Behandlung des körperlich kranken Patienten ist es von großer Bedeutung, den Patienten nicht als „psychisch krank" zu behandeln, sondern als eine normale Person, die unter ungewöhnlichen Belastungen leidet.

▶ **Merke.**

Die subjektiven Erklärungs- und Behandlungsmodelle des Patienten müssen in die Behandlung einbezogen werden, um eine tragfähige Arzt-Patient-Beziehung aufzubauen. Ein wesentliches Therapieziel ist es, das Gesundheitsverhalten so zu fördern, dass der Patient langfristig zum **Selbstmanagement** seiner körperlichen Erkrankung in der Lage ist. In vielen Fällen muss der Patient zu körperlicher Aktivität und regelmäßigen Medikamenteneinnahme motiviert werden. Eine begleitende **antidepressive Pharmakotherapie** ist bei leichten und mittelschweren depressiven Episoden manchmal, bei schweren depressiven Episoden fast immer indiziert.

Die subjektiven Erklärungs- und Behandlungsmodelle des Patienten müssen berücksichtigt werden, um eine tragfähige Arzt-Patient-Beziehung zu schaffen. Das Gesundheitsverhalten ist zu fördern (**Selbstmanagement** der körperlichen Erkrankung). Bei schweren depressiven Episoden ist fast immer eine **antidepressive Pharmakotherapie** indiziert.

▶ **Merke.** Die Wirksamkeit von Psychotherapie bzw. antidepressiver Pharmakotherapie ist belegt. In vielen Fällen ist eine **Kombinationstherapie** von Psychotherapie und psychopharmakologischer Medikation angezeigt.

▶ **Merke.**

2.2 Angststörungen in der Inneren Medizin

▶ **Definition.** Angststörungen sind gekennzeichnet durch intensive und anhaltende Ängste, die klinisch bedeutsames Leiden und Beeinträchtigungen für den Betroffenen mit sich bringen und über eine längere Zeitspanne bestehen.

Epidemiologie: Die Lebenszeit-Prävalenz für Angststörungen beträgt zwischen 9 und 25 %, die 12-Monatsprävalenz wird etwa auf 14,5 % geschätzt. Bei internistischen Patienten sind diese Zahlen nochmals deutlich höher. Angst gehört zu den häufigsten psychischen Symptomen überhaupt und spielt gerade im internistischen Kontext angesichts invasiver Diagnostik- und Therapieverfahren sowie belastenden Beschwerden und Diagnosen eine bedeutende Rolle.

Einteilung: (nach ICD-10)
- **Phobische Störungen (F40):** Hierzu gehören die Agoraphobie (Angst vor öffentlichen Plätzen, Menschenmengen, öffentlichen Verkehrsmitteln etc.), die soziale Phobie (Angst vor sozialen Situationen) und spezifische Phobien (Angst vor bestimmten Objekten oder Situationen, z. B. vor Tieren, Fahrstühlen oder Injektionen). Allen Phobien ist die Vermeidung der Angst auslösenden Situation bzw. des Angst auslösenden Objektes gemeinsam.
- **Andere Angststörungen (F41):** Hierzu gehören die Panikstörung (sich wiederholende Panikattacken, die nicht auf bestimmte Situationen oder bestimmte Objekte bezogen sind) und die generalisierte Angststörung (anhaltende Besorgnis und Anspannung bezüglich alltäglicher Ereignisse und Gegebenheiten).

Klinik: Bei allen Angststörungen finden sich neben oben genannten Kriterien auch **allgemeine Angstsymptome**, die unspezifisch sind und von Person zu Person stark variieren können. Dazu gehören z. B. körperliche Symptome wie Palpitationen, Tremor oder Mundtrockenheit, Dyspnoe, Thoraxschmerzen oder abdominelle Missempfindungen sowie psychische Symptome wie Angst vor Kontrollverlust oder Angst zu sterben.

Für das **Fortbestehen von Angststörungen** werden unterschiedliche biologische und psychologische Ansätze diskutiert: Eine wesentliche Rolle spielt dabei die Angst vor der Angst (**Erwartungsangst**). Allein die Antizipation einer möglichen Panikattacke erhöht beispielsweise die Wahrscheinlichkeit eines erneuten Auftretens im Sinne eines sich selbst verstärkenden Kreislaufs aus Wahrnehmung körperlicher Erregung, Verunsicherung und gesteigerter Selbstaufmerksamkeit. Aus der Erwartungsangst resultiert auch häufig ein ausgeprägtes **Vermeidungsverhalten** (z. B. Vermeidung von großen Menschenansammlungen, um das Auftreten einer Panikattacke zu verhindern).

Diagnostik: Im klinischen Kontext sollten Ängste und Verunsicherungen der Patienten immer ernst genommen werden. Wenn Patienten nicht von sich aus ihre Ängste ansprechen, helfen oft wenige **diagnostische Fragen**, um erste Hinweise auf eine bestehende Angstproblematik zu erhalten, z. B.:
- Hatten Sie in der letzten Zeit plötzlich eine Angstattacke (das Gefühl von Furcht oder Panik)?
- Fühlen Sie sich in letzter Zeit übermäßig ängstlich, nervös, besorgt oder angespannt?

Werden diese Fragen positiv beantwortet, sollte auf jeden Fall weitere Exploration erfolgen und ggf. eine Behandlung eingeleitet werden.

Therapie: Behandlungsmethode der Wahl ist die **Psychotherapie.** Diese verfolgt je nach theoretischer Ausrichtung und Art der Angststörung verschiedene Ansätze. Als besonders effektiv zur Behandlung der Agoraphobie hat sich beispielsweise die Exposition in vivo erwiesen. Der Patient lernt hier durch angeleitete Konfrontation mit der Angst auslösenden Situation seine Ängste zu bewältigen.

Zur **kurzzeitigen** Entlastung, z. B. vor geplanten medizinischen Eingriffen oder bei starker Symptomausprägung, können **Benzodiazepine** eingesetzt werden (aufgrund des Abhängigkeitspotenzials nicht als Dauermedikation). **Längerfristig** (über mehrere Wochen oder Monate) können Antidepressiva, bevorzugt **SSRI**, ergänzend zu einer psychotherapeutischen Behandlung verordnet werden.

2.3 Funktionelle und somatoforme Störungen

▶ Definition.

Funktionelle Störungen sind Krankheitsbilder, die aus Störungen von Körperfunktionen resultieren, ohne dass eine organpathologische Veränderung nachweisbar wäre. Seelische Faktoren lösen diese Symptomatik aus und tragen zur Aufrechterhaltung bei.
Somatoforme Störungen sind gekennzeichnet durch:
- wiederholte Darbietung körperlicher Symptome
- hartnäckige Forderung nach medizinischen Untersuchungen trotz wiederholter negativer Ergebnisse und Versicherung der Ärzte, dass die Symptome nicht körperlich begründbar sind
- Der Patient widersetzt sich, die Möglichkeit einer psychischen Ursache zu diskutieren.
- Das zu erreichende Verständnis für die Verursachung der Symptome ist häufig für Patienten und Arzt enttäuschend.

▶ Merke. In der Psychosomatik wird der Begriff „somatoform" als Folgezustand eines psychischen Distresses verstanden. Im primär somatisch orientierten Kontext der Inneren Medizin hingegen dominiert der Terminus der „funktionellen Beschwerden" in Abgrenzung zu „strukturellen oder histologisch nachweisbaren Läsionen".

Epidemiologie: Somatoforme bzw. funktionelle Syndrome treten in der deutschen Bevölkerung mit einer Prävalenz von etwa 10 % auf. In Allgemeinarztpraxen werden 20–30 % der Konsultationen durch diese Beschwerden verursacht. Die Somatisierungsstörung kommt bei Frauen wesentlich häufiger vor als bei Männern. Der typische Beginn der Störung liegt zwischen dem 16. und 30. Lebensjahr.

Klassifikation: Häufig finden sich Störungsbilder, die die Kriterien der Somatisierungsstörung nur teilweise erfüllen, obwohl eine multiple Symptomatik vorliegt. Laut ICD-10 werden diese Beschwerden unter der **undifferenzierten somatoformen Störung** eingeordnet. Sind die körperlichen Beschwerden auf Organe beschränkt, die vollständig vegetativ innerviert und kontrolliert werden, so sind diese als **somatoforme autonome Funktionsstörungen** zu diagnostizieren (Magenschmerzen, Herzschmerzen, Colon irritabile, Hyperventilation, Miktionsbeschwerden). Sind die vorherrschenden Beschwerden Schmerzen, die nicht ausreichend auf eine physiologische oder körperliche Störung zurückzuführen sind, wird von einer **anhaltenden somatoformen Schmerzstörung** gesprochen (Tab. O-2.2).

Ätiologie: Nach dem multifaktoriellen Krankheitsverständnis müssen spezifische und unspezifische Faktoren auf der individuellen, interaktionellen und soziokulturellen Ebene differenziert werden (Tab. O-2.3). Die genannten unspezifischen und spezifischen Faktoren stellen eine Verbindung zwischen äußeren Ereignissen, innerer Verarbeitung und körperlichen Prozessen her und bieten eine heuristische Erklärung, warum jemand mit bestimmten psychischen Spuren frühkindlicher und anderer biografischer Erfahrungen in bestimmten Situationen mit Symptomen, z. B. somatoformer bzw. funktioneller Art, erkrankt.
Zur **Krankheitsauslösung** kommt es, wenn bei bestehender Disposition die inneren und äußeren Ressourcen nicht mehr ausreichen und es zur Dekompensation der bisher bestehenden Bewältigungs- und Abwehrformation kommt. Hierfür können von außen betrachtet geringfügige Anlässe ausreichen. Bei den ursprünglichen, auslösenden Symptomen selbst handelt es sich um mehr oder weniger ungewöhnliche, minimale Missempfindungen, die bewusst wahrgenommen und fokussiert werden. Entscheidende Bedeutung bei der Symptomgenese kommt der übermäßigen Aufmerksamkeitszuwendung und der Interpretationen der Körpersignale als bedrohliche Krankheitszeichen zu.

O-2.2 Somatoforme und verwandte Störungen

Störungsbild	ICD-10	Kurzcharakterisierung
somatoforme Störungen F45		
Somatisierungsstörung	F45.0	seltene Extremform: multiple Körperbeschwerden, deutliche Beeinträchtigung, Dauer: weniger als 2 Jahre, auslösender psychischer Konflikt nicht unbedingt erkennbar, Prävalenz < 1 %
undifferenzierte Somatisierungsstörung	F45.1	viel häufiger als F45.0, geringere Beschwerdezahl, kürzere Krankheitsdauer, Prävalenz < 10 %
hypochondrische Störung	F45.2	organische Ursachenvorstellung dominiert, nicht Beschwerden selbst
somatoforme autonome Funktionsstörung	F45.3	Unterteilungen nach organbezogenen Beschwerden, zusätzlich autonome Dysregulation und organische Ursachenvorstellung
anhaltende somatoforme Schmerzstörung	F45.4	andauernder, im Zentrum der Aufmerksamkeit des Patienten stehender Schmerz dominiert
sonstige somatoforme Störungen	F45.8	u. a. psychogener Pruritus, psychogene Dysmenorrhö, Zähneknirschen
verwandte Störungen		
dissoziative Störungen der Bewegung und Empfindung bzw. Konversionsstörung	F44.4-7	pseudoneurologische Störungen, auslösender Konflikt muss erkennbar sein
Neurasthenie	F48.0	gesteigerte Ermüdbarkeit plus weitere Körperbeschwerden
umweltbezogene Körperbeschwerden	F45.8	unspezifische Körperbeschwerden trotz fehlender objektiver Exposition (Amalgam, Chemikalien)

Erläuterung wichtiger Begriffe:
Konversion – Körpersymptom stellt psychischen Konflikt symbolisch dar (Wunsch, Stimulus, etc.), primärer Krankheitsgewinn hoch, psychischer Konflikt wird verdrängt, Verdrängung = Konfliktentlastung, Umwandlung seelischer Energie in somatische Innervation
Somatisierung – Verdrängter Impuls verbindet sich mit Vorstellung eines körperlichen Organs
Dissoziation – Isolierung von körperlichem Vorgang und zugehöriger Vorstellung, teilweise oder ganze Desintegration psychischer Funktionen (Erinnern, Wahrnehmen)

nach ICD-10 mit freundlicher Genehmigung Hans Huber Verlag, Bern

O-2.3 Spezifische und unspezifische ätiologische Faktoren für die Entstehung von somatoformen Störungen

Ebene	spezifische Faktoren	unspezifische Faktoren
individuell	• genetische Faktoren • Belastungsfaktoren in der Kindheit: Armut, Vernachlässigung, Verlust eines Elternteils, Missbrauch etc. • primärer Krankheitsgewinn: subjektive Entlastung vom inneren Konfliktdruck oder Minderung der innerseelischen Angst durch die Symptombildung	• frühe Störung in der Beziehung zum eigenen Körper • veränderte physiologische Stressverarbeitung • frühe Beziehungsstörungen hinterlassen eine Disposition für spätere Beschwerden • Modelllernen: somatoforme Beschwerden in der Familie und der eigenen Kindheit
interaktionell	• sekundärer Krankheitsgewinn: objektive Vorteile durch Krankenrolle, Genesungsschutz durch soziale Entlastung, z. B. Krankschreibung, Versorgung, Trost, Rente etc.	• iatrogene Faktoren
soziokulturell		• Medien: Ausbreitung von Erklärungsmodellen für unspezifische Körperbeschwerden

Klinik: Kennzeichend ist das Vorliegen **zahlreicher körperlicher Beschwerden,** die alle Organsysteme betreffen können.

Klinik: Eine Somatisierungsstörung ist durch das Vorliegen **zahlreicher körperlicher Beschwerden** gekennzeichnet, die alle Organsysteme betreffen können (internistische, orthopädische, gynäkologische, neurologische, urologische Symptome, Zahnbeschwerden). Aufgrund der Multiplizität der Beschwerden und der organischen Ursachenüberzeugung der Betroffenen insistieren die Patienten auf immer neuen somatischen Abklärungen und durchlaufen zahlreiche Behandlungseinrichtungen. Oft findet ein Wechsel zwischen den verschiedenen Symptomen aus den möglichen somatoformen Beschwerden statt ebenso mit Symptomen aus dem Bereich der dissoziativen Störungen.

Diagnostik: Bei körperlichen Beschwerden, die > sechs Monate persistieren, muss von einer Chronizität ausgegangen werden.

Diagnostik: Körperliche Beschwerden, die **über ein halbes Jahr** persistieren, werden diagnostisch bedeutsam. Nach sechs Monaten muss von einer Chronizität ausgegangen werden.

> **Merke.** Die organische Abklärung sollte gründlich, gezielt und einmalig erfolgen, Wiederholungsuntersuchungen sind unbedingt zu vermeiden. Die Diagnostik (S. 1405) sollte nicht als Ausschlussdiagnostik, sondern als Simultandiagnostik geführt werden.

Nicht nur die Patienten widersetzen sich den Versuchen, mögliche psychische Ursachen in Betracht zu ziehen, sondern auch behandelnde Ärzte unterliegen dieser Gefahr. Die Unsicherheit, ob ggf. doch eine somatische Ursache für die Beschwerden gefunden werden könnte, und das Drängen der Patienten verleiten Ärzte zu immer neuen Untersuchungen. Dieser Umgang führt zur **iatrogenen Fixierung** und zu einem Kreislauf von Überweisungen. Die Patienten werden einer Vielzahl diagnostischer, apparativer und kostenintensiver Eingriffe unterworfen, die nichts Positives bewirken, sondern die Beschwerden verstärken können.

Differenzialdiagnose:
- **Abgrenzung zu körperlichen Krankheiten:** Das Problem der Abgrenzung von körperlich begründbaren organischen Symptomen und somatoformen bzw. funktionellen Symptomen ist genuin mit der Diagnosegruppe verbunden.

> **Merke.** Ein Patient mit einer Somatisierungsstörung kann weitere körperliche Krankheiten entwickeln, sodass neu auftretende organische Beschwerden nicht automatisch dem Krankheitsbild der somatoformen bzw. funktionellen Störung zugeordnet werden dürfen.

- **Abgrenzung zu anderen psychischen Störungen:** Bei zahlreichen psychosomatischen und psychiatrischen Störungen treten somatoforme Beschwerden auf, die jedoch keine eigene Diagnose rechtfertigen.
  - Die **schwierigste Differenzialdiagnose** ist die **Depression**. Typische somatische Beschwerden sind Magen-Darm-Beschwerden, Appetitverlust, Schlaf- und Libidostörungen. Wenn diese Symptome ausschließlich während depressiver Phasen auftreten, sind sie nur unter der Depression zu klassifizieren.
  - Die **Panikstörung** geht mit vermehrten körperlichen Beschwerden einher, die auf einzelne Attacken beschränkt sind. Bei somatoformen funktionellen Störungen sind die Symptome relativ konstant und persistieren.
  - Bei der **Schizophrenie** können somatoforme Symptome bestehen, die jedoch bizarr und mit wahnhaften Vorstellungen oder Körperhalluzinationen ausgestaltet sind.

Therapeutischer Umgang: Das Problem der belasteten **Interaktion** zwischen **Arzt und Patient** ist die Diskrepanz zwischen den jeweiligen Ursachenüberzeugungen: der Arzt vermutet nach fehlender organischer Erklärungen eine psychogene Ursache oder Simulation, der Patient nimmt weiter organische Ursachen an, weil nur diese eine Legitimierung seiner Beschwerden bedeuten. Es kommt zu Abbrüchen der Beziehung und Arztwechseln („doctor-shopping").
Abb. O-2.1a stellt einen **schwierigen Verlauf der Arzt-Patient-Beziehung** dar. Die Sequenz zeigt eine **interaktionelle Falle**, der man im ärztlichen Umgang mit diesen Patienten typischerweise begegnet. Zum einen trägt der Patient dem Therapeuten idealisierende Erwartungen an und ist zugleich enttäuschungs- und entwertungsbereit. Dem Therapeuten wird unbewusst nahe gelegt, die Idealisierung anzunehmen und dann an diesen Ansprüchen zu scheitern. Dieses Handeln ist dem Patienten allerdings nicht bewusst. In die **Positiv-Spirale der Arzt-Patient-Beziehung** kommt man, indem man die Klagen des Patienten ernst nimmt, sich aber durch seine hohen Erwartungen nicht unter Druck setzen lässt. Es empfiehlt sich, sich von Anfang an möglichst wenig idealisieren zu lassen und Verantwortung immer wieder an den Patienten zurückzugeben (Abb. O-2.1 b). Dies gelingt am ehesten aus einer Haltung der **Gelassenheit** heraus. Hilfreich sind zudem feste Termine in bestimmten Zeitintervallen zu vereinbaren.

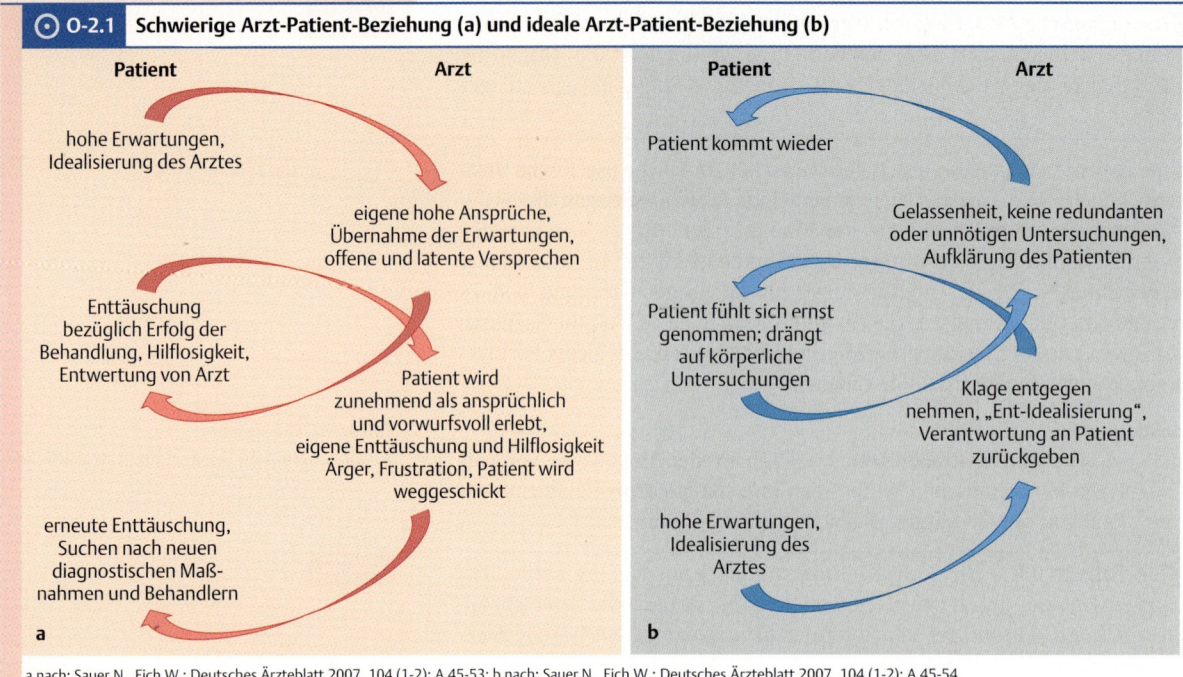

O-2.1 Schwierige Arzt-Patient-Beziehung (a) und ideale Arzt-Patient-Beziehung (b)

a nach: Sauer N., Eich W.: Deutsches Ärzteblatt 2007, 104 (1-2): A 45-53; b nach: Sauer N., Eich W.: Deutsches Ärzteblatt 2007, 104 (1-2): A 45-54

Therapie: Die primäre Behandlung erfolgt oft durch den **Hausarzt**, der den Patienten und dessen Gesamtsituation kennt. Ein **Konsil** bzw. eine **Überweisung zum Psychotherapeuten** sollte erfolgen, wenn sich die diagnostische Einschätzung als schwierig erweist, der Patient zusätzlich eine andere psychische Erkrankung hat oder die Arzt-Patient-Beziehung problematisch ist.

In Frage kommen: **kognitive Verhaltenstherapie, psychodynamisch orientierte Psychotherapie, körperbezogene Therapieformen.**

▶ Merke.

Therapie: Der **Hausarzt** ist in der Regel die erste Anlaufstelle für die Patienten und hat einige große Vorteile bei der Behandlung, da er seinen Patienten und dessen familiäre, biografische und gesundheitliche Situation kennt. Es besteht eine tragfähige und vertrauensvolle Beziehung. Der Hausarzt hat kein „Psycholabel" und kann so behutsam den Weg von einem organischen zu einem erweiterten, biopsychosozialen Krankheitsmodell einschlagen. In folgenden Fällen sollte ein **Konsil** eingeholt oder eine **Überweisung zum Psychotherapeuten** in Erwägung gezogen werden:
- die diagnostische Einschätzung erweist sich als schwierig
- der Patient weist eine Komorbidität einer anderen psychischen Erkrankung auf, die momentan im Vordergrund steht
- die Interaktion mit dem Patienten gestaltet sich problematisch.

Psychotherapeutische Behandlungsziele lassen sich wie folgt zusammenfassen:
- Erarbeitung eines erweiterten psychosomatischen Krankheitsverständnisses mit Psychoedukation
- Hilfe bei der Symptombewältigung, Fokus auf die körperliche Ebene (Schmerzklage Raum geben, Körperbeschwerden besonders ernst nehmen)
- Bearbeitung der auslösenden und aufrechterhaltenden Konflikte, Persönlichkeitseigenheiten, psychosozialen Probleme etc.
- Integration der Psychotherapie in einen medizinischen Gesamtbehandlungsplan.

Sowohl die **kognitive Verhaltenstherapie** als auch die **psychodynamisch orientierte Psychotherapie** und **körperbezogene Therapieformen** kommen in Frage.

Bei **somatoformen autonomen Funktionsstörungen** (F45.3) kann eine symptomorientierte medikamentöse Behandlung in Phasen mit einer erheblichen Beeinträchtigung durch die Beschwerden, z. B. in der Einleitungsphase einer Psychotherapie, hilfreich sein. Sie sollte aber nicht dauerhaft eingesetzt werden.

Bei der **anhaltenden somatoformen Schmerzstörung** können Antidepressiva eine analgetische Wirkung entfalten. Insbesondere trizyklische Antidepressiva, auch in geringer Dosierung, sind wirksam.

▶ Merke. Eine Pharmakotherapie sollte nur bei spezifischer Indikation (z. B. somatoforme autonome Funktionsstörungen oder anhaltende somatoforme Schmerzstörung) zum Einsatz kommen. Die Erwartungen an die Medikation sollten generell relativiert werden. Es muss mit gehäuft auftretenden, meist intensiv erlebten Nebenwirkungen gerechnet werden. Obsolet sind das Verschreiben neuer Medikamente bei jedem neu hinzugetretenen Symptom und die Verordnung von Psychopharmaka ohne adäquate psychotherapeutische Behandlung.

Von alleine heilen nur etwa 10 % der Krankheitsbilder in einem Zeitraum von 10 Jahren wieder ab.

▶ **Klinischer Fall.** Ein 44-jähriger Patient wird von der anästhesiologischen Schmerzambulanz in die psychosomatische Klinik überwiesen. Er klagt über Beschwerden im LWS-Bereich, für die es keinen ausreichenden somatischen Befund gibt. Die medikamentöse Behandlung ist unbefriedigend und der Patient drängt auf eine neurochirurgische Intervention, obwohl seitens der Neurochirurgie eine konservative Behandlung empfohlen wurde. Er arbeitet seit 12 Monaten nicht mehr und strebt eine Pensionierung auf Zeit an.

Der Patient war der älteste von zwei Geschwistern. Die Eltern trennten sich im 15. Lebensjahr nach schweren Auseinandersetzungen. Danach ließ der Vater die Familie völlig im Stich. Stolz berichtet der Patient, aus eigener Kraft heraus eine solide Beamtenlaufbahn absolviert zu haben. Einer Partnerschaft sei er negativ gegenüber eingestellt gewesen. Beruflich sei es vor ca. 2 Jahren zu Mehrarbeit und Personalveränderungen gekommen, u. a. habe er neue Kollegen und einen neuen Chef, der ihn wenig beachte. Erst nach Krankmeldung sei registriert worden, dass er für zwei gearbeitet habe.

Der Patient versteht sich heute als jemand, der von Anfang an enttäuscht und benachteiligt wurde und damit einen Anspruch auf Wiedergutmachung und Erleichterung habe. Durch die enge Zusammenarbeit zwischen Hausarzt und Psychosomatik konnte der Patient nach 3-monatiger gemeinsamer Betreuung und Arbeit an einem biopsychosozialen Krankheitsmodell zu einer analytisch orientierten psychotherapeutischen Behandlung motiviert werden. Eine neurochirurgische Behandlung konnte verhindert werden.

2.4 Essstörungen

Zu den psychischen Störungen mit gestörtem Essverhalten zählen die **Anorexia nervosa** (S. 1423), die **Bulimia nervosa** (S. 1424) und die **Binge-Eating-Störung** (S. 1425).

▶ **Merke.** Gerade milde Formen der Essstörungen verlangen eine erhöhte diagnostische Aufmerksamkeit, da die Patienten die Essstörung nur selten als Problem thematisieren und sich zudem oft sehr spät im Krankheitsverlauf in der Klinik oder Arztpraxis vorstellen. Je früher die Behandlung eingeleitet wird, desto besser ist die Prognose der Patienten. Übergangsformen zwischen den Essstörungen sind nicht selten, und häufig wechselt im Langzeitverlauf die diagnostische Zuordnung mehrfach.

2.4.1 Anorexia nervosa

Epidemiologie: Bei der Anorexia und Bulimia nervosa sind über 90 % der Betroffenen weiblichen Geschlechts, das mittlere Alter des Erkrankungsbeginns liegt bei 14–18 Jahren. Für das Vollbild der Anorexia nervosa liegt die Lebenszeitprävalenz bei Frauen zwischen 0,5 % und 1 %, für das Vollbild der Bulimia nervosa bei etwa 1–3 %.

Klinik: Der augenscheinlichste Aspekt der Anorexia nervosa ist das drastische **Untergewicht** der Patienten, das durch einen Body-Mass-Index (BMI) **unterhalb von 17,5 kg/m²** definiert ist. Der Gewichtsverlust wird von den Patienten durch massive Einschränkung der Nahrungszufuhr, durch Erbrechen, exzessive körperliche Aktivität oder die Einnahme von Abführmitteln bzw. Diuretika selbst herbeigeführt. Trotz des Untergewichts fühlen sich die Patientinnen oft leistungsfähig und weder seelisch noch körperlich krank. Dabei wird der Gewichtsverlust von den Patienten oft verleugnet und die Bedrohlichkeit des Zustandes nicht akzeptiert. Sogar im Zustand der Kachexie wird der Körper von den Patienten noch als zu dick angesehen, was dem wichtigen diagnostischen Kriterium der **Körperbildstörung** entspricht. Erhebliche Angst entwickeln die Patienten vor einer Gewichtszunahme (**Gewichtsphobie**). Aufgrund der Mangelernährung entsteht eine **endokrine Störung**, die sich bei Frauen u. a. als primäre bzw. sekundäre **Amenorrhö** äußert.

Diagnostik: Tab. O-2.4 zeigt die wichtigsten diagnostischen Kriterien nach ICD-10. Daneben finden sich bei der **körperlichen Untersuchung** der Patienten in vielen Fällen eine Hypothermie, arterielle Hypotonie, Bradykardie, periphere Ödeme, trockene Haut, Lanugobehaarung und Akrozyanose. Ernsthafte medizinische Probleme können durch Herzrhythmusstörungen oder Hypotension besonders in Verbindung mit einer **Elektrolytentgleisung** entstehen. Dies betont die Bedeutung der Elektrolytkontrolle – insbesondere des Serumkaliums – im Rahmen der regelmäßigen **Laborkontrolle** (Blutbild, Elektrolyte, Nierenwerte, Albumin). Nicht selten kommt es bei unzureichender Flüssigkeitszufuhr und Diuretikaabusus auf lange Sicht zu einer **Niereninsuffizienz**. Für die Entstehung der **Osteoporose**, die häufig zu pathologischen Frakturen im Erwachsenenalter führt, prädisponieren die unzureichende Nährstoffaufnahme, u. a. von Calcium und Vitamin D und der Östrogenmangel.

O-2.4 Diagnostische Leitlinien der Anorexia nervosa nach ICD-10

1. Tatsächliches Körpergewicht mindestens 15 % unter dem erwarteten (entweder durch Gewichtsverlust oder nie erreichtes Gewicht) oder Quetelet-Index* (= Body-Mass-Index) von 17,5 oder weniger. Bei Patienten in der Vorpubertät kann die erwartete Gewichtszunahme während der Wachstumsperiode ausbleiben.
2. Der Gewichtsverlust ist selbst herbeigeführt durch:
   - a Vermeidung hochkalorischer Speisen sowie eine oder mehrere der folgenden Verhaltensweisen:
   - b selbstinduziertes Erbrechen
   - c selbstinduziertes Abführen
   - d übertriebene körperliche Aktivitäten
   - e Gebrauch von Appetitzüglern und/oder Diuretika.
3. Körperschema-Störung in Form einer spezifischen psychischen Störung: die Angst, zu dick zu werden, besteht als eine tief verwurzelte, überwertige Idee; die Betroffenen legen eine sehr niedrige Gewichtsschwelle für sich selbst fest.
4. Eine endokrine Störung auf der Hypothalamus-Hypophysen-Gonaden-Achse. Sie manifestiert sich bei Frauen als Amenorrhö und bei Männern als Libido- oder Potenzverlust. (Eine Ausnahme ist das Persistieren vaginaler Blutungen bei anorektischen Frauen mit einer Hormonsubstitutionsbehandlung zur Kontrazeption.) Erhöhte Wachstumshormon- und Kortisolspiegel, Änderungen des peripheren Metabolismus von Schilddrüsenhormonen und Störungen der Insulinsekretion können gleichfalls vorliegen.
5. Bei Beginn der Erkrankung vor der Pubertät ist die Abfolge der pubertären Entwicklungsschritte verzögert oder gehemmt (Wachstumsstopp; fehlende Brustentwicklung und primäre Amenorrhö beim Mädchen; bei Knaben bleiben die Genitalien kindlich). Nach Remission wird die Pubertätsentwicklung häufig normal abgeschlossen, die Menarche tritt aber verspätet ein.

* Quetelet-Index: Körpergewicht (kg) / [Körpergröße (m)]^2

nach ICD-10 mit freundlicher Genehmigung Hans Huber Verlag, Bern

Therapie: Methode der Wahl ist die **Psychotherapie**, die in der Frühphase auf eine symptomatische Besserung von Gewicht und Essverhalten fokussiert, krankmachende Faktoren psychotherapeutisch bearbeitet. Die Familie der Patienten muss oft eingebunden werden. Die Patientinnen sind oft nur schwer zur Psychotherapie zu motivieren.

Therapie: Eine störungsspezifische **Psychotherapie** ist sowohl für die ambulante als auch stationäre Behandlung die **Methode der Wahl**. Aufgrund der teilweise sehr begrenzten Krankheitseinsicht und des fehlenden Leidensdrucks sind die Patientinnen oft nur schwer zur Psychotherapie zu motivieren. Die Motivation zur Psychotherapie ist eine wichtige ärztliche Aufgabe. Diese fokussiert sich in der Frühphase auf eine symptomatische Besserung von Gewicht und Essverhalten; nach erfolgter körperlicher Stabilisierung werden die krankmachenden Faktoren psychotherapeutisch bearbeitet. Oft muss die Familie des Patienten in die Behandlung mit einbezogen werden.

Eine **psychopharmakologische Behandlung** allein scheint dagegen **keinen wesentlichen Einfluss** auf den Krankheitsverlauf bei der Anorexia nervosa zu haben. Sie kann jedoch bei komorbiden psychischen Störungen sinnvoll sein.

Die Mortalität bei der Anorexia nervosa ist im Vergleich zu Gleichaltrigen ohne Anorexia nervosa um den Faktor 10 erhöht.

2.4.2 Bulimia nervosa

Epidemiologie: s. S. 1423.

Klinik: Hauptkennzeichen dieser Störung sind die **wiederholt auftretenden Essattacken,** während denen es typischerweise zu einem **Kontrollverlust** kommt. Das sehr hastige Herunterschlingen von großen Mengen Nahrung kann von den Patienten nicht mehr unterbrochen werden. Zur **Kompensation** der Essattacken, denen meist heftige Schuldgefühle folgen, werden verschiedene Techniken eingesetzt; die häufigste ist die des Erbrechens kurz nach dem Essen. Andere Kompensationsmethoden sind der Missbrauch von Laxanzien, Abführmitteln, Einläufen, Fasten sowie exzessiver Sport.

Bedingt durch das häufige **Erbrechen** treten bei Bulimie-Patienten sichtbare Schwellungen der Parotiden, Schäden des Zahnfleisches sowie durch Magensäure bedingte Entzündungen des oberen Gastrointestinaltrakts auf. Zeichen von **Selbstverletzungen** sind nicht selten und sollten deshalb bei der körperlichen Untersuchung mit beachtet und ggf. thematisiert werden. Sie können Ausdruck einer gestörten Impulskontrolle sein und auf eine ggf. bestehend Suizidalität des Patienten hinweisen.

2.4.2 Bulimia nervosa

Epidemiologie: s. S. 1423.

Klinik: Hauptkennzeichen sind **wiederholt auftretende Essattacken, Kontrollverlust**, Kompensationsmethoden (z. B. Erbrechen kurz nach dem Essen) und eine übertriebene Sorge um die eigenen Körperproportionen.

Diagnostik: Die diagnostischen Kriterien für die Bulimia nervosa nach ICD-10 sind in Tab. **O-2.5** dargestellt. Es empfiehlt sich die Bestimmung von **Routinelaborwerten** im Blut. Bei häufigem Erbrechen findet sich eine Erhöhung der Amylase im Serum, die vor allem auf die Speicheldrüsenamylase zurückzuführen ist. Neben Zeichen der Exsikkose zeigen sich oft eine metabolische Alkalose, eine Hyponatriämie, eine Hyperchloridämie und eine Hypokaliämie (Hypokäliämie: Gefahr von Herzrhythmusstörungen, zerebralen Krampfanfällen, Nierenfunktionsstörungen – nicht selten hypokaliämischen Darmlähmung).

Diagnostik: Die diagnostischen Kriterien für die Bulimia nervosa nach ICD-10 zeigt Tab. **O-2.5**.

O-2.5 Diagnostische Leitlinien der Bulimia nervosa nach ICD-10

1.	Eine andauernde Beschäftigung mit Essen, eine unwiderstehliche Gier nach Nahrungsmitteln; die Patientin erliegt Essattacken, bei denen große Mengen Nahrung in sehr kurzer Zeit konsumiert werden.
2.	Die Patientin versucht, dem dick machenden Effekt der Nahrung durch verschiedene Verhaltensweisen entgegenzusteuern: selbst induziertes Erbrechen, Missbrauch von Abführmitteln, zeitweilige Hungerperioden, Gebrauch von Appetitzüglern, Schilddrüsenpräparaten oder Diuretika. Wenn die Bulimie bei Diabetikerinnen auftritt, kann es zu einer Vernachlässigung der Insulinbehandlung kommen.
3.	Eine der wesentlichen psychopathologischen Auffälligkeiten besteht in der krankhaften Furcht davor, dick zu werden; die Patientin setzt sich eine scharf definierte Gewichtsgrenze, deutlich unter dem prämorbiden, vom Arzt als optimal oder „gesund" betrachteten Gewicht. Häufig lässt sich in der Vorgeschichte mit einem Intervall von einigen Monaten bis zu mehreren Jahren eine Episode einer Anorexia nervosa nachweisen. Diese frühere Episode kann voll ausgeprägt sein oder war eine verdeckte Form mit mäßigem Gewichtsverlust oder einer vorübergehenden Amenorrhöe.

nach ICD-10 mit freundlicher Genehmigung Hans Huber Verlag, Bern

Differenzialdiagnose: Der wesentliche Unterschied zwischen Anorexia nervosa und Bulimia nervosa ist das Gewicht: Patienten mit Anorexia nervosa sind stark untergewichtig (BMI ≤ 17,5 kg/m²), Patienten mit Bulimia nervosa sind meist normalgewichtig, leicht unter- oder leicht übergewichtig (BMI > 17,5 kg/m²).

Differenzialdiagnose: Patienten mit Anorexia nervosa sind stark untergewichtig (BMI ≤ 17,5 kg/m²).

Therapie: Der am meisten Erfolg versprechende Ansatz zur Behandlung der Bulimia nervosa ist die Durchführung einer störungsspezifischen **Psychotherapie** durch erfahrene Zentren bzw. Therapeuten. Dies kann meist in einem ambulanten Setting erfolgen.
Antidepressiva (z. B. Desipramin) können die Häufigkeit von Essanfällen reduzieren, führen jedoch insgesamt zu keinen verbesserten Heilungschancen.

Therapie: Durchführung einer störungsspezifischen **Psychotherapie**.

2.4.3 Binge-Eating-Störung

Epidemiologie: Erste epidemiologische Daten zur Verbreitung der Binge-Eating-Störung ergeben eine Prävalenz von ca. 2–5 % in der Allgemeinbevölkerung.

Epidemiologie. Betroffen sind ca. 2–5 % der Allgemeinbevölkerung.

Klinik: Hauptkennzeichen der Binge-Eating-Störung sind ähnlich der Bulimie wiederholte Episoden von **Essanfällen**, bei denen ungewöhnlich große Mengen an Nahrungsmitteln in einer umschriebenen Zeit gegessen werden, einhergehend mit einem **Verlust der Kontrolle**. Typisch ist ein das Essen begleitendes Gefühl, nicht aufhören zu können oder nicht kontrollieren zu können, was oder wie viel gegessen wird. Typischerweise wird schnell und heimlich gegessen. Da die Essanfälle – im Unterschied zur Bulimia nervosa – nicht von nachfolgenden kompensatorischen Verhaltensweisen (z. B. selbst herbeigeführtem Erbrechen, Fasten, exzessiver sportlicher Betätigung) begleitet werden, sind die Patienten in der Regel **deutlich bis stark übergewichtig**.

Klinik: Wiederholte Episoden von **Essanfällen** verbunden mit einem **Verlust der Kontrolle**. Die Patienten sind **deutlich bis stark übergewichtig**.

Diagnostik: Die diagnostischen Leitlinien der Binge-Eating-Störung sind in den Forschungskriterien des DSM-IV-TR beschrieben (Tab. **O-2.6**).

Diagnostik: s. diagnostische Leitlinien der Binge-Eating-Störung (Tab. **O-2.6**).

O-2.6 Diagnostische Leitlinien der Binge-Eating-Störung (nach DSM-IV-TR)

A	Wiederholte Episoden von „Fressanfällen". Eine Episode von „Fressanfällen" ist durch die folgenden Kriterien charakterisiert: (1) Essen einer Nahrungsmenge in einem abgrenzbaren Zeitraum, die definitiv größer ist als die meisten Menschen in einem ähnlichen Zeitraum unter ähnlichen Umständen essen würden. (2) Ein Gefühl des Kontrollverlustes über das Essen während der Episode (z. B. ein Gefühl, dass man mit dem Essen nicht aufhören kann bzw. nicht kontrollieren kann, was und wie viel man isst).
B	Die Episoden von „Fressanfällen" treten gemeinsam mit mindestens drei der folgenden Symptome auf: (1) wesentlich schneller essen als normal, (2) essen bis zu einem unangenehmen Völlegefühl, (3) essen großer Nahrungsmengen, wenn man sich körperlich nicht hungrig fühlt, (4) alleine essen aus Verlegenheit über die Menge, die man isst, (5) Ekelgefühle gegenüber sich selbst, Deprimiertheit oder große Schuldgefühle nach dem übermäßigen Essen.
C	Es besteht deutliches Leiden wegen der „Fressanfälle".
D	Die „Fressanfälle" treten im Durchschnitt an mindestens 2 Tagen in der Woche für 6 Monate auf.
E	Die „Fressanfälle" gehen nicht mit dem regelmäßigen Einsatz von unangemessenen kompensatorischen Verhaltensweisen einher und sie treten nicht ausschließlich im Verlauf einer Anorexia nervosa oder Bulimia nervosa auf.

nach: v. Saß H., Wittchen H.-U., Zandig W. u. a.: Diagnostische Kriterien DSM-IV-TR. Hogrefe-Verlag, Göttingen; 2003

2.5 Chronische Schmerzstörungen

▶ **Definition.** Von chronischem Schmerz geht man aus, wenn der Schmerz länger als drei Monate besteht. Schmerz ist ein unangenehmes Sinnes- und Gefühlserlebnis, das mit aktueller oder potenzieller Gewebeschädigung verknüpft ist. Schmerz weist neben einer sensorischen immer auch eine kognitiv-emotionale und verhaltensverändernde Qualität auf. Beim **chronischen Schmerz** ist eine eindeutige somatische Ursache oft nicht mehr zu finden. Hier hat der Schmerz seine ursprüngliche Funktion als akutes Warnsignal verloren und wird selbst zur Erkrankung.

Epidemiologie: In Deutschland wird die Zahl chronisch Schmerzkranker auf über 3 Millionen geschätzt. Neben dem persönlichen Leidensdruck für den einzelnen hat eine chronische Schmerzerkrankung auch Auswirkungen auf die Gesellschaft. Die herabgesetzte psychische und körperliche Leistungsfähigkeit, Arbeitsunfähigkeitszeiten, diagnostische und therapeutische Maßnahmen sowie Frühberentungen stellen eine erhebliche ökonomische Belastung für das Gesundheits- und Sozialsystem dar.
Eine herausragende Stellung nehmen dabei die Schmerzerkrankungen des Bewegungsapparats ein. In der Gesamtbevölkerung liegt die Prävalenzrate chronischer Rückenschmerzen bei 10–25 %, ein Fibromyalgiesyndrom findet sich bei 2–4 % aller Bürger (direkte medizinische Kosten bei chronischem Rückenschmerz betragen 3,7 Milliarden Euro pro Jahr in Deutschland).

Ätiopathogenese: Die **Gate-Control-Theorie** postuliert eine spinale Verarbeitung nozizeptiver Informationen durch einen „Tormechanismus" im Hinterhorn des Rückenmarks, der aus der Peripherie kommende Nervenimpulse auf ihrem Weg ins Gehirn moduliert und auch durch absteigende Nervenimpulse (z. B. deszendierende Hemmung) vom Gehirn beeinflusst werden kann. Das **biopsychosoziale Modell** gilt also auch bei der Entstehung und Verarbeitung chronischer Schmerzen.
Am Anfang einer chronischen Schmerzerkrankung steht oft eine akute Schmerzproblematik, wie z. B. eine Verletzung oder Entzündung. Zur **Chronifizierung** des Schmerzes kann es kommen, wenn die ursprüngliche Erkrankung nicht oder nur sehr verzögert abheilt und Gewebeveränderungen bestehen bleiben, wenn durch neuroplastische Veränderungen das Nervensystem dauerhaft überaktiv bleibt oder wenn maladaptive Verhaltensmuster wie Schonhaltungen, muskuläre Verspannungen, Ängste, Depressionen, Vermeidungsverhalten oder Überkompensation auftreten.
Neuroplastische Veränderungen des Nervensystems sind eng mit dem Begriff des **Schmerzgedächtnisses** verknüpft. Anhaltende Schmerzreize führen zu einer Hypersensitivität der schmerzleitenden Nerven, die fortan bei geringsten Reizen mit stärkster Aktivität reagieren. Bei manchen Schmerzpatienten kommt es zu einer Ausweitung von Gehirnarealen, die mit der Verarbeitung von Schmerzimpulsen beschäftigt sind. Der Schmerz hat dann Gedächtnisspuren im Nervensystem hinterlassen, die oft nicht oder nur mit großer Mühe auszulöschen sind.

⊙ O-2.2 Circulus vitiosus bei Schmerzen

Schmerzbezogene Affekte, Schmerzverhalten und Krankheitsverarbeitung sind bedeutsam, da **chronische Schmerzen** oft als bedrohlich erlebt werden. Die Angst kann in einem **Circulus vitiosus** (Abb. **O-2.2**) zu vermehrter Muskelanspannung, weiterer Schmerzzunahme, Hilflosigkeit, Angst und Depressivität führen.
Durch das Schmerzgeschehen sind die Betroffenen in ihren Alltagstätigkeiten eingeschränkt, geben Hobbys auf und ziehen sich aus sozialen Kontakten zurück. Die Freude am Leben, Antrieb und Energie gehen verloren. Dies fördert negative Selbstbewertungen („Ich bin zu nichts mehr nütze."). Auch der Umgang mit dem Schmerz selbst spielt eine große Rolle bei der **Chronifizierung**. Menschen, die auf Schmerzen mit Hilflosigkeit und katastrophisierenden Gedanken reagieren, körperliche und soziale Aktivitäten unverhältnismäßig einschränken und den Schmerz zum Lebensmittelpunkt werden lassen, haben ein höheres Chronifizierungsrisiko. Andererseits kann auch eine Neigung zur Selbstüberforderung chronifizierend wirksam werden.

Ein **Circulus vitiosus** bei chronischen Schmerzen ergibt sich durch schmerzbezogene Affekte, Schmerzverhalten und Krankheitsverarbeitung (Abb. **O-2.2**).

Eine **Schmerzchronifizierung** wird gefördert durch katastrophisierende Gedanken, sozialen Rückzug, Selbstüberforderung.

Einteilung: Chronischer Schmerz kann entweder als **Dauerschmerz** (z. B. Tumor-, Rückenschmerz) oder als **ständig wiederkehrender Schmerz** (z. B. Migräne) auftreten. Nach dem Entstehungsort lassen sich **somatische** Schmerzen (Haut, Muskeln, Gelenke), **viszerale** Schmerzen (Eingeweide), **neuropathische** Schmerzen (bei Nervenschäden, z. B. Polyneuropathien) sowie **Kopf- und Gesichtsschmerzen** unterscheiden. Des Weiteren kann eine Einteilung vorgenommen werden in **spezifische Schmerzen** bei organischer Grunderkrankung (z. B. bei einem Tumorleiden oder rheumatoider Arthritis) und **unspezifische Schmerzen**, denen keine klar definierte somatische Ursache mehr zu Grunde liegt (z. B. Fibromyalgie-Syndrom (S. 1429)).

Einteilung: Chronischer Schmerz liegt als **Dauerschmerz** oder als **ständig wiederkehrender Schmerz** vor. Man unterscheidet nach dem Entstehungsort **somatische, viszerale, neuropathische Schmerzen** sowie **Kopf- und Gesichtsschmerzen**. Spezifischen Schmerzen liegt eine organische Grunderkrankung zu Grunde, **unspezifischen Schmerzen** nicht.

Diagnostik und Differenzialdiagnose:

Diagnostik und Differenzialdiagnose:

▶ **Merke.** Bei der Abklärung eines chronischen Schmerzgeschehens sollte zunächst immer nach **spezifischen organischen Ursachen** gefahndet werden.

▶ **Merke.**

Die Abklärung beinhaltet daher eine **umfassende somatische Anamnese**, eine genaue körperliche Untersuchung, Labordiagnostik und ggf. bildgebende Verfahren sowie weitere technische Untersuchungen. Hiermit lassen sich spezifische Schmerzursachen erkennen und einer spezifischen Behandlung zuführen.
Sofern sich mit diesem Vorgehen keine greifbare organische Ursache für die Beschwerden findet, muss **differenzialdiagnostisch** an psychosomatische und psychiatrische Komorbiditäten gedacht werden. In diesen Fällen ist eine **erweiterte psychosoziale Anamnese** unverzichtbar, wünschenswert ist sie bei allen chronischen Schmerzpatienten. Dabei wird nach **psychischen Komorbiditäten** gesucht, außerdem werden die Auswirkungen der Schmerzerkrankung auf die Bewältigung des Alltags, die Erwerbstätigkeit, das soziale Umfeld und das psychische Erleben des Patienten erhoben.
Das Führen eines **Schmerztagebuchs** als systematische Form der Selbstbeobachtung stellt eine Möglichkeit dar, dem Patienten zu helfen, schmerzmodulierende Faktoren zu erkennen und darauf zu reagieren.

Die Abklärung beinhaltet die **somatische Anamnese**, körperliche Untersuchung, Labordiagnostik und Bildgebung.

Die **Differenzialdiagnose** chronischer Schmerzen umfasst **psychosomatische und psychiatrische Komorbiditäten.** Eine erweiterte psychosoziale Anamnese ist bei allen Schmerzpatienten sinnvoll. Sie erfasst Auswirkungen auf Alltagsbewältigung, soziales Umfeld, psychisches Erleben.

Das Führen eines **Schmerztagebuchs** hilft dem Patienten schmerzmodulierende Faktoren zu erkennen.

Therapie: Die Behandlung **spezifischer chronischer Schmerzen** muss immer auch auf eine Kontrolle der Grunderkrankung abzielen.

Therapie: Kontrolle der Grunderkrankung bei **spezifischen chronischen Schmerzen.**

Bei **chronisch unspezifischen Schmerzen** ist ein multidimensionaler Behandlungsansatz notwendig: **Kombination** aus medikamentöser, nicht medikamentöser und physikalischer Therapie und Schmerzpsychotherapie.

Die **medikamentöse Schmerzbehandlung** orientiert sich am **WHO-Stufenschema** (Abb. O-2.3). Die Analgetikaeinnahme sollte möglichst oral und „to the clock" erfolgen.

Beim **chronisch unspezifischen Schmerz** ist in der Regel ein **multidimensionaler Behandlungsansatz** notwendig, da ein rein somatischer Therapieansatz bei einem großen Anteil von chronisch Schmerzkranken keine ausreichende Wirkung zeigt. Daher kommt eine **Kombination** aus medikamentöser Therapie, nicht medikamentöser Therapie (z. B. Akupunktur, TENS), physikalischer Therapie (Krankengymnastik) und Schmerzpsychotherapie zur Anwendung.

Die **medikamentöse Schmerzbehandlung** sollte sich am **WHO-Stufenschema** zur Behandlung für chronischen (Tumor-) Schmerz orientieren (Abb. O-2.3). Kernpunkte nach WHO-Empfehlung sind neben einer Auswahl der Medikamente nach dem oben genannten Stufenplan eine möglichst orale Applikation und die regelmäßige, nach einem zeitlichen Schema festgelegte Einnahme der Analgetika („to the clock"), um einen konstanten Blutspiegel zur Schmerzprophylaxe zu erzielen.

⊙ O-2.3

⊙ O-2.3 Modifiziertes WHO-Stufenschema zur Schmerztherapie

Stufe 1: Nichtopioid-Analgetika, z. B. Metamizol, NSAR, Paracetamol, Coxibe.
Stufe 2: schwache, niedrigpotente Opioide, z. B. Tramadol, Codein, Tilidin (+ Naloxon).
Stufe 3: stark wirksame Opioide, z. B. Morphin, Fentanyl, Oxycodon, Methadon oder Hydromorphon.
Stufe 4: weiterführende Behandlung, z. B. im Rahmen einer invasiven Schmerztherapie (z. B. neurodestruktive Verfahren).

nach: Schulte am Esch J. et al.: Duale Reihe Anästhesie. Thieme; 2011

Adjuvante Medikamente (z. B. trizyklische Antidepressiva) verstärken die Wirksamkeit von Analgetika.

Eine **schmerzpsychotherapeutische Mitbehandlung** ist sinnvoll bei Konflikten, Depressionen und Ängsten, ungünstiger Schmerzverarbeitung und bei Medikamentenmissbrauch. **Ziel** ist eine verbesserte Schmerzbewältigung und Steigerung der Lebensqualität.

Schmerzpsychotherapeutische Behandlungsmethoden bedürfen der aktiven Mitarbeit des Patienten (Tab. O-2.7).

Je nach Bedarf werden **adjuvante Medikamente** eingesetzt, die die Wirkung der Analgetika verstärken, alleine aber meist nicht oder nur wenig analgetisch wirksam sind (z. B. trizyklische Antidepressiva, Antikonvulsiva, Tranquilizer, Muskelrelaxanzien, Neuroleptika oder Kortikosteroide).

Eine **schmerzpsychotherapeutische Mitbehandlung** kann sinnvoll sein bei persönlichen oder zwischenmenschlichen Konflikten, die mit der Schmerzsymptomatik einhergehen, bei Depressionen und Ängsten, bei ungünstiger Schmerzverarbeitung (z. B. ausgeprägtes Schonverhalten, Durchhaltestrategien, Gefühl der Hilf- und Hoffnungslosigkeit) und bei Medikamentenmissbrauch oder -abhängigkeit. **Ziel** einer schmerzpsychotherapeutischen Behandlung ist in erster Linie nicht die Schmerzfreiheit, sondern eine verbesserte Schmerzbewältigung, Minderung der schmerzbedingten Beeinträchtigungen und die Steigerung der Lebensqualität trotz eventuell weiter bestehender Schmerzen.

Alle **schmerzpsychotherapeutischen Behandlungsmethoden** bedürfen der aktiven Mitarbeit des Patienten. Mit Erfolg werden folgende Verfahren eingesetzt (Tab. **O-2.7**).

≡ O-2.7	Schmerzpsychotherapeutische Behandlungsverfahren
kognitive Verhaltenstherapie	die Schmerzpatienten lernen, schmerzfördernde Gedanken abzubauen (positiver denken, kognitive Umstrukturierung), ihr Wohlbefinden zu steigern (Genusstraining), Alltagsbelastungen besser zu meistern (Stressbewältigung) und ihr Schmerzempfinden in den Hintergrund treten zu lassen (meditative und Vorstellungsübungen)
Hypnotherapie	die Hypnotherapie bedient sich der Hypnose als einer der ältesten schmerzpsychotherapeutischen Verfahren mit breiter Anwendungsmöglichkeit. In Trance können sowohl die Schmerzwahrnehmung und die damit verbundenen Gedanken und Gefühle verändert, als auch schmerzmitbedingende innere Konflikte bearbeitet werden
Entspannungsverfahren	die wichtigsten sind das autogene Training, die progressive Muskelrelaxation nach Jacobson und das Biofeedback (S. 1412)
tiefenpsychologisch orientierte Therapie	diese Therapie strebt das Verstehen, die emotionale Verarbeitung und die Auflösung innerer bzw. zwischenmenschlicher Konflikte an, die mit dem Schmerzerleben verknüpft sind
systemische Paar- und Familientherapie	diese versucht, dysfunktionale Interaktionen zwischen den beteiligten Personen zu ändern

2.5.1 Fibromyalgie-Syndrom

▶ **Definition.** Als prägnantestes Beispiel chronischer Schmerzsyndrome kann das Fibromyalgie-Syndrom (FMS) gesehen werden. Dabei handelt es sich um eine den gesamten Bewegungsapparat betreffende, schwer zu beeinflussende chronische Schmerzerkrankung, die hauptsächlich Frauen betrifft (ca. 95 %) und meist um die Menopause herum auftritt.

Ätiopathogenese: Das FMS entwickelt sich meist schleichend mit einer allmählichen Schmerzausbreitung über viele Jahre, gelegentlich tritt es jedoch auch rasch nach Unfällen oder Verletzungen auf (posttraumatisch). Eine **multifaktorielle biopsychosoziale Genese** der Erkrankung gilt mittlerweile als wahrscheinlich, es herrschen allerdings noch große Unklarheiten in Bezug auf die Ätiopathogenese. Auf somatischer Seite werden eine zentrale Schmerzverarbeitungsstörung („generalisierte Allodynie"), eine genetische Prädisposition, eine autonome Dysbalance und neuroendokrine Störungen diskutiert. Ein eher psychotherapeutischer Ansatz sieht die Erkrankung in engem Zusammenhang mit dem Prozess der **depressiven Somatisierung**. Dabei führt ein biografisch früher depressiver Konflikt beim Fehlen eines positiv wohlwollenden Gegenübers zu unerfüllbaren Wiedergutmachungswünschen. Die daraus zwingend resultierende Enttäuschung wird oft in einem Circulus vitiosus mit einer immer höheren Leistungsbereitschaft und einer altruistischen Grundhaltung kompensiert, was auf Dauer zu noch größerer Enttäuschung, Erschöpfung und Burn-out führen kann. Geringfügige Auslösesituationen reichen dann oft zum Symptomausbruch.

Klinik: Die Patienten klagen über Schmerzen am gesamten Bewegungsapparat und weisen eine generalisierte Hyperalgesie auf, die sich an Sehnen-Muskel-Übergängen in Form von besonders druckschmerzempfindlichen Stellen, den sog. **„Tenderpoints"**, bemerkbar macht. Sehr oft klagen die Patienten zusätzlich über multiple funktionelle Beschwerden (Tab. **O-2.8**).

▶ **Definition.**

Ätiopathogenese: Das FMS hat eine multifaktorielle **biopsychosoziale Genese.** Diskutiert werden eine zentrale Schmerzverarbeitungsstörung, eine genetische Prädisposition, eine autonome Dysbalance, eine neuroendokrine Störung und eine **depressive Somatisierung**.

Klinik: Die Patienten klagen über Schmerzen, die sich an Sehnen-Muskel-Übergängen in Form besonders druckschmerzempfindlicher Stellen bemerkbar machen. Typisch sind mindestens 11 von 18 sog. **„Tenderpoints"** (Tab. **O-2.8**).

O-2.8 Lokalisation der „Tenderpoints" und häufige Begleitsymptome beim FMS (Auswahl)

Symptom	Häufigkeit
Schlafstörungen	90 %
Müdigkeit, Abgeschlagenheit, verminderte Leistungsfähigkeit	90 %
depressive Stimmung, Niedergeschlagenheit, Reizbarkeit	50 %
Kopfschmerzen, Migräne	40 %
Kälteempfindlichkeit	40 %
Magen-Darm-Probleme, Übelkeit	30 %
funktionelle Herzbeschwerden, Schmerzen der Brustwand	häufig
Schwellungsgefühl an Händen und Füßen	häufig
Parästhesien an Händen und Füßen	gelegentlich
Globusgefühl	gelegentlich
Reizblase, Pollakisurie	gelegentlich
Schwindel	selten
Tinnitus	selten

Psychische Komorbiditäten lassen sich beim FMS vermehrt nachweisen: So liegt die Lebenszeitprävalenz für eine depressive Störung bei 64 %, für eine Angst- und Panikstörung bei 33 % und für eine Somatisierungsstörung bei 21 %. Dies ist von besonderer Bedeutung, weil FMS-Patienten mit psychischen Komorbiditäten eine schlechtere Krankheitsbewältigung und eine erhöhte Inanspruchnahme des medizinischen Systems zeigen sowie von Ärzten in der Interaktion eher als schwierig erlebt werden.

Die Lebenszeitprävalenz für **psychische Komorbiditäten** ist beim FMS erhöht. Dies bedingt eine schlechtere Krankheitsbewältigung und ein hohes Inanspruchnahmeverhalten.

Diagnostik: Die Diagnosestellung erfolgt anhand von typischer Anamnese und Klinik und ist seit 1990 durch die **Diagnosekriterien** des American College of Rheumatology vereinheitlicht. Dazu zählen:

- Spontanschmerzen seit ≥ 3 Monaten
- Achsenskelett betroffen
- rechte und linke Körperhälfte ober- und unterhalb der Taille betroffen
- mindestens 11 von 18 Tenderpoints positiv (Abb. in Tab. **O-2.8**).

Diagnostik: Die Diagnosestellung erfolgt nach den **Klassifikationskriterien** des American College of Rheumatology.

Therapie: Da es bislang keine Heilung für die Erkrankung gibt, zielt die Behandlung auf eine **Linderung der Symptome** ab, die oft jedoch nur in begrenztem Umfang möglich ist. Zum Einsatz kommt eine **multimodale symptomorientierte**, individuell auf den Patienten zurechtgeschnittene **Therapie**. Details hierzu sind in der 2008 veröffentlichten evidenzbasierten S3-Leitlinie zum FMS nachzulesen. Als Basistherapie werden folgende Therapieoptionen einzeln oder auch in Kombination empfohlen:

- Patientenschulung, kognitive-verhaltenstherapeutische Therapie und operante Schmerztherapie
- an individuelles Leistungsvermögen angepasstes aerobes Ausdauertraining (z. B. Schwimmen, Radfahren, Walken)
- medikamentöse antidepressive Therapie: Amitriptylin 25-50 mg/d
- Diagnostik und Behandlung komorbider körperlicher Erkrankungen und seelischer Störungen.

Bestehen nach 6-monatiger Basistherapie weiter relevante Beeinträchtigungen von Alltagsfunktionen, sollte immer eine multimodale Therapie erfolgen, bei der eine medizinische Trainingstherapie obligat mit psychotherapeutischen Verfahren kombiniert wird. In der Langzeitbetreuung sind nach den Prinzipien der psychosomatischen Grundversorgung, Selbstverantwortung und Eigenaktivität der betroffenen Patienten zu stärken. Die Patienten sollten bei der Planung eines individualisierten Behandlungsprogramms im Sinne der partizipativen Entscheidungsfindung einbezogen werden.

Wie bei allen chronischen Schmerzsyndromen liegt auch beim FMS das primäre Ziel in der Verbesserung von Krankheitsbewältigung, Funktionalität, Selbstwirksamkeit und Aktivierung von Ressourcen.

Verlauf: Der Verlauf des FMS ist chronisch und therapeutisch nur schwer beeinflussbar. Häufig sind die Symptome jedoch über viele Jahre sehr stabil. FMS-Patienten weisen gegenüber Patienten mit entzündlichen Rheumaerkrankungen eine signifikant herabgesetzte Lebensqualität sowie eine stärkere Ausprägung der affektiven Schmerzkomponente auf und fühlen sich durch ihre Erkrankung in der Alltagsbewältigung oft stark beeinträchtigt.

▶ **Klinischer Fall.** Als die 52-jährige, verheiratete Frau S. sich erstmals in der Rheumaambulanz vorstellte, berichtete sie über Schmerzen am gesamten Körper, die vor 10 Jahren im Bereich von Rücken und Schultern begonnen und sich allmählich generalisiert hätten. Zusätzlich war sie durch Schlafstörungen und Abgeschlagenheit beeinträchtigt. Im Lauf der Jahre hatte sie wegen der einzelnen Beschwerden viele Fachärzte aufgesucht, ohne dass eine richtungweisende Diagnose gestellt werden konnte. Die Beschwerden führten zu einem zunehmenden Rückzug aus ihrem Sozialleben. Eine erweiterte biografische und psychosoziale Anamnese ergab, dass die Patientin als Älteste von sieben Kindern schon früh bei der Haushaltsführung und der Versorgung der jüngeren Geschwister mithelfen musste. Zeiten der Muße gab es wenig und auch Krankheit führte kaum zu Schonung. Später versuchte sie, als Hausfrau und Mutter perfekt zu sein, nahm die eigene Verausgabung aber zunächst nicht wahr.

In unserer Ambulanz ließ sich eine entzündlich rheumatische Erkrankung mittels Labor, Röntgen und Skelettszintigrafie ausschließen, auch für andere organische Ursachen ergab sich kein Anhalt. Hingegen waren bei der Untersuchung 15 von 18 Tenderpoints massiv schmerzempfindlich, was in Zusammenschau mit der typischen Anamnese zur Diagnose eines Fibromyalgie-Syndroms führte.

An Behandlungsmaßnahmen wurde mit der Patientin neben der Einnahme von Amitriptylin und regelmäßigem Schwimmen die Teilnahme an einer integrierten Gruppentherapie für Fibromyalgiepatienten besprochen. Während der Gruppentherapie erkannte die Patientin, dass sie aus einem biografisch erlernten Muster heraus bemüht war, es immer allen recht zu machen und sie dabei die eigenen Grenzen missachtete. Sie begann, auf einen rücksichtsvolleren Umgang mit sich selbst zu achten und konnte von ihrer Familie Hilfe bei der Hausarbeit einfordern. Zwar blieben die Schmerzen bestehen, insgesamt fand die Patientin jedoch zu einem besseren Umgang mit der Erkrankung und lernte, mit den Schmerzen zu leben.

2.6 Der suizidale Patient

▶ **Definition.** **Suizidalität** ist die Summe aller Denk- und Verhaltensweisen von Menschen oder Gruppen von Menschen, die in Gedanken, durch aktives Handeln, Handelnlassen oder passives Unterlassen den eigenen Tod anstreben bzw. als mögliches Ergebnis einer Handlung in Kauf nehmen. Während der **Suizid** die absichtliche Selbstschädigung mit letalem Ausgang aus einem Vorsatz heraus beschreibt, ist ein

2.6 Der suizidale Patient

Suizidversuch eine absichtliche Selbstschädigung mit dem (häufig subjektiven) Ziel und der Möglichkeit des tödlichen Ausgangs, auch wenn das Arrangement der Suizidhandlung von außen betrachtet nicht zum Tod führen kann.

Epidemiologie: Suizide gehören in europäischen Ländern und in den USA zu den 10 häufigsten Todesursachen. In der BRD finden ca. 11 000 Suizide pro Jahr statt. Das Verhältnis Suizid zu Suizidversuch beträgt dabei 1 : 10–20. Suizidgedanken finden sich bei 14–20 % der Allgemeinbevölkerung. Suizide sind bei Männern doppelt so häufig wie bei Frauen, während Frauen 2- bis 3-mal so häufig Suizidversuche begehen.

Suizidmethoden: Die am häufigsten verwandten Suizidmethoden sind **Erhängen, Erdrosseln** und **Schlafmittelvergiftung**. Männer bevorzugen dabei eher „harte" Suizidmethoden (z. B. Erhängen, Erschießen, Sturz von großer Höhe und Eisenbahnsuizide), während Frauen sogenannte „weiche" Methoden (z. B. Überdosierung von Medikamenten) favorisieren.

▶ **Merke.** Die Wahl einer weniger harten Suizidmethode und eine im Vorfeld mögliche – mehr oder weniger offensichtliche – Ankündigung des Suizids (appellative Komponente) erhöhen die Möglichkeit einer lebensrettenden Behandlung, dürfen jedoch keinesfalls über die Ernsthaftigkeit der Suizidabsichten hinwegtäuschen.

Risikofaktoren: 90 % der Suizidenten leiden unter **psychischen Störungen** (Depression 40–60 %, Schizophrenien 10 %, Alkoholabhängigkeit 20 %). Ein Drittel der Personen mit Suizidversuchen in der Vorgeschichte begehen einen erneuten Suizidversuch, 10 % suizidieren sich erfolgreich innerhalb der folgenden 10 Jahre.
Besonders suizidgefährdet sind darüber hinaus **isolierte, alte und einsame Menschen**, Personen mit **chronischen oder unheilbaren Erkrankungen**, Personen mit **familiären Spannungen, Lebens- und Ehekrisen**, insbesondere bei Partnerschaftsproblemen und Partnerverlust und **Jugendliche in Pubertätskrisen**. Eine protektive Wirkung scheint die (akzeptierte) Sorge für andere zu haben; so sind z. B. Menschen, die für ein Kind zu sorgen haben, weniger gefährdet.

Psychopathologie: Psychodynamisch gesehen stehen lebensgeschichtlich zu verstehende Verschmelzungswünsche, eine Abwehr übergroßer Nähewünsche, der Verlust wichtiger Objekte oder Kränkungen mit einer Labilisierung des Selbstwertgefühls im Vordergrund. Die **Motive** für einen Suizid sind vielfältig, vom Hilferuf und dem Wunsch nach Veränderung im Leben über den Wunsch nach Ruhe, Ablösung und Trennung, bis hin zur Manipulation anderer und wütenden Rache.

Diagnostik: Themen der **Suizidanamnese** sind die aktuelle Suizidalität, eigene frühere Suizidgedanken oder Suizidversuche und deren Bewältigung sowie die Suizidalität in der Familie des Betroffenen. Der depressive Patient ist zumeist dankbar und erleichtert, wenn man ihn auf seine Suizidgedanken anspricht. Wichtige Fragen zur Abschätzung der Suizidalität sind in Tab. O-2.9 zusammengefasst. Neben der Anamnese sollten eine körperliche Untersuchung, die Erfassung der Herz-Kreislauf-Parameter und des Bewusstseinszustandes erfolgen und eine Labordiagnostik inklusive Drogenscreening im Urin und Serum durchgeführt werden.

≡ O-2.9	Fragen zur Abschätzung der Suizidalität (nach Pöldinger)

- Drängten sich die Suizidgedanken und Selbstvernichtungsphantasien auf und war es schwer an etwas anderes zu denken?
- Wurden bereits Vorbereitungen getroffen, spezielle Pläne gemacht?
- Wurde bereits im Vorfeld einmal ein Suizidversuch begangen (geplant oder impulsiv, allein oder in Anwesenheit anderer Personen, mit sichergestellter oder zufälliger rechtzeitiger Entdeckung)?
- Gibt es im Bekannten- oder Familienkreis Personen, die versucht haben, sich zu suizidieren?
- Gibt es eine aktuelle Krisensituation? Wird die persönliche Situation für hoffnungs- und aussichtslos und belastend gehalten?
- Gibt es Gegenvorstellungen (positive Alternativen), Hobbys, Interessensgebiete, tragfähige soziale Kontakte?
- Sind soziale Sicherungen vorhanden oder gibt es momentan deutlich weniger mitmenschliche Kontakte als früher?
- Gibt es religiöse Bindungen oder eine Verwurzelung in einer weltanschaulichen Gemeinschaft?
- Besteht ein Einfluss von Alkohol oder Drogen?

Therapie und Prophylaxe: Generelle **Therapieprinzipien** bei der Behandlung der Suizidalität sind:
- Behandlung der Grunderkrankung: Reanimation bei Herz-Kreislauf-Stillstand, Entgiftung bei Intoxikationen (Miteinbezug der Giftnotrufzentrale!), Psychopharmaka bei Psychosen, Suchtbehandlung usw.
- Kriseninterventionsstrategien.

Psychopharmaka haben in der **Akutsituation** zwei Indikationen: zur Behandlung der Grundkrankheit und zur Bekämpfung der fortbestehenden Suizidgefahr. Zum Einsatz kommen dämpfende Antidepressiva (z. B. Amitriptylin), die ggf. mit Benzodiazepinen (z. B. Lorazepam) kombiniert werden.

▶ Merke. Menschen mit akuter Suizidalität müssen – evtl. auch gegen den eigenen Willen (Zwangseinweisung) – auf der Grundlage des öffentlich-rechtlichen Unterbringungsgesetzes auf einer beschützenden (geschlossenen) Station untergebracht werden (Tab. O-2.10).

O-2.10 Sofortige Klinikeinweisung bei Suizidalität bei

- eingeschränkter Steuerungsfähigkeit
- verminderter Absprachefähigkeit
- unzureichender emotionaler Mitteilungsfähigkeit
- Fehlen von Schutzpersonen
- Unfähigkeit, Schutzpersonen um Hilfe zu bitten
- Drogenkonsum (Enthemmung)

Ein **rascher Beginn** der Krisenintervention ist von besonderer Bedeutung, da Suizidpatienten häufig nur unmittelbar um den akuten Konflikt herum für eine solche offen sind. Der Arzt sollte im Rahmen der Krisenintervention empathisches Verständnis für die empfundene Auswegslosigkeit zeigen bei gleichzeitiger Entschlossenheit, eine Selbsttötung nicht zuzulassen.

Zudem sollte im Rahmen der Krisenintervention die Indikation für weitere Therapieschritte in Form von Gesprächs- und Kontaktangeboten sowie der Einbeziehung wichtiger Bezugspersonen überprüft werden.

Die weiterführende Behandlung ist von der Grunderkrankung abhängig (z. B. stationäre oder ambulante Psychotherapie, Psychopharmakologische Therapie, Familientherapie). Zentrales **Ziel** ist der Versuch, **Kontakte und Sinngebung** zu vermitteln. Bei internistisch erkrankten Patienten mit Suizidabsichten ist in Absprache mit einem Psychiater die Priorität internistischer und psychiatrischer Behandlungsschritte kooperativ abzusprechen.

▶ Merke. Suizidgefährdete sprechen viel häufiger, als man vermuten möchte, vor der Tat über ihre Absicht, allerdings häufig in verschlüsselter Form und ohne Nachdruck: 50 % der Suizidenten suchen innerhalb des letzten Monats vor der Suizidhandlung einen Arzt auf, 25 % innerhalb der letzten Woche.

O-2.11 Verhaltensregeln und häufige therapeutische Fehler im Umgang mit suizidgefährdeten Patienten

worauf ein Arzt achten sollte	häufige therapeutische Fehler
▪ Suizidgedanken müssen immer hinterfragt und ernst genommen werden.	▪ Erhebung einer mangelhaften Suizidanamnese.
▪ Auch demonstrative Suizidversuche sind unbedingt ernst zu nehmen (subjektive Tötungsabsicht).	▪ Ein anfänglich abweisendes Verhalten des Patienten wird persönlich genommen.
▪ Unbedingt auf verschlüsselte Andeutungen von Seiten des Patienten achten.	▪ Bagatellisierungstendenzen des Patienten werden vom Therapeuten mitgemacht (Abwehr).
▪ Wenn möglich, sollten Familienmitglieder des Betroffenen als Verbündete für den Patienten gewonnen werden.	▪ Therapeut und Patient begeben sich zu schnell auf die Suche nach positiven Veränderungsmöglichkeiten (Abwehr in Form von Entfernung des auslösenden Konflikts).
▪ Vorsicht ist geboten, wenn ein Suizidgefährdeter keinen neuen Termin vereinbaren möchte.	▪ Der Arzt übersieht Trennungsängste des Patienten, z. B. bei Stationswechsel und Entlassung.
▪ Misstrauen ist bei allen Unfällen geboten, hinter denen sich ein Suizidversuch verbergen könnte.	▪ Dem Suizidgefährdeten werden Medikamente in größeren Dosen verschrieben.
▪ Rückmeldungen vom Pflegepersonal bzw. therapeutischen Team einholen.	▪ Dem Patienten werden keine weiterführenden Hilfsmöglichkeiten vermittelt oder mitgeteilt wie Beratungsstellen, Selbsthilfegruppen, Angebote des Arbeitsamts, Schuldnerberatung etc.

Eine qualitativ hochwertige **Prophylaxe** ergibt sich aus der richtigen Beurteilung der Suizidalität, wobei vorausgegangene Suizidversuche und die Häufung von Suiziden in der eigenen Familie ein ernster Hinweis auf eine **erhöhte Suizidgefährdung** sind.

2.7 Der Patient in der Onkologie

▶ **Definition.** **Psychoonkologie** befasst sich mit den psychischen und sozialen Auswirkungen von Krebserkrankungen auf betroffene Patienten, deren Familie und nahe Bezugspersonen sowie auf Professionelle, d. h. Ärzte und Pflegekräfte. Sie hat zum Ziel, die psychosozialen Folgen der Tumorerkrankung und Behandlung bestmöglich zu verringern und die Lebensqualität von Patienten und Angehörigen zu erhalten.

Ätiologische Konzepte: Krebspatienten unterscheiden sich in ihrer psychischen Konstitution a priori nicht von Gesunden. Psychosoziale Belastungen und Störungen sind reaktiv als Folge von Tumorerkrankung und -behandlung anzusehen. Es gibt **keine „Krebspersönlichkeit"**. Vorstellungen über Schuld und Bestrafung spielen ungeachtet der wissenschaftlichen Evidenz in den subjektiven Krankheitstheorien vieler Patienten eine Rolle. Sie sind als subjektive Wirklichkeit der Patienten zu respektieren. Ihre Kenntnis eröffnet dem Arzt den Zugang zum psychischen Krankheitserleben, die für die therapeutische Bearbeitung genutzt werden kann.

Psychisches Erleben einer Tumorerkrankung: Folgende spezifische **Merkmale** von Tumorerkrankungen sind für das **subjektive Erleben** der Patienten bedeutsam:
- existenzielle Bedrohung und Verunsicherung durch eine potenziell lebensbedrohliche Krankheit
- ausgeprägte Belastung als Folge der Tumorbehandlung mit passageren oder irreversiblen Beschwerden, funktioneller Beeinträchtigung und Auswirkungen auf alle Lebensbereiche
- anhaltende Ungewissheit angesichts eines kaum vorhersagbaren Krankheitsverlaufs, auch bei günstiger Prognose.

Das Krankheitserleben ist durch drei **Phasen** gekennzeichnet (Tab. O-2.12).

≡ O-2.12 Phasen des Krankheitserlebens

Phase	Verlauf
Diagnoseschock	Initiale Reaktion auf die Tumordiagnose, die zumeist als „Todesurteil" aufgefasst wird. Charakteristisch ist eine Blockade des Denkens und Fühlens, die als Erstarrung oder Betäubung erlebt wird. Vorübergehend können dissoziative Phänomene auftreten. Bei Aufklärungsgesprächen ist die kognitive Einschränkung von Konzentration, Aufmerksamkeit und Merkfähigkeit zu berücksichtigen. Diese Phase dauert wenige Stunden bis Tage.
initiale Krankheitsverarbeitung	Phase der emotionalen Labilität. Ausgeprägte Stimmungsschwankungen zwischen Euphorie und abgrundtiefer Verzweiflung sind Epiphänomene der initialen Auseinandersetzung und zumeist adaptiv. Diese Phase dauert wenige Wochen.
schrittweise Integration der Krankheitserfahrung	Schrittweise Integration der Krankheitserfahrung in die eigene Lebensgeschichte, psychische Stabilisierung mit dem Wiedergewinn von Zuversicht, Selbstwert und Zukunftsperspektiven. Diese Phase zeigt eine ausgeprägte zeitliche Variabilität von Wochen bis Jahren.

Krankheits- und behandlungsbedingte Belastungen: Zu den spezifischen Belastungen im Kontext der Tumorbehandlung zählen **Angst** bzw. **Panikattacken** während diagnostischer (CT, MRT) und therapeutischer Maßnahmen (Strahlentherapie, besonders mit Kopfmaske) sowie übersteigerte **Übelkeit** und **Erbrechen** nach oder vor der Chemotherapie (antizipatorisch). Diese situativen psychischen Störungen sprechen gut auf Tranquilizer an. Auch Verfahren wie PMR (S. 1412), autogenes Training (S. 1412) und Hypnotherapie (S. 1428) sind wirksam. **Medikamentös induzierte psychische Störungen** können als Nebenwirkung einiger antitumoral wirksamer Medikamente auftreten (z. B. Depressionen, Angst, Panikattacken als Folge von Kortikosteroiden, neueren Antikörpern und Tyrosinkinaseinhibitoren). Unter Therapie mit Interferon-α sind Depressionen ebenfalls häufig (antidepressive Medikation indiziert).

Während belastender Therapiephasen (z. B. Chemotherapie) wird das seelische Erleben vorrangig vom körperlichen Befinden geprägt; eine depressive Stimmungslage kann sich schlagartig parallel zu körperlichem Befinden und Leistungskraft verbessern. Diagnostisch ist ausschlaggebend, solche behandlungsassoziierten vorübergehenden Phasen depressiver Verstimmtheit oder verstärkter Ängstlichkeit von einer krankheitswertigen Anpassungsstörung zu unterscheiden. Ausschlaggebend ist hierbei der zeitliche Verlauf und die subjektive Bewertung durch den Patienten.

> ▶ Merke. Anders als Patienten mit psychogenen Erkrankungen wirken Tumorpatienten nach außen hin zumeist gefasst und ruhig, ungeachtet heftiger seelischer Irritationen. „Stumme Krisen" sind häufig und bleiben oft unerkannt und unbehandelt. Ein aktiv explorierendes Vorgehen ist unerlässlich, um das seelische Befinden von Tumorpatienten zu eruieren.

Krankheitswertige psychische Störungen: In mehr als der Hälfte der Fälle werden **depressive Störungen**, vor allem leichter und mittelgradiger Ausprägung, nicht zutreffend diagnostiziert, verursachen jedoch vermeidbares Leiden. Da Symptome der Depression durch die Tumorerkrankung maskiert werden können, sollten weniger somatisch-vegetative Symptome, sondern Lustlosigkeit, Selbstwertverlust, Schuldgefühle, innere Unruhe und sozialer Rückzug diagnostisch bewertet werden. Je nach Schwere der Symptomatik und Veränderung im zeitlichen Verlauf ist eine **supportive bzw. kognitive Psychotherapie** mit einer **antidepressiven Medikation** zu kombinieren.

Jede psychische Störung, insbesondere **neu aufgetretene Angstzustände bzw. Panikattacken,** sollten immer an einen **ZNS-Befall** (Primärtumor, ZNS-Metastasen) denken lassen. Auch **Hyperkalzämien,** häufig bei ausgedehnter ossärer Metastasierung, und weitere Elektrolyt- und metabolische Störungen können eine psychische Störung verursachen; sie sind differenzialdiagnostisch abzuklären und angemessen zu behandeln.

Prämorbide psychische Erkrankungen (z. B. Depression, Panikattacken bzw. generalisierte Angststörung) können infolge der Tumorerkrankung exazerbieren, aber auch zu einer deutlichen Besserung kommen.

Therapeutische Interventionen: Unverzichtbare Basis aller psychosozialen Maßnahmen ist eine **angemessene Begleitung** durch die behandelnden Ärzte. Besondere Bedeutung hat die kontinuierliche Aufklärung – orientiert am aktuellen Bedürfnis des Patienten – innerhalb einer tragfähigen Arzt-Patient-Beziehung, die nicht durch Interventionen von Psychologen oder Psychosomatikern zu ersetzen ist. **Krisenintervention, supportive** und **symptomorientierte Therapie** sind in vielen Fällen von vorübergehenden Belastungsreaktionen wirksam und ausreichend. Je nach Ausprägung und Dauer der psychischen Symptomatik ist ergänzend eine medikamentöse Behandlung (meist mit Antidepressiva) indiziert.

Der **Zugang zum psychischen Krankheitserleben** von Tumorpatienten eröffnet sich am besten anhand subjektiver Theorien zu Krankheitsentstehung und Verlauf. Damit lässt sich diagnostisch auch das jeweilige Ausmaß an **Verleugnung** (die sich zumeist nicht auf die Erkrankung an sich, sondern auf die subjektive Bedeutung bezieht) eruieren. Prinzipiell gilt, dass das jeweilige Maß an Verleugnung, das ein Patient zum Ausdruck bringt, registriert und respektiert und nicht infrage gestellt werden sollte. Seltene Ausnahmen stellen selbstschädigendes Verhalten und Compliance-Probleme dar.

Eine längerfristige **psychotherapeutische Behandlung** ist bei prämorbiden psychischen Störungen, in progredienten Stadien der Tumorerkrankung und in den Fällen erforderlich, bei denen belastende Lebensereignisse oder Konflikte durch die Tumorerkrankung aktualisiert werden.

Psychotherapeutische Verfahren sind effektiv bei hoch belasteten Patienten mit psychischen bzw. Anpassungsstörungen. Während kurzfristige zeitlich limitierte Interventionen (Umfang 4–12 Stunden) für die Mehrzahl der Patienten bei günstigem Krankheitsverlauf wirksam und ausreichend sind, ist in fortgeschrittenen Krankheitsstadien häufig eine kontinuierliche supportive Begleitung der Patienten erforderlich, um die zunehmenden Belastungen und Verschlechterung des gesundheitlichen Befindens abzufedern. Gleichzeitig ist nicht zu übersehen, dass auch angesichts begrenzter Lebensperspektiven Patienten zu tief greifenden Veränderungen und Entwicklungen in der Lage sind.

Da nahe **Angehörige** von Krebspatienten häufig in vergleichbarem Ausmaß wie die Patienten selbst belastet sind und häufig unter vegetativen und psychischen Beschwerden leiden, **werden sie zunehmend in die Betreuung und Therapie mitein-**

bezogen. Entscheidend für die Akzeptanz ist hierbei ein ressourcenorientierter Ansatz, der die Fähigkeiten und Leistung des Familiensystems betont. Ein defizit- bzw. konfliktorientiertes Vorgehen ist primär nicht indiziert. Familiengespräche erleichtern die Kommunikation über „schwierige" Themen und führen zu spürbarer Entlastung.

Teamorientierte Interventionen wie etwa kasuistische Besprechungen, Training kommunikativer Kompetenz und fallorientierte Einzelberatung **von pflegenden und ärztlichen Mitarbeitern** in onkologischen Bereichen sind zur Belastungsreduktion und Förderung der psychosozialen Kompetenz **unerlässlich** und sollten Bestandteil aller klinischen Bereiche sein, in denen Tumorpatienten behandelt werden.

2.8 Der Patient in der Kardiologie

Depressive Störungen sind am besten in ihrem Einfluss auf Herzerkrankungen untersucht. Bis zu einem Drittel aller Patienten zeigen in den ersten Wochen **nach einem Myokardinfarkt** eine klinisch relevante **depressive Symptomatik**. Mittel- und langfristig erfüllen ca. 20 % der Patienten mit einer KHK oder chronischen Herzinsuffizienz die Kriterien für eine depressive Erkrankung, was das Risiko für weitere kardiale Ereignisse und Mortalität deutlich erhöht. So ist das Risiko für die Entwicklung einer **KHK** oder **Herzinsuffizienz** bei Vorliegen depressiver Syndrome deutlich erhöht. Umgekehrt zeigen sich im Verlauf kardialer Erkrankungen häufig begleitende depressive Symptome.

▶ Merke. Psychische Störungen begünstigen die Entwicklung von Herzerkrankungen und sind bei Patienten mit manifesten kardialen Erkrankungen häufiger als in der gesunden Allgemeinbevölkerung.

Ursachen für diese Zusammenhänge finden sich zum einen auf der **Verhaltensebene** (die Patienten zeigen symptombedingt ein gering ausgeprägtes Gesundheitsbewusstsein, das sich z. B. in verminderter körperlicher Aktivität, erhöhtem Nikotinkonsum und geringer medikamentöser Therapietreue manifestiert), zum anderen sind auch auf der **physiologischen Ebene** bei depressiven Störungen verschiedene Veränderungen beschrieben wie z. B. Hyperkortisolismus und eine überschießende Sympathikusaktivierung.

Bei ca. 15 % der Patienten mit KHK finden sich **Angst- und Paniksymptome**. Ein etwa gleich großer Anteil von Patienten mit einem implantierbaren Cardioverter-Defibrillator (ICD) leidet ebenfalls unter diesen Symptomen, insbesondere nach häufigen und/oder inadäquaten Schockabgaben.

Ein erhöhtes kardiovaskuläres Erkrankungsrisiko besteht weiterhin bei niedrigem Ausmaß an sozialer Einbindung und Unterstützung **(psychosozialer Belastungsfaktor)** und vermehrtem **Stress** wie z. B. bei einem Missverhältnis aus hohen Anforderungen und geringem Entscheidungs- und Gestaltungsspielraum im **Beruf**.

Auch **Persönlichkeitsmuster** scheinen eine Rolle zu spielen, so wird aktuell Personen mit negativer Affektivität (d. h. negativ-ängstliche Selbst- und Fremdwahrnehmung) und sozialer Inhibition eine schlechtere Prognose zugeschrieben.

Therapeutische Interventionen: Der Schwerpunkt sollte in einer **supportiven Begleitung**, der Krankheitsbewältigung, dem **Stressmanagement** und in **Entspannungsverfahren** liegen. Eine darüber hinausgehende Intervention im Sinne einer aufdeckenden und vergangenheitsbezogenen therapeutischen Arbeit ist bei unabhängig von der kardialen Erkrankung vorliegenden Konflikten oder langfristiger depressiver bzw. ängstlicher Entwicklung indiziert. Beim Einsatz von **Psychopharmaka** sind Nebenwirkungen und Interaktionen mit der kardialen Medikation zu beachten.

2.9 Der transplantierte Patient

Die Zahl der Organtransplantationen steigt in Deutschland stetig an. 2010 wurden bereits über 5000 Transplantationen durchgeführt, etwa 12 000 Patienten befanden sich auf der Warteliste. Je nach Organ beträgt die **Wartezeit** auf eine Transplantation viele Monate bis Jahre, was für Patienten und ihre Angehörigen eine schwere Belastung darstellt. Für einige Organe, wie Niere und Leber, gibt es neben der postmortalen Organspende auch die Möglichkeit einer Lebendspende.

> **Merke.** Das Krankheitserleben und die psychische Belastung der Transplantationskandidaten ändern sich im Verlauf der verschiedenen **Phasen des Transplantationsprozesses:** 1. Progredienz der Grunderkrankung und Indikationsstellung zur Transplantation (Entscheidungsphase), 2. Voruntersuchungen und Aufnahme auf die Warteliste, 3. Wartezeit, 4. Transplantation, 5. postoperative Zeit.

Präoperative Zeit: Die Indikationsstellung für eine Transplantation löst bei vielen Patienten große **Ängste** aus. Um sich für eine solche Therapie zu entscheiden, wird die Fähigkeit zur Krankheitsakzeptanz, zur Krankheitsbewältigung (Coping) und zur Ressourcenaktivierung vom Patienten gefordert. Zentrale Aspekte sind hierbei die gleichzeitige Auseinandersetzung mit dem Sterben, wie auch mit dem Weiterleben mit einem fremden Organ unter Verlust des eigenen. Bei Lebendspenden können zusätzlich besondere Konfliktsituationen für Spender und Empfänger entstehen. Hinzu kommen die Sorgen um Familie und Arbeitsplatz. Die Patienten sind stimmungslabil, sie schwanken zwischen Hoffnung und tiefer Verzweiflung. Viele entwickeln eine **Anpassungsstörung** mit ängstlich-depressiver Symptomatik, einige reagieren mit schweren **Depressionen** oder **Panikattacken**.

Bei der Krankheitsbewältigung spielt auch das **Zielorgan** eine wesentliche Rolle, z. B. wird eine fremde Leber meist leichter akzeptiert als ein fremdes Herz, aufgrund der mystischen Bedeutung die das Herz für viele Menschen hat.

Die **Wartezeit** vor der Transplantation kann vom Patienten und seiner Familie genutzt werden, um sich mit der **neuen Lebenssituation auseinanderzusetzen** und die Rollen in der Familie anders zu verteilen. Diese Zeit kann beim Patienten jedoch auch zum inneren Rückzug und zur sozialen Isolation führen.

In vielen Transplantationszentren wird neben der Abklärung der somatischen Komorbidität auch eine **psychosoziale Evaluation** des Patienten **vor Listung** zur Organtransplantation durchgeführt, um die psychische Verfassung des Patienten, seine familiäre und soziale Situation und vor allem seine Compliancefähigkeit beurteilen zu können. Dies gilt insbesondere, wenn anamnestisch Hinweise auf psychische oder psychiatrische Erkrankungen, wie z. B. Suchterkrankungen, vorliegen.

Postoperative Zeit: In den ersten Tagen nach der Transplantation treten bei einigen Patienten psychische Symptome auf, wie das sogenannte **Durchgangssyndrom** (postoperative Funktionspsychose) oder **Panikattacken**. Die Behandlung sollte in diesen Fällen sowohl eine entsprechende sedierende Medikation wie auch stützende Gespräche einschließen.

Die psychische Grundkonstellation der Patienten spielt für die Krankheitsbewältigung eine wichtige Rolle. Steht bei komplikationslosem Verlauf die **Freude über das „wiedergewonnene Leben"** im Vordergrund (Honey-Moon-Effekt) können vorübergehende oder kleinere körperliche Beeinträchtigungen, Tabletteneinnahme und ärztliche Kontrolluntersuchungen gut akzeptiert werden. **Ängstliche Patienten** haben hingegen oft Schwierigkeiten sich wieder an ein normales Leben zu gewöhnen und fühlen sich z. B. durch die reduzierte Immunabwehr ständig bedroht. Ihr Vertrauen in den eigenen Körper ist gestört.

Die **Auseinandersetzung mit dem Organspender** findet meist erst später statt. Als geglückt kann sie angesehen werden, wenn dem Spender gegenüber nicht Schuldgefühle, sondern **Dankbarkeit** empfunden werden. Ein gelungenes Coping unterstützt die Compliance des Patienten (regelmäßige Medikamenteneinnahme, Wahrnehmung von Kontrolluntersuchungen) und trägt somit zum Organerhalt bei.

Im Rahmen von Einzel- und Familiengesprächen sowie regelmäßig stattfindenden Gruppengesprächen sollten stabilisierende und supportive **psychotherapeutische Maßnahmen**, die auch Krisenintervention und körperorientierte Verfahren wie Entspannungstechniken einschließen, angeboten werden. Abb. O-2.4 zeigt anhand des „Integrierten Heidelberger Modells" Möglichkeiten der psychosozialen Unterstützung von Patienten während des Transplantationsprozesses.

Eine Besonderheit, die bei Nieren- und Lebertransplantationen in Frage kommen kann ist die **Lebendspende**. Sie stellt eine **besondere psychische Belastung** für Patienten und Angehörige dar. Hier sollte immer eine psychotherapeutische Beratung und Unterstützung angeboten werden. Eine gutachterliche Stellungnahme ist zwingend vorgeschrieben.

O-2.4 Integriertes Heidelberger Modell

Klinik für Psychosomatische und Allgemeine Klinische Medizin; Universität Heidelberg

Geriatrie

P

1 **Grundlagen** 1441
2 **Häufige geriatrische Symptome** 1449

1 Grundlagen

1.1 Demografische Entwicklung 1441
1.2 Grundbegriffe 1441
1.3 Physiologische Altersveränderungen 1442
1.4 Grundlagen der geriatrischen Diagnostik und Therapie 1443
1.5 Geriatrische Rehabilitation 1446
1.6 Ethische und rechtliche Aspekte in der Behandlung geriatrischer Patienten 1447

1.1 Demografische Entwicklung

Zu Beginn des 21. Jahrhunderts besteht in vielen Industrieländern die Tendenz zur demografischen Alterung. Deutschland gehört dabei zu den Spitzenreitern. Nach Angaben des Statistischen Bundesamtes wird im Jahr 2050 die Hälfte der Bevölkerung älter als 48 Jahre und ein Drittel 60 Jahre oder älter sein. Hauptursache ist der starke **Rückgang der Geburtenrate** in den letzten Jahrzehnten mit der Folge einer Einschnürung des Sockels der Bevölkerungspyramide. Hinzu kommt eine **Zunahme der Lebenserwartung**, in erster Linie durch den medizinischen Fortschritt, der zu einer Abnahme der Sterbewahrscheinlichkeit im höheren Lebensalter führt. Dies wirkt sich vor allem an der Spitze der Bevölkerungspyramide aus, welche damit immer mehr die Form eines Pilzes annimmt (Abb. **P-1.1**).

1.1 Demografische Entwicklung

Hauptursachen der demografischen Alterung sind der **Rückgang der Geburtenrate** und die **Zunahme der Lebenserwartung**.

P-1.1 Alterspyramiden

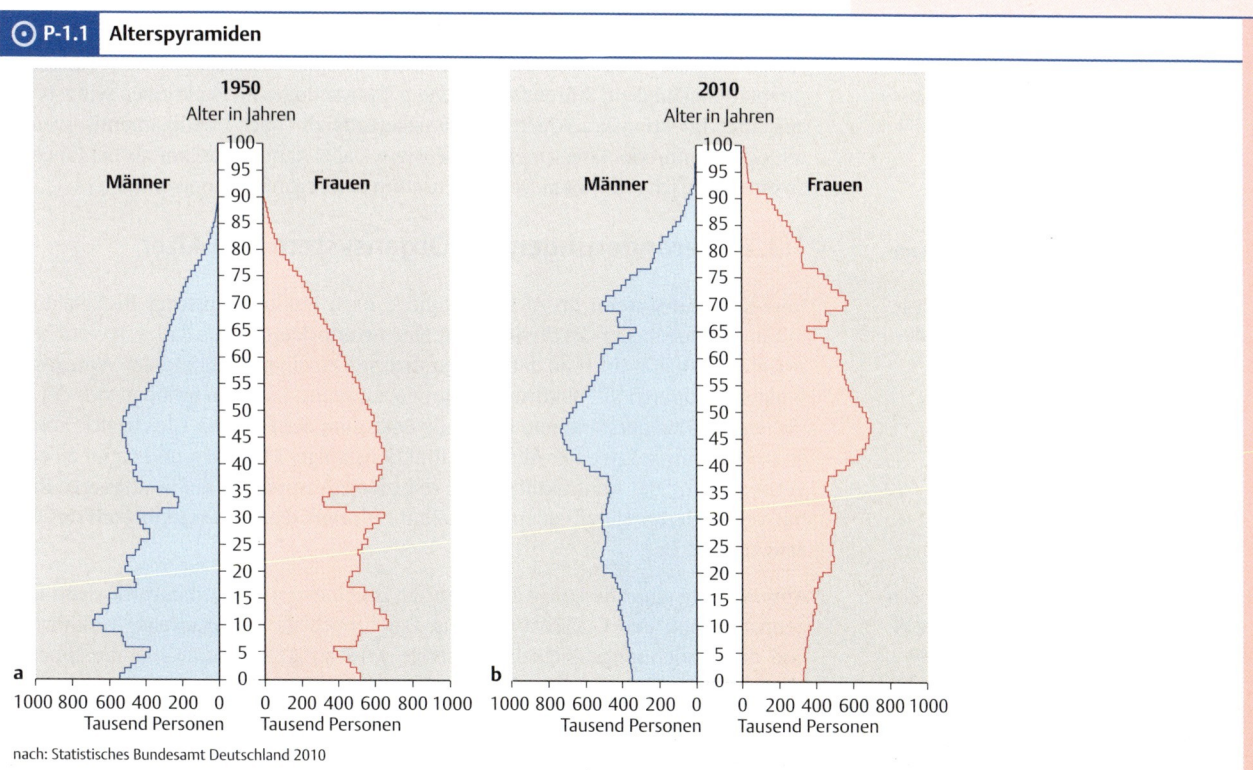

nach: Statistisches Bundesamt Deutschland 2010

1.2 Grundbegriffe

1.2.1 Geriatrie – Gerontologie

1.2 Grundbegriffe

1.2.1 Geriatrie – Gerontologie

▶ Definition. Die **Geriatrie** (Altersheilkunde) ist die Lehre von Krankheiten des alternden und des alten Menschen und deren Behandlung.

▶ Definition.

Eine Besonderheit der Geriatrie ist, dass sie sich über die eigentlichen medizinischen Fragestellungen hinaus auch mit den Folgen typischer Alterserkrankungen für die Alltagsbewältigung und die Lebensqualität des Patienten beschäftigt. Angesichts der

Geriatrie: Die medizinische Disziplin der Zukunft!

Nervensystem: Alterstypisch ist eine **Reduktion der Nervenleitgeschwindigkeit** mit Verminderung der Berührungs- und Schmerzempfindlichkeit, der Tiefensensibilität sowie des Reaktionsvermögens. Im Bereich des ZNS kann es zu einer **Veränderung des Schlafmusters** kommen. Intellektuelle Leistungen sind oft bis ins hohe Alter erhalten.

Sinnesorgane: Mit zunehmendem Alter kommt es zu einem Nachlassen der Sehkraft. Die Hell-Dunkel-Adaptation und das Akkomodationsvermögen der Linse nehmen ab (**Presbyopie**). Auch das Hörvermögen nimmt ab, zunächst insbesondere für hohe, später auch für tiefe Frequenzbereiche (**Presbyakusis**). Auch der **Geruchs- und Geschmackssinn**, vor allem für Süßes, reduziert sich.

Bewegungsapparat: Durch Abnahme der Bandscheibendicke und Höhenverlust der Wirbelkörper nimmt die **Körpergröße** im höheren Alter ab, insbesondere dann, wenn zusätzlich eine Osteoporose besteht. Degenerative Gelenkveränderungen führen zu einer **verminderten Gelenkbeweglichkeit** und zu Fehlstellungen. Die **Skelettmuskulatur** nimmt an Masse ab. Diese Veränderungen führen je nach Ausprägung zu einer Einschränkung der Mobilität und zu einer erhöhten Sturz- und Frakturanfälligkeit.

Haut: Im Alter wird die Haut durch die verminderte Schweiß- und Fettproduktion **trocken**. Der **Turgor** nimmt ab und es besteht eine vermehrte **Faltenbildung**. **Altersflecken** (Lentigo senilis, Abb. P-1.2 [Pfeile]) entstehen durch Pigmentansammlungen in der Oberhaut bevorzugt an Unterarmen und Handrücken.

⊙ P-1.2 Altershaut

1.4 Grundlagen der geriatrischen Diagnostik und Therapie

1.4.1 Geriatrische Versorgungsstrukturen

Bei der Gesundheitsversorgung älterer Menschen lassen sich die Bereiche **Prävention**, **Akutbehandlung**, **Rehabilitation** und **Pflege** abgrenzen.

Geriatrische Prävention: Die geriatrische Prävention beginnt bereits im früheren Lebensalter. Im Vordergrund steht dabei die **Vermeidung von Risikofaktoren** für bestimmte Erkrankungen (z. B. Arteriosklerose) sowie die Früherkennung von Krankheiten und Krankheitsfolgen. Im Alter zielen spezielle geriatrische Präventionsansätze darauf ab, die Selbstständigkeit möglichst lange zu erhalten, indem typische geriatrische Syndrome (S. 1449) und Erkrankungen vermieden oder rechtzeitig erkannt werden.

Geriatrische Akutbehandlung: In die geriatrische Akutbehandlung sind in erster Linie wohnortnahe Institutionen wie **Hausarztpraxis** oder **Krankenhäuser** der Grundversorgung eingebunden. In zunehmender Zahl gibt es spezielle, entsprechend qualifizierte geriatrische Akutabteilungen, die in der Regel internistisch, neurologisch oder gerontopsychiatrisch ausgerichtet sind.

Geriatrische Rehabilitation: Die geriatrische Rehabilitationsbehandlung (S. 1446) beginnt möglichst bereits im Akutstadium einer Erkrankung. Nach Abschluss der Akutbehandlung schließt sich je nach Situation eine stationäre (Geriatrische Rehabilitationsklinik), teilstationäre (Tagesklinik) oder ambulante Rehabilitation (Therapiepraxis) an.

Geriatrische Pflege: Ist eine geriatrische Rehabilitation nicht möglich oder besteht trotz durchgeführter Rehabilitationsbehandlung weiterhin ein Hilfebedarf in den Aktivitäten des täglichen Lebens (ADL, s. u.), muss eine entsprechende Unterstützung organisiert werden. In stationären oder teilstationären geriatrischen Einrichtungen können Patienten und Angehörige durch das Geriatrische Team (s. u.) beraten werden. Bei diesem Entlassmanagement kommt dem Sozialdienst eine Schlüsselrolle zu. Bewährt haben sich zudem speziell ausgebildete Pflegekräfte, die **Angehörige** individuell bezüglich der häuslichen Krankenpflege beraten oder komplexe Pflegemaßnahmen an **ambulante Pflegedienste** übergeben („Pflegeüberleitung"). Ist eine Entlassung nach Hause nicht möglich, wird in leichteren Fällen die Anmeldung in eine betreute Wohneinrichtung oder bei höherer Pflegebedürftigkeit die Verlegung in ein **Pflegeheim** notwendig.

1.4.2 Geriatrisches Assessment

▶ Definition. Hierunter versteht man eine umfassende, multidimensionale Bestandsaufnahme von Daten, die es erlauben, den Zustand des älteren Patienten aus physischer, psychischer und sozialer Hinsicht näher zu beleuchten.

Neben Anamnese, körperlicher Untersuchung und problemorientierten apparativen Untersuchungen kommen verschiedene **standardisierte Tests** zur Anwendung, mit denen funktionelle Einschränkungen gemessen werden können. Ärzte, Therapeuten, Neuropsychologen und Pflegepersonal sind interdisziplinär als Geriatrisches Team in die Erstellung des Assessments eingebunden. Es bildet die Basis für die Therapieplanung. Wesentliche **Bestandteile des Basis-Assessments** zeigt Tab. **P-1.1**.

P-1.1 Wesentliche Bestandteile des Basis Assessments*

Assessmentform	Erläuterungen
soziales Assessment	▪ Erfassung von wirtschaftlicher Lage, sozialer Einbindung, Wohnsituation, sozialen Aktivitäten, sozialer Unterstützung, sozialen Belastungen etc.
funktionelles Assessment	▪ Aktivitäten des täglichen Lebens (ADL = Activities of Daily Living, auch Barthel-Index genannt): Selbstständigkeit und Hilfebedarf bei alltagsrelevanten Basisaktivitäten wie Körperpflege, Nahrungsaufnahme, Kontinenz. ▪ Instrumentelle Aktivitäten des täglichen Lebens (IADL): Selbstständigkeit und Hilfebedarf bei Verrichtungen im Haushalt.
Assessment der Mobilität und des Sturzrisikos	▪ Handkraftmessung ▪ Balancetest, Einbeinstand: Überprüfung des Gleichgewichts ▪ Timed-Up-And-Go-Test: Einfacher Test zur orientierenden Beurteilung der Mobilität ▪ Motilitätstest (nach Tinetti): Standardisierte Beurteilung von Gleichgewicht und Gehen
kognitives Assessment	▪ Uhr-Zeichentest: Einfacher orientierender Screeningtest ▪ Mini-Mental-Status (MMS nach Folstein et al.): Kurztest, erlaubt Verdachtsdiagnose beginnende oder wahrscheinliche Demenz
emotionales Assessment	▪ geriatrische Depressionsskala (GDS nach Yesavage et al.): Gibt Auskunft über die Antriebs- und Stimmungslage
nutritives Assessment	▪ Ernährungsanamnese ▪ objektive Parameter wie Body-Mass-Index (S. 709) ▪ Laborwerte
Assessment der Hör- und Sehfähigkeit	▪ Flüstertest ▪ Sehprobentafel, Fingerperimetrie

* ausführlichere Informationen und Testformulare finden sich z. B. unter: www.kcgeriatrie.de/assessment_2.htm

▶ Merke. Jeder Geriatrische Patient muss individuell bezüglich seiner Risiken und Potenziale beurteilt werden.

1.4.3 Interdisziplinäre Diagnostik und Therapie

In die geriatrische Diagnostik und Therapie sind unterschiedlichste Fachdisziplinen mit eingebunden. Dabei werden mithilfe des geriatrischen Assessments Funktionspotenziale und -defizite erfasst und im Rahmen regelmäßiger Teamgespräche auf dem Boden definierter Ziele Behandlungsstrategien festgelegt. Im interdisziplinären geriatrischen Team finden sich im Idealfall folgende Bereiche:
- Ärztlicher Dienst, Krankenpflege
- Krankengymnastik/Physiotherapie
- Ergotherapie, Logopädie
- Sozialdienst, Psychologie, Seelsorge
- Ernährungsberatung.

1.4.4 Grundlagen der Pharmakotherapie bei geriatrischen Patienten

Arzneimitteltherapie

Aufgrund der mit dem Alter zunehmenden Multimorbidität und dem daraus resultierenden erhöhten Medikamentenbedarf bei gleichzeitig schlechterer Verträglichkeit treten Nebenwirkungen von Medikamenten im Alter gehäuft auf. **Häufigste Nebenwirkungen** bei geriatrischen Patienten sind unerwünschter Blutdruckabfall, orthostatische Dysregulation, bradykarde Arrhythmien, erhöhte Sturzgefährdung, Verwirrtheitszustände, Verschlechterung der Nierenfunktion und intrazerebrale Blutungen.

Ursachen medikamentöser Nebenwirkungen

Pharmakokinetische Veränderungen: Im Alter ist die **Arzneimittelverteilung** im Körper verändert. Die altersabhängige Abnahme des Extrazellulärvolumens, der Muskelmasse und des Serumalbumins führen zu einem Anstieg der Plasmakonzentration des Medikaments mit Wirkungsverstärkung. Gleichzeitig kommt es zu einer relativen Vermehrung des Fettgewebes, wodurch sich die Wirkdauer lipidlöslicher Arzneimittel verlängert. Mit der altersabhängigen Verminderung der Nieren- und Leberfunktion kommt es zu einer **verlangsamten Arzneimittelelimination**.

Pharmakodynamische Veränderungen: Veränderte physiologische Kompensationsmechanismen führen zu einer erhöhten Empfindlichkeit auf bestimmte Medikamente. So können z.B. Nitrate durch eine häufig verstärkte Blutdrucksenkung die Sturzgefahr erhöhen. Die Reaktion auf Arzneimittel kann auch qualitativ verändert sein. So kann es durch Sedativa zu paradoxen Erregungszuständen kommen (Tab. **P-1.2**).

Falsche Medikamenteneinnahme: Durch die oft mangelnde Compliance oder komplizierte Verordnungsschemata mit mehreren Medikamenten zu unterschiedlichen Tageszeiten, Verordnung von Tabletten in Teilmengen oder Verordnung in Tropfenform kann es v. a. bei sehbehinderten oder demenzkranken Patienten zu Fehleinnahmen oder -dosierungen kommen. Kindersichere Verpackungen sind von feinmotorisch behinderten Patienten oft nicht zu öffnen.

Konsequenzen für die Arzneimitteltherapie

▶ **Merke.** Die Indikation zu einer geplanten Langzeitmedikation sollte im hohen Alter streng gestellt werden.

Kausale Behandlungen sind gegenüber symptomatischen möglichst zu bevorzugen. Da meist mehrere Medikamente gleichzeitig eingenommen werden, muss auf mögliche **Wechselwirkungen** besonders geachtet werden. Bei der Dosisfindung sollte zunächst mit kleineren Dosen (z. B. 50 % der normalen Erwachsenendosis) begonnen und dann stufenweise gesteigert werden. **Kombinations- und Retardpräparate** erhöhen die Compliance, da sich die Zahl der Medikamente und der Einnahmezeitpunkte verringert. Zur Vereinfachung der Einnahme sollte **keine** Verordnung von Tabletten in **Teilmengen** (z. B. ½ Tbl.) erfolgen und auf kindersichere Flaschen z. B. mit „Drück-und-Dreh-Verschluss" oder Döschen mit Sicherheitslasche am Deckel verzichtet werden. Vorteilhaft sind Wochendosetten, die von Angehörigen bestückt

---

1.4.3 Interdisziplinäre Diagnostik und Therapie
In die geriatrische Diagnostik und Therapie ist ein interdisziplinäres geriatrisches Team eingebunden.
Funktionsdefizite und Potenziale werden mithilfe des Geriatrischen Assessments erfasst, Behandlungsstrategien im Rahmen von Teamgesprächen festgelegt.

1.4.4 Grundlagen der Pharmakotherapie bei geriatrischen Patienten

Arzneimitteltherapie
Wegen zunehmender Multimorbidität und erhöhtem Medikamentenbedarf sind **Nebenwirkungen** im Alter gehäuft. Am häufigsten sind: Blutdruckabfall, Arrhythmien, Stürze, Verwirrtheit, Verschlechterung der Nierenfunktion und intrazerebrale Blutungen.

Ursachen medikamentöser Nebenwirkungen
Pharmakokinetische Veränderungen: geänderte **Arzneimittelverteilung** und verlangsamte **Arzneimittelelimination**.

Pharmakodynamische Veränderungen: quantitativ und qualitativ veränderte Reaktion auf Medikamente (Tab. **P-1.2**).

Falsche Medikamenteneinnahme: Ursachen sind mangelnde Compliance, komplizierte Verordnungsschemata, Sehbehinderung, Demenzkrankheit, kindersichere Verpackungen.

Konsequenzen für die Arzneimitteltherapie
▶ **Merke.**

- kausale Behandlung bevorzugen
- Wechselwirkungen beachten
- mit kleineren Dosen beginnen
- Kombinations- und Retardpräparate bevorzugen
- möglichst keine Teilmengen
- möglichst keine kindersicheren Verpackungen
- Wochendosetten
- Indikation zur Fortsetzung einer medikamentösen Therapie regelmäßig überprüfen.

P-1.2 Häufig verwendete Arzneimittelgruppen und deren Besonderheiten bei geriatrischen Patienten

Arzneimittelgruppe	geriatrische Besonderheit	mögliche Folgen	Maßnahme
Analgetika:			
ASS, Paracetamol, Diclofenac, Ibuprofen	akut: keine Dauermedikation: Kumulation ↑	Toxizität ↑	akut: übliche Dosis; Dauermedikation vermeiden
Opioide	Empfindlichkeit ↑ Elimination ↓ gut als palliative Therapie, terminal bei Atemnot und Angst	Sedierung ↑ Desorientiertheit ↑ Verwirrtheit ↑ Sturzneigung ↑ Obstipation ↑ Atemdepression ↑	Dosis ↓
Antidepressiva (s. auch Tab. **P-2.4**).	Kumulation ↑	Nebenwirkungen ↑ Sturzneigung ↑	Dosis ↓
	Bei geriatrischen Patienten Serotonin-Wiederaufnahme-Hemmer wegen geringerer anticholinerger Nebenwirkungen bevorzugen		
Antidiabetika			
Biguanide	Empfindlichkeit ↑	Laktatazidose ↑	(Initial-)Dosis ↓ Kreatininkontrolle
Insulin	bei Sehstörungen oder Demenz Fehldosierung ↑	Hypoglykämie ↑ Hyperglykämie ↑	Injektionen durch Hilfspersonen
Sulfonylharnstoffe	Hypoglykämiesymptome ↓ Kumulation ↑	Hypoglykämie ↑	(Initial-)Dosis ↓ Kreatinin- und initial engmaschigere BZ-Kontrollen
Resorptionshemmer	keine		
Antihypertensiva (auch Nitrate)	Empfindlichkeit ↑	Blutdruckabfall ↑ Sturzneigung ↑ Niereninsuffizienz ↑	(Initial-)Dosis ↓ Kreatininkontrollen
Barbiturate	Reaktion verändert Kumulation ↑	paradoxe Wirkung Sturzneigung ↑	Anwendung vermeiden
β-Rezeptoren-Blocker	Empfindlichkeit ↑ Kumulation ↑	Herzinsuffizienz ↑ Bradyarrhythmien ↑	Dosis ↓
Digitalisglykoside			
Digoxin	Empfindlichkeit ↑ renale Elimination ↓	Nebenwirkungen ↑	Dosis ↓
Digitoxin	Empfindlichkeit ↑	Nebenwirkungen ↑	Dosis ↓
Diuretika	Empfindlichkeit ↑ Harndrang ↑	Dehydratation ↑ Sturzgefahr ↑ Inkontinenz ↑	Dosis ↓ keine abendliche Gabe
Hypnotika	Reaktion verändert Kumulation ↑	paradoxe Wirkung Verwirrtheit ↑ Sturzneigung ↑	Präparate mit kurzer HWZ wählen
Neuroleptika	Empfindlichkeit ↑ extrapyramidale Nebenwirkungen ↑	Sturzneigung ↑	(Initial-)Dosis ↓
Nootropika	kritische Bewertung von Kosten/Nebenwirkungen/Nutzen		

werden können. Von ärztlicher Seite sollte die Indikation zur Fortsetzung der medikamentösen Therapie regelmäßig überprüft werden. Bei Beschwerden oder Änderungen des Krankheitsverlaufs ist differenzialdiagnostisch immer eine iatrogene Ursache mit einzubeziehen.

1.5 Geriatrische Rehabilitation

Akute Erkrankungen oder/und Multimorbidität führen besonders bei Geriatrischen Patienten zu relevanten Funktionsdefiziten. Ziel der geriatrischen Rehabilitationsbehandlung ist die Wiedererlangung eines möglichst hohen Maßes an Selbstständigkeit und Lebensqualität.

▶ **Merke.** Grundsätzlich gilt: Rehabilitation vor Pflege.

Voraussetzungen – Rehabilitationsfähigkeit: Im Rahmen der Indikationsstellung zu einer geriatrischen Rehabilitation sollte durch das Behandlungsteam geklärt werden, ob realistische **Rehabilitationsziele** vorhanden sind (z. B. „selbstständiges Gehen mit Hilfsmittel auf einer Ebene"). In die Beurteilung des **Rehabilitationspotenzials** sollten Patientenwille, Motivierbarkeit, körperliche Belastbarkeit sowie kognitive und emotionale Lernfähigkeit mit einbezogen und mit dem Rehabilitationsziel abgestimmt werden.

1.5.1 Interdisziplinäre rehabilitative Therapie

Je nach Krankheitsbild sind unterschiedliche therapeutische Disziplinen (Krankengymnastik, Physio- und Ergotherapie, Logopädie und aktivierende Pflege) in den Rehabilitationsprozess mit eingebunden. Zur Erlangung eines guten Rehabilitationsergebnisses sollten gemeinsame Behandlungsprinzipien eingehalten werden. Bekannt bei der Rehabilitation hemiplegischer Patienten ist z. B. das Bobath-Prinzip (die gelähmte Seite steht im Mittelpunkt der interdisziplinären Therapie und Pflege; zur Vermeidung spastischer Bewegungsmuster ist eine kompensatorische Überaktivierung der nicht betroffenen Seite zu vermeiden).

1.6 Ethische und rechtliche Aspekte in der Behandlung geriatrischer Patienten

1.6.1 Gesetzliche Betreuung

Für volljährige Menschen, die aufgrund von Alter, Krankheit oder Behinderung nicht in der Lage sind, ihre Angelegenheiten allein zu besorgen, kann **vom Vormundschaftsgericht ein Betreuer bestellt** werden. Betreuer(in) kann prinzipiell jede volljährige Person sein. Geeignet sind meist vertraute Angehörige. Ggf. kann auch ein Berufsbetreuer bestellt werden. Die Einleitung eines Betreuungsverfahrens erfolgt durch Antrag der Betroffenen, der Angehörigen oder durch Anregung Dritter (z. B. Hausarzt, Krankenhausarzt, Pflegedienst) beim Vormundschaftsgericht. Ist die Einleitung des Betreuungsverfahrens sehr dringlich, wird die Anordnung einer **Eilbetreuung** angeregt.

Aufgabenbereiche

Dem Betreuer werden je nach Situation bestimmte Aufgabenbereiche übertragen, z. B. Gesundheitsfürsorge, Rentenangelegenheiten, Wohnungsangelegenheiten, Aufenthaltsbestimmung (wichtig bei anstehender Pflegeheimaufnahme!), Sozialhilfeangelegenheiten und/oder Vermögensangelegenheiten. Bestimmte Angelegenheiten bedürfen unabhängig vom Aufgabenkreis der **Genehmigung durch das Vormundschaftsgericht**: z. B. lebensgefährliche ärztliche Eingriffe (außer bei akutem Notfall), Sterilisation, freiheitsentziehende Maßnahmen (s. u.).

Internet-Links: Grundlagen der Gesetzlichen Betreuung:
- www.betreuung-online.de/gesetz/gesetz00.htm
- www.familienratgeber.de/recht/gesetzliche_betreuung.php

1.6.2 Vorsorgevollmacht

Anstelle der Betreuungsverfügung kann von geschäftsfähigen Personen eine Vorsorgevollmacht ausgestellt werden, in der eine Person des Vertrauens direkt als Bevollmächtigter eingesetzt wird. Tritt der Fall einer Geschäfts- und Entscheidungsunfähigkeit ein, kann der Bevollmächtigte ohne Bestellung durch das Vormundschaftsgericht sofort für den Vollmachtgeber handeln.

1.6.3 Freiheitsentziehende Maßnahmen

Zu den freiheitsentziehenden Maßnahmen in der Behandlung und Pflege psychiatrisch Kranker gehört nicht nur die Unterbringung in **geschlossenen Abteilungen** oder die **mechanische Fixierung** (z. B. Bettgitter, Bauchgurte), sondern auch die Verabreichung **sedierender Psychopharmaka** ohne ausreichende Aufklärung und Einverständnis des Patienten.

> **▶ Merke.** Freiheitsentziehende Maßnahmen bedürfen außer bei kurzfristiger Anwendung der **Genehmigung des Vormundschaftsgerichts**. Dies gilt auch dann, wenn die Gesundheitsfürsorge auf einen gesetzlichen Betreuer oder einen Bevollmächtigten übertragen wurde.

1.6.4 Pflegeversicherungsrecht

Mitglieder einer gesetzlichen Krankenkasse sind zugleich auch Mitglied in der Pflegekasse dieser Krankenversicherung. Meist gilt dies auch für privat Versicherte. Leistungsempfänger der Pflegeversicherung sind Personen, die wegen einer Krankheit oder Behinderung für die Verrichtungen des täglichen Lebens für mindestens 6 Monate in erheblichem Maße auf Hilfe angewiesen sind. Der Antrag auf Pflegeversicherungsleistungen erfolgt über die zuständige Krankenkasse durch den Betroffenen oder seinen Rechtsvertreter.

1.6.5 Beurteilung der Pflegebedürftigkeit und Pflegestufen

Die Beurteilung der Pflegebedürftigkeit und die Zuordnung in die Pflegestufen erfolgt meist durch Ärzte des **medizinischen Dienstes der Krankenkassen (MDK)** unter Berücksichtigung der Lebensgewohnheiten und des Lebensraumes des zu Pflegenden. Je nach durchschnittlichem pflegerischem Aufwand pro Tag erfolgt die Einteilung in 3 Pflegestufen. Je nach Pflegestufe werden in unterschiedlicher Höhe (auch Kombinationen möglich) Sachleistungen (= Pflegeeinsätze durch professionelle Pflegekräfte) oder Geldleistungen (= Pflegegeld für pflegende Angehörige) gewährt.

1.6.6 Patientenverfügung

In einer Patientenverfügung (früher „Patiententestament") werden für den Fall einer unheilbaren Erkrankung und wenn zusätzlich aufgrund einer Demenz oder einer Bewusstseinsstörung Willensäußerungen nicht mehr möglich sind, Wünsche geäußert, die sich auf die Durchführung (z. B. adäquate Schmerztherapie) oder die Begrenzung (z. B. Reanimation, Beatmung, Magensonde) medizinischer Maßnahmen beziehen.

> **▶ Merke.** Patientenverfügungen **sind für das ärztliche Handeln verbindlich**, soweit es keine Hinweise dafür gibt, dass sie der Patient nicht mehr gelten lassen würde. Sie bedürfen keiner speziellen Form, müssen aber schriftlich abgefasst werden.

Liegt keine schriftliche Verfügung vor, so ist vor der Durchführung medizinischer Maßnahmen der **mutmaßliche Patientenwille** zu ermitteln. Hierfür ist das Gespräch mit den Angehörigen (z. B. Lebenseinstellung, religiöse Überzeugung des Patienten?) besonders hilfreich. Die Angehörigen können aber nur informieren, die Entscheidung über medizinische Maßnahmen liegt beim Arzt, es sei denn, es handelt sich um Bevollmächtigte, gesetzliche Betreuer oder Erziehungsberechtigte.

Internet-Links:
- Grundsätze der Bundesärztekammer zur ärztlichen Sterbebegleitung:
  www.bundesaerztekammer.de//downloads/Sterbebegleitung_17022011.pdf
- Formulierungsvorschläge und Formulare zu Patientenverfügungen, Vorsorgevollmachten, Betreuungsverfügungen:
  www.ethikzentrum.de/patientenverfuegung/index.htm

2 Häufige geriatrische Symptome

2.1	Stürze	1449
2.2	Demenz	1450
2.3	Akuter Verwirrtheitszustand	1452
2.4	Depressionen	1454
2.5	Harninkontinenz	1455
2.6	Stuhlinkontinenz	1456
2.7	Obstipation	1456
2.8	Mangelernährung	1456
2.9	Dekubitus	1457

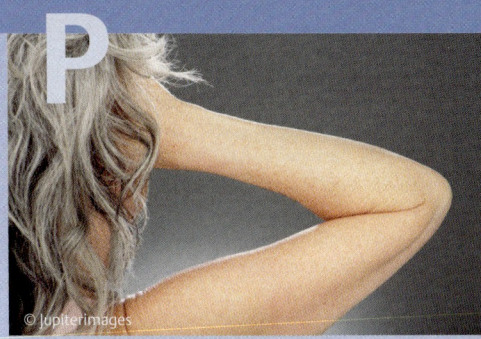

2.1 Stürze

Im höheren Lebensalter nimmt die Sturzhäufigkeit deutlich zu. Etwa ⅓ der über 65-jährigen stürzt durchschnittlich mindestens einmal pro Jahr. In stationären Einrichtungen ist die Inzidenz mehr als doppelt so hoch. Etwa 5 % der Stürze führen zu Frakturen, überwiegend zu proximalen Femurfrakturen, die eine der häufigsten Ursachen für einen bleibenden Verlust der Selbsthilfefähigkeit darstellen. Weitere typische Frakturlokalisationen bei älteren Patienten sind Becken, Humerus, distaler Radius oder Wirbelsäule.

Ursachen und Risikofaktoren: Stürze älterer Menschen sind in 80–90 % der Fälle multifaktoriell verursacht. Typische Risikofaktoren sind Polymedikation, Psychopharmaka, Mangelernährung, orthostatische Dysregulation, vorausgegangene Frakturen, bestehende Hilfsbedürftigkeit in den ADL, Sehstörungen, Demenzkrankheiten und neurologische Erkrankungen (z. B. Morbus Parkinson, abgelaufener Schlaganfall). Monokausal verursachte Stürze sind in erster Linie Unfälle und Synkopen, selten auch eine Drop attack, also ein plötzlicher Sturz ohne Bewusstlosigkeit infolge eines muskulären Tonusverlusts bei vertebrobasilären Durchblutungsstörungen.

Diagnostik: Apparative Untersuchungen tragen nur in wenigen Fällen zu einer definitiven Klärung primär unklarer Stürze bei. Daher ist die **Anamnese bzw. die Fremdanamnese** am wichtigsten: Wann, wo und unter welchen Umständen erfolgte der Sturz? Hinweise für Bewusstlosigkeit, Gedächtnislücken? Bestehende Mobilitätsstörungen? Frühere Stürze? Begleitende neurologische Symptome? Medikamente (v. a. Psychopharmaka)? Alkoholkonsum? Chronische Erkrankungen? Pflegebedürftigkeit? Häusliche Gefahren (z. B. Stolperfallen, Beleuchtung, Treppen)?
Bei der **körperlichen Untersuchung** steht zunächst die Frage nach evtl. Verletzungen im Vordergrund.
Ergänzend erfolgen je nach Verdacht **bildgebende Verfahren** wie konventionelles Röntgen, CT oder Ultraschalldiagnostik. Besteht aufgrund eines bestehenden oder fraglichen Bewusstseinsverlustes der V. a. eine **Synkope**, sollte nach einer kardiovaskulären Grunderkrankung gesucht werden. Echokardiografie, Dopplersonografie der hirnversorgenden Arterien sowie Langzeituntersuchungen von EKG und Blutdruck stehen hier am Anfang der apparativen Diagnostik.
Die Abklärung multifaktoriell verursachter Stürze erfordert eine umfassende **klinische Untersuchung potenziell betroffener Organsysteme** einschließlich der Funktionstests des **Geriatrischen Basis-Assessments** (S. 1444) :

- Herz-Kreislauf-System: Auskultation (Herz, Halsgefäße), RR, Puls, Schellong-Test, evtl. Langzeituntersuchungen und bildgebende Verfahren (s. o.)
- Bewegungsapparat: wie z. B. Gelenke, Wirbelsäule (Form, Beweglichkeit), Skelettdeformitäten, Beinlängendifferenz? Muskelatrophien?
- Überprüfung der Mobilität und des Sturzrisikos: Handkraftmessung, Balancetest, Einbeinstand, Timed-Up-And-Go-Test, Motilitätstest nach Tinetti
- Überprüfung der Seh- und Hörfähigkeit
- Nervensystem: wie z. B. Motorik, Reflexstatus, Oberflächen- und Tiefensensibilität
- kognitiver und emotionaler Status: z. B. Mini-Mental-Status, Depressionstest, Hinweise für Post-fall-Syndrom? (= Sturzgefahr durch Ängstlichkeit und Unsicherheit nach Sturz).

2.1 Stürze

Ursachen und Risikofaktoren: Polymedikation, Psychopharmaka, Mangelernährung, orthostatische Dysregulation, vorausgegangene Frakturen, Sehstörungen, Demenz, neurologische Erkrankungen, Drop attack bei vertebrobasilären Durchblutungsstörungen und eine bestehende Hilfsbedürftigkeit in den ADL's.

Diagnostik: Anamnese bzw. Fremdanamnese und körperliche Untersuchung.

Bei **Synkopen** Echokardiografie, Dopplersonografie der hirnversorgenden Arterien sowie Langzeituntersuchungen von EKG und Blutdruck.

Zur Abklärung der Sturzursache: Untersuchung **potenziell betroffener Organsysteme** wie Herz-Kreislauf-System, Bewegungsapparat, Sehen, Gehör, Nervensystem sowie Basis-Assessment (S. 1444).

Sturzprophylaxe: Beim Vorliegen einer Synkope auf dem Boden einer nachgewiesenen kardiovaskulären Erkrankung steht die kausale Therapie im Vordergrund (z. B. Herzschrittmacher). Finden sich, wie in den meisten Fällen, mehrere Risikofaktoren, so steht deren Beseitigung oder Bewältigung im Vordergrund (z. B. Brille). Zusätzlich sind folgende Maßnahmen in der Sturzprophylaxe effektiv:

- Kraft, Balance- und Gangtraining unter krankengymnastischer Anleitung.
- Geeignete Geh- und Mobilitätshilfsmittel: wie z. B. Rollator, Greifzange zum Vermeiden von Bücken und damit einer orthostatischen Dysregulation beim Aufrichten.
- Wohnsituation anpassen: wie z. B. Beleuchtung optimieren (auch Nachtbeleuchtung), Haltegriffe in Bad und Toilette, Beseitigung von Stolperfallen (z. B. Teppiche).
- Überprüfung der Indikation für sturzbegünstigende Medikamente (v. a. Psychopharmaka).

Traumaprophylaxe: Besteht die Sturzgefahr weiter, so kann das Ausmaß des Traumas durch folgende Maßnahmen wirksam vermindert werden:

- **Hüftprotektoren:** Unterhose mit integrierten Kunststoffschalen oder -polstern über den Hüften (z. B. Safe-hip). Hohe Effektivität, allerdings nur, wenn sie kontinuierlich (auch nachts) getragen werden, was die Akzeptanz bei den Patienten beeinträchtigt.
- **medikamentöse Frakturprophylaxe bei Osteoporose:** Kalzium (1 000 mg/d) + Vitamin D 3 (500–1 000 I.E./d), bei schwerer Osteoporose zusätzlich Bisphosphonate (s. S. 796).
- **Hausnotrufsystem:** Vermeidet bei hilfloser, gestürzter Person Schäden durch längeres Liegen wie Auskühlung, Exsikkose und Dekubitus.

2.2 Demenz

▶ Definition. Demenz ist ein Sammelbegriff für Erkrankungen, die mit einem chronisch progredienten Verlust intellektueller Fähigkeiten einhergehen. Um von einer Demenz sprechen zu können, müssen folgende Merkmale bestehen:

- Beeinträchtigung des Gedächtnisses und anderer kognitiver Fähigkeiten über mindestens 6 Monate
- Eine Bewusstseinstrübung darf nicht vorliegen (Abgrenzung zum akuten Verwirrtheitszustand)
- Störung des Antriebs, der Affektkontrolle oder des Sozialverhaltens
- Beeinträchtigung der persönlichen Aktivitäten des täglichen Lebens.

Epidemiologie und Allgemeines: Demenzerkrankungen gehören zu den folgenreichsten psychiatrischen Erkrankungen im höheren Lebensalter und gelten als eine der **Hauptursachen für Pflegebedürftigkeit**. Mehr als bei anderen Krankheitsbildern werden nicht nur Betroffene, sondern auch Angehörige und Pflegende außergewöhnlichen Belastungssituationen ausgesetzt. Im höheren Lebensalter verdoppeln sich die Prävalenzraten etwa alle 5 Jahre. So sind bei den 80–84-jährigen 10–17 % und bei den über 90-jährigen ca. 35 % betroffen.

Einteilung und Ätiologie: Es werden 3 klinische Prägnanztypen unterschieden:
- **kortikale Demenz (KD):** Insbesondere Störung der Merkfähigkeit und höherer kortikaler Funktionen (z. B. Aphasie), Motorik initial nicht beeinträchtigt.
- **subkortikale Demenz (SD):** Insbesondere Störung von Antrieb, Vigilanz, Konzentration, häufig Kombination mit motorischen Störungen (z. B. Akinese, Tremor, Gangstörung, Dysarthrie).
- **frontale Demenz (FD):** Insbesondere Störung von Persönlichkeit, Affekt, Antrieb und Sozialverhalten.

Je nach Art der Erkrankung kann eine kortikale (KD), subkortikale (SD) oder frontale Demenz (FD) im Vordergrund stehen (Tab. **P-2.1**).

P-2.1 Demenzerkrankungen

Demenzerkrankungen

▪ neurodegenerative Erkrankungen	▪ Demenz vom Alzheimertyp (DAT) = Morbus Alzheimer [KD] ▪ frontotemporale Demenz = Morbus Pick [FD] ▪ Demenz bei Morbus Parkinson [FD] ▪ Lewy-Körperchen-Erkrankung [KD]
▪ vaskuläre Demenz [SD]*	z. B. lakunäre Hirninfarkte, subkortikale arteriosklerotische Enzephalopathie (SAE = Morbus Binswanger) Immunvaskulitiden (z. B. SLE)
▪ gemischte Demenz	gleichzeitig neurodegenerative und vaskuläre Schädigung

andere Ursachen eines Demenzsyndroms (Beispiele)

▪ intrakraniale Raumforderungen	Neoplasien, chronisch subdurales Hämatom
▪ Normaldruckhydrozephalus (NPH) [SD]*	▪ primärer oder idiopathischer Normaldruckhydrozephalus ▪ sekundärer Normaldruckhydrozephalus
▪ Infektionskrankheiten mit Beteiligung des ZNS	AIDS, Toxoplasmose, Morbus Whipple, Neurosyphilis, Neuroborreliose, Zytomegalie
▪ nicht infektiöse entzündliche ZNS-Erkrankungen	Encephalomyelitis disseminata
▪ systemische Erkrankungen (Beispiele)	▪ chronische Herz-, Nieren-, Leber- oder respiratorische Insuffizienz ▪ endokrine Erkrankungen: z. B. Hypo-/Hyperthyreose, Hypo-/Hyperparathyreoidismus ▪ Vitamin B_1-, B_6-, B_{12}- und Folsäuremangel ▪ Elektrolytstörungen: Hypo-, Hypernatriämie ▪ toxische Enzephalopathien: z. B. Alkoholkrankheit, Korsakow-Syndrom, Medikamente (z. B. Psychopharmaka, Hypnotika, Anticholinergika, Antihypertonika, Antikonvulsiva, β-Rezeptoren-Blocker, Digitalis), Industriegifte (Schwermetalle, organische Lösungsmittel u. a.) ▪ erbliche Stoffwechselerkrankungen: Leukodystrophien, Morbus Wilson

Klinischer Prägnanztyp: [KD] = kortikale Demenz, [SD] = subkortikale Demenz, [FD] = frontale Demenz
* typische Symptomtrias: Gangstörung, rasch fortschreitende Demenz, Harninkontinenz

Klinik: Die Symptomatik variiert mit dem klinischen Schweregrad und der bestehenden Grunderkrankung.
- **leichtes Stadium:** Leichtere Einschränkung der Gedächtnisleistung (besonders Kurzzeitgedächtnis) sowie intellektueller Fähigkeiten wie Kritikfähigkeit, abstraktes Denken, Orientierungsfähigkeit, Auffassungsgabe, Rechnen, Lesen und Sprechen. Häufig gut erhaltene „Fassade".
- **mittelschweres Stadium:** Stärkere Einschränkung der Gedächtnisleistung (auch Langzeitgedächtnis) sowie intellektueller Fähigkeiten (s. o.), Einschränkungen in den ADL (S. 1444), zunehmende Stimmungslabilität, abnorme Verhaltensweisen (z. B. Wahngedanken, Umherwandern).
- **schweres Stadium:** Vollkommene Abhängigkeit in den ADL, Sprache beschränkt sich auf wenige Worte, Angehörige werden nicht mehr erkannt, schwere Einschränkung von Motorik und Koordination, totaler Persönlichkeitsverlust, Harn- und Stuhlinkontinenz.

Diagnostik: Aufgrund der weitreichenden Konsequenzen, die aus der Diagnose einer Demenzerkrankung für die Betroffenen und deren Angehörige entstehen, ist bei entsprechendem Verdacht eine sorgfältige Abklärung notwendig, die ggf. durch eine fachärztliche Untersuchung ergänzt wird. In diesem Zusammenhang haben in den letzten Jahren „Gedächtnissprechstunden" bzw. „Memory Clinics" an Bedeutung gewonnen, die meist an gerontopsychiatrische Zentren angegliedert sind.
Zum Basisprogramm gehören:
- Anamnese, Fremdanamnese: z. B. Ausbildung, Aktivitäten, Risikofaktoren für Arteriosklerose, Demenz oder Depression bei Familienangehörigen
- Überprüfung der wichtigsten Bereiche kognitiver Funktionen mittels psychometrischer Tests. Am gebräuchlichsten ist der Mini-Mental-Status (S. 1444)).
- Körperliche einschließlich neurologischer Untersuchung, Hör- und Sehtest
- Labor: mindestens BSG oder CRP, Blutbild, Blutzucker, Cholesterin, Leberwerte, Kreatinin, Elektrolyte, Urinstatus, TSH-basal, Folsäure, Vitamin B_{12}.
- EKG, Röntgen-Thorax, Lungenfunktionsprüfung
- CT oder MRT.

Klinik: Symptome entsprechend dem Schweregrad:
- **leichtes Stadium:** besonders Kurzzeitgedächtnis betroffen
- **mittelschweres Stadium:** auch Langzeitgedächtnis betroffen, Einschränkungen in den ADL, Stimmungslabilität, abnorme Verhaltensweisen
- **schweres Stadium:** vollkommene Abhängigkeit in den ADL, totaler Persönlichkeitsverlust, Inkontinenz.

Diagnostik: Zum Basisprogramm gehören:
- Anamnese, Fremdanamnese
- psychometrische Tests (z. B. Mini-Mental-Status)
- körperliche einschließlich neurologische Untersuchung, Hör- und Sehtest
- Labor: mind. BSG oder CRP, Blutbild, Blutzucker, Cholesterin, Leberwerte, Kreatinin, Elektrolyte, Urinstatus, TSH-basal, Folsäure, Vitamin B_{12}.
- EKG, Röntgen-Thorax, Lungenfunktionsprüfung
- CT oder MRT.

Differenzialdiagnose: Von Demenzerkrankungen abzugrenzen sind:
- **Pseudodemenz:** Klinisches Bild einer Demenz bei Depressiven ohne eigentliche Einschränkung der kognitiven Leistungsfähigkeit. Bei Depressiven im Gegensatz zu Demenzkranken eher relativ plötzlicher Krankheitsbeginn und häufiges Klagen über (nicht objektivierbare) Gedächtnis- und Konzentrationsstörungen.
- **akuter Verwirrtheitszustand** (S. 1452) (s. auch Tab. **P-2.3**).

Therapie: Besonders bei degenerativen und vaskulären Demenzerkrankungen kommt den **allgemeinen nichtmedikamentösen Maßnahmen** die wichtigste Bedeutung zu. Hierzu gehören: Eine ausgewogene, vitaminreiche Ernährung, ausreichend Flüssigkeitszufuhr, Anpassung der häuslichen Situation (z. B. Kalender, gut lesbare Uhren, strukturierter Tagesablauf). Außerdem Bewegungstherapie, Ergotherapie (z. B. Anziehtraining), Hirnleistungstraining (z. B. Gedächtnis- und Orientierungstraining), psychosoziale Maßnahmen (z. B. soziale Einbindung beibehalten, konstante Bezugspersonen, Haustierhaltung), Hilfsmittelversorgung (z. B. Inkontinenzhilfen, Nachtstuhl) und Angehörigenbetreuung (z. B. in Selbsthilfegruppen).

Daneben kommen **krankheitsspezifische Therapiemaßnahmen** zum Einsatz:
- **Demenz vom Alzheimertyp:** Verwendet werden Cholinesterasehemmer (Donepezil, Galantamin, Rivastigmin), Memantine und verschiedene Nootropika mit umstrittener Wirksamkeit (z. B. Flunarizin, Nimodipin, Dihydroergotoxin, Ginkgo-biloba, Piracetam, Pyritinol). Entsprechend der Studienlage ist die Beurteilung des Nutzens gemessen an der Verzögerung der Heimunterbringung oder des Verlusts von Alltagsfähigkeiten bei allen Substanzgruppen sehr unterschiedlich.
- **vaskuläre Demenz:** Prävention des Fortschreitens einer Arteriosklerose durch Behandlung von Risikoerkrankungen und -faktoren. Bei zerebralen Ischämien Thrombozytenaggregationshemmung (je nach Indikation ASS mit/ohne Dipyridamol oder Clopidogrel) oder orale Antikoagulation zur Rezidivprophylaxe.
- **Normaldruckhydrozephalus:** Ventrikuloperitonealer Shunt.
- **systemische Erkrankungen, Infektionen und Entzündungen des Gehirns, intrakraniale Raumforderungen:** kausale Therapie.

2.3 Akuter Verwirrtheitszustand

▶ **Synonym.** Delir, akutes hirnorganisches Psychosyndrom, Durchgangssyndrom

Epidemiologie: Die Inzidenz bei im Krankenhaus aufgenommenen älteren Patienten liegt bei 10–20 %.

▶ **Merke.** Der akute Verwirrtheitszustand ist eine geriatrische Notfallsituation, da lebensbedrohliche Ursachen (z. B. Hypoglykämie, Herzrhythmusstörung) vorliegen können und schwerwiegende Folgen (z. B. Stürze) die Selbstständigkeit des Patienten bedrohen. Bei nicht rechtzeitiger Behandlung bestehen eine deutlich erhöhte Mortalität und oft die Notwendigkeit zur Aufnahme in ein Pflegeheim.

Ätiologie: Häufige Ursachen sind iatrogene Maßnahmen und Erkrankungen mit Beeinträchtigung des Allgemeinbefindens (Tab. **P-2.2**). Oft wirken mehrere Ursachen zusammen. Besonders betroffen sind Patienten mit bestehender Demenzkrankheit oder zerebrovaskulären Erkrankungen.

≡ **P-2.2 Auslösende Ursachen eines akuten Verwirrtheitszustandes**

- Störungen des Elektrolyt- und Flüssigkeitshaushaltes, besonders Exsikkose
- Medikamente: Psychopharmaka, Parkinsonmedikamente, Analgetika, Antiarrhythmika, Antiepileptika, Digitalis, Antibiotika, H_2-Blocker, anticholinerg wirksame Medikamente, Kortikosteroide
- Immobilisation, Operationen
- fieberhafte Infekte, Schlaganfall, Herzinsuffizienz, Schmerzen
- Koprostase, Harnverhalt
- Seh- und Hörstörungen (besonders wenn vorhandene Hör- und Sehhilfen unter stationären Bedingungen nicht benutzt werden)
- unruhige Umgebung (z. B. Intensivstation), Ortswechsel

Klinik und Diagnostik: Kennzeichnend sind ein abrupter Beginn mit fluktuierendem Verlauf. Typischerweise kommt es zu Störungen des Bewusstseins und des Schlaf-Wach-Rhythmus. Im Rahmen der gestörten Psychomotorik können sowohl **hypoaktive** (Patient ist v. a. durch Folgen der Immobilität bedroht), wie auch **hyperaktive Formen** (häufigste Komplikation Stürze) auftreten; Mischformen sind möglich. Typisch sind auch emotionale Störungen.

Differenzialdiagnose: Die Abgrenzung zur Demenz zeigt Tab. **P-2.3**.

Therapie: Die Prognose ist bei rechtzeitiger Behandlung relativ günstig. Bei bekannter Ursache erfolgt eine kausale Therapie. Bei multifaktorieller oder primär unbekannter Genese stehen folgende **allgemeine Maßnahmen** im Vordergrund:
- Überwachung einschließlich Kontrolle der Vitalparameter
- Rehydrierung bei exsikkierten Patienten. Bei trinkunfähigen Patienten bevorzugt durch subkutane Infusion von NaCl- oder Ringerlösung. Intravenöse Zugänge werden weniger gut toleriert, verstärken die Unruhe und werden daher oft frühzeitig vom Patienten entfernt.
- Absetzen aller nicht unbedingt notwendiger Medikamente
- invasive Maßnahmen wie unnötige Gefäßpunktionen möglichst meiden
- vorhandene Orientierungshilfen wie Hörgerät und Brille benutzen
- Psychopharmaka nur vorübergehend oder bei weiterhin bestehender Unruhe trotz Berücksichtigung o. g. Maßnahmen.

Im Rahmen einer **medikamentösen Therapie** kommen **Neuroleptika** und ggf. **Benzodiazepine** zum Einsatz. **Niederpotente Neuroleptika** (wirken vorwiegend sedierend) sind bei älteren Patienten wegen geringerer extrapyramidal-motorischer Störungen zu bevorzugen und beeinflussen auch die Schlaflosigkeit günstig. Weitere wichtige Nebenwirkungen sind Mundtrockenheit, Miktionsstörungen, Obstipation, zerebrale Symptome, kardiovaskuläre Nebenwirkungen und Blutbildveränderungen. Es sollte die niedrigste noch wirksame Dosis gewählt werden. Zum Beispiel **Melperon** (z. B. Eunerpan 25 /100 mg/Drg., 25 mg/5 ml Lsg.): Beginn mit 25 mg abends, stufenweise Steigerung nach Erfolg bis 200 mg/d (max. 600 mg/d), höhere Abenddosis meist vorteilhaft oder **Pipamperon** (z. B. Dipiperon 40 mg/Tbl., 20 mg/5 ml Saft): 3 × 40–120 mg/d.

Hochpotente Neuroleptika (wirken vorwiegend antipsychotisch) sind bei ausgeprägter psychotischer Symptomatik indiziert. Gegenüber niederpotenten Neuroleptika zeigen sie stärkere extrapyramidal-motorische Nebenwirkungen. Zum Einsatz kommt z. B. Quetiapin (z. B. Seroquel) oder Risperidon (z. B. Risperdal).

Bei **akuten schweren Erregungszuständen** können z. B. ½–1 Amp. Promethazin (Atosil) i. v. oder bei schwerer Psychose ½–1 Amp. Haloperidol (Haldol) i. v. verabreicht werden (ggf. Wiederholung). Danach folgt eine orale Weiterbehandlung mit stufenweiser Reduktion auf die niedrigste noch wirksame Dosis. Bei ausgeprägter vorherrschender Angst akut 1–2 mg Lorazepam (z. B. Tavor 2 mg/Amp.) oder 2,5–10 mg Diazepam (z. B. Valium 10 mg/Amp.) langsam i. v. Dabei ist auf das Auftreten einer möglichen Atemdepression oder paradoxer Reaktionen zu achten.

P-2.3 Differenzialdiagnose Demenz – akuter Verwirrtheitszustand

	Demenz	akuter Verwirrtheitszustand
Beginn	allmählich	abrupt
Verlauf	oft typische Abfolge der kognitiven Defizite, meist chronisch-progredienter Verlauf über Jahre	oft akute Allgemeinerkrankung oder äußeres Ereignis, Krankheitsdauer selten länger als wenige Wochen. Bei korrekter Behandlung meist vollständige Rückbildung
Bewusstsein	erhalten (außer Spätstadium)	getrübt
Aufmerksamkeit	erst im Spätstadium wesentlich verändert	vermindert
Halluzinationen	meist keine	häufig (optisch und akustisch)
psychomotorische Störungen	meist unauffällig (außer Spätstadium)	hypo- oder hyperaktiv

▶ **Klinischer Fall.**

▶ **Klinischer Fall.** Der 86-jährige geistig und körperlich rüstige Mann lebt bei der Familie seines ältesten Sohnes. Seit Tagen leidet er unter einer zunehmenden Atemnot. Der Hausarzt weist ihn mit der Diagnose einer schweren global dekompensierten Herzinsuffizienz ins nahe gelegene Krankenhaus ein. Bei der Aufnahme bestätigt sich der Befund. Es finden sich Unterschenkelödeme und im Röntgen-Thorax eine Lungenstauung sowie Pleuraergüsse. Als Ursache wird eine koronare Herzkrankheit vermutet, da sich im EKG Hinweise für einen älteren Anteroseptalinfarkt finden. Der Patient wird diuretisch behandelt, worunter sich die Atemnot bessert. 2 Tage nach der Aufnahme wird er von der Nachtschwester unruhig und desorientiert vor dem Bett liegend aufgefunden. Nach Rücksprache mit dem diensthabenden Arzt erhält der Patient zur Beruhigung ein Neuroleptikum. Als die Nachtschwester eine Stunde später wieder nach dem Patienten schaut, ist dieser tachypnoisch, aggressiv und nicht mehr zu beruhigen. Sie ruft daher den diensthabenden Arzt, der bei der Untersuchung einen unauffälligen Lungenbefund, dafür aber ein gespanntes, vorwiegend im Unterbauch druckschmerzhaftes Abdomen findet. Sonografisch findet sich eine maximal gefüllte Harnblase bei vergrößerter Prostata. Nach Katheterisierung der Harnblase entleeren sich fraktioniert insgesamt 1 200 ml Urin. Der Patient, der den Rest der Nacht gut schlief, war am nächsten Morgen beschwerdefrei und wieder voll orientiert.
Was war passiert? Unter der diuretischen Behandlung war es zu einer raschen Harnblasenfüllung gekommen. Bei bestehender Prostatavergrößerung, die bisher keine wesentlichen Beschwerden verursacht hatte, entwickelte sich eine Überlaufblase mit schmerzhaftem Harnverhalt. Schmerzen und Aufenthalt in fremder Umgebung begünstigen bei älteren Patienten das **Auftreten von Verwirrtheitszuständen**. Der Patient konnte seine Beschwerden nicht einmal mehr mitteilen. Die vorschnelle Gabe von Psychopharmaka verschlimmerte in diesem Fall sowohl die Verwirrtheit als auch die Harnentleerungsstörung (durch die anticholinerge Nebenwirkung vieler Neuroleptika). Eine einfache kausale Therapiemaßnahme führte schließlich zum Erfolg.

2.4 Depressionen

2.4 Depressionen

Epidemiologie: Die Prävalenz liegt bei 15–25 % (häufigste psychiatrische Erkrankung im Alter).

Epidemiologie: Mit einer Prävalenz von 15–25 % sind Depressionen die häufigste psychiatrische Erkrankung im Alter. Häufig werden sie übersehen, da sie oft schleichend beginnen oder im Zusammenhang mit einer vorausgehenden Verlustsituation oder somatischen Erkrankungen als normal interpretiert werden. Die höchste Suizidrate findet sich in der Altersgruppe der über 75-jährigen, wobei Männer ein 3 × höheres Risiko haben als Frauen.

Klinik: Klinisch finden sich:
- Antriebsminderung
- Gefühl der Wertlosigkeit
- Neigung zu Schuldgefühlen
- Schlafstörungen (z. B. Früherwachen)
- Konfrontation mit Gedanken an den Tod bis hin zu konkreten Suizidplanungen.

Klinik: Es kommt zu einer anhaltenden depressiven Verstimmung und zu einer **Antriebsminderung** mit dem Gefühl einer gesteigerten Müdigkeit und geringen Leistungsfähigkeit. Ältere Depressive **fühlen sich** zudem **wertlos**, neigen vermehrt zu **Schuldgefühlen**, leiden an typischen **Schlafstörungen** wie Früherwachen (häufiger als bei jüngeren Patienten werden statt einer depressiven Verstimmung somatische Beschwerden oder Schlafstörungen geschildert) und sind vermehrt mit Gedanken an den Tod konfrontiert, was bis hin zu konkreten Suizidplanungen führen kann.

Diagnostik: Bei geringstem Verdacht empfiehlt sich ein **Routinescreening** (z. B. geriatrische Depressionsskala) und ggf. eine psychiatrische Untersuchung.

Diagnostik: Aufgrund der hohen Suizidrate im Alter und der Gefahr, dass eine Depression hinter somatischen Erkrankungen und Beschwerden verborgen bleibt, empfiehlt sich bei geringstem Verdacht ein **Routinescreening**. Häufigstes Instrument ist dabei die Geriatrische **Depressionsskala** nach Yesavage et al. (z. B. www.kcgeriatrie.de/assessment_2.htm). Bei Werten über 5 Punkten sollte eine eingehende Befragung erfolgen, die ggf. durch eine psychiatrische Untersuchung ergänzt wird.

Therapie: Wichtig ist es, die Patienten in therapeutische Entscheidungen miteinzubeziehen. Geeignet sind **psychotherapeutische Verfahren**. Gruppentherapien sind v. a. bei Alleinlebenden günstig. Daneben können allgemein stützende Maßnahmen mit Einbeziehung von Angehörigen wertvoll sein.

Unter den **Antidepressiva** werden bei geriatrisch polymorbiden Patienten **Serotonin-Wiederaufnahme-Hemmer** bevorzugt (Tab. **P-2.4**). Ein Therapieerfolg ist oft erst nach mehreren Wochen spürbar.

Therapie: Wie bei anderen Altersgruppen gibt es unterschiedliche therapeutische Methoden. Wichtig ist, den Patienten in therapeutische Entscheidungen mit einzubeziehen und zu vermitteln, dass es sich auch bei der Depression um eine Erkrankung handelt, die behandelbar ist und nichts mit persönlichem Versagen zu tun hat. Grundsätzlich sind **psychotherapeutische Verfahren** auch für ältere Menschen geeignet. Gruppentherapien erweisen sich besonders bei Alleinlebenden als vorteilhaft. Auch allgemein stützende Maßnahmen oder Gespräche, evtl. unter Einbeziehung von Angehörigen können eine wertvolle Ergänzung sein.

Eine begleitende **antidepressive Pharmakotherapie** (s. auch Tab. P-1.2) ist gelegentlich bei leichten oder mittelschweren, fast immer bei schweren depressiven Episoden indiziert. Bei geriatrischen, polymorbiden Patienten werden, wegen der gegenüber tri- und tetrazyklischen Antidepressiva geringeren anticholinergen Nebenwirkungen oft **Serotonin-Wiederaufnahme-Hemmer** bevorzugt (Tab. **P-2.4**), deren Einmaldosierung zudem die Compliance erleichtert. Allerdings tritt häufiger eine gefährliche Hyponatriämie auf, insbesondere in Kombination mit Diuretika (s. auch Tab. P-1.2). Der Therapieerfolg ist oft erst nach mehreren Wochen spürbar, daher sollten weder zu rasche Dosissteigerungen noch zu frühzeitige Therapieabbrüche erfolgen.

P-2.4 Antidepressiva bei geriatrischen Patienten (Beispiele)

Substanz	Handelsnamen	Initialdosis	Höchstdosis
Citalopram	Cipramil 20|40 mg Tbl.	20 mg	60 mg
Mirtazapin	Remergil 15|30|45 mg/Tbl.	15 mg	45 mg
Sertralin	Gladem, Zoloft 50|100 mg/Tbl.	50 mg	200 mg

2.5 Harninkontinenz

Unter Harninkontinenz versteht man einen **objektivierbaren unwillkürlichen Urinabgang**. Neben den entstehenden hygienischen Nachteilen ergeben sich erhebliche soziale Probleme für die Betroffenen, die häufig dazu neigen, soziale Kontakte zu vermeiden, was weiteren geriatrischen Problemen wie Vereinsamung und Depression Vorschub leistet.

Diagnostik: Zum diagnostischen Vorgehen s. Tab. **P-2.5**.

2.5 Harninkontinenz

Hierbei handelt es sich um einen **objektivierbaren unwillkürlichen Urinabgang**. Neben den hygienischen Nachteilen ergeben sich oft erhebliche soziale Probleme für die Betroffenen.

Diagnostik: Tab. **P-2.5**

P-2.5 Diagnostisches Vorgehen bei Harninkontinenz

Basisdiagnostik	
Anamnese	▪ zeitliche Entwicklung der Inkontinenz, Vor- und Grunderkrankungen, Begleitsymptome (z. B. Flankenschmerzen, Hämaturie, Algurie, Dysurie), Stuhlunregelmäßigkeiten, bei Frauen Geburten und gynäkologische Beschwerden ▪ Miktionsfrequenz, Nykturie, Vorhandensein von Harndrang, Zeitpunkt- und äußere Einflüsse (z. B. Pressen, Niesen, Husten) auf den Harnverlust, Intensität des Harnstrahls, Nachträufeln? ▪ Medikamente? (v. a. Diuretika, Anticholinergika, Antidepressiva, Neuroleptika, Sedativa, α- und β-Agonisten/Antagonisten)
körperliche Untersuchung	▪ einschließlich rektaler Palpation und neurologischem Status, bei Frauen gynäkologische Untersuchung
Miktionsprotokoll	▪ Zeitpunkt, Volumen und äußere Umstände der Miktion bzw. des Harnverlusts im Tagesverlauf
Labor	▪ mind. Urinstatus und -sediment, BSG, Blutbild, Kreatinin, Elektrolyte
Sonografie	▪ mit Restharnbestimmung
weiterführende Diagnostik	
▪ je nach Verdacht: z. B. bei V. a. Harnwegsinfekt Urinkulturen, bei Fieber auch Blutkulturen	
▪ urologische Spezialdiagnostik (z. B. Zystoskopie, Zystometrie) bei weiterhin unklarer Ursache	

Einteilung und Therapie:

▪ **Stressinkontinenz:**
Unfreiwilliger Urinabgang bei erschlafftem Beckenboden unter Belastung (z. B. Husten, Pressen, Niesen, Bücken) mit tropfen- bis spritzförmigem Harnabgang unter der Belastungssituation ohne Harndrang und ohne Miktionsbeschwerden. Häufige Inkontinenzform bei Frauen. **Ursachen** sind Descensus uteri, Beckenbodenschwäche und Östrogenmangel. Die Therapie besteht in Beckenbodengymnastik, ggf. Operation, evtl. Östrogensubstitution, Inkontinenzhilfsmittel (Vorlagen, Windeln).

▪ **Dranginkontinenz:**
Unfreiwilliger (bemerkter) Urinabgang verbunden mit Harndrang. Die Dranginkontinenz wird eingeteilt in: **Motorische Dranginkontinenz** mit strahlförmigem Harnabgang (größere Mengen als bei Stressinkontinenz), Harndrang und erhaltenem Gefühl für die Blase. **Ursachen** hierfür sind ZNS-Erkrankungen wie Morbus Parkinson oder Schlaganfall. **Sensorische Dranginkontinenz** mit häufigem Wasserlassen von geringen Urinmengen sowie Brennen bei der Miktion. **Ursachen** hierfür sind Harnwegsinfektionen, Steine oder Tumoren der ableitenden Harnwege, idiopathisch. Bei der sensorischen Form ist die **Therapie** kausal, bei der motorischen Form kommen Toilettentraining, Anticholinergika (z. B. Propiverin) und Inkontinenzhilfsmittel zum Einsatz.

▪ **Überlaufinkontinenz:**
Urinabgang bei passiver Überdehnung der Blasenwand mit Harnträufeln und Restharnbildung bis zum kompletten Harnverhalt. Ursächlich sind Prostatavergröße-

Einteilung und Therapie:

▪ **Stressinkontinenz:**
unfreiwilliger Urinabgang bei erschlafftem Beckenboden unter Belastung.
Therapie: Beckenbodengymnastik, ggf. Operation, evtl. Östrogensubstitution, Inkontinenzhilfsmittel.

▪ **Dranginkontinenz:**
Hierbei kommt es zu unfreiwilligem Urinabgang verbunden mit Harndrang. Unterschieden werden eine **motorische** und eine **sensorische** Form.
Therapie: bei sensorischer Form kausal, bei motorischer Form Toilettentraining, Versuch mit Anticholinergikum.

▪ **Überlaufinkontinenz:**
Urinabgang bei passiver Überdehnung der Blasenwand mit Harnträufeln.

Therapie: kausal, medikamentöser Versuch mit Alpha$_1$-Rezeptor-Blockern oder symptomatisch (z. B. Harnblasenkatheter).

■ **funktionelle Inkontinenz:**
Urinabgang zu unerwünschter Zeit an unerwünschtem Ort bei unauffälligem körperlichem Befund.
Therapie: kausal

2.6 Stuhlinkontinenz

Oft der letztendliche Anlass für die Aufnahme in ein Pflegeheim.

2.7 Obstipation

Häufigste **Ursachen** im Alter sind: chronische habituelle Obstipation funktioneller Genese, vorübergehende Obstipation, Kolontumoren, Analerkrankungen, mangelnde Flüssigkeitsaufnahme und obstipierende Medikamente. **Therapeutisch** sind oft bereits **nichtmedikamentöse Maßnahmen** erfolgreich. Bei älteren Patienten werden folgende **Laxanzien** (möglichst nur kurzfristig) bevorzugt: Weizenkleie, Leinsamen, Laktulose oder Natriumpicosulfat und Macrogol (Näheres s. S. 467).

2.8 Mangelernährung

Epidemiologie: Prävalenzraten in Einrichtungen der Langzeitpflege liegen bei > 50 %. Eine Mangelernährung geht mit einer Zunahme des Morbiditäts- und Mortalitätsrisikos einher.

Risikofaktoren: Meist liegt eine Kombination mehrerer Risikofaktoren vor (Tab. **P-2.6**).

Diagnostik: Bei V. a. Mangelernährung hat sich die **Anamnese** mittels eines standardisierten Fragebogens bewährt.

Anthropometrische Daten (z. B. BMI) lassen das Ausmaß der Unterernährung erkennen.

---

rung, Urethrastrikturen und eine atone Harnblase (z. B. bei diabetischer Neuropathie). Die Therapie erfolgt kausal (z. B. Operation), medikamentös (Versuch mit Alpha$_1$-Rezeptor-Blockern, z. B. Tamsulosin) oder symptomatisch (z. B. intermittierender Eigenkatheterismus, suprapubischer Harnblasenkatheter).

■ **funktionelle Inkontinenz:**
Urinabgang zu unerwünschter Zeit an unerwünschtem Ort bei intakter Anatomie/Physiologie der ableitenden Harnwege. **Therapie:** Toilette(-nstuhl) in erreichbarer Nähe, regelmäßiger Toilettengang, keine übermäßige Flüssigkeitszufuhr zur Nacht.

2.6 Stuhlinkontinenz

Im Vergleich zur Harninkontinenz ist die Stuhlinkontinenz zwar seltener, dafür aber für Betroffene und Angehörige noch belastender. Liegt bereits erhebliche Pflegebedürftigkeit vor, ist das Auftreten einer Stuhlinkontinenz oft der ausschlaggebende Anlass für die Aufnahme in ein Pflegeheim. Näheres hierzu s. S. 474.

2.7 Obstipation

Häufigste **Ursachen** im Alter sind die chronische habituelle Obstipation funktioneller Genese, die vorübergehende Obstipation im Zusammenhang mit anderen Krankheiten oder äußeren Einflüssen wie Ortswechsel oder Immobilisation, Kolontumoren, Analerkrankungen, mangelnde Flüssigkeitsaufnahme und obstipierende Medikamente. Im Alter über 65 Jahre nimmt die Häufigkeit überproportional zu. Frauen sind dabei doppelt so häufig von einer Obstipation betroffen wie Männer. **Therapeutisch** sind oft bereits **nichtmedikamentöse Maßnahmen** (z. B. ballaststoffreiche Kost, ausreichende Flüssigkeitszufuhr) erfolgreich. Ist die Gabe von **Laxanzien** erforderlich, sollten diese möglichst nur kurzfristige Anwendung finden. Bei älteren Patienten empfehlen sich folgende Substanzgruppen:
- Ballast- und Quellstoffe wie Weizenkleie oder Leinsamen
- nicht resorbierbare Zucker wie Laktulose
- Salze wie Natriumpicosulfat oder Kombination mit Macrogol.

Näheres hierzu s. S. 467.

2.8 Mangelernährung

Epidemiologie: Erkrankungen, die mit Ess- und Trinkstörungen assoziiert sind, nehmen im Alter deutlich zu. In den Einrichtungen der Langzeitpflege betragen die Prävalenzraten über 50 %. Mindestens 5 % der zu Hause lebenden alten Menschen sind mangelernährt.

Die Mangelernährung geht mit einer Zunahme des Morbiditäts- und Mortalitätsrisikos einher. Je nach Ausmaß und Schweregrad besteht eine erhöhte Gefahr für Infektionskrankheiten, Wundheilungsstörungen, Haut- und Schleimhautdefekte, psychische Erkrankungen und kognitive Beeinträchtigungen.

Risikofaktoren: Physiologische Altersveränderung wie das Nachlassen der Speichelsekretion oder die Degeneration von Geschmacks- und Geruchssinneszellen können eine Mangelernährung begünstigen. Meist liegt jedoch die Kombination mit mehreren zusätzlichen Risikofaktoren vor: Tab. **P-2.6**.

Diagnostik: Bei V. a. Mangelernährung sollten bei der **Anamnese** auch wichtige ernährungsspezifische Informationen gewonnen werden. Hierzu gehören: Erkrankungen, Medikamenteneinnahme, Appetit, Ernährungsgewohnheiten, Gewichtsverlauf in den letzten 3 Monaten, Zahnstatus, Mobilität, Stimmung, Wohn- und Lebenssituation, Anzahl der Hauptmahlzeiten, Lebensmittelauswahl, Trinkmenge und Ausmaß der Selbstständigkeit bei der Essensaufnahme. Bewährt hat sich die Verwendung eines standardisierten Fragebogens. Häufig wird das „Mini Nutritional Assessment" verwendet (s. www.mna-elderly.com/forms/MNA_german.pdf).

Das Ausmaß der Unternährung wird durch die Ermittlung **anthropometrische Daten** festgestellt. Gemessen werden z. B. Hautfaltendicke, Oberarm- und Wadenumfang oder die Körperzusammensetzung wird anhand einer Bioelektrische-Impedanz-Analyse ermittelt.

Am häufigsten wird der Body-Mass-Index (BMI) (S. 709) verwendet.

P-2.6 Risikofaktoren für eine Mangelernährung im Alter

normale Nahrungsmenge	• erhöhter Energiebedarf: Hyperthyreose, Bewegungsdrang bei Demenz, Diabetes mellitus, Infektionskrankheiten, Tumorerkrankungen
	• verminderte Resorption oder Verluste von Nährstoffen: Pankreasinsuffizienz, Rechtsherzinsuffizienz, Darmerkrankungen, Laxanzienabusus, Blutungen, Dekubitalulzera
verminderte Nahrungsmenge	• Appetit normal: – Schwierigkeiten bei der Nahrungsaufnahme: schlechter Mund- oder Zahnstatus, Dysphagie, Dyspnoe – Mobilitätsstörung, die Einkaufen oder Kochen erschweren – finanzielle Probleme – in stationären Pflegeeinrichtungen: einseitiges Essensangebot, unflexible Essenszeiten, zu wenig Zeit für die Nahrungsaufnahme, mangelnde Unterstützung bei der Nahrungsaufnahme, ungünstige Umgebungsfaktoren (Einrichtung, Mitbewohner)
	• Appetit vermindert: – psychiatrische Erkrankungen wie Demenz oder Depression – somatische Erkrankungen wie Tumoren, Herzinsuffizienz, Niereninsuffizienz, Erkrankungen des Verdauungsapparates – chronische Schmerzen – Medikamente wie Antibiotika oder Psychopharmaka – Alkoholabusus

Im Rahmen der **körperlichen Untersuchung** sollte der Mundraum sorgfältig inspiziert werden. Bei V. a. Schluckstörungen kann eine logopädische Untersuchung zur Klärung beitragen, ggf. ergänzt durch **bildgebende Verfahren** wie die Videofluoroskopie oder die endoskopische Beurteilung des Schluckaktes. Bei der **Labordiagnostik** können bestimmte Mangelzustände nachgewiesen werden. Wichtige Parameter sind: Gesamteiweiß, Albumin, Transferrin, Hämoglobin, Lymphozyten, Harnstoff, Cholinesterase, Vitamine (B_6, B_{12} und D), Elektrolyte, Zink.

Die **körperliche Untersuchung** und **bildgebende Verfahren** können z. B. Schluckstörungen aufdecken. Mittels **Labordiagnostik** können Mangelzustände nachgewiesen werden.

Therapie: Genauso vielfältig wie die Ätiologie sind die therapeutischen Möglichkeiten. Folgende Maßnahmen stehen dabei im Vordergrund:
- Behandlung von Grunderkrankungen
- Bei Fehlernährung Beratung von Patienten und Angehörigen (z. B. Nahrungsergänzung bei Hypovitaminosen, ausreichend Obst, Gemüse, Salat, Milchprodukte. Vitamin-, eiweiß- und kalorienangereicherte Supplemente, wobei je nach Situation die trinkfähige Form die Akzeptanz verbessert)
- Bei Erkrankungen mit erhöhtem Energiebedarf (Tab. **P-2.6**) Anpassung der Nahrungsmenge. Schätzwerte zur Bedarfsermittlung: normaler Bedarf 25–30 kcal/kg KG/d, gesteigerter Bedarf 31–40 kcal/kg KG/d.
- Zahnsanierung bzw. Prothesenanpassung
- Bei Schluckproblemen Anpassung der Nahrungskonsistenz: Andicken von Flüssigkeiten, zerkleinerte oder passierte Kost. Überprüfung der Indikation zur Anlage einer perkutanen endoskopischen Gastrostomie (bei fehlender Geschäftsfähigkeit unter Berücksichtigung der Patientenverfügung oder des mutmaßlichen Patientenwillens: s. S. 1448, s. auch Abb. **E-2.15**, S. 492).
- Bei Problemen mit der Nahrungszubereitung Lieferung der Mahlzeiten durch Fernküche
- Bei Behinderungen Einsatz von Hilfsmitteln unter ergotherapeutischer Anleitung (z. B. speziell geformte Bestecke, Griffverdickungen, Ein-Hand-Hilfen)
- Bei Demenzkrankheit strukturierter Tagesablauf mit regelmäßigen Mahlzeiten. Erhöhte Kalorienmenge bei Bewegungsdrang.

Therapie: Vielfältig je nach Ursache:
- Grunderkrankung behandeln
- Nahrungsergänzung bei Hypovitaminosen
- Vitamin-, eiweiß- und kalorienangereicherte Supplemente, ggf. trinkfähig
- Zahnsanierung
- Nahrungskonsistenz anpassen
- Fernküche
- bei Behinderungen erleichtern spezielle Hilfsmittel die Nahrungsaufnahme
- bei Demenzkrankheit strukturierter Tagesablauf mit regelmäßigen Mahlzeiten

2.9 Dekubitus

▶ **Definition.** Bei einem Dekubitus handelt es sich um eine durch Druckeinwirkung ischämisch verursachte Schädigung der Haut und tieferer Gewebsstrukturen.

▶ **Definition.**

Risikofaktoren: Hauptrisikofaktor ist die schwere Immobilität, weshalb ältere Patienten mit Schlaganfall, Oberschenkelhalsfraktur oder fieberhaften Infekten besonders häufig betroffen sind. Die Entstehung wird zudem begünstigt durch Mangelernährung, Dehydratation, Inkontinenz, Durchblutungsstörungen bei AVK oder venö-

Risikofaktoren: schwere Immobilität (Hauptrisikofaktor!), Mangelernährung, Dehydratation, Inkontinenz, Durchblutungsstörungen, Anämie, Sensibilitätsstörungen und Hautläsionen.

ser Stauung, Anämie, Sensibilitätsstörungen (z. B. bei diabetischer Polyneuropathie oder neurologischen Erkrankungen) und Hautläsionen (z. B. Ekzem).

Klinik: Besonders betroffen sind Hautstellen über Knochenvorsprüngen. Die Lokalisation hängt von der Lagerung des Patienten bei der Entstehung ab: In Rückenlage sind v. a. Kreuzbein (Abb. **P-2.1**) und Ferse betroffen, in Seitenlage Trochanter major und Knöchel. Im Sitzen kann es zu Läsionen im Bereich der Sitzbeinhöcker kommen. Zur Schweregradeinteilung s. Tab. **P-2.7**.

P-2.7 Schweregradeinteilung des Dekubitus

Grad	Ausmaß der Schädigung
I	umschriebene, bei Fingerdruck nicht abblassende Hautrötung bei intakter Haut
II	Hautdefekt mit oberflächlicher Abschürfung oder Blasenbildung
III	tiefer Hautdefekt, sichtbare Muskulatur, Sehnen oder Bänder
IV	Haut- und Gewebedefekt mit Knochenbeteiligung (Osteomyelitis)

P-2.1 Dekubitus IV im Steißbeinbereich

Therapie: Die lokale Therapie hängt vom Ausmaß und dem Zustand der Hautschädigung ab (Tab. **P-2.8**). Sie ist eine interdisziplinäre Aufgabe, die häufig eine Zusammenarbeit mit Chirurgen erfordert. Die unten beschriebenen prophylaktischen Maßnahmen sollten bei Vorliegen von Hautläsionen konsequent durchgeführt werden.

Prophylaxe: Wichtig ist es, Risikopatienten zu identifizieren, damit folgende vorbeugende Maßnahmen getroffen werden können:
- **Druckentlastung gefährdeter Hautstellen** (s. o.) durch frühzeitige Krankengymnastik und Mobilisation des Patienten. Bei bettlägerigen Patienten regelmäßige Lagerungen (Lagerungsplan) und Einsatz spezieller Hilfsmittel (z. B. Wechseldruckmatratze)
- **Hautpflege:** Beim Vorliegen einer Harninkontinenz sollte ein Harnblasenkatheter gelegt werden. Bei zu trockener Haut empfiehlt sich die Applikation von Öl-Wasser-Emulsionen.
- Ein besonderes Augenmerk gilt der Behandlung von **Risikofaktoren**. Zu achten ist v. a. auf eine ausreichende Ernährung und Flüssigkeitszufuhr. Auf Tranquilizer, Neuroleptika oder Antidepressiva sollte möglichst verzichtet werden (vermindern die Spontanmobilität).

P-2.8 Lokale Therapie des Dekubitus

Zustand der Haut	Therapieziel	Maßnahmen
Hautrötung	regelrechte Haut	• absolute Druckentlastung
Blasenbildung	blasenfrei anliegende Haut	• absolute Druckentlastung, Beobachtung • bei Rückgang der Blase keine Abtragung • bei Füllungszunahme und Entzündungszeichen steriles Abtragen der Blase und antiseptische Wundbehandlung
Nekrose	nekrosefreie, saubere Wunde	• absolute Druckentlastung • chirurgisches Débridement, Entfernung der Nekrose unter sterilen Bedingungen, ggf. in mehreren Sitzungen (z. B. alle 2 Tage) • enzymatische Wundreinigung in den Intervallen (z. B. Varidase), **kein** Wasserstoffperoxid oder Povidon-Iod (z. B. Betaisodona)
schmierig belegte Wundfläche	saubere Wunde, Anregung der Selbstreinigung	• absolute Druckentlastung • Spülung mit NaCl 0,9 % • enzymatische Wundreinigung (s. o.) • bei Lokalinfektion Wundabstrich, danach **systemische** Antibiotikatherapie
granulierende Wunde	gut durchblutetes, ernährtes und feuchtes Granulationsgewebe	• absolute Druckentlastung • Spülung mit Ringer-Lösung • feuchte Verbände (z. B. sterile Kompressen mit Ringer-Lösung) auch mehrmals/Tag • Hydrokolloidverbände (z. B. Varihesive, Comfeel)
Bei großen Defekten, freiliegenden Knochen oder Sehnen, plastische Deckung		

Q
Laboratoriumsdiagnostik und Referenzbereiche

1 **Laboratoriumsdiagnostik** 1463
2 **Referenztabellen** 1466

1 Laboratoriumsdiagnostik

1.1 Grundlagen 1463
1.2 Weg zum Laborbefund 1463

1.1 Grundlagen

1.1.1 Rationale Verwendung und Beurteilung von Labordaten

Die Laboratoriumsdiagnostik ist eine der wesentlichen Säulen der Diagnosestellung, der Prognosefindung und der Therapiekontrolle in der Inneren Medizin. Im Gegensatz zu vielen bild- und signalgebenden Verfahren, die interpretiert werden müssen, liefern die meisten Laborverfahren numerische Resultate. Diese gelten in den Augen vieler Medizinstudenten und Ärzte, aber auch bei Laien als besonders zuverlässig und aussagekräftig. Dabei sind Labordaten nicht notwendigerweise exakter oder „objektiver" als verbale Interpretationen. Viele Ärzte unterliegen im Hinblick auf die Wertigkeit von Labordaten für die Entscheidungsfindung nicht selten einer Selbsttäuschung. Man sollte sich daher stets vor Augen halten, dass

1. nur bei einem kleinen Teil aller Untersuchungen (zwischen 2–10 %, abhängig von der Zahl der Tests) überhaupt ein pathologisches Ergebnis gefunden werden kann,
2. nur bei einem Bruchteil der pathologischen Ergebnisse Konsequenzen gezogen werden,
3. sich nur bei einem Teil dieser Konsequenzen ein Nutzen für den Patienten ergibt, wobei noch offen bleibt, ob dieser Nutzen nicht auch zu erreichen gewesen wäre, hätte man einige wenige Labortests gezielt anhand von Anamnese und klinischer Untersuchung angefordert,
4. Abweichungen von der Norm in vielen Fällen zwar häufig nichts zur Diagnosefindung beitragen, jedoch zu an sich abklärungswürdigen Befunden werden und damit eine diagnostische Kaskade in Gang setzen.

Wenn nicht bereits aufgrund des klinischen Bildes eine Verdachtsdiagnose gestellt und durch gezielte Untersuchungen bestätigt oder ausgeschlossen wird, so gelingt es nur ganz selten, dass die Diagnose dem Arzt gleichsam zufällig durch ein möglichst aufwendiges Laborprogramm in den Schoß fällt. Über die rein technischen Aspekte der Qualitätskontrolle des analytischen Prozesses hinaus müssen Laboruntersuchungen kritisch indiziert, wertend gedeutet und in das klinische Gesamtbild eingeordnet werden. Laborbefunde können selten ein diagnostisch wegweisender, manchmal hinweisender, in den meisten Fällen aber lediglich additiver Mosaikstein im Ablauf der gesamten medizinischen Diagnostik sein.

1.2 Weg zum Laborbefund

1.2.1 Allgemeines

Die Erstellung eines klinisch-chemischen Befundes gliedert sich im Wesentlichen in: die präanalytische Phase, die Analytik und analytische Beurteilung und die medizinische Beurteilung.

1.2.2 Präanalytische Phase

Einflussgrößen auf die Probe

Eine Vielzahl von physiologischen Bedingungen und persönlichen Gewohnheiten können das Ergebnis von Laboruntersuchungen beeinflussen.

- **Nahrungsaufnahme/Fasten:** Nach der Nahrungsaufnahme sind Glukose, Triglyzeride, Eisen, Phosphat und Aminosäuren im Blut in erhöhter Konzentration vorhanden.

Q 1 Laboratoriumsdiagnostik

Zur besseren Vergleichbarkeit der Werte im Verlauf sollte der Patient generell vor der Blutabnahme eine mindestens 12-stündige Nüchternperiode eingehalten haben. Beim **Übergang** von der **liegenden** in die **stehende Position** kommt es bei korpuskulären Elementen und makromolekularen Substanzen wie Erythrozyten, Leukozyten, Hämatokrit, Hämoglobin, Gesamteiweiß, Enzymen und Lipoproteinen zu einem Konzentrationsanstieg bis zu 10 %.

- **Erhöhter Alkoholkonsum** über längere Zeit hinweg führt zu einem Aktivitätsanstieg der γ-GT und einer Erhöhung des MCV.
- **Raucher** haben höhere CO-Hb- und CEA-Konzentrationen.
- Sehr **muskelkräftige** Männer haben erhöhte Konzentrationen des Serum-Kreatinins.
- Bei einigen **Hormonen** bestehen ausgeprägte **tagesrhythmische Schwankungen**. Die meisten Hormone, vor allem Cortisol, Noradrenalin, Aldosteron, Thyroxin und Prolaktin, aber auch Hämoglobin, Bilirubin und Kalzium erreichen ihre maximale Konzentration am Morgen. Kreatinin, Harnstoff, TSH und Phosphat sind am Abend höher als am Morgen.
- **Hohes Lebensalter** wirkt sich auf eine Reihe von klinisch-chemischen Messgrößen aus (Tab. Q-1.1).

Q-1.1 Gesicherte altersbedingte Variationen klinisch-chemischer Messgrößen

Abnahme	Zunahme
Alanin	Cholesterin
Albumin	Glukose
Gesamteiweiß	Harnstoff-N
Kalzium	LDH
Phosphat	

Störfaktoren

Störfaktoren führen in vitro nach Entnahme des Untersuchungsgutes aus dem Organismus zu einem Messergebnis, das nicht der Situation in vivo entspricht. Sie können aus dem Organismus selbst stammen, z. B. bei einer **Hämolyse von Erythrozyten in vitro** sind u. U. LDH und/oder Kalium im Serum erhöht, da sich beide Substanzen in den Erythrozyten in erhöhter Konzentration finden. Extrem hohe Konzentrationen von Bilirubin oder Triglyzeriden im Blut können die Analysereaktion stören. Von externen, d. h. nicht aus dem Organismus stammenden Stoffen, die zu Verfälschungen von Laborwerten führen können, spielen **Medikamente** und **Infusionslösungen** die größte Rolle. Auch Verunreinigungen der Probengefäße mit Waschmitteln, Bakterien oder Hefen beeinflussen Laborwerte.

Probenentnahme

- **Blut** sollte, v. a. zur Verlaufsbeurteilung, immer zur gleichen Tageszeit abgenommen werden (am besten morgens zwischen 7.00 und 8.00 Uhr). Die Morgendosis von Medikamenten sollte noch nicht eingenommen sein, v. a. wenn man Spiegelbestimmungen von Medikamenten durchführen will. Die letzte Nahrungsaufnahme sollte am Vorabend zwischen 18.00 und 19.00 Uhr erfolgt sein.
- **Proben des Spontanurins** und des 24-Stunden-Sammelurins werden in der Regel vom Patienten selbst gewonnen und bieten daher eine Fülle von Fehlerquellen. Um diese zu minimieren, braucht der Patient eine genaue Handlungsanweisung. Vor allem die Mittelstrahluringewinnung bei Frauen zur mikrobiologischen Untersuchung bedarf einer sorgfältigen Technik, sollen nicht falsche Schlüsse aus dem Ergebnis gezogen werden.

Probentransport und -lagerung

- **Blut:** Zwischen Blutprobennahme und Zentrifugation sollte nicht mehr als 1 Stunde liegen. Für die **Bestimmung der meisten Elektrolyte, Substrate und Enzyme** (ausgenommen Laktat und Ammoniak) sind die Serum- oder Plasmaproben nach Zentrifugation mind. 1 Tag bei Raumtemperatur und 4 Tage bei 4 °C im Kühlschrank stabil. Muss die Probe verschickt werden, sollte statt Vollblut immer Se-

rum oder Plasma verschickt werden. Muss die Probe über längere Zeit verwahrt werden, ist sie bei –20 °C einzufrieren. **Blutbilduntersuchungen** erbringen noch ein verlässliches Ergebnis, wenn das verschlossene EDTA-Röhrchen bei Raumtemperatur bis zu 1 Tag lang, bei Lagerung im Kühlschrank bis zu 7 Tage lang erfolgte. Für die **mechanische Differenzierung** im Teilchenzähler darf die Probe nicht in den Kühlschrank gestellt werden, **Blutausstriche** sind innerhalb von 3 Stunden nach Blutabnahme anzufertigen. **Gerinnungsuntersuchungen** sollten immer so schnell wie möglich erfolgen, eine Aufbewahrung des Plasmas im Kühlschrank ist, um noch zuverlässige Werte zu erhalten, höchstens 4 Stunden möglich. Die Proben für die Blutgasanalyse sind innerhalb von 15 Minuten zu untersuchen, ist dies nicht möglich, kann die Probe bis zu 2 Stunden in Eiswasser aufbewahrt werden.
Urin: Die Beurteilung des **Harnsediments** muss innerhalb von 2–3 Stunden erfolgen, eine Aufbewahrung im Kühlschrank oder Einfrieren sind nicht zulässig.
Liquor: Liquorzellen müssen innerhalb 1 Stunde nach Liquorpunktion gezählt werden.

Makroskopische Beurteilung der Probe

Vor der Untersuchung sollten die Proben makroskopisch beurteilt werden.
- **Blut:** Hier ist vor allem auf eine **rosafarbene bis rote Verfärbung des Serums** zu achten. Dieser Befund spricht für eine Hämolyse. Bereits in leicht hämolytischen Seren ist die Bestimmung von Kalium, Magnesium oder LDH nicht mehr zuverlässig möglich. Ein **dunkelgelbes Serum** lässt auf eine erhöhte Bilirubinkonzentration schließen. Die Bestimmung von Harnsäure, Triglyzeriden und Kreatinin kann dadurch negativ beeinflusst werden.
- **Urin:** Normaler Urin ist klar, Trübungen sprechen z. B. für einen erhöhten Zell- oder Bakteriengehalt. Der wichtigste Faktor bei der Urinfarbe ist das spezifische Gewicht: sehr konzentrierter Urin ist dunkelgelb bis fast braun, stark verdünnter Urin fast wasserklar.
- **Liquor:** Auch **Liquor** ist normalerweise klar, Trübungen sprechen für erhöhten Zellgehalt, eine fleischwasserfarbene oder schwach rötliche Färbung für eine sog. „blutige" Punktion.

1.2.3 Analytik und analytische Beurteilung

Die Bestimmung von Analysen in Untersuchungsmaterialien erfolgt in der Laboratoriumsmedizin mit Methoden, die auf biologischen, chemischen und physikalischen Theorien sowie mathematischen Prinzipien beruhen. Neben **quantitativen Analysen** (Bestimmung der Zahl von Molekülen, Ionen, Atomen, Partikeln oder Ereignissen) werden für bestimmte Untersuchungen auch **semiquantitative Methoden** (Ergebnis als +, ++ oder +++, [z. B. Drogen-Screening] mitgeteilt) und **qualitative Verfahren** (positiv/negativ, z. B. Schwangerschaftstest) eingesetzt.
Der Laborleiter hat mittels statistischer Qualitätskontrollen für die zuverlässige Befundermittlung zu sorgen. Dazu werden die erstellten Befunde laufend hinsichtlich **Präzision** und **Richtigkeit** überprüft. **Laborinterne Qualitätskontrollen** erfolgen durch Mitführung von Präzisions- und Richtigkeitsprotokollen. Die **laborexterne Qualitätssicherung** erfolgt mit Hilfe von Ringversuchen.

1.2.4 Medizinische Beurteilung

Erst durch die medizinische Beurteilung des Arztes wird das Analyseergebnis zum Laborbefund. Grundlage der Interpretation oder Gewichtung des Analyseresultats sind ärztliche Erfahrung, die Kenntnis der klinischen Untersuchungsbefunde und anderer technischer Untersuchungen des Patienten sowie die Vermutungsdiagnose. In der Transversalbeurteilung vergleicht der Arzt die Analyseergebnisse des Patienten mit dem Messwertbereich einer Referenzpopulation, mit dem therapeutischen Bereich oder einer Entscheidungsgrenze. Besonders wertvoll ist auch die Longitudinalbeurteilung, d. h. der Vergleich des aktuellen Ergebnisses mit früheren Werten. Selbst ein grob pathologisch veränderter Wert kann seine klinische Bedeutung verlieren, wenn er bereits seit langer Zeit in diesem Bereich stabil ist. Dieser Teil der Beurteilung von Laborergebnissen ist eine genuin ärztliche Aufgabe, die nicht durch technische Hilfskräfte oder Analyseautomaten erfüllt werden kann.

- **Urin:** Die Beurteilung von Harnsediment muss innerhalb von 2–3 h erfolgen.
- **Liquor:** Liquorzellen müssen innerhalb 1 h nach Liquorpunktion gezählt werden.

Makroskopische Beurteilung der Probe

- **Blut:** Rosafarbene bis rote Verfärbung von Serum spricht für eine Hämolyse. Dunkelgelbes Serum lässt auf eine erhöhte Bilirubinkonzentration schließen. Die Bestimmung verschiedener Laborparameter (s. Haupttext) kann dadurch beeinflusst sein.
- **Urin:** Normaler Urin ist klar. Trübungen sprechen für erhöhten Zell- oder Bakteriengehalt, die Farbe gibt Auskunft über die Konzentration.
- **Liquor** ist normalerweise klar. Trübungen sprechen für einen erhöhten Zellgehalt, fleischfarbene und rote Verfärbungen für eine sog. „blutige" Punktion.

1.2.3 Analytik und analytische Beurteilung

Die Laboratoriumsmedizin verwendet
- quantitative Analysen (numerische Ergebnisse),
- semiquantiative Methoden (Ergebnis als +, ++ oder +++),
- qualitative Verfahren (positiv/negativ).

Die zuverlässige Befundermittlung, Präzision und Richtigkeit der Ergebnisse werden laufend durch interne und laborexterne Qualitätskontrollen gesichert.

1.2.4 Medizinische Beurteilung

Die Interpretation des Analyseresultats ist abhängig von
- der ärztlichen Erfahrung,
- der Kenntnis von anderen Untersuchungsergebnissen,
- der Verdachtsdiagnose.

Transversalbeurteilungen beziehen sich auf Vergleiche mit Referenzbereichen, therapeutischen Bereichen und Entscheidungsgrenzen. Longitudinalbeurteilungen basieren auf vorhergegangenen Laboranalysen.

2 Referenztabellen

2.1 Allgemeines 1466
2.2 Tabellarische Übersicht 1466

2.1 Allgemeines

Für den Gebrauch von Laborbefunden in Praxis und Klinik und die Unterscheidung zwischen „Gesunden" und „Kranken" ist die Festlegung von Normwertbereichen unerlässlich. Allerdings gibt es den „Normalwert" beim idealen „Gesunden" nicht. Vielmehr ist dieser Wert in einem Kollektiv von „Gesunden" normal oder schräg um einen Medianwert verteilt. Daher bezieht man sich sich bei der Beurteilung von Messgrößen nicht auf einen Normalwert, sondern auf den sog. **Referenzbereich**. In diesem Größenbereich liegen 95 % der Messwerte, wie sie in einem Kollektiv von Gesunden gefunden werden. Der Referenzbereich bildet das Grundgerüst für die Entscheidung zwischen normalen und pathologischen Werten. Die beschriebenen Einflussgrößen (S. 1463) sind jedoch immer zu beachten.

Nachfolgend ist eine Auswahl der praktisch wichtigsten Labortests in **alphabetischer Reihenfolge** zusammengestellt, die Aussagen über die Funktion von Organen, Organgruppen und Organteilen ermöglichen. Neben dem Referenzbereich der Messgröße werden die wichtigsten Krankheitsbilder angeführt, die mit einer Abweichung des Parameters nach oben oder unten einhergehen.

R: Referenzbereich; **A**: Aussage; **WP**: weitere relevante Parameter
SI: Système International d'Unités
Sofern nicht anders vermerkt, ist das Untersuchungsmaterial jeweils Serum.

2.2 Tabellarische Übersicht

A

Adrenalin (Plasma)	
R	< 82 ng/l, SI: < 0,45 nmol/l
A	Erkennung von Funktionszuständen des NNM und Stimulation des sympathischen Nervensystems
↑	Phäochromozytom, Stress, Hypoglykämie
↓	nicht relevant
WP	Urinausscheidung von Adrenalin, Noradrenalin, Metanephrinen und Normetanephrinen
Adrenokortikotropes Hormon (ACTH) (Plasma)	
R	morgens: 5–60 ng/l, SI: 1,1–13,3 pmol/l nachts: < 10 ng/l, SI: < 2,2 pmol/l
A	DD von Cushing-Syndrom und NNR-Insuffizienz
↑	ACTH-produzierende Hypophysentumoren, vermehrte hypothalamische CRF-Produktion, Stress, primäre NNR-Insuffizienz, AGS, paraneoplastisch (Bronchialkarzinom)
↓	sekundäre und tertiäre NNR-Insuffizienz, Hyperkortisolismus, Steroidmedikation
WP	Cortisol, Dexamethason-Test
Alanin-Amino-Transferase (ALT) – Aspartat-Amino-Transferase (AST)	
R	(DGKC-Methode 37 °C) Männer: ALT < 50 U/l, AST < 50 U/l Frauen: ALT < 35 U/l, AST < 35 U/l
A	Diagnostik, Differenzierung, Verlaufs- und Therapiebeurteilung von Leber- und Gallenwegserkrankungen, Herzinfarkt, Skelettmuskelschäden
↑	AST: Zellschädigung mit Austritt eines multilokulären, nicht organspezifischen Enzyms (Hepatitis, Fettleber, Cholestasen, Cholangitis, Leberzellkarzinom, toxischer Leberparenchymschaden; Nekrosen der Herz- und Skelettmuskulatur)
↑	ALT: Zellschädigung mit Austritt des leberspezifischen zytoplasmatischen Enzyms der Hepatozyten (Beispiele wie AST außer Muskelnekrosen)

↓	nicht relevant
WP	γ-GT, AP, ChE; CK, CK-MB

Albumin

R	3,5–5,0 g/dl, SI: 35–50 g/l
A	Erkennung von Synthesestörungen bei Lebererkrankungen, Mangelernahrung oder Verlusten durch Niere, Darm oder Haut; Abklärung von Ödemen; prognostischer Parameter bei geriatrischen Patienten
↑	absolute Erhöhungen kommen nicht vor; i. d. R. Pseudohyperalbuminämie bei Exsikkose
↓	Leberzirrhose, akute und chronische Entzündungen, poly- und monoklonale Gammopathie, nephrotisches Syndrom, interstitielle Nephritis, exsudative Enteropathie, Verluste über die Haut bei ausgedehnten Verbrennungen, Mangelernährung
WP	Serumeiweiß-Elektrophorese, Immunelektrophorese, Cholesterin, Gerinnungsparameter, CRP, Kreatinin, Eiweißausscheidung im 24-h-Sammelurin

Albumin (24-h-Sammelurin)

R	< 25 mg/d
A	Erkennung von Störungen der glomerulären und tubulären Protein-Clearance
↑	renale Schäden: diabetische Nephropathie, Glomerulonephritiden; postrenale Verluste, z. B. Harnwegsinfekte, Hypertonie, schwere körperliche Anstrengungen
↓	nicht relevant, da praktisch keine messbare Ausscheidung
WP	Kreatinin, Harnsediment, Urin-Eiweißelektrophorese

Aldosteron

R	liegend: 29–145 ng/l, SI: 80–400 pmol/l stehend: 65–285 ng/l, SI: 180–790 pmol/l
A	Beurteilung der Aldosteronproduktion der NNR und der Metabolisierung (Leber)
↑	Conn-Syndrom (primärer Hyperaldosteronismus), sekundärer Hyperaldosteronismus (z. B. bei Leberzirrhose, renovaskulärer Hypertonie, Schwartz-Bartter-Syndrom)
↓	primärer und sekundärer Hypoaldosteronismus, Morbus Addison
WP	Serumnatrium, Serumkalium, Renin-Angiotensin, Orthostase-, Furosemid-, Captopril-Test

Alkalische Phosphatase (AP, gesamt)

R	Männer: 40–130 U/l; 0,67–2,17 µkatal/l Frauen: 55–105 U/l; 0,92–1,75 µkatal/l
A	stammt zu etwa gleichen Teilen aus Leber und Knochen; Erkennung von Gallenwegsverschlüssen, primäre und sekundäre Osteopathien
↑	Erkennung von intra- und extrahepatischen Gallenwegsverschlüssen (Cholestase), Rachitis, Skelettmetastasen, Morbus Paget, Akromegalie, tubuläres Nierenversagen
↓	familiäre Hypophosphatasie (seltene angeborene Stoffwechselerkrankung)
WP	GOT, GPT, LAP, Bilirubin; Kalzium, Phosphat, Kreatinin; Differenzierung Knochen/Leber-AP (Isoenzyme)

Alkalische Phosphatase – Isoenzyme

R	Knochen - Männer: <60 U/l; Frauen: <50 U/l Leber/Darm - Männer: <55 U/l; Frauen: <45 U/l
A	Differenzierung der Ursachen einer erhöhten Gesamt-AP
↑	s. unter AP, gesamt
↓	s. unter AP, gesamt
WP	s. unter AP, gesamt

δ-Aminolävulinsäure (δ-ALS) (24-h-Sammelurin)

R	250–6 400 µg/24 h, SI: 2–49 µmol/24 h
A	Erkennung von Störungen des Porphyrin- und Hämstoffwechsels, Defekt der ALS-Synthetaseaktivität
↑	akute hepatische Porphyrien (akute intermittierende P., Porphyria variegata, hereditäre Koproporphyrie), Bleiintoxikation, Alkoholismus, Leberzirrhose, Leberparenchymschaden
↓	nicht relevant
WP	Porphobilinogen-Ausscheidung im Urin, Porphyrine im Urin, Blei im Serum

Ammoniak (EDTA- oder Heparin-Plasma)

R	27–90 µg/dl, SI: 11–55 µmol/l
A	Abklärung der neuromuskulären und zerebralen Symptome bei Hepatopathie (Coma hepaticum), aggressiver Chemotherapie, Valproinsäure-Therapie
↑	hepatische Enzephalopathie, hereditäre Hyperammonämien
↓	nicht relevant
WP	GOT, GPT, Bilirubin, Cholinesterase, Prothrombinzeit, Fibrinogen

α-Amylase

R	< 120 U/l (je nach Bestimmungsmethode unterschiedliche Referenzbereiche)
A	Diagnostik Pankreatitis (nicht spezifisch, daher allenfalls additiv), Parotitis
↑	akute Pankreatitis, Pankreaskarzinom (unspezifisch), Cholestase; Niereninsuffizienz, Alkoholismus, Parotitis, Makroamylasämie
↓	nicht relevant
WP	Lipase, AP, CRP

α-Amylase (Spontan-, Sammelurin)

R	< 560 U/l
A	Abklärung chronisch erhöhter Amylasewerte im Serum ohne Anhalt für Pankreatitis; Ausschluss Makroamylasämie
↑	akute Pankreatitis, Pankreaskarzinom (unspezifisch), Cholestase; Niereninsuffizienz, Alkoholismus, Parotitis, Makroamylasämie
↓	nicht relevant; normale Urinkonzentration bei erhöhten Serumwerten schließt Makroamylasämie aus
WP	

Angiotensin-Converting Enzyme (ACE)

R	8–52 U/l je nach Bestimmungsmethode verschieden; Referenzbereich des Labors erfragen!
A	Verdacht auf Sarkoidose, Beurteilung der Granulomlast bei Sarkoidose, Verlaufs- und Therapiebeurteilung der Sarkoidose
↑	Lungensarkoidose, Lungenfibrosen, Morbus Gaucher, Hypothyreose
↓	nicht relevant
WP	BSG, CRP, TSH

Antidiuretisches Hormon (ADH, Vasopressin) (Plasma gekühlt)

R	korreliert zur Plasma-Osmolalität 270–280: < 1,5 ng/l, SI: < 1,4 pmol/l 281–285: < 2,5 ng/l, SI: < 2,3 pmol/l
A	Erkennung von Funktionsstörungen des HHL mit Störung der Wasser-Rückresorption, DD Diabetes insipidus/habituelle Polydipsie
↑	physiologisch bei Anstieg der Plasma-Osmolalität, SIADH (Schwartz-Bartter-Syndrom), renaler Diabetes insipidus, paraneoplastisch
↓	zentraler Diabetes insipidus (Tumoren, Operationen und Traumen ZNS)
WP	Serumnatrium, Serumkalium, Osmolalität, Durstversuch

Antikörper gegen citrullinierte Peptide/Proteine (ACPA, auch anti-CCP)

R	abhängig vom Testanbieter (Enzymimmunoassay)
A	Nachweis von Antikörpern gegen die Aminosäure Citrullin aus dem Strukturprotein Fillagrin von keratinproduzierenden Epithelzellen
↑	Früherkennung der rheumatoiden Arthritis (RA); Spezifität ca. 98 %, Sensitivität ca. 75 %; eines der Kriterien für die Einleitung einer Basistherapie; wichtig für die Prognose der Gelenkschädigung bei RA
↓	nicht relevant

Antinukleäre Antikörper (ANA)

R	< 1 : 40 (je nach Test verschieden)
A	Suchtest für Kollagenosen
↑	Lupus erythematodes, Sklerodermie, Polymyositis/ Dermatomyositis, rheumatoide Arthritis
↓	nicht relevant
WP	ds-DNA-AK, ENA, AMA

Anti-Streptolysin O (ASO, ASL, AST)

R	Erwachsene: ≤ 200 IU/ml; Kinder 6–18 Jahre: ≤ 200–240 IU/ml; Kinder < 6 Jahre: ≤ 150 IU/ml
A	Erkennung von Folgekrankheiten einer Infektion mit Gruppe-A-Streptokokken
↑	V. a. rheumatisches Fieber, akute Glomerulonephritis
↓	nicht relevant
WP	BSG, Urinstatus, Anti-DNAse B, Anti-Hyaluronidase; Bewertung nur in Verbindung mit klinischen Befunden

Antithrombin (Plasma) (frühere Bezeichnung Antithrombin III, AT III)

R	220–350 mg/l, Aktivität: 80–130 %
A	physiologischer Inhibitor der plasmatischen Gerinnung, DD der Thromboembolien, V. a. angeborenen oder erworbenen AT-Mangel
↑	Antikoagulanzientherapie, Cholestase
↓	angeborener oder erworbener AT-Mangel, Leberzirrhose, Sepsis, Verbrauchskoagulopathie
WP	Prothrombinzeit, PTT, Fibrinogen

α_1-Antitrypsin (α_1-AT) (auch α_1-Proteinaseinhibitor, α_1-PI)

R	0,9–1,8 g/l, SI: 18–35 µmol/l
A	Erkennung von Erkrankungen mit hemmender Wirkung auf proteolytische Enzyme (Trypsin, Elastase, Thrombin); Indikationen: Icterus prolongatus neonatorum, Hepatitis unklarer Genese bei Säuglingen und Kleinkindern, Lungenemphysem, Leberzirrhose unklarer Genese

| ↑ | Akut-Phase-Reaktion, Bronchialkarzinome |
| ↓ | hereditärer Mangel mit Risikoerhöhung für Lungenemphysem, Leberzirrhose, Hepatitis, Pannikulitis |

Antizytoplasmatische Antikörper (c-ANCA)

R	negativ
A	Autoantikörper gegen lysosomale Antigene in neutrophilen Granulozyten
↑	Wegener-Granulomatose (pathognomonisch), systemische Vaskulitiden, Churg-Strauss-Syndrom
↓	nicht relevant
WP	p-ANCA, ANA, AMA

APC-Resistenz

R	normalisierte APC-Ratio ≤ 0,8 (Quotient der Gerinnungszeit in An- und Abwesenheit von aktiviertem Protein C)
A	häufigstes vererbbares Risiko für venöse Gerinnungsstörungen: Durch eine Punktmutation des Faktor-V-Gens kommt es zu einer veränderten Sequenz an der 506. Aminosäure des Faktor V, wodurch das aktivierte Protein C (APC) nun nicht mehr ansetzen kann. Der veränderte Faktor V, der nach dem Ort seiner Entdeckung Faktor V „Leiden" genannt wird, ist gegenüber dem aktivierten Protein C resistent. **Indikation zur Untersuchung**: erhöhtes Thromboserisiko, positive Familienanamnese für Thrombembolien, Abklärung unerklärbarer oder rezidivierender Thrombosen, thrombembolische Komplikationen während der Schwangerschaft oder unter der Einnahme oraler Kontrazeptiva
WP	Molekulargenetische Untersuchung auf die Mutation Leiden im Faktor-V-Gen

Apolipoprotein A-I

R	Männer: 1,05–1,75 g/l, Frauen: 1,05–2,05 g/l
A	Früherkennung des Atherosklerose-Risikos, Kontrolle der Therapie mit Lipidsenkern
↑	nicht relevant
↓	stark erhöhtes atherogenes Risiko (Herzinfarkt, periphere AVK)
WP	Cholesterin, HDL-, LDL-Cholesterin, Triglyzeride

Apolipoprotein B (B-100, B-48)

R	Männer: 0,60–1,40 g/l, Frauen: 0,55–1,30 g/l
A	Erkennung atherogener Faktoren bei Hyperlipoproteinämie
↑	erhöhtes atherogenes Risiko (Herzinfarkt, periphere AVK)
↓	nicht relevant für atherogenes Risiko; Retinitis pigmentosa, Akanthozytosis, Neuropathie
WP	Cholesterin, HDL-, LDL-Cholesterin, Triglyzeride

Apolipoprotein C-II

R	0,3–0,7 g/l
A	Kofaktor der Lipoproteinlipase
↑	nicht relevant
↓	Chylomikronämie, Hepatosplenomegalie, eruptive Xanthome, abdominelle Krisen
WP	Cholesterin, HDL-, LDL-Cholesterin, Triglyzeride, Lipoproteinlipase

Apolipoprotein E

R	3–5 mg/dl
A	Differenzierung von Fettstoffwechselstörungen, Beziehungen zum Morbus Alzheimer
↑	Hyperlipoproteinämie Typ III (erhöhtes atherogenes Risiko)
↓	nicht relevant
WP	Cholesterin, HDL-, LDL-Cholesterin, Triglyzeride, molekulargenetische Untersuchung zur Feststellung von Apo-E-Polymorphismen

B

Basenabweichung (Basen-Überschuss, Base excess, BE) (arterielles Blut)

R	−2 bis +3 mmol/l
A	Maß für das Fehlen oder den Überschuss von Basen im Blut
↑	metabolische Alkalose, kompensatorisch bei respiratorischer Azidose
↓	kompensatorisch bei respiratorischer Alkalose, metabolische Azidose
WP	PaO_2, $PaCO_2$, pH-Wert, Elektrolyte

Belegzell-Antikörper

R	negativ
A	Autoantikörper gegen Parietalzellen des Magens
↑	Typ-A-Gastritis, perniziöse Anämie
↓	nicht relevant
WP	Blutbild, Vitamin B_{12}, Folsäure

Bilirubin

R	gesamt: 0,1–1,2 mg/dl; SI: 2–21 µmol/l direkt: bis 0,1 mg/dl
A	Maß für den Hämoglobin-Abbau und die Elimination über die Leber
↑	Hepatitis, Leberzirrhose, intra- und posthepatische Cholestase, Cholangitis, Dubin-Johnson- und Rotor- Syndrom indirektes Bilirubin: Hämolysen, Morbus Gilbert- Meulengracht
↓	nicht relevant
WP	GOT, GPT, AP, γ-GT, LDH, Haptoglobin

Blutkörperchensenkungs-Geschwindigkeit (BSG, BSR, BKS) (Citratblut: 1,6 ml Blut + 0,4 ml Natriumcitrat)

R	Männer: < 50 Jahre ≤ 15 mm (1. h), > 50 Jahre ≤ 20 mm (1. h) Frauen: < 50 Jahre ≤ 20 mm (1. h), > 50 Jahre ≤ 30 mm (1. h)
A	Unspezifischer Suchtest bei V. a. entzündliche Krankheiten, Diagnostik und Verlaufskontrolle
↑	entzündliche Krankheiten, Tumoren; falsch positiv durch Anämie, Schwangerschaft, Dextrane
↓	nicht diagnostisch relevant; falsch negativ (verlangsamt) durch Polyglobulie und/oder Erythrozytenanomalien
WP	Leukozyten, CRP

Blutungszeit

R	2–7 min
A	Erstuntersuchung bei V. a. auf Störungen der Thrombozytenfunktion, hämorrhagische Diathese
↑	Thrombozytopenien, Von-Willebrand-Jürgens-Syndrom, angeborene Thrombozytendefekte
↓	nicht relevant
WP	Thrombozytenzahl, Thromboplastinzeit, PTT

BNP (B-Typ natriuretisches Peptid) und NT-proBNP (aminoterminales proBNP) (Vollblut [EDTA, Heparin])

R	BNP Männer: < 73 bis < 121 ng/l Frauen: < 89 bis < 266 ng/l NT-proBNP Männer: < 65 bis < 278 ng/l (< 45 bis > 75 Jahre) Frauen: < 130 bis < 303 ng/l (< 45 bis > 75 Jahre) Werte ausgeprägt altersabhängig und abhängig vom verwendeten Test (Herstellerangabe beachten) SI-Einheiten: BNP 1 pmol/l = 3,5 ng/l NT-proBNP 1 pmol/l = 8,3 ng/l
A	Abklärung einer ätiologisch unklaren Dyspnoe, Ausschluss einer Herzinsuffizienz, Beurteilung des Schweregrades, Prognoseabschätzung und Therapiemonitoring einer Herzinsuffizienz
↑	Herzinsuffizienz, dilatative Kardiomyopathie Korrelation zum NYHA-Stadium: Medianwert NT-proBNP 342 ng/l NYHA I 951 ng/l NYHA II 1571 ng/l NYHA III 1707 ng/l NYHA IV
↓	nicht relevant
WP	keine weiteren Laborparameter; Röntgen-Thorax, Echokardiografie

C

Calprotectin im Stuhl

R	bis 30 µg/g Stuhl (nach Testvorschrift entspricht 1 g Stuhl 1 ml)
A	Differenzierung zwischen organischen Erkrankungen des Intestinaltrakts (z. B. chronisch entzündliche Darmerkrankungen, Polypen) und funktionellen Erkrankungen (z. B. Reizdarmsyndrom); fäkales Calprotectin wird als Surrogatmarker des Neutrophileneintritts in das Darmlumen angesehen.
↑	Bei einem cut-off von 30 mg/l besteht eine Sensitivität von 100 % und eine Spezifität von 97 % bezüglich der Diagnose einer entzündlichen Darmerkrankung
↓	nicht relevant
WP	Laktoferrin, alpha-1-Antitrypsin, Lysozym, Pankreaselastase

CA 19-9 (Carbohydrate Antigen 19-9)

R	≤ 37 U/ml (1 U = 0,8 ng)
A	Tumormarker mit eingeschränkter Spezifität für gastrointestinale Tumoren, Tumornachsorge, Verlaufskontrolle
↑	Pankreaskarzinom, hepatobiliäres Karzinom, Magenkarzinom

| ↓ | nicht relevant |
| WP | CEA |

Carbohydrate-deficient transferrin (CDT, Asialotransferrin)

R	> 2,5–3,0 % (Anteil des Asialotransferrins am Gesamttransferrin, herstellerabhängig)
A	Anstieg nach einer Alkoholzufuhr von 50–80 g an wenigstens 7 aufeinanderfolgenden Tagen; nach Abstinenz Rückgang in den Referenzbereich mit einer Halbwertszeit von 14 Tagen
↑	chronischer Alkoholmissbrauch; Eisenmangel, genetische Transferrin-Varianten, angeborene Störung der Synthese von Glykoproteinen
↓	nicht relevant
WP	γ-GT, ALT, MCV, MCH

Carboxyhämoglobin (COHb)

R	Nichtraucher: 0,4–1,6 % Raucher: 3–6 %
A	Erkennung von CO-Vergiftungen
↑	Kohlenmonoxid-Vergiftung; bei ausgeprägtem Nikotinkonsum Anstieg bis 10 %
↓	nicht relevant
WP	-

Carcinoembryonales Antigen (CEA)

R	≤ 1,5–5,0 µg/l (methodenabhängig)
A	Erkennung einer Tumorprogredienz bzw. eines Rezidivs im postoperativen Verlauf kolorektaler Karzinome
↑	kolorektale Karzinome, Magenkarzinom, medulläres Schilddrüsenkarzinom, Mammakarzinom, Pankreaskarzinom
↓	nicht relevant
WP	CA 19-9

Chlorid

R	95–105 mmol/l
A	Säure-Basen- und Elektrolythaushalt
↑	renal-tubuläre Azidose, metabolische Azidose, Hypoaldosteronismus, Durchfälle
↓	intestinale Verluste (Erbrechen), Diuretika (Furosemid)
WP	Natrium, Kalium, pH-Wert, Blutgasanalyse, Aldosteron

Cholesterin (gesamt)

Die Definition eines Referenzbereichs ist problematisch wegen großer physiologischer Schwankungen und Überschreitung der Grenzwerte auch innerhalb einer gesunden Population. Nur im Extrembereich von < 160 mg/dl und > 320 mg/dl hat die Cholesterinkonzentration auch isoliert betrachtet prognostische Bedeutung.

A	Bedeutung als Risikofaktor für KHK und Schlaganfall, allerdings im Zusammenhang mit anderen Risikofaktoren, wie Rauchen und Hypertonie zu sehen. - **HDL-Cholesterin** (Zielwert ohne weitere Risikofaktoren) R: 40–60 mg/dl, SI: 0,46–0,69 mmol/l - **LDL-Cholesterin** (Zielwert ohne weitere Risikofaktoren) R: < 160 mg/dl, SI: < 4,0 mmol/l
↑	primäre und sekundäre Fettstoffwechselstörungen
↓	Hyperthyreose, Anorexie, Leberzirrhose, schwere Traumen, frischer Myokardinfarkt
WP	Triglyzeride, HDL-Cholesterin, LDL-Cholesterin

Cholinesterase (ChE)

R	Männer: 3,5–8,5 kU/l, Frauen: 2,8–7,4 kU/l
A	exkretorisches Leberenzym, Maß für die Syntheseleistung der Leber
↑	Diabetes mellitus, KHK, nephrotisches Syndrom, Fettleber, Hyperthyreose, exsudative Enteropathie
↓	akute Hepatitis, Leberzirrhose, Lebertransplantation, septischer Schock, chronisch entzündliche Darmerkrankungen
WP	ALT, AST, Fibrinogen, Prothrombinzeit, Albumin, Cholesterin

Choriongonadotropin (hCG)

R	< 20 IU/l
A	Diagnose und Kontrolle der Frühschwangerschaft
↑	Schwangerschaft, maligne und extragonadale Keimzelltumoren (auch Hodentumoren), Chorionepitheliom, Blasenmole
↓	nicht relevant
WP	hCG im Urin, AFP

Chrom
R	< 0,5 µg/dl, SI: < 2,45 nmol/l
A	Verdacht eines Chrommangels im Zusammenhang mit einer gestörten Glukosetoleranz; bei schlecht einstellbarem Typ-1-Diabetes ist an einen Chrommangel zu denken
↑	terminale Niereninsuffizienz
↓	Schwangerschaft, akute Infekte, parenterale Ernährung
WP	Glukosetoleranz

CK bzw. CK-MB
s. 1479

Coeruloplasmin
R	20–60 mg/dl, SI: 0,94–3,75 µmol/l
A	Transportprotein für das Serumkupfer
↑	Akut-Phase-Protein, Verschlussikterus, Gravidität, Tumoren
↓	Morbus Wilson, nephrotisches Syndrom, exsudative Enteropathie
WP	Kupfer i. S., Kupferausscheidung im 24-h-Sammelurin

Cortisol
R	8 Uhr: 6–28 µg/dl; 16 Uhr: 5–12 µg/dl; 24 Uhr: < 5 µg/dl
SI	8 Uhr: 0,16–0,77 µmol/l; 16 Uhr: 0,14–0,33 µmol/l; 24 Uhr: < 0,15 µmol/l Wegen ausgeprägter Tagesrhythmik ist ein einzelner Cortisolwert wenig aussagekräftig
A	Erkennung von Störungen der NNR- und Hypophysenfunktion
↑	Cushing-Syndrom (primär/sekundär), Schwangerschaft, Adipositas
↓	NNR-Insuffizienz
WP	Cortisol-Tagesprofil, Dexamethason-Hemmtest (2 mg/8 mg), ACTH-Stimulationstest

C-Peptid (Connecting Peptide)
R	nüchtern 1,0–2,1 µg/l, SI: 0,3–0,7 nmol/l 90 min postprandial 3,6–40 µg/l, SI: 0,5–5,5 nmol/l
A	Abschätzung der Insulin-Restsekretion eines Diabetikers im Rahmen von Funktionstests
↑	Insulinom, metabolisches Syndrom, Einnahme oraler Antidiabetika
↓	Typ-1-Diabetes, Endphase Typ-2-Diabetes
WP	Glukose, Insulin, Proinsulin

C-reaktives Protein (CRP)
R	< 0,5 mg/l; < 5 mg/l (verschiedene Cut-off-Werte je nach Methode möglich)
A	typisches Akut-Phase-Protein
↑	akute, v. a. bakterielle Entzündungen, Nekrosen, chronisch- entzündliche Prozesse, postoperativ, Herzinfarkt, Tumoren
↓	nicht relevant
WP	z. B. Leukozyten, Differenzialblutbild, BSG

D

D-Dimere (Citratplasma)
R	< 0,4 µg/ml (abhängig vom Hersteller)
A	Freisetzung bei Zuständen mit intravasaler Gerinnungsaktivierung und sekundärer Fibrinolyse
↑	Beinvenenthrombose und Lungenembolie, disseminierte intravasale Gerinnung (DIC), Überwachung fibrinolytischer Therapien
↓	nicht relevant
WP	-

Dehydroepiandrosteronsulfat (DHEA-S)
R	1 000–3 000 µg/l, SI: 2,5–7,5 µmol/l
A	Erkennung von Störungen der NNR-Funktion, DD Hirsutismus und Virilisierung
↑	adrenaler Hirsutismus, NNR-Tumoren, AGS, adrenale/ ovarielle Testosteronerhöhungen
↓	NNR-Insuffizienz
WP	Testosteron

Differenzialblutbild

R	Granulozyten: neutrophile gesamt: 1 800–7 700/µl neutrophile stabkernige: 5 ± 3 % (0–700/µl, < 3 %) neutrophile segmentkernige: 56 ± 10 % (1 800–7000/µl – im Mittel 57 %) eosinophile: 3 ± 2 % (0–450/µl, < 2,5 %) basophile: < 1 % (0–200/µl, < 0,5 %) Lymphozyten: 30 ± 10 % (1 000–4 800/µl, 25–45 %) Monozyten: 6 ± 4 % (0–800/µl, < 4,0 %) Plasmazellen: < 0,1 %
A	Erkennung der Ursache einer Leukozytose
↑	stabkernige: akute Infektionen; segmentkernige: nichtinfektiöse Ursachen, chronische Infektionen/Entzündungen; eosinophile: Allergien, Parasitosen; Lymphozyten: Virusinfekte; Monozyten: chronische bakterielle Infekte, Neoplasien; Plasmazellen: Plasmozytom
↓	s. Leukozyten (S. 1480)
WP	je nach Verdachtsdiagnose

DNA-Doppelstrang-Antikörper (dsDNA-AK)

R	negativ
A	Autoantikörper gegen Bestandteile des Zellkerns
↑	pathognomonisch für Lupus erythematodes, positiv bei einigen anderen Kollagenosen
↓	nicht relevant
WP	ANA, ENA, AMA

DNA-Einzelstrang-Antikörper (ssDNA-AK)

R	negativ
A	Autoantikörper gegen Basengruppen auf der DNA
↑	aktiver Lupus erythematodes, medikamentös bedingter LE, Autoimmunhepatitis
↓	nicht relevant
WP	ANA, ENA, AMA

E

Eisen

R	Männer: 40–170 µg/dl; Frauen: 23–165 µg/dl
SI	Männer: 6,3–30,1 µmol/l; Frauen: 4,1–29,5 µmol/l
A	ungeeignet zur Abschätzung des Körpereisenstatus und zur Feststellung des Eisenmangels, da starke Schwankungen möglich, daher heute nur noch wenige Indikationen; lediglich ergänzend zur Bestimmung der Transferrinsättigung, beim Eisenresorptionstest und zur Feststellung einer akuten Eisenintoxikation (selten) indiziert
↑	Hämochromatose, Leberparenchymschaden, Hepatitis, Hämolyse, Eisenüberdosierung, gehäufte Bluttransfusionen
↓	Eisenmangelanämie, akute Entzündungen und chronische Erkrankungen (cP, Tumoren) mit Eisenverschiebung in das RES, Malabsorption
WP	Transferrin, Ferritin, Hb, Retikulozyten, Haptoglobin

Eiweiß (gesamt)

s. Totalprotein (S. 1486)

Eiweiß-Elektrophorese

s. Serumprotein-Elektrophorese (S. 1485)

Erythrozyten

R	Männer: 4,6–6,2 Mio/µl, Frauen: 4,2–5,4 Mio/µl
A	Störungen der Erythropoese, Veränderungen des roten Blutbildes
↑	Polyglobulie, Dehydratation, Polycythaemia vera
↓	Anämien, Überwässerung
WP	Hb, Hkt, MCH, MCV, Ferritin

Erythrozytenresistenz (osmotische Resistenz)

R	beginnend: 0,46–0,42 % NaCl vollständig: 0,34–0,30 % NaCl
A	DD der hämolytischen Anämien, V. a. kongenitale Sphärozytose, Thalassämien
↑	Thalassämie
↓	kongenitale Sphärozytose, enzymopenische Anämie, Eisenmangelanämie
WP	LDH, Eisen, Retikulozyten, Bilirubin, Haptoglobin, Hämoglobinelektrophorese

Extrahierbare Nukleäre Antigene (ENA)

R	negativ
A	Autoantikörper gegen die Antigengruppe der Non-Histone
↑	Mischkollagenosen, SLE, Sjögren-Syndrom, Sklerodermie, Polymyositis, Dermatomyositis
↓	nicht relevant
WP	Differenzierung in verschiedene spezifische Autoantikörper: RNP, Sm, SS-A, SS-B

F

Ferritin

R	Männer: 18–360 µg/l Frauen: 9–140 µg/l (jeweils 20–60 Jahre)
A	direkte Korrelation zum mobilisierbaren Speichereisen, daher Rückschlüsse auf den Gesamteisenbestand des Körpers möglich; Differenzialdiagnose Anämien, Verlaufskontrolle einer oralen Eisentherapie und Eisenmobilisationstherapie
↑	Hämochromatose, Hepatitis, Infekt- und Tumoranämien, Eisenüberladung, gehäufte Bluttransfusionen; erhöhter Wert diagnostisch vielsagend; gilt auch als Akut-Phase-Protein und Tumormarker
↓	Eisenmangelanämie, Speichereisenmangel, Schwangerschaft, Malabsorption, chronische Blutverluste; erniedrigter Wert beweist Eisenmangelanämie
WP	Transferrin, löslicher Transferrin-Rezeptor (sTfR), Eisen, Hb, Retikulozyten, BSG, CRP

α_1-Fetoprotein

R	< 10 µg/l (I 7 IU/l), Schwangerschaft 400–500 µg/l (abhängig von Schwangerschaftswoche)
A	eingeschränkte Spezifität für das hepatozelluläre Karzinom und Keimzelltumoren
↑	primäres Leberzellkarzinom, Lebermetastasen gastrointestinaler Tumoren, Hoden/Ovarialtumoren, Fehlbildungen von Feten (z. B. Spina bifida, Anenzephalie)
↓	nicht relevant
WP	CA 19-9

Fibrinogen (Citratblut)

R	180–350 mg/dl
A	Verdacht auf intravasale Gerinnung, Verbrauchskoagulopathie, Kontrolle fibrinolytischer Therapien
↑	Entzündungen, Tumoren, Urämie, Schwangerschaft, Raucher
↓	Verbrauchskoagulopathie, therapeutische Fibrinolyse, Leberparenchymschäden, angeborene Afibrinogenämie
WP	Thrombozytenzahl, Thromboplastinzeit, PTT

Follikel stimulierendes Hormon (FSH)

R	Männer: 1,0–6,0 IU/l, Frauen: 2,0–12 IU/l, Ovulation 10–25 IU/l, Postmenopause > 20 IU/l
A	Erkennung von Störungen der Follikelreifung und Spermatogenese bzw. der HVL-Funktion, Verdacht auf Sterilität, DD Hypogonadismus
↑	primäre Ovarialinsuffizienz, Klinefelter-Syndrom, HVL-Tumoren
↓	sekundäre Ovarialinsuffizienz bzw. Hodeninsuffizienz
WP	Männer: LH, Testosteron, Spermiogramm; Frauen: LH, Östradiol

Folsäure

R	1,8–9,0 µg/l, SI: 4–20 nmol/l
A	Erkennung eines Folsäuremangels
↑	nicht relevant
↓	megaloblastäre Anämie, chronisch-hämolytische Anämien, Schwangerschaft, Alkoholismus
WP	Vitamin B_{12}, LDH, Retikulozyten

G

Gastrin

R	40–200 pg/ml, SI: 20–100 pmol/l
A	Erkennung übermäßiger oder ektoper Gastrinbildung
↑	Zollinger-Ellison-Syndrom, rezidivierende peptische Ulzera, chronisch-atrophische (Typ A-) Gastritis, Z. n. Vagotomie, Z. n. BII-Operation
↓	nicht relevant
WP	Sekretintest, Säuresekretionsanalyse

Glatte Muskulatur Antikörper (SMA, smooth muscle antibody)

R	negativ
A	Autoantikörper gegen glatte Muskulatur
↑	Autoimmunhepatitis, primär biliäre Zirrhose
↓	nicht relevant
WP	ANA, ENA, AMA, ANCA

Glukose (Plasma/kapillares Vollblut)

R	nüchtern: venöses Plasma 70–115 mg/dl (SI: 3,9–6,4 mmol/l), kapillares Vollblut < 90 mg/dl (SI: 3,9–5,5 mmol/l) gestörte Glukosetoleranz (IGT): venöses Plasma ≥ 140 mg/dl*, kapillares Vollblut < 140 mg/dl* * ungenügend standardisierte Bedingungen, großer Verdachtsbereich für gestörte Glukosetoleranz von ≥ 140 – < 200 mg/dl
A	Suchtest, Therapiekontrolle Diabetes mellitus, Beurteilung des Kohlenhydratstoffwechsels bei verschiedenen Grunderkrankungen
↑	Diabetes mellitus, Hyperglykämie bei Cushing-Syndrom, Pankreatitis, Schädel-Hirn-Trauma, allgemeine Stresssituationen
↓	Insulin-Überdosierung, Insulinom, Hypoglykämien bei angeborenen Stoffwechselstörungen, Alkoholismus
WP	Uringlukose, orale Glukosebelastung, HbA_1, HbA_{1c}, Fruktosamin, Triglyzeride, Cholesterin, Cortisol

Glukose (im Spontanurin)

R	< 150 mg/l
A	Überschreiten der Nierenschwelle (ca. 180 mg/dl Blutglukose, im Alter ansteigend) führt zum Übertritt von Glukose in den Urin
↑	Diabetes mellitus oder sekundäre Hyperglykämien, renale Glukosurie
↓	nicht relevant
WP	Blutglukose, orale Glukosebelastung, HbA_1, HbA_{1c}, Fruktosamin, Triglyzeride, Cholesterin, Cortisol

Glukose (im Liquor)

R	40–70 mg/dl (abhängig von Blutglukose, 20–30 % niedriger als Blutwert)
A	DD Meningitis, Meningoenzephalitis
↑	Virus-Enzephalitiden
↓	Erkrankungen mit neutrophiler Granulozytose, z. B. bakterielle Meningitis (Quotient Blut/Liquor < 0,5)
WP	Zellzahl, Differenzialzellbild, Eiweiß, Laktat

Glutamat-Oxalacetat-Transferase (GOT)

s. Aspartat-Amino-Transferase (S. 1466) (AST)

Glutamat-Pyruvat-Transaminase (GPT)

s. Alanin-Amino-Transferase (S. 1466) (ALT)

γ-Glutamyl-Transferase (γ-GT, GGT)

R	(DGKC-Methode 37 °C) Männer bis 60 U/l, Frauen bis 40 U/l
A	DD von Leber- und Gallenwegserkrankungen, leber- und gallengangspezifisches Enzym
↑	Hepatitis, Leberzirrhose, Fettleber, Cholestase, Alkoholabusus, Cholangitis, primär biliäre Zirrhose, Medikamente
↓	nicht relevant
WP	ALT, AST, AP, Hepatitis-Serologie, AMA

Glykosyliertes Hämoglobin (HbA_1, HbA_{1c})

R	HbA_1 5,0–8,0 %; HbA_{1c} 4,5–5,7 % (methodenabhängig unterschiedliche Referenzbereiche)
A	Langzeitparameter für den Grad der Glykämie, Güte der Stoffwechseleinstellung bei Diabetes mellitus (gut: HbA_{ic} < 6,5; grenzwertig: 6,5–7,5 %; schlecht: > 7,5 %)
↑	schlecht kontrollierter Diabetes mellitus in den letzten 6–8 Wochen
↓	hämolytische Anämien (verminderte Erythrozyten- Überlebenszeit)
WP	Blutglukose, Urinzucker, Fruktosamin

H

Hämatokrit

R	Männer: 46 (40–53) %, Frauen: 42 (36–48) %
A	Zellpackungsvolumen; Anteil des Volumens der Erythrozyten am Gesamtvolumen der Probe; indirektes Maß für die Erythrozytenmasse des Organismus
↑	Polyzythämie, Polyglobulie, Exsikkose, Höhenaufenthalt, Blutdoping
↓	Anämie, Pseudoanämie bei Überwässerung
WP	Hb, MCV, MCH, Leukozyten, Na^+, K^+

Hämoglobin (Hb)

R	Männer: 14,0–17,5 g/dl, SI: 8,69–10,87 mmol/l Frauen: 12,0–15,0 g/dl, SI: 7,64–9,50 mmol/l
A	Erkennung von Störungen der Hämsynthese
↑	Polyglobulie, Dehydratation, Polycythaemia vera
↓	Anämien, Überwässerung
WP	Erythrozyten, Hkt, MCH, MCV, Ferritin

Hämoglobinelektrophorese

R	HbA 97–98,5 %, HbA_2 1,5–3,2 %, HbF 0,0–0,5 %
A	Differenzierung von Hämoglobinopathien
↑	Polyglobulie, Dehydratation, Polycythaemia vera
↓	Anämien, Überwässerung
WP	Erythrozyten, Hkt, MCH, MCV, Ferritin

Haptoglobin (Hp)

R	100–300 mg/dl, SI: 1,0–3,0 g/l
A	sensitiver Indikator für intravasale Hämolyse
↑	Akut-Phase-Protein bei Entzündungen/Infektionen, Nekrosen
↓	intravasale Hämolyse, hämolytische Anämie, Malabsorption
WP	CRP, Hb, Retikulozyten, Eisen

Harnsäure

R	Männer: 3,6–8,2 mg/dl, SI: 214–488 µmol/l Frauen: 2,3–6,1 mg/dl, SI: 137–363 µmol/l Medizinisch betrachtet sind die oberen Referenzwerte zu hoch. Festgelegte obere Grenzwerte: Männer ≤ 7,0 mg/l (416 µmol/l) Frauen ≤ 6,0 mg/dl (357 µmol/l)
A	Die Referenzwerte wurden entsprechend der Löslichkeitsgrenze für Natriumurat im Serum bei 37 °C festgelegt. Bei höheren Werten und entsprechenden physikalischen Bedingungen fällt Natriumurat aus
↑	Hyperurikämie, Gicht; tubuläre Funktionsstörungen, Nierensteinerkrankung; sekundäre Hyperurikämien, z. B. Zellzerfall durch Zytostatika oder Bestrahlung; Hungerzustand, Niereninsuffizienz, Diuretika, Alkohol
↓	nicht relevant
WP	γ-GT, ALT, MCV, MCH

Harnstoff

R	10–50 mg/dl (abhängig von Alter und Ernährung), SI: 1,8–9,2 mmol/l
A	Differenzierung prärenale/postrenale Azotämie, terminale Niereninsuffizienz, Dialysepatienten
↑	akutes Nierenversagen, chronische Niereninsuffizienz, hohe Proteinzufuhr, katabole Zustände (Gewebsabbau, Fieber)
↓	schwere Lebererkrankungen, mangelnde Proteinzufuhr (klinisch wenig relevant)
WP	Kreatinin, Elektrolyte, Urinsediment, Urin-Osmolalität, pH-Wert

Harnstoff – Stickstoff (Harnstoff-N, BUN blood urea nitrogen); synonyme Verwendung von Harnstoff und Harnstoff-N in der medizinischen Diagnostik; Harnstoff × 0,46 = Harnstoff-N

R	5–25 mg/dl, SI: 1,7–8,6 mmol/l
A	Säure-Basen- und Elektrolythaushalt
↑	s. Harnstoff
↓	s. Harnstoff
WP	s. Harnstoff (S. 1476)

Hydroxyindolessigsäure (5-HIES) (im 24-h-Sammelurin)

R	< 10 mg/d
A	Erkennung von Abbauprodukten serotoninproduzierender Gewebe
↑	Karzinoidsyndrom, paraneoplastisch bei Bronchial-, Schilddrüsen- und Pankreaskarzinom, Morbus Crohn
↓	nicht relevant
WP	-

I

Immunglobulin A (IgA)
- **R** 70–500 mg/dl, SI: 0,7–5,0 g/l
- **A** Synthesestörungen lymphoider Zellklone der Ig-Klasse A (Dys- und Paraproteinämie)
- **↑** proliferative monoklonale Gammopathie (IgA-Plasmozytom), chronische Leberkrankheiten und Infekte, manche Autoimmunkrankheiten
- **↓** nephrotisches Syndrom, humorale Defektimmunopathien
- **WP** übrige Immunglobuline, Immunelektrophorese Serum und Urin, IgA-Bestimmung im Speichel (sekretorisches IgA)

Immunglobulin D (IgD)
- **R** 3–14 mg/dl, SI: 0,03–0,14 g/l
- **A** Synthesestörungen lymphoider Zellklone der Ig-Klasse D (Dys- und Paraproteinämie)
- **↑** proliferative monoklonale Gammopathie (IgD-Plasmozytom, weniger als 1% der malignen B-Zellerkrankungen)
- **↓** nicht relevant
- **WP** übrige Immunglobuline, Immunelektrophorese Serum und Urin

Immunglobulin E (IgE)
- **R** <100 U/ml, SI: <240 µg/l
- **A** Diagnose und Verlaufskontrolle der reaginvermittelten Typ-I-Allergie; Erstuntersuchung in der Allergie- und Atopie-Diagnostik
- **↑** allergisches Asthma, Pollenallergie, Neurodermitis, Parasitosen, systemischer Lupus erythematodes, Sarkoidose, angeborene T-Zell-Defektsyndrome, HIV-Infektion
- **↓** nephrotisches Syndrom, humorale Defektimmunopathien
- **WP** Differenzialblutbild (Eosinophilie), Parasiten im Stuhl, spezifische IgE-Antikörper, Epikutantestung

Immunglobulin G (IgG) (Subklassen 1–4)
- **R** 700–1600 mg/dl, SI: 7–16 g/l
- **A** Synthesestörungen lymphoider Zellklone der Ig-Klasse G, Erkennung von primären und sekundären Immundefekten
- **↑** proliferative monoklonale Gammopathie (IgG-Plasmozytom), akute und chronische Infekte, Leberkrankheiten, einige Autoimmunkrankheiten
- **↓** nephrotisches Syndrom, angeborene und erworbene Defektimmunopathien, exsudative Enteropathie
- **WP** übrige Immunglobuline, Immunelektrophorese Serum und Urin

Immunglobulin G (IgG) (im Liquor)
- **R** 0,6–4 mg/dl; Angabe von Referenzwerten für die Einzelbestimmung wenig sinnvoll; entscheidend ist der Quotient Liquor IgG/Serum IgG <0,003
- **A** Störungen der Blut-Liquor-Schranke bei Meningitiden und Enzephalitiden, lokale IgG-Synthese, z. B. bei Multipler Sklerose
- **↑** Hirntumoren, Multiple Sklerose, virale und bakterielle Meningitis, Enzephalitis, Bannwarth-Syndrom
- **↓** nicht relevant
- **WP** Zellzahl im Liquor, übrige Immunglobuline im Serum/ Liquor-Quotienten, isoelektrische Fokussierung, Erreger-Serologie

Immunglobulin M (IgM)
- **R** 40–280 mg/dl
- **A** Synthesestörungen lymphoider Zellklone der Ig-Klasse M
- **↑** proliferative monoklonale Gammopathie (IgM-Plasmozytom), Morbus Waldenström, akute Infekte, Leberkrankheiten (primär biliäre Zirrhose), einige Autoimmunkrankheiten
- **↓** hereditäre Defektimmunopathien (sehr selten selektiv für IgM), nephrotisches Syndrom
- **WP** übrige Immunglobuline, Immunelektrophorese Serum und Urin

INR
s. Thromboplastinzeit (S. 1485)

Insulin
- **R** basal nach 12-stündigem Fasten: 6–25 mU/l, SI: 36–150 pmol/l
  nach max. Glukose- oder Glukagonstimulation: bis 200 mU/l, SI: bis 1 200 pmol/l
- **A** Erkennung von Funktionsstörungen der endokrinen Pankreassekretion
- **↑** Insulinom, funktioneller Hyperinsulinismus, Frühphase Diabetes mellitus Typ 2 (metabolisches Syndrom)
- **↓** Diabetes mellitus Typ 1, Endphase Diabetes mellitus Typ 2
- **WP** Glukose, C-Peptid, Proinsulin

Interleukin-6 (IL-6)
- **R** <10 pg/ml im Plasma
- **A** Prognoseparameter bei Sepsis und Trauma
- **↑** Marker für ablaufenden Entzündungsprozess; besonders hohe Werte bei bakteriellen Infektionen; Entscheidungshilfe für Indikation zur antibiotischen Therapie
- **↓** nicht relevant

K

Kälteagglutinine (Vollblut und EDTA-Blut)

R	negativ
A	Autoantikörper gegen Erythrozyten, führen bei Temperaturen < 20 °C zu Agglutination bzw. Hämolyse
↑	meist idiopathisch, aber auch Hinweis auf myeloproliferative Erkrankung, monoklonale Gammopathie und Lymphome; passager bei Infektionen (Mykoplasmen, EBV, CMV)
↓	nicht relevant
WP	Elektrophorese, Immunelektrophorese; Infektionsserologien

Kalium

R	3,5–5,0 mmol/l
A	Basisdiagnostik bei Hypertonie, Herzrhythmusstörungen, vor und während der Therapie mit Diuretika, Niereninsuffizienz, Durchfälle, Erbrechen, Störungen des Säure-Basen-Haushalts
↑	Hämolyse bei Probenabnahme; Niereninsuffizienz, akuter Gewebezerfall, Morbus Addison, akute Azidose, ACE-Hemmer, kaliumsparende Diuretika
↓	Diuretika, Laxanzien, Erbrechen, Durchfälle, renaltubuläre Azidose, akute Alkalose, Conn-Syndrom
WP	Natrium, Kreatinin, pH-Wert, Blutgasanalyse, Kalium- Ausscheidung im 24-h-Urin, Aldosteron

Kalzitonin (hCT)

R	basal: Männer: 2–48 pg/ml, SI: 0,56–13,4 pmol/l Frauen: 2–10 pg/ml, SI: 0,56–2,8 pmol/l max. nach Pentagastrin: Männer: bis 79 pg/ml, SI: bis 22 pmol/l Frauen: bis 50 pg/ml, SI: bis 12,5 pmol/l
A	kalziumregulierendes Hormon der parafollikulären C-Zellen der Schilddrüse, Tumormarker für das medulläre Schilddrüsenkarzinom (Pentagastrintest)
↑	medulläres Schilddrüsenkarzinom, C-Zellhyperplasie; paraneoplastisch bei Bronchial-, Mamma-, Prostatakarzinom und neuroendokrinen Tumoren
↓	nicht relevant
WP	–

Kalzium (gesamt) (proteingebundenes und freies Kalzium)

R	8,6–10,3 mg/dl
A	Maß für die Diagnostik von Störungen des Kalzium- und Phosphatstoffwechsels; zur Beurteilung normale Konzentration von Albumin erforderlich; evtl. Korrekturformel anwenden
↑	primärer Hyperparathyreoidismus, Neoplasien, (Bronchial-, Mammakarzinom, multiples Myelom), Vitamin-D-Überdosierung, Sarkoidose, Morbus Addison, Hyperthyreose, Thiazide
↓	Malabsorptionssyndrom, Vitamin-D-Mangel, Hypoparathyreoidismus, chronische Niereninsuffizienz, nephrotisches Syndrom, Leberzirrhose, osteoblastische Metastasierung, akute Pankreatitis
WP	Gesamteiweiß, AP, Phosphat, Kreatinin, Natrium, Kalium, Magnesium, Dihydroxycholecalciferol, Parathormon, Kalzitonin, Kalzium- und Phosphat-Ausscheidung im 24-h-Sammelurin, pH-Wert, Blutgasanalyse

Kalzium (frei) (ionisiertes Kalzium)

R	4,5–5,3 mg/dl SI: 1,12–1,32 mmol/l
A	Beurteilung des Kalzium-Stoffwechsels bei Hypoalbuminämie und Dysproteinämie; ca. 50% des Gesamtkalziums, unterliegt der direkten Regulation von Parathormon und Vitamin D; Beurteilung nur bei physiologischem oder korrigiertem pH-Wert möglich
↑	s. Gesamtkalzium
↓	s. Gesamtkalzium
WP	s. Gesamtkalzium (S. 1478)

Katecholamine

s. Adrenalin (S. 1466) und Noradrenalin (S. 1482)

Kohlendioxid-Partialdruck ($PaCO_2$)

R	Männer: 35–46 mmHg, 4,7–6,1 kPa Frauen: 32–43 mmHg, 4,3–5,7 kPa
A	Druck des physikalisch gelösten Kohlendioxids, physiologischer Atemantrieb
↑	kompensatorisch bei metabolischer Alkalose (z.B. rezidivierendes Erbrechen) und respiratorischer Azidose (z.B. Lungenemphysem)
↓	respiratorische Alkalose (z.B. Hyperventilation) und kompensatorisch bei metabolischer Azidose (z.B. Laktatazidose, Ketoazidose)
WP	PaO_2, Bikarbonat, pH-Wert, Elektrolyte

Komplement C3

R	55–120 mg/dl
A	Entzündungsmediator im Komplementsystem, Hinweis auf Immunkomplexkrankheiten, Beurteilung der Aktivität
↑	nicht relevant
↓	aktive Autoimmunkrankheiten (SLE, Vaskulitis, Kryoglobulinämie, Glomerulonephritis), angeborener C3-Mangel
WP	ANA, DNS-AK

Komplement-C1-Inaktivator (C1-Esterase-Inhibitor)

R	15–18 mg/dl
A	wichtigster Regulator des klassischen Weges der Komplementkaskade
↑	nicht relevant
↓	hereditäres Angioödem Typ II, erworbener C1-INH-Mangel, Defektimmunopathien (sehr selten selektiv für IgM), nephrotisches Syndrom
WP	C1q, C2, C3, C4

Kortisol

s. Cortisol (S. 1472)

Kreatinin

R	Männer: 0,67–1,36 mg/dl, SI: 59–120 µmol/l Frauen: 0,57–1,17 mg/dl, SI: 50–103 µmol/l (methodenabhängiger Referenzbereich)
A	Beurteilung der Nierenfunktion (glomeruläre Filtrationsrate); grobes Maß, („kreatininblinder Bereich"), aber für den klinischen Alltag ausreichend
↑	Niereninsuffizienz, Muskelläsionen, Verbrennungen, Alter, Medikamente (ACE-Hemmer); erhöhter Referenzbereich bei sehr muskelkräftigen Männern
↓	Frühphase eines Typ-1-Diabetes, Schwangerschaft, Anorexie
WP	Harnstoff, Kalium, Kreatinin-Ausscheidung im 24-h-Urin, Kreatinin-Clearance, Urinstatus und -sediment

Kreatinkinase (CK, gesamt)

R	Männer: < 190 U/l, Frauen: 170 U/l
A	Ausmaß frischer Muskelzellnekrosen
↑	Myokardinfarkt, Myokarditis, Muskelverletzungen, Muskeldystrophie, Dermatomyositis, Polymyositis, körperliche Aktivität (Sport, Krampfanfälle), i. m. Injektionen
↓	nicht relevant
WP	CK-MB, LDH, AST, BSG, CRP

Kreatinkinase MB-Isoenzym (CK-MB)

R	< 24 U/l; unter 6 % der Gesamt-CK
A	Ausmaß von Nekrosen der Herzmuskulatur
↑	Myokardinfarkt, Myokarditis
↓	nicht relevant
WP	Troponin T, LDH, AST

Kryoglobuline (Vollblut)

R	negativ (< 80 mg/l)
A	Immunglobuline (meist IgG), die bei Temperaturen unter 37 °C ausfallen und bei Erwärmung wieder in Lösung gehen. Relevant bei Abklärung einer Purpura
↑	Immunvaskulitiden, lymphoproliferative Erkrankungen, chronische Hepatitiden, essenzielle Kryoglobulinämie
↓	nicht relevant
WP	Elektrophorese, Immunelektrophorese; Infektionsserologien

Kupfer

R	Männer: 56–111 µg/dl, SI: 11–22 µmol/l Frauen: 68–169 µg/dl, SI: 10,7–26,6 µmol/l
A	essenzielles Spurenelement, Kofaktor verschiedener Enzyme
↑	Tumoren, cholestatische Lebererkrankungen, akute und chronische Infektionen
↓	Morbus Wilson, Menkes-Syndrom (Kinky-Hair-Syndrom), Malabsorption, nephrotisches Syndrom, nutritiver Kupfermangel (Sondenernährung, Selbstmedikation mit Zink)

L

Laktat (venöses Vollblut)

R	4,5–20 mg/dl, SI: 0,5–2,2 mmol/l
A	Erkennung von Gewebshypoxien bei noch normalem PaO₂, gestörter Glukosestoffwechsel, Klärung metabolischer Azidosen
↑	anaerobe Muskelarbeit, Schock, Sepsis, akute Gefäßverschlüsse, Biguanide, Intoxikationen (Methanol, Salizylate), maligne Tumoren, diabetische Ketoazidose, Enzymdefekte
↓	nicht relevant
WP	Blutglukose, Kreatinin, pH-Wert, Blutgasanalyse, CRP

Laktat (Liquor)

R	4,5–20 mg/dl, SI: 0,5–2,2 mmol/l
A	Erkennung eines gestörten Glukoseabbaus bei vaskulären und traumatischen Hirnerkrankungen und Intoxikationen; Differenzierung virale/bakterielle Meningitiden;
↑	bakterielle Meningitis, vaskuläre und metabolische Erkrankungen des Gehirns, zerebrale Krampfanfälle
↓	nicht relevant
WP	Zellzahl, Glukose, Eiweiß, Differenzialzellbild

Laktatdehydrogenase (LDH)

R	< 250 U/l
A	zytoplasmatisches Enzym ohne Organspezifität, Erkennung von Zellschäden
↑	Diagnose und Verlaufsbeurteilung des Myokardinfarkts, V. a. Lungenembolie, Hepatitis, hämolytische Anämien, Neoplasien, Myositis, Traumen, Operationen
↓	nicht relevant
WP	CK-MB, Troponin T, ALT, AST, Haptoglobin, Retikulozyten

Laktatdehydrogenase – Isoenzyme

R	überwiegendes Vorkommen: LDH-1 15–23 % Herzmuskel, Nieren, Erythrozyten LDH-2 30–39 % Herzmuskel, Nieren, Erythrozyten LDH-3 20–25 % Milz, Lunge, Lymphknoten, Thrombozyten, endokrine Drüsen LDH-4 8–15 % Leber, Skelettmuskel LDH-5 9–14 % Leber, Skelettmuskel

Leukozyten

R	4 400–11 300/µl
A	Infektionen, akute und chronische Entzündungen, proliferative Erkrankungen, Knochenmarksdepression
↑	Infektionskrankheiten (vorwiegend bakteriell), verschiedene Leukämieformen, Infarkte; Rauchen, Stress, Steroide
↓	Autoimmunerkrankungen, Tumoren, Knochenmarksdepression, Virusinfekte, Medikamente (Zytostatika, Analgetika, Thyreostatika, Psychopharmaka)
WP	Differenzialblutbild

Lipase (Pankreaslipase)

R	< 190 U/l
A	Erkennung von Störungen der exokrinen Pankreassekretion durch entzündete oder blockierte Ausführungsgänge
↑	akute und chronische Pankreatitis (mit Rezidiv), bei akutem Oberbauchschmerz, chronischer Alkoholismus, nach ERCP, Patienten auf Intensivstation, Niereninsuffizienz
↓	nicht relevant
WP	Amylase, Leukozyten

Lipoprotein-Elektrophorese

R	β < 60 % prä-β < 15 % α > 30 % Risiko-Index (HDL/LDL) < 1,6
A	Erkennung des Arterioskleroserisikos, Differenzierung von Fettstoffwechselstörungen
↑	primäre und sekundäre Hyperlipoproteinämien; hohes Risiko bei Erhöhung der β- und/oder prä-β-Fraktion (VDL bzw. VLDL), v. a. in Kombination mit niedriger α-Fraktion
↓	
WP	

Lipoprotein(a) (Lp[a])

R	< 300 mg/l
A	von exogenen Einflüssen und übrigen Parametern unabhängiger Risikofaktor für koronare Atheromatose, v. a. in Gegenwart hoher LDL-Cholesterinwerte
↑	nephrotisches Syndrom, Urämie, Diabetes mellitus, Hypothyreose

↓	Hyperthyreose, Therapie mit Östrogenen
WP	Cholesterin, HDL-, LDL-Cholesterin, Triglyzeride

Luteinisierendes Hormon (LH)

R	Männer: 1,5–8,6 U/l Frauen: Follikelphase 3–15 U/l Lutealphase 5–10 U/l Zyklusmitte 20–200 U/l Postmenopause > 20 U/l
A	Überprüfung der Ovarialfunktion, Zyklusstörungen, DD des Hypogonadismus bei Männern
↑	Frauen: Klimakterium, primäre Ovarialinsuffizienz Männer: Anorchie, primärer Hypogonadismus, Kastration, Klinefelter-Syndrom, Zytostatika
↓	Frauen: sekundäre Ovarialinsuffizienz Männer: sekundärer Hypogonadismus, Leberzirrhose, Östrogentherapie
WP	FSH, LH-RH-Test

M

Magnesium

R	1,8–2,7 mg/dl, SI: 0,75–1,10 mmol/l
A	wichtiger Kofaktor bei vielen Phosphorylierungen
↑	Hämolyse, Niereninsuffizienz, übermäßige Einnahme magnesiumhaltiger Antazida
↓	renale Verluste (forcierte Diurese), mangelnde Zufuhr (Alkoholismus, entzündliche Darmerkrankungen), Hyperthyreose, diabetische Ketoazidose

MCV mittleres Erythrozytenvolumen
MCH mittlerer zellulärer Hämoglobingehalt
MCHC mittlere zelluläre Hämoglobinkonzentration
RDW Erythrozytenverteilungsbreite (red cell distribution width)

R	MCV 80–96 fl MCH 28–33 pg/Zelle MCHC 33–36 g/dl RDW 15,8 ± 2,9 %
A	Differenzierung von Anämien<ul><li>MCV, MCH, MCHC normal: normozytäre, normochrome Anämie: chronische Krankheit, Niereninsuffizienz, endokrine Störungen, Malabsorption</li><li>MCV normal, MCH ↑, MCHC ↑: normozytäre hyperchrome Anämie: Hämolyse, Enzymopathie</li><li>MCV ↓, MCH ↓, MCHC ↑: Eisen-, Kupfer-, Vitamin-B_6-Mangel MCV ↑, MCH normal, MCHC normal/↓: Folsäure-, Vitamin-B_{12}-Mangel, Leberzirrhose, Alkoholismus</li><li>MCV ↑, MCH ↑, MCHC ↑: Kälteagglutinine, Artefakt, da Erythrozytenzahl zu niedrig, MCV zu hoch bestimmt wird</li></ul>
RDW ↑	Anisozytose der Erythrozyten, z. B. bei Eisenmangelanämie, akuter Hämolyse

Methämoglobin (metHb), Hämiglobin (Hi)

R	0,2–1,0 %
A	Erkennung einer toxischen oder hereditären Methämoglobinämie
↑	toxische M.: Lokalanästhetika, Nitroglycerin, Amylnitrate, Pyridium, Primaquine, Sulfonamide hereditäre M.: autosomal rezessiv vererbtes Leiden mit Mangel von NADH-abhängiger Methämoglobinreduktase
↓	nicht relevant

Mitochondriale Antikörper (AMA)

R	negativ
A	Autoantikörper gegen Mitochondrien
↑	primär biliäre Zirrhose, chronische Hepatitiden
↓	nicht relevant
WP	SMA, ANCA, ANA; AP, Bilirubin, Elektrophorese, Eisen, Ferritin, Kupfer

N

Natrium
R	135–145 mmol/l
A	Erkennung von Störungen des Wasser- und Elektrolythaushalts
↑	Wasserverlust ohne Elektrolytverlust, meist extrarenal (Darm, Haut); Diabetes insipidus, Hyperglykämie ohne Ketoazidose, Fieber, Conn-Syndrom
↓	Diuretika, Salzverlustniere, Morbus Addison, Syndrom der inadäquaten ADH-Sekretion (SIADH), Leberzirrhose, Polydipsie, Erbrechen, Durchfälle, renal-tubuläre Azidose
WP	Kalium, Glukose, Osmolalität, Natrium-Ausscheidung im 24-h-Sammelurin, Kreatinin, pH-Wert, Blutgasanalyse, Cortisol, Aldosteron

Neuronenspezifische Enolase (NSE)
R	Serum: ≤ 10 bzw. ≤ 20 ng/ml (methodenabhängig) Liquor: 0–3,7 ng/ml
A	Therapie- und Verlaufskontrolle von neuroendokrinen Tumoren und APUDomen
↑	kleinzelliges Bronchialkarzinom, Neuroblastom, Seminom, Hirninfarkt
↓	nicht relevant
WP	kein geeigneter Parameter für Tumor-Screening

Noradrenalin (Plasma)
R	80–500 ng/l, SI: 0,47–2,95 nmol/l
A	Erkennung von Störungen der NNM-Funktion und Aktivierung des sympathischen Nervensystems
↑	Phäochromozytom, Stress, Hypoglykämie, Neuroblastom
↓	nicht relevant
WP	Katecholamine, Vanillinmandelsäure, Homovanillinsäure, Metanephrine in Serum und Urin

O

Östradiol (17β- Östradiol, E2)
R	Männer: 5–80 ng/l, SI: 18–66 pmol/l Frauen: Follikelphase 30–300 ng/l, SI: 110–1100 pmol/l Ovulationsphase 100–600 ng/l, SI: 360–2200 pmol/l Lutealphase 100–300 ng/l, SI: 360–1100 pmol/l präpuberale Mädchen < 5–15 ng/l, SI: < 18–55 pmol/l
A	Beurteilung des wirksamsten ovariellen Follikelhormons
↑	östrogenproduzierende Tumoren, gonadotropinsezernierende HVL-Tumoren, Schwangerschaft
↓	primäre und sekundäre Ovarialinsuffizienz, anovulatorische Zyklen, Corpus-luteum-Insuffizienz
WP	Progesteron, LH, FSH, Prolaktin

Osmolalität
R	280–295 mosmol/kg
A	Maß für die interne Wasserbilanz des Körpers
↑	Hyperglykämie, Hypernatriämie, Niereninsuffizienz, Durchfälle, Fieber, Diabetes insipidus centralis und renalis
↓	Herzinsuffizienz, Leberzirrhose, habituelle Polydipsie
WP	Elektrolyte, Kreatinin, Harnstoff-N, Glukose

P

Parathormon (PTH)
R	intaktes PTH (iPTH) 15–65 ng/l, SI: 1,5–6,5 pmol/l
A	Beurteilung der Funktion der Epithelkörperchen und der Regulation des Kalzium-Phosphat-Haushalts
↑	primärer und sekundärer Hyperparathyreoidismus, Pseudohypoparathyreoidismus
↓	Hypoparathyreoidismus
WP	Kalzium, Phosphat, Vitamin D, AP

Partielle Thromboplastinzeit (PTT, aPTT)
R	25–40 s
A	Globaltest zur Erfassung aller Faktoren des Intrinsic- Systems und der Faktoren I, II, V, X; präoperative Abklärung; V. a. Hämophilie; Überwachung einer Heparin-Therapie mit unfraktioniertem Heparin
↑	Hämophilien, Von-Willebrand-Syndrom, Verbrauchskoagulopathie, Heparin-Therapie

↓	postoperativ, Schwangerschaft, Ovulationshemmer
WP	PTZ, Fibrinogen, Gerinnungsfaktoren

Phosphat (anorganischer Phosphor)

R	2,5–5,0 mg/dl, SI: 0,85–1,60 mmol/l
A	Abklärung von metabolischen Knochenerkrankungen, Bewertung der metabolischen Folgen von chronischen Nierenkrankheiten (Dialysepatienten) und Krankheiten der Nebenschilddrüsen, Malabsorptionssyndrom, Verdacht auf Vitamin-D-Mangel
↑	Niereninsuffizienz, Hypoparathyreoidismus, phosphathaltige Medikamente
↓	Hyperparathyreoidismus, intestinale Malabsorption, Vitamin-D-Mangel-Rachitis, Phosphatdiabetes, renaltubuläre Azidose, aluminiumhydroxidhaltige Antazida
WP	Kalzium, Kreatinin, pH-Wert, Parathormon, Vitamin D

pH-Wert

s. Wasserstoffionenkonzentration (S. 1488)

Plasma-Thrombinzeit (PTZ)

R	12–21 s
A	Suchtest zur Diagnostik von Fibrinbildungsstörungen; Überwachung einer fibrinolytischen Therapie, Überwachung Heparin-Therapie, Diagnose Hyperfibrinolyse
↑	Heparin-Therapie, DIC, Hyperfibrinolyse, Anwesenheit von Fibrinogenspaltprodukten, Hämophilien, Von-Willebrand-Syndrom, Verbrauchskoagulopathie
↓	nicht relevant
WP	PTT, Fibrinogen, Fibrinogenspaltprodukte, Gerinnungsfaktoren

Porphyrine (gesamt) (24-h-Sammelurin)

R	< 100 µg/24 h, SI: < 120 nmol/24 h
A	Erkennung von Störungen der Hämbiosynthese-Regulation
↑	akute und chronische hepatische Porphyrien, akute und chronische Bleivergiftung, erythropoetische Porphyrie
↓	nicht relevant
WP	Delta-Aminolävulinsäure und Porphobilinogen im Urin

Procalcitonin (PTC)

R	< 0,5 µg/l
A	Abklärung der Fieberursache; Differenzierung zwischen bakteriellen und anderen Ursachen von Fieber
↑	Bei Werten > 5 µg/l Hinweis auf Sepsis; Differenzierung zwischen viralen (keine oder nur geringe Erhöhung) und bakteriellen Infektionen (starke Erhöhung); Hinweis auf Multiorganversagen
↓	nicht relevant
WP	CRP, Interleukin-6, Tumornekrosefaktor-α

Progesteron

R	Männer: < 0,5 µg/l, SI: < 1,6 nmol/l Frauen: Follikelphase und Postmenopause < 1,0 µg/l, SI: < 3,2 nmol/l Lutealphase ≥ 10,0 µg/l, SI: 32 nmol/l
A	Beurteilung der Corpus-luteum-Funktion, Ovulationsnachweis
↑	Ovulation, Schwangerschaft, Blasenmole, NNR-Tumoren
↓	Corpus-luteum-Insuffizienz, HVL-Insuffizienz, Hyperprolaktinämie
WP	Östradiol, LH, FSH, Prolaktin

Prolaktin

R	Frauen: 3,8–23,2 µg/l 91–557 mU/l Männer: 3,0–14,7 µg/l 72–353 mU/l
A	Beurteilung der Funktion des HVL, Abklärung einer Amenorrhö, Mastopathien und Virilisierungserscheinungen; Libido- und Potenzstörungen beim Mann
↑	Prolaktinom, suprasselläre Tumoren, Medikamente (Dopamin-Antagonisten), Niereninsuffizienz
↓	Morbus Sheehan, kaum relevant
WP	TSH; Prolaktin-Stimulationstest mit TRH

Prostataspezifisches Antigen (PSA)

R	≤ 4 ng/ml
A	Tumormarker mit Spezifität für Prostatatumoren, aber breite Überlappung mit BPH
↑	Prostataadenome und -karzinome, BPH, Z. n. rektaler Untersuchung
↓	nicht relevant
WP	-

Protein C

R	Aktivität: 70–140 % der Norm Konzentration: 3–6 mg/l
A	Inhibitor der plasmatischen Gerinnung
↑	nicht relevant
↓	angeborener Mangel, Antikoagulanzientherapie, Lebererkrankungen, DIC
WP	Protein S, Antithrombin (AT)

Protein S

R	Aktivität 70–140 %
A	Kofaktor des Protein C
↑	diagnostisch nicht relevant, Entzündungen, Tumoren, Urämie, Schwangerschaft, Raucher
↓	angeborener Mangel, Antikoagulanzientherapie
WP	Thrombozytenzahl, Thromboplastinzeit, PTT

Q

Quick-Wert

s. Thromboplastinzeit (S. 1485)

R

Renin

R	Massenkonzentration: liegend 3–19 ng/l, stehend 5–40 ng/l Reninaktivität: liegend 0,5–1,6 μg/l/h, stehend 2–5-facher Anstieg
A	DD der Hypertonie bei V. a. Störungen des Renin-Angiotensin- Systems, DD primärer/sekundärer Hyperaldosteronismus, Abklärung therapierefraktäre Hypertonie
↑	reninsezernierende Tumoren, sekundärer Hyperaldosteronismus, Diuretika, Hydralazin, Kalziumantagonisten, Diazoxid
↓	Conn-Syndrom, β-Rezeptoren-Blocker, Clonidin, Herzglykoside
WP	Natrium, Kalium in Serum und Urin, Aldosteron, Funktionstests

Retikulozyten

R	0,5–1,5 % (25 000–75 000/μl)
A	Erkennung von Störungen der Erythropoese
↑	hämolytische Anämien, akute Hämolyse, akuter Blutverlust, nach Therapiebeginn bei Eisen- oder Vitamin-B_{12}-Mangelanämien
↓	aplastische Anämie, chronische Erkrankung, hyporegeneratorische Anämie
WP	Hb, MCV, MCH, MCHC, Eisen, Ferritin, Bilirubin, Haptoglobin

Rheumafaktor IgG (RF)

R	klassische Verfahren (Waaler-Rose-Test, Latex-Test): als Titer standardisierte quantitative Verfahren: ab ca. 10 IU/ml (methodenabhängig)
A	Autoantikörper gegen Gammaglobulin (Fc-Region)
↑	rheumatoide Arthritis (aber nicht beweisend), essenzielle Kryoglobulinämie, SLE, Sjögren-Syndrom, Mischkollagenosen, primär biliäre Zirrhose, chronische Hepatitiden
↓	nicht relevant
WP	ANA, dsDNA-AK, ENA, Elektrophorese

Ribonukleoprotein-Antikörper (RNP-AK)

R	negativ
A	Antikörper gegen kleine nukleäre Ribonukleinproteinpartikel
↑	Mischkollagenose, SLE, systemische Sklerodermie, rheumatoide Arthritis, Polymyositis
↓	nicht relevant
WP	ANA, dsDNA-AK, ENA, Elektrophorese

S

Sauerstoff-Partialdruck (PaO$_2$)

R	71–104 mmHg, 9,5–13,9 kPa
A	Druck des physikalisch gelösten Sauerstoffs
↑	Beatmung mit reinem Sauerstoff, Überdruckbeatmung, Hyperventilation
↓	Aufenthalt in großer Höhe, Verteilungs- und Diffusionsstörung, Ausfall größerer Lungenareale
WP	PaCO$_2$, Bikarbonat, pH-Wert

Saure Phosphatase (SP)

R 4,8–13,5 U/l

A unspezifischer Indikator für Erkrankungen des Skelettsystems, des Prostatakarzinoms (Isoenzym, s. Tumormarker) und des RES

↑ Prostatakarzinom, nach Prostatapalpation, BPH, Morbus Paget, Osteogenesis imperfecta, Metastasen maligner Tumoren, Leukämien, primäre Thrombozythämie, Morbus Gaucher

↓ nicht relevant

WP PSA, AP, Kalzium, Blutbild

Selen

R 50–120 µg/l, SI: 0,6–1,50 µmol/l

A Kofaktor von Antioxidanzien wie Katalase und Glutathionperoxidasen

↑ gewerbliche Intoxikationen (Glas-, Porzellanindustrie); unkontrollierte Selbstmedikation

↓ vollständige parenterale Ernährung, chronische Niereninsuffizienz, Leberzirrhose, Karzinome, katabole Zustände

Serumprotein-Elektrophorese

R Albumin 60,6–68,6 %
α_1-Globuline 1,4–3,4 %,
α_2-Globuline 4,2–7,6 %
β-Globuline 7,9–13,9 %,
γ-Globuline 11,4–18,2 %

A Erkennung von Dysproteinämien; keine direkte Diagnose möglich, jedoch typische Befundkonstellationen, Suchreaktion für monoklonale Gammopathien und Antikörpermangelsyndrome

WP je nach Befundkonstellation

Standardbikarbonat (HCO_3^-, Alkalireserve) (arterielles Blut)

R 21–26 mmol/l

A Maß für die basische Bindungskapazität des Blutes

↑ metabolischer Alkalose, kompensatorisch bei respiratorischer Azidose

↓ kompensatorisch bei respiratorischer Alkalose, metabolischer Azidose

WP PaO_2, $PaCO_2$, pH-Wert, Elektrolyte

T

Testosteron (gesamt)

R Männer: 3,5–8,6 ng/ml, SI: 12–30 nmol/l
Jungen vor der Pubertät (bzw. nach Kastration): 0,3–12 ng/ml, SI: 1–4 nmol/l
Frauen: ≤ 0,6 ng/ml, SI: ≤ 2,1 nmol/l

A Funktionsstörung der männlichen Gonaden, V. a. Androgenmangel, Überwachung der Testosteron-Substitution

↑ androgenbildende Ovarial- und Nebennierentumoren

↓ Stress, Alkohol, Drogen, Medikamente

WP DHEAS, hCG-Test

Thromboplastinzeit (TPZ, Quick-Wert, INR)

R Prozent der Norm: 70–120 %
therapeutischer Bereich: 15–36 %
Prothrombinratio (INR) 0,9–1,1
therapeutischer Bereich: 2,0–3,5

A Suchtest bei V. a. plasmatische Gerinnungsstörung eines oder mehrerer Faktoren des Prothrombinkomplexes (FI, II, V, VII, X); Überwachung Antikoagulanzientherapie; präoperatives Screening auf Hämostasestörungen

↑ durch Penizilline, Barbiturate

↓ Faktorenmangel, Vitamin-K-Mangel, Verbrauchskoagulopathie, Leberfunktionsstörungen, Antikoagulanzientherapie

WP Vergleich zwischen verschiedenen Laboratorien durch INR, Blutungszeit

Thrombozyten

R 150 000–350 000/µl

A Erkennung von Störungen der Thrombopoese

↑ primäre Thrombozytosen: essenzielle Thrombozythämie, myeloproliferative Erkrankungen
sekundäre Thrombozytosen: Operationen, Entzündungen, Infektionen, maligne Tumoren

↓ primäre Thrombozytopenien: idiopathische thrombozytopenische Purpura (ITP);
sekundäre Thrombozytopenien: im Rahmen von Grunderkrankungen, z. B. Kollagenosen, SLE, Morbus Basedow, CLL, Sarkoidose
medikamentös-toxische Thrombozytopenien: heparininduzierte Thrombozytopenie (HIT), Diclofenac, Gold, Paracetamol, Cotrimoxazol
Hypersplenismus; Pseudothrombozytopenie, z. B. Aggregatbildung, Satellitenphänomen im EDTA-Blut

WP Thrombozyten-Autoantikörper, Kammerzählung, Bluterwärmung, statt EDTA-Blut Citrat- oder Heparinblut

Thyreoglobulin-Antikörper (TG-AK)

R	negativ; cut-off methodenabhängig
A	Antikörper gegen Thyreoglobulin; Bedeutung weniger wichtig als TPO-AK
↑	Hashimoto-Thyreoiditis, primäres Myxödem, Morbus Basedow, perniziöse Anämie
↓	nicht relevant
WP	TSH, fT 3, fT 4, TPO-AK, TRAK

Thyreoideaperoxidase-Antikörper (TPO-AK)

R	negativ; Cut-off methodenabhängig
A	Antikörper gegen das membrangebundene Hämoprotein Peroxidase, das an der Jodination von Tyrosin beteiligt ist
↑	Hashimoto-Thyreoiditis, primäres Myxödem; Struma, funktionelle Autonomie, viele andere Autoimmunerkrankungen
↓	nicht relevant
WP	TSH, fT 3, fT 4, TRAK, TG-AK

Thyroxin, frei (freies T 4, fT 4)

R	8–18 ng/l, SI: 10–23 pmol/l
A	gemeinsam mit TSH und fT 3 Erkennung von Schilddrüsenfunktionsstörungen unabhängig vom Trägerprotein (im Gegensatz zu Gesamt-T 4)
↑	Hyperthyreose, autonomes Adenom, Morbus Basedow
↓	primäre Hypothyreose, thyreostatische Therapie, allgemeine schwere Erkrankung
WP	TSH, fT 3

Gesamt-Thyroxin (T 4)

R	56–123 µg/l, SI: 72–158 nmol/l

Thyroxinbindendes Globulin (TBG)

R	13–30 mg/l, SI: 220–510 nmol/l
A	Ausschluss einer Dysproteinämie mit Verfälschung der Schilddrüsenhormonbestimmung
↑	Gravidität, familiäre Dysproteinämie, Östrogenbehandlung, Ovulationshemmer
↓	Eiweißverluste, Anabolika
WP	TSH, fT 3, fT 4

Totalprotein (TP)

R	Serum/Plasma 6,6–8,3 g/dl, SI: 66–83 g/l Harn < 100 mg/l Liquor 150–450 mg/l
A	Schweregrad von Krankheiten, die mit erhöhtem Eiweißverlust (renal, intestinal), verringerter Eiweißsynthese (Lebererkrankungen), erhöhtem Eiweißverlust **und** verringerter Eiweißsynthese (Tumorkrankheiten) oder Eiweißzufuhr (Fehl- und Mangelernährung) einhergehen
↑	multiples Myelom, chronisch-entzündliche Erkrankungen (selten), Pseudohyperproteinämie durch Dehydratation
↓	nephrotisches Syndrom, exsudative Enteropathie, Morbus Crohn, Malabsorptionssyndrom, Verbrennungen, Leberschäden, Tumorkachexie
WP	Serumeiweiß-Elektrophorese

Transferrin

R	200–400 mg/dl, SI: 46–78 µmol/l
A	Transportprotein für Eisen
↑	Eisenmangel, initiale Phase der Hepatitis, Schwangerschaft
↓	akute und chronische Entzündungen, renale Proteinverluste, Leberzirrhose
WP	Eisen, Ferritin, CRP

Transferrin-Rezeptor (sTfR), löslicher

R	Männer: 2,2–5,0 mg/l, Frauen: 1,9–4,4 mg/l (Diagnostica herstellerabhängig)
A	Indikator für einen Funktionseisen-Mangel; Feststellung des Eisenmangels bei Entzündungs- und Tumoranämie, bei denen das Ferritin erhöht sein kann; funktionelle Klassifikation der Anämien; Monitoring einer EPO-Therapie
↑	Eisenmangelanämie; Differenzierung der Ursachen normo- oder mikrozytärer Anämien; β-Thalassämie; autoimmunhämolytische Anämien
↓	nicht relevant
WP	Hb, Erythrozyten-Indizes, Retikulozyten, Ferritin, CR

Transglutaminase-Antikörper IgA

R	< 20 U/ml
A	Screening auf Gluten-Enteropathie (Zöliakie, Sprue)
↑	erhöht bei den o. g. Erkrankungen
↓	nicht relevant
WP	Gluten/Gliadin-Antikörper, Endomysium-Antikörper, IgA

Triglyzeride (Neutralfette) (Zielwert ohne weitere Risikofaktoren)

R	< 150 mg/dl, SI: < 1,74 mmol/l Die Definition eines Referenzbereiches ist problematisch wegen großer physiologischer Schwankungen und Überschreitung der Grenzwerte auch innerhalb einer gesunden Population
A	Bedeutung als Risikofaktor für KHK und Schlaganfall, allerdings im Zusammenhang mit anderen Risikofaktoren wie Rauchen und Hypertonie zu sehen
↑	familiäre Hypertriglyzeridämie, Diabetes mellitus, Hyperchylomikronämie; sekundäre Hypertriglyzeridämien (Hepatopathien, Adipositas, chronischer Alkoholismus, Hypothyreose, Nephropathien)
↓	nicht relevant
WP	Cholesterin, HDL-Cholesterin, LDL-Cholesterin; s. sekundäre Formen

Trijodthyronin, frei (freies T 3, fT 3)

R	2,5–4,4 ng/l, SI: 3,9–6,7 pmol/l
A	gemeinsam mit TSH und fT 4 Erkennung von Schilddrüsenfunktionsstörungen unabhängig vom Trägerprotein (im Gegensatz zu Gesamt-T 3)
↑	Hyperthyreose, autonomes Adenom, Morbus Basedow
↓	primäre Hypothyreose, thyreostatische Therapie, allgemeine schwere Erkrankung, „low-T 3-Syndrom"
WP	TSH, fT 4

Gesamt-Trijodthyronin (T 3)

R	0,78–1,82 µg/l, SI: 1,2–2,8 nmol/l

Troponine (Troponin T [TnT], Troponin I [TnI])

R	0,01–0,30 µg/l (herstellerabhängiger cut-off); Point-of-care- Test mit Vollblut: positiv/negativ-Test mit Nachweisempfindlichkeit von 0,1 µg/l
A	Muskelproteine des Myokards; beim akuten Koronarsyndrom sensitive Marker der Myokardnekrose und wichtige Parameter zur Risikostratifizierung und Prognose
↑	akutes Koronarsyndrom, beginnende Myokardnekrose
↓	nicht relevant
WP	CK, CK-MB

TSH basal (Thyreoidea stimulierendes Hormon)

R	Euthyreose 0,4–4,0 µU/ml latente Hyperthyreose 0,1–0,3 µU/ml Hyperthyreose < 0,1 µU/ml Hypothyreose > 4,0 µU/ml
A	wichtigster Test zum Screening von Schilddrüsenfunktionsstörungen
↑	primäre Hypothyreose, Jodmangelstruma, Autoimmunthyreoiditis mit nachfolgender Hypothyreose
↓	Hyperthyreose, autonomes Adenom, Morbus Basedow, sekundäre Hypothyreose
WP	fT 3, fT 4, TRH-Test

TSH-Rezeptor-Antikörper (TRAK)

R	negativ; cut-off methodenabhängig
A	Antikörper gegen den TSH-Rezeptor der Thyreozyten; können blockierend oder stimulierend wirken
↑	Morbus Basedow, Abklärung Hyperthyreose
↓	nicht relevant
WP	TSH, fT 3, fT 4, TPO-AK, TG-AK

U

Uringewicht, spezifisches

R	1005–1030 g/l
A	abhängig von der Konzentration von Elektrolyten, Glukose, Phosphat, Carbonat; beim Gesunden mit der Osmolalität vergleichbar
↑	Dursten, Diarrhö
↓	Polydipsie, Überwässerung, Diabetes insipidus centralis und renalis, Glukosurie bei Diabetes
WP	Serum- und Urin-Osmolalität, Kreatinin, Harnstoff-N, Na^+, K^+, Glukose im Serum und Urin

V

Vanillinmandelsäure (VMS, VMA) (im 24-h-Sammelurin)
R	≤ 6,6 mg/24 h, SI: ≤ 33 µmol/24 h
A	Verdacht auf Phäochromozytom, Neuroblastom
↑	Phäochromozytom, Hypoglykämie, Neuroblastom, Stress
↓	nicht relevant
WP	Adrenalin, Noradrenalin in Serum und Urin, Metanephrine und Normetanephrine

Vitamin A
R	20–80 µg/dl, SI: 0,7–2,8 µmol/l
A	abhängig von der Konzentration von Elektrolyten, Glukose, Phosphat, Carbonat; beim Gesunden mit der Osmolalität vergleichbar
↑	Dursten, Diarrhö
↓	Polydipsie, Überwässerung, Diabetes insipidus centralis und renalis, Glukosurie bei Diabetes
WP	Serum- und Urin-Osmolalität, Kreatinin, Harnstoff-N, Natrium, Kalium, Glukose im Serum und Urin

Vitamin B_{12}
R	211–911 ng/l, SI: 156–672 pmol/l
A	Abklärung einer hyperchromen makrozytären Anämie; unklare neuropsychiatrische Erkrankungen, funikuläre Myelose, chronische Niereninsuffizienz
↑	nur bei übermäßiger Substitution
↓	Fehl- und Mangelernährung, Vegetarier, partielle oder totale Gastrektomie, Autoimmungastritis, Fehlen von Intrinsic Factor, chronische Pankreatitis mit Pankreasinsuffizienz, Morbus Crohn, ausgedehnte Dünndarmresektion, Syndrom der blinden Schlinge, Parasitenbefall (Fischbandwurm)
WP	Blutbild, Folsäure

Vitamin D
R	totales 25-Hydroxyvitamin D (Calcidiol) 25–70 µg/l, SI: 50–175 nmol/l
A	Verdacht auf Vitamin-D-Mangel, radiologische Zeichen der Osteoporose oder Osteomalazie, Hypokalzämie, erhöhte alkalische Phosphatase
↑	Überdosierung von Vitamin D
↓	bei sehr alten Menschen, Bewohnern von Pflegeheimen, Mangelernährung, Fettmalabsorption, Dialyse, Schwangerschaft und Stillzeit. Serumwerte sehr von Alter, Verhalten, Jahreszeit u. a. abhängig
WP	Kreatinin, Kalzium, Albumin, alkalische Phosphatase, Phosphat, Parathormon

W

Wasserstoffionenkonzentration (pH-Wert)
R	7,37–7,45
A	Ausdruck der Übersäuerung oder Alkalisierung im Stoffwechsel
↑	respiratorische und metabolische Alkalose
↓	respiratorische und metabolische Azidose
WP	PaO_2, $PaCO_2$, Standardbikarbonat, Elektrolyte

Z

Zink
R	Vollblut 4,0–7,5 mg/l, SI: 61–115 µmol/l Serum/Plasma 0,6–1,7 mg/l 9–18 µmol/l
A	Kofaktor an vielen enzymatischen Reaktionen, fördernde Wirkung auf das Immunsystem
↑	artifiziell durch Diffusion aus Blutröhrchen und Spritzen
↓	Malnutrition, Alkoholismus, Diabetes mellitus, akute und chronische Infektionen, chronische Lebererkrankungen

Sachverzeichnis

Halbfette Seitenzahl: Sind mehrere Seitenzahlen unter einem Stichwort angegeben, wird das Stichwort auf der halbfett martkierten Seite ausführlicher besprochen.

A

A-Welle (Doppler-Sonografie) 173
AAA = Aortenaneurysma, abdominelles 299
AAI-Schrittmacher 124
AB0-Inkompatibilität 1195
Abacavir = ABC 1114
Abatacept 1354
ABC = Abacavir 1114
Abciximab (Koronarsyndrom, akutes) 87, 90
ABDM = Blutdruck-Monitoring, ambulantes 1011
Abdomen, akutes 464
Abetalipoproteinämie 708
ABI = Ankle-brachial-Index 254
Abscheidungsthrombus 316
Abstoßungsreaktion 1338
– akute 994
– chronische 994
– hyperakute 994
Abstrich (Aufbewahrung) 1038
Abszess, perityphlitischer 570
Abt-Letterer-Siwe-Erkrankung 1258
Abwehrspannung
– diffuse 465
– lokale 465
Acarbose 690
Accretio (Perikard) 158
ACE = Angiotensin-converting-Enzym 345, 854
ACE-Hemmer 74, 1018
– Herzinsuffizienz 104
– Niereninsuffizienz 960
Achalasie 478
– DD Ösophagusneoplasie 479
– Fallbeispiel 480
– Sektglasform 479
– vigorous 479
Achlorhydrie, histaminrefraktäre 498
Aciclovir 1034, 1097
Acquired Immunodeficiency Syndrome = AIDS 1103
ACR = American College of Rheumatology 1349
Acrodermatitis chronica atrophicans 1050
ACS = Koronarsyndrom, akutes 79
ACTH = Hormon, adrenokortikotropes 721
ACTH-Messung 801
ACTH-Stimulationstest 723, 802
ACTH-Syndrom, ektopes 803
Actinomyces 1046
Actraphane 691
Actrapid 691
Acute Lung Injury 418
Adalimumab (Arthritis, rheumatoide) 1354
Adamts-13 1197, 1289
Addison, Morbus 809
– iatrogener 818
Addison-Krise 810
Adefovir 1034

Adenokarzinom (Kolon)
– High-Risk 560
– Low-Risk 560
Adenom, autonomes 759
Adenom-Karzinom-Sequenz 557
Adenosin 146, 148, 416
Adenosindiphosphat = ADP
– Rezeptor-Antagonist 75
– – Koronarsyndrom, akutes 90
Aderlasstherapie 604, 611, 1210
– unblutige 103
ADH = Hormon, antidiuretisches 721, 855
ADH-Sekretion
– Herzinsuffizienz 99
– Hyponatriämie 968
Adipositas 709
– primäre 710
– sekundäre 711
ADL = Activities of Daily Living 1444
ADP = Adenosindiphosphat
ADP-Antagonisten 75
– Koronarsyndrom, akutes 90
ADPKD = autosomal-dominant polycystic kidney diasease 932
Adrenalektomie (Phäochromozytom) 818
Adrenalin 97, 815
– Bradykardie 127
– Herzinsuffizienz 104
adrenogenitales Syndrom = AGS 813
adrenokortikotropes Hormon = ACTH 721
Adriamycin 1237, 1255
Adventitiadegeneration, zystische 271
AEG-Tumoren 489
Aerobier, obligate 1045
Aerobilie 573
Aerophagie 482
AES = Extrasystolen, atriale 128
Afferent-Loop-Syndrom 519
Afibrinogenämie 1294
Aflatoxine 618
AFP = α-Fetoprotein 828
Afterload 31, 33
Agglutinationsreaktion 1037
Agnogenic myeloid Metaplasia 1213
Agomelatin 1414
Agoraphobie 1418
Agranulozytose 1201
AGS = Syndrom, adrenogenitales 813
AI = Apnoeindex 365
AIDS = Acquired Immunodeficiency Syndrome 1103
AIH = Autoimmunhepatitis 601
AIHA = Anämie, autoimmunhämolytische 1181, **1193**
AIN = Nephritis, akute interstitielle 926
AIP = Pneumonie, akute interstitielle 409
AIP = Porphyrie, akute intermittierende 609
AIS = Androgeninsensitivitäts-Syndrom 838

Ajmalin 146
– Test 143, 233
Akanthozyten 864
Akrodermatitis, infantile papulöse 592
Akromegalie 728, 821
– Nachsorge 733
– Therapie 732
Akromegaloid 731
Akroosteolyse (Sklerodermie) 1371
Akrozyanose 298
Aktinomykose 1046
– hepatische 1047
– pulmonale 1047
Aktivimpfung (Hepatitis B) 594
Akutbehandlung, geriatrische 1443
akutes Abdomen 464
Akzeptanz 1406
AL = Leitungsbahn, akzessorische 135
ALA = Aminolävulinsäure 609
Alanin-Amino-Transferase = ALT 585
Albendazol 1134
Albumin 963
– Urin 858, 864
– Konzentration, renale 849
Albuminurie 859, 862
ALCL = Lymphom, anaplastisches großzelliges 1240
Alder-Reilly-Granulationsanomalie 1158
Aldosteron 800, 852
– Antagonisten (Herzinsuffizienz) 104
Alemtuzumab 1231, 1245
Alendronat 796
Alexanian-Schema (Plasmozytom) 1257
ALI = acute lung injury 418
alkalische
– Leukozytenphosphatase 1165
– Phosphatase = AP 776
Alkalose
– metabolische 447, 450
– respiratorische 447, 453
Alkoholdelir 614
Alkoholdehydrogenase 612
Alkoholhepatitis, akute 613
Alkoholschaden, hepatischer 611
ALL = Leukämie, akute, lymphatische 1218, 1228
All-Trans-Retinsäure = ATRA 1226
Allen-Test 251
Allergenprovokation, inhalative 348
Allergie 1331
– Coombs-Gell-Klassifikation 1319, 1332
Allergiediagnostik 355
Alloantikörper 1195
Allopurinol 716
Alpha-Glukosidasehemmer 690
Alpha-l-Fetoprotein 635
Alport-Syndrom 914, 1288
ALT = Alanin-Amino-Transferase 585

Alteplase 1312
Alternans, elektrische 155
Altersflecken 1443
Altersheilkunde 1441
Altersveränderung (Organsysteme) 1442
Alterswissenschaft 1442
Aluminium
– Osteopathie 958
– Toxizität 959
Alveolarmakrophage 342
Alveolarraum 337
Alveole 337
– Gasaustausch 339
Alveolitis
– exogen-allergische 401
– lymphozytäre 407
Alzheimer, Morbus 1451
AMA = Antikörper, antimitochondriale 619
Amanitin 617
Amantadin 1034
Amaurosis fugax 291
Ambrisentan 416
Amenorrhö 821, 840
American College of Rheumatology = ACR 1349
Amikain 1033
Amilorid 105, 451
Aminoglykoside 1033
Aminolävulinsäure = ALA, vermehrte 609
Aminopenicilline 1032
5-Aminosalicylsäure = 5-ASA 552
Aminosäurestoffwechsel, hepatischer 581
Amiodaron 91, 146, 152
Amitriptylin 1414
Amitriptylinoxid 1414
AML = Leukämie, akute, myeloische 1218, 1221
AML-M3 = Promyelozytenleukämie, akute 1223
Amlodipin 74
Amöbenabszess 1121
Amöbenruhr 1121
Amöbiasis 1120
Amöbom 1121
Amoxicillin 390, 508, 1032
Amphotericin B 394, 1034, 1119
Ampicillin 1032
Amrinon (Herzinsuffizienz) 104, 106
Amsterdam-Kriterien (HNPCC) 561
Amylaseerhöhung 655
Amyloidose 909
– β2-Mikroglobulin-Amyloidose 910
– AA-Amyloidose 910
– AF-Amyloidose 910
– AH-Amyloidose 910
– AL-Amyloidose 910
– ATTR-Amyloidose 910
– Kardiomyopathie 179
– SAA-Amyloidose 910
– sekundäre 910
– systemische 910
– Vasopathie 1284

Sachverzeichnis

ANA = Antikörper, antinukleäre 601, 871, 1367
Anaerobier, fakultative 1045
Anagrelid 1212
Analabszess 568
Analfibrom 567
Analfissur 568
Analfistel 568
Analfistelgang 566
Analgetika (Geriatrie) 1446
Analgetikaasthma 380
Analgetikanephropathie 929
Analinkontinenz 474
Analkanal 565
Analkarzinom 567
Analoginsulin 691
Analprolaps 568
Anämie 1162
- alloimmunhämolytische 1181, **1195**
- aplastische = AA 1178
- - Fallbeispiel 1180
- autoimmunhämolytische = AIHA 1193
- Formen, häufige 1166
- Glucose-6-phosphat-Dehydrogenase-Mangel = G6PD 1185
- hämolytische 1181
- - chronische 1188
- - extrakorpuskuläre 1163, **1181**
- - korpuskuläre 1163, **1181**
- - mechanisch bedingte 1197
- - mikroangiopathische 1197
- - toxisch bedingte 1197
- hepatogene 1176
- hyperchrome 1162, 1164
- hypochrome 1162, 1164
- immunhämolytische 1181, **1193**
- - medikamenteninduzierte = MIHA 1181, **1195**
- makrozytäre 1162
- methyldopainduzierte (Fallbeispiel) 1196
- mikrozytäre 1162, 1164
- normochrome 1162, 1164
- normozytäre 1162, 1164
- perniziöse 1172
- Pyruvatkinasemangel 1187
- refraktäre
- - mit Blastenexzess = RAEB 1215
- - mit Ringsideroblasten = RARS 1215
- - - und Thrombozytose = RARS-T 1215
- renale 871, **1175**
- sideroblastische 1170, **1175**
Anamnese
- Atemwegserkrankung 343
- biografische 1406
- erweiterte 1406
- klassische 1406
- Lungenerkrankung 343
- tiefenpsychologische 1406
Anamneseerhebung 1405
Anamneseformen 1406
Anaphylatoxine 1322
Anaphylaxie 1319, 1327
Anasarka 43, 101
Anastomosenulkus 516
Anatomie
- Gallblase und -wege 636
- Leber 579
- Pankreas 650
ANCA = Antikörper, antineutrophile zytoplasmatische 871, 1383
Ancylostoma duodenale 1134
Androgene 800
- vermehrte 839
- verminderte 829

Androgeninsensitivitäts-Syndrom
- partielles 838
- komplettes 838
Androgenisierung 827
Androgenresistenz-Syndrom 832
Androstendion 800
Anemet 462
Anemia of chronic Disease 1177
Aneurysma 275
- dissecans 276
- falsches/falsum 278
- fusiforme 275
- mykotisches 272
- popliteales 301
- sacculare 275
- spurium 278, 302
- verum 275
- viszerales 302
- zerebrovaskuläres 302
ANF = Faktor, atrialer natriuretischer 98
Anfall, tetanischer 785, 788
Angiitis, allergische 943
Angina
- abdominalis 538
- decubitus 63
- nocturna 63
- pectoris 63
- - atypische 41, 63
- - belastungsabhängige 63
- - Early morning Angina 41
- - instabile 41, 63, 79
- - Kälteangina 63
- - Postinfarktangina 63
- - Ruheangina 63
- - Schmerzausstrahlung 42
- - stabile 63
- - Walk through Angina 41
Angio-CT, thorakale (Lungenembolie) 413
Angiodysplasie (Dünndarm) 537
Angiografie
- Dünndarm 525
- Leber 587
- linksventrikuläre 69
- Pankreas 652
Angiologie
- B-Bild-Sonografie 249, 252
- Diagnostik 246
- Sonografie 248
- - Doppler- 249, 253
- - Duplex- 250
Angioplastie, perkutane transluminale 283
Angiosarkom 221, 618
Angiotensin
- Typ I 854
- Typ II 854
Angiotensin-converting-Enzym = ACE 345, 854
Angiotensin-Rezeptor-Blocker 74
Angiotensinogen 854
Angststörung 1418
Anidulafungin 1034
Anionenaustauscher 708
Anionenlücke 445, 447
- vergrößerte 448
Anisoylated Plasminogen Streptokinase Activator Complex = APSAC 1311
Anisozytose 1157, 1169
Anistreplase 1311
Ankle-brachial-Index = ABI 254
Ann-Arbor-Klassifikation 1233
Anophelesmücke 1126
Anorchie
- erworbene 835
- konnatale 835
Anorektum 565
Anorexia nervosa 1423
Anoskopie 566

ANP = Peptid, atriuretisches, natriurales 741, 964
Anpassungsstörung 1417
Anstrengungsasthma 379
Anstrengungsproteinurie 857
Antazida 507
Anthelminthika 1035
Anthrax **1047**
Anti-dsDNA-Antikörper 1364
Anti-EA-Antikörper 1098
Anti-EBNA-Antikörper 1098
Anti-GBM-Ak = Basalmembran-Antikörper, antiglomeruläre 871
Anti-Histon-Antikörper 1368
Anti-RPN-Antikörper 1365
Anti-Saccharomyces-cerevisiae-Antikörper 550
Anti-Sm-Antikörper 1364
Anti-Topoisomerase-Antikörper 1371
Anti-Transglutaminase-Antikörper 529
α1-Antitrypsin
- Clearance 525
- im Stuhl 525
- Mangel 375
- - Leberzirrhose 607
Anti-VCA = antiviral capsid antibody 1098
Anti-Zentromer-Antikörper 1364, 1371
Antiarrhythmika 145-148
- Vaughan-Williams-Klassifikation 145
Antibiotika (Therapie) 1032
Anticholinergika
- COPD 373
- Erbrechen 462
- Ulkustherapie 507
Antidepressiva 1414
- Geriatrie 1446
- trizyklische 1414
Antidiabetika
- Geriatrie 1446
- orale 688
Antidiarrhoika 472
Antidpressiva (Geriatrie) 1455
Antiemetika 462
Antifibrinolytika 1313
Antigen, karzinoembryonales = CEA 425
Antigen presenting Cell = APC 1318
Antigen-Drift 1100
Antigen-Shift 1100
Antihistaminika (Erbrechen) 462
Antihumanglobulintest, direkter = DAT 1194
Antihypertensiva 1017
- Geriatrie 1446
Antikoagulanzien, orale 1308
Antikoagulation
- KHK 75
- Lungenembolie 415
- Phlebothrombose 321
- - Dauer 323
Antikörper 1317, 1320
- Leberantigen, lösliches zytoplasmatisches = SLA 601
- antimikrosomale gegen Cytochrom P450 II D 6 = LKM-1 601
- antimitochondriale = AMA 619
- antineutrophile zytoplasmatische 871
- antinukleäre = ANA 601, 871, 1367
- erregerspezifische 1037
- Doppelstrang-DNA 871
- Hepatitis A 589
- heterophile (EBV) 1098
- Muskulatur, glatte = SMA 597, 601

- Speicheldrüsenausführungsgänge 1338
- zytotoxische 1338
Antikörpermangel-Syndrom, sekundäres 1252
Antileukotriene 384
Antimetaboliten 992, 1034, 1353
Antimykotika 1034
Antiphlogistika, nicht steroidale 889
Antiphospholipid-Antikörper 1394
Antiphospholipid-Syndrom 1367, 1394
α2-Antiplasmin 1276, 1310
Antirheumatika, COX-2-selektive 509
Antiserum, zytotoxisches 1329
Antistreptolysin-O-Test 160
Antistreptolysintiter 917
Antithrombin 1275
- Koronarsyndrom, akutes 87
- Mangel 318, 1282
- Substitution 1299
Antituberkulotika 399
Antitussivum 370, 433
Antiviral capsid Antibody = Anti-VC 1098
Antrachinone 468
Antrummühle 494
Anulozyten 1157
Anurie 862
ANV = Nierenversagen, akutes 886
Aortenaneurysma
- abdominelles 299
- inflammatorisches 270, 300
- thorakales 301
Aortenbogen-Syndrom 1391
Aortendissektion, thorakale 303
Aorteninsuffizienz 206
- Auskultation 208
- Hypertonie, sekundäre 1007
- Klinik 207
- Therapie 208
Aortenisthmusstenose 185, 196
- Hypertonie, sekundäre 1006
Aorten-(klappen-)Stenose 185, 202
- angeborene 197
- Auskultation 203
- Klappenersatz 205, 209
- subvalvuläre 197
- supravalvuläre 197
- valvuläre 197
Aortitis 300
Aortografie 55
AP = Serumphosphatase, alkalische 776
AP = Angina pectoris 63
APC = adenomatous polyposis coli 557
APC = Protein C, aktiviertes 1282
APC = Antigen presenting Cell 1318
APC = Argon-Plasma-Koagulation 492
APC-Resistenz 1282
APC-Tumorsuppressor-Gen 557
Aphagie 459
Aphasie 1450
Aphthen 457
Apidra 691
Apnoe
- Screening 366
- Index 365
aplastische Krise 1181
Apolipoprotein-C-II-Mangel 704
Apotransferrin 1152
Apparat, juxtaglomerulärer 852
Appendizitis
- akute 570
- chronische 570
Aprindin 146

Sachverzeichnis

Aprotinin 1311, 1313
APS = Antiphospholipid-Syndrom 1394
APSAC = anisoylated Plasminogen Streptokinase Activator Complex 1311
aPTT = Thromboplastinzeit, aktivierte partielle 1278
– Verlängerung 1280
APUD = amine precursor uptake and decarboxylation 535, 820
APUDomatose 820
Arava (Arthritis, rheumatoide) 1354
Arcus lipoides corneae 705
ARDS = acute respiratory distress syndrome 418
Aredia 978
Argatroban 1307
Arginin-Vasopressin-Derivat 740
Argon-Plasma-Koagulation = APC 492
Aristolochiasäure 941
Arixtra 322
Arousal 365
Arrhythmie
– absolute 132
– supraventrikuläre 128
– ventrikuläre 138
Arsentrioxid 1227
ART = Therapie, antiretrovirale 1104, 1112
Arteria mesenterica
– inferior 538
– superior 538
Arterienverschluss, akuter 289
Arteriitis 270
– cranialis 1392
– temporalis 1392
Arteriosklerose 268
– Koronargefäße 57
arteriovenöse Fistel 985
– angeborene 330
– erworbene 330
Arthralgie 1346
Arthritis 1346
– Differenzialdiagnose 1345
– – Arthrose (Röntgenbild) 1344
– enteropathische 1362
– infektinduzierte 1345, 1357
– infektiöse 1345
– juvenile idiopathische 1355
– Kollagenose 1345
– parainfektiöse 1357
– postinfektiöse 1357
– reaktive 1357
– rheumatoide = RA 1347
– urica 713
– Vaskulitis 1345
arthrogenes Stauungssyndrom 328
Arthropathia psoriatica 1361
Arthropathie, stoffwechselbedingte 1345
Arthrose 1346
– aktivierte 1345
Arthrosonografie 1345
Arthus-Reaktion 1332
ARVC = Kardiomyopathie, arrhythmogene rechtsventrikuläre 180
Arzneimittel
– hepatotoxische 616
– -Fieber 1040
– Therapie, geriatrische 1445
– Wirkungen, unerwünschte = UAW, AIDS 1114
Arzt-Patient-Beziehung 1421
AS = Spondylitis, ankylosierende 1359
5-ASA = 5-Aminosalicylsäure 552
ASAS-Kriterien (Spondyloarthritis) 1356

Asbest 403
– Exposition 435
Asbestose 403
ASCA = Anti-Saccharomyces-cerevisiae-Antikörper 550
Ascaris lumbricoides 1134
Aschoff-Knötchen 160
ASD = Vorhofseptumdefekt 186
ASO = Antistreptolysintiter 917
Aspartat-Amino-Transferase = AST 585
– Myokardinfarkt 85
Aspergillom 1118
Aspergillose
– allergische bronchopulmonale 409
– invasive 1117
– – pulmonale 394
Aspergillus-Pneumonie 394
Aspiration
– Pneumonie 393
– Risikofaktoren 393
Aspirationsthrombektomie, perkutane 283
Asplenie 1261
ASS = Azetylsalizylsäure 75, 283
Assessment, geriatrisches 1444
AST = Aspartat-Aminotransferase 585
– Myokardinfarkt 85
Asthenurie 739
Asthma
– bronchiale 379
– – allergisches 379
– – analgetikainduziertes 380
– – Anstrengungsasthma 380
– – Cough-Variant Asthma 381
– – Differenzialdiagnose 383
– – Fallbeispiel 385
– – Fluss-Volumen-Diagramm 347
– – Lungenfunktionsanalyse 382
– – medikamenteninduziertes 380
– – nicht allergisches 379
– – Pathogenese 380
– – Therapie 383
– cardiale 100
Asthmaanfall
– Diagnostik 381
– Therapie 385
A-Streptokokken 1078
– Fallbeispiel 1080
– M-Protein 159
Astronautenkost 534
Asystolie 109, 152
Aszites
– hämorrhagischer 540
– kardialer 629
– maligner 629
– portaler 628
– Punktion 630
– Sonographie 622, 629
– Therapie (Stufenplan) 630
– Ursachen 628
AT = Antithrombin 1275
AT-Mangel 1282
AT-Rezeptoren-Blocker
– Typ 1
– – Herzinsuffizienz 104
– – Niereninsuffizienz 960
– Typ 2 1018
Atemantrieb
– gesteigerter 453349, 365
Atemgeräusch 345
– abgeschwächtes 345
– aufgehobenes 345
Atemhilfsmuskulatur 364
Atemmuskelkraft 349
Atemnot, s. auch Dyspnoe 38
– akute 359
– Basisdiagnostik 361

– chronische 359
– Leitsymptom 359
Atempumpe 309, 339, 349
– Versagen 364
Atemrhythmus-Störungen 361
– schlafbezogene = SBAS 365
Atemwege
– Abwehrmechanismen
– – humorale 342
– – zelluläre 342
– obere 337
– untere 337
Atemwegsdruck 339
Atemwegswiderstand 339, 347
Atemzugvolumen 346
Atenolol 72
Atheroembolie 272
Atherosklerose 268
– Plaque 269
– Risikofaktoren 267
Atmung
– Altersveränderungen 1442
– Regulation 341
Atopiker 379
Atorvastatin 61, 707
Atosil 462, 1453
Atovaquon 1129
ATRA = All-Trans-Retinsäure 1226
ATRA-Syndrom 1227
atrialer natriuretischer Faktor = ANF 98
atriales natriuretisches Peptid = ANP 741, 964
Atrioseptaldefekt 186
Atrophie blanche 257
Atropin (Bradykardie) 127
ATS = American Thoracic Society 360
ATS = Thorax-Syndrom, akutes 1188
Attacke, transitorisch-ischämische = TIA 291, 1010
Ätzgastritis 497
Auer-Stäbchen 1222
AUL = Leukämie, akute, undifferenzierte 1218
Auranofin 1353
Auskultation, pulmonale 344
Ausscheidungsurografie 873
Austauscherharze 533
Australia-Antigen 591
Auswurf
– blutiger 358
– Gelbfärbung 358
– Grünfärbung 358
– Leitsymptom 358
Auswurffraktion 29
Authentizität, selektive 1406
Autoaggression 1327
Autoantikörper, bithermische 1193
Autogenes Training 1412
Autoimmunerkrankung 1333
– Gastritis 498
– Hämolyse (CLL) 1245
– Hepatitis = AIH 601
– multiglanduläre 823
– Operation, kardiopulmonaler 1286
– polyglanduläre 823
– Thrombozytopenie (CLL) 1245
Automatie 110
Autoregulation, renale 1001
Autosplenektomie 1188, 1262
AV-(atrioventrikuläre-)Blockierung 118
– Schrittmacherversorgung 120
– totale 119, 1007
AV-Dissoziation 119
AV-Kanal
– partieller 186
– totaler 186

AV-Knoten-Reentry-Tachykardie 133
AV-Reentry-Tachykardie
– antidrome 135
– EKG 137
– orthodrome 109, 135
AVNRT = AV-Knoten-Reentry-Tachykardie 133
AVRT = AV-Reentry-Tachykardie 109, 135
Azacitidin 1217
Azanavir 1114
Azathioprin 410
– Arthritis, rheumatoide 1353
– CED 552
Azetazolamid (Alkalose, metabolische) 451
Azetongeruch 680
Azetylsalizylsäure = ASS 75, 283
– Koronarsyndrom, akutes 87, 90
Azidose
– hyperchlorämische 448
– metabolische 447, 898
– renal tubuläre (distale) 791
– respiratorische 447, 451
Azimilide 148
Azithromycin 1033
Azlocillin 377
Azole 1034
Azotämie 957
AZT = Zidovudin 1114
Aztreonam 1033
Azulfidine RA 1353
AZV = Atemzugvolumen 346

B

B-Bild-Sonografie (Angiologie) 249, 252
B-Gedächtniszelle 1149
B-Lymphozyt 1148, 1317, 1319
B-Symptomatik 1234
B-Zell-Defekt 1336
B-Zell-Differenzierung 1239
B-Zell-Lymphom 1233, 1241
– diffus großzelliges = DLBCL 1248
B-Zell-Störung (Arthritis, rheumatoide) 1354
Babcock-Operation 329
Bacille Calmette-Guérin-(BCG-) Impfung 400
Bacillus anthracis 1047
Backwash-Ileitis 546
Bakteriämie 1041
Bakteriostase 1031
Bakterizidie 1031
BAL = Lavage, bronchoalveoläre 352
Balanitis circinata 1357
Balint-Gruppe 1415
Balkannephropathie 941
Ballaststoffe 468
Ballon-Atrioseptostomie 186, 417
– nach Rashkind 199
Ballon-Valvuloplastie 186
– Aortenstenose 206
– perkutane (Mitralklappe) 216
Ballonpumpe, intraaortale 238
Ballontamponade, ösophageale 627
Ballotement (Aszites) 629
BALT = Gewebe, bronchusassoziiertes lymphatisches 342
Bambusstabwirbelsäule 1360
Bandwurm 1174
Bang, Morbus 1051
Bannwarth-Syndrom 1477
Banti-Syndrom 1260
BAO = basal acid output 494

Barbiturate (Geriatrie) 1446
Barcelona Clinic Liver Cancer Staging 635
Bardet-Biedl-Syndrom 837
Barium-Breischluck 477
Barrett-Ösophagus 482, 486
Barrett-Ulkus 482
Barthel-Index 1444
Bartonella
– bacilliformis 1049
– henselae 1049
– quintana 1049
Bartonellose 1049
Basal acid Output = BAO 494
Basalmembran-Antikörper, antiglomeruläre 871
Base Excess = BE 445
Basedow, Morbus 755
Basenabweichung 445
Basenüberschuss 445, 447
Basis-Bolus-Konzept 692
Basistherapeutika (Arthritis, rheumatoide) 1351
Basophile (Granulozyten) 1148, **1200**
Bassen-Kornzweig-Syndrom 708
Bathmotropie 32
Bauchfelldialyse 986
Bauchschmerz 462
– akuter 463
– chronischer 463
– Ursachen 463
Bauchspeicheldrüse 650
BCG-(Bacille Calmette-Guérin-)Impfung 400
BCR-ABL 1204
BE = Base Excess 445
BE = Broteinheit 688
BEACOPP-eskaliert-Chemotherapie 1238
Beatmungsdruck, erhöhter endexspiratorischer = PEEP 420
Bechterew, Morbus 1359
Beckenvenenthrombose (Lokalisation) 316
Beclomethason 384
Befeuchterlunge 401
Behçet, Morbus 1395
Behçet-Syndrom 1285
Beingangrän 262
Beinischämie, chronische kritische 280
Beinschmerz 260
– bewegungsabhängiger 261
– nicht belastungsabhängiger 261
Beinulkus 262
– arterielles 263
– ischämisches 262
– neuroischämisches 263
– neuropathisches 262
– venöses 262
Beinvenenthrombose
– Antikoagulation, orale 1308
– Kompressionstherapie 324
– Lokalisation 316
Belastungs-EKG 49, 65
– Abbruchkriterien 49
– Kontraindikationen 49
– Koronarischämie 66
Belastungsdyspnoe 359
Belastungsreaktion, akute 1417
Belastungsstörung, posttraumatische 1417
Belegzellen 493
Bence-Jones-Myelom 1252
Bence-Jones-Protein 1254
– Urin 858, 936
Benzbromaron 716
Benzolderivate 618
Berechnungseinheit 688
Berger, Morbus 912
Berliner-Blau-Färbung 1170

Bernard-Soulier-Syndrom 1292
Berufsasthma 379
Besenreiservarizen 313
Beta-Rezeptoren-Blocker
– Herzinsuffizienz 105
– Koronarsyndrom, akutes 87
– Therapie, antianginöse 89
Betacaroten 608
Bethesda-Kriterien (HNPCC) 561
Betreuung, gesetzliche 1447
Betreuungsverfügung 1448
Bevacizumab 427
Bewegungsapparat (Altersveränderungen) 1443
Bewegungstherapie, konzentrative 1412
Bewusstseinsverlust, transienter 228
Bezafibrat 61, 707
Beziehung, therapeutische 1405
Biermer, Morbus 1172
Bifurkationsdivertikel 488
Bigeminus 138
Biguanide 688
– Geriatrie 1446
Bikarbonat
– Bedarf 449
– -Kohlensäurepuffer 446
– Konzentration 445
– Zufuhr 449
Bilevel-PAP-Beatmung 365
Bilharziose 1137
Bilirubin
– konjugiertes (direktes) 582
– unkonjugiertes (indirektes) 582
Bilirubinsteine 642
Bilirubinstoffwechsel 582
Bilirubinurie 866
Billroth-I-Resektion 508
Binet-Klassifikation 1244
Binge-Eating-Störung 1425
Binswanger, Morbus 1451
Biofeedback 1412
Biologica 1334
Biot-Atmung 361
Biotransformation, hepatische 582
BiPAP = bilevel positive airway pressure 365
Birbeck-Granula 1258
Bisacodyl 468
Bismuth-Corlette-Klassifikation 649
Bisoprolol 72
– Herzinsuffizienz 104
– Koronarsyndrom, akutes 87
Bisphosphate 978
Bisphosphonate 796
Bittersalz 468
Bivalirudin (Koronarsyndrom, akutes) 87, 90
BL = Burkitt-Lymphom 1240, 1249
Blackfan-Diamond-Anämie 1179
Blalock-Taussig-Anastomose 195
Blasenbilharziose 1137
Blasengalle 637
Blässe, periorale 1077
Blastenschub 1203
Blausäurevergiftung 360
Blei 941
Bleomycin 1237
BLI = Betalactamaseinhibitor 391
Blind-Loop-Syndrom 519
β-Blocker, siehe Beta-Rezeptoren-Blocker
Blockierung
– atrioventrikuläre 118
– bifaszikuläre 121
– intraventrikuläre 120
– monofaszikuläre 121
– sinuatriale 117
Blow-out-Phänomen 257, 315
Blue Bloater 372

Blumberg-Zeichen 571
Blutarmut 1162
Blutausstrich 1155
– Malaria 1128
Blutbild
– großes 1154
– kleines 1154
– Nierenerkrankungen 871
– Normwerte 1155
Blutbildung 1145
Blutdruck
– mittlerer 265
– Normwerte 58
– Monitoring, ambulantes 1011
– Messung 48, 248, 1010
– – 24-h 1011
– – Langzeit 48
Bluterbrechen 462, 574
Blutgasanalyse 349
– Gasaustauschstörung 364
– Nierenerkrankungen 871
– Störungen 454
Blutgerinnung 1274
– exogene 1278
Bluthusten 575
– Ursache 358
Blutkomponenten 1267
Blutkörperchensenkungsgeschwindigkeit = BSG 1036
Blutkreislauf
– postpartaler 25
– präpartaler 25
Blutkultur 1038
Blutplasma 1145
Blutpoolszintigrafie, hepatische 587
Blutserum 1145
Blutspende 1266
Blutstammzell-Transplantation, periphere = PBSCT 1263
Blutstillung 1273
– endoskopische 504
– Thrombozyten 1150
Blutstuhl 473, 574
Bluttransfusion
– Durchführung 1267
– Infektion 1269
– Komplikation 1268
Blutung 1277
– gastrointestinale 574
– intrazerebrale 293
– okkulte 473
– petechiale 1287
– spontane 1277
– Symptome
– – akute 1166
– – chronische 1166
Blutungsanämie 1166
Blutungsneigung (Differenzialdiagnosen) 1277
Blutverlust 1167
Blutzellen 1145
Blutzucker = BZ
– Bestimmung 677
– Normwerte 678
– Regulation 673
– Selbstkontrolle 678
BMD = bone mineral density 795
BMI = Body-Mass-Index 709
BNP = brain natriuretic peptide 34, 1470
– Aortenstenose 206, 209
– Herzinsuffizienz 102
– Lungenembolie 413
– Mitralinsuffizienz 214
Bobath-Prinzip 1447
Boceprevir 600
Bochdalek-Hernie 441
Bocksbeutelform (Herz) 155
Body-Mass-Index = BMI 709
Boeck, Morbus 406
Boerhaave-Syndrom 437, 488
Bohr-Effekt 368, 450, 453

Bolusobstruktion 459
Bondronat 978
BOOP = Bronchiolitis obliterans mit organisierender Pneumonie 409
Borborygmi 518, 535, 547
Bornholm-Krankheit 1088
Borrelia burgdorferi 1050
Borrelieninfektion 1049
Borrmann-Klassifikation 510
Bortezomib 1256, 1339
Bosentan 416
BOT = Therapie basalunterstützte orale 694
Botulinumtoxin/Botox (Achalasie) 480
Botulismus 1057
Bowman-Kapsel 848
Boyd-Perforansvene 315
Bradyarrhythmie
– absolute 122
– Vorhofflimmern 122
Bradykardie 112, 117
– EKG 114
– Therapie
– – medikamentöse 126
– – notfallmäßige 125
Bradykardie-Tachykardie-Syndrom 117
BRAF-V600E-Mutation 1246
Brain natriuretic Peptide = BNP 34, 209, 1470
– Lungenembolie 413
Brill-Symmers-Lymphom 1247
Brivudin 1034, 1097
Broca-Formel 709
Bronchialatmen 345
Bronchialbaum (Anatomie) 337
Bronchialkarzinom 421
– Chemotherapie 425
– Diagnostik 423
– extensive Disease 426
– Fallbeispiel 427
– kleinzelliges 422
– Klinik 422
– limited Disease 426
– nicht kleinzelliges 422
– Radiochemotherapie 425
– Stadieneinteilung 426
– Staging-Untersuchungen 425
– Syndrom, paraneoplastisches 423
– Therapie
– – operative 425, 427
– – palliative 427
– TNM-Klassifikation 425
– Tumormarker 424
Bronchialsekret (Aufbewahrung) 1038
Bronchialtoilette 371, 377
Bronchialverschluss 423
Bronchiektasie 376
Bronchiolitis
– obliterans 409
– respiratorische 409
Bronchitis, chronische 370
Bronchodilatator 373
Bronchografie 350
Bronchoskopie 352
– diagnostische 352
– flexible 352
– starre 352
– therapeutische 353
Bronchospasmolysetest 346
Bronchus (Anatomie) 337
bronchusassoziiertes lymphatisches Gewebe = BALT 342
Bronzediabetes 602
Broteinheit = BE 688
Brucella
– abortus 1051
– melitensis 1051
– suis 1051

Sachverzeichnis

Brucellose 1051
- Fallbeispiel 1052
Brudzinski-Zeichen 1067
Brugada-Syndrom 143, 233
Brugia malayi 1134, 1136
BSE = Enzephalopathie, bovine spongioforme 1140
BSG = Blutkörperchensenkungsgeschwindigkeit 1036
Bubonenpest 1086
Budd-Chiari-Syndrom 319, 1303
Budesonid 384
- CED 552
Buerger, Morbus 295
Bülau-Dränage 433
Bulimia nervosa 1423
Bulky Disease 1240
Burkitt-Lymphom = BL 1240, **1249**
Burning Feet 684
Bürstenschädel 1191
Buscopan-Hypotonie 477
Busulfan (CML) 1207
Butylscopolamin 481, 644
BVS = Schrittmacher, biventrikulärer 174
Bypass-Operation
- aortokoronare 77
- Koronarsyndrom, akutes 90
- PAVK 284
Byler-Syndrom 640
BZ = Blutungszeit 1280
BZ = Blutzucker 677

C

C1-(INA-)Inaktivator 1322
C1-(INH-)Inhibitor 1322
c-ANCA = Antikörper, antineutrophile zytoplasmatische mit zytoplasmatischem Fluoreszenzmuster 1383, 871
CCC = Karzinom, cholangiozelluläres 620
C-Peptid 673, 678
- Bestimmung 678
C-reaktives Protein = CRP 1036
C-Telopeptid 776
C-Zell-Hyperplasie 822
C-Zell-Karzinom 772, 822
CA = Coarctatio aortae 196
CA 19-9-Tumormarker 563
Cabergolin 732
Cabot-Ringe 1216
Cadmium 941
Caeruloplasmin (Serumwerte) 606
CAH = Hyperplasie, kongenitale adrenale 813
CAIS = Androgeninsensitivitäts-Syndrom, komplettes 838
Calabar-Schwellung 1136
Calcineurininhibitoren 931
Calciparin 322
Calcium 962
Campylobacter
- coli 1052
- jejuni 1052
- Enteritis 1052
Canaliculi biliferi 580
Candesartan (Herzinsuffizienz) 104
Candida
- Endokarditis 165
- Pneumonie 394
- Sepsis 394
Candidiasis 1118
- systemische 394
CAP = community acquired pneumonia 386
CAPD = Peritonealdialyse, kontinuierliche ambulante 987
Caplan-Syndrom 403, 429
Captopril (Herzinsuffizienz) 104

Capture Beats 115
Caput medusae 584, 623
Carbapeneme 1033
Carbimazol 753
Carbohydrate-deficient-Transferrin = CDT 586
Carboxyhämoglobin 38
Cardiolipin-Antikörper 1282
Carmustin 931
Caroli-Syndrom 647
CARRISMA 58
Carvedilol 72
- Herzinsuffizienz 104
Caspofungin 1034
Cassidy-Scholte-Syndrom 536
Castleman-Lymphom 1259
CBF-(Core-binding-Factor-)Leukämie 1222
CBG = Globulin, kortikosteroidbindendes 801
CCC = Karzinom, cholangiozelluläres 620
CCP = Peptid, zyklisch zitrulliniertes 1350
CCR5-Rezeptor-Antagonist 1113
CCS = Canadian Cardiovascular Society 64
CD 4-Zellzahl (HIV) 1107
CDAI = Crohn's Disease Activity Index 547
CDC = Centers for Disease Control and Prevention 1107
CDC-Klassifikation (HIV) 1107
CDT = Carbohydrate-deficient-Transferrin 586
CEA = Antigen, karzinoembryonales (Tumormarker)
CEA-Tumormarker
- Bronchialkarzinom 425
- Karzinom, kolorektales 563
- Schilddrüsenkarzinom 748, 773
CEAP-Klassifikation 327
CED = Darmerkrankung, chronisch-entzündliche 545
Cefazolin 1033
Cefalexin 167
Cefepim 1281
Cefotaxim 1033
Cefoxitin 1033
Ceftazidim 1033
Ceftriaxon 1033
Cefuroxim 1033
CEL = Eosinophilen-Leukämie, chronische 1208
Celecoxib 509
Centers for Disease Control and Prevention = CDC 1107
CEP = Porphyria erythropoetica congenita 608
Cephalosporine 1033
Ceramid-Trihexosidasemangel (Kardiomyopathie) 180
Certoparin 1306
Cetuximab 563
CF = Fibrose, zystische, s. auch Mukoviszidose 378
CFTR = cystic fibrosis transmembrane conductance regulator 378
CFTR-Gen 378
Chagas-Krankheit 478, 1131
- akute 1132
- chronische 1132
Charcot-Fuß 685
Charcot-Trias 646
Chediak-Higashi-Syndrom 1202
Cheilitis 457
Chemiearbeiterlunge 401
Chemokine 1321
Chemoprophylaxe 1031
Chenodesoxycholsäure 637
Cheyne-Stokes-Atmung 361
Child-Pugh-Klassifikation 623

Chinidin 146
Chinolone 1033
Chiragra 714
Chlamydia
- pneumoniae 1053
- psittaci 1053
- trachomatis 1053
Chlorambucil 1245
Chlorid 962
Chloridkonzentration (Urin) 450
Chlorkohlenwasserstoff 618
CHO(E)P-Schema (NHL) 1242
Cholangiografie
- endoskopisch-retrograde = ERC 637
- perkutane transhepatische = PTC 638
Cholangiopankreatikografie, endoskopisch-retrograde = ERCP 637
Cholangitis 646
- nicht eitrige destruierende 618
- primär sklerosierende = PSC 620
Cholecystitis emphysematosa 640
Choledocholithiasis 642
Choledochozele 647
Choledochuszyste 647
Cholekalziferol 776
Cholelithiasis 642
Cholelitholyse, orale 645
Cholera 1056
- pankreatische 668
Cholestabyl 620
Cholestase
- extrahepatische 583, **639**
- Hämostasestörung 1301
- intrahepatische 639
- - medikamentöse 616
- Labor 586
Cholestaseenzyme 640
Cholesterin 59, 701
- Absorptionshemmer 61
- Embolie
- - Nierenarterie 950
- - Syndrom 262
- erhöhtes 59
- Gallenstein 532
- Stein 642
- Synthese-Hemmer 60
- Zielwert 706
Cholestyramin
- Anionenaustauscher 708
- Diarrhö, chronische 472
- Protoporphyrinausscheidung 533
- Risikofaktoren, kardiovaskuläre 61
Cholezystektomie
- konventionelle 644
- laparoskopische 644
Cholezystitis
- akute 640
- chronische 641
Cholezystolithiasis 642
Cholinesterasehemmer 1452
Cholsäure 637
Chondrokalzinose 778
Chorea minor (Sydenham) 160
Choriongonadotropin, humanes = hCG 735
- Hypogonadismus 833
Chromoendoskopie 491
Chromogranin A 536
Chronic obstructive pulmonary disease = COPD, s. Lungenerkrankung, chronisch obstruktive 370
Chronotropie 32
- negative 34
- positive 35
CHRPE = Hypertrophie, congenitale des retinalen Pigmentepithels 559

Churg-Strauss-Syndrom = CSS 406, 409, 943, **1384**
Chvostek-Reflex 787
Chvostek-Zeichen 976
Chylomikronen 700
Chyloperikard 159
Chylothorax 433
Chylusfistel 532
Chymotrypsin (Stuhl) 653
CI = Claudicatio intermittens 280
Ciclosporin A
- Nephrotoxizität 931
- Arthritis, rheumatoide 1353
Cilostazol 283
Cimino-Fistel 985
Cine-MRT 53
Cipramil 1455
Ciprofloxacin (CED) 552
Ciprofloxazin 1033
Cirrhose cardiaque 101
Citalopram 1414, 1455
CJD = Creutzfeld-Jakob-Krankheit 1140
CK 65
CK = Kreatinkinase (Myokardinfarkt) 83
CK-MB = Kreatinkinase, herzmuskelspezifische 83, 65
Cladribin 1247
Clarithromycin 508, 1033
Claudicatio
- intermittens 260, 280
- spinalis intermittens 261
- venosa 260
Clearance
- mukoziliäre 342, 370
- ösophageale 477
Clexane 322
CLI = chronic critical limb ischemia 281
Clindamycin 1033
CLL = Leukämie, chronische lymphatische 1243
Clodronat 978
Clomipramin 1414
Clonidin 1018, 1021
- Hemmtest 817
Clopidogrel 75, 283
- Koronarsyndrom, akutes 87
Clostridien-Infektion 1057
Clostridium
- botulinum 1057
- difficile 545
- tetani 1058
CML = Leukämie, chronische myeloische 1204
CMML = Leukämie, chronische myelomonozytäre 1215
CMV = Zytomegalievirus 1095
CMV-Infektion
- AIDS 1108
- Prophylaxe 1112
CMV-Retinitis 1109
CNL = Neutrophilen-Leukämie, chronische 1208
CO-Vergiftung 360
CO2-Eliminierung, extrakorporale 420
Coarctatio aortae = CA 196
Cobalamin 1147
- Mangelanämie 1171
- Stoffwechsel 1153
Cockett-Venen 308
Codein 472
Colestipol 61, 708
Colestyramin 620
Colitis ulcerosa 545
- DD Morbus Crohn 550
- Diagnostik 550
- Früherkennungsuntersuchung 564
- Klinik 547
- Komplikationen 548

- Manifestationen, extraintestinale 549
- Therapie
- – chirurgische 553
- – medikamentöse 552
Colon irritabile 543
Colony forming untis 1209
Coma diabeticum 679
Community acquired Pneumonia 386
Compliance, pulmonale 339
- Messung 349
Computertomografie = CT
- kardiale 52
- kardinale 69
- Leber 587
- Pankreas 652
- quantitative 777
Concretio (Perikard) 158
Condylomata lata 1081
Conn-Syndrom 808
Controller-Medikamente (Asthma bronchiale) 384
Cooley-Anämie 1191
Coombs- Gell-Klassifikation 1319, 13321194
- indirekter 1194
COP = Pneumonie, kryptogen organisierende 409
COP-Schema (NHL) 1242
COPD = chronic obstructive pulmonary disease, s. Lungenerkrankung, chronisch obstruktive 370
Cor pulmonale 371
- akutes 411
- chronisches 411, 415
Core-binding-Factor-(CBF-)Leukämie 1222
Corona phlebectatica 257
Coronavirus 387
Corynebacterium diphtheriae 1059
Cotrimoxazol 1033
Cotton-Wool-Herde 1013
Cough-Variant Asthma 381
Coumadin 321
Councilman-Körperchen 588
Couplet 138
Courvoisier-Zeichen 648, 664
Cowden-Syndrom 559
COX = Cyclooxygenase 509
COX-2-Hemmer 509
Coxibe 1428
Coxiella burneti 1071
Coxsackie-Viren 1087
cP = Polyarthritis, chronische 1347
cPAN = Panarteriitis, nodosa klassische 1389
CPAP = continuous positive airway pressure 367
CPAP-Beatmung 367
CRAB Kriterien 1255
CRB-65-Score 389
CREST-Syndrom 1370
Creutzfeld-Jakob-Krankheit = CJD 1140
CRH = Kortikotropin-releasing-Hormon 800
CRH-Syndrom, ektopes 803
CRH-Test 802
Crohn, Morbus 545
- DD Colitis ulcerosa 550
- Diagnostik 550
- Klinik 547
- Komplikationen 547
- Manifestationen, extraintestinale 549
- Therapie
- – chirurgische 552
- – medikamentöse 552

Crohn's Disease Activity Index = CDAI 547
Cronkhite-Canada-Syndrom 559
Crossmatch-Untersuchung 1338
CRP = Protein, C-reaktives 1036
- Erkrankungen, kardiovaskuläre 1015
- high sensitive CRP 62
CRT = Resynchronisationstherapie, kardiale 174
Cruveilhier-Baumgarten-Syndrom 624
Cryptococcus neoformans 1117
CSE-(Cholesterinsynthese-)Hemmer 60
CSII = Insulininfusion, kontinuierlich subkutane 695
CSS = Churg-Strauss-Syndrom 1384
CT = Insulintherapie, konventionelle 692
CT = Computertomografie 652
CT-Angiografie = CTA 256
CTA = CT-Angiografie 256
CTCL = T-Zell-Lymphome, niedrigmalinge kutane 1250
cTNI = Troponin I, kardiales 83
cTNT = Troponin T, kardiales 83
CU = Colitis ulcerosa 549
Cullen-Zeichen 655
Cumarinderivate 75
CURB-Score 389
Cushing, Morbus 803, 805, 821
- Nachsorge 733
- Therapie 732
Cushing-Schwellendosis 801
Cushing-Syndrom 803
- ACTH-unabhängiges 806
- ektopes 807, 423
- endogenes 803
- exogenes 803
- iatrogenes 803, 807
- paraneoplastisches 807
- peripheres 806
- zentrales 803, 805
Cutting-Balloon 77
CVI = Insuffizienz, chronisch venöse 327
CW = continous wave 51
Cyclophosphamid
- Arthritis, rheumatoide 1353
- SLE (Pulstherapie) 1369
Cyclooxygenase-Hemmer 90, 926
CYFRA-(Zytokeratinfragment-) 21-1 425

D

D-Dimere 413, 1279, 1299
- Labordiagnostik 258
- Reumafaktor, atherogener 62
D-Dimere-Test 258, 413
D-Penicillamin 606
D-Xylose-Test 525
DA = Dopaminagonist 726
Dacarbazin 1237
DAF = Decay accelerating Factor 1184
Daktylitis 1359, 1361
Dakryozyten 1157
Dalrymple-Zeichen 759
Dalteparin 1306
Danaparoid 1307
Dane-Partikel 591
Darbopoetin 1176
Darmbilharziose 1137
Darmerkrankung, chronisch-entzündliche = CED 545
Darmgeräusch, klingendes 573
Darmmilzbrand 1048
Darmnematoden 1134
- Infektionen 1135

Darmreinigung 542
Darmverschluss, s. auch Ileus 572
DAS-(Disease Activity Score-)28 1351
Dasatinib 1207, 1232
DAT = Demenz vom Alzheimer-Typ 1451
DAT = Antihumanglobulintest, direkter 1194
Dauerausscheider (Typhus) 1083
Dawn-Phänomen 694
DCM = Kardiomyopathie, dilatative 171
DDAVP = 1-Desamino-8-D-Arginin-Vasopressin 740, 1296
DDD-Schrittmacher 124
DDT-Insektizid 618
De-Ritis-Quotient 613
- Alkoholhepatitis 613
Débridement 1459
Decay accelerating Factor = DAF 1184
Defäkation 565
Defäkografie 566
Deferasirox 604, 1192
Deferipron 1192
Deferoxamin 604, 1192
Defibrillation 151
- Früh-Defibrillation 151
Defibrillator
- halbautomatischer 152
- implantierbarer (Herzinsuffizienz) 106
Deformierung, monophasische 81
Degeneration
- hepatolentikuläre 604
- zerebelläre 423
Dehydratation 966
Dehydrobenzperidol 462
Dehydroepiandrostendion = DHEAS 800
Dekortikation 159
Dekubitus 1457
- Prophylaxe 1458
Delavirdin = DLV 1114
Delir 1452
- alkoholisches 614
Dellengastritis 515
Delta-Aminolävulinsäure, vermehrte 609
Delta-Virus 592
Deltawelle (WPW-Syndrom) 137
Demand-Schrittmacher 123
Demenz 1450
- Alzheimertyp 1451
- DD Verwirrtheitszustand, akuter 1453
- frontale 1450
- kortikale 1450
- subkortikale 1450
- vaskuläre 1451
Dengue-Fieber 1090
Denileukin Difitox 1251
dense deposit disease 919
Depression 1416
- Geriatrie 1454
- Skala, nach Yesavage et al. 1454
Dermatitis herpetiformis Duhring 528
Dermatomyositis 1375
- Antikörper 1365
- Bronchialkarzinom 423
- Differenzialdiagnosen 1377
Desferal 604
Desferrioxamin-(DFO-)Test 603, 959
Desirudin 1307
Desmopressin 740
- Effekt 740
Desoxycholsäure 637
Detemir 693, 695

DEXA = Dual Energy X-ray Absorptiometry 777
Dexamethason 801
- Erbrechen 462
- Hemmtest 802
DFO-(Desferrioxamin-)Test 959
DFS = Fuß-Syndrom, diabetisches 685
DHEAS = Dehydroepiandrostendionsulfat 802
DHSG = Hodgkin-Lymphom-Studiengruppe, deutsche 1236
Di-Guglielmo-Leukämie 1224
Diabetes
- insipidus
- – centralis 739
- – renalis 740
- mellitus 673
- – Diagnostik 677
- – DD Typ I vs. Typ II 677
- – Ernährungsberatung 687
- – Hypertonie, arterielle 1020
- – Klinik 676
- – Komplikationen 679
- – Patientenschulung 687
- – Risikofaktor, kardiovaskulärer 62
- – Therapie 687
- – – Schwangerschaft 696
- – Typ I 674
- – Typ II 674
Diabetikerkost 687
Diabetisches Fuß-Syndrom 685
Dialyse
- Demenz 958
- Indikation 884
Diamox (Alkalose, metabolische) 451
Diarrhö 469
- akute 469, 471
- blutig-schleimige 472
- chologene 532
- chronische 470, 472
- exsudative 469
- osmotische 469
- schleimige 472
- sekretorische 469
- Ursachen 469
- wässrige 472
Diathese, hämorrhagische 1277
Diazepam 1453
Diazoxid 667, 1484
Dibenzyran 537
DIC = Gerinnung, disseminierte intravasale 236, 1067, 1197, **1298**
Dickdarm 541
- Ileus 572
dicker Tropfen (Malaria) = 1127
Didanosin = ddI 1114
Differenzialblutbild 1154
- Infektion, bakterielle 1155
- Normwerte 1155
Diffusion
- Definition 983
- Lunge 340
- – Diffusionskapazität 348
- – Diffusionsstörung 363
DiGeorge-Syndrom 785
digitale Subtraktionsangiografie = DSA 256
Digitalisglykoside (Geriatrie) 1446
Digitalispräparate 106
Digitoxin 104, 149
- Geriatrie 1446
Digitus mortuus 297
Digoxin 104, 149
- Geriatrie 1446
Dihydralazin 1019, 1021
Dihydrotestosteron 800
5α-Dihydrotestosteron 825
- Wirkung 826

Sachverzeichnis

Dilatation, pneumatische 480
Diltiazem 74, 146, 148
- Hypertonie, pulmonale 416
Dimenhydrinat 462
DIP = Pneumonie, desquamative interstitielle 409
Dip-Plateau-Phänomen 179
Diphenylhydantoin 146
Diphtherie 1059
Diphyllobotrium latum 1133
Dipiperon 1453
Diplokokken, semmelförmige 1062
Dipyridamol
- Diagnostik 67, 68
- Kombination mit ASS 292, 919
Disopyramid 146
disseminierte intravasale Gerinnung = DIC 236, 1067, 1197
- Laborbefunde 1299
- Stadieneinteilung 1299
Disse-Raum, hepatischer 580
Dissoziation 1420
Diurese, osmotische 956
Diuretika
- Geriatrie 1446
- Herzinsuffizienz 104
Divertikel
- echte 554
- falsche 554
- Krankheit 554
Divertikulitis 554
- DD Kolonkarzinom 556
Divertikulose 554
DKK1-(Dickkopf 1-)Faktor 1252
DLBCL = B-Zell-Lymphom, diffus großzelliges 1248
DLV = Delavirdin 1114
DM = Dermatomyositis 1375
DMARD = disease-modifying antirheumatic drug 1351
Dobutamin (Herzinsuffizienz) 104
Dodd-Perforansvene 314
Dofetilide 148
Döhle-Einschlusskörper 1158
Dolasetron 462
Domperidon 462
Domstellung (Herzecho) 215, 219
Dopamin 721
- Agonist 726, 732
- Antagonist (Erbrechen) 462
- Herzinsuffizienz 104
Doppelballonendoskopie 524
Doppelflintenstoma 519
Dopple-Echokardiografie 50
- Herz 101
Dopple-Sonografie
- Angiologie 249, 253
- Venenerkrankungen 258
Doppler-Verfahren
- CW-Doppler 51
- PW-Doppler 51
Dotatoc-PET-CT 536
double duct sign 664
Downhill-Varizen 747, 749
Doxepin 1414
Doxycyclin 1033, 1129, 1137
Drachenzähne 567
Dränagelagerung 377
Dranginkontinenz
- motorische 1455
- sensorische 1455
Drescherfieber 402
Dressler-Syndrom 93
dritter Raum 234, 887, 968
Dromotropie 32
- negative 34
- positive 35
Dronedarone 148
Drop Attack 1449
Droperidol 462
Druckmonitoring, intraarterielles 237
Drug-eluting-Balloon 77

Drug-eluting-Stent 77
DSA = Subtraktionsangiografie; digitale 256
DSM-IV = Diagnostic and Statistical Manual of Mental Disorders 1407
DSO = Deutsche Stiftung Organtransplantation 991
Dualphotonenröntgen-Absorptiometrie 777
Ductus
- arteriosus Botalli, persistierender 185, 191
- choledochus 636
- cysticus 636
- hepaticus 636
- pancreaticus 650
- – accessorius 650
- – Santorini 650
- – Wirsungianus 650
- – erweiterter 664
Duffy-Rhesus-Antigen 1266
Dulcolax 468
Dumping-Syndrome 517
Dünndarm 522
- Doppelkontrast 542
- Funktionsdiagnostik 525
- Ileus 572
- Karzinoid 535
- Resorption 522
- Sekretion 524
Duodenalsaftsekretion 494
Duodenum 493
Duplexsonografie 256
- Angiologie 250
- farbcodierte 256
- Nierentransplantation 872
- Nierenarterienstenose 872
- Venenerkrankungen 258
Durchfall, s. auch Diarrhö
- blutiger 540
- therapieresistenter 822
Durchflusszytometrie 1183, 1185
Durchgangs-Syndrom 1452
Durchspritzperistaltik 573
Durchzugsmanometrie 478
Durstversuch 740
Dysäquilibrium-Syndrom 986
Dysarthrie 1450
Dysautonomie 819
Dysbetalipoproteinämie, familiäre 702, 704
Dyschezie 568
Dysfibrinogenämie 1294
Dysfunktion, endokrine 724
Dyslipoproteinämie 700
Dyspepsie 460
Dysphagia lusoria 458
Dysphagie 458, 477
- oropharyngeale 458
- ösophageale 458
Dysplasie, fibromuskuläre 271, 1004
Dysplasie-Karzinom-Sequenz 557
Dyspnoe, s auch Atemnot 38
- akute 39
- Leitsymptom 359
- Notfalldiagnostik 361
- Skala (American Thoracic Society) 360
- Ursache 359
Dysport (Achalasie) 480
Dystrophie, spongiforme 1141

E

e-Welle (Doppler-Sonografie) 173
EAA = Alveolitis, exogen-allergische 401
EACS = European AIDS Clinical Society 1113
Early morning Angina 41

Eastern Cooperative Oncology Group = ECOG 1227
EAT = Tachykardie, ektope atriale 128
Ebstein-Anomalie 185, 195
EBUS = Ultraschall, endobronchialer 350
EBV = Epstein-Barr-Virus 1095, 1098
Echinocandine 1034
Echinococcus
- alveolaris 1133
- cysticus 1133
- granulosus 1133
- multilocularis 1133
Echinokokkuszyste (Fallbeispiel) 1134
Echinozyten 1187
ECHO = Enteric cytopathogenic human Orphan 1089
ECHO-Viren 1089
Echokardiografie 355, 1013
- Belastungsechokardiografie 66
- 3-D-Echokardiografie 52
- Doppler-Echokardiografie 50
- Farb-Doppler-Echokardiografie 51
- Gewebe-Doppler-Echokardiografie 52
- Herzinsuffizienz 101
- Kontrast-Echokardiografie 52
- Ruhe-Echokardiografie 66
- Stress-Echokardiografie 52
- transösophageale 52
Echtheit (Psychosomatik) 1406
ECOG = Eastern Cooperative Oncology Group 1227
Eculizumab 1185
Efavirenz = EFV 1114
EFV = Efavirenz 1114
EHEC = Escherichia coli, enterohämorrhagische 1061
Ehlers-Danlos-Syndrom 274, 1283
Ehrlich-Aldehydprobe 609
Ehrlichiose 1072
EIA = exercise-induced asthma 380
EIA = Immunadsorptionstest, enzymgekoppelter 1037
EIEC = Escherichia coli, enteroinvasive 1061
Eierschalen-Lymphknoten 403
Eilbetreuung 1447
Einkammerschrittmacher 124
Einschlusskonjunktivitis 1054
Einsekundenkapazität = FEV1 346
- COPD 371
- relative 346
Eisen 1147, **1150**, 1169
Eisen-Färbung 1170
Eisen-II-Sulfat 1170
Eisen-III-Gluconat 1171
Eisenbedarf 1150
Eisenbindungskapazität
- freie 1152, 1169
- totale 1152
Eisenchelatbildner 1192
Eisengehalt, hepatischer (Histochemie) 603
Eisenmangel 1152
- Schweregrade 1169
- Anämie **1168**, 1170
- – Fallbeispiel 1171
Eisenmenger-Reaktion 185
Eisenspeicherkrankheit 602
Eisenstoffwechsel 1150
Eisensubstitution 1170
- intravenöse 1171
- orale 1170
Eisenüberladung 1152
Eisenverteilungsstörung 1152
Eiweißausscheidung (Urin) 850
Eiweißrestriktion (Niereninsuffizienz) 960

Eiweißstoffwechsel, hepatischer 581
Eiweißverlust, enteraler 532
Eiweißverlust-Syndrom, enterales 531
Ejakulationsvolumen 825
ejection clicks 47
Ejektionsfraktion 29
Ekchymose 1277
EKG = Elektrokardiogramm 48
Ektoparasit 1120
Elastase 1 (Stuhl) 653
Elastografie 624
Elektrodenkatheter 126
Elektrokardiogramm = EKG 48
- Ableitungen 48
- Analyse 49
- Belastungs-EKG 49
- Langzeit-EKG 49
- ST-Streckenanalyse 50
Elektrolythaushalt 967
- Nierenerkrankungen 871
Elephantiasis 1136
ELISA = Enzyme Linked Immunosorbent Assay 1037
Elliptozyten 1157
Elliptozytose, hereditäre 1184
Ellis-Damoiseau-Linie 434
Ellsworth-Howard-Test 789
ELWI = Lungenwasserindex, extravaskulärer 965
EMB = Ethambutol 398
Embolektomie, herzkatheterbasierte 415
Embolie
- arterielle 286
- arterioarterielle 272
- gekreuzte 412
- paradoxe 272
Empathie 1406
Emphysemkisschen 371
Emphysemknick 372
Empty-Sella-Syndrom 736
Emtricitabin = FTC 1114
Enalapril (Herzinsuffizienz) 104
Enanthem 1042
Endemie 1027
Endless-Loop-Event-Recorder 232
Endobrachyösophagus 482
Endocarditis
- lenta 162, 165
- parietalis fibroplastica 168
Endofibrose (Gefäß) 271
Endokardfibroelastose 168
Endokarditis
- abakterielle thrombotische 168
- akute 166
- bakterielle 162
- Karzinoid-Syndrom 168
- Lupus erythematodes, systemischer 168
- infektiöse 162
- – Duke-Kriterien, modifizierte 163
Endokarditisprophylaxe 166
- Indikationen 167
Endomyokardfibrose 168, 178
Endomysium-Antikörpern 529
Endoparasit 1120
Endosonografie
- anale 566
- Leber 586
- Pankreas 651
Endothelin-Rezeptor-Antagonist 416
Endothelzellläsion (Arteriosklerose) 57
Endotoxine 1046
Endoxan (Arthritis, rheumatoide) 1353
Enfuvirtide 1114
Enoxaparin 322, 1306

Enoximon (Herzinsuffizienz) 104, 106
Entamoeba histolytica 1120
Entecavir 598, 1034
Enteric cytopathogenic human Orphan = ECHO 1089
Enteritis 544
– toxische 1077
Enterobius vermicularis 1134
Enterocolitis regionalis, s. auch Crohn, Morbus 545
Enterokokken-Endokarditis 165
Enterokolitis 544
– pseudomembranöse 545
Enteropathie
– exsudative 531
– glutensensitive 527
– hyperregeneratorische 528
Enterovirus-Infektionen 1087
Enthesiopathie 1357
Entlastungspunktion (Aszites) 630
Entzündung, sterile 1357
Entzündungsanämie 1170, **1177**
Entzündungsschmerz 465
Enzephalitis 1101
– japanische 1090
– St.-Louis 1090
Enzephalopathie
– bovine spongiforme = BSE 1140
– hepatische 631
– limbische 423
– portosystemische 631
Enzyme, hepatozelluläre 585
Enzyme-linked Immunosorbent Assay = ELISA 1037
Eosinophile (Basophile) 1148
– Leukämie, chronische = CEL 1208
Eosinophilie 344, **1200**
EPEC = Escherichia coli, enteropathogene 1061
Epidemie 1027
epidermal growth factor receptor 427
Epithelkörperchenhyperplasie 778
Epitop, gemeinsames 1347
Eplerenon (Herzinsuffizienz) 104
EPO = Erythropoetin 1147
Epoprostenol 416
EPP = Protoporphyrie, erythropoetische 608
Epsilon-Welle (EKG) 181
Epstein-Barr-Virus = EBV 1095, 1098
EPT = Papillotomie, endoskopische 638
Eptifibatide (Koronarsyndrom, akutes) 87, 90
EPU = Untersuchung, elektrophysiologische 55, 116
Eradikationstherapie 507
ERASH = Radiofrequenzablation, endokardiale der Septumhypertrophie 178
Erbrechen 461
– fäkulentes 462
– galliges 462
– kaffeesatzartiges 574
– Ursachen 461
ERC = European Resuscitation Council 152
ERC = Cholangiografie, endoskopisch-retrograde 637
ERCP = Cholangiopankreatikografie, endoskopisch-retrograde 637
ERD = erosive reflux disease 483
Erdheim-Gsell-Medianekrose 274
Ereignisrekorder
– externer 232
– HRST 116
– implantierbarer 232

Ergokalziferol 776
Ergometrie 49
Ergospirometrie 349
Erhaltungstherapie
– Anämie 1174
– Hyperparathyreoidismus 784
– Leukämie 1220
– Lupusnephritis 921
– Vaskulitis 1383
Erkältung 1093
Erkrankung
– AIDS-definierende 1106, 1108
– arterielle (Diagnostik) 250
– chronische myeloproliferative 1203
– HIV-assoziierte 1109
– Milz 1260
– opportunistische (AIDS) 1108
Erlotinib 427
Erosion 501
ERP = Pankreatikografie, endoskopisch-retrograde 638
Erregernachweis 1037
– Meldepflicht 1039
Erregungsbildungsstörungen 110
Erregungsleitungsstörungen 110
Erregungszustand, akuter schwerer 1453
Erstickungs-T 82
ERV = Reservevolumen, exspiratorisches 346
Erwartungsangst 1418
Erysipel 1079
Erythem, persistentes (Handrücken) 608
Erythema
– ab igne 661
– anulare 160
– chronicum migrans 668
– marginatum 160
– migrans 1050
– nodosum 1085
Erythroblastophthise 1180
Erythroblastose, fötale 1195
Erythroleukämie 1224
Erythromelalgie 298, 1208
Erythromycin 1033
Erythropoese 1146
– ineffektive 1171
Erythropoetin = EPO 855, 1147
– Antikörper 1176
– Myelofibrose 1213
– pegyliertes 1176
– Produktion, verminderte 1176
– rekombinantes humanes = rHuEPO 1176
Erythrozyten
– Abbau 1148
– Anzahl (Normwerte) 1155
– dysmorphe (Urin) 864
– Eigenschaften 1145
– Erkrankungen 1162
– Funktion 1145
– Morphologie 1157
– Reifung 1146
Erythrozytenindex 1154, 1162
– Normwerte 1155
Erythrozytenkonzentrat 1167, 1266
– AB0-kompatibles 1185
– bestrahltes 1267
– leukozytenarmes 1267
Erythrozytentransfusion 1167
Erythrozytenzylinder 867
Escape-Phänomen 808
Escherichia coli 1060
– enterohämorrhagische = EHEC 1061
– enteroinvasive = EIEC 1061
– enteropathogene = EPEC 1061
– enterotoxigene = ETEC 1061
Escherichia-coli-Infektionen 1060

ESH = European Society of Hypertension 1000
Esomeprazol 508
Essstörung 1423
ESWL = Stoßwellenlithotripsie, extrakorporale 645
ET = Thrombozythämie, essenzielle 1203, **1211**
ETEC = Escherichia coli, enterotoxigene 1061
Ethambutol = EMB 399
Ethanoltest 1279
Etofibrat 61
Euler-Liljestrand-Reflex 340, 370
Eunerpan 1453
Eunuchoidismus 734
European AIDS Clinical Society = EACS 1113
European Resuscitation Council 152
Eurotransplant 991
Evans-Syndrom 1198, 1245, 1291
Event Recorder (HRST) 116
Everolimus 537
Exanthem 1042
Exjade 1192
Exophthalmus
– endokriner 758
– maligner 758
Exotoxine 1045
Exsudat 353, 628
– Pleuraerguss 433
Extensive Disease 426
Extrasystole
– atriale 128
– supraventrikuläre 128
– ventrikuläre 138
Extrazellulärraum = EZR 962
Extremitätenischämie 277
– akut-kritische 287
– chronisch-kritische 280
Extremitätenpumpe 310
Exulceratio simplex Dieulafoy 506
Ezetimibe 61
EZR = Extrazellulärraum 962

F

FAB-(French American British-) Klassifikation 1223
Fabry, Morbus (Kardiomyopathie) 180
Fachpsychotherapie 1409
Facies lunata 803
Fadenwurm 1132
Fahr, Morbus 786
Fahrradergometer 349
Faktor-IX-Substitution 1296
Faktor-V-Leiden-Mutation 318, 1282
Faktor-VIII-Komplex 1296
Faktor-VIII-Substitution 1296
Faktor
– antinukleärer 1327
– antizytoplasmatischer 1327
– atrialer natriuretischer = ANF 98
– fibrinstabilisierender 1274
– Konzentrat 1267
Fallbeispiel
– Achalasie 470
– Anämie 1180
– – methyldopainduzierte 1196
– Asthma bronchiale 385
– Bronchialkarzinom 427
– Brucellose 1052
– COPD 374
– Echinokokkuszyste 1134
– Eisenmangelanämie 1171
– Hodgkin-Lymphom 1238

– Kugelzellanämie 1183
– Leberabszess 1122
– Lobärpneumonie 392
– Malaria 1129
– Non-Hodgkin-Lymphom 1243
– Ornithose 1054
– Perniziosa 1175
– Plasmozytom 1257
– Pneumonie 392
– Purpura (TTP) 1198
– Q-Fieber 1071
– Rezidivulkus 516
– Salmonellose 1074
– Sichelzellanämie 1189
– Streptokokken-Infektion 1080
– Thalassaemia major 1193
– Toxic-Shock-Syndrom 1078
– Transfusionsreaktion 1270
– Tumoranämie 1178
– Whipple, Morbus 531
Fallot-Pentalogie 194
Fallot-Tetralogie 185, 194
Fanconi-Anämie 1179, 1202
Fanconi-Syndrom 791, 1288
FAP = Polyposis, familiäre adenomatöse 557
Farbdoppler-Echokardiografie 51
Farbdoppler-Sonografie (Leber) 586
Farmerlunge 401
Fasciola
– gigantica 1138
– hepatica 1138
Fassthorax 371
Fasziitis, eosinophile 1373, 1397
Fasziolose 1138
Fatal familiar insomnia = FFI 1140
fatty streaks 269, 701
Favabohnen-Krankheit 1185
Favismus 1185
Favistan 753
FD = Demenz, frontale 1450
FDG-PET 350
Febris undulans 1051
FEHnst = Harnstoffausscheidung, fraktionelle 896
Feinnadelpunktion
– Pankreas 652
– Schilddrüse 745, 747
Felodipin 74
Felty, Morbus 1355
Feminisierung, testikuläre 838
FENa = Natriumausscheidung, fraktionelle 896
Fenofibrat 61, 707
Ferriprox 1192
Ferritin 1150, 1169
Fersensporn 1360
α-Fetoprotein 828
Fettleber
– alkoholtoxische 612
– nicht alkoholische = NAFL 614
Fettleberhepatitis 613
– alkoholische 612
– nicht alkoholische = NASH 614
Fettspeicherzellen, hepatische 580
Fettstoffwechsel, hepatischer 581
Fettstuhl, s. auch Steatorrhö 472
Fettsucht 709
Fettverteilung 62
– androider Typ 710
– gynäkoider Typ 710
FEV1 = Einsekundenkapazität 346
Fever of unknown origin = FUO 1040
FFI = fatal familiar insomnia 1140
FFP = fresh frozen plasma 1267, 1300
FFR = Koronarflussreserve, fraktionelle 55

FHH = Hyperkalzämie, familiär hypokalzurische 780
FI = Fusionsinhibitoren 1113
Fiberbronchoskopie, transnasale 352
Fibrate 61, 707
Fibrin 1274
– Bildung 1278
– – gesteigerte 1279
– Monomer 1279
– Test 1279
Fibrin-Fibrinogen-Spaltprodukte 1299
Fibrinogen 1274, 1279
– Konzentration 1278
– Mangel 1294
– Risikofaktor, atherogener 62
– Substitution 1300, 1313
Fibrinolyse 1275
– Aktivierung 1275
– Inhibitoren 1276
– Kontraindikationen 324
Fibrinolysetherapie
– Kontraindikationen 1311
– Lungenembolie 415
– Überwachung 1279
Fibrinolytika 1310
Fibrinopeptid A 1279
Fibroelastom, papilläres 223
Fibroelastose 181
Fibromyalgie-Syndrom 1429
Fibroosteoklasie 778
Fibroscan 624
Fibrose, hepatische 600
Fieber
– Differenzialdiagnosen 1042
– Messung 1041
– Senkung 1042
– Ursachen 1040
– Verlauf (Typhus) 1083
Filarien 1134
Filariosen 1136
Filtration, glomeruläre 852
First-pass-Effekt 582
Fischbandwurm 1133
Fistel, arteriovenöse 985
– angeborene 330
– erworbene 330
Fistelgang, analer 566
FK 506 (Nephrotoxizität) 931
FL = Lymphom, follikuläres 1247
Flavivirus-Infektionen 1090
Flecainid 146
– Test 233
Fleckfieber 1072
Flucloxacillin 1033
Fluconazol 1034
Flucytosin 1034
Fludrokortison 810
– Belastungstest 809
Fluid Lung 418
Fluordesoxyglukose-PET 350
Fluorescein-Dilaurat-Test 653
Fluorodopamin-PET 817
Fluoxetin 1414
Flush (Differenzialdiagnosen) 536
Fluss, maximaler exspiratorischer = MEF 346
Fluss-Volumen-Diagramm 346
Flussblindheit 1136
Flüssigkeitsbilanz
– Ausfuhr 965
– Einfuhr 965
Fluticason 384
Flutter-Ventil 377
Fluvastatin 61, 707
Fluvoxamin 1414
FMD = Dysplasie, fibromuskuläre 271
FMS = Fibromyalgie-Syndrom 1429

FMTC = Schilddrüsen-Karzinom, familiäres medulläres 822
Foetor
– ex ore 458
– uraemicus 884
Folsäure 1147, 1352
– Stoffwechsel 1353
– Mangelanämie 1171
– Substitution 1174
Fondaparinux 322, 1306
– Koronarsyndrom, akutes 87, 90
Foramen ovale, offenes 187
Formoterol 373, 384
Formuladiät 534
Fornixvarizen 626
Forrest-Klassifikation 505, 574
Forrestier, Morbus 1360
Fosamprenavir 1114
Foscarnet 1034
Fotodermatose 610
Fotoplethysmografie 259
Fragment E 1279
Fragmentozyt 944, 1157, 1198
Framingham-Score 58
Framingham-Studie 1001
Frank-Starling-Mechanismus 33, 96
Fraxiparin 322
Fredrickson-Einteilung 701
French American British-(FAB-) Klassifikation (AML) 1223
Fresh frozen Plasma = FFP 1267, 1300, 1313
Friedewald-Formel 60, 705
Frischblut 1266
Frischplasma 1266, 1300, 1309
– gefrorenes 1267
Früh-Dumping 517
Frühdiabetes 698
Frühsommer-Meningoenzephalitis = FSME 1090, **1092**
Fruktoseintoleranz, hereditäre 699
FSGS = Glomerulosklerose, fokal segmentale 907
FSH = Hormon, follikelstimulierendes 721, 825, 828
– Serum 825
– Substitution 833
FSME = Frühsommer-Meningoenzephalitis 1090, **1092**
fT$_3$ = Thyrosin, freies 748
fT$_4$ = Trijodthyronin, freies 748
FTA-ABS = Treponema-pallidum-Antikörper-Absorptionstest 1081
FTC = Emtricitabin 1114
Fuchsbandwurm 1133
Füllmittel 468
Fundoplicatio 486
– Folgezustände 521
Fundus hypertonicus 1012
Fünftagefieber 1049
Funktionsdiagnostik (Pankreas) 652
Funktionsstörung 1419
– somatoforme autonome 1419
FUO = Fever of unknown origin 1040
Furosemid
– Herzinsuffizienz 104
– Hyperkalzämie 978
Furunkel (Oberlid) 1077
Fuß
– ischämischer 685
– neuropathisch diabetischer 685
Fusionsinhibitoren = FI 1113
FVC = 346

G

G6PD = Glukose-6-phosphat-Dehydrogenase-Mangel 1185
Galactomannan 1118
Galaktorrhö 726, 821
Galle 582, 636
Gallenblase
– Anatomie 636
– Endosonografie 637
– Erkrankungen 640
– Karzinom 647
– Polyp 649
– Sonografie 637
– Stein 642, 644
– Tumoren, gutartige 649
Gallengang
– Dränage 649
– Erkrankungen, seltene 647
– Karzinom 648
– Stein 642
– Tumoren
– – bösartige 648
– – gutartige 649
Gallenkanalikuli 580
Gallensäuren 637
Gallensäurenverlust-Syndrom 532
Gallensteinentfernung, konservative 645
Gallenwege
– Endosonografie 637
– Erkrankungen 640
– extrahepatische 636
– Sonografie 637
Gallium-Szintigrafie 182
Gallopamil 146, 148
Galopprhythmus 47, 158
Gammopathie, monoklonale 1251
– Signifikanz, unklare = MGUS 1255
Ganciclovir 1034
Gangrän
– Fuß, diabetischer 685
– pAVK 280
Gänsegurgelarterien 1011
Ganzkörperplethysmografie 347
Gardner-Syndrom 557
Gas-bloat-Syndrom 521
Gasaustausch, alveolärer 339
– Störung 363
Gasser-Syndrom 1290
Gastrektomie 512
gastric banding 520
Gastrinom 667
Gastritis 496
– akute 496
– chronische 498
– – atrophische 498
– hämorrhagisch-erosive 497, 509
– Typ A 498
– Typ B 498
– Typ C 498
– varioliformis 515
Gastroduodenoskopie 495
Gastrografinschluck 477
gastrointestinale Blutung = GIB 574
Gastropathie, hypersekretorische 501
Gastropexie, transabdominale 487
Gastrostomie, perkutane endoskopische = PEG 492
Gasvolumen, intrathorakales = ITGV 347
Gate-Control-Theorie 1426
Gaucher, Morbus (Kardiomyopathie) 180
Gedächtniszelle 1149, 1319

GEDI = Volumenindex, globaler enddiastolischer 965
Gefäßauskultation 251
Gefäßdilatation 274
Gefäßdissektion 274
Gefäßerkrankung
– dilatierende 275
– dissezierende 276
– embolische 272
– entzündliche 270
– Nierenbeteiligung 942
– stenosierende 267, 273
– traumatische 271
Gefäßfehlbildungen, angeborene 184
Gefäßruptur 278
– gedeckte 278
– offene 278
Gefäßstenose 273
– atherosklerotische 268
– degenerative 268
– nicht degenerative 270
Gefäßsystem, arterielles 243
Gefinitib 427
Gegenstrommechanismus (Henle-Schleife) 850
Gegenübertragung 1411
Gehtest 252
Gehtraining 283
Gelbfieber 1090, **1091**
Gelbsucht 583
Gelenkschmerz 1346
Gemfibrozil 707
Genitalherpes 1095
Gentamicin 1033
– Divertikulitis 556
GERD = gastro-oesophageal reflux disease 482
Geriatrie 1441
– Akutbehandlung 1443
– Arzneimitteltherapie 1445
– Assessment 1444
– Pflege 1444
– Prävention 1443
– Rehabilitation 1443, 1446
– Symptome 1449
Gerinnung
– disseminierte intravasale = DIC 236, 1067, 1197
– – Laborbefunde 1299
– – Stadieneinteilung 1299
– endogenes 1275, 1278
– exogenes 1275, 1278
– extrinsisches 1274
– Inhibitoren 1275
– – Synthese 1301
– intrinsisches 1275
– plasmatische 1279
– Synthese 1301
Gerinnungsfaktor 1274
– Einzelfaktorenanalyse 1279
– Konzentrat 1267
– Mangel 1277
Gerinnungsstörung
– Lebererkrankung 1301
– Differenzialdiagnosen 1277
– Faktorenmangel 1277
– – kongenitaler 1294
– hereditäre 1282
– Nierenerkrankung 1302
– plasmatisch bedingte 1293
– Thrombozytopathie 1277
– Tumorerkrankung 1302
– Vasopathie 1277
– von-Willebrand-Jürgens-Syndrom 1277
Gerinnungsthrombus 316
Gerontologie 1441
Gerstmann-Sträussler-Scheinker-Syndrom 1140
Gesamtcholesterin 60
– Zielwert 706
Gesamteiweiß (Urin) 864

Gesichtserythem, ödematöses 1077
Gesichtsfeldausfall 821
Gesichtsfelduntersuchung 723
Gestagentest 841
Gestationsdiabetes 676, 678
Gewebe-Plasminogenaktivator 1275
Gewebe-Doppler-Echokardiografie 52
Gewebepuffer 446
Gewebethromboplastin 1274
GFR = Filtrationsrate, glomeruläre 859
GH = growth hormone 721
GHIH = Growth Hormone inhibiting Hormone 729
GHRH = Growth Hormone releasing Hormone 729
Gianotti-Syndrom 592
Giant T-Wave-Syndrome 176
Giardia lamblia/duodenalis 1122
Giardiasis 1122
GIB = Blutung, gastrointestinale 574
Gibbusbildung 793
Gicht 713
- chronische 714
- interkritische 714
Gichtanfall, akuter 714
Gichtarthropathie 1345
Gichtniere 715
Gichttophi 715
Gigantismus (Akromegalie) 729
Gilbert-Meulengracht, Morbus 583
Gingivostomatitis herpetica 1096
Girdle-Syndrom 1188
GIST = Stromatumoren, gastrointestinale 514
Gladem 1455
Glanzmann-Thrombasthenie 1292
Glauber-Salz 468
GLDH = Glutamatdehydrogenase 585
Gleithernie 486
Gliadin 527
- Antikörper 529
Glibenclamid 689
Glimepirid 689
Glinide 690
Glisson-Dreieck 579
Glitazone 690
Glivec 1207
Globalinsuffizienz, respiratorische 349, 364, 452
Globulin A, antihämophiles 1274
Globus hystericus 459
glomeruläre
- Filtration 849
- Filtrationsrate = GFR 683, 848, **859**
Glomerulonephritis
- chronische 923
- diffuse 880
- Endokarditis, bakterielle 918
- fokale 880
- IgA-Glomerulonephritis 912
- membranoproliferative 918
- membranöse 904
- - Risikoklassen 906
- mesangiokapilläre 918
- postinfektiöse 916, 918
- Poststreptokokken-Glomerulonephritis 916
- rapid progressive 922
Glomerulopathie 901
- diffuse 881
- fokale 881
Glomerulosklerose
- diffuse 683
- fokal segmentale 907
- Kimmelstiel-Wilson 683
- noduläre 683

Glomerulus 848
- Autoregulation (Medikamentenwirkung) 853
- Filtration 852
- Filtrationsrate 955
- - Bestimmung 869
- - Cockroft-Gault-Formel 870
- - Einschränkung 859
- - Näherungsformeln 869
- - Funktionsstörung 955
- - Hyperfiltration 955
- - Hypertrophie 955
- - Sklerose 903
Glukagon-like-Peptide 690
Glukagonom 668
- Syndrom 821
Glukokortikoide 800
- Erbrechen 462
- Nebenwirkungen 801
- Substitution 810
- Wirkungen 801
Glukokortikosteroide, inhalative 373
Glukoneogenese 581
Glukose-6-phosphat-Dehydrogenase-Mangel = G6PD 1185
Glukosehomöostase 673
Glukosestoffwechsel 673
Glukosetoleranz
- gestörte 678
- Test, oraler 678
Glukosidasemangel (Kardiomyopathie) 180
Glukosurie 678, 866
- renale 679
Glutamat-Oxalacetat-Transferase = GOT 585
- Myokardinfarkt 85
Glutamat-Pyruvat-Transaminase = GPT 585
Glutamatdehydrogenase = GLDH 585
glutensensitive Enterpathie 527
Glyceroltrinitrat 73
Glykogen 581
Glykogenolyse 581
Glykohämoglobin 679
Glykopeptid 1033
Glykoprotein-(GP-)IIb/IIIa 1273
- Antagonist (Koronarsyndrom, akutes) 87, 90
Glykoprotein-Ib-Rezeptor 1273
Glykoside 104, 106, 149
GM-CSF = Faktor, Granulozyten-Makrophagen-Kolonie-stimulierender 1148
GN = Glomerulonephritis 904
GnRH = gonadotropin releasing Hormone 825
- Substitution 833
GnRH-Test 828
GOLD = gobal initiative for obstructive lung disease 372
GOLD-Klassifikation 372
Goldblatt-Mechanismus 294
Goldsalz 1179, 1286, 1353
Gonaden, weibliche 839
Gonadotropin 721
- Releasing-Hormone = GnRH (Substitution) 833
- Reserve 828
- Substitution 832
Gonokokken 1062
Gonorrhö 1062
Goodpasture-Syndrom 922, 943
Gorlin-Syndrom 822
GOT = Glutamat-Oxalacetat-Transferase 85, **585**
Gottron-Zeichen 1376
GP-(Glykoprotein-)IIb/IIIa 1273
GPT = Glutamat-Pyruvat-Transaminase 585
Graefe-Zeichen 759

Graft versus Host Disease = GvHD 1264, **1269**, 1339
Graft-versus-Leukemia-Effekt 1265
Graham-Steel-Geräusch 192, 214
Granisetron 462
Granulation, toxische 1158
Granulom
- eosinophiles 1258
- nicht verkäsendes, epitheloidzelliges 406
Granulomatose, allergische 943
Granulopoese 1148
Granulozyten 1148
- basophile 1148
- - Normwert 1155
- eosinophile 1148
- - Normwert 1155
- hypersegmentierte 1172
- neutrophile 1148
- - Normwert 1155
Granulozyten-Kolonie-stimulierender Faktor = G-CSF 1148
Granulozytenkonzentrat 1267
Granulozytopenie 1201
Granulozytose 1036, **1200**
- nach Milzverlust 1262
Graser-Divertikel 554
Graves' disease 755
Grawitz-Tumor 996
Gray-Plättchen-Syndrom 1288
Grenzzonenhepatitis 601
Grenzzoneninfarkt 290
Grey-Turner-Zeichen 655
Grippe, echte 1099
Grippeschutzimpfung 392
growth hormone = GH 721
- Bestimmung 730
- biosynthetisch hergestelltes humanes 735
- inhibiting Hormone = GHIH 729
- releasing Hormone = GHRH 729
Gummen 1081
Gummibandligatur (Ösophagusvarizenblutung) 626
Gummibauch 655
Gumprecht-Kernschatten 1243
Gunn-Kreuzungsphänomen 1012
Günther, Morbus 608
Gürtelrose 1096
GvHD = Graft versus Host Disease 1264, **1269**
Gynäkomastie 829
- Ursachen 830
Gyrasehemmer 1033

H

H2-Atemtest 525
H2-Blocker 507
HAART = Therapie, hoch aktive antiretrovirale 1112
Haarzell-Leukämie = HZL 1246
Haarzellen 1246
HACEK-Gruppe 164
Haemoccult-Test 542
Haemophilus influenza 1030, 1039
Haemosuccus pancreaticus 663
Hageman-Faktor 1274
hairy cells 1246
Hakenwurm 1134, **1135**
Halbmondbildung (Glomerulonephritis) 922
Halbwertszeiten = HWZ (Leberenzyme) 586
Halitosis 458
Halsvenenstauung (DCM) 172
Häm-Arginin 610
Hämapherese 1266
Hamartome 558

Hämatemesis 574
Hämatochezie 473, 574
Hämatokrit = Hkt 1154
Hämatologie
- Grundlagenwissen 1145
- Therapie, spezielle 1263
- Untersuchungsmethoden 1154
Hämatopneumothorax 431
Hämatopoese 1145
Hämatothorax 433
Hämaturie 858, 864
- benigne 914
Hämbiosynthese 607
Hämiglobinzyanose 38
Hämochromatose
- Arthropathie 1345
- primäre 602
- sekundäre 602
Hämodiafiltration 989
Hämodialyse 984
- Gefäßzugänge 985
- Indikation 884
- kalziumfreie 781
- Kapillarmembranen 986
- Komplikationen 986
- Kunststoffprothesen 985
Hämofiltration 988
Hämoglobin = Hb 1145
- HbS 1187
- pathologisches 38
- Typ A1 1146
- Typ A2 1146
- Typ F 1146
Hämoglobin-C-(HbC-)Krankheit 1189
Hämoglobingehalt, mittlerer korpuskulärer = MCH 1154
- Anämie 1162
- Normwert 1155
Hämoglobinkonzentration, mittlere korpuskuläre = MCHC 1154
- Normwert 1155
Hämoglobinurie 858
- paroxysmale nächtliche = PNH 1184
Hämoglobinzyanose 36
Hämolyse 1181
- extravasale 1195
- Glukose-6-Phosphat-Dehydrogenase-(G6PD-)Mangel 1186
- intravasale 1196
- mechanische 1181
- toxische 1181
Hämolysezeichen 1191
Hämolytisch-urämisches Syndrom = HUS 945, **1290**
Hämoperfusion 989
Hämopexin 1151
Hämophilie
- Typ A 1281, 1294
- Typ B 1281, 1294
Hämoptoe 575
Hämoptysie 431
- Ursache 358
Hämorrhoidalleiden 566
Hämorrhoiden 566
Hämosiderin 1150
Hämosiderose 602
- Kardiomyopathie 180
Hämostase
- Hemmung, medikamentöse 1305
- primäre 1273
- sekundäre 1274
Hand-Fuß-Mund-Krankheit 1088
Handlinie
- grobe (Akromegalie) 730
- hyperpigmentierte 603
- Xanthom, gelbes 704
Hand-Schüller-Christian-Erkrankung 1258
Handlinien, hyperpigmentierte (Hämochromatose) 603

Sachverzeichnis

Hantavirus-Infektionen 1094
HAP = hospital-acquired pneumonia 386
Hapten 1196
Harninkontinenz 1455
– funktionelle 1456
Harnsäure 938
– Kristalle 868
– Nephropathie 937
– Steine 714, 937, 939
Harnstoff 869, 958
– Ausscheidung, fraktionelle 896
– Clearance 985
– Nierenversagen, akutes 894
– Quotient Serumkreatinin zu Serumharnstoff 875
13C-Harnstoff-Atemtest 495
Harnwegsinfekt
– Niereninsuffizienz, chronische 885
– komplizierter 885
Harnwegsobstruktion 892
Hartes-Wasser-Syndrom 783, 977
Hartmann-Operation 563
Hashimoto-Thyreoiditis 768
Haupthistokompatibilitätskomplex 1323
Hauptzellen 493
Hausnotrufsystem 1450
Haut
– Blutung
– – flächenhafte 1067
– – flohstichartige 1067
– – petechiale 622
– Diphtherie 1060
– Emphysem 431, 438
– Infarkt 263
– Milzbrand 1048
– Nekrosen 1067
– Test (Allergiediagnostik) 355
– Tuberkulose 400
– Tumoren (Mycosis fungoides) 1250
– Veränderungen
– – altersbedingte 1443
– Glukagonom 668
HAV = Hepatitis-A-Virus 588, **589**
Hb = Hämoglobinkonzentration 1154
HbA$_1$ = Hämoglobin A1 1190
HbA$_2$ = Hämoglobin A2 1190
HbA1c-Bestimmung 679
HbC-(Hämoglobin-C-)Krankheit 1189
HbF = Hämoglobin F 1190
HbS = Hämoglobin S 1187
HBV = Hepatitis-B-Virus 588, **591**
HCC = Leberzellkarzinom, primäres 634
hCG = Choriongonadotropin, humanes 735
– Hypogonadismus 833
– Test 828
– Tumormarker 828
HCM = Kardiomyopathie, hypertrophe 175
HCV = Hepatitis-C-Virus 588, 595
HDL = high density lipoprotein 700
HDL-Cholesterin 60
– Zielwert 706
HDV = Hepatitis-D-Virus 588, **594**
Head-Zone 464
Hedinger-Syndrom 536
Heide-Syndrom 537
Heimbeatmung 373
Heinz-Innenkörper 1157, 1186
Helferzelle 1318
Helicobacter pylori 498
– Eradikationstherapie 507
– Infektion 502
– Nachweis 499

Heller-Myotomie 480
HELLP-Syndrom 1006
Helminthen-Infektionen 1132
Helmzellen 1157, 1198
Hemiblock
– linksanteriorer 120
– linksposteriorer 120
Hemmkonzentration, minimale 1031
Hemmkörperhämophilie 1297
Henderson-Hasselbalch-Gleichung 445
Henle-Schleife 850
Heparin 1278, 1305
– Koronarsyndrom, akutes 87
– fraktioniertes 1306
– hochmolekulares 1305
– niedermolekulares = NMH 322, 414, 1306
– Therapie
– – Kontraindikationen 1307
– – nach Embolie 1306
– – nach Thrombose 1306
– – Überwachung 1278
– – Thromboseprophylaxe 1306
– unfraktioniertes = UFH 322, 1305
– Wirkmechanismus 1306
Heparinisierung (Lungenembolie) 414
Heparinoid 1305
Hepatitis
– chronisch-autoimmune 601
– chronische 596
– – AIDS 1111
– medikamentöse 617
– Typ A 588
– – akute 589
– – Impfindikation 590
– Typ B 588
– – akute 591
– – chronische 592, 596
– – Hyperimmunglobulin 593
– – Impftiterkontrolle 594
– Typ C 588
– – akute 595
– – chronische 599
– Typ D 588
– – akute 594
– – chronische 599
– Typ E 588
– – akute 595
– virale
– – akute 588
– – chronische 596
Hepatitis-A-Virus = HAV 588, **589**
Hepatitis-B-Virus = HBV 588, **591**
Hepatitis-C-Virus = HCV 588, 595
Hepatitis-D-Virus = HDV 588, **594**
Hepatitis-E-Virus = HEV 588, **595**
Hepatoblastom 634
hepatojugulärer Reflux 45
hepatolentikuläre Degeneration 604
hepatopulmonales Syndrom = HPS 631
hepatorenales Syndrom = HRS 630
Hepatosiderose 609
Hepatotoxine
– direkte 616
– indirekte 616
Hepatozyten 579, **580**
Hepcidin 602, 1177
Heptest 321
hereditäres angioneurotisches Ödem 1322
Hering-Breuer-Reflex 341
Hernie
– axiale 486
– paraösophageale 486
Herpangina 1088

Herpes
– genitalis 1096
– labialis 388
– Rezidivprophylaxe 1112
– zoster 1096
– – Nervus trigeminus 1097
Herpes-simplex-Virus = HSV 1095
– Enzephalitis 1096
– Meningitis 1096
– Ösophagitis 484
– Typ 1 1095
– Typ 2 1095
Herpesvirus, humanes = HHV 1095
Herz
– Aktionspotenzial 30
– Beschwerden, funktionelle **42**, 1429
– Blutversorgung 27
– Entwicklung 25
– Erregungsleitungssystem 25
– Holzschuhform 195
– Innervation 28
– Leitung, elektrische 31
– Muskelkontraktion 31
Herz-CT 62
Herz-Kreislauf-System (Altersveränderungen) 1442
Herzaktion
– diastolische 34
– systolische 32
Herzauskultation 46
Herzbeuteltamponade 157
Herzbinnenraumszintigrafie 54
Herzbögen 351
Herzbuckel 45, 185
Herzfehlbildungen, angeborene 184
Herzfehlerzellen 214
Herzfrequenz 34
Herzgeräusch 47
– akzidentelles 47
– funktionelles 47
Herzglykoside 149
Herzhypertrophie
– apikale 176
– exzentrische 207
– Hypertonie 1009
– Yamaguchi-Typ 176
Herzindex 175
Herzinsuffizienz 94
– akute 103
– Endokarditis, akute 166
– Hypertonie 1009
– chronische 97, 104
– Diagnostik 100
– diastolische 95
– Klinik 99
– Myokardinfarkt 92
– NYHA-Klassifikation 101, 105
– Roskamm-Klassifikation 101
– systolische 95
– Therapie 103
Herzkatheteruntersuchung 54
– Herzinsuffizienz 102
Herzklappe 25
– Ersatz 201
– Fehler, erworbene 200
– – Diagnostik 200
– – Rekonstruktion 201
– – Therapie
– – medikamentöse 201
– – operative 201
Herzklopfen 45
Herzkrankheit
– hypertensive 1009
– koronare = KHK 57, 1009
– – Diagnostik 64
– – EKG-Veränderungen 65
– – Klinik 63
– – Therapie 72
Herzkranzgefäße 27
Herzminutenvolumen 29
Herzneurose 42

Herzpalpation 46
Herzpatient 1435
Herzperkussion 46
Herzrasen 45
Herzrhythmusstörungen 109
– bradykarde 111
– Diagnostik 112
– – elektrophysiologische 116
– Langzeit-EKG 115
– nicht kardiale Ursachen 110
– supraventrikuläre 115
– tachykarde 111
– – Therapie 145
– Ursachen, kardiale 110
Herzschrittmacher 123
– AAI-Schrittmacher 124
– biventrikulärer 124
– DDD-Schrittmacher 124
– Fehlfunktionen 126
– frequenzadaptive 125
– Stimulation
– – passagere 126
– – transkutane 126
– – transvenöse 126
– VVI-Schrittmacher 124
Herzspitzenstoß 46
Herzstillstand
– Hypermagnesiämie 982
– Herzrhythmusstörung 34, 111
Herzstolpern 45
Herztod, plötzlicher 150, 174, 178
Herztöne 47
Herztransplantation 107
Herztumoren 221
– benigne 221
– Lipom 224
– maligne 221, 225
– Myxom 222
– primäre 221
– Rhabdomyom 224
– Sarkom 225
– sekundäre 221
Herzvergrößerung (Untersuchung körperliche) 172
Herzzeitvolumen 29
HEV = Hepatitis-E-Virus 588, **595**
Hexachlorcyclohexan 618
HHL = Hypophysenhinterlappen 721
HHV = Herpesvirus, humanes 1095
Hiatus leucaemicus 1206, 1222
Hiatushernie 441, 486
High-output-failure 94
Himbeerzunge 1079
Hippel-Lindau-Syndrom 816
Hirndruck, erhöhter 1067
– Senkung 291
Hirninfarkt 289
Hirsutismus **802**, 813, 840
Hirudin 1307
HIS-Bündel 26, 116 , 134
Hisitozytosis X 1258
Histidyl-Transfer-RNA-Synthetase-Antikörper 1377
Histon-Deacetylase-Inhibitoren 1251
HIT = Thrombozytopenie, heparininduzierte 321, 1307
Hitzenberger-Schnupfversuch 441
HIV = Immundefizienz-Virus, humanes 1111
HIV-Koinfektionen 1111
Hkt = Hämatokrit 1154
HL = Hodgkin-Lymphom 1232
HLA = Human leucocyte Antigen 1323
HLA-B27 1357
HLA-DR4 1347
HLA-Histokompatibilitätsgruppen 1337

hMG = Menopausengonadotropin, humanes 735, 833
HMG-CoA-Reduktase-Hemmung 60, 707
HMV = Herzminutenvolumen 29, 101
HNCM = Kardiomyopathie, hypertrophisch nicht obstruktive 175
HNPCC = Karzinom, hereditäres kolorektales ohne Polyposis 561
Hochdruckenzephalopathie, akute 1010
Hochdrucksystem 243, 245
Hochfrequenzrotablation 77
Hochwuchs, eunuchoider 829
HOCM = Kardiomyopathie, hypertroph-obstruktive 175
Hoden
– Biopsie 828
– Dysgenesie 833
– Funktion (Regulation) 825
– Größe 825
Hodgkin, Morbus 1232
Hodgkin-Lymphom = HL 1232
– Fallbeispiel 1238
– gemischtzelliges = MCHL 1233
– klassisches 1233
– lymphozytenarmes = LDHL 1233
– lymphozytenreiches = LRHL 1233
– noduläres
– – sklerosierendes = NSHL 1233
– – lymphozytenprädominantes 1233, 1238
– Studiengruppe, deutsche = DHSG 1236
Hodgkin-Zellen 1236
Höhenaufenthalt 360
Höhenlungenödem 418
Holiday Heart Syndrome 131
Holzschuhform (Herz) 195
Honey Combs 357
Honey-Moon-Effekt 1436
Honeymoon period 675
Honigwabenlunge 410
Hormon
– adrenokortikotropes 721
– antidiuretisches 721, 855
– follikelstimulierendes 721, 828
Horner-Syndrom 423, 770
Hornhaut-Transplantation 1337
Horton, Morbus 1392
Hospital-acquired Pneumonia 386
Hot Spots 529
Howell-Jolly-Körperchen 1157, 1262
HPL = Plazentalaktogen, humanes 696
HPS = Syndrom, hepatopulmonales 631
HRS = Sternberg-Reed-Zellen 1233
HRS = Syndrom, hepatorenales 630
HRST = Herzrhythmusstörung 109
hs-(high sensitive-)CRP 62
HSV = Herpes-simplex-Virus 1095
Hüftprotektor 1450
Humalog 691
humanes
– Choriongonadotropin = hCG 735
– – Hypogonadismus 833
– – Test 828
– – Tumormarker 828
– Menopausengonadotropin = hMG 735, 833
Humaninsulin 691
Hundebandwurm 1133
Hungerversuch 698
Hunter-Glossitis 1173
Hurler, Morbus (Kardiomyopathie) 180

HUS = Syndrom, hämolytisch-urämisches 945, 1197, 1290
Husten
– akuter 357
– chronischer 357
– Diagnostik 356
– Differenzialdiagnose 356
– Leitsymptom 356
– Ursache 357
HVL = Hypophysenvorderlappen 721
HVS = Hyperviskositätssyndrom 1257
hybernating Myocardium 58
Hydralazin 1019
Hydrochlorothiazid (Herzinsuffizienz) 104
Hydrogencarbonat 962
Hydrokolloidverband 1459
Hydrokortison
– Substitution
– – AGS 814
– – HVL-Insuffizienz- 735
– – NNR-Insuffizienz 810
– Wirkstärke 801
Hydronephrose 892
Hydroureter 892
Hydroxychloroquin (Arthritis, rheumatoide) 1353
Hydroxyharnstoff 1212
– CML 1207
11β-Hydroxylase-Defekt 813
21-Hydroxylase-Defekt 813
5-Hydroxyindolessigsäure 536, 668
Hydroxymethylbilan 607
3β-Hydroxysteroid-Dehydrogenase-Defekt 813
Hydroxyurea (Sichelzellkrankheit) 1189
Hypalbuminämie 879
Hyper-IgE-Syndrom 1335
Hyper-IgM-Syndrom 1335
Hyperaldosteronismus
– Bluthochdruck 1005
– idiopathischer 808
– primärer 808
– sekundärer 623, 809
Hyperbilirubinämie 583
Hypercholesterinämie 701
– familiäre 702
– Manifestationen 705
– polygene 702
– Therapie 707
Hyperchylomikronämie 704
Hyperemesis gravidarum
– Ikterus 621
– Nierenversagen 948
Hypereosinophilie-Syndrom 179
Hyperfibrinolyse 1293
– sekundäre 1298
Hypergastrinämie 498
Hyperglykämie (Diabetologie) 673
– Spät-Dumping 518
Hypergonadismus 839
Hyperhidrosis 966
Hyperhydratation 965
Hypericum 1414
Hyperinsulinismus 711
Hyperkaliämie 974
– Nierenversagen, akutes 898
Hyperkalzämie 775, 821, 977
– Bronchialkarzinom 423
– familiäre hypokalzurische 780, 977
– infantile idiopathische 977
– medikamentös induzierte 977
– Therapie, symptomatische 781
Hyperkalzämie-Syndrom 778
Hyperkapnie 341, 349, 452
– permissive 420
Hyperkoagulabilität 317, 1298

Hyperkortisolismus 803
– Differenzialdiagnose 805
Hyperlipidämie, familiäre kombinierte 702
Hyperlipoproteinämie 59, 700
– familiäre kombinierte 704
– primäre 701
– sekundäre 702
– Typ I 704
– Typ III 704
– Typ IV 703
– Typ V 702
Hypermagnesiämie 982
Hypernatriämie 963, 971
Hypernephrom 996
Hyperosmolalität 963
Hyperostose-Syndrom, akquiriertes 1363
Hyperoxalurie 532, 925
Hyperparathyreoidismus
– autonomer 785
– intestinaler sekundärer = isHPT 784
– primärer = pHPT 777
– sekundärer = sHPT 782
– – Nierenfunktion, normale 784
– – renaler = rsHPT 782
– tertiärer 785
– Tumorerkrankung 781
Hyperphosphatämie 980
Hyperphosphaturie, PTH-induzierte 778
Hyperplasie
– Leber
– – fokale noduläre 634
– – nodulär regenerative 634
– Magen
– – foveolärem 501
– – glanduläre 501
Hyperprolaktinämie 726
Hyperpyrexie 1040
Hyperreaktivität, bronchiale 348, 380
Hypersensitivitätspneumonitis 401
Hypersensitivitätsreaktion, renale 926
Hypersensitivitätssyndrom 1325, 1331
Hypersplenismus 1181, 1261
Hypersthenurie 865
Hypertension
– Herzkrankheit 1009
– Krise 1008
– Nephropathie 1009
– Notfall 1008
– portale 625
– Retinopathie 1010
hypertensive emergency 1008
– Therapie 1020
hypertensive urgency 1008
– Therapie 1020
Hyperthermie 1040
Hyperthyreose 751
– latente 748, 751
– manifeste 748, 751
– Schwangerschaft 754
– sekundäre 748
– tertiäre 748
Hyperthyreosis factitia 752
Hypertonie
– arterielle 58, **1000**
– endokrine 1005
– essenzielle 1001
– isolierte systolische 1003
– maligne 1007
– primäre 1001
– pulmonale 371, 411, 415
– renale 1004, 1021
– renoparenchymatöse 1004, 1021
– renovaskuläre 1004, 1021

– Schwangerschaft 1006, 1022
– sekundäre 1001, 1003, 1006
– Therapie (Zielwerte) 59
– venöse 326
Hypertrichose 802
Hypertriglyzeridämie 701
– familiäre 702
– Manifestationen 705
– Therapie 707
Hypertrophie
– dorsozervikale 615
– exzentrische 98, 207
– konzentrische 98
– lipomatöse 224
– myokardiale 98
Hyperurikämie 713
– primäre 713
– sekundäre 713
Hyperventilation 368
– akute 368
– chronische 368
Hyperventilationstetanie 453
Hyperviskositätssyndrom = HVS 1257
Hypervolämie, venöse 311
Hypnotherapie 1428
Hypnotika (Geriatrie) 1446
Hypoadrenalismus, akuter 811
Hypoalphalipoproteinämie, familiäre 708
Hypochondrie 1420
Hypochromie (Eisenmangel) 1169
Hypogenitalismus 837
Hypoglycaemia factitia 667
Hypoglykämie 697
– postprandiale 698
– reaktive 698
Hypogonadismus 839
– Akromegalie 730
– eunuchoider 836
– hypergonadotroper 832, 835
– hypogonadotroper 832, 836
– hypophysär bedingter 828
– hypothalamisch bedingter 828
– männlicher 832
Hypokaliämie 450, 973
– EKG 974
Hypokalzämie 775, 976
Hypokapnie 453
Hypokortisolismus 809
Hypomagnesiämie 981
Hyponatriämie 963
– ADH-Sekretion 968
Hypoosmolalität 963
Hypoparathyreoidismus 785
Hypophosphatämie 980
Hypophyse 721
– Erkrankungen 724
Hypophysenhinterlappen
– Hormone 721
– Insuffizienz, Substitutionstherapie 740
Hypophysentumoren
– endokrine
– – aktive 725
– – inaktive 737
– Nachsorge 733
– Therapie 732
Hypophysenvorderlappen
– Makroadenome 724
– Mikroadenome 724
– Hormone 721
– – Hypersekretion 724
– – Mindersekretion 724
– Insuffizienz 732
– – Substitutionstherapie 735
Hypopituitarismus 732, 821
Hypoproteinämie 879
Hyposensibilisierung 383, 1333
Hyposthenurie 865
Hypotension 888
– orthostatische 231

Sachverzeichnis

Hypothalamus 721
– Erkrankungen 724
Hypothyreose 762
– latente 748
– manifeste 748
– primäre 747, 762
– sekundäre 748, 765
– tertiäre 748, 765
Hypotonie 226
Hypoventilation 361, 1006
– alveoläre 451 341, 349, 363
– arterielle 452
Hypoxanthin-Guanin-Phosphoribosyl-Transferase-Mangel 713
Hypoxia-inducible Factor 855
HZL = Haarzell-Leukämie 1246
HZV = Herzzeitvolumen 29

I

IABP = Ballonpumpe, intraaortale 238
Ibandronat 796, 978
Ibritumomab 1247
Ibuprofen 1179, 1196
– Geriatrie 1446
Ibutilide 148
ICB = Blutung, intrazerebrale 293
ICD = Kardioverter-Defibrillator, implantierbarer 106, 174
ICD = international classification of diseases 1407
ICT = Insulintherapie, intensivierte konventionelle 692
Icterus intermittens juvenilis 583
Idealgewicht 709
IDL = intermediate density lipoproteins 701
IDPMN = Neoplasien, intraduktale papillär-muzinöse 669
α-L-Iduronidasemangel (Kardiomyopathie) 180
IE = Endokarditis, infektiöse 163
IFG = Impaired fasting Glucose 678
IfSG = Infektionsschutzgesetz 1038
Ig = Immunglobulin
IgA 345, 530, 1252
IgD (Myelom) 1252
IgE (Myelom) 1252
IGF-1 (insulin-like growth factor 1) 728
IgG 864, 1252
IgM (Myelom) 1252
IGRA (Interferon-Gamma-Release-Assay) 397
IGT = impaired glucose tolerance 678
IH (inhibiting-hormone) 722
IIFT = Immunfluoreszenztest indirekter 1037
IIP (idiopathische interstitielle Pneumonitis) 409
Ikterus **583**
– falscher 584
– hämolytischer 583
– hepatischer 583
– Hyperemesis gravidarum 621
– posthepatischer 583
– prähepatischer 583
IL (Interleukin) 1354
IL-1-Rezeptor-Antagonist, Arthritis, rheumatoide 1354
Ileitis terminalis 545
Ileitis terminalis siehe auch Crohn, Morbus 545
Ileo-Koloskopie 542
Ileumresektion 532
Ileus 572
– funktioneller 572
– hoher 572

– mechanischer 572
– paralytischer 572
– primär vaskulär bedingter 573
– spastischer 572
– tiefer 572
Iloprost 283, 416
Imatinib 1207, 1232
IME (Intima-Media-Einheit) 252
Imipenem 1033
Imipramin 1414
Immunadsorption 989
Immunadsorptionstest, enzymgekoppelter = EIA 1037
Immundefekt 1325, 1334
Immundefizienz-Virus, humanes = HIV 1103
– Krankheitsverlauf 1105
– Replikation 1105
– Resistenzentwicklung 1115
Immundepletion 1329
Immundeprivation 1329
Immune Reconstitution Inflammatory Syndrome = IRIS 1111
Immunfluoreszenztest, indirekter = IIFT 1037
Immungenetik 1328
Immunglobulin = Ig 1318, 1320
– Typ A = IgA 1321
– – Defekt 1336
– – Mangel, selektiver 345, 530
– – Vermehrung 1327
– – Myelom 1252
– Typ D = IgD (Myelom) 1252, 1321
– Typ E = IgE (Myelom) 1252, 1321
– – Hyper-IgE-Syndrom 1335
– – thyreoideastimulierendes (TSI) 755
– – Vermehrung 1327
– Typ F = IGF-1 (insulin-like growth factor 1) 728
– Typ G = IgG 1321
– – Myelom 1252
– – Urin 864
– – Vermehrung 1327
– Typ M = IgM (Myelom) 1252
– – Hyper-IgM-Syndrom 1335
– – Vermehrung 1327
– – Substitution 1330
Immunhämolyse 1181
Immunhyperthyreose 755
Immunintervention 1331
Immunisierung
– aktive 1030
– Hepatitis
– – Typ A 590
– – Typ B 593
– passive 1030
Immunkrankheit 1325
– Diagnostik 1327
– Therapie 1330
Immunmangelzustand 1325, 1334
Immunmodulation 1331
Immunneutropenie, medikamenteninduzierte 1201
Immunoblasten 1149
Immunozytom (IgM-Paraproteinämie) 1245
Immunreaktion 1318
– humorale 1319
– pathogene 1323
– permissive 1323
– unzureichende 1325
– zelluläre 1319
Immunrestauration 1330
Immunschutz
– aktiver 1330
– passiver 1330
Immunstatus 1328
– AIDS 1112
Immunstimulation 1330

Immunsuppression 1329
– Schwangerschaft 1334
Immunsystem (Einflüsse) 1317
– externe 1324
– interne 1324
Immuntherapie 1328
– spezifische 1333
Immunthrombozytopenie = ITP 1287
Immunvaskulitis 1380
Imodium 472
Impaired fasting Glucose = IFG 678
Impetigo contagiosa 1078
Impfdokumentation 1031
Impfempfehlungen 1030
Impfkomplikation 1031
Impfreaktion 1031
Impfung 1030
– nach Milzverlust 1262
Indacaterol 373
Indikationsimpfung 1030
Induktionstherapie 1030
– Lupusnephritis 921
– Nierentransplantation = NTX 993
Infantilismus, lienaler 1182
Infarktkaverne 412
Infarktpneumonie 393, 411
Infektionskrankheit 1027
– Anamnese 1036
– grippale 1093
– meldepflichtige 1039
– opportunistische (AIDS) 1108
Infektionsschutzgesetz = IfSG 1038
Infektionssyndrom, akutes (HIV) 1106
Infektiosität 1028
Infektprophylaxe 1221
Infertilität 831
– männliche 831
Infliximab 552
Influenza 1099
– Schutzimpfung 373
– Viren 1099
INH = Isoniazid 398
Inhalationsallergene 379
Inhibin 826
Inhibiting-hormone 722
Inkubationszeit 1029
Inositolnicotinat 708
Inotropie 32
– negative 34
– positive 35
INR = international normalized ratio 321, 1278
Inselzellantikörper 679
Inselzelltumoren 666
Insomnie, letale familiäre 1140
Inspektion (Pneumologie) 344
Insuffizienz
– chronisch venöse 327
– respiratorische 363, 365
Insulin 673
– Analoga, kurz wirkende 691
– Autoantikörper 679
– Bedarf
– – basaler 692
– – prandialer 693
– Geriatrie 1446
– Hypoglykämietest 723
– Infusion, kontinuierliche subkutane 695
– lang wirkendes 691
– Mast 667
– Präparate 691
– Pumpentherapie 695
– Resistenz 675
– – periphere 675
– Sensitizer 695
– Therapie 691
– – Indikationen 692
– – intensivierte konventionelle 692

– – konventionelle 692
– – prandiale 694
– – supplementäre 694
– Wirkung 674
Insulinom **667**, 821
Insuman 691
Integrase-Inhibitoren 1113
Interferon-Gamma-Release-Assay 397
Interferon 1321
– pegylierte 597
– Therapie 600
– – Kontraindikationen 598
– Typ α 1034
– – CML 1207
Interleukine 1321
Intermediärinsulin 691
International
– Normalized Ratio = INR 321, 1278
– prognostic scoring system = IPSS 1216
Interview
– psychoanalytisches 1406
– standardisiertes 1407
Intima-Media-Einheit = IME 252
Intoleranz-Syndrom 1326
Intoxikation
– Blausäure 360
– Kohlenmonoxid 360
– Opioide 360
– urämische 957
Intrakutan-Test, nach Mendel-Mantoux 396
Intrazellulärraum 962
Intrinsic Factor 496
– Antikörper 498
Inverted-Dipper 1012
Inzidentalom (Nebenniere) 812
Ionenaustauscherharze 61
IPEX-Syndrom 1319
IPF = idiopathic pulmonary fibrosis 409
IPI = Prognoseindex, internationaler 1242
Ipratropium 373
Ipratropiumbromid (Bradykardie) 127
IPS = Prognose-Score, internationaler 1216, 1237
IPSS = prognostic scoring system 1216
Irenat 753
IRIS = Immune Reconstitution Inflammatory Syndrome 1111
IRV = Reservevolumen, inspiratorisches 346
Ischämie 277
– akute 278
– – mesenteriale 539
– chronische 278
– Extremitätenischämie 277
– Organischämie 277
– periphere 277
Iscover 283
ISDN = Isosorbiddinitrat 73
ISH = Hypertonie, isolierte systolische 1003
isHPT = Hyperparathyreoidismus, intestinaler sekundärer 784
ISMN = Isosorbidmononitrat 73
Isoagglutinine 1195
Isoantikörper 1195
Isoniazid 398
Isoprenalin (Bradykardie) 127
Isosorbiddinitrat 73
– Herzinsuffizienz 104
Isosorbidmononitrat 73
– Herzinsuffizienz 104
Isosthenurie 865, 956
ISS-Klassifikation 1256
ITGV = Gasvolumen, intrathorakales 347

ITP = Immunthrombozyto-
penie 1287
ITP = Purpura, idiopathische
thrombozytopenische 1290
Itraconazol 1034
Ivabradin 74
IVR = Raum, intravaskulärer 962
IVUS = Ultraschall, intravaskulä-
rer 71
IZR = Intrazellulärraum 962

J

JAK2-(Janus-Kinase 2-)Muta-
tion 1208, 1213
Janeway-Läsionen 162
Janus-Kinase 2-(JAK2-)Mutation
1208, 1213
Japanische Enzephalitis 1090
Jarisch-Herxheimer-Reak-
tion 1065
Jervell-Lange-Nielsen-Syn-
drom 142
JET = Tachykardie, junktionale
ektope 133
JIA = Arthritis, juvenile
idiopathische 1355
Jo-1-Antikörper 1365
– Syndrom 1375
Jodfehlverwertung 751
Jodid-Substitution 750
Jodination 743
Jodisation 743
Jodmangel 749
– Struma 749
^{131}Jod-Metajodbenzyl-
guanidin 817
Joggers' Nephritis 857
Jugularvenendruck 45
Jones-Kriterien 161
J-Punkt 66
Juvenile idiopathische Arthritis =
JIA 1355
juxtaglomerulärer Apparat 852

K

K-ras-Mutation 557
Kahler, Morbus 1251
Kala-Azar 1123, **1124**
Kalibersprung 415
Kalium 962, 972
– Aufnahme 972
– Ausscheidung 972
– Depletion, chronische 941
– Niereninsuffizienz,
chronische 956
– Regulation 972
– Verteilung 972
Kaliumchlorid 974
Kalkaneodynie 1359
Kalkspritzer (Pankreatitis,
akute) 654
Kallmann-Syndrom 836, 840
Kälteangina 63
Kälteautoantikörper 1193
Kälteempfindlichkeit 725 1429
– Fallbeispiel 725, 1374
Kältehämoglobinurie,
paroxysmale 1193
kalter Knoten 745
Kalzitonin 748, 773, 775
– Hyperkalzämie 978
Kalzitriol 774, 776, 778
Kalzium 774, 975
– Antagonist 74, 1018
– Hypertonie, pulmonale 416
– Aufnahme 976
– Ausscheidung 976
– Homöostase 774
– – Kalzium-Phosphat 775

– Oxalatkristalle 868
– Sensitizer (Herzinsuffi-
zienz) 104
– Niereninsuffizienz,
chronische 956
– Regulation 976
– Verteilung 976
Kammerflattern 144
Kammerflimmern 144
Kandidamykose 1118
Kandidose 1118
– mukokutane 1119
– orale 1119
– submammäre 1119
– systemische invasive 1119
Kapillargefäßsystem 244
Kapillarmikroskopie 255
– Raynaud-Syndrom 298
Kapillarpulsation 208
Kaposi-Sarkom 1109
– -Herpesvirus = KSHV 1095
Kapselendoskopie 524
Kardiomegalie (Röntgen-
Thorax) 173
Kardiomyopathie 170
– Amyloidose 179
– arrhythmogene rechtsventri-
kuläre 180
– dilatative 171
– familiär bedingte 171
– Hämosiderose 180
– hypertrophe 175
– – nicht obstruktive 175
– – obstruktive 175
– primäre 170
– restriktive 178
– – sekundäre 179
– Sarkoidose 180
– sekundäre 170
– spezifische 171
– unklassifizierte 181
Kardiospasmus 478
Kardiotoxizität, Überwa-
chung 173
Kardioversion
– elektrische 91
– Vorhofflattern 131
– Vorhofflimmern 133
Kardioverter, implantierbarer
(Herzinsuffizienz) 106
Kardioverter-Defibrillator,
implantierbarer 174
Karditis, rheumatische 160
Karnofsky-Index 425
Karotispulskurve 54
Karotissinus-Syndrom 121
Karotisdruckmassage 122
Karotissinusmassage 231
– HRST 114
Karotisstenose, symptomati-
sche 292
Karpaltunnel-Syndrom (Arthritis,
rheumatoide) 1348
karzinoembryonales Antigen =
CEA 425
Karzinogene 422
Karzinoid 821
– Dünndarm 535
– Pankreas 668
– Syndrom 536, 821
– Tumoren, Lunge 428
Karzinom
– cholangiozellulares = CCC 620
– Gallenblase 647
– Gallengang 648
– hepatisches = HCC 634
– kolorektales 560
– – DD Divertikulitis 556
– – Diagnostik 562
– – hereditäres, ohne Poly-
posis = HNPCC 561, 564
– – Klinik 562
– – Strahlentherapie 563

– – Therapie 563
– – TNM-Klassifikation 561
– – UICC-Klassifikation 561
– Pankreas 664
Kasabach-Merritt-Syndrom 1283
Katarakt, tetanische 786
Katayama-Syndrom 1138
Katecholamine
(Herzinsuffizienz) 104
Katheterablation
– Herzrhythmusstörung 149
– Vorhofflattern 131
– Vorhofflimmern 133
Katzenkratzkrankheit 1049
Kaverne 395, 397
Kawasaki-Syndrom 1390
Kayser-Fleischer-Korneal-
ring 605
KBR = Komplementbindungs-
reaktion 1037
KBT = Bewegungstherapie,
konzentrative 1412
KD = Demenz, kortikale 1450
KE = Kohlenhydrateinheit 688
KE/BE-Faktor 693
Keratoconjunctivitis
– herpetica 1096
– sicca 1374
Keratokonjunktivitis,
chronische 1054
Kerley-Linien
– Typ A 173, 351
– Typ B 173, 351
Kern-Plasma-Reifungsdissozia-
tion 1172
Kernig-Zeichen 1067
Ketoazidose 448, 680
Ketonkörper 680
– Bestimmung 678
Ketonurie 866
Kevatril 462
KHK = Herzkrankheit,
koronare 57
Kidd-Rhesus-Antigen 1266
Kimmelstiel-Wilson-Nephro-
pathie 903
Kinderlähmung 1089
Kinetose (Antiemetikum) 462
Kinine 846
Kininogen 1275
Kinking 275
Kipptischtest 232
Kissing Disease 1098
kissing ulcer 1395
Klappenöffnungston 47
Klassifikation
– Binet 1244
– Bismuth-Corlette 649
– CDC (HIV) 1107
– CEAP 327
– Child-Pugh 623
– ISS (Plasmozytom) 1256
– RAI 1244
– REAL (Lymphom) 1240
– Salmon-Durie-Plus 1256
– TIGAR-O 659
Klatskin-Tumor 648
Klaudikationsdistanz
– absolute 280
– initiale 280
Klinefelter-Syndrom 833
Klon 1318
Klonalitätsanalyse 1328
Klopfmassage, externe 377
Klopfschall 345
– gedämpfter 344
– hypersonorer 344
– sonorer 344
KMT = Knochenmarktransplanta-
tion 1263, 1337
Kneifdruck 566
Knisterrasseln 357
Knöchel-Arm-Index 254

Knochendichtemessung 777
Knochenhistologie 777
Knochenmark
– Aspiration 1160
– Ausstrich, gefärbter 1160
– Befund (Folsäuremangel) 1173
– Biopsie 1161
– leeres 1180
– Transplantation = KMT 1263,
1337
– Untersuchung 1160
Knochentophi 715
Knollenblätterpilzvergiftung 618
Knopflochdeformität 1348
Knospe-Schema (NHL) 1242
Knoten, kalter 745
Koagulopathie
– Defektkoagulopathie 1293
– Gerinnungsfaktormangel 1277
– Immunkoagulopathie 1293
– Faktorenmangel, kongenita-
ler 1294
– nephrogene 1302
– plasmatisch bedingte 1293
– Ursachen 1293
Koch, Morbus 395
Kochsalzbelastungstest 808
Kohle-Kompretten 472
Kohlendioxid-Eliminierung,
extrakorporale 420
Kohlenhydrateinheit = KE 688
Kohlenhydratstoffwechsel,
hepatischer 581
Kohlenmonoxid
– Transferfaktor 348
– Vergiftung 360
Kohlenstoffdioxid-Eliminierung,
extrakorporale 420
Kolektomie, totale (FAP) 560
Kolikschmerz 465
Kolitis 544
– ischämische 540
– kollagene 530
– pseudomembranöse 545
– ulzerative, s. auch Colitis
ulcerosa 545
Kollagenose 1343, 1378
– Autoantikörper 1364
– Lungenbeteiligung 405
– Nierenbeteiligung 871
– undifferenzierte 1378
Koller-Test 1302
Kolon
– Adenom 557
– – Früherkennungsuntersu-
chung 564
– Divertikel 554
– Doppelkontrastuntersu-
chung 542
– Karzinom, siehe Karzinom,
kolorektales
– Kolonpolyp 557
– – Einteilung 558
– Transitzeit 525
Kolonisation 1027
Kolonografie 562
kolorektales Karzinom, siehe
Karzinom, kolorektales
Koloskopie 542
Koma
– hyperkapnisches 452
– hyperosmolares 680
– hypophysäres 736
– ketoazidotisches 680
Kommissurotomie (Mitral-
stenose) 216
Komorbidität, psychische 1403
Kompensation
– metabolische 446
– respiratorische 446
Komplementbindungs-
reaktion = KBR 1037
Komplementfaktor C 871

Sachverzeichnis

Komplementsystem 1322
Kompressionssonografie 258
Kompressionssyndrom, neurovaskuläres 271
Kompressionstherapie (Beinvenenthrombose, tiefe) 324
Konflikt, unbewusster intrapsychischer 1404
Konjunktiva, ikterische 584
Konjunktivitis
– Chlamydien 1054
– chronische, follikuläre 1055
Konsolidierungstherapie (Leukämie) 1220, 1230
Kontagiosität 1028
Kontaktekzem 1320
Kontamination 1027
Kontinenztest 566
Kontrastechokardiografie 52
Konvektion 983
Konversion 1420
Koplik-Flecken 1101
Kopplung, elektromechanische 31
Koproporphyrie, hereditäre 608
Koproporphyrin 611
Korkenzieher-Ösophagus 481
Kornea (Kupferablagerung) 605
Koronarangiografie 55, 69
– Herzinsuffizienz 102
Koronarangioplastie (Herzinsuffizienz) 106
Koronararterie
– linke 27
– rechte 27
Koronare Herzkrankheit, siehe Herzkrankheit, koronare
Koronarflussreserve, fraktionelle 55
Koronargefäßstenose 58
Koronarintervention, perkutane 76
Koronarischämie 41
– stumme 63
Koronarperfusion 58
Koronarreserve 58
Koronarsyndrom, akutes 41, 57, 79
Korotkow-Geräusche 1011
Körperschemastörung 1424
Körperwasser-Verteilung 962
Kortikosteroide 1331
– inhalative 384
Kortikotropin-releasing-Hormon = CRH 800
Kortisol 800
Kortisolmessung 801
Kortison 800
Kortisonazetat 810
Korsakow-Syndrom 1451
Kostmann-Syndrom 1202
Kotstein 555
KPE = Entstauungstherapie, komplexe physikalische 332
Krampfadern 312
Kraniopharyngeom 737
Krankheitstheorie, subjektive 1406
Kratzauskultation 585
Kreatinin 869, 955, 958
– Clearance-Formel 955
– Erhöhung 859
– Nierenversagen, akute 894
– Quotient Serumkreatinin zu Serumharnstoff 875
Kreatinkinase (Myokardinfarkt) 83
Kreiserregung 111
– Tachykardie 111
Kreislauf
– enterohepatischer 637
– Stillstand 144, 150
Kreon 472, 662
Kretinismus 763

Kreuzprobe 1266
Krise
– aplastische 1181
– hämolytische 1181
– hyperkalzämische 779, 978
– thyreotoxische 755
– – Therapie 757
Kristallarthropathie 1345
KRK = Karzinom, kolorektales 561
Krosse 320
Krossektomie 315
Krukenberg-Tumor 512
Kryoglobulinämie 1388
– essenzielle 943
– Morbus Waldenström 1246
Kryoglobuline (Nierenerkrankung) 871
Kryohämolyse-Test 1183
Kryopräzipitate 1297
Kryptokokkenmeningitis (Prophylaxe) 1112
Kryptorchismus 835
KSHV = Kaposi-Sarkom-Herpesvirus 1095
Kugelzellen, erythrozytäre 1182
Kugelzellenanämie 1182
– Fallbeispiel 1183
Kühlschranktest 706
Kumarin 1278
– Derivate 1305
– – Warfarin 1308
– Nekrose 321, 1285, 1309
– Therapieüberwachung 1278
Kunstherz 108
Kupferablagerung 605
Kupferstoffwechsel, gestörter 604
Kupffer-Zellen 580
Kuru 1140
Kurzdarm-Syndrom 533
Kußmaul-Atmung 361, 449, 680
Kußmaul-Zeichen 155, 158
Kyphoskoliose 442

L

LH-Zellen 1233
L-Thyroxin 735
Lacklippen 622
Lackzunge 1173
LAD = left anterior descending 28
LADA = late onset autoimmunity diabetes in the adult 675
Lagerungsprobe nach Ratschow 251
LAH = Hemiblock, linksanteriorer 120
Lakritz-Abusus 1006
β-Laktam-Antibiotika 1032
Laktasemangel 525
Laktat 236
– Azidose 448
– Dehydrogenase = LDH 585
– – Myokardinfarkt 85
Laktoseintoleranz 534
– Laktosetoleranz-Test 525
Laktulose 468, 633, 1456
Lakunen 290
Lambert-Eaton-Syndrom 423
Lamivudin 599, 1034
Langerhans-Inseln 651
Langerhans-Zell-Histiozytose = LZH 408, **1258**
– pulmonale 408
Langerhans-Zellen 408
Langzeit-Blutdruckmessung 48
Langzeit-EKG 49
Langzeit-pH-Metrie 496
Lanreotide 732
Lansoprazol 508
Lantus 691
Lanz-Punkt 571

Laparoskopie (Leber) 587
Lariam 1129
Laryngitis gastrica 358
Laser-Doppler-Fluxmetrie 255
Late-Onset-RA 1355
Latex-Agglutinationstest 543
Laurence-Moon-Syndrom 837
Läuserückfallfieber 1049
Lavage, bronchoalveoläre 352
Laxanzien (Geriatrie) 1456
Laxoberal 468
LCA = left coronary artery 28
LCDD = light chain deposition disease 909
LDH = Laktatdehydrogenase 585
LDHL = Hodgkin-Lymphom, lymphozytenarmes 1233
LDL = low density lipoprotein 700
LDL-Cholesterin 59
– Erhöhung (Therapie) 61
– Zielwert 59
LDL/HDL-Cholesterin-Quotient 706
Leber
– Aminosäurenstoffwechsel 581
– Anatomie 579
– Biotransformation 582
– Diagnostik 584
– – Bildgebung 586
– Eiweißstoffwechsel 581
– Fettstoffwechsel 581
– Kohlenhydratstoffwechsel 581
– Laparoskopie 587
– Physiologie 581
– Stoffwechselfunktionen 581
Leberabszess
– Amöben 1121
– Fallbeispiel 1122
Leberausfallkoma 631
Leberazinus 579
Leberenzyme
– Halbwertszeiten = HWZ 586
– mitochondriale 585
– zytoplasmatische 585
Lebererkrankungen
– alkoholische 612
– genetisch bedingte 602
– Hämostasestörungen 1301
– Leitsymptome 582
– schwangerschaftsspezifische 620
Leberfunktionseinschränkung (Testverfahren) 586
Leberfunktionsproben 585
Lebergalle 636
Lebergranulome, medikamentöse 617
Leberhämangiom 634
Leberhautzeichen **584**, 622
Leberläppchen 579
Leberparenchymzelle 580
Leberpforte 579
Leberpunktion 587
Leberschaden
– alkoholischer 611
– Koagulopathie 1301
– medikamentöse 616
– nahrungsmittelbedingter 617
Lebersequenzszintigrafie, hepatobiliäre 587
Lebersinusoide 579
Leberszintigrafie 587
Lebertransplantation 625
Lebertumoren
– benigne 633
– Differenzialdiagnose 635
– maligne 634
– medikamentöse 617
Lebervenenthrombose 319
Lebervenenverschlussdruckmessung 626
Leberverfettung 612

Leberversagen
– akutes (Ursachen) 632
– Hämostasestörung 1301
Leberzelladenom 634
– biliäres 634
Leberzellkarzinom, primäres = HCC 634
Leberzellverfettung 612
Leberzerfallskoma 617
Leberzirrhose 621
– alkoholische 612, **614**
– kardial bedingte 101
– Koagulopathie 1301
– Komplikationen 625
– kryptogene 621
– primär biliäre = PBC 618
– α1-Antitrypsinmangel 607
Leberzyste 586, 635
LED = Lupus erythematodes disseminatus 1365
Leflunomid (Arthritis, rheumatoide) 1354
left ventricular assist device 108
Legionärskrankheit 1063
Legionella, pneumophila 1063
Legionellose 1063
Leichtkettenmyelom 1252, 1254
Leichtkettenablagerung 909
Leinsamen 1456
Leishmaniose
– kutane 1123, **1124**
– mukokutane 1124
– viszerale 1124
Leitsymptome (Lebererkrankung) 582
Leitungsbahn, akzessorische 135
Leitvene
– Insuffizienz 259
– System 307
Lenalidomid 1217, 1256
Lentigo senilis 1443
Lepirudin 1307
Leptospirose 1064
Lercanidipin 74
Leriche-Syndrom 287
Lesch-Nyhan-Syndrom 713
Leukämie 1217
– akute
– – lymphatische = ALL 1218, 1228
– – myeloische = AML 1218, 1221
– – Therapieprinzipien 1220
– – undifferenzierte = AUL 1218
– atypische 1205
– chronische
– – lymphatische = CLL 1243
– – myeloische = CML 1203, **1204**
– – myelomonozytäre = CMML 1215
– Induktionstherapie 1220
– myelomonozytäre 1224
– undifferenzierte 1224
Leukämiemarker 1224
Leukapherese 1329
Leukopenie, relative 1065
Leukopoese 1148
Leukostase-Syndrom 1208
Leukotrienantagonist 384
Leukozyten 1145, **1148**
– Anzahl (Normwerte) 1155
– Applikation 1339
– Eigenschaften 1148
– Erkrankungen 1199
– Funkton 1148
– Morphologie 1158
– Reifung 1148
– Speicherung 1149
– Zylinder 867
Leukozytenphosphatase, alkalische 1165
Leukozytopenie 1201
Leukozytose 1199

Leukozyturie 865
– sterile 866
Levemir 691
Levofloxacin 1033
Levosimendan 104
Lewis-Rhesus-Antigen 1266
Leydig-Zellen (Funktionstest) 827
LH = Hormon, luteinisierendes 721, 825
LHRH, s. auch Gonadotropin-Releasing-Hormone 825
LHRH-Test 828
Libman-Sacks-Endokarditis 168, 1366
Lichtreflexionsrheografie 259
Lidocain 146
Light Chain Deposition Disease 909
Limited Disease 426
Lincosamide 1033
Linezolid 1033
Links-rechts-Shunt 184
– Operationsindikation 186
Linksherzbelastung 185
Linksherzinsuffizienz 94, 100
– Diagnostik 99
– Klinik 99
Linksherzkatheteruntersuchung 55
Linksschenkelblock 120
Linksseitenappendizitis 555
Linksverschiebung 1158
– pathologische 1159
– – CML 1206
– reaktive 1158
Linksversorgungstyp, kardialer 28
LIP = Pneumonie, lymphoide interstitielle 409
Lipaseerhöhung 655
Lipid-Speicherkrankheit (Kardiomyopathie) 180
Lipidapherese 990
Lipidsenkung (Therapie) 60
– Niereninsuffizienz 961
Lipidstoffwechsel, gestörter 700
Lipidurie 867
Lipödem 332
Lipodermatosklerose 328
Lipodystrophia intestinalis, s. auch Whipple, Morbus 530
Lipohypertrophie, dorsozervikale 615
Lipom
– Herz 224
– Leber 634
Lipoprotein-(Lp-)a 62, 701
Lipoproteinlipase-Mangel, familiärer 702, 704
Lippenbremse 373
Lippenherpes 1095
Liprolog 691
Liquemin 322
Liquor (Aufbewahrung) 1038
Listeria monocytogenes 1065
Listeriose 1065
Litalir (CML) 1207
Lithiumnephropathie 931
Lithocholsäure 637
Litholyse 645
Lithotripsie, mechanische 638
Livedo
– racemosa 247
– reticularis 247
LKM-1 = Antikörper, antimikrosomale gegen Cytochrom P450 II D 6 601
Loa loa 1134, 1136
Loaiasis 1136
Lobärpneumonie (Fallbeispiel) 392
Löffler-Endokarditis 168, 179
Löffler-Syndrom 409

Löfgren-Syndrom 407, 1345
Löhlein-Herdnephritis 162
Lone atrial Fibrillation 131
Long-QT-Syndrom 142
Long-Segment-Barrett-Ösophagus 486
Looser-Umbauzonen 790
Loperamid 472, 552
Lopinavir 1114
Lorazepam 1453
LORA (Late-Onset-RA) 1355
Los-Angeles-Klassifikation 483
Losartan (Herzinsuffizienz) 104
Lovastatin 61, 707
Low-Output-Syndrom 99
Low-Risk-Adenokarzinom (Kolon) 560
Lown-Ganong-Levine-Syndrom 135
Lown-Klassifikation 138
Lp-(Lipoprotein-)a 701
LPH = Hemiblock, linksposteriorer 120
LPL = Lymphom, lymphoplasmozytisches 1245
LQT- (Long-QT-)Syndrom 142
LRH = Lungenrundherd 429
LRHL = Hodgkin-Lymphom, lymphozytenreiches 1233
LSB = Linksschenkelblock 120
LSB = Long-Segment-Barrett-Ösophagus 486
Lücke, osmotische 471
Lues 1081
Luftnot 359
Luftsichel, subphrenische 495
Lunge
– Abwehrmechanismen
– – humorale 342
– – zelluläre 342
– Anatomie 337
– Compliance 339
– Dehnbarkeit 339
– Diffusion 340
– Perfusion 340
– Reinigungsmechanismen 342
Lungenabszess 388, 394
Lungenaktinomykose 1047
Lungenasbestose 403
Lungenbiopsie, transthorakale 353
Lungendurchblutung 340
Lungenembolie 411
– Angio-CT, thorakale 413
– Antikoagulation, orale 1308
– Diagnostik 412
– Fibrinolysetherapie 415
– gekreuzte 412
– Heparinisierung 414
– Klinik 412
– Risikofaktoren 411
– Schweregrade 412
– Therapie 414
– Wells-Score 413
Lungenemphysem 370, 374
– panlobuläres 375
– Therapie, operative 374
– zentrilobuläres 375
Lungenerkrankung
– chronisch obstruktive = COPD
– – Dauertherapie (Stufenplan) 373
– – DD Asthma bronchiale 372
– – Diagnostik 371
– – Exazerbation 374
– – Fallbeispiel 374
– – Fluss-Volumen-Diagramm 347
– – GOLD-Klassifikation 372
– – Lungenfunktionsanalyse 371
– – Sauerstoff-Langzeittherapie 373
– – Schweregradeinteilung 372
– eosinophile 409

– idiopathische interstitielle 409
– interstitielle 401
– Labordiagnostik 344
– medikamentöse 405
– toxische 404
Lungenfibrose 419
– Fluss-Volumen-Diagramm 347
– idiopathische 409
Lungenfunktionsanalyse 346
Lungeninfarkt, hämorrhagischer 412
Lungeninsuffizienz, akute, transfusionsinduzierte = TRALI 1269
Lungenkapazität, totale = TLC 346
Lungenkarzinoid 428
Lungenkarzinom 428
Lungenkollaps 431
Lungenlappen 337
– Resektion 427
Lungenmetastase 428
– Chirurgie, kurative 430
Lungenmilzbrand 1047, **1048**
Lungenödem 417
– alveoläres 173
– Höhenlungenödem 418
– interstitielles 418
– kardiales 417, 419
– neurogenes 418
– nicht kardiales 418
– toxisches 418
Lungenparenchymversagen 363
Lungenpest 1086
Lungenrundherd = LRH
– Differenzialdiagnosen 429
– Dignitätskriterien 429
– solitäre 424, 429
Lungenschädigung
– direkte 418
– indirekte 418
Lungensegment 337
– Resektion 427
Lungensportgruppe 373
Lungentuberkulose 395
– Chemoprophylaxe 400
– Diagnostik 396
– Klinik 396
– Meldepflicht 400
– Primäraffekt 395
– Primärinfektion 395
– Primärkomplex 395
– Therapie 398
Lungentumoren
– epitheliale 421
– gutartige 421
– mesenchymale 421
Lungenversagen 363
– akutes 418, 420
Lungenwasserindex, extravaskulärer = ELWI 965
Lupus erythematodes = LE
– Antikörper 1364
– Diagnostik 1367
– diskoider = LED 1366
– disseminatus 1365
– Klinik 1365
– medikamenteninduzierter 1368
– SLE-Kriterien des American College of Rheumatology 1368
– systemischer = SLE 1365
– Therapie 1368
Lupus-erythematodes-like-Syndrom 1368
Lupusantikoagulans 1282, 1297, 1367
Lupusnephritis 920, 1366
Lupus-Syndrom, neonatales 1369
Lutembacher-Syndrom 187
Lutzner-Zellen 1250
Lyme-Borreliose 1049
– Arthritis 1345
Lymphadenopathie 1043
Lymphangiom (Leber) 634

Lymphangiosis carcinomatosa 428
Lymphgefäßsystem 244
Lymphknoten
– Hyperplasie, angiofollikuläre 1259
– Syndrom, mukokutanes 1390
– Tuberkulose 395
– Vergrößerung
– – Differenzialdiagnosen 1043
– – Differenzialdiagnostik 1236
Lymphödem 331
– primäres 331
– sekundäres 332
Lymphoedema
– praecox 331
– tardum 331
Lymphogranuloma
– inguinale 1055
– venereum 1055
Lymphogranulomatose 1232
Lymphom
– anaplastisches großzelliges = ALCL 1240
– folliküläres = FL 1240, **1247**
– kleinzelliges lymphozytisches 1243
– lymphoblastisches 1228
– lymphoplasmozytisches = LPL 1245
– malignes 1232
– Typen 1239
– zentrozytisch-zentroblastisches 1247
Lymphozyt 1319 **1148**
– Normwert 1155
– Typ B 1148
– Typ T 1148
Lymphozytopenie
– absolute 1203
– relative 1203
Lymphozytose 1036, **1200**
– absolute 1200
– relative 1200
Lynch-Syndrom 561
Lysetherapie
– Kontraindikationen 89
– Myokardinfarkt 87
LZH = Langerhans-Zell-Histiozytose 1258

M

M-Gradient
– Eiweißelektrophorese 1246
– Plasmozytom 1254
MAC = membrane attack complex 1321
MAC = Mycobacterium-avium-Komplex 1109
Macrogol 1456
Macula densa 852
Madenwurm 1134, **1135**
Magen 493
– Motorkomplex, migrierender 494
– nervöser 460
– operierter 516
– Syndrom des zu kleinen Magens 520
Magenlymphom 514
Magenadenom 515
Magenausgangsstenose 504
Magenbypass 520
Magenfrühkarzinom 510
Magenfundusvarizen 626
Magenkarzinom 510
– Diagnostik 512
– Klinik 512
– Risikoerkrankungen 511
– Therapie 512
– TNM-Klassifikation 511
– UICC-Stadiengruppierung 511

Sachverzeichnis

Magenmotilitätsmessung 496
Magenmotorik 494
Magenpolypen 514
Magenresektion
– Folgezustände, metabolische 520
– Verfahren 517
Magensaftsekretion 493
– Analyse 496
Magensäureproduktion 494
Magenschleimhautentzündung, s. auch Gastritis 496
Magenschutztherapie 509
Magenstumpfkarzinom 519
Magentumoren
– benigne 514
– mesenchymale maligne 514
Magersucht 712
Magnesium 962, 981
– Aufnahme 981
– Ausscheidung: 981
– Regulation 981
– Substitution 982
– Verteilung 981
Magnesiumhydroxid 507
Magnesiumsulfat 468, 949, 982
Magnetresonanz-Cholangiopankreatikografie = MRCP 639
Magnetresonanztomografie = MRT
– kardiale 53, 67
– Leber 587
Mahaim-Fasern 135
– EKG 137
Major Histocompatibility Complex = MHC 1323
Makroalbuminurie 863
Makroangiopathie 268
– diabetische 686
Makrocheilie 457
α2-Makroglobulin 1276, 1310
Makroglobulinämie (Waldenström) 1245
Makroglossie 730, 764
Makrohämaturie 864
Makrolide 1033
Makrozyten 1157
Makulopathie, diabetische 682
Mal perforant 685
Malabsorption 526
Malaria 1125
– Blutausstrich 1128
– Endemiegebiete 1125
– Fallbeispiel 1129
– Plasmodien (Entwicklungszyklus) 1126
– Prophylaxe 1129
– quartana 1125, 1127
– tertiana 1125, 1127
– Toxine 1127
– tropica 1125, 1127
– zerebrale 1127
Malarone 1129
Malassimilationssyndrom 526
– Mangelerscheinungen 527
Maldigestion 526
Malignome (HIV-Infektion) 1110
Mallory-Bodies 612
Mallory-Weiss-Syndrom 488
MALT = Mucosa-associated Lymphoid Tissue 514, 1248, 1317
MALT-Lymphom 1240, 1248
– primäres gastrointestinales 514
Maltafieber 1051
Mangelernährung (Geriatrie) 1456
Manometrie, anorektale 566
Mantelpneumothorax 431
Mantelzell-Lymphom 1240
MAO = maximal acid output 496
Maraviroc 1114
Marchiafava-Anämie 1184

Marcumar 322, 1278
– Lungenembolie 415
– Nekrose, s. Kumarinnekrose
Marfan
– Habitus 822
– Syndrom 274, 1283
Marginalzonen-B-Zell-Lymphom, extranodales des MALT 1248
Mariske 568
Markschwammniere 934
Marschhämoglobinurie 1197
Maschinengeräusch 192
– Differenzialdiagnose 193
Masern 1100
– Exanthem 1043
Mastozytose
– kutane 1258
– systemische 1258
Mastzell-Leukämie 1258
Matched related Donor 1263
Matched unrelated Donor 1263
maturity onset diabetes of the young = MODY 676
maximal acid output = MAO 496
maximaler exspiratorischer Fluss = MEF 346
MC = Morbus Crohn 549
McBurney-Punkt 571
MCH = Hämoglobingehalt, mittlerer korpuskulärer 1154
MCHC = Hämoglobinkonzentration, mittlere korpuskuläre 1154
MCHL = Hodgkin-Lymphom, gemischtzelliges 1233
MCKD = Medullary Cystic Kidney Disease 935
MCP = Metakarpophalangealgelenk 1351
MCTD = mixed connective tissue disease 1378
MCV = Volumen, mittleres korpuskuläres 1154
MDK = Dienst, medizinischer der Krankenkassen 1448
MDR = Multi-Drug Resistance 399
MDRD = Modification of Diet in Renal Disease (Studie) 870
MDS = Syndrom, myelodysplastisches 1214
MEA = Adenomatose, multiple endokrine 820
Mebendazol 409, 1135
Meckel-Divertikel 571
Meclozin 462
Media
– Degeneration, zystische 274
– Nekrose, zystische 274
– Sklerose 270
Mediastinalemphysem 431, 438
Mediastinalfibrose 437
Mediastinaltumoren 439
Mediastinitis 437
– akute 437
– chronische 437
Medikamente
– antiretrovirale 1034
– hepatotoxische 616
– knochenmarkschädigende 1179
– nephrotoxische 895
Medikamentenidiosynkrasie 616
MEF = Fluss, maximaler exspiratorischer 346
Mefloquin 1129
Megakaryoblastenleukämie 1224
Megakolon 822
– nicht toxisches 573
– toxisches 548
Megaloblast 1172
Megalozyt 1157, 1172
Megaösophagus 478
Mehrpunktmanometrie 478

Mehrschicht-CT, kardiale 69
Meläna 473, 574
MELD-Score 625
Meldepflicht 1039
– Infektionskrankheit und Erregernachweis 1039
Melkersson-Rosenthal-Syndrom 457
Melperon 1453
Membran
– hyaline 418
– semipermeable 983
Membrane Inhibitor of reactive Lysis = MIRL 1184
Memory Cell 1319
MEN = Neoplasie, multiple endokrine **669**, 820
MEN 2a 815
MEN-Gen 821
Mendel-Mantoux-Tuberkulintest 396
Mendelson-Syndrom 394
Ménétrier, Morbus 501
Menghini-Technik (Leberpunktion) 587
Menin-Gen 821
Meningeosis leucaemica 1228
Meningismus: 1067
Meningitis 1066
– aseptische 1088
– Liquorbefunde 1068
– tuberculosa 396
Meningoenzephalitis 1066, 1101
Meningokokken 1067
– Impfung 1069
– Meningitis 1066
– Sepsis 1069
Mennell-Zeichen 1360
Menopause 840
Menopausengonadotropin, humanes 735, 833
Mercaptane 632
Mercaptopurin (CED) 552
Meropenem 1033
Merseburger-Trias 755
Mesalazin 552
Mesenterialarterieninfarkt
– akuter 538
– non okklusiver 539
Mesenterialvenenthrombose 319, 539
Mesenterikografie 525
Mesotheliom
– Herz 221
– Pleura 431, **435**
Metabolisches Syndrom 675
Metajodbenzylguanidin 817
Metallkugeltest 566
Metanephrin 817
Metaplasie, intestinale 498, 503
Metformin 688
Methacholin 348
– Test 382
Methämoglobinämie 38
Methimazol 753
Methotrexat
– Arthritis, rheumatoide 1353
– CED 552
Methylprednisolon 801
Methyltetrahydrofolattransferase (Mutation) 1282
Metoclopramid 462
Metoprolol 72, 146, 1021
– Herzinsuffizienz 104
– Koronarsyndrom, akutes 87
Metronidazol 508, 1033, 1122
– CED 552
– Divertikulitis 556
– Kolitis, pseudomembranöse 545
Mexiletin 146
Mezlocillin (Divertikulitis) 556
MGUS = Gammopathie, monoklonale unklarer Signifikanz 1255

MHC = Major Histocompatibility Complex 1323, 1337
Mi-2-Antikörper 1365
MIBG = ^{131}Jod-Metajodbenzylguanidin 817
Micafungin 1034
Micral-Test 863
Miglitol 690
MIHA = Anämie, immunhämolytische medikamenteninduzierte 1195
Mikroalbuminurie 683, 863
Mikroangiopathie 268
– diabetische 682
– tumorthrombotische 428
Mikroaneurysma (Auge) 682
Mikroangiopathie, thrombotische = TMA 1289
$α_1$-Mikroglobulin (Urin) 858
– Urinmarkerproteine 864
Mikrohämaturie 864
Mikrosphärozyt 1182
Mikrotophi 938
Mikrozyt 1157
Milchglastrübung 357, 402
– Mykoplasmenpneumonie 1070
Miliartuberkulose 395
Milrinon (Herzinsuffizienz) 104, 106
Milz
– Erkrankungen 1260
– vergrößerte 1260
Milzbrand 1047
Milzbrandkarbunkel 1047, **1048**
Milzruptur 1261
– zweizeitige 1262
Milzvenenthrombose 319
Milzverlust 1261
Minderwuchs
– hypophysärer 734
– renaler 783
Mineralokortikoide 800
Mini nutritional Assessment 1456
Mini-mental-Status 1444
Mini-Transplantation 1339
Minimal residual Disease = MRD 1231
minimal surgery 552
Minimal-Change-Glomerulopathie 906
minimale Hemmkonzentration 1031
Minirin 740
Minitransplantation 1265
Minocyclin 1033
Minortest 1266
Minoxidil 1019
Mirizzi-Syndrom 643
MIRL = Membrane Inhibitor of reactive Lysis 1184
Mirtazapin 1414, 1455
Mischinsulin 691
Mischkollagenosen 1378
Mitralklappenersatz
– Mitralinsuffizienz 213
– Mitralstenose 216
Mitralklappenfehler, angeborener 199
Mitralklappeninsuffizienz 209
– Auskultation 211
– Klappenrekonstruktion 213
– Klinik 211
– nach Myokardinfarkt 81, 92
– relative 100
– Therapie 213
Mitralklappenprolaps 210
Mitralklappenstenose 214
– Auskultation 215
– Ballonmitralvalvuloplastie 216
– Klappenersatz 216
– Klinik 214
– Kommissurotomie 216
Mitralöffnungston 214

Mittellappensyndrom 1051
Mittelmeerfieber 1051
mittlere korpuskuläre Hämoglobinkonzentration = MCHC 1154
mittlerer korpuskulärer Hämoglobingehalt = MCH 1154
mittleres korpuskuläre Volumen = MCV 1154
MM = Myelom, multiples 1251
MMS = mini mental status 1444
Mobitz I, II (AV-Block) 119
Möbius-Zeichen 759
Moclobemid 1414
MODY = maturity onset diabetes of the young 676
Molsidomin 73
Monarthritis 1346
Mönckeberg-Sklerose 270
Monobactam 1033
Monoblast 1148
– Leukämie 1224
monoklonale Gammopathie 1251
– Signifikanz, unklare = MGUS 1255
Monoklonalität 1328
Mononeuropathie, diabetische 684
Mononucleosis infectiosa 1098
Monozyt 1148
– Normwert 1155
Monozytopoese 1148
Monozytose 1200
Montelukast 384
Morbilli 1100
Morbus
– Addison 809
– Alzheimer 1451
– Bang 1051
– Basedow 755
– Bechterew 1359
– Behçet 1395
– Berger 912
– Biermer 1172
– Binswanger 1451
– Boeck 406
– Buerger 295
– Crohn 545
– Cushing 803, 805, 821
– Fabry (Kardiomyopathie) 180
– Fahr 786
– Felty 1355
– Forrestier 1360
– Gaucher (Kardiomyopathie) 180
– Gilbert-Meulengracht 583
– Günther 608
– Hodgkin 1232
– Horton 1392
– Hurler (Kardiomyopathie) 180
– Kahler 1251
– Koch 395
– Moschcowitz 1289
– Ormond 300
– Osler-Weber-Rendu 1284
– Paget 797
– Pompe (Kardiomyopathie) 180
– Shulman 1397
– Uhl 181
– Vasquez-Osler 1208
– von Willebrand-Jürgens 537
– Waldenström 1245, 1255
– Wegener (Nierenbeteiligung) 942
– Weil 1064
– Werlhof 1290
– Whipple 531
– Wilson 604
Morgagni-Hernie 441
Morgensteifigkeit 1348
Morphea 1373
Morphiumsulfat (Koronarsyndrom, akutes) 87
Moschcowitz, Morbus 1289

MÖT = Mitralöffnungston 214
Motilitätstest, nach Tinetti 1444
Motilium 462
Motorkomplex, migrierender 494
MOTT = mycobacteria other than tuberculosis 400
Moxifloxacin 1033
MPA = Polyangiitis, mikroskopische 942, 1384
MPL-Exon10-Mutation 1213
MPN = Neoplasie, myeloproliferative 1203
MPS = Phagozytensystem, monozytäres 1148
MPS = Syndrom, myeloproliferatives 1203
MR-Angiografie = MRA 255
MRA = MR-Angiografie 256
MRCP = Magnetresonanz-Cholangiopankreatikografie 639
MRD = Minimal Residual Disease 1231
MRSA = Staphylococcus aureus, methicillinresistenter 1076
MSCT = Multislice-CT 69
MTC = Schilddrüsenkarzinom, medulläres 772
MTHFR = Methyltetrahydrofolat-transferase 1282
MTP = Metatarsophangealgelenk 1351
Mucosa-associated Lymphoid Tissue = MALT 514, 1248, 1317
mukokutanes Lymphknotensyndrom 1390
Mukosaresektion, endoskopische (Ösophagus) 491
Mukoviszidose 378
– Pankreatitis, chronische 660
muköziliäre Clearance 342, 370
Multi-Drug Resistance 399
multiglanduläre Autoimmun-atrophie 823
multiple endokrine
– Adenomatose = MEA 820
– Neoplasie = MEN 669
Multiples Myelom = MM 1251
Multislice-CT = MSCT 69
Münchhausen-Syndrom 1168
Mundgeruch 458, 477
Mundsoor 1119
Mundtrockenheit 457
Mundwinkelrhagade 528, 712, 1169
Murexidprobe 715
Murphy-Zeichen 641
MUSE-Klassifikation 483
Muskelpumpe 310
Muskelrelaxation, progressive 1412
Myasthenia gravis (Thymom) 439
Mycobacterium
– africanum 395
– avium intracellulare 400
– bovis 395
– chelonae 400
– kansasii 400
– tuberculosis 395
Mycobacterium-avium-Komplex = MAC 1109
Mycobacterium-tuberculosis-Komplex 395
Mycoplasma pneumoniae 1069
Mycosis fungoides 1250
Myelinolyse, pontine 970
Myeloblast 1148
– Leukämie 1224
myelodysplastisches Syndrom = MDS 1214
Myelofibrose
– akute 1214
– chronische idiopathische 1213
– primäre = PM 1203, 1213

Myelom
– asekretorisches 1252
– multiples = MM **1251**, 1255
Myelomniere 935
myeloproliferatives Syndrom = MPS 1203
Myelose, funikuläre 499, 1171
Mykobakteriose
– atypische 400
– – Prophylaxe 1112
– – nicht tuberkulöse (AIDS) 1109
Mykoplasma pneumoniae 1169
Mykoplasmen-Infektionen 1169
– Pneumonie 1070
– urogenitale 1170
Mykose 1117
– perianale 474
Mykotoxine 618
Myoglobinurie 858
Myokard
– Biopsie 55, 103
– hybernating myocardium 58
– Hypertrophie 98
– Winterschlaf 58
Myokardinfarkt 79
– Diagnostik 80
– EKG 81
– Klinik 80
– Komplikationen 91
– Koronarintervention, perkutane 87
– Labor 83
– rechtsventrikulärer 83
– Sekundärprophylaxe 91
– Therapie
– – präklinische 86
– – stationäre 87
– Thrombolyse, präklinische 87
Myokardischämie 57
Myokarditis 181
– Dallas-Klassifikation 182
Myokardszintigrafie 53, 68
Myosinantikörper (Myokarditis) 183
Myxödem 44, 764
– Herz 764
– Koma 764
– – Therapie 765
– prätibiales 755
Myxom (Herz) 222

N

N-terminales pro-BNP (Aortenstenose) 206, 209
Nachlast 31, 33
Nachtblindheit 520, 527, 660
Nackensteifigkeit 1067
Nadelstichverletzung 1030
Nadroparin 322, 1306
NAFL = Fettleber, nicht alkoholische 614
Naftidrofuryl 283
Nagelpsoriasis 1361
Nahrungsbedarf (Geriatrie) 1457
Nahrungsmittel
– Allergene 379
– hepatotoxische 617
– Intoleranz
– – funktionelle 534
– – Nahrungsmittelallergie 534
– – spezifische 534
– – unspezifische 534
Naloxon 1428
Narkolepsie 367
NASH = Fettleberhepatitis, nicht alkoholische 614
NAST = Nierenarterienstenose 294
Nateglinid 690

Natrium 962, 964, 967
– Aufnahme 967
– Ausscheidung 967
– Niereninsuffizienz, chronische 956
– Regulation 967
– Verteilung 967
Natriumaurothiomalat 1353
Natriumausscheidung, fraktionelle 896
Natriumkonzentration (Plasma) 963, 965
Natriumpicosulfat 468
Natural-Killer-(NK-)Zellen 1148
Navoban 462
Nebengeräusch (Atmung) 345
Nebennierenmark = NNM 815
Nebennierenrinde = NNR 800
– Adenom 806, 808
– Hormone 800
– Hyperplasie 803, 808
– Insuffizienz 809
– – akute 811
– – primäre 809
– – sekundäre 810
– – tertiäre 810
– Karzinom 806
– Tumor, kortisolbildender 803
Nebenschilddrüse
– Adenom 778, 780
– Hyperplasie 778
– Tumor (Lokalisationsdiagnostik) 780
Nebivolol 72
Necator americanus 1134
Nelfinavir 1114
Neisseria gonorrhoeae 1062
Nelson-Syndrom 805, 807
Nematoden 1132
– Infektionen 1134
Neomycin 633
Neoplasie
– intraduktale papillär muzinöse = IDPMN 669
– multiple endokrine = MEN 669
– – Typ 1 820
– – Typ 2 822
– – Typ 2a 822
– – Typ 2b 822
– myeloproliferative = MPN 1203
– Pankreas 669
Nephelometrie 863
Nephritis
– Anti-GBM-Nephritis 943
– IgA-Nephritis 912
– interstitielle
– – Diagnostik 895
– – granulomatöse 940
– – primäre 926, 929
– – Syndrom 882
– Joggers' Nephritis 857
– Lupusnephritis 920
– tubulointerstitielle 926
Nephritisches Syndrom 880, 912, 916
Nephroblastom 996
Nephrolithiasis 715
Nephron 846
Nephronophthise 935
Nephropathie
– diabetische 683, 902
– hyperkalzämische 939
– hypertensive 1009
– IgA-Nephropathie 912
– membranöse 904
– obstruktive 897
Nephrotisches Syndrom 878
– Glomerulpathien 901
– – Glomerulonephritis, postinfektiöse 916
Nephrotoxine 890
NERD = non-erosive reflux disease 483

Sachverzeichnis

Nervensystem (Altersveränderung) 1443
Nervenwurzelkompressionssyndrom 261
Neugeborenenkonjunktivitis 1055
Neuraminidiase-Hemmer 1034, 1100
Neurasthenie 1420
Neurofibromatose von Recklinghausen 816
Neuroglukopenie 667
Neuroleptika
- Erbrechen 462
- Geriatrie 1446
- hoch potente 1453
- nieder potente 1453
Neurome 822
Neuronenspezifische Enolase = NSE 425
Neuropathie
- autonome 819
- diabetische 684
- periphere ischämische 281
- symmetrische motorische 684
Neurosyphilis 1081
Neurotensin 667
Neurotoxin 632, 1057
Neurozystizerkose 1133
Neutropenie 1201
Neutrophile (Granulozyten) 1148
- Leukämie, chronische = CNL 1208
Neutrophilie 1200
Nevirapin 1114
Nexium 508
NHL = Non-Hodgkin-Lymphom 1110, 1232, 1239
Nichthypoglykämie 698
Niclosamid 1035
Niederdrucksystem 243, 245
Niedervoltage 155
Niere 845
- Duplexsonografie 872
- Gefäßversorgung 847
- Hauptfunktionen 846
- Innervation, autonome 856
- Schwangerschaft 946
Nierenarterie
- Arteriografie 873
- Cholesterinembolie 950
- Embolisation 999
- Farbduplexsonografie 1014
- Stenose 294, 889
- - Angioplastie, perkutane transfemorale 873
- - arteriosklerotische 1004
- Thrombose 950
- Verschluss, akuter 293, 950
Nierenbeteiligung (Gefäßerkrankung) 942
Nierenbiopsie 874
Nierenerkrankung
- Abklärung 875
- interstitielle 925
- intrinsische 875
- Koagulopathie 1302
- polyzystische 932
Nierenersatzverfahren 983
Nierenfunktion
- Altersveränderungen 1442
- Einschätzung 859
- Versagen, akutes, siehe Nierenversagen
Niereninsuffizienz
- chronische 885, 954, 959
- - Stadieneinteilung 957
- Diagnostik 860
- Herzinsuffizienz 889
- Koagulopathie 1302
- Stadien 859
- terminale 883, 954
- Therapie, antihypertensive 960

Nierenlager, schmerzhaftes 857
Nierenrindennekrose 951
Nierenschwelle (Glukose) 678, 866
Nierensonografie 871, 873
Nierenstein 463, 533, 716
- Markschwammniere 716
Nierentransplantation = NTX 990
- Immunsuppression 992
- Komplikationen 993
- Kontraindikationen 990
- Organabstoßung 994
Nierentumoren 996
Nierenvenenthrombose 319, 949
Nierenversagen
- akutes 886, 893, 898
- - Klassifikation 877
- - Erholungsphase, polyurische 851
- - Nephrotisches Syndrom 889
- postrenales 887, 891, 896
- prärenales 887, 894
- renales 887, 889, 894
Nierenzellkarzinom 996
- Diagnostik 997
- Klinik 996
- - Symptome, paraneoplastische 997
- Prognose 999
- Therapie 998
Nierenzyste 932
- multiple 935
- solitäre 935
Nifedipin 74
Nifurtimox 1131
Nikotinsäure 61, 708
- Derivate 708
- Präparate 61
Nilotinib 1207
NIPD = Peritonealdialyse, nächtliche intermittierende 987
Nitrate 73
- Geriatrie 1446
- Herzinsuffizienz 104
- Koronarsyndrom, akutes 87
- Therapie, antianginöse 89
Nitrattoleranz 73
Nitroimidazole 1033
Nitroprussid-Natrium 818, 1021
- Herzinsuffizienz 104
Nitrourease (Nephrotoxizität) 931
NK-(Natural Killer-)Zellen 1148
NMH (Heparin niedermolekulares) 1306
NNM = Nebennierenmark 815
NNR = Nebennierenrinde 800
NNRTI = Reverse-Transkriptase-Inhibitoren, nicht nukleosidale 1113
No-Touch-Technik 563
- Phäochromozytom 818
NOMI = Mesenterialinfarkt, nonokklusiver 539
non small cell lung cancer = NSCLC 422
Non-Compaction-Kardiomyopathie 181
Non-Dipper 1012
Non-Hodgkin-Lymphom = NHL 1232, **1239**
- AIDS 1110
- disseminiert, leukämisches 1240
- Fallbeispiel 1243
- hochmalignes, aggressives 1240
- niedrigmalignes, indolentes 1240
- primäres
- - extranodales 1240
- - nodales 1240
Non-secretor-Status 502

Non-ST-Elevation myocardial Infarction = NSTEMI 79
- EKG-Veränderungen 82
- Therapie 89
Nonnensausen 193
Noradrenalin 97, 815
Normal-Dipper 1012
Normaldruckhydrozephalus 1451
Normalgewicht 709
Normalinsulin 691
Normetanephrin 817
Normoblast 1146
Normosang 610
Normozyten 1157
Norovirus-Infektion 1102
Novo Rapid 691
NPH = Nephronophthise 935
NPH = Neutral Protein Hagedorn 691
NPH = Normaldruckhydrozephalus 1451
NPH-Insulin 691
NRTI = Reverse-Transkriptase-Inhibitoren, nukleosidale 1113
NSAID = Nephritis, akute interstitielle 927
NSAR = Arthritis, rheumatoide 1353
NSCLC = non small cell lung cancer 422
NSE = Enolase, neuronenspezifische 425
NSHL = Hodgkin-Lymphom, nodulär sklerosierendes 1233
NSIP = Pneumonie, nicht spezifische interstitielle 409
NSTEMI = Non-ST-Elevation myocardial Infarction 79
NTX = Nierentransplantation 990
Nüchternglukose, abnorme 678
Nüchternhypoglykämie 667, 698
Nüchternschmerz 503
NUD = Dyspepsie, nicht ulzeröse 460
Nuklearmedizin (Leber) 587
Nukleosid-Analoga 1034
- Therapie (Hepatitis, chronische) 598
Nukleotid-Analoga 1034
Nussknacker-Ösophagus 480
NYHA = New York Heart Association 100
NYHA-Klassifikation 101
Nystatin 1034

O

OAT-Syndrom 831
Obesitas-Hypoventilation 361
- Syndrom 367
Obstipation 467
- Geriatrie 1456
- Ursachen 467
Obstruktion
- bronchiale 380
- postrenale 883
Obstruktionsileus 572
Occluder 189
Octreotid 472, 537, 732
- Szintigrafie 817
- - Pankreas 667
Ödem 43
- beidseitiges 43
- einseitiges 43
- generalisiertes 43
- hereditäres angioneurotisches 1322
- lokalisiertes 43
Odynophagie 459
Ofatumumab 1245
ÖGD = Ösophagogastroduodenoskopie 477

Ogilvie-Syndrom 573
oGTT = Glukosetoleranztest, oraler 678
Oligoarthritis 1346
- frühkindliche (Typ I) 1355
- spätkindliche (Typ II) 1355
Oligoasthenoteratozoospermie, idiopathische 831
Oligomenorrhö 840
Oligurie 862
Omalizumab 384
Omeprazol 508
Onchocerca 1136
- volvulus 1134
Onchozerkiasis 1136
Onchozerkom 1136
Ondansetron 462
OPD = Diagnostik, operationalisierte psychodynamische 1407
Opioid
- Geriatrie 1446
- Vergiftung 360
Opisthotonus 1067
OPSI = over-whelming post splenectomy infection 1262, 1331
Oralpenicilline 1032
Orbitopathie
- endokrine 755, 758
- maligne 759
Orciprenalin (Bradykardie) 127
Organ-Transplantation 1337
Organischämie 277
Organspende 1338
Organtuberkulose 395
Orientbeule 1123, **1124**
Orificium urethrae, gerötetes 1062
Orlistat 1053
Ormond, Morbus 712
Ornithose 1053
- Fallbeispiel 1054
Oroya-Fieber 1049
Orthodeoxie 631
Orthopnoe 38, 360
Orthostasetest 809
- Noradrenalinbestimmung 819
Osalazin 552
Oseltamivir 1034
Osler-Knötchen 162
Osler-Weber-Rendu, Morbus 1284
Osmolalität
- Plasma 963
- Regulation 964
- Störungen 965
Osmolalität
- Serum 680, 1468
- Stuhl 1468
- Urin 739
Ösophagitis, bakterielle 484
Ösophagoskopie 477
Ösophagus 476
- atonischer 479
- hyperkontraktiler 480
Ösophagus-pH-Metrie 478
Ösophagusbreipassage 477
Ösophagusdivertikel 488
Ösophaguskarzinom 489
- Chemotherapie 492
- Diagnostik 491
- Klinik 490
- Therapie
- - operative 491
- - Palliativmaßnahmen 492
- - Strahlentherapie 492
Ösophagusmanometrie 478
Ösophagusneoplasie, DD Achalasie 479
Ösophagusruptur 488
Ösophagusspasmus, diffuser idiopathischer 480
Ösophagusvarizen 626
- Blutung 625
Ösophagusverätzung 484

Ostac 978
Osteoarthropathie, hypertrophische 423
Osteodensitometrie 777
Osteodystrophia deformans 797
Osteomalazie 789
– rsHPT 782
Osteomyelofibrose 1213
Osteomyelosklerose 1213
Osteopathie, renale 782, 956, 958
Osteopenie 795, 959
Osteoporose 792
– DEXA-Messung 795
– Frakturprophylaxe 1450
– juvenile 793
– Knochendichtemessung 777
– Labordiagnostik (DD) 794
– postmenopausale 793
– primäre 792
– sekundäre 792
– Stadieneinteilung 795
– Therapie, medikamentöse 796
Ostitis
– deformans 797
– fibrosa generalisata cystica von Recklinghausen 778
Ostium-primum-Defekt 186
Ostium-secundum-Defekt 186
Östradiol 825
Östrogen 839
– Mangel 840
– Rezeptorresistenz 840
– Test 841
– Überschuss 840
Östron 800
Oszillografie (Raynaud-Syndrom) 298
OTDS = organic toxic dust syndrome 402
Ott-Zeichen 1360
outlet obstruction 525
Ovalozytose 1184
Ovarien 839
Overlap-Syndrom 1378
Overwhelming post splenectomy infection = OPSI 1262, 1331
Oxalatstein 532
Oxaliplatin 561, 666
Oxazolidinone 1033
Oxygenierung, extrakorporale 420
Oxytocin 721
Oxyuris 1134

P

p-ANCA 871
– Colitis ulcerosa 550
P-dextrokardiale 193
P-mitrale (EKG) 215
P-pulmonale 187, **218**
PA = Plasminogenaktivator 1275
PA = Pulmonalarteriendruck 101
PABA-Test (Pankreasfunktion) 653
Pachydermie (Nasenrücken) 608
Packungsjahre 343
packyear 343
PAF = Faktor, plättchenaktivierender 236
Paget, Morbus 797
– Bildgebung 776
Paget-von-Schroetter-Syndrom 1303
PAI = Plasminogenaktivator-Inhibitor 1276
PAIS = Androgeninsensitivitäts-Syndrom, partielles 838
Palpation (Leber) 585
Palpitation 45
Pamidronat 978
PAN = Panarteriitis nodosa 943

Panarteriitis nodosa = PAN 943
– klassische 1389
Pancoast-Tumor 423
Pancreas, s. auch Pankreas
– anulare 650
– divisum 650
– minus 651
Pandemie 1027
Panenzephalitis, subakute sklerosierende = SSPE 1101
Panhypopituitarismus 732, 734
Panikstörung 1418, 1421
Pankreas
– Anatomie 650
– Bildgebung 651
– Erkrankungen 653
– Funktionsdiagnostik 652
Pankreasabszess 654
Pankreasamylaseerhöhung 655
Pankreasangiografie, arterielle 652
Pankreasanomalien 650
Pankreasapoplexie 654
Pankreasenzym 651
– Substitution 662
Pankreasfibrose, zystische 660
Pankreasfunktion, exokrine 653
Pankreasheterotopie 515
Pankreasinsuffizienz
– exokrine 526
– relative 520
Pankreaskarzinoid 668
Pankreaskarzinom 664
Pankreaskopfkarzinom 648
– ERCP-Befund 665
Pankreaspseudozyste 654, 659, 663
Pankreastumoren 664
– hormonell aktive 666
– zystische 669
Pankreasverkalkung 661
Pankreatikografie, endoskopisch-retrograde = ERP 638
Pankreatin 662
Pankreatitis
– akute 653
– Basistherapie 657
– Prognoseparameter 656
– autoimmune 660
– biliäre 656
– chronische 659
– hämorrhagisch-nekrotisierende 654
– nekrotisierende 656
Pankreolauryltest 653
Panmyelopathie 1178
Panmyelophthise 1178
Panmyelose, akute 1214
Pannikulitis 1397
Pannus 1350
Pantoprazol 508
Panzerherz 158
Panzytopenie 1124, 1215
Panzytrat 472, 662
PAP = Lungenarteriendruck 411
PAP = positive airway pressure 365
PAP-Beatmung 365
Papageienkrankheit 1028
Papillarmuskel 26
– rupturierter 235, 235
Papillennekrose 929
Papillotomie, endoskopische = EPT 638
Pappenheim-Färbung 1156
Pappenheim-Körperchen 1157
Paracetamolintoxikation 633
Paraffinöl 468
Paraganglion (Phäochromozytom) 815
Paragranulom, noduläres 1238
Paralyse, progressive (Lues) 1082
Paraneoplastisches Syndrom (Bronchialkarzinom) 423

Paraösophagealhernie 486
Parasitosen 1120
Parasympatholytika (Bradykardie) 127
Parasystolie 128
Parathormon = PTH 775, 855
Paratyphus 1082, 1084
Parazentese 630
Pardée-Q 82
Parenchymzellen, hepatische 580
Parietalzell-Antikörper 499
Pariser-Schema 1254
Paromomycin 633
Parotitis, eitrige 1077
Paroxetin 1414
Partialinsuffizienz, respiratorische 349, 364
Partiell reversibles ischämisch neurologisches Defizit = PRIND 291
Parvovirus-B19-Infektion 1181
PAS = Autoimmun-Syndrome, polyglanduläre 823
Paspertin 462
Pasqualini-Syndrom 836
Passivimpfung (Hepatitis B) 593
PAT = Aspirationsthrombektomie, perkutane 283
Pathergie-Test 1396
Patient-Arzt-Interaktion 1405
Patiententestament 1448
Patientenverfügung 1448
Patientenwille, mutmaßlicher 1448
Pautrier-Abszess 1250
pAVK = Verschlusskrankheit, periphere arterielle 279
PBC = Leberzirrhose, primär biliäre 618
PBJ = protein bound jodine 610
PBMV = Ballonmitralvalvuloplastie, perkutane 216
PBSCT = Blutstammzell-Transplantation, periphere 1263
PC = Pulmonalkapillardruck 101
PCI = Koronarintervention, perkutane 76, 87
PcP = Pneumocystis-jiroveci-Pneumonie 393, 1108
PCP = Pentachlorphenol 618
PCR = Polymerase-Kettenreaktion 1037
PCT = Porphyria cutanea tarda 611
PCWP = pulmocapillary wedge pressure 237
PDA = Ductus arteriosus Botalli persistierender 191
peak bone mass 793, 795
peak exspiratory flow = PEF 346
Peak to peak-Gradient 205
Pectus excavatum 442
PEEP = Beatmungsdruck, positiver endexspiratorischer 420
PEF = peak exspiratory flow 346
PEG = Gastrostomie, perkutane endoskopische 492
Pegasys 600
PegIntron 600
Pegvisomant 732
Peitschenwurm 1134, **1135**
Pel-Ebstein-Fieber 1234
Pelger-Huët-Kernanomalien 1158, 1216
Penicillin 161
– penicillinasefeste 1033
– Typ G 1032
– Typ V 1032
Pentachlorphenol = PCP 618
Pentagastrin-Simulationstest 496, 773
Pentarerithrityltetranitrat 73
Pentostatin 1247
Penumbra 291

PEP = Postexpositionsprophylaxe 1116
Peptid
– atriales natriuretisches = ANP 741, 964
– zyklisch zitrulliniertes = CCP 1350
Perchlorat 754
Peremesin 462
Perforansvene 313
– insuffiziente 327
Perforation, Magen/Duodenum
– freie 504
– gedeckte 504
Perforationsschmerz 465
Perforine 1319
Perfusionsszintigrafie, hepatische 587
Perianalthrombose 568
Periaortitis chronica 300
Periarteriitis nodosa 1389
Peridivertikulitis 555
Perikardektomie 158
Perikarderguss 154, 158
Perikardfensterung 158
Perikarditis 154
– akute 82, 154
– chronische 154
– – konstriktive 158
– rheumatoide 160
Perikardpunktion 56, 157
Perikardtamponade 155, **157**
Perikardzyste 159
Perimetrie 723
Perimyokarditis (EKG) 82
Periodic-Leg-Movement-Syndrom 367
Peritonealdialyse 984, 986
Peritonitis 466
– diffuse 570
– generalisierte 466
– lokalisierte 467
– spontan bakterielle = SBP 628
Perkussion
– Leber 585
– Lunge 344
Perniziosa 499, 1172
– Fallbeispiel 1175
Persönlichkeitstheorie, psychodynamische 1404
Perspiratio insibilis 888, 965
Pest 1086
– septische 1084
PET = Positronenemissionstomografie 54
Petechien 1277,
– Dengue-Fieber 1091
– Leberzirrhose 622
– Meningokokken-Sepsis 1067
– Thrombozytopenie 1287
Pethidin 288
Peutz-Jeghers-Syndrom 557
PFA = Platelet Function Analyser 1280
Pfeiffer-Drüsenfieber 1098
Pflastersteinrelief 546
Pflege, geriatrische 1444
Pflegebedürftigkeit 1448
Pflegestufe 1448
Pflegeversicherungsrecht 1448
Pfortaderhochdruck 625
Pfortaderthrombose 319
Pfötchenstellung 976
PGI = Insuffizienz, polyglanduläre 823
PH = Hypertonie, pulmonale 411, 415
Phagozyt 1321
– System, monozytäres = MPS 1148
Phalloidin 617
Phäochromoblastom, malignes 818

Sachverzeichnis

Phäochromozytom 822
– Differenzialdiagnose 818
– malignes 818
Phenacetinniere 929
Phenothiazine 462
Phenoxybenzamin 818
Phenprocoumon 75, 321, 1308
– Lungenembolie 415
Philadelphia-Chromosom 1204
Philadelphia-Translokation 1228
Phlebodynamometrie 259
Phlebosklerose 312
Phlebothrombose 260, 316
– Antikoagulation 321
– Fibrinolyse 323
– Klinik 318
– Rekanalisationstherapie 322
– Risikofaktoren 318
– Schwangerschaft 321
– Sonografie 258
– Therapie
– – interventionelle 323
– – operative 323
Phlegmasia coerulea dolens 260, 322, 325
Phobie 1418
Phonokardiografie 54
Phosphat 774, 962, 979
– Aufnahme 979
– Ausscheidung 979
– Niereninsuffizienz, chronische 956
– Regulation 979
– Restriktion 961, 981
– Verteilung 979
Phosphatase
– alkalische = AP 776
– – knochenspezifische 776
– tartratresistente saure 1246
Phosphatbinder 981
Phosphatdiabetes 791
Phosphatsubstitution 980
Phosphodiesterase-Inhibitor 416
– Herzinsuffizienz 104, 106
pHPT = Hyperparathyreoidismus, primärer 777, 821
Phytobezoarbildung 518
PI = Protease-Inhibitoren 1113
Pickwick-Syndrom 361, 367
Pierre-Marie-Bamberger-Krankheit 423
Pigmentfleckenpolypose 557
Pigmentsteine 642
– schwarze 644
Pigmentzirrhose 602
Pilokarpin-Iontophorese-Schweißtest 378
Pilzinfektion 1117
Pilzpneumonie 394
Pilztoxine 617
α1-Pi-(Proteaseinhibitor-)Mangel 375
Pink Puffer 372
Pioglitazon 690
PIP = Interphalangealgelenk, proximales 1351
Pipamperon 1453
Pirfenidon 410
PIT-Zellen 580
PJRT = Reentry-Tachykardie, permanente junktionale 135
Plaque 57
– atherosklerotische 269
– Mycosis fungoides 1250
– Ruptur 269
Plasmaaustausch 989
Plasmafiltration 989
Plasmainsulin 678
Plasmaosmolalität 963
Plasmapherese 989
Plasmaseparation 989
Plasmathrombinzeit = PTZ 1278

Plasmazelle 1149, 1317, 1319
– Leukämie 1252, 1258
– Tumor 1251
Plasminogenaktivator 1275
– Inhibitoren 1276, 1310
– – Mutation 1282
Plasmodium
– falciparum 1125
– malariae 1125
– ovale 1125
– vivax 1125
Plasmozytom 1251
– Fallbeispiel 1257
– Skelettszintigrafie 776
– solitäres 1252, 1258
Platelet Function Analyser 1280
Plavix 283
Plazentalaktogen, humanes = HPL 696
Pleconaril 183
Plethora 1208
Pleura-(LDH-)Laktatdehydrogenase 434
Pleura-pH-Wert 435
Pleura-(TP-)Totalprotein 434
Pleuraasbestose 403
Pleurabiopsie 435
Pleuradränage 432, **433**
Pleuraempyem 388, 434
Pleuraerguss 433
– Exsudat 433
– Fibrinöser 435
– Hämatothorax 434
– hämorrhagischer 434
– maligner 435
– parapneumonischer 388, 435
– Transsudat 433
Pleurakarzinose 428
Pleuramesotheliom 435
Pleurapumpe 338
Pleurapunktion 353, 433
– diagnostische 354, 434
Pleuraraum 338
Pleurareiben 40, 1088
Pleuraverschluss (Dränage) 433
Pleuritis tuberculosa 395
Pleurodese 435
Pleurodynie 1088
Plexus cardiacus 28
Plummer-Vinson-Syndrom 458, 1169
PM = Polymyositis 1375
PM = Myelofibrose, primäre 1203, 1213
PM-Scl-Antikörper 1365
PMR = Polymyalgia rheumatica 1392
PMR = Muskelrelaxation, progressive 1412
PMT = Thrombektomie, perkutane mechanische 283
Pneumocystis-jiroveci-Pneumonie 393, 1108
– AIDS 1106
– Prophylaxe 1112
Pneumokokken 387, 1067
– Impfung 373, 392, 1069
– Meningitis 1066
– Pneumonie 387
Pneumokoniose 403
Pneumonie 386
– akute interstitielle 409
– ambulant erworbene 386
– Antibiotikatherapie 390
– Aspergillus-Pneumonie 394
– bakterielle 387
– Candida-Pneumonie 394
– CRB-65-Score 389
– CURB-Score 389
– Beatmungspatient 386
– desquamative interstitielle 409
– Diagnostik 388

– eosinophile 409
– Fallbeispiel 392
– Immunschwäche 393
– interstitielle 387
– karnifizierende 388
– kryptogen organisierende 409
– lymphoide interstitielle = LIP 409
– nicht spezifische interstitielle 409
– nosokomiale 386
– Pilzpneumonie 394
– Pneumocystis-jiroveci-Pneumonie 393
– Pneumokokkenpneumonie 387
– poststenotische 393
– Retentionspneumonie 423
– Therapie 390
– tuberkulöse 395
Pneumonitis, idiopathische interstitielle 409
Pneumothorax 431
– geschlossener 431
– offener 431
– traumatischer 431
Pneumozyt 337
PNH = Hämoglobinurie, paroxysmale nächtliche 1184
Podozyt 848
Podozytopathien 907
POEMS-Syndrom 1258
Poikilozytose 1157, 1169
Poliomyelitis 1089
– abortive 1089
Pollakisurie 928, 1429
Polyangiitis, mikroskopische 405, 942, 1384
Polyarteriitis 942
Polyarthritis 1346
– chronische, s. auch Arthritis, rheumatoide 1347
Polychondritis, rezidivierende 1398
Polychromasie 1157
Polycystin 932
Polycythaemia vera = PV 1165, 1203, **1208**
Polydipsie 739
– primäre 970
– psychogene 740
Polyene 1034
Polyethylenglycol 468
Polyglobulie 1164
– familiäre (kongenitale) 1165
– primäre 1165
– relative 1165
– sekundäre 1165
Polymenorrhö 840
Polymerase-Kettenreaktion = PCR 1037
Polymyalgia rheumatica 1392
Polymyositis 1375
– Antikörper 1365
– Differenzialdiagnosen 1377
Polyneuropathie 261
– diabetische 262
– symmetrische sensomotorische 684
Polyp 557
– hyperplastischer 558
– juveniler 558
Polypektomie, endoskopische (Kolon) 559
Polypeptid, vasoaktives intestinales = VIP 668
Polyposis 557
– familiäre adenomatöse (FAP) 557
– – Früherkennungsuntersuchung 564
– coli 557
– juvenile 557

– nasi 379
– Syndrome
– – hamartomatöse 559
– – intestinale 557
Polysaccharid-Speicherkrankheit (Kardiomyopathie) 180
Polysomnografie 366
Polyurie, ADH-refraktäre 778
Polyvinylchlorid = PVC 618
Polyzystische Nierenerkrankung 932
Polyzythämie 1164
– primäre 1208
Pompe, Morbus (Kardiomyopathie) 180
Pontiac-Fieber 1063
Pontine Myelinolyse 970
Popcorn-Zellen 1233
Poplitea-Aneurysma 301
Popliteal-entrapment-Syndrom 271
Porphobilinogen = PBG, erhöhtes 609
Porphyria
– cutanea tarda = PCT 608, **610**
– erythropoetica congenita = CEP 608
– variegata 608
Porphyrie 607
– akute intermittierende = AIP 609
– chronisch hepatische 608
– erythropoetische 608
– gemischte 608
– hepatische 608
– kongenitale erythropoetische 608
portale Hypertension 625
Portalfelder 579
portosystemischer Shunt 626
Porzellangallenblase 641
Posaconazol 1034
Positronenemissionstomografie = PET (Herz) 54, 69
Post-fall-Syndrom 1449
Postcholezystektomie-Syndrom 645
Postexpositionsprophylaxe = PEP 1116
Postfundoplicatio-Syndrom 521
Postgastrektomie-Syndrom 516
Postinfarktangina 63
Postkardiotomie-Syndrom 156
Postmyokardinfarkt-Syndrom 93
Poststreptokokken-Glomerulonephritis 916
postthrombotisches Syndrom = PTS 326
Posttransfusionshepatitis 599
Posttransfusionspurpura 1291
Postural orthostatic tachycardia syndrome = POTS 231
Postvagotomie-Durchfall 518
Postvagotomie-Syndrom 518
Potenzialdifferenz, transepitheliale 378
POTS = postural orthostatic tachycardia syndrome 231
Pouch 553
PPAR-γ = peroxisomal proliferative activated receptor gamma 690
PPD = purified protein derivate 396
PPI = Protonenpumpeninhibitor 485
PPI-Test 485
PPSB = Prothrombinkomplex 1267, 1300, 1309
Prader-Labhart-Willi-Syndrom 837
Präeklampsie 946
Präexzitationssyndrom 135
Präkallikrein 1275

Präleukämie 1214
Präputiumödem 1062
Prasugrel 75
– Koronarsyndrom, akutes 90
Pravastatin 61, 707
Prävention, geriatrische 1443
Praziquantel 1134, 1138
PRCA = Pure Red Cell Aplasia 1180
Prednisolon 601, 801
Prednison 801
– Alveolitits, exogen-
 allergische 403
– CED 552
– Hyperkalzämie 978
– Sarkoidose 408
Preload 31, 33
Presbyakusis 1443
Presbyopie 1443
Presbyösophagus 482
Presinol 537
Prick-Test 355
primär biliäre Zirrhose = PBC 618
primär biliäre Cholangitis =
 PBC 618
Primärharnbildung 848
PRIND = Defizit, partiell
 reversibles ischämisch
 neurologisches 291
Prinzmetal-Angina 74
Prionenerkrankung 1140
Prionenprotein = PrP^C 1140
PRL = Prolaktin 721
pro-BNP (Aortenstenose) 206, 209
Pro-Kalzitonin (Schock,
 septischer) 236
Proaccelerin 1274
Procainamid 146
Procalcitonin = PTC 1046, 1483
Procam-Score 58
Proctalgia fugax 568
Prodromalstadium 1029
Proerythroblast 1146
Progesteron 839
Prognose-Score, internationaler =
 IPS 1216
– Morbus Hodgkin 1237
Prognoseindex, internationaler =
 IPI 1242
progressive Muskelrelaxa-
 tion 1412
progressiv-systemische Sklerose
 = PSS 1370
Proguanil 1129
Proinsulin 673, 679
Prokonvertin 1274
Proktokolektomie, totale 553
Proktoskopie 566
Prolaktin 721
Prolaktinom 726
– Nachsorge 733
– Therapie 732
Proliferation, monoklonale 1328
Promethazin 1453
Promyelozytenleukämie 1222,
 1224
– akute = AML-M3 1223
Propafenon 146
Propicillin 1032
Propranolol 72, 146
Propycil 753
Propylthiouracil 753
Prostaglandine 283, 846
– Ulkustherapie 507
Prostanoide 416
Prostavasin 283
Protamin 1307, 1313
Protaminchlorid 1307, 1313
Protaphane 691
Protease-Inhibitoren = PI 1113
– Hepatitistherapie 600
Protein

Protein bound jodine = PBJ 610
– Typ C 1275
– – Mangel 318, 1282
– – reaktives = CRP 1036
– – niedermolekulares 850
– Typ S 1275
– – Mangel 318, 1282
Protein-Kreatinin-Quotient 878
α1-Proteinaseinhibitor 345
– Mangel 371, 375
Proteinausscheidung (Urin) 850
Proteinselektivität
 (Glomerulus) 849
Proteinurie 857, 862
– Anstrengungsproteinurie 857
– glomeruläre 858, 863
– kombinierte 858
– nephrotische 863
– orthostatische 857
– postrenale 858
– prärenale 101, 857
– renale 858
– selektive 863
– tubuläre 858, 863
– Überlaufproteinurie 857
– unselektive 859, 863
Prothrombin 1274
– Fragment 1279
– Komplex 1301
– – PPSB 1309
– Mutation 318
Prothrombinasekomplex 1274
Prothrombinzeit 1278
Protonenpumpen-Inhibito-
 ren 485, 507
Protoporphyrie, erythropoeti-
 sche = EPP 608
Protoporphyrinogen 607
Protozoen 1120
Provokationstest, inhalativer 348
PrP^C = Prionenprotein 1140
Pruritus
– ani 474
– Differenzialdiagnose 619
PSC = Cholangitis, primär
 sklerosierende 620
Pseudo-Pelger-Kern 1158
Pseudo-Vitamin-D-Mangel-
 rachitis 790
Pseudoachalasie 478
Pseudoaneurysma 278
Pseudoappendizitis 571, 1085
Pseudochylothorax 433
Pseudodemenz 1452
Pseudodiarrhö 469
Pseudodivertikel
– Kolon 554
– Ösophagus 481, 488
Pseudodysphagie 459
Pseudogicht 778
Pseudogynäkomastie 829
Pseudohermaphroditismus
– femininus 813
– masculinus 829
Pseudohypertonie 1011
Pseudohyponatriämie 970
Pseudohypoparathyreoidis-
 mus 789
Pseudoikterus 584
Pseudoimmunopathie 1326
Pseudomelanosis coli 468, 544
Pseudoobstruktion,
 intestinale 573
Pseudoperitonitis 449, 466
Pseudopolyp 597
Pseudopubertas praecox 813
Pseudotumor, osteoklastär-
 zystischer 778
Pseudozyste (Pankreas) 663
Psittakose 1053
Psoasschmerz 571
Psoriasis-Arthritis 1361

PSS = Sklerose, progressiv-
 systemische 1370
Psychoonkologie 1433
Psychopharmaka (Nebenwir-
 kungsprofil) 1413
Psychosomatik 1403
– Diagnostik 1405
– Symptom 1404
Psychosyndrom
– akutes hirnorganisches 1452
– endokrines 778
Psychotherapie 1408
– kognitiv-behaviorale 1411
– psychodynamische 1411
– tiefenpsychologisch orien-
 tierte 1411
– Ziele 1422
PTA = Angioplastie, perkutane
 transluminale 283
PTC = Cholangiografie, perkutane
 transhepatische 628
PTC = Procalcitonin 1046, 1483
PTCA = Koronarangioplastie 106
PTH = Parathormon 775
PTHrP = Peptid, PTH-ähnli-
 ches 781
PTS = Syndrom, postthromboti-
 sches 326
PTT = Thromboplastinzeit,
 partielle 1278
PTZ = Plasmathrombinzeit 1278
Pubertas
– praecox 840
– tarda 828, 840
Pubertätsgynäkomastie 830
Puffersystem 446
– extrazelluläres 446
– Gewebepuffer 446
– intrazelluläres 446
Pulmonalarterie
– Angiografie 414
– Embolektomie 415
– Druck 237
Pulmonalatresie 185
Pulmonalinsuffizienz 219
Pulmonaliskatheter 237
Pulmonalkapillardruck 237
Pulmonalstenose 185
– angeborene 193
Pulsatilität 266
Pulsdefizit 46
Pulsionsdivertikel
– Kolon 554
– Ösophagus 488
Pulsoxymeter 349
Pulsstatus 46, 247
Pulsus
– celer et altus 46
– paradoxus 46, 155, 157
– parvus et tardus 46, 203
Pulstherapie (Cyclophos-
 phamid) 1369
Punctio sicca 1213
Pure Red Cell Apla-
 sia = PRCA 1176, **1180**
Purified Protein
 Derivate = PPD 396
Purpura 1277, 1287
– posttransfusionelle 1269, 1291
– – Fallbeispiel 1198
– Schoenlein-Henoch 943, 1386
– thrombozytopenische
 – idiopathische = ITP 1290
– – thrombotisch = TTP 945,
 1289, 1197
Push-Enteroskopie 524, 575
PV = Polycythaemia vera 1203,
 1208
PVC = Polyvinylchlorid 618
PW = pulsed wave 51
Pyelografie
– anterograde 873
– retrograde 873

Pyelonephritis
– akute 928
– chronische 928
Pylephlebitis 570
Pyoderma gangraenosum 549
Pyrazinamid 398
Pyridinolin 798
– Crosslinks 776
Pyrogene, bakterielle 1046
Pyrophosphat-Analoga 1034
Pyruvatkinasemangel 1187
Pyurie 917
– sterile 930
PZA = Pyrazinamid 398

Q

Q-Fieber
– Endokarditis 1071
– Fallbeispiel 1071
Q-Zacke, pathologische 82
QCT = Computertomografie,
 quantitative 777
QT-Zeit 48, 146
Quadrigeminus 138
Quantalan 472, 620
Quarzstaub 344, 403
QuaSi-Niere 954
Quellmittel 468
Quetelets-Index 1424
Quetiapin 1453
Quick-Wert 1278
– Leberfunktionsstörung 1302
Quinagolid 732
Quincke-Kapillarpuls 208
Quincke-Ödem 457
Quotient, respiratorischer 350

R

R-Klassifikation (Magen-
 karzinom) 511
R-Benda-Schema (NHL) 1242
R-CHOP-Schema (NHL) 1242
RA = Arthritis, rheumatoide 1347
RAAS = Renin-Angiotensin-
 Aldosteron-System 854
Rabeprazol 508
Rabies 1102
Rachendiphtherie 1059
Rachitis 789
– kalzipenische 791
– phosphopenische 791
– X-chromosomale hypo-
 phosphatämische 790
Radiofrequenzablation der
 Septumhypertrophie, endo-
 kardiale = ERASH 178
Radiojodtherapie 751, 754, 757
– Schilddrüsenkarzinom 771
Radiokupferkinetik 606
Radionuklidventrikulografie 54
Radiosynoviorthese 1353
RAEB = Anämie, refraktäre mit
 Blastenexzess 1215
RAI-Klassifikation
 (Lymphom) 1244
Raloxifen 796
Raltegravir = RGV 1114
Ramipril (Herzinsuffizienz) 104
RANKL-(receptor-activator of
 nuclear-)Factor 1252
Ranolazin 74
RARS = Anämie, refraktäre mit
 Ringsideroblasten 1215
Rasselgeräusch
– feuchtes 345
– grobblasiges 417
– klingendes 345
– trockenes 345
Ratschow-Lagerungsprobe 251

Rattenbissnekrose 1371
Raubwanzen 1132
Rauchen (Risikofaktor, kardiovaskulärer) 59
Raum, dritter 234, 887, 968
Raynaud-Phänomen 1371
Raynaud-Syndrom 296
– primäres 296
– sekundäres 296
RBILD = respiratory bronchiolitis interstitial lung disease 409
RCA = right coronary artery 28
RCM = Kardiomyopathie, restriktive 178
RCMD = Zytopenie, refraktäre mit multilinearen Dysplasien 1215
RCT = Resynchronisationstherapie 106
RCUD = Zytopenie, refraktäre mit unilineärer Dysplasie 1215
RCX = Ramus circumflexus 27
RDS = Reizdarm-Syndrom 543
ReA = Arthritis, reaktive 1357
Reaktion, leukämoide 1159
REAL-(Revised European-American Lymphoma-)Klassifikation 1240
Reanimation, kardiopulmonale 151
Receptor-Activator of nuclear-(RANKL-)Factor 1252
Rechts-links-Shunt 184
Rechtsherzbelastung 185
– akute (EKG) 412
Rechtsherzhypertrophiezeichen (EKG) 195
Rechtsherzinsuffizienz 94, 100
Rechtsherzkatheter-Untersuchung 54, 355
Rechtsschenkelblock 120
Rechtsverschiebung 1159
Rechtsversorgungstyp, kardialer 28
Recruitment 340
Reduce-Size-Modifikation 625
Reentry 111
– Tachykardie, permanente junktionale 135
– – EKG 137
Reexpansionslungenödem 418
Reflux
– Gastritis 498
– hepatojugulärer 45
– Nephropathie 928
– Ösophagitis = GERD 482
– – Szintigrafie 478
– vesikoureteraler 929
Regulatorzelle 1318
Regurgitation 459
Rehabilitation, geriatrische 1443, 1446
Reibtest 355
Reisediarrhö 1061
Reiseimpfung 1030
Reitan-Test 632
Reiter-Tetrade 1357
Reiter-Trias 1357
Reizbildungsstörung 117
Reizdarm-Syndrom 543
Reizleitungsstörung 117
Reizmagen 460
Rektoskopie 542
Rektum
– Exstirpation, abdominoperineale 563
– Karzinom, s. auch Karzinom, kolorektales 560
– Prolaps 568
– Resektion, anteriore 563
Rekurrensparese 757, 770
Releasing-hormone = RH 722
– hypothalamische 721
– Test 723

Remergil 1455
Remodeling
– Arterien 269
– negatives 80
– Venen 312
Renin 854
– Inhibitor 1018
Renin-Angiotensin-Aldosteron-System 854
– Herzinsuffizienz 97
Repaglinid 690
Repellenzien 1129
Reperfusion 80
– Arrhythmie, kardiale 91
– Trauma (pAVK) 287
Replikation, virale (HIV) 1105
Reservevolumen
– exspiratorisches = ERV 346
– inspiratorisches = IRV 346
Residualvolumen = RV 346
Resilienz 1403
Resistance Index 873
Resistenz
– Entwicklung 1031
– Test
– – AIDS 1116
– – osmotischer 1182
Respiratory Syncytial-Virus = RSV 1093
Response-Syndrom, systemisches inflammatorisches = SIRS 235
Resynchronisationstherapie
– Herzinsuffizienz 106
– kardiale 174
RET-Protoonkogen 822
– Mutation 772
Reteplase 88
Retentionspneumonie 423
Retentionswerte 869
Retikulozyt 1147, 1159
– Anzahl 1159
– Krise 1174
Retinolsäure-Rezeptor-Protein 1222
Retinopathie
– diabetische 682
– hypertensive 1010
Retrobulbärbestrahlung 759
Retroviren 1104
Reverse-Transkriptase-Inhibitoren
– nicht nukleosidale = NNRTI 1113
– nukleosidale = NRTI 1113
Revised European-American Lymphoma-(REAL-)Klassifikation 1240
Reye-Syndrom 632
β-Rezeptoren-Blocker 72, 1018
– Geriatrie 1446
– Hypertonie 1018
Rezidivtherapie (Leukämie) 1220
Rezidivrisikus (Fallbeispiel) 516
RF = Risikofaktoren 58
RG = Rasselgeräusch 345
RGV = Raltegravir 1114
RH = Releasing-Hormone 722
Rh-Inkompatibilität 1195
Rhabdomyolyse 890
Rhabdomyom, kardiales 224
Rhagozyt 1347
Rhesus-System 1266
Rheumafaktor 1327, 1347, 1350
– Vorkommen 1350
– – Nierenerkrankung 871
Rheumaknötchen 160
Rheumaknoten 1349
Rheumatisches Fieber 159
– Jones-Kriterien 161
Rheumatoide Arthritis = RA 1343, 1347
– Arthrosonografie 1350
– Diagnostik 1349
– extraartikuläre 1349

– Klassifikation 1351
– Klinik 1348
– Kriterien 1351
– Late-Onset-RA 1355
– maligne 1349, 1355
– Röntgenaufnahme 1350
– seropositive 1350
– Sonderformen 1354
– Synovialanalyse 1350
– Szintigrafie 1351
– Therapie 1351
Rheumatologie 1343
– Anamnese 1343
– Labordiagnostik 1344
– Serologie 1344
– Untersuchung 1344
Rhinitis 1093
– chronische 357
Rhinovirus 1093
Rhizinusöl 468
rHuEPO = Erythropoetin, rekombinantes humanes 1176
RI = Resistance Index 873
Ribavirin 598, 600, 1034
Richter-Syndrom 1245
Rickettsiose 1072
Riedel-Struma 769
Riesenfaltengastritis 501
Riesenkapillare 255
Riesenmetamyelozyt 1173
Riesenzellarteriitis 1392
Rifabutin 508
Rifampizin 398
Riley-Day-Syndrom 819
Riolan-Anastomose 540
RIND = Defizit, reversibles ischämisch-neurologisches 291
Rinderbandwurm 1133
Ringsideroblast 1175
Rippenusur 196
Risedronat 796
Risikofaktor, kardiovaskulärer 58
Risperidon 1453
Ristocetin-Kofaktor 1282, 1296
Risus sardonicus 1058
Rituximab
– ALL 1231
– Arthritis, rheumatoide 1354
– Non-Hodgkin-Lymphom 1242
– Transplantation 1339
RIVA = Ramus interventricularis anterior 27
Riva-Rocci-(RR-)Blutdruckmessung 1011
Rivaroxaban 1305 **1310**
RIVP = Ramus interventricularis posterior 28
Rizinusöl 468
RMP = Rifampizin 398
Rocaltrol (Hypoparathyreoidismus) 788
Roemheld-Komplex 543
Roemheld-Syndrom 41
Roflumilast 373
Romano-Ward-Syndrom 142
Romidepsin 1251
Röntgen-Thorax-Übersicht 52, 350
– Befundungsschema 351
– Herzinsuffizienz 102
– Normalbefund 52, 350
– pathologischer 351
Röntgentechnik, Zwei-Energie- 777
Rosenthal-Faktor 1274
Rosenkranz, rachitischer 790
Roseole (Typhus) 1083
Rosiglitazon 690
Ross-Prozedur 206
Rotavirus-Infektion 1102
Rötelnexanthem 1043
Roux-Y-Anastomose 518, 520
Rovsing-Zeichen 571

Roxithromycin 1033
RPD = right posterior descending 28
RPGN = Glomerulonephritis, rapid progressive 922
RPL = Ramus posterior lateralis 28
RQ = Quotient, respiratorischer 350
RR-(Riva-Rocci-)Blutdruckmessung 1011
RRS-T = Anämie, refraktäre mit Ringsideroblasten und Thrombozytose 1215
RSB = Rechtsschenkelblock 120
rsHPT = Hyperparathyreoidismus, renaler sekundärer 782
RSV = Respiratory Syncytial-Virus 1093
rt-PA = recombinant Tissue-Plasminogen-Activator 1311
Rubeosis
– diabetica 677
– faciei 655
Rückenschmerz, entzündlicher 1356
Rückfallfieber 1049
Rückwärtsversagen, kardiales 99
Ruheangina 63
Ruhedyspnoe 359
Ruheschmerz, ischämischer 281
Ruhr 1075
Rumpel-Leede-Test 1280
Rumpfdarm 493
Rundwürmer 1134
Rutherford-Klassifikation 287
RV = Residualvolumen 346

S

SA-(sinuatriale)Blockierung 117
SAA = Serum-Amyloid-A-Protein 910
SAAG = Serum-Aszites-Albumin-Gradient 629
SAB = Subarachnoidalblutung 293
Säbelscheidentibia 797
Säbelscheidentrachea 747
Saint-Louis-Enzephalitis 1090
Saint-Trias 554
Sakroiliitis 1359
– Radiologie 1356
Salbutamol 384
Salizylate 552
Salmeterol 384
Salmon-Durie-Plus-Klassifikation 1256
Salmonella
– enterica 1073
– typhi/paratyphi 1083
Salmonellen
– Enteritis 1072
– Salmonellose 1074
Salven 138
Salzverlust-Syndrom 814
– adrenogenitales = AGS 813
Samenanalyse 828
Sammelrohrsystem 853
Sandmücken 1123
Sandostatin 537, 732
SAPPHO-Syndrom 1363
Sarkoidose 406, 1399
– akute 407
– chronische 407
– Kardiomyopathie 180
– Nierenbeteiligung 940
Sarkom, kardiales 225
SARS = severe acute respiratory sydrome 387
Sattelnase 1381

Sauerstoff
- Langzeittherapie (COPD) 373
- Bindungskurve 341
- Partialdruck (Messung, transkutane) 255
- Sättigung (Messung, transkutane) 255
- Therapie 364, 452
- Transport (Blut) 341
Säuglingsbotulismus 1057
Saugwurm 1132
Säure-Basen-Haushalt
- Diagnostik 445
- Homöostase 446
- Kompensationsmechanismen 446
- Normabweichungen 447
- Normwerte 447
- Störungen 445, 453
Säureclearance (Ösophagus) 478
Savary-Miller-Klassifikation 483
SBAS = Atemstörung, schlafbezogene 365
SBP = Peritonitis, spontan bakterielle 628
Schanker, harter 1081
Scharlach 1079
- Enanthem 1080
- Exanthem 1080
Schatzki-Ring 476, 476
Schaumzellen 57
Schellong-Test 231
- Noradrenalinbestimmung 819
Schenkelschall 344
Schießscheibenzellen 1157
Schilddrüse 743
- Adenom, solitäres autonomes 749
- Antikörper 748
- Autonomie 749, 759
- Diagnostik
- - Auskultation 745
- - Feinnadelbiopsie 745
- - Feinnadelpunktion 747
- - Inspektion 745
- - Palpation 745
- - Sonografie 745
- - Szintigrafie 745
- Entzündung, s. auch Thyreoiditis 766
- Funktionsparameter 747
- Hormone 743
- - periphere 748
- - Synthese 743
- Karzinom
- - anaplastisches 772
- - follikuläres 770
- - medulläres 772, 822
- - Metastasen 430
- - papilläres 770
- Knoten
- - echoarmer 745
- - echodichter 745
- - echofreier 745
- - heißer 745
- - kalter 745
- - warmer 745
- Malignom 769
- Tumoren 769
- Volumen 745
Schilling-Test 496, 1173
Schirmer-Test 1375
Schirmfilter (Lungenembolie, rezidivierende) 324
Schistosoma
- haematobium 1137
- japonicum 1137
- mansoni 1137
Schistosomiasis 1137
Schistozyt 1157, 1198
Schlafapnoe 361
- gemischtförmige 366
- obstruktive 365

- Polysomnografie 366
- Syndrom 365
- zentrale 366
Schlafkrankheit 1131
Schlaganfall
- hämorrhagischer 293
- ischämischer 289
Schlagvolumen 29
Schleifendiuretika
- Herzinsuffizienz 104
- Wirkung 852
Schluckauf, siehe Singultus
Schmerz
- anhaltender somatoformer 1419
- Behandlung
- - medikamentöse 1428
- - WHO-Stufenschema 1428
- chronischer 1426
- Psychotherapie 1428
- somatischer 464
- viszeraler 464
Schmetterlingserythem 1366
Schnappatmung 361
Schneckenfraßulzera 546
Schober-Zeichen 1360
Schock 234
- anaphylaktischer 235
- endokriner 235
- hypoglykämischer 681
- hypovolämischer 234
- kardiogener 234
- - Koronarsyndrom, akutes 92
- - Lungenembolie 412
- neurogener 235
- septischer 235, 239
- vasodilatativer 235
Schockmediatoren 236
Schockniere 236
Schrittmacher, biventrikulärer 106, 174
Schrittmacherzentrum
- sekundäres 31
- tertiäres 31
Schultergürtel-Syndrom, neurovaskuläre 271
Schüttelfrost 1041
Schwanenhalsdeformität 1348
Schwangerschaft
- Bluthochdruck 1006, 1022
- Cholestase 621
- Fettleber, akute 621
- Lebererkrankungen 620
- Medikamente 948
- Nierenerkrankungen 948
Schwartz-Bartter-Syndrom 741
Schwartz-Watson-Test 609
Schweinebandwurm 1133
Schweißtest 378
Schwerketten-Krankheit 1258
Schwermetalle 618
Schwimmbadkonjunktivitis 1055
Schwindsucht 395
SCLC = small cell lung cancer 422
Scleroderma renal Crisis 944
Scopolamin 462
Screening-Fragebogen 1407
SCT = Stammzell-Transplantation 1337
SD = Demenz, subkortikale 1450
SEAS-Studie 206
Sechs-Minuten-Gehtest 372
Sediment
- nephritisches 880, 901
- nephrotisches 878, 881, 901
15SeHCAT = 15Selenohomocholsäure-Taurin 525
Sehnenxanthome 703
Seitenastvarizen 313
Sekretin 510
- -Pankreozymin-Test 653
Sektglasform, Achalasie 479
Sekundärinfektion 1027

Sekundärversagen (Diabetes mellitus) 675
Selbstkongruenz 1406
Sengstaken-Blakemore-Sonde 626
Sensibilisierung 1328
Sepsis 1041, **1046**
Septumdefekt, atrioventrikulärer 187
Serokonversion 590
Serologie (Hepatitis)
- Typ B 592
- Typ D 594
Serotonin 535
- Antagonist (Erbrechen) 462
- Wiederaufnahmehemmer, selektive = SSRI 1414
Sertralin 1414, 1455
Serum-Aszites-Albumin-Gradient = SAAG 629
Serumeisen 1169
Serumelektrophorese
- normale 1254
- Plasmozytom 1254
Serumferritin 1169
Serumkupfer 606
Serumphosphatase, alkalische 776
- knochenspezifische 776
Severe acute Respiratory Syndrome = SARS 387
Sexually transmitted Diseases = STD 1055
Sézary-Zellen 1250
shared epitope 1347
Sharp-Syndrom 1378
- Antikörper 1365
SHBG = Globulin, sexualhormonbindendes 825
Sheehan-Syndrom 732, 810
Shiga-Toxin 1061, 1075
Shigellen-Ruhr 1075
Short-QT-Syndrom 142
Short-Segment-Barrett-Ösophagus 486
sHPT = Hyperparathyreoidismus, sekundärer 782
Shulman, Morbus 1397
Shunt
- arteriovenöser 363
- transjugulärer intrahepatischer portosystemischer = TIPS 626, **627**
Shy-Drager-Syndrom 819
SIADH = Syndrom der inadäquaten ADH-Sekretion 423, 741
Sialadenitis, fokale 1375
Sicca-Syndrom 1374
Sichelzellen 1157
Sichelzellenanämie 1187
- Fallbeispiel 1189
Sichelzellkrise 1188
Sick Sinus Syndrom 117
Siderose 602
Siderozyten 1157
Siegelringzellkarzinom 510, 512
Sigmadivertikel 554
Sigmoidoskopie 542
Signalinhibitor (Arthritis, rheumatoide) 1354
Silberdrahtarterie 1012
Sildenafil 416
silent Chest 371, 381
Silikose 403
Silikotuberkulose 403
Simultandiagnostik 1405
Simultanimpfung 1031
Simvastatin 61, 707
Singultus 442, 572
Sinus-venosus-Defekt 186
Sinusbradykardie 117
Sinusendothelzellen, hepatische 580
Sinusitis, chronische 357

Sinusknoten-Syndrom 117
Sinusvenenthrombose 293, 319
Sipple-Syndrom 815, 822
SIRS 1046
SIT = Immuntherapie, spezifische 1333
SIT = Insulintherapie, supplementäre 694
Situs inversus 199
Sjögren-Syndrom 1374
- Antikörper 1365
- primäres 1374
- sekundäres 1374
Skelettszintigrafie 776
Skeletttuberkulose 396
skip lesions 545
Sklerodaktylie 1371
Sklerodermie 1370
- Antikörper 1364
- diffuse 1371
- limitiert-kutane 1371
- Nierenbeteiligung 943
- Therapie 1373
- zirkumskripte 1373
Sklerose
- glomeruläre 903
- progressiv-systemische 1370
Sklerotherapie (Ösophagusvarizenblutung) 626
SKS = Syndrom des kranken Sinusknotens 117
SLA = Antikörper gegen lösliches zytoplasmatisches Leberantigen 601
SLE = Lupus erythematodes, systemischer 1365
SLE-Vaskulitis 1366
SLL = Small lymphocytic Lymphoma 1243
Slow Transit Obstipation 525
SMA = Antikörper gegen glatte Muskulatur 597, 601
small cell lung cancer = SCLC 422
Small lymphocytic Lymphoma = SLL 1243
Smouldering Myelom 1255
Sodbrennen 459, 482
Somatisierungsstörung 1420
Somatostatin 510, 721, 729
- Analogon 537
Somatostatinom 668
Somatuline 537
Sommergrippe 1088
Somogy-Effekt 694
Sonnenblumenkatarakt 605
Sonografie
- Angiologie 248
- Leber 586
- Pankreas 651
- Thorax 350
- Venenerkrankungen 258
Soorösophagitis 484
- AIDS 1108
- Prophylaxe 1112
Sorbit 468
Sotalol 146
SpA = Spondyloarthritis 1355
Spannungspneumothorax 431
Spät-Dumping 518
Spät-Syphilis 1081
SPC = sickle form particle containing cells 530
Speichereisen 1150, 1169
Spenderniere 991
Spermatozoen
- Beweglichkeit 825
- Dichte 825
- Form 825
Spermiogramm 828
Sphärozyten 1157, 1182
Sphärozytose, hereditäre 1182
Sphincter Oddi 636
Spider naevi 585

Spiegelbildung (Darm) 573
Spina iliaca posterior superior
– Knochenmarkaspiration 1160
– Knochenmarkbiopsie 1161
Spinalerkrankung, funikuläre 1171
Spinalstenose 261
Spiramycin 1131
Spiroergometrie 349
Spirometrie 346
Spironolacton (Herzinsuffizienz) 104
Splenektomie 1183, 1331
– autogene 1188
Splenomegalie 1260
– Diagnostik 1261
Split-Lebertransplantation 625
Spondarthritis 1343
– Sonderformen 1362
Spondylitis
– ankylosierende 1359
– hyperostotica 1360
Spondyloarthritis 1355
Spondylodiscitis tuberculosa 396
Spontanblutung 1277
Spontanfraktur 793, 1252
Spontanpneumothorax 431
Sportlerherz 176
Sprosspilze 1118
Sprue 527
– Differenzialdiagnosen 530
– kollagene 530
Spulwurm 1134, **1135**
Sputum, s. auch Auswurf 358
– Aufbewahrung 1038
SPV = Vagotomie, selektiv proximale 509
SQT- (Short-QT-)Syndrom 142
SS-A-Antikörper 1365
SS-B-Antikörper 1365
SSB = Short-Segment-Barrett-Ösophagus 486
SSPE = Panenzephalitis, subakute sklerosierende 1101
SSRI = Serotonin-Wiederaufnahmehemmer, selektive 1414
SSS = Sick Sinus Syndrom 117
ST-Strecke (EKG)
– Hebung 66
– Senkung 66
Stammfettsucht 801, ;**804**
Stammvarize 313
Stammzelle 1146
Stammzellgewinnung 1263
Stammzelltherapie (Herzinsuffizienz) 107
Stammzelltransplantation = SZT 1220 **1263**, 1337
– allogene 1263
– autologe 1263
– Durchführung 1264
– Indikationen 1264
– Komplikationen 1264
– nicht myeloablative 1265
– Prognose 1265
– syngene 1263
Standard-Bikarbonat 445, 447
Standardimpfung 1030
Staphylococcus aureus
– Infektion 1076
– – Endokarditis 165
– – Scharlach 1077
– methicillinresistenter 239
– multiresistenter = MRSA 1076
Staphylokokken
– Penicilline 1033
– Toxine 1077
Statine 60, 707
Status
– asthmaticus 381
– – Therapie 385
– tetanicus 788

Stauungsgastritis 99
Stauungsleberzirrhose 158
Stauungsniere 101
Stauungssyndrom, arthrogenes 328
Stavudin 1114
STD = sexually transmitted diseases 1055
Steatorrhö 469, 472, 660
Steatosis hepatis 612
Stechapfelform 1187
Stehtest 231
Stellwag-Zeichen 759
STEMI = Non-ST-Elevation myocardial Infarction 79
– EKG-Veränderungen 81
– Therapie 87
Stemmer-Zeichen 332
Stent
– Drug-eluting-Stent 77
– Einlage 77
Stenting, primäres 77
Sterbebegleitung, ärztliche 1448
Sternberg-Reed-Zellen = HRS 1233, 1236
Sternenhimmel-Exanthem 1097
Sternzellen, hepatische 580
Steroiddiabetes 676
Steroide (Arthritis, rheumatoide) 1353
STH = Hormon, somatotropes 721
Stickstoffmonoxid, inhaliertes 416
Stiernacken 615
Still-Syndrom 1355
Stimmfremitus 344
Stimmgabeltest 1172
Stoffwechselfunktionen, hepatische 581
Stokes-Kragen 1234
Stomatitis aphthosa 457, 1096, 1395
Stomatitisprophylaxe 1221
Störung
– funktionelle 1419
– hypochondrische 1420
– psychische 1404
– – Diagnostik 1407
– – Therapieprinzipien 1408
– somatoforme 1419
– strukturelle 1404
Stoßwellenlithotripsie, extrakorporale = ESWL 645
Strahlenenteritis
– akute 545
– chronische 545
Strahlenenterokolitis 545
Strahlenkolitis 545
Strahlenpneumonitis 405
Strahlenproktitis 545
Strangulationsileus 572
Streptococcus
– bovis 164
– pneumoniae 387
– pyogenes 1078
Streptokinase 1311, 1313
Streptokokken
– Angina 1079
– Endokarditis 165
– Infektion 1078
– – Fallbeispiel 1080
– – Pharyngitis 1080
Stress-Echokardiografie 52
Stress-MRT 67
Stressinkontinenz 1455
Stressulkus 509
Striae rubrae 803
Stridor 745
– inspiratorischer 749
Stromatumoren, gastrointestinale 514
Strömungsgeschwindigkeit 265
– Pulsphasen 265

Strongyloides stercoralis 1134
Strontiumranelat 796
Struma 749
– eisenharte 769
– endemische 749
– maligna 770
– nodosa 770
Strumaprophylaxe 751
Stuart-Prower-Faktor 1274
4S-Studie 707
Stuhlfett 527, 653
Stuhlgewicht 527, 653
Stuhlinkontinenz 474, 1456
Stuhlinspektion 471
Stuhlkontinenz 565
Stuhlosmolalität 471
Stuhlprobe (Aufbewahrung 1038
Sturz 1449
– Prophylaxe 1450
subakute sklerosierende Panenzephalitis = SSPE 1101
Subarachnoidalblutung = SAB 293
Subclavian-steal-Syndrom 288
Subileus 572
Subtraktionsangiografie, digitale 256
Succinyl-CoA 1153
Sucralfat 511
Sudden unexpected nocturnal Death Syndrome 143
Suffusion 1277
Sugillation 1277
Suizid 1430
– Anamnese 1431
– Methode 1431
– Versuch 1431
Suizidalität 1430
Sulfamethoxazol 1033
Sulfasalazin 552
– Arthritis, rheumatoide 1353
Sulfat 962
Sulfhämoglobin 38
Sulfonamide 1033
Sulfonylharnstoffe 689
– Analoga 690
– Geriatrie 1446
Sulfosalizylsäureprobe 863
Sunitinib 537
Suppressionsszintigrafie 746
Suppressorzelle 1318
Surfactant 342
– Pumpe 342
Surrogat-Marker 1115
SVES = Extrasystolen, supraventrikuläre 128
Sweet-Syndrom 549
Switch-Operation 199
Sympathomimetika
– Bradykardie 127
– inhalative 373, 384
Syndesmophyt 1360
Syndrom
– ADH-Bildung, inadäquate 741
– ADH-Sekretion, inadäquate = SIADH 423
– adrenogenitales 813
– asympathikotones 819
– Eunuch, fertiler 836
– hämolytisch-urämisches = HUS 1197
– hepatopulmonales = HPS 631
– hepatorenales = HRS 630
– Magen, zu kleiner 520
– myelodysplastisches = MDS 1214
– myeloproliferatives = MPS 1203
– Karotissinus, hypersensitiver 121
– Schlinge
– – blinde 519
– – zuführende 519
– Sella, leere 736
– Sinusknoten, kranker 117

– T$_3$, niedriges 765
– Test, fehlender 835
– thrombohämorrhagisches 1286
Synkope 227, 1449
– arrhythmogene 233
– Klassifikation 228
– orthostatische 231
Synovektomie 1353
Synovialanalyse 1344
– Arthritis, rheumatoide 1350
Synovialitis, sterile 1357
Syphilide 1081
Syphilis
– latente 1081
– primäre 1081
– sekundäre 1081
systemisches inflammatorisches Response-Syndrom = SIRS 235
Szintigrafie
– Arthritis 1344
– – rheumatoide 1351
– Blutpoolszintigrafie, hepatische 587
– Galliumszintigrafie 182
– Herzbinnenraumszintigrafie 54
– Lebersequenzszintigrafie, hepatobiliäre 587
– Myokardszintigrafie 53, 68
– Octreotid 817
– Perfusionsszintigrafie, hepatische 587
– Reflux (Ösophagitis) 478
– Schilddrüse 745
– Skelettszintigrafie (Plasmozytom) 776
– Suppressionsszintigrafie 746
– Ventilations-Perfusions-Szintigrafie 413
SZT = Stammzelltransplantation 1220

T

T-ALL 1219, 1229, 1231
T$_3$ = Trijodthyronin 743, 748
T$_3$-Hyperthyreose 761
T$_4$ = Thyroxin 743, 748
T-CO = Kohlenmonoxid-Transferfaktor 348
T-Lymphozyt 1148, 1317, 1319
t-PA = tissue plasminogen activator 1275
– Risikofaktor, atherogener 62
T-Score (DEXA-Messung) 795
T-Zelle 1319
– Defekt 1336
– Hemmung (Arthritis, rheumatoide) 1354
– Lymphom 1233
– – niedrigmalignes, kutanes = CTCL 1250
Tabaksbeutelmund 1371
Tabes dorsalis 1081
Tachyarrhythmie 96
Tachykardie 96, 112
– atrioventrikuläre 135
– ektope atriale 128
– junktionale ektope 133
– supraventrikuläre 111
– – EKG 114
– Therapie 145
– ventrikuläre 91, 138
– – EKG 114
Tacrolimus 992
Tadalafil 416
Taenia
– saginata 1133
– solium 1133
Takayasu-Arteriitis 1391
Tako-Tsubo-Kardiomyopathie 181

Tamm-Horsfall-Protein 858, 867
Tannenbaumphänomen 794
Target-Zellen 1157, 1191
targeted therapy 1334
TASH = Septumhypertrophie, transkoronare Ablation der 178
TAT-(Thrombin-Antithrombin-)Komplex 1279
Tavor 1453
Tbc = Tuberkulose 395, 1111
TBG = Globulin, thyroxinbindendes 743, 748
TBPA = Präalbumin, thyroxinbindendes 743
Tdp = Torsade des pointes 141
TEA = Thrombendarteriektomie 283
TEE = Echokardiografie, transösophageale 52
Teerstuhl 473, 574
Telaprevir 600
Telbivudin 1034
Teleangiektasie 313
- hämorrhagische 1284
Teleskop-Phänomen 521
Temperatur
- Differenz, rektal-axilliäre 570
- subfebrile 1040
Tenderpoints 1429
Tenesmen 1075
Tenofovir 598
Terbutalin 384
Teriparatide 796
Terlipressin 627
Territorialinfarkt 290
testikuläre Feminisierung 838
Testosteron 800
- Produktion 825
- Serum 825
- Substitution 832
- Wirkung 825
Testosteron-Östradiol-Quotient 829
Testosteronenantat 832
Testosteronundecanoat 832
Testosteronwirkung 825
Tetanie
- Anfall 785, 788
- hypokalzämische (DD) 787
- normokalzämische (DD) 788
- parathyreoprive 785
Tetanus 1058
- Immunglobulin = TIG 1059
Tetrahydrofolat = THF 1153
Tetrazyklin 472, 508, 1033
TG = Thyreoglobulin 748
TgAK = Thyreoglobulin-Antikörper 768
Thalassaemia major (Fallbeispiel) 1193
Thalassämie 1170, **1190**
- Typ α 1190, 1192
- Typ β 1190
Thalidomid 1256
Theophyllin 373, 384
Therapie
- antiretrovirale = ART 1104, 1112
- basalunterstützte orale = BOT 694
- hoch aktive antiretrovirale = HAART 1112
- körperorientierte 1411
THF = Tetrahydrofolat 1153
Thiamazol 753
Thiazide (Herzinsuffizienz) 104
Thiazolidindione 690
Thibiérge-Weissenbach-Syndrom 1371
Thienopyridine 75
Thoracic-Inlet-Syndrom 271
Thoracic-Outlet-Syndrom 271
Thorakoskopie 354
- Pleuraverschluss 433

Thoraxschmerz 40
- Ursachen 41
Thorax-Syndrom, akutes = ATS 1188
Thrombangiitis obliterans 295
Thrombektomie, perkutane mechanische 283
Thrombendarteriektomie 283
Thrombin 1274
Thrombin-Antithrombin-Komplex 1279
Thrombinzeit = TZ 1278
Thromboembolie (Antikoagulation, orale) 1308
thrombohämorrhagisches Syndrom 1286
Thrombolyse
- Kontraindikationen 89
- Myokardinfarkt 87
Thrombolytika 1310
Thrombophilie 317
- Diagnostik 1282
- Screening 320
- Ursachen 1282
Thrombophlebitis 325
- saltans et migrans 325
Thromboplastin 1274
Thromboplastinzeit = TPZ 1278
- partielle = PTT 1278
- - aktivierte = aPTT 1278
Thrombopoese 1150
Thrombose
- akute 318
- arterielle 286
- tumorassoziierte 1303
- venöse 316
- - DD arterieller Verschluss 540
Thromboseneigung (Diagnostik) 1282
thrombotisch-thrombozytopenische Purpura = TTP 945, 1197, 1289
Thrombozyten 1150
- Adhäsion 1273
- Aggregation 1273
- - Hemmung 75, 1305
- Anzahl 1279
- - Normwerte 1155
- Funktion 1280
- - defekte 1292
- Konzentrat 1266, 1289
Thrombozythämie, essenzielle = ET 1203, **1211**
Thrombozytopathie 1277, 1292
Thrombozytopenie 1277, 1286
- amegakaryozytäre 1180
- Differenzialdiagnose 1289
- erworbene 1288
- heparininduzierte = HIT 3211307
- hereditäre 1288
- immunologisch induzierte 1288
- malignassoziierte 1303
- medikamentös induzierte 1288
- Ursachen 1287
Thrombozytose
- Milzverlust 1262
- reaktive 1293
Thrombus
- roter 1274
- weißer 1274
thumb printings 540
Thymom 439
Thymuskarzinom 439
Thyreoglobulin 743, 748, 771
- Antikörper = TgAK 768
Thyreoid-stimulating hormone = TSH 721, 743, 747
Thyreoidektomie
- prophylaktische 823
- totale 770

Thyreoiditis
- akute 766
- chronische 768
- de Quervain 767
- Hashimoto 768
- postpartale 769
- subakute 767
- symptomlose 769
Thyreostatika 753
Thyreotropin releasing hormone = TRH 743
Thyroxin = T_4 735, 743, 748
TIA = Attacke, transitorisch-ischämische 291, 1010
Ticagrelor 75
- Koronarsyndrom, akutes 90
Tietze-Syndrom 41
Tiffeneau-Index 346
TIG = Tetanus-Immunglobulin 1059
TIGAR-O-Klassifikation 659
Timed-up-and-go-Test 1444
Tinctura opii 472
Tinea 1117
Tinidazol 1033
Tinzaparin 414, 1306
Tiotropium 373
Tipranavir 1114
TIPS = Shunt, transjugulärer intrahepatischer portosystemischer 626, **627**
Tirofiban (Koronarsyndrom, akutes) 87, 90
tissue factor 1274
Tissue plasminogen activator 1275
- rekombinanter = rt-PA 1311
TLC = Lungenkapazität, totale 346
TMA = Mikroangiopathie, thrombotische 1289
TNF = Tumor-Nekrose-Faktor 552
TNF-Antikörper (CED) 552
TNF-α-Blocker (Arthritis, rheumatoide) 1354
Tobramycin 1033
Tocainid 146
Tollwut 1102
Tophi 714
Topoisomerase 1033
- Antikörper 1364
Torasemid 105
Torsade-de-pointes-Tachykardie 141
Totenstille (Bauchraum) 573
Totraumventilation 339
Totraumvolumen 339
Toxic-Shock-Syndrome 1077
- Fallbeispiel 1078
Toxoplasmose
- pränatale 1130
- zerebrale 1108
- - Prophylaxe 1112
TPHA = Treponema-pallidum-Hämagglutinationstest 1081
TPO = Thyreoperoxidase 768
TPO-Antikörper 768
TPZ = Thromboplastinzeit 1278
Trachea (Anatomie) 337
Tracheazielaufnahme 747
Tracheobronchitis 369
Tracheomalazie 747, 749
Trachom 1054
TRAK = TSH-Rezeptor-Autoantikörper 755
Traktionsdivertikel 488
TRALI = Lungeninsuffizienz, akute transfusionsinduzierte 1269
Tranexamsäure 1311, 1313
Transcobalamin-II-Mangel 1172
Transfer-RNA-Synthetase-Antikörper 1365
Transferrin 1152
- Rezeptor, löslicher 1169

Transfusion
- autologe 1265
- Durchführung 1267
- Infektion 1269
- Komplikationen 1268
Transfusionsmedizin 1337
Transfusionsreaktion
- akute 1268
- allergische 1269
- febrile, nicht hämolytische 1269
- hämolytische 1268
- - akute 1195
- - Fallbeispiel 1270
- - verzögerte 1195
- verzögerte 1268
Transfusionssiderose 1214
Transfusionstherapie 1265
Transfusionszwischenfall 1268
Transglutaminase-Antitkörpe = anti-tTG-AK 529
Transkortin 801
Translokation, t9;22 (CML) 1205
Transplantation 1337
- Belastung, psychische 1436
- HLA-Antigen 1263
Transposition
- Arterien, große 185
- Gefäße, große 199
Transsudat 353, 628
- Pleuraerguss 433
Traumaprophylaxe 1450
Treitz-Band 574
Tremor (Enzephalopathie) 632
Trematoden 1132
- Infektion 1137
Treponema pallidum 1081
- Antikörper-Absorptionstest = FTA-ABS 1081
- Hämagglutinationstest = TPHA 1081
TRH = thyreotropin releasing hormone 743
Triamteren 105
Triäthylen-Tetramin-Dihydrochlorid 606
Trichinella spiralis 1134
Trichinellose 1135
Trichterbrust 351, 442
Trichuris trichiura 1134
Tricolore-Phänomen 297
Trientine 606
Trigeminus 138
Triglyzeride
- Erhöhung 60
- Zielwert 706
Trijodthyronin = T_3 743, 748
Trikuspidalatresie 185
Trikuspidalinsuffizienz 217
- relative 415
Trikuspidalstenose 218
Trimethoprim 1033
Trimipramin 1414
Tripel-Therapie 507
- französische 508
- italienische 508
Triplet 138
Tris-Puffer 449
Trismus 1058
Trommelschlägelfinger 45
Tropfen, dicker (Malaria) 1127
Tropheryma whipplei 530
Tropisetron 462
Troponin
- Erhöhung, Differenzialdiagnose 84
- Typ I 65, 83
- - Lungenembolie 413
- Typ T 65, 83
- - Lungenembolie 413
Trousseau-Phänomen (Paraneoplasie) 1303
Trousseau-Zeichen (Tetanie) 787

Sachverzeichnis

Trypanosoma
- brucei 1131
- cruzi 1131

Trypanosomenschanker 1132
Trypanosomiasis 1131
Tsetse-Fliege 1131
TSH = Hormon, thyreoideastimulierendes 721, 743, 747
TSH-Rezeptor-Autoantikörper = TRAK 755
TSH-Screening 763
TSI = Immunglobuline, thyreoideastimulierende 755
TTP = Purpura, thrombotisch-thrombozytopenische 945, 1197, 1289
Tubargravidität, rupturierte 1168
Tuberkulin-Test 395
Tuberkulinreaktion 1320, 1332
Tuberkulose = Tbc 395
- AIDS 1111
- aktive 398
- geschlossene 398
- latente 395, 400
- offene 398
- postprimäre 395
- primäre 395
- pulmonale 395
- Schutzimpfung 400
- Test, ex-vivo 397

Tuberkulosepsis 396
Tubuli seminiferi (Funktionstest) 828
Tubulus
- distaler 852
- proximaler 850

Tubulusnekrose, akute 889
Tumor
- Anämie 1170, **1177**
- - Fallbeispiel 1178
- brauner 778
- Erkrankung
- Erleben, psychisches 1433
- Hämostasestörung 1302
- Hypoglykämie 698
- Pankreas 664
- - hormonell aktive 666
- - maligne 664

Tumorlyse-Syndrom 1221
Tumormarker
- Bronchialkarzinom 424
- Schilddrüse 748

Tumorpatient 1433
Tüpfelung, basophile 1157
Turcot-Syndrom 557
Turner-Syndrom 840
Tütenrückatmung 368
Typhus 1082
Tyrosinkinase-Inhibitor 1207, 1232
TZ = Thrombinzeit 1278
TZA = Antidepressiva, trizyklische 1414

U

u-PA = urokinase-like plasminogen activator 1275
Überdruckbeatmung 367
Übergewicht (Risikofaktor, kardiovaskulärer) 62
Überlappungssyndrom 1378
Überlaufinkontinenz 1455
Überlaufproteinurie 857
Übertragung 1411
UCTD = undetermined connective tissue disease 1378
UDCA = Ursodesoxycholsäure 619
UFH = Heparin, unfraktioniertes 1305

Uhl, Morbus 181
Uhrglasnägel 45
UICC-Klassifikation 560
UIP = usual interstitial pneumonia 409
UK Prospective Diabetes Study = UKPDS 696
UKPDS = UK Prospective Diabetes Study 696
Ulcogant 507
Ulcus
- cruris 257
- duodeni 501
- durum 1081
- pepticum jejuni 516
- ventriculi 501

Ulkus 501
- arterielles 263, 281
- gastroduodenales 501
- hepatogenes 623
- ischämisches 262
- neuroischämisches 263
- neuropathisches 262
- NSAR-induziertes 508
- venöses 262

Ulkusblutung 504
- Stadieneinteilung 505

Ulkusdiagnostik 505
Ulkuskomplikationen 504
Ulkuspenetration 504
Ulkusperforation 504
Ulkusprophylaxe 509
Ulkustherapie 506
- medikamentöse 507
- operative 508

Ulrich-Turner-Syndrom 840
Ultrafiltration 983
Ultraschall
- endobronchialer 350
- intravaskulärer 71

Unterernährung 712
Untersuchung, elektrophysiologische = EPU 55, 116
Upside-down-Magen 486
Urämie 884, 957
Urapidil 1021
Urat 938
- Nephrolithiasis 715
- Nephropathie 715, 937
- - chronische 939

Urease-Schnelltest 495
Urethritis gonorrhoica anterior 1062
Urge-Symptom 475
Urikostatikum 716
Urikosurikum 716
Urin
- Albumin 863
- bierbrauner 583
- Bilirubin 866
- braunroter 611
- Eiweiß 863
- Farbe 861
- Geruch 861
- Gewicht, spezifisches 865
- Glukose 866
- Ketonkörper 866
- Kreatinin 863
- Kristalle 868
- Kupfer 606
- Leukozyten 865
- Lipide 867
- Menge 862
- Nitrit 866
- Osmolalität
- - Diabetes insipidus 739
- - Tubulusnekrose, akute 895
- - Nierenperfusionstörung 895
- pH-Wert 865
- Proteinnachweis 862
- rötlicher 609
- Sammlung, 24-Stunden 863
- schäumender 857
- Sediment 862
- - Tubulusnekrose, akute 895
- - Nierenperfusionstörung 895
- Status 861
- Teststreifen 862
- Trübungsgrad 861
- Untersuchung 861
- Urobilinogen 866
- Zuckerbestimmung 678
- Zylinder 867

Urobilinogenurie 866
Urogenitaltuberkulose 396
Urografie 873
Urokinase 1311
Urokinase-like Plasminogen Activator 1275
Uropathie, obstruktive 893
Uroporphyrin III 611
Uroporphyrinogen-Cosynthase 607
Urothelkarzinom 996
Ursodesoxycholsäure = UDCA 619, 645
Usur
- Rippen 1006
- subperiostale 779, 783

V

Vagotomie, selektiv proximale 509
Vakuolenbildung (Neuropil) 1141
Valaciclovir 1034
Valganciclovir 1034
Valium 1453
Valsalva-Manöver (HRST) 114
Valsartan (Herzinsuffizienz) 104
Vancomycin 1033
- Kolitis, pseudomembranöse 545

Vanillinmandelsäure 817
VAP = ventilator-associated pneumonia 386
Varicella-zoster-Virus = VZV 1095
Varikophlebitis 325
Varikosis
- primäre 312
- sekundäre 326

Varikozele (Nierenzellkarzinom) 997
Varizen
- Blutung, ösophageale 626
- retikuläre 313

vascular endothelial growth factor 427
Vaskulitis 270, **1380**
- allergische 1380, 1388
- - Ursachen 1284, 1286
- ANCA-assoziierte 405, 1381
- autoantikörper-assoziierte 1380
- c-ANCA assoziierte 942
- granulomatöse 1380
- hypersensitive 1388
- immunkomplex-assoziierte 1380
- immunologisch bedingte 1285
- kryoglobulinämische 1388
- leukozytoklastische 1388
- Lungenbeteiligung 405
- medikamentös induzierte 1285
- nicht ANCA-assoziierte 1386
- Nierenbeteiligung 871, 942
- primäre 1343, 1380
- Sjögren-Syndrom 1374

vasoaktives intestinales Polypeptid = VIP 668
Vasodilatatoren, direkte 1019
Vasopathie 1277
- erworbene 1284
- hereditäre 1283

Vasopressin 721, 855
- von-Willebrand-Sjögren-Syndrom 1297

Vasospasmus 271
Vasquez-Osler, Morbus 1208
Vaughan-Williams-Klassifikation (Antiarrhythmika) 145
VC = Vitalkapazität 346
Vena(e)
- contracta 208, 211
- hepaticae 579
- portae 579
- saphena
- - magna 307
- - parva 307

Vena-cava-Filter 415
Vena-cava-superior-Syndrom 422, 439
Venendruckmessung 259
Venenerkrankungen
- Diagnostik 257
- Doppler-Sonografie 258
- Duplex-Sonografie 258
- Sonografie 258

Venenklappen 306
- Funktionsstörung 311
- Insuffizienz, sekundäre 313

Venensklerosierung 315
Venenstenosierung 311
Venensystem 244
- Druck 309
- oberflächliches 307
- tiefes 307

Venenthrombose
- akute 318
- Antikoagulation, orale 1308

Venenverödung 315
Venenverschluss 311
- Plethysmografie 259

Ventilation 339
- ineffektive 365

Ventilations-Perfusions-Homogenität 340
Ventilations-Perfusions-Mismatch 340
Ventilations-Perfusions-Szintigrafie 413
Ventilationsstörung 363
- obstruktive 339, 346
- restriktive 339, 347

Ventilator-associated Pneumonia 386
Ventilebenenmechanismus 309
Ventrikelatrophie 1141
Ventrikelseptumdefekt 185, 189
- Myokardinfarkt 81, 92

Ventrikelseptumruptur 85
Ventrikulografie 55
Verapamil 74, 146, 148
Verätzung (Ösophagus) 484
Verbrauchskoagulopathie 1298
- Laborbefunde 1299
- Stadieneinteilung 1299

Verdauungssystem (Altersveränderung) 1442
Verdünnungshyponatriämie 633, 741
Verfettung, hepatische 614
Vergiftung, s. auch Intoxikation 360
Verhaltenstherapie 1411
- kognitive 1428

Verkalkung (Pankreas) 661
Vermeidungsverhalten 1418
Verner-Morrison-Syndrom **668**, 821
Verschluss, arterieller
- akuter 260, 262, 286
- DD Thrombose, venöse 540
- Rutherford-Klassifikation 287

Verschlusskrankheit, periphere arterielle = pAVK 279
- Diagnostik 282
- Fontaine-Klassifikation 280
- Klinik 280
- Lokalisation 281
- Rutherford-Klassifikation 280
- Therapie 283
Verunreinigung 1027
Verwirrtheitszustand
- akuter 1452
- DD Demenz 1453
Verzögerungsinsulin 691
Vesikuläratmen 345
Vi-Antigen (Salmonella typhi) 1083
Vibrio cholerae 1056
VierS-Studie 707
VIP = Polypeptid, vasoaktives intestinales 668
Vipom 668
Virchow-Drüse 495, 512
Virchow-Trias 317
Virilisierung 840
- AGS 813
- Androgenisierung 827
- Definition 802
Virostatika 1034
Virulenz 1028
Virushepatitis
- akute 587
- chronische 587, 596
- Typ B, chronische 596
Virusinfektion 1087
Viruslast (AIDS) 1112
Virusösophagitis 484
Virusreplikation (HIV) 1105
Virusschnupfen 1093
Virustatika-Resistenzen 1034
Vitalkapazität = VC 346
- forcierte = FVC 346
Vitamin-B12 1147
- Mangelanämie 498, **1171**
- Resorptionstest 496
- Stoffwechsel 1153
- Substitution 500, 1174
Vitamin-C-Mangel (Vasopathie) 1284
Vitamin-D 774, 776
- Typ 2 776
- Typ 3 776, 778
- - Gabe 784, 790
- - Hypoparathyreoidismus 788
- - Intoxikation 979, 792
- - Prophylaxe 791
Vitamin-K 1301, 1309
- Antagonist = VKA 1309
VKA = Vitamin-K-Antagonist 1309
VLDL = very low density lipoprotein 700
VLDL-Remnants 701
Vocal Cord Dysfunction 383
Vogelhalterlunge 401
Volhard-Trias 880
Vollblut-Spende 1266
Vollmondgesicht 804
Volumen
- Ersatz 1167
- Index, globaler enddiastolischer = GEDI 965
- Mangel 888
- mittleres korpuskuläres = MCV 1154
- - Anämie 1162
- - Normwert 1155

- pulmonum auctum 381
- Regulation 964
- Status (Störung) 965
Vomex A 462
Von-Willebrand-Faktor = vWF 1273
Von Willebrand-Jürgens, Morbus 537
Von-Willebrand-Jürgens-Syndrom = vWS 1277, 1281, 1296
- erworbenes 1209
Vorhofflattern 129
Vorhofflimmern 131
- Bradyarrhythmie 122
Vorhofkontraktionswell 212
Vorhofmyxom 222
Vorhofseptumdefekt 185
Vorhoftachykardie 128
- multifokale 129
- unifokale 129
Voriconazol 1034
Vorinostat 1251
Vorlast 31, 33
Vormundschaftsgericht 1448
Vorsorgevollmacht 1447
Vorwärtsversagen 99
Voussure 45, 185
VSD = Ventrikelseptumdefekt 189
VT = Tachykardie, ventrikuläre 138
VVI-Demand-Schrittmacher 123
VVI-Schrittmacher 124
VVP = Venenverschlussplethysmografie 259
vWF = Von-Willebrand-Faktor 1273
vWS = Von-Willebrand-Jürgens-Syndrom 1296
VZV = Varicella-zoster-Virus 1095

W

Wabenlunge 378
Wachstumsfaktor 1338
Wagner-Klassifikation (DFS) 686
Waldenström, Morbus 1245
- Vasopathie 1284
Waldenström-Makroglobulinämie 1245
walk through angina 41
Walking-Through-Phänomen 280
Warfarin-Natrium 321
Wärmeautoantikörper 1193
Wärmeintoleranz 754
Warnvenen 257, 318
Wasserhaushalt 962
Waterhouse-Friderichsen-Syndrom 1067
WDHA-Syndrom 668
Wedge-Druck = PCWP 237
Wegener, Morbus (Nierenbeteiligung) 942
Wegener-Granulomatose 405, 1381
Weichteiltophi 714
Weil, Morbus 1064
Weißnägel 585
Weizenkleie 1456
Wells-Score 413
Wenckebach-AV-Block 119
Werlhof, Morbus
- akuter 1290
- chronischer 1291

Wermer-Syndrom 820
Westnil-Fieber 1090
Whipple, Morbus 530
- Fallbeispiel 531
Whipple-Operation, pyloruserhaltende 666
Whipple-Trias 667, 698
Whitehead-Anus 474
WHO-Klassifikation
- Hodgkin-Lymphom 1233
- Leukämie, akute myeloische 1225
- Non-Hodgkin-Lymphom 1233, 1240
WHO-Stufenschema (Schmerzbehandlung) 1428
Willebrand-Faktor, von = vWF 1273
Willebrand-Jürgens-Syndrom, von = vWS 1277, 1281, 1296
Williams-Syndrom 202
Wilms-Tumor 996
Wilson, Morbus 604
Windkesselfunktion 264, 1003
Windpocken 1096
Winiwarter-Buerger-Syndrom 295
Wirsungorrhagie 663
Wiskott-Aldrich-Syndrom 1288
Wismutsalz 508
Wolff-Parkinson-White-(WPW-)Syndrom 135, 137
Wolhynisches Fieber 1049
WPW-(Wolff-Parkinson-White-)Syndrom 135, 137
Wuchereria bancrofti 1134, 1136
Wundbotulismus 1057
Wundreinigung, enzymatische 1459
Wundrose 1079
Wundstarrkrampf 1058
Wurm-Infektionen 1132
Wurstfinger 1361

X

Xanthelasmen 703, 705
Xanthome 703, 705
- eruptive 704
Xantinolnicotinat 61, 708
Xerophthalmie 1374
Xerostomie 457, 1374
XX-Mann-Syndrom 834
48,XXXY-Syndrom 834
XYY-Syndrom 835
Xylose-Test 525

Y

Yamakawa-Katheter 620, 638
Yersinia
- enterocolitica 1084
- pseudotuberculosis 1085
Yersiniose 1084

Z

Zanamivir 1034
Zeckenbissfieber 1072
Zeckenrückfallfieber 1049
Zeckenstich 1050
- Zeckenkörperentfernung 1093

Zelle
- Separation 1329
- zytotoxische 1319
Zenker-Divertikel 488
Zentralisation 98
Zentroblast 1149
Zerkariendermatitis 1138
Zestoden 1132
- Infektion 1132
Zidovudin = AZT 1114
Zieve-Syndrom 614
Zilien-Hypothese 932
Zinkprotoporphyrin 1169
Zinksulfat 606
Zirrhose
- hepatische 621
- primär biliäre = PBC 618
Zofran 462
Zoledronat 796, 978
Zöliakie 527
Zollinger-Ellison-Syndrom **667**, 821
Zoloft 1455
Zoster ophthalmicus 1097
Zuckeraustauschstoffe 688
Zuckergusswirbelsäule 1360
Zuckerkandl-Organ 815
ZVD = Venendruck, zentralvenöser 237
Zwei-Energie-Röntgentechnik 777
Zweikammerschrittmacher 124
Zwerchfell
- Erkrankungen neuromuskuläre 441
- Hernie 441
- Hochstand 441
- Lähmung 441
Zwergfadenwurm 1134, **1135**
Zwiebelschalenmuster (Nierenarterie) 945
Zyanose 36
- kardiale 36
- periphere 36
- pulmonale 36
- zentrale 36, 363
Zyklooxygenase (Typ 1 und 2) 509
Zyklusstörung 840
Zylinder (Urin)
- Formen 868
- granulärer 868
- granulierter 867
- hyaliner 867
- wächserner 867
Zyste (Pankreas) 663
Zystennieren 933
Zystische Fibrose, s. auch Mukoviszidose 378
Zystikusverschluss 645
Zystitis 885, 928
- Prophylaxe 1353
Zystizerkose 1133
Zytokeratinfragment-(CYFRA-)21-1 425
Zytokine 1321
Zytomegalie-Virus = CMV 1095, **1099**
- Ösophagitis 484
- Retinitis 1109
Zytopenie, refraktäre mit Dysplasie
- multilineare = RCMD 1215
- unilineäre = RCUD 1215